凤凰医学
Phoenix MedPub

Handbook of Neurosurgery

神经外科手册

原　著　[美] 马克 · S. 格林伯格（Mark S. Greenberg）
主　译　赵继宗

原著第 9 版

江苏凤凰科学技术出版社
南　京

Original title:
Handbook of Neurosurgery, 9/e by Mark S. Greenberg

江苏省版权局著作合同登记号 10-2020-281

图书在版编目（CIP）数据

神经外科手册：原著第9版 /（美）马克 · S. 格林伯格著；赵继宗主译. -- 南京：江苏凤凰科学技术出版社，2021.5
ISBN 978-7-5713-1742-3

Ⅰ. ①神… Ⅱ. ①马… ②赵… Ⅲ. ①神经外科学－手册 Ⅳ. ① R651-62

中国版本图书馆 CIP 数据核字（2021）第 011193 号

神经外科手册（原著第9版）

原　　著	[美] 马克 · S. 格林伯格（Mark S. Greenberg）
主　　译	赵继宗
策　　划	傅永红
责任编辑	杨　淮　赵晶晶
助理编辑	李　鑫
责任校对	仲　敏
责任监制	刘文洋
出版发行	江苏凤凰科学技术出版社
出版社地址	南京市湖南路1号A楼，邮编：210009
出版社网址	http://www.pspress.cn
印　　刷	南京新洲印刷有限公司
开　　本	850 mm × 1168 mm　1/32
印　　张	69
插　　页	4
字　　数	2 500 000
版　　次	2021年5月第1版
印　　次	2021年5月第1次印刷
标准书号	ISBN 978-7-5713-1742-3
定　　价	368.00元（精）

译者名单

主　译　赵继宗

译　者　（排名不分先后）

于　洮	于嵩林	马　龙	马永刚	王　佳
王　雯	王明泽	尹　虎	邓晓峰	刘兴炬
刘彦伟	李　昊	李俊昇	杨　艺	宋晓雯
张　烁	张　谦	张传宝	林　发	周建坡
赵　萌	禹少臣	涂文军	章超奇	葛培聪
鲁峻麟	曾超凡	薛艺萌		

参编者名单

Naomi A. Abel, MD
Assistant Professor
Department of Neurosurgery and Brain Repair
University of South Florida Morsani College of Medicine
Tampa, Florida
Failure of carpal tunnel and ulnar nerve surgery
Electrodiagnostics (EDX)

Siviero Agazzi, MD, MBA
Professor and Vice Chairman
Department of Neurosurgery and Brain Repair
University of South Florida Morsani College of Medicine
Tampa, Florida
Vestibular schwannomas

Amir Ahmadian, MD
Attending physician
Neurosurgery ofWest Florida
Hudson, Florida
Adult spinal deformity
*Cavernous malformations**

Norberto Andaluz, MD
Attending neurosurgeon
The Christ Hospital
Cincinnati, Ohio
*Carotid stenosis and endarterectomy**
*Emergency carotid endarterectomy**
*Totally occluded carotid artery**

Ramsey Ashour, MD
Assistant Professor
The University of Texas at Austin
Dell Medical School
Austin, Texas
*Dural arteriovenous fistulae**

Ali A. Baaj, MD
Assistant Professor
Department of Neurological Surgery
Weill Cornell Medical College
New York Presbyterian Hospital
New York, New York
Moyamoya disease*

Konrad Bach, MD
Research Associate
University of South Florida Morsani College of Medicine
Tampa, Florida
*Ankylosing spondylitis**

Clayton Bauer, MD, PhD
Resident physician
Department of Neurosurgery and Brain Repair
University of South Florida Morsani College of Medicine
Tampa, Florida
*Status epilepticus**

Joshua M. Beckman, MD
Attending neurosurgeon
Fort Sam Houston
San Antonio, Texas
*Concussion (mTBI)**

Adarsh Bhimraj, MD
Attending physician
Section Head, Neuroinfections
Cleveland Clinic
Cleveland, Ohio
*EVD-related infections**

Travis Dailey, MD
Resident physician
Department of Neurosurgery and Brain Repair
University of South Florida Morsani College of Medicine
Tampa, Florida
Catheter tip granuloma

Angela Downes, MD
Assistant Professor
School of Medicine
University of Colorado
Lone Tree, Colorado
*Stereotactic radiosurgery**
*Spontaneous subdural hematoma**

Melissa Giarratano, PharmD, BCPS
Clinical Pharmacist – Neurosciences
Tampa General Hospital
Tampa, Florida
Antibiotics*

Alexander Haas, MD
Resident physician
Department of Neurosurgery and Brain Repair
University of South Florida Morsani College of Medicine
Tampa, Florida
*Colloid cysts**
Rhabdomyolysis

Ghaith Habboub, MD
Resident physician
Neurological Institute
Cleveland Clinic
Cleveland, Ohio
*EVD-related infections**

Shannon Hann, MD
Attending neurosurgeon
Sentara Virginia Beach General Hospital
Virginia Beach, Virginia
*Neurocutaneous melanosis**

Kevin Heinsimer, MD
Fellow, Department of Urology
University of South Florida Morsani College of Medicine
Tampa, Florida
Bladder neurophysiology

Ribhu Tushar Jha, MD
Complex cranial fellow
Department of Neurosurgery and Brain Repair
University of South Florida Morsani College of Medicine
Tampa, Florida
Vestibular schwannomas

Srinivasa Prasad Kanuparthi
Medical Student III
Lewis Katz School of Medicine at Temple University
Philadelphia, Pennsylvania
Pneumorrhachis

Shah-Naz H. Khan, MD, FRCS(C), FAANS
Chair and Director
Institute of General and Endovascular Neurosurgery
Clinical Assistant Professor
Department of Surgery
Michigan State University
Flint, Michigan
*Endovascular neurosurgery**

Paul R. Krafft, MD
Resident physician
Department of Neurosurgery and Brain Repair
University of South Florida Morsani College of Medicine
Tampa, Florida
Cerebellar mutism

Tsz Y. Lau, MD
Assistant Professor
Department of Neurosurgery and Brain Repair
University of South Florida Morsani College of Medicine
Tampa, Florida
*Subarachnoid hemorrhage**
Cerebral bypass

Shih-Sing Liu, MD
Assistant Professor
Department of Neurosurgery and Brain Repair
University of South Florida Morsani College of Medicine
Tampa, Florida
Jugular foramen
Anticoagulation & antiplatelet therapy

Jotham Manwaring, MD
Attending physician
Southern Utah Neurosciences Institute
St. George, Utah
Third ventriculostomy (ETV)
*X-linked hydrocephalus**

Carlos R. Martinez, MD, FACR
Professor of Radiology
USF College of Medicine
Assistant Chief of Radiology
Bay Pines VA Hospital
Tampa, Florida
Intracranial hypotension

Meleine Martinez-Sosa, MD
Resident physician
Department of Neurosurgery and Brain Repair
University of South Florida Morsani College of Medicine
Tampa, Florida
Intracranial hypotension

Timothy D. Miller Jr., MD
Director of Functional Neurosurgery
Marcus Neuroscience Institute
Boca Raton, Florida
*Cerebral vasospasm**

Maxim Mokin, MD, PhD
Assistant Professor of Neurology and Neurosurgery
Medical Director
Endovascular Neurosurgery at Tampa General Hospital
University of South Florida Morsani College of Medicine
Tampa, Florida
Endovascular neurosurgery, update

Jose Montero, MD
Associate Professor
Department of Internal Medicine
University of South Florida Morsani College of Medicine
Tampa, Florida
*Antibiotics**

Brooks Osburn, MD
Resident physician
Department of Neurosurgery and Brain Repair
University of South Florida Morsani College of Medicine
Tampa, Florida
Neuromyelitis optica

Jason Paluzzi, MD
Resident physician
Department of Neurosurgery and Brain Repair
University of South Florida Morsani College of Medicine
Tampa, Florida
*Wilbrand's knee**

Glen A. Pollock, MD
Attending physician
Raleigh Neurosurgical Clinic
Raleigh, North Carolina
*PRES**

Edwin Ramos, MD
Assistant Professor
Department of Surgery
The University of Chicago Medicine
Chicago, Illinois
*Hypothalamic hamartomas**

Stephen L. Reintjes Jr., MD
Attending physician
Meritas Health Neurosurgery
North Kansas City, Missouri
*Anticoagulation & antiplatelet therapy**
*Spinal cord stimulator**

Jayson Sack, MD
Assistant Professor
University of South Florida Morsani College of Medicine
Tampa, Florida
Subarachnoid hemorrhage

Stephen Sandwell, MD
Resident physician
Department of Neurosurgery
University of Rochester
Rochester, New York
*Central neurocytoma**

Joseph Serrone, MD
Attending physician
Virginia Mason Hospital and Seattle Medical Center
Seattle,Washington
*Pleomorphic xanthoastrocytomas**

Fernando L. Vale, MD
Professor and Chairman
Department of Neurosurgery
Augusta University Medical Center
Augusta, Georgia
Seizure surgery

Jamie J. Van Gompel, MD
Professor
Departments of Neurosurgery and
Otorhinolaryngology/Head and Neck Surgery
Mayo Clinic
Rochester, Minnesota
Esthesioneuroblastomas

Andrew Vivas, MD
Resident physician
Department of Neurosurgery and Brain Repair
University of South Florida Morsani College of Medicine
Tampa, Florida
Deep brain stimulation (DBS)
Sympathectomy
Scheuermann's kyphosis

Juan S. Uribe, MD
Professor and Vice Chairman
Department of Neurological Surgery
Chief, Spinal Disorders
Barrow Neurologic Institute
Phoenix, Arizona
Transpsoas approach*
*Lhermitte-Duclos disease**
*Bone graft materials**
*New spine fusion techniques**

Rohit Vasan, MD
Attending physician
James A. Haley Veterans Hospital
Tampa, Florida
*Syncope**

Lucas Wiegand, MD
Assistant Professor
Department of Urology
University of South Florida Morsani College of Medicine
Tampa, Florida
Bladder neurophysiology

Charles E. Wright, MD
Medical Director
LifeLink of Florida
Tampa, Florida
Brain death & organ donation

Chun-Po Yen, MD
Associate Professor
University of Virginia Health System
Charlottesville, Virginia
*Transpsoas approach**
*Stereotactic radiosurgery**

Ashraf Samy Youssef, MD, PhD
Professor
Director of Skull Base Surgery
Department of Neurosurgery
University of Colorado School of Medicine
Denver, Colorado
*Management of pineal region tumors**

Jianjian Zhang
Zhongnan Hospital ofWuhan University
Wuhan, China
Cerebral bypass

**Originally contributed to previous edition of the Handbook of Neurosurgery*

译者序

自《Handbook of Neurosurgery》(《神经外科手册》)第8版发行以来，新技术不断推动着神经外科向前发展。2019年，由Mark S. Greenberg编著的《神经外科手册》第9版由德国Thieme出版社出版。新版本不仅对各个部分进行了知识的更新，还在神经系统和相关系统的原发性肿瘤、非创伤性脊柱和脊髓疾病及干预治疗等多个章节增添了新内容。此外，第9版中文译本首次加入原著第24章图表部分，最大程度还原原著结构，以便在临床工作中查阅使用。

《神经外科手册》涵盖了神经外科临床各个方面，从神经外科学基础到神经外科疾病，技术理论先进，实用价值高，便于携带和查阅，是神经外科医师理想的便携式工具书。20多年来，本书在北美神经外科界备受推崇，在世界范围内也产生了很大影响。Mark S. Greenberg医师一直坚持为本书更新再版，《神经外科手册》第9版中文译本是我的团队第5次翻译此书。《神经外科手册》第9版英文原著刚一问世，江苏凤凰科学技术出版社很快与德国Thieme出版社联系，在疫情期间克服各种困难，取得简体中文出版权，我立即组织一批神经外科和相关学科医师开始翻译，希望本书能尽快与国内读者见面。

再次感谢江苏凤凰科学技术出版社将《神经外科手册》第9版的翻译工作交予首都医科大学附属北京天坛医院神经外科学系完成。同时感谢译者和编辑兢兢业业付出的辛勤劳动。希望《神经外科手册》第9版中文译本的出版能为神经外科医师临床工作提供有价值的参考。由于译者和编辑水平所限，书中不足之处在所难免，恳请各位同道和读者指正！

赵继宗
国科学院院士
国家神经系统疾病临床医学研究中心主任
首都医科大学神经外科学院院长
2020年9月8日

重要声明

医学是一门不断变化的、持续发展的科学。医学研究和临床经验不断扩充着我们的知识，尤其是关于如何正确处理病人和药物治疗方面的知识。请读者们放心，在作者、编辑和出版商的共同努力下，本书中所有的药物剂量和用法与截止到本书出版时的最新知识相一致。

然而，这并不表示出版商对书中所述的任何药物剂量说明和使用方法做出保证或负有责任。读者仍应仔细阅读药物说明书，并确认说明书提示的药物剂量或生产商声明的禁忌证与本书所述是否相同，必要时可咨询医师或医学专家。对于较少使用的或新上市的药物，与说明书进行对照尤为重要。每个用药方案或使用方法完全由用药者自己承担风险和责任。本书作者和出版商请求读者们将您发现的本书中存在的任何差异或不准确之处告知我们。如果本书出版发现存在错误，我们将会在 http://www.thieme.com 的产品介绍页面上公布勘误表。

虽然有些地方未特别说明，但本书中提及的一些产品名称、专利和注册图样实际上是注册商标或专利商品名称。因此，产品的名称若没有明确标识为专利产品并不意味着出版商允许他人在公共领域使用。

赠 言

谨将第 9 版献给我的家人。写作期间，我无暇照顾家人，我的妻子 Debbie 从不抱怨并将饭菜送至医院，使我能够专心写作。感谢我的孩子们 Alexa，Leah，Michael 和 Shaina，祝他们收获成功和幸福。

格林伯格 (Mark S. Greenberg)

前　言

在第 9 版《神经外科手册》的准备过程中，我突然意识到该书的起源和延续可能与大多数医学书籍相反。这本书不是为了照顾病人而写的，是由于照顾病人而产生的。开始阶段，我在进行神经外科手术时收集了一些笔记。在住院医师培训期间，通过每周对手术室、病房和重症监护室病人的查房，我增加了一些内容。在日后的实践中，当我遇到需要查找的内容时，我将研究结果添加到书稿中以备将来参考。这本书不是精心设计的，而是日积月累产生的。这可能是本书成功的一部分，也是本书范围参差不齐的原因之一，对此我逐步加以修正。本书与大多数书籍的起源不同，我的病人出现在整本书中，我对他们永远感激。

格林伯格 (Mark S. Greenberg)

致　谢

我要借此机会感谢 Thieme 医学出版社出色的工作人员，他们支持并认真采纳我的意见，使我能一直出版最新版本。我特别感谢精明能干、面面俱到的高级主编 Naamah Schwartz。也要感谢责任编辑 Timothy Hiscock 和 Thieme 出色的临床解决方案总监 Michael Wachinger 博士。

在神经外科方面，我要感谢那些在培训期间支持我的人（特别感谢培训负责人 John M. Tew, Jr. 博士）和朋友、同事们，特别感谢 Harry vanLoveren 博士提供可靠的建议。

格林伯格 (Mark S. Greenberg)

缩写与符号

缩写	
a.	artery (aa.=arteries) 动脉
AA	anaplastic astrocytoma 间变性星形细胞瘤
ABC	aneurysmal bone cyst 动脉瘤性骨囊肿
Abx	antibiotics 抗生素
AC	arachnoid cyst 蛛网膜囊肿
ACA	anterior cerebral artery 大脑前动脉
ACAS	asymptomatic carotid artery stenosis *or* Asymptomatic Carotid Atherosclerosis Study 无症状性颈动脉狭窄*或*无症状性颈动脉粥样硬化研究
ACDF	anterior cervical discectomy & fusion 前路颈椎间盘切除术和融合术
ACE	angiotensin converting enzyme 血管紧张素转换酶
Ach	acetylcholine (neurotransmitter) 乙酰胆碱 (神经递质)
AChA	anterior choroidal artery 脉络膜前动脉
ACoA	anterior communicating artery 前交通动脉
ACTH	Adrenocorticotropic hormone (corticotropin) 促肾上腺皮质激素
AD	autosomal dominant 常染色体显性
ADH	antidiuretic hormone 抗利尿激素
ADI	atlantodental interval 寰齿间隙
ADPKD	autosomal dominant polycystic kidney disease 常染色体显性多囊肾病
ADQ	abductor digiti quinti (or minimi) 小指展肌
AED	anti-epileptic drug (anticonvulsant) 抗癫痫药 (抗惊厥药)
AFO	ankle-foot-orthosis 踝足矫形器
AFP	alpha-fetoprotein 甲胎蛋白
Ag	antigen 抗原
AHA	American Heart Association 美国心脏协会
AHCPR	Agency for Health Care Policy and Research (of the U.S. Public Health Service) (美国公共卫生服务局下属) 医疗保健政策和研究机构
AICA	anterior inferior cerebellar artery 小脑前下动脉
AIDP	acute inflammatory demyelinating polyradiculoneuropathy 急性炎性脱髓鞘性多发性神经病
AIDS	acquired immunodeficiency syndrome 获得性免疫缺陷综合征，艾滋病

AIN	anterior interosseous neuropathy 前骨间神经病变
AIS	acute ischemic stroke 急性缺血性卒中
AKA	also known as 也称为
ALIF	anterior lumbar interbody fusion 前路腰椎体间融合
ALARA	as low as reasonably achievable 理论上可实现的最低水平
A-line	arteria line 动脉线
ALL	anterior longitudinal ligament 前纵韧带
ALS	amyotrophic lateral sclerosis 肌萎缩性侧索硬化
AMS	acute mountain sickness 急性高原反应
AN	acoustic neuroma 听神经鞘瘤
ANA	antinuclear antibodies 抗核抗体
AOD	atlantooccipital dislocation 寰枕脱位
AOI	atlantooccipital interval 寰 - 枕间隙
AP	anterior-posterior 前后位
APAG	antipseudomonal aminoglycoside 抗假单胞菌氨基糖苷
APAP	acetaminophen 对乙酰氨基酚
APD	afferent pupillary defect 瞳孔传入障碍
APTT	(or PTT) activated partial thromboplastin time 活化部分凝血活酶时间
ARDS	adult respiratory distress syndrome 成人呼吸窘迫综合征
ASA	American Society of Anesthesiologists or aspirin(acetylsalicylicacid) 美国麻醉医师协会或阿司匹林 (乙酰水杨酸)
ASAP	as soon as possible 尽快
ASD	antisiphon device 抗虹吸设备
AT	anterior tibialis (tibialis anterior) 胫骨前肌
AT/RT	atypical teratoid/rhabdoid tumor 非典型性畸胎瘤样 / 横纹肌样瘤
ASHD	atherosclerotic heart disease 动脉粥样硬化性心脏病
AVM	arteriovenous malformation 动静脉畸形
AVP	arginine vasopressin 精氨酸血管加压素
β-hCG	beta-human chorionic gonadotropin β- 人绒毛膜促性腺激素
BA	basilar artery 基底动脉
BBB	blood-brain barrier 血 - 脑屏障
BC	basal cisterns 基底池
BCP	birth control pills(oral contraceptives) 避孕药 (口服避孕药)
BCVI	blunt cerebrovascular injury 钝性脑血管损伤
BG	basal ganglia 基底神经节
BI	basilar impression/invagination 颅底受压 / 凹陷症
BMD	bone mineral density 骨密度
BMP	bone morphogenic protein 骨形态生成蛋白
BOB	benign osteo blastoma 良性成骨细胞瘤

BP	blood pressure 血压
BR	bed rest(activity restriction) 卧床休息 (制动)
BSF	basal skull fracture 颅底骨折
BSG	brain stem glioma 脑干胶质瘤
Ca	cancer 癌症
CA	cavernous angioma 海绵状血管瘤
CAA	cerebral amyloid angiopathy 脑淀粉样血管病
CABG	coronary artery bypass graft 冠状动脉旁路移植术
CAD	coronary artery disease 冠状动脉疾病
CAT	(or CT) computerized (axial) tomography 计算机 (轴向) 断层扫描
CBF	cerebral blood flow 脑血流量
CBV	cerebral blood volume 脑血容量
CBZ	carbamazepine 卡马西平
CCB	calcium-channel blocker 钙通道阻滞剂
CCF	carotid cavernous (sinus) fistula 颈动脉海绵窦瘘
CCHD	congenital cyanotic heart disease 紫绀型先天性心脏病
CCI	condyle-C1 interval (atlantooccipital interval) 髁突 -C1 间隔 (寰 - 枕间隔)
CD	Cushing's disease 库欣病
CEA	carotid endarterectomy or carcinoembryonic antigen 颈动脉内膜切除术或癌胚抗原
CECT	contrast enhanced CT 增强 CT 扫描
cf	(Latin : confer) compare 对比
cGy	centi-Gray (1cGy=1rad) 厘戈瑞
CHF	congestive heart failure 充血性心力衰竭
CI	confidence interval (statistics) 置信区间 (统计)
CIDP	chronic inflammatory demyelinating polyradiculoneuropathy 慢性炎性脱髓鞘性多发性神经病
CIP	critical illness polyneuropathy 危重病性多发性神经病
CJD	Creutzfeldt-Jakob disease Creutzfeldt-Jakob 病
CM	cavernous malformation 海绵状血管畸形
CMAP	compound motor action potential(EMG) 复合运动动作电位
CMRO2	cerebral metabolic rate of oxygen consumption 脑耗氧代谢率
CMT	Charcot-Marie-Tooth 腓骨肌萎缩症
CMV	cytomegalovirus 巨细胞病毒
CNL	chemonucleolysis 化学髓核溶解术
CNS	central nervous system 中枢神经系统
cCO	continuous cardiac output 连续心排血量
CO	cardiac output or carbon monoxide 心排血量或一氧化碳

CPA	cerebellopontine angle 脑桥小脑三角
CPM	central pontine myelinolysis 脑桥中央髓鞘溶解
CPN	common peroneal nerve 腓总神经
CPP	cerebral perfusion pressure 脑灌注压
Cr.N.	cranial nerve(s) 脑神经
CRH	corticotropin-releasing hormone 促肾上腺皮质激素释放激素
CRP	C-reactive protein C 反应蛋白
CRPS	complex regional pain syndrome 复杂性区域性疼痛综合征
CSF	cerebrospinal fluid 脑脊液
CSM	cervical spondylotic myelopathy 脊髓型颈椎病
CSO	craniosynostosis 颅缝早闭
CSW	cerebral salt wasting 脑性耗盐
CTA	CT angiogram CT 血管造影
CTP	CT perfusion CT 灌注
CTS	carpaltunnel syndrome 腕管综合征
CTV	CT venogram CT 静脉造影
CVP	central venous pressure 中心静脉压
CVR	cerebrovascular resistance 脑血管阻力
CVS	cerebral vasospasm 脑血管痉挛
CVT	cerebral venous thrombosis 脑静脉血栓形成
CXR	chest X-ray 胸部 X 线
DACA	distal anterior cerebral artery 大脑前动脉远端
DAI	diffuse axonal injury 弥漫性轴索损伤
DBM	demineralized bone matrix 脱钙骨基质
DC	decompressive craniectomy 减压颅骨切除术
D/C	discontinue 停止
DCI	delayed cerebral ischemia 迟发性脑缺血
DDAVP	1-deamino-8-D-arginine vasopressin (desmopressin) 1- 脱氨基 -8-D- 精氨酸加压素 (去氨加压素)
DDx	differential diagnosis 鉴别诊断
DBS	deep brain stimulation 脑深部电刺激
DI	diabetes insipidus 尿崩症
DIND	delayed ischemic neurologic deficit 迟发性缺血性神经功能缺损
DIG	desmoplastic infantile astrocytoma and ganglioglioma 婴幼儿促纤维增生性星形细胞瘤和神经节神经胶质瘤
DISH	diffuse idiopathic skeletal hyperostosis 弥漫性特发性骨肥厚
DKA	diabetic keto-acidosis 糖尿病酮症酸中毒
DLC	disco-ligamentous complex 椎间盘韧带复合体
DLIF	direct lateral lumbar interbody fusion 直接外侧腰椎体融合

DOC	drug of choice 药物的选择
DM	diabetes mellitus 糖尿病
DMZ	dexamethasone 地塞米松
DNT	(or DNEI) dysembryoplastic neuroepithelial tumors 胚胎发育不良性神经上皮性肿瘤
DOE	dyspnea on exertion 劳力性呼吸困难
DOMS	delayed onset muscle soreness 延迟性肌肉酸痛
DPL	diagnostic peritoneal lavage 诊断性腹腔灌洗
DREZ	dorsal root entry zone lesion 脊髓后根入髓区病变
DSA	digital subtraction angiogram 数字减影血管造影
DSD	degenerative spine disease 脊柱退行性变
DST	dural sinus thrombosis 硬膜窦血栓形成
DTN	"door to needle" 进入医院到静脉溶栓开始给药时间
DTs	delirium tremens 震颤性谵妄
DTT	diffusion tensor tractography MRI 弥散张量纤维束成像
DVT	deep-vein thrombosis 深静脉血栓形成
DWI	(or DWMRI) diffusion-weighted imaging(MRI) 弥散加权成像
EAC	external auditory canal 外耳道
EAM	external auditory meatus 外耳道
EAST	Eastern Association for the Surgery of Trauma 东方创伤外科协会
EBRT	external beam radiation therapy 外放射治疗
EBV	Epstein-Barr Virus EB 病毒
ECM	erythema chronicum migrans 慢性游走性红斑
EDC	electrolytically detachable coils 电解可脱性弹簧圈
EDH	epidural hematoma 硬膜外血肿
EHL	extensor hallucis longus 拇长伸肌
ELISA	enzyme-linked immunosorbent assay 酶联免疫吸附试验
ELST	endolymphatic sac tumors 内淋巴囊肿瘤
EM	electron microscope (microscopy) 电子显微镜 (显微镜)
ENG	electronystagmography 眼震电图描记法
ENT	ear, nose and throat (otolaryngology) 耳鼻和咽喉 (耳鼻咽喉科)
EOM	extra-ocular muscles 眼外肌
EOO	external oculomotor ophthalmoplegia 眼外肌麻痹
E/R	emergency room or department 急诊室或急诊科
ESR	erythrocyte sedimentation rate 红细胞沉降率
EST	endodermal sinus tumor 内胚窦肿瘤
EtOH	ethyl alcohol (ethanol) 乙醇
ET tube	endotracheal tube 气管插管
ETV	endoscopic third ventriculostomy 内镜下第三脑室造瘘术

EVD	external ventricular drain (ventriculostomy) 脑室外引流(脑室造瘘术)
EVT	endovascular therapy 血管内治疗
FCU	flexor carpi ulnaris 桡侧腕屈肌
FDP	flexor digitorum profundus 指深屈肌
FIM	functional independence measure 功能独立性评定
FLAIR	fluid-attenuated inversion recovery (on MRI) 液体衰减反转恢复序列
FM	face mask 面罩
FMD	fibromuscular dysplasia 肌纤维发育不良
FSH	follicle stimulating hormone 促卵泡素
F/U	follow-up 随访
FUO	fever of unknown origin 不明原因的发热
GABA	gamma-aminobutyric acid γ- 氨基丁酸
GBM	glioblastoma(multiforme) 多形性胶质母细胞瘤
GBS	Guillain-Barré syndrome 吉兰 - 巴雷综合征
GCA	giant cell arteritis 巨细胞动脉炎
GCS	Glasgow coma scale 格拉斯哥昏迷评分
GCT	granular cell tumor or germ cell tumor 颗粒细胞瘤或生殖细胞肿瘤
GD	Graves' disease Graves 病
GFAP	glial fibrillary acidic protein 胶质原纤维酸性蛋白
GGT	gamma glutamyl transpeptidase γ 谷氨酰转肽酶
GH	growth hormone 生长激素
GH-RH	growth hormone releasing hormone 生长激素释放激素
GMH	germinal matrix hemorrhage 生发基质出血
GNR	gram-negative rods 革兰阴性杆菌
GnRH	gonadotropin-releasing hormone 促性腺激素释放激素
GSW	gunshot wound 火器伤
GTC	generalized tonic-clonic (seizure) 广义强直 - 阵挛发作 (癫痫)
GTR	gross total resection 全切除
H/A	headache 头痛
H&H	Hunt and Hess (SAH grade) Hunt 和 Hess (SAH) 分级
H&P	history and physical exam 病史和体格检查
HBsAg	hepatitis B surface antigen 乙型肝炎表面抗原
HCD	herniated cervical disc 颈椎间盘突出
hCG	human chorionic gonadotropin 人绒毛膜促性腺激素
HCP	hydrocephalus 脑积水
HDT	hyperdynamic therapy 高血流动力性治疗
HGB	hemangioblastoma 成血管细胞瘤
Hgb-A1C	hemoglobin A1C 糖化血红蛋白
hGH	human growth hormone 人类生长激素

HH	hypothalamic hamartomas or homonymous hemianopsia 下丘脑错构瘤或同向性偏盲
HHT	hereditary hemorrhagic telangiectasia 遗传性出血性毛细血管扩张
HIV	human immunodeficiency virus 人类免疫缺陷病毒
HLD	herniated lumbar dis 腰椎间盘突出
HLA	human leukocyte antigen 人类白细胞抗原
H.O.	house officer 住院医师
HNP	herniated nucleus pulposus (herniated disc) 椎间盘髓核脱出 (椎间盘突出)
HNPP	hereditary neuropathy with liability to pressure palsies 遗传性压力易感性神经病
HOB	head of bed 床头
HPA	hypothalamic-pituitary-adrenal axis 下丘脑 - 垂体 - 肾上腺轴
HPF	high power field (used in histology, corresponds to $0.23mm^2$) 高倍视野 (用于组织学，相当于 $0.23mm^2$)
HRQOL	health related quality of life 健康相关生活质量
HSE	herpes simplex encephalitis 单纯疱疹脑炎
HTN	hypertension 高血压
IAC	internal auditory canal 内听道
IASDH	infantile acute subdural hematoma 婴儿急性硬膜下血肿
ICA	internal carotid artery 颈内动脉
ICG	indocyanine green 吲哚菁绿
ICH	intracerebral hemorrhage 颅内出血
IC-HTN	intracranial hypertension (increased ICP) 颅内压增高
ICP	intracranial pressure 颅内压
ICU	intensive care unit 重症监护病房
IDDM	insulin-dependent diabetes mellitus 胰岛素依赖性糖尿病
IDET	intradiscal endothermal therapy 椎间盘内电热疗法
IDH	isocitrate dehydrogenase 异柠檬酸脱氢酶
IEP	immune electrophoresis 免疫电泳
IG	image guidance (intraoperative) 术中影像引导
IGF-1	insulin-like growth factor-1 (AKA somatomedin-C) 胰岛素样生长因子 -1(又名生长调节素 -C)
IIH	idiopathic intracranial hypertension (pseudotumor cerebri) 特发性颅内高压
IIHWOP	idiopathic intracranial hypertension without papilledema 不伴视乳头水肿的特发性颅内高压
IJV	internal jugular vein 颈内静脉
IMRT	intensity modulated radiation therapy 调强适形放射治疗

INO	internuclear ophthalmoplegia 核间眼肌麻痹
iNPH	(idiopathic) normal pressure hydrocephalus(特发性) 正常压力脑积水
INR	international normalized ratio 国际标准化比率
IPS	inferior petrosal sinus 岩下窦
IPA	idiopathic paralysis agitans (Parkinson's disease) 特发性震颤麻痹 (帕金森病)
ISAT	International Subarachnoid Hemorrhage Aneurysm Trial 国际蛛网膜下隙出血动脉瘤试验
IT	intrathecal 鞘内
ITB	intrathecal baclofen 巴氯芬鞘内注射
IVC	intraventricular catheter *or* inferior vena cava 脑室置管*或*下腔静脉
IVH	intraventricular hemorrhage 脑室内出血
IVP	intravenous push (medication route) *or* intravenous pyelogram (X-ray study) 静脉推注 (给药途径) *或*静脉注射肾盂造影 (X 线检查)
JPS	joint position sense 关节位置感
LBP	low back pain 腰痛
LDD	Lhermitte-Duclos disease Lhermitte-Duclos 病
LE	lower extremity 下肢
LFTs	liver function tests 肝功能检查
LGG	low-grade glioma 低级别胶质瘤
LH	luteinizing hormone 黄体生成素
LH-RH	luteinizing hormone releasing hormone 促黄体素释放素
LMD	low molecular weight dextran 低分子右旋糖酐
LMN	lower motor neuron 下运动神经元
LMW	low-molecular-weight 低分子量 (如肝素)
LOC	loss of consciousness 意识丧失
LOH	loss of heterozygosity 杂合子丢失
LP	lumbar puncture 腰椎穿刺
LSO	lumbo-sacral orthosis 腰骶矫形器
MAC	mycobacterium avian complex 禽分枝杆菌复合体
MAOI	monoamine oxidase inhibitor 单胺氧化酶抑制剂
MAP	mean arterial pressure 平均动脉压
MAST®	military anti-shock trousers 军用抗休克裤
MB	medulloblastoma 髓母细胞瘤
MBEN	medulloblastoma with extensive nodularity 广泛结节状态的髓母细胞瘤
MBI	Modified Barthel index 改良 Barthel 指数
MCA	middle cerebral artery 大脑中动脉
mcg	(or μg) microgram 微克

MCP	mean carotid pressure *or* metacarpal phalangeal 平均颈动脉压*或*掌指关节
MDCTA	multidetector CT angiography 多探头 CT 血管造影
MDB	medulloblastoma 髓母细胞瘤
MDMA	methylenedioxymethamphetamine 亚甲基二氧基甲基苯丙胺
mg	milligram 毫克
MGMT	O^6-methylguanine-DNA methyltransferase O^6- 甲基鸟嘌呤 -DNA-甲基转移酶
MGUS	monoclonal gammopathy of undetermined significance 意义未明的单克隆免疫球蛋白血症
MI	myocardial infarction 心肌梗死
MIB-1	monoclonal anti-Ki-67 antibody 单克隆抗 Ki-67 抗体
MIC	minimum inhibitory concentration (for antibiotics) 最低抑菌浓度 (抗生素)
MID	multi-infarct dementia 多发梗死性痴呆
MISS	minimally invasive spine surgery 微创脊柱手术
mJOA	modified Japanese Orthopedic Association scale 改良骨科协会量表
MLF	medial longitudinal fasciculus 内侧纵束
MLS	midline shift 中线偏移
MM	myelomeningocele *or* multiple myeloma 脊髓脊膜膨出*或*多发性骨髓瘤
MMD	moyamoya disease 烟雾病
MMN	multifocal motor neuropathy 多灶性运动神经病
MMPI	Minnesota Multiphasic Personality Inventory 明尼苏达州多向性格测量表
mos	months 月
MPTP	1-methyl-4-phenyl-1,2,3,6-tetrahydropyridine1- 甲基 -4- 苯基 -1,2,3,6- 四氢吡啶
MRA	MRI angiogram MRI 血管造影
mRS	modified Rankin Scale 改良 Rankin 量表
MRS	MRI spectroscopy MRI 波谱分析
MRSA	methicillin resistant *staphylococcus aureus* 耐甲氧西林金黄色葡萄球菌
MS	microsurgery *or* multiple sclerosis 显微外科*或*多发性硬化症
MSO4	morphine sulfate 硫酸吗啡
MTP	metatarsal phalangeal 跖趾
MTT	mean transit time (on CT perfusion) 平均通过时间 (CT 灌注)
MUAP	motor unit action potential 运动单位动作电位
MVA	motor vehicle accident 机动车事故

MVD	microvascular decompression 微血管减压
MW	molecular weight 分子量
n.	nerve (nn.= nerves) 神经
Na	(or Na^+) sodium 钠
N_2O	nitrous oxide 一氧化二氮
NAA	N-acetyl aspartate N- 乙酰天冬氨酸
NAP	nerve action potential 神经动作电位
NASCET	North American Symptomatic Carotid Endarterectomy Trial 北美症状性颈动脉内膜切除术试验
NB	(Latin: *nota bene*) note well (拉丁语) 注意
NC	nasal cannula 鼻导管
NCCN	National Comprehensive Cancer Network 国家综合癌症网络
NCD	neurocutaneous disorders 神经皮肤疾病
NCV	nerve conduction velocity 神经传导速度
NEC	neurenteric cyst *or* necrotizing enterocolitis 肠源性囊肿*或*坏死性小肠结肠炎
NEXUS	National Emergency X-Radiography Utilization Study 国家急诊 X 线利用情况研究
NF	(or NFT) neurofibromatosis 神经纤维瘤
NF1	neurofibromatosis type 1 神经纤维瘤病 1 型
NF2	neurofibromatosis type 2 神经纤维瘤病 2 型
NG tube	nasogastric tube 鼻胃管
NGGCT	non-germinomatous germ cell tumors 非胚胎性生殖细胞瘤
NFPA	nonfunctioning pituitary adenoma 无功能垂体腺瘤
NIHSS	NIH (National Institute of Health) Stroke Scale NIH 卒中量表
NMBA	neuromuscular blocking agent 神经肌肉阻滞剂
NMO	neuromyelitis optica (Devic disease) 视神经脊髓炎 (Devic 病)
NOS	not otherwise specified 未特殊说明
NPH	normal pressure hydrocephalus 正常压力性脑积水
NPS	neuropathic pain syndrome 神经疼痛综合征
NS	normal saline 生理盐水
NSAID	non-steroidal anti-inflammatory drug 非甾体消炎药
NSCLC	non-small-cell cancer of the lung 非小细胞肺癌
NSF	nephrogenic systemic fibrosis 肾源性系统性纤维化
NSM	neurogenic stunned myocardium 神经源性心肌顿抑
N/V	nausea and vomiting 恶心和呕吐
NVB	neurovascular bundle 神经血管束
OAD	occipital atlantal dislocation, see atlantooccipital dislocation 寰枕脱位
OALL	ossification of the anterior longitudinal ligament 前纵韧带骨化

OC	occipital condyle 枕髁
OCB	oligoclonal bands (in CSF) 寡克隆带 (脑脊液)
OCF	occipital condyle fracture 枕髁骨折
ODG	oligodendroglioma 少突胶质细胞瘤
OEF	oxygen extraction fraction 氧摄取分数
OFC	occipital-frontal (head) circumference 枕 - 额周径
OGST	oral glucose suppression test (for growth hormone) 口服葡萄糖抑制试验 (生长激素)
OMO	open-mouth odontoid (C-spine X-ray view) 张口位 (颈椎 X 线检查)
OMP	oculomotor (third nerve) palsy 动眼神经麻痹
ONSF	optic nerve sheath fenestration 视神经鞘开窗术
OP	opening pressure (on LP) 开放压力 (腰椎穿刺)
OPLL	ossification of the posterior longitudinal ligament 后纵韧带骨化
OR	operating room 手术室
ORIF	open reduction/internal fixation 切开复位内固定
OS	overall survival 总体存活率
OTC	over the counter (i.e., without prescription) 非处方药
PACU	post-anesthesia care unit (AKA recovery room, PAR) 麻醉后护理单元 (即恢复室)
PADI	posterior atlantodental interval 寰齿后间隙
PAN	poly- (or peri-) arteritis nodosa 结节性动脉炎
PBPP	perinatal brachial plexus palsy 围生期的臂丛神经麻痹
$PbtO_2$	brain tissue oxygen tension 脑组织氧张力
PC	pineal cyst 松果体囊肿
PCA	pilocytic astrocytoma *or* posterior cerebral artery 毛细胞性星形细胞瘤*或*大脑后动脉
PCB	pneumatic compression boot 气压式靴
PCC	prothrombin complex concentrate 凝血酶原复合物
PCI	prophylactic cranial irradiation 预防性全脑照射
PCN	penicillin 青霉素
PCNSL	primary CNS lymphoma 原发性中枢神经系统淋巴瘤
P-comm	posterior communicating artery 后交通动脉
PCV	procarbazine, CCNU, & vincristine (chemotherapy) 丙卡巴肼 ,CCNU 和长春新碱 (化疗)
PCR	polymerase chain reaction 聚合酶链式反应
PCWP	pulmonary capillary wedge pressure 肺毛细血管楔压
PDA	patent ductus arteriosus 动脉导管未闭
PDN	painful diabetic neuropathy 痛性糖尿病神经病
PDR	Physicians Desk Reference® 医师桌上参考手册

peds	pediatrics (infants & children) 儿科 (婴儿和儿童)
PEEK	poly-ether-ether-ketone (graft material) 聚芳醚酮 (移植物)
PET	positron emission tomography (scan) 正电子发射断层扫描
p-fossa	posterior fossa 颅后窝
PFS	progression-free survival 无进展生存期
PFT	pulmonary function test 肺功能测试
PHN	postherpetic neuralgia 带状疱疹后神经痛
PHT	phenytoin (Dilantin®) 苯妥英 (大仑丁)
PICA	posterior inferior cerebellar artery 小脑后下动脉
PIF	prolactin release inhibitory factor 催乳素释放抑制因子
PIN	posterior interosseous neuropathy 骨间后神经病
PION	posterior ischemic optic neuropathy 后部缺血性视神经病变
PIVH	periventricular-intraventricular hemorrhage 脑室旁 - 脑室内出血
PLAP	placental alkaline phosphatase 胎盘型碱性磷酸酶
PLEDs	periodic lateralizing epileptiform discharges 周期性侧索痫性放电
PLIF	posterior lumbar interbody fusion 后入路椎体间融合术
PM	pars marginalis 缘部
PMA	progressive muscular atrophy *or* pilomyxoid astrocytoma 进行性肌萎缩*或*毛细胞黏液样星形细胞瘤
PMH	pure motor hemiparesis 运动性轻偏瘫
PML	progressive multifocal leukoencephalopathy 进行性多灶性脑白质病
PMMA	polymethylmethacrylate (methylmethacrylate) 聚甲基丙烯酸甲酯
PMR	polymyalgia rheumatica 风湿性多发性肌痛
PMV	pontomesencephalic vein 脑桥中脑前静脉
POD	postoperative day 术后当天
PPV	positive predictive value: in unselected patients who test positive, PPV is the probability that the patient has the disease 阳性预测值：在未经选择的检查呈阳性的病人中，PPV 反映了病人患有目标疾病的可能性
PR	per rectum 直肠给药
PRES	posterior reversible encephalopathy syndrome 可逆性后部脑病综合征
PRF	prolactin releasing factor 催乳素释放因子
PIF	prolactin (releasing) inhibitory factor 催乳素抑制因子
PRN	as needed 必要时
PRSP	penicillinase resistant synthetic penicillin PCN 耐青霉素酶青霉素
PSNP	progressive supra-nuclear palsy 进行性核上性麻痹
PSR	percutaneous stereotactic rhizotomy (for trigeminal neuralgia) 经皮立体定向神经根切断术 (三叉神经痛)
PSW	positive sharp waves (on EMG) 正相尖波 (肌电图)

pt	patient 病人
PT	physical therapy *or* prothrombin time 理疗*或*凝血酶原时间
PTC	pituicytoma, pseudotumor cerebri 垂体细胞瘤，假性脑瘤
PTR	percutaneous trigeminal rhizotomy 经皮三叉神经根切断术
PTT	(or APTT) partial thromboplastin time 部分凝血活酶时间
PUD	peptic ulcer disease 消化性溃疡病
PVP	percutaneous vertebroplasty 经皮椎体成形术
PWI	perfusion-weighted imaging (MRI)MRI 灌注加权成像
PXA	pleomorphic xanthoastrocytoma 多形性黄色瘤型星形细胞瘤
q	(Latin: *quaque*) every (medication dosing)（拉丁语）每
RA	rheumatoid arthritis 类风湿关节炎
RAPD	relative afferent pupillary defect 相对性瞳孔传入障碍
RASS	Richmond agitation-sedation scale RASS 镇静评分
RCVS	reversible cerebral vasoconstrictive syndrome 可逆性脑血管收缩综合征
rem	roentgen-equivalent man 人体伦琴当量
REZ	root entry zone 背根入髓区
RFR	radiofrequency rhizotomy 射频神经根切断术
rFVIIa	recombinant (activated) factor VII 重组活化Ⅶ因子
RH	recurrent artery of Heubner Heubner 回返动脉
rhBMP	recombinant human bone morphogenetic protein 重组人骨形态生成蛋白
R/O	rule out 排除
ROM	range of motion 移动度
ROP	retro-odontoid pseudotumor 齿突后假瘤
RPA	recursive partitioning analysis 独立递归分级指数
RPDB	randomized prospective double-blind 随机前瞻性双盲试验
RPLS	reversible posterior leukoencephalopathy syndrome; see posterior reversible encephalopathy syndrome 可逆性后部白质脑病综合征，见后部白质脑病综合征
RPNB	randomized prospective non-blinded 随机前瞻性非双盲试验
RTOG	Radiation Therapy Oncology Group 肿瘤放射治疗协作组
RTP	return to play (sports) 返回工作 (运动)
rt-PA or t-PA	recombinant tissue-type plasminogen activator (AKA tissue plasminogen activator) e.g. alteplase 重组组织纤溶酶原激活物 (即组织纤溶酶原激活物)
RTX	(or XRT) radiation therapy 放射治疗
S/S	signs and symptoms 体征和症状
S2AI screws	S2-alar-iliac screws S2 骶髂螺钉

SAH	subarachnoid hemorrhage *or* Selective amygdalohippocampectomy 蛛网膜下隙出血或选择性海马杏仁核切除术
SBE	subacute bacterial endocarditis 亚急性细菌性心内膜炎
SBO	spina bifida occulta 隐性脊柱裂
SBP	systolic blood pressure 收缩压
SCA	superior cerebellar artery 小脑上动脉
SCLC	small-cell lung cancer 小细胞肺癌
SCD	sequential compression device 充气加压装置
SCI	spinal cord injury 脊髓损伤
SCM	sternocleidomastoid (muscle) 胸锁乳突肌
SD	standard deviation 标准差
SDE	subdural empyema 硬膜下积脓
SDH	subdural hematoma 硬膜下血肿
SE	status epilepticus (for seizures) 癫痫持续状态
SEA	spinal epidural abscess 脊髓硬膜外脓肿
SEGA	subependymal giant cell astrocytoma 室管膜下巨细胞星形细胞瘤
SEP	(or SSEP) somatosensory evoked potential 躯体感觉诱发电位
SG	specific gravity 比重
SHH	sonic hedgehog 音猬因子
SIAD	syndrome of inappropriate antidiuresis 抗利尿激素分泌不当综合征
SIADH	syndrome of inappropriate antidiuretic hormone (ADH) secretion 抗利尿激素分泌失调综合征
SIDS	sudden infant death syndrome 婴儿猝死综合征
SIH	spontaneous intracranial hypotension 自发性低颅压
sICH	spontaneous intracerebral hemorrhage 自发性脑内出血
SIRS	septic inflammatory response syndrome 脓毒性全身炎症反应综合征
$SjVO_2$	jugular venous oxygen saturation 颈内静脉血氧饱和度
SLE	systemic lupus erythematosus 系统性红斑狼疮
SLIC	subaxial injury classification 枢椎下区脊髓损伤分类
SMC	spinal meningeal cyst 脊髓脊膜囊肿
SMT	spinal manipulation therapy 脊椎推拿疗法
SNAP	sensory nerve action potential (EMG) 感觉神经动作电位
SNUC	sinonasal undifferentiated carcinoma 鼻窦未分化癌
SOMI	sternal-occipital-mandibular immobilizer 胸骨枕下颌固定器
SON	supraorbital neuralgia 眶上神经痛
S/P	status-post 病后状态
SPAM	subacute progressive ascending myelopathy 亚急性进展性上行脊髓病
SPECT	single positron emission computed tomography (scan) 单光子发射计算机断层显像

SPEP	serum protein electrophoresis 血清蛋白电泳
SQ	subcutaneous injection 皮下注射
SRS	stereotactic radiosurgery 立体定向放射外科
SRT	stereotactic radiotherapy 立体定向放射治疗
SSEP	(or SEP) somatosensory evoked potential 体感诱发电位
SSPE	subacute sclerosing panencephalitis 亚急性硬化性全脑炎
SSRI	selective serotonin reuptake inhibitors 选择性 5- 羟色胺再摄取抑制剂
SSS	superior sagittal sinus 上矢状窦
STA	superficial temporal artery 颞浅动脉
STAT	immediately (abbreviation of Latin statim) 立即
STICH	Surgical Trial in Intracerebral Haemorrhage 颅内出血手术试验
STIR	short tau inversion recovery (MRI image) 短 τ 反转恢复 (MRI)
STN	subthalamic nucleus 丘脑底核
STSG	Spine Trauma Study Group 脊髓外伤研究小组
SUNCT	short-lasting unilateral neuralgiform H/A with conjunctival injection andtearing 短暂性神经痛样头痛发作伴结膜充血和流泪
SVC	superior vena cava 上腔静脉
SVM	spinal vascular malformations 脊髓血管畸形
SVR	systemic venous resistance 系统性静脉阻力
SVT	supraventricular tachycardia 室上性心动过速
SWS	Sturge-Weber syndrome Sturge-Weber 综合征
Sz.	seizure 癫痫
T1WI	T_1 weighted image (on MRI) T_1 加权像 (MRI)
T2WI	T_2 weighted image (on MRI) T_2 加权像 (MRI)
TAL	transverse atlantal ligament 寰椎横韧带
TBA	total bilateral adrenalectomy 双侧肾上腺全切术
TBI	traumatic brain injury 脑外伤
TCA	tricyclic antidepressants 三环类抗抑郁药
TCD	transcranial Doppler 经颅多普勒
TDL	tumefactive demyelinating lesions 肿瘤样脱髓鞘病变
TE	time to echo (on MRI) 回波时间 (MRI)
TEE	transesophageal echocardiogram 经食道超声心动图
TEN	toxic epidermal necrolysis 中毒性表皮坏死松解症
TENS	transcutaneous electrical nerve stimulation 经皮神经电刺激
TGN	trigeminal neuralgia 三叉神经痛
T-H lines	Taylor-Haughton lines Taylor-Haughton 线
TIA	transient ischemic attack 短暂性脑缺血发作
TICH	traumatic intracerebral hemorrhage (hemorrhagic contusion) 创伤性脑出血 (出血性挫伤)

TIVA	total intravenous anesthesia 全静脉麻醉
TLIF	transforaminal lumbar interbody fusion 经椎间孔椎体间融合术
TLISS	thoracolumbar injury severity score 胸腰椎损伤评分系统
TLJ	thoracolumbar junction 胸腰交界部
TLSO	thoracolumbar-sacral orthosis 胸腰骶矫形器
TM	tympanic membrane 鼓膜
TP53	tumor protein 53 肿瘤蛋白 p53
t-PA or tPA	tissue plasminogen activator 组织纤溶酶原激活物
TR	time to repetition (on MRI) 重复时间 (MRI)
TRH	thyrotropin releasing hormone; AKA TSH-RH 促甲状腺素释放激素
TS	transverse sinus 横窦
TSC	tuberous sclerosis complex 结节性硬化症
TSH	thyroid-stimulating hormone (thyrotropin) 促甲状腺激素 (促甲状腺素)
TSV	thalamostriate vein 丘脑纹状静脉
TTP	thrombotic thrombocytopenic purpura 血栓性血小板减少性紫癜
TVO	transient visual obscurations 短暂性视物模糊
Tx.	treatment 治疗
UBOs	unidentified bright objects (on MRI) 不明高信号物体
UE	upper extremity 上肢
UMN	upper motor neuron 上运动神经元
UTI	urinary tract infection 泌尿道感染
URI	upper respiratory tract infection 上呼吸道感染
U/S	ultrasound 超声波
VA	vertebral artery or ventriculoatrial 椎动脉或 (心) 房室的
VB	vertebral body 椎体
VBI	vertebrobasilar insufficiency 椎基底动脉供血不足
VEMP	vestibular evoked myogenic potential 前庭诱发肌源性电位
VHL	von Hippel-Lindau (disease) von Hippel-Lindau 病
VKA	vitamin K antagonist (e.g. warfarin) 维生素 K 拮抗剂（如：华法林）
VMA	vanillylmandelic acid 香草基扁桃酸
VP	ventriculoperitoneal 脑室 - 腹腔分流术
VS	vestibular schwannoma 前庭神经鞘瘤
VTE	venous thromboembolism 静脉血栓栓塞
VZV	(herpes) varicella zoster virus 水痘 - 带状疱疹病毒
WBC	white blood cell (count) 白细胞 (计数)
WBXRT	whole brain radiation therapy 全脑放射治疗
WFNS	World Federation of Neurosurgical Societies (grading SAH) 世界神经外科学会联合会 (SAH 分级)

WHO	World Health Organization 世界卫生组织
wks	weeks 周
WNL	within normal limits 正常范围内
WNT	wingless/integrated (signal transduction pathway)wnt（信号转导途径）
w/o	without 无
WRS	word recognition score 言语识别率
W/U	work-up (evaluation) 检查
XLIF	extreme lateral lumbar interbody fusion 极外侧椎体间融合术
XRT	(or RTX) radiation therapy 放射治疗
符号	
℞	prescribing information 药品说明书
→	causes or leads to 引起
Δ	change 改变
✓	check (e.g. lab or exam item to check) 核对
↑	increased 上升
↓	decreased 下降
≈	approximately 大约
↯	innervates (nerve distribution) 神经支配
⇒	vascular supply 血供
↳	a branch of the preceding nerve 神经分支
★	crucial point 要点
×	caution; possible danger; negative factor 注意；潜在风险；不利因素
Σ	summary 总结
∴	therefore 因此
器材：以下缩写可帮助迅速识别脊柱内固定手术的术语	
ENTRY	screw entry site 螺钉植入部位
TRAJ	screw trajectory 螺钉路径
TARGET	object to aim for 目标
SCREWS	typical screw specifications 螺钉设计规格

凡 例

▶ 表框（Box）类型

本书包含以下七种表框类型。

药物信息

药物说明和剂量

要 点

简要基础知识。

临床指南

临床指南：以循证医学为基础的指南。见下文的定义。有关本书所包含的循证指南的列表，请参阅 “临床指南”下的索引。

手术筹备

本部分内容常出现在一些论及手术操作的位置，以帮助制订手术计划。包含一些常规的缺省信息。例如，如果麻醉方法不同于常规，则在该部分中注明所用麻醉方法。用这种方式注明的一系列手术操作可在“手术筹备”下的索引内找到。

Σ

从相关文本汇总或整合信息。

辅助信息

例如，Greenberg IMHO。

体征 / 症状

描述体征和症状。

▶ 交叉参照　当参照的项目在同一页面上或在后几页或前几页时，通常使用“见下文”和“见上文”。当参照项目在较远的页面时，通常给出该页所在章节的标题序号。

▶ 默认信息　这些详细信息不会在每个部分或“手术筹备”表框中重复。

1. 位置：(取决于操作)
   体位：因不同的手术而异。
2. 术前：
   1) 午夜后禁食，如需服用药物，可抿一小口水吞服。
   2) 抗凝药物的使用：香豆素（Coumadin®）需在术前3天以上停用，硫酸氯吡格雷（Plavix®）停用5~7天，阿司匹林停用7~10天，其他非甾体消炎药停用5天以上。
3. 心、肺、肝、肾等功能检查正常。
4. 麻醉：如无特殊说明，则表明使用全身麻醉。
5. 设备：如超声吸引、影像导航系统等特殊器械。
6. 仪器使用：院内应备有常用的手术器械。特殊器械会特别列出。
7. 植入物：通常需要厂商提供。
8. 如需神经功能监测会标明。
9. 术后：通常在病房（开颅术后多需在ICU）监护。
10. 备血。
11. 签署手术知情同意书。通常包含以下条款：
    ★ 免责声明：知情同意需要说明手术的风险与益处，这些风险与益处会影响病人的决定。知情同意书无法包含所有的可能性。下文所列出的条款可以出现在很多手术的知情同意书中，但并非包含全部。该部分忽略的内容并不意味着不重要或无须提及。
    1) 手术过程：常规的步骤及较为常见的意外事件。
    2) 替代方法：几乎所有情况都可选非手术治疗（即“保守”疗法）。
    3) 并发症：
       • 常见的麻醉风险：心脏病发作、(脑）卒中、肺炎等。
       • 感染：任何侵袭性操作均有此风险。
       • 常见开颅术并发症：术中及术后出血，手术区域相关的神经功能障碍。后者包括瘫痪、感觉异常、协调障碍等。
       • 常见脊柱手术的并发症：包括因损伤神经或脊髓而造成的麻木、无力、瘫痪，手术未达到预期效果，硬膜破损而致脑脊液漏，少数情况下需手术修补。器械相关的并发症包括：断裂、拔出、位置不正。俯卧位手术术中大出血（>2000ml）可导致失明（术后缺血性视神经病变，PION)，这种情况极罕见，但后果很严重，故在此提及。

▶循证医学

定义：书中“临床指南”定义见下表。

推荐强度		描述
Ⅰ级，Ⅱ级，Ⅲ级[a]	A级，B级，C级，D级[b]	
Ⅰ级 在临床应用中推荐强度最大	A级	有持续的 Class Ⅰ证据支持（设计良好的、随机前瞻性对照试验）
	B级	有单个 Class Ⅱ或持续的 Class Ⅱ证据支持，尤其在不适宜行随机临床试验的情况下
Ⅱ级 在临床应用中推荐强度中等	C级	通常来自 Class Ⅱ（一个或多个设计良好的临床对照试验或设计欠佳的随机试验）或较多的 Class Ⅲ证据支持
Ⅲ级 临床应用可行性不确定	D级	通常来自 Class Ⅲ证据支持（病例组研究、历史资料对照、个例报道或专家意见），对教学及未来的研究有帮助

[a] 与第 3 版重症创伤性脑损伤治疗指南中的格式一致 (Brain Trauma Foundation: introduction. J Neurotrauma 24, Suppl 1: S1-2, 2007)

[b] 与颈部退行性疾病外科治疗指南中的格式一致［Matz PG, et al. introduction andmethodology. J Neurosurg: Spine 11 (2): 101-3, 2009]

目 录

第三部分

影像诊断

第四部分

发育异常

第五部分

昏迷与脑死亡

第六部分

感染

第七部分

脑脊液和脑积水

第八部分

癫痫发作

第九部分

疼痛

第十部分

周围神经

第十一部分

神经眼科学和神经耳科学

第十二部分

神经系统和相关系统原发性肿瘤

第十三部分

非神经来源的肿瘤

第十四部分

颅脑损伤

第十五部分

脊柱损伤

第十六部分

脊柱与脊髓

第十七部分

蛛网膜下隙出血和动脉瘤

第十八部分

血管畸形

第十九部分

卒中及闭塞性脑血管病

第二十部分

脑内出血

第二十一部分

预后评估

第二十二部分

鉴别诊断

第二十三部分

操作、介入、手术

第二十四部分

附录

第一部分

解剖和生理学

I

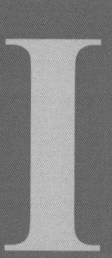

1 大体解剖：脑和脊髓

1.1 大脑皮质表面解剖

1.1.1 外侧面

见图 1-1。图中缩写对应中文见表 1-1 和表 1-2。额中回较额下回或额上回更为弯曲，常经一峡部与中央前回相连[1]。仅 2% 病例的中央沟与外侧裂直接相连（98% 的标本存在“中央下回”）。顶间沟（ips）将顶叶分为顶上小叶和顶下小叶。顶下小叶主要由角回和缘上回组成。外侧裂止于缘上回（Brodmann 40 区）。颞上沟止于角回。

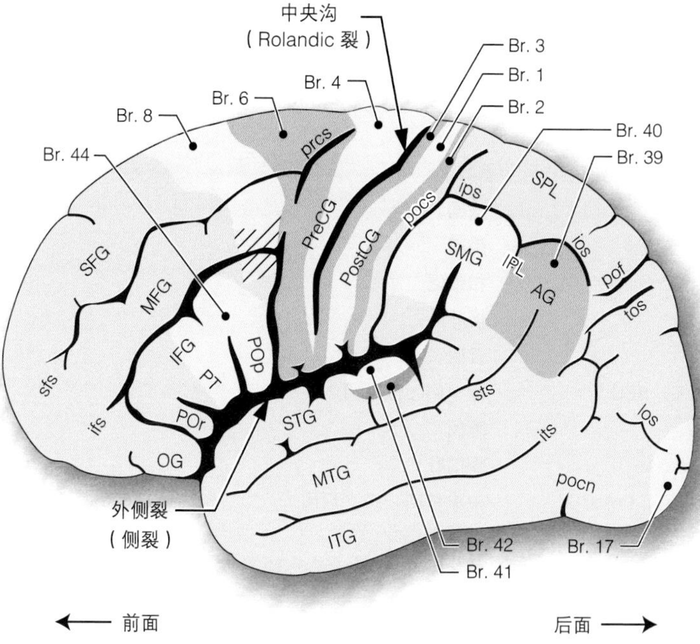

图 1-1 左侧大脑皮质外侧面解剖

Br.=Brodmann 区（阴影部分）。缩写见表 1-1 和表 1-2（小写代表沟，大写代表回）

表 1-1 大脑沟裂（缩写）

缩写	沟裂
cins	扣带沟
cs	中央沟
ips-ios	顶内沟—枕内沟
los	枕外侧沟
pM	缘沟
pocn	枕前切迹
pocs	中央后沟
pof	顶枕裂
pos	顶枕沟
prcs	中央前沟
sfs，ifs	额上沟，额下沟
sps	顶上沟
sts，its	颞上沟，颞下沟
tos	枕横沟

表 1-2 大脑回和小叶（缩写）

缩写	脑回 / 小叶
AG	角回
CinG	扣带回
Cu	楔叶
LG	舌回
MFG，SFG	额中回，额上回
OG	眶回
Pcu	楔前叶
PreCG，PostCG	中央前回，中央后回
PL	旁中央小叶
IFG • POp • PT • POr	额下回 • 盖部 • 三角部 • 眶部
STG，MTG，ITG	颞上回，颞中回，颞下回
SPL，IPL	顶上小叶，顶下小叶
SMG	缘上回

1.1.2 Brodmann 分区

图 1-1 还列出了人脑 Brodmann（Br.）图谱的一些临床重要分区。这些分区的功能意义如下：

1. Br. 3、1、2 区：初级躯体感觉皮质。
2. Br. 41、42 区：初级听区（Heschl 横回）。
3. Br. 4 区：中央前回，初级运动皮质（又称运动带）。此区大量巨型 Betz 锥体细胞聚集。
4. Br. 6 区：运动前区或辅助运动区，位于运动带的前方。它在对侧运动规划中起作用。
5. Br. 44 区：（优势半球的）Broca 区（运动语言区）。
6. Br. 17 区：初级视区。
7. Wernicke 区：包括（优势半球）Br.40 区的大部分及 Br.39 区的一部分（可能也包括颞上回后 1/3）。
8. 图 1-1 中 Br. 8 区的条纹部分（额叶眼区）引起朝相反方向的眼球自主活动。

1.1.3 内侧面

缘沟

见图 1-2。扣带沟向后终止于缘沟。在轴位像上，缘沟于 95% 的 CT 上和 91% 的 MRI 上可见[2]。两侧缘沟骑跨中线，成为最显著的成对凹陷，并分别向两侧半球内延伸一段距离[2]。在轴位 CT 或 MRI 上，缘沟位于双顶间最宽径线之后[2]。在较低位切面上，缘沟弯向后方；在较高位切面上，缘沟弯向前方（此时，双侧缘沟形成“括号”征——一个骑跨于中线上的“自行车手把”样结构）。

AC-PC 线

在矢状位中线图像上，AC-PC 线连接前连合（AC）与后连合（PC）。AC 是横贯穹隆前方的水平走行的白质束。PC 是横贯第三脑室后方近松果体水平的白质束。AC-PC 线常用于功能神经外科，也是 MRI 轴位扫描的基线。在被普遍接受的 Talairach 定义中[3]，该线连于 AC 的上缘与 PC 的下缘（如图 1-2 所示）。Schaltenbrand 定义[4]则是指：AC 和 PC 各自中点的连线。该定义使得 AC 和 PC 可在同一 MRI 轴位薄层切面中同时被观察到。不同定义下的 AC-PC 线之间相差 5.81° ±1.07°[5]。旧的 CT 扫描仪所采用的眶—外耳道线比 Talairach 的 AC-PC 线要更陡（约 9°）[5]。

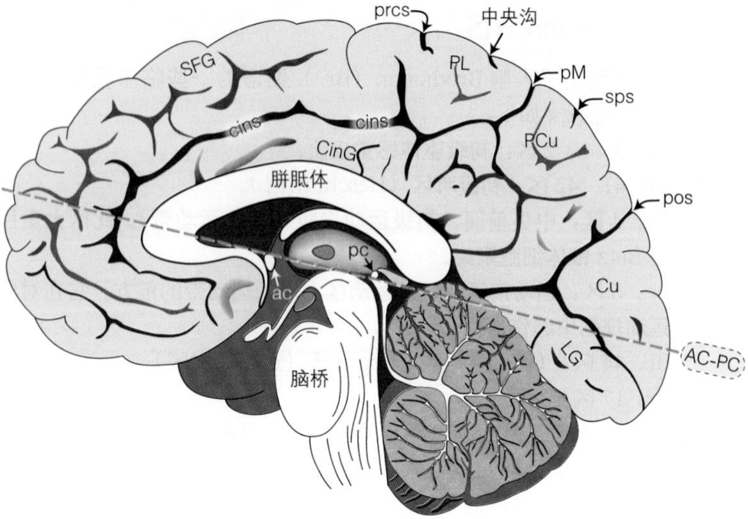

图 1-2 右侧大脑半球内侧面

缩写见表 1-1（脑沟）和表 1-2（脑回）。AC-PC 是指 AC-PC 线（见正文）

1.1.4 初级感觉、运动皮质的躯体定位组构

初级运动皮质（又称运动带）与初级（躯体）感觉皮质是按躯体位置进行组构的。因此，特定区域的脑图谱与特定区域的躯体相对应（图 1-3）。

这些区域通常以漫画人像及对应的标记形式绘制出来。

几个关键点：手臂和面部覆盖在大脑的凸面上，而脚和腿则位于大脑内侧面。具有精细运动或感觉功能的躯体（如手指、舌头）具有更大的皮质代表区。

1.2 中央沟轴位像

见图 1-4。中央沟的识别对于定位运动带（包含于中央前回中）很重要。93% 的 CT 和 100% 的 MRI 成像上可见中央沟[2]。中央沟向后弯曲走行并靠近半球间裂，常终于旁中央小叶，位于缘沟前方且在“括号”内（见上文）[2]（中央沟通常不到达中线）。

标志线：

- 顶枕沟（pos）：内侧面更为明显；在轴位像上，顶枕沟比缘沟更长、更复杂，也更靠后[6]。
- 中央后沟（pocs）：常分叉并形成弧形（“lazy-Y”形）包绕缘沟。

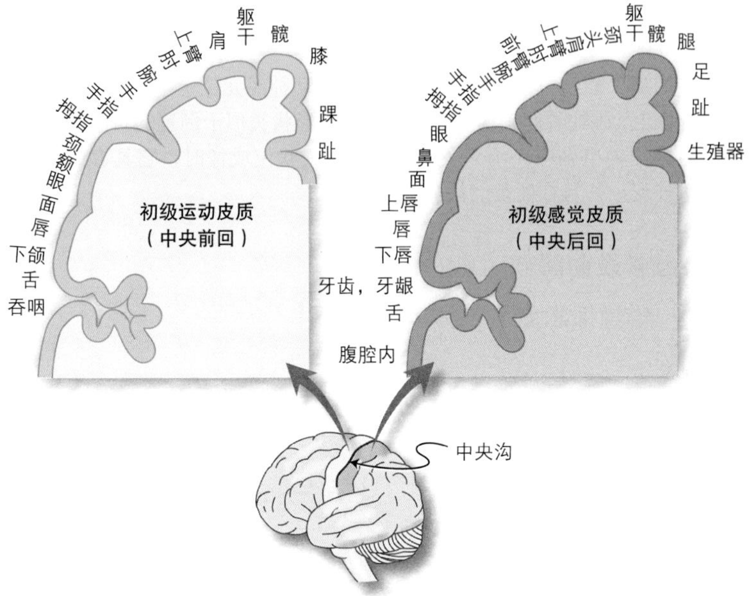

图 1-3 初级感觉、运动皮质的躯体定位组构

标签沿着运动、感觉皮层（由切片下方的脑图表示）的横截面放置

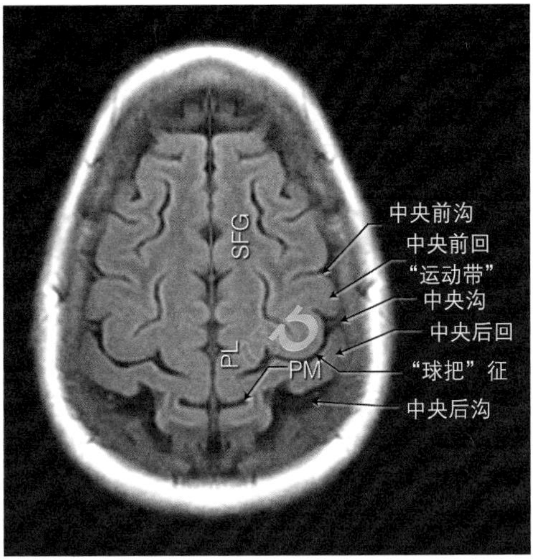

图 1-4 标记脑回 / 脑沟的左侧大脑半球轴位 FLAIR MRI 图像。未做标记的右侧半球作为对照。倒置的蓝色 Ω 示意"球把"征（见正文）

缩写见表 1-1 和表 1-2

其前肢不进入缘沟的“括号”内，后肢于缘沟后方弯曲并进入半球间裂。

“球把”征：司手部运动功能的 α 运动神经元位于中央前回上部[7]。在轴位像上，该处看起来像一个球样突起（形状类似于倒置的希腊字母 Ω），并向后外侧突出至中央沟[8]（图 1-4）。在矢状位成像时，它具有向后突出的钩状外观，并与外侧裂的后界齐平[8]。

1.3 颅骨表面解剖

1.3.1 颅骨标志点

见图 1-5。

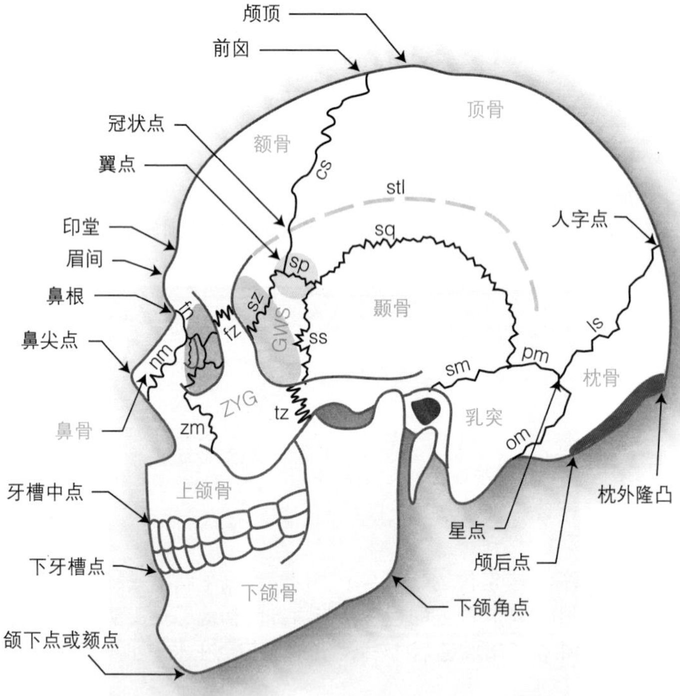

图 1-5 颅骨标志点和骨缝

可命名骨以大写字母表示。蓝色圈代表翼点

缩写：GWS = 蝶骨大翼；stl = 颞上线；ZYG = 颧骨

骨缝：cs = 冠状缝；fn = 额鼻缝；fz = 额颧缝；ls = 人字缝；nm = 鼻颌缝；om = 枕乳缝；pm = 顶乳缝；sm = 鳞乳缝；sp = 蝶顶缝；sq = 鳞缝；ss = 蝶鳞缝；sz = 蝶颧缝；tz = 颞颧缝；zm = 颧上颌缝

翼点：额骨、顶骨、颞骨和蝶骨大翼交汇点。大概位置：颧弓上两横指宽、颧骨额突后一拇指宽处（图 1-5 中的蓝色圈）。

星点：人字缝、枕乳缝、顶乳缝交汇点。通常位于横窦、乙状窦交界处后下缘的几毫米范围内（不是十分准确[9]——也可能在其中一个窦上）。

颅顶：颅骨的最高点。

人字点：人字缝和矢状缝的交界处。

冠状点：冠状缝与颞上线的交点。

眉间：前额部最为向前突出的点，位于中线处眶上缘水平。

颅后点：中线处的枕骨大孔后缘。

前囟：冠状缝与矢状缝交汇点。

矢状缝：冠状缝与人字缝之间位于中线上的骨缝。通常认为矢状缝位于上矢状窦的上方，但大多数标本中矢状窦位于矢状缝偏右侧的下方[10]（但绝不超过 11mm）。

乳突最前点位于乙状窦的前方[11]。

1.3.2 颅骨标志点与大脑解剖的关系

Taylor-Haughton 线

Taylor-Haughton 线（T-H 线）可在血管造影片、CT/MRI 片或头颅 X 线片的基础上标记，也可在手术室里基于可见的体表标志，在病人头部进行标记[12]。图 1-6 中，T-H 线以虚线表示。

1. Frankfurt 平面（又称基线）：经眶下缘和外耳道（EAM）上缘的线（不同于 Reid 基线：经眶下缘和外耳道中心的线）[13]。
2. 从鼻根经颅顶到枕外隆凸的距离可分为 4 等分（可用一根绳子对折两次标记）。
3. 耳后线：垂直于基线并经过乳突的直线。
4. 髁线：垂直于基线并经过下颌骨髁突的直线。
5. 用 T-H 线可大致标出外侧裂及运动皮质（见下文）。

运动皮质

利用外部标志来定位运动带（中央前回）或中央沟（Rolandic 裂）的方法有多种。中央沟将前方的运动带与后方的初级感觉皮质分离。由于个体差异，运动带位于冠状缝后 4~5.4cm[14]。甚至在术中也可能无法准确辨认中央沟[15]。因此，这些标记方法也只能绘出大致位置。

1. 方法一：运动皮质的上部几乎是位于外耳道正上方近中线处。
2. 方法二[16]：中央沟近似于以下两点的连线：
   1）鼻根到枕外隆凸连线中点后 2cm 处；
   2）外耳道正上方 5cm 处。

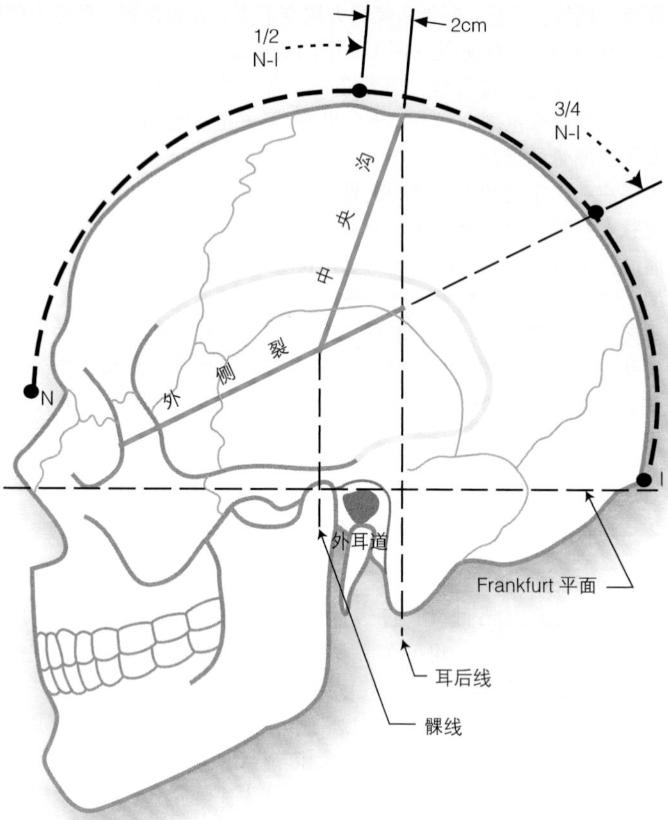

图 1-6 Taylor-Haughton 线及相关定位方法
N= 鼻根；I= 枕外隆凸

3．方法三：利用 T-H 线，中央沟近似于以下两点的连线：

1）耳后线与颅骨中线的交点（见图 1-6；通常位于颅顶后方 1cm，冠状缝后方 3～4cm）；

2）髁线与外侧裂线的交点。

4．方法四：自翼点朝着运动带的方向作一条与 Reid 基线成 45° 的直线[17]。

外侧裂（又称 Sylvian 裂）

在皮肤表面，外侧裂大致位于外眦和鼻根—枕外隆凸连线的后四等分点的连线上。

在颅骨上（术中暴露时）：外侧裂前部伴随鳞缝（图 1-7）[18]，随后向上偏转并终于 Chater 点（位于经外耳道的眶耳线垂直线上，高于外耳道

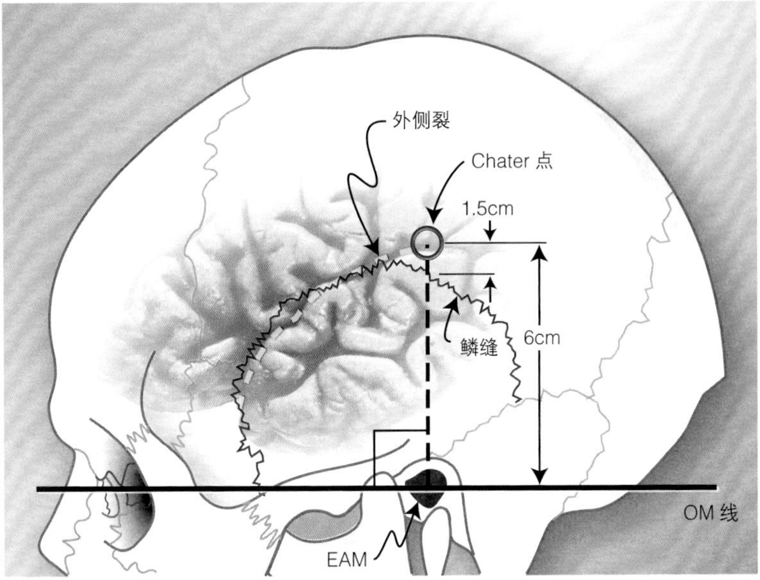

图 1-7 外侧裂与鳞缝及 Chater 点的关系

缩写：EAM= 外耳道；sq= 鳞缝；OM 线 = 眶耳线（CT 扫描时的参考线，是外眦和外耳道中点的连线）

黑色虚线垂直于眶耳线。红圈代表 Chater 点。外侧裂以黄色虚线显示，位于前鳞缝的下方

6cm；也近似于该垂直线与鳞缝交点上方 1.5cm 处）。以 Chater 点为中心做直径 4cm 的骨窗，可于角回处找到用于颅内外血管搭桥术的潜在受体血管[19，20]。

角回

位于耳郭上方，是优势半球 Wernicke 区的重要组成部分。注意：角回位置的个体差异很大[21]。

1.3.3 脑室与颅骨的关系

图 1-8 显示了无脑积水脑室与颅骨的关系（侧面观）。一些重要的尺寸数据可见表 1-3[22]。

在无脑积水的成年人中，侧脑室位于颅骨外表面下方 4～5cm。侧脑室体的中心位于瞳孔中心的矢状线上，沿此线作颅顶的垂直线恰好与额角相交[23]。前角伸向冠状缝前方 1～2cm。

第三脑室的平均长度约为 2.8cm。

Twining 线（图 1-8）的中点应位于第四脑室内。

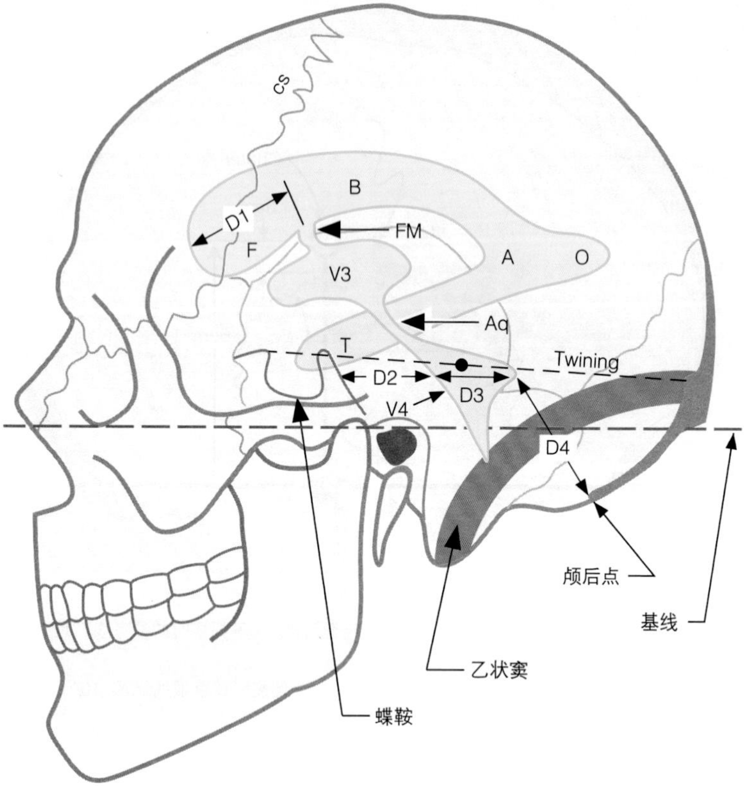

图 1-8 脑室与颅骨标志的关系

缩写：各字母分别代表侧脑室（F= 额角；B= 体部；A= 三角部；O= 枕角；T= 颞角）。FM= 孟氏孔（室间孔）；Aq= 中脑导水管；V3= 第三脑室；V4= 第四脑室；cs= 冠状缝。D1～D4 数值见表 1-3

表 1-3 图 1-8 中的尺寸数据

数据（图 1-8）	描述	最小值（mm）	平均值（mm）	最大值（mm）
D1	室间孔前的额角长度		25	
D2	斜坡至第四脑室底的距离（第四脑室顶[a]水平）	33.3	36.1	40.0
D3	第四脑室长度（第四脑室顶水平）	10.0	14.6	19.0
D4	第四脑室顶至枕骨大孔后缘中点的距离	30.0	32.6	40.0

[a] 第四脑室顶：小脑内第四脑室的尖端

1.4 脊柱水平体表标记

表 1-4 中所示的标记可用于颈椎前路手术时颈椎位置的判断，但仍须通过术中 C 形臂 X 线予以证实。

肩胛冈位于 T2～T3 水平。

肩胛骨下角约为 T6 后方水平。

髂间线为双侧髂嵴最高点在背部的连线，该线或位于 L4～L5 棘突间，或位于 L4 棘突水平。

表 1-4 颈椎水平 [24]

平面	标志
C1～C2	下颌角
C3～C4	甲状软骨上 1cm 或舌骨
C4～C5	甲状软骨水平
C5～C6	环甲膜
C6	颈动脉结节
C6～C7	环状软骨

1.5 颅骨孔及通过颅骨孔的结构

1.5.1 概要

颅骨孔及通过颅骨孔的结构见表 1-5。

1.5.2 内耳门（又称内耳道，见图 1-9）

第 Ⅷ 脑神经的听觉纤维穿过耳蜗区的筛板的小孔 [25]。横嵴将内耳门分为上部的前庭上区和面神经管以及下部的前庭下区和耳蜗区 [25]。

垂直嵴（又称 Bill’s bar）将前庭上区和面神经管分开，面神经管内有面神经和中间神经。

内耳道内走行的“5 条神经”：

1. 面神经：位于上方（助记：“7 上”代表上部走行的第 Ⅶ 脑神经）。
2. 中间神经：面神经的躯体感觉支支配耳郭内侧毛囊机械感觉器，深感觉支支配鼻腔和颊部的机械感觉器及舌前 2/3 味蕾。
3. 第 Ⅷ 脑神经的听觉部分（助记：“8 下”代表下部走行的耳蜗神经）。
4. 前庭神经上支：经前庭上区止于椭圆囊、上半规管和侧半规管壶腹。
5. 前庭神经的下支：经过前庭下区支配球囊。

表 1-5 颅骨孔及通过颅骨孔的结构

颅骨孔	通过颅骨孔结构
鼻裂	筛前神经、动脉、静脉
眶上裂	第Ⅲ、Ⅳ、Ⅵ脑神经，三叉神经眼支及其分支（额神经、泪腺神经、鼻睫神经），眼上静脉，泪腺动脉脑膜返支，脑膜中动脉眶支，来自颈内动脉丛的交感神经支
眶下裂	三叉神经上颌支，颧神经，发自上颌神经翼腭支的分支，眶下动脉、静脉，眼下静脉与翼静脉丛间的静脉
破裂孔	通常无结构通过（颈内动脉横跨其上部但不进入，30% 存在翼管动脉）
颈动脉管	颈内动脉，交感神经升支
切牙孔	鼻中隔动脉降支，鼻腭神经
腭大孔	腭大神经、动脉、静脉
腭小孔	腭小神经
内耳道	面神经，前庭蜗神经
舌下孔	舌下神经，咽升动脉脑膜支
枕骨大孔	延髓，脊髓，副神经脊髓根（入颅），椎动脉，脊髓前动脉，脊髓后动脉
盲孔	少数有小静脉通过
筛板	嗅神经
视神经管	视神经，眼动脉
圆孔	上颌神经，圆孔动脉
卵圆孔	下颌神经，三叉神经运动根
棘孔	脑膜中动脉、静脉
颈静脉孔	颈内静脉（起始段），第 IX、X、XI 脑神经
茎乳孔	面神经，茎突乳突动脉
髁孔	发自横窦的静脉
乳突孔	至乳突窦的静脉小支，枕动脉脑膜支

1.6 内囊

1.6.1 解剖结构

内囊示意图见图 1-10。丘脑辐射的组成见表 1-6。

大多数内囊病变由脑血管意外（血栓形成或出血）导致。

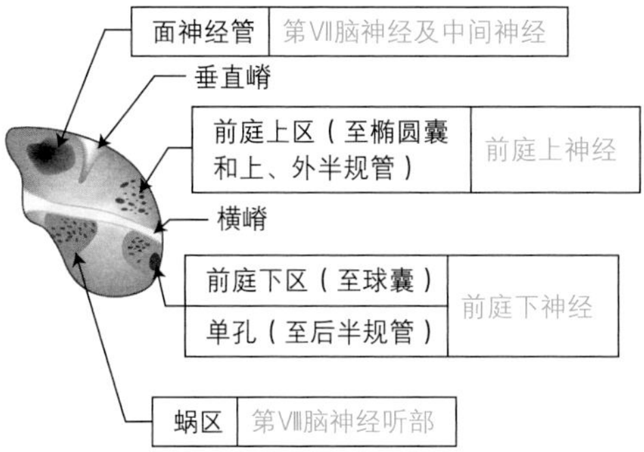

图 1-9 右侧内耳道（内耳门）及神经

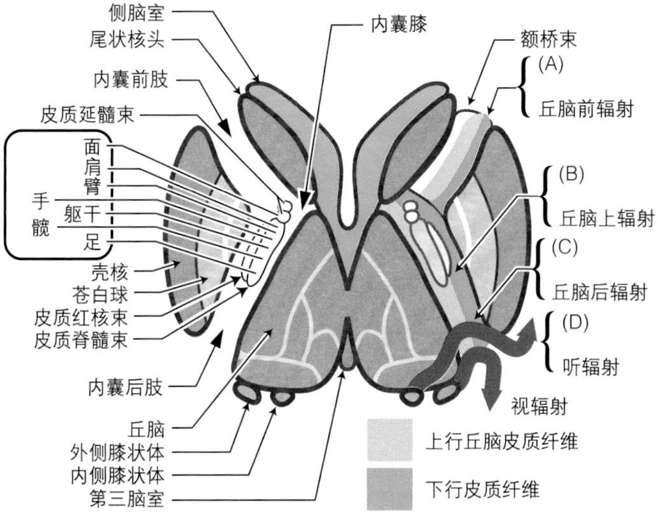

图 1-10 内囊示意图（左侧示传导束，右侧示辐射）

表 1-6 四个丘脑辐射（又称丘脑脚），在图 1-10 中以字母 A~D 标记

辐射	连接	意义
前（A）	丘脑内侧核、前核←→额叶	
上（B）	Rolandic 区←→丘脑腹侧核群	来自躯体和头部的一般感觉纤维，止于中央后回（3，1，2 区）
后（C）	枕部、后顶部←→丘脑尾部	
下（D）	Heschl 颞横回←→内侧膝状体	（较小）包括听辐射

1.6.2 内囊的血供

1. 脉络丛前动脉：供应豆状核后部（包括视辐射）及内囊后肢腹侧部。
2. 大脑中动脉外侧纹状体分支（又称囊支）：供应内囊前、后肢的大部分。
3. 内囊膝部通常由颈内动脉分支供应。

1.7 脑桥小脑三角解剖

右侧脑桥小脑三角的正常解剖见图 1-11。

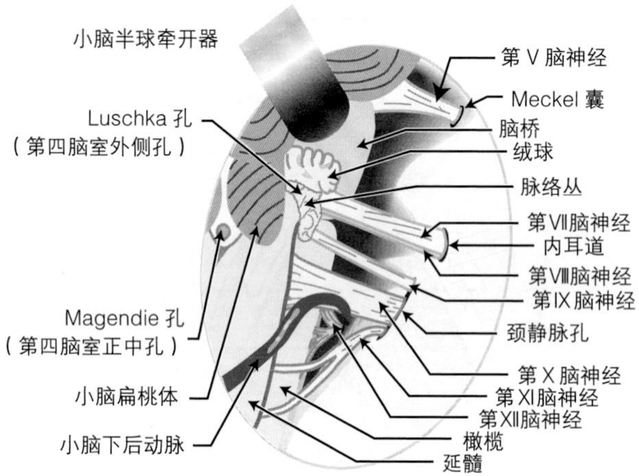

图 1-11 右侧脑桥小脑三角正常解剖后面观（如枕下入路）[25]

1.8 枕寰枢复合体解剖

枕寰枢复合体韧带 寰枕关节的稳定性主要源于该处的韧带连接，而骨连接及关节囊的作用较小（见图 1-12、图 1-13、图 1-14）。

1. 连接寰椎和枕骨的韧带：
   1) 寰枕前膜：前纵韧带向头端的延伸，连接枕骨大孔前缘和 C1 前弓。
   2) 寰枕后膜：连接枕骨大孔后缘和 C1 后弓。
   3) 十字韧带上纵束。
2. 连接枢椎（即齿突）和枕骨的韧带：

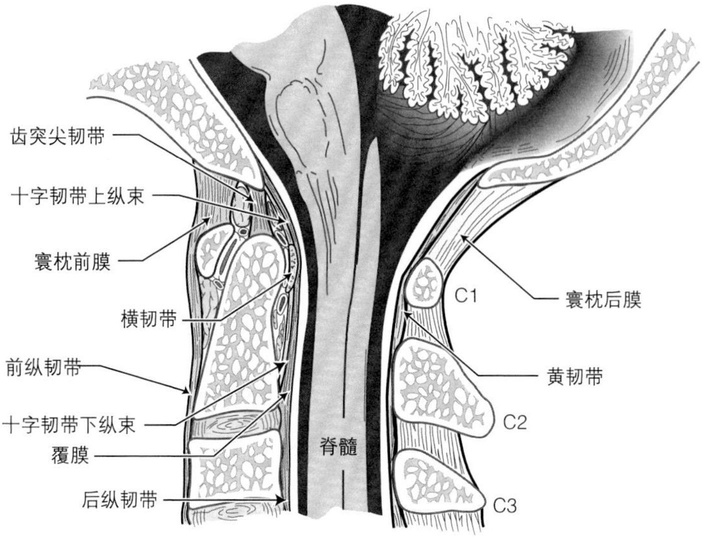

图 1-12 颅颈交界区韧带的矢状位视图 [经许可，由“体外颈椎生物力学测试”(BNI 季刊，1993 年第 9 卷第 4 期) 一文修改而来]

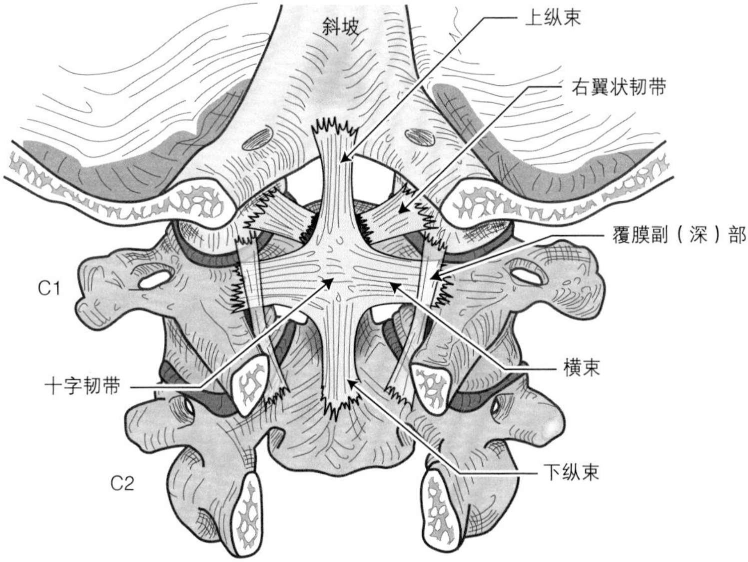

图 1-13 十字韧带、翼状韧带的后面图。覆膜已移除 [经许可，由 “体外颈椎生物力学测试” (BNI 季刊，1993 年第 9 卷第 4 期) 一文修改而来]

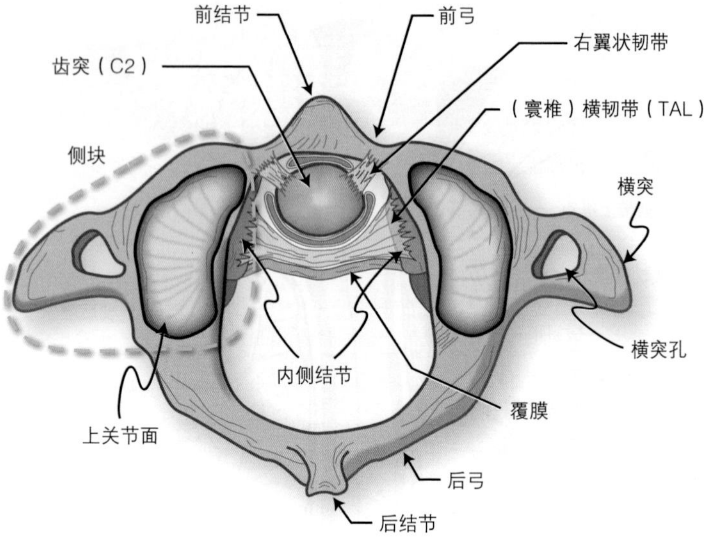

图 1-14 C1 上面观，显示横韧带和翼状韧带。该图展示了寰椎横韧带（即横韧带）的重要性［经许可，由“体外颈椎生物力学测试”（BNI 季刊，1993 年第 9 卷第 4 期）一文修改而来］

1）覆膜：有作者将其分为两个部分
   - 浅部：是后纵韧带向头端的延伸，连接齿突背面、枕大孔上方腹侧和 C2、C3 椎体背面。
   - 深部：位于侧方，连接 C2 和枕髁。

2）翼状韧带[26]
   - 枕骨 - 翼部：连接齿突侧方和枕髁。
   - 寰椎 - 翼部：连接齿突侧方和 C1 侧块。

3）齿突尖韧带：连接齿突尖部和枕骨大孔，机械强度较弱。

3. 连接寰椎和枢椎的韧带：

1）寰椎横韧带（又称横韧带）：十字韧带的水平部分。附于 C1 内侧结节。通过“约束带”样的机制将齿突固定于寰椎孔前部（见图 1-14）。该韧带起到最主要的稳定作用（被称之为“脊椎最强韧带”[27]）。

2）翼状韧带的寰椎 - 翼部（见上文）。

3）十字韧带下纵束。

维持寰枕稳定性最重要的结构是覆膜和翼状韧带。如无以上两个韧带，单靠十字韧带和齿突尖韧带的强度不足以维持稳定。

1.9　脊髓解剖

1.9.1　齿状韧带

齿状韧带将脊髓腹侧神经根与背侧神经根分隔开。脊髓副神经（XI）位于齿状韧带的背侧。

1.9.2　脊髓纤维束

解剖

图 1-15 示典型脊髓节段的横断面，集合了不同水平的成分（如中间外侧核仅在有交感神经核的 T1～L1 或 L2 节段存在）。图中脊髓两侧分别展示了上行传导束和下行传导束，实际上两侧同时存在上行、下行传导束。

图 1-15 还根据 Rexed 法描绘了脊髓灰质板层。第 2 层相当于胶状质，第 3、4 层相当于固有核，第 6 层位于后角基底部。

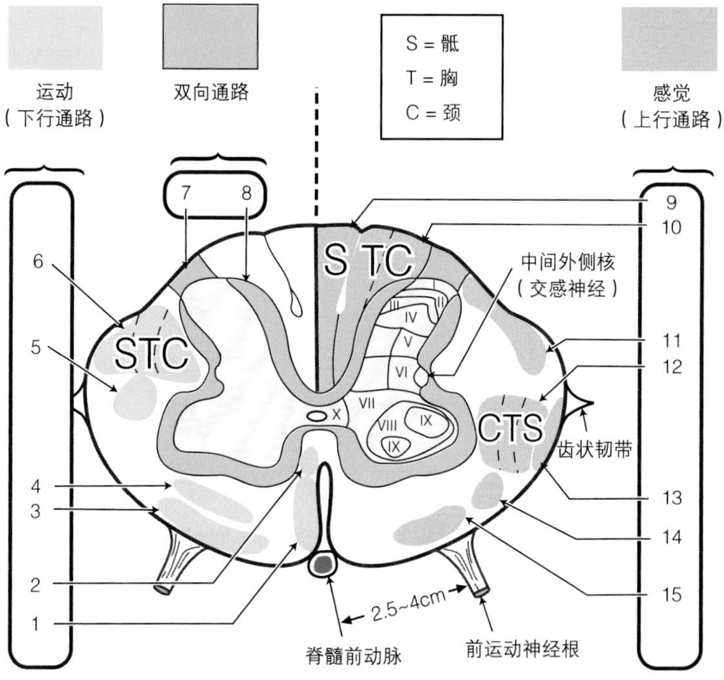

图 1-15　颈髓横断面示意图。通路（以数字标记）名称见表 1-7、表 1-8、表 1-9

表 1-7 图 1-15 所示的下行传导束（运动束）

图 1-15 中的数字	通路	功能	支配躯体侧别
1	皮质脊髓前束	精细运动[a]	对侧
2	内侧纵束	?	同侧
3	前庭脊髓束	增加伸肌张力	同侧
4	延髓（腹外侧）网状脊髓束	自主呼吸?	同侧
5	红核脊髓束	屈肌张力	同侧
6	皮质脊髓侧束（锥体束）	精细运动	同侧

[a] 这支未交叉纤维束的终末纤维常常在白质前连合处交叉至对侧，并与运动神经元或中间神经元进行突触连接。少部分纤维始终在同侧走行。另外，仅颈部和上胸部的皮质脊髓前束容易辨认

表 1-8 图 1-15 中的双向传导束

图 1-15 中的数字	通路	功能
7	背外侧束	?
8	固有束	脊髓内短连接

表 1-9 图 1-15 中的上行传导束（感觉束）

图 1-15 中的数字	通路	功能	支配躯体侧别
9	薄束	关节位置觉、精细触觉、振动觉	同侧
10	楔束		
11	脊髓小脑后束	牵张感觉器	同侧
12	脊髓丘脑侧束	痛温觉	对侧
13	脊髓小脑前束	整个肢体位置觉	对侧
14	脊髓顶盖束	未知，伤害感受?	对侧
15	脊髓丘脑前束	轻（粗）触觉	对侧

感觉

痛觉、温觉：躯体

感受器：游离神经末梢（可能）。

第一级神经元：细的薄髓鞘传入纤维，胞体位于脊神经后根神经节内（无突触），在背外侧束（Lissauer 区）进入脊髓。突触位置：胶状质层（Rexed Ⅱ层）。

第二级神经元：神经元轴突在白质前连合斜形上升 1~3 个节段后交叉至对侧脊髓丘脑外侧束。

突触：丘脑腹后外侧核。第三级神经元穿过内囊到达中央后回（Brodmann3、2、1 区）。

精细触觉、深压觉及本体感觉：躯体

精细触觉又称辨别触觉。感觉器：黏膜下神经丛、环层小体、Merkel 盘、游离神经末梢。

第一级神经元：厚髓鞘传入纤维，胞体位于脊神经后根神经节内（无突触）。短纤维在灰质后角固有核（Rexed Ⅲ、Ⅳ层）形成突触，长纤维进入同侧后柱且无突触（T6 以下水平形成薄束，T6 以上水平形成楔束）。

突触：分别位于锥体交叉上方的薄束核及楔束核。第二级神经元的轴突形成内侧弓状纤维，在延髓下段交叉至对侧形成内侧丘系。

突触：丘脑腹后外侧核。第三级神经元穿过内囊到达中央后回。

轻（粗）触觉：躯体

感受器：同精细触觉（见上文），还包括树状末梢。

第一级神经元：大的厚髓鞘传入纤维（Ⅱ型），胞体位于脊神经后根神节节内（无突触）。部分轴突在后柱内直接上升（无交叉），大部分在 Rexed Ⅵ、Ⅶ层形成突触。

第二级神经元：轴突在白质前连合处交叉（少部分不交叉）至对侧，进入脊髓丘脑前束。

突触：丘脑腹后外侧核。第三级神经元穿过内囊到达中央后回。

1.9.3 皮节与感觉神经

皮节是指单个感觉神经根支配的躯体感觉区。

周围神经通常接收不止一个皮节的感觉信息。

部分周围神经病变和神经根病变可通过感觉缺失的类型来区分。有一个典型的例子：当正中神经或尺神经发生病变时，无名指会出现感觉分离现象（半侧感觉障碍），而 C8 神经根损伤则无此现象。

图 1-16 显示了皮肤感觉节段的前面观和后面观，以及周围感觉神经的分布。

1

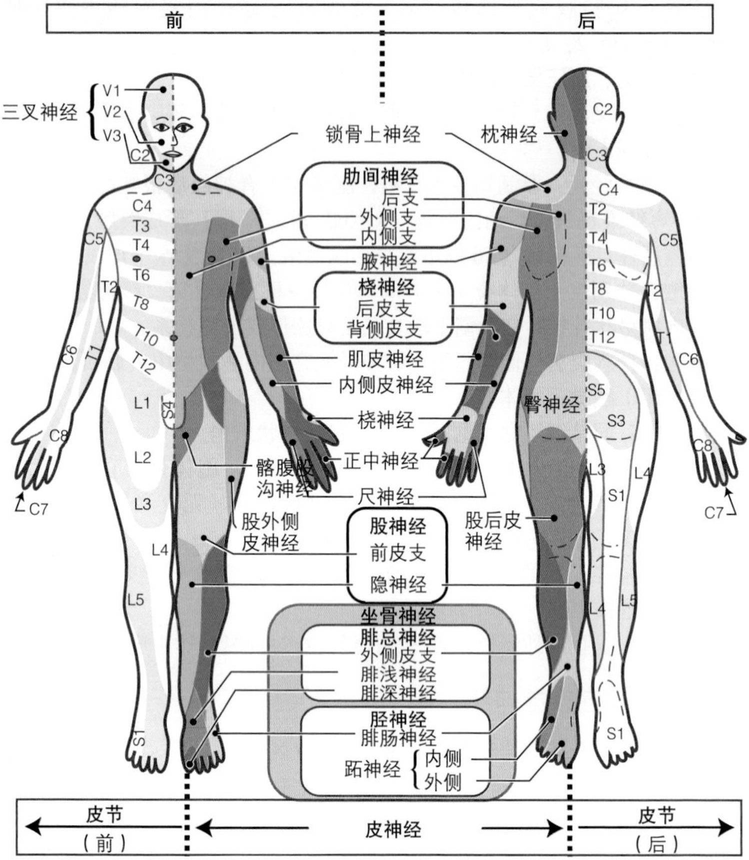

图 1-16 皮节与感觉神经的分布

（周建坡 译 张 谦 校）

参考文献

[1] Naidich TP. MR Imaging of Brain Surface Anatomy. Neuroradiology. 1991; 33:S95–S99

[2] Naidich TP, Brightbill TC. The pars marginalis, I: A "bracket" sign for the central sulcus in axial plane CT and MRI. Int J Neuroradiol. 1996; 2:3–19

[3] Talairach J, Tournoux P, Talairach J, et al. Practical examples for the use of the atlas in neuroradiogic examinations. In: Co-planar stereotactic atlas of the human brain. New Tork: Thieme Medical Publishers, Inc.; 1988:19–36

[4] Schaltenbrand G, Bailey P. Introduction to Stereotaxis with an Atlas of Human Brain. Stuttgart 1959

[5] Weiss KL, Pan H, Storrs J, et al. Clinical brain MR imaging prescriptions in Talairach space: technologist- and computer-driven methods. AJNR Am J Neuroradiol. 2003; 24:922–929

[6] Valente M, Naidich TP, Abrams KJ, et al. Differentiating the pars marginalis from the parieto-occipital sulcus in axial computed tomography sections. Int J Neuroradiol. 1998; 4:105–111

[7] Penfield W, Boldrey E. Somatic motor and sensory representation in the cerebral cortex of man as studied by electrical stimulation. Brain. 1937; 60: 389–443

[8] Yousry TA, Schmid UD, Alkadhi H, et al. Localization of the motor hand area to a knob on the precentral gyrus. A new landmark. Brain. 1997; 120 (Pt 1): 141–157

[9] Day JD, Tschabitscher M. Anatomic position of the asterion. Neurosurgery. 1998; 42:198–199

[10] Tubbs RS, Salter G, Elton S, et al. Sagittal suture as an external landmark for the superior sagittal sinus. J Neurosurg. 2001; 94:985–987

[11] Barnett SL, D'Ambrosio AL, Agazzi S, et al. Petroclival

and Upper Clival Meningiomas III: Combined Anterior and Posterior Approach. In: Meningiomas. London: Springer-Verlag; 2009:425–432
[12] Willis WD, Grossman RG. The Brain and Its Environment. In: Medical Neurobiology. 3rd ed. St. Louis: C V Mosby; 1981:192–193
[13] Warwick R, Williams PL. Gray's Anatomy. Philadelphia 1973
[14] Kido DK, LeMay M, Levinson AW, et al. Computed tomographic localization of the precentral gyrus. Radiology. 1980; 135:373–377
[15] Martin N, Grafton S, Viñuela F, et al. Imaging Techniques for Cortical Functional Localization. Clin Neurosurg. 1990; 38:132–165
[16] Anderson JE. Grant's Atlas of Anatomy. Baltimore: Williams and Wilkins; 1978; 7
[17] Wilkins RH, Rengachary SS. Neurosurgery. New York 1985
[18] Rahmah NN, Murata T, Yako T, et al. Correlation between squamous suture and sylvian fissure: OSIRIX DICOM viewer study. PLoS One. 2011; 6. DOI: 10.1371/journal.pone.0018199
[19] Chater N, Spetzler R, Tonnemacher K, et al. Microvascular bypass surgery. Part 1: anatomical studies. J Neurosurg. 1976; 44:712–714
[20] Spetzler R, Chater N. Microvascular bypass surgery. Part 2: physiological studies. J Neurosurg. 1976; 45: 508–513
[21] Ojemann G, Ojemann J, Lettich E, et al. Cortical Language Localization in Left, Dominant Hemisphere. An Electrical StimulationMapping Investigation in 117 Patients. J Neurosurg. 1989; 71:316–326
[22] Lusted LB, Keats TE. Atlas of Roentgenographic Measurement. 3rd ed. Chicago: Year Book Medical Publishers; 1972
[23] Ghajar JBG. A Guide for Ventricular Catheter Placement: Technical Note. J Neurosurg. 1985; 63: 985–986
[24] Watkins RG. Anterior Cervical Approaches to the Spine. In: Surgical Approaches to the Spine. New York: Springer-Verlag; 1983:1–6
[25] Rhoton AL,Jr. The cerebellopontine angle and posterior fossa cranial nerves by the retrosigmoid approach. Neurosurgery. 2000; 47:S93–129
[26] Dvorak J, Panjabi MM. Functional Anatomy of the Alar Ligaments. Spine. 1987; 12:183–189
[27] Dickman CA, Crawford NR, Brantley AGU, et al. In vitro cervical spine biomechanical testing. BNI Quarterly. 1993; 9:17–26

1

2 脑血管解剖

2.1 大脑血供

图 2-1 显示了大脑主要供血动脉的血供分布。主要动脉及其中心分布具有显著的变异性[1]。豆纹动脉可起自大脑中动脉（MCA）或大脑前动脉（ACA）的不同节段。Heubner 回返动脉（RAH，又称内侧纹状体动脉）有 62.3% 自 ACA 与前交通动脉接合处发出，23.3% 发自 A2 段，14.3% 发自 A1 段[2]。

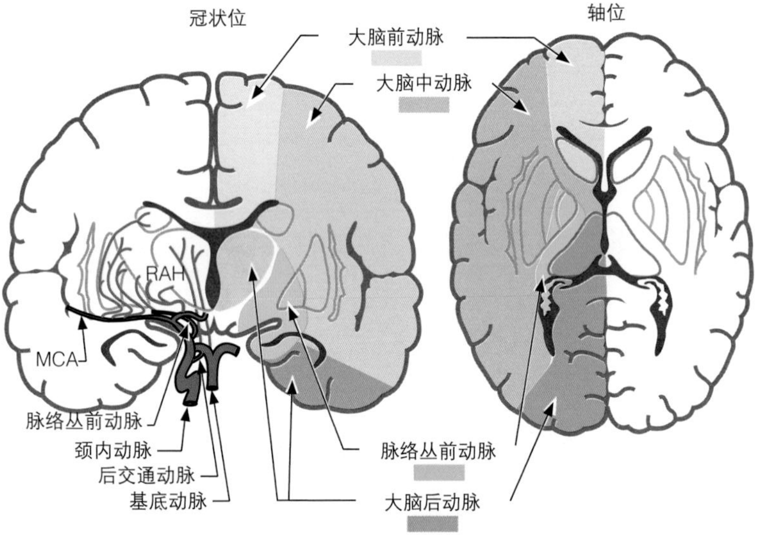

图 2-1 大脑半球的血供。RAH=Heubner 回返动脉

2.2 脑动脉解剖

2.2.1 概述

下文中箭头符号“⇒”指示了特定动脉的血液供应区域。下列脑血管解剖的造影图像见章节 13.3。

2.2.2 Willis 环

见图 2-2。仅 18% 的人群 Willis 环呈完全对称的结构。单侧或双侧后交通动脉发育不全占人群比例为 22%～32%，A1 段缺如或发育不全的比例为 25%。

要点：大脑前动脉经视交叉上表面走行。

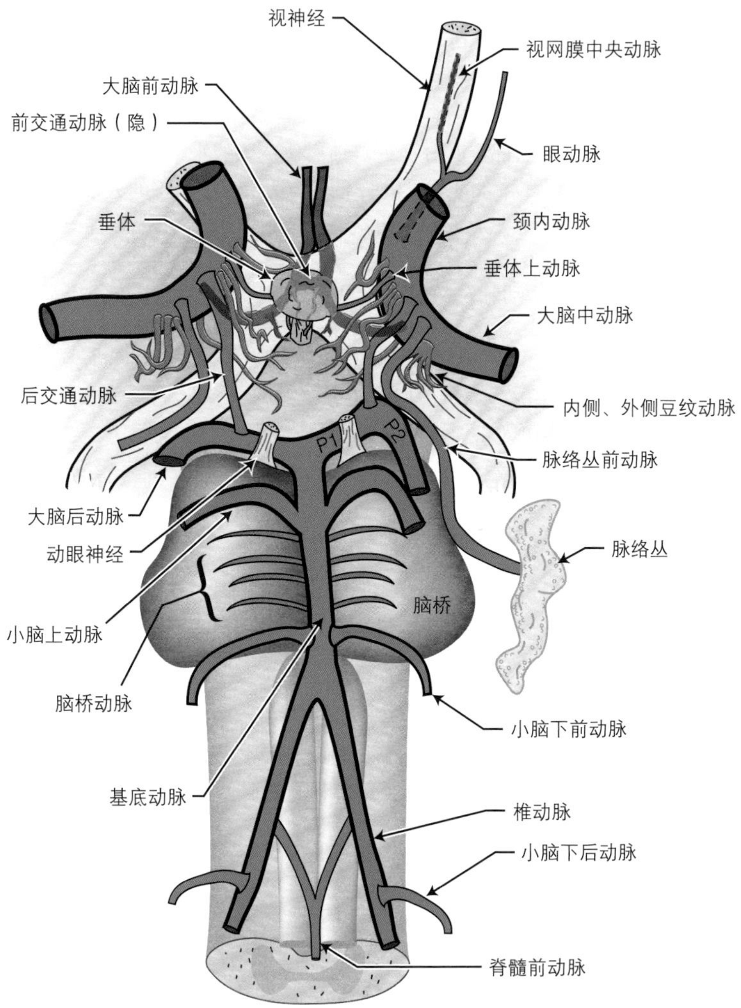

图 2-2 Willis 环大脑前下位观

2.2.3 颅内动脉的解剖分段

1. 颈内动脉：分段见下文。
2. 大脑前动脉（ACA）[3]：
   1) A1（交通前段）：自起始部至前交通动脉。
   2) A2（交通后段）：自前交通动脉至胼缘动脉起始部。
   3) A3（胼胝体前段）：自胼缘动脉起始部绕过胼胝体膝至胼胝体上表面距胼胝体膝 3cm 处。
   4) A4：（胼胝体上段）。
   5) A5：终末分支（胼胝体后段）。
3. 大脑中动脉（MCA）[4]：
   1) M1：自起始部至其分叉处（前后位造影的水平段）。50% 的人群可见分叉后对称的上干和下干，2% 无分叉。25% 的人群上干（占 15%）或下干（占 10%）近端有分支（中干），形成假性三分叉。5% 还可见假性四分叉。
      - 外侧眶额动脉及额前动脉起源于 M1 段或 M2 上干。
      - 中央前沟动脉、中央沟动脉、顶叶前动脉及顶叶后动脉 60% 起源于上干，25% 起源于中干，15% 起源于下干。
      - M2 上干无任何供应颞叶的分支。
   2) M2：自 MCA 分叉至出外侧裂。
   3) M3～M4：远端分支。
   4) M5：终末分支。
4. 大脑后动脉（PCA）（有几种分段方法[3, 5]）：
   1) P1：自起始部至后交通动脉（又称中脑段、交通前段、环段、大脑脚段、基底段等）。长旋动脉、短旋动脉及丘脑穿通动脉自 P1 段发出。
   2) P2：自后交通动脉起始部至颞下动脉起始部（又称环池段、交通后段、围中脑段）。该段穿过环池。海马动脉、颞前动脉、大脑脚穿动脉、脉络丛后内侧动脉自 P2 段发出。
   3) P3：自颞下动脉起始部至终末分支的起始部（又称四叠体段）。P3 段穿过四叠体池。
   4) P4：顶枕动脉、距状沟动脉起始部的远端部分，包括 PCA 的皮质分支。

2.2.4 前循环

解剖变异

牛型循环（牛型弓）：由主动脉弓的同一主干发出双侧颈总动脉。

颈外动脉

1. 甲状腺上动脉：前向第一分支。
2. 咽升动脉：
   1) 咽升动脉的神经脑膜干：供应第 IX、X、XI 脑神经（在血管球瘤行栓塞治疗时应注意，如导致该支闭塞，20% 的病人会出现低位脑神经麻痹）。
   2) 咽支：常为颈静脉孔区肿瘤的主要供血动脉（这也是导致咽升动脉扩张的唯一原因）。
3. 舌动脉。
4. 面动脉：分支与眼动脉吻合，是颈内动脉闭塞后的重要侧支循环（见章节 80.3）。
5. 枕动脉 ⇒ 头皮后部。
6. 耳后动脉。
7. 颞浅动脉：
   1) 额支。
   2) 顶支。
8. 上颌动脉（又称颌内动脉），在腮腺内发出。其分支包括：
   1) 脑膜中动脉：
      • 前支。
      • 后支。
   2) 脑膜副动脉。
   3) 下牙槽动脉。
   4) 眶下动脉。
   5) 其他：一些远端分支在眶内与眼动脉分支吻合。

颈内动脉（ICA）

位于颈外动脉（ECA）的后内侧。

颈内动脉分段及其分支

血管造影图像见图 2-3；解剖图解见图 2-4[6]。

1. C1（颈段）：起自颈部颈动脉分叉处（该处颈总动脉分为颈内动脉和颈外动脉）。颈内动脉在颈动脉鞘内与颈内静脉、迷走神经伴行，并被节后交感神经（PGSN）包绕。C1 止于 ICA 入岩骨颈动脉管处。该段无分支发出。
2. C2（岩内段）：仍被 PGSN 包绕。止于破裂孔后缘（Merckel 囊内半月神经节缘内下方）。该段可分为三部分：
   1) 垂直段：ICA 在该段上升，随后弯曲成为后弯。
   2) 后弯：位于耳蜗前方，弯向前内侧。
   3) 水平段：位于岩浅大、小神经内侧的深面，鼓膜之前。

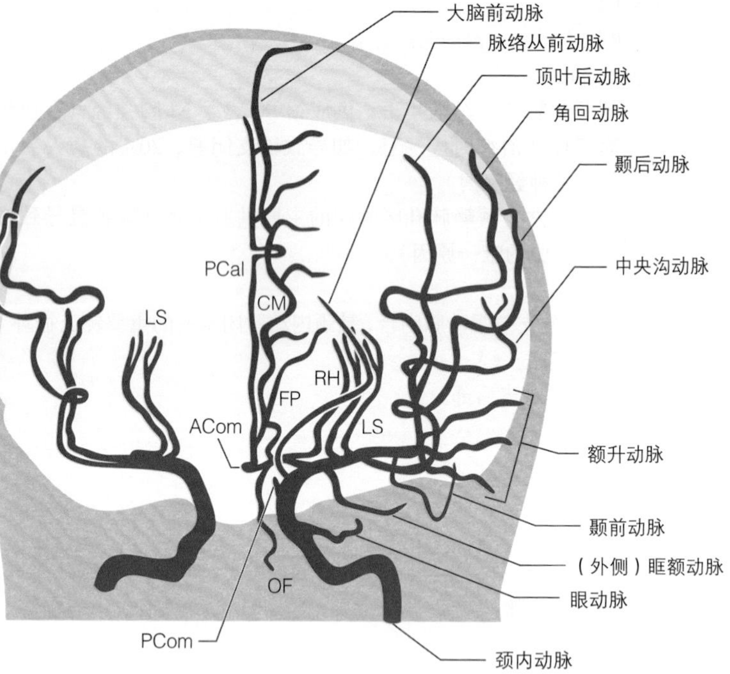

图 2-3　颈内动脉造影（前后位）

ACom= 前交通动脉；CM= 胼缘动脉；FP= 额极动脉；LS= 豆纹动脉；OF=（内侧）眶额动脉；PCal= 胼周动脉；PCom= 后交通动脉；RH=Heubner 回返动脉

3. C3（破裂孔段）：ICA 经过（而非穿过）破裂孔并形成外侧弯。该段在破裂孔管部上升到达鞍旁。在经过岩舌韧带时穿过硬脑膜，延续为海绵窦段。分支（通常脑血管造影不可见）如下：
   1) 颈鼓动脉（不恒定）⇒ 鼓室。
   2) 翼支：出现率为 30%。该支穿过破裂孔，或延续为翼管动脉。
4. C4（海绵窦段）：在窦内被血管膜包裹，并被 PGSN 包绕。向前而后向内上方走行，随后形成朝向后的弯曲（ICA 内侧弯），继续水平走行后再形成朝向前方的弯曲（ICH 前弯的一部分），到达前床突，最终止于硬脑膜近环（不完全地包绕颈内动脉）。该段分支众多，主要包括：
   1) 脑膜垂体干（最大、最近端的分支）。脑膜垂体干之所以重要，有两个原因：①与肿瘤供血相关（尤其是岩斜脑膜瘤，见下文）；②与硬脑膜动静脉畸形相关。

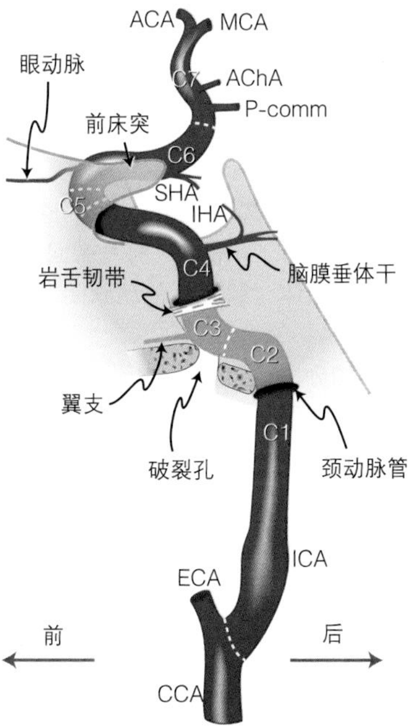

图 2-4 颈内动脉（ICA）分段[6]

ACA= 大脑前动脉；AChA= 脉络丛前动脉；CCA= 颈总动脉；ECA= 颈外动脉；IHA= 垂体下动脉；MCA= 大脑中动脉；P-comm= 后交通动脉；SHA= 垂体上动脉

- 小脑幕动脉（又称 Bernasconi-Cassinari 动脉）：该支可供应岩斜脑膜瘤。
- 脑膜背动脉（又称斜坡背动脉）。
- 垂体下动脉（⇒ 垂体后叶）：产后该支闭塞可导致垂体梗死（Sheehan 综合征），但由于垂体柄不受影响，尿崩少见。

2) 脑膜前动脉

3) 至海绵窦下部的动脉分支（出现率为 80%）。

4) McConnell 包膜动脉（出现率为 30%）：供应垂体包膜[7]。

5. C5（床突段）：自硬脑膜近环至硬脑膜远环（完全包绕 ICA）。从远环开始，ICA 转为硬膜下走行。

6. C6（眼段）：自硬脑膜远环至后交通动脉起始部近端。分支包括：

1) 眼动脉：89% 的人群自 ICA 海绵窦段以远发出（8% 由海绵窦段发出，另有 3% 为眼动脉缺如[8]）。起始点可位于前床突前 5mm 至前床突后 7mm 范围内[7]。眼动脉经视神经管入眶，其颅内部分很短，一般为 1~2mm[7]。在侧位血管造影上有特征性的“刺刀样”扭曲。

2) 垂体上动脉分支 ⇒ 垂体前叶和垂体柄（床突上 ICA 第一分支）。

7. C7（交通段）：起自后交通动脉起始部附近，在第 Ⅱ、Ⅲ 脑神经间走行，终于前穿质下方，并分出 ACA 和 MCA。

1) 后交通动脉：
   - 少量丘脑前穿支（⇒ 视束、视交叉及下丘脑）
   - 血管丛段：进入颞角角上隐窝 ⇒ 供应此处脉络丛
   - 脑池段：穿过脚池。

2) 脉络丛前动脉[9]：与后交通动脉起始部间隔 2~4mm ⇒ 部分视束、内侧苍白球、内囊膝（50%）、内囊后肢下半部、（海马旁回）钩、豆状核后纤维（视辐射）、外侧膝状体。脉络丛前动脉闭塞综合征见章节 80.4。

8. “颈内动脉虹吸段”：不是一个单纯的分段，它包括了ICA 海绵窦段、眼段及交通段。具体指从 ICA 海绵窦段后曲开始，直到 ICA 分叉的一段。

在血管造影图像上辨别后交通动脉和脉络丛前动脉（ACh）

1. 后交通动脉位于 ACh 近端。
2. 后交通动脉较 ACh 粗大。
3. 后交通动脉通常在上升或下降一小段后笔直向后走行，且常见分叉。
4. ACh 通常可见一向上的“峰”，由此处进入脉络丛裂达侧脑室。

大脑前动脉（ACA）

在第 II 脑神经和前穿质之间走行。见图 2-5。分支：

1. (Heubner) 回返动脉：多起源于 A1、A2 段交界处。关于其起源于 A1 远端或 A2 近端的比例，各文献有不同统计结果[2]。在治疗动脉瘤时，铭记这种起源的多变性非常重要（如较大的内侧豆纹动脉之一、其余豆纹动脉可能由这支血管发出）。⇒ 尾状核头、壳核和内囊前部。
2. 眶额内侧动脉。
3. 额极动脉。
4. 胼缘动脉：
   1) 额内侧支：
      - 额前内侧支。
      - 额中间内侧支。
      - 额后内侧支。
   2) 旁中央动脉。
5. 胼周动脉（ACA 的延续）：
   1) 顶内上动脉。
   2) 顶内下动脉。

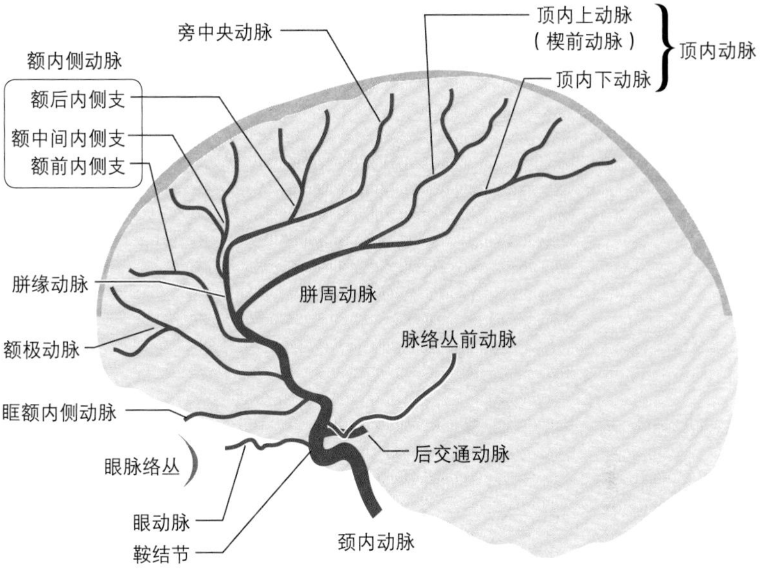

图 2-5　大脑前动脉造影（侧面观）

解剖变异

仅单根大脑前动脉（类似马）。

大脑中动脉（MCA）

见图 2-6 及章节 2.2.3。其分支变异大，10 个常见分支如下：

1. 内侧豆纹动脉（每侧 3~6 支）和外侧豆纹动脉。
2. 颞前动脉。
3. 颞后动脉。
4. 眶额外侧动脉。
5. 额升动脉。
6. 中央前沟动脉（Rolando 前动脉）。
7. 中央沟动脉（Rolando 动脉）。
8. 顶叶前动脉（Rolando 后动脉）。
9. 顶叶后动脉
10. 角回动脉。

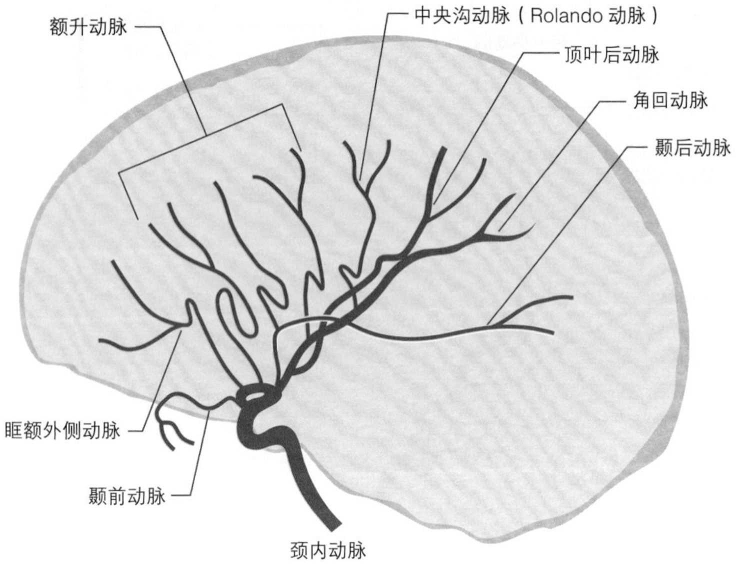

图 2-6 大脑中动脉造影（侧面观）

2.2.5 后循环

解剖变异

胚胎型循环：15%～35% 的病人单侧或双侧大脑后动脉血供主要来自颈内动脉（通过后交通动脉）系统而非椎基底动脉系统。

椎动脉（VA）

椎动脉是锁骨下动脉的第一个分支，通常也是最大的分支。变异：4% 人群的左侧椎动脉起源于主动脉弓。椎动脉直径约 3mm，平均血流量为 150ml/min。60% 的人群为左侧椎动脉优势供血。10% 的右侧椎动脉发育不全，而左侧为 5%。有 3% 的左侧椎动脉闭塞且与基底动脉无沟通，右侧为 2%（可能止于小脑下后动脉）。

椎动脉分 4 段：

- V1：从锁骨下动脉发出后向后上方走行，进入横突孔（通常为第 6 椎体）。
- V2：在颈椎横突孔内垂直向上走行，与交感神经纤维（来自星状神经节）和静脉丛伴行。椎动脉位于颈神经根前方。该段末端转向外侧，进入枢椎横突孔。
- V3：出枢椎横突孔上行后，在寰椎上表面的椎动脉沟内弯向后内侧，进入枕骨大孔。

• V4：穿过硬脑膜（位置存在一定变数），随即进入蛛网膜下隙，并于脑桥下缘与对侧椎动脉汇合，形成基底动脉。

分支

▶ 脑膜前支：发自枢椎水平，可参与对脊索瘤或枕骨大孔区脑膜瘤的供血。当椎动脉闭塞时，该支可充当侧支循环。

▶ 脑膜后支：可能是部分硬脑膜动静脉瘘的供血动脉（见章节 79.7）。

▶ 延髓（球）动脉。

▶ 脊髓后动脉。

▶ 小脑下后动脉（PICA）：椎动脉最大分支。通常起自椎动脉进入硬膜下约 10mm 处，距椎基底动脉交界约 15mm（见图 2-7）。

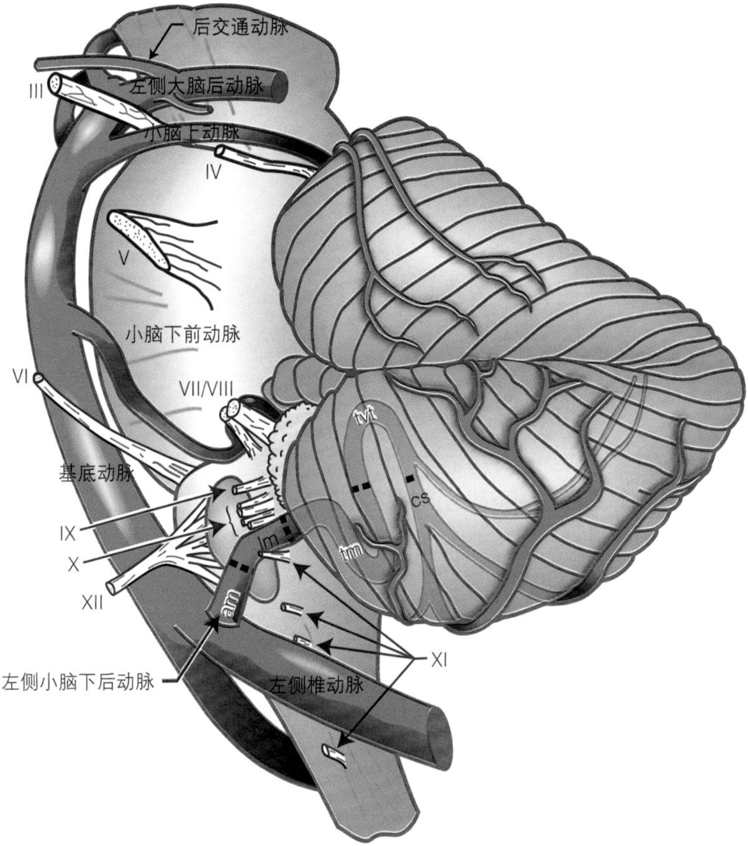

图 2-7 硬膜下椎动脉（VA）和小脑下后动脉（PICA）分段（侧面观）

PICA 分段：am= 延髓前段；lm= 延髓外侧段；tm= 延髓扁桃体段；tvt= 扁桃体上段；cs= 皮质段

1. PICA 的解剖变异：
   1) 5%～8% 的 PICA 从硬脑膜外发出。
   2) “AICA-PICA”：从基底动脉干以外发出（通常情况下，AICA 起源于基底动脉）。
2. PICA 分为 5 段[10]（有些分为 4 段）。手术中，前 3 段必须保留。后 2 段有时需要牺牲掉，损伤很小[11]：
   1) 延髓前段：从 PICA 起始部到下橄榄突。1～2 支延髓短旋支供应延髓腹侧。
   2) 延髓外侧段：至第 IX、X、XI 脑神经发出处，至多可发出 5 个分支以供应脑干。
   3) 延髓扁桃体段：到扁桃体中部（包括血管造影片上的尾袢）。
   4) 扁桃体上段：在延髓扁桃体裂内上升（包括血管造影片上的头袢）。
   5) 皮质段。
3. PICA 的 3 个分支：
   1) 脉络丛动脉（第 1 分支）由头袢（脉络点）发出。⇒ 供应第四脑室的脉络丛。
   2) 终支：
      • 小脑半球扁桃体支（第 2 分支）。
      • 蚓下支（第 3 分支）。

▸ 脊髓前动脉。

基底动脉（BA）

由两侧椎动脉汇合而成，分支包括：

1. 小脑下前动脉（AICA）：从基底动脉下段发出，在第 VI、VII、VIII 脑神经前方向后外侧走行。常发出一袢进入内听道并分出迷路动脉。该动脉供应小脑下部的前外侧，并与 PICA 吻合。
2. 内听动脉（迷路动脉）。
3. 脑桥支。
4. 小脑上动脉（SCA）：发出蚓上动脉。
5. 大脑后动脉：在发出 1cm 后与后交通动脉汇合（大脑后动脉供血主要源自后交通动脉者占 15%，称为胚胎型循环，双侧均源自后交通动脉者占 2%）。根据经过的脑池将大脑后动脉分为 3 个节段，各段及分支如下：
   1) 大脑脚段（P1）：
      • 中脑穿动脉（⇒ 顶盖、大脑脚以及 3 个核：Edinger-Westphal 核、动眼神经核、滑车神经核）。
      • 大脑脚间丘脑穿支（2 组丘脑后穿通动脉中的第 1 组）。
      • 脉络丛后内侧动脉（大多从 P1 或 P2 发出）。

- Percheron 动脉：一种少见的解剖变异[12]。该动脉是由一侧 PCA 近端发出的孤立动脉干，供应双侧的丘脑旁正中和中脑头端。

2) 环池段（P2）：
- 脉络丛后外侧动脉（大多从 P2 发出）。
- 丘脑膝状体动脉穿支（2 组丘脑后穿通动脉中的第 2 组），供应膝状体和丘脑枕。
- 颞前分支（与大脑中动脉的颞前分支形成吻合）。
- 颞后动脉。
- 顶枕动脉。
- 距动脉。

3) 四叠体段（P3）：
- 四叠体及膝状体分支 ⇒ 四叠体。
- 胼周后动脉（压部）（与 ACA 的胼周动脉形成吻合）。

大脑后动脉（PCA）

见图 2-8。

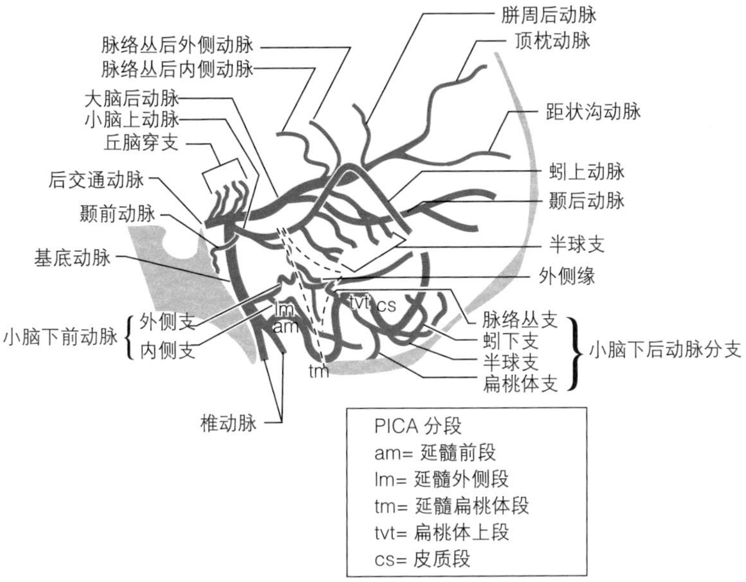

图 2-8 椎基底动脉造影（侧位观）

2.2.6 颈内动脉—椎基底动脉吻合

后交通动脉："正常"（最常见）吻合

永久型胚胎吻合[13]（见图2-9）是在椎动脉、后交通动脉正常发育的情况下，部分血管未能完成退化的结果（正常退化顺序为：耳动脉、舌下动脉、原始三叉动脉、寰前节间动脉）。多数没有症状。然而，有些与血管性病变如动脉瘤、AVM有关，还可能出现脑神经受累症状。

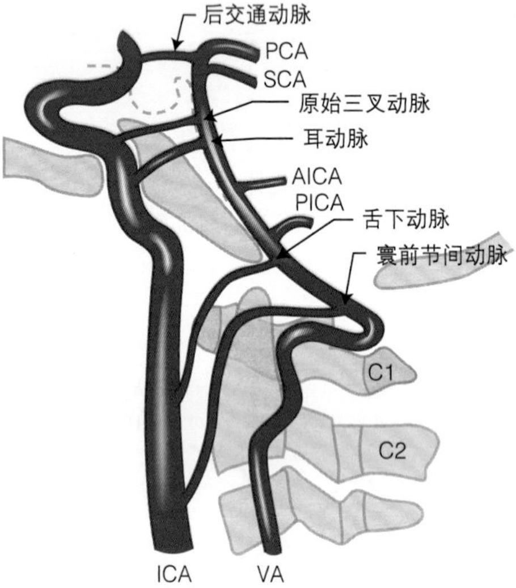

图2-9 颈动脉-基底动脉吻合

有4种类型（以下从头端到尾端依次介绍，前3个是以相关的脑神经命名的）：

1. 永存原始三叉动脉（PPTA，又称原始三叉动脉或永存三叉动脉）：见于约0.6%的脑血管造影。是永久型胚胎吻合中最常见的类型（占83%）。或与三叉神经痛有关（见章节98.6）。连接ICA海绵窦段和基底动脉。PPTA由脑膜垂体干近端的ICA发出（有50%穿过蝶鞍，另有50%出海绵窦并沿三叉神经走行），连于基底动脉的小脑下前动脉与小脑上动脉之间段。椎动脉可能较为细小。Saltzman Ⅰ型变异：后交通动脉发育不良，由PPTA向基底动脉、大脑后动脉及小脑上动脉的供血区域提供血液供应。Saltzman Ⅱ型：后交通动脉供应PCA。Saltzman Ⅲ型：PPTA汇入小脑上动脉（而非基底动脉）。在进行Wada试验（见章节100.2.3）前须仔细辨认PPTA是否存在，以避免脑干麻醉的风险。经蝶手术时同样需要注意该血管，以避免损伤。这也是一小部分存在颈动脉疾病的病人伴有颅后窝症状的原因。

2. 耳动脉：最先退化，也是最少见的永久型动脉（仅有 8 例报道）。该动脉经内耳道连接 ICA 岩内段和基底动脉。
3. 舌下动脉：连接 ICA 颈段远端或岩内段（通常发自 C1～C3 水平）和椎动脉。舌下动脉横穿舌下神经管，而不经过枕骨大孔。
4. 寰前节间动脉：连接 ICA 颈段与椎动脉。可自颈总动脉分叉、颈外动脉或 C2～C4 水平的颈内动脉发出，在枕下区与椎动脉吻合。50% 的人群存在椎动脉近端发育不良。目前累计 40 例报道。

2.3 脑静脉解剖

2.3.1 幕上静脉系统

主要静脉及属支

血管造影及属支见图 2-10。

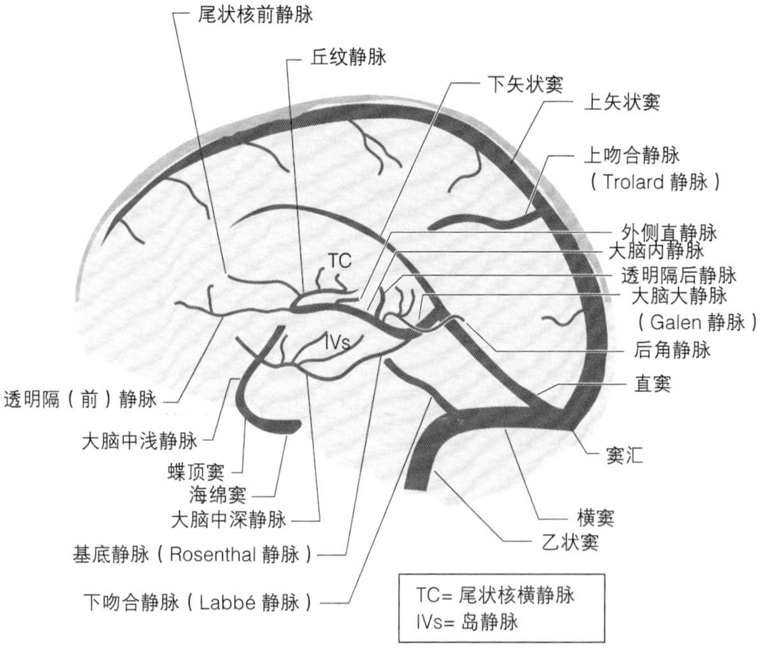

图 2-10 颈内动脉造影静脉期（侧面观）

双侧颈内静脉（IJV）是颅内血液的主要引流静脉，通常为右侧优势引流。其他引流静脉包括眶静脉和椎静脉丛。板障静脉和头皮静脉可作为循环侧支，例如当上矢状窦阻塞时[14]。下面是引流至颈内静脉的各级静脉系统。

岩下窦

引流至颈内静脉近乙状窦处。

乙状窦

岩上窦

引流至乙状窦，汇入点在乙状窦与横窦交界处近端 1cm 范围内。

横窦

以右侧横窦引流为主的占 65%。

▶ Labbé 静脉（下吻合静脉）。

▶ 窦汇：

1. 枕窦。
2. 上矢状窦：
   1) Trolard 静脉（上吻合静脉）：非优势半球的主要表浅静脉（Labbé 静脉是优势半球的主要引流静脉）。
   2) 皮层静脉。
3. 直窦：
   1) 下矢状窦。
   2) 大脑大静脉（Galen 静脉）：
      - 小脑中央前静脉。
      - Rosenthal 静脉（基底静脉）。
      - 大脑内静脉：有以下静脉在室间孔（静脉角）处汇入：①透明隔前静脉；②丘纹静脉。

海绵窦

最初因其与海绵体相似而得名。传统上把海绵窦描绘成一个有众多小梁的大静脉腔，但灌注研究[15]和手术观察[16]却支持海绵窦是一个静脉丛。它在不同个体之间以及同一个体不同侧别之间都有很大的差异。图 2-11 是简化的海绵窦切面示意图。

1. 流入静脉：
   1) 眼上静脉、眼下静脉。
   2) 大脑中浅静脉。
   3) 蝶顶窦。
   4) 岩上窦、岩下窦。

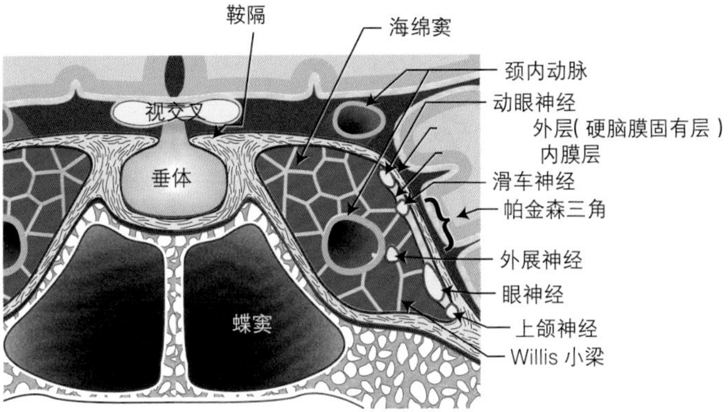

图 2-11 右侧海绵窦 (冠状切面)

2. 流出至：
   1) 蝶顶窦。
   2) 岩上静脉。
   3) 基底静脉丛（流至岩下静脉）。
   4) 翼丛。
   5) 两侧海绵窦通过环窦于前方、后方互相沟通。
3. 内容物[17]：
   1) 动眼神经。
   2) 滑车神经。
   3) 三叉神经眼支（V1）。
   4) 三叉神经上颌支（V2）：海绵窦内唯一不经眶上裂出颅的神经（通过圆孔）。
   5) 颈内动脉。海绵窦内 ICA 可分 3 段：
      - 后升段：ICA 刚进入海绵窦的部分。
      - 水平段：ICA 转向前方走行的一段（窦内 ICA 最长的一段）。
      - 前升段：ICA 转向上方走行。
   6) 展神经：唯一不依附海绵窦外侧硬膜壁的神经。也可以说，展神经是唯一在海绵窦内走行的神经。
4. 三角区（帕金森三角）：以第 Ⅲ、Ⅳ 脑神经作为上界，而 V1 和展神经作为下界（该三角是进行海绵窦内手术时的解剖标志）[18,19]。

2.3.2 颅后窝静脉解剖

见图 2-12。

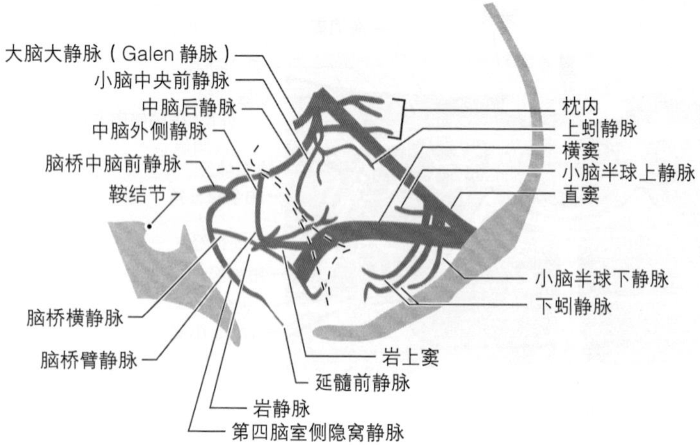

图 2-12 椎基底动脉造影静脉期（侧面观）

2.4 脊髓血管解剖

见图 2-13。尽管主动脉在多个节段会发出伴神经根走行的根动脉，但这些动脉供应脊髓本身的血流很少。脊髓前动脉由 2 根椎动脉各自发出的一个分支汇合而成，提供脊髓前 2/3 的血液供应（图 2-14）。其沟动脉分支供应灰质前角。脊髓前部血供主要来源于 6~9 根位置不定的根动脉，可能包括（“根髓动脉”发出水平基本恒定，但侧别不固定[20]：

1. C3 水平：发自椎动脉。
2. C6 和 C8（约 10% 的人群于低位颈椎缺乏前根动脉[21]）：
   1) C6 水平：通常发自颈深动脉。
   2) C8 水平：通常发自肋颈干。
3. T4 或 T5 水平。
4. Adamkiewicz 动脉（又称前大根动脉）：
   1) 脊髓约 T8 到圆锥节段的主要供应动脉。
   2) 80% 位于左侧[22]。
   3) 85% 位于 T9~L2 节段（75% 位于 T9~T12 节段）；另 15% 位于 T5~T8 节段（这些人群中，可能存在向下走行的副根动脉）。
   4) 常常较大，发出向头端和尾端的分支（后者更为粗大），血管造影呈“发卡”样形态。

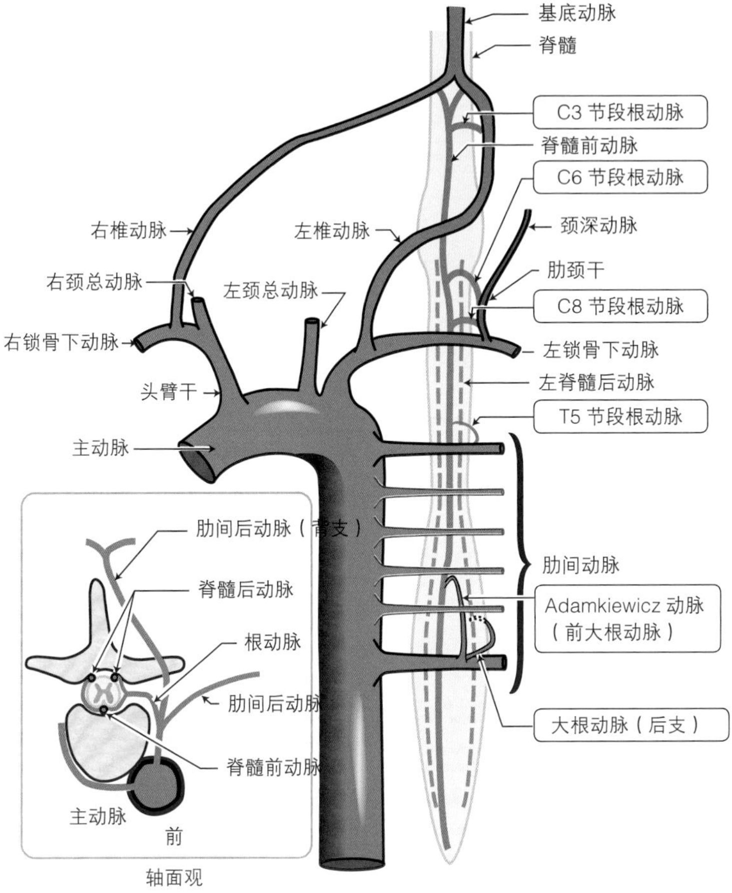

图 2-13 脊髓血供示意图

成对的脊髓后动脉不如脊髓前动脉那么定义明确，前者由 10～23 根根动脉分支汇合而成。脊髓前、后动脉之间的吻合血管称动脉冠。

中胸段的血管供应非常微弱（“分水岭区”），仅在 T4 或 T5 处才具有上述动脉。

因此，当发生血管损伤时，该部位的脊髓更易遭受损害。

▶ 解剖变异

Lazorthes 弓：脊髓前动脉在圆锥处与 2 根脊髓后动脉汇合。

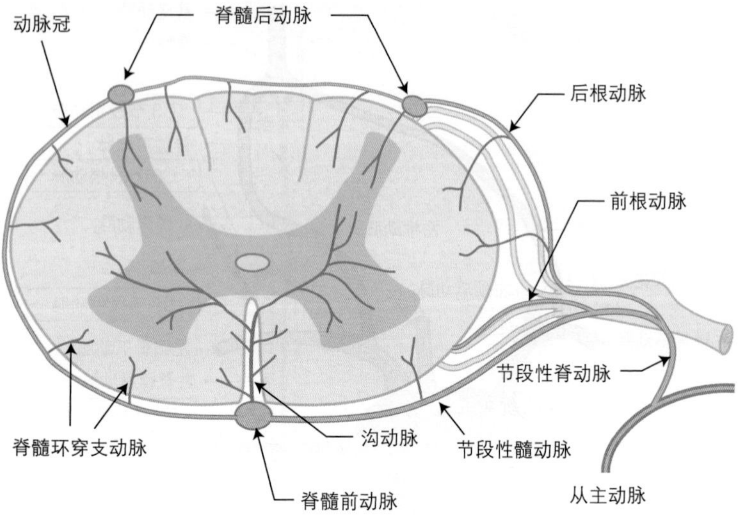

图 2-14 脊髓节段血供

（周建坡 译 张 谦 校）

参考文献

[1] van der Zwan A, Hillen B, Tulleken CAF, et al. Variability of the Territories of the Major Cerebral Arteries. J Neurosurg. 1992; 77:927–940
[2] Loukas M, Louis RG,Jr, Childs RS. Anatomical examination of the recurrent artery of Heubner. Clin Anat. 2006; 19:25–31
[3] Krayenbühl HA, Yasargil MG. Cerebral Angiography. 2nd ed. London: Butterworths; 1968:80–81
[4] Krayenbühl H, Yasargil MG, Huber P. Rontgenanatomie und Topographie der Hirngefasse. In: Zerebrale Angiographie fur Klinik und Praxis. Stuttgart: Georg Thieme Verlag; 1979:38–246
[5] Ecker A, Riemenschneider PA. Angiographic Localization of Intracranial Masses. Springfield, Illinois: Charles C. Thomas; 1955
[6] Bouthillier A, van Loveren HR, Keller JT. Segments of the internal carotid artery: A new classification. Neurosurgery. 1996; 38:425–433
[7] Gibo H, Lenkey C, Rhoton AL. Microsurgical Anatomy of the Supraclinoid Portion of the Internal Carotid Artery. J Neurosurg. 1981; 55:560–574
[8] Renn WH, Rhoton AL. Microsurgical Anatomy of the Sellar Region. J Neurosurg. 1975; 43:288–298
[9] Rhoton AL,Jr. The supratentorial arteries. Neurosurgery. 2002; 51:S53–120
[10] Lister JR, Rhoton AL, Matsushima T, et al. Microsurgical Anatomy of the Posterior Inferior Cerebellar Artery. Neurosurgery. 1982; 10:170–199
[11] Getch CC, O'Shaughnessy B A, Bendok BR, et al. Surgical management of intracranial aneurysms involving the posterior inferior cerebellar artery. Contemp Neurosurg. 2004; 26:1–7
[12] Percheron G. The anatomy of the arterial supply of the human thalamus and its use for the interpretation of the thalamic vascular pathology. Z Neurol. 1973; 205:1–13
[13] Luh GY, Dean BL, Tomsick TA, et al. The persistent fetal carotid-vertebrobasilar anastomoses. AJR Am J Roentgenol. 1999; 172:1427–1432
[14] Schmidek HH, Auer LM, Kapp JP. The Cerebral Venous System. Neurosurgery. 1985; 17:663–678
[15] Taptas JN. The So-Called Cavernous Sinus: A Review of the Controversy and Its Implications for Neurosurgeons. Neurosurgery. 1982; 11:712–717
[16] Sekhar LN, Sekhar LN, Schramm VL. Operative Management of Tumors Involving the Cavernous Sinus. In: Tumors of the Cranial Base: Diagnosis and Treatment. Mount Krisco: Futura Publishing; 1987: 393–419
[17] Umansky F, Nathan H. The Lateral Wall of the Cavernous Sinus: with Special Reference to the Nerves Related to It. J Neurosurg. 1982; 56:228–234
[18] van Loveren HR, Keller JT, El-Kalliny M, et al. The Dolenc Technique for Cavernous Sinus Exploration (Cadaveric Prosection). J Neurosurg. 1991; 74:837–844
[19] Youmans JR. Neurological Surgery. Philadelphia 1982
[20] Taveras JM, Wood EH. Diagnostic Neuroradiology. 2nd ed. Baltimore: Williams and Wilkins; 1976
[21] Turnbull IM, Breig A, Hassler O. Blood Supply of the Cervical Spinal Cord in Man. A Microangiographic Cadaver Study. J Neurosurg. 1966; 24:951–965
[22] El-Kalliny M, Tew JM, van Loveren H, et al. Surgical approaches to thoracic disk herniations. Acta Neurochir. 1991; 111:22–32

3 神经生理学和局部脑综合征

3.1 神经生理学

3.1.1 血 - 脑屏障

概述

脑毛细血管内皮细胞的紧密连接（闭锁小带）使水溶性物质从血液到达中枢神经系统的通路受限，从而限制了脑实质的通透性（血 - 脑屏障，BBB)。这种紧密连接与脉络丛内皮细胞间的连接相似（血 - 脑脊液屏障）[1]。而一些特殊的转运系统可帮助运输葡萄糖及特定的氨基酸等（特别是神经递质的前体）。

在一些病理状态下，血 - 脑屏障的功能会受到损害（如肿瘤、感染、创伤、卒中、肝性脑病等），也可受药物调控（如高渗性的甘露醇可增加通透性，而类固醇则会减少亲水性小分子的通过）。

如下几个部位无血 - 脑屏障：脉络丛、垂体、灰结节、最后区、松果体和视前隐窝。

以下方法可用于评估血 - 脑屏障的完整性：

- 可见染料：伊文蓝、荧光素。
- 不透射线的染料（CT 扫描显像[2]）：碘（蛋白结合对比剂）。
- 顺磁性（MRI 显像）：钆（蛋白结合对比剂）。
- 显微镜下显像：辣根过氧化物酶。
- 放射性标记：白蛋白、蔗糖。

脑水肿和血 - 脑屏障

脑水肿有 3 种基本类型，通过 MRI 弥散 - 加权成像（DWI)（见章节 13.2.12）或能加以鉴别：

1. 细胞毒性脑水肿：血 - 脑屏障完整，因而无蛋白质外渗，在 CT 或 MRI 上无强化。细胞先肿胀，而后萎缩。如可见于头部外伤。
2. 血管源性脑水肿：血 - 脑屏障遭到破坏，蛋白质（血浆）漏出于血管外，因此影像学上可见强化。细胞外间隙（ECS）扩张。细胞本身无明显变化，对肾上腺皮质激素（如地塞米松）反应性好。如可见于转移性脑肿瘤周边。
3. 缺血性脑水肿：上述 2 种类型的混合。初期血 - 脑屏障完整，随后完整性破坏。细胞外间隙先缩小然后扩大，液体随之渗出。可引起脑出血后的迟发性恶化（见章节 84.5.4）。

3.1.2 语言和言语表达功能

语言功能定位

注意：由于个体差异的存在，尚不能在解剖学基础上可靠地定位语言功能区。为了最大程度地切除脑组织（例如，针对肿瘤），同时将失语的风险降至最低，需要采用各种技术，如术中唤醒脑功能定位技术（见章节 91.2.4）[3]。

经典模型

多年来，言语表达功能和语言功能模型被普遍认为与 2 个初级皮质区有关：Wernicke 区（管理语言功能，位于 Brodmann39 区的部分和 40 区）和 Broca 区（被认为是“运动语言”区，位于 Brodmann44 区）。两者均位于优势半球（见图 1-2）。两者之间通过弓状束关联（见图 13-2）。

通常认为 Wernicke 区病变导致“感觉性失语”，此时病人不能理解语言的意义。有些病人表现为“流利性失语”，他们说的话没有实际意义。相反，Broca 区病变的病人则表现为“表达性失语”，此时病人能够理解语言，但由于运动功能的缺陷而不能产生言语。而弓状束受损会导致“传导性失语”。

语言的双流模型

该模型包含了目前对于语言和言语表达的理解[4]（见图 3-1）。

1 区（初级听觉区）启动语言加工过程。

腹侧流为从 1 区到 2 区（前、中颞叶），涉及言语识别和词汇概念。

背侧流将语音信息映射到运动区[4 区（运动前皮质）和 5 区（大致相当于 Broca 区）]。

3 区（大致相当于 Wernicke 区）、4 区、5 区均参与了背侧流的处理过程。

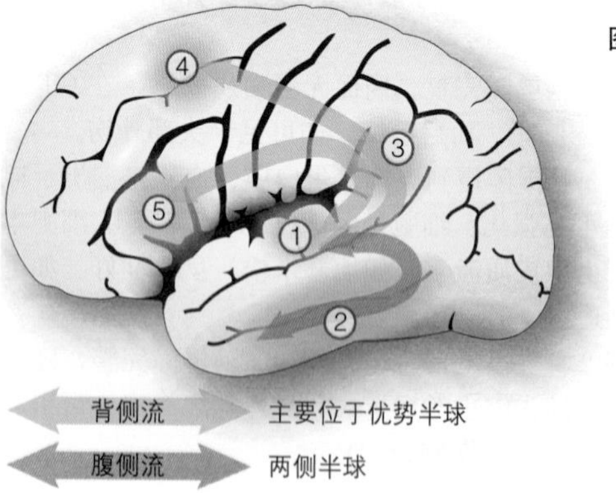

图 3-1 语言功能的双流模型

3.1.3 Babinski 征和 Hoffmann 征

简介

尽管 Babinski 征是神经科最著名的体征，但关于怎样才是该体征的正常反应、何时会出现异常体征仍存在很大争议[5]。一般解释如下：

足跖反射（又称 Babinski 征）是一种原始反射，见于婴儿，表现为足部受到有害刺激时踇趾背伸，其余足趾扇形展开。但这种表现并非总是一致，且不具有重要的临床意义。或是中枢神经系统髓鞘形成会有抑制性控制作用，足跖反射在约 10 月龄（6 个月到 12 岁）时消失，并呈现出踇趾跖屈的正常反应。当上级运动神经元[从运动带到 L4 脊髓节段的锥体束（皮质脊髓束）]的任何部位发生损伤时，均可能导致足跖反射阳性，呈现踇趾背伸的表现。发生这种损伤时，在屈肌协同作用加重的情况下，可引起踝关节背伸、膝关节和髋关节屈曲（又称三屈反射），伴有踇趾背伸。

神经解剖

足跖反射的传入支起于S1 节段的皮肤感受器，经胫神经向近心端传入。参与反射弧内的脊髓节段位于 L4~S2。传出支经腓神经至足趾伸肌。

鉴别诊断

病因

导致足跖反射阳性的损害不一定是器质性的，也可能是功能性的且可逆的。可能的病因很多，部分在表 3-1 中列出。

表 3-1 足跖反射的鉴别诊断

病因
• 脊髓损伤[a]
• 脊髓型颈椎病
• 运动带或内囊病变（卒中、肿瘤、挫伤等）
• 硬膜下或硬膜外血肿
• 积水性无脑畸形
• 中毒性代谢性昏迷
• 癫痫
• 创伤
• 短暂性脑缺血发作
• 偏头痛
• 运动神经元病（ALS）

[a] 脊髓损伤时，脊髓休克（见章节 59.2.3）期内足跖反射可能消失

足跖反射的引出及其变体

正确的刺激方法是一次性刺激足底外侧面及横弓，持续 5~6 秒钟[6]。引起有害刺激的其他方法也可引起足跖反射（甚至在 S1 皮节以外，且正常情况下也不会引起趾屈的区域）。动作描述包括：Chaddock（搔刮足外侧，3% 足底刺激阴性者可呈阳性反应），Schaeffer（掐捏跟腱），Oppenheim（指节沿胫骨滑下），Gordon（短暂地挤压低位腓肠肌），Bing（轻刺足背外侧），Gonda 或 Stronsky（将第 4 或第 5 趾向外下牵拉并迅速放开）。

Hoffmann 征

Hoffmann 征由德国神经科医师 Johann Hoffmann 发现并在 19 世纪末进行临床应用。该征可能提示上肢的上运动神经元损伤。通过在中指或无名指的指甲上向下轻弹而引出：阳性（病理）反应包括相邻手指和（或）拇指的不自主屈曲（在正常情况下可能存在微弱反应）。与足跖反射 (PR) 不同的是，Hoffmann 征是一种单突触反射（位于 Rexed IX 层）。

Hoffmann 征在正常年轻人中也可能出现，表现为广泛而快速的反射活动伴下颌反射，通常为对称性。病理性反射存在时，说明了 C8 反射的去抑制状态，提示病变位置高于 C8。

在颈椎硬化性脊髓病接受手术治疗的病人中，Hoffmann 征阳性率为 68%[7]。在 11 例有腰椎症状但无脊髓疾病并表现为双侧 Hoffmann 征阳性的病人中，10 例 (91%) 存在隐匿性颈髓受压[7]。Hoffmann 征敏感性为 33%~68%，特异性为 59%~78%，阳性预测值为 26%~62%，阴性预测值为 67%~75%[8]。

总结：Hoffmann 征阳性预测值太低，不能作为脊髓病的筛查工具或诊断依据[8, 9]。

3.1.4 膀胱神经生理

中枢通路

膀胱功能的主要协调中心位于脑桥蓝斑核内。这个中心在排尿时使膀胱收缩和尿道括约肌松弛同步[10]。

自主皮质控制起源于额叶的前内侧部分和胼胝体的膝部，主要抑制脑桥反射。无抑制膀胱（如婴儿期）的脑桥排尿中枢功能不受皮质抑制，当膀胱达到临界容量时，逼尿肌收缩。大脑皮质经锥体束的自主抑制可收缩外括约肌并抑制逼尿肌收缩。这个部位的皮质损伤会导致排尿反射的抑制功能障碍，出现急迫性尿失禁[11]。

支配膀胱的传出神经在脊髓外侧柱的背侧走行（见图 3-2 阴影区域）。

运动

有两种括约肌可以阻止尿液从膀胱流出：内括约肌（自主神经相关的，非随意控制）和外括约肌（横纹肌，随意控制）。

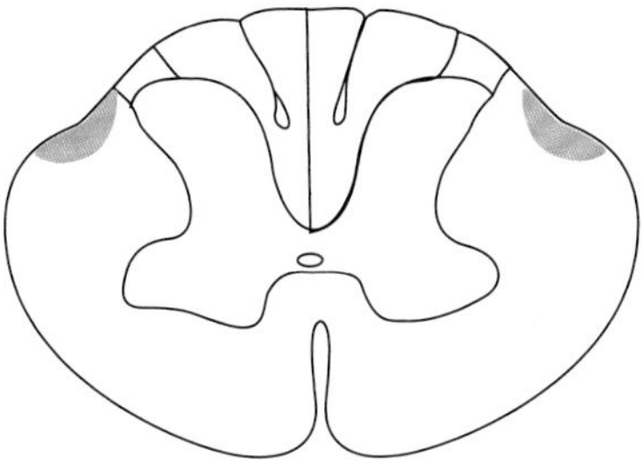

图 3-2 支配膀胱的传出神经纤维在脊髓内走行位置（阴影区域）

副交感神经（PSN）

在 PSN 的作用下，逼尿肌收缩和内括约肌舒张。副交感节前细胞体位于 S2~S4 脊髓灰质中间外侧柱。神经纤维从腹根出脊髓，经盆内脏神经（勃起神经）至膀胱顶、体部的逼尿肌壁内神经节。这些部位也是抗胆碱能药物和肉毒杆菌毒素 A（Botox™）的靶受体[12]。

交感神经

交感神经细胞体位于 T12~L2 脊髓灰质中间外侧柱。节前纤维经交感链（无突触）至肠系膜下神经节。节后纤维经下腹下神经丛至膀胱壁及内括约肌。交感神经主要支配膀胱颈和三角区。交感神经对膀胱运动作用很小，但刺激 α_1 肾上腺素能受体会导致膀胱颈关闭，从而使膀胱充盈并储存尿液。刺激 β_3 肾上腺素能受体导致膀胱在充盈和储存尿液时逼尿肌保持松弛状态[13]。

刺激盆腔神经→交感神经张力升高→逼尿肌舒张、膀胱颈张力升高（使膀胱有更大的存储容量）。

躯体神经

躯体随意控制神经纤维沿锥体束下行，与 S2~S4 节段的运动神经形成突触，后沿阴部神经至外括约肌。此括约肌可在意识控制下任意收缩，但可在排尿开始时随内括约肌的开放而出现反射性舒张。躯体神经主要在膀胱内压上升（如做 Valsalva 动作）时维持自控。

感觉

膀胱壁牵张感受器通过有髓 A-Δ 纤维（感受膀胱的充盈和排空）和无髓 C 纤维（感受有害刺激，也涉及神经源性膀胱无意识的逼尿肌过度兴奋[14]）感知膀胱充盈并发送传入信号。这些神经纤维通过骨盆、阴部和腹下神经到达脊髓 T10~L2 和 S2~S4 节段。纤维主要在脊髓丘脑束内上行。

膀胱功能障碍

概述

膀胱功能的有效管理对保护肾脏免于梗阻和随之而来的肾功能障碍至关重要。

神经源性膀胱：中枢或周围神经系统损害导致的膀胱功能障碍。因损害位置不同，临床表现各异：

- 逼尿肌反射亢进[逼尿肌过度兴奋（DO)]：逼尿肌不自主收缩→紧迫感、急迫性尿失禁。
- 逼尿肌——括约肌协同失调（DSD)：逼尿肌收缩的同时伴有尿道外括约肌的收缩。
- 逼尿肌反射消失：膀胱张力丧失→收缩力不足以产生排尿[15]。

影响膀胱功能的特定损伤

损伤位置的经典描述如下（超过50%的病人没有典型的临床表现或症状)：

1. 脊髓上损伤（病变部位高于脑干)：脑桥排尿反射的中枢调节抑制作用丧失，导致排尿的随意抑制功能消失。但是，负责充盈与收缩的逼尿肌和平滑肌、尿道横纹括约肌的协调性是完整的。这使得膀胱能够维持正常的压力，因此发生高压性肾损害的风险很低。病人临床表现属于DO，而非DSD。逼尿肌肥大不明显。症状包括：尿频或尿急，尿失禁和夜尿症[10]。如感觉通路被中断，则会发生无意识尿失禁。病人有意识的排尿功能仍然存在。可行定时排尿辅以抗胆碱能药物（见下文）加以治疗。有时可能出现反射消失。
2. 完全（或近完全）脊髓损伤：
   1) 骶髓上（S2节段以上，在成人位于约T12/L1椎体水平）损伤：失去脑桥排尿中枢的控制后，在骶髓排尿中枢（位于圆锥）的调节下出现反射性排尿[16]。

      病因：脊髓损伤、肿瘤、横贯性脊髓炎。
      - 在脊髓外伤后，可能存在脊髓休克。脊髓休克时（见章节59.2.3)，膀胱无收缩、逼尿肌无反射。但括约肌张力保留，因此会发生尿潴留（除非膀胱过度膨胀，否则无尿失禁)。这种情况下需要留置或间歇性使用导尿管，因此脊髓休克的完全恢复需要6个月[16]。
      - 脊髓休克过后，通常出现逼尿肌反射亢进，从而引起没有任何感觉的无意识性膀胱收缩（植物性膀胱)。此时平滑括约肌可协调排尿，而横纹括约肌不能协调（排尿时外括约肌无意识的收缩引起功能性排尿受阻而影响排空，并导致膀胱高压。压力传导至肾脏，可能引发肾功能不全)。因反射性排尿的存在，膀胱充盈后会自发性排空[16]。因需与封闭的括约肌的对抗及膀胱储存压力的增加，导致膀胱肥大。病人既有DO，又有DSD。管理目标：降低膀胱压力、保护肾功能。通常使用药物治疗并间歇性置管引流。膀胱引流的频率由尿动力压决定，确保尿量引起的膀胱压力在安全范围内（见下文）。

2) 骶髓下（S2 节段以下）损伤：包括圆锥、马尾或周围神经的损伤（以前称为下运动神经元损伤）。病因包括：大的椎间盘突出、创伤累及椎管或周围神经损伤（创伤性或医源性骨盆手术）。通常导致逼尿肌无反射，有意识或无意识的膀胱收缩功能均消失，从而发生尿流减慢、尿潴留、有意排尿功能丧失以及溢出性尿失禁。通常还伴有球海绵体、肛门反射的消失[骶髓上损伤时该反射保留（见章节 59.2.3）]以及会阴部感觉障碍。注：高达 20% 的神经系统正常的病人不能引出球海绵体反射[17]。

3. 特殊疾病的损伤：

1) 腰椎间盘突出症（见章节 66.1）：大多数病人最初表现为排尿困难、尿急或尿潴留。之后可能出现刺激性症状。

2) 椎管狭窄症（腰椎或颈椎）：泌尿系统不同症状取决于受累的椎管水平和受累类型（例如在颈椎管狭窄症中，逼尿肌收缩亢进或是无力，取决于排尿神经轴的受累是抑制性网织脊髓束压迫还是累及后索的脊髓病）。

3) 马尾综合征（见章节 66.1.9）：通常导致尿潴留，有时也会出现尿失禁（部分为溢出性尿失禁）。

4) 周围神经病：如糖尿病常导致逼尿肌功能减退。

5) 神经脊髓闭合不全：大多数脊髓发育不良病人为无反射膀胱伴膀胱颈开放，膀胱常持续充盈直至残留尿的静水压超过外括约肌压力范围而尿失禁。

6) 多发性硬化：50%~99% 的病人将会出现排尿症状。脱髓鞘主要累及颈髓后柱和侧柱。逼尿肌反射亢进是最常见的尿流动力学障碍（占 50%~90%），膀胱无反射则较少见（占 5%~20%）。

7) 脊髓栓系：30%~70% 的病人首发症状为泌尿系统主诉。最常见的泌尿系统症状是尿急和尿失禁。尿动力学结果提示 DO 与 DSD[18]。在手术矫正后，超过一半的病人（但并非所有病人）排尿功能障碍有改善[19]。

尿潴留

尿潴留病因包括：

1. 膀胱出口梗阻（以下是简单的鉴别诊断）：

1) 尿道狭窄：渐进性尿潴留。

2) 男性前列腺肥大：

- 良性前列腺增生和前列腺肿瘤：渐进性尿潴留。
- 急性前列腺炎：突发尿潴留。

3) 女性：膀胱或阴道脱垂，导致尿道扭曲。

4) 血块阻塞（血性尿潴留）。

5) 膀胱结石。

6) 膀胱或尿道异物。

7) 尿道癌：罕见。

2. 逼尿肌无反射或张力减低：

1) 脊髓损伤：

- 外伤。
- 肿瘤。
- 脊髓脊膜膨出。

2) 马尾综合征（见章节 66.1.9）。

3) 药物：抗胆碱能药物、麻醉剂。

4) 糖尿病（自主神经病变）。

5) 骶髂腹股沟神经节带状疱疹[20]。

3. 术后尿潴留：发生率约为 4%，20%~40% 发生在神经外科病人全身麻醉后[21，22]。可能是病人对麻醉剂敏感。丙泊酚、麻醉剂、苯二氮䓬类、吸入麻醉剂、鞘内和硬膜外局部麻醉都可能对膀胱收缩和排尿协调产生影响。在男性中，应使用留置导管和 α 受体阻滞剂（见下文）。在术后第 1 天即应尽早进行排尿训练，以避免长时间留置导尿管，但已证明将导尿管保持 3~4 天可减少导尿管更换[22]。POUR 可能持续 1 周以上。部分研究表明，危重病人术前使用 α 受体阻滞剂可避免 POUR 的发生，但有些研究没有发现显著性差异[23]。发生 POUR 应紧急处理，避免膀胱扩张导致长期后遗症。

膀胱功能评估

尿动力学（UDS）

通常与 X 线［膀胱造影（CMG）］或荧光（尿动力学视频）结合。通过导尿管逆行充盈膀胱时，测量膀胱内压力，并结合括约肌肌电图。评估充盈和排尿时的膀胱内压力。在有排尿感觉时，客观地评估逼尿肌功能。最重要的，是要评估膀胱顺应性、膀胱储存压力和长期上尿路疾病的风险。膀胱压力：$<40cmH_2O$ 是安全储存压力临界值[24]。如果膀胱压力 $>40cmH_2O$，进展为 CKD 的风险就很高。常规尿动力学检查有助于神经源性膀胱的安全有效管理。尿动力学检查也可用于神经系统完整的病人，以鉴别尿潴留是继发于梗阻还是膀胱反应消失[25]。

排尿性膀胱尿道造影及静脉肾盂造影（IVP）

排尿性膀胱尿道造影（VCUG）可检测尿道病变（憩室、狭窄等）、膀胱异常（憩室、长时间抗高阻力收缩导致的逼尿肌小梁等）和膀胱输尿管返流。VCUG 可与 UDS 同时进行。

随访

需要规律随访以确保膀胱压力 <40cmH_2O，之后应进行定期肾显像和血清肌酐监测。

当排尿症状出现变化时，应立即重新评估。

注：有留置导尿管或间歇性置管的病人会有尿路（细菌）定植。只有在出现相关症状或接受器械治疗时，才对尿培养物阳性进行治疗。

膀胱功能障碍的药物治疗

毒蕈碱抗胆碱药

ACh 介质调节膀胱平滑肌上的副交感神经节后纤维胆碱能受体，引发膀胱收缩。抗胆碱能药物与 M2、M3 胆碱能受体结合，从而抑制上述调节过程。这可以将膀胱容量增加 50ml，同时使膀胱存储压下降 15cmH_2O[26]。抗胆碱药是治疗神经源性膀胱的核心药物。

青光眼是所有抗胆碱能药物的禁忌证，因为该药会导致瞳孔放大。抗胆碱能药物使用过量也会导致典型的抗胆碱能症状（“像甜菜一样红，像火炉一样热，像石头一样干，像帽匠一样疯癫”）。因此，临床上常因其副作用（包括口干、便秘、干眼、视物模糊、尿潴留和消化不良）而不得不停用。

抗胆碱能药物可能对认知和记忆产生负面影响[27, 28]。新药（托特罗定，达非那新）对记忆的影响较小。托司帕铵是一种季胺类药物，与其他抗胆碱药物相比，不易穿过血-脑屏障，副作用也较小[28]。

药品信息：奥昔布宁（Ditropan®）

奥昔布宁是最常用的处方药，具有抗胆碱作用、肌松作用和局部麻醉作用。即释剂（IR）副作用明显（包括认知损害），而缓释剂（ER）效果更佳。

成人：IR 剂量为 5~30mg/d，每天 3 次；ER 剂量为 10~30mg/d；贴剂（Oxytrol）剂量为 3.7mg/3d。儿童：5 岁以下不推荐使用；5 岁以上通常每次 5mg，每天 2 次（最大剂量每次 5mg，每天 3 次）。剂型：5mg 片剂、5mg/5ml 糖浆。

药品信息：托特罗定（Detrol®）

托特罗定副作用比奥昔布宁小，但效果也稍逊于后者[29]。IR 副作用大于 ER。

IR：每天剂量 2~8mg，分 2 次口服。部分病人总剂量可下调至每天 1mg，分两次服用。ER：2~8mg/d。剂型：1mg 和 2mg 的片剂、Detrol® LA 2mg 和 4mg 胶囊。

药品信息：索利那新（Vesicare®，卫喜康）

便秘多见。

用法：5~10mg/d。剂型：ER，10mg 片剂。

药品信息：达非那新（Enablex®）

用法：5~10mg/d，口服。剂型：ER，7.5mg 和 15mg 片剂。

药品信息：非索罗定（Toviaz®）

用法：4mg/d，口服。需要时可增加到 8mg/d。剂型：ER，4mg 和 8mg 片剂。

药品信息：曲司氯铵（Sanctura®，Sanctura® XR）

用法：IR，每天 20~60mg，分 2 次服用，口服。ER，胶囊，60mg/d，口服。剂型：IR，20mg 片剂；ER，60mg 胶囊。

α 受体阻滞剂

α 肾上腺素受体拮抗剂阻断膀胱颈 α1 受体，导致平滑肌松弛和膀胱出口阻力降低。膀胱顺应性增加，降低了神经源性膀胱的储存压。特拉唑嗪还可降低自主神经反射障碍症状的频率和严重程度[26]。副作用包括：直立性低血压、鼻炎和逆行射精。使用低选择性 α 受体阻滞剂时，低血压很常见。因此，服用特拉唑嗪和多沙唑嗪应逐渐增加剂量。

药品信息：坦索罗辛（Flomax®）

是一种前列腺 α1A 肾上腺素受体拮抗剂。用于治疗良性前列腺肥大（BPH）引起的出口梗阻性排尿困难。对于女性，还通过其他的机制起作用。该药类似于特拉唑嗪（Hytrin®）和多沙唑嗪（Cardura®），但在急性缓解方面有优势，因为坦索罗辛的剂量不需要逐渐增加（可以从治疗剂量开始）。需要 5~7 天起效。

副作用：罕见。可能发生鼻炎、逆行射精或少精、直立性低血压。

用法：0.4mg/d，口服（通常每天同一餐的饭后 30 分钟用药）。如用药 2~4 周无效果，可调整为 0.8mg/d，口服[30]。

肉毒杆菌毒素（Botox™）

肉毒杆菌毒素 A（Botulinum toxin A，BTX-A）抑制乙酰胆碱从副交感节后神经向逼尿肌 M2 和 M3 受体的胞外分泌，从而抑制逼尿肌收缩。

膀胱镜下膀胱逼尿肌内注射射BTX-A（100~200U），可以缓解逼尿肌亢进、尿急，并降低膀胱存储压[31]。疗效持续3~12个月，之后需重复注射。各类型肉毒杆菌毒素最大剂量均为360U/90d。副作用包括尿路感染和尿潴留。对于尚未接受导尿治疗的病人，必须意识到尿潴留的风险，2%~20%的病人需要临时导尿[31]。随着BTX-A逐渐洗脱，该症状通常自限于几周或几个月内。

3

膀胱功能障碍的神经调控

永久性植入式神经调控（如美敦力的InterStim™）可用于治疗难治性尿急、尿频、急迫性尿失禁、非梗阻性尿潴留和大便失禁。如果通过S3孔在骶神经附近放置临时导联的试验可使症状减轻50%以上，则将其与可植入的脉冲发生器相连。其作用机制尚不清楚，但可能通过调节排尿反射的传入信号起作用[32]。症状改善率高达70%，尿失禁完全缓解率在39%左右[33]。禁忌证包括试验无改善，以及将来可能需要重复进行磁共振成像（MRI）检查（该装置仅支持≤1.5T磁共振环境）。

急性尿潴留后的膀胱管理

在存在尿潴留（如马尾受压后）且有一定的功能恢复前景（如急性马尾受压手术后）的情况下，可采用下列膀胱管理方案：

- 早期膀胱管理是避免膀胱过度膨胀及逼尿肌永久性损伤的关键。
- 使用间歇性置管（如果可以）或留置导尿管引流膀胱时，每次排尿量需小于400ml（或低于病人膀胱安全存储量）。
- 使用α受体阻滞剂（如：坦索罗辛（Flomax®），0.4mg/d，口服（见上文）。
- 泌尿外科会诊，协助长期随访和膀胱管理。

3.2 局部脑综合征

这部分将简要描述脑不同区域损伤引起的典型综合征。除另说明，该部分主要介绍破坏性病变导致的综合征。

3.2.1 概要

1. 额叶：
   1) 单侧损伤：
      - 除非是很大的病变，否则临床症状不明显。
      - 双侧或大的单侧病变：情感淡漠，意志丧失。
      - 额叶眼区（司对侧凝视）位于额叶后部（Br.8区，如图1-1所示的条纹区）。破坏性病变导致向对侧凝视不能（病人向患侧凝视），而刺激性病变（如癫痫）导致该区兴奋，病人向对侧凝视（病人视线偏离病变侧）。更多详情见眼外肌系统（见章节 32.5）。

2）双侧损伤：情感淡漠，意志丧失。

3）嗅沟区损伤：可能造成 Foster-Kennedy 综合征（见章节 3.2.3）。

4）前额叶控制“执行功能”：计划、重要性排序、思维管理、冲动抑制、对决策后果的理解。

2. 顶叶，主要特征如下：

1）任一侧：皮质感觉综合征，感觉消失，对侧同向偏盲，对侧忽视。

2）优势半球顶叶损伤（大部分为左侧）：语言障碍（失语），Gerstmann 综合征（见章节 3.2.2），双侧实体感觉缺失。

3）非优势半球顶叶损伤：地形记忆丧失，疾病失认症，穿衣失用症。

3. 枕叶：同向偏盲。

4. 小脑：

1）小脑半球损害导致同侧肢体共济失调。

2）小脑蚓部病变导致躯干共济失调。

5. 脑干：通常导致混合性脑神经功能障碍，以及长传导束症状（特定脑干综合征见下文）。

6. 松果体区：帕里诺综合征（见章节 3.2.6）。

3.2.2 顶叶综合征

见参考文献[34]。

顶叶解剖

顶叶位于中央沟之后、侧裂之上，向后与枕叶相连（顶、枕叶在大脑内侧面的界限为顶枕沟和枕前切迹的连线）。

顶叶的神经生理

- 任一侧：顶叶前部皮质负责触觉（主要来自对侧），并通过整合视觉和听觉来建立对肢体及其空间关系的感知。
- 优势半球（97% 的成人为左侧）：语言理解，包括“跨模态匹配”（听觉—视觉，视觉—触觉等）。优势半球损伤导致的失语会影响对病人的评估。
- 非优势半球（多为右侧）：整合视觉与本体感觉，以能够操控身体与物体并参与建设性活动。

顶叶病变的临床综合征

概要

1. 单侧顶叶病变（优势侧或非优势侧）：

1）皮质感觉综合征（见下文）和感觉忽视（忽视同时呈现的 2 个刺激中的 1 个）。大病变→偏身感觉障碍。

2) 先天性损伤→轻度偏瘫及对侧肌肉萎缩。
3) 同向偏盲或视觉注意不能。
4) 有时可出现疾病失认症。
5) 对侧半躯体和视野忽视（右侧损伤时更为常见）。
6) 单侧视动性眼球震颤消失。

2. 优势半球顶叶损害的附加症状（大多为左侧）：
1) 语言障碍（失语）。
2) 言语表达相关功能或语言介导的功能，如“跨模态匹配”（比如病人能理解口语，也能阅读，但不能理解带有关系成分的句子）。
3) Gerstmann 综合征，典型症状为：
- 有失写症，但无失读症。
- 左右混淆。
- 手指失认：不能说出手指的名称。
- 失算。
4) 触觉失认症：双侧实体觉缺失。
5) 双侧意识运动失用症（不能执行口头命令，但是可以轻松自发地进行活动）。

3. 非优势半球顶叶损害的附加症状（大多为右侧）：
1) 拓扑记忆缺失。
2) 疾病失认症，穿衣失用症。

皮质感觉综合征

中央后回损害，尤其是映射到手部的脑区。

- 感觉缺失：
1) 位置觉和被动运动觉缺失。
2) 不能对触觉、温觉及有害刺激进行定位。
3) 实体感觉缺失（不能通过感觉来判断物体大小、形状及名称）。
4) 图形觉缺失（不能辨认写在手上的数字）。
5) 两点辨别觉缺失。
- 保留的感觉包括：痛觉、触觉、压力觉、振动觉、温觉。
- 其他特征：
1) 感觉易疲劳。
2) 难以辨别同时存在的刺激。
3) 浅表痛觉延长伴痛觉过敏。
4) 触摸幻觉。

Anton-Babinski 综合征

单侧肢体失认症。多见于非优势半球顶叶损害时。它可能被优势半球（左侧）损害引起的失语症所掩盖。

1. 疾病失认症（漠不关心或意识不到自己的功能障碍，病人可能否认瘫痪的肢体是自己的）。
2. 情感淡漠（对挫败漠不关心）。
3. 异侧感觉（将一侧的刺激感知为另一侧）。
4. 穿衣失用症：在穿衣或打扮时忽略一侧的肢体。
5. 感觉消失：在进行双侧同时刺激时，病人无法感觉损害对侧的刺激。
6. 整个视野的不注意（伴或不伴同向偏盲），伴头、眼向健侧偏转。

3.2.3 Foster Kennedy 综合征

该综合征以神经学家 Robert Foster Kennedy 命名。通常由嗅沟或蝶骨翼内侧三分之一的肿瘤（通常是脑膜瘤）引起。由于 CT 或 MRI 的早期发现，现在该征很罕见。经典的三联征包括：

1. 同侧嗅觉缺失。
2. 同侧中心盲（因视神经受压可伴视神经萎缩）。
3. 对侧视盘水肿（颅内压升高所致）。

偶尔也会因肿瘤侵犯眼眶而导致同侧眼球突出。

3.2.4 小脑缄默症和颅后窝综合征

总论

小脑缄默症（CM）也被认为是缄默症伴随后的构音障碍。

定义：各种小脑损伤[35]（包括小脑创伤[36，37]、卒中[38]、出血[39]和病毒性小脑炎[40]等）后出现的言语障碍。然而，该征最常见于行颅后窝肿瘤切除术后的儿童。

该征发生后总会有不同程度的改善，但大多数无法恢复至完全正常。其解剖基础尚不明确。

小脑缄默症可单独发生，也可作为累及颅后窝的更严重综合征的一部分出现：

1. 小脑缄默综合征：CM、共济失调、肌张力减退、易怒。这些可以是颅后窝综合征的一部分[41]。
2. 颅后窝综合征：小脑缄默综合征 + 脑神经功能障碍、神经行为改变、尿失禁或尿潴留。

相反，CM 却不是小脑综合征（共济失调、辨距不良、眼球震颤）的一部分[41]。

流行病学

CM 的发生率：儿童小脑肿瘤[35] [包括髓母细胞瘤（53%）、室管膜瘤（33%）和毛细胞星形细胞瘤（11%）] 手术后，有 11%~29% 的发生率[42]。儿童髓母细胞瘤术后出现 CM 的危险因素：脑干受累及肿瘤位于中线位置[43]。

约 1% 的成年病人在完成颅后窝手术后发生 CM[44]。

临床特征

CM 的主要特征是：延迟发生（平均：术后 1.7 天，范围：1~6 天）[45]、持续时间有限（平均：6.8 周，范围：4 天~4 个月）[45]、长期语言后遗症（98.8% 的病人）[46]。

相关病理生理

潜在的疾病机制仍不清楚。现有理论包括：术后血管痉挛、小脑缺血和水肿，以及神经递质释放的短暂失调。然而，最被广泛接受的解释是小脑神经机能联系不能[46]：与脑损伤区域关联的远隔脑区代谢功能减退。尤其是，CM 被认为与小脑—大脑环路［如齿状核丘脑皮质束（从齿状核发出，经小脑上脚上行后交叉至对侧大脑半球，并联系丘脑腹外侧核与多个皮质区域[47]）］的破坏有关。SPECT 扫描发现，术后 CM 病人的额、顶、颞叶皮层存在短暂性脑灌注下降[48, 49]。通过这种方式，小脑损伤破坏了与大脑之间的环路，从而引发幕上症状。

治疗与预防

治疗仅限于支持性措施：言语和康复治疗。

或许可以通过避免从中线处切开小脑蚓部来预防术后 CM（例如，采用膜髓帆入路到达第四脑室）。然而结果也并不一致，目前尚不能提供可避免 CM 的手术策略性建议。

3.2.5 脑干及相关综合征

Weber 综合征

动眼神经麻痹伴对侧偏瘫。也见于腔隙性脑梗死（见章节 80.4.2)。脑实质损害导致的动眼神经麻痹对瞳孔影响较小。

Benedikt 综合征

类似于 Weber 综合征，外加红核损害。表现为动眼神经麻痹和对侧偏瘫（除上肢)，上肢存在运动过度、共济失调和粗意向性震颤。损害部位：中脑被盖，包括红核、联合臂和动眼神经束。

Millard-Gubler 综合征

脑桥基底损害（通常为缺血性梗死，也可能由肿瘤引起）导致面神经、展神经麻痹 + 对侧偏瘫（皮质脊髓束)。

3.2.6 帕里诺综合征

定义

又称中脑背侧综合征或顶盖前区综合征。如前所述，该征是由中脑损害导致的垂直凝视核上性麻痹[50]。

该征也存在一些不同的定义，但大多数都包括以下特点：

- 汇聚性核上性上视麻痹（自发性和追迹性上视麻痹，但前庭眼反射和头眼反射正常），眼水平活动正常。
- 眼睑收缩：（上视麻痹 + 眼睑收缩导致“落日征”）。
- 辐辏麻痹。
- 调节性麻痹。
- 少见体征包括：假性外展麻痹（又称丘脑内斜视）、跷跷板式眼震、瞳孔固定、分离性近光反射（假性 Argyll-Robertson 瞳孔）、辐辏痉挛、退缩性眼球震颤、核间性眼肌麻痹。

眼球反向偏斜可能是帕里诺综合征的单侧变异。

中脑导水管综合征：帕里诺综合征（PS）合并下视麻痹。

鉴别诊断

病因：

1. 直接压迫四叠体的占位（如松果体区肿瘤）。
2. 颅内压升高：继发性松果体上隐窝扩张压迫中脑被盖区，如脑积水。
3. 上脑干的梗死或出血。
4. 多发性硬化（MS）。
5. 偶见于弓形虫病。

某些影响眼球运动的病变可能类似于帕里诺综合征的上视麻痹：

1. 吉兰 - 巴雷综合征。
2. 重症肌无力。
3. 肉毒杆菌中毒。
4. 甲状腺功能减退。
5. 随年龄增长，可逐渐出现良性上视麻痹。

3.3 颈静脉孔综合征

3.3.1 应用解剖

颈静脉孔是枕骨外侧部和颞骨岩部之间成对骨孔之一。该孔通常被从颞骨岩部发出并通过纤维桥（26% 为骨质桥）连于枕骨颈静脉突的骨嵴，分成两部分[51]。右侧颈静脉孔通常大于左侧[51, 52]。颈动脉嵴将颈静脉孔与邻近的颈动脉管分离。颈静脉孔内容物包括：第 Ⅸ、Ⅹ、Ⅺ 脑神经、岩窦、乙状窦、咽升动脉和枕动脉的一些脑膜分支[53]。

邻近结构：第 Ⅻ 脑神经从枕髁上方的舌下神经管通过。颈内动脉及交感神经丛进入颈动脉管。

目前对于颈静脉孔的分区尚有争议。至今，不同分区法将颈静脉孔分为最多 4 个小孔。早在 1967 年，Hovelacque 发表颈静脉孔的二分法（尽管早在他之前已经被认知到）[54]。以他的观点，颈静脉孔的骨嵴（和连带的纤维桥）将孔分为：

- 血管部：较大的后外侧部。包含迷走神经［及 Arnold 神经（迷走神经耳支）分支］、脊副神经及颈内静脉。
- 神经部：较小的前内侧部。包含舌咽神经［及 Jacobson 神经（鼓室神经）分支］、岩下窦及咽升动脉脑膜分支。

1997 年的一篇文献介绍了颈静脉孔的三分法[55]：

- 乙状窦部：大的后外侧部。包含乙状窦。
- 岩部：小的前内侧部。包含岩（下）窦。
- 颈内部或神经部：包含第 Ⅸ、Ⅹ、Ⅺ 脑神经。

3.3.2 临床综合征

概述

文献报道了许多同名的综合征，但不同描述间存在分歧。表 3-2 对各综合征做了总结。图 3-3 为各颈静脉孔综合征累及结构的示意图。

Vernet 综合征：第 Ⅸ、Ⅹ、Ⅺ 脑神经麻痹

又称颈静脉孔综合征，常由颅内病变导致。

病因包括：颈静脉孔肿瘤、颈内静脉夹层、颈外动脉霉菌性动脉瘤、颈内静脉血栓形成、颈动脉内膜切除术后。

症状：单侧腭肌、声带肌、胸锁乳突肌、斜方肌瘫痪，舌后 1/3 味觉缺失，软腭、咽、喉麻木。

表 3-2 颈静脉孔综合征导致的脑神经功能障碍

神经	损害结果	综合征					
		Vernet	Collet Sicard	Villaret	Tapia	Jackson	Schmidt
Ⅸ	舌后 1/3 味觉、一般感觉消失	×	×	×			
Ⅹ	声带肌、软腭麻痹，咽肌、喉肌麻木	×	×	×	×	×	×
Ⅺ	斜方肌、胸锁乳突肌力弱	×	×	×	±	×	×
Ⅻ	舌瘫伴萎缩		×	×	×	×	
交感神经	霍纳综合征			×	±		

释：× 代表神经功能障碍或损伤；± 代表神经可能受累也可能不受累。

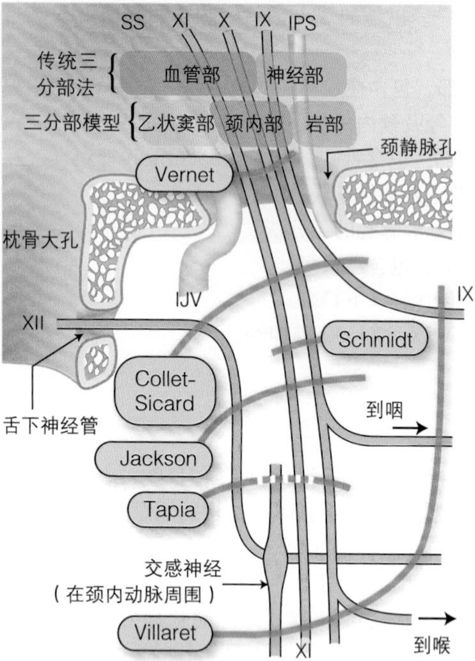

图 3-3 颈静脉孔示意图（经左侧颈静脉孔冠状切面，前面观）

图片展示了传统的二分法和 Katsuta 等[55]提出的三分法。颈静脉孔综合征描述：穿过神经的实线代表神经麻痹，虚线代表伴或不伴麻痹

SS= 乙状窦；IJV= 下颈静脉；IPS= 岩下窦

Collet-Sicard 综合征

第 IX、X、XI、XII 脑神经瘫痪，交感神经未受累。多为颅外病变导致。如由颅内病变引起，则病变通常巨大，很可能压迫脑干→长传导束体征。

病因包括：枕髁骨折及 Jefferson 骨折（寰椎前后弓骨折）、颈内动脉夹层、原发性或转移性肿瘤、莱姆病、纤维肌发育不良。

症状：单侧腭肌、声带肌、胸锁乳突肌、斜方肌及舌肌瘫痪，舌后 1/3 味觉缺失，软腭、咽、喉麻木。

Villaret 综合征：第 IX、X、XI、XII 脑神经瘫痪 + 交感神经功能障碍

又称咽后间隙综合征或腮腺后间隙神经综合征。该征相当于 Collet-Sicard 综合征伴交感神经受累。通常由咽后病变导致。

症状：同 Collet-Sicard 综合征症状 + 霍纳综合征。

Tapia 综合征：第 X、XII（±XI）脑神经麻痹

又称斗牛士病（由 Antonio Garcia Tapia 根据一位斗牛士的症状首次命名）。有作者描述了该征的颅内外形态[56]。

病因包括：口插管（多数病例发生于 2013 年以前）、转移瘤，少数由颈动脉或椎动脉夹层导致。

症状：声音嘶哑、舌与食团推挤动作不协调导致的吞咽困难、单侧舌肌萎缩和瘫痪，伴或不伴胸锁乳突肌、斜方肌瘫痪，软腭不受累。

(Hughlings) Jackson 综合征：第 X、XI、XII 脑神经麻痹

1864 年首次命名，表现为单侧软腭肌、喉肌、胸锁乳突肌、斜方肌、舌肌瘫痪。

Schmidt 综合征：第 X、XI 脑神经麻痹

又称迷走脊神经综合征。由 Schmidt 于 1892 年首次提出。表现为单侧声带、胸锁乳突肌、软腭肌、喉肌、斜方肌瘫痪。

（周建坡 译 张 谦 校）

参考文献

[1] Neuwelt EA, Barnett PA, McCormick CI, et al. Osmotic Blood-Brain Barrier Modification: Monoclonal Antibody, Albumin, and Methotrexate Delivery to Cerebrospinal Fluid and Brain. Neurosurgery. 1985; 17:419–423
[2] Neuwelt EA, Maravilla KR, Frenkel EP, et al. Use of Enhanced Computerized Tomography to Evaluate Osmotic Blood-Brain Barrier Disruption. Neurosurgery. 1980; 6:49–56
[3] Ojemann G, Ojemann J, Lettich E, et al. Cortical Language Localization in Left, Dominant Hemisphere. An Electrical Stimulation Mapping Investigation in 117 Patients. J Neurosurg. 1989; 71: 316–326
[4] Chang EF, Raygor KP, Berger MS. Contemporary model of language organization: an overview for neurosurgeons. J Neurosurg. 2015; 122:250–261
[5] Marcus JC. Flexor Plantar Responses in Children With Upper Motor Neuron Lesions. Arch Neurol. 1992; 49:1198–1199
[6] Dohrmann GJ, Nowack WJ. The Upgoing Great Toe: Optimal Method of Elicitation. Lancet. 1973; 1: 339–341
[7] Houten JK, Noce LA. Clinical correlations of cervical myelopathy and the Hoffmann sign. J Neurosurg Spine. 2008; 9:237–242
[8] Glaser JA, Cure JK, Bailey KL, et al. Cervical spinal cord compression and the Hoffmann sign. Iowa Orthop J. 2001; 21:49–52
[9] Grijalva RA, Hsu FP, Wycliffe ND, et al. Hoffmann sign: clinical correlation of neurological imaging findings in the cervical spine and brain. Spine (Phila Pa 1976). 2015; 40:475–479
[10] MacDiarmid SA. The ABCs of Neurogenic Bladder for the Neurosurgeon. Contemp Neurosurg. 1999; 21:1–8
[11] Youmans JR. Neurological Surgery. Philadelphia 1982
[12] Hegde SS. Muscarinic receptors in the bladder: from basic research to therapeutics. Br J Pharmacol. 2006; 147 Suppl 2:S80–S87
[13] Bragg R, Hebel D, Vouri SM, et al. Mirabegron: a Beta-3 agonist for overactive bladder. Consult Pharm. 2014; 29:823–837
[14] Consortium for Spinal Cord Medicine. Bladder management for adults with spinal cord injury: a clinical practice guideline for health-care providers. J Spinal Cord Med. 2006; 29:527–573
[15] Gajewski JB, Schurch B, Hamid R, et al. An International Continence Society (ICS) report on the terminology for adult neurogenic lower urinary tract dysfunction (ANLUTD). Neurourol Urodyn. 2018; 37:1152–1161
[16] Taweel WA, Seyam R. Neurogenic bladder in spinal cord injury patients. Res Rep Urol. 2015; 7:85–99
[17] Blaivas JG, Zayed AA, Labib KB. The bulbocavernosus reflex in urology: a prospective study of 299 patients. J Urol. 1981; 126:197–199
[18] Giddens JL, Radomski SB, Hirshberg ED, et al. Urodynamic findings in adults with the tethered cord syndrome. J Urol. 1999; 161:1249–1254
[19] Selcuki M, Mete M, Barutcuoglu M, et al. Tethered Cord Syndrome in Adults: Experience of 56 Patients. Turk Neurosurg. 2015; 25:922–929
[20] Wein AJ, Walsh PC, Retik AB, et al. Neuromuscular Dysfunction of the Lower Urinary Tract and Its Treatment. In: Campbell's Urology. 7th ed. Philadelphia: W.B. Saunders; 1998:953–1006
[21] Baldini G, Bagry H, Aprikian A, et al. Postoperative urinary retention: anesthetic and perioperative considerations. Anesthesiology. 2009; 110:1139–1157
[22] Lee KS, Koo KC, Chung BH. Risk and Management of Postoperative Urinary Retention Following Spinal Surgery. Int Neurourol J. 2017; 21:320–328
[23] Basheer A, Alsaidi M, Schultz L, et al. Preventive effect of tamsulosin on postoperative urinary retention in neurosurgical patients. Surg Neurol Int. 2017; 8. DOI: 10.4103/sni.sni_5_17
[24] McGuire EJ, Woodside JR, Borden TA, et al. Prognostic value of urodynamic testing in myelodysplastic patients. J Urol. 1981; 126:205–209
[25] Nitti VW. Pressure flow urodynamic studies: the gold standard for diagnosing bladder outlet obstruction. Rev Urol. 2005; 7 Suppl 6:S14–S21
[26] Cameron AP. Medical management of neurogenic bladder with oral therapy. Transl Androl Urol. 2016; 5:51–62
[27] Moga DC, Carnahan RM, Lund BC, et al. Risks and benefits of bladder antimuscarinics among elderly residents of Veterans Affairs Community Living Centers. J Am Med Dir Assoc. 2013; 14:749–760
[28] Kay GG, Ebinger U. Preserving cognitive function for patients with overactive bladder: evidence for a differential effect with darifenacin. Int J Clin Pract. 2008; 62:1792–1800
[29] Tolterodine for Overactive Bladder. Med Letter. 1998; 40:101–102
[30] Tamsulosin for Benign Prostatic Hyperplasia. Med Letter. 1997; 39
[31] Weckx F, Tutolo M, De Ridder D, et al. The role of botulinum toxin A in treating neurogenic bladder. Transl Androl Urol. 2016; 5:63–71
[32] Sukhu T, Kennelly MJ, Kurpad R. Sacral neuromodulation in overactive bladder: a review and current perspectives. Res Rep Urol. 2016; 8:193–199
[33] Herbison GP, Arnold EP. Sacral neuromodulation with implanted devices for urinary storage and voiding dysfunction in adults. Cochrane Database Syst Rev. 2009. DOI: 10.1002/14651858.CD004202.pub2
[34] Adams RD, Victor M. Principles of Neurology. 2nd ed. New York: McGraw-Hill; 1981
[35] Gudrunardottir T, Sehested A, Juhler M, et al. Cerebellar mutism: review of the literature. Childs Nerv Syst. 2011; 27:355–363
[36] Ersahin Y, Mutluer S, Saydam S, et al. Cerebellar mutism: report of two unusual cases and review of the literature. Clin Neurol Neurosurg. 1997; 99: 130–134

[37] Turgut M. Transient “cerebellar” mutism. Childs Nerv Syst. 1998; 14:161–166
[38] Nishikawa M, Komiyama M, Sakamoto H, et al. Cerebellar mutism after basilar artery occlusion–case report. Neurol Med Chir (Tokyo). 1998; 38: 569–573
[39] De Smet HJ, Marien P. Posterior fossa syndrome in an adult patient following surgical evacuation of an intracerebellar haematoma. Cerebellum. 2012; 11: 587–592
[40] Kubota T, Suzuki T, Kitase Y, et al. Chronological diffusion-weighted imaging changes and mutism in the course of rotavirus-associated acute cerebellitis/cerebellopathy concurrent with encephalitis/encephalopathy. Brain Dev. 2011; 33:21–27
[41] Gudrunardottir T, Sehested A, Juhler M, et al. Cerebellar mutism: definitions, classification and grading of symptoms. Childs Nerv Syst. 2011; 27: 1361–1363
[42] Catsman-Berrevoets C E, Van Dongen HR, Mulder PG, et al. Tumour type and size are high risk factors for the syndrome of “cerebellar” mutism and subsequent dysarthria. J Neurol Neurosurg Psychiatry. 1999; 67:755–757
[43] Pitsika M, Tsitouras V. Cerebellar mutism. J Neurosurg Pediatr. 2013; 12:604–614
[44] Dubey A, Sung WS, Shaya M, et al. Complications of posterior cranial fossa surgery–an institutional experience of 500 patients. Surg Neurol. 2009; 72: 369–375
[45] Ersahin Y, Mutluer S, Cagli S, et al. Cerebellar mutism: report of seven cases and review of the literature. Neurosurgery. 1996; 38:60–5;discussion 66
[46] De Smet HJ, Baillieux H, Catsman-Berrevoets C, et al. Postoperative motor speech production in children with the syndrome of 'cerebellar' mutism and subsequent dysarthria: a critical review of the literature. Eur J Paediatr Neurol. 2007; 11:193–207
[47] van Baarsen KM, Grotenhuis JA. The anatomical substrate of cerebellar mutism. Med Hypotheses. 2014; 82:774–780
[48] Germano A, Baldari S, Caruso G, et al. Reversible cerebral perfusion alterations in children with transient mutism after posterior fossa surgery. Childs Nerv Syst. 1998; 14:114–119
[49] Catsman-Berrevoets C E, Aarsen FK. The spectrum of neurobehavioural deficits in the Posterior Fossa Syndrome in children after cerebellar tumour surgery. Cortex. 2010; 46:933–946
[50] Pearce JM. Parinaud's syndrome. J Neurol Neurosurg Psychiatry. 2005; 76
[51] Rhoton AL, Jr, Buza R. Microsurgical anatomy of the jugular foramen. J Neurosurg. 1975; 42:541–550
[52] Osunwoke EA, Oladipo GS, Gwuinereama IU, et al. Morphometric analysis of the foramen magnum and jugular foramen in adult skulls in southern Nigerian population. Am J Sci Indust Res. 2012; 3: 446–448
[53] Svien HJ, Baker HL, Rivers MH. Jugular Foramen Syndrome and Allied Syndromes. Neurology. 1963; 13:797–809
[54] Hovelacque A. Osteologie. Paris, France: G. Doin and Cie; 1967; 2
[55] Katsuta T, Rhoton AL, Jr, Matsushima T. The jugular foramen: microsurgical anatomy and operative approaches. Neurosurgery. 1997; 41:149–201; discussion 201-2
[56] Krasnianski M, Neudecker S, Schluter A, et al. Central Tapia's syndrome (“matador's disease”) caused by metastatic hemangiosarcoma. Neurology. 2003; 61:868–869

第二部分

概述和神经病学

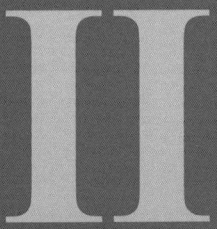

II

4 神经麻醉

4.1 ASA 分级

表 4-1 介绍了美国麻醉医师协会（ASA）分级系统，用以评估不同条件下麻醉风险。

表 4-1 ASA 分级（改良[1]a）

ASA 分级	描述	48 小时内死亡率 (%)[2]	7 天内死亡率 (%)[3]
Ⅰ	身体健康	0.08	0.06
Ⅱ	轻微系统性疾病；无功能受限	0.27	0.4
Ⅲ	严重系统性疾病（SSD）；明确的功能受限	1.8	4.3
Ⅳ	SSD 持续存在生命危险	7.8	23.4
Ⅴ	生命垂危，无论是否接受手术，预计 24 小时内死亡	9.4%	50.7%
Ⅵ	器官捐赠者	–	–
“e”	急诊手术	是择期手术的三倍	–

a 注：该分级未涉及手术类型（颅内、腹部血管手术死亡率更高）

4.2 神经麻醉参数

有关颅内压（ICP）、脑灌注压（CPP）、颅内容物等内容，请参阅“颅内压”一节（章节 53.2）。有关脑血流量（CBF）和脑氧耗代谢率（$CMRO_2$），请参阅“脑血流量（CBF）和氧气利用”一节（章节 80.2.1）。

一些与神经外科手术密切相关的重要参数可由麻醉师进行调节：

1. 血压：是影响 CPP 及脊髓灌注的主要因素。手术时应进行合理的控制（如颅内动脉瘤手术过程中应降低血压，而在脑血管临时阻断时应适当升高血压）。应根据病人临床表现和手术计划采用不同的动脉压监测，最准确的方法是动脉导管测压，常需在病人麻醉前置好。对于神经外科手术，动脉导管应置于病人外耳道水平以准确测定颅内血压。

2. 颈静脉压：是影响 ICP 的原因之一。
3. 动脉二氧化碳分压（$PaCO_2$）：二氧化碳具有显著的血管扩张作用。过度通气导致 $PaCO_2$ 降低，会导致脑血容量（CBV）和 CBF 下降。一般将呼气末二氧化碳分压（$ETCO_2$）目标值设定在 25~30mmHg，从而保证 $PaCO_2$ 稳定在 30~35mmHg。在立体定向手术中使用该方法来控制 ICP 时应更为谨慎，以减少颅内容物的移位[4]。
4. 动脉氧分压。
5. 血细胞比容：神经外科手术应妥善平衡好血液携氧能力（贫血时携氧能力下降）和血黏度升高（血细胞比容大）之间的矛盾。
6. 病人体温：轻度低体温可降低脑氧代谢率（$CMRO_2$），从而对缺血损伤具有保护作用。体温每下降 1℃，可使 $CMRO_2$ 下降约 7%。
7. 血糖水平：高血糖会加剧脑缺血损伤[5]。
8. $CMRO_2$：神经保护药物和亚低温治疗可降低 $CMRO_2$，从而可抵抗缺血性损伤。
9. 对于已行腰大池或脑室置管的病人：可通过释放 CSF 来降低颅内压。
10. 升高病人头位：降低头部可增加脑血流，但同时也阻碍了静脉回流，从而使 ICP 升高。
11. 血容量：在脑血管手术中血容量不足会影响脑血流。俯卧位手术时，如血容量过多可导致病人面部水肿，有发生急性后部缺血性视神经病变（PION）的风险（见章节 66.1.9）。
12. 体位性损伤：手术中，病人的体位可能因悬垂而改变且不被注意。因此，勤加检查可避免病人长时间处于不良体位导致的体位性损伤。
13. 术后恶心、呕吐（PONV）：可能增加 ICP，还可能对颈部手术产生不良影响。避免使用容易引发 PONV 的麻醉药物或给予预防性治疗是必要的。

4.3 神经麻醉药物

4.3.1 吸入性麻醉药

概述

大多数吸入性麻醉药通过抑制神经元活动来降低脑代谢（除一氧化二氮外）。这些药物会抑制脑的自动调节功能使脑血管扩张，导致 CBV 增加、ICP 升高。当麻醉时间 >2 小时时也会增加 CSF 容量，进一步升高 ICP。大多数吸入性麻醉药会提高脑血管对 CO_2 的敏感性。这类药物还会影响术中诱发电位监测（见下文）。

药品信息：氧化亚氮（N_2O）

是一种强效血管扩张剂，可显著增加 CBF，轻微增加脑代谢。易发生术后恶心和呕吐。

N_2O、气颅与空气栓塞：N_2O 溶解度是氮气的约 34 倍[6]。在密闭空间中，N_2O 从溶液中释放出来会升高压力，气颅也就转变成了“张力性气颅”。同时也会增加空气栓塞的风险。因此，在行坐位手术（术后气颅、空气栓塞较常见）时应当格外小心。关闭硬膜前 10 分钟关闭 N_2O，并用生理盐水填充术腔可降低张力性气颅的风险。气颅见章节 54.6。

卤化麻醉药

现今主要使用的卤化麻醉药如下所示。所有这些都能抑制脑电活动，可能有一定程度的脑保护作用。

药品信息：异氟烷（Forane®）

能产生等电位脑电图，无代谢毒性。可改善不完全性全脑缺血病人的神经功能预后（尽管在对大鼠的实验研究中发现该药的组织损伤量大于硫喷妥钠[7]）。

药品信息：地氟烷（Suprane®）

是一种脑血管扩张剂，会增加 CBF 和 ICP。但 $CMRO_2$ 的下降会导致代偿性血管收缩。

药品信息：七氟烷（Ultane®）

轻度增加 CBP 和 ICP，降低 $CMRO_2$。轻度负性肌力作用，维持心输出量的效果不如异氟烷或地氟烷。

4.3.2 静脉麻醉药

麻醉诱导药物

1. 丙泊酚：具体作用机制尚不明确。该药半衰期短，代谢产物无活性。可用于麻醉诱导及全身静脉麻醉（TIVA）时的持续输注。会引起剂量依赖性平均动脉压（MAP）和 ICP 下降。其他用途见章节 4.3.3。丙泊酚体内清除速度远大于硫喷妥钠，已广泛替代了后者。
2. 巴比妥类：显著降低 $CMRO_2$、清除自由基（见章节 76.8.3）。可产生剂量依赖性 EEG 抑制直至出现等电位。轻微影响诱发电位。大多具有抗惊厥作用，但美索比妥（见章节 7.1.2）可降低癫痫发作阈值。巴比妥类的心肌抑制作用和外周血管扩张作用可导致低血压、CPP 下降，尤其病人血容量不足时。

★ 硫喷妥钠（Pentothal®）：最常用。起效快、作用时间短，对 ICP、CBF、$CMRO_2$ 作用小。

3. 依托咪酯（Amidate®）：是一种羧化咪唑类衍生物，除麻醉作用外可导致病人健忘，但无镇痛作用。有时导致肌阵挛，容易与癫痫相混淆。该药会损害肾功能，有已知肾脏疾病的病人应避免使用。可能导致肾上腺功能不全。依托咪酯除麻醉诱导外的其他作用见下文。
4. 氯胺酮：NMDA 受体拮抗剂。可出现分离麻醉（译者注：麻醉后病人保持意识清醒，但痛觉暂时性完全消失，即意识与感觉分离）。使病人出现一种特殊的木僵状态。不影响心输出量，但可能有轻微的心率加快和血压升高。ICP 随心输出量的增加而升高。

麻醉镇痛药物

非合成镇痛药物

镇痛药物能增加脑脊液的吸收，减少脑代谢。此类药物可减慢脑电活动，但不会出现等电位。使用所有的镇痛药物都会导致剂量依赖性的呼吸抑制，这会使非气管插管辅助通气的病人出现高碳酸血症，进而使 ICP 升高。镇痛药物还与术后恶心、呕吐有关。

吗啡：透过血 - 脑屏障的能力弱。

× 神经科病人使用吗啡之弊：

1. 能引起组胺释放，从而：
   1）可能导致低血压。
   2）可能导致脑血管扩张→ ICP 升高[8]。
   3）以上两个因素协同可能影响病人的 CPP。
2. 肾脏或肝脏功能不全的病人会出现吗啡代谢产物 6- 葡萄糖醛酸吗啡聚积，这可能导致病人精神错乱。

合成镇痛药物

与吗啡、哌替啶不同，合成镇痛药不会导致组胺释放。

★ 瑞芬太尼（Ultiva®），详情见章节 7.1.3：可降低 $CMRO_2$、CBV 及 ICP。大剂量使用可能对边缘系统和相关区域产生神经毒性。可用于清醒开颅手术（见章节 91.2.3）。

芬太尼：能透过血 - 脑屏障。可降低 $CMRO_2$、CBV 及 ICP。可单次给药或持续滴注。

舒芬太尼：药效较芬太尼强。不增加 CBF。该药会升高 ICP（可能由通气不足导致），因此不适用于神经外科手术。价格昂贵。

4.3.3 神经麻醉药物集合

▸ 苯二氮䓬类：这类药物是 GABA 受体拮抗剂，可降低 $CMRO_2$。同时具有抗癫痫和遗忘作用。具体药物见章节 11.4.1。

▶ 依托咪酯：主要用于麻醉诱导。该药主要特点：

- 是一种脑血管收缩剂，因此：可降低 CBF 和 ICP。可降低 $CMRO_2$，但实验研究结果不再支持其具有脑保护作用[9]。并且，使用该药时进行 MCA 临时夹闭会出现局部脑组织氧分压（$pBtO_2$）下降[10]。
- 不抑制脑干活动。
- 抑制肾上腺皮质功能及皮质醇的产生。这种情况通常于长期给药时发生，但即便是单次诱导剂量给药后也可能发生，或能持续 8 小时（未有有关短期抑制导致不良结局的报道）。
- 增加癫痫灶的活动性，因此可用于癫痫手术时定位病灶。但也可能诱发癫痫。

▶ 丙泊酚：镇静催眠药，用于麻醉诱导。可降低脑代谢、CBF 和 ICP。已被证明具有脑保护作用（见章节 76.8.5）和镇静作用（见章节 7.1.3）。短半衰期允许快速觉醒，这可能对清醒开颅术有用。不是止痛药。半衰期短的特点可使病人快速复苏，这在清醒开颅（见章节 91.2.3）手术中有帮助。无镇痛作用。

▶ 利多卡因：静脉注射可抑制喉反射，有助于减缓气管插管或吸痰引发的颅内压升高。低剂量时有抗惊厥作用，高剂量时可诱发癫痫。

▶ 艾司洛尔：选择性 β_1 肾上腺素能受体拮抗剂，可减弱置喉镜和插管时的交感神经反应。与用于同等目的的相同剂量的利多卡因或芬太尼相比，艾司洛尔镇静作用小。半衰期：9 分钟。剂量等见章节 6.1。

▶ 右美托咪定（Precedex®）：α_2 肾上腺素能受体激动剂。该药可用于术后高血压的控制。因其镇静作用，可单独或联合丙泊酚用于清醒开颅手术。在无镇静药 / 镇痛药辅助而无法拔除气管插管的情况下，也可用右美托咪定来提高病人对气管插管的耐受程度。

4.3.4 气管插管肌松药

肌松药［神经肌肉阻滞剂（NMBA）］：用于辅助气管插管，改善手术条件。理想情况下，肌松药应始终在神经肌肉抽动监测的指导下使用。见章节 7.1。所有清醒病人在使用肌松药时应同时使用镇静剂以降低意识。

除需治疗喉痉挛（可试验性使用硫喷妥钠）外，在明确病人具备人工通气条件前不可使用肌松药。对于颈椎不稳且未固定的病人，使用肌松药也应格外注意。

泮库溴铵（Pavulon®）作用时间长，不作为气管插管肌松药使用的首选。一旦病人插管成功，则可以使用泮库溴铵，低剂量用药时也可作为琥珀酰胆碱的辅助用药。

药品信息：琥珀酰胆碱（Anectine®）

唯一的去极化药物。可用于紧急插管时保护气道。但因潜在的副作用（见章节 7.2.2），不应在受伤后或青少年、儿童中使用（最好使用短效非去极化阻滞剂）。可短暂升高 ICP。在使用琥珀酰胆碱前先给予 10% ED_{95}（95% 的有效药物剂量）的非去极化肌松药物可减轻肌震颤。

用于气管插管时的剂量：1~1.5mg/kg（剂型：20mg/ml → 70kg 病人用量为 3.5~5ml）。60~90 秒起效，作用维持时间为 3~10 分钟，可等剂量重复给药一次。

药品信息：罗库溴铵（Zemuron®）

用药后立即起效。属氨基类固醇类非去极化肌松药。推荐用于快速序列插管的唯一非去极化神经肌肉阻滞剂。起效时间、维持时间呈剂量依赖。用法见章节 7.2.3。

药品信息：维库溴铵（Norcuron®）

详情见章节 7.2.4。

与罗库溴铵类似活性的氨基类固醇类药。不引起组胺释放。未被批准用于快速序列插管。

药品信息：顺式阿曲库铵（Nimbex®）

详情见章节 7.2.4。

通过 Hoffman 降解反应进行代谢（温度依赖）。起效快，无明显促组胺释放作用。

4.4 术中诱发电位监测的麻醉要求

有关术中诱发电位（EP）监测的详细信息，见章节 14.2。

所有挥发性麻醉剂均会导致 SSEP 峰幅值降低、峰潜伏期延长，且呈剂量依赖。合并使用 N_2O 还会加大麻醉药物对 SSEP 的影响。

与术中诱发电位（EPs）监测有关的麻醉问题：

1. 麻醉诱导：尽量减小硫喷妥钠使用剂量（产生约 30 分钟的 EPs 抑制），或改用依托咪酯（增大 SSEP 峰幅值、延长峰潜伏时间[11]）。
2. 完全静脉麻醉（TIVA）是最理想的麻醉方式（不使用吸入麻醉药）。
3. 使用 N_2O 或镇痛药是第二选择。
4. 如必须采用吸入性麻醉药：

   1）使用小于 1 倍的 MAC（即最大肺泡有效浓度）剂量，最好小于 0.5

倍MAC。

2) 避免使用诸如氟烷之类的过时药物。

5. 非去极化肌松药对EP的影响甚微（猴研究结果[12]）。
6. 丙泊酚对EP有轻度影响：在同等麻醉深度下，使用丙泊酚全身麻醉产生的EP抑制较吸入麻醉药小[13]。
7. 苯二氮草类对EP有轻—中度抑制。
8. 麻醉药物持续滴注效果优于间断使用。
9. 高体温、低体温及血压变化都可能影响SSEP。
10. 低碳酸血症（潮气末二氧化碳分压降至21mmHg）轻微缩短峰潜伏期[14]。
11. 抗癫痫药物：苯妥英钠、卡马西平及苯巴比妥不影响SSEP[15]。

4.5 恶性高热

4.5.1 概述

恶性高热（MH）是由Ca^{2+}重新进入肌浆网导致的骨骼肌高代谢状态。具有多因子遗传倾向。全身耗氧量增加2~3倍。

发生率：儿童麻醉发生率为1/15 000人，成人为1/40 000人。50%的病人既往麻醉时未发生MH。常与使用吸入性卤代药及琥珀酰胆碱有关（暴发形式：使用琥珀酰胆碱后立即出现肌肉僵直，还可能涉及咬肌→ 插管困难）。也可能于术后初次发作或复发。死亡率为30%[16]。

4.5.2 临床表现

1. 最早征象：呼气末二氧化碳分压升高。
2. 心动过速（早期）和其他类型心律失常。
3. 进展为：
   1) 凝血功能障碍（如DIC）：手术切口或身体正常孔洞出血。
   2) 动脉血气（ABG）：代谢性酸中毒、氧分压下降。
   3) 肺水肿。
   4) 体温升高（以每5分钟1℃的速度上升，可高达44℃以上），正常病人全身麻醉后体温下降。
   5) 四肢肌强直（常见，但出现较晚）。
   6) 横纹肌溶解→磷酸肌酸激酶（CPK）及肌红蛋白升高（后期）。
4. 终末期：
   1) 低血压。
   2) 心动过缓。
   3) 心搏骤停。

4

4.5.3 治疗

1. 消除可能的致病因素（停止手术，停用吸入麻醉药，更换麻醉机管路）。
2. 静脉注射丹曲林钠（Dantrium®）2.5mg/kg 通常有效，持续注射至症状消退，最高剂量可达 10mg/kg。
3. 使用纯氧过度通气。
4. 体表及腔隙降温（包括伤口或手术切口、鼻胃管、直肠等）。
5. 碳酸氢钠 1~2mmol/kg 治疗代谢性酸中毒。
6. 静脉注射胰岛素和葡萄糖（降血 K^+）。
7. 普鲁卡因胺治疗心律失常。
8. 利尿：扩容（补液）+ 渗透利尿剂。

4.5.4 预防：

1. 识别高危病人：
   1) 唯一可靠的试验：在少数区域性测试中心取 4 厘米肌肉进行活检（咖啡因或氟烷测试时肌肉异常挛缩为阳性）。
   2) 家族史：任何亲属有发病史，都增加病人恶性高热发生风险。
   3) 相关特征：50% MH 病人存在肌肉发达、Duchenne 型肌营养不良或脊柱侧弯。
   4) 琥珀酰胆碱引起咬肌痉挛的病人。
2. 高危病人应注意：避免使用琥珀酰胆碱（如需要肌肉松弛，优先使用非去极化阻滞剂），可以安全地使用非卤化麻醉剂（如镇痛药、巴比妥类、苯二氮䓬类、氟哌利多、N_2O 等）。
3. 预防性口服丹曲林：4~8mg/(kg · d)，使用 1~2 天（最后一次于麻醉前 2 小时给药）通常有效。

（周建坡　译　刘兴炬　校）

参考文献

[1] Schneider AJ. Assessment of Risk Factors and Surgical Outcome. Surg Clin N Am. 1983; 63:1113–1126
[2] Vacanti CJ, VanHouten RJ, Hill RC. A Statistical Analysis of the Relationship of Physical Status to Postoperative Mortality in 68,388 Cases. Anesth Analg Curr Res. 1970; 49:564–566
[3] Marx GF, Mateo CV, Orkin LR. Computer Analysis of Postanesthetic Deaths. Anesthesiology. 1973; 39: 54–58
[4] Benveniste R, Germano IM. Evaluation of factors predicting accurate resection of high-grade gliomas by using frameless image-guided stereotactic guidance. Neurosurg Focus. 2003; 14
[5] Martin A, Rojas S, Chamorro A, et al. Why does acute hyperglycemia worsen the outcome of transient focal cerebral ischemia? Role of corticosteroids, inflammation, and protein O-glycosylation. Stroke. 2006; 37:1288–1295
[6] Raggio JF, Fleischer AS, Sung YF, et al. Expanding Pneumocephalus due to Nitrous Oxide Anesthesia: Case Report. Neurosurgery. 1979; 4:261–263
[7] Drummond JC, Cole DJ, Patel PM, et al. Focal Cerebral Ischemia during Anesthesia with Etomidate, Isofluorane, or Thiopental: A Comparison of the Extent of Cerebral Injury. Neurosurgery. 1995; 37:742–749
[8] Shapiro HM, Miller RD. Neurosurgical Anesthesia and Intracranial Hypertension. In: Anesthesia. 2nd ed. New York: Churchill Livingstone; 1986:1563–1620
[9] Drummond JC, McKay LD, Cole DJ, et al. The role of nitric oxide synthase inhibition in the adverse effects of etomidate in the setting of focal cerebral ischemia in rats. Anesth Analg. 2005; 100:841–6, table of contents
[10] Hoffman WE, Charbel FT, Edelman G, et al. Comparison of the effect of etomidate and desflurane on brain tissue gases and pH during prolonged middle cerebral artery occlusion. Anesthesiology. 1998; 88:1188–1194

[11] Koht A, Schutz W, Schmidt G, et al. Effects of etomidate, midazolam, and thiopental on median nerve somatosensory evoked potentials and the additive effects of fentanyl and nitrous oxide. Anesth Analg. 1988; 67:435–441
[12] Sloan TB. Nondepolarizing neuromuscular blockade does not alter sensory evoked potentials. J Clin Monit. 1994; 10:4–10
[13] Liu EH, Wong HK, Chia CP, et al. Effects of isoflurane and propofol on cortical somatosensory evoked potentials during comparable depth of anaesthesia as guided by bispectral index. Br J Anaesth. 2005; 94:193–197
[14] Schubert A, Drummond JC. The effect of acute hypocapnia on human median nerve somatosensory evoked responses. Anesth Analg. 1986; 65:240–244
[15] Borah NC, Matheshwari MC. Effect of antiepileptic drugs on short-latency somatosensory evoked potentials. Acta Neurol Scand. 1985; 71:331–333
[16] Nelson TE, Flewellen EH. The Malignant Hyperthermia Syndrome. N Engl J Med. 1983; 309: 416–418

5 钠平衡及渗透压

5

5.1 血浆渗透压及血钠浓度

不同血浆渗透压值的临床意义见表 5-1。

▶ 血浆渗透压：可用公式 5-1 进行估算。

血浆渗透压（mmol/L）=2×{[Na^+]+[K^+]}+[BUN]/2.8+[血糖]/18

（公式 5-1）

[Na^+ 单位为 mmol/L，血糖和血尿素氮（BUN）的单位为 mg/dl]

注：公式 5-1 中方括号 [ ] 代表血浆浓度。

▶ 钠含量。饮食：通常以 Na^+（而不是 NaCl）克数表示，低钠饮食即每天≤ 2g Na^+。

一茶匙食盐（NaCl）含有 2.3g Na^+。

1mg NaCl 有 17mmol Na^+。1mg Na^+ 等于 43mmol Na^+。

每 100mg 生理盐水含 0.9mg NaCl。100ml 浓度为 3% 的 NaCl 溶液含 3mg NaCl。

表 5-1 血浆渗透压的临床相关性

值（mmol/L）	临床意义
282～295	正常
<240 或 >321	危急值
>320	肾功能衰竭风险
>384	导致昏迷
>400	全身性癫痫发作风险
>420	通常致命

5.2 低钠血症

5.2.1 概述

▶ 根据低钠血症的程度分类：[Na^+]<135mmol/L 为轻度，[Na^+]<130mmol/L 为中度，[Na^+]<125mmol/L 为重度。

▶ 神经外科病人的低钠血症详见：

- 抗利尿激素分泌失调综合征（SIADH）（见章节 5.2.5）：稀释性低钠血症，血容量正常或升高。是最常见的低钠血症类型[1]。通常采用的治疗方式是限制液体摄入。该综合征或与多种颅内异常病变及

要 点

- 定义：血浆 [Na^+]<135mmol/L。常见病因：
  - 抗利尿激素分泌失调综合征（SIADH）：低渗性低钠血症（有效血浆渗透压<275mmol/L）伴高度尿浓缩（尿渗透压 >1000mmol/L）。正常血容量或高血容量。
  - 脑性耗盐综合征(CSW)：类似 SIADH，但因肾钠缺失(尿 [Na^+]>20mmol/L)导致细胞外液体容量耗竭。
- 检查项目至少包括：✓血浆 [Na^+]、✓血浆渗透压、✓尿渗透压、✓血容量的临床评估。如血容量过高或过低：✓尿 [Na^+]；✓促甲状腺激素（TSH），排除甲状腺功能减退。
- 治疗：根据病情的紧急程度、严重程度以及症状和病因采用针对性治疗。酌情参见 SIADH（见章节 5.2.5）或 CSW（见章节 5.2.6）。
- 过快纠正的风险：渗透性脱髓鞘（包括脑桥中央髓鞘溶解）。

5

经蝶手术有关。

- 脑性耗盐综合征（CSW）：尿钠排泄不当伴血容量耗竭。治疗主要是补充血容量（与 SIADH 治疗相反）及钠。如限制补液可能会加重由 CSW 导致的精神错乱症状（见章节 5.2.6）[2]。动脉瘤性 SAH 引起的中、重度低钠血症中，有 6%~23% 由 CSW 引起，35% 由 SIADH 导致[3，4]。

▶ 其他形式的低钠血症：

1. 等渗性低钠血症（有效血浆渗透压为 275~295mmol/L)：
   1) 假性低钠血症：为间接测量法的伪差。异常高水平的脂类（如高甘油三酯血症）或蛋白质（多发性骨髓瘤病的免疫球蛋白[6]）会降低血浆的含水率，导致血钠值出现伪差（低血钠）。采用直接测量法可避免这种错误。
   2) 非导电性灌流液：如膀胱镜检查时使用的灌流液无意中通过切断的静脉被大量吸收时（“TURP 综合征”），可出现等渗性低钠血症。
2. 高渗性低钠血症（有效血浆渗透压为 >295mmol/L)：有渗透活性的溶质过量。高血糖是最常见的例子。葡萄糖每增加 100mg/dL，血清 [Na^+] 就会减少 1.6~2.4mmol/L。甘露醇也可引起这种现象。
3. 低渗性低钠血症（有效血浆渗透压为 <275mmol/L)，例如：
   1) 肾功能衰竭：高血容量，尿 [Na^+]>20mmol/L。
   2) 充血性心力衰竭(CHF)、肝硬化：高血容量，尿 [Na^+]<10mmol/L。
4. 术后低钠血症：发生于年轻人的一种罕见情况，此外，还发生于接受择期手术的健康女性[7]，可能与使用低渗液体（即使只是轻度低渗且少量）[8] 和 ADH 的活性（压力、疼痛或药物可能增加 ADH 活性）有关。

5.2.2 低钠血症的评估

图 5-1 展示了评估低钠血症病因的流程[9]，有利于治疗决策的制定。检查病人是否需要进入以下评估：

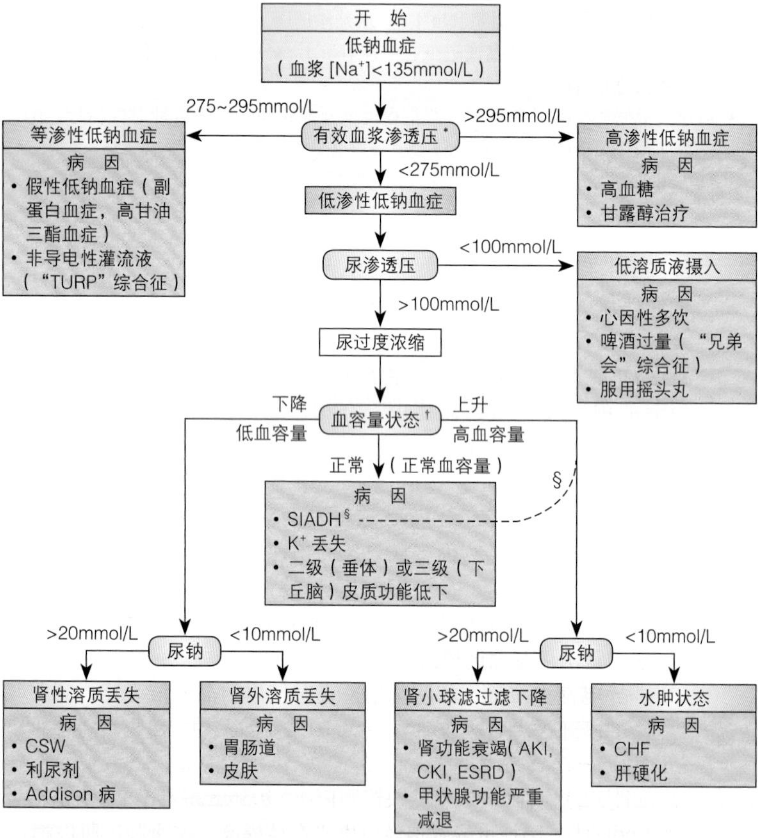

图 5-1 低钠血症病因的评估（改编[5,9]）

* 有效血浆渗透压 = 测量值 −[BUN]/2.8（公式见正文）

† 血容量情况可通过临床评估了解，但当血容量不足时临床评估敏感性差

§ SIADH 时为正常血容量或高血容量

AKI= 急性肾损伤；CHF= 充血性心脏衰竭；CIK= 慢性肾损伤；CSW= 脑性耗盐综合征；[Na⁺] 尿 = 尿钠浓度；SIADH= 抗利尿激素分泌失调综合征

1. 血钠：需 <135mmol/L 才能诊断为低钠血症。
2. 有效血浆渗透压（又称血浆张力）的计算公式如下：

   有效血浆渗透压 = 血浆渗透压 −[BUN](mg/dl)/2.8。

   该公式仅用于血BUN升高的情况下[当BUN为正常值(7~18mg/dl)时，有效血浆渗透压等于血浆渗透压 −5]。该值若 <275mmol/L，则意味着低张性低钠血症。
3. 尿渗透压：血浆张力 <275mmol/L 时，如尿渗透压 >100mmol/L 则为过高。
4. 血容量：可区分 SIADH 和 CSW。
   1) 临床评估：临床上对高血容量（水肿，病人体重呈上升趋势）的评估较为容易，但对细胞外液耗竭的临床评估并不敏感[10]（如黏膜干燥，皮肤张力消失，直立性低血压）。
   2) 对于不确定的病例，可进行生理盐水灌注试验（补水试验）：如基线尿渗透压 <500mmol/L，则 24～48 小时内输注 2L 0.9% 的生理盐水是安全的。如低钠血症得到纠正，则证明细胞外液耗竭是病因。
   3) 中心静脉压（CVP）：如低血容量病人 CVP<5～6cmH_2O，则其心功能正常[3,9]。
5. 如血容量升高或不足，应检查尿 [Na^+]。
6. 明确低钠血症持续时间：
   1) 持续时间 <48 小时为急性。
   2) >48 小时或持续时间不明为慢性。
   3) 除马拉松运动员和服用 MDMA（“摇头丸”）者外，院外发生的低钠血症通常是慢性、无症状的。

5.2.3 症状

由于大脑的缓慢代偿机制，机体对血钠浓度逐渐下降的耐受力强于快速下降。轻度低钠血症（[Na^+]<130mmol/L）或渐进性低钠血症的症状包括：厌食、头痛、注意力不集中、易怒、食欲不振和肌无力。严重低钠血症（<125mmol/L）或血钠浓度的快速下降（>0.5mmol/h）[（译者注：单位应为 mmol/(L · h)] 可导致神经肌肉兴奋性提高、脑水肿、肌肉抽搐和痉挛、恶心 / 呕吐、精神错乱、癫痫、呼吸骤停，并可能导致永久性神经损伤、昏迷或死亡。

5.2.4 抗利尿不当综合征（SIAD）

该术语涵盖了低钠血症伴过度水潴留的临床状况，病因包括抗利尿激素分泌失调（SIADH）以及其他不伴有循环 ADH 水平升高的情况（如

ADH 反应性增高、特定药物的使用等）。部分病因列于表 5-2 中（详情见参考文献[1, 11]）。

表 5-2 SIAD 病因

恶性肿瘤
1. 尤其是支气管源性小细胞肺癌
2. 胃肠道或泌尿生殖系统肿瘤
3. 淋巴瘤
4. 尤因肉瘤
中枢神经系统疾病
1. 感染：
1）脑炎
2）脑膜炎：尤其是儿童
3）结核性脑膜炎
4）AIDS
5）脑脓肿
2. 头部外伤：4.6% 的患病率
3. 颅内压升高：脑积水、硬膜外血肿等
4. 蛛网膜下隙出血
5. 脑肿瘤
6. 海绵窦血栓形成
7. ★ 开颅手术后，尤其是垂体瘤、颅咽管瘤、下丘脑肿瘤术后
8. 多发性硬化
9. 吉兰 - 巴雷综合征
10. 直立性低血压综合征（Shy-Drager 综合征）
11. 震颤性谵妄
肺部疾病
1. 感染：肺炎（细胞或病毒）、肺脓肿、肺结核、肺曲霉病
2. 哮喘
3. 与正压通气相关的呼吸衰竭
药物
1. 促 ADH 释放或增强 ADH 生物效应的药物：
1）氯磺丙脲（Diabinese®）：增加肾脏对 ADH 的敏感性
2）卡马西平（Tegretol®）：尤其是与奥卡西平联合时
3）氢氯噻嗪（HCTZ）
4）选择性五羟色胺再摄取抑制剂（SSRI）、三环类抗镇静剂（TCA）
5）氯贝丁酯
6）长春新碱
7）抗精神病药

表 5-2（续）

8）非甾体抗炎药（NSAID）
9）MDMA（“摇头丸”）
2. ADH 类似物
1）醋酸去氨升压素
2）缩宫素（催产素）
内分泌失调
1. 肾上腺皮质功能不全
2. 甲状腺功能减退
其他
1. 贫血
2. 紧张、剧烈疼痛、呕吐、低血压（均可促进 ADH 释放）以及术后状态
3. 急性间歇性卟啉病

SIAD 的诊断标准见表 5-3。测量血浆渗透压以排除假性低钠血症是非常必要的（见章节 5.2.1）。假性低钠血症由间接测量法的伪差造成。

表 5-3 SIAD 的诊断标准[1]

必要条件
• 有效血浆渗透压[a]下降（<275mmol/L）
• 同时，尿渗透压 >1000mmol/L
• 血容量正常：
1）无细胞外液体容量减少的临床表现（直立性低血压、心动过速、皮肤弹性下降、黏膜干燥）
2）无细胞外液体容量过多的临床表现（水肿、腹水等）
• 在钠正常摄入的情况下，尿 $[Na^+]$>40mmol/L
• 甲状腺及肾上腺功能正常
• 近期未使用利尿剂
补充条件
• 血浆 [尿酸]<4mg/dl
• [BUN]<10mg/dl
• Na 排泄率 >1%，尿素排泄率 >55%
• 补水试验：24~48 小时内静脉输注 2L 0.9% 生理盐水不能纠正低钠血症
• 限制液体摄入[b]可纠正低钠血症
• 水负荷试验[c]结果异常：
1）按 20ml/kg 一次性饮水后，5 小时排尿量 <80% 饮水量；或
2）尿浓缩不充分（<100mmol/L）
• 低血钠浓度、正常血容量伴血浆 [ADH] 升高

表 5-3（续）

[a] 有效血浆渗透压（又称血浆张力）= 血浆渗透压 –[BUN](mg/dl)/2.8
[b] 该试验适用于血容量状态不确定的病人（纠正容量耗竭）。当病人基线尿渗透压 <500mmol/L 时，该试验是安全的
[c] 水负荷试验和 [ADH] 水平一般不推荐。详情见下文

5.2.5 抗利尿激素分泌失调综合征（SIADH）

概述

要 点

- 定义：在无生理（渗透压）刺激的状态下伴有 ADH 的释放。
- 导致高血容量性低钠血症（有时血容量正常），伴尿渗透压异常升高（>1000mmol/L）。
- 多见于某些恶性肿瘤及多种颅内病变状态下。
- 需与导致低血容量的脑性耗盐综合征（CSW）鉴别。
- 治疗（简单指导原则，详情见下文）：
  - 避免低钠血症纠正过快或纠正过度，减小渗透性脱髓鞘发生风险（见下文）。每 2~4 小时查血 $[Na^+]$，确保血 $[Na^+]$ 上升幅度每小时不超过 1mmol/L，24 小时不超过 8mmol/L，48 小时不超过 18mmol/L。
  - 严重低钠血症 [48 小时内出现血 $[Na^+]$<125mmol/L，或症状严重（昏迷、癫痫）者]：以 1~2ml/(kg · h) 的速度输注 3% 的 NaCl 溶液 + 静脉注射呋塞米 20mg/d。
  - 严重低钠血症（血 $[Na^+]$<125mmol/L，持续时间 >48 小时或时间不详，且无严重症状者）：以 100ml/h 的速度输入生理盐水 + 静脉注射呋塞米 20mg/d。
  - 慢性或持续时间不详的无症状低钠血症病人：在保证每天钠盐及蛋白质摄入的情况下限制液体摄入（见表 5-4），必要时辅以药物治疗（地美环素、考尼伐坦等）。

表 5-4 液体限制推荐量 [1]

溶质比 [a]	推荐液体摄入量
>1	<500ml/d
1	500~700ml/d
<1	<1L/d

[a] 溶质比的定义是：(尿 $[Na^+]$+ 尿 $[K^+]$)/ 血浆 $[Na^+]$

SIADH（又称 Schwartz-Bartter 综合征）是 SIAD 的病因之一，最早在支气管癌病人中发现。该综合征是指在无生理性（渗透压）刺激的状态下伴有 ADH [又名精氨酸加压素（AVP)] 的释放。结果：尿渗透压升高、

细胞外液容量增大，从而导致稀释性低钠血症和体液高负荷（高血容量），但 SIADH 者血容量也可能正常。SIADH 并不导致水肿，具体原因不明。

SIADH 导致的低钠血症需与 CSW 相鉴别，因两者治疗策略上完全不同（见章节 5.2.6）。

病因：见表 5-2。

SIADH 的诊断

总的来说，诊断 SIADH 有 3 个标准：低钠血症、尿高度异常浓缩、无肾脏或肾上腺功能不全。具体见下：

1. 低血钠浓度（低钠血症）：通常 <134mmol/L。
2. 有效血浆渗透压低：<134mmol/L。
3. 高尿钠（盐丢失）：>18mmol/L，常达 50～150mmol/L。注：目前对比于 SIADH 的高尿钠还没有明确的解释。
4. 尿、血浆渗透压比升高：常达（1.5～2.5）∶1，但也可能为 1∶1。
5. 肾功能正常（查 BUN 和肌酐）：BUN 通常 <10mg/dl。
6. 肾上腺功能正常（无低血压、无高钾血症）。
7. 无甲状腺功能减退。
8. 无脱水或水分过多的表现［许多急性脑病病人的低血容量由 CSW 导致（见章节 5.2.6），这种低血容量是刺激 ADH 分泌的重要因素，此时 ADH 的分泌则是“适当的”[12]］。对于未能确认的病例，可进行补水试验（见表 5-3）。

如需进一步测试才能确认，则可以采用以下方法（但一般并不推荐）：

1. 检测血清或尿液 ADH 水平：意义不大，因为尿液渗透压 >100mmol/L 时足以说明 ADH 存在过度分泌[1]。当低钠血症并非由 SIADH 导致时，通常无法对 ADH 含量进行检测。
2. 水负荷试验：可作为确诊性试验[13]。嘱病人按 20ml/kg 的标准进行负荷水摄入（最高 1500ml，通常半小时内喝完）。在无肾上腺或肾功能不全的情况下，4 小时内排尿量不及负荷水量的 65%，或 5 小时排尿量小于 80% 负荷水量，就提示 SIAD。

   × 禁忌证：如病人基线血 [Na^+] ≤ 124mmol/L 或伴有低钠血症症状，则进行此试验是危险的。

SIADH 症状

SIADH 症状主要由低钠血症及体液过多导致。如病情轻微或血 [Na^+] 下降缓慢，机体可以耐受。而血 [Na^+]<120～125mmol/L，则通常会有临床症状，此时病人还常有反常性（不当的）口渴感。

SIADH 相关低钠血症的治疗

治疗方案取决于病情严重程度、持续时间以及临床症状。选择治疗方案时有两个注意事项：

1. × 限制液体摄入前，应确保低钠血症不是由 CSW 导致的。

2. 避免低钠血症纠正过快或纠正过度，降低渗透性脱髓鞘的发生风险。

渗透性脱髓鞘综合征

渗透性脱髓鞘综合征是部分低钠血症病人治疗中的并发症。虽然急性低钠血症纠正过慢会增加病残率和死亡率[14]，但过快纠正则会引起渗透性脱髓鞘综合征［脑桥中央脱髓鞘（CPM）（见图 5-2）[15]和脑桥外脱髓鞘（见图 5-3)]。该病于酗酒病人中首次被发现[16]，导致病人隐匿性松弛性四肢瘫痪、精神状态改变和脑神经异常，并出现假性球麻痹。据一篇文献的报道[17]，当按如下所述缓慢治疗时，没有病人出现 CPM。然而，纠正率与 CPM 的相关性不高，可能纠正幅度才是关键变量[18]。导致 CPM 的共同特征是[17]：

- 延误了低钠血症的诊断导致呼吸骤停、癫痫发作伴脑缺氧。
- 自开始治疗 48 小时内，快速纠正血钠至正常水平或高钠血症（>135mmol/L）。
- 自开始治疗 48 小时内血钠上升超过 25mmol/L。
- 肝性脑病病人血钠纠正过度。
- 注意：许多病人发生的 CPM 是由慢性消耗性疾病、营养不良或酗酒导致，而非低钠血症。部分病人有缺血、缺氧史[19]。
- 治疗前，低钠血症持续时间已超过 24 小时[18]。

唯一确定的治疗渗透性脱髓鞘方法是对病因的治疗：

- 如由贫血导致：输血可缓解。
- 如由恶性肿瘤导致：抗肿瘤治疗有效。
- 如由药物导致：大多数在停用药物后迅速缓解。

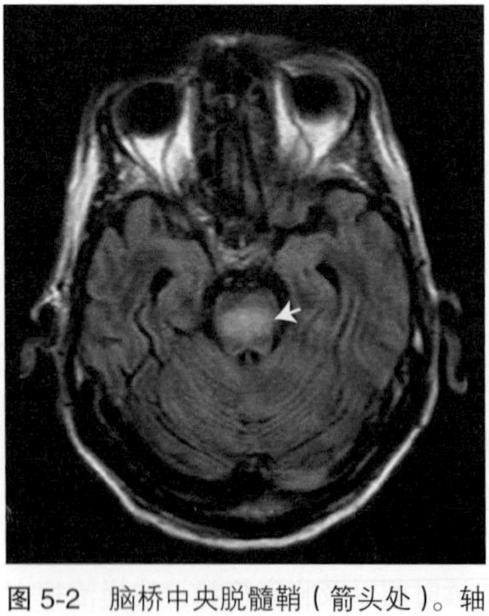

图 5-2 脑桥中央脱髓鞘（箭头处）。轴位 FLAIR MRI 图像

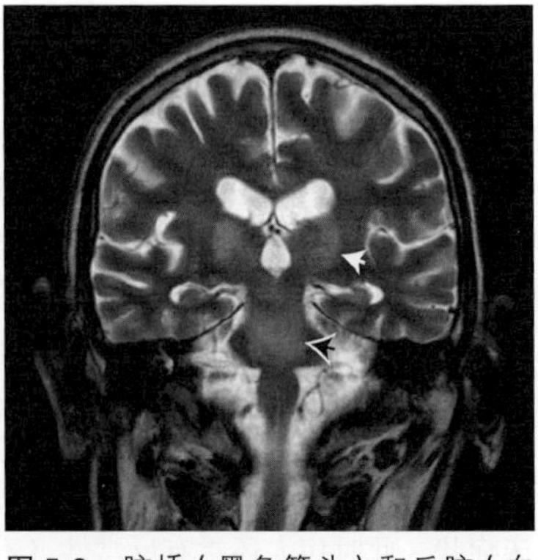

图 5-3 脑桥（黑色箭头）和丘脑（白色箭头）渗透性脱髓鞘。冠状位 T_2WI MRI 图像

诊疗流程

图 5-4 显示了 SIADH 的诊疗流程，有助于选择正确的治疗方案（详情见下文）。

▶ 积极治疗。适应证（见图 5-4）：

1. 严重低钠血症（血 $[Na^+]<125mmol/L$）。
2. 合并出现下列情况中任意一种：
   1）持续时间 <48 小时。
   2）症状严重（昏迷、癫痫）。

治疗：

- 转移病人至 ICU。
- 药物治疗：
  - 3%NaCl 溶液：根据病人体重，起初以 1~2ml/(kg · h) 的速度输注（对于已经昏迷或有癫痫症状的病人输注速度可加快至 2~4ml/(kg · h)[1]。
  - 静脉注射呋塞米（Lasix®）20mg/d（呋塞米可加快 $[Na^+]$ 上升速度、减轻容量负荷，并增加心房钠尿肽、排出多余的 Na^+）。

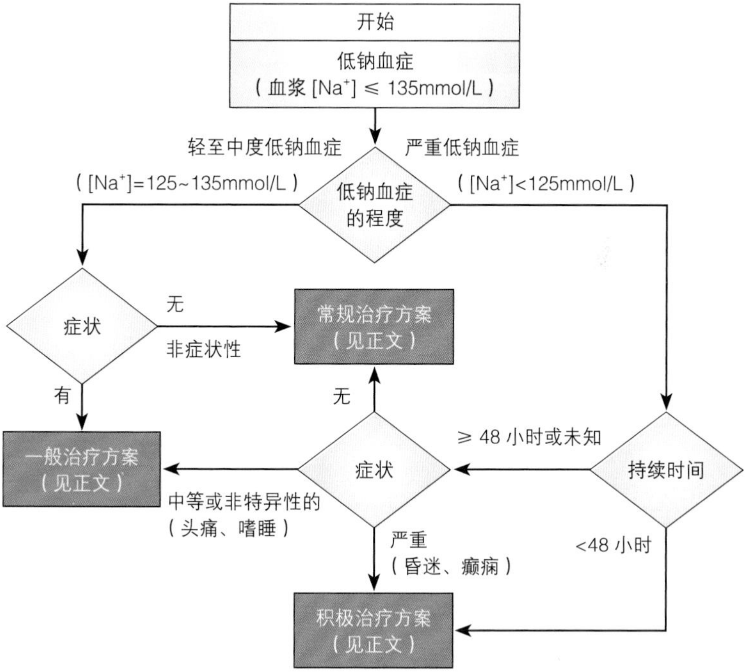

图 5-4 SIADH 性低钠血症的治疗方案选择（具体方案细节见正文）

- 血 [Na^+] 监测与输液速度的调整：
  - 每 2~3 小时检查血浆 [Na^+]，调整 3%NaCl 溶液输注速度。
    - 目标：使血钠上升速度为 1~2mmol/(L · h)[20]（如低钠血症持续时间超过 48 小时或时间不明，则应控制上升速度在下限水平）。
    - 血钠上升限值：24 小时不超过 8~10mmol/L，48 小时不超过 18~25mmol/L[1]（如低钠血症持续时间超过 48 小时或时间不明，则应控制上升速度在下限水平）。
  - 测量尿 K^+ 丢失量并给予相应的补充。
  - 如出现渗透性脱髓鞘的临床症状（早期症状包括昏睡、情感异常，通常发生于低钠血症纠正初期）：停止高渗液的输入及适当下调血浆钠（如使用 DDAVP）后，症状可有改善[21, 22]。

▶ 一般治疗。适应证（见图 5-4）：

1. 有症状的非严重低钠血症（血 [Na^+]=125~135mmol/L）。或
2. 严重低钠血症（血 [Na^+]<125mmol/L），但：
   1）持续时间超过 48 小时或持续时间不明。
   2）仅有中度症状或无特异性症状。

治疗：

1. 药物治疗：
   1）静脉输注生理盐水。
   2）静脉注射呋塞米（Lasix®）20mg/d。
   3）难治性病例可考虑使用考尼伐坦治疗。
2. 血 [Na^+] 监测：每 4 小时检查血浆 [Na^+]，调整生理盐水输注速度。
3. 目标：使血钠上升速度为 0.5~2 mmol/(L · h)。
4. 血钠上升限值：24 小时不超过 8~10mmol/L，48 小时不超过 18~25mmol/L[1]。

▶ 常规治疗方案与维持治疗。适应证（见图 5-4）：

1. 无症状的非严重低钠血症（血 [Na^+]=125~135mmol/L）。或
2. 严重低钠血症（血 [Na^+]<125mmol/L），但：
   1）持续时间超过 48 小时或持续时间不明。
   2）无症状。

治疗：

具体措施：

1. 限制液体摄入 [成人限液措施见表 5-4；儿童依体表面积，补液量为 1L/(m^2 · d)]，同时保证每天盐、蛋白质的正常摄入。SAH 后的低钠血症应谨慎限液（见章节 75.1）。
2. 对于难治性病例，可考虑使用：
   1）地美环素：为四环素类抗生素，可在肾小管部对抗 ADH 的作

用[23-25]。疗效存在差异性，可能导致神经毒性。用法：每天300～600mg，口服，每天2次。

2) 考尼伐坦：为血管紧张素受体非肽类拮抗药。美国食品药品管理局（FDA）批准其可用于正常血容量或高血容量的中、重度低钠血症住院病人（严重症状包括癫痫发作、昏迷、谵妄等应积极使用高张盐水治疗[1]）。当血清钠对传统治疗方法无效时，可于神经重症病房使用该药控制升高的ICP[26]。用法：负荷剂量为30分钟内静脉注射20mg，之后每24小时静脉输注20mg，连用3天。若血清[Na^+]仍不升高，则每24小时剂量可增加至40mg，总疗程最长为4天。需注意药物交叉反应。

3) 锂：疗效有限且副作用较多，故临床不作推荐。

5.2.6 脑性耗盐综合征

脑性耗盐综合征（CSW）：是指颅内病变引起钠盐经肾脏丢失，造成低钠血症和细胞外液容量减少[13]。注意：动脉瘤性SAH引起的CSW与SIADH极其相似，但CSW一般伴有血容量不足，此时如限制入量，可能会加重血管痉挛，导致脑缺血[13，27-29]。

CSW造成肾脏保钠失败的原因至今不明，可能是产生不明利钠因子作用的结果，也可能是神经直接控制机制的作用。

SIADH和CSW的实验室检查结果（血清和尿电解质和渗透压）有可能完全相同[30]。此外，CSW导致的低血容量还可刺激ADH的释放。鉴别：一项核医学研究发现，低血容量状态下（如CSW）的中心静脉压（CVP）、肺毛细血管楔压（PCWP）和血浆容量均较低。表5-5比较了CSW和SIADH的各项特征，其中最显著的差异在于细胞外液容量和盐平衡。低钠血症合并[Ka^+]升高可以排除SIADH的诊断。

脑性耗盐综合征的治疗

× 注意：治疗SIADH时的限制液体摄入措施如用于CSW的病例是非常危险的（SAH后，SIADH或CSW均可能发生），因为脱水会增加血黏度，进而加重血管痉挛导致的脑缺血[28]。SIADH导致的低钠血症的治疗见章节5.2.5。

CSW的治疗目标：

1. 补充血容量至正常水平。
2. 达到钠平衡。
3. 避免过快纠正或过度纠正低钠血症，引起渗透压性脱髓鞘（见章节5.2.5）。
4. × 避免过量使用生理盐水或3%NaCl注射液导致的高氯性酸中毒（见下文）。

5

表 5-5 CSW 与 SIADH 的比较 [13]

参数	CSW	SIADH
★血浆容量	↓（<35ml/kg）	↑或 WNL
★盐平衡	负	不定
脱水症状、体征	有	无
体重	↓	↑或无 Δ
PCWP	↓（<8mmHg）	↑或无 Δ
CVP	↓（<6mmHg）	↑或无 Δ
直立性低血压	+	±
血细胞比容	↑	↓或无 Δ
血浆渗透压	↑或 WNL[a]	↓
血 [BUN] 与 [肌酐] 之比	↑	WNL
血 [蛋白质]	↑	WNL
尿 [Na^+]	↑↑	↑
血 [K^+]	↑或无 Δ	↓或无 Δ
血 [尿酸]	WNL	↓

符号说明：[ ] 代表浓度，↓代表下降，↑代表上升，↑↑代表显著上升，无 Δ 表示无改变，+ 表示有，± 表示有或没有。WNL：正常范围内

[a] 实际上，CSW 病人血浆渗透压通常下降

具体措施：

1. 积极纠正低血容量：
   1) 静脉输注晶体液，通常为生理盐水 100~125ml/h。
   2) 严重低钠者，以 25~50ml/h 的速度静脉输注 3% 的 NaCl 溶液，可有效纠正低钠血症 [31]，还能增加高分级 aSAH 病人局部脑血流、脑组织供氧及 pH[32]。
   3) 如补液需求量很大，可转用平衡液以避免发生高氯性酸中毒（见下文）。
   4) 需要时可输入浓缩红细胞。
   5) 胶体液也可作为晶体液的替代品使用。
2. × CSW 禁用呋塞米。
3. 可同时口服钠盐补充。食用盐约为 99% 纯度的 NaCl，一茶匙盐 =6g 盐 =2300mg Na^+=100mmol Na^+。盐药片一般规格为每片含 1g NaCl=16.7mmol Na^+。
4. 如有贫血，可使用血液制品补充。
5. 药物：
   1) 醋酸氟氢可的松直接作用于肾小管，增加钠的吸收，帮助纠正

低钠血症，减少对液体的需要[33，34]，但也可能发生严重的肺水肿、低钾血症和高血压。剂量：CSW 时，每天静脉注射或口服 0.2mg[33]。

2) 氢化可的松的使用可减少尿钠、降低低钠血症发生率[35]。

3) 尿素：尿素的另一种治疗用途，可适用于 SIADH 或 CSW 的低钠血症，因此可在确定低钠血症原因之前使用。用法：尿素（Ureaphil®）（将 40g 溶解在 100～150ml 生理盐水中配制），根据体重计算，以 0.5g/kg 的量静脉注射 30～60 分钟，每 8 小时一次[36]。将 KCl 与生理盐水配制成 20mmol/L 的浓度，以 2ml/(kg · h) 的速度进行中心静脉注射，直到低钠血症得以纠正（与甘露醇不同，尿素不会增加 ADH 分泌）。同时需要补充胶体（即：每 8～12 小时静脉注射 5% 白蛋白 250ml，连用 3 天）。

▶ 高氯性酸中毒。与其他危重病人相比，aSAH 后病人对生理盐水甚至高渗盐水的钠负荷耐受性更好，因为 aSAH 后低钠血症通常是由 CSW 引起的，而 CSW 的本质是钠的丢失。然而，与生理盐水或 3% 氯化钠注射液相关的氯负荷可导致高氯血症性酸中毒（HCA），这种代谢性酸中毒可增强炎症反应、减少肾皮质血流量[37，38]、减少胃黏膜灌注，可引起呼吸急促、低碳酸血症，并增加血管收缩的风险。正常情况下，血清 [Na^+] 为 140mmol/L，[Cl^-] 为 100mmol/L，但生理盐水中 [Na^+] 和 [Cl^-] 均为 154mmol/L（[Cl^-] 过高）。治疗 HCA 比预防更困难。为预防 HCA，应避免过量使用生理盐水，又必须保证盐水的高张力以治疗严重低钠血症或急性 ICP 升高。可考虑使用等渗平衡晶体溶液，如 Plasma-LyteA（勃脉力 a：pH=7.4，渗透压 =294mmol/L，电解质（单位：mmol/L)：[Na^+]=140，[K^+]=5，[Cl^-]=98，[Mg^{2+}]=1.5，醋酸盐 =27，葡萄糖酸盐 =23）或 Isolyte®。

高氯性酸中毒的治疗：使用氯溶液替代，如：

- 碳酸氢钠（$NaHCO_3$）：150mmol 溶于 1L 无菌水中：形成轻微高渗的钠溶液（1.26%）。
- 醋酸钠：140mmol/L 的醋酸钠是等渗液。

5.3 高钠血症

5.3.1 概述

定义：血清钠浓度高于 150mmol/L。在神经外科，多见于尿崩症（DI）的病人。

由于正常全身体液总量（TBW）约占体重的 60%，则病人当前 TBW 可由公式 5-2 来估算：

5

$$TBW_{当前}=[Na^+]_{正常}\times TBW_{正常}/[Na^+]_{当前}=140mmol/L\times 0.6\times 正常体重(kg)/[Na^+]_{当前}$$ （公式 5-2）

公式 5-3 为身体缺水量计算公式。必须缓慢纠正缺水以免加重脑水肿。补充一半缺水量的时间不得少于 24 小时，剩余量在之后的 1~2 天内补充。对真性尿崩症病人，ADH 分泌不足的量也应进行补充。

$$缺水量=0.6\times 正常体重(kg)-TBW_{当前}=\{([Na^+]_{当前}-140mmol/L)/[Na^+]_{当前}\}\times 0.6\times 正常体重(kg)$$ （公式 5-3）

5

5.3.2 尿崩症

概述

要 点

- 由于 ADH 水平低下导致（或是肾脏对 ADH 不敏感，罕见）。
- 大量排泄低渗尿（<200mmol/L 或比重 <1.003），伴血浆渗透压正常或升高、血钠升高。
- 常伴明显渴感，尤其喜冰水。
- 如不严格管理，有严重脱水的风险。

尿崩症（DI）由肾脏的 ADH 活性不足导致，可引起经肾脏的水和电解质过度丢失。DI 可由两种病因导致：

- 中枢性或神经源性 DI：下丘脑 - 垂体轴功能异常导致 ADH 水平下降。这是神经外科医师最常见到的类型。
- 肾源性 DI：由于肾脏对正常水平甚至高于正常水平的 ADH 的抵抗导致。

DI 的病因[39]：

1. 神经源性（中枢性）DI：
   1) 家族性（常染色体显性遗传）。
   2) 特发性。
   3) 外伤性（头部损伤，包括手术）。
   4) 肿瘤：颅咽管瘤、转移瘤、淋巴瘤。
   5) 肉芽肿：结节病、组织细胞增多症。
   6) 感染：脑膜炎、脑炎。
   7) 自身免疫性疾病。
   8) 血管性疾病：动脉瘤、Sheehan 综合征（罕见导致 DI）。
2. 肾源性 DI：
   1) 家族性（X 染色体隐性遗传）。
   2) 低钾血症。

3) 高钙血症。

4) 干燥综合征。

5) 药物：锂、地美环素、秋水仙碱。

6) 慢性肾病：肾盂肾炎、淀粉样变、镰状细胞病、多囊肾、结节病。

中枢性 DI

在临床诊断中枢性 DI 前，ADH 分泌能力一般至少减少了 85%。其特征是尿量增多、尿渗透压下降，清醒病人多有明显渴感（喜冰水）。

鉴别诊断：

1. 神经源性 DI（真性 DI）。
2. 肾源性 DI。
3. 心因性 DI：
   1) 特发性：因渗透调定点重置导致。
   2) 心理性烦渴（水摄入过量）。
4. 渗透性利尿：如使用甘露醇后，或伴有肾脏糖溢出。
5. 利尿剂使用：呋塞米、氢氯噻嗪等。

中枢性 DI 可见于以下情况：

1. 经蝶手术或颅咽管瘤术后：通常为短暂性。因此，在确定需要长期补充前避免使用长效药物。垂体后叶或垂体柄损伤导致的 DI 有三种模式[40]：
   1) 一过性 DI：多饮多尿，一般在术后 12～36 小时恢复。
   2) 迁延性 DI：多尿持续时间长（可为数月），甚至呈永久性。术后 1 年时，有 1/3 的病人不能恢复正常。
   3) "三相性" DI（最少见）：
      - 第一期：垂体损伤造成 ADH 水平下降，约持续 4～5 天→引起多饮多尿。
      - 第二期：随后的 4～5 天，因细胞死亡释放 ADH →短暂性尿量恢复正常甚至有 SIADH 的水钠潴留表现（× 在进入此期后，仍延用第一期时的血管升压素治疗会导致严重的血液稀释）。
      - 第三期：ADH 分泌减少或无分泌 → 造成一过性 DI 或迁延性 DI。
2. 中心疝（见章节 18.4.4）：可能发生垂体柄撕脱伤。
3. 脑死亡：下丘脑 ADH 分泌停止。
4. 特定脑肿瘤：
   1) 垂体腺瘤：即使在大腺瘤中，DI 也很罕见。可发生于垂体卒中（见章节 43.5.2）。
   2) 颅咽管瘤：DI 常发生在术后，损伤垂体或垂体柄下部不影响下丘脑核团的 ADH 合成和释放。

3）鞍上生殖细胞肿瘤。

4）胶样囊肿少见。

5）下丘脑肿瘤：朗格汉斯细胞组织细胞增生症。

5. 其他占位性病变压迫下丘脑：如前交通动脉瘤。

6. 头部外伤后：主要见于颅底（斜坡）骨折（见章节 54.4）。

7. 脑膜炎或脑炎。

8. 药物导致：

1）乙醇和苯妥英能抑制 ADH 释放。

2）外源性类固醇似乎可以诱发 DI，因为它们可以纠正肾上腺功能不全，抑制 ADH 分泌。

9. 肉芽肿疾病：

1）韦格纳（Wegener）肉芽肿（见章节 11.3.4）：一种血管炎。

2）神经结节病累及下丘脑（见章节 10.9）。

10. 炎症：自身免疫性垂体炎（见章节 86.6.6）[41]，或淋巴细胞性漏斗神经垂体炎[42]。

诊断

具备以下几点足以诊断 DI，特别是在特定的临床情境中：

1. 稀释性尿：

1）尿渗透压 <200mmol/L（多为 50～150mmol/L），或尿比重 <1.003（可能为 1.001～1.005）。需要注意的是，正常尿渗透压一般为 500～800mmol/L，极端范围为 50～1400mmol/L。

2）或处于临床脱水状态时也不能将尿液渗透压浓缩到 300mmol/L 以上。

3）注意：大剂量使用甘露醇（如脑外伤时）时尿液浓度高，会影响 DI 的诊断。

2. 尿量 >250ml/h ［儿童 >3ml/(kg · h)］。

3. 血钠正常或升高。

4. 肾上腺功能正常：原发性肾上腺功能不全的病人不会发生 DI，因为肾脏排水需要盐皮质激素的参与。因此，使用类固醇纠正肾上腺功能不全可使潜在的 DI 显现出来。

对于不能明确诊断的病人，可参考图 5-5，了解同时测量的血、尿渗透压值的临床意义。

1. 血浆渗透压低：病人多为心因性多饮（病理性饮水）。

2. 若病人处于“正常”范围，则需要在监督下进行禁水试验，明确病人在脱水状态下能否浓缩尿液（注意事项见下文）。

3. 血浆渗透压升高：

• DI 诊断成立，无须进一步检查。

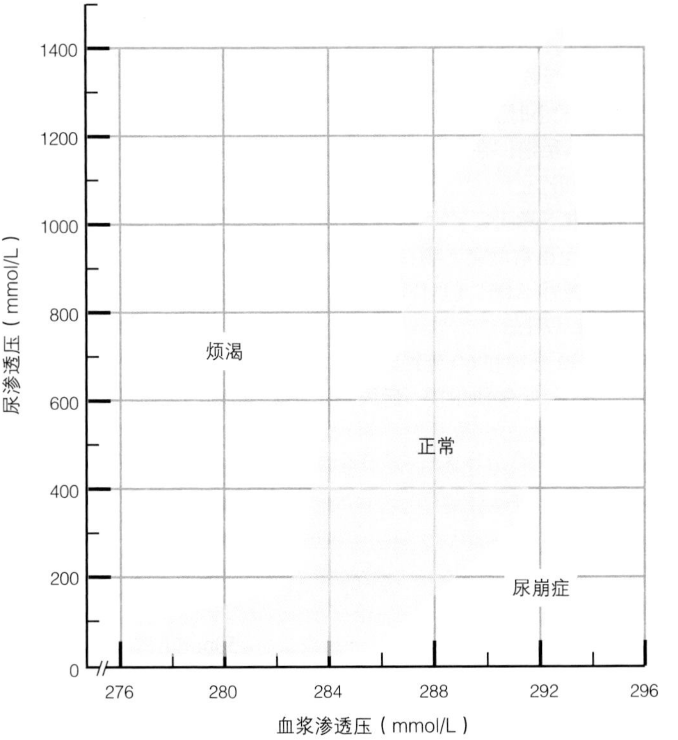

图 5-5 同时测量血浆、尿渗透压值的临床意义（图片由 Arnold M. Moses 博士提供，经允许后使用）

- 进一步检查是为了鉴别中枢性或肾源性尿崩症。皮下注射垂体后叶素 5U 可以鉴别。
- 中枢性尿崩症病人在使用垂体后叶素 1~2 小时后，尿渗透压应加倍。

4. 处于图 5-5 正常范围临界区的病人可予多次测量。

禁水试验

当临床诊断不明时，禁水试验有助于确诊（× 注意：在严格监督下进行，因为 DI 可导致快速的致命性脱水）。如血浆渗透压 >298mmol/L，则不需要进行禁水试验（因为代偿性 DI 的血浆渗透压一般低于正常或在正常范围[43]）。

- 停止静脉输液，并嘱病人禁食、禁水。
- 观察：
  - 每小时测量尿渗透压。

- 每小时测量病人体重。
- 持续试验直至出现以下情况中的一种：
  - 出现正常反应：尿液减少、渗透压升高到 600~850mmol/L
  - 历时 6~8 小时。
  - 尿渗透压稳定：在连续 3 次（每小时 1 次）测量尿渗透压变化 <30mmol/L。
  - 病人体重下降 3%。
- 如果病人无正常反应，则：
  - 给予外源性 ADH（垂体后叶素 5U），应可使尿渗透压增加到 300 mmol/L 以上。
  - 给予后 30 分钟和 60 分钟时检测尿渗透压。
  - 比较垂体后叶素使用前、后尿渗透压最大差值，结果解释见表 5-6。

表 5-6 限水试验中给予升压素后尿渗透压改变的意义

尿渗透压变化率	提示
<5%	正常
6%~67%	不完全 ADH 缺乏
>67%	严重 ADH 缺乏

DI 的治疗

意识清醒非卧床病人

如果 DI 症状轻微，且病人自身的口渴机制完整，则嘱病人仅口渴时饮水，通常能够弥补水分丢失而不会过度饮水。

如果症状严重，病人可能无法保持充足液体摄入，也不能忍受频繁排尿。此时，应选用血管升压素类似物治疗。一般起始治疗可选用下述药物：

1. 去氨加压素（DDAVP®）：

1）口服：0.1mg，口服，每天 2 次，根据尿量调整（一般为每天 0.1~0.8mg，分次服用）。

2）鼻腔喷雾剂：2.5μg（0.025ml）经鼻腔吸入，每天 2 次。根据需要，可逐渐加量至 20μg，每天 2 次。

2. ADH 活性增强药物（主要对慢性 ADH 部分分泌不足者有效，对于无 ADH 分泌者无效）。
   - 氯贝丁酯：500mg，口服，每天 4 次。
   - 氯丙嗪：增加肾脏对 ADH 的敏感度。
   - 氢氯噻嗪：噻嗪类利尿剂通过增加钠的滤过来增加近端小管重吸收，而减少水分通过远端小管（ADH 起作用的地方）。用法：如 Dyazide®（利压得），1 片，口服，每天 1 次（根据需要可增加至每天 2 片）。

口渴机制受损的清醒非卧床病人

口渴机制如受到破坏，则病人有脱水或水中毒的危险，对这些病人应：

1. 追踪每天尿量和体重，使用抗利尿剂维持出入量平衡。
2. 查看系列实验室检查结果（一般每周 1 次），包括血钠、BUN。

卧床、昏迷 / 木僵或脑死亡病人 [可参考“器官捐献者药物管理”一节（见章节 19.4）]

1. 记录每小时出入量，每 4 小时或尿量超过 250ml/h 时测尿比重。
2. 实验室检查：每 6 小时检测电解质和渗透压。
3. 静脉输液管理：

   基础量：5% 葡萄糖氯化钠注射液（GNS）+KCl 配成 20mmol/L 的浓度，以适度的速度（75~100ml/h）滴注。

   附加量：如尿量大于基础输液量，则多余部分以输入 0.45% Nacl 溶液盐水补充。

   注意：对于术后的病人，如术中有大量输液，则术后病人有一定的利尿效应。此时，只需使用 0.45% 的 Nacl 溶液补充多余量的 2/3 即可。
4. 如果静脉输液速度不能及时补充尿液丢失（通常是尿量 >300ml/h 的情况），则：
   - 每 4~6 小时静脉注射或肌内注射精氨酸加压素 5U。
   - 血管升压素静脉滴注：起始剂量为 0.2U/min，静脉滴注（最大量 0.9U/min）。
   - 根据尿量多少皮下注射或静脉注射去氨升压素：成人每天 2~4 μg，分 2 次给药。

血管升压素类似物

表 5-7、表 5-8 显示了血管升压素给药形式及作用持续时间。

Pitressin®（垂体后叶素）是一种 8- 精氨酸加压素水溶液，在伴有血管性疾病（尤其是冠脉疾病）者使用时应谨慎。× 注意 – 近音混淆：有时，因读音相似，容易将催产素（Pitocin）与垂体后叶素混淆。

DDAVP（1- 去氨基 -8-D- 精氨酸加压素），又名去氨加压素。较血管升压素作用时间更长、药效更强。

表 5-7 血管升压素类似物的有效制剂

通用名	商品名	给药途径	浓度	剂型	生产商
去氨加压素	DDAVP®	皮下注射（SQ）；肌内注射（IM）；静脉注射（IV）	4 μg/ml	1ml；10ml	Aventis

表 5-7（续）

通用名	商品名	给药途径	浓度	剂型	生产商
去氨加压素	DDAVP® 鼻喷雾剂	鼻腔喷雾	100μg/ml，每喷 10μg	每瓶 50 揿	Aventis
去氨加压素	DDAVP® 片	口服		0.1mg；0.2mg	Aventis
精氨酸加压素	水溶性垂体加压素（aqueous Pitressin®）	SQ；IM	20U/ml（50μg/ml）	0.5ml；1ml	Parke-Davis

5

表 5-8 维持高渗尿的平均时间[a]（相对于血浆）[b]

通用名	给药途径	剂量	平均作用时间[c]
去氨加压素	SQ，IM，IV	0.5μg	8 小时
去氨加压素[d]	SQ，IM，IV	1.0μg	12 小时
去氨加压素	SQ，IM，IV	2.0μg	16 小时
去氨加压素	SQ，IM，IV	4.0μg	20 小时
去氨加压素	鼻腔喷雾	10μg（0.1ml）	12 小时
去氨加压素	鼻腔喷雾	15μg（0.15ml）	16 小时
去氨加压素	鼻腔喷雾	20μg（0.2ml）	20 小时
精氨酸加压素	SQ，IM	5U（12.5μg）	4 小时（4~8 小时）

[a] 由 Arnold M. Moses 博士提供，经同意后使用

[b] 这些处方药使用后的起效时间为 30~45 分钟（垂体后叶素油粉起效时间需 2~4 小时）

[c] 不同病人的起效时间存在差异，但同一病人的起效时间基本稳定

[d] 注意：使用去氨加压素 1μg、每天 2 次与 4μg、每天 1 次的效果相同，但前者更为经济

（周建坡 译 刘兴炬 校）

参考文献

[1] Ellison DH, Berl T. Clinical practice. The syndrome of inappropriate antidiuresis. N Engl J Med. 2007; 356:2064–2072

[2] Diringer M, Ladenson PW, Borel C, et al. Sodium and Water Regulation in a Patient With Cerebral SaltWasting. Arch Neurol. 1989; 46:928–930

[3] Sherlock M, O'Sullivan E, Agha A, et al. The incidence and pathophysiology of hyponatraemia after subarachnoid haemorrhage. Clin Endocrinol (Oxf). 2006; 64:250–254

[4] Kao L, Al-Lawati Z, Vavao J, et al. Prevalence and clinical demographics of cerebral salt wasting in patients with aneurysmal subarachnoid hemorrhage. Pituitary. 2009; 12:347–351

[5] Rondon-Berrios H, Agaba EI, Tzamaloukas AH. Hyponatremia: pathophysiology, classification, manifestations and management. Int Urol Nephrol. 2014; 46:2153–2165

[6] Weisberg LS. Pseudohyponatremia: a reappraisal. Am J Med. 1989; 86:315–318

[7] Arieff AI. Hyponatremia, Convulsions, Respiratory Arrest and Permanent Brain Damage After Elective Surgery in Healthy Women. N Engl J Med. 1986; 314:1529–1535

[8] Steele A, Gowrishankar M, Abrahamson S, et al. Postoperative Hyponatremia despite Near-Isotonic Saline Infusion: A Phenomenon of Desalination. Ann Intern Med. 1997; 126:20–25

[9] Powers CJ, Friedman AH. Diagnosis and management of hyponatremia in neurosurgical patients. Contemp Neurosurg. 2007; 29:1–5

[10] Chung HM, Kluge R, Schrier RW, et al. Clinical assessment of extracellular fluid volume in hyponatremia. Am J Med. 1987; 83:905–908

[11] Lester MC, Nelson PB. Neurological Aspects of Vasopressin Release and the Syndrome of Inappropriate Secretion of Antidiuretic Hormone. Neurosurgery. 1981; 8:725–740

[12] Kröll M, Juhler M, Lindholm J. Hyponatremia in Acute Brain Disease. J Int Med. 1992; 232:291–297
[13] Harrigan MR. Cerebral salt wasting syndrome: A Review. Neurosurgery. 1996; 38:152–160
[14] Ayus JC, Krothapalli RK, Arieff AI. Changing Concepts on Treatment of Severe Symptomatic Hyponatremia: Rapid Correction and Possible Relation to Central Pontine Myelinolysis. Am J Med. 1985; 78:879–902
[15] Fraser CL, Arieff AI. Symptomatic Hyponatremia: Management and Relation to Central Pontine Myelinolysis. Sem Neurol. 1984; 4:445–452
[16] Adams RD, Victor M, Mancall EL. Central Pontine Myelinolysis: A Hitherto Undescribed Disease Occurring in Alcoholic and Malnourished Patients. Arch Neurol Psychiatr. 1959; 81:154–172
[17] Ayus JC, Krothapalli RK, Arieff AI. Treatment of Symptomatic Hyponatremia and Its Relation to Brain Damage. N Engl J Med. 1987; 317:1190–1195
[18] Berl T. Treating Hyponatremia: What is All the Controversy About? Ann Intern Med. 1990; 113: 417–419
[19] Arieff AI. Hyponatremia Associated with Permanent Brain Damage. Adv Intern Med. 1987; 32:325–344
[20] Adrogue HJ, Madias NE. Hyponatremia. N Engl J Med. 2000; 342:1581–1589
[21] Soupart A, Ngassa M, Decaux G. Therapeutic relowering of the serum sodium in a patient after excessive correction of hyponatremia. Clin Nephrol. 1999; 51:383–386
[22] Oya S, Tsutsumi K, Ueki K, et al. Reinduction of hyponatremia to treat central pontine myelinolysis. Neurology. 2001; 57:1931–1932
[23] De Troyer A, Demanet JC. Correction of Antidiuresis by Demeclocycline. N Engl J Med. 1975; 293:915–918
[24] Perks WH, Mohr P, Liversedge LA. Demeclocycline in Inappropriate ADH Syndrome. Lancet. 1976; 2
[25] Forrest JN, Cox M, Hong C, et al. Superiority of Demeclocycline over Lithium in the Treatment of Chronic Syndrome of Inappropriate Secretion of Antidiuretic Hormone. N Engl J Med. 1978; 298: 173–177
[26] Wright WL, Asbury WH, Gilmore JL, et al. Conivaptan for hyponatremia in the neurocritical care unit. Neurocrit Care. 2009; 11:6–13
[27] Maroon JC, Nelson PB. Hypovolemia in Patients with Subarachnoid Hemorrhage: Therapeutic Implications. Neurosurgery. 1979; 4:223–226
[28] Wijdicks EFM, Vermeulen M, Hijdra A, et al. Hyponatremia and Cerebral Infarction in Patients with Ruptured Intracranial Aneurysms: Is Fluid Restriction Harmful? Ann Neurol. 1985; 17:137–140
[29] Wijdicks EFM, Vermeulen M, ten Haaf JA, et al. Volume Depletion and Natriuresis in Patients with a Ruptured Intracranial Aneurysm. Ann Neurol. 1985; 18:211–216
[30] Nelson PB, Seif SM, Maroon JC, et al. Hyponatremia in Intracranial Disease. Perhaps Not the Syndrome of Inappropriate Secretion of Antidiuretic Hormone (SIADH). J Neurosurg. 1981; 55:938–941
[31] Suarez JI, Qureshi AI, Parekh PD, et al. Administration of hypertonic (3%) sodium chloride/acetate in hyponatremic patients with symptomatic vasospasm following subarachnoid hemorrhage. J Neurosurg Anesthesiol. 1999; 11:178–184
[32] Al-Rawi PG, Tseng MY, Richards HK, et al. Hypertonic saline in patients with poor-grade subarachnoid hemorrhage improves cerebral blood flow, brain tissue oxygen, and pH. Stroke. 2010; 41: 122–128
[33] Hasan D, Lindsay KW, Wijdicks EFM, et al. Effect of Fludrocortisone Acetate in Patients with Subarachnoid Hemorrhage. Stroke. 1989; 20:1156–1161
[34] Mori T, Katayama Y, Kawamata T, et al. Improved efficiency of hypervolemic therapy with inhibition of natriuresis by fludrocortisone in patients with aneurysmal subarachnoid hemorrhage. J Neurosurg. 1999; 91:947–952
[35] Katayama Y, Haraoka J, Hirabayashi H, et al. A randomized controlled trial of hydrocortisone against hyponatremia in patients with aneurysmal subarachnoid hemorrhage. Stroke. 2007; 38: 2373–2375
[36] Reeder RF, Harbaugh RE. Administration of Intravenous Urea and Normal Saline for the Treatment of Hyponatremia in Neurosurgical Patients. J Neurosurg. 1989; 70:201–206
[37] Chowdhury AH, Cox EF, Francis ST, et al. A randomized, controlled, double-blind crossover study on the effects of 2-L infusions of 0.9% saline and plasma-lyte(R) 148 on renal blood flow velocity and renal cortical tissue perfusion in healthy volunteers. Ann Surg. 2012; 256:18–24
[38] Yunos NM, Bellomo R, Hegarty C, et al. Association between a chloride-liberal vs chloriderestrictive intravenous fluid administration strategy and kidney injury in critically ill adults. JAMA. 2012; 308: 1566–1572
[39] Thibonnier M, Barrow DL, Selman W. Antidiuretic Hormone: Regulation, Disorders, and Clinical Evaluation. In: Neuroendocrinology. Baltimore: Williams and Wilkins; 1992:19–30
[40] Verbalis JG, Robinson AG, Moses AM. Postoperative and Post-Traumatic Diabetes Insipidus. Front Horm Res. 1985; 13:247–265
[41] Abe T, Matsumoto K, Sanno N, et al. Lymphocytic Hypophysitis: Case Report. Neurosurgery. 1995; 36: 1016–1019
[42] Imura H, Nakao K, Shimatsu A, et al. Lymphocytic Infundibuloneurohypophysitis as a Cause of Central Diabetes Insipidus. N Engl J Med. 1993; 329:683–689
[43] Miller M, Dalakos T, Moses AM, et al. Recognition of partial defects in antidiuretic hormone secretion. Ann Intern Med. 1970; 73:721–729

6 神经重症监护概述

6.1 高血压肠道外用药

药品信息：★尼卡地平（Cardene®）

可静脉用药的钙通道阻滞剂（CCB）。不需要动脉插管，不导致ICP升高。本身不降低心率，但如需要，可与拉贝洛尔或艾司洛尔联用。副作用：头痛（15%）、恶心（5%）、低血压（5%）、反射性心动过速（3.5%）。

用法：起始以5mg/h静脉滴注（需紧急降压时可以10mg/h的速度输注，超说明书）。每5~15分钟增加2.5mg/h，最大剂量为15mg/h。血压控制后减量至3mg/h。每支含25mg，需稀释后使用。

药品信息：★氯维地平（Cleviprex®）

静脉用钙通道阻滞剂（CCB），选择性作用于血管平滑肌，对心肌收缩或心脏传导作用很弱。通过降低全身血管阻力降低MAP。被血液和血管外组织中的酯酶迅速降解∴剂量不需要因肝或肾功能不全而调整。它甚至在假胆碱酯酶缺乏的病人中也能迅速代谢。起效时间和结束时间都很快，这对于精确测量血压是一个优势。不需要动脉管路，不升高ICP。不降低心率，但如果需要，可与拉贝洛尔或艾司洛尔联用。副作用：头痛（15%）、恶心（5%）、低血压（5%）、反射性心动过速（3.5%）。氯维地平是一种脂肪乳剂，乳白色外观类似于异丙酚（可能易混淆），同时使用时可能导致高甘油三酯血症[1]。

在围手术期，开始静脉输注后4~5分钟内收缩压下降4%~5%，大多数病人在5~15分钟内血压完全恢复。

用法：起始以1~2mg/h的速度静脉输注。每90秒将剂量加倍，直到接近所需血压，然后以长间隔小增量进行调整，最大剂量为32mg/h（通常在≤16mg/h时可将血压控制到正常水平）。给药前不需稀释。× 考虑到脂质负荷，建议每24小时限制输液量不超过1000ml（平均21mg/h）。关于持续输注超过72小时的信息很少。

药品信息：硝酸甘油（NTG）

升高ICP（因优先扩张静脉，ICP升高较硝普钠小[2]）。血管扩张剂：静脉>动脉（大冠脉>小冠脉）。效果：可减小左心室充盈压（前负荷），不会引起“冠状动脉盗血”（对比硝普钠）。

用法：10~20μg/min静脉滴注（每5~10分钟增加5~10μg/min）。心绞痛：0.4mg，舌下含服，每5分钟一次，共给药3次，每次给药前测血压。

药品信息：拉贝洛尔（Normodyne，Trandate®）

选择性 α_1 受体阻滞剂，非选择性 β 受体阻滞剂（效力小于普萘洛尔）。ICP 下降或无变化[3]。心输出量无变化。不加重冠脉缺血。可用于控制充血性心力衰竭（CHF），但症状明显时不用。哮喘是用药禁忌证。肾功能衰竭时：剂量不变。副作用：疲劳、头晕、直立性低血压。

静脉用药

5 分钟起效，10 分钟达作用高峰，持续时间为 3~6h。

静脉推注用法：病人仰卧，每 5 分钟检查血压。每 10 分钟静脉推注一次（每次静脉推注时间至少 2 分钟）直到血压达到理想值。给药剂量依次为：20mg、40mg、80mg、80mg、80mg（总共 300mg）。一旦血压得到控制，则每 8h 静脉推注剂量约为之前总剂量。

静脉滴注用法：将 40ml（200mg）药物加入 160ml 静脉输液中（浓度为 1mg/ml），以 2ml/min（2mg/min）的速度静脉滴注直到血压达理想水平（通常有效剂量为 50~200mg）或直至静脉滴注 300mg，随后调整滴速（如有心动过缓应限制滴速；加快滴速应缓慢，因为药效需 10~20 分钟显现）。

口服

口服存在肝脏首过效应，因此需要更高剂量。口服后 2 小时起效，4 小时达作用高峰。

用法：从静脉用药过渡到口服，起始剂量为 200mg，每天 2 次。如直接以口服开始，则起始剂量为 100mg，每天 2 次，每 2 天增加 100mg/ 剂。最大剂量为 2400mg/d。

药品信息：依那普利（Vasotec®）

一种血管紧张素转化酶（ACE）抑制剂。口服依那普利的活性代谢物（见下文）。给药后约 15 分钟起效。

副作用：高钾血症发生率约为 1%。妊娠期间禁止使用。

静脉输注用法：起始以 1.25mg 静脉推注，时间大于 5 分钟，必要时可增加到每 6 小时 5mg。

药品信息：艾司洛尔（Brevibloc®）

心脏选择性短效 β 受体阻滞剂[4]。可用于高血压急症。由红细胞酯酶代谢。消除半衰期：9 分钟。治疗反应率达 72%（心率下降 >20%，心率 <100 或转为窦性心律）。副作用：与剂量相关的低血压（20%~50%），通常在停药后 30 分钟内缓解。发生支气管痉挛的可能性比其他 β 受体阻滞剂小。充血性心力衰竭病人禁用。

用法：负荷剂量 500μg/kg，输入时间大于 1 分钟。随后以每分钟 50μg/kg 的剂量输入，持续 4 分钟。重复负荷剂量，并每 5 分钟增加一次剂量，每次增加 50μg/kg。很少需要高于 100μg/(kg · min) 的剂量。剂量如高于 200μg/(kg · min)，效果无明显增加。

药品信息：非诺多泮（Corlopam®）

血管扩张药。5 分钟内起效，持续 30 分钟。

静脉输注用法：起始剂量为 0.1~0.3μg/(kg · min)，每 15 分钟以 0.1μg/(kg · min) 的速度上调，最大剂量为 1.6μg/(kg · min)。

药品信息：普萘洛尔（Inderal®）

静脉注射的主要用途主要是抵消血管扩张剂导致的心动过速（单独使用时通常不能显著降低血压），但艾司洛尔和拉贝洛尔更常用来抵消心动过速。

静脉输注用法：1~10mg 缓慢静脉推注，随后改为 3mg/h。口服用法：每天 80~640mg，分次服用。

6.2 低血压（休克）

6.2.1 分类

1. 低血容量性：心动过速通常为首发症状。血容量丢失需超过 20%~40% 才会出现重要脏器灌注受损。包括：
   1) 出血（内出血或外出血）。
   2) 肠梗阻（第三间隙）。
2. 感染性：革兰阴性菌感染更多见。
3. 心源性：包括心肌梗死、心肌病、心律失常（包括心房颤动）。
4. 神经源性：如脊髓损伤造成的瘫痪、血液滞留于静脉容量血管内。
5. 其他：
   1) 过敏。
   2) 胰岛素反应。

6.2.2 休克的心血管用药

扩容药，包括：

1. 晶体：生理盐水导致脑水肿的风险较其他晶体液低。见静脉输注药物（见章节 53.4.4），其导致的 ICP 升高可控。
2. 胶体：如羟乙基淀粉（Hespan®）。× 注意：数天内反复给药会使凝血酶原时间 / 部分凝血活酶时间（PT/PTT）延长，增加动脉瘤性蛛网膜下隙再出血机会（见章节 75.2）[5]。
3. 血液制品：昂贵，有输血反应或传染病发生风险。

药品信息：多巴胺

不同剂量多巴胺的效果参见表 6-1。多巴胺是一种血管收缩药（α 受体作用通常超过 β_1 受体作用），25% 的给药剂量迅速被转化成去甲肾上腺素。如剂量超过 10g/(kg · min)，则作用与去甲肾上腺素相似。大剂量可造成高血糖。

用法：起始剂量为 2~5g/(kg · min)，并逐渐加量。

表 6-1 多巴胺剂量

剂量 [μg/(kg · min)]	作用受体	结果
0.5~2.0（有时可达 5.0）	多巴胺受体	肾、肠系膜、冠状动脉和脑动脉扩张，正性肌力作用
2~10	β_1	正性肌力作用
>10	α、β 和多巴胺受体	释放去甲肾上腺素（血管收缩剂）

药品信息：多巴酚丁胺（Dobutrex®）

通过 β_1 受体作用（为主）扩张血管，通过正性肌力作用（β_2 受体）增加心排血量。结果：几乎无血压下降，心动过速发生率比多巴胺低，无 α 释放作用和血管收缩作用。可与硝普钠同时使用，有协同作用；快速耐药一般出现在 72 小时后；脉搏加快超过 10% 时会加重心肌缺血，剂量超过 20 μg/(kg · min) 时更常见。最好在血流动力学监测下使用；可能抑制血小板功能。

用法：常用剂量为 2.5~10 μg/(kg · min)，最高剂量可达 40 μg/(kg · min)（取 50mg 置于 250ml 5% 的葡萄糖溶液中，配成 200 μg/ml 溶液）。

药品信息：氨力农（Inocor®）

非肾上腺素能、增加心肌收缩力药物。是磷酸二酯酶抑制剂，效果与多巴酚丁胺相似（包括加重心肌缺血）；血小板减少症发生率为 2%。

用法：初始剂量 0.75mg/kg，给药时间为 2~3 分钟以上，然后以 5~10 μg/(kg · min) 静脉滴注。

药品信息：去氧肾上腺素（Neo-Synephrine®）

纯 α 受体激动剂。用于心动过缓（房性心动过缓）造成的低血压。增加血管阻力以升高血压。反射性增加副交感神经活性。没有 β 受体活性，因而对心肌收缩力和心率无影响，也不松弛气管平滑肌。心排血量和肾灌注可能降低。脊髓损伤时避免使用（见章节 60.3.1）。

用法：起始剂量 100~180 μg/min，维持剂量 40~60 μg/min。配制：40mg（4 安瓿）加入 500ml 5% 葡萄糖溶液中，配成浓度为 80 μg/ml 的溶液。例如：8ml/h=10 μg/min。

药品信息：去甲肾上腺素

主要为血管收缩作用（抗脑血管痉挛？降低脑血流量？）。低剂量时有 β 受体激动作用。增加肺动脉阻力。

药品信息：肾上腺素

用法：0.5~1.0mg 按 1：10 000 的比例稀释后静脉注射，每隔 5 分钟可重复给药。可经气管内插管给药。静脉滴注：起始剂量为 1.0 μg/min，逐渐加至 8 μg/min（配制：1mg 溶于 100ml 生理盐水或 5% 葡萄糖溶液中）。

6

药品信息：异丙肾上腺素（Isuprel®）

正性变时、正性肌力作用→增加心肌耗氧量、引起心律失常。通过 β_1 受体作用导致血管舒张：骨骼肌血管 > 脑血管。

药品信息：左旋去甲肾上腺素

直接刺激 β 受体，发挥正性肌力、正性变时作用。用法：起始剂量为 8~12 μg/min，维持量为 2~4 μg/min（即 0.5~1.0ml/min）。配制：2mg 加入 500ml 生理盐水或 5% 葡萄糖溶液中，浓度为 4 μg/ml。

6.3 抑酸剂

6.3.1 神经外科应激性溃疡

见参考文献[6]。

中枢神经病变的危重症病人应激性溃疡（SU）发生率高。因库欣在其论文中最早记载，因此又称库欣溃疡[7]。17% 的 SU 病人临床上有严重出血。中枢神经系统的危险因素包括：颅内病变如脑外伤 [特别是格拉斯哥 (Glasgow) 昏迷评分 (GCS)<9 分]、脑肿瘤、脑出血、SIADH、感染、脑缺血性卒中以及脊髓损伤。如伴有中枢神经系统外危险因素时，SU 发生风险增加，如：长期使用类固醇（通常为 3 周以上）、25% 以上体表面积烧伤、低血压、呼吸衰竭、凝血障碍、肝肾功能衰竭和败血症。

SU 发病机制尚未完全清楚，很可能是由破坏性因素（胃酸、胃蛋白酶、胆汁）与保护性因素（黏膜血流、黏液碳酸氢盐屏障、上皮细胞再生和前列腺素）的失衡所致[6]。中枢神经系统病变，尤其是病变涉及间脑或脑干时，能够降低迷走神经活性，引起胃酸、胃蛋白酶分泌增加。中枢神经系统损伤后的 3~5 日，胃酸、胃蛋白酶分泌达高峰。

6.3.2 应激性溃疡的预防

证据表明，减少危重症病人的胃酸（通过抗酸药或胃酸分泌抑制剂）可以降低 SU 引起的胃肠道出血风险。提高胃酸 pH>4.5 能够灭活胃蛋白酶。

有些不改变 pH 的治疗措施（如硫糖铝和肠内营养）也有效（存在争议）[6]。抑酸药和硫糖铝预防 SU 的作用可能比 H2 受体拮抗剂更有效。

在使用类固醇激素治疗时没有必要常规应用抑酸药，除非存在以下危险因素：既往消化性溃疡（PUD）病史、同时使用 NSAID、肝肾功能衰竭、营养不良或激素应用时间 >3 周。

6.3.3 胃 pH 改变增加肺炎和死亡率

将胃酸 pH 调整到中性水平可降低 SU 的风险，但 pH>4 容易造成胃部的细菌繁殖。这可能会增加吸入性肺炎的概率，且死亡率也上升[8]。硫糖铝不但能减少胃肠道出血，而且能降低肺炎发生率和死亡率。但没有足够的数据来确定硫糖铝与不治疗相比的净结果[8]。

6.3.4 组胺 2（H2）受体拮抗剂

药品信息：雷尼替丁（Zantac®）

用法：年龄≤ 65 岁者，150mg，口服，每天 2 次，或 50mg 借道静脉输液（IVBP)，每 8 小时一次；年龄 >65 岁且肾功能正常者，50mg 静脉注射，每 12 小时一次。

静脉滴注（可提供更稳定的高 pH 且无明显 pH 波动，有关 pH 上升增加消化道细菌数量、增加吸入性肺炎发生概率的争论尚未被证实）：6.25mg/h（例如将 150mg 雷尼替丁加入 42ml 静脉输液中得到浓度为 3.125mg/ml 的溶液，给药速度为 2ml/h)。

药品信息：法莫替丁（Pepcid®）

用法：成人维持剂量为睡前口服 20mg；睡前口服 40mg 用于治疗活动期溃疡；静脉注射：20mg，每 12 小时一次（高分泌状态时剂量调整为：20mg，借道静脉输液，每 6 小时一次）。剂型：20mg 或 40mg 片剂，40mg/5ml 悬浮液，20mg 或 40mg 咀嚼片剂。10mg 片剂无须处方购买。

药品信息：尼扎替丁（Axid®）

用法：300mg 口服，每天 1 次或 150mg 口服，每天 2 次。剂型：150mg 或 300mg 胶囊。75mg 片剂无须处方购买。

6.3.5 胃酸分泌抑制剂（质子泵抑制剂）

质子泵抑制剂通过抑制胃壁细胞分泌胃酸的最后一步［抑制细胞表面的 (H^+，K^+)-ATP 酶，即所谓的“质子泵”］来减少胃酸。这种抑制作用不因外界刺激（如佐林格 - 埃利森综合征、高胃泌素血症等）而改变。停止给药后胃酸分泌需要几周时间才能完全恢复。× 不建议长期服用，因为其诱导的胃泌素上调的作用可能导致消化道良性肿瘤。

药品信息：奥美拉唑（Prilosec®）

抑制肝脏 P-450 代谢酶，可减慢华法林和苯妥英的代谢清除。降低泼尼松的药效。

用法：成人消化性溃疡和胃食管反流，每天口服 20~40mg。佐林格 - 埃利森综合征：口服，剂量从 20mg、每天 1 次至 120mg、每天 3 次（调整剂量保持基础酸分泌量 <60mmol/h)。副作用：1%~5% 的病人出现恶心和呕吐、头痛、腹泻、腹痛或皮疹等。剂型：10mg、20mg 和 40mg 缓释胶囊。20.6mg 的片剂可以不通过处方购买。

药品信息：★兰索拉唑（Prevacid®）

不影响通过细胞色素 P-450 酶代谢的药物，如苯妥英、华法林和泼尼松等。

用法：成人为 15mg（十二指肠溃疡、胃食管反流或维持治疗）或 30mg（消化性溃疡或糜烂性食管炎），口服，每天 1 次，短期治疗时间为 4 周。剂型：15mg 或 30mg 缓释胶囊。

药品信息：泮托拉唑（Protonix®）

用法：40mg，口服，每日 1 次，最长使用 8 周。静脉注射：40mg，每天 1 次 ×7~10 天。口服剂型：40mg 缓释胶囊。

6.3.6 其他

药品信息：硫糖铝（Carafate®）

胃肠道吸收最少。通过覆盖于黏膜溃疡表面起作用，不抑制胃酸分泌。相较于影响胃 pH 的药物，该药使用后的肺炎发生率和死亡率更低。

用法：1g 空腹口服，每天 4 次。在服用该药后半小时内不要使用抑酸药。

6.4 横纹肌溶解症

6.4.1 背景和病理生理

1. 横纹肌溶解症（RM）是一种由骨骼肌损伤引起的综合征→ 细胞内物质（钾、磷酸盐、肌酸磷酸激酶、尿酸盐和肌红蛋白）泄漏到血浆中，并可能对肾脏产生毒性。
2. 临床三联征：肌无力，肌痛，深色尿。
3. 肌红蛋白是肌肉中的一种结合氧的蛋白质，从循环血红蛋白中吸收氧气。肌肉损伤后，血浆肌红蛋白水平可能超过正常清除机制（包括与珠蛋白结合）的能力。肌红蛋白可在肾小球滤过液中沉淀，导致肾小管梗阻、直接肾毒性、肾内血管收缩和急性肾损伤。肌红蛋白在血液中迅速出现，并在 24 小时内迅速清除。如果肌红蛋白进入尿液（肌红蛋白尿），会导致尿液检测呈“血”阳性。参考范围：0～85ng/ml。
4. 肌酸磷酸激酶（CPK）又名肌酸激酶（CK），通过催化肌酸磷酸酶（肌肉中）和二磷酸腺苷（ADP）之间的反应来补充肌肉 ATP。CPK 在血液中的出现滞后于肌红蛋白数小时，高峰出现在 24～36 小时，每天下降 30%～40%，但持续数天高于正常。CPK 被用作肌肉损伤严重程度的诊断和评估指标。参考范围：60～174IU/L。
5. 急性肾损伤（AKI）是由于：
   1) 细胞外液容量减少 + 血管活性物质增多 → 肾血管收缩，以及：
   2) 铁血红素，由肌红蛋白在 pH<5.6 的环境下形成。
6. 血管收缩 / 缺血耗竭肾小管 ATP 形成，增加肾小管细胞损伤和肌红蛋白沉淀，导致肾小管阻塞。
7. 当初始 CPK 水平 <15 000～20 000U/L 时，肾损伤的风险较低（在脓毒症、脱水或酸中毒病人中，较低 CPK 水平也可能导致肾损伤）。

6.4.2 病因和流行病学

1. 外伤和肌肉挤压→肌膜直接损伤、肌肉血管闭塞。
2. 除创伤外，神经外科医师最常遇到的 RM 多见于长时间手术，尤其是俯卧位脊柱手术，但微创侧方手术也可能发生 RM。
3. 其他非创伤性病因：感染、代谢紊乱、抗精神病药物恶性综合征、恶性高热、药物、无水乙醇、环境毒素、肌肉极限性活动、镰状细胞病。
4. 成人 RM 后肌球蛋白引起的 AKI 的发生率为 17%～35%。
5. 28%～37% 的成人病人需要短期血液透析。
6. RM 占所有成人 AKI 病因的 5%～20%。

6.4.3 管理和治疗

积极干预：对于有RM风险的病人（如脊柱手术持续时间>5小时的），术后积极检查CPK和肌红蛋白水平有助于早期发现。当指标升高时，在综合征全面发生前积极补水。

预测潜在AKI风险的因素包括：

1. CPK峰值水平>6000IU/L，特别是当CPK>15000IU/L时。
2. 脱水：血细胞比容>50，血钠水平>150mmol/L，直立性低血压，肺楔压<5mmHg，尿钠排泄分数<1%。
3. 脓毒症。
4. 入院时高钾血症或高磷血症。
5. 低白蛋白血症。

治疗：尚无I级证据指导RM的治疗[12]。静脉输注碳酸氢盐（努力碱化尿液）并视情况应用利尿剂可用于治疗RM。这些静脉水化的辅助治疗已经引起了质疑，并且在大多数病人中，及时识别和适当的体积置换可能是避免AKI最好的办法。

以下治疗方案可用于成人（改编[12]，可在线获得）：

成人RM病人CPK ≥ 5000IU/L，并伴有急性肾功能衰竭（Cr ≥ 2.9mg/dl）：

1. 一般措施：
   1) 生命体征、出入量监测，纠正电解质异常、纠正潜在病因（如有可能）以预防终末器官并发症，可能需要有创性的血流动力学监测以确保足够的容量复苏。
   2) 尽量减少其他潜在的肾应激源：肾毒性抗生素、碘化静脉造影剂、血管紧张素转换酶抑制剂、非甾体抗炎药（Ⅲ级推荐[12]）。
   3) 如果出现高钾血症则行心电图检查。
2. 治疗的主要方法是扩大细胞外液容积→增加肾小球滤过率（GFR）、氧气输送、稀释肌红蛋白和其他肾小管毒素。
3. 从静脉输液开始，乳酸钠林格液比生理盐水更能有效维持尿量 ≥ 21ml/(kg · h)[12]。
4. 如果单靠静脉输液不行，按如下方法添加碳酸氢钠和甘露醇，直到CPK呈稳定下降趋势或降至5000U/L以下，或连续12小时尿量平均值>100ml/h：
   1) 如果血清钠≤ 147mmol/L：使用0.45% NaCl溶液+$NaHCO_3$ 100mmol/L以125ml/h的速度静脉输注。
   2) 如果血清钠>147mmol/L：使用5%葡萄糖溶液+$NaHCO_3$ 100mmol/L以125ml/h的速度静脉输注。

3) 甘露醇：12.5g，静脉输注，每6小时一次。

5. 如病人静脉输注了碳酸氢钠，应每天检查动脉血气和电解质。

1) 如果血清 pH<7.15 或血清 $NaHCO_3$ ≤ 15mg/dl：输入 100mmol $NaHCO_3$，并在3小时内重新检查动脉血气，重复至 pH>7.5、血清 $NaHCO_3$>15mg/dl。

2) 如果 PH>7.5，停止输入碳酸氢钠。

3) 如有高钠血症，则停止输入碳酸氢钠。

6. 如 CPK 峰值已过，则不需要连续测量 CPK（Ⅲ级推荐[12]）。

7. 少尿性肾功能衰竭、持续性高钾血症、肺水肿、充血性心力衰竭或持续性代谢性酸中毒的病人可能需要透析治疗。

（周建坡 译 刘兴炬 校）

参考文献

[1] Kaur H, Nattanamai P, Qualls KE. Propofol and Clevidipine-induced Hypertriglyceridemia. Cureus. 2018; 10. DOI: 10.7759/cureus.3165

[2] Cottrell JE, Patel K, Turndorf H, et al. ICP Changes Induced by Sodium Nitroprusside in Patients with Intracranial Mass Lesions. J Neurosurg. 1978; 48: 329–331

[3] Orlowski JP, Shiesley D, Vidt DG, et al. Labetalol to Control Blood Pressure After Cerebrovascular Surgery. Crit Care Med. 1988; 16:765–768

[4] Esmolol - A Short-Acting IV Beta Blocker. Med Letter. 1987; 29:57–58

[5] Trumble ER, Muizelaar JP, Myseros JS. Coagulopathy with the Use of Hetastarch in the Treatment of Vasospasm. J Neurosurg. 1995; 82:44–47

[6] Lu WY, Rhoney DH, Boling WB, et al. A Review of Stress Ulcer Prophylaxis in the Neurosurgical Intensive Care Unit. Neurosurgery. 1997; 41:416–426

[7] Cushing H. Peptic Ulcers and the Interbrain. Surg Gynecol Obstet. 1932; 55:1–34

[8] Cook DJ, Reeve BK, Guyatt GH, et al. Stress Ulcer Prophylaxis in Critically Ill Patients: Resolving Discordant Meta-Analyses. JAMA. 1996; 275:308–314

[9] Famotidine (Pepcid). Med Letter. 1987; 29:17–18

[10] Dakwar E, Rifkin SI, Volcan IJ, et al. Rhabdo-myolysis and acute renal failure following minimally invasive spine surgery: report of 5 cases. J Neurosurg Spine. 2011; 14:785–788

[11] Ward MM. Factors predictive of acute renal failure in rhabdomyolysis. Arch Intern Med. 1988; 148: 1553–1557

[12] Bada Alvaro, Smith Nathan. Rhabdomyolysis: Prevention and Treatment. 2018. http://www.surgicalcriticalcare. net/Guidelines/Rhabdomyolysis%202018.pdf

[13] Brown CV, Rhee P, Chan L, et al. Preventing renal failure in patients with rhabdomyolysis: do bicarbonate and mannitol make a difference? J Trauma. 2004; 56:1191–1196

7 镇静药、肌松药和镇痛药

7.1 镇静药和肌松药

7.1.1 Richmond 躁动 - 镇静评分（RASS）

该评分[1, 2]用正数代表兴奋，负数代表镇静，如表 7-1 所示。在对躁动病人使用镇静药物时，该量表有助于量化镇静水平。

进行 RASS 评估的流程：

1. 观察时，病人警觉、不安或烦躁：评分 0 ～ 4 分。
2. 如病人无警觉，呼唤病人名字时或给予口头指令时睁眼并看向说话者：−1～−3 分。
3. 如果对语言刺激没有反应，需要通过摇晃肩膀和（或）摩擦胸骨进行身体刺激：−4～−5 分。

表 7-1 Richmond 躁动 - 镇静评分

	评分	术语	描述	
躁动	+4	攻击性	好斗行为，暴力行为，当下就对工作人员构成威胁	
	+3	极度躁动	拉扯或拔除各种管道或插管；具有攻击性	
	+2	躁动	频繁的无目的动作，与呼吸机抵抗	
	+1	烦躁不安	焦虑、恐惧，动作不具攻击性	
	0	清醒且平静		
镇静	−1	嗜睡	非完全清醒，但声音刺激后能够维持清醒状态（睁眼并有眼神接触≥ 10 秒）	声音刺激
	−2	轻度镇静	声音刺激后能够维持短暂清醒状态（睁眼并有眼神接触 <10 秒）	
	−3	中度镇静	声音刺激后有活动或有睁眼反应（但无眼神接触）	
	−4	深度镇静	对声音刺激无反应，但身体刺激后有活动或睁眼	身体刺激
	−5	不可唤醒	对声音和身体刺激均无反应	

7.1.2 清醒状态镇静

这种情况下的镇静药物需要提供快速的紧急气道支持（包括气管插管）。具体药物包括：

1. 咪达唑仑（Versed®）联合芬太尼。
2. 芬太尼。
3. 戊巴比妥（Nembutal®）：属巴比妥类。用法：体重 70kg 的成人，予 100mg 缓慢静脉推注。

药品信息：美索比妥（Brevital®）

比硫喷妥钠更有效，作用时间更短（适用于需要反复镇静和唤醒病人的情况，如经皮神经根切断术）。持续时间为 5~7 分钟。注意事项：美索比妥可能引起癫痫发作。在美国可能已不再使用。

用法：成人，配成质量比为 1% 的溶液（将 500mg 药物稀释到 50ml 溶液中，浓度为 10mg/ml），先予 2ml 测试剂量，后以每 5 秒 1ml 的速度静脉推注 5~12ml，随后必要时每 4~7 分钟给予 2~4ml。

7.1.3 镇静

ICU 病人通常需要气管插管和机械辅助通气，其镇静药物使用剂量较全身麻醉要小。

药品信息：硫喷妥钠（Pentothal®）

一种短效巴比妥类镇静药。用药后 20~30 秒即出现意识丧失，40 秒镇静程度加深，作用时间 5 分钟，20~30 分钟后意识恢复清醒。

副作用：剂量相关性呼吸抑制，如药物外渗或动脉注射→坏死。缓慢注射时病人躁动。低血容量病人使用时镇痛效果差，也可能有心肌抑制、低血压。

用法：成人首次给药浓度不要超过 2.5%，以较快速度试验性静脉注射 50mg，如能耐受，于 20~30 秒内静脉推注 100~200mg，体重较重的病人可能需要 500mg。

药品信息：★瑞芬太尼（Ultiva®）

超短效微阿片受体激动剂。效果类似芬太尼。能快速通过血 - 脑屏障。起效时间 <1 分钟，3~10 分钟效果消失。可降低颅内压。代谢：由非特异性的血液或组织酯酶进行肝外水解。∴没有聚积性。与硫喷妥钠、异丙酚、异氟烷、咪达唑仑有协同作用，合用时上述药物需要减量，最高需减量 75%。副作用：心动过缓、低血压、肌肉僵直、恶心呕吐、瘙痒、剂量依赖性的呼吸抑制 [>0.05 μg/(kg · min)]。

剂量：起始剂量为 0.05 μg/(kg · min)，静脉滴注，按 0.025 μg/(kg · min) 的增量逐渐增加剂量，最大剂量为 0.1~0.2 μg/(kg · min)。如使用最大剂量仍未达到理想镇静效果则加用其他镇静药。拔管后 10 分钟血药浓度下降 25%。剂型：1mg，2mg，5mg 粉剂。可配成 1mg/ml 溶液。

药品信息：芬太尼（Sublimaze®）

镇痛药，效果是吗啡的 100 倍。高脂溶性→快速起效。小剂量使用时作用持续时间为 20~30 分钟。与吗啡不同，芬太尼不引起组胺释放。可降低 ICP。有剂量相关性呼吸抑制，大剂量快速给药能造成胸壁僵硬。重复使用可能造成药物蓄积。可使机体对 CO_2 刺激的敏感性降低，该作用持续的时间可能比对呼吸频率的抑制作用还强（可达 4 小时）。

用法：成人 25~100 μg（0.5~2ml）静脉推注，必要时可重复给药。剂型：50 μg/ml，需要冷藏保存。

药品信息：丙泊酚（Diprivan®）

镇静催眠药。动脉瘤手术（见章节 76.8）时，大剂量使用该药可充当神经保护剂，但其保护作用似乎较巴比妥类弱。使用时间达 12 小时则代谢时间延长。

用法（镇静）：起始剂量为 5~10 μg/(kg · min)，必要时每 5~10 分钟可加量 5~10 μg/(kg · min)，直至达到需要的镇静效果。

副作用：丙泊酚输注综合征：高钾血症、肝大、高脂血症、代谢性酸中毒、心肌衰竭、横纹肌溶解、肾功能衰竭，严重可致死[3]。该副作用最早于儿童中发现，但可见于任何年龄。注意：在使用丙泊酚后出现不明原因的代谢性酸中毒应首先考虑丙泊酚输注综合征，除非有其他明确原因。在使用剂量 >50 μg/(kg · min) 或使用时间 >48 小时后应该注意。此外，药物脂质载体的能量密度为 1.1kCal/ml，可能造成高甘油三酯血症。

剂型：每瓶为 500mg 丙泊酚溶于 50ml 脂肪乳中。由于该剂型不含抑菌剂，故每 12 小时必须更换药瓶和输液管。

药品信息：★右美托咪定（Precedex®）

是一种 α_2 肾上腺素受体激动剂。作用于蓝斑和背根神经节。有镇静及镇痛作用。可以显著降低呼吸抑制风险以及麻醉性镇痛的剂量。可减少寒战。

剂量：负荷剂量一般为 1 μg/kg，静脉注射 10 分钟以上（如病人已使用其他药物达到镇静状态则无须予负荷剂量）。后以 0.2~1.0 μg/(kg · h) 的速度持续静脉输注直到达到理想效果。不要使用超过 24 小时（短期镇静或“过渡性”用药）。副作用：可导致伴有迷走神经张力增高的年轻健康受试者出现严重的心动过缓和窦性停搏（抗胆碱药物例如阿托品、格隆溴铵 0.2mg 静脉注射或有帮助）。在有严重心脏传导阻滞、心动过缓、已使用其他减慢心率的药物、容量不足的病人中应用时应谨慎。剂型：2ml 小瓶装，浓度为 100 μg/ml。将该小瓶药品溶解在 48ml 氯化钠溶液中，最终浓度为 4 μg/ml，用于静脉注射。

7.2 肌松药（神经肌肉阻滞剂）

7.2.1 概述

注意：使用时需机械通气（气管插管或人工苏醒面罩）。提醒：瘫痪病人可能是清醒的，仍有痛觉，因此清醒病人需加用镇静药。

头部外伤病人早期常规使用肌松剂可以降低ICP（比如吸痰的情况[4]）、减少死亡率，但不能改善整体预后[5]。

表7-2显示了神经肌肉阻滞剂（NMBAs）根据临床上肌松起效时间及维持时间分类。表后列出了一些药物的附加信息以及神经外科病人的一些注意事项。

表 7-2　肌松药起效及持续时间

临床分类	药物	商标名称(®)	起效时间(min)	持续时间(min)	自行恢复时间(min)	备注
超短效	琥珀酰胆碱	Anectine	1	5~10	20	起效最快，持续时间最短；血浆胆碱酯酶依赖；副作用多
短效	罗库溴铵	Zemuron	1~1.5	20~35	40~60	大剂量使用的起效时间与琥珀酰胆碱类似；部分儿童出现迷走神经反应
中效	维库溴铵	Norcuron	3~5	20~35	40~60	极少的心血管副作用（有心动过缓报道）；无组胺释放
	顺式阿曲库铵	Nimbex	1.5~2	40~60	60~80	推荐剂量下无组胺释放

7.2.2 超短效肌松药

药品信息：琥珀酰胆碱（Anectine®）

唯一的去极化神经节阻滞剂，能快速被血浆假性胆碱酯酶灭活。给药后先引起肌颤再造成肌肉松弛，1分钟起效，作用持续时间为5~10分钟。

适应证

因副作用大（见下文），目前成人只限于气道困难时紧急插管时使用。儿童仅在以下情况使用：饱腹时需要插管或在使用其他药物进行插管时发生喉头痉挛。

副作用

× 注意：通常会引起血钾升高 0.5mmol/L，有时在神经、肌肉病变的病人中可引起严重的高钾血症（高至 12mmol/L），造成药物无法逆转的心脏并发症。因此，禁用于大面积烧伤、多发伤和严重骨骼肌失神经损伤或上运动神经元损伤。青少年和儿童常规气管插管不使用该药（可能造成心搏骤停，即使是在看上去健康的病人中也可能出现）。与恶性高热（见章节 4.5）的发生相关。

可能会引起心律失常，特别是窦性心动过缓（如已发生，则使用阿托品治疗）。可通过 Ach 样活性刺激自主神经引起高血压、心动过缓或过速（特别在对儿童重复用药时）。肌纤维收缩可以升高 ICP、胃内压和眼压（眼穿通伤，特别是前房损伤时禁用；青光眼可用）。

为防止压力的进一步增高，颅内压、眼压升高病人使用琥珀酰胆碱前可应用启动剂量的非去极化肌松药（约为气管插管剂量的 10%，如在使用琥珀酰胆碱 3~5 分钟前静脉推注泮库溴铵 0.5~1mg）。而该用法在近期进食的病人中的使用尚存争议[6]。在大剂量使用或病人假性胆碱酯酶异常时可能出现 II 期阻滞（与非去极化肌松药类似）。

剂量

成人：0.6~1.1mg/kg（2~3ml/70kg）静脉推注，必要时可重复同剂量用药一次。

儿童：注意常规不使用该药。1.1mg/kg。1 个月以内的婴儿：2mg/kg。

剂型：浓度为 20mg/ml。

7.2.3 短效肌松药

药品信息：罗库溴铵（Zemuron®）

大剂量使用时，起效速度接近琥珀酰胆碱，但肌肉松弛通常持续 1 小时。昂贵。

用法：成人起始剂量为 0.6~1mg/kg，也可以 10~12 μg/(kg · min) 的速度静脉滴注。

7.2.4 中效肌松药

药品信息：★维库溴铵（Norcuron®）

非去极化肌松药。用药 2.5~3 分钟后的肌松程度足够进行气管插管。与泮库溴铵相比，效果强 1/3，但作用时间更短（使用起始剂量后作用维持约 30 分钟）。与泮库溴铵不同的是，该药迷走神经效应（如心血管作用）弱。无中枢神经系统活性代谢产物，不影响 ICP 或 CPP。该药由肝脏代谢。因活性代谢产物的作用，肾功能衰竭病人连续用药 2 天以上时，停药后肌松作用仍能持续 6 小时至 7 天不等[7]。冻干粉剂，需混合后使用。

剂量

剂型：10mg 冻干粉，需要溶解后使用。混合溶解后 24 小时内应用。

用法：成人和 10 岁以上儿童剂量为 0.1mg/kg（大多数成人起始剂量为 8~10mg）。必要时，可每 1 小时重复给药。静脉滴注速度为 1~2 μg/(kg · min)。1~10 岁儿童的使用剂量略高于成人，加药频率也更高。婴儿（7 周至 1 岁）对该药较成人敏感，药物作用时间约为成人的 1.5 倍。有关该药在新生儿中的使用及儿童持续静脉滴注方面的研究不多。

药品信息：★顺式阿曲库铵（Nimbex®）

非去极化肌松药。该药是阿曲库铵的异构体，不引起组胺释放。肌松作用持续时间约 1 小时。经霍夫曼降解，劳丹素是其代谢产物之一。

成人及 12 岁以上儿童用法：作为丙泊酚 / 笑气 / 氧气诱导插管的一部分，0.15mg/kg 或 0.2mg/kg 的顺式阿曲库铵能够分别在 2 分钟或 1.5 分钟内产生足够的肌松效应以进行气管插管。静脉滴注速度为 1.3 μg/(kg · min)。

2~12 岁儿童用法：在吸入麻醉或阿片类药物静脉麻醉时，使用剂量为 0.1mg/kg，给药时间在 5~10 秒以上。

7.2.5 竞争性肌肉阻滞剂的逆转

通常仅当病人在 4 种刺激下出现至少一次肌肉抽动时才尝试逆转。否则，病人肌肉被严重阻滞时逆转可能不完全，并且随着逆转作用逐渐消失，肌肉阻滞效应可能再次出现（1/4 的刺激反应性表示 90% 的肌肉阻滞）。

- 新斯的明（Prostigmin®）：静脉注射 2.5mg（最小剂量）至 5mg（最大剂量）(从低剂量开始使用，超过 5mg 不增加作用并导致严重力弱，尤其是在没有神经肌肉阻滞的情况下超过最大剂量)。
- 可加用（以预防心动过缓）：
  - 或为每毫克新斯的明加 0.5mg 阿托品。
  - 或为每毫克新斯的明加 0.2mg 格隆溴铵。

7.3 镇痛药

7.3.1 概述

关于疼痛类型和疼痛治疗的讨论，见章节 28.2。

镇痛药的三种类型：

1. 非阿片类镇痛药：
   1）非甾体抗炎药：阿司匹林、布洛芬等。
   2）对乙酰氨基酚。

2. 阿片类镇痛药：
   1）阿片受体激动剂。
   2）阿片受体部分激动剂。
   3）阿片受体混合性激动剂／拮抗剂。
3. 不是严格意义上的止痛药，但可作为佐剂与上述任何一种药物联用。包括三环类抗抑郁药、抗惊厥药、咖啡因、羟嗪、皮质类固醇（见章节 7.3.6）。

7.3.2 指导原则

早期应用足量有效的镇痛药是控制疼痛的关键。治疗癌痛时，定时服药较需要时用药效果更好，且应备好“救援”药物[8]。采用更为有效的药物或侵入性技术治疗疼痛时，不要停用非阿片类镇痛药。

7

7.3.3 治疗特殊类型疼痛的镇痛药

内脏痛或去传入性疼痛

有时可用三环类抗抑郁药有效治疗（见章节 28.2.2）。色氨酸可能有效（见章节 7.3.6）。卡马西平（Tegretol®）可用于治疗阵发性刺痛。

转移性骨病引起的疼痛

类固醇、阿司匹林或非甾体抗炎药尤其有用，可能通过减少前列腺素介导的 Aδ 和 C 纤维的致敏作用，因此可能优于对乙酰氨基酚。

7.3.4 非阿片类镇痛药

对乙酰氨基酚（APAP）

用法见表 7-3。

表 7-3 对乙酰氨基酚剂量

药品	剂量
对乙酰氨基酚（APAP）（Tylenol®）	• 成人：650mg 或 1000mg，口服／直肠给药，每 4~6 小时一次，每天剂量不超过 4000mg[a] • 小儿： ◦ 婴儿：10~15mg/kg，口服／直肠给药，每 4~6 小时一次。 ◦ 儿童：单次剂量为 1 粒 × 年龄（岁），不超过 650mg，口服／直肠给药，每 4~6 小时一次；每 4 小时一次时剂量不超过 15mg/kg。

[a]APAP 的肝毒性：通常在剂量 ≥10g/d 时出现，剂量 <4g 时少见。但是酗酒、禁食或者服用细胞色素 P-450 酶诱导剂的病人可在更低剂量时便出现肝毒性

非甾体抗炎药（NSAIDs）

非甾体抗炎药的抗炎特性主要是由于参与前列腺素和血栓素合成的环氧合酶（COX）受到抑制[9]。用法见表 7-4。

表 7-4 非甾体抗炎药（NSAIDs）[a]

通用名	成人常规口服剂量[b]	剂型 (mg)[c]	每天最大剂量 (mg)
阿司匹林[d]	500～1000mg，口服，每 4～6 小时 1 次	325，500	4000
双氯芬酸	起始剂量为 25mg，每天 4 次；必要时睡前增加 1 次；最大剂量为 50mg，每天 3 次或 75mg，每天 2 次	25，50，75	200
依托度酸	急性疼痛：200～400mg，每 6 ～ 8 小时 1 次	胶囊：200、300；片剂：400	1200
非诺洛芬	200mg，每 4～6 小时 1 次；类风湿关节炎：300～600mg，每天 3～4 次	200，300，600	3200
氟比洛芬	50mg，每天 3～4 次或 100mg，每天 3 次	50，100	300
酮洛芬	速释：起始剂量为 75mg，每天 3 次或 50mg，每天 4 次，可增加到 150～300mg，每天 3～4 次；	25，50，75	300
	缓释：150mg，每天 1 次	ERc：150	
酮咯酸	见下文	见下文	
布洛芬[e]	400～800mg，每天 4 次	300，400，600，800	3200
吲哚美辛	25mg，每天 3 次，必要时每天总量可增加 25mg	25，50，SR：75	150～200
甲氯芬那酸	50mg，每 4～6 小时 1 次，必要时增加到 100mg，每天 4 次	50，100	400
甲芬那酸	首剂 500mg，之后 250mg，每 6 小时 1 次	250	
萘丁美酮[f]	每天 1000～2000mg，分 1～2 次口服	500，750	2000
萘普生	首剂 500mg，之后 250mg，每 6～8 小时 1 次	250，375，500	<1250
萘普生钠	首剂 550mg，之后 275mg，每 6～8 小时 1 次	275，DS=550	1375
奥沙普秦	1200mg，每天 1 次（首天可服用 1800mg）	600	1800

7

表 7-4（续）

通用名	成人常规口服剂量[b]	剂型 (mg)[c]	每天最大剂量 (mg)
吡罗昔康	10~20mg，每天 1 次（7~12 天达稳态）	10，20	
舒林酸	200mg，每天 2 次；疼痛得到控制后下调剂量至 150mg，每天 2 次	150，200	400
双水杨酸	3000mg/d，分 2~3 次口服（如 500mg×2，每天 3 次）	500，750	
托美丁	400mg，每天 3 次（食物影响其生物利用度）	200，DS=400，600	1800

[a] NSAIDs 增加心血管栓塞事件发生风险（心脏病发作或脑卒中）[12]
[b] 当给出剂量范围时，应使用最小有效剂量
[c] DS= 双倍剂量，SR= 缓释（英），ER= 缓释（美）
[d] 阿司匹林：治疗骨转移性疼痛有独特的功效
[e] 布洛芬：有 100mg/ml 的悬浮液，6 个月至 12 岁儿童剂量为 5~10mg/kg，每天最大剂量为 40mg/kg（FDA 未批准该药用于儿童，因可能导致瑞氏综合征）
[f] 与大多数 NSAIDs 不同，萘丁美酮不干扰血小板功能

非选择性非甾体抗炎药的特征：

1. 除酮洛酸氨丁三醇外均为口服给药。
2. 无药物依赖。
3. 可以增加阿片类药物的镇痛效果。
4. NSAIDs（和 APAP）具有“天花板效应”：超出最大剂量用药不能增加镇痛效果。阿司匹林和 APAP 的最大剂量为 650~1300mg，较其他 NSAIDs 用量大，作用时间也更长。
5. 胃肠不适常见，严重并发症如肝毒性[10]、胃肠道溃疡、胃出血和胃穿孔则不常见。
6. 餐时服药或加用制酸药不能减少胃肠道副作用。米索前列醇可能能减少 NSAID 导致的胃糜烂或消化性溃疡。孕妇禁用。用法：200μg，每天 4 次，餐时服用，并与 NSAID 服用时长相同。如不能耐受，则减量至 100μg。✖ 注意：导致流产。不应给予孕妇或有生育潜力的妇女。
7. 多数会可逆性抑制血小板功能，造成凝血时间延长（非乙酰化水杨酸盐抗血小板功能作用弱，如双水杨酸、三水杨酸、萘丁美酮）。与其他 NSAIDs 不同，阿司匹林不可逆性地与环氧化酶结合，抑制血小板功能达 8~10 天。
8. 都可以造成水钠潴留，具有导致肾毒性的风险[11]［减少肾血管扩张剂（前列腺素）的合成→减少肾脏血流→肾功能不全、间质性肾炎、

肾病综合征、高钾血症]。

9. NSAIDs（除阿司匹林）增加心脏病与脑卒中的发生风险[12]。

药品信息：酮咯酸氨丁三醇（Toradol®）

唯一经肠道外途径治疗疼痛的 NSAID，其镇痛效果强于抗炎效果。半衰期约为 6 小时。可用于以下情况的疼痛治疗：

1. 需避免镇静和呼吸抑制。
2. 便秘无法忍受时。
3. 用麻醉性镇痛药后出现恶心症状的病人。
4. 对镇痛药药物依赖顾虑严重时。
5. 已硬膜外应用吗啡，需要进一步镇痛但不能有呼吸抑制时。
6. 注意：
   1) 使用时间不要超过 72 小时（并发症的报道主要见于口服用药时间延长者）。
   2) 因血小板功能抑制导致凝血时间延长，术后病人应谨慎使用（胃肠道或手术部位出血的风险较小，但年龄超过 75 岁且大剂量服用酮咯酸氨丁三醇超过 5 天者，出血风险增高[13]）。
   3) 即使是肌内注射且剂量不影响胃肠道系统，也可能造成胃黏膜刺激、糜烂。
   4) 同其他 NSAIDs 一样，对有发生肾病风险的病人使用该药应谨慎。

用法：单次用药剂量：30mg 静脉注射或 60mg 肌内注射（健康成人）。多次用药剂量：必要时，30mg 静脉注射或肌内注射，必要时每 6 小时一次。最大剂量为 120mg/d。肠道外用药不超过 5 天（最好不超过 3 天）。

年龄 >65 岁、体重 <50kg 或肾功能减退（肌酐清除率 <50ml/min）的病人以上剂量均要减半（最大剂量 60mg/d）。肌酐清除率可以采用 Cockcroft-Gault 公式[14]估算（见公式 7-1），正常值为≥ 60ml/min。

$$\text{肌酐清除率 (ml/min)} = \{[140 - \text{年龄}] \times \text{理想体重 (kg)}\} / [72 \times \text{血清肌酐 (mg/dl)}] \qquad \text{(公式 7-1)}$$

（注：女性为计算结果 ×0.85）

用法：口服用药仅作为肠道外用药的延续，不作常规使用。从肌内注射转为口服的用量：起始剂量为 10mg，每 4~6 小时一次（在桥接用药当天，口服和肌内注射联用剂量不应超过 120mg）。剂型：10mg 片剂。

7.3.5 阿片类镇痛药

概述

阿片类镇痛药属麻醉药，一般用于治疗中度至重度急性疼痛或癌痛（有专家认为癌痛的特点为反复发作的急性疼痛而非慢性疼痛）。

麻醉性镇痛药的特性：

1. 无天花板效应（见章节 7.3.4）：效果随剂量增加（弱阿片类药物可

用于中度疼痛，但副作用会限制其剂量的应用）。

2. 长期使用会出现耐药（身体和心理的）。

3. 使用过量（见章节 11.4.2）均可导致呼吸抑制，有些则导致癫痫发作。

轻度至中度疼痛

部分治疗药物见表 7-5。

可待因及同类的喷他佐辛镇痛效果通常不如阿司匹林或对乙酰氨基酚，常与后两者联用。

表 7-5 用于轻度至中度疼痛的弱阿片类药物

药品	剂量
可待因	常用成人剂量：30~60mg，肌内注射或口服，必要时每 3 小时一次；哺乳期妇女[a]和儿童慎用（口服该药 30mg 的效果等同于 300mg 阿司匹林）儿童剂量：0.5~1mg/kg，口服或静脉注射，必要时每 4~6 小时一次
喷他佐辛	属混合性激动剂 / 拮抗剂
	Talwin®：→ 12.5mg 喷他佐辛，325mg 阿司匹林。用法：2 片，口服，必要时每天 3~4 次。
	伴纳洛酮：→ 50mg 喷他佐辛，0.5mg 纳洛酮。用法：1~2 片，口服，必要时每 3~4 小时一次，最大剂量为每天 12 片。
曲马多	见下文

[a] 可待因在 1%~28% 的女性中代谢很快，其代谢产物吗啡能通过母乳进入婴儿体内

药品信息：曲马多（Ultram®）

一种口服 μ 阿片受体激动剂，也是一种中枢性镇痛药，可以抑制去甲肾上腺素和 5- 羟色胺的再吸收。治疗急性疼痛时，每 100mg 曲马多的效果相当于可待因 60mg 联合阿司匹林或 APAP 的效果[15,16]。当使用下述推荐剂量时，没有呼吸抑制的报道。但有癫痫和阿片样依赖的报道。

用法：50~100mg，口服，必要时每 4~6 小时一次，最大剂量为 400mg/d（老年病人为 300mg/d）。用于中重度急性疼痛时，初始剂量 100mg，之后采用 50mg 的剂量通常能够达到镇痛作用。剂型：50mg 片剂。

中度至重度疼痛

见表 7-6。

重度疼痛

见表 7-7、表 7-8。

表 7-6　用于中度至重度疼痛的阿片类药物

<table>
<tr><th>药品</th><th colspan="3">剂量</th></tr>
<tr><td rowspan="4">氢可酮</td><td colspan="3">(Vicodin®、Lorcet®、Lortab® 等)：5mg 氢可酮 +500mg APAP；(Vicodin ES®、Lortab 7.5/500®)：7.5mg 氢可酮 +500mg APAP；用法：1 片，口服，必要时每 6 小时一次（可增加至 2 片，口服，每 3~4 小时一次，每 24 小时总剂量不超过 8 片）</td></tr>
<tr><td colspan="3">(Lorcet® Plus、Lorcet® 10/650)：7.5mg 或 10mg 氢可酮 +650mg APAP；用法：1 片，口服，必要时每 6 小时一次（24 小时不超过 6 片）</td></tr>
<tr><td colspan="3">(Lorcet® 10/500: 10mg 氢可酮 +500mg APAP)；用法：1~2 片，口服，必要时每 4 小时一次，每天不超过 6 片</td></tr>
<tr><td colspan="3">(Norco®)：10mg 氢可酮 +325mg APAP；用法：1 片，口服，必要时每 4 小时一次，每天不超过 6 片</td></tr>
<tr><td rowspan="7">羟考酮</td><td colspan="3">通常为复方制剂，如：阿司匹林 325mg+ 羟考酮 5mg（Percodan®），或 APAP 500mg+ 羟考酮 5mg（Tylox®）
(Percocet®：羟考酮 /APAP 剂量为 2.5/325、5/325、7.5/325、10/650) 剂量：1 片，口服，必要时每 3~4 小时一次（或可增加至 2 片，口服，每 3 小时一次 [a]）
剂型：单方制剂包括 OxyIR®5mg，口服溶液 OxyFast®20mg/ml 以及控释片 OxyContin®10mg、20mg、40mg、80mg[b] 和 160mg[b]（作用时间为 12 小时，24~36 小时达稳态）
成人用法：OxyContin® 片为整片服用，不可掰碎、咀嚼或碾磨。本品适用于中度至重度持续性疼痛的治疗，而不用于临时性止痛。对于阿片类初治病人，起始剂量为 10mg，口服，每 12 小时一次。对于正在使用麻醉性镇痛药的病人，下方提供了部分药物的换算表。每 1~2 天可增加剂量，每 12 小时增加剂量 25%~50%</td></tr>
<tr><td colspan="3">使用 OxyContin® 换算表</td></tr>
<tr><td>当前使用制剂</td><td>剂量</td><td>建议 OxyContin® 起始剂量</td></tr>
<tr><td rowspan="3">羟考酮复合制剂（Tylox、Percodan 等）或 Lortab、Vicodin 或 Tylenol #3</td><td>1~5 片 / 天</td><td>10~20mg，口服，每 12 小时一次</td></tr>
<tr><td>6~9 片 / 天</td><td>20~30mg，口服，每 12 小时一次</td></tr>
<tr><td>10~12 片 / 天</td><td>30~40mg，口服，每 12 小时一次</td></tr>
<tr><td>吗啡静脉内自控镇痛泵</td><td>根据 24 小时总 MSO_4 剂量</td><td>将 24 小时总 MSO_4 剂量 ×1.3，即为 24 小时 OxyContin® 剂量</td></tr>
<tr><td>氢吗啡酮</td><td colspan="3">Dilaudid®：见表 7-7</td></tr>
<tr><td>吗啡</td><td colspan="3">使用低剂量，见表 7-7</td></tr>
</table>

[a] APAP 24 小时剂量不超过 4000mg（见表 7-3 脚注）

[b] 仅用于阿片类耐受的病人

7

药品信息：硫酸吗啡（Avinza，缓释吗啡）

采用口服小丸药物吸收系统（SODAS，无数个直径约 1mm 的甲基丙烯酸氨酯共聚物）制成的吗啡每天一次口服制剂。存在过量服用或滥用风险。

用法：根据病人对吗啡的耐受和疼痛程度选择剂量，1 粒，口服，每天 1 次。非 PRN 用药，不用于术后镇痛。× 注意：胶囊应整粒服下而不可咀嚼，以免快速释放达致死剂量。对不能吞下胶囊的病人，可将胶囊内容物（小丸）撒于苹果酱中，但是小丸不能咀嚼或研磨。副作用：因 SODAS 使用的富马酸具有潜在的肾毒性，因此硫酸吗啡最大剂量为 1600mg/d。剂量≥ 60mg 只用于阿片类耐受的病人。剂型：30mg、60mg、90mg 和 120mg 胶囊。

表 7-7 阿片类激动剂治疗严重疼痛的等效剂量（肠道外途径以肌内注射 10mg 吗啡为参照）

药品名称：通用名（商品名®）	给药途径	剂量（mg）	达峰时间（小时）	作用时间（小时）	备注
吗啡	肌内注射	10	0.5~1	4~6	呼吸抑制
	口服	20~60[a]	1.5~2	4~7	长效口服制剂：MS Contin®、Avinza®（见下文）
可待因（不推荐这些剂量）	肌内注射	130		3~5	剂量大，会导致严重副作用
	口服	200			
美沙酮[b]（Dolophine®）	肌内注射	10	0.1~1	4~6	半衰期长[b]
	口服	20	1.5~2	4~7	
羟考酮（如 Tylox®[c]、OxyContin®）	肌内注射	15			
	口服	30	1	3~4	复合制剂（Tylox®）或溶液
	口服	30~40		12	OxyContin，见表 7-6
氧吗啡酮	肌内注射	1		3~5	
	直肠给药	10			有栓剂剂型
氢吗啡酮（Dilaudid®）	肌内注射	1.5	0.5~1	3~4	
	口服	7.5	1.5~2	3~4	剂型：1mg、2mg、3mg、4mg 片剂
芬太尼（Sublimaze®）	静脉注射	0.1		1~2	不推荐用于急性疼痛治疗
经皮芬太尼贴（Duragesic®）[d]	经皮	[e]	12~24	72	包括释放速度为 25、50、75、100、125 μg/h 的贴剂（使用最小有效剂量）

表 7-7（续）

[a] 单剂量吗啡肌内注射与口服效价比为 1∶6，但长期用药时下降至 1∶(2~3)

[b] 美沙酮半衰期长，重复给药可导致蓄积和 CNS 抑制（用药 3 天后须减量，即使其镇痛半衰期未改变），特别是在老年人和体弱的病人。需由有使用经验的医师使用

[c] Tylox® 在严重疼痛病人中使用是不切实际的，因为 1 片 Tylox 只含有 5mg 羟考酮（而其中的 APAP 限制了该药的总使用剂量）。可选用羟考酮含量高的 OxyContin®

[d] × 芬太尼贴不作为术后镇痛常规用药（呼吸抑制风险）。上部躯体应用 1 贴，必要时每 72 小时替换一次

[e] 由每天肠道外吗啡用量换算剂量如下：

MSO_4 8~27mg/d →芬太尼贴 25 μg/h

MSO_4 28~37mg/d →芬太尼贴 50 μg/h

MSO_4 38~52mg/d →芬太尼贴 75 μg/h

MSO_4 53~67mg/d →芬太尼贴 100 μg/h

MSO_4 68~82mg/d →芬太尼贴 125 μg/h

7

表 7-8 阿片类激动剂 / 拮抗剂治疗严重疼痛的等效剂量（以肌内注射 10mg 吗啡为参照）

药品名称：通用名（商品名®）	给药途径	剂量（mg）	达峰时间（小时）	作用时间（小时）	备注
丁丙诺啡（Buprenex®）	肌内注射	0.4			部分性激动剂
	舌下	0.3			
混合性激动剂 / 拮抗剂[a]					
布托啡诺	肌内注射	2	0.5~1	4~6	
纳布啡	肌内注射	10	1	3~6	无 σ 受体阻滞[b]
	静脉注射	140 μg/kg	0.5	2~5	
喷他佐辛（Talwin®[c]）	肌内注射[b]	20~40	0.5~1	4~6	
	口服[b]	180	1.5~2	4~7	

[a] 该类药物在生理性依赖阿片类激动剂的病人中均可引起戒断症状

[b] 大部分激动剂 / 拮抗剂占据 σ 受体 (Stadol>Nubain)，引起幻觉

[c] Talwin 注射剂（肌内注射）只含有喷他佐辛。Talwin® 复合片包含阿司匹林。如果高剂量口服，则应用不含阿司匹林的 Talwin Nx（见表 7-5）

7.3.6 辅助镇痛药

以下药物可以增强阿片类镇痛药的疗效（从而减少其用药剂量）：

三环类抗抑郁药：

色氨酸：一种氨基酸，是 5- 羟色胺的前体，通过提高 5- 羟色胺水平起作用。剂量大，有催眠作用，因此通常于每晚睡前给予 1.5~2g。长期色氨酸治疗会消耗维生素 B_6，因此需每天补充多种维生素。

抗组胺药：组胺在痛觉中起作用。抗组胺药作为有效的止痛药或佐剂，同时也有抗焦虑、止吐和轻度催眠作用。羟嗪（Atarax®、Vistaril®）：起始剂量为每天上午口服 50mg+ 每晚睡前口服 100mg。可增加至每天约 200mg。

抗惊厥类药物：卡马西平、氯硝西泮、苯妥英钠、加巴喷丁或普瑞巴林往往对神经性疼痛更有效，如糖尿病神经病变、三叉神经痛、疱疹后神经痛、舌咽神经痛和神经损伤或癌浸润引起的神经痛 [16]。

吩噻嗪类：有些可引起轻微的痛觉降低。大多数是镇静剂和止吐药。最为人所知的是氟奋乃静（Prolixin®），通常与三环类抗抑郁药一起用于神经病理性疼痛、糖尿病神经病变的治疗（见章节 31.5.6）。吩噻嗪会降低癫痫发作阈值。

7

皮质类固醇：除了减少放疗或化疗的毒性作用外，它们还可能增强麻醉性镇痛剂的作用。还有一些非特异性的有利作用：增加食欲、有幸福感、止吐。但副作用可能会限制其应用（见章节 8.1）。

咖啡因：自身无镇痛作用，但 65～200mg 咖啡因可增强 APAP、阿司匹林或布洛芬对头痛、口腔手术后疼痛和产后疼痛的镇痛效果。

（周建坡　译　刘兴炬　校）

参考文献

[1] Sessler CN, Gosnell MS, Grap MJ, et al. The Richmond Agitation-Sedation Scale: validity and reliability in adult intensive care unit patients. Am J Respir Crit Care Med. 2002; 166:1338–1344

[2] Ely EW, Truman B, Shintani A, et al. Monitoring sedation status over time in ICU patients: reliability and validity of the Richmond Agitation-Sedation Scale (RASS). JAMA. 2003; 289:2983–2991

[3] Kang TM. Propofol infusion syndrome in critically ill patients. Ann Pharmacother. 2002; 36:1453–1456

[4] Werba A, Weinstabi C, Petricek W, et al. Vecuronium Prevents Increases in Intracranial Pressure During Routine Tracheobronchial Suctioning in Neurosurgical Patients. Anaesthetist. 1991; 40:328–331

[5] Hsiang JK, Chesnut RM, Crisp CD, et al. Early, Routine Paralysis for Intracranial Pressure Control in Severe Head Injury: Is It Necessary? Crit Care Med. 1994; 22:1471–1476

[6] Ohlinger MJ, Rhoney DH. Neuromuscular Blocking Agents in the Neurosurgical Intensive Care Unit. Surg Neurol. 1998; 49:217–221

[7] Segredo V, Caldwell JE, Matthay MA, et al. Persistent Paralysis in Critically Ill Patients After Long-Term Administration of Vecuronium. N Engl J Med. 1992; 327:524–528

[8] Marshall KA. Managing Cancer Pain: Basic Principles and Invasive Treatment. Mayo Clin Proc. 1996; 71:472–477

[9] Celecoxib for Arthritis. Med Letter. 1999; 41:11–12

[10] Helfgott SM, Sandberg-Cook J, Zakim D, et al. Diclofenac-Associated Hepatotoxicity. JAMA. 1990; 264:2660–2662

[11] Henrich WL. Analgesic Nephropathy. Am J Med Sci. 1988; 295:561–568

[12] U.S. Food and Drug Administration (FDA). FDA Drug Safety Communication: FDA strengthens warning that non-aspirin nonsteroidal anti-inflammatory drugs (NSAIDs) can cause heart attacks or strokes. 2015

[13] Strom BL, Berlin JA, Kinman JL, et al. Parenteral Ketorolac and Risk of Gastrointestinal and Operative Site Bleeding. JAMA. 1996; 275:376–382

[14] Cockcroft DW, Gault MH. Prediction of creatinine clearance from serum creatinine. Nephron. 1976; 16:31–41

[15] Tramadol - A new oral analgesic. Med Letter. 1995; 37:59–60

[16] Drugs for Pain. Med Letter. 1998; 40:79–84

8 内分泌学

8.1 皮质类固醇

8.1.1 概述

在正常的基础条件下，肾上腺皮质束状带每天分泌 15~25mg 的皮质醇（氢化可的松是用于给药的相同药物化合物的名称）和 1.5~4mg 的皮质酮。皮质醇的半衰期约为 90 分钟。肾上腺释放的皮质醇是在垂体的促肾上腺皮质激素（ACTH）的刺激下生成，而促肾上腺皮质激素释放激素（CRH）又是由下丘脑的促肾上腺皮质激素（CRH）刺激形成的。

8.1.2 替代疗法

原发性肾上腺皮质功能不全者（Addison 病），糖皮质激素和盐皮质激素都需替代治疗。垂体分泌 ACTH 减少引起的继发性肾上腺皮质功能不全者，其盐皮质激素水平一般是正常的，只需糖皮质激素替代治疗。

表 8-1 显示皮质醇替代疗法的每日剂量。

表 8-1 等效皮质类固醇剂量[a]

类固醇：通用名（商品名）	等效剂量（mg）	给药途径	用法	盐皮质活性	口服制剂
醋酸可的松	25	口服、肌内注射	上午 2/3 下午 1/3	2+	片剂：5mg、10mg、25mg
氢化可的松，又名皮质醇（Cortef®）	20	口服	上午 2/3 下午 1/3	2+	片剂：5mg、10mg、20mg
（Solu-Cortef®）		静脉滴注、肌内注射[b]			
泼尼松（强的松）	5	口服	分 2~3 次	1+	片剂：1mg、2.5mg、5mg、10mg、20mg、50mg[c]
甲泼尼龙	4	口服、静脉滴注、肌内注射		0	片剂[d]：2mg、4mg、8mg、16mg、24mg、32mg

表 8-1（续）

类固醇：通用名（商品名）	等效剂量（mg）	给药途径	用法	盐皮质活性	口服制剂
地塞米松	0.75	口服、静脉滴注	分 2~3 次	0	带刻痕片剂：0.25mg、0.5mg、0.75mg、1.5mg、4mg、6mg

[a] 给定的剂量为每日剂量。列出的类固醇主要用作糖皮质激素；表中列出的是糖皮质激素口服或静脉滴注的等效剂量；而肌内注射等效剂量可能有所不同

[b] 肌内注射仅在情况紧急而又无法快速建立静脉滴注通路时使用

[c] Sterapred Uni-Pak® 含 21 片 5mg 的泼尼松，起始剂量为 30mg，经 6 天逐渐减至 5mg；"DS" 为 10mg 片剂，起始剂量为 60mg，经 6 天逐渐减量至 10mg；"DS-12" 含 48 片 10mg 的泼尼松，起始剂量为 60mg，经 12 天降至 20mg

[d] Medrol Dosepak® 含 21 片 4mg 甲基泼尼松龙，起始剂量为 24mg/d，经 6 天逐渐降至 4mg/d

8

生理性替代（非应激状态下）可通过以下任一方法实现：

1. 氢化可的松：每天上午 20mg、每天下午 10mg，口服。
2. 泼尼松：每天上午 5mg、每天下午 2.5mg，口服。

皮质醇和可的松对于慢性原发性肾上腺皮质功能不全或肾上腺危象的治疗是有用的。由于其盐皮质激素的活性，用于某些疾病的长期治疗（如垂体功能低下）可能导致水钠潴留、高血压和低钾血症。

8.1.3 下丘脑 - 垂体 - 肾上腺轴抑制

概述

长期使用类固醇会抑制下丘脑 - 垂体 - 肾上腺（HPA）轴，并最终导致肾上腺萎缩。当 HPA 被抑制时，如果突然停止外源性类固醇或发生急性疾病（增加类固醇需求），则可能会出现肾上腺皮质功能不全（AI）症状（见表 8-2）。严重的 AI 可能会发展为 Addisonian 危象（见章节 8.1.5）。肾上腺皮质功能的恢复滞后于垂体功能恢复，因此 ACTH 水平的升高会先于皮质醇水平的升高。

HPA 抑制取决于所用的糖皮质激素种类、给药途径、频率、时间以及治疗持续时间。每天早晨给予少于 40mg 泼尼松（或等效剂量的其他激素）、使用时间少于 7 天或同等单次剂量隔日使用、使用时间小于 5 周，则不太可能发生 HPA 抑制现象[1]。使用高剂量类固醇治疗 3~4 天后可能有部分病人会发生肾上腺萎缩，如每天服用 40~60mg 氢化可的松（或等效剂量的其他激素）2 周，则几乎可以肯定会发生轴抑制。类固醇治疗一个月或更长时间后，HPA 轴抑制可长达一年。

表 8-2 肾上腺皮质功能不全的症状

- 疲劳
- 乏力
- 关节痛
- 厌食
- 恶心
- 低血压
- 体位性眩晕
- 低血糖
- 呼吸困难
- Addisonian 危象，严重可致死（见章节 8.1.5）

测量早晨血浆氢化可的松可以评估基础肾上腺皮质功能的恢复程度，但不能充分评估应激反应。

类固醇停药

见参考文献[1]。

使用类固醇类药物，除有上述 HPA 抑制的风险外，如果停药太快，还可能出现已控制的症状再次爆发。

HPA 抑制的发生风险较低时（如多数神经外科适应证采用的短疗程类固醇治疗一般小于 5~7 天[2]），突然停药导致肾上腺皮质功能不全的风险也较小；使用时间达 2 周时，则需要经 1~2 周逐渐减量来达到安全停药。如类固醇治疗时间更长或已出现停药困难时，可试用以下方法来逐渐减量：

1. 每 3~7 天少量减药（相当于 2.5~5mg 泼尼松），病人可能出现轻微的撤药症状[3]：
   1) 疲劳。
   2) 厌食。
   3) 恶心。
   4) 体位性眩晕。
2. 如出现以下任何情况，则应“回溯”药物剂量（如增加剂量，后采用更为缓慢的减量方案）：
   1) 使用类固醇治疗的潜在疾病或症状的恶化。
   2) 出现撤药症状（见表 8-2）。
   3) 并发感染或需进行手术治疗的（见下文类固醇应激剂量）。
3. 当糖皮质激素达到“生理”剂量（约每天 20mg 氢化可的松或等效剂量的其他激素）时：
   1) 改为每天上午口服 20mg 氢化可的松（不要使用长效制剂）。
   2) 2~4 周后，查晨起皮质醇水平（在上午服药前），每周减量 2.5mg 直至减量至每天剂量为 10mg（生理剂量下限）。

3）之后，每 2~4 周查晨起皮质醇水平（在上午服药前），直到上午 8 时的皮质醇水平高于 10 μg/dl，该值提示肾上腺皮质功能恢复至基础水平。

4）当肾上腺皮质功能恢复至基础水平时：

- 停用类固醇基础用量，但需要时应给予应激剂量（见下文）。
- 每月进行促皮质激素刺激试验，直到该激素恢复正常。当该试验呈阳性时，可停止补充应激剂量。长期使用类固醇后停药导致的肾上腺皮质功能不全可持续 2 年（尤其是第 1 年）。

类固醇应激剂量

当机体处于生理“应激”状态下，正常肾上腺每天可产生约 250~300mg 氢化可的松。而长期使用糖皮质激素治疗（无论是治疗正在进行或过去 1~2 年内接受过治疗）者，其正常“应激反应”受到抑制，因此需要补充类固醇剂量来应对应激。

对于 APA 轴受到抑制的病人：

- 轻度疾病（如泌尿道感染、普通感冒）或单颗牙拔除：将每日剂量加倍（如已停用类固醇，则给予 40mg 氢化可的松，每天 2 次）。
- 中度应激（如流感）、局部麻醉下的小手术（内镜检查或多颗牙拔除）：给予 50mg 氢化可的松，每天 2 次。
- 严重疾病（肺炎、全身性感染、高热）、严重外伤、全身麻醉下的急诊手术：100mg 氢化可的松，静脉注射，每 6~8 小时一次，连续用药 3~4 天直至应激停止。
- 择期手术，见表 8-3。

表 8-3 择期手术的类固醇应激剂量

手术当天，肌内注射 50mg 醋酸可的松，之后 24 小时内静脉滴注 200mg 氢化可的松

术后（天）	氢化可的松（mg）		
	上午 8 时	下午 4 时	晚间 10 时
1	50	50	50
2	50	25	25
3	40	20	20
4	30	20	10
5	25	20	5
6	25	15	–
7	20	10	–

8.1.4 类固醇的副作用

虽然类固醇的副作用多见于长期用药者[4]，但部分病人在进行短期治疗时也会发生。有证据表明，小剂量糖皮质激素（≤ 10 mg/d 的泼尼松龙或其等效物）治疗类风湿关节炎不会增加骨质疏松性骨折、血压升高、心血管疾病或消化道溃疡[5]，但体重增加和皮肤变化常见。可能的副作用包括[3, 6]：

- 心血管和肾脏
  - 高血压。
  - 水钠潴留。
  - 低钾性碱中毒。
- 中枢神经系统
  - 进行性多灶性脑白质病变（PML）（见章节 20.4）。
  - 精神激越或类固醇性精神病。
  - 硬脊膜外脂肪堆积导致的脊髓压迫（见章节 89.2.1）：罕见。
  - 假性脑瘤或特发性颅内高压（IIH）（见章节 47.1）。
- 内分泌
  - 注意：因类固醇具有抑制儿童生长的效应，因此仅急症才对儿童长期使用每天糖皮质激素剂量。
  - 继发性闭经。
  - HPA 轴抑制：内源性类固醇分泌减少→撤药时有发生肾上腺皮质功能不全的风险（见上文）。
  - 长期使用导致库欣样特征（医源性库欣综合征）：肥胖、高血压、多毛症等。
- 胃肠道：类固醇治疗 >3 周，泼尼松每天用量 >400~1000mg 或地塞米松每天用量 >40mg 时，增加胃肠道病变发生风险[7]。
  - 胃炎和类固醇性溃疡：使用抑酸剂和（或）H_2 受体拮抗剂（如西咪替丁、雷尼替丁等）可降低该并发症发生率。
  - 胰腺炎。
  - 小肠或乙状结肠憩室穿孔[8]：发生率约为 0.7%。因类固醇可掩盖腹膜炎体征，因此服用类固醇的病人出现腹部不适时应考虑到该并发症的可能，尤其是有憩室疾病史的老年人。腹部 X 线常显示腹腔内游离气体。
- 抑制成纤维细胞
  - 影响伤口愈合或导致伤口裂开。
  - 皮下组织萎缩。
- 代谢

8

- ◦ 糖耐量异常（糖尿病）及氮代谢紊乱。
  - 高渗性非酮症昏迷。
  - 高脂血症。
  - 蛋白质分解增多导致 BUN 升高。
- 眼
  - 后囊下白内障。
  - 青光眼。
- 肌肉、骨骼
  - 股骨头或其他骨骼的缺血性坏死：长期使用类固醇→库欣样体态和骨髓脂肪增加[9]（以泼尼松 60mg/d 治疗数月可能是导致该症的最小剂量，但 20mg/d 的剂量使用数月不会引起缺血性坏死[10]。许多发生该症的病人是因为酒精滥用、吸烟[11]、肝病和血管炎症等原因导致，而非激素的作用。
  - 骨质疏松：长期使用糖皮质激素的病人中，有 30%~50% 易发生椎体压缩性骨折。类固醇引起的骨质流失可通过周期性服用依替磷酸盐来逆转[12]。治疗分为 4 个周期，每个周期包括：每天服用 400mg 的依替磷酸盐 ×14 天，之后每日服用 500mg 钙剂 ×76 天。
  - 肌无力（类固醇性肌病）：近端肌肉更为明显。
- 感染
  - 免疫抑制：可能发生双重感染，尤其是真菌、寄生虫感染。
  - 可能导致结核、水痘复发。
- 血液学
  - 组织型纤溶酶原激活剂抑制致高凝血症。
  - 类固醇会导致白细胞从边缘池进入到循环池，导致在没有感染的情况下人为地升高了白细胞计数。
- 其他
  - 呃逆：氯丙嗪（Thorazine®）可能有效，25~50mg，口服，每天 3~4 次，服用 2~3 天（如果症状持续，给予 25~50mg 肌内注射）。
  - 类固醇很容易穿过胎盘，妊娠期间大剂量服用可能会导致胎儿肾上腺发育不全。

8.1.5 低皮质醇症

概述

又称肾上腺皮质功能减退。

评估：早上 8 时的血清皮质醇水平是诊断低皮质醇的最佳方法。每个实验室应规定一个正常值下限，且应根据年龄和性别不同进一步细分。

8

Addisonian 危象

概述

又称肾上腺危象，是肾上腺功能不全的一种紧急情况。

症状：精神状态变化（混乱、昏睡或激动）、肌肉无力。

体征：直立性低血压或休克、高热（高达 45.6℃）。

实验室检查

低钠血症，高钾血症，低血糖。

Addisonian 危象的治疗

如有条件，抽取血清进行皮质醇测定（但不要等结果出来后才开始治疗）。充分补液以治疗脱水和休克。

治疗“糖皮质激素急症”

- 氢化可的松琥珀酸钠（Solu-Cortef®）：立即静脉滴注 100mg，之后每 6 小时静脉滴注 50mg。
- 醋酸可的松：立即肌内注射 75～100mg，之后每 6 小时肌内注射 50～75mg。

治疗“盐皮质激素急症”

继发性肾上腺功能不全通常不需要治疗该项治疗（如全垂体功能减退）

- 醋酸去氧皮质酮（Doca®）：5mg，肌内注射，每天 2 次。或
- 氟氢化可的松（Florinef®）：0.05～0.2mg，口服，每天 1 次。

× 不推荐甲泼尼龙用于急症治疗。

8.2 甲状腺功能不全

8.2.1 概述

慢性原发性甲状腺功能不全可能导致（非病理性的）垂体腺增大。血浆促甲状腺激素（TSH）的测定能够区分原发性甲状腺功能低下（高 TSH）和继发性甲状腺功能低下（低 TSH）。甲状腺功能不全时，伤口愈合和心脏功能可能受到影响，全身麻醉的手术应该推迟，直到甲状腺功能恢复。此外，麻醉药的药效可能会显著延长，因此药物剂量应作相应调整。

8.2.2 甲状腺激素替代治疗

肾上腺皮质功能不全病人的注意事项

原发性甲状腺功能不全可能与肾上腺皮质的免疫性损害有关（Schmidt 综合征）。继发性甲状腺功能不全可能与肾上腺功能下降有关，也可能掩盖肾上腺功能不全。× 在肾上腺皮质功能不全却未用肾上腺激素替代治疗的病人中，使用甲状腺激素替代治疗能诱发肾上腺危象（故该部分病人除了甲状腺激素替代疗法外，应每 24 小时再予静脉滴注 300～400mg 氢化可的松）。

8

8.2.3 常规甲状腺激素替代治疗用药

药品信息：左甲状腺素（Synthroid®）

基本为纯 T_4（不含 T_3）。

预防黏液性水肿昏迷（未达到甲状腺功能正常）所需的剂量：

- 维持量：0.05mg，口服，每天1次。
- 当病人存在甲状腺功能不全时：起始剂量为0.05mg，口服，每天1次，每2~3周增加0.025mg。

对于甲状腺功能正常者（近似剂量，通过激素水平和临床评估决定）：

- 对大多数60岁以下的成人：0.18mg/d。
- 老年人：0.12mg/d。

8

药品信息：干甲状腺素片（如 Armour thyroid®）

常用剂量：60~300mg/d（1~5粒）。

黏液性水肿昏迷的甲状腺激素替代治疗

黏液性水肿昏迷是甲状腺功能不全的一种急症，有50%的死亡率。

症状：精神状态改变或是无应答。

体征：低血压、心动过缓、低钠血症、低血糖症、低体温、低通气，偶尔可引发癫痫。

治疗

因肠动力减低，应采用静脉途径给药。

1. 一般支持疗法：
   1) 低血压：静脉输液（在甲状腺激素替代治疗完成之前，机体对升压药的反应较差）。
   2) 低钠血症：甲状腺激素替代治疗后可得到纠正，避免应用高渗盐水。
   3) 低血糖：静脉输注葡萄糖。
   4) 皮质醇低下的症状：甲状腺激素替代疗法能诱发肾上腺危象，每24小时静脉输注300~400mg氢化可的松。
   5) 低体温：避免过度升温，以免增加代谢对甲状腺激素的需求，应用毯子逐渐加热。
   6) 低通气：行动脉血气分析(ABG)，必要时气管插管。
2. 甲状腺激素替代治疗（中等身材的成人）：
   1) 静脉补充：静脉滴注0.5mg左甲状腺素，随后每天静脉滴注0.05~0.2mg，直至病人能够耐受鼻胃管或口服。

2) 鼻胃管补充：碘塞罗宁（Cytomel®）主要成分是 T_3，起效迅速，半衰期较 T_4 短，紧急情况下使用。用法：起始剂量为碘塞罗宁 0.05~0.1mg 鼻饲，随后改为 0.025mg，鼻饲，每天 2 次。

8.3 垂体胚胎学和神经内分泌学

8.3.1 胚胎学与垂体起源

垂体后叶（神经垂体）来源于从第三脑室底向下迁移的神经嵴细胞。第三脑室底的残留隐窝称为正中隆起。垂体前叶（腺垂体）来源于向上迁移的口咽上皮外胚层，称为 Rathke 囊，该结构与口咽部由蝶骨分隔开。如不能完全分隔，则形成颅咽管，是反复发生脑膜炎的原因之一。Rathke 囊的后表面形成中间部，而前表面则形成远侧部。Rathke 囊的残余物（Rathke 裂，见图 8-1）可能会永存于中间部。腺垂体由远侧部（前叶）、中间部（中叶）和结节部（腺垂体细胞延伸至垂体柄根部[13]）组成。垂体在功能上位于血 - 脑屏障之外。

8

8.3.2 垂体激素及其对靶器官的调控

概述

垂体释放 8 种激素，其中 6 种由垂体前叶释放，2 种由垂体后叶释放（图 8-1）。

垂体前叶是体内仅有的两个有门静脉循环的部位之一（另一个是肝脏）。6 种下丘脑激素以脉冲的形式从灰结节（下丘脑的一个核）的神经元释放出来，这些激素通过结节垂体束传递到它们在垂体柄末端的正中隆起。这些垂体激素被释放到垂体门静脉循环的毛细血管中，毛细血管通过垂体柄将它们输送到垂体前叶的第二个毛细血管床，并控制腺垂体细胞的激素释放[13]。

垂体后叶激素（抗利尿激素和催产素）在下丘脑视上核和室旁核的大细胞神经内分泌神经元（而非腺细胞）内合成，并沿着视上垂体束中的神经元轴突和垂体柄传输到垂体后叶腺体，并在此释放入血。

完整的稳态环路（包括有关下丘脑激素的负反馈方面）将不在这里讨论，读者可参考生理学书籍。

阿黑皮素原（POMC）

是一种含 241 个氨基酸的多肽激素前体，由垂体前叶的促皮质激素细胞合成。包含合成 ACTH、α - 黑素细胞刺激素（α -MSH）、β - 促脂解激素、γ - 促脂解激素、β - 内啡肽和蛋氨酸脑啡肽等的氨基酸序列。

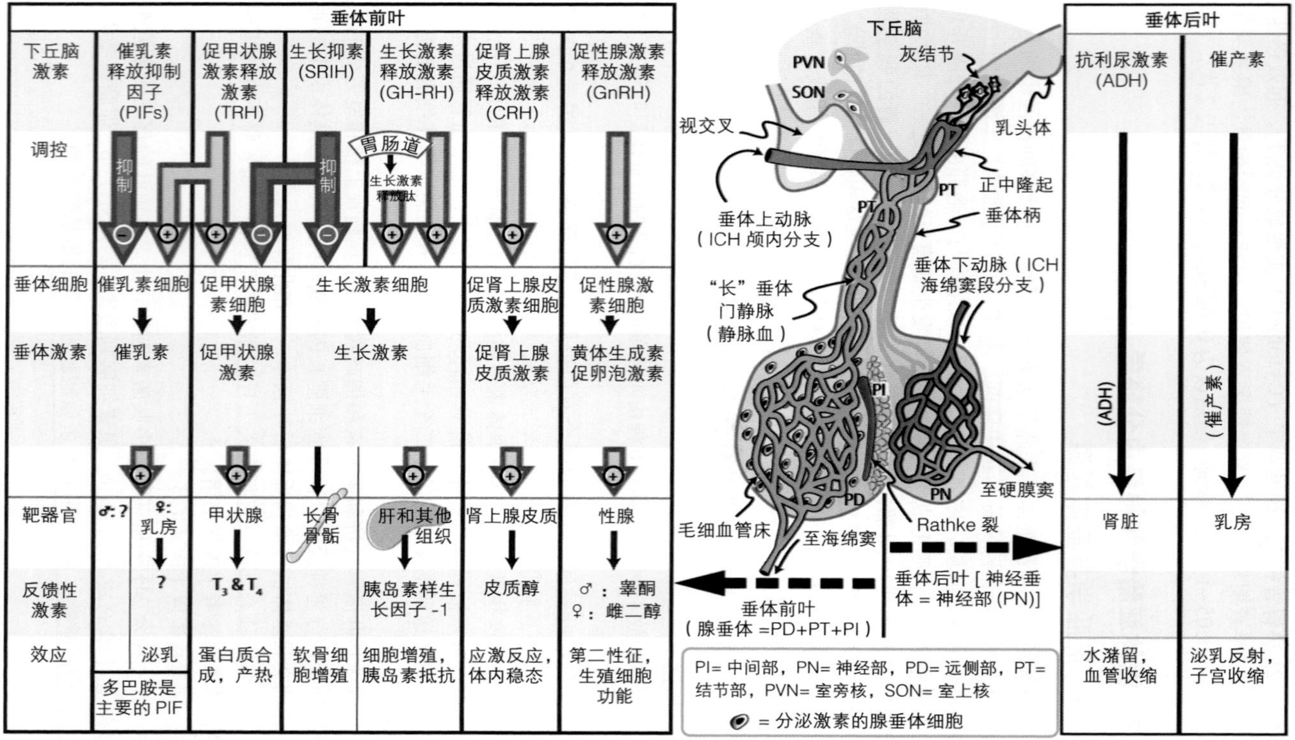

图 8-1 垂体的神经内分泌

促皮质素，又称促肾上腺皮质激素（ACTH）

一种由 POMC 合成的 39 氨基酸促激素。ACTH 氨基端的前 13 个氨基酸与 α-MSH 相同。有效半衰期约为 10 分钟。ACTH 导致皮质醇在白天形成一个高峰（最高峰出现在清晨，在午后出现一个较小的高峰），并且在应激状态下分泌增多。

调控：下丘脑分泌的 CRH 刺激 ACTH 的释放。

催乳素（PRL）

又称生长催乳激素。是含 199 个氨基酸的蛋白蛋，相对分子质量为 23000。女性 PRL 水平高于男性，且孕期水平更高（见表 44-3）。RPL 以脉冲形式分泌，频率和幅度随月经周期变化（范围：5~27ng/ml）（黄体后期约 9 脉冲 /24 小时，卵泡后期约 14 脉冲 /24 小时，脉冲幅度从卵泡和黄体早期到晚期逐渐增加）。也有昼夜变化：睡眠开始后 1 小时开始升高，约早晨 5：00~7：00 达高峰，醒来后的早间达到最低点。因存在分子异质性，采用生物测定和免疫分析测定可能产生不同的结果。

调控：RPL 是唯一一个主要接受抑制性控制的垂体激素，受下丘脑分泌的催乳素释放抑制因子（PIFs）调控，其中多巴胺是主要的 PIF。催乳素释放因子（PRFs）包括：促甲状腺激素释放激素（TRH）和血管活性肠肽（VIP）。RPFs 的生理作用还不完全清楚。高催乳素血症的鉴别诊断见表 44-4。

生长激素（GH）

一种含 191 氨基酸的多肽类促激素。生长激素通常为脉冲性分泌（5~10 脉冲 /24 小时，主要于夜间分泌，含量达 30 μg/L），两次脉冲间的 GH 水平用标准分析可能无法检测到（<0.2 μg/L）[14]。胰岛素样生长因子 -1（IGF-1）是肝脏在生长激素的刺激下而分泌的蛋白质，该蛋白与 GH 的大部分系统性效应有关（见章节 44.1.2）。生长激素还直接作用于长骨骺端板，刺激软骨细胞增殖。

调控：生长激素通过垂体门静脉系统接受下丘脑的双重控制。弓状核 GH 释放激素（GHRH）刺激垂体分泌和合成 GH，诱导 GH 基因转录。室旁核生长抑素仅抑制生长激素释放，对合成无影响。生长激素释放也受到生长素释放肽的刺激[15]。生长素释放肽主要在特定营养素的刺激下由胃肠道合成（可能部分或全部通过下丘脑 GHRH 起作用）。

促甲状腺素，又称甲状腺刺激素（TSH）

垂体前叶甲状腺细胞分泌的糖蛋白促激素。

调控：TSH 接受下丘脑的双重控制。TRH 刺激 TSH 的合成和释放。生长抑素抑制 TSH 的释放。

促性腺激素

在由下丘脑视前区合成的促性腺激素释放激素 1（GnRH，原黄体激素释放激素 LH-RH）的刺激下，垂体释放出促卵泡激素（FSH）和促黄体生成激素（LH）(又称促黄体素)。

抗利尿激素（ADH）

又称精氨酸加压素（AVP)。这种纳米肽激素主要由下丘脑视上核的大细胞部分泌。它沿着视上垂体束的轴突传递到垂体后叶，在那里被释放到体循环中。ADH 的所有作用都是由于激素与靶细胞表面特异性膜结合受体结合所致[16]。ADH 的主要作用之一是增加远端肾小管的通透性，从而增加对水的再吸收，稀释循环血液并产生浓缩的尿液。导致 ADH 释放最有力的生理刺激是血浆渗透压的增加；其次是血容量的减少。糖皮质激素缺乏时 ADH 分泌增多，而外源性糖皮质激素和肾上腺素能药物则抑制其分泌。此外，ADH 还是一种有效的血管收缩剂。

催产素

是一种九肽化合物。催产素既是一种神经递质，又是一种激素。下丘脑是催产素的主要来源，后者储存于神经垂体的神经末梢。催产素参与母乳喂养时的泌乳反射和分娩时的子宫收缩。

（周建坡 译 刘兴炬 校）

8

参考文献

[1] Byyny RL. Withdrawal from Glucocorticoid Therapy. N Engl J Med. 1976; 295:30–32
[2] Szabo GC, Winkler SR. Withdrawal of Glucocor-ticoid Therapy in Neurosurgical Patients. Surg Neurol. 1995; 44
[3] Kountz DS. An Algorithm for Corticosteroid Withdrawal. Am Fam Physician. 1989; 39:250–254
[4] Marshall LF, King J, Langfitt TW. The Complication of High-Dose Corticosteroid Therapy in Neurosurgical Patients: A Prospective Study. Ann Neurol. 1977; 1:201–203
[5] Da Silva JA, Jacobs JW, Kirwan JR, et al. Safety of low dose glucocorticoid treatment in rheumatoid arthritis: published evidence and prospective trial data. Ann Rheum Dis. 2006; 65:285–293
[6] Braughler JM, Hall ED. Current Application of “High-Dose” Steroid Therapy for CNS Injury: A Pharmacological Perspective. J Neurosurg. 1985; 62:806–810
[7] Lu WY, Rhoney DH, Boling WB, et al. A Review of Stress Ulcer Prophylaxis in the Neurosurgical Intensive Care Unit. Neurosurgery. 1997; 41:416–426
[8] Weiner HL, Rezai AR, Cooper PR. Sigmoid Diverticular Perforation in Neurosurgical Patients Receiving High-Dose Corticosteroids. Neurosurgery. 1993; 33:40–43
[9] Zizic TM, Marcoux C, Hungerfold DS, et al. Corticosteroid Therapy Associated with Ischemic Necrosis of Bone in Systemic Lupus Erythematosus. Am J Med. 1985; 79:597–603
[10] Zizic TM. Avascular Necrosis of Bone. Current Opinions in Rheumatology. 1990; 2:26–37
[11] Matsuo K, Hirohata T, Sugioka T, et al. Influence of Alcohol Intake, Cigarette Smoking and Occupational Status on Idiopathic Necrosis of the Femoral Head. Clin Orthop. 1988; 234:115–123
[12] Struys A, Snelder AA, Mulder H. Cyclical Etidronate Reverses Bone Loss of the Spine and Proximal Femur in Patients With Established Corticosteroid-Induced Osteoporosis. Am J Med. 1995; 99:235–242
[13] Prieto R, Castro-Dufourny I, Carrasco R, et al. Craniopharyngioma recurrence: the impact of tumor topography. J Neurosurg. 2016; 125:1043–1049
[14] Peacey SR, Toogood AA, Veldhuis JD, et al. The relationship between 24-hour growth hormone secretion and insulin-like growth factor I in patients with successfully treated acromegaly: impact of surgery or radiotherapy. J Clin Endocrinol Metab. 2001; 86:259–266
[15] Tannenbaum GS, Epelbaum J, Bowers CY. Interrelationship between the novel peptide ghrelin and somatostatin/growth hormone-releasing hormone in regulation of pulsatile growth hormone secretion. Endocrinology. 2003; 144:967–974
[16] Thibonnier M, Barrow DL, Selman W. Antidiuretic Hormone: Regulation, Disorders, and Clinical Evaluation. In: Neuroendocrinology. Baltimore: Williams and Wilkins; 1992:19–30

9 血液学

9.1 循环血容量

成人与儿童的循环血容量见表 9-1。

表 9-1 循环血容量

年龄	容量（ml/kg[a]）
早产儿	85～100
<1 个月的足月儿	85
年龄 >1 个月（包括成人）	75

[a] 每千克体重毫升数

9.2 血液成分疗法

9.2.1 大量输血

定义：24 小时内成人输血量大于正常血容量（成人平均约 20U）或儿童输血量大于 2 倍循环血容量可能导致有效血小板和凝血因子的稀释，此时需要额外输注血小板或新鲜冰冻血浆（FFP）。当给儿童做手术时，输血量达 1.5 倍血容量是安全的，不会发生凝血障碍问题。

大量输血所需的血液成分治疗见下文。

9.2.2 细胞成分

红细胞疗法

概述

血液的主要组织相容性见表 9-2。

表 9-2 血液的组织相容性（ABO）

血型	抗体	相容的血型（PRBC）	相容的血浆	相容血小板或冷沉淀
A	B	A，O	A，AB	首选与病人相同的 ABO 类型，但使用任何 ABO 类型均可
B	A	B，O	B，AB	
AB	无	AB，A，B，O	AB	
O	A，B	O	AB，A，B，O	

全血

IU（约 510ml）= 450ml 血液 +63ml 防腐剂。

推荐输注标准：

- 新生儿换血。
- 儿童急性烧伤后的清创与植皮。

浓缩红细胞（PRBCs）

推荐输注标准：

1. 急性失血量≥病人 15% 的血容量。
2. 无症状病人的血红蛋白（Hb）≤ 8g/L，或血细胞比容（Hct）≤ 24%。
3. 休息状态下有贫血症状。
4. 新生儿术前 Hb ≤ 15g/L，或 Hct ≤ 45%。

PRBCs 输注量：

成人：每 1U（250～300ml）PRBCs 可将 Hct 升高 3%～4%。

儿童：使用公式 9-1。

PRBCs 输注量 = 估算血容量（ml）× Hct 升高期望值（%）/70%

（公式 9-1）

（注：PRBCs 的 Hct 为 70%～80%）

输注速度不超过 2～3ml/(kg · h)。

自体血回输

预先捐献的全血可保存 35 天，PRBCs 可保存 42 天。

只要 Hct ≥ 34%，病人可每 3 天至 1 周捐献一次（捐献后补充硫酸亚铁）。以下病人在献血前需经医师同意：患有心脏病、心绞痛、脑血管病、癫痫、妊娠（因献血可能导致血管迷走神经反射发作）或恶性肿瘤者。

尽量保证病人最后一次献血距手术时间大于 72 小时，以使得病人损失的红细胞在术前有所恢复。

9.2.3 血小板

概述

正常血小板计数（PC）为 150～400K（此处为简写：150K=150 000/mm^3=150 × 10^9/L）。血小板减少症为 PC<150K。当 PC>50K 时，很少发生出血（自发或有创性手术）。PC<5K 时，很可能发生自发性出血。当 PC>30K 时，自发性颅内出血不常见，成人比儿童更易发生自发性颅内出血。基于对免疫性血小板减少症（ITP）病人的研究发现，PC<30K 的病人每年发生致命性出血的风险为 0.0162～0.0389[1]（死于感染的风险更高）。颅内出血通常表现为蛛网膜下隙出血或脑实质出血，多为点状出血。

1U 血小板包括（55～100）× 10^9 个血小板。6U 血小板的容积为

250～300ml。血小板最多只能保存 5 天。

推荐血小板输注标准

输注血小板的适应证[2]：

1. 因生成减少导致的血小板减少（伴或不伴血小板破坏增加）（最常见的原因是再生障碍性贫血和白血病）：
   1) PC<10×10^9/L，无论是否出血（预防性输血以防止出血）。
   2) PC<20×10^9/L，伴出血。
   3) PC<30×10^9/L，有出血风险：有头痛、成片（或散在）瘀点、伤口持续出血、视网膜出血增多等主诉。
   4) PC<50×10^9/L，且
      - 计划 12 小时内进行手术。
      - PC 急速下降。
      - 术后 48 小时内。
      - 需行腰椎穿刺术。
      - 24 小时内急性失血量大于 1 倍血容量。
2. 如血小板减少是由血小板破坏（如导致 ITTP 的抗体）或消耗（如果血小板合成足够甚至增加，则输血小板通常不起作用）引起时，那么输注血小板的作用是有限的。
3. 计划手术病人或肝、肾功能不全晚期病人有血小板功能障碍史（可考虑使用药物来改善血小板功能，如去氨加压素[3]）。

其他输注血小板的适应证：

已服用氯吡格雷（Plavix®）或阿司匹林，且需紧急手术（不能延迟 5 天以待新的血小板合成）的病人。

用法

输注过程本身会导致 25% 的血小板损失。

儿童：1U/m^2 升高 PC 约 10×10^9/L，通常给予 4U/m^2。

成人：1U 升高 PC（5～10）×10^9/L。成人血小板减少性出血时的常用剂量：6～10U（通常为 8 包）。或可给予 1U 的单采血小板，相当于 8～10U 的常规浓缩血小板。

输注血小板后每 1～2 小时检查 PC。弥漫性血管内凝血（DIC）、败血症、脾肿大、伴有血小板抗体或化疗的病人 PC 升高幅度小。在没有增加消耗的情况下，每 3～5 天需要输注血小板。

9.2.4 血浆蛋白

新鲜冰冻血浆（FFP）

概述

1 袋 =200～250ml（通常称为 1 个“单位”，不可与 1 单位因子活性混淆，

1单位因子活性为1ml)。FFP是分离出红细胞和血小板之后的血浆，含有所有凝血因子和天然抑制因子。FFP的期限为12个月。输注1单位FFP与输注1单位全血后患艾滋病和肝炎的风险相当。

推荐输注标准

推荐（改良[2]）：

1. 病史或临床诊疗过程中提示先天性或后天性凝血因子缺乏导致的凝血功能障碍，伴活动性出血或术前PT>18秒、APTT>1.5倍正常上限（通常>55秒）、纤维蛋白原水平>1g/L且功能正常、凝血因子测定活性<25%。
2. 已证实凝血因子缺乏伴活动性出血，或计划手术或其他侵入性操作的：
   1) 先天性Ⅱ、V、Ⅶ、X、Ⅺ、Ⅻ因子缺陷。
   2) Ⅷ或IX因子缺陷。
   3) 去氨加压素治疗无效的von Willebrand病（血管性血友病）。
   4) 肝功能障碍、维生素K耗竭或DIC导致的多种凝血因子缺乏。
3. 当服用华法林（Coumadin®）（见章节9.3.7）的病人出现活动性出血或需进行紧急手术或操作而又无充足的时间纠正维生素K（通常需要6～12小时）时，可用于逆转华法林效应［PT>18秒或国际标准化比值(INR)>1.6]。
4. 抗凝血酶Ⅲ、肝素辅因子Ⅱ或蛋白C或S缺乏。
5. 大量输血：在数小时内输血量大于1倍血容量（70kg成人血容量约5L）并伴有凝血障碍的表现及持续性出血。
6. 血栓性血小板减少性紫癜、溶血性尿毒症综合征的治疗。
7. × 因存在相关风险且有合适的替代方案，忌将FFP作为扩容剂使用。

用量

通常的起始剂量是2袋FFP（400～600ml)。如果PT为18～22秒或APTT为55～70秒，则一袋就足够了。有些病人可能需要10～15ml/kg的用量。使用中应监测PT/PTT（或特定因子测定）和临床出血情况。由于Ⅶ因子的半衰期（约6小时）比其他因子短，因此PT延长的时间早于APTT。

注意：如病人正在接受血小板输注，则每输5~6个单位的血小板需要同时输注相当于1袋FFP的凝血因子。

白蛋白和血浆蛋白成分（PPF）

通常从过期血液中分离并经过乙型肝炎病毒灭活处理而来。“白蛋白”中的白蛋白与球蛋白的比例分别为96%和4%，而PPF中二者比例则分别为83%和17%。PPF使用浓度一般为5%或25%，25%的白蛋白可用5%葡萄糖溶液或生理盐水稀释成5%（× 注意：用灭菌纯水稀释成的低张性溶液输入可导致溶血，并有发生肾功能衰竭风险）。

如单独作为扩容剂使用，则相对而言价格昂贵。一般只有在血浆总蛋白低于 5.2g/dl 时才使用（否则，使用晶体液也同样有效）。据报道，快速输注（>10ml/min）能引起低血压（因醋酸钠和接触因子片段的作用）。在成人呼吸窘迫综合征（ARDS）病人中使用还存在争议。对于神经外科病人，当 SAH 后血细胞比容小于 40% 时，可被视为高血容量疗法（见章节 75.5.7）时扩容的辅助用品（连同晶体液）。因此，此时使用羟乙基淀粉有增加再出血的风险（见章节 75.1.3）。

冷沉淀

推荐输注标准：

1. 血友病 A。
2. von Willebrand 病。
3. 纤维蛋白原 /Ⅷ 因子缺乏史。
4. DIC 史：应联合其他治疗方法。

凝血酶原复合物浓缩物（PCC)（Kcentra® 及其他）

取自新鲜冷冻的人血浆，含有凝血因子Ⅱ、Ⅶ、Ⅸ 和 X，含有蛋白 C 和 S，可预防血栓形成。主要适应证是在紧急情况下逆转华法林。然而，它也用于其他情形。与 FFP 相比，输注 PCC 的起效容量要小得多。同样，当 INR 降至约 1.4 时，输注 PCC 会继续降低 INR，而 FFP 则不会（FFP 本身的 INR 为 1.3~1.4）。

目前，最佳使用剂量还不清楚。血友病病人使用的剂量为每千克体重 15~50IU，但维生素 K 缺乏与凝血因子缺乏的凝血障碍是不同的。常用的合理剂量是 25IU/kg。

9.3 神经外科中抗凝注意事项

9.3.1 概述

有关神经外科抗凝问题中的大多数都没有经过严格的、前瞻性的研究。然而，这些问题经常出现。下列各项可作为指导框架，而不应被视为诊疗标准。表 9-3 为下文讨论的话题索引。

口服抗凝药物选择：与维生素 K 拮抗剂（VKAs）如华法林相比，新型口服抗凝药（NOACs）达比加群、利伐沙班和依多沙班在预防房颤病人缺血性卒中和系统性栓塞方面同样有效。与华法林相比，NOACs 可使脑出血风险降低约 50%[4]，且具有起效快、半衰期短、药代动力学可预测性强、药物相互作用少等优点，因此无须常规监测[5]。

表 9-3 神经外科中的抗凝问题

肝素充分抗凝的神经外科禁忌证（见章节 9.3.2）
发生以下神经外科疾病时的抗凝启动 / 接续：
• 偶然发现的动脉瘤（见章节 9.3.3） • SAH（见章节 9.3.4） • 脑肿瘤（见章节 9.3.5） • 开颅术后（见章节 9.3.6） • 急性硬膜外 / 硬膜下血肿 • 慢性硬膜下血肿 • 缺血性卒中 　◦ 使用 t-PA 后（见章节 81.6.3） 　◦ 预防缺血性卒中（见章节 80.6） • 脑出血（见章节 84.7.6）
已行抗凝治疗且需要行神经外科手术的病人管理
• 华法林（Coumadin®）（见章节 9.3.7） • 肝素（见章节 9.3.7） • 低分子肝素（见章节 9.3.7） • 抗血小板药物（阿司匹林、波立维、非甾体抗炎药）（见章节 9.3.7）
预防神经外科病人发生深静脉血栓（DVT）的推荐（见章节 9.3.10）

9

9.3.2 肝素治疗禁忌证

肝素治疗的禁忌证不断被重新评估。大多数情况下，大面积肺栓塞导致血流动力学障碍的病人需要使用抗凝药物治疗，尽管有导致颅内出血的风险。肝素充分抗凝的禁忌证包括：

- 近期严重头部外伤。
- 近期开颅手术：见下文。
- 病人有凝血障碍。
- 出血性梗死。
- 出血性溃疡或其他常规不可及的部位出血。
- 无法有效控制的高血压。
- 严重肝、肾疾病。
- 侵入性操作前 4~6 小时内（见下文）。
- 脑肿瘤：见下文。

9.3.3 伴未破裂（偶然发现）脑动脉瘤的病人

抗凝治疗可能不会增加出血（即动脉瘤破裂）风险。然而，一旦发生破裂，抗凝很可能会增加出血量，从而增加病残率和死亡率。

是否开始/继续抗凝治疗取决于用药指征、动脉瘤的大小（小于4mm的小动脉瘤无须担心）。心脏药物洗脱支架术后的病人，应继续行抗血小板治疗（如波力维）。

9.3.4 接受抗凝/抗血小板治疗的病人发生 SAH

通常需要逆转华法林和抗血小板药。

9.3.5 伴脑肿瘤的病人

有些专家始终不愿对脑肿瘤病人使用全剂量肝素[6]，尽管一系列研究表明这类病人使用肝素或口服抗凝药并不会增加出血风险[7, 8, 9]（应密切关注 PT，一项研究建议将 PT 维持在参考值的 1.25 倍[9]）。

9.3.6 开颅术后的病人

应根据开颅的病因进行个体化用药。脑实质病变（如脑肿瘤）的手术会破坏小血管，因此术后出血的风险高于动脉瘤手术（专家意见）。方案：

充分抗凝：大多数神经外科医师不会在开颅术后3~5天内进行充分抗凝[10]，有专家建议至少需在2周后进行。然而，也有一项研究发现，在开颅术后3天恢复抗凝治疗不会增加出血发生率[11]。

低剂量（预防性）抗凝：采用小剂量肝素（开颅术前2小时皮下注射5000U，术后每12小时1次 ×7天）或依诺肝素（Lovenox）（30mg，皮下注射，每天2次或40mg，皮下注射，每天1次）。RPDB 研究[12]：为安全性（非有效性）评估，55例脑肿瘤行开颅手术且接受小剂量肝素治疗的病人，根据任何参数测定均证明肝素未增加出血倾向。RPNB 研究[13]：依诺肝素治疗术后出血的发生率增加到11%。

9.3.7 神经外科术前抗凝药管理

术前需要常规对凝血途径和血小板功能进行实验室评估，尽管这些检查并不能为无出血倾向的病人提供关键信息。尚无随机研究来评估凝血功能检查对病人管理的价值。本节内容包括抗血小板和抗凝药物的使用、监测和逆转方法。

表9-4对相关信息做了总结。

华法林

管理指南

必须长期服用华法林抗凝的病人（如心脏机械瓣膜）可用低分子肝素（如依诺肝素，见章节9.3.8）桥接，方法如下：至少于术前3天停用华法林，并改用自配低分子肝素注射，见表9-4。

表 9-4 抗凝药物

药物名称	用法	机制	监测	代谢	逆转方案	等待时间[a]	备注
普通肝素	静脉滴注用于治疗性抗凝，皮下注射用于预防性抗凝	结合抗凝血酶Ⅲ，抑制凝血酶原→凝血酶和纤维蛋白原→纤维蛋白的转化	APTT，ACT或抗Xa因子	肝脏；尿液排泄；半衰期60～90分钟	1mg硫酸精蛋白/100U肝素	充分抗凝时间为4～6小时，考虑重复测量APIT；皮下“小剂量”注射为12小时	2009年以后生产的肝素药效下降10%；发生肝素诱导的血小板减少症的概率变化较大，文献报道为1%～2%；“肝素反跳”现象发生于精蛋白输入后8～9小时[33,34]
依诺肝素（一种低分子量肝素）	皮下注射用来预防深静脉血栓和抗凝治疗	结合抗凝血酶Ⅲ并增强其活性；抑制凝血酶和Xa因子	抗Xa因子（治疗水平0.4～0.8U/ml）	肝脏；肾脏清除，在CrCl<30ml/min病人中使用需谨慎	硫酸精蛋白（最后8小时每1mg依诺肝素给予1mg硫酸精蛋白来逆转）；只能部分逆转（60%）	预防剂量12小时；治疗剂量24小时	除了凝血酶，有更多Xa因子的选择性抑制剂[33-35]
磺达肝癸钠	皮下注射用来预防深静脉血栓和抗凝治疗	抑制Xa因子	抗Xa因子；预防剂量（0.4～0.5mg/L）；治疗剂量（1.2～1.26 mg/L）	未知；尿中排泄；半衰期17～21小时	没有经过允许的逆转药物；可考虑rVIIa，但是在出血时尚无研究检测rVIIa逆转璜达肝癸钠的作用，血液透析可降低约20%	正常肾功能病人中为2～4天	不引起肝素诱导的血小板减少症，对于存在这种情况的病人很有用如果CrCl在30～50ml/min，推荐降低50%剂量；CrCl<30ml/min则为禁忌证[33-35]

表 9-4（续）

药物名称	用法	机制	监测	代谢	逆转方案	等待时间[a]	备注
华法林	口服	维生素 K 拮抗剂；维生素 K 依赖因子：Ⅱ、Ⅶ、Ⅸ、Ⅹ，蛋白 C 和 S	PT；INR（适应证不同，目标不同）	肝脏；通过尿液（92%）和胆汁排泄；半衰期 20～60 小时（变异程度大）	维生素 K10mg 静脉推注 3 天和（或）凝血酶原复合物（25～100U/kg）或新鲜冷冻血浆（15 ml/kg）[b] [33]	5 天	肝损伤时建议降低剂量
阿加曲班	静脉滴注用来预防和治疗肝素诱导的血小板减少症病人的血栓形成	直接抑制凝血酶	APTT（正常值 1.5～3 倍）；ACT	肝脏；粪便排泄约为 65%，尿中排泄 22%，半衰期 39～51 分钟	无逆转药物；支持治疗；血液透析能够将药物从血液中滤出，但是对出血影响未知，可考虑输新鲜冰冻血浆或是血浆冷沉淀	2～4 小时	肝脏疾病时考虑降低起始剂量并缓慢静脉滴注[30,34]
达比加群	口服，每天 2 次	直接抑制凝血酶，可逆	不用常规监测；APTT 正常提示无效	肝脏；肾脏清除；半衰期 12～17 小时	Praxbind®	1～2 天，如果肾脏 CrCl<50ml/min，则更长（见表 9-5）	用于防止房颤导致的脑卒中；凝血酶原复合物最有效，但在人类研究中未被证实[33,34,36]
利伐沙班	口服，每天 1 次	Xa 因子抑制剂	不用常规监测；抗 Xa 因子正常提示无效	肝脏；肾脏清除约为 66%，粪便清除约为 28%；半衰期 5～9 小时	AndexXa®；若无，可考虑使用 rⅦa（在动物模型中可部分逆转）	24 小时（见表 9-5）	用于防止房颤导致的脑卒中和深静脉血栓治疗；Cr 在 15～50ml/min 时需谨慎使用；CrCl<30ml/min 则禁用[36,37]

表 9-4（续）

药物名称	用法	机制	监测	代谢	逆转方案	等待时间[a]	备注
阿哌沙班	口服，每天2次	Xa因子抑制	不用常规监测；抗Xa因子正常提示无效	约75%经肝脏清除，约25%经肾脏清除；半衰期为12小时	AndexXa®；若无，可考虑凝血酶原复合物浓缩物（PCC），或rVIIa。rVIIa在动物模型中缩短出血时间，但不能逆转抗凝药的作用	48小时（见表9-5）	用于防止房颤导致的脑卒中和整形手术时深静脉血栓的预防。如果Cr>1.5mg/dl（132.6pmol/L），则降低剂量；肝脏严重损伤时禁用[36, 37]
依多沙班	口服，每天1次，如CrCl>95ml/min则不用	抑制Xa因子	不用常规监测，PT、INR改变很小且无助于判断；抗Xa因子正常提示无效	50%的药物以原型经肾排泄。其余：胆/肠排泄和少量代谢。半衰期为10～14小时	无特异性拮抗剂	48小时	用于深静脉和肺栓塞肠外使用抗凝药5～10天之后的抗凝治疗；减小非瓣膜性房颤的卒中和栓塞风险。
重组抗凝血酶	静脉滴注	抑制凝血酶和Xa因子	AT水平	半衰期11.6～17.7小时	—	—	用于先天性抗凝血酶缺乏病人血栓栓塞的预防
抗凝血酶III	静脉滴注	与凝血酶结合	AT水平	半衰期2～3天	—	—	用于先天性抗凝血酶缺乏病人血栓栓塞的预防

表 9-4（续）

药物名称	用法	机制	监测	代谢	逆转方案	等待时间[a]	备注
达肝素	皮下注射预防深静脉血栓和抗凝治疗	加速抗凝血酶Ⅲ的活性（抑制凝血酶和Xa因子）	—	肝脏；尿液；半衰期3～5小时（伴肾损害者半衰期延长）	—	—	CrCl<30ml/min时慎用；肝损伤时慎用
比伐卢定	静脉滴注	直接抑制凝血酶（可逆）	ACT	血浆；尿液排泄；半衰期25分钟（伴肾损害者半衰期延长）	无	—	CrCl<30ml/min时慎用
地西卢定	皮下注射	直接抑制凝血酶（选择性抑制游离的和与血块结合的凝血酶）	APTT	肾脏；尿液排泄；半衰期2小时（伴肾损害者半衰期延长）	无	—	CrCl<60ml/min时慎用，降低初始剂量[31]

APTT= 部分凝血活酶时间，ACT= 活化凝血时间，AT= 抗凝血酶，CrCl= 肌酐清除率

[a] 等待时间是推荐择期手术前停药时间，目的是消除药物影响

[b] 静脉注射维生素 K 比皮下注射维生素 K 起效快，目前由卵磷脂和乙二醇胶束制成的制剂似乎比含有聚乙烯蓖麻油的老制剂并发症少

表 9-5 侵袭性操作前停用抗凝药物时间推荐（基于肾功能）[33]

	达比加群	阿哌沙班	利伐沙班
CrCl>80ml/min	≥ 72h	≥ 48h	≥ 48h
CrCl 50~80ml/min	≥ 72h	≥ 48h	≥ 48h
CrCl 30~49ml/min	≥ 96h	≥ 72h	≥ 72h
CrCl<30ml/min	≥ 120h	≥ 96h	≥ 96h

推荐的最后一剂药物与侵袭性操作之间的最小时间间隔是基于肾功能和操作风险来决定的。通常，神经外科操作（包括如腰穿等小操作）都被认为是具有高出血风险的干预措施

对抗凝需求较低的病人(如慢性房颤者)通常可以在手术前至少 4~5 天停用华法林，并在入院时检查 PT/INR。必须告知病人，在未行抗凝治疗期间，他们有可能发生与服用抗凝药物背后的病因相关的并发症（机械瓣膜者并发症年发生率约为 6%；房颤病人的并发症发生风险取决于如年龄、既往卒中史等多个因素，65 岁以上病人的平均风险为 5%~6%，详见章节 82.4。

9

对于神经外科非急诊手术

因术后出血引起的占位效应会造成严重后果（包括大多数神经外科手术），建议 PT 应≤ 13.5 秒（即≤正常值上限）或 INR 应≤ 1.4（例如，该 INR 值下行经皮肝穿刺活检是安全的）。抗凝药的逆转见章节 9.3.9。

对于神经外科急诊手术

尽快给予新鲜冰冻血浆（FFP)（从 2 个单位开始）和维生素 K（以低于 1mg/min 的速度静脉输注 10~20mg)，抗凝药的逆转见章节 9.3.9。手术的时机则取决于手术紧急程度和手术的性质（例如，对于硬脊膜外血肿导致急性瘫痪的病人，可在抗凝药物被完全逆转前行血肿清除术）。

肝素

急诊手术：如中断肝素治疗后等待 4~6 个小时再重复检测 PTT 以验证抗凝作用是否被纠正的做法对病人不利，则可以用鱼精蛋白逆转肝素（见章节 9.3.9)。

非急诊手术：

肝素静脉滴注抗凝：于计划手术时间前 4~6 小时停止滴注肝素，开始手术前再次检查 PTT。

皮下注射小剂量肝素抗凝：无须因开颅手术而停用，但如想停用的话，则应在手术前≥ 12 小时给予最后一剂。

低分子肝素（LMWH）

急诊手术：可用鱼精蛋白逆转肝素（见章节 9.3.9)。

非急诊手术：见表 9-4。肾功能衰竭者需要等待更长的停药时间。Xa 因子水平可用于判断抗凝状态，但该项检查往往需要外送标本进行检测，

不适用于紧急情况。

抗血小板药物与神经外科手术

血小板作用机制及其功能检测

血小板对维持血管内皮的完整性起重要作用，并与凝血因子一起参与止血。严重的血小板减少可导致皮肤瘀斑或自发性脑出血（ICH)。血管壁功能障碍是血小板沉积和活化的初始刺激因素。血小板通过表面受体GPIb-V-IX和血管性血友病因子（vWF）黏附在胶原蛋白上。这种黏附引起一系列反应，导致血小板聚集形成止血栓。既往采用出血时间（BT）作为血小板功能异常的筛选试验。由于可靠性不高，许多机构已经用PFA-100（血小板功能分析仪）的血小板功能测定（PFA）取代了BT。根据国际血栓和止血协会的报告，目前对于该项检测可靠性的研究还有限[14, 15]。

在PFA-100应用中，含有枸橼酸盐的血液流过两个胶原覆盖的筒和含有膜覆盖的管并产生“高剪切力”，从而引起止血效应；其中一个胶原筒含有腺苷二磷酸（ADP)，另一个含有肾上腺素[16]。与胶原相互作用导致血小板血栓形成，并阻塞孔道。实验结果表示为阻塞形成时间。该方法可以作为原发性出血疾病（如Willebrand病）的监测方法，也可以作为监测抗血小板治疗效果的方法。PFA-100应用于服用阿司匹林的监测但不能用于噻吩并吡啶类药物（例如氯吡格雷）的监测。新的FPA检测筒可以检测应用噻吩并吡啶类药物病人的P2Y12受体阻滞情况。VerifyNow® 测量仪通过测量光透射比来进行激动剂诱导的血小板聚集检测。该系统包含人纤维蛋白原包被的小球，通过ADP介导的血小板聚集引起光透射比的改变[17]。在PFA-100结果和 Verifynow的结果之间不存在相关性。

药物

▶ 氯吡格雷（Plavix®）和阿司匹林（ASA)（见章节80.6.4)。可持久性抑制血小板功能，并增加出血风险，停药后血小板抑制作用约持续5天。因此对于选择性病例，建议停用这些药物5～7天（德国神经外科医师的调查[18, 19]：使用低剂量ASA者平均停药7天，少数医师在病人服用ASA不停药的情况下进行脊柱手术）。

心脏支架：心脏裸金属支架植入术后必须进行双抗治疗（如ASA+波立维）4周（最好为90天[20])，使用药物洗脱支架（DES）后双抗治疗至少1年（风险约从6%下降到3%）[21]。即使药物治疗空窗期很短（如需进行神经外科手术），也存在很高的急性支架内闭塞风险（因此，不鼓励在双抗期间进行择期手术[22])。DES在抑制血管内皮化方面非常有效，因此可能需要终身服用双抗。DES病人用抗凝血酶、抗凝血剂或糖蛋白Ⅱb/Ⅲa桥接治疗尚未被证明有效[22]。

抗血小板药物的逆转：虽然肝素和华法林可以可靠且可定量地被逆转，但抗血小板药物的逆转情况则并不明确[23]。用于术前逆转抗血小板药的药物包括：去氨加压素（DDAVP®）[18, 19] 和 FFP[18]。

急诊手术时的波立维逆转（见章节 9.2.3）：可给予血小板；然而，波立维效应在最后一次给药后可持续数天，并且停药后还可抑制输入的血小板活性（而 ASA 半衰期较低，停药 1 天以后就不能抑制输入的血小板活性）。如果在停用波立维后的第 1 天左右出现持续渗血，可选择以下方案：

1. 重组活化凝血因子 Ⅶ（rFⅦa）：尽管血小板功能存在障碍，rFⅦa 也能通过一种非蛋白凝血因子介导的机制起作用。该药价格十分昂贵（每剂约 10 000 美元），但必须权衡高药价与重复开颅手术、增加 ICU 住院时间和增加病残率的风险。
   1）起始剂量[24]：90～120 μg/kg。
   2）2 小时后给予相同剂量。
   3）第 3 剂使用时间为首剂后 6 小时。
2. 24 小时内每 8 小时予输注血小板，可使用以下任一方案：
   1）予 6U 常规血小板。
   2）如病人正在采取限液、限容措施：予 1U 单采血小板。

9

▸ 草药制剂和营养素。草药制剂和营养素通常以实验室无法检测的方式影响血小板聚集和凝血级联反应。这类不受管束的产品使用越来越广泛，因此需要对病人的使用进行监管。关于神经外科使用这类产品的研究有限，为做好择期手术的准备，建议术前 7～14 天停用这类产品。

鱼油（ω-3 脂肪酸）用于血脂异常与高甘油三酯血症的治疗。鱼油能通过降低花生四烯酸、血栓素和 ADP 受体阻滞来影响血小板聚集。鱼油也会潜在性地延长出血时间[25–27]。

大蒜：作为营养食物越来越流行。有关其好处的说法包括：降血压、预防感染和心肌梗死以及治疗高胆固醇血症。大蒜通过 ADP 受体阻滞作用发挥抗血小板功效，并且降低钙和血栓素[28]。大蒜能增加阿司匹林和华法林的抗血小板或抗凝作用[29]。

银杏：在很多胶囊制剂和功能饮料中都普遍存在。银杏被用来治疗一系列的身体问题，例如记忆力减退、抑郁、焦虑、眩晕、跛行、勃起功能障碍、耳鸣和头痛。银杏通过抗血小板和拮抗血小板活化因子的作用影响凝血时间[30, 31]。见“自发性硬膜下血肿”一节（章节 55.6）。

人参：人参通过血栓素抑制和血小板活化因子的作用发挥抗血小板效应[32]。

也有一些作者建议在手术前谨慎使用生姜和维生素 E，但确切的抗血小板机制尚不清楚[27]。

9.3.8 抗凝药

血小板功能抑制剂见表 9-6。

表 9-6 血小板功能抑制剂

药品名称	靶点	机制	给药途径	监测	代谢	逆转方案	等待时间[a]	备注
阿司匹林	COX-1	直接作用，不可逆	口服	血小板功能检测（PFA），花生四烯酸试验（Verify Now）	肠道、血浆和肝脏；肾脏清除；半衰期为15～20分钟	输注血小板，去氨加压素[b]	7～10天	阿司匹林抵抗的发生率为5%～60%；血小板寿命为9天，每24小时有10%的血小板更新[33, 34, 39]
氯吡格雷	噻吩并吡啶/$P2Y_{12}$	前药，不可逆	口服	PFA，Verify Now $P2Y_{12}$（PRU试验）	肝脏；肾脏清除；半衰期为8小时	输注血小板（每12小时输注10U浓缩血小板，总疗程为48小时）；去氨加压素[b]	7～10天	氯吡格雷抵抗的发生率为8%～35%[33,34,39]
噻氯匹定	噻吩并吡啶/$P2Y_{12}$	前药，不可逆	口服	出血时间	肝脏；肾脏清除；半衰期为4～5天	无		对96%的氯吡格雷抵抗人群有效
普拉格雷	噻吩并吡啶/$P2Y_{12}$	前药，不可逆	口服	PFA，Verify Now $P2Y_{12}$（PRU试验）	肝脏；68%为肾脏清除，27%由粪便清除；半衰期为3.7小时	血小板输注，透析不能清除其活性代谢产物		用于冠心病的治疗[33]
替卡格雷洛	环戊基三唑嘧啶/$P2Y_{12}$	直接作用，可逆	口服	无	肝脏；胆道清除；半衰期为9小时	无，透析不能清除		5天[40]

表 9-6（续）

药品名称	靶点	机制	给药途径	监测	代谢	逆转方案	等待时间[a]	备注
潘生丁	cGMP V	前药，可逆	口服	无	肝脏；胆道清除；半衰期为10～12小时	透析不能清除		
阿昔单抗	GPⅡb/Ⅲa	可逆	静脉给药	APTT、ACT、Verify Now Ⅱb/Ⅲa 测试	蛋白酶裂解；半衰期为30分钟	血小板输注，无法逆转		静脉输注后24小时，血小板功能可恢复50%；血小板功能低水平抑制状态可持续7周[34]
依替巴肽	GPⅡb/Ⅲa	可逆	静脉给药	APTT、ACT、Verify Now Ⅱb/Ⅲa 测试	75%经肾脏清除；半衰期为2.5小时			CrCl< 50时应调整静脉输注速率；用药后4小时血小板功能可恢复50%
替罗非班	GPⅡb/Ⅲa	可逆	静脉给药		65%经肾脏清除，25%经粪便清除；半衰期为2～3小时	能被透析清除		CrCl<30时应调整输注速率；用药后5分钟可抑制血小板凝集，抑制作用持续3～8小时[34]

APTT= 部分凝血活酶时间；ACT= 活化凝血时间；CrCl= 肌酐清除率

[a] 等待时间是推荐择期手术前停药时间，目的是消除药物影响

[b] 去氨加压素通过增加 Ⅷ 因子和血管性血友病因子的浓度增强血小板与血管壁的黏附。随机试验发现，去氨加压素可同时增加阿司匹林组和对照组血小板黏附性[41]

华法林

药品信息：华法林（Coumadin®）

口服维生素 K 抑制剂，用于中等体重病人抗凝治疗时，可口服 10mg，每天 1 次，使用 2~4 天后改为口服 5mg，每天 1 次。根据凝血研究，大多数情况下（如深静脉血栓、短暂性脑缺血发作）控制 PT 为 1.2~1.5 倍参考值（或 INR 2~3）。反复系统性栓塞、心脏人工瓣膜等病人需要将 PT 值调整至 1.5~2 倍参考值（INR 3~4）（INR 推荐范围见表 9-7）。

× 孕妇禁忌：除出血风险外，华法林还与流产和死胎有关。华法林可穿过胎盘并致畸，导致 5%~30% 的出生缺陷，包括妊娠早期的胎儿华法林综合征（包括脊柱侧凸、短足畸形、脊柱钙化、脑室增大、胼胝体发育不全）和妊娠早期的痉挛 / 癫痫和眼缺陷。

开始华法林治疗：华法林使用前 3 天，病人实际上处于高凝状态（维生素 K 依赖性凝血因子 C、S 蛋白的减少所致），存在“香豆素坏死”的可能。因此，病人应该开始以依诺肝素（见下文）桥接，这种药物可以在院外自服（可以将 PTT 控制在治疗要求值）。

剂型：1mg、2mg、2.5mg、5mg、7.5mg 或 10mg 带刻痕片剂。针剂为 5mg/ 支。

表 9-7 INR 推荐值[42]

适应证	INR
• 人工机械心脏瓣膜 • 反复心肌梗死的预防	2.5~3.5
抗磷脂抗体综合征（见章节 80.5.2）[43]	≥ 3
其他适应证（深静脉血栓的预防和治疗、肺栓塞、房颤、反复系统性栓塞、组织心脏瓣膜）	2~3

肝素

药品信息：肝素

中等身材病人充分抗凝：先静脉注射 5000U，然后以 1000U/h 的速度静脉滴注，直至 APTT 延长至 2~2.5 倍参考值为止（治疗 DVT 时，有人建议调整为 1.5~2 倍参考值[44]）。

预防性治疗（小剂量）：5000U，皮下注射，每 8 小时或 12 小时一次。无须监测 APTT，尽管有部分病人在该用药条件下会形成充分抗凝。

副作用：（见上文：神经外科抗凝注意事项）出血、血栓形成[45]（肝素激活抗凝血酶 III 可造成血小板聚集）导致心肌梗死、深静脉血栓形成、肺栓塞、脑卒中等。肝素诱导的血小板减少症（HIT）：在开始肝素治疗后的最初几天，短暂性轻度血小板减少相当常见；然而，严重血小板减少发生于 1%～2% 接受肝素治疗 >4 天的病人（通常有 6～12 天的延迟发作，是由于肝素诱导的血栓形成或肝素 - 血小板蛋白复合物形成的抗体的消耗）。SAH 病人中 HIT 的发生率为 5%～6%，与依诺肝素相似[46]。可考虑在血小板减少病人中使用磺达肝素。长期治疗可能导致骨质疏松。

低分子肝素

见参考文献[47，48]。

低分子肝素（平均分子质量 3000～8000）由普通肝素（平均分子质量 12 000～15 000）制成。与普通肝素相比，低分子肝素的抗 Xa 因子与抗 Ⅱa 因子（抗凝血酶）活性比更高。因此低分子肝素能有效发挥抗血栓作用，出血并发症也更少。临床上对这一益处的认识较少。皮下注射低分子肝素具有更大的生物利用度，其血浆水平也具有很好的可预测性，从而无须进行生物活性监测（如 APTT）。低分子肝素半衰期更长，因此每天所需剂量更少。低分子肝素导致血小板减少的发生率较低。在骨科手术中，低分子肝素比华法林更能有效地预防深静脉血栓[49]。

9

硬脊膜外血肿：有关使用低分子肝素（尤其是依诺肝素）的病人在进行腰麻 / 硬膜外麻醉或腰椎穿刺术后出现硬脊膜外血肿的报道较多。主要是接受骨科手术的老年女性。部分病人伴有明显的神经系统后遗症，包括永久性瘫痪[50]。使用非甾体抗炎药、血小板抑制剂、其他抗凝药以及外伤、反复硬膜外或脊柱穿刺者，该风险则进一步增加。

▶ 可用低分子肝素药物包括：
- 依诺肝素（Lovenox®）：见下文。
- 达肝素（Fragmin®）：2500U 抗 Xa 因子，皮下注射，每天 1 次。
- 阿地肝素钠（Normiflo®）：半衰期为 3.3 小时。用法：抗 Xa 因子 50U/kg，皮下注射，每 12 小时 1 次。
- 达那肝素（Orgaran®）：一种类肝素药物。其抗 Xa 因子与抗 Ⅱa 因子活性比比低分子肝素还要高。无须实验室监测。用法：750U 抗 Xa 因子，皮下注射，每天 2 次。
- 亭扎肝素（Logiparin®，Innohep®）：抗 Xa 因子 175U/kg，皮下注射，每日 1 次。

药品信息：依诺肝素（Lovenox®）

髋关节置换术后的用法：30mg，皮下注射，每天 2 次，连用 7～14 天（或者：40mg，皮下注射，每天 1 次）。药代动力学：皮下注射后 3～5 小时达峰值血药浓度。半衰期：4.5 小时。

直接凝血酶抑制剂

药品信息：达比加群（Pradaxa®，Rendix®）

直接凝血酶抑制剂类的口服抗凝剂。以前药达比加群酯给药。需于术前 24 小时停用。

抗凝药逆转：紧急情况下，可静脉注射 Praxbind®（依达赛珠单抗）。于 12 分钟内逆转达比加群的作用，4 小时内达高峰，持续 24 小时[51]。

药品信息：比伐卢定（Angiomax®，Angiox®）

可逆性直接凝血酶抑制剂，可提高纤溶酶原激活物介导的再通速度。无有效的逆转药物。

用法：静脉注射负荷剂量 0.5mg/kg，随后以 1.75mg/(kg · h) 的速度持续静脉滴注。动脉内用药：将 15mg 药品溶于 10ml 肝素化盐水中，经微导管注射。

Xa 因子抑制剂

药品信息：磺达肝癸钠（Arixtra®），亦称磺达肝素

肝素五糖结合序列的合成类似物。增加 Xa 因子抑制作用而不影响 IIa 因子（凝血酶）[52]。与肝素不同，磺达肝癸钠不与其他血浆蛋白或血小板因子 -4 结合，也不会引起肝素诱导的血小板减少症（HIT），因此可用于 HIT 的病人。在预防术后深静脉血栓方面，该药可能比依诺肝素更有效。副作用：出血是最常见副作用（同时服用非甾体抗炎药时会增加出血风险）。× 严重肾功能不全（CrCl<30ml/min）为用药禁忌[53]。

用法：2.5mg，皮下注射，每天 1 次。剂型：2.5mg 单剂量注射剂。药代动力学：2~3 小时达峰活性。半衰期：17~21 小时。抗凝作用持续 3~5 个半衰期。经尿液清除［肾功能不全时（CrCl 30~50ml/min），减少 50% 的剂量］。停药：术前 2~4 天（肾功能不全时术前停药时间应更长）。

9.3.9 凝血障碍

凝血障碍的纠正或抗凝药的逆转

有关神经外科凝血功能正常参考值推荐的研究见章节 9.3.7。

血小板

适应证及用药指南见章节 9.2.3。

新鲜冰冻血浆

为逆转华法林的抗凝作用，可采用以下方法作为起始，并重复检测 PT/PTT：

- 如病人为治疗性抗凝：初始用量为2～3U的FFP（通常为15ml/kg）。
- 对于PT/PTT严重延长的病人：初始用量为6U的FFP。

凝血酶原复合物浓缩物（PCC）

采用PCC（Kcentra®）（包含凝血因子Ⅱ、Ⅸ、Ⅹ）来逆转华法林介导的抗凝作用的速度比FFP的速度要快4～5倍[54]。但可能导致血液高凝。

药品信息：维生素K（Mephyton®）

为逆转华法林引起的PT延长，可给予维生素K_1的水胶体溶液。大于10mg的剂量可产生长达1周的华法林抵抗。可同时使用FFP以获得更快速的纠正。推荐的PT水平见章节9.3.7。

药品信息：硫酸鱼精蛋白

用于肝素的逆转：1mg鱼精蛋白可逆转约100U肝素（缓慢给药，速度不超过50mg/10min）。需在监测凝血功能的条件下进行治疗。

9

用于低分子肝素的逆转：可静脉注射1%的鱼精蛋白溶液逆转低分子肝素，具体如下：

伊诺肝素（Lovenox®）：在8小时内使用的每1mg伊诺肝素（最大剂量为50mg），可被1mg鱼精蛋白逆转60%；在8～12小时前使用的每1mg伊诺肝素，可被0.5mg鱼精蛋白逆转60%。而伊诺肝素用药时间大于12小时的，则无须使用鱼精蛋白逆转。

达肝素（Fragmin®）或阿地肝素钠（Normiflo®）：每100IU低分子肝素抗Xa因子对应1mg鱼精蛋白进行逆转。如首剂使用后2～4小时APTT仍大于正常，则以首剂的半量（每100IU低分子肝素抗Xa因子对应0.5mg鱼精蛋白）追加一次。

达那肝素和水蛭素：没有已知的逆转剂。

药品信息：Andexanet alfa（AndexXa®）

是凝血因子Xa的一种重组DNA合成衍生物，可与特定的Xa因子抑制剂结合并抑制后者的作用。在危及生命或存在无法控制的出血的情况下，FDA已批准该药用于逆转利伐沙班（Xarelto®）或阿哌沙班（Eliquis®）[55]。

在健康志愿者的研究中，该药可减小Xa因子抑制剂的活性，但是否有促进止血的作用还未能证实（研究中）。× 尚未显示出对其他Xa因子抑制剂（如磺达肝癸钠）也具有逆转作用。

- 以下情况采用低剂量方案：
  - 利伐沙班剂量≤10mg（无论最后一剂用药时间）。
  - 阿哌沙班剂量≤5mg（无论最后一剂用药时间）。
  - 利伐沙班剂量>10mg或剂量未知，且距最后一剂用药时间≥8小时。

◦ 阿哌沙班剂量 >5mg 或剂量未知，且距最后一剂用药时间≥ 8 小时。
- 以下情况采用高剂量方案：
  ◦ 利伐沙班剂量 >10mg 或剂量未知，且距最后一剂用药时间 <8 小时。
  ◦ 阿哌沙班剂量 >5mg 或剂量未知，且距最后一剂用药时间 <8 小时。
- 低剂量方案：
  ◦ 初始剂量：静脉注射 400mg。目标输注速度：10mg/min。
  ◦ 随后以 4mg/min 的速度输注，用药总时长为 120min。
- 高剂量方案：
  ◦ 初始剂量：静脉注射 800mg。目标输注速度：10mg/min。
  ◦ 随后以 8mg/min 的速度输注，用药总时长为 120min。

药品信息：去氨加压素（DDAVP®）

在轻度血友病 A 和 von Willebrand 病 I 型病人中，去氨加压素可导致凝血因子 Ⅷ 和 von Willebrand 因子的凝血活性增强，从而有助于凝血和增加血小板活性（这两类病人的凝血因子结构正常，但浓度降低。× 但去氨加压素会导致凝血因子异常或缺失的 von Willebrand 病 Ⅱb 型病人出现血小板减少症）。可用于预防小手术中的异常出血。DDAVP 并非对所有轻度血友病 A 和 von Willebrand 病的病人有效。

用法：术前 30 分钟给药，剂量为 0.3 μg/kg，15～30 分钟静脉滴注完。

术前 PTT 延长

无凝血障碍病史的病人术前 PTT 显著延长，通常由某种因子缺乏或存在狼疮抗凝物导致。诊断：

1. 混合试验（凝血纠正试验）。
2. 狼疮凝结剂。

如混合试验可纠正 PTT 的延长，则很可能为某种因子的缺乏。应请血液病科医师会诊。

狼疮抗凝物：如果狼疮抗凝物测试呈阳性，则病人手术的主要风险不是出血，而是血栓栓塞。管理建议：

1. 术后尽早启动肝素或低分子肝素治疗。
2. 同时使用华法林，并持续使用治疗性抗凝方案 3～4 周（术后前几周发生深静脉血栓或肺栓塞的风险最高）。
3. 术后尽早活动。
4. 有抗凝禁忌的病人可考虑安装腔静脉滤器。

弥散性血管内凝血（DIC）

异常血管内凝血会消耗凝血因子与血小板，并伴随纤溶系统的异常激活。头部外伤是发生 DIC 的独立危险因素，可能因为大脑富含促凝血酶原激酶，该酶在外伤情况下被释放进入体循环[56]。其他危险因素：休克、败血症。

临床表现

弥漫性出血、皮肤瘀斑、休克。

实验室检查

1. 纤维蛋白原降解产物（FDP）>16μg/ml（1~8μg/ml 为正常；8~16μg/ml 为临界值；32μg/ml 为绝对异常；部分实验室将诊断 DIC 的标准定为 FDP>40μg/ml），该项为 DIC 时最常见的异常实验室检查。
2. 纤维蛋白原 <100μg/dl（有些将标准定为 130μg/dl）。
3. PT>16 秒；PTT>50 秒。
4. 血小板计数 $<50\times10^9/L$（相对少见）。

慢性 DIC

PT 和 PTT 可能正常；血小板、纤维蛋白原低，纤维蛋白裂解产物升高。

9

治疗：

1. 如可能，尽量祛除病因（治疗感染、损伤组织清创、如怀疑输血导致则停止输血）。
2. 积极液体复苏。
3. 如无禁忌，可使用抗凝药。
4. 如 PT 或 PTT 延长，或纤维蛋白原 <130μg/dl，予输 FFP。
5. 如血小板计数 $<100\times10^9/L$，予输血小板。

假性 DIC

纤维蛋白裂解产物升高，纤维蛋白原正常。

见于肝功能衰竭等情况。

9.3.10 神经外科病人的血栓栓塞

深静脉血栓（DVT）

DVT 最令人担忧，因为血栓物（血凝块、血小板团块等）存在脱落风险，并形成栓子。如肺栓塞可导致肺梗死、猝死（心搏骤停）。因卵圆孔未闭而出现的交叉性栓子（心源性脑栓塞见章节 82.4）可导致脑梗死。据报道，下肢 DVT 死亡率为 9%~50%[57]。

局限于小腿的 DVT 发生栓塞的风险很低（<1%）。但有 30%~50% 的病人会逐渐延伸到深静脉近心端[57]，此时则容易发生栓塞（风险则高达 40%~50%），或导致静脉炎后综合征。

神经外科病人尤其易于形成 DVT（估计风险为 19%~50%），这种高发生率至少部分可归结于以下原因：

1. 有些手术持续的时间长。

2. 术前、术后卧床时间长。
3. 凝血功能改变：
   1) 脑肿瘤或脑外伤的病人[58]：
      • 与疾病本身状况有关。
      • 脑部手术过程中脑内促凝血酶原激酶释放入血。
   2) 血黏度升高：
      • 为减轻脑水肿而采取脱水治疗。
      • SAH 后血容量减少（脑性耗盐综合征）。
   3) 使用高剂量的糖皮质激素。

导致 DVT 和肺栓塞的特殊“神经病学”危险因素包括[57]：
1. 脊髓损伤（见章节 60.3.5）。
2. 脑肿瘤：尸检发现 DVT 患病率为 28%，肺栓塞率为 8.4%。采用 ^{125}I 标记的纤维蛋白原研究血栓发生率[59]：脑膜瘤为 72%，恶性胶质瘤为 60%，转移瘤为 20%。术前服用阿司匹林可降低血栓风险[60]。
3. 蛛网膜下隙出血。
4. 头部外伤：尤其是重型颅脑损伤（见章节 58.2）。
5. 脑卒中：肺栓塞发生率为 1%～19.8%，发病死亡率为 25%～100%。
6. 神经外科手术：幕上肿瘤开颅术后血栓发生风险（7%，研究规模：492 例）高于颅后窝肿瘤手术（0，研究规模：141 例）[61]。

9

DVT 的预防

具体措施包括：
1. 一般预防：
   1) 被动活动。
   2) 尽早下床活动。
2. 物理预防（发生并发症风险最小）：
   1) 气动压缩靴[62]或顺序压缩装置：降低 DVT 和肺栓塞发生率。如已发生 DVT，则禁止使用这类装置。持续使用直至病人可每天行走 3～4 小时。
   2) TED 弹力袜®：TED® 采用梯度压力设计，以远端压力为最高。弹力袜与气动压缩靴同样有效。没有证据表明两者合用可使病人额外获益[57]。需要注意的是，避免于近心端产生止血带效应（注：TED® 是一个注册商标，“TED”也是血栓栓塞性疾病的缩写）。
   3) 小腿肌肉电刺激。
   4) 旋转床。
3. 药物预防（抗凝）（参见神经外科抗凝的注意事项及禁忌证）：
   1) 充分抗凝与围手术期并发症相关[63]。

2）小剂量抗凝[64]（小剂量肝素）：5000IU，皮下注射，每8小时或12小时1次。在术前2小时或入院时开始治疗。但潜在的颅内或椎管内致命性出血限制了该药的使用。

3）低分子肝素和类肝素（见章节9.3.8）：非同类药。其在神经外科中的预防作用尚未被证实。

4）阿司匹林：因阿司匹林主要抑制血小板聚集，而血小板在DVT中起的作用很小，因此不用于DVT的预防。

4. 从术后第1天开始，联合使用气动压缩靴和小剂量肝素（无明显并发症）[65]。

推荐措施

因不同病因下发生DVT的风险不同，推荐的预防措施也不同，见表9-8[57]。另颈髓损伤后预防DVT的具体措施见章节60.3.5。

表9-8 神经外科病人DVT发生风险及预防

风险级别	小腿DVT发生风险	典型特点	推荐措施
低	<10%	40岁以下，一般危险因素少，30分钟以内的全身麻醉手术	无须预防或采用气动压缩靴或TED弹力袜。
中	10%～40%	40岁及以上，恶性肿瘤，长期卧床，大创面手术，静脉曲张，肥胖，手术时间大于30分钟（除单纯椎间盘切除术），SAH，头部损伤	气动压缩靴或TED弹力袜；或使用小剂量肝素（对于非ICH或SAH病人）。
高	40%～80%	DVT或肺栓塞史，瘫痪（四肢瘫、偏瘫），脑肿瘤（尤其是脑膜瘤或恶性胶质瘤）	气动压缩靴或TED弹力袜+小剂量肝素（对于非ICH或SAH病人）

DVT的诊断

（肺栓塞见下文）。DVT的临床诊断不可靠。有典型体征（小腿热、肿、痛）或Homans征阳性的病人，仅20%～50%为DVT[57]。而50%～60%的DVT病人却无以上体征。

辅助检查

- 静脉造影："金标准"。但该检查有创且有发生碘过敏和静脉炎的风险，不宜重复进行。
- 采用高分辨率实时b模式成像技术的多普勒超声：近端DVT诊断敏感性、特异性分别达到95%和99%。但对小腿DVT的检测效果欠佳[66]。因此，建议对初次检测结果为阴性的病人在接下来的7～10

天内重复检测，以排除血栓向近端延伸。该项检测对测试者技术水平要求高于阻抗容积描记术。可用于制动或下肢固定者，是诊断 DVT 首选的无创检查手段[67]。

- 阻抗容积描记术（IPG）：探测气动止血带放松后小腿血液流动产生的电阻降低。对近端 DVT 有较好的检测能力，对小腿 DVT 不敏感。阳性结果表明 DVT 应该接受治疗。阴性结果可以发生在非闭塞性 DVT 或有良好的侧支循环，应于 2 周后重复检查。
- ^{125}I 标记纤维蛋白原：放射性标记的纤维蛋白原被并入到正在形成的血栓中。对小腿 DVT 的诊断优于近端 DVT。价格昂贵，假阳性率高，还存在艾滋病毒传播的风险，已停止使用。
- D 二聚体（一种特殊的纤维蛋白降解产物）：高水平 D 二聚体与 DVT、肺栓塞相关[68]。

DVT 的治疗

1. 卧床，抬高患肢。
2. 如无禁忌证，可开始肝素抗凝治疗，APTT 目标值为 1.5~2 倍参考值；或应用固定剂量的低分子量类肝素，如亭扎肝素（如 Logiparin®[69]）。同时启用华法林治疗。5 天后可停用肝素[70]。
3. 对于存在抗凝治疗禁忌证的病人，可考虑下腔静脉阻断或安装滤器。
4. 非瘫痪病人在治疗 7~10 天后可小心下床活动。
5. 患肢穿着抗血栓弹力袜的作用不明确（患肢 DVT 复发风险始终存在）。

肺栓塞（PE）

见参考文献[71]。

PE 的预防

预防 PE 的最好方法是预防 DVT 的发生（见章节 9.3.10）[72]。

PE 的临床表现

术后 PE 一般发生在手术后 10~14 天[72]。发病率为 0.4%~5%[72]。一项病例系列研究（病人常规使用弹力袜，且高危病人联用“小剂量”肝素）发现术后 PE 发生率约为 0.4%，如只分析重大疾病（脑肿瘤、头部外伤、脑血管病或脊髓病变）人群，则 PE 发生率翻倍（0.8%）[72]。另一项只针对脑肿瘤病人的病例系列研究报道 PE 发病率为 4%[61]。

临床诊断无特异性（症状的鉴别诊断范围广，包括结肠炎、心肌梗死或心包填塞）。

常见表现：突发呼吸困难（最常见）、呼吸急促、心动过速、发热、低血压、第三或第四心音。三联征（罕见）：咯血、胸痛、呼吸困难。听诊：胸摩磨擦音或湿啰音（罕见）。休克、充血性心力衰竭（似 MI）提示危及生命的严重 PE。死亡率在 9%~60%[72]，有相当数量的死亡发生于 1 小时内。

PE 的诊断

对于发生 PE 的临床可能性低[73]或通气灌注扫描结果为非诊断性[68]的病人，如 D 二聚体试验阴性，能可靠地排除 PE。

此外，可以使用 IPG、多普勒超声或静脉造影检查 DVT（见上文）。如果 DVT 阳性，则是导致 PE 的可能病因。由于 PE、DVT 治疗方法相似，因此无须进一步寻找 PE 病因就可以开始治疗。如果 DVT 为阴性，则需要进一步检查（如通气灌注扫描，见下文）。

实验室检查

D 二聚体：见上文。

一般诊断方法

敏感性或特异性均不太高。

- 心电图：典型的 S1Q3T3 罕见，通常只是出现非特异性的 ST 段或 T 波改变。心动过速或是唯一表现。
- 胸部 X 线：25%～30% 无异常。如有异常，通常表现为渗出和半侧膈上抬。
- 动脉血气：敏感性不高。正常呼吸空气的情况下，如氧分压 >90mmHg，基本可排除大面积 PE。

特殊影像学评估

- 方法选择：胸部 CT 对比增强扫描，有时可采用胸部 CTA 检查。可用于鉴别诊断。
- 肺动脉造影：以往被视为诊断 PE 的“金标准”。但有创、昂贵、耗费人力等缺点以及有 3%～4% 的严重并发症发生风险限制了它的使用。
- 通气灌注扫描（VQ 扫描）：仍需进行胸部 X 线扫描。无既往 PE 史的病人出现灌注缺陷且不伴通气缺陷，则强烈提示急性 PE。如某一区域出现灌注异常的同时伴有通气下降或渗出，则结果不能确定。基于 VQ 扫描诊断 PE 的可能性见表 9-9[74]。如 VQ 扫描基本正常，几乎可以排除 PE。扫描结果提示可能性低或为中介概率的，应进行 DVT 检测或 D 二聚体定量检测。如 DVT 检测结果为阳性，应积极

表 9-9 基于 VQ 扫描推断 PE 可能性

扫描结果	PE 发生率
可能性高	90%～95%
中间概率或不确定	30%～40%
可能性低	10%～15%
正常	0%～5%

治疗；如为阴性，可选择 2 周内复查 IPG 或多普勒超声检查，或行肺动脉造影（极少数）。
- 胸部 CT 对比增强薄层扫描：对于 VQ 扫描常表现为中介值的 COPD 病人诊断准确性更高。

治疗

如高度怀疑 PE，应开始肝素抗凝治疗（除非有禁忌证），而无须等待诊断性检查结果。对于平均体重为 70kg 病人，起始剂量为 5000～7500U，静脉推注，随后以 1000U/h 的速度静脉滴注（体重轻的病人应减量）。复查 PTT 值，调节滴速以维持 PTT 值为 1.5～2 倍参考值。

对脑肿瘤及手术后病人早期使用肝素存在争议，腔静脉阻断（或放置滤器）可能是较好的替代方案。

大面积 PE 的病人可能出现血流动力学不稳定，常常需要 ICU 护理，并放置动脉导管、使用升压药。

9.4 髓外造血

9.4.1 概述

当慢性贫血（尤其是地中海贫血，又名库利贫血）时，低血细胞比容导致骨髓长期过度刺激以产生红细胞。这会导致全身骨骼异常、心肌病（由有缺陷的红细胞裂解增多导致的血色病引起）等。

与中枢神经系统相关且有阳性发现的髓外造血（EMH）有三处：
- 颅骨：颅骨 X 线表现为“竖发征”。
- 椎体：可导致硬脊膜外脊髓压迫[75]（见下文）。
- 脉络丛改变。

9.4.2 EMH 导致的硬脊膜外脊髓压迫

尽管冗余组织（*译者注：该处的冗余组织指 EMH 导致的椎管旁肿物，是导致脊髓压迫的直接原因*）对放射线非常敏感，但病人可能在某种程度上依赖于这些组织的造血能力。

9.4.3 治疗

推荐治疗方法：手术切除后行放射治疗。反复输血可能有助于减轻 EMH，或可有效替代术后放射治疗（除难治性病例）[75]。

这类病人的手术难度大，因为：

1. 血小板计数低。
2. 骨骼条件差。
3. 心肌病：增加麻醉风险。

4. 贫血。而且，因既往多次输血，大多数病人均有“铁中毒”。
5. 肿物不一定能完整切除。

（周建坡 译 刘兴炬 校）

参考文献

[1] Cohen YC, Djulbegovic B, Shamai-Lubovitz O, et al. The bleeding risk and natural history of idiopathic thrombocytopenic purpura in patients with persistent low platelet counts. Arch Intern Med. 2000; 160:1630–1638
[2] Fresh-Frozen Plasma Cryoprecipitate and Platelets Administration Practice Guidelines Development Task Force of the College of American Pathologists. Practice Parameter for the Use of Fresh-Frozen Plasma, Cryoprecipitate, and Platelets. JAMA. 1994; 271:777–781
[3] Mannucci PM. Desmopressin: A nontransfusion form of treatment for congenital and acquired bleeding disorders. Blood. 1988; 72:1449–1455
[4] Ruff CT, Giugliano RP, Braunwald E, et al. Comparison of the efficacy and safety of new oral anticoagulants with warfarin in patients with atrial fibrillation: a meta-analysis of randomised trials. Lancet. 2014; 383:955–962
[5] Bernhardt J, Zorowitz RD, Becker KJ, et al. Advances in Stroke 2017. Stroke. 2018; 49:e174–e199
[6] So W, Hugenholtz H, Richard MT. Complications of Anticoagulant Therapy in Patients with Known Central Nervous System Lesions. Can J Surg. 1983; 26:181–183
[7] Ruff R, Posner J. Incidence and Treatment of Peripheral Thrombosis in Patients with Glioma. Ann Neurol. 1983; 13:334–336
[8] Olin JW, Young JR, Graor RA, et al. Treatment of Deep Vein Thrombosis and Pulmonary Emboli in Patients with Primary and Metastatic Brain Tumors: Anticoagulants or Inferior Vena Cava Filter? Arch Intern Med. 1987; 147:2177–2179
[9] Altschuler E, Moosa H, Selker RG, et al. The Risk and Efficacy of Anticoagulant Therapy in the Treatment of Thromboembolic Complications in Patients with Primary Malignant Brain Tumors. Neurosurgery. 1990; 27:74–77
[10] Stern WE, Youmans J. Preoperative Evaluation: Complications, Their Prevention and Treatment. In: Neurological Surgery. 2nd ed. Philadelphia: W. B. Saunders; 1982:1051–1116
[11] Kawamata T, Takeshita M, Kubo O, et al. Management of Intracranial Hemorrhage Associated with Anticoagulant Therapy. Surg Neurol. 1995; 44:438–443
[12] Constantini S, Kanner A, Friedman A, et al. Safety of perioperative minidose heparin in patients undergoing brain tumor surgery: a prospective, randomized, double-blind study. J Neurosurg. 2001; 94: 918–921
[13] Dickinson LD, Miller LD, Patel CP, et al. Enoxaparin increases the incidence of postoperative intracranial hemorrhage when initiated preoperatively for deep venous thrombosis prophylaxis in patients with brain tumors. Neurosurgery. 1998; 43:1074–1081
[14] Posan E, McBane RD, Grill DE, et al. Comparison of PFA-100 testing and bleeding time for detecting platelet hypofunction and von Willebrand disease in clinical practice. Thromb Haemost. 2003; 90: 483–490
[15] Hayward CP, Harrison P, Cattaneo M, et al. Platelet function analyzer (PFA)-100 closure time in the evaluation of platelet disorders and platelet function. J Thromb Haemost. 2006; 4:312–319
[16] Beshay JE, Morgan H, Madden C, et al. Emergency reversal of anticoagulation and antiplatelet therapies in neurosurgical patients. J Neurosurg. 2010; 112:307–318
[17] Seidel H, Rahman MM, Scharf RE. Monitoring of antiplatelet therapy. Current limitations, challenges, and perspectives. Hamostaseologie. 2011; 31:41–51
[18] Korinth MC. Low-dose aspirin before intracranial surgery–results of a survey among neurosurgeons in Germany. Acta Neurochir (Wien). 2006; 148: 1189–96; discussion 1196
[19] Korinth MC, Gilsbach JM, Weinzierl MR. Low-dose aspirin before spinal surgery: results of a survey among neurosurgeons in Germany. Eur Spine J. 2007; 16:365–372
[20] Nuttall GA, Brown MJ, Stombaugh JW, et al. Time and cardiac risk of surgery after bare-metal stent percutaneous coronary intervention. Anesthesiology. 2008; 109:588–595
[21] Rabbitts JA, Nuttall GA, Brown MJ, et al. Cardiac risk of noncardiac surgery after percutaneous coronary intervention with drug-eluting stents. Anesthesiology. 2008; 109:596–604
[22] Landesberg G, Beattie WS, Mosseri M, et al. Perioperative myocardial infarction. Circulation. 2009; 119:2936–2944
[23] Ross IB, Dhillon GS. Ventriculostomy-related cerebral hemorrhages after endovascular aneurysm treatment. AJNR Am J Neuroradiol. 2003; 24:1528–1531
[24] NovoSeven for non-hemophilia hemostasis. Med Letter. 2004; 46:33–34
[25] Goodnight SH, Jr, Harris WS, Connor WE. The effects of dietary omega 3 fatty acids on platelet composition and function in man: a prospective, controlled study. Blood. 1981; 58:880–885
[26] Ang-Lee MK, Moss J, Yuan CS. Herbal medicines and perioperative care. JAMA. 2001; 286:208–216
[27] Stanger MJ, Thompson LA, Young AJ, et al. Anticoagulant activity of select dietary supplements. Nutr Rev. 2012; 70:107–117
[28] Allison GL, Lowe GM, Rahman K. Aged garlic extract and its constituents inhibit platelet aggregation through multiple mechanisms. J Nutr. 2006; 136: 782S–788S
[29] Saw JT, Bahari MB, Ang HH, et al. Potential drugherb interaction with antiplatelet/anticoagulant drugs. Complement Ther Clin Pract. 2006; 12:236–241
[30] Lee CJ, Ansell JE. Direct thrombin inhibitors. Br J Clin Pharmacol. 2011; 72:581–592
[31] Birks J, Grimley Evans J. Ginkgo biloba for cognitive impairment and dementia. Cochrane Database Syst Rev. 2009. DOI: 10.1002/14651858.CD003120.pub3
[32] Teng CM, Kuo SC, Ko FN, et al. Antiplatelet actions of panaxynol and ginsenosides isolated from ginseng. Biochim Biophys Acta. 1989; 990:315–320
[33] Baron TH, Kamath PS, McBane RD. Management of antithrombotic therapy in patients undergoing invasive procedures. N Engl J Med. 2013; 368: 2113–2124
[34] Ryan J, Bolster F, Crosbie I, et al. Antiplatelet medications and evolving antithrombotic medication. Skeletal Radiol. 2013; 42:753–764
[35] Hirsh J, Bauer KA, Donati MB, et al. Parenteral anticoagulants: American College of Chest Physicians Evidence-Based Clinical Practice Guidelines (8th Edition). Chest. 2008; 133:141S–159S
[36] Kaatz S, Kouides PA, Garcia DA, et al. Guidance on the emergent reversal of oral thrombin and factor Xa inhibitors. Am J Hematol. 2012; 87 Suppl 1: S141–S145
[37] Rivaroxaban-once daily, oral, direct factor Xa inhibition compared with vitamin K antagonism for prevention of stroke and Embolism Trial in Atrial Fibrillation: rationale and design of the ROCKET AF study. Am Heart J. 2010; 159:340–347 e1
[38] Tran HA, Chunilal SD, Harper PL, et al. An update of consensus guidelines for warfarin reversal. Med J Aust. 2013; 198:198–199
[39] James RF, Palys V, Lomboy JR, et al. The role of anticoagulants, antiplatelet agents, and their reversal strategies in the management of intracerebral hemorrhage. Neurosurg Focus. 2013; 34. DOI: 10.3171/2013.2.FOCUS1328

[40] Dimitrova G, Tulman DB, Bergese SD. Perioperative management of antiplatelet therapy in patients with drug-eluting stents. HSR Proc Intensive Care Cardiovasc Anesth. 2012; 4:153–167
[41] Lethagen S, Olofsson L, Frick K, et al. Effect kinetics of desmopressin-induced platelet retention in healthy volunteers treated with aspirin or placebo. Haemophilia. 2000; 6:15–20
[42] Hirsh J, Dalen JE, Deykin D, et al. Oral Anticoagulants: Mechanism of Action, Clinical Effectiveness, and Optimal Therapeutic Range. Chest. 1992; 102:312–326
[43] Khamashta MA, Cuadrado MJ, Mujic F, et al. The Management of Thrombosis in the Antiphospholipid-Antibody Syndrome. N Engl J Med. 1995; 332:993–997
[44] Hyers TM, Hull RD, Weg JG. Antithrombotic Therapy for Venous Thromboembolic Disease. Chest. 1989; 95:37S–51S
[45] Atkinson JLD, Sundt TM, Kazmier FJ, et al. Heparininduced thrombocytopenia and thrombosis in ischemic stroke. Mayo Clin Proc. 1988; 63:353–361
[46] Kim GH, Hahn DK, Kellner CP, et al. The incidence of heparin-induced thrombocytopenia Type II in patients with subarachnoid hemorrhage treated with heparin versus enoxaparin. J Neurosurg. 2009; 110:50–57
[47] Dalteparin - Another Low-Molecular-Weight Heparin. Med Letter. 1995; 37:115–116
[48] Ardeparin and Danaparoid for Prevention of Deep Vein Thrombosis. Med Letter. 1997; 39:94–95
[49] Geerts WH, Bergqvist D, Pineo GF, et al. Prevention of venous thromboembolism: American College of Chest Physicians Evidence-Based Clinical Practice Guidelines (8th Edition). Chest. 2008; 133: 381S–453S
[50] Reports of Epidural or Spinal Hematomas with the Concurrent Use of Low Molecular Weight Heparin and Spinal/Epidural Anesthesia or Spinal Puncture. Rockville, MD 1997
[51] U.S. Food and Drug Administration (FDA). FDA approves Praxbind, the first reversal agent for the anticoagulant Pradaxa. 2015. https://wayback. archive-it.org/7993/20170111160812/http://www.fda.gov/NewsEvents/Newsroom/PressAnnouncements/ucm467300.htm
[52] Fondaparinux (Arixtra), a new anticoagulant. Med Letter. 2002; 44:43–44
[53] Garcia DA, Baglin TP, Weitz JI, et al. Parenteral anticoagulants: Antithrombotic Therapy and Prevention of Thrombosis, 9th ed: American College of Chest Physicians Evidence-Based Clinical Practice Guidelines. Chest. 2012; 141:e24S–e43S
[54] Fredriksson K, Norrving B, Stromblad LG. Emergency Reversal of Anticoagulation After Intracerebral Hemorrhage. Stroke. 1992; 23:972–977
[55] Siegal DM, Curnutte JT, Connolly SJ, et al. Andexanet Alfa for the Reversal of Factor Xa Inhibitor Activity. N Engl J Med. 2015; 373:2413–2424
[56] Kaufman HH, Hui K-S, Mattson JC, et al. Clinicopathological Correlations of Disseminated Intravascular Coagulation in Patients with Head Injury. Neurosurgery. 1984; 15:34–42
[57] Hamilton MG, Hull RD, Pineo GF. Venous Thromboembolism in Neurosurgery and Neurology Patients: A Review. Neurosurgery. 1994; 34:280–296
[58] Olson JD, Kaufman HH, Moake J, et al. The Incidence and Significance of Hemostatic Abnormalities in Patients with Head Injuries. Neurosurgery. 1989; 24:825–832
[59] Sawaya R, Zuccarello M, El-Kalliny M. Brain Tumors and Thromboembolism: Clinical, Hemostatic, and Biochemical Correlations. J Neurosurg. 1989; 70
[60] Quevedo JF, Buckner JC, Schmidt JL, et al. Thromboembolism in Patients With High-Grade Glioma. Mayo Clin Proc. 1994; 69:329–332
[61] Constantini S, Karnowski R, Pomeranz S, et al. Thromboembolic Phenomena in Neurosurgical Patients Operated Upon for Primary and Metastatic Brain Tumors. Acta Neurochir. 1991; 109:93–97
[62] Black PM, Baker MF, Snook CP. Experience with External Pneumatic Calf Compression in Neurology and Neurosurgery. Neurosurgery. 1986; 18:440–444
[63] Snyder M, Renaudin J. Intracranial Hemorrhage Associated with Anticoagulation Therapy. Surg Neurol. 1977; 7:31–34
[64] Cerrato D, Ariano C, Fiacchino F. Deep Vein Thrombosis and Low-Dose Heparin Prophylaxis in Neurosurgical Patients. J Neurosurg. 1978; 49:378–381
[65] Frim DM, Barker FG, Poletti CE, et al. Postoperative Low-Dose Heparin Decreases Thromboembolic Complications in Neurosurgical Patients. Neurosurgery. 1992; 30:830–833
[66] Rose SC, Zwiebel WJ, Murdock LE, et al. Insensitivity of Color Doppler Flow Imaging for Detection of Acute Calf Deep Venous Thrombosis in Asympomatic Postoperative Patients. J Vasc Interv Radiol. 1993; 4:111–117
[67] Wells PS, Anderson DR, Bormanis J, et al. Value of Assessment of Pretest Probability of Deep-Vein Thrombosis in Clinical Management. Lancet. 1997; 350:1795–1798
[68] Ginsberg JS, Wells PS, Kearon C, et al. Sensitivity and Specificity of a Rapid Whole-Blood Assay for Ddimer in the Diagnosis of Pulmonary Embolism. Ann Intern Med. 1998; 129:1006–1011
[69] Hull RD, Raskob GE, Pineo GF, et al. Subcutaneous Low-Molecular-Weight Heparin Compared with Continuous Intravenous Heparin in the Treatment of Proximal-Vein Thrombosis. N Engl J Med. 1992; 326:975–982
[70] Hull RD, Raskob GE, Rosenbloom D, et al. Heparin for Five Days as Compared with Ten Days in the Initial Treatment of Proximal Venous Thrombosis. N Engl J Med. 1990; 322:1260–1264
[71] Wenger NK, Schwartz GR. Principles and Practice of Emergency Medicine. In: Philadelphia: W.B. Saunders; 1978:949–952
[72] Inci S, Erbengi A, Berker M. Pulmonary Embolism in Neurosurgical Patients. Surg Neurol. 1995; 43:123–129
[73] Wells PS, Ginsberg JS, Anderson DR, et al. Use of a Clinical Model for Safe Management of Patients with Suspected Pulmonary Embolism. Ann Intern Med. 1998; 129:997–1005
[74] The PIOPED Investigators. Value of the Ventilation/Perfusion Scan in Acute Pulmonary Embolism. Results of the Prospective Investigation of Pulmonary Embolism Diagnosis (PIOPED). JAMA. 1990; 263:2753–2759
[75] Mann KS, Yue CP, Chan KH, et al. Paraplegia due to Extramedullary Hematopoiesis in Thalassemia: Case Report. J Neurosurg. 1987; 66:938–940

10 神经病学

10.1 痴呆

定义：既往习得的智力（记忆、判断、抽象思维和其他高级皮质功能）严重丧失以致影响社交和工作能力[1]。记忆缺陷是基本特征，然而根据DSM-IV的定义，至少伴有其他领域（语言、感知、视觉空间功能、计算、判断、抽象、解决问题的技能）中的一项出现损害方能诊断痴呆。65岁以上的社区居民中，痴呆发生率为3%～11%，而被收容人群的痴呆发生率更高[2]。

危险因素：高龄、痴呆家族史、载脂蛋白 E_4 等位基因。

▶ 谵妄与痴呆的主要区别。谵妄，又称急性混乱状态。谵妄与痴呆症不同，但痴呆病人患谵妄的风险增加[3, 4]。最初表现为注意障碍，随后会对所有其他认知领域产生影响[5]。常常发生危及生命的疾病，如缺氧、败血症、尿毒症性脑病、电解质紊乱、药物中毒、心肌梗死。50%的病人在确诊谵妄后2年内死亡。

10

与痴呆不同，谵妄起病急，伴有运动系统体征（微震颤、肌阵挛、扑翼样震颤）、言语不清、意识改变（过度警觉／激越、嗜睡或情绪波动），幻觉频现。脑电图提示显著的弥漫性慢波。

▶ 痴呆病人的脑组织活检：通过临床标准足以对大部分痴呆病人作出诊断。当慢性进展性脑病表现出不同寻常的临床病程且穷尽其他检查方法也无法作出明确诊断时，才考虑进行脑活检[6]。脑活检能将克-雅病（CJD）、低级别星形细胞瘤、AD与其他疾病相鉴别。根据上述标准确定需要进行脑活检的病人中，CJD的占比很高，因此有必要对该疾病采取适当的预防措施（见章节22.2）。在一份对50例病因不明的进行性神经退行性疾病进行评估的脑活检报告中[7]，确诊率也仅为20%（另外6%只是提示性诊断，66%为结果异常但无特异性，8%为正常）。局部MRI异常者的确诊率最高。在进行诊断性活检的10名病人中，活检结果仅能指引其中4名病人采取有针对性的治疗。

▶ 建议。基于以上所述，对于存在无法解释的神经退行性疾病的病人有以下建议：

1. MRI提示局灶性异常者：立体定向活检。
2. 无局灶性异常者（甚至包括SPECT或PET扫描）：仅对签订了研究协议的病人进行脑活检。

▶ 活检样本要求建议。理想的活检样本需满足以下条件[8]：

1. 足够大（通常为 $1cm^3$）。
2. 取自病变部位。
3. 包括灰质、白质、软脑膜和硬脑膜。
4. 小心处理标本以减少人为干扰（切口的标本侧不应使用电凝）。

10.2 头痛

10.2.1 概述

头痛可大致分为以下几类：

1. 慢性复发性头痛：
   1) 血管性（偏头痛）：见下文。
   2) 肌肉收缩（紧张）性头痛。
2. 病理性头痛：
   1) 全身性疾病。
   2) 颅内病变。病因繁杂，包括：
      - 蛛网膜下隙出血：突然起病，症状严重，常伴有呕吐、卒中，还可能伴有局灶性神经功能障碍。突发性头痛鉴别诊断见章节 74.5。
      - 任何原因（肿瘤、交通性脑积水、炎症、假性脑瘤等）导致的颅内压升高。
      - 脑膜激惹或炎症：脑膜炎。
      - 肿瘤（见章节 34.2）：伴或不伴 ICP 升高。
   3) 局灶性眼、鼻咽或颅外组织病变（巨细胞动脉炎，见章节 11.3）。
   4) 头部外伤后：脑震荡后综合征（见章节 58.6.2）。
   5) 开颅术后：Trephined 综合征（又称皮瓣凹陷综合征，见章节 94.4）。

当出现严重的新发头痛，或慢性、复发性头痛的发作形式发生改变（包括伴有恶心、呕吐，或有异常体征）时，提示应采用 CT 或 MRI 进一步检查[9]。

单侧头痛病程≥1 年且侧别不变，应行 MRI 检查，因为这种表现不是典型的偏头痛，可能是枕部 AVM 的临床表现。

10.2.2 偏头痛

概述

偏头痛发作通常发生于易感人群，可由强光、压力、饮食变化、创伤、放射性对比剂（特别是血管造影）和血管扩张药物等因素诱发。

分类

基于 1962 年头痛分类特别委员会的分类方法。另，雷鸣样疼痛见章节 74.5，脊髓造影后头痛见章节 97.3.5。

普通偏头痛

偶发性头痛，伴恶心、呕吐和畏光，无先兆或神经功能障碍。

典型偏头痛

普通偏头痛 + 先兆。头痛时可伴有局灶性神经功能障碍，并于 24 小时内完全缓解。

超过半数的短暂性神经功能障碍为视觉症状，通常先表现为醒时的正视觉现象（闪光、冒星、复杂的几何图案、闪光暗点），后转变为负视觉现象（暗点、偏盲、单眼或双眼视力丧失等）。次常见的症状是累及手和下面部的躯体感觉异常。不常见的症状包括失语、偏瘫或单侧笨拙。功能障碍通常缓慢平稳进展。偏头痛的病人发生中风的风险增加 [10]。

复杂偏头痛

典型偏头痛偶然发作，无或轻微头痛，神经功能障碍于 30 天内完全缓解。

偏头痛等位症

有神经系统症状(恶心、呕吐、视觉先兆等)，无头痛(非头痛性偏头痛)。多见于儿童。随年龄增长，多发展为典型偏头痛。打开 10mg 硝苯地平胶囊并服下内容物可缩短先兆 [11]。

偏瘫性偏头痛

头痛通常早于偏瘫的发生，但即便头痛消失了，偏瘫仍可能持续存在。

丛集性头痛

又称组织胺性偏头痛。实际上是一种神经血管事件，不同于真正的偏头痛。表现为反复发作的单侧严重头痛。通常位于眶额部或眶颞部，偶尔向下颌放射，且通常同一侧反复发作。同侧自主神经症状（结膜充血、鼻塞、流涕、流泪、面部潮红）常见。有时会出现部分性霍纳综合征（上睑下垂、瞳孔缩小）。男女比例约为 5 ∶ 1。25% 的病人有偏头痛的个人史或家族史。

典型的丛集性头痛没有前驱症状，一般持续 30～90 分钟，每天发作一次或多次，病程通常持续 4～12 周，每天发作时间相近，随后一般会有平均 12 个月的缓解期 [12]。

用于预防丛集性头痛发作的各种措施效果甚微：

1. β 肾上腺素能受体阻滞剂效果不佳。
2. 锂：已成为可选择的药物之一（有效率 60%～80%）。用法：300mg，口服，每天 3 次，并测量血药浓度（维持在 0.7～1.2mmol/L）。
3. 有时会使用麦角胺治疗。
4. 萘普生（Naprosyn®）。

5. 美西麦角（Sansert®）：20%～40% 病人有效。用法：2～4mg，口服，每天 3 次。疗程结束后必须让病人停药以防止腹膜后纤维化等（参见下文）。

从集性头痛的治疗（预防性治疗效果差）：

从集性头痛治疗困难，因该病无先兆，且头痛时间仅持续 1～2 小时。发作时的治疗措施包括：

- 戴氧气面罩吸纯氧治疗，吸氧时间≤ 15 分钟或至头痛停止。
- 麦角胺：见下文。
- 皮下注射舒马曲坦：头痛通常于 15 分钟内缓解（见下文）。
- 类固醇：见下文。
- 难治性病例可考虑以下方案：
  - 蝶腭神经节射频阻滞术[13]。
  - 枕神经刺激[14]。
  - 下丘脑深部电刺激。

基底动脉型偏头痛

主要见于青少年。与椎基底动脉系统相关的短暂性神经功能障碍反复发作，每次发作时间为数分钟至数小时。神经功能障碍包括：眩晕（最常见）、步态不稳[10]、视觉障碍（暗点、双侧盲）、构音障碍，随后出现严重头痛，偶尔伴恶心、呕吐[15]。86% 的病例有家族史。

10.3 帕金森病

10.3.1 概述

帕金森病可以为原发疾病，也可能继发于其他疾病。无论哪种形式的帕金森病都是由于多巴胺介导的基底节乙酰胆碱抑制作用的相对丧失。

10.3.2 特发性帕金森病（IPA）

临床特点

典型的帕金森病，又称震颤性麻痹。在美国，50 岁以上人群患病率约为 1%[16]，且通常未被诊断出来[17]。男女比例为 3∶2。环境或基因对该病的影响尚不清楚，但可能与这些因素相关。

典型三联征见表 10-1。其他体征可能包括：姿态不稳，写字过小，面

表 10-1 帕金森病典型三联征

- 震颤（静息时频率为 4～7 次 / 秒）。
- 肌强直（齿轮样）。
- 运动迟缓。

具脸。步态包括小步、拖行步态或慌张步态。

IPA 与继发性帕金森病（见下文）的临床鉴别

早期鉴别可能很困难。IPA 通常表现为逐渐开始的运动迟缓并伴不对称性震颤，左旋多巴最初治疗效果好。其他疾病导致的帕金森病症状进展快，左旋多巴最初治疗效果不明确，或有中线病变的早期症状（共济失调、步态平衡障碍、括约肌功能障碍等），或伴有其他临床表现如早期痴呆、感觉异常、严重直立性低血压或眼外肌活动异常[18, 19]。

病理生理

主要是黑质致密部的有色的（富含神经黑色素）多巴胺能神经元变性，导致新纹状体（尾状核、壳核、苍白球）多巴胺水平降低。这降低了以 D2 多巴胺受体为主并直接投射到苍白球内段（GPi）的抑制性神经元的活性，也增加了以 D1 多巴胺受体为主并直接投射到苍白球外部（GPe）和下丘脑核的神经元的活性[20]。最终的结果是对丘脑有抑制性投射的 GPi 的活性增加，从而抑制了其他部位的辅助运动皮质的活动。

组织学：Lewy 体（神经元内嗜酸性玻璃样包涵体）是 IPA 的特征性标志。

10

10.3.3 继发性帕金森病

概述

帕金森病的鉴别诊断包括不同原因导致的继发性帕金森病、帕金森样病（有时称为帕金森综合征或帕金森障碍），主要有：

1. 橄榄脑桥小脑变性（OPC）。
2. 纹状体黑质变性（SND）：比帕金森病更严重。
3. 脑炎后帕金森病：出现于 1920 年昏睡型脑炎流行后，罹病者均已故。鉴别性特征：动眼神经危象，震颤不仅累及四肢，也累及躯干和头，呈非对称性。无 Lewy 体。
4. 进行性核上性麻痹（PSNP）：垂直凝视障碍（见下文）。
5. 多系统萎缩（Shy-Drager 综合征）：见下文。
6. 药物导致：
   1) 处方药（老年女性易感）。
      - 抗精神病药：氟哌啶醇（Haldol®），抑制突触后多巴胺能受体。
      - 吩噻嗪类止吐药：丙氯拉嗪（Compazine®）。
      - 甲氧氯普胺（Reglan®）。
      - 利血平。
   2) MPTP（1- 甲基 -4- 苯基 -1，2，3，6- 四氢吡啶）：一种可购买的化学制剂，是 MPPP（麦哌替啶相似物）的合成副产品。最初一位研究生合成出该药后将其注入自己体内[21]，后来被非法生产，以“合成海洛因”的名义出售。1983 年，加利福尼亚北部许多吸毒者都注射过该药[22]（也有长时间接触 MPTP 的化学实验者患帕金森病的报道[23]）。此后，MPTP 的潜在多巴胺能神经元毒性被发现（其毒性作用可持续数年[24]）。通常左旋多巴治疗效果很好，但很快失去治疗作用且副作用多。不同于典型 IPA，该药导致的帕金森病蓝斑核和迷走神经背侧运动核是正常的，两者症状也略有不同。

3) 还有未经证实的主张表示，甲烯二氧甲苯丙胺（摇头丸）会促使帕金森病的发生（一项证明两者有关联的研究因药品标签错误而被迫撤回）。

7. 中毒：
   1) 一氧化碳：CT 可见双侧苍白球对侧性低密度。
   2) 锰：可见于矿工、焊工、烟火工人。锰通过肝脏清除，所以肝功能不全的病人易感。影像学表现：T_1WI 像可见双侧苍白球对侧性高信号异常，而 T_2WI 像或 GRASS 无异常（基本可确诊）。
8. 缺血（基底节腔隙梗死）：导致所谓的动脉硬化性帕金森病，也称血管性帕金森病，表现为下半身帕金森（以步态障碍为主[17]）。也可导致假性球麻痹和情绪不稳定。震颤罕见。
9. 创伤后：帕金森病症状可继发于慢性创伤性脑病，见拳击性痴呆（见章节 58.6.3)。该类帕金森会有一些 IPA 病人所没有的特征，如小脑的异常改变。
10. 常压性脑积水（NPH)：尿失禁（见章节 24.12）等。
11. 黑质区肿瘤。
12. Riley-Day 综合征（家族性植物神经失调症）。
13. 关岛帕金森 - 痴呆复合征：典型 IPA+ 肌萎缩侧索硬化（ALS)。
14. 亨廷顿病（HD)：尽管成年 HD 病人通常表现为舞蹈病，年轻 HD 病人的表现可能与 IPA 类似。
15. （自发性）颅内低压（见章节 23.9）也可能出现与 IPA 类似的临床表现。

多系统萎缩（MSA）

又称 Shy-Drager 综合征。表现为与 IPA 几乎完全相同的帕金森症状 + 特发性直立性低血压 + 自主神经障碍的一些体征（自主神经障碍可先于帕金森病发生，包括尿道括约肌功能障碍、对去甲肾上腺素和酪胺酸的敏感性增高）。胸段脊髓节前外侧角神经元变性。与 IPA 不同，大多数对多巴治疗没有反应。注：典型的 IPA 可能最终会因机体活动性低或进行性自主神经功能障碍而导致直立性低血压。

进行性核上性麻痹（PSNP）

又称 Steele-Richardson-Olszewski 综合征[25]。

三联征：

1. 进行性核上性眼肌麻痹（尤其是垂直凝视）：自主性垂直眼球活动障碍，但垂直方向仍存在洋娃娃头眼现象。
2. 假性球麻痹（面具脸，伴明显的构音障碍和吞咽困难，下颌反射亢进，情绪失控通常较轻）。
3. 轴性肌张力障碍（尤其是颈部和上躯干）。

伴随症状：皮质下痴呆（易变），锥体系统、锥体外系和小脑系统的运动异常。平均发病年龄：60 岁，男性占 60%。抗帕金森药物可有效治疗的时间很短。诊断后平均生存期：5.7 年。

与帕金森病（IPA）鉴别：PSNP 为假性帕金森病，前者表现为面具脸，但没有前倾性行走（而是直立行走），也没有震颤，但有向后跌倒的倾向。

病程

1. 早期：
   1）经常性跌倒：因平衡失调 + 向下凝视麻痹（看不到地面）所致。
   2）眼部起初可无异常表现，随后出现下视困难。冷热水前庭刺激试验可有正常的凝视，但无眼震。
   3）口齿不清。
   4）人格改变。
   5）进食困难：因假性球麻痹 + 不能向下看盘中食物所致。
2. 后期：
   1）眼球固定于中央（无头眼反射或前庭眼反射）：眼球活动不能由额叶病变导致。
   2）颈伸展僵直（颈后倾）。

帕金森病的治疗

帕金森病的药物治疗不在本书的介绍范围。

外科治疗

在 20 世纪 60 年代末左旋多巴问世之前，立体定向丘脑切除术被广泛应用于帕金森病。手术损毁的最终靶点是丘脑腹外侧核。这项手术对减轻震颤比缓解运动迟缓效果更好；然而，晚期却可能致残。这项手术不能在两侧进行，因为发生语言功能障碍的风险很大。当有更有效的药物出现时，该手术便不再受欢迎了[26]。

更多有关帕金森病外科治疗的内容见章节 98.3.2。

10

10.4 多发性硬化（MS）

要 点

- 一种特发性中枢神经系统（CNS）脱髓鞘病变，具有空间多发性和时间多发性（症状缓解 - 复发）。
- 典型临床表现：视神经炎、感觉异常、核间眼肌麻痹（INO）及膀胱症状。
- 诊断标准（McDonald 标准）：根据临床表现和（或）辅助检查结果（MRI、CSF 等）将病人分为：MS、可能的 MS、非 MS。
- MRI：累及视神经、脑白质（尤其脑室旁白质）、小脑、脊髓的多发增强性病灶。

10.4.1 概述

MS 是一种累及大脑、视神经、脊髓（尤其是皮质脊髓束和后索）的特发性脱髓鞘性病变（因此仅影响脑白质）。不影响周围神经髓鞘。病理表现为在 CNS（尤其是脑室旁白质）形成广泛分布的多发性不同年限的病灶。病灶起初引发炎症反应，单核细胞和淋巴细胞形成血管周围袖套，随年龄增长，最终演变为神经胶质瘢痕。

10.4.2 流行病学

通常发病年龄为 10～59 岁，20～40 岁为发病高峰。女性与男性发病率之比接近 2∶1[27]。

该病患病率与纬度相关。在赤道附近，MS 患病率小于 1/10 万人，而在北美和加拿大，这一数值则高达（30～80)/10 万人。

10.4.3 分类

典型表现为 CNS 多部位病灶的急性加重与缓解（空间多发性与时间多发性）。常见症状：视觉障碍（复视、视物模糊、视野缺损或盲点）、痉挛性瘫痪及膀胱功能障碍。MS 不同时间进程的命名见表 10-2[28]。复发 - 缓解型是 MS 病程初期最常见的类型（≥ 70%)，治疗效果也最好，但

表 10-2 MS 的临床分类

分类	定义
复发 - 缓解型	急性起病，后逐渐缓解，在疾病复发前病情稳定
继发进展型	既往为复发 - 缓解型 MS 的病人神经功能损害逐渐加重 ± 反复急性加重
原发进展型	自发病起，神经功能损害持续进行性加重
进展复发型	自发病起，神经功能损害进行性加重，伴反复复发

有 50% 以上病例最终发展为继发进展型 MS。仅 10% 的病例为原发进展型 MS，这类病人往往发病年龄较大（40~60 岁），常发展为进展性脊髓病[29]。进展复发型 MS 最少见。症状持续时间大于 6 个月者通常不能缓解。

10.4.4 临床症状与体征

视觉障碍

15% 的 MS 病人以视神经炎或球后神经炎导致的视敏度下降为首发症状，50% 的 MS 病人病程中会出现该症状。患有视神经炎而无其他症状的病人发生 MS 的概率为 17%~87%[30]。症状：急性单眼或双眼失明伴轻度疼痛（多为眼球活动时）。

内侧纵束病灶可导致核间性眼肌麻痹（INO）（见章节 32.5.2），病人出现复视。INO 是一个很重要的体征，一般只见于 MS 和脑干卒中。

运动异常

肢体无力（单瘫、偏瘫、四肢瘫）和步态不稳是 MS 最常见的症状。下肢痉挛多为锥体束受累时的表现。小脑受损时出现断续言语。

感觉异常

后索受累导致本体感觉丧失。四肢、躯干或面部的感觉异常。Lhermitte 征阳性（屈颈时出现沿脊柱向下放射的电击样痛）多见，但并非 MS 特有体征。约 2% 的病人有三叉神经痛症状，常为双侧痛，且发病年龄较一般人群小[31]。

精神障碍

约 50% 的病人有欣快或抑郁症状。

反射异常

反射亢进和 Babinski 征阳性均很常见。70%~80%的病人腹部皮肤反射消失。

泌尿生殖系统症状

尿频、尿急、尿失禁常见。男性阳痿和男女性欲减退多见。

10.4.5 鉴别诊断

MS 可能的体征和症状众多，因此鉴别诊断需要考虑到几乎所有可导致 CNS 局灶性或弥漫性功能障碍的情况。临床上与 MS 非常相似的情况包括：

1. 急性播散性脑脊髓炎（ADEM）（见章节 10.5）：通常呈单相表现。脑脊液中也可能出现寡克隆带。少见累及胼胝体。
2. CNS 淋巴瘤（见章节 42.1）。
3. 其他与脱髓鞘紧密相关的疾病：如 Devic 综合征（见章节 89.2）。
4. 血管炎。
5. 脑炎：一般病情较重。

6. 慢性白质病变：见于老年病人。

10.4.6 诊断标准

没有一个单一的临床特征或诊断性检查方法能够准确诊断 MS。因此，需要整合各种临床信息。通过单次、急性缓解的临床孤立综合征（CIS）便作出 MS 的诊断是非常冒险的。在出现 CIS 且提示为 MS 的病人中，有 50%～70% 在 MRI 上存在 MS 的异常特征。这些 MRI 异常表现的出现预示着未来 1～3 年发展为 MS 的风险增高（其对预后的预测价值高于脑脊液寡克隆带）。MRI 上病灶越多，风险越大[32]。MS 的诊断标准见下文[33]。

定义

见参考文献[33, 34]。

下列定义用于后文的分类系统：

1. 发病（加重、复发）：神经功能障碍持续时间 >24 小时[35]，且临床病理研究确定病因是脱髓鞘或炎性病灶，则是典型的 MS。
2. 缓解：第一次和第二次发病时间间隔≥30 日。
3. 既往史：病人描述症状（如有，可向其身边人求证），可明确一处 MS 病灶，无法通过其他原因解释（如，临床表现不可归因于另一种疾病）。
4. 临床证据（体征）：由有经验的医师记录神经功能障碍。
5. 与临床相关的证据：可揭示无临床体征的 CNS 病变性质的试验。如 Uhthoff 现象或 Uhthoff 征（热浴后症状加重）、脑干听觉诱发反应（BAER）、影像学检查（CT、MRI）、泌尿外科专家评估。
6. 典型 MS：MS 常见症状和体征。应排除灰质病变、周围神经病变导致的症状以及非特异性主诉（如头痛、抑郁、惊厥等）。
7. 多病灶：症状和体征不能被单一病灶所解释（双眼视神经炎同时发生或发生于 15 天内，提示单一病灶所致）。
8. 实验室检查：出现脑脊液寡克隆带（CSF-OCB，见下文）(OCB 不能出现在血浆中）或脑脊液 IgG 抗体（CSF-IgG）升高（血浆 IgG 必须正常）。以上结果可排除梅毒、亚急性硬化性全脑炎（SSPE）、结节病等。

MS 的诊断

2010 版 MS McDonald 诊断标准[36] 见表 10-3。

MRI

MRI 是评估 MS 首选的影像学检查[39]，可以体现病灶的时间多发性和空间多发性。MS 的推荐脑 MRI 诊断标准见表 10-3[40, 41]。病灶直径常大于 3mm[33]。80%MS 病人的 MRI 可见多发白质异常（而 CT 的阳性率仅为 29%）[42, 43]。T_2 加权像上，病灶表现为高信号，急性期病灶强化较陈旧病灶

表 10-3 2010 版 MS McDonald 诊断标准[36]

MS的诊断需要排除相似诊断，并证明病灶的空间多发性(DIS)和时间多发性(DIT)		
临床发病次数	**病灶**	**诊断 MS 必需的进一步证据**
≥ 2	≥ 2 个病灶的客观临床证据或 1 个病灶的客观临床证据伴有 1 次先前发作的合理证据	无。如有进一步证据，结果需与 MS 表现保持一致
≥ 2	1 个病灶的客观临床证据	DIS；或等待进一步发作且病灶部位与已知病灶不同
1	≥ 2 个病灶的客观临床证据	DIT；或等待第二次临床发作
1	1 个病灶的客观临床证据	DIS 或等待进一步发作且病灶部位与已知病灶不同；且伴 DIT 或等待第二次临床发作
0		疾病进展 1 年且伴有以下 3 项中至少 2 项： • 脑内 DIS：基于 T_2 MRI 发现脑室旁、近皮质区、幕下区 ≥ 1 个病灶 • 脊髓 DIS：基于 T_2 MRI 发≥现 2 个病灶 • CSF 阳性
诊断 MS 的临床相关证据		
DIS 证据[37]	在 T_2 MRI 上，以下 4 个区域中至少有 2 个区域可发现≥ 1 个病灶：脑室旁、近皮质区、幕下、脊髓 • 病灶不需要有对比剂增强表现 • 如病人有脑干或脊髓综合征，则与症状相关的病灶应排除在外	
DIT 证据[38]	• 随访 MRI 时在 T_2 像或增强像上发现新发病灶（无论基线 MRI 为何时检查的）。或 • 在任何时间，同时发现无症状性增强和不增强病灶	
CSF 阳性证据	脑脊液中出现寡克隆带（血浆中无）或 IgG 指数升高	

明显。T_2 像上，脑室旁的病灶可能与脑室中 CSF 的信号混杂在一起，这类病灶可在 FLAIR 像上显示得更好（见章节 13.2.5)。这类病灶多为椭圆形，垂直于室管膜，也被称为 Dawson 手指征。

脊髓病灶通常无水肿或轻微水肿。病灶需≥ 3mm，但 <2 个椎体节段，仅占据脊髓横断面的一部分，且 T_2 像上呈高信号[44]。

MRI 特异性约 94%[45]，然而，脑炎或老年人脑内的不明高信号物很像 MS 病灶。DWI 像上无异常，但有时病灶可有“穿透”现象（见章节

13.2)，因此应结合 ADC 图以排除梗死。

局灶性肿瘤性脱髓鞘病变（TDL）可能单独发生，但更常见于已确诊的 MS 病人［Balo 病（又称 Balo 同心圆性硬化）的病灶常为斑点状，但可能出现靶征］。

TDL 可能是介于 MS 和 ADEM 之间的一种病变，常对称性分布[46]。TDL 病灶可有增强，伴有周围水肿（但不如 MS 显著），因此会被误认为是肿瘤。活检结果具有迷惑性。MRS 也可能无法将其与肿瘤区分开[47]。

CSF

CSF 分析能够对部分病例进一步确定诊断，但无法证明病灶的时间多发性和空间多发性。MS 病人的 CSF 清澈透明。腰椎穿刺提示开放压力(OP)正常。约 75% 的病人 CSF 总蛋白 <55mg/dl，99.7% 的病人 <108mg/dl (该值接近 100 时还应考虑其他诊断)。70% 的病人白细胞计数≤ 5 个／μl，1% 的病人 >20 个／μl（该值增高可见于急性脊髓炎）。

90% 的 MS 病人中，CSF-IgG 相对于其他脑脊液蛋白是升高的，并出现特征性条带。琼脂糖凝胶电泳发现一些在血清中不存在的 γ 区 IgG 带(寡克隆带)（更高分辨率的等电聚焦可显示 10～15 个条带）。CSF-OCB 并不是 MS 所特有的，可见于 CNS 感染，偶尔也可见于脑中风或肿瘤。IgG 缺乏对于 MS 疑似病人的预测价值尚不明确。

已有研究发表了推荐诊断标准[48]，大部分为与实验室分析有关的细节，相关的临床摘录见表 10-4。

表 10-4 MS 的 CSF 诊断标准

1. IgG 的定性检测最有意义并且应用免疫检测方式最好
2. 需要使用非浓缩 CSF 进行检测，同时对血浆进行检测
3. 应该使用相同量的血清和 CSF 的 IgG
4. 检测应该使用阳性和阴性对照
5. 使用 5 种染色形式中的 1 种对 OCB 进行定量分析
6. 由娴熟的技术员报告结果
7. 同时参考 CSF 的其他检查结果(包括白细胞、蛋白、糖和乳酸)
8. 为解决 IgG 寡克隆结果的不确定性，在某些情况下可用免疫检测轻链
9. 如果临床高度怀疑，但是 CSF 结果不明确，阴性或只见一条区带时，可以考虑重复腰椎穿刺
10. 检测 IgG 水平，用非线性公式评价血－脑屏障完整性（例如用 CSF 与血清白蛋白比来检测渗漏)
11. CSF 实验室检查应该有内部和外部质量控制
12. IgG 的定量检查是一种补充手段，不能替代 1gG 的定性检查

10.5 急性播散性脑脊髓炎（ADEM）

急性脱髓鞘病变，与近期接种疫苗有关。像 MS 一样，ADEM 也可在 CSF 中出现寡克隆带。ADEM 通常为单相病程，病灶于数周内出现。高剂量静脉输注皮质类固醇治疗效果好。

10.6 运动神经元病

10.6.1 概述

运动神经元退行性疾病。有关上运动神经元（UMN）与下运动神经元（LMN）的比较及其产生病变导致的瘫痪见章节 29.1。运动神经元退行性疾病有五种亚型，ALS 是其中最常见的一种（见章节 29.1.3）。

三种疾病模式：

1. UMN 和 LMN 混合变性：肌萎缩侧索硬化（ALS），是最常见的运动神经元病。
2. UMN 变性：原发性侧索硬化。罕见，50 岁以上发病，无 LMN 征，进展速度较 ALS 慢。假性球麻痹常见[49]。通常不影响寿命。可表现为易跌倒（因平衡困难）或下背部、颈部疼痛（因中轴部肌无力）。
3. LMN 变性：进行性肌萎缩（PMA）和脊肌萎缩（SMA）。

10.6.2 肌萎缩侧索硬化（ALS）

要 点

- 不明原因导致的颈髓和延髓内前角细胞和皮质脊髓束变性。
- 一种上、下运动神经元混合性病变（UMN →下肢轻度痉挛；LMN →上肢肌肉萎缩和肌颤）。
- 临床表现：进行性肌萎缩、无力及震颤。
- 无认知损害，无感觉神经、自主神经功能障碍。

在美国，ALS 又被称为 Lou Gehrig 病，是以纽约洋基队一名垒手的名字命名的，他在 1939 年宣称得了此病。

流行病学

见参考文献[30]。

患病率：(4～6)/10 万人。发病率：(0.8～1.2)/10 万人。

8%～10% 的病例有家族史。家族性病例多为常染色体显性遗传，但偶尔表现为隐性遗传。

通常在 40 岁以后发病。

病理

病因不明。组织学：前角 α 运动神经元（位于脊髓和脑干运动核）（LMN）和皮质脊髓束（UMN）变性。可导致 UMN 和 LMN 混合性异常。因主要受影响的神经元不同，临床表现也有很大的变异性。

临床表现

分为进行性肌萎缩、肌无力和肌颤。

受累的是随意肌，但眼肌和尿括约肌的活动保留。

典型表现：以手部力弱和萎缩(LMN)以及下肢痉挛和反射亢进(UMN)为首发症状。然而，如果以 LMN 变性为主，则下肢可能出现反射减退。

构音障碍和吞咽困难是由 LMN 和 UMN 联合病变导致的。也可出现舌萎缩和舌颤。

尽管普遍认为 ALS 一般不会导致认知损害，仍有 1%～2% 的病例会出现痴呆，且认知改变可能还早于 ALS 症状的出现[50]。

鉴别诊断

有时，很难将 ALS 与脊髓型颈椎病区分开来。有关两者鉴别点见章节 68.4。

诊断性检查

肌电图（EMG）

在大多数情况下不一定要做诊断。在晚期病例中可发现纤颤和阳性尖波（早期可能不存在，尤其是在以上运动神经元病理为主的情况下）。在没有腰椎疾病的情况下下肢出现 LMN 表现，或舌肌出现纤颤电位均提示 ALS。

腰椎穿刺（CSF 检查）

可能出现轻微的蛋白含量升高。

治疗

大多数病例的治疗目标是减少残疾：

1. 可通过以下方法减少误吸：
   1) 气管切开。
   2) 胃造瘘以利于连续进食。
   3) 声带注射特氟隆。
2. 无创通气：例如，上运动神经元损害为主时发生的 BiPAP 抵抗，可通过以下方法治疗（通常为短期反应）：
   1) 巴氯芬（见章节 98.5.3）：也可以缓解常见的肌痉挛。
   2) 安定。
3. 利鲁唑（Rilutek®）：抑制谷氨酸的突触前释放。每天 50～200mg 的用量可以延长病人无气管切开生存时间 9～12 个月。但约 18 个月后，这种作用很弱甚至消失[51，52]。

预后

多数病人于发病后5年内死亡（中位生存期为3~4年）。而伴有明显口咽部症状的病人，通常容易出现误吸并发症，寿命更短。

10.7 吉兰-巴雷综合征（GBS）

10.7.1 概述

要 点

- 急性发作的周围神经病伴有进行性肌无力（近端更严重）、反射消失，经3天至3周发展至高峰。
- 脑神经障碍：常见，可出现面瘫、眼肌麻痹。
- 无或轻度感觉障碍（感觉异常并不少见）。
- 常于病毒性上呼吸道感染（URI）、免疫接种、空肠弯曲杆菌肠炎或手术后3天至5周发病。
- 病理：局灶性节段性脱髓鞘伴神经内膜单核细胞浸润。
- CSF蛋白升高而无细胞数量增多（蛋白-细胞分离）。

GBS也称急性多发性神经根炎，是有相同的炎症性多发性神经根神经病综合征的集合。其最常见的形式是急性炎性脱髓鞘性多神经根病(AIDP)。最早被称为上升性瘫痪，多数以对称性力弱和反射消失为特征。轻症者仅有共济失调，而重症病人可逐渐向上累及，导致完全性四肢瘫伴呼吸肌和脑神经麻痹。同时也存在很多的变异形式（见章节10.7.3)。

GBS是最常见的获得性脱髓鞘性神经病。发病率为(1~3)/10万人。人一生中患GBS的风险约为1/1000。

GBS是由体液和细胞介导的自身免疫反应触发的免疫敏化事件。常见（但非必要）诱因包括：病毒感染、手术、免疫接种、支原体感染、空肠弯曲杆菌感染（严重腹泻约4天)。患以下疾病人群患GBS的风险比一般人群高：霍奇金病，淋巴瘤，红斑狼疮。

大多数病例与周围髓鞘中神经节苷类和糖脂类抗体有关（轴突抗体以某些形式出现）。血清肌酸激酶可轻度升高，原因不明，可能与肌型疼痛有关[53]。

10.7.2 诊断标准

见参考文献[54]。

诊断GBS的必要条件：

- 一个以上的肢体进行性力弱（从轻微力弱伴或不伴共济失调到瘫痪，包括延髓的、面部或眼外肌瘫痪）。与其他多数神经病变不同，近端肌肉受累多于远端。
- 反射消失（通常广泛受累，远端反射消失、明确的肱二头肌反射和膝跳反射减弱也足以诊断）

强烈支持 GBS 诊断的特征：
- 临床特征（按重要性排序）
  - 进展性：2 周时 50% 的病人力弱达高峰，3 周时为 80%，4 周时达 90% 以上。
  - 呈对称性。
  - 轻微的感觉症状 / 体征（如轻度手或足感觉异常）
  - 脑神经受累：50% 的病人有面肌无力，通常为双侧。5% 的 GBS 病人以眼外肌或其他脑神经障碍为首发症状。口咽肌也可能受影响。
  - 通常于病情进展停止后 2～4 周恢复，也可能需要数月才能恢复（大多数病人可达功能性恢复）。
  - 自主神经功能障碍（可有波动）：心动过速和其他心律不齐、直立性低血压、高血压、血管舒缩障碍。
  - 神经炎症状发作时无热。
  - 其他变异性特征（未排序）：
    - 神经炎症状发作时有发热。
    - 严重感觉消失伴疼痛。
    - 病情进展 >4 周。
    - 病情进展停止但无恢复。
    - 括约肌功能障碍（一般不会受累）：如膀胱麻痹。
    - CNS 受累（有争议）：如共济失调、构音障碍、Babinski 征。
- CSF：蛋白细胞分离（蛋白水平上升而无细胞计数增多）
  - 蛋白：症状出现 1 周后开始升高，>55mg/dl。
  - 细胞：单核细胞数量≤ 10 个 /ml。
  - 其他变异性特征：
    - 症状发生 1～10 周后无 CSF 蛋白升高（罕见）。
    - 单核细胞数量为 11～50 个 /ml。
    - 电生理诊断：80%的病人存在神经传导速度减慢或传导阻滞（有些可能需要数周的时间）。

不支持 GBS 诊断的特征：
- 显著、持续、非对称性力弱。
- 持续性肠或膀胱功能障碍。
- CSF 单核细胞计数 >50 个 /ml。
- CSF 中可见多形核白细胞（PMN）。
- 感觉敏锐。

• 鉴别诊断疾病特征（见下文）。

10.7.3 GBS 变异型

概述

已发现多种 GBS 变异型（有些可能只是典型 GBS 的不完全形式）。有些可能出现自主神经功能障碍。

GBS 的 Miller-Fishery 变异型

共济失调、反射消失和眼肌麻痹。也可有上睑下垂。占 GBS 人群的 5%。血清标志物：抗 GQ1b 抗体。

急性运动轴突性神经病（AMAN）

这种变异型和 AIDP 是最常继发于空肠弯曲杆菌肠炎的类型。

咽颈臂变异型

面部、口咽、颈部和上肢肌无力，下肢不受影响。

纯感觉变异型

感觉丧失伴反射消失。

不典型 GBS

可伴有横纹肌溶解[55]。

10.7.4 鉴别诊断

也可参见脊髓病的鉴别诊断（见章节 89.2)。

1. 吉兰－巴雷综合征（包括其变异型）。
2. 危重病多发性神经病（见章节 31.5.1)：EMG 检查：复合运动动作电位（CMAP）和感觉神经动作电位（SNAP）↓。
3. 当前六碳化合物的滥用：挥发性溶剂（正己烷，甲基正丁基甲酮），嗅胶。
4. 急性间歇性卟啉病（AIP)：由卟啉代谢异常引起。AIP 的 CSF 中蛋白含量不升高。反复腹痛危象很常见。可检验尿 δ－氨基乙酰丙酸或胆色素原确认。
5. 近期白喉杆菌感染：继发于白喉的多发性神经病的潜伏期较长，症状加重的速度较慢。
6. 铅神经病：上肢力弱伴垂腕。双上肢症状可能不对称。
7. 脊髓灰质炎：通常不对称，有脑膜激惹。
8. 低磷血症（可能发生于长期静脉高营养补充的病人）。
9. 肉毒杆菌中毒：临床上很难与 GBS 鉴别。电生理诊断提示神经传导速度（NCV）正常，重复神经刺激有易化现象。
10. 中毒性神经病（如可由呋喃妥因、氨苯砜、铊、砷引起）。
11. 蜱虫麻痹：可引起向上发展的运动神经病而无感觉障碍。仔细检查头皮是否有蜱虫。

12. 慢性炎性脱髓鞘性多发性神经根神经病（CIDP），又称慢性复发性GBS、慢性复发性多神经炎[56]。病情类似于GBS，但病程长（症状持续时间>2个月）。CIDP引起进展性、对称性、近端和远端力弱、肌肉牵张反射减弱和不同程度的感觉障碍。通常不累及脑神经（但面肌可能受累）。平衡障碍常见。需要呼吸支持的病例很罕见。发病高峰为40~60岁。电生理诊断和神经组织活检提示脱髓鞘改变。CSF检查结果与GBS类似（见上文）。免疫抑制剂治疗对多数病人有效（尤其是泼尼松龙和血浆置换），但复发也很常见。难治性病例可静脉输注γ-球蛋白、环孢素A[57]，也可行全身淋巴照射或干扰素-A治疗[58]。
13. 重症肌病：慢性肌病。肌肉在直接刺激下不能兴奋。EMG：CMAP下降或正常伴正常的SNAP。肌肉活检：从Ⅱ型纤维萎缩到坏死的不同程度病理改变（严重坏死者可能无法恢复）。
14. 运动神经元病（见章节10.6）：又称ALS。下肢反射亢进。
15. 重症肌无力：晨轻暮重。血清中抗乙酰胆碱受体抗体阳性。
16. 脊髓损伤。

10.7.5 影像学表现

无特异性改变。然而，高达95%的病例有马尾神经和神经根的弥漫性增强[59]。可能由炎症破坏血神经屏障导致。

神经根的显著强化与疼痛、GBS残疾程度及恢复时间相关[59]。

10.7.6 治疗

免疫球蛋白治疗可能有效。对于病情严重的病人，早期血浆置换可加速恢复、减少功能障碍。但对轻症病人的作用尚不确定。类固醇治疗无效[60]。可适时予以机械通气治疗，并可采用各种措施防止发生误吸。对于双侧面瘫的病人，必须保护好眼睛以避免暴露性角膜炎。

10.7.7 预后

恢复可能需要数月的时间。35%的未治病例会遗有力弱和肌萎缩。约2%的病人在达最大程度恢复后复发。

10.8 脊髓炎

10.8.1 概述

又称急性横贯性脊髓炎（ATM）。由于脊髓炎和“脊髓病”的含义有重叠，因此术语使用时容易混淆。两者都是脊髓的病理描述。脊髓炎表示炎症，病因包括感染性／感染后、自身免疫性和特发性原因。脊髓病通常仅限于压迫性、中毒性或代谢性病因[61]。鉴别诊断见章节 89.2。

10.8.2 病因

许多所谓的“病因”至今未得到证实。对 CNS 的免疫反应（多通过细胞介导）可能是共同的致病机制。动物模型：实验性过敏性脑脊髓炎［需要 CNS（而非周围神经）的髓鞘碱性蛋白］。

被普遍接受的脊髓炎病因包括（带 * 号的项目可能与脊髓病相关性更大）：

1. 感染或感染后
   1) 原发性感染性脊髓炎：
      - 病毒：多发性脊髓炎、脊髓炎伴病毒性脑脊髓炎、带状疱疹、狂犬病。
      - 细菌：包括脊髓结核瘤。
      - 螺旋菌：又称梅毒性脊髓炎。可导致梅毒性动脉内膜炎。
      - 真菌（曲霉菌、牙生菌病、隐球菌病）。
      - 寄生虫（棘球绦虫、囊虫病、肺吸虫病、血吸虫病）。
   2) 感染后：包括皮疹后、流感后。
2. 外伤后
3. 物理性因素
   1) 减压病。
   2) 电击伤*。
   3) 辐射后。
4. 副肿瘤综合征（癌症的远隔效应）：最常见的原发灶是肺，但前列腺、卵巢和直肠也有报道[62]。
5. 代谢性
   1) 糖尿病*。
   2) 恶性贫血*。
   3) 慢性肝病*。
6. 中毒
   1) 磷酸甲苯酯*。
   2) 动脉内注射造影剂*。
   3) 脊髓麻醉。
   4) 脊髓造影剂*。
   5) 髓核化学溶解术后[63]。
7. 蛛网膜炎

8. 自身免疫
   1) 多发性硬化（MS），尤其是 Devic 综合征（见章节 89.2）。
   2) 疫苗接种后（天花、狂犬病疫苗）。
9. 胶原血管病
   1) 系统性红斑狼疮。
   2) 混合性结缔组织病。

10.8.3 临床

介绍

34 例 ATM 病人[64]：发病年龄为 15～55 岁，66% 的病人于 30～50 岁间发病。12 例（35%）有病毒感染样的前驱症状。主要症状见表 10-5，其他非特异性主诉症状包括[65]：发热、皮疹。

发病节段

62 例 ATM 病人的发病节段见表 10-6[65]。胸段是最常见的感觉异常平面。极少数情况下，ATM 可作为 MS 的主诉（3%～6% 的 ATM 病人发展为 MS）。

病情进展

病情进展迅速，66% 的病人于 24 小时内达到高峰，但从首发症状到病情达高峰的间隔时间为 2 小时至 14 天不等[65]。高峰期异常表现见表 10-7。

表 10-5 脊髓炎的主要症状

症状	A 研究[a]	B 研究[b]
疼痛（背痛或神经根痛）	35%	35%
肌力无	32%	13%
感觉障碍或感觉异常	26%	46%
括约肌功能障碍	12%	6%

[a] A 研究：含 34 例 ATM 病人[64]
[b] B 研究：含 52 例急性或亚急性横贯性脊髓炎病人[66]

表 10-6 感觉障碍平面

平面	百分比（%）
颈段	8
高位胸段	36
低位胸段	32
腰段	8

表 10-7 病情高峰期症状（62 例 ATM 病人研究结果[65]）

症状	百分比（%）
感觉障碍或感觉异常	100
肌无力	97
括约肌功能障碍（排尿延迟、尿潴留、溢流性尿失禁）	94
背痛、腹痛、肢痛	34
发热	27
颈项强直	13

10.8.4 诊断性评估

应行影像学检查以排除压迫性病变。MRI 或 CT 脊髓造影：无特异性表现。有一项研究报道了 2 例病人的脊髓呈梭形增大[67]。MRI 可能能够显示出脊髓内受累部位。有时 MRI 可出现“中央点征”[68]，具体表现为轴位 T_2WI 像上的高信号区的中心出现一个等信号的小点。

10

CSF：38% 的病人在急性阶段的 CSF 检查正常。其余病人（62%）表现为蛋白升高或细胞增多（淋巴细胞、多形核白细胞或者都有）或两者均有。

评估方案

面对一个急性脊髓病或截瘫的病人，尤其是怀疑为 ATM 时，首选的检查是急诊 MRI。如果没有条件，应在感觉障碍平面进行脊髓造影（用 CT 观察），一旦排除了椎管内梗阻，即可立即取 CSF 标本送检。

10.8.5 治疗

目前尚无关于治疗方法的随机对照研究。

1. 类固醇：对有些类型的脊髓炎无效[69]，尤其是 ASIA 脊髓损伤分级为 A 级的病人（完全瘫痪）。ASIA 损伤分级见章节 59.8.7[70]。用法：静脉滴注高剂量甲强龙 3～5 天（用量有 500mg/d 和 1000mg/d[71]）。根据病人类固醇治疗效果及治疗 5 天后 MRI 表现，决定是否需加用其他治疗措施。
2. 对类固醇治疗 3～5 天无效者行血浆置换。
3. 以上治疗方式无效者，可以尝试其他免疫抑制治疗，如环磷酰胺（通常应在肿瘤专家的指导下进行）。
4. 以上治疗方式均无效且有局部脊髓肿大者，可考虑行手术减压。

10.8.6 预后

一项对 34 例 ATM 病人随访时间≥ 5 年的研究结果[64]：9 例（26%）恢复良好（行走功能良好、轻微泌尿系统症状、极轻微的感觉和 UMN 体征）；9 例（26%）恢复一般（能够行走但有一定程度的肌痉挛、尿急、明显的感觉体征、下肢轻瘫）；11 例（32%）恢复较差（截瘫、括约肌功能障碍）；5 例（15%）在发病后 4 个月内死亡。18 例（占存活病例的 62%）病人能行走（18 个病人均在 3~6 个月时可在支持下行走）。

另一组含 59 例 ATM 病人的研究中（随访期限未说明）[65]，22 例（37%）恢复良好，14 例（24%）预后较差，3 例于急性期死亡（2 例因呼吸功能障碍，1 例因败血症）。病情改善出现在发病后 4 周到 3 个月（3 个月后症状无改善）。

10.9 神经结节病

10.9.1 概述

要 点

- 结节累及神经系统（全身性肉芽肿病）。
- 可能导致多根脑神经麻痹。
- 最常见的神经系统表现是尿崩症。
- 免疫抑制剂（包括皮质类固醇）能够改善全身性或神经系统症状。

结节病是一种肉芽肿性疾病，通常为全身性疾病，可侵犯 CNS（所谓的神经结节病）。只有 1%~3% 的神经结节病无其他部位症状[72]。病因不明，可能是某种感染引起的。被侵犯的器官常包括：肺、皮肤、淋巴结、骨、眼、肌肉和腮腺[30]。

10.9.2 病理

大体病理

CNS 结节病主要累及软脑膜，但脑实质受累也常有发生，还可能发生黏着性蛛网膜炎伴结节形成（结节好发于颅后窝）。弥漫性脑膜炎或脑膜脑炎也可能发生，且以大脑底部（基底部脑膜炎）和第三脑室室管膜下区（包括下丘脑）最为显著。

累及脊髓时可能出现蛛网膜炎，病灶可能位于髓内、髓外硬脊膜内或髓外硬脊膜外。

显微特征

神经结节病的恒定显微镜特征为伴有淋巴细胞浸润的非干酪样肉芽肿。朗格汉斯巨细胞可能存在，也可能不存在。

10.9.3 流行病学

结节病发生率为 3~50/10 万人，神经结节病占其中的 5%（不同报道的占比为 1%~27%）。其中一项研究的结果提示，发生神经系统症状的中位年龄为 44 岁。

不到 1% 的结节病会累及脊髓[73]，而这个人群中有 16% 的病人仅见脊髓受累。

10.9.4 临床表现

50%~70% 病人有多发性脑神经麻痹(尤其是面神经,还可能双侧受累)，还可出现周围神经病和肌病[74]。有时，病灶可能导致占位效应[75]，而粘连性基底部蛛网膜炎可能导致脑积水。病人可能有低热。颅内高压常见，可危及生命。病变累及下丘脑时可出现 ADH 分泌障碍(尿崩症、病理性口渴)。罕见的累及垂体时可导致垂体功能不全。癫痫发生率为 15%。

累及脊髓可导致脊髓病。

10.9.5 实验室检查

全血细胞计数（CBC）：可出现白细胞轻度增高和嗜酸性粒细胞增多。

血浆血管紧张素转化酶（ACE）：在 83% 的活动性肺结节病病人中异常升高，但非活动性病人中仅 11% 异常升高。假阳性率：2%~3%。原发性胆汁性肝硬化病人也可升高。

CSF：与其他亚急性脑膜炎相似，可有压力升高、脑脊液细胞数轻度增多（10~200 个 /mm^3）以淋巴细胞为主、蛋白质升高（最高 2000mg/dl），脑脊液糖分过少（15~40mg/dl），约 55% 的神经结节病病人 CSF 中 ACE 升高（不累及 CNS 的结节病病人该项正常）[77]。细菌培养或革兰染色未见任何微生物。

10.9.6 影像学检查

胸部 X 线

通常可有结节病的特征性表现（肺门腺病、纵隔淋巴结等）。

MRI

软脑膜和（或）视神经强化可能是唯一的异常发现。38% 的神经结节病病人有脑膜增强[78]。病灶可为单发或多发，可位于脑实质内或脑实质外、室周、基底池和（或）椎管内（髓内或髓外）。FLAIR 像上可看到其他序列看不到的病灶。可能发生脑积水。

脊柱受累也包括累及硬脊膜下和脊髓内的病灶。

镓同位素扫描

采用枸橼酸镓（^{67}Ga）进行核医学扫描（见章节 13.5）。已知的特征包括：

1. 熊猫征[79]：被泪腺、腮腺及鼻咽部摄取（正常）。非结节病的特异性表现。

2. λ 分布[80]：被肺门淋巴结摄入。
3. 豹人征[81]：因软组织、皮肤、肌肉、纵隔、泪腺对同位素的摄取，出现弥漫性斑点图形。

10.9.7 鉴别诊断

1. 霍奇金病
2. 慢性肉芽肿性脑膜炎
   1) Hansen 病（麻风病）。
   2) 梅毒。
   3) 隐球菌病。
   4) 结核病。
3. MS
4. CNS 淋巴瘤
5. 假性脑瘤
6. 肉芽肿性脉管炎

可通过组织学特点鉴别肉芽肿性脉管炎（GA）和仅累及 CNS 的神经结节病：结节病的炎症反应并不像 GA 那样仅局限于血管周围的区域，可对血管壁产生广泛破坏。

10.9.8 诊断

当全身受累时相对容易诊断：胸部 X 线、皮肤或肝脏结节活检、肌肉活检、血清 ACE 测定有特异性表现。

单纯神经结节病的诊断则较为困难，可能需要活检才能确诊（见下文）。

10.9.9 活检

对于诊断不明的病例，可能需要活检以确诊。如果不能对肿块进行活检，可做脑膜活检，应包括脑膜全层和大脑皮层。除进行镜检外，还应进行真菌和结核杆菌培养和染色。

10.9.10 治疗

无研究证明抗生素治疗有效。以皮质类固醇为主的免疫抑制治疗对全身性结节病和神经结节病有效。成人以每天一次口服 60mg 泼尼松开始治疗，并根据反应逐渐减量。对于难治性病例，使用环孢素治疗可减少类固醇用量[82]。以上治疗无效的病例可考虑以下治疗：甲氨蝶呤、环磷酰胺、硫唑嘌呤、羟氯喹（Plaquenil®），以及低剂量放射治疗。如出现脑积水，可行脑脊液分流术。

10.9.11 预后

一般为良性病变，周围神经和脑神经麻痹的恢复较慢。

（周建坡 译 刘兴炬 校）

参考文献

[1] Consensus Conference. Differential Diagnosis of Dementing Diseases. JAMA. 1987; 258:3411–3416
[2] Fleming KC, Adams AC, Petersen RC. Dementia: Diagnosis and Evaluation. Mayo Clin Proc. 1995; 70: 1093–1107
[3] Lipowski ZJ. Delirium (Acute Confusional States). JAMA. 1987; 258:1789–1792
[4] Pompei P, Foreman M, Rudberg MA, et al. Delirium in Hospitalized Older Persons: Outcomes and Predictors. J Am Geriatr Soc. 1994; 42:809–815
[5] Petersen RC. Acute Confusional State: Don't Mistake it for Dementia. Postgrad Med. 1992; 92:141–148
[6] Hulette CM, Earl NL, Crain BJ. Evaluation of Cerebral Biopsies for the Diagnosis of Dementia. Arch Neurol. 1992; 49:28–31
[7] Javedan SP, Tamargo RJ. Diagnostic Yield of Brain Biopsy in Neurodegenerative Disorders. Neurosurgery. 1997; 41:823–830
[8] Groves R, Moller J. The Value of the Cerebral Cortical Biopsy. Acta Neurol Scand. 1966; 42:477–482
[9] Forsyth PA, Posner JB. Headaches in Patients with Brain Tumors: A Study of 111 Patients. Neurology. 1993; 43:1678–1683
[10] Welch KMA, Levine SR. Migraine-related stroke in the context of the International Headache Society Classification of head pain. Arch Neurol. 1990; 47: 458–462
[11] Lance JW. Treatment of Migraine. Lancet. 1992; 339:1207–1209
[12] Kittrelle JP, Grouse DS, Seybold ME. Cluster Headache: Local Anesthetic Abortive Agents. Arch Neurol. 1985; 42:496–498
[13] Sanders M, Zuurmond WWA. Efficacy of Sphenopalatine Ganglion Blockade in 66 Patients Suffering from Cluster Headache: A 12- to 70-Month Follow-Up Evaluation. J Neurosurg. 1997; 87:876–880
[14] Burns B, Watkins L, Goadsby PJ. Treatment of medically intractable cluster headache by occipital nerve stimulation: long-term follow-up of 8 patients. Lancet. 2007; 369:1099–1106
[15] Lapkin ML, Golden GS. Basilar Artery Migraine: A Review of 30 Cases. Am J Dis Child. 1978; 132:278–281
[16] Mitchell SL, Kiely DK, Kiel DP, et al. The Epidemiology, Clinical Characteristics, and Natural History of Older Nursing Home Residents with a Diagnosis of Parkinson's Disease. J Am Geriatr Soc. 1996; 44:394–399
[17] Lang AE, Lozano AM. Parkinson's Disease. First of Two Parts. N Engl J Med. 1998; 339:1044–1053
[18] Koller WC, Silver DE, Lieberman A. An Algorithm for the Management of Parkinson's Disease. Neurology. 1994; 44:S5–52
[19] Young R. Update on Parkinson's Disease. Am Fam Physician. 1999; 59:2155–2167
[20] Kondziolka D, Bonaroti EA, Lunsford LD. Pallidotomy for Parkinson's Disease. Contemp Neurosurg. 1996; 18:1–6
[21] Davis GC, Williams AC, Markey SP, et al. Chronic Parkinsonism Secondary to Intravenous Injection of Meperidine Analogues. Psychiatry Res. 1979; 1: 249–254
[22] Langston JW, Ballard P, Tetrud JW, et al. Chronic Parkinsonism in Humans Due to a Product of Meperidine-Analog Synthesis. Science. 1983; 219: 979–980
[23] Langston JW, Ballard PA,Jr. Parkinson's Disease in a Chemist Working with 1-Methyl-4-phenyl-1,2,5,6-tetrahydropyridine. N Engl J Med. 1983; 309
[24] Langston JW, Forno LS, Tetrud J, et al. Evidence of Active Nerve Cell Degeneration in the Substantia Nigra of Humans Years After 1-Methyl-4-phenyl-1,2,3,6-tetrahydropyridine Exposure. Ann Neurol. 1999; 46:598–605
[25] Kristensen MO. Progressive Supranuclear Palsy - 10 Years Later. Acta Neurol Scand. 1985; 71:177–189
[26] Gildenberg PL. Whatever Happened to Stereotactic Surgery? Neurosurgery. 1987; 20:983–987
[27] Pugliatti M, Rosati G, Raine CS, et al. Epidemiology of multiple sclerosis. In: Multiple sclerosis: a comprehensive text. Philadelphia: Saunders Elsevier; 2008
[28] Lublin FD, Reingold SC. Defining the Clinical Course of Multiple Sclerosis: Results of an International Survey. Neurology. 1996; 46:907–911
[29] Rudick RA, Cohen JA, Weinstock-Guttman B, et al. Management of Multiple Sclerosis. N Engl J Med. 1997; 22:1604–1611
[30] Rowland LP. Merritt's Textbook of Neurology. Philadelphia 1989
[31] Jensen TS, Rasmussen P, Reske-Nielsen E. Association of Trigeminal Neuralgia with Multiple Sclerosis. Arch Neurol. 1982; 65:182–189
[32] Filippi M, Horsfield MA, Morrissey SP, et al. Quantitative Brain MRI Lesion Load Predicts the Course of Clinically Isolated Syndromes Suggestive of Multiple Sclerosis. Neurology. 1994; 44:635–641
[33] McDonald WI, Compston A, Edan G, et al. Recommended diagnostic criteria for multiple sclerosis: Guidelines from the international panel on the diagnosis of multiple sclerosis. Ann Neurol. 2001; 50:121–127
[34] Polman CH, Reingold SC, Edan G, et al. Diagnostic criteria for multiple sclerosis: 2005 revisions to the "McDonald Criteria". Ann Neurol. 2005; 58:840–846
[35] Poser CM, Paty DW, Scheinberg L, et al. New Diagnostic Criteria for Multiple Sclerosis: Guidelines for Research Protocols. Ann Neurol. 1983; 13:227–231
[36] Polman CH, Reingold SC, Banwell B, et al. Diagnostic criteria for multiple sclerosis: 2010 revisions to the McDonald criteria. Ann Neurol. 2011; 69:292–302
[37] Swanton JK, Rovira A, Tintore M, et al. MRI criteria for multiple sclerosis in patients presenting with clinically isolated syndromes: a multicentre retrospective study. Lancet Neurol. 2007; 6:677–686
[38] Montalban X, Tintore M, Swanton J, et al. MRI criteria for MS in patients with clinically isolated syndromes. Neurology. 2010; 74:427–434
[39] Swanson JW. Multiple Sclerosis: Update in Diagnosis and Review of Prognostic Factors. Mayo Clin Proc. 1989; 64:577–586
[40] Barkhof F, Filippi M, Miller DH, et al. Comparison of MR imaging criteria at first presentation to predict conversion to clinically definite multiple sclerosis. Brain. 1997; 120:2059–2069
[41] Tintore M, Rovira A, Martinez M, et al. Isolated demyelinating syndromes: comparison of different MR imaging criteria to predict conversion to clinically definite multiple sclerosis. AJNR. 2000; 21: 702–706
[42] Stewart JM, Houser OW, Baker HL, et al. Magnetic Resonance Imaging and Clinical Relationships in Multiple Sclerosis.Mayo Clin Proc. 1987; 62:174–184
[43] Mushlin AI, Detsky AS, Phelps CE, et al. The Accuracy of Magnetic Resonance Imaging in Patients With Suspected Multiple Sclerosis. JAMA. 1993; 269:3146–3151
[44] Kidd C, Thorpe JW, Thompson AJ, et al. Spinal cord

imaging MRI using multi-array coils and fast spin echo. II. Findings in multiple sclerosis. Neurology. 1993; 43:2632–2637
[45] Kent DL, Larson EB. Magnetic Resonance Imaging of the Brain and Spine. Ann Intern Med. 1988; 108: 402–424
[46] Kepes JJ. Large focal tumor-like demyelinating lesions of the brain: intermediate entity between multiple sclerosis and acute disseminated encephalo-myelitis? A study of 31 patients. Ann Neurol. 1993; 33:18–27
[47] Law M, Meltzer DE, Cha S. Spectroscopic magnetic resonance imaging of a tumefactive demyelinating lesion. Neuroradiology. 2002; 44:986–989
[48] Freedman MS, Thompson EJ, Deisenhammer D, et al. Recommended standard of cerebrospinal fluid analysis in the diagnosis of multiple sclerosis: A consensus statement. Arch Neurol. 2005; 62:865–870
[49] Rowland LP. Diagnosis of amyotrophic lateral sclerosis. J Neurol Sci. 1998; 160:S6–24
[50] Peavy GM, Herzog AG, Rubin NP, et al. Neuropsychological Aspects of Dementia of Motor Neuron Disease: A Report of Two Cases. Neurology. 1992; 42:1004–1008
[51] Bensimon G, Lacomblez L, Meininger V, et al. A Controlled Trial of Riluzole in Amyotrophic Lateral Sclerosis. N Engl J Med. 1994; 24:585–591
[52] Lacomblez L, Bensimon G, Guillet P, et al. Riluzole: A Double-Blind Randomized Placebo-Controlled Dose-Range Study in Amyotrophic Lateral Sclerosis (ALS). Electroenceph Clin Neurophysiol. 1995; 97
[53] Ropper AH, Shahani BT. Pain in Guillain-Barré syndrome. Arch Neurol. 1984; 41:511–514
[54] Asbury AK, Arnaso BGW, Karp HR, et al. Criteria for Diagnosis of Guillain-Barré Syndrome. Ann Neurol. 1978; 3:565–566
[55] Scott AJ, Duncan R, Henderson L, et al. Acute rhabdomyolysis associated with atypical Guillain-Barré syndrome. Postgrad Med J. 1991; 67:73–74
[56] Mendell JR. Chronic Inflammatory Demyelinating Polyradiculoneuropathy. Annu Rev Med. 1993; 44: 211–219
[57] Mahattanakul W, Crawford TO, Griffin JW, et al. Treatment of Chronic Inflammatory Demyelinating Polyneuropathy with Cyclosporin-A. J Neurol Neurosurg Psychiatry. 1996; 60:185–187
[58] Gorson KC, Ropper AH, Clark BD, et al. Treatment of Chronic Inflammatory Demyelinating Polyneuropathy with Interferon-a 2a. Neurology. 1998; 50:84–87
[59] Gorson KC, Ropper AH, Muriello MA, et al. Prospective evaluation of MRI lumbosacral nerve root enhancement in acute Guillain-Barré syndrome. Neurology. 1996; 47:813–817
[60] Guillain-Barré Syndrome Steroid Trial Group. Double-Blind Trial of Intravenous Methylpredniso-lone in Guillain-Barré Syndrome. Lancet. 1993; 341:586–590
[61] Kincaid JC, Dyken ML, Baker AB, et al. Myelitis and Myelopathy. In: Clinical Neurology. Hagerstown: Harper and Row; 1984:1–32
[62] Altrocchi PH. Acute Transverse Myelopathy. Arch Neurol. 1963; 9:111–119
[63] Eguro H. Transverse Myelitis following Chemonucleolysis: Report of a Case. J Bone Joint Surg. 1983; 65A:1328–1329
[64] Lipton HL, Teasdall RD. Acute Transverse Myelopathy in Adults: A Follow-Up Study. Arch Neurol. 1973; 28:252–257
[65] Berman M, Feldman S, Alter M, et al. Acute Transverse Myelitis: Incidence and Etiologic Considerations. Neurology. 1981; 31:966–971
[66] Ropper AH, Poskanzer DC. The Prognosis of Acute and Subacute Transverse Myelopathy Based on Early Signs and Symptoms. Ann Neurol. 1978; 4:51–59
[67] Merine D, Wang H, Kumar AJ, et al. CT Myelography and MRI of Acute Transverse Myelitis. J Comput Assist Tomogr. 1987; 11:606–608
[68] Berg B, Franklin G, Cuneo R, et al. Nonsurgical Cure of Brain Abscesses. Ann Neurol. 1978; 3:474–478
[69] Kalita J, Misra UK. Is methyl prednisolone useful in acute transverse myelitis? Spinal Cord. 2001; 39: 471–476
[70] Greenberg BM, Thomas KP, Krishnan C, et al. Idiopathic transverse myelitis: corticosteroids, plasma exchange, or cyclophosphamide. Neurology. 2007; 68:1614–1617
[71] Britt RH, Enzmann DR, Yeager AS. Neuropatho-logical and CT Findings in Experimental Brain Abscess. J Neurosurg. 1981; 55:590–603
[72] Stern BJ, Krumholz A, Johns C, et al. Sarcoidosis and its Neurological Manifestations. Arch Neurol. 1985; 42:909–917
[73] Saleh S, Saw C, Marzouk K, et al. Sarcoidosis of the spinal cord: literature review and report of eight cases. J Natl Med Assoc. 2006; 98:965–976
[74] Oksanen V. Neurosarcoidosis: Clinical Presentation and Course in 50 Patients. Acta Neurol Scand. 1986; 73:283–290
[75] de Tribolet N, Zander E. Intracranial Sarcoidosis Presenting Angiographically as a Subdural Hematoma. Surg Neurol. 1978; 9:169–171
[76] Rohrbach MS, DeRemee RA. Pulmonary Sarcoidosis and Serum Angiotensin-Converting Enzyme. Mayo Clin Proc. 1982; 57:64–66
[77] Oksanen V. New Cerebrospinal Fluid, Neurophysiological and Neuroradiological Examinations in the Diagnosis and Follow-Up of Neurosarcoidosis. Sarcoidosis. 1987; 4:105–110
[78] Zajicek JP, Scolding NJ, Foster O, et al. Central nervous system sarcoidosis–diagnosis and manage-ment. QJM. 1999; 92:103–117
[79] Kurdziel KA. The Panda Sign. Radiology. 2000; 215: 884–885
[80] Sulavik SB, Spencer RP, Weed DA, et al. Recognition of distinctive patterns of gallium-67 distribution in sarcoidosis. J Nucl Med. 1990; 31:1909–1914
[81] Fayad F, Duet M, Orcel P, et al. Systemic sarcoidosis: the "leopard-man" sign. Joint Bone Spine. 2006; 73: 109–112
[82] Stern BJ, Schonfeld SA, Sewell C, et al. The Treatment of Neurosarcoidosis With Cyclosporine. Arch Neurol. 1992; 49:1065–1072

11 神经血管疾病和神经毒理学

11.1 可逆性后部脑病综合征（PRES）

11.1.1 概述

亦称可逆性后部脑白质变性综合征（PRLS)。是一组在 CT 或 MRI 上以广泛血管源性脑水肿为特异性表现的脑病，水肿以顶、枕叶为著[1]。PRES 最常见的表现为分水岭区受累伴有不同程度的累及到皮质、皮质下及深部白质[1]。小部分 PRES 病人可发展为脑梗死。

PRES 病人临床表现包括：头痛、癫痫、精神状态改变以及局灶性神经功能障碍。15% 的病人可能发生脑出血（ICH）和蛛网膜下隙出血（SAH）[1]。

11.1.2 相关疾病及异常表现

11

包括：

1. 高血压脑病：常见于亚急性血压升高的情况（也可见于恶性高血压）。影像学检查提示对称性融合性病灶伴有轻微的占位效应以及主要见于枕叶皮质下白质的斑片状强化[2]，后者与皮质盲相关。
   1) 约 75% 的 PRES 病人有中至重度高血压，尽管通常都未达到自动调节的上限。
   2) 除了半球的水肿外，单纯的脑干或小脑水肿也有报道。严重的颅后窝水肿可导致梗阻性脑积水[3]。
2. 先兆子痫／子痫与脑水肿相关[4]：尽管水肿通常为短暂性的，但可能发生（永久性的）脑梗死。11%～26% 的病人可见 MRI 弥散受限，而 MRI 上的异常 DWI 区域与不良预后相关[5]。
   1) 可能于妊娠期发生先兆子痫或子痫时发生（如伴有失明）[6]。
   2) 可能发生于分娩后 4～9 天，或与血管痉挛有关（甚至未达到子痫诊断标准的病人也可能发生）[7]。
   3) 如毒血症可归因于胎盘，则分娩并移除胎盘是有效的[8]。
3. 感染、败血症、休克：40% 的病人血压正常（血压正常者脑水肿更重）。以革兰阳性菌感染多见[9]。
4. 自身免疫性疾病：PRES 可见于患红斑狼疮、硬皮病、韦格纳肉芽肿、结节性多动脉炎的病人[1]。这些病人常接受免疫抑制剂（他克莫司、环孢素）治疗，而这些药物本身也与 PRES 相关。
5. 癌症化疗：PRES 可发生于接受多药物高剂量化疗的病人，尤其是造血系统恶性肿瘤化疗的病人。

6. 器官移植：据报道，PRES 与骨髓移植、实体器官移植相关：
   1) 发生率：骨髓移植者发生率为 3%～16%，具体发生率与预处理方案及是否为清髓性处理有关[1]。
   2) 同种异体骨髓移植后首月 PRES 发生率最高。
   3) 实体器官移植后 PRES 发生率较低。肝移植者发生较早，通常发生于移植后 2 个月内。肾移植者发生较晚。
7. 移植后环孢素相关神经毒性[9]。

11.1.3 治疗

因机体自主调节功能障碍，需严格控制血压以降低 ICH 发生风险。此外还应祛除潜在的危险因素（例如控制高血压、停用保留免疫抑制剂或化疗药物、娩出胎盘等）。

11.2 交叉性小脑失联络（CCD）

大脑半球病变（病变包括卒中、脑肿瘤等）对侧的小脑皮质低代谢。运动皮质、前放射冠和丘脑病变会导致显著的代谢抑制。理论：大脑 - 脑桥 - 小脑通路失联导致的低代谢→氧、糖消耗下降→ CO_2 生成减少→局部动脉收缩（小脑血流量下调）。

11.3 血管炎和血管病

11.3.1 概述

血管炎是一组以血管炎症和坏死为特征的疾病，可分为原发性和继发性血管炎。可能影响 CNS 的血管炎列于表 11-1 中，所有这些都会引起组织缺血（即便炎症反应已静止），轻则导致神经失用，重则导致脑梗死。

表 11-1 可能影响 CNS 的血管炎[10]

血管炎	累及 CNS 的概率	CNS 受累类型[a]				
		急性脑病	癫痫	脑神经	脊髓	ICH 或 SAH
结节性动脉周围炎[b]（PAN）[c]	20%～40%	++	++	+	+	+
超敏性血管炎[b]	10%	+	+	0	0	+
巨细胞（颞）动脉炎[b]	10%	+	0	++	0	0
大动脉炎（Takayasu 动脉炎）	10%～36%	+	++	++	+	+

表 11-1（续）

血管炎	累及 CNS 的概率	CNS 受累类型[a]				
		急性脑病	癫痫	脑神经	脊髓	ICH 或 SAH
韦格纳肉芽肿[b]	23%～50%	+	++	++	+	+
淋巴瘤样肉芽肿[b]	20%～30%	++	+	++	+	0
孤立性中枢神经系统血管炎[b]	100%	++	+	++	++	+
白塞病[b]	10%～29%	++	+	++	+	+

[a] 0= 不常见或无相关报道；+= 不少见；++= 常见；ICH= 脑出血；SAH= 蛛网膜下隙出血

[b] 相关内容见后文

[c] PAN：一组疾病，不同亚型累及 CNS 的概率不同

11.3.2 巨细胞动脉炎（GCA）

要 点

- 以往常被称为颞动脉炎。
- 一种累及大动脉、中动脉的慢性血管炎，主要累及发自主动脉弓的动脉的颅支。
- 年龄 >50 岁；女性发病率是男性的 2 倍。
- 可能发生的重要晚期并发症：失明、卒中、胸主动脉瘤、主动脉夹层。
- 建议所有疑似 GCA 的病人行颞动脉活检。
- 皮质类固醇是首选治疗药物。

亦称颞动脉炎（TA）或颅动脉炎。是一种病因不明的慢性肉芽肿性血管炎，主要累及主动脉弓的颅支［尤其是颈外动脉（ECA）］[11]，如不加以治疗，可能致盲。Takayasu 动脉炎（大动脉炎）与 GCA 相似，但前者倾向发生于年轻女性的大动脉，其治疗分为两个阶段：炎症期（皮质类固醇治疗）和狭窄期（动脉搭桥手术治疗）。

流行病学

几乎只发生于 50 岁以上高加索人（平均发病年龄为 70 岁）。50 岁以上人群发病率为 17.8/10 万[12]（0.49～23/10 万）。患病率约为 223/10 万人（尸检结果则更高）[13]。该病在高纬度地区及斯堪的纳维亚后裔人群中最常见，提示与基因、环境相关[11]。女性与男性比例约为 2∶1[(1.05～7.4)∶1]。50% 的 GCA 病人还伴有风湿性多肌痛（PMR）（见章节 11.3.3）。

病理

由淋巴细胞、浆细胞、巨噬细胞伴或不伴巨细胞（若无巨细胞，则可能有显著的内膜增生）参与的非连续性（所谓的“跳跃性病变”）炎症反应。

主要发生于受累动脉的中膜层。最易受累的动脉包括眼动脉、睫后(长、短)动脉以及整个ECA系统的血管[颞浅动脉(STA)也是其中的一个终支]。体内其他动脉也可能受累(据报道,GCA累及腹主动脉、股动脉、肱动脉和肠系膜动脉时鲜有症状)。与PAN不同,GCA通常不累及肾动脉。

临床表现

GCA不同症状的整合见表11-2。通常是隐匿性起病,偶尔为急性起病[14]。

表11-2 GCA的症状和体征[11, 15]

常见(>50%的病例)	偶见(10%~50%的病例)	罕见(<10%的病例)
头痛:66% 颞动脉压痛	视觉症状 体重减轻 发热(低度) 近端肌痛 颌跛行 面痛 头皮压痛	失明 下肢跛行 舌运动障碍 耳痛 滑膜炎 卒中 心绞痛

一些临床表现的详细介绍:

1. 头痛:最常见的主诉。疼痛部位可能无特异性,或位于一侧或双侧颞部、前额或枕部。可为浅表性疼痛或伴阵发性刺痛的烧灼感。
2. 与ECA血供相关的症状(强烈提示GCA,但非特异性的[16]):颌跛行、舌或咽肌功能障碍。
3. 眼科症状:由眼动脉分支或睫后(长、短)动脉的血管炎性闭塞导致:
   1) 症状包括:一过性黑矇(永久性失明病人中有44%以该症状为先导)、失明、视野缺损、复视、上睑下垂、眼痛、角膜水肿,结膜水肿。
   2) 失明:发生率约为7%,且一旦发生,视力不可能恢复。
4. 全身症状:
   1) 非特异性症状:发热(15%的病人可表现为不明原因发热)、厌食、体重减轻、疲乏、不适。
   2) 30%的病人有神经系统症状。14%表现为神经病变,包括手臂和腿的单根神经病和周围性多神经病[17]。
   3) 肌肉和骨骼症状:
      • PMR(见章节11.3.3)最常见(见于40%的病人)。
      • 周围性关节炎,25%的病人出现手、足肿胀和凹陷性水肿。
      • 锁骨下动脉或腋动脉狭窄导致手臂活动障碍。

4）胸主动脉瘤：GCA 导致该病发生风险升高 16 倍。可每年行胸部 X 线进行筛查。

5. 对颞动脉进行体格检查时可能有压痛、肿胀、红斑、搏动减少或结节。33% 的病人颞动脉正常。
6. 存在全身性症状者发生失明或卒中的风险较低。

鉴别诊断

1. 结节性动脉周围炎（PAN）（见章节 11.3.5）。
2. 超敏性血管炎。
3. 动脉粥样硬化闭塞性疾病。
4. 恶性肿瘤：有与 GCA 相同的低热、不适和体重减轻等症状。
5. 感染。
6. 三叉神经痛（见章节 98.6.2）。
7. 眼肌麻痹性偏头痛。
8. 牙疾。

检查

实验室检查

1. 红细胞沉降率（ESR）：通过 Westergren 法检测的 ESR>40mm/h（如果 ESR>80mm/h 并伴有上述临床症状，则高度提示 GCA）。近 22.5% 的病人 ESR 正常[18]。
2. C 反应蛋白：另一急性期标志物，较 ESR 更敏感。该指标可用冷冻血清进行检测，因此更为方便。
3. 血常规：可能提示有轻度的正常色素性贫血[19]。
4. 类风湿因子、抗核抗体（ANA）、血清补体通常正常。
5. 30% 的病人肝功能异常（常有碱性磷酸酶升高）。
6. 颞动脉造影无助于诊断（其他血管造影发现大动脉受累提示有 GCA 的可能）。
7. CT：通常无助于诊断。据一项研究报道，GCA 病人颞动脉相对应区域存在钙化[20]。
8. 颞动脉活检：见下文。

颞动脉活检

敏感性、特异性见表 11-3。

表 11-3 颞动脉活检

敏感性	约 90%（文献报道范围[15, 21]：9%~97%）
特异性	近 100%
预测值	约 94%

11

适应证和时机

目前推荐：所有怀疑患有GCA的病人均应行颞动脉活检[11]。但也存在一些争议。支持活检者认为：老年病人长期服用类固醇存在毒性作用，并且，类固醇对其他疾病的治疗作用可导致很高的假性诊断性用药反应（译者注：GCA以类固醇治疗为主，对于诊断不明者通常行诊断性类固醇治疗，然而某些症状类似GCA且对类固醇反应良好的疾病可能会被误诊为GCA)。反对活检者认为：颞动脉活检阴性并不能排除GCA，因此对于活检呈阴性而临床又高度怀疑GCA的病例通常会按照GCA来治疗[22]。然而，一般来说，在开始长时间大剂量类固醇治疗之前先行活检是更为严谨的做法[16]。活检并发症罕见，包括出血、感染，也有有关血管炎活动期头皮坏死的报道（与活检本身无关）。

在具备活检条件的情况下，开始类固醇治疗前通常先活检[11]。或者，立即开始类固醇治疗以保护视力并于1周内进行活检（通常类固醇治疗2周后才出现血管病理改变[23]，因不需要为等活检而停用类固醇）。

颞动脉活检技术

对受累侧颞动脉进行活检。切除有临床症状的血管段（有疼痛或发炎的一段）可提高活检阳性率[24]。在头皮标记STA额支（尽可能保留STA主干和顶支)。采用局部浸润麻醉。切口平行于动脉并尽量位于发际线之后。切口下方深至颞肌筋膜，STA就在颞肌筋膜的表面[25]。STA活检最佳长度：4～6cm（有人认为，如果能触及STA的异常段，则切除包含异常段在内的更短血管就足够了，但这种方法并不可靠，如疼痛可能来自于肌肉而非血管)。对活检切除的STA全长依次切片检查也能提高阳性率。

11

可行冰冻切片。对于首检查结果为阴性而临床又高度怀疑为GCA的病人，有5%～10%对侧活检为阳性。

治疗

无法治愈。类固醇治疗可以缓解症状、防止失明（使用足量类固醇治疗24～48小时后眼部症状进展者罕见)。对于完全失明或长时间部分视力丧失的病人，任何治疗都无效。

1. 对于大多数病例：
   1) 起始治疗采用泼尼松，每天40～60mg，分2～4次口服（在治疗开始阶段，采用隔日用药的方法通常无效)。
   2) 如用药72小时无效且GCA诊断明确，增加剂量到10～25mg，每天4次。
   3) 一旦出现治疗效果（通常在3～7天内)，则用药方法改为将每天总剂量于每天上午1次服完，连续用药3～6周，直至症状消失、ESR正常（87%的病人约4周内恢复正常）或稳定在40～50mm/h以下。

4) 一旦病情得到控制，则逐渐减量以防病情加重：每 2～4 周减量一次，每次减量 10mg/d，直至 40mg/d；随后，减量周期同前，每次减量 5mg/d，直至 20mg/d；随后，减量周期同前，每次减量 2.5mg/d，直至 5～7.5mg/d 时维持该剂量继续服药数月；随后每 1～3 个月减量一次，每次减量 1mg/d（通常治疗周期为 6～24 个月，当 ESR 恢复正常后不要停药）。

5) 如治疗期间症状复发，增加泼尼松用药直到症状缓解（单纯 ESR 升高不是增用类固醇用量的指征[11]）。

6) 应密切随访 2 年。

2. 对于 GCA 重症病人：静脉输注甲强龙 15～20mg，每天 4 次。

3. 抗凝治疗：有争议。

4. GCA 病人急性失明（发病 24～36 小时内）：

1) 30～60 分钟内静脉滴注 500mg 甲强龙（无对照研究证明可以逆转视力）。

2) 有人使用间断性吸 5% CO_2 和氧气的方法来治疗。

预后

约 50% 的病人出现类固醇治疗并发症。多数都没有生命危险，并发症包括：约 36% 发生椎体压缩性骨折、约 12% 出现消化道溃疡、近端肌病、白内障、糖尿病加重。类固醇副作用见章节 8.1。

11

30%～50% 的 GCA 病人在使用类固醇治疗的情况下出现自发性病情加重（尤其在治疗初始的 2 年）[11]。

存活率与一般人群相似。使用类固醇治疗后发生失明的病例很罕见。

11.3.3 风湿性多肌痛（PMR）

概述

PMR 和 CGA（见章节 11.3.2）或是同一疾病的不同阶段。两者均存在 HLA-DR4 抗体水平的升高以及单核细胞的激活。15% 的 PMR 病人最终进展为 GCA。

流行病学

见参考文献[11]。

PMR 和 GCA 多发生于 50 岁以上人群。发病率随年龄增大而增高，70～80 岁人群为发病高峰，高纬度地区发病率更高[11]。

PMR 比 GCA 更为常见，人群患病率为 500/10 万[26]。50 岁以上人群发病率为 52.5/10 万，女性（61.7/10 万）高于男性（39.3/10 万）[27]。

疾病特征

见参考文献[11]。

• 病因不明的炎症性疾病。

- 临床特点：
  1) 颈、肩、骨盆疼痛、晨僵，持续时间 >1 个月。活动会加重疼痛。
     - 肩痛：见于 70%～95% 的病人，疼痛可向肘部放射。
     - 髋、颈痛：见于 50%～70% 的病人。髋部疼痛可向膝部放射。
  2) 年龄≥ 50 岁。
  3) ESR ≥ 40mm/h（7%～20% 的病人 ESR 正常[28]）。
  4) 使用低剂量皮质类固醉（泼尼松≤ 20mg/d）见效快。
  5) 全身症状（约 33%）：发热、不适或疲乏、厌食、体重减轻。
- 预后良好：通常 1～3 年可治愈。

治疗

低剂量类固醇[26]（泼尼松 10～20mg/d）或 NSAIDs 均可用于治疗 PMR（类固醇起效更快）。维持类固醇起始剂量 2～4 周后，每 1～2 周将每天剂量下调不超过 10%[11]，同时观察是否有 GCA 的征象。

11.3.4 ANCA 相关性血管炎

概述

与抗中性粒细胞胞浆抗体（ANCAs）相关的系统性自身免疫小血管炎。包括：

1. 显微镜下多血管炎（MPA）。
2. 肉芽肿性多血管炎（GPA，见下文）：主要与中性粒细胞相关。
3. 嗜酸性肉芽肿性多血管炎（EGPA，见下文）：主要与嗜酸性粒细胞相关。

该组疾病常累及呼吸系统，可伴有致命性肺泡出血。

肉芽肿性多血管炎（GPA）

概述

以往被称为韦格纳肉芽肿。该病是一种可累及呼吸道（肺→咳嗽/咯血，和（或）鼻道→清涕 ± 鼻中隔穿孔→特征性“鞍鼻畸形”）和肾脏（没有该病累及肾脏而未累及呼吸道的病例报道）的全身坏死性肉芽肿性血管炎[29]。

鼻塞和结痂通常为首发症状。关节痛（而非真性关节炎）见于 50% 以上的病人。

神经系统受累通常包括脑神经麻痹（第Ⅱ、Ⅲ、Ⅳ脑神经最常受累，第Ⅴ、Ⅶ、Ⅷ脑神经次之，最少累及第Ⅸ、Ⅹ、Ⅺ、Ⅻ脑神经）和周围神经病，并伴有尿崩症（有时可早于其他症状的出现达 9 个月）。脑、脊髓的局灶性损害不常见。

鉴别诊断

包括：

- “致死性中线肉芽肿”（可能与多形性网状细胞增多症相似或相同）可进展为淋巴瘤。可能导致鼻组织局部严重破坏。该病需要行放射治疗，而应避免进行免疫抑制治疗（如环磷酰胺），因此与该病鉴别非常重要。该病可能不是真正的肉芽肿性病变，也不累及肾脏和气管。
- 真菌病：申克孢子丝菌和球孢子菌属可引起相同的综合征。
- 其他血管炎：主要是嗜酸性肉芽肿性多血管炎（EGPA）（常见表现为哮喘与外周嗜酸性粒细胞增多）和结节性动脉周围炎（PAN）（通常无肉芽肿）。

检查

上呼吸道活检包括去除所有结痂，并获得尽可能多的脆性黏膜。这些组织需要用甲醛固定，并于 24 小时内行病理检查（不要冰冻组织）。样本还要进行培养观察（真菌和抗酸菌培养）。当从上呼吸道可获得足够多的特异性组织时，不应再行肾活检。

血清抗蛋白酶 3（PR3）抗体水平升高是 GPA 的特征性表现，可见于 95% 的经组织学检查证实为 GPA 的病例。

治疗

如不加以治疗，GPA 可迅速致死，中位生存期为 5 个月，90% 的病人于确诊后 2 年内死亡[30]。

治疗方法包括：

1. 类固醇。
2. 免疫调节剂：包括环磷酰胺（Cytoxan®）、甲氨蝶呤[30]、骁悉（CellCept®）。
3. 抗体：利妥昔单抗（Rituxan®），尤其是用于复发病例。贝利木单抗（Benlysta®）还在研究当中。
4. 正在研究：血浆置换，抗 B、T 细胞生物制剂，白介素 -5。

嗜酸性肉芽肿性多血管炎（EGPA）

以往被称为 Churg-Strauss 综合征。

11.3.5 其他血管炎

结节性动脉周围炎

亦称结节性多动脉炎。实际上是一组以坏死性血管炎为特征的疾病，包括：

- 典型结节性动脉周围炎（PAN）：一种以全身器官（除肺、脾外）出现炎症性坏死、血栓形成（血管闭塞）、动脉和小动脉出血为特征的多系统疾病。结节可于中型肌性动脉上触及。通常导致多发性单神经炎、体重减轻、发热、心动过速。周围神经症状是由神经滋养血管闭塞导致的。CNS 症状不常见，约 13% 的病人可能出现发热、癫痫、SAH、视网膜出血和卒中。
- 系统性坏死性血管炎。

这类病人使用环磷酰胺治疗的效果优于类固醇治疗。

11.3.6 淋巴瘤样肉芽肿

罕见，主要累及肺、皮肤（40% 为红斑或硬化斑）和神经系统（20% 累及 CNS，15% 出现周围神经病）。鼻窦、淋巴结、脾脏通常不受累。

11.3.7 白塞综合征

表现为复发性眼部病变和反复口腔、生殖器溃疡，偶有皮肤病变、血栓性静脉炎和关节炎[10]。50% 以上的病人有头痛。神经系统受累包括假瘤、小脑共济失调、截瘫、癫痫和硬脑膜窦血栓形成。只有 5% 的病人以神经系统症状为主诉。

86% 的病人有 CSF 细胞增多和蛋白含量升高。脑血管造影通常为正常。CT 可见低密度区出现局灶性增强。

类固醇治疗可减轻眼、脑部症状，但对皮肤、生殖器病变无作用。非对照研究提示细胞毒性药物对该病的有一定治疗作用。沙利度胺治疗可能有效（非对照研究），但可能出现严重的副作用（致畸、周围神经病等）[31]。

尽管该病疼痛明显，但属良性疾病。神经系统受累时，提示预后不良。

11

11.3.8 孤立性中枢神经系统血管炎

概述

罕见（截至 1983 年约 20 例）[32]，仅限于 CNS 血管。几乎所有病人都可见小血管血管炎→软脑膜和脑实质小血管节段性炎症、坏死伴周围组织缺血或出血[10]。

临床表现

头痛、精神混乱、痴呆、嗜睡，少数病人有癫痫。80% 以上病人存在局灶性或多灶性脑损害。视觉症状常见（继发于脉络丛或视网膜动脉受累，或继发于视觉皮质受累→幻视）。

检查

ESR 和白细胞计数（WBC）正常。CSF 可正常，或出现细胞增多和（或）蛋白升高。CT 可见低密度区出现增强灶。

血管造影（诊断必需）：特征性表现为多部位对称性血管狭窄（“串珠样”改变）。如造影无异常，不能排除诊断。

组织学诊断（推荐）：需对所有活检组织进行培养。脑实质活检很少见到血管炎，而软脑膜活检总能发现受累血管。

治疗与预后

据报道，不治疗可致命，但可迁延数年。

该病相当罕见，因此没有统一的治疗方案。推荐治疗：环磷酰胺（Cytoxan®）2mg/(kg · d)+ 泼尼松 1mg/(kg · d)，隔日一次。

注意：该病通常被认为是 T 细胞介导的，而泼尼松主要导致 B 细胞抑制，因此在泼尼松治疗期间发生反弹也并不少见。

11.3.9 超敏性血管炎

神经系统受累并非该组血管炎的主要特征，主要包括：

- 药物引起的过敏性血管炎：许多药物与脑血管炎相关，包括：甲基苯丙胺（“快速丸”）、可卡因（血管炎症状明显[33]，但少见）、海洛因和麻黄碱。
- 皮肤血管炎。
- 血清病：可能导致脑病、癫痫、昏迷、周围神经病和臂丛病。
- Henoch-Schönlein 紫癜（过敏性紫癜）。

11.3.10 纤维肌性发育不良（FMD）

11

概述

一种主要累及主动脉分支的血管病，85% 的病例肾动脉受累（也是最常见的部位），通常与高血压有关。该病发病率约为 1%，可导致多灶性动脉狭窄，狭窄中间段呈动脉瘤样扩张。

第二常见的发病部位是颈内动脉（主要位于 C1～C2 颈椎附近），1% 的颈动脉造影人群可见 FMD，是颈动脉颅外段狭窄的第二病因[34]。约 80% 的病人双侧颈内动脉颈段受累。被诊断为颈动脉 FMD 的病人中，有 50% 伴有肾动脉 FMD。FMD 病人发生颅内动脉瘤和肿瘤的风险增高，发生颈动脉夹层的风险也可能高于一般人群。

动脉瘤和 FMD：据报道，FMD 人群动脉瘤发生率为 20%～50%[35]。

病因

已证实 FMD 的血管中膜（肌层）和内弹力层存在先天缺陷，导致血管在通常可以耐受的外伤条件下更容易出现损伤。但确切病因尚不清楚。卒中、高血压、偏头痛呈家族性高发，提示 FMD 为常染色体显性遗传病，且男性外显率低于女性[36]。

临床表现

大多数病人表现为多症状反复发作的特点，具体症状见表 11-4。

高达 50% 的病人表现为短暂性脑缺血发作或脑梗死。然而，FMD 也可能是偶然发现的，对部分病例随访 5 年未见缺血症状复发，提示 FMD 可能是一种相对良性的病变。

表 11-4 37 例颈动脉 FMD 病人的既往症状[36]

症状	百分率（%）
头痛	78
情绪低落	48
耳鸣	38
眩晕	34
心律失常	31
短暂性脑缺血发作（TIA）	31
昏厥	31
颈动脉痛	21
癫痫	15
听力损害	12
腹部绞痛	8
心绞痛／心肌梗死	8

头痛多发生于单侧，可被误认为典型的偏头痛。昏厥可能是病变累及到颈动脉窦所致。

8% 的病人出现霍纳综合征。1/3 的病人心电图可见 T 波改变，可能是冠状动脉受累导致的。

诊断

诊断 FMD 的“金标准”是血管造影。FMD 血管造影的三种类型[37]见表 11-5。

表 11-5 FMD 的血管造影分类

类型	表现
1	最常见(占所有报道病例的 80%~100%)。多发、间隔不等的向心性狭窄，狭窄段之间的血管正常或扩张，形成所谓的“串珠样”改变。以上表现由动脉中层纤维增生导致
2	局灶性管状狭窄，见于约 7% 的病例。该型并非 FMD 的特征性表现（如 1 型），也可见于 Takayasu 动脉炎（大动脉炎）和其他类型血管病变
3	“非典型 FMD”，罕见。表现多样，常可见一侧动脉壁的憩室样扩张

治疗

推荐药物治疗，包括抗血小板药物（如阿司匹林）。

外科手术治疗困难重重。由于到达病变部位比较困难（高位颈内动脉，近颅底）且血管本身较脆，导致血管吻合或血管切开、缝合困难。

腔内血管成形术在治疗该病上取得了一定程度的成功。据报道，相关并发症包括颈内动脉海绵窦瘘和动脉破裂。

11.3.11 其他血管病

CADASIL

要 点

- 临床表现：偏头痛、痴呆、TIA、精神障碍。
- MRI：白质异常。
- 常染色体显性遗传。
- 抗凝药物治疗存在争议，一般不鼓励使用。

CADASIL 是常染色体显性遗传性脑动脉病伴皮质下梗死和白质脑病的缩写[38]。一种在成年早期发病（平均发病年龄：45±11 岁）的家族性疾病，定位于 19 号染色体。临床和神经影像学特征与高血压导致的多发性皮质下梗死相似，但没有高血压史。该型血管病与脂质透明样变、动脉硬化和淀粉样血管病不同，前者可导致软脑膜和穿动脉（直径 100～400 μm）中层增厚（由嗜酸性颗粒物质引起）。

临床表现

反复发作的皮质下梗死（84%）、进行性或渐进性痴呆（31%）、有先兆偏头痛（22%）、抑郁（20%）。所有有症状的病人以及 18% 的无症状病人在 MRI 的 T_2WI 像上可见显著的皮质下白质及基底节区高信号。

治疗

有些医师使用华法林治疗。

11.3.12 影响神经系统的副肿瘤综合征

概述

副肿瘤综合征（PNS），亦称“癌症远隔效应”。PNS 呈急性或亚急性发病，其临床表现类似于转移性疾病。神经功能障碍通常较重，并可能早于其他癌症症状 6～12 个月出现。通常是某一特定类型的神经细胞受主要影响。PNS 的出现提示癌症的良性病程。

16% 的肺癌病人和 4% 的乳腺癌病人会出现 PNS。

发病机制不明。假说：毒素？基本物质的竞争？机会性感染？自身免疫性的过程？

综合征类型

1. 累及大脑或小脑

  1）脑炎：

- 弥漫性。
- 边缘系统和脑干：通常由小细胞肺癌或睾丸癌[39]导致的血浆抗神经元抗体引起。

2)“边缘性脑炎”（近中线的）：痴呆（记忆力下降、精神症状、幻觉）。

3) 泛小脑变性（PCD），亦称亚急性小脑变性*：见下文。

4) 眼阵挛－肌阵挛综合征*：见于儿童，通常提示神经母细胞瘤。

2. 累及脊髓

1) 脊髓灰质炎（前角综合征）：类似于ALS（肌无力、反射减退、肌震颤）。

2) 亚急性坏死性（横贯性）脊髓炎：脊髓快速发生坏死。

3) 神经节炎*（背根神经节）：慢性或亚急性起病。单纯感觉性神经元病（非神经病）。

3. 累及周围神经系统

1) 慢性感觉运动型：典型的神经病（如糖尿病及酗酒者）。

2) 纯感觉型（见章节 80.4.2）[40]。

3) 纯运动型：罕见。绝大多数由淋巴瘤导致（大部分是霍奇金淋巴瘤）。

4) 急性炎症性脱髓鞘性多发性神经根病，亦称吉兰－巴雷（见章节 10.7）。

5) Lambert-Eaton 肌无力综合征（LEMS）*：罕见。66% 的 LEMS 病人会患癌症，最常见的原发灶是肺中的燕麦细胞癌。由于突触前神经肌肉接头（PSNMJ）抗体的存在可产生 PSNMJ 阻滞。注意：真性重症肌无力（MG）为突触后阻滞。LEMS 病人以上午症状为重，后逐渐缓解（与 MG 相反，MG 以晚间或运动耗竭后为重）。主要影响运动神经，但常伴有感觉异常。MG 主要累及烟碱受体，但 LEMS 还累及毒蕈碱受体，从而出现自主神经症状：口干，男性阳萎。肌电图重复神经刺激：MG 采用 2~5Hz 电刺激，LEMS 采用 >10Hz 电刺激。MG：对低频刺激的反应递减，而 LEMS 为递增反应（重复刺激时反应更强）。

6) 重症肌无力。

7) 多发性肌炎：年龄大于 60 岁，25% 的病人患有恶性肿瘤*，多与支气管癌相关。

8) Ⅱb 型肌纤维萎缩：最常见的 PNS。主要为近端肌无力（与其他内分泌肌病一样，如甲状腺功能减退、类固醇）。

代表典型的神经系统 PNS。无既往癌症病史的病人如出现一项带星号（）的综合征，则隐匿性恶性肿瘤的检出率高。

泛小脑变性

严重的浦肯野细胞丢失（由于抗浦肯野细胞抗体）→严重的泛小脑功能障碍。表现为眩晕、步态和上下肢共济失调、构音障碍、恶心呕吐、复视、振动幻视、眼球震颤、眼动性辨距障碍。即使免疫抑制也不能治愈或缓解。20% 的病人随原发癌的治疗而缓解。CT 早期表现正常，后期 →小脑萎缩。在 70% 的病例中，小脑异常的发现早于癌症的诊断。

导致泛小脑变性的最常见原发恶性肿瘤见表 11-6。

表 11-6 伴泛小脑变性的常见原发恶性肿瘤

女性	男性
卵巢癌 乳腺癌 子宫癌 霍奇金淋巴瘤	肺癌 霍奇金淋巴瘤

检查

- 腰椎穿刺：采集 CSF 行细胞计数、细胞学和 IgG 检查。典型表现为白细胞和 IgG 升高。
- 原发灶的检查：
  - 胸 / 腹 / 盆腔 CT 检查。
  - 淋巴结检查。
  - 盆腔检查和乳房 X 线检查（女性）。

11

11.4 神经毒理学

11.4.1 乙醇

概述

乙醇（酒精）滥用对神经系统的急、慢性影响千变万化[41]（乙醇对其他系统也有影响，但不在本文讨论范围内）。乙醇对于神经肌肉的影响包括：

1. 急性中毒：见下文。
2. 慢性酒精滥用的影响：
   1) 韦尼克脑病（见下文）。
   2) 小脑变性：由小脑皮质（尤其是前上蚓部）的浦肯野细胞变性导致。
   3) 脑桥中央脱髓鞘（见章节 5.2.5）。
   4) 卒中。包括以下疾病的发生风险增高：
      - 脑出血（见章节 84.1）。

- 缺血性卒中[42]。
- 可能发生动脉瘤性 SAH。

5) 周围神经病（见第 31 章）。

6) 骨骼肌病。

3. 酒精戒断效应。常见于嗜酒者停止或减少乙醇摄入：

1) 酒精戒断综合征：见下文。

2) 癫痫：高达 33% 的病人在戒酒 7～30 小时会出现全身强直阵挛发作——酒精戒断性癫痫发作见章节 27.3。

3) 震颤性谵妄（DTs）：见下文。

急性中毒

乙醇对中枢神经系统的主要影响是通过对细胞膜的直接作用来抑制神经兴奋性、冲动传导和神经递质释放。表 11-7 显示了特定乙醇浓度的临床表现。Mellanby 效应：当血液中的乙醇含量上升时，酒精中毒的严重程度比下降时更严重。

表 11-7 血液乙醇浓度

血液乙醇浓度		临床表现
mmol/L	mg/dl	
5.4	25	轻度中毒：情绪改变、认知损害、动作不协调
>21.7	100	前庭和小脑功能障碍：眼球震颤加重，复视，构音障碍，共济失调
>108.5	500	因呼吸抑制通常可致死

在大多数司法管辖区，血液中乙醇含量≥ 21.7mmol/L (100mg/dl) 被定义为法律意义上的醉酒状态，也有许多州已将标准改为 80mg/dl。然而，即便是 10.2mmol/L (47mg/dl) 的血液乙醇浓度也会增加机动车事故的发生风险。长期酗酒可导致机体对酒精耐受性增高；据报道，有些习惯性饮酒者血液乙醇浓度甚至超过了 1000mg/dl。

酒精戒断综合征

概述

长期酗酒可代偿乙醇对 CNS 的抑制作用。因此，血液乙醇浓度下降会出现反弹性 CNS 亢奋。酒精戒断的临床表现可分为重度和轻度（通过自主神经亢奋程度以及是否伴有 DTs 来区分）以及早期（24～48 小时）和晚期（48 小时以上）。

体征、症状包括：震颤、反射亢进、失眠、恶心呕吐、自主神经功能亢进（心动过速，收缩期高血压）、躁动、肌痛、轻度精神错乱。酒精戒断性癫痫（见章节 27.3）往往于早期发生。感知障碍或幻觉也可能发生在早期。幻觉包括视幻觉和（或）听幻觉，而感觉正常（这区别于 DTs 的幻觉）。DTs 可在停止饮酒后 3～4 天发生（见下文）。

酒精戒断综合征可被苯二氮䓬类药物、恢复饮酒、β 受体阻滞剂或 α_2 受体激动剂所抑制。

酒精戒断综合征的预防和治疗

见参考文献[43]。

轻度酒精戒断综合征的治疗需要一个安静、有利的环境，并采用一对一的方式帮助病人重新定位。如症状加重，则需要进行药物干预。

苯二氮䓬类

苯二氮䓬类（BDZ）是酒精戒断综合征的主要治疗药物。该类药物可减轻自主神经功能亢进，预防癫痫和（或）DTs。所有的 BDZ 药物均有效。起始剂量见表 11-8，比治疗焦虑时的用量要大。根据症状来调整用药并按照标准化方案（如 CIWA-Ar[44]）反复评估的效果要好于固定剂量的用药[45]。避免使用肌内注射的方式给药（吸收不稳定）。

表 11-8 BDZ 类药物治疗酒精戒断综合征用药指南[a]

药品名称	用药方法	
	口服	静脉输注
氯氮卓（Librium®）	起始剂量为 100mg，随后为 25～50mg，口服，每天 3～4 次，4 天后逐渐减量。如持续躁动，可加大剂量，最大剂量可达 50mg，每小时 1 次[46]	–
劳拉西泮（Ativan®）	起始剂量为 4mg，随后为 1～2mg，口服，每 4 小时 1 次	1～2mg，每 1～2 小时 1 次
地西泮（Valium®）	起始剂量为 20mg，口服，随后为 10mg，口服，每天 2～3 次	起始剂量为 5～10mg
咪达唑仑（Versed®）	–	调整滴速至理想状态

[a] 天根据病人反应有所修订

辅助药物

应该对患酒精戒断综合征的病人常见的相关问题包括脱水、水和电解质紊乱、感染、胰腺炎、酒精性酮症酸中毒进行治疗。

用于酒精戒断本身的药物还包括：

1. 可有效治疗高血压的药物（注意：这类药物不能单独使用，因为它们不能预防病人向重度戒断症状进展，并且会掩盖戒断的症状）。
   1）β 受体阻滞剂：也可以治疗大多数相关的快速心律失常。
      - 阿替洛尔（Tenormin®）：缩短戒断综合征的时间、减少 BDZ 用量。

- × 禁用普萘洛尔（精神毒性反应）。

2）α 受体激动剂：不能与 β 受体阻滞剂联用。

2. 苯巴比妥：是 BDZ 的替代药物。药效持久，且能预防癫痫发作。
3. 巴氯芬：一项小型研究[47]发现，每天口服 10mg 巴氯芬，服用 30 天，可快速缓解戒断症状。
4. 辅助性药物：
   1）硫胺素：100mg，肌内注射，每天一次，连用 3 天（必要时可以静脉输注，但可能出现不良反应）。理论基础：高浓度葡萄糖可能使硫胺素缺乏症病人发生急性韦尼克脑病。
   2）叶酸：1mg，肌内注射、静脉注射或口服，每天一次，连用 3 天。
   3）就诊时用 1g 硫酸镁：降低癫痫发生风险。仅当镁离子浓度低于正常时才有帮助。用药前确保肾功能正常。
   4）维生素 B_{12} 治疗巨幼红细胞贫血：100μg，肌内注射（不要先于叶酸用药）。
   5）多种维生素：仅当病人存在营养不良时有益。
5. 癫痫：治疗适应证见章节 27.3.3。
   1）苯妥英（Dilantin®）（见章节 26.2）：负荷剂量为 18mg/kg≈1200mg/70kg。
   2）有时可使用三聚乙醛有效控制持续性癫痫。
6. 滴注乙醇：不常使用。5 周内使用 5% 浓度的乙醇，起始滴速为 20 ml/h，随后调整滴速使血液浓度维持在 100～150mg/dl。

震颤性谵妄（DTs）

DTs 通常于酒精戒断后的 4 天内出现，一般持续 1～3 天。

症状、体征包括：严重定向障碍、躁动、震颤、失眠、幻觉、严重的自主神经功能不稳定（心动过速、高血压、出汗、体温过高）[48]。死亡率为 5%～10%（老年人较高），但可通过治疗来减小这一比例（包括治疗相关的临床问题和癫痫）。

氟哌啶醇和吩噻嗪可控制幻觉，但可降低癫痫发作阈值。应积极治疗高血压和快速心律失常，具体方法见上文。

韦尼克脑病（WE）

概述

亦称 Wernicke-Korsakoff 脑病（不要与 Korsakoff 综合征或 Korsakoff 精神病相混淆）。典型三联征：脑病、眼肌麻痹和共济失调（注：三种体征分别见于 10%～33% 的病例中）。

WE 是由硫胺素缺乏导致的。人体硫胺素储存量只够使用约 18 天。WE 可见于以下情况：

1. 硫胺素缺乏的酗酒者是 WE 易感亚群。该人群体内缺乏硫胺素的原因主要是：摄入不足、吸收减少、肝储存减少和利用障碍等。

2. 剧吐（如有些孕妇）。
3. 饥饿：包括神经性厌食症、快速减肥。
4. 胃折叠术（减肥手术）。
5. 血液透析。
6. 癌症。
7. AIDS。
8. 长期静脉高营养。

临床表现

96% 的病人出现眼球运动异常，包括：眼球震颤（水平 > 垂直）、外直肌麻痹、共轭性凝视麻痹。

87% 的病人步态不稳，该征由多发性神经病、小脑功能障碍、前庭损害共同导致。

系统性症状可能包括：呕吐、发热。

诊断性检查

MRI：T_2WI 和 FLAIR 像上可见脑室旁丘脑（丘脑内侧）、第四脑室底、中脑导水管周围灰质高信号。经治疗后以上异常表现可消失[49]。还可能伴有乳头体萎缩。MRI 正常不能排除诊断。

治疗

WE 是急症。当怀疑病人为 WE 时，应每天肌内注射或静脉输注（口服途径不可靠，见下文）硫胺素 100mg，连用 5 天。× 给予硫胺素缺乏病人静脉输注葡萄糖会诱发急性 WE，∴应在输葡萄糖之前先给予补充硫胺素。

服用硫胺素可以在几小时到几天内改善眼部症状，在几天到几周内改善共济失调和精神错乱。许多存活下来的病人都遗留水平性眼球震颤、共济失调，80% 的病人遗留 Korsakoff 综合征（又名 Korsakoff 精神病），这是一种导致逆行性和顺行性失忆的致残性记忆障碍。

11.4.2 阿片类

包括海洛因（通常为静脉注射使用，但粉剂可直接吸入或制成烟卷吸食）以及处方药。阿片类药物可引起瞳孔缩小。

过量使用可导致：

1. 呼吸抑制。
2. 肺水肿。
3. 昏迷。
4. 低血压或心动过缓。
5. 癫痫。
6. 任何药物过量使用均可致死，但人工合成的阿片类药物更容易发生，如芬太尼（Sublimaze®），多为使用者不了解自身对药品的耐受力。

阿片类药物中毒的逆转[50]

静脉注射试验性剂量的纳洛酮（Narcan®）0.2mg，以避免突然完全逆转所有阿片类效应。如无明显效果，则再次注射1.8mg（总共2mg）可逆转大多数阿片中毒。如病情需要，可每2~3分钟重复用药一次，总用量最高为10mg，但喷他佐辛和丁丙诺啡的解毒剂量可能更大。纳洛酮可诱发阿片依赖病人的戒断症状，包括焦虑或躁动、竖毛、打哈欠、打喷嚏、流鼻涕、恶心、呕吐、腹泻、腹部痉挛、肌肉痉挛等，这些症状尽管让病人感觉不适，但不会危及生命。可乐定（Catapres®）可能对治疗某些麻醉药品的戒断症状有帮助。

对于长效类阿片制剂，尤其是美沙酮（Dolophine®），可使用纳美芬（Revex®）来替代重复使用纳洛酮。纳美芬是一种长效麻醉药物拮抗剂，不适用于阿片类药物过量的初始治疗。

11.4.3 可卡因

可卡因提取自红木古柯叶（及其他红木种属），与阿片类无关联。它阻止突触前肾上腺素能神经末梢再摄取去甲肾上腺素。可卡因有两种存在形式：盐酸可卡因（热稳定性差，可溶于水，通常采用口服、静脉注射或鼻喷等方式摄入）和高度纯化的可卡因生物碱（游离碱或快克可卡因，对热稳定但不溶于水，通常制成烟卷吸食）。

于摄入后60~90分钟（“体内藏毒”除外）、鼻喷后30~60分钟、静脉注射或烟卷吸食（游离碱或快克）后几分钟达最大毒性[50]。

可卡因的急性药理作用

对神经系统以外的其他系统的影响包括：心动过速、急性心肌梗死、心律失常、升主动脉破裂（主动脉夹层）、胎盘早剥、体温升高、肠缺血和猝死。

与神经系统有关的急性药理学作用包括：

1. 精神状态：初始时的CNS刺激作用导致幸福感和欣快感。有时导致躁动，偶尔出现谵妄症状。刺激作用之后表现出抑制作用。过量服用或长期服用可导致妄想症和中毒性精神病。可导致成瘾。
2. 瞳孔放大。
3. 高血压：由肾上腺素能受体的刺激作用导致。

与神经系统有关的非药理作用

1. 垂体变性：长期鼻内使用导致。
2. 脑血管炎：不如安非他明常见。
3. 癫痫：可能与可卡因的局部麻醉效应有关。
4. 卒中[51]：

11

1) 脑出血：见章节 84.4。
2) 蛛网膜下隙出血[52，53]：可能是患动脉瘤或 AVM 者发生高血压导致的，然而，有时在血管造影上未发现病变[54]。有可能是脑血管炎导致的。
3) 缺血性卒中[55]：可能由血管收缩导致。
4) 血栓性脑卒中[50]。
5) TIA[56]。

5. 脊髓前动脉综合征[56]。
6. 母亲使用可卡因对胎儿神经系统的影响包括[57]：小头畸形（见章节 17.2.2）、神经元迁移、分化和髓鞘形成障碍、脑梗死、蛛网膜下隙出血和脑出血以及产后婴儿猝死综合征（SIDS）。

可卡因中毒的治疗

大多数可卡因中毒都是短暂性的，无法治疗。苯二氮䓬类药物如劳拉西泮可用于治疗焦虑、躁动或癫痫（见章节 27.6）。难治性高血压可使用尼卡地平（见章节 6.1）或酚妥拉明治疗（见章节 38.4.10）。静脉注射利多卡因治疗心律不齐可诱发癫痫[50]。

11.4.4 安非他明

毒性与可卡因相似（见上文），但持续时间更长（可能长达数小时）。长期滥用可引起脑血管炎，进而导致脑梗死。

消除苯丙胺需要足够的排尿量。不应使用抗精神病药物（如氟哌啶醇），因为有诱发癫痫的风险。

11.4.5 一氧化碳

概述

在美国，一氧化碳（CO）是导致中毒性死亡的最主要原因。

为维持正常细胞功能，需要的血氧浓度约为 5ml O_2/100ml 血液。而正常血液的含氧量为 20ml O_2/100ml 血液。

CO 与血红蛋白（Hb）的结合力约是 O_2 的 250 倍，从而导致 Hb/O_2 解离曲线左移。CO 还能与细胞内肌红蛋白结合。

仅约 6% 的病人血液呈典型的“樱桃红”色。

临床表现

与 CO-Hb 水平相关的临床表现见表 11-9。

诊断性检查

心电图改变常见，通常表现为非特异性 ST 段和 T 波改变。

严重 CO 中毒的病人，CT 可见双侧苍白球对侧性低密度改变，见章节 86.21。

表 11-9 CO-Hb 水平

CO-Hb 水平（%）	症状 / 体征[a]
0～10	无
10～20	轻度头痛，轻度劳力性呼吸困难
20～30	搏动性头痛
30～40	严重头痛、眩晕、视野变暗、判断力下降
40～50	精神混乱、呼吸急促、心动过速、昏厥
50～60	昏厥、癫痫、昏迷
60～70	昏迷、低血压、呼吸衰竭、死亡
>70	迅速死亡

[a] 注：吸烟者 CO-Hb 水平可达 15% 而不出现相关症状和体征

预后

预后影响因素：

1. 低血压对预后的影响大于实际 CO-Hb 水平。
2. 昏迷。
3. 代谢性酸中毒。
4. 脑电图。
5. CT/MRI 改变：有一项研究发现，1 个月后出现的 MRI 病变不能准确的预测病人的预后。
6. CO-Hb 水平。
7. 其他影响病人预后的因素包括：年龄、暴露于 CO 中的程度。

约 40% 暴露于高浓度 CO 环境中的病人最终死亡。30%～40% 出现短暂性症状，但最终完全恢复。10%～30% 存在永久性神经功能后遗症，包括 CO 脑病（可能为迟发性）——记忆障碍、易怒和顶叶症状（包括各种失认症）。

脑损害：

1. 白质病变：
   1) 半球深部多发小灶梗死。
   2) 沿侧脑室的广泛坏死区。
   3) Grinker 髓鞘病（亦称缺氧性白质脑病），非梗死性。
2. 灰质病变：
   1) 双侧苍白球梗死。
   2) 海马病变及局灶性皮质梗死。

11

11.4.6 重金属中毒

概述

具有临床毒性的重金属包括铅、汞、镉和砷。其影响取决于所使用的金属类别、摄入途径、剂量以及暴露是急性还是慢性。

铅中毒

1. 可能的暴露途径：
   1) 摄入含铅涂料：通常发生在婴幼儿。
   2) 饮用含铅管道输送的水。
   3) 吸入含铅汽油的烟雾。
   4) 工作场所暴露：例如参与制造铅酸电池的工人。
2. 全身性症状和影响：
   1) 胃肠道：腹部绞痛、恶心／呕吐、胃肠道出血。
   2) 肾脏：铅由肾脏排泄并对肾脏产生毒害作用，导致蛋白尿和肾功能衰竭。
   3) 骨髓：骨髓抑制导致贫血（见下文）和白细胞减少症。
3. 累及神经系统：
   1) 儿童：亢奋、低智商、脑病（相对而言，成人脑耐受力更强[58]）。
   2) 周围神经病：通常仅见于工业暴露。症状：纯运动型神经受累（不常见的中毒性神经病类型，一般的中毒性神经病通常是长度依赖性的，感觉受累为主，且多最先累及足部），主要表现为腕背伸无力（垂腕）和手指伸肌无力。下肢受累较少见，通常局限于足背伸无力（足下垂）和趾背伸无力。
4. 实验室检查：
   1) 全血细胞计数：小细胞低色素性贫血伴嗜碱性点彩红细胞。
   2) 血铅水平升高：>10mg/dl。
5. X 线：铅线，如膝部 X 线片。

（周建坡 译 刘兴炬 校）

参考文献

[1] Bartynski WS. Posterior reversible encephalopathy syndrome, part 1: fundamental imaging and clinical features. AJNR AmJ Neuroradiol. 2008; 29:1036–1042

[2] Port JD, Beauchamp NJ. Reversible Intracerebral Pathologic Entities Mediated by Vascular Autoregulatory Dysfunction. Radiographics. 1998; 18: 353–367

[3] Lin KL, Hsu WC, Wang HS, et al. Hypertensionin-duced cerebellar encephalopathy and hydrocephalus in a male. Pediatr Neurol. 2006; 34:72–75

[4] Schaefer PW, Buonanno FS, Gonzalez RG, et al. Diffusion-Weighted Imaging Discriminates Between Cytotoxic and Vasogenic Edema in a Patient with Eclampsia. Stroke. 1997; 28:1082–1085

[5] Covarrubias DJ, Luetmer PH, Campeau NG. Posterior reversible encephalopathy syndrome: prognostic utility of quantitative diffusion-weighted MR images. AJNR Am J Neuroradiol. 2002; 23:1038–1048

[6] Beeson JH, Duda EE. Computed Axial Tomography Scan Demonstration of Cerebral Edema in Eclampsia Preceded by Blindness. Obstet Gynecol. 1982; 60:529–532

[7] Raps EC, Galetta SL, Broderick M, et al. Delayed Peripartum Vasculopathy: Cerebral Eclampsia Revisited. Ann Neurol. 1993; 33:222–225

[8] Dekker GA, Sibai BM. Etiology and pathogenesis of preeclampsia: current concepts. Am J Obstet Gynecol. 1998; 179:1359–1375

[9] Bartynski WS, Boardman JF, Zeigler ZR, et al. Posterior reversible encephalopathy syndrome in infection, sepsis, and shock. AJNR Am J Neuro-radiol. 2006; 27:2179–

2190
[10] Moore PM, Cupps TR. Neurologic Complications of Vasculitis. Ann Neurol. 1983; 14:155–167
[11] Salvarani C, Cantini F, Boiardi L, et al. Polymyalgia rheumatica and giant-cell arteritis. N Engl J Med. 2002; 347:261–271
[12] Salvarani C, Gabriel SE, O'Fallon WM, et al. The incidence of giant cell arteritis in Olmstead County, Minnesota: apparent fluctuations in a cyclic pattern. Ann Intern Med. 1995; 123:192–194
[13] Machado EB, Michet CJ, Ballard DJ, et al. Trends in Incidence and Clinical Presentation of Temporal Arteritis in Olmstead County, Minnesota, 1950-1985. Arthritis Rheum. 1988; 31:745–749
[14] Hunder GG. Giant Cell (Temporal) Arteritis. Rheum Dis Clin N Amer. 1990; 16:399–409
[15] Allen NB, Studenski SA. Polymyalgia Rheumatica and Temporal Arteritis. Med Clin N Amer. 1986; 70: 369–384
[16] Hall S, Hunder GG. Is Temporal Artery Biopsy Prudent? Mayo Clin Proc. 1984; 59:793–796
[17] Caselli RJ, Danube JR, Hunder GG, et al. Peripheral neuropathic syndromes in giant cell (temporal) arteritis. Neurology. 1988; 38:685–689
[18] Salvarani C, Hunder GG. Giant cell arteritis with low erythrocyte sedimentation rate: frequency of occurrence in a population-based study. Arthritis Rheum. 2001; 45:140–145
[19] Baumel B, Eisner LS. Diagnosis and Treatment of Headache in the Elderly. Med Clin N Amer. 1991; 75:661–675
[20] Karacostas D, Taskos N, Nikolaides T. CT Findings in Temporal Arteritis: A Report of Two Cases. Neurorad. 1986; 28
[21] McDonnell PJ, Moore GW, Miller NR, et al. Temporal Arteritis: A Clinicopathologic Study. Ophthalmology. 1986; 93:518–530
[22] Hall S, Lie JT, Kurland LT, et al. The Therapeutic Impact of Temporal Artery Biopsy. Lancet. 1983; 2: 1217–1220
[23] Achkar AA, Lie JT, Hunder GG, et al. How does previous corticosteroid treatment affect the biopsy findings in giant cell (temporal) arteritis? Ann Intern Med. 1994; 120:987–992
[24] Hunder GG, Kelley WN, Harris ED, et al. Giant Cell Arteritis and Polymyalgia Rheumatica. In: Textbook of Rheumatology. 4th ed. Philadelphia: W. B. Saunders; 1993:1103–1112
[25] Kent RB, Thomas L. Temporal Artery Biopsy. Am Surg. 1989; 56:16–21
[26] Chuang TY, Hunder GG, Ilstrup DM, et al. Polymyalgia Rheumatica: A 10-Year Epidemiologic and Clinical Study. Ann InternMed. 1982; 97:672–680
[27] Salvarani C, Gabriel SE, O'Fallon WM, et al. Epidemiology of polymyalgia rheumatica in Olmstead County, Minnesota, 1970-1991. Arthritis Rheum. 1995; 38:369–373
[28] Cantini F, Salvarani C, Olivieri I, et al. Erythrocyte sedimentation rate and C-reactive protein in the evaluation of disease activity and severity in polymyalgia rheumatica: a prospective follow-up study. Semin Arthritis Rheum. 2000; 30:17–24
[29] McDonald TJ, DeRemee RA. Wegener's Granulomatosis. Laryngoscope. 1983; 93:220–231
[30] Sneller MC. Wegener's Granulomatosis. JAMA. 1995; 273:1288–1291
[31] New Uses of Thalidomide. Med Letter. 1996; 38: 15–16
[32] Cupps TR, Moore PM, Fauci AS. Isolated angiitis of the central nervous system: prospective diagnostic and therapeutic experience. Am J Med. 1983; 74:97–105
[33] Kaye BR, Fainstat M. Cerebral Vasculitis Associated with Cocaine Abuse. JAMA. 1987; 258:2104–2106
[34] Hasso AN, Bird CR, Zinke DE, et al. Fibromuscular Dysplasia of the Internal Carotid Artery: Percutaneous Transluminal Angioplasty. AJR. 1981; 136:955–960
[35] Mettinger KL. Fibromuscular Dysplasia and the Brain II: Current Concept of the Disease. Stroke. 1982; 13:53–58
[36] Mettinger KL, Ericson K. Fibromuscular Dysplasia and the Brain: Observations on Angiographic, Clinical, and Genetic Characteristics. Stroke. 1982; 13:46–52
[37] Osborn AG, Anderson RE. Angiographic Spectrum of Cervical and Intracranial Fibromuscular Dysplasia. Stroke. 1977; 8:617–626
[38] Chabriat H, Vahedi K, Iba-Zizen MT, et al. Clinical Spectrum of CADASIL: A Study of Seven Families. Lancet. 1995; 346:934–939
[39] Voltz R, Gultekin SH, Rosenfeld MR, et al. A Serologic Marker of Paraneoplastic Limbic and Brain-Stem Encepahlitis in Patients with Testicular Cancer. N Engl J Med. 1999; 340:1788–1795
[40] Denny-Brown D. Primary Sensory Neuropathy with Muscular Changes Associated with Carcinoma. J Neurol Neurosurg Psychiatry. 1948; 11:73–87
[41] Charness ME, Simon RP, Greenberg DA. Ethanol and the Nervous System. N Engl J Med. 1989; 321:442–454
[42] Gorelick PB. Alcohol and stroke. Stroke. 1987; 18: 268–271
[43] Lohr RH. Treatment of Alcohol Withdrawal in Hospitalized Patients. Mayo Clin Proc. 1995; 70: 777–782
[44] Sullivan JT, Sykora K, Schneiderman J, et al. Assessment of Alcohol Withdrawal: The Revised Clinical Institute Withdrawal Assessment for Alcohol Scale (CIWA-Ar). Br J Addict. 1989; 84:1353–1357
[45] Saitz R, Mayo-Smith MF, Roberts MS, et al. Individualized Treatment for Alcohol Withdrawal: A Randomized Double-Blind Controlled Trial. JAMA. 1994; 272:519–523
[46] Lechtenberg R, Worner TM. Seizure Risk With Recurrent Alcohol Detoxification. Arch Neurol. 1990; 47:535–538
[47] Addolorato G, Caputo F, Capristo E, et al. Rapid suppression of alcohol withdrawal syndrome by baclofen. Am J Med. 2002; 112:226–229
[48] Treatment of Alcohol Withdrawal. Med Letter. 1986; 28:75–76
[49] Watson WD, Verma A, Lenart MJ, et al. MRI in acute Wernicke's encephalopathy. Neurology. 2003; 61
[50] Acute Reactions to Drugs of Abuse. Med Letter. 1996; 38:43–46
[51] Fessler RD, Esshaki CM, Stankewitz RC, et al. The Neurovascular Complications of Cocaine. Surg Neurol. 1997; 47:339–345
[52] Lichtenfeld PJ, Rubin DB, Feldman RS. Subarac-hnoid Hemorrhage Precipitated by Cocaine Snorting. Arch Neurol. 1984; 41:223–224
[53] Oyesiku NM, Collohan ART, Barrow DL, et al. Cocaine-Induced Aneurysmal Rupture: An Emergent Negative Factor in the Natural History of Intracranial Aneurysms? Neurosurgery. 1993; 32: 518–526
[54] Schwartz KA, Cohen JA. Subarachnoid Hemorrhage Precipitated by Cocaine Snorting. Arch Neurol. 1984; 41
[55] Levine SR, Brust JCM, Futrell N, et al. Cerebrovascular Complications of the Use of the 'Crack' Form of Alkaloidal Cocaine. N Engl J Med. 1990; 323:699–704
[56] Mody CK, Miller BL, McIntyre HB, et al. Neurologic Complications of Cocaine Abuse. Neurology. 1988; 38:1189–1193
[57] Volpe JJ. Effect of Cocaine Use on the Fetus. N Engl J Med. 1992; 327:399–407
[58] Thomson RM, Parry GJ. Neuropathies associated with excessive exposure to lead. Muscle Nerve. 2006; 33:732–741

第三部分

影像诊断

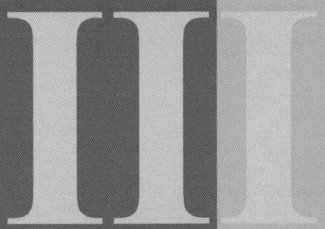

III

12 X线片及造影剂

12.1 颈椎X线片

12.1.1 正常表现

颈椎外伤的影像学表现，见表60-2；诊断临床颈椎失稳的指南，见表62-4。

轮廓线

在颈椎的侧位片中有四条轮廓线（也称为弓形线），正常时每条线均是一平滑柔和的曲线（图12-1）。

1. 后缘线(posteriormarginal line, PML)：沿着椎体(VB)后皮质表面，标志着椎管的前缘。
2. 前缘线（anteriormarginal line，AML)：沿着椎体前皮质表面。
3. 椎板线（spinolaminar line，SLL)：沿着棘突基底，是椎管的后缘。
4. 棘后线（posteriorspinous line，PSL)：沿着棘突的顶点。

寰椎与枕骨关系

参见寰枕关节脱位(atlanto-ocipital dis location，AOD)诊断标准(章节61.1)。

寰椎与枢椎关系

这些测量可用于如外伤、类风湿关节炎（见章节72.1）或者唐氏综合征（Down syndrome)(见章节72.2）等所致寰枢椎脱位或半脱位（见章节61.3)。

12.1.2 Spence规则

在前后位或张口位像上，双侧C1侧块与C2之间的距离之和大于7mm时(图12-8中的x+y)，很可能存在寰椎横韧带（TAL）损伤[1, 2]（如果以扩大18%进行校正，建议诊断标准相应改为x+y ≥ 8.2mm[3])。

12.1.3 （前）寰齿间隙（ADI）

注意：ADI常指前寰齿间隙［同样有寰齿后间隙（见章节12.1.4）和在前后位像上可见的侧寰齿间隙］。

ADI又称齿前间隔或间隙，即在颈椎侧位X线片上（图12-2)，齿突前缘和寰椎前弓的最近点之间的距离，正常的最大范围为2～4mm[4, 5]。通常可接受的最高限见表12-1。ADI值异常升高直接提示TAL损伤[6]。

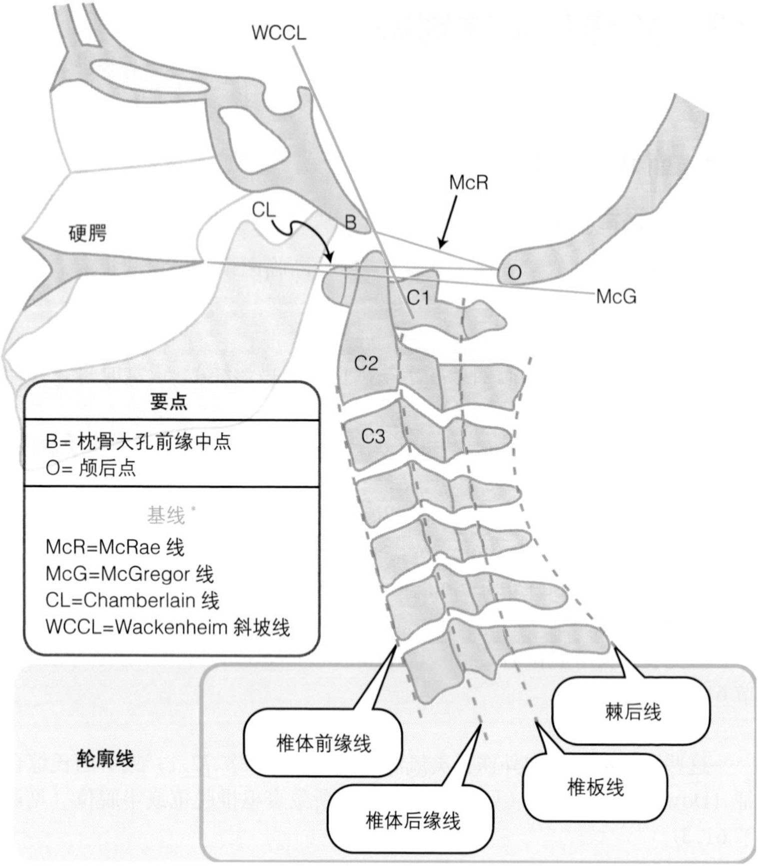

图 12-1 颈椎轮廓线及用于诊断颅底凹陷的基线

头颈交界侧位像

* 见讨论部分的基线

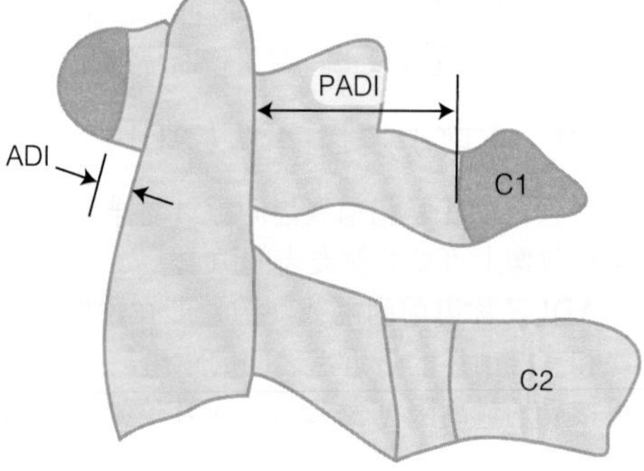

图 12-2 侧位颈椎 X 线片示寰齿间隙（ADI，又称齿前间隔或间隙）及寰齿后间隙（PADI）

表 12-1 正常 ADI

病人		ADI
成人	男性	≤ 3mm
	女性	≤ 2.5mm
小儿[7]（≤ 15 岁）	≤ 4mm	

12.1.4 寰齿后间隙（PADI）

PADI 也称椎管宽度（NCW）[8]，是骨性椎管在前后位上的直径，测量方法是齿突后缘与 C1 环前缘的距离（图 12-2）。PADI 在一些疾病中比 ADI 更有价值，如类风湿关节炎（见章节 72.1）导致的寰枢关节半脱位或唐氏综合征（见章节 72.2）。

椎管直径

在颈椎侧位 X 线片上，正常椎管直径（从椎板线至椎体后缘线的距离）[9]：若射线以 C4 为中心，则从 C3 至 T1 为 15mm ± 5mm（测量未经校正，真实测量值可能为 1.5mm 或更小）。如存在骨赘，则从骨赘后部测量至椎板线。

颈椎狭窄：关于正常最小前后径，文献报道过多个阈值[10]。在颈椎侧位 X 线片上通常是从后椎体（或骨赘的后部）到椎板线，部分采用 15mm。大多学者认为成人椎管直径 <12mm 可诊断椎管狭窄。这种测量已经没有过去那么重要了，它只是椎管严重狭窄至压迫脊髓的替代标志，如今我们已经能通过 MRI（或脊髓造影）直接证实椎管狭窄压迫脊髓。

椎体前软组织（PVST）

在颈椎侧位片上，PVST 的异常增多可能提示椎体骨折、脱位或韧带损伤[12]。颈椎 X 线侧位像及 CT 扫描正常值见表 12-2 及示例图 12-3。X 线片中由于放大或旋转容易造成误差，多层螺旋 CT（MDCT）可消除这些缺点[11]。

表 12-2 正常椎体前软组织

间隙	水平	最大正常宽度（mm）		
		成人		小儿
		多层螺旋 CT	侧位 X 线	
咽后	C1	8.5	10	不可靠
	C2～C4	6～7[a]	5～7	
气管后	C5～C7	18	22	14

[a] 认为 C4 水平的 CT 数据不可靠[11]

12

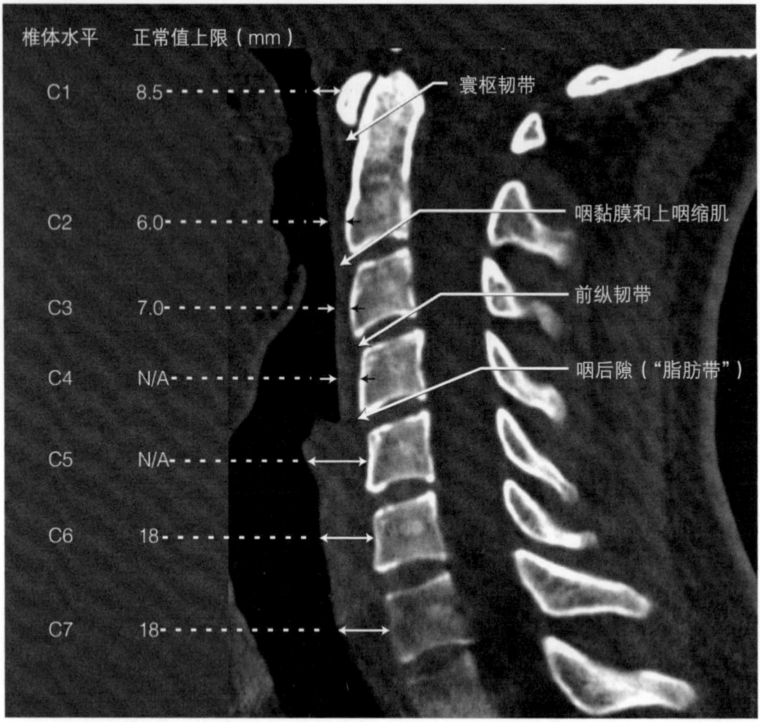

图 12-3 矢状位 CT 扫描示椎体前软组织范围

PVST 的增加更多见于前方而不是后方损伤[13]。注意：这些测量的敏感性在 C3 仅约 60%，在 C6 为 5%[12]。假阳性可能见于颅底 / 面骨折，特别是翼状板骨折。气管内插管可能导致液体聚集于口咽后部，影响测量。在这种情况下，可在颈椎 CT（图 12-3）上寻找椎前肌肉和口咽后部之间薄层脂肪作为标志，此线之后的椎前组织可能增厚（当前无法测量）。MRI 也可用于显示异常的椎体前组织。

棘突间距离

颈椎前后位：如果棘突间距离是相邻椎间水平（通过两棘突中点测量）的 1.5 倍，可诊断骨折 / 脱位或韧带损伤[14]。可发现低于一定水平的棘突的排列紊乱，这可作为单侧小关节交锁（见章节 62.5.4）造成扭转的证据。

颈椎侧位：可发现“扇形”“喇叭形”张开，是一对棘突的异常分布，同样提示韧带损伤的可能。

12.1.5 儿童颈椎

C1（寰椎）

骨化中心[15]：通常为3个（图12-4)。

- 1个（有时为2个）位于椎体（出生时未出现，1岁时在X线片可见）。
- 每一个神经弓各1个（在孕7周时出现于两侧）。

软骨融合[15]：

- 棘突在约3岁时融合。
- 2处神经中心软骨在大约7岁时融合。

约5%的成人可有C1骨化中心闭合不全，常见于后方。一旦发生，常表现为前后缘同时缺陷。

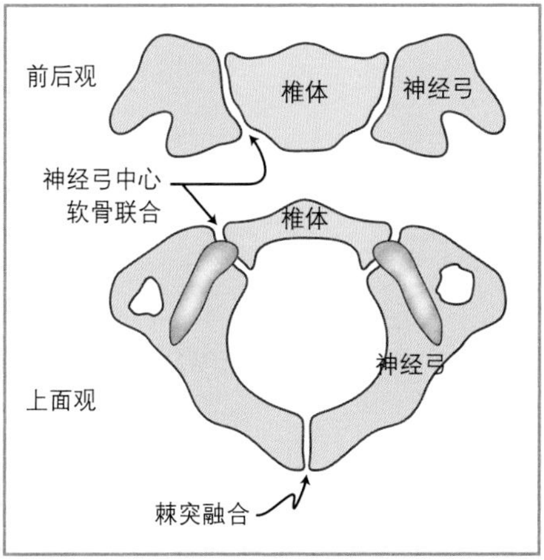

图12-4 儿童C1（寰椎）

C2（枢椎）

进化时有5个骨化中心。在胚胎发育的第7个月，两半齿突在中线（图12-5中的虚线）处融合，故在出生时仅有4个原发骨化中心（图12-5)：

- 齿突尖1个
- 椎体1个
- 两侧神经弓共2个。

后弓在2~3岁时融合，前弓常在3~6岁时融合。然而，齿突融合（又称齿突下融合）直到近11岁时才可能在X线片中显现。继发骨化中心（齿突尖）于3~6岁之间在齿突的顶端形成，12岁时与齿突融合。

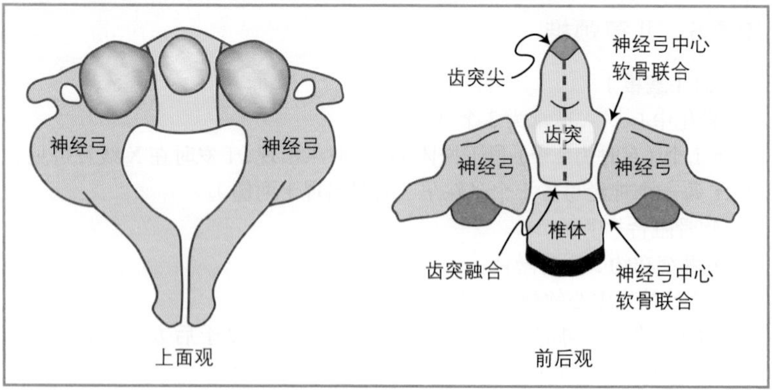

图 12-5 儿童 C2（枢椎）

C3～C7

出生时有 3 个骨化中心[16]（见图 12-6）。

- 椎体 1 个。
- 两侧神经弓共 2 个。

2～3 岁时 2 个神经弓后部互相融合。

3～6 岁时两侧神经弓与椎体融合。

在儿童，颈椎体正常为楔形（前方窄），楔形程度随年龄增长而降低。

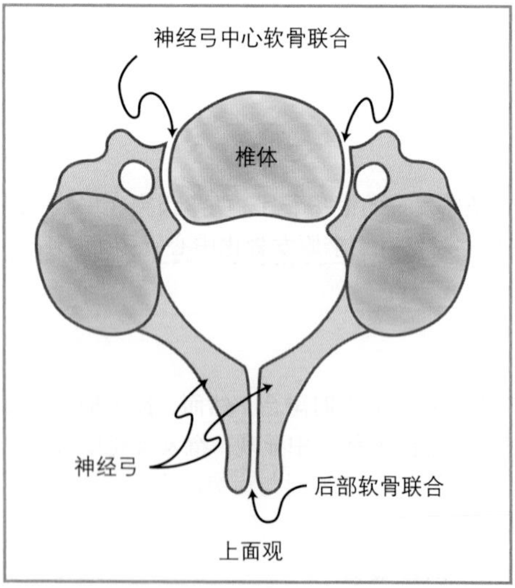

图 12-6 儿童 C3~C7

12.2　腰骶部脊柱 X 线片

正常情况下，L4~L5 椎间盘间隙的垂直高度最大。见正常腰椎测量（见章节 69.7.1）。

后前位像：寻找缺陷或由于溶骨性肿瘤（转移性常见）导致的椎弓根侵蚀而形成的非可视化的“猫头鹰眼征”。

斜位像：寻找“苏格兰狗”颈部的中断以明确峡部是否存在缺陷。

蝴蝶形椎体：一种少见的先天性畸形，由于双侧椎体受残留脊索组织影响不能融合造成，在 X 线前后位或 CT 冠状重建像中呈“蝴蝶”状。受累的椎体变宽，相邻的椎体看似“嵌入”椎体以填补空隙。可能同时伴有其他的脊柱和肋骨畸形[17]。在侧位像上类似压缩性骨折。在严重的病例可伴有后凸或侧弯畸形。常常没有症状，无须治疗。可能伴有脂肪瘤性脊髓脊膜膨出（见章节 16.2.4）。

12.3　颅骨 X 线片

Water 位像：也称颏顶位观，X 线管斜向上 45°（垂直于斜坡）。

Towne 位像：X 线管斜向下 45°，以观察枕骨。

12.3.1　蝶鞍

成人颅骨 X 线片上的正常尺寸

技术：正侧位，摄像距离为 91cm，中心线在外耳道前 2.5cm、上方 1.9cm。表 12-3 列出了各测量的正常值（图 12-7 说明相应的测量方法）。

深度（D）：定义为从鞍底到鞍膈的最大距离。

长度（L）：定义为最大的前后径。

异常发现

与颅咽管瘤常侵蚀后床突相反，垂体腺瘤有使蝶鞍扩大的倾向。空蝶鞍综合征常使蝶鞍呈对称性气球样增大但不侵蚀床突。鞍结节脑膜瘤常不会造成蝶鞍扩大，但可伴有蝶窦扩大。见蝶窦气性扩张（见章节 86.6)。

“J”形蝶鞍常提示视神经胶质瘤，也可见于先天性 Hurler 综合征（一种黏多糖病）。

表 12-3　蝶鞍正常尺寸（图 12-7）

尺寸	最大值	最小值	平均值
D（深度）(毫米)	12	4	8.1
L（长度）(毫米)	16	5	10.6

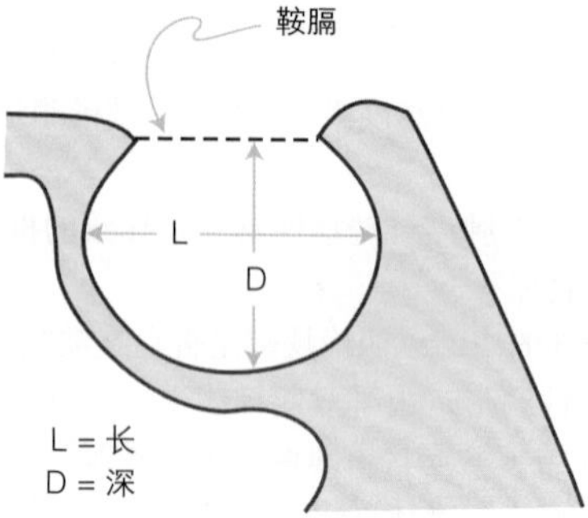

图 12-7 蝶鞍的测量（侧位观）

12.3.2 扁平颅底与颅底凹陷（BI）

术语

颅底凹陷与扁平颅底两术语在文献中常互换使用。在过去，颅底凹陷（又称颅骨陷入）通常指由于后天颅骨软化所致的颅底向上凹陷（见下文），常合并寰枕融合，而颅底凹陷无骨质异常。由于两者缩写（BI）相同，做这样的区分看似毫无意义。两者共同特点：上颈椎向上移位（包括齿突尖，又称齿突的头端迁移）通过枕骨大孔进入颅后窝。

12

扁平颅底：颅底扁平，最早通过 X 线检查诊断，但常因头部旋转或难以确认骨性标记而判断错误，目前常通过 CT 或 MRI 诊断。可合并或不合并 BI，也可伴有颅面部畸形、Chiari 1.5 型畸形、Paget 病等。

通过测量颅底角进行定量评估，即在 X 线片上，测量鼻根至蝶鞍中点连线与蝶鞍中点至枕骨大孔前缘连线之间的夹角[18]；在 MRI 上，测量颅前窝底直至鞍背连线及斜坡之间的角度更加合适[19]。正常的颅底角 130°，扁平颅底 >145°（异常的钝角）。

BI 的两种类型

见参考文献[20]。

Ⅰ型：BI 不合并 Chiari 畸形。齿突顶端高于腭枕线（CL）、麦氏线（McR）、斜坡中央管线（WCCL）（见图 12-8）。齿突上移造成脑干受压。85% 的病人可通过牵引改善。可经口手术治疗，常常需行后路融合。

Ⅱ型：BI 合并 Chiari 畸形。齿突顶端高于 CL，但不高于 McR 或 WCCL。颅后窝容量降低造成脑干受压。15% 的病人可通过牵引改善。可行枕骨大孔减压。

诊断 BI 作用的测量法

见图 12-1，图 12-8：

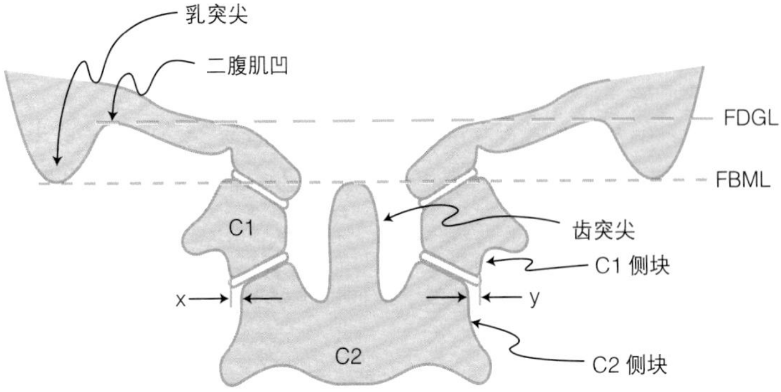

图 12-8 颅颈交界处的前后位观

FDGL = Fischgold 二腹肌线；FBML = Fischgold 乳突线；x + y = C1 相对 C2 的总凸出量（又称横向位移）见 Spence 规则（章节 61.3.3）

1. 麦氏线（McRae's line，图 12-1 上 McR）：穿过枕骨大孔的线，即颅底点（枕骨大孔前缘中点）[21] 和颅后点（枕骨大孔后缘中点）的连线。在 CT 上齿突尖平均低于此线 5mm（±1.8mm），在 MRI 上低于此线 4.6mm（±2.6mm）。齿突的任何部分均不应超过此线（对 BI 最精确 ）。
2. 腭枕线（Chamberlain's line，图 12-1 上 CL）[23]：硬腭后到枕骨大孔后缘。正常为齿突尖距离此线小于 3mm 或齿突的一半在此线以上，齿突尖距离此线超过 6mm 者为异常。较少应用，因为颅后点在 X 线片上较难辨认，也可陷入。在 CT[24] 或 MRI[22] 上，齿突尖应在此线下 1.4mm（±2.4mm）处。
3. 基底线（McGregor's baseline，图 12-1 上 McG）[25]：硬腭后缘到枕部的最低点。齿突不应高于此线 4.5mm 以上。在 CT[24] 或 MRI[22] 上齿突尖在此线上方 0.8mm（±2.4mm）处。
4. 斜坡 - 中央管线（Wackenheim's clivus-canal ine，图 12-1 上 WCCL）：连接鞍背和斜坡尖端（基底点）及其延长线，齿突应在此线以下或刚好到此线 [26]。
5. 二腹肌线（Fischgold's digastric line，图 12-8 上 FDGL）：连接二腹肌切迹。从此线到寰枕关节正中的正常距离为 10mm（在 BI 时减少 ），[27] 齿突不应高于此线。此线比双乳突线精确。
6. 双乳突线（Fischgold's bimastoid line，图 12-8 上 FBML）：连接双乳突的尖端，乳突尖位于此线上方平均 2mm 处（范围：线下 3mm 至线上 10mm）。这条线应通过寰枕关节。

12

与 BI 有关的疾病

1. 先天性：颅底压迹是颅颈交界最多见的畸形，常合并有其他异常[28]。
   1) 唐氏综合征。
   2) 颈椎融合（Klippel-Feil sydrome）（见章节 16.3）。
   3) Chiari 畸形（见章节 17.1）：100 例病人中有 92 例患颅底凹陷[29]。
   4) 脊髓空洞症。
2. 获得性：
   1) 类风湿关节炎（部分是由于横韧带闭锁不全）（见章节 72.1）。
   2) 外伤后。
3. BI 合并骨软化[30]：
   1) Paget 病。
   2) 成骨不全：由于基因缺陷导致 1 型胶原缺陷，病人巩膜呈蓝色并伴有早期听力损失。骨头很脆弱（“脆骨病”）。呈常染色体显性遗传，共有四种常见类型及其他罕见的类型。
   3) 骨软化。
   4) 佝偻病。
   5) 甲状旁腺功能亢进。

12.4 神经影像学中的增强剂

见术中染料（见章节 90.2），为手术室有用的可视性染料。

12.4.1 碘增强剂

一般注意事项

水溶性造影剂已取代非水溶性造影剂，如碘苯酯®（乙基碘苯酯或泛影葡胺碘苯酯）。

× 注意：碘造影剂（静脉或动脉内注射）能够造成二甲双胍（格华止®，文迪雅®）排出延迟。二甲双胍是一种治疗 2 型糖尿病的降糖药，可能引起乳酸酸中毒或肾功能衰竭（尤其是充血性心力衰竭和饮酒的病人）。厂家建议使用二甲双胍的病人在应用碘造影剂之前及之后 48 小时内应停药（如果有证据表明使用造影剂后肾功能下降，则需停药更长时间）。二甲双胍在手术前 48 小时也应停药，并在术后恢复正常饮食后再开始口服。

在肾功能正常的病人中，每天碘最大剂量为 86g。

鞘内注射增强剂

误将未经证实的造影剂应用于鞘内注射

× 注意：应用并不专用于鞘内注射（例如进行脊髓造影、脑池造影、脑室造影等）的碘增强剂做鞘内注射会引起严重的不良反应。包括离子性增强剂（见下文）及一些非离子制剂（如 Optiray®，Reno-60 等）。鞘内注射能引起不能控制的癫痫发作、脑内出血、脑水肿、昏迷、偏瘫、蛛网膜炎、肌阵挛、肾功能衰竭、横纹肌溶解、高热、呼吸抑制等，有很高的死亡率[31]。

误用不宜鞘内应用的造影剂进行鞘内注射后的操作流程：

1. 如果已发现误用，应尽可能立即排出脑脊液和增强剂（如从脊髓造影针处抽出引流）。
2. 抬高头部与床呈约 45° 角（使增强剂远离头部）。
3. 如果对现场情况仍有疑问（例如不能肯定所用的增强剂是否合适），可将血和含有增强剂的脑脊液送检，进行高精度的液体色谱分析以鉴定所用制剂[32]。
4. 抗组胺药：如盐酸苯海拉明（Benadry®）50mg 深部肌内注射。
5. 呼吸：给氧，必要时气管内插管。
6. 控制高血压。
7. 静脉补液。
8. 静脉给激素。
9. 如果病人躁动，可给镇静剂。
10. 用醋氨芬治疗发热，必要时可用冰毯。
11. 必要时可进行药物性瘫痪以控制肌肉活动。
12. 抗抽搐药物治疗：可能需要一种以上制剂（如苯妥英 + 苯巴比妥 + 一种苯二氮䓬类药）。
13. 可考虑行无增强的脑 CT 扫描：可有助于评估增强剂是否已弥散于颅内，但是这需要病人平躺，所以可能不值得推荐。
14. 置入腰部蛛网膜下隙引流管引流脑脊液（推荐速度：10ml/h）。
15. 监测：电解质、抗癫痫药水平、肌酸激酶（CPK）。
16. 反复行 EEG 检查来判断在镇静和瘫痪时的癫痫活动。

碘海醇（欧米帕克，Omnipaque®）

如今批准用于鞘内使用的药物主要是碘海醇（欧米帕克，Omnipaque®）。

为非离子性三碘复合物。浓度表示如下：每毫升 Omnipaque300 溶剂中含有 300mg 有机碘（300mgI/ml）。

可用于脊髓造影、脑池造影以及增强 CT 扫描的静脉注射。用法和浓度可见表 12-4。

鞘内应用：

注意：仅 Omnipaque180、210、240 和 300 注明可进行鞘内应用。140 和 350 未被 FDA 批准进行鞘内应用。然而，一些神经影像学家应用 Omnipaque140 或将 180 稀释进行 CT 脑室造影（非说明书用法）。

12

表 12-4 成人碘海醇推荐浓度

操作名称	浓度 (mg I/ml)	容量 (ml)
通过 LP 做腰脊髓造影术	180 240	10～17 7～12.5
通过 LP 或颈部注射做胸脊髓造影	240 300	6～12.5 6～10
通过 LP 做颈髓造影	240 300	6～12.5 6～10
通过 C1～C2 穿刺做颈髓造影	180 240 300	7～10 6～12.5 4～10
通过 LP 做全脊髓造影术	240 300	6～12.5 6～10
脑动脉造影 [a]	300	≈ 6～12ml/ 血管
静脉注射增强脑 CT 扫描	240 350	120～250ml 静脉滴注 70～150ml 静脉推注 [b]
通过LP或 C1～C2 穿刺 CT 脑池造影	300 350	12 12
通过脑室导管 CT 脑室造影	180[c]	2～3
通过脑室导管 X 线片脑室造影	180	2～3
通过分流管注射进入脑室做 X 线片 “shunt-o-gram”	180	2～3
X 线片“shunt-o-gram”，通过分流活瓣的远端注射而不进入脑室（检查远端分流管功能）	300 350	10～12 10～12

[a] 大多数医院应用 Optiray®，见正文

[b] 之后应用 0.45% 的生理盐水 250ml 进行再稀释

[c] 180 在 CT 上密度很高，有人使用 1～3ml 140 或将其稀释 180%（以增强剂与无添加剂生理盐水约 2∶1 的比例进行稀释）

应用增强剂前至少提前 48 小时停用精神抑制药物（包括吩噻嗪类，如氯丙嗪、普鲁氯嗪、异丙嗪）。应用增强剂后最初的几小时内应保持头部与床的角度（HOB）≥ 30°，同时可口服补液或静脉输液。

对有癫痫发作史、严重心血管病、慢性乙醇中毒者或多发性硬化的病人用药时应谨慎。

碘海醇从鞘内空间缓慢弥散入循环系统，并通过肾脏排泄而清除，期间无明显的代谢或脱碘。

最大剂量：成人单次脊髓造影中，碘造影剂总量不应超过 3060mg

（也有人认为可高达4500mg）（如15ml碘海醇300=15ml×300mgI/ml=4500mg碘）。

碘帕醇（如碘帕醇300，碘帕醇370®）

三碘非离子型水溶性药物，可血管内及鞘内应用。碘帕醇300和碘帕醇370分别含碘300mg/ml及370mg/ml。

不能用于鞘内注射的增强剂

使用不宜鞘内应用的造影剂鞘内注射，参见上文。

碘佛醇（安射力®，Optiray®）

× 不能鞘内应用（见上文）。

用法和浓度包括：

- 动脉造影：Optiray300（64%碘佛醇）或Optiray320（68%碘佛醇），通常总量不超过200ml。
- 静脉增强脑CT扫描：
  1) 成人：50～150ml的Optiray300、Optiray320或100～250ml的Optiray240。
     典型用法：100ml Optiray320。
  2) 儿童：1～3ml/kg的Optiray320。

碘普胺（优维显®，Ultravist®）

× 不能用于鞘内注射（见上文），有碘含量150mg/ml、240mg/ml、300mg/ml及370mg/ml等剂型。优维显300的渗透压是607mOsm/kg。

脑血管造影（300mg/ml）：单次检查的最大剂量为150ml。

增强CT（300mg/ml）：儿童（>2岁）：常规剂量为1～2ml/kg，单次检查最大剂量3ml/kg。成人：常规剂量50～200ml，最大剂量200ml。

碘克沙醇（威视派克®，Visipaque®）

× 不能用于鞘内注射（见上文），为血管内应用的三碘非离子型等渗液。

FDA批准用于增强CT，一些医师应用Visipaque270进行脑血管造影（显影稍差，但碘含量较低）。有碘含量270mg/ml和320mg/ml两种可用剂型。

碘增强剂过敏或肾功能不全

碘增强剂过敏的准备

适用于既往有静脉注射碘增强剂反应史者。既往如有荨麻疹、瘙痒等轻微反应都应尽可能准备好这些制剂。即使准备妥善，除非必须，有过敏性休克或因水肿压迫气道病史的病人也应尽量避免静脉使用。注意：即使这样，病人仍可能出现严重的反应（改进后[33]）。这些措施同样用于预防少见的含钆增强剂的过敏。

1. 尽可能应用非离子增强剂（如碘海醇）。
2. 检查过程中准备好急救设备。

3. 药物：

1) 类固醇（类固醇激素剂量的详细资料见表 8-1）：

- 泼尼松 50mg 口服：检查前 20~24 小时，8~12 小时或 2 小时。
- 等同于甲泼尼龙（Solumedrol®）静脉应用：约 25mg。

2) 盐酸苯海拉明（Benadry®）50mg，检查前 1 小时肌内注射或检查前 5 分钟静脉给药。

3) 可选择：H_2 受体拮抗剂，如检查前 1 小时西咪替丁 300mg 口服或静脉给药。

急诊 CT 检查时（检查前 24 小时准备无法完成时）：

- 检查前 2 小时静脉给予氢化可的松 100mg。

肾功能不全或糖尿病病人的准备

对于患有糖尿病及轻度肾功能不全（如：轻度肌酐增高，>1.2mg/dl 或 100 μmol/L）的病人，1mg/dl=88.4 μmol/L，为减轻碘增强剂导致肾功能损害应当：

- N- 乙酰半胱氨酸（Mucomyst；其实际作用尚未被证实，可能并不比单纯水化效果好）：与水化同时进行。
  1) 检查前 24 小时 800mg 口服，每 8 小时一次[34]，检查后 24 小时 600mg 口服，每天 2 次。
  2) 检查前 48 小时 600mg 口服，每天 2 次，检查后 24 小时 600mg 口服，每天 2 次。
  3) 检查前 600mg 静脉注射，检查后 48 小时 600mg 口服，每天 2 次[35]。
- 水化：1L 生理盐水加 3 支碳酸氢钠静脉滴注，速度为 100ml/h，从检查前 1 小时开始直到静脉滴注完毕。

12

12.4.2 对血管内增强剂的反应

概述

意外鞘内注射离子型增强剂的治疗可参（见章节 12.4.1）。

× β 受体阻滞剂

β 受体阻滞剂可增加增强剂反应的危险，并可能掩盖一些过敏反应的表现。同时应用肾上腺素也是不可取的，因为肾上腺素的 α 效应可能占优势（支气管痉挛、血管收缩、迷走神经节律增加）。如果 β 受体阻滞剂治疗后出现低血压，可使用胰高血糖素 2~3mg 静脉推注，之后 5mg 静脉滴注 1 小时以上（胰高血糖素有增强心肌收缩和加快心率的作用，并不受肾上腺素能通路的调节）。

特异反应及治疗

低血压合并心动过速（过敏样反应）

1. 轻度：垂头仰卧位（Trendelenburg 体位），静脉补液。

2. 如果没有反应，但仍为轻度：

肾上腺素（对有冠状动脉疾病、心力储备不足、高血压或不能夹闭的动脉瘤的病人应小心应用）：

1) 0.3~0.5ml 的 1∶1000 肾上腺素皮下注射（0.3~0.5mg），每 15~20 分钟一次（儿童：0.01mg/kg）。
2) 美国实验病理学会（ASEP）推荐（特别是老年人或休克病人）：10ml 的 1∶100 000 肾上腺素静脉推注 5~10 分钟以上（将 0.1ml 的 1∶1000 肾上腺素混于 10ml 的生理盐水中，或用生理盐水将 1 瓶 1∶10 000 肾上腺素稀释至 10ml）。

3. 中度到重度或恶化（过敏反应），可加用：
   1) 静脉给予胶体液，如羟乙基淀粉（Hespan®）6%（胶体是必需的，因为存在由于渗液引起的液体向血管外移动，这些制剂也有小的过敏反应的风险）。
   2) 肾上腺素（见上文），可重复 1 次。
   3) O_2 2~6L/min，必要时气管内插管。
   4) 进行心电图检查以排除缺血性改变。
4. 如果休克加重，则加多巴胺（见章节 6.2.2），起始剂量为 5μg/(kg·min)。

低血压合并心动过缓（血管迷走神经反应）

1. 轻度：
   1) 垂头仰卧位（Trendelenburg 体位）。
   2) 静脉补液。
2. 如果没有反应，加用：
   1) 阿托品 0.75mg 静脉推注，可反复给药，必要时 15 分钟可达到 2~3mg。对于有潜在心脏病病人应小心应用。
   2) 心电图和（或）心脏监测：特别在使用阿托品或多巴胺时。
3. 如果没有反应，加用多巴胺（见章节 6.2.2），起始剂量为 5μg/(kg·min)。

荨麻疹

1. 轻度：自限性，不需治疗。
2. 中度：
   1) 盐酸苯海拉明（Benadry®）50mg 口服或深部肌内注射（避免静脉给药，本身可引起过敏反应）。
   2) 西咪替丁（Tagamet®）300mg 口服或稀释至 20ml 静脉滴注 20 分钟以上。H_2 受体与风团和潮红等反应有关。
3. 重度：治疗同中度，另加下列治疗：
   1) 肾上腺素（见上文）。

2) 保留静脉通路。

面部或喉血管神经性水肿

1. 肾上腺素：见上文，可重复用至 1mg。
2. 如果呼吸窘迫：吸氧 2～6L/min，必要时气管内插管（由于舌肿胀，经口气管内插管可能很困难，急救时可能需要行经鼻气管内插管或环甲膜切开术）。
3. 盐酸苯海拉明：见上文。
4. 西咪替丁：见上文。
5. 对于可见的血管性水肿可予冰敷。
6. 保留静脉通路。
7. 糖皮质激素通常只对慢性血管性水肿有效。

支气管痉挛

1. 轻度到中度：
   1) 肾上腺素：见上文，可能重复用到 1ml。
   2) 如果呼吸窘迫，则吸氧 2～6L/min，必要时气管内插管。
   3) 保留静脉通路。
   4) 如呼吸道通畅，可选用吸入性 β 受体激动剂，如沙丁胺醇（Proventil®），此外还可选用可控剂量的吸入器，如吡丁醇（Maxaiir®）或奥西那林（Metaprel®），2 喷。

2. 重度：治疗同中度，另加下列治疗。
   1) 氨茶碱 250～500mg 加入 10～20ml 生理盐水中，缓慢静脉注射 15～30 分钟以上。监测低血压和心律失常。
   2) 气管内插管。
3. 仍持续：加用下列治疗（无即刻效应）。
   1) 氢化可的松 250mg 静脉推注。
   2) 盐酸苯海拉明：见上文。
   3) 西咪替丁：见上文。

肺水肿

1. 吸氧 2～6L/min，必要时气管内插管。
2. 抬起头部和躯体。
3. 呋塞米（Lasix®）40mg 静脉推注。
4. 心电图。
5. 如果缺氧加重（可能表现为躁动或攻击性），另加：
   1) 吗啡 8～15mg 静脉推注。可能引起呼吸抑制，准备气管内插管。
   2) 肾上腺素：见上文。注意：仅用于排除心肌梗死所致肺水肿时。病人如果有急性颅内病理变化，可能是神经源性肺水肿的危险信号（见章节 75.4）。

癫痫发作

如果癫痫发作不能自行缓解，则成人用劳拉西泮（Ativan®）2～4mg静脉推注。× 注意预防癫痫持续状态（见章节 27.6），并根据指征继续使用其他药物（见章节 27.6.6）。

12.5 神经外科医师的放射安全

12.5.1 概述

放射暴露既有确定效应（超过一定剂量的放射暴露将导致特定的损伤），也有随机效应（任何剂量均会增加不良事件的发生概率，且剂量越高，效应越强）。

12.5.2 单位

见参考文献[36]。

吸收剂量：单位重量吸收的能量，单位为 Gray 或 rads。

Gray：国际标准单位，1Gy=100cGy=100rads= 吸收剂量为 1J/kg。

Rad：1rad=100 尔格 / 克 =0.01J/kg=0.01Gy=1cGy。

放射线的生物学效应（剂量当量）：单位为 rem 或希沃特。

希沃特（Sivert，Sv)：国际标准单位，希沃特等于吸收剂量乘以不同来源的放射线的“质量因子”（Q)。例如高能质子的 Q=10，X 线的 Q=1。1Sv=100rems。

伦琴当量（rem)：以 rad 剂量的吸收剂量乘以 Q。1rem 剂量可以在 100 万人中增加约 300 例癌症病人（其中 1/3 是致死的）。1rem=0.01Sv。

12.5.3 典型的放射暴露

正常人平均年暴露量为 360mrem（其中 30mrem 来自宇宙背景辐射，总辐射量的约 20% 来自于每个细胞中的放射性 K-40)，一次洲际飞行的放射剂量为 5mrem。

X 线片：单次胸片为 0.01～0.04rem。

斜位脊柱 X 线：5rem。

CT 头部平扫：头部的平均剂量是 0.2rem，不同机构间差别可达 13 倍[37]。

脊柱 CT：5rem。

脑血管造影：10～20rem（包括透视）[38]。

脑血管栓塞：34rem。

骨扫描：4rem。

C 形臂透视[39]：见表 12-5。

表 12-5 透视放射暴露[39] a

距离放射源 (m)		成员	深部暴露	浅部暴露
英尺	米		(mrem/min)	
直接暴露		病人	4000	
1	0.3	外科医师	20	29
2	0.6	助手	6	10
3	0.9	刷手护士	0	<2
4	1.5	麻醉师	0[b]	0[b]

[a] 在空旷的模拟手术室内测量
[b] 暴露达 10 分钟后

单次微创经椎间孔入路椎间植骨融合术（TLIF）的暴露[40]：

病人暴露：在前后位对皮肤平均为 60mG（范围：8～250mG），在侧位为 79mGy。

医师暴露：裸露的惯用手为 76mrem，在铅衣后的腰部为 27mrem，在无保护的甲状腺水平为 32mrem。

12.5.4 职业暴露

12

美国核管理委员会（NRC）规定的职业暴露剂量见表 12-6[41]。国际放射防护委员会 1990 年推荐的标准为在 5 年内平均年剂量为 2rem/y 以下[42]。

ALARA：“理论上可实现的最低水平（放射剂量）”的缩写，意味着在与许可活动目的一致的情况下，尽最大可能将放射剂量控制在远低于限值的水平[43]。

表 12-6 年暴露剂量限制

目标器官	推荐的最大剂量（rem/y）
全身	5
眼晶体	15
皮肤，手，脚	50
其他器官	15

在术中减少工作人员放射暴露可采取的措施：

1. 增加与放射源的距离：放射剂量与距离的平方呈反比，推荐距离 6 英尺（1.83m）以上，在文献中推荐 3m 以上[44]。铅衣 / 屏风可能无效，但是距离始终有效[45]（平方反比定律：距离翻倍则剂量减为 1/4）。
2. 使用屏障：屏障作用在应用高千伏的 X 线时可能无效。使用铅“门”

比使用铅衣更有效。前后两片构成的铅衣比只有前方一片的铅衣有效，无铅的防护服在 100keV 以上的 X 线前不能提供保护[46]。铅制手套仅能减少约 33% 的手部辐射暴露[47]。

3. 不要滥用 C 形臂的放大功能：在提高亮度的同时可能导致放射剂量增加 4 倍。
4. “增强”模式可能导致放射剂量加倍，尽量少用。
5. 只有在有必要时才使用实时 X 线成像。
6. 在侧位摄片时站在 C 形臂下游位置：散射是放射暴露的重要原因，在 X 线源侧[48]散射剂量更高（这种不对称性在颈椎时不显著[49]）。
7. 保持接收端尽量靠近病人（减少病人及工作人员的辐射并提高成像质量）。
8. 在照前后位像时使 X 线源位于下方（工作人员散射剂量小）[50]。
9. 尽量校准 X 线方向，减少病人和工作人员的放射线暴露及成像衰减。
10. 保持手、手臂位于主要放射野以外（如果手臂需要在放射野内或附近长时间放置，可考虑使用铅制手套）。
11. 减少照片次数：有计划地照射，避免频繁检查。
12. 尽量使用导航系统。
13. 需要多次摄片的医师推荐使用铅眼镜。单次剂量超过 200rad（很高）可能造成白内障，而累计剂量超过 750rad 却与白内障无关。

（禹少臣 译 刘兴炬 校）

参考文献

[1] Spence KF, Decker S, Sell KW. Bursting atlantal fracture associated with rupture of the transverse ligament. J Bone Joint Surg. 1970; 52A:543–549
[2] Fielding JW, Cochran GB, Lawsing JF,3rd, et al. Tears of the transverse ligament of the atlas. A clinical and biomechanical study. J Bone Joint Surg Am. 1974; 56:1683–1691
[3] Heller JG, Viroslav S, Hudson T. Jefferson fractures: the role of magnification artifact in assessing transverse ligament integrity. J Spinal Disord. 1993; 6: 392–396
[4] Hinck VC, Hopkins CE. Measurement of the Atlanto-Dental Interval in the Adult. Am J Roentgenol Radium Ther Nucl Med. 1960; 84:945–951
[5] Meijers KAE, van Beusekom GT, Luyendijk W, et al. Dislocation of the Cervical Spine with Cord Compression in Rheumatoid Arthritis. J Bone Joint Surg. 1974; 56B:668–680
[6] Panjabi MM, Oda T, Crisco JJ,3rd, et al. Experimental study of atlas injuries. I. Biomechanical analysis of their mechanisms and fracture patterns. Spine. 1991; 16:S460–S465
[7] Powers B, Miller MD, Kramer RS, et al. Traumatic Anterior Atlanto-Occipital Dislocation. Neurosurgery. 1979; 4:12–17
[8] Brockmeyer D. Down syndrome and craniovertebral instability. Topic review and treatment recommendations. Pediatr Neurosurg. 1999; 31:71–77
[9] Wolf BS, Khilnani M, Malis L. The Sagittal Diameter of the Bony Cervical Spinal Canal and its Significance in Cervical Spondylosis. J of Mount Sinai Hospital. 1956; 23:283–292
[10] Epstein N, Epstein JA, Benjamin V, et al. Traumatic Myelopathy in Patients With Cervical Spinal Stenosis Without Fracture or Dislocation: Methods of Diagnosis, Management, and Prognosis. Spine. 1980; 5:489–496
[11] Rojas CA, Vermess D, Bertozzi JC, et al. Normal thickness and appearance of the prevertebral soft tissues on multidetector CT. AJNR Am J Neuroradiol. 2009; 30:136–141
[12] DeBenhe K, Havel C. Utility of Prevertebral Soft Tissue Measurements in Identifying Patients with Cervical Spine Injury. Ann Emerg Med. 1994; 24: 1119–1124
[13] Miles KA, Finlay D. Is Prevertebral Soft Tissue Swelling a Useful Sign in Injury of the Cervical Spine? Injury. 1988; 19:177–179
[14] Naidich JB, Naidich TP, Garfein C, et al. The Widened Interspinous Distance: A Useful Sign of Anterior Cervical Dislocation. Radiology. 1977; 123:113–116
[15] Bailey DK. The Normal Cervical Spine in Infants and Children. Radiology. 1952; 59:712–719
[16] Yoganandan Narayan, Pintar FrankA, Lew SeanM, et al. Quantitative Analyses of Pediatric Cervical Spine Ossification Patterns Using Computed Tomography. Ann Adv Automot Med. 2011; 55: 159–168
[17] Fischer FJ, Vandemark RE. Sagittal cleft (butterfly) vertebra. J Bone Joint Surg. 1945; 27:695–698
[18] Poppel MH, Jacobson HG, Duff BK, et al. Basilar impression and platybasia in Paget's disease. Br J Radiol. 1953; 21:171–181
[19] Koenigsberg RA, Vakil N, Hong TA, et al. Evaluation of platybasia with MR imaging. AJNR Am J Neuroradiol. 2005; 26:89–92
[20] Goel A, Bhatjiwale M, Desai K. Basilar invagination: a study based on 190 surgically treated patients. J

Neurosurg. 1998; 88:962–968
[21] McRae DL. The Significance of Abnormalities of the Cervical Spine. AJR. 1960; 70:23–46
[22] Cronin CG, Lohan DG, Mhuircheartigh J N, et al. MRI evaluation and measurement of the normal odontoid peg position. Clin Radiol. 2007; 62:897–903
[23] Chamberlain WE. Basilar Impression (Platybasia); Bizarre Developmental Anomaly of Occipital Bone and Upper Cervical Spine with Striking and Misleading Neurologic Manifestations. Yale J Biol Med. 1939; 11:487–496
[24] Cronin CG, Lohan DG, Mhuircheartigh J N, et al. CT evaluation of Chamberlain's, McGregor's, and McRae's skull-base lines. Clin Radiol. 2009; 64: 64–69
[25] McGregor J. The Significance of Certain Measure-ments of the Skull in the Diagnosis of Basilar Impression. Br J Radiol. 1948; 21:171–181
[26] VanGilder JC, Menezes AH, Dolan KD. Radiology of the Normal Craniovertebral Junction. In: The Craniovertebral Junction and Its Abnormalities. NY: Futura Publishing; 1987:29–68
[27] Hinck VC, Hopkins CE, Savara BS. Diagnostic Criteria of Basilar Impression. Radiology. 1961; 76
[28] The Cervical Spine Research Society. The Cervical Spine. Philadelphia 1983
[29] Menezes AH. Primary craniovertebral anomalies and the hindbrain herniation syndrome (Chiari I): data base analysis. Pediatr Neurosurg. 1995; 23: 260–269
[30] Jacobson G, Bleeker HH. Pseudosubluxation of the Axis in Children. Am J Roentgenol. 1959; 82:472–481
[31] Rivera E, Hardjasudarma M, Willis BK, et al. Inadvertent Use of Ionic Contrast Material in Myelography: Case Report and Management Guidelines. Neurosurgery. 1995; 36:413–415
[32] Bohn HP, Reich L, Suljaga-Petchel K. Inadvertent Intrathecal Use of Ionic Contrast Media for Myelography. AJNR. 1992; 13:1515–1519
[33] Lasser EC, Berry CC, Talner LB, et al. Pretreatment with Corticosteroids to Alleviate Reactions to Intravenous Contrast Material. N Engl J Med. 1987; 317: 825–829
[34] Allaqaband S, Tumuluri R, Malik AM, et al. Prospective randomized study of N-acetylcysteine, fenoldopam, and saline for prevention of radiocontrast-induced nephropathy. Catheter Cardiovasc Interv. 2002; 57:279–283
[35] Marenzi G, Assanelli E, Marana I, et al. N-acetylcysteine and contrast-induced nephropathy in primary angioplasty. N Engl J Med. 2006; 354:2773–2782
[36] Units of radiation dose. 1991. http://www.nrc.gov/reading-rm/doc-collections/cfr/part020/
[37] Smith-Bindman R, Lipson J, Marcus R, et al. Radiation dose associated with common computed tomography examinations and the associated lifetime attributable risk of cancer. Arch Intern Med. 2009; 169:2078–2086
[38] Thompson TP, Maitz AH, Kondziolka D, et al. Radiation, Radiobiology, and Neurosurgery. Contemp Neurosurg. 1999; 21:1–5
[39] Mehlman CT, DiPasquale TG. Radiation exposure to the orthopaedic surgical team during fluoroscopy: "how far away is far enough?". J Orthop Trauma. 1997; 11:392–398
[40] Bindal RK, Glaze S, Ognoskie M, et al. Surgeon and patient radiation exposure in minimally invasive transforaminal lumbar interbody fusion. J Neurosurg Spine. 2008; 9:570–573
[41] Occupational dose limits for adults. 1991. http://www.nrc.gov/reading-rm/doc-collections/cfr/part020/
[42] 1990 Recommendations of the International Commission on Radiological Protection. Ann ICRP. 1991; 21
[43] Definitions. 1991. http://www.nrc.gov/reading-rm/doc-collections/cfr/part020/
[44] McCormick PW. Fluoroscopy: Reducing radiation exposure in the OR. Rolling Meadows, IL 2008
[45] Rechtine GR. Radiation satety for the orthopaedic surgeon: Or, C-arm friend or foe. Tampa, FL 2009
[46] Scuderi GJ, Brusovanik GV, Campbell DR, et al. Evaluation of non-lead-based protective radiological material in spinal surgery. Spine J. 2006; 6:577–582
[47] Rampersaud YR, Foley KT, Shen AC, et al. Radiation exposure to the spine surgeon during fluoroscopically assisted pedicle screw insertion. Spine (Phila Pa 1976). 2000; 25:2637–2645
[48] Boone JM, Pfeiffer DE, Strauss KJ, et al. A survey of fluoroscopic exposure rates: AAPM Task Group No. 11 Report. Med Phys. 1993; 20:789–794
[49] Giordano BD, Baumhauer JF, Morgan TL, et al. Cervical spine imaging using standard C-arm fluoroscopy: patient and surgeon exposure to ionizing radiation. Spine. 2008; 33:1970–1976
[50] Faulkner K, Moores BM. An assessment of the radiation dose received by staff using fluoroscopic equipment. Br J Radiol. 1982; 55:272–276

13 成像及血管造影

13.1 CAT 扫描：又称 CT 扫描

13.1.1 概述

CAT（计算机辅助断层扫描）或“CT”采用有辐射危险的电离辐射（X 射线），见“神经外科医师的放射安全”（章节 12.5）。通过计算机算法使多个不同角度的 X 线束穿透被研究个体，产生虚拟的多层横断面影像。

CT 扫描的 X 线束衰减以 Hounsfield 为定量单位（亨氏单位）。这些单位并不是绝对的，在不同的 CT 扫描模式下会有所不同，部分示例可见表 13-1。大多数成像系统允许对用户指定区域的亨氏单位进行测量。

表 13-1 CT 扫描样机的亨氏单位

定义	亨氏单位	评论
无衰减（空气）	−1000	规定
水	0	规定
密质骨	+1000	规定
颅脑 CT		
脑（灰质）	30～40	
脑（白质）	20～35	
脑水肿	10～14	
CSF	+5	
骨骼	+600	
血块[a]	75～80	急性硬膜下出血、硬膜外出血或新发蛛网膜下隙出血
脂肪	−35～−40	
钙化	100～300	
增强的血管	90～100	
脊柱 CT		
椎间盘	55～70	椎间盘的密度约为鞘膜囊的 2 倍
鞘膜囊	20～30	

[a] 如果血细胞比容 <23%，则急性硬膜下出血病灶与脑组织密度相等

13.1.2 平扫与静脉增强 CT 扫描（CECT）

平扫 CT 常用于紧急情况（以便快速排除多数急性异常表现），可精细评估骨质或作为筛查手段。显示急性出血（硬膜外出血，硬膜下出血，脑实质出血，蛛网膜下隙出血）、骨折、异物、气颅和脑积水效果好，但显示急性脑梗死（推荐 DWI）效果不佳，且常因为骨伪影导致颅后窝信号质量差。

静脉增强 CT 扫描主要用于显示肿瘤或血管畸形，尤其对于有 MRI 禁忌证的病人。所有的 CT 造影剂都含有碘。

常用静脉造影剂剂量：如碘帕醇 300®（见章节 12.4.1）60～65ml 含 18～19.5g 碘。

13.1.3 CT 血管成像（CTA）

快速静脉推注碘增强剂 3～4ml/s，通常为 65～75ml（以优维显 300® 为例）。病人屏气 30～40 秒（螺旋 CT）效果最佳。

有许多方法来决定注射造影剂后的扫描时点：可基于试验性少量注射的主动脉达峰时间进行确定，也可根据经验计算时间，或者注射后观察感兴趣区域的峰值。

与 CT 扫描平面横轴垂直的血管以及致密血凝块附近的显影准确性会有所下降，CT 血管成像难以分辨临近血管。

与轴向 CT 扫描平面垂直的血管显示不清，且在 CT 高密度结构附近的血管显示困难。

13.1.4 CT 灌注成像

需要使用碘增强剂。首先以平扫 CT 在 3 个幕上供血区层面选择感兴趣区域，然后以标准速度注入增强剂（比如 40ml 按 5ml/s 静脉注射），在对感兴趣的区域按固定时间间隔扫描，如每 2 秒一次共 1 分钟。

乙酰唑胺试验（Diamox®）：完成上述扫描后，静脉推注乙酰唑胺 1000mg，约每 10 分钟进行重复扫描，最后一次扫描间隔 15 分钟。

可得到的参数包括：脑血容量（CBV），脑血流量（CBF），平均通过时间（MTT），达峰时间（TTP）。缺血性脑卒中时几乎都有 MTT 延长且 CBF 下降。

可以发现的异常包括：

1. 明显的狭窄：CBV 和 CBF 降低，MTT 和 TTP 延长。
2. 盗血：在乙酰唑胺试验后，CBV 和 CBF 降低，对侧升高，MTT 延长。

与磁共振灌注成像（PWI）比较：（见章节 12.2）：

1. PWI 可提供多个层面的头部图像，而 CTP 只能提供选择的一个或几个层面（通常 10~20mm 厚）的情况，且操作者需要决定选取层面；
2. PWI 的伪影比 CTP 多。

13.2 磁共振成像（Magnetic resonance imaging, MRI）

13.2.1 概述

定义[1]

缩写见表 13-2：

- TR：重复时间。
- TE：回波时间。
- T_i：反转时间。
- T_1：自旋 - 点阵弛豫时间（磁化时间）（恢复）。
- T_2：自旋 - 回旋弛豫时间（去磁化时间）（衰减）。

表 13-2 采集资料的范畴

	回波时间短（TE<50）	回波时间长（TE>80）
弛豫时间短（TR<1000）	T_1 加权	
弛豫时间长（TR>2000）	质子密度或自旋密度	T_2 加权

13.2.2 T_1 加权像（T_1WI）：

T_1（弛豫时间）短→高信号（明亮）。常称为“解剖像”，有点类似 CT，采集时间比 T_2 短，氢质子含量丰富的组织（如水）T_1（弛豫时间）长。

辨别 T_1WI 的线索：脑脊液为黑色，皮下脂肪为白色，弛豫时间（TR）及回波时间（TE）均短（分别为百位数和十位数）（表 13-3）。

★ T_1 加权上仅有脂肪、黑色素、Onyx® 胶（见章节 102.5）及亚急性出血（大于 48 小时）等表现为白色。白质较灰质的信号要高（因髓鞘脂肪含量高）。大多病变在 T_1 像表现为低信号。

表 13-3 T_1WI，MRI 信号改变

脂肪（包括骨髓），48 小时以上出血灶，黑色素	白质	灰质	钙化	脑脊液、（骨）

注：灰阶图示信号变化的方向而不是 MRI 上的真正灰度

13.2.3 T_2 加权像（T_2WI）

T_2（弛豫时间）长→高信号（明亮）。常称为“病理像”，大多病变及周围水肿表现为高信号。

辨别 T_2WI 的线索：脑脊液为白色，弛豫时间及回波时间均长（分别为千位数和百位数）（见表 13-4）。

表 13-4 T_2WI，MRI 信号改变

脑水肿 / 水，脂肪	脑脊液	灰质	白质	骨骼

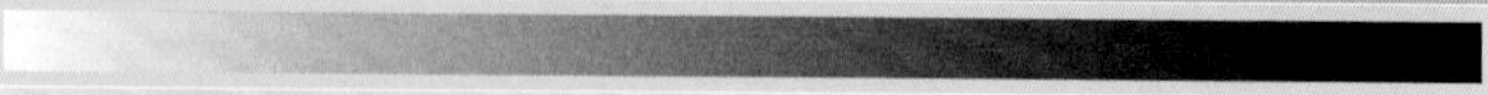

注：灰阶图示信号变化的方向而不是 MRI 上的真正灰度

13.2.4 自旋密度成像

也称均衡成像或质子密度像，介于 T_1 和 T_2 之间，脑脊液呈灰色，与脑组织信号相等，如今用的很少。

13.2.5 液体衰减反转恢复序列（FLAIR）

“液体衰减反转恢复”的缩写，弛豫时间及回波时间均长，类似 T_2 像，但脑脊液呈低信号（表现为黑色）。白质和灰质信号与 T_1 像相反，对比度更强。多数病变呈高信号，如多发性硬化斑块、其他白质病变、肿瘤、水肿、脑软化、胶质增生、梗死等。对于脑室旁病变如多发性硬化及脑脊液中的异常病灶显影更佳。

FLAIR 像蛛网膜下隙异常高信号的鉴别诊断：

1. 蛛网膜下隙出血（SAH）：★ MRI 中诊断 SAH 的最佳序列。
2. 脑膜炎：某些病例可见。
3. 脑膜癌。
4. 上矢状窦血栓。
5. 卒中。
6. 邻近肿瘤：是否与蛋白含量高有关？
7. 先前使用过钆增强。
8. 在吸入高浓度氧，特别是在全身麻醉状态下吸入近 100% 的纯氧行 MRI 检查时[2]，可见于基底池和脑沟中，但脑室除外。

13.2.6 回波状态 [echo train，也称快速回旋回波（FSE）]

TR 固定不变，应用多重回波（8～16）会使回波时间递增，图像与 T_2 加权像接近（脂肪在 FSE 上更明亮，可通过脂肪抑制技术调整），但采集

时间大幅减少。

13.2.7 梯度回波

也叫 T_2^*，某些生产商为此设计了相应的商标名，如“稳态梯度回复采集（GRASS)”(GE 公司商品名 gradient recalled acquisition in a steady state 的简称）或 FISP。一种应用部分翻转角的“快速”T_2WI 成像，其中脑脊液及流动的血液呈白色，骨骼、钙化及重金属呈白色。典型的采集参数为：TR=22，TE=11，角度为 8°。例如应用于颈椎以产生类似“脊髓造影”的效果，提高了 MRI 描绘骨棘的能力。也可用于显示陈旧的小灶性脑出血（可见于 60% 的出血性脑梗死及 18% 的缺血性脑梗死病人[3])，这类病人在服用抗凝药物时有较高的出血风险。

因为对顺磁效应的高敏感性，MRI 梯度回波 T_2WI 序列较 FLAIR 序列对显示脑实质出血（呈黑色）有着 3～4 倍的敏感性，但不如最近推出的 SWI 序列敏感。

13.2.8 “STIR”成像

即“短 T 翻转复原”(short tau inversion recovery，STIR)。将 T_1 和 T_2 的信号叠加从而使脂肪信号消失（有时又称为脂肪抑制或脂肪磁化饱和序列)，以便脂肪富集区域钆增强显示更清晰。主要用于在脊柱和眼眶。非常适用于显示骨水肿（有助于判断骨折时间)，背根神经节信号在脂肪抑制序列上会有增强。

13.2.9 MRI 禁忌证

概述

大量参考资料[4]详细介绍了安全问题。MRI 安全的网页包括：www.MRisafety.com a 和 www.IMRSERorg。神经外科病人常常出现以下问题。

妊娠与 MRI

在妊娠头三个月，行 MRI 检查可能导致流产。3 个月后对胎儿的长期风险目前没有明确的研究结果 [相对于明确有电离辐射的 X 线（包括 CT[5]）等检查，可能更加倾向于选择低风险的 MRI 检查]。钆增强剂在整个妊娠期禁忌使用，并且 <2 岁的儿童也不可使用。在哺乳期妇女中，使用钆增强剂后应停止哺乳 2 天。

MRI 的常见禁忌证

1. 心脏起搏器 / 除颤器、植入性神经刺激器、耳蜗植入：可引起暂时或永久的功能失调。
2. 铁磁性动脉瘤夹（见下文）：一些中心排除所有的有任何动脉瘤夹

的病人进行 MRI 检查。

3. 金属植入或含有大量铁或钴成分的假体（可产生位移或温度升高）。
4. Swann-Ganz 插管的病人（肺动脉插管）。
5. 眼中的金属碎片。
6. 在过去 6 周之内放置血管内支架、弹簧圈或滤网。
7. 弹片：霰弹枪子弹（某些子弹无影响）。
8. 相对禁忌证：
   1) 幽闭恐惧症病人：可通过妥善镇静以完成检查。
   2) 情况危重病人：对病人的监测和评估为首，可能需要特殊设计的非磁性呼吸机。许多品牌的电子静脉泵／调节器都不能使用。
   3) 肥胖病人：体型可能与许多封闭式 MRI 扫描仓无法适配，这种情况可使用开放式扫描仓，但多数为低场强的磁铁且图像质量通常更差。
   4) 感兴趣区域存在 MRI 不兼容金属植入物（或曾用高速手术钻而残留金属填充物）：可能产生磁化伪影从而使该位置图像失真。
   5) 可调压分流阀（见章节 25.5.3）：多数可以耐受 3T 核磁共振而不产生永久性损伤，但是压力设置可能改变，因此在 MRI 检查后应重新测定并调整。

动脉瘤夹与 MRI

对有动脉瘤夹的病人行 MRI 检查应考虑到：

1. MRI 磁场的危险在于它可引起动脉瘤夹拉脱或转动而脱离动脉瘤，或者撕破动脉瘤颈。这是以往铁磁性动脉瘤夹的缺点，1990 年以后制造的动脉瘤夹为非铁磁性的，因此均 MRI 兼容。在无法明确动脉瘤夹是否为 MRI 兼容的情况下应视为 MRI 禁忌证。
2. 动脉瘤夹的金属成分在磁场中产生伪影。
3. 在夹子区域产生热量：临床上不显著。

13

13.2.10 MRI 增强剂

目前使用的绝大多数增强剂都含钆（一种呈顺磁性的稀有金属溶液），包括钆喷酸二甲葡胺，钆双胺，钆弗塞胺，钆贝酸二甲葡胺，钆特醇等。

不良反应有：

1. 过敏反应：少见（发生率为 0.03%～0.1%）。
2. 肾毒性：比用于造影、CT、X 线使用的碘增强剂少见。
3. 肾源性系统性纤维化（NSF）：一种少见的严重疾病，表现为皮肤、关节和其他器官的纤维化。见于严重肾功能不全（多数为透析）的病人接受钆增强剂后。× 目前肾小球滤过率 30～60ml/min 为相对禁忌，<30ml/min 为钆增强剂的禁忌证[6]。在终末期肾病病人中，

每次增强扫描导致 NSF 的风险为 2.4%[7]。

安全的增强剂为含环状结构的药物，包括：钆特酸葡胺、加乐显、钆特醇[8]。（尽管这些增强剂仍可能发生如上情况[9]，但具有链状结构的钆增强剂出现 NSF 的风险显然更高，包括：欧乃影、钆贝葡胺、Evovist 以及欧米帕克。）

4. 钆过敏：治疗同碘过敏（见章节 12.4）
5. 行 MRI 检查后追踪体内（包括脑组织）残留的钆含量[10]。重复使用后可能会造成累积。链式钆增强剂（见上文）较环式钆增强剂会导致更多的残留。根据 FDA 的更新[10]，肾功能正常的个体未出现与钆增强剂直接相关的不良反应。FDA 建议如下高危病人进行残留情况评估：需要终身多次应用钆增强剂的病人、孕妇、儿童以及患有炎症的病人。另外，应当限制重复使用钆增强剂，尤其是在上次检查不久后。

   不过，必要的钆增强剂 MRI 检查不应推迟。
6. 妊娠相关问题（见章节 13.2.9)。

13.2.11 磁共振血管成像（MRA）

有两种方法获取 MRA 像：

- 钆增强：常用于颅外血管，如颈外动脉。
- 使用血流相关增强技术的非强化图像［最常用 2D 时间飞跃（2D TOF)］。常用于颅内血管。在 T_1 像上呈高信号的结构同样能在 MRA 上显示，但并不一定是血流。它包括脂肪及陈旧梗死灶中的富含脂肪的巨噬细胞，可通过脂肪抑制 T_1WI 进行消除。MRA 对于动脉瘤筛查（见章节 70.6.2）及血管造影隐匿性血管畸形（见章节 79.4）有一定帮助。高流量的 AVM 显示不清，因为异常静脉与动脉表现相似。

13.2.12 弥散 - 加权成像（DWI）和灌注 - 成像（PWI）

弥散加权成像

主要用于：早期发现缺血（卒中）和鉴别活动性与陈旧性多发性硬化斑块。

会生成两种图像，其一为表观弥散系数（ADC）图像（基于如时间、层面方位等许多变量），其二为弥散轨迹图像（即 DWI)。[11] 自由弥散的水（如脑脊液）在 DWI 上呈黑色。

DWI 基于 T_2WI，T_2WI 上呈明亮的结构在 DWI 同样为明亮（也称为“余辉”）。因此，DWI 上明亮的区域可能是弥散受限也可能是 T_2“余辉”。检查 ADC 图可兹鉴别：如 ADC 图上呈黑色，那么很可能代表弥散受限（近期梗死为最常见的病因）。

★ 在 DWI 上呈明亮信号但在 ADC 图上呈暗信号的脑实质区域为异常表现，提示此区域弥散受限，比如急性卒中。

DWI 上高信号（明亮）的鉴别诊断：

1. 脑缺血：急性卒中或低灌注区域。弥散受限常常提示出现不可逆的细胞损伤（死亡），有时也能显示死亡细胞周围组织（缺血半暗带）。急性脑缺血在几分钟内即可呈现明亮信号[11, 12]。缺血造成的 DWI 异常可持续约 1 个月，表观弥散系数（ADC）图像约 1 周后可恢复正常。
2. 脑脓肿（见章节 20.2）：DWI 呈明亮信号，ADC 呈暗信号。
3. 活动性 MS 斑块（陈旧性斑块不会呈明亮信号）。
4. 一些肿瘤：多数肿瘤在 DWI 为低信号，但是富集细胞的肿瘤（如上皮样囊肿及有些脑膜瘤）弥散下降（在 DWI 上呈明亮信号）。

另可用于：

短暂性脑缺血发作：可以显示部分但不是所有的 TIA[13]，除外局部缺血的其他因素（如全脑缺血、低血糖、癫痫持续状态等）也能产生 ADC 下降，所以 DWI 图像的解释必须与临床情况相联系。[11]

DWI 也可以鉴别细胞毒性和血管源性水肿（章节 3.1）[14, 15]。

灌注加权 MRI（PWI）

PWI 提供微循环灌注状态的相关信息。是 MRI 中显示脑缺血最敏感的序列（比主要用于显示梗死组织的 DWI 和 FLAIR 更加敏感）。目前有许多应用方法，大剂量增强剂法是使用最广泛的手段[11]。超快速梯度显影用于监测注射增强剂（通常为钆）后含量梯度减少直至正常的过程。由此到信号淡化曲线，并与动脉中的造影剂进行比较。在实际应用中，由于技术原因，PWI 使用并不广泛，可得到的参数包括平均通过时间和达峰时间（信号越高表示超出正常时间越多）。

DWI 和 PWI 不符

DWI 和 PWI 可一起用于定位弥散 - 灌注不符区域（PWI 上关注异常区域面积大于 DWI 上弥散受限区域），从而明确可挽救的处于梗死危险的脑组织，即缺血半暗带（见章节 76.8.3），例如可作为潜在准备溶栓病人的筛查[16]。

13

13.2.13 磁共振质谱成像（MRS）

概述

这部分主要讨论质子质谱（H^+）成像，这在适当软件支持下几乎所有的 MRI 扫描仪（尤其是 1.5T 以上）都能实现。其他的质谱成像（如磷）只能在特殊设备中进行评估。

单体素 MRS

概述

在 MRI 上选择一个小的区域，该区域的质谱峰按照 ppm（parts-per-million）浓度显示。由于选取的是一个小的区域，可能存在采样误差。

临床中重要的特征峰见表 13-5。

表 13-5 质子 MRS 中的重要峰

成分	共振 (ppm)	描述
脂质	0.5～1.5	在 TE 约为 35 毫秒时与乳酸峰轻度重叠
乳酸	1.3	双峰。正常脑组织中无。无氧糖酵解的终末产物。是缺血的标志物。见于：缺血，感染，脱髓鞘疾病，先天性代谢异常，在更高的 TE=144 毫秒，该峰会反转，可以和脂肪峰鉴别
N- 乙酰门冬氨酸（NAA）	2	神经元标记物，正常时是最高的峰（高于 Cr 和 CHO)。在所有的局部或区域脑病变中降低(肿瘤，多发性硬化，癫痫，阿尔茨海默病，脓肿，脑外伤等)
肌酐（Cr）	3[a]	主要用于胆碱的对照，在灰质中较白质高
胆碱（Cho）	3.2	膜合成的标记物，增加见于肿瘤和其他细胞生长增加的罕见情况，以及生长发育期大脑。★ 卒中时下降。

[a] Cr 另外还有一个不太重要峰

示例

正常脑组织：见图 13-1。

肿瘤：见图 13-1，NAA 峰下降，乳酸峰升高，脂质峰升高，胆碱峰升高（拇指规则：对于胶质瘤，胆碱峰越高，则肿瘤级别越接近 3 级，肿瘤坏死导致胆碱峰水平下降，此时可利用脂质峰）。

卒中：乳酸峰升高明显，胆碱峰特征性降低。

脓肿[17]：NAA、Cr 和胆碱峰降低，并出现由细菌合成的如琥珀酸盐、乙酸等所致的“非典型”峰，这是脓肿的特异性表现（但并非总是出现）。另外乳酸峰可有升高。

多发性硬化：常不明显。NAA 峰轻度降低，乳酸和脂质峰轻度升高，胆碱峰不升高。

MRS 可应用于：

1. 鉴别脓肿和肿瘤。
2. 鉴别术后强化灶与肿瘤复发。

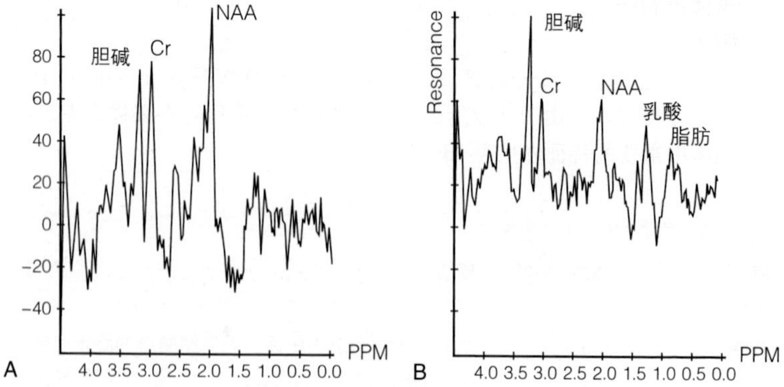

图 13-1 正常脑组织（A）以及高级别胶质瘤（B）的质子 MRS 图谱

3. 鉴别肿瘤和 MS 斑块：有时无法鉴别。
4. 用于 AIDS：有助于鉴别弓形虫病，淋巴瘤和进行性多灶性脑白质营养不良（PML：NAA 峰下降，胆碱峰、脂质峰和乳酸峰无明显升高）。
5. 用于鉴别肿瘤浸润与瘤周水肿的前景不明确。
6. 对鉴别肿瘤生长和放射性坏死（见章节 101.2.3）有一定帮助。
7. 宽大的肌醇峰可以鉴别血管外膜细胞瘤和脑膜瘤[18]。

13

多体素 MRS

每次选取一个峰，在选取的一个层面用颜色进行编码，可以减少采样误差。

13.2.14 扩散张量成像（DTI）及白质纤维束

又称扩散张量纤维束 MRI 成像（DTI)。一项检测组成白质纤维束的神经轴突走行中平行方向与其垂直方向的扩散差异的技术。

只有特定的 MRI 扫描仪在特定软件下才可以实现。

禁忌证同普通 MRI 检查（见章节 13.2)。

可能最适用于脑深部病变，尤其是病变（例如：肿瘤、AVM、脑出血等）导致纤维束偏离正常位置时手术入路的制定，以避免损伤关键白质纤维束。

DTT MRI 所示白质纤维束的主要分支见图 13-2：

- 投射纤维：往往为头尾走形。
  - 皮质脊髓束结合为放射冠投射至内囊并形成椎体束。
- 联合纤维：内侧侧向走形，连接两侧大脑半球。
  - 胼胝体。

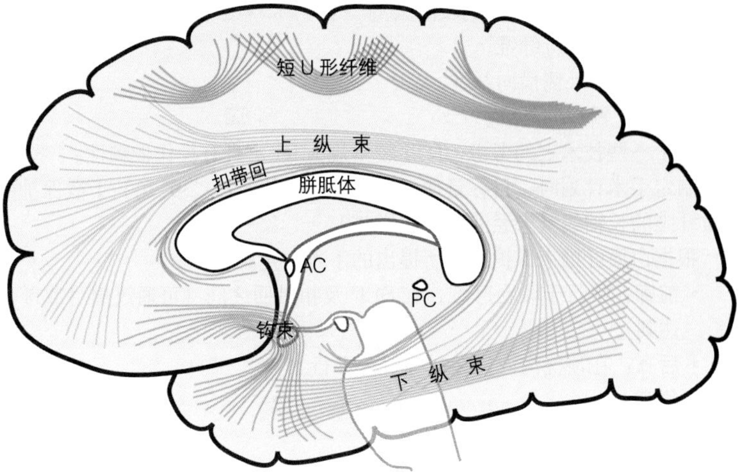

图 13-2 白质纤维束（此解剖示意图未使用 DTI 惯用色彩标示）。短的 U 形纤维贯通整个脑组织，但本图只有少部分脑回予以标示

缩写：AC= 前连合；PC= 后连合

- ◦ 前连合。
- ◦ 后连合。
- 联络纤维：连接同一半球内的区域。
  - U 形纤维：连接相邻脑回（图 13-2）。
  - 长联络纤维：连接较远区域。
    - 视辐射：连接到视觉皮质的外侧膝状体。经侧脑室体部侧方穿行。
    - 钩体束：连接前颞叶与额下回。损害会导致语言障碍（图 13-2）。
    - 上纵束（SLF）：连接额叶，颞叶和枕叶区。损伤会导致语言障碍（图 13-2）。
    - 弓状纤维束：SLF 的一部分。经典神经解剖学：连接额下回（Broca 区，即运动性语言）与颞上回（Wernicke 区，即语言理解），损伤会导致传导性失语。DTI 上证实其存在包括与前运动皮质在内的更加广泛的连接。
    - 下纵束（LIF）：在视辐射水平连接颞叶与枕叶。损伤可以导致物体失认症、视觉失认症及面容失认症（脸盲）（图 13-2）。
    - 扣带回：从嗅皮质到扣带回的辐射，为大脑边缘系统的组成部分（图 13-2）。

13

对 DTI 图像的颜色编码域的公约[19]：

- 蓝色：上下行纤维。
- 红色：内外侧横向纤维。
- 绿色：前后向纤维。

由于一些技术上的考虑，DTI 较常规 MRI 更具有操作依赖性。

制定手术计划时，目标是使手术路径大致平行（$<30^\circ$ 角）于欲保护的白质纤维的长轴线（未经证实的假说[20]）。

根据白质纤维束保护原则所提出的手术“走廊”：

- 前廊：平行于联合纤维，在 SLF 及扣带回之间（可通过眉弓或前额达到）。
- 后廊：在顶枕沟内，在视辐射旁穿行。
- 侧廊。

13.3 血管造影

见血管内神经外科手术部分（章节 102）。

13.4 脊髓造影（Myelography）

禁忌证：

1. 抗凝药物。
2. 碘增强剂过敏：需要做碘过敏的准备（见章节 12.4）。注：不良反应风险依然存在。
3. 拟定穿刺部位感染。
4. 广泛的中线腰椎融合使穿刺针难以进入蛛网膜下隙。

腰脊髓造影

应用碘海醇（Omnipaque®140 或 180）（见表 12-4）。

通过腰椎穿刺注入水溶性增强剂进行颈部脊髓造影

应用碘海醇（Omnipaque®300 或 240）（见表 12-4）。将针置入腰椎蛛网膜下隙，倾斜造影床的头托使病人颈部伸展，然后注射造影剂。如果见颈部完全梗阻，则让病人屈颈。如果无法通过梗阻处，则有必要做 C1～C2 的穿刺或 MRI 检查（需先行 CT 检查，可能会发现单纯造影无法发现的阻塞部位以上的造影剂）。

脊髓造影后 CT（Post myelographic CT）

提高了脊髓造影的敏感性及特异性（见章节 65.9.5）。在脊髓完全梗阻的情况下，CT 往往能显示明显梗阻部位以远的造影剂。

13.5 核素扫描

13.5.1 三相骨扫描

锝 99（^{99m}Tc）高锝酸盐是一种放射性同位素并可与一些底物连接而用来做骨扫描。它还可用来标记多磷酸盐（现在很少应用）、双膦酸盐[21]（MDP）或 HDP（目前应用最广的制剂），沉积于成骨活动活跃的区域。

三相骨扫描：使用 ^{99m}Tc-HDP 时，在注射后即时（血流相），15 分钟（血池相）及 4 小时（骨相）进行图像采集。蜂窝组织炎在前两相可见活性增强，但在第三相只能见到轻度或散在的活性增强，骨髓炎在三相中都可见到活性增强。

诊断急性骨髓炎的敏感性和特异性均约为 95%，并且在 2～3 天内都为阳性。骨重塑活性增强（如骨折、化脓性关节炎、肿瘤等）时可能出现假阳性。合并骨梗死时可能出现假阴性。

骨扫描的应用包括：

1. 感染
   1) 颅骨或脊椎骨髓炎（见章节 21.5.2）。
   2) 椎间盘炎（见章节 21.5.3）。
2. 肿瘤
   1) 脊柱转移瘤（见章节 50.2.4）。
   2) 原发脊柱骨肿瘤（见章节 49.6）。
   3) 颅骨肿瘤（见章节 48.1）。
3. 引起骨代谢异常的疾病
   1) Paget 病：颅骨或脊柱（见章节 71.1）。
   2) 额骨内板骨质增生（见章节 48.2.2）。
4. 颅缝早闭（见章节 15.2.2）。
5. 骨折：脊柱或颅骨。
6. “下腰部症状”：有助于辨别上述情况。

13.5.2 镓扫描

枸橼酸 ^{67}Ga（镓）可在炎症及某些肿瘤部位聚集。在神经外科中可用于诊断结节病（见章节 10.9），慢性脊柱骨髓炎，另见骨扫描对比（见章节 21.5.2）。

（禹少臣　译　刘兴炬　校）

参考文献

[1] Jackson EF, Ginsberg LE, Schomer DF, et al. A Review of MRI Pulse Sequences and Techniques in Neuroimaging. Surg Neurol. 1997; 47:185–199
[2] Anzai Y, Ishikawa M, Shaw DW, et al. Paramagnetic effect of supplemental oxygen on CSF hyperintensity on fluid-attenuated inversion recovery MR images. AJNR Am J Neuroradiol. 2004; 25:274–279
[3] Alemany M, Stenborg A, Terent A, et al. Coexistence of microhemorrhages and acute spontaneous brain hemorrhage: Correlation with signs of microangio-pathy and clinical data. Radiology. 2006; 238:240–247
[4] Shellock FG. Reference Manual for Magnetic Resonance Safety. Salt Lake City, Utah: Amirsys, Inc.; 2003
[5] Edelman RR, Warach S. Magnetic Resonance Imaging (First of Two Parts). N Engl J Med. 1993; 328:708–716
[6] Kanal E, Barkovich AJ, Bell C, et al. ACR guidance document for safe MR practices: 2007. Am J Roentgenol. 2007; 188:1447–1474
[7] Deo A, Fogel M, Cowper SE. Nephrogenic systemic fibrosis: a population study examining the relationship of disease development to gadolinium exposure. Clin J Am Soc Nephrol. 2007; 2:264–267
[8] Penfield JG, Reilly RF. Nephrogenic systemic fibrosis risk: is there a difference between gadoli-niumbased contrast agents? Semin Dial. 2008; 21:129–134
[9] Elmholdt TR, Jorgensen B, Ramsing M, et al. Two cases of nephrogenic systemic fibrosis after exposure to the macrocyclic compound gadobutrol. NDT Plus. 2010; 3:285–287
[10] U.S. Food and Drug Administration (FDA). FDA Drug Safety Communication: FDA warns that gadolinium-based contrast agents (GBCAs) are retained in the body; requires new class warnings. 2017.https://www.fda.gov/Drugs/DrugSafety/ucm589213.htm
[11] Fisher M, Albers GW. Applications of diffusionperfusion magnetic resonance imaging in acute ischemic stroke. Neurology. 1999; 52:1750–1756
[12] Prichard JW, Grossman RI. New reasons for early use of MRI in stroke. Neurology. 1999; 52:1733–1736
[13] Ay H, Buonanno FS, Rordorf G, et al. Normal diffusion-weighted MRI during stroke-like deficits. Neurology. 1999; 52:1784–1792
[14] Ay H, Buonanno FS, Schaefer PW, et al. Posterior Leukoencephalopathy Without Severe Hypertension: Utility of Diffusion-Weighted MRI. Neurology. 1998; 51:1369–1376
[15] Schaefer PW, Buonanno FS, Gonzalez RG, et al. Diffusion-Weighted Imaging Discriminates Between Cytotoxic and Vasogenic Edema in a Patient with Eclampsia. Stroke. 1997; 28:1082–1085
[16] Marks MP, Tong DC, Beaulieu C, et al. Evaluation of Early Reperfusion and IV tPA Therapy Using Diffusionand Perfusion-Weighted MRI. Neurology. 1999; 52:1792–1798
[17] Martinez-Perez I, Moreno A, Alonso J, et al. Diagnosis of brain abscess by magnetic resonance spectroscopy. Report of two cases. J Neurosurg. 1997; 86:708–713
[18] Barba I, Moreno A, Martinez-Perez I, et al. Magnetic resonance spectroscopy of brain hemangioperіcy-tomas: high myoinositol concentrations and discri-mination from meningiomas. J Neurosurg. 2001; 94: 55–60
[19] Douek P, Turner R, Pekar J, et al. MR color mapping of myelin fiber orientation. J Comput Assist Tomogr. 1991; 15:923–929
[20] Kassam AB, Labib MA, Bafaquh M, et al. Part I: The challenge of functional preservation: an integrated systems approach using diffusion-weighted, image guided, exoscopic-assisted, transsulcal radial corridors. Innovative Neurosurgery. 2015
[21] Handa J, Yamamoto I, Morita R, et al. 99mTc-Polyphosphate and 99mTc-Diphosphonate Bone Scintigraphy in Neurosurgical Practice. Surg Neurol. 1974; 2:307–310

14 电生理诊断

14.1 脑电图（EEG）

14.1.1 概述

EEG 最主要的应用在于癫痫性疾病的诊断和治疗。非惊厥性脑电图主要局限于爆发抑制的监测（见下文）（例如：巴比妥诱发性昏迷）或弥散性脑病的鉴别诊断，包括：

1. 鉴别心源性和器质性无反应性：EEG 正常提示精神无反应性或者闭锁综合征（locked-in syndrome）。
2. 非抽搐状态的癫痫（发作）：失神或复杂部分发作状态。
3. 亚临床的局部异常：例如周期性单侧癫痫样放电、局部慢波等。
4. 通过某些特异性表现形式诊断特殊病变：
   1) 周期性单侧癫痫样放电（PLED）：可能存在于任何急性局灶性损伤[如单纯疱疹性脑炎（HSE）、脓肿、肿瘤、栓塞性梗死]，见于 85% 的 HSE 病例（发病 2～5 天后发作），如果为双侧发作，则几乎可以确诊 HSE。
   2) 亚急性硬化性全脑炎（SSPE）（特异性形式）：间隔 4～15 秒的周期性高电压，伴随躯体痉挛，疼痛刺激后没有变化［鉴别诊断包括苯环己哌啶（PCP）药物过量]。
   3) 克 - 雅病（见章节 22.2)：肌阵挛。EEG：双侧尖波 1.5~2/ 秒（早期→慢；晚期→三相）。可能与 PLED 相似，但对于疼痛刺激有反应（大多数 PLED 没有反应）。
   4) 三相波：无明显特异性。可见于肝性脑病、缺氧后及低钠血症。
5. 脑病严重程度的客观评价：通常用于缺氧性脑病（如周期性棘波合并癫痫发作，说明可得到正常神经性功能恢复的机会小于 5%，死亡率高）。α 昏迷、爆发抑制和脑电静息都是不良预后因子。
6. 鉴别积水性无脑畸形和严重的脑积水（见积水型无脑畸形，章节 17.2.2)。
7. 可作为临床确定性试验来判断是否脑死亡（见章节 19.2)。

14.1.2 常见 EEG 节律

常见 EEG 节律如表 14-1 所示。

表 14-1 常见的 EEG 节律

节律	代表符号	频率
Delta	Δ	0～3Hz
Theta	θ	4～7Hz
Alpha	α	8～13Hz
beta	β	>13 Hz

14.1.3 爆发抑制

爆发 8～12Hz 的电活动（持续 1～10 秒）[1]，并在电静息期（无≥ 5 微伏的偏移并持续 10 秒以上）前减弱为 1～4Hz[2]（图 14-1）。

常被视为巴比妥、依托咪酯等神经保护性药物的滴定终点，如脑血管手术的临时阻断（见章节 76.8），脑创伤或一般干预无效的颅内压升高（见章节 53.4）。

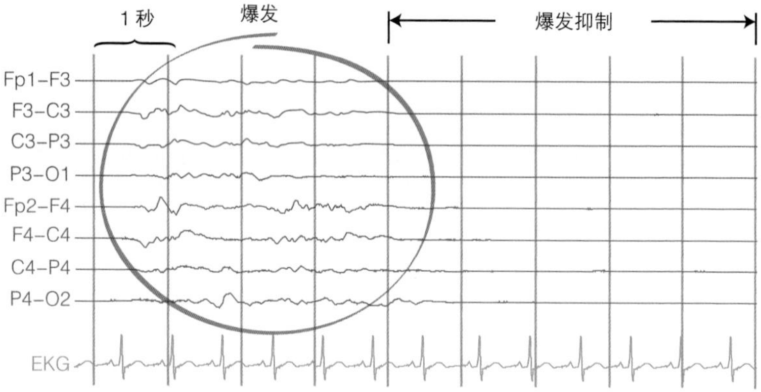

图 14-1 爆发抑制部分脑电图示例

14.2 诱发电位

14.2.1 概述

诱发电位是重复刺激后记录的平均 EEG 波形，是对不受时间限制的无活动脑电活动进行平均的过程。所得波形包含名为 N（阴性 - 向上偏转）或 P（阳性 - 向下偏转）的峰，其后为几毫秒的潜伏期，直到出现峰为止。

14.2.2 感觉诱发电位（SEP）

概述

采用电刺激周围神经［体感诱发电位（SSEP）］，使用耳机进行声音刺激［听觉诱发电位（AEP），也叫脑干听觉诱发反应（BAER）］，或使用护目镜进行闪光刺激［视觉诱发电位（VEP）］。神经外科医师常将脑诱发电位用于术中监测。体感诱发电位（尤其是从正中神经刺激）虽然应用有限，但对于脊髓型颈椎病[3]预后具有重要意义。

典型波形

缩写

表 14-2、表 14-3、表 14-4 以及表 14-5 所用缩写：BAER= 脑干听觉诱发反应；UE/IE SSEP= 上肢／下肢体感诱发电位；PR VER= 模式翻转视觉诱发反应，需要病人的合作和视觉注意作为瞬时视觉诱发反应的反面，这甚至能在闭合的眼皮上完成。另见参考文献[4, 5]。

14.2.3 术中诱发电位

概述

诱发电位（EP）可用于术中监测（如切除听神经鞘瘤时监测听力，或在一些脊椎手术时监测 SSEP），然而它需要平均许多波形，由此造成的短暂延时往往限制了其在避免术中急性损伤中的应用。主要 EP 峰的潜伏期延长 10%，或者波幅下降≥ 5% 均有意义，并应该提醒外科医师检查调整各种因素（牵开器、仪器、血压等）。通过寻找跨越中央沟的时相翻转电位

14

表 14-2 术中诱发电位的典型刺激阈值

检测项目	刺激			描述
	频率 (Hz)	持续时间 (mcs)	波幅	
BAER	23.5	150	85～100dB	稀疏好于密集
UE SSEP（手腕处正中神经）	4.7	300～700	高达 50mA	最强刺激（感觉阈值 + 运动阈值）
LE SSEP（踝关节胫骨后部）	4.7	300～700	高达 100mA	最强刺激
PR VER	1.97			16×16 格，每格 1.6cm，置于 1m 远处（对角为 55 英寸）

表 14-3 产生诱发电位的输入特性

检测项目	分析				电极导数
	输入滤波器 (Hz)	灵敏 (mcV)	持续时间 (ms)	重复	
BAER	150～3000	25	15	1500	M_1^a-C_ZZ，M_2*-C_Z，地电位 =FZ
UE SSEP	30～3000	50	55～60	600	F_Z-Erb 点，C_{V7}-F_{PZ}，C_3-FPZ，C_3' -NC（头以外，如：肩膀）
LE SSEP	30～3000	50	60	600	腘窝（从前到后），C_Z-F_{PZ}，后背（L5～T12)（肥胖以及老年人较困难），C_I-C_C（可选：体感同侧到对侧）
PR VER	5～100	50	500	100	O_1-A_1，O_Z-A_1，O_2-A_1，O_Z-C_Z

(phase reversal potentials) [6,7]，术中 SSEP 也可用于定位麻醉后病人的初级感觉皮质（与给清醒病人做脑电图检查相反）。

脑干听觉诱发电位（BAER）

也称脑干听觉反应（ABR)、听觉诱发电位（AEP)，使用耳机对病人进行听觉刺激（见表 14-4)，但用于前庭神经鞘瘤的辅助诊断时价值有限，现已大多被能为外科医师提供更加快速信息的第 Ⅷ 对脑神经直接监测替代。

14

脊髓手术术中 SSEP 监测

瘫痪实际上会通过减少肌肉活动而改善 SSEP 记录，但同时使接受刺激后的抽搐活动消失。

常见刺激位置：正中神经，尺神经及胫神经。神经冲动通过同侧后柱上传，上肢体感诱发电位通过后柱传递，下肢体感诱发电位通过背外侧束传递（见章节 1.9.2)，后者由脊髓前动脉供血。因此，上肢和下肢体感诱发电位对脊髓后柱（感觉）的直接机械刺激更敏感，而在脊髓前索（运动）遭受某些损伤时可不受影响。然而，下肢体感诱发电位可通过脊髓前动脉检测脊髓前索的缺血效应。

在一项 809 例病人的回顾性研究中 [8]，17 例出现 SSEP 减弱，经过术中及时干预，其中 14 例（82%）有恢复，在这 14 例中，13 例（93%）术后没有新的神经功能缺失。在无恢复的 3 例病人中，2 例术后出现新发神经功能缺失。

表 14-4 诱发电位的波形（注：数值可能各实验室之间有差异）

实验名称	图形	波形	可能的来源
BAER	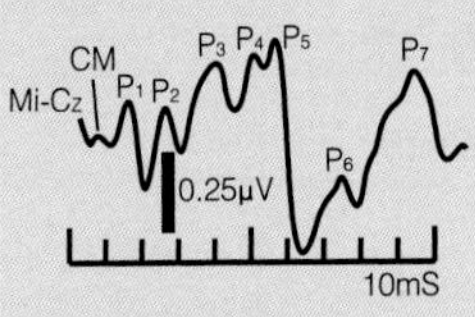	CM	耳蜗颤噪声
		P_1	Ⅷ 神经远端
		P_2	Ⅷ 近端或者耳蜗神经核
		P_3	下脑桥（可能上橄榄核联合体）
		P_4	中 - 上脑桥
		P_5	上脑桥或下丘
UE SSEP	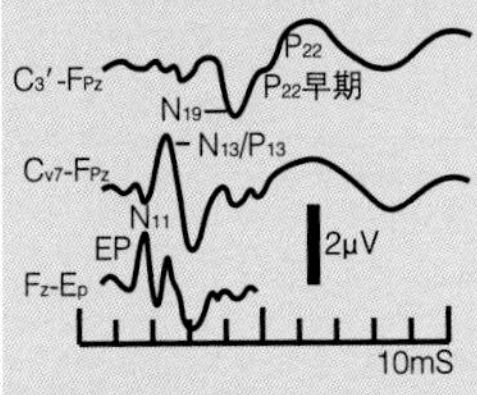	N_9	（在 F_Z-E_P 上 E_P 是 Erb 点），又称 EP：冲动进入臂丛的远端
		N_{11}	（在 C_{V7}-F_{PZ} 上）：神经根进入区（颈区）
		N_{13}	颈延髓结合
		N_{19}	初级感觉皮层
		P_{22}	（早期）运动皮层
		P_{22}	（晚期）IPSP 对 N_{18} 的"反应"
LE SSEP	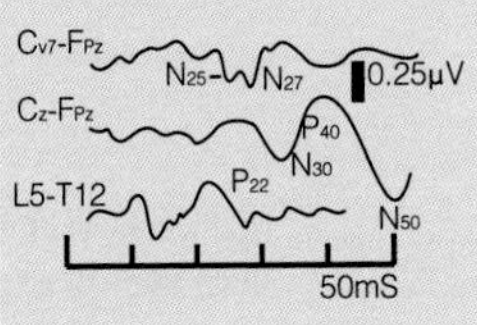	P_{22}	（在 L5～T12 上）：腰骶神经丛
		P_{40}	（在 C_Z-F_{PZ} 上）：感觉皮质（同在 UE SEP 上的 N_{18}，在极性上相反，原因不明）
		N_{27}	（在 C_{V7}-F_{PZ} 上）：可能背束核
		N_{30}	
PR VER	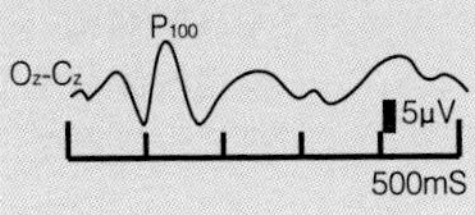	P_{100}	纹状或纹状前区枕叶皮质。兼有丘脑皮质冲动的成分

经颅运动诱发电位（TCMEPs）

麻醉要求：除了 EP 监测对麻醉的要求外，神经肌肉阻滞应该减弱至 4 次刺激，至少有 2 次肌肉抽动。

TCME 也称运动诱发电位（MEP）：经颅用电或磁刺激运动皮质或下行轴突，记录远端脊髓或肌群的运动电位。对于清醒病人，直接电刺激常因其局部疼痛而使用受限。因为电位幅度大，所以取样时间更短，并几乎可给予手术医师实时反馈。但是由于病人肌肉收缩而产生的位移，通常无法进行持续性记录（除非在脊髓水平进行检测）。可用于脊髓手术（颈髓或胸髓），但不用于腰髓手术。癫痫很少发生，多在癫痫高风险病人或频繁刺激的病人中出现。

表 14-5 诱发电位[a]的正常值（注：数值可能各实验室之间有差异）

实验名称	测量参数	正常值 平均值	正常值 +2.5SD（标准差）	评论
BSAER	Ⅰ～Ⅴ峰潜伏期	4.01mS	4.63mS	
	Ⅰ～Ⅲ峰的潜伏期	2.15mS	2.66mS	延长说明病变在脑桥和四叠体之间，如听神经瘤
	Ⅴ的绝对潜伏期	5.7mS	6.27mS	
	Ⅲ～Ⅴ峰潜伏期			延长说明病变在脑桥下或中脑，可见于 MS
UE SEP	N_9-N_{18} 峰潜伏期	9.38mS	11.35mS	
LE SEP	P_{22}-P_{40} 峰潜伏期	15.62mS	20.82mS	
	P_{40} 绝对潜伏期	37.20mS	44.16mS	
PR VER	P_{100} 绝对潜伏期		+3 SD	
	P_{100} 眼间差别	8～10mS		眼间差别在全视野刺激时更敏感。单眼缺损说明传导损伤在视交叉前的视神经（如 MS，青光眼，压迫性视网膜萎缩）。双侧缺损没有定位意义

[a] 粗体的正常值是鉴别异常值的阈值

MEP 的禁忌证：

1. 存在癫痫病史。
2. 既往有颅骨缺损。
3. 头部或颈部有金属。
4. 植入特殊电子设备的病人。

下行诱发电位（DEP）

以前也叫神经源性运动诱发电位。刺激脊髓头端，记录尾端脊髓或周围神经神经源性反应以及远端肌肉的肌源性反应。DEP 主要由感觉神经调控，因此不能代表真的运动电位。但是它对脊髓改变很敏感，在无法进行 TCMEP 监测时可能有所帮助。

14.2.4 重点生理监测改变

提醒手术医师注意的电生理改变标准

存在以下任意一项或多项：

1. SSEP：
   1) 波幅下降 >50%。
   2) 潜伏期延长 >10%。
   3) 波形完全消失。
2. TCMEP：信号幅度持续 50% 的下降。
3. DEP：>60% 的信号下降。

脊髓手术中监测信号改变时的干预措施（维塔利量表）

如果脊髓手术术中 SSEP/TCMEP 信号消失或减退是由压迫所致，预后常良好。通常也不会发生血管损伤。

选择（或建议）如下（改编/摘自“维塔利量表”[9]，此为表单，而不是按步骤进行的操作手册，条目并不一定按照顺序陈列）：

1. 确认改变的真实性。技术方面的考虑包括：
   1) 排除其他设备（如手术床、C 臂、显微镜等一切接通电源的设备）的 60Hz 干扰。
   2) 检查设备连接。
   3) 确认刺激电极以及记录导线连接良好。
2. 令手术室进入警惕状态：
   1) 宣布手术暂停并停止操作。
   2) 减少可能的注意力分散（音乐、不必要的对话等）。
   3) 召集团队：主治麻醉师、高级神经科或神经生理学家和有经验的护士。必要时咨询外科同事（即便通过电话）。
3. 麻醉/代谢方面的考虑：
   1) 优化平均动脉压（通常倾向于 MAP>85mmHg）。
   2) 检查红细胞贫血（可能导致脊髓缺血）。
   3) 优化血液 pH（排除酸中毒）和 CO_2 分压。
   4) 维持病人体温正常。
   5) 检查麻醉技术因素：评估瘫痪的程度、吸入麻醉剂剂量等。
   6) 与主治麻醉师和洗手护士讨论“Stagnara 唤醒试验”的可行性（见下文）。
4. 手术方面的考虑（仅限于不会使脊柱不稳定的操作）：
   1) 查看病人在手术台上的体位：手臂、腿、躯干移位、定位架故障，（如果可能的话）在电位改变前进行复原。
   2) 撤去牵引器。

3）减少干扰或其他矫正力。
4）撤去控制棒。
5）撤去可能与电位改变相关的螺钉并再次检测。
6）行术中 X 线检查排除病人体位改变。
7）检查是否存在脊髓压迫。
8）检查切口部位是否存在神经根受压。
9）进行术中影像学检查（CT 或 O 臂，如果可能的话）。
10）如果可行，可考虑分期手术。

5. 如果可行则可考虑 Stagnara 唤醒试验。
6. 可考虑静脉注射类固醇药物。

▶（Stagnara）唤醒试验[10]。用于术中检测主动运动功能。允许病人从麻醉中复苏至一定程度，以便能够根据命令摆动脚趾（病人保持插管状态，并且切口未闭合）。在当前的电生理监测（EPM）时代不太常用，但是在认为 EPM 结果不可靠的情况下可以使用。

与 EPM 相比，此实验无需特殊设备，且对时间、地点无限制。如果事先计划好，则会更加高效。在这种情况下，应使用短效麻醉剂，并且可事先告知病人。

缺点：仅适用于术中（耗时且常极具挑战性），因此，对改变的检测可能滞后于 EPM。病人常常会试图起身或者活动。仅用于运动功能检测，且可能忽视轻微缺陷。

14.3 神经传导测量 / 肌电图（NCS/EMG）

14.3.1 概述

临床电生理检查通常由神经科医师、内科医师或康复科医师执行。外周神经电生理研究主要包括两部分：

1. 传导测量：通常称为神经传导速度（NCV，never conduction velocity），但也包括测定运动及感觉神经的波幅、潜伏期和持续时长，因此实际上应该称为神经传导测量（NCS，never conduction studies）。在特定位置通过体表电极给予电刺激，并通过接受电极记录电响应。由于不使用针头，NCS 可应用于服用抗凝或抗血小板药物治疗的病人。
2. 肌电图（EMG），又称针电极检查（见下文）。这部分检查包括将电极针置入肌肉并检测分析静息状态以及下述情况中肌肉的电活动。部分电生理检测员不对服用抗凝血或抗血小板药物的病人进行 EMG 检测，因其可能形成血肿或筋膜室综合征。

14.3.2 肌电图

概述

肌电图检查分为三步。

▶ 阶段 1——插入性电活动：针电极置入刺激肌肉形成的电响应。

▶ 阶段 2——自发电活动（肌肉处于静息状态）：

1. 正常：插入性电活动平息后，针电极稳定的电静息状态。
2. 自发性反应：自主产生的电活动，通常为异常表现（正常志愿者有时也会出现）。
   1) 在失神经支配（继发于神经损伤）或肌肉损伤后出现：
      - 正性尖波（PSW）。
      - 颤动电位：单一肌肉纤维产生的动作电位。在肌电图检查时可见，但肉眼不能察觉其收缩（见章节 29.1）。最早在失神经支配后 7～10 日出现，有时在 3～4 周后仍未出现。若神经完成修复，则可重新支配肌肉，但是运动单元变大，造成颤动电位延长且数量减少。
   2) 肌强直性放电（监听喇叭上的“深水炸弹”声）。
   3) 复杂重复放电（CRD）：周围肌纤维束放电，见于神经源性及肌源性病变。
   4) 肌束电位：非特异性，但是可能与运动神经元病（ALS）有关（见章节 10.6.2）。
   5) 其他少见的自发电位，包括：肌肉抽搐、肌肉强直及痉挛样放电。

▶ 阶段 3——意向性活动：以最大意向性活动与最小意向性活动评价。

1. 运动单位运动电位（MUAP）分析：包括检测运动单位的波幅、持续时间、多相波和稳定性。波幅及持续时间普遍增加，提示下运动神经元病变（LMN），这两者降低则提示原发性肌肉病变。
2. 最小意向性动作，有两种可能的异常表现：
   1) 肌动员减少：通常提示神经源性病变。
   2) 提前或肌动员增加：提示原发性肌肉病变。
3. 最大意向性活动。

定义

感觉神经运动电位（SNAP)：由于感觉神经的神经节位于椎间孔内，节前病变（损伤神经根至椎间孔的近端，如椎间盘突出或神经根撕脱造成神经根受压迫）并不影响细胞体，因而远端的 SNAP 并不受影响[11]。神经节后的病变（椎间孔以远，如周围神经损伤）降低 SNAP 波幅和（或）减缓感觉神经传导速度。

F 波：神经受刺激，造成顺向传导和逆向传导。一些被逆向传导刺激的前角神经元可能发出 F 波。F 波的潜伏期可能在多节段神经根病时延长（不敏感）。在评价近端神经根传导速度降低时有效（如吉兰-巴雷综合征，见章节 10.7）。

H 反射：一般只在 S1 神经根出现，与膝反射类似。Ia 传入纤维的刺激顺行经过单突触连接在 α 运动神经元产生运动电位，可在小腿三头肌检测到。

意向性活动：运动单位动作电位（MUAP）只能在病人自主运动时测量，包括波幅、上行时间、持续时间和相位数（穿过基线的频数）。

多相电位：多于 4 相位的 MUAPs。通常占 MUAP 的 15% 以下，在恢复神经支配 6～8 周后可发现多相电位增加，在数个月内逐渐增加，继而消失（因动员趋于同步）。

肌强直：有很多肌强直的情况，包括强直性肌营养不良时的肌肉持续收缩。典型 EMG 表现：强制性放电产生的“深水炸弹”声。

神经根病变的肌电图检查

神经外科医师使用肌电图原则

总体原则：

- 如果可进行可靠的运动检查，那么肌电图往往不能提供额外的信息。运动检查正常则肌电图通常也正常。
- EMG 对于神经根病变并非十分敏感（尤其是感觉性神经根，颈椎较腰椎常见），但是异常的 EMG 特异性很高。
- 肌电图最适用于有明确肌力受损而需要额外的定位或诊断信息的病人，或病人的肌力无法准确评估时（不能配合或功能性掩盖）。
- 时间：
  - 神经根型颈椎病发病后 3 周左右肌电图才能有可靠发现。
  - “急性改变”在第 3 周开始出现并可持续约 6 个月。
  - 慢性改变可在第 6 个月出现并可能无限期存在。

颈部肌电图：

- 肌电图对 C5～T1 神经根病变的检测最佳。因为能可靠测试 C3～C4 神经根的肌肉，故压迫此处可能会出现下位神经根表现。

腰部肌电图：

- 如果病人腰椎 MRI 正常但有明确的运动缺损（如足下垂），则需要做肌电图探查周围神经病（正确查体也能获得相同信息）。如肌电图未发现外周神经病变（如腓总神经麻痹），则查腹部及盆部 MRI（或 CT）以明确是否有盆底部肿瘤。

表现

包括自发活动（见上文）。

最早（2～3 天内）可能出现的表现为意向性动作时肌肉动员减少，但这只有在神经根明显受压的情况下才发生。

如担心合并外周神经病变（如腕管综合征合并 C6 神经根病变），这时 EMG 很有帮助。

EMG 诊断神经根病变

1. 在至少 2 块肌肉中出现纤颤和（或）阳性尖波，这些肌肉由同一神经根通过 2 根周围神经支配。
2. 椎旁肌肉异常：支持诊断，但不是必要条件，因为 50% 椎旁肌肉可能正常。

椎间盘突出导致的神经根病

神经根病变的病人 SNAP 通常正常（见上文）。可能存在椎旁肌肉肌纤维颤动，推测受累节段准确率为 84%[12]。

足下垂：下肢股二头肌的短头是坐骨神经腓骨支支配的第一个肌肉，位于该神经从坐骨神经发出处的后方，在腘窝内或稍上方。在足下垂的某些情况下，通过检测肌肉可以很好地明确是否存在腓神经病变或更近端的病变（如腘窝上）。

神经根病变恢复的表现（如行椎间盘切除术或自然愈合）：

- 运动电位首先恢复（如果神经离断，恢复可能需要 1 个月）。
- 如果运动电位未恢复，感觉电位最终可能恢复，也可能不恢复。
- 椎板切除术后，椎旁肌肉电位对于 EMG 不再有意义，因为术中切割肌肉会改变其电信号，并导致由肌肉损伤引起的去神经支配。纤颤电位（Fib）及正性尖波（PSW）振幅随时间推移而下降，但可能无限期存在。

报告解读

报告内容：例如“慢性颈部神经根病”。

这通常意味着：存在大波幅的快读动员运动单元（有时称为“动员减弱”）。

神经外科意义：这并不意味着持续的神经压迫。

如果报告进一步描述，例如：“没有持续进行神经支配的证据”通常意味着没有观察到尖波（PSWs）或颤动电位（fibs)。这提示在某个位置存在神经损伤，但正在愈合并且不太可能为持续受压。

神经丛病变肌电图

SNAP 降低而没有椎旁肌肉纤维颤动（神经根背支向下出椎孔支配椎旁肌肉，仅在神经根病变时受累）。

神经撕脱伤肌电图

出现肌无力及感觉缺失，但 SNAP 正常，因为病变位于背根神经节的近端（感觉神经元细胞体所在位置）。

（禹少臣 译 刘兴炬 校）

14

参考文献

[1] Bhattacharyya S, Biswas A, Mukherjee J, et al. Detection of artifacts from high energy bursts in neonatal EEG. Comput Biol Med. 2013; 43:1804–1814

[2] Donnegan JH, Blitt CD. The Electroencephalogram. In: Monitoring in Anesthesia and Critical Care Medicine. New York: Churchill Livingstone; 1985: 323–343

[3] Holly LangstonT, Matz PaulG, Anderson PaulA, et al. Clinical prognostic indicators of surgical outcome in cervical spondylotic myelopathy. J Neurosurg: Spine. 2009; 11:112–118

[4] Chiappa KH. Evoked Potentials in Clinical Medicine (First of Two Parts). N Engl J Med. 1982; 306:1140–1150

[5] Chiappa KH. Evoked Potentials in Clinical Medicine (Second of Two Parts). N Engl J Med. 1982; 306: 1205–1211

[6] Gregori EM, Goldring S. Localization of Function in the Excision of Lesions from the Sensorimotor Region. J Neurosurg. 1984; 61:1047–1054

[7] Woolsey CN, Erickson TC, Gibson WE. Localization in Somatic Sensory and Motor Areas of Human Cerebral Cortex as Determined by Direct Recording of Evoked Potentials and Electrical Stimulation. J Neurosurg. 1979; 51:476–506

[8] Roh MS, Wilson-Holden TJ, Padberg AM, et al. The utility of somatosensory evoked potential monitoring during cervical spine surgery: how often does it prompt intervention and affect outcome? Asian Spine J. 2007; 1:43–47

[9] Vitale MichaelG, Skaggs DavidL, Pace GregoryI, et al. Best Practices in Intraoperative Neuromonitoring in Spine Deformity Surgery: Development of an Intraoperative Checklist to Optimize Response. Spine Deformity. 2014; 2:333–339

[10] Vauzelle C, Stagnara P, Jouvinroux P. Functional monitoring of spinal cord activity during spinal surgery. Clin Orthop Relat Res. 1973:173–178

[11] Benecke R, Conrad B. The distal sensory nerve action potential as a diagnostic tool for the differentiation of lesions in dorsal roots and peripheral nerves. J Neurol. 1980; 223:231–239

[12] Young A, Getty J, Jackson A, et al. Variations in the Pattern of Muscle Innervation by the L5 and S1 Nerve Roots. Spine. 1983; 8:616–624

第四部分
发育异常

IV

15 原发性颅内发育异常

15.1 蛛网膜囊肿

15.1.1 概述

要 点

- 一种先天性畸形，常见于颅中窝、脑桥小脑三角（CPA）、鞍上区和颅后窝。
- 除鞍上区外通常无症状（偶然发现）。
- 颅骨改变常见，CT 及 MRI 上表现大多与脑脊液相同。
- 成人偶然发现的蛛网膜囊肿（AC）建议：仅 6~8 个月行一次影像学检查就足以明确病变是否增大，如果出现相关症状则行进一步检查。

蛛网膜囊肿亦称软脑膜囊肿，不同于外伤后软脑膜囊肿（也称生长性颅骨骨折，见章节 57.5.2），也与感染无关，是由于发育期蛛网膜分裂异常导致，属先天性疾病（实际上是蛛网膜内囊肿）。囊内容物与脑脊液相同，与脑室及蛛网膜下隙不相通，可为单腔或伴分隔，囊壁为脑膜上皮细胞，上皮膜抗原（EMA）阳性，而癌胚抗原（CEA）阴性，蛛网膜囊肿也可见于椎管内。

发生于颅中窝的蛛网膜囊肿，以前称作“颞叶发育不全综合征”。这一名称现已弃用，因事实上两侧脑容积相等[1]。囊肿占据脑实质的空间而发生脑组织移位和颅骨扩张。

组织学类型[2]：

1. “单纯蛛网膜囊肿”：蛛网膜上排列着能分泌脑脊液的细胞；颅中窝囊肿几乎都属于此类型。
2. 囊壁成分复杂，可包括神经胶质、室管膜和其他类型组织。

15.1.2 颅内蛛网膜囊肿的流行病学

尸检发病率为 5/1000，约占颅内占位性病变的 1%。

性别比男：女 = 4：1，左侧多见。

在 Hurler 综合征（一种黏多糖病）病人中可出现双侧蛛网膜囊肿。

15.1.3 发生部位

几乎所有的蛛网膜囊肿均发生于蛛网膜池相关部位（例外：鞍内蛛网膜囊肿是唯一的硬膜外囊肿，见表 15-1）。

表 15-1 蛛网膜囊肿的发生部位[3]

部位	%
侧裂	49
CPA	11
上丘	10
小脑蚓部	9
鞍区和鞍上	9
双侧半球间	5
大脑突面	4
斜坡	3

CPA（脑桥小脑三角）表皮样囊肿与蛛网膜囊肿相似，但在 DWI 上呈高信号。

另见颅后窝中线处蛛网膜囊肿的鉴别诊断（见章节 15.3.2）。

15.1.4 表现

绝大多数蛛网膜囊肿无症状，对有症状的蛛网膜囊肿而言，多数于儿童早期即出现症状[4]。临床表现因囊肿部位而异，常有病变大而症状轻微者。

典型表现如表 15-2[4] 所示，包括：

1. 颅内压（ICP）增高症状：头痛、恶心、呕吐、嗜睡。
2. 癫痫。
3. 病情突然恶化：
   1) 出血（破入囊内或硬膜下隙）：桥静脉撕裂导致颅中窝囊肿出血。一些体育组织禁止此类病人参与竞技运动。
   2) 囊肿破裂。
4. 颅骨局部膨凸。
5. 占位效应引起的局部症状 / 体征。

表 15-2 蛛网膜囊肿的典型表现

颅中窝囊肿	鞍上囊肿伴脑积水	弥散性幕上或幕下囊肿伴脑积水
癫痫	颅内压增高	颅内压增高
头痛	巨头畸形	巨头畸形
偏瘫	发育迟缓	发育迟缓
	视力下降	
	性早熟	
	玩偶头 - 眼综合征	

6. 诊治不相关疾病时偶然发现。
7. 鞍上囊肿还可有以下表现[5]：
   1) 脑积水（可能与第三脑室受压有关）。
   2) 内分泌症状：发生率达 60%，包括性早熟。
   3) 点头（所谓的“点头娃娃综合征”[6]）：被认为是鞍上囊肿的表现之一，但发生率仅为 10%。
   4) 视力障碍。

15.1.5 检查

概述

常规的 CT 或 MRI 检查一般可以确诊。使用脑脊液增强剂或流量测定（脑池和脑室造影等）仅在少数情况下用于诊断位于中线部位的鞍上和颅后窝病变[4]（鉴别诊断见颅内囊肿，见章节 86.7）。Galassi 等提出的颅中窝囊肿分类见图 15-1。

CT 扫描

表现为边界光滑无钙化的脑实质外囊性肿物，密度类似脑脊液，且静脉注射增强剂无强化。常见邻近颅骨膨凸变形，提示其慢性病程。常伴有脑室扩大（发生率为：幕上 64%，幕下 80%）。

大脑凸面或颅中窝囊肿具有占位效应，可压迫同侧侧脑室并导致中线移位。鞍上、四叠体池和颅后窝中线囊肿可压迫第三和第四脑室，阻塞正中孔或导水管导致脑积水的发生。

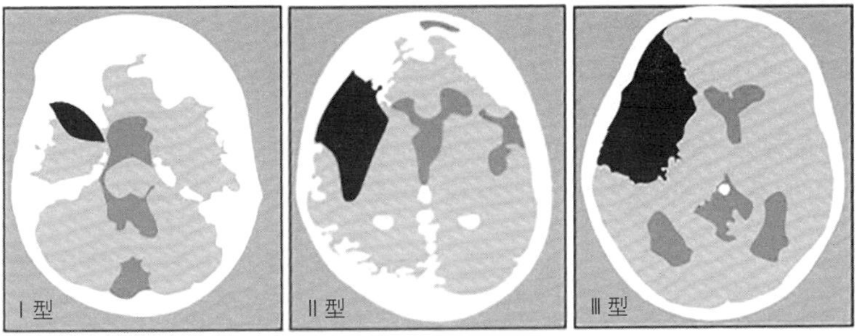

图 15-1 外侧裂蛛网膜囊肿的 CT 分类[7]

Ⅰ型：小，双凸形，位于颞极，无占位效应，水溶性造影剂 CT 脑池造影（WS-CTC）显示与蛛网膜下隙相通

Ⅱ型：位于侧裂近端及中间段，脑岛完全开放呈直角形，WS-CTC 显示与蛛网膜下隙部分相通

Ⅲ型：占据全部侧裂，中线明显移位，颅中窝颅骨膨隆（蝶骨小翼抬高，颞骨鳞部外凸），WS-CTC 显示很少与蛛网膜下隙相通，外科治疗常无法使脑组织复位（成为Ⅱ型病变）

MRI

在鉴别蛛网膜囊肿内容物与肿瘤囊液方面优于 CT，并可显示囊肿壁。

脑室和（或）脑池造影

利用碘对比剂或放射性核素示踪剂。透明度多变导致其难以与手术所见相关联。某些囊肿实际上是憩室，也可充满对比剂和示踪剂。

15.1.6 治疗

概述

许多学者（非全部）认为，无占位效应或症状的蛛网膜囊肿，无论其大小和部位如何均无须治疗。对于偶然发现蛛网膜囊肿但不考虑行手术治疗的成年病人，6～8 个月进行一次影像学随访检查通常足以排除病变的变化情况（因病变体积可能会变大）。若出现相关症状，则需要进一步检查。儿童病人应随访至成年。

囊肿的治疗（除外鞍上囊肿）

手术治疗方式归纳为表 15-3。

囊肿分流

可能是最佳方法。如分流至腹腔，则使用低压分流管，如伴有脑室扩大，可同时行脑室分流（常用“Y”形连接管）。超声、脑室镜或定位引导，有助于鞍上囊肿定位。对于颅中窝蛛网膜囊肿的分流也可经侧脑室，从而同时行脑室和囊肿分流[9]。

表 15-3 蛛网膜囊肿的手术治疗方式

治疗方式	优点	缺点
针管抽吸或钻孔引流	• 简单 • 快速	• 囊肿复发率高和神经功能障碍
开颅手术，切除囊壁，使之与基底池沟通	• 可直视囊肿（协助诊断） • 治疗多房囊肿（罕见）更有效 • 避免永久性分流（某些病例） • 术中可见桥静脉（小优点）	• 继发瘢痕形成可使开窗闭合，从而导致囊肿复发 • 蛛网膜下隙引流不足；许多病人术后出现分流依赖 • 死亡率高，并发症多（可能因骤然减压所致）
颅骨钻孔经内窥镜囊肿开窗[8]	• 同上	• 同上
囊肿的腹腔或静脉分流	• 根治方案 • 致残率 / 死亡率低 • 复发率低	• 病人出现“分流依赖” • 异物（分流管）造成感染风险

× 注意：从颅中窝进行远距离分流操作时，分流隧道穿通应位于耳后（勿于耳前，以免损伤面神经—如果只能在耳前进行穿通，请整形科医师会诊，可能有助于避免面神经损伤）。

鞍上囊肿的治疗

这类囊肿有独特的治疗选择，包括：

- 经胼胝体囊肿切除[10]。
- 经皮脑室囊肿切除：是 Piere-Kahn 等[5]采用的方法。在冠状缝近中线处颅骨钻孔，经侧脑室和 Monro 孔切除囊肿（利用脑室镜更好[8]）。
- 额下入路（囊肿开窗或切除）：危险且无效[5]。

× 脑室引流：无效（实际上使囊肿扩大），通常不考虑。

15.1.7 预后

由于颅骨变形和脑组织的慢性移位，即使治疗得当，部分囊肿仍可能存在。术后可能出现脑积水。另外，鞍上囊肿治愈后内分泌异常也常持续存在。

15.2 颅面发育异常

15.2.1 正常发育过程

囟门

前囟：最大的囟门，呈钻石形，出生时为 4cm（前后径）× 2.5cm（横径），正常在两岁半时闭合。

后囟：呈三角形，正常在 2～3 月龄时闭合。

蝶囟和乳突囟：小而不规则。正常情况下，前者在 2～3 月龄时闭合，后者在 1 岁时闭合。

颅穹隆

生长：很大程度上取决于脑发育。1 岁时头颅大小达成人的 90%，6 岁时达 95%。7 岁则基本停止生长。2 岁末时骨质联结骨缝闭合，后续生长主要为骨质沉积与吸收。

出生时颅骨为单层结构，4 岁时板障出现，35 岁达高峰（此时板障静脉形成）。乳突：2 岁时开始形成，6 岁时气房形成。

15.2.2 颅缝早闭

概述

最开始称为狭颅症（Craniosynostosis，CSO），为颅骨骨缝提前骨化。新生儿发病率约为 0.6/1000。可单发也可表现为综合征或继发于其他疾病。颅骨骨缝骨化后，骨缝垂直方向的正常生长终止，而在骨缝平行方向继续生长。

原发性颅缝早闭通常属于产前畸形，继发颅缝早闭病因包括：代谢性（佝偻病、甲状腺功能亢进症等）、中毒（药物，如苯妥英、丙戊酸钠、甲氨蝶呤等）、血液系统疾病（镰刀型细胞贫血症、地中海贫血等）以及结构异常（如脑发育异常，如小头畸形、无脑回畸形、多脑回畸形等）。伴脑积水（HCP）者罕见[11]。颅缝早闭继发于治疗脑积水的脑脊液分流术这一假说尚未得到证实。

通常手术治疗。多数情况下，手术的适应证为整容，并防止由颅面畸形带来的严重心理障碍。不过多颅缝早闭也会阻碍脑发育，并可导致病理性颅内压增高[12]，尽管多颅缝早闭更常见，但单一颅缝早闭颅内压增高发生率也约为 11%。冠状缝早闭可导致弱视。单一颅缝早闭者多可通过颅缝骨缘切除进行治疗。颅底多颅缝的治疗通常需要神经外科和颅面外科医师协作完成，有时还需分期治疗。手术风险包括：出血、癫痫和卒中。

诊断

部分“颅缝闭合”病人实际上为体位性扁平畸形（如“懒人卧位”，见下文）。如怀疑是这种原因，应嘱其父母避免患儿头部枕于扁平物体，并于 6～8 周后复查：体位所致者病情可改善，否则即为颅缝早闭。辅助诊断方法包括：

1. 颅缝早闭处可触及骨性隆起（除人字缝早闭可触及凹槽外，见下文）。
2. 拇指轻压颅缝两侧颅骨未见相对位移。
3. X 线片：
   1) 显示骨缝中心缺乏正常透光性。有时因局部形成骨刺，X 线（甚至 CT）检查可正常[13]。
   2) “破壶颅征”，颅内压增高者可出现颅缝分离和蝶鞍骨质吸收[14]。
4. CT 扫描：
   1) 有助于显示颅骨轮廓。
   2) 颅缝早闭处颅骨增厚和（或）形成骨嵴。
   3) 可出现脑积水。
   4) 额部蛛网膜下隙扩大[15]。
   5) 三维 CT 可更好地显示颅骨异常。
5. 上述方法仍不能诊断者，可行锝骨扫描[16]：
   1) 出生后第 1 周所有颅缝只能摄取少量同位素。
   2) 提前闭合的颅缝比其他（正常）颅缝摄取增多。
   3) 完全闭合的颅缝未见同位素摄取。
6. MRI：通常仅用于诊断伴随颅内其他病变的病人，效果不如 CT。
7. 测量值可无异常，如眶额周长在颅骨变形情况下仍可正常。

15

颅内压增高

颅缝早闭新生儿颅内压增高诊断依据：

1. 影像学检查（颅骨 X 线或 CT，见上文）。
2. 颅盖生长缺陷（不同于新生儿非颅缝早闭者，这些病人的颅内压增高导致头颅增大，而颅缝早闭在引起颅内压增高的同时颅骨生长缺陷）。
3. 视盘水肿。
4. 发育迟缓。

颅缝早闭的类型

概述

4 种基本单颅缝早闭示例见图 15-2。

矢状缝早闭

概述

如图 15-2 所示。是最常见的单一颅缝早闭，80% 为男性。形成明显的龙骨状矢状脊和长头畸形（颅骨延长且前额 / 额部突出）或舟状头畸形（枕骨突出呈“船形颅骨”）。OFC 仍接近正常水平，但双顶径明显减小。多达 44%的非综合征性矢状缝早闭病人出现颅内压升高[17]。

外科治疗

可采取纵向或横向皮肤切口。自冠状缝至人字缝之间的矢状缝行线形切开，在出生后 3～6 个月内手术效果较好。切开宽度至少 3cm，无证据表明嵌入人工材料（如硅胶包裹顶骨骨缘）可限制再发闭合。必须注意避免硬膜撕裂损伤下方的矢状窦。嘱咐病人应随访观察，如在 6 月龄前再次闭合应再次手术，而 1 岁龄后颅骨塑形创伤更大。

冠状缝早闭

概述

占颅缝早闭的 18%，女性多见。克鲁宗综合征病人除此之外还伴有蝶骨、眶骨和面颅异常（颜面中部发育不良），Apert 综合征病人则伴并指（趾）畸形[18]。单侧冠状缝早闭→斜头畸形（图 15-2）伴患侧前额眼部以上平坦或凹陷，健侧前额则代偿性突出。患侧眶上缘高于健侧呈丑角眼征。患侧眼眶外旋，可导致弱视。如不加以治疗，颜面平坦加重，鼻偏向健侧（鼻根部向患侧旋转）。

双侧冠状缝早闭（常见于多颅缝早闭颜面畸形，如 Apert 综合征）→短头畸形，前额平坦宽阔（尖头畸形），较单侧多见。如合并额蝶缝和额筛缝早闭，可出现颅前窝缩短、上颌骨发育不良、浅眼眶以及进行性眼部突出。

外科治疗

单纯对受累骨缝行切开常可取得良好的整容效果，但也有认为仅采用这种方法是不够的。因而目前推崇行（单侧或双侧）额部颅骨切除，同时

15

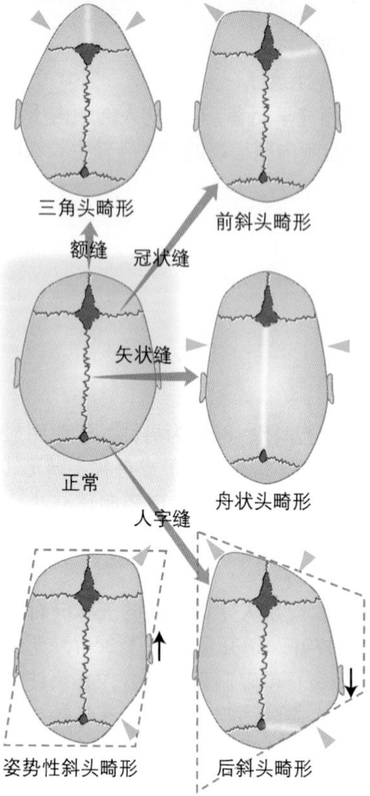

图 15-2　颅缝早闭

4 种类型的单一颅缝早闭和 1 种姿势性斜头畸形

红色箭头标识所涉及的以白线表示的颅缝。蓝色箭头指示畸变的方向

姿势性斜头畸形是由于姿势所致畸形，并不属于颅缝早闭

虚线表示以下概念：后斜头畸形产生梯形畸形（注意同侧耳朵向后移位），而姿势性斜头畸形更像平行四边形（同侧耳朵向前移位）

通过切除眼眶骨来扩展眼外眦。

额缝早闭

在出生时，额骨由两块骨组成，中间是额缝。异常闭合导致额部突出，中线有一骨嵴（角头畸形）。多数伴有 19p 染色体异常和发育迟滞。

人字缝早闭

流行病学

罕见，报道的发病率占颅缝早闭的 1%～9%[19]。男性多见（男：女 = 4：1），70% 为右侧受累。常于出生后 3~18 个月发病，最早在 1~2 个月。

临床表现

单侧或双侧枕骨平坦。单侧病变时呈向后斜头畸形，双侧受累时呈短头畸形，且两耳向前向下移位[19]。与矢状缝、冠状缝早闭有明显骨脊不同，人字缝早闭呈现为沿闭合骨缝走形的压迹（也有部分可见人字形骨脊）。

▶鉴别："懒人体位"（体位性颅骨扁平）。人字缝早闭必须与体位性颅骨扁平鉴别，也就是所谓的"懒人体位"。由此导致的枕骨扁平伴有同侧耳朵前移（图 15-2)，且同侧脸颊、前额隆凸。

体位性颅骨扁平（或塑形）的形成原因：

1. 活动减少：经常仰卧位且头常偏向同一侧，如脑瘫、智力障碍、早熟、慢性疾病。
2. 姿势异常：先天性斜颈[20]、颈椎先天性异常。
3. 刻意姿势：因 1992 年建议使新生儿保持平卧的睡姿以减少婴儿猝死综合征（SIDS）[21]，有时也用泡沫垫使婴儿头向一侧倾斜以防止误吸。
4. 子宫内病因[22]：子宫内拥挤（如多胞胎或巨大胎儿），子宫异常。

诊断方法

体格检查最为重要。颅骨 X 线可帮助鉴别（见下文）。如果颅骨 X 线检查结果可疑，则数周内应避免病侧受压。如无改善，应行骨扫描（见下文）。若确诊颅缝早闭和某些难治性的体位性颅骨扁平（可能随时间得到纠正，可能一直到 2 岁），可考虑手术治疗。

颅骨 X 线：70% 的病例可出现人字缝两侧骨缘硬化。因局部颅内压增高，下方脑回压迫而使颅骨凹陷，有时可见"破壶颅征"（beatencopper-cranium，BCC)。BCC 表现为特征性的颅骨斑驳样外观，斑片呈类圆形深度不一，边缘呈圆弧形且粗糙。仅在合并鞍区骨质吸收和颅缝分离时 BBC 才与颅内压整体增高相关[14]。

CT 扫描：15%～20% 的病例骨窗像显示枕部颅骨内板吸收变薄[23]，95% 以上出现于患侧。颅缝可见闭合，不到 2% 的病人脑组织像可见脑组织异常：灰质异位、脑积水、胼胝体发育不良；约 70% 出现明显的额部蛛网膜下隙增大（其他颅缝早闭也可出现，见上文）。

骨扫描：1 岁内人字缝同位素摄取增加，3 个月时为高峰[24]（出生后第 1 周通常不摄取核素）。可见典型颅缝早闭表现。

治疗

对严重的颅面变形或明确颅内压增高者主张早期手术，其他情况可保守治疗 3～6 个月。大多数病人不会进展或随时间推移和经简单非手术治疗后改善。约有 15% 的病人持续发展为严重畸形。

非手术治疗[25]：

尽管病情常可改善，但仍常有不同程度的畸形。

85% 的病人变换体位的治疗有效。将病人置于健侧或俯卧位。先天性斜颈致枕部扁平的婴儿应进行积极的物理治疗，常可在 3～6 个月内得到改善。

更严重者可试行使用塑形头盔[26]（无对照试验证明其疗效）。

手术治疗：

只有约20%的病人需要手术治疗。理想手术年龄为6~18个月。病人取俯卧位，头部头托妥善固定（抬高面部，麻醉师每30分钟轻轻按摩防止压伤）。

手术方法的选择包括从单纯一侧颅缝颅骨切除到复杂的颅面外科重建。

对年龄在12周内无严重颜面变形者行矢状缝至星点的线形颅骨切除已足够。必须注意避免星点附近硬膜撕裂，因为此处有横窦经过。切除的骨缝可见内嵴。手术年龄越早效果越好，6个月以上的儿童可能需要更为激进的手术治疗。

简单病例术中平均失血100~200ml，因而常需要输血。

多颅缝早闭

多处或全部颅缝融合→尖头畸形（塔头畸形伴窦未发育和眶部过浅），患儿颅内压增高。

颜面异形综合征

有超过50种综合征。表15-4为部分示例。

许多颅缝早闭综合征与FGFR（成纤维细胞生长因子受体）基因突变有关。FGFR突变相关的颅缝早闭综合征包括一些经典综合征（Apert综合征，克鲁宗综合征，Pfeifer综合征等），以及一些新的综合征（Beare-Stevenson综合征，Muenke综合征，Jackson-Weis综合征）。所有都为常染色体显性遗传。

表15-4 部分综合征示例（修订版[27]）

综合征	遗传学		颅面改变	相关改变
	散发	遗传性		
克鲁宗综合征（颅面骨发育不良）	是(25%)	FGFR AD	冠状缝和颅底骨缝CSO；上颌骨发育不良；眶过浅；突眼	HCP罕见
Apert综合征［尖头-并指(趾)畸形］	是(95%)	FGFR AD	同克鲁宗综合征	2，3，4并指（趾）畸形；上肢过短；HCP常见
Kleeblattschadel综合征	是	AD	三颅缝早闭（trilobular）	单发，或伴有Apert综合征或致死性侏儒症

缩写：AD=常染色体显性；CSO=颅骨前突；FGFR=成纤维细胞生长因子受体基因相关；HCP=脑积水；UE=上肢

15.2.3 脑膨出

概述

颅裂是一种颅骨闭合异常。发生于中线，常见于枕部。如果膨出物为脑膜和脑脊液，称为脑膜膨出；如膨出物为脑膜和脑组织，则称为脑膨出。

脑膨出是颅内结构突出于正常颅腔之外。每 5 例脊髓脊膜膨出的病人中可见 1 例脑膨出[28]。新生儿鼻部息肉状肿物不能除外其他病变，均应疑为脑膨出，另见鉴别诊断（见章节 86.23）。

分类

依据 Suwanwela[29] 分类：

1. 枕部：常涉及血管结构。
2. 颅盖部：在西方国家约占脑膨出的 80%。
   1）额骨间。
   2）前囟。
   3）顶骨间：常含血管结构。
   4）颞部。
   5）后囟。
3. 额筛部：也称为前顶，占脑膨出的 15%。通过下列 3 处缺损之一开口于面部：
   1）鼻额：鼻根部缺损。
   2）鼻筛：鼻骨与鼻软骨间缺损。
   3）鼻眶：眶内侧壁前下部缺损。
4. 颅底：占脑膨出的 1.5%（见下文）。
   1）经筛骨：经筛板缺损突入鼻腔。
   2）蝶筛：突入下鼻腔。
   3）经蝶骨：经未闭合的颅咽管（盲孔）突入蝶窦或鼻咽部。
   4）额蝶或蝶眶：经眶上裂突入眶。
5. 颅后窝：内容物常包含脑组织和脑室成分。

颅底脑膨出

是唯一见不到软组织肿物的脑膨出。表现为脑脊液漏或反复发作的脑膜炎。可伴有其他颅面畸形，包括唇裂、鼻裂、视神经发育不良、眼组织缺损、眼小畸形、下丘脑垂体功能障碍。

枕骨裂脑露畸形：以枕骨大孔区缺损、脊柱裂和颈后倾（头向后倾的痉挛性斜颈）为主要特征，多数发生死产，部分可存活至 17 岁。

病因

主要有两种理论：

1. 正常限制性组织闭合停止，导致脑内容物经永久性缺损膨出。

2. 神经组织早期过度发育阻碍颅骨正常闭合。

治疗

枕部脑膨出

切除膨出囊及其内容物，并闭合硬脑膜防止发生脑脊液漏。必须注意膨出物常含血管结构。常伴发脑积水，需单独治疗。

颅底脑膨出

注意：经鼻入路处理颅底脑膨出（即使只行活检）时易导致颅内出血、脑膜炎或持续性脑脊液漏。经常采用经颅（颅外肿物一并切除）和经鼻联合入路。

预后

枕部脑膨出

枕部脑膜膨出的预后好于脑膨出，但如果膨出内容物含大量脑组织和脑室，或伴有脑积水，则预后较差。脑膨出婴儿正常发育者不到 5%。

15.3 丹迪 - 沃克畸形

15.3.1 概述

定义（见图 15-3）：颅后窝扩大，小脑蚓部完全或部分发育不全伴第

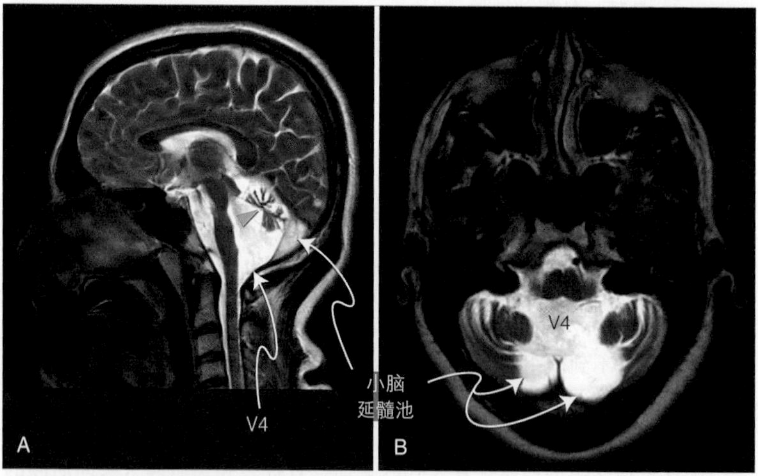

图 15-3 丹迪 - 沃克畸形

一例 29 岁女性丹迪 - 沃克畸形病人

绿箭头示小脑蚓部发育不良

T_2 MRI：A. 矢状位；B. 轴位；V4= 第四脑室

注意囊性第四脑室与小脑延髓池间的隔膜（矢状位更易观察）

四脑室扩大变形。于 1914 年由 Dandy 和 Blackfan 提出，四十年后 Benda 将其命名为丹迪 - 沃克畸形[30]。

15.3.2 鉴别诊断

造成颅后窝脑脊液（或脑脊液样液体）积聚的原因包括[31]：

1. 丹迪 - 沃克畸形（DWM）。
2. 丹迪 - 沃克变异（DWV）：未达到 Dande-Walker 畸形所有诊断标准，例如小脑蚓部发育不良，但颅后窝无扩大。
3. 永久性 Blake 囊肿（BPC）：脑室积水，与第四脑室与颅后窝交通性蛛网膜囊肿，可伴小脑蚓部发育不良，但通常在分流后会复张（尽管可能会因压力而出现萎缩）。
4. 小脑后方蛛网膜囊肿：第四脑室及小脑受压前移，可造成显著的占位效应。小脑蚓部完好。
5. Joubert 综合征：小脑蚓部缺如或发育不全。
6. 枕大池扩大（又称巨枕大池）：颅后窝因枕大池扩大而变大，小脑蚓部及第四脑室正常，无对小脑的占位效应。

鉴别特征：DWM 和 DWV 很难鉴别，可能代表丹迪 - 沃克综合征（DWC）进行性发育异常的不同阶段[32]。

小脑后方蛛网膜囊肿和 BPC 与 DWM 相似，但没有蚓部发育不良。蛛网膜囊肿时，第四脑室脉络丛位置正常，在 DWM 中缺如，在 BPC 中位于囊肿上壁。囊内增强 CT 扫描（经脑室导管注射碘增强剂后）可见与脑室交通的巨型小脑延髓池，然而 DWM 及多数蛛网膜囊肿无此表现。

15.3.3 病理

DWM 病因不明，可能是由于菱脑顶的发育异常所致，而不是先前认为的由于第四脑室出口形成缺陷所致[32]。从而导致小脑蚓部发育不良，伴颅后窝大囊并与扩大的第四脑室交通[30, 32]。

70%～90% 的病人发生脑积水，丹迪 - 沃克畸形占所有脑积水病人的 2%～4%。

15.3.4 危险因素及流行病学

孕期接触风疹病毒、CMV、弓形虫、华法林、乙醇、异维 A 酸可能是危险因素，在一些病例中发现了常染色体隐性遗传，但未发现基因异常。发病率：在活产儿中为 1 ∶ 25 000～35 000[30]，男女之比为 1 ∶ 3。可能与 PHACES 综合征有关（见章节 86.2.1）。

15.3.5 相关异常

中枢神经系统异常包括胼胝体发育不全(17%)[33]、枕部脑膜膨出(7%)。其他还包括灰质异位、脊柱裂、脊髓空洞、小头畸形、皮样囊肿、脑穿通畸形和 KlippelFeil 畸形。多数病人颅后窝扩大及窦汇抬高。可能会发生寰枢椎孔闭锁[34]。

全身异常包括[33]：面部畸形（如血管瘤、腭裂、舌肥大、颜面变形），眼部异常（如眼组织缺损、视网膜发育不良、眼小畸形）和心血管系统异常（如膈缺损、动脉导管未闭、主动脉狭窄、右位心）。注意：手术治疗时应注意心脏异常。

15.3.6 治疗

推荐脑室扩大病人早期进行治疗以最大程度保证智力发育。脑室扩大可行分流，不伴脑积水的 DWM 病人可以随访观察。如需治疗，必须行颅后窝囊肿分流，禁忌单独行侧脑室分流，因有引起小脑上疝的风险[35]。手术治疗时需确定中脑导水管通畅，若不通畅需同时行幕上脑室分流。合并导水管的狭窄概率在各报道中存在差异，但是多数研究认为概率很低。

既往常采用的另一个选择是切除堵塞正中孔的膜，但因其致残率、致死率高而被淘汰，但多次分流失败的病人仍可考虑该术式。

新的治疗手段包括在导水管通畅的病人中行内镜下第三脑室底造瘘，但仍需要进一步研究[36，37]。

15.3.7 预后

预后因畸形严重程度而异，尽管现代分流技术不断进步，但文献中报道死亡率仍高达 12%~50%，只有 50% 的病人智商正常，且常出现共济失调、痉挛性麻痹及精细运动不良。癫痫发生率为 15%。

15

15.4 导水管狭窄

15.4.1 概述

导水管狭窄（AqS）可引起第三脑室脑积水，其特点是 MRI 或 CT 表现为第四脑室正常，而第三脑室和侧脑室扩大。多发于儿童，某些可在成年后发病。

15.4.2 流行病学

1. 先天性者可伴发 Chiari 畸形或神经纤维瘤病。

2. 获得性：
   1) 炎症（继发于出血或感染，例如梅毒、结核）。
   2) 肿瘤：特别是脑干星形细胞瘤（包括顶盖胶质瘤，见章节 37.1.11）、脂肪瘤。
   3) 四叠体蛛网膜囊肿等。

15.4.3 婴幼儿导水管狭窄

导水管狭窄是先天性脑积水最常见的病因（可高达 70%[27]），但有时也可因脑积水导致。先天性导水管狭窄的病人常于出生时或出生后 2～3 个月内发生脑积水，可能是与 X 染色体相关的隐性遗传性疾病[28]。Russel 将其（总结[38]）分为四种类型：

1. 导水管分叉：形成上皮组织正常的多个管腔（通常狭窄），且互不相通（为正常神经组织所分隔）；常伴有其他先天性异常（脊柱裂、脊髓脊膜膨出）。
2. 导水管周围神经胶质增生：室管膜下星形胶质细胞增生导致导水管狭窄。
3. 真性狭窄：组织学所见正常。
4. 隔膜形成。

15.4.4 成人导水管狭窄

概述

导水管狭窄作为成人“正压性脑积水”的病因常被忽视[39]。有些导水管狭窄病人病程隐匿直到成年期才发病，其原因未明。一组 55 例的文献报道中[40]，35% 的病人症状出现时间 <1 年，47% 为 1～5 年，最长者可达 40 年。尽管多数呈缓慢的良性病变过程，但也有颅内压增高和突发死亡的报道。

症状

见表 15-5。头痛最为常见，具有颅内压增高性头痛的特点。其次是视力改变，常表现为视物模糊和视敏度下降。内分泌异常包括月经紊乱、甲状腺功能减退和多毛症。

体征

视盘水肿最为常见（53%）。78% 的病人视野正常，其余表现为周边视野缩小，盲点扩大，象限或半侧视野缺失，或盲点增多（scotomata）。至少有 36% 的病人智力下降。其他体征有：共济失调（29%）、“锥体束征”（44%）[轻度偏瘫或下肢瘫（22%）]、痉挛性麻痹（22%）或巴宾斯基（Babinski）征（20%）、嗅觉缺失（9%）。

表 15-5 成人导水管狭窄的症状（55 例 16 岁以上病人[40]）

症状	例数	%
头痛	32	58%
视力障碍	22	40%
智力障碍加重	17	31%
步态不稳	16	29%
频发跌倒	13	24%
内分泌紊乱	10	18%
恶心 / 呕吐	9	16%
癫痫	8	15%
二便失禁	7	13%
眩晕	6	11%
下肢无力	4	7%
偏瘫或偏身感觉障碍	4	7%
复视	3	5%
构音障碍	1	
耳聋	1	

检查

MRI 为首选检查，可表现为中脑导水管中缺乏正常脑脊液流空影，需行增强扫描以除外肿瘤病变。有时也可发现导水管内的梗阻（图 15-4）。

治疗（非肿瘤性导水管狭窄）

由于脑脊液分流术及内镜第三脑室造瘘术（ETV）疗效显著，故对原发病变治疗的尝试越来越少（例如导水管隔膜松解术）。

1. 分流：脑脊液常被分流至腹腔或血管系统，也可分流至蛛网膜下隙（只有除外蛛网膜颗粒梗阻后方可施行）。
2. 成人可行 Torkildsen 分流（由侧脑室分流至枕大池[41]）[38]，但患梗阻性脑积水的儿童因其蛛网膜下隙发育不良，此种分流效果欠佳。
3. 内镜下第三脑室造瘘术（见章节 25.4）。

建议至少随访 2 年以除外肿瘤。

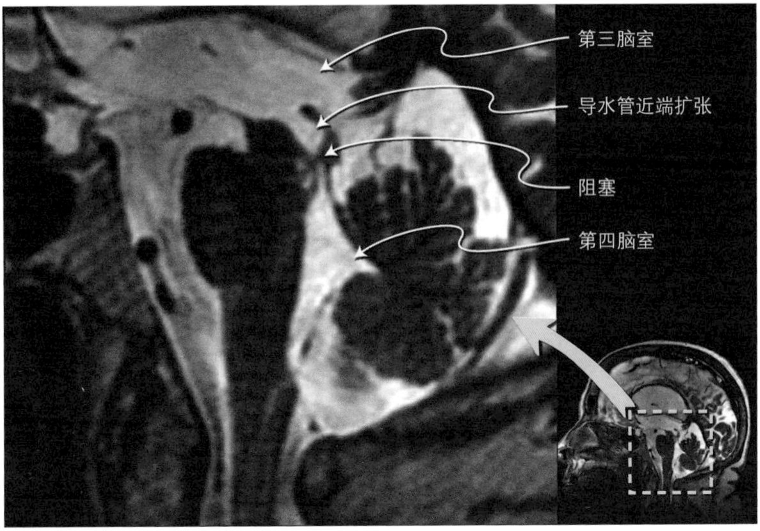

图 15-4 成人导水管狭窄

矢状位 T_2 MRI 示为第三脑室、侧脑室扩大而第四脑室正常的导水管网状梗阻的病例。梗阻近端导水管也存在扩张，但连接第四脑室的导水管（梗阻远端）并未扩张

小图为取自矢状位 T_2 MRI 相应位置脑区的细节图

15.5 胼胝体发育不全

15.5.1 概述

于妊娠 2 周时发生的大脑连合发育障碍。导致第三脑室扩大和侧脑室分离（枕角和房部扩大，内壁凹陷）。

胼胝体（CC）由胼胝体嘴部（膝部）至压部[42]，发育不全以胼胝体前部正常后部缺如常见（后部正常而前部缺如少见），前部缺如而后部大致正常可能是某种类型的前脑无裂畸形的表现。

15.5.2 发生率

影像学检出率为 1/(2000～3000)。

15.5.3 伴发的神经系统异常

见参考文献[43]。

- 脑穿通畸形。
- 小脑回畸形。
- 半球间脂肪瘤和胼胝体脂肪瘤（见章节 15.7)。

- 无嗅脑畸形。
- 视神经萎缩。
- 眼组织缺损。
- 肢体发育不良。
- Probst 神经束：阻碍胼胝体发育，并凸入侧脑室。
- 扣带回失去正常水平位置。
- 脑裂畸形（见章节 17.2.2)。
- 前连合和海马连合完全或部分缺如[44]。
- 脑积水。
- 胼胝体区囊肿。
- 脊柱裂伴或不伴脊膜膨出。
- 透明隔缺如（见章节 15.6)。

15.5.4 可能的表现

- 脑积水。
- 小头畸形。
- 癫痫（少见）。
- 早熟。
- 分离综合征：多见于后天性胼胝体缺如而不是先天性者。

本病可为偶然发现，如无其他病变可无任何临床症状。可作为复杂的临床综合征或染色体异常疾病的表现之一（如 Aicardi 综合征：胼胝体发育不全、癫痫、发育迟缓、视网膜色素沉着）。

15.6 透明隔缺如

病因[45]：

1. 全前脑畸形（见章节 17.2.2)。
2. 脑裂畸形（见章节 17.2.1)。
3. 胼胝体发育不良（见章节 15.5)。
4. Chiari 畸形 2 型（见章节 17.1.3)。
5. 颅底脑膨出。
6. 脑穿通畸形 / 积水性无脑畸形。
7. 严重的脑积水：认为是坏死吸收所致。
8. 视隔发育不良：见下文。

视（路）隔发育不良[45, 46]

也称 Morsier 综合征。中线前部结构早期的不完全发育导致视神经和视交叉（病人为盲人）以及垂体漏斗的发育不良。半数病人透明隔缺如、脑裂畸形（见章节 17.2.1）。

临床表现为继发性垂体功能低下所致：侏儒症、单纯生长激素缺乏或全垂体功能减退。偶见生长激素、促肾上腺皮质激素或催乳素分泌亢进和性早熟。多数病人尽管发育迟缓但智力正常。视隔发育不良可能是一种不严重的全前脑畸形，偶为此种畸形的部分表现（伴随这种畸形的病人功能和存活期等预后不良，见章节 17.2.2）。脑室可正常或扩大。可因神经外科医师怀疑脑积水进行检查时发现。

15.7 颅内脂肪瘤

15.7.1 概述

颅内和髓内脂肪瘤被认为是发育异常导致的疾病[47]，可能由于原始脑膜内卷失败而形成[48]。

15.7.2 颅内脂肪瘤的流行病学

患病率：10 000 例尸检中发现 8 例。常常在正中矢状面及其周围发现，尤其常见于胼胝体上方，该部位的脂肪瘤常常伴有胼胝体发育不良（见章节 15.5）。灰结节和四叠体是较少见的发病部位[43]。在少数情况下，病变还会累及脑桥小脑三角和小脑蚓部。该病变可能单独发生，也可能与其他一些先天性异常伴发，包括 21 三体综合征、Pai 综合征、额部脑膨出、面部畸形等。还可能有其他中线部位的畸形：胼胝体发育不全、脊膜膨出和脊柱裂[48]。

15.7.3 检查

可通过 CT、MRI（首选）诊断，婴儿还可以通过超声诊断。

CT：低密度，可以有周围钙化（MRI 难以显示）存在[48]。CT 鉴别诊断：通常需要与表皮样囊肿、畸胎瘤[49]和生殖细胞瘤鉴别[48]。

MRI：特征性表现是含有脂肪信号（T_1 像上高密度，T_2 像上低密度）的中线病变。

15.7.4 表现

常常偶然发现，大的脂肪瘤可能造成癫痫、下丘脑功能障碍或脑积水，还可能伴有智力发育迟缓、行为异常及头痛。

15.7.5 治疗

颅内脂肪瘤很少需要直接手术切除[49]，当病变造成脑脊液循环障碍导致脑积水时，可以考虑分流[49]。

15.8 下丘脑错构瘤

15.8.1 概述

要 点

- 少见，非肿瘤性的先天性畸形，常发生于灰结节。
- 可能为下丘脑旁（有蒂）或下丘脑内（无蒂）。
- 表现：促性腺激素释放激素（GnRH）导致的性早熟，癫痫发作［通常以痴笑性癫痫发作（简短的无故发笑）开始］，发育迟缓。
- 治疗：促性腺激素释放激素（GnRH）类似物治疗性早熟。侧方入路切除有蒂病变，经胼胝体穹隆间入路切除下丘脑内病变，内镜手术切除直径≤1.5cm的病变，也可使用立体定向放射外科。

下丘脑错构瘤（HH，是少见的非肿瘤性先天畸形性病变），又称间脑错构瘤或灰结节错构瘤（图 8-1）。由下丘脑下部或灰结节（漏斗柄和乳头体之间的第三脑室底面）引起的罕见的非肿瘤性先天性畸形。可能是Palister-Hall 综合征（常染色体显性 GL13 基因缺陷，导致与许多器官正常塑形相关的异常短 GL13 蛋白）的表现之一。

15.8.2 临床表现

1. 特异性的癫痫：
   1) 痴笑性癫痫（短暂无故发笑[50]）是最具特征性、最早的癫痫表现，约见于 92% 的病人[51]。对药物治疗反应不佳，并可导致认知和行为障碍[52]，并非特征性表现，可能来源于新皮质[53]。
   2) 癫痫性脑病：痴笑性癫痫发作逐渐增加进而进展为复杂部分性癫痫、强直性癫痫、强直阵挛癫痫和继发性全面性癫痫，严重的认知和行为障碍见于 52% 的病人，平均年龄为 7 岁[51]。
2. 性早熟：由于错构瘤细胞分泌 GnRH 引起[54]。HH 是最常见的导致性早熟的颅内病变，其他疾病包括星形细胞瘤、室管膜瘤、松果体区肿瘤（见章节 39.1）、视神经胶质瘤、中枢神经系统放疗后、脑积水、中枢神经系统炎症、视隔发育不良（见章节 15.6）以及慢性甲状腺功能减退。
3. 发育迟缓：主要见于癫痫病人（严重程度与癫痫持续时间相关），46% 的病人智力水平可达正常低限（智力迟滞）。
4. 行为异常[55]：攻击性行为、愤怒发作等。

15.8.3 影像学检查

MRI：T_1 等信号，无增强；T_2 等信号或稍高信号[56]。

15.8.4 病理

HH 的两种亚型[51, 56]：

1. 有蒂型或下丘脑旁型：通过窄的基底部附着于下丘脑底（非下丘脑起源）。第三脑室无变化，病人多表现为性早熟，痴笑性癫痫较少。
2. 无蒂型或下丘脑内型：位于下丘脑内（使第三脑室扭曲变形）或宽基底附着于下丘脑。病人更多表现为痴笑性癫痫。66% 出现智力障碍，50% 有性早熟。

显微镜下表现：小神经元细胞簇状分布，周围为锥体细胞样神经元及星形胶质细胞[57]（正常下丘脑表现为正常神经节细胞，周围为少突胶质细胞）。

15.8.5 治疗

GnRH 类似物（持续刺激垂体使促性腺激素分泌减少）治疗性早熟疗效往往很好[58]。

▶ 手术指征

1. 药物（GnRH 类似物）治疗无效的性早熟。
2. 药物难治性癫痫，癫痫治疗效果与切除程度有关。
3. 肿瘤的占位效应造成神经功能障碍。

▶ 治疗选择

1. 手术治疗：
   1) 有蒂病变：入路包括[59]颞下、额下、翼点、额眶颧（最常推荐）入路，并发症包括脑神经症状、卒中[59]。
   2) 无蒂病变伴脑室成分：经胼胝体穹隆间入路[60, 61, 62]。并发症：记忆力障碍（穹隆损伤）、内分泌障碍、体重增加[60, 62]。
   3) 应用神经内镜治疗：HH $\leqslant$ 1.5cm[63]。并发症：25% 的病人出现丘脑血管损伤。
2. 立体定向放射外科：尤其适用于小的无蒂病变、部分切除的病变或病人不适宜手术，在一些小规模研究中表现出类似于手术的治疗效果且神经及内分泌障碍风险较低[64, 65]。

（禹少臣 译 刘兴炬 校）

参考文献

[1] Van Der Meche F, Braakman R. Arachnoid Cysts in the Middle Cranial Fossa: Cause and Treatment of Progressive and Non-Progressive Symptoms. J Neurol Neurosurg Psychiatry. 1983; 46:1102–1107
[2] Mayr U, Aichner F, Bauer G, et al. Supratentorial Extracerebral Cysts of the Middle Cranial Fossa: A Report of 23 Consecutive Cases of the So-called Temporal Lobe Agenesis Syndrome. Neurochirugia. 1982; 25:51–56
[3] Rengachary SS, Watanabe I. Ultrastructure and Pathogenesis of Intracranial Arachnoid Cysts. J Neuropathol Exp Neurol. 1981; 40:61–83
[4] Harsh GR, Edwards MSB, Wilson CB. Intracranial Arachnoid Cysts in Children. J Neurosurg. 1986; 64: 835–842
[5] Pierre-Kahn A, Capelle L, Brauner R, et al. Presentation and Management of Suprasellar Arachnoid Cysts: Review of 20 Cases. J Neurosurg. 1990; 73:355–359
[6] Altschuler EM, Jungreis CA, Sekhar LN, et al. Operative Treatment of Intracranial Epidermoid Cysts and Cholesterol Granulomas: Report of 21 Cases. Neurosurgery. 1990; 26:606–614
[7] Galassi E, Tognetti F, Gaist G, et al. CT scan and Metrizamide CT Cisternography in Arachnoid Cysts of the Middle Cranial Fossa. Surg Neurol. 1982; 17: 363–369
[8] Hopf NJ, Perneczky A. Endoscopic Neurosurgery and Endoscope-Assisted Microneurosurgery for the Treatment of Intracranial Cysts. Neurosurgery. 1998; 43:1330–1337
[9] Page LK. Comment on Albright L: Treatment of Bobble-Head Doll Syndrome by Transcallosal Cystectomy. Neurosurgery. 1981; 8
[10] Albright L. Treatment of Bobble-Head Doll Syn-drome by Transcallosal Cystectomy. Neurosurgery. 1981; 8:593–595
[11] Golabi M, Edwards MSB, Ousterhout DK. Craniosynostosis and Hydrocephalus. Neurosurgery. 1987; 21:63–67
[12] Renier D, Sainte-Rose C, Marchac D, et al. Intracranial Pressure in Craniostenosis. J Neurosurg. 1982; 57:370–377
[13] Burke MJ, Winston KR, Williams S. Normal Sutural Fusion and the Etiology of Single Suture Craniosynostosis: The Microspicule Hypothesis. Pediatr Neurosurg. 1995; 22:241–246
[14] Tuite GF, Evanson J, Chong WK, et al. The Beaten Copper Cranium: A Correlation between Intracranial Pressure, Cranial Radiographs, and Computed Tomographic Scans in Children with Craniosynostosis. Neurosurgery. 1996; 39:691–699
[15] Chadduck WM, Chadduck JB, Boop FA. The Subarachnoid Spaces in Craniosynostosis. Neurosurgery. 1992; 30:867–871
[16] Gates GF, Dore EK. Detection of Craniosynostosis by Bone Scanning. Radiology. 1975; 115:665–671
[17] Wall SA, Thomas GP, Johnson D, et al. The preoperative incidence of raised intracranial pressure in nonsyndromic sagittal craniosynostosis is underestimated in the literature. J Neurosurg Pediatr. 2014; 14:674–681
[18] Renier D, Arnaud E, Cinalli G, et al. Prognosis for Mental Function in Apert's Sydrome. J Neurosurg. 1996; 85:66–72
[19] Muakkassa KF, Hoffman HJ, Hinton DR, et al. Lambdoid Synostosis: Part 2: Review of Cases Managed at The Hospital for Sick Children, 1972-1982. J Neurosurg. 1984; 61:340–347
[20] Morrison DL, MacEwen GD. Congenital Muscular Torticollis: Observations Regarding Clinical Findings, Associated Conditions, and Results of Treatment. J Pediatr Orthop. 1982; 2:500–505
[21] American Academy of Pediatrics Task Force on Infant Positioning and SIDS. Positioning and SIDS. Pediatrics. 1992; 89:1120–1126
[22] Higginbottom MC, Jones KL, James HE. Intrauterine Constraint and Craniosynostosis. Neurosurgery. 1980; 6
[23] Keating RF, Goodrich JT. Lambdoid Plagiocephaly. Contemp Neurosurg. 1996; 18:1–7
[24] Hinton DR, Becker LE, Muakkassa KF, et al. Lambdoid Synostosis: Part 1: The Lambdoid Suture: Normal Development and Pathology of 'Synostosis'. J Neurosurg. 1984; 61:333–339
[25] McComb JG. Treatment of Functional Lambdoid Synostosis. Neurosurg Clin North Am. 1991; 2
[26] Clarren SK. Plagiocephaly and Torticollis: Etiology, Natural History, and Helmet Treatment. J Pediatr. 1981; 98
[27] Section of Pediatric Neurosurgery of the American Association of Neurological Surgeons. Pediatric Neurosurgery. New York 1982
[28] Matson DD. Neurosurgery of Infancy and Childhood. 2nd ed. Springfield: Charles C Thomas; 1969
[29] Suwanwela C, Suwanwela N. A Morphological Classification of Sincipital Encephalomeningoceles. J Neurosurg. 1972; 36:201–211
[30] Incesu L, Khosia A. Dandy-Walker malformation. 2008. http://emedicine.medscape.com/article/408059-overview
[31] Calabro F, Arcuri T, Jinkins JR. Blake's pouch cyst: an entity within the Dandy-Walker continuum. Neuroradiology. 2000; 42:290–295
[32] Forzano F, Mansour S, Ierullo A, et al. Posterior fossa malformation in fetuses: a report of 56 further cases and a review of the literature. Prenat Diagn. 2007; 27:495–501
[33] Hirsch JF, Pierre-Kahn A, Renier D, et al. The Dandy-Walker Malformation: A Review of 40 Cases. J Neurosurg. 1984; 61:515–522
[34] Raimondi AJ, Samuelson G, Yarzagaray L, et al. Atresia of the Foramina of Luschka and Magendie: The Dandy-Walker Cyst. J Neurosurg. 1969; 31: 202–216
[35] Mohanty A, Biswas A, Satish S, et al. Treatment options for Dandy-Walker malformation. J Neurosurg. 2006; 105:348–356
[36] Garg A, Suri A, Chandra PS, et al. Endoscopic third ventriculostomy: 5 years' experience at the All India Institute of Medical Sciences. Pediatr Neurosurg. 2009; 45:1–5
[37] Sikorski CW, Curry DJ. Endoscopic, single-catheter treatment of Dandy-Walker syndrome hydrocephalus: technical case report and review of treatment options. Pediatr Neurosurg. 2005; 41:264–268
[38] Nag TK, Falconer MA. Non-Tumoral Stenosis of the Aqueduct in Adults. Brit Med J. 1966; 2:1168–1170
[39] Vanneste J, Hyman R. Non-Tumoral Aqueduct Stenosis and Normal Pressure Hydrocephalus in the Elderly. J Neurol Neurosurg Psychiatry. 1986; 49: 529–535
[40] Harrison MJG, Robert CM, Uttley D. Benign Aqueduct Stenosis in Adults. J Neurol Neurosurg Psychiatry. 1974; 37:1322–1328
[41] Alp MS. What is a Torkildsen shunt? Surg Neurol. 1995; 43:405–406
[42] Davidson HD, Abraham R, Steiner RE. Agenesis of the Corpus Callosum: Magnetic Resonance Imaging. Radiology. 1985; 155:371–373
[43] Atlas SW, Zimmerman RA, Bilaniuk LT, et al. Corpus Callosum and Limbic System: Neuroanatomic MR Evaluation of Developmental Anomalies. Radiology. 1986; 160:355–362
[44] Loeser JD, Alvord EC. Agenesis of the Corpus Callosum. Brain. 1968; 91:553–570
[45] Taveras JM, Pile-Spellman J. Neuroradiology. 3rd ed. Baltimore: Williams and Wilkins; 1996
[46] Jones KL. Smith's Recognizable Patterns of Human Malformation. 4th ed. Philadelphia: W.B. Saunders; 1988
[47] Russell DS, Rubenstein LJ. Pathology of Tumours of the Nervous System. 5th ed. Baltimore: Williams and Wilkins; 1989
[48] Rubio G, Garcci Guijo C, Mallada JJ. MR and CT Diagnosis of Intracranial Lipoma. AJR. 1991; 157: 887–888
[49] Kazner E, Stochdorph O, Wende S, et al. Intracranial Lipoma. Diagnostic and Therapeutic Considerations. J Neurosurg. 1980; 52:234–245
[50] Daly D, Mulder D. Gelastic epilepsy. Neurology. 1957; 7:189–192

[51] Nguyen D, Singh S, Zaatreh M, et al. Hypothalamic hamartomas: seven cases and review of the literature. Epilepsy Behav. 2003; 4:246–258
[52] Striano S, Meo R, Bilo L, et al. Gelastic epilepsy: symptomatic and cryptogenic cases. Epilepsia. 1999; 40:294–302
[53] Kurle PJ, Sheth RD. Gelastic seizures of neocortical origin confirmed by resective surgery. J Child Neurol. 2000; 15:835–838
[54] Culler FL, James HE, Simon ML, et al. Identification of gonadotropin-releasing hormone in neurons of a hypothalamic hamartoma in a boy with precocious puberty. Neurosurgery. 1985; 17:408–412
[55] Prigatano GP. Cognitive and behavioral dysfunction in children with hypothalamic hamartoma and epilepsy. Semin Pediatr Neurol. 2007; 14:65–72
[56] Arita K, Ikawa F, Kurisu K, et al. The relationship between magnetic resonance imaging findings and clinical manifestations of hypothalamic hamartoma. J Neurosurg. 1999; 91:212–220
[57] Coons SW, Rekate HL, Prenger EC, et al. The histopathology of hypothalamic hamartomas: study of 57 cases. J Neuropathol Exp Neurol. 2007; 66:131–141
[58] Chamouilli JM, Razafimahefa B, Pierron H. [Precocious puberty and hypothalamic hamartoma: treatment with triptorelin during eight years]. Arch Pediatr. 1995; 2:438–441
[59] Feiz-Erfan I, Horn EM, Rekate HL, et al. Surgical strategies for approaching hypothalamic hamartomas causing gelastic seizures in the pediatric population: transventricular compared with skull base approaches. J Neurosurg. 2005; 103:325–332
[60] Rosenfeld JV, Harvey AS, Wrennall J, et al. Transcallosal resection of hypothalamic hamartomas, with control of seizures, in children with gelastic epilepsy. Neurosurgery. 2001; 48:108–118
[61] Ng Y, Rekate HL, Kerrigan JF, et al. Transcallosal resection of a hypothalamic hamartoma: Case report. BNI Quarterly. 2004; 20:13–17
[62] Ng YT, Rekate HL, Prenger EC, et al. Transcallosal resection of hypothalamic hamartoma for intractable epilepsy. Epilepsia. 2006; 47:1192–1202
[63] Rekate HL, Feiz-Erfan I, Ng YT, et al. Endoscopic surgery for hypothalamic hamartomas causing medically refractory gelastic epilepsy. Childs Nerv Syst. 2006; 22:874–880
[64] Regis J, Scavarda D, Tamura M, et al. Gamma knife surgery for epilepsy related to hypothalamic hamartomas. Semin Pediatr Neurol. 2007; 14:73–79
[65] Mathieu D, Kondziolka D, Niranjan A, et al. Gamma knife radiosurgery for refractory epilepsy caused by hypothalamic hamartomas. Stereotact Funct Neurosurg. 2006; 84:82–87

16 原发性脊髓发育异常

16.1 椎管内蛛网膜囊肿

16.1.1 概述

几乎总发生于背侧，多见于胸椎。如果发现腹侧囊肿应该考虑神经原肠囊肿（见下文）。多位于硬膜外，也称蛛网膜憩室。硬膜下 AC 可以是先天性或感染后出现。

即使病变较大，通常也无症状。

病因

1. 先天性。
2. 创伤性。
3. 感染性。

16.1.2 治疗

手术适应证

造成脊髓病的有症状性病变通常是手术治疗的强适应证。

疼痛是个软指征，因为很难确定疼痛是否由于病变引起。

手术方式

如果有适应证，治疗选择包括：

1. 经皮治疗：在 MRI[1] 或 CT 引导下进行。CT 引导常需要造影剂以显示囊肿。
   1）针刺抽吸。
   2）针刺开窗 / 造瘘[1]。
2. 打开方式：
   1）手术切除。
   2）开窗 / 造瘘。
   3）囊肿分流：如囊肿腹腔分流。

16

16.2 椎管闭合不全（脊柱裂）

16.2.1 定义

见参考文献[2]。

▸ 隐性脊柱裂：先天性棘突缺如和椎板数量的变异。无脊膜或神经组织外露。以下两种类型均归为开放性脊柱裂（spinabifidaaperta，aperta

源于拉丁语，意为“开放”）或囊性脊柱裂。

▸ 脊膜膨出：先天性椎弓缺如伴脊膜囊状膨出，但神经组织正常，1/3有神经功能缺失。

▸ 脊髓脊膜膨出：先天性椎弓缺如伴脊膜囊状膨出和脊髓或马尾的结构或功能异常。

16.2.2 隐性脊柱裂（SBO）

报道的发病率范围：北美地区为 5%～30%（5%～10% 可能更贴切）。有时可触及缺损，且表面皮肤可有异常表现（表 16-3）。

常为偶然发现，单独发生时通常无临床意义。许多文献综述表明 SBO 与非特异性腰痛无统计学联系[3, 4]。一项研究认为 SBO 病人发生椎间盘突出的风险增高[5]。

少数情况下可伴有脊髓纵裂畸形、脊髓栓系综合征、脂肪瘤或皮样囊肿。当上述任一伴发疾病出现症状时，通常表现为步态不稳、下肢无力和萎缩、排尿异常、足畸形等，见脊髓栓系综合征（章节 16.4）。

16.2.3 脊髓脊膜膨出

胚胎学

前神经孔在妊娠 25 天时闭合，而后神经孔在妊娠 28 天时闭合。

流行病学 / 遗传学

新生儿脊柱裂伴脊膜膨出或脊髓脊膜膨出（MM）在活产儿中的发病率为（1～2)/1000（0.1%～0.2%)。如既往有一次脊髓脊膜膨出生育史，则其发病率增至 2%～3%，有两次为 6%～8%。如家族近亲（如兄弟姊妹）中有脊髓脊膜膨出生育史，发病风险亦增加，尤其是母系亲属。战争、饥荒或经济困难期发病率增加，但战后发病率逐年降低[6]。其遗传遵循非孟德尔遗传法则，可能为多因素致病。产前补充叶酸能降低脊髓脊膜膨出发生率。

脊髓脊膜膨出伴脑积水

65%～85% 的脊髓脊膜膨出病人发生脑积水（HCP)。5%～10% 出生时即有明显脑积水症状[7]。超过 80% 的病人在出生后 6 个月内出现明显的脑积水。多数病人伴有 Chiari 畸形 2 型（见章节 17.1.3)。脊髓脊膜膨出经治疗闭合但潜伏性脑积水变为显性脑积水，因为 CSF 出口之一被阻断了。

脊髓脊膜膨出病人中的乳胶过敏

高达 73% 的脊髓脊膜膨出病人对天然乳胶（橡胶树的乳白色汁液）过敏，这仅发生于天然橡胶产品（而不是合成纤维，如目前的硅胶、乙烯、塑料、橡胶、丁腈等）。这一过敏反应考虑与早期频繁接触乳胶制品有关，因此在这些病人中进行无乳胶手术能够减少乳胶过敏[8]。

16

产前诊断

见神经管缺陷的产前检查（见章节 17.2.4）。

子宫内闭合脊髓脊膜膨出

有争议。可减少 Chiari 畸形 2 型，但是没有证据表明可减轻症状，对减少脑积水发生率存在争议，不能改善远期神经功能。

一般治疗

病变的评估和治疗

- 测量病变大小。
- 确定病变是否破裂。
  - 已破裂者：启用抗生素（例如乙氧萘胺青霉素和庆大霉素；脊髓脊膜膨出手术闭合 6 小时后停止使用；或如果预计 5~6 天后行分流手术，则继续使用）。
  - 未破裂者：无须应用抗生素。
- 用 Telfa 敷料覆盖病变，再用吸附乳酸林格液或生理盐水的海绵覆盖（如病灶为囊性或突出，则围成一个无菌环）以防干燥。
- 病人俯卧，头低脚高（Trendelenburg 体位），防止病变受压。
- 除非存在手术禁忌证，否则在 36 小时内行手术闭合［除出生时有明显脑积水（HCP）外，通常不考虑同时行分流术］：见下文。

神经系统的评价和治疗

- 与脊髓病变有关：
  - 观察下肢的自发运动（自发运动良好则预后佳[9]）。
  - 通过检查下肢对疼痛刺激的反应来确定神经功能最低平面（见表 16-1）：尽管某些婴幼儿在正常与异常平面之间有一个明确的边界，但至少有 50% 病人的运动是正常运动、反射性运动和自发运动的混杂表现（起源于未受抑制的前角自主运动神经元）[9]。
    - 通常难以鉴别自发运动和反射性运动，一般来说，前者对重复刺激表现各异，而后者对重复刺激的反应总是一致的。
- 与 Chiari 畸形 2 型有关：
  - 测量头围：进展性脑积水头围增大（见上文）；可应用头围图（见章节 24.4），也可观察头颅增长速度（>1cm/d）。
  - 24 小时内行头部超声检查。
  - 检查是否有呼吸喘鸣、呼吸暂停。

辅助检查和治疗

- 由儿科医师进行体格检查判断是否存在其他异常，尤其对于不能手术治疗者（如肺发育不全）；脊髓脊膜膨出病人发生其他异常的发病率为 2%~2.5%。
- 膀胱：常规导尿，泌尿科会诊（非急会诊）。

表 16-1 不同节段脊髓脊膜膨出的表现[10]

该平面以下瘫痪	表现
T_{12}	下肢肌肉完全瘫痪
L_1	轻至中度髋屈曲，可触及缝匠肌挛缩
L_2	重度髋屈曲和中度内收
L_3	髋内收正常，伸膝几乎正常
L_4	髋内收、伸膝和足背曲/内翻正常；屈髋时稍内收
L_5	髋内收、屈曲和侧旋正常；中度外展；伸膝正常，中度屈曲；足背屈正常；伸髋不能；出现足背屈和股屈曲
S_1	屈髋和外展/内收正常，中度伸展和侧旋；重度屈膝和足内/外翻；足中度跖屈；所有脚趾伸展，但只有踇趾末节趾骨屈曲；髋内旋和侧旋正常；足内收肌完全瘫（除外展肌和踇短屈肌）；出现爪形趾和扁平足
S_2	临床难以发现异常；随着生长可因足底内肌力弱而出现爪形趾（S_3 神经支配）

- 前后位和侧位脊髓造影：检查脊柱侧弯（基线）。
- 严重脊柱后凸或脊柱侧弯及髋部或膝部畸形请矫形外科医师会诊。

手术治疗

脊髓脊膜膨出闭合时机

过早闭合脊髓脊膜膨出无助于神经功能改善，但有证据表明可减少感染率。无论外膜是否完整，均应在 24 小时内行手术闭合（如超过 36 小时，外部病变将有细菌生长，会增加术后感染的机会）。

同时进行脊髓脊膜膨出修补和脑室腹腔分流术

多数外科医师主张对无脑积水的脊髓脊膜膨出病人，至少在脊髓脊膜膨出修补术后 3 天再行分流术。出生时即发现明显脑积水者［脑室扩大伴头围增大和（或）有症状］，脊髓脊膜膨出修补术和分流术同时进行不会增加感染机会，并可缩短住院时间[11, 12]，也可以减少施行分流术前脊髓脊膜膨出修补破裂的风险。病人取俯卧位，头转向右侧（暴露右侧枕部），右下肢屈曲显露右侧腹部（可考虑左侧腹腔分流以防以后与阑尾切除术后瘢痕混淆）。

脊髓脊膜膨出修补手术技巧

要 点

- 关键目标：1）解除硬膜粘连（避免栓系）；2）严密缝合硬膜；3）缝合皮肤（基本上所有病例都可实现）。手术不能使任何神经功能得到恢复。
- 时间目标：出生后 36 小时内使用无乳胶手术关闭膨出。

- 提示：从正常硬膜开始，显露所有的缺损，关闭前修剪硬膜，皮下分离以缝合皮肤。
- 术后出现脑脊液漏通常意味着需要行分流手术。

总原则[13]：保持暴露的神经组织湿润，避免干燥，使用无乳胶器械手术（能减少乳胶过敏，减少母体抗体）。不要让消毒擦或化学消毒剂接触神经组织。不要使用单极分离。在关闭缺损的任一阶段都不要牵拉髓板。

逐层关闭缺损，理想状态下应闭合 5 层组织，尽管有时仅闭合 2 层或以上。没有证据表明逐层关闭可以改善神经功能或减少栓系的发生，但如果形成栓系，此前多层闭合的病例更易进行松解。在长期随访（6 年以上）的病例中显示硅胶覆盖不能减少粘连，反而使后续的松解手术变得困难。

首先分离正常及不正常皮肤，将软膜 - 蛛网膜从神经组织上分离，将神经置于椎管内并用蛛网膜将其包裹，然后用 7-0 的可吸收缝线（如 PDS，便于将来再次手术）缝合蛛网膜。通常从上方正常的硬膜开始继而向下方分离更有利，然后可以将硬膜周围的部分隔离开，再向上深入到椎管深处。接着将硬膜修剪成管状置于椎管内，并严密缝合。如果硬膜无法缝合，可仔细修剪神经基板。发现终丝后需进行分离。最后缝合皮肤。如果缝合口有残留的异常皮肤，可能形成皮样瘤，也可能是由于先天原因[14]。

如果存在脊柱后凸畸形，在修补脊髓脊膜膨出时常同时处理。咬除后凸骨质，并使用 2-0 微乔线（Vicryl）缝合周围骨质。有些医师术后使用支具，有些不使用。

脊髓脊膜膨出修补术的术后管理

1. 嘱咐病人保护好手术切口。
2. 导尿。
3. 每天测量头围。
4. 避免使用镇静剂（中脑异常导致这些病人更易发生镇静剂引起的呼吸抑制）。
5. 未行分流术者：
   1) 常规头部超声检查（每周 1～2 次）。
   2) 病人取平卧位以降低切口部位 CSF 压力。
6. 如果进行脊柱后凸矫正，可使用支具（根据医师要求）。

远期并发症

包括：

1. 脑积水：可类似于以下任何一种。脊髓脊膜膨出病人病情恶化时应首先除外分流失败的可能。
2. 脊髓空洞［和（或）延髓空洞］（见章节 73.4）。

3. 脊髓栓系综合征（见章节 16.4）：多达 70%（另有报道为 10%～20%）病人脊髓脊膜膨出修补术后的影像学检查均可发现脊髓栓系，但只有少数出现症状。对症状性脊髓再栓系尚无好的检查方法（SSEP 可减退[15]，肌电图也可能有所帮助）。
   1) 脊柱侧弯：脊髓栓系早期治疗可缓解脊柱侧弯，见“脊髓栓系综合征”（章节 16.4）。
   2) 症状性脊髓栓系常表现为迟发性神经功能减退[16]。
4. 在脊髓脊膜膨出位置出现皮样肿瘤（见章节 49.3.4）[17]：发病率约 16%。
5. 枕骨大孔区延髓受压，见 Chiari 畸形 2 型（章节 17.1.3）。
6. 是否使用生长激素提升身高存在争议。

预后

如未进行任何治疗，只有 14%～30% 脊髓脊膜膨出病人可活过婴儿期；通常只有病情最轻的病人能存活；70% 的病人智商正常；50% 能够行走。

现代医疗技术可使约 85% 脊髓脊膜膨出婴儿存活。导致早期死亡最常见的原因是 Chiari 畸形并发症（呼吸停止、误吸等），远期死亡常因分流术失败所致。经治疗后，80% 的病人智商正常。智力障碍与分流感染密切相关。40%～85% 的病人可扶拐行走，但为了方便大多使用轮椅。3%～10% 的病人可正常控制排尿，多数病人通过间断导尿可无尿失禁。

16.2.4 脂肪瘤性脊柱裂

概述

脊柱背侧闭合不全伴脂肪瘤。共有 6 种类型[18]，下列 3 种情况可因发生脊髓栓系（见章节 16.4）和（或）受压，导致进行性神经功能障碍：

1. 硬膜（下）脂肪瘤。
2. 脂肪瘤性脊髓脊膜膨出（见下文）。
3. 终丝脂肪纤维瘤。

脂肪瘤性脊髓脊膜膨出

概述

皮下脂肪瘤经腰椎背侧裂、椎弓和硬膜的中线缺损处膨出，并伴有低位异常脊髓栓系[18]。可位于脊髓终端、背侧或中间（两者之间）。

硬膜内脂肪瘤也称作马尾脂肪瘤。除异常低位外，圆锥背侧中线裂开且有同一水平脊柱裂，圆锥此种背侧裂可向上延伸至完整的椎弓下[19]。头侧椎板和裂开层（组织）之间有增厚的纤维血管带相连，并可限制脊膜囊和神经组织膨出，导致膨出脊膜的表面扭曲变形。人群中 0.2%～4% 行 MRI 检查可见无症状的终丝脂肪瘤[20，21]。

背侧脊柱裂同一水平的硬膜裂开，反折至基板。脂肪瘤于裂开处膨出，

16

黏附在基板背侧面，并可向上延伸至完整的椎弓下，或沿脊髓中央管向上延伸至无脊柱裂部位。脂肪瘤与正常的硬膜外脂肪有明显的区别，后者质地软且裂隙多。蛛网膜下隙明显凸向脂肪瘤对侧。这种脂肪瘤占腰骶有包膜肿物的 20%。

临床表现

56% 的儿童病人可发现背部肿块，32% 有排尿异常。10% 表现为足畸形、偏瘫和下肢痛[22]。

体格检查

几乎所有病人的脊柱裂处皮肤均出现色素沉着：伴或不伴浅凹的皮下脂肪垫（可跨中线，双侧不对称），葡萄酒色，异常毛发，开放性皮毛窦，或皮肤附件[23]。可见杵状趾（马蹄内翻足）。

高达 50% 的病人神经系统检查可以正常（大多只有皮肤异常表现）。最常见的神经系统异常为骶神经分布区皮肤感觉丧失。

辅助检查

多数病例脊柱 X 线片可见脊柱裂（根据定义判断几乎见于所有病例，但部分可能只有节段性异常）（见章节 12.2）。也可见融合异常和骶骨缺损。

脊髓造影 /CT 或 MRI 检查可显示圆锥异常低位。MRI 也可发现脂肪性肿物（T_1 加权像高信号，T_2 加权像低信号）。

术前应对所有病人进行泌尿系统检查，是否存在异常情况。

治疗

产生症状的原因：1）脊髓栓系形成，尤其是身体快速生长期；2）进行性脂肪沉积产生压迫，尤其是在体重快速增长期。因而手术治疗的目的是松解系膜并减小脂肪瘤体积。以美观为目的单纯切除皮下脂肪垫不能阻止神经系统的进一步损害。并可使以后的修补手术困难甚至难以施行。

出生后 2 个月或长大后出现症状或诊断成立时应采取手术治疗。可采用诱发电位监测和激光作为术中辅助设备。总的来说，经手术治疗后 19% 的病人病情好转，75% 无任何变化，6% 病情恶化。术后无法避免足部畸形继续发展。

手术技巧（改良后）

见参考文献[19]。

1. 松解呈漏斗状穿过深筋膜的皮下肿物。
2. 从正常硬膜开始显露至最近的正常椎弓根水平。
3. 寻找穿过最头端的分裂椎板的纤维血管条带。
4. 切断上述显微血管带以松解硬膜，且使膨出脊膜外表面的大幅扭曲得到松解。
5. 注意保护脊神经背根，在硬膜脂肪瘤交界处前方剪开硬膜。
6. 同法处理蛛网膜。

7. 沿栓系圆锥整个范围剪开硬膜及蛛网膜。
8. 松解栓系：可选用 Tethered 脊髓综合征中描述的监测技术（见章节 16.4)。
9. ★近全切除脂肪瘤：尽可能全切脂肪瘤，但是为了避免损伤背侧基板，可遗留部分脂肪。如果安全，沿脊髓背面或中央管向上方延伸尽可能多的切除。
10. 将基板重塑为封闭的神经管。
11. 闭合蛛网膜。
12. 尽可能闭合硬膜，如张力过高可使用阔筋膜减张缝合。

16.2.5 皮毛窦

概述

开口于皮肤表面的窦道，其壁由上皮组织构成。常发生于神经管一端：头端或尾端。最常见的部位是腰骶部。可能是由于神经沟闭合过程中皮肤外胚层与神经外胚层分离障碍所致[2]。

脊髓皮毛窦

概述

可表现为皮肤凹陷或窦道，有或无毛发，常靠近中线，窦口只有1~2mm，周围皮肤可正常，色素沉着（“葡萄酒样”变色），或由于其下肿块作用而变形。

皮毛窦可终止于皮肤表面。可与尾骨相连，或横贯正常椎体，或经脊柱裂突入椎管。窦道所经处均可增宽扩大形成囊肿。如窦道壁由复层鳞状上皮构成，其内只含脱落上皮细胞形成的角蛋白，则称为表皮样囊肿；如窦道壁由皮肤成分构成（包括皮肤附件，如毛囊和皮脂腺），内含皮脂和毛发，则称为皮样囊肿。

尽管皮毛窦不影响外观，却是硬膜内感染的一个潜在途径，并可导致脑膜炎（有时为反复发作性）和（或）鞘内脓肿。轻者感染可局限。由正常皮肤附件构成的窦道壁可产生毛发、皮脂、脱落上皮组织和胆固醇。其结果是窦道内容物具有刺激性，如进入硬膜下隙可引发无菌性（化学性）脑膜炎和迟发性蛛网膜炎。

据推测，骶部皮毛窦（皮肤凹陷，拉紧皮肤后不能观察到其基底）在新生儿的发病率为1.2%[24]。

皮毛窦表现类似，但与藏毛囊肿（pilonidalcyst）有显著区别，后者也是先天性疾病（某些作者认为是后天性），含有毛发，发生于骶后筋膜的表面，并可感染。如窦道在鞘内膨大形成囊肿，则表现为脊髓栓系或硬膜下肿物，膀胱功能障碍常为首发症状。

脊髓皮毛窦在体内常向头侧延伸。枕部皮毛窦可穿通颅骨与深达小脑或第四脑室的皮样囊肿相通。

检查

窦道不可探查或注射对比剂，因其可引发感染或无菌性脑膜炎。

应直接对括约肌功能异常（肛门和尿道）、腰骶反射和下肢感觉及功能进行检查。

影像学检查

出生时发现皮毛窦，超声检查是发现脊柱裂和椎管内肿物的最佳方法。

出生后发现皮毛窦，应行 MRI 检查。矢状位像可显示窦道及其附着点，同时 MRI 也可很好地显示椎管内肿物（脂肪瘤、皮样囊肿等）。

X 线片和 CT 无法发现皮肤和硬膜间微小的窦道。

如果准备进行手术治疗，可能行椎板完全切除时必须行 X 线片检查。

治疗

腰骶部以上部位的皮毛窦应行手术切除。对偏向尾侧的病变治疗存在分歧。尽管有 25% 的病人出生时发现的发生在骶部的皮毛窦经随访（时间不确定）观察最终只形成深度皮肤凹陷，但仍主张在发生神经功能缺失和皮肤感染前，所有皮毛窦均应行手术探查并完全切除。在发生硬膜内感染前采取手术治疗效果好于感染后。诊断一经确定，应在 1 周内手术。止于尾骨尖的皮毛窦很少穿通硬膜，除非感染，一般无须治疗。

手术技巧

在开口处行椭圆形切口，深入探查窦道直至末端。在直视下小心置入一条泪管探针有助于切除，如果窦道穿过脊柱，须行椎板切除，直到窦道终点（即使需向上切除至 T12）。可有硬膜外囊肿。如果窦道进入硬膜下，通常在中线处进入，需剪开硬膜探查。需要特别注意避免内容物进入硬膜下空隙。

头颅皮毛窦

概述

蒂部始于枕部和鼻部凹陷的皮肤。可发生皮肤血管痣、皮下皮样囊肿或毛发异常。枕部皮毛窦向下延续，如穿通颅骨，可达窦汇。临床表现包括反复发作的细菌性（常为金黄色葡萄球菌）或无菌性脑膜炎。MRI 等检查能观察颅内受累情况和相关异常，包括颅内皮样囊肿。

治疗

当进行头颅皮毛窦手术时，常采取矢状切口以便进行深部探查，沿窦道分离并保持窦道完整，做好进入颅后窝的准备。

16.3 Klippel-Feil 综合征

16.3.1 概述

两个或数个颈椎先天性融合。融合程度由椎体融合（先天性脊柱分节不全）至全颈椎融合（包括椎体后部或附属结构）。本病是胚胎形成期 3～8 周颈区体节发育障碍所致。受累椎体扁平，相关椎间盘正常间隙缺如或弹性减低；也可见半椎体；椎管变小呈卵圆形，颈部椎管狭窄罕见。椎体后部结构完全缺如伴枕骨大孔扩大及强迫过伸体位被称为枕骨裂脑露畸形，罕见。由于 Klippel-Feil 综合征罕见且多无症状，故难以确定其发病率。

可能与如颅底凹陷、寰枕融合等其他先天性颈椎异常同时发生。

16.3.2 临床表现

典型的临床三联症（三者同时出现发生率 <50%）：

1. 后发际线低。
2. 短颈畸形（brevicolis）。
3. 颈部活动受限（3 个以下椎体融合、仅低位颈椎融合[25]或未融合节段代偿性活动加强，症状可不明显）。轴位旋转运动受限比屈伸或侧弯运动受限多见。

其他相关的病损包括脊柱侧弯（占 60%）。颜面不对称、斜颈、颈蹼（严重者称为翼状颈皮）、Sprengel 畸形占 25%～35%（先天性翼状肩胛畸形，发生 Klippel-Feil 综合征时肩胛骨在高位颈区形成后不能下降至正常位置）、联带运动（镜像运动，主要表现在手部，偶尔为手臂）和较少见的面神经瘫、上睑下垂、腭裂和硬腭弓状增高。也可发生全身系统先天异常，包括泌尿生殖系统（最常见单侧肾缺如）、心肺系统、中枢神经系统，约 30% 发生耳聋[26]（因骨性内耳发育不良）。

椎体融合不直接产生神经症状。出现症状源于未融合节段（融合节段少者少见），表现为过度活动导致椎体稳定性下降或关节退行性改变。

16.3.3 治疗

通常进行的检查和治疗都是针对伴发的全身（其他）异常。病人应行心脏检查（心电图）、胸片检查（CXR）和肾脏超声检查，行连续的颈椎侧屈侧伸 X 线摄片以观察椎体的不稳定性。有时为避免以后运动功能丧失，需对不稳定未融合的椎体进行恰当的融合手术。参见对竞技运动的指导（见章节 59.7.3）。

16.4 脊髓栓系综合征

16.4.1 概述

异常的圆锥低位，伴有终丝变短、增厚或硬膜内脂肪瘤（其他病变如硬膜内外脂肪瘤或脊髓纵裂畸形单独讨论）。多见于脊髓脊膜膨出（MM），几乎所有病人的临床影像学检查均可发现脊髓栓系。

16.4.2 临床表现

脊髓栓系综合征的症状和体征如表 16-2。

表 16-2 症状及体征 [27]

表现	%
皮肤改变 • 多毛症 • 皮下脂肪瘤（未侵及椎管内） • 混合表现（血管瘤样变色、皮毛窦、其他多种异常）	54 • 22 • 15 • 17
行走困难伴下肢无力	93
肌萎缩、短肢或踝畸形	63
感觉丧失	70
膀胱功能障碍	40
以膀胱功能障碍为唯一病变	4
背、腿或足弓疼痛	37
脊柱侧凸或脊柱后凸 [a]	29
脊柱后裂（腰椎或骶椎）	98

[a] Hoffman 报道的脊柱侧弯和后凸发病率高

16

16.4.3 脊髓脊膜膨出

如果脊髓脊膜膨出病人出现进行性脊柱侧弯、痉挛，行走困难（以前可行走）或排尿困难 [28]：

- 确保分流管通畅，且颅内压正常。
- 有疼痛发作，不能确诊其他病变时应首先考虑脊髓栓系。
- 无疼痛发作，不能确诊其他病变时应首先考虑脊髓空洞。
- 可由脑干受压引起，见 Chiari 畸形 2 型（章节 17.1.3），需行颅后窝减压。

16.4.4 脊髓栓系发生脊柱侧弯

脊髓栓系可伴发进行性脊柱侧弯，对脊髓栓系的早期治疗可使之得到缓解。故应在轻度脊柱侧弯时进行系膜松解术。如侧弯度≤ 10°，即施行系膜松解术，68% 的病人术后神经功能改善，32% 保持稳定。而严重侧弯者（≥ 50°）中约 16% 病情恶化。

16.4.5 成人脊髓栓系

概述

尽管脊髓栓系多在儿童期出现症状，但仍有成人病例报道（1982 年约报道 50 例）。成人与儿童临床表现的比较如表 16-3。

检查

影像学检查：圆锥低位（低于 L2 水平），终丝增厚（正常直径 <1mm，>2mm 为病理性）。注意：在 CT 脊髓造影，显影的终丝直径与造影剂的浓度有关。

脊髓栓系和先天性脊髓低位不易鉴别（后者终丝直径一般正常）。

表 16-3 成人与儿童脊髓栓系综合征的比较 [29]

表现	儿童脊髓栓系综合征	成人脊髓栓系综合征
疼痛	不常见；多位于背部或腿，不包括肛周和会阴	占 86%，常位于肛周和会阴；弥漫和双侧，偶尔为休克样（shock-like）
足畸形	早期常见；进行性空凹外翻（cavovarus）畸形（球棒足）	无
进行性脊髓变形	常见；常有进行性脊柱侧凸	不常见（< 5%）
运动障碍	常见；常有步态异常及步态练习退化	常表现为下肢无力
泌尿系症状	常见；常有排尿淋漓不尽；时间延长；反复发作的 UTIs，遗尿	常见；常有尿频，尿急，未排空感；紧张性尿失禁，充盈性尿失禁
营养性溃疡	多见于下肢	罕见
（神经管）闭合不全的皮肤色素沉着	占 80%~100%（毛发丛，凹陷，毛细血管瘤（火焰痣）	< 50%
加重因素	快速生长期	外伤，牵拉圆锥的操作；腰部脊柱强直；椎间盘脱出，椎管狭窄

引自 J Neurosurg, D.Pang and J.E.Wilberger, Vol.57, pp.40, 1982，已授权

16.4.6 术前检查

建议做膀胱内压测量图，尤其对似乎可自主排尿者（术后膀胱功能改变并非少见，可能由于低位的马尾神经纤维牵拉所致）。

手术治疗

如仅有终丝增厚变短，只需行节段性腰骶部椎板切除，并确认终丝游离。发现脂肪瘤者，如易与神经组织分离，可与终丝一并切除。

终丝的术中鉴别特征

终丝与神经根的不同之处在于，终丝表面有特征性弯曲血管。此外，在显微镜下终丝明显较神经根发白，有韧带样束条穿过。注意：术中电刺激和记录肛门括约肌 EMG 更准确。

结局

对于脊髓脊膜膨出病人，通常系膜松解效果不可能是永久性的，生长期儿童病人在施行 2～4 次系膜松解术后，生长发育过程也基本完成，脊髓栓系可得到解决。儿童早期行系膜松解术的病人，以后可能复发，尤其在生长发育高峰期。术后脑脊液漏发生率为 15%。

成年病人：手术治疗可有效缓解疼痛，但膀胱功能恢复欠佳。

16.5 脊髓纵裂畸形

16.5.1 概述

目前对以脊髓双干或脊髓纵裂为特征的畸形没有通用的命名。Pang 等[30]推荐以下定义。

脊髓纵裂畸形（SCM）是指所有的双干脊髓，它们胚胎发生学来源基本相同。

16

16.5.2 I 型 SCM

I 型 SCM 是指双半侧脊髓位于各自独立的硬膜管内，中间有一个硬膜包绕的软骨性（骨性）中隔。常指脊髓纵裂（不完全相同）。在裂开处同一水平存在脊椎畸形（椎间盘缺如，背侧骨质增生，中线呈驼峰状）[31]。2/3 的病人上覆异常皮肤：痣、多毛症（毛发丛）、脂肪瘤、凹陷或血管瘤，此类病人常伴有足部畸形（神经源性高足弓）。

治疗：常因脊髓栓系而出现症状，通常经松解术可缓解。除行脊髓栓系松解术外，尚需切除骨性中隔，通过硬脊膜重建成为单一硬膜管（病变处脊髓常极度弯曲扭转，因而手术应从正常解剖位置向病灶方向处理）。注意：切勿在切除中隔前切除栓系的终丝，以防脊髓回缩。

16.5.3 Ⅱ型 SCM

Ⅱ型 SCM 是指双半侧脊髓位于同一硬膜管内，被一软的纤维性中隔分开，有时称为双脊髓畸形，各自均可发出神经根。裂开水平的脊椎一般正常，但常发生腰骶部隐性脊柱裂。

治疗：包括隐性脊柱裂水平的脊髓栓系和少数情况下脊髓纵裂水平的脊髓栓系松解术[31]。

16.6 腰骶神经根异常

先天性神经根异常少见。背部椎间盘突出手术失败时应考虑到这种可能性。

Cannon 等提出的分类[32]：

1. Ⅰ型：包括融合神经根（两根神经根在一个硬膜鞘中发出）。它们在其后分开，由相同或不同的椎间孔离开脊柱。在手术时应注意这一情况，避免不必要的损伤。
2. Ⅱ型：两根神经根由一个椎间孔离开脊柱。分类[33]：
   1) 其中一个椎间孔无神经根穿出。
   2) 两个椎间孔均有神经根穿出，但其中一个有两根神经根穿出。
3. Ⅲ型：邻近的神经根通过吻合相连。

（禹少臣　译　刘兴炬　校）

参考文献

[1] Takahashi S, Morikawa S, Egawa M, et al. Magnetic resonance imaging-guided percutaneous fenestration of a cervical intradural cyst. Case report. J Neurosurg. 2003; 99:313–315
[2] Matson DD. Neurosurgery of Infancy and Childhood. 2nd ed. Springfield: Charles C Thomas; 1969
[3] van Tulder MW, Assendelft WJ, Koes BW, et al. Spinal radiographic findings and nonspecific low back pain. A systematic review of observational studies. Spine. 1997; 22:427–434
[4] Steinberg EL, Luger E, Arbel R, et al. A comparative roentgenographic analysis of the lumbar spine in male army recruits with and without lower back pain. Clin Radiol. 2003; 58:985–989
[5] Avrahami E, Frishman E, Fridman Z, et al. Spina bifida occulta of S1 is not an innocent finding. Spine. 1994; 19:12–15
[6] Lorber J, Ward AM. Spina Bifida - A Vanishing Nightmare? Arch Dis Child. 1985; 60:1086–1091
[7] Stein SC, Schut L. Hydrocephalus in Myelomeningocele. Childs Brain. 1979; 5:413–419
[8] Cremer R, Kleine-Diepenbruck U, Hoppe A, et al. Latex allergy in spina bifida patients–prevention by primary prophylaxis. Allergy. 1998; 53:709–711
[9] Sharrard WJW, McLaurin RL. Assessment of the Myelomeningocele Child. In: Myelomeningocele. New York: Grune and Stratton; 1977:389–410
[10] Sharrard WJW. The Segmental Innervation of the Lower Limb Muscles in Man. Ann R Coll Surgeons (Engl). 1964; 34:106–122
[11] Epstein NE, Rosenthal RD, Zito J, et al. Shunt Placement and Myelomeningocele Repair: Simultaneous versus Sequential Shunting. Childs Nerv Syst. 1985; 1:145–147
[12] Hubballah MY, Hoffman HJ. Early Repair of Myelomeningocele and Simultaneous Insertion of VP Shunt: Technique and Results. Neurosurgery. 1987; 20:21–23
[13] McLone DG. Technique for Closure of Myelomeningocele. Childs Brain. 1980; 6:65–73
[14] Ramos E, Marlin AE, Gaskill SJ. Congenital dermoid tumor in a child at initial myelomeningocele closure: an etiological discussion. J Neurosurg Pediatrics. 2008; 2:414–415
[15] Larson SJ, Sances A, Christenson PC. Evoked Somatosensory Potentials in Man. Arch Neurol. 1966; 15:88–93
[16] Heinz ER, Rosenbaum AE, Scarff TB, et al. Tethered Spinal Cord Following Meningomyelocele Repair. Radiology. 1979; 131:153–160
[17] Scott RM, Wolpert SM, Bartoshesky LE, et al. Dermoid tumors occurring at the site of previous myelomeningocele repair. J Neurosurg. 1986; 65: 779–783
[18] Emery JL, Lendon RG. Lipomas of the Cauda Equina and Other Fatty Tumors Related to Neurospinal Dysraphism. Dev Med Child Neurol. 1969; 11:62–70
[19] Naidich TP, McLone DG, Mutluer S. A new understanding of dorsal dysraphism with lipoma (lipomyeloschisis): radiologic evaluation and surgical

correction. AJNR. 1983; 4:103–116
[20] Uchino A, Mori T, Ohno M. Thickened fatty filum terminale: MR imaging. Neuroradiology. 1991; 33: 331–333
[21] Brown E, Matthes JC, Bazan C,3rd, et al. Prevalence of incidental intraspinal lipoma of the lumbosacral spine as determined by MRI. Spine. 1994; 19:833–836
[22] Bruce DA, Schut L. Spinal Lipomas in Infancy and Childhood. Childs Brain. 1979; 5:192–203
[23] Sato K, Shimoji T, Sumie H, et al. Surgically Confirmed Myelographic Classification of Congenital Intraspinal Lipoma in the Lumbosacral Region. Childs Nerv Syst. 1985; 1:2–11
[24] Powell KR, Cherry JD, Horigan TJ, et al. A Prospective Search for Congenital Dermal Abnormalities of Craniospinal Axis. J Pediatr. 1975; 87:744–750
[25] Gray SW, Romaine CB, Skandalakis JE. Congenital Fusion of the Cervical Vertebrae. Surg Gynecol Obstet. 1964; 118
[26] Hensinger RN, Lang JR, MacEwen GD. Klippel-Feil Syndrome: A Constellation of Associated Anomalies. J Bone Joint Surg. 1974; 56A
[27] Youmans JR. Neurological Surgery. Philadelphia 1982
[28] Park TS, Cail WS, Maggio WM, et al. Progressive Spasticity and Scoliosis in Children with Myelomeningocele: Radiological Investigation and Surgical Treatment. J Neurosurg. 1985; 62:367–375
[29] Pang D, Wilberger JE. Tethered Cord Syndrome in Adults. J Neurosurg. 1982; 57:32–47
[30] Pang D, Dias MS, Ahab-Barmada M. Split Cord Malformation: Part I: A Unified Theory of Embryogenesis for Double Spinal Cord Malformations. Neurosurgery. 1992; 31:451–480
[31] Hoffman HJ. Comment on Pang D, et al.: Split Cord Malformation: Part I: A Unified Theory of Embryogenesis for Double Spinal Cord Malformations. Neurosurgery. 1992; 31
[32] Cannon BW, Hunter SE, Picaza JA. Nerve-root anomalies in lumbar-disc surgery. J Neurosurg. 1962; 19:208–214
[33] Neidre A, MacNab I. Anomalies of the lumbosacral nerve roots. Review of 16 cases and classification. Spine. 1983; 8:294–299

17 原发性脑脊髓发育异常

17.1 Chiari 畸形

17.1.1 概述

"Chiari 畸形"（为纪念病理学家 Hans Chiari）多指 1 型畸形，而常用的"Arnold-Chiari 畸形"指 2 型畸形。

Chiari 畸形共包括四种后脑畸形，可能彼此无关。绝大多数 Chiari 畸形为 1 型或 2 型（表 17-1），其他类型很少见。Chiari 畸形 0 型是一种全新的情况（见章节 17.1.4）。

表 17-1 Chiari 畸形 1 型和 2 型的对比（改编[1]）

特点	Chiari 畸形 1 型	Chiari 畸形 2 型
延髓尾侧移位	少见	有
尾侧突入颈段椎管内	小脑扁桃体	小脑下蚓部，延髓，第四脑室
脊柱裂(脊髓脊膜膨出)	可有	常见
脑积水	可无	常见
延髓"扭曲（kink）"	无	发生率 55%
上位颈神经走行	多正常	多向上移位
发病年龄	年轻成人	婴儿
常见症状	颈痛，枕下疼痛	进行性脑积水，呼吸窘迫

17.1.2 Chiari 畸形 1 型

概述

要 点

- 异质性疾病，共同特点是枕骨大孔区脑脊液循环受阻。
- 可能是先天性或后天性的。
- 检查：脑及颈椎（R/O 脊髓空洞症）MRI。在不确定的情况下可通过枕骨大孔使用磁共振电影技术评估脑脊液流动。
- MRI 见小脑扁桃体疝：标准不一，常采用低于枕骨大孔 5mm 以上，但是对临床和诊断意义不大。
- 如果有治疗指征，则需要手术治疗，但是手术必须包含的内容仍有争议（通常包括枕骨大孔扩大）。
- 30%～70% 的病人出现脊髓空洞，几乎都能在治疗 Chiari 畸形后好转。

Chiari 畸形 1 型又称原发性小脑异位症[2]，也称成人 Chiari 畸形（因其常在 10~30 岁时确诊）。是一组异质性疾病，共同的特征是枕骨大孔区的脑脊液流动异常。有些病例是先天性的，有些是获得性的（由于历史和组织上的原因，仍在此保留这部分）。

Chiari 畸形 1 型是一种罕见的异常，特指小脑向尾侧移位，小脑扁桃体下疝达枕骨大孔水平以下（见下文诊断标准）并呈“舌样伸长”。与 Chiari 畸形 2 型不同，延髓不向下移位（部分作者对此持异议[3]），脑干未受累，后组脑神经未见拉长，高位颈神经未上移。30%~70% 的病人出现脊髓空洞症[4]，可能不会发生脊髓积水，但在男性病人中未证实存在脑脊液流动，并且对于 Chiari 畸形 1 型病人而言，通常难以证明在空洞与脊髓中央管之间存在联系。合并 Chiari 畸形 1 型和脊髓空洞的病人中 7%~9% 出现脑积水[4]。

小脑扁桃体降低到枕骨大孔以下，虽然常见，但是已经不作为诊断的必要条件。

关联

可能与以下因素相关：

1. 颅后窝小：
   1）由于起源于旁轴中胚层的枕部体节缺陷导致的枕骨发育不全。
   2）小脑幕（颅后窝顶）位置靠下。
   3）枕骨（颅后窝底）变厚或抬高。
   4）颅后窝占位性病变：蛛网膜囊肿（小脑后或小脑上[5]）、肿瘤（如枕骨大孔脑膜瘤或小脑星形细胞瘤）、硬膜血管畸形。
2. 任何占据颅腔空间的病变：
   1）慢性硬膜下血肿。
   2）脑积水。
3. 腰椎管腹腔分流术（见章节 25.5.2）或多次腰椎穿刺术（有创）后[6]：获得性 Chiari 畸形 1 型（可为无症状型）。
4. 围绕脑干和近枕骨大孔处的小脑扁桃体的蛛网膜网、瘢痕或纤维化。
5. 上颈段脊柱畸形：
   1）寰枕关节活动性增加。
   2）Klippel-Feil 综合征。
   3）寰枕融合。
   4）枕骨大孔前方占位。
6. Ehlers-Danlos 综合征。
7. 颅缝早闭：特别是多颅缝早闭的病人。
8. 残余的菱形窝顶部：少见。

流行病学

平均发病年龄 41 岁（12～73 岁），女性稍多（男：女 =1 ：1.3）。与 Chiari 畸形明确相关的症状持续时间平均为 3.1 年（1 个月至 20 年），如果包括不特异症状如头痛等，则为 7.3 年[7]，在 MRI 应用后逐渐变短。

临床

临床相关

Chiari 畸形 1 型的临床表现系下列任一或所有因素所致：

1. 枕骨大孔水平的脑干受压。
2. 脑积水。
3. 脊髓空洞症。
4. 颅腔与椎管腔不通致短暂性颅压增高。
5. 15%～30% 的成人 Chiari 畸形病人没有症状[8]。

症状

最常见的症状为疼痛（69%），尤其是位于枕下部的头痛（表 17-2）。头痛常因伸颈或 Valsalva 动作引起。肌力下降明显，尤其是单侧握力。可有 Lhermitte 征。下肢受累常出现双侧的痉挛性麻痹。

体征

下视水平眼震为特征性表现。约 10% 以枕部疼痛为唯一主诉的病人神经系统检查正常。某些病人主要表现为痉挛性麻痹。

见表 17-3。三种主要表现类型[3]：

表 17-2　Chiari 畸形 1 型临床症状（71 例[3]）

症状	%	症状	%
疼痛	69	言语困难	8
H/A	34	耳鸣	7
颈（枕下）	13	呕吐	5
带（状）	11	构音困难	4
手臂	8	其他	
腿	3	眩晕	3
力弱（单个或多个肢体）	56	耳聋	3
麻木（单个或多个肢体）	52	不省人事	3
温度觉丧失	40	面部麻木	3
灼热感	15	呃逆	1
（行走）不稳	40	面部多汗	1
复视	13		

表 17-3 Chiari 畸形 1 型体征（127 例[7]）

体征	%	体征	%
下肢腱反射亢进	52	上肢腱反射亢进	26
眼震[a]	47	下位脑神经功能障碍	26
步态不稳	43	Babinski 征	24
手（肌肉）萎缩	35	下肢无力	17
上肢无力	33	感觉迟钝	17
肩胛感觉缺失	31	肌束震颤	11
小脑体征	27	霍纳征	6

[a] 典型表现：垂直运动时向下眼震，水平运动时旋转性眼震，包括震动幻视[10]

1. 枕骨大孔受压型（22%）：共济失调，皮质脊髓束损害和感觉障碍，小脑体征，后组脑神经麻痹；37% 的病人有剧烈头痛。
2. 脊髓中央综合征（65%）：分离性感觉障碍（痛温觉丧失而触觉和两点辨别觉存在），偶见节段性无力和长传导束征（脊髓空洞症[9]）；11% 出现后组脑神经麻痹。
3. 小脑综合征（11%）：躯干和肢体的共济失调，眼球震颤，构音障碍。

自然病史

尚未确定（仅 2 篇关于其自然病史的报道）。病情可在数年内保持稳定，伴间断性加重。罕有病情的自发改善（存在争议）。

检查

颅骨 X 线片

对 70 例病人行颅骨 X 线检查，只有 36% 异常（26% 为颅底陷入症，7% 为扁平颅底，1 例 Paget 病和斜坡凹陷）；60 例行颈椎 X 线检查，35% 异常（包括寰枕融合、椎管增宽、颈椎融合、寰椎后弓发育不全）。

MRI

脑部及颈椎 MRI 是首选的诊断性检查（见图 17-1），易显示上述典型病变，包括小脑扁桃体下疝和脊髓空洞积水，后者发生率为 20%～30%，可伴脑干腹侧受压；另可见脑积水及空蝶鞍。

小脑扁桃体疝：小脑扁桃体尖端下降至枕骨大孔以下的距离作为 Chiari 畸形 1 型诊断标准经历了多次更改。

注　意

注意：影像学检查发现小脑扁桃体疝对 Chiari 畸形 1 型诊断意义有限，需结合临床表现。

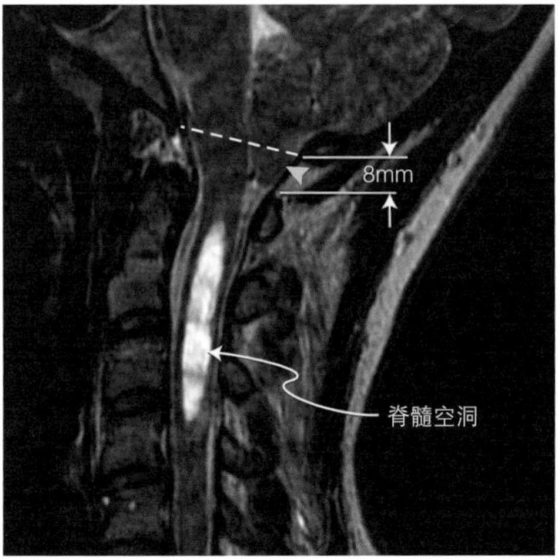

图 17-1 Chiari 畸形 1 型的 T_2 矢状位 MRI 图像

小脑扁桃体（黄色箭头）下降至枕骨大孔水平以下 8mm（虚线）

脊髓内部的脊髓空洞呈高信号

最初，下降＞5mm 定义为明确病理改变[11]（3～5mm 为临界值）。Barkovich[12] 将正常小脑扁桃体的最低位置定于枕骨大孔以下 2mm 及 3mm 的效力如表 17-4 和表 17-5 所示。

正常情况下，小脑扁桃体随年龄增长而上移[13] 见表 17-6。

有文献报道无后脑下疝畸形的脊髓空洞症病人行颅后窝减压治疗有效（所谓的 Chiari 畸形 0 型）[14]。相反，有 14% 的小脑扁桃体下疝 >5mm 的病人（平均 11.4mm ± 4.86mm）并没有症状[15]。

可能比小脑扁桃体下降的距离更有意义的是脑干在枕骨大孔区受压的程度，最能体现这一点的是经过枕骨大孔的轴位 T_2 加权像。CSF 信号消失、小脑扁桃体在枕骨大孔压迫脑干是常见的异常征象。

表 17-4 枕骨大孔以下小脑扁桃体位置

分组	平均[a]	范围
正常	上 1mm	上 8mm 至下 5mm
Chiari 畸形 1 型	下 13mm	下 3～29mm

[a] 基于 200 例正常人及 25 例 Chiari 畸形 1 型病人的测量值

表 17-5 Chiari 畸形 1 型诊断标准[12]

小脑扁桃体下缘正常标准	Chiari 畸形 1 型诊断敏感性	Chiari 畸形 1 型诊断特异性
FM 下 2mm	100%	98.5%
FM 下 3mm	96%	99.5%

17

表 17-6 不同年龄段小脑扁桃体与枕骨大孔相对位置 [13]

年龄（岁）	正常（mm）[a]	2S.D.[b]（mm）
0~9	−1.5	−6
10~19	−0.4	−5
20~29	−1.1	
30~39	0	−4
40~49	0.1	
50~59	0.2	
60~69	0.2	
70~79	0.6	
80~89	1.3	−3

[a] 负值指位于枕骨大孔以下

[b] S.D. 为标准差。下降至正常值 2.5 个标准差以上为小脑扁桃体异位的诊断标准

磁共振电影技术（Cine MRI）

又称脑脊液流体研究，可显示枕骨大孔区呈黑色的脑脊液流动。未普及，准确性不高，因此通常不用于治疗参考。

脊髓造影

通常只在无法行 MRI 检查时使用，只有 6% 的假阴性率。必须行上达枕骨大孔水平的全脊髓造影，通常需结合 CT 扫描。

CT

由于存在骨质伪影，故平扫 CT 对枕骨大孔区显示欠佳。显示脑积水效果好（同 MRI）。当与鞘内注射水溶性对比剂（脊髓造影片）联合使用时可提高其可靠性。检查所见：小脑扁桃体下移伴造影剂可能完全堵塞在枕骨大孔区。

治疗

手术适应证

17

基于病人在出现症状 2 年内治疗效果最好（见下文手术结果），对于有症状的病人建议早期手术。无症状的病人需随访，如出现症状，则应采取手术治疗。已有症状且数年来一直稳定的病人可以观察，如有加重的迹象，则可考虑手术治疗。

手术技巧（见章节 17.1.5）

手术所见

见表 17-7。所有病人均存在小脑扁桃体疝（定义），最常见的位置为 C1 水平。硬膜、蛛网膜及小脑扁桃体间纤维粘着，41% 的病人存在 Luschka 孔及 Magendie 孔闭塞。40% 的病人小脑扁桃体易于分离。

表 17-7 Chiari 畸形 1 型术中所见（71 例[3]）

术中所见	%	术中所见	%
小脑扁桃体下移	100	硬膜带（枕骨大孔或 C1 椎弓）	30
低于枕骨大孔	4	血管异常[a]	20
C1	62	骨骼异常	
C2	25	枕骨大孔内翻	10
C3	3	骨刺	3
不特定水平	6	C1 椎弓闭锁	3
粘连	41	寰椎枕化	1
脊髓空洞症	32	延颈髓“弓状隆起”	12

[a] 血管异常：8 例存在小脑下动脉（PICA）扩张或走形异常（PICA 通常下降至小脑扁桃体下缘）；3 例存在大硬脑膜静脉湖

手术并发症

共 71 例病人行枕下颅骨切除术加 C1～C3 椎板切除术，其中 69 例行硬膜修补，1 例术后 36 小时因睡眠呼吸暂停死亡。最常见的术后并发症是呼吸窘迫（10 例），常发生于术后 5 天内，尤其是夜间。故需进行严密的呼吸监测[3]。其他并发症还包括：脑脊液漏、小脑半球疝、血管损伤（小脑后下动脉等）。

手术结果

见表 17-8。

疼痛一般可于术后缓解。肢体肌力下降不易改善，尤其是有肌萎缩者[16]。手术可使脊髓后角未受损和仅脊髓丘脑束受累者的感觉功能获得改善。

Rhoton 认为手术的主要目的是防止病情进展。

小脑综合征的病人手术效果较好（87% 症状改善，无迟发性病情恶化）。提示预后不良的因素：肌萎缩、共济失调、脊柱侧弯和症状超过 2 年[16]。

表 17-8 Chiari 畸形 1 型术后长期随访结局（69 例，平均随访期 4 年）

术前症状的早期改善	82%
• 上述症状复发率[a]	21%
术前体征的早期改善	70%
同术前	16%
较术前加重	0

[a] 这些病人在术后 2~3 年内恶化至术前状态（未进一步恶化），其中 30% 的枕骨大孔压迫综合征病人出现复发，21% 脊髓中央管综合征病人出现复发

17.1.3 Chiari 畸形 2 型

概述

要 点

- 通常伴发脊髓脊膜膨出（MM），常伴有脑积水。病理表现包括延颈髓交界处向尾端移位、颅后窝狭小、顶盖鸟嘴样变形，并非栓系综合征的结果。
- 主要临床表现：吞咽困难，呼吸暂停，喘鸣，角弓反张，眼球向下方震颤。
- 出现症状时：首先检查分流管，其次再考虑手术减压（无法矫正固有的脑干畸形）。
- 颅、颈 MRI 是首选的诊断方法。

通常伴有脊髓脊膜膨出（MM），或少数情况下伴有隐性脊柱裂。

病理

可能不是由伴发的脊髓脊膜膨出形成的脊髓栓系所致。更为可能的原因是原发性脑干发育不良合并其他多种发育异常[17]。

主要表现

延颈髓交界处、脑桥、第四脑室和延髓下移。小脑扁桃体位于枕骨大孔水平或以下。正常的延颈髓交界处呈"扭结样屈曲变形"。

其他可能的表现：

1. 中脑顶盖喙样变形。
2. 透明隔缺如伴丘脑间连合肥大：透明隔缺如被认为是继发于脑积水的坏死吸收所致，而非先天性缺如[18]。
3. 小脑各叶髓鞘发育不良。
4. 脑积水：常见。
5. 灰质异位。
6. 大脑镰发育不良。
7. 小脑回畸形。
8. 后组脑神经核变性。
9. 骨畸形：
   1）延颈髓交界处骨畸形。
   2）寰枕融合。
   3）扁平颅底。
   4）颅底陷入症。
   5）Klippel-Feil 畸形（见章节 16.3）。
10. 脊髓积水。
11. 颅顶骨内面凹陷（见下文）。

临床表现

因脑干和低位脑神经功能障碍而出现症状。始发于成年期的病例少见。新生儿的临床表现明显不同于儿童，前者病程进展快，数天内脑干神经功能障碍急剧恶化，后者症状更为隐匿且病情严重者少见[19]。

临床表现包括[19，20]：

1. 吞咽困难（神经性）(69%)[21]：表现为进食困难，进食时出现发绀，鼻腔反流，进食时间延长，或口腔分泌物滞留；常伴有张口反射减弱；新生儿尤其严重。
2. 窒息小发作（58%)：通气功能障碍所致，常见于新生儿。
3. 喘鸣（56%)：多见于新生儿，第 X 脑神经麻痹所致，常于吸气时加重（喉镜检查见声带外展麻痹，偶见内收麻痹），常为一过性，但可发展为呼吸暂停。
4. 误吸（40%)。
5. 上肢无力（27%)，可发展为四肢瘫[22]。
6. 角弓反张（18%)。
7. 眼震，尤其是下视眼震。
8. 哭声弱或无。
9. 面肌无力。

诊断方法

颅骨 X 线片

可显示因先天性脑积水所致的颅面异常。颅顶骨内面凹陷（也称 Lückenschädel）占 85%（颅骨圆形缺损，边界清晰，由不规则的骨带将其分开）。枕内隆凸低位（颅后窝缩小）。70% 的病人枕骨大孔扩大；上位颈椎椎板拉长[1]。

CT 和（或）MRI 表现

CT 及 MRI 为诊断首选检查。

- 原发性改变：
  1) 延髓呈“Z”形屈曲变形*。
  2) 小脑舌样突出。
  3) 顶盖融合（“喙样顶盖”）。
  4) 中间块（丘脑间连合）肥大*。
  5) 延髓拉长 / 延髓颈髓化。
  6) 小脑幕附着点降低。
- 相关改变：
  1) 脑积水。
  2) 延颈髓交界区脊髓空洞（据报道 MRI 使用前[16] 发生率为 48%～88%)。

3）第四脑室下移。

4）小脑延髓受压。

5）胼胝体发育不全 *。

注 * 者 MRI 表现最清晰。

喉镜检查

对喘鸣者行喉镜检查，以除外喉炎或其他上呼吸道感染。

治疗

概述

- 脑积水者行脑脊液分流（已行分流术的需检查分流管功能）。
- 出现神经性吞咽困难、喘鸣或窒息小发作时应立即行颅后窝减压（18.7% 的脊髓脊膜膨出病人需施行[20]）；在减压术前，应确定分流管功能正常。
- 如果术前出现喘鸣和喉肌麻痹，建议进行气管切开术（通常为暂时性）。对于呼吸阻塞和呼吸动力下降的病人（低氧或高碳酸血症需行机械通气），需要密切的术后呼吸监测。

手术减压

注意：对于婴儿手术效果不良的原因存在争议，部分学者认为诸多固有的（无法纠正的）神经系统异常通过手术减压无法改善[23，24]。持异议者则认为组织学损害是由于慢性脑干压迫和伴随的缺血性改变所致，出现神经性吞咽困难、喘鸣、窒息小发作急性进展时应立即施行脑干减压术[19]。

手术技术（见章节 17.1.5）

预后

68% 的病人症状于术后几乎消失，12% 仍有轻至中度症状，20% 无任何改善（一般来说，新生儿较儿童预后差[19]）。

最常见的死亡原因是呼吸暂停（8/17），其他为脑膜炎 / 脑室炎（6 例），误吸（2 例），胆道闭锁（1 例）[20]。

随访 7 个月至 6 年，手术病人死亡率为 37.8%。

术前状况和神经功能损害进展速度是最重要的预后指标。婴儿在 2 周内出现心搏呼吸暂停、喉肌瘫痪或上肢无力的死亡率为 71%；而病情进展缓慢者死亡率为 23%。双侧声带瘫痪是手术效果不佳的一个特征性不良预后因素[19]。

17.1.4 其他 Chiari 畸形

Chiari 畸形 0 型

有文献报道称不伴后脑下疝畸形的脊髓空洞症病人，颅后窝减压治疗有效[14]（称“Chiari 畸形 0 型”）。

Chiari 畸形 1.5 型

1 型的严重型，延颈髓交界处（以及闩部）整体位于枕骨大孔下方（图 17-2），多数此类病人患有扁平颅底（见章节 12.3.2）。临床表现及枕下减压术效果同 Chiari 畸形 1 型类似，但 Chiari 畸形 2 型（13.6%）脊髓空洞持续存在的病例约为 Chiari 畸形 1 型（6.9%）的 2 倍[25, 26]。

Chiari 畸形 3 型

罕见，定义及是否真实存在均存在争议。大多数描述都是基于 1～2 例病例。最初描述称小脑移位至枕骨大孔以下形成枕部脑膨出[27]，有些外加延髓、第四脑室以及整个小脑下疝形成枕部及高颈段脑膨出。有些支持 Raimondi 提出的枕部脑膨出合并小脑及延髓的向下移位[28, 29]。

预后最差，通常不能独立生存。

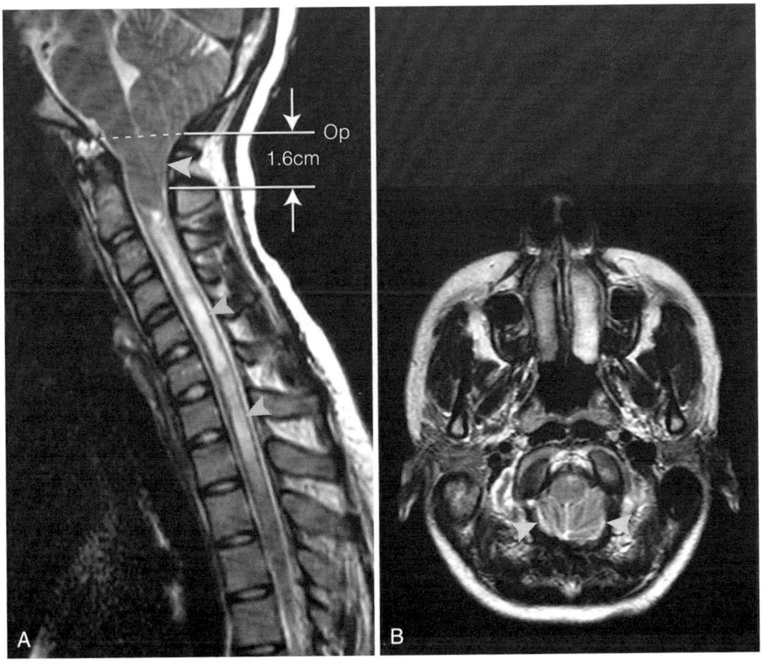

图 17-2 18 岁 Chiari 畸形 1.5 型病人的 MRI 图像

T_2 MRI：A. 矢状位，B. 枕骨大孔水平轴位

小脑扁桃体（黄色箭头）下降至枕骨大孔以下 1.6cm（图 A 中虚线），延颈髓交界处受压致脑脊液信号完全消失（图 B）

脊髓空洞（蓝色箭头）呈高信号

Op= 颅后点（枕骨大孔后唇）

17

Chiari 畸形 4 型

最初描述为小脑发育不全而无小脑下疝[30]，伴小颅后窝。作为一个独立的临床诊断仍然有争议[27]。

17.1.5 枕下减压术手术技巧

案例：Chiari 畸形

另参阅默认及免责声明

1. 体位：俯卧位。
2. 设备：
   1) 手术显微镜。
   2) 术中多普勒，如需要的话（主要用于儿童病人）。
3. 协议：
   1) 手术：经项部切口打开颅底骨并置入“补片”，为脑干腾出更多空间。
   2) 替代治疗：非手术治疗通常无效。
   3) 并发症：脑脊液漏、脑干损伤 / 卒中、窒息以及喘鸣（如果存在的话）无改善。

概述

最常用的术式为经枕下去骨瓣术进行颅后窝小脑扁桃体减压，伴或不伴其他操作（通常同时行硬膜补片移植术及颈椎椎板切除术，须直达小脑扁桃体尖[22]，通常包括 C1，有时也包括 C2 或 C3）。可选移植物：单切口（颅骨骨膜），另做切口（例如筋膜）和同种异体移植物（由于防水密封能力不佳且有感染风险，因此许多作者避免使用）。

手术目标：脑干减压并在延颈髓交界处重建正常脑脊液循环。

体位

以 Mayfield 头架或马蹄形头枕固定头部，胸部俯卧于手术床。颈部屈曲以打开枕骨和 C1 后弓之间的间隙（确保在下巴和胸部之间留出足以插入 2 个手指的空间）。以固定带将肩部向下拉伸，如拟进行筋膜移植，则用沙袋抬高一侧大腿。

17

入路

从枕骨隆凸到约 C2 棘突水平的中线皮肤切口。上层的筋膜为黏附于枕骨的组织，提供利于精密缝合的缝合口。

去除枕骨大孔上方约 3cm（高）× 3cm（宽）的骨瓣（因颅后窝不存在压迫，因此采用小窗口；重点在于通过开放枕骨大孔及上部颈椎对小脑扁桃体进行减压）。枕骨骨瓣过大可能使小脑半球通过开口疝出（“小脑下垂”，又称“小脑下陷”，见图 17-3），可能在枕骨大孔处重新形成压迫。

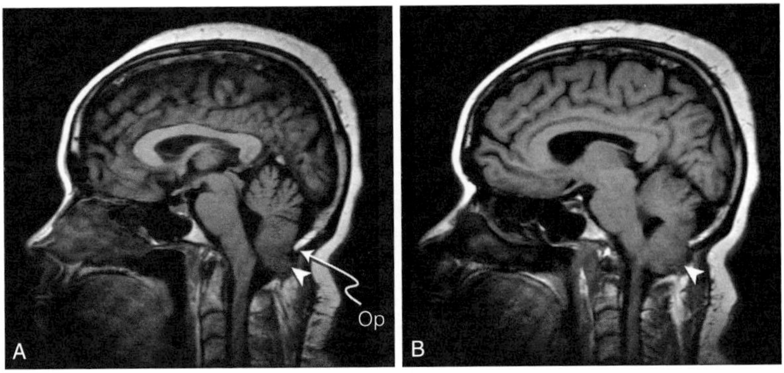

图 17-3 Chiari 畸形行枕骨下去骨瓣减压术后的小脑下垂。最初减压术使症状得到缓解，症状在术后约 2 年左右复发并发现小脑下垂（术后 1 年未发现下垂）

Op= 颅后点（枕骨大孔后唇）。箭头表示疝入枕骨大孔的小脑组织

T_1 矢状位 MRI：A. 正中截面；B. 近正中截面

如拟进行颅骨骨膜移植，应在此时取下骨膜以减少后续剪开硬膜时血液流入[31]。颅骨骨膜的获取可采用 RobertOjemann 提出的技巧而无需延长切口至枕骨粗隆上，即通过帽状腱膜下切除并利用弯头单极电刀切断骨膜，再利用 Penfield#1 剥离子将其从颅骨表面分离。

减压

通常在 C1 弓和枕骨大孔间可见一厚硬脑膜约束带，可单独离断。“Y”形切开硬脑膜并切除上面的三角形脑膜。

注意：Chiari 畸形时横窦通常位置低，并且，婴儿可存在发育完全的与硬脑膜静脉湖相连的枕窦[20]。将移植的补片严密缝合以为内容物（小脑扁桃体及延髓）提供更大空间。

有时在儿童病例中通过在枕骨大孔处离断硬脑膜上约束带而不先打开硬膜，然后通过术中超声明确是否已有足够的脑脊液流动空间，如空间不够再打开硬膜。

补充选项

下列硬膜补片移植术以外的附加操作可能非常规操作，但在特殊情况下可能适用。

如果仅凭去骨瓣减压和硬膜补片修补无法提供足够的脑脊液循环空间，则可考虑适用双极电凝缩减小脑扁桃体。

部分人建议分离黏膜组织以使扁桃体彼此之间以及与下部的延髓分开。其他人则反复建议不要这样做，因为这可能会伤害包括 PICA 和延髓在内的重要结构。

过去的辅助手段包括（不再广泛使用）：封堵闩部（利用肌肉或聚四

氟乙烯），如存在漏管则充分引流（造瘘，通常经背根进入区开窗，用或不用支架或分流器[19]），第四脑室分流，终末脑室造口术，以及如果存在阻塞，则打开第四脑室正中孔（见参考示例[9]）。

17.1.6 闭合

严密缝合硬膜，可外加硬脑膜密封剂。经 Valsalva 动作检查是否存在脑脊液漏。筋膜的严密缝合十分重要。与皮肤缝合器相比，经连续或间断缝合防漏效果更好。

17.1.7 腹侧（脑干）受压的治疗

对于腹侧脑干受压的病例，一些作者主张进行经口斜坡 - 齿突切除术，因为他们认为这些病人仅通过颅后窝减压可能会使病情恶化[16]。由于可通过齿突切除逆转病情恶化，所以，对颅后窝减压术后连续 MRI 扫描见两侧受压加重征象的病人施行经口斜坡 - 齿突切除术是合理的。

17.2 神经管缺陷

17.2.1 分类

概述

并没有普遍接受的分类系统，下面是其中两种。

Lemire 分类法[32]

有多种不同的分类方法，以下是根据 Lemire 分类法改编而来的[30]：

1. 神经胚形成障碍：神经管闭合不全导致神经组织外露。
   1) 颅脊柱裂：完全不能闭合。多死于自然流产。
   2) 无脑畸形：也称为露脑畸形，因前神经孔融合障碍所致。无颅盖骨和头皮覆盖于已部分受损的脑组织。均死亡。再次妊娠时复发率为 3%。
   3) 脊髓脊膜突出：腰段最常见
      • 脊髓脊膜膨出（MM）（见章节 16.2.3）。
      • 脊髓膨出。
2. 神经胚形成后缺损：导致有皮肤覆盖（即闭合）的病变（某些可认为是“移行异常”，见下文）。
   1) 颅脑：
      • 小头畸形（见章节 17.2.2）。
      • 积水型无脑畸形（见章节 17.2.2）：正常大脑半球大部缺如被 CSF 替代。需与严重脑积水鉴别（见章节 17.2.2）。
      • 全前脑畸形：见下文。

- 无脑回畸形：见下文。
- 脑穿通畸形：见下文与脑裂畸形鉴别。
- 胼胝体发育不全（见章节 15.5）。
- 小脑发育不全 / 丹迪 - 沃克综合征（见章节 15.3）。
- 巨脑畸形（又称巨脑症）：见下文。

2) 脊髓：
- 脊髓纵裂畸形：见脊髓分裂畸形（见章节 16.5）。
- 脊髓积水 / 脊髓空洞（见章节 73.4）。

移行异常

另一种略有不同的分类法将下列描述定义为神经元移行异常（一些被认为是神经胚形成后的缺陷，见上文）。

1. 无脑回畸形：最为严重的神经元移行异常。脑回发育障碍（可能是婴儿早期大脑皮质发育停滞）。患儿出现严重的智力障碍，常不能存活超过 2 岁。
   1) 无脑回：大脑表面完全平滑。
   2) 巨脑回：少量脑回宽平，脑沟浅。
   3) 多小脑回：脑回小，脑沟浅。CT/MRI 难以诊断，易与巨脑回畸形混淆。
2. 灰质异位：病灶为位置异常的灰质（无增强），可位于自皮质下白质到脑室室管膜下层（最常见）的任何部位。可表现为结节或皮质带，是径向迁移受阻所致早期移行缺陷。几乎都表现为癫痫。
3. 灰质发育不良：不与脑室相连的脑裂，灰质异位常见。为较脑裂畸形较轻的移行异常。
4. 脑裂畸形：
   1) 必要条件：脑裂与脑室相通（如有必要可行 CT 脑池造影确定）。
   2) 脑裂内衬有皮质灰质（多不正常，可伴多小脑回），此点是与脑穿通畸形的鉴别要点，后者为囊性病变，囊壁为结缔组织或胶质组织，与脑室系统相通，常因血管梗死、脑内出血或穿刺损伤（包括反复脑室穿刺）所致。
   3) 分为两种类型：
      - 开放型：与脑室相通的大裂隙（图 17-4）。类似积水型无脑畸形的严重类型（见下文）。
      - 闭合型（壁融合）：★寻找皮质裂隙（外观与扩大的脑沟类似）正下方的侧脑室侧壁上的凹陷。
   4) 可能为单侧或双侧。
   5) 软膜与蛛网膜融合。

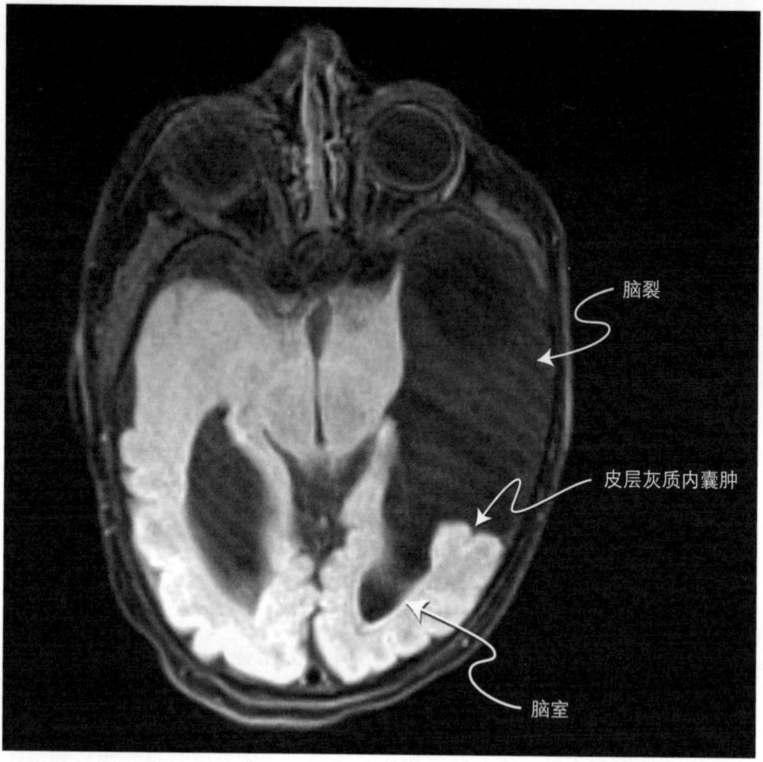

图 17-4 脑裂畸形。开放型
轴位 T_2 FLAIR MRI

6) 可见一似皮质静脉的异常静脉，目前看着像是髓静脉，因其顺皮质进入脑裂。
7) 80%～90% 透明隔缺如。
8) 根据大小及位置不同可表现为癫痫或偏瘫。

17

17.2.2 神经管缺陷实例

积水型无脑畸形

概述

一种神经胚形成后缺陷，大脑完全或近全缺如（存在小的条带状脑组织同样支持诊断[33]），颅腔和脑膜正常，颅腔内充满脑脊液。颅腔通常呈进行性增大，但头围可能正常（特别是出生时），但偶尔也可出现小头畸形。面部畸形少见。

原因可有多种，最常见的原因是双侧颈内动脉梗死（导致大脑前、中动脉供血区脑组织缺如，而大脑后动脉供血区脑组织得以保留），也可能由感染所致（妊娠期或新生儿期感染风疹病毒、弓形虫、马病毒）。

病情较轻的患儿可能出生时表现正常，但常常易激惹，且原始反射（Moro 反射、握持反射及跨步反射）保留至 6 个月以上。患儿常常不能发育至发出元音或出现笑容的水平，癫痫常见。

与严重脑积水鉴别

脑脊液不断增多，易与严重脑积水混淆。正确区分两者十分重要，因真性脑积水可通过分流治愈，进而可能出现大脑皮质的复张。有许多区别两者的方法，包括：

1. EEG：是区别两种情况的最佳手段。积水型无脑畸形无皮质脑电活动（严重脑积水的病人 EEG 异常，但常常保留有全皮质的背景电活动[33]）。
2. CT[33, 34]、MRI 或超声：大部分颅腔为脑脊液，通常不能见到额叶或脑室额角，可能见到残留的颞叶、枕叶或额下皮质。中线部位可见由脑干结节（丘脑、下丘脑）、枕叶内侧面组成的结构，周围有脑脊液围绕。颅后窝结构保留。大脑镰完整（与无脑叶畸形不同）且无增厚，但可能向侧方移位。脑积水病人通常仍可辨认皮质。
3. 颅骨透光试验：在暗室中，将光源置于颅骨一侧，在月龄 <9 个月且皮质厚度 <1cm 的病人中可见颅骨透光[35]，硬膜下积液的病人也可为阳性。敏感性很差以至于帮助不大。
4. 血管造影：对于双侧颈内动脉闭塞的典型病例而言，造影可见双侧颈内动脉床突上段不显影，但病人的后循环血流通常正常。

治疗

可用分流手术治疗颅骨增大，但是与严重脑积水的病人不同，此类病人的大脑皮质无法恢复。

前脑无裂畸形

也称无嗅脑畸形。端脑脑泡不能发育并分裂成双侧大脑半球。严重程度自无叶全前脑畸形（单脑室，无大脑半球间裂）至半叶和全叶全前脑畸形（相对轻的畸形）。嗅球小，扣带回保持融合。常见颅面中线部发育不全，其严重程度与脑泡分裂障碍程度有关（表 17-9）。80% 的病人为三倍体型染色体（主要为 13 号染色体，18 号染色体次之）。病人很少能存活超过婴儿期，存活者多数存在严重智力障碍，极少数可生活自理。部分发展为分流依赖性脑积水。有该畸形生育史的夫妇再次妊娠发病风险增加。

小头畸形

定义：头围小于同年龄和性别平均值的 2 个标准差以上。有时也称微颅、微脑。不会单独出现，常伴有表 17-9 所列畸形。微颅应与由颅缝早闭

表 17-9 严重前脑无裂畸形的 5 种面部改变[36]

类型	面部特征	颅脑改变
独眼畸形	独眼或单眶内部分裂眼，无鼻畸形伴喙突（proboscis)	小头畸形；无叶全前脑畸形
头发育不全畸形	眶间距过短；分隔性眼眶，无鼻畸形伴喙突（proboscis)	小头畸形；无叶全前脑畸形
猴头畸形	眶间距短；喙突样鼻；无唇中裂	小头畸形；常有无叶全前脑畸形
伴唇中裂	眶间距短；鼻部扁平	小头畸形；有时有三角头畸形；常有无叶全前脑畸形
伴人中-切牙原基	眶间距短，唇双侧裂伴中线处人中-切牙原基；鼻部扁平	小头畸形；有时有三角头畸形；半叶或叶全前脑畸形

导致的狭颅症鉴别，因后者经外科手术治疗后可能使脑发育得到改善。

流行病学

发生率为 2~12/100 000（以美国新生儿估算）。[37]

▶ 小头畸形的危险因素。大多数病例无法明确病因，某些病例可能伴有遗传因素。由于颅骨生长的主要刺激因素是大脑的发育，因此小头畸形的危险因素包括阻碍大脑发育的疾病，其中包括：

- 妊娠期感染：风疹病毒、弓形虫、巨细胞病毒、寨卡病毒。
- 严重营养不良。
- 孕妇在孕期服用某些药物：可卡因[38]、乙醇。
- 孕期大脑的血液供应中断。

效应取决于小头畸形的严重程度。合并症状：

- 癫痫发作。
- 发展迟缓。
- 智力障碍。
- 听力问题。
- 视力问题。
- 喂养问题：包括吞咽困难。

17

巨脑畸形

经改编[39]。勿与巨颅症（见章节 88.14）混淆，后者为颅骨增大。巨脑畸形非单一病理类型的疾病。脑体积增大可能由于：单纯灰质过度发育，灰质和白质均过度发育，出现其他结构（胶质发育过度、弥散性胶质瘤、灰质移位、代谢性疾病等）。

如下情况可见巨脑畸形：

- 神经皮肤综合征（尤其是神经纤维瘤病）。

- 巨脑毛细血管畸形综合征（MCAP）：一种伴有巨脑畸形（常有脑积水、Chiari 畸形、多小脑回畸形和癫痫发作），以及皮肤毛细管畸形（通常在脸上）的过度生长综合征。

脑组织可重达 1600～2850g。智商可能正常，但可有发育迟缓、停滞、痉挛状态、肌张力低下等症状。头围超过平均值 4～7cm。无典型脑积水体征（额骨隆起、囟门塌陷、“落日征”、头皮静脉充盈）。影像学检查（CT 或 MRI）显示脑室正常，可依此除外脑外积液。

17.2.3 致畸因素

1. 产前叶酸缺乏：早期服用叶酸[40, 41, 42]［既往无神经管缺陷孕史服用 0.4mg/d；如在孕或既往有神经管缺陷（NTD）孕史，服用 4mg/d 可以将 NTD 复发率降低 71%[43]］（确保维生素 B_{12} 维持在正常水平）。
2. 叶酸抑制剂（如卡马西平）使脊髓脊膜膨出风险加倍。
3. 携带 5，10- 亚甲基四氢叶酸还原酶（MTHFR）基因多态性的母亲。常见变体为 C677T，叶酸依赖性 MTHFR 酶第 222 位点的缬氨酸由丙氨酸取代→酶活性降低→组织叶酸水平降低且血浆同型半胱氨酸水平升高。该多态性可为纯合型（TT 基因型）或杂合型（CT 基因型），分别约占总人口的 10%和 38%。TT 基因型的影响比杂合的 CT 型更为显著，神经管缺损的风险增加，且心血管疾病发生风险也轻度增高[44]。
4. 妊娠期服用丙戊酸钠（德巴金，Depakene®）神经管缺陷发生率为 1%～2%[45]。
5. 母体于妊娠期前 3 个月有如热水桶、桑拿浴或发热（不包括电热毯）等形式的热暴露与神经管缺陷发生风险增加相关[46]。
6. 肥胖（孕前或孕期）使神经管缺陷发生率增加[47, 48]。
7. 母亲滥用可卡因可使小头畸形、神经元移行异常、神经元分化和髓鞘形成异常的风险增加[38]。

17

17.2.4 神经管缺陷的产前检查

血清甲胎蛋白（AFP）

参见甲胎蛋白的有关知识（见章节 34.7.3）。在妊娠 15～20 周期间，如母体血清 AFP 浓度增高（≥正常孕期浓度平均值的 2 倍），则发生神经管缺陷的风险是正常者的 224 倍，且 34% 的常见先天异常与 AFP 浓度异常（增高或减低）有关[49]。母体血清 AFP 检测诊断脊柱裂的敏感度为 91%（10/11），无脑畸形为 100%（9 例），然而，其他疾病血清学检查敏感度相对较低。血清 AFP 筛查和超声检查可能漏诊约占脊柱裂 20% 的闭合性腰骶脊柱缺陷[50]。由于母体在正常妊娠期血清 AFP 亦升高，因而胎龄的高估可能误将病理性 AFP 升高视为正常，而胎龄低估可能误将正常 AFP 水平视为病理性增高[51]。

超声

90%～95% 的脊柱裂可经产前超声检查检出，因此在 AFP 升高的情况下，有助于对神经管缺陷和非神经源性 AFP 增高疾病进行鉴别（如脐疝）并有助于准确估计胎龄。

羊膜穿刺

有脊膜脊髓膨出生育史者再次妊娠，如产前超声检查未发现脊柱裂，可行羊膜穿刺术（即使不考虑流产，这也有助于确诊脊膜脊髓膨胎儿的产后护理）。合并开放性神经管缺陷时羊水 AFP 水平增高，其峰值在孕 13～15 周之间。此类病人行羊膜穿刺术的胚胎死亡率约为 6%。

17.3 神经管原肠囊肿（NEC）

17.3.1 概述

尚无统一命名，目前的定义为：发生于中枢神经系统内的囊肿，其内皮细胞类似于胃肠道或呼吸道内皮细胞（较少见），为先天性的非真性肿瘤。最常用的别名为肠源性囊肿，其他名称有：畸胎瘤样囊肿、肠瘤、原肠性囊肿[52]、肠源性囊肿和内皮性囊肿。多发于上胸段和下颈段[53]，常伴有其他椎体发育异常（如脊髓纵裂畸形）[54]。发生于颅内者少见（见下文）。脊髓 NEC 可与胃肠道形成瘘管或纤维粘连（经脊柱闭合不全的缺口），有学者称之为内皮窦囊肿。因神经肠管持续存在所致［胚胎发生的第 3 周内因脊索管基底破裂而形成介于脊索与原始肠（羊膜和卵黄囊）之间的临时导管］。

17.3.2 颅内神经管原肠囊肿

17

概述

罕见，多位于颅后窝。最初可能与来源不明的完全分化型原发性腺癌所致转移癌难以区分（疾病无进展提示为 NEC）。分布：

1. 颅后窝：
   1) 脑桥小脑三角（CPA）[52]：通常为硬膜下脑外病变（有伴骨破坏的硬膜外病灶的病例报道[55]）。
   2) 中线脑干前方[53]。
   3) 小脑延髓池（即枕大池）[56]。
2. 幕上：截至 2004 年共有 15 例报道[57]。位置：鞍上[58]（可能与 Rathke 囊肿混淆）、额叶脑实质内[57]、四叠体区、脑外。内胚层来源存在争议，因为原肠只上升到中脑水平[59]。理论：胶样囊肿、Rathke 囊肿和幕上 NEC 均来源于 Sesel 窝残留物，即内胚层来源的形成于胚胎原肠头端的临时性憩室[60]。

临床

多数在 10 岁以内发病[54]，大龄儿童和成人最常表现为髓内肿物引起的疼痛和脊髓症状。新生儿和小龄儿童可表现为由于胸内肿物或颈髓压迫所致的心肺功能异常[54]。伴瘘管者可发生脑膜炎，尤其是新生儿和婴儿。

影像学检查

颅内 NEC

- CT：通常为低密度，无增强[61]。
- T_1WI MRI：等或稍高于脑脊液信号（如存在血液成分可呈高信号），T_2WI 上与脑脊液信号相等[61]，无增强。

组织学

多数被覆立方柱状上皮和可分泌黏蛋白的杯状细胞的单纯性囊肿，其他少见上皮种类包括：复层鳞状上皮、假复层柱状上皮及纤毛上皮细胞。可见包括平滑肌和脂肪组织的中胚层成分，有人称之为畸胎瘤样囊肿[62，63]。畸胎瘤是真性生殖细胞性肿瘤，两者不应混淆。可能与胶样囊肿组织学类型相同。

治疗

脊髓 NEC

脊髓 NEC 全切除可使症状消失，囊壁全切者复发少见。

颅内 NEC

囊壁与脑干粘连时难以全切，因此远期易复发。有经清除囊内容物并行袋状缝合而成功治愈的报道（5 例病人平均随访 5 年[64]）。未全切的病例需要长期随访观察。如出现脑积水可根据适应证行分流术。

（禹少臣 译 刘兴炬 校）

参考文献

[1] Carmel PW. Management of the Chiari Malforma-tions in Childhood. Clinical Neurosurg. 1983; 30: 385–406
[2] Spillane JD, Pallis C, Jones AM. Developmental Abnormalities in the Region of the Foramen Magnum. Brain. 1957; 80:11–52
[3] Paul KS, Lye RH, Strang FA, et al. Arnold-Chiari Malformation: Review of 71 Cases. J Neurosurg. 1983; 58:183–187
[4] Guinto G, Zamorano C, Dominguez F, et al. Chiari I malformation: Part I. Contemp Neurosurg. 2004; 26:1–7
[5] Bahuleyan B, Rao A, Chacko AG, et al. Supracerebellar arachnoid cyst - a rare cause of acquired Chiari I malformation. Journal of Clinical Neuroscience. 2006; 14:895–898
[6] Sathi S, Stieg PE. “Acquired” Chiari I Malformation After Multiple Lumbar Punctures: Case Report. Neurosurgery. 1993; 32:306–309
[7] Levy WJ, Mason L, Hahn JF. Chiari Malformation Presenting in Adults: A Surgical Experience in 127 Cases. Neurosurgery. 1983; 12:377–390
[8] Bejjani GK, Cockerham KP. Adult Chiari malformation. Contemp Neurosurg. 2001; 23:1–7
[9] Rhoton AL. Microsurgery of Arnold-Chiari Malformation in Adults with and without Hydromyelia. J Neurosurg. 1976; 45:473–483
[10] Gingold SI, Winfield JA. Oscillopsia and Primary Cerebellar Ectopie: Case Report and Review of the Literature. Neurosurgery. 1991; 29:932–936
[11] Aboulezz AO, Sartor K, Geyer CA, et al. Position of cerebellar tonsils in the normal population and in patients with Chiari malformation: a quantitative approach with MR imaging. J Comput Assist Tomogr. 1985; 9:1033–1036
[12] Barkovich AJ, Wippold FJ, Sherman JL, et al. Significance of Cerebellar Tonsillar Position on MR. AJNR. 1986; 7:795–799
[13] Mikulis DJ, Diaz O, Egglin TK, et al. Variance of the position of the cerebellar tonsils with age: preliminary report. Radiology. 1992; 183:725–728
[14] Iskandar BJ, Hedlund GL, Grabb PA, et al. The

17

resolution of syringohydromyelia without hindbrain herniation after posterior fossa decompression. J Neurosurg. 1998; 89:212–216
[15] Meadows J, Kraut M, Guarnieri M, et al. Asymptomatic Chiari Type I malformations identified on magnetic resonance imaging. J Neurosurg. 2000; 92:920–926
[16] Dyste GN, Menezes AH, VanGilder JC. Symptomatic Chiari Malformations: An Analysis of Presentation, Management, and Long-Term Outcome. J Neurosurg. 1989; 71:159–168
[17] Peach B. The Arnold-Chiari Malformation. Morphogenesis. Arch Neurol. 1965; 12:527–535
[18] Taveras JM, Pile-Spellman J. Neuroradiology. 3rd ed. Baltimore: Williams and Wilkins; 1996
[19] Pollack IF, Pang D, Albright AL, et al. Outcome Following Hindbrain Decompression of Symptomatic Chiari Malformations in Children Previously Treated with Myelomeningocele Closure and Shunts. J Neurosurg. 1992; 77:881–888
[20] Park TS, Hoffman HJ, Hendrick EB, et al. Experience with Surgical Decompression of the Arnold-Chiari Malformation in Young Infants with Myelomeningocele. Neurosurgery. 1983; 13:147–152
[21] Pollack IF, Pang D, Kocoshis S, et al. Neurogenic Dysphagia Resulting from Chiari Malformations. Neurosurgery. 1992; 30:709–719
[22] Hoffman HJ, Hendrick EB, Humphreys RP. Manifestations and Management of Arnold-Chiari Malformation in Patients with Myelomeningocele. Childs Brain. 1975; 1:255–259
[23] Gilbert JN, Jones KL, Rorke LB, et al. Central Nervous System Anomalies Associated with Myelomeningocele, Hydrocephalus, and the Arnold-Chiari Malformation: Reappraisal of Theories Regarding the Pathogenesis of Posterior Neural Tube Closure Defects. Neurosurgery. 1986; 18:559–564
[24] Bell WO, Charney EB, Bruce DA, et al. Symptomatic Arnold-Chiari Malformation: Review of Experience with 22 Cases. J Neurosurg. 1987; 66:812–816
[25] Tubbs RS, McGirt MJ, Oakes WJ. Surgical experience in 130 pediatric patients with Chiari I malformations. J Neurosurg. 2003; 99:291–296
[26] Tubbs RS, Iskandar BJ, Bartolucci AA, et al. A critical analysis of the Chiari 1.5 malformation. J Neurosurg. 2004; 101:179–183
[27] Brownlee R, Myles T, Hamilton MG, et al. The Chiari III and IV malformations. In: Syringomyelia and the Chiari Malformations. Park Ridge, IL: American Association of Neurological Surgeons; 1997:83–90
[28] Raimondi AJ. Pediatric neuroradiology. Philadelphia: W. B. Saunders; 1972
[29] Castillo M, Quencer RM, Dominguez R. Chiari III malformation: imaging features. AJNR Am J Neuroradiol. 1992; 13:107–113
[30] Chiari H. Über veränderungen des kleinhirns des pons und der medulla oblongata in folge von congenitaler hydrocephalie des grosshirns. Denkschr Akad Wiss Wien. 1895; 63:71–116
[31] Stevens EA, Powers AK, Sweasey TA, et al. Simplified harvest of autologous pericranium for duraplasty in Chiari malformation Type I. Technical note. J Neurosurg Spine. 2009; 11:80–83
[32] Lemire RJ. Neural Tube Defects. JAMA. 1988; 259: 558–562
[33] Sutton LN, Bruce DA, Schut L. Hydranencephaly versus Maximal Hydrocephalus: An Important Clinical Distinction. Neurosurgery. 1980; 6:35–38
[34] Dublin AB, French BN. Diagnostic Image Evaluation of Hydranencephaly and Pictorially Similar Entities with Emphasis on Computed Tomography. Radiology. 1980; 137:81–91
[35] Matson DD. Neurosurgery of Infancy and Childhood. 2nd ed. Springfield: Charles C Thomas; 1969
[36] DeMyer W, Zeman W, Palmer CG. The Face Predicts the Brain: Diagnostic Significance of Median Facial Anomalies for Holoprosencephaly (Arhinencephaly). Pediatrics. 1964; 34:256–263
[37] State birth defects surveillance program data. Birth Defects Research Part A: Clinical and Molecular Teratology. 2013; 97:S1–122
[38] Volpe JJ. Effect of Cocaine Use on the Fetus. N Engl J Med. 1992; 327:399–407
[39] Section of Pediatric Neurosurgery of the American Association of Neurological Surgeons. Pediatric Neurosurgery. New York 1982
[40] Werler MM, Shapiro S, Mitchell AA. Periconceptual Folic Acid Exposure and Risk of Occurent Neural Tube Defects. JAMA. 1993; 269:1257–1261
[41] Centers for Disease Control. Recommendations for Use of Folic Acid to Reduce Number of Spina Bifida Cases and Other Neural Tube Defects. MMWR. 1992; 41:RR–14
[42] Daly LE, Kirke PN, Molloy A, et al. Folate Levels and Neural Tube Defects. JAMA. 1995; 274:1698–1702
[43] Wald N, Sneddon J. Prevention of neural tube defects: Results of the Medical Research Council Vitamin Study. Lancet. 1991; 338:131–137
[44] Kirke PN, Mills JL, Molloy AM, et al. Impact of the MTHFR C677T polymorphism on risk of neural tube defects: case-control study. BMJ. 2004; 328:1535–1536
[45] Oakeshott P, Hunt GM. Valproate and Spina Bifida. Br Med J. 1989; 298:1300–1301
[46] Milunsky A, Ulcickas M, Rothman J, et al. Maternal Heat Exposure and Neural Tube Defects. JAMA. 1992; 268:882–885
[47] Werler MM, Louik C, Shapiro S, et al. Prepregnant Weight in Relation to Risk of Neural Tube Defects. JAMA. 1996; 275:1089–1092
[48] Shaw GM, Velie EM, Schaffer D. Risk of Neural Tube Defect-Affected Pregnancies Among Obese Women. JAMA. 1996; 275:1093–1096
[49] Milunsky A, Jick SS, Bruell CL, et al. Predictive Values, Relative Risks, and Overall Benefits of High and Low Maternal Serum Alpha-Fetoprotein Screening in Singleton Pregnancies: New epidemiologic data. Am J Obstet Gynecol. 1989; 161:291–297
[50] Burton BK. Alpha-Fetoprotein Screening. Adv Pediatr. 1986; 33:181–196
[51] Bennett MJ, Blau K, Johnson RD, et al. Some Problems of Alpha-Fetoprotein Screening. Lancet. 1978; 2:1296–1297
[52] Enyon-Lewis NJ, Kitchen N, Scaravilli F, et al. Neurenteric Cyst of the Cerebellopontine Angle. Neurosurgery. 1998; 42:655–658
[53] Lin J, Feng H, Li F, et al. Ventral brainstem enterogenous cyst: an unusual location. Acta Neurochir (Wien). 2004; 146:419–20; discussion 420
[54] LeDoux MS, Faye-Petersen OM, Aronin PA. Lumbosacral Neurenteric Cyst in an Infant. J Neurosurg. 1993; 78:821–825
[55] Inoue T, Kawahara N, Shibahara J, et al. Extradural neurenteric cyst of the cerebellopontine angle. Case report. J Neurosurg. 2004; 100:1091–1093
[56] Boto GR, Lobato RD, Ramos A, et al. Enterogenous cyst of the cisterna magna. Acta Neurochir (Wien). 2000; 142:715–716
[57] Christov C, Chretien F, Brugieres P, et al. Giant supratentorial enterogenous cyst: report of a case, literature review, and discussion of pathogenesis. Neurosurgery. 2004; 54:759–63; discussion 763
[58] Fandino J, Garcia-Abeledo M. [Giant intraventricular arachnoid cyst: report of 2 cases]. Rev Neurol. 1998; 26:763–765
[59] Harris CP, Dias MS, Brockmeyer DL, et al. Neurenteric cysts of the posterior fossa: recognition, management, and embryogenesis. Neurosurgery. 1991; 29:893–7; discussion 897-8
[60] Graziani N, Dufour H, Figarella-Branger D, et al. Do the suprasellar neurenteric cyst, the Rathke cleft cyst and the colloid cyst constitute a same entity? Acta Neurochir (Wien). 1995; 133:174–180
[61] Shin JH, Byun BJ, Kim DW, et al. Neurenteric cyst in the cerebellopontine angle with xanthogranulo-matous changes: serial MR findings with pathologic correlation. AJNR Am J Neuroradiol. 2002; 23:663–665
[62] Morita Y. Neurenteric Cyst or Teratomatous Cyst. J Neurosurg. 1994; 80
[63] Hes R. Neurenteric Cyst or Teratomatous Cyst. J Neurosurg. 1994; 80:179–180
[64] Goel A. Comment on Lin J, et al.: Ventral brainstem enterogenous cyst: an unusual location. Acta Neurochir (Wien). 2004; 146

第五部分

昏迷与脑死亡

V

18 昏迷

18.1 概论

意识由两部分组成：觉醒和觉知。觉醒受损可有轻微（嗜睡或昏睡）、反应迟钝、木僵，甚至昏迷。昏迷是最严重的觉醒障碍，定义为不能执行指令、不能言语、或疼痛刺激时不能睁眼。

格拉斯哥昏迷评分（The Glasgow Coma Scale，GCS）是目前广泛应用且具有良好重复性的评分系统，具体如表 18-1 所示（注意：此评分用于评价意识水平，而不能评价神经功能损害）。一些医疗机构对因插管无法进行言语测试的病人在评分后加“T”作为标记[2]。没有单独的 GCS 评分显示昏迷的临界值，然而 90%GCS 评分≤8 分的病人符合上述昏迷的诊断，而 GCS 评分≥9 分的病人均不符合。因而 GCS 评分≤8 分常被认为是昏迷的通用标准。

已有许多用于儿童的评分系统被提出，其一如表 18-2[3] 所示。

昏迷多由下列一项或多项情况导致：

- 脑干（上脑桥中央部）或中脑功能障碍。
- 双侧间脑功能障碍。
- 双侧大脑半球弥漫性损害（皮质或皮质下白质）。

表 18-1 格拉斯哥昏迷[a]评分[1]（年龄≥4 岁）

分值[b]	睁眼	言语	运动
6	–	–	遵嘱运动
5	–	准确	刺痛定位
4	自动睁眼	混乱	刺痛逃避
3	呼唤睁眼	错误	屈曲（去皮质强直）
2	刺痛睁眼[c]	无法理解	过伸（去脑强直）
1	不能睁眼	不能言语	不能运动[d]

[a] 技术上，此表为评估意识障碍程度，但“昏迷”本身指无反应
[b] 总分值范围：3（最差）~15（正常）
[c] 观察刺痛睁眼时，应刺激四肢（与躯干疼痛相关的痛苦表情可能会引起闭眼）
[d] 无运动反应，应除外脊髓横断损伤

表 18-2 儿童的昏迷评分[a]（年龄 < 4 岁）

分值[b]	睁眼	言语		运动
6	–	–		遵嘱运动
5	–	发笑，对声音定位，追踪物体，对答		刺痛定位
		哭闹	反应	
4	自动睁眼	安抚停止	错误	刺痛逃避
3	呼唤睁眼	安抚减轻	呻吟	屈曲（去皮质强直）
2	刺痛睁眼	安抚无效	烦躁不安	过伸（去脑强直）
1	不能睁眼	不能言语	不能言语	不能运动

a 除言语反应外其他项目同成人 GCS[3]

b 总分值范围：3（最差）~ 15（正常）

18.2 体位

18.2.1 概述

下列名称对病变的定位并不准确，相对于过伸体位，去皮质状态可能由更头端的病变引起，预后相对更好。

18.2.2 去皮质体位

一般认为是中脑水平以上皮质脊髓束中断去抑制所致。

总体表现：上肢异常屈曲，下肢异常过伸。

具体表现：

- 上肢可见臂、腕、指屈曲内收。
- 下肢过伸、内旋、跖屈。

18.2.3 去大脑体位

一般认为是前庭脊髓束（更靠尾端）和脑桥网状结构的去抑制，引起延髓网状结构去抑制（上下丘水平，前庭核和红核间横断）所致。

总体表现：四肢异常过伸。

具体表现：

- 头和躯干：角弓反张（头、躯干过伸），牙关紧闭。
- 上肢：臂过伸、内收、过度旋前（内旋）、腕和指屈曲。
- 下肢：过伸、内旋、足跖屈、内翻、趾跖屈。

18.3 昏迷的病因

18.3.1 中毒或代谢性病因

1. 电解质紊乱：特别是低钠血症、高钠血症、高钙血症、肾功能衰竭伴尿素氮和肌酐升高，肝功能衰竭伴血氨增高。
2. 内分泌障碍：低血糖、非酮症高渗性昏迷、糖尿病酮症（又称糖尿病性昏迷）、黏液水肿性昏迷、Addisonian 危象（肾上腺功能低下）。
3. 血管性：血管炎、DIC、高血压性脑病（见章节 11.1.2）。
4. 中毒：乙醇、药物过量（包括麻醉剂、治疗性用药过量、巴比妥类）、铅中毒、一氧化碳中毒、环孢霉素（引起一种 MRI 表现为白质改变的脑病，停药后可消失）。
5. 感染 / 炎症：脑膜炎、脑炎、败血症、狼疮性脑炎、神经结节病（见章节 10.9）、中毒 - 休克综合征。
6. 肿瘤：软脑膜癌病，肿瘤囊变破裂。
7. 营养性疾病：韦尼克脑病、维生素 B_{12} 缺乏。
8. 遗传代谢性疾病：卟啉病、乳酸酸中毒。
9. 器官衰竭：尿毒症、低氧血症、肝性脑病、脑病合并内脏脂肪变性综合征、缺氧性脑病（例如心搏骤停复苏后）、二氧化碳中毒。
10. 癫痫：癫痫持续状态（包括非痉挛性癫痫）、癫痫后精神障碍（特别是隐匿型癫痫）。

18.3.2 昏迷的器质性病因

1. 血管性：
   1) 双侧皮质或皮质下脑梗死（例如因感染性心内膜炎、二尖瓣狭窄、心房颤动、附壁血栓引起的心源性脑栓塞等）。
   2) 供应双侧大脑半球的血管的闭塞（如严重的双侧颈内动脉狭窄）。
   3) 双侧间脑梗死：文献中已有详细描述的综合征。可能是由于供应双侧丘脑内侧的丘脑穿动脉闭塞或“基底动脉顶部”闭塞所致。初始表现类似代谢性昏迷（包括脑电图弥散性慢波），最后病人清醒但遗留情感淡漠、失忆、上下视不能。
2. 感染性：脑脓肿伴明显占位效应，硬膜下积脓，单纯疱疹性脑炎。
3. 肿瘤：原发性或转移性。
4. 外伤：出血性脑挫伤、水肿、血肿（见下文）。
5. 占位病变引起的脑疝：脑干受压引起网状激活系统功能受损，或一侧半球病变压迫对侧致双侧大脑半球功能障碍。
6. 颅内压增高：脑血流减少。
7. 脑组织急性受压移位：例如血肿（硬膜外或硬膜下）（表 18-3）。

表 18-3 脑移位引起的意识障碍[4]

中线移位	意识障碍程度
0～3mm	清醒
3～4mm	嗜睡
6～8.5mm	木僵
8～13mm	昏迷

18.3.3 假性昏迷

鉴别诊断：

1. 闭锁综合征：脑桥腹侧梗死。
2. 精神性疾病：木僵症、转换反应（指情绪转换为躯体症状的过程）。
3. 神经性肌无力：重症肌无力、吉兰-巴雷综合征。

18.3.4 昏迷病人的处理

概述

以下为非外伤性昏迷（外伤性昏迷，见 51 章）的处理。

早期评估：包括脑保护（增加脑供血、供氧及葡萄糖供应），检查上位脑干功能（第 Ⅷ 对脑神经），迅速鉴别外科急症，同时应注意假性昏迷的可能。

昏迷病人的处理要点

1. 稳定循环系统功能：保持呼吸道畅通，检查循环状况（心跳、血压、颈动脉搏动），必要时行心肺复苏。
2. 抽血检查：
    1) 常规检查：电解质（血钠，血糖，尿素氮）、血常规 + 分类、动脉血气。
    2) 其他检查：毒理学检查（血清和尿），血钙、血氨、抗癫痫药物血液浓度（如有服药史）。
3. 急性期支持用药：
    1) 葡萄糖：50% 葡萄糖溶液 25ml 或更大量静脉推注。由于葡萄糖对广泛缺血的病人可能存在不良影响，所以情况允许应先查指血血糖。除非已明确血糖正常，否则均应给予葡萄糖。
    2) 纳洛酮（Narcan®）：麻醉剂过量时使用，1 支（0.4mg）静脉推注。
    3) 氟马西尼（Romazicon®）：用于苯二氮䓬类药物过量，开始 0.2mg 静脉推注，推注时间大于 30 秒；30 秒后每间隔 1 分钟给予 0.3mg，每次推注时间大于 30 秒，直至总用量达 3mg 或病人苏醒。
    4) 维生素 B_1：50～100mg 静脉推注（3% 的 Wernicke 综合征病人

18

表现为昏迷)。

4. 简要的神经系统检查（检查中脑／脑桥上部，可对急症进行迅速处理，病情一旦稳定再进行全面检查）：见下文“昏迷病人体格检查要点”。
5. 如有脑疝或颅后窝占位病变压迫脑干表现（见表 18-4）：首先降低颅内压（见章节 53.4“颅内压升高治疗方法”），如果出现病情好转可行头颅 CT 检查，否则须行急诊手术。× 不可行腰椎穿刺。
6. 怀疑脑膜炎者（精神改变＋发热、脑膜刺激征等）。
   1) 如无脑疝、颅后窝占位病变（见表 18-4）、局灶性功能缺失表现的占位效应和视盘水肿：可行腰椎穿刺，并立即应用抗生素（不必等待脑脊液检查结果）(见章节 20.1“脑膜炎”)。
   2) 如怀疑存在颅内占位病变、凝血功能障碍或脑疝：行头颅 CT 除外占位病变，如暂时不能行 CT 检查，可根据经验给予抗生素或用细针（≤22Ga）进行腰椎穿刺、测量开放压力（OP），如压力偏高则仅少量释放脑脊液，如病情恶化须回注液体置换脑脊液（这种情况下腰椎穿刺有危险，见章节 97.3“腰椎穿刺”）。
7. 控制癫痫大发作，如有可能发生癫痫持续状态，其治疗见章节 27.6.6 (尽可能行急诊脑电图检查)。
8. 治疗代谢紊乱：
   1) 维持酸碱平衡。
   2) 纠正电解质紊乱。
   3) 控制体温。
9. 病情平稳后详细询问病史。
10. 进行专科治疗。

表 18-4　脑疝综合征或颅后窝病变的表现

脑疝综合征	颅后窝病变表现
见“脑疝综合征”(章节 18.4)	见“颅后窝（幕下）肿瘤”(章节 34.2.5)
• 单侧运动或感觉障碍 • 进行性意识障碍→昏迷 • 一侧动眼神经麻痹 • 去皮层或去大脑体位（特别是单侧）	• 首发症状为：复视、眩晕、双侧肢体无力、共济失调，枕部疼痛 • 病情迅速恶化／昏迷 • 发病时双侧运动功能障碍 • 瞳孔缩小 • 冷热试验水平运动消失，垂直运动可能保留 • 眼球跳动 • 眼外肌麻痹 • 多组脑神经异常伴长束征 • 长吸式呼吸、丛集式呼吸或共济失调呼吸

昏迷病人体格检查要点

呼吸频率与节律

其改变是意识障碍最常见的表现（早期行气管插管的病人往往缺少这些信息）：

- 陈－施式（Cheyne-Stokes）呼吸（图 18-1A）：呼吸幅度逐渐增大然后减弱，其后有短暂呼气暂停，并重复此过程。过度呼吸期通常比呼吸停止时间长。常见于间脑病变或双侧大脑半球功能障碍（非特异性）。例如早期颅内压增高或代谢紊乱，为 CO_2 蓄积引起通气反应增加所致。
- 过度通气：常由低氧血症、代谢性酸中毒、误吸或肺水肿引起。真正的中枢性过度通气少见，常因脑桥功能障碍所致。如果无其他脑干症状，可能提示精神异常。
- 丛集式呼吸：（图 18-1B）不规则的快速呼吸间隔呼吸暂停，可与陈－施式呼吸类似，也可能合并各种喘息样呼吸。常见于高位延髓或低位脑桥病变，预后不良。
- 长吸式呼吸（图 18-1C）：吸气末时有暂停，由脑桥病变引起，如基底动脉阻塞。
- 共济失调性呼吸（Biot 呼吸）（图 18-1D）：呼吸节律和深度不规则，见于延髓病变，常见于临终期。

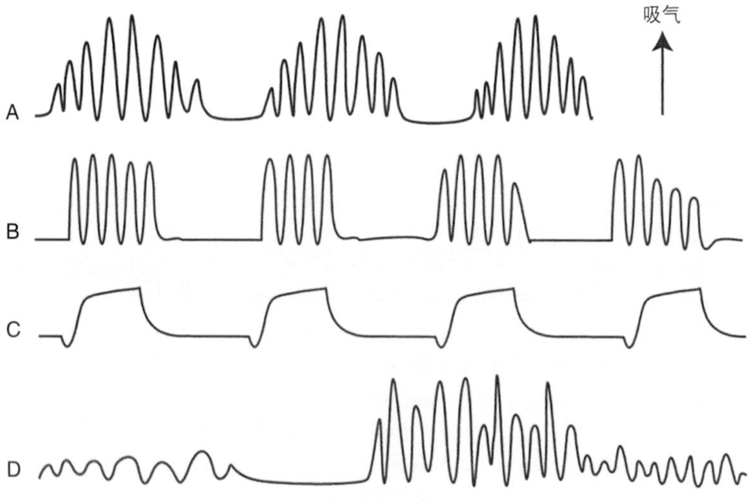

图 18-1 呼吸频率及模式

A. 陈－施式呼吸；B. 丛集式呼吸；C. 长吸式呼吸；D. 共济失调性呼吸

瞳孔

自然光状态下以毫米（mm）表示直径，观察直接／间接对光反射。

1. ★ 瞳孔等大、对光反射灵敏者几乎都是由中毒或代谢障碍引起（见下文）（可伴有虹膜震颤）。瞳孔对光反射是鉴别代谢性和器质性昏迷的最有效方法。
   1）导致瞳孔固定或散大的代谢性疾病是：导眠能中毒、缺氧性脑病、抗胆碱能药（包括阿托品），偶见肉毒杆菌毒素中毒。
   2）麻醉剂引起瞳孔缩小（缩瞳），其缩瞳程度细微且对光反射迟钝（严重时需用放大镜才能观察对光反射）。
2. 瞳孔不等大。注意：传入神经障碍不会引起瞳孔不等大（见章节 32.4.5“瞳孔直径变化”）。
   1）瞳孔散大固定：常由眼肌运动麻痹所致，可能有脑疝，特别有瞳孔散大伴同侧动眼神经眼外肌麻痹（眼球外下斜视）时。
   2）可能是霍纳综合征：应考虑颈内动脉阻塞／夹层（注：霍纳综合征时缩小的一侧瞳孔为异常瞳孔）。
3. 双侧瞳孔异常。
   1）针尖样瞳孔和微弱的对光反射可用放大镜观察[5]：脑桥病变（交感传入通路受阻，而发自中脑 Edinger-Westphal 核副交感通路未被阻断）。
   2）双侧瞳孔散大并固定（7～10mm）：延髓的近全损伤、缺氧或低温状态下（核心温度低于 32.2℃）。
   3）瞳孔固定于正中位（直径 4～6mm）：广泛的中脑病变，可能由于交感和副交感通路均中断引起。

眼外肌功能

1. 静态下眼轴位置偏斜。
   1）双眼同向斜视：
      - 额叶病变（额叶的对侧凝视中枢）：向破坏性病变侧凝视（即偏瘫的对侧）。向癫痫病灶的对侧凝视（即向肢体抽搐侧凝视），可能是癫痫持续状态。眼球反射运动正常（见下文）。
      - 脑桥病变：向病变对侧（即偏瘫侧）凝视，患侧冷热试验异常。
      - “错向凝视”：丘脑内侧部出血时，双眼向病变对侧或偏瘫侧凝视（幕上损毁性病变向病变侧凝视是一个例外）[5]。
      - 向下斜视：可能伴有无反应瞳孔（见章节 3.2.6“帕里诺综合征”）。病因：丘脑或中脑顶盖前区病变，代谢性昏迷（特别是巴比妥中毒），也可出现在癫痫发作后。
   2）单侧向外斜视伴瞳孔散大（动眼神经麻痹）：颞叶钩回疝。
   3）单侧向内斜视：展神经麻痹。

4）扭曲斜视。
- 动眼或滑车神经 / 神经核受损。
- 幕下病变（多在中脑背侧）。

2. 自发眼球运动：
1）“雨刷器眼”：眼球随机来回运动，位置不定。提示动眼神经核与内侧纵束未受损。
2）周期性凝视方向改变，又称“乒乓凝视”：眼以每秒 3～5 次的频率向两侧运动（每侧停留 2～3 秒）。常提示双侧大脑半球功能障碍。
3）眼球浮动：反复快速的垂直下视，然后缓慢复位。多见于脑桥病变（见章节 32.7）。

3. 核间性眼肌麻痹（INO）（见章节 32.5.2）：因内侧纵束（MLF）的病变所致（交叉至对侧动眼神经核的神经纤维中断），在自发运动或反射性运动（如冷热水试验）时病变同侧眼球内收不能。

4. 反射性眼球运动（用于脑干功能检查）：
1）眼前庭反射[a]，又称冰水试验：首先应除外鼓膜穿孔，然后床头抬高 30°，一侧耳用 60～100ml 冰水[b]灌注。注：肌松药（NMBA）能够阻断反射。
- 昏迷病人如脑干功能完好，应表现为向冷水刺激侧的张力性同向凝视，可延迟 1 分钟或以上。即使脑干功能完好也没有快速眼动（眼震）（皮质成分眼动）[注意：眼脑反射[c]（玩偶眼）：与眼前庭反射意义类似[d]，但颈椎病情不明时可能对脊髓造成损伤]。
- 无反应：对称，可能是特异性毒素（如神经肌肉阻滞或巴比妥类）、代谢原因，脑死亡或者巨大幕下病变。
- 不对称：幕下病变，特别是反应与动眼神经麻痹（脑疝）不相符时。病人通常处于持续中毒 / 代谢性昏迷。
- 眼球震颤无强直（如眼球保持在原位置）几乎可诊断为心因性昏迷。
- 对侧眼内收障碍：核间性眼肌麻痹（内侧纵束病变）。

2）视动性眼震：强烈提示心因性昏迷。

注释：

[a] 眼前庭反射（冷热试验）：常被误解。正常人清醒状态下也会发生向冷刺激侧缓慢斜视和向对侧的眼震（被称为皮质期快相）（可用“COWS”来缩记，即 cold-opposite；warm-same）。但昏迷的病人眼震消失。

[b] 床头抬高 30° 可使水平半规管位于水平位，反应最明显[6]。冰水：

降低远离水平半规管壶腹的内淋巴流量[6]。

c 眼脑反射（“玩偶眼”或“玩偶头”）：颈椎稳定性不明时不能进行。清醒的病人表现为眼随头运动，或者病人固定注视物体时缓慢移动头部，可出现反方向的同向眼球运动[7]（眼前庭反射则与病人是否合作无关）。昏迷病人如脑干及脑神经功能完好，也会出现反方向的同向眼球运动（“玩偶眼”反应阳性）。

d 当前庭传入功能受损时可以出现眼前庭反射消失而眼脑反射保留，如链霉素中毒造成迷路功能损伤或双侧听神经瘤。

运动

记录肌张力和反射，对疼痛的反应，足底反射（Babinski 征），尤其是双侧不对称时。

1. 正常：提示皮质脊髓束和皮层功能完整。
2. 不对称：幕上病变（通常肌张力增高），与代谢性病变不同。
3. 非持续性／多变：癫痫，精神性。
4. 对称：代谢性病变（通常减低），表现扑翼样震颤，震颤、肌阵挛等。
5. 反射减弱：可考虑黏液水肿性昏迷，特别是经蝶手术后数周的病人。
6. 类型：
   1) 去皮质体位：上肢屈曲，下肢过伸，提示大的皮质或皮质下病变。
   2) 去大脑体位：上下肢均过伸，提示中脑下部或以下水平的脑干损伤。
   3) 上肢屈曲，下肢张力弛缓：脑桥被盖病变。
   4) 上肢张力弛缓，下肢正常（“man-in-the-barrel 综合征”）：缺氧性损伤（预后较差）。

睫脊反射

接受有害的皮肤刺激时瞳孔散大：检测交感神经通路的完整性。

1. 双侧：代谢性病变。
2. 单侧：同侧瞳孔散大，可能动眼神经受累（脑疝）。如同侧瞳孔缩小则提示原来有霍纳综合征。
3. 双侧皆无：无明显意义。

18.4 脑疝综合征

18.4.1 概述

传统理论认为脑组织移位（例如由占位病变或颅内压增高引起）经过颅内坚硬的孔洞（脑疝）压迫其他中枢神经系统结构从而引发的症状。实际上脑疝可能只是一种发生于病程后期的附带现象，而非引起症状的根本原因[8]。然而，脑疝模型仍被认为是有用的。

脑疝综合征较多，以下列五种最为常见：

1. 幕上疝：
   1) 中心（经小脑幕）疝（见章节 18.4.4）。
   2) 颞叶钩回疝（见章节 18.4.5）。
2. 扣带回疝：扣带回于大脑镰下疝出（又称镰下疝）。一般无症状，除非大脑前动脉扭曲、阻塞引起双侧额叶梗死。常提示小脑幕切迹疝。
3. 幕下疝：
   1) 小脑上疝（见章节 18.4.3）。
   2) 小脑扁桃体疝（见章节 18.4.3）。

18.4.2 幕上占位病变引起的昏迷

见参考文献[6]。

概述

中心疝和颞叶钩回疝各自都造成不同形式的由头端向尾端发展的病情恶化。中心疝依次引起间脑、中脑、脑桥、延髓的功能障碍（见章节 18.4.4)。另可见“颞叶钩回疝”(章节 18.4.5)。“典型的”颅内压增高（血压升高、心率减慢、呼吸模式改变）多见于颅后窝病变，而在发展缓慢的幕上占位病变少见。

当出现中脑及以下的脑干功能障碍时，不容易鉴别中心疝和颞叶钩回疝。根据脑疝表现来推断病变部位不可靠。

颞叶钩回疝与中心疝不同的临床特点

1. 意识障碍在中心疝出现较早，而在颞叶钩回疝出现较晚。
2. 颞叶钩回疝很少引起去皮质体位。

幕上病因的鉴别诊断

1. 血管性：脑血管意外、脑内出血、蛛网膜下隙出血。
2. 感染性：脑脓肿、硬膜下积脓、单纯疱疹病毒性脑炎。
3. 肿瘤性：原发性或转移性。
4. 创伤性：硬膜外、硬膜下血肿，颅骨凹陷骨折。

18.4.3 幕下占位病变引起的昏迷

概述

注意：判定是否有原发性颅后窝病变十分重要（见表 18-4)，因其往往需要紧急外科处理。

幕下病变的鉴别诊断

1. 血管性：脑干梗死（包括基底动脉阻塞)、小脑梗死或出血。
2. 感染性：小脑脓肿、脑桥中央髓鞘溶解、脑干脑炎。

3. 肿瘤性：原发或转移性。

4. 创伤性：硬膜外或硬膜下血肿。

脑积水

幕下占位性病变可以压迫导水管和第四脑室，引起梗阻性脑积水（见图 18-2）。

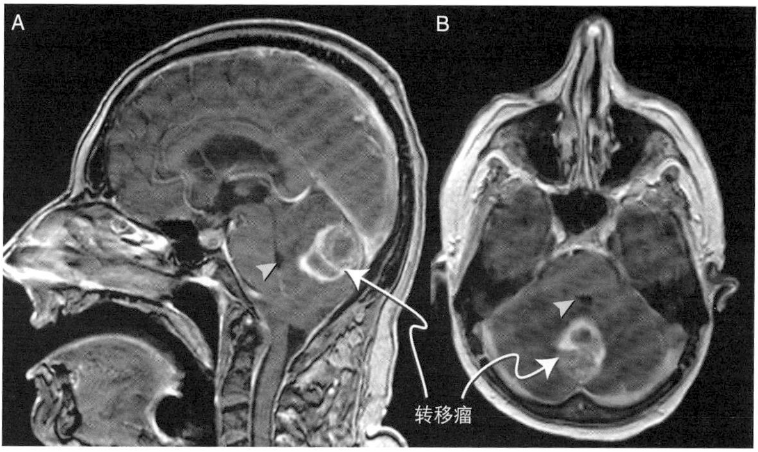

图 18-2 颅后窝转移瘤压迫第四脑室导致病人梗阻性脑积水

T_1 增强 MRI。A. 矢状位；B. 轴位

小脑上疝

偶见于颅后窝占位，脑室引流可使之加重。小脑蚓部疝至小脑幕上，压迫中脑，可能引起小脑上动脉阻塞→小脑梗死，压迫中脑导水管→脑积水。

小脑扁桃体疝

小脑扁桃体“锥形”疝入枕骨大孔压迫延髓→呼吸停止，常迅速致死。

也见于幕上及幕下病变或颅内压增高，腰椎穿刺可诱发脑疝。许多病人仅有脑干受压而没有真正的脑组织疝出[9]。某些病人发生明显的小脑扁桃体疝却意识清醒[8]。

18.4.4 中心疝

概述

中心疝又称经小脑幕疝或小脑幕疝，通常比颞叶钩回疝更趋慢性，例如由肿瘤特别是额叶、顶叶或枕叶肿瘤引起。

间脑受压通过小脑幕切迹逐渐移位。垂体柄可能被牵拉导致尿崩症。大脑后动脉被压向切迹边缘发生梗阻而出现皮质盲（见章节 24.4.3“脑积水引起的失明”）。脑干因受压缺血或因发自基底动脉的穿动脉被拉断→脑干出血（Duret 出血）。

影像表现

磁共振或 CT 征象：环池受压。

头颅 X 线片：可见松果体向下移位[10]。

中心疝分期

间脑期

早期：由于弥漫性双侧大脑半球功能障碍（如由于颅内压增高使脑血流减少）或（更有可能）因双侧间脑向下移位引起功能障碍。此期预示即将发生（不可逆的）中脑损伤，但如果及时去除病因，常能恢复。

意识：意识改变是首发症状，常为嗜睡，部分病人表现为烦躁，之后昏睡直至昏迷。

呼吸：叹息样、打呵欠、偶有呼吸暂停，最后出现陈－施式呼吸。

瞳孔：小（1～3mm），收缩程度小。

眼球运动：转动时同向移动或轻度分离，同向运动说明脑干功能完整。“玩偶眼”征阳性，冷水试验（CWC）表现为双眼向刺激侧同向斜视。上丘和间脑顶盖前区受压可发生上视障碍（帕里诺综合征，见章节 3.2.6）。

运动功能：早期对有害刺激能做出正确反应，双侧 Babinski 征阳性，肌张力增高。如先前有病变对侧的轻偏瘫，则可能加重。最后，运动丧失伴抓握反射，然后出现去皮质状态（开始常发生在病变的对侧）。

中脑－脑桥上段期

中脑症状明显时（成人），预后非常差（中脑严重缺血）。即使及时治疗，完全好转的可能性也小于 5%。

呼吸：陈－施式呼吸→持续性呼吸急促。

瞳孔：居中，中度散大（3～5mm），固定。

眼球运动：“玩偶眼”征和冷水刺激试验异常，可有同向运动障碍。内侧纵束损伤→核间性眼肌麻痹（如有“玩偶眼”征或冷水刺激试验时同向运动障碍，向内运动的眼球幅度较向外运动小）。

运动功能：去皮质状态→双侧去大脑状态（偶可同时）。

脑桥下部至延髓上部期

呼吸：规则，浅快（20～40 次／分钟）。

瞳孔：居中固定（3～5mm）。

眼球运动：“玩偶眼”征和冷水刺激试验不能引出。

运动功能：软瘫，双侧 Babinski 征阳性，偶有疼痛刺激引起下肢屈曲。

延髓期（终期）

呼吸：慢，节律和幅度不规则，呈叹气样／喘息样，偶有呼吸急促或呼吸暂停。

瞳孔：因缺氧而散大。

中心疝的预后

一项研究 153 例有中心疝表现的病人（意识改变、瞳孔不等或固定，运动功能异常），9% 恢复较好，18% 恢复部分功能，10% 重残，60% 死亡[11]。

预后较好的相关因素包括年龄（特别是≤ 17 岁），瞳孔不等伴格拉斯哥昏迷评分下降，非弛缓性瘫痪。预后较差的相关因素有双侧瞳孔固定，仅 3.5% 有功能恢复。

18.4.5 颞叶钩回疝

概述

常见于迅速增大的外伤性血肿，颅中窝外侧或颞叶病变推挤钩回内侧和海马回越过小脑幕切迹，直接压迫中脑和动眼神经。大脑后动脉可被阻断（与中心疝时相同）。CT 诊断标准见下文。

意识障碍不一定是早期表现，最早的表现是一侧瞳孔散大。当然颞叶钩回疝的早期病人也常有其他表现（如意识模糊、烦躁等）。一旦出现脑干症状，病情可迅速恶化（数小时内出现深度昏迷）。

CT 和（或）MRI 诊断标准

见参考文献[12]。

小脑幕切迹环绕脚间池、桥前池和脑干，切迹内的空间大小有很大个体差异。

即将发生颞叶钩回疝或海马回疝时可表现为鞍上池外侧受压→通常的五边形变扁。脑疝时的 CT 示：脑干受压变扁平，对侧大脑脚受压，中脑旋转移位伴有同侧蛛网膜下隙稍扩大。也可出现对侧脑积水[13]。

钩回和（或）海马回受压通过小脑幕孔时，可出现鞍旁池和脚间池消失。脑干受压→前后径变长。由于脑膜可被强化，可用于显示小脑幕缘。

钩回疝阶段

动眼神经受累早期

因动眼神经受压而引起，不是脑干表现。

瞳孔：接近于昏迷病人。

眼球运动："玩偶眼"征可正常或同向运动障碍。冷水刺激试验表现为缓慢同向斜视，无眼震发生，如有眼外肌麻痹（EOO）可出现同向运动障碍。

呼吸：正常。

运动功能：对伤害刺激反应正常，对侧 Babinski 征阳性。

动眼神经受累晚期

发生局灶性大脑损害后可立即出现中脑功能障碍（可越过间脑期，因从侧方压迫中脑）。延误治疗将导致不可逆的损伤。

瞳孔：完全散大。

眼球运动：瞳孔散大后出现眼外肌麻痹。

意识：眼外肌麻痹后出现昏迷。

呼吸：持续性过度通气，陈-施式呼吸少见。

运动功能：常发生对侧肌力下降，但对侧大脑脚于小脑幕缘处受压可导致同侧偏瘫（Kernohan 现象，假性定位征象）。最后呈双侧去大脑状态（去皮质状态较少）。

中脑至脑桥上部期

对侧瞳孔居中固定或完全散大，最后双侧瞳孔居中固定并散大（5～6mm）。

眼球运动：障碍或消失。

呼吸：持续呼吸急促。

运动功能：双侧去大脑强直。

中脑至脑桥上部后阶期

此后颞叶钩回疝与中心疝表现相同（见上文）。

18.5 缺氧性昏迷

缺氧性脑病可由低氧血症性缺氧（PO_2 下降）或缺血性缺氧（出血或心搏骤停后）引起，肌阵挛常见。

容易受损伤部位：

1. 大脑皮质第 3 层（灰质层）白质常不易受累（因需氧量较低）；
2. 海马也易受累，尤其是海马角；
3. 基底节（BG）：
   1) 低氧血症性缺氧严重损伤苍白球。
   2) 缺血性缺氧损伤尾状核及壳核。
4. 小脑：损伤 Purkinje 细胞、齿状核、下橄榄。

表 18-5 和表 18-6 显示了影响预后的多因素分析结果。注意：此分析只适用于低氧-缺血性昏迷[14]。近来研究证实，瞳孔无反应和疼痛刺激时无运动反应者预后差[15]，这些表现如在心搏骤停后数小时内出现，死亡或长期植物状态的可能性为 80%，如持续 3 天可达 100%。

表 18-5 病人最有可能恢复至生活自理

检查时间	结果
发病后 6 小时以内	（瞳孔有对光反射）且（GCS 运动评分 >1 分）且（自发眼球运动在正常范围以内，即能定位或共轭式漫游性眼球运动）
1 天	（GCS 运动评分 >3 分） 且（GCS 眼球运动评分比发病时提高≥2 分）

表 18-5（续）

检查时间	结果
3 天	（GCS 运动评分＞3 分）且（自发眼球运动在正常范围以内）
1 周	GCS 运动评分＝6 分
2 周	眼脑功能在正常范围内

缩写：GCS= 格拉斯哥昏迷评分（“GCS- 运动”指运动评分）；EOM= 眼外肌；WNL =正常范围以内

表 18-6 病人几乎无恢复生活自理的可能

检查时间	结果
发病后 6 小时以内	无瞳孔对光反射
1 天	(GCS 运动评分＜4 分）且（自发眼球运动，不能定向或共轭式漫游性眼球运动）
3 天	GCS 运动评分＜4 分
1 周	(GCS 运动评分＜6 分）且（发病 6 小时内，自发眼球运动不能定向或共轭式漫游性眼球运动）且（发病 3 天时 GCS 眼球运动评分＜4 分）
2 周	（眼脑功能不在正常范围内）且（发病 3 天时 GCS 运动评分＜6 分；GCS 眼球运动评分＜4 分）且（发病 2 周时 GCS 眼球运动评分较发病时增加＜2 分）

缩写：GCS= 格拉斯哥昏迷评分（“GCS- 运动”指运动评分）；EOM- 眼外肌；WNL =正常范围以内

糖皮质激素（类固醇）对心搏骤停后生存率和神经功能恢复无效[16]。

（禹少臣 译 杨 艺 校）

参考文献

[1] Teasdale G, Jennett B. Assessment of Coma and Impaired Consciousness: a Practical Scale. Lancet. 1974; 2:81–84

[2] Valadka AB, Narayan RK, Narayan RK, et al. Emergency Room Management of the Head-Injured Patient. In: Neurotrauma. New York: McGraw-Hill; 1996:119–135

[3] Hahn YS, Chyung C, Barthel MJ, et al. Head Injuries in Children Under 36 Months of Age: Demography and Outcome. Childs Nerv Syst. 1988; 4:34–40

[4] Ropper AH. Lateral Displacement of the Brain and Level of Consciousness in Patients with an Acute Hemispheral Mass. N Engl J Med. 1986; 314: 953–958

[5] Fisher CM. Some Neuro-Ophthalmological Observations. J Neurol Neurosurg Psychiatry. 1967; 30:383–392

[6] Plum F, Posner JB. The Diagnosis of Stupor and Coma. 3rd ed. Philadelphia: F A Davis; 1980:87–130

[7] Buettner UW, Zee DS. Vestibular Testing in Comatose Patients. Arch Neurol. 1989; 46:561–563

[8] Fisher CM. Acute Brain Herniation: A Revised Concept. Sem Neurology. 1984; 4:417–421

[9] Fisher CM, Picard EH, Polak A, et al. Acute Hypertensive Cerebellar Hemorrhage: Diagnosis and Surgical Treatment. J Nerv Ment Dis. 1965; 140:38–57

[10] Hahn F, Gurney J. CT Signs of Central Descending Transtentorial Herniation. Am J Neuroradiol. 1985; 6:844–845

[11] Andrews BT, Pitts LH. Functional Recovery After Traumatic Transtentorial Herniation. Neurosurgery. 1991; 29:227–231

[12] Osborn AG. Diagnosis of Descending Transtentorial Herniation by Cranial CT. Radiology. 1977; 123: 93–96

[13] Stovring J. Descending Tentorial Herniation: Fin-dings on Computerized Tomography. Neuroradio-logy. 1977; 14:101–105

[14] Levy DE, Caronna JJ, Singer BH, et al. Predicting Outcome from Hypoxic-Ischemic Coma. JAMA. 1985; 253:1420–1426

[15] Zandbergen EGJ, de Haan RJ, Stoutenbeek CP, et al. Systematic Review of Early Prediction of Poor Outcome in Anoxic-Ischemic Coma. Lancet. 1998; 352:1808–1812

[16] Jastremski M, Sutton-Tyrell K, Vaagenes P, et al. Glucocorticoid Treatment Does Not Improve Neurological Recovery Following Cardiac Arrest. JAMA. 1989; 262:3427–3430

19 脑死亡与器官捐献

19.1 成人脑死亡

美国医学伦理问题研究总统委员会 1981 年[1] 首次发表了关于死亡判定的指南，该指南促成了统一死亡判定法（Uniform determination of death act，UDDA）的通过（政策声明，见下文）[2]。

UDDA（逐字引用）

“个体持续遭受以下情况之一

1. 不可逆的循环和呼吸功能的停止，或
2. 不可逆的所有脑功能的停止，包括脑干，视为死亡。

死亡的判定必须依照公认的医学标准。”

目前美国大多数州均采用统一 UDDA，尽管有些州颁布了关于判定医师资格的修订案。个别医院可授权遵循特定的协议。

有文献于 2010 年[3] 重申，按照最初公布的指南[4] 进行的临床脑死亡判定的病人，目前尚未见神经功能恢复的报道。

19.2 脑死亡标准

19.2.1 概述

这部分讨论成人脑死亡。5 岁以下个体见儿童脑死亡（见章节 19.3）。

如果死因为非自然因素，法医或验尸官（取决于管辖权）将根据每个医院的政策进行判定。

要点：以下列出的标准用于判定脑及脑干功能的丧失。临床医师必须综合考虑引起功能丧失的原因，进而确定脑功能丧失的不可逆性并排除类似于脑死亡的临床症状。这可能需要一段时间的临床辅助检查及观察。

19.2.2 确定脑活动停止的原因

脑活动停止的原因可通过病史、体格检查、实验室检查及影像学检查来确定。

19.2.3 临床标准

表 19-1 概括了脑死亡判定可能涉及的基本要求及临床表现。详细信息如下所示。

表 19-1 脑死亡迹象总结[3]

生命体征和一般标准	
• 中心体温 >36℃（96.8℉）	
• 收缩压≥100mmHg	
• 没有使用可导致类似脑死亡表现的药物。血液酒精含量应低于 0.08%	
脑干反射消失	
• 瞳孔固定	对光反射消失
• 角膜反射消失	用棉签毛刺激角膜不引起眼睑迅速闭合
• 眼前庭反射消失	头部抬高 30° 并使用冰水刺激耳部不引起任何形式的眼球运动
• 眼脑反射消失："玩偶眼"（见章节 18.3.4）	旋转头部不引起眼向头转动的反方向转动（首先排除颈椎情况）
• 咽反射消失	刺激咽部不引起呕吐反射
• 咳嗽反射消失	支气管吸痰不引起咳嗽
对深部中枢性疼痛无反应	刺激眉弓等区域，无肢体活动，无眼球运动，无面部运动
无法行呼吸停止试验	当 $PaCO_2$>60mmHg 时无自主呼吸

建议[1，3，5]：

1. 脑干反射消失：
   1) 眼部检查：
      - 瞳孔固定：光反应消失（复苏后的病人中应谨慎，见下文），瞳孔大小不重要，多数瞳孔固定居中（4～6mm），可散大（达 9mm）：瞳孔扩大可与脑死亡兼容，因为颈交感神经通路可能保持完整。
      - 角膜反射消失 [角膜反射：刺激角膜（非巩膜）时闭眼]。
      - 眼脑反射（"玩偶眼"）消失，颈椎病情不明时禁忌（见章节 18.3.4）。
      - 眼前庭反射（冷水实验）消失：床头抬高 30°，一侧耳注入 60～100ml 冰水（× 鼓膜穿孔时禁忌）。有任何眼球运动可除外脑死亡，等待反应的时间至少为 1 分钟，试验另一侧需间隔 5 分钟或以上（避免对侧反应消失）。

19

2) 刺激后咽部口咽（呕吐）反射消失。
3) 支气管吸痰无咳嗽反射。

2. 呼吸暂停试验，又称呼吸停止测试（评估延髓功能）：脱离呼吸机后 $PaCO_2$ 升高（除严重 COPD 病人以低水平 PaO_2 作为刺激驱动呼吸运动外，CO_2 是呼吸运动的最强刺激）。如脱离呼吸机后无如下所述的自主呼吸，则可确定为呼吸暂停。呼吸运动的定义为胸部或腹部规律起伏以产生足够的潮气量。如有任何异常，可连接肺活量计[4]。由于 $PaCO_2$ 上升可使颅内压升高从而导致脑疝和血管舒缩不稳定，此试验仅用于脑死亡比较肯定时的最后确认。指南[6, 7]：
1) 试验时应防止低氧血症（可导致心律失常或心肌梗死）。
   • 在试验前吸入 100% 纯氧至少 10 分钟将 PaO_2 提高至 200mmHg 以上。
   • 试验前调整呼吸机，使 $PaCO_2 \geqslant 40$mmHg（可减少试验时间，从而降低低氧血症的发生）。
   • 试验中，通过儿童吸氧管或 14 # F 吸痰管（侧孔用胶布堵上）至气管隆凸水平，氧流量 6L/min。
2) 从正常通气开始，平均时间在 6 分钟达 $PaCO_2$=60mmHg［教科书中 $PaCO_2$ 上升速度为 3mmHg/min，但实际约为 (3.7±2.3) mmHg/min[6]，从或者从 $PaCO_2$ 正常时开始为 5.1mmHg/min[7]］，有时需长达 12 分钟。
3) 如病人呼吸停止 >2min 且 $PaCO_2$>60mmHg 或较基线水平升高 >20mmHg 或 pH<7.3（如病人在此水平无呼吸，那么在更高水平的 $PaCO_2$ 刺激下也不会有自主呼吸），则可确定为呼吸暂停。
4) 以下情况应终止试验：
   • 有自主呼吸（胸腹运动，喘息）：不是脑死亡。
   • 收缩压低于 90mmHg（低血压）。
   • 氧饱和度低于 80% 超过 30 秒（脉搏血氧仪显示）。
   • 发生严重心律失常。
5) 如无自主呼吸，定期进行血气分析，特别是任何原因导致试验结束后。如 $PaCO_2$>60mmHg 2 分钟后病人仍无自主呼吸，试验结果说明符合脑死亡（如病情仍平稳，并且很快即可得到血气分析结果，在 $PaCO_2$<60mmHg 情况下可继续进行呼吸停止试验）。
6) 如 $PaCO_2$ 持续低于 60mmHg，PO_2 正常，可稍微减低氧流量（O_2 流可以从肺中带出 CO_2）。
7) 试验阳性（即符合脑死亡）：没有呼吸及 $PaCO_2$ 不低于 60mmHg（或较基线有 20mmHg 的上升）。

3. 运动消失：
   1) 对外周或中枢性的听觉和触觉有害刺激，均无大脑介导的反应：不应有四肢运动（除外可能造成混淆的，由脊髓介导的对外周疼痛的反射运动），无睁眼或眼球运动，无面部运动。
   2) 去大脑或去皮质体位或癫痫发作不符合脑死亡诊断。
   3) 脑死亡状态下可能存在脊髓调控的反射性运动（包括足底屈肌反射、屈肌回缩、肌牵张反射[8]，甚至腹壁反射和提睾反射），有时甚至出现一些复杂运动[9]，包括一侧或双侧上肢移向脸部[10]或坐起（“Lazarus”征[11]），特别是低氧血症病人（脊髓缺血刺激上颈段未失活的运动神经元）。如完整的复杂运动存在，须仔细检查确认后方可诊断脑死亡[12]。
4. 无下列合并症（检查中可出现与脑死亡相似的表现）：
   1) 低温：核心体温应＞36℃（即96.8°F），低于此温度，瞳孔可散大固定[13]，自主呼吸可能难以检测，但仍有恢复的可能[14]。有必要在复温后等待48～72小时再判定脑死亡，因为既往有在治疗性低体温后出现短暂脑干反射的个案报道[15]。
   2) 无可治疗的外源性或内源性中毒的证据，包括药物或代谢性（血液酒精浓度应＜0.08%，巴比妥类、苯二氮䓬类、眠尔通、甲喹酮、三氯乙烯、肌松药、肝性脑病、高渗性昏迷等）。如有疑问，可根据情况，行各种检查包括药物浓度等（血、尿）。1/3000的病人可出现假性胆碱酯酶缺陷，从而使琥珀酰胆碱的效果持续8小时而非正常人的5分钟。肌颤监测可用于排除神经肌肉阻滞（将电极置于眼球后或穿过颧弓）。
   3) 休克（收缩压≥100mmHg时神经查体较可靠）和缺氧。失血超过循环血量的45%可导致嗜睡。
   4) 刚刚复苏后：休克、缺氧可使瞳孔散大固定，阿托品可使瞳孔扩大，但对光反射不会消失（见章节19.2.5），神经肌肉阻滞（如行气管插管时）不会影响瞳孔，因为睫状肌缺乏尼古丁样受体。
   5) 戊巴比妥所致昏迷的复苏阶段（应在血药浓度≤10μg/ml后观察）。
5. 通过辅助检查［常用检查[3]：血管造影、脑电图或放射性核素脑血管造影（CRAG），见下文］进行脑死亡认定并非必须，但可在对其余检查可靠性不确定时协助医师做出诊断。
6. 推荐的观察时长：没有足够的证据断定脑功能已不可逆性停止的最短观察时间[3]：
   1) 如有严重的不可逆性脑损伤（如巨大脑内出血，穿通性脑枪击伤等），且临床检查结果无可疑，则通常无需进一步的临床辅助确诊检查。

2) 在上述有明确脑损伤情况下，如脑损伤发生已超过几小时，一项与脑死亡诊断相符的神经检查即可确诊，尽管许多州立法[3]（州及地方法见下）声明需要两项检查。

3) 如在脑损伤不甚明确的情况下（如：缺氧性脑损伤，低温等）则需要更长的观察时间，同时可考虑行辅助确诊检查（见下文）。

19.2.4 州及地方法

大多数州均采用关于脑死亡的统一死亡判定法（UDDA）。州修订案及地方法规或医院政策可能规定至少 1 名以上医师认可该判定。医师在进行死亡判定前必须了解其适用的法律规定。

19.2.5 辅助确诊检查

概述

没有证据表明某项临床辅助检查能准确判定死亡[3]。推荐检查[3]：血管造影、EEG 或 CRAG。

脑血管造影

检测到与脑存活相反的脑血流消失。优点：对大脑半球死亡判定的高敏感性。缺点：费用高，耗时长，需要将病人转送至 X 线检查室，有创性，对可能用于捐赠的器官造成潜在损害，并且对脑干细微血流的检测效果不佳。另外，此检查需要放射科医师及技工的参与。标准：颈总动脉分叉水平或 Willis 环水平无血流[5]。上矢状窦可有延迟充盈，但这与脑死亡并非不相容。目前仍缺乏关于脑血管造影观察者间一致性研究。本检查并非常规应用，可用于疑难病例。

脑电图

可在床旁进行，但需要有经验的操作者。未检查到脑干电活动和脑电静止（ECS）（例如，零电位脑电图）不能排除可逆性昏迷的可能。脑电静止作为脑死亡确认检查只可用于无药物中毒、低温或休克的病人，而不用于脑干活动仍有可能存在的病人（例如，临床脑干功能检查无法实现的状况）。注：关于脑电图进行脑死亡判定的一个实际问题在于，即使是通过其他标准确定已经脑死亡的病人，通常也很难获得完全无电信号的结果。

脑电静止的定义：无＞2uV 的脑电活动，且：

1. 头皮电极或参照电极对相距≥10cm。
2. 安置 8 个头皮电极和耳郭参照电极。
3. 电极间电阻＜10 000Ω（或阻抗＜6000Ω）但＞100Ω。
4. 灵敏度 2mcV/mm。
5. 记录时间常数 0.3～0.4 秒。

6. 刺激无反应（疼痛、声音、光）。
7. 记录时间超过 30 分钟。
8. 可疑病例重复检查。
9. 经认证的技师或有 ICU 脑电图检查经验的人员操作。
10. 不能使用远距离传输装置。

放射性核素脑血管造影（CRAG）

概述

可以使用 γ 照相机或更现代的 HMPAO SPECT（^{99m}Tc- 六甲基丙胺肟单光子发射 CT)。难以测出细小的血流，特别是脑干的供血，需要转送至放射科或核医学科，并由有经验的介入医师完成。

在下列情况该检查有助于确认临床脑死亡：
1. 有复杂临床表现：如低温、低血压（休克）、药物中毒（如病人出现巴比妥昏迷），或代谢异常。
2. 严重面部损伤难以评估眼球状况，或结果不可靠。
3. 合并严重慢性梗阻性肺病或充血性心力衰竭，呼吸暂停试验可能无效。
4. 需缩短观察时间。

技术

使用镓相机。
1. 闪烁照相机置于头颈前后位。
2. 近端静脉或中心静脉一次注入 20～30mCi（毫居里）^{99m}Tc 标记的血浆白蛋白或过锝酸盐 0.5～1.5ml，然后用 30ml 生理盐水冲洗。
3. 以 2 秒为间隔连续行约 60 秒动态系列成像。
4. 以 400 000 计数获得静态前后位像后，在注射 5 分钟，15 分钟和 30 分钟后获得侧位像。
5. 如先前的非诊断性实验或检查，不足以确认脑死亡而需重复检查时，应间隔 12 小时以利造影剂从循环中清除。

结果

脑实质无吸收而呈现“空颅现象”（图 19-1)，颈动脉循环在颅底水平即告停止，大脑前动脉和中动脉分布区无核素摄取（“枝状烛台像”消失）。由于颅外循环和颅内静脉存在沟通，即使是脑死亡病人也可出现硬膜静脉窦微弱的延迟显影[16]。

MRI 及 MRA

MRA 对于颈内动脉海绵窦段缺血十分敏感，但其特异性仍缺乏准确评估[3]（例如：对昏迷病人的脑死亡诊断可能出现假阳性），因此未被视为有效的确诊检查。

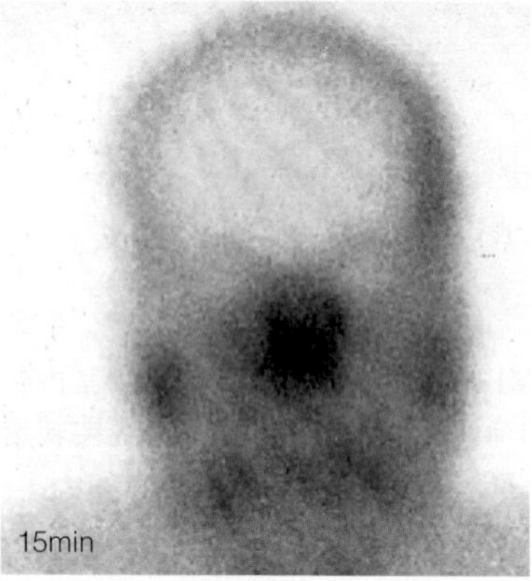

图 19-1 基于放射性核素脑血管造影的脑血流量研究

出现“空颅”征（注射 15 分钟后静息态前后位像）

CTA

等电位脑电图的病人(即不符合脑死亡的)CTA 可见脑血流。昏迷而非脑死亡病人的假阳性率尚未确定。CTA 并不是能有效确定脑死亡的检查[3]。

经颅多普勒

未广泛使用，见参考文献[4]。

1. 收缩早期血流小波峰，舒张期无血流，或者是震荡血流（提示显著的高颅压）。
2. 初始未见多普勒信号不能作为脑死亡的诊断依据，因为 10% 的病人没有颞骨骨窗。

体感诱发电位

刺激正中神经时双侧的 N20-P22 反应消失。其替代标准为鼻咽电极记录时 P14 峰[17](基底核：内侧丘系和楔束核)消失。该研究被定为Ⅲ级证据，P14 记录可能是一项很有价值的确认检测，但其观察者间的变异性仍有待研究[3]。

阿托品试验

脑死亡时，由于迷走张力消失，1 支阿托品（1mg）不会影响心率（使用阿托品后心率加快可以排除脑死亡，但心率无增加时并不能确定脑死亡，因为其他情况如吉兰 - 巴雷综合征也可导致对阿托品无反应）。

全身使用常规剂量阿托品只能造成瞳孔轻度扩大[18, 19]，但是不会导致对光反射消失（因此需在试验前检查瞳孔以避免混淆）。

19

19.2.6 脑死亡判定中的陷阱

以下陷阱可能使得脑死亡判定变得复杂：

- 脑死亡后身体各部分的运动：运动的性质有时很复杂，脑死亡 32 小时后仍有可能存在。许多是因为细胞死亡期间由脊髓放电介导产生的。明确的现象包括：面部运动，手指震颤，重复腿运动，甚至坐起来。这些运动往往是重复刻板的，而不会随着刺激的变化而改变。

- 呼吸型态：常与呼吸机的使用有关，当呼吸机检测到病人有呼吸行为时即触发机械通气。呼吸机可以感知大血管的动脉搏动传递至肺而产生空气运动或胸导管运动。

19.3 儿童脑死亡

19.3.1 概述

以下是基于 2011 年重症监护医学协会、美国儿科学会重症监护科及神经病学科、美国危重病医学院认可的指南[20]。

要点[20]：

- 足月新生儿、婴儿及儿童脑死亡的诊断是神经功能缺失及已知功能不可逆性丧失的综合临床诊断。
- 这些指南由于缺乏充分的数据而不适用于不足 37 周胎龄的婴儿。
- 辅助检查并不是必需的，它并不能替代适当的神经系统检查。
- 建议两项检查（包括呼吸暂停测试）间隔一段观察期。
- 排除或纠正可能影响神经系统检查的情况，包括低温、低血压、干扰药物（高剂量镇静药，镇痛药，麻醉药及高剂量抗惊厥药）和代谢紊乱。

19.3.2 临床检查

进行两次检查，每次检查均由不同的主治医师进行，间隔观察期。每次检查均包括呼吸暂停测试，要求每次检查均与脑死亡相符。呼吸暂停试验可由同一位医师执行。

呼吸暂停试验要求病人在无呼吸时 $PaCO_2$ 高于基线水平 20mmHg 且在 60mmHg 以上进行。如呼吸试验无法安全进行，则需要进行辅助检查。

推荐的观察间期：

- 足月（37 周龄）新生儿 <30 日龄：24 小时。
- 婴幼儿（30 日至 18 年）：12 小时。
- 心肺复苏后，如果对于脑死亡的诊断有疑问或者不统一，诊断应推迟至少 24 小时。

19.3.3 辅助检查

辅助检查对于脑死亡的诊断并不是必需的，在以下情况可考虑使用：

- 当呼吸暂停试验无法安全进行时，如由于潜在的医疗状况或血氧饱和度低于 85%，或无法使 $PaCO_2$ 达到 60mmHg 以上。

- 如对神经系查体结果不确定时。
- 使用可能干扰神经系统查体结果的药物。
- 为缩短检查观察间期时。

当采用辅助检查时，应尽可能进行第二次神经学检查和呼吸暂停试验，不应有任何与脑死亡不一致的发现。

19.4 器官和组织捐献

19.4.1 概述

医疗服务中心（Center for Medicare Services，CMS）要求所有获得医疗保险基金的医院，将所有即将死亡的情况上报至当地器官获取组织（Organ Procurement Organization，OPO）[21]。OPO 负责确认器官是否可用于捐献，并与法定近亲讨论捐献事宜。讨论必须由专业人员进行。OPO 还负责捐献器官的管理、分配和促进器官在手术室的恢复[21]。

19.4.2 潜在器官捐献者的转诊

大多数器官获取组织都开发了一种潜在器官捐献者转诊的方法（通过一组“触发器”，指导重症监护护士进行转诊）。“触发器”通常包括那些神经功能损伤（缺氧、出血、外伤等）、应用了呼吸机、脑干反射消失、GCS<5 分，或撤去生命支持的病人。虽然这种触发机制导致许多不适合捐献的病人的转诊，但能在早期引起 OPO 的注意，并可减少错误转诊的概率。

19.4.3 潜在器官捐献者的医疗管理

脑死亡会导致某些可预测的生理改变。许多医院制订了“灾难性脑损伤”措施来处理这些可预见的结果。

低血压

由于尿崩症引起血容量下降，再加上脑桥和延髓血管运动中枢受损，因此绝大多数脑死亡病人均会出现低血压。治疗上需要恢复血容量，同时加用管收缩药物支持治疗。通常情况下，使用去甲肾上腺素以增加心肌收缩力、使用新富林以提高外周血管阻力，这样足以维持血压。

19

尿崩症

脑死亡病人由于下丘脑功能丧失常常出现垂体功能障碍及尿崩症，表现为大量稀释尿、高钠血症及血浆渗透压增高。治疗上可选择去氨升压素注射液（1～2μg 皮下注射 / 静脉滴注，每 12 小时一次）或升压素（0.01～0.04U/min 静脉滴注）。倾向于选择升压素，因其作用时间短，可避免因过量而产生的少尿症状。

低体温

体温调节障碍导致的低体温可加重凝血障碍，使脑死亡测定无效。应用温毯维持体温有助于恢复正常生理功能。

19.4.4　OPO 程序

授权

OPO 工作人员会在接到转诊后与医务人员及护理人员讨论，并组织病人家属讨论关于器官捐献的授权。术语“授权”更倾向于说成“同意”，因捐献者已经死亡，因此对于病人家属而言没有潜在利益。美国器官共享网络（United Network for Organ Sharing，UNOS）的数据表明，OPO 训练有素的工作人员取得授权率比医务人员高。这可能是由于 OPO 工作人员只进行捐献倡议，如果医护人员进行倡导则易让人误解为放弃对病人的治疗。

供体评估

OPO 工作人员将评估供体是否合适。高度怀疑恶性肿瘤转移的供体将被淘汰。OPO 将筛查血源性病原体人类免疫缺陷病毒（HIV）、丙型肝炎病毒（HCV）、乙型肝炎病毒（HBV）。每个器官都需要进行适宜性评估。

- 心脏：射血分数（EF）>50%，无左心室肥厚（LVH），无冠心病（CAD）。
- 肺：氧合指数（PaO_2/FiO_2）>300mmHg，支气管镜检查正常。
- 肝脏：谷丙转氨酶（ALT）、谷草转氨酶（AST）和胆红素在正常范围内或已恢复正常，无确诊的肝脏疾病。
- 肾脏：尿素氮（BUN）及肌酐在正常范围内。
- 胰腺：脂肪酶、淀粉酶和糖化血红蛋白（HgbAlc）在正常范围内。

分配与回收

一旦授权器官捐献的病人出现脑死亡，OPO 工作人员将按照 UNOS 分配政策及 UNOS 产生的分配列表进行器官分配。接收器官后，移植中心将安排手术时间，OPO 工作团队会立即赶往医院进行器官复苏。从授权到器官复苏的时间窗通常需要 24～36 小时或更长时间。

19.4.5　心脏死亡后的器官捐献

概述

19

要　点

- 适用者：依赖于呼吸机而家属决定撤机，且医疗人员确定撤机后 60 分钟内将发生心脏停搏的病人（特别是脑或脊髓损伤的病人）。
- 获得合法近亲同意书：包括器官捐献、使用肝素以及股静脉穿刺。
- 在适用情况下，获得检查医师的许可（通常在非自然死亡中）。

- 告知家属约 20% 的病例无法完成捐献，如果这种情况发生，他们会立即得到通知，并且继续执行临终治疗。
- 移植小组不能参加临终治疗、死亡宣告，并且在宣布心脏死亡之后才能进入手术室工作。

心脏死亡后的器官捐献者多数是依赖于呼吸机的脑或脊髓损伤病人，这些病人非常接近死亡，继续治疗没有意义，但是病人不符合脑死亡标准。通常可以获得以下的器官：肾脏、肝脏、胰腺、肺以及少数情况下可得到的心脏[22]。

心脏死亡器官捐献（DCD）器官复苏相关的伦理问题已被提出[23]。医学研究院在 1997 年及 2000 年两次审核 DCD，并判定 DCD 符合伦理道德并鼓励 OPO 接受 DCD 捐献[24]。

同意书

在任何捐献讨论之前，均需家属决定撤去生命支持让病人进展至死亡。当家属与主治医师讨论完后，OPO 组织方能与法定近亲讨论 DCD。所有器官捐献相关程序的同意书均需在病人死亡之前签订（包括使用肝素延长器官的保存时间[25]以及可能的股静脉穿刺等）。讨论还需包括一旦病人未进展至心脏停搏而需返回 ICU 的程序。

适当情况下必须获得验尸官的许可（包括事故、凶杀、自杀等造成的死亡）。

操作

在手术室中停止支持治疗（通常包括拔除气管内插管）。一些研究表明，心脏活动不足以形成脉搏后 2～5 分钟，病人循环功能不能恢复[26]，这时宣布病人死亡（注意：心电活动不一定消失）。在宣告死亡后，立即对器官进行冷灌注，然后采集器官。

为了避免任何可能的利益冲突，器官移植小组的成员不能参与临终治疗和死亡宣告[22]。约 20% 的心脏死亡并未发生在器官挽救的时间窗内，一旦发生这种情况，必须立即通知家属，继续临终生命支持。

（禹少臣 译 杨 艺 校）

参考文献

[1] Guidelines for the determination of death. Report of the medical consultants on the diagnosis of death to the President's Commission for the Study of Ethical Problems in Medicine and Biomedical and Behavioral Research. JAMA. 1981; 246:2184–2186

[2] National Conference of Commissioners on Uniform State Laws. Uniform Determination of Death Act. 645 N. Michigan Ave., Suite 510, Chicago, IL 60611 1980. https://www.uniformlaws.org/HigherLogic/System/DownloadDocumentFile.ashx? DocumentFileKey=341343fa-1efe-706c-043a-9290fdcfd909&forceDialog=0

[3] Wijdicks EF, Varelas PN, Gronseth GS, et al. Evidence-based guideline update: determining brain death in adults: report of the Quality Standards Subcommittee of the American Academy of Neurology. Neurology. 2010; 74:1911–1918

[4] Wijdicks EF. Determining Brain Death in Adults. Neurology. 1995; 45:1003–1011

[5] Quality Standards Subcommittee of the American Academy of Neurology. Practice Parameters for Determining Brain Death in Adults (Summary Statement). Neurology. 1995; 45:1012–1014

[6] Benzel EC, Gross CD, Hadden TA, et al. The Apnea Test for the Determination of Brain Death. J Neurosurg. 1989; 71:191–194

[7] Benzel EC, Mashburn JP, Conrad S, et al. Apnea Testing for the Determination of Brain Death: A Modified

Protocol. J Neurosurg. 1992; 76:1029–1031
[8] Ivan LP. Spinal Reflexes in Cerebral Death. Neurology. 1973; 23:650–652
[9] Turmel A, Roux A, Bojanowski MW. Spinal Man After Declaration of Brain Death. Neurosurgery. 1991; 28:298–302
[10] Heytens L, Verlooy J, Gheuens J, et al. Lazarus Sign and Extensor Posturing in a Brain-Dead Patient. J Neurosurg. 1989; 71:449–451
[11] Ropper AH. Unusual Spontaneous Movements in Brain-Dead Patients. Neurology. 1984; 34:1089–1092
[12] Jastremski MS, Powner D, Snyder J, et al. Spon-taneous Decerebrate Movement After Declaration of Brain Death. Neurosurgery. 1991; 29: 479–480
[13] Treatment of Hypothermia. Med Letter. 1994; 36: 116–117
[14] Antretter H, Dapunt OE, Mueller LC. Survival After Prolonged Hypothermia. N Engl J Med. 1994; 330
[15] Webb AC, Samuels OB. Reversible brain death after cardiopulmonary arrest and induced hypothermia. Crit Care Med. 2011; 39:1538–1542
[16] Goodman JM, Heck LL, Moore BD. Confirmation of Brain Death with Portable Isotope Angiography: A Review of 204 Consecutive Cases. Neurosurgery. 1985; 16:492–497
[17] Wagner W. Scalp, earlobe and nasopharyngeal recordings of the median nerve somatosensory evoked P14 potential in coma and brain death. Detailed latency and amplitude analysis in 181 patients. Brain. 1996; 119 (Pt 5):1507–1521
[18] Greenan J, Prasad J. Comparison of the Ocular Effects of Atropine and Glycopyrrolate with Two IV Induction Agents. Br J Anaesth. 1985; 57:180–183
[19] Goetting MG, Contreras E. Systemic Atropine Administration During Cardiac Arrest Does Not Cause Fixed and Dilated Pupils. Ann Emerg Med. 1991; 20:55–57
[20] Nakagawa TA, Ashwal S, Mathur M, et al. Guidelines for the determination of brain death in infants and children: an update of the 1987 Task Force recommendations. Crit Care Med. 2011; 39:2139–2155
[21] U.S. Electronic Code of Federal Regulations. Condition of Participation for Hospitals. 1998
[22] Steinbrook R. Organ donation after cardiac death. N Engl J Med. 2007; 357:209–213
[23] DuBois JM, DeVita M. Donation after cardiac death in the United States: how to move forward. Crit Care Med. 2006; 34:3045–3047
[24] Committee on Non-Heart-Beating Transplantation II, Division of Health Care Services - Institute of Medicine. Non-Heart-Beating Organ Transplantation: Practice and Protocols. Washington, D.C.: National Academy Press; 2000
[25] Bernat JL, D'Alessandro A M, Port FK, et al. Report of a National Conference on Donation after cardiac death. Am J Transplant. 2006; 6:281–291
[26] DeVita MA. The death watch: certifying death using cardiac criteria. Prog Transplant. 2001; 11:58–66

第六部分 感染

VI

20 细菌感染所致的脑炎、脑膜炎和复杂性感染

20.1 脑膜炎

20.1.1 社区获得性脑膜炎

概述

社区获得性脑膜炎（community acquired meningitis，CAM）通常较外科术后或外伤后的脑膜炎起病突然。对于免疫系统完整的病人，CAM易由某些特定的微生物引起（在成人中常为脑膜炎奈瑟菌、肺炎链球菌、乙型流感嗜血杆菌）。而在防御受损的宿主中可能由毒性较低的微生物引起。

Waterhouse-Friderichsen 综合征：发生于 10%～20% 的脑膜炎球菌感染的儿童中（通常在小于 10 岁的患儿中发生播散性感染），可以引起皮肤和黏膜大量点状出血、发热、感染性休克、肾上腺衰竭（由于出血累及肾上腺所致）和弥漫性血管内凝血（DIC）。急性化脓性脑膜炎鲜有引起局灶性神经体征，但可能会引起颅内压增高。

社区获得性脑膜炎是一种医学急症，应立即使用皮质类固醇治疗，例如至少在第一次使用抗生素时（最佳时间点在使用抗生素前），静脉注射倍他米松 0.12mg/kg[1] 或地塞米松[2]。腰椎穿刺的时机见腰椎穿刺部分（见章节 20.2.8）。

社区获得性脑膜炎的脑室外引流术 (external ventricular drain, EVD)

对于无局部疼痛的昏迷病人，脑室外引流术可用于社区获得性脑膜炎或脑室炎的治疗和颅内压（intracranial cranial pressure，ICP）监测[1]。EVD 可偶尔用于抗生素的鞘内注射。对于内科治疗和脑脊液引流无效者，可以考虑行去骨瓣减压术。EVD 可用于急性脑积水的治疗，并且在隐球菌性脑膜炎（见章节 22.4.2）的救治中也广泛使用。

20.1.2 神经外科术后脑膜炎

1. 常见致病菌：凝固酶阴性葡萄球菌、金黄色葡萄球菌，肠杆菌属，假单胞菌，肺炎链球菌（多见于颅底骨折和耳鼻喉手术）。
2. 经验性用药：万古霉素[可针对耐甲氧西林金黄色葡萄球菌（MRSA)]，成人：15mg/kg，每 8～12 小时一次，使药物浓度最低达到 15～20mg/dl，加用头孢吡肟（2g 静脉滴注，每 8 小时一次）。
3. 如果有严重的青霉素过敏，使用氨曲南（2g 静脉滴注，每 6～8 小

时一次）或环丙沙星（400mg 静脉滴注，每 8 小时一次）。

4. 如果感染严重，可考虑每天鞘内给药（仅使用不含防腐剂的药物）：
   1) 万古霉素。
   2) 妥布霉素 / 庆大霉素。
   3) 阿米卡。
   4) 黏菌素。
5. 根据药敏试验结果选用合适的抗生素；若病原菌证实为金黄色葡萄球菌（MSSA），则换用万古霉素、苯唑西林或萘夫西林。

疑似脑脊液漏的病人：

1. 常见致病菌：链球菌，见脑脊液漏部分（见章节 23.4）。
2. 治疗和处理：见脑脊液漏部分（见章节 23.4）。
3. 免疫缺陷病人（如 AIDS 病人）：
   1) 常见致病菌：除以上致病菌外，还有新型隐球菌、结核分枝杆菌、HIV 无菌性脑膜炎、单核细胞增生性李斯特菌。
   2) 对隐球菌性脑膜炎进行经验性使用抗真菌药：诱导治疗：脂质体两性霉素 B，3～4mg/kg，静脉滴注，每天 1 次；加上氟胞嘧啶 25mg/kg，口服，每天 3 次，至少治疗 2 周。
   3) 巩固治疗：氟康唑 400mg，口服，每天 1 次，至少 8 周。
   4) 慢性维持治疗：氟康唑 200mg，口服，每天 1 次。

20.1.3 脑脊髓创伤后脑膜炎（创伤后脑膜炎）

流行病学

发生于 1%～20% 的中 - 重度颅脑外伤病人[3]。大多数病例发生在外伤后 2 周内，仅有少量延迟发病报道[4]。75% 的病人存在颅底骨折（见章节 54.4），58% 的病例有明显的脑脊液鼻漏。

致病菌

如上文所述，鼻腔内固有菌群引起感染的比例较高。希腊研究者报道的病例中，最常见的致病菌为革兰阳性球菌（溶血性葡萄球菌、华纳葡萄球菌、孔氏葡萄球菌、表皮葡萄球菌、肺炎链球菌）和革兰阴性杆菌（大肠埃希菌，肺炎克雷伯菌，无硝不动杆菌属）[3]。

治疗

1. 见脑脊液漏的治疗部分（见章节 23.8）。
2. 抗生素：根据药敏试验结果（或病人致伤现场的固有菌种）和血 - 脑屏障通过性选择适当的抗生素。经验性抗生素：万古霉素，15mg/kg，静脉滴注，每 8～12 小时一次，使药物浓度最低达到 15～20mg/dl，加用美罗培南，2g，静脉滴注，每 8 小时一次。
3. 肺炎球菌疫苗：对于未接种任何肺炎球菌疫苗的成年（≥19 岁）

脑脊液渗漏病人，或疫苗接种史不详者，疾控中心建议接种 1 次 PCV13，并追加 1 或 2 次 PPSV23[5]。（注：这些建议仅针对成年脑脊液漏病人，并非普适性的疫苗接种方案）：

1) 接种 1 次肺炎球菌结合疫苗（PCV13）（例如 Prevnar 13）。
2) 至少在 8 周以后接种 1 次肺炎球菌多糖疫苗（PPSV23）。
3) 对于年龄≥65 岁的病人：应在接种 PCV13 的 8 周以后接种 PPSV23，并且年龄 <65 岁者，PPSV23 复种应在首次接种至少 5 年。

4. 手术治疗与“保守治疗”的效果仍存在争议。部分学者认为任何创伤后脑脊液漏均应手术探查[6, 7]，主张部分脑脊液漏的自行停止由瘘口处脑组织嵌顿形成“假性愈合”所致，存在发生迟发性脑脊液漏和（或）脑膜炎的可能性[4]。另一部分学者则认可（借助于腰椎穿刺引流的）脑脊液漏自发停止。
5. 脑脊液内细菌消失后持续用药 1 周。仍存在脑脊液鼻漏者，建议手术修补。

20.1.4 复发性脑膜炎

复发性脑膜炎病人评估存在椎管内或颅内异常沟通的可能性。病因包括皮毛窦（见章节 16.2.5）、脑脊液漏（见章节 23.4）、神经原肠囊肿（见章节 17.3）。

20.1.5 慢性脑膜炎

通常由于以下任一病因引起：

1. 结核病。
2. 真菌感染。
3. 囊虫病、脑囊虫病（见章节 22.3.2）。

鉴别诊断包括：

1. 结节病。
2. 脑膜癌病灶播散。

20.1.6 特异性脑膜炎的抗生素治疗

针对性抗生素用药

见参考文献[8]。

如果没有特殊说明，则为常规静脉给药。

1. 肺炎链球菌：青霉素 G。
   1) 最低抑菌浓度（MIC）≤0.06：青霉素 G 或氨苄西林。备选方案：第三代头孢菌素（头孢曲松）。

2) MIC ≥0.12：第三代头孢菌素（头孢曲松）。
3) 对头孢菌素耐药：万古霉素。
4) 备选方案：莫西沙星。

2. 脑膜炎球菌：青霉素G。
1) MIC ≤0.1：青霉素G或氨苄西林。
2) MIC ≥0.1：第三代头孢菌素（头孢曲松）。
3) 备选方案：莫西沙星、美罗培南。

3. 嗜血流感杆菌：
1) β-内酰胺酶阴性：氨苄西林。
2) β-内酰胺酶阳性：第三代头孢菌素（头孢曲松）。备选方案：氨曲南、环丙沙星。

4. B族链球菌：
1) 氨苄西林。
2) 备选方案：万古霉素。

5. 单核细胞增生性李斯特菌：
1) 氨苄西林，加或不加静脉用庆大霉素。
2) 备选方案：静脉用磺胺甲恶唑/甲氧苄啶。

6. 金黄色葡萄球菌：
1) 如果甲氧西林敏感：
- 苯唑西林、萘夫西林。
- 青霉素过敏：万古霉素。
2) 如果耐甲氧西林：
- 万古霉素 ± 利福平。
- 备选方案：利奈唑胺 ± 利福平。

7. 需氧革兰阴性杆菌（GNB）：
1) 头孢曲松、头孢噻肟、莫西沙星（基于敏感性改变）。
2) 如果选用氨基糖苷类，脑室内给药应考虑在新生儿期以后。

8. 铜绿假单胞菌：
1) 头孢他啶或头孢吡肟。
2) 备选方案：美罗培南或氨曲南。
3) 脑室炎：考虑使用庆大霉素或妥布霉素。

9. 念珠菌：脂质体两性霉素B 3～4mg/kg，静脉滴注，每天1次；加氟胞嘧啶25mg/kg口服，每天4次。

脑膜炎的治疗周期

一般需连续使用抗生素10～14天。根据病原菌和临床反应决定治疗周期。针对李斯特菌、B族链球菌和一些革兰阴性杆菌需用药21天。

20.2 脑脓肿

20.2.1 概述

要 点

- 可来源于血源性播散、邻近部位扩散或者是直接创伤。
- 危险因素：肺脓肿或动静脉瘘、先天性发绀型心脏病、免疫缺陷、慢性鼻窦炎／中耳炎、口腔手术。
- 症状类似于其他颅内占位，但往往进展迅速。
- 外周血白细胞计数（WBC）可正常或轻度升高，C 反应蛋白（CRP）通常升高。
- 病原微生物：链球菌最常见，60% 的病例可见多种微生物感染。
- 影像学：在 CT 或 MRI 上通常为圆形占位伴边缘强化。T_2WI 上为高信号病变，高信号区（水肿）包绕环状低信号区。不同于肿瘤，DWI 通常显示中心部分弥散受限（该特征并不可靠）。
- 治疗：静脉应用抗生素，部分病例可行细针穿刺引流，（除真菌感染和耐药性脓肿外）极少进行手术切除。

20.2.2 流行病学

美国每年大约发生 1500～2500 例，发展中国家的发病率更高，男、女比例为（1.5～3）: 1。

20.2.3 危险因素

危险因素包括：肺部异常（感染、动静脉瘘等，见下文）、先天性发绀型心脏病（见下文）、细菌性心内膜炎、穿通性脑损伤（见下文）、慢性鼻窦炎或中耳炎以及免疫受损的宿主（移植后免疫抑制者，HIV 病毒／艾滋病）。

20.2.4 感染途径

概述

1980 年以前，脑脓肿最常见的感染途径为邻近部位感染播散。目前常见的感染途径为血行播散。有 10%～60% 的病例无法明确感染源[9]。

血行播散

血行播散引起的脑脓肿中多发者占 10%～50%[10]。近 25% 的病例不能明确感染源。胸部是最常见的感染来源，包括：

1. 成人肺脓肿（最常见）、支气管扩张症和脓胸。
2. 儿童的先天性发绀型心脏病（CCHD）（出现脑脓肿的可能风险为 4%～7%，是一般人群的 10 倍），特别是法洛四联症（占病例的

20

50% 左右）。血细胞比容增高和氧分压降低为脓肿的生长提供了合适的低氧环境。存在右向左（静脉向心房）分流的病人还丧失了肺的过滤作用（与其他部位相比大脑似乎更容易成为感染器官）。口腔链球菌群也常见，可发生在口腔手术后，合并凝血缺陷往往更加棘手[11]。

3. 肺动静脉瘘：约 50% 的肺动静脉瘘病人存在 Osler-Weber-Rendu 综合征（遗传性出血性毛细血管扩张症）。其中 5% 的 Osler-Weber-Rendu 综合征病人最终会发展成脑脓肿。
4. 细菌性心内膜炎：只有少数可引起脑脓肿[12]。脑脓肿的发生与急性心内膜炎相关性更高，而非亚急性心内膜炎。
5. 牙科脓肿。
6. 消化道感染：盆腔感染可以通过 Batson 静脉丛到达脑部。

由细菌性栓塞引起的梗死或缺血区域，形成脑脓肿的风险更高[13]。

邻近播散

1. 化脓性鼻窦炎：通过局部骨髓炎或导静脉血管炎传播。常为单侧鼻窦受累。由于婴幼儿的鼻窦和乳突气房尚未充气，因此化脓性鼻窦炎在婴幼儿中少见。随着治疗技术的进步（抗生素的使用，尤其是慢性中耳炎和乳突炎的手术），经化脓性鼻窦炎导致的脑脓肿日渐减少。
   1) 中耳和乳突气房感染导致颞叶和小脑形成脑脓肿。成人活动性慢性中耳炎发展成脑脓肿的概率约为每年 1/10 000[14]（这种风险看起来很低，但在 30 岁的预期寿命中发展成脑脓肿的累积风险约为 1/200）。
   2) 筛窦和额窦炎导致额叶脓肿。
   3) 蝶窦炎：在鼻窦炎中最为少见，但可经静脉引流到邻近的海绵窦，并引起极高的路内并发症发生率，最终可导致颞叶受累。
2. 牙源性感染可累及额叶，相对罕见。大多数病例与 4 周内接受过的牙科手术有关[15]。也可血行播散。

颅脑穿通伤或神经外科手术后感染

穿通伤后的脑脓肿：预防性应用抗生素后，民用枪支所致大脑穿通伤后发生脑脓肿的可能性非常低，除非未对子弹穿透气房造成的脑脊液漏进行手术修补。穿通伤后形成的脑脓肿不能仅通过单纯性抽吸治疗，而需行清创术来清除异物和失活组织。

神经外科术后脑脓肿：尤其是在穿透气房的情况下。有研究报道了颅内压监测和颅骨牵引后发生脑脓肿的情况[16]。

20.2.5　致病菌

1. 脑脓肿培养物结果阴性的比例可高达 25%。
2. 不同感染源携带的不同的病原菌。
3. 通常链球菌是最常见的致病菌，33%～50% 为厌氧或微好氧菌。10%～30% 的病例经微生物培养可获得不同滴度的多种微生物（视培养技术而定），阳性率最高可达 60%[9]，且通常包括厌氧菌（多为拟杆菌）。
4. 继发于额窦 - 筛窦炎时，致病菌中可见米勒链球菌和咽峡炎链球菌。
5. 继发于中耳炎、乳突炎或肺脓肿的病例通常为混合感染，包括厌氧链球菌、拟杆菌、肠杆菌（变形菌属）。
6. 创伤后脑脓肿通常由金黄色葡萄球菌或肠杆菌引起。
7. 牙源性脑脓肿可能与放线菌相关。
8. 神经外科手术后脑脓肿培养可见表皮葡萄球菌和金黄色葡萄球菌。
9. 免疫抑制病人当中，如进行器官移植（包括骨髓移植和器官移植）者和艾滋病人，真菌感染更为常见。致病菌包括：
   1) 弓形虫：见章节 20.4.2，治疗另见章节 20.4.3。
   2) 诺卡菌属：见章节 20.6。
   3) 白色念珠菌。
   4) 单核细胞增生性李斯特菌。
   5) 分歧杆菌。
   6) 烟曲霉菌：大多数来源于原发性肺部感染。
10. 婴儿当中革兰阴性菌常见，因为 IgM 不能通过胎盘。

20.2.6　临床表现

成人脑脓肿无特异性表现，许多症状体征由病灶周围脑水肿引起。大多数症状可归因于颅内压增高，包括头痛、恶心、呕吐、嗜睡。30%～50% 的病人发生癫痫和偏瘫。其症状进展较肿瘤更迅速。

新生儿颅缝未闭且脑组织抗感染能力差，可导致颅腔增大。2 岁以前少有视盘水肿。常见临床表现包括癫痫、脑膜炎、易激惹、枕额径增加、生长停滞。大多数新生儿脑脓肿并不导致发烧。其临床预后不佳。

20.2.7　脑脓肿的分期

表 20-1 展示了关于脑脓肿的四个公认的组织学阶段，以及术中穿刺抽吸时相应的针头受阻情况。脑脓肿从发展到成熟至少需要经历 2 周时间，类固醇药物会延长此过程。

表 20-1 脑脓肿的发展阶段

阶段	病史特点（所示天数为大致估计）	穿刺阻力
1	早期脑炎期（1～3 天）：感染和炎症早期，病灶与周围脑组织分界不清，神经元中毒性改变，血管周围炎性浸润	中等阻力
2	晚期脑炎期（4～9 天）：出现网状基质（胶原前体细胞）和坏死中心	无阻力
3	早期脓肿期（10～13 天）：形成新生血管，出现坏死中心，网状结构环绕（脑室一侧网状结构发展欠佳）	无阻力
4	晚期脓肿期（14 天以上）：形成胶原囊壁[a]，出现坏死中心，囊壁周围神经胶质增生	阻力大，进入脓腔有突破感

[a] 脓肿可能是脑内遗留胶原瘢痕的唯一成因，其余瘢痕均为胶质瘢痕

20.2.8 评估

血液检查

外周血白细胞：60%～70% 的病例表现为正常或轻度增高（计数通常 >10 000）。

血培养：当怀疑脑脓肿时应行血培养，但通常为阴性。

血沉：可能正常（尤其在先天性发绀型心脏病中，红细胞增多可降低红细胞沉降率）。

C 反应蛋白（CRP）：在炎症条件下肝脏合成 C 反应蛋白增加。然而，身体任何部位的感染（包括脑肿胀和牙脓肿）都可导致 CRP 增高。脑肿瘤和其他非感染性炎症病人也可出现 C 反应蛋白增高。C 反应蛋白指标对脑脓肿的敏感度约为 90%，特异度为 77%[17]。正常值见章节 21.3.1。

腰椎穿刺

腰椎穿刺在脑脓肿评估中的作用并不明确。尽管 90% 的脑脓肿病人行腰椎穿刺时均可有异常发现，但诊断脑脓肿则缺乏特异性。脑脊液压力通常增高，白细胞计数和蛋白亦增高。腰椎穿刺得到的脑脊液难以确定病原菌（除非脓肿破入脑室）。培养阳性率仅为 6%～22%[18]。当脓肿较大时，腰椎穿刺还有导致小脑幕切迹疝的风险。

注 意

脑脓肿时行腰椎穿刺检查存在危险且作用有限，因此尽量避免行腰椎穿刺。

影像学检查

CT

环状强化。敏感度接近 100%。脓肿的 CT 分期见下文。

MRI

表现见表 20-2。增强 T_1WI 表现为：薄壁的环状强化，包绕中心的低信号区域（图 86-1）。可有液平面。如为产气微生物，则可产生气颅。

MRI 弥散成像：DWI 高信号，ADC 低信号（弥散受限提示液体黏稠）[19]（图 86-1）。大多数肿瘤在 DWI 上表现为暗区，脑脓肿具有不同国标线（图 86-2）。弥散成像诊断化脓性脑脓肿的可靠性更高，诊断时诸如真菌 [20] 或结核脓肿而言可靠性较差。

MR 波谱成像：出现氨基酸峰合并醋酸或乳酸峰有助于诊断脓肿。

表 20-2 脑脓肿的 MRI 表现

阶段	T_1WI	T_2WI
脑炎期	低信号	高信号
脓肿期	病灶中央：低信号；囊壁：中等信号；周围水肿带：低信号	病灶中央：等或高信号；囊壁：暗区（胶原）；周围水肿带：高信号

非常规检查

^{99m}Tc-HMPAO 白细胞扫描：将病人自身的白细胞进行标记后重新注入体内。敏感性和特异性接近 100%（如果病人在扫描前 48 小时内用过类固醇类药物，敏感性将下降）[17]。

影像学上脑脓肿分期

CT 分期

晚期脑炎期（2 期）与早期脓肿期（3 期）在 CT 平扫和增强扫描时表现相似。区分上述两期对治疗具有重要意义。以下内容有助于鉴别 [21]：

1. 脑炎期：边界多欠清楚。
   1) 环形增强：常见于晚期脑炎期，环壁较厚。
   2) 可见造影剂弥散到病灶中央，亦或在注入造影剂 30～60 分钟后行延迟扫描时造影剂无衰减。
2. 脓肿期：
   1) 增强 CT 见模糊边界（坏死中心伴有脑周围水肿，可见胶原蛋白囊变）。
   2) 增强的环壁较薄，延迟增强扫描时有衰减。

注意：薄壁环形增强且延迟不衰减者多考虑为脑炎期。

注意：类固醇类药物可降低增强程度（尤其在脑炎期）。

MRI 分期

表 20-2 所示为脑脓肿的 MRI 表现。在脑炎期则边界不清。

附加检查

胸部 X 线片和胸部 CT（如有指征）可寻找肺部感染灶。心脏超声［包括 TEE、多普勒和（或）微泡超声造影］可对疑似血行播散者进行检查，寻找卵圆孔未闭或心脏赘生物。

20.2.9 治疗

概述

治疗脑脓肿没有最适宜的单一疗法。治疗通常包括：

- 外科治疗：针刺引流或手术切除。
- 处理原发灶。
- 长期应用抗生素（先静脉用药 6～8 周继以口服 4～8 周）。用药时间根据临床表现和影像学表现确定。

外科治疗与单纯药物治疗

概述

对于所有疑似脑脓肿的病人，都应该采集组织标本（最好在抗生素应用之前）以明确诊断和鉴定致病菌。

药物治疗

通常治疗主要指外科引流或切除。单用药物治疗早期（脑炎期）脓肿尚有争议[22]。

注意：有研究报道，6 例脑脓肿病例虽然经过恰当合理的抗生素治疗，但仍从有完整囊壁的脓液内培养出了致病菌[23]。脓肿内部较差的血供和酸性环境是潜在的失败原因。尽管抗生素浓度超过了最低抑菌浓度，但脓肿内酸性条件仍可使抗生素效用降低。

满足以下条件时，单用药物治疗更有可能成功：

1. 治疗始于脑炎期（形成囊壁之前），尽管许多脑脓肿终将形成囊壁。
2. 小病灶：单独用抗生素成功治愈的脓肿直径为 0.8～2.5cm（平均 1.7cm）。失败者为 2～6cm（平均为 4.2cm）。★ 建议以 3cm 为界[24]，超过临界值者应采取外科治疗。
3. 症状持续时间不满 2 周（脑炎期相关症状）。
4. 病人在治疗第 1 周内有明显的临床改善。

满足以下条件，可考虑单用药物治疗：

1. 难以耐受手术（注意：局部麻醉下都可行立体定向活检，可用于凝血时间正常的任何病人）。
2. 多发性脑脓肿，尤其是小脓肿。
3. 脓肿位置深在或手术困难，如脑干[25]。
4. 伴发脑膜炎 / 室管膜炎。

外科治疗的适应证

初始即采用外科治疗的指征包括：

1. CT 或 MRI 显示病变有明显的占位效应。

2. 诊断困难（尤其在成人）。
3. 邻近脑室：意味着有破入脑室的可能，而破入脑室预后很差[11,26]。
4. 有明显的颅内高压。
5. 神经功能状况极差（病人只对疼痛有反应，甚至对疼痛都没有反应）。
6. 外伤性脑脓肿合并有异物。
7. 真菌性脓肿。
8. 多房脓肿。
9. 随访的 CT/MRI 扫描不能每 1～2 周进行一次。
10. 药物治疗失败：包括神经功能恶化，脓肿向脑室进展，治疗 2 周脓肿扩大。治疗 4 周后脓肿未减小也可以考虑。

临床管理

概要

- 进行血培养。
- 不论进行何种治疗（外科或药物治疗，见下文），都需要给予抗生素治疗（最好在取得活检标本之后）。
- 腰椎穿刺：在大多数脑脓肿病人中避免使用（见章节 20.2.8）。
- 抗癫痫药：适用于癫痫发作，可以预防性应用。
- 类固醇类药物：有争议。可减轻水肿，但会影响疗效（见下文）。

抗生素的选择

1. 致病菌不明也应给予抗生素治疗，尤其是可疑金黄色葡萄球菌感染者（如果没有脑外伤或神经外科手术史，MRSA 的风险较低）：
   - 万古霉素：抗菌谱涵盖 MRSA，15mg/kg，静脉滴注，每 8～12 小时 1 次，使药物浓度最低达到 15～20mg/d，加第三代头孢菌素（头孢曲松）；如果为手术后则使用头孢吡肟，加甲硝唑（灭滴灵）。成人：500mg，每 6～8 小时 1 次。
   - 备选方案：头孢吡肟＋甲硝唑：美罗培南 2g 静脉滴注，每 8 小时 1 次。
   - 根据药敏试验结果调整用药。
2. 如培养仅链球菌阳性，可单独用大剂量青霉素 G 或与头孢曲松联合使用。
3. 如果培养提示甲氧西林敏感的金黄色葡萄球菌，并且病人没有 β-内酰胺类过敏，可以将万古霉素改为萘夫西林。成人：2g 静脉滴注，每 4 小时 1 次。儿童：25mg/kg 静脉滴注，每 6 小时 1 次。
4. 新生隐球菌、曲霉菌、念珠菌：脂质体两性霉素 B 3～4mg/kg，静脉滴注，每天 1 次，加氟胞嘧啶 25mg/kg，口服，每天 4 次。
5. AIDS 病人中，弓形虫是常见病原菌，通常采用磺胺嘧啶＋乙胺嘧啶＋亚叶酸钙的初步经验性治疗（见章节 20.4.3）。

6. 疑似或确诊星形诺卡菌者，详见章节 20.6.3。

抗生素的使用时间

抗生素静脉给药，持续 6~8 周（大多为 6 周）后即使 CT 显示仍有异常（新生血管仍存在）也应停药。注意：CT 改善可能滞后于临床改善。如果脓肿和包膜全部手术切除，给药时间可能会缩短。静脉药物治疗结束后可使用口服药物继续治疗。

糖皮质激素（类固醇）

可减轻水肿，降低脓肿纤维包裹的可能性，但可能降低抗生素进入脓腔的能力[24]。其免疫抑制作用也可产生不良影响。

★ 当临床和影像学证实占位效应明显且使病情恶化时，可使用糖皮质激素，但治疗周期应尽可能缩短。

影像学随访

如果治疗有效，影像学检查可有如下表现：

1. 环壁增强程度降低。
2. 水肿程度降低。
3. 占位效应减弱。
4. 病灶缩小：需要 1~4 周（平均 2.5 周）。仅用抗生素就能痊愈的病例中 95% 在 1 个月内缩小。

外科治疗

可选的治疗方式

见参考文献[27]。

1. 细针穿刺抽吸：为主要的外科治疗方法，尤其适合于多发的或深部的病灶（见下文）；也可用于薄壁或未成熟病变。
2. 外科切除：可缩短抗生素治疗时间并降低复发风险。建议用于需要清除异物（特别是骨质）的外伤性脑脓肿和抗生素相对不敏感的真菌性脑脓肿（见下文）。
3. 外引流：有争议，不常用。
4. 抗生素囊内注射：尽管可用于治疗难治性曲霉菌脓肿，但有效性尚待验证。

细针穿刺抽吸

多数需在立体定向辅助下进行，尤其对于深部脓肿[28]。必要时可在局部麻醉下进行（例如，对于不适合全身麻醉的手术病人）。可联合抗生素或生理盐水灌洗。70% 的病例需要反复穿刺抽吸。细针穿刺抽吸可治愈部分病例（联合抗生素治疗），但有些病例行穿刺抽吸后还需外科切除（尤其是多房性脓肿）。

规划穿刺路径应遵循下列原则：

1. 尽量缩短穿过脑组织的路径长度。

2. 避免穿透脑室或重要神经血管结构。
3. 避免穿过脑外的感染组织（如感染的颅骨、鼻窦、头皮伤口）。
4. 多发性脑脓肿的穿刺目标应为[10]：
   1) 诊断尚不明确者：应选择最大的病灶或导致最严重症状的病灶。
   2) 诊断明确者：
      • 直径大于 2.5cm 者。
      • 产生显著占位效应者。
      • 进行性增大者。

微生物培养

送检的抽吸内容物应行以下检查：

1. 染色：
   1) 革兰染色。
   2) 抗酸染色以检查结核杆菌。(AFB 染色，耐酸－乙醇混合物脱色，保留最初的染料碳品红并呈红色。分枝杆菌属和诺卡菌属是耐酸的，所有其他细菌都会脱色并染成蓝色，即反染亚甲基蓝的颜色)。
   3) 改良抗酸染色（检查诺卡菌属，见下文），寻找分枝抗酸杆菌。
   4) 特殊真菌染色（如六亚甲基四胺银染色、黏蛋白卡红染色等)。
2. 培养：
   1) 常规培养：需氧和厌氧培养。
   2) 真菌培养：不仅有助于诊断真菌感染，而且长培养时间有助于发现致病真菌的特点，可鉴别难养菌和惰性菌。
   3) 结核杆菌培养。
   4) 分子检测：PCR（分枝杆菌、EB 病毒、JC 病毒)。

外科切除

只可用于治疗慢性期的脑脓肿（脓肿晚期)。手术方法与切除包膜完整的肿瘤相同。脓肿成熟（如位于脑叶极部）且切除完整者，术后抗生素使用时间可减少至约 3 天。建议用于异物性脑脓肿和诺卡菌性脑脓肿（见下文）的治疗。必要时可用于治疗真菌性脑脓肿、多房性或者耐药性脑脓肿。

20.2.10 预后

在 CT 出现之前，脑脓肿死亡率可达 40%～60%。随着抗生素的进步、外科手术技术的进展、CT/MRI 加入使诊断水平的提高，死亡率已下降至约 10%。但脑脓肿的致残率仍很高，其中永久性的神经功能障碍和癫痫率高达 50%。当前脑脓肿的临床预后见表 20-3。神经功能障碍和脓肿破入脑室可导致预后不良，接受器官移植者发生真菌性脑脓肿时死亡率接近 100%。

表 20-3 脑脓肿治疗结果	
死亡率（CT 时代数据）[10, 29]	0%～10%
神经功能障碍	45%
迟发性的癫痫局灶或全身发作	27%
偏瘫	29%

20.3 硬膜下积脓

20.3.1 概述

在 1943 年之前也称为硬膜下脓肿[30]。硬膜下积脓（subdural empyema，SDE）是在硬膜下隙形成的化脓性感染灶，在大脑半球凸面及纵裂内扩散时无解剖学屏障阻挡[31]（偶有扩展至对侧半球或颅后窝的情况）。抗生素难以进入硬膜下空间。硬膜下积脓与脑实质内脓肿不同，后者在脓肿周围组织反应形成纤维蛋白和胶原膜。因此，SDE 往往发病更为突然。

SDE 可能伴发脑脓肿（见于 20%～25% 的 SDE 病例影像中），可导致脑梗死的皮质静脉血栓形成，或局灶性脑炎。

20.3.2 流行病学

硬膜下积脓较脑脓肿少见（脑脓肿与积脓之比约为 5∶1），尸检发现率为 32/ 万，男女比为 3∶1。

部位：70%～80% 发生于凸面，10%～20% 发生于镰旁。

20.3.3 病因

病因见表 20-4。

表 20-4 硬膜下积脓的成因

部位	占比（%）
鼻窦炎（尤其是额窦炎）[a]	67～75
耳炎（常为慢性中耳炎）[b]	14
术后（神经科或耳鼻喉科）	4
创伤	3
脑膜炎（儿童更常见[35]）	2
先天性心脏病	2
混合因素（包括肺脓肿）	4
不明因素	3

[a] 成人更常见
[b] 近期无耳炎导致硬膜下积脓的报道[33]

常由局灶感染进展而来（由败血症引起者较少见），感染可通过无瓣膜的板障静脉向颅内扩散，常合并有血栓性静脉炎[32]。

在抗生素出现以前，慢性中耳炎是硬膜下积脓的头号致病原因，但现在已被鼻窦炎（尤其是额窦炎）取代[33]，也可继发于乳突鼻窦炎。硬膜下积脓罕见，但同时也是颅骨牵引术的一种致死性并发症[33, 34]。也有文献报道称SDE可由硬膜下血肿感染（治疗或未治疗，儿童或成人）引起[33]。（未手术的硬膜下血肿病例发生细菌定植者非常罕见）。

可由外伤引起，包括颅骨复合性骨折和穿通伤。其他的病因包括骨髓炎、肺炎、糖尿病病人的其他器官感染（例如足部蜂窝织炎）。

20.3.4 病原微生物

病原微生物因感染源不同而异。由鼻窦炎引起的硬膜下积脓多为需氧和厌氧链球菌感染（表20-5）。创伤或神经外科术后，多为葡萄球菌和革兰阴性菌（金黄色葡萄球菌不是鼻窦炎相关硬膜下积脓的常见病原体）感染。培养阴性率为40%［某些是因为厌氧菌和（或）既往暴露于抗生素环境所致］。

表20-5 鼻窦炎引起的硬膜下积脓的致病菌

病原菌	百分比（%）
成人	
需氧链球菌	30～50
葡萄球菌	15～20
微需氧链球菌和厌氧链球菌	15～25
需氧革兰阴性杆菌	5～10
其他厌氧菌	5～10
儿童	
相同年龄组SDE与脑膜炎的病原微生物相似。所用抗生素亦相似	

20.3.5 临床表现

神经系统临床表现见表20-6。症状由占位效应、脑组织炎性反应和脑膜炎、脑静脉或静脉窦的血栓性静脉炎引起。当发生假性脑膜炎和单侧半球功能障碍时，应该怀疑硬膜下积脓。鼻窦区叩痛和压痛明显[31]。有时发生前额或眼球肿胀（导静脉血栓）。

通常会有迟发性的局灶性神经功能障碍和（或）癫痫发作。

表 20-6 硬膜下积脓的临床表现[a]

临床表现	百分比（%）
发热	95
头痛	86
假性脑膜炎（颈强直等）	83
偏瘫	80
精神症状	76
癫痫	44
鼻窦压痛、肿胀、炎症	42
恶心、呕吐	27
同侧性偏盲	18
语言障碍	17
视盘水肿	9

[a] 根据涵盖多篇文献的综述

20.3.6 评估

- 影像学：静脉注射对比剂有助于诊断。病灶表现为脑外的新月形、凸透镜状的占位，内膜强化（见图 20-1）。与硬膜下积液相同，会出现灰白质交界向内移位；常见脑室变形、基底池消失[36]。

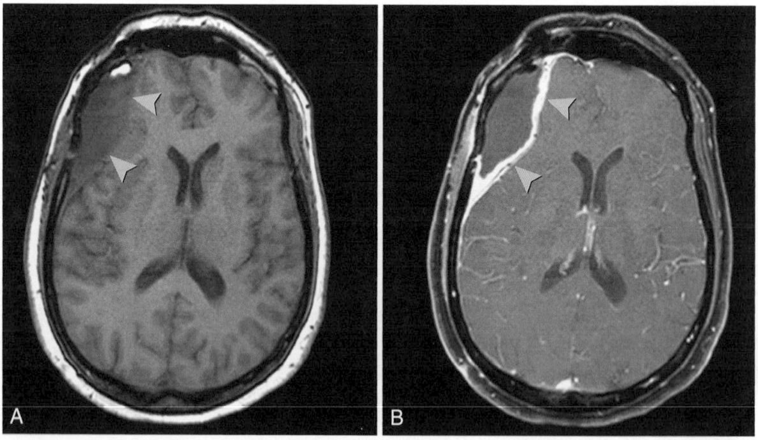

图 20-1 硬膜下积脓 MR 轴位 T_1WI
A. 平扫；B. 增强

  - CT：CT 平扫可能导致小病灶漏诊。病灶表现为低密度（但比脑脊液密度高）。
  - MRI：T_1WI 低信号，T_2WI 高信号。
- 腰椎穿刺：× 可能有害（发生脑疝）。只有继发于脑膜炎时，脑脊液才可能找到病原微生物。如非脑膜炎来源，则脑脊液常呈无菌性，表现为细胞增多（白细胞 150～600/mm^3，以中性粒细胞为主）、糖正常、开放压力增高[31]、蛋白常增高（75～150mg/dl）。

20.3.7 治疗

1. 外科引流：适用于绝大多数病例，通常急诊进行（也有保守治疗的报道[37]，但只有在下列情况时考虑：无明显神经功能缺失、无明显扩散和占位效应、早期对抗生素反应良好）。
2. 病程早期，脓液较稀，更应该行钻孔引流术；分隔形成后则需开颅。
3. 关于最合适的外科治疗仍有争议，早期研究表明开颅手术效果好，最近的研究发现两者无明显差别。
   1) 病情严重的局灶性脓肿病人可行钻孔引流（如有分隔，引流将不充分）。可能需反复引流，约 20% 的病例最终需开颅手术。
   2) 开颅手术：用以清除脓肿，尽可能辅以引流。由于脓肿分隔，因此常需要行大骨瓣开颅。因下层脓肿的缘故，硬膜常发白。打开硬膜后对硬膜下隙进行彻底冲洗。不要去除皮质的粘连物（可能导致脑梗死）。
4. 抗生素：与脑脓肿的治疗相似。
5. 抗癫痫药：常预防性用药，如出现癫痫发作则必须用药。

20.3.8 预后

见表 20-7。死亡率从使用抗生素之前的 100% 降至目前的约 10%。治疗后神经功能可改善，但是出院时仍有 55% 的病人出现神经功能障碍[33]。年龄≥60 岁、以反应迟钝或昏迷起病、以及外科或创伤相关的硬膜下积脓者预后不良[33]。

表 20-7 硬膜下积脓的预后

结局	百分比
持续存在癫痫	34%
遗留偏瘫	17%
死亡	10%～20%

单独钻孔引流比钻孔引流联合开颅手术效果更差，这可能与行钻孔引流者状况更差有关。脑静脉梗死可导致死亡。

20.4 HIV/ 艾滋病相关的神经系统受累

20.4.1 神经系统受累的类型

概述

获得性免疫缺陷综合征（AIDS）病人中 40%～60% 都将发展出神经系统症状，其中 1/3 以神经系统症状为主诉[38, 39]。仅 5% 的 AIDS 病人尸检时脑组织正常。AIDS 相关的中枢神经系统并发症见表 20-8。

AIDS 病人最常见的局灶中枢神经系统病变包括[41]：

1. 弓形虫病。
2. 原发性中枢神经系统淋巴瘤。
3. 进行性多病灶性白质脑病（PML）。
4. 隐球菌脓肿。
5. 结核病（脑结核瘤）。

HIV 感染的原发性反应

除导致免疫缺陷引起机会感染和肿瘤以外，人类免疫缺陷病毒（HIV）感染可使中枢神经系统受累包括：

1. AIDS 性脑病：为最常见的神经系统受累表现，在 AIDS 病中，中枢神经系统受累的病人占 66%。
2. AIDS 性痴呆，也叫 HIV 痴呆综合征。
3. 无菌性脑膜炎。
4. 脑神经病变：包括贝尔面瘫（偶见双侧）。
5. AIDS 相关性脊髓病：脊髓空洞（见章节 89.2)。
6. 周围神经病变。

AIDS 相关的中枢神经系统弓形虫病

可表现为：

1. 占位效应（弓形虫脓肿），是 AIDS 病人最常见的占位效应诱因（占 AIDS 病人脑占位病变的 70%～80%[42]）（见下文 CT/MRI 表现）。
2. 脑膜脑炎。
3. 脑病。

中枢神经系统弓形虫病发生于 HIV 感染的晚期，多见于 $CD4^+$ 细胞计数＜$200/mm^3$ 时。

HIV/AIDS 相关的进行性多灶性白质脑病（PML）

进行性多灶性白质脑病（PML）

表 20-8 AIDS 的中枢神经系统并发症（320 例病人[38]）

并发症	百分比（%）
病毒感染综合征	
亚急性脑炎[a]	17
非典型性无菌性脑膜炎	6.5
单纯疱疹病毒性脑炎	2.8
★ 进行性多灶性白质脑病（PML）	1.9[b]
病毒性脊髓炎	0.93
水痘 - 带状疱疹病毒脑炎	0.31
非病毒感染	
★ 弓形虫	>32
新型隐球菌	13
白念珠菌	1.9
球孢子菌	0.31
苍白密螺旋体	0.62
非典型性分枝杆菌	1.9
结核杆菌	0.31
烟曲霉菌	0.31
细菌（大肠埃希菌）	0.31
肿瘤	
★ 原发性中枢神经系统淋巴瘤	4.7
全身性淋巴瘤的中枢神经系统受累	3.8
卡波肉瘤（包括脑转移癌）	0.93
脑血管意外（脑卒中）	
脑梗死	1.6
脑内出血	1.2
其他	7.8

[a] 巨细胞病毒脑炎偶有发生

[b] 最新的 AIDS[40] PML 发生率估计为 4%

1. 由名为“JC 病毒”的多瘤病毒引起，属乳头（状瘤）多瘤空泡（形）病毒亚群，无包膜，具有闭合环状的双 DNA 链基因。病毒命名来源于发现第一例患该病病人的姓名首字母，不要与雅 - 克病（一种朊蛋白疾病）或 James town Canyon 病毒（也简称为 JC 病毒，是一种单链 RNA 病毒，偶可致人脑炎）相混淆。60%～80% 的成人都有 JC 病毒抗体[43]。

2. 通常在免疫系统抑制病人中产生症状，包括：
   1) AIDS：目前导致 PML 发病的最常见疾病。
   2) 在发现 AIDS 前，慢性淋巴细胞性白血病和淋巴瘤与 PML 相关性最高。
   3) 接受器官移植者：使用免疫抑制剂[44]。
   4) 长期类固醇激素治疗者。
   5) PML 也可继发于其他恶性肿瘤、自身免疫性疾病（如系统性红斑狼疮）。
3. 病理表现：局灶性髓磷脂丧失（脱髓鞘，因此影响白质），轴索保留，但被增大的星形细胞和有嗜酸性核内包涵体的奇异少突胶质细胞所包围。电镜能检出此病毒。有时可见于脑干和小脑。
4. 临床表现：神志改变，失明，失语，进行性脑神经、运动或感觉功能受损，甚至昏迷。癫痫少见。
5. 影像学表现：见下文。
6. 临床病程：通常快速，由进展到死亡仅需数月时间。偶有病例存活时间较长，尚无法解释[45]。尚无有效治疗方法。目前抗逆转录病毒治疗被寄予厚望[46]。
7. 确诊需要行脑组织活检（敏感度 40%～96%），但少有病例行该检查。JC 病毒可从脑组织和尿液中分离提纯。有报道称可利用聚合酶链式反应在脑脊液中检测 JC 病毒 DNA。该方法对 PML 诊断具有特异性，但敏感性较低。

AIDS 相关的原发性中枢神经系统淋巴瘤（PCNSL）

在 AIDS 病人中的发病率约为 10%[47]，常与 EB 病毒感染有关（见章节 42.1.5）。

神经梅毒

1. AIDS 病人最快可在感染梅毒螺旋体 4 个月内进展为神经梅毒[48]（在免疫系统正常者需要 15～20 年）。
2. 即使对早期梅毒给予充分的苄星青霉素治疗，仍有可能发展成神经梅毒[48，49]。
3. 疾控中心建议[50]对症状性或无症状性神经梅毒采取以下治疗：
   - 青霉素 G，300 万～400 万单位，静脉注射，4 小时 1 次（共 2400 万单位 /d），持续 10～14 天；或
   - 青霉素 G 240 万单位，肌内注射，每天 1 次，辅以丙磺舒 500mg，每天 3 次，同时使用 10～14 天。
   - 替代方案：对 β-内酰胺类抗生素过敏的病人，采用头孢曲松 2g，静脉注射，每天 1 次，使用 10～14 天。
   - 对严重的 β-内酰胺类过敏者：使用青霉素脱敏疗法。

20.4.2 AIDS 的神经影像学表现

概述

对 AIDS 病人出现中枢神经系统症状者，推荐使用钆剂增强的 MRI 进行影像学诊断（相对 CT 假阴性率较低[41]）。

弓形虫病、PCNSL、PML 的神经影像比较见表 20-9。

弓形虫脑脓肿的 CT/MRI

见表 20-9。

表 20-9 AIDS 病人的神经影像比较

特征	弓形虫病	PCNSL	PML
多发性	病灶常在 5 个以上	多发但病灶少于 5 个	可能多发
增强	环形增强	均匀增强	无增强
部位	基底节和灰白交界	室管膜下	常局限于白质
占位效应	轻至中度	轻度	轻微或无
其他	病灶周围水肿带	越过胼胝体	PWI 高信号、T_1WI 低信号

1. 最常见的表现：边界清楚的脓肿在 CT 上呈大的低密度病灶，有轻至中度水肿，对比剂静脉注射后，68% 的病例出现边界清楚的环形增强（未出现环形强化者多表现为低密度影，占位效应不明显，邻近病灶部位轻微增强）[51]。
2. 大多位于基底节，也常见于皮质下。
3. 病灶多发（一般大于 5 个[52]）且累及双侧。
4. 常伴有轻至中度占位效应[41]（基底节病灶可能压迫第三脑室、中脑导水管引起梗阻性脑积水）。
5. 大多数弓形虫病的病人有脑萎缩的迹象。

PML 的 CT / MRI 所见

见表 20-9。注意：AIDS 病人的 PML 影像表现与非 AIDS 病人不同。

1. CT：弥散的低密度区域；MRI：T_2WI 高信号。
2. 一般仅白质受累（不累及灰质），而在 AIDS 病人中已有累及灰质的报道。
3. 与大多数弓形虫病灶不同，PML 病灶无论 CT 还是 MRI 均无增强；
4. 无占位效应。
5. 无脑水肿。
6. 36% 的 CT 和 13% 的 MRI 表现为单发病灶。
7. 边界不如弓形虫病者清晰[51]。

PCNSL 的 CT / MRI 所见

见表 20-9。注意：AIDS 病人的 PCNSL 影像表现与非 AIDS 病人不同。

1. CT 表现为伴有轻度占位效应和水肿的多发病灶，增强扫描可见环形强化。或在磁共振 T_2WI 表现为病灶中心高信号，而周围低信号（不同于非 AIDS 者的均匀强化[53]）。
2. 相比于免疫正常者，AIDS 病人更倾向于出现多发病灶[54]。

20.4.3 脑内病灶的处理

对于存在可疑病灶的 AIDS 病人，常需行脑组织活检来确诊。CT 上的低密度病灶常使临床决策进退两难。而在美国，这类病灶及治疗如下：

- 弓形虫病：用乙胺嘧啶和磺胺嘧啶 + 亚叶酸钙治疗（见下文）。
- PML：没有有效的治疗方法（抗逆转录病毒治疗可能有帮助[46]）。
- 中枢神经系统淋巴瘤：常用放射治疗，参见中枢神经系统淋巴瘤（见章节 42.1）。
- 注意：隐球菌感染比 PML 和淋巴瘤更常见，但常表现为隐球菌性脑膜炎，并无环形增强的病灶（见章节 22.4.2）。

建议

PML 一般可通过影像检查可以鉴别。但单纯通过影像检查进行弓形虫与淋巴瘤及其他疾病的鉴别并不可靠（弓形虫病病人可伴发其他疾病）。因此建议：

1. 对所有 AIDS 病人进行弓形虫抗体（IgG）基线滴度测试以获得极限（注意：人群中 50% 可能感染过弓形虫并在 6 岁时成滴度试验阳性，成年时阳性率可达 80%～90%）。
2. 出现多发病灶并累及基底节时，弓形虫滴度试验阳性提示弓形虫感染可能性大。
3. 原发性中枢神经系统淋巴瘤（PCNSL）：单发病变者淋巴瘤的可能性更大。如果强烈怀疑 PCNSL，则需要：
   1) 考虑做腰椎穿刺（占位效应为禁忌证）：
      - 取大量脑脊液行细胞学检查：10ml 脑脊液可确诊 10%～25% 的 PCNSL 病例。
      - 利用聚合酶链反应（PCR）对脑脊液中的 EB 病毒或 JC 病毒的 DNA 进行扩增（需分别使用与 AIDS 相关的 PCNSL 和 PML 的试剂）[55]。
   2) 有中心建议尽早活检以明确 PCNSL 诊断，以免在评估抗生素疗效的 3 周中延误利妥昔单抗（RTX）治疗[41]。也有一些中心提倡进行经验性放疗（针对疑似淋巴瘤）替代活检。
4. 对于疑似弓形虫病的病人 [弓形虫血清学阳性（测试可能包括：染

色试验（DT）、间接荧光抗体试验（IFA）、酶免疫分析、凝集试验和亲和力试验）和典型的弓形虫病影像学表现）]（注：在免疫功能低下的病人中，血清学试验可能不可靠）[56, 57]：

1) 初始治疗：磺胺嘧啶 1000mg（体重＜60kg）或 1500mg（体重≥60kg），每天 4 次 + 乙胺嘧啶，首次剂量 200mg，然后 50mg/d（体重＜60kg）或 75mg/d（体重≥60kg）+ 亚叶酸钙 10～25mg/d，以预防乙胺嘧啶引起的血液毒性。
2) 对于不能服用磺胺嘧啶的病人（包括出现磺胺过敏的病人），则将磺胺嘧啶改成克林霉素口服，或者静脉注射 600mg，每 6 小时一次。
3) 备选方案：
   - 阿托喹酮 1500mg，口服，每天 2 次 + 乙胺嘧啶，首次剂量 200mg，然后 50mg/d（体重 <60kg），或 75mg/d（体重≥60kg）+ 亚叶酸 10～25mg/d。
   - 阿托喹酮 1500mg，口服，每天 2 次 + 磺胺嘧啶 1000mg（体重＜60kg），或 1500mg（体重≥60kg），每天 4 次。
4) 用药后 2～3 周之内应该有临床和影像变化[58]。
5) 如果治疗 3 周疗效不显著（有人提出 7～10 天[59]），考虑活检。
6) 如果治疗效果好，则 6～12 周后磺胺嘧啶剂量减半，然后终身维持：磺胺嘧啶 1000mg，每天 2 次（体重＜60kg），或 1500mg，每天 4 次（体重≥60kg）+ 乙胺嘧啶 25～50mg/d + 亚叶酸 10～25mg/d。
7) 针对无症状病人，如果接受抗逆转录病毒治疗（ART），并且对 HIV 病毒负荷量抑制较好，至少连续 6 个月 $CD4^+$ 细胞计数＞200/mm^3，可以考虑终止维持抗感染治疗。

5. 下列情况下需活检：
1) 弓形虫抗体滴度试验阴性的病人（注意：可能因细胞失能使滴度试验呈阴性）。
2) 非典型病灶，考虑弓形虫感染，可取得活检（如病灶未增强，未累及基低节或脑室附近区域）。
3) 存在神经系统外的感染或恶性肿瘤，可能累及中枢神经系统；
4) 病灶可能是淋巴瘤或弓形虫病 [如单发病变，见上文)]。
5) 病灶与弓形虫病特征无明确差异，但在推荐的时间内行抗弓形虫治疗（见上文）效果不佳者。
6) 活检对非增强病灶的意义并不明确，因为诊断并不影响治疗（多数 PML，或活检为非诊断性操作）；活检仅对预后有一定预测作用[59]。

7) 注意：相比于免疫正常的病人，AIDS 病人进行开颅活检操作的风险更高。立体定向活检更为合适，有效率达 96%，致残率（主要风险为出血，发生率约为 8%）和死亡率相对较低[60, 61]。

6. 立体定向活检的指南：

1) 如为多发病灶，优先选择非功能区且易接近的病灶，或对治疗反应较差的病灶。
2) 取材应位于未增强病灶的中心，或环形增强病灶的增强部位。
3) 建议对活检标本作如下研究：组织学、弓形虫免疫过氧化物酶染色、结核杆菌和真菌染色；结核杆菌、真菌和脓培养。

20.4.4 预后

中枢神经系统弓形虫病病人的中位生存期为 446 天。其中位生存期与 PML 相似，但长于 AIDS 相关的 PCNSL[52]。

相同治疗下，AIDS 相关中枢神经系统淋巴瘤病人的生存期短于单纯中枢系统淋巴瘤病人（3 月 vs. 13.5 月）。未治疗者中位生存期小于 1 个月。AIDS 病人中枢神经系统淋巴瘤多发生于疾病晚期，病人常死于其他无关疾病（如卡氏肺孢子菌肺炎）[59]。

20.5 莱姆病的神经系统表现

20.5.1 概述

莱姆病（Lyme disease，LD）是一种由包柔螺旋体（Borrelia spirochetes）（在北美为 Borrelia burgdorferi）引起的多系统受累的复杂疾病，经由肩突硬蜱或太平洋硬蜱（除外美国狗蜱）传染给人类。该病于 1975 年在美国的康涅狄格州莱姆地区被首次发现，是目前美国最常见的虫媒传播性疾病[62]。

20.5.2 临床表现

分为三个临床阶段，各阶段可有重叠，也可单独出现。

▶ 第一阶段（早期局灶阶段，呈游走性红斑和流感样表现）

感染的全身性体征通常在感染后几天至几周内出现，表现与流感样疾病相似。其症状包括发热、寒战、萎靡、易疲倦、嗜睡、背痛、头痛、关节痛、肌痛。可出现局部或全身淋巴结改变。

莱姆病的特点为慢性游走性红斑（erythema chronicum migrans，ECM）（经典名称为“牛眼样皮疹”），蜱虫叮咬 3～30 天内出现在 60%～75% 的病人中。ECM 常起自大腿、腹股沟或腋窝，皮损呈扩张性黄斑样皮疹，边缘鲜红，中央透明和硬结，通常在 3～4 周内消退且无疤痕遗留。

除了 ECM 外，其他皮损还包括：面颊疹（13%）、弥漫性红斑和荨麻疹。蜱虫叮咬 30 天内，可在无细胞的脑脊液中发现螺旋体。

▶ 第二阶段（播散早期）

未经治疗的病人在感染后数周到数月会出现更严重的器官受累的体征。可发生心脏和神经系统受累。临床表现包括：

1. 心脏：8% 的病人出现心脏传导障碍（常为一过性或轻度的房 - 室传导阻滞）和心肌心包炎。
2. 眼：包括全眼球炎，缺血性视神经萎缩，极少病例出现间质性角膜炎。
3. 神经系统：第二阶段的病人中 10%～15% 出现神经系统表现，包括：
   1) 莱姆病神经系统的三联征，包括[63]。
      - 脑神经炎（尤其类贝尔面瘫表现：在莱姆病流行区，该病是贝尔面瘫最常见的诱因）。
      - 脑膜炎。
      - 神经根病变。
   2) 其他神经系统损害包括：脑炎、脊髓炎、周围神经炎。

神经系统表现常具有迁移性，60% 的病人可同时存在多个神经系统损害表现。在欧洲，Bannwarth 综合征（慢性淋巴细胞性脑膜炎、周围神经病、神经根病）最为常见，主要累及周围神经系统[64]。神经系统症状常可逐渐缓解。

▶ 第三阶段（疾病晚期）

可出现关节炎和慢性神经系统综合征。关节痛常见于疾病第一阶段，但真性关节炎常在感染数月甚至数年后才会出现，可见于约 60% 的病人[65]。出现关节炎后将影响膝关节（89%）、髋关节（9%）、肩关节（9%）、踝关节（7%）和（或）肘关节（2%）的功能[66]。神经系统受累包括[67]：

1. 脑病（慢性病程，临床表现可较轻微）。
2. 脑脊髓炎（慢性病程，临床表现可较轻微）。
3. 周围神经病变（慢性病程，临床表现可较轻微）。
4. 共济失调。
5. 痴呆。
6. 睡眠障碍。
7. 神经 - 精神疾病和易疲劳综合征。

20.5.3 诊断

诊断标准

无特殊的试验能提示活动性感染。从感染者体内难以分离培养螺旋体。如果有明确的疫区旅游史、蜱虫叮咬史和慢性游走性红斑，则诊断相对容易。

表 20-10 为疾控中心制定的莱姆病诊断标准。

表 20-10 莱姆病的 CDC 诊断标准 [68]

区域	标准
疫区	慢性游走性红斑 IFA[a] 抗体滴度≥1：256 且≥1 个器官系统受累 [b]
非疫区	慢性游走性红斑伴抗体滴度≥1：256 慢性游走性红斑伴≥2 个器官系统受累 [b] IFA[a] 抗体滴度≥1：256 且≥1 个器官系统受累 [b]

[a] IFA：免疫荧光抗体
[b] 肌肉、骨骼、神经系统或心脏

血清学

包柔螺旋体抗体通常在感染后 7～10 天出现，但通常需要 2～3 周才能在未经治疗的病人中稳定地检测到（抗生素能抑制免疫反应）[69]。如果临床高度怀疑莱姆病，在第一次血清检测阴性后应在 4～6 周内复查（血清检测由阴转阳则支持伯氏疏螺旋体的诊断）。若有其他疏螺旋体属和密螺旋体属微生物感染，则可出现假阳性（如梅毒螺旋体），梅毒血清（VDRL）试验可以用于鉴别。

酶联免疫吸附试验（ELISA）可检测包柔疏螺旋体的 IgM 或 IgG，是常用的检验方法。感染后，血清 IgM 升高迅速，IgG 上升缓慢，在感染后 4～6 周内几乎所有病人的 IgG 均升高，尤其在关节炎病人中升高幅度最大 [62]。蛋白印迹法（Western blot）有助于鉴别假阳性的 ELISA 结果（比 ELISA 实验具有更高的特异性和敏感性，但各实验室结果可不一致）。利用聚合酶链式反应（PCR）对伯氏疏螺旋体 DNA 进行扩增具有更高的诊断敏感性，但其假阳性更显著，即使死亡螺旋体的 DNA 也可产生阳性结果。

脑脊液

神经系统受累者脑脊液中出现伯氏疏螺旋体 IgG 抗体 [70]。在晚期，脑脊液表现通常符合无菌性脑膜炎的特征，可出现寡克隆条带和 IgG/ 白蛋白比值升高 [71]。

20.5.4 治疗

见参考文献 [67，72，73]。

疾病早期应用抗生素更为有效。

20.6 诺卡菌属脑脓肿

20.6.1 概述

诺卡菌感染可通过多种方式使中枢神经系统受累。

诺卡菌病主要由星状诺卡菌（Nocardia asteroides）引起（其他种的诺卡菌，如巴西诺卡菌，较少致病）。星状诺卡菌是一种生长在泥土中的需氧放线菌（是细菌而不是真菌），常在呼吸道种植后造成局部或播散性感染。血行播散常导致皮肤和中枢神经系统受累。脑脓肿中 2% 由诺卡菌病引起，绝大多数致病菌为星状诺卡菌。

诺卡菌病主要发生在下列慢性消耗性病人中：

1. 肿瘤：白血病、淋巴瘤等。
2. 需长期应用类固醇皮质激素治疗者。
3. 库欣病（库欣病）。
4. 骨佩吉病（Paget's disease）。
5. 艾滋病。
6. 接受肾或心脏器官移植的病人。

高危病人中发生软组织和中枢神经系统脓肿者应怀疑诺卡菌病。诺卡菌病病人中中枢神经系统受累者占 1/3，累及形式包括：

1. 脑脓肿：常为多房性脑脓肿。
2. 脑膜炎。
3. 导致脑脊液分流病人发生脑室炎[74]。
4. 引起椎骨骨髓炎导致硬膜外脊髓压迫[75]。

20.6.2 诊断

如其他部位存在明确的诺卡菌感染证据，则诊断不需要脑组织活检[74]。艾滋病病人例外，可能存在多种致病菌混合感染或感染合并肿瘤（一般为淋巴瘤）的情况，应予以活检。

20.6.3 治疗

概述

外科治疗的适应证同其他脑脓肿（见章节 20.2）。

抗生素

见参考文献[76, 77]。

- 首选药物：甲氧苄啶-磺胺甲恶唑（TMP-SMZ），15mg/kg，静脉滴注，甲氧苄啶组每天分 2～4 次给药，加用亚胺培南 500mg 静脉滴注，每 6 小时一次 ± 阿米卡星 7.5mg/kg 静脉滴注，每 12 小时一次（如果中枢神经系统感染是多种感染源导致的）。

• 如果磺胺类过敏：用亚胺培南 500mg 静脉滴注，每 6 小时一次 ± 阿米卡星 7.5mg/kg 静脉滴注，每 12 小时一次。

所有的致病菌都应该做药敏试验。

治疗周期：由于存在复发和血行播散的风险，故累及中枢神经系统者推荐至少持续治疗 1 年，对于免疫功能低下的病人可能无限期治疗。

（李俊昇 译 王明泽 校）

参考文献

[1] Edberg M, Furebring M, Sjolin J, et al. Neuroin-tensive care of patients with severe community-acquired meningitis. Acta Anaesthesiol Scand. 2011; 55:732–739

[2] Tunkel AR, Hartman BJ, Kaplan SL, et al. Practice guidelines for the management of bacterial meningitis. Clin Infect Dis. 2004; 39:1267–1284

[3] Baltas I, Tsoulfa S, Sakellariou P, et al. Posttraumatic Meningitis: Bacteriology, Hydrocephalus, and Outcome. Neurosurgery. 1994; 35:422–427

[4] Eljamel MSM, Foy PM. Post-Traumatic CSF Fistulae, the Case for Surgical Repair. Br J Neurosurg. 1990; 4:479–483

[5] CDC. Pneumococcal vaccine timing for adults. 2015. https://www.cdc.gov/vaccines/vpd/pneumo/downloads/pneumo-vaccine-timing.pdf

[6] Lewin W. Cerebrospinal Fluid Rhinorrhea in Closed Head Injuries. Clin Neurosurg. 1966; 12:237–252

[7] Horwitz NH, Levy CS. Comment on Baltas I, et al.: Posttraumatic Meningitis: Bacteriology, Hydrocephalus, and Outcome. Neurosurgery. 1994; 35

[8] van de Beek D, Brouwer MC, Thwaites GE, et al. Advances in treatment of bacterial meningitis. Lancet. 2012; 380:1693–1702

[9] Calfee DP, Wispelwey B. Brain abscess. Semin Neurol. 2000; 20:353–360

[10] Mamelak AN, Mampalam TJ, Obana WG, et al. Improved Management of Multiple Brain Abscesses: A Combined Surgical and Medical Approach. Neurosurgery. 1995; 36:76–86

[11] Takeshita M, Kagawa M, Yato S, et al. Current treatment of brain abscess in patients with congenital cyanotic heart disease. Neurosurgery. 1997; 41: 1270–1279

[12] Kanter MC, Hart RG. Neurologic Complications of Infective Endocarditis. Neurology. 1991; 41: 1015–1020

[13] Garvey G. Current Concepts of Bacterial Infections of the Central Nervous System: Bacterial Meningitis and Bacterial Brain Abscess. J Neurosurg. 1983; 59: 735–744

[14] Nunez DA, Browning GG. Risks of Developing an Otogenic Intracranial Abscess. J Laryngol Otol. 1990; 104:468–472

[15] Hollin SA, Hayashi H, Gross SW. Intracranial Abscesses of Odontogenic Origin. Oral Surg. 1967; 23:277–293

[16] Williams FH, Nelms DK, McGaharan KM. Brain Abscess: A Rare Complication of Halo Usage. Arch Phys Med Rehabil. 1992; 73:490–492

[17] Grimstad IA, Hirschberg H, Rootwelt K. 99mTc-hexamethylpropyleneamine oxime leukocyte scintigraphy and C-reactive protein levels in the differential diagnosis of brain abscesses. J Neurosurg. 1992; 77: 732–736

[18] Fritz DP, Nelson PB, Roos KL. Brain Abscess. In: Central Nervous System Infectious Diseases and Therapy. New York: Marcel Dekker; 1997:481–498

[19] Desprechins B, Stadnik T, Koerts G, et al. Use of diffusion-weighted MR imaging in differential diagnosis between intracerebral necrotic tumors and cerebral abscesses. AJNR Am J Neuroradiol. 1999; 20:1252–1257

[20] Mueller-Mang C, Castillo M, Mang TG, et al. Fungal versus bacterial brain abscesses: is diffusionweighted MR imaging a useful tool in the differential diagnosis? Neuroradiology. 2007; 49:651–657

[21] Britt RH, Enzmann DR. Clinical Stages of Human Brain Abscesses on Serial CT Scans After Contrast Infusion. J Neurosurg. 1983; 59:972–989

[22] Heineman HS, Braude AI, Osterholm JL. Intracranial Suppurative Disease. JAMA. 1971; 218:1542–1547

[23] Black P, Graybill JR, Charache P. Penetration of Brain Abscess by Systemically Administered Antibiotics. J Neurosurg. 1973; 38:705–709

[24] Rosenblum ML, Hoff JT, Norman D, et al. Nonoperative Treatment of Brain Abscesses in Selected High-risk Patients. J Neurosurg. 1980; 52: 217–225

[25] Ruelle A, Zerbi D, Zuccarello M, et al. Brain Stem Abscess Treated Successfully by Medical Therapy. Neurosurgery. 1991; 28:742–746

[26] Zeidman SM, Geisler FH, Olivi A. Intraventricular Rupture of a Purulent Brain Abscess: Case Report. Neurosurgery. 1995; 36:189–193

[27] Stephanov S. Surgical Treatment of Brain Abscess. Neurosurgery. 1988; 22:724–730

[28] Hollander D, Villemure J-G, Leblanc R. Thalamic Abscess: A Stereotactically Treatable Lesion. Appl Neurophysiol. 1987; 50:168–171

[29] Rosenblum ML, Hoff JT, Norman D, et al. Decreased Mortality from Brain Abscesses Since Advent of CT. J Neurosurg. 1978; 49:658–668

[30] Stephanov S, Sidani AH. Intracranial subdural empyema and its management. A review of the literature with comment. Swiss Surg. 2002; 8:159–163

[31] Kubik CS, Adams RD. Subdural Empyema. Brain. 1943; 66:18–42

[32] Maniglia AJ, Goodwin WJ, Arnold JE, et al. Intracranial Abscess Secondary to Nasal, Sinus, and Orbital Infections in Adults and Children. Arch Otolaryngol Head Neck Surg. 1989; 115:1424–1429

[33] Dill SR, Cobbs CG, McDonald CK. Subdural Empyema: Analysis of 32 Cases and Review. Clin Inf Dis. 1995; 20:372–386

[34] Garfin SR, Botte MJ, Triggs KJ, et al. Subdural Abscess Associated with Halo-Pin Traction. J Bone Joint Surg. 1988; 70A:1338–1340

[35] Jacobson PL, Farmer TW. Subdural Empyema Complicating Meningitis in Infants: Improved Prognosis. Neurology. 1981; 31:190–193

[36] Weisberg L. Subdural Empyema: Clinical and Computed Tomographic Correlations. Arch Neurol. 1986; 43:497–500

[37] Mauser HW, Ravijst RAP, Elderson A, et al. Nonsurgical Treatment of Subdural Empyema: Case Report. J Neurosurg. 1985; 63:128–130

[38] Levy RM, Bredesen DE, Rosenblum ML. Neurological manifestations of the acquired immunodeficiency syndrome (AIDS): Experience at UCSF and review of the literature. J Neurosurg. 1985; 62: 475–495

[39] Simpson DM, Tagliati M. Neurologic Manifestations of HIV Infection. Ann Intern Med. 1994; 121: 769–785

[40] Berger JR, Kaszovitz B, Post JD, et al. Progressive Multifocal Leukoencephalopathy Associated with Human Immunodeficiency Virus Infection: A Review of the Literature with a Report of Sixteen Cases. Ann Intern Med. 1987; 107:78–87

[41] Ciricillo SF, Rosenblum ML. Use of CT and MR Imaging to Distinguish Intracranial Lesions and to Define the Need for Biopsy in AIDS Patients. J Neurosurg. 1990; 73:720–724

[42] Chaisson RE, Griffin DE. Progressive Multifocal

Leukoencephalopathy in AIDS. JAMA. 1990; 364:79–82
[43] Demeter LM, Mandell GL, Bennett JE. JC, BK, and other polyomaviruses; progressive multifocal leukoencephalopathy. In: Mandell, Douglas and Bennett Principles and Practice of Infectious Diseases. 4th ed. New York: Churchill Livingstone; 1995:1400–1406
[44] Krupp LB, Lipton RB, Swerdlow ML, et al. Progressive Multifocal Leukoencephalopathy: Clinical and Radiographic Features. Ann Neurol. 1985; 17:344–349
[45] Berger JR, Mucke L. Prolonged Survival and Partial Recovery in AIDS-Associated Progressive Multifocal Leukoencephalopathy. Neurology. 1988; 38:1060–1065
[46] Elliot B, Aromin I, Gold R, et al. 2.5 year remission of AIDS-associated progressive multifocal leukoencephalopathy with combined antiretroviral therapy. Lancet. 1997; 349
[47] Jean WC, Hall WA. Management of Cranial and Spinal Infections. Contemp Neurosurg. 1998; 20:1–10
[48] Johns DR, Tierney M, Felenstein D. Alterations in the Natural History of Neurosyphilis by Concurrent Infection with the Human Immunodeficiency Virus. N Engl J Med. 1987; 316:1569–1592
[49] Lukehart SA, Hook EW, Baker-Zander SA, et al. Invasion of the Central Nervous System by Treponema pallidum: Implications for Diagnosis and Treatment. Ann Int Med. 1988; 109:855–862
[50] Workowski KA, Bolan GA. Sexually transmitted diseases treatment guidelines, 2015. MMWR Recomm Rep. 2015; 64:1–137
[51] Jarvik JG, Hesselink JR, Kennedy C, et al. Acquired Immunodeficiency Syndrome: Magnetic Resonance Patterns of Brain Involvement with Pathologic Correlation. Arch Neurol. 1988; 45:731–736
[52] Sadler M, Brink NS, Gazzard BG. Management of Intracerebral Lesions in Patients with HIV: A Retrospective Study with Discussion of Diagnostic Problems. Q J Med. 1998; 91:205–217
[53] Schwaighofer BW, Hesselink JR, Press GA, et al. Primary Intracranial CNS Lymphoma: MR Manifestations. AJNR. 1989; 10:725–729
[54] So YT, Beckstead JH, Davis RL. Primary central nervous system lymphoma in acquired immune deficiency syndrome: A clinical and pathological study. Ann Neurol. 1986; 20:566–572
[55] Cinque P, Brytting M, Vago L, et al. Epstein-Barr Virus DNA in Cerebrospinal Fluid from Patients with AIDS-Related Primary Lymphoma of the Central Nervous System. Lancet. 1991; 342:398–401
[56] Montoya JG, Liesenfeld O. Toxoplasmosis. Lancet. 2004; 363:1965–1976
[57] CDC (Centers for Disease Control and Prevention). Parasites - Toxoplasmosis (Toxoplasma infection). Resources for health professionals. 2018. https://www.cdc.gov/parasites/toxoplasmosis/health_professionals/index.html
[58] Cohn JA, Meeking MC, Cohen W, et al. Evaluation of the policy of empiric treatment of suspected toxoplasma encephalitis in patients with the acquired immunodeficiency syndrome. Am J Med. 1989; 86: 521–527
[59] Chappell ET, Guthrie BL, Orenstein J. The Role of Stereotactic Biopsy in the Management of HIVRelated Focal Brain Lesions. Neurosurgery. 1992; 30:825–829
[60] Levy RM, Russell E, Yungbluth M, et al. The efficacy of image-guided stereotactic brain biopsy in neurologically symptomatic acquired immunodeficiency syndrome patients. Neurosurgery. 1992; 30:186–190
[61] Nicolato A, Gerosa M, Piovan E, et al. Computerized Tomography and Magnetic Resonance Guided Stereotactic Brain Biopsy in Nonimmunocompro-mised and AIDS Patients. Surg Neurol. 1997; 48:267–277
[62] Nocton JJ, Steere AC. Lyme Disease. Adv Int Med. 1995; 40:69–117
[63] Pachner AR, Steere AC. The Triad of Neurologic Manifestations of Lyme Disease: Meningitis, Cranial Neuritis, and Radiculoneuritis. Neurology. 1985; 35: 47–53
[64] Pachner AR, Duray P, Steere. Central Nervous System Manifestations of Lyme Disease. Arch Neurol. 1990; 46:790–795
[65] Steere AC, Schoen RT, Taylor E. The Clinical Evolution of Lyme Arthritis. Ann Intern Med. 1987; 107: 735–731
[66] Centers for Disease Control. Lyme Disease - Connecticut. MMWR. 1988; 37:1–3
[67] Sigal LH. Lyme Disease Overdiagnosis: Cause and Cure. Hosp Pract. 1996; 31:13–15
[68] Weinstein A, Bujak DI. Lyme Disease: A Review of its Clinical Features. NY State J Med. 1989; 89:566–571
[69] Magnarelli LA. Current Status of Laboratory Diagnosis for Lyme Disease. Am JMed. 1995; 98 (S4A): 10–2S
[70] Wilkse B, Scheirz G, Preac-Mursic V, et al. Intra-thecal Production of Specific Antibodies Against Borrelia burgdorferi in Patients with Lymphocytic Meningora-diculitis (Bannwarth's Syndrome). J Infect Dis. 1986; 153:304–314
[71] Henriksson A, Link H, Cruz M, et al. Immunoglobulin Abnormalities in Cerebrospinal Fluid and Blood Over the Course of Lymphocytic Meningora-diculitis (Bannwarth's Syndrome). Ann Neurol. 1986; 20:337–345
[72] Treatment of Lyme Disease. Med Letter. 1988; 30: 65–66
[73] Steere AC. Lyme Disease. N Engl J Med. 1989; 321: 586–596
[74] Byrne E, Brophy BP, Pettett LV. Nocardia Cerebral Abscess: New Concepts in Diagnosis, Management, and Prognosis. J Neurol Neurosurg Psychiatry. 1979; 42:1038–1045
[75] Awad I, Bay JW, Petersen JM. Nocardial Osteomye-litis of the Spine with Epidural Spinal Cord Compression - A Case Report. Neurosurgery. 1984; 15:254–256
[76] Sorrell TC, Iredell JR, Mandell GL, et al. Principles and Practice of Infectious Diseases. 6th ed. Philadelphia: Elsevier; 2005
[77] Lerner PI. Nocardiosis. Clin Infect Dis. 1996; 22: 891–903; quiz 904-905

21 颅骨、脊柱和术后感染

21.1 分流感染

21.1.1 流行病学

合理的分流术后感染发生率[1] < 5%～7%（许多研究报道发生率高达20%[2]，可能研究对象差异所致）。

据报道，每台分流术后发生早期感染的风险为 3%～20%（一般约 7%）。

超过 50% 的葡萄球菌感染发生在术后 2 周内，70% 发生在术后 2 个月内，病原菌多来自病人皮肤[1]。据估计，约有 3% 的病人在术中植入分流管时脑脊液即已感染（因此建议在分流期间做脑脊液培养）。

21.1.2 儿童分流术后感染的发病率

儿童分流术后感染者的死亡率和癫痫风险明显高于未感染者。在分流术后出现脑室炎的脊髓脊膜膨出患儿，其智商要低于未感染患儿[3]。死亡率为 10%～15%。

21.1.3 分流术后感染的危险因素

可归咎于许多因素，其中较公认的包括：

1. 年龄较小[2]：脊髓脊膜膨出患儿出生满 2 周后手术可以明显降低感染发生率。
2. 手术时间长。
3. 开放性神经管缺损。

21.1.4 致病菌

早期感染

大多为：

1. 表皮葡萄球菌（凝固酶阴性的葡萄球菌）：占感染的 60%～75%（最常见）。
2. 金黄色葡萄球菌。
3. 革兰阴性杆菌（GNB）：6%～20%（可能来自肠穿孔）。

在新生儿中大多为大肠埃希菌和溶血性链球菌。

晚期感染（术后 6 个月以上）

发生风险为 2.7%～31%/ 人（一般为 6%）。几乎全部为表皮葡萄球菌感染。3.5% 的分流术后病人发生颅内感染，占感染总数的 27%[4]。

迟发性分流术后感染可归因于：

1. 表皮葡萄球菌的惰性感染。
2. 败血症阶段发生血管内种植播散（可能非常罕见）。
3. 脑膜炎阶段发生的局部定植。

真菌感染

念珠菌感染

念珠菌是真菌性脑室分流感染的罪魁祸首，多见于1岁以内的儿童。发病率为1%~7%[5]。在一项关于神经外科术后脑膜炎的研究中，念珠菌位于致病菌的第4位[6]。念珠菌感染可能与颅内压监测和脑脊液引流时预防性使用抗生素有关。在脑室-腹腔分流术后病人中，先前患有细菌性脑膜炎者有更高比例发生腹腔感染或分流泵局部感染[7]。脑脊液通常表现为白细胞和蛋白升高，糖正常。

治疗建议如下：

1. 彻底去除被污染分流管（可能比清除细菌感染灶更重要）。
2. 换用新的脑室外引流（如果病人需要分流）。
3. 进行抗真菌治疗。
4. 至少治疗5~7天，临床起效后更换新的分流管。
5. 继续抗真菌治疗6~8周。

21.1.5 临床表现

症状和体征

非特异性症状：发热、恶心、呕吐、嗜睡、厌食、易激惹；有时类似于急腹症。也可表现为分流功能异常；有分流功能异常者中29%培养可呈阳性。

可出现沿分流管走行的红斑和局部压痛。

脑室-腹腔分流管远端感染可引起类急腹症表现。

新生儿可表现为窒息、贫血、肝脾肿大、颈项强直[8]。表皮葡萄球菌感染一般没有痛感(可有烧灼感)；革兰阴性杆菌感染多产生更严重的症状；腹部症状更常见；主要的临床症状为间歇性低热。分流管走行区域偶见红斑，可有压痛。

分流性肾炎[9]：可发生于脑室-心房分流术后合并慢性轻度感染时，使免疫复合物沉积在肾小球，临床以血尿、蛋白尿为特征。

血液检查

白细胞计数：1/4的分流术后感染病人低于10×10^9/L，1/3的病人高于20×10^9/L。

红细胞沉降率（ESR）：分流术后感染的病人很少正常。

血培养：阳性率低于1/3。

21

脑脊液：白细胞计数一般不超过 $100/mm^3$（$100\times10^6/L$），约 50% 呈革兰染色阳性（表皮葡萄球菌的结果更低），蛋白常增高，葡萄糖较低或正常。用于诊断社区获得性脑膜炎的快速抗原试验无益于明确分流术后感染的致病菌。40% 的脑脊液培养呈阴性（脑脊液白细胞计数 $>20\times10^9/L$ 者，培养阳性率增高）。

分流感染的诊断

1. 问诊和查体时发现明确的上述病史和体征者，应注意下列内容：
   1）询问病史，明确是否存在其他部位感染：
      - 与其他疑似病毒症候群者的接触史，包括患病亲属。
      - 胃肠道源性感染（如急性胃肠炎），常合并腹泻。
      - 中耳炎（应该检查鼓膜）。
      - 扁桃体炎 / 咽炎。
      - 阑尾炎（腹腔感染可阻塞脑室 - 腹腔分流管的流出道）。
      - 上呼吸道感染。
      - 泌尿道感染。
      - 肺炎。
   2）行体格检查以排除假性脑（脊）膜炎（颈项强直、畏光等）。
2. 血液检查：
   1）血清白细胞计数和分类。
   2）急性期反应试验：ESR 和 C 反应蛋白（CRP）。
   3）血培养。
3. 分流管穿刺检查：怀疑感染时应行此检查。整理固定头发（不必剃头）并仔细备皮，以免造成感染。革兰阴性杆菌所需治疗不同于葡萄球菌，且发生率更高。因此需要识别革兰阴性杆菌感染的病人。革兰阴性杆菌感染者脑脊液涂片的革兰染色阳性率超过 90%，而仅有少数革兰阳性菌感染者的革兰染色呈阳性结果。革兰阴性杆菌感染者脑脊液蛋白含量高、糖分少，并且分类计数结果中性粒细胞占多数（来自未发表的数据[1]）。
4. 影像学：
   1）CT：通常不能辅助诊断感染。出现室管膜增强者可诊断为室管膜炎，CT 可显示分流管功能异常。
   2）腹部超声或腹部 CT：腹部假性囊肿提示发生感染。
5. 腰椎穿刺：一般不推荐。× 对分流管失效的梗阻性脑积水（HCP）病人可造成危害。脑室炎的感染通常局限于脑室，腰椎穿刺难以发现致病菌。即使是在交通性脑积水中也难以找到致病菌。如腰椎穿刺结果为阳性，则可省略分流管穿刺。

21.1.6 治疗

单纯抗生素治疗（不取出分流管）

尽管有在不取出分流管的情况下治愈分流感染的报道[10, 11]，但其成功率仍低于取出分流管的做法[12]。不取出分流管的做法耗费更长的治疗时间（某些长达45天），且存在感染的脑脊液进入腹腔（腹腔吸收脑脊液的能力降低）导致的腹部症状、体征（包括压痛到全腹膜炎[10]），或血管系统分流性肾炎（见章节21.1.5）、败血症等情况的风险。病人通常至少在某些部位需要部分性地调整分流管。因此，单纯使用抗生素而不取出分流管的治疗方法只推荐用于疾病终末期治疗（手术麻醉条件差）或裂隙脑室难以穿刺的情况。

分流装置移除

多数情况下，分流装置通常在抗生素治疗初期即改为外引流（如将分流管的脑室端改道并连接闭式引流装置）或者全部移除。如全部移除，则必须对需要引流的病人进行脑室外引流、间断穿刺引流管放液（较少开展）或行腰椎穿刺引流（合并交通性颅内压增高者）。脑室外引流有利于监测脑脊液情况、调整颅内压和反复采样脑脊液以明确感染控制效果（进行白细胞计数和采样培养）。此外，还可通过脑室外引流向感染腔内注射抗生素。在症状性颅内感染和脑脊液培养阳性的病人中[13]，所有去除的分流装置均应送检培养，仅约8%是无菌的。

体表的致病菌培养较困难，可能需要几天才能生长。

如果有腹部假性囊肿，则需在切除之前行腹腔穿刺引流将囊液引出。

抗生素

经验用药

见参考文献[14]。

1. 万古霉素（成人）15mg/kg静脉注射，每8～12小时一次，最低浓度至少保持在15～20mg/kg以控制MRSA＋头孢吡肟2g静脉注射，每8小时一次或者美罗培南2g，每8小时一次，以覆盖革兰阴性菌。治疗方案必须依据培养及药敏试验结果。
2. 可在静脉给药的基础上，额外进行脑室内抗生素（不含防腐剂的剂型和种类）注射，注射后关闭脑室外引流1小时。

特异性致病菌的治疗

若分流装置培养阳性但无临床症状，或脑脊液培养呈阴性，则可能由分流装置污染所致，无需特殊处理[13]。

1. 金黄色葡萄球菌和表皮葡萄球菌
   1) 如果对甲氧西林敏感：萘夫西林或苯唑西林 ± 鞘内注射万古霉素。

2) 如果对甲氧西林耐药：继续静脉注射万古霉素 + 口服利福平 ± 鞘内注射万古霉素。

2. 肠球菌：静脉滴注氨苄西林 ± 鞘内注射庆大霉素。
3. 其他链球菌：选用抗链球菌药物或上面治疗肠球菌的用药方案。
4. 需氧革兰阴性杆菌：按其药敏试验结果，静脉滴注 β-内酰胺类或鞘内使用氨基糖苷类。
5. 黏质沙雷氏菌：脑室腹腔分流感染的罕见致病菌[15]，但致残率高，因此需要强力抗生素（静脉滴注头孢曲松 + 鞘内注射氨基糖苷类）以及手术治疗。
6. 棒状杆菌属或丙酸杆菌属（类白喉菌）：
   1) 如果对青霉素敏感：按上面的肠球菌治疗方案。
   2) 如果对青霉素耐药：静脉滴注 + 鞘内注射万古霉素。
7. 念珠菌属：治疗方案见章节 20.1.6。需全身抗真菌治疗并移除分流装置。棘球菌素（抑制真菌葡聚糖合成抗真菌药物）不易通过血-脑屏障，故应避免使用。

后续治疗

脑脊液呈无菌状态 3 天后，可将脑室外引流转换为体内分流（如果未行脑室外引流，仍然建议换用新的分流管），并继续应用抗生素 10～14 天。

脑室腹腔分流合并腹膜炎病人的管理

导致腹膜炎的原因如下：

1. 腹腔脏器穿孔（可由分流管腹腔端导致[16]，更多见于老式的 Raimondi 导丝加强型分流管）。
2. 自发性细菌性腹膜炎（spontaneous bacterioal peritonitis, SBP）：无明确的腹腔内感染源。通常见于明确诊断为肝硬化性腹水的病人[17]。
3. 分流装置感染者通过分流管种植播散：绝大多数致病菌为革兰阳性的表皮微生物[18]。

脑室腹腔分流病人腹膜炎治疗的注意事项：

1. 感染上行累及中枢神经系统：不常见，尤其是在急性期内恰当使用抗生素治疗时，且分流装置大多设有单向阀。脑脊液培养结果多为革兰阴性肠道混合菌群[18]。
2. 分流管远端污染：难以彻底消除感染（未导致腹膜炎的阑尾炎不会造成分流感染[18]）。
3. 分流管远端堵塞造成的分流功能异常：通常由导管末端包裹所致，多为大网膜的炎症反应。

腹膜炎治疗的建议（可行措施）：

1. 立即治疗腹膜炎，多由普外科进行（例如对于阑尾穿孔，行阑尾切除术并应用相应的抗生素治疗）。不强制处理分流管。

2. 也有报道称用杆菌肽溶液清洗分流管腹腔端，而后使用浸有杆菌肽的海绵包裹导管头端，直至关腹。
3. 如为弥散型腹膜炎，或已明确分流管被污染，建议在病人腹膜炎病情平稳（不发热，生命体征平稳，白细胞正常）的情况下将分流管腹腔端外置。
   1) 分流管外置时，注意不要向上将已污染分流管从无菌部位拉出。可以沿用原腹部切口，找到分流管进入腹腔的穿入点，沿分流管切开腹膜组织。在皮切口处截断分流管。将游离的腹腔端分流管撤出腹腔。留存的上游分流管末端接外引流系统。
   2) 每天取脑脊液行微生物培养。
   3) 如果连续 3 次培养呈阴性，可植入新的腹腔端分流管。
   4) 如果连续培养出致病菌，则存在分流管已污染的可能性，应当更换全部分流装置。
   5) 部分学者建议更换分流装置时将脑脊液引流至别处[19，20]，但并非强制[18]。

21.2 脑室外引流（EVD）相关性感染

21.2.1 概述

要 点

- 常见致病菌：表皮葡萄球菌、金黄色葡萄球菌为主，其次是革兰阴性杆菌和痤疮丙酸杆菌。
- 诊断：脑脊液糖含量降低（脑脊液糖 / 血糖＜0.2），细胞计数升高，脑脊液培养阳性伴淋巴细胞计数＞1000/dl 提示存在 EVD 相关性感染。
- 利用淋巴细胞计数、糖和蛋白等指标诊断脑脊液引流相关脑室炎有一定局限性，因为脑出血和外科手术等非感染情况也可引起指标异常。
- 治疗：若病人耐受，可移除外引流。经验性抗感染治疗：静脉注射万古霉素（革兰阳性）＋静脉注射头孢他啶或头孢吡肟（革兰阴性）。发现耐药菌或静脉抗生素疗效欠佳时，可以考虑鞘内注射或脑室内给药。
- 预防：使用抗生素涂层导管和导引子可以降低感染率。

21.2.2 定义

怀疑脑室外引流（亦称脑室造口术）感染的病人建议进行分类（使用 Lozier 定义的改良系统）[21]：

- 细胞指数，见公式 21-1[22，23]

$$细胞指数=\frac{白细胞（脑脊液）/红细胞（脑脊液）}{白细胞（外周血）/红细胞（外周血）} \quad （公式 21-1）$$

- 污染：单次脑脊液培养呈阳性和（或）革兰染色阳性，伴脑脊液细胞计数和葡萄糖正常，而无相关症状体征。
- 脑室造口术中定植：多次脑脊液培养和（或）革兰染色阳性，脑脊液细胞计数和葡萄糖正常，而无相关症状体征。
- 疑似的脑室造口术相关感染：细胞指数进行性升高或脑脊液与血清葡萄糖比值进行性降低，或脑脊液白细胞计数极高（>1000/ml）或脑脊液与血清葡萄糖比值极低（<0.2），存在感染相关症状和体征，但脑脊液培养和革兰染色阴性。
- 较大可能性的脑室造口术相关感染：脑脊液白细胞计数或脑脊液与血清葡萄糖比值异常，但未达到极端值（脑脊液白细胞计数>1000/ml 或脑脊液与血清葡萄糖比值极低<0.2），感染相关症状体征稳定（无进展恶化），但脑脊液培养和革兰染色呈阳性。
- 可确诊脑膜炎：细胞指数进行性升高或脑脊液与血清葡萄糖比值进行性降低，或脑脊液白细胞计数极高（>1000/ml）或脑脊液与血清葡萄糖比值极低（<0.2），有相应的症状体征，脑脊液培养和革兰染色呈阳性。

21.2.3 流行病学

▸ EVD 感染的发病率约为 9.5%[24]。

▸ 危险因素[21]：EVD 感染相关因素包括：
- 外引流的持续时间[21, 25, 26]。
- 引流部位脑脊液漏。
- 血性脑脊液（脑室出血和蛛网膜下隙出血）[27]。
- 通过引流管行脑室内注药及冲洗[25, 26]。

21.2.4 微生物学

- 与引起社区获得性急性脑膜炎的微生物不同，引起神经外科手术相关脑膜炎的微生物生长缓慢，甚至有时候需要厌氧环境。
- 常见的引起感染的微生物有：
  - 通常定植在皮肤，尤其是头皮（凝固酶阴性葡萄球菌、金黄色葡萄球菌和痤疮丙酸杆菌）。
  - 医疗环境中存在的一些微生物：金黄色葡萄球菌、甲氧西林敏感和耐药的革兰阴性菌，如大肠埃希菌、假单胞菌等，其中有些可有多重耐药性。

- 感染性生物体能够在管路表面形成多糖层（生物膜），增强耐药性。

21.2.5 临床表现

临床症状体征可能包括以下部分；然而，这些症状不具有特异性。尤其是在神经重症监护病房中，这些症状与颅内出血或脑积水相似[28]。

- 意识水平的变化。
- 发热：发热的原因可能包括颅内出血、中枢性高热、血栓、药物热，非中枢神经系统感染如血液感染、医院获得性肺炎、尿路感染等。
- 脑膜炎体征：颈项强直，Brudzinski 征或 Kernig 征阳性。

21.2.6 诊断

▶ 血液检查指标：可作为诊断参考，但不能作为独立诊断依据。

- 一项前瞻性研究显示，外周血白细胞计数 $>15\times10^9$/L 提示感染，白细胞计数 $<11\times10^9$/L 提示未感染[29]。
- 血清炎性标志物：有关 ESR 和 CRP 诊断作用的报道有限。单独凭借降钙素对感染诊断无提示作用[30]。

▶ 脑脊液检查指标：关于使用脑脊液参数诊断开颅术后脑膜炎和脑室炎的研究有限。手术本身常会导致“化学性脑膜炎”或术后脑膜炎，尤其是颅后窝手术或脑室内出血者。脑脊液中的细胞数和葡萄糖水平与感染性脑膜炎非常相似，造成鉴别诊断困难。以下可作为诊断参考：

- 脑脊液糖降低：[脑脊液葡萄糖]/[血清葡萄糖] <0.2。
- 脑脊液细胞数增多：细胞计数 $>1000\times10^6$/L 或者细胞指数升高（见章节 21.2.2）。
- 脑脊液蛋白水平不能作为脑室分流管感染的早期预测指标[31]。

常规脑脊液采样：应在症状出现后采集脑脊液标本。没有证据表明在放置脑室外引流装置时采集脑脊液行培养或细胞计数能使病人获益（可因污染导致假阳性结果）[32]。

21.2.7 处置原则

- 由于血 - 脑屏障存在，抗菌药物很难在脑脊液中达到较高浓度。
- 一些医院获得性致病菌相对于社区获得性致病菌具有更高的最小抑菌浓度（minimal inhibitory concentration，MICs）。
- 致病菌可在管路表面形成生物膜来抵御抗生素的渗透。因此，在安全的前提下应移除引流管。
- 经验性用药：疑似脑室炎者应首先采集样本，而后立即开始经验性抗生素治疗。

21

- 无青霉素过敏者：
  - 万古霉素负荷量（15mg/kg 体重，浓度 15~25μg/ml）给药后，予以 60mg/(kg · d) 后续治疗，可一次性给药或分 2~3 次给药。
  - 联合头孢他啶 2g，静脉注射，每 8 小时一次，或联合头孢吡肟 2g，静脉注射，每 8 小时一次。
- 青霉素过敏者：
  - 万古霉素负荷量（15mg/kg 体重，浓度 15~25μg/ml）给药后，予以 60mg/(kg · d) 后续治疗，可一次性给药或分 2~3 次给药；
  - 联合美罗培南 2g，静脉注射，每 8 小时一次，或联合氨曲南 2g，静脉注射，每 6 小时一次。
- 根据培养和药敏结果，选择更具针对性的药物（表 21-1）。

表 21-1 可选用的抗菌药物（根据培养和药敏试验结果）

微生物	抗菌药物
MRSA 和 MRSE（最小抑菌浓度≤ 1μg/ml）	万古霉素负荷量（15mg/kg 体重）给药后，予以 60mg/(kg · d) 后续治疗，可一次性给药或分 2~3 次给药；若引流管保留，可加用利福平 300mg，静脉注射，每 12 小时一次
MRSA 和 MRSE（最小抑菌浓度 >1μg/ml）或者病人对万古霉素过敏	利奈唑胺，600mg，静脉注射或口服，每 12 小时一次
MSSA 和 MSSE	奈夫西林，2g，静脉注射，每 4 小时一次
痤疮丙酸杆菌	青霉素 G，200 万 U，静脉注射，每 4 小时一次
假单胞菌	头孢他啶，2g，静脉注射，每 8 小时一次；或头孢吡肟，2g，静脉注射，每 8 小时一次；或美罗培南，2g，每 8 小时一次
大肠埃希菌或其他肠杆菌	头孢他啶，2g，静脉注射，每 12 小时一次；或美罗培南，2g，静脉注射，每 8 小时一次
肠杆菌属或枸橼酸杆菌属	头孢吡肟，2g，静脉注射，每 8 小时一次；或美罗培南，2g，静脉注射，8 小时一次

- 个体化制定治疗方案和周期，但应遵守一定原则：即金黄色葡萄球菌和表皮样葡萄球菌应治疗 2 周；革兰染色阴性菌应治疗 3 周[33]。
- 全身治疗无效或疑似耐药菌感染者，可行鞘内或脑室内用药。根据药敏结果选择抗生素。脑室内的抗生素用量：
  - 万古霉素：裂隙脑室可用 5mg，正常大小脑室可用 10mg，脑室扩大者 15~20mg。

- 氨基糖苷类：用药剂量可根据脑室大小来调整，但通常根据脑室外引流量来调整。引流量＞100ml/d 者每天给药一次。引流量 50～100mg/d，每 2 天一次。引流量＜50ml/d，每 3 天一次。
  - 庆大霉素：4～8mg。
  - 妥布霉素：5～20mg。
  - 阿米卡星：5～30mg。
- 黏菌素甲磺酸钠（CMS）：10mg CMS，即 125 000IU 或者 3.75mg CBA（黏菌素基本单位）。
- 达托霉素：2～5mg。

- 鞘内给药后，关闭引流管 15～60 分钟，使抗菌药物在脑脊液中达到浓度平衡后再打开引流[34]。
- 专家意见：如果需要再次置管，则应在脑脊液培养结果转阴至少 7～10 天后再行操作。

21.2.8 预防

- 至钻孔处，皮下隧道应至少潜行 5cm[35]。
- 抗生素涂层导管（例如：利福平＋米诺环素）可显著降低脑室外引流相关的感染风险[36-40]。
- 术后第 5 天更换引流管不能降低感染风险[41-43]。因此，治疗期间可使用同一根引流管[44]。
- 延长预防性抗生素治疗的时间并不能降低 EVD 植入时的感染风险，并且可能筛选出耐药菌。但仍可在术前预防性地使用一次抗生素。

21.3 伤口感染

21.3.1 椎板切除术伤口感染

概述

发生率为 0.9%～5%[45]，可以是表浅感染、严重的裂伤感染，以及深部感染（如椎间盘炎 / 骨髓炎 ± 硬膜外脓肿）。危险因素包括高龄、长期用类固醇类药物、肥胖，也可能包括糖尿病。术中轻度低体温症（手术室中很常见）也会增加切口感染的风险（在结肠直肠切除术中已证实[46]）。多数由金黄色葡萄球菌引起。

表浅伤口感染

治疗

1. 培养伤口或（和）任何脓性分泌物。
2. 开始经验性抗感染治疗，使用万古霉素加头孢吡肟或美罗培南。
3. 根据培养或药敏试验结果调整用药。

4. 伤口清创，清除坏死或无血运的组织，清除暴露的缝合材料（异物）；浅表伤口感染可以在治疗室或办公室内处理，深部感染必须在手术室内处理。
5. 浅表组织缺损可二期愈合，采用下列任一可行方案：
   1) 用 1/4 英寸碘伏（Iodophor®）纱布包扎伤口皮损。
   2) 每天至少换 2 次药（如住院病人，每 8 小时一次），每次换药时去除并修剪 0.5～1 英寸的敷料。
      - 若为化脓性伤口，用一半浓度的必妥碘（Betadine®）湿敷伤口，外包干燥敷料。
      - 化脓好转后，改用生理盐水湿敷伤口，外包干燥敷料。
   3) 可在最初处理伤口时使用抗生素辅助治疗，并尽早改为口服用药。如果伤口局部处理得当，抗生素使用 10～14 天已足够。
6. 一些医师倾向于一期闭合伤口[47]，其关键在于伤口无张力。也有建议进行伤口冲洗，或在伤口内撒抗生素粉。减张缝合有助伤口愈合[48]。
7. 如缺损较大或者有骨和（或）硬膜暴露，需要用肌肉瓣修补（该操作常由整形外科医师完成）[45]。
8. 发生脑脊液漏者需在手术室探查，其硬脑膜应行水密缝合，以防发生脑（脊）膜炎。

术后椎间盘炎

流行病学

椎间盘切除后感染发生率为 0.2%～4%（预计的实际发生率可能为 0.2%）[49]，也可发生于腰椎穿刺、脊髓造影、颈椎板切除术、腰交感神经切除术、椎间盘造影、椎体融合术（使用或者未使用内固定器械）及其他手术后。很少发生于前路颈椎间盘切除后。危险因素包括高龄、肥胖、免疫抑制以及伴有未控制的全身感染。

病理生理学

对于部分术后椎间盘炎是否为感染引起还存在争议[50]，有研究提示部分所谓的“无血管性”或“化学性”或“无菌性”椎间盘炎由自身免疫过程引起。然而此类病例较感染性椎间盘炎少见。此类病人较少出现 ESR 及 CRP 的异常，椎间隙活检也未能培养出致病菌，或在显微镜检未见感染迹象（淋巴细胞或多形核白细胞浸润）[50]。

对于感染性椎间盘炎，目前已提出多种感染机制，包括术中直接种植，椎间盘组织无菌性坏死后继发感染等。

致病菌

见表 21-2。多数研究报道称金黄色葡萄球菌是最常见的致病菌，占培养阳性病例的 60%[48]，其次为其他葡萄球菌。也存在革兰阴性菌（包括大肠埃希菌）、草绿色链球菌、厌氧的链球菌、结核杆菌和真菌感染的报告。

肠道菌群引起的术后椎间盘炎可能是由于未发现前纵韧带断裂及伴发的肠穿孔所致。

在同一批的6例病人中，有2例血培养呈阳性（均为金黄色葡萄球菌）[51]。关于培养方法请参阅下文外科治疗部分。

表 21-2 培养结果（14 例，Craig 针刺活检）

致病菌	例 数
表皮葡萄球菌	4
金黄色葡萄球菌	3
无细菌生长	7

临床表现

1. 从手术至出现症状间隔 3 天至 8 个月（大多发生于术后 1～4 周，多在疼痛消失及手术恢复之后发现）。80% 的病人在术后 3 周出现。
2. 症状：
   1) 术区中 - 重度（多为重度）背部疼痛最为常见，在脊柱活动时加剧，常伴有椎旁肌痉挛。背痛程度常与临床表现不匹配。
   2) 发热（9 例体温高于 38℃；文献报道发热者仅占 30%~50%）、寒战。
   3) 疼痛向髋部、大腿、阴囊、腹股沟、腹部、会阴部等部位放射（真性坐骨神经痛少见）。
3. 体征：27 例病人均有椎旁肌痉挛和脊柱活动受限。13 例（48%）因疼痛而不能活动，9 例有病变段脊柱点状压痛，2 例可挤出脓液（文献报道 0%～8%）。没有发现新的神经功能障碍。仅 10%～12% 合并伤口感染[52]。
4. 实验室检查：
   1) 血沉：27 例病例中[51]，96% 的病例血沉 > 20mm/h（平均 60mm/h）；17 例 > 40mm/h；5 例 > 100mm/h；1 例因正在使用激素而小于 20mm/h。单纯椎间盘切除术后血沉升高，术后 2～5 天达峰，持续波动 3～6 周后转为正常[53]。术后 ESR 持续居高不下强烈提示椎间盘炎。注意：贫血病人的血沉结果不可靠，尚无参考值（可参考 C 反应蛋白）。
   2) C 反应蛋白（CRP）[53]：一种由肝细胞合成的急性期蛋白，因为其降解迅速，故可以较血沉更特异地提示术后感染。尽管各实验室之间的检测值可能各不相同，但正常血液中不应测出 CRP（低于 0.6mg/dl，即 6mg/L）。在单纯的椎间盘切除术后（即没有椎间盘炎），CRP 高峰在术后 2～3 天出现（显微腰椎间盘切除术后可达 4.6±2.1mg/L，传统腰椎间盘切除术后可达 9.2±

4.7mg/L，前路椎体融合术后可达 7.0±2.3mg/L，后路椎体融合术后可达 17.3±3.9mg/L)，并在术后 5~14 天恢复正常。

3) 白细胞计数（WBC）：27 例病人中仅 8 例高于 10×10^9/L（文献中发生率为 18%~30%）[51]。

影像学检查

在术后椎间盘炎（postoperative discitis，POD）病人中，平均在术后 3 个月（1~8 个月）出现X线片可见的改变。从首次影像学异常到脊柱自发融合的平均时间为 2 年。

MRI：如表 21-3 所示的钆剂增强扫描结果可强烈提示椎间盘炎（无症状病人也可以出现其中部分改变，但全部出现者较少）[54]。

MRI 检查也可除外其他原因的术后疼痛（如硬脊膜外脓肿、椎间盘突出复发、残余椎间盘突出等）。

表 21-3 椎间盘炎钆剂增强扫描

增强部位	病例数（15 例非椎间盘炎病人中）	病例数（7 例椎间盘炎病人中）
椎体骨髓	1	7
椎间隙	3	5
椎间盘纤维环后部	13	7

处理

1. 实验室检查（除常规检查外）：血沉、C 反应蛋白、全血细胞计数、血培养。
2. 镇痛药+肌松剂［如地西泮（Valium®）10mg 口服，每天 3 次］。
3. 抗生素：
   1) 抗生素静脉注射 1~6 周，后转口服 1~6 个月。
   2) 大多首先使用抗葡萄球菌抗生素（初始经验性治疗：万古霉素 ± 口服利福平）和头孢吡肟或美罗培南。取得药敏和培养结果后调整用药。
   3) 治疗周期取决于感染深度和植入物：
      - 浅表感染治疗 1~2 周。
      - 深部感染治疗 4~8 周，对于复杂病例可以延长至 12 周。
      - 如果未移除植入物，可考虑长期口服抗生素。
4. 制动（以下方法任选其一，直至疼痛明显缓解）：
   1) 脊柱支架固定。
   2) 严格卧床。
   3) 在脊髓固定支架允许的范围内活动。

5. 有学者建议早期应用皮质激素以缓解疼痛。
6. 培养：如果影像学检查提示疑似感染，常在 CT 引导下经皮穿刺，行活检培养。
   1) 部位：
      • 如果有证据表明椎间隙受累，可行椎间盘抽吸术。
      • 如果有椎旁肿块，则行肿块穿刺。
   2) 送检培养：
      • 染色：①革兰染色；②真菌染色；③抗酸染色。
      • 培养：①常规培养：需氧及厌氧培养；②真菌培养：不仅有助于发现真菌，而且这种培养所需时间较长，因此有可能发现一些难以培养或生长缓慢的致病微生物；③结核分枝杆菌培养。
7. 在 27 例病例中有 3 例在内科治疗无效后，行前路椎间盘切除融合术[51]。

预后

有 9 例病人在术后 12～18 个月内形成骨桥；10 例病人在术后 18～24 个月内发生骨融合[51]。

所有病人疼痛消失（或明显减轻）。然而并非所有队列均达到上述治疗效果。部分报道称 60% 的病人在随访中报告疼痛消失，而大多数病人遗留轻度背痛，另有报道称 75% 的病人遗留有严重的慢性下背部痛[49]。67%～88% 从事病前的工作；12%～25% 领取残疾抚恤金；此数据与椎间盘手术的总体预后大致相同。

不同制动方式对临床预后无显著影响，但前两种制动方式能够更快地缓解背痛。

21.3.2　开颅术后伤口感染

也可参见“神经外科术后脑膜炎”（章节 20.1.2）。

C- 反应蛋白（CRP）

在简单的脑肿瘤开颅手术后，CRP 在术后第 2 天达到峰值 (32 ± 38) mg/L[55]。在术后第 3～5 天持续下降，并在第 5 天时达到平均值 (6.7 ± 11) mg/L。上述数值低于大多数术后感染者。

21.4　颅骨骨髓炎

21.4.1　概述

颅骨通常对骨髓炎有较强的抵抗力，血行感染少见。大多数感染由毗邻部位播散所致（通常来自感染的鼻旁窦，偶尔来自头皮脓肿）或由穿通伤（包括手术和胎儿头皮监测[56]）造成。长期感染可使相应区域水肿和肿胀明显（多见于前额，也可见于乳突附近），称之为“Pott 肿块”（以 Percival Pott 命名）。

21.4.2 致病菌

葡萄球菌是最常见的致病菌，以金黄色葡萄球菌为主，其次为表皮葡萄球菌。在新生儿中，大肠埃希菌也可成为致病菌。

21.4.3 影像学表现

影像学表现包括：骨质吸收，骨膜反应，对比度增强等。

21.4.4 治疗

单纯抗生素难以治愈。通常需要手术切除感染颅骨，用咬骨钳咬除感染的颅骨，直到声音从咬感染颅骨的哑声变为咬正常颅骨的噼啪声为止。骨瓣感染者通常需将感染的骨瓣取下并遗弃，同时咬除骨窗边缘直到出现正常颅骨。怀疑感染的颅骨应该送检行培养。

颅骨缺损可留待分期处理（择期行颅骨成形术），或者使用钛网修补。而后可缝合头皮。

清创术后至少使用抗生素 6~12 周[57]。在排除 MRSA 感染之前，应联合应用万古霉素＋头孢吡肟或者美罗培南。根据微生物培养及药敏试验结果来调整抗生素的使用。如果除外了 MRSA 感染，可将万古霉素替换为耐青霉素酶的合成类青霉素（如奈夫西林）。大多数治疗失败的病例是因其在外科术后应用抗生素少于 4 周。

如无感染残留迹象，可于术后 6 个月左右行颅骨成形术。

21.5 脊柱感染

脊柱感染可分为以下主要类型：

1. 脊椎骨髓炎（脊椎炎）：（见章节 21.5.2）。
   1) 化脓性。
   2) 非化脓性、肉芽肿性：
      - 结核性脊椎炎。
      - 布氏杆菌病。
      - 曲霉病。
      - 酵母菌病。
      - 球孢子菌病。
      - 热带念珠菌病。
2. 椎间盘炎（见章节 21.5.3）：通常与脊椎骨髓炎（脊椎椎间盘炎）

相关（见章节 21.5.2）。

1）自发性。

2）术后。

3. 硬脊膜外脓肿（见章节 21.5.1）。
4. 硬脊膜下脓肿。
5. 脊膜炎。
6. 脊髓脓肿。

MRI 经验表明，未经治疗的感染性椎间盘炎将并发硬脊膜外脓肿，且常伴有椎体骨髓炎[58]。因此，检查发现其中任一征象，都应进一步全面检查。

21.5.1 硬脊膜外脓肿

概述

要 点

- 背痛、发热、脊柱压痛者应考虑此诊断。
- 主要易感因素：糖尿病、静脉吸毒、慢性肾功能衰竭、酗酒。
- 可导致进展性脊髓病变，有时会急性加重，因此即便没有神经功能障碍也建议尽早手术。
- 常见发热、多汗或寒战，但白细胞计数和体温可正常。
- 约 15% 的病人有典型的皮肤疖肿。
- 治疗：存在争议。许多病人仅用抗生素即可获得临床改善，但某些仍会恶化。

流行病学

发病率：住院病人年发病率为 0.2～1.2/ 万人[59]，有增加趋势[60]。发病平均年龄为 57.5±16.6 岁[61]。

胸段脊髓是好发部位（约占 50%），其次为腰段（占 35%），再次为颈段（占 15%）[61]。82% 的脓肿位于脊髓后，18% 的脓肿位于脊髓前[59]。硬脊膜外脓肿最多可累及 13 个节段[62]。

硬脊膜外脓肿（spinal epidural abscess，SEA）通常合并椎体骨髓炎（在一项 40 名病人的病例研究中，在所有脊髓前 SEA 和约 85% 的脊髓周围 SEA 伴有椎体骨髓炎，而在脊髓后 SEA 病例则未见合并）和椎间盘炎。

伴发疾病

40 例病人中 65% 都出现了与免疫力下降有关的慢性疾病[63]。包括糖尿病（32%）、静脉吸毒（18%）、慢性肾功能衰竭（12%）、酗酒（10%）；1～2 名病人患有癌症、复发尿路感染、波特病和 HIV 活动感染。长期应用类固醇激素、近期脊柱手术史或脊柱外伤（如枪击伤）也是危险因素[62]。皮肤感染（如疖肿）。

临床特点

硬脊膜外脓肿常引起脊柱局部疼痛难忍伴肌紧张。神经根症状常见于远端脊髓受损表现之后，多是先出现肠道 / 膀胱功能障碍、腹胀、肌力下降，逐渐进展至截瘫和四肢瘫。从背痛至出现神经根症状的平均时间为 3 天；从神经根痛至肌力下降平均时间为 4.5 天；从肌力下降至出现截瘫的时间为 24 小时。

常见症状有发热、多汗或寒战，但并不总出现[62]。

15% 的病人可有皮肤疖肿。

病人可能患有脑病。程度从轻微到严重不等，可能会延误诊断。可出现假性脑膜炎伴 Kerning 征阳性。

术后 SEA 者除局部疼痛外可仅出现很少的症状和体征（无白细胞增多及发热等表现）[64]。

脊髓功能障碍的病理生理学

脊髓受损症状并非全部由机械性压迫（包括椎体塌陷）引起[65]。现有血管机制的假说描述了不同组成的动静脉病理变化过程[59]（一组尸检结果表明，动脉几乎不受累，但的确存在硬脊膜外静脉压迫、血栓形成、血栓性静脉炎以及脊髓的静脉梗死和水肿[66]）。脊髓本身也可偶尔发生感染，可由炎症通过硬脊膜扩散引起。

鉴别诊断

所有背痛、发热及脊柱压痛的病人都应考虑硬脊膜外脓肿[67]，特别是对于糖尿病人、静脉吸毒者或者免疫抑制者。也可参见脊髓病的鉴别诊断（见章节 89.2）。

鉴别诊断包括：

1. 脊膜炎。
2. 急性横贯性脊髓炎（瘫痪通常进展快，影像学检查正常）。
3. 椎间盘突出症。
4. 脊髓肿瘤。
5. 术后硬脊膜外脓肿可与假性脊膜膨出表现类似[64]。

感染源

1. 血源性感染最常见（占 26%～50%），直接播散到硬脊膜外腔隙或播散到脊椎骨再扩展到硬脊膜外腔隙。已报道的病灶来源有：
   1) 皮肤感染（最常见）：15% 的病人有皮肤疖肿。
   2) 胃肠外注射，特别是静脉药物滥用[68]。
   3) 细菌性心内膜炎。
   4) 尿路感染。
   5) 呼吸道感染（包括中耳炎、鼻窦炎、肺炎）。
   6) 咽部或牙周脓肿。

2. 直接扩散：
   1) 压疮溃疡。
   2) 腰大肌脓肿。
   3) 穿通性外伤，包括：腹部外伤、颈部外伤、枪击伤。
   4) 咽部感染。
   5) 纵隔炎。
   6) 肾盂肾炎伴肾周脓肿。
   7) 皮毛窦。
3. 脊柱术后（8 例术后病人 3 例有围手术期感染，如牙周感染、尿路感染、动静脉瘘[63]）：
   1) 开放手术：特别是腰椎间盘切除术（发病率约为 0.67%[64]）。
   2) 闭合手术：如硬脊膜外置管麻醉[69−71]、腰椎穿刺[72]等。
4. 近期有背部外伤史者常见（多达 30%）。
5. 某些研究中，多达 50% 的病人无法确定感染源[73]。

致病菌

术中行微生物培养是确定致病菌最有效的方法。然而培养也可能呈阴性（特别是已使用抗生素者），但这些病人的血培养可能呈阳性。29%～50% 的病人无法确定致病菌。

1. 金黄色葡萄球菌：是最常见的致病菌（＞50%），这可能是由于金黄色葡萄球菌有倾向于形成脓肿、无处不在及其具有感染正常人和免疫缺陷人群的能力等特点（这些特点可以解释为什么很多硬脊膜外脓肿都是由皮肤病灶发展而来）。
2. 需氧和厌氧链球菌：第二常见。
3. 大肠埃希菌。
4. 铜绿假单胞菌。
5. 肺炎双球菌。
6. 黏质沙雷菌。
7. 肠杆菌。
8. 慢性感染：
   1) 结核杆菌最常见。在美国虽有所减少，但仍占硬脊膜外脓肿的 25%[74]。结核杆菌常与脊椎骨髓炎有关（波特病）（见章节 21.5.2）。
   2) 真菌：隐球菌病、曲霉病、布氏杆菌病。
   3) 寄生虫：包虫病。
9. 多种致病菌约为 10%。
10. 厌氧菌约为 8%。

实验室检查

全血细胞计数：急性期白细胞增多（平均为 16.7×10^9/L）；慢性期白

细胞多为正常（平均为 9.8×10^9/L）[59]。

血沉大多增高[75]，常大于 30mm/h[63]，可检测到 C 反应蛋白。

腰椎穿刺：对可疑病例谨慎施行腰椎穿刺，部位要远离可疑病变部位（C1～C2 穿刺时可先行脊髓造影）。接近硬膜外腔探查脓肿时进针应持续抽吸（以免将感染带入蛛网膜下隙）。抽到脓液后即停止进针，脓液送培养，并终止操作。脑脊液蛋白及白细胞常增高，糖正常（提示硬膜周围感染）。19 例中有 5 例脑脊液培养出与脓肿相同的致病菌。

血培养：某些病例中可帮助确定致病菌。

Anergy battery 检查：评估免疫功能（如流行性腮腺炎和念珠菌病）。

影像学检查

X 线片

除非邻近椎体有骨髓炎（多见于硬膜前部感染），否则 X 线片大多正常。应从 X 线片上寻找骨溶解、骨质疏松、椎体上下缘弧形变等改变（可在感染后 4～6 周出现）。

MRI

为首选的影像学检查，鉴别诊断作用（特别是横贯性脊髓炎或脊髓梗死）优于脊髓造影和 CT，而且不需行腰椎穿刺。

典型表现：T_1WI 硬脊膜外等或低信号占位，骨髓炎表现为骨质中有低信号；T_2WI 硬脊膜外高信号占位病变，能被强化（3 种强化类型：①均一强化；②散在低强化或无吸收的非均一强化；③周围薄层强化[76]），但是由于急性期脓液仅含少量肉芽组织，故只有最低限度的强化。脊椎骨髓炎时骨质内高信号，相关的椎间盘炎表现为椎间盘高信号，髓核内缝隙消失。MRI 平扫可能会漏诊某些硬脊膜外脓肿[77]。钆喷酸葡胺（二甲基葡胺三胺五乙酸钆）强化可略提高灵敏度[78]。

脊髓 CT 造影

能显示硬脊膜外受压（如完全梗阻时呈“画笔样”改变）。完全梗阻时，则需行 C1～C2 穿刺造影以明确病变上界（除非脊髓造影后 CT 显示病灶以上染色）。注意事项同腰椎穿刺。

CT 扫描

椎管内气体在平扫 CT 上可以显示[79]。脊髓造影的 CT 扫描对气体更加敏感。

治疗

概述

存在争议。对于多数病例，首选早期手术清除病灶联合抗生素治疗。治疗方式的争议在于：当前有研究报道了仅凭抗生素治疗[80-82]± 制动[58]治愈硬脊膜外脓肿的方案，但一些起初神经功能完整的病人尽管接受了恰当的抗生素治疗，仍出现病情的迅速进展和不可逆加重[61, 63]。86% 病情恶化的病人在治疗初始仅接受单纯抗生素治疗[62]。因此建议非手术治疗仅用于下列病人（参考[80]及修订[62]）：

1. 有手术禁忌证者。
2. 广泛累及椎管者。
3. 完全瘫痪超过 3 天者。

在许多情况下，手术时遇到的不是真正的脓肿，而是不易或不能有效清除的炎症组织，这使得治疗方案更具争议性。

手术治疗

目的是明确诊断、确定致病菌、引流脓液、清除肉芽组织，必要时行骨性制动。多数硬脊膜外脓肿位于硬膜囊后方，需要行广泛椎板切除以抵达病灶。对于椎管后方不伴脊椎骨髓炎的硬脊膜外脓肿，单纯椎板切除并应用适当抗生素治疗并不会引起脊柱不稳定[73]。在术中应使用抗生素进行彻底地冲洗。通常进行一期缝合。只有肉芽组织而没有脓液时，术后不必放置引流。对复发感染者，需行二次手术和术后负压引流[83]。

脊椎骨髓炎病人，在单纯椎板切除术后有可能出现脊柱不稳定[84]，特别是椎体骨质破坏明显者。因此，对于伴有骨髓炎的椎管前方硬脊膜外脓肿（尤其是波特病）应尽可能采用后外侧入路（体弱的病人避免经胸或经腹入路），清除失活骨质后常需融合术，自体骨（肋骨或腓骨）移植可用于波特病，移植骨感染机会很小。对于化脓性骨髓炎，不必禁用金属装置（钛比不锈钢更能抵抗细菌滋生，原因有几个，包括细菌在钛表面形成多糖-蛋白质复合物），但是植骨有导致持续感染的风险。在这种情况下，一些外科医师使用含有抗生素的硫酸钙骨孔填充珠（例如，Stimulan® 抗生素珠）。

特定抗生素

如果致病菌及感染源不明确，首先应考虑金黄色葡萄球菌，经验性抗生素治疗包括：

- 头孢曲松或头孢吡肟（考虑为假单胞菌）。
- 联合甲硝唑。
- 联合万古霉素：
  - 直至能够排除耐甲氧西林金黄色葡萄球菌（MRSA）感染。
  - 一旦排除 MRSA 感染，改用合成青霉素（如萘夫西林或苯唑西林）。
- ± 口服利福平。

根据培养结果或感染来源调整抗生素（如静脉吸毒者有更高的革兰阴性杆菌感染率）。

治疗周期

硬脊膜外脓肿的治疗应至少持续 6 周。对于复杂感染或行内固定术、有植入物的病人，需要延长治疗周期。抗生素治疗期间建议至少制动 6 周。

预后

致死率为4%~31%[85](上限值多见于老年病人以及术前瘫痪的病人[63])。尽管有报道称瘫痪后36小时内手术有部分恢复的可能性[67, 86]，但严重的神经功能缺失极少能恢复，即使瘫痪后6~12小时内手术亦是如此。尾段脊髓瘫痪超过几小时就极少能够恢复（但波特病例外，有50%能恢复）。死亡常与原发感染灶或截瘫并发症有关（如肺栓塞）。

21.5.2 脊椎骨髓炎

概述

要 点

- 临床表现和危险因素与脊髓硬膜外脓肿相似（见章节21.5.1）。
- 可由神经外科医师或介入放射科医师行经皮穿刺活检，行培养和药敏试验，确诊或除外肿瘤。
- 治疗：大多数可通过长期抗生素等非手术方式进行治疗。
- 手术治疗适用于脊柱不稳定者，偶尔适用于抗生素严重耐药者。

鉴别诊断详见脊柱破坏性病变（章节87.8）。通常与椎间盘炎有关，后者通常被称为脊椎椎间盘炎。脊椎骨髓炎与硬脊膜外脓肿（见章节21.5.1）有相似特征。椎体塌陷和脊柱后凸畸形可伴发坏死骨质和椎间盘碎片向后方移位，导致脊髓或马尾神经受压。

可能出现的并发症：

1. 硬脊膜外脓肿。
2. 硬脊膜下脓肿。
3. 脊膜炎。
4. 脊柱不稳定。
5. 进行性神经功能障碍。
6. 咽部脓肿：仅见于颈椎受累。
7. 纵隔炎：仅见于胸椎受累。

流行病学

全身骨髓炎中脊椎骨髓炎(vertebral osteomyelitis, VO)占2%~4%[87]。人群发病率为1∶250 000，且有上升趋势。男女比为2∶1。发病率随年龄增长而上升，大多数病人年龄大于50岁。腰椎为最常受累部位，其次为胸椎、颈椎和骶骨[88]。胸椎骨髓炎可进展为脓胸。

危险因素

1. 静脉吸毒[89]。
2. 糖尿病：是少见细菌感染甚至真菌感染的易感者。

3. 血液透析：存在诊断困难，因为在未感染时即可出现骨髓炎的影像学改变。详见脊柱破坏性病变（章节 87.8）。
4. 免疫抑制：
   1) AIDS。
   2) 长期应用类固醇皮质激素。
   3) 酗酒。
5. 感染性心内膜炎。
6. 脊柱手术、有创性检查或治疗操作后。
7. 可发生于无明确危险因素的老年人[90]。

临床表现

体征/症状：局部疼痛（90%）、发热（52%，高热寒战少见）、体重下降、椎旁肌痉挛、神经根痛（50%~93%）或脊髓病变。有时可产生全身症状[白细胞和（或）ESR 正常]，约 17% 的病人存在神经系统症状。在老年病人、颈椎骨髓炎（相对于胸椎和腰椎）、合并糖尿病或类风湿关节炎的病人以及金黄色葡萄球菌性脊椎骨髓炎病人中，更容易出现瘫痪[84]。早期神经症状少见，可导致延误诊断[91]。因为主要发生前部压迫，故感觉障碍较运动障碍和长束征少见。

发病机制

感染源

自发性脊椎骨髓炎的感染源：泌尿系感染（最常见）、呼吸道、软组织（皮肤脓肿、静脉吸毒等）、牙周菌群以及脊柱钝挫伤。37% 的病人无明显原发灶[92]。

可能的播散途径

主要有三种：动脉性播散、静脉性播散和直接扩散。

1. 血行播散：成人血行播散性椎间盘炎通常最先累及骨质，一旦软骨下间隙被感染，即可向邻近椎间盘以及下一节段的椎体扩散[93]。
   1) 动脉性播散。
   2) 经过硬脊膜外静脉丛（Batson 静脉丛[94]）播散。
2. 直接扩散（手术、腰椎穿刺、外伤或局部感染后）。

致病菌

1. 与硬脊膜外脓肿一样，金黄色葡萄球菌为最常见致病菌（超过 50%）。
2. 其次是大肠埃希菌。
3. 与某些原发感染灶有关的致病菌[95]：
   1) 静脉吸毒：常见的为铜绿假单胞菌和金黄色葡萄球菌。
   2) 尿路感染：常见的为大肠埃希菌和变形杆菌。
   3) 呼吸道感染：肺炎链球菌。

4）酗酒：肺炎克雷伯菌。

5）心内膜炎：

- 急性心内膜炎：金黄色葡萄球菌。
- 亚急性心内膜炎：链球菌。

4. 结核性脊椎骨髓炎：结核分枝杆菌（见下文）。
5. 少见病原菌还有：诺卡菌（见章节 20.6）。
6. 在非免疫抑制病人（多为高龄或长期使用类固醇激素的病人）中，鸟分枝杆菌复合体（鸟分枝杆菌和胞内分枝杆菌）（MAC）可以产生肺炎，也可产生与结核病类似的脊椎骨髓炎[96]，后者多为 HIV 感染病人中播散疾病的一种。
7. 多重感染少见（化脓性感染＜2.5%）。

结核性脊椎骨髓炎：也叫结核性脊柱炎或波特病，多见于第三世界国家。症状常持续数月，累及多个节段。最常见受累节段为下胸段和上腰段。多累及椎体，少累及椎体后骨质。常见腰肌脓肿（腰大肌附着于 T12～L5 的椎体和椎间盘）。受累椎体可发生硬化。确诊要靠培养出抗酸杆菌或活检组织的革兰染色（可经皮穿刺）。

10%～47% 的病人存在神经功能缺失[97]，可能是由于脊髓和神经根的炎症所致。感染本身很少进入椎管[98]，但硬膜外肉芽组织增生或纤维化、脊柱后凸畸形可致脊髓受压[97]。

清创及融合术的作用存在争议，内科治疗或外科治疗都可取得良好效果。外科治疗更适用于有脊髓受压或脓肿、窦道形成[99]。

诊断检查

实验室检查

白细胞计数：约 35% 升高（很少超过 12×10^9/L），提示预后较差。

ESR：几乎都升高。通常大于 40mm/h，平均 85mm/h。

CRP：较 ESR 敏感，在经过适当治疗后可更快恢复正常[100]。正常值见章节 21.3.1。

培养 / 活检

培养：血（约 50% 阳性）、尿和局部化脓性骨质。

穿刺活检培养：可在 CT 或荧光引导下经皮经椎板入路进行。即使血培养阳性也有辅助作用（15% 的病人可培养出不同的致病菌[101]），因此应当尽可能地直接选取感染部位进行穿刺培养。穿刺培养有效率为 60%～90%。开放活检更敏感，但致残率也更高。

影像学检查

不同影像学的敏感度、特异性比较如表 21-4。注意：如果在病程中过早行 MRI 或 CT 检查，结果可能为阴性。

表 21-4 不同影像学检查脊椎骨髓炎的精确度[101]

类型	敏感度	特异性	精确度
X 线片	82%	57%	73%
骨扫描	90%	78%	86%
镓扫描	92%	100%	93%
骨扫描 + 镓扫描	90%	100%	94%
MRI	96%	92%	94%

MRI：T_1WI 显示从椎体到椎间隙的低信号，T_2WI 显示受累椎体和椎间隙为高信号[102]。增强：椎体和椎间盘增强，仔细寻找椎旁和硬膜外是否存在占位。

CT：有助于判断骨质受累情况，可以详细了解治疗过程中需要进行内固定的病人的骨质情况。

X 线片：从感染开始到出现影像学改变需要 2～8 周的时间，最早的变化是椎体皮层骨质消失、椎间隙变窄。

放射性核素骨扫描：三相骨扫描（见章节 13.5.1）具有良好的敏感性和特异性。镓扫描（见章节 13.5.2）的准确性更高[103]。铟 111 标记的 WBC 扫描对脊椎骨髓炎的敏感性低。

综合判断

对疑似脊椎骨髓炎的病人（具体见上文）：

1. 临床方面：询问有无静脉吸毒、糖尿病、皮肤疖疮病史。
2. 体格检查：除外神经根病和脊髓病，沿脊柱按压寻找压痛点。
3. 诊断检测：
   1) 血液检查：白细胞计数、红细胞沉降率（ESR）与 C- 反应蛋白（ESR 正常常与脊椎骨髓炎病情不符）、血培养。
   2) 影像学检查：
      - 平扫和增强 MRI。
      - MRI 检查禁忌时，可通过 CT 脊髓造影来评价骨结构，同样也能证实椎管内结构受压。当诊断不明且高度怀疑时也可进行骨扫描。
   3) 经皮穿刺活检培养：通常由放射科医师完成。培养应包括：真菌、需氧和厌氧菌及结核杆菌。

治疗

详见章节 21.5.1。90% 的病人可以通过制动及抗生素等保守治疗而避免手术。适合非手术治疗病人的特点如表 21-5 所示。同时还要考虑脊柱受累节段以及病人状况。

表 21-5 自发性化脓性椎间盘炎病人的非手术治疗适应证[94]

致病菌确定
抗生素敏感
单个椎间隙受累，椎体几乎不受累
轻微或无神经功能缺失
轻微或无脊柱不稳定

在高度怀疑脊椎骨髓炎的病人中，在活检之后尽早开始应用抗生素（甚至可以更早）。抗生素治疗的具体内容见章节 21.5.1。

影像学改善可滞后于临床改善和 ESR/CRP。

神经外科手术适应证（注意：需要由普通外科医师进行干预的情况包括脓胸、腰大肌脓肿等）：

1. 足量抗生素治疗后病情仍进展。
2. 脊柱不稳定。
3. 硬脊膜外脓肿：见章节 21.5.1。
4. 药物治疗无效的难治性慢性感染。

对于手术病人：

1. 经皮活检确定致病菌和药敏性。
2. 抗生素：
   1) 静脉滴注抗生素至少 6 周（当抗感染治疗时间小于 4 周时，治疗失败率增加[95]；如果 ESR 仍不正常或受累节段广泛、出现椎旁感染、骨质受累，可延长抗感染治疗时限，如 12 周）。
   2) 继续口服 6～8 周[95]。
3. 适当的镇痛治疗。
4. 胸腰骶矫形器（TLSO）：缓解疼痛（患侧运动时产生），减轻受累骨所受的张力，促进愈合。
5. 戴支具复查 X 线片来确定支具支撑的稳定性。
6. 随访 8～12 周，戴支具复查 X 线片，如感染或疼痛得以控制，可考虑停用支具。

手术治疗

神经减压，去除炎症组织和受累骨质，减轻生理负荷。对于化脓性感染而言，也可以使用器械融合。尽管不常规使用骨形态发生蛋白(rhBMP-2)，但在 14 例周围融合的难治性感染病人的治疗中，rhBMP-2 并未发生并发症[104]。

21.5.3 椎间盘炎

概述

髓核感染。可始于软骨终板，进而播散至椎间盘和椎体；与脊椎骨髓炎类似，只不过脊椎骨髓炎先累及椎体，而后再扩散至椎间隙。

发生情况：可发生于术后或自发形成。

- 自发性椎间盘炎：没有进行任何医疗操作，在后面将讨论。
- 操作相关的椎间盘炎：可以发生在多种操作后；见术后椎间盘炎（见章节 21.3.1）。也包括在术后感染。

椎间盘炎和肿瘤（转移性和原发性）的很多影像学特征都相似，但肿瘤很少累及椎间隙，而大多数感染都起自或长时间累及椎间盘间隙（见章节 90.7.2）。

两种分型：

1. 青少年型：更为常见，通常小于 20 岁（见下文）。
2. 成年型：常发生于易感人群（糖尿病、静脉吸毒者）。

青少年型椎间盘炎

发病年龄多在 20 岁以下，2～3 岁为病变高峰期。可能是由于髓核的原始滋养动脉在 20～30 岁之间退化所致。腰椎较胸椎或颈椎更为常见。

常见表现：儿童拒走、拒站，甚至拒坐。9 岁以上儿童背痛最常见。可有低热，ESR 常为正常值的 2～3 倍，白细胞可增高。嗜血流感杆菌为常见致病菌。

大多数病例 9～22 周后完全消退，长期随访无复发[97]。有少数用抗生素后无缓解、复发或脊柱不稳定的病例，需手术治疗。多数学者对有以下情况的病例使用抗生素[97]：

1. 培养阳性（血培养或活检培养）。
2. 血白细胞增高，有全身症状或高热。
3. 休息或制动后仍无好转。
4. 有神经系统后遗症（罕见）。

抗生素应使用 4～6 周，开始先静脉滴注，症状改善后改为口服。

临床表现

1. 症状：
   1) 疼痛（主要症状）：
      - 局限性中 - 重度的疼痛，脊柱运动后加剧，常局限于病变部位。
      - 向腹部[105]、髋部、下肢、阴囊、腹股沟、会阴等部放射。
      - 神经根症状：出现率为 50%～93%[52, 106]。
   2) 发热和寒战（70% 出现发热）。

2. 体征：
   1) 局限性压痛。
   2) 椎旁肌痉挛。
   3) 活动受限。

综合检查

概述

详细信息请参阅以下各节。

- 血液检查：
  - 白细胞计数。
  - ESR 和 CRP。
  - 血培养。
- 影像学检查：
  - MRI（增强或不增强）：可作为诊断参考。
  - 若 MRI 检查不可行或为禁忌，可行 CT 检查或骨扫描。
- 经皮穿刺活检：通常由介入放射科医师实施。
- 寻找感染源：
  - 全面询问病史，寻找可能的危险因素：皮肤损害、静脉吸毒、免疫抑制状态。
  - 超声心动图检查：排除心内膜炎或瓣膜赘生物的可能。

影像学检查

有助于鉴别感染和转移性肿瘤的影像学特征：有椎间盘破坏提示感染，而肿瘤通常不会侵犯椎间盘（见章节 87.7.2）。

X 线片

对早期诊断无帮助。X 线片的改变如下：

- 最早改变：椎体骨质疏松，椎间隙变窄，临床症状出现后 2～4 周以内或 8 周后都见不到。
- 临床症状出现后 4～12 周，相邻椎体的骨皮质硬化及椎体相邻部分骨密度增加提示有新骨形成。
- 相邻椎体上下缘不规则，椎弓根不受累（结核感染除外，可累及椎弓根）。
- 50% 的病人感染局限于椎间隙，50% 波及邻近椎体。
- 晚期可发现椎体受侵蚀后椎间隙增宽（空泡样改变）。
- 病程 6～8 个月，椎体周缘骨质增生可致椎体间骨刺形成。
- 椎体间可发生自发融合。

MRI

平扫或增强都能显示受损的椎间盘及椎体，除外椎旁或硬脊膜外脓肿，但对显示骨融合的效果差。MRI 敏感度与放射性核素骨扫描相同。典型表现：T_1WI 椎间盘及其相邻的部分椎体呈低信号；T_2WI 上述结构呈高信号。症状出现 3～5 天后即可有此表现。MRI 还能排除其他术后疼痛原因（硬脊膜外脓肿、复发 / 残余椎间盘突出等）。

CT 和 CT 脊髓造影

也能除外椎旁或硬脊膜外脓肿，可更好地判断骨质融合。鞘内注射水溶性造影剂对比 (MIMO-CT)，可以判断椎管内结构情况。

诊断标准

CT 的三个基本改变[107] 如下（如三项皆有则可以确诊；只有前两项则诊断特异性为 87%）。

1. 椎体骨板碎裂。
2. 椎旁软组织肿胀，脂肪层消失。
3. 椎旁脓肿。

核医学检查

对椎间盘炎和脊椎骨髓炎极为敏感（敏感度 85%），但波特病 85% 为阴性。可选择锝 99（最早在临床症状出现后 7 天内出现异常）或镓 67（14 天内异常）。扫描阳性表现为相邻的多个椎体骨板病灶强化，可与脊椎骨髓炎只累及一个椎体骨板鉴别。阳性结果对感染不具有特异性，可见于肿瘤、骨折、退行性变。

实验室检查

ESR：免疫功能正常的病人，ESR 平均升高 60mm/h（虽然 ESR 正常的椎间盘炎很少发生，但如果正常，则诊断应谨慎）。随诊中 ESR 可判断治疗效果。

CRP：通常与 ESR 相结合进行判断。

白细胞计数：外周血白细胞计数多正常，很少超过 $12 \times 10^9/L$。

结核菌素试验（PPD，纯化蛋白衍生物，又名 Mantoux 筛查试验）：用于除外波特病（见章节 21.5.2），14% 的病例可能呈阴性[108]。

培养：应该尽量取病变椎间隙组织进行直接培养。可在 CT 或其他影像引导下经皮穿刺（文献报道培养阳性率为 60%，如能获得髓核组织，则阳性率会高于针刺活检）或术中取材培养（注意：没有必要单纯为培养而手术）。所有病人都应行抗酸染色找结核分枝杆菌。

血培养阳性率约为 50%，对选择抗生素有指导作用。

致病菌

直接培养的结果显示金黄色葡萄球菌为最常见致病菌，其次为白色葡萄球菌和表皮葡萄球菌（表皮葡萄球菌为术后椎间盘炎最常见致病菌）；也可有革兰阴性菌，包括大肠埃希菌和变形杆菌。

铜绿假单胞菌：多见于静脉吸毒的病人。

流感嗜血杆菌：多见于青少年型椎间盘炎（见下文）。

结核分枝杆菌：也可发生结核性脊柱炎（波特病）。

治疗

概述

预后通常良好，75% 的病人只需抗生素 + 制动治疗即可。偶尔需要手术治疗。有关其他处置，请参阅章节 21.3.1。

大多数病人开始需严格卧床，然后逐渐开始在佩戴或者不佩戴支具的情况下进行活动。

脊柱支架

可能不影响最终预后，但可早期缓解疼痛，并可使脊柱更早恢复活动。对于胸部或者上腰部支具可选择背心式支具固定 6～8 周。但实际情况大多数病人会认为佩戴支具会导致不适，且佩戴与否感觉没有太大差异。其他的选择包括髋部人字形石膏固定（对下腰部椎间盘炎固定效果较好）或者束腹型支具（固定效果稍差，但是舒适性和耐受性较好）。

抗生素

现在认为抗生素的选择以直接培养的阳性结果为指导，根据阳性的培养结果选择敏感抗生素。对 40%～50% 不能找到明确致病菌的病人，应选用广谱抗生素。血培养阳性能够帮助指导抗生素的使用。

两种可选方案：

1. 静脉注射抗生素 4～6 周，再口服 4～6 周。
2. 静脉注射抗生素至 ESR 正常，再改为口服。

外科治疗

约 25% 的病人需外科治疗。

手术适应证：

1. 诊断不明确，尤其是高度怀疑为肿瘤时（可行 CT 导向穿刺活检）。
2. 需行神经减压，尤其是存在硬脊膜外脓肿或增生肉芽组织的压迫时。上行性麻木、肌力下降或神经源性膀胱提示有马尾症状者。
3. 需脓肿引流，尤其是有分隔的脓肿经 CT 导向经皮穿刺难以治愈者。
4. 少数情况下，不稳定脊柱需行融合者。大多数病例可以发展为自发性融合。

入路：

- 前方入路：通常用于颈胸椎病变，去除部分或者大部分感染组织。
  - 颈椎：受累区域较局限者可行前路椎间盘切除和椎体融合术，对于受累范围较大者可行后路椎体次全切除术和支撑物移植固定术（360° 融合）。
  - 胸椎：可以采用后外侧入路（例如：经椎弓根或经关节突入路）或者经侧方入路（例如：经胸廓入路或经后腹膜入路）。
- 后路椎板切除术：

- 对于腰椎病变有用（病变位于脊髓圆锥水平以下）。
- × 单纯的后路椎板切除术对于颈胸椎和颈椎水平脊髓前方受压是不合适的。

21.5.4 腰大肌脓肿

概述

1. 腰大肌解剖：
   1) 髂腰肌的其中一个头（另外一个头为髂肌）。
   2) 起点：髂骨内表面、骶骨根部以及脊柱的横突、椎体和椎间盘，下至 T12 椎体下缘，上至 L5 椎体上部。止点：股骨小转子。腰大肌是主要的髋屈肌。
   3) 30% 的人群在腰大肌前方还存在腰小肌。
   4) 神经支配：L2～L4 神经根邻近股神经汇合处的分支。
   5) 易被感染。
      - 血供丰富，因此易于血源播散。
      - 邻近可能的感染源：乙状结肠、空肠、阑尾、子宫、主动脉、肾盂、胰腺、髂淋巴结和脊柱。
2. 可以是原发性的（无明确的潜在疾病）或继发性的，相关疾病见表 21-6。
3. 危险因素：静脉吸毒、艾滋病、年龄大于 65 岁、糖尿病、免疫抑制、肾功能衰竭。

表 21-6 继发性腰肌脓肿的相关疾病[111]

器官系统	疾病
胃肠道	憩室炎，阑尾炎，克罗恩病，结 / 直肠癌
泌尿生殖系统	尿路感染，癌症
肌肉骨骼感染	脊椎骨髓炎，感染性骨骼炎，败血症性关节炎
其他	心内膜炎，股动脉导管植入，腹主动脉瘤移植物感染，肝细胞性肝癌，宫内放置节育器，外伤，败血症，透析（腹膜透析或长期血液透析）

临床表现

髂腰肌炎症体征包括：

1. 主动：对抗阻力屈髋时疼痛。
2. 被动：病人躺于健侧，患侧髋部过屈会牵拉腰肌产生疼痛。

诊断检查

1. 常规感染检查：白细胞计数（常升高）、血培养、尿常规（可见脓尿）。

21

2. 前后位腹部 X 线片：腰肌影通常模糊。
3. CT：敏感性 80%～100%（MRI 并非更佳方法）[109]。可以在患侧的髂骨翼内侧观察到腰肌的增大。

治疗通常包括 CT 引导的手术或经皮穿刺腰肌脓肿引流。

腰肌脓肿的死亡率：原发性约为 2.4%，继发性约为 19%[110]。

（李俊昇 译 王明泽 校）

参考文献

[1] Yogev R. Cerebrospinal Fluid Shunt Infections: A Personal View. Pediatr Infect Dis. 1985; 4:113–118
[2] Ammirati M, Raimondi A. Cerebrospinal Fluid Shunt Infections in Children: A Study of the Relationship between the Etiology of the Hydrocephalus, Age at the Time of Shunt Placement, and Infection. Childs Nerv Syst. 1987; 3:106–109
[3] McLone D, Czyzewski D, Raimondi A, et al. Central Nervous System Infection as a Limiting Factor in the Intelligence of Children with Myelomeningocele. Pediatrics. 1982; 70:338–342
[4] Amacher AL, Wellington J. Infantile Hydrocephalus: Long-Term Results of Surgical Therapy. Childs Brain. 1984; 11:217–229
[5] Sanchez-Portocarrero J, Martin-Rabadan P, Saldana CJ,, et al. Candida cerebrospinal fluid shunt infection. Report of two new cases and review of the literature. Diagn Microbiol Infect Dis. 1994; 20: 33–40
[6] Nguyen MH, Yu VL. Meningitis caused by Candida species: an emerging problem in neurosurgical patients. Clin Infect Dis. 1995; 21:323–327
[7] Geers TA, Gordon SM. Clinical significance of Candida species isolated from cerebrospinal fluid following neurosurgery. Clin Infect Dis. 1999; 28: 1139–1147
[8] O'Brien M, Parent A, Davis B. Management of Ventricular Shunt Infections. Childs Brain. 1979; 5: 304–309
[9] Wald SL, McLaurin RL. Shunt-Associated Glomerulonephritis. Neurosurgery. 1978; 3:146–150
[10] Section of Pediatric Neurosurgery of the American Association of Neurological Surgeons. Pediatric Neurosurgery. New York 1982
[11] Frame PT, McLaurin RL. Treatment of CSF Shunt Infections with Intrashunt Plus Oral Antibiotic Therapy. J Neurosurg. 1984; 60:354–360
[12] James HE, Walsh JW, Wilson HD, et al. Prospective Randomized Study of Therapy in Cerebrospinal Fluid Shunt Infection. Neurosurgery. 1980; 7:459–463
[13] Steinbok P, Cochrane DD, Kestle JRW. The Significance of Bacteriologically Positive Ventriculoperitoneal Shunt Components in the Absence of Other Signs of Shunt Infection. J Neurosurg. 1996; 84: 617–623
[14] van de Beek D, Drake JM, Tunkel AR. Nosocomial bacterial meningitis. N Engl J Med. 2010; 362: 146–154
[15] Tumialan LM, Lin F, Gupta SK. Spontaneous bacterial peritonitis causing Serratia marcescens and Proteus mirabilis ventriculoperitoneal shunt infec-tion. Case report. J Neurosurg. 2006; 105:320–324
[16] Vinchon M, Baroncini M, Laurent T, et al. Bowel perforation caused by peritoneal shunt catheters: diagnosis and treatment. Neurosurgery. 2006; 58: ONS76–82; discussion ONS76-82
[17] Gaskill SJ, Marlin AE. Spontaneous bacterial peritonitis in patients with ventriculoperitoneal shunts. Pediatr Neurosurg. 1997; 26:115–119
[18] Rush DS, Walsh JW, Belin RP, et al. Ventricular Sepsis and Abdominally Related Complications in Children with Cerebrospinal Fluid Shunts. Surgery. 1985; 97:420–427
[19] Bayston R. Epidemiology, diagnosis, treatment, and prevention of cerebrospinal fluid shunt infections. Neurosurg Clin N Am. 2001; 12:703–8, viii
[20] Salomao JF, Leibinger RD. Abdominal pseudocysts complicating CSF shunting in infants and children. Report of 18 cases. Pediatr Neurosurg. 1999; 31: 274–278
[21] Lozier AP, Sciacca RR, Romanoli M, et al. Ventriculostomyrelated infection: a critical review of the literature. Neurosurgery. 2002; 51: 170–182
[22] Pfausler B, Beer R, Engelhardt K, et al. Cell index–a new parameter for the early diagnosis of ventriculostomy (external ventricular drainage)-related ventriculitis in patients with intraventricular hemorrhage? Acta Neurochir (Wien). 2004; 146: 477–481
[23] Beer R, Lackner P, Pfausler B, et al. Nosocomial ventriculitis and meningitis in neurocritical care patients. J Neurol. 2008; 255:1617–1624
[24] Kim JH, Desai NS, Ricci J, et al. Factors contributing to ventriculostomy infection. World Neurosurg. 2012; 77:135–140
[25] Aucoin PJ, Kotilainen HR, Gantz NM, et al. Intracranial pressure monitors. Epidemiologic study of risk factors and infections. Am J Med. 1986; 80: 369–376
[26] Mayhall CG, Archer NH, Lamb VA, et al. Ventriculostomyrelated infections. A prospective epidemiologic study. N Engl J Med. 1984; 310: 553–559
[27] Mayhall CG, Archer NH, Lamb VA, et al. Ventriculostomyrelated infections. A prospective epidemiologic study. N Engl J Med. 1984; 310: 553–559
[28] Schade RP, Schinkel J, Roelandse FW, et al. Lack of value of routine analysis of cerebrospinal fluid for prediction and diagnosis of external drainagerelated bacterial meningitis. J Neurosurg. 2006; 104:101–108
[29] Schuhmann MU, Ostrowski KR, Draper EJ, et al. The value of C-reactive protein in the management of shunt infections. J Neurosurg. 2005; 103:223–230
[30] Martinez R, Gaul C, Buchfelder M, et al. Serum procalcitonin monitoring for differential diagnosis of ventriculitis in adult intensive care patients. Intensive Care Med. 2002; 28:208–210
[31] Pfisterer W, Muhlbauer M, Czech T, et al. Early diagnosis of external ventricular drainage infection: results of a prospective study. J Neurol Neurosurg Psychiatry. 2003; 74:929–932
[32] Hader WJ, Steinbok P. The value of routine cultures of the cerebrospinal fluid in patients with external ventricular drains. Neurosurgery. 2000; 46:1149–53; discussion 1153-5
[33] The management of neurosurgical patients with postoperative bacterial or aseptic meningitis or external ventricular drain-associated ventriculitis. Infection in Neurosurgery Working Party of the British Society for Antimicrobial Chemotherapy. Br J Neurosurg. 2000; 14:7–12
[34] Cook AM, Mieure KD, Owen RD, et al. Intracerebroventricular administration of drugs. Pharmacotherapy. 2009; 29:832–845
[35] Friedman WA, Vries JK. Percutaneous tunnel ventriculostomy. Summary of 100 procedures. J Neurosurg. 1980; 53:662–665
[36] Harrop JS, Sharan AD, Ratliff J, et al. Impact of a standardized protocol and antibiotic-impregnated catheters on ventriculostomy infection rates in cerebrovascular patients. Neurosurgery. 2010; 67: 187–91; discussion 191
[37] Zabramski JM, Spetzler RF, Sonntag VK. Impact of a standardized protocol and antibiotic-impregnated catheters on ventriculostomy infection rates in cerebrovascular patients. Neurosurgery. 2011; 69. DOI: 10.1227/NEU.0b013e31821756ca
[38] Sonabend AM, Korenfeld Y, Crisman C, et al. Prevention of ventriculostomy-related infections with

prophylactic antibiotics and antibiotic-coated external ventricular drains: a systematic review. Neurosurgery. 2011; 68:996–1005
[39] Zabramski JM, Whiting D, Darouiche RO, et al. Efficacy of antimicrobial-impregnated external ventricular drain catheters: a prospective, randomized, controlled trial. J Neurosurg. 2003; 98: 725–730
[40] Poon WS, Ng S, Wai S. CSF antibiotic prophylaxis for neurosurgical patients with ventriculostomy: a randomised study. Acta Neurochir Suppl. 1998; 71: 146–148
[41] Holloway KL, Barnes T, Choi S, et al. Ventriculo-stomy Infections: The Effect of Monitoring Duration and Catheter Exchange in 584 Patients. J Neurosurg. 1996; 85:419–424
[42] Wong GK, Poon WS, Wai S, et al. Failure of regular external ventricular drain exchange to reduce cerebrospinal fluid infection: result of a randomised controlled trial. J Neurol Neurosurg Psychiatry. 2002; 73:759–761
[43] Lo CH, Spelman D, Bailey M, et al. External ventricular drain infections are independent of drain duration: an argument against elective revision. J Neurosurg. 2007; 106:378–383
[44] Khalil BA, Sarsam Z, Buxton N. External ventricular drains: is there a time limit in children? Childs Nerv Syst. 2005; 21:355–357
[45] Shektman A, Granick MS, Solomon MP, et al. Management of Infected Laminectomy Wounds. Neurosurgery. 1994; 35:307–309
[46] Kurz A, Sessler DI, Lenhardt R. Perioperative Normothermia to Reduce the Incidence of Surgical-Wound Infection and Shorten Hospitalization. N Engl J Med. 1996; 334:1209–1215
[47] Dernbach PD, Gomez H, Hahn J. Primary Closure of Infected Spinal Wounds. Neurosurgery. 1990; 26: 707–709
[48] Ebersold MJ. Comment on Shektman A, et al.: Primary Closure of Infected Spinal Wounds. Neurosurgery. 1994; 35
[49] Iversen E, Nielsen VAH, Hansen LG. Prognosis in Postoperative Discitis. A Retrospective Study of 111 Cases. Acta Orthop Scand. 1992; 63:305–309
[50] Fouquet B, Goupille P, Jattiot F, et al. Discitis After Lumbar Disc Surgery. Features of "Aseptic" and "Septic" Forms. Spine. 1992; 17:356–358
[51] Rawlings CE, Wilkins RH, Gallis HA, et al. Postoperative Intervertebral Disc Space Infection. Neurosurgery. 1983; 13:371–376
[52] Malik GM, McCormick P. Management of Spine and Intervertebral Disc Space Infection. Contemp Neurosurg. 1988; 10:1–6
[53] Thelander U, Larsson S. Quantitation of C-Reactive Protein Levels and Erythrocyte Sedimentation Rate After Spinal Surgery. Spine. 1992; 17:400–404
[54] Boden SD, Davis DO, Dina TS, et al. Postoperative Diskitis: Distinguishing Early MR Imaging Findings from Normal Postoperative Disk Space Changes. Radiology. 1992; 184:765–771
[55] Mirzayan MJ, Gharabaghi A, Samii M, et al. Response of C-reactive protein after craniotomy for microsurgery of intracranial tumors. Neurosurgery. 2007; 60:621–5; discussion 625
[56] Listinsky JL, Wood BP, Ekholm SE. Parietal Osteo-myelitis and Epidural Abscess: A Delayed Complication of Fetal Monitoring. Pediatr Radiol. 1986; 16: 150–151
[57] Bernard L, Dinh A, Ghout I, et al. Antibiotic treat-ment for 6 weeks versus 12 weeks in patients with pyogenic vertebral osteomyelitis: an open-label, non-inferiority, randomised, controlled trial. Lancet. 2015; 385:875–882
[58] Cahill DW. Infections of the Spine. Contemp Neurosurg. 1993; 15:1–8
[59] Baker AS, Ojemann RG, Swartz MN, et al. Spinal Epidural Abscess. N Engl J Med. 1975; 293:463–468
[60] Nussbaum ES, Rigamonti D, Standiford H, et al. Spinal Epidural Abscess: A Report of 40 Cases and Review. Surg Neurol. 1992; 38:225–231
[61] Danner RL, Hartman BJ. Update of Spinal Epidural Abscess: 35 Cases and Review of the Literature. Rev Infect Dis. 1987; 9:265–274
[62] Curry WT,Jr, Hoh BL, Amin-Hanjani S, et al. Spinal epidural abscess: clinical presentation, management, and outcome. Surg Neurol. 2005; 63:364–71; discussion 371
[63] Hlavin ML, Kaminski HJ, Ross JS, et al. Spinal Epidural Abscess: A Ten-Year Perspective. Neuro-surgery. 1990; 27:177–184
[64] Spiegelmann R, Findler G, Faibel M, et al. Postoperative Spinal Epidural Empyema: Clinical and Computed Tomography Features. Spine. 1991; 16: 1146–1149
[65] Browder J, Meyers R. Pyogenic Infections of the Spinal Epidural Space. Surgery. 1941; 10:296–308
[66] Russell NA, Vaughan R, Morley TP. Spinal Epidural Infection. Can J Neurol Sci. 1979; 6:325–328
[67] Heusner AP. Nontuberculous Spinal Epidural Infections. N Engl J Med. 1948; 239:845–854
[68] Koppel BS, Tuchman AJ, Mangiardi JR, et al. Epidural Spinal Infection in Intravenous Drug Abusers. Arch Neurol. 1988; 45:1331–1337
[69] Abdel-Magid RA, Kotb HIM. Spinal Epidural Abscess After Spinal Anesthesia: A Favorable Outcome. Neurosurgery. 1990; 27:310–311
[70] Loarie DJ, Fairley HB. Epidural Abscess Following Spinal Anesthesia. Anesth Analg. 1978; 57:351–353
[71] Strong WE. Epidural Abscess Associated with Epidural Catheterization: A Rare Event? Report of Two Cases with Markedly Delayed Presentation. Anesthesiology. 1991; 74:943–946
[72] Bergman I, Wald ER, Meyer JD, et al. Epidural Abscess and Vertebral Osteomyelitis following Serial Lumbar Punctures. Pediatrics. 1983; 72: 476–480
[73] Rea GL, McGregor JM, Miller CA, et al. Surgical Treatment of the Spontaneous Spinal Epidural Abscess. Surg Neurol. 1992; 37:274–279
[74] Kaufman DM, Kaplan JG, Litman N. Infectious Agents in Spinal Epidural Abscesses. Neurology. 1980; 30:844–850
[75] Wilkins RH, Rengachary SS. Neurosurgery. New York 1985
[76] Post MJD, Sze G, Quencer RM, et al. Gadolinium-Enhanced MR in Spinal Infection. J Comput Assist Tomogr. 1990; 14:721–729
[77] Post MJD, Quencer RM, Montalvo BM, et al. Spinal infection: evaluation with MR imaging and intraoperative ultrasound. Radiology. 1988; 169: 765–771
[78] Sandhu FS, Dillon WP. Spinal Epidural Abscess: Evaluation with Contrast-Enhanced MR Imaging. AJNR. 1991; 158:1087–1093
[79] Kirzner H, Oh YK, Lee SH. Intraspinal Air: A CT Finding of Epidural Abscess. AJR. 1988; 151:1217–1218
[80] Leys D, Lesoin F, Viaud C, et al. Decreased Morbi-dity from Acute Bacterial Spinal Epidural Abscess using Computed Tomography and Nonsurgical Treatment in Selected Patients. Ann Neurol. 1985; 17: 350–355
[81] Mampalam TJ, Rosegay H, Andrews BT, et al. Nonoperative Treatment of Spinal Epidural Infections. J Neurosurg. 1989; 71:208–210
[82] Hanigan WC, Asner NG, Elwood PW. Magnetic Resonance Imaging and the Nonoperative Treatment of Spinal Epidural Abscess. Surg Neurol. 1990; 34:408–413
[83] Garrido E, Rosenwasser RH. Experience with the Suction-Irrigation Technique in the Management of Spinal Epidural Infection. Neurosurgery. 1983; 12:678–679
[84] Eismont FJ, Bohlman HH, Soni PL, et al. Pyogenic and Fungal Vertebral Osteomyelitis with Paralysis. J Bone Joint Surg. 1983; 65A:19–29
[85] Pereira CE, Lynch JC. Spinal epidural abscess: an analysis of 24 cases. Surg Neurol. 2005; 63:S26–S29
[86] Curling OD, Gower DJ, McWhorter JM. Changing Concepts in Spinal Epidural Abscess: A Report of 29 Cases. Neurosurgery. 1990; 27:185–192
[87] Schmorl G, Junghanns H. The Human Spine in Health and Disease. New York: Grune & Stratton; 1971
[88] Waldvogel FA, Vasey H. Osteomyelitis: The Past Decade. N Engl J Med. 1980; 303:360–370
[89] Holzman RS, Bishko R. Osteomyelitis in Heroin Addicts. Ann Intern Med. 1971; 75:693–696
[90] Cahill DW, Love LC, Rechtine GR. Pyogenic Osteomyelitis of the Spine in the Elderly. J Neurosurg. 1991; 74:878–886
[91] Burke DR, Brant-Zawadzki MB. CT of Pyogenic Spine Infection. Neuroradiology. 1985; 27:131–137
[92] Sapico FL, Montgomerie JZ. Pyogenic Vertebral Osteomyelitis: Report of Nine Cases and Review of the Literature. Rev Infect Dis. 1979; 1:754–776

21

[93] Skaf GS, Fehlings MG, Bouclaous CH. Medical and surgical management of pyogenic and nonpyogenic spondylodiscitis: Part I. Contemp Neurosurg. 2004; 26:1–5
[94] Batson OV. The Function of the Vertebral Veins and Their Role in the Spread of Metastases. Ann Surg. 1940; 112
[95] Skaf GS, Fehlings MG, Bouclaous CH. Medical and surgical management of pyogenic and nonpyogenic spondylodiscitis: Part II. Contemp Neurosurg. 2004; 26:1–5
[96] Weiner BK, Love TW, Fraser RD. Mycobacterium avium intracellulare: vertebral osteomyelitis. J Spinal Disord. 1998; 11:89–91
[97] Rothman RH, Simeone FA. The Spine. Philadelphia. 1992
[98] Kinnier WSA. Tuberculosis of the Skull and Spine. In: Neurology. London: Edward Arnold; 1940: 575–583
[99] Medical Research Council Working Party on Tuberculosis of the Spine. Controlled Trial of Short-Course Regimens of Chemotherapy in the Ambulatory Treatment of Spinal Tuberculosis: Results at Three Years of a Study in Korea. J Bone Joint Surg. 1993; 75B:240–248
[100] Rath SA, Nelf U, Schneider O, et al. Neurosurgical management of thoracic and lumbar vertebral osteomyelitis and discitis in adults: a review of 43 consecutive surgically treated patients. Neurosurgery. 1996; 38:926–933
[101] Patzakis MJ, Rao S, Wilkins J, et al. Analysis of 61 cases of vertebral osteomyelitis. Clin Orthop. 1991; 264:178–183
[102] Modic MT, Feiglin DH, Piraino DW, et al. Vertebral Osteomyelitis: Assessment Using MR. Radiology. 1985; 157:157–166
[103] Hadjipavlou AG, Cesani-Vazquez F, Villaneuva-Meyer J, et al. The effectiveness of gallium citrate Ga 67 radionuclide imaging in vertebral osteomyelitis revisited. Am J Orthop. 1998; 27: 179–183
[104] Allen RT, Lee YP, Stimson E, et al. Bone morphogenetic protein-2 (BMP-2) in the treatment of pyogenic vertebral osteomyelitis. Spine. 2007; 32: 2996–3006
[105] Sullivan CR, Symmonds RE. Disk Infections and Abdominal Pain. JAMA. 1964; 188:655–658
[106] Kemp HBS, Jackson JW, Jeremiah JD, et al. Pyogenic Infections Occurring Primarily in Intervertebral Discs. J Bone Joint Surg. 1973; 55B: 698–714
[107] Kopecky KK, Gilmor RL, Scott JA, et al. Pitfalls of CT in Diagnosis of Discitis. Neuroradiology. 1985; 27: 57–66
[108] Lifeso RM, Weaver P, Harder EH. Tuberculous Spondylitis in Adults. J Bone Joint Surg. 1985; 67A: 1405–1413
[109] Taiwo B. Psoas abscess: a primer for the internist. South Med J. 2001; 94:2–5
[110] Gruenwald I, Abrahamson J, Cohen O. Psoas abscess: case report and review of the literature. J Urol. 1992; 147:1624–1626
[111] Riyad NYM, Sallam A, Nur A. Pyogenic psoas abscess: Discussion of its Epidemiology, Etiology, Bacteriology, Diagnosis, Treatment and Prognosis - Case Report. Kuwait Medical Journal. 2003; 35: 44–47

22 其他非细菌性感染

22.1 病毒性脑炎

脑炎在影像上常有与占位病变类似的表现，因而引起神经外科医师注意。某些病例活检有助诊断，有时需做脑积水分流术。本书包括下列情况：

1. 单纯疱疹病毒脑炎：见下文。
2. 多灶性水痘－带状疱疹病毒性白质脑炎：见章节 22.1.2。
3. 进行性多病灶性白质脑病（PML）：见章节 20.4.1。

22.1.1 单纯疱疹病毒脑炎

概述

要　点

- 一种出血性病毒性脑炎，好发于颞叶。
- 确切的诊断依靠脑组织活检。
- 最佳治疗：早期静脉注射阿昔洛韦。

单纯疱疹病毒脑炎（herpes simplex encephalitis，HSE）又称多灶性坏死性脑脊髓炎，由单纯疱疹病毒 I 型（HSV）引起；可导致急性坏死性的水肿性脑炎，多为出血性（但并非全部）；好发于颞叶、眶额叶和边缘系统。

流行病学

估算单纯疱疹病毒脑炎的年发病率为 1/（75 万～100 万）。男女之间、各种族之间、各年龄段之间（超过 33% 发生在 6 个月到 18 岁的儿童）以及 1 年之中发病率相同[1]。

临床表现

病人常以意识模糊、定向力障碍起病，几天之内发展到昏迷。成人表现见表 22-1，儿童表现见表 22-2。其他症状还有头痛。

诊断

诊断基于病史、脑脊液检查和 MRI。应在病人昏迷之前迅速采取治疗措施，无须等待活检结果。

1. 脑脊液：白细胞增多（主要为单核细胞），红细胞 500～1000/mm^3（注意：3% 的病人无脑脊液细胞增多）。随着病程进展，脑脊液蛋白质显著增高。脑脊液中可出现单纯疱疹病毒抗体，但至少需 14 天，

22

表 22-1 成人单纯疱疹病毒脑炎临床症状

症状	百分比
意识改变	97%
发热	90%
癫痫（常局灶发作）	67%
人格改变	71%
偏瘫	33%

表 22-2 儿童单纯疱疹病毒脑炎临床症状（＜10 岁）

症状	
易激惹	癫痫
不适	言语困难
定向力障碍	发热
偏瘫	视盘水肿（小于 2 岁者除外）
精神改变	

因此对早期诊断意义不大。

2. 脑电图：周期性偏侧的癫痫样放电（PLED）（每隔几秒钟出现三相高电压放电）常源于颞叶。几天之内脑电图会有急剧变化（这在其他类似于单纯疱疹病毒脑炎的疾病中不常见）。
3. CT：水肿主要位于颞叶（如有出血性病灶则预后差）。在一宗病例回顾中，38% 的病人初期 CT 显示正常[2]（许多是早期 CT 扫描机或是发作 3 天内的 CT 检查）。在初期 CT 上，只有 12% 的病人存在明显的出血。
4. MRI：比 CT 敏感[3]，水肿在 T_2WI 上显示为高信号，主要位于颞叶，可适当跨过侧裂（“侧裂征”）[2]，如为双侧病变则更提示为单纯疱疹病毒脑炎。应与大脑中动脉梗死鉴别（病灶也可跨过侧裂），但后者有典型的沿动脉分布特点。第 2 周后才出现增强。
5. 放射性核素（锝）脑扫描：病灶位于颞叶。
6. 脑活检：可出现假阴性[4]，详见下文。

脑活检

适应证：用于可疑病例。下列情况无须活检：有发热、脑病、脑脊液检查支持、局灶神经功能表现（局灶癫痫、偏瘫、脑神经麻痹），以及如下之一：局灶脑电图、CT、MRI 或放射性核素锝扫描异常。

应在使用阿昔洛韦 48 小时内活检（否则将出现假阴性）。

活检结果：在符合上述标准的432例脑活检中，45%有单纯疱疹病毒脑炎，22%可以明确不是单纯疱疹病毒脑炎（如血管疾病、其他病毒感染、脑白质营养不良、细菌感染等）。33%无法诊断[5]。

活检技术：

1. 颞叶前下部为好发部位。
   1) 活检选择在临床表现（如局灶癫痫）、脑电图或影像学改变最明显的一侧[6]。
   2) 从取样侧颞下回前部取10mm×10mm×5mm大小的标本，不能使用电凝（用11号刀片切开脑皮质，再电灼非取样侧的软膜表面）。
   3) 用有孔的垂体活检钳从第一块标本下面取第二块标本。
2. 分离出病毒是诊断单纯疱疹病毒脑炎病毒最具特异性（100%）和敏感性（96%～97%）的标准。其他表现（准确性欠佳）：血管周围袖套样改变、淋巴细胞浸润、出血性坏死、噬神经细胞现象、核内包涵体（50%出现）。
3. 如果有电子显微镜（EM）或免疫荧光组织化学，70%的病例可在活检后3小时内得以诊断。
4. 活检组织的处理：
   1) 组织学检查时避免标本浸渍。
   2) 电镜检查标本置于戊二醛中。
   3) 永久性保留的组织学标本应置入福尔马林中。
   4) 留做培养：
      - 处置：将标本置入无菌容器中，立即送病毒实验室，如实验室关闭，标本24小时内可放入一般冰箱，可无限长时间地置入−70℃的冷藏库（病毒5年后仍可存活），不能置入常规冷藏库（破坏病毒）。
      - 培养一般至少需1周才可有阳性结果。
      - 培养时间需达3周才能宣布培养阴性。

治疗

一般治疗措施

综合支持治疗：控制脑水肿所致的颅内压增高，包括抬高床头，给予甘露醇，过度通气（地塞米松尚未证明确切有效）。详见升高颅内压的治疗措施（章节53.4）。抗癫痫药用来预防癫痫。

抗病毒药

阿昔洛韦为治疗单纯疱疹病毒脑炎的首选药物。

药品信息：阿昔洛韦（Zovirax®）

成人剂量：30mg/(kg·d)，每 8 小时一次，静脉给药，每次不少于 100ml 液体，1 小时以上滴完（液体负荷过高有害，尤其是存在脑水肿时），用药 14～21 天（已有病例报道只治疗了 10 天，后来脑炎复发）。

儿童剂量：6 个月以上儿童 500mg/m^2，静脉给药，每 8 小时一次，共 10 天。

新生儿剂量：10mg/kg，静脉给药，每 8 小时一次，共 10 天。

阿糖腺苷（Vira-A®）

阿昔洛韦治疗 6 个月后死亡率受以下因素影响：

- 年龄（30 岁以下为 6%，30 岁以上为 36%）。
- 治疗初期格拉斯哥（Glasgow）昏迷评分（GCS）（小于 10 分者为 25%，大于 10 分者为 0%）。
- 起病到治疗的时间（4 天之内 0%，4 天之后为 35%）。

22.1.2 多灶性水痘 - 带状疱疹病毒性白质脑炎

由水痘 - 带状疱疹病毒（VZV）引起，是水痘、带状疱疹（HZ）和疱疹后神经痛（见章节 28.4）的病原微生物。水痘 - 带状疱疹病毒与单纯疱疹病毒属于明显不同的两种疱疹病毒。

在存在皮肤带状疱疹的免疫缺陷病人（包括艾滋病病人）中，不到 5 % 可出现症状性带状疱疹相关性脑炎[7]。尽管已有病例报道起病在皮肤带状疱疹几个月后[8]，但典型起病多在短时间内（平均 9 天）。

临床表现有：意识改变、头痛、畏光、假性脑膜炎。可能有局灶神经功能损害，但比较少见。

最近的研究对于该病毒引起的血管病变有了更加深刻的认识[9]。

MRI 可见多个不连续的圆形或卵圆形病灶，伴有轻度水肿（T_2WI 清晰）、轻度增强。

与单纯疱疹病毒不同，水痘 - 带状疱疹病毒在培养中很难分离。脑活检时在灰白交界寻找多个不连续病灶；病灶处的少突胶质细胞、星形胶质细胞、神经元有 Cowdry A 型核内包涵体；直接对水痘 - 带状疱疹病毒的免疫荧光抗体监测阳性。

有一例静脉应用阿昔洛韦治疗水痘 - 带状疱疹病毒性脑炎的病例报道[7]。

22.2 克 - 雅病

22.2.1 概述

要 点

- 以进行性痴呆、共济失调、肌阵挛为特点的致命性脑病。
- 常在症状出现后1年内死亡。
- 有三种形式：①传染性(可能通过朊病毒)；②常染色体显性遗传性；③散发性。
- 特征性脑电图：双侧尖波（0.5~2个/秒）。
- 病理：不伴炎性反应的脑海绵状改变。

克-雅病（CJD）是四种罕见的人类已知的与传染性海绵状脑病致病物质有关的疾病之一。这种致病物质又称为朊蛋白（蛋白感染颗粒）。它有时被称为“慢蛋白”，不含核酸，它对使一般病毒失活的处理措施有耐受力（表22-4)。朊蛋白不引起免疫反应。另外的人类朊蛋白相关疾病包括：库鲁病、Gerstmann Straussler综合征和致死性家族性失眠症（在两个家族中有描述[10, 11, 12])。这种与疾病有关的抗蛋白酶蛋白被称为PrPres或PrPSc，它与自然产生的蛋白酶敏感蛋白是同源异构体，后者被称为PrPsen或PrPC。在异常情况下，PrPsen主要为α-螺旋结构，在翻译后进行加工修饰变成PrPres，此时主要为β层状结构，并且聚集于神经元，破坏其细胞结构，导致细胞死亡和空泡液化[13]。著名舞蹈家乔治·巴兰钦于1983年死于克-雅病。

克-雅病以三种形式出现：传染性(可能通过朊病毒)、遗传性(常染色体显性)、散发性，将在下文中进行论述。

22.2.2 流行病学

克-雅病年发病率：(0.5~1.5)/100万[13]。随时间变化很小，并且没有地理聚集性(除非在有大量家族病例的地区)。在美国每年超过200人死于克-雅病。

22.2.3 获得性朊蛋白病

自然感染途径不清楚，毒力较低，不通过呼吸道、肠道、性接触传播。病人配偶（只发现了一对夫妇共同发病)、医师、实验室工作人员发病率并无增加。尚无证据表明经胎盘传播，唯一已知的水平传播为医源性所致（见下文)。

库鲁病是通过在新几内亚巴布亚岛东部高原上部落所举行的葬礼上接触和吞食尸体脑组织传播的[14]；这种习俗在20世纪50年代已基本被摒弃。库鲁病是一种亚急性致死性脑组织变性，涉及小脑退化（库鲁在当地语言为震颤的意思[15])。

大多数非医源性克-雅病发生于50岁以上，30岁以下者少见。潜伏期从几个月到几十年不等。直接接种后症状出现更快（16~28个月)，也可以更长[经过角膜接种可长达30年[16]，经人体生长激素（hGH）传播可达4~21年]。在其实验室克-雅病模型中使用更大的致病剂量其潜伏期更短[17]。

22.2.4 遗传性克-雅病

5%~15%的克-雅病发生于常染色体显性遗传，20号染色体淀粉样蛋白基因[18]异常，外显率为0.56[19]。由于家族性克-雅病是常染色体显性遗传，除非直系亲属里有痴呆病史，否则无须抗蛋白酶蛋白基因分析。

22.2.5 散发性克-雅病

90%的克-雅病病人无法确定传染源或家族来源[18]，这些病例考虑为散发性。80%发生于50~70岁的病人[13]，散发病例的PrP基因无异常。在散发性和医源性传播的克-雅病病例中似乎存在遗传易感性，其中大多数病例显示人类朊病毒蛋白的特殊变化。

22.2.6 新变异型克-雅病

非典型性克-雅病已为人们所认识。1994—1995年，在英国发现10例非常年轻（中位死亡年龄为29岁）的新变异型克-雅病病人[20]，他们被认为与1980年的流行性牛海绵状脑病（BSE）存在密切联系。BSE被新闻媒体称为疯牛病。将丢弃的羊内脏喂给奶牛的做法可能加剧了疯牛病的流行（这种做法自1989年被禁止）。这就导致了羊慢病毒病，羊瘙痒病（类似于人的库鲁病）可能传播和突变给奶牛的问题。变异型克-雅病病人的脑电图上都没有出现典型的克-雅病周期性棘波，临床病程也不典型（明显的精神症状，小脑共济失调，类似于库鲁病）。大脑斑块为其特征，能使人联想到库鲁病的淀粉样斑。变异型克-雅病与散发性克-雅病的比较见表22-3。

表22-3 变异型克-雅病与散发性克-雅病的比较[13]

特征	变异型克-雅病	散发性克-雅病
平均发病年龄（年）	29	60
平均病程（月）	14	5
最一致、最突出的早期体征	精神异常，感觉系统症状	痴呆，肌阵挛
小脑体征(%)	100	40
脑电图周期性的复合波(%)	0	94
病理改变	弥漫性淀粉样斑	稀疏斑(5%~10%)

22.2.7 医源性传播的克-雅病

只发生于与感染器官、组织、外科器械有直接接触的病人，已经报道的途径包括：角膜移植[16, 21]，来自克-雅病病人术后用福尔马林和70%的乙醇消毒的脑内电极[22]，做过克-雅病病人手术的神经外科手术室，接受了垂体来源人类生长激素（hGH）的受者[23]（多数病例发生在法国[17]，在美国没有生长激素相关的克-雅病的风险，因为自1985年就终止了垂体来源的生长激素的获取，目前使用的生长激素均来自DNA重组技术），以及自尸体硬膜移植（Lyodura®）（多数在日本）[17]。环氧乙烷、高压灭菌、福尔马林和电离辐射都不能消除克-雅病的致病物[24, 25, 26]。怀疑克-雅病病人的组织或污染物推荐使用表22-4内的消毒措施。

表22-4 克-雅病病人手术室消毒措施[27]

完全有效的措施（推荐使用）： • 132℃高压蒸汽灭菌1小时，或 • 室温下在1当量的氢氧化钠溶液中浸泡1小时
部分有效的措施： • 121～132℃高压蒸汽灭菌15～30分钟。或 • 室温下在1N的氢氧化钠溶液中浸泡15分钟，或低浓度氢氧化钠溶液（0.5N）中浸泡1小时。或 • 次氯化钠（家用漂白粉）不稀释或1：10稀释（0.5%）浸泡1小时[28]
× 无效措施： • 煮沸，紫外线，电离辐射，环氧乙烷，乙醇，福尔马林，β-丙内酯，清洁剂，四氨基化合物，来苏，碘酒，丙酮，高锰酸钾，常规高压蒸汽灭菌

22.2.8 病理

典型的克-雅病有经典的组织学三联征——神经元丧失、星形细胞增生、神经元和星形细胞胞浆空泡化（棘细胞层水肿状态），都不伴炎症反应。多位于脑皮质和基底节，但中枢神经系统各部位均可受累。在5%～10%的病例中，这些改变伴随有淀粉斑的沉积（斑块在库鲁病、变异型克-雅病和一些家族性海绵状脑病中很常见）。PrPres免疫染色呈阳性。

22.2.9 临床表现

1/3的病人开始表现为疲劳、睡眠差、食欲下降。另外1/3的病人表现为神经系统症状，包括记忆力丧失、精神错乱或非特征性行为。最后1/3的有局灶体征：小脑性共济失调、失语、视力障碍（包括皮质盲）、偏瘫。

典型的病程不可逆：进行性痴呆，常逐周明显恶化，然后快速发展成锥体束体征（肢体肌力下降、强直、病理反射），晚期出现锥体外系体征（震颤、强直、构音障碍、运动徐缓）和肌阵挛（常由刺激诱发）。散发性克－雅病的临床体征见表22-5。

核上性凝视麻痹常是晚期偶然发现[19]。早期克－雅病可与阿尔茨海默病类似。10%的病例不存在痴呆或肌阵挛。有明显的脊髓表现者开始可能误诊为肌萎缩性侧索硬化症。

肌阵挛在终末期消失，随之出现无动性缄默。

表22-5 散发性克－雅病的主要临床体征[13]

体征	频率(%)	体征	频率(%)
认知障碍[a]	100	眼外肌运动失调	>20
肌阵挛	>80	运动神经元功能低下	<20
锥体束体征	>50	前庭功能失调	<20
小脑体征	>50	癫痫	<20
锥体外系体征	>50	感觉功能障碍	<20
皮质视功能障碍	>20	自主神经功能障碍	<20

[a] 痴呆，精神、行为异常

22.2.10 诊断

诊断标准

在高达25%的病例中不存在完整的“诊断三联征”（痴呆、肌阵挛、周期性脑电图活动）。已公布的诊断标准[29]见表22-6。除克－雅病以外，没有其他任何疾病的病人可以完全符合临床诊断克－雅病的标准。除克－雅病外最有可能符合此诊断标准的是阿尔茨海默性老年性痴呆症（在早期阶段尤其难以鉴别）。诊断还包括脑脊液14-3-3脑蛋白免疫测定（见下文）。

鉴别诊断

建议行脑脊液检查以排除某些感染性疾病如三期梅毒、亚急性硬化性全脑炎等。还需排除铋中毒、溴化物中毒和锂中毒。肌阵挛在代谢性／中毒性疾病中比在克－雅病更为明显，而癫痫在克－雅病中出现较晚[13]。

诊断性检查

1. 影像学检查：CT、MRI无特征性发现，检查常为正常，但有必要用来排除其他某些疾病（如单纯疱疹病毒脑炎，近期脑卒中等）。可能发现晚期弥漫性脑萎缩，MRI在79%的病例可显示病灶区（基底节、纹状体）在T_2像高信号（回顾性研究）[30]。虽然这是非特异性的，但有助于鉴别克－雅病与阿尔茨海默性老年性痴呆症[31]。

表 22-6 克 - 雅病的诊断标准 a[29]

病理证实（明确的海绵状改变）
- 临床：需要脑活检（见正文）
- 尸检发现

临床标准	精神状况恶化	肌阵挛	1～2Hz 的周期性脑电波	任何运动失调或周期性脑电活动	病程（月）
临床确诊	+	+	+		<12
临床很可能	+	+	或 +		<18
临床有可能	+			+	<24

[a] 此诊断标准为代谢状态和脑脊液均正常的病人。如果有早期小脑或视觉症状，然后有肌强直，或家族中有人死于得到病理明确诊断的克 - 雅病，那么将诊断向上进一等级

2. 血液检查：血清 S-100 的蛋白检测既不敏感也非特异[32]，只能作为诊断的辅助手段。
3. 脑脊液检查：
   1）常规：一般正常，偶尔蛋白会有增高。
   2）异常蛋白：
      - 克 - 雅病病人的脑脊液中可检测到异常蛋白（编号为 130 和 131）[33]，但该检测方法技术困难，不适合临床使用。
      - 蛋白 130/131 就是正常神经元蛋白 14-3-3。已建立了一种相对简单的免疫分析方法，只需化验 50μL 脑脊液[34]。脑脊液中 14-3-3 蛋白的检测对伴有痴呆的克 - 雅病病人有 96% 的敏感性和特异性。在其他一些有广泛神经元破坏的疾病可出现假阳性，包括急性脑血管意外、疱疹性脑炎、多发性脑梗死性痴呆、原发性中枢神经系统淋巴瘤，偶可见于阿尔茨海默性老年性痴呆症（多数化验为阴性）。此检测需化验脑脊液（不能化验血液）。
4. 脑电图：特征性发现有双侧对称性周期性双相或三相同步尖波综合，也就是周期性棘波或假周期性复合尖波（0.5～2/ 秒）。此特征有 70% 的敏感性和 86% 的特异性[35]。它类似于周期性单侧癫痫样放电（见章节 14.1），但对有害刺激有反应（在家族性克 - 雅病[19]和英国变异型克 - 雅病病人可能无反应）（见上文）。
5. 单光子放射计算机断层显像扫描：即使脑电图正常，在变异型克 - 雅病病人单光子放射计算机断层显像扫描也可不正常[36]，但阳性发现对变异型克 - 雅病病人并不特异。
6. 脑组织活检：见下文。

7. 扁桃体活检：变异型克－雅病病人的淋巴网状系统中可以检出变异型4型异常朊病毒（PrPSc）。在腭扁桃体取1cm大小的楔形标本，活检就可完成（注意无菌操作）[37]。

脑组织活检

由于缺乏有效的治疗和潜在的外科医源感染性，所以只有下列情况考虑脑组织活检：确定诊断很重要，或是作为研究的一部分[6]，或诊断检查不明确且怀疑有其他可治疗的疾病时。

方法：为了防止感染物雾化，建议在开颅时选用手工线锯，并且尽量不要划破硬膜。之后再应用前文中推荐的消毒措施（见表22-4和参考文献）。来自克－雅病病人的标本应标记清楚，以警示实验室人员。活检组织应置于15%的饱和苯酚福尔马林中（10%中性缓冲福尔马林中每分升加入15g苯酚，溶液底部应有未溶解的苯酚）[38]。

病理组织学诊断和PrPres免疫染色是诊断的金标准。

22.2.11 治疗和预后

假如不能证实有传染性（通过组织而不是脑脊液和脑），则不必采取类似穿隔离衣、戴口罩之类的预防隔离措施[13]。尚无治疗方法。疾病进展迅速，平均存活期为5个月，80%散发性克－雅病病人死于诊断后1年[13]。

22.3 中枢神经系统寄生虫感染

22.3.1 概述

很多寄生虫感染都可累及中枢神经系统。免疫抑制（包括HIV感染）时易感性升高[39]。中枢神经系统寄生虫感染包括：

1. 囊虫病：见下文神经系统囊虫病。
2. 弓形虫病：可能由先天性TORCH感染所致，也可能发生在成人，通常为AIDS，参见AIDS神经学表现（章节20.4）。弓形虫是一种专性细胞内原生动物，普遍存在，但除免疫功能低下的宿主外，不会引起临床感染。组织学特征为坏死内含2~3nm的速殖子（囊肿）。
3. 包虫病：见章节22.3.3。
4. 阿米巴病：多为福氏耐格里阿米巴（见章节22.5）。
5. 血吸虫病。
6. 疟疾。
7. 非洲锥虫病。

其中，囊虫病、弓形虫病、包虫病和阿米巴病可能更需要外科干预。

22.3.2 神经系统囊虫病

概述

要 点

- 颅内形成含猪带绦虫幼虫的包囊。
- 中枢神经系统最常见的寄生虫感染。
- 神经系统症状：癫痫或进行性颅内高压。
- 通过吞食寄生虫卵（而非被寄生的猪肉）而感染。
- 特征性的影像学表现：带偏心点状高密度（幼虫头节）的低密度囊性变。脑积水常见。
- 药物治疗：所有病人都需应用激素。在无颅内高压表现时开始应用驱虫药物（吡喹酮或阿苯达唑）。
- 有时候需要进行活检以确诊。对于脊髓、脑室内或蛛网膜下隙囊性变（对药物无效）或者巨大囊性变（＞50mm），在应用激素仍然存在颅内高压时需要手术治疗。

神经系统囊虫病是中枢神经系统最常见的寄生虫感染[40]，也是低收入国家中继发性癫痫的最常见病因[41]。由猪囊尾蚴（猪带绦虫的幼虫阶段）感染所引起，尤其好发于神经组织。墨西哥、东欧、亚洲、中部和南部美洲和非洲为神经系统囊虫病的流行地区。脑囊虫病（脑组织内形成幼虫包囊）的发病率在某些地区达到 4%[42]。潜伏期从数月到数十年，但 83% 的病例在感染 7 年内将出现症状。

猪带绦虫生活史

阶段

其生活史分为 3 个阶段：幼虫、胚囊（六钩蚴）和成虫。猪带绦虫通过两种途经感染人体：成虫和幼虫。

成虫感染（寄生性感染）

成人肠道绦虫感染（绦虫病）由进食未煮熟的受绦虫感染的猪肉（米猪肉）引起，包裹的幼虫在小肠内被释放出来，并在 2 个月内发育成成虫。成虫头节通过四个吸盘和两排小钩贴附于小肠壁，并在此直接通过自身的表皮细胞吸收肠内营养。人类是唯一已知的成虫的最终宿主，胃肠道是它们唯一的寄生地。孕节（成熟的节段，每个含有生殖器官）产生的卵与受孕节段一起随粪便排出体外。

幼虫感染

当人或动物通过摄取由节段产生的可存活的虫卵而成为幼虫阶段的中间宿主时，就会产生囊虫病。吞食存活虫卵的最常见途径包括：

1. 摄入被含有虫卵或孕节的人粪便污染的食物（通常是蔬菜）和水（这

也是猪发病的感染途径)。

2. 在缺乏良好卫生条件下，携带成虫的个体进行粪-口传播。

3. 孕节通过反向蠕动由肠道进入胃，导致自体感染(未经证实的理论)。

在人或猪的十二指肠，虫卵的外壳消失，发育成幼虫，穿过小肠壁，进入淋巴循环或体循环到达如下器官：

- 脑：据估计囊虫病病人 60%～92% 有脑囊虫。从吞食虫卵到出现症状性神经系统囊虫病的潜伏期为 2～5 年[43]。
- 骨骼肌。
- 眼睛：免疫豁免区，类似于脑。
- 皮下组织。
- 心脏。

一旦进入中间寄主的组织，胚胎约 2 个月形成（未成熟）囊壁，4 个月成熟为幼虫。幼虫囊肿通常很快被宿主免疫系统去除。许多幼虫在 5～7 年内自然死亡，或被杀虫药物与囊壁产生的炎性反应所杀死(颗粒结节期)，有时发生钙化(结节钙化期)。在猪体内，幼虫在肌肉中处于休眠状态，“等待”被人食用后重复其生活史。

神经系统囊虫病的类型

脊髓和周围神经系统极少受累。

巨大包囊定义：直径大于 50mm[44]。

脑囊虫发病的两种类型[45]：

1. 纤维型脑囊虫：为一规则的圆形或卵圆形薄壁囊，大小为 3～20mm，多位于脑实质或狭窄的蛛网膜下隙。囊内含有头节(头部)，常静止，在活动期仅产生轻微的炎症反应。
2. 串珠状脑囊虫：较大（4～12cm），生长迅速，在基底池的蛛网膜下隙产生葡萄样串珠状改变，引起严重的炎症反应。囊内无幼虫。这些囊通常在 2～5 年内退变，在此期间，囊壁增厚，囊内容物转变为一种白色的胶状物，随后发生钙沉积，同时囊皱缩。

脑囊虫囊肿的部位通常分为 4 种类型：

1. 位于脑膜：神经系统囊虫病 27%～56% 位于脑膜。囊肿附着或自由漂浮于：
   1) 背外侧蛛网膜下隙：常为纤维型脑囊虫，症状轻微。
   2) 基底部蛛网膜下隙：常为串珠状脑囊虫，产生蛛网膜炎和纤维化，导致慢性脑膜炎，并有脑脊液糖分过少。可引起第四脑室侧孔和中央孔梗阻，由此进一步导致脑积水或基底池内陷，从而引起脑神经病（包括视觉障碍)，死亡率非常高。
2. 位于脑实质：可见于 30%～63% 的病人，50% 的病例有局灶型或全身型癫痫（有的报道高达 92%)。

3. 位于脑室：见于 12%～18% 的病人，可能通过脉络丛进入脑室，有蒂与脑室相连或游离于脑室内。可导致脑脊液循环梗阻并伴有间歇性颅内高压脑积水（Brun 综合征）。可有邻近的室管膜强化（室管膜炎）。
4. 混合性病变：见于 23% 的病例。

临床表现

表现：癫痫、颅内高压体征（36% 的中枢神经系统囊虫病病人表现为颅内压增高的体征[46]）、与囊肿位置有关的局灶神经功能缺损、精神状态的改变等都是常见的临床表现[46]。颅内高压可能由于脑积水或巨大包囊所致。症状也可以由免疫反应产生（囊虫性脑炎）。基底部蛛网膜炎可致脑神经麻痹，有时可摸到皮下结节。

诊断

概述

诊断通常由影像学检查和血清学检测决定。

实验室检查

周围血嗜酸性粒细胞可能轻微增高，但不一致，因此不可靠。

脑脊液可正常，12%～60% 的病人脑脊液中可见嗜酸性粒细胞，提示寄生虫感染。蛋白可升高。

粪便：不到 33% 病例的粪便中能发现猪带绦虫卵。

血清学检查

大多数研究中心都用针对糖蛋白抗原的酶联免疫电转印记法（EIBT）进行检测，其特异性接近 100%，敏感性约为 98%[47]。但在孤立包囊的病例中敏感性较低（70%）[48]。可以检测血清或脑脊液。EIBT 明显优于 ELISA，ELISA 中认为血清和脑脊液囊虫抗体滴度分别为 1∶64 和 1∶8 时则有显著意义，而血清中抗体滴度超过阈值时则需要一种更具敏感性的检测方法，脑脊液中抗体滴度超过阈值更具特异性。在无脑膜炎的病人中假阴性率较高。

影像学检查

软组织的 X 线片可显示皮下结节、大腿和肩关节肌肉内的钙化灶。头部 X 线片在 13%～15% 的神经系统囊虫病病例可见钙化，可单发或多发，圆形或类圆形。

CT

已经报道的 CT 表现如下（经修正[45，49]）：
1. 不同大小的环形增强代表活体囊虫。只要幼虫存活，病灶周围就会有炎症反应（水肿）。特征性的发现为：小的低密度囊肿（小于 2.5cm），带有偏心的点状高密度灶，可能为头节。
2. 低密度环形增强可视为活的囊虫与钙化残余的中间期，而钙化残余为肉芽肿形成的中间期。炎症反应的结果导致水肿，位于基底部蛛网膜下隙的囊虫炎症反应导致基底部蛛网膜炎。病变常环形增强。

3. 脑实质内斑点状钙化（肉芽肿），有时伴有周围强化，但通常无周围强化；可见死亡寄生虫。
4. 脑积水：脑室内囊虫有时在平扫 CT 上[50]与脑脊液等密度，可能需要 CT 增强脑室造影[51]或 MRI 才能显示病灶。

MRI

早期表现为非增强的囊性结构，T_1WI 上含偏心高信号区（头节），无炎症反应。病变可位于脑实质、脑室或蛛网膜下隙。在寄生虫演变晚期包囊塌陷，早期的水肿随着时间的推移逐渐消退。

治疗

概述

结合应用下列方法：

1. 驱虫药物：抗寄生虫和（或）杀胞囊药物。
2. 抗癫痫药：治疗癫痫，有时药物治疗无效。
3. 类固醇激素（见下文）。
4. 手术：
   1）适合手术切除的病变。
   2）脑室脑脊液分流。

类固醇激素

所有病人都应使用类固醇皮质激素。可暂时缓解症状，有助于降低抗蠕虫药治疗初期的脑水肿。如果可行，在抗蠕虫药物治疗之前 2~3 天开始使用（如：地塞米松 8mg，每 8 小时一次[44]）在第 3 天减量至 4mg，每 8 小时一次，在第 6 天换为泼尼松 0.4mg/(kg · d)，分 3 次服用。在停用抗蠕虫药物后类固醇激素逐渐减量。在颅内高压病人中，症状缓解之后开始应用抗蠕虫药物（通常在激素给药 3 次后）。即便应用类固醇激素，所有杀囊虫药物在用于治疗眼部或脊髓囊虫时也可导致不可逆的损伤。

抗癫痫药

癫痫发作通常对某一种抗癫痫药敏感。不过，病人终身都有出现癫痫发作的风险。癫痫反复发作的危险因素包括：脑部病变钙化、复合性癫痫、多发性脑囊肿[52]。

驱虫药物

因为很多病灶可以自行缓解，并且使用驱虫药物有显著的并发症，因此驱虫药物的使用还具有争议[53]。

吡喹酮（Biltride®）是一种驱虫药物，对所有已知种类的血吸虫都有活性。已经公布了多种治疗方案：

- 50mg/(kg · d)，分 3 次应用（儿童剂量相同），共用 15 天（由于类固醇激素可以降低一半的血清浓度[54]，因此在使用激素时建议加大剂量至 100mg/(kg · d)[44]；能明显地缓解症状，CT 显示能减少囊虫的数目[40]。

- 10～100mg/(kg · d)×(3～21) 天。
- 单日高剂量疗法：25～30mg/kg，每 2 小时一次，共 3 次。
- 对于肠道寄生：单次口服 5～10mg/kg。

阿苯达唑（Zentel®）15mg/(kg · d)，分 2～3 次给药，进食油性食物后服用以利吸收（儿童剂量相同），可给药 3 个月[55, 56]，如影像学提示好转可尽早停药[44]。其杀寄生虫作用强于吡喹酮，且副作用可能更少。

氯硝柳胺（Niclocide® 或其他）可口服给药以治疗胃肠道成虫。用法：1g（2 片）口服，1 小时内重复给药（共 2g)。

脑室内病变：对于脑室内囊虫的药物治疗尚无共识[44,46,47]。

手术治疗

有时需外科干预以确定诊断，有些病例尤其是某些深部病灶比较适合立体定向活检。

尽管可能因炎性肉芽肿堵塞分流管，但症状性脑积水仍有必要行脑脊液分流[58]。

脊髓[42]和脑室内囊虫对药物治疗反应差，适合于外科治疗。脑室内囊虫有时可用立体定向技术和（或）内镜治疗[51]，但采用分流和驱虫药物可能就足以满足治疗需求[57]。对于巨大包囊导致的颅内高压对类固醇激素无效时也需要手术治疗[44]。由于存在复发可能，即使在手术全切包囊之后也可能仍然需要使用驱虫药物[44]。

随访

每 6 个月行 CT 或 MRI 检查，直到病变消失或钙化[44]。

接触者

囊虫病病人及其个人接触者都应进行绦虫感染筛查，单次剂量的灭绦灵和阿苯达唑即可以治愈绦虫病[59]。与绦虫密切接触者应根据病史和血清学检查进行囊虫病筛查。如果提示囊虫病，应做神经系统查体和 CT 或 MRI 检查。

22.3.3 包虫病

概述

包虫病又称为棘球蚴病，在流行地区（乌拉圭、澳大利亚、新西兰等）由狗绦虫棘球蚴虫颗粒感染引起。狗是成虫的主要终宿主，幼虫的中间宿主为绵羊和人。虫卵随狗粪便排出，污染绵羊所吃的牧草。摄入羊体内后，囊胚孵化，寄生虫穿过十二指肠壁，循血源性途径到达多个脏器（肝、肺、心、骨、脑）。狗摄食这些被感染的脏器后，寄生虫进入小肠，并在此处寄生。

人的感染途径包括进食被虫卵污染的食物，或直接与感染的狗接触致病。仅3%的病例存在中枢神经系统受累。所致脑囊肿主要位于白质。原发性包囊常为单发，继发性包囊（来自心脏包虫破裂或脑包虫医源性破裂所产生的栓子）常为多发。CT扫描包虫密度与脑脊液相近，不增强（如有炎症反应，也可有边缘增强），周边轻度水肿。包囊内含有能发育的寄生虫颗粒，称之为“棘球蚴沙”，其内的液体每毫升约含40万个头节。包囊缓慢增大（约每年长1cm，速度也可有变化，儿童包囊生长较快），直到体积相当大，出现颅内压增高、癫痫、局灶神经功能缺失的临床症状才发病。病人常有嗜酸性粒细胞增多，可有阳性的包虫血清学检查结果。

治疗

治疗方法为手术完整切除，切除时尽量避免包囊破裂，否则头节将会污染邻近组织，导致多个包囊复发或过敏反应。可辅助应用药物治疗：阿苯达唑（Zentel®）400mg口服，每天2次［儿童剂量：15mg/(kg · d)］× 28天，进食多油食物后服用，必要时重复[56]。

建议采用Dowling手术[60]：

1. 固定病人头位，以便在手术床呈床头抬高30°时使病人的颅内包囊指向正上方。
2. 钻孔开颅时必须十分小心，避免包囊破裂或撕破硬膜。
3. 不要用电凝，使用低功率双极（避免包囊破裂）。
4. 沿骨窗四周剪开硬膜，因为中心处硬膜可能与包囊存在粘连。
5. 保持包囊表面湿润以防破裂。
6. 小心切开包囊表面的薄层皮质，用冲水和棉条进行分离。皮质切开大小为包囊直径的3/4即可，但不宜再小。
7. 在包囊和脑组织之间插入一根软胶导管，用生理盐水轻轻冲洗，同时将手术床缓慢降低45°，术者用手指轻扶邻近的脑组织。
8. 继续用盐水冲洗，直到使整个包囊漂浮在盐水中。
9. 如果在手术过程中包囊破裂，立即用吸引器将包囊内容物吸除，然后切除囊壁并用盐水冲洗创面5分钟。更换手术器械和手套。可用经10%福尔马林浸泡的棉条覆盖创面，但存在争议[61]。

22.4 中枢神经系统真菌感染

22.4.1 概述

大多数只需要内科治疗而无须手术。常表现为慢性脑膜炎或脑脓肿。常见形式包括：

1. 隐球菌病：见下文。
   1) 隐球菌性脑膜炎。
   2) 隐球菌瘤（黏液性假性囊肿）：罕见。

2. 念珠菌病：是最常见的中枢神经系统真菌感染，但在尸检之前很难确诊。健康个体中罕见。大部分为白色念珠菌。
   1) 念珠菌脑膜炎：是最常见的中枢神经系统感染治疗，见章节 20.1.6。
   2) 脑实质感染：念珠菌脑脓肿少见。
   3) 脑室分流置管术后：几乎所有的脑室腹腔分流术后真菌感染都是由念珠菌引起的[62]（见章节 21.1.4）。
3. 曲霉菌病：可能与器官移植病人的脑脓肿有关。
4. 球孢子菌病：由二相性真菌粗球孢子菌引起。流行区域包括美国西南部、墨西哥和中美洲。常以脑膜炎出现，很少有实质性损害的报道[63]。
5. 毛霉菌病（藻菌病）：常发生于糖尿病病人（见章节 32.5.7）。

22.4.2　中枢神经系统的隐球菌感染

概述

在活体病人中，中枢神经系统隐球菌感染比其他真菌病更常诊断，可发生于健康人或免疫功能受损的病人。在 HIV 感染中，新型隐球菌是一种典型致病菌。

1. 隐球菌瘤（黏液性假性囊肿）：这种实质性病变几乎只在 AIDS 病人中出现。明显少于隐球菌性脑膜炎。病灶或脑膜无强化，常位于基底节区（通过小穿支血管播散），直径常为 3～10mm。
2. 隐球菌性脑膜炎（见章节 22.4.2）：
   1) AIDS 病人中有 4%～6% 患此病[64]。典型症状：发热、不适感和头痛[65]。脑膜体征（颈项强直、畏光等）见于约 25% 的病人。脑病症状（嗜睡、精神改变等）少见，通常来自颅内高压。
   2) 也可发生于非 AIDS 的病人：变种隐球菌可感染免疫正常个体的脑组织[66]。
   3) 可出现颅内压增高（CT/MRI 显示有或无脑积水）、视敏度下降和（或）脑神经障碍。影像学上可以见到血管周围间隙的扩张；在 MRI T_1WI 和 T_2WI 上信号与脑脊液类似，但在 FLAIR 像上信号略高。
   4) 对于不伴可证实感染的晚期恶化，可先用地塞米松 4mg，每 6 小时一次，然后改用泼尼松 25mg 口服，每天 1 次[67]。

诊断

腰椎穿刺

进行侧卧位测压[68]。腰椎穿刺压力通常升高，可有 75% 的病人高于 20cmH_2O。

隐球菌脑膜炎或脑膜脑炎时脑脊液隐球菌抗原滴度升高。

血清隐球菌抗原：几乎都随着中枢神经系统的受累而升高[68]。

治疗

2009年，关于HIV感染青少年/成人中枢神经系统隐球菌感染的CDC指南[68]：

1. 抗真菌药物：推荐的初始标准治疗[68]为脱氧胆酸两性霉素B（Amphocin®）0.7mg/kg静脉滴注，每天1次，加上氟康唑（一种口服三唑类药物）100mg/kg分4次口服，每天1次。
2. 对临床上存在颅内高压体征（意识障碍、视物模糊、视盘水肿、下肢阵挛等）的病人，应腰椎穿刺测压。
3. 伴或不伴脑积水时颅内高压（腰椎穿刺压力大于25cmH_2O）的处理，无证据表明皮质醇、乙酰唑胺和甘露醇有效[69]：
   1）每天腰椎穿刺：足量引流脑脊液，将颅内压降低50%（通常20～30ml)[70]。
   2）当连续数天压力正常后可停止腰椎穿刺。
   3）腰椎穿刺引流：偶尔在腰椎穿刺压力过高时（大于40cmH_2O）需要频繁腰椎穿刺或无法控制症状时需要置管引流[69]。
   4）脑脊液分流：如果无法耐受每天腰椎穿刺或颅内高压的体征和症状未缓解，可考虑分流术（没有出现分流术后感染远端播散或者是产生新感染灶的报道[71]）。方法：
   - 腰椎穿刺腹腔分流。
   - 脑室腹腔或脑室心房分流[72，73]。
4. 如果肾功能正常，抗真菌治疗应持续2周以上（多数免疫功能正常的病人在治疗6周后治疗成功[69]）。
5. 药物治疗2周后，腰椎穿刺查找脑脊液中的致病微生物。如治疗2周后脑脊液培养阳性，则提示将来可能复发、预后更差。
6. 治疗失败：定义为在包括控制颅内高压在内的治疗2周后仍然缺乏临床改善，或在最初起效之后再次复发，表现为脑脊液培养阳性和（或）脑脊液隐球菌滴度升高。
   处置方法：
   1）尚无最佳的处理措施。
   2）换用其他抗真菌药（如氟胞嘧啶）或加大氟康唑剂量。
7. 维持治疗（二级预防）：完成10周治疗的HIV感染病人应当继续服用氟康唑200mg，每天1次，直到出现免疫重建，否则应当终身治疗[68]。
8. 对于完成整个疗程治疗后仍然无症状且$CD4^+$细胞计数持续升高(大于6个月）至超过200/μL的病人，其复发的风险较低。某些专家建议，在停止维持治疗之前，应行腰椎穿刺以证实脑脊液培养结果和抗原检测为阴性。

22.5 中枢神经系统阿米巴感染

22.5.1 概述

福氏耐格里阿米巴：是已知能导致人体中枢神经系统感染的唯一的一种阿米巴原虫，可导致原发性阿米巴脑膜脑炎（PAM）——弥漫性脑炎，伴出血性坏死和化脓性脑膜炎，可累及脑和脊髓。PAM 少见（2002 年美国仅报道 95 例，2004 年全世界范围内约 200 例）。通常在暴露感染后 5 天内发病，一般是通过在温暖的淡水中潜水而被感染。

阿米巴通过侵蚀鼻腔黏膜进入中枢神经系统。相关的脑水肿可导致颅内高压，最终发生脑疝。大约 95% 的病人通常在 1 周内出现致命病情。

脑脊液：混浊，常为血性，白细胞升高，蛋白升高，糖正常或降低。革兰染色阴性（无细菌或真菌）。湿法涂片可以发现活的滋养体（易与白细胞混淆）。

22.5.2 治疗

首选药物：两性霉素 B ［脂溶剂型（Abelcet®）可以达到高于其他剂型的最小抑菌浓度］。咪康唑可能与两性霉素 B 有协同作用。

外科手术干预：在出现颅内高压表现时应考虑行脑室穿刺引流术。在一名生存病人中，联合应用了脑脓肿手术引流和 6 周的两性霉素 B 、利福平和氯霉素等药物治疗。

（李俊昇　译　王明泽　校）

参考文献

[1] Wilkins RH, Rengachary SS. Neurosurgery. New York 1985
[2] Neils EW, Lukin R, Tomsick TA, et al. Magnetic Resonance Imaging and Computerized Tomography Scanning of Herpes Simplex Encephalitis. J Neurosurg. 1987; 67:592–594
[3] Schroth G, Gawehn J, Thron A, et al. The Early Diagnosis of Herpes Simplex Encephalitis by MRI. Neurology. 1987; 37:179–183
[4] Whitley RJ, Soong S-J, Dolin R, et al. Adenosine Arabinoside Therapy of Biopsy-Proved Herpes Simplex Encephalitis: National Institute of Allergy and Infectious Diseases Collaborative Antiviral Study. N Engl J Med. 1977; 297:289–294
[5] Whitley RJ, Cobbs CG, Alford CA, et al. Diseases that Mimic Herpes Simplex Encephalitis: Diagnosis, Presentation, and Outcome. JAMA. 1989; 262:234–239
[6] Schlitt MJ, Morawetz RB, Bonnin JM, et al. Brain Biopsy for Encephalitis. Clin Neurosurg. 1986; 33: 591–602
[7] Carmack MA, Twiss J, Enzmann DR, et al. Multifocal Leukoencephalitis Caused by Varicella-Zoster Virus in a Child with Leukemia: Successful Treatment with Acyclovir. Pediatr Infect Dis J. 1993; 12:402–406
[8] Horten B, Price RW, Jiminez D. Multifocal Varicella-Zoster Virus Leukoencephalitis Temporally Remote from Herpes Zoster. Ann Neurol. 1981; 9:251–266
[9] Gilden Don, Cohrs RandallJ, Mahalingam Ravi, et al. Varicella zoster virus vasculopathies: diverse clinical manifestations, laboratory features, pathogenesis, and treatment. Lancet neurology. 2009; 8. DOI: 10.1016/s1474-4422(09)70134-6
[10] Medori R, Montagna P, Tritschler HJ, et al. Fatal Familial Insomnia: A Second Kindred with Mutation of Prion Protein Gene at Codon 178. Neurology. 1992; 42:669–670
[11] Medori R, Tritschler HJ, LeBlanc A, et al. Fatal Familial Insomnia, a Prion Disease with a Mutation at Codon 178 of the Prion Protein Gene. N Engl J Med. 1992; 326:444–449
[12] Manetto V, Medori R, Cortelli P, et al. Fatal familial insomnia: Clinical and pathologic study of five new cases. Neurology. 1992; 42:312–319
[13] Johnson RT, Gibbs CJ. Creutzfeldt-Jakob Disease and Related Transmissible Spongiform Encephalo-pathies. N Engl J Med. 1998; 339:1994–2004
[14] Gajdusek DC. Unconventional Viruses and the Origin and Disappearance of Kuru. Science. 1977; 197: 943–

22

960
[15] Klitzman R. The Trembling Mountain. A Personal Account of Kuru, Cannibals, and Mad Cow Disease. New York: Plenum Trade; 1998
[16] Heckmann JG, Lang CJG, Petruch F, et al. Transmission of Creutzfeldt-Jakob Disease via a Corneal Transplant. J Neurol Neurosurg Psychiatry. 1997; 63: 388–390
[17] Brown P, Preece M, Brandel J-P, et al. Iatrogenic Creutzfeldt-Jakob Disease at the Millennium. Neurology. 2000; 55:1075–1081
[18] Hsiao K, Prusiner SB. Inherited Human Prion Diseases. Neurology. 1990; 40:1820–1827
[19] Bertoni JM, Brown P, Goldfarb LG, et al. Familial Creutzfeldt-Jakob Disease (Codon 200 Mutation) With Supranuclear Palsy. JAMA. 1992; 268:2413–2415
[20] Will RG, Zeidler JW, Cousens SN, et al. A new variant of Creutzfeldt-Jakob disease in the UK. Lancet. 1996; 347:921–925
[21] Duffy P, Wolf J, Collins G, et al. Possible Person to Person Transmission of Creutzfeldt-Jakob Disease. N Engl J Med. 1974; 290:692–693
[22] Bernoulli C, Siegfried J, Baumgartner G, et al. Danger of Accidental Person-To-Person Transmission of Creutzfeldt-Jakob Disease by Surgery. Lancet. 1977; 1:478–479
[23] Fradkin JE, Schonberger LB, Mills JL, et al. Creutzfeldt-Jakob Disease in Pituitary Growth Hormone Recipients in the United States. JAMA. 1991; 265:880–884
[24] Centers for Disease Control (Morbidity and Mortality Weekly Report). Rapidly Progressive Dementia in a Patient Who Received a Cadaveric Dura Mater Graft. JAMA. 1987; 257:1036–1037
[25] Thadani V, Penar PL, Partington J, et al. Creutzfeldt-Jakob disease probably acquired from a cadaveric dura mater graft. J Neurosurg. 1988; 69:766–769
[26] Centers for Disease Control. Creutzfeldt-Jakob Disease in a Second Patient Who Received a Cada-veric DuraMater Graft.MMWR. 1989; 39:37–43
[27] Rosenberg RN, White CL, Brown P, et al. Precau-tions in Handling Tissues, Fluids and Other Contami-nated Materials from Patients with Documented or Suspected Creutzfeldt-Jakob Disease. Ann Neurol. 1986; 12:75–77
[28] Brown P, Gibbs CJ, Amyx JL, et al. Chemical disinfection of Creutzfeldt-Jakob virus. N Engl J Med. 1982; 306:1279–1282
[29] Brown P, Cathala F, Castaigne P, et al. Creutzfeldt-Jakob Disease: Clinical Analysis of a Consecutive Series of 230 Neuropathologically Verified Cases. Ann Neurol. 1986; 20:597–602
[30] Finkenstaedt M, Szudra A, Zerr I, et al. MR Imaging of Creutzfeldt-Jakob Disease. Radiology. 1996; 199: 793–798
[31] Gertz H-J, Henkes H, Cervos-Navarro J. Creutzfeldt-Jakob Disease: Correlation of MRI and Neuropathologic Findings. Neurology. 1988; 38: 1481–1482
[32] Otto M, Wiltfang J, Schutz E, et al. Diagnosis of Creutzfeldt-Jakob Disease by Measurement of S100 Protein in Serum: Prospective Case-Control Study. Br Med J. 1998; 316:577–582
[33] Harrington MG, Merril CR, Asher DM, et al. Abnormal Proteins in the Cerebrospinal Fluid of Patients with Creutzfeldt-Jakob Disease. N Engl J Med. 1986; 315:279–283
[34] Hsich G, Kenney K, Gibbs CJ, et al. The 14-3-3 Brain Protein in Cerebrospinal Fluid as a Marker for Transmissible Spongiform Encephaloptahies. N Engl J Med. 1996; 335:924–930
[35] Steinhoff BJ, Räcker S, Herrendorf G, et al. Accuracy and Reliability of Periodic SharpWave Complexes in Creutzfeldt-Jakob Disease. Arch Neurol. 1996; 53: 162–166
[36] de Silva R, Patterson J, Hadley D, et al. Single photon emission computed tomography in the identification of new variant Creutzfeldt-Jakob disease: Case reports. Br Med J. 1998; 316:593–594
[37] Hill AF, Butterworth RJ, Joiner S, et al. Investigation of Variant Creutzfeldt-Jakob Disease and Other Human Prion Diseases with Tonsil Biopsy Samples. Lancet. 1999; 353:183–189
[38] Brumbach RA. Routine Use of Phenolized Formalin in Fixation of Autopsy Brain Tissue to Reduce Risk of Inadvertent Transmission of Creutzfeldt-Jakob Disease. N Engl J Med. 1988; 319
[39] Walker M, Kublin JG, Zunt JR. Parasitic central nervous system infections in immunocompromised hosts: malaria, microsporidiosis, leishmaniasis, and African trypanosomiasis. Clin Infect Dis. 2006; 42: 115–125
[40] Sotelo J, Escobedo F, Rodriguez-Carbajal J, et al. Therapy of parenchymal brain cysticercosis with praziquantel. N Engl J Med. 1984; 310:1001–1007
[41] Garcia HH, Gonzales AE, Evans CAW, et al. Taenia solium cysticersosis. Lancet. 2003; 362:547–556
[42] Sotelo J, Guerrero V, Rubio F. Neurocysticercosis: A new classification based on active and inactive forms. Arch Intern Med. 1985; 145:442–445
[43] Garcia HH, Del Brutto OH, for The Cysticercosis Working Group in Peru. Neurocysticercosis: updated concepts about an old disease. Lancet Neurology. 2005; 4:653–661
[44] Proano JV, Madrazo I, Avelar F, et al. Medical treatment for neurocysticercosis characterized by giant subarachnoid cysts. N Engl J Med. 2001; 345:879–885
[45] Leblanc R, Knowles KF, Melanson D, et al. Neurocysticercosis: Surgical and Medical Management with Praziquantel. Neurosurgery. 1986; 18:419–427
[46] Colli BO, Carlotti CG, Machado HR, et al. Treatment of Patients with Intraventricular Cysticercosis. Contemp Neurosurg. 1999; 21:1–7
[47] Wilson M, Bryan RT, Fried JA, et al. Clinical Evaluation of the Cysticercosis Enzyme-Linked Immunoelectrotransfer Blot in Patients with Neurocysticercosis. J Infect Dis. 1991; 164:1007–1009
[48] Prabhakaran V, Rajshekhar V, Murrell KD, et al. Taenia solium metacestode glycoproteins as diagnostic antigens for solitary cysticercus granuloma in Indian patients. Trans R Soc Trop Med Hyg. 2004; 98:478–484
[49] Enzman DR. Cysticercosis. In: Imaging of Infections and Inflammations of the Central Nervous System: Computed Tomography, Ultrasound, and Nuclear Magnetic Resonance. New York: Raven Press; 1984: 103–122
[50] Madrazo I, Renteria JAG, Paredes G, et al. Diagnosis of Intraventricular and Cisternal Cysticercosis by Computerized Tomography with Positive Intraventricular Contract Medium. J Neurosurg. 1981; 55:947–951
[51] Apuzzo MLJ, Dobkin WR, Zee C-S, et al. Surgical Considerations in Treatment of Intraventricular Cysticercosis: An Analysis of 45 Cases. J Neurosurg. 1984; 60:400–407
[52] Del Brutto OH. Prognostic factors for seizure recurrence after withdrawal of entiepileptic drugs in patients with neurocysticercosis. Neurology. 1994; 44:1706–1709
[53] Abba K, Ramaratnam S, Ranganathan LN. Anthelmintics for people with neurocysticercosis. Cochrane Database Syst Rev. 2010. DOI: 10.1002/14651858.CD000215.pub3
[54] Jung H, Hurtado M, Sanchez M, et al. Plasma and CSF levels of albendazole and praziquantel in patients with neurocysticercosis. Clin Neurophar-macol. 1990; 13:559–564
[55] Sotelo J, Penagos P, Escobedo F, et al. Short Course of Albendazole Therapy for Neurocysticercosis. Arch Neurol. 1988; 45:1130–1133
[56] Drugs for Parasitic Infections. Med Letter. 1995; 37: 99–108
[57] Bandres JC, White AC,Jr, Samo T, et al. Extraparenchymal neurocysticercosis: report of five cases and review of management. Clin Infect Dis. 1992; 15: 799–811
[58] McCormick GF, Zee C-S, Heiden J. Cysticercosis Cerebri. Arch Neurol. 1982; 39:534–539
[59] Centers for Disease Control. Locally acquired neurocysticercosis. MMWR. 1992; 41:1–4
[60] Carrea R, Dowling E, Guevara JA. Surgical Treatment of Hydatid Cysts of the Central Nervous System in the Pediatric Age (Dowling's Technique). Childs Brain. 1975; 1:4–21
[61] Youmans JR. Neurological Surgery. Philadelphia 1990
[62] Sanchez-Portocarrero J, Martin-Rabadan P, Saldana CJ, et al. Candida cerebrospinal fluid shunt infection. Report of two new cases and review of the literature. Diagn Microbiol Infect Dis. 1994; 20:33–40

[63] Mendel E, Milefchik EN, Ahmadi J, et al. Coccidioidomycotic Brain Abscess: Case Report. J Neurosurg. 1994; 80:140–142
[64] Chuck SL, Sande MA. Infections with cryptococcus neoformans in the acquired immunodeficiency syndrome. N Engl J Med. 1989; 321:794–799
[65] Aberg JA, Powderly WG, Dolin R, et al. Cryptococcosis. In: AIDS Therapy. New York: Churcill Livingstone; 2002:498–510
[66] Lan S, Chang W, Lu C, et al. Cerebral infarction in chronic meningitis: a comparison of tuberculous meningitis and cryptococcal meningitis. Q J Med. 2001; 94:247–253
[67] Lane M, McBride J, Archer J. Steroid responsive late deterioration in Cryptococcus neoformans variety gattii meningitis. Neurology. 2004; 63:713–714
[68] Kaplan JE, Benson C, Holmes KH, et al. Guidelines for prevention and treatment of opportunistic infections in HIV-infected adults and adolescents. MMWR Recomm Rep. 2009; 58:1–207; quiz CE1-4
[69] Saag MS, Graybill RJ, Larsen RA, et al. Practice guidelines for the management of crytpococcal disease. Clin Infect Dis. 2000; 30:710–718
[70] Fessler RD, Sobel J, Guyot L, et al. Management of elevated intracranial pressure in patients with Cryptococcal meningitis. J Acquir Immune Defic Syndr Hum Retrovirol. 1998; 17:137–142
[71] Park MK, Hospenthal DR, Bennett JE. Treatment of hydrocephalus secondary to cryptococcal meningitis by use of shunting. Clin Infect Dis. 1999; 28: 629–633
[72] Bach MC, Tally PW, Godofsky EW. Use of cerebrospinal fluid shunts in patients having acquired immunodeficiency syndrome with cryptococcal meningitis and uncontrollable intracranial hypertension. J Neurosurg. 1997; 41:1280–1283
[73] Liliang PC, Liang CL, Chang WN, et al. Use of ventriculoperitoneal shunts to treat uncontrollable intracranial hypertension in patients who have cryptococcal meningitis without hydrocephalus. Clin Infect Dis. 2002; 34:E64–E68

第七部分
脑脊液和脑积水

VII

23 脑脊液

23.1 脑脊液的一般特征

脑脊液（CSF）包绕脑和脊髓，对中枢神经系统的震荡有缓冲作用。它还能起到类似淋巴系统的免疫作用（又称“类淋巴系统”，胶质和淋巴的合成词）[1, 2]。脑脊液在蛛网膜和软膜之间的蛛网膜下隙中循环。

脑脊液正常为无色透明液体，比重为 1.007，pH 为 7.33～7.35。

23.2 脑脊液整体流动模型

23.2.1 概述

经典的脑脊液整体流动模型涵盖脑脊液生成、吸收和循环途径。虽然这个模型在理解和处理 CSF 的某些问题上可能是有用的，但很明显它不足以解释更多细节内容。脉冲式血流、淋巴通道（类淋巴系统）以及其分散式的生成、吸收过程均影响脑脊液动力学。在本文中，我们将介绍整体流动模型及其不足之处。

23.2.2 生成

位置

80% 的脑脊液由双侧侧脑室（占脉络丛生成脑脊液的 95%）和第四脑室的脉络丛生成，其余颅内部分主要在间质间隙内生成[3]。室管膜、椎管内及神经根袖硬脊膜处也生成脑脊液。表 23-1 示脑脊液的生成、容积和压力。

表 23-1 正常脑脊液的生成、容积和压力（整体流动模型）

特征	儿童		成人
	新生儿	1～10 岁	
总量（ml）	5		150（50% 颅内，50% 椎管内）
生成速度	25ml/d		≈ 0.3～0.35ml/min（≈ 450～750ml/d）
压力[a]（cmH_2O）	9～12	平均：10 正常：＜15	成人：7～15（＞18 常为异常） 青年：＜18～20

[a] 病人取侧卧位时腰椎穿刺测压

生成速度

成人脑脊液生成速度为0.3ml/min（表23-1）。临床上指约450ml/24h，这意味着在成人脑脊液一天约“更新”3次（体内平均总脑脊液量为150ml）。脑脊液产生速度与颅内压无关[4]（少数情况下，颅内压过高致脑血流减少时除外[5]）。

23.2.3 吸收

脑脊液主要为突入硬脑膜静脉窦的蛛网膜绒毛（颗粒）所吸收。其他吸收部位包括脉络丛和类淋巴系统。吸收的速度与颅内压有关[6]。

23.3 脑脊液的组成

23.3.1 脑脊液的细胞成分

正常成人脑脊液：淋巴细胞或单核细胞0~5个/mm^3，无多形核白细胞（PMNs）或红细胞。无红细胞时，白细胞5~10个/mm^3为可疑异常，>10/mm^3则为异常。

23.3.2 脑脊液的非细胞成分

见表23-2。

表23-2 脑脊液中的溶质[7,8]（CEA、AFP和hCG等见章节34.7.3）

成分	单位	脑脊液	血浆	脑脊液：血浆
渗透压	mOsm/L	295	295	1.0
水含量		99%	93%	
钠	mEq/L	138	138	1.0
钾	mEq/L	2.8	4.5	0.6
氯	mEq/L	119	102	1.2
钙	mEq/L	2.1	4.8	0.4
PCO_2	mmHg	47	41[a]	1.1
pH		7.33	7.41	
pO_2	mmHg	43	104[a]	0.4
糖	mg/dl	60	90	0.67
乳酸	mEq/L	1.6	1.0[a]	1.6
丙酮酸	mEq/L	0.08	0.11[a]	0.73
乳酸：丙酮酸		26	17.6[a]	
总蛋白[b]	mg/dl	35	7000	0.005

表 23-2（续）

成分	单位	脑脊液	血浆	脑脊液：血浆
白蛋白	mg/L	155	36 600	0.004
IgG	mg/L	12.3	9870	0.001

[a] 动脉血浆

[b] 注意：脑室中脑脊液蛋白含量低于腰椎蛛网膜下隙

数据来自 RoberT A.Fishman，M.D.，©1980，W.B.Saunders Co.，Philadelphia，PA，已授权

23.3.3 部位差异

脑室内脑脊液的成分与腰椎蛛网膜下隙略有差异，前者是脑脊液生成的主要部位。

23.3.4 年龄差异

见表 23-3。有关脑脊液检查其他变化，尤其是成人，见表 23-4。

表 23-3 脑脊液随年龄变化

年龄组	白细胞 (/mm^3)	红细胞 (/mm^3)	蛋白 (mg/dl)	糖 (mg/dl)	糖占比（脑脊液：血浆）
新生儿					
早产儿	10	多	150	20～65	0.5～1.6
足月儿	7～8	中等	80	30～120	0.4～2.5
婴幼儿					
1～12 个月	5～6	0	15～80		
1～2 岁	2～3	0	15		
儿童	2～3	0	20		
5～15 岁	2～3	0	25		
中青年	3	0	30	40～80	0.5
老年人	5	0	40[a]		

[a] 成人正常脑脊液蛋白每年增加约 1mg/dl

表 23-4 不同病理情况下的脑脊液改变（成人值）

状态	OP[a] (cmH_2O)	外观	细胞数 ($/mm^3$)	蛋白 (mg%)	糖 (% 血清)	其他
正常	7～18	无色透明	多形核白细胞 0，红细胞 0，单核细胞 0～5	15～45	50	
急性化脓性脑膜炎	常升高	混浊	白细胞少数可达 20000（主要为多形核细胞）	100～1000	＜20	早期或治疗后几乎无细胞
病毒性脑膜炎／脑炎	正常	正常	白细胞少数达 350（主要为单核细胞）	40～100	正常	早期有多形核白细胞
吉兰－巴雷综合征	正常	正常	正常	50～1000	正常	蛋白增加，常见 IgG
脊髓灰质炎	正常	正常	50～250（单核细胞）	40～100	正常	
结核性脑膜炎[b]	常升高	乳白色，黄色，静止可见纤维蛋白凝块	50～500（淋巴细胞和单核细胞）	60～700	20～40	早期有多形核白细胞，抗酸杆菌培养（+），抗酸染色（+）
真菌性脑膜炎	常升高	乳白色	30～300（单核细胞）	100～700	＜30	隐球菌墨汁染色（+）
阿米巴脑膜脑炎	常升高	混浊，可为血性	白细胞升高（400～26 000），红细胞升高	升高	正常或下降	革兰染色阴性；湿涂片可见活动性滋养体（见章节 22.5）
脑脊膜周围感染	梗阻时升高	正常	白细胞正常或升高（0～800）	升高	正常	如硬脊膜外脓肿
穿刺性外伤[c]（血性）	正常	血性，上清液无色	红细胞：白细胞约与外周血相近	轻度升高	正常	管内红细胞逐渐下降，无黄变

表 23-4（续）

状态	OP[a] (cmH$_2$O)	外观	细胞数 (/mm^3)	蛋白 (mg%)	糖 (% 血清)	其他
SAHc	升高	血性，上清液淡黄色	早期：红细胞升高	50～400	正常或下降	2 周后红细胞消失，淡黄色可持续数周
			晚期：白细胞增加	100～800		
多发性硬化（MS）[d]	正常	正常	5～50 单核细胞	正常～800	正常	γ 球蛋白常升高（寡克隆）

[a] 缩写：OP= 开放压力

[b] 结核性脑膜炎的脑脊液改变总是异常的；20%～30% 于脑脊液涂片可发现抗酸杆菌

[c] 穿刺性损伤与 SAH 的鉴别（见章节 97.3.4）

[d] 多发性硬化的脑脊液改变（见章节 10.4.6）

23.4 颅脑脑脊液漏

23.4.1 一般情况

又称脑脊液漏。头外伤后或复发性脑膜炎病人鼻漏或耳漏应疑诊该病。

23.4.2 脑脊液漏出的可能途径

1. 乳突气房［尤其是颅后窝术后，如前庭神经鞘瘤（VS)］。
2. 蝶窦气房（尤其是经蝶术后）。
3. 筛板／筛骨顶（颅前窝底）。
4. 额窦气房。
5. 疝入空蝶鞍后进入蝶窦气房。
6. 沿颈内动脉。
7. 咽隐窝：位于海绵窦下方，磨掉前床突可暴露此窝，同时可见眼动脉瘤。
8. 颅咽管外侧的临时开口处。
9. 手术或创伤性皮肤伤口。
10. 岩骨嵴或内听道：见于颞骨骨折或前庭神经鞘瘤术后。包括：
    1）鼻漏：中耳→咽鼓管→鼻咽。
    2）耳漏：鼓膜穿孔→外耳道。

23.4.3 外伤性和非外伤性病因

描述

两种主要的脑脊液漏类型（不再使用模糊的“自发性”分类）[9]：

1. 外伤性（或外伤后）：可为急性或迟发性。
    1）术后（医源性）。包括经蝶术后及颅底术后。
    2）外伤后（更常见）：占 67%～77%。
2. 非外伤性：
    1）高颅压：
        • 脑积水。
        • 肿瘤。
    2）正常颅压：
        • 先天性缺陷。
        • 感染或坏死性骨破坏。
        • 局灶性萎缩（嗅沟或鞍区）。

外伤性脑脊液漏

见于 2%～3% 的颅脑外伤病人，其中 60% 发生于外伤后数天内，95% 于 3 个月内[10]。70% 的脑脊液鼻漏病人在 1 周内停止鼻漏，其余多在 6 个月内停止。

非外伤性脑脊液漏者仅有33%可自行停止。成人：儿童为10：1，<2岁者罕见。在儿童中闭合性颅脑损伤后出现脑脊液漏的比例低于1%[11]。外伤性脑脊液漏常伴失嗅（78%），而自发性者罕见[12]。多数（80%～85%）脑脊液耳漏在5～10天内停止。

一组101例颅脑穿通伤病人中，8.9%发生脑脊液漏，其感染率明显高于无脑脊液漏者（50%：4.6%）[13]。文献报道颅底术后并发脑脊液漏率为30%[14]。

非外伤性脑脊液漏

一般情况

非外伤性脑脊液漏主要发生于30岁以上成人。常隐匿发病。可被误诊为过敏性鼻炎。与外伤性脑脊液漏不同，非外伤性脑脊液漏常为间歇性，嗅觉常保留，气颅少见[15]。

有时与下列情况相关[16]：

1. 颅前窝（筛板）或颅中窝底发育不全。
2. 空泡蝶鞍综合征（见章节47.2）：原发性或经蝶术后。
3. 颅内压增高和（或）脑积水。
4. 鼻旁窦感染。
5. 肿瘤：包括垂体腺瘤（见章节43），脑膜瘤。
6. 残存的颅咽管[17]。
7. 动静脉畸形[15]。
8. 先天性畸形：多数与骨裂有关。
   1) 镫骨脚裂开（一种先天性畸形），可使脑脊液通过咽鼓管形成鼻漏[15]。
   2) 圆孔下方骨裂。

自发性颅后窝脑脊液漏

1. 儿童：常伴脑膜炎或听力丧失。
   1) 保留迷路功能（听力、平衡）：常表现为脑膜炎，3种常见的瘘管形式：
      - 面神经管：可漏至中耳。
      - 岩乳管：沿乳突气房黏膜的供应动脉。
      - Hyrtl裂（又称鼓室脑膜裂）：连接颅后窝与鼓室下部
   2) 迷路异常（听力丧失）：为Mundini发育异常的几种类型之一，常表现为圆形迷路/耳蜗，而使脑脊液通过圆窗或卵圆窗渗入听道。
2. 成人：常有传导性耳聋，伴脑脊液严重渗漏、脑膜炎（常继发于中耳炎）或脑脓肿。颅中窝最常见。可为蛛网膜颗粒进入气窦所致。

23.5 脊柱脑脊液漏

常表现为体位性头痛伴颈项强直和颈部压痛[18]。

23.6 脑脊液漏合并脑膜炎

外伤性脑脊液漏继发脑膜炎的发病率：5%～10%，随着脑脊液漏持续7天以上，发病率上升。脑膜炎伴自发性脑脊液漏更常见。术后脑脊液漏继发脑膜炎的风险性高于外伤性脑脊液漏，这是由于外伤后多有颅内压增高（使脑脊液向外流出）。

脑膜炎可促进漏口部位的炎性改变而使脑脊液漏停止。然而，这会使人误认为病情好转。

肺炎球菌性脑膜炎最常见（83%[19]），其死亡率比无脑脊液漏的肺炎球菌性脑膜炎的死亡率低（＜10% vs. 50%），原因可能是后者多发生于年老体弱的病人。儿童预后较差[10]。

23.7 脑脊液漏病人的临床评估

23.7.1 判断鼻漏或耳漏是否为脑脊液漏

1. 下列特点支持脑脊液：
   1) 漏液像水一样清亮（感染或混有血液除外）。
   2) 漏液没有导致鼻内外脱皮。
   3) 病人诉鼻漏液味咸。
2. 确诊检查：
   1) β_2-转铁蛋白：存在于脑脊液，而泪液、唾液、鼻腔分泌物和血清中不可见（新生儿和肝病病人除外）[20, 21]。其他仅见于眼球玻璃体液。可用蛋白电泳检测。取约0.5ml漏液置于无菌尿容器，干冰包裹，送有条件的实验室检查。敏感性和特异性均高。
   2) 收集漏液行葡萄糖定量检查（即使鼻腔分泌物过多，尿糖检测条仍可为阳性）。收集后马上检测以减少酵解。正常脑脊液含糖 >30mg/100ml（伴脑膜炎时常较低），而泪水和黏液常 <5mg/100ml。结果阴性可排除脑脊液（脑脊液糖分过少的病人除外），但假阳性率为45%～75%[22]。
   3) 圆环征：疑诊脑脊液漏而漏液血染，将漏液滴在亚麻布（床单或枕套）上，可见血迹伴一大同心圆形无色透明液体则提示为脑脊液（所谓的双环征或晕圈征）。是一传统但不十分可靠的征象。
   4) 脑脊液聚集征：特定头位时出现脑脊液涌出，多在卧床后第一次坐起时出现。可有聚集在蝶窦中的脑脊液流出，但不可靠[23]。

3. 影像学表现：CT 或颅骨 X 线示气颅。约 20% 的脑脊液漏病人伴气颅[24]。
4. 脑池造影：鞘内注射放射性核素示踪剂，后扫描或注射不透射线对比剂，再行 CT 扫描（见下文）。
5. 约 5% 的脑脊液漏伴有失嗅。
6. 颅底术后（尤其是累及岩浅大神经者）可出现假性脑脊液鼻漏，这可能是由于术侧鼻黏膜自主性调节障碍引起分泌过多所致[14]。常伴有鼻塞、同侧无泪，偶有面色潮红。

23.7.2 脑脊液漏口定位

90% 的情况下不需要用水溶性造影剂 CT 脑池造影（WS-CTC）确定漏口（见下文）。

1. CT：可发现气颅、骨折、颅底缺损、脑积水和引起阻塞的肿瘤。包括从颅前窝到蝶鞍的薄层冠状位扫描或重建。
   1) 非增强（可选）：以示骨结构。
   2) 静注增强：漏口邻近的脑实质有异常增强（可为炎症所致）。
2. 水溶性造影剂 CT 脑池造影（首选）：见下文。
3. 颅骨 X 线片（阳性率仅 21%）。
4. MRI：可辅助定位，与 CT 相比能更好地排除颅后窝占位，肿瘤和空蝶鞍。CT 和 MRI 均可排除脑积水。T_2FSE 脂肪抑制序列和图像反转技术使脑脊液流动可视化（敏感性和特异性分别为 0.87 和 0.57）[25]。
5. 较老的检查（已不使用）：
   1) 放射性核素脑池造影（RNC）：现在使用较少。定位不佳。一些需要使用的放射性药物已经不再可行。
   2) 鞘内（可视）染色分析：有时可成功用靛胭脂或荧光素鞘内染色（见章节 90），较少发生或无并发症。
      × 亚甲蓝（见章节 90.2）具有神经毒性且禁用。

水溶性造影剂 CT 脑池造影

首选。适应证：

1. CT 平扫（含冠状位）未定位。
2. 病人临床上存在脑脊液漏（无活动性脑脊液漏的病人只有部分能发现漏口）。
3. 发现多处骨缺损时，有必要确定哪一处有活动性脑脊液漏。
4. CT 平扫发现骨缺损而其邻近脑实质无异常强化。

操作技巧[26]：将浓度为 190～220mg/ml 的碘海醇（见章节 12.4）

6～7ml 通过 22 号腰椎穿刺针注入腰部蛛网膜下隙（或 C1～C2 穿刺注入 5ml）。病人以 Trendelenburg 卧位头低脚高 70°，颈部轻度俯曲 3 分钟，做 CT 时保持俯卧位，头过伸，冠状位扫描层厚 5mm，3mm 一循环（必要时 1.5mm/ 层）。有时需诱发脑脊液漏［冠状位扫描时俯卧位（额部仰起）或以能使脑脊液漏出的体位，鞘内注入生理盐水（需用 Harvard 泵）[27] 等］。

观察气窦内有无造影剂聚积。CT 示骨连续性明显中断而无造影剂外渗说明其可能不是漏口（骨连续性中断可为 CT 部分容积效应所致的伪影）。

23.8 脑脊液漏的治疗

23.8.1 初始治疗

外伤后急性期只需观察，多数病人脑脊液漏可自行停止。

预防性抗生素：有争议。是否应用抗生素与其脑膜炎发病率或致残率无差异 [28]。而抗生素应用后可导致耐药菌群的产生 [10]，故应避免使用。

肺炎球菌疫苗（见章节 20.1.3）：推荐 2～65 岁接种 [29]。

23.8.2 外伤或术后持续性脑脊液漏的治疗

非手术治疗

1. 降颅内压：
   1) 卧床休息：尽管卧床可改善症状，但无其他获益 [30]。
   2) 避免情绪紧张（需软化大便）和擤鼻涕。
   3) 乙酰唑胺（250mg，口服，每天 4 次）减少脑脊液分泌。
   4) 适当限制液体摄入；注意经蝶术后的尿崩症（见章节 5.3.2）：成人，1500ml/d；儿童为每天正常维持量的 75%。
2. 持续性脑脊液漏（注意：应用 CT 或 MRI 先排除梗阻性脑积水）：
   1) 腰椎穿刺：1～2 次 / 天（使颅内压降至接近大气压或出现头痛为止）。
   2) 持续腰穿引流（CLD）：经皮置管。两种操作方法：
      - 床头抬高 10～15°，引流滴注器高度平肩（若仍漏则调低位置）并持续引流（用压力调节引流可能比较危险，如引流袋掉到地上）。
      - 引流 15～20ml 后闭管，1 小时重复一次。
      - 最好在 ICU 监护。若病人出现病情加重：立即停止引流，将病人放平（或轻度 Trendelenburg 位），吸纯氧，行 CT 或床旁 X 线片（以排除因空气进入所致张力性气颅）。
3. 顽固性病例的外科治疗（见下文）。

外科治疗

一般情况

若术前未确定漏口位置，约 30% 的病人术后复发，5%～15% 的病人会在脑脊液漏恢复之前发展成脑膜炎[27]。

手术指征

1. 外伤性脑脊液漏持续超过 2 周且保守治疗无效。
2. 自发性脑脊液漏和外伤性／术后迟发性脑脊液漏：复发率高常需手术。
3. 合并复发性脑膜炎。

经筛板 / 筛窦顶部漏

硬膜外入路：耳鼻喉科医师常采用此入路[31]。因分离颅前窝底硬膜时常较为困难，易致硬膜破裂，从而很难判断硬膜破口是漏口还是医源性损伤，故额部开颅时应采用硬膜内入路。术中荧光染色剂鞘内注射可辅助定位漏口。注意：荧光染色剂必须稀释以防引起癫痫（见章节 90）。

硬膜内入路

首选[32]。若术前未定位漏口宜采用双额骨瓣。

硬膜内入路的一般技巧：

使用脂肪、肌肉、软骨或者骨质修补颅骨缺损。

使用阔筋膜、颞肌筋膜或骨膜修补硬膜缺损。纤维蛋白胶可用于固定组织。

如果术前及术中均无法定位漏口，则填塞筛板和蝶窦（在鞍结节位置剪开硬膜，磨除骨质达蝶窦，切除黏膜或应用脂肪填塞）。

术后：术后腰椎穿刺引流尚存争议。有学者认为一定的脑脊液压力有助于增强漏口[33]。如果引流，则滴注瓶高度平肩 3~5 天（注意事项见上文）。

如果颅内压升高或发生脑积水则应考虑分流术（腰大池 - 腹腔分流术或脑室 - 腹腔分流术）。

蝶窦漏（包括经蝶术后漏）

1. 腰椎穿刺，2 次／天，或持续腰椎穿刺引流：颅内压＞15cmH_2O 或脑脊液黄变。
   1) 漏持续 3 天以上：用脂肪、肌肉、软骨和（或）阔筋膜重新填塞蝶窦和翼状隐窝（填塞同时必须重建鞍底）。有学者反对应用肌肉填塞，因为肌肉易化脓和收缩。术后应连续腰椎穿刺或持续腰椎穿刺引流 3～5 天。
   2) 漏超过 5 天：腰大池 - 腹腔分流术（应排除梗阻性脑积水）。
2. 更复杂的手术入路：颅内（硬膜内）入路至颅中窝内侧。
3. 可局部麻醉下经鼻蝶注入纤维蛋白胶[34]。

岩骨

可表现为耳漏或鼻漏（经咽鼓管）。

1. 颅后窝术后：同前庭神经鞘瘤术后治疗（见章节 40.1.7）。
2. 乳突骨折后：乳突扩大切除术[15]。
3. 镫骨足板裂开：需通过鼓膜外耳道封堵中耳和咽鼓管[15]。

23.9 颅内低压

23.9.1

颅内低压可为自发性或外伤性（包括医源性，如腰椎穿刺后等）。

要 点

- 脑脊液压力降低（一般<6cmH_2O）。
- 体位性头痛（卧床时头痛可缓解）。
- 典型影像学表现（非诊断必需）：记忆方法："SEEPS"（脑下垂，硬脑膜强化，静脉充盈，垂体充血，硬膜下积液）。
- 自发性颅内低压（SIH）。
  - 排除合并硬膜穿刺史、脊柱贯通伤、脊柱手术史。
  - 硬膜外血贴片可缓解大多数病人的症状。

SIH 的流行病学

发生率约为 5∶100 000，患病率 1∶50 000[35, 36]。女性常见[35–38]，平均发病年龄为 40～50 岁[36, 37]。

临床表现

自发性低颅压综合征的特征性表现为无外伤或腰椎穿刺史：

1. 脑脊液压力降低（一般<6cmH_2O）。
2. 典型表现为体位性头痛：直立时明显加重，卧床可缓解。
3. MRI 示弥散性硬脑膜强化 [脑和（或）脊髓]。

对于 SIH，大多数病人表现为突发性体位性头痛，亦有其他头痛类型：霹雳性、非体位性、劳累性头痛，夜间头痛和甚至平卧后加重的反常性头痛[38, 39]。非典型病人无头痛，MRI 无硬脑膜强化[40]，或具有临床体征的脑病，颈椎病或帕金森病[41]。部分病人因脑脊液压力正常，又称"脑脊液低容量"[42]。

诊断

颅内低压性头痛的诊断标准 [国际头痛协会分类（ICHD-Ⅲ）][43]：

1. 头痛与颅内低压或脑脊液漏存在短时关联性或头痛是发现脑脊液漏的原因。

2. 颅内低压（＜6cmH_2O）和（或）脑脊液漏的影像学证据。

3. 其他 ICHD-Ⅲ 类别无法解释。

影像学证据不为诊断必需，因 20%～25% 的病人影像学表现无特异性[35，38，39，44]。

从出现症状到诊断为自发性颅内低压常需 4 个月[36，37]。这段时间与病人预后不良相关。因此，当病人出现新发体位性头痛时，建议行 MRI 平扫或增强检查[37]。

病理生理学

造成自发性颅内低压的根本原因为自发性脑脊液漏[36]，然而，有些病例可能为脑脊液低容量。有证据表明脑膜失张力是病因之一，例如结缔组织病，如马方综合征和 Ehler-Danlos 综合征[18，35，36，45]。排除腰骶神经周围囊肿后，颈胸结合处或胸椎的脊柱憩室（胸椎更常见[36，38，39]）被认为是绝大多数脑脊液漏病人的病因。有学者认为脑脊液漏与自发性颅内低压之间无必然联系[35，46]。其他导致硬脊膜损伤的病因包括椎间盘退行性变、骨赘和骨刺[36]。还有学者认为体位性头痛是因脑组织下垂致颅内痛敏结构张力增加[35，39，47]。

评估

1. 影像学检查：

1) 头颅 MRI：征象（记忆方法：SEEPS）。

- 脑脊液低容量使浮力下降致脑下垂[35，39]。伴小脑扁桃体低位（见于 36% 的病人[41]），视交叉池和桥前池消失、视交叉弯曲、脑桥扁平及脑室塌陷[35，38，39，48]。
- 硬脑膜强化，软脑膜不受累，常因硬膜下血管扩张所致[35，46，48]。
- 静脉充盈。见横窦扩张和凸起的静脉扩张征[49]。
- 垂体充血。
- 50% 的病人可见硬膜下积液[36，50]。可为水瘤也可为血肿，前者发生率为后者的两倍。偶需干预。

2) 头颅 CT：不能确诊但有助于发现病变。11% 的 SIH 病人因脑组织下垂致基底池消失[51，52]，类似蛛网膜下隙出血的假象。

3) 碘增强 CT 脊髓造影：诊断和定位脑脊液漏的首选检查。造影剂注射后的即时扫描或一定时间后的扫描有助于定位间歇性漏口[36，39]。

4) 鞘注钆增强 MRI：可作为 CT 脊髓造影的替代检查。注射 0.5ml 钆造影剂 1 小时后行全脊髓 T_1 像和脂肪抑制像扫描。造影剂在体内代谢需 24 小时，故可辅助识别间歇性脑脊液漏。前瞻性队列研究报道称，该检查可以对 67% 的 SIH 病人的漏口进行定位。在另外一项研究中，造影剂注射 15 分钟后行 MRI 可发现 21%

的 CT 脊髓造影阴性的 SIH 病人的漏口。未见该项检查相关副作用的报道，但鞘注钆造影剂尚未获 FDA 批准（超说明书用药）[53-55]。

5) 脊柱 MRI：可以显示脑脊液漏，但更常用于对有局部症状的病人定位硬脊膜外积液[35]。如果脊柱存在局部疼痛，漏口常在附近。其他影像学表现包括：硬脊膜强化、静脉扩张、硬脊膜囊变形、硬脊膜憩室、脊髓空洞症和 C1～C2 脊髓后积液[36, 56-63]。

6) 放射性同位素脑池造影：分辨率低，可有 1/3 的漏诊[36, 39]。可在 CT 脊髓造影失败后施行。

2. 腰椎穿刺：脑脊液压力＜6cmH_2O 为部分诊断依据。部分病人脑脊液压力正常[36, 44, 64]。相关的脑脊液检查结果包括：淋巴细胞增多、蛋白增多和黄变等[36, 39, 51]。

3. 硬膜外血贴片治疗有效可诊断。

治疗

以下治疗方案均未被随机对照临床试验验证：

- 保守治疗：卧床休息，增加液体摄入，镇痛药、咖啡因和腹带。静脉注射咖啡因、类固醇和茶碱效果有限[35, 36, 38, 39]。
- 硬膜外血贴片（EBP）（见章节 97.3.5）：硬膜外注入自体血（10～20ml），病人可得到迅速且有效的缓解[36, 52]。然而，部分病人需多次 EBP 治疗且头痛不能持续缓解[65]。 若疗效不显著可重复该法或增大剂量。注射后取头低脚高位使血液分布到更多的节段以提高疗效[36, 39]。25%～33% 的病人可无效[35, 36, 38, 53, 66]。
- 若上述方法无效，可直接将 EBP 置于漏口处。
- 经皮穿刺注射纤维蛋白封闭剂于漏口：可缓解保守和 EBP 治疗无效病人的痛苦[36, 39, 66, 67]。
- 外科干预：保守、EBP 或纤维蛋白封闭漏口治疗无效病人的最后选择。脑膜憩室可用缝线、动脉瘤夹或用明胶海绵和纤维蛋白的胶肌纱布来闭合，如果存在硬膜缺损，上述技术也许有效[36, 39]。

预后

适当治疗后，病人的临床症状常先于影像学改善。MRI 常需数天至数周恢复正常。70% 的病人头痛可完全缓解（数天至数周）。头痛病人经 EBP 治疗缓解比例较高，多发脑脊液漏缓解比例较低[41]。与多发脑脊液漏病人相比，具有 SIH 特征的 MRI 改变和可定位的局灶性脑脊液漏的病人预后更好[36, 39, 68]。约 10% 的病人可复发脑脊液漏。文献报道病人从发病到明确诊断的间隔越长，病人的预后越差[37]。

（李俊昇　林　发　译　王明泽　校）

参考文献

[1] Iliff JJ, Lee H, Yu M, et al. Brain-wide pathway for waste clearance captured by contrast-enhanced MRI. J Clin Invest. 2013; 123:1299–1309
[2] Iliff JJ, Goldman SA, Nedergaard M. Implications of the discovery of brain lymphatic pathways. Lancet Neurol. 2015; 14:977–979
[3] Sato O, Bering EA. Extraventricular Formation of Cerebrospinal Fluid. Brain Nerv. 1967; 19:883–885
[4] Lorenzo AV, Page LK, Walters GV. Relationship Between Cerebrospinal Fluid Formation, Absorption, and Pressure in Human Hydrocephalus. Brain. 1970; 93:679–692
[5] Bering EA, Sato O. Hydrocephalus: Changes in Formation and Absorption of Cerebrospinal fluid within the Cerebral Ventricles. J Neurosurg. 1963; 20:1050–1063
[6] Griffith HB, Jamjoom AB. The Treatment of Child-hood Hydrocephalus by Choroid Plexus Coagulation and Artificial Cerebrospinal Fluid Perfusion. Br J Neurosurg. 1990; 4:95–100
[7] Fishman RA. Cerebrospinal Fluid in Diseases of the Nervous System. Philadelphia: W. B. Saunders; 1980
[8] Felgenhauer K. Protein Size and Cerebrospinal Fluid Composition. Klin Wochenschr. 1974; 52:1158–1164
[9] Ommaya AK. Spinal fluid fistulae. Clin Neurosurg. 1975; 23:363–392
[10] Spetzler RF, Zabramski JM. Cerebrospinal Fluid Fistula. Contemp Neurosurg. 1986; 8:1–7
[11] Shulman K. Later complications of head injuries in children. Clin Neurosurg. 1971; 19:371–380
[12] Manelfe C, Cellerier P, Sobel D, et al. CSF Rhinorrhea: Evaluation with Metrizamide Cisternography. AJNR. 1982; 3:25–30
[13] Meirowsky AM, Ceveness WF, Dillon JD, et al. CSF Fistulas Complicating MissileWounds of the Brain. J Neurosurg. 1981; 54:44–48
[14] Cusimano MD, Sekhar LN. Pseudo-Cerebrospinal Fluid Rhinorrhea. J Neurosurg. 1994; 80:26–30
[15] Calcaterra TC, English GM. Cerebrospinal Rhinorrhea. In: Otolaryngology. Philadelphia: Lippincott-Raven; 1992:1–7
[16] Nutkiewicz A, DeFeo DR, Kohout RI, et al. Cerebrospinal Fluid Rhinorrhea as a Presentation of Pituitary Adenoma. Neurosurgery. 1980; 6:195–197
[17] Jonhston WH. Cerebrospinal Rhinorrhea: The Study of One Case and Reports of Twenty Others Collected from the Literature Published Since Nineteen Hundred. Ann Otolaryngol. 1926; 35
[18] Schievink WI, Meyer FB, Atkinson JLD, et al. Spontaneous Spinal Cerebrospinal Fluid Leaks and Intracranial Hypotension. J Neurosurg. 1996; 84: 598–605
[19] Hand WL, Sanford JP. Posttraumatic Bacterial Meningitis. Ann Int Medicine. 1970; 72:869–874
[20] Ryall RG, Peacock MK, Simpson DA. Usefulness of ß2-Transferrin Assay in the Detection of Cerebrospinal Fluid Leaks Following Head Injury. J Neurosurg. 1992; 77:737–739
[21] Fransen P, Sindic CJM, Thauvoy C, et al. Highly Sensitive Detection of Beta-2 Transferrin in Rhinorr-hea and Otorrhea as a Marker for Cerebrospinal Fluid (CSF) Leakage. Acta Neurochir. 1991; 109:98–101
[22] Wilkins RH, Rengachary SS. Neurosurgery. New York 1985
[23] Kaufman B, Nulsen FE, Weiss MH, et al. Acquired spontaneous, nontraumatic normal-pressure cerebros-pinal fluid fistulas originating from the middle fossa. Radiology. 1977; 122:379–387
[24] Bakay L. Head Injury. Boston: Little Brown; 1980
[25] El Gammal T, Sobol W, Wadlington VR, et al. Cerebros-pinal fluid fistula: detection with MR cisternography. AJNR Am J Neuroradiol. 1998; 19: 627–631
[26] Ahmadi J, Weiss MH, Segall HD, et al. Evaluation of CSF Rhinorrhea by Metrizamide CT Cisternography. Neurosurgery. 1985; 16:54–60
[27] Naidich TP, Moran CJ. Precise Anatomic Localiza-tion of Atraumatic Sphenoethmoidal CSF Rhinorrhea by Metrizamide CT Cisternography. J Neurosurg. 1980; 53:222–228
[28] Klastersky J, Sadeghi M, Brihaye J. Antimicrobial Prophylaxis in Patients with Rhinorrhea or Otorrhea: A Double Blind Study. Surg Neurol. 1976; 6:111–114
[29] Immunize.org. Pneumococcal Vaccines (PCV13 and PPSV23). 2017. http://www.immunize.org/askexperts/experts_pneumococcal_vaccines.asp
[30] Allen C, Glasziou P, Del Mar C. Bed Rest: A Poten-tially Harmful Treatment Needing More Careful Evaluation. Lancet. 1999; 354:1229–1233
[31] Calcaterra TC. Extracranial Repair of Cerebrospinal Rhinorrhea. Ann Otol Rhinol Laryngol. 1980; 89: 108–116
[32] Lewin W. Cerebrospinal Fluid Rhinorrhea in Closed Head Injuries. Br J Surgery. 1954; 17:1–18
[33] Dagi TF, George ED, Schmidek HH, et al. Surgical Management of Cranial Cerebrospinal Fluid Fistulas. In: Operative Neurosurgical Techniques. 3rd ed. Philadelphia: W.B. Saunders; 1995:117–131
[34] Fujii T, Misumi S, Onoda K, et al. Simple Management of CSF Rhinorrhea After Pituitary Surgery. Surg Neurol. 1986; 26:345–348
[35] Hoffmann J, Goadsby PJ. Update on intracranial hypertension and hypotension. Curr Opin Neurol. 2013; 26:240–247
[36] Schievink WI. Spontaneous spinal cerebrospinal fluid leaks. Cephalalgia. 2008; 28:1345–1356
[37] Mea E, Chiapparini L, Savoiardo M, et al. Clinical features and outcomes in spontaneous intracranial hypotension: a survey of 90 consecutive patients. Neurol Sci. 2009; 30 Suppl 1:S11–S13
[38] Schievink WI, Maya MM, Louy C, et al. Diagnostic criteria for spontaneous spinal CSF leaks and intracranial hypotension. AJNR Am J Neuroradiol. 2008; 29:853–856
[39] Schievink WI. Spontaneous spinal cerebrospinal fluid leaks and intracranial hypotension. JAMA. 2006; 295:2286–2296
[40] Schievink WI, Tourje J. Intracranial hypotension without meningeal enhancement on magnetic resonance imaging. J Neurosurg. 2000; 92:475–477
[41] Chung SJ, Kim JS, Lee MC. Syndrome of cerebral spinal fluid hypovolemia: clinical and imaging features and outcome. Neurology. 2000; 55:1321–1327
[42] Mokri B. Spontaneous cerebrospinal fluid leaks, from intracranial hypotension to cerebrospinal fluid hypovolemia: evolution of a concept. Mayo Clin Proc. 1999; 74:1113–1123
[43] Headache Classification Committee of the Interna-tional Headache Society (IHS). The International Classification of Headache Disorders, 3rd edition. Cephalalgia. 2018; 38:1–211
[44] Schoffer KL, Benstead TJ, Grant I. Spontaneous intracranial hypotension in the absence of magnetic resonance imaging abnormalities. Can J Neurol Sci. 2002; 29:253–257
[45] Schievink WI, Gordon OK, Tourje J. Connective tissue disorders with spontaneous spinal cerebros-pinal fluid leaks and intracranial hypotension: a prospective study. Neurosurgery. 2004; 54:65–70; discussion 70-1
[46] Schievink WI, Schwartz MS, Maya MM, et al. Lack of causal association between spontaneous intra-cranial hypotension and cranial cerebrospinal fluid leaks. J Neurosurg. 2012; 116:749–754
[47] Mea E, Franzini A, D'Amico D, et al. Treatment of alterations in CSF dynamics. Neurol Sci. 2011; 32 Suppl 1: S117–S120
[48] Fishman RA, Dillon WP. Dural enhancement and cerebral displacement secondary to intracranial hypotension. Neurology. 1993; 43:609–611
[49] Farb RI, Forghani R, Lee SK, et al. The venous distension sign: a diagnostic sign of intracranial hypotension at MR imaging of the brain. AJNR Am J Neuroradiol. 2007; 28:1489–1493
[50] Schievink WI, Maya MM, Moser FG, et al. Spectrum of subdural fluid collections in spontaneous intracranial hypotension. J Neurosurg. 2005; 103:608–613
[51] Ferrante E, Regna-Gladin C, Arpino I, et al. Pseudo-subarachnoid hemorrhage: a potential imaging pitfall associated with spontaneous intracranial hypotension.

Clin Neurol Neurosurg. 2013; 115: 2324–2328
[52] Zada G, Pezeshkian P, Giannotta S. Spontaneous intracranial hypotension and immediate improvement following epidural blood patch placement demonstrated by intracranial pressure monitoring. Case report. J Neurosurg. 2007; 106:1089–1090
[53] Vanopdenbosch LJ, Dedeken P, Casselman JW, et al. MRI with intrathecal gadolinium to detect a CSF leak: a prospective open-label cohort study. J Neurol Neurosurg Psychiatry. 2011; 82:456–458
[54] Akbar JJ, Luetmer PH, Schwartz KM, et al. The role of MR myelography with intrathecal gadolinium in localization of spinal CSF leaks in patients with spontaneous intracranial hypotension. AJNR Am J Neuroradiol. 2012; 33:535–540
[55] Albayram S, Kilic F, Ozer H, et al. Gadoliniumenhanced MR cisternography to evaluate dural leaks in intracranial hypotension syndrome. AJNR Am J Neuroradiol. 2008; 29:116–121
[56] Moayeri NN, Henson JW, Schaefer PW, et al. Spinal dural enhancement on magnetic resonance imaging associated with spontaneous intracranial hypotension. Report of three cases and review of the literature. J Neurosurg. 1998; 88:912–918
[57] Rabin BM, Roychowdhury S, Meyer JR, et al. Spontaneous intracranial hypotension: spinal MR findings. AJNR Am J Neuroradiol. 1998; 19:1034–1039
[58] Dillon WP. Spinal manifestations of intracranial hypotension. AJNR Am J Neuroradiol. 2001; 22: 1233–1234
[59] Yousry I, Forderreuther S, Moriggl B, et al. Cervical MR imaging in postural headache: MR signs and pathophysiological implications. AJNR Am J Neuroradiol. 2001; 22:1239–1250
[60] Sharma P, Sharma A, Chacko AG. Syringomyelia in spontaneous intracranial hypotension. Case report. J Neurosurg. 2001; 95:905–908
[61] Chiapparini L, Farina L, D'Incerti L, et al. Spinal radiological findings in nine patients with spontaneous intracranial hypotension. Neuroradiology. 2002; 44:143–50; discussion 151-2
[62] Burtis MT, Ulmer JL, Miller GA, et al. Intradural spinal vein enlargement in craniospinal hypotension. AJNR Am J Neuroradiol. 2005; 26:34–38
[63] Watanabe A, Horikoshi T, Uchida M, et al. Dia-gnostic value of spinal MR imaging in spontaneous intracranial hypotension syndrome. AJNR Am J Neuroradiol. 2009; 30:147–151
[64] Mokri B, Piepgras DG, Miller GM. Syndrome of orthostatic headaches and diffuse pachymeningeal gadolinium enhancement. Mayo Clin Proc. 1997; 72:400–413
[65] The International Classification of Headache Disorders, 3rd edition (beta version). Cephalalgia. 2013; 33:629–808
[66] Schievink WI, Maya MM, Moser FM. Treatment of spontaneous intracranial hypotension with percutaneous placement of a fibrin sealant. Report of four cases. J Neurosurg. 2004; 100:1098–1100
[67] Gladstone JP, Nelson K, Patel N, et al. Spontaneous CSF leak treated with percutaneous CT-guided fibrin glue. Neurology. 2005; 64:1818–1819
[68] Schievink WI, Maya MM, Louy C. Cranial MRI predicts outcome of spontaneous intracranial hypotension. Neurology. 2005; 64:1282–1284

24 脑积水 - 概述

24.1 基本定义

脑室内脑脊液的异常积聚。

24.2 流行病学

患病率：1%～1.5%。

先天性脑积水发生率为（0.9～1.8）/1000 新生儿［文献报道为（0.2～3.5）/1000 新生儿[1]］。

24.3 脑积水的病因

24.3.1 一般情况

脑积水（HCP）常因脑脊液吸收障碍或偶因脑脊液分泌过多所致。

- 脑脊液的吸收障碍：两种主要类型：
  1. 梗阻性脑积水（又称非交通性）：蛛网膜颗粒（AG）近端梗阻。CT 或 MRI 示：梗阻近端脑室扩张（如中脑导水管阻塞时，侧脑室、第三脑室较第四脑室发生明显不成比例的扩张，有时被称为第三脑室脑积水）。
  2. 交通性脑积水（又称非梗阻性）：AG 脑脊液吸收受阻。
- 脑脊液分泌过多：罕见。如一些脉络丛乳头状瘤病人；其中部分病人的脑脊液吸收功能甚至也可能存在异常，因为正常人对这些肿瘤所致的轻度脑脊液分泌增加有一定代偿能力。

24.3.2 脑积水的特殊病因

儿童脑积水的病因资料见表 24-1。

1. 先天性：
   1) Chiari 畸形 2 型和（或）脊髓脊膜膨出（MM）（常同时发生）。
   2) Chiari 畸形 1 型：第四脑室流出道阻塞时可发生 HCP。
   3) 原发性中脑导水管狭窄（婴儿常见，成人少见）。
   4) 继发性中脑导水管神经胶质增生：宫内感染或胚胎生发基质出血所致[3]。

表 24-1 170 例儿童脑积水的病因[2]

先天性（无脊髓脊膜膨出）	38%
先天性（伴脊髓脊膜膨出）	29%
围生期出血	11%
创伤 / 蛛网膜下隙出血	4.7%
肿瘤	11%
既往感染	7.6%

5）丹迪 - 沃克畸形（见章节 15.3）：正中孔和侧孔闭锁。脑积水病人中发病率为 2.4%。

6）X 连锁遗传疾病（见章节 24.9）：罕见。

2. 获得性：

1）感染性（交通性脑积水最常见的病因）。

- 脑膜炎后：特别是化脓性和基底池的，包括结核性、隐球菌性（见章节 22.4）。
- 脑囊虫病。

2）出血性（交通性脑积水第二常见的病因）。

- 蛛网膜下隙出血后。
- 脑室内出血（IVH）后：许多病人发生一过性脑积水。20%～50% 大量脑室内出血的病人发生慢性脑积水需行分流术。

3）继发于占位性病变。

- 非肿瘤性：如血管畸形。
- 肿瘤性：多因阻塞脑脊液循环途径引起梗阻性脑积水，特别是导水管周围的肿瘤（如髓母细胞瘤）。胶样囊肿可在室间孔阻塞脑脊液循环。垂体瘤：瘤体向鞍上侵袭或垂体卒中扩张。

4）手术后：20% 的儿童颅后窝肿瘤术后发生慢性脑积水（需行分流术）。可延迟 1 年发生。

5）神经结节病（见章节 10.9）。

6）“结构性巨脑室”：无症状，无须治疗。

7）脊髓肿瘤伴发[4]：因蛋白升高？静脉压升高？曾发生过出血？

24.3.3 脑积水的特殊类型

下述内容于后续章节详述：

- 常压性脑积水（NPH）（见章节 24.12）。
- 孤立性第四脑室（见章节 24.11）。
- 静止性脑积水（见章节 24.10）。

24.4 脑积水的症状和体征

24.4.1 成人和大龄儿童（颅缝闭合）

临床表现为颅内压增高，包括：视盘水肿、头痛、恶心、呕吐、步态改变、上视和（或）展神经麻痹。缓慢增大的脑室最初可无症状。

24.4.2 幼儿

概述

- 头围（OFC）异常（见下文）。
- 颅骨生长快于面部。
- 易激惹、头部控制差、恶心、呕吐。
- 囟门饱满、膨出。
- 额部隆起（额骨突起表现为前额突出）。
- 头皮静脉扩张、充盈：颅内压增高致静脉窦血液反流[5]。
- 麦克尤恩征：因脑室扩大，叩击颅骨有破罐音。
- 展神经麻痹：其颅内走行较长致使其对颅内压增高敏感。
- “落日征”（上视麻痹）（见章节 3.2.6）：由松果体上隐窝处压力增高引起帕里诺综合征（见章节 3.2.6）。
- 腱反射亢进。
- 呼吸不规则伴有间歇性呼吸暂停。
- 颅缝扩大（颅骨 X 线片可见）。

枕额周径

每个生长期的儿童均应监测枕额周径（OFC）（应作为儿童常规体检，特别是对于疑似或确诊脑积水儿童）。根据经验，正常婴儿 OFC 应等于坐高[6]。需鉴别巨颅症（见章节 88.14）。

测量方法[7]：用皮尺测量眉弓前至枕骨最后突处的周径（外耳道之上）。用力压平头发（排除发辫和发夹的影响）。重复测量两次（每次重新摆放皮尺位置）；若两次测量值误差小于 2mm，取最大值；如果两次测量值误差大于 2mm，再测第三次，取两次最接近的测量值的平均值。

正常头颅生长：平行曲线如本书封面图所示或见图 24-1，早产儿曲线见图 24-2。以下几点均提示疾病需干预且迅速评估颅内状况（如 CT、头部超声等），疾病包括活动性脑积水、硬膜下血肿或硬膜下积液等：

1. 逐渐向上偏离正常曲线（曲线交叉）。
2. 头颅持续生长速度大于每周 0.125mm。
3. OFC 超过正常值两个标准差。
4. 头围与躯体长度、体重不成比例，即使在该年龄正常范围（图 24-2）[8]。

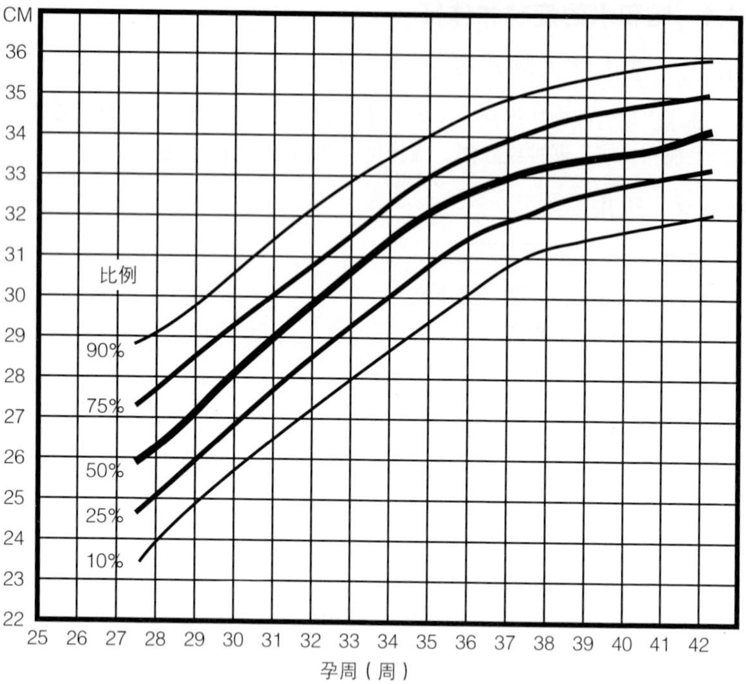

图 24-1 早产儿 OFC 与胎龄的关系

以上情况也可见于早产儿在疾病急性期恢复后的快速生长期（见章节 84.11.10）。曲线向下偏离或早产儿在新生儿期头颅生长小于每周 0.05mm（排除前几周）可能提示小头畸形（见章节 17.2.2）。

图 24-2 示不同胎龄的头围、体重和身长之间的关系。

24.4.3 脑积水引起的失明

一般情况

失明是脑积水和（或）分流障碍一个罕见的并发症。可能的原因包括：

1. 大脑后动脉闭塞（小脑幕下疝所致）。
2. 慢性视盘水肿致视盘处视神经损伤。
3. 第三脑室扩张压迫视交叉。

分流障碍时眼动受限和视野缺损比失明常见[9-12]。有系列研究报告了 34 例分流障碍伴颅内压增高所致永久失明的患儿[13]（数据来自儿童视力障碍相关转诊中心，故发病率未知）。另外一组 100 例 CT 示小脑幕疝的病人[多由急性硬膜外血肿和（或）硬膜下血肿引起]；48 例手术；只有 19/100 例

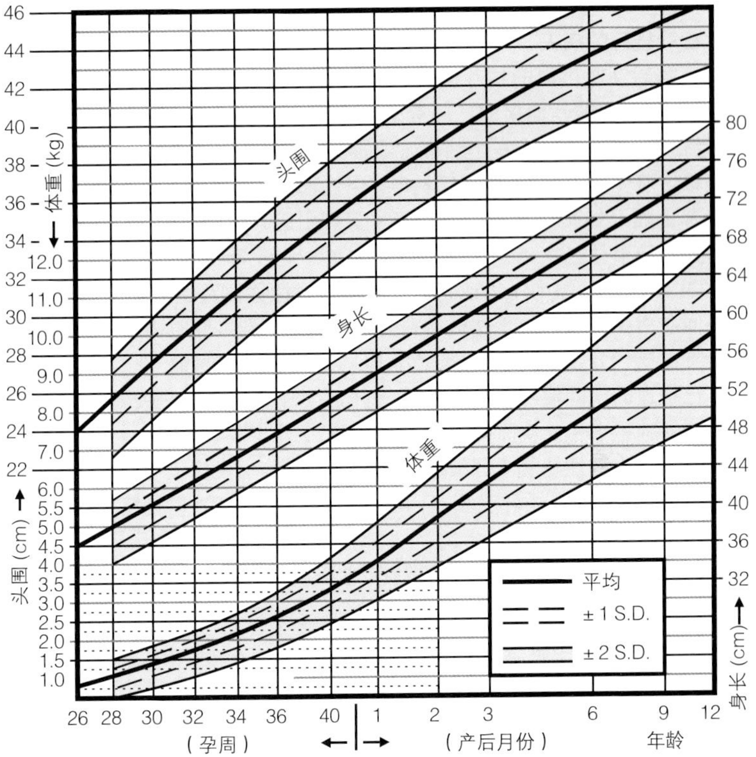

图 24-2 头围、体重和身长（引自 JournalofPediatrics, "GrowthGraphsforThe ClinicalAssessment ofInfantsofVaryingGestationalAge," BabsonSG, BendaGI, vol89, pp815, 已授权）

存活超过 1 个月（均为手术干预病人）；9/100 例发生枕叶梗死（2 例死亡，3 例植物生存状态，其余 4 例中、重度残疾）[14]。

视力障碍的类型

9/14 为膝状体前性（前视路）失明伴明显视神经萎缩（早期），瞳孔对光反射减弱。5/14 为膝状体后性（皮质）失明，瞳孔对光反射正常，视神经轻度萎缩或无萎缩（或迟发性萎缩）。少数病人膝状体前后均受损。

皮质盲：由外侧膝状体（LGB）后的病变引起，也可见于缺氧或外伤[15]。偶可合并安东综合征（否认视力障碍）和 Ridoch 现象（可感知运动性刺激但静止性刺激失敏）。

病理生理

枕叶梗死的病人

大脑后动脉供血的枕叶梗死（OLI）可以是双侧或单侧，单侧梗死常伴 LGB 后视路的其他损伤。最常见的机制为小脑幕下疝引起 PCA 或者其位于海马回表面的分支在小脑幕游离缘受压[16]（有些学者认为海马旁回在小脑幕切迹受压可致 LGB 直接受损；但这种损伤不致永久性失明）。此外，小脑幕上疝（如颅后窝占位时行脑室穿刺引起）可压迫 PCA 及其分支造成同样的结果[17]。

OLIs 多伴有颅内压迅速升高（无法代偿性移位及建立侧支循环）[18]。黄斑回避常见，可能由于枕极潜在的双重血供所致（同时由 PCA 和 MCA 的分支供血[19]）；距状皮质由未受压 PCA 的不同分支供血[20]。

已报道的枕叶梗死的原因包括：创伤后水肿、肿瘤、脓肿、硬膜下血肿、未分流的脑积水和分流障碍[16, 21, 22]。

枕极对弥散性缺氧十分敏感[23]；如心搏骤停后发生皮质盲的病人[24]。低血压合并 PCA 血循环受损（因脑疝或颅内压增高）可使膝状体后性失明风险增加[13, 18]。

着力点创伤和对冲伤均可导致枕叶梗死。与PCA阻塞引起的梗死不同，创伤性枕叶损伤无黄斑回避[16]。

膝状体前性失明的病人

颅内压增高传导至视网膜使其血流停止，第三脑室扩大引起视交叉机械性损伤（多引起双颞侧偏盲[9]，若不干预可致全盲）。若伴低血压和贫血，可致缺血性视神经病变[25–27]，可为前视路或后视路（后者预后更差）。

临床表现

临床表现不典型（精神异常和年幼者[13]检出困难）；对视力减退的病人需要认真检查是否存在偏盲[16]。

膝状体前性失明病人发生感觉障碍者较膝状体后性失明病人少（较易发生中脑直接受压和血供受损[13]）。

预后

弥散性缺氧引起的皮质盲常能恢复（偶可恢复正常）；常较慢（数周至数年，一般数月）[24]。分流障碍引起失明多发生于 CT 问世之前；那时枕叶梗死与否和程度无法判断。一些学者报道了预后较好的病例[28]；但也有永久性失明和严重视力障碍的报道[16, 22]；尚没有可靠的预测指标。与其他脑区梗死相同，年轻病人预后较好[23]，CT 上表现的严重距状裂梗死可能与视力明显改善的结果不一致。

24.5 脑积水的 CT/MRI 诊断标准

24.5.1 一般情况

通常来说，CT 或 MRI 是诊断脑积水的首选方法（见图 24-3）。有时采用其他方法来诊断脑积水。经验丰富的临床医师可通过 CT 或 MRI 表现来诊断脑积水。脑积水（HCP）的定量影像学诊断标准采用大量方法（多见于早期 CT 时代，其中部分仅用于科研）。本章将涵盖部分内容以作补充。见慢性脑积水的影像学表现（见章节 24.7）。

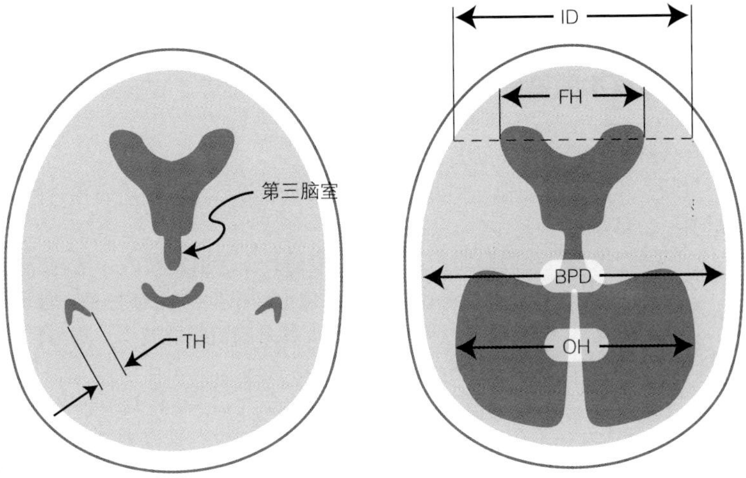

图 24-3 CT、MRI 或超声上脑室的测量线

缩写：BPD= 与 FH 同层面的最大双顶径；FH= 额角最宽径；ID= 颅骨内板间径；OH= 枕角；TH= 颞角

24.5.2 脑积水的特异影像学表现

符合下列任一标准即可诊断为脑积水[29]：

1. 双侧颞角宽径≥2mm（图 24-3；无脑积水时，颞角不可见），外侧裂、大脑纵裂和脑沟消失。或
2. 双侧颞角宽径≥2mm，同时 FH/ID＞0.5（FH 为额角最大宽径，ID 为同一层面颅骨内板间径）（图 24-3）。

以下其他特点可考虑诊断为脑积水（测量方法见图 24-3）：

1. 侧脑室额角（“米老鼠”样脑室）和（或）第三脑室的气球样扩张（正常时第三脑室呈裂隙样）。

2. CT示室周低密度或MRI T_2WI示室周高信号，脑脊液经室管膜吸收的表现（注：脑脊液标志试验已证明脑脊液实际上无法透过室管膜；该影像学表现意味着室周脑组织内液体静止）。
3. 单独使用标准：FH/ID<40%为正常，FH/ID 40%~50%为临界状态，FH/ID>50%则提示脑积水。
4. Evans比或Evans指数（本为脑室造影术相关术语[30]）：同一CT层面上FH与最大双顶径(BPD)之比>0.3提示脑积水(注意：患儿因枕角不成比例扩张，故测量额角间径易低估患儿的脑积水程度[31])。
5. 矢状位MRI可示胼胝体变薄（常为慢性脑积水的表现）和（或）胼胝体向上弯曲。

24.6 脑积水的鉴别诊断

有关脑积水的病因，见上文。

与脑积水的表现相似，但并非由脑脊液吸收障碍所致的疾病指“假性脑积水”，包括：

- “脑外积水”：因脑组织减少（脑萎缩）引起脑室扩大，常与衰老有关，但某些疾病可加速或加重该变化(如阿尔茨海默病，克-雅病，颅脑创伤)。脑脊液动力学无变化，仅仅是脑组织的减少。需与真性脑积水鉴别（见章节58.4.2)。
- 脑室或部分表现为脑室扩大的发育异常：
  - 胼胝体发育不全（见章节15.5)：偶伴脑积水，常仅表现为第三脑室扩张和侧脑室分隔。
  - 视隔发育不良（见章节15.6)。
  - 积水型无脑畸形（见章节17.2.2)：一种神经胚形成后的发育缺陷。因双侧ICA闭塞引起大脑近全或全部缺如。因真性脑积水行分流术后，大脑皮质可出现一定程度的复张，故其与重度（“最大”）脑积水鉴别非常重要；见鉴别要点（见章节17.2.2)。

其他被称为“脑积水”而实际上不是脑积水的情况：

- 耳源性脑积水：已废弃的表述，过去指中耳炎病人的颅内压升高；见特发性颅内压升高（IIH)(见章节47.1.1)。
- 外周性脑积水（见章节24.8)：见于婴儿，蛛网膜下隙增宽伴头围增大，脑室系统正常或轻度扩张。

24.7 慢性脑积水

慢性脑积水的特点（与急性脑积水不同)：

1. 颅骨 X 线片示铜箔颅骨（又称银箔颅骨）[32]。此征象本身不一定提示颅内压增高，但如伴下述第 3、第 4 条则提示颅内压增高。可见于颅缝早闭（见章节 15.2.2）。
2. 第三脑室疝入鞍内（见于 CT 或 MRI）。
3. 蝶鞍受累（可为第 2 条所致），有时可致空蝶鞍、鞍背受累。
4. 影像学上颞角没有急性脑积水明显。
5. 巨颅：按照惯例，头围大于正常范围的 98% 分位[33]。
6. 胼胝体萎缩：矢状位 MRI 最明显。
7. 在婴儿中表现为：
   1）颅缝分离。
   2）囟门闭合延迟。
   3）发育不良或发育迟缓。

24.8 外周性脑积水（又称良性外周性脑积水）

24.8.1 一般情况

要 点

- 出生后第 1 年以内，额极部蛛网膜下隙扩大。
- 脑室正常或轻度扩张。
- 可根据“皮质静脉征”与硬膜下血肿鉴别。
- 常于 2 岁前自行缓解。

扩张的蛛网膜下隙（常位于额极部的沟回间）见于婴儿（多发生于出生后第 1 年内），常伴头围增大、脑室正常或轻度扩张[34]。常有基底池扩大、前纵裂增宽。无其他症状和体征（可因头围增大出现轻度运动功能发育迟缓）。病因不清，有学者认为与脑脊液吸收障碍有关。外周性脑积水（EH）可能是交通性脑积水的一类[35]。尽管一些 EH 病例伴颅缝早闭[36]（特别是斜头畸形），或继发于脑室内出血、上腔静脉阻塞，但常无明显诱因。

24.8.2 鉴别诊断

EH 需与婴儿良性硬膜下积液（脑外积液）鉴别（见章节 55.8.2）。

★ EH 需与症状性慢性脑外积液（见章节 55.8.3）（或慢性硬膜下血肿）鉴别，可伴癫痫、呕吐、头痛等，可为虐待儿童的结果。EH 的 CT 或 MRI 表现为皮质静脉从脑表面经积液向颅骨内板延伸（“皮质静脉征”），而硬膜下血肿的积液压迫蛛网膜下隙，使皮质静脉返流至脑表面[37, 38]。

24.8.3 治疗

EH 常于 12～18 个月后代偿而无须分流[39]。建议：随访定期查超声和（或）CT 排除异常脑室扩大。向家长说明此病并不代表脑萎缩。因存在头部变形的风险，家长应定期纠正患儿睡觉时的头位[40]。

除非积液为血性（应考虑是否存在虐待儿童的可能性）或严重巨颅、额部突出影响外观，否则很少需分流。

24.9 X 连锁性脑积水

24.9.1 一般情况

遗传性脑积水（HCP）见于表型表达的男病人，其致病基因来自表型正常的母亲。典型的表型表达可隔代遗传。

发生率：1/25 000～1/60 000。患病率：≈ 2/100 例脑积水病人。

该基因位于 Xq28[41–43]。

24.9.2 病理生理学

L1CAM 膜结合受体在中枢神经系统发育中作用显著，通过整联蛋白细胞结合分子和 MAP 激酶信号级联反应进行特定位点的轴突运输[41–43]。

异常的基因表达可导致皮质神经元分化和成熟不良，产生肉眼解剖结构异常（双侧锥体束缺如，见下文）。

细胞质功能突变的结构域缺失可致重度L1综合征，而某些功能蛋白(细胞膜嵌入组分）的基因突变仅致轻度 L1 综合征。

24.9.3 L1 综合征

经典综合征包括 CRASH［胼胝体发育不全，发育迟缓，拇外翻（钩状手），痉挛性瘫痪，HCP］、MASA（心理缺陷、失语、曳行步态、拇外翻）和 HSAS（HCP 合并中脑导水管狭窄）。疾病谱还包括 X 连锁胼胝体发育不全（ACC）和 I 型痉挛性轻瘫[41，42]。

最新进展[43]：

- 轻度 L1 综合征：拇外翻，痉挛性瘫痪，胼胝体发育不全。
- 重度 L1 综合征：轻度 L1 综合征 + 小脑前蚓部发育不全、中间块肥大、四叠板增大、脑室 - 腹腔分流术后的脑室壁皱褶（X 连锁 HCP 特征性改变）。几乎所有病人精神发育迟滞。

重度 L1 综合征可能存在的影像学表现[44]：

1. 严重的对称性脑积水伴后角明显扩张。
2. 胼胝体发育不全。

3. 小脑前蚓部发育不全。
4. 中间块肥大。
5. 四叠板增大。
6. 脑室 - 腹腔分流术后的脑室壁皱褶（特殊症状）。

治疗：观察性研究无可以改善发育迟缓的治疗方案。

1. 脑室 - 腹腔分流术：主要目的在于处理头围大小以便看护，无法改善神经功能。
2. 目前尚无 L1CAM 蛋白异常的基因治疗。
3. 产前超声检查：早期（20～24 孕周）对基因携带孕妇行多次超声检查。可指导早期终止妊娠。
4. 伴脑积水和≥2 项临床 / 影像学体征的男婴应行基因检测，以检测 L1CAM 突变，指导妊娠咨询 [41]。

24.10 静止性脑积水

24.10.1 一般情况

此病确切的定义目前仍有争议，有些学者将其与“代偿性脑积水”通用。大多数医师用于描述无进展或无恶化的后遗症且无须分流手术治疗的脑积水。当病人出现颅内压增高症状（失代偿）如头痛、呕吐、共济失调或视力障碍时需就医 [40]。

无分流时静止性脑积水符合以下标准：

1. 脑室大小接近正常。
2. 颅脑生长曲线正常。
3. 精神运动功能持续发育。

24.10.2 非分流依赖性

非分流依赖性的概念尚未被广泛接受 [45]。有些学者认为非分流依赖性多见于发生于蛛网膜颗粒的脑积水（交通性脑积水）[46]，但其他学者则认为其与病因无关 [47]。对此类病人应严密随访，因为有报道称在出现明显的非分流依赖性后 5 年仍有病人死亡，有时甚至毫无征兆 [46]。

24.10.3 何时取出断裂的或无功能的分流管

注意：分流管断裂后脑脊液仍可通过内皮化的皮下窦道进行分流。以下是关于是否修补和取出断裂或无功能分流管的建议：

1. 无法判断时分流。
2. 分流管修补（或取出）的指征。
   1) 临界功能状态的分流管。

2) 任何颅内压增高的症状或体征（呕吐，上视障碍，有时仅有头痛等[48]）。
3) 认知功能改变，注意力不集中或情绪改变。
4) 导水管狭窄或脊柱裂的病人：大多数依赖分流。

3. 由于取出分流管存在危险，故一般只在分流管感染时才单独进行取出术[49]（其后经常防治脑室外引流）。
4. 无功能分流管的病人应严密 CT 观察，最好行神经精神评估。

24.11 孤立性第四脑室

24.11.1 一般情况

又称分离性第四脑室：第四脑室既不（通过中脑导水管）与第三脑室相通，也不（通过正中孔和侧孔）与基底池相通。多见于侧脑室长期分流的病人，特别是感染后脑积水（尤其是真菌感染）或反复分流感染的病人。原因可为脑脊液分流后导水管侧壁室管膜粘连。见于 2%~3% 的分流病人[50]。若导水管闭塞也可见于丹迪 - 沃克畸形（见章节 15.3）。第四脑室流出道梗阻或蛛网膜颗粒阻塞时，第四脑室脉络丛持续分泌脑脊液会引起第四脑室扩大。

24.11.2 临床表现

临床表现可包括：

1. 头痛。
2. 后组脑神经麻痹：吞咽困难。
3. 第四脑室底压迫面丘（见章节 33.3.3）→双侧面瘫和展神经麻痹。
4. 共济失调。
5. 意识水平下降。
6. 恶心 / 呕吐。
7. 也可为偶然发现（注意：某些“非典型”表现如注意力下降也可与该病有关）。

24.11.3 治疗

治疗孤立性第四脑室可缓解相关的裂隙脑室症状[51]。大多数外科医师建议单独进行 VP 分流或连接到已有分流管。可选方案包括：

1. 首选：在直视下从小脑扁桃体下方插入。分流管可以从硬膜缝线处穿出，可将一成角接头缝合在硬膜上对分流管进行固定。
2. 经小脑半球：并发症包括脑干移位至第四脑室正常引流位置后导管尖对脑干造成迟发性损伤。导管经小脑半球成一定角度导入第四脑室可避免此类损伤。

3. Torkildsen 分流（脑室 - 脑池分流）：蛛网膜颗粒功能正常时，可用于梗阻性脑积水（通常不适用于婴儿期发病的脑积水）。

4. 第四脑室出口开放时可考虑腰大池 - 腹腔分流。

脑神经麻痹可发生于第四脑室分流后，常为插入分流管或延迟性第四脑室缩小时损伤脑干所致[52]，也可见于过度分流后引起的脑干向后移位时对后组脑神经的牵拉[50]。

24.12 常压性脑积水（NPH）

24.12.1 一般情况

要 点

- 三联征（非特异性）：痴呆、步态障碍、尿失禁。
- CT 或 MRI 示交通性脑积水。
- 随机腰椎穿刺示压力正常。
- 脑脊液分流后症状可缓解。

常压性脑积水（NPH），又称 Hakim-Adams 综合征，于 1965 年首次提出[53]，具有重要临床意义，因为存在可干预性症状，包括可治愈性痴呆症。

如前所述，既往认为 NPH 为特发性（iNPH）脑积水。然而，在一些正常压力的脑积水病人中可寻找到其明确诱因，说明颅内压可能在某个时间点升高。这些继发性 NPH 病人并不是真正意义上的 iNPH，但行分流术治疗可有效。

“继发性 NPH”的可能病因为交通性脑积水的危险因素：

1. 蛛网膜下隙出血后。
2. 外伤后（包括脑震荡）。
3. 脑膜炎后。
4. 颅后窝术后。
5. 脑放疗后。
6. 肿瘤，包括癌性脑膜炎。
7. 也见于约 15% 的阿尔兹海默病（AD）。
8. 头围增大[54]。
9. 蛛网膜颗粒功能低下。
10. 导水管狭窄可能是一个被忽视的病因。

情况更复杂的是，某些疑诊 NPH 的病人可偶发颅内压增高。

本书中除非特别注明，均指 iNPH。

脑室扩大并非是最主要的病理学改变。此外，简化脑脊液整体流动模型（脉络丛生成，蛛网膜颗粒和神经根鞘吸收）不足以全面阐述 iNPH。中枢神经淋巴系统（“类淋巴系统”[55]）的概念正在被接受，但本文未作阐述。为提高对这一复杂病症的认识，研究仍需继续。

24.12.2 流行病学

特发性正常压力性脑积水（iNPH）发生率约为每年 5.5/100 000[56]。iNPH 病人的平均年龄较继发性 NPH 大。

24.12.3 临床表现

临床三联征

见参考文献[57]。

三联征为非特异性，类似特征也可见于如血管性痴呆[58]，阿尔茨海默病和帕金森病。

1. 步态障碍：常先于其他症状。几乎所有 iNPH 病人都存在步态障碍，如步基宽、步幅短、步态拖曳、转弯不稳。病人常感觉被胶粘住（称为“磁性步态”），有起步和转弯困难。其他特征：多步转弯、后退和频繁跌倒。无肢体共济失调。
2. 痴呆：主要是记忆障碍伴语速减慢（思维迟缓）和运动迟缓。其他特征与各种额叶皮质下疾病相同：冷漠或缺乏行动力，白天嗜睡。非特异性表现：运动性或感觉性失语、命名性失语（命名障碍）、失认或产生幻觉。表 24-2 示与阿尔茨海默病的鉴别要点。
3. 尿失禁：典型表现为膀胱排空抑制能力受损引起的尿急。无意识状态时的失禁并非特异性表现，可能提示其他的痴呆障碍。

其他临床特征

年龄常＞60 岁。男性多见。其他临床信息见下文。

真性失语少见，但启动和执行力降低会影响语言表达[59]。随着 NPH 进展，认知障碍可能会发生泛化且治疗无效[59]。在 11% 的病人可出现与特发性帕金森病相同的症状[60]。

病例报道示与 NPH 伴发的精神障碍包括抑郁[61]、双相情感障碍[62]、侵略性[63]、偏执[64]。

少见的临床表现

虽然一些临床症状很少发生（如 SIADH[65]，晕厥等），但一些被认为不单纯由 NPH 导致的临床特征包括视盘水肿、癫痫（分流前）、头痛、痉挛、反射亢进和偏侧化表现[59, 66]。其他少见的临床特征见 iNPH 三联征。

表 24-2 阿尔茨海默病（AD）和 NPH 认知障碍的比较[a, b]

特点	AD	NPH
记忆	↓	± 听觉记忆
执行力[c]	↓	±
注意力集中	↓	±
定向力	↓	
书写	↓	
学习	↓	
精细运动速度和准度	±	↓
心理运动能力	±	减慢
语言和阅读	±	
行为或人格改变		±

[a] 修订后[59]
[b] 符号：↓ = 受损；± = 临界受损
[c] 关于执行力的定义见表 24-6

24.12.4 其他可能出现的情况

NPH 的鉴别诊断

表 24-3 示与 NPH 临床表现相似疾病的鉴别诊断[59, 67]。表 24-4 示 NPH、AD 和 IPA 的鉴别诊断。

排除其他常见相似疾病的检查：

1. 痴呆症的血液学检查：
   1) 血常规。
   2) 电解质。
   3) 维生素 B_{12}。
   4) 叶酸。
   5) 促甲状腺激素。
   6) 其他检查（如果需要的话）：
      - 快速血浆反应素试验（RPR）：梅毒抗体筛查（神经性梅毒）。
      - 莱姆病的 ELISA 筛查试验；如果为阳性，Western blot 确诊。
      - 维生素 D 水平。
2. 神经心理测验。
3. MRI：
   1) 如果考虑脊髓病行颈椎和（或）胸椎 MRI 检查。
   2) 如出现行走痛行腰椎 MRI 检查。

24

表 24-3 表现与 NPH 类似的疾病

神经变性疾病 • 阿尔茨海默病 • 帕金森病 • 路易体病 • 亨廷顿病 • 额颞性痴呆 • 皮质底节变性 • 进行性核上性麻痹 • 肌萎缩侧索硬化 • 多系统萎缩 • 海绵状脑病
血管性痴呆 • 脑血管病 • 多发脑梗死性痴呆 • 宾斯旺格病 • 伴有皮质下梗死和白质脑病的常染色体显性遗传性脑动脉病（CADASIL） • 椎基底动脉供血不足（VBI）
其他脑积水性疾病 • 导水管狭窄 • 静止性脑积水 • 长期显著性脑室扩张症 • 非交通性脑积水
感染性疾病 • 莱姆病 • HIV 感染 • 梅毒
泌尿系统疾病 • 尿路感染 • 膀胱或前列腺癌 • 良性前列腺增生
其他 • 维生素 B_{12} 缺乏 • 胶原血管疾病 • 癫痫 • 抑郁 • 创伤性脑损伤 • 椎管狭窄 • Chiari 畸形 • 韦尼克脑病 • 癌性脑膜炎 • 脊髓肿瘤

表 24-4 NPH、AD 和 IPA 的鉴别[a]

特点	NPH	AD	IPA
步态障碍[b]	±	±	±
姿势不稳	±		+
排尿紊乱	±	±	±
记忆或认知障碍	±	+	±
家务活动困难	±	+	±
行为改变	±	+	±
肢体僵硬			+
肢体震颤			+
运动迟缓			+

[a] 缩写：AD= 阿尔茨海默病；IPA= 特发性震颤麻痹（帕金森病）；+= 特点存在；±= 特点部分存在或迟发出现

[b] NPH 病人为宽基步态，帕金森病为窄基步态

4. 如果考虑周围神经病行电生理检查（EMG/NVC）。
5. 泌尿外科会诊。

其他疾病的治疗

目前建议是（如颈椎脊髓病）在进行 NPH 检查之前，其他疾病应达到增减药物均可达到稳定的剂量状态（如甲状腺激素替代、卡比多巴 / 左旋多巴试验等）[66]。

如此可避免混淆原发疾病所致的症状，并可避免影响对如放脑脊液反应等治疗的判断。

24.12.5 iNPH 的影像学表现

CT 和 MRI

因 MRI 提供更多信息且无辐射（X 线），故 MRI 较 CT 更合适。

CT[68] 和 MRI[69] 的特点：

1. 先决条件：非梗阻性脑室扩大（如交通性脑积水）。MRI 可排除导水管狭窄引起的梗阻性脑积水（见章节 15.4）。
2. 分流有效的影像学表现。这些特征提示脑积水并非单纯由脑萎缩所致。注意：脑萎缩 / 脑外积水可由相关疾病（阿尔茨海默病）所致，其对分流的反应较差，但并非完全无效（皮质萎缩是健康老年人的正常影像学表现[70]）。
   1) CT 示脑室旁低密度区或 MRI T_2WI 示脑室旁高信号区：提示脑脊液的跨室管膜吸收。分流后可缓解。

2) 凸面脑沟受压（不同于脑萎缩的扩张）。注意：有时局部脑沟扩大可提示非典型性脑脊液积聚，分流术后可减轻，不应诊断脑萎缩[71]。

3) 额角圆钝。

iNPH 中其他需要 MRI 的表现

1. iNPH 日本指南[72]指出如下特征：

1) DESH（蛛网膜下隙不成比例扩大的脑积水）（图 24-4)：脑积水伴侧裂和基底池的蛛网膜下隙扩大，以及凸面蛛网膜下隙变窄（所谓的“紧张性高位凸面”)[72–74]。相较而言，扩张的高位凸面蛛网膜下隙提示脑萎缩。

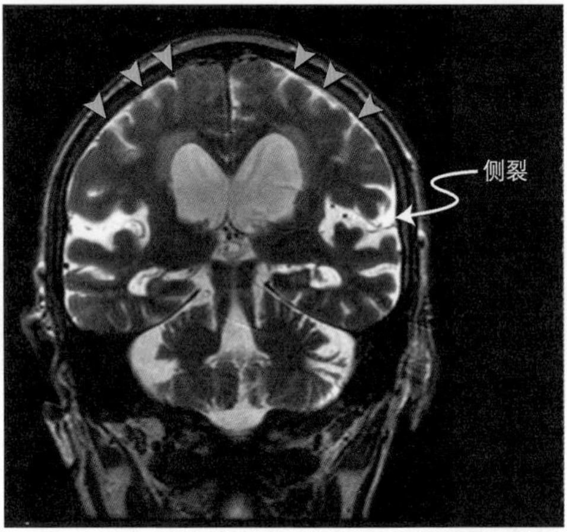

图 24-4 DESH（蛛网膜下隙不成比例扩大的脑积水)。冠状位 MRI T_2 示侧裂增宽伴凸面脑沟变窄（黄色箭头)、脑室扩大

2) iNPH 病人的脑室扩张使胼胝体变形，包括：

- 向上弯曲和变薄（矢状位 MRI 观察)[75]。
- 侵犯大脑镰，后连合层面垂直于 AC-PC 线冠状位 MRI 显示形成“胼胝体锐角”(≤90°，见图 24-5)。

2. 相位对比 MRI 示通过导水管的脑脊液为高动力。

尽管有些病人的症状改善并不伴脑室变化[76]，但临床症状改善大多伴扩张脑室的缩小。

放射性核素脑池造影

× 假阳性率高。其有效性仍有争议。一项研究发现脑池造影并不能增加临床和 CT 诊断的准确性[77]。许多研究者已不再应用该法[78]且国际指南[66]和日本指南[72]均不推荐使用。

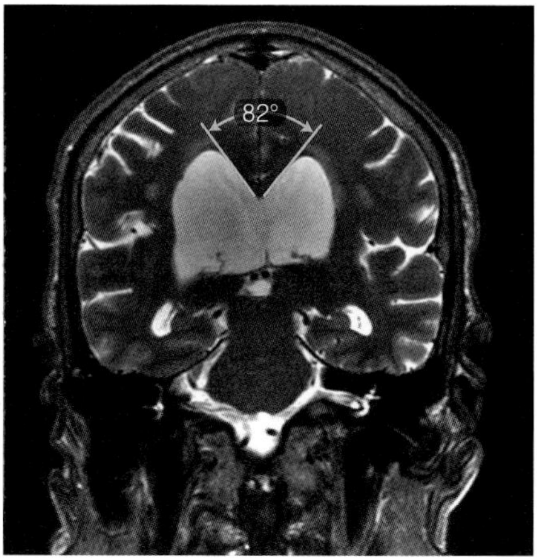

图 24-5 胼胝体锐角

后连合（PC）层面的冠状位 MRI 垂直于 AC-PC 线

图示胼胝体角为 82°（<90°，符合 iNPH）

iNPH Radscale 影像学评分

学者们提出多种影像学评分系统来选择对分流手术治疗获益的病人。iNPH Radscale 影像学评分[79]列举目前常规影像学检查并对其赋值（见表 24-5）并构建全球性 iNPH 影像学评分（0~12 分）。将评分与临床数据结合，得分越高越支持 iNPH 的诊断。

表 24-5 iNPH Radscale 影像学评分[79]

特征	表现	得分
Evans 指数（见章节 24.5）：同 CT 或 MRI 层面上侧脑室前角最宽径与最大双顶径（BPD）之比	≤0.25	0
	0.25~0.3	1
	>0.3	2
冠状位和高位 MRI 层面上高位凸面和高镰旁脑沟的脑脊液间隙狭窄[80]	无	0
	大脑镰旁	1
	顶部	2
冠状位上扩张侧裂与周围脑沟相比[75]	正常	0
	增宽	1
冠状位或横断面上增宽的局部脑沟与周围脑沟[71]	无	0
	有	1
颞角（TH）：轴位上左右颞角的平均宽度[75]	<4mm	0
	≥4mm，<6mm	1
	≥6mm	2

24

表 24-5（续）

特征	表现	得分
胼胝体角（见章节 24.12.5）：侧脑室镰下间夹角（后连合层面垂直于 AC-PC 冠状位 MRI）	>90°	0
	>60°，≤90°	1
	≤60°	2
侧脑室旁低密度：额角前（额角帽）或弥漫性脑室周围[81]	无	0
	额角前	1
	弥漫性	2
"iNPH Radscale"评分 = 总分		0～12

24.12.6 NPH 的辅助检查

腰穿（LP）

开放压力

正常 LP 的开放压力（OP）在左侧卧位时平均为 12.2±3.4cmH_2O（8.8±0.9mmHg）[82] 且低于 18cmH_2O（OP>24cmH_2O 提示非交通性脑积水而非 NPH[59, 83]）。NPH 的平均 OP 为 15±4.5cmH_2O（11±3.3mmHg），略高于正常值。根据专家意见，24cmH_2O（17.6mmHg）定义为 NPH 的上限值。初始 OP>10cmH_2O 的病人分流治疗更有效。

脑脊液检查

将脑脊液送常规检查（见章节 97.3）以排除感染、蛋白升高（如肿瘤）、蛛网膜下隙出血。

穿刺放液试验（又称米勒 - 费舍尔试验）

腰椎穿刺取一定量的脑脊液后评估反应。

穿刺放液试验目前尚未进行严格的前瞻性评价。放出 40～50ml 脑脊液后，其阳性预测值为 73%～100%[84－86]，但敏感性较低（26%～61%）。（注意：如何定义显著有效目前尚未统一；考虑到 NPH 病人症状的波动性，大多数专家更倾向于评价步态的客观改善。）

阻力测试

脑脊液 Ro 定义为脑脊液吸收过程的阻力。1/Ro 即传导率。检测技术和阈值都具有特异性。尚无临床研究能够充分解释 Ro 常随年龄增加的现象[87]。

与穿刺放液试验相比，脑脊液 Ro 敏感性更高（57%～100%），但 PPV 相近（75%～92%）。

方法

有多种方法可以测定脑脊液 Ro。以下是其中两种：

1. 大剂量注射法[88]：腰穿注入液体（常≈4ml），速度为1ml/s。
2. Katzman法[89]：以一定速度腰穿注入盐水，Ro通过公式24-1计算（近19%的病人于注入盐水后出现头痛[90]）。

Ro=(最终稳态压力－开放压力)/注液速度　　（公式24-1）

腰椎穿刺置管持续引流（ALD）

见参考文献[84]。

将Tuohy穿刺针经腰椎穿刺置于蛛网膜下隙，通过滴注器与闭式引流装置相通。平卧时滴注器置于病人耳水平，坐起或活动时置于肩水平。

引流量≈300ml脑脊液/天为有效引流。

若引流时出现神经根激惹症状，可将引流管移出数毫米。每天须行脑脊液细胞计数和培养检查(注意：引流可使脑脊液淋巴细胞增多≈100个/毫升)。

建议使用5天（平均有效时间为3天）。

持续脑脊液压力监测

部分腰椎穿刺OP正常的病人脑脊液压力峰值＞27cmH_2O或出现复发性B波[91]。该类病人较其他病人分流效果更好。

其他方法

脑血流量（CBF）监测：尽管部分研究表明CBF监测对诊断无特异性且无法筛选分流获益的病人。然而分流后CBF增加与临床改善相关[92]。

脑电图（EEG)：对诊断NPH无特异性。

24.12.7 诊断标准

临床指南：NPH的诊断

Ⅱ级推荐[59]：因目前对NPH的病理生理学机制缺乏认识，无法制定明确的诊断标准，建议将NPH的诊断分为极可能、可能以及不大可能，详见表24-6。

表24-6 NPH的诊断指南[a][59]

极可能为NPH
病史[b]：必须包括：
1. 隐匿起病（与急性起病区别） 2. 发病年龄≥40岁 3. 持续时间≥3~6个月 4. 无颅脑损伤、颅内出血、脑膜炎病史或其他已知继发脑积水的病因
5. 随时间进展 6. 无其他足以能够解释发病症状的神经性、精神性或全身性疾病

24

表 24-6（续）

脑部影像学检查：出现症状后的 CT 或 MRI 必须有下列表现：
1. 非脑萎缩性脑室扩张或先天性扩张（Evans 指数[c] > 0.3 或其他测量方法） 2. 无梗阻性脑积水 3. 下列≥1 个特点支持诊断： 1）非海马萎缩性的颞角扩张 2）胼胝体角[d] ≥ 40° 3）脑含水量改变，包括非微循环缺血性改变或脱髓鞘性的室旁改变 4）MRI 上导水管或第四脑室流空 其他可支持极可能诊断但非必要的影像学表现： 1. 病前状态研究示脑室偏小或非脑积水样改变 2. 放射性核素脑池显像示 48～72 小时后大脑凸面放射性示踪剂的清除延迟[e] 3. MRI 电影成像或其他技术示脑室流量增加[f] 4. SPECT 示室旁灌注降低且不因乙酰唑胺激发而改变
生理性特点
侧卧位腰椎穿刺脑脊液开放压力（OP）：5～18mmHg（7～24.5cmH_2O）
临床：必须存在步态 / 平衡障碍和认知功能和（或）小便功能障碍
1. 步态 / 平衡障碍：≥下列 2 项（不完全由其他疾病引起） 1）步高降低 2）步长缩短 3）步频降低 4）行走时躯体摇晃加重 5）站立时步宽增加 6）行走时足外翻 7）后退步态（自发或诱发） 8）多步转身（转 180° 时≥3 步） 9）行走时平衡受损：前后 8 步中超过 2 次校正 2. 认知：认知检查（如 Mini-Mental State 量表[93]）示行为能力受损和（或）减退（根据年龄和受教育程度调整），或≥下列 2 项不能完全归因于其他疾病 1）精神运动迟缓（反应潜伏期延长） 2）精细运动速度降低 3）精细运动准度降低 4）分散或保持注意力受损 5）记忆受损特别是近事遗忘 6）执行力障碍：如多步骤操作、工作记忆、抽象性 / 相似性表述、洞察力等能力下降 7）行为或人格改变

表 24-6（续）

3. 排尿功能障碍
1）下列任意 1 项：
• 非原发性尿路疾病的间歇性或持续性失禁
• 持续性尿失禁
• 大小便失禁
2）或下列任意 2 项：
• 尿急：经常性有急切的尿意
• 尿频：正常液体摄入量的情况下 12 小时内排尿＞6 次
• 夜尿：平均每晚需要排尿＞2 次
可能为 NPH
病史：已知症状包括
1. 亚急性或不定模式起病
2. 儿童期后任何年龄均可发病
3. 持续时间＜3 个月，或不定
4. 可继发于轻度颅脑损伤、既往颅内出血或儿童或成人脑膜炎或其他一些不大可能相关的疾病
5. 伴其他神经性、精神性或全身性疾病，却非完全由这些疾病引起
6. 非进行性或非完全进行性
临床：下列任意症状
1. 失禁和（或）认知障碍，不存在明显的步态 / 平衡障碍
2. 单纯的步态障碍或痴呆
脑部影像学检查：脑室扩张符合脑积水，但与下列任意 1 项有关
1. 严重程度足以解释脑室扩张的脑萎缩
2. 可能会影响到脑室大小的结构性损伤
生理性特点
OP 不可测或超出诊断可能为 NPH 的范围
不大可能为 NPH
1. 无脑室扩张
2. 存在颅内压升高体征（如视盘水肿）
3. 无 NPH 的临床三联征
4. 其他原因（如椎管狭窄）可解释症状

a 上述指南常指“国际指南”与“日本指南”[72]

b 病史需与熟悉病人病前状态和发病状态的家属确认

c Evan 指数的定义和描述（见章节 24.5.2）。指南将界值设为 0.3，老年病人用 0.33 的标准更准确[66]

d 该胼胝体角与 Ishii 提出的不同[94]

e 放射性核素脑池造影假阳性率高，故现不推荐[66]

f 仅有 1 个二类和 3 个三类证据支持。结论：MRI 示高导水管流速伴异常脑脊液注射试验可提示分流有效[95]

24

24.12.8 治疗

治疗策略

1. 根据病史、体格检查和影像学检查将病人分为极可能、可能和不大可能为 NPH 组（见表 24-6）。对于极可能和可能组，不做进一步检查其诊断准确率≈50%～61%[77, 96, 97]。一个高度怀疑为极可能组的健康个体，行分流术并非多此一举[83]。
2. 为提高筛选分流有效病人的准确率，建议行下列一项或多项检查[83]
   1) 穿刺放液试验（又称米勒·费舍尔试验）：腰椎穿刺抽取 40～50ml 脑脊液。
      - 阳性反应（见章节 24.12.6），分流有效率（PPV）可提高至 73%～100%；
      - 由于敏感性低（26%～61%），故无反应不能除外分流有效的可能性，应该进一步检查[83]；
      - 如 OP>17.6mmHg（24cmH_2O），考虑寻找导致继发性脑积水的原因（不排除可以通过分流术进行治疗）。
   2) 阻力检测：敏感性（57%～100%）>穿刺放液试验，PPV 相似（75%～92%）。
   3) 腰椎穿刺外引流。

脑脊液转流操作

首选 VP 分流。腰大池 - 腹腔分流存在不足，包括：可造成分流过度，穿刺困难，可出现分流管移位等。虽然低压分流阀有效率更高，但为降低硬膜下血肿的风险（见下文），多数使用中压分流阀（闭合压力 6.5～9cmH_2O）[98, 99]。术后逐渐让病人坐起；若病人存在低颅压性头痛，再过几天坐起。另外，可调压分流管可降低出现硬膜下血肿的风险，初始设置为高压（降低出现硬膜下血肿的风险）之后数周内逐渐调低压力。

术后定期 CT 临床随访≈6～12 个月。

症状未好转和影像学脑室未缩小的病人应检查有无分流异常。若分流管未阻塞且无硬膜下积液，可尝试更换低压分流管（可调压分流管则调低压力）。

NPH 分流后可能发生的并发症

并发症发生率可高达≈ 35%（年长病人脑组织更易受损）[100, 101]。

可能发生的并发症包括[102]：

1. 硬膜下血肿或积液（见章节 25.6）：低压阀和脑萎缩的老年人风险高。常伴头痛，多数自行好转或保持稳定。约 1/3 需取出或阻断分流管（临时或永久）。术后逐渐活动能降低风险。
2. 分流感染。

3. 脑出血。
4. 癫痫（见章节 25.5.2）。
5. 迟发性并发症：除上述以外还包括分流管阻塞或断裂。

神经内镜第三脑室造瘘术（ETV）

最早于 1999 年应用于 NPH[103]。理论上很难解释为什么 ETV 对 NPH 有效，部分临床医师推荐该法。虽未被临床预后评估验证，经过选择的 69% 的病人有效[104]。虽鉴于此，对大多数 NPH 病人，ETV 不应作为一线治疗方案。

24.12.9 临床结局

分流术后最有可能好转的症状是尿失禁，其次是步态障碍，最后是痴呆。Black 等人[98]提出可从分流获益的病人标准：

- 临床症状：典型的三联征（见章节 24.12.3）[100]。77% 以步态障碍为首发症状的病人分流术后好转。表现为痴呆而无步态障碍的病人分流术治疗很少好转。
- 腰椎穿刺：OP > 10cmH_2O。
- 持续性颅内压监测：颅内压 > 18cmH_2O 或频发 LundbergB 波（见章节 53.2.6）。
- CT 或 MRI：脑室扩大、脑沟变平（脑萎缩少见）。

临床出现症状的时间越短分流效果越好。

注意：伴 AD 的 NPH 病人仍可从 VP 分流获益；因此 AD 病人不应排除分流术这一选择[105]。但一项 RPDB 安慰剂对照试验中，仅有 AD 表现（无 NPH）的病人分流无效[106]。

一般来说，5~7 年后，大多数分流有效的病人最终复发。归因于疾病自然史之前，需排除分流障碍和硬膜下血肿或积液。

24.13 脑积水与妊娠

24.13.1 一般情况

病例报告存在分流术后病人可妊娠和妊娠期脑积水需分流[107]。

以下各章节讨论的任何关于分流的问题都可能发生在分流的孕妇身上。CP 分流病人腹腔端问题在妊娠期可能较高。下述为 Wisoff 等人提出的治疗策略修订版[107]。

24.13.2 分流病人的妊娠前管理

1. 评估，包括：
  1) 分流管功能检查：妊娠前基线 MRI 或 CT。如怀疑功能异常，进一步评估分流管的通畅性。裂隙样脑室病人顺应性下降，微小容量变化即可引起症状。

2) 药物评估，尤其是抗癫痫药物。

2. 咨询，包括：

1) 遗传咨询：神经管缺陷（NTD）性脑积水，胎儿发生 NTD 的可能性为 2%～3%。

2) 其他建议包括产前早期给予维生素，避免使用致畸药物和过热（如热水浴）：NTD，危险因素（见章节 17.2）。

24.13.3 妊娠期处理

1. 密切观察颅内压增高征象：头痛、恶心、呕吐、嗜睡、共济失调、癫痫发作等。注意：这些表现可与先兆子痫混淆（必须排除）。58% 的病人表现为颅内高压，原因有：

1) 部分分流障碍失代偿。

2) 分流障碍。

3) 部分病人尽管分流功能正常仍有颅内高压表现，可能由脑组织含水量增加和静脉充血引起。

4) 妊娠期肿瘤增大。

5) 脑静脉血栓形成：包括硬膜窦血栓形成和皮质静脉血栓形成。

6) 自主调节功能障碍相关性的脑病。

2. 颅内高压表现的病人需行 CT 或 MRI 检查并同妊娠前基线脑室大小比较。

1) 如与妊娠前相比无改变则穿刺分流管测压和脑脊液培养。可行放射性核素分流管造影。

2) 如所有检查均为阴性则可能是生理变化引起。治疗包括卧床休息、限制入量和严重时使用激素和(或)利尿剂。如症状仍不消失，胎儿肺成熟后可尽早分娩（分娩前 48 小时预防性使用抗生素）。

3) 如检查发生脑室扩大和（或）分流障碍，需调整分流管。

- 妊娠期前 6 个月：VP 分流术（3 个月后不要使用腹腔通条）均可耐受。
- 妊娠期后 3 个月：VA 或脑室－胸膜腔分流可避免损伤子宫或诱发早产。

24.13.4 产时处理

1. 产时建议预防性使用抗生素以减少分流管感染率。由于大肠杆菌是分娩时最常见的病原体，故 Wisoff 等建议使用产时氨苄西林 2g 静脉滴注、每 6 小时一次，庆大霉素 1.5mg/kg 静脉滴注、每 8 小时一次，产后继续使用 48 小时[107]。

2. 无症状病人：产科条件良好可经阴道分娩（分流管腹腔端感染和粘连的风险较低）。尽量缩短第二产程，因与其他产程做 Valsalva 动作时相比，脑脊液压力更高[108]。

3. 产前或产时出现症状的病人，稳定病人后行全身麻醉下（颅内压升高时硬膜外麻醉为禁忌）剖宫产，术中密切监测液体管理，严重者应用激素和利尿剂。

（李俊昇　林　发　译　王明泽　校）

参考文献

[1] Lemire RJ. Neural Tube Defects. JAMA. 1988; 259: 558–562

[2] Amacher AL,Wellington J. Infantile Hydrocephalus: Long-Term Results of Surgical Therapy. Childs Brain. 1984; 11:217–229

[3] Hill A, Rozdilsky B. Congenital Hydrocephalus Secondary to Intra-Uterine Germinal Matrix/ Intraventricular Hemorrhage. Dev Med Child Neurol. 1984; 26:509–527

[4] Kudo H, Tamaki N, Kim S, et al. Intraspinal Tumors Associated with Hydrocephalus. Neurosurgery. 1987; 21:726–731

[5] Schmidek HH, Auer LM, Kapp JP. The Cerebral Venous System. Neurosurgery. 1985; 17:663–678

[6] Parker T. Never Trust a Calm Dog: And Other Rules of Thumb. New York: Harper Perennial; 1990

[7] U.S. Department of Health and Human Services - Health Resources and Services Administration. Accurately Weighing and Measuring: Technique. https://depts.washington.edu/growth/module5/text/page5a.htm

[8] Babson SG, Benda GI. Growth Graphs for the Clinical Assessment of Infants of Varying Gestational Age. J Pediatr. 1976; 89:814–820

[9] Humphrey PRD, Moseley IF, Russell RWR. Visual Field Defects in Obstructive Hydrocephalus. J Neurol Neurosurg Psychiatry. 1982; 45:591–597

[10] Calogero JA, Alexander E. Unilateral Amaurosis in a Hydrocephalic Child with an Obstructed Shunt. J Neurosurg. 1971; 34:236–240

[11] Kojima N, Kuwamura K, Tamaki N, et al. Reversible Congruous Homonymous Hemianopia as a Symptom of Shunt Malfunction. Surg Neurol. 1984; 22:253–256

[12] Black PM, Chapman PH. Transient Abducens Paresis After Shunting for Hydrocephalus. J Neurosurg. 1981; 55:467–469

[13] Arroyo HA, Jan JE, McCormick AQ, et al. Permanent Visual Loss After Shunt Malfunction. Neurology. 1985; 35:25–29

[14] Sato M, Tanaka S, Kohama A, et al. Occipital Lobe Infarction Caused by Tentorial Herniation. Neurosurgery. 1986; 18:300–305

[15] Joynt RJ, Honch GW, Rubin AJ, et al. Occipital Lobe Syndromes. In: Handbook of Clinical Neurology. Holland: Elsevier Science Publishers; 1985:49–62

[16] Hoyt WF. Vascular Lesions of the Visual Cortex with Brain Herniation Through the Tentorial Incisura. Arch Ophthalm. 1960; 64:44–57

[17] Rinaldi I, Botton JE, Troland CE. Cortical Visual Disturbances Following Ventriculography and/or Ventricular Decompression. J Neurosurg. 1962; 19: 568–576

[18] Lindenberg R, Walsh FB. Vascular Compressions Involving Intracranial Visual Pathways. Tr Am Acad Ophth Otol. 1964; 68:677–694

[19] Glaser JS, Duane TD, Jaeger EA. Topical Diagnosis: Retrochiasmal Visual Pathways and Higher Cortical Function. In: Clinical Ophthalmology. 2nd ed. Philadelphia: Harper and Row; 1983:4–10

[20] Lindenberg R. Compression of Brain Arteries as Pathogenetic Factor for Tissue Necrosis and their Areas of Predilection. J Neuropath Exp Neurol. 1955; 14:223–243

[21] Barnet AB, Manson JI, Wilner E. Acute Cerebral Blindness in Childhood. Neurology. 1970; 20: 1147–1156

[22] Keane JR. Blindness Following Tentorial Herniation. Ann Neurol. 1980; 8:186–190

[23] Hoyt WF, Walsh FB. Cortical Blindness with Partial Recovery Following Cerebral Anoxia from Cardiac Arrest. Arch Ophthalm. 1958; 60:1061–1069

[24] Weinberger HA, van der Woude R, Maier HC. Prognosis of Cortical Blindness Following Cardiac Arrest in Children. JAMA. 1962; 179:126–129

[25] Slavin ML. Ischemic Optic Neuropathy After Cardiac Arrest. Am J Ophthalmol. 1987; 104:435–436

[26] Sweeney PJ, Breuer AC, Selhorst JB, et al. Ischemic Optic Neuropathy: A Complication of Cardiopul-monary Bypass Surgery. Neurology. 1982; 32: 560–562

[27] Drance SM, Morgan RW, Sweeney VP. Shock-Induced Optic Neuropathy. A Cause of Nonpro-gressive Glaucoma. N Engl J Med. 1973; 288:392–395

[28] Lorber J. Recovery of Vision Following Prolonged Blindness in Children with Hydrocephalus or Following Pyogenic Meningitis. Clin Pediatr. 1967; 6:699–703

[29] LeMay M, Hochberg FH. Ventricular Differences Between Hydrostatic Hydrocephalus and Hydrocephalus Ex Vacuo by CT. Neuroradiology. 1979; 17:191–195

[30] Evans WA. An encephalographic ratio for estimating ventricular and cerebral atrophy. Arch Neurol Psychiatry. 1942; 47:931–937

[31] O'Hayon BB, Drake JM, Ossip MG, et al. Frontal and Occipital Horn Ratio: A Linear Estimate of Ventricular Size for Multiple Imaging Modalities in Pediatric Hydrocephalus. Pediatric Neurosurgery. 1998; 29:245–249

[32] Tuite GF, Evanson J, Chong WK, et al. The Beaten Copper Cranium: A Correlation between Intracranial Pressure, Cranial Radiographs, and Computed Tomographic Scans in Children with Craniosynostosis. Neurosurgery. 1996; 39:691–699

[33] Section of Pediatric Neurosurgery of the American Association of Neurological Surgeons. Pediatric Neurosurgery. New York 1982

[34] Alvarez LA, Maytal J, Shinnar S. Idiopathic External Hydrocephalus: Natural History and Relationship to Benign Familial Macrocephaly. Pediatrics. 1986; 77:901–907

[35] Barlow CF. CSF Dynamics in Hydrocephalus - With Special Attention to External Hydrocephalus. Brain Dev. 1984; 6:119–127

[36] Chadduck WM, Chadduck JB, Boop FA. The Subarachnoid Spaces in Craniosynostosis. Neurosurgery. 1992; 30:867–871

[37] McCluney KW, Yeakley JW, Fenstermacher JW. Subdural Hygroma Versus Atrophy on MR Brain Scans: "The Cortical Vein Sign". AJNR. 1992; 13: 1335–1339

[38] Kuzma BB, Goodman JM. Differentiating External Hydrocephalus from Chronic Subdural Hematoma. Surg

Neurol. 1998; 50:86–88
[39] Ment LR, Duncan CC, Geehr R. Benign Enlargement of the Subarachnoid Spaces in the Infant. J Neurosurg. 1981; 54:504–508
[40] Sutton LN. Current Management of Hydrocephalus in Children. Contemp Neurosurg. 1997; 19:1–7
[41] Weller S, Gartner J. Genetic and clinical aspects of X-linked hydrocephalus (L1 disease): Mutations in the L1CAM gene. Hum Mutat. 2001; 18:1–12
[42] Grupe A, Hultgren B, Ryan A, et al. Transgenic knockouts reveal a critical requirement for pancreatic beta cell glucokinase in maintaining glucose homeostasis. Cell. 1995; 83:69–78
[43] Yamasaki M, Arita N, Hiraga S, et al. A clinical and neuroradiological study of X-linked hydrocephalus in Japan. J Neurosurg. 1995; 83:50–55
[44] Kanemura Y, Okamoto N, Sakamoto H, et al. Molecular mechanisms and neuroimaging criteria for severe L1 syndrome with X-linked hydrocephalus. J Neurosurg. 2006; 105:403–412
[45] Foltz EL, Shurtleff DB. Five-Year Comparative Study of Hydrocephalus in Children with and without Operation (113 Cases). J Neurosurg. 1963; 20: 1064–1079
[46] Rekate HL, Nulsen FE, Mack HL, et al. Establishing the Diagnosis of Shunt Independence. Monogr Neural Sci. 1982; 8:223–226
[47] Holtzer GJ, De Lange SA. Shunt-Independent Arrest of Hydrocephalus. J Neurosurg. 1973; 39: 698–701
[48] Hemmer R. Can a Shunt Be Removed? Monogr Neural Sci. 1982; 8:227–228
[49] Epstein F. Diagnosis and Management of Arrested Hydrocephalus.Monogr Neural Sci. 1982; 8:105–107
[50] Pang D, Zwienenberg-Lee M, Smith M, et al. Progressive cranial nerve palsy following shunt placement in an isolated fourth ventricle: case report. J Neurosurg. 2005; 102:326–331
[51] Oi S, Matsumoto S. Slit ventricles as a cause of isolated ventricles after shunting. Childs Nerv Syst. 1985; 1:189–193
[52] Eder HG, Leber KA, Gruber W. Complications after shunting isolated IV ventricles. Childs Nerv Syst. 1997; 13:13–16
[53] Hakim S, Adams RD. The Special Clinical Problem of Symptomatic Hydrocephalus with Normal CSF Pressure. J Neurol Sci. 1965; 2:307–327
[54] Wilson RK, Williams MA. Evidence that congenital hydrocephalus is a precursor to idiopathic normal pressure hydrocephalus in only a subset of patients. J Neurol Neurosurg Psychiatry. 2007; 78: 508–511
[55] Iliff JJ, Lee H, Yu M, et al. Brain-wide pathway for waste clearance captured by contrast-enhanced MRI. J Clin Invest. 2013; 123:1299–1309
[56] Brean A, Eide PK. Prevalence of probable idiopathic normal pressure hydrocephalus in a Norwegian population. Acta Neurol Scand. 2008; 118:48–53
[57] Adams RD, Fisher CM, Hakim S, et al. Symptomatic Occult Hydrocephalus with 'Normal' Cerebrospinal Fluid Pressure. N Engl J Med. 1965; 273:117–126
[58] Thal LJ, Grundman M, Klauber MR. Dementia: Characteristics of a Referral Population and Factors Associated with Progression. Neurology. 1988; 38: 1083–1090
[59] Relkin N, Marmarou A, Klinge P, et al. INPH Guidelines, Part II: Diagnosing idiopathic normalpressure hydrocephalus. Neurosurgery. 2005; 57: S2–4 to 16
[60] Knutsson E, Lying-Tunell U. Gait apraxia in normal-pressure hydrocephalus. Neurology. 1985; 35: 155– 160
[61] Rosen H, Swigar ME. Depression and normal pressure hydrocephalus. A dilemma in neuropsychiatric differential diagnosis. J Nerv Ment Dis. 1976; 163:35–40
[62] Schneider U, Malmadier A, Dengler R, et al. Mood cycles associated with normal pressure hydroce-phalus. Am J Psychiatry. 1996; 153:1366–1367
[63] Crowell RM, Tew JM,Jr, Mark VH. Aggressive dementia associated with normal pressure hydrocephalus. Report of two unusual cases. Neurology. 1973; 23:461–464
[64] Bloom KK, Kraft WA. Paranoia–an unusual presentation of hydrocephalus. Am J Phys Med Rehabil. 1998; 77:157–159
[65] Yoshino M, Yoshino Y, Taniguchi M, et al. Syndrome of inappropriate secretion of antidiuretic hormone associated with idiopathic normal pressure hydrocephalus. Intern Med. 1999; 38: 290–292
[66] Williams MA, Relkin NR. Diagnosis and manage-ment of idiopathic normal-pressure hydrocephalus. Neurol Clin Pract. 2013; 3:375–385
[67] Bech-Azeddine R, Waldemar G, Knudsen GM, et al. Idiopathic normal pressure hydrocephalus: Evalua-tion and findings in a multidisciplinary memory clinic. Eur J Neurol. 2001; 8:601–611
[68] Vassilouthis J. The Syndrome of Normal-Pressure Hydrocephalus. J Neurosurg. 1984; 61:501–509
[69] Jack CR, Mokri B, Laws ER, et al. MR Findings in Normal Pressure Hydrocephalus: Significance and Comparison with Other Forms of Dementia. J Comput Assist Tomogr. 1987; 11:923–931
[70] Schwartz M, Creasey H, Grady CL, et al. Computed Tomographic Analysis of Brain Morphometrics in 30 Healthy Men, Aged 21 to 81 Years. Ann Neurol. 1985; 17:146–157
[71] Holodny AI, George AE, de Leon MJ, et al. Focal Dilation and Paradoxical Collapse of Cortical Fissures and Sulci in Patients with Normal-Pressure Hydrocephalus. J Neurosurg. 1998; 89: 742–747
[72] Mori E, Ishikawa M, Kato T, et al. Guidelines for management of idiopathic normal pressure hydrocephalus: second edition. Neurol Med Chir (Tokyo). 2012; 52:775–809
[73] Hashimoto M, Ishikawa M, Mori E, et al. Diagnosis of idiopathic normal pressure hydrocephalus is supported by MRI-based scheme: a prospective cohort study. Cerebrospinal Fluid Res. 2010; 7. DOI: 10.1186/1743-8454-7-18
[74] Kiefer M, Unterberg A. The differential diagnosis and treatment of normal-pressure hydrocephalus. Dtsch Arztebl Int. 2012; 109:15–25; quiz 26
[75] Virhammar J, Laurell K, Cesarini KG, et al. Preoperative prognostic value of MRI findings in 108 patients with idiopathic normal pressure hydrocephalus. AJNR Am J Neuroradiol. 2014; 35: 2311–2318
[76] Shenkin HA, Greenberg JO, Grossman CB. Ventricular Size After Shunting For Idiopathic Normal Pressure Hydrocephalus. J Neurol Neurosurg Psychiatry. 1975; 38:833–837
[77] Vanneste J, Augustijn P, Davies GAG, et al. Normal-Pressure Hydrocephalus: Is Cisternography Still Useful in Selecting Patients for a Shunt? Arch Neurol. 1992; 49:366–370
[78] Relkin N. Neuroradiology Assessment of iNPH. Banff, Alberta, Canada 2015
[79] Kockum K, Lilja-Lund O, Larsson EM, et al. The idiopathic normal-pressure hydrocephalus Radscale: a radiological scale for structured evaluation. Eur J Neurol. 2018; 25:569–576
[80] Sasaki M, Honda S, Yuasa T, et al. Narrow CSF space at high convexity and high midline areas in idiopathic normal pressure hydrocephalus detected by axial and coronal MRI. Neuroradiology. 2008; 50:117–122
[81] Fazekas F, Chawluk JB, Alavi A, et al. MR signal abnormalities at 1.5 T in Alzheimer's dementia and normal aging. AJR Am J Roentgenol. 1987; 149: 351–356
[82] Bono F, Lupo MR, Serra P, et al. Obesity does not induce abnormal CSF pressure in subjects with normal cerebral MR venography. Neurology. 2002; 59:1641–1643
[83] Marmarou A, Bergsneider M, Klinge P, et al. INPH Guidelines, Part III: The value of supplemental prognostic tests for the preoperative assessment of idiopathic normal-pressure hydrocephalus. Neurosurgery. 2005; 57:S2–17 to 28
[84] Haan J, Thomeer RTWM. Predictive Value of Temporary External Lumbar Drainage in Normal Pressure Hydrocephalus. Neurosurgery. 1988; 22: 388–391
[85] Malm J, Kristensen B, Karlsson T, et al. The predictive value of cerebrospinal fluid dynamic tests in patients with the idiopathic adult hydrocephalus syndrome. Arch Neurol. 1995; 52:783–789
[86] Walchenbach R, Geiger E, Thomeer RT, et al. The value of temporary external lumbar CSF drainage in

predicting the outcome of shunting on normal pressure hydrocephalus. J Neurol Neurosurg Psychiatry. 2002; 72:503–506
[87] Czosnyka M, Czosnyka ZH, Whitfield PC, et al. Age dependence of cerebrospinal pressure-volume compensation in patients with hydrocephalus. J Neurosurg. 2001; 94:482–486
[88] Marmarou A, Shulman K, Rosende RM. A nonlinear analysis of the cerebrospinal fluid system and intracranial pressure dynamics. J Neurosurg. 1978; 48:332–344
[89] Katzman R, Hussey F. A simple constant-infusion manometric test for measurement of CSF absorption. I. Rationale and method. Neurology. 1970; 20:534–544
[90] Meier U, Bartels P. The importance of the intrathecal infusion test in the diagnostic of normal-pressure hydrocephalus. Eur Neurol. 2001; 46:178–186
[91] Symon L, Dorsch NWC, Stephens RJ. Pressure Waves in So-Called Low-Pressure Hydrocephalus. Lancet. 1972; 2:1291–1292
[92] Tamaki N, Kusunoki T, Wakabayashi T, et al. Cerebral Hemodynamics in Normal-Pressure Hydrocephalus: Evaluation by 133Xe Inhalation Method and Dynamic CT Study. J Neurosurg. 1984; 61: 510–514
[93] Folstein MF, Folstein SE, McHugh PR. "Mini-Mental State": A Practical Method for Grading the Cognitive State of Patiets for the Clinician. J Psychiatr Res. 1975; 12:189–198
[94] Ishii K, Kanda T, Harada A, et al. Clinical impact of the callosal angle in the diagnosis of idiopathic normal pressure hydrocephalus. Eur Radiol. 2008; 18:2678–2683
[95] Halperin JJ, Kurlan R, Schwalb JM, et al. Practice guideline: Idiopathic normal pressure hydrocephalus: Response to shunting and predictors of response: Report of the Guideline Development, Dissemination, and Implementation Subcommittee of the American Academy of Neurology. Neurology. 2015; 85:2063–2071
[96] Vanneste J, Augustijn P, Tan WF, et al. Shunting normal pressure hydrocephalus: The predictive value of combined clinical and CT data. J Neurol Neurosurg Psychiatry. 1993; 56:251–256
[97] Takeuchi T, Kasahara E, Iwasaki M, et al. Indications for shunting in patients with idiopathic normal pressure hydrocephalus presenting with dementia and brain atrophy (atypical idiopathic normal pressure hydrocephalus). Neurol Med Chir (Tokyo). 2000; 40:38–47
[98] Black PM, Ojemann RG, Tzouras A. CSF Shunts for Dementia, Incontinence and Gait Disturbance. Clin Neurosurg. 1985; 32:632–651
[99] McQuarrie IG, Saint-Louis L, Scherer PB. Treatment of Normal-Pressure Hydrocephalus with Low versus Medium Pressure Cerebrospinal Fluid Shunts. Neurosurgery. 1984; 15:484–488
[100] Black PM. Idiopathic Normal-Pressure Hydroce phalus: Results of Shunting in 62 Patients. J Neurosurg. 1980; 52:371–377
[101] Peterson RC, Mokri B, Laws ER. Surgical Treatment of Idiopathic Hydrocephalus in Elderly Patients. Neurology. 1985; 35:307–311
[102] Udvarhelyi GB, Wood JH, James AE. Results and Complications in 55 Shunted Patients with Normal Pressure Hydrocephalus. Surg Neurol. 1975; 3: 271–275
[103] Mitchell P, Mathew B. Third ventriculostomy in normal pressure hydrocephalus. Br J Neurosurg. 1999; 13:382–385
[104] Gangemi M, Maiuri F, Naddeo M, et al. Endoscopic third ventriculostomy in idiopathic normal pressure hydrocephalus: an Italian multicenter study. Neurosurgery. 2008; 63:62–7; discussion 67-9
[105] Golomb J, et al. Alzheimer's Disease Comorbidity in Normal Pressure Hydrocephalus: Prevalence and Shunt Response. J Neurol Neurosurg Psychiatry. 2000; 68:778–781
[106] Silverberg GD, Mayo M, Saul T, et al. Continuous CSF drainage in AD: results of a double-blind, randomized, placebo-controlled study. Neurology. 2008; 71:202–209
[107] Wisoff JH, Kratzert KJ, Handwerker SM, et al. Pregnancy in Patients with Cerebrospinal Fluid Shunts: Report of a Series and Review of the Literature. Neurosurgery. 1991; 29:827–831
[108] Marx GF, Zemaitis MT, Orkin LR. CSF Pressures During Labor and Obstetrical Anesthesia. Anesthesiology. 1981; 22:348–354

25 脑积水的治疗

25.1 内科治疗

HCP 属于仍需外科治疗的疾病。乙酰唑胺可缓解病情（见下文）。

25.1.1 利尿治疗

血性脑脊液的早产儿可应用利尿治疗（只要无活动性脑积水），同时观察脑脊液吸收功能是否恢复。但这只是一种辅助治疗或缓解治疗。

据报道，1 岁以内的婴儿若生命体征稳定、肾功能正常、无颅高压症状（窒息、嗜睡、呕吐），使用下列方法，约 50% 的患儿脑积水得到满意控制[1]：

1. 乙酰唑胺（一种碳酸酐酶抑制剂）：第 1 天 25mg/(kg · d)，口服，每天 3 次，以后每天增加 25mg/(kg · d) 直至 100mg/(kg · d)。
2. 同时应用呋塞米：1mg/(kg · d)，口服，每天 3 次。
3. 防治酸中毒，三柠檬酸钠（多枸橼酸钠盐®）：
   1) 起始 4ml/(kg · d)，每天 4 次（1ml=2mEq 碳酸氢盐，含钠 1mEq 和钾 1mEq）。
   2) 监测血电解质，调整药量维持血清 HCO_3^- 浓度＞18mEq/L。
   3) 如血钾低，换柠檬酸－钾®（含钾 2mEq/ml，不含钠），或血钠低，换碳酸氢钠。
4. 注意电解质紊乱和乙酰唑胺的副作用：嗜睡、呼吸过快、腹泻、感觉异常（如指尖刺痛感）。
5. 每周行超声或 CT 检查，如脑室进行性扩大可行分流术。否则内科治疗 6 个月，然后在 2～4 周内逐渐减量。如脑积水进行性发展，可恢复治疗 3～4 个月。

25.2 脑脊液引流

脑室内出血后 HCP 可为一过性。脑脊液引流（脑室穿刺或腰椎穿刺[2]）可缓解症状直至脑脊液吸收功能恢复正常，但腰椎穿刺只用于交通性脑积水。如脑脊液蛋白含量＜100mg/dl 时脑脊液吸收仍未恢复，则自我吸收功能一般近期不恢复（常需行分流术）。

25.3 外科治疗

25.3.1 治疗目的

治疗的最终目的不是脑室大小恢复正常（部分儿童脑组织缺失）。治疗目的为神经功能和外观恢复。

25.3.2 治疗方法

包括：

- 第三脑室造瘘术：目前推荐神经内镜（见下文）。
- 分流：各种分流，如 VP 分流、VA 分流、脑室 - 胸膜腔分流、LP 分流见章节 97.7。
- 解除阻塞：如疏通狭窄的导水管。与单纯分流相比，致残率高而成功率低，存在肿瘤时除外。
- 脉络丛切除术：1918 年 Dandy 提出用于治疗交通性脑积水[3]。可减少但不能完全遏制脑脊液分泌（只有部分脑脊液由脉络丛分泌，其他来源包括脑室室管膜、脊神经根硬膜鞘）。开颅手术死亡率较高（可能是由于空气进入脑室）。内镜下脉络丛电凝术在 1910 年提出，最近应用较多[4]。

25.4 内镜下第三脑室造瘘术

25.4.1 适应证

内镜下第三脑室造瘘术（ETV）可用于治疗梗阻性脑积水。也可处理分流管感染（不增加颅内压的情况下取出所有异物）。ETV 也可用于分流术后发生硬膜下血肿的病人（ETV 术前取出分流管）。可用于裂隙脑室综合征（见章节 25.6.6）。

25.4.2 禁忌证

传统观点认为交通性脑积水是 ETV 的禁忌证。然而，ETV 偶用于 NPH 的治疗[5]。相对禁忌证包括任何降低成功率的情况（见下文）。

25.4.3 并发症

- 下丘脑损伤：可致多食。
- 垂体柄或垂体腺损伤：可致激素异常，包括尿崩症和闭经。
- 一过性动眼神经和展神经麻痹。
- 基底动脉、后交通动脉或大脑后动脉损伤：将内窥镜保护套固定于第三脑室内 Monro 孔远端，可安全地向颅外引流血液。

- 活动性出血。
- 心搏骤停[6]。
- 外伤性基底动脉瘤[7]：可与 ETV 的激光热损伤有关。

25.4.4 手术技巧

见手术技巧章节（章节 97.7.2）。

25.4.5 成功率

总成功率≈56%［非肿瘤性导水管狭窄（AqS）为 60%～94%[7]］。最高的通畅率见于既往未接受治疗的 AqS。因为婴儿蛛网膜下隙尚未发育成熟，故成功率较低。如合并以下情况则成功率低（仅约 20% 第三脑室瘘口保持通畅），包括：

1. 肿瘤。
2. 曾行分流术。
3. 曾发生蛛网膜下隙出血。
4. 曾行全脑放疗（局部立体定向放射外科治疗尚不清楚）。
5. ETV 术中见第三脑室底明显粘连。

ETV 成功率评分（见表 25-1）[8, 9] 可预测 ETV 成功率[10, 11]，故可帮助选择合适的病人进行手术。

表 25-1 ETV 成功率评分

分类	描述	值	评分
年龄	<1 个月	0%	___%
	1～6 个月	10%	
	6～12 个月	30%	
	1～10 岁	40%	
	≥10 岁	50%	
病因	•感染后	0%	___%
	•脊髓脊膜膨出 •脑室下出血 •未覆盖的肿瘤	20%	
	•中脑导水管硬化 •覆盖的肿瘤 •其他	30%	
分流手术史	•有过分流手术史	0%	___%
	•无分流手术史	10%	
		总分（0%～90%）	___%

以百分比表示的 3 个参数（年龄、病因和分流手术史）的总和为 ETV 术后 6 个月有效的概率。评分 < 40% 提示成功率低。评分 > 80% 提示比分流成功率高。

中等评分（50%～70%）：ETV 初始效果不如分流，但 3～6 个月后 ETV 效果较分流更好[9]。

一组病人研究显示，ETV 后 76%（72/95 病人）临床症状得到改善，包括 6 例病人需二次 ETV（其中 3 例病人第一次 ETV 放置的分流管仍有部分功能）。

25.5 分流

25.5.1 分流的类型

1. 脑室 - 腹腔（VP）分流：
   1) 目前最常用的分流。
   2) 近端常选侧脑室。
   3) 腹压：正常时近似大气压。
2. 脑室 - 心房（VA）分流（“血管分流”）：
   1) 脑室分流经颈静脉至上腔静脉；因其脑室分流至血循环时导管尖端位于右心房，故称为“脑室 - 心房分流”。
   2) 存在腹部异常（腹部大手术、腹膜炎、病态肥胖、坏死性小肠结肠炎（NEC）早产儿可能无法耐受 VP 分流）时可作为一种治疗手段。
   3) 分流管较短致远端压力较低，虹吸作用比 VP 分流弱；而且血流搏动压力可改变脑脊液的流动力学。
3. Torkildsen 分流：
   1) 脑室向脑池分流。
   2) 很少使用。
   3) 仅对获得性梗阻性 HCP 有效，也用于先天性脑积水病人常无正常的蛛网膜下隙脑脊液通路。
4. 其他：常规分流部位无法进行的病人 [如腹膜炎时无法 VP 分流，亚急性细菌性心内膜炎（SBE）时无法 VA 分流]，选择多种其他分流部位：
   1) 胸膜腔（脑室 - 胸膜腔分流）：非首选，但腹腔不能进行时可使用[12]。为避免出现症状性胸腔积液调整分流管远端，建议只应用于 > 7 岁的病人（虽然有些学者认为 2 岁即可施行且胸腔积液主要是感染的迹象，与年龄无关）。胸膜腔压力低于大气压。
   2) 胆囊。

3）输尿管或膀胱：排尿可致电解质紊乱。

5. 腰大池－腹腔（LP）分流：操作技巧见章节 97.7.3。
   1）只用于交通性脑积水：主要适用于脑室较小者（如假性脑瘤）或脑脊液漏[13]。
   2）大于 2 岁，推荐使用经皮 Tuohy 穿刺针。
6. 囊肿或硬膜下分流：从蛛网膜囊肿或硬膜下积液的囊腔向腹腔分流。

25.5.2 各种分流的缺点和并发症

任何分流均可发生的并发症

1. 分流管阻塞：分流障碍最常见的原因。
   1）近端：脑室端（最常见）。
   2）阀装置阻塞。
   3）远端：发生率为 12%～34%[14]。发生于 VP 分流的腹腔端（见下文），VA 分流的心房端。
2. 连接部位或其他位置断裂。
3. 感染：可致阻塞。
4. 皮肤破溃，常只发生于体弱病人（特别是大头早产儿，慢性 HCP 致头皮菲薄，头颅狭长而常侧卧）。可提示硅过敏（见下文）。
5. 癫痫（仅发生于脑室分流）：置管后 1 年发生率约为 5.5%，3 年后降至约为 1.1%[15]（注意：并非所有癫痫为分流所致）。额部分流后癫痫风险较顶枕部高。
6. 某些神经系统肿瘤颅外转移的通道（如髓母细胞瘤）。发生率低[16]。
7. 硅材料过敏[17]：罕见（如果真的发生）。可类似于分流感染或霉菌样肉芽肿引起的皮肤破溃。脑脊液初始无菌，随后可发生感染。需更换传统的不含硅的导管（如聚氨酯）。

VP 分流的缺点和并发症

1. 腹股沟疝：发生率为 17%（许多分流管在腹膜鞘突未闭时放置）[18]。
2. 身高增长需延长分流管：用长分流管可避免换管（见章节 97.7）。
3. 腹腔端阻塞：
   1）分流管远端为狭长开口（“狭长瓣”）时发生率较高，网膜或皮下隧道中的碎片可阻塞分流管[14]。
   2）腹腔囊肿（或假性囊肿）[19]：常与感染相关，也可因术中手套滑石粉反应引起（网膜常会包裹刺激物）。一般无需鉴别因过度膨胀的膀胱破裂后导致的腹腔积尿（如继发于神经源性膀胱）和腹腔脑脊液积液。积液可经皮下抽吸，查尿素氮和肌酐（脑脊液中无这两种物质）。
   3）严重腹腔粘连：减少脑脊液吸收面积。

4) 分流管远端位置不当：
- 术中放置不当：如位于腹壁脂肪。
- 分流管随着身高增长脱出腹腔。

4. 分流管感染致腹膜炎。
5. 鞘膜积液。
6. 脑脊液性腹水。
7. 远端移位：
   1) 进入阴囊[20]。
   2) 内脏器官穿孔[21]：胃[22]，膀胱等。常见于老式弹簧加强(Raimondi)分流管。
   3) 穿过膈肌[23]。
8. 肠梗阻（不同于穿孔）：罕见。
9. 肠扭转[24]。
10. 肠绞窄：仅发生于欲取出分流管时用力向头端拔出分流管时，分流管发生断裂后断端残留于腹腔（此时需立即开腹探查）[25]。
11. 分流过度（见章节 25.6.2）：多见于 VA 分流。有学者建议对交通性脑积水改行 LP 分流。

VA 分流的缺点和并发症

1. 生长期儿童分流管长度需不断增加。
2. 感染及败血症风险高。
3. 分流阀障碍可致血液反流到脑室（罕见）。
4. 分流管栓子。
5. 心血管并发症：穿孔、血栓性静脉炎、肺动脉微栓子可致肺动脉高压[26]（发生率约为 0.3%）。

LP 分流的缺点和并发症

1. 除非脑室分流无法进行（如裂隙状脑室），否则不用于生长期儿童：
   1) 14% 的儿童行椎板切除术致脊柱侧弯[27]。
   2) 高达 70% 的病人有进行性小脑扁桃体下疝的风险（Chiari 畸形 I 型）[28-30]。
2. 分流过度：比脑室分流常见。治疗方法包括：
   1) 横竖（H-V）阀：直立位增加阻力（见下文）。
   2) 减流阀：如直列人字阀（见章节 97.7.3）或特制的 Strata® NSC 阀（见章节 97.7.3）。
3. 难以接近近端以调整或评估通畅程度；见腰大池-腹腔（LP）分流的评估（见章节 97.7.3）。
4. 腰神经根激惹（神经根病）。
5. 脑脊液沿分流管周外渗。

25

6. 难以调压。
7. 分流过度致双侧第 VI、第 VII 对脑神经功能障碍。
8. 蛛网膜炎和粘连风险高。
9. 严重肥胖时腹膜导管可逐渐自发从腹腔脱出并盘绕在皮下组织。

25.5.3 分流阀

分流阀在 X 线下的表现

图 25-1 描述几种常用分流阀的理想化 X 线表现（X 线下区分不同的分流系统，而不是测量压力）。X 线表现与照射角度相关。相关分流阀的图示见章节 25.7。

缩写：P/L= 性能等级。

可调压分流阀

美国体外可调压分流管有以下几种，包括：

- Medtronic 的 Strata（见章节 25.7.4）（Strata Ⅱ或 Strata NSC）。
- Sophysa 的 Polaris（见章节 25.7.7）。
- Codman 的 Hakim（见章节 25.7.5）。
- Codman 的 Certas Plus（见章节 25.7.6）。
- Aesculap 的 ProGav（见章节 25.7.8）。

所有产品均可在体外磁控且在体外磁场包括行 MRI 检查时会被干扰（Polaris 阀和 Certas Plus 阀不易被外部磁场干扰）。★ 因此，MRI 检查后或怀疑分流管失能时应调压。所有分流阀的压力设定都可通过分流阀的垂直 X 线进行检查（见图 25-1 可调压阀类型，详见本书各阀相关章节以确定可调压分流装置）。部分可调压阀可通过厂家提供的一种特殊的罗盘状手持装置进行调压，以便医院和诊所能解决调压问题。

所有在售分流阀提升调压值会提高开放压力，从而减少脑脊液分流。

25.5.4 其他各种分流装置

1. 肿瘤过滤器：防止肿瘤细胞经脑脊液腹腔或血管内转移［如髓母细胞瘤[31]、原始神经外胚层肿瘤（PNET）、室管膜瘤］；最终被肿瘤细胞阻塞时需更换；放射处理该装置可“消毒”。经分流转移的可能性很低，故很少应用[16]。
2. 防止病人直立位时发生过度引流的装置：
   1) 抗虹吸装置（ASD）：防止病人直立位时产生虹吸作用。部分分流阀中配置抗虹吸装置。抗虹吸装置常会增加分流阀的阻力。
   2) “水平 - 垂直分流阀”（H-V 阀）（见章节 25.7.11）：用于 LP 分流。
3. 标准的 90cm 长、内径 1.2mm 宽的分流管末端阻力较分流阀增加 2～2.5mmHg/(ml/min)[32]。

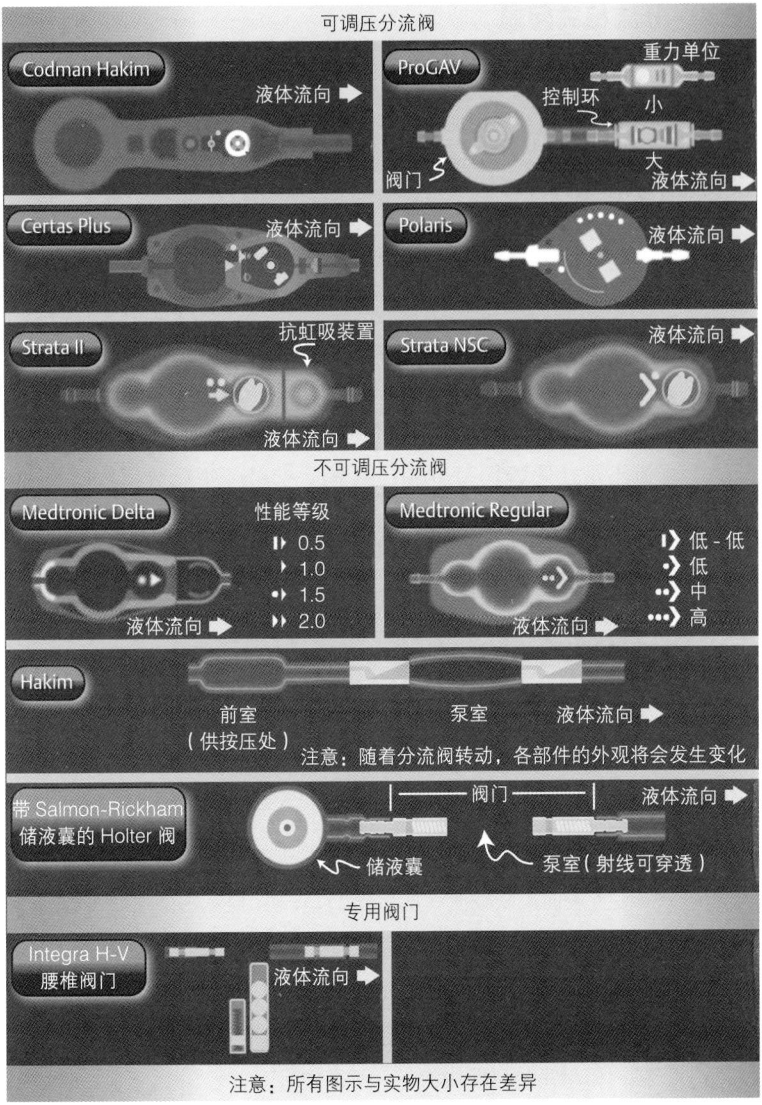

图 25-1　常见分流阀的 X 线表现

不同可调压分流阀的 X 线表现，详见章节 25.7：Codman Hakim，图 25-7；ProGAV，图 25-10；Certas Plus，图 25-8；Polaris，图 25-9；Strata (Ⅱ 和 NSC)，图 25-6；不可调压分流阀，图 25-2；Integra H-V 腰分流阀，图 25-13

25.6 分流相关问题

25.6.1 分流置入相关风险

1. 脑实质内或脑室内出血：≈ 4%（无凝血功能障碍[33]）。
2. 癫痫。
3. 位置不当。
   1) 脑室端。
   2) 远端。
4. 感染。

25.6.2 分流术后病人相关问题

分流相关问题常包括如下一种或者多种问题（分流不足和感染是最常见的分流问题）：

1. 分流不足（见章节 25.6.4）：阻塞（≈10%/年）、分流管断裂、移位等。
2. 感染（见章节 21.1）：1%~40%。一种严重并发症。常与分流管阻塞有关。分流管感染影响病人智商。
3. 分流过度：
   1) 裂隙脑室综合征。
   2) 硬膜下血肿等（见章节 25.6.6）。
   3) 脊髓型头痛。
4. 癫痫（见章节 25.5.2）。
5. 分流管远端相关问题。
   1) 腹腔（见章节 25.5.2）。
   2) 心房（见章节 25.5.2）。
6. 分流装置表面皮肤破溃（见章节 25.5.2）：提示感染或硅过敏。

25.6.3 分流病人的评估

病史和体格检查

1. 提示分流相关症状的病史：
   1) 颅内压增高的急性症状：
      - 头痛：姿势、体位、活动、偏头痛样症状（视觉先兆）的影响。
      - 恶心呕吐。
      - 复视。
      - 嗜睡。
      - 共济失调。
      - 婴儿：呼吸暂停和（或）心动过缓；易激惹；喂养困难。

- 癫痫：新发或既往癫痫史，发作频率增加，难治性。

2）感染症状：发热、寒战、盗汗、红斑和（或）分流管部位压痛等。腹泻可提示感染与分流无关。其他病人接触史。

2. 体格检查：下述包括提示颅内压增高的体征。
 1）儿童：头围（见章节 24.4）。在头围生长曲线（可使用该病人的表）上描记病人的头围值。
 2）囟门张力高（囟门未闭时）：囟门随呼吸而轻度搏动是正常现象，囟门张力增高提示分流管阻塞，而囟门凹陷可为正常现象或分流过度的表现。
 3）上视麻痹："落日"征、帕里诺综合征（见章节 3.2.6）。
 4）展神经麻痹（见章节 32.5.5）：假性定位征。
 5）视野缺损或失明：详见脑积水致失明（见章节 24.4.3）。
 6）分流管周围肿胀：分流装置阻塞致脑脊液沿分流管渗漏。
3. 分流手术史。
 1）分流类型：VP，VA，胸膜腔，LP。
 2）初次分流：原因（脊髓脊膜膨出或脑膜炎后等）和病人年龄。
 3）分流管调压的最后日期和原因。
 4）分流装置附件（如抗虹吸装置等）。
4. 分流阀按压和回弹。
 1）× 注意：可加重阻塞，尤其是因过度分流致室管膜堵塞分流管。有争议。
 2）按压困难：提示远端阻塞。
 3）回弹缓慢（一般来说，15～30 秒内回弹）：提示近端（脑室）阻塞或裂隙样脑室。
5. 脑脊液沿分流管向外渗漏的表现。
6. 只有呕吐表现的儿童，特别是脑瘫和胃造口术患儿，应排除胃食管反流。

影像学检查

1. "分流全套"（X 线观察分流管全长）。
 1）目的：排除分流管断裂或末端移位（注意：分流管断裂时仍可通过皮下纤维窦道发挥作用）。
 2）VP 分流：行头颅正侧位、胸部正位及腹部 X 线片检查。
 3）以下的装置可透 X 线，可与分流管断裂表现相似：
 - 老式 Holter 类阀的中心硅胶部分；
 - 连接部分（Y 型、T 型或直通型）；
 - 防虹吸装置；
 - 肿瘤过滤器。

25

4）与近期 X 线片进行判断是否存在断裂（尤其对于多个脑室或囊肿的“复杂”分流）。

2. 囟门未闭患儿，首选超声（特别是分流前做过超声）。
3. 囟门已闭则需行 CT 检查，特别是复杂的分流系统（如囊肿分流）。应减少患儿 CT 检查的次数。
4. 头颅 MRI：最适于评估与脑积水相关的问题（导水管狭窄、脑脊液跨室管膜吸收、脑脊液分隔等）。分流装置 MRI 不易见。MRI 检查后必须重新评估和调整可调压分流阀。

5. 无法判断分流管是否失能时可行“分流管造影”。

1）放射性核素：见下文。

2）X 线：碘剂造影，见下文。

6. 腹部 CT 或超声：不明原因性分流不足或腹部分流管可疑梗阻（如腹痛、腹胀等腹部症状）。

“分流管造影”

一般情况

两种类型：放射性核素分流管示踪（核医学检查）和碘剂分流管造影（X 线检查）。

指征

其他方法不能确认分流管的功能时应用。

操作步骤

储液囊处剃发，准备（如 Betadine 消毒）。病人仰卧，25 号蝴蝶针穿刺分流管储液囊。测压器测压。多脑室分流的病人需分别检测其通畅性。

▶ 放射性核素分流管示踪。又称放射性核素分流管造影[34]：穿刺分流管后抽 2～3ml 脑脊液，取 1ml 送检常规和生化。注入放射性核素［成人 VP 分流用含 1mCi^{99m}Tc（锝）的过锝酸盐（范围：0.5～3mCi）/1ml 液体］时阻断远端管（压迫分流阀或阻断端口）。用剩余的脑脊液冲洗核素。

立即用伽马相机拍腹部以排除核素直接注入远端管。对头部进行成像来确认流入脑室（近端通畅）的同位素向腹部扩散以排除导管周围假性囊肿的形成。

解读：如果 20 分钟内腹腔内核素显影则分流系统通畅。如果延迟显像无放射性核素腹腔显影则分流系统阻塞。按压分流阀观察腹腔端放射性核素弥散情况以鉴别腹腔端假性囊肿。如果弥散时间超过 20 分钟或病人需要站立来保证弥散，这都是不确定的征象，此时需要利用其他方法来确定分流系统的通畅性。

▶ X 线分流系统造影：穿刺分流阀后，抽出 ≈ 1ml 脑脊液送检常规和生化。注入碘海醇（欧乃派克 180）（见章节 12.4）同时将远端阻断（按住分流阀或出口）。

分流管穿刺

指征

穿刺分流管或脑室引流装置（如 Ommaya 囊）的指征包括：

1. 获取脑脊液标本：
   1）评估有无分流管感染。
   2）细胞学检查：如脑脊液找 PNET 恶性细胞。
   3）抽出血液：如脑室内出血。
2. 评估分流管的功能：
   1）测压。
   2）造影分析：
      - 近端注射对比剂（碘造影剂或放射标记）。
      - 远端注射对比剂。
3. 分流管远端阻塞时作为临时缓解症状的手段[35，36]。
4. 注射药物：
   1）抗生素：分流管感染或脑室炎。
   2）化疗（抗肿瘤）药物。
5. 置入肿瘤腔的分流管（不是真正的分流）：
   1）定期抽出积液。
   2）注入放射性液体行消融治疗（常为含磷的）。

操作方法

对于 LP 分流，见腰大池 - 腹腔分流的评估（见章节 97.7）。

每一次穿刺都有致分流系统感染的风险。因此穿刺时要无菌，降低感染风险。

1. 穿刺区域备皮。
2. 聚维酮碘消毒 5 分钟。
3. 用 25 号或更小的蝴蝶针（最好是无针芯）：只能穿分流组件上可穿的部位。

测压

25 号蝴蝶针和腰椎穿刺包（测压管、标本管、三通等），步骤见表 25-2。

25.6.4 分流不足

一般情况

患儿置管后第一年内发生分流障碍率约为 17%。

病因

可能由以下一个或多个原因引起：

1. 阻塞（闭塞）：

表 25-2 穿刺分流管的步骤

步骤	相关信息
• 备皮和消毒后，将 25 号蝴蝶针刺入储液囊并观察自动回流 • 测压器测压	• 自动回流提示近端未完全阻塞 • 所测压力为脑室压力（平卧放松时应小于 15cmH_2O）
• 如有回流，压迫远端测压	• 压力升高提示分流阀和远端引流管有一定的功能
• 如无回流，注射器抽脑脊液	• 如脑脊液很容易抽出，则脑室压很低。当放低分流管末端可见脑脊液自动回流 • 如无脑脊液或很难抽出提示近端阻塞
• 若仍无回流则小心地向脑室端内注射 1～2ml 不含防腐剂的生理盐水并观察是否有超过注射剂量的液体回流	• 可去除分流管内的凝块或杂物 • 如仅有注射的 1～2ml 液体回流提示分流管不与脑室相通（可能原因包括：分流管堵塞；尖端位于脑实质内；裂隙脑室）
• 脑脊液送检：常规检查、蛋白 / 糖、细胞计数	• 检查有无感染
• 向测压器内注入无菌生理盐水，同时关闭分流阀 • 压迫近端阻塞器 • 打开分流阀并测量 60 秒后的流动压力	• 测量向前传导的压力（近端管阻塞时通过分流阀和腹腔端的压力），此压力应低于脑室压（绝对压力应＜8cmH_2O）
• 如果远端无液体流出，保持近端阻塞器处于压迫状态，并向远端注入 3～5ml 生理盐水并再次测量远端流动压力 • × 向脑室内注入生理盐水的量应不超过 1～2ml，以免引起颅内压增高	• 如腹腔端位于分隔的腔中，那么注射后压力将明显增高

1）可能的原因：
- 脉络丛阻塞近端。
- 蛋白性粘连的聚集。
- 出血。
- 细胞性（炎症或肿瘤）。
- 继发于感染。

2）阻塞的位置：
- 脑室端阻塞（最常见）：常被脉络丛阻塞，也可因神经胶质的粘连和脑室内出血引起。
- 中段装置阻塞（分流阀、连接器等；肿瘤过滤器可被肿瘤细胞阻塞，防虹吸装置可被各种皮下组织挤压而闭塞[37]）。

- 远端阻塞，见 VP 分流（见章节 25.5）。

2. 任何部位的中断、扭转或破裂：随着时间延长，分流管中的硅质弹性材料可发生钙化、分解，会变得更硬更脆从而易皮下粘连[38]。注入钡剂可加快此过程。分流管破裂一般发生于锁骨附近，可能是此处活动频繁引起的。

分流不足的症状和体征

为活动性脑积水的症状和体征。见分流病人的评估（见章节 25.6.3）。

25.6.5 分流感染

见章节 21.1。

25.6.6 分流过度

一般情况

分流过度可能引起的并发症包括[39]：

1. 裂隙脑室：包括裂隙脑室综合征（见下文）。
2. 颅内低压：见下文。
3. 硬膜下血肿。
4. 颅缝早闭和小头畸形（见章节 25.6.10）：有争议。
5. 中脑导水管狭窄或闭塞。

10%~12% 长期分流病人在首次分流术后 6.5 年内会发生上述并发症中的一种[39]。部分专家认为，用 LP 分流治疗交通性脑积水和保留脑室分流治疗梗阻性脑积水可减少分流过度的问题[39]。因为腹腔分流管更长，虹吸作用更强，故 VP 分流比 VA 分流更易发生分流过度。

颅内低压

又称低颅内压综合征。很罕见。症状与颈椎型头痛相似（姿势性头痛，平卧可缓解）。虽然不常伴有但也可见到如下症状[39, 40]：恶心呕吐、嗜睡或神经症状（如复视、上视麻痹）。有时症状与颅内压增高相似，但俯卧时可缓解。可发生下列急性症状[39]：心动过速、意识丧失、颅内容物向头端移动或低颅压引起的其他脑干症状。

病因为病人直立位时分流管中脑脊液的虹吸作用[41]。脑室可呈裂隙状［类似裂隙脑室综合征（SVS）］或正常。有时明确诊断需对比仰卧和直立时的颅内压改变。此类病人也可发生分流管阻塞，不易与 SVS 相鉴别（见下文）。

短期症状可首选防虹吸装置（ASD）治疗。而长期分流过度的病人则可能无法耐受将颅内压恢复正常的治疗[39, 42]。

裂隙脑室

“裂隙脑室”指脑室的完全塌陷。一项研究发现额 - 枕角比[43] < 0.2 常提示 SVS。可见于：

1. 分流过度。
2. 伴孤立性第四脑室（见章节 24.11）。
3. 部分伴特发性颅内高压（又称假性脑瘤）（见章节 47.1）的病人可存在裂隙样脑室和持续性高颅压。

裂隙脑室可分为：

1. 无症状性：
   1) 分流术后 3%～80% 的病人 CT 示裂隙脑室（侧脑室完全塌陷）[40, 44]，大多无症状。
   2) 偶发与分流无关的症状，如真性偏头痛。
2. 裂隙脑室综合征（SVS）：见于 < 12% 的分流病人。其亚型有：
   1) 间歇性分流管闭塞：分流过度使脑室塌陷（裂隙脑室）致室管膜阻塞脑室分流内管口（邻近接合部），使分流管阻塞。此后病人脑室顺应性下降[45]，即使轻微脑室扩大也可致颅内压增高引起症状。脑室扩张可使分流管管口再通，恢复分流功能（因此症状为间歇性）。症状与分流障碍相似：与体位无关的间歇性头痛，常伴恶心呕吐、嗜睡、易激惹、精神障碍。体征可有展神经麻痹。分流后发生率：2%～5%[40, 46]。CT、MRI 示脑脊液的跨室管膜吸收。
   2) 完全性分流障碍（又称正常容积性脑积水[45]）：脑室无法扩张仍呈裂隙状，可能为室管膜下神经胶质增生所致，也可通过拉普拉斯（Laplace）定律（内容为扩张大容器所需的压力低于扩张小容器的压力）解释。
   3) 静脉高压而分流正常：可能因不完全性静脉阻塞引起（如克鲁宗综合征中颈静脉孔水平静脉阻塞）。成人期逐渐缓解。
3. 颅内低压：平卧时症状多可缓解（见上文）。

裂隙脑室的评估

脑室塌陷时，分流阀经按压后充盈缓慢。

监测脑脊液压力：腰椎穿刺或用蝴蝶针穿刺储液囊（此法所测压力随体位改变而变化，直立位可为负压，此法感染率高）。监测病人压力峰值，特别是睡眠时。

这些病人也可行分流管造影（见上文）。

治疗

治疗影像学示裂隙脑室的病人时，需明确其分类（见上文）。如果可明确分类，则可按下述特异性治疗。否则按颅内低压经验性治疗，无效则改用其他方法。

无症状性裂隙脑室的治疗

首要推荐的预防性用调高分流阀压力或置入防虹吸装置的方法已被摒弃。但在因其他原因需调整分流管时仍可采用[44]。

颅内低压的治疗

颅内低压（分流过度所致）引起的体位性头痛常为自限性；但如症状在卧床休息约3天后且使用镇痛剂和加压腹带的情况下仍持续存在，则应检查分流阀的压力。如压力偏低，调高压力。如压力不低，则可用ASD（其亦增加分流阻力）或同时采用高压分流阀[47]。

裂隙脑室综合征的治疗

SVS病人被间歇性颅内高压困扰。如果完全是由分流功能障碍引起则需调整分流阀。若为间歇性阻塞，治疗手段包括：

1. 分流术后或调整分流阀后即发生的症状，可行期待治疗，因为许多病人适应新的颅压后症状多可自愈。
2. 调整近端分流管。脑室较小者比较困难。可根据先前影像学检查按原入路换一长度合适的分流管。部分学者主张置第二根脑室管，保留原有脑室管。
3. 由于脑室稍扩大即可使室管膜离开分流管入口，故如下治疗偶尔也可能有效：
   1) 调高压力[48]，或
   2) 置入ASD[40,47]：部分学者主张首选此法[39]。1973年有人提出此法[49]。
4. 颞肌下减压[50–52]偶伴硬脑膜切开[50]。可使大多数病人颞角扩大（支持压力上升的现象），但并非所有病人都有效[52]。
5. 第三脑室造瘘（见章节25.4）[53]。

25.6.7 与分流无关的问题

对于非体位性的持续偏头痛可试用抗偏头痛药物治疗（Fiorinal®）。见特发性颅内高压（假性脑瘤）的治疗（见章节47.1）。

25.6.8 分流术后硬膜下血肿

一般情况

可因脑组织塌陷时桥静脉断裂引起。发生率：成人4%～23%，儿童2.8%～5.4%，伴常压性脑积水（20%～46%）高于“高颅压性脑积水”（0.4%～5%）[54, 55]。长期脑积水致大头、脑实质皮质菲薄（颅脑比例失调），SDH的风险更高，多发生于巨颅、大脑室的儿童。其硬膜下和脑室压力间存在极其微妙的平衡[54]。严重脑萎缩的老年病人分流后也可发生SDH。病人直立位时虹吸造成的脑室内负压可促进SDH发展[55, 56]。分流术后也可能出现硬膜外血肿，但概率较小[55]。

液体的特点

分流同侧的血肿占32%，对侧占21%，双侧占47%[55]。

发现时，血肿多为亚急性或慢性，已扩大的脑室常塌陷。文献报道中19例只有1例为无色液体[55]。所有病例（包括1例无色液体）的蛋白含量较脑脊液均高。

治疗

治疗的适应证

小（厚度<1～2cm）的无症状性颅缝已闭病人，定期行影像学检查。约40%的SDH病例有症状（症状常与分流障碍症状相似），需治疗。对于颅缝未闭的SDH患儿，建议积极治疗[55]以防迟发性症状和（或）巨颅症。对于巨大无症状性SDH的大龄儿童或成人，尚存争议。许多学者建议无论外观如何，无症状性病例无须干预[54, 57]，其他学者则建议根据头颅大小、外观（急性、慢性、混合性等）选择不同的治疗方法。

治疗技术

治疗方法很多。多采用硬膜下血肿清除（如慢性血肿的钻孔引流术和急性血肿的开颅手术）和如下方法相结合：

1. 减少分流量（调整硬膜下隙压力低于脑室内压力，使脑室重新扩张并防止SDH再发）：
   1) 分流依赖的病例：
      - 改用更高压力的分流阀（调整分流阀的压力）。
      - 增加可调压分流阀的压力[58, 59]。
      - 使用体外可开关的Portnoy装置。确保护理人员在紧急情况下能及时打开装置。
   2) 非依赖分流的病例：
      - 采用以上用于依赖分流病例的各种方法，或
      - 暂时结扎分流管[60]。
   3) 置入防虹吸装置[49]。
2. 硬膜下隙引流至：
   1) 枕大池[61]。
   2) 低压分流至腹腔（硬膜下隙-腹腔分流）（或无阀[55]）。有些学者建议护理人员经常压迫硬膜下隙阀。

治疗目的是平衡分流不足（产生活动性脑积水的症状）与分流过度（SDH复发）。术后应缓慢搬运病人以防硬膜下血肿复发。

25.6.9 VP分流的腹部（腹腔）假性囊肿

腹部假性囊肿常提示感染。

如下治疗对策为众多指南之一：

1. 打开分流管处的腹部切口，分离分流管。
2. 确认腹腔端和远端断端（如果分流管有功能，按压分流阀脑脊液可以从远端断端流出）。
3. 通过残余腹腔端抽出囊液：
   1) 如果无法继续抽出或一开始就未抽出囊液，可以将分流管向外轻微拔出，边拔边抽。
   2) 将抽出液体送检培养。
   3) 若无法顺利拔出分流管，则需开腹（请普外科会诊）。
4. 评估残余分流管的功能：
   1) 如果残余分流管有功能：
      - 将其与无菌收集装置相连。
      - 监测引流量，隔日送检脑脊液培养。
      - 在3次连续培养结果为阴性之后，将远端断端送入腹腔（用新的远端引流管）。远端分流管放置的位置（腹腔、胸腔或静脉）取决于腹腔囊液是否感染及腹腔是否适合。
   2) 如果分流管无功能，应当换用新的脑室外引流装置：
      - 监测引流量，每天送检脑脊液培养。
      - 在3次连续培养结果为阴性之后，取出旧的分流管，整体更换新分流管。远端分流管放置的位置（腹腔、胸腔或静脉）取决于腹腔囊液是否感染及腹腔是否适合。
5. 穿刺分流管：指征不同，常在怀疑分流系统阻塞、拟行外科探查，或高度怀疑感染时行分流管穿刺；见分流管穿刺（见章节25.6.3）。
6. 分流探查：有时全面评估后，最终证明分流装置有效性最可靠的方法是分别操作、分离和检测各个分流装置部件。即使没有感染征象，脑脊液和任何取出的部件也应做培养。

25.6.10 其他分流相关问题

颅缝早闭、小头畸形和头颅畸形

见颅缝早闭（见章节15.2.2）。婴儿脑脊液分流后可有多种头颅改变，包括[62]：颅底和颅盖骨增厚、内向生长，蝶鞍变小、颅骨孔变小和颅缝早闭。最常见的头颅畸形是矢状缝早闭引起的长头畸形[63]。分流后小头畸形约占6%（其中一半为矢状缝早闭）。如发生颅内高压，部分畸形可恢复（除非颅缝完全闭合）。

VP分流病人的腹腔镜手术

VP分流病人腹腔镜手术的安全问题

1. 腹腔镜手术：向腹腔内充入CO_2制造气腹以便普外科医师手术。

常规气腹压：15mmHg［见 mmHg 和 mmH_2O 的换算（见章节 53.2)］无力型病人 10mmHg 即可。术者压迫病人腹部时气腹压可短暂升高。

2. VP 分流病人的注意事项：
 1) 某些病人充气可致颅内压升高[64]，可能原因为：
  • 压迫腔静脉致头部静脉血流回心血量减少，与 Valsalva 动作类似（与分流无关）。
  • 腹膜吸收 CO_2 致动脉血 CO_2 含量升高，使脑血管扩张、颅内压升高。
  • 脑脊液流动阻力增加致脑脊液引流减少。
  • 空气／手术碎片通过无功能分流阀逆行进入颅内（腹膜炎时有逆行感染的可能性）。即使体外背压高达 80mmHg 也存在极低的感染风险[65]。对于无阀分流管（极少使用）也可发生逆流。
  • 一项 TCD 监测报道[66]腹腔镜手术时，VP 分流病人颅内血流无变化（腹压极高时除外）。
 2) 远端分流管被空气、碎片[67]或软组织堵塞。
 3) 极高的腹内压（体外＞80mmHg）可损坏分流阀[65]，腹腔镜术后致分流异常。

预防措施

1. 存在极大争议，特殊的预防措施并不是必须的[68]。
2. 可以临时关闭腹腔端（如在腹腔镜低初始充气压下普外科医师用血管夹夹闭；操作结束前撤去血管夹），或由神经外科医师将分流管暂时外置，在手术结束时再重新放入（可增加感染风险）。
3. 腹腔镜术中行颅内压监测。
4. 应用较低的充气压力（如＜10mmHg）。

25.7 特殊分流装置

以下描述一些常见的分流装置的特点。图示为非成比例性的概况。

25.7.1 不可调压分流阀的比较

图 25-2 示部分常见的不可调压分流阀的开放压比较。

25.7.2 可调节分流阀的工作压力比较

图 25-3 示部分常见的可调压分流阀的工作压力比较。

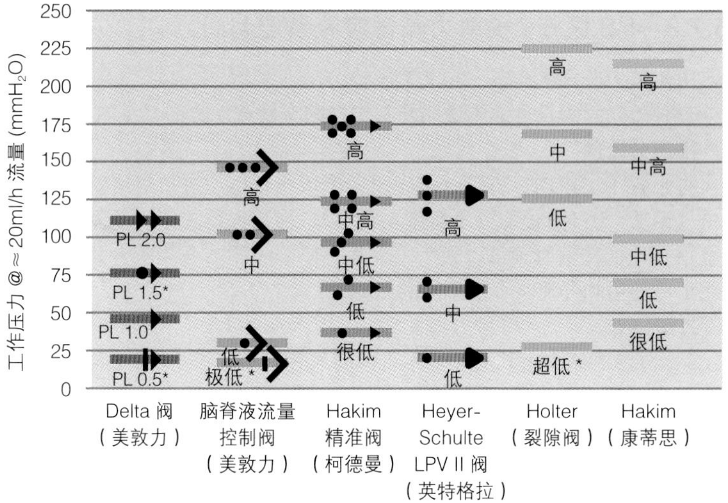

图 25-2 不可调压分流阀的开放压

画在彩色压力条上的符号为分流阀上的 X 线标记

* 数据由制造商提供，其他来自 CzosnykaZ，CzosnykaM，RichardsHK，et al[32]

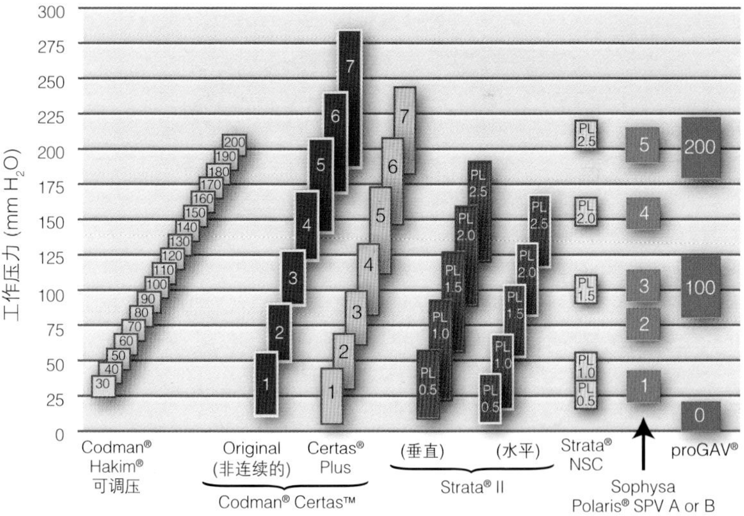

图 25-3 可调压分流阀的工作压力

图片来源于 CodmanNeuro，授权修订后使用

25.7.3 PS 医疗 / 美敦力脑脊液流量控制阀

由美敦力公司生产。

一种单向膜阀设计。不透明箭头指向脑脊液流动方向（见图 25-4）。

按压分流阀

将泵置于“前向”方位，首先用一个手指按压“进口封堵器”以封闭入口（图 25-5）（防止下一步回流入脑室）。然后保持该压力的同时，用第二个手指压低储液囊顶部。松手，重复。单向阀调节分流压力并防止脑脊液在正常使用和分流泵释放期间的回流。

X 线特点

3 个分流阀压力由其上 X 线不可透的点表示（使 X 线可见分流阀压力）：一个点 = 低压，两个点 = 中等，三个点 = 高压。

25.7.4 Strata® 可调压分流阀

Medtronic Strata 阀是一种体外可调压阀（磁控），共 5 个性能等级（“P/L” 0.5~2.5，每隔 0.5 一级）（图 25-6）。具体可分为 Strata Ⅱ（集成防虹吸装置）或 Strata NSC（无虹吸控制）。腰大池 - 腹腔分流有专用的 Strata NSC 阀。

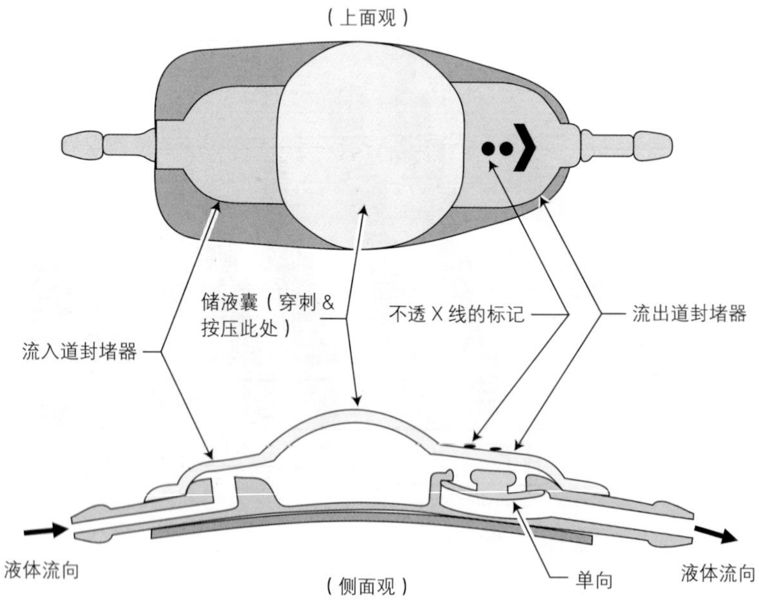

图 25-4 PS Medical 标准波状分流阀

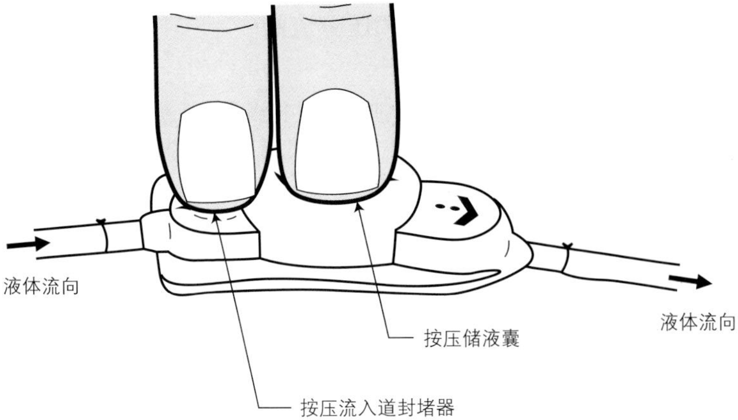

图 25-5 按压 PS Medical 阀

性能水平	0.5	1.0	1.5	2.0	2.5
Strata II	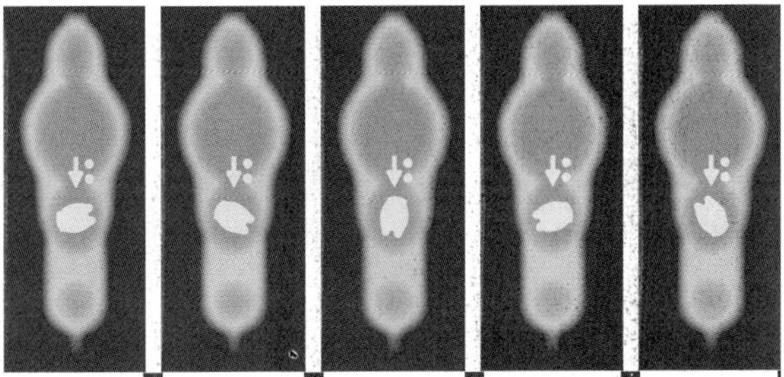				
压力 *	20	40	75	110	140
Strata NSC	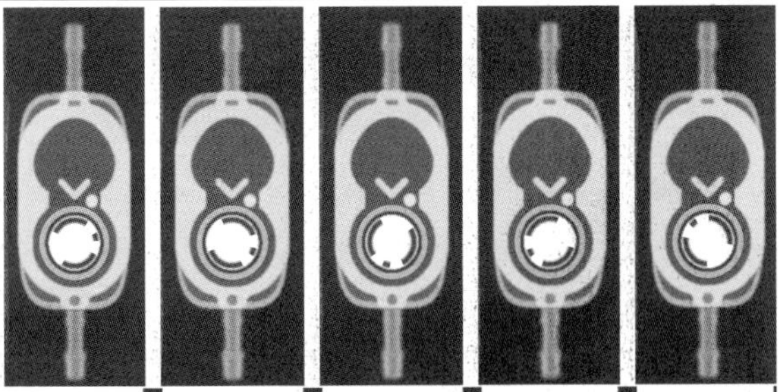				
压力 *	22	45	97	150	200

图 25-6 常规大小 Strata II 和 Strata NSC 分流阀性能等级（P/L）设置的 X 线表现

* 病人平卧流速为 20ml/h 的 mmH_2O 压力，远端压力为 $0mmH_2O$

25.7.5 Codman Hakim 可调压分流阀

由 Codman 公司生产。

18 种压力设置。可通过交流电调节器进行调节，重新调节后必须通过 X 线进行证实。新式调节器附发声设备，可不用行 X 线证实。厂家建议 24 小时内压力升高≤40mmH_2O。

各种压力设置的 X 线表现如图 25-7 所示。(注意：70mmH_2O、120mmH_2O 和 170mmH_2O 各自对应分流阀的中央十字)。注意：当 X 线正确照射时，X 线首先穿过分流阀然后再穿过病人，这时分流阀上不透 X 线的标记则显示为右侧的一个实性圆点，如图 25-7 所示。如果标记位于左侧，则说明 X 线由分流阀底部穿过，实际的压力读数应该根据镜像转换得出。

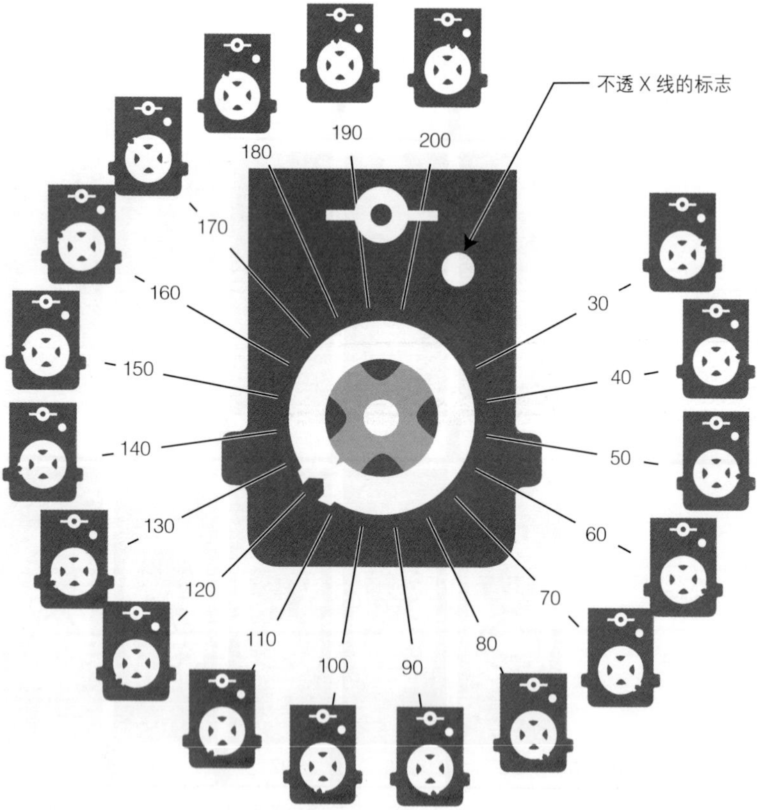

图 25-7 Codman Hakim 可调压分流阀不同压力（以 mmH_2O 为单位）设置时的 X 线表现（中心大图压力设置为 120mmH_2O）

25.7.6 Certas Plus 可调压分流阀

由 Codman 公司生产。

X 线片表现见图 25-8，压力设置见表 25-3。

25.7.7 Polaris 可调压分流阀

由 Sophysa 公司生产。

Polaris 阀是一种体外可调压分流阀，用两块 Samarium-Cobalt 互吸磁铁锁定压力设置并避免外界环境磁场的意外干扰如 MRI 检查、手机、耳机等。

四种型号（压力范围不同，数量不同的不透 X 线点标记），每一种型号都有五个外部调节位置。X 线特点及相应的压力值见图 25-9。

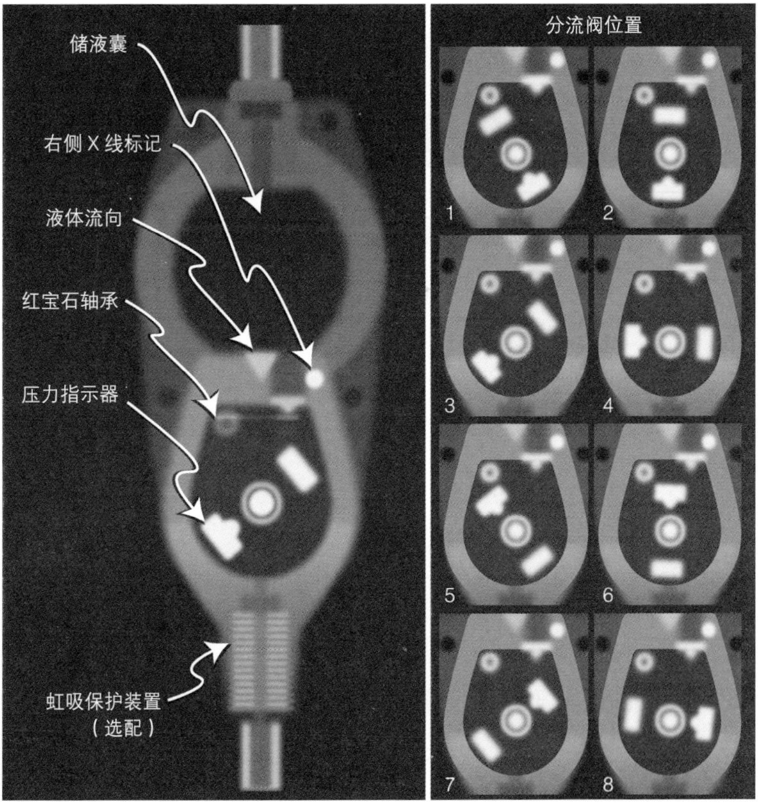

图 25-8 Certas Plus 分流阀，X 线片表现

表 25-3 Certas 压力设置

设置值	流速为 20ml/h 时的平均压力（mmH_2O）	
	Certas（非连续）	Certas Plus
1	36	25
2	71	50
3	109	80
4	146	110
5	178	145
6	206	180
7	238	215
8（关闭状态）	＞400	＞400

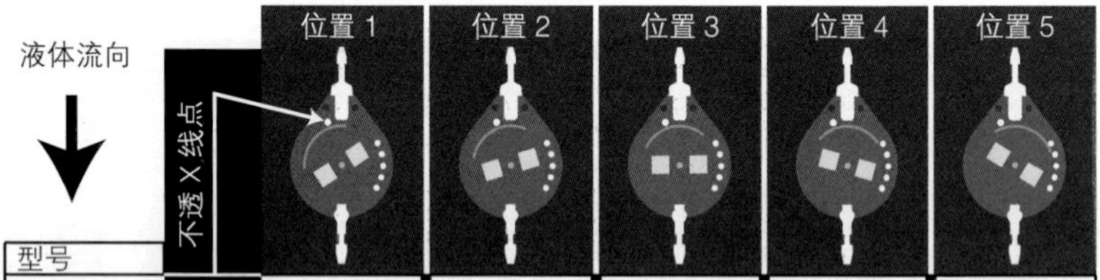

型号		位置 1	位置 2	位置 3	位置 4	位置 5
SPV-140	无	10	40	80	110	140
SPV A or B	●	30	70	110	150	200
SPV-300	●●	50	100	150	220	300
SPV-400	●●●	80	150	230	330	400

图 25-9 Polaris 可调压分流阀不同压力值的 X 线表现（以 mmH_2O 为单位）

25.7.8 ProGAV 可调压分流阀

见图 25-10。

25.7.9 Heyer-Schulte 阀

由 Integra Neurosciences 公司分销。

图 25-11 示 LPV®II 分流阀。按压泵时用一根手指按入口阻塞器，再用另一根手指压迫储液囊（与 PS Medical 阀相同，见上文）。可通过按压合适的阻塞器从任一角度向储液囊注液。

25.7.10 Hakim（Cordis）分流管

由 Integra Neurosciences 公司分销。

一种双球阀机制（图 25-12）。按压泵时压迫分流阀的指示部位。注意：不能在此处穿刺，因为硅橡胶材料无法自行闭合。可于前室部分穿刺。

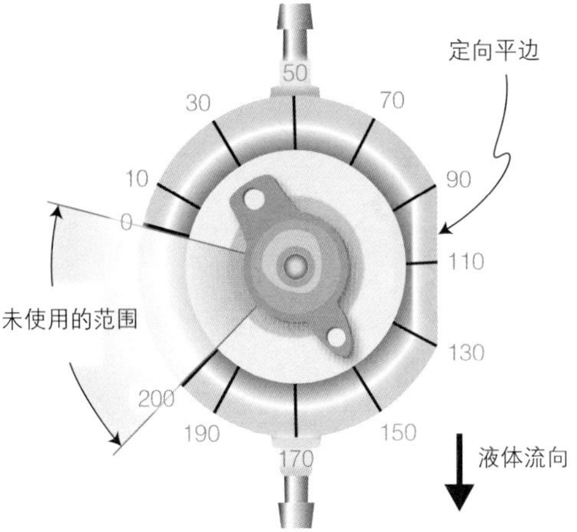

图 25-10 ProGAV 可调压分流阀原理图

数字表示开放压力（单位为 mmH_2O）

图例中压力设置为 150（在五点钟位置）

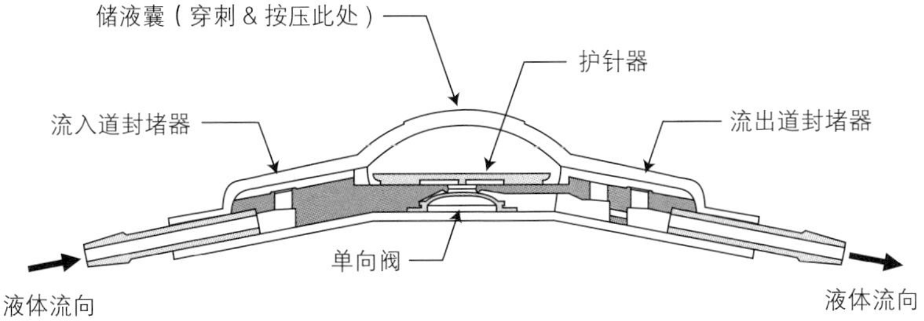

图 25-11 Heyer-Schulte LPV®II 分流阀（侧面观）

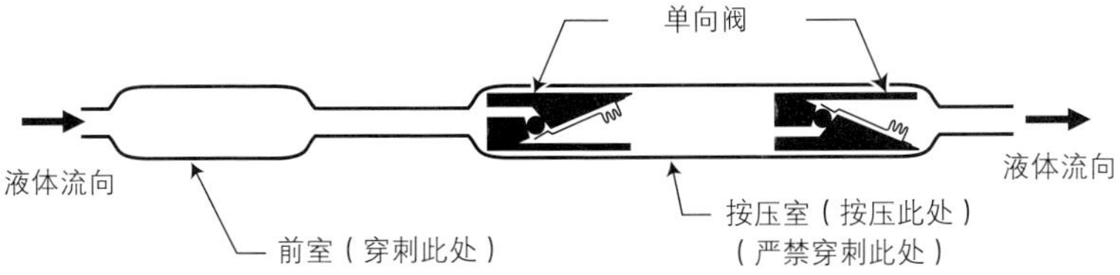

图 25-12 Hakim 标准装置

25.7.11 Integra（Cordis）水平 - 垂直腰分流阀

图 25-13。可用于腰大池 - 腹腔分流以增加病人直立位时传导压力，防止分流过度。置入时有明显的标记：

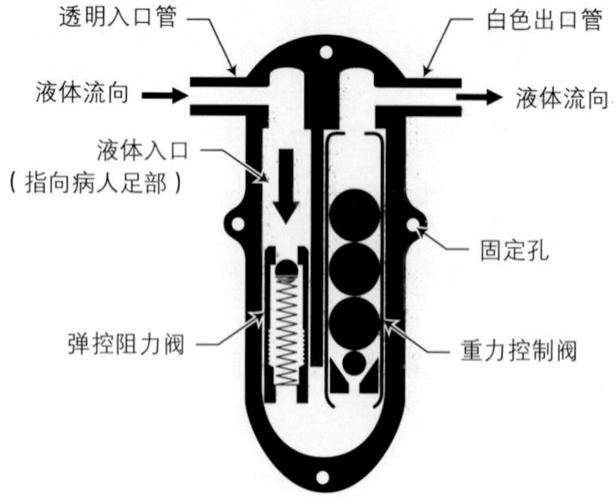

图 25-13 CordisH-V 阀

1. 入口处的箭头指明分流方向。
2. 入口管道是透明的。
3. 入口管道比出口管道细。
4. 出口管道是白色的。
5. 术中缝合固定分流阀于筋膜前必须将其与蛛网膜下隙端（入口管道）和腹腔端（出口管道）相连。入口阀上的箭头应指向病人足端。

25.7.12 Holter 阀

一种双裂隙阀机制（图 25-14）。常和（Rickham 或 Salmon-Rickham）储液囊合用（图 25-15）。术中可见阀上的字母标记（H、M、L、EL 代表“高”“中”“低”和“超低”）提示该阀的压力范围。

按压泵时压迫分流阀的指示部位即可。

X 线特点

两个单向阀之间的硅胶管可透过 X 线（图 25-1）。不同种类的压力无法通过影像学标记鉴别。

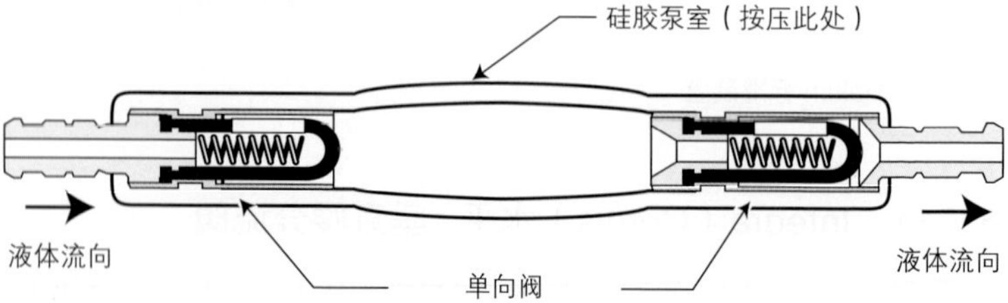

图 25-14 Holter 阀

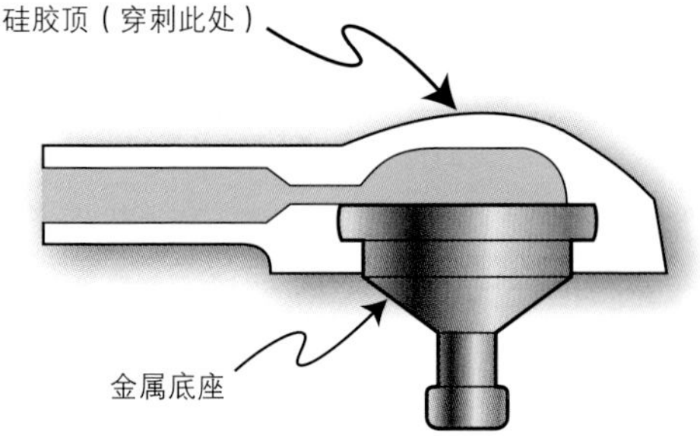

图 25-15 Salmon-Rickham 储液囊

25.7.13 Salmon-Rickham 储液囊

除规格较低外与标准 Rickham 储液囊相同（图 25-15）。金属底座为针头提供主动停止装置。比专用进入脑室装置更小的顶部可使进针更具挑战性。

25.8 外科置入技巧

外科手术技巧见脑室分流技术（见章节 97.7.1）。

25.9 病人宣教

所有脑积水的病人及其家属都应知晓如下内容：

1. 分流管功能异常或感染的症状和体征。
2. 除非出于特定目的，否则不要按压分流阀。
3. 预防性抗生素：如下情况（血管分流时必须使用，其他分流有时建议使用）。
   1) 洗牙外的牙科手术。
   2) 膀胱内操作：除常规导尿外，如膀胱镜、膀胱内测压等可致败血症。
4. 生长期患儿：需定期评估，包括远端分流管的长度。
5. 父母和（或）病人应将病人分流功能正常时的 CT 或 MRI 影像拍照扫描，以便在评估分流问题时提供参考。

（李俊昇　林　发　译　王明泽　校）

25

参考文献

[1] Shinnar S, Gammon K, Bergman EW, et al. Management of Hydrocephalus in Infancy: Use of Acetazolamide and Furosemide to Avoid Cerebros-pinal Fluid Shunts. J Pediatr. 1985; 107:31–37
[2] Kreusser KL, Tarby TJ, Kovnar E, et al. Serial LPs for at Least Temporary Amelioration of Neonatal Posthemorrhagic Hydrocephalus. Pediatrics. 1985; 75:719–724
[3] Dandy WE. Extirpation of the Choroid Plexus of the Lateral Ventricle in Communicating Hydrocephalus. Ann Surg. 1918; 68:569–579
[4] Griffith HB, Jamjoom AB. The Treatment of Childhood Hydrocephalus by Choroid Plexus Coagulation and Artificial Cerebrospinal Fluid Perfusion. Br J Neurosurg. 1990; 4:95–100
[5] Gangemi M, Maiuri F, Naddeo M, et al. Endoscopic third ventriculostomy in idiopathic normal pressure hydrocephalus: an Italian multicenter study. Neurosurgery. 2008; 63:62–7; discussion 67-9
[6] Handler MH, Abbott R, Lee M. A Near-Fatal Complication of Endoscopic Third Ventriculostomy: Case Report. Neurosurgery. 1994; 35:525–528
[7] McLaughlin MR, Wahlig JB, Kaufmann AM, et al. Traumatic Basilar Aneurysm After Endoscopic Third Ventriculostomy: Case Report. Neurosurgery. 1997; 41:1400–1404
[8] Kulkarni AV, Drake JM, Mallucci CL, et al. Endoscopic third ventriculostomy in the treatment of childhood hydrocephalus. J Pediatr. 2009; 155: 254–9 e1
[9] Kulkarni AV, Drake JM, Kestle JR, et al. Predicting who will benefit from endoscopic third ventriculostomy compared with shunt insertion in childhood hydrocephalus using the ETV Success Score. J Neurosurg Pediatr. 2010; 6:310–315
[10] Naftel RP, Reed GT, Kulkarni AV, et al. Evaluating the Children's Hospital of Alabama endoscopic third ventriculostomy experience using the Endoscopic Third Ventriculostomy Success Score: an external validation study. J Neurosurg Pediatr. 2011; 8:494–501
[11] Durnford AJ, Kirkham FJ, Mathad N, et al. Endoscopic third ventriculostomy in the treatment of childhood hydrocephalus: validation of a success score that predicts long-term outcome. J Neurosurg Pediatr. 2011; 8:489–493
[12] Jones RFC, Currie BG, Kwok BCT. Ventriculopleural Shunts for Hydrocephalus: A Useful Alternative. Neurosurgery. 1988; 23:753–755
[13] James HE, Tibbs PA. Diverse Clinical Application of Percutaneous Lumboperitoneal Shunts. Neuro-surgery. 1981; 8:39–42
[14] Cozzens JW, Chandler JP. Increased Risk of Distal Ventriculoperitoneal Shunt Obstruction Associated With Slit Valves or Distal Slits in the Peritoneal Catheter. J Neurosurg. 1997; 87:682–686
[15] Dan NG, Wade MJ. The Incidence of Epilepsy After Ventricular Shunting Procedures. J Neurosurg. 1986; 65:19–21
[16] Berger MS, Baumeister B, Geyer JR, et al. The Risks of Metastases from Shunting in Children with Primary Central Nervous System Tumors. J Neurosurg. 1991; 74:872–877
[17] Jimenez DF, Keating R, Goodrich JT. Silicone Allergy in Ventriculoperitoneal Shunts. Childs Nerv Syst. 1994; 10:59–63
[18] Moazam F, Glenn JD, Kaplan BJ, et al. Inguinal Hernias After Ventriculoperitoneal Shunt Procedures in Pediatric Patients. Surg Gynecol Obstet. 1984; 159:570–572
[19] Bryant MS, Bremer AM, Tepas JJ, et al. Abdominal Complications of Ventriculoperitoneal Shunts. Am Surg. 1988; 54:50–55
[20] Ram Z, Findler G, Guttman I, et al. Ventriculoperitoneal Shunt Malfunction due to Migration of the Abdominal Catheter into the Scrotum. J Pediatr Surg. 1987; 22:1045–1046
[21] Rush DS, Walsh JW. Abdominal Complications of CSF-Peritoneal Shunts. Monogr Neural Sci. 1982; 8: 52–54
[22] Alonso-Vanegas M, Alvarez JL, Delgado L, et al. Gastric Perforation due to Ventriculo-Peritoneal Shunt. Pediatr Neurosurg. 1994; 21:192–194
[23] Lourie H, Bajwa S. Transdiaphragmatic Migration of a Ventriculoperitoneal Catheter. Neurosurgery. 1985; 17:324–326
[24] Sakoda TH, Maxwell JA, Brackett CE. Intestinal Volvulus Secondary to a Ventriculoperitoneal Shunt. Case Report. J Neurosurg. 1971; 35:95–96
[25] Couldwell WT, LeMay DR, McComb JG. Experience with Use of Extended Length Peritoneal Shunt Catheters. J Neurosurg. 1996; 85:425–427
[26] Pascual JMS, Prakash UBS. Development of Pulmonary Hypertension After Placement of a Ventriculoatrial Shunt. Mayo Clin Proc. 1993; 68: 1177–1182
[27] Chumas PD, Kulkarni AV, Drake JM, et al. Lumboperitoneal Shunting: A Retrospective Study in the Pediatric Population. Neurosurgery. 1993; 32:376–383
[28] Welch K, Shillito J, Strand R, et al. Chiari I "malformation": An acquired disorder? J Neurosurg. 1982; 55:604–609
[29] Chumas PD, Armstrong DC, Drake JM, et al. Tonsillar Herniation: The Rule Rather than the Exception After Lumboperitoneal Shunting in the Pediatric Population. J Neurosurg. 1993; 78:568–573
[30] Payner TD, Prenger E, Berger TS, et al. Acquired Chiari Malformations: Incidence, Diagnosis, and Management. Neurosurgery. 1994; 34:429–434
[31] Kessler LA, Dugan P, Concannon JP. Systemic Metastases of Medulloblastoma Promoted by Shunting. Surg Neurol. 1975; 3:147–152
[32] Czosnyka Z, Czosnyka M, Richards HK, et al. Laboratory testing of hydrocephalus shunts – conclusion of the U.K. Shunt evaluation programme. Acta Neurochir (Wien). 2002; 144:525–38; discussion 538
[33] Savitz MH, Bobroff LM. Low incidence of delayed intracerebral hemorrhage secondary to ventriculoperitoneal shunt insertion. J Neurosurg. 1999; 91: 32–34
[34] French BN, Swanson M. Radionuclide Imaging Shuntography for the Evaluation of Shunt Patency. Monogr Neural Sci. 1982; 8:39–42
[35] Chan KH, Mann KS. Prolonged Therapeutic External Ventricular Drainage: A Prospective Study. Neurosurgery. 1988; 23:436–438
[36] Mann KS, Yue CP, Ong GB. Percutaneous Sump Drainage: A Palliation for Oft-Recurring Intracranial Cystic Lesions. Surg Neurol. 1983; 19:86–90
[37] Hassan M, Higashi S, Yamashita J. Risks in Using Siphon-Reducing Devices in Adult Patients with Normal-Pressure Hydrocephalus: Bench Test Investigations with Delta valves. J Neurosurg. 1996; 84:634–641
[38] Boch A-L, Hermelin É, Sainte-Rose C, et al. Mechanical Dysfunction of Ventriculoperitoneal Shunts Caused by Calcification of the Silicone Rubber Catheter. J Neurosurg. 1998; 88:975–982
[39] Pudenz RH, Foltz EL. Hydrocephalus: Overdrainage by Ventricular Shunts. A Review and Recommen-dations. Surg Neurol. 1991; 35:200–212
[40] McLaurin RL, Olivi A. Slit-Ventricle Syndrome: Review of 15 Cases. Pediat Neurosci. 1987; 13:118–124
[41] Gruber R, Jenny P, Herzog B. Experiences with the Anti-Siphon Device (ASD) in Shunt Therapy of Pediatric Hydrocephalus. J Neurosurg. 1984; 61: 156–162
[42] Foltz EL, Blanks JP. Symptomatic Low Intraven-tricular Pressure in Shunted Hydrocephalus. J Neurosurg. 1988; 68:401–408
[43] O'Hayon BB, Drake JM, Ossip MG, et al. Frontal and Occipital Horn Ratio: A Linear Estimate of Ventricular Size for Multiple Imaging Modalities in Pediatric Hydrocephalus. Pediatric Neurosurgery. 1998; 29:245–249
[44] Teo C, Morris W. Slit Ventricle Syndrome. Contemp Neurosurg. 1999; 21:1–4
[45] Engel M, Carmel PW, Chutorian AM. Increased Intraventricular Pressure Without Ventriculomegaly in Children with Shunts: "Normal Volume" Hydrocephalus. Neurosurgery. 1979; 5: 549–552
[46] Kiekens R, Mortier W, Pothmann R. The Slit-Ventricle Syndrome After Shunting in Hydrocephalic Children. Neuropediatrics. 1982; 13: 190–194
[47] Hyde-Rowan MD, Rekate HL, Nulsen FE. Reexpansion

of Previously Collapsed Ventricles: The Slit Ventricle Syndrome. J Neurosurg. 1982; 56: 536–539
[48] Salmon JH. The Collapsed Ventricle: Management and Prevention. Surg Neurol. 1978; 9:349–352
[49] Portnoy HD, Schult RR, Fox JL, et al. Anti-Siphon and Reversible Occlusion Valves for Shunting in Hydrocephalus and Preventing Postshunt Subdural Hematoma. J Neurosurg. 1973; 38:729–738
[50] Epstein FJ, Fleischer AS, Hochwald GM, et al. Subtemporal Craniectomy for Recurrent Shunt Obstruction Secondary to Small Ventricles. J Neurosurg. 1974; 41:29–31
[51] Holness RO, Hoffman HJ, Hendrick EB. Subtem-poral Decompression for the Slit-Ventricle Syndrome After Shunting in Hydrocephalic Children. Childs Brain. 1979; 5:137–144
[52] Linder M, Diehl J, Sklar FH. Subtemporal Decom-pressions for Shunt-Dependent Ventricles: Mec-hanismof Action. Surg Neurol. 1983; 19:520–523
[53] Reddy K, Fewer HD, West M, et al. Slit Ventricle Syndrome with Aqueduct Stenosis: Third Ventricu-lostomy as Definitive Treatment. Neurosurgery. 1988; 23:756–759
[54] Puca A, Fernandez E, Colosimo C, et al. Hydroce-phalus and Macrocrania: Surgical or Non-Surgical Treatment of Postshunting Subdural Hematoma. Surg Neurol. 1996; 45:76–82
[55] Hoppe-Hirsch E, Sainte Rose C, Renier D, et al. Pericerebral Collections After Shunting. Childs Nerv Syst. 1987; 3:97–102
[56] McCullogh DC, Fox JL. Negative Intracranial Pressure Hydrocephalus in Adults with Shunts and its Relationship to the Production of Subdural Hematoma. J Neurosurg. 1974; 40:372–375
[57] Schut L. Comment on Puca A, et al.: Hydrocephalus and Macrocrania: Surgical or Non-Surgical Treat-ment of Postshunting Subdural Hematoma. Surg Neurol. 1996; 45
[58] Dietrich U, Lumenta C, Sprick C, et al. Subdural Hematoma in a Case of Hydrocephalus and Macrocrania: Experience with a Pressure-Adjustable Valve. Childs Nerv Syst. 1987; 3:242–244
[59] Kamano S, Nakano Y, Imanishi T, et al. Management with a Programmable Pressure Valve of Subdural Hematomas Caused by a Ventriculoperitoneal Shunt: Case Report. Surg Neurol. 1991; 35:381–383
[60] Illingworth RD. Subdural Hematoma After the Treatment of Chronic Hydrocephalus by Ventriculocaval Shunts. J Neurol Neurosurg Psychiatry. 1970; 33:95–99
[61] Davidoff LM, Feiring EH. Subdural Hematoma Occurring in Surgically Treated Hydrocephalic Children with a Note on a Method of Handling Persistent Accumulations. J Neurosurg. 1963; 10: 557–563
[62] Kaufman B, Weiss MH, Young HF, et al. Effects of Prolonged Cerebrospinal Fluid Shunting on the Skull and Brain. J Neurosurg. 1973; 38:288–297
[63] Faulhauer K, Schmitz P. Overdrainage Phenomena in Shunt Treated Hydrocephalus. Acta Neurochir. 1978; 45:89–101
[64] Al-Mufarrej F, Nolan C, Sookhai S, et al. Laparos-copic procedures in adults with ventriculoperitoneal shunts. Surg Laparosc Endosc Percutan Tech. 2005; 15:28–29
[65] Neale ML, Falk GL. In vitro assessment of back pressure on ventriculoperitoneal shunt valves. Is laparoscopy safe? Surg Endosc. 1999; 13:512–515
[66] Ravaoherisoa J, Meyer P, Afriat R, et al. Laparos-copic surgery in a patient with ventriculoperitoneal shunt: monitoring of shunt function with transcranial Doppler. Br J Anaesth. 2004; 92:434–437
[67] Baskin JJ, Vishteh AG, Wesche DE, et al. Ventriculoperitoneal shunt failure as a complication of laparoscopic surgery. J Soc Laparoendosc Surg. 1998; 2:177–180
[68] Collure DW, Bumpers HL, Luchette FA, et al. Laparoscopic cholecystectomy in patients with ventriculoperitoneal (VP) shunts. Surg Endosc. 1995; 9: 409–410

第八部分

癫痫发作

VIII

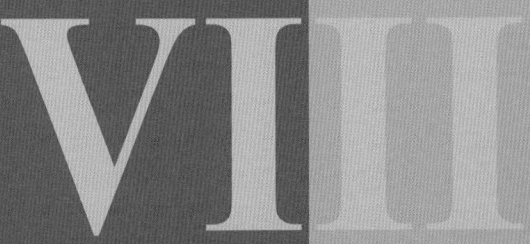

26 癫痫发作的分类和抗癫痫药物

26.1 癫痫发作的分类

癫痫发作的定义：一种脑神经元异常的阵发性放电活动，导致感觉功能、运动功能、行为或意识发生改变。癫痫发作可根据发作类型、病因和癫痫综合征进行分类。

26.1.1 根据癫痫发作形式分类

全身发作

1. 强直－阵挛发作（合并其他任何形式）。
2. 失神发作：
   - 典型失神发作。
   - 非典型失神发作。
   - 伴其他特征的失神发作：伴肌阵挛性失神发作、伴眼睑阵挛的失神发作。
3. 肌阵挛发作：
   - 肌阵挛发作。
   - 肌阵挛失张力发作。
   - 肌阵挛强直发作。
4. 阵挛发作。
5. 强直发作。
6. 失张力发作。
7. 局限发作。
8. 未知类型癫痫发作：
   - 痫样痉挛。

原发性全身性发作

发作时同步且对称地累及双侧大脑半球，无部分发作，起病时即有意识丧失。约占全部癫痫发作的40%。

1. 全身强直－阵挛发作（GTC，旧称癫痫大发作）：由全身强直进展为痉挛性运动的全身发作。这一特殊类型不包含继发于部分性癫痫发作的全身性发作。
2. 阵挛发作：双侧上下肢发生同步的、半节律性的抽搐，双侧基本对称，常伴有肘关节屈曲和膝关节伸展。

3. 强直发作：突发的持续性肌张力增高，伴特征性的喉部发声，类似气流通过紧缩声带的声音。
4. 失神发作（旧称癫痫小发作）：意识障碍，可伴有轻度异常活动（见下文）。
   1）典型失神发作。
   2）非典型失神发作：临床表现和脑电图变化较典型失神发作更为多样，发作持续时间更长。
5. 肌阵挛发作：休克样肢体抽搐（连续发生 1 次或多次）伴脑电图全脑放电活动。
6. 失张力发作（站立不能性发作或跌倒性发作）：突发的一过性肌张力丧失，可导致跌倒。

部分发作

部分发作（旧称局限发作）：指发病时累及一侧半球的癫痫发作。约占全部癫痫发作的 57%。一次新出现的部分发作代表一处结构性损害，除非找到其他方面的证据。

1. 简单部分发作（无意识障碍）：
   1）伴运动性体征（包括 Jacksonian 癫痫）。
   2）伴感觉性症状（特殊感觉或躯体感觉）。
   3）伴自主神经症状或体征。
   4）伴精神症状（大脑高级功能紊乱）。
2. 复杂部分发作（许多此类发作曾被分类为精神运动发作，常被归因于颞叶病变，但皮质任何区域的病变均可引起此类发作）：任何伴有自主神经先兆（通常是上腹部的上升感）的意识改变，常表现为意识丧失或自动症（包括咂嘴、咀嚼或手指摩挲）。
   1）简单部分发作继发意识丧失（可能存在先兆）：
      • 不伴有自动症。
      • 伴有自动症。
   2）伴有发作时意识丧失：
      • 不伴有自动症（仅表现为意识丧失）。
      • 伴有自动症。
   3）部分发作后继发全身发作：
      • 单纯部分发作进展为全身发作。
      • 复杂部分发作进展为全身发作。
      • 单纯部分发作进展为复杂部分发作，进一步进展为全身发作。

未分类的癫痫发作

约占全部癫痫发作的 3%。

26.1.2 癫痫综合征

概述

此列表并未包含所有类型的癫痫（见参考文献[1，2]）：

1. 症状性（亦称“继发性”）癫痫综合征：由已知的病因（如卒中、肿瘤等）引起的癫痫发作。
   - 颞叶癫痫：
     - 颞叶内侧硬化症，见下文。
2. 特发性（亦称“原发性”）癫痫综合征：未发现潜在病因。包括：青少年肌阵挛癫痫综合征。
3. 隐匿性癫痫综合征：可能是症状性癫痫发作，但病因不明。
   1) West 综合征（婴儿痉挛、休克－点头－敬礼样惊厥）：见下文。
   2) Lennox-Gastaut 综合征：见下文。
4. 特殊的综合征：与全身状况相关的癫痫。
   1) 热性惊厥（见章节 27.5）。
   2) 仅在急性代谢性疾病或中毒时发生的癫痫：如乙醇中毒等。

▶ *重要差异（指导不同治疗策略）全身强直－阵挛发作*　原发性全身发作和继发于部分发作的全身发作（通常难以观察到癫痫发作的起始部位）。

凝视小发作：失神发作与复杂部分发作。

癫痫

是一种症候群，而非单一疾病。特点为反复出现（2 次以上）无明显诱因的癫痫发作。

失神发作

曾被称为癫痫小发作。表现为意识障碍，可伴有轻度运动异常（常出现自动症，持续时间大于 7 秒）。无发作后意识错乱。很少出现先兆症状。可通过 2～3 分钟的过度换气诱发。脑电图表现为特征性的每秒 3 个棘波。

勾回发作

旧称“勾回痉挛”。癫痫发作起自颞叶内下方，通常源自海马区域。可导致幻嗅（恶嗅：嗅到并不存在的难闻气味）。

颞叶内侧硬化症（MTS）

为难治性颞叶癫痫最常见的病因。病理基础特殊：海马硬化[3，4]（一侧海马细胞减少），见图 26-1。特点见表 26-1。鉴别诊断见章节 89.20。

▶ *应用解剖学*　海马体位于颞叶内侧，由海马体和齿状回组成。背侧海马体包括空间记忆、言语记忆和学习概念信息的各个方面。

成人的癫痫发作在初始阶段对药物治疗敏感，但随后会出现多种变化且药物难以控制，此时可考虑手术治疗。

26

26

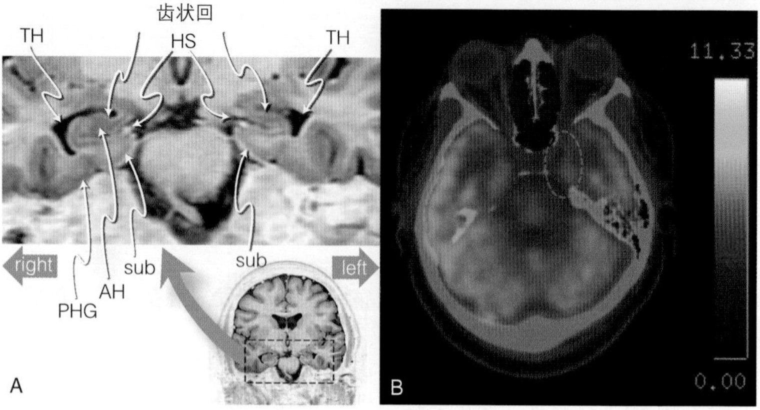

图 26-1 颞叶内侧硬化症(左侧)

A. 冠状位反转恢复 MRI(黑白倒置增强显示)。插图中的虚线显示了放大部位。注意左侧海马与右侧相比萎缩(海马和齿状回)

B. 融合 PET 扫描 /CT 扫描显示，与右侧相比，左侧颞叶内侧的活动性略有降低(绿色椭圆形中高活性的黄色像素较少)。对于癫痫病人，这提示该区域有癫痫灶。在静脉注射 10.65 毫居氟脱氧葡萄糖后 45 分钟进行 PET 扫描。缩写：AH= 海马；HS= 海马沟；PHG= 海马旁回；sub= 下托；TH= 侧脑室颞角

表 26-1 颞叶内侧癫痫综合征 [5]
病史
• 较其他类型癫痫更易出现在复杂性热性惊厥中 • 常有癫痫家族史 • 常在 5~10 岁发病 • 常伴独立的先兆事件 • 极少继发于全身发作 • 癫痫发作通常在青春期或青年期内缓解 • 药物通常难以控制 • 常有癫痫发作间歇期的行为障碍(尤其是抑郁状态)
癫痫发作的临床特点
• 大部分病人出现持续数秒的先兆症状(尤其是上腹部的、情绪上的、嗅觉的或味觉方面的异常感觉) • 复杂部分发作(CPS)常以呆滞和凝视为初始表现，常见口腔 - 消化道症状和复杂性自动症。对侧肢体可能出现强迫姿势。癫痫发作通常持续 1~2 分钟 • 发作后可出现持续数分钟的定向力障碍、逆行性遗忘、发作性失忆和失语(优势半球受累)

表 26-1（续）

神经系统和辅助检查的特点
• 神经系统查体：除记忆缺失外，其他均正常 MRI：海马萎缩信号异常，伴患侧侧脑室颞角扩张
• 脑电图出现单侧或双侧颞叶前部的单发棘波，伴基底电极高振幅
• 当复杂部分发作出现 5～7Hz 的起始或延迟局部节律时，颞叶基底电极所记录的外部发作性脑电图活动可达到最大值
• 发作间期氟脱氧葡萄糖 PET 扫描：额叶表现为低代谢，同样的表现也可出现在患侧的丘脑和基底节
• 神经心理学测试：记忆功能紊乱是累及颞叶的特异性表现
• Wada 测试（见章节 100.2.3）：对侧注射苯巴比妥后出现记忆缺失

青少年肌阵挛癫痫

见参考文献[6]。

亦称为双侧肌阵挛。占癫痫病人的 5%～10%。是一种与年龄相关的特发性全身癫痫综合征，包括三种癫痫发作类型：

1. 肌阵挛震颤：主要发生在清醒后。
2. 全身强直 - 阵挛发作。
3. 失神发作。

脑电图：多发棘波样放电。有明确的家族史［一些研究显示与 6 号染色体短臂的人类白细胞抗原（HLA）区域异常相关］。

大部分对丙戊酸钠治疗敏感。

West 综合征

West 综合征并不指代相同疾病表现，而是指导致婴幼儿痉挛的特异性病因，因此这一名词使用频率逐渐降低。典型的发作通常出现在幼儿时期，主要表现包括反复发生的躯干和肢体屈曲样运动，偶尔可表现为伸展（大量出现肌阵挛，又称婴幼儿痉挛、行礼发作、折刀样痉挛）。癫痫发作频率随年龄增长而减少，通常在 5 岁前缓解。常伴有精神发育迟滞。50% 的病人可进展为复杂部分发作，其余部分可发展为 Lennox-Gastaut 综合征（见下文）。一些病例可伴有颅内病变。

脑电图主要表现为发作间期节律紊乱（类似于肌电伪迹的巨大棘波合并慢波）或某些位点出现变异性发作节律紊乱。

使用促肾上腺皮质激素（ACTH）或皮质醇可缓解癫痫发作，改善脑电图结果。

Lennox-Gastaut 综合征

罕见的儿童期起病的失张力发作（跌倒发作）。通常进展为强直发作并伴有精神发育迟滞。癫痫发作形式多样，药物难以控制，每天可发作 50

次。也可表现为癫痫持续状态。近 50% 的病人使用丙戊酸后癫痫发作减少。胼胝体切开术可以减少失张力发作的发生频率。

26.1.3 其他类型癫痫发作

癫痫发作的诱因

不论病人既往是否有癫痫发作的病史，都存在一些使癫痫发作阈值降低的因素（更易引发癫痫发作）。我们将其列入新发癫痫发作（见下文）的危险因素列表：

1. 睡眠剥夺。
2. 过度换气。
3. 光刺激（在一些病例中）。
4. 感染：全身系统感染（热性惊厥，见章节 27.5）、中枢神经系统感染（脑膜炎等）。
5. 代谢紊乱：电解质失衡（尤其是严重的低血糖）、pH 紊乱（尤其是碱中毒）、药物等（见下文）。
6. 头部外伤：闭合性头部外伤、贯通性脑创伤（见章节 27.2.4）。
7. 脑缺血：卒中（见下文）。
8. “火种”：这是一个概念，认为反复的癫痫发作可能加重近期癫痫发作的严重程度。

Todd 样瘫痪

发生于癫痫发作后，表现为部分性或全身性瘫痪，通常由于癫痫部分发作时功能区受累所致。在继发性癫痫发作的病人中更为常见。瘫痪通常在 1 小时内逐渐缓解。瘫痪发生的原因考虑为癫痫发作时神经元过度放电，神经递质耗竭，需要逐渐恢复。其他类似症状还包括癫痫发作后的失语和偏盲。

26.2 抗癫痫药物

26.2.1 概述

抗癫痫药物（AED）发展的目标是控制癫痫发作（这一目标存在争议，通常认为是降低癫痫发作的频率和严重程度，使病人可以回归正常的生活，免受癫痫及其并发症的影响）并尽量减少或消除药物毒性作用。药物治疗可以使约 75% 的癫痫获得满意的控制效果[7]。

26.2.2 抗癫痫药物的分类

抗癫痫药物分类如表 26-2 所示。

表 26-2 抗癫痫药物分类

药物	适应证[a]
巴比妥类	
戊巴比妥（Nembutal®）	癫痫持续状态
苯巴比妥	癫痫持续状态、全身强直 - 阵挛发作、部分发作、热性发作、新生儿惊厥
扑米酮（Mysoline®）	
苯二氮䓬类	
氯硝西泮（Klonopin®）	Lennox-Gastaut 综合征、无动性发作、肌阵挛发作
氯拉䓬酸（TranxenoSD®）	部分发作的辅助治疗
地西泮（Valium®）	癫痫持续状态
劳拉西泮（Ativan®）	癫痫持续状态
GABA 衍生物	
加巴喷丁（Neurontin®）	部分发作的辅助治疗
噻加宾（Gabitril®）	部分发作的辅助治疗
乙内酰脲类	
磷苯妥英（Cerebyx®）	癫痫持续状态、神经外科术中癫痫发作、口服苯妥英（PHT）的短期替代治疗
苯妥英（Dilantin®）	全身强直 - 阵挛发作、复杂部分发作、神经外科术中和术后癫痫发作
苯三氮烯类	
拉莫三嗪（Lamictal®）	部分发作的辅助治疗、Lennox-Gastaut 综合征的辅助治疗
琥珀酰亚胺类	
乙琥胺（Zarontin®）	失神发作
甲琥胺（Celontin®）	其他药物无效的失神发作
其他	
乙酰唑胺（Diamox®）	
卡马西平（Tegretol®、Carbatrol®）	伴有复杂症状的部分发作、全身强直 - 阵挛发作、混合型发作，不可用于失神发作
非尔氨酯（Felbatol®）	使用时应极为谨慎（见下文）
左乙拉西坦（Keppra®）	部分发作的辅助治疗
奥卡西平（Trileptal®）	部分发作的单药治疗或辅助治疗
托吡酯（Topamax®）	部分发作的辅助治疗、全身强直 - 阵挛发作
丙戊酸（Depakene® ）	复杂部分发作（单纯型或其他类型）、失神发作、多种癫痫发作的辅助治疗
唑尼沙胺（Zonegran®）	部分发作的辅助治疗

[a] 癫痫发作类型的适应证（不包括其他用途，如慢性疼痛等）

以下是“广谱”抗癫痫药物（可治疗不同类型的癫痫发作）：

1. 丙戊酸。
2. 拉莫三秦（Lamictal®）。
3. 左乙拉西坦（Keppra®）。

以下药物为非广谱药物：

1. 苯妥英（Dilantin® 和其他）。
2. 卡马西平（Tegretol®）。

以下药物干扰血小板功能，可能增加发生出血性并发症的风险：

1. 丙戊酸。
2. 苯妥英（Dilantin® 和其他）。

26.2.3 抗癫痫药物的选择

不同癫痫发作类型对应的抗癫痫药物

粗体字所示药物为首选药（DOC）。

1. 原发性全身发作：
   1) 全身性强直－阵挛发作（GTC）：
      - **丙戊酸**（VA）（见本章“药物信息：丙戊酸”）：除影响注意力（尚无有力证据）外，部分研究认为本药无其他明显副作用，且较苯妥英效果更好。
      - 卡马西平（见本章“药物信息：卡马西平”）。
      - **苯妥英**（PHT）（见本章“药物信息：苯妥英”）。
      - 苯巴比妥（PB）（见本章“药物信息：苯巴比妥”）。
      - 扑米酮（PRM）（见本章“药物信息：扑米酮”）。
   2) 失神发作：
      - **乙琥胺**。
      - **丙戊酸**（VA）。
      - 氯硝西泮。
      - 甲琥胺（见本章“药物信息：甲琥胺”）。
   3) 肌阵挛发作：苯二氮䓬类药物。
   4) 强直或失张力发作：
      - 苯二氮䓬类药物。
      - 非尔氨酯（见本章“药物信息：非尔氨酯”）。
      - 氨己烯酸（见本章“药物信息：氨己烯酸”）。
2. 部分发作（单纯或复杂部分发作，可伴或不伴有继发性全身发作）：执行良好的退伍军人管理局合作研究[8]，将药物进行了如下排序（根据控制癫痫的效果和副作用）（丙戊酸相比于卡马西平在治疗继发性全身强直－阵挛发作方面效果更好，但在治疗复杂部分发作方面不如后者[9])：

1) **卡马西平**（CBZ）：最为有效，副作用最小。
2) **苯妥英**（PHT）：药效较前者差。
3) 苯巴比妥（PB）：药效较前者差。
4) 扑米酮（PRM）：作用稍弱，但副作用更多。

3. 上述各种类型癫痫发作的二线用药：
   1) 丙戊酸。
   2) 拉莫三嗪（见本章“药物信息：拉莫三嗪”）：对多种类型的全身发作有效，但是尚未获得 FDA 认证。
   3) 托吡酯（见本章“药物信息：托吡酯”）：对多种类型的全身发作有效，但是尚未获得 FDA 认证。

26.2.4 抗痉挛药物的药理学

概述

见参考文献[10]。

治疗原则

单药治疗与多药联合治疗

1. 增加已使用药物的剂量，直至癫痫发作控制良好或无法耐受药物的副作用（不要盲目依赖治疗剂量，该剂量范围通过统计获得，未考虑个体差异）。
2. 升级为两种药物联合治疗前，先换用其他种类药物进行单药治疗。80% 的癫痫可由一种药物控制。如果单药治疗失败，则此病人癫痫药物治疗无效的概率为 80%。仅有大约 10% 的病人在加用第二种药物后有效[9]。若需使用 2 种以上抗癫痫药物，则应考虑非痫性发作（见章节 27.4）。
3. 首次对使用多种药物的病人进行评估时，应首先停用镇静效果最强药物（通常是巴比妥类药物和氯硝西泮）。

总体而言，给药间隔时间应小于药物半衰期。在不使用药物负荷量的情况下，一般需经过≥5 个半衰期才能到达稳定剂量。

很多抗癫痫药物会对肝功能检查的结果造成影响，但很少有药物能够造成严重的肝功能异常甚至需要停药。指南：当 GGT 超过正常值 2 倍时才应考虑停用 AED。

特异性抗痉挛

特异性抗痉挛药物（表 26-3）

表 26-3 抗痉挛药物：缩写

AED	抗癫痫药物
ABS	失神发作
EC	肠溶
DIV	频次
DOC	首选药物
GTC	全身强直 - 阵挛发作
S/C-P	单纯或复杂部分发作
药代动力学：除特殊情况外，所给剂量均为口服所需剂量	
$t_{1/2}$	半衰期
t_{PEAK}	血浆浓度达峰时间
t_{SS}	药物浓度到达稳态的时间（约 $5 \times t_{1/2}$）
$t_{D/C}$	停药时间（建议在停药过程中逐渐减量）
MDF	最小给药频率。“治疗水平”是治疗剂量范围的平均值

药物信息：苯妥英（PHT）（Dilantin®）

适应证

GTC，S/C-P，偶用于 ABS。

药代动力学（表 26-4）

药代动力学较为复杂：低浓度时按一级消除动力学代谢（根据浓度按比例消除），在治疗剂量水平附近达到代谢饱和后按零级消除动力学代谢（按恒定速率消除）。约 90% 的药物与蛋白质结合。口服生物利用率约为 90%，静脉滴注的生物利用率约为 95%。当病人的药物用量临近治疗用量（根据零级消除动力学）的极限时，这一微小差异将起决定性作用。

表 26-4 苯妥英的药代动力学

$t_{1/2}$	t_{PEAK}	t_{SS}	$t_{D/C}$	治疗水平[a]
约 24 小时（范围：9～140 小时[b]）	口服混悬剂：1.5～3 小时 普通胶囊：1.5～3 小时 缓释胶囊：4～12 小时	7～21 天	4 周	10～20 μg/ml

[a] 大多数实验室测得治疗用量：10～20 μg/ml（请注意：游离的 PHT 是药物起效的关键成分，约占全部 PHT 的 1%，因此治疗所需的游离 PHT 范围是 1～2 μg/ml，有些实验室可以直接测量游离 PHT）

[b] 苯妥英的 $t_{1/2}$

肾功能衰竭 无须调整剂量。但尿毒症会影响血浆蛋白结合情况，会导致血浆苯妥英水平测定不准确。可根据公式 26-1 将尿毒症病人的血浆 PHT 浓度 C（观察值）改善至非尿毒症病人血浆 PHT 浓度 C（非尿毒症）的预期值。

$$C（非尿毒症）=\frac{C（观察值）}{0.1\times 白蛋白+0.1} \qquad （公式21-1）$$

口服剂量

成人：维持量通常为300～600mg/d，每天2～3次（MDF＝每天1次，若每天服药一次，需服用苯妥英胶囊或其他缓释剂）。口服负荷剂量：300mg口服，每4小时一次，直到给药剂量达17mg/kg。儿童：口服维持量为4～7mg/(kg·d)（MDF＝每天2次）。

剂型（口服剂型）：苯妥英钠（钠盐）100mg片剂；Kapseals®（缓释）30mg和100mg；Infatabs®（苯妥英酸）咀嚼片50mg；8oz（240ml）瓶装125mg/5ml或5ml独立包装的口服混悬剂；30mg/5ml的儿童混悬剂。Phenytek® 200mg和300mg胶囊。

剂量改变

在临近治疗剂量时，药物按零级消除动力学代谢，因此剂量的微小变化也可引起血药浓度的巨大变化。尽管电脑模型计算更为精确，但仍可按照表26-5的剂量变化原则或图26-2[11]中的计算图表进行快速估计。

当通过鼻饲管给予Osmolyte®或Isocal®时，苯妥英混悬液或胶囊的胃肠道吸收率最多可下降70%[12,13]，并且有报道称混悬液吸收状况可能不稳定。因此，在苯妥英给药前2小时和给药后1小时内应停止鼻饲。

表26-5 苯妥英剂量改变的原则

当前浓度（mg/dl）	变化值
<6	100mg/d
6～8	50mg/d
>8	25～30mg/d

非胃肠途径用药

苯妥英是负性肌力药物，可引起低血压。

苯妥英的常规用法是经深静脉或静脉滴注缓慢给药（见下文）。不应通过肌内注射给药（吸收不可靠，可能导致药物结晶而引起无菌性脓肿）。静脉给药需缓慢，以降低发生心律失常或低血压的风险，即成人小于50mg/min，儿童小于1～3mg/(kg·min)。药物仅溶于生理盐水，配制后尽快使用以避免药物析出。

负荷量：成人18mg/kg缓慢静脉滴注；儿童20mg/kg缓慢静脉滴注。

维持量：成人200～500mg/d（MDF＝每天1次）。成人最大治疗剂量为100mg口服，每天3次。儿童：4～7mg/(kg·d)（MDF＝每天2次）。

静脉滴注负荷剂量使用方法：

需要进行心电监护，每5分钟测量一次血压。

将500mg苯妥英溶解于50ml氯化钠溶液中达到10mg/ml浓度，以2ml/min（20mg/min）的速度给药至18mg/kg总量（对于70kg病人：1200mg

26

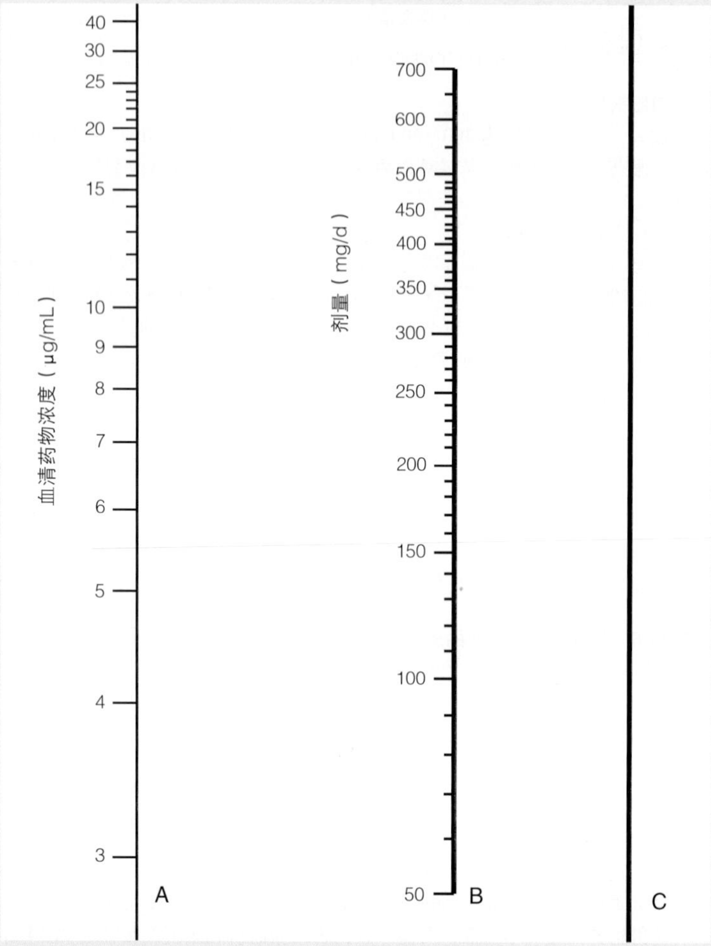

图 26-2

计算图表使用指导（假设药物浓度处于稳态）：

(a) 将 A 线上血清药物浓度与 B 线上当前药物剂量连线

(b) 将线段延长获得与 C 线的交点

(c) 在 C 线上的交点与 A 线上的预期血清药物浓度之间连线

(d) 在 B 线上读取新的给药剂量 [获许引自 Therapeutic Drug Monitoring, "Predicting Phenytoin Dose - A Revised Nomogram," Ram-beck B, et al. Vol. 1, pp. 325–33, 1979]

药物给药时间在60分钟以上)；为了更快地给药，可以使用40mg/min的剂量，或者使用磷苯妥英（见下文)；如果发生低血压，应减慢输液速度。

磷苯妥英钠注射液

磷苯妥英钠（FOS）注射液（Cerebyx®）是静脉滴注用苯妥英较新的一种剂型，通常用于需胃肠外给药病人的短程（≤5天）治疗。本药半衰期为10分钟，药物在体内被器官和血液中的磷酸酶快速转化为苯妥英。产品标签依等效苯妥英含量（PE）给出。儿童用药的安全性尚未被证实。规格：50mgPE/ml，以2ml或10ml小瓶装（分别含100mgPE和500mgPE)。

磷苯妥英钠的优势（与传统静脉滴注用苯妥英相比)：

1. 静脉刺激性小（将溶液pH降至8.6～9，而苯妥英pH为12)，因此可以减少疼痛和静脉滴注时的药品溢出。
2. 磷苯妥英钠为水溶性，因此可能可以使用右旋糖酐注射液或生理盐水作为溶媒。
3. 肌内注射耐受性好（但肌内注射给药不能用于治疗癫痫持续状态)。
4. 不与丙二醇结合[丙二醇可引起心律失常和（或）低血压]。
5. 最大给药速度可提升至苯妥英的3倍（例如150mgPE/min)。

苯妥英的副作用

可能影响认知功能。可能导致红斑狼疮样（SLE-like）综合征、肝肉芽肿、巨幼红细胞性贫血、小脑萎缩（慢性毒性)、多毛症、牙龈肥厚、中毒性表皮坏死松解症（Stevens-Johnson变异)，如产妇使用苯妥英可造成新生儿出血。苯妥英是维生素D的拮抗剂，可导致骨软化症和佝偻病。大多数高度敏感的人群在开始治疗后2个月内出现不良反应[12]。对于发生红色斑丘疹的病人，应当停止用药并重复激发试验；非首次用药者通常不会发生上述情况。该药存在致畸作用（胎儿乙内酰脲综合征[14])。

当苯妥英的浓度超过20μg/ml（毒性剂量通常高于30μg/ml）时可表现出苯妥英中毒的体征，包括眼球震颤（治疗剂量也可能发生)、复视、共济失调、扑翼样震颤、口齿不清、定向力障碍和中枢性抑郁。

药物间相互作用：氟西汀（Prozac®）可升高苯妥英的血药浓度（平均较基线提高161%)[15]。苯妥英可削弱以下药物的作用：糖皮质激素、华法林、地高辛、多西环素、雌激素、呋塞米、口服避孕药、奎尼丁、利福平、茶碱、维生素D。

药物信息：卡马西平（CBZ）（Tegretol®）

适应证

部分癫痫发作伴或不伴继发全身发作，三叉神经痛。静脉滴注剂型可用于治疗进行性癫痫持续状态。

剂量

口服：成人剂量范围为600～2000mg/d。儿童为20～30mg/(kg · d)。MDF＝每天2次。

开始用药前，检查全血细胞计数、血小板计数、网织红细胞计数和血清铁。包装说明书示“应反复监测，在用药开始后的前 3 个月每周复查，3 年内每月复查”。

存在下列情况者不应使用 CBZ（已开始用药的病人应停药）：白细胞（WBC）$<4\times10^9$/L、红细胞（RBC）$<3\times10^{12}$/L、血细胞比容（Hct）<32%、血小板 $<100\times10^6$/L、网织红细胞<0.3%、血清铁>150 μg%。

以低剂量用药开始，缓慢增加：200mg 口服，每天 1 次使用 1 周，每天 2 次使用 1 周，每天 3 次使用 1 周。住院病人可每 3 天调整一次剂量，持续监测体征和副作用。门诊病人每周调整一次剂量。Carbatrol®（缓释型 CBZ）通常以 BID 的剂量用药。

规格：口服剂型有 200mg 片剂（有刻痕）、100mg 片剂（有刻痕、可咀嚼）。混悬液 100mg/5ml。静脉滴注剂型：截至本手册出版时，尚不能在美国国内应用。Carbatrol®（缓释型 CBZ）200mg、300mg 片剂。

口服剂型注意事项：口服吸收不稳定，推荐低剂量多次用药[16]。口服混悬液吸收更完全。× 不应同其他液态药物同时服用，可能产生胶泥样橘色沉淀团块。× 可因抗利尿激素分泌异常综合征样（SIADH-like）作用加重低钠血症。

药代动力学（表 26-6）

表 26-6 卡马西平的药代动力学

$t_{1/2}$	t_{PEAK}	t_{SS}	$t_{D/C}$	治疗水平[a]
单剂量：20～55 小时 长期治疗后：10～30 小时（成人） 8～20 小时（儿童）	4～24 小时	最多 10 天[b]	4 周	6～12 μg/ml

[a] 注意与其活性代谢产物 10，11- 环氧化卡马西平相区别。该活性代谢产物可导致中毒，因此必须单独测定

[b] t_{SS} 在 4～6 周时因自身诱导而产生平台期，随后逐渐降低

CBZ 可诱导肝药酶产生，用药后 3～4 周药物代谢能力增加（自身诱导）。

副作用

× 药物间相互作用：注意→西咪替丁、红霉素和异烟肼抑制分解 CBZ 的肝细胞色素氧化酶，可导致 CBZ 血药浓度升高[17]。副作用包括：

1. 困倦和胃肠不适：缓慢逐步增加剂量。
2. 多种白细胞相对减少：通常不需要停药。
3. 一过性复视。
4. 共济失调。
5. 较苯妥英对认知功能影响小。
6. 血液毒性：罕见，但可能很严重——粒细胞减少症和再生障碍性贫血。
7. Stevens-Johnson 综合征。
8. SIADH。
9. 致命性肝炎偶有报道。

药物信息：奥卡西平（Trileptal®）

与卡马西平的作用十分相似，但有以下不同：

1. 没有自身诱导作用（细胞色素 C-P450 不参与代谢），因此药物间相互作用小。
2. 不需要进行血液检查，由于：
   1）无肝毒性。
   2）没有血液毒性。
   3）无须检查血药浓度。
3. 给药频率为每天 2 次。
4. 药代动力学为线性。
5. 价格更高。

剂量

缓解疼痛的起始用量为 150mg 口服，每天 2 次，控制癫痫发作的起始用量是 300mg 口服，每天 2 次。最大剂量为 2400mg/d。规格：150mg、300mg 和 600mg 片剂（有刻痕），300mg/5ml 口服混悬液。

26

药物信息：丙戊酸

可使用丙戊酸（Depakene®）和双丙戊酸钠（Depakote®）。

适应证

对原发性全身强直 - 阵挛发作有效。对伴有全身强直 - 阵挛发作的失神发作、青少年肌阵挛性癫痫和部分性癫痫发作有效（后者未通过 FDA 认证）。

FDA 批准此药用于偏头痛的预防性治疗。提示：由于丙戊酸半衰期较短且可引起严重的胃肠反应，因此相比于 Depakote®（双丙戊酸钠）使用较少。

剂量

成人用药范围：600～3000mg/d。儿童用药范围：15～60mg/(kg · d)。MDF = 每天 1 次。

起始剂量为 15mg/(kg · d)，而后每周增加 5～10mg/(kg · d)。成人最大推荐剂量：60mg/(kg · d)。如果每日用量＞250mg，则应分次给药。

规格：口服有 250mg 胶囊；250mg/5ml 糖浆；125mg、250mg 和 500mg Depakote®（肠溶）片；125mg 分散胶囊。静脉给药：Depacon® 500mg/5ml 瓶装注射液。

药代动力学（表 26-7）

表 26-7　丙戊酸的药代动力学

$t_{1/2}$	t_{PEAK}	t_{SS}	$t_{D/C}$	治疗水平
8～20 小时	（未包被）1～4 小时	2～4 天	4 周	50～100 μg/ml

丙戊酸（VA）的蛋白结合率为 90%。乙酰水杨酸（ASA）可从血浆蛋白上置换 VA。

副作用

严重的副作用罕见。有导致胰腺炎的报告，偶尔可能危及生命。可能诱发致死性肝功能衰竭，尤其是对于年龄<2岁且联合使用其他AED者。致畸（见下文）、困倦（一过性）、轻度认知障碍、恶心呕吐（可使用丙戊酸钠缓解）、肝功能异常、高血氨症（即使无肝功能异常也可能发生）、增重、缓慢脱发、震颤（用药剂量相关，与良性家族性震颤相似；如果较严重但必须使用丙戊酸，可使用β受体阻滞剂对症治疗）。可能影响血小板功能，对此类病人进行手术时应予注意。

禁忌证

× 妊娠：1%~2%的病人可能发生胎儿神经管缺陷（NTD）[18]。VA峰值水平与NTD的关系已明确。若必须使用VA，一些专家建议采取每天2~3次的频次用药。× 年龄小于2岁的病人（有肝毒性风险）。

26

药物信息：苯巴比妥

适应证

可作为GTC和部分发作（非首选）的替代药物；是治疗热性惊厥的首选药物，可能有效[19]。药效与苯妥英（PHT）相似，但镇静作用强。也可用于癫痫持续状态（见表27-5）。

剂量

口服、静脉滴注或肌内注射的用量用法相同。MDF＝每天1次[20, 21]。

缓慢给药，使镇静作用最小化。

成人负荷量：20mg/kg缓慢静脉滴注（给药速率<100mg/min）。维持量：30~250mg/d（通常每天2~3次）。儿童负荷量：15~20mg/kg。维持量：2~6mg/(kg · d)（通常每天2~3次）。规格：15mg、30mg、60mg、100mg片剂；20mg/5ml糖浆。

药代动力学（表26-8）

表26-8 苯巴比妥的药代动力学

$t_{1/2}$	t_{PEAK}	t_{SS}	$t_{D/C}$	治疗水平
成人：5天（范围：50~160小时） 儿童：30~70小时	口服和肌内注射：1~6小时	16~21天（最多30天）	6~8周（每周减量约25%）	15~30 μg/ml

苯巴比妥可诱导肝药酶生成参与其他AED的代谢。

副作用

认知损害（可能不易察觉，用药至少数月后出现[19]），因此应避免用于儿童；镇静；矛盾性多动（尤其是儿童）；产妇使用苯巴比妥可能导致新生儿出血。

药物信息：扑米酮（Mysoline®）

适应证

与苯巴比妥相同（非首选）。注意：小剂量（50～125mg/d）联合用药可较单一用药显著改善癫痫发作控制情况，且副作用轻微。

剂量

成人：250～1500mg/d。儿童：15～30mg/(kg · d)；MDF＝每天 2 次。

从 125mg/d 起用药 1 周，缓慢给药避免镇静作用。规格（仅口服剂型）：50mg、250mg 刻痕片剂；250mg/5ml 混悬剂。

药代动力学（表 26-9）

表 26-9 扑米酮的药代动力学

$t_{1/2}$	t_{PEAK}	t_{SS}	$t_{D/C}$	治疗水平
由苯巴比妥的 50～160 小时推测扑米酮为 4～12 小时	2～5 小时	可达 30 天	同苯巴比妥	由苯巴比妥的 10～30 μg/ml 推测扑米酮为 1～15 μg/ml

包括苯乙基丙二酰胺（PEMA）和苯巴比妥代谢。因此，可通过检查苯巴比妥血药浓度作为去氧苯巴比妥浓度。

副作用

同苯巴比妥，此外还包括性欲低下，偶见巨幼红细胞性贫血。

药物信息：乙琥胺（Zarontin®）

适应证

失神发作的首选药。

剂量

成人：500～1500mg/d。儿童：10～40mg/(kg · d)；MDF ＝每天 1 次。规格（仅口服剂型）：250mg 胶囊；250mg/5mg 糖浆。

药代动力学（表 26-10）

表 26-10 去氧苯巴比妥的药代动力学

$t_{1/2}$	t_{PEAK}	t_{SS}	治疗水平
成人：40～70 小时 儿童：20～40 小时	1～4 小时	成人：达 14 天 儿童：达 7 天	40～100 μg/ml

副作用

恶心、呕吐；嗜睡；呃逆；头痛；罕见嗜酸性粒细胞增多症；白细胞减少症；多形性红斑；Stevens-Johnson 综合征；系统性红斑狼疮样（SLE-like）综合征；中毒剂量可致精神病行为。

药物信息：甲琥胺（Celontin®）

适应证 适用于其他药物难以控制的失神发作。

剂量 需要逐步调整用药确定最佳剂量。从 300mg 口服，每天 1 次开始，根据需要每隔一周增加 300mg，直至最大用量 1200mg/d。规格：150mg、300mg 胶囊。

药物信息：非尔氨酯（Felbatol®）

× 注意：由于该药导致再生障碍性贫血和肝功能衰竭的风险极高，因此用药前应充分权衡利弊；药品生产厂家建议用药前与血液科医师进行咨询。见下文所述副作用（包括药物间相互作用）。

非尔氨酯在单药和作为辅助用药治疗（复杂性和继发性）部分发作时具有明显效果，能够降低 Lennox-Gastaut 综合征中失张力发作和全身强直痉挛发作的发生频率。

药代动力学（表 26-11）

表 26-11 非尔氨酯的药代动力学

$t_{1/2}$	t_{PEAK}	t_{SS}	治疗水平
20～23 小时	1～3 小时	5～7 天	尚未确定

剂量

注意事项见上文。非尔氨酯不是一线用药。应与病人或监护人签署知情同意书。按 1200mg/d 的剂量每天给药 2～4 次，将其他抗癫痫药物减量 1/3。每 2 周可增加 600mg 非尔氨酯用量，直至达到 1600～3600mg/d［最多 45mg/(kg · d)］的常规用量。若副作用严重，则应缓慢逐步增加和（或）减少其他 AED。单药治疗时注意监测安全剂量上限。规格（仅口服剂型）：400mg、600mg 刻痕片剂；600mg/5ml 混悬剂。

副作用

非尔氨酯与再生障碍性贫血相关［在治疗后 5～30 周出现，发生率为每年 (2～5)/1 000 000]，及肝功能衰竭（有些为致命性的，需要每 1～2 周进行肝功能检查）相关。其他副作用：失眠、厌食、恶心、呕吐、头痛。非尔氨酯是有效的代谢抑制剂，因此联合用药时需要减少苯妥英、丙戊酸或卡马西平的用量[22]（表 26-12；一般原则：减量 1/3）。

表 26-12 非尔氨酯对其他抗癫痫药物浓度水平的影响

AED	浓度水平变化	推荐用量变化
苯妥英	升高 30%～50%	降低 20%～33%
卡马西平	总量降低 30%，环氧化物升高 50%～60%	降低 20%～33%
丙戊酸	升高 25%～100%	降低 33%

药物信息：左乙拉西坦（Keppra®）

未发现药物间相互作用。蛋白结合率低于 10%。线性药代动力学，无须监测血药浓度。

适应证

用于 4 岁以上病人控制合并继发性全身发作的部分性癫痫发作的辅助用药治疗；肌阵挛发作（青少年肌阵挛癫痫）；全身强直 - 阵挛发作。

剂量

500mg 口服，每天 2 次起始，根据需要每 2 周增加 1000mg/d，直至最大剂量 3000mg/d。

Keppra XR：同样剂量的左乙拉西坦能够被转化为 Keppra XR 每天 1 次的用量。

静脉滴注：500~1500mg 溶于 100ml 溶液（乳酸林格液、5% 葡萄糖注射液、生理盐水），每天 2 次，给药时间大于 15 分钟。

规格：250mg、500mg、750mg 和 1000mg 刻痕薄膜包衣片剂；100mg/ml 口服溶液。500mg Keppra XR（缓释型）。

静脉滴注：1 瓶（5ml）含药物 500mg。

副作用

口服或静脉滴注：15% 的病人出现困倦、乏力；9% 出现头晕；15% 出现无力；13% 出现感染（可能与鼻咽炎和流行性感冒相关）。

Keppra XR：困倦 8%、易激惹 6%。

药物信息：氯硝西泮（Klonopin®）

一种苯二氮䓬类衍生物。

适应证

× 并非控制癫痫发作的推荐用药（见下文）。

用于肌阵挛发作、失张力发作和失神发作（治疗失神发作的副作用较丙戊酸或乙琥胺小，可能发生耐药）。

注意：氯硝西泮通常在最初的数月内非常有效，而后逐渐变差，最后仅存在镇静作用。同时，很多报道称病人可在逐渐停药期间发生癫痫发作，包括癫痫持续状态（即使病人无癫痫持续状态病史）。因此，可能需在用药超过 3~6 个月后停药。

剂量

成人：起始剂量以 1.5mg/d 分 3 次口服，每 3 天增加 0.5~1mg，常规剂量范围在 1~12mg/d（最多 20mg/d）；MDF = 每天 1 次。儿童：起始剂量 0.01~0.03mg/(kg · d)，分 2 次或 3 次口服，每 3 天增加 0.25~0.5mg/(kg · d)；常规剂量范围是 0.01~0.02mg/(kg · d)；MDF = 每天 1 次。规格（仅口服剂型）：0.5mg、1mg、2mg 刻痕片剂。

26

药代动力学（表 26-13）

表 26-13 氯硝西泮的药代动力学

$t_{1/2}$	t_{PEAK}	t_{SS}	$t_{D/C}$	治疗水平
20～60 小时	1～3 小时	达 14 天	3～6 个月[a]	0.013～0.072 μg/ml

[a] 注意：停药期间癫痫发作常见，见上文

副作用

共济失调、困倦、行为改变。

药物信息：唑尼沙胺（Zonegran®）

适应证

成人部分性发作的辅助用药。

药物信息：乙酰唑胺（Diamox®）

该药的抗癫痫作用可能是通过直接抑制中枢神经系统碳酸酐酶（可能引起脑脊液生成减少），导致中枢神经系统轻度酸中毒起作用。

适应证

脑深部癫痫（失神发作或走神性发作）。可在失神发作中获得满意疗效；对全身强直 - 阵挛发作和肌阵挛同样有效。

副作用

不能用于妊娠 3 个月内的病人（存在致畸可能）。其利尿作用可使肾脏丢失 HCO_3^-，长期使用可导致酸中毒。本药为磺胺类药物，因而可能发生所有磺胺类药物具有的典型反应（过敏、发热、红疹、Stevens-Johnson 综合征、中毒性表皮坏死松解症等）。感觉异常：需停药。

剂量

成人：8～30mg/(kg · d) 分次服用（最多 1g/d，更高的用量尚未证明有效）。当配合其他 AED 使用时，建议起始剂量为 250mg，每天 1 次，而后缓慢加量。规格：125mg、250mg 片剂。Diamox sequels® 是 500mg 缓释胶囊。500mg 瓶装无菌冻干粉可用于非胃肠途径给药（静脉滴注）。

药物信息：加巴喷丁（Neurontin®）

尽管该药是一种 GABA 的激动剂，但它并不与任何已知的 GABA 受体相作用。对原发性全身癫痫发作和部分发作（伴或不伴继发性全身发作）有效。对失神发作无效。已知的副作用很少。无已知的药物间相互作用（可能因为本药经肾脏排出）。可用于治疗中枢性疼痛。

剂量

成人：第 1 天 300mg 口服 1 次；第 2 天 300mg 口服 2 次；第 3 天 300mg 口服 3 次；随后可迅速加量至常规剂量 800~1800mg/d。难治性病人可使用 1800~3600mg/d。× 肾功能不全或进行透析的病人需减量，参考公式 7-1 进行评估。规格：100mg、300mg、400mg、600mg、800mg 胶囊；50mg/ml 混悬剂。

药代动力学（表 26-14）

表 26-14 加巴喷丁的药代动力学

$t_{1/2}$	t_{PEAK}	t_{SS}	治疗水平
5~7 小时 [a]	2~3 小时	1~2 天	尚未确定

[a] 肾功能正常

加巴喷丁不能被代谢，93% 以原形经肾脏排出，其血浆清除率与肌酐清除率成正比[23]。不影响肝微粒体酶，且不影响其他 AED 代谢。抑酸剂可降低该药约 20% 的生物利用率，因此应在使用抑酸剂至少 2 小时后用药[24]。

副作用

嗜睡、头晕、共济失调、疲劳、眼球震颤；上述症状可在用药 2~3 周后缓解。食欲增强。致畸情况不明。

药物信息：拉莫三嗪（Lamictal®）

本药物的抗痉挛作用可能是基于对谷氨酸释放的突触前抑制[23]。

作为部分发作（伴或不伴继发性全身发作）和 Lennox-Gastaut 综合征的辅助用药。前期数据提示该药可作为治疗难治性全身发作的辅助用药，或作为新发部分发作或全身性癫痫的单药治疗用药[25]。FDA 也批准其用于双相障碍的治疗。

副作用

嗜睡、头晕、复视。× 有报道称严重的急疹需要入院治疗并停药［急疹通常出现于用药 2 周以后，并且可能致命，包括 Stevens-Johnson 综合征（与丙戊酸联合用药时应加倍注意），以及中毒性表皮坏死松解症（TEN）］。缓慢增加用量可减少典型表皮反应的发生率。可能会增加严重婴儿肌阵挛癫痫病人的癫痫发作频率[26]。代谢受其他 AED 药物的影响。

剂量

成人：对于使用可诱导肝药酶产生的 AED（苯妥英、卡马西平或苯巴比妥）的成年病人，起始用量为 50mg 口服，每天 1 次持续 2 周，而后 50mg，每天 2 次持续 2 周，继而每周增加 100mg/d，直至常规维持剂量 200~700mg/d（分 2 次给药）。对于单独使用丙戊酸（VA）的病人，维持剂量是 100~200mg/d（分 2 次给药），在开始使用拉莫三嗪的几周内将 VA 用量减少 25%。对于同时使用肝药酶诱导性 AED 和 VA 的病人，起始用量为 25mg 口服，隔日 1 次持续 2 周，而后每1～2周增加25～50mg/d直至维持量100～150mg/d（分2次给药）。急疹、发热或淋巴结肿大可能预示严重的反应，应当立即与医师取得联系，这一点应向病人说明。儿童：由于本药在儿童中诱发危及生命的急疹的发生率较高[23]，因此16岁以下的病人不具备用药指征。规格：25mg、100mg、150mg和200mg片剂；2mg、5mg和25mg咀嚼分散片。

药代动力学[25]（表26-15）

表26-15 氯硝西泮的药代动力学

$t_{1/2}$	t_{PEAK}	t_{SS}	治疗水平
24小时[a]	1.5～5小时	4～7天	存在争议[27]

[a] 半衰期可被苯妥英和卡马西平缩短至约15小时，可被丙戊酸延长至59小时

药物信息：氨己烯酸

适应证 治疗部分性发作有效，对全身性发作效果稍差。

剂量 成人：1500～3000mg/d。

药物信息：托吡酯（Topamax®）

可能通过阻断电压敏感型钠离子通道、增强γ-氨基丁酸A型受体（GABA-A受体）的γ-氨基丁酸（GABA）活性以及抑制部分谷氨酸受体起作用[23]。

适应证[28]

作为治疗顽固性部分发作的口服辅助性药物。

剂量

成人：从50mg/d开始，缓慢增量至200～400mg/d[29]，量大于600mg/d时无显著获益[30]。规格：25mg、100mg和200mg片剂。

药代动力学（表26-16）

表26-16 托吡酯的药代动力学

$t_{1/2}$	t_{SS}（稳定状态）	治疗水平
19～25小时	5～7天	尚未确定

30%经肝脏代谢，其余的以原形经尿液排出。

副作用

可能使苯妥英的血药浓度增加25%。其他AED可降低托吡酯的血药浓度（苯妥英、卡马西平、丙戊酸等，其他亦有可能）。

认知障碍（找词困难、注意力不集中等）、减重、眩晕、共济失调、复视、感觉异常、神经质和精神错乱。肾结石发生率约为1.5%，可自行排出[23]。

儿童处于高温环境或剧烈活动时可出现少汗（排汗减少）和体温过高。

药物信息：噻加宾（Gabitril®）

一种GABA摄取抑制剂，具有与托吡酯相当的认知障碍发生率[31]。

成人：从4mg/d开始，每周增加4～8mg，直至最大剂量32～56mg（分次给药，每天2～4次）。规格：4mg、12mg、16mg和20mg片剂。

药物信息：拉科酰胺（Vimpat®）

促进电压门控钠离子通道的缓慢失活，只作用于激活或长时间去极化神经元（如癫痫发作）。

适应证

部分性发作；疼痛性糖尿病性神经病变。

剂量

成人：200～400mg。规格：片剂。

26.2.5 抗癫痫药物的停药

概述

大多数癫痫发作的复发都发生于AED停药后的6个月内[32]。

AED停药指征

对于病人无癫痫发作多久才可停药这一问题尚无一致意见。对于EEG在预后评估中的价值和停药的最佳时机亦无统一意见。

以下的结论由一项观察性研究获得，包括92例无癫痫发作2年以上的特发性癫痫病人[33]。

这些结论不适用于创伤后的癫痫发作（如全身性发作等）。减药方案为每2周减少1“单位”（1“单位”：200mgCBZ或VA；或100mg PHT)。随访：平均26个月（范围6～62个月）。

31例（34%）癫痫复发，平均复发时间为8个月（1～36个月）。通过精确计算，复发风险：0～3个月每月为5.9%，4～6个月每月为2.7%，7～9个月每月为0.5%。可能影响复发的因素包括：

1. 发作类型：复发中37%为全身发作；16%为复杂或简单部分发作；54%为复杂部分发作继发全身发作。
2. 癫痫获得控制前的发作次数：癫痫获得控制前发作次数≥100次的病人复发率显著高于发作次数＜100次的病人。
3. 使用单药控制成功前所尝试药品数量：使用第一种药物即控制成功者复发率为29%；变更为第二种方案成功者复发率为40%；需变更为第三种方案方成功者复发率为80%。
4. EEG分级（表26-17)：4级者预后最差，最易复发。EEG存在癫痫样放电者不应停药[34]。

在一项大型随机研究中[35]，预测免于癫痫复发最重要的因素是：

1. 更长的无癫痫状态持续时间。
2. 仅用 1 种 AED（相比于多 AED 联合用药）。
3. 除强直 - 阵挛发作外的癫痫发作。

停药时间

建议的停药时间参见表 26-18，仅供参考。

26.2.6 妊娠和抗癫痫药

概述

伴发癫痫的妊娠期妇女应请产科协同诊疗[36]。

节育

AED 可诱导产生肝微粒体细胞色素 P450 酶系（表 26-19），使口服避孕药的避孕失败概率增加 4 倍[37]。希望使用口服避孕药的病人应当采用屏障式的避孕装置直到排卵被稳定抑制，另外还应当注意突破性出血。发生

表 26-17 EEG 分级和癫痫发作复发率

级别	EEG 描述		复发率	复发数量 / 风险病人数量
	治疗前	停药前		
1	正常	正常	34%	11/31
2	异常	正常	11%	4/35
3	异常	进展	50%	2/4
4	异常	不变	74%	14/19

表 26-18 AED 停药推荐时间

AED	推荐的停药时间
苯妥英、丙戊酸、卡马西平	2~4 周
苯巴比妥	6~8 周（每周减少 25%）
氯硝西泮	3~6 个月；参见“注意事项”

表 26-19 AED 对肝细胞色素 P450 的作用

诱导物	非诱导物
卡马西平	丙戊酸
苯巴比妥	苯二氮䓬类药物
苯妥英	加巴喷丁
非尔氨酯	拉莫三嗪
扑米酮	

突破性出血提示需要改变激素剂量[32]。非口服激素避孕药[如左旋炔诺孕酮埋植剂(Norplant®)]可以避免肝脏的首关效应，但其效果会随时间减弱，因此仍需联合使用屏障式避孕器具。

妊娠期并发症

患有癫痫的女性在妊娠期间可能出现更多并发症，但90%以上的孕产妇预后良好[32]。

癫痫使妊娠期子痫的发生率增加约17%（报道范围：17%～30%），可能是妊娠期间服药依从性差或游离AED浓度变化所致（表26-20）。孤立出现的癫痫发作很少引起损害，通常无害。持续癫痫状态会使孕产妇和胎儿处于严重的危险当中，因此应当积极治疗。

另外，也可轻度增加发生妊娠毒血症（妊娠高血压）和流产的风险。

26

表26-20 妊娠期间游离AED浓度水平变化[39]

药物	变化
卡马西平	↓ 11%
苯巴比妥	↓ 50%
苯妥英	↓ 31%
丙戊酸	↑ 25%

出生缺陷

对于已确诊的癫痫病人，其子嗣中胚胎畸形的发生率为4%～5%，或接近总体人群水平的2倍[40]。致畸的原因是AED的使用或是遗传和环境因素，目前不得而知。所有的AED对胎儿均有潜在的不良作用。多药物联合治疗与单药治疗相比会增加发生出生缺陷的风险。

总体而言，与妊娠期间癫痫发作（可能伴发孕妇和胎儿缺氧、酸中毒）相比，大多数AED致畸风险往往被高估。但也应逐个病例进行评价。偶有病人中断使用AED。

特异性药物

有研究显示卡马西平（CBZ）会增加轻度畸形（并非主要畸形）的发生率[41]（此研究可能存在方法学问题），而且可能增加神经管缺陷（NTD）的发生率[42]。胎儿在子宫内暴露于苯妥英可能导致发生胎儿乙内酰脲综合征[14，43]，且幼儿IQ降低约10分[44]。一项前瞻性研究认为苯巴比妥导致严重畸形的概率最高（发生率为9.1%）[45]，且另一项研究认为苯巴比妥与胎儿死亡或胎儿异常风险的增加相关[46]。丙戊酸（VA）相关的NTD发生率最高（1%～2%[18]），可通过羊膜穿刺术检测，必要时抽取羊水检查。每天3次的给药频次可降低NTD的发生风险（见“药物信息：丙戊酸”）。产前临时使用苯二氮䓬类药物可导致婴儿低肌张力综合征[47]。其他带有镇静作用的 AED，如苯巴比妥，也具有同样效果。

药物推荐

普遍共识是：对于大多数需要使用 AED 的育龄期女性，如癫痫发作对 CBZ 有效，故使用 CBZ 单药治疗是最有效的选择[48]。若无效，当前推荐的第二选择是丙戊酸单药治疗。上述所有情况均需（在确定正常维生素 B_{12} 水平后）补充叶酸。

（李俊昇 译 赵 萌 校）

参考文献

[1] Commission on Classification and Terminology of the International League Against Epilepsy. Guidelines for Epidemiologic Studies on Epilepsy. Epilepsia. 1989; 30:389–399

[2] Mosewich RK, So EL. A Clinical Approach to the Classification of Seizures and Epileptic Syndromes. Mayo Clin Proc. 1996; 71:405–414

[3] French JA, Williamson PD, Thadani VM, et al. Characteristics of Medial Temporal Lobe Epilepsy. I. Results of History and Physical Examination. Ann Neurol. 1993; 34:774–780

[4] Williamson PD, French JA, Thadani VM, et al. Characteristics of Medial Temporal Lobe Epilepsy. II. Interictal and Ictal Scalp Electroencephalography, Neuropsychological Testing, Neuroimaging, Surgical Results, and Pathology. Ann Neurol. 1993; 34:781–787

[5] Engel JJ. Surgery for Seizures. N Engl J Med. 1996; 334:647–652

[6] Grunewald RA, Panayiotopoulos CP. Juvenile Myoclonic Epilepsy: A Review. Arch Neurol. 1993; 50:594–598

[7] Brodie MJ, Dichter MA. Antiepileptic Drugs. N Engl J Med. 1996; 334:168–175

[8] Mattson RH, Cramer JA, Collins JF, et al. Comparison of Carbamazepine, Phenobarbital, Phenytoin, and Primidone in Partial and Secondarily Generalized Tonic-Clonic Seizures. N Engl J Med. 1985; 313: 145–151

[9] Mattson RH, Cramer JA, Collins JF, et al. A Comparison of Valproate with Carbamazepine for the Treatment of Complex Partial Seizures and Secondarily Generalized Tonic-Clonic Seizures in Adults. N Engl J Med. 1992; 327:765–771

[10] Drugs for Epilepsy. Med Letter. 1986; 28:91–93

[11] Rambeck B, Boenigk HE, Dunlop A, et al. Predicting Phenytoin Dose - A Revised Nomogram. Ther Drug Monit. 1979; 1:325–333

[12] Saklad JJ, Graves RH, Sharp WP. Interaction of Oral Phenytoin with Enteral Feedings. J Parent Ent Nutr. 1986; 10:322–323

[13] Worden JP, Wood CA, Workman CH. Phenytoin and Nasogastric Feedings. Neurology. 1984; 34

[14] Buehler BA, Delimont D, van Waes M, et al. Prenatal Prediction of Risk of the Fetal Hydantoin Syndrome. N Engl J Med. 1990; 322:1567–1572

[15] Public Health Service. Fluoxetine-Phenytoin Interaction. FDA Medical Bulletin. 1994; 24:3–4

[16] Winkler SR, Luer MS. Antiepileptic Drug Review: Part 1. Surg Neurol. 1998; 49:449–452

[17] Oles KS, Waqar M, Penry JK. Catastrophic Neurologic Signs due to Drug Interaction: Tegretol and Darvon. Surg Neurol. 1989; 32:144–151

[18] Oakeshott P, Hunt GM. Valproate and Spina Bifida. Br Med J. 1989; 298:1300–1301

[19] Farwell JR, Lee YJ, Hirtz DG, et al. Phenobarbital for Febrile Seizures - Effects on Intelligence and on Seizure Recurrence. N Engl J Med. 1990; 322:364–369

[20] Wroblewski BA, Garvin WH. Once-Daily Administration of Phenobarbital in Adults: Clinical Efficacy and Benefit. Arch Neurol. 1985; 42:699–700

[21] Davis AG, Mutchie KD, Thompson JA, et al. Once-Daily Dosing with Phenobarbital in Children with Seizure Disorders. Pediatrics. 1981; 68:824–827

[22] Felbamate. Med Letter. 1993; 35:107–109

[23] Winkler SR, Luer MS. Antiepileptic Drug Review: Part 2. Surg Neurol. 1998; 49:566–568

[24] Gabapentin - A new anticonvulsant. Med Letter. 1994; 36:39–40

[25] Lamotrigine for Epilepsy. Med Letter. 1995; 37:21–23

[26] Guerrini R, Dravet ,C, Genton P, et al. Lamotrigine and Seizure Aggravation in Severe Myoclonic Epilepsy. Epilepsia. 1998; 39:508–512

[27] Sondergaard Khinchi M, Nielsen KA, Dahl M, et al. Lamotrigine therapeutic thresholds. Seizure. 2008; 17:391–395

[28] Topiramate for Epilepsy. Med Letter. 1997; 39:51–52

[29] Faught E, Wilder BJ, Ramsay RE, et al. Topiramate Placebo-Controlled Dose-Ranging Trial in Refractory Partial Epilepsy using 200-, 400-, and 600-mg Daily Dosages. Neurology. 1996; 46:1684–1690

[30] Privitera M, Fincham R, Penry J, et al. Topiramate Placebo-Controlled Dose-Ranging Trial in Refractory Partial Epilepsy using 600-, 800-, and 1,000-mg Daily Dosages. Neurology. 1996; 46: 1678–1683

[31] Tiagabine for Epilepsy. Med Letter. 1998; 40:45–46

[32] Shuster EA. Epilepsy in Women. Mayo Clin Proc. 1996; 71:991–999

[33] Callaghan N, Garrett A, Goggin T. Withdrawal of Anticonvulsant Drugs in Patients Free of Seizures for Two Years. N Engl J Med. 1988; 318:942–946

[34] Anderson T, Braathen G, Persson A, et al. A Comparison Between One and Three Years of Treatment in Uncomplicated Childhood Epilepsy: A Prospective Study. II. The EEG as Predictor of Outcome After Withdrawal of Treatment. Epilepsia. 1997; 38:225–232

[35] Medical Research Council Antiepileptic Drug Withdrawal Study Group. Randomized study of antiepileptic drug withdrawal in patients in remission. Lancet. 1991; 337:1175–1180

[36] Delgado-Escueta A, Janz D. Consensus Guidelines: Preconception Counseling, Management, and Care of the Pregnant Woman with Epilepsy. Neurology. 1992; 42:149–160

[37] Mattson RH, Cramer JA, Darney PD, et al. Use of Oral Contraceptives by Women with Epilepsy. JAMA. 1986; 256:238–240

[38] Perucca E, Hedges A, Makki KA, et al. A Comparative Study of the Relative Enzyme Inducing Properties of Anticonvulsant Drugs in Epileptic Patients. Br J Clin Pharmacol. 1984; 18:401–410

[39] Yerby MS, Freil PN, McCormick K. Antiepileptic Drug Disposition During Pregnancy. Neurology. 1992; 42:12–16

[40] Dias MS, Sekhar LN. Intracranial Hemorrhage from Aneurysms and Arteriovenous Malformations during Pregnancy and the Puerperium. Neurosurgery. 1990; 27:855–866

[41] Jones KL, Lacro RV, Johnson KA, et al. Patterns of Malformations in the Children of Women Treated With Carbamazepine During Pregnancy. N Engl J Med. 1989; 310:1661–1666

[42] Rosa FW. Spina Bifida in Infants of Women Treated with Carbamazepine During Pregnancy. N Engl J Med. 1991; 324:674–677

[43] Hanson JW, Smith DW. The Fetal Hydantoin Syndrome.

J Pediatr. 1975; 87:285–290
[44] Scolnik D, Nulman I, Rovet J, et al. Neurodevelopment of Children Exposed In Utero to Phenytoin and Carbamazepine Monotherapy. JAMA. 1994; 271: 767–770
[45] Nakane Y, Okuma T, Takahashi R, et al. Multi-Institutional Study of the Teratogenicity and Fetal Toxicity of Antiepileptic Drugs: A Report of a Collaberative Study Group in Japan. Epilepsia. 1980; 21: 663–680
[46] Waters CH, Belai Y, Gott PS, et al. Outcomes of Pregnancy Associated with Antiepileptic Drugs. Arch Neurol. 1994; 51:250–253
[47] Kanto JH. Use of Benzodiazepines During Pregnancy, Labor, and Lactation, with Particular Reference to Pharmacokinetic Considerations. Drugs. 1982; 23:354–380
[48] Saunders M. Epilepsy in Women of Childbearing Age: If Anticonvulsants Cannot be Avoided, Use Carbamazepine. Br Med J. 1989; 199

27 特殊类型癫痫发作

27.1 新发癫痫发作

27.1.1 概述

在明尼苏达州的罗切斯特，经过年龄标准化后的新发癫痫发作发生率为每年 44/100 000[1]。

27.1.2 病因

对于首次发生癫痫发作的病人，病因包括（修正后[2]）：

1. 继发于神经损伤：无论急性期内的（如1周内）还是远期的（1周以上，3个月以内）。
   1) 卒中：卒中后14天内癫痫发作的发生率为4.2%。风险随卒中严重程度增加[3]。
   2) 头部外伤：闭合性头部损伤和贯通伤（见章节27.2.4）。
   3) 中枢神经系统感染：脑膜炎、脑脓肿和硬膜下积脓。
   4) 热性惊厥（见章节27.5）。
   5) 新生儿窒息。
2. 潜在的中枢神经系统（CNS）异常：
   1) 先天性CNS异常。
   2) 退行性CNS疾病。
   3) CNS肿瘤：种植转移或原发性。
   4) 脑积水。
   5) AVM。
3. 急性系统性代谢紊乱：
   1) 电解质紊乱：尿毒症、低钠血症、低血糖（尤其是严重低血糖）、高钙血症。
   2) 药物相关，包括：
      - 酒精戒断（见章节27.3）。
      - 可卡因中毒（见章节11.4.3）。
      - 阿片类药物（麻醉剂）。
      - 吩噻嗪类止吐药（见章节7.3.6）。
      - 使用氟马西尼（Romazicon®）治疗苯二氮䓬类药物（BDZ）过量（尤其是服用BDZ的同时，服用其他减少癫痫发作的药物，如三环类抗抑郁药和可卡因）。

• 致幻剂（PCP）：原本用于动物镇静。
• 环孢霉素：可影响 Mg2+ 水平。

3）子痫。

4．特发性。

一项针对急诊室 166 名患病儿童的调查研究发现，这些病人或以癫痫首次发作为主诉，或以其为出院诊断[4]。

1．110 例癫痫反复发作或发生非痫性发作。

2．56 例首次癫痫发作：

1）71% 为热性惊厥。

2）21% 为特发性。

3）7% 为“症状性”（低钠血症、脑膜炎、药物中毒等）。

一项包括 244 例无诱因新发癫痫发作病人的研究发现，仅 27% 的病人在随访中有再次（或多次）的癫痫发作[2, 5]。具有癫痫家族史、EEG 棘波阳性或 CNS 损伤病史（卒中或头部外伤等）的癫痫病人更易复发癫痫发作。无癫痫发作 3 年以上的病人未见复发。在第二次癫痫发作后，以后发生癫痫发作的风险更高。

27.1.3 评估

成人

新发癫痫发作的成年病人如不具备明显诱因（如酒精戒断），则应积极筛查病史（特发性癫痫发作，即常见于青春期前或青春期的癫痫）。行 CT 或 MRI 检查（有无增强均可），并进行系统性的筛查以鉴别上述所列的任何一种可能的因素（见上文）。若均为阴性，则应当补充 MRI 其他序列的检查。若同样为阴性，应在 6 个月、1 年和 2 年后重复上述检查（CT 或 MRI），以免在首次检查中漏诊。

儿童

对首次癫痫发作的小儿病人进行实验室检查和放射检查通常花费高昂且无意义[4]。详细的病史询问和体格检查通常帮助更大。

治疗

新发成人特发性癫痫发作（即 CT 或 MRI 未发现异常，无药物戒断的证据）的治疗方案尚存在争议。在一项研究中，实验人员尝试进行 EEG 检查，若结果为阴性则进行睡眠剥夺 EEG 并观察[6]，结论如下：

1．不同医师对 EEG 的解读存在巨大差异。

2．若两次 EEG 均正常，则癫痫的 2 年复发率为 12%。

3．若其中 1 次或 2 次 EEG 表现出癫痫样放电，则 2 年复发率为 83%。

4．若其中 1 次或 2 次 EEG 表现出非痫样异常，则 2 年复发率为 41%。

5．局灶性癫痫样放电的复发率（87%）略高于广泛癫痫样放电（78%）。

结论认为通过上述方法获得的EEG具有一定的预测价值，可作为使用AED治疗癫痫发作的参考。

27.2 创伤后癫痫发作

27.2.1 概述

要 点

- 两类：伤后早发型（≤7天）和晚发型（>7天）。
- AED可用于高癫痫发作风险病人的早期创伤后癫痫发作（PTS）的预防。
- 预防性使用AED不减少晚期PTS的发生频率。
- 除特殊情况外，使用AED1周后停药。

创伤后癫痫发作（PTS）通常被（简单地）分为早发型（伤后1周内发作）和晚发型（伤后1周以后）发作[7]。可能还存在第三类——“即刻型”，即伤后数分钟至1小时内发病。

27.2.2 早发型PTS（脑创伤后≤7天）

发生于30%严重的脑外伤（“严重”的定义为：意识丧失>24小时、记忆缺失>24小时、局灶神经功能缺损、明确的脑挫伤或颅内血肿）和约1%的轻度至中度脑外伤。在因脑外伤导致短暂意识丧失或记忆缺失的小于15岁的病人中，发生率为2.6%[8]。

早发型PTS可能是由颅内压升高、血压变化、氧合改变和多余的神经递质释放造成的，可导致不良事件的发生[9]。

27.2.3 晚发型PTS（脑创伤后>7天）

据评估，在所有年龄组中明确的头部外伤（包括意识丧失>2分钟、入院GCS<8分、硬脑膜外血肿等）伤后2年内的癫痫发生率为10%~13%[10, 11]。发生风险是对照人群的3.6倍。伤后癫痫发生率：严重头部外伤>中度>轻度[8]。

早发型PTS在儿童中的发生率高于成人，晚发型则较少（发生PTS的儿童中，94.5%在伤后24小时内病情进展[12]）。若贯通性头部损伤病人伤后3年内无癫痫发作，则大部分将不再发生癫痫发作[13]。儿童晚发型PTS与早发型PTS相互独立，无相关性（成人中仅适用于轻度头部外伤）。反复头部外伤可增加晚发型PTS的发生风险。

27.2.4 贯通性脑创伤

与闭合性脑损伤相比，贯通性脑损伤PTS的发生率较高（15年随访发生率为 50%[14])。

27.2.5 治疗

概述

一些早期的回顾性研究建议在伤后早期使用 PHT 以预防早发型 PTS，而且即使在停药后仍能降低晚发型 PTS 的发生风险。随后进行的前瞻性研究对该结论提出异议，但因该研究中未能保持合格的血药浓度且数据缺乏统计学效力而遭到批评[7, 11]。一项针对 PTS 高危病人（除贯通伤外）的双盲前瞻性研究表明，伤后 24 小时内给予 20mg/kg 负荷量 PHT 并维持高治疗剂量血药浓度可使早发型 PTS 的风险降低 73%；但 1 周后继续（基于治疗目的）用药无明显获益[15]。研究证明卡马西平（Tegretol®）在降低早发型 PTS 发生风险方面有效。

长期使用苯妥英预防 PTS 会对认知产生负面影响[16]。

治疗指南

基于可获得的信息（见下文）可以得出以下内容：

1. 研究尚未发现可以有效阻止癫痫发作的治疗方法（即神经的改变最终导致晚发型 PTS）。
2. AED 可有效降低高危病人（表 27-1）的早发型 PTS 发生率。
3. 尚无研究证明降低早发型 PTS 的发生率可以改善预后[17]。
4. 一旦发生癫痫，持续使用 AED 可降低癫痫复发的可能性。

基于上述观点，我们得出以下内容作为指南。

启用 AED

可短期使用 AED（尤其是可能导致不良后果的癫痫发作）。头部外伤后 2 周内持续使用苯妥英可有效预防早发型 PTS，且不显著增加副作用的发生风险[18]。

事实上，癫痫发作可导致颅内压升高，并对血压和血氧产生负面影响，可能使其他损伤加重（如导致颈椎失稳病人发生脊髓损伤）；也可对病人家庭产生负面心理影响，病人也因此丧失驾驶机动车的能力。癫痫发作产生的多余神经递质也可产生不良影响[9]。

选择：具有表 27-1（修正[9, 12, 15, 19]）中任何高危因素的病人均应在伤后 24 小时内开始使用 AED（通常使用左乙拉西坦、苯妥英或卡马西平）。使用 PHT 时，负荷量为 20mg/kg，维持量选用高线。若不能耐受 PHT，可改用苯巴比妥。

停用 AED

1. 治疗 1 周后逐渐停用 AED，以下情况除外：
   1) 颅脑贯通伤。
   2) 发生晚发型 PTS（即头部创伤 7 天后发生癫痫发作）。

表 27-1 PTS 的高危因素

1. 急性硬脑膜下、硬脑膜外或脑内血肿（SDH、EDH 或 ICH）
2. 伴有脑实质损伤的开放性颅骨粉碎性骨折
3. 伤后 24 小时内发生癫痫发作
4. GCS < 10 分
5. 贯通性脑损伤
6. 严重的酒精滥用史
7. CT 见可疑的大脑皮质挫伤（出血）

3）既往癫痫发作病史。

4）进行开颅手术的病人[20]。

2. 不具备上述危险因素的病人用药 1 周后停药（见上文）：

1）AED 血药浓度维持在治疗水平 6～12 个月。

2）下列病人停药前建议行 EEG 检查除外癫痫灶（尽管其参考价值较低，但出于法律目的建议检查）：

- 反复癫痫发作。
- 存在表 27-1 中所列高危因素。

27.3 酒精戒断性癫痫发作

27.3.1 概述

可参见酒精戒断综合征（见章节 11.4.1）。戒断综合征可在乙醇浓度达到峰值后的数小时内出现；其预防和治疗见章节 11.4.1。在酒精成瘾者戒酒或减少摄入 7～30 小时内，多达 33% 的病人可出现酒精戒断性癫痫发作。典型的发作形式为 6 小时内出现 1～6 次全身强直 - 阵挛发作，无局灶症状[21]。癫痫发作通常早于谵妄。戒断性癫痫发作也可在酒精中毒的情况下发生（未戒断）。

戒断 48 小时内均存在癫痫发作的风险[谵妄（DT）的危险期>48 小时]，因此通常单独使用负荷剂量的 PHT 用于预防性治疗。然而，酒精戒断性癫痫发作短暂、孤立且具有自限性，因此单纯戒断性癫痫发作的病人使用 PHT 并无益处，不具备用药指征。在解毒期间使用氯硝西泮（Librium®）或其他苯二氮䓬类药物（见章节 11.4.1）可降低戒断性癫痫发作的风险[22]。

27.3.2 评估

下列病人应当进行头部 CT 检查并入院进一步评估，同时观察有无其他类型癫痫发作或 DT：

1. 首次发生酒精戒断性癫痫发作。

2. 存在局灶病变。
3. 6 小时内癫痫发作超过 6 次。
4. 存在创伤证据。

也应考虑到癫痫发作的其他诱因，如发热病人应进行腰椎穿刺检查以排除脑膜炎。

27.3.3 治疗

短暂孤立的癫痫发作不需要治疗，除非存在下文提及的情况。持续时间超过 3～4 分钟的癫痫发作需要使用地西泮或劳拉西泮治疗。若癫痫发作不缓解，病人处于癫痫持续状态，可进一步采取治疗措施（见章节 27.6)。具备下列适应证者可长期使用负荷剂量苯妥英治疗：

1. 有酒精戒断性癫痫发作病史。
2. 入院后癫痫再次发作。
3. 癫痫发作与酒精戒断无关。
4. 存在其他癫痫发作的危险因素（如硬脑膜下血肿）。

27.4 非痫性发作

27.4.1 概述

又称为假性癫痫发作（可指病人佯装的癫痫发作，因此一些学者不建议使用该名词），专业名词称为精神性癫痫发作，指伴有精神性病因的非痫性发作（NES）（精神性癫痫发作是客观事件，病人无法自控）[23]。

NES 的危险之一在于病人可能会不必要地服用 AEDs，在某些情况下，这可能会使 NES 恶化。NES 可能的病因见表 27-2。大多数 NES 都是精神性的。

癫痫发作的鉴别诊断

1. 精神性：20%～90% 难治性癫痫病人选择就诊于癫痫中心。这些病人通常在 5～7 年前确诊为癫痫。有些时候这些病人中多达 50% 存在真性癫痫发作[24]。
2. 抽动：可被抑制，不反复发作（如反复发作，则可能是面肌痉挛）。
3. 运动性疾病：肌阵挛（可以是痫性或非痫性的）。
   1) 猝倒：如伴发作性嗜睡，通常是由于大笑或其他情绪刺激（EEG 通常难以捕捉，表现为快速动眼时相出现于觉醒状态）。
   2) 异睡症：是一种睡眠运动障碍（发生于睡眠期间）。包括：夜惊（发生于慢波睡眠，而多梦发生于快速动眼睡眠期）、梦游症、快速动眼睡眠行为障碍（通常发生于老年人），通常很可能存在脑退行性疾病（曾被称为夜间发作性肌张力障碍）。撞头是一种良性

27

表 27-2 非痫性发作的鉴别诊断[23]

心理疾病（精神性癫痫发作） 1）躯体障碍：尤其是转换障碍 2）焦虑：尤其是惊恐发作和创伤后精神紧张性精神障碍（PTSD） 3）解离性障碍 4）精神障碍 5）冲动控制障碍 6）注意力缺失症[a] 7）人为障碍：包括 Munchausen 综合征
心血管疾病 1）晕厥 2）心律失常 3）一过性缺血发作 4）屏气发作[a]
偏头痛综合征 1）复杂性偏头痛[a] 2）基底动脉型偏头痛
运动性疾病 1）震颤 2）运动障碍 3）运动型抽动[a]，痉挛 4）其他（包括颤抖）
异睡症和睡眠相关障碍 1）夜惊[a]、多梦[a]、梦游症[a] 2）发作性嗜睡、猝倒 3）快速动眼睡眠行为障碍 4）夜间发作性肌张力障碍
胃肠功能紊乱 1）发作性恶心或绞痛[a] 2）周期性呕吐综合征[a]
其他 1）疑病 2）伴有发作性行为或言语症状的认知障碍 3）药物作用或中毒 4）白日梦[a]

[a] 通常发生于儿童

的异睡症。

4. 晕厥：90% 的病人在晕厥时会发生肌阵挛或抖动[25]。

5. 短暂性脑缺血发作。

27.4.2 癫痫发作（ES）与非痫性发作（NES）的鉴别诊断

概述

癫痫发作与非痫性发作的鉴别是常见的临床难题。对于不同寻常的癫痫发作，即使专家也会犯错误[26]。一些位于额叶和颞叶的复杂性部分发作可能产生与典型 ES 表现不一致的异常行为，并且产生头皮电极 EEG 无法识别的异常脑电活动（因此即使使用视频脑电监测也可能误诊，尽管相比于全身发作，这种情况在部分发作中更常见）。这可能需要一支多学科融合的诊疗团队。

表 27-3 将真正癫痫发作与非痫性发作的鉴别特征进行了列举。表 27-4 列举了一些与 NES 有关的特征。然而由于这些特征也存在于 ES 中，因此不存在可用于确诊 NES 的特征性指标。

真性癫痫发作与 NES 共同具有的特征：呼唤无应答、自动症罕见、全身乏力和小便失禁罕见。提示：一些癫痫发作的表现较为怪异，并且可与 NES 相似（有时称为假性癫痫发作）。10% 的精神性癫痫发作病人患有癫痫。

提示非痫性发作的特征：

1. 弓背：对 NES 有 90% 的特异性。
2. 非同步肢体活动。
3. 起停：癫痫发作通常开始后逐渐停止。
4. 整个癫痫发作过程中强迫性闭眼。
5. 由不能引起癫痫发作的诱因起病（如音叉接触头部、酒精棉片接触颈部、静脉注射生理盐水等）。
6. 觉醒状态下的双侧抖动。除辅助运动区癫痫发作（额叶内侧区域）外，这些发作通常是强直性（非阵挛性）。
7. 哭泣（抱怨）：高度特异。
8. 混合多种或不同类型的癫痫发作（ES 通常是一成不变的），意识状况波动，否认癫痫发作与压力的关系。

若存在下列所述中的任意 2 项，则 96% 会是 NES：

1. 上肢非同步阵挛运动。
2. 下肢非同步阵挛运动。
3. 无发声，或在发作开始时发声。

舌外侧撕裂是癫痫发作的特异性表现。

表 27-3 ES 与 NES 的特点[24]

特点	ES	NES
男性百分比	72%	20%
上肢阵挛运动		
同步	96%	20%
非同步	0	56%
下肢阵挛运动		
同步	88%	16%
非同步	0	56%
发声		
无	16%	56%
发作起始时	24%	44%
发作中期	60%"癫痫性喊叫"	0
类型	仅呼吸肌强制性或阵挛性收缩的声音	呻吟、尖叫、呼噜声、鼻息声、缄默、干呕、可听懂的言语、喘息
转头		
单侧	64%	16%
从一侧到另一侧	8%（缓慢、小幅度）	36%（剧烈、大幅度）

表 27-4 通常与 NES 有关的特点[23]

- 尽管使用 AED 治疗，但仍频繁癫痫发作
- 就诊于不同医师
- 前驱症状进展缓慢，癫痫发作逐渐加重（经历数分钟）
- 发作持续时间较长（超过 5 分钟）
- 临床表现随病人注意力变化
- 发作易受诱导或影响
- 间歇性心律失常和非同步的肢体抽搐运动
- 发作过程中发作强度和严重程度波动
- 反复翻滚、骨盆抽动、动作剧烈
- 双侧肢体活动伴意识正常
- 神经系统体征的非生理性播散
- 全身发作后无劳力性呼吸或流涎
- 表情放松或无明显变化
- 哭闹或幽咽
- 无发作后精神错乱或昏睡
- 不相称的发作后精神状态改变
- 无刻板动作

病史

尝试记录以下内容：前驱症状、诱发因素、发作的时间和环境、发作的形式和持续时间、发作时和发作后的情况、发作的频率、每次发作表现是否相同。需判断病人是否有精神病史、是否与其他 ES 病人熟识（了解癫痫发作表现）。

精神测试

可能有帮助。ES 和 NES 中所表现的疑病、抑郁和精神分裂在明尼苏达州多向性格测量表（MMPI）中存在区别[27]。

27.5 热性惊厥

27.5.1 定义

见参考文献[28]。

▶ 热性惊厥　发生于婴儿或儿童与发热有关的癫痫发作。未发现明确诱因，不伴有畸形及神经系统疾病（包括疫苗接种发热期间的癫痫发作）。

▶ 复杂热性惊厥　惊厥发作时间大于 15 分钟，可以孤立发作，也可以发作多次（每次发热期间惊厥 1 次以上）。

▶ 简单热性惊厥　非复杂性的。

▶ 复发性热性惊厥　发热期间发生癫痫发作 1 次以上。

27.5.2 流行病学

见参考文献[28]。

热性惊厥是癫痫发作最常见的形式。除外患有神经系统疾病或发育异常儿童，热性惊厥的发病率约为 2.7%（美国 6 个月至 6 岁儿童，范围：2%～5%）。单纯热性惊厥后发展成为癫痫的概率约为 1%，而热性惊厥发展为癫痫的概率为 6%（长期癫痫发作者 9%，局灶性癫痫发作者 29%）。任何潜在的神经系统异常、发育异常或癫痫病家族史均会增加热性惊厥进展成为癫痫的风险。需要注意的是，暂无证据证明儿童热性惊厥发病年龄与癫痫患病风险相关。

27.5.3 治疗

在一项研究中，苯妥英治疗组病人的 IQ 值较安慰剂组低 8.4（95% 置信区间），停药数月后差距依然存在[29]。而且苯妥英组的癫痫发作频率并未显著降低。目前尚无任何药物对热性惊厥有效：卡马西平和苯妥英无效；丙戊酸可能有效，但用于 2 岁以下病人存在风险。热性惊厥后发生无热性癫痫发作的概率为 1%，且 AED 可能对预防癫痫发作无实际效果，因此这些病人不具备 AED 用药指征。曾有过 1 次以上热性惊厥病史的儿童可在高热时（体温＞38.1℃）给予地西泮 0.33mg/kg 口服，每 8 小时一次，退热 24 小时后停药，以降低再次发生热性惊厥的可能性[30]。

27.6 癫痫持续状态

27.6.1 概述

要 点

- 定义：癫痫发作＞5 分钟，或经一、二线 AED 药物治疗后癫痫发作仍存在。
- 未经治疗的癫痫持续状态（SE）具有较高发病率和病死率。
- 最常见的病因：已确诊癫痫发作的病人 AED 血药浓度低。
- 急性原发性 SE 应视为其他疾病的表现，在处理 SE 的同时应治疗原发病。
- 治疗方法见表 27-5。

▶ 定义

癫痫发作时间＞5 分钟或经适当的一线、二线 AED 治疗无效[31]。

▶ 诊疗相关的关键特点

- 癫痫发作持续时间＞5 分钟的病人中，61% 会持续发作＞1 小时[32]。
- 无癫痫发作病史的病人，出现 SE 通常是其他皮质刺激或损伤的表现[31]，最重要的是治疗原发病（此外再治疗 SE）。
- 已确诊癫痫的病人，癫痫复发和 AED 血药水平不达标者，通常是由于服用了较多种类的 AED。实际上 SE 应通过标准化的方案治疗[31]。
- 大多数癫痫持续状态的成年病人都由部分发作起病，继发全身发作。
- 可任意选择一线或二线 AED 治疗癫痫持续状态，AED 剂量[31]和能否在癫痫发作 30 分钟内开始治疗[33]是决定能否成功终止 SE 的重要因素。

27.6.2 癫痫持续状态的类型

见参考文献[34]。

1. 全身癫痫持续状态：
   1) 抽搐型（强直－阵挛型、强直－阵挛－强直型或阵挛型）：全身强直－阵挛型癫痫持续状态（SE）是最常见的类型[35]，是一种紧急状况。
   2) 失神型（注意：在 SE 中可能表现为意识朦胧）。
   3) 继发性全身发作：占全身发作性 SE 的 75%。
   4) 肌阵挛型。
   5) 失张力型（跌倒发作）：有时是在 Lennox-Gastaut 综合征中（见章节 26.1.2）。
2. 部分癫痫持续状态（通常与自动症有关）：

表 27-5 癫痫持续状态治疗初始步骤摘要(成人和13kg以上的儿童；细节见下文)[40]

ABC 法则：吸氧。使病人侧卧。检查生命体征，并行神经系统检查
监测／实验室检查：脉搏血氧饱和仪。心电图／遥测。✓指血测血糖 血液检查（切勿等待结果明确后才开始治疗）：✓电解质、✓血细胞计数、✓动脉血气分析、✓血药浓度水平、✓肝功能、✓ Mg^{2+}、✓ Ca^{2+} ✓头部 CT
开放 2 条高流量静脉通路，开始静脉补液
• 硫胺素 100mg 静脉滴注和（或）50% 葡萄糖注射液 50ml 静脉给药（示指血血糖结果决定）
一线 AED： • 劳拉西泮（Ativan®）成人 4mg 静脉滴注，体重＞13kg 的儿童 2mg 静脉滴注。速率＜2mg/min。或者 • 咪达唑仑（Versed®）成人 10mg 肌内注射，体重＞13kg 的儿童 5mg 肌内注射（无静脉通路可用或无法注射咪达唑仑时）。或者 • 可经直肠给予地西泮凝胶（Diastat®）（0.2～0.5mg/kg） 苯二氮䓬类可视需求反复给予负荷剂量
二线 AED：用于反复给予苯二氮䓬类药物无效时（或同时给药） • 磷苯妥英：15～20mg PE/kg 静脉滴注，速率＜150mg PE/min（首选药：给药越快，刺激越小）。或者 • 苯妥英：15～20mg/kg 静脉滴注，速率＜50mg/min（价格便宜）；如对负荷剂量无反应，可在 20 分钟后额外给予 10mg/kg 静脉滴注 注意：必须遵从以上指南中的给药速率。苯妥英／磷苯妥英给药过快与心血管风险增加显著相关
✓ PHT 负荷剂量 10 分钟后，苯妥英血药浓度约为 10mg；如有需要可在 10 分钟后再次给药
其他二线 AED： • 丙戊酸钠：20～30mg/kg 静脉推注（最大速率 100mg/min）——有些小型研究认为丙戊酸钠效果等同于或优于苯妥英。或者 • 苯巴比妥：20mg/kg 静脉滴注（开始时以 50～100mg/min 速率给药）——通常作为二线或三线 AED 使用。首次给药 10 分钟后可再次给予 25～30mg/kg。或者 • 左乙拉西坦（Keppra®）：20mg/kg 静脉推注，给药时间大于 15 分钟——Keppra® 作为一线或二线 AED 药物的证据尚不清楚
如果癫痫发作持续时间＞30 分钟，并且对一线和二线 AED 耐受，则 ICU 气管内插管并且给予持续静脉输注（CIT）下列药物： • 咪达唑仑：负荷剂量 0.2mg/kg 静脉滴注，而后给予 0.2～0.6mg/(kg · h)。或者 • 异丙酚：负荷剂量 2mg/kg 静脉滴注，而后给予 2～5mg/(kg · h)
如果癫痫发作仍持续，确保可矫正的条件均已排除或对症治疗
新的治疗选择（未经系统性研究）：休克疗法等

27

1）单纯型（亦称部分性癫痫持续状态）。
2）复杂型（注意：复杂型 SE 可有神志朦胧的表现）：常由额叶病灶引起。需要紧急治疗（数宗病例报道称复杂型 SE 后出现永久性神经功能缺损）。
3）继发性全身癫痫持续状态。

3. 非抽搐型 SE：
1）良性变异（典型的失神型 SE、复杂型部分 SE）。
2）睡眠中癫痫性电持续状态。
3）非典型失神性癫痫持续状态。
4）昏迷中的强直型癫痫持续状态（与儿童学习障碍相关）。

或者，SE 停止发作变为以下情况：

1. 伴有显著的运动障碍。
2. 不伴有显著的运动障碍。
3. 边界综合征（在 SE 样的 EEG 中发现有脑病、行为异常、精神错乱或精神疾病等特征同时存在的综合征）。

27.6.3 流行病学

发病率在美国的门诊病人约为每年 150 000 新发病例[31]。大部分发生于幼龄儿童（73% 的患儿小于 5 岁[36]），其次是大于 60 岁的老年人。超过 50% 的病人为首次癫痫发作[35]。首次癫痫发作的病人中，1/6 表现为 SE。

27.6.4 病因

最常见的诱因包括：AED 血药浓度低（34%）、远期症状性因素（24%）、脑血管事件（22%）、代谢紊乱（15%）和低氧血症（13%）。

详解：

1. 已确诊癫痫的病人因任何原因导致 AED 血药浓度低（依从性差、治疗过程中感染导致未口服用药、药物间相互作用→ AED 药效降低）。
2. 热性惊厥：年轻病人的常见诱因。5%～6% 的 SE 病人具有热性惊厥病史。
3. 卒中：老年人中常见的特异性诱因。
4. CNS 感染：儿童中通常为细菌感染，最常见的病原体是甲型流感病毒和肺炎链球菌。
5. 特发性：占总数的约 1/3（儿童中通常与发热相关）。
6. 癫痫：在 SE 病人中约 50% 表现为癫痫或可诊断为癫痫。大约 10% 最终诊断为癫痫的成人表现出 SE。
7. 电解质失衡：低钠血症（通常发生于儿童，表现为水中毒[36]）、低血糖、低钙血症、尿毒症、低镁血症等。

8. 药品滥用中毒：尤其是可卡因和安非他命。

9. 突然停药：巴比妥类药物、苯二氮䓬类药物、乙醇或麻醉药物。

10. 可导致抽搐的药物，包括：β-内酰胺类抗生素（青霉素、头孢类）、抗抑郁药物（安非他酮）、氯硝西泮、支气管扩张剂、免疫抑制剂。

11. 创伤性脑损伤：急性和陈旧性。

12. 低氧血症／脑缺血。

13. 肿瘤。

在小于1岁的幼儿中，75%具有急性诱因：28%继发于CNS感染，30%由电解质紊乱造成，19%与发热有关[36]。成人有更多可能是由于结构性病变导致的。成人中最常见的诱因是已确诊癫痫的病人AED血药浓度不达标。

27.6.5 SE的致残和死亡

病人的预后与SE的潜在诱因和持续时间有关。无神经功能缺损的病人SE平均持续时间为1.5小时（因此，可在SE前约1小时行戊巴比妥麻醉）。近期的死亡率＜10%～12%（仅约2%的病人死亡与SE或其并发症直接相关；其他的都是由于导致SE的原发疾病）。死亡率最低的是儿童（约6%[36]）、AED治疗不达标的SE病人和无诱因的SE病人[37]。死亡率最高的是老年人和由于缺氧或卒中而发生SE的病人[37]。1%的病人在癫痫发作过程中死亡。

致残和死亡原因[38]：

1. 由于反复放电导致CNS损伤：仅需20分钟的抽搐性电活动就可导致神经元出现不可逆的改变。细胞通常在反复异常放电60分钟后死亡。

2. 癫痫发作后的全身应激反应（心脏、呼吸、肾脏和代谢）。

3. 导致SE的急性CNS损伤。

27.6.6 治疗

癫痫持续状态的总体治疗方法

治疗的成功与否（如是否致残和死亡）主要依赖于时间。有篇综述显示发病30分钟内给予一线AED治疗可以终止60%的SE，随着癫痫发作持续时间的延长，其治疗效果逐渐变差[39]。因此应当尽早开始治疗，以稳定病人、终止癫痫发作并查明病因（判断是否有脑急性损伤），如情况允许也可同时治疗原发病。通常在支持癫痫诊断的实验室检查回报前就应开始治疗，甚至在院前就应开始。

1. ABC法则：

1) 气道：如条件允许可使用口腔气道；使病人侧卧避免误吸。

2) 通气：通过鼻插管或球囊面罩给氧。若病人呼吸差或癫痫发作持续时间>30分钟，可考虑气管内插管。
3) 循环：如有需要可行心肺复苏（CPR)。开放较粗的静脉通路[建议开放2条：1条用于苯妥英（PHT，Dilantin®)，若使用磷苯妥英则只需1条]：先给予生理盐水以保持静脉通畅（KVO)。

2. 执行ABC法则的同时，应当准备AED，对于可疑SE病人应给药。
3. 神经系统检查。
4. 监测：心电图和基本生命体征；脉搏血氧饱和度；频繁测量血压。
5. 血液检查：STAT毛细血管(指血)血糖(以除外低血糖)、电解质(包括葡萄糖)、全血细胞计数、肝功能、Mg^{2+}、Ca^{2+}、AED血药浓度和动脉血气分析。

6. 头部CT（通常不用增强扫描)。
7. 纠正任何电解质失衡（由电解质紊乱引起的SE，相比于使用AED，纠正电解质更有效[36])。
8. 若考虑CNS感染，如无禁忌证（见章节97.3.1)，可行腰椎穿刺并取脑脊液送检（尤其是高热的儿童)。脑脊液白细胞增多至80×10^6/L可引起继发的SE（发作后良性升高)，这类病人应当给予抗生素治疗，直至培养阴性除外感染。
9. 通用药物：
   1) 葡萄糖：
      - 营养不良的病人（如酒精成瘾者)：不添加维生素B_1的葡萄糖可能导致韦尼克脑病（见章节11.4.1)。注射葡萄糖前，先给予维生素B_1，50~100mg静脉滴注。
      - 如果能马上测得指血血糖水平且提示低血糖，或无法行指血检查：成人给予25~50ml D50静脉推注（儿童给予25%葡萄糖注射液2ml/kg)。如情况允许，首先抽血检测血清葡萄糖水平。
   2) 纳洛酮（Narcan®）0.4mg静脉推注（使用麻醉药品的病人)。
   3) 可考虑给予碳酸氢盐以纠正酸中毒（1~2安瓿，取决于癫痫发作时长)。
   4) 小于2岁的婴儿：考虑使用维生素B_6，100mg静脉推注（维生素B_6依赖的癫痫发作是一种常染色体隐性遗传病，通常发生在婴儿早期[32])。
10. 癫痫发作持续时间大于5~10分钟应针对性给予抗癫痫药物（见下文)。
11. 如情况允许，可行EEG监测。
12. 如果使用肌松药(如行气管内插管时)，应当使用短效剂型。注意：肌肉松弛后可能表面上使癫痫发作停止，但脑内仍然存在癫痫电活动，长时间可导致永久性的神经损害（见上文）。

全身惊厥性癫痫持续状态的药物治疗

概述

尽管有公开数据为癫痫的特异性治疗提供选择，但尚无任何随机研究能够为难治性癫痫持续状态的治疗提供依据。现存多种治疗方案。表 27-5 对癫痫持续状态的药物治疗草案进行了总结，该草案的详细内容见下文（修正[31，34，40，41]）。“儿童剂量”指的是体重小于 40kg 或年龄小于 12 岁的病人的药物用量。由于延误治疗与神经损伤和药物反应减弱相关，因此应迅速进行治疗。

院前阶段

1. 即将发生的 SE：可将逐渐频繁的癫痫发作视为预警。使用劳拉西泮 1～3 天可能能够延缓病情进展为 SE 的过程。
2. 可使用咪达唑仑口腔贴或地西泮直肠给药在家中治疗 SE。

院内阶段

开始时经静脉以最大给药速度的一半给药，若生命体征平稳可将给药速度调至最大。

1. 一线用药：
   1) 苯二氮䓬类[42]（主要副作用：约 12% 出现呼吸抑制；准备气管内插管），起效迅速（1～2 分钟）。
      - 劳拉西泮（Ativan®）成人 4mg 静脉滴注，儿童 2mg 静脉滴注。速率＜2mg/min。
      - 或者咪达唑仑（Versed®）成人 10mg 肌内注射，体重＞13kg 的儿童 5mg 肌内注射——10 分钟后可再次按此剂量给药。
      - 若无静脉通路或无法注射咪达唑仑，可用地西泮胶体 Diastat® 经直肠给药（0.2～0.5mg/kg）。
2. 若给予首剂苯二氮䓬类药物后仍持续癫痫，则通过另一静脉通路给予二线药物。
   1) 按下列所示给予负荷量磷苯妥英（Cerebyx®）或苯妥英（Dilantin®）。只需按下列剂量和速率给药，注意监测血压和心电图，避免血压过低和心律失常，无须担心急性药物过量。按下列负荷剂量给药后，转用维持量。磷苯妥英的优势在于刺激小，可快速给药，苯妥英的优势在于价格便宜且不需体内转化。
      - 磷苯妥英：15～20mgPE/kg 静脉滴注，速率 150mgPE/min。
      - 或者苯妥英：15～20mg/kg 静脉滴注，速率 50mg/min。
        - 如负荷剂量无效，可在 20 分钟后静脉滴注追加 10mg/kg。
        - 若病人使用 PHT 且近期血药浓度已知：粗略算法是成人每给予 0.74mg/kg 苯妥英，血药水平升高约 1 μg/ml。

- 若病人使用 PHT 但血药浓度不详：成人给予 500mg，速率 < 50mg/min。

2) 二线药物中有一些可作为磷苯妥英 / 苯妥英的替代。

- 丙戊酸钠：20～30mg/kg 静脉推注（最大速率：100mg/min）——有些小型研究显示其作用等同或超过苯妥英。
- 苯巴比妥：20mg/kg 静脉滴注（起始速率 50～100mg/min）——通常作为二线或三线抗癫痫药物。首次给药 10 分钟后可再次给予 25～30mg/kg。
- 左乙拉西坦（Keppra®）：20mg/kg 静脉推注，给药时间大于 15 分钟——开浦兰作为一线或二线用药的证据尚不清楚。

3. 通常在开始持续输注治疗（CIT）前使用三线药物，但其成功率仅为 7%[42]。因此，大多数新疗法选择直接使用麻醉药物。若在给予上述治疗后仍出现癫痫发作（从开始发病计 15～30 分钟），则按下列所示进行 CIT：
   - 咪达唑仑：负荷剂量 0.2mg/kg 静脉滴注，而后以 0.2～0.6mg/(kg · h) 维持。
   - 或者异丙酚：负荷剂量 2mg/kg 静脉滴注，而后以 2～10mg/(kg · h) 维持。
4. 经过上述治疗流程后，实验室检查应已完成并有结果回报。确认已经对所有可逆转的诱因都进行了相应处理，且进行了头部 CT 检查。
5. 苯巴比妥通常保留作为最后手段治疗上述药物不能控制的难治性 SE。如有必要，按下述方法给予苯巴比妥：
   - 苯巴比妥：5mg/kg 静脉滴注，维持用量为 1～5mg/(kg · h)。
6. 有些医师可能尝试额外，如卡马西平、奥卡西平、托吡酯、左乙拉西坦、拉莫三嗪、加巴喷丁等，但这些药物所起到的效果十分有限。
7. 试验性治疗包括静脉滴注利多卡因、吸入式麻醉药物、直接脑刺激、经颅磁刺激、电休克治疗（休克疗法）、发现癫痫病灶后的手术治疗。

记住：肌松剂可以终止肉眼可见的癫痫表现，便于进行气管内插管和（或）进行头部影像检查；但该类药物并不能终止脑组织电活动，也不能终止电活动造成的神经损伤。

药物治疗的效果

不同研究的结果差异较大，但均表明有 2/3 的病人初次治疗有效，另 1/3 的病人进展为难治性 SE[40]。

SE 治疗中应避免使用的药物

1. 麻醉类药物。
2. 吩噻嗪类药物：包括异丙嗪（Phenergan®）。
3. 在未使用 AED 的情况下使用神经肌肉阻滞剂：癫痫发作将继续进

行并导致神经系统损伤，但并不表现出临床症状。

27.6.7 非抽搐样 SE 的药物治疗

非抽搐样 SE 的一线和二线用药已在表 27-5 中列出。然而许多医师都避免将方案逐步升级至麻醉药物（CIT，苯巴比妥）而首先选择尝试额外 AED（卡马西平、奥卡西平、托吡酯、拉莫三嗪等）。

27.6.8 多因素混杂的 SE

肌阵挛性癫痫持续状态

治疗：丙戊酸（首选药），留置鼻胃管，每次鼻饲负荷剂量 20mg/kg。维持量：40mg/(kg · d)，分次给药。

控制急性发作时，可加用劳拉西泮（Ativan®）或氯硝西泮（Klonopin®）。

失神性癫痫持续状态

通常对地西泮治疗有效。

（李俊昇 译 赵 萌 校）

参考文献

[1] Hauser WA, Annegers JF, Kurland LT. Incidence of Epilepsy and Unprovoked Seizures in Rochester, Minnesota, 1935-1984. Epilepsia. 1993; 34:453–468

[2] Hauser WA, Anderson VE, Loewenson RB, et al. Seizure Recurrence After a First Unprovoked Seizure. New Engl J Med. 1982; 307:522–528

[3] Reith J, Jorgensen HS, Nakayama H, et al. Seizures in acute stroke: Predictors and prognostic significance. The Copenhagen stroke study. Stroke. 1997; 28: 1585–1589

[4] Landfish N, Gieron-Korthals M, Weibley RE, et al. New Onset Childhood Seizures: Emergency Department Experience. J Fla Med Assoc. 1992; 79: 697– 700

[5] Hauser WA, Rich SS, Jacobs MP, et al. Patterns of Seizure Occurrence and Recurrence Risks in Patients with Newly Diagnosed Epilepsy. Epilepsia. 1983; 24: 516–517

[6] van Donselaar C, Schimsheimer R-J, Geerts AT, et al. Value of the Electroencephalogram in Adult Patients With Untreated Idiopathic First Seizures. Arch Neurol. 1992; 49:231–237

[7] Young B, Rapp RP, Norton JA, et al. Failure of Prophylactically Administered Phenytoin to Prevent Late Posttraumatic Seizures. J Neurosurg. 1983; 58: 236–241

[8] Annegers JF, Grabow JD, Groover RV, et al. Seizures After Head Trauma: A Population Study. Neurology. 1980; 30:683–689

[9] Bullock R, Chesnut RM, Clifton G, et al. Guidelines for the Management of Severe Head Injury. 1995

[10] McQueen JK, Blackwood DHR, Harris P, et al. Low Risk of Late Posttraumatic Seizures Following Severe Head Injury. J Neurol Neurosurg Psychiatry. 1983; 46:899–904

[11] Young B, Rapp RP, Norton JA, et al. Failure of Prophylactically Administered Phenytoin to Prevent Early Posttraumatic Seizures. J Neurosurg. 1983; 58: 231–235

[12] Hahn YS, Fuchs S, Flannery AM, et al. Factors Influencing Posttraumatic Seizures in Children. Neurosurgery. 1988; 22:864–867

[13] Weiss GH, Salazar AM, Vance SC, et al. Predicting Posttraumatic Epilepsy in Penetrating Head Injury. Arch Neurol. 1986; 43:771–773

[14] Temkin NR, Dikmen SS, Winn HR. Posttraumatic Seizures. Neurosurg Clin North Amer. 1991; 2: 425–435

[15] Temkin NR, Dikmen SS, Wilensky AJ, et al. A Randomized, Double-Blind Study of Phenytoin for the Prevention of Post-Traumatic Seizures. N Engl J Med. 1990; 323:497–502

[16] Dikmen SS, Temkin NR, Miller B, et al. Neurobehavioral Effects of Phenytoin Prophylaxis of Posttraumatic Seizures. JAMA. 1991; 265:1271–1277

[17] Brain Trauma Foundation, Povlishock JT, Bullock MR. Antiseizure prophylaxis. J Neurotrauma. 2007; 24:S83–S86

[18] Haltiner AM, Newell DW, Temkin NR, et al. Side Effects and Mortality Associated with Use of Phenytoin for Early Posttraumatic Seizure Prophylaxis. J Neurosurg. 1999; 91:588–592

[19] Yablon SA. Posttraumatic seizures. Arch Phys Med Rehabil. 1993; 74:983–1001

[20] North JB, Penhall RK, Hanieh A, et al. Phenytoin and Postoperative Epilepsy: A Double-Blind Study. J Neurosurg. 1983; 58:672–677

[21] Charness ME, Simon RP, Greenberg DA. Ethanol and the Nervous System. N Engl J Med. 1989; 321:442–454

[22] Lechtenberg R, Worner TM. Seizure Risk With Recurrent Alcohol Detoxification. Arch Neurol. 1990; 47:535–538

[23] Chabolla DR, Krahn LE, So EL, et al. Psychogenic Nonepileptic Seizures. Mayo Clin Proc. 1996; 71: 493–500

[24] Gates JR, Ramani V, Whalen S, et al. Ictal Characteristics of Pseudoseizures. Arch Neurol. 1985; 42: 1183–1187

[25] Lempert T, Bauer M, Schmidt D. Syncope: a videometric analysis of 56 episodes of transient cerebral hypoxia. Ann Neurol. 1994; 36:233–237

[26] King DW, Gallagher BB, Marvin AJ, et al. Pseudoseizures: Diagnostic Evaluation. Neurology. 1982; 32: 18–23

[27] Henrichs TF, Tucker DM, Farha J, et al. MMPI Indices in the Identification of Patients Evidencing Pseudoseizures. Epilepsia. 1988; 29:184–187

[28] Verity CM, Golding J. Risk of Epilepsy After Febrile Convulsions: A National Cohort Study. BMJ. 1991; 303: 1373–1376

[29] Farwell JR, Lee YJ, Hirtz DG, et al. Phenobarbital for

Febrile Seizures - Effects on Intelligence and on Seizure Recurrence. N Engl JMed. 1990; 322:364–369
[30] Rosman NP, Colton T, Labazzo J, et al. A Controlled Trial of Diazepam Administered During Febrile Ilnesses to Prevent Recurrence of Febrile Seizures. N Engl J Med. 1993; 329:79–84
[31] Costello DJ, Cole AJ. Treatment of acute seizures and status epilepticus. J Intensive Care Med. 2007; 22: 319–347
[32] Abend NS, Dlugos DJ. Treatment of refractory status epilepticus: literature review and a proposed protocol. Pediatr Neurol. 2008; 38:377–390
[33] Eriksson K, Metsaranta P, Huhtala H, et al. Treatment delay and the risk of prolonged status epilepticus. Neurology. 2005; 65:1316–1318
[34] Varelas PN, Spanaki MV, Mirski MA. Status epilepticus: an update. Curr Neurol Neurosci Rep. 2013; 13. DOI: 10.1007/s11910-013-0357-0
[35] Hauser WA. Status Epilepticus: Epidemiologic Considerations. Neurology. 1990; 40:9–13
[36] Phillips SA, Shanahan RJ. Etiology and Mortality of Status Epilepticus in Children. Arch Neurol. 1989; 46:74–76
[37] Delorenzo RJ, Pellock JM, Towne AR, et al. Epidemiology of Status Epilepticus. J Clin Neurophysiol. 1995; 12:312–325
[38] Fountain NB, Lothman EW. Pathophysiology of Status Epilepticus. J Clin Neurophysiol. 1995; 12: 326–342
[39] Lowenstein DH. The management of refractory status epilepticus: an update. Epilepsia. 2006; 47 Suppl 1:35–40
[40] Betjemann JP, Lowenstein DH. Status epilepticus in adults. Lancet Neurol. 2015; 14:615–624
[41] Kinney M, Craig J. Grand Rounds: An Update on Convulsive Status Epilepticus. Ulster Med J. 2015; 84: 88–93
[42] Treiman DM, Meyers PD, Walton NY, et al. A comparison of four treatments for generalized convulsive status epilepticus. Veterans Affairs Status Epilepticus Cooperative Study Group. N Engl J Med. 1998; 339: 792–798

第九部分

疼痛

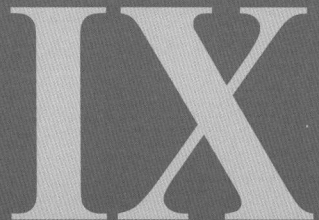

IX

28 疼痛

28.1 疼痛的主要类型

疼痛的主要类型

1. 伤害感受性：
   1) 躯体性：定位明确；描述为尖锐性疼痛、刺痛、痛苦或痛性痉挛；是由于组织损伤或炎症，或神经或神经丛受压引起；治疗潜在的病理改变和破坏伤害感受的通路可有效果。
   2) 内脏性：定位差。对主要的疼痛药物治疗反应差。
2. 传入神经阻滞：定位不明确。描述为压榨样、撕裂样、麻刺感或麻木；也会引起灼烧样感觉麻木并常伴有刀刺样疼痛以及感觉过敏；毁损性治疗对其影响不大。
3. “交感神经性持续性”疼痛或类似疼痛（如灼性神经痛）：见章节 28.5。

28.2 神经性疼痛综合征

28.2.1 概述

神经性疼痛：外周或中枢神经系统病变导致的疼痛，表现为感觉症状和体征（Backonja[1]。根据国际疼痛研究协会《慢性疼痛分类》修正而来[2]）。

典型的神经性疼痛综合征（NPS）包括疼痛性糖尿病性神经病（PDN）和带状疱疹后神经痛（PHN）。常见的慢性 NPS 见表 28-1[3]，根据起源分为外周和中枢神经系统两类。PDN 和 PHN 的疼痛通常为烧灼样，且为持续性，大多对药物和手术治疗反应不佳。

28.2.2 神经病性疼痛的药物治疗

传统的治疗包括麻醉镇痛剂[4]和三环类抗抑郁药（见下文）。详情和其他治疗方法参见带状疱疹后神经痛（PHN，见章节 28.4.5）。

三环类抗抑郁药

因其抗胆碱能效应和中枢反应以及对疼痛缓解有限，应用常受限[5, 6]。可能是因为 5- 羟色胺增强了内啡肽的镇痛效应、升高了痛阈的缘故，5- 羟色胺重摄取抑制剂比去甲肾上腺素重摄取抑制剂更为有效，如曲唑酮（Desyrel®）只阻断 5- 羟色胺。同样有效的还有：阿米替林（Elavil®）75mg/d；地昔帕明（Norpramin®）10～25mg/d；多塞平（Sinequan®）

表 28-1 常见的神经病性疼痛综合征

常见的神经病性疼痛综合征
急性和慢性炎症性脱髓鞘性多神经根病（CIDP）
酒精性多神经病
化疗诱发的多神经病
复合区域性疼痛综合征（CRPS）
卡压性神经病
HIV 感觉性神经病
医源性神经痛（如开胸后疼痛）
特发性感觉性神经病
肿瘤神经压迫或浸润
营养不良性神经病
疼痛性糖尿病性神经病（PDN）
幻肢痛
疱疹后神经痛（PHN）
放射后神经丛病
神经根病
毒物暴露相关的神经病
三叉神经痛
外伤后神经痛
中枢神经病性疼痛
颈椎病性脊髓病
HIV 性脊髓病
多发性硬化相关的疼痛
帕金森病相关的疼痛
缺血后脊髓病
放射后脊髓病
卒中后疼痛
外伤后脊髓损伤性疼痛
脊髓空洞症

75~150mg/d。某些患慢性疼痛的病人常伴有抑郁，这也可以产生部分疗效。

× 副作用：抗胆碱能效应和直立性低血压，尤见于老年病人。不推荐在缺血性心脏病病人中使用。

加巴喷丁

对带状疱疹后神经痛（PHN）（见章节 28.4.5）和疼痛性糖尿病性神经病有效。还可治疗与下列疾病相关的疼痛：三叉神经痛、癌症[7]、多发性硬化、 HIV 相关的感觉神经病、CRPS、脊髓损伤、术后疼痛[8]、偏头痛[9]（很多这种研究都由药厂进行[10]）。见章节 26.2.4。

利多卡因贴片（Lidoderm®）

也可能有效[3]。用法：贴在疼痛最明显区域的皮肤表面，每次最多可同时用 3 张，每天最多 12 小时（可适当修剪至适合大小）。剂型：5% 利多卡因（见章节 28.4.5）。

曲马多（Ultram®）

中枢作用的镇痛剂[3]（见章节 7.3.5）。

28.3 颅面疼痛综合征

28.3.1 概述

面部疼痛的不同通路包括：三叉神经（运动根）、面神经（通常为深部面部疼痛）和前庭蜗神经[11]。病因包括（修正后[12, 13]）：

1. 头部神经疼痛：
   1) 三叉神经痛（见章节 98.6.2）：
      - 三叉神经在神经根进入区的血管压迫：最常见病因。
      - 多发性硬化：三叉神经形成斑块。
   2) 舌咽神经痛：疼痛通常位于舌根或邻近咽部（见章节 98.6.6）。
   3) 膝状神经痛：耳部和深部三叉神经痛（见章节 98.6.4）。
   4) 痉挛性抽搐：膝状神经痛伴面肌痉挛（见章节 98.6.4）。
   5) 枕神经痛：见章节 30.3。
   6) 咽上神经痛：咽上神经为迷走神经的一个分支，主要引起咽部疼痛，偶尔疼痛在耳郭。
   7) 蝶腭神经痛。
   8) 带状疱疹：持续性疼痛（非阵发性）。疼痛之后通常出现典型的水疱和结痂，最常分布于三叉神经眼支（孤立性眼支三叉神经痛很罕见）。在少数无水疱的病例，诊断较困难。
   9) 疱疹后神经痛：见章节 98.6.4。
   10) 亨特综合征，即 Ramsay-Hunt 综合征，又称膝状神经节炎，本病由潜伏在面神经膝状神经节内的水痘带状疱疹病毒再激活引发，典型症状为面瘫、耳痛以及面部、耳或耳内的静脉曲张。
   11) 眶上神经痛（SON）：见章节 28.3.3。
   12) 三叉神经病性疼痛（也称三叉神经传入阻滞性疼痛）[13]：可见于鼻窦或牙科手术、头部外伤后。
   13) 三叉神经传入阻滞性疼痛：见于三叉神经去神经支配后，包括一些三叉神经痛的治疗措施[13]。
   14) 短期单侧神经痛样头痛伴结膜充血及撕裂（SUNCT）[14]：罕见。通常影响 23～77 岁的男性。眼周的短时（<2 分钟）疼痛

28

（烧灼痛、刺痛或冲撞样疼痛），每天发作数次。相关的自主神经表现包括（“SUNCT 的标志”）：上睑下垂、结膜充血、流泪、流鼻涕、充血。病因可能是脑桥小脑三角（CPA）的动-静脉畸形（AVM）。在某些抗癫痫药或类固醇皮质激素治疗无效的病例中，微血管减压或三叉神经根切断可能有效。流泪（最常见的）或其他可能发生在 V1 三叉神经痛中的自主症状通常均是轻度的，仅出现在病程的后期并具有长期性[15]。严重流泪和从症状发作开始就需要结膜注射是区分 SUNCT 和三叉神经痛最明显的不同[16]。流泪也可能发生在丛集性头痛（见章节 10.2.2）。

2. 眼痛：
   1) Tolosa-Hunt 综合征（见章节 32.6.2）：疼痛性眼神经痛。
   2) 雷德（Raeder）三叉神经疼痛（见章节 32.6.3）：单侧霍纳综合征+三叉神经痛。
   3) 眼眶假瘤（见章节 32.6.1）：突眼、疼痛和眼外肌功能障碍。
   4) 糖尿病性（动眼神经）神经炎。
   5) 视神经炎。
   6) 虹膜炎。
   7) 青光眼。
   8) 前葡萄膜炎。
3. 耳痛（见下文）。
4. 咀嚼障碍：
   1) 牙或牙周疾病。
   2) 神经损伤［下颌神经或（和）上颌神经］。
   3) 颞颌关节（TMJ）功能障碍。
   4) 茎突过长。
   5) 颞肌及咀嚼肌炎。
5. 血管性疼痛综合征：
   1) 偏头痛：见章节 10.2.2。
      - 简单偏头痛：包括经典型偏头痛和普通型偏头痛。
      - 复杂偏头痛：包括偏瘫型偏头痛和眼肌麻痹型偏头痛。
   2) 丛集性头痛（见章节 10.2.2）（亚型：发作性、慢性、慢性阵发性偏头痛）。
   3) 巨细胞动脉炎（颞动脉炎）：见章节 11.3.2。颞浅动脉区域的疼痛。
   4) 中毒或代谢性血管性头痛（发热、高碳酸血症、酒精中毒、亚硝酸盐中毒，低氧血症、低血糖、咖啡因戒断等）。
   5) 高血压头痛。

6) 动脉瘤或 AVM（由于占位效应或出血）。
7) 颈动脉痛：如颈动脉壁夹层（见章节 83.9.1）。
8) 基底动脉延长扩张症伴三叉神经受压或脑桥塌陷。

6. 鼻窦炎（上颌窦、额窦、筛窦、蝶窦）。
7. 牙科疾病。
8. 肿瘤：可有牵涉性疼或三叉神经受压。
   1) 颅外肿瘤。
   2) 颅内肿瘤：主要是颅后窝病变，肿瘤压迫三叉神经通常导致感觉缺损（见章节 98.6.2）。
9. 非典型性面痛（AFP）（三叉神经痛）：通常是很多种“毫无意义”的疼痛类型的统称。有人建议[13]保留该称谓描述某种精神性疾病。诊断可能是通过推测得到的。
10. 原发性（非血管性）头痛：
   1) 紧张性（肌肉收缩）头痛。
   2) 外伤后头痛。

28.3.2 耳痛

概述

由于耳部区域有很多神经支配，原发性耳痛可能来自第 V、Ⅶ、Ⅸ、X 脑神经或枕神经[17]。所以，分离切开第 V、Ⅸ 或 X 神经或部分第 Ⅶ 神经（中间神经、鼓索、膝状神经节）会表现为不同的结果[18]。另外，还可以进行相应神经的微血管减压[19]。病情检查包括：神经耳科学检查，排除继发性耳痛（中耳炎、外耳炎、颞骨肿瘤等）。没有发现原因的病例都要做 CT 或 MRI。

原发性耳痛

大多数（约 80%）原发性耳痛是单侧的。扳机点触发可见于一半以上的病例，冷空气或水是最常见的诱因[18]。大约 75% 有相关的耳部症状：听力丧失、耳鸣、眩晕。用可卡因麻醉或神经阻滞咽扁桃体，如疼痛缓解则说明可能是舌咽神经痛（见章节 98.6.6），但神经分配的重叠限制了其准确性。

用于治疗三叉神经痛的初始药物（卡马西平、苯妥英、巴氯芬等，见章节 98.6.2）是治疗的一线用药。对于咽部麻醉无反应的难治性病例，可考虑行面神经（中间神经）和低位脑神经的枕下暴露，如果发现明显的血管压迫，可仅考虑行微血管减压。如果微血管减压失败，或者没有发现明显的血管，Rupa 等推荐分离切断中间神经、舌咽神经和迷走神经的上两条纤维，以及切开膝状神经节（或者如果高度怀疑舌咽神经痛，可仅切断舌咽神经和迷走神经的上两条纤维）[18]。

28.3.3 眶上神经痛与滑车上神经痛

解剖

眶上神经和滑车上神经起源于额神经，是 V1（三叉神经眼神经分支）的 5 个分支中的 2 个。眶上神经是最大的分支。通常在眶顶内侧 1/3 范围内，通过眶上切迹或眶孔出眶。［出眶距眶内角平均距离：20mm（范围：5~47mm）[20]］。滑车上神经从眶上裂出眶，位于眶上神经内侧 3~38mm 处（平均：15.3 mm[20]）；最内侧支距病人中线为 8~30mm。

眶上神经痛特点

三叉神经痛（TGN）可表现为眶上神经分布疼痛；与此同时，眶上神经也与眶上神经痛（SON）有关，这是一种不同的综合征，具有不同的临床特征。眶上神经痛是一种罕见的疾病，在女性中更为常见，发病年龄一般在 40~50 岁[21]。发病特点[22]：①单侧眶上神经分布区（前额部）疼痛（图 91-2）。②眶上切迹区或沿神经分布的压痛。③眶上神经阻滞可以暂时缓解症状。疼痛通常是慢性持续性，或间歇性发作的[21]。

28

SON 可分为：

1. 原发性（无明显的病因）：这些病例无感觉减退。
2. 继发性（例如：由于眼眶周围创伤，慢性压迫，如戴泳镜）：比原发性眶上神经痛常见。大多数病人在解决继发病因后，一年内可以明显缓解[21]。

滑车上神经痛

孤立于滑车上神经的疼痛病例似乎存在。滑车上神经痛（STN）可通过局限于前额内侧的疼痛，和单独对滑车上神经进行阻滞来与眶上神经痛（SON）鉴别。

鉴别诊断

1. 偏头痛：易由恶心、呕吐和畏光诱发
2. 眶上神经痛极少合并自主神经活动，如出现应及时考虑丛集性头痛（见章节 10.2.2）或 SUNCT 综合征（见章节 28.3.1）。
3. 三叉神经痛（TGN）：眶上神经痛（SON）缺乏的典型 TGN 特征，如扳机点和阵发性 / 多发性的电击样疼痛。
4. 连续性偏头痛（HC）：持续的单侧疼痛，往往位于更靠后的位置，吲哚美辛对大多数病人有明显的缓解作用。
5. 滑车炎：滑车神经 / 上斜肌复合体的炎症，与滑车上神经痛相似，眼眶上内侧疼痛可延伸到前额部分区域[23]。触诊滑车神经分布区或眼球上转会加重疼痛。注射局部麻醉药或给予皮质类固醇可以缓解症状。复视症状罕见且轻微。
6. 硬币性头痛[24]：呈圆形或椭圆形（直径 2~6cm），持续性头痛，无结构性异常。在 13 例病人中，9 例（70%）位于顶枕交界处，9 例（70%）会出现感觉减退或感觉异常。

治疗

加巴喷丁（800～2400mg/d）或普瑞巴林（150mg/d）对一些病人有所作用[25]。

局部应用辣椒素（见章节 98.6.2）对部分病人有帮助。

难治性病例可能对乙醇注射（乙醇神经根切断术，暂时阻断相应分支，平均可缓解 8.5 个月）[26] 或射频消融术有反应。

顽固性病例还可行手术探查及在滑车上切迹处进行减压[27]，或最终行神经切除术（见章节 98.6.2），平均缓解时间为 33.2 个月[28]。

28.4 疱疹后神经痛

28.4.1 概述

带状疱疹（HZ）：水痘 - 带状疱疹病毒（VZV）引起的疼痛的水泡样皮肤疹（水痘 - 带状疱疹病毒的病原是一种与单纯疱疹病毒不同的疱疹病毒）。在 65% 的病例中，它发生在胸部一侧的皮肤，沿皮区排列分布（很少有感染是在没有疱疹的情况下发生的，如有则称为无疹性带状疱疹）。在 20% 的病例中累及三叉神经（有侵犯三叉神经眼支的倾向，称为眼带状疱疹）。疼痛通常在 2～4 周后消退。但如疼痛时间超过一个月，未得到及时治疗或治疗不当，疼痛可在疱疹消失后仍然存在，这种疼痛综合征被称为带状疱疹后神经痛（PHN）。PHN 可以随着带状疱疹病毒的感染出现在任何部位，并且很难用药物或手术方式进行治疗，有“不死的癌症”之恶名。它偶尔可以在肢体上看到，并遵循皮节分布（不是周围神经分布）。PHN 可能会自行减缓，但如果 6 个月仍未减缓，则很可能伴随终身。

28.4.2 流行病学

带状疱疹的发病率在一般人群中约为每年 125/10 万，在美国每年约有 85 万人患病。发病率没有性别差异、季节性差异[29]。带状疱疹在免疫力低下和同时患有恶性肿瘤（特别是淋巴增生性肿瘤）[30, 31] 人群中更为常见。HZ 和 PHN 在老年人群中常见（PHN 在 40 岁以下人群中罕见，多见于 >60 岁人群）[29]，尤其是糖尿病病人。相比胸腹部（脊柱节段受累）带状疱疹，眼带状疱疹后发生 PHN 的概率更大。

28.4.3 病因

据推测，VZV 潜伏在感觉神经节［脊柱背根神经节、面部受累时为三叉神经节（半月形神经节）］，病人的免疫功能降低后，病毒出现爆发。神经内的炎症变化在早期出现，随后被纤维化所代替。

28.4.4 临床表现

PHN 通常被描述为持续烧灼性疼痛。可能会有叠加的冲击或针刺感。它很少产生搏动性疼痛。疼痛可能是自发的，也可能是由轻度皮肤刺激（触痛，如穿衣服）引起的，持续按压可能缓解。疼痛会在某种程度上持续存在，没有无痛间期。急性水疱性皮疹的瘢痕和色素变化通常可见。目前还不知道 PHN 是否会伴随无疹性带状疱疹出现。受累区域可表现为感觉减退、痛觉减退、感觉异常和感觉迟钝。

28.4.5 药物治疗

带状疱疹

大龄人群接种水痘疫苗可增强对带状疱疹的免疫力，但还需要数年的时间才能确定这是否可以降低 PHN 发生的概率[29]。

带状疱疹急性发作疼痛的治疗可通过硬膜外或椎旁（肋间）神经阻滞来完成[32]。

口服抗疱疹药物 同样有效（它们缩短了疼痛的持续时间），也降低了 PHN 的发生率。在免疫功能低下的病人中大剂量的应用可能引起血栓性血小板减少性紫癜 / 溶血性尿毒症（TTP/HUS）。这些药物包括：

阿昔洛韦（Zovirax®）：胃肠道吸收不良（生物利用率 15%～30%）。用法：800mg，每天 5 次 ×7 天，。

伐昔洛韦（Valtrex®）[33] 是阿昔洛韦的药物前体，可更完全吸收，每日剂量更小但仍可获得同样疗效。用法：发疹 72 小时内开始，1000mg 口服，每天 3 次 ×7 天。

法西洛韦（Famvir®）：500mg 口服，每天 3 次 ×7 天，用于带状疱疹后神经痛。

疱疹后神经痛

多数治疗三叉神经痛有用的药物（见章节 98.6.2）对 PHN 都效果欠佳。某些 PHN 的治疗药物总结在表 28-2 中。后文有详细介绍。建议开始治疗时应用利多卡因贴，这种方法出现严重副作用的可能性最低[29]。

表 28-2 PHN 的药物治疗[a]

治疗	疗效
显示有效的治疗方法	
三环类抗抑郁药	广泛应用（见正文）
利多卡因贴（Lidoderm®）[34]	有效，副作用少（见正文）

表 28-2（续）

治疗	疗效
鞘内注射激素+利多卡因（见正文）	似乎很有效，仍需要更大样本研究和长期随访
加巴喷丁	已证明有效（见正文）
羟考酮 CR 10mg 口服，每天 2 次[4]	已证明有效
可疑有效的治疗方法	
SSRIs[b]	可能有效
SNRIs	可能有效
曲马多	可能有效
局部应用辣椒素	存在争议（见正文）
离子电渗	证据不足
非甾体类激素软膏	可疑
阿司匹林丙酮悬液、乙醚或氯仿	可疑
EMLA 药膏（复方利多卡因乳膏）	可疑
无用的治疗方法	
右美沙芬，苯二氮䓬类，阿昔洛韦，针灸	无用[35]
氯胺酮（NMDA 受体拮抗剂）	可能有用，但有肝毒性
预防治疗	
可能有用，但有肝毒性	可以缩短带状疱疹病程，降低 PHN 发生率
大龄病人的水痘接种	相关试验尚在进行中[29]

[a] 经许可改编自 Rubin M. Relief for postherpetic neuralgia, Neurology Alert, 6: 33-4, 2001

[b] 羟考酮 CR= 羟考酮控释片（Oxycontin®）；SNRIs=5- 羟色胺去甲肾上腺素再摄取抑制剂；SSRIs= 选择性 5- 羟色胺再摄取抑制剂（如 Prosac®）

28

抗癫痫药物

药品信息：加巴喷丁（Neurontin®）

FDA 批准仅用于部分性癫痫发作和疱疹后神经痛（PHN）病人的治疗。

副作用：头晕和嗜睡（通常在加量期间，随时间逐渐消失）。还可能出现共济失调、易疲劳、外周水肿、意识朦胧和抑郁等。

用法：对于 PHN，第 1 天起始剂量 300mg，第 2 天 300mg、每天 2 次，第 3 天 300mg、每天 3 次。剂量最大可加至 1800mg/d，分 3 次服用。为减轻白天嗜睡的情况，病人需以 100mg 开始，3～8 天内缓慢加量。虽然研究过最高 3600mg/d（抗癫痫剂量）的剂量[36]，但对于 PHN 来说，超过 1800mg/d 的剂量并没有明显疗效。如出现肾功能不全需减小剂量。剂型：100mg、300mg 和 400mg 的胶囊；600mg 和 800mg 的片剂；50mg/ml 的口服液。

药品信息：奥卡西平（Trileptal®）

用法：150mg 口服，每天 2 次。

药品信息：唑尼沙胺（Zonegran®）

用法：起始剂量 100mg 下午口服 ×2 周，每 2 周加量 100mg/d，直至 400mg/d。生物利用度不受进食影响。14 天内达到稳态。剂型：100mg 的胶囊。

三环类抗抑郁药（TCA）

药品信息：阿米替林（Elavil®）

约 66% 的病人应用平均 75mg/d 的剂量即有效，甚至不会有抗抑郁效果[5]。副作用（见章节 31.5.6 阿米替林的副作用）：起始小剂量、缓慢加量即可将副作用降至最低。

用法：起始剂量 12.5～25mg 睡前口服，每 2～5 天增加相同剂量，最大 150mg/d。

药品信息：去甲替林（Pamelor®）

副作用比阿米替林少。

用法：起始剂量 10～20mg，睡前口服，逐渐加量。

局部治疗

药品信息：辣椒素（Zostrix®）

来源于辣椒的一种香草生物碱，不需要处方即可用于带状疱疹和糖尿病神经病的疼痛局部治疗。虽然安慰剂治疗有效率较高会干扰疗效的判定，而且一些专家意见也持有怀疑[37]，但在上述两种疾病的某些病人中仍有益处（PHN 的 8 周有效率为 90%，糖尿病神经病为 71%；两组中安慰剂的有效率为 50%）。辣椒素：价格昂贵。副作用包括用药部位的灼烧感和发红（通常 2~4 周会消退）。

用法：制造商推荐皮肤受累区域进行涂药按摩，每天 3～4 次（形成一层药物薄膜）。一些专家建议每 2 小时用一次。避免接触眼睛或破损皮肤。 目前剂型为 Zostrix®（含 0.25% 的辣椒素）或 Zostrix-HP®（0.75%)。

药品信息：5% 利多卡因贴（Lidoderm®）

在老年病人中耐受性优于三环类抗抑郁药（由于已经存在的认知障碍、心脏疾病或全身疾病等因素）。

用法：在完整皮肤表面一次最多可贴 3 张 5% 利多卡因贴（最大面积 $420cm^2$)，12 小时一次，尽量覆盖疼痛区域[34]。

鞘注激素

在接受每周一次鞘内注射甲泼尼龙（60mg）+ 3% 利多卡因（3mL）、最多 4 周的病人中，90% 以上表示取得了最长可达 2 年的、良好到很好的疼痛缓解效果[38]。这种方法尚未进行累及三叉神经的 PHN 的研究。还需要进一步开展临床试验对其功效和安全性进行验证[29]（可能的长期副作用有粘连性蛛网膜炎）。

外科治疗

治疗 PHN 还没有能够取得一致成功的手术。很多手术都已证明只是偶尔有效。已经尝试的方法有：

1. 神经阻滞：如果确诊 PHN，神经阻滞仅能提供暂时缓解[39]。
2. 脊髓切开术：虽然经皮脊髓切开术（见章节 99.4）在脊髓切开水平高于 PHN 节段至少 3~4 个节段时可能有效，但对于有良性病因的疼痛病人不建议行此手术，因为可能产生并发症且疼痛复发率极高。
3. 神经根切断术：包括面部受累时节后神经根切断。
4. 神经切断术。
5. 交感神经切断术。
6. 背根进入区切开术（DREZ）[40]：早期缓解通常良好，但复发率高（见章节 99.10）。
7. 针灸[41]。
8. 经皮神经电刺激疗法（TENS）。
9. 脊髓刺激：见章节 99.8。
10. 皮肤毁损术。
11. 运动皮质刺激：用于面部 PHN。

28.5 复合区域性疼痛综合征（CRPS）

28.5.1 概述

名称较混乱。以前也称作灼性神经痛（反射性交感神经营养不良）。“灼性神经痛”一词由 Weir Mitchell 于 1864 年提出，用于描述在美国南北战争中一种在部分性外周神经损伤后出现的少见的综合征，其三联征为：烧灼样疼痛、自主神经功能障碍及营养改变。

Ⅱ型 CRPS（又称为重度灼性神经痛）继发于神经损伤（最初描述为高速导弹的继发损伤）。Ⅰ型 CRPS（又称为反射性交感神经营养不良或轻度灼性神经痛）指不严重的类型，最初描述为非穿通性外伤的继发损伤[42]。其他名称还包括肩手综合征和 Sudeck 式营养不良。1916 年，René Leriche 指出可能和自主神经系统有关，随后即开始使用反射性交感神经营养不良(RSD)这一称谓[43](但RSD可能与灼性神经痛表现迥异[44])。

在腕管手术以及颈部和腰部手术[45]后，CRPS 已有描述。

目前的定义是：由神经损伤和相应的交感神经功能障碍引起的一种不成比例的疼痛综合征[46]。它可能是由于对神经的直接损伤（第 1 类），也可能是间接对周围组织的损伤（第 2 类）[47]。

最好将 CRPS 看作是一类症状复合体，而不是特定综合征或医学实体(见Ochoa的论著[48])。表现为 CRPS 征象的病人并不是一类同源性群体，包括[49]：

1. 真性 CRPS（对这些病人，Mailis 建议用"生理性 RSD"一词）：一种复合性神经病理现象，可有或没有神经损伤。
2. 与 CRPS 体征截然不同和症状类似的疾病状态：血管疾病、炎症、神经疾病等。
3. 单纯制动的结果：避免严重疼痛的躲避行为或心理障碍。
4. 人为的不适，或有心理学基础（如 Munchausen 综合征），或为继发获得（经济问题、吸毒等），如装病。

28.5.2 发病机制

早期理论解释为交感神经和痛觉传入纤维神经元之间的传导，这种理论现在已很少提及。目前一种新假说认为是交感神经末梢释放去甲肾上腺素以及继发于去神经或神经芽生的超敏性造成的结果。很多现代的假说甚至都未涉及所有的病例中都出现的自主神经受累[43，44，49]。

因此，在 CRPS 中所见到的很多变化可能仅仅是次级现象，而不是发病机制的一部分。

28.5.3 临床

CRPS 可被描述为一种现象学表现，即在一种非同源性群体中由很多病因引起的各种症状和体征的复合体[49]。对这种复合体还没有建立相关诊断标准。不同的研究人员在研究时也采用不同的入选或排除标准。

28.5.4 症状

疼痛：累及肢体，通常为烧灼样，主要表现在手和足，大多数在受伤后 24 小时以内发病(除非损伤引起感觉缺失,然后会有数小时到数天的间隔)；不过 CRPS 可能在数天到数周后才出现。正中神经、尺神经和坐骨神经是最常累及的神经。但是，不总是都能够分辨具体是哪根神经受损。几乎任何感觉刺激都会加重疼痛（异常疼痛是指由非伤害性刺激诱发的疼痛）。

28.5.5 体征

由于疼痛通常难以查体。

血管改变：既可有血管扩张（发热、发红），也可有血管收缩（发冷、发紫）。营养变化（可能与制动部分相关或完全相关）：皮肤干燥／脱屑、关节强直、手指变细、指甲起棱变硬、头发变长或脱发、出汗改变（从无汗到多汗）。

28.5.6 辅助检查

由于在病因和病理生理学上缺乏统一认识，因此没有特异性检查的基础，而且由于“金标准”诊断标准的缺乏使得无法对所有诊断标准的真实性进行确认。有很多检查都已经用于协助诊断 CRPS，但最终都被实践所摒弃。可选的方法包括：

1. 温度记录法（热象图）：在临床实践中证实无用。
2. 三相骨扫描：典型的 CRPS 变化也可见于交感神经切除术后[50]，过去曾认为后者是治疗 CRPS 的一种方法。
3. X 线上的骨质疏松[51]，特别是关节周围脱矿质改变：非特异性。
4. 对交感神经阻滞剂有效[曾认为是诊断轻度和重度灼性神经痛的必要条件，阻滞适当的交感神经干后疼痛完全或明显减轻（上肢阻滞星状神经节，下肢阻滞腰神经节）]：一旦进行严格的安慰剂对照试验，则很难继续开展。
5. 各种自主神经检查[52]：静息出汗、静息皮温、定量促汗轴突反射试验。

28.5.7 治疗

由于没有确切的病理生理学，故治疗效果的判断纯粹是根据主观印象的改善。CRPS 的治疗研究中安慰剂有效率异常的高[53]。药物治疗通常无效。建议的治疗包括：

1. 三环类抗抑郁药。
2. 经过一系列交感神经阻滞［星状神经节阻滞（见章节 97.10.1）和腰椎交感神经阻滞（见章节 97.10.2）］后，18%～25% 的病人可得到长期的较满意的缓解，但有报道发现 30 例病人无一获得长期的好转[54]。
3. 静脉内局部交感神经阻滞，特别可用于上肢 CRPS：可用的药物包括胍乙啶[55]20mg、利血平、溴苄铵等，静脉滴注的同时用动脉止血带（血压计袖带）冲气压迫 10 分钟。如果没有缓解，在 3～4 周内重复。该治疗方法的效果在多项试验中并不优于安慰剂[56,57]。

4. 手术切断交感神经（见章节 98.7）：一些支持报道认为可减轻超过 90% 病人的疼痛（部分会遗留一些触痛和痛觉过敏）。另外的则认为没有合理原因，则不考虑进行交感神经切断术，因为已经证明交感神经阻滞并不比安慰剂有效[43]。
5. 脊髓刺激：有一些成功报道。

（马 龙 译 赵 萌 校）

参考文献

[1] Backonja MM. Defining neuropathic pain. Anesth Analg. 2003; 97:785–790
[2] Merskey H, Bogduk N. Classification of Chronic Pain: Descriptions of Chronic Pain Syndromes and Definitions of Pain Terms. 2nd ed. Seattle, WA: IASP Press; 1994
[3] Dworkin RH, Backonja M, Rowbotham MC, et al. Advances in neuropathic pain: diagnosis, mecha-nisms, and treatment recommendations. Arch Neurol. 2003; 60:1524–1534
[4] Watson CPN, Babul N. Efficacy of oxycodone in neuropathic pain: a randomized trial in postherpetic neuralgia. Neurology. 1998; 50:1837–1841
[5] Watson CP, Evans RJ, Reed K, et al. Amitriptyline versus Placebo in Postherpetic Neuralgia. Neurology. 1982; 32:671–673
[6] Max MB, Lynch SA, Muir J, et al. Effects of Desipramine, Amitriptyline, and Fluoxetine on Pain in Diabetic Neuropathy. N Engl J Med. 1992; 326: 1250–1256
[7] Bennett MI, Simpson KH. Gabapentin in the treatment of neuropathic pain. Palliat Med. 2004; 18: 5–11
[8] Dierking G, Duedahl TH, Rasmussen ML, et al. Effects of gabapentin on postoperative morphine consumption and pain after abdominal hysterectomy: a randomized, double-blind trial. Acta Anaesthesiol Scand. 2004; 48:322–327
[9] Mathew NT, Rapoport A, Saper J, et al. Efficacy of gabapentin in migraine prophylaxis. Headache. 2001; 41:119–128
[10] Gabapentin (Neurontin®) for chronic pain. Med Letter. 2004; 46:29–31
[11] Keller JT, van Loveren H. Pathophysiology of the Pain of Trigeminal Neuralgia and Atypical Facial Pain: A Neuroanatomical Perspective. Clin Neuro-surg. 1985; 32:275–293
[12] Wilkins RH, Rengachary SS. Neurosurgery. New York 1985
[13] Burchiel KJ. A new classification for facial pain. Neurosurgery. 2003; 91:1164–1167
[14] Pareja JA, Sjaastad O. SUNCT syndrome. A clinical review. Headache. 1997; 37:195–195
[15] Sjaastad O, Pareja JA, Zukerman E, et al. Trigeminal neuralgia. Clinical manifestations of first division involvement. Headache. 1997; 37:346–357
[16] Pareja JA, Baron M, Gili P, et al. Objective assessment of autonomic signs during triggered first division trigeminal neuralgia. Cephalalgia. 2002; 22: 251–255
[17] Yeh HS, Tew JM. Tic Convulsif, the Combination of Geniculate Neuralgia and Hemifacial Spasm Relieved by Vascular Decompression. Neurology. 1984; 34:682–683
[18] Rupa V, Saunders RL, Weider DJ. Geniculate Neuralgia: The Surgical Management of Primary Otalgia. J Neurosurg. 1991; 75:505–511
[19] Young RF. Geniculate Neuralgia. J Neurosurg. 1992; 76
[20] Andersen NB, Bovim G, Sjaastad O. The frontotemporal peripheral nerves. Topographic variations of the supraorbital, supratrochlear and auriculotemporal nerves and their possible clinical significance. Surg Radiol Anat. 2001; 23:97–104
[21] Pareja JA, Caminero AB. Supraorbital neuralgia. Curr Pain Headache Rep. 2006; 10:302–305
[22] Headache Classification Committee of the International Headache Society. Classification and diagnostic criteria for headache disorders, cranial neuralgias, and facial pain, 2nd edition. Cephalalgia. 2004; 24:9–160
[23] Pareja JA, Pareja J, Yanguela J. Nummular headache, trochleitis, supraorbital neuralgia, and other epicranial headaches and neuralgias: the epicranias. J Headache Pain. 2003; 4:125–131
[24] Pareja JA, Caminero AB, Serra J, et al. Numular headache: a coin-shaped cephalgia. Neurology. 2002; 58:1678–1679
[25] Caminero AB, Pareja JA. Supraorbital neuralgia: a clinical study. Cephalalgia. 2001; 21:216–223
[26] Stookey B, Ransohoff J. Trigeminal Neuralgia: Its History and Treatment. Springfield, IL: Charles C Thomas; 1959
[27] Sjaastad O, Stolt-Nielsen A, Pareja JA, et al. Supraorbital neuralgia: on the clinical manifestations and a possible therapeutic approach. Headache. 1999; 39:204–212
[28] Grantham EG, Segerberg LH. An evaluation of palliative surgical procedures in trigeminal neuralgia. J Neurosurg. 1952; 9:390–394
[29] Watson CPN. A new treatment for postherpetic neuralgia. N Engl J Med. 2000; 343:1563–1565
[30] Loeser JD. Herpes Zoster and Postherpetic Neuralgia. Pain. 1986; 25:149–164
[31] Schimpff S, Serpick A, Stoler B, et al. Varicella-Zoster Infection in Patients with Cancer. Ann Intern Med. 1972; 76:241–254
[32] Youmans JR. Neurological Surgery. Philadelphia 1990
[33] Valacyclovir. Med Letter. 1996; 38:3–4
[34] Rowbotham MC, Davies PS, Verkempinck C, et al. Lidocaine patch: double-blind controlled trial of a new treatment method for postherpetic neuralgia. Pain. 1996; 65:39–44
[35] Alper BS, Lewis PR. Treatment of postherpetic neuralgia: a systematic review of the literature. J Fam Pract. 2002; 51:121–128
[36] Rowbotham MC, Harden N, Stacey B, et al. Gabapentin for the treatment of postherpetic neuralgia: A randomized controlled trial. JAMA. 1998; 280: 1837–1842
[37] Capsaicin - A Topical Analgesic. Med Letter. 1992; 34:62–63
[38] Kotani N, Kushikata T, Hashimoto H, et al. Intrathecal methylprednisolone for intractable postherpetic neuralgia. N Engl J Med. 2000; 343: 1514–1519
[39] Dan K, Higa K, Noda B, et al. Nerve block for herpetic pain. In: Advances in Pain Research and Therapy. New York: Raven Press; 1985:831–838
[40] Friedman AH, Nashold BS. Dorsal Root Entry Zone Lesions for the Treatment of Postherpetic Neuralgia. Neurosurgery. 1984; 15:969–970
[41] Lewith GT, Field J, Machin D. Acupuncture Compared with Placebo in Post-Herpetic Pain. Pain. 1983; 17:361–368
[42] Sternschein MJ, Myers SJ, Frewin DB, et al. Causalgia. Arch Phys Med Rehabil. 1975; 56:58–63
[43] Schott GD. An Unsympathetic View of Pain. Lancet. 1995; 345:634–636
[44] Ochoa JL, Verdugo RJ. Reflex Sympathetic Dystrophy: A Common Clinical Avenue for Somatoform Expression. Neurol Clin. 1995; 13:351–363
[45] Sachs BL, Zindrick MR, Beasley RD. Reflex Sympathetic Dystrophy After Operative Procedures on the Lumbar Spine. J Bone Joint Surg. 1993; 75A: 721–725

[46] Hsu ES. Practical management of complex regional pain syndrome. Am J Ther. 2009; 16:147–154
[47] Groeneweg G, Huygen FJ, Coderre TJ, et al. Regulation of peripheral blood flow in complex regional pain syndrome: clinical implication for symptomatic relief and pain management. BMC Musculoskelet Disord. 2009; 10. DOI: 10.1186/1471-2474-10-116
[48] Ochoa JL. Reflex? Sympathetic? Dystrophy? Triple Questioned Again. Mayo Clin Proc. 1995; 70:1124–1125
[49] Mailis A. Is Diabetic Autonomic Neuropathy Protective Against Reflex Sympathetic Dystrophy? Clin J Pain. 1995; 11:77–81
[50] Mailis A, Meindok H, Papagapiou M, et al. Alterations of the Three-Phase Bone Scan After Sympathectomy. Clin J Pain. 1994; 10:146–155
[51] Kozin F, Genant HK, Bekerman C, et al. The Reflex Sympathetic Dystrophy Syndrome. Am J Med. 1976; 60:332–338
[52] Chelimsky TC, Low PA, Naessens JM, et al. Value of Autonomic Testing in Reflex Sympathetic Dystrophy. Mayo Clin Proc. 1995; 70:1029–1040
[53] Ochoa JL. Pain Mechanisms in Neuropathy. Curr Opin Neurol. 1994; 7:407–414
[54] Dotson R, Ochoa JL, Cline M, et al. A Reassessment of Sympathetic Blocks as Long Term Therapeutic Modality for "RSD". Pain. 1990; 5
[55] Hannington-Kiff JG. Relief of Sudek's Atrophy by Regional Intravenous Guanethidine. Lancet. 1977; 1: 1132–1133
[56] Blanchard J, Ramamurthy W, Walsh N, et al. Intravenous Regional Sympatholysis: A Double-Blind Comparison of Guanethedine, Reserpine, and Normal Saline. J Pain Symptom Manage. 1990; 5: 357–361
[57] Jadad AR, Carroll D, Glynn CJ, et al. Intravenous Regional Sympathetic Blockade for Pain Relief in Reflex Sympathetic Dystrophy: A Systematic Review and a Randomized, Double-Blind Crossover Study. J Pain Symptom Manage. 1995; 10:13–20

第十部分

周围神经

X

29 周围神经

29.1 周围神经的定义和分级量表

29.1.1 周围神经系统定义

周围神经系统（PNS）由连接中枢神经系统（CNS）和运动、感觉、躯体或内脏器官的特定神经纤维或轴突（包括Ⅲ～Ⅻ脑神经、脊神经、四肢神经以及颈丛、臂丛和腰丛）组成[1]。运动和感觉神经分级量表见表29-1。

29.1.2 肌力与反射分级量表

肌力评分最常用的是英国皇家医学研究委员会（Royal Medical Research Council of Great Britain，MRC）的评分标准，其常用版本见表29-2。肌张力分级见表29-3[2]。

表 29-1 运动和感觉神经纤维分类

传入神经纤维分类	感觉和运动纤维分类	纤维最大径（μm）	最大传导速度（m/s）	运动/感觉	评述
Ia	Aα	22	120	运动	位于Ⅸ层的大α运动神经元（肌梭外）；初级感觉传入（肌梭本体感觉）
Ib	Aα	22	120	感觉	高尔基腱器官，触觉和压力受体
Ⅱ	Aβ	13	70	感觉	肌梭的次级传入神经（花洒样），粗触觉，压力受体，Pacinian小体（振动）（到后柱[a]）
	Aγ	8	40	运动	Ⅸ层的小γ运动神经元（肌梭内）
Ⅲ	Aδ	5	15	感觉	小，薄髓鞘，精细触觉，压力，疼痛和温度觉
	B	3	14	运动	小，薄髓鞘的神经节前自主神经纤维
Ⅳ	C	1	2	运动	所有节后自主神经纤维
				感觉	无髓鞘疼痛和温度觉（到脊髓丘脑束）

[a] 这类纤维在脊髓后索，神经根入髓区中较C类纤维更靠近中线（DREZ手术目的在于毁损C类纤维、保留Aβ纤维，因而对其很重要

表 29-2 英国皇家医学研究委员会肌力分级

级别	肌力	
0	没有收缩	
1	颤动或细微的收缩	
2	无重力情况下主动运动	
3	抵抗重力的主动运动	
4	可抵抗阻力的主动运动，细分为→	4− 抗轻微阻力 4 抗中等阻力 4+ 抗强阻力
5	正常肌力（可抵抗全部阻力）	
NT	不可测	

表 29-3 肌肉牵张反射（深部肌腱反射）评分表

级别	定义
0	没有收缩（完全麻痹）
0.5+	加强试验可引出[a]
1+	低于正常
2+	正常
3+	较正常敏感（反射过强）
4+	反射过强并有阵挛
5+	持续阵挛

[a] 下肢加强试验：嘱病人左手、右手的手指勾住并用力拉（Jendrassik 法）。上肢加强试验：令病人咬紧牙关

29.1.3 上运动神经元与下运动神经元

上运动神经元（UMN）（第一级运动神经元）：一些细胞体位于大脑的初级运动皮层（中央前回）。轴突投射到 LMNs。

下运动神经元（LMN）（第二级运动神经元）：细胞体位于脊髓（前灰质）或脑干（颅、脑神经运动核）。轴突直接连接到神经肌肉接点。

UMN 和 LMN 受损导致的麻痹比较见表 29-4。

29.1.4 肌束震颤与纤颤

肌束震颤是肉眼可见的肌肉收缩，而纤颤则肉眼不可见，需要肌电图来检测，又名纤颤电位（见章节 14.3.2）。

表 29-4 上运动神经元麻痹与下运动神经元麻痹的比较

	上运动神经元麻痹	下运动神经元麻痹
可能的病因	卒中（皮质运动功能区、内囊等），脊髓损伤，颈椎病	椎间盘突出，神经压迫综合征，脊髓灰质炎，进行性肌萎缩（PMA）
肌张力	开始低下；后期折刀样痉挛	低下
腱反射	亢进；可出现阵挛	消失
病理反射（例如 Babinski 征，Hoffman 征）	存在（数天或数周后）	消失
肌肉表现	可出现自发痉挛和一些失用性萎缩	纤颤（需 EMG 测定），肌束震颤；数天到数周后由于营养原因萎缩

肌束震颤表示一组肌纤维（整个运动单元的全部或部分）的放电，最常见于涉及前角细胞的疾病，包括：

1. 肌萎缩侧索硬化（ALS）（见章节 10.6.2）
2. 脊髓性肌萎缩（见章节 89.4.2）
3. 小儿麻痹症
4. 脊髓空洞症

29.2 肌肉的神经分布

29.2.1 上肢的肌肉、神经根、神经干、神经束和神经

见表 29-5。

表 29-5 肌肉神经分布（肩、上肢）[a]

	肌肉	测试动作	神经根[b]	神经干[c]	神经束[d]	神经
	颈深肌	颈部屈、伸、旋转	C1～C4	—	—	颈神经
	斜方肌	抬肩膀，展臂＞90°	XI, C3, C4			脊副神经根
	膈肌	吸气	C3～C5			膈神经
•	前锯肌	拉肩膀向前	C5～C7	—	—	胸长神经
	肩胛提肌	上提肩胛骨	C3, C4, **C5**			肩胛背神经
	菱形肌	内收、上抬肩胛骨	C4, C5			
	冈上肌	上臂外展（15°～30°）	C4, C5, C6	S		肩胛上神经
•	冈下肌	上臂外旋	**C5**, C6	S	—	
	背阔肌	上臂内收	C5, C6, C7, C8			胸背神经

表 29-5（续）

	肌肉	测试动作	神经根[b]	神经干[c]	神经束[d]	神经
	大圆肌，肩胛下肌	同上	C5～C7			肩胛下神经
•	三角肌	上臂外展（30°～90°）	**C5**, C6	S	P	腋神经
	小圆肌	上臂外旋	C4, C5			
•	肱二头肌	前臂屈（手旋后），前臂旋后	**C5**, C6	S	L	肌皮神经
	喙肱肌	屈曲肩膀的肱部	C5～C7			
	肱肌	屈前臂	C5, C6			
•	尺侧腕屈肌	手尺侧屈	C7, **C8**, T1	M，I	M	尺神经
•	指深屈肌Ⅲ、Ⅳ（尺侧）	屈 4～5 指远侧指骨	C7, **C8**, T1	M，I	M	
	拇收肌	内收拇指	C8, **T1**		M	
	小指屈肌	外展小指	C8, T1		M	
	小指对掌肌	小指对掌	C7, C8, T1			
	小指短屈肌	屈小指	C7, **C8**, **T1**		M	
•	骨间肌	屈近侧指骨，伸远侧 2 个指骨，外展或内收手指	C8, **T1**	I	M	
	第 3、4 蚓状肌	屈近侧指骨，伸 4～5 远侧 2 个指骨	C7, **C8**			
•	旋前圆肌	前臂旋前	C6, C7	S，M	L	正中神经
•	桡侧腕屈肌	手桡侧屈	同上	S，M	L	
	掌长肌	屈腕	C7, C8, T1			
•	指浅屈肌	屈 2～5 指中节指骨，屈腕	C7, **C8**, T1	M，I	M	
•	拇短展肌	拇指外展	C8, **T1**	I	M	
	拇短屈肌	屈拇指近侧指骨	C8, **T1**			
•	拇对掌肌	拇指对掌	C8, **T1**	I	M	
	第 1、2 蚓状肌	屈 2～3 指近侧指骨，伸远侧 2 节指骨	C8, **T1**			
•	指深屈肌Ⅰ、Ⅱ（桡侧）	2～3 指远侧指骨，屈手	C7, **C8**, T1	M，I	M	前骨间神经
•	拇长屈肌	屈拇指远侧指骨	C7, **C8**, T1			

29

表 29-5（续）

	肌肉	测试动作	神经根[b]	神经干[c]	神经束[d]	神经
•	肱三头肌	伸前臂	C6, **C7**, C8	all	P	桡神经
•	肱桡肌	屈前臂（伴拇指上指）	C5, **C6**	S	P	
•	桡侧腕长伸肌	桡侧伸手	C5, **C6**	S，M	P	
•	旋后肌	前臂旋后	C6, C7	S	P	
•	指伸肌	伸手，伸 2~5 指骨	**C7**, C8	M，I	P	后骨间神经（PIN）
	尺侧腕伸肌	尺侧伸手	**C7**, C8			
•	拇长展肌	拇指外展，桡侧伸手	**C7**, C8	M，I	P	
	拇短伸肌、拇长伸肌	伸拇指，桡侧伸手	**C7**, C8			
	示指伸肌	伸示指，伸手	**C7**, C8			
	胸大肌：锁骨头	将手臂推向前抵抗阻力	**C5**, C6			胸外侧神经
	胸大肌：胸肋头	收臂	C6, **C7**, C8			胸外侧、内侧神经

[a] 用（•）标注的项目是临床上重要的肌肉 / 神经

美国拇指序号习惯为：1 = 拇指；2 = 示指；3 = 中指；4 = 环指；5 = 小指

[b] 粗体表示主要的神经分布。目前学界还存在不同观点，所列出的是根据文献得出的大多数观点[3]

[c] 干（臂丛的干）：S = 上干；M = 中干；I = 下干；all = 所有三个干

[d] 束（臂丛的束）：P = 后束；L = 外侧束；M = 内侧束

29.2.2 拇指神经分布 / 运动

见表 29-6。

屈 / 伸：发生在手掌平面。

外展 / 内收：发生在与手掌平面成一定角度的平面。

对掌：使拇指越过手掌的运动。

29.2.3 下肢的肌肉、神经根、神经干、神经束和神经

见表 29-7。

表 29-6 拇指的三条神经分布

动作	神经	肌肉
外展／屈／对掌[a]	正中神经	拇短展肌，拇短屈肌，拇对掌肌
内收	尺神经	拇收肌
伸	桡神经[b]	拇短伸肌和拇长伸肌

[a] 偶尔由尺神经支配

[b] 通过骨间后神经支配

表 29-7 肌肉神经分布（髋部、下肢）[a]

	肌肉	动作	神经根[b]	神经丛[c]	神经
•	髂腰肌[d]	屈髋	**L1**, **L2**, L3	L	股神经，L1, L2, L3
	缝匠肌	屈髋，大腿外翻	L2, L3		股神经
•	股四头肌	伸膝，小腿	L2, **L3**, **L4**	L	
	耻骨肌	大腿内收	L2, L3		闭孔神经
•	长收肌		**L2**, **L3**, L4	L	
	短收肌		L2～L4		
	大收肌		L3, L4		
	股薄肌		L2～L4		
	闭孔外肌	大腿内收、旋外	L3, L4		
•	臀中／小肌	大腿外展、旋内	**L4**, **L5**, S1	S	臀上神经
	阔筋膜张肌	屈大腿	L4, L5		
	梨状肌	大腿旋外	L5, S1		
•	臀大肌	大腿外展（病人平卧）	**L5**, **S1**, S2	S	臀下神经
	闭孔内肌	大腿旋外	L5, S1	S	骶丛分支
	孖肌		L4, L5, S1	S	
	股方肌		L4, L5, S1	S	
•	股二头肌[e]	屈腿（助伸大腿）	L5, **S1**, S2		坐骨神经
•	半腱肌[e]		L5, **S1**, S2		
•	半膜肌[e]		L5, **S1**, S2	S	
•	胫骨前肌	足背屈、旋后	**L4**, **L5**[f]		腓深神经
•	趾长伸肌	伸 2～5 趾，足背屈	**L5**, S1	S	
•	伸足拇趾长肌（EHL）[g]	大脚趾伸展和足背屈	**L5**[f], S1	S	
•	趾短伸肌	大脚趾伸展，伸 2～5 趾	**L5**, S1	S	
•	腓骨长／短肌	足屈跖旋前、外翻	L5, S1	L/S	腓浅神经

表 29-7（续）

	肌肉	动作	神经根[b]	神经丛[c]	神经
•	胫骨后肌	足屈跖上旋、内翻	L4, L5	S	胫神经
	趾长屈肌	跖屈，屈 2～5 趾末端	L5, **S1**, **S2**		
	踇长屈肌	跖屈，屈大脚趾末端	L5, **S1**, **S2**		
	趾短屈肌	屈 2～5 趾	S2, S3		
	踇短屈肌	屈大脚趾	L5, S1, S2		
•	腓肠肌	屈膝，踝跖屈	**S1**, S2	S	
	跖肌	同上	**S1**, S2		
•	比目鱼肌	踝跖屈	**S1**, S2	S	
•	外展踇趾肌[h]	（无法检查）	**S1**, S2	S	
	会阴括约肌	自主收缩骨盆底	S2～S4		会阴神经

用标注（•）的项目为临床上重要的肌肉 / 神经

[a] 缩写：P-flex = 跖屈（plantarflexion）；D-flex = 背屈（dorsiflexion）

[b] 粗体指主要的神经支配，小分支通过附加说明列出。例如，当神经根表示为 L4，L5 时，表示 L5 是主要的神经支配，但是由 L4，L5 共同支配

[c] 丛：L = 腰丛；S = 骶丛

[d] 髂腰肌是髂肌和腰大肌的合并说法

[e] “腘绳肌”：常见的肌肉群名称，半腱肌和半膜肌（总称中央腿筋）以及股二头肌（外侧腿筋）

[f] 尽管很多文献指出胫骨前肌是由 L4 支配的，但也有很多学者认为 L5 支配起到更显著的作用

[g] 踇长伸肌是临床上测试 L5 的最适肌肉（尽管 S1 神经根病也可以使此肌肉肌力下降）

[h] 此肌肉在临床无法检查，但对于 EMG 很重要

29.3 周围神经损伤 / 手术

29.3.1 神经动作电位

使用一定振幅和持续时间刺激一根正常的神经纤维，超过其阈值就会产生传导性冲动，或者称神经动作电位（NAP）[4]。中等大小的轴突（纤维）阈值低于较大轴突，较大纤维的阈值低于较小或纤细的纤维[4]。

29.3.2 持续损伤时 NAP 的使用

在 60% 以上的神经损伤中有不同程度的持续损伤[4]。

对于持续性损伤（LIC），如果需要手术修复，那么等到保守治疗失败再进行就太迟了。在受伤的头几个月 LIC 的远端如果存在 NAP，那么通常认为不需要外科干预。对于检查时机的推荐，见表 29-8[4]。

表 29-8 建议行神经动作电位（NAP）检查的时机

损伤	时间
相对局灶性神经挫伤	2~4 个月
牵拉损伤（尤其是臂丛）	4~5 个月
部分损伤、压迫，压迫性病变以及肿瘤	任何时间
鉴别传导阻滞的部位（无论是神经失用、轴索中断还是神经断裂）	尽快

29.3.3 手术修复的时机

损伤位置与功能单位之间距离越长，手术干预就应该越早[4]。

24 个月原则[4]：失去神经支配 24 个月之后，即使手术修复神经，大多数肌肉的功能也不能恢复。以下肌肉例外：面肌、大块强壮肌肉，例如肱二头肌、肱肌、腓肠肌，以及一些保留了部分神经支配的肌肉。

29.3.4 臂丛

概述

臂丛通常由 C5~T1 神经根的腹侧支组成（背侧支支配脊旁肌）。

表 29-5 显示了特定的肌肉动作等，也参考图 29-1，“↯”指出所列肌肉的神经支配。“↳”表示前面神经的分支。

臂丛发出的神经

桡神经（C5~C8）

见图 29-2。

桡神经（及其分支）支配手臂和前臂的伸肌：

- ↯ 肱三头肌（三个头）。
- ↯ 肘肌。
- ↯ 肱桡肌。
- ↯ 桡侧腕长伸肌和短伸肌（后者大致起源在末端分支）。
- ↯ 旋后肌（起源于末端分支附近）。
- ↳ 延续为后骨间神经进入前臂（C7，C8）。
  - ↯ 尺侧腕伸肌。
  - ↯ 指伸肌。
  - ↯ 小指伸肌。
  - ↯ 拇短伸肌、拇长伸肌。
  - ↯ 拇长展肌。
  - ↯ 示指伸肌。

腋神经（C5，C6）

见图 29-2。

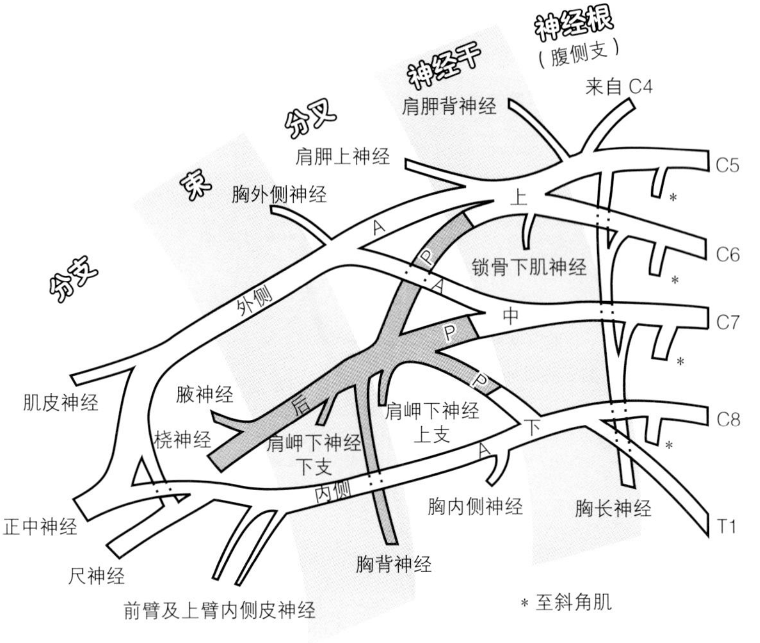

图 29-1 臂丛的示意图（经允许：邱吉尔·利文斯通，爱丁堡，1973 年，R. Warwick & P. Williams: Gray's Anatomy 第 35 版. Longman Group UK Limited）

- ↯小圆肌。
- ↯三角肌。

正中神经（C5 ~ T1）

见图 29-3。也见于 Martin-Gruber 吻合（见章节 29.3.4）。

- 上臂无分布。
- 除了尺神经支配的两块肌肉外，正中神经支配前臂所有的旋前肌和屈肌。
  - ↯旋前圆肌。
  - ↯桡侧腕屈肌。
  - ↯掌长肌。
  - ↯指浅屈肌。
- 手部：仅支配"LOAF"肌肉。
  - ↯第 1、2 蚓状肌（Lumbricals 1 & 2）。
  - ↯拇对掌肌（Opponens pollicis）。
  - ↯拇短展肌（Abductor pollicis brevis）。

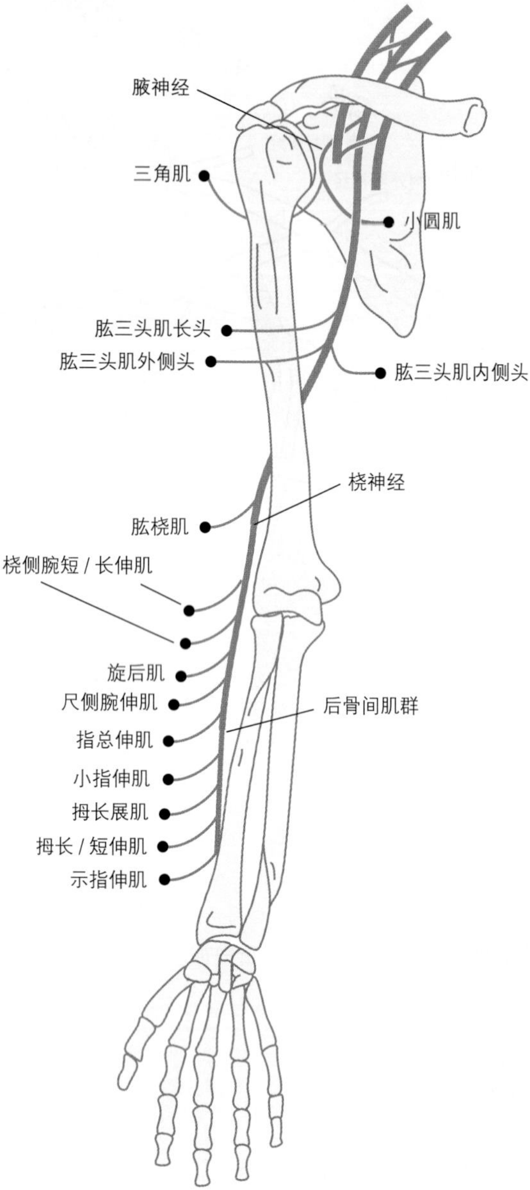

图 29-2 桡神经和腋神经的肌肉支配

  ◦ ↯ 拇短屈肌 [Flexor pollicis brevis (C8, T1)]。
- ↳ 在肘或更远处的分支是前骨间神经（纯运动神经）。
- ↯ 指深屈肌 Ⅰ、Ⅱ。
- ↯ 拇长屈肌。
  ◦ ↯ 旋前方肌。

尺神经（C8，T1）

见图 29-3。

- 上臂无分布。
- 仅支配前臂两块肌肉：
  ◦ ↯ 尺侧腕屈肌。
  ◦ ↯ 半数指深屈肌（Ⅲ ~ Ⅴ 指深屈肌）。
- 所有手肌（除了上文中提到的“LOAF”肌）：
  ◦ ↯ 拇收肌。
  ◦ ↯ 所有骨间肌（骨间掌侧肌 3 块，骨间背侧肌 4 块）。
  ◦ ↯ 第 3、4 蚓状肌。
  ◦ ↯ 3 块小鱼际肌：小指展肌、小指对掌肌和小指短屈肌。
  ◦ ↯ 拇短屈肌深部（通过尺神经深部分支）。
  ◦ ↯ 掌肌（通过尺神经浅部分支）。

肌皮神经（C5，C6）

支配上臂屈肌：

- ↯ 喙肱肌。
- ↯ 肱二头肌。
- ↯ 肱肌。

↳ 前臂外侧皮神经（终末支）支配前臂桡侧皮肤的感觉。

肩胛背神经（C4，C5）

- ↯ 菱形肌（大、小）。
- ↯ 肩胛提肌。

肩胛上神经（C5，C6）

- ↯ 肩胛上肌。
- ↯ 肩胛下肌。

肩胛下神经（C5 ~ C7）

- ↯ 大圆肌。
- ↯ 肩胛下肌。

胸背神经（C6，C7，C8）

- ↯ 背阔肌。

胸长神经（C5 ~ C7）

起自近端神经根。

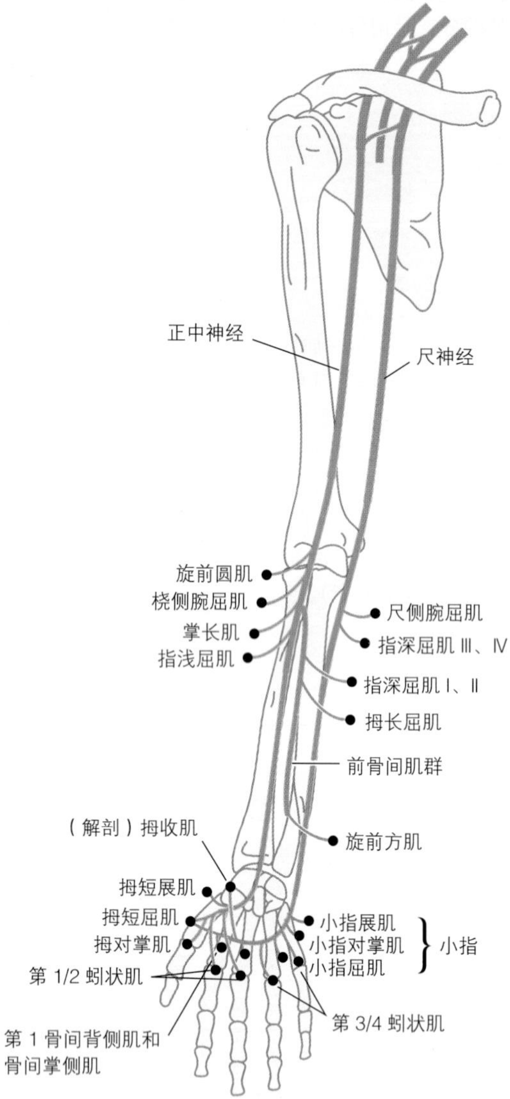

图 29-3 正中神经和尺神经的肌肉支配

↓前锯肌（拉肩胛骨向前紧贴胸廓）损伤后出现“翼状肩胛”。检查方法：病人面向并斜靠墙壁，上臂外展，如果前锯肌无收缩，肩胛会和后胸壁分离。（注：这是典型的翼状肩胛。该疾病也可能是由于副神经损伤导致斜方肌损伤而发生，一般是由于病人抬高肘部超过胸部后用力向前推动时发生了损伤。）

解剖变异

Martin-Gruber 吻合支[5]

位于正中神经和尺神经之间的吻合支，在 70 例尸检的 16 例中出现（23%），其中双侧 3 例（19%）。Ⅰ型（90%）：1 个吻合支；Ⅱ型（10%）：2 个吻合支。

根据起源于正中神经的位置分类：A 型（47.3%）起源于到前臂前屈肌的分支，B 型（10.6%）起源于总干，C 型（31.6%）起源于前骨间神经。有 15 例解剖分支未出现，有 4 例分为两支。吻合支呈倾斜角度或弧形汇入尺神经，有 4 例位于尺动脉浅部，有 6 例位于深部，有 9 例与前尺回返动脉相关。[5]

29

Richie-Cannieu 吻合支

在手掌从正中神经至尺神经的运动连接支。70% 的病人有该吻合支。

（马 龙 译 于 洮 校）

参考文献

[1] Fernandez E, Pallini R, La Marca F, et al. Neurosurgery of the Peripheral Nervous System - Part I: Basic Anatomic Concepts. Surg Neurol. 1996; 46: 47–48

[2] Dyck PJ, Boes CJ, Mulder D, et al. History of standard scoring, notation, and summation of neuromuscular signs. A current survey and recommendation. J Peripher Nerv Syst. 2005; 10:158–173

[3] Medical Research Council. Aids to the Examination of the Peripheral Nervous System. London: Her Majesty's Stationery Office; 1976

[4] Kline DG, Hudson AR. Nerve Injuries: Operative Results for Major Nerve Injuries, Entrapments, and Tumors. Philadelphia: W. B. Saunders; 1995

[5] Rodriguez-Niedenfuhr M, Vazquez T, Parkin I, et al. Martin-Gruber anastomosis revisited. Clin Anat. 2002; 15:129–134

30 压迫性神经病

30.1 压迫性神经病的定义和关联

压迫性神经病是一种周围神经损伤，源自外力或邻近解剖结构的压迫。发病机制各异，可有一到两个明确的压迫性因素或许多对神经局限性的、重复性的轻微压迫。某些神经由于位置表浅、固定、横穿一个局限的空间，或接近关节而在特定的部位特别容易受到压迫。最常见的症状是疼痛（在休息时频繁发生，夜间加重，常伴逆行性放射痛，而导致怀疑是更近端的病变）和压迫点的压痛。牵涉性疼痛是如此常见，以至于 Frank Mayfield 曾经说过，患有压迫性神经病的病人一般不会知道病变位置在哪里。在每个病例中都要考虑是否是由系统性疾病导致的。压迫性神经病可能与以下疾病有关：

1. 糖尿病。
2. 甲状腺功能低下：由于糖原在施万细胞内沉积所致。
3. 肢端肥大症。
4. 淀粉样变性病：原发性或继发性（如多发性骨髓瘤）。
5. 癌症。
6. 风湿性多肌痛，见章节 11.3.3。
7. 风湿性关节炎：发病率 45%，有 1 种或 1 种以上的压迫性神经病。
8. 痛风。

30.2 损伤机制

短暂压迫主要影响有髓神经纤维，一般不影响无髓神经纤维（严重急性压迫除外）。急性压迫可影响轴浆运输从而导致膜兴奋性下降。慢性压迫则既影响有髓纤维，又影响无髓纤维，并能造成前者的节段性脱髓鞘。如果损伤持续，两种类型均可发生轴突裂解和沃勒变性（Wallerian degeneration)。关于缺血的损伤问题更具争议性[1]。有些人认为同时在受压部位静脉淤滞会导致局部缺血，从而导致轴突鞘外水肿，进一步加重缺血。最终可能会发生纤维化、神经瘤形成及进行性神经病变等病理改变。

30.3 枕神经压迫

30.3.1 概述

枕大神经（Arnold 神经）是 C2 的感觉支（皮肤分布见图 98-3）。压迫表现为枕神经痛：疼痛位于枕部，常在上项线附近有一个扳机点。按压此处产生沿头后部向顶部的放射痛。

女性更常见。

30.3.2 鉴别诊断

1. 头痛：
   1) 可类似于偏头痛。
   2) 可以是肌肉收缩性（紧张性）头痛的一部分。
2. 肌筋膜痛[2]：疼痛点可能距扳机点较远。
3. 椎基底系统疾病，如动脉瘤和蛛网膜下隙出血。
4. 颈椎病。
5. Chiari 畸形 I 型引起的疼痛（见章节 17.1.2)。

30.3.3 可能造成压迫的原因

1. 创伤：
   1) 直接创伤（包括手术缝合时由于缝针穿过神经造成的医源性损伤，例如颅后窝手术关颅时)。
   2) 创伤性伸颈后[3]，可以将 C2 神经根压在 C1 椎弓和 C2 椎板之间。
   3) 上部颈椎椎骨骨折。
2. 寰枢椎半脱位（AAS）（如风湿性关节炎）或关节病。
3. 被 C1～C2 增厚的韧带压迫[4]。
4. 神经瘤。
5. C2～C3 椎骨关节突的关节炎。

30.3.4 治疗

概述

Σ

对于特发性枕神经痛：目前论点主要来自较小的、回顾性的病例研究，不足以断定局部注射和外科手术哪一种更有效。使用激素阻滞或局部麻醉仅能提供暂时的缓解。手术治疗，例如神经根减压术或神经切断术也可缓解某些病人的疼痛症状；然而，对于手术病人的选择标准暂不清楚，而且容易复发。

当没有神经功能缺陷时，此病通常有自限性。

非手术治疗

1. 使用局部麻醉或激素进行枕大神经阻滞（见下文）：
   1) 一般可使症状得到约 1 个月的缓解[5]。
   2) 不再作为诊断性治疗，因为其特异性太差。
2. 物理治疗：按摩和每天伸展练习。
3. 经皮神经电刺激（TENS）单元：随访 5 年可使 13 个病人中的 50% 得到缓解[6]。
4. 口服抗炎药物。
5. 中枢性镇痛药物：加巴喷丁、帕罗西汀、阿米替林等。
6. 肉毒杆菌毒素注射[7]：可能有效但有研究中作为对照的安慰剂组也有较多起效。

如果已经有功能障碍的病人应用这些方法不能获得永久的缓解，则需要考虑手术治疗，然而许多人认为手术效果较差[2, 8]。可以试用乙醇使神经组织崩解。使用颈圈可能会加重症状，因此不能使用颈圈治疗。

枕神经阻滞

如果可以辨认出一个或多个扳机点的话（通常有一个位于上项线的扳机点），可以在这些部位进行注射。同样可以在枕神经穿出颈背肌肉的部位进行阻滞。

如果病变更靠近近端（例如，在 C2 脊神经节），需要再对神经节进行阻滞。方法[9]（在透视下进行）：乳突以下剃发，碘酊消毒；局部浸润麻醉，在 C1 和 C2 之间（即中线和颈背部肌肉的外侧缘之间）插入 20 号的脊髓穿刺针。针尖朝向头侧，最终的靶点是在前后位透视上的 C1～C2 连接处的中点，几乎是贴在 C1 下关节突处走行。注入 1～3ml 麻醉剂并检查 C2 分布区的神经痛。

手术治疗

1. 如果压迫点位于 C1 和 C2 之间，则行 C2 神经根减压[4]。
2. 寰枢椎半脱位的病例，行减压术或寰枢椎融合可能有效（见章节 95.5）。

特发性枕神经痛的手术治疗：

1. 周围枕神经手术：对近端 C2 神经根或神经节的压迫可能无效。
   1) 枕神经切除术（见下文）：
      - 神经周围撕脱术。
      - 当枕大神经位于 C2 横突和下斜肌之间时做枕大神经撕脱术。
   2) 乙醇注射枕大神经。
2. 枕神经刺激器。
3. 松解斜方肌内的神经。短期效果：缓解率 46%，改善率 36%，14.5

个月时仅有 56% 病人获得改善[10]。

4. 通过后硬膜下入路行硬膜下 C2 背根切断。

5. 神经节切除术。

枕神经切除　枕神经通常进入中线两侧大约 2.5cm 的颈部肌肉，恰好位于枕骨隆突下方。对枕大动脉的搏动进行触摸或多普勒定位有时有助于确定此神经的位置。然而手术后症状缓解率仅有约 50%，而且 1 年内复发者很常见。

30.4 正中神经压迫

30.4.1 概述

正中神经压迫两个最常见的部位：

1. 在腕部被腕横韧带压迫：腕管综合征（见下文）。

2. 在前臂上方被旋前圆肌压迫：旋前圆肌综合征见章节 30.4.4。

30.4.2 解剖

正中神经由 C5～T1 发出的神经根构成。正中神经是由臂丛的内侧索和外侧索组成的（图 29-1），并在上臂紧贴在肱动脉外侧下行。在喙肱肌水平此神经走行到肱动脉内侧。在肘窝，正中神经走行至肱二头肌腱膜后方，并进入前臂上部，在旋前圆肌的两个头之间走行，并支配此肌肉。

恰在此位置以远，分支形成纯运动性的前骨间神经，支配除屈指和屈腕的 2 块肌肉外的所有手指和腕的屈肌。前骨间神经紧贴指浅屈肌（FDS）深部表面下降，贴在指深屈肌上面。邻近腕部，它穿出 FDS 的外侧缘，变得更加表浅，位于桡侧腕屈肌肌腱的内侧，在掌长肌肌腱外侧，部分位于掌长肌肌腱表面以下。它在腕横韧带（TCL）下方通过腕管，腕管内此神经深部同样包含指深 / 浅屈肌肌腱（共有 9 条肌腱，每个手指 2 条，拇指 1 条[11]）。运动支从 TCL 深部发出，但是可以反常地穿过 TCL。此神经支配所谓的“LOAF 肌”（第 1、2 蚓状肌，拇对掌肌，拇短展肌，拇短屈肌）。

TCL 附着于豌豆骨和钩骨，位于大多角骨和手舟骨结节的外侧。TCL 近端续于 FDS 上方的筋膜和前臂筋膜，远端续于屈肌支持带。TCL 向远端伸展，在远侧腕纹以远大约 3cm 处进入手掌。掌长肌肌腱部分附着于 TCL，10% 的人群掌长肌肌腱缺如。

正中神经手掌皮肤分支（PCB）：在正中神经的桡侧表面发出，发出点位于桡骨茎突近端约 5.5cm，中指的 FDS 表面的下方。它在 TCL 上方穿过腕部，提供鱼际肌基底的感觉性神经分布（因此在腕管综合征中并不受累）。

一般正中神经的感觉分布区见图 30-1。

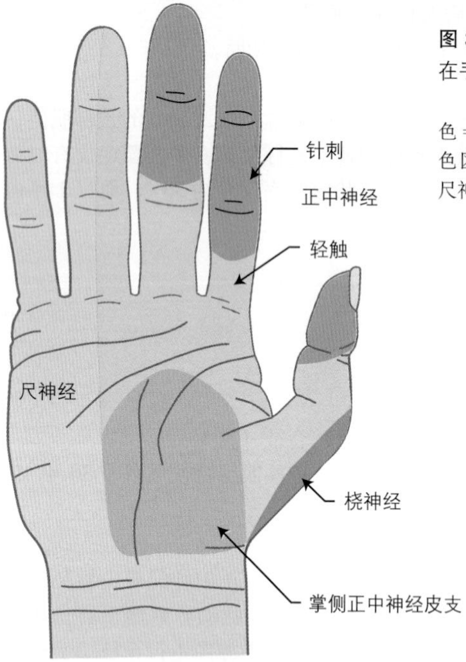

图 30-1 正中神经和尺神经在手掌侧的感觉分布。

蓝色区域 = 正中神经（深蓝色 = 针刺，浅蓝色 = 轻触）；绿色区域 = 桡神经；其余区域 = 尺神经

30.4.3 正中神经主干损伤

概述

在肘以上水平，在很少见的情况下正中神经可能被 Struther 韧带压迫（见下文）。在肘和前臂，在很少见的情况下正中神经可能被以下三者压迫：①纤维化的肌纤维束（肱二头肌腱膜）[12]；②旋前圆肌；③指浅屈肌纤维桥。也可由直接或间接的创伤或外部压力造成病变（“蜜月麻痹”）[12]。长时间持续压迫正中神经主干会在试图攥拳头时产生“祝福状手”（由于Ⅰ、Ⅱ指深屈肌无力而表现为示指伸，中指部分屈曲）。

Struther 韧带

注意与 Struthes 弓区分，Struthes 弓是一种正常结构（见章节 30.5.2）。髁上突（SCP）是位于内上髁上方 5～7cm 处的解剖变异，存在于 0.7%～2.7% 的人群中。Struther 韧带连接在 SCP 和内上髁之间。正中神经和桡动脉在此韧带下通过，尺神经可能也在下方通过。通常无症状，但是偶尔会引起典型的正中神经综合征。

旋前（圆）肌综合征

由直接创伤或反复用紧握的手做旋前动作造成。在正中神经通过旋前圆肌或指浅屈肌时神经受到卡压。引起模糊的疼痛和前臂肌肉容易疲劳，

伴有握手无力以及示指和拇指难以定位的感觉异常。夜间症状不加重。手掌疼痛与腕管综合征（CTS）不同，原因是手掌正中皮肤分支（PCB）位于腕横韧带（TCL）之前，在 CTS 中不受累。

通过休息前臂治疗。当休息的同时症状仍有进展或不能避免持续的损伤时，可行手术减压。

前骨间神经病

概述

要 点

- 三块肌肉无力：示指和中指的指深屈肌（FDP Ⅰ、Ⅱ）、拇长屈肌（FPL）和旋前方肌。没有感觉丧失。
- 拇指和示指远节指节不能屈曲（捏指征）。

前骨间神经是正中神经的纯运动支，在上臂发出。前骨间神经病（AIN）无感觉缺失，主要表现为此神经支配的三组肌肉力弱：

1. 示指和中指的指深屈肌（FDP Ⅰ、Ⅱ）：功能是屈指远端 2、3 指节。
2. 拇长屈肌（FPL）：作用是屈拇指远端指节。
3. 旋前方肌（位于前臂远端）：单独的作用不明确。

病因

包括：特发性，肌萎缩，尺 / 桡骨骨折，穿通伤，前臂撕裂。

临床表现

症状：使用拇指和示指抓小件东西时困难。特发性病例可能在之前有前臂疼痛。

查体：没有感觉缺失。

力量：单独检查第 1、2、3 指。检查者固定近端指间关节，要求被检查者屈远端指间关节。AIN 病人没有明显动作。

捏指征（Pinch sign）：病人在试图将示指和拇指的指尖相对，做类似“OK”的动作时（图 30-2，左侧），末节指节不能屈曲，因此手指末端是指腹接触而不是指尖接触（图 30-2，右侧）[13]。

诊断

除了查体以外，EMG 可能也是有用的。

EMG：主要使用 EMG 检查旋前方肌、指长屈肌（检查 FDP Ⅰ、Ⅱ 可能困难，原因是它们都有双重神经支配，尺神经也分布于此部分，支配位置较正中神经浅）。评价旋前圆肌很重要（如果异常提示病变在前臂近端）。

治疗

在神经损伤的原因不明确时，建议先进行 8～12 周的试验性治疗，之后再进行手术探查，可能显示在神经起始部位有压迫的条带。

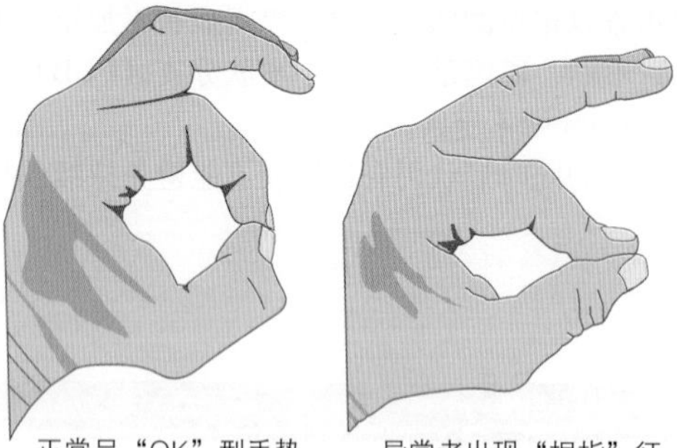

图 30-2 捏指征

30.4.4 腕管综合征

概述

要 点

- 最常见的压迫性神经病。累及腕管处的正中神经。
- 症状：手的麻刺感，夜间或者抬手的时候更重。
- 查体不太敏感：
  - 感觉：第 1～3 指和第 4 指的桡侧针刺感减退。
  - 敏感性：Tinels 征（敲击腕部）60%，Phalens 征（屈腕）80%。
- 电生理检查：感觉潜伏期（腕部）＞3.7ms，是最敏感的检查。
- 治疗：
  - 轻症：非手术治疗（NSAIDs、中立位夹板等）。
  - 严重（神经功能缺失，＞1 年）：腕部正中神经松解，有效率 70%。

30

腕管综合征（CTS）是最常见的上肢压迫性神经病[14–16]。腕管松解术是数量最多的手部手术之一[17, 18]，大多数人术后都有满意的结果。腕管松解术的预后见章节 30.4.4。正中神经在腕管中走行的过程中受压，位置恰在腕缝的远端。表 30-1 列举了腕管部位不同压力对其的影响。

表 30-1 腕管内压力

压力（mmHg）	描述
＜20	正常
20～30	小静脉血流速度变慢
30	轴突转运功能损害
40	感觉、运动功能损害
60～80	血流停止

流行病学

通常发生在中年病人。女：男 = 4：1。超过 50% 的病人累及双侧，但通常以优势手为重。伴糖尿病的病人 CTS 和肘部尺神经病变（UNE）患病率更高。

常见病因

见参考文献[19]。

大多数病例没有特殊的病因。CTS 在老年人中非常常见，没有特殊的易患因素。以下病因在年轻人中比较多见：

1. "经典的" CTS：病程缓慢，通常超过数月到数年。
   1) 创伤：通常和工作有关（也可能与业余爱好有关）。
      - 手或腕反复运动：例如木匠。
      - 反复用力抓取或捏工具或其他物件。
      - 手和（或）腕部别扭的姿势，包括伸腕、尺侧偏或特殊的强迫伸腕。
      - 对腕管直接的压力。
      - 使用振动性手动工具。
   2) 全身性疾病：除了章节 30.1 列出的引起压迫性神经病的全身性疾病外（特别是风湿性关节炎、糖尿病），还应考虑：
      - 肥胖。
      - 局部创伤。
      - 妊娠：分娩 1 年后仍有 54% 的病例有症状，在妊娠早期就发病者更难缓解[20]。
      - 黏多糖病 V 型。
      - 结核性腱鞘炎。
      - 多发性骨髓瘤（屈肌支持带有淀粉沉积）：见章节 50.3。
   3) 前臂有肾脏透析用的动静脉瘘的病人 CTS 的发生率增加，可能和有缺血的基础（盗血和静脉血淤滞）或潜在的肾脏疾病有关。
2. 急性 "CTS"：一种不常见的疾病，CTS 的症状出现突然且严重，通常由某种类型的用力过度或创伤所引起。病因：
   1) 正中动脉栓塞：少于 10% 的病人存在永存正中动脉。
   2) 腕横韧带出血或血肿。

症状和体征

对 CTS 的查体阳性率不高。症状和体征可以包括：

1. 感觉迟钝：
   1) 特征性地表现为病人在夜间因手的疼痛性麻木醒来，主观感觉就像手的血液循环消失一样。病人经常通过一些办法来缓解，如手摇晃摆动、张手或摩擦手指、在手上浇上冷水或热水或在地板上踱步。症状可以向上放射至臂部，甚至可远达肩部。

2) 白天可以引发症状的典型动作多是持续抬手的动作：拿一本书或报纸来读、开车和手持电话听筒、梳头。

3) 症状的分布：

- 桡侧三个半手指的掌侧（拇指、示指、中指和环指桡侧半的掌侧）。
- 这些手指近侧指间关节（PIP）远端的背侧。
- 手掌的桡侧半。
- 主观上累及小指的情况并不少见。

2. 手无力，特别是紧握时。典型表现为无法打开罐子。可以伴随鱼际肌萎缩（晚期改变，在当代 CTS 已经被大多数医师认识的情况下已经很难见到严重的肌萎缩）。个别病人可以表现为严重的肌萎缩而没有疼痛的病史。
3. 手或手指运动笨拙、不灵巧：和运动功能障碍相比，大多数是由于麻木引起。经常表现为系纽扣、拉拉链、戴耳环、穿内衣困难等。
4. 正中神经感觉分布区感觉减退：通常在指尖最明显，两点辨别觉缺失是更敏感的检查。
5. Phalen 试验：完全屈腕 30～60 秒，会产生或加剧疼痛或刺痛（80% 的病例阳性）[21]。
6. 腕部 Tinel 征：轻叩腕管可以产生正中神经分布区的感觉异常或疼痛。60% 的病人阳性。在其他情况下也可出现。反 Tinel 征：出现的症状向前臂放射，距离不等。
7. 缺血性试验：将血压带绑在腕部近端，使其膨胀 30～60 秒可以产生 CTS 疼痛。

鉴别诊断

鉴别诊断包括（修正后[22]）：

1. 颈神经根病：正中神经病或尺神经病（C6 神经根病可类似于 CTS），病人中有 70% 伴发此病。通常休息可以缓解，颈部运动可以加重。感觉障碍有皮肤分布区。有假说认为，颈神经根受压可以阻碍轴浆流动，使神经末端易受压迫损伤（双卡综合征即指此现象[23]）。虽然此假说已受到质疑[24]，但是尚未被否定。
2. 胸廓出口综合征：除了鱼际肌之外的手肌体积减少。感觉障碍在手和前臂的尺侧（见章节 31.8）。
3. 旋前圆肌综合征：和 CTS 相比更明显的是手掌疼痛（掌正中皮肤支不通过腕管，见章节 30.4.3）。
4. de Quervain 综合征：拇长展肌和拇短伸肌的腱鞘炎，经常由于手的反复运动导致。出现邻近拇指的腕部疼痛和压痛。25% 的病人在妊娠期间发病，还有许多人在产后第一年内发病。通常腕夹板和（或）激素注射有效。神经传导速度（NCV）应显示正常。Finkelstein 试验：压住拇指外展肌的同时将拇指被动外展，如果疼痛加剧则为阳性[25]。

5. 交感反射性营养不良：由交感神经阻滞引起，见章节 97.10。
6. 任何屈肌腱的腱鞘炎：偶尔可由于结核或真菌感染引起。通常病程长，无痛。可出现液体积聚。

诊断试验

电生理诊断（EDX）

肌电图（EMG）和神经传导研究（NCS），包括测量神经传导速度（NCV），可能有助于 CTS 的确诊，并有助于与颈根异常和肌腱炎进行鉴别诊断。

虽然 CTS 可以进展到轴突缺失，但它主要是脱髓鞘性损伤[26]。两种对感觉传导的诊断技术结果一致（正常或不正常）便可做出或推翻 CTS 的诊断。如果结果临界异常，可再进行一组感觉比较测试或结合联合感觉指数（CSI）便可以明确诊断。若感觉反应缺失，可使用正中神经的运动潜伏期与尺神经的运动潜伏期作比较以协助定位局部异常[27]。

30

临床指南：CTS 电生理诊断

CTS 的临床指南推荐的诊断检查策略[28-30]：

1. 常规：跨手腕正中感觉神经传导检查（NCS），传导距离 13～14cm。如果异常，则与患侧肢体中的相邻感觉神经相比较。
2. 常规：如果跨手腕正中感觉神经传导检查（NCS）正常，则推荐再进行一次额外的比较。
3. 指南：从鱼际肌记录正中神经的运动 NCS，和患侧肢体的另一神经 NCS。
4. 可选：加做 NCS。
5. 可选：对颈神经根支配的包括手掌肌肉在内的肌肉行 EMG 筛查。

NCV：电生理学研究支持使用跨腕横韧带正中神经传导研究来进行 CTS 的诊断。特征性异常：感觉和运动电位潜伏期延长，传导速度减慢，运动、感觉电位幅度降低。指南推荐的研究在美国神经肌肉和电生理诊断医学协会（AANEM）、美国物理医学与康复学会（AAPM & R）和美国神经病学学会（AAN）发表。遵守指南诊断，诊断灵敏度大于 85%，特异性大于 95%[28]。感觉潜伏期比运动潜伏期更加敏感（注意：虽然高达 15% 的病例可能有正常的电生理表现，但对有正常感觉 NCV 和波幅的 CTS 病人行手术治疗应加倍谨慎）。

正常值见表 30-2，同样还列举了异常值，但异常的程度与症状严重程度并没有证明相关[27]。然而，如下的分类可以部分地预测具有一般和非常严重的 NCS 异常的病人在腕管隧道松解（手术）后比具有较轻 NCS 异常的病人预后更差[27, 31]。

表 30-2 通过腕管的远端传导潜伏期[a]

受累程度[b]	感觉		运动	
	潜伏期 (ms)[c]	波幅 (μV)	潜伏期 (ms)[d]	波幅 (mV)
正常	<3.7	>25	<4.5	>4
轻微受累	3.7~4.0		4.4~6.9	
中度受累	4.1~5.0		7.0~9.9	
严重受累	>5 或测不到		>10	

[a] 假定近端 NCV 正常
[b] 严重程度与数值无关（见正文）
[c] 示指
[d] 拇短展肌

EDX 解读（文献中可能会在结果和解读中包括减慢的程度[27, 32, 33]）：

- 轻度：正中神经感觉潜伏期延长（相对或绝对），运动神经正常。没有轴索损伤的证据。
- 中度：正中神经感觉潜伏期延长（相对或绝对），运动潜伏期延长。没有轴索损伤的证据。
- 重度：上述的 NCS 异常和 EMG 出现轴索损伤的表现。

30

对于不确定的病例，比较正中神经和尺神经（或桡神经）的传导速度：正常时正中神经应该至少比尺神经快 4m/s，如果结果相反，说明正中神经损伤。或者可以比较手掌正中神经和尺神经的感觉潜伏期，正中神经的潜伏期应该不会比尺神经长超过 0.3ms。

EMG：CTS 中超过 31% 正常。在相对严重的 CTS，可以显示多相性、阳性波、纤颤电位增加和大鱼际肌收缩的运动单位数量下降。如果出现运动功能受累，则有助于诊断颈神经根病。严重的“终末期”CTS 病人，其感觉和运动电位可能无法测量，则 EMG 将丧失对病变定位的辅助作用（如：将 CTS 与其他病因相鉴别）。

实验室检查

建议病因不清的病人进行此项检查（例如，年轻病人没有手反复运动的病史），该方案是对于任何外周神经病变有用的初始检查：

1. 甲状腺激素水平（总 T_4 或游离 T_4、TSH）：排除黏液水肿。
2. 全血细胞计数（CBC）：贫血在多发性骨髓瘤病人中很常见，同样应排除淀粉样变性。
3. 电解质：
   1) 排除慢性肾功能衰竭，可导致尿毒症性神经病。
   2) 血糖：排除糖尿病。
4. 怀疑多发性骨髓瘤的病人（见多发性骨髓瘤的全部内容，章节

50.3.1)。

1) 24 小时尿查 κ 本周蛋白，见章节 50.3.1。

2) 血液检查：血清蛋白电泳（SPEP）、免疫固定电泳（IFE）和血清游离轻链（FLC）。

3) 骨骼影像学检查。

影像学检查

除非怀疑有占位病变，否则不常规进行影像学检查。

腕部 MRI：敏感性很高。CTS 的表现包括：神经扁平或肿胀，屈肌支持带向掌侧弓形弯曲。还可能发现神经节囊肿、脂肪瘤等。水肿在血运增强时出现增强。

诊断性超声：较 MRI 检查更便宜、更迅速，可以评估不同手腕姿势时的血流改变。18MHz 探头可能提高影像质量。

CTS 治疗

临床指南：CTS 治疗

美国矫形外科医师协会（AAOS）临床实践指南由美国神经外科医师协会、神经外科医师大会、美国整形外科医师协会、美国物理医学与康复学会和 AANEM 共同推荐[34]。

1. 确诊 CTS 的病人可以选择一疗程的非手术治疗。当有正中神经去神经支配的临床证据或病人选择直接进行手术时，早期手术也是一种选择（Grade C，V 级推荐）。
2. 当目前的治疗未能在 2~7 周内缓解症状时，建议进行另一种非手术治疗或行手术治疗（Grade B，Ⅰ和Ⅱ级推荐）。
3. 当发现 CTS 同时伴有糖尿病、颈椎神经根病、甲状腺功能减退、多发性神经病、妊娠、类风湿关节炎和职业原因时，尚没有足够的证据可以提供 CTS 的具体治疗建议（不确定）。
4. 具体治疗方法：
   1) 在考虑手术治疗前，CTS 病人在治疗的同时推荐使用局部类固醇注射或夹板（Grade B，Ⅰ和Ⅱ级推荐）。
   2) 可口服类固醇以及超声检查（Grade C，Ⅱ级推荐）。
   3) 腕管松解术是 CTS 的推荐治疗方法（Grade A，Ⅰ级推荐）。

尽管有 AAOS 的以上建议，但多项研究均报道即使存在多发性神经病，糖尿病病人的腕管松解术的结局也是良好的[35, 36]。

非手术治疗

措施包括：

1. 休息。
2. 非甾体消炎药（NSAID）、利尿剂、维生素 B_6 被证明无效[11]。
3. 治疗伴发疾病（例如甲状腺功能减退和糖尿病），但是否会使 CTS

缓解尚无证据[11]。

4. 中立位夹板：在 80% 以上的病人可以缓解症状[37]（通常在数天内），并可降低感觉潜伏期[38]。复发常见（病人不再行重体力劳动时效果好）。建议至少治疗 2～4 周。
5. 激素注射：对 75% 以上的病人有效[11]。33% 的病例在 15 个月内复发。可以反复注射，但一般应控制在 3 年内。
   1) 用 10～25mg 氢化可的松。避免局部麻醉（可能掩盖注入神经内出现的症状）。
   2) 注射入腕管内（注入腕横韧带深部），掌长肌尺侧，避开正中神经（在没有掌长肌的病人，注入第 4 指的延长线）。
   3) 已有报道此项技术可以导致正中神经损伤[39]，主要是由于注入神经内（所有激素在神经束内注射都有神经毒性，一些溶剂也一样）。
   4) 容易复发的情况：严重的电生理检查异常，持续麻木，感觉缺失，掌肌肌力下降和萎缩[11]。

手术治疗

概述

手术称作腕管松解术（CTR），又称腕部正中神经松解术或塑形术。

适应证

手术治疗推荐用于：持续麻木，症状＞1 年无缓解，感觉缺失，掌肌肌力下降和萎缩[11]。因多发性骨髓瘤导致的病例手术治疗同样有效。

对于双侧 CTS，通常首先对疼痛严重的一侧手术。然而如果双侧的情况都很严重（在肌电图上），并且如果病程的进展已经超出了疼痛阶段，仅仅导致无力和（或）麻木，则最好先在状况比较好的一侧手术，以试图至少在一侧使正中神经得到最大程度的恢复。也可以同时进行双侧手术[40]。对于严重的病例，神经功能可能不会立即恢复，应该等到 1 年之后再评价疗效。

应用解剖

腕管是腕部一个以腕横韧带（TCL）为顶，以大多角骨、小多角骨、头状骨和钩状骨为底的空间。穿行于腕管的结构有：

- 4 条指深屈肌腱。
- 4 条指浅屈肌腱。
- 拇长屈肌腱。
- 正中神经。

TCL 的近端是前臂的深筋膜，远端与手掌的屈肌支持带连续。与屈肌支持带的纵向纤维不同，TCL 纤维是横向的。TCL 与腕骨的 4 个连接点：

- 桡侧（外侧）附着点：舟状骨和大多角骨。

- 尺侧（内侧）附着点：豆状骨、钩骨。

正中神经（MN）：位于腕管中略向桡侧。2 个分支（要点：两者通常都在 MN 的桡侧下行）：

- 掌皮支：对鱼际隆起的皮肤有感觉（见表 30-1）（根：C6、C7）。起源于腕管近端正中神经的桡侧，并沿腕桡肌腱浅屈肌腱的尺侧延伸至屈肌支持带 /TCL，因此，在腕管综合征中不受累及。
- 正中神经运动返支，支配鱼际肌的神经又名“鱼际肌支”“百万美元神经”，因为在腕管手术中对此神经的损伤将导致拇指功能受限并可能引起医疗事故诉讼。起源于正中神经，通常在腕横韧带的远端（有报道称 20% 的病例出现在腕横韧带的近端，但这个数字可能过高）。

桡动脉和尺动脉通过掌浅弓和掌深弓在手掌内吻合。

Kaplan 基线：对这条线的定义变化较大，在本文中，我们将其定义为从拇指指蹼的底部到钩骨钩的连线（见图 30-3）。浅掌弓位于这条线的远端，在腕管治疗手术中容易损伤。

手术技术

一些常用的手术技术包括：通过手掌切开、通过腕线横向切开（伴或不伴韧带切除术[41]）和内镜技术（一个或两个切口）等。各手术方法的比较没有通过可信的随机化试验证实过[11]。对于哪种术式最优也没有共识[14，42–44]，包括内镜或是开放 CTR。

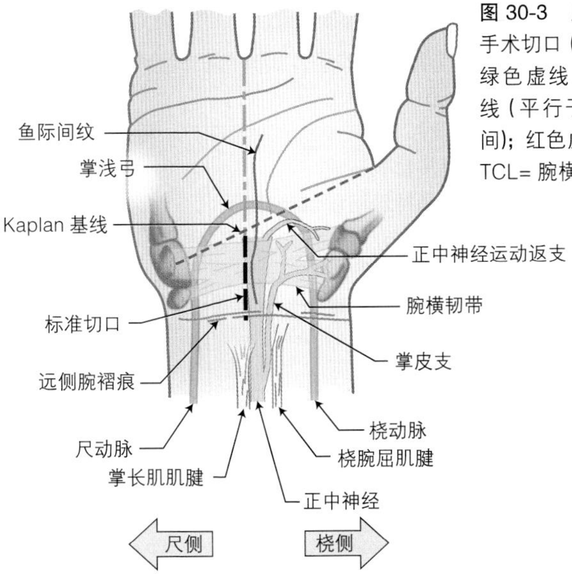

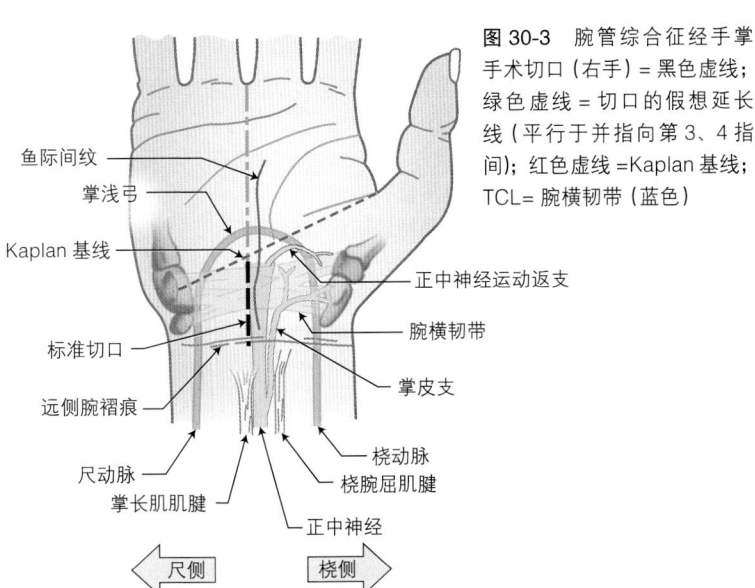

图 30-3 腕管综合征经手掌手术切口（右手）= 黑色虚线；绿色虚线 = 切口的假想延长线（平行于并指向第 3、4 指间）；红色虚线 =Kaplan 基线；TCL= 腕横韧带（蓝色）

经手掌入路（见图 30-3）：使用放大设备（手术显微镜）对手术有益。

切口沿第 3、4 指间的假想延长线（通常紧贴掌纹的尺侧以避免损伤 PCB）。正中神经的位置可以通过掌长肌腱的位置来估计（位于此肌腱的尺侧）。切口起始于腕纹的远端，长度根据手掌的厚度（远端可以达到拇指起始端的水平）。另外，可以从腕纹向尺侧弯曲（有利于牵拉）。

先切开皮肤和屈肌支持带（纵向纤维），然后通过逐步向深方切开 TCL 的横向纤维暴露正中神经，此操作可以用 15 号刀片完成。所有的 CTS 手术都需要充分解剖和显露腕部和远端的 TCL。如果遇到指浅屈肌的肌腱，说明分离的层次过深了，需要回到浅部向桡侧（拇指方向）寻找正中神经。在一些病例需要打开神经外膜；然而，神经内松解术可能弊大于利，一般情况下不推荐。

使用 4-0 可吸收缝线逐层关闭切口。皮肤边缘使用 4-0 尼龙缝线间断垂直褥式缝合。手掌内使用一些柔软的物质填塞（处理过的明胶海绵）。用 Kerlix® 覆盖。

术后：包扎手掌，露出拇指。手腕抬高、休息数日。轻度至中度疼痛可以使用镇痛药物（例如对乙酰氨基酚、可待因）3～4 天。缝线于 7～10 天拆除。2～3 周不能从事重手部活动。

30

腕管手术的并发症 [47]

1. 由于横断正中神经的掌侧皮肤支（PCB）后形成神经瘤引起疼痛：
   1) PCB 分支可以跨越鱼际间横线。
   2) 避免方法：使用放大镜，避免横向腕部切口，并且使切口稍微偏向鱼际间横线的尺侧。
   3) 处理：在该分支从前臂正中神经发出的部位缝合处理（会导致鱼际隆起的底部小范围的麻木）。
2. 桡神经背侧感觉支神经瘤：
   1) 由于切口向近端和桡侧延长造成。
   2) 可以通过切除神经瘤的神经松解术治疗。
3. 正中神经鱼际肌回返支（运动支）损伤：
   1) 变异导致神经位于 TCL 上或穿过 TCL。
   2) 可以通过保持在中线尺侧部来避免损伤。
4. 直接损伤正中神经。
5. 在 TCL 的愈合缘形成手掌正中神经的移位和压迫。
6. 瘢痕过度增生导致正中神经受压：
   1) 通常由经过腕垂直线至掌屈褶线的切口造成。
   2) 避免方法：不通过腕屈线切开，或对于需要通过腕切开的病例，向尺侧倾斜 45° 角 [45]（见图 30-3 可选择性延伸）。
7. 症状没有改善：

1) 诊断不正确：如果术前没有做 EMG 或 NCV 检查，应该在手术失败后进行排除诸如颈神经根受累（是否有后组肌群受累），或全身性周围神经病。

2) TCL 横切不完全：如果诊断正确的话，是手术失败最常见的原因（也可能是 TCL 近端的附属韧带或筋膜带切开不完全）。当此情况在重新探查中被发现后，75% 的病人在完全分离后得到治愈或改善。

8. 关节僵硬：由腕和手指固定时间过长造成。

9. 掌浅弓（动脉）损伤：通常由 TCL 远端“盲”分离造成。

10. 屈肌肌腱绞死。

11. 复杂局部疼痛综合征：又称交感营养不良性反射，确切的发生率尚不清楚。报道的 132 例中有 4 例出现（此比例可能偏高，大多数外科医师在其职业经历中仅能见到 1～2 例）。已经建议用酚妥拉明治疗。但大多数病例在大约 2 周后可以自限。

12. 感染：通常造成剧烈的压痛。

13. 血肿：通常同样导致剧烈的疼痛和压痛。

手术治疗结果（腕管松解）

75%～90% 的病人有症状缓解，或者在腕管松解后改善到令人满意的状态[17，42，46]，临床改善最佳在 6 个月[47–49]，感觉异常可能需要不少于 9 个月才能恢复[42，50–52]。70%～90% 的人没有夜间疼痛[53，54]。

即使当存在广泛的周围神经病变时，减压的结果在糖尿病病人中也是良好的[55]。相比之下，在肘部的尺神经病变在糖尿病病人中通常是严重的，并且主要是运动轴突损伤。这些病人通常对手术反应不良[35]。

手术治疗失败的处理

CTR 后效果不满意包括以下几类：

1. 新症状：可能包括与手术本身无关的神经性疼痛，新的麻木 / 感觉异常区域或鱼际肌力弱[56]。若术后立即出现，则提示对正中神经分支的医源性损伤。

2. 症状持续（主要指手术失败或未改善）：定义为与手术前相比症状保持不变。病因包括：不正确的初步诊断，横断腕韧带不完全释放和严重（不可逆）的 CTS[14]。

3. 症状复发：在症状复发之前有无症状间期（关于复发症状的严重程度或间隔时间没有统一认识[42]，然而一些研究中认为是 6 个月[56]）。病因包括：正中神经周围纤维化、软组织粘连、滑膜增生、腱鞘炎、神经节淀粉样沉积物和微小的手掌半脱位[14，56]。

▶ **电生理诊断（EDX）研究** CTR 后，远端运动潜伏期 3 个月和 6 个月后开始改善，并可能持续改善长达 2 年[48，57，58]。电生理异常可能改善，但即使有临床改善也可能不会恢复到正常范围[42, 49]。当可以与术前研究相比较时，电生理学研究最有帮助[14, 17, 56, 59, 60]。对于手术失败后何时进行电生理检查，目前没有指南或标准建议。在腕管松解后3~6个月如果有症状持续或出现新的或复发性症状时进行检查是合理的。如果多次神经传导检查结果显示变差或者EMG检查出现之前不存在的去神经支配（颤动电位和正尖锐波），则表明需要再次手术[17, 56]。如果没有第一次手术前的检查结果，建议在2个时间点重复EDX检查并进行比较，以评估是否有改善或恶化。只有一次潜伏期延长的结果不是再次手术的指征[61]。

30.5 尺神经压迫

30.5.1 概述

尺神经由C7、C8和T1神经根组成。尽管尺神经压迫是仅次于CTS的第二常见的压迫性神经病，但仍然相对少见。 可能的四个压迫部位：

1. 肘部以上：可能受Struthers弓压迫。
2. 肘部：后上髁沟（尺神经沟）：在内上髁和鹰嘴突之间。受到筋膜压迫或动态压迫或重复的创伤。此处又被称为“有趣骨”，原因是此处神经受到撞击后会产生短暂的两个小手指的麻木和刺痛的有趣的感觉。
3. 肘管：尺神经沟以远，在跨越尺侧腕屈肌（FCU）头部的腱膜下，称为Osborne韧带[62]或肘管韧带。
4. FCU出口处。
5. 腕：Guyon管。

病因：结构性、机械性或特异性。

运动方面的表现包括：

1. 可发生骨间肌萎缩，并且在第一骨间背侧最明显（在拇指虎口）。
2. Wartenberg征：尺神经压迫最早期的表现之一（由于第三掌骨间肌肉无力引起的小指外展，病人常有小指无法插入衣服口袋的主诉）。
3. Froment拇指捏物征：用拇指和示指抓住一张纸，引起拇指近端指间关节过伸和远端指间关节屈曲，是拇长屈肌（由前骨间神经支配）代替无力的拇收肌的结果[63]。
4. 爪形手畸形：在严重的尺神经损伤时，试图伸手指时出现［有人称此为“祝福手（benediction hand)”，和具有同样名称的正中神经损伤的区别是，后者在试图攥拳时出现此体征］。第4、5指和第3指（受累程度较轻）在掌指关节过度伸展（指伸肌没有骨间和“尺侧”第3、4蚓状肌的对抗），并且在指间关节屈曲（由于牵拉长屈肌）。注意：C8神经根病变也可以出现“祝福手”畸形[64]。

感觉异常，包括以下区域：

1. 小指和无名指尺侧。
2. 手背尺侧的感觉丧失。手腕处的尺神经压迫病变不会有这种症状（背部尺神经皮肤支在手腕近端发出）。

30.5.2 肘以上损伤

病因可能是臂丛中索的损伤。

在上臂，尺神经在肱三头肌前方下降；有 70% 的人在 Struthers 弓（一条窄的腱膜带，与 Struther 韧带不同）下通过。这是一个不常见的压迫点，但是如果尺神经转置术后分离不充分的情况下容易产生扭结[65]。

30.5.3 肘部尺神经压迫（UNE）

概述

在肘部或者以远产生压迫导致肘管综合征。严格来说，肘管由 FCU 的两个头部之间的纤维弓形成[66]，其近端入口刚好在髁后沟的远端。然而，通常说的“肘管综合征”也包括了沟内压迫。

又名延迟性尺神经麻痹，原因是最早的病例报道是发生在肘损伤后的 12 年或更多年以后，并且绝大多数在原发损伤后超过 10 年才发病。肘部是尺神经最容易受伤的位置：在此处神经位置浅表且固定，并且穿过关节。大部分病例是原发的，但也可能有肘骨折（特别是肱骨外侧髁骨折，伴有肘外翻畸形）、脱位、关节炎或反复微小创伤的病史。韧带弓在尺神经沟上，附着于内上髁，可能增厚并压迫此神经，尤其是在屈肘时[65]。也可在麻醉过程中被损伤（见章节 31.5.11）[67]。与主要表现为脱髓鞘的 CTS 相比，UNE 即使在慢性时仍有更多的轴索损失[31]。

临床表现

典型症状有小指和环指尺侧不适［疼痛、麻木和（或）刺痛］、肘痛和手无力。早期症状可以是纯运动性的，不像正中神经受损总是有感觉受累（见 Froment 征和上述的爪形手畸形），可以因寒冷加重。经常是一种模糊的，有时被描述成手指协调性差、笨拙的症状。可发生手部被尺神经支配的肌肉抽搐和容易疲劳。疼痛不一定很明显，但是如果出现，实际上多为沿肘或前臂的尺侧表面分布。就诊时常有骨间肌萎缩。

尺神经通常有触痛，在尺神经沟可触及膨大。Tinel 征在肘上可阳性，但特异性不大。

分级：Stewart 分级[68] 见表 30-3。

表 30-3 Stewart 尺神经损伤严重程度分级	
级别	描述
1（轻）	感觉症状 ± 运动症状；± 感觉丧失；无肌萎缩或虚弱
2（中）	感觉症状与可检测的感觉丧失；轻度萎缩：4 或 4+ 肌力
3（重）	通常具有可检测的持续感觉丧失 / 感觉症状；中度至明显萎缩；4- 或更小的肌力

评估

电生理检查

AANEM 实践参数协会的文献综述显示，肘部尺神经病变（UNE）的 EDX 检查的敏感性为 37%～86%，特异性为 95%[28-30]。

EDX 检查：报告应包括定位诊断，并判断病变主要是脱髓鞘病变还是轴索病变。报告应该有分级和分类[70]。

以下提示肘部尺神经局灶性病变。多个内部一致的异常比单独的异常更可信。这些是按照结果的可信程度排序的。

远端感觉或混合神经动作电位（NAP）的感觉异常，特别是波峰消失，不能用于尺神经病的定位（正中神经病和腕管综合征则可以），运动部分的检查对于定位压迫点更有意义。

临床指南：肘部尺神经病电生理诊断标准

不需要符合全部标准而且 EMG 检查也并非必需[29, 71]

1. 纯运动传导速度（NCV）＜50m/s，从肘下（BE）到肘上（AE）。
2. BE 到腕的 NCV 比 AE 到 BE 的 NCV 下降＞10m/s。
3. 复合动作电位（CMAP）的波幅通常随距离增加逐渐降低，但 BE 到 AE 降低 20% 以上是不正常的（神经支配缺失，例如 Martin-Gruber 吻合支）（见章节 29.3.4）。
4. 如果刺激部位在手腕，通过小指展肌记录肘上、下尺神经运动功能的检查，其结果是不可靠的。以下可能是有益的：
   - 从 FDI（第一背骨间肌，由尺神经支配）记录的 NCS。
   - 在潜伏期和波幅检查时进行以厘米为单位的细微的调节。
   - 具有严重的 UNE 和沃勒变性——比较 AE 至 BE 与腋窝至 AE 的结果。
   - 使用针电极进行的 EMG 检查必须包含 FDI 和尺神经支配的肌肉［FDP 至环指或小指，和（或）小指展肌（ADQ）］。如果检查结果异常，则应检查非尺神经支配的 C8、内侧索、下干支配的肌肉和颈部脊旁肌（例如拇对掌肌）以排除臂丛神经病 / 颈神经根病。

能够预测预后良好的两个最重要的参数是：尺侧手肌的复合动作电位（CMAP）波幅保留和肘部传导阻滞（CB），与脱髓鞘符合，预后较好[26, 72]。预后不良与 CMAP 小或 CMAP 消失相关，这符合与轴索损伤[26]。

超声诊断

尺神经病变的定位可能很难通过电生理检查得出。近期诊断性超声检查得到了发展，该超声使用高频探头（18MHz），同样适用于鉴别病理，包括神经肿胀、横断[73]、神经瘤，在费用和快捷性等方面超过了 MRI。

肘部尺神经病变的治疗

目前尚没有 AANEM、AAOS、神经外科年会（CNS）、美国神经外科协会（AANS）、AAPM & R 或美国整形外科医师协会认可的 UNE 治疗临床实践指南。治疗 UNE 的一个根本困难是病因和病变位置多样化，因此个体自然史和对治疗的反应差异很大。主要治疗方法包括保守治疗和手术治疗。

Cochrane 数据库综述表明，现有的证据不足以根据临床、神经生理和成像特征确定 UNE 的最佳治疗方法[74，75]。

对于间歇性症状，无肌萎缩和轻度 EDX 异常的病人，可考虑进行非手术治疗（见下文）。尽管最佳的非手术治疗方式以及其治疗周期目前尚不明确[75]，但对于未能保守治疗的病人，建议手术干预。

建议方案：

- 轻度或中度 UNE（1 级和 2 级，表 30-3）：研究报道保守治疗改善或完全康复率为 30%～90%[31，68]。每 2 个月随访这些病人以检测是否恶化。如有恶化发生，无论成像结果如何，都指示手术探查。
- 严重（3 级）UNE：起初保守治疗，在 1 个月内获得成像和随访。如果有症状恶化或发现结构异常，则需手术干预。如果稳定或改善以及影像正常，可每月随访。一旦恶化，则应行外科干预[68]。

UNE 在糖尿病病人中的患病率可能在增加。有轴索损伤的病人 UNE 通常更严重，这些病人手术效果不佳。

非手术治疗

对病人应该避免的姿势（长期弯肘≥90° 屈曲）进行宣教。避免肘部创伤包括将肘部放在坚硬的表面上（桌子、机动车辆的刚性扶手等），对病人进行教育，（肘垫可有帮助）。如果可以发现并消除明确的创伤因素，效果通常比较理想。

手术治疗

常用入路

大多数手术采用“较平缓的 Ω 形弧形”皮肤切口，中心位于内上髁，长约 6cm，弧形顶端指向前方。尺神经位置恒定，因此在尺神经沟入口处很容易发现。然后向近端和远端游离。以下神经分支需要被保留：内侧前臂丛神经的后部分支（否则会沿前臂内侧出现新的麻木或感觉迟钝），至尺侧腕屈肌的分支（可能较早分支）。在肘关节或肘关节近侧的小的关节支可以通过简单的减压来保留，但如果移位而不能与尺神经一起被分离得足够远则可能无法保留。 避免神经内部松解术，以防形成神经内纤维瘤。

选择其中的一种术式将确定后续步骤。

手术方法主要包括：

1. 不进行神经移位的单纯神经减压[76]（见下文）包括以下所有内容：
   1) 肘部：分离肘管支持带。
   2) 肘部以远：分离尺侧腕屈肌两个头间的腱膜，有人建议在神经下方再把腱膜缝上。
   3) 肘部近端：分离内侧肌间隔膜（在肱二头肌和肱三头肌远端）和 Struthers 弓（如果有的话）。
   4) 保留尺侧腕屈肌的支配神经和手的背侧皮支（在手腕近端 5cm 处发出）。
2. 神经减压和移位术（由于压迫的程度不同，故手术范围也不相同；所有的移位方式均要求一个悬吊结构，使神经保持在它的新位置）。可以移位到：
   1) 皮下组织：这使得神经相当浅表，易受损伤。
   2) 尺侧腕屈肌内（肌肉内移位）：有人认为这实际上会因肌肉内纤维化而使病情加重。
   3) 肌肉下的位置（见下文）。
3. 内上髁切除术。通常合并进行减压术。最适用于伴有骨性畸形的病人。
4. 有时候切除神经瘤，需要转移皮瓣进行修补。

肌肉下移位

将神经移至旋前圆肌下，在尺侧腕屈肌（FCU）的深沟内。通常需要全身麻醉（气管内插管或喉罩吸氧）。以下是关键内容[77，78]：

1. 皮肤切口延长至外上髁两侧约 8cm 以暴露神经（保留肘前内侧皮神经，位于皮下脂肪组织，在肘部以下）。
2. 将此神经游离，注意保留尺侧腕屈肌（FCU）的神经和尺深屈肌的神经（通常在鹰嘴远端 2～4cm 发出）。
3. 内侧肌间筋膜（在肱二头肌和肱三头肌远端之间）必须被切开，防止神经在它上方缠绕打结。
4. 旋前圆肌在内上髁远端的位置必须完全被离断。
   1) 在内上髁远端开始将肌肉底面游离。
   2) 使用蚊式止血钳穿过肌肉底部协助。
   3) 肌肉被齐整地切开，电灼止血。
5. 在 FCU 的掌底面开槽容纳该神经。
6. 旋前圆肌重新被牵拉在神经之上，确认该神经可以在肌肉下方前后滑动。
7. 手术后通过各种动作测试肘部，寻找内上髁肱三头肌内侧的弹响点[79]。

Σ

对于大多数情况，通常建议采用单纯的减压而不是肌肉下移位（除非有骨畸形和神经半脱位）。

随机研究显示减压术与移位术相比效果相似，但手术并发症少[74, 80, 81]。单纯减压术相对于移位术的优点包括[69, 82]：手术时间较短，在局部麻醉下更容易操作；不会在变动位置的神经周围出现神经打结和肌肉纤维化；减少了伤口感染[74]和瘢痕形成的风险[68]；相比移位术更容易保留皮支、尺侧支和营养血管（小神经血管[68]）。降低了神经缺血的风险。

反对单纯减压术更优的看法有：屈肘时会有持续的压迫，可能出现神经半脱位（如果术前就有，行单纯减压术可能加重；如果想避免神经半脱位和血管供应丢失，需要避免 360° 游离神经），以及关节压力缓解不充分。

手术效果

由于病人的症状可能出现较晚，故手术效果没有 CTS 的效果好。整体而言，60% 的病人可以获得好到极好的效果，25% 效果尚可，15% 效果不佳（无改善或加重）[83]。在症状出现超过 1 年的病人中，效果还要差一些，仅有 30% 症状改善[76]。低成功率同样见于老年病人和患有特定的内科疾病（糖尿病，酒精中毒等）的病人。对于疼痛和感觉改变的效果要好于肌无力和肌萎缩。

30.5.4 前臂神经嵌压

罕见。嵌压部位在肘部稍远端，尺神经从内上髁和鹰嘴突之间的尺神经沟通过，在连接尺侧腕屈肌两个头的筋膜带（尺管）下方进入两个头之间，在浅屈肌和旋前圆肌的浅方。表现类似于迟缓尺神经麻痹（见上文）。

手术治疗包括上述肘部远端尺神经减压的步骤。一种定位尺神经在肘远端走行的方法：手术医师将自己的小指（病人患侧手对侧的手）的近端指节置于尺神经沟，方向指向腕的尺侧[77]。

30.5.5 腕部或手神经嵌压

在腕部，尺神经末端进入 Guyon 管，此管的顶是掌筋膜和掌短肌，底是手掌屈肌韧带和豆钩韧带。

▸ Guyon 管：位于腕横韧带浅方（腕横韧带覆盖腕管，压迫正中神经，产生腕管综合征）。

Guyon 管内部没有肌腱，仅有尺神经和动脉。在此管中间，神经分成深、浅两支。浅支主要是感觉性的（除了掌短神经的分支），支配小鱼际肌和环指的尺侧。深支（肌肉支）支配小鱼际肌，第 3、4 蚓状肌和所有的骨间肌。

30

偶尔小指外展小分支从主干或浅支分出。

Shea 和 McClain[84] 将 Guyon 管内的尺神经病变分为三类，见表 30-4。在手掌同样可以发生远端运动支损伤，产生和Ⅱ型损伤类似的症状。

表 30-4 Guyon 管中尺神经病变的类型

类型	压迫部位	无力	感觉障碍
Ⅰ型	恰在 Guyon 管近端或内部	尺神经支配的全部固有肌	尺侧手掌[a]
Ⅱ型	沿深分支	深分支支配的肌肉[b]	无
Ⅲ型	Guyon 管远末端	无	尺侧手掌[a]

[a] 尺侧手掌：小鱼际肌和环指尺侧半，仅位于手掌表面（背侧由背侧皮支支配）
[b] 取决于部位，可以不累及小鱼际肌

腕神经节损伤最常见[85]，但是也可为创伤造成（气钻、钳子、反复按压订书机、骑自行车时车把斜靠在手掌上）。症状和尺神经在肘部受累的情况相似，但不会有手掌背侧的感觉缺失，这是因为背侧皮支在前臂腕近端 5～8cm 离开神经（尺侧腕屈肌不受累，Ⅲ、Ⅳ指深屈肌没有定位价值，因为即使近端病变能使其受累也极少见）。通常肌电图有助于确定病变部位。当出现疼痛时，叩击豌豆骨可以加重（Tinel 征），也可以放射至前臂。

30

对于难治的病例可行手术减压。定位：找到尺动脉，神经位于此动脉的尺侧。关于单纯减压和皮下移位哪个更好仍有争议，研究结果类似。然而移位组在小样本量病例研究[80.81]中并发症更多。

30.6 桡神经损伤

见参考文献[86]。

30.6.1 应用解剖

发自臂丛三个干的后干。接受 C5～C8 的神经分布。此神经沿桡神经沟向外侧走行，此处容易受到压迫，或者因骨折而受伤。

和臂丛后索损伤的区别是后者有三角肌（腋神经）和背阔肌（胸背神经）受累。

30.6.2 腋部受压

病因：不正确使用拐杖，或睡眠中（尤其是醉酒后）手臂位置不当导致。

30.6.3 中 - 上臂压迫

病因

1．“星期六夜麻痹”：睡眠中手臂放在不当的位置（特别是当醉酒时，失去对不适姿势自我调节的能力，例如同伴的头枕到手臂上）。

2. 全身麻醉情况下手臂位置不当。

3. 由于肱骨陈旧骨折形成的硬茧。

临床表现

伸腕无力（腕下垂）和伸指无力。★重点：肱三头肌正常，因为其支配神经发出点在螺旋沟近端。远端神经受累有差异，可包括指伸肌瘫痪和桡神经分布区感觉异常。

鉴别诊断

1. 单纯伸腕伸指无力也可见于铅中毒（通常为双侧，常见于成人）。

2. C7 神经根病：肱三头肌变弱。

30.6.4 前臂压迫

概述

桡神经恰在肘上进入上臂的前间隔。在分为后骨间神经和桡神经浅支之前，它向肱肌、肱桡肌和桡侧腕长伸肌（ECR）发出分支。后骨间神经通过纤维带，即所谓的“Fröhse 弓”，而进入旋后肌。

后骨间神经病

后骨间神经病（“PIN”）可以源自：脂肪瘤、神经节、纤维瘤、关节炎、Fröhse 弓压迫（罕见）和手臂的过度使用。

治疗：对经过 4～8 周预期治疗没有反应的病例应进行探查，松解任何压迫（包括 Fröhse 弓）。

桡管综合征

又名旋后肌管综合征。仍有争议。“桡管”从肘上向肘远端延伸，在不同的部位，它的组成结构也不一样（肌肉、纤维带等）[87]。它包含桡神经及其两条主要分支（后骨间神经和桡神经浅支）。手在暴力下反复旋前或旋后，或者旋后肌（有时为桡侧腕短伸肌）炎症发作（如网球肘），均可使神经受到创伤。特征性表现：疼痛在起自外上髁的总伸肌的部位，通过拉紧桡侧腕短伸肌，阻碍中指伸展。可以被误诊为顽固性“网球肘”。也可在桡神经浅支的分布区域出现感觉异常，并且在桡骨头前方沿桡神经有局部压痛。尽管压迫部位和后骨间神经病相似，但与后者不同的是，桡管综合征通常没有肌无力。手术：很少需要，主要是神经减压[87]。

30.7 手部损伤

桡浅神经的远端皮支穿过长伸肌腱，通常在此处可以拇指触诊。此神经的内侧分支的损伤常有发生，例如手铐损伤，可导致拇指背侧一小部分皮肤感觉丧失。

30

30.8 腋神经损伤

在下述情况中可以发生单纯的腋神经损伤[88]：

1. 肩关节脱位：腋神经被束缚在关节囊[89]。
2. 俯卧位睡眠，手臂呈外展位放在头上方。
3. 胸部束带的压迫。
4. 在肩后面上部的注射损伤。
5. 腋神经在四边形孔被压迫（四边形孔边界为大圆肌、小圆肌、肱三头肌长头和肱骨颈），腋神经和旋肱后动脉在此通过。血管造影可以显示在上臂外展和外旋位时，动脉血供消失。

30.9 肩胛上神经损伤

30.9.1 概述

肩胛上神经是一条混合性周围神经，发自臂丛上干，由 C5，C6 组成。病人通常有肩外伤或肩周炎病史。压迫导致冈下肌（IS)、冈上肌（SS）和深部肌萎缩，及局限性，难以定位的肩部疼痛（神经的感觉部分分布于关节囊的后部，但是没有皮肤分支）。

30.9.2 病因

1. 神经在肩胛上切迹处被肩胛横韧带（TSL）压迫[90]。
2. 反复肩部外伤：如果是因为负重这类原因引起，可能双侧都会有受累。
3. 腱鞘囊肿或肿瘤[91]（可行 MRI 检查）。
4. 因盂唇撕裂造成的侧唇囊肿（肱二头肌长头附着于上盂唇；检查盂唇撕裂的方法是 MRI 关节造影）。

30.9.3 鉴别诊断

1. 肩关节内或周围的病变[90]：
   1) 肌腱套损伤（鉴别诊断可能非常困难）。
   2) 粘连性肩胛炎。
   3) 肱二头肌腱鞘炎。
   4) 关节炎。
2. 病变限于肩胛上神经的 Parsonage-Turner 综合征（见原发性臂丛神经病，见章节 31.5.4)。
3. 颈神经根病（多是 C5)。
4. 上臂丛病变。

注意：后两种病也会产生菱形肌和三角肌无力，并且通常伴有皮肤感觉缺失。

诊断需要通过神经阻滞暂时缓解症状，EMG 上 IS、SS 不正常（肩关节囊的旋转套撕裂时，纤颤电位会缺失）。肩胛上神经阻滞可以短暂缓解疼痛有助于明确诊断[92]。

30.9.4 治疗

如果没有占位病变存在，治疗包括休息患侧上肢，物理治疗，NSAIDs，辣椒素乳膏和皮质激素注射等。

手术治疗适用于那些已经被证明保守治疗无效的病人。体位：侧卧位。切口：平行于肩胛冈上方 2cm（有冈上肌萎缩更容易）。只需要沿着神经分离斜方肌（注意保护脊副神经）。为了定位肩胛上切迹，参考肩胛舌骨肌与肩胛骨的附着点并在其外侧触摸。肩胛上动脉、静脉穿过肩胛横韧带（TSL）并需要保留。使用较钝的神经拉钩抬起 TSL 并分离（没有必要暴露神经和切除骨切迹）。

30

30.10 感觉异常性股痛

30.10.1 概述

最初被称作 Bernhardt-Roth 综合征，有时被称作“暴徒(swashbuckler)病”，感觉异常性股痛（MP）是由于大腿股外侧皮神经（LFCN）（一条纯粹的从 L2 和 L3 神经根分出的感觉性分支，见图 1-16 神经分布）在通过腹股沟韧带和它附着的髂前上棘（ASIS）之间的开口进入大腿的部位受压迫引起的症状。常见解剖变异，实际上神经可能穿过韧带，可发现多达 4 个分支。也可能是糖尿病性神经病最早的表现。

30.10.2 症状和体征

上部大腿外侧面烧灼样感觉迟钝，偶尔仅位于膝部以上，通常伴有对衣物的敏感性增加（痛觉过敏）。在分布区可出现感觉减退。自己在这些部位揉搓或摩擦以获得缓解是非常有特征性的表现[93]。MP 在 20% 的病例是双侧的。坐或平躺通常可改善症状。在压迫部位可有压痛点（在此施加压力可产生疼痛），可借此定位神经穿出骨盆内侧到 ASIS 的部位。伸髋也可产生疼痛。

30.10.3 流行病学

常见于肥胖病人，较紧的腰带或胸带、较长时间站立或行走都可以使症状加重。高发于糖尿病病人。也可见于较瘦的、曾在手术中保持俯卧位的病人，一般为双侧，见章节 31.5.11。

可能的病因非常多。比较常见的病因包括：紧身衣或腰带、腹部手术后的手术瘢痕、心脏导管术后（见章节 31.5.12)、妊娠、在髂骨嵴取移植骨、腹水、肥胖、糖尿病性神经病和腹部或骨盆占位。

30.10.4 鉴别诊断

1. 股神经病：较 MP 感觉变化更靠近前内侧。
2. L2/L3 的神经根病：是否有运动无力（屈大腿或伸膝）。
3. 由于腹部或骨盆肿瘤引起的神经压迫（如果伴随胃肠道或泌尿生殖道的症状，应怀疑此病）。

此病通常可以根据临床表现做出诊断。需要时可行确诊性试验（但常为阴性），包括：

1. EMG（可能困难，肌电图不是总能定位神经）。
2. 当怀疑椎间盘疾病时需要 MRI 或 CT/ 脊髓造影。
3. 盆腔影像学检查（MRI 或 CT)。
4. 体感诱发电位。
5. 对于局部麻醉药的反应。
6. 近期使用高频探头（18MHz）的超声在诊断方面显示了一定的价值。

30.10.5 治疗

非手术治疗

有自行缓解的倾向，但常有复发。在考虑手术前应尝试非手术治疗，大约 91% 的病例可获得缓解[94]：

1. 祛除致病因素（收紧的腰带、背带、固定，紧身外套等）。
2. 对于肥胖病人：减肥和通过运动加强腹部肌肉通常是有效的，但很少有病人能做到。
3. 避免伸髋的动作。
4. 在假定的病变部位用冰敷，30 分钟，每天 3 次。
5. 选择 NSAID，用 7～10 天。
6. 辣椒素药膏，每天 3 次（见章节 28.4.5)。
7. 在感觉过敏的部位可使用利多卡因贴[95]（见章节 28.2.2)。
8. 中枢性作用的药物（例如加巴喷丁、卡巴西平等）是有效的。
9. 如果上述办法无效，在有压痛的部位注射 5～10ml 局部麻醉药（用或不用激素），或许在 ASIS 中间可以获得暂时的，有时是长期的缓解，同时可证实此病的诊断。

手术治疗

包括：

1. 手术神经减压（神经松解术）：较神经切除术失败率和复发率高。
2. 神经减压和移位。
3. 选择性 L2 神经刺激。
4. 去神经（神经切除术）更有效，但是也有可能导致去神经痛，并且遗留无感觉区域（通常并不严重）。通常作为最后的选择。

技术要点

见参考文献[94，96]。

最好在全身麻醉下进行。以压痛点远端 2cm 为中心行 4～6cm 的切口。由于神经走行不固定，手术一般需要探查，故需要充分暴露。如果不能找到神经，可能是由于暴露过浅。如果无法发现神经，可行腹部小切口从腹膜后寻找神经。**注意：**曾经出现过错误地切断了股神经的案例。

如果行神经切除术，则需要行电生理监测以防止切除运动根［相当于只切除股外侧皮神经（LFCN)］。分离神经，将其拉紧，在近端切断，断端将缩回盆腔。所有的神经都应送病理分析。神经切除术将导致 LFCN 支配的区域麻木，有时候此区域会逐渐缩小，导致病人痛苦的情况罕见。

有文献报道使用经腹股沟韧带上入路完成此手术[96]。

30.11　闭孔神经压迫

闭孔神经压迫是否存在尚有争议。闭孔神经由 L2～L4 神经根组成。沿骨盆壁走行，感觉支支配大腿内侧，运动支支配大腿内收（股薄肌和长、短收肌以及大收肌）。它可以被骨盆肿瘤压迫，同样也可在分娩过程中被胎头或产钳的压力损伤。

闭孔神经受到压迫通常导致大腿内侧麻木和大腿内收无力。

30.12　股神经压迫

由 L2～L4 神经根组成。受压迫是股神经病变的罕见原因。更为常见的是由于骨折或手术。参见股神经病变（章节 31.5.8)。

30.13　腓总神经麻痹

30.13.1　概述和应用解剖

腓神经是最常见的出现急性压迫性麻痹的神经。

功能解剖：坐骨神经（L4～S3）鞘内包含两条独立的神经，位置多有不同（坐骨神经的腓骨支比胫骨支更容易受伤）（图 89-2)。

1. 胫后神经，或称胫神经（又称内侧腘神经），主要支配足反转及其他运动。

2. 腓总神经（CPN），或腓神经（又名外侧腘神经）：高位的损伤累及外侧腱（股二头肌短头）。CPN 经过腓骨头后部，此处浅表且固定，易受到压力或创伤（例如在膝部交叉大腿）。在此部位远端，腓总神经分成：
   1) 腓深神经（又名胫前神经）：主要是运动神经。
      - 运动：伸足和趾 [蹞长伸肌（EHL），胫骨前肌（AT），趾长伸肌（EDL）]。
      - 感觉：支配第 1、2 足趾间很小的区域。
   2) 腓浅神经（又名黏膜皮肤神经）：
      - 运动：足外翻肌（腓骨长、短肌）。
      - 感觉：大腿远外侧和足背侧。

30.13.2 腓总神经损伤的原因

最常见的损伤原因是膝部损伤伴或不伴有骨折；其他可参考导致足下垂的原因，但不包括腓神经麻痹（见章节 89.9.3）。

1. 压迫（在其经过腓骨头或穿过腓骨长肌处）。
2. 糖尿病和其他代谢性周围神经病。
3. 炎症性神经病：包括 Hansen 病（麻风病）。
4. 创伤性：例如足球运动员的夹伤，以及作用于膝部的分离性暴力引起的伸展性损伤、腓骨骨折、髋部损伤或膝部置换手术。
5. 穿通伤。
6. 腓骨头 / 小腿近端区域的占位病变：腘窝囊肿（Baker 囊肿）、胫前动脉瘤[97]（罕见）。
7. 作用于腓骨头的压力：例如在膝部交叉大腿、投掷、产科的产钳等。
8. 神经内肿瘤：神经纤维瘤、神经鞘瘤、神经节囊肿。
9. 牵引损伤：踝部严重内翻扭伤。
10. 血管病：静脉血栓症。
11. 体重下降。

30.13.3 腓神经麻痹的表现

概述

1. 感觉改变（不常见）：累及大腿下半部的外表面。
2. 受累肌肉：见表 30-5。

腓总神经麻痹（最常见）会引起踝关节背屈减弱（由于胫骨前肌群瘫痪，足下垂）、足外翻力量减弱、腓浅及腓深神经支配区域皮肤感觉障碍（小腿外侧及足背）。在腓骨颈附近叩诊可能会出现 Tinel 征。只有当腓深神经

表 30-5 腓神经麻痹时受累的肌肉

神经	肌肉	动作	受累
腓深神经	EHL	踇趾背屈	最易受累 ↓ 最不易受累 （经常幸免）
	胫前肌	踝关节背屈	
	趾伸肌	伸足趾	
腓浅神经	腓骨肌（足外翻）	足翻转	

受累时，才会出现足下垂伴轻度感觉丧失。需要与其他病因引起的足下垂相鉴别（见章节 89.9.3）。

检查结果 / 临床预后

见参考文献[77]。

- 臀部水平损伤：除非损伤属于可以允许神经自发再生的类型，否则即使行手术治疗，恢复腓神经功能的可能性也较小。
- 大腿水平损伤：手术修复也很困难。一些腓肠肌功能恢复需要 6 个月以上，一些 AT 收缩可能需要 1 年及以上。
- 膝部水平损伤：如果恢复很顺利，腓肠肌功能恢复可能需要 3~5 个月。最早征象：试图外翻足时可见腓骨近端外侧的肌肉抖动，背屈踝关节时可能腓外侧后部的肌腱紧张。

30.13.4 评估

EMG

需要在症状出现后 2~4 周，EMG 才会有阳性发现。刺激腓骨头上方和下方来获取预后信息：如果两个部位均无反应则预后差（表明发生了退行性变性）。沃勒变性大约 5 天时间产生恶化。

除了一般可以发现的胫前肌失神经支配（见章节 14.3.2），还可以评估：

1. L5 支配的肌肉，腓总神经支配范围以外：
   1) 胫后肌。
   2) 趾长屈肌。
2. L5 支配的起点在膝上的肌肉（支配股二头肌短头的神经在腘窝近侧分出，使其在腓神经在腓骨头处受压的情况下不受累）：
   1) 股二头肌（短头或长头）。
   2) 阔筋膜张肌。
3. 脊旁肌：如果有去神经的征象，则支持病变位于神经根；如果为阴性，则无意义。

MRI 可能发现生长于上胫腓骨关节的肿瘤或神经节囊肿等疾病。

30.13.5 治疗

概述

如果可逆的病因得到纠正，则预后良好。如果有难以去除的病因或者治疗无效时可考虑手术探查和减压。

非手术治疗

支架：踝-足矫正器（AFO）可以矫正踝关节不能背屈的缺陷，鞋子的外形并不突兀。如果仍然不够，或者为了稳定踝部，可使用弹簧支撑的向上弯曲的鞋子支架。应该对病人进行指导，避免出现跟腱的挛缩，以免神经功能恢复后踝关节背屈功能受损。

手术治疗

在腘窝水平皮肤切口起自股二头肌小头的内侧（外侧旁腱），腓神经常位于该肌腱深部或从肌腱内侧穿过。此切口向远端沿着腓骨外科头外侧延伸。股二头肌向外侧牵拉，游离腓神经，并放置烟卷式引流。腓神经感觉支从腓神经分出的位置不定，可能在坐骨神经水平或者以远的位置。

在存在压迫的病例，外侧腓肠肌和比目鱼肌的筋膜覆盖在神经上，从腓骨头以远的位置将筋膜松解，360° 地暴露神经。神经穿过腓骨颈后分为浅支和深支。浅支直接向远端走行支配腓骨长肌和腓骨短肌（足外转肌）。深支转向前方支配胫骨前肌、EHL 和踇趾伸肌。

如果需要取神经移植物，通常使用对侧腓肠神经，如有需要同侧的腓肠神经可作为补充。

30.14 跗管综合征

30.14.1 概述

在内踝的后方和下方，跗管内可发生胫（后）神经压迫。跗管被屈肌腱支持带（撕裂韧带）覆盖，后者从内踝向下延伸至跟骨结节。通常（但不一定）有陈旧的踝关节脱位或骨折病史。神经在屈肌支持带处受到卡压，导致足趾、足底疼痛和感觉异常（由于感觉支由跗管近端分出，所以常不累及足跟），典型者夜间加重。足肌无力可出现爪形足趾。通常可由骨折、脱位、风湿性关节炎导致，偶尔因肿瘤导致。

30.14.2 检查

在内踝按压神经产生向远端放射的感觉异常（Tinel 征）。最大程度的内翻或外翻足可加剧上述表现。背屈外翻试验：最大程度外翻和背屈踝关节，同时背屈足趾 5~10 秒。如果发生疼痛，则为阳性。

30.14.3 诊断

EMG 和 NCV 有助于诊断。

30.14.4 非手术治疗

踝部外固定可以改善足的机械受力。

30.14.5 手术治疗

对确诊的病例如保守治疗无效可行手术减压。可行弧形切口，约在内踝后方、下方 1.5cm。分离屈曲和支持韧带以及下面的分隔，一直分离远端神经分支直到其进入肌肉。

（马 龙 译 于 洮 校）

参考文献

[1] Neary D, Ochoa JL, Gilliatt RW. Subclinical Entrapment Neuropathy in Man. J Neurol Sci. 1975; 24: 283–298
[2] Graff-Radford SB, Jaeger B, Reeves JL. Myofascial Pain May Present Clinically as Occipital Neuralgia. Neurosurgery. 1986; 19:610–613
[3] Hunter CR, Mayfield FH. Role of the Upper Cervical Roots in the Production of Pain in the Head. Am J Surg. 1949; 48:743–751
[4] Poletti CE, Sweet WH. Entrapment of the C2 Root and Ganglion by the Atlanto-Epistrophic Ligament: Clinical Syndrome and Surgical Anatomy. Neurosurgery. 1990; 27:288–291
[5] Anthony M. Headache and the greater occipital nerve. Clin Neurol Neurosurg. 1992; 94:297–301
[6] Weiner RL, Reed KL. Peripheral neurostimulation for control of intractable occipital neuralgia. Neuromodulation. 1999; 2:217–221
[7] Freund BJ, Schwartz M. Treatment of chronic cervicalassociated headache with botulinum toxin A: a pilot study. Headache. 2000; 40:231–236
[8] Weinberger LM. Cervico-Occipital Pain and Its Surgical Treatment. Am J Surg. 1978; 135:243–247
[9] Bogduk N. Local Anesthetic Blocks of the Second Cervical Ganglion. A Technique with Application in Occipital Headache. Cephalalgia. 1981; 1:41–50
[10] Bovim G, Fredriksen TA, Stolt-Nielsen A, et al. Neurolysis of the greater occipital nerve in cervicogenic headache. A follow up study. Headache. 1992; 32:175–179
[11] Katz JN, Simmons BP. Clinical practice. Carpal tunnel syndrome. N Engl J Med. 2002; 346:1807–1812
[12] Laha RK, Lunsford LD, Dujovny M. Lacertus Fibrosus Compression of the Median Nerve. J Neurosurg. 1978; 48:838–841
[13] Nakano KK, Lundergan C, Okihiro M. Anterior Interosseous Nerve Syndromes: Diagnostic Methods and Alternative Treatments. Arch Neurol. 1977; 34:477–480
[14] Stewart JD. Median Nerve. In: Focal Peripheral Neuropathies. 4th ed. West Vancouver, Canada: JBJ Publishing; 2010:214–239
[15] Yasargil MG, Antic J, Laciga R, et al. Microsurgical Pterional Approach to Aneurysms of the Basilar Bifurcation. Surg Neurol. 1976; 6
[16] Atroshi I, Gummesson C, Johnsson R, et al. Prevalence of carpal tunnel syndrome in a general population. JAMA. 1999; 282:153–158
[17] Mosier BA, Hughes TB. Recurrent carpal tunnel syndrome. Hand Clin. 2013; 29:427–434
[18] Jain NB, Higgins LD, Losina E, et al. Epidemiology of musculoskeletal upper extremity ambulatory surgery in the United States. BMC Musculoskelet Disord. 2014; 15. DOI: 10.1186/1471-2474-15-4
[19] Feldman RG, Goldman R, Keyserling WM. Classical Syndromes in Occupational Medicine: Peripheral Nerve Entrapment Syndromes and Ergonomic Factors. Am J Ind Med. 1983; 4:661–681
[20] Padua L, Aprile I, Caliandro P, et al. Carpal tunnel syndrome in pregnancy: multiperspective followup of untreated cases. Neurology. 2002; 59:1643–1646
[21] Phalen GS. The Carpal Tunnel Syndrome. Clinical Evaluation of 598 Hands. Clin Ortho Rel Res. 1972; 83
[22] Sandzen SC. Carpal Tunnel Syndrome. Am Fam Physician. 1981; 24:190–204
[23] Upton RM, McComas AJ. The Double Crush in Nerve Entrapment Syndromes. Lancet. 1973; 11: 359–362
[24] Wilbourn AJ, Gilliatt RW. Double-Crush Syndrome: A Critical Analysis. Neurology. 1997; 49:21–29
[25] Rempel DM, Harrison RJ, Barnhart S. Work-Related Cumulative Trauma Disorders of the Upper Extremity. JAMA. 1992; 267:838–842
[26] Robinson LR. How electrodiagnosis predicts clinical outcome of focal peripheral nerve lesions. Muscle Nerve. 2015; 52:321–333
[27] Werner RA, Andary M. Electrodiagnostic evaluation of carpal tunnel syndrome. Muscle Nerve. 2011; 44: 597–607
[28] Jablecki CK, Andary MT, Floeter MK, et al. Practice parameter: Electrodiagnostic studies in carpal tunnel syndrome. Report of the American Association of Electrodiagnostic Medicine, American Academy of Neurology, and the American Academy of Physical Medicine and Rehabilitation. Neurology. 2002; 58:1589–1592. http://www.neurology.org/content/58/11/1589.full.pdf
[29] Campbell WW. Guidelines in electrodiagnostic medicine. Practice parameter for electrodiagnostic studies in ulnar neuropathy at the elbow. Muscle Nerve Suppl. 1999; 8:S171–S205
[30] American Association of Electrodiagnostic Medicine. Chapter 9: Practice parameter for needle electromyographic evaluation of patients with suspected cervical radiculopathy: Summary statement. Muscle Nerve. 1999; 22:S209–S211
[31] Bland JD. A neurophysiological grading scale for carpal tunnel syndrome. Muscle Nerve. 2000; 23: 1280–1283
[32] Robinson L, Kliot M. Stop using arbitrary grading schemes in carpal tunnel syndrome. Muscle Nerve. 2008; 37. DOI: 10.1002/mus.21012
[33] Bland JD. Stop using arbitrary grading schemes in carpal tunnel syndrome. Muscle Nerve. 2008; 38: 1527;

author reply 1527–1527; author reply 1528
[34] Keith MW, Masear V, Chung KC, et al. American Academy of Orthopaedic Surgeons clinical practice guideline on the treatment of carpal tunnel syndrome. J Bone Joint Surg Am. 2010; 92:218–219
[35] Stewart JD. Mononeuropathies in Diabetics. 2012
[36] Thomsen NO, Cederlund R, Rosen I, et al. Clinical outcomes of surgical release among diabetic patients with carpal tunnel syndrome: prospective follow-up with matched controls. J Hand Surg Am. 2009; 34:1177–1187
[37] Burke DT, Burke MM, Stewart GW, et al. Splinting for carpal tunnel syndrome: in search of the optimal angle. Arch Phys Med Rehabil. 1994; 75:1241–1244
[38] Walker WC, Metzler M, Cifu DX, et al. Neutral wrist splinting in carpal tunnel syndrome: a comparison of night-only versus full-time wear instructions. Arch Phys Med Rehabil. 2000; 81:424–429
[39] Linskey ME, Segal R. Median Nerve Injury from Local Steroid Injection in Carpal Tunnel Syndrome. Neurosurgery. 1990; 26:512–515
[40] Pagnanelli DM, Barrer SJ. Bilateral Carpal Tunnel Release at One Operation: Report of 228 Patients. Neurosurgery. 1992; 31:1030–1034
[41] Pagnanelli DM, Barrer SJ. Carpal Tunnel Syndrome: Surgical Treatment Using the Paine Retinaculatome. J Neurosurg. 1991; 75:77–81
[42] Louie D, Earp B, Blazar P. Long-term outcomes of carpal tunnel release: a critical review of the literature. Hand (N Y). 2012; 7:242–246
[43] Atroshi I, Larsson GU, Ornstein E, et al. Outcomes of endoscopic surgery compared with open surgery for carpal tunnel syndrome among employed patients: randomised controlled trial. BMJ. 2006; 332. DOI: 10.1136/bmj.38863.632789.1F
[44] Atroshi I, Hofer M, Larsson GU, et al. Open compared with 2-portal endoscopic carpal tunnel release: a 5-year follow-up of a randomized controlled trial. J Hand Surg Am. 2009; 34:266–272
[45] Louis DS, Greene TL, Noellert RC. Complications of Carpal Tunnel Surgery. J Neurosurg. 1985; 62:352–356
[46] Louie DL, Earp BE, Collins JE, et al. Outcomes of open carpal tunnel release at a minimum of ten years. J Bone Joint Surg Am. 2013; 95:1067–1073
[47] Guyette TM, Wilgis EF. Timing of improvement after carpal tunnel release. J Surg Orthop Adv. 2004; 13: 206–209
[48] Zyluk A, Puchalski P. A comparison of the results of carpal tunnel release in patients in different age groups. Neurol Neurochir Pol. 2013; 47:241–246
[49] Padua L, Lo Monaco M, Padua R, et al. Carpal tunnel syndrome: neurophysiological results of surgery based on preoperative electrodiagnostic testing. J Hand Surg Br. 1997; 22:599–601
[50] Nancollas MP, Peimer CA, Wheeler DR, et al. Longterm results of carpal tunnel release. J Hand Surg Br. 1995; 20:470–474
[51] Katz JN, Fossel KK, Simmons BP, et al. Symptoms, functional status, and neuromuscular impairment following carpal tunnel release. J Hand Surg Am. 1995; 20:549–555
[52] Pensy RA, Burke FD, Bradley MJ, et al. A 6-year outcome of patients who cancelled carpal tunnel surgery. J Hand Surg Eur Vol. 2011; 36:642–647
[53] Katz JN, Keller RB, Simmons BP, et al. Maine Carpal Tunnel Study: outcomes of operative and nonoperative therapy for carpal tunnel syndrome in a communitybased cohort. J Hand Surg Am. 1998; 23: 697–710
[54] Brown RA, Gelberman RH, Seiler JG,3rd, et al. Carpal tunnel release. A prospective, randomized assessment of open and endoscopic methods. J Bone Joint Surg. 1993; 75:1265–1275
[55] Thomsen NO, Rosen I, Dahlin LB. Neurophysiologic recovery after carpal tunnel release in diabetic patients. Clin Neurophysiol. 2010; 121:1569–1573
[56] Jones NF, Ahn HC, Eo S. Revision surgery for persistent and recurrent carpal tunnel syndrome and for failed carpal tunnel release. Plast Reconstr Surg. 2012; 129:683–692
[57] Ginanneschi F, Milani P, Reale F, et al. Short-term electrophysiological conduction change in median nerve fibres after carpal tunnel release. Clin Neurol Neurosurg. 2008; 110:1025–1030
[58] Shurr DG, Blair WF, Bassett G. Electromyographic changes after carpal tunnel release. J Hand Surg Am. 1986; 11:876–880
[59] Schrijver HM, Gerritsen AA, Strijers RL, et al. Correlating nerve conduction studies and clinical outcome measures on carpal tunnel syndrome: lessons from a randomized controlled trial. J Clin Neurophysiol. 2005; 22:216–221
[60] Rotman MB, Enkvetchakul BV, Megerian JT, et al. Time course and predictors of median nerve conduction after carpal tunnel release. J Hand Surg Am. 2004; 29:367–372
[61] Stolp KA. Upper extremity Focal Neuropathies. 2013
[62] Granger A, Sardi JP, Iwanaga J, et al. Osborne's Ligament: A Review of its History, Anatomy, and Surgical Importance. Cureus. 2017; 9. DOI: 10.7759/cureus.1080
[63] Brazis PW, Masdeu JC, Biller J. Localization in Clinical Neurology. 2nd ed. Boston: Little Brown and Company; 1990
[64] Harrop JS, Hanna A, Silva MT, et al. Neurological manifestations of cervical spondylosis: an overview of signs, symptoms, and pathophysiology. Neurosurgery. 2007; 60:S1–14-20
[65] Wilkins RH, Rengachary SS. Neurosurgery. New York 1985
[66] Dumitru D. Electrodiagnostic Medicine. Philadelphia: Hanley and Belfus; 1995
[67] Bonney G. Iatrogenic Injuries of Nerves. J Bone Joint Surg. 1986; 68B:9–13
[68] Stewart JD. Ulnar Nerve. In: Focal Peripheral Neuropathies. 4th ed. West Vancouver, Canada: JBJ Publishing; 2010:258–313
[69] Bartels RHMA, Menovsky T, Van Overbeeke JJ, et al. Surgical Management of Ulnar Nerve Compression at the Elbow: An Analysis of the Literature. J Neurosurg. 1988; 89:722–727
[70] Padua L, Aprile I, Mazza O, et al. Neurophysiological classification of ulnar entrapment across the elbow. Neurol Sci. 2001; 22:11–16
[71] Practice parameter: electrodiagnostic studies in ulnar neuropathy at the elbow. American Association of Electrodiagnostic Medicine, American Academy of Neurology, and American Academy of Physical Medicine and Rehabilitation. Neurology. 1999; 52:688–690
[72] Beekman R, Wokke JH, Schoemaker MC, et al. Ulnar neuropathy at the elbow: follow-up and prognostic factors determining outcome. Neurology. 2004; 63: 1675–1680
[73] Cartwright MS, Chloros GD, Walker FO, et al. Diagnostic ultrasound for nerve transection. Muscle Nerve. 2007; 35:796–799
[74] Caliandro P, La Torre G, Padua R, et al. Treatment for ulnar neuropathy at the elbow. Cochrane Database Syst Rev. 2012; 7. DOI: 10.1002/14651858.CD00683 9.pub3
[75] Elhassan B, Steinmann SP. Entrapment neuropathy of the ulnar nerve. J Am Acad Orthop Surg. 2007; 15:672–681
[76] Le Roux PD, Ensign TD, Burchiel KJ. Surgical Decompression Without Transposition for Ulnar Neuropathy: Factors Determining Outcome. Neurosurgery. 1990; 27:709–714
[77] Kline DG, Hudson AR. Nerve Injuries: Operative Results for Major Nerve Injuries, Entrapments, and Tumors. Philadelphia: W. B. Saunders; 1995
[78] Janjua RM, Fernandez J, Tender G, et al. Submu-scular transposition of the ulnar nerve for the treatment of cubital tunnel syndrome. Neurosurgery. 2008; 63:321–4; discussion 324-5
[79] Spinner RJ, O'Driscoll S W, Jupiter JB, et al. Unrecognized dislocation of the medial portion of the triceps: another cause of failed ulnar nerve transposition. J Neurosurg. 2000; 92:52–57
[80] Bartels RH, Verhagen WI, van der Wilt GJ, et al. Prospective randomized controlled study comparing simple decompression versus anterior subcutaneous transposition for idiopathic neuropathy of the ulnar nerve at the elbow: Part 1. Neurosurgery. 2005; 56:522–30; discussion 522-30

[81] Biggs M, Curtis JA. Randomized, prospective study comparing ulnar neurolysis in situ with submuscular transposition. Neurosurgery. 2006; 58:296–304; discussion 296-304
[82] Tindall SC. Comment on LeRoux P D, et al. Surgical Decompression without Transposition for Ulnar Neuropathy: Factors Determining Outcome. Neurosurgery. 1990; 27
[83] Youmans JR. Neurological Surgery. Philadelphia 1990
[84] Shea JD, McClain EJ. Ulnar-Nerve Compression Syndromes at and Below the Wrist. J Bone Joint Surg. 1969; 51A:1095–1103
[85] Cavallo M, Poppi M, Martinelli P, et al. Distal Ulnar Neuropathy from Carpal Ganglia: A Clinical and Electrophysiological Study. Neurosurgery. 1988; 22: 902–905
[86] Dyck PJ, Thomas PK. Peripheral Neuropathy. 2nd ed. Philadelphia: W. B. Saunders; 1984
[87] Roles NC, Maudsley RH. Radial Tunnel Syndrome: Resistant Tennis Elbow as a Nerve Entrapment. J Bone Joint Surg. 1972; 54B:499–508
[88] McKowen HC, Voorhies RM. Axillary Nerve Entrapment in the Quadrilateral Space: Case Report. J Neurosurg. 1987; 66:932–934
[89] de Laat EAT, Visser CPJ, Coene LNJEM, et al. Nerve Lesions in Primary Shoulder Dislocations and Humeral Neck Fractures. J Bone Joint Surg. 1994; 76B:381–383
[90] Hadley MN, Sonntag VKH, Pittman HW. Suprascapular Nerve Entrapment: A Summary of Seven Cases. J Neurosurg. 1986; 64:843–848
[91] Fritz RC, Helms CA, Steinbach LS, et al. Suprascapular nerve entrapment: Evaluation with MR imaging. Radiology. 1992; 182:437–444
[92] Callahan JD, Scully TB, Shapiro SA, et al. Suprascapular Nerve Entrapment: A Series of 27 Cases. J Neurosurg. 1991; 74:893–896
[93] Stevens HI. Meralgia Paresthetica. Arch Neurol Psychiatry. 1957; 77:557–574
[94] Williams PH, Trzil KP. Management of Meralgia Paresthetica. J Neurosurg. 1991; 74:76–80
[95] Devers A, Galer BS. Topical lidocaine patch relieves a variety of neuropathic pain conditions: an openlabel study. Clin J Pain. 2000; 16:205–208
[96] Aldrich EF, Van den Heever C. Suprainguinal Ligament Approach for Surgical Treatment of Meralgia Paresthetica. Technical Note. J Neurosurg. 1989; 70: 492–494
[97] Kars HZ, Topaktas S, Dogan K. Aneurysmal Peroneal Nerve Compression. Neurosurgery. 1992; 30: 930–931

31 非压迫性周围神经病

31.1 定义

▶ 周围神经病 （有时也用“多发神经病”一词）指周围神经弥散性病变，产生无力、感觉障碍和（或）反射改变。

▶ 单神经病 单根神经的病变，经常由创伤或压迫造成。

▶ 多发性单神经病 累及 2 支或更多的神经，通常由全身性疾病引起（例如血管炎、风湿性关节炎、糖尿病等）。治疗以治疗原发病为主。

31.2 周围神经病的病因

一种周围神经病病因的记忆方法是“GRAND THERAPIST”（见表 31-1）。糖尿病、酒精中毒和急性感染性多神经炎（吉兰 - 巴雷综合征）占 90%。其他病因包括：动脉炎 / 血管炎、单克隆 γ 球蛋白病（见章节 31.5.10）、丙型肝炎病毒（HCV）相关的冷球蛋白血症、急性特发性多神经炎和口眼干燥关节炎综合征（Sjögren 综合征 / 病）。

表 31-1

G-R-A-N-D	T-H-E-R-A-P-I-S-T
吉兰 - 巴雷综合征（见章节 10.7） 肾：尿毒症性神经病（见章节 31.5.12） 酗酒（见下文） 营养性（维生素 B_{12} 缺乏等） 糖尿病（见下文）或药物（见章节 31.5.7）	创伤性（Traumatic） 遗传性（Hereditary） 内分泌因素或压迫（Endocrine or Entrapment） 辐射（Radiation） 淀粉样变（Amyloid）（见章节 31.5.12）或 AIDS（见章节 31.5.9） 卟啉病（Porphyria，多为遗传病）或精神病（Psychiatric）或副肿瘤综合征（Paraneoplastic，见下文）或假性神经病（Pseudoneuropathy，见下文）或 PMR（见章节 11.3.3）或真性红细胞增多症（Polycythema vera）[1] 感染性（Infectious）/ 感染后（post-infectious，例如 Hansen 病） 结节病（Sarcoidosis，神经结节病，见章节 10.9）或“全身性（Systemic）” 中毒（Toxins，包括重金属，例如铅中毒，见章节 64.1.2）

31.3 周围神经病的分类

1. 遗传性神经病：
   1) Charcot-Marie-Tooth 综合征（CMT）[又称腓骨肌萎缩，或遗传性运动和感觉性神经病（HMSN）]：有多达七种类型（最常见的类型是常染色体显性遗传，亦有 X 性连锁隐性遗传）。CMT1 型和 2 型是周围神经最常见的遗传性神经病（发病率达 40/10 万）。脱髓鞘最常见。有运动（最初是下肢远端）和感觉功能（本体觉和振动觉）进行性丧失，伴上肢和下肢进行性萎缩。早期表现：弓形足伴槌状趾、垂足和反复踝扭伤。病人表现更类似于周围神经受累引起的压迫性神经病。I 型病人行走功能通常不丧失，但 2 型病人常在十几岁时就有行走功能丧失。
   2) 遗传性压力易感性神经病（NHPP）：与 CMT 相似，但病因是由于局部髓鞘增厚（“腊肠样”改变），轻度创伤或压力即可产生麻痹，可持续数月。
2. 获得性神经病：详见下文。
   1) 获得性单纯感觉性神经病（不伴有自主神经功能障碍）少见。可见于维生素 B_6 治疗或副肿瘤综合征（见下文）。
   2) 压迫性神经病：见章节 30。
3. 假性神经病：心因性的躯体疾病或装病而出现的疼痛、感觉异常、痛觉过敏、无力，甚至可以有客观发现，如颜色和温度的变化，和神经病的症状相似[2]。

31

31.4 周围神经病的临床表现和评估

31.4.1 临床表现

周围神经病的临床表现包括感觉缺失、疼痛、力弱、动作不协调和行走困难。

31.4.2 评估

对不明原因的外周神经病病人的初步筛查包括：

1. 血液检查：
   1) 快速离子检测。
   2) Hgb-A1C。
   3) CBC：贫血在多发性骨髓瘤中很常见。
   4) TSH。
   5) ESR 和 CRP。

6) 维生素 B_{12} 和甲基丙二酸，见章节 89.2。
7) 血清蛋白电泳（SPEP）和附加的血清免疫固定（IFE）检测（如果存在 M-spike）(详见多发性骨髓瘤，章节 50.3.1)。
8) 可选［如怀疑多灶性运动神经病（MMN）(见章节 89.2)]：抗 GM-1 抗体。

2. 电诊断学（EMG/NCV），见章节 14.3。

31.5 周围神经病变综合征

31.5.1 危重病多发性神经病（CIP）

又称为危重病性神经病、ICU 神经病等。鉴别诊断见章节 10.7.4 中“吉兰 - 巴雷综合征”。

可能发生于 70% 以上的脓毒血症病人（并非所有的都有明显的症状）。首先影响远端肌肉。

诊断标准：

1. 存在脓肿、多器官衰竭、呼吸衰竭或全身炎症反应综合征（SIRS)。
2. 难以脱离呼吸机或者肢体力弱。
3. EMG：复合肌肉动作电位（CMAP）和感觉神经动作电位（SNAP）波幅降低。
4. 广泛的肌肉去神经支配性诱发电位。
5. 血清肌酸激酶（CK）水平正常或仅有轻度增高。

在数周到数月时间内恢复（比吉兰 - 巴雷综合征恢复快）。

治疗为支持治疗。50% 可完全恢复。

31.5.2 副肿瘤综合征累及神经系统

见于 1% 以下的癌症病人。早期癌症病人可有不明原因的周围感觉神经受累[3]。因此，当病人患有不明原因的感觉性神经病时，应排除隐匿肿瘤的可能性。如果检查结果为阴性，应对其进行随访，有 35% 的病人在被随访平均 28 个月（3～72 个月）后被发现患有癌症[4]（没有某种特定的癌症类型更常见，但以往报道肺癌是与感觉神经病相关的最常见的肿瘤[5]）。

31.5.3 酒精性神经病

以产生弥散的感觉性神经病为特征，伴跟腱反射消失。

31.5.4 臂丛神经病

评估

检查：在病因不明的情况下，行胸部 X 线检查（CXR）(用前弓位)、血糖、红细胞沉降率和抗核抗体（ANA）检查。

若发病后 4 周左右病情仍无缓解则需要做臂丛 MRI（通常特发性臂丛神经炎在 4 周时会开始出现某些缓解。如果此时没有缓解，则应行检查以排除肿瘤）。

臂丛神经病的病因鉴别诊断

1. Pancoast 综合征或 Pancoast 肿瘤又称上沟肿瘤。临床表现：肩部多种组合形式的疼痛，由于臂丛下部受累，疼痛可向上肢尺神经支配区放射；手部肌肉萎缩，霍纳综合征（见章节 32.4.6），上肢水肿。病因：
   1）肿瘤：
      - 最常见的：支气管癌，通常是非小细胞肺癌（NSCLC）（鳞癌或腺癌），起自肺尖。
      - 转移癌。
   2）感染。
   3）炎症：肉芽肿。
2. （特发性）臂丛炎：又称神经性肌萎缩。最常见的是上丛或弥散性病变（见下文）。
3. 颈肋。
4. 病毒。
5. 继发于放射治疗：常为弥散性（见下文）。
6. 糖尿病。
7. 血管炎。
8. 遗传性：主要为基因性。
9. 创伤（见章节 31.6.2）。

上肢神经性肌萎缩

概述

又称为特发性臂丛神经病，或者（麻痹性）臂丛神经炎、臂丛炎 Parsonage-Turners 综合征[6]、免疫介导的臂丛神经病等。究竟是感染还是炎症所致尚不清楚，可能还包含过敏机制。预后一般良好。一般发作方式：一处或多处神经炎，神经丛神经病，或者某些联合方式。详见表 31-2。

在一篇经典文献中回顾了 99 个病例[7]：主要症状是急性发作的剧烈疼痛，力弱与疼痛同时出现或在疼痛后出现（70% 见于疼痛发作后的 2 周内）[6, 8]。力弱从不会先于疼痛出现，80% 的病人力弱突然发作。疼痛一般为持续性，被描述为“锐痛”“跳痛”“刺痛”等。上臂运动可以使疼痛加剧，15% 出现肌肉疼痛。疼痛持续数小时到数周。35% 发生感觉异常。疼痛通常不放射。当症状为双侧时，肌力弱通常不对称。

表 31-2 神经性肌萎缩	
发病率	1.64/10 万
男：女	2.4：1
发病年龄分布	3 个月至 75 岁
前驱症状	• 约 45% 有病毒性前驱症状（25% 有上呼吸道感染） • 或在疫苗接种后
发作	迅速发作的疼痛或偏瘫 / 偏麻
首发症状	95% 为疼痛
力弱	• 50% 局限于肩带区 • 10% 局限于一条周围神经
感觉缺失	67%，通常为腋部和臂丛前皮肤区
侧别	• 66% 单侧（右侧占 54%） • 34% 双侧
实验室检查	正常

检查

96% 有无力或麻痹，50% 局限在肩带。易受累肌肉的先后顺序为：三角肌、棘肌、前锯肌、肱二头肌和肱三头肌。20% 发生翼状肩胛。60% 的臂丛病变出现混合性感觉缺失（表面皮肤和本体感觉）。感觉缺失最常见于上臂的外表面（腋神经分布）和前臂桡侧面。反射改变无规律。

31

总之，主要受累的区域为 56% 累及上丛，38% 弥漫性受累，6% 累及下丛。

EMG / NCV

可以帮助定位受累的臂丛，还可以发现无临床症状的对侧肢体是否受累。此检查必须等发病超过 3 周做才有意义。与颈神经根病相鉴别：神经根病 SNAP 应该正常，而神经丛神经病很多都有异常；颈部脊旁在神经丛病通常正常（除非在非常严重的病变，有退行性病变），而在神经根病中不正常（肌纤维震颤）（除非某些病变中已经有充分的时间恢复正常）。

预后

主要累及上丛的病人功能恢复较好。60% 的病人 1 年后功能恢复正常，而累及下丛的病人恢复需要 1.5~3 年。据估计，1 年内的恢复率为 36%，2 年内为 75%，3 年内为 89%，仅 5% 复发。没有证据显示激素可以影响病程，尽管有急性期应用的做法。

放射性臂丛神经病

常见于对乳腺癌进行腋窝部外放疗后，出现感觉缺失，可伴或不伴力弱。可能需要做 CT 或 MRI 以除外肿瘤侵袭臂丛。

31.5.5 腰骶丛神经病

概述

和特发性臂丛炎（见上文）类似[9]。有争议的是此病是否单独存在而不伴糖尿病。经常以下肢的间断疼痛起病，在随后的数天至数周内出现伴或不伴肌萎缩的无力。感觉症状不明显，通常有感觉异常，仅偶尔出现客观的感觉缺失，股神经可能有压痛。

鉴别诊断

当股四头肌无力或疲劳时可能和股神经病或 L4 脊神经根病相混淆。同样，当有足下垂时，可能错误的被怀疑 L5 脊神经根病或腓神经病。直腿抬高试验偶尔可有阳性。明显不具备的特点包括：无背痛，Valsalva 试验（用力呼气，抵住关闭的声门以增加胸内压）或背部运动使疼痛加剧，感觉明显受累。与足下垂的鉴别见章节 89.9.3，和其他原因引起的坐骨神经痛的鉴别见章节 89.3。

病因

其他病因与臂丛神经病病因类似（除肿瘤外，见上文），还应包括盆腔占位（直肠指检检查前列腺）。

辅助检查

辅助检查与臂丛神经病类似，除外臂丛神经 MRI，腰骶丛神经病也需行腰椎 MRI 及 CT 以除外占位性病变。EMG 对于诊断极为重要：表现为失神经支配（纤颤电位、运动单元电位出现数量减少或出现振幅、时限以及相位的增加）。至少 2 个节段出现失神经支配症状且椎旁肌不受累则高度怀疑腰骶丛神经病诊断（一旦糖尿病等被排除）。

预后

肌力恢复在疼痛消失之后。病人恢复通常是单相的、较缓慢（数年）且不完全的。

31.5.6 糖尿病性神经病

概述

大约 50% 的糖尿病病人出现神经病的症状，或在电生理诊断试验中显示神经传导速度减慢。神经病有时是糖尿病的首发表现。严格控制血糖可减少糖尿病性神经病的发生[10]。

综合征

关于不同临床综合征的数量尚有争论，此病可能是一个症候群[11]，有许多种不同的症状组合。一些比较确定的综合征包括：

1. 原发感觉性多神经病：为全身性，和手相比，更易影响足和下肢。呈慢性进行性，常伴逐渐加重的远端振动觉的丧失（通常随年龄缺失，在 40 岁以后每年丧失 1%)，表现为疼痛、感觉异常和感觉迟钝。足底可对压力敏感。感觉异常性股痛（见章节 30.10）可能是最初的表现。

2. 自主神经病：累及膀胱、内脏和循环反射（导致直立性低血压），能导致无力、排尿障碍、腹泻、便秘、瞳孔对光反射受损。
3. 糖尿病性神经丛病[12]，或近端神经病，可能继发于神经的血管损伤（与糖尿病性单神经炎相同）：
   1) 发生于超过 50 岁患轻度 2 型糖尿病的病人，经常和股神经病混淆。出现臀部、大腿、膝盖前部，有时小腿内侧的剧烈疼痛。股四头肌、髂腰肌，偶尔大腿内收肌无力。膝腱反射消失。可能沿大腿内侧和小腿感觉缺失。疼痛常在数周内缓解，而无力要持续数月。
   2) ★ 糖尿病性肌萎缩，发生于相同人群，经常在被诊断为糖尿病后不久发现。其他名称包括[13]：Bruns-Garland 综合征、缺血性多发性单神经病等[14]。有不对称性疼痛间断发作（通常为一种深部痛或烧灼痛，伴新出现的刺痛发作，夜间最严重），部位为背、臀部、大腿或小腿。有近端肌肉或远端肌肉进行性无力，常出现体重下降。膝腱反射消失或减弱。感觉缺失不明显。近端肌肉（特别是大腿的近端肌肉）可能萎缩。EMG 显示恒定的脱髓鞘可伴轴突变性和脊髓旁受累，没有肌病。症状为进行性或在数周甚至长达 18 个月内逐步发展，然后逐渐消退。在此期间，或以后的数月到数年内对侧肢体可以受累。腓肠神经活检（见章节 97.9）可见脱髓鞘改变。
   3) 糖尿病末梢神经病（DPN）：和糖尿病性肌萎缩相比非常相似，除了可能有亚急性起病的对称性下肢无力[15]。表 31-3[15] 比较了 DPN、糖尿病肌萎缩和慢性炎症性脱髓鞘性多神经根病（CIDP）的特点。

治疗

虽然认为免疫疗法（激素、免疫球蛋白或血浆交换）可用来治疗严重和进展性的病例（疗效尚未完全证实），但是对于 Bruns-Garland 综合征仍然无法有效治疗[15]。

对于感觉性多神经病，良好地控制血糖有助于缓解症状。其他曾被使用的方法有：

1. 美西律（Mexitil®）：开始剂量 150mg，8 小时一次，然后根据症状静脉滴注，最大剂量 10mg/(kg · d)。
2. 阿米替林（amitriptyline）（Elavil®）和氟奋乃静（Prolixin®）：开始剂量为阿米替林 25mg 睡前口服和氟奋乃静 1mg 口服，每天 3

表 31-3 糖尿病肌萎缩、DPN 和 CIDP 的比较

项目	糖尿病肌萎缩	DPN	CIDP
发病	急性	亚急性	逐渐
首发症状	不对称性疼痛、无力	对称性无力	对称性无力
上肢无力	无	不常见	有
感觉缺失	轻微	轻微	中度
全身	下肢	反射消失	下肢
CSF 蛋白	不确定	升高	升高
轴突病理改变	常见	典型	不常见
传导减慢	分布不均	分布不均	弥散
预后	好	好	不良，无有效治疗
对免疫治疗的反应	不清	可能有效	有效
病程	单相	单相	进行性

次，然后逐步加量到阿米替林 75mg 睡前口服[16]（单独使用阿米替林 100mg，每天 1 次也可能有效[17]）。该药的有效性虽然被质疑[18]，但是许多研究仍表明该药有益处[17, 19]。限制其使用的副作用包括：镇静、精神错乱、疲劳、不适、轻度躁狂、 皮疹、尿潴留和直立性低血压。

3. 地昔帕明（Norpramin®）：选择性更高的去甲肾上腺素重摄取阻断剂（似乎较 5- 羟色胺重摄取抑制剂更有效）。有效的平均剂量为 110mg/d，和阿米替林类似，因此可用于不能耐受阿米替林的病人[17]。副作用包括失眠（白天给药可以使症状减轻到最小）、直立性低血压、皮疹、束支传导阻滞、震颤和发热。剂型有 10mg、25mg、50mg、75mg、100mg 和 150mg 的片剂。
4. 辣椒素(capsaicin)(Zostrix®)：对一些病人有效(见章节 28.4.5)。
5. 帕罗西汀（Paxil®）：一种抗抑郁药，为选择性的 5- 羟色胺再摄取抑制剂（SSRI）。用法：20mg 每天上午口服 1 次。如果需要，每周增加 10mmg/d，至最大量 50mg/d（老年病人、虚弱病人或肝、肾功能衰竭病人最大剂量为 40mg/d）。剂型有 20g 和 30mg 片剂。
6. 加巴喷丁（Neurontin®）：剂量 1800～3600mg/d 可以至少中等程度缓解 60% 因糖尿病性神经病引起的疼痛[20]，效果与阿米替林类似[21]。肾功能不全者需减量。
7. 普瑞巴林（Lyrica®）：起始为 50mg 每天 3 次，1 周内剂量加到最大剂量 100mg 口服，每天 3 次，病人肌酐清除率需不低于 60ml/min。肾功能不全者需减量使用。剂型有：25mg、50mg、75mg、

100mg、150mg、200mg、225mg、300mg 的胶囊。

31.5.7 药物引起的神经病

许多药物都可能导致周围神经病。其中，较为明确或者严重的有：

1. 沙度利胺（thalidomide：）：长期使用时可引起神经病，可逆[22]。
2. 甲硝唑（Flagyl®）。
3. 苯妥英（Dilantin®）。
4. 阿米替林（Elavil®）。
5. 氨苯砜（dapsone：）：据报道在非麻风病人中使用引起的罕见并发症是由于轴突变性，类似于吉兰－巴雷综合征的一种可逆的周围神经病。
6. 呋喃妥英（Macrodantin®）：还可引起视神经炎。
7. 降胆固醇药物：例如，洛伐他汀（Mevacor®）、吲达帕胺（Lozol®）、吉非齐（Lopid®）。
8. 铊：可产生震颤、腿痛、手足感觉异常、下肢多神经炎、精神症状、谵妄、癫痫、脑病。
9. 砷：可产生麻木、四肢烧灼痛和刺痛。
10. 化疗药物：顺铂、长春新碱等。

31.5.8 股神经病

临床表现

1. 运动障碍：
   1) 股四头肌（伸膝）消耗性和无力。
   2) 髂腰肌无力（屈髋）：如果出现，说明是非常近端的病（腰神经根或神经丛病变），位于从神经孔远端向髂腰肌发出分支的部位。
2. 膝腱反射减弱。
3. 感觉异常：
   1) 大腿前部和小腿中部感觉缺失。
   2) 在相同分布区可出现疼痛。
4. 机械性体征：直腿牵拉试验阳性。

病因

1. 糖尿病：最常见的病因。
2. 股神经压迫：罕见。
   1) 可以继发于股疝或在疝修补术中深部缝线损伤。
   2) 继发于时间长的骨盆手术，由牵开器压迫造成（通常是双侧的）。
3. 腹腔内肿瘤。
4. 股动脉插管：见下述的心脏导管手术后神经病。

5. 腹膜后血肿（例如，血友病或抗凝）。
6. 术中损伤（见章节 31.5.11）。

鉴别诊断

1. L4 神经根病变：L4 神经根病变不会造成髂腰肌无力（见 L4 受累）（见章节 89.3.4）。
2. 糖尿病腰丛神经病（见上文的糖尿病性神经病）。
3. (特发性) 腰骶丛神经病（见上文）。

31.5.9 AIDS 神经病

概述

3.3% 的 AIDS 病人会出现周围神经病[23]（仅有 HIV 阳性者不会出现神经病）。最常见的病症是远端对称性多神经病（DSP），通常包括模糊的麻木和刺痛，有时足痛（虽然也可以是无痛的）。可以有轻触觉和振动觉敏感性下降。其他神经病包括单神经病（通常感觉异常性股痛，见章节 30.10）、多发性单神经病或腰多发神经根病。治疗艾滋病的药物也可造成神经病（见下文）。

AIDS 病人中 DSP 经常伴巨细胞病毒（CMV）感染、细胞内分支杆菌感染，或可能由于淋巴瘤病侵袭神经，或出现淋巴瘤病脑膜炎。在电生理检查中可表现为混合性轴突脱髓鞘性神经病。

与治疗 AIDS 药物有关的神经病

1. 核酸逆转录酶抑制剂：
   1) 齐多夫定（Retrovir®）(正式名称：AZT)。
   2) 地达诺新（ddI；Videx®)：可造成剂量相关性疼痛性神经病[24]。
   3) 司坦夫定（d4T；Zerit®)：可以造成感觉性神经病，通常当 d4T 间断使用时症状改善，如果重新从小剂量用起则可以不复发[24]。
   4) 扎西他滨（ddC；Hivid®)：剂量相关性神经病，可以严重并且持久。在糖尿病或 didanosine 治疗的病人中更常见[24]。
2. 蛋白酶抑制剂：
   1) 利托那韦（Norvir®)：可造成周围性感觉异常。
   2) 安普那韦（Agenerase®)：可以造成口周感觉异常。

31.5.10 单克隆 γ 球蛋白病相关的神经病

概述

在血液中发现异常的免疫球蛋白（副蛋白）。

球蛋白增多症病包括：

1. 多发性骨髓瘤（见章节 50.3.1）。
2. Waldenstrom 巨球蛋白血症。

3. 非恶性病例如不明意义的单克隆 γ 球蛋白病（MGUS)。MGUS 病人罹患多发性骨髓瘤（MM）的概率为 1.5%/ 年，但在死亡前罹患淋巴增生性疾病的风险仅为 11%。大多数 MM 病例之前都有 MGUS。MGUS 也可进展为 Waldenstroms 大球蛋白血症、淀粉样变性、B 细胞淋巴瘤或淋巴细胞白血病。MGUS 诊断标准：
   1）单克隆副蛋白带 <30g/l（少于 MM)。
   2）骨髓活检浆细胞 <10%。
   3）无 MM 骨病变、高钙血症或与副蛋白相关的肾功能不全的证据。
   4）没有证据表明同时患有另一种 β 细胞增生性疾病。

关于良性 γ 球蛋白病是否会进展已经有很多研究，此处不再逐一列举。约有 10% 的不明原因的神经病病人最后确诊患有单克隆 γ 球蛋白病（恶性或者良性）。

病因

1. 抗体作用于周围神经的寡糖，例如髓磷脂相关的糖蛋白（MAG)，产髓鞘性神经病。
2. 冷球蛋白可能破坏血管、神经结构（营养周围神经的小血管）。
3. 恶性 γ 球蛋白病，肿瘤细胞可能侵犯周围神经（淋巴瘤病）。
4. 淀粉样变性：淀粉在周围神经沉积（见章节 31.5.12)。
5. 治疗骨髓瘤中使用的镇静剂（见章节 31.5.7)。

31

治疗

1. IgM 单克隆 γ 球蛋白病：降低 IgM 抗体浓度。
2. IgG 或 IgA 单克隆 γ 球蛋白病：
   1）骨髓瘤相关神经病：以治疗骨髓瘤为主。
   2）孤立性浆细胞瘤：切除或行放疗可改善神经病。

31.5.11 围手术期神经病

概述

也可见下文。在美国约有三分之一麻醉相关的不良事件与此相关[25]。大多数累及尺神经和臂丛神经。在许多病例中，有某条神经不正常但是无症状，可以由以下原因诱发产生症状：神经的牵拉或压迫、普遍缺血或代谢紊乱。损伤可以是永久或暂时的。几乎都发生在成人[26]。

类型

1. 尺神经病：有争论。通常归咎于肢体放置不合理导致的浅表的神经压迫或牵拉。虽然在一些病例中确有发生，但是在一项研究中该因素仅占 17%[27]。这些神经病有关的病人相关的特征见表 31-4[28]。许多这类病人对侧神经传导不正常，提示病人本身就处于一种易患病的状态[29]。许多病人没有症状，直到术后 48 小时之后[28–30]。通过

表 31-4 麻醉导致的尺神经病病人的特征
男性
肥胖（体重指数≥38）
术后卧床时间长

手臂下，尤其是在肘远端衬垫东西，避免肘屈曲（避免超过 110°屈曲，否则会拉紧肘管韧带），或者减少康复时卧床肘部支撑的时间都可以降低风险[30]。

2. 臂丛神经病：可能会被误认为尺神经病。可能与以下原因有关：
   1) 正中胸骨切开术（最常见伴内乳切除术）：后胸骨回收取代上部肋骨的位置，可以牵拉或压迫 C6～T1 神经根（主要分布到尺神经）。
   2) 病人被肩带固定时的头低位：肩带应放置在肩锁关节以上，使用不滑的床垫以及屈膝都有效果[26]。
   3) 俯卧位（少见）：尤其当肩外展、肘屈曲和头向对侧旋转时[26]。
3. 正中神经病：手术前可以由于牵拉神经造成正中神经损伤。好发于中年、肌肉发达的男性，由于肌肉量大限制了肘的伸展，这样给予肌肉松弛剂后就可能有神经的牵拉。衬垫应放在前臂下方，手保持轻度肘屈[26]。
4. 下肢神经病：多发生在进行截石位手术的病人[26]。接受截石位手术的大宗病例中神经受累的比例[31]：腓总神经 81%，坐骨神经 15%，股神经 4%。体位以外的危险因素：手术时间长、特别瘦的体型、术前吸烟。
   1) 腓总神经病：在腘窝易受损伤，此处腓总神经绕腓骨头。可以被大腿固定器压迫，在此部位大腿固定器应加保护垫。
   2) 股神经病：自身保持腹壁回缩或阻断髂外动脉可压迫神经[26]。出血进入髂腰肌也可压迫神经。股神经皮支可以在劳动和（或）分娩[32]过程中被损伤（多数为一过性）。
   3) 坐骨神经病：可以发生牵拉损伤，在截石位髋过屈和伸膝时发生。
   4) 感觉异常性股痛[33]：好发于年轻的、体型修长的男性，原因为手术中保持同一种姿势 6～10 小时。于术后 1～8 天发病。平均在 5.8 个月后都能自行缓解。

治疗

当发现神经病时，首先确定是感觉性、运动性还是混合性的。和运动性神经病相比，纯感觉性神经病大多数是暂时的[28]，建议预期治疗 5 天左右（让病人避免可以加重神经损伤的体位或动作）。对所有运动性神经病和感觉性神经病持续超过 5 天者应请神经科会诊（发作后 3 周内 EMG 检查可能没有特别的意义）[26]。

31.5.12 其他神经病

淀粉样神经病

淀粉样蛋白是一种不溶解的细胞外蛋白质聚集体，可以沉积在周围神经。在一些条件下发生淀粉样变性，例如见于15%的多发性骨髓瘤（见章节50.3.1）病人。此病主要产生进行性自发的神经病和对称性分离性感觉缺失（痛觉和温度觉减弱，振动觉保留）。通常运动功能受累不明显。可以使神经容易受到压力损伤（尤其是腕管综合征，见章节30.4.4）。

尿毒症性神经病

发生在慢性肾功能衰竭的病人。早期症状包括小腿肌痉挛（"Charlie horses"）、足部感觉迟钝性疼痛（类似糖尿病性神经病）和"不宁腿综合征"。跟腱反射消失。足靴区感觉消失，随后出现下肢无力，从远端向近端发展。引起不适的毒素仍不明确。透析和肾移植可以缓解症状。

心脏导管术后的神经病

在一组约10 000例股动脉插管[34]（例如冠状动脉造影或血管成形）后的病人中，神经病的发生率为0.2%（文献中报道可高达3%）。已明确的危险因素包括：病人发生腹膜后血肿或术后发生假性动脉瘤、手术需要大的导引鞘（例如，血管成形、放置支架需要的导引鞘大于诊断性造影）、抗凝剂过量（持续至少12小时PPT＞90秒）。

31

已经确定的两组病人见表31-5。

表31-5 心脏导管术后的神经病（N=9585）[34]

心脏导管的并发症	神经系统并发症
Ⅰ组（4例病人）	
腹股沟血肿或假性动脉瘤	4例均有感觉性神经病 • 在中间股皮神经分布区→在大腿前方和内侧孤立的感觉性神经病（感觉迟钝、感觉缺失） • 无运动障碍
Ⅱ组（16例病人）	
巨大腹膜后血肿	股神经病 • 16例均有感觉障碍：大腿前／中、小腿内侧感觉迟钝 • 其中13例有运动障碍：髂腰肌、股四头肌无力
	4例闭孔神经病 • 感觉：大腿上内侧感觉障碍 • 运动：闭孔肌无力
	外侧股皮神经→感觉异常性股痛

插管手术后极度的疼痛经常出现在神经病发生或被诊断之前。

治疗

考虑到可能有假性动脉瘤形成后，可进行手术修补假性动脉瘤，但是对于神经病变则采取保守治疗。用手术引流血肿不能降低神经病危险。有股神经或闭孔神经病的无力表现需要住院康复。

预后

I 组病人在不超过 5 个月内完全恢复。II 组中，在 2 个月内 50% 的病人完全恢复，6 例有持续症状，5 例有轻微腿感觉障碍性神经病（1 例感觉至少有轻微的残疾），1 例有轻微的持续性股四头肌无力，偶尔走路需要拐杖。

31.6 周围神经损伤

31.6.1 概述

周围神经解剖

见图 31-1。神经内膜包绕着有髓鞘和无髓鞘的轴突。这些轴突聚集成束，外面被神经束膜包绕。神经外膜包住神经干，其中的神经束被束间的神经外膜或神经中膜分隔。

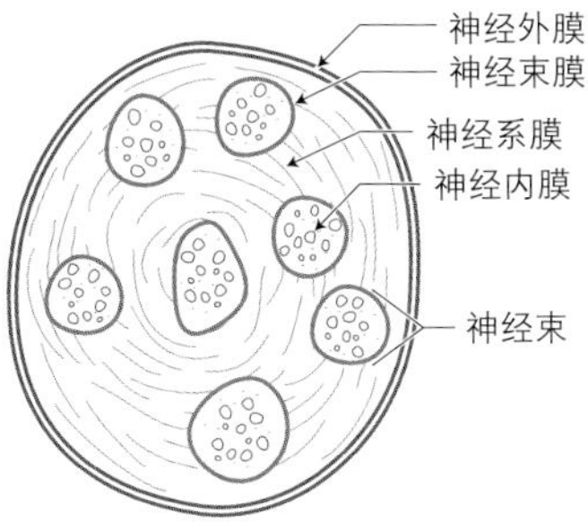

图 31-1 周围神经的横切面图

神经再生

周围神经再生的速度约为 1mm/d［大约每个月 1 英寸（2.5cm）］。用神经必需再生长度（来自解剖学知识）除以这个数字可以指导要等待多久才能判断治疗（手术或非手术）成败与否。然而，这个原则可能不适用于远距离［≥12 英寸（30.5cm）］神经，因为可能肌肉纤维化会超过神经再生。

周围神经损伤分类

见表 31-6。

有多种周围神经损伤的分类系统。Seddon 分类系统为旧的三级分类系统。Sunderland 系统有五级分类系统，实质上将神经断裂分为三个亚群。其他人又加入了第六级，见表 31-6。

表 31-6 周围神经损伤的分类[a]

Seddon 系统	Sunderland 系统
神经失用	**第一级**
两系统的相同之处为生理横断，神经有连续性，基膜完整。压迫或缺血→局部传导阻滞（轴突转运受损）。无沃勒变性[b]。★ 运动神经受累一般多于感觉神经。自主神经功能完整	
恢复时间：数小时至数月；平均 6~8 周	通常在 2~3 周内完全恢复（并非“1mm/d”的规律）
轴突断裂	**第二级**
两系统的相同之处为轴突和髓鞘损伤，支持结构（包括神经内膜）完整。★ 发生沃勒变性[b]	
	轴突沿着神经内膜管以 1mm/d 的速度生长。有时仅仅能做出回顾性诊断。对于需要 >18 个月才能到达目标肌肉的损伤，恢复较差
	第三级
	神经内膜断裂，神经外膜、神经束膜完整。恢复可以从差到完全恢复，取决于神经束内纤维化的程度。大体检查神经未见严重的破坏
	第四级
	所有神经和支持成分均断裂。神经外膜完整。神经通常硬化、增大
神经断裂	**第五级**
神经完全离断或因瘢痕组织而杂乱无章，不可能自发再生	完全横断伴连续性丧失
	第六级[c]
	从一级到四级因素的结合。可以保留一些感觉性神经束（可出现 Tinel 征阳性）

[a] 比较观察 Seddon 和 Sunderland 系统的相似之处

[b] 沃勒变性（Wallerian degeneration）由英国生理学家奥古斯塔斯·沃尔尼·沃勒（1816–1870）发现总结，又称正向变性神经病，或称继发性退化：损伤远端轴突变性

[c] 并非 Sunderland 系统原有的内容

31.6.2 臂丛神经损伤

病因

1. 穿透性创伤。
2. 牵拉损伤（牵张损伤）：较中索和正中神经而言，更易影响后索和侧索。
3. 第一肋骨骨折。
4. 血肿压迫。

节前损伤与节后损伤的鉴别诊断

最初的检查需要鉴别不能通过手术修复的神经节前损伤（神经节背根近侧）和节后损伤。节前损伤的证据包括：

1. 霍纳综合征：节前损伤阻断白色交通支。
2. 前锯肌麻痹（胸长神经）：产生翼状肩胛。
3. 菱形肌麻痹（肩胛背神经）。
4. 早期神经病疼痛提示神经根撕裂。MRI 或者脊髓X线片可以显示病变区域有假性脑脊膜膨出。
5. EMG：需要损伤≥3 周才有一些表现。寻找：
   1) 因丧失神经传入而在椎旁肌内产生去神经电位。脊神经后支来自神经节背根的远端。因有重叠的部分，故不能定位于特定的节段。
   2) 正常感觉神经动作电位（SNAP）：节前损伤背侧神经节感觉细胞体和远端轴索完整，以致即使在麻醉区域也可在近端记录到正常 SNAP。
6. 脊髓造影术或 MRI 上的脑脊膜膨出：提示神经根撕脱（非常靠近端），但 15% 的假性脑脊膜膨出与神经根撕裂无关，20% 的神经根撕裂不伴有假性硬脊膜膨出[35–36]。

臂丛神经损伤类型

(Duchene)-Erb 麻痹

为上部臂丛损伤（C5、C6，有些作者将 C7 也包括在内），是因暴力将肱骨头从肩部分开所致，常见于难产或摩托车车祸（向下作用于肩部的力量可导致神经根从脊髓上撕裂）。可有三角肌、肱二头肌、菱形肌、肱桡肌、冈上／下肌麻痹，偶尔有旋后肌麻痹。C7 受累导致伸腕力弱。

运动：在肘部，臂悬于旋内、肘处于伸展位，腕位置固定（“Bellhop’s tip position”）。手运动不受影响。

Klumpke 麻痹

为下部臂丛损伤（C8，T1，有些作者将 C7 也包括在内），来源于牵拉外展位的手臂，例如在从高处摔倒过程中抓住东西，或由于 Pancoast 综合征（肺尖肿瘤——行前弓位X线检查）。特征表现为爪形畸形（也见于尺神经损伤），伴无力和手小肌肉疲劳。如果 T1 受累，可出现霍纳综合征。

新生儿臂丛损伤（BBPI）

存活新生儿中发生率为（0.3～2.0）/1000（出生重量＜4000g 的婴儿发生率为 0.1%[37]。罕见情况下，先天性畸形的病例可被误认为 BBPI[38]。一些人认为神经丛损伤可能发生于子宫收缩将胎儿肩部压向盆骨或者将肩部压向与颈椎相反的方向[38]。

BBPI 的分类　上部臂丛损伤最常见，其中大约一半有 C5、C6 损伤，并且25%也累及C7[39]。合并上、下部损伤的约占20%。单纯的下部（C7~T1）损伤很罕见，仅为大约2%。双侧损伤约为4%。损伤程度分为四级（表31-7）[40]。

表31-7　围生期臂丛损伤

分类	损伤	表现	自愈率
1	C5、C6神经根或上干	肩外展障碍、肘屈和前臂旋后。屈指正常	90%
2	上述神经＋C7或中干	上述表现＋伸指障碍（无屈指障碍）	65%
3	上述神经＋指屈肌	基本无手部运动，无霍纳综合征	≤50%
4	完全臂丛损伤	连枷臂＋无霍纳综合征	0%
	“明显C7”障碍型	肩外展和伸肘功能选择性丧失	

危险因素

1. 肩位难产。
2. 体重大的新生儿。
3. 初产妇。
4. 使用产钳[41]或胎头吸引。
5. 臀位[42]。
6. 分娩时间延长。
7. 以往同类病史（以往分娩有BBPI病史）。

BBPI的治疗　大多数外科医师建议观察到3个月。较为保守的医师将观察9个月。比较积极的医师在3个月时如果有三角肌、肱二头肌和肱三头肌不能对抗重力，则会探查臂丛。如果证实有神经根撕裂（假性脑脊膜膨出和EMG提示神经节前损伤），可以在3个月时进行神经移植[43]。当EMG显示神经再通的征象时，恢复往往难以痊愈。

臂丛损伤的治疗

1. 大多数损伤在发病时症状就达到高峰。进行性的功能障碍通常由血管损伤引起（假性动脉瘤、动静脉瘘或膨胀性的凝血块），这些情况应该尽快发现。
2. 清洁、锐利、相对新鲜的撕裂伤（通常为医源性，由解剖刀引起的）应尽快探查，在72小时内做无张力的端-端吻合修复（超过这个时间神经末端将会水肿，因此更难缝合）。
3. 伴有严重或完全神经缺损的非火器穿通伤的原发伤口愈合后应立即探查。
4. 臂丛枪伤（GSW）：缺损通常由神经轴索中断或神经断裂造成。有时神经被分开。如神经保留部分功能，通常可以自行恢复；而出现完全功能丧失的则不能恢复。手术对于下干、中索或 C8/T1 神经根离断损伤无效。大多数需保守治疗 2～5 个月。手术指征见表 31-8。

表 31-8 臂丛枪伤的神经外科手术指征 [44]

1. 至少在某一分布区完全缺失
1) 临床无改善或在 2～5 个月内 EMG 有显示
2) 可行手术治疗的功能障碍的分布区（例如 C5、C6、C7、上干或中干、外侧索或后索）
3) 缺失仅在未手术的更低的部分
2. 不完全缺失伴药物控制无效的疼痛
3. 假性动脉瘤，累及臂丛的凝血块或瘘
4. 真正的灼痛需要交感神经切除术

5. 牵引损伤：不完全神经节后损伤有自发缓解的倾向。如果还没有恢复满意，在 4～5 个月时行 EMG 检查，在 6 个月时行探查手术。
6. 连续性神经瘤：没有引起 SNAP 的内部已完全离断，需要切除并神经移植。修复方法：
   1) 神经松解：
      - 神经外松解：多数用于爆炸的神经修复。效果不肯定。
      - 神经内松解：将神经分解成束。不推荐，除非发现神经瘤边界清楚，偏离神经中心，可传导 SNAP。
   2) 神经移植：腓肠神经最常用，可修补切除肿瘤后的神经缺损。
   3) 神经移位。神经供体有：
      - 脊副神经。
      - 肋间神经到肌皮神经。
      - 尺神经束到正中神经（Oberlin 手术）。
      - 前骨间神经到正中神经。

31.7 周围神经的火器伤

大多数损伤为单发子弹造成的震荡和空洞而导致的轴突损伤或神经断裂，而并非子弹直接造成的神经断裂。约 70% 可有较理想的预后。

然而，如果电生理检查未发现神经活动的迹象，应于 5～6 个月内进行治疗以防止神经纤维化造成的进一步恶化和肌萎缩。

臂丛子弹损伤的手术适应证见表 31-8。

31.8 胸廓出口综合征

31.8.1 概述

胸廓出口是位于肺尖的一个有限的区域，下界是第一肋骨，上界是锁骨，锁骨下动静脉和臂丛穿行其间。

胸廓出口综合征（TOS）指一个或多个闭合结构的压迫而产生的不同种类的疾病群。TOS 更经常由普通外科和血管外科医师诊断，而不是由神经科或神经外科医师诊断。根据结构所分的四个亚群包括：

1. 没有争议的诊断：具有多种特征性症状、可重复的临床发现、确定的实验室检查。发病率低[45]。
   - 动脉血管性：产生手臂、手和手指的苍白和缺血。
   - 静脉血管性：产生手臂肿胀和水肿。
   - 真正神经性：压迫臂丛下干或中索（见下文）。
2. 有争论的神经源性：包括前斜角肌综合征（见下文）。

31.8.2 鉴别诊断

1. 颈椎间盘突出。
2. 颈关节病。
3. 肺癌（pancoast 肿瘤）。
4. 迟发性尺神经麻痹。
5. 腕管综合征。
6. 肩部整形并发症。
7. 复合性区域性疼痛综合征（反射性交感神经萎缩）。

31

31.8.3 真正神经源性 TOS

概述

一种罕见的疾病，主要累及成年妇女。通常为单侧。

1. 绝大多数是由于 C8/T1 神经根压迫引起。
2. 或臂丛（BP）下干近端压迫。
3. 较少见的原因：臂丛正中索压迫。

病因

1. 从第一肋到发育不全的“颈肋”或到过长的 C7 横突存在压迫带。
2. 前斜角肌综合征：有争议，见下文。
3. 喙突下胸小肌肌腱下压迫：可能由于手臂反复举过头顶引起（抬肩、过度外展）。

体征与症状

1. ★ 感觉束正中分布变化（主要沿前臂内侧），保留正中神经感觉纤维（穿过上中干）。

2. 手的麻木、无力和消瘦，特别是拇短展肌和尺侧手内肌（C8/T1退行性病变 / 萎缩）。
3. Erb 点可能有压痛（锁骨上 2～3cm，C6 横突之前）。
4. 可能无痛。
5. 通常为单侧。

诊断实验

1. EMG：不可靠（一般为阴性）。神经源性 TOS 中最常见的异常结果是前臂内侧皮神经的感觉神经动作电位（SNAP）消失。
2. MRI：不能显示骨性结构异常，但可显示臂丛下端的缠结。亦可排除其他表现类似的疾病，例如颈椎间盘突出。
3. 颈椎X线，斜位和前凸位可显示骨性结构异常。注意不是所有颈肋都可产生此病（有些双侧颈肋病人仅有单侧症状）。

治疗

有争议。保守治疗（通常包括牵引和物理治疗）与手术治疗效果类似，并且可以避免手术并发症。

切除包绕神经的肌肉（斜角肌切除术）可以缓解感觉症状，或者（加）行经腋部第一肋骨切除术。

31

31.8.4 前角肌（胫前肌）综合征（有争议的神经源性 TOS）

尚有争议。在 20 世纪 40 年代和 50 年代较常提到。对于病理生理学（包括被累及的结构）、临床表现、有效的检查和理想的治疗还缺乏一致意见。常提倡的治疗方法是切除第一胸肋，多采用经腋窝入路。但手术切除第一肋常导致神经损伤，特别是臂丛下干的损伤。

其他变种包括一种“上丛”类型，提倡前斜角肌完全切除术。同样也有争议。

（马 龙 译 于 洮 校）

参考文献

[1] Poza JJ, Cobo AM, Marti-Masso JF. Peripheral neuropathy associated with polycythemia vera. Neurologia. 1996; 11:276–279
[2] Ochoa JL, Verdugo RJ. Reflex Sympathetic Dystrophy: A Common Clinical Avenue for Somatoform Expression. Neurol Clin. 1995; 13:351–363
[3] Denny-Brown D. Primary Sensory Neuropathy with Muscular Changes Associated with Carcinoma. J Neurol Neurosurg Psychiatry. 1948; 11:73–87
[4] Camerlingo M, Nemni R, Ferraro B, et al. Malignancy and Sensory Neuropathy of Unexplained Cause: A Prospective Study of 51 Patients. Arch Neurol. 1998; 55:981–984
[5] McLeod JG, Dyck PJ, Thomas PK. Paraneoplastic Neuropathies. In: Peripheral Neuropathy. Phila-delphia: W.B. Saunders; 1993:1583–1590
[6] Turner JW, Parsonage MJ. Neuralgic amyotrophy (paralytic brachial neuritis); with special reference to prognosis. Lancet. 1957; 273
[7] Tsairis P, Dyck PJ, Mulder DW. Natural History of Brachial Plexus Neuropathy: Report on 99 Patients. Arch Neurol. 1972; 27:109–117
[8] Misamore GW, Lehman DE. Parsonage-Turner syndrome (acute brachial neuritis). J Bone Joint Surg. 1996; 78:1405–1408
[9] Evans BA, Stevens JC, Dyck PJ. Lumbosacral Plexus Neuropathy. Neurology. 1981; 31:1327–1330
[10] The Diabetes Control and Complications Trial Research Group. The Effect of Intensive Treatment of Diabetes on the Development and Progression of Long-Term Complications in Insulin-Dependent Diabetes Mellitus. N Engl J Med. 1993; 329:977–986
[11] Asbury AK. Proximal Diabetic Neuropathy. Ann Neurol. 1977; 2:179–180
[12] Dyck PJ, Thomas PK. Peripheral Neuropathy. 2nd ed. Philadelphia: W. B. Saunders; 1984

[13] Garland H. Diabetic Amyotrophy. BMJ. 1955; 2: 1287–1290
[14] Barohn RJ, Sahenk Z, Warmolts JR, et al. The Bruns-Garland Syndrome (Diabetic Amyotrophy): Revisited 100 Years Later. Arch Neurol. 1991; 48:1130–1135
[15] Pascoe MK, Low PA, Windebank AJ. Subacute Diabetic Proximal Neuropathy. Mayo Clin Proc. 1997; 72:1123–1132
[16] Davis JL, Lewis SB, Gerich JE, et al. Peripheral Diabetic Neuropathy Treated with Amitriptyline and Fluphenazine. JAMA. 1977; 21:2291–2292
[17] Max MB, Lynch SA, Muir J, et al. Effects of Desipramine, Amitriptyline, and Fluoxetine on Pain in Diabetic Neuropathy. N Engl J Med. 1992; 326: 1250–1256
[18] Mendel CM, Klein RF, Chappell DA, et al. A Trial of Amitriptyline and Fluphenazine in the Treatment of Painful Diabetic Neuropathy. JAMA. 1986; 255: 637–639
[19] Mendel CM, Grunfeld C. Amitriptyline and Fluphenazine for Painful Diabetic Neuropathy. JAMA. 1986; 256:712–714
[20] Backonja M, Beydoun A, Edwards KR, et al. Gabapentin for the symptomatic treatment of painful neuropathy in patients with diabetes mellitus: a randomized controlled trial. JAMA. 1998; 280: 1831–1836
[21] Morello CM, Leckband SG, Stoner CP, et al. Randomized double-blind study comparing the efficacy of gabapentin with amitriptyline on diabetic peripheral neuropathy pain. Arch Intern Med. 1999; 159:1931–1937
[22] New Uses of Thalidomide.Med Letter. 1996; 38:15–16
[23] Fuller GN, Jacobs JM, Guiloff RJ. Nature and Incidence of Peripheral Nerve Syndromes in HIV Infection. J Neurol Neurosurg Psychiatry. 1993; 56: 372–381
[24] Drugs for HIV Infection. Med Letter. 2000; 42:1–6
[25] Kroll DA, Caplan RA, Posner K, et al. Nerve Injury Associated with Anesthesia. Anesthesiology. 1990; 73: 202–207
[26] Warner MA. Perioperative Neuropathies. Mayo Clin Proc. 1998; 73:567–574
[27] Wadsworth TG, Williams JR. Cubital Tunnel External Compression Syndrome. Br Med J. 1973; 1: 662–666
[28] Warner MA, Marner ME, Martin JT. Ulnar Neuropathy: Incidence, Outcome, and Risk Factors in Sedated or Anesthetized Patients. Anesthesiology. 1994; 81:1332–1340
[29] Alvine FG, Schurrer ME. Postoperative Ulnar-Nerve Palsy: Are There Predisposing Factors? J Bone Joint Surg. 1987; 69A:255–259
[30] Stewart JD, Shantz SH. Perioperative ulnar neuropathies: A medicolegal review. Can J Neurol Sci. 2003; 30:15–19
[31] Warner MA, Martin JT, Schroeder DR, et al. Lower-Extremity Motor Neuropathy Associated with Surgery Performed on Patients in a Lithotomy Position. Anesthesiology. 1994; 81:6–12
[32] O'Donnell D, Rottman R, Kotelko D, et al. Incidence of Maternal Postpartum Neurologic Dysfunction. Anesthesiology. 1994; 81
[33] Sanabria EAM, Nagashima T, Yamashita H, et al. Postoperative bilateral meralgia paresthetica after spine surgery: An overlooked entity? Spinal Surgery. 2003; 17:195–202
[34] Kent CK, Moscucci M, Gallagher SG, et al. Neuropathies After Cardiac Catheterization: Incidence, Clinical Patterns, and Long-Term Outcome. J Vasc Surg. 1994; 19:1008–1014
[35] Carvalho GA, Nikkhah G, Matthies C, et al. Diagnosis of root avulsions in traumatic brachial plexus injuries: value of computerized tomography myelography and magnetic resonance imaging. J Neurosurg. 1997; 86:69–76
[36] Hashimoto T, Mitomo M, Hirabuki N, et al. Nerve root avulsion of birth palsy: comparison of myelography with CT myelography and somatosensory evoked potential. Radiology. 1991; 178:841–845
[37] Rouse DJ, Owen J, Goldenberg RL, et al. The effectiveness and costs of elective cesarean delivery for fetal macrosomia diagnosed by ultrasound. JAMA. 1996; 276:1480–1486
[38] Gilbert A, Brockman R, Carlioz H. Surgical Treatment of Brachial Plexus Birth Palsy. Clin Orthop. 1991; 264:39–47
[39] Boome RS, Kaye JC. Obstetric Traction Injuries of the Brachial Plexus: Natural History, Indications for Surgical Repair and Results. J Bone Joint Surg. 1988; 70B:571–576
[40] van Ouwerkerk WJ, van der Sluijs J A, Nollet F, et al. Management of obstetric brachial plexus lesions: state of the art and future developments. Childs Nerv Syst. 2000; 16:638–644
[41] Piatt JH, Hudson AR, Hoffman HJ. Preliminary Experiences with Brachial Plexus Explorations in Children: Birth Injury and Vehicular Trauma. Neurosurgery. 1988; 22:715–723
[42] Hunt D. Surgical Management of Brachial Plexus Birth Injuries. Dev Med Child Neurol. 1988; 30: 821–828
[43] Anand P, Birch R. Restoration of sensory function and lack of long-term chronic pain syndromes after brachial plexus injury in human neonates. Brain. 2002; 125:113–122
[44] Kline DG, Hudson AR. Nerve Injuries: Operative Results for Major Nerve Injuries, Entrapments, and Tumors. Philadelphia: W. B. Saunders; 1995
[45] Wilbourn AJ. The Thoracic Outlet Syndrome is Overdiagnosed. Arch Neurol. 1990; 47:328–330

第十一部分

神经眼科学和神经耳科学

XI

32 神经眼科学

32.1 眼球震颤

32.1.1 定义

眼球震颤（简称眼震）是指眼球的不自主节律性震颤，通常为共轭性。最常见的形式为跳动型眼球震颤（jerk nystagmus），眼震的方向被定义为快相（皮质）震颤的方向（该相不是异常部分）。水平或垂直方向凝视诱发的震颤可由镇静药物或抗癫痫药物引起；此外，垂直震颤常提示颅后窝的病变。

32.1.2 各种形式眼震病变的定位

1. 跷跷板状眼震（seesaw nystagmus）：内旋眼球向上运动，外旋眼球向下运动，反之震颤形式翻转。病变位于间脑。也有报道视交叉受压可引起跷跷板状震颤（鞍旁占位偶尔伴发双颞侧偏盲）。
2. 辐辏性眼震（convergence nystagmus）：眼球缓慢外展，随后快速内收（辐辏）痉挛，通常合并帕里诺综合征。相似部位的病变还可引起回缩性眼震（见下文）。
3. 退缩性眼震（nystagmus retractorius）：由所有眼外肌共同收缩所造成，可伴随集合性眼震。病变位于中脑上部被盖（常为血管病或肿瘤，特别是松果体瘤）。
4. 下跳性眼震（downbeat nystagmus）：在初始位置时眼震的快相向下，绝大多数病人有颅后窝占位性病变，尤其是延颈交界处［枕骨大孔（FM）］[1] 病变，包括 Chiari 畸形 1 型、颅底部的压迫、颅后窝肿瘤、延髓空洞症 [2]。偶见于多发性硬化、脊髓小脑变性症和一些代谢异常状态（低镁血症、维生素 B_1 缺乏、酒精中毒或酒精戒断或应用苯妥英、卡马西平或锂制剂 [3]）。
5. 上跳性眼震（upbeat nystagmus）：病变位于延髓。
6. 外展性眼震（abducting nystagmus）：出现于核间性眼肌麻痹，病变位于脑桥（内侧纵束）。
7. Brun 眼震（Brun's nystagmus）：病变位于桥延交界处（PMJ）。
8. 前庭性眼震（vestibular nystagmus）：病变位于 PMJ。
9. 眼肌阵挛（ocular myoclonus）：病变位于肌阵挛三角。
10. 周期交替性眼震（periodic alternating nystagmus）（PAN）：病变位于 FM 和小脑。

32

11. 方波急跳（square wave jerks），或大方波抽搐、大跳动性眼震：病变位于小脑通路。
12. “震颤性”（“nystagmoid”）眼球运动（不是真正的眼震）：
    1) 眼球浮动（ocular bobbing）：病变位于脑桥被盖（见章节32.7）。
    2) 视辨距不良（ocular dysmetria）：患侧眼球试图锁定某一个目标时出现眼肌的过度运动，随后眼震逐渐减少，直到眼球真正对准目标。病变位于小脑或通路（在Friedreich共济失调中可见）。
    3) 乒乓凝视（ping-pong gaze）：见章节18.3.4。
    4) 雨刷眼（“windshield wiper eyes”）：见章节18.3.4。

32.2 视盘水肿

32.2.1 概述

视盘水肿，又称为视神经盘水肿、视盘水肿、视盘堵塞，一般认为是由轴浆淤滞造成的。一种理论认为增高的颅内压经蛛网膜下隙传导至视神经鞘的蛛网膜下隙，再传至视神经盘处。如果增高的颅内压传至视网膜中央静脉的蛛网膜下隙段（约球后1cm）可致中央静脉的搏动消失。视盘水肿可取决于视网膜动脉压与视网膜静脉压的比例，当比例＜1.5∶1时更容易出现视盘水肿。

颅内压增高通常引起双侧视盘水肿。视盘水肿在眼底镜下表现类似视神经炎，但后者通常视力下降的症状更严重，眼球压痛更明显。

假性视盘水肿可以有视盘水肿类似的表现，因为视神经盘可能表现为肿胀，但是与真正的视盘水肿不同，视神经盘周围血管不被遮蔽。可为单侧或双侧。有一些良性的因素可以导致假性视盘水肿（包括视杯浅、埋藏性视神经盘玻璃疣等），一般不需要全面检查。

颅内压增高一般在24～48小时内引起典型的视盘水肿。颅内压增高持续约6小时时可有个别出现视盘水肿，但6小时以内没有视盘水肿。如果视盘水肿程度不很重，则不会引起视力模糊或视野缺损。

32.2.2 眼底镜检查

眼底镜检查最好在散瞳后进行，一般需要由专业的眼科医师检查。检查内容包括：

- 静脉充血：通常是最早的征象。
- 静脉搏动消失。
- 视神经边缘模糊。
- 视盘隆起抬高。

- 眼底镜可能还有以下发现，但这些不是视神经乳头水肿的特异表现：视网膜出血（视网膜下、视网膜前、视网膜腔内）、视网膜和脉络丛皱褶、Paton 线、静脉曲张、脉络丛副静脉、部分黄斑部星芒状皱褶。

视神经乳头水肿的分级常用 Frisen 量表（0~5）[4]（表 32-1）。

表 32-1 改良视盘水肿 Frisén 分级量表[5]

Frisén 分级	描述
0	正常视盘 • 鼻侧视盘边缘轻度肿胀 • 神经纤维层（NFL）清晰 • 血管不模糊 • 视杯没有变化，没有模糊
1	轻微的视盘水肿 • 视盘上、下及鼻侧边缘“C”型肿胀，范围达 230° • 颞侧边缘正常（锐利） • 视杯未出现变化
2	轻度视盘水肿 • 视盘鼻侧边缘抬高 • 视盘 360° 肿胀（并有环晕） • 主要血管无遮蔽
3	中度视盘水肿 • 整个视盘抬高隆起 • 视盘 360° 肿胀 • ≥1 段主要血管在视盘边缘模糊不清 • 视杯可能模糊
4	显著视盘水肿 • NFL 不透明，视盘 360° 肿胀 • 血管在视盘边缘被全部遮蔽，在视盘表面部分遮蔽
5	严重视盘水肿 • NFL 不透明，视盘 360° 肿胀 • 视盘呈圆顶状突起，且整个视盘血管被遮蔽

32.2.3 单侧视盘水肿的鉴别诊断

1. 压迫性病变：
   1) 眶内肿瘤。
   2) 视神经鞘肿瘤（脑膜瘤）。
   3) 视神经肿瘤（视神经胶质瘤）。
2. 局部感染性病变。

32

3. Foster Kennedy 综合征：见章节 3.2.3。
4. 脱髓鞘病变（如多发性硬化）。
5. 单眼无症状的颅内压增高：
 1) 阻碍了增高的 CS F 压力向视神经盘的传导[6]。
 2) 义眼（假眼）。

32.3 视野

32.3.1 概述

正常视野：从每只眼的鼻侧 35° 到颞侧 90°，垂直方向为上、下 50°。正常的生理性盲点（因为视乳头上视网膜神经和血管的集中导致缺乏光感受器）位于黄斑的颞侧。

颞侧视网膜的纤维直接进入同侧外侧膝状体（LGB），而鼻侧纤维在视交叉处交叉。见图 32-1。

32.3.2 视野检测

可通过以下方法评估视野：
1. 床旁面对面检查：只有周围视野缺损很明显的时候才能检查出来。
2. 正规视野检查：
 1) 使用正面视野计屏。
 2) 使用 Goldmann 视野检查计。
 3) 自动视野计：Humphrey 视野计（HVF）。

32

32.3.3 视野缺损

▶ *视野缺损模式* 视野缺损模式如图 32-1 所示。

▶ *黄斑回避 / 分裂* 黄斑分裂可以发生于视路上外侧膝状体（LGB）之前或之后的病变。然而黄斑回避倾向于发生于 LGB 之后的病变。有黄斑回避的同向性偏盲发生于视放射病变或者视皮质梗死。原因有多方面：黄斑区的信号输入广泛分布于视放射和枕叶视皮质，而且有时候枕极（视皮质）接受双重血供（不太常见）或接受 MCA 发出的无名动脉供血。

▶ *Wilbrand 膝* 由德国神经眼科学家 Hermann Wilbrand(1851–1935) 命名，这位医师的姓氏经常被错误地写成 von Willebrand，Willebrand 或 Wildbrand。在视交叉分开之前，往往会有 1～2mm 的纤维向前弯曲突入到对侧视神经内，然后延续成为视束[7]。最初是在单眼摘除的组织学尸检中发现的。传统经验认为接近交叉处的视神经损伤会产生同侧视觉丧失和对侧颞上部 1/4 视野缺损，这是因为同侧视神经损伤和对侧的“膝部”神经纤维受损造成的[7,8]。对于 Wilbrand 膝的是否存在以及其意义

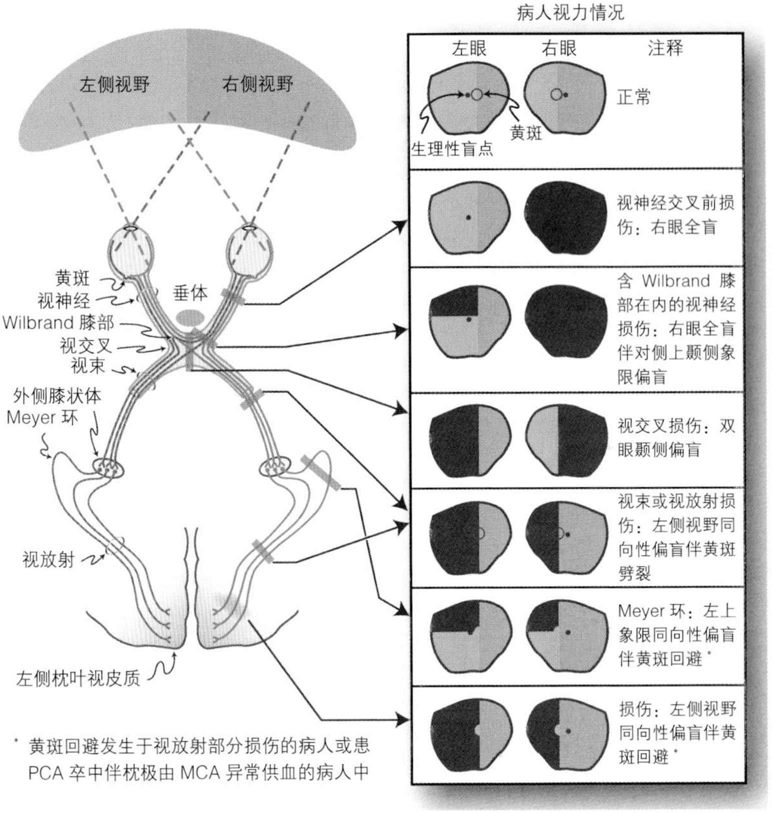

图 32-1 视野缺损

的反对意见最初来源于进一步的尸体解剖研究，新发现认为，Wilbrand 膝是由于眼球摘除后的视交叉以及视神经萎缩使得交叉纤维混合至对侧视神经所导致的解剖学假象[7]。然而，先进的光学成像技术已经证明视交叉前下部交叉纤维存在前弯，但没有尸检外病理证据[9]。迄今为止，在视交叉水平的视神经术中切除的病例报道并没有显示出对侧视野缺陷[10,11]。

▶ Meyer 袢（Meyer's loop） 视神经辐射的下部分向前进入颞叶后部，见图 32-1，被称为颞部通路或 Meyer 袢。此处病变可导致双眼的病变对侧上方视野的四分之一象限盲（有时被称为“天上的馅饼”式缺损）。

32.4 瞳孔直径

32.4.1 瞳孔扩大（交感性）

瞳孔扩大肌纤维是交感神经纤维，在虹膜中呈放射状排列。

第一级交感神经纤维发自下丘脑的后外侧，不交叉下降，经过中脑被盖、脑桥、延髓和颈髓，至 C8～T2 脊髓中间外侧细胞柱（Budge-Waller 睫状体脊髓中心），在此处与脊髓侧角细胞换元（神经递质：乙酰胆碱）并发出第二级神经元（节前性）。

第二级神经元进入交感链，不换元上行，直至上颈节，在此发出第三级神经元。

第三级神经元（节后性）部分与颈总动脉并行，支配面部汗腺的神经随颈外动脉分出[12]。剩余神经纤维经过颈动脉窦。一些纤维加入 V1（三叉神经眼支），经过（未换元）睫状神经节，成为 2 条睫状长神经，支配眼的瞳孔散大肌［神经递质：去甲肾上腺素（NE）］。其他纤维随颈内动脉至眼动脉支配泪腺及 Müller 肌（即睚肌）。

32.4.2 瞳孔缩小（副交感）

瞳孔缩小肌纤维同虹膜括约肌一样排列。副交感节前纤维自 Edinger-Westphal 核（在中脑上部、上丘水平）发出。在睫状神经节换元后发出节后神经纤维在第 III 脑神经内走行。见章节 32.5.3。

32

32.4.3 瞳孔对光反射

由视网膜杆状细胞和锥状细胞传导，这些细胞被光刺激，经它们的轴突在视神经内传导。在视觉通路内，颞侧视网膜来源的纤维留在同侧，而鼻侧视网膜来的纤维在视交叉处交叉至对侧。负责对光反射的纤维绕过外侧膝状体（LGB）（而视觉纤维进入 LGB），在上丘脑水平的顶盖前区核复合体内换元。中间神经元与双侧 Edinger-Westphal 副交感运动核联系，节前纤维在第 III 脑神经内潜行至睫状神经节，如上所述，支配瞳孔缩小（副交感）。

正常情况下，对单侧眼的光刺激可引起双眼对称性（相等）瞳孔缩小（同侧反射称直接对光反射，对侧反射称间接对光反射）。

32.4.4 瞳孔检查

进行全面的床边瞳孔检查（有关瞳孔检查各方面的基本原理，请参阅以下章节）：

1. 在暗室内测量瞳孔大小：在暗处瞳孔不等大更有力提示较小的瞳孔不正常，表明出现了交感神经损伤。

2. 在明室内测量瞳孔大小：在亮处瞳孔不等大更明显提示较大的瞳孔不正常，代表副交感神经障碍。
3. 记录瞳孔对亮光的反应（直接和间接）。
4. 近反应（仅在光反射不好时需要检测）：正常情况下，两眼做辐辏动作时瞳孔缩小，且这种反射比对光反射更为明显（无需设备，视力障碍的病人可在医师指导下，目光追随病人自己的手指进行）。
   光-近分离：瞳孔光反射消失而辐辏运动时瞳孔缩小存在，神经梅毒病例可以出现光-近分离（Argyll Robertson 瞳孔）。病因：
   - 经典的病因是梅毒。
   - 帕里诺综合征：中脑背侧病变（见章节 3.2.6）。
   - 动眼神经病变（动眼神经受压通常导致阿迪瞳孔）：糖尿病、酒精中毒。
   - 阿迪（Adie）瞳孔：见下文。
5. 光摆动瞳孔反应试验：手电筒照射一只眼后尽量快速的转为照射另一只眼；然后观察 5 秒以上使瞳孔再扩大（瞳孔在最初缩小后再扩大叫瞳孔逃逸，是视网膜调节的一种正常现象）。正常情况下直接和间接对光反射均等。传入性瞳孔缺陷：间接对光反射强于直接对光反射（直接照射的瞳孔直径大于间接照射侧瞳孔）（见下文）。

32.4.5 瞳孔直径变化

瞳孔不等大

概述

▸ 定义　两侧瞳孔直径不同（差别≥1mm）。

▸ 注意　单纯的传入性瞳孔缺陷（APD）（即使一侧眼睛全盲）不会导致瞳孔不等大（如 APD 伴瞳孔不等大则提示两种不同的病变）（见下文）。

检查

1. 病史询问非常重要。包括药物服用、创伤等。观察以前的照片（例如驾驶证）是否有生理性的瞳孔不等大。
2. 检查：见上文瞳孔检查部分。
3. 平扫 CT 没有意义。

鉴别诊断

1. 生理性瞳孔不等大：见于约 20% 的人群（在浅色虹膜人种中更常见）。分家族性和非家族性。两侧瞳孔直径差别一般小于 0.4mm，在明室和暗室瞳孔差距不变（或者暗室内差距略大）。
2. 药物性瞳孔（见下文）：突发性瞳孔不等大的最常见的原因。
   1) 散瞳剂：
      - 类交感神经性（刺激瞳孔括张肌）：通常仅可扩大 1～2mm，

可以对光线有轻度反射。包括去氧肾上腺素、可乐定、苯唑啉（一种抗眼过敏的非处方药物的配方），眼接触可卡因、某些植物（例如曼陀罗）。

- 副交感神经阻断药（抑制瞳孔括约肌）：导致瞳孔最大限度地散大（最大 8mm），对光线无反射。包括：托吡卡胺、阿托品、东莨菪碱（包括运动疾病使用的贴片）、某些植物（例如颠茄）。

2) 缩瞳剂：毛果芸香碱、有机磷酸酯（杀虫剂）、除蚤喷剂中的抗胆碱酯酶。

3. 霍纳综合征：交感性瞳孔扩大调节机制受损。更小的瞳孔是不正常的一侧瞳孔。如果有眼睑下垂则应在瞳孔小的一侧。见章节 32.4.6。

4. 动眼神经麻痹：见章节 32.5.3。如果有眼睑下垂，应该在瞳孔大的一侧。

1) 动眼神经病变（第 Ⅲ 脑神经“周围性”神经病变），瞳孔一般不受累。病因：糖尿病（通常约 8 周内好转）、乙醇等。

2) 动眼神经受压：瞳孔经常受累（如瞳孔散大）。副交感神经支配丧失。包括以下内容：

- 动脉瘤：
  - 后交通动脉瘤：引起该表现的最常见的动脉瘤。
  - 基底动脉分叉处动脉瘤：偶尔压迫动眼神经。
- 钩回疝：见下文。
- 肿瘤。
- 海绵窦病变：包括海绵窦颈内动脉瘤、颈内动脉 - 海绵窦瘘、海绵窦肿瘤。

5. 阿迪瞳孔（即中毒性瞳孔）：见下文。

6. 眼球局部外伤：外伤性虹膜麻痹。瞳孔括约肌的损伤导致瞳孔扩大或瞳孔缩小（较少见），瞳孔形状常不规则。

7. 脑桥病变。

8. 义眼（假眼）。

9. 某些病人因为偏头痛导致瞳孔不等大[13]。

10. 虹膜炎。

11. 角膜炎或角膜磨损。

Marcus Gunn 瞳孔

又称为传入性瞳孔缺陷（APD），或者黑蒙瞳孔。表现：间接对光反射强于直接对光反射（与正常相反）。与有些教科书上不同，黑蒙瞳孔并不比另一侧大[14]。间接对光反射的存在是直接对光反射消失侧第 Ⅲ 脑神经（副交感系统）完整的证据。最好的检查是光摆动瞳孔反应试验（见上文）。

病因

病变位于视交叉前方，直接对光反射损伤的一侧：

1. 在视网膜（如视网膜剥离、视网膜梗死）。
2. 或在视神经，可以出现：
   1) 视神经炎或球后炎：常见于多发性硬化，但也可以出现于接种或病毒感染，通常可以逐渐改善。
   2) 视神经外伤：直接损伤或间接损伤，见章节 51.7.3。
   3) 视交叉前肿瘤压迫。

阿迪瞳孔（强直性瞳孔）

虹膜麻痹导致瞳孔扩大，原因是节后副交感神经损伤。通常认为是由于睫状神经节病毒感染所致。当伴随所有肌腱反射消失时，称作 Holmes-Adie 病（有的教科书描述该病有膝腱反射消失，并不仅限于此）。典型病例见于 20 多岁的女性。

裂隙灯检查显示部分虹膜收缩，其他部分不收缩。

这些病人表现为光 - 近分离（见上文）：在检查近反应时需要等待几秒钟。

去神经后的超敏感现象一般发生在病变数周之后（非急性期）。在每只眼内滴 2 滴毛果芸香碱（0.1%~0.125%），这是一种副交感神经类药物，可以在 30 分钟内引起瞳孔缩小（收缩）（正常瞳孔对约 1% 的药物才有反应）。

药物性瞳孔

概述

出现于应用散瞳药物后。有的情况可能使药物性瞳孔难以辨认。比如，医务人员没有意识到应用了散瞳药物，或医务人员无意将一些制剂，如东莨菪碱或阿托品[15]，滴到了病人眼中或自己眼中。可以伴头痛，如果不知道应用了散瞳剂，很可能将瞳孔散大误解为后交通动脉动脉瘤扩张。

药物性瞳孔的直径可以很大（7~8mm），甚至大于第 Ⅲ 脑神经受压引起的瞳孔散大（5~6mm）。

与第 Ⅲ 脑神经受压鉴别：在双眼（为了比较）点滴 1% 毛果芸香碱（副交感药物）。药物性瞳孔扩大者瞳孔不收缩，而正常侧和第 Ⅲ 脑神经受压者的瞳孔会收缩。

药物

医师使用了使瞳孔扩大的药物（例如下文的托吡卡胺）。其他散瞳药物见上文。

治疗

可以暂不处理，隔夜后再检查，瞳孔应该恢复正常。

使用散瞳剂使瞳孔扩大

指征：使检查视网膜更容易。注意：由于药物的作用将无法进行床旁

32

瞳孔检查，可能掩盖脑疝第 Ⅲ 脑神经受压引起的瞳孔扩大。要经常提醒护理人员并在表中注明瞳孔扩大是药物性的，包括应用的试剂和给药的时间。

处方：0.5% 或 1% 托吡卡胺（Mydriacyl®）滴眼可阻断瞳孔副交感神经的反应，可导致瞳孔散大几个小时至半天。这种效应可以被 2.5% 去氧肾上腺素滴眼液（Mydfrin®，Neofrin®，Phenoptic® 等）放大，这类药也有交感作用。

动眼神经受压

动眼神经受压初期可表现为瞳孔中度扩大（5~6mm）。可能的病因包括钩回疝或后交通动脉瘤扩张、基底动脉分叉处动脉瘤扩张。然而，在 24 小时内，绝大多数病人会发展为动眼神经麻痹（眼球转向外下，并伴随眼睑下垂）。此时瞳孔对散瞳药和缩瞳药有反应（后者有助于与药物性瞳孔相鉴别，见上文）。

单侧瞳孔扩大可能为钩回疝的最初表现，但在中脑受压以前，几乎所有病人都会有其他表现，即意识状态的改变（不安、躁动等）（极少数病人出现早期的钩回疝时却神志清楚，可以讲话且神经功能完整）。

神经肌肉阻滞剂（NMBAs）

由于虹膜缺乏烟碱受体，故非去极化肌肉阻滞剂如泮库溴铵 pancuronium（Pavulon®）不能改变对光反射[16]，除非应用剂量巨大，以至于第一级和第二级神经元被阻断。

32

瞳孔反常反应

光线消失时瞳孔缩小：

1. 先天静止性夜盲。
2. 最常见疾病：常染色体显性遗传性进行性黄斑营养不良。
3. 视神经发育不全。
4. 色素性视网膜炎。

32.4.6 霍纳综合征

概述

霍纳综合征（HS）可由眼和面部交感神经通路的任一环节受阻造成（见章节 32.4.1）。患侧完全性霍纳综合征见表 32-2。

表 32-2 霍纳综合征的表现

1. 缩瞳
2. 眼睑下垂
3. 眼球内陷
4. 眼球充血
5. 患侧面部无汗

HS 中的瞳孔缩小

HS 中缩小的瞳孔（瞳孔收缩）仅 2～3mm，在暗室中表现更加明显。正常的瞳孔在暗室中会扩大。

眼睑下垂和眼球内陷

眼睑下垂主要由于上、下睑板肌肉麻痹造成（下睑板肌麻痹又被认为是“逆上睑下垂”）。眼球内陷是因为 Müller 肌麻痹，这一肌肉麻痹也可使眼睑下垂，其程度最大为 2mm。HS 中的眼睑下垂是部分性的，如果出现完全性眼睑下垂，而且是由于提上睑肌力弱所造成，那么这一肌肉的力弱并不是 HS 的表现

交感通路可能的损害位置

参见第一级、第二级、第三级交感神经元的解剖（见章节 32.4.1）。

第一级神经元（中枢神经元）

常伴随其他脑干病变。病因：血管栓塞 [通常为小脑后下动脉（PICA）]、延髓空洞症、脑室内肿瘤。

第二级神经元（节前性）

病因包括侧方交感神经切断术、严重胸部创伤、 肺尖肿瘤（Pancoast 肿瘤）[17]、高位胸廓或颈部神经母细胞瘤。

第三级神经元（节后性）

是最常见的类型。病因：颈部创伤、颈动脉血管病 / 探查（见章节 83.9.1）、颈椎异常、周期性偏头痛、颅底肿瘤、海绵窦肿瘤（如脑膜瘤）。仅颈内动脉处的神经纤维受损时不出现同侧面部无汗（即汗腺分泌功能完整），原因是支配面部汗腺的神经纤维伴随颈外动脉走行。

32

HS 的药理学试验

确诊实验

诊断 HS 有疑问时可使用以下药物（在暗室内患侧瞳孔可缓慢扩张时不必用）（但没有定位价值，例如病变位于第一级神经元等）：

可卡因（Cocaine）。方法：4% 可卡因滴眼（而不是耳鼻喉科常用的 10% 浓度，但这一浓度同样也可麻醉瞳孔括约肌，从而阻止瞳孔缩小），10 分钟重复一次，观察瞳孔 30 分钟以上。可卡因阻断了神经效应器连接处去甲肾上腺素的节后再摄取。在 HS 中，没有去甲肾上腺素的释放，可卡因不能使瞳孔扩大（见图 32-2）。如果瞳孔扩大与正常侧相同，则可除外 HS。部分性 HS 病人可出现瞳孔延迟扩张。

1% 眼用阿可乐定（Iopidine®），一种 α 受体激动剂，可以替代可待因进行确诊试验，通过去除瞳孔括约肌的高敏感性而使 HS 中缩小的瞳孔扩张。使瞳孔扩张 0～0.5mm[18]。

病变定位

第一级 HS 通常伴随下丘脑、脑干或延髓的表现。鉴别第二级和第三级损伤：1% 羟基苯内胺（pholedrine）使神经末端神经效应器连接处释放去甲肾上腺素，使瞳孔扩张。第三级神经元病变者瞳孔不扩张（节后损伤，不能释放去甲肾上腺素）[19]（见图 32-2）。不能和可卡因测试在同一天使用。

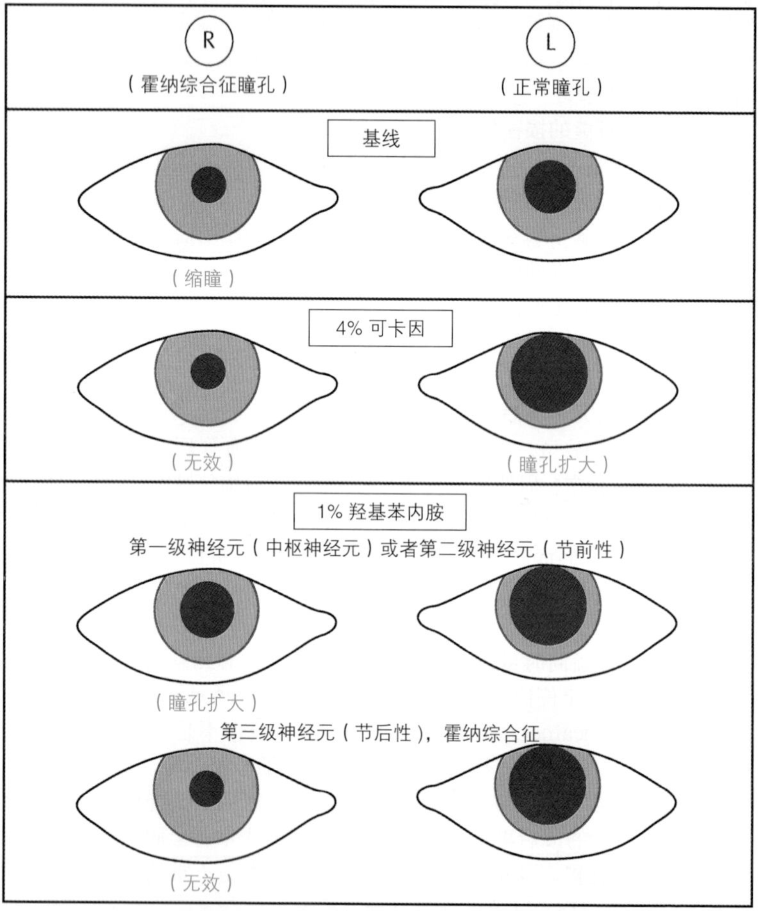

图 32-2 霍纳综合征（HS）的药理学检查。

该图显示了右侧 HS 的结果

基线：右瞳孔异常变小（缩小）。在黑暗的房间里，未受影响的左瞳孔会正常放大

当诊断 HS 有疑问时，可使用可卡因。只有正常的瞳孔会发生扩张（[医] 瞳孔放大），HS 的瞳孔无法扩大。羟基苯内胺可以将第三级损伤与一二级损伤进行鉴别，第三级神经元病变者瞳孔不扩张（节后损伤，不能释放去甲肾上腺素）

32

32.5 眼外肌（EOM）系统

32.5.1 概述

第Ⅲ脑神经（动眼神经）支配内直肌（MR）、下直肌（IR）、下斜肌（IO）、对侧的上直肌（SR）。第Ⅳ脑神经（滑车神经）支配同侧上斜肌（SO），对侧滑车运动核见章节 32.5.4。第Ⅵ脑神经（展神经）支配同侧外直肌（LR）。

额叶眼运动区可以发动眼球自主性（核上性）向对侧的痉挛性（“预订程序的”、快速的、有一定轨道的）运动，参与抑制性反射性眼跳和产生可控制的非视觉性眼跳。位于 Brodmann8 区（在额叶、皮质运动区前方，见图 1-1)。这些皮质核束纤维穿过内囊膝至脑桥旁正中的网状结构（PPRF)，控制水平凝视，此处发出纤维至同侧外展／副外展（Ⅵ）复合核，再通过内侧纵束（MLF）至对侧第Ⅲ脑神经核，支配对侧的内直肌。因此，右侧的 PPRF 控制眼球向右侧运动。

32.5.2 核间性眼肌麻痹

核间性眼肌麻痹（INO）是因为内侧纵束（见上文）头侧至展神经核之间的病变引起。单侧病变可以产生以下症状（图 32-3)：

1. 试图向 INO 对侧凝视时：
   1) 病侧眼内收运动不完全。
   2) 病变对侧外展性眼震（单眼性眼震）经常伴有外展麻痹。
2. 单纯内侧纵束病变并不引起双眼辐辏运动障碍（核间性眼球运动麻痹，并非眼外肌麻痹）。

INO 最常见的原因：

1. 多发性硬化（MS)：年轻人中最常见的导致双侧 INO 的原因。
2. 脑干梗死：老年人中最常见的导致单侧 INO 的原因。

32.5.3 动眼神经（第Ⅲ脑神经）麻痹（OMP）

概述

动眼神经位于脑干腹侧，含有两种成分：运动核起源于动眼神经运动核，起源于 Edinger-Westphal 核的副交感神经位于周边位置。动眼神经穿过海绵窦进入眶上裂，分为上部分支（支配上直肌和上睑提肌）和下部分支（支配内直肌、下直肌、下斜肌）。副交感纤维分布在下部分支，进入睫状神经节。节后纤维进入球后支配睫状肌（调节晶状体使之“变厚”以看清近处的物体）和缩瞳肌。

动眼神经运动麻痹引起眼睑下垂，眼球转向“外、下”。动眼神经核性损伤少见。注意：单独的动眼神经麻痹最多可致 3mm 的眼球突出（突眼），

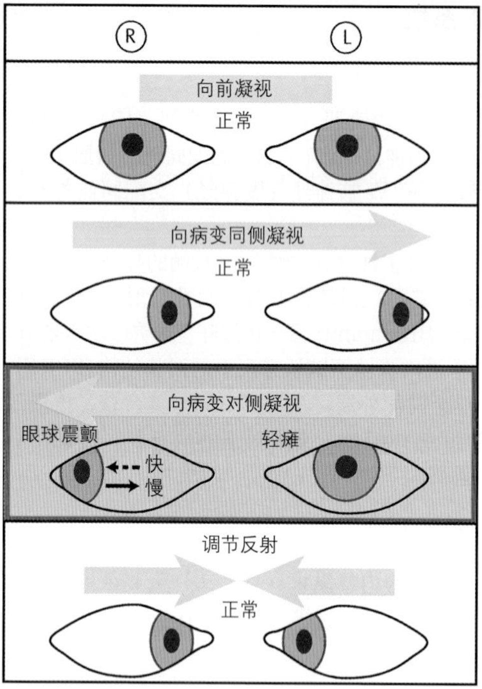

图 32-3 左侧核间性眼肌麻痹凝视表现示意图（红框表示异常）

是由于直肌松弛所致。

痛性眼肌瘫痪见章节 32.5.7，非痛性眼肌瘫痪见章节 32.5.8。对于脑干综合征，见 Benedikt 综合征（见章节 3.2.5）和 Weber 综合征（见章节 3.2.5），也可见瞳孔不等大（Anisocoria）（见章节 32.4.5）。

瞳孔受累的动眼神经麻痹

动眼神经麻痹会导致瞳孔变化的规律的发现

1958 年由 Rucker 阐述。当时的描述是“由于外部神经压迫导致的动眼神经麻痹会导致瞳孔无法收缩”。实际上，一个很容易被忽略的事实是约 3% 的瞳孔并不受累[21]。

病因

病因包括（多数是由于动眼神经的外部压迫）：

1. 肿瘤，影响动眼神经的最常见肿瘤有以下两种：
   1）脊索瘤。
   2）斜坡脑膜瘤。
2. 血管病，最常见的血管病有：
   1）后交通动脉动脉瘤（动脉瘤性眼动麻痹而瞳孔不受累者＜1%）。

★ 由于此动脉瘤导致的新出现的同侧动眼神经麻痹可能表示动脉瘤有扩张，或者代表有可能破裂，故应该接受紧急治疗。

2) 基底动脉分叉处动脉瘤（基底动脉尖）。

3) 颈内动脉－海绵窦瘘：可能会有搏动性突眼（见章节 79.9）。

3. 钩回疝。
4. 海绵窦病变：常引起其他脑神经受损表现（V1，V2，Ⅳ，Ⅵ；详见海绵窦综合征，见章节 88.8.2）。海绵窦动脉瘤扩大造成的典型第 Ⅲ 脑神经麻痹不会有瞳孔扩大，因为引起瞳孔扩大的交感神经同样受损而麻痹[1]。

瞳孔不受累的动眼神经麻痹（瞳孔存在对光反射）

概述

通常是由于血管病变导致的血管痉挛，使神经中心缺血梗死。在 62%～83% 的病例中位于动眼神经外围的副交感神经没有发生缺血[21]。

病因

病因包括：

1. 糖尿病。
2. 动脉硬化（可见于慢性高血压）。
3. 血管病：包括巨细胞性动脉炎（一过性动脉炎）（见章节 11.3.2）。
4. 慢性进展性眼肌麻痹，通常为双侧性。
5. 重症肌无力。

瞳孔不受累的动眼神经麻痹很少见于脑内病变，如中脑梗死[22]。

其他引起眼动麻痹的原因

外伤、钩回疝、向一侧扩张的垂体腺瘤、莱姆病、海绵窦病变，通常引起其他脑神经损伤症状［见多发性脑神经麻痹（脑神经病变），见章节 88.8］。

眶内病变常常引起第 Ⅲ 脑神经的多种形式的损伤。上部的病变→上睑下垂；下部病变→下视、内收受损和对光反射受损。

32.5.4 滑车神经（第Ⅳ脑神经）麻痹

解剖：滑车神经核位于中脑导水管的腹侧，在下丘水平。滑车神经轴索向背侧绕过导水管并在下丘下方向内侧交叉。此神经支配上斜肌，作用是下压、内收眼球，但在凝视的最开始它使眼球向内旋转，然后再使眼球下压和内收（例如使眼球向下和向外）。

滑车神经的特殊特点有：

1. 是仅有的向内侧交叉的神经（例如滑车神经核位于神经的对侧，神经向上斜方向走行）。
2. 是仅有的从脑干后面发出的脑神经。

3. 是仅有的通过眶上裂、不通过 Zinn 环（又称总腱环）的脑神经。

滑车神经麻痹导致眼偏向“上、内”。病人会不自觉地将头部偏向神经麻痹的一侧来纠正眼球的位置和复视。复视在向下看时明显（例如下楼梯时），尤其是同时向内侧看时，或者将被检查者的头向病变侧倾斜时。

单独的滑车神经麻痹少见。有时发生于大脑脚病变或者第四脑室底部靠近导水管处损伤时。

32.5.5 展神经（第Ⅵ脑神经）麻痹

产生外直肌麻痹。临床症状为复视，向麻痹侧凝视时加重。单纯性第Ⅵ脑神经麻痹的病因包括[23]：

1. 血管性病变：包括糖尿病和巨细胞动脉炎。绝大多数在 3 个月内缓解（若麻痹时间过长，应找其他病因）。
2. 颅内压增高：第Ⅵ脑神经麻痹可能是因为 ICP 增高，即使神经没有被直接压迫（假性定位征）也可出现麻痹。可能是由于展神经在颅内的行程较长，因此容易受到压迫。麻痹可以为双侧。病因包括：
   1) 创伤导致的颅内压升高。
   2) 脑积水导致的颅内压升高（例如颅后窝肿瘤）：见章节 32.4.5。
   3) 原发性颅内高压（假性脑瘤）：见章节 47.1。
3. 海绵窦病变：海绵窦动脉瘤、肿瘤（脑膜瘤等）、颈内动脉海绵窦瘘（见章节 79.9）。
4. 炎症：
   1) Gradenigo 综合征（累及 Dorello 孔）：见章节 32.6.4。
   2) 蝶窦炎。
5. 颅内占位病变：如斜坡脊索瘤、软骨肉瘤。
6. 假性外展神经麻痹，可能因为：
   1) 甲状腺眼病：最常见的慢性第Ⅵ脑神经麻痹病因。强制外展试验阳性（眼球能被检查者诱导至外展位）。
   2) 重症肌无力：对氯化腾喜龙（Tensilon®）试验有反应。
   3) 长期斜视。
   4) Duane 综合征（见章节 32.7）。
   5) 眶内壁骨折伴有内直肌压迫性损害。
7. 腰椎穿刺术后：几乎全是单侧（见章节 97.3.5）。
8. 斜坡骨折：见章节 54.4.2
9. 特发性。

32.5.6 多发眼外运动神经受累

海绵窦内病变（见下文）包括第Ⅲ、Ⅳ、Ⅵ和 V1、V2（三叉神经眼支和上颌支）脑神经，第Ⅱ、V3 脑神经不受累。

眶上裂综合征：第Ⅲ、Ⅳ、Ⅵ、V1 脑神经功能障碍。

眶尖综合征：第Ⅱ、Ⅲ、Ⅳ、Ⅵ和部分 V1 脑神经。

滑车神经麻痹可能来自额部外伤的对冲损伤。

32.5.7 痛性眼肌瘫痪

定义

疼痛伴眼球运动障碍（第Ⅲ、Ⅳ、Ⅴ和 V1 脑神经中一个或多个受损）。

病因

1. 眶内：
    1) 炎性假瘤（特发性眶内炎症）：见下文。
    2) 持续性鼻窦炎。
    3) 侵袭性真菌性鼻窦炎，导致眶尖综合征。鼻腔毛霉病（真菌病）：鼻窦炎伴随无痛性黑腭或鼻中隔溃疡或伴毛霉目，尤其是根霉菌属真菌菌丝血管浸润的焦痂形成[4]。通常见于糖尿病或免疫抑制的病人，偶尔见于健康人[25]。常累及硬膜窦并可导致海绵窦栓塞。
    4) 转移癌。
    5) 淋巴瘤。
2. 眶上裂 / 前海绵窦：
    1) Tolosa-Hunt 综合征：见下文。
    2) 转移癌。
    3) 鼻咽癌。
    4) 淋巴瘤。
    5) 单纯疱疹。
    6) 颈内动脉 - 海绵窦瘘。
    7) 海绵窦血栓形成。
    8) 海绵窦内动脉瘤。
3. 鞍旁：
    1) 垂体腺瘤。
    2) 转移癌。
    3) 鼻咽癌。
    4) 蝶窦黏液息肉。
    5) 脑膜瘤 / 脊索瘤。
    6) 岩尖炎（Gradenigo 综合征）：见下文。
4. 颅后窝：
    1) 后交通动脉瘤。

32

2) 基底动脉动脉瘤（少见）。

5. 其他：

1) 糖尿病性眼肌瘫痪。

2) 偏头痛性眼肌瘫痪。

3) 颅动脉炎。

4) 结核性脑膜炎：可引起眼肌瘫痪。通常为部分性，始发于动眼神经者常见。

32.5.8 非痛性眼肌瘫痪

鉴别诊断：

1. 慢性进展性眼肌瘫痪：瞳孔不受累，通常为双侧性，进展缓慢。
2. 重症肌无力：瞳孔不受累，对氯化腾喜龙（Tensilon®）试验有反应。
3. 肌炎：通常伴随其他器官系统（心脏、生殖腺等）症状。

32.6 神经眼科综合征

32.6.1 假瘤（眶部）

概述

又称“慢性肉芽肿”（但这是错误的名称，并无真正的上皮状肉芽肿），是一种局限于眶部的特发性感染性疾病，与真正的肿瘤很相似，通常为单侧。

典型的表现是突发性突眼，疼痛和眼外肌功能障碍（痛性眼球运动障碍伴复视），常常累及眶上裂，可能伴有巩膜炎，多数都会累及眶上组织。

鉴别诊断

见章节 86.8.2。

Graves 病（GD）要点：GD 组织学表现（甲状腺功能亢进）与假瘤难以鉴别，GD 通常具有双侧性。

治疗

手术易导致播散，最好不采用手术。

类固醇为治疗方案之一。处方：泼尼松 50～80mg，每天 1 次。严重病例有必要 30～40mg/d，连用数月。

对于反应性淋巴细胞增生的病例应行放疗，1000～2000rads（10～20Gy）。

32.6.2 Tolosa-Hunt 综合征

眶上裂区域的非典型性炎症，常侵及海绵窦，有时伴随肉芽肿。此病为排除性诊断。局部解剖与眶部假瘤相似（见上文）。临床诊断标准：

1. 痛性眼球运动障碍。
2. 穿过海绵窦的所有脑神经受累。瞳孔一般不受累（这与动脉瘤或特异性感染一般有瞳孔扩大不同）。
3. 症状持续数天至数周。
4. 自发缓解，有时有残留症状。
5. 缓解数天或数年后复发。
6. 无全身受累症状（偶尔恶心呕吐，由于头痛？）。
7. 系统应用类固醇：泼尼松 60～80mg 口服，每天 1 次（逐渐减量），约 1 天内症状减轻。
8. 直肌偶发炎症而不是持续炎症。

32.6.3 雷德（Raeder）三叉神经疼痛

两个重要组成部分[26]：
1. 单侧眼交感神经轻度麻痹（如部分霍纳综合征，通常缺乏无汗症状，并且在这个综合征中也可以有上睑下垂）。
2. 同侧三叉神经痛（常为痉挛性痛，但也可有痛觉丧失或咬肌无力；如果有疼痛，一定是痉挛性痛，且不包括单侧头痛、面部或血管性疼痛）。

定位意义：在颅中窝与三叉神经相邻的部位。经常不能确定原因，但很少是由于动脉瘤[27]压迫第 V1 脑神经及交感神经所致。

32.6.4 Gradenigo 综合征

即岩尖炎，乳突炎累及岩尖（如果气化的话）。通常由耳鼻喉科医师发现。典型三联征：
1. 展神经麻痹：Dorello 孔处第 VI 脑神经炎症，神经在此处从岩尖的内侧进入海绵窦。
2. 眶后痛：因第 V1 脑神经感染。
3. 耳道流液（draining ear）。

32.7 各种神经眼科学体征

▶ 角膜下颌反射　诱发角膜反射引起下颌抽动或对侧下颌运动（同侧翼状肌抽动）。是一种原始脑桥反射，可见于脑组织的各种损伤（外伤、脑内出血等）。

▶ Duane 综合征　又称为眼球退缩综合征，当试图放松外展肌内收眼球时，出现一种矛盾的神经支配，导致外直肌和内直肌同步收缩，产生轻度的眼球内陷和假性上睑下垂。可能是先天性的（例如部分以下综合征：

肾脏 - 眼综合征、Okihiro 综合征等）。

▶ **虹膜震颤** 痉挛性有节律性的瞳孔运动，改变幅度≥2mm。当检查光反射时，可能使检查者感觉到迷惑；记录最初的反应。可能属于正常变异。没有定位价值。

▶ **Marcus Gunn 现象** 不要与 Marcus Gunn 瞳孔（见章节 32.4.5）混淆。表现为张口引起下垂的眼睑抬起（翼状肌本体感受器与第 Ⅲ 脑神经间的异常反射）。逆 Marcus Gunn 现象：正常眼闭合时伴随闭嘴，仅见于周围性面神经损伤的病人，且可能是异常的正反馈作用所致。

▶ **眼球浮动**[28] 突然、自发、共轭地向下运动，再缓缓回至中间位置，每分钟 2～12 次；可同时有双侧水平凝视麻痹，“玩偶眼”试验和冷热水试验阳性。最常见于脑桥被盖破坏性病变（通常为出血，但也可能是梗死、胶质瘤、外伤）和压迫性病变[29]。不典型的眼球摆动与之相似，但保留了水平凝视，常见于小脑出血、脑积水、创伤和代谢性脑病。

▶ **斜视眼阵挛**[30] （少见）快速、共轭、不规则性、非节律性（这点可与眼震相鉴别）水平或垂直眼球运动，睡眠时仍持续（减弱）（如果非共轭就成为斜视眼阵挛）。常伴随广泛的肌阵挛（手指、下颌、唇、眼睑、前额、躯干和下肢），还可伴有其他不适、易疲劳、呕吐和一些小脑症状。常在 4 个月内自然减轻。

32

▶ **振动幻视** 看固定物体时感到物体是摆动或振动的[31]。有时为 Chiari 畸形 I 型的唯一表现[32]（常伴随向下的眼震）。其他病因包括多发性硬化症或双侧前庭神经损伤，如使用氨基糖苷类药物产生耳毒性[33]、行双侧前庭神经切除术（见 Dandy 综合征，章节 33.1.1）。

▶ **假性 von Grafe 征** 下视眼睑回缩（真性 von Grafe 征是甲亢时出现的上睑挛缩征），在异常神经再生时可见到（下直肌引起眼睑上提）。

▶ **视神经萎缩** 慢性、进展性视神经萎缩一般是由压迫性病变（动脉瘤、脑膜瘤、骨硬化病等）造成。

（马 龙 译 于 洮 校）

参考文献

[1] Wilkins RH, Rengachary SS. Neurosurgery. New York 1985
[2] Pinel JF, Larmande P, Guegan Y, et al. Down-Beat Nystagmus: Case Report with Magnetic Resonance Imaging and Surgical Treatment. Neurosurgery. 1987; 21:736–739
[3] Williams DP, Troost BT, Rogers J. Lithium-Induced Downbeat Nystagmus. Arch Neurol. 1988; 45: 1022–1023
[4] Frisen L. Swelling of the optic nerve head: a staging scheme. J Neurol Neurosurg Psychiatry. 1982; 45: 13–18
[5] Scott CJ, Kardon RH, Lee AG, et al. Diagnosis and grading of papilledema in patients with raised intracranial pressure using optical coherence tomography vs clinical expert assessment using a clinical staging scale. Arch Ophthalmol. 2010; 128:705–711
[6] Sher NA, Wirtschafter J, Shapiro SK, et al. Unilateral Papilledema in 'Benign' Intracranial Hypertension (Pseudotumor Cerebri). JAMA. 1983; 250: 2346–2347
[7] Horton JC. Wilbrand's knee of the primate optic chiasm is an artefact of monocular enucleation. Trans Am Ophthalmol Soc. 1997; 95:579–609
[8] Grzybowski A. Harry Moss Traquair (1875-1954), Scottish ophthalmologist and perimetrist. Acta Ophthalmol. 2009; 87:455–459
[9] Shin RK, Li TP. Visualization of Wilbrand's knee. Snowbird, UT 2013
[10] Lee JH, Tobias S, Kwon JT, et al. Wilbrand's knee: does it exist? Surg Neurol. 2006; 66:11–7; discussion 17
[11] Zweckberger K, Unterberg AW, Schick U. Prechiasmatic transection of the optic nerve can save contralateral vision in patients with optic nerve sheath meningiomas. Clin Neurol Neurosurg. 2013; 115: 2426–2431
[12] Walton KA, Buono LM. Horner syndrome. Curr Opin Ophthalmol. 2003; 14:357–363

[13] Kawasaki A. Physiology, assessment, and disorders of the pupil. Curr Opin Ophthalmol. 1999; 10:394–400
[14] Walsh FB, Hoyt WF. Clinical Neuro-Ophthalmology. Baltimore 1969
[15] Nakagawa TA, Guerra L, Storgion SA. Aerosolized atropine as an unusual cause of anisocoria in a child with asthma. Pediatr Emerg Care. 1993; 9:153–154
[16] Wijdicks EF. Determining Brain Death in Adults. Neurology. 1995; 45:1003–1011
[17] Lepore FE. Diagnostic Pharmacology of the Pupil. Clin Neuropharmacol. 1985; 8:27–37
[18] Morales J, Brown SM, Abdul-Rahim AS, et al. Ocular effects of apraclonidine in Horner syndrome. Arch Ophthalmol. 2000; 118:951–954
[19] Bates AT, Chamberlain S, Champion M, et al. Pholedrine: a substitute for hydroxyamphetamine as a diagnostic eyedrop test in Horner's syndrome. J Neurol Neurosurg Psychiatry. 1995; 58:215–217
[20] Zee DS. Internuclear ophthalmoplegia: pathophysiology and diagnosis. Baillieres Clin Neurol. 1992; 1: 455–470
[21] Trobe JD. Third nerve palsy and the pupil. Footnotes to the rule. Arch Ophthalmol. 1988; 106:601–602
[22] Breen LA, Hopf HC, Farris BK, et al. Pupil-Sparing Oculomotor Nerve Palsy due to Midbrain Infarction. Arch Neurol. 1991; 48:105–106
[23] Galetta SL, Smith JL. Chronic Isolated Sixth Nerve Palsies. Arch Neurol. 1989; 46:79–82
[24] DeShazo RD, Chapin K, Swain RE. Fungal Sinusitis. N Engl J Med. 1997; 337:254–259
[25] Radner AB, Witt MD, Edwards JE. Acute Invasive Rhinocerebral Zygomycosis in an Otherwise Healthy Patient: Case Report and Review. Clin Infect Dis. 1995; 20:163–166
[26] Mokri B. Raeder's Paratrigeminal Syndrome. Arch Neurol. 1982; 39:395–399
[27] Kashihara K, Ito H, Yamamoto S, et al. Raeder's Syndrome Associated with Intracranial Internal Carotid Artery Aneurysm. Neurosurgery. 1987; 20: 49–51
[28] Fisher CM. Ocular Bobbing. Arch Neurol. 1964; 11: 543–546
[29] Sherman DG, Salmon JH. Ocular Bobbing with Superior Cerebellar Artery Aneurysm: Case Report. J Neurosurg. 1977; 47:596–598
[30] Smith JL, Walsh FB. Opsoclonus - Ataxic Conjugate Movements of the Eyes. Arch Ophthalm. 1960; 64: 244–250
[31] Brickner R. Oscillopsia: A new symptom commonly occurring in multiple sclerosis. Arch Neurol Psychiatry. 1936; 36:586–589
[32] Gingold SI, Winfield JA. Oscillopsia and Primary Cerebellar Ectopie: Case Report and Review of the Literature. Neurosurgery. 1991; 29:932–936
[33] Marra TR, Reynolds NC, Stoddard JJ. Subjective Oscillopsia ("Jiggling Vision") Presumably Due to Aminoglycoside Ototoxicity: A Report of Two Cases. J Clin Neuro Ophthalmol. 1988; 8:35–38

32

33 神经耳科学

33.1 头晕和眩晕

33.1.1 头晕的鉴别诊断

▶ **接近晕厥** 有时候与晕厥相同（见章节 88.3）。

1. 直立性低血压。
2. 心源性低血压：
   1) 心律失常（心律不齐）。
   2) 瓣膜疾病。
3. 血管迷走神经性晕厥。
4. 颈动脉窦过度敏感（见章节 88.3.2）。

▶ **平衡失调**

1. 复合觉缺陷：例如周围神经病、视力受损等。
2. 小脑退行性病变。

▶ **眩晕** 觉得在运动的错觉（通常是旋转）。

1. 内耳功能障碍：
   1) 迷路炎。
   2) 梅尼埃病（见下文）。
   3) 创伤：内淋巴漏。
   4) 药物：尤其是氨基糖苷类。
   5) 良性（阵发的）体位性眩晕[1]：也称作壶腹嵴顶耳石病。当头转到某一特定姿势时（通常是在床上）会发生严重的眩晕，由半规管内的钙结石引起。疾病是自限性的（大多数病例病程不会超过 1 年），没有听力的丧失。
   6) 梅毒。
   7) 椎基底动脉供血不足：见章节 82.5。
2. 前庭神经功能障碍：
   1) 前庭神经炎：突发眩晕、逐渐好转。
   2) 压迫：
      - 脑膜瘤。
      - 听神经瘤：通常是缓慢进行性加重的共济失调，而不是严重的眩晕。脑干听觉诱发反应（BAER）的潜伏期异常，CT 或 MRI 可见病变。
3. 体位性眩晕：如 Jannetta 等所描述[2]，为严重持续的体位性眩晕或平衡失调，引起持续性的恶心，但既没有前庭神经功能障碍也没有听力丧失（可出现耳鸣）。可能的原因是前庭神经的血管受压，前庭神经微血管减压术有效。

4. 脑干功能障碍：
   1) 血管疾病（见章节 82.5）：前庭症状不明显，非前庭症状突出。
   2) 偏头痛：尤其是基底动脉型偏头痛。
   3) 脱髓鞘疾病：如多发性硬化症。
   4) 药物：抗惊厥药、乙醇、镇静催眠药、水杨酸盐等。
5. 颈部本体感受器功能障碍：如颈部的骨关节炎。

▶ *难以定义的头晕* 大多数是精神病性的。包括：

1. 过度通气。
2. 低血糖。
3. 焦虑性神经症。
4. 癔症。

33.1.2 前庭神经切除术

概述

单侧前庭功能完全丧失可因为两侧前庭输入不协调而引起一过性的眩晕。从理论上讲中枢的代偿机制（小脑回路）可使症状有所改善。 如果是单侧波动性的前庭功能障碍，那么这种代偿机制就会被减弱。单侧选择性前庭神经切除术（SVN）可以终止这种波动性或部分性丧失，有利于对侧进行代偿。双侧 SVN 经常并发振动性幻视（见章节 32.7，即 Dandy 综合征，由于前庭－眼反射的丧失导致黑暗中不能维持平衡），应予避免。

适应证

SVN 常用于两种情况，即梅尼埃病（见下文）和部分性前庭功能受损（病毒性或创伤性）。另外，SVN 也适用于前庭功能呈持续性或进展性失代偿，且药物及非毁损性外科治疗无效时[3]。

SVN 可保存听力，在梅尼埃（Meniere）病时控制发作性眩晕的有效率大于 90%（在非梅尼埃病时有效率约为 80%），但 SVN 不能改善头部快速运动时的稳定性。

SVN 的手术入路

1. 迷路后入路，也称耳后入路：在乙状窦前，主要适用于梅尼埃病而既往没有内淋巴囊（ELS）手术史的病人，因为这时允许同时进行 SVN 和 ELS 减压术。需要进行乳突切除术及半规管和 ELS 成形。在后半规管之前、乙状窦之后切开硬膜。完全严密地缝合硬膜较困难。
2. 乙状窦后入路，也称颅后窝入路或枕下乙状窦后入路：在显微外科之前最初被 Dandy 采用，通常导致听力丧失，偶尔可保留面神经功能。显微外科技术发展后，目前的治疗效果有所改善。适用于非梅尼埃病的病例，而不需分辨 ELS，这也是正确分辨第 VIII 脑神经最好的入路。

3. 颅中窝（硬膜外）入路：与脑桥小脑三角相比，可更好地在内听道处分离前庭神经纤维与蜗神经纤维，可以更完全地切断前庭神经，适用于通过上述入路 SVN 不能取得良好效果的病人。缺点：要牵拉颞叶，不能暴露 ELS，较迷路后入路有更高的死亡率和损伤面神经的风险[4]。

选择性前庭神经切除术的手术注意事项

见图 1-9。

1. 前庭神经是第 VIII 脑神经复合体上面的一半，颜色比蜗神经略灰一些（因含髓鞘 / 磷脂少[5]），可被一条小血管或神经束分开。
2. 面神经（第 VII 脑神经）：
   1) 颜色比第 VIII 脑神经浅。
   2) 在第 VIII 脑神经前上方。
   3) 建议应用面神经肌电图。
   4) 直接刺激可证实。
3. 必须保护第 VIII 脑神经上的血管以保存听力（必须保护内听动脉）。
4. 若前庭神经和蜗神经没有明确的分隔界面，则应分离神经束的上半部。
5. 内淋巴囊位于内听道和乙状窦后缘之间近中点处。

33.2 梅尼埃病

33.2.1 概述

要 点

- 内淋巴压力增加。
- 临床三联征：眩晕、耳鸣和波动性听力丧失。
- 药物治疗失败之后选择手术治疗，包括内淋巴分流或选择性前庭神经切除术。

可能是由内淋巴液调节紊乱引起（与之相一致的表现是内淋巴水肿：内淋巴容积、压力增大伴内淋巴管的扩张），并最终产生到外淋巴间隙的漏液。

33.2.2 流行病学

发病率为（8～46)/10 万[6]。大多数病例发病年龄在 30～60 岁，很少发生在青年或老年人中。

流行范围：每 10 万人中有 3.5～513 人。健康数据表明男女患病比例为 1.89∶1.6[6]，双侧患病率是 20%。

33.2.3 临床

临床三联征

1. 剧烈的眩晕发作（由前庭神经功能障碍引起）：通常是最早和最严重的症状。经常伴有恶心、呕吐和出汗，严重的发作可引起虚脱。眩晕可持续到完全耳聋之后。发作时平衡觉正常。
2. 耳鸣：常被描述为与远去的汽笛声（而不是“铃声”）相似。
3. 波动性的低频性听力丧失：可以持续几周到几年，如果不治疗可以发展到永久性的耳聋（病人经常主诉耳内发胀[7]，但这是非特异性的，任何原因引起的听力丧失都可伴随耳内发胀）。

其他表现

跌倒发作（Tumarkin 耳石危象）偶尔发生。疾病发作持续 5～30 分钟（有的说法是 2～6 小时），发作后疲劳可持续数小时。

发作频率：每年 1～2 次至每周数次不等。除典型发作外还有两个亚型：前庭性梅尼埃综合征（发作性眩晕但听力正常）和迷路性梅尼埃综合征（几乎没有前庭症状）。

梅尼埃综合征的自然病程特点是逐渐缓解。最终，眩晕或是加重，或是消失（取而代之的是持续的失衡[7]）。

鉴别诊断

另见鉴别诊断：头晕和眩晕（见章节 33.1.1）。

1. 良性（阵发性的）体位性眩晕：也称嵴帽沉石病，是自限性的（大多数病例持续不到 1 年），没有听力丧失。
2. 严重的体位性眩晕：严重持久的体位性眩晕或平衡失调，近似于持续的恶心，既没有前庭功能障碍，也没有听力丧失（可以出现耳鸣）。
3. 听神经瘤：通常为缓慢、进行性共济失调而不是眩晕，脑干听觉诱发反应的潜伏期多为异常，CT 或 MRI 可确诊。
4. 前庭神经炎：突发眩晕，以后逐渐改善。
5. 椎基底动脉供血不足（VBI）：前庭症状不明显，而有突出的非前庭症状（见章节 82.5）。

实验诊断

1. 双温电眼球震颤描记图（ENG）多为异常，可显示对热刺激反应迟钝。
2. 听力图：低频听力丧失，辨别力和响度重振较正常，阻抗检测时音调衰减阴性。
3. 脑干听觉诱发反应显示潜伏期正常。
4. 梅尼埃病时影像学检查（CT，MRI 等）无阳性发现。

5. 在双侧发病时，应行性病学检查以除外梅毒。

治疗

药物治疗

1. 减少盐（严格限制盐的摄入同任何药物治疗一样有效）和咖啡因的摄入。
2. 利尿剂：在耳发胀减轻之前每天服用，必要时测耳压（通常每周1~2次即可）。乙酰唑胺（Diamox®）：500mg 每天口服 1 次 ×1 周，如果症状不缓解，则增量至每天 2 次。如有感觉异常，则停止服用。妊娠前 3 个月禁用。
3. 前庭抑制剂：
   1) 地西泮（Valium®），可能是最有效的。
   2) 盐酸氯苯甲嗪（Antivert®）：（在发作期）成人眩晕伴有前庭症状的，每天 25～100mg 分次口服。晕动症的剂量是在活动前 1 小时口服 25～50mg。规格：12.5mg、25mg 和 50mg 片剂。副作用：嗜睡。
4. 血管扩张剂：据推测是通过增加迷路的血流量而起到治疗作用：5%～10% 的二氧化碳气体吸入就可有良好效果，缺点是短效。

外科治疗

适用于内科治疗不能控制的病人。双侧病变的发生率较高，因此当听力存在时，优先治疗听力存在的一侧。手术包括：

1. 内淋巴分流术：分流到乳突（Arenberg 分流）或蛛网膜下隙。尚存听力的病人约有 65% 的成功率（见下文）。如果症状减轻 1 年或以上，那么治疗复发应行分流调整术；如果症状减轻不足 1 年，则应行前庭神经切断术。
2. 内耳直接应用皮质激素。
3. 非选择性前庭神经切断术（适用于听力丧失侧）：
   1) 迷路切除术。
   2) 以庆大霉素行内耳灌注。
   3) 经迷路第 VIII 脑神经切断术。
4. 选择性前庭神经切除术（适用于听力尚存侧）（见章节 33.1.2）。

治疗效果

内淋巴分流术

112 例内淋巴分流术的效果见表 33-1。

神经切断术

前庭蜗神经切断术（基于早期 Dandy 所行的颅后窝手术数据；前庭蜗神经束完全切断的 587 例病人，术后均出现听力丧失）：90% 术后眩晕症状缓解，5% 无明显改善，5% 术后加重；9% 出现面瘫（3% 为永久性面瘫）。

表 33-1 内淋巴分流术治疗效果[7]

	眩晕	耳鸣	听力[a]	耳内压
改善	79（70%）[b]	53（47%）	19（17%）	57（51%）
无变化	33（29%）	49（43%）	50（45%）	24（21%）
恶化	0	10（10%）	39（35%）	31（28%）

[a] 听力改善指的是达到有用听力（50 分贝的单音，70% 语言分辨率），另有 4 例病人听力提高但未到有用听力

[b] 5 例病人 1～3 年后眩晕复发

10% 听力改善，28% 无变化，48% 术后加重，14% 出现听力丧失。迷路后入路：32 例（25 例内淋巴分流术失败）梅尼埃病病人手术有效，85% 眩晕症状完全缓解，6% 有所改善，9% 无缓解（其中 1 例病人后行颅中窝神经切断术，效果良好）[5]。

并发症和副作用

术前仅存少许前庭神经功能的病人（ENG 证实）在前庭神经切断术后通常较容易耐受，术前存在较多功能的病人在术后会出现短暂性恶化直至其适应这种变化。

在 42 例行迷路后入路手术的病人中，没有出现手术导致的听力丧失，没有面肌无力发生，1 例病人发生脑脊液漏需行二次手术修补，1 例病人发生脑膜炎，但最终恢复良好[5]。

如术后不成功，检查电眼球震颤描记图（ENG）。如果在手术侧显示任何前庭神经功能，则神经切除不完全，应考虑重新手术。

33

33.3 面神经麻痹

33.3.1 严重程度分级

面神经麻痹的严重程度可按 House-Brackmann 标准分级（见表 40-3）。

33.3.2 损伤定位

中枢性面瘫（也称为核上性面瘫）

支配面部运动的皮质在侧面的运动区（恰好在中央前回最下方的岛盖上面）。鉴别中枢性面瘫（由核上损伤所致）与周围性面瘫的关键是中枢性面瘫具有以下特征：

1. 主要限于颜面下部，因为颜面上部的运动受双侧皮质支配。
2. 可以不影响面部表情的表达[8]（如开玩笑时微笑）。

核性面瘫

第Ⅶ脑神经运动核在脑桥延髓交界处。运动纤维在脑桥内上升并在

第 VI 脑神经核周围形成一个明显的弯曲，在第四脑室底构成一个肉眼可见的隆起（即面神经丘）。核性面瘫引起第 VII 脑神经运动功能的完全性麻痹。在核性面瘫时，邻近的神经结构由于潜在疾病（卒中、肿瘤等）也经常出现病理表现，例如：在 Millard-Gubler 综合征时（见章节 3.2.5），可伴有同侧展神经麻痹和对侧的肢体无力。侵及第四脑室底的肿瘤，如髓母细胞瘤，也可引起核性面瘫（由于第四脑室底面神经丘受累）。

面神经损伤

运动纤维在脑桥上升围绕第 VI 脑神经（展神经）核形成较大幅度的弯曲（内膝），在第四脑室底部形成可见的隆起（面丘）。第 VII 脑神经起自桥延交界处的脑干上（见图 2-7），脑桥小脑三角（CPA）肿瘤可累及该处。面神经进入内听道前上部分（见图 1-9）。膝状神经节（外膝）位于颞骨内。此神经节发出的第一支是岩浅大神经（GSPN），该神经穿过翼神经节，支配鼻、腭黏膜和眼的泪腺，该处附近的病变会引起眼干。另一支是镫骨神经，支配镫骨肌，该处附近的病变会引起听觉过敏。第三支连于面神经，为负责舌前 2/3 味觉的鼓索。邻近的颅底骨折会损伤该神经。神经纤维穿过鼓索支配下颌下腺、舌下腺。面神经从茎乳孔穿出颅骨，然后进入腮腺，再发出以下分支支配面肌（由上到下）：颞支、颧支、面颊支、下颌支和颈支。腮腺内的损伤（如腮腺肿瘤）可以累及部分分支（而不损伤其他分支）。

33.3.3 病因

33

面神经麻痹主要由以下病因引起，也可见章节 88.8，90%～95% 的面神经麻痹是由贝尔麻痹、带状疱疹和创伤（基底骨折）引起的[9]。

1. 贝尔麻痹（Bell's palsy）：见章节 33.3.4。
2. 耳带状疱疹：见章节 33.3.5。
3. 创伤：颅底骨折。
4. 出生后面神经麻痹：
   1) 先天性：
      - * Möbius 综合征的双侧面瘫有特征性，表现为上面部受累较下面部重（见章节 88.8.1）。
      - * 先天性面瘫可以是面肩肱型或强直性肌营养不良的一部分。
   2) 创伤性。
5. 中耳炎：在急性中耳炎时，应用抗生素后面瘫通常会改善，在慢性化脓性中耳炎时需要外科手术治疗。
6. 中枢性面瘫和核性面瘫：见上文损伤定位。
7. 肿瘤：通常引起听力丧失和缓慢进行性面瘫（与贝尔麻痹不同）。
   1) 大多数肿瘤是良性的面神经、听神经鞘瘤或者转移到颞骨的恶性肿瘤，面神经瘤大约占周围性面瘫的 5%[10]，这种面瘫为缓慢进行性的。

2) 腮腺肿瘤可以累及面神经的部分分支。

3) Masson 生长旺盛血管内皮细胞瘤（见章节 47.1.7）。

8. * 神经结节病：面神经是最常受累的脑神经（见章节 10.9）。

9. 糖尿病：有周围性面瘫的 40 岁以上病人 17% 糖耐量试验异常。糖尿病病人发生周围性面瘫的相对（概率）风险是非糖尿病病人的 4.5 倍[11]。

10. *Ⅱ 期莱姆病[12]（见章节 20.5）：特点是双侧性面瘫。

11. * 急性感染性多神经炎（吉兰 - 巴雷综合征）：致死病例中大约 50% 出现双侧面瘫。

12. 偶尔见于 Klippel-Feil 综合征。

13. * 孤立第四脑室（见章节 24.11）：压迫面丘。

带有“*”者通常是双侧面瘫病变，见多发性脑神经病（见章节 88.8）。

33.3.4 贝尔面瘫（Bell’s palsy）

概述

贝尔面瘫（BP）也被称作（特发性）自发性周围性面瘫（PFP），是面瘫最常见的原因（占周围性面瘫的 50%～80%）。发病率：每年 150～200/100 万。

病因：贝尔面瘫是指不明原因的周围性面瘫（明确原因如感染、肿瘤、创伤），且没有其他神经病学表现（如其他脑神经）或全身表现（如发热、糖尿病或高血压[13, 14]）。因此，贝尔面瘫是特发性的，是一个排除性的诊断。大多数病例可能表现为病毒性脱髓鞘性多神经炎[15]，通常为单纯疱疹病毒[16]。由莱姆病所引起的面瘫通常有特征性的临床表现[17]，严重病例可据 House-Brackmann 分级标准评定（见表 40-3）。

临床表现

常有病毒感染的前驱症状，如上呼吸道感染、肌（肉酸）痛、三叉神经感觉迟钝、恶心呕吐、腹泻等。麻痹可以是不完全性的（Ⅰ型），50% 的病人发病时是完全性的（Ⅱ型），保留部分功能者 1 周后可发展至完全性麻痹。通常表现为由远到近的发展过程，先是运动支，其次是鼓索（味觉丧失、流涎减少），最后是镫骨支（神经）（听觉过敏）和膝状神经节（泪液减少）。伴随症状见表 33-2，通常情况下（非全部）为单侧。在面瘫发生后 2～4 天有 4% 的病人出现带状疱疹，4～8 天后 30% 的病人出现带状疱疹。在恢复期可出现流泪过多（异常的神经再生）。

33

表 33-2 贝尔面瘫的伴随症状

症状	百分比（%）
颜面、耳后疼痛	60
味觉障碍	57
听觉过敏	30
泪液减少	17

评估

PFP 病人应在早期进行检查，以改善预后。

电生理诊断：肌电图（EMG）可检测神经再支配电位、艾滋病预后。神经传导研究表明：电刺激茎突孔附近的面神经，同时记录面部肌肉中的肌电图（一根面神经在完全横断后可继续传导 1 周）。

治疗

总体原则

保护眼：保护眼是至关重要的，白天用滴眼液，晚上用眼膏，避免强光刺激（白天戴墨镜）。

药物治疗

类固醇：泼尼松 25mg 口服，每天 2 次 ×10 天，发作 72 小时之内开始服用，可以改善 3 个月和 9 个月的恢复率。

阿昔洛韦：无益处（无论是单独使用还是与泼尼松联用）[18]。

手术减压

效果有争议，到目前为止还没有明确的研究。应用极少，手术适应证包括：

1. 对电刺激没有反应的完全性面神经变性（但这种情况也被当作不手术的理由[9]）。
2. 对电刺激的反应进行性恶化（减退）。
3. 8 周后没有临床症状和客观检查指标（神经检测）的改善（但如果贝尔麻痹的诊断是确切的，发作后大约 14 天症状应该会减轻[9]）。

预后

所有病例均可有一定程度的恢复（如果 6 个月后没有恢复，应寻找其他原因）。恢复程度：75%～80% 的病例完全恢复，10% 的病例部分恢复，其他恢复差。如果 10～21 天内开始恢复，那么倾向（易于）于完全恢复；若 3～8 周开始恢复，则预后良好；如果 2～4 个月才开始恢复，则预后差。发作时为不完全面瘫而没有发展到完全面瘫的病例倾向于能够完全恢复，发作时为不完全面瘫但发展到完全面瘫的病例有 75% 不完全恢复。以下情况往往提示预后较差：邻近的神经功能受累、听觉过敏、泪液减少、年龄大于 60 岁、糖尿病、高血压、神经症以及耳、颜面或神经根痛。

33.3.5 带状疱疹病毒耳炎性面瘫

症状比贝尔面瘫重，带状疱疹常有水疱，抗体效价升高。病人发生面神经变性的风险比较高。

33.3.6 面瘫的手术治疗

概述

对于面神经局灶性损伤的病例（如创伤、脑桥小脑三角肿瘤手术损伤等），通常认为行神经吻合、结构重建效果优于保守治疗[19]。对于非局灶性病因的病例，例如贝尔面瘫，仅适于保守治疗。如果面肌已经萎缩或纤维化，那么神经已不可能有功能性修复。

手术方式

手术方式包括：

1. 累及面神经的颅内损伤（如脑桥小脑三角肿瘤手术）：脑神经的重新吻合（用或不用移植物）是最有可能使面部恢复正常的方法。
   1) 时机：
      - 在肿瘤切除时（听神经鞘瘤切除术中面神经发生离断[20-22]）：预后最好的是 House-Brackmann 分级 Ⅲ 级。手术失败预后不佳者大约占 33%[22]。（见表 40-3）
      - 延期手术，尤其是面神经的解剖连续性得以保留时。
   2) 技术：
      - 直接重新吻合：由于面神经很脆弱（尤其是被肿瘤牵拉时），因此较困难。
      - 神经移植：如使用较粗大的耳神经[23]或腓神经。
2. 颅外段面神经吻合：
   1) 舌下神经 - 面神经吻合（见下文）。
   2) 脊副神经 - 面神经吻合（见下文）。
   3) 膈神经 - 面神经吻合。
   4) 舌咽神经 - 面神经吻合。
   5) 对侧的面神经移植：效果不理想。
3. “机械的”或“静止的”方法：
   1) 面神经悬吊术：如使用聚丙烯（Marlex®）网[24]。
   2) 眼睑闭合技术（避免眼球暴露、减少流泪）：
      - 眼睑缝合术：部分或完全。
      - 在眼睑上放置重物。
      - 在眼睑上放置不锈钢弹簧。

33

手术时机

如果面神经的连续性被中断（如听神经鞘瘤切除术中面神经发生离断），应及早手术治疗；当面神经的状况不清或面神经完整但没有功能时，应临床观察几个月并做电生理试验以了解自然恢复情况。面肌萎缩后的神经吻合几乎没有恢复的机会。

舌下神经 - 面神经吻合

概述

不能用于双侧面瘫或其他低位脑神经有缺陷（或有缺陷的危险）的病人。尽管有些作者认为该手术无副作用，但切除舌下神经确实可以引起一些并发症（舌萎缩会引起言语障碍，大约 25% 的病人咀嚼和吞咽困难，当同侧面肌没有功能时病情加重；当迷走神经功能障碍且舌下神经损伤时可出现误吸）。

这种吻合的实际效果并不像理论上一样有效。最终的神经功能恢复通常不如预期的好（希望可以有组织的运动）。为了避免病人对手术有过高的期望，应当让病人充分理解可能的副作用以及交代术后面部的运动可能会远不如正常人，对面部的控制常常较差。

通常情况下将舌下神经降支吻合到远侧舌下神经以减轻舌肌的单侧萎缩，减轻舌肌萎缩也可以不用完全离断舌下神经而采用“迁移移植片（jump graft）”[25]。

手术技术

33

体位：仰卧位，头轻度偏向对侧。皮肤切口：从乳突上斜向下 6～8cm 穿过颈部到下颌角下 2cm。切开颈阔肌，切开胸锁乳突肌（SCM）的附着点并用骨膜剥离器牵开暴露乳突尖。切开深筋膜；避开腮腺，将腮腺拉向上方。用咬骨钳咬掉乳突的前 1/3（骨蜡封闭气房）并分辨面神经在乳突和茎突之间出颈乳孔的位置。向后牵拉二腹肌增加暴露。

向外侧牵拉 SCM 直到暴露颈动脉鞘，暴露舌下神经。舌下神经呈袢状绕过枕动脉（发出舌下神经降支）走行在颈动脉和颈静脉之间。在神经进入颈动脉鞘处的近端游离神经，直到下颌骨下角出现明显的分支为止。

在颈乳孔处切断面神经，与舌下神经的近端吻合。舌下神经降支尽量向远端分离，并与舌下神经的远端断端吻合。

变异

1. 插入性迁移移植片：不损伤舌下神经的功能（为了最大程度减轻声门的去神经程度，舌下神经的切口应远离舌下神经降支）[25]。
    1) 用皮神经作为插入性迁移移植片[25]。
    2) 用肌肉作为插入性迁移移植片[26]。
2. 将面神经颞骨段从 fallopian 孔移出（如上文所述[27]），然后作一斜切口吻合到部分切开的舌下神经[28]。

效果

如果早期手术治疗，则预后较好，但手术的最佳效果直到损伤后 18 个月才出现。在 22 例病例中，64% 预后良好，14% 中等，18% 预后差，其中 1 例没有明显的神经再生的表现。59% 的病例在 3~6 个月后有神经再生的表现，其他有神经再生的病例中 8 个月后才能观察到神经再生[29]。前额运动的恢复大约仅占 30%。肌张力的恢复在运动恢复之前大约 3 个月。

脊副神经 - 面神经吻合

概述

1895 年由 Charles Ballance 首先报道[30]。这种手术牺牲一部分肩部运动而不是舌的功能。由于早期过分关注肩部功能障碍和疼痛，因此当时仅使用副神经的 SCM 分支[31]，然而，这些问题（并发症）在大多数病人中，甚至在使用副神经主要分支的病人中都没有发生[32]。

手术技术

见参考文献[32]。

皮肤切口：从乳突尖沿 SCM 行弧形切口。磨除乳突的前 1/3（骨蜡封闭气房），分辨面神经并从颈乳孔出颅处切断。在乳突尖下方 3~4cm 定位第 XI 脑神经，在 SCM 分支处切断。游离断端并与第 VII 脑神经断端吻合。手术将导致斜方肌功能丧失，但即使双侧都行该手术也不会产生症状。另外，可以使用第 XI 脑神经的 SCM 分支，然而如果其长度较短在某些病例中就难以使用，很多个体中 SCM 分支可能为多发的小分支。

33.4 听力丧失

33

分为两种解剖类型：传导性和神经性。

33.4.1 传导性耳聋

1. 病人说话时倾向于正常音量或稍低音量。
2. 病因：任何影响听小骨运动的因素均有可能引起传导性耳聋。包括：
   1) 中耳渗出的中耳炎。
   2) 耳硬化症等。
3. 单侧耳聋的检查结果（表 33-3）：
   1) Weber 试验中患侧所听到的声音大［Weber 试验：将振动的 256Hz 或 512Hz 的音叉放置在前额中间，声音（更大的声音）将偏向传导性耳聋一侧。或者是感觉神经性耳聋的对侧］。

      “哼声测试”（Hum test）可以通过让患者哼唱来提供与 Weber 试验相同的信息，并且不需要特殊设备，并且可以远程（例如通过电话）进行[33]。

表 33-3 Weber 试验和 Rinne 试验检查结果的解释

Weber 试验	Rinne 试验	解释
无偏向性	AC>BC，双侧	正常[a]
偏向 A	正常 双侧 AC>BC	B 侧 SNHL
偏向 A	A 侧不正常 BC>AC	A 侧传导性听力丧失
偏向 A	B 侧不正常 BC>AC	B 侧传导性耳聋+ SNHL

[a]正常，或双侧对称性听力下降

2) Rinne 试验阴性，在患侧出现异常（骨导长于气导）。[Rinne 测试：将 256 或 512Hz 的振动音叉柄放置在患者耳后乳突部，当患者不再能听到后，将音叉移至该侧耳前，分别测量能听到声音的时间，比较气导(AC)与骨导(BC)的时间长短]。

4. 中耳阻抗测量值异常。

33.4.2 感觉神经性耳聋（SNHL）

1. 病人倾向于大声说话。
2. 临床检查结果（见表 33-3）：
   1) Weber 试验结果中健侧听到的声音大［Weber 试验：将振动的 256Hz 或 512Hz 的音叉柄放置在前额中间。声音（更大的声音）将偏向传导性耳聋一侧。或者是感觉神经性耳聋的对侧]。
   2) Rinne 试验阳性，在患侧正常（即气导大于骨导)。[Rinne 试验：将振动的 256Hz 或 512Hz 的音叉柄放置在患者耳后乳突部，当声音听不到时，将音叉柄放在耳外侧，分别测量能听到声音的时间，可以观察到气导(AC)>骨导(BC)，称为 Rinne 试验阳性]。
3. 进一步分为感受器性的和神经性的。鉴别耳听放射可以通过神经电位（仅由迷路内有功能的毛细胞产生）或脑干听觉诱发电位来鉴别。
   1) 感受器性：迷路内外侧毛细胞的（丧失）损伤。病因：耳蜗损伤（通常是高频听力丧失），由噪声、耳毒性药物（如氨基糖苯类）、老年性的迷路变性、病毒性迷路炎引起。言语的辨别能力可相对较好。
   2) 神经性：由于听神经的受压所致。病因：脑桥小脑三角肿瘤（如听神经瘤），典型表现是词语辨别能力的丧失与单音听力图异常不成比例。

33

感受器性和神经性的听力丧失可以通过以下方法鉴别：

1. 耳声发射（仅由迷路内有功能的毛细胞产生）。
2. 脑干听觉诱发电位。
3. 镫骨反射阈值的增高程度超过了病人纯音测听（PTA）异常的程度则高度支持耳蜗后（神经性）损伤的诊断。

（马 龙 译 于 洮 校）

参考文献

[1] Brandt T, Daroff RB. The Multisensory Physiological and Pathological Vertigo Syndromes. Ann Neurol. 1980; 7:195–203

[2] Jannetta PJ, Moller MB, Moller AR. Disabling Positional Vertigo. N Engl J Med. 1984; 310:1700–1705

[3] Arriaga MA, Chen DA. Vestibular Nerve Section in the Treatment of Vertigo. Contemp Neurosurg. 1997; 19: 1–6

[4] McElveen JT, House JW, Hitselberger WE, et al. Retrolabyrinthine Vestibular Nerve Section: A Viable Alternative to the Middle Fossa Approach. Otolaryngol Head Neck Surg. 1984; 92:136–140

[5] House JW, Hitelsberger WE, McElveen J, et al. Retrolabyrinthine Section of the Vestibular Nerve. Otolaryngol Head Neck Surg. 1984; 92:212–215

[6] Alexander TH, Harris JP. Current epidemiology of Meniere's syndrome. Otolaryngol Clin North Am. 2010; 43:965–970

[7] Glassock ME, Miller GW, Drake FD, et al. Surgical Management of Meniere's Disease with the Endolymphatic Subarachnoid Shunt. Laryngoscope. 1977; 87:1668–1675

[8] Shambaugh GE. Facial Nerve Decompression and Repair. In: Surgery of the Ear. Philadelphia: W. B Saunders; 1959:543–571

[9] Adour KK. Diagnosis and Management of Facial Paralysis. N Engl J Med. 1982; 307:348–351

[10] Shambaugh GE, Clemis JD, Paparella MM, et al. Facial Nerve Paralysis. In: Otolaryngology. Philadel-phia: W. B. Saunders; 1973

[11] Adour KK, Wingerd J, Doty HE. Prevalence of Concurrent Diabetes Mellitus and Idiopathic Facial Paralysis (Bell's Palsy). Diabetes. 1975; 24:449–451

[12] Treatment of Lyme Disease. Med Letter. 1988; 30: 65–66

[13] Abraham-Inpijn L, Devriese PP, Hart AAM. Predisposing Factors in Bell's Palsy: A Clinical Study with Reference to Diabetes Mellitus, Hypertension, Clotting Mechanism and Lipid Disturbance. Clin Otolaryngol. 1982; 7:99–105

[14] Devriese PP, Schumacher T, Scheide A, et al. Incidence, Prognosis and Recovery of Bell's Palsy: A Survey of About 1000 Patients (1974-1983). Clin Otolaryngol. 1990; 15:15–27

[15] Adour KK, Byl FM, Hilsinger RL, et al. The True Nature of Bell's Palsy: Analysis of 1000 Consecutive Patients. Laryngoscope. 1978; 88:787–801

[16] Adour KK, Bell DN, Hilsinger RL. Herpes simplex virus in idiopathic facial paralysis (Bell palsy). JAMA. 1975; 233:527–530

[17] Kuiper H, Devriese PP, de Jongh BM, et al. Absence of Lyme Borreliosis Among Patients With Presumed Bell's Palsy. Arch Neurol. 1992; 49:940–943

[18] Sullivan FM, Swan IR, Donnan PT, et al. Early treatment with prednisolone or acyclovir in Bell's palsy. N Engl J Med. 2007; 357:1598–1607

[19] Conley J, Baker DC. Hypoglossal-Facial Nerve Anastomosis for Reinnervation of the Paralyzed Face. Plast Reconstr Surg. 1979; 63:63–72

[20] Pluchino F, Fornari M, Luccarelli G. Intracranial Repair of Interrupted Facial Nerve in Course of Operation for Acoustic Neuroma by Microsurgical Technique. Acta Neurochir. 1986; 79:87–93

[21] Stephanian E, Sekhar LN, Janecka IP, et al. Facial Nerve Repair by Interposition Nerve Graft: Results in 22 Patients. Neurosurgery. 1992; 31:73–77

[22] King TT, Sparrow OC, Arias JM, et al. Repair of Facial Nerve After Removal of Cerebellopontine Angle Tumors: A Comparative Study. J Neurosurg. 1993; 78:720–725

[23] Alberti PWRM. The Greater Auricular Nerve. Donor for Facial Nerve Grafts: A Note on its Topographical Anatomy. Arch Otolaryngol. 1962; 76:422–424

[24] Strelzow VV, Friedman WH, Katsantonis GP. Reconstruction of the Paralyzed Face With the Polypropylene Mesh Template. Arch Otolaryngol. 1983; 109:140–144

[25] May M, Sobol SM, Mester SJ. Hypoglossal-Facial Nerve Interpositional-Jump Graft for Facial Reanimation without Tongue Atrophy. Otolaryngol Head Neck Surg. 1991; 104:818–825

[26] Drew SJ, Fullarton AC, Glasby MA, et al. Reinnervation of Facial Nerve Territory Using a Composite Hypoglossal Nerve-Muscle Autograft-Facial Nerve Bridge. An Experimental Model in Sheep. Clin Otolaryngol. 1995; 20:109–117

[27] Hitselberger WE, House WF, Luetje CM. Hypoglossal-Facial Anastomosis. In: Acoustic Tumors: Management. Baltimore: University Park Press; 1979:97–103

[28] Atlas MD, Lowinger DSG. A new technique for hypoglossal-facial nerve repair. Laryngoscope. 1997; 107: 984–991

[29] Pitty LF, Tator CH. Hypoglossal-Facial Nerve Anastomosis for Facial Nerve Palsy Following Surgery for Cerebellopontine Angle Tumors. J Neurosurg. 1992; 77: 724–731

[30] Duel AB. Advanced Methods in the Surgical Treatment of Facial Paralysis. Ann Otol Rhinol Laryngol. 1934; 43:76–88

[31] Poe DS, Scher N, Panje WR. Facial Reanimation by XI-VII Anastomosis Without Shoulder Paralysis. Laryngoscope. 1989; 99:1040–1047

[32] Ebersold MJ, Quast LM. Long-Term Results of Spinal Accessory Nerve-Facial Nerve Anastomosis. J Neurosurg. 1992; 77:51–54

[33] Ahmed OH, Gallant SC, Ruiz R, et al. Validity of the Hum Test, a Simple and Reliable Alternative to the Weber Test. Ann Otol Rhinol Laryngol. 2018; 127: 402–405

33

第十二部分

神经系统和相关系统原发性肿瘤

XII

34 原发性肿瘤分类及标记物

34.1 神经系统肿瘤分类

34.1.1 神经系统肿瘤的 WHO 分类

2016 年 WHO 分类（第四版修订版）[1] 如表 34-1 所示。WHO 首次在某些肿瘤中纳入分子病理学指标。

表 34-1 神经系统肿瘤的 WHO 分类（2016 年第四版修订版）[1]（获准授权使用）

肿瘤[a]			WHO级别[b]	ICD-O[c]
A.	弥漫性星形及少突胶质细胞瘤			
	1.	弥漫性星形细胞瘤，IDH 突变型	Ⅱ	9400/3
		• 肥胖型星形细胞瘤，IDH 突变型	Ⅱ	9411/3
	2.	*弥漫性星形细胞瘤，IDH 野生型*	N/A	9400/3
	3.	弥漫性星形细胞瘤，NOS	N/A	9400/3
	4.	间变性星形细胞瘤，IDH 突变型	Ⅲ	9401/3
	5.	*间变性星形细胞瘤，IDH 野生型*		9401/3
	6.	间变性星形细胞瘤，NOS	Ⅲ	9401/3
	7.	胶质母细胞瘤，IDH 野生型	Ⅳ	9440/3
		• 巨细胞胶质母细胞瘤	Ⅳ	9441/3
		• 胶质肉瘤	Ⅳ	9442/3
		• *上皮样胶质母细胞瘤*	Ⅳ	9440/3
	8.	胶质母细胞瘤，IDH 突变型	Ⅳ	9445/3*
	9.	胶质母细胞瘤，NOS	Ⅳ	9440/3
	10.	弥漫性中线胶质瘤，H3 K27M 突变型	Ⅳ	9385/3*
	11.	少突胶质细胞瘤，IDH 突变伴 1p19q 联合缺失型	Ⅱ	9450/3
	12.	少突胶质细胞瘤，NOS	Ⅱ	9450/3
	13.	间变性少突胶质细胞瘤，IDH 突变及 1p19q 联合缺失型	Ⅲ	9451/3
	14.	*间变性少突胶质细胞瘤，NOS*	Ⅲ	9451/3
	15.	少突星形细胞瘤，NOS	Ⅱ	9382/3
	16.	*间变性少突星形细胞瘤，NOS*	Ⅲ	9382/3

34

表 34-1（续）

肿瘤[a]			WHO级别[b]	ICD-O[c]
B.	其他星形细胞肿瘤			
	1.	毛细胞型星形细胞瘤	I	9421/1
		• 毛黏液样型星形细胞瘤	N/A	9425/3
	2.	室管膜下巨细胞型星形细胞瘤（SEGA）	I	9384/1
	3.	多形性黄色星形细胞瘤（PXA）	II	9424/3
	4.	间变多形性黄色星形细胞瘤	III	9424/3
C.	室管膜瘤			
	1.	室管膜下瘤	I	9383/1
	2.	黏液乳头状室管膜瘤	I	9394/1
	3.	室管膜瘤	II	9391/3
		• 乳头型室管膜瘤		9391/3
		• 透明细胞型室管膜瘤		9391/3
		• 伸长细胞型室管膜瘤		9391/3
	4.	*RELA 融合阳性室管膜瘤*	II 或 III	9396/3*
	5.	间变性室管膜瘤	III	9392/3
D.	其他胶质瘤			
	1.	第三脑室脊索样胶质瘤	II	9444/1
	2.	血管中心型胶质瘤	I	9431/1
	3.	星形母细胞瘤	N/A	9430/1
E.	脉络丛肿瘤			
	1.	脉络丛乳头状瘤	I	9390/0
	2.	非典型性脉络丛乳头状瘤	II	9390/1
	3.	脉络丛癌	III	9390/3
F.	神经元和混合性神经元 - 胶质肿瘤			
	1.	胚胎发育不良性神经上皮肿瘤	I	9413/0
	2.	神经节细胞瘤	I	9492/0
	3.	节细胞胶质瘤	I	9505/1
	4.	间变性神经节细胞胶质瘤	III	9505/3
	5.	小脑的发育不良性神经节细胞瘤（Lhermitte-Duclos 病）	? I	9493/0
	6.	婴儿多纤维性星形细胞瘤和节细胞胶质瘤	I	9412/1
	7.	乳头状胶质神经元肿瘤	I	9509/1
	8.	玫瑰花结样胶质神经元肿瘤	I	9509/1
	9.	*弥漫性软脑膜胶质神经元肿瘤*	N/A	

表 34-1（续）

肿瘤[a]			WHO 级别[b]	ICD-O[c]
	10.	中枢神经细胞瘤	Ⅱ	9506/1
	11.	脑室外神经细胞瘤	Ⅱ	9506/1
	12.	小脑脂肪神经细胞瘤	Ⅱ	9506/1
	13.	副神经节瘤	Ⅰ	8693/1
G.	松果体区肿瘤			
	1.	松果体细胞瘤	Ⅰ	9361/1
	2.	松果体中分化实体瘤	Ⅱ 或 Ⅲ	9362/3
	3.	松果体母细胞瘤	Ⅳ	9362/3
	4.	松果体区乳头状瘤	Ⅱ 或 Ⅲ	9395/3
H.	胚胎性肿瘤			
	1.	髓母细胞瘤，遗传学分类（各亚型均为 WHO Ⅳ 级）		
		• 髓母细胞瘤，WNT 激活型	Ⅳ	9475/3*
		• 髓母细胞瘤，SHH 激活伴 *TP53 突变型*	Ⅳ	9476/3*
		• 髓母细胞瘤，SHH 激活伴 *TP53 野生型*	Ⅳ	9471/3
		• 髓母细胞瘤，非 WNT/ 非 SHH	Ⅳ	9477/3*
		• *髓母细胞瘤，group 3*		
		• *髓母细胞瘤，group 4*		
	2.	髓母细胞瘤，组织学分类		
		• 髓母细胞瘤，经典型	Ⅳ	9470/3
		• 髓母细胞瘤，促结缔组织增生型 / 结节型	Ⅳ	9471/3
		• 髓母细胞瘤，伴广泛小结节型	Ⅳ	9471/3
		• 髓母细胞瘤，大细胞型 / 间变性	Ⅳ	9474/3
	3.	髓母细胞瘤，NOS	Ⅳ	9470/3
	4.	胚胎性肿瘤伴多层菊形团（ETMR），C19MC 变异型	Ⅳ	9478/3*
	5.	*胚胎性肿瘤伴多层菊形团，NOS*	Ⅳ	9478/3*
	6.	髓上皮瘤	Ⅳ	9501/3
	7.	中枢神经系统神经母细胞瘤	Ⅳ	9500/3
	8.	中枢神经系统节细胞神经母细胞瘤	Ⅳ	9490/3
	9.	中枢神经系统胚胎性肿瘤，NOS	Ⅳ	9473/3
	10.	非典型畸胎样 / 横纹肌样瘤（AT/RT）	Ⅳ	9508/3
	11.	*中枢神经系统胚胎性肿瘤伴横纹肌样特征*	Ⅳ	9508/3

34

表 34-1（续）

肿瘤[a]			WHO级别[b]	ICD-O[c]
I	脑神经、脊神经和周围神经肿瘤			
	1.	施万细胞瘤	I	9560/0
		• 细胞型施万细胞瘤	I	9560/0
		• 丛状型施万细胞瘤	I	9560/0
	2.	黑色素型施万细胞瘤	I	9560/1
	3.	神经纤维瘤	I	9540/0
		• 非典型神经纤维瘤		9540/0
		• 丛状型神经纤维瘤		9550/0
	4.	神经束膜瘤	I ~ III	9571/0
	5.	混合型神经鞘瘤		
	6.	恶性周围神经鞘瘤（MPNST）	II，III 或 IV	9540/3
		• 上皮样 MPNST		9540/3
		• MPNST 伴神经束膜分化		9540/3
J.	脑膜瘤			
	1.	脑膜瘤	I	9530/0
	2.	脑膜上皮型脑膜瘤	I	9531/0
	3.	纤维性脑膜瘤	I	9532/0
	4.	移行细胞性脑膜瘤	I	9537/0
	5.	砂粒型脑膜瘤	I	9533/0
	6.	血管瘤型脑膜瘤	I	9534/0
	7.	微囊性脑膜瘤	I	9530/0
	8.	分泌型脑膜瘤	I	9530/0
	9.	淋巴细胞丰富型脑膜瘤	I	9530/0
	10.	化生型脑膜瘤	I	9530/0
	11.	脊索样型脑膜瘤	II	9538/1
	12.	透明细胞型脑膜瘤	II	9538/1
	13.	非典型脑膜瘤	II	9539/1
	14.	乳头状脑膜瘤	III	9538/1
	15.	横纹肌样脑膜瘤	III	9538/1
	16.	间变性（恶性）脑膜瘤	III	9530/3
K.	间质性、非脑（脊）膜上皮细胞肿瘤			
	1.	孤立性纤维瘤 / 血管外皮细胞瘤[d]		
		• 1 级	I	8815/0
		• 2 级	II	8815/1

表 34-1（续）

肿瘤[a]			WHO级别[b]	ICD-O[c]
		• 3 级	Ⅲ	8815/3
	2.	血管母细胞瘤	Ⅰ	9161/1
	3.	血管瘤		9120/0
	4.	上皮样血管内皮细胞瘤		9133/3
	5.	血管肉瘤		9120/3
	6.	Kaposi 肉瘤		9140/3
	7.	尤因肉瘤/原始神经外皮层肿瘤（PNET）		9364/3
	8.	脂肪瘤		8850/0
	9.	血管脂肪瘤		8861/0
	10.	蛰伏脂瘤（冬眠瘤）		8880/0
	11.	脂肪肉瘤		8850/3
	12.	韧带样型纤维瘤病		8821/1
	13.	肌纤维母细胞瘤		8825/0
	14.	炎症性肌纤维母细胞瘤		8825/1
	15.	良性纤维组织细胞瘤		8830/0
	16.	纤维肉瘤		8810/3
	17.	未分化多形性肉瘤/恶性纤维组织细胞瘤		8802/3
	18.	平滑肌瘤		8890/0
	19.	平滑肌肉瘤		8890/3
	20.	横纹肌瘤		8900/0
	21.	横纹肌肉瘤		8900/3
	22.	软骨瘤		9220/0
	23.	软骨肉瘤		9220/3
	24.	骨瘤		9180/0
	25.	骨软骨瘤		9210/0
	26.	骨肉瘤		9190/3
L.	黑色素细胞瘤			
	1.	脑膜黑色素细胞增多		8728/0
	2.	脑膜黑色素细胞瘤		8728/1
	3.	脑膜黑色素瘤		8720/3
	4.	脑膜黑色素瘤病		8728/3
M.	淋巴瘤			
	1.	中枢神经系统弥漫大 B 细胞淋巴瘤		9680/3
	2.	免疫缺陷相关的中枢神经系统淋巴瘤		

34

表 34-1（续）

肿瘤[a]			WHO级别[b]	ICD-O[c]
		• AIDS 相关弥漫大 B 细胞淋巴瘤		
		• EB 病毒阳性弥漫大B细胞淋巴瘤，NOS		
		• 淋巴瘤样肉芽肿病		9766/1
	3.	血管内大 B 细胞淋巴瘤		9712/3
	4.	中枢神经系统低级别 B 细胞淋巴瘤		
	5.	中枢神经系统T细胞及NK/T细胞淋巴瘤		
	6.	间变性大细胞淋巴瘤，ALK 阳性		9714/3
	7.	间变性大细胞淋巴瘤，ALK 阴性		9702/3
	8.	硬脑膜黏膜相关淋巴组织淋巴瘤		9699/3
N.	组织细胞肿瘤			
	1.	朗格汉斯组织细胞增生		9751/3
	2.	Erdheim-Chester 病		9750/1
	3.	Rosai-Dorfman 病		
	4.	幼年性黄色肉芽肿		
	5.	组织细胞肉瘤		9755/3
O.	生殖细胞肿瘤			
	1.	生殖细胞瘤		9064/3
	2.	胚胎性癌		9070/3
	3.	卵黄囊肿瘤		9071/3
	4.	绒毛膜癌		9100/3
	5.	畸胎瘤		9080/1
		• 成熟型畸胎瘤		9080/0
		• 未成熟型畸胎瘤		9080/3
	6.	畸胎瘤恶变		9084/3
	7.	混合性生殖细胞肿瘤		9085/3
P.	鞍区肿瘤			
	1.	颅咽管瘤	I	9350/1
		• 成釉细胞型颅咽管瘤		9351/1
		• 乳头型颅咽管瘤		9352/1
	2.	鞍区颗粒细胞肿瘤	I	9582/0
	3.	垂体细胞瘤	I	9432/1
	4.	梭形细胞嗜酸细胞瘤	I	8290/0
	5.	垂体前叶（腺垂体）肿瘤[e]		
		• 非激素激活型垂体腺瘤		

34

表 34-1（续）

肿瘤[a]		WHO级别[b]	ICD-O[c]
	• 催乳素瘤		
	• 促皮质激素（ACTH）分泌性腺瘤		
	• 生长激素分泌性腺瘤		
	• 促甲状腺激素（TSH）分泌性腺瘤		
	• 促性腺激素（LH 和 / 或 FSH）分泌性腺瘤		
	• 垂体腺癌		
Q.	转移性肿瘤		

[a] 斜体指暂定分类
[b] WHO= 世界卫生组织
[c] ICD-O= 国际疾病分类肿瘤学形态编码（http：//codes.iarc.fr）。斜线后为疾病的“行为学编码”：/0= 良性，/1= 低度恶性或恶性潜能不确定或交接性恶性程度，/2= 原位疾患，/3= 恶性肿瘤
[d] 定级参照 2013 年版 WHO 软组织及骨肿瘤分类
[e] 严格来说，垂体前叶肿瘤不属于“脑肿瘤”，因此不包含于 2016 年 WHO 分类中。考虑疾病的完整性，此处予以收录
* 指 IARC/WHO 委员会 2016 年新批准的 ICD-O 分类编码
N/A 指 WHO2016 版指南中未予定级

34.2 脑肿瘤：一般临床印象

34.2.1 症状与体征

详细的临床表现，请参见以下关于幕上和幕下肿瘤的章节。绝大多数脑肿瘤表现为：

- 进行性神经功能障碍（68%）：通常是肌力下降（45%）。
- 头痛（54%）（见下文）。
- 癫痫（26%）。通常初始为局灶发作（由于肿瘤区域的皮质刺激），可能继发全身发作。

34.2.2 脑肿瘤引起的局灶神经功能障碍

除了非局灶性的体征和症状（如癫痫，颅内压升高等），与任何破坏性脑损伤一样，肿瘤也可能产生与受累脑功能有关的进行性神经功能障碍。

一些典型的“综合征”：

1. 额叶：健忘、痴呆、性格改变。通常这些无偏侧性，但可能会发生失用、偏瘫或言语障碍（优势半球受累时）。
2. 颞叶：幻听或幻嗅，记忆幻觉，记忆障碍。视野检查可能会发现对

侧视野上半象限偏盲。

3. 顶叶：对侧运动或感觉障碍，同侧偏盲。可能发生失认（累及优势半球时）和失用症；参见顶叶疾病的临床综合征（见章节 3.2.2）。
4. 枕叶：对侧视野缺损，失读症（特别是浸润性肿瘤侵犯胼胝体时）。
5. 颅后窝：（见上文）脑神经缺损，共济失调（躯干性或四肢性）。

34.2.3 脑肿瘤引起的头痛

概述

头痛可发生于有或无颅内压增高的情况下。原发性肿瘤或转移癌病人的发生概率均等（约 50% 的病人出现[2]）。典型表现为清晨加重（可能是由于睡眠时通气不足所致），这种情况实际上也可能并不多见[2]。头痛可因咳嗽、用力或身体前倾（使头部处于下垂位置）（30% 的病人）而加重。40% 的病人伴有恶心和呕吐症状，呕吐后头痛可暂时缓解（可能是由于呕吐时过度通气所致）。上述特征加上局灶性神经功能缺损或癫痫发作可作为肿瘤性头痛与其他类型头痛的鉴别依据。然而，77% 的脑肿瘤病人的头痛与紧张性头痛相似，还有 9% 的脑肿瘤病人的头痛与偏头痛相似[2]。只有 8% 的病人表现为“典型的”脑肿瘤性头痛，其中 2/3 的病人存在颅内压增高。

肿瘤性头痛的病因

脑组织本身对疼痛不敏感，脑肿瘤病人发生头痛可能是由于下列因素合并存在而引起的：

1. 颅内压升高，可能是由于：
   1) 肿瘤的占位效应。
   2) 脑积水（梗阻性或交通性）。
   3) 伴随水肿导致的占位效应。
   4) 合并出血导致的占位效应。
2. 侵犯或压迫痛觉敏感结构：
   1) 硬脑膜。
   2) 血管。
   3) 骨膜。
3. 继发于视物困难：
   1) 支配眼外肌的神经功能障碍所导致的复视：
      • 直接压迫第 Ⅲ、第 Ⅳ 或第 Ⅵ 脑神经。
      • 颅内压增高所致展神经麻痹（见章节 34.2.5）。
      • 脑干受侵犯 / 压迫所致的核间性眼肌麻痹。
   2) 聚焦困难：视神经受侵犯 / 压迫所致的功能障碍。
4. 颅高压所导致的血压极度增高（库欣三联征的一部分）。

5. 心理性：功能丧失所导致的紧张（如工作能力下降）。

34.2.4 幕上肿瘤

体征及症状包括[3]：

1. 由颅内压升高所致（见下文“幕下肿瘤”）：
   1) 来源于肿瘤和（或）水肿引起的占位效应。
   2) 来源于脑脊液循环受阻（脑积水）：幕上肿瘤较少见（常见于胶样囊肿，也可发生于侧脑室塌陷）。
2. 进行性局灶性功能缺损：包括无力、失语（左侧大脑半球脑肿瘤发生率为 37%～58%[4]）：
   1) 由于肿瘤侵犯破坏脑实质。
   2) 由于占位病变、瘤周水肿和（或）出血压迫脑实质。
   3) 由于脑神经受压。
3. 头痛：见下文。
4. 癫痫发作：是脑肿瘤的常见首发症状。对于首次发作年龄大于 20 岁的特发性癫痫病人，应积极寻找是否存在肿瘤（如果检查结果为阴性，应继续随访重复检查）。颅后窝肿瘤或垂体肿瘤导致癫痫者罕见。
5. 精神状态的改变：抑郁、嗜睡、淡漠、意识错乱。
6. 提示短暂性脑缺血发作（TIA）（称为“肿瘤性 TIA”）或卒中的症状，可能是由于：
   1) 肿瘤细胞阻塞血管。

手术筹备：幕上肿瘤开颅

同时参见免责声明（见凡例）。如需行清醒状态下手术，见章节 91.2.3。

1. 体位：取决于肿瘤位置。
2. 术前栓塞：某些血管性肿瘤，包括某些脑膜瘤（由神经介入医师完成）。
3. 设备：
   1) 显微镜。
   2) 超声吸引器。
   3) 影像引导系统。
4. 术前备血。
5. 术后：ICU 监护。
6. 病人知情同意（用病人易懂的通俗语言描述，不必面面俱到）：
   1) 操作：通过开颅尽可能安全地将肿瘤切除。
   2) 替代治疗方案：非手术治疗，某些肿瘤可以行放射治疗。
   3) 并发症：常见的开颅并发症（见凡例）及可能无法全切肿瘤。

2) 瘤内出血：任何肿瘤都有出血的可能，见章节 84.4.5“脑肿瘤出血”。
3) 局灶性癫痫发作。
7. 垂体肿瘤的特殊情况（见第 43 章）：
1) 内分泌紊乱所引起的症状。
2) 垂体卒中（见章节 43.5.2）。
3) 脑脊液漏。

34.2.5 幕下肿瘤

症状及体征

与幕上肿瘤不同，癫痫发作很少见（癫痫源于大脑皮质受刺激）。

1. 多数颅后窝肿瘤因脑积水（HCP）而表现出颅内压升高的症状和体征。包括：
1) 头痛。
2) 恶心 / 呕吐：可由脑积水导致的颅内压升高或迷走神经核或最后区（“呕吐中枢”）直接受压引起。
3) 视盘水肿：估计发生率为 50%～90%（当肿瘤影响脑脊液循环时更为多见）。
4) 步态障碍 / 共济失调。
5) 眩晕。
6) 复视：可能是由于展神经麻痹所致，可见于颅内压增高但展神经没有直接受压的情况。
2. 提示颅后窝不同部位占位效应的症状 / 体征：
1) 小脑半球病变可致肢体性共济失调、辨距不良、意向性震颤。
2) 小脑蚓部病变可致步距增宽、躯干性共济失调、蹒跚步态。
3) 脑干受累常导致多组脑神经和长传导束功能障碍，当出现眼球震颤（尤其是旋转或垂直方向）时应予怀疑。

检查

颅后窝（幕下）肿瘤：鉴别诊断见颅后窝病变（包括非肿瘤病变）（章节 55.9）。

在儿童颅后窝肿瘤病人中，术前应行腰椎 MRI 检查以除外脱落转移灶（术后 MRI 可因血液出现伪影）。

在成年病人中，绝大多数颅后窝脑实质肿瘤为转移癌，需寻找原发灶。

合并脑积水的治疗

对于就诊时已经存在脑积水的病人，一些学者主张在最终手术前先行脑室 - 腹腔分流术或脑室外引流术（约 2 周后再行手术），因为这样或许可以降低手术死亡率[5]。这一方法理论上存在下列风险：

34

1. 分流管的放置通常都是终身性的，然而并非所有合并脑积水的颅后窝肿瘤病人均需行分流术。
2. 可能造成恶性肿瘤细胞（如髓母细胞瘤）的腹膜种植，需考虑放置肿瘤滤器（由于滤器的梗阻率很高且肿瘤细胞“分流转移率”低，这一处理可能不太恰当[6]）。
3. 一些分流的病人在最终手术前可能发生感染。
4. 最终治疗延迟，因此总住院天数可能会增加。
5. 如果脑脊液引流过多过快，可能会出现小脑幕上疝（见章节 18.4）。

两种方法（分流术后择期行颅后窝手术或颅后窝肿瘤半急诊手术）均可采用。在费城儿童医院，除非病人神经系统症状恶化需行急诊手术，否则均在术前一天开始用地塞米松，第二天再行择期手术[7]。

许多神经外科医师在手术时行脑室外引流术。在硬膜打开后再开始引流脑脊液（避免小脑幕上疝），从而保持幕上、幕下的压力平衡。术后脑室外引流通常放置于较低的位置（约高于眶耳线水平 10cm）并保持 24 小时，在随后 48 小时内逐渐抬高，于术后 72 小时左右拔除。

手术筹备：幕下肿瘤开颅

同时参见免责声明（见凡例）以及前庭神经施万细胞瘤的乙状窦后入路手术（见章节 40.1.7）。

1. 体位：通常取俯卧位或侧卧位，取决于肿瘤类型 / 位置以及术者的喜好。
2. 术前栓塞：某些血管性肿瘤如血管母细胞瘤（由神经介入医师完成）。
3. 设备：
   1）显微镜。
   2）超声吸引器。
   3）影像引导系统（可选）。
4. 术前备血。
5. 术后：ICU 监护。
6. 病人知情同意（用病人易懂的通俗语言描述，不必面面俱到）：
   1）操作：通过开颅手术尽可能安全地将肿瘤切除。
   2）替代治疗方案：非手术治疗，某些肿瘤可以行放射治疗。
   3）并发症：常见的开颅并发症及可能无法全切肿瘤、脑积水、脑脊液漏。

34.3 儿童脑肿瘤

34.3.1 概述

在全部儿童恶性肿瘤中，脑肿瘤的发病率（20%）仅次于白血病列第二位，是儿童最常见的实质性肿瘤[8]，占全部肿瘤的 40%~50%[9]。年发病率：(2~5)/10 万。

34.3.2 肿瘤类型

常见的儿童脑肿瘤包括胶质瘤（小脑、脑干和视神经）、松果体肿瘤、颅咽管瘤、畸胎瘤、肉芽肿和原始神经外胚层肿瘤（PNET，主要是髓母细胞瘤）。

脑膜瘤：1.5% 的脑膜瘤发生于儿童及青少年（通常在 10～20 岁），占颅内肿瘤的 0.4%～4.6%[10]，参见脑膜瘤相关章节（见章节 41.1）。

34.3.3 幕下肿瘤与幕上肿瘤的比较

传统观点认为，大多数儿童脑肿瘤（约 60%）位于幕下，主要包括脑干胶质瘤、小脑星形细胞瘤及髓母细胞瘤，且三者的发生率大致相等。实际上，幕上与幕下肿瘤的比率与所研究的特定年龄组有关，如表 34-2 和表 34-3 所示，对 1350 例儿童脑肿瘤的汇总数据进行了分解分析。

儿童和成人一样，星形细胞瘤是最常见的幕上肿瘤。

表 34-2 各年龄段儿童脑肿瘤的发病部位

年龄段	幕下肿瘤百分比
0～6 个月	27%
6～12 个月	53%
12～24 个月	74%
2～16 岁	42%

34

表 34-3 儿童脑肿瘤的发生率[a]

肿瘤类型	百分率
幕下肿瘤	54%
小脑星形细胞瘤（见章节 37.1.7）	15%
髓母细胞瘤（见章节 39.2.2）	14%
脑干胶质瘤（见章节 37.1.10）	12%
室管膜瘤（见章节 38.1）[11]	9%
幕上良性星形细胞瘤	13%

[a] 数据来自 1350 例儿童脑肿瘤的统计[12]

34.3.4 发生于 1 岁之内的颅内肿瘤

发生于 1 岁之内的脑肿瘤与发生在较大儿童的脑肿瘤类型不同。在儿童医院的神经外科病房中，1 岁以内的脑肿瘤患儿约占脑肿瘤患儿的 8%，每年平均大约只有 3 例[13]。

90% 的新生儿脑肿瘤起源于神经外胚层，畸胎瘤最常见。其中一部分肿瘤可能是先天性的[14]。其他幕上肿瘤包括星形细胞瘤、脉络丛肿瘤、室管膜瘤和颅咽管瘤。颅后窝肿瘤包括髓母细胞瘤和小脑星形细胞瘤。

由于婴儿的颅骨具有弹性、发育中的神经系统对神经功能缺损的代偿、患儿不配合及其神经功能有限所导致的查体困难等原因，许多肿瘤体积很大时才得以确诊。最常见的表现是呕吐、精神运动发育停止或退化、巨颅、喂养困难／停止发育。也可表现为癫痫发作。

34.4 脑肿瘤的药物治疗

34.4.1 类固醇激素在脑肿瘤中的应用

类固醇激素对转移性肿瘤的疗效常明显好于原发浸润性胶质瘤。

脑肿瘤中地塞米松（Decadron®）的应用剂量：

- 未使用过激素的病人：
  - 成人：负荷剂量 10mg 静脉推注，然后 6mg 口服或静脉推注，每 6 小时一次[15，16]。严重血管源性水肿的病人，剂量最大可达 10mg，每 4 小时一次。
  - 儿童：负荷剂量 0.5～1mg/kg 静脉推注，然后 0.25～0.5mg/(kg · d) 口服或静脉推注，每 6 小时一次。注意：因激素有抑制儿童生长的作用，故应避免长时间使用。
- 正在使用激素的病人：
  - 急性加重时，试用常规剂量的 2 倍。
  - “应激”剂量，见章节 8.1.3。

34

34.4.2 在脑肿瘤治疗中预防性应用抗癫痫药物

20%～40% 的脑肿瘤病人在确诊前都曾经出现过癫痫发作[17]。这些病人需要使用抗癫痫药物（AED)。另外还有 20%～45% 的病人最终会出现癫痫发作[17]。预防性使用抗癫痫药物并未带来足够大的益处（使无癫痫生存率降低＞25%)，反而存在很大的风险。脑肿瘤的抗癫痫药物使用指南见下文。单纯的颅后窝肿瘤不必预防性使用抗癫痫药物。

临床指南：脑肿瘤病人抗癫痫药物的预防性使用

Ⅰ级推荐[17]：对于新近确诊的脑肿瘤病人，不必常规预防性使用抗癫痫药物。

Ⅱ级推荐[17]：对于接受开颅手术的脑肿瘤病人，可以预防性使用抗癫痫药物。如果病人未发生癫痫发作，最好从术后 1 周开始逐渐减少抗癫痫药物的使用剂量。

34.5 脑肿瘤化疗

34.5.1 概述

本文介绍了化疗的概况，对于某些特殊肿瘤的化疗也囊括在专门介绍该肿瘤的部分中。一些用于中枢神经系统肿瘤的化疗药物见表 34-4[18, 19]。

表 34-4 用于中枢神经系统肿瘤的化疗药物

药物	作用机理
亚硝基脲类：BCNU（卡莫司汀），CCNU（洛莫司汀），ACNU（尼莫司汀）	DNA 交联，氨基基团氨甲酰化
烷基化（甲基化）药物：丙卡巴肼，替莫唑胺	DNA 烷基化，干扰蛋白质合成
卡铂，顺铂	通过链内交联产生螯合作用
氮芥类：环磷酰胺，异丙酰胺，细胞毒素	DNA 烷基化，正碳离子形成
长春碱类：长春新碱，长春花碱，紫杉醇	微管功能抑制剂
表鬼臼毒素（ETOP-oside，VP16，替尼泊苷，VM26）	拓扑异构酶 II 抑制剂
拓扑替康，伊立替康（CPT-11）	拓扑异构酶 I 抑制剂
他莫昔芬	蛋白激酶 C 抑制剂（大剂量时）
贝伐单抗（Avastin®）	抗血管内皮生长因子（VEGF）抗体，可能在听神经瘤中有效
羟基脲 博来霉素 泰素（紫杉醇） 甲氨蝶呤 胞嘧啶，阿糖胞苷 类固醇皮质激素：地塞米松，泼尼松 氟尿嘧啶（FU）	

34

34.5.2 烷化剂

替莫唑胺（Temodar®）是达卡巴嗪（DTIC®）的衍生物，是一种口服的烷化剂。替莫唑胺是可在生理 pH 下快速非酶催化为活性化合物 5-(3-甲基三嗪 -1- 基）咪唑 -4- 酰胺（MTIC）的前体药物。MTIC 通过 DNA 各种位点（主要是鸟嘌呤的 O6 和 N7 位点）上的烷基化（添加烷基，其中最小的是甲基）发挥细胞毒作用。多数细胞可以通过由 O-6- 甲基鸟嘌呤 DNA 甲基转移酶（MGMT）基因编码的蛋白来修复这种损伤（见章节 36.7）。替莫唑胺在 MGMT 活性降低的肿瘤（很多胶质母细胞瘤即如此）

中抗肿瘤活性更强。

34.5.3 亚硝基脲类

该类药物具有良好的血-脑屏障通透性（见下文）。具有明显的造血系统、肺和肾毒性。

34.5.4 血-脑屏障和化疗药物

传统观点认为，血-脑屏障（BBB）是对脑肿瘤进行化疗的主要障碍。理论上，血-脑屏障能够有效地将多种化疗药物阻挡于中枢神经系统之外，从而为一些肿瘤（如转移癌）创造了一个“安全的避风港”。但这一概念已经受到挑战[20]。无论病因如何，全身化疗对大多数脑肿瘤作用都有限，但少突胶质细胞瘤和缺乏 MGMT 活性的胶质瘤（见章节 36.7）却是明显例外，它们对全身化疗较为敏感。关于化疗药物与血-脑屏障之间的关系需考虑的因素包括：

1. 一些中枢神经系统肿瘤可能部分破坏血-脑屏障，特别是恶性胶质瘤[21]。
2. 亲脂性药物（如亚硝基脲类）能更容易地透过血-脑屏障。
3. 选择性动脉内（如颈动脉内或椎动脉内）注射[22]：增大药物的局部剂量有助于透过血-脑屏障，同时可以减少药物的全身毒性反应。
4. 使用化疗药物前可采用医源性方法破坏血-脑屏障（如使用甘露醇）。
5. 可通过腰椎穿刺或脑室内给药装置进行鞘内化疗，从而避开血-脑屏障（如甲氨蝶呤治疗中枢神经系统淋巴瘤，见章节 42.1.10）。
6. 直接植入可生物降解的、含有化疗药物的多聚体薄片。

34.5.5 肿瘤切除术后的影像学检查

在很多神经外科中心，通常术后 6～12 小时为病人行非增强 CT 扫描来评估急性并发症（主要是出血，如脑内或硬膜外或硬膜下血肿、颅内积气的量、脑积水等）。

随后，为了评估肿瘤的切除程度，术后头部 CT 或 MRI 扫描（增强或非增强）应在术后 2～3 天内进行[23]，或推迟到术后 30 天以后。术后非增强扫描有助于鉴别出血和强化。增强影像中的强化区域可能代表残余的肿瘤。大约 48 小时后，术后炎性血管改变导致的强化开始出现，而且可能难以与肿瘤区分。这种强化通常在 30 天左右才开始消退[24]，可持续 6～8 周[25]。关于术后影像学检查时间的建议不适用于垂体肿瘤（见 43 章）。关于激素对强化的影响存在争议[26, 27]，可能与多种因素有关（包括肿瘤类型）。

34.6 术中病理会诊（冰冻切片）

34.6.1 术中病理会诊的准确性

可以通过以下方法来提高术中病理会诊的准确性：

- 向病理医师提供相关信息：病人基本信息，现病史，影像学检查结果，之前相关的病理诊断以及临床诊断。
- 尽可能多的标本。
- 避免由于过度挤压或电凝而产生假象。

术中病理结果是初步结果。3%～10% 的病例的最终诊断与冰冻切片诊断不一致[28, 29, 30]。如果冰冻切片的结果与临床诊断不符，可能需要与病理医师进行直接沟通。

34.6.2 术中组织制备技术

▶ 印片　用载玻片轻轻地“触摸”标本，然后快速地固定、染色和脱水。该技术对于细胞较松散的肿瘤（例如淋巴瘤、垂体腺瘤）特别有用。

▶ 涂片　在两个载玻片之间以适当压力涂抹或挤压标本，然后快速地固定、染色和脱水。该技术尤其适用于：多发性硬化（鉴定组织细胞），显示胶质瘤中的长程细胞过程，以及鉴定细胞质包涵体或核内假性包涵体[31]。在转移瘤和脑膜瘤等肿瘤中，常存在明显的粘连，坏死区亦是如此。

Σ：涂片适用于细胞学检测，但无法展示组织结构。相对冰冻切片而言，涂片技术可保留更多组织用于最终病理诊断。

▶ 冰冻切片　将标本放在液氮中快速冰冻并制成 4～6 μm 切片，放在载玻片上，快速固定、染色和脱水。与印片和涂片不同，冰冻切片可以更准确地评估病变和细胞结构以及病变与脑组织的分界。其缺点包括：需要使用较大的标本，使得可用于永久病理检查的标本减少（对于活检尤为关键）；可能出现类似冰冻晶体假象（显示活检已经取到病变组织，但病变组织不显示细胞结构）之类的假象[31]。如果可能，一些标本组织应该保存起来用于后续处理而不进行冰冻，以避免假象的干扰。

Σ：冰冻切片更利于显示肿瘤组织结构，但可能会产生人工误差且需用更多组织。

在解释冰冻切片时，应考虑进行其他研究，如组织培养或流式细胞术。对于微小的标本，为了保存组织进行永久性病理检查，有必要对是否需要进行冰冻切片进行讨论。

34.6.3 冰冻切片可能存在的错误或潜在的关键鉴别要点

- 通常较难区分低级别胶质瘤与正常或反应性的脑组织[28, 29]。细胞密度增加（最好在低倍镜下评估）、核异型以及神经元周围卫星现象有助于区分，但上述情况并不常规出现[31]。

注：Scherer 二级结构、神经元和血管周围卫星现象的增加（有限的神经元周围卫星现象是正常的）、肿瘤细胞的软膜下浸润等可用于鉴定疑难的胶质瘤病例[32]。

- 转移瘤与胶质瘤：冰冻切片区分起来一般不难，但偶尔有极其不典型的胶质瘤且样本量不足时常较难区分[28, 29, 30]。此时应用免疫组织化学染色将有助于区分。
- 星形细胞瘤与少突胶质细胞瘤：冰冻切片时常易于区分。但由于冰冻切片对细胞核造成的假象，冰冻切片时可能将少突胶质细胞瘤误诊为星形细胞瘤[28]。涂片可以减少冰冻切片的误差，有时候有助于鉴别。而且，有些少突胶质细胞瘤中神经元周围卫星现象常更为明显。

注：少突胶质细胞瘤中的“煎蛋”样外观是永久切片的福尔马林固定造成的假象，并不存在于冰冻切片中，这妨碍了术中的病理诊断。

- 胶质瘤分级：采样误差，尤其是在活检标本当中，可能会导致肿瘤级别的低估（如：活检标本中有丝分裂象不足，活检没有取到血管增殖或坏死的标本）。然而，术中病理会诊时也会出现高估胶质瘤级别的现象，包括低级别儿童胶质瘤，如毛细胞型星形细胞瘤[28]。
- 放射性坏死与复发胶质母细胞瘤：尽管在病理会诊时通常已经知道病人先前有过放疗史，但有些时候这两者区分起来依旧很困难[28]。这两者常同时出现。观察到明显的肿瘤细胞以及栅栏样坏死提示复发／残留胶质母细胞瘤。放射性坏死主要影响脑白质，诊断依据有大片地图样坏死，血管硬化／透明化或血管壁的纤维蛋白坏死、血管周围出现淋巴细胞、钙化以及出现巨噬细胞。
- 缺血性梗死：可能会见到缺血性红色神经元改变（如果活检包含了灰质），组织细胞学检查也一样可以见到（类似于脱髓鞘病变）。坏死可以类似于环形强化病变（如胶质母细胞瘤或转移瘤）的中心，尽管肿瘤坏死通常涉及血管并且缺乏巨噬细胞反应[31]。
- 脱髓鞘病变（肿瘤样多发性硬化）：主要影响脑白质边缘。冰冻切片时鉴别组织细胞对于诊断尤为关键。在冰冻切片制备时，脱髓鞘病变可能看起来类似胶质瘤中的星形细胞，而涂片有助于区分。
- 淋巴瘤（PCNSL）与小细胞癌：除非病变存在着明显的占位效应，否则这两种疾病通常需活检确诊后放化疗，所以准确的冰冻切片诊断是至关重要的。这两者在冰冻切片上可以相似，且与星形细胞瘤、少突胶质细胞瘤和其他类型的转移癌也类似[28-31]。印片对鉴定原发性中枢神经系统淋巴瘤特别有帮助。
- 梭形细胞肿瘤／脑膜瘤：已经证实，在术中病理会诊时，脑膜瘤与梭形细胞病变如神经鞘瘤，有时候区分起来是存在困难的[28]。脑膜瘤的典型特征（螺环、砂粒体、核内假性包涵体）可能会缺失，并且脑膜瘤中冰冻假象可以造成 Antoni B 区域[28]。此外，冰冻切片对于恶性脑膜瘤和肉瘤存在诊断不足的情况[28, 29]。

- 脊髓星形细胞瘤与室管膜瘤：在术中病理会诊时，两者可能难以区分，尤其在用于冰冻切片的脊髓肿瘤活检标本极其微量时。手术取材对于髓内胶质瘤冰冻切片诊断的准确性极为关键，因此在术中病理会诊时，外科医师与病理医师需进行详细的讨论（见“脊柱与脊髓肿瘤”章节）。

34.6.4 永久切片的组织制备

组织经过隔夜梯度乙醇 / 二甲苯步骤去除水分。这使石蜡容易进入组织，可以把组织切成薄片。然后再把切片上的组织经过乙醇、二甲苯等步骤重新水化，进行染色，之后再脱水并盖上盖玻片永久保存。这可以产生更好的组织学切片，减少假象的出现，可以处理较大的样本体积以评估，还能够根据需要应用特殊的染色。

▶ 新鲜标本　当需要以下技术时，组织应保持“新鲜”（即不用防腐剂，如福尔马林）。

- 电子显微镜。
- 流式细胞术：例如怀疑淋巴瘤时。
- 肌肉。
- 培养：（通常包括需氧菌、厌氧菌、耐酸菌和真菌）应在怀疑感染时应用。

34.7 神经病理学中常用的染色方法

34.7.1 有机物和特殊染色

1. 有机物染色：
    - 组织革兰染色（Brown-Brenn，Brown-Hopps）。
    - 真菌（过碘酸希夫染色：PAS；戈莫里六胺银染色：GMS）。
    - 抗酸杆菌（Ziehl-Nelsen，Kinyoun，FITE）。
2. 特殊染色：
    - 劳克坚牢蓝染色：染色神经髓鞘；无染色提示脱髓鞘病变。若组织细胞中存在，则证明其摄入了髓磷脂，如多发性硬化。
    - 三色染色和网状纤维染色：两者均可以显示出胶质肉瘤中的肉瘤成分。网状纤维染色可显示正常垂体腺泡周围的结缔组织，垂体腺瘤无此特征。

34.7.2 免疫组织化学染色

概述

染色模式 单个肿瘤可能缺少典型的代表其类型的标志物。

★ 因此，阳性染色通常比阴性染色更加有意义[33]。一般染色模式[33]如表 34-5 所示。

表 34-5 神经系统肿瘤上皮细胞免疫组织化学染色模式[a]

<table>
<tr><th rowspan="2">肿瘤类型</th><th colspan="6">免疫组织化学染色模式[b, c]</th></tr>
<tr><th>GFAP</th><th>CAM 5.2</th><th>EMA</th><th>S-100</th><th>CgA</th><th>Syn</th></tr>
<tr><td>少突胶质细胞瘤</td><td>+</td><td rowspan="2">−</td><td>−</td><td rowspan="4">+</td><td rowspan="2">−</td><td>0</td></tr>
<tr><td>室管膜瘤</td><td>0</td><td rowspan="2">0</td><td>−</td></tr>
<tr><td>脉络丛乳头状瘤</td><td rowspan="8">−</td><td rowspan="4">+</td><td>0</td><td>+</td></tr>
<tr><td>脊索瘤</td><td rowspan="4">+</td><td rowspan="2">−</td><td rowspan="2">−</td></tr>
<tr><td>颅咽管瘤</td><td rowspan="2">−</td></tr>
<tr><td>癌</td><td>0</td><td>0</td></tr>
<tr><td>垂体腺瘤</td><td rowspan="3">0</td><td rowspan="2">+</td><td rowspan="2">+</td></tr>
<tr><td>副神经节瘤</td><td rowspan="2">0</td><td>−</td></tr>
<tr><td>脑膜瘤</td><td>+</td><td rowspan="3">−</td><td rowspan="2">−</td></tr>
<tr><td>黑色素瘤</td><td rowspan="2">−</td><td rowspan="2">−</td><td>+</td></tr>
<tr><td>血管母细胞瘤</td><td>0</td><td>0</td><td>0</td></tr>
</table>

[a] 改编自 Dobbs，DJ 等编著的《诊断性免疫组织化学》一书中的《神经系统免疫组织化学》，作者 McKeever，PE，出版社：Churchill Livingstone，NY，2002 年出版

[b] 缩写：GFAP = 胶质纤维酸性蛋白；EMA = 上皮膜抗原；CAM5.2 = 细胞角蛋白；S-100 = S-100 蛋白；CgA = 嗜铬粒蛋白 A；Syn = 突触素

[c] "+" 或 "−" 符号分别表明该染色存在或不存在，"0" 表明对于某种特定肿瘤该染色不具有确定性

胶质纤维酸性蛋白（GFAP）

多肽，相对分子质量为 49 000 道尔顿。染色星形胶质细胞 / 星形细胞瘤中典型的中间纤丝蛋白。然而，GFAP 通常也表达于室管膜瘤、少突胶质细胞瘤（尤其是在小胶质细胞和神经胶质原纤维的少突胶质细胞中）以及某些脉络丛乳头状瘤中[34, 35]。GFAP 在中枢神经系统之外很少见，只存在于施万细胞、晶状体上皮、某些肝细胞及软骨细胞等组织中。★ 对于转移性病变，GFAP 染色阳性非常罕见。然而，GFAP 在胶质母细胞瘤的特定亚型中可能会表达受限（如小细胞胶质母细胞瘤）[35]。

S-100 蛋白

一种低分子量（相对分子质量为 21 000 道尔顿）的钙结合蛋白，可以

染色多种组织，包括神经胶质细胞、神经元、软骨细胞、腺垂体的星状细胞、肌上皮细胞等[33]，还可以染色多种中枢神经系统肿瘤，如胶质瘤（尽管特异性不如 GFAP）、PNET、室管膜瘤、脊索瘤以及颅咽管瘤[33, 35]。在神经病理学中 S-100 蛋白主要用于诊断转移性黑色素瘤和周围神经系统的施万细胞瘤或神经纤维瘤（在后者中染色较浅）[35]。

临床上已经开始测定血清中 S-100 蛋白的含量（见下文）。

细胞角蛋白（高分子量和低分子量）

多种角蛋白［低分子量角蛋白（如 CAM5.2）和高分子量角蛋白（如 CK7、CK20 等）］在上皮细胞中均有染色。可以用于区分转移癌（染色阳性）与原发性中枢神经系统肿瘤（注意：细胞角蛋白可以在脉络丛乳头状瘤中表达，胶质母细胞瘤中也偶有表达）[35]。不同的角蛋白染色组合可以用来提示转移瘤的可能起源部位。

上皮膜蛋白（EMA）

可标记多种癌细胞的细胞膜，可用于鉴别血管母细胞瘤（阴性）与转移性肾细胞癌（阳性）。脑膜瘤和室管膜瘤通常染色呈阳性[35]。

MIB-1（又称为单克隆鼠抗人 Ki-67 抗体）

Ki-67 抗原在除 G0 期外的其他各细胞周期中均有表达。在 20 世纪 90 年代初即已应用。虽然 Ki-67 是一种有价值的细胞增殖标志物，但是只能应用于新鲜冷冻标本。MIB-1 是使用重组 Ki-67 蛋白作为抗原开发的一种单克隆抗体，能够用于石蜡包埋的组织。MIB-1 免疫组织化学染色用于标记由 G0/G1 期进入 S 期（进行 DNA 合成）的细胞（阳性染色）。这种染色可以用于半定量计数。较高的 MIB-1 标记指数提示细胞有丝分裂活性高，这通常与恶性程度相关。最常用于淋巴瘤、内分泌肿瘤和类癌等，也可应用于星形细胞瘤（见章节 36.7.1）和脑膜瘤（见章节 41.1）。

34

神经内分泌染色

在神经病理中主要用于中枢神经细胞瘤、髓母细胞瘤、松果体细胞瘤、神经节细胞肿瘤、副神经节瘤以及脉络丛肿瘤[33]。神经内分泌染色阳性的转移瘤包括：小细胞肺癌（最常见）、恶性嗜铬细胞瘤以及 Merkel 细胞肿瘤。

包括：

1. 嗜铬粒蛋白：染色突触囊泡。在原发性中枢神经系统肿瘤中，其使用率可能不及突触素。
2. 突触素：染色突触囊泡。与嗜铬粒蛋白相比，突触素敏感性稍高，但特异性较低[33]。中枢神经细胞瘤突触素染色通常呈阳性，一般不进行嗜铬粒蛋白染色[35]。
3. CD56（神经细胞黏附分子）：存在于神经组织及其他组织（如甲状腺、肝脏等）中的糖蛋白家族[33]。常用于确认神经内分泌分化。
4. 神经元特异性烯醇化酶（NSE）：对神经元或神经内分泌分化较敏

感但特异性不高[33]（也可以被称为“神经元非特异性烯醇化酶”）。因此，不常用作神经内分泌标记物。

分化群（CD）标记物

许多种免疫组织化学染色可以检测白细胞表面抗原，其中很多也同样可以染色其他细胞类型。包括：

- CD45：普通白细胞标志。
- CD3 和 CD5：T 细胞。
- CD20：B 细胞。
- CD38 和 CD138：浆细胞。
- CD68：组织细胞。
- CD56（神经细胞黏附分子）：通常染色自然杀伤细胞（NK 细胞），同时也是一种神经内分泌标记物（见上文）。
- 生物特异性免疫组织化学染色可用于检测感染神经系统的某些生物体，包括单纯疱疹病毒（HSV）、巨细胞病毒（CMV）和刚地弓形虫。

神经内分泌染色阳性的转移瘤包括：小细胞肺癌、恶性嗜铬细胞瘤以及 Merkel 细胞肿瘤。神经内分泌染色呈阳性的脑转移性小细胞肿瘤几乎均来源于肺（其他来源可能性很小）。

34.7.3　临床应用的肿瘤标记物

人绒毛膜促性腺激素（hCG）

一种糖蛋白，相对分子质量为 45 000 道尔顿。由胎盘滋养层上皮分泌。β 链（β-hCG）在正常情况下仅见于胎儿、妊娠或产后女性，否则提示存在疾病。通常见于绒毛膜癌（子宫或睾丸的），也见于胚胎细胞肿瘤、睾丸畸胎癌及其他疾病。

在非中枢神经系统肿瘤病人中，脑脊液 β-hCG 水平为血清的 0.5%～2%。含量升高提示子宫或睾丸绒毛膜癌的脑转移、原发性绒毛膜癌、松果体区（见章节 39.1）或鞍上区的胚胎细胞癌。

甲胎蛋白

甲胎蛋白（AFP）是一种正常的胎儿糖蛋白（相对分子质量为 70 000 道尔顿），最初由卵黄囊产生，随后由胎肝产生。见于整个孕期的胎儿血液循环中，在出生后前几周内迅速下降，到 1 岁时达到正常成人水平。正常成年男性及非妊娠妇女仅可检出微量。存在于正常妊娠妇女的羊水内，妊娠 12～14 周时可测出，此后在妊娠期间稳定增加直至约 32 周[36]。

血清 AFP 异常升高可见于卵巢癌、胃癌、肺癌、结肠癌、胰腺癌，也可见于肝硬化、肝炎及大多数怀有神经管开放畸形胎儿的妊娠妇女（见章节 17.2.4）。血清 AFP ＞500ng/ml 通常提示原发性肝脏肿瘤。

一些松果体生殖细胞肿瘤病人的脑脊液 AFP 水平可升高（见章节

39.1.5)。16%～25% 的睾丸肿瘤发生脑转移，据报道，其中一些病例的脑脊液 AFP 水平升高。

癌胚抗原（CEA）

一种糖蛋白，相对分子质量为 200 000 道尔顿。正常情况下存在于胎儿的内胚层细胞中。CEA 于 20 世纪 60 年代初期发现于结直肠腺癌病人血清中，目前已知其在许多恶性和非恶性病变中均升高（包括胆囊炎、结肠炎、憩室炎、任何肿瘤的肝脏受累，其中 50%～90% 的终末期病人出现 AFP 升高）。

脑脊液 CEA：文献报道，肺癌（89%）、乳腺癌（60%～67%）、恶性黑色素瘤（25%～33%）和膀胱癌转移至柔脑膜时脑脊液 CEA ＞1ng/ml。如果肿瘤不与蛛网膜下隙相交通，即使是 CEA 分泌性脑转移瘤，脑脊液 CEA 水平也可能为正常。只有大多数肺癌、乳腺癌转移引起的癌性脑膜炎病人，脑脊液 CEA 水平才持续升高。

S-100 蛋白

头部创伤后血清 S-100 蛋白水平升高，其他脑损伤后也可能升高。在患 Creutzfeldt-Jakob 病的病人中也可能会升高。

（张传宝 译 王 雯 校）

参考文献

[1] Louis DN, Ohgaki H, Wiestler OD, et al. WHO classification of tumors of the central nervous system. Lyon, France 2016
[2] Forsyth PA, Posner JB. Headaches in Patients with Brain Tumors: A Study of 111 Patients. Neurology. 1993; 43:1678–1683
[3] Mahaley MS, Mettlin C, Natarajan N, et al. National Survey of Patterns of Care for Brain-Tumor Patients. J Neurosurg. 1989; 71:826–836
[4] Whittle IR, Pringle A-M, Taylor R. Effects of Resective Surgery for Left-Sided Intracranial Tumors on Language Function: A Prospective Study. Lancet. 1998; 351:1014–1018
[5] Albright L, Reigel DH. Management of Hydrocephalus Secondary to Posterior Fossa Tumors. Preliminary Report. J Neurosurg. 1977; 46:52–55
[6] Berger MS, Baumeister B, Geyer JR, et al. The Risks of Metastases from Shunting in Children with Primary Central Nervous System Tumors. J Neurosurg. 1991; 74: 872–877
[7] McLaurin RL, Venes JL. Pediatric Neurosurgery. Philadelphia 1989
[8] Allen JC. Childhood Brain Tumors: Current Status of Clinical Trials in Newly Diagnosed and Recurrent Disease. Ped Clin N Am. 1985; 32:633–651
[9] Laurent JP, Cheek WR. Brain Tumors in Children. J Pediatr Neurosci. 1985; 1:15–32
[10] Youmans JR. Neurological Surgery. Philadelphia 1990
[11] Duffner PK, Cohen ME, Freeman AI. Pediatric Brain Tumors: An Overview. Ca. 1985; 35:287–301
[12] Section of Pediatric Neurosurgery of the American Association of Neurological Surgeons. Pediatric Neurosurgery. New York 1982
[13] Jooma R, Hayward RD, Grant DN. Intracranial Neoplasms During the First Year of Life: Analysis of One Hundred Consecutive Cases. Neurosurgery. 1984; 14:31–41
[14] Wakai S, Arai T, Nagai M. Congenital Brain Tumors. Surg Neurol. 1984; 21:597–609
[15] Galicich JH, French LA. Use of Dexamethasone in the Treatment of Cerebral Edema Resulting from Brain Tumors and Brain Surgery. Am Pract Dig Treat. 1961; 12:169–174
[16] French LA, Galicich JH. The Use of Steroids for Control of Cerebral Edema. Clin Neurosurg. 1964; 10: 212–223
[17] Glantz MJ, Cole BF, Forsyth PA, et al. Practice Parameter: Anticonvulsant Prophylaxis in Patients with Newly Diagnosed Brain Tumors. Report of the Quality Standards Subcommittee of the American Academy of Neurology. Neurology. 2000; 54:1886–1893
[18] Chicoine MR, Silbergeld DL. Pharmacology for Neurosurgeons. Part I: Anticonvulsants, Chemotherapy, Antibiotics. Contemp Neurosurg. 1996; 18:1–6
[19] Prados MD, Berger MS, Wilson CB. Primary Central Nervous System Tumors: Advances in Knowledge and Treatment. CA Cancer J Clin. 1998; 48: 331–360
[20] Stewart DJ. A Critique of the Role of the Blood-Brain Barrier in the Chemotherapy of Human Brain Tumors. J Neurooncol. 1994:121–139
[21] Salcman M, Broadwell RD, Salcman M. The Blood Brain Barrier. In: Neurobiology of Brain Tumors. Baltimore: Williams and Wilkins; 1991: 229–250
[22] Madajewicz S, Chowhan N, Tfayli A, et al. Therapy for Patients with High Grade Astrocytoma Using Intraarterial Chemotherapy and Radiation Therapy. Cancer. 2000; 88:2350–2356
[23] Barker FG, Prados MD, Chang SM, et al. Radiation Response and Survival Time in Patients with Glioblastoma Multiforme. J Neurosurg. 1996; 84: 442–448
[24] Laohaprasit V, Silbergeld DL, Ojemann GA, et al. Postoperative CT Contrast Enhancement Following Lobectomy for Epilepsy. J Neurosurg. 1990; 73:392–395
[25] Jeffries BF, Kishore PR, Singh KS, et al. Contrast Enhancement in the Postoperative Brain. Radiology. 1981; 139:409–413
[26] Gerber AM, Savolaine ER. Modification of Tumor Enhancement and Brain Edema in Computerized Tomography by Corticosteroids: Case Report.

Neurosurgery. 1980; 6:282–284
[27] Hatam A, Bergström M, Yu ZY, et al. Effect of Dexamethasone Treatment in Volume and Contrast Enhancement of Intracranial Neoplasms. J Comput Assist Tomogr. 1983; 7:295–300
[28] Plesec TP, Prayson RA. Frozen section discrepancy in the evaluation of central nervous system tumors. Arch Pathol Lab Med. 2007; 131:1532–1540
[29] Shah AB, Muzumdar GA, Chitale AR, et al. Squash preparation and frozen section in intraoperative diagnosis of central nervous system tumors. Acta Cytol. 1998; 42:1149–1154
[30] Uematsu Y, Owai Y, Okita R, et al. The usefulness and problem of intraoperative rapid diagnosis in surgical neuropathology. Brain Tumor Pathol. 2007; 24: 47–52
[31] Burger PC. Smears and Frozen Sections in Surgical Neuropathology: A manual. PB Medical Publishing; 2009 - 978-0692003169
[32] Scherer HB. Structural Developments in Gliomas. American Journal of Cancer. 1938; 34:333–351
[33] McKeever PE, Dabbs DJ. Immunohistochemistry of the Nervous System. In: Diagnostic Immunohistochemistry. New York: Churchill Livingstone; 2002: 559–624
[34] Russell DS, Rubenstein LJ. Pathology of Tumours of the Nervous System. 5th ed. Baltimore: Williams and Wilkins; 1989
[35] Louis DN, Ohgaki H, Wiestler OD, et al. WHO classification of tumors of the central nervous system. Lyon 2007
[36] Burton BK. Alpha-Fetoprotein Screening. Adv Pediatr. 1986; 33:181–196

35 肿瘤相关综合征

35.1 神经皮肤性疾病

35.1.1 概述

曾经称为“瘢痣病”。神经皮肤性疾病（NCD）是一组疾病，其中每一种都有特有的神经系统表现和良性皮肤病变（皮肤和中枢神经系统在胚胎学上均起源于外胚层），通常伴有其他器官系统的发育不良（常包括眼睛）。★ 除 Sturge-Weber 综合征和共济失调 - 毛细血管扩张（此处不讨论）外，均属常染色体显性遗传。自发突变率很高。面对儿童肿瘤病人时应考虑这些综合征，同时必须检查其是否具有这些综合征的其他皮肤病变。

最有可能引起神经外科医师注意的 NCD：

1. 神经纤维瘤病：见下文。
2. 结节性硬化：见章节 35.1.3。
3. Von Hippel-Lindau 病：见章节 41.2.3。
4. Sturge-weber 综合征：见章节 35.1.4。
5. 葡萄状血管瘤（Wyburn-Mason syndrome）：中脑和视网膜动静脉畸形。

35.1.2 神经纤维瘤病

概述

神经纤维瘤病（NFT）是最常见的 NCD。存在 6 种不同的表型，表 35-1 对常见的两种表型（NF1、NF2）进行了对比（也存在变异类型）。

▶ *神经鞘瘤与神经纤维瘤比较* 尽管两者有诸多相似，但是组织结构存上在差异。神经鞘瘤起源于产生髓磷脂的施万细胞。神经纤维瘤则由神经元突触（幼稚或发育中的神经元的轴突 / 树突）、施万细胞和位于胶原或黏液样基质内的成纤维细胞构成。神经鞘瘤使轴突位移（离心生长），神经纤维瘤包裹其起源神经（向心生长）。神经纤维瘤可单发，也可在 NF1 中表现为多发并具有向恶性转变的潜力。两者都含有 Antoni A（紧密）和 Antoni B（疏松）纤维，但是神经纤维瘤含有更多的 Antoni B 纤维。年龄≤30 岁的听神经瘤病人患 NF2 的风险更高。

神经纤维瘤病 1 型（NF1，又称为 von Recklinghausen 病）

概述

较 NF2 常见，占神经纤维瘤病的 90% 以上[2]。

表 35-1 神经纤维瘤病 1 型与 2 型的比较[1]

现用名称	神经纤维瘤病 1 型（NF1）	神经纤维瘤病 2 型（NF2）
其他名称	von Recklinghausen 病	双侧听神经 NFT，又称 MISME 综合征
曾用名称	周围性 NFT	中枢性 NFT
美国患病率	100 000 人	约 3000 人
发病率	1/3000 新生儿	1/40 000
遗传	常染色体显性	常染色体显性
散发发病率	30%～50%	＞50%
基因位点	17（17q11.2）	22（22q12.2）
基因产物	神经纤维蛋白	神经膜蛋白（merilin）
听神经鞘瘤	不常见，几乎均为单侧	双侧听神经瘤是其标志
皮肤鞘瘤	无	70
Lisch 结节	很常见	不相关
白内障	不相关	60%～80%
骨骼异常	常见	不相关
嗜铬细胞瘤	偶发	不相关
恶性外周神经鞘瘤	约 2%	不相关
智力损害	50% 或以上存在	不相关
伴发脊髓髓内肿瘤	星形细胞瘤	室管膜瘤

临床特征

如病人满足表 35-2（1988 NIH 标准）中的任一表现，应怀疑是否为 NF1。如病人满足表 35-2（详见 https://www.ncbi.nlm.nih.gov/books/NBK1109/）[3] 中两项或更多表现，则满足 NIH 诊断的标准。应用 NIH 标准，对成年病人诊断的特异性与敏感性都很高[4]，病人几乎不需要分子遗传学检测。对于儿童，诊断 NF1 时应该多加注意[3]。

相关疾病

1. 任何神经上的施万细胞瘤（双侧听神经鞘瘤实际上不存在）。
2. 脊髓和（或）周围神经的神经纤维瘤。
3. 多发皮肤神经纤维瘤。
4. 导水管狭窄：见章节 15.4。
5. 巨头畸形：继发于导水管狭窄和脑积水，脑白质增多。
6. 颅内肿瘤：大脑半球星形细胞瘤最常见，单发或多中心的脑膜瘤（常见于成年人）。与 NF1 伴发的胶质瘤通常是毛细胞型星形细胞瘤。脑干星形细胞瘤包括强化和无强化的毛细胞型星形细胞瘤且影像学

表 35-2 NF1 诊断标准[7]

下列 2 项或 2 项以上：
• 牛奶咖啡斑[a] ≥6 个，青春期前的病人每块斑的最大径≥5mm，或青春期后的病人每块斑的最大径≥15mm
• 任何类型的神经纤维瘤≥2 个，或有 1 个丛状神经纤维瘤（神经纤维瘤通常至 10～15 岁时才比较明显）。可能较疼痛
• 腋窝或腹股沟发生雀斑（色素沉着）
• 视神经胶质瘤：见下文
• Lisch 结节≥2 个：虹膜色素错构瘤，表现为半透明的黄色／棕色隆起，可随年龄增长而增多
• 特征性骨质异常，如蝶骨发育不良，伴或不伴假关节形成的长骨（如胫骨或桡骨）骨皮质变薄
• 根据上述标准，一级亲属（父母、兄弟姐妹、子女）中有 NF1 病人。
[a] 牛奶咖啡斑：卵圆形浅棕色色素沉着性皮肤斑疹（扁平）。出生时即可出现，0～10 岁可出现数量增多和面积增大。见于 99% 以上的 NF1 病人。很少发生于面部

上呈弥漫性生长的星形细胞瘤。

7. 单侧眶上壁缺损→搏动性突眼。
8. 神经功能或认知功能缺损：30%～60% 的病人存在轻度学习障碍。
9. 脊柱后侧凸（见于 2%～10% 的病人，常表现为进行性发展直至需要手术稳定）。
10. 脏器内的自主神经或神经节受侵犯而引起的内脏症状。高达 10% 的病人出现黏膜下神经丛内的神经元增多相关的胃肠动力异常或神经源性肠道发育不良。
11. 约 20% 的病人出现丛状神经纤维瘤：多个神经束来源的肿瘤沿神经纤维长轴生长，此表现几乎为 NF1 特有。[5]
12. 脊髓空洞症
13. 在 NFT 病人中发病率升高的恶性肿瘤：神经母细胞瘤、神经节细胞瘤、肉瘤、白血病、Wilm 瘤、乳腺癌。[6]
14. 嗜铬细胞瘤：偶发。
15. 脑或脊髓“性质不明的亮点”出现在 53%～79% 的病人中（T_2 加权像为高信号，T_1 加权像为等信号），可能是错构瘤、灰质异位、髓鞘形成异常或低级别肿瘤。[8] 常随年龄增长而消失。

流行病学

发病率：大约为 1 例每 3000 新生儿。

遗传学

单纯的常染色体遗传，虽然表达程度不同，但 5 岁以后外显率几乎为 100%。NF1 的基因位于 17q11.2，编码神经纤维蛋白[9]（神经纤维蛋白是

Ras 基因的负性调控因子）。NF1 病人神经纤维蛋白缺失会导致生长促进信号升高。该基因自发突变率高，30%～50% 的病例表现为新发体细胞突变[10]。

建议：只有当家族中存在 2 个或 2 个以上的成员罹患该病时，才能通过连锁分析进行产前诊断[9]。70% 的 NF1 基因突变能通过蛋白截短分析被检测出来。

神经纤维瘤

皮样或丛状神经纤维瘤是 NF1 的特征表现。并不常见的深层次的神经内变异可能引起神经系统症状。病人一生都存在丛状神经纤维瘤恶变成为恶性周围神经鞘瘤的风险[11]。

处理

1. 视神经胶质瘤
   1) 与非 NFT 的视神经胶质瘤不同，很少发生于视交叉（常累及视神经），常为多发，预后更好。
   2) 大多数为非进展性，应定期于眼科进行随访，行影像学（MRI 或 CT）检查。
   3) 手术干预可能无法逆转视力损害。因此，手术仅用于特殊病例（大型不规则肿瘤、压迫周围结构等）。
2. NF1 病人其他神经系统肿瘤的处理与一般病人相同：
   1) 局灶性、可切除的、有症状的肿瘤应手术切除。
   2) NF1 病人的颅内肿瘤通常可能无法切除，对于他们而言，化疗和（或）放疗可能比较合适，在颅内压升高时再进行手术治疗。
   3) 当怀疑肿瘤发生恶变时（罕见，但肉瘤和白血病的发病率在增加），需行活检加内减压术或单纯活检。
3. 随访[3]
   1) 每年由对 NF1 熟悉的医师进行体检。
   2) 儿童每年应行眼科检查，成人检查频次可稍低。
   3) 儿童每年进行常规发育评估。
   4) 常规进行血压监测。
   5) 临床上怀疑颅内或其他肿瘤时应行 MRI 检查。
   6) 女性应在 30 岁后每年行乳腺钼靶检查，30～50 岁女性应考虑每年行乳腺 MRI 检查。

神经纤维瘤病 2 型（NF2，又称双侧听神经性 NFT）

概述

神经纤维瘤病 2 型又称为 MISME 综合征（多发性遗传性神经鞘瘤、脑膜瘤和室管膜瘤）[12]，是一种以双侧听神经鞘瘤（VS）为特征的常染色体显性遗传病，且并发其他神经系统肿瘤与发育不良[13]。多发性脑膜瘤是

NF2 的另一个标志性特征，大约在 50% 的病人中出现。

临床特征

在满足下列诊断标准的前提下，和（或）鉴定 NF2 基因的致病性杂合子变异后可诊断 NF2。

诊断标准：见表 35-3[14]。

表 35-3 NF2 诊断标准[14]

• 影像学检查（MRI 或 CT）证实双侧听神经鞘瘤（VS）
• 或一代亲属（父母，同胞或后代）患 NF2 和 1. 单侧 VS 2. 或满足以下任意两项：脑膜瘤，神经鞘瘤（包括脊髓神经鞘瘤），胶质瘤（星形细胞瘤，室管膜瘤），后囊下晶体混浊或皮质楔形性白内障
• 或单侧 VS 且满足以下任意两项：脑膜瘤，神经鞘瘤（包括脊髓神经鞘瘤），后囊下晶体混浊或皮质楔形性白内障
• 或多发脑膜瘤且满意以下任一： 1. 单侧 VS 2. 或以下任意两项：脑膜瘤，神经鞘瘤（包括脊髓神经鞘瘤），后囊下晶体混浊或皮质楔形性白内障
注意：对于疑似病人应该建议进行分子基因检查（详见参考文献[14]）

其他临床特征：

1. 癫痫发作或其他局灶性神经功能缺失。
2. 皮肤结节、皮肤神经纤维瘤、牛奶咖啡斑（不如 NF1 常见）。
3. 多发性硬膜内脊髓肿瘤很常见（NF1 较少见）[15]：包括髓内（尤其是室管膜瘤）和髓外（神经鞘瘤和脑膜瘤等）。
4. 视网膜错构瘤。
5. 抗原性神经生长因子升高（NF1 中不存在）。
6. 尽管命名为神经纤维瘤病，实际上与神经纤维瘤不相关。

两种亚型[16]：

1. 较常见且较严重的类型：青年起病（20～30 岁），快速进行性听力丧失以及多发的相关肿瘤。
2. 较轻的类型：发病年龄较大，听力恶化过程相对缓慢，较少伴发相关肿瘤。

流行病学

发病率大致为 1/(25 000～40 000)。NF2 发病集中在成人，发病的平均年龄为 18～24 岁。14 到 30 岁时，几乎所有的 NF2 病人均会出现双侧听神经瘤。

35

遗传学

作为一种常染色体显性遗传病，许多基因的突变会导致病人被诊断为NF2。其中一种是染色体22q12.2突变，导致神经膜蛋白（又称为Merlin，是一种肿瘤抑制肽）失活而发病。与其他基因突变类型相比，伴无义突变和移码突变的NF2病人更易于罹患髓内肿瘤（并非其他类型的肿瘤）。

神经鞘瘤

NF2病人的神经鞘瘤是一种WHO Ⅰ级的施万细胞肿瘤，发病年龄较早（20余岁发病），散发（非NF2相关）神经鞘瘤发病交晚（50余岁发病）。尽管NF2病人曾被报道出现皮肤纤维瘤，但是通过组织学分析，大部分被证明是神经鞘瘤。

处理建议：

1. 双侧听神经瘤：
   1) 听神经瘤较小时保留听力的可能性最大。因此，应该尝试先切除较小一侧的肿瘤；如果术后听力保留成功，则考虑切除另一侧肿瘤。否则，应尽可能长时间进行随访，适时给予对侧肿瘤次全切除以避免出现全聋。
   2) 立体定向放射治疗也是一种治疗选择。
2. 大多数NF2病人在一生中的某个时刻会出现耳聋。
3. 手术前应进行颈椎MRI检查以排除椎管内肿瘤，以免在其他手术或操作时椎管内肿瘤造成脊髓损伤。
4. 注意：怀孕可能会加速听神经鞘瘤的生长。

35.1.3 结节性硬化

概述

要　点

- 大多数情况下是由于基因自发突变导致。遗传性病例属于常染色体显性遗传。在新生儿中的发病率：1/6000～10 000。
- 临床三联征：癫痫发作、智力低下和皮脂腺瘤。出现典型三联征的病人不足1/3。
- 中枢神经系统典型表现：室管膜下结节（“Tuber”）——错构瘤。
- 常伴发的肿瘤：室管膜下巨细胞型星形细胞瘤。
- 两种抑癌基因：TSC1（位于染色体9q34）编码错构瘤蛋白，TSC2（位于染色体16P13）编码结节蛋白。
- CT显示脑内钙化（常位于室管膜下）。

结节性硬化症（TSC，又称为Bourneville病），是一种神经皮肤性疾病，以皮肤、脑、眼和肾脏等多种器官发生错构瘤为特征。在脑内，错构瘤可表现为皮质结节、巨细胞型星形细胞瘤和位于室管膜下或白质深部的胶质结节。相关异常表现包括巨脑回或微脑回。

流行病学

存活产儿的发病率为1/(6000～10 000)[17]。人群患病率为1/20 000[18]。

虽然为常染色体显性遗传，但是大多数病例为自发性突变[19]。已经明确的抑癌基因有两种：TSC1（位于染色体9q34）编码错构瘤蛋白，TSC2（位于染色体16p13）编码结节蛋白。只要其中一种基因受到影响就会发病。这些蛋白协同抑制雷帕霉素的活化（雷帕霉素靶蛋白）。

已经有一个孩子罹患该病的未患病父母进行遗传学咨询，再发率为1%～2%。

病理

室管膜下结节（“tuber”）是一种良性错构瘤，几乎均有钙化且突入脑室。

▶ *室管膜下巨细胞型星形细胞瘤*（SEGA） 一种WHO Ⅰ级的肿瘤——见室管膜下星形细胞瘤（SEGA）（WHO Ⅰ级）。几乎均位于室间孔（Monro孔）处。见于5%～15%的TSC病人[20]。

临床特征

根据临床特征可以诊断TSC，但是由于其不同的表现形式和症状出现的年龄差异较大，使得诊断具有挑战性。临床诊断标准见表35-4。

在婴儿中，最早的表现是“灰叶”斑疹（低黑色素，叶形），在Wood灯下观察效果最佳。还有可能出现婴儿肌阵挛。

在较大儿童中或成年人中，70%～80%病人的肌阵挛常被广泛性强直-阵挛癫痫发作或复杂部分性癫痫发作所取代。出生时常无面部腺瘤，但至4岁时90%以上的患儿都会出现（这些并不是真正的皮脂腺瘤，而是含有皮神经成分的小错构瘤，呈黄棕色、有光泽，常为蝶形分布于面颊，上唇不受累）。

约50%的病人出现视网膜错构瘤（靠近视乳头处，中心钙化的错构瘤，或较小的靠外围的扁平鲑鱼色病变）。也可能会出现特征性的虹膜脱色病变。

检查

颅骨X线片

可显示大脑钙化的结节。

CT扫描

见参考文献[21]。

脑内钙化最为常见（97%的病例），也是特征性表现。主要位于侧脑室外侧壁的室管膜下或室间孔（Monro孔）附近。

表 35-4 TSC 诊断标准[19]

- 确诊需满足 2 个主要诊断标准，或 1 个主要及 2 个次要诊断标准。
- 可能 TSC：1 个主要或 2 个次要诊断标准。

主要诊断标准

- ≥3 个直径≥5 的低黑色素斑块
- ≥3 个血管纤维瘤或头状纤维斑块
- ≥2 个舌骨纤维瘤
- 鲨革斑
- 多发视网膜错构瘤
- 皮质不典型增生（包括皮质结节和脑白质辐射状迁移线）
- 室管膜下结节
- 室管膜下巨细胞型星形细胞瘤（SEGA）
- 心脏横纹肌瘤
- 淋巴管平滑肌瘤
- ≥2 血管平滑肌瘤

次要诊断标准

- 斑驳样皮肤斑
- ≥4 牙釉质凹陷
- ≥2 牙龈纤维瘤
- 视网膜脱色斑
- 多发肾囊肿
- 非肾错构瘤

61% 为低密度无强化病变。这可能是异位组织或缺陷性髓鞘形成。通常见于枕叶。

无梗阻时也可能出现脑积水（HCP）。如不存在肿瘤，脑积水通常为轻度。中度脑积水通常只有存在肿瘤时才会出现。

室管膜下结节常有钙化，且突入脑室（形成气脑造影时的“烛泪”样表现）。

室旁肿瘤（绝大部分是巨细胞型星形细胞瘤，见上文）基本上是 TSC 中唯一增强的病变。

MRI

室管膜下结节在 T_2 加权像上呈高信号，在 T_1 加权像上呈低信号并且只有约 10% 增强扫描出现强化。

室管膜下病变的低信号区可能是钙化，室管膜下巨细胞型星形细胞瘤强化明显（强化的室管膜下病变几乎都是 SEGA）。

放射带征：放射状延伸的异常信号强度，代表分化程度不同的神经元细胞和星形胶质细胞以及难以分类的细胞[22]。

35

治疗

应对脑室旁肿瘤进行随访，结节生长缓慢，但是SEGA出现症状时应该行手术切除。经胼胝体入路或脑室镜手术均可以。

婴儿肌阵挛使用激素治疗可能有效。存在癫痫症状的病人应该使用抗癫痫药物治疗。

对于难治性癫痫，有明确的致痫灶时可行手术治疗。TSC病人治疗的目标是控制癫痫，而不是治愈疾病。

患有进行性生长的SEGA且年龄≥3岁的病人使用依维莫司治疗可以持续缩小肿瘤体积[23]。

35.1.4 Sturge-Weber 综合征

概述

要 点

- 主要体征：①局灶性大脑皮质萎缩及钙化；②患侧面部葡萄酒色痣（通常位于三叉神经第一支分布区）。
- 通常存在对侧癫痫。
- 头部X线片典型表现为“车轨”征（两条平行线）

Sturge-Weber 综合征（SWS）又称为脑三叉神经血管瘤病。SWS比较少见，主要表现先天性的神经皮肤病变，累及脑，皮肤和眼。包括：

1. 主要特征：
   1) 局灶性大脑皮质萎缩和钙化（尤其是大脑皮质第2层和第3层，好发于枕叶皮质）：
      - X线片上钙化表现为双曲形的平行线（“车轨”征）。
      - 皮质萎缩通常导致对侧偏瘫、偏侧萎缩和同侧偏盲（枕叶受累时）。
   2) 患侧面部葡萄酒色痣（毛细血管瘤）通常发生在三叉神经第一支分布区（双侧罕见）[24]。
2. 其他可能的表现：
   1) 患侧突眼和（或）青光眼、虹膜缺损。
   2) 眼部毛细血管性血管瘤。
   3) 大脑静脉畸形（软脑膜血管瘤病）[24]。
   4) 抽搐发作：发作位于面部痣和皮质萎缩的对侧。大多数病人婴儿时期即开始出现。
   5) 视网膜血管瘤。
   6) 内分泌疾病：SWS病人常出现生长激素的不足。对于确诊或怀疑SWS的病人，如年龄≥2岁，应该对IGF-1进行筛查。

诊断标准

出现以下 3 个特征中的 2 项即可诊断：

- 面部葡萄酒色痣样的胎记。
- 眶内压力增高。
- 软脑膜血管瘤病。

仅有软脑膜血管瘤病，未累及皮肤或眼的病人应该考虑为颅内变异型 SWS[24]。

▶ 其他临床方面的特征　仅有 8%～20% 有面部葡萄酒色痣样胎记的病人（累及或不累计眼部）出现神经症状。仅在 V2 和 V3 分布区出现葡萄酒色痣的 SWS 病人出现症状的风险更低，而双侧 V1 分布区均有葡萄酒色痣胎记的病人出现症状的风险更高（约占 35%）。

遗传学

大多数病例为散发。在怀孕早期，个体于子宫内发育时，染色体 9q21 上的基因 GNAQ 出现核苷酸转变导致疾病发生。

治疗

支持治疗。

癫痫：频发或长时间的癫痫会加剧神经功能损伤。

1. 抗癫痫是一线治疗
   1) 奥卡西平常作为首选药物。副作用包括中枢性甲状腺功能减退，特别是在女孩中。
   2) 左乙拉西坦和托吡酯为备选药物。
2. 顽固性癫痫可能需要行脑叶切除术或大脑半球切除术。选择包括：功能性大脑半球切除术[25]，解剖半球切除术和半球切除术。

皮肤病变：激光治疗［目前脉冲染料激光（PDL）使用普遍］可淡化胎记。也能能够减少软组织和骨的肥大。

内分泌疾病：生长激素不足时可使用替代治疗；但是，替代治疗可能会增加癫痫发作的风险[24]。

放疗：并发症常见，效果欠佳。

35.1.5　神经皮肤黑色素沉着症（NCM）

背景

1. 是一种罕见的先天性非遗传性斑痣性错构瘤病。常发于 2 岁以前，其中面积巨大或者数量较多的先天性黑色素痣与良性和（或）恶性的软脑膜黑色素瘤有关[26]。
2. 发病机制：源于神经嵴细胞的皮肤和软脑膜的黑素母细胞，在其形态发生期间，神经外胚层出现缺陷[26]。

临床特征

1. 2/3 的 NCM 病人有巨大先天性黑色素痣[26]；色素性痣。体积大、常毛或者两者均有（当痣位于头部、后颈部或脊柱旁时，提示患有 NCM 的可能性更大）。
2. 1/3 的 NCM 病人存在多发病灶而缺乏单一的巨大病灶[26]。
3. 实际上所有病人都存在后背大型的黑色素痣（着色）[27]。
4. 神经系统表现：通常 2 岁以前出现，包括颅高压征象（昏睡、呕吐等）、局灶性癫痫、运动障碍或失语症[26]。
5. 脑积水：大约 66% 的病人出现。通常由于脑脊液循环受阻或者软脑膜增厚所导致脑脊液吸收减少引起[26]。

临床诊断标准

见参考文献[28]。

1. 大型或多发先天性黑色素痣伴软脑膜和色素沉着或黑色素瘤。
2. 无皮肤黑色素瘤者，需除外良性脑膜病变（需排除从皮肤转移到软脑膜的黑色素瘤）。
3. 无软脑膜黑色素瘤征象者，需除外良性皮肤病变。

相关疾病

NCM 有时伴发以下疾病：

1. 神经皮肤综合征[26]：
   1) Sturge-Weber 综合征。
   2) 神经纤维瘤病 1 型（NF1）。
2. 颅后窝囊性畸形（如丹迪 - 沃克畸形）：发生率可高达 10% 这些病例由于会发生恶变而预后较差[26]。
3. 椎管内脂肪瘤和脊髓空洞症[26]。

35

诊断检查

1. MRI：黑色素引起 T_1 和 T_2 短信号。静脉推注造影剂后，肿瘤侵袭的软脑膜可发生强化[26]。
2. 中枢神经系统病变病理结果显示，源自软脑膜黑色素细胞的软脑膜黑色素沉着（良性）。黑色素瘤（恶性）见于 40%~62% 的病人，但是此区别对预后的判定无明显意义，因为即便不伴发黑色素瘤的症状，病人预后仍较差[26]。

治疗

存在软脑膜病变时，切除皮肤病灶是否获益尚存有争议[29]。NCM 对放疗、化疗均不敏感[29]。神经外科手术处理通常限于以下情况[28]：

1. 脑积水分流术。
2. 病程早期姑息性减压术。
3. 可疑病例取活检以明确诊断。

预后

1. 出现神经系统症状时，不管病变是否呈现出恶性特征，其预后均较差。
2. 50% 以上的病人在首次出现神经系统症状后 3 年内死亡[26]。

35.2 家族性肿瘤综合征

35.2.1 概述

多个家族性肿瘤综合征与中枢神经系统肿瘤相关，见表 35-5。

表 35-5 中枢神经系统相关的家族性肿瘤综合征

综合征	中枢神经系统肿瘤
Von Hippel-Lindal 综合征	血管母细胞瘤
结节性硬化	室管膜下巨细胞型星形细胞瘤
神经纤维瘤病 1 型	视神经胶质瘤，星形细胞瘤，神经纤维瘤
神经纤维瘤病 2 型	听神经鞘瘤，脑膜瘤，室管膜瘤，星形细胞瘤
Turcot 综合征（BPT 综合征）[30]	胶质母细胞瘤，间变星形细胞瘤，髓母细胞瘤，松果体母细胞瘤
Li-Fraumeni 综合征	星形细胞瘤，PNET
Cowden 综合征	脑膜瘤
Lhermitte-Duclos 综合征	

35.2.2 Turcot 综合征

从有记录以来，此疾病一直被描述为 2 种不同的肿瘤综合征[13]。

脑肿瘤息肉病综合征 1（BTP1）/ 错配修复肿瘤综合征

是一种儿童时期发病的常染色体显性综合征，主要表现为多发脑肿瘤（主要是胶质瘤）和其他恶性肿瘤，由 4 个错配修复基因中的 1 个出现双等位基因突变导致。杂合子携带者则是另外一种情况（Lynch 综合征）。90% 以上的病人出现咖啡牛奶斑和其他皮肤异常[13]。

脑肿瘤息肉病综合征 2（BTP2）/ 家族性腺瘤样息肉病

是一种常染色体显性综合征，病人罹患脑肿瘤（BTP2 相关脑肿瘤主要是髓母细胞瘤），良性结肠息肉和结肠癌。其他癌症包括骨瘤，甲状腺癌和肝母细胞瘤。BPT2 是由于 APC 抑癌基因的杂合子种系突变导致[13]。

35.2.3 Li-Fraumeni 综合征

是一种罕见的常染色体显性遗传病（确诊家族少于 400 个），儿童和青年罹患此病，主要表现为软组织肉瘤，骨肉瘤，乳腺癌，脑肿瘤和肾上腺皮质癌[13]。

通常由染色体 17p13 上的 TP53 肿瘤抑制基因的种系突变导致。目前主要有 3 套用于诊断 Li-Fraumeni 样综合征的标准：LFL-E2，LFL-B 和 Chompret 标准[13]。

中枢神经系统肿瘤在年龄上有两个高峰：①儿童发病（原发性髓母细胞和相关的胚胎肿瘤），和② 20～40 岁（原发性星形细胞瘤）。

（张传宝 译 王 雯 校）

参考文献

[1] Burger PC, Scheithauer BW. AFIP Atlas of Tumor Pathology. Fourth series. Fascicle 7: Tumors of the Central Nervous System. Washington, D.C.: Armed Forces Institute of Pathology; 2007

[2] Riccardi VM. von Recklinghausen Neurofibromatosis. N Engl J Med. 1981; 305:1617–1627

[3] Friedman JM, Adam MP, Ardinger HH, et al. Neurofibromatosis 1. Seattle, WA 1998

[4] Ferner RE, Gutmann DH. Neurofibromatosis type 1 (NF1): diagnosis and management. Handb Clin Neurol. 2013; 115:939–955

[5] National Institutes of Health Consensus Development Conference. Neurofibromatosis: Conference Statement. Arch Neurol. 1988; 45:575–578

[6] Packer RJ, Gutmann DH, Rubenstein A, et al. Plexiform neurofibromas in NF1: toward biologic-based therapy. Neurology. 2002; 58:1461–1470

[7] Sharif S, Moran A, Huson SM, et al. Women with neurofibromatosis 1 are at a moderately increased risk of developing breast cancer and should be considered for early screening. J Med Genet. 2007; 44: 481–484

[8] Sevick RJ, Barkovich AJ, Edwards MS, et al. Evolution of white matter lesions in neurofibromatosis type 1: MR findings. AJR Am J Roentgenol. 1992; 159: 171–175

[9] Karnes PS. Neurofibromatosis: A Common Neurocutaneous Disorder. Mayo Clin Proc. 1998; 73: 1071–1076

[10] Walker L, Thompson D, Easton D, et al. A prospective study of neurofibromatosis type 1 cancer incidence in the UK. Br J Cancer. 2006; 95:233–238

[11] Hirbe AC, Gutmann DH. Neurofibromatosis type 1: a multidisciplinary approach to care. Lancet Neurol. 2014; 13: 834–843

[12] Martuza RL, Eldridge R. Neurofibromatosis 2: (Bilateral Acoustic Neurofibromatosis). N Engl J Med. 1988; 318:684–688

[13] Louis DN, Ohgaki H, Wiestler OD, et al. WHO classification of tumors of the central nervous system. Lyon, France 2016

[14] Evans DG, Pagon RA, Adam MP, et al. Neurofibromatosis 2. Seattle, WA 1998

[15] Egelhoff JC, Bates DJ, Ross JS, et al. Spinal MR Findings in Neurofibromatosis Types 1 and 2. AJNR. 1992; 13:1071–1077

[16] Parry DM, Eldridge R, Kaiser-Kupfer MI, et al. Neurofibromatosis 2 (NF2): clinical characteristics of 63 affected individuals and clinical evidence for heterogeneity. Am J Med Genet. 1994; 52:450–461

[17] Hottinger AF, Khakoo Y. Neurooncology of familial cancer syndromes. J Child Neurol. 2009; 24:1526–1535

[18] Northrup H, Krueger DA, International Tuberous Sclerosis Complex Consensus Group. Tuberous sclerosis complex diagnostic criteria update: recommendations of the 2012 International Tuberous Sclerosis Complex Consensus Conference. Pediatr Neurol. 2013; 49:243–254

[19] Logue LG, Acker RE, Sienko AE. Best cases from the AFIP: angiomyolipomas in tuberous sclerosis. Radiographics. 2003; 23:241–246

[20] Thiele EA. Managing epilepsy in tuberous sclerosis complex. J Child Neurol. 2004; 19:680–686

[21] McLaurin RL, Towbin RB. Tuberous Sclerosis: Diagnostic and Surgical Considerations. Pediat Neurosci. 1985; 12:43–48

[22] Bernauer TA. The radial bands sign. Radiology. 1999; 212:761–762

[23] Franz DN, Agricola K, Mays M, et al. Everolimus for subependymal giant cell astrocytoma: 5-year final analysis. Ann Neurol. 2015. DOI: 10.1002/ana. 24523

[24] Bachur CD, Comi AM. Sturge-Weber syndrome. Curr Treat Options Neurol. 2013; 15:607–617

[25] Schramm J, Kuczaty S, Sassen R, et al. Pediatric functional hemispherectomy: outcome in 92 patients. Acta Neurochir (Wien). 2012; 154:2017–2028

[26] Di Rocco F, Sabatino G, Koutzoglou M, et al. Neurocutaneous melanosis. Childs Nerv Syst. 2004; 20:23–28

[27] DeDavid M, Orlow SJ, Provost N, et al. Neurocutaneous melanosis: clinical features of large congenital melanocytic nevi in patients with manifest central nervous system melanosis. J Am Acad Der-matol. 1996; 35: 529–538

[28] McClelland S, 3rd, Charnas LR, SantaCruz KS, et al. Progressive brainstem compression in an infant with neurocutaneous melanosis and Dandy-Walker complex following ventriculoperitoneal shunt placement for hydrocephalus. Case report. J Neurosurg. 2007; 107: 500–503

[29] Mena-Cedillos CA, Valencia-Herrera A M, Arroyo-Pineda AI, et al. Neurocutaneous melanosis in association with the Dandy-Walker complex, complicated by melanoma: report of a case and literature review. Pediatr Dermatol. 2002; 19:237–242

[30] Paraf F, Jothy S, Van Meir EG. Brain Tumor-Polyposis Syndrome: Two Genetic Diseases. J Clin Oncol. 1997; 15: 2744–2758

36 弥漫性星形细胞瘤和少突胶质细胞瘤

36.1 发生率

星形细胞瘤是最常见的原发性颅内肿瘤。对于该类肿瘤的详细分类，见表34-1。平均年龄标准化年发病率从2006年到2010年为5.17/100 000[1]，在美国每年大约有16 000例新发病例。

36.2 弥漫性胶质瘤危险因素

目前已知病因包括：①为相关综合征临床表现的一部分（家族性疾病等，见章节35)；②继发于放疗。

▶ 手机和癌症发生风险　以下信息摘引自美国国家癌症研究院网站[2]。

人们对于手机诱发癌症的担心，是由于手机可以发射射频电磁辐射（RF-EMR)，而且自手机问世以来使用量急剧增加。大量的研究从不同角度对手机诱发癌症的可能性进行了探索，在此我们列举了一系列研究成果。

在过去几十年中，脑部癌症的发生率和死亡率基本保持平稳。

- 2011年5月，WHO发出了关于使用发射非电离电磁辐射的设备（如手机）有可能致癌的警告[3]。
- 美国肿瘤协会（ACS）指出，WHO分类表明，尽管RF-EMR可能会带来一定的癌症风险，但缺乏有力的证据来证明其因果关系，尚需进一步调查。
- 美国国家环境卫生研究所（NIEHS）指出，当前证据并不能证明使用手机与任何健康问题直接相关，但还需要更多研究。
- 美国食品药品监督管理局（FDA）评论说，大多数关于人类流行病学的研究并未找到手机的射频电磁辐射与健康问题之间的关系。
- 美国疾病控制中心（CDC）指出，没有任何科学信息可以明确回答手机是否会引起癌症的问题。
- 美国联邦通讯委员会（FCC）的结论是，没有科学证据可以证明使用手机与癌症或其他疾病之间存在因果关系。
- 欧洲科学委员会在2015年《新近发现的健康风险》的研究中得出结论：未发现长期暴露于手机射频电子辐射中脑肿瘤或其他头颈癌风险的上升，并且流行病学研究也未发现其他恶性疾病包括儿童期癌症患病风险的增高。

36.3 星形细胞肿瘤的分类和分级

36.3.1 弥漫性胶质瘤和其他星形细胞肿瘤

2016年WHO修订的第4版分类系统[4]将弥漫性浸润性神经胶质瘤(星形细胞性肿瘤和少突胶质细胞肿瘤)统一分组(表34-1详细列出了特定肿瘤分类),而将边界更加明确的星形细胞瘤分类为“其他星形细胞瘤”(图36-1),这类肿瘤缺少IDH基因突变,并且常伴有BRAF变异(毛细胞型星形细胞瘤和多形性黄色星形细胞瘤)或TSC1/TSC2基因突变(室管膜下巨细胞型星形细胞瘤,见章节35.1.3)。

弥漫性胶质瘤	其他星形细胞肿瘤
• WHO Ⅱ、Ⅲ 星形细胞瘤	• 毛细胞型星形细胞瘤
• WHO Ⅱ、Ⅲ 少突胶质细胞瘤	• 多形性黄色星形细胞瘤
• WHO Ⅳ 胶质母细胞瘤	• 室管膜下巨细胞型星形细胞瘤
• 小儿弥漫性胶质瘤	• 间变多形性黄色星形细胞瘤

图 36-1 星形细胞肿瘤的主要分类

一般来讲,“WHO Ⅱ、Ⅲ”等同于WHO Ⅱ、Ⅲ级

36.3.2 弥漫性星形细胞肿瘤和少突胶质细胞肿瘤的分类

潜在的语义混淆来源

在2016年WHO的中枢神经系统肿瘤分类中[5],“弥漫性星形细胞肿瘤”(有时称为弥漫性星形细胞瘤)是指由星形胶质细胞组成的浸润性中枢神经系统肿瘤(有时称为弥漫性神经胶质瘤),而“弥漫性星形细胞瘤”可以指低度弥漫性星形细胞瘤(WHO Ⅱ级),属于“弥漫性星形细胞肿瘤”的一种,而更高级别的“弥漫性星形细胞肿瘤”则包括间变星形细胞瘤(WHO Ⅲ级)和胶质母细胞瘤(WHO Ⅳ级)。

术语“神经胶质瘤”在学术上可以用来指任何神经胶质种系的肿瘤(例如源自神经胶质细胞,包括少突胶质细胞、室管膜细胞、施旺细胞、小胶质细胞等等),但是“神经胶质瘤”通常仅指星形细胞肿瘤。

分类和分级概述

星形细胞瘤的分级经历了多年的演变,并且在不同时期的分级系统纷繁复杂。近年来,分子遗传学逐渐应用到了胶质瘤的分类分级系统。我们发现,曾经被称为“胶质母细胞瘤”的肿瘤并不是单个均一的实体,而实际上是具有不同起源、预后和对特定治疗具有不同反应的异质性群体。因此,多年来业内积累的关于这类肿瘤的大量数据用途仍然非常有限。已过

时的评分系统将不包含在本书中。

2016 年 WHO 肿瘤分类系统[5]基于组织学（组织学表型）并辅以分子遗传信息（基因型）（如可用），进行最终命名。在极少数情况下，组织学表型会与基因型冲突，应以基因型为准。

▶ 分子遗传学　条件允许的情况下，应当对分子遗传学变异进行评估。可能的话，应当对所有弥漫性神经胶质瘤进行 IDH1 和（或）IDH2 突变检测［见异柠檬酸脱氢酶（IDH)］。其他变异如 1p/19q 染色体联合缺失或 TP53 基因突变，也需适当检测。其他生物标志物包括表观遗传学变异，例如 MGMT 基因启动子基因甲基化（见章节 36.7.1）可能对研究或治疗方案有一定指导作用，但目前未包含在分类中。对于这些变异，我们在其他部分进行了讨论。

对于组织学分类的弥漫性星形细胞肿瘤（WHO Ⅱ级弥漫性星形细胞瘤、WHO Ⅲ级间变星形细胞瘤和 WHO Ⅳ级胶质母细胞瘤），我们将进一步根据分子遗传学变异，将其归入以下子类别进行阐述：

- IDH 突变型
- IDH 野生型
- NOS（非特指型）：未行分子病理学检测或检测结果不确定

少突胶质细胞瘤的诊断依据为：IDH 突变的弥漫性浸润性胶质瘤，伴有 1p/19q 染色体联合缺失。

对于中线部位神经胶质瘤，宜检测 K27M 突变，以诊断 H3 K27M 突变型弥漫性中线胶质瘤（见章节 36.8）。

注意：“野生型”标签仅在 WHO 官方具有野生型名称的情况下使用。如果没有列出此类名称，则使用 NOS（例如，没有术语“少突神经胶质瘤野生型”）。

图 36-2 总结了 2016 年 WHO 关于弥漫性星形细胞瘤和少突胶质细胞瘤的分类。注意：疾病分类不一定按顺序排列（例如，组织学诊断并不总是先于分子遗传学检测）。

组织学分级（2016 年 WHO 版本）

2016 年世界卫生组织（WHO）组织学分级如表 36-1 所示。与既往的三大分级系统（St Anne/Mayo 系统，Ringetz 系统及前一版 WHO 系统）类似。

Ⅰ级是指星形细胞瘤中的某些局限性亚型，如毛细胞星形细胞瘤。弥漫性星形细胞瘤一般被定为Ⅱ～Ⅳ级。从报道的发病率来看，287 例星形细胞瘤中，Ⅰ级占 0.7%（非常罕见），Ⅱ级占 16%，Ⅲ级占 17.8%，Ⅳ级占 65.5%。

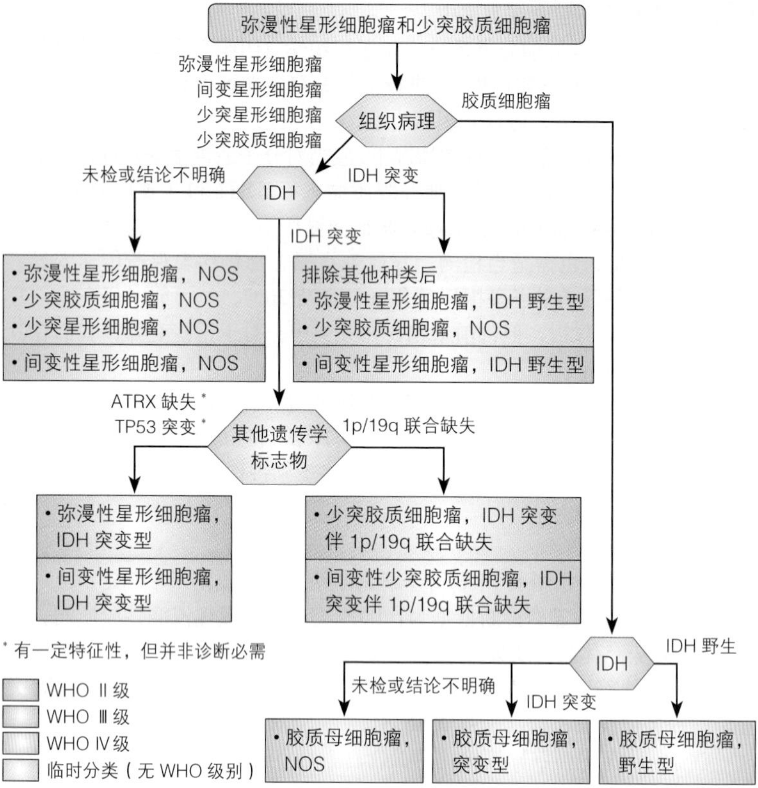

图 36-2 弥漫性星形细胞肿瘤和少突胶质细胞瘤的分类总结

改编自 Louis DN，Perry A，Reifenberger G 等人发表的《2016 年世界卫生组织中枢神经系统肿瘤分类：摘要》。Acta Neuropathol 2016；131（6）：803–20

注意：这仅为分类，并非流程图（诊断时不一定遵循该图的顺序进行）

36

表 36-1 2016 版 WHO 弥漫性星形细胞肿瘤的组织学分类[5]

级别	命名	分类标准[a]	详细标准
Ⅱ	弥漫性星形细胞瘤	仅有细胞学异型	非典型性（核形状或大小的变化）+ 着色过度
Ⅲ	间变星形细胞瘤(AA)	以上 + 发育不良和有丝分裂活动	有丝分裂显著（大样本中的少量丝有分裂不足以诊断）。Ki-67 增殖指数（见章节 34.7.2）[b]或可有助于将Ⅲ级和Ⅱ级、Ⅳ级区别开来。

表 36-1（续）

Ⅳ	胶质母细胞瘤（GBM）	以上 + 微血管增生和（或）坏死	微血管增生 = 多层血管内皮（不仅仅是血管过多）或肾小球样血管增生。坏死部分必须充分，但可以是任何形式(坏死周围“假性空白区”并非必要)

[a] 以上标准出现顺序与如下所示一致[6]：

1. 核异型：发生在所有Ⅱ级肿瘤中
2. 有丝分裂活性：见于 92% 的Ⅲ级肿瘤（无Ⅱ级）
3. 细胞密度增加
4. 血管内皮细胞增生和（或）坏死：几乎仅限于Ⅳ级肿瘤（仅可见于 8% 的Ⅲ级肿瘤）

[b] AA 的 Ki-67 指数通常为 5%～9%，但这不应作为Ⅱ级和Ⅲ级或Ⅲ级和Ⅳ级的唯一判别标准［请参阅 Ki-67（7.1）］。

脑肿瘤分子遗传学变异

IDH1/2 基因突变

要点 - 异柠檬酸脱氢酶（IDH）突变

- 野生型 IDH 是 Krebs 循环中的正常酶，可催化异柠檬酸形成 α-酮戊二酸。
- 突变型 IDH 在许多肿瘤中都有发生，但不存在于正常细胞中。IDH1 是最常见的突变类型，其代谢产物为 2-羟基戊二酸酯，该产物可能参与肿瘤发生。
- 70%～80% 的继发性胶质母细胞瘤及其前体病变（WHO Ⅱ级和Ⅲ级胶质瘤）具有 IDH 突变，但在原发性胶质母细胞瘤中发生率仅为 5%。
- IDH 突变的肿瘤病人的预后要好于 IDH 野生型的肿瘤病人
- WHO 建议对所有的星形细胞肿瘤检测 IDH 突变

异柠檬酸脱氢酶（IDH）1 和 2 基因的突变会减少其编码蛋白与其底物异柠檬酸的结合，降低将底物转化为 α-酮戊二酸（α-KG）的催化能力，补充 NADH 和 NADPH 并产生副产物二氧化碳[9]。这是三羧酸循环（Krebs 循环）中不可逆的细胞呼吸步骤之一。IDH 突变在许多肿瘤中都有发生，但不存在于正常细胞。突变的 IDH1 Arg132（位于胞质）和 IDH2Arg140 和 Arg172（位于线粒体）基因占所有 IDH 变异的 90% 以上[10, 11]。突变型 IDH1 和 IDH2 酶具有异样的酶促能力，可将 α-KG 转化为 2-羟基戊二酸酯（2-HG），这是一种肿瘤代谢的小分子产物，或可促进胶质瘤的发生。IDH1 和 IDH2 突变将病人分为特定分子亚型，例如相较于 IDH 野生型胶质瘤，具有 IDH 突变的较低级别星形细胞瘤、少突胶质细胞瘤（Ⅱ/Ⅲ级）和继发性胶质母细胞瘤拥有相对较好的总生存期、无进展生存期和化疗敏感性[9-11]。

适应证 条件允许时，应对所有弥漫性星形细胞肿瘤进行 IDH 检测。

检测详细信息 通常，首先对 IDH1 第 132 位密码子进行突变检测，

36

如果IDH1 R132H突变为阴性，将对IDH2第172位密码子进行突变检测。对于实体肿瘤，先进行肿瘤富集，提取DNA，然后对IDH1和IDH2基因中第4号外显子突变热点区域进行双向测序。固体标本最好以石蜡块的形式送检。

可以通过基因测序检测，也可通过免疫组织化学染色来检测。部分医院可自行完成检测，部分医院则需将样本送往专科实验室；结果通常需要2～3天。费用约100美元。

▶ *IDH突变和弥漫性星形细胞瘤/间变星形细胞瘤* 对于弥漫性星形细胞瘤（其中一些可能是较低级别的病变，例如节细胞神经胶质瘤）和间变星形细胞瘤（其中一些可能是胶质母细胞瘤），野生型IDH非常罕见。

一些[12]（并非全部[13]）研究指出，IDH突变型Ⅱ级和Ⅲ级星形细胞瘤病人的生存预后并无显著差异。但是，对于IDH突变的病例，两种肿瘤病人的生存预后都要比IDH野生型更好。

随着时间的推移，肿瘤内的IDH突变可能会丢失。

1p/19q染色体联合缺失

1号染色体的短臂（1p）和19号染色体的长臂（19q）同时缺失是少突胶质细胞瘤的经典分子遗传学变异[4, 14]。这种变异与IDH突变密切相关，并且与ATRX和TP53突变互斥。

染色体一条臂的丢失称为该染色体区域的杂合性丢失（LOH）。1p和19q中的杂合性缺失是由1号染色体和19染色体[15]之间非平衡的全臂移位所致，这种变异在少突胶质细胞瘤发生的早期即出现。

适应证：每当发现少突胶质细胞瘤特征或因其他缘由怀疑少突胶质瘤时，即应进行检测。FISH（荧光原位杂交）或PCR是常用的检测方法。样本发出后，通常需要3～7天可出结果。FISH的费用约为200美元，PCR的费用为300～500美元。

ATRX和TP53基因突变

36

ATRX基因编码ATRX蛋白（α地中海贫血/智力发育迟滞综合征，非缺失型，X连锁），该蛋白参与沉默人类基因组中某些基因位点。ATRX基因突变与IDH和TP53突变紧密相关，可发生于多种人类癌症（在CNS中：继发性胶质母细胞瘤及其前体病变，Ⅱ级和Ⅲ级胶质瘤），但在少突胶质细胞瘤中非常罕见。

TP53基因编码TP53蛋白（肿瘤蛋白53），是一种肿瘤抑制因子，可抑制细胞分裂，并在细胞遭受无法修复的DNA损伤时发出信号诱导其凋亡。TP53基因突变在人类癌症中很常见，也是Li-Fraumeni综合征的内在病因。

这些变异可通过聚合酶链反应（PCR）测序进行检测。

通常，ATRX和TP53突变与1p/19q联合缺失互斥，可以作为鉴别星形细胞瘤和少突胶质细胞瘤的分子标志物[4, 14]。

适应证：ATRX 突变一般与 IDH1 突变一起检测。可以通过免疫组化（IHC）染色或荧光原位杂交（FISH）检测 ATRX 和 TP53。部分医院可自行检测，条件短缺时可外送至专业实验室进行检测；结果通常需要 2~3 天。IHC 的费用为 100~150 美元，FISH 为 200~250 美元。

TERT 基因启动子突变

端粒酶逆转录酶（TERT）基因编码的蛋白（hTERT）是端粒酶的一部分。端粒酶控制可 DNA 端粒的长度，在迅速分裂的正常细胞中表达尤为活跃。

TERT 启动子基因（TERTp）突变为人类肿瘤热点突变，可导致端粒酶表达升高，在 50 多种癌症类型中均有发现[16]。在较低级别胶质瘤中，TERTp 突变通常与 1p/19q 联合缺失同时发生[17]，并且与 TP53 突变互斥。

Olig2

在胶质瘤中染色阳性（正常细胞也染色阳性），有助于鉴别胶质瘤与转移瘤，也可协助鉴别少突胶质细胞瘤（染色阳性）和脑室外神经细胞瘤（染色阴性）[18]。

基因检测试剂盒

有一些试剂盒（已公开的和私人定制的）可以对肿瘤标本进行全面的基因检测（基因检测试剂盒），可以对以上变异进行检测。例如，匹兹堡大学的 Genomics ResearchCore 和 FoundationOne CDx。市面上还有售针对脑部的特异性检测试剂盒，例如位于佛罗里达州迈尔斯堡的 NeoGenomics 公司生产的 NeoTYPE 脑肿瘤检测试剂盒，可以检测 ATRX、BRAF、EGFR、IDH1、IDH2、MGMT 启动子甲基化（PCR），PTEN、TERT 启动子、TP53、1p/19q 联合缺失等变异。费用为 2000~4000 美元，检测周期约为 2 周。

36.4 胶质瘤的一般特征

36

36.4.1 神经放射学

星形细胞瘤往往起源于白质（例如，半卵圆中心），并可横穿白质纤维术，见章节 36.4.2“扩散”，另见章节 13.2.13“磁共振质谱成像（MRS）”。

▶ *CT 扫描和 MRI 分级* 通过 CT 或 MRI 对胶质瘤进行分级往往不够准确[19]，但可以用作初步评估（见表 36-2）。神经放射学分级不适用于儿童非弥漫性星形细胞瘤（例如毛细胞型星形细胞瘤）。

▶ *正电子发射断层扫描（PET）* 低级纤维型星形细胞瘤在氟脱氧葡萄糖 PET 中表现为低代谢的“冷区”。代谢亢进的“热区”提示高级别（Ⅲ或Ⅳ级）星形细胞瘤，并有助于鉴别在 MRI 上没有增强的高级别胶质瘤

表 36-2 胶质瘤的 CT 和 MRI 分级

WHO 级别	影像学典型表现		部位
弥漫性星形细胞瘤（WHO Ⅱ 级）	CT：低密度灶 MRI：T_2WI 异常信号	无增强，无或轻微占位效应	颞叶、后额叶、前顶叶
间变星形细胞瘤（WHO Ⅲ 级）	复杂强化[a]		
胶质母细胞瘤，IDH 野生型(WHO Ⅳ级)	中央坏死区伴环形强化[b]		颞叶最多，顶叶次之，额叶较少，枕叶最少
胶质母细胞瘤，IDH 突变型(WHO Ⅳ级)	实性强化[a]		好发于额叶

[a] 有些可能无增强。大多数胶质母细胞瘤会有增强，但仍有极少数没有增强[19, 20]

[b] 中心非增强区可能为坏死或囊变。[见“肿瘤相关性囊变”（章节 36.4.4)]。增强环为肿瘤细胞，但肿瘤细胞范围往往延伸至增强环 15mm 以上[21]

和低级别（Ⅱ）星形细胞瘤。

▶ *血管造影特点* 间变星形细胞瘤通常表现为无血管肿块。胶质母细胞瘤则表现为肿瘤血供丰富，常伴有动静脉短路。

36.4.2 扩散

胶质瘤可能通过以下机制扩散[22]（注意：胶质瘤远离原发灶的复发率＜10%[23]）：

1. 延白质纤维扩散浸润：
   1) 胼胝体：
      - 通过胼胝体膝部或体部→双额叶受侵（“蝴蝶形胶质瘤”）。
      - 通过胼胝体压部→双顶叶或双枕叶受侵。
   2) 大脑脚→中脑受侵。
   3) 内囊→基底节区肿瘤可侵犯至半卵圆中心。
   4) 钩状束→额颞叶同时受侵。
   5) 丘脑间联合→双侧丘脑胶质瘤。
2. 脑脊液途径（蛛网膜下隙播种）：高级别胶质瘤软膜和脑室播种的概率为 10%～25%[24]。
3. 胶质瘤全身播散罕见。

36

36.4.3 大脑胶质瘤病样生长方式

这种胶质瘤生长特点为广泛侵犯一侧大脑半球（超过 3 个脑叶），或大面积侵犯双侧大脑半球，曾被认为是一个新的病种，现已被分类为一种广泛侵犯性的肿瘤生长方式。

这种生长方式可见于所有弥漫性胶质瘤，但最常见于间变星形细胞瘤。没有明确的分子标志物。

36.4.4 肿瘤相关性囊变

胶质瘤可能会发生中央囊性坏死，但也可能仅仅是囊变，不伴坏死。囊液通常为黄色，可与脑脊液区分，取出后通常会凝结（这点与慢性硬膜下积液不同）。尽管囊变可出现在恶性胶质瘤中，但在毛细胞型星形细胞瘤中更为常见（见章节 37.1.7）。

36.5 弥漫性星形细胞瘤

36.5.1 弥漫性星形细胞瘤，IDH 突变型（WHO Ⅱ 级）

一般特点

指携带 IDH1 或 IDH2 基因突变的弥漫性星形细胞瘤。以前的术语“低级别胶质瘤”已不建议使用[5]。

由于大多数弥漫性星形细胞瘤都携带 IDH 突变，因此以前（IDH 发现之前的时期）所称的低级别星形细胞瘤（WHO Ⅱ 级）也在一定程度上反映了当前的分类。

这些肿瘤倾向发生于儿童和青年人群，而且相对罕见，仅约占原发性脑肿瘤的 5%，约占所有神经胶质瘤的 15%[25]。小儿（年龄不足 20 岁）弥漫性星形细胞瘤（IDH 突变状态未确定）的发病率为 0.26/10 万，约为成人发病率的一半（0.48）[26]。

颞叶、后额叶和前顶叶为好发部位[27]。在小儿人群中，该类肿瘤常发生于丘脑，这种情况在成年人群中并不常见[5]。

肿瘤生长缓慢，且大部分病人伴发肿瘤继发性癫痫。

▶ 小儿弥漫性星形细胞瘤　在小儿（年龄不足 20 岁）弥漫性星形细胞瘤中，大多数分子标志物与成年人群胶质瘤不同：不存在 IDH、TP53 和 ATRX 突变[28]，H3 K27M 突变可发生于高级别小儿弥漫性胶质瘤[29]。肿瘤标志物与肿瘤位置密切相关[30]。与成年人群胶质瘤不同，小儿弥漫性星形细胞瘤很少发生恶性进展[31]。

病理

组织学：细胞密度低，分化程度高，瘤内可有正常脑组织特点。钙化很少见。没有细胞发育不良和有丝分裂（偶见单发有丝分裂）。血管数量可略有增加。GFAP 染色呈阳性（见章节 34.7.2）。

在没有 1p/19q 共缺失的情况下，这类肿瘤中也可见类似少突胶质细胞瘤的细胞区域，与本诊断并不冲突。

36

分子遗传学：存在 IDH 突变。ATRX 和 TP53（见章节 36.3.2）突变支持该诊断。当前已初步确定了基于多种遗传标志物预后不同的亚组[5]，但此处不做介绍。

神经放射学

在 CT 上通常表现为低密度。在 T_1WI MRI 上多表现为低信号，在 T_2WI MRI 上多表现为高信号，并且范围超过肿瘤体积（见图 36-3）。大多数在 CT 或 MRI 上不强化（尽管有高达 40% 的病人可出现强化[32]，但这些病人预后可能更差）。

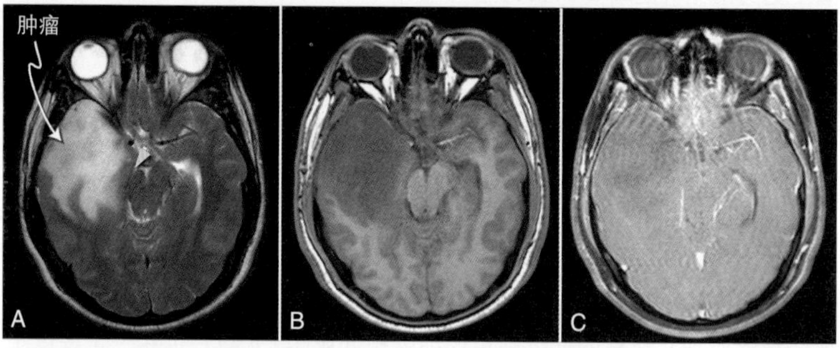

图 36-3 右侧颞叶弥漫性星形细胞瘤，IDH 突变型（WHO Ⅱ级）

轴位 MRI，A. T_2 像；B. T_1 像；C. T_1 增强像

T_2 像可以看到白质变化颞极向后延伸（A）。肿瘤在 T_1 像上呈现低信号（B），并且不会随钆剂呈现对比增强（C）。肿瘤占位引起右侧中脑受压（黄色箭头），可能进一步发展为沟回疝

预后

一个已知 IDH 突变状态的队列研究显示，这类病人中位生存期为 10.9 年[12]。

36

IDH 发现之前的数据显示，以下病人的预后更差[33]（现在配合 IDH 突变状态，需要进一步验证）。

1. 年龄＞40 岁（可能是最为重要的负性预后预测因素）。
2. 组织学呈现为星形细胞瘤。
3. 肿瘤最大径≥6cm。
4. 肿瘤跨越中线。
5. 术前有神经功能缺失。

▶ 去分化　这些肿瘤具有去分化的能力，并且通常表现为恶性，因为 75% 的成人胶质瘤会进展为 IDH 突变型间质性星形细胞瘤，并可能进一步发展为 IDH 突变型胶质母细胞瘤，最终导致病人死亡。然而，小儿（年龄 <20 岁）弥漫性星形细胞瘤很少发生恶性进展[31]。

对于年龄大于 45 岁的病人，WHO Ⅱ级星形细胞瘤倾向于更快地发生恶性进展。一旦发生去分化，病人中位生存期为 2~3 年（IDH 发现以前的数据[34]）。

在 UCSF 为 WHO Ⅱ级星形细胞瘤设计的术前评分系统[35]中，为表 36-3 中所示的 4 个参数中的每个参数都分配了 1 分。表 36-4 进行了总结和预后判断（该量表已在其他机构得到了验证[36]，但使用的是 IDH 发现之前的数据，并且需要更新）。

表 36-3 WHO Ⅱ级星形细胞瘤术前评分[a][35]

条目	是 / 否
年龄 >50 岁	是 =1，否 =0
KPS[b] 评分≤80	是 =1，否 =0
位于功能区[c]	是 =1，否 =0
最大径 >4cm	是 =1，否 =0

[a] IDH 发现以前的数据，因此肿瘤分类为弥漫性星形细胞瘤，NOS

[b] KPS= 卡诺夫斯基评分（见章节 85.1）

[c] 在本研究中，脑功能区被定义为：初级感觉或运动皮层，Wernicke 或 Broca 区

表 36-4 表 36-3 的评分汇总

总分	5 年生存率	5 年无进展率
0~1	97%	76%
2	81%	49%
3~4	56%	18%

IDH 突变型弥漫性星形细胞瘤的亚分类

肥胖型星形细胞瘤，IDH 突变（WHO Ⅱ级）

属于 IDH 突变型弥漫性星形细胞瘤 WHO Ⅱ级的一种，其特征为包含 20% 以上肿瘤细胞的双核细胞。它们约占 WHO Ⅱ级弥漫性星形细胞瘤的 10%，平均诊断年龄为 40 岁[37]。

组织学 肥胖型星形细胞瘤表现为胞质透亮，形态饱满、多角性的嗜酸性细胞体，并含有 GFAP 阳性细胞突起[38]。

分子生物学 TP53 突变在肥胖型星形细胞瘤中的突变率高于 80%，在 IDH 突变型肥胖型星形细胞瘤中突变比例则更高[5]。

影像学 肥胖型星形细胞瘤没有特异性影像学特征与其他亚型鉴别。

预后 肥胖型星形细胞瘤倾向于较早去分化并且病人预后较差，但需进一步确认与已知 IDH 突变状态的人群的预后对比结果。

36.5.2 弥漫性星形细胞瘤，IDH 野生型（无 WHO 级别）

非常罕见。成人大多数具有弥漫性星形细胞瘤组织学表现而又没有 IDH 突变的胶质瘤，在进一步通过其他基因检测后可重新分类为其他肿瘤类型[5]。该组肿瘤可能由多种具有不同临床分支特点的肿瘤组成，被认为是临时分类，暂无 WHO 等级。

36.5.3 弥漫性星形细胞瘤，NOS（无 WHO 级别）

组织学表现与弥漫性星形细胞瘤相符的肿瘤，其 IDH 突变状态尚不确定。这类肿瘤可能包含了多种生物学行为迥异的肿瘤，因此没有 WHO 等级。

36.6 间变星形细胞瘤

36.6.1 间变星形细胞瘤的概述

类别特点

表现为弥漫性浸润性星形细胞瘤，伴散在非典型增生，有丝分裂活跃（见表 36-1）。以前的术语“高级星形细胞瘤”[5] 已不再建议使用。

病理

组织学 与 WHO Ⅱ 级星形细胞瘤相比，细胞密度明显增高，有丝分裂活动增多（切除标本中可见多个有丝分裂），并且经常伴有间变的其他体征（明显的核异形、多核肿瘤细胞和异常有丝分裂）。GFAP 染色呈阳性（见章节 34.7.2）。

分子遗传学 ATRX 突变和 TP53（见章节 36.3.2）在多数肿瘤中出现，并且支持该诊断。

神经放射学

间变星形细胞瘤（AA）通常在 CT 或 MRI 上表现出复杂的强化特点，但部分不伴有强化[39]。不存在常见于胶质母细胞瘤中的环形强化。钙化和囊变出现的概率为 10%～20%[39]。

36

36.6.2 间变星形细胞瘤，IDH 突变型（WHO Ⅲ 级）

概述

间变星形细胞瘤一般携带 IDH1 或 IDH2 突变。这类肿瘤可能为原发性，也可从 WHO Ⅱ 级星形细胞瘤间变进展而来，不过相对少见。间变星形细胞瘤易恶变为 IDH 突变型胶质母细胞瘤。

平均发病年龄为 38 岁[12]。

治疗

见“WHO Ⅲ 级和 Ⅳ 级弥漫性胶质瘤治疗”部分（见章节 36.13）。

预后

IDH 突变型间变星形细胞瘤的临床进程可能与 IDH 突变型弥漫性星形细胞瘤（WHO Ⅱ级）的进程相似或仅稍差[12]，尽管业内对此存在争议[13]。

36.6.3 间变星形细胞瘤，IDH 野生型（WHO Ⅲ 级）

一种具有间变星形细胞瘤组织学病理特征的 WHO Ⅲ 级肿瘤，但无 IDH 基因突变。该类肿瘤的大部分分子标志物与 IDH 野生型胶质母细胞瘤相同。

约占间变星形细胞瘤总数的 20%。

这类肿瘤比 IDH 突变肿瘤型更具侵略性，并且生物学行为与 IDH 野生型胶质母细胞瘤类似。

参考治疗方案“WHO Ⅲ 和 Ⅳ 级弥漫性胶质瘤的治疗”部分（见章节 36.13）。

36.6.4 间变星形细胞瘤，NOS（WHO Ⅲ 级）

一种具有间变星形细胞瘤组织学病理特征的 WHO Ⅲ 级肿瘤，但其 IDH 基因突变状态尚未确定。

36.7 胶质母细胞瘤

36.7.1 概述

简介

胶质母细胞瘤是最常见的星形细胞瘤，也是最致命的一种。现在尽管胶质母细胞瘤的概念仍在使用，但“多形性胶质母细胞瘤”的概念已经被废弃[40]。GBM 有三种主要类型：GBM，IDH 野生型；GBM，IDH 突变型以及 GBM，NOS。

幕下胶质母细胞瘤很少见，且常为幕上 GBM 的蛛网膜下隙播散（此为所有颅后窝胶质母细胞瘤病人均应行放疗的依据）[41]。

胶质母细胞瘤发生的分子通路

全基因组分析结果显示，在胶质母细胞瘤之间存在着显著的基因多样性[42,43]。分子遗传学研究确定了胶质母细胞瘤发生中的至少三个不同的通路[44]。

- 1 号通路：通过受体酪氨酸激酶（RTK）基因的扩增和突变激活的生长因子，其信号转导的调节发生异常所致。RTK 是不同种类的跨膜蛋白，作为生长因子如表皮生长因子（EGF）、血管内皮生长因子（VEGF）、血小板衍生生长因子（PDGF）的受体。RTK 还可以作为细胞因子、激素和其他信号传导途径的受体。

- 2 号通路：磷脂酰肌醇 -3-OH 激酶（PI3K）/AKT/mTOR 的活化，这是一种细胞内信号转导通路，是调节细胞存活所必需的通路。
- 3 号通路：p53 和视网膜母细胞瘤（Rb）肿瘤抑制通路的失活。

原发性 vs. 继发性胶质母细胞瘤

原发性与继发性胶质母细胞瘤[45]：最初由德国病理学家 Hans-Joachim Schere（1906–1945）在 1940 年提出。组织学上，这两种肿瘤无法鉴别。通过分子遗传学方法，它们之间的区别得以证明。关键特征总结于表 36-5。几个值得注意的要点如下：

- *原发性胶质母细胞瘤* 占 GBM 的主要部分。无（临床的或组织学的）证据表明肿瘤由一个低度恶性的前体肿瘤进展而来。多见于临床病史较短（少于 3 个月）的年长病人（平均年龄 55 岁）。
- *继发性胶质母细胞瘤* 由 WHO Ⅱ级或Ⅲ级星形细胞瘤发生恶变而来。病人较年轻（平均年龄 40 岁）且有着相对较缓慢的临床病程。

表 36-5 原发性和继发性胶质母细胞瘤的特征[5]

特征	原发性胶质母细胞瘤	继发性胶质母细胞瘤
分子标记	IDH 野生型（占 95%）	IDH 突变型（占 60%～90%）
前期病变	无前期病变	弥漫性星形细胞瘤，间变星形细胞瘤
占所有 GBM 的比例	≈ 90%	≈ 10%
诊断时的中位年龄	≈ 62 岁	≈ 44 岁
男女比	1.42 ∶ 1	1.05 ∶ 1
临床病程平均长度	4 个月	15 个月
中位生存期		
1. 外科手术 + 放疗	9.9 个月	24 个月
2. 外科手术 + 放疗 + 化疗	15 个月	31 个月
位置	颞叶 > 顶叶 > 额叶 > 枕叶	好发于额叶
坏死	广泛坏死	有限坏死
TERT 启动子突变	72%	26%
TP53 突变	27%	81%
ATRX 突变	无	71%
EGFR 扩增	35%	无
PTEN 突变	24%	无
MGMT 启动子甲基化[47]	36%	75%

继发性胶质母细胞瘤较原发性少见。90% 以上恶性程度较低的前体肿瘤存在 TP53 突变。恶变特征性表现为染色体 19q 和 10q 的等位缺失。继发性胶质母细胞瘤 MGMT 启动子甲基化发生率可能比原发性高［使其对烷基化化疗药物更敏感（见章节 34.5.2)][46，47]。200 例胶质母细胞瘤的基因测序结果显示 IDH1 和 IDH2 复发突变发生于 5% 的原发胶质母细胞瘤和 60%～90% 的继发性胶质母细胞瘤当中[10，11]。

病理学——胶质母细胞瘤概述

▶ 组织学　除 IDH 野生型 GBM 外，胶质母细胞瘤具有相似的组织学表现，特征为核异型性，细胞多形性（多数肿瘤均可见），分裂活跃，微血管增生和（或）坏死。正如被淘汰的概念“多形性胶质母细胞瘤”所暗示的，该肿瘤的组织病理学高度多变。这使得难以利用小标本来准确诊断 GBM（如针吸活检）。

▶ 胶质纤维酸性蛋白（GFAP）　多数星形细胞瘤 GFAP 染色呈阳性（但一些分化不良的胶质瘤和肥胖型星形细胞瘤染色可为阴性，因为染色阳性需要有纤维型星形细胞的存在）。

▶ Ki-67（MIB-1 指数）　已有建议将 MIB-1 指数（见章节 34.7.2）≥7%～9% 作为间变肿瘤的指标。但是该范围低限可与 WHO Ⅱ级星形细胞瘤重叠，高限可与 WHO Ⅳ级星形细胞瘤重叠，并且在肿瘤内部间可有差别。同时，不同研究者和研究机构之间存在差异，因此无法将 MIB-1 指数作为鉴别Ⅱ级和Ⅲ级，Ⅲ级和Ⅳ级星形细胞瘤的唯一指标。

MGMT 转录沉默（表观遗传学）

烷化剂（如亚硝基脲或替莫唑胺）（见章节 34.5.2）通过在鸟嘌呤上引入烷基（最小可为甲基）形成 O^6- 甲基鸟嘌呤损伤 DNA。MGMT（O^6-甲基鸟嘌呤 -DNA 甲基转移酶）是一种特异性移除该细胞毒性甲基，使鸟嘌呤回复至原始状态[49，50]的 DNA 修复酶。许多 GBM 固有 MGMT 活性减低［IDH 突变型星形细胞瘤（75%）比 IDH 野生型星形细胞瘤（36%）更常见］，这更像是表观遗传中通过超甲基化位于染色体 10q26 上[51，52]的编码 MGMT 基因的 CpG 岛（启动子区域），使其转录沉默。MGMT 活性是恶性胶质瘤对烷化剂类化疗药（如亚硝基脲或替莫唑胺）化疗响应的独立预后因子，在 MGMT 活性降低的恶性胶质瘤中观察到更长的生存期[53]。下面的方框对此及 IDH1/2 突变的含义进行了总结。

注：启动子甲基化检测通过 PCR（多聚酶链式反应）进行，该检测送至实验室，结果需 1～2 周。费用在 1000 美元内。虽然直接测 MGMT 活性可能更快，但其结果常不可靠。

36

36.7.2 胶质母细胞瘤，IDH 野生型（WHO Ⅳ 级）

概述

指原发性胶质母细胞瘤。具有胶质母细胞瘤的组织学特征（见上），缺少 IDH1 或 IDH2 基因突变。与 IDH 突变型胶质母细胞瘤的比较，见表 36-5。

是最常见、恶性程度最高的星形细胞瘤。成人病例诊断时平均年龄为 62 岁。肿瘤原发，无任何可辨别的低级别前体肿瘤。

Σ 胶质母细胞瘤良好预后相关的分子遗传学

结果	评价
MGMT 高甲基化（有时简写为甲基化）	天然发生于 45%～75% 的胶质母细胞瘤 10q26 染色体的基因上。导致 MGMT 活性降低
MGMT 活性降低（或活性不可测）	MGMT 修复了烷化剂如替莫唑胺对 DNA 的损伤。MGMT 低活性的肿瘤比 MGMT 活性正常的非肿瘤细胞对替莫唑胺更敏感。该结果将延长病人生存期
IDH1/IDH2 突变	这些突变与生存期更长的低级别星形细胞瘤相关。不考虑临床分期，没有这些突变的弥漫性胶质瘤（IDH 野生型）侵袭性更强[54]

肿瘤位置

这些肿瘤位于脑白质深部，发生部位的频率见表 36-6。

表 36-6 IDH 野生型 GBM 的位置

位置	%
颞叶	31
顶叶	24
额叶	23
枕叶	16

36

表现

症状：局灶性神经功能缺损（肿瘤及水肿效应所致），高颅压症状（H/A，恶心，嗜睡），或癫痫。

神经放射学

IDH 野生型 GBM 倾向于具有大面积中央坏死，这导致对比增强 CT 或 MRI 上的环形强化征（图 36-4），而 IDH 突变型 GBM 倾向于不含中央坏死（图 36-5）。

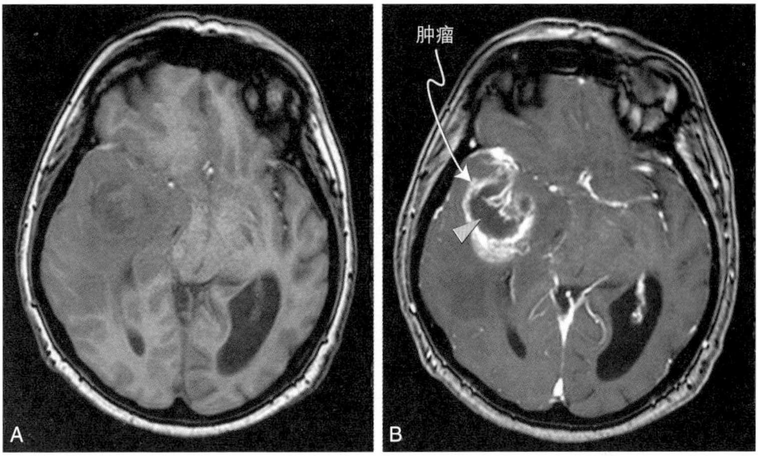

图 36-4 原发性 IDH 野生型胶质母细胞瘤病人的头部 MRI

注意 IDH 野生型 GBM 在颞叶的位置和中央坏死区域（黄色箭头所示的暗区）

轴位 MRI：A. T_1 平扫像；B. T_1 增强像

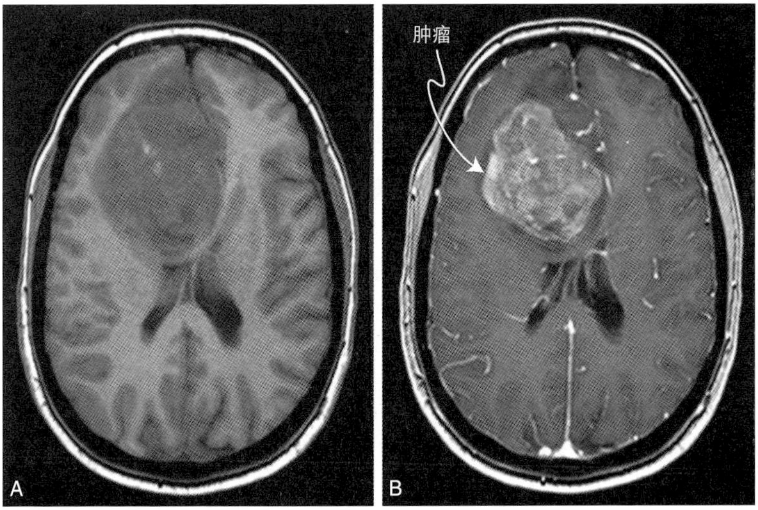

图 36-5 继发性 IDH 突变型胶质母细胞瘤病人的头部 MRI

注意额叶的位置和中央坏死的缺失，这两者都是 IDH 突变型 GBM 的特征

轴位 MRI：A. T_1 平扫像；B. T_1 增强像

治疗

见“WHO Ⅲ 级和 Ⅳ 级弥漫性胶质瘤的治疗”（章节 36.13）。

IDH 野生型胶质母细胞瘤的亚型

巨细胞胶质母细胞瘤（WHO Ⅳ 级）

一种罕见的 IDH 野生型 GBM 的变种，在胶质母细胞瘤中比例＜1%。组织学特征奇特，可见多核巨细胞，部分病例网状网络丰富。

与 IDH 野生型 GBM（平均年龄 62 岁）相比，好发于更年轻的病人（平均年龄 51 岁）。

与 IDH 野生型 GBM 一样，无可辨认的前体肿瘤。

TP53 突变（75%～90%）和 PTEN 突变（33%）为特征性突变。

胶质肉瘤（WHO Ⅳ 级）

一种罕见的 IDH 野生型 GBM 的变种，占 GBM 的 2%～8%。具有双相组织学特征，由胶质分化区和间充质分化区交替组成。可能是新生的，也可能是 GBM 治疗后出现的。也可能与室管膜瘤（室管膜肉瘤）和少突胶质细胞瘤（少突肉瘤）同时出现。

主要为肉瘤细胞的胶质肉瘤可呈均匀性增强，与脑膜瘤类似。

上皮样胶质母细胞瘤（WHO Ⅳ 级）

一种 IDH 野生型胶质母细胞瘤的亚型，以紧密间隔的上皮样细胞和一些横纹肌样细胞，以及有丝分裂、微血管增生和坏死为特征。

发生于年轻成人和儿童，好发于小脑和间脑。

分子遗传学中 BRAF V600E 发生概率较高（＞50%）。

36.7.3 胶质母细胞瘤，IDH 突变型（WHO Ⅳ 级）

概述

指继发胶质母细胞瘤。特征：具有胶质母细胞瘤组织学特征，以及（根据定义）IDH1 或 IDH2 基因突变。与 IDH 野生型 GBM 的比较见表 36-5。与 IDH 野生型 GBM 相比，这些肿瘤的短期预后稍好，它们可能也具有较低的 MGMT 活性，从而对烷基化化疗药物的反应更敏感。

36

肿瘤位置

好发于额叶（图 36-5)。少见小脑和脊髓累及。

表现

与 IDH 野生型 GBM 相比，临床病程更长（16.8 个月）。

神经放射学

与相应的 IDH 野生型不同，IDH 突变型 GBM 倾向于无中央坏死（图 36-5)，诊断时体积更大，病灶周围水肿更少。

治疗

见“WHO Ⅲ 级和 Ⅳ 级弥漫性胶质瘤的治疗”（见章节 36.13)。

36.7.4 胶质母细胞瘤，NOS（WHO Ⅳ 级）

一种 IDH 突变状态未被可靠检测的胶质母细胞瘤。已排除巨细胞胶质母细胞瘤（见章节 36.7.2）、胶质肉瘤（见章节 36.7.2）和上皮样胶质母细胞瘤（见章节 36.7.2）等组织学变异。

36.8 弥漫性中线胶质瘤，H3K27M 突变（WHO Ⅳ 级）

一种浸润性高级别胶质瘤，主要为星形细胞样分化，H3FA 或 HIST1H3B/C 上 K27M 突变。

好发于儿童脑干中线（以前称为脑干胶质瘤），包括脑桥［以前称为弥漫性浸润脑桥胶质瘤（DIPG）］、丘脑和脊髓。也可发生于成人。

有丝分裂活动通常是存在的，但不是诊断所必需的。

表现 DIPG 病人通常有脑干表现（三联征：多脑神经麻痹、长束征和共济失调）或梗阻性脑积水。丘脑受累的证据包括颅内压增高、运动无力（如偏瘫）和步态障碍。

预后 即使采用目前的治疗方法，2 年的生存率也很低，约为 10%。

36.9 少突胶质细胞瘤

36.9.1 概述

染色体 1p19q 联合缺失的少突胶质细胞瘤（ODG）根据组织学分为 WHO Ⅱ级或 WHO Ⅲ级（等同于 2007 年 WHO 分级中的“低级别”和“高级别”）。WHO Ⅱ级是一个独立于 1p19q 联合缺失的良好预后因素。

36.9.2 少突胶质细胞瘤，IDH 突变伴染色体 1p/19q 联合缺失型（WHO Ⅱ 级）

概述

要 点

- 一种生长缓慢的肿瘤，常伴有癫痫。
- 原发于成人，好发于额叶。
- 定义：一种弥漫、浸润性胶质瘤，同时具有染色体臂 1p、19q 缺失以及 IDH1 或 IDH2 突变。
- 组织学：“煎蛋样”胞浆（石蜡病理切片上）及“鸡爪样”血管等经典特征并不可靠。钙化常见。
- 推荐治疗：与 WHO Ⅱ 级星形细胞瘤等同。

超过 50% 病例发生于额叶。

组织学：由类似少突胶质细胞（均匀、圆形细胞核）组成的中等细胞性肿瘤。

一种弥漫浸润性胶质瘤，同时具有染色体臂 1p、19q 缺失以及 IDH1 或 IDH2 突变。

流行病学

15～39 岁人群中发病率为 0.028‰，40 岁以上人群中发病率为 0.031‰[26]。

仅占原发性颅内肿瘤约 1%，男女比例为 1.3 ∶ 1[26]。

位置：超过 50% 发生于额叶，其次为颞叶、顶叶及枕叶。

临床表现

ODG 典型表现：病人在确诊前有多年癫痫发作病史，最终因颅内瘤周出血引起卒中事件而得到确诊。这种典型表现在 CT/MRI 出现后已较少见。50%～80% 的病人症状表现为癫痫发作[55, 56]。其余症状对 ODG 来说没有特异性，这些症状通常与病变局部占位效应有关，少数也与颅内压升高有关。出现的症状见表 36-7。

表 36-7 208 例少突胶质细胞瘤的症状

症状	%
癫痫	57
头痛	22
精神状态改变	10
眩晕 / 恶心	9

影像

钙化：X 线片上 28%～60% 的 ODG 可见钙化[55]，CT 上 90% 的 ODG 可见钙化。

36

MRI：T_1 像上呈低信号，T_2 像上呈高信号。少于 20% 可见强化（WHO Ⅲ 级的间变 ODG 多于 70% 可见强化）。

组织学

该类肿瘤细胞密度中等。具有特征性的单圆核及偏心性嗜酸性细胞质，缺乏明显的细胞突起。

73% 的肿瘤有微小钙化[58]。孤立的肿瘤细胞持续侵袭大致完整的脑实质，相关的实性肿瘤成分可能存在也可能不存在[59]。如果具有实性部分，则其典型表现为核周透明晕环所产生的“煎蛋样”表现（实际上是福尔马林固定产生的伪影，冰冻切片上没有，因此冰冻切片诊断困难）。文献中还曾经描述过“鸡爪样”血管形态[60]。这些特征是可变的。

同 WHO Ⅲ级的间变少突胶质细胞瘤（IDH 突变伴 1p/19q 联合缺失型）相比较（见章节 36.9.4），核异型性和偶见有丝分裂像与诊断相符。

16% 的大脑半球 ODG 为囊性[58]（与星形细胞瘤主动分泌液体不同的是，少突胶质细胞瘤微小出血形成微囊，由微囊融合形成囊肿）。

GFAP 染色　因为大多数 ODG 含有微管，而不是胶质原纤维[61]，所以大多数 ODG 的 GFAP 染色呈阴性（见章节 34.7.2），但也有少数例外[62]。另外，在混合性胶质瘤中，星形细胞成分 GFAP 染色可为阳性。

CSF 转移

据报道，有 8%～14% 发生转移，主要为显微镜下发现[63]，但 1% 可能是一个更真实的估计[55]。症状性脊柱转移更为罕见[63]。

治疗

治疗方案见“WHO Ⅱ级弥漫性星形细胞瘤的治疗”（见章节 36.12）。

预后

少突胶质细胞瘤，IDH 突变和 1p/19q 联合缺失型的中位生存期为 8 年[64]。

同 IDH 突变型弥漫性星形细胞瘤 6.4 年的中位生存期相比，1p/19q 联合缺失本身具有更长的中位生存期[65，66]。

同时，与 WHO Ⅲ级间变 ODG 相比，WHO Ⅱ级也是一个独立的良好预后因素。

36.9.3 少突胶质细胞瘤，NOS（WHO Ⅱ级）

一种由类似少突胶质细胞组成的肿瘤（均一，圆核），无 IDH 突变和 1p/19q 联合缺失。

36.9.4 间变少突胶质细胞瘤，IDH 突变伴 1p/19q 联合缺失型（WHO Ⅲ级）

由Ⅱ级的 IDH 突变伴 1p/19q 联合缺失少突胶质细胞瘤分化而来（见章节 36.9.2），有明显细胞分裂活动，微血管增生和坏死等组织学特征。

治疗：治疗方式见“WHO Ⅲ级和 WHO Ⅳ级弥漫性胶质瘤的治疗”。

36.9.5 间变少突胶质细胞瘤，NOS（WHO Ⅲ级）

一种弥漫浸润性间变胶质瘤，有少突胶质细胞的组织学特征，但无 IDH 突变和 1p/19q 联合缺失。IDH 突变和核 ATRX 染色阳性支持少突胶质细胞瘤的诊断但不能代替 1p/19q 联合缺失[5]。GBM 的鉴别诊断（尤其是小细胞变异型）可能更合适（尤其是当 IDH 突变缺失并且 GBM 的基因特征可以被检测到时）。

治疗：治疗方式见“WHO Ⅲ级和 WHO Ⅳ级弥漫性胶质瘤的治疗”。

36.10 少突星形胶质细胞瘤

36.10.1 少突星形细胞瘤的分子生物学

可能表现出弥漫性星形胶质瘤（TP53 突变及 17p 杂合性缺失）或少突胶质细胞瘤（1p/19q 杂合性缺失）的典型改变。没有分子遗传学标志被证实能将少突星形细胞瘤从星形细胞瘤或 ODG 中区分开。与 ODG 不同的是，1p 杂合性缺失的预后或治疗价值尚不明确[66]。

33%～41% 含有室管膜或肿瘤星形细胞成分（所谓的少突星形细胞瘤、混合胶质瘤[67]或碰撞瘤，见章节 38.4）。

36.10.2 少突星形细胞瘤，NOS（WHO Ⅱ 级）

有两个明显的肿瘤细胞类型：一种类似少突胶质细胞瘤，另一种类似弥漫性星形细胞瘤中的细胞。有些细胞可能同时具有上述两种特征。这两种细胞类型可能是分开的也可能是弥漫混合的。

36.10.3 间变少突星形细胞瘤，NOS（WHO Ⅲ 级）

细胞更密集，核异型更多，细胞多形性更明显、有丝分裂活性更高。可存在坏死和微血管增生。难以与胶质母细胞瘤相鉴别，因为 GBM 可能存在类似于间变 ODG 的区域（已经建议废用“含少突胶质细胞瘤成分的胶质母细胞瘤”一词，因为尚未证实其生存期要优于普通 GBM[68]）。

36.11 多发胶质瘤

讨论多发胶质瘤占位必须明确一个概念，即星形细胞瘤是一种多灶性疾病，并非只有单一病灶。某些概念可能是人为造成的，如大脑胶质瘤病的概念在 2016 版 WHO 分类标准中已经被剔除。现在，广泛侵及≥3 个脑叶，经常累及双侧并且常见颅后窝扩张的现象被认为是一种特殊的胶质瘤传播方式，存在于多种弥漫性胶质瘤亚型中。

36

多发胶质瘤占位可见于下列情况之一：

1. 传统意义上的胶质瘤已经通过上述机制之一而发生播散（见上文）。
2. 多发原发性胶质瘤：下面这些术语可以同义互换：“多中心”“多灶”和“多发”。文献报道，占胶质瘤发病率的 2%～20%[69, 70]（这个范围的低限 2%～4% 可能更为准确，高限可能是因为肿瘤浸润性蔓延所致[71]）。
   1）常伴发神经纤维瘤病和结节性硬化。
   2）极少数伴发多发性硬化和进展性多灶性脑白质病。
3. 脑膜胶质瘤病：胶质瘤经 CSF 种植转移，类似于癌性脑膜炎（见章节 50.1.10)。高级别胶质瘤病人尸检发现率可高达 20%，可表现为脑神经病、神经根病、脊髓病、痴呆和（或）交通性脑积水。

在 25 例多中心性胶质瘤病人中[72]，胶质母细胞瘤是最常见的病理类型（48%），其次是间变性星形细胞瘤（20%）和胶质母细胞瘤同时伴间变星形细胞瘤（20%）。

▶ 多发胶质瘤的治疗策略　相关数据很少。在一项关于 25 例多中心胶质瘤病人的非随机研究中[72]，16 例接受手术切除肿瘤的病人，其预后比非手术病人好。然而，在选择适合行开颅手术的病人时存在明显的选择偏倚。

为了确诊通常需要 / 建议进行活检。

Σ

一旦确诊为多发胶质瘤占位病变，局部治疗（如手术、组织内放疗等）就不可行了。建议行全脑放疗以及可能的化疗。但存在一个例外，对于因占位效应而导致病情恶化的病人，需要考虑进行肿瘤切除以预防脑疝。

36.12 WHO Ⅱ级弥漫性星形细胞瘤的治疗

36.12.1 治疗选择

1. 无特异性治疗：对症治疗（如药物控制癫痫，病灶周围水肿），定期接受神经系统检查及影像学检查，保持对进展中病情的干预。
2. 放疗。
3. 化疗。
4. 手术。
5. 联合放疗和化疗，手术或非手术。

处理

尚无可用 I 级推荐。早期最大安全范围手术切除的初始处理被认为是大多数 WHO Ⅱ级成人星形细胞瘤的标准处理方案[25, 73]。由于小儿弥漫性星形细胞瘤（见章节 36.5.1）很少发生恶性转变[31]，该年龄群体的治疗方案似乎需要改进。

在最大安全范围切除后，前 IDH 时代的随机临床试验将病人分成两组：

- 低风险组：
  - 特征：年龄＜40 岁并且肿瘤全切。
  - 推荐：常规影像学监测（例如：每 3~6 个月）。一种例外情况可能是少见的 IDH 野生型弥漫性星形胶质瘤。
- 高风险组：
  - 特征：年龄＞40 岁或次全切。
  - 推荐：XRT 和化疗联合治疗。

一项挪威的研究显示了在倾向于观察等待的中心，总生存率明显较低[74]。更积极的切除与更良好的预后相关[75-77]，并且发生恶变的时间延迟[76]。即使在复发弥漫性星形细胞瘤中，外科切除也有生存期方面的收益。

36.12.2 弥漫性星形细胞瘤的手术

低级别胶质瘤手术的 4 个目标[78]：

1. 获取组织学诊断 / 分子遗传学分析。由于临床和影像学资料无法确定，几乎所有病例都推荐以手术活检或部分切除的方式进行诊断[27]。
2. 改善神经系统状况。
3. 减少肿瘤生长风险。
4. 防止或延迟恶性转变。

术中定位及术中唤醒手术 低级别胶质瘤由于其弥漫浸润的特性以及好发于或邻近重要功能区，所以完整的手术切除常常是不可能的。通过术中定位及术中唤醒的方法，切除范围可以在安全的前提下尽量扩大[79]。一项包含了 8091 例病人的 meta 分析表明：术中刺激大脑定位实现了更完整的切除，同时术后严重神经功能缺损更少[80]。之前常常被认为是不可切除的多中心胶质瘤在术中唤醒定位技术下也可以进行切除[81]。尽管有了这项进步，手术在广泛蔓延的及病变位置很深的胶质瘤中扮演的角色仍有限。

手术技术的考虑 由于低级别胶质瘤的边界在术中可能无法清楚显示，诸如立体定向和影像导航技术可能特别有用，尤其在肿瘤位置很深或接近大脑功能区时[82]。

36.12.3 WHO Ⅱ级星形细胞瘤的辅助疗法

见低风险组 vs. 高风险组病人手术后治疗的讨论（见章节 36.12.1）。

▶ *放射治疗*（XRT） 早期放射治疗作为辅助疗法曾受争议。研究表明，XRT 将无进展中位生存期从 3.4 年延长到 5.3 年，但对总生存期无影响[83]。生存质量和认知能力没有评估。传统放射总剂量为 54Gy，每次 1.8～2Gy，持续 5～6 周。在行放射性肿瘤切除的病人中，早期 RT 不能延长 PFS，因而推荐推迟使用放射治疗直到病情进展。肿瘤不完全切除术后，早期 RT 显著延长 PFS 及疾病特异性生存期[84]。两项前瞻性试验发现不同的 XRT 方案（EORTC 试验[85]：5 周内 45Gy vs. 6.6 周内 59.4Gy；组间研究[86]：50.4 vs. 64.8Gy）。全脑 XRT（WBXRT）的副作用包括白质病变以及认知缺陷 [见“放射性损伤和坏死”（章节 101.2.3)]。在更高剂量的 XRT 下，副作用出现的频率可能会[86]或可能不会[87]更高。

▶ *化疗* 常用于延缓肿瘤进展。替莫唑胺（Temodar®）可能在延缓 WHO Ⅱ级星形细胞瘤（标签外使用）中有效[88]。RTOG 9802 研究评估了 PCV（甲基苄肼，CCNU 和长春新碱）方案的有效性。该研究显示，5

年生存期无明显差异（RT+PCV vs.RT：72% vs.63%。但在生存至 2 年的病人中的生存后分析显示：RT+PCV 组比单独使用 RT 组有更高的 5 年总生存期[89]。）

36.13 WHO Ⅲ级和Ⅳ级弥漫性胶质瘤的治疗

36.13.1 概述

本节涵盖了间变星形细胞瘤、间变少突胶质细胞瘤、间变少突星形细胞瘤和胶质母细胞瘤的治疗。

36.13.2 新诊断的WHO Ⅲ级和Ⅳ级弥漫性胶质瘤的外科治疗

高级别胶质瘤的手术目的在于细胞减容，降低占位效应以及获取供组织学和分子研究的足量标本。与其他治疗方法相比，细胞减容性手术加外照射治疗和替莫唑胺同步化疗已经成为标准治疗方法[90]。

▶ 切除的程度　肿瘤切除程度与术后影像学[91]上显示的残余肿瘤体积（反比关系）对肿瘤进展时间以及中位生存期有着显著的影响[92]。有研究表明，97% 或更高的切除程度与生存时间呈正相关[93]。可能的情况下，全切肿瘤并保护好功能区及关键结构应该是手术追求的目标。近期在肿瘤定位、术中监测以及定位方面的新进展使得肿瘤切除更加安全有效。

GBM 的部分切除将带来显著的术后出血风险和（或）水肿伴发脑疝的风险（创伤性胶质瘤综合征）。此外，病人能否从次全切除中获益尚存疑问。回顾性证据表明，肿瘤完全切除会带来生存获益，但不完全切除则不会[94]。因此，只有当完整切除肿瘤的目标可行时，才应考虑手术切除。

鉴于上述结论，以下情况通常不适合于手术切除：

1. 主要脑叶的弥漫性 GBM。
2. 双侧半球显著受累的病变（例如大型蝶形胶质瘤）。
3. 老年病人。
4. Karnofsky 评分＜70 分（一般来说，对于浸润性肿瘤，使用类固醇可以改善其神经系统症状，手术很少可以改善）。
5. 多中心胶质瘤。

▶ 5- 氨基乙酰丙酸（5-ALA）引导切除术　除了使用术前成像以及术中脑功能定位的立体定向技术之外，还可以使用包括 5- 氨基乙酰丙酸（5-ALA）在内的增强手术中肿瘤视觉识别的技术。5-ALA 被代谢为荧光卟啉，在恶性胶质瘤细胞中累积。该特性使在术中辅助应用紫外线照射显露肿瘤成为可能。已有 RCT 证明，使用 5-ALA 可以获得更完全的肿瘤切除（65% vs. 36%，$P<0.0001$），这个结果可以带来更高的 6 个月无进展生存期（41% vs. 21.1%，$P=0.0003$），但对总生存期没有影响[95]。

36.13.3 新诊断 GBM 细胞减容术后辅助治疗

Stupp 方案

概述

新诊断 GBM 的标准疗法是细胞减容术后行"Stupp 方案"[90]，包括同步辅助放疗和化疗。放化疗在 GBM 的组织学诊断作出后的 6 周内开始。

放射治疗（XRT）

Stupp 方案中的放疗由每天一次 2Gy 剂量的分割放疗所组成，每周 5 天，持续 6 周，总剂量为 60Gy，覆盖临床靶区周围 2～3cm 的范围。这个方案与恶性胶质瘤 50～60Gy 普通放疗方案（通常 50Gy 覆盖到比 MRI 上的增强区域体积大 2～3cm 的范围，强化区域的剂量再有所增加使总量达到 60Gy[39]）相比有所差别。

化疗

同步化疗使用替莫唑胺，一种口服烷基化剂，该前药在生理 pH 下，不需酶快速转化为活性代谢物单甲基三唑咪唑羧胺（MTIC)。MTIC 的细胞毒效应与 DNA 不同位点的烷基化（主要是甲基化）有关，包括鸟嘌呤 O6 和 N7 位点。

替莫唑胺剂量为 $75mg/(m^2 \cdot d)$，每周 7 天直到放疗结束。4 周后，开始 6 个循环的辅助化疗，每个循环中每 28 天口服替莫唑胺 5 天。第一个循环的剂量为 $150mg/(m^2 \cdot d)$，之后加至 $200mg/(m^2 \cdot d)$。

Stupp 方案的中位生存期为 14.6 个月，单独放疗组为 12.1 个月，中位生存期获益为 2.1 个月。Stupp 方案的 5 年生存率为 9.8%，单独放疗组为 1.9%[96]。无论切除范围和 MGMT 状态如何，接受了 Stupp 方案治疗的病人都具有更长的中位生存期。具有 MGMT 启动子甲基化的病人的中位生存时间为 23.4 个月，而非甲基化者为 12.6 个月。在 MGMT 非甲基化组中，Stupp 方案仅将中位生存期从 11.8 个月延长至 12.6 个月。有些研究延长了标准 6 个周期化疗之后的辅助化疗的时间，直至观察到肿瘤进展，其中一项研究表明，这个方案可以将中位生存期从 16.5 个月延长至 24.6 个月[97]。

副作用：替莫唑胺可能导致骨髓抑制。不应使用替莫唑胺除非中性粒细胞数 $>1.5\times10^9/L$ 并且血小板计数 $\geqslant 100\times10^9/L$。对于所有新诊断为 GBM 而接受同步替莫唑胺化疗和放疗的病人，初始 6 周阶段需要预防杰氏肺囊虫肺炎（曾名为人类卡氏肺囊虫肺炎）。

GBM 的其他辅助治疗选择

每个 200mg 聚山梨醇 20 疏水性聚合物载体（膜剂）中含有 7.7mg Gliadel® 卡莫司汀植入膜剂（BCNU)，手术切除肿瘤后可以将其植入瘤腔。膜剂通过水解降解，药物经过 2～3 周逐渐释放。这样可使肿瘤中的

BCNU 浓度达到静脉给药的 113 倍。切除肿瘤后，最多可将 8 个直径为 1.4cm、厚为 1mm（10 美分硬币大小）的晶片贴附到瘤腔内。这种方案可将中位生存期提高到 13.8 个月，而新诊断 GBM 的对照组为 11.6 个月[98]。对于复发性胶质瘤，此方案并未显示出生存获益[99]。副作用：癫痫发作、脑水肿、切口愈合异常、颅内感染。

36.14 治疗的反应

36.14.1 假性进展

自从 XRT+ 替莫唑胺成为 GBM 的标准治疗方案中的一部分，MRI 显示进展性对比增强的区域增多，类似于肿瘤进展的区域，该现象通常在治疗后 3 个月内见到。在放疗 + 替莫唑胺治疗后，28%～60% 的病人发生这种被称为“假性进展”的现象。组织学上类似于放射性坏死，研究认为其与被放疗杀伤的肿瘤有关。化疗杀伤的肿瘤细胞越多，导致更多假性进展。因此用替莫唑胺化疗的 MGMT 甲基化病人中假性进展更为常见：甲基化发生率为 91%，而未甲基化组为 41%[100]。

处理：不进行治疗，MRI 结果常自行好转[101]，类固醇可能有助于控制症状。

诊断：无明确诊断方法。磁共振灌注成像曾被尝试用于区分假性与真性进展，但是并不可靠。DWI 具有较高的表观渗透系数（ADC），磁共振波谱成像和 PET 也没有显示出高灵敏度和特异性。采用连续的 MRI 检查和临床观察的监测方案似乎是一项有效的策略。经验规律：XRT+ 替莫唑胺治疗后初始 6 个月内提示 GBM 复发的 MRI 改变，只要发生于放射治疗区域，就应当被假设为假性进展。

36.14.2 RANO（神经肿瘤学反应评估）标准

MacDonald 标准[102]被广泛用于评估高级别胶质瘤的治疗反应。然而，它依赖于 CT 上的对比增强。增强可能受多种因素影响，例如：假性进展（如上述）以及一些局部治疗（如膜剂化疗，基因和病毒治疗，短距放射治疗等）。同时，该标准忽视了使用血管生成抑制剂（包括靶向 VEGF 和 VEGF 受体的药物）治疗可能发生的肿瘤无增强进展，这些抑制剂可能抑制增强而不减少肿瘤负荷（所谓的假性反应）。强化也受糖皮质激素，炎症等其他因素影响。手术 24～48 小时内，切除的病灶床壁上强化增加。所以 MacDonald 标准被 RANO（神经肿瘤学反应评估）[103]标准取代（见表 36-8）。

表 36-8 高级别胶质瘤神经肿瘤学反应评估标准（RANO）

完全有效（CR）
需要符合全部如下条件： 1. 所有病灶完全消失（可测量和不可测量）≥4 周 2. 无新发病变 3. 非增强病变稳定或改善（T_2/FLAIR 像） 4. 病人停止使用糖皮质激素（除了生理替代量） 5. 临床表现稳定或改善 仅有不可测量病灶的病人不会完全有效（最佳的可能反应是疾病稳定）
部分有效
需要符合全部如下条件： 1. （与基线相比）所有强化病灶的截面积总和减少≥50%，且持续 4 周以上 2. 不可测量病变无进展 3. 无新发病变 4. 在同一或更低剂量激素下，非增强病变稳定或改善（T_2/FLAIR 像） 5. 扫描时使用的糖皮质激素剂量不超过基线水平 6. 病人临床症状稳定或改善 仅有不可测量病灶的病人不会部分有效（最佳的可能反应是疾病稳定）
疾病稳定
需要符合全部如下条件： 1. 不符合完全有效，部分有效或疾病进展 2. 与治疗前的基线水平相比，在同一或更低剂量激素下非增强病变（T_2/FLAIR 像）稳定 3. 若病人因临床症状或体征加大了激素剂量而无影像学证实的疾病进展，在随后的复查扫描中证实存在疾病进展，疾病稳定的时间点应是无激素增加的最后一次证实疾病稳定的扫描时间点
疾病进展
符合下述任意一条： 1. 激素用量不变或增加时，与基线或最佳治疗反应下测量的最小病变相比，所有强化病灶的垂直直径共增加≥25% 2. 激素用量不变或增加时，T_2/FLAIR 像上非增强病灶显著增大，且排除共病事件的影响（如 XRT，脱髓鞘，缺血性损伤，感染，癫痫，术后改变和其他治疗效应等） 3. 出现任何新发病变 4. 除肿瘤外，其他病因（如癫痫，治疗的不良反应，卒中，感染等）或激素剂量改变无法解释的临床表现恶化 5. 由于死亡或病情恶化导致未能随访 6. 不可测量的病变发生明显进展
注：相关定义见参考文献[103]，如可测量 / 不可测量病变以及测量技术 所有可测量和不可测量的病变必须和治疗前基线状况的影像使用相同的评估技术

36.15 复发 GBM 的治疗

复发位置远离原发肿瘤位置的胶质瘤少于 10%[23]。

1. 手术：再次手术可将 GBM 病人的生存期延长 36 周，AA 病人的生存期延长 88 周[104, 105]（高质量生存期分别为 10 周和 83 周，术前 Karnofsky 评分＜70 分的病人则相对更短）。除了 Karnofsky 评分，再次手术疗效的重要预测因子包括：病人的年龄以及从第一次手术到再次手术的时间间隔（较短的时间间隔→较差的预后）[106]。再次手术的致残率高（5%～18%），感染率约为第一次手术的 3 倍，更有可能会出现伤口开裂。
2. 化疗：
   1) 替莫唑胺：
      - 在 2013 年的一项 Cochrane 系统评价中[107]，使用替莫唑胺化疗并不能延长 PFS 和 OS。
      - RESCUE 研究以 50mg/(m^2 · d) 的剂量观察替莫唑胺连续剂量密集方案的疗效，结果显示，其 1 年生存率为 14.8%～28.6%，生存率的高低取决于肿瘤进展的时间和开始剂量密集方案治疗的时间[108]。
   2) 贝伐单抗（Avastin®）：抗 VEGF 的单克隆抗体。基于 BRAIN (AVF3708g)[109] 和 NCI 06-C-0064E[110] 两项临床试验的结果，FDA 在 2009 年 5 月批准贝伐单抗用于进展性胶质母细胞瘤病人。每 2 周给予 10mg/kg 的量，直至疾病进展。研究显示，6 个月的无进展生存率为 36.0%。两项试验的中位反应持续时间分别为 3.9 个月和 4.2 个月。中位 OS 为 9.3 个月[111]。副作用：胃肠穿孔、伤口愈合并发症、出血、瘘的形成、动脉血栓栓塞事件、高血压。

总结：对于复发 GBM，手术仍然是最主要的治疗手段。一般来说，手术仅适用于 KPS 评分≥70 分的病人（表 36-9）。

36.16 结局

36.16.1 低级别星形细胞瘤（WHO Ⅱ 级）

见基于术前分级的预后（表 36-3）。

36.16.2 恶性星形细胞瘤（WHO Ⅲ 或 Ⅳ 级）

单变量分析[114] 显示如下条件有更好的预后：

1. 术前表现：例如 Karnofsky 评分（KPS）（见章节 85.1）≥80。

表 36-9 复发 GBM 系统治疗总结

端点	贝伐单抗[109]	贝伐单抗＋伊利替康[109]	替莫唑胺[108]	PCV[112]
6 个月无进展生存率 (%)	43	50	7～36	38
中位无进展生存期 (月)	4.2	5.6	1.8～3.7	尚不明确
客观缓解率 (%)	28	38	3～11	3.5
中位缓解持续时间 (月)	5.6	4.3	尚不明确	尚不明确
中位总生存期 (月)	9.3	8.9	尚不明确	尚不明确
12 个月总生存率 (%)	38	38	14.8～28.6	尚不明确
糖皮质激素剂量减少≥50%	46.5%	30.2%	尚不明确	尚不明确
神经认知功能改善或稳定率	59%～97%[113]	尚不明确	尚不明确	尚不明确

2. 年龄：更小的年龄一直被认为是一个重要预后指标（可能部分由于次级 GBM 比例过高）。该研究中 45 岁以下的病人表现良好。
3. IDH1 突变。
4. MGMT 启动子甲基化。

基于 MGMT 启动子甲基化（见章节 36.7.1）的生存期（表 36-10）[53] 据 206 例病人中位生存期分析：用替莫唑胺和 RT 治疗的 MGMT 甲基化阳性病人的中位总生存期为 21.7 个月，单纯 RT 治疗仅为 15.3 个月。对于 MGMT 未甲基化的病人，这两种治疗方案之间没有生存差异。

胶质母细胞瘤的递归分割分析（RPA） RPA 分类用以区分生存期明显不同的病人群体。可用于精确分层和 Ⅲ 期研究设计。可以确定哪些病人子集将受益于特定的治疗方案（并且可以免除不必要的治疗）。由于 2016 年 WHO 肿瘤分类纳入了分子遗传学[5]，数据集仍然较小（这将随着经验的积累而改善），在 RPA 对 GBM[115] 的早期研究中发现了 3 个级别，如表 36-11 所示。在该表格上，每个 RPA 分级可以由多个特征组合来限定，并且每个特征组都是该分级中的一行。注意事项：某些组的病人人数很少；只检测了 IDH1 突变（少数 GBM 有 IDH2 突变，但未包括在内）。该分析应该被认为是初步的尝试，因为有一些相互矛盾的结果（例如，Ⅱ 级的

36

表 36-10 GBM 基于 MGMT 启动子基因状态的生存预后

	MGMT 启动子基因	
	未甲基化	甲基化
中位生存期（个月）	12.2	18.2
2 年生存率	7.8%	34.1%

表 36-11 GBM 生存期：340 例新诊断 GBM 病人的 RPA 模型（包括 IDH 突变和 MGMT 启动子基因甲基化）

RPA 分级	n	中位生存期（个月）	5 年生存率	特征				
				MGMT	IDH1	手术	年龄（年）	KPS
I	52	67.2（范围[a]：16.7~117.6）	9.6%	甲基化	突变			
				甲基化	野生型	GTR		≥90
II	2~19	24	3%	甲基化	野生型	GTR		<90
				甲基化	野生型	PR/ 活检		
				未甲基化		GTR	≥50	
				未甲基化			<50	
III	69	15.2	0	未甲基化		PR/ 活检	≥50	

[a] RPA I 级较宽的中位生存期范围源于较少的病人

缩写：GTR= 肿瘤全切；PR= 部分切除

IDH- 野生型病人可能有 GTR 或 PR/ 活检，但最终预后相同）。

欧洲诺模图 GBM 计算器[116]

http：www.eortic.be/tools/gbmcalculator.Data 将源自 EORTIC 和 NCIC 的随机试验的数据进行分析，用以预测 GBM 病人预后。

（张传宝 译 王 雯 校）

参考文献

[1] Ostrom QT, Gittleman H, Farah P, et al. CBTRUS statistical report: Primary brain and central nervous system tumors diagnosed in the United States in 2006-2010. Neuro Oncol. 2013; 15 Suppl 2:ii1–i56

[2] National Cancer Institute. Cell Phones and Cancer Risk. 2018. https://www.cancer.gov/aboutcancer/causes-prevention/risk/radiation/cell-phones-factsheet

[3] World Health Organization. Electromagnetic fields and public health: mobile phones. 2011. http://www.who.int/mediacentre/factsheets/fs193/en/

[4] Louis DN, Perry A, Reifenberger G, et al. The 2016 World Health Organization Classification of Tumors of the Central Nervous System: a summary. Acta Neuropathol. 2016; 131:803–820

[5] Louis DN, Ohgaki H, Wiestler OD, et al. WHO classification of tumors of the central nervous system. Lyon, France 2016

[6] Daumas-Duport C, Scheithauer B, O'Fallon J, et al. Grading of Astrocytomas: A Simple and Reproducible Method. Cancer. 1988; 62:2152–2165

[7] Ringertz N. Grading of gliomas. Acta Pathol Microbiol Scand. 1950; 27:51–64

[8] Louis DN, Ohgaki H, Wiestler OD, et al. The 2007 WHO classification of tumours of the central nervous system. Acta Neuropathol. 2007; 114:97–109

[9] Yen KE, Bittinger MA, Su SM, et al. Cancerassociated IDH mutations: biomarker and therapeutic opportunities. Oncogene. 2010; 29:6409–6417

[10] Yan H, Parsons DW, Jin G, et al. IDH1 and IDH2 mutations in gliomas. N Engl JMed. 2009; 360:765–773

[11] Parsons DW, Jones S, Zhang X, et al. An integrated genomic analysis of human glioblastoma multiforme. Science. 2008; 321:1807–1812

[12] Reuss DE, Mamatjan Y, Schrimpf D, et al. IDH mutant diffuse and anaplastic astrocytomas have similar age at presentation and little difference in survival: a grading problem for WHO. Acta Neuropathol. 2015; 129:867–873

[13] Killela PJ, Pirozzi CJ, Healy P, et al. Mutations in IDH1, IDH2, and in the TERT promoter define clinically distinct subgroups of adult malignant gliomas. Oncotarget. 2014; 5:1515–1525

[14] Stupp R, Brada M, van den Bent MJ, et al. Highgrade glioma: ESMO Clinical Practice Guidelines for diagnosis, treatment and follow-up. Ann Oncol. 2014; 25 Suppl 3:iii93–ii101

[15] Jenkins RB, Blair H, Ballman KV, et al. A t(1;19)(q10;p10) mediates the combined deletions of 1p and 19q and predicts a better prognosis of patients with oligodendroglioma. Cancer Res. 2006; 66: 9852–9861

[16] Batista R, Cruvinel-Carloni A, Vinagre J, et al. The prognostic impact of TERT promoter mutations in glioblastomas is modified by the rs2853669 single nucleotide polymorphism. Int J Cancer. 2016; 139: 414–423

[17] Arita H, Narita Y, Fukushima S, et al. Upregulating mutations in the TERT promoter commonly occur in adult malignant gliomas and are strongly associated with total 1p19q loss. Acta Neuropathol. 2013; 126:267–276

[18] Okada M, Yano H, Hirose Y, et al. Olig2 is useful in the differential diagnosis of oligodendrogliomas and extraventricular neurocytomas. Brain Tumor Pathol. 2011; 28:157–161

[19] Kondziolka D, Lunsford LD, Martinez AJ. Unreliability of Contemporary Neurodiagnostic Imaging in Evaluating Suspected Adult Supratentorial (Low-Grade)

Astrocytoma. J Neurosurg. 1993; 79:533–536
[20] Chamberlain MC, Murovic J, Levin VA. Absence of Contrast Enhancement on CT Brain Scans of Patients with Supratentorial Malignant Gliomas. Neurology. 1988; 38:1371–1373
[21] Greene GM, Hitchon PW, Schelper RL, et al. Diagnostic Yield in CT-Guided Stereotactic Biopsy of Gliomas. J Neurosurg. 1989; 71:494–497
[22] Scherer HJ. The Forms of Growth in Gliomas and their Practical Significance. Brain. 1940; 63:1–35
[23] Choucair AK, Levin VA, Gutin PH, et al. Development of Multiple Lesions During Radiation Therapy and Chemotherapy. J Neurosurg. 1986; 65:654–658
[24] Erlich SS, Davis RL. Spinal Subarachnoid Metastasis from Primary Intracranial Glioblastoma Multiforme. Cancer. 1978; 42:2854–2864
[25] Tandon A, Schiff D. Therapeutic decision making in patients with newly diagnosed low grade glioma. Curr Treat Options Oncol. 2014; 15:529–538
[26] Ostrom QT, Gittleman H, Liao P, et al. CBTRUS Statistical Report: Primary brain and other central nervous system tumors diagnosed in the United States in 2010-2014. Neuro Oncol. 2017; 19:v1–v88
[27] Berger MS, Apuzzo MLJ. Role of Surgery in Diagnosis and Management. In: Benign Cerebral Glioma. Park Ridge, Illinois: American Association of Neurological Surgeons; 1995:293–307
[28] Sturm D, Bender S, Jones DT, et al. Paediatric and adult glioblastoma: multiform (epi)genomic culprits emerge. Nat Rev Cancer. 2014; 14:92–107
[29] Zhang J, Wu G, Miller CP, et al. Wholegenome sequencing identifies genetic alterations in pediatric low-grade gliomas. Nat Genet. 2013; 45:602–612
[30] Broniscer A. Malignant transformation of lowgrade gliomas in children: lessons learned from rare medical events. J Clin Oncol. 2015; 33:978–979
[31] Broniscer A, Baker SJ, West AN, et al. Clinical and molecular characteristics of malignant transformation of lowgrade glioma in children. J Clin Oncol. 2007; 25:682–689
[32] Zee CS, Conti P, Destian S, et al. Imaging Features of Benign Gliomas. In: Benign Cerebral Glioma. Park Ridge, Illinois: American Association of Neurological Surgeons; 1995:247–274
[33] Pignatti F, van den Bent M, Curran D, et al. Prognostic factors for survival in adult patients with cerebral lowgrade glioma. J Clin Oncol. 2002; 20:2076–2084
[34] Shafqat S, Hedley-Whyte ET, Henson JW. Age-Dependent Rate of Anaplastic Transformation in Low-Grade Astrocytoma. Neurology. 1999; 52: 867–869
[35] Chang EF, Smith JS, Chang SM, et al. Preoperative prognostic classification system for hemispheric lowgrade gliomas in adults. J Neurosurg. 2008; 109:817–824
[36] Chang EF, Clark A, Jensen RL, et al. Multiinstitutional validation of the University of California at San Francisco Low-Grade Glioma Prognostic Scoring System. Clinical article. J Neurosurg. 2009; 111: 203–210
[37] Watanabe K, Peraud A, Gratas C, et al. p53 and PTEN gene mutations in gemistocytic astrocytomas. Acta Neuropathol. 1998; 95:559–564
[38] Babu R, Bagley JH, Park JG, et al. Lowgrade astrocytomas: the prognostic value of fibrillary, gemistocytic, and protoplasmic tumor histology. J Neurosurg. 2013; 119:434–441
[39] Narayan P, Olson JJ. Management of anaplastic astrocytoma. Contemp Neurosurg. 2001; 23:1–6
[40] Louis DN, Ohgaki H, Wiestler OD, et al. WHO classification of tumors of the central nervous system. Lyon 2007
[41] Kopelson G, Linggood R. Infratentorial Glioblastoma: The Role of Neuraxis Irradiation. Int J Radiation Oncology Biol Phys. 1982; 8:999–1003
[42] Maher EA, Brennan C, Wen PY, et al. Marked genomic differences characterize primary and secondary glioblastoma subtypes and identify two distinct molecular and clinical secondary glioblastoma entities. Cancer Res. 2006; 66:11502–11513
[43] Liang Y, Diehn M, Watson N, et al. Gene expression profiling reveals molecularly and clinically distinct subtypes of glioblastoma multiforme. Proc Natl Acad Sci U S A. 2005; 102:5814–5819
[44] Furnari FB, Fenton T, Bachoo RM, et al. Malignant astrocytic glioma: genetics, biology, and paths to treatment. Genes Dev. 2007; 21:2683–2710
[45] Ohgaki H, Kleihues P. The definition of primary and secondary glioblastoma. Clin Cancer Res. 2013; 19:764–772
[46] Bello MJ, Alonso ME, Aminoso C, et al. Hypermethylation of the DNA repair gene MGMT: association with TP53 G:C to A:T transitions in a series of 469 nervous system tumors. Mutat Res. 2004; 554:23–32
[47] Nakamura M, Watanabe T, Yonekawa Y, et al. Promoter methylation of the DNA repair gene MGMT in astrocytomas is frequently associated with G:C – > A: T mutations of the TP53 tumor suppressor gene. Carcinogenesis. 2001; 22:1715–1719
[48] Kleihues P, Louis DN, Scheithauer BW, et al. The WHO classification of tumors of the nervous system. J Neuropathol Exp Neurol. 2002; 61:215–25; discussion 226-9
[49] Margison GP, Kleihues P. Chemical carcinogenesis in the nervous system. Preferential accumulation of O6-methylguanine in rat brain deoxyribonucleic acid during repetitive administration of N-methyl-N-nitrosourea. Biochem J. 1975; 148:521–525
[50] Goth R, Rajewsky MF. Persistence of O6-ethylguanine in ratbrain DNA: correlation with nervous systemspecific carcinogenesis by ethylnitrosourea. Proc Natl Acad Sci U S A. 1974; 71:639–643
[51] Qian XC, Brent TP. Methylation hot spots in the 5' flanking region denote silencing of the O6-methylguanine-DNA methyltransferase gene. Cancer Res. 1997; 57:3672–3677
[52] Esteller M, Hamilton SR, Burger PC, et al. Inactivation of the DNA repair gene O6-methylguanine-DNA methyltransferase by promoter hypermethylation is a common event in primary human neoplasia. Cancer Res. 1999; 59:793–797
[53] Hegi ME, Diserens AC, Gorlia T, et al. MGMT gene silencing and benefit from temozolomide in glioblastoma. N Engl J Med. 2005; 352:997–1003
[54] Gorovets D, Kannan K, Shen R, et al. IDH mutation and neuroglial developmental features define clinically distinct subclasses of lower grade diffuse astrocytic glioma. Clin Cancer Res. 2012; 18:2490–2501
[55] Mork SJ, Lindegaard KF, Halvorsen TB, et al. Oligodendroglioma: Incidence and Biological Behavior in a Defined Population. J Neurosurg. 1985; 63:881–889
[56] Chin HW, Hazel JJ, Kim TH, et al. Oligodendrogliomas. I. A Clinical Study of Cerebral Oligodendrogliomas. Cancer. 1980; 45:1458–1466
[57] Fortin D, Cairncross GJ, Hammond RR. Oligodendroglioma: An Appraisal of Recent Data Pertaining to Diagnosis and Treatment. Neurosurgery. 1999; 45:1279–1291
[58] Roberts M, German W. A Long Term Study of Patients with Oligodendrogliomas. J Neurosurg. 1966; 24:697–700
[59] Daumas-Duport C, Varlet P, Tucker M-L, et al. Oligodendrogliomas: Part I - Patterns of Growth, Histological Diagnosis, Clinical and Imaging Correlations: A Study of 153 Cases. J Neurooncol. 1997; 34: 37–59
[60] Coons SW, Johnson PC, Pearl DK, et al. The Prognostic Significance of Ki-67 Labeling Indices for Oligodendrogliomas. Neurosurgery. 1997; 41: 878–885
[61] Rutka JT, Murakami M, Dirks PB, et al. Role of Glial Filaments in Cells and Tumors of Glial Origin: A Review. J Neurosurg. 1997; 87:420–430
[62] Kros JM, Schouten WCD, Janssen PJA, et al. Proliferation of Gemistocytic Cells and Glial Fibrillary Acidic Protein (GFAP)-Positive Oligodendroglial Cells in Gliomas: A MIB-1/GFAP Double Labeling Study. Acta Neuropathol (Berl). 1996; 91:99–103
[63] Elefante A, Peca C, Del Basso De Caro M L, et al. Symptomatic spinal cord metastasis from cerebral oligodendroglioma. Neurol Sci. 2012; 33:609–613
[64] Cancer Genome Atlas Research Network, Brat DJ, Verhaak RG, et al. Comprehensive, Integrative Genomic Analysis of Diffuse Lower-Grade Gliomas. N Engl J Med. 2015; 372:2481–2498

[65] Cairncross JG, Ueki K, Zlatescu MC, et al. Specific Genetic Predictors of Chemotherapeutic Response and Survival in Patients with Anaplastic Oligodendrogliomas. J Natl Cancer Inst. 1998; 90: 1473–1479
[66] Smith JS, Perry A, Borell TJ, et al. Alterations of chromosome arms 1p and 19q as predictors of survival in oligodendrogliomas, astrocytomas, and mixed oligoastrocytomas. J Clin Oncol. 2000; 18: 636–645
[67] Hart MN, Petito CK, Earle KM. Mixed Gliomas. Cancer. 1974; 33:134–140
[68] Kraus JA, Lamszus K, Glesmann N, et al. Molecular genetic alterations in glioblastomas with oligodendroglial component. Acta Neuropathol (Berl). 2001; 101:311–320
[69] Barnard RO, Geddes JF. The Incidence of Multifocal Cerebral Gliomas: A Histological Study of Large Hemisphere Sections. Cancer. 1987; 60:1519–1531
[70] van Tassel P, Lee Y-Y, Bruner JM. Synchronous and Metachronous Malignant Gliomas: CT Findings. AJNR. 1988; 9:725–732
[71] Harsh GR, Wilson CB, Youmans JR. Neuroepithelial Tumors of the Adult Brain. In: Neurological Surgery. 3rd ed. Philadelphia: W. B. Saunders; 1990:3040–3136
[72] Salvati M, Caroli E, Orlando ER, et al. Multicentric glioma: our experience in 25 patients and critical review of the literature. Neurosurg Rev. 2003; 26: 275–279
[73] Oberheim Bush NA, Chang S. Treatment Strategies for Low-Grade Glioma in Adults. J Oncol Pract. 2016; 12:1235–1241
[74] Jakola AS, Myrmel KS, Kloster R, et al. Comparison of a strategy favoring early surgical resection vs a strategy favoring watchful waiting in low-grade gliomas. JAMA. 2012; 308:1881–1888
[75] McGirt MJ, Goldstein IM, Chaichana KL, et al. Extent of surgical resection of malignant astrocytomas of the spinal cord: outcome analysis of 35 patients. Neurosurgery. 2008; 63:55–60; discussion 60-1
[76] Capelle L, Fontaine D, Mandonnet E, et al. Spontaneous and therapeutic prognostic factors in adult hemispheric World Health Organization Grade II gliomas: a series of 1097 cases: clinical article. J Neurosurg. 2013; 118:1157–1168
[77] Shaw EG, Berkey B, Coons SW, et al. Recurrence following neurosurgeondetermined grosstotal resection of adult supratentorial low-grade glioma: results of a prospective clinical trial. J Neurosurg. 2008; 109:835–841
[78] van den Bent MJ, Snijders TJ, Bromberg JE. Current treatment of low grade gliomas. Memo. 2012; 5: 223–227
[79] De Benedictis A, Moritz-Gasser S, Duffau H. Awake mapping optimizes the extent of resection for low-grade gliomas in eloquent areas. Neurosurgery. 2010; 66:1074–84; discussion 1084
[80] De Witt Hamer PC, Robles SG, Zwinderman AH, et al. Impact of intraoperative stimulation brain mapping on glioma surgery outcome: a meta-analysis. J Clin Oncol. 2012; 30:2559–2565
[81] Terakawa Y, Yordanova YN, Tate MC, et al. Surgical management of multicentric diffuse lowgrade gliomas: functional and oncological outcomes: clinical article. J Neurosurg. 2013; 118:1169–1175
[82] Kelly PJ, Apuzzo MLJ. Role of Stereotaxis in the Management of Low-Grade Intracranial Gliomas. In: Benign Cerebral Glioma. Park Ridge, Illinois: American Association of Neurological Surgeons; 1995:275–292
[83] van den Bent MJ, Afra D, de Witte O, et al. Longterm efficacy of early versus delayed radiotherapy for lowgrade astrocytoma and oligodendroglioma in adults: the EORTC 22845 randomised trial. Lancet. 2005; 366:985–990
[84] Hanzely Z, Polgar C, Fodor J, et al. Role of early radiotherapy in the treatment of supratentorial WHO Grade II astrocytomas: long-term results of 97 patients. J Neurooncol. 2003; 63:305–312
[85] Karim ABMF, Maat B, Hatlevoll R, et al. A randomized trial on dose-response in radiation therapy of lowgrade cerebral glioma: European Organization for Research and Treatment of Cancer (EORTC) Study 22844. Int J Radiation Oncology Biol Phys. 1996; 36:549–556
[86] Shaw E, Arusell R, Scheithauer B, et al. Prospective randomized trial of lowversus highdose radiation therapy in adults with supratentorial lowgrade glioma: initial report of a North Central Cancer Treatment Group/Radiation Therapy Oncology Group/Eastern Cooperative Oncology Group study. J Clin Oncol. 2002; 20: 2267–2276
[87] Laack NN, Brown PD, Ivnik RJ, et al. Cognitive function after radiotherapy for supratentorial lowgrade glioma: a North Central Cancer Treatment Group prospective study. Int J Radiat Oncol Biol Phys. 2005; 63:1175–1183
[88] Quinn JA, Reardon DA, Friedman AH, et al. Phase II trial of temozolomide in patients with progressive low-grade glioma. J Clin Oncol. 2003; 21:646–651
[89] Shaw EG, Wang M, Coons SW, et al. Randomized trial of radiation therapy plus procarbazine, lomustine, and vincristine chemotherapy for supratentorial adult lowgrade glioma: initial results of RTOG 9802. J Clin Oncol. 2012; 30:3065– 3070
[90] Stupp R, Mason WP, van den Bent MJ, et al. Radiotherapy plus concomitant and adjuvant temozolomide for glioblastoma. N Engl J Med. 2005; 352: 987–996
[91] Grabowski MM, Recinos PF, Nowacki AS, et al. Residual tumor volume versus extent of resection: predictors of survival after surgery for glioblastoma. J Neurosurg. 2014; 121:1115–1123
[92] Keles GE, Anderson B, Berger MS. The Effect of Extent of Resection on Time to Tumor Progression and Survival in Patients with Glioblastoma Multiforme of the Cerebral Hemisphere. Surg Neurol. 1999; 52:371–379
[93] Lacroix M, Abi-Said D, Fourney DR, et al. A multivariate analysis of 416 patients with glioblas-toma multiforme: prognosis, extent of resection, and survival. J Neurosurg. 2001; 95:190–198
[94] Kreth FW, Thon N, Simon M, et al. Gross total but not incomplete resection of glioblastoma prolongs survival in the era of radiochemotherapy. Ann Oncol. 2013; 24:3117–3123
[95] Stummer W, Pichlmeier U, Meinel T, et al. Fluorescenceguided surgery with 5-aminolevulinic acid for resection of malignant glioma: a randomised controlled multicentre phase III trial. Lancet Oncol. 2006; 7:392–401
[96] Stupp R, Hegi ME, Mason WP, et al. Effects of radiotherapy with concomitant and adjuvant temozolomide versus radiotherapy alone on survival in glioblastoma in a randomised phase III study: 5-year analysis of the EORTC-NCIC trial. Lancet Oncol. 2009; 10: 459–466
[97] Roldan Urgoiti G B, Singh AD, Easaw JC. Extended adjuvant temozolomide for treatment of newly diagnosed glioblastoma multiforme. J Neurooncol. 2012; 108:173–177
[98] Westphal M, Ram Z, Riddle V, et al. Gliadel wafer in initial surgery for malignant glioma: longterm followup of a multicenter controlled trial. Acta Neurochir (Wien). 2006; 148:269–75; discussion 275
[99] Hart MG, Grant R, Garside R, et al. Chemotherapy wafers for high grade glioma. Cochrane Database Syst Rev. 2011. DOI: 10.1002/14651858.CD007294. pub2
[100] Brandes AA, Tosoni A, Spagnolli F, et al. Disease progression or pseudoprogression after concomitant radiochemotherapy treatment: pitfalls in neurooncology. Neuro Oncol. 2008; 10:361–367
[101] Brandsma D, Stalpers L, Taal W, et al. Clinical features, mechanisms, and management of pseudoprogression in malignant gliomas. Lancet Oncol. 2008; 9:453–461
[102] Macdonald DR, Cascino TL, Schold SC,Jr, et al. Response criteria for phase II studies of supratentorial malignant glioma. J Clin Oncol. 1990; 8: 1277–1280
[103] Wen PY, Macdonald DR, Reardon DA, et al. Updated response assessment criteria for highgrade gliomas: response assessment in neurooncology working group. J Clin Oncol. 2010; 28: 1963–1972
[104] Harsh GR, Levin VA, Gutin PH, et al. Reoperation for Recurrent Glioblastoma and Anaplastic Astrocytoma. Neurosurgery. 1987; 21:615–621
[105] AmmiratiM, Galicich JH, Arbit E, et al. Reoperation in the Treatment of Recurrent Intracranial Malignant Gliomas. Neurosurgery. 1987; 21:607–614

[106] Brem H, Piantadosi S, Burger PC, et al. Placebo-Controlled Trial of Safety and Efficacy of Intraoperative Controlled Delivery by Biodegradable Polymers of Chemotherapy for Recurrent Gliomas. Lancet. 1995; 345:1008–1012
[107] Hart MG, Garside R, Rogers G, et al. Temozolomide for high grade glioma. Cochrane Database Syst Rev. 2013; 4. DOI: 10.1002/14651858.CD007415.pub2
[108] Perry JR, Belanger K, Mason WP, et al. Phase II trial of continuous dose-intense temozolomide in recurrent malignant glioma: RESCUE study. J Clin Oncol. 2010; 28:2051–2057
[109] Friedman HS, Prados MD, Wen PY, et al. Bevacizumab alone and in combination with irinotecan in recurrent glioblastoma. J Clin Oncol. 2009; 27:4733–4740
[110] Kreisl TN, Kim L, Moore K, et al. Phase II trial of single-agent bevacizumab followed by bevacizumab plus irinotecan at tumor progression in recurrent glioblastoma. J Clin Oncol. 2009; 27:740–745
[111] Cohen MH, Shen YL, Keegan P, et al. FDA drug approval summary: bevacizumab (Avastin) as treatment of recurrent glioblastoma multiforme. Oncologist. 2009; 14:1131–1138
[112] Schmidt F, Fischer J, Herrlinger U, et al. PCV chemotherapy for recurrent glioblastoma. Neurology. 2006; 66:587–589
[113] Henriksson R, Asklund T, Poulsen HS. Impact of therapy on quality of life, neurocognitive function and their correlates in glioblastoma multiforme: a review. J Neurooncol. 2011; 104:639–646
[114] Yang P, Zhang W, Wang Y, et al. IDH mutation and MGMT promoter methylation in glioblastoma: results of a prospective registry. Oncotarget. 2015; 6:40896–40906
[115] Wee CW, Kim E, Kim N, et al. Novel recursive partitioning analysis classification for newly diagnosed glioblastoma: A multi-institutional study highlighting the MGMT promoter methylation and IDH1 gene mutation status. Radiother Oncol. 2017; 123:106–111
[116] Gorlia T, van den Bent MJ, Hegi ME, et al. Nomograms for predicting survival of patients with newly diagnosed glioblastoma: prognostic factor analysis of EORTC and NCIC trial 26981-22981/CE.3. Lancet Oncol. 2008; 9:29–38

37 其他星形细胞瘤

37.1 毛细胞型星形细胞瘤

37.1.1 概述

要 点

- 星形细胞瘤的一个亚型（WHO Ⅰ级），预后较浸润性纤维型或弥漫性星形细胞瘤好（10 年生存率：大于 95%）。
- 儿童最常见的星形细胞瘤。
- 病人年龄较典型星形细胞瘤小（75% 的病人年龄≤20 岁）。
- 常见部位：小脑半球、视神经／视交叉、下丘脑。
- CT/MRI 表现：对比剂分散强化，经典的小脑毛细胞型星形细胞瘤为带有壁结节的囊性病变。
- 与 NF1 相关的中枢神经系统肿瘤。
- 病理：双相。①致密型，②疏松排列的星形细胞伴有 Rosenthal 纤维和（或）嗜酸性颗粒小体。
- 如未能正确识别该病，则存在分级过高或过度治疗的危险。单纯依靠病理学不足以作出诊断。了解病人的年龄和影像学是至关重要。
- 完全的手术切除通常是可以治愈的。对于囊性毛细胞型星形细胞瘤伴附壁结节，只需要切除结节即可（囊壁不是肿瘤性的）。XRT 仅用于不可切除的术后复发或恶性变。

背景与术语

毛细胞型星形细胞瘤（PCA）是目前对此类肿瘤所推荐使用的分类名称，该肿瘤曾经被称为小脑囊性星形细胞瘤、青少年毛细胞型星形细胞瘤等[1]。根据肿瘤位置、亚型不同，分为视神经胶质瘤、下丘脑胶质瘤以及小脑毛细胞型星形细胞瘤。由于治疗决策因位置和神经组织受侵犯情况而异，因此讨论分析各亚型异同对诊治是有帮助的。

由于组织浸润和恶变倾向低的特点，PCA 与浸润性纤维型星形细胞瘤或弥漫性星形细胞瘤存在显著差异。

37.1.2 流行病学

PCA 是儿科最常见的胶质瘤（0～19 岁），发病率为 0.82/10 万。15 岁以后发病率逐渐下降。男性发病略多于女性。通常出现在 10～20 岁[2]。75% 发生在 20 岁以下[3]。

37.1.3 部位

PCA 可发生于脑和脊髓的任何部位，在儿童及青壮年中更常见[4]。

1. 小脑（见章节 37.1.7）(42%)：以前称为小脑囊性星形细胞瘤。
2. 大脑半球（36%)：较发生于视神经／下丘脑部位肿瘤的病人年龄大（即青壮年）。这些 PCA 可能会与恶性潜能较高的纤维型星形细胞瘤相互混淆。两者的区别在于，PCA 通常具有囊性成分并伴有可强化的壁结节（纤维型星形细胞瘤没有这种典型表现），一部分 PCA 还具有致密的钙化灶[5]。
3. 视神经胶质瘤和下丘脑胶质瘤（9%)：
   1) 发生于视神经的 PCA 称为视神经胶质瘤（见章节 37.1.8)。是 I 型神经纤维瘤病最常见的部位（可能为双侧）[6]
   2) 当发生于视交叉区域时，无论从临床上还是影像学上均无法与所谓的下丘脑胶质瘤（见章节 37.1.9）或第三脑室区域的胶质瘤区分。
4. 脑干（9%)：通常为浸润性纤维型星形细胞瘤，只有一小部分是 PCA。预后较好的脑干胶质瘤被称为“背侧外生型”（见章节 37.1.10)，其中绝大多数可能是 PCA[6, 7]
5. 脊髓（2%)：PCA 可发生于脊髓，但相关资料很少。同样地，脊髓 PCA 比脊髓纤维型星形细胞瘤的发病年龄小。

37.1.4 分子遗传学

详尽的分子遗传学已经研究出版[8]。对于神经外科医师而言，重要的是：

- PCAs 最常见的基因异常是激活 MAPK 通路的 BRAF 基因。这在所有的 PCAs 中都很常见，但在小脑 PCAs 中最常见（75%)。
- 15%～20% 的 I 型神经纤维瘤病（NF1）病人发生 PCAs[9]，PCAs 是与 NF1 相关的主要中枢神经系统肿瘤。NF1 病人仅有 1 个 NF1 野生型基因拷贝。由于“第二次攻击”（点突变、LOH 或 DNA 高甲基化[10]）而丢失该拷贝，导致 RAS 和 MAPK 通路过度激活[11]。

37.1.5 病理

PCAs 通常在组织学上属于 WHO I 级（然而，在成人中已发现一种罕见的间变形式[12]，但 WHO Ⅲ 级变体尚未得到正式认可）。

▶ 显微镜下，有两个主要细胞群的低至中等细胞数量（在小脑 PCAs 中最易识别）：

- 具有长而薄的双极突起（类似毛发，因此被称作毛细胞）[6] 并通常伴有 Rosenthal 纤维形成[5]（Rosenthal 纤维：腊肠状或螺丝锥状的胞浆嗜酸性包涵体，含有类似玻璃的胶质纤维。Mason 三色涂片呈鲜红色）。

- 星形胶质细胞组成的松散组织，有微囊和偶见的嗜酸性颗粒体。

肿瘤易于突破软脑膜，充满蛛网膜下隙。PCA 也可以浸润血管周围间隙。血管增生很常见。细胞核排列于细胞周边的多核巨细胞也很常见，尤其是在小脑或大脑 PCA 中。可见有丝分裂象，但与纤维型星形细胞瘤中不同，这一现象并不预示着恶变。也可见坏死区，尽管肉眼观察 PCA 以及其 MRI 影像上均有明确边界，但是至少有 64% 的 PCA 浸润周围脑实质，尤其是白质[13]（临床意义不明，有一项研究发现这种情况造成无统计学差异的生存期缩短[14]）。

▶ *与弥漫性或浸润性纤维型星形细胞瘤的鉴别* 单独靠病理难以鉴别，特别是在立体定向活检等标本组织量较少的情况下，鉴别起来更加困难。发病年龄小可以提示该诊断，结合影像学判断至关重要（见下文）。

▶ *恶变* 文献中有恶变的报道，常发生于多年以后。尽管多数恶变的病例曾接受过放疗[15]，但未接受过放疗者也可能发生恶变[16]。

37.1.6 辅助检查

术前应该对整个神经轴（脑、颈、胸、腰椎）行平扫和增强的 MRI 检查，以评估其在脑脊液中的播散情况（罕见），以防其是不同的病理类型。

在 CT 及 MRI 上，PCA 通常边界清楚，增强扫描 94% 呈现强化（与一些低级别纤维型星形细胞瘤不同）[13]，通常具有囊性成分并伴有壁结节（见图 37-1），周围无水肿或轻微水肿。囊壁可增强，也可不增强。涉及视路

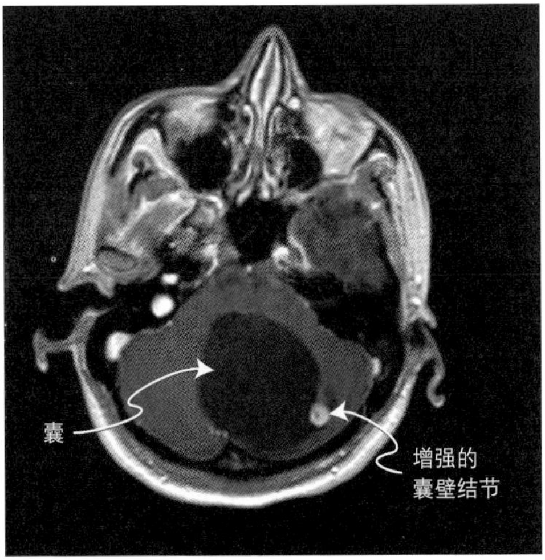

图 37-1 颅后窝毛细胞星形细胞瘤。注意该肿瘤囊壁不强化，有强化的囊壁结节
轴位 MRI T_1 增强像

PCA 通常是梭状。

PCA 可发生在中枢神经系统的任何地方，但 82% 位于脑室周围[13]。偶见钙化[13]。小脑或大脑 PCA 的四种主要的影像学模式见表 37-1。

表 37-1 小脑或大脑 PCAs 的常见影像学特征

比例	描述	
21%	囊不增强，壁结节增强	超过 66% 为合并增强壁结节的囊性病变
46%	囊与壁结节均增强	
16%	中心区（坏死）不增强的占位病变	
17%	实性占位，轻度囊变或无囊变	

治疗

首选治疗是在不造成神经功能缺损的情况下最大限度地切除肿瘤。某些肿瘤侵犯脑干、累及脑神经或血管，因而切除受限。

▶ *囊性* 由壁结节和真囊所构成的肿瘤，切除壁结节就足够了。囊壁不用切除（观点的依据是 3 例肿瘤活检证实为阴性[17]，且仅切除结节后病人情况良好）。有些肿瘤具有所谓的“假囊”，囊壁厚且强化（CT 或 MRI），这种囊壁也必须切除。

▶ *放疗和化疗* 由于 5 年和 10 年生存率很高，且在这期间进行放疗出现并发症的比例也很高（见“放射损伤和坏死”，章节 101.2）。另外，许多未完全切除的肿瘤即使经过 5 年、10 年甚至 20 年时间也只是轻度增大，还有些肿瘤根本没有增大，因此建议术后不对这些病人进行放疗。正确做法是对他们进行随访，定期复查 CT 或 MRI，如果肿瘤复发，应再次手术[18]。只有当复发肿瘤无法切除（在可能情况下优先选择再次手术）或组织学提示肿瘤恶变时才进行放疗。对于年幼病人，化疗优于放疗[19]。

预后

这些肿瘤生长缓慢，手术切除后 5 年和 10 年的存活率都为 95%。肿瘤复发相对常见，尽管过去认为复发一般发生在术后大约 3 年内[20]，但这种观点仍存在争议，而且远期复发也较常见[18]（违背了 Collins 定律，该定律认为，如果肿瘤在病人确诊年龄 +9 个月的时间内没有复发，即可认为肿瘤治愈）。另外，一些肿瘤部分切除后不再继续生长，这也是治愈的一种形式。

手术后约有 20% 的病人出现脑积水，需要进行治疗[21]。所谓的“脱落转移”在 PCA 中很罕见。

37.1.7 小脑毛细胞型星形细胞瘤

概述

要 点

- 常为囊性，半数肿瘤具有壁结节。
- 好发年龄为 10～20 岁。
- 见毛细胞型星形细胞瘤概述中的要点（见章节 37.1.1）。

PCA 的一种亚型。过去称之为小脑囊性星形细胞瘤，这一概念模糊且没有特异性。该肿瘤是儿童脑肿瘤中较常见的类型之一（占年龄小于 19 岁病人原发性脑肿瘤的 15%[4]），占儿童颅后窝肿瘤的 27%～40%[22, 23]，也可发生于成人，成年病人与纤维型星形细胞瘤病人相比，平均年龄低，术后生存期更长[24]。

临床表现

小脑毛细胞型星形细胞瘤（PCA）的体征和症状与其他颅后窝占位一样，即脑积水（头疼、恶心、呕吐）和小脑功能障碍（共济失调，脑神经功能缺损）的体征和症状见“颅后窝（幕下）肿瘤”（章节 34.2.5）。

影像学

“经典”MRI 发现：颅后窝囊肿与增强壁结节（见图 37-1）。囊壁有时会增强，通常表现为边缘较薄（如果肿瘤活检呈阴性，增强可能为反应性）[17]。

病理

典型的小脑“青少年毛细胞型星形细胞瘤”是一种具有显著特征的肿瘤，该肿瘤肉眼观为囊状结构，显微镜下可见海绵状外观[5]。其他镜下表现见上文。

这些肿瘤可能是实性的，但通常是囊性的（有“囊性小脑星形细胞瘤”的旧称），伴有壁结节。该亚型在诊断时往往体积较大（囊性肿瘤：直径 4～5.6cm；实体瘤：直径 2～4.8cm）。囊腔中含有大量的蛋白质液体（在 CT 片上密度比脑脊液平均高 4Hu[25]）。

治疗原则

对于小脑囊性 PCAs，切除壁结节而保留囊壁完全足够。见毛细胞星形细胞瘤的一般治疗（见前文）。

关于脑积水等的治疗原则见“颅后窝（幕下）肿瘤”（章节 34.2.5）。

37.1.8 视神经胶质瘤

概述

约占成人胶质瘤的 2%，儿童胶质瘤的 7%。在神经纤维瘤病（NFT）中发病率较高（约为 25%）。

可以下列任一模式起源：

1. 一侧视神经（无视交叉受累）。
2. 视交叉：NFT 病人比散发病人少见。
3. 双侧视神经多中心起源，无视交叉侵犯：几乎仅见于 NFT 病人。
4. 与下丘脑胶质瘤相连，或者作为下丘脑胶质瘤的一部分（见下文）。

病理

大多数视神经胶质瘤为毛细胞型星形细胞瘤（PCA），由低级别（毛细胞型）星形细胞构成。恶性视神经胶质瘤罕见。

临床表现

无痛性突眼是侵犯单侧视神经的病变早期体征。视交叉病变造成各种非特异性视野缺损（通常为单眼），无眼球突出。大型视交叉肿瘤可能会造成下丘脑及垂体功能紊乱，也可能因阻塞 Monro 孔而造成脑积水。眼底镜可能观察到视盘胶质增生。

辅助检查

X 线片：有些病例可以从视神经管位片上观察到视神经管扩大，但通常对诊断没有帮助。

CT/MRI：CT 扫描可以很好地显示眶内结构。MRI 有助于显示视交叉或下丘脑是否受累。在 CT 或 MRI 上，受累视神经表现为视神经梭形增大，可强化，长度通常在 1cm 以上。NF1 病人的视神经胶质瘤通常与视神经分离，而与 NF1 无关的视神经胶质瘤通常累及视交叉，可延伸至视器外，常呈囊性。

治疗

37

导致突眼、失明但没有侵犯视交叉的单侧视神经肿瘤应采用经颅入路手术，切除从眼球至视交叉的全部视神经[经眶（Kronlein）入路不合适，因为视神经残端可能会有肿瘤残留]。除了预期的患侧失明之外，还可能产生交界性暗点（见章节 44.1.2）。

视交叉胶质瘤一般不采用手术治疗，手术只用于活检（特别是在视神经胶质瘤与下丘脑胶质瘤难以鉴别时）、脑脊液分流或切除罕见的外生型肿瘤成分以期改善视力。

▸ *辅助治疗* 化疗[19]（年幼病人更适用）或放疗可用于治疗视交叉肿瘤、多中心肿瘤、位于视神经切除术后的视交叉残端的肿瘤残余以及罕见的恶性肿瘤。典型的放疗方案为总剂量 45Gy，分成 25 次，每次 1.8Gy。

37.1.9 下丘脑胶质瘤

概述

下丘脑及第三脑室区的毛细胞型星形细胞瘤主要发生于儿童。影像学上，病变可以位于脑室内。这类肿瘤多数都在一定程度上侵犯视交叉，与视神经胶质瘤难以鉴别（见上文）。

临床表现

包括以下可能的临床表现：

- 临床上可表现为所谓的“间脑综合征”，这是一种发生于儿童的罕见综合征，通常由下丘脑前部的浸润性胶质瘤所引起。典型包括：
  1) 恶病质（皮下脂肪减少）/ 发育障碍。
  2) 极度活跃、过度警觉。
  3) 欣快感。
- 内分泌紊乱：
  1) 低血糖。
  2) 尿崩症伴高钠血症。
  3) 性早熟。
- 与脑积水相关的症状：
  1) 巨头畸形。
  2) 头痛。
  3) 恶心 / 呕吐。

治疗

当手术无法完全切除肿瘤时，可能需要进一步治疗，请参考视神经胶质瘤章节中所提到的方法（见上文视神经胶质瘤）。

37.1.10 脑干胶质瘤

概述

要 点

- 不是一类肿瘤，MRI 可区分良性和恶性病变。
- 趋势：低级别肿瘤好发于脑干上部，较高级别的肿瘤好发于脑干下部 / 延髓。
- 常表现为多发脑神经麻痹和长束功能受损的症状。
- 多数为恶性，预后不良，不宜手术。
- 手术作用主要为切除背生型病变组织和脑脊液分流。

脑干胶质瘤（BSG）好发于儿童和青少年（77% 的病人 <20 岁，BSG 仅占成人肿瘤的 1%[26]）。BSG 是儿童最常见的三种脑肿瘤之一（见章节 34.3.2），占儿童中枢神经系统肿瘤的 10%～20%[7]。

临床表现

见参考文献[27]。

脑干上部的肿瘤多出现脑积水和小脑功能受损的症状，脑干下部的肿瘤多出现多发后组脑神经功能缺损及长束功能受损的症状。由于肿瘤具有侵袭性，因此通常直到肿瘤体积很大时病人才出现症状和体征。

症状与体征：

1. 步态障碍。
2. 头痛（见章节 34.2.3）。
3. 恶心／呕吐。
4. 脑神经功能缺损：复视、面部不对称。
5. 30% 的病人出现肢体远端运动无力。
6. 50% 的病人出现视盘水肿。
7. 60% 的病人出现脑积水，通常是导水管梗阻所致（出现较晚，但发生导水管周围肿瘤时可以早期出现，见下文顶盖胶质瘤）。
8. 发育障碍（特别是年龄≤2 岁者）。

病理

BSG 是一组性质不一的肿瘤。BSG 分布可能具有下述趋势：低级别肿瘤发生在脑干上部（76% 为低级别肿瘤）比脑干下部（胶质母细胞瘤 100% 发生于延髓）多[28]。囊变及钙化均少见。可以根据 MRI 表现将肿瘤的生长方式分为四种[29]，肿瘤的生长方式可能与预后相关[30]：

1. 弥漫型：均为恶性肿瘤（多数是间变星形细胞瘤，其余是胶质母细胞瘤）。MRI 显示，这些肿瘤沿着纵轴生长侵犯邻近区域［如延髓肿瘤向脑桥和（或）颈髓发展］，极少数向闩部生长，仍位于脑干内。
2. 延颈交界型：大多数（72%）为低级别星形细胞瘤。肿瘤向尾端延伸的范围局限在脊髓延髓交界处。大多数突向第四脑室闩部（一些肿瘤可以有外生性成分）。
3. 局灶型：范围仅限于延髓（既不向上蔓延至脑桥也不向下蔓延至脊髓）。大多数（66%）为低级别星形细胞瘤。
4. 背侧外生型：可能是“局灶型”肿瘤的蔓延（见上文）。这些肿瘤中许多实际上是低级别胶质瘤，包括：
   1) 毛细胞型星形细胞瘤（见章节 37.1）。
   2) 神经节胶质瘤（见章节 38.4.3）：非常罕见，1984 年只有 13 例报道。与其他 BSG 相比，这些病人年龄稍大，延髓受累更为常见[31]。

辅助检查

MRI

首选诊断方法。MRI 能够评估脑室的状态，为肿瘤提供最佳评估方法（CT 不能很好地显示颅后窝病变），还能显示肿瘤的外生性成分。T_1WI：几乎都表现为均匀的低信号（除囊变外）；T_2WI：信号增高，均匀（除囊变外）。

增强扫描后强化情况多种多样[29]。

CT

除外生成分可能强化之外，大多数肿瘤在 CT 上不强化。如果强化明显，就应考虑其他诊断（如高级别小脑蚓部星形细胞瘤）。

治疗

手术

活检：若 MRI 表现为弥漫浸润性脑干病变，则不应进行活检（无法改变治疗及预后）[32]。

通常采用非手术治疗。可以考虑手术的情况包括：

1. 肿瘤具有背侧外生成分[7]：见下文，肿瘤可以突入第四脑室或脑桥小脑三角，静脉推注对比剂后多强化，多为低级别肿瘤。
2. 非恶性、非外生型肿瘤：手术治疗非恶性、非外生型肿瘤已经取得一定进展（手术治疗恶性星形细胞瘤没有益处）[30]（缺乏详细随访资料）。
3. 脑积水分流。

背侧外生型肿瘤

组织学上，这些肿瘤通常为良性肿瘤（如神经节胶质瘤），根治性次全切除术治疗效果较好。可以延长生存期，短期随访表明，病变进展的发生率很低[7]。

外生型肿瘤手术治疗的目标包括：

1. 次全切除外生成分以延长生存期[33]：肿瘤通常与第四脑室底部广泛粘连，因而无法完全切除（尽管文献中有关于某些“安全进入”区域的描述[34]）。术中超吸有助于肿瘤切除。
2. 明确诊断：影像学上，外生型脑干胶质瘤与其他病变（如髓母细胞瘤、室管膜瘤和皮样囊肿）可能难以鉴别。
3. 某些肿瘤切除后复发，但组织学性质仍为良性，可以再次切除[7]。

药物治疗

无确切有效的化疗方案，常使用激素。儿童病人对 Temodar®（替莫唑胺）（见章节 34.5.2）治疗有一定反应。

放疗

传统放疗方案总剂量为 45~55Gy，为期 6 周，每周 5 天。与激素合用时，

80% 的病人可得到症状改善。

所谓的“超分割治疗”，即采用较小剂量、每日多次放疗，或许能够延长生存期。

预后

大多数恶性 BSG 患儿在确诊后 6～12 个月内死亡。放疗可能无法延长 Ⅲ 级或 Ⅳ 级肿瘤病人的生存期。儿童病人中存在一个亚组，所患肿瘤生长较缓慢，其 5 年生存率可高达 50%。由毛细胞型星形细胞瘤构成的背侧外生型肿瘤预后较好。

37.1.11 顶盖胶质瘤

概述

这是根据肿瘤部位定义的诊断，通常是低级别星形细胞瘤。这些肿瘤是脑干胶质瘤中的一组良性肿瘤。由于肿瘤位置的原因，脑积水很常见。顶盖胶质瘤戏剧性地被称为“身体中可导致死亡的最小肿瘤”[35]。局灶性神经功能缺损 [复视、视野缺损、眼球震颤、帕里诺综合征（见章节 3.2.6）、共济失调、癫痫发作等] 比较少见，且在脑积水被纠正后通常可以恢复。

流行病学

约占手术治疗的儿童脑肿瘤的 6%[36]。通常在儿童期出现症状。病人出现症状的中位年龄为 6～14 岁[36]。

病理

由于这些肿瘤中许多都没有进行活检，因此无法进行有意义的统计学分析。已发现的病理类型包括：WHO Ⅱ 级弥漫性星形细胞瘤，毛细胞型星形细胞瘤，WHO Ⅱ 级室管膜瘤，间变星形细胞瘤，少突胶质细胞瘤和少突星形细胞瘤。

辅助检查

CT 扫描能够发现脑积水，但可能会漏诊大约 50% 的肿瘤[37]。文献报道，CT 上出现钙化的比例为 9%～25%[37, 38]。

37 MRI 是诊断和随访的首选检查方法。典型表现是从四叠体板向背侧突出的占位。T_1WI 为等信号，T_2WI 为等信号或高信号[36, 39]。18% 的肿瘤增强扫描后发生强化，肿瘤强化与预后的关系尚不明确。

治疗

由于肿瘤的惰性病程，因此不建议进行开颅手术。可选择的治疗方法包括：

1. VP 分流：已经使用多年的标准方法。有效的分流能够带来良好的长期疗效。
2. 内镜下第三脑室造瘘术：可以避免采用分流术。如果技术上可行，还可以利用同一个骨孔进行内镜下活检（要求 Monro 孔扩张，这种现象很常见）[40]。长期疗效不明。

3. 内镜下导水管成形术（使用或不使用支架）：可用于部分病人。长期疗效不明。

立体定向放射外科　可用于肿瘤出现进展时（肿瘤进展的标准尚未确定：影像学上存在进展表现可能与临床症状恶化并不相关[39]）。射线剂量应该控制在14Gy以下，50%～70%等剂量线水平，以避免放疗的副作用[41]。

预后

肿瘤进展：文献报道的比例为15%～25%。

随访：没有公认的指南。建议每6～12个月定期接受神经系统检查和MRI检查[36]。

37.1.12　毛细胞型星形细胞瘤的亚型

毛黏液样星形细胞瘤（PMA）（无WHO分级）

毛细胞型星形细胞瘤（PCA）的变异。根据易复发和易在脑脊液中播散等恶性侵袭性行为[42]，倾向于将其分为WHO Ⅱ级。然而，由于并非所有PMAs的行为都不同于WHO Ⅰ级PCA，因此不推荐明确的WHO分级。因发病率不明，因为它通常被归类为PCA[1]。

组织学：丰富的黏液基质，单型双极细胞，血管中心细胞排列。根据定义，不含Rosenthal纤维或嗜酸性小体[1]。

也可能发生在脊髓，有报道称，可通过脑室腹腔分流管发生颅外腹膜转移[43]。

37.2　室管膜下巨细胞型星形细胞瘤（SEGA）（WHO Ⅰ级）

WHO Ⅰ级肿瘤，常伴有局限性钙化，与结节性硬化症密切相关（见章节35.1.3）（尚不清楚在没有这种情况下是否发生SEGAs）。约25岁后很少新发SEGAs。

部位　起自于靠近侧脑室Monro孔的双侧侧壁处。

组织学　丰富多样的表型。大而丰满的细胞类似于星形胶质细胞，排列成束状、片状和巢状。多角形细胞，细胞质丰富。可见坏死区和有丝分裂像，但这些特征通常与典型恶性侵袭性无关[44]。Ki-67平均为3%（见章节34.7.2）。

37.3　多形性黄色瘤型星形细胞瘤（WHO Ⅱ级）

37.3.1　概述

一种低级别胶质瘤，通常认为来源于软膜下的星形细胞，这刚好可以解释该肿瘤通常位于浅表并且富含网状纤维。超过 90% 的肿瘤位于幕上。好发于颞叶（50%），其次是顶叶、枕叶和额叶。大多数存在囊性成分（可包含多个小囊，但 90% 以上都有一个单一的大囊）。

要 点

- 低级别胶质瘤（WHO Ⅱ级），可能来源于软膜下星形细胞，部位浅表，超过 90% 位于幕上，最常见于儿童或青少年。
- 25% 可见壁结节伴囊性变，脑膜受累超过 67%。
- 病理：多形性细胞[黄色瘤（富含脂质）细胞、纤维型和巨大多核星形细胞]。通常边界清楚，偶有侵袭性。
- WHO Ⅱ级［如果每个高倍视野≥5 个核分裂，则为间变性（WHO Ⅲ级）］
- 最大范围的安全切除。

37.3.2 流行病学

约占星形细胞瘤的 1%。通常见于儿童和青壮年（多小于 18 岁）。无性别差异。

37.3.3 临床表现

常见表现：癫痫发作。也可以存在局灶功能障碍或颅高压。

37.3.4 鉴别诊断

1. 影像学检查：脑膜瘤同样位于浅表，具有脑膜尾征，也可类似于低级别纤维型星形细胞瘤。
2. 病理检查：可与间变性星形细胞瘤混淆。

37.3.5 病理

37

WHO Ⅱ级（通常 MIB<1%），如有丝分裂指数较高且存在坏死则定义为 WHO Ⅲ级（见章节 37.4）“具有间变性质的 PXA”[45]。表现为致密的浅表肿瘤，具有显著的细胞多形性［纤维型和巨大多核星形细胞、大的黄色瘤（富含脂质）细胞、GFAP 染色细胞（说明属于胶质来源）］，富含网状纤维，血管周围常有慢性炎性细胞浸润。网状纤维包绕两类细胞：

1. 梭形细胞：细胞呈梭形，细胞核较长。
2. 多形性细胞：细胞呈圆形，其细胞核为多形性，染色不均，可单叶也可分叶。细胞内脂质含量不等。

通常边界清楚，偶尔可侵犯皮质。典型的细胞多形性可能会导致其被误诊为间变性星形细胞瘤。无血管增生和坏死[46]，大多数但并非全部都缺少有丝分裂表现。某些 PXA 可发生间变[47]。已经有多个报道称 PXA 可发生恶变，成为间变星形细胞瘤或胶质母细胞瘤[48]。

37.3.6 影像学检查

囊性部分在 CT 或 MRI 上可有部分强化。25% 存在壁结节。可有“脑膜尾征”（67% 表现为软膜受累，13% 表现为 3 层脑膜均受累）。可有轻到中度瘤周水肿，钙化罕见[49]。

CT：肿瘤的实性部分边界不清，密度与灰质相近。

MRI：T_1WI 囊性部分呈低信号，实性部分呈等信号，边界不清，明显强化。T_2WI 囊性部分呈高信号，实性部分呈等信号，边界不清。

37.3.7 治疗

1. 手术：主要的治疗措施。
   1) 在不发生难以接受的神经功能缺损的前提下，应争取全切肿瘤，否则应行次全切除。
   2) 切除范围：与无复发生存期紧密相关[50]。
   3) 未全切的病人应随访，因为在需要再次治疗之前这些肿瘤可能缓慢生长很多年，必要时需考虑再次手术切除。
2. 放疗：存在争议。
   1) 文献表明，在总生存期方面无明显差异或者可能放疗生存期更长[46]。
   2) 适用于病变残留、有丝分裂指数高或坏死的病人。
3. 化疗：作用不明。

37.3.8 预后

肿瘤全切或次全切，加或不加放化疗的总体生存期：5 年为 80%，10 年为 71%[45]。

切除范围、有丝分裂指数以及坏死都是预后的最佳预测因子[49，50]。

37.4 多形性黄色星形细胞瘤（WHO Ⅲ 级）

要 点

- WHO Ⅲ 级肿瘤
- 除了每高倍视野≥5 个有丝分裂像外，其他特征与多形性黄色瘤型星形细胞瘤（WHO Ⅱ级）相似（见章节 37.3）
- 生存率明显低于较低级别病人
- 治疗：最大范围安全切除，术后辅以放疗或化疗具有每高倍镜≥5个核分裂像的多形性的黄色星形细胞瘤（WHO Ⅲ级）。可以观察到坏死，但在没有增加有丝分裂活性的情况下，其意义尚不清楚。

BRAF V600E突变的频率低于Ⅱ级。

（张传宝 译 王 雯 校）

参考文献

[1] Louis DN, Ohgaki H, Wiestler OD, et al. WHO classification of tumors of the central nervous system. Lyon, France 2016

[2] Ostrom QT, Gittleman H, Liao P, et al. CBTRUS statistical report: primary brain and central nervous system tumors diagnosed in the United States in 2007-2011. Neuro Oncol. 2014; 16 Suppl 4:iv1–i63

[3] Wallner KE, Gonzales MF, Edwards MSB, et al. Treatment of juvenile pilocytic astrocytoma. J Neurosurg. 1988; 69:171–176

[4] Burkhard C, Di Patre PL, Schuler D, et al. A population-based study of the incidence and survival rates in patients with pilocytic astrocytoma. J Neurosurg. 2003; 98:1170–1174

[5] Burger PC, Scheithauer BW. Atlas of Tumor Pathology. Tumors of the Central Nervous System. Washington, D.C.: Armed Forces Institute of Pathology; 1994

[6] Collins VP, Jones DT, Giannini C. Pilocytic astrocytoma: pathology, molecular mechanisms and markers. Acta Neuropathol. 2015; 129:775–788

[7] Pollack IF, Hoffman HJ, Humphreys RP, et al. The Long-Term Outcome After Surgical Treatment of Dorsally Exophytic Brain-Stem Gliomas. J Neurosurg. 1993; 78:859–863

[8] Park SH, Won J, Kim SI, et al. Molecular Testing of Brain Tumor. J Pathol Transl Med. 2017; 51:205– 223

[9] Listernick R, Charrow J, Greenwald M, et al. Natural history of optic pathway tumors in children with neurofibromatosis type 1: a longitudinal study. J Pediatr. 1994; 125:63–66

[10] Gutmann DH, McLellan MD, Hussain I, et al. Somatic neurofibromatosis type 1 (NF1) inactivation characterizes NF1-associated pilocytic astrocytoma. Genome Res. 2013; 23:431–439

[11] Gutmann DH, McLellan MD, Hussain I, et al. Somatic neurofibromatosis type 1 (NF1) inactivation characterizes NF1-associated pilocytic astrocytoma. Genome Res. 2013; 23:431–439

[12] Fiechter M, Hewer E, Knecht U, et al. Adult anaplastic pilocytic astrocytoma - a diagnostic challenge? A case series and literature review. Clin Neurol Neurosurg. 2016; 147:98–104

[13] Coakley KJ, Huston J, Scheithauer BW, et al. Pilocytic Astrocytomas: Well-Demarcated Magnetic Resonance Appearance Despite Frequent Infiltration Histologically. Mayo Clin Proc. 1995; 70: 747–751

[14] Hayostek CJ, Shaw EG, Scheithauer B, et al. Astrocytomas of the Cerebellum: A Comparative Clinicopathologic Study of Pilocytic and Diffuse Astrocytomas. Cancer. 1993; 72:856–869

[15] Schwartz AM, Ghatak NR. Malignant Transformation of Benign Cerebellar Astrocytoma. Cancer. 1990; 65:333–336

[16] Bernell WR, Kepes JJ, Seitz EP. Late Malignant Recurrence of Childhood Cerebellar Astrocytoma. J Neurosurg. 1972; 37:470–474

[17] Beni-Adani L, Gomori M, Spektor S, et al. Cyst wall enhancement in pilocytic astrocytoma: neoplastic or reactive phenomena. Pediatr Neurosurg. 2000; 32:234–239

[18] Austin EJ, Alvord EC. Recurrences of Cerebellar Astrocytomas: A Violation of Collins' Law. J Neurosurg. 1988; 68:41–47

[19] Packer RJ, Lange B, Ater J, et al. Carboplatin and Vincristine for Recurrent and Newly Diagnosed Low-Grade Gliomas of Childhood. J Clin Oncol. 1993; 11:850–856

[20] Bucy PC, Thieman PW. Astrocytomas of the Cerebellum. A Study of Patients Operated Upon Over 28 Years Ago. Arch Neurol. 1968; 18:14–19

[21] Stein BM, Tenner MS, Fraser RAR. Hydrocephalus Following Removal of Cerebellar Astrocytomas in Children. J Neurosurg. 1972; 36:763–768

[22] Section of Pediatric Neurosurgery of the American Association of Neurological Surgeons. Pediatric Neurosurgery. New York 1982

[23] Youmans JR. Neurological Surgery. Philadelphia 1990

[24] Ringertz N, Nordenstam H. Cerebellar Astrocytoma. J Neuropathol Exp Neurol. 1951; 10:343–367

[25] Zimmerman RA, Bilaniuk CT, Bruno LA, et al. CT of Cerebellar Astrocytoma. Am J Roentgenol. 1978; 130:929–933

[26] Packer RJ, Nicholson HS, Vezina LG, et al. Brainstem gliomas. Neurosurg Clin N Am. 1992; 3:863–879

[27] Laurent JP, Cheek WR. Brain Tumors in Children. J Pediatr Neurosci. 1985; 1:15–32

[28] Reigel DH, Scarff TB, Woodford JE. Biopsy of Pediatric Brain Stem Tumors. Childs Brain. 1979; 5: 329–340

[29] Epstein FJ, Farmaer J-P. Brain-Stem Glioma Growth Patterns. J Neurosurg. 1993; 78:408–412

[30] Epstein F, McCleary EL. Intrinsic Brain-Stem Tumors of Childhood: Surgical Indications. J Neurosurg. 1986; 64: 11–15

[31] Garcia CA, McGarry PA, Collada M. Ganglioglioma of the Brain Stem. Case Report. J Neurosurg. 1984; 60: 431–434

[32] Albright AL, Packer RJ, Zimmerman R, et al. Magnetic Resonance Scans Should Replace Biopsies for the Diagnosis of Diffuse Brain Stem Gliomas: A Report from the Children's Cancer Group. Neurosurgery. 1993; 33:1026–1030

[33] Hoffman HJ, Becker L, Craven MA. A Clinically and Pathologically Distinct Group of Benign Brainstem Gliomas. Neurosurgery. 1980; 7:243–248

[34] Kyoshima K, Kobayashi S, Gibo H, et al. A Study of Safe Entry Zones via the Floor of the Fourth Ventricle for Brain-Stem Lesions. J Neurosurg. 1993; 78:987–993

[35] Kernohan WJ, Armed Forces Institute of Pathology. Tumors of the central nervous system. In: Atlas of Tumor Pathology.Washington, DC 1952:19–42

[36] Stark AM, Fritsch MJ, Claviez A, et al. Management of tectal glioma in childhood. Pediatr Neurol. 2005

[37] Bognar L, Turjman F, Villanyi E, et al. Tectal plate gliomas. Part II: CT scans and MR imaging of tectal gliomas. Acta Neurochir (Wien). 1994; 127:48–54

[38] Pollack IF, Pang D, Albright AL. The long-term outcome in children with late-onset aqueductal stenosis resulting from benign intrinsic tectal tumors. J Neurosurg. 1994; 80:681–688

[39] Grant GA, Avellino AM, Loeser JD, et al. Management of intrinsic gliomas of the tectal plate in children. A ten-year review. Pediatr Neurosurg. 1999; 31:170–176

[40] Oka K, Kin Y, Go Y, et al. Neuroendoscopic approach to tectal tumors: a consecutive series. J Neurosurg. 1999; 91:964–970

[41] Kihlstrom L, Lindquist C, Lindquist M, et al. Stereotactic radiosurgery for tectal lowgrade gliomas. Acta Neurochir Suppl. 1994; 62:55–57

[42] Tihan T, Fisher PG, Kepner JL, et al. Pediatric astrocytomas with monomorphous pilomyxoid features and a less favorable outcome. J Neuropathol Exp Neurol. 1999; 58:1061–1068

[43] Arulrajah S, Huisman TA. Pilomyxoid astrocytoma of the spinal cord with cerebrospinal fluid and peritoneal metastasis. Neuropediatrics. 2008; 39:243– 245

[44] Chow CW, Klug GL, Lewis EA. Subependymal Giant-Cell Astrocytoma in Children: An Unusual Discrepancy Between Histological and Clinical Features. J Neurosurg. 1988; 68:880–883

[45] Fouladi M, Jenkins J, Burger P, et al. Pleomorphic xanthoastrocytoma: favorable outcome after complete surgical resection. Neuro-oncol. 2001; 3:184– 192

[46] Kepes JJ, Rubinstein LJ, Eng LF. Pleomorphic Xanthoastrocytoma: A Distinctive Meningeal Glioma of Young Subjects with Relatively Favorable Prognosis. A Study of 12 Cases. Cancer. 1979; 44: 1839–1852

[47] Weldon-Linne CM, Victor TA, Groothuis DR, et al. Pleomorphic Xanthoastrocytoma: Ultrastructural and Immunohistochemical Study of a Case with a Rapidly Fatal Outcome Following Surgery. Cancer. 1983; 52:2055–2063

[48] Kumar S, Retnam TM, Menon G, et al. Cerebellar hemisphere, an uncommon location for pleomorphic xanthoastrocytoma and lipidized glioblastoma multiformis. Neurol India. 2003; 51:246–247

[49] Pahapill PA, Ramsay DA, Del Maestro RF. Pleomorphic xanthoastrocytoma: case report and analysis of the literature concerning the efficacy of resection and the significance of necrosis. Neurosurgery. 1996; 38:822–8; discussion 828-9

[50] Giannini C, Scheithauer BW, Burger PC, et al. Pleomorphic xanthoastrocytoma: what do we really know about it? Cancer. 1999; 85:2033–2045

38 室管膜、脉络丛、神经元肿瘤和其他胶质瘤

38.1 室管膜瘤

38.1.1 室管膜下瘤（WHO I 级）

要 点

- 生长缓慢，WHO I级。
- 起源于室管膜下细胞，可突入脑室内。
- 偶然发现居多；脑积水为常见症状。
- 治疗：多数通过影像学密切观察，如有必要可对肿瘤进行全切。

由脑室室管膜内膜产生的生长缓慢的肿瘤（WHO I级），特征是在纤维基质中伴有轻度到中度多型细胞簇，常伴有微囊。

细胞有丝分裂不活跃。

肿瘤突入脑室，非侵袭性。

流行病学 由于大多数无症状，只有约 8% 的室管膜下瘤被诊断，所以很难统计。无性别偏移。

概述 几乎所有病人都是由于其他原因行头颅影像学检查时偶然发现的；室管膜下瘤引起梗阻性脑积水较少见。

神经影像学 典型表现为脑室内边界清楚的非强化性肿块。

治疗 符合典型室管膜下瘤影像学特征的肿瘤可通过影像学进行监测。通常在发现后的第 3 个月进行首次复查以排除快速增长型，然后，每年进行复查。

当需要进行手术治疗时，肿瘤的完全切除可达到治愈效果。当不能进行完全切除时（肿瘤起源于第四脑室底部），由于肿瘤生长缓慢，行次全切除术也可达到令人满意的效果。

38.1.2 室管膜瘤（WHO Ⅱ 级）及间变性室管膜瘤（WHO Ⅲ 级）

颅内和椎管内室管膜瘤概述

长久以来被认为起源于脑室和脊髓中央管内衬的室管膜细胞，室管膜瘤起源于放射状胶质细胞（双极祖细胞被认为是发育中的神经系统中神经元的主要来源），室管膜瘤可发生于神经系统沿神经轴的任何部位，在儿童中最常见于颅后窝（见下文），在成人中好发于脊髓内（见章节 49.5）。

流行病学

- 颅内：仅占颅内胶质瘤的 5%～6%，69% 发生于儿童[1]，占儿童脑肿瘤的 9%[2]。儿童颅内室管膜瘤的发病率：全美国每年约 200 例。
- 脊髓：约占脊髓胶质瘤的 60%（胸中段以下最常见的原发脊髓髓内胶质瘤，见章节 49.5），96% 发生于成人[1]，尤其是终丝肿瘤（黏液乳头状室管膜瘤，见章节 38.1.3）。

确诊时的平均年龄见表 38-1。

表 38-1　确诊时的平均年龄[1]

部位（101 名病人）	所有病人的平均年龄（岁）	儿童的平均年龄（岁）（年龄＜15 岁）
颅内	17.5	5
幕上	14.5	4.5
幕下	22	6.5
椎管内	40	
髓内	47	
尾部	32	

室管膜瘤具有通过脑脊液在神经系统内（包括脊髓）播散的潜能，这一过程称为“种植”，在 11% 的病人中引起所谓的“脱落转移”。肿瘤的级别越高，转移的发生率也越高[2]。全身性转移罕见。

病理

肿瘤通常表面覆盖着室管膜作为边界，同时很少具有侵袭性[3]。

分级　这些肿瘤在组织学上通常被归类为室管膜瘤（WHO Ⅱ级）或间变性室管膜瘤（WHO Ⅲ级）。然而，由于没有证据证明肿瘤级别与无进展或总生存期之间存在关联，因此这种分级很少用于治疗分类，组织学分级的有效性也受到了质疑，可能会被放弃[3]。不同部位的室管膜瘤（颅后窝、幕上、脊髓），在遗传学上是具有差异的[4]。

颅内室管膜瘤概述

通常为边界清楚的良性肿瘤［尽管也存在间变性（恶性）室管膜瘤］。病变一般起源于第四脑室底部（60%～70% 位于幕下，均发生于第四脑室附近[1]，占第四脑室区肿瘤的 25%[5]）。儿童的颅后窝室管膜瘤常为间变性肿瘤，沿脑脊髓播散的风险更大。幕上的室管膜瘤通常为囊性。发生在中枢神经系统之外的室管膜瘤罕见，可出现于纵隔、肺或卵巢。尽管室管膜瘤在组织学上不如髓母细胞瘤恶性程度高，但其预后更差，因为它们常侵犯闩部，导致手术无法完全切除。

要 点

- 通常为良性肿瘤，常有纤维性上皮样外观。典型（乳头状）室管膜瘤可以形成血管周围假玫瑰花结或真玫瑰花结。
- 通常发生于第四脑室底部，可伴发脑积水（颅内压增高）和脑神经麻痹症状（Ⅵ和Ⅶ）。
- 辅助检查：由于肿瘤可能通过脑脊液种植转移，故应进行全脑全脊髓影像学检查（通常采用增强 MRI：脑部、颈部、胸部、腰部）。
- 病人年龄越小，预后越差（特别是年龄小于 24 个月者）。
- 治疗：全切肿瘤（术后 MRI 显示无增强的残余肿瘤）辅以术后放疗，可以获得最佳的预后。年龄小于 3 岁者不能行放疗。
- 术后 2 周左右行腰椎穿刺，取 10ml 脑脊液行细胞学检查，用于预后评估。

临床表现

症状

大多数表现为颅后窝肿瘤引起 ICP 升高所造成的症状[5]（源自脑积水）以及脑神经受累症状。

颅内压增高引起的症状：

1. 头痛：80%。
2. 恶心／呕吐：75%。
3. 共济失调或眩晕：60%。
4. 癫痫发作：仅见于约 30% 的幕上肿瘤，仅占表现为癫痫发作的颅内肿瘤的 1%。

体征

脑神经受累体征：病变侵犯第四脑室底可能累及面神经丘（第四脑室底的圆形隆起，由位于展神经核后部的面神经膝发出），导致周围面神经麻痹（面神经受累）（见章节 33.3）以及展神经麻痹（见章节 32.5.5，展神经核受累）。

辅助检查

38

MRI：常用的检查方法，行全脑全脊髓平扫和增强扫描有助于发现可能的转移性病灶。通常表现为第四脑室底部的占位病变（图 38-1），常伴梗阻性脑积水。影像学上可能与髓母细胞瘤（MBS）难以鉴别（鉴别见章节 86.2.1）。

CT：评价颅后窝肿瘤作用有限。

脊髓造影：水溶性造影剂脊髓造影在检测“脱落转移”方面与增强 MRI 检查同样敏感。脊髓造影时还可以留取脑脊液进行细胞学检查，用于肿瘤分级。

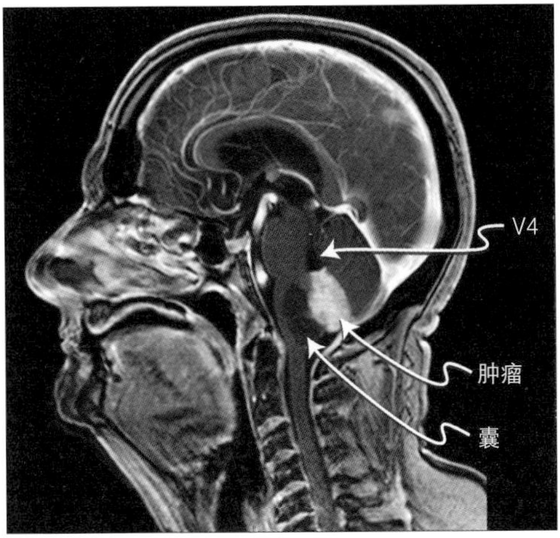

图 38-1　71 岁女性颅后窝室管膜瘤（WHO Ⅱ）

肿瘤起源于第四脑室底，囊性成分侵犯髓质。它转移了但不侵犯小脑。第四脑室（V4）阻塞，病人脑积水

矢状面 T_1 增强 MRI

治疗

手术切除

手术目的：在不引起神经功能缺损的情况下，最大限度地切除肿瘤（因为手术切除程度是一项重要的预后因子）。当肿瘤广泛侵袭第四脑室底部或肿瘤扩展穿过 Lushka 孔时（术中心动过缓可能影响全切肿瘤），肿瘤可能不能完全切除。

术后 2 周进行腰椎穿刺寻找“脱落转移灶”。取 10ml 脑脊液进行细胞学检查，如果存在恶性细胞，可以对其进行定量计数（可以用于随后治疗）。如果腰椎穿刺结果阳性，可以确定“脱落转移灶”。如果腰椎穿刺结果阴性，则对于临床意义不大（敏感性不高）。脑室外引流获得的脑脊液标本敏感性低于腰椎穿刺获得的脑脊液。

第四脑室区的病变可以采用枕下后正中入路行手术治疗。

放疗

室管膜瘤的放射敏感性仅次于髓母细胞瘤，列第二位。手术切除肿瘤后辅以放疗（术后放疗可以改善生存率[1, 6]：50% 接受放疗的病人的生存期较未接受放疗的病人长 2 年，未接受放疗的病人 5 年生存率为 20%～40%，接受放疗的病人该数据上升至 40%～80%[6]）。年龄小于 3 岁病人的放疗见下文。

1. 颅脑放疗：
   1) 传统治疗：瘤床 45～48Gy[6]（复发者另加 15～20Gy[5]）。
   2) 最近推荐治疗方案：三维适形放疗，剂量略高（瘤床及周边 1cm 59.4Gy[7]）。
   3) 调强放疗可以获得相似的局部控制，但可能会对正常组织影响

38

较小[8]。

2. 脊髓放疗：大多数只在具有“脱落转移灶”或脑脊液细胞学检查阳性的情况下使用（然而，对于是否进行预防性脊髓放疗尚有争议[9]）。

1）低剂量全脊髓放疗（一个疗程平均剂量为30Gy[6]）。

2）增加“脱落转移灶”部位的放射剂量。

3. 由于存在副作用，故3岁以下婴幼儿不推荐放疗。当治疗失败时采用放疗，约30%的年龄小于3岁的婴幼儿可以避免放疗并获得类似的生存率[10, 11]。这种选择性放疗的概念可能也适用于年长一些的儿童[12]。

化疗

效果有限。

1. 对于新诊断病例作用极其有限。3岁以上病人，放疗后辅助化疗未能使病人受益。
2. 可能可以减少肿瘤血供，从而利于手术全切肿瘤（有时在二次手术时）。
3. 年龄小于等于3岁，需推迟使用放疗时可以考虑采用化疗（见上文）。
4. 肿瘤复发时，化疗可在短时期内控制肿瘤生长。

预后

手术死亡率[5]：早期病例研究报道为20%～50%，近期为5%～8%。

手术致残率：术前向病人及家属交代术后可能需要放置胃管（G-tube）和行气管切开术（这些可能是暂时的）。

年龄：儿童组5年生存率为20%～30%[2, 13]，成人高达80%。年龄在24～35个月的幼儿（5年生存率为73%）预后好于年龄小于24个月的婴幼儿（5年生存率为26%）和年龄大于36个月的幼儿（5年生存率为36%[14]）。

病理：间变性室管膜瘤（WHO Ⅲ级）预后较“标准”级别的室管膜瘤（WHO Ⅱ级[15, 16]）差。但是，除外WHO Ⅲ级肿瘤，室管膜瘤的恶性表现与不良预后没有必然联系[17]。

切除程度：肿瘤次全切除后最易复发。颅内原发肿瘤全切（GTR）+术后全脑全脊髓放疗，5年生存率约为41%。

治疗失败：WHO Ⅱ级肿瘤常出现原位复发[15]。但是治疗失败最主要的原因是9%～25%的病人出现“脱落转移灶”[14, 18]。

室管膜瘤亚型（2016 WHO 分类）

乳头状室管膜瘤

一种罕见的室管膜瘤类型。以形态良好的乳头为特征。与脉络丛肿瘤的乳头状突起不同，它们缺少基底膜。

透明细胞型室管膜瘤

室管膜瘤的一种组织学类型。其特征与有核周晕的少突胶质细胞相似。组织学鉴别诊断包括：少突胶质细胞瘤、中枢神经细胞瘤、肾细胞（透明细胞）癌和血管母细胞瘤。青年病人主要发生在小脑幕上的，也可发生在幕下或脊髓。

伸长细胞型室管膜瘤

一种罕见的室管膜瘤类型。其特征是肿瘤细胞呈束状排列，宽度和细胞密度都非常大，还有细长的纺锤形细胞。可能被误认为是星形细胞瘤，尤其是毛细胞型星形细胞瘤。

最常见于脊髓。

38.1.3 黏液乳头状室管膜瘤（WHO Ⅰ级）

具有特征性，WHO Ⅰ级的室管膜瘤仅发生于终丝（脊髓的末端）。

组织学：乳头状，具有微囊泡和黏液物质。

38.1.4 RELA 融合阳性室管膜瘤（WHO Ⅱ级或 Ⅲ 级）

以 RELA 融合阳性为特征的一种幕上室管膜瘤。

约占幕上儿童室管膜瘤的 70%，而幕下肿瘤几乎为零[19]。

分级：这些肿瘤的组织学分级为 Ⅱ 级或 Ⅲ 级（该基因未发现 Ⅰ 级室管膜瘤）[3]。

根据目前可提供的分类研究，其是三种幕上室管膜瘤中预后最差的类型。

38.2 其他胶质瘤

38.2.1 第三脑室脊索样胶质瘤（WHO Ⅱ 级）

很少见（报道约 80 例），生长缓慢，非侵袭，良性肿瘤（WHO Ⅱ级），发生于第三脑室前部，特点是在黏液间质内，含有 GFAP（见章节 34.7.2）阳性的成簇或索状的内皮细胞，并有淋巴浆细胞浸润。

多见于成人肿瘤。男：女 = 1：3，质硬，明显增强，多数肿瘤没有核分裂。GFAP 染色常呈阳性，S-100 染色结果不一，病理上类似脊索样脑膜瘤，后者 GFAP 染色呈阴性。肿瘤附着于第三脑室壁（下丘脑）时很难全切。

38.2.2 血管中心性胶质瘤（WHO Ⅰ 级）

一种静止的或生长缓慢的 WHO Ⅰ级肿瘤，主要为儿童和年轻人，特征为以血管为中心的生长模式、单型双极细胞和室管膜细胞分化。又称单形血管中心性胶质瘤。

概述：典型的顽固性部分癫痫。

影像学：局限、非强化的表浅或皮质病灶。

38.2.3 星形母细胞瘤（无 WHO 分级）

一种罕见的 GFAP（见章节 34.7.2）阳性的儿童和年轻人的胶质肿瘤，特点是向中央血管放射的、宽的、稍微变细的过程（星形胶质假菊形团）。

38.3 脉络丛肿瘤

38.3.1 概述

脉络丛乳头状瘤（CPP）可以发生在脉络丛的任何位置，最常见的位置是侧脑室或第四脑室和 CPA（从脉络丛延伸到卢氏孔）。

大多数在组织学上是良性的。

所有病人均可能出现脑脊液脱落转移，但 WHO Ⅲ 级肿瘤更为常见。

对 124 例 CPP 进行平均为期 59 个月的随访发现，其中有 2 例向 WHO Ⅱ 级或 WHO Ⅲ 级进展[20]。

38.3.2 脉络丛乳头状瘤（WHO Ⅰ 级）

概述

脑室内一种良性（WHO Ⅰ级）肿瘤，类似于正常的脉络丛，很少或没有有丝分裂活动。

分子遗传学　大多数细胞对钾通道的编码基因都是阳性的 KIR7.1 蛋白质。

流行病学

可发生在任何年龄，但 70% 的病人年龄小于 2 岁[21]。

CPP 在所有脑肿瘤中所占比例小于 1%，在 15 岁以下儿童脑肿瘤中所占比例为 2%～4%，在出生后第一年脑肿瘤中所占比例为 10%～20%。一些肿瘤发生在新生儿身上，这支持了一些肿瘤是先天性的假设[22]。

部位

38

成人的这些肿瘤通常位于幕下，而儿童的肿瘤往往位于侧脑室[22]的幕上（与大多数其他肿瘤的情况相反）。鉴别诊断见脑室内病变（见章节 86.15）。

症状

大多数伴有脑积水引起的颅内压增高（头痛、恶心、呕吐、头围增大），其他可能伴有癫痫发作、蛛网膜下隙出血（伴有脑膜炎）或局灶性神经缺损（偏瘫、感觉缺损、小脑体征或 Ⅲ、Ⅳ、Ⅵ 脑神经麻痹）。

脑积水，这可能是由于：脑脊液的产生过多（尽管完全切除这些肿瘤并不一定能治愈脑积水，特别是脑脊液蛋白过高、肿瘤或手术导致的出血以及室管膜炎的病人），脑脊液流出受阻或交通性脑积水。

影像学

无增强和增强的脑 MRI 或 CT 通常显示一个高密度的多叶状脑室内肿块，典型的有突出的“额叶”。脑积水很常见。

治疗

良性病变可通过手术完全切除治愈。

由于肿瘤的脆性和脉络丛动脉的出血，手术可能会很困难。然而，建议行第二次甚至第三次手术，5 年生存率可达 84%[22]。经皮质肿瘤切除术后，可能会发生硬脑膜下积液，这可能是因为持续的脑室硬脑膜下瘘，有时需要行硬脑膜下分流术[21]。

38.3.3 非典型脉络丛乳头状瘤（WHO Ⅱ 级）

非典型 CPP 比 CPP 有更多的有丝分裂象（每 10 个随机选择的 HPFs ≥2 个有丝分裂），没有脉络丛癌[23]明显的恶性征象。以下 4 个特征中最多有 2 个可以观察到：细胞增多、核多形性、乳头状结构模糊（实性生长）、坏死区域。

它们比 I 级的同类更容易复发。

38.3.4 脉络丛癌（WHO Ⅲ 级）

特点

恶性（WHO Ⅲ 级）脉络丛肿瘤，侵袭邻近大脑，易于通过脑脊液转移。主要发生在儿童的侧脑室。

脉络丛癌（CPC）表现出以下 5 个特征中的至少 4 个[23]：

1. 核分裂活跃：通常＞每 10 个 HPF 有 5 个核分裂。
2. 细胞密度增加。
3. 核多型现象。
4. 肿瘤细胞结构不良，乳头状结构模糊不清。
5. 坏死。

治疗

甚至恶性脉络丛肿瘤对手术也有很好的反应[24]。

化疗对一部分病人有益。

在接受手术的病人中，XRT 并不能提高生存率。

诊断

3 年和 5 年无进展生存率分别为 58% 和 38%，同期总生存率为 83% 和 62%。

TP53 突变的缺失可能与更好的预后相关。一项研究显示，肿瘤发生

12 号染色体长臂缺失时，预后更差[25]。

38.4 神经元和混合神经胶质肿瘤

38.4.1 胚胎发育不良性神经上皮肿瘤（DNT 或 DNET）（WHO Ⅰ级）

概述

WHO Ⅰ级胶质瘤通常位于儿童和年轻人的颞叶，以神经胶质白质的多结节结构为特征。

在胚胎学上认为起源于第二胚层（包括室管膜下层、小脑外颗粒层、海马齿状筋膜和软脑膜下颗粒层）。

流行病学

发病率：由于可能会漏诊，因此并不知道准确的发病率。估计范围：占原发性脑肿瘤的 0.8%～5%。通常发生于儿童和青壮年。

常见部位：颞叶或额叶。顶叶、枕叶受累罕见。文献中曾经报道过 DNT 发生于小脑、脑桥和基底节区。

病理

主要特征为低倍镜下可见多发结节，神经胶质白质由成束的轴突组成，轴突垂直于皮质表面。这些白质细胞排列成行，像少突胶质细胞，与穿插的神经元组成的黏液基质相结合。有时很难与少突胶质细胞瘤相鉴别。

具有两种不同形式[26]（预后没有区别）：

1. 简单型：胶质神经成分由与皮质表面垂直的轴突束所构成。内衬少突胶质细胞样的细胞，这些细胞免疫组织化学染色 S-100 呈阳性、GFAP 呈阴性。正常形态的神经元漂浮在淡嗜酸性基质中，散在分布于这些柱状结构之间（与神经节细胞不同，不像神经节胶质瘤）。
2. 复杂型：上述简单型中的胶质神经成分伴散在分布的胶质结节。胶质成分与低级别的纤维型星形细胞瘤很容易混淆。存在局灶性皮质发育不良。

临床表现

典型病例出现长期的、药物难以控制的癫痫发作，通常为复杂部分性发作。通常在 20 岁之前出现症状。

影像学检查

皮层病变不伴瘤周水肿，没有中线占位效应。

CT：边界清晰的低密度病变。常合并颅骨畸形。

MRI：T_1WI 低信号。T_2WI 高信号，可能看到分隔。如果病变出现强化，常为结节状强化。

PET 扫描：^{18}F- 氟脱氧葡萄糖为低代谢，^{11}C- 蛋氨酸摄取呈阴性（与其他胶质不同）。

预后

癫痫发作的控制：手术后通常有所好转。癫痫发作控制的程度似乎与手术切除的完全程度相关。对于长期难治性癫痫的控制效果不理想。

复发 / 持续生长：完全切除后肿瘤复发以及部分切除后肿瘤继续生长的情况都很罕见。辅助治疗（放疗、化疗等）没有什么作用。偶尔可以观察到有丝分裂或内皮细胞增殖，但这些现象对预后没有影响。恶变非常少见。

38.4.2　神经节细胞瘤（WHO Ⅰ级）

一种罕见、生长缓慢、分化良好（WHO Ⅰ级）的肿瘤，主要侵袭儿童，特征为肿瘤神经节细胞群，常伴有发育不良。

38.4.3　神经节胶质瘤（WHO Ⅰ级）

概述

要　点

- 由两种细胞类型组成：神经节细胞（神经元）和胶质细胞。
- 极罕见（占颅内肿瘤的 2% 以下）。
- 主要发病于 30 岁以下。
- 具有生长缓慢和易于钙化的特点。

一种生长缓慢、分化良好的（WHO Ⅰ级）胶质神经元肿瘤，主要影响儿童和年轻人。由两种类型的细胞组成，发育不良神经节细胞（神经元）与肿瘤胶质细胞（通常在任何分化阶段的星形细胞）结合[27]。“神经节胶质瘤”最早由 Courville 在 1930 年提出[28]。

流行病学

发病率：通常引用的数据[29]为 0.3%~0.6%。有一组[30]病例研究认为，神经节胶质瘤占全部脑肿瘤（包括转移瘤）的 1.3%，或原发性脑肿瘤的 3%。

人口统计学：主要发生于儿童和青壮年（发病高峰年龄：11 岁）。在儿童和青少年组中，其发病率占所有脑肿瘤的 1.2%~7.6%[29]。

部位

可发生于神经系统的许多部位（大脑半球、脊髓、脑干、小脑、松果体区、丘脑、鞍内、视神经及周围神经均有报道[29]）。大多数发生于幕上，主要位于第三脑室及其附近、下丘脑、颞叶或额叶[31]。脑干神经节胶质瘤（见章节 37.1.10）罕见。

病理

由两种肿瘤细胞混合构成：神经元（神经节）和星形细胞（胶质细胞）。

大体观：白质内占位；边界清楚，质硬，偶尔有囊变及钙化部分。大多数肿瘤与脑组织易分离，但实性部分有浸润性生长倾向。

显微镜下：神经节细胞一定会显示出神经细胞的分化特征，比如尼氏体和轴突或树突。缺点：区分肿瘤性神经元与被侵袭性星形细胞瘤所包裹的神经元可能较困难。此外，光镜下肿瘤性星形细胞可能与神经元形态类似。10 例病人中有 2 例含少突胶质细胞瘤成分。同样可见：坏死区域，最小钙化，Rosenthal 小体[32]。

症状

最常见的症状是癫痫发作，或原有癫痫发作模式的改变。癫痫发作通常很难用药物控制。

影像学评估

该肿瘤的神经影像学表现无特异性。

CT：10 例病人平扫 CT 显示均为低密度病灶[30]，约 30% 病人 CT 显示肿瘤明显钙化。CT 上常表现为囊性，但可能术中发现其仍是实性病变。

MRI：T_1WI 低至等信号，增强程度不均。T_2WI 高信号。钙化在两种情况下都表现为低信号。

CT 和 MRI：颞叶多见。体积较小（生长缓慢）。增强程度不均。

头部X 线片：可见钙化。

治疗

推荐在可能的条件下进行广泛性根治切除（脊髓和脑干肿瘤可能较受限）。建议术后密切随访，如果肿瘤复发，应考虑再次切除。放疗的作用尚不明确，由于放疗存在副作用且肿瘤的长期预后良好，因此不推荐使用放疗作为初始治疗，但在肿瘤复发时可以考虑[33]。

预后

这些良性肿瘤的 7.5 年无进展生存期的发生率为 97%。

肿瘤位于颞叶，全部切除以及慢性癫痫的病人预后较好。

组织学上的发育不良与预后的相关性是不一致的。

脑干神经节胶质瘤次全切除的预后优于脑干胶质瘤整体切除[31]。

38.4.4 间变性神经节胶质瘤（WHO Ⅲ 级）

一种 WHO Ⅲ 级胶质神经元瘤，由两种类型的细胞组成，发育不良神经节细胞（神经元）与有丝分裂活性增高的间变性胶质细胞结合。

预后：5 年总无进展生存期可能低于 WHO Ⅱ 级的神经节胶质瘤[34]，但这是有争议的[33]。

38.4.5 小脑发育不良性神经节细胞瘤（Lhermitte-Duclos 病）（可能是 WHO I 级）

概述

又名：小脑神经节神经瘤，浦肯野瘤，小脑颗粒细胞肥大，神经节细胞增生异常，小脑错构瘤。

罕见的（200 例报道[35]）小脑病变，具有畸形（错构瘤）和低级别（WHO I）肿瘤的特征，有进展的倾向（扩大）和术后复发。可能是局灶性或弥漫性的。小脑叶弥漫性增大。

与 Cowden 综合征（又称多发性错构瘤综合征）密切相关。常染色体显性遗传。发病率：250 000 例活产儿中有 1 例[36]。与甲状腺癌、乳腺癌、子宫癌、黏膜神经瘤、脑膜瘤相关。

病理学

小脑正常层状细胞结构紊乱：

1. 外分子层的增厚。
2. 中间浦肯野细胞层丢失。
3. 内颗粒细胞层与发育不良的神经节细胞浸润。

临床

典型表现为中年人有小脑肿物的迹象和症状。也可能出现脑积水，或为偶然发现。

影像学

CT：低密度至等密度，非增强病灶，伴肿块。

MRI：T_1WI 低信号或等信号。T_2WI 高信号，不均一。不增强。因小脑沟增宽而呈现典型的层状外观[37]（虎纹征）。可有钙化。DWI：高信号。ADC 像：低信号。

注意：如果在儿童中出现 Lhermitte-Duclos 病（LDD）的 MRI 表现（即便是很典型的），髓母细胞瘤[38，39]［特别是广泛结节状态的髓母细胞瘤[40]（MBEN）］在统计上的可能性更大。

治疗

存在争议。已经报道了几例良性病程的病例[41]。存在脑积水时可行分流手术。对于儿童病人建议活检以除外髓母细胞瘤[39]。出现明显占位效应时考虑行手术切除[42]。放疗作用不明。

38.4.6 婴儿促结缔组织增生性星形细胞瘤 / 神经节胶质瘤（WHO I 级）

之前的“婴儿促结缔组织增生性大脑星形细胞瘤（DIA）”和“婴儿促结缔组织增生性神经节胶质瘤（DIG）”已经合并为“婴儿促结缔组织

增生性星形细胞瘤/神经节胶质瘤”[43]。一种良性（WHO I级）神经胶质瘤，在结缔组织间质中具有神经上皮细胞群［仅限于肿瘤星形胶质细胞（DIA）或具有多种成熟神经元成分的星形胶质细胞）（DIG）］。

DIA 和 DIG 通常发生于婴儿，常为大的囊性病变，常与硬脑膜相连。这些肿瘤很少通过脑脊液播散[44]。

扩大全切除对病人的预后通常有利。

38.4.7 中枢神经细胞瘤（WHO Ⅱ级）

概述

要 点

- 罕见，WHO Ⅱ级神经元肿瘤。
- 主要见于青壮年。
- 手术全切肿瘤可以达到治愈。
- 如果 MIB-1 标记指数＞2%～4%，则肿瘤次全切除后的复发风险上升。
- 如果 MIB-1 标记指数上升，则肿瘤次全切除后辅以放疗可以降低复发风险。

中枢神经细胞瘤是一种 WHO Ⅱ级神经元肿瘤，占所有脑肿瘤的 0.1%～0.5%。中枢神经细胞瘤通常位于侧脑室内，附着于室间隔或位于第三脑室内。最常见的临床表现是颅内压增高和脑室扩大[45，46]。

由于预后与 Ki-67 指数和间变性特征之间的不确定关系，没有对 I 级和 Ⅱ级进行区分[3]。

流行病学

占脑肿瘤的 0.1%～0.5%。发病率在第 3 个十年达到高峰，但也可能出现在儿童和老年人中。没有性别差异。

病理

中枢神经细胞瘤的细胞具有小而圆的细胞核。HE 染色上细胞通常表现为“煎蛋”外观，其可以与少突胶质细胞瘤相混淆。有两种主要的细胞结构类型：蜂窝型（类似于少突胶质细胞瘤）和纤维型。也可以看到玫瑰花结。神经元标志物——突触素和 Neu-N 免疫组织化学染色通常呈阳性。

电子显微镜：不是诊断所必需的。当诊断不清时，可以使用电子显微镜来寻找神经元的特征，包括显著的高尔基体、平行微管和致密的核心神经分泌颗粒[45，46]。

分子遗传学：中枢神经细胞瘤中没有过 1p/19q 缺失的报道，但在脑室外神经细胞瘤中见到过[47]。

影像学检查

CT：25%～50% 的中枢神经细胞瘤显示钙化，多为等密度，含囊变的低密度区[45]。

MRI：肿瘤在 T_1 像上表现为不均匀等信号，在 T_2 像上表现为高信号。磁共振波谱成像显示一个高甘氨酸峰[48]。

增强 CT 和 MRI 扫描，病变显示中到重度强化[46]。

治疗

1. 全切肿瘤常常可以治愈该疾病。一般来说，肿瘤全切后不需要放疗[45]。
2. 次全切除肿瘤，术后可辅以立体定向放射外科治疗，尤其是 MIB-1 标记指数＞2%～4% 的病人[45, 46, 48, 49]。
3. 有文献报道过使用多种药物对复发和无法手术的肿瘤进行化疗，这些化疗药物包括：烷化剂（卡莫司汀、环磷酰胺、异环磷酰胺、洛莫司汀）、铂类药物（卡铂和顺铂）、依托泊苷、拓扑替康和长春新碱[48, 49]。
4. 治疗结束后，应对病人进行长期影像学检查随访，监测肿瘤复发[46]。

预后

全切肿瘤可以治愈该疾病[45, 48]。次全切除肿瘤后复发风险随 MIB-1 标记指数而变化。在 2004 年的一项研究中，MIB-1 标记指数＞2% 的中枢神经细胞瘤，单纯次全切除术后的 5 年局部控制率为 7%，但如果次全切除术后辅以放疗，则 5 年局部控制率为 70%[49]。在 2013 年的一项研究中，MIB-1 标记指数＜4% 的病人在次全切除术后 4 年没有肿瘤复发。如果肿瘤次全切除且 MIB-1 标记指数＞4%，术后 2 年有 50% 的病人肿瘤复发，术后 4 年则有 75% 的病人肿瘤复发[48]。大多数局部复发发生在 3~6 年内。复发在脑室外神经细胞瘤中更常见[49]。

38.4.8 脑室外神经细胞瘤

室外神经细胞瘤是一种少见的亚型，可能位于脑实质、小脑、丘脑、脑干、松果体区和脊髓。肿瘤细胞可向周围组织浸润。病理表现包括血管壁透明化和神经节分化。

分子遗传学　胞浆和神经毡突触素免疫组化阳性。Neu-N 染色常为阳性。在脑室外神经细胞瘤可以单独或联合出现 1p 和 19q 缺失[47]，这些具有 1p/19q 共缺失的肿瘤中，可能有部分实际上是星形细胞瘤。IDH1/2 突变和 MGMT 甲基化均未见报道，因此，如果组织学上怀疑有室外神经细胞瘤，则有必要检查 IDH 突变，以排除弥漫性星形细胞瘤伴神经细胞分化的可能[3]。

38.4.9 小脑脂肪神经细胞瘤（WHO Ⅱ 级）

又称脂肪瘤样髓母细胞瘤。WHO Ⅱ 级肿瘤，具有神经元／神经细胞分化和脂肪化的肿瘤神经细胞群（类似脂肪细胞），仅发生于成人小脑（平

38

均年龄：50 岁）。无性别差异。

一些学者建议用更宽泛的名称“脂膜细胞瘤”来代替WHO分类中的“小脑脂肪细胞瘤”。另一些人则认为幕上异常是中枢神经细胞瘤，它包含经过脂肪化的神经细胞，而不是真正的脂肪化生[50]。

突触素（见章节 34.7.2）和 MAP-2 免疫染色结果均匀而弥散，常见局灶 GFAP 阳性。通常不含有丝分裂象。MIB-1 标记指数为 1%～3%。

38.4.10 副神经节瘤（WHO I 级）

概述

又名化学感受器瘤（过时）、血管球瘤。一种 WHO I级神经内分泌肿瘤，起源于与自主神经节相关的特殊神经嵴细胞，由具有神经分化的同种细胞聚集成紧密的巢状（Zellballen），周围有毛细血管网。

中枢神经系统的副神经节瘤是罕见的，主要发生在颈静脉鼓室区域的马尾／终丝。在中枢神经系统之外，副神经节瘤通常被命名为赋予起源部位的名称，如表 38-2 所示。

表 38-2 根据起源部位命名

部位	命名
颈动脉分叉（最常见）	颈动脉体瘤
迷走神经耳支（中耳）	鼓室球瘤
迷走神经上神经节（颈静脉孔）	颈静脉球瘤
迷走（结状）下神经节（颅底鼻咽部）（最少见）	迷走神经球瘤（或迷走神经内球瘤）
肾上腺髓质及交感链	嗜铬细胞瘤

这些肿瘤起源于副神经节细胞（不是以前所认为的化学感受器细胞，因此“化学感受器瘤”一词已逐渐被弃用）。生长缓慢（5 年内小于 2cm）组织学为良性（10% 以下的病人出现淋巴结受累或远处转移）。电镜下大多数肿瘤含有分泌性颗粒［大多为肾上腺素和去甲肾上腺素，这些肿瘤偶尔也能够分泌儿茶酚胺，可能导致致命的高血压和（或）心律失常］。

38

血管球瘤可以两种形式发生：

1. 家族性：非多中心，高达 50%。
2. 非家族性：可以是多中心的（异时的）5%。

嗜铬细胞瘤

概述

位于肾上腺，可以散发，或者作为家族性综合征的一部分［von Hippel-Lindau 病（见章节 41.2.3），MEN 2A、2B 或神经纤维瘤病］。当诊断时病人年龄小于 50 岁且怀疑 VHL 突变或其他遗传学异常时，应行基因检测（RET，SDHS，SDHB，SDHC[51]）。

实验室检查

1. 分次检测血浆甲氧基肾上腺素：敏感性 96%，特异性 85%[52]。比检测血清儿茶酚胺敏感性高。如果血浆甲基去甲福林（NMN）< 112pg/ml 并且甲氧基肾上腺素（MN）< 61pg/ml，则嗜铬细胞瘤可除外。如果甲基去甲福林（NMN）> 400pg/ml 或甲氧基肾上腺素（MN）> 236pg/ml，则高度怀疑嗜铬细胞瘤。
2. 收集 24 小时尿液：测定总儿茶酚胺水平（肾上腺素和去甲肾上腺素）和甲氧基肾上腺素（敏感性 88%，特异性 99.7%[53]）。注意：不再进行香草基扁桃酸（VMA）的检测。
3. 水平升高者，需行可乐定抑制实验。正常反应包括血浆儿茶酚胺水平较基线下降 ≤ 50% 且低于 500pg/ml（特发性高血压者分泌减少，但嗜铬细胞瘤和其他肿瘤的分泌水平不变）。

影像学检查

实验室检测确诊嗜铬细胞瘤后应行影像学检查。

增强 MRI 检查优于 CT。

存在 MRI 检查禁忌时，可使用 CT，但其敏感性低，尤其是当病变直径小于 1cm 时。

^{123}I- 间碘苄胍（^{123}I-MIBG）显影检测肾上腺外嗜铬细胞瘤敏感性为 83%～100%，特异性为 95%～100%。不能使用 ^{131}I- 间碘苄胍（^{131}I-MIBG），其检测敏感性为 77%～90%，特异性为 95%～100%。

颈动脉体瘤

概述

可能是最常见的副神经节瘤（嗜铬细胞瘤可能更为常见）。大约 5% 为双侧发病；在家族性病例中，双侧发病的比例可增加至 26%（可能是常染色体显性遗传）。

临床表现

通常表现为上颈部无痛性缓慢生长的肿块。大型肿瘤可侵犯脑神经（尤其是迷走神经和舌下神经）；也可导致颈内动脉狭窄，引起短暂性脑缺血发作（TIA）或卒中。

评估

1. 颈动脉血管造影：可显示肿瘤的主要供血动脉（通常为颈外动脉，也可能有来自椎动脉或甲状颈干的血供）。也可发现双侧病变。特征性表现：分叉处扩张。
2. MRI（或 CT）：显示肿瘤范围，评估肿瘤向颅内侵犯的程度。

治疗

文献报道手术切除的并发症发生率很高，包括卒中（8%～20%）、脑神经损伤（33%～44%）。死亡率为 5%～13%。

血管球瘤

概述

血管球瘤可以分为颈静脉球瘤和鼓室球瘤两个亚类。颈静脉球瘤起自颈静脉球（位于乙状窦和颈内静脉交界处的颈静脉孔），鼓室球瘤中心位置高于颈静脉球。血管球瘤很少见（占所有头颈部肿瘤的 0.6%），但鼓室球瘤是中耳最常见的肿瘤。颈静脉球瘤（GJT）起源于血管球体，常位于颈静脉球区，沿血管生长，可呈指状伸入颈静脉（切除时可导致静脉栓塞）[54]。尽管有些肿瘤生长迅速，但多数血管球瘤生长缓慢。

血供：肿瘤血供非常丰富，主要由颈外动脉供血（尤其是咽升动脉的下鼓室支和耳后动脉、枕动脉及颌内动脉的分支）；另外，颈内动脉（ICA）岩骨段也可参与供血。鼓室球瘤血供来自耳动脉。

流行病学

男、女比例为 1 ∶ 6。几乎均为单侧发病。

病理

概述

组织学上与颈动脉体瘤无法区分。可以通过破坏颞骨和沿着先存通道（血管、咽鼓管、颈静脉、颈动脉）发生局部侵犯，尤其是后者更常见。向硬膜内生长的情况少见。可发生恶变，但很少见。这些肿瘤很少转移。

分泌性质

这些肿瘤通常含有分泌颗粒（即使是无功能的肿瘤），可以活跃地分泌儿茶酚胺类物质（类似于嗜铬细胞瘤，仅 1%～4% 的 GJT 出现[55]）。功能活跃的肿瘤中去甲肾上腺素水平升高，因为血管球瘤缺乏甲基转移酶，因此不能将去甲肾上腺素转化为肾上腺素。另外，肿瘤还可能分泌 5- 羟色胺和血管舒缓素，引起类癌综合征（支气管收缩、腹痛、暴发性腹泻、剧烈头痛、皮肤充血、高血压、肝大和高血糖）[56]。在手术操作中，这些肿瘤还可以释放组胺和缓激肽，导致低血压及支气管收缩[57]。

38

临床表现

症状

病人通常以听力丧失和搏动性耳鸣起病，眩晕是第三大常见症状，也可有耳痛。

体征

听力丧失可能是传导性（例如，外耳道阻塞所致）或感觉性的，后者由迷路受侵袭所致，常伴眩晕（第 Ⅷ 对脑神经是最常受侵犯的神经）。可出现第 Ⅸ、Ⅹ、Ⅺ 和 Ⅻ 对脑神经麻痹的各种形式的组合（见章节 3.3，“颈静脉孔综合征”），偶尔可出现面神经麻痹（通常是在颞骨内受侵犯所致）。导致脑干受压的大型肿瘤也可出现共济失调和（或）脑积水。病人偶尔也可因为分泌产物引起的症状而就诊（见下文）。

耳镜检查：鼓膜后搏动性红－蓝色肿物（偶尔，耳鼻咽喉科医师不恰当地取活检可能导致大出血）。

鉴别诊断

见脑桥小脑三角病变（章节86.2.2）。主要与神经鞘瘤（听神经瘤）进行鉴别，两者在CT上均显示强化。具有囊性成分和颈静脉球外压性表现是神经鞘瘤的特征。难以鉴别的病例可行血管造影检查。

评估

神经生理学测试

应进行听力检查及前庭功能测试。

影像学检查

1. CT或MRI检查用于显示肿瘤部位及生长范围，CT对于颅底骨质破坏的显示优于MRI。
2. 血管造影：明确诊断（有助于排除听神经瘤），当肿瘤侧颈静脉必须阻断时用于明确对侧颈静脉的通畅程度，颈静脉球和（或）静脉通常部分或完全闭塞。

内分泌检查

见上文。

分类

已经提出过许多分类方案。改良的Jackson分类法见表38-3。

表38-3　改良的Jackson分类法[58]

类型	描述	颅内扩展
Ⅰ	小；累及颈静脉球、中耳和乳突	无
Ⅱ	在IAC下方延伸	可有
Ⅲ	延伸至岩骨尖部内	可有
Ⅳ	越过岩骨尖部，延伸进入斜坡或颞下窝	可有

38

治疗

对于局限于中耳内的小肿瘤，手术切除通常是简单而有效的方法。对于侵犯和破坏骨质的较大肿瘤，手术和（或）放疗的相对作用仍未完全明确。对于大型肿瘤，手术有造成严重脑神经麻痹的风险。

药物治疗

对于儿茶酚胺分泌活跃的肿瘤，药物治疗有助于缓解症状，或者作为栓塞或手术前的辅助治疗。在栓塞或手术前使用α受体阻滞剂和β受体阻滞剂可以避免可能出现的致命性血压波动和心律失常。α 受体阻滞剂需 2～3 周、β 受体阻滞剂至少需 24 小时才能达到充分阻滞；紧急情况下，药物治疗 3 天可能足够。

α 受体阻滞剂

通过抑制周围血管收缩而降低血压。

1. 酚苄明（Dibenzyline®）：长效；峰值效应 1～2 小时，起始剂量为 10mg PO BID，逐渐增加至 40～100mg，分成 2 次给药。
2. 酚妥拉明（Regitine®）：短效。常用于手术或栓塞时的高血压危象，静脉给药。

用法：5mg 静脉给药 / 肌内注射（儿童：1mg），术前 1～2 小时给药，必要时术前或术中可重复给药。

β 受体阻滞剂 减少由儿茶酚胺引起的心动过缓和心律失常（也可防止仅用 α 受体阻滞剂时可能发生的低血压）。并非任何时候都需要用这种药物，但当使用这种药物时需注意：在使用 α 受体阻滞剂之前不能使用 β 受体阻滞剂（防止高血压危象及心肌缺血）。

1. 普萘洛尔（Inderal®）：口服剂量为 5～10mg，每 6 小时 1 次，术中静脉用药剂量为 0.5～2mg，缓慢静脉推注。
2. 拉贝洛尔（Normodyne®）（见章节 6.1）：可能有一些选择性 α1 受体阻滞和非选择性 β 受体阻滞的作用（作用小于普萘洛尔）。

5- 羟色胺、缓激肽、组胺释放阻滞剂 这些物质可激发支气管收缩，且激素治疗无效，但吸入性 β 受体激动剂或吸入性抗胆碱能药物有效。生长抑素可用于抑制 5- 羟色胺、缓激肽或组胺的释放。由于这类药物半衰期短，最好使用奥曲肽（见章节 44.2.5）100ug，皮下注射，每 8 小时 1 次。

放疗

尽管肿瘤依然存在，但放疗可以缓解症状并使肿瘤停止生长。建议总剂量为 40～45Gy，分为每次 2Gy[59]。更低剂量（总剂量约 35Gy，分为 15 次，每次 2.35Gy）似乎同样有效且副作用更少[60]。通常仅作为大型肿瘤、年龄太大或健康状况无法耐受手术者的主要治疗方法。有些外科医师在术前 4～6 个月进行放疗，以减少肿瘤的血供[61]（存在争议）。

栓塞

1. 通常仅用于血供丰富的大型肿瘤（即血管可被选择性栓塞，不存在栓塞颗粒进入正常脑区的危险）。
2. 栓塞后肿瘤肿胀可压迫脑干或小脑。
3. 于术前 24～48 小时进行栓塞以减少肿瘤血供（不能早于这个时间，因为栓塞后将出现水肿）。
4. 对分泌活跃的肿瘤进行栓塞必须谨慎，因为这些肿瘤被栓塞出现梗死后可能释放一些血管活性物质（如肾上腺素）。

5. 可作为无法手术病人的主要治疗方案（± 放疗）。在这种情况下，只能缓解症状，因为肿瘤还会形成新的血液供应。

6. 所用材料分为可吸收（Gelfoam®）和不可吸收（Ivalon®）两种。

手术治疗

肿瘤主要位于硬膜外，硬膜周围有大量血管。

枕下入路可导致致命性出血，且通常不能完全切除。提倡由神经外科医师和神经耳科学家，在可能的条件下还需要头颈外科医师共同组成手术团队进行手术[62]。

这种情况下使用经颈部的颅底入路。

早期结扎来自颈外动脉(ECA)的供血动脉，然后迅速结扎引流静脉(防止儿茶酚胺类物质释放入血)。

如果对侧颈静脉（JV）通畅，那么结扎患侧颈静脉是可以耐受的（通常患侧颈静脉已闭塞）。

手术并发症及预后 最常见的并发症是脑脊液漏、面神经麻痹、不同程度的吞咽困难（后组脑神经功能障碍所致）。第Ⅶ到第Ⅻ对脑神经中的任何一个都可能损伤，如果怀疑存在后组脑神经功能障碍，应行气管切开术，可能需暂时或终身行胃造瘘插管进食。后组脑神经功能障碍易引起误吸，术后胆囊收缩素（CCK）水平降低所导致的胃排空障碍及肠梗阻也增加了误吸的风险。并且可能会造成失血过多。

即使手术全切肿瘤，术后复发率仍高达1/3[61，63]。

（张传宝 译 王 雯 校）

参考文献

[1] Mork SJ, Loken AC. Ependymoma: A Follow-Up Study of 101 Cases. Cancer. 1977; 40:907–915

[2] Duffner PK, Cohen ME, Freeman AI. Pediatric Brain Tumors: An Overview. Ca. 1985; 35:287–301

[3] Louis DN, Ohgaki H, Wiestler OD, et al. WHO classification of tumors of the central nervous system. Lyon, France 2016

[4] Taylor MD, Poppleton H, Fuller C, et al. Radial glia cells are candidate stem cells of ependymoma. Cancer Cell. 2005; 8:323–335

[5] Youmans JR. Neurological Surgery. Philadelphia 1982

[6] Shaw EG, Evans RG, Scheithauer BW, et al. Postoperative Radiotherapy of Intracranial Ependymoma in Pediatric and Adult Patients. Int J Radiation Oncology Biol Phys. 1987; 13:1457–1462

[7] Merchant TE, Mulhern RK, Krasin MJ, et al. Preliminary results from a phase II trial of conformal radiation therapy and evaluation of radiationrelated CNS effects for pediatric patients with localized ependymoma. J Clin Oncol. 2004; 22:3156– 3162

[8] MacDonald SM, Safai S, Trofimov A, et al. Proton radiotherapy for childhood ependymoma: initial clinical outcomes and dose comparisons. Int J Radiat Oncol Biol Phys. 2008; 71:979–986

[9] Vanuytsel L, Brada M. The Role of Prophylactic Apinal Irradiation in Localized Intracranial Ependymoma. Int J Radiation Oncology Biol Phys. 1991; 21:825–830

[10] van Veelen-Vincent M L, Pierre-Kahn A, Kalifa C, et al. Ependymoma in childhood: prognostic factors, extent of surgery, and adjuvant therapy. J Neurosurg. 2002; 97:827–835

[11] Grundy RG, Wilne SA, Weston CL, et al. Primary postoperative chemotherapy without radiotherapy for intracranial ependymoma in children: the UKCCSG/SIOP prospective study. Lancet Oncol. 2007; 8:696–705

[12] Little AS, Sheean T, Manoharan R, et al. The management of completely resected childhood intracranial ependymoma: the argument for observation only. Childs Nerv Syst. 2009; 25:281–284

[13] Sutton LN, Goldwein J, Perilongo G, et al. Prognostic Factors in Childhood Ependymomas. Pediatr Neurosurg. 1990; 16:57–65

[14] Zacharoulis S, Ji L, Pollack IF, et al. Metastatic ependymoma: a multi-institutional retrospective analysis of prognostic factors. Pediatr Blood Cancer. 2008; 50: 231–235

[15] Kawabata Y, Takahashi JA, Arakawa Y, et al. Longterm outcome in patients harboring intracranial ependymoma. J Neurosurg. 2005; 103:31–37

[16] Tihan T, Zhou T, Holmes E, et al. The prognostic value of histological grading of posterior fossa ependymomas in children: a Children's Oncology Group study and a review of prognostic factors. Mod Pathol. 2008; 21:165–177

[17] Ross GW, Rubinstein LJ. Lack of Histopathological Correlation of Malignant Ependymomas with Postoperative Survival. J Neurosurg. 1989; 70:31– 36

[18] Foreman NK, Love S, Thorne R. Intracranial ependymomas: analysis of prognostic factors in a population-based series. Pediatr Neurosurg. 1996; 24: 119–125

[19] Parker M, Mohankumar KM, Punchihewa C, et al. C11orf95-RELA fusions drive oncogenic NF-kappaB

38

signalling in ependymoma. Nature. 2014; 506:451– 455
[20] Jeibmann A,Wrede B, Peters O, et al. Malignant progression in choroid plexus papillomas. J Neurosurg. 2007; 107:199–202
[21] Boyd MC, Steinbok P. Choroid Plexus Tumors: Problems in Diagnosis and Management. J Neurosurg. 1987; 66:800–805
[22] Ellenbogen RG, Winston KR, Kupsky WJ. Tumors of the Choroid Plexus in Children. Neurosurgery. 1989; 25:327–335
[23] Jeibmann A, Hasselblatt M, Gerss J, et al. Prognostic implications of atypical histologic features in choroid plexus papilloma. J Neuropathol Exp Neurol. 2006; 65:1069–1073
[24] Wrede B, Liu P, Wolff JE. Chemotherapy improves the survival of patients with choroid plexus carcinoma: a metaanalysis of individual cases with choroid plexus tumors. J Neurooncol. 2007; 85:345–351
[25] Ruland V, Hartung S, Kordes U, et al. Choroid plexus carcinomas are characterized by complex chromosomal alterations related to patient age and prognosis. Genes Chromosomes Cancer. 2014; 53:373–380
[26] Adada B, Sayed K. Dysembryoplastic neuroepithelial tumors. Contemp Neurosurg. 2004; 26:1–5
[27] Rubinstein LJ. Tumors of the Central Nervous System. Atlas of Tumor Pathology, Second Series, Fascicle 6. Washington, DC: Armed Forces Institute of Pathology; 1972
[28] Courville CB. Ganglioglioma. Tumor of the Central Nervous System: Review of the Literature and Report of Two Cases. Arch Neurol Psychiatry. 1930; 24:439–491
[29] Demierre B, Stichnoth FA, Hori A, et al. Intracerebral Ganglioglioma. J Neurosurg. 1986; 65:177–182
[30] Kalyan-Raman UP, Olivero WC. Ganglioglioma: A Correlative Clinicopathological and Radiological Study of Ten Surgically Treated Cases with Follow-Up. Neurosurgery. 1987; 20:428–433
[31] Garcia CA, McGarry PA, Collada M. Ganglioglioma of the Brain Stem. Case Report. J Neurosurg. 1984; 60: 431–434
[32] Sutton LN, Packer RJ, Rorke LB, et al. Cerebral Gangliogliomas During Childhood. Neurosurgery. 1983; 13: 124–128
[33] Lang FF, Epstein FJ, Ransohoff J, et al. Central Nervous System Gangliogliomas. Part 2: Clinical Outcome. J Neurosurg. 1993; 79:867–873
[34] Majores M, von Lehe M, Fassunke J, et al. Tumor recurrence and malignant progression of gangliogliomas. Cancer. 2008; 113:3355–3363
[35] Robinson S, Cohen AR. Cowden disease and Lhermitte-Duclos disease: an update. Case report and review of the literature. Neurosurg Focus. 2006; 20
[36] Nelen MR, van Staveren WC, Peeters EA, et al. Germline mutations in the PTEN/MMAC1 gene in patients with Cowden disease. Hum Mol Genet. 1997; 6: 1383–1387
[37] Meltzer CC, Smirniotopoulos J G, Jones RV. The striated cerebellum: an MR imaging sign in Lhermitte-Duclos disease (dysplastic gangliocy-toma). Radiology. 1995; 194:699–703
[38] Chen KS, Hung PC,Wang HS, et al. Medulloblastoma or cerebellar dysplastic gangliocytoma (Lhermitte-Duclos disease)? Pediatr Neurol. 2002; 27:404–406
[39] Someshwar S, Hogg JP, Nield LS. Lhermitte-Duclos disease or neoplasm? Applied Neurology. 2007; 3: 37–39
[40] Suresh TN, Santosh V, Yasha TC, et al. Medulloblastoma with extensive nodularity: a variant occurring in the very youngclinicopathological and immunohistochemical study of four cases. Childs Nerv Syst. 2004; 20:55–60
[41] Capone Mori A, Hoeltzenbein M, Poetsch M, et al. Lhermitte-Duclos disease in 3 children: a clinical longterm observation. Neuropediatrics. 2003; 34: 30–35
[42] Carlson JJ, Milburn JM, Barre GM. Lhermitte-Duclos disease: case report. J Neuroimaging. 2006; 16: 157–162
[43] Louis DN, Ohgaki H, Wiestler OD, et al. WHO classification of tumors of the central nervous system. Lyon 2007
[44] Darwish B, Arbuckle S, Kellie S, et al. Desmoplastic infantile ganglioglioma/astrocytoma with cerebrospinal metastasis. J Clin Neurosci. 2007; 14:498– 501
[45] Patel DM, Schmidt RF, Liu JK. Update on the diagnosis, pathogenesis, and treatment strategies for central neurocytoma. J Clin Neurosci. 2013; 20:1193–1199
[46] Sharma MC, Deb P, Sharma S, et al. Neurocytoma: a comprehensive review. Neurosurg Rev. 2006; 29: 270–85; discussion 285
[47] Agarwal S, Sharma MC, Sarkar C, et al. Extraventricular neurocytomas: a morphological and histogenetic consideration. A study of six cases. Pathology (Phila). 2011; 43:327–334
[48] Kaur G, Kane AJ, Sughrue ME, et al. MIB-1 labeling index predicts recurrence in intraventricular central neurocytomas. J Clin Neurosci. 2013; 20:89–93
[49] Rades D, Fehlauer F, Schild SE. Treatment of atypical neurocytomas. Cancer. 2004; 100:814–817
[50] Chakraborti S, Mahadevan A, Govindan A, et al. Supratentorial and cerebellar liponeurocytomas: report of four cases with review of literature. J Neurooncol. 2011; 103:121–127
[51] van Nederveen FH, Gaal J, Favier J, et al. An immunohistochemical procedure to detect patients with paraganglioma and phaeochromocytoma with germline SDHB, SDHC, or SDHD gene mutations: a retrospective and prospective analysis. Lancet Oncol. 2009; 10:764–771
[52] Kudva YC, Sawka AM, Young WF, Jr. Clinical review 164: The laboratory diagnosis of adrenal pheochromocytoma: the Mayo Clinic experience. J Clin Endocrinol Metab. 2003; 88:4533–4539
[53] de Jong WH, Eisenhofer G, Post WJ, et al. Dietary influences on plasma and urinary metanephrines: implications for diagnosis of catecholamine-producing tumors. J Clin Endocrinol Metab. 2009; 94: 2841–2849
[54] Chretien PB, Engelman K, Hoye RC, et al. Surgical Management of Intravascular Glomus Jugulare Tumor. Am J Surg. 1971; 122:740–743
[55] Jackson CG, Harris PF, Glasscock MEI, et al. Diagnosis and Management of Paragangliomas of the Skull Base. Am J Surg. 1990; 159:389–393
[56] Farrior JB, Hyams VJ, Benke RH, et al. Carcinoid Apudoma Arising in a Glomus Jugulare Tumor: Review of Endocrine Activity in Glomus Jugulare Tumors. Laryngoscope. 1980; 90:110–119
[57] Jensen NF. Glomus Tumors of the Head and Neck: Anesthetic Considerations. Anesth Analg. 1994; 78: 112–119
[58] Jackson CG, Glasscock ME, Nissen AJ, et al. Glomus Tumor Surgery: The Approach, Results, and Problems. Otolaryngol Clin North Am. 1982; 15: 897–916
[59] Kim J-A, Elkon D, Lim M-L, et al. Optimum Dose of Radiotherapy for Chemodectomas of the Middle Ear. Int J Radiation Oncology Biol Phys. 1980; 6: 815–819
[60] Cummings BJ, Beale FA, Garrett PG, et al. The Treatment of Glomus Tumors in the Temporal Bone by Megavoltage Radiation. Cancer. 1984; 53:2635– 2640
[61] Spector GJ, Fierstein J, Ogura JH. A Comparison of Therapeutic Modalities of Glomus Tumors in the Temporal Bone. Laryngoscope. 1976; 86:690–696
[62] Schmidek HH, Sweet WH. Operative Neurosurgical Techniques. New York 1982
[63] Hatfield PM, James AE, Schulz MD. Chemodec-tomas of the Glomus Jugulare. Cancer. 1972; 30:1164– 1168

39 松果体区及胚胎性肿瘤

39.1 松果体区肿瘤

39.1.1 概述

要 点

- 病理类型广泛：生殖细胞肿瘤（生殖细胞瘤和畸胎瘤最常见）、星形细胞瘤和松果体肿瘤（松果体母细胞瘤最常见）占主要部分。
- 松果体区肿瘤在儿童中比成人中更常见。
- 在儿童中，大多数肿瘤是生殖细胞瘤或星形细胞瘤；在成人中，脑膜瘤和神经胶质瘤占主导。
- 生殖细胞肿瘤（见章节 42.3）将在另一个独立的部分中介绍。
- 松果体囊肿（见章节 46.5）是非肿瘤性的，将在其他部分介绍。

▶ 松果体区　此区域背侧为胼胝体压部和脉络组织，腹侧为四叠体板和中脑顶盖，头侧为第三脑室后部，尾侧为小脑蚓部[1]。

松果体区的一个显著特征是此部位的病变类型多样（肿瘤和非肿瘤性），因为正常情况下该部位存在多种组织，如表 39-1 所示。

表 39-1　松果体区肿瘤的起源

松果体区肿瘤形成的基础	可能引起的肿瘤
松果体的腺体组织	松果体细胞瘤和松果体母细胞瘤
胶质细胞	星形细胞瘤（包括毛细胞型星形细胞瘤和 GBM），少突胶质细胞瘤，神经胶质囊肿（又名松果体囊肿）
蛛网膜细胞	脑膜瘤，蛛网膜囊肿（非肿瘤性）。脑膜瘤会特征性地使大脑内静脉向下方移位
室管膜	室管膜瘤
交感神经	副神经节瘤
生殖细胞的残余	生殖细胞肿瘤：绒毛膜癌、生殖细胞瘤、胚胎性癌、内胚窦肿瘤（卵黄囊肿瘤）和畸胎瘤
松果体腺缺乏血 - 脑屏障（BBB）	使其成为血源性转移瘤的好发部位
外胚层残余	表皮样或皮样囊肿
类似肿瘤的非肿瘤性病变	
• 血管性	Galen 静脉动脉瘤（见章节 79.8），AVM
• 感染性	囊虫病（见章节 22.3.2）

超过17种肿瘤能够发生在此区域[2]。生殖细胞瘤是最常见的肿瘤类型（在美国/欧洲人口中占21%~44%，在日本为43%~70%），其次是星形细胞瘤，畸胎瘤和松果体母细胞瘤[3]。许多肿瘤为混合细胞型。

生殖细胞肿瘤（GCT），室管膜瘤和松果体细胞瘤很容易通过脑脊液转移（“脱落转移”）。

▶ 儿童 此区域的肿瘤在儿童中（占儿童脑肿瘤的3%~8%）比在成人中（≤1%）更常见[4]。

表39-2（A组）展示了一组小儿松果体区肿瘤的分类情况。

表39-2 松果体区肿瘤

肿瘤	A组[a]（%）	B组[b]（%）
生殖细胞瘤	30	27
星形细胞瘤	19	26
松果体细胞瘤	6	12
恶性畸胎瘤	6	
未辨明的生殖细胞肿瘤	6	
绒毛膜癌	3	1.1
恶性畸胎瘤/胚胎细胞肿瘤	3	1.6
胶质母细胞瘤	3	
畸胎瘤	3	4.3
生殖细胞瘤/外胚窦肿瘤	3	
皮样囊肿	3	
胚胎细胞肿瘤	3	
松果体母细胞瘤	3	12
松果体细胞瘤/松果体母细胞瘤	3	
内胚窦肿瘤	3	
神经胶质囊肿（松果体囊肿）[6]	3	2.7
蛛网膜囊肿	3	
转移癌		2.7
脑膜瘤		2.7
室管膜瘤		4.3
少突胶质细胞瘤		0.54
神经节胶质神经瘤		2.7
淋巴瘤		2.7

[a] 36例年龄≤18岁的儿童病人[5]

[b] 370例病人，年龄3~73岁[4]

39

在36位年龄小于18岁的病人中，鉴定出17种不同的组织学肿瘤类型：11个生殖细胞瘤（最常见的肿瘤），7个星形细胞瘤，和18个分别属于15种不同种类的肿瘤[5]。

▶ 成人 GCT和松果体细胞瘤主要发生在儿童和年轻人中。因此，在40岁之后，松果体区肿瘤更有可能是脑膜瘤或神经胶质瘤。表39-2中的B组既包括成人，也包括儿童病人。

39.1.2 临床表现

几乎所有病人出现症状时均有脑积水，引起头痛、呕吐、嗜睡、记忆障碍、婴儿头围异常增大和癫痫发作等典型症状和体征。可出现帕里诺综合征（见章节3.2.6）或中脑导水管综合征。患绒毛膜癌和生殖细胞瘤的男童，由于肿瘤中的合体滋养层细胞能够向脑脊液中分泌β-hCG，产生类黄体生成素的作用，故而发生性早熟。鞍上GCT：尿崩症、视力受损以及全垂体功能减退症构成“三联征”[7]。

脑脊液种植引起的脱落转移灶能够引起神经根病变和（或）脊髓病变。

39.1.3 松果体肿瘤

松果体细胞瘤（WHO Ⅰ级）

松果体实质的一种罕见的、高度分化的WHO Ⅰ级肿瘤，由统一的花环状的松果体细胞瘤细胞和（或）具有神经节分化的多形性细胞构成。

通常会影响成年人（诊断时的平均年龄：43岁）。约占所有松果体实质肿瘤的20%。仅在松果体中发现。不会发生播散或浸润[8]。

5年生存率是86%~91%[9]。

松果体中分化实体瘤（WHO Ⅱ或Ⅲ级）

一种具有不同程度的临床和生物学行为的松果体肿瘤，恶性程度介于松果体细胞瘤和松果体母细胞瘤之间，由单一形态的圆形细胞组成，看起来比松果体母细胞瘤分化程度更高，排列成片状或小叶状。

生物学行为的范围从WHO Ⅱ级到Ⅲ级，但是尚未确定合格的组织学标准[8]。

诊断时的平均年龄为41岁。低级别的病变表现出频繁的局部复发和延迟复发，较高级别的病变可能会产生颅脑脊髓转移。Ki-67指数（章节34.7.2）也是多变的。

5年生存率是39%~74%[9]

松果体母细胞瘤（WHO Ⅳ级）

一种恶性（WHO Ⅳ级）低分化胚胎性松果体肿瘤。

小而不成熟的神经上皮细胞排列成片状，这些细胞具有高核质比，细胞核浓染，缺乏细胞质。Ki-67指数（章节34.7.2）高（>20%）。

约占松果体肿瘤的 35%。

诊断时病人的平均年龄（17.8 岁）比恶性程度低的肿瘤病人的平均年龄小。

临床过程具有侵袭性。脑脊液转移常见。报道的中位生存期（最近的研究为 4.1～8.7 年[10]）和 5 年生存期（10%～81%）差异很大[8]。

不良的预后因素包括：

- 诊断时存在播散 [通过脑脊液细胞学检查和（或）脊髓 MRI 证实][10]。
- 病人年龄小。
- 手术部分切除。

X 射线放射治疗（XRT）似乎是一种有用的手术辅助疗法[10]。

39.1.4 松果体区乳头状肿瘤（WHO Ⅰ或Ⅱ级）

一种位于松果体区的神经上皮性肿瘤，具有上皮样细胞组成的乳头状和实性区域，对细胞角蛋白（特别是 CK18）具有免疫反应性。

影响儿童和成人（诊断时的平均年龄：35 岁）。

生物学行为的范围从 WHO Ⅱ级到Ⅲ级，但是尚未确定合格的组织学标准[8]。

复发常见，但脊髓转移罕见。

5 年和 10 年生存率均为 73%。

39.1.5 松果体区肿瘤的管理

松果体区肿瘤的最佳治疗策略尚未确定。

“试验剂量”放疗：这种做法正在减少。试验剂量背后的逻辑是，如果松果体区肿瘤均匀增强并在 MRI 上具有典型的生殖细胞瘤的表现，则给予 5Gy 的试验剂量，如果肿瘤缩小，则实际上可以确诊为生殖细胞瘤，应继续使用 XRT 治疗而不需要手术治疗。这将使患有良性或放疗抵抗的肿瘤病人不必要地暴露于 XRT 的试验剂量[4]。在 MRI 怀疑为畸胎瘤或表皮样囊肿的肿瘤中，尤其应避免使用“试验剂量的 XRT”，在混合细胞类型的肿瘤中放疗反应常会产生误导。由于 XRT 的不良影响以及 36% 至 50% 的松果体肿瘤是良性或放疗抵抗的，在几乎所有情况下应使用手术（见章节 39.1.6）（例如通过内镜手术）确定组织学[11]。

39

管理建议

1. 进行颈，胸和腰椎的 MRI 检查以评估脱落转移灶
2. 检测 GCT 标记物（β-hCG，AFP，PLAP）（见章节 42.3.3）。有一定的帮助，但不足以诊断：如果 GCT 标记物阴性，则可能是松果体细胞瘤，或者可能是没有标记物的 GCT，请参见肿瘤标记物（章节 42.3.3）；如果为阳性，则仍可能是混合细胞型肿瘤：

1）血清。

2）脑脊液［如果能够安全地获得；腰穿（LP）禁用于颅内肿瘤和（或）阻塞性脑积水；如果放置了脑室外引流（EVD），可从中获得脑脊液］。

3. 在大多数情况下需得到组织学诊断。大多数情况下需进行活检，活检组织应足够大（以避免在混合细胞肿瘤中遗漏其他组织学诊断）。

1）如果有脑积水：经脑室穿刺活检。

2）如果没有脑积水：

- 开颅活检，或
- 立体定向活检，或
- 计算机辅助脑池内镜活检（CACE）（见下文）。

4. 根据标记物和组织学：

1）生殖细胞瘤：XRT + 化疗。

2）所有其他肿瘤：一种选择是切除，然后进行辅助治疗（通常不是很有帮助）—— 有关争议，请参见适应证（见章节 39.1.6）。

脑积水　因脑积水而出现急性表现的病人最好接受脑室外引流（EVD）治疗。这样可以控制排出脑脊液的量，防止肿瘤腹膜种植（罕见的事件[12]），并且可以在大量术后不需要永久分流的病人中避免放置永久分流（尽管约90%的松果体 GCT 病人需要分流）。在术后发生急性脑积水的情况下，通过 EVD 或 Frazier 头颅钻孔开放脑室非常重要。

立体定向手术　可用于明确诊断（活检）或治疗有症状的松果体区囊肿[13, 14]。手术需要小心谨慎，因为松果体区域有许多可能偏离其正常位置的血管（Galen 静脉，Rosenthal 基底静脉，大脑内静脉，后内侧脉络丛动脉）[15]。立体定向活检的并发症发生率为：死亡率约为 1.3%，发病率约为 7% 以及 370 例病人中有 1 例播散，诊断率约为 94%。立体定向活检的一个缺点是它可能无法发现某些肿瘤的组织学异质性。

主要有两种立体定向入路：①前外侧（低额部）大脑内静脉下方入路，以及②后外侧经顶 - 枕叶入路[2]。一项研究发现，操作通路与并发症的发生相关，建议采用前外侧通路[16]。然而，另一项研究发现，操作通路与并发症之间并不存在相关性[4]，质地坚硬的肿瘤并发症发生率较高（松果体细胞瘤、畸胎瘤和星形细胞瘤），因此建议，活检时第一次试穿难以穿透肿瘤时，应行开颅活检。

立体定向放射外科可能适用于治疗部分病变。

计算机辅助脑池内镜活检（CACE）　采用幕下小脑上入路，可以显露神经、血管结构并且避免穿过脑实质[2]。

放射治疗　有关“试验剂量 XRT”的争议，请参阅“试验剂量”放疗（见上文）。生殖细胞瘤对放疗（和化疗）非常敏感，用这些方式治疗并随访可能是最佳方案。

XRT 还可用于其他恶性肿瘤的手术。对于高度恶性肿瘤或有脑脊液播散的证据，应行全脑全脊髓放疗，并在瘤床部位增加射线剂量。

如果可能，最好避免在幼儿中使用 XRT。可在年龄小于 3 岁的儿童中使用化学疗法，待其长大，对 XRT 的耐受性更好时再考虑行放疗[7]。

39.1.6 肿瘤的手术治疗

适应证

存在争议。有学者认为大多数肿瘤（除生殖细胞瘤最好用放疗外）都可行开颅手术切除[17]。另一些则认为，只有下列约占 25% 的肿瘤适宜手术切除[4]：

1. 对放疗不敏感（如恶性非生殖细胞瘤型 GCT）：占松果体区肿瘤的 35%～50%（在非局限于儿童病人的病例研究中，该比例更高）。
2. 良性肿瘤（如脑膜瘤、畸胎瘤等）。
3. 包膜完整。
4. 注意：恶性 GCT 应不含转移征象（手术切除原发肿瘤对伴转移灶的病人无益）。
5. 松果体细胞瘤：建议手术切除＋残余肿瘤立体定向放射外科 (SRS)。

可选方案

1. 直接手术：获取大量组织进行活检。良性病变可治愈。对无并发症的恶性肿瘤和生殖细胞瘤并非是最佳治疗方法。
2. 活检后行辅助治疗：恶性肿瘤和生殖细胞肿瘤的首选治疗方法。

手术入路

术前 MRI 检查有助于选择，入路包括：

1. 最常用的入路：由 Stein 改良的 Horsley 和 Krause 的中线幕下 - 小脑上入路[18]。如果小脑幕的角度太陡（最好在 MRI 上评估），则不能使用。手术可以采用坐姿［有发生空气栓塞的危险（见章节 92.2.2)］或 Concorde 姿势（见章节 92.2.1)。
2. 枕部经小脑幕入路：视野开阔。可能损伤视皮质和胼胝体压部。建议用于位于小脑幕缘中央或上方以及位于 Galen 静脉上方的病变，还可以用于罕见的伴幕上延伸的囊肿。向外侧牵拉枕叶，在直窦外侧 1cm 处切开小脑幕。
3. 经脑室入路：适用于大型、偏心性并伴有脑室扩张的病变。通常采用经颞上回后部的皮质切口。手术风险：视力损伤、癫痫发作，如果位于优势半球，还可能出现言语障碍。
4. 幕下旁正中入路。
5. 经胼胝体入路：除延伸至胼胝体或第三脑室的肿瘤外，已基本弃用。

6. 旁正中幕下小脑上入路：可用于未延伸至幕上和对侧的囊肿[19]：避开了中间的静脉结构。

手术需考虑的重要因素 松果体的底部是第三脑室的后壁。上方为胼胝体压部，两侧为丘脑。松果体向后下方突向四叠体池。大脑深部的静脉是此区域手术的主要障碍。松果体区静脉引流必须保护好。

39.1.7 手术效果

手术死亡率：5%～10%[4]。术后并发症包括：新发的视野缺损、硬膜外积液、感染和小脑性共济失调。

39.2 胚胎性肿瘤

39.2.1 概述

术语“原始神经外胚层肿瘤（PNET）”已在诊断词典中被删除[20]。

基于分子遗传学（有条件时）与组织病理学特征相结合的髓母细胞瘤分类可提供最佳的预后信息。纳入特定基因数据后能够进一步增强其预后意义。所有髓母细胞瘤均为 WHO Ⅳ 级。

其余许多罕见的非髓母细胞瘤的胚胎性肿瘤均存在 19 号染色体 C19MC 区域扩增。

39.2.2 髓母细胞瘤（WHO Ⅳ 级）

概述

要 点

- 一种小细胞胚胎性肿瘤，WHO Ⅳ 级，多发于儿童颅后窝（峰值：10 岁以内）。是最常见的小儿脑部恶性肿瘤。
- 通常起源于小脑蚓部，（靠近第四脑室顶部的顶点）或脑干后部，通常会造成脑积水。极少数位于幕上。
- 4 个遗传学“集群”（类别）：① WNT 激活型；② SHH 激活型（TP53 突变型和野生型）；③无 WNT / 无 SHH 型，第 3 组；④无 WNT / 无 SHH 型，第 4 组。
- 这 4 个遗传学集群可以进一步通过 4 种组织学类型来表征：经典型；促结缔组织增生型 / 结节型；广泛结节型；大细胞型 / 间变型。
- 肿瘤侵犯脑干使得手术无法全切。
- 所有病人都需要评估有无“脱落转移”。

髓母细胞瘤（MDB）是 WHO Ⅳ 级的胚胎性神经上皮肿瘤，通常发生在儿童颅后窝（小脑或脑干背侧）。在小脑中，它们通常起源于小脑蚓部，在第四脑室顶部的顶点附近。

临床表现

临床病程通常较短（6～12 周）。肿瘤位于颅后窝，倾向于早期即出现阻塞性脑积水。通常表现为头痛、恶心、呕吐和共济失调。患有脑积水的婴儿可能会出现烦躁、嗜睡或进行性头颅增大（巨颅）[21]。脊髓脱落转移可引起背部疼痛、尿潴留或腿部无力。

常见体征：视盘水肿、躯干和四肢共济失调、眼球震颤，眼外肌麻痹。婴儿和幼儿中出现巨颅症。

评估

在 CT 或 MRI 影像上通常表现为强化明显的实性肿瘤。多数肿瘤位于第四脑室区域的中线部位（靠外侧的肿瘤在成年人中更为常见）。大多数患有脑积水。在影像学上主要与室管膜瘤（见章节 86.2.1）相鉴别。MDB 倾向于从后侧（“顶部”）突入第四脑室，而室管膜瘤通常起源于底部。

CT 平扫→通常为高密度，增强扫描→明显强化，20% 可有钙化。

MRI T_1WI→低信号或等信号，T_2WI→由于存在囊变、血管和钙化，因此表现为混杂信号[22]。大多数肿瘤发生强化。MRS：胆碱升高，NAA 降低。

脊髓影像学检查 行增强 MRI、CT 或使用水溶性造影剂的脊髓造影检查以排除“脱落转移”。检查应在术前或术后 2～3 周内进行。

分类

分子遗传学 转录组学分析（对一个细胞群体中所有的 RNA 进行分析），microRNA 分析和甲基化组学分析已将 MDB 分为 4 个主要类别[23]，如图 39-1 中的彩色矩形所示（注意：第 3 组和第 4 组是临时的类型，因为它们的分离程度不如 WNT 和 SHH 激活型）

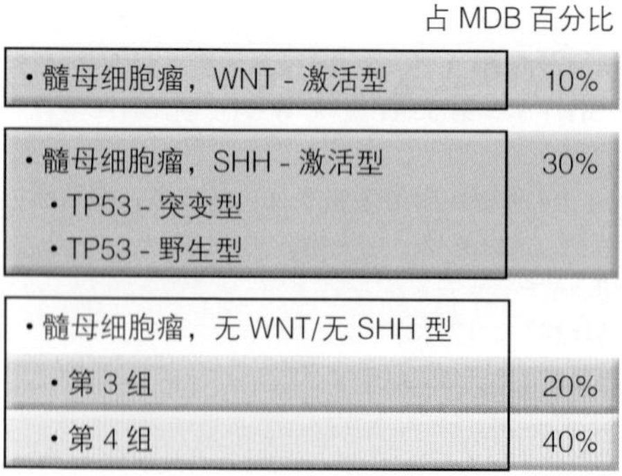

占 MDB 百分比
• 髓母细胞瘤，WNT - 激活型
10%
• 髓母细胞瘤，SHH - 激活型
30%
• TP53 - 突变型
• TP53 - 野生型
• 髓母细胞瘤，无 WNT/无 SHH 型
• 第 3 组
20%
• 第 4 组
40%

图 39-1 髓母细胞瘤 4 个类别（彩色矩形）

缩写：MDB = 髓母细胞瘤；SHH = Sonic Hedgehog；TP53 = 肿瘤蛋白 53；WNT = wingless/integrated（信号转导途径）。

组织学（形态学）类型 这4个已建立的类别几乎一样，即：

- 经典型 MDB 密集排列的未分化的小圆形细胞，具有轻度至中度的核多形性和高有丝分裂计数。构成了约72%的MDB。可发生在任何年龄，但主要发生在儿童时期。在所有4个MDB的分子类别中均存在。
- 促结缔组织增生型／结节型 MDB 由结节状，无网状蛋白的区域和在网状蛋白阳性的胶原纤维中密集排列的低分化的细胞构成。约占所有MDB的20%。多发于小脑半球和中线。双峰年龄分布：①幼儿和青少年，②成人。在幼儿期与Gorlin综合征相关。
- 广泛结节型 MDB 由含有神经纤维基质的大量无网状蛋白的神经细胞性结节，以及在增生基质中低分化肿瘤细胞形成的小结间窄条带组成。主要发生于婴儿。总体上占MDB的5%以下，但在3岁以下的案例中占50%。预后良好。其中>80%发生在小脑蚓部。
- 大细胞型／间变型 MDB 在2016年WHO分类中被归类在一起[8]。由未分化的细胞构成，细胞具有明显的核多形性，突出的核仁以及高有丝分裂和凋亡计数。占MDB的10%。在所有4个MDB的分子类别中均存在。

组织学类别在各个遗传学亚组中的分布参考图39-2。

	遗传学				
组织学	SHH TP53 - 野生	SHH TP53 - 突变	WNT	第3组	第4组
经典型	标准风险	高风险（不常见）	低风险	标准风险	标准风险
大细胞型／间变型		高风险	（非常罕见）	高风险	（罕见）
结缔组织增生型／结节型	低风险（婴幼儿中）	（非常罕见）			
广泛结节型	低风险				

图39-2 髓母细胞瘤组织学类型在不同遗传学亚组之间的分布及预后

不确定临床病理意义的肿瘤未列出风险

（缩写与图39-1相同，外加：WNT = WNT激活型；SHH = SHH激活型）

播散和转移

大约 10% 至 35% 的病人在诊断时肿瘤细胞已经种植转移到颅脑脊髓中[24]，并且 5% 的病人发生了神经系统外转移[25]，有时脑脊液分流可导致这种转移的发生[26]（尽管不常见[12]）。

髓母细胞瘤的类型

髓母细胞瘤，WNT 激活型（WHO Ⅳ 级）

该类型常出现在较大的儿童中（几乎没有婴儿），约占所有 MDB 的 10%，约占成人 MDB 的 15%。男性：女性 = 1 ∶ 2。主要的组织学类型：几乎都是经典型。更倾向于沿小脑中线生长。推测的起源细胞：下菱唇祖细胞。常见的基因突变包括：CTNNB1，DDX3X，TP53。

▶ 经典型形态　预后：低危肿瘤。几乎所有 WNT 激活的 MDB 都有经典型形态。

▶ 大细胞／间变型形态　极少。临床意义不确定。

髓母细胞瘤，SHH 激活、TP53 突变型（WHO Ⅳ 级）

该类型常见于儿童。男性：女性 = 1 ∶ 1。主要组织学类型：大细胞型／间变型。推测的起源细胞：外部颗粒细胞层和耳蜗核的小脑颗粒神经元细胞前体；脑室下区神经干细胞的可能性较小。常见的基因突变：TP53。

▶ 经典型形态　预后：高危肿瘤。不常见。

▶ 大细胞型／间变型形态　预后：高危肿瘤。流行于 7~17 岁。

▶ 促结缔组织增生型／结节型形态　极少。临床意义不确定。

髓母细胞瘤，SHH 激活、TP53 野生型（WHO Ⅳ 级）

常见于婴儿和成人。男性：女性 = 1 ∶ 1。主要组织学类型：促结缔组织增生型／结节型。推测的起源细胞：外部颗粒细胞层和耳蜗核的小脑颗粒神经元细胞前体；脑室下区神经干细胞的可能性较小。常见的基因突变：PTCH1，SMO（成人），SUFU（婴儿），TERT 启动子。

▶ 经典型形态　预后：标准风险肿瘤。

▶ 大细胞型／间变性形态　临床意义不确定。

▶ 促结缔组织增生型形态　预后：低危肿瘤。普遍存在于婴儿和成人中。

▶ 广泛结节型形态　预后：低危肿瘤。多见于婴儿。

髓母细胞瘤，无 WNT／无 SHH 型，第 3 组（WHO Ⅳ 级）

常见于婴儿和儿童。男：女 = 2 ∶ 1。主要的组织学类型：经典型；大细胞型／间变型。推测的起源细胞：外部颗粒细胞层的小脑颗粒神经元细胞前体。常见的基因突变：PVT1-MYC，GFI1/GFI1B 结构变异。

39

▶ 经典型形态　预后：标准风险肿瘤。

▶ 大细胞型／间变型形态　预后：高危肿瘤。

髓母细胞瘤，无 WNT／无 SHH 型，第 4 组（WHO Ⅳ 级）

发现于所有年龄段的人群。男：女 = 3 ∶ 1。主要组织学形态：经典型。

推测的起源细胞：未知。常见的基因突变：KDM6A，GFI1/GFI1B 结构变异。

- ▶ 经典型形态 预后：标准风险肿瘤。几乎包括所有第 4 组 MDB。
- ▶ 大细胞型 / 间变型形态 罕见。临床意义不确定。

髓母细胞瘤，NOS（WHO Ⅳ 级）

此诊断适用于位于第四脑室或小脑的胚胎性肿瘤，该肿瘤无法归类为上述遗传学或组织学定义的任何 MDB 的类别。

重要的是要排除组织学相似的肿瘤，包括：高级别小细胞神经胶质瘤，具有多层玫瑰花结的胚胎性肿瘤和非典型的畸胎样 / 横纹肌样（AT/RT）肿瘤。

治疗

手术治疗

标准做法：手术尽可能多地切除肿瘤（不造成神经损伤）以获得组织学分类和延长生存期。

肿瘤侵犯或黏附于第四脑室底部（脑干面丘所在部位）常使得切除范围受限。脑干上残留少量肿瘤（术后病人情况良好）优于追求脑干肿瘤完全切除（该方法出现神经功能损伤的可能性更大）。

小脑中线髓母细胞瘤的手术暴露需要打开枕骨大孔，通常需去除 C1 后弓，偶尔还需去除 C2 后弓。可能会发生肿瘤转移伴随蛛网膜增厚（“糖衣”）。

分流术 30%～40% 的儿童在颅后窝肿瘤切除后需要永久性 VP 分流。与分流相关的种植转移风险据报道高达 10%～20%[24]，但这种风险可能被高估[12]。过去有时会使用肿瘤滤器，但由于堵塞的发生率很高，如今已不常用。

术后辅助治疗

手术后，将病人分为不同风险组可指导后续治疗。表 39-3 展示了一种术后分层方案。已有发表的其他分层系统，如小儿的分层系统（3～17 岁）[23]。

在儿童中：对于未播散的 MBD，在 3～4 岁以下的儿童中，有 20%～40% 的儿童可以通过使用化疗延迟 XRT 的进行[27]。

▶ 低风险和标准风险病人

- 尤其是儿科病人，可考虑降低剂量的 XRT：23.4Gy，原发部位提高到 54～55.8Gy，伴随辅助化疗。
- 或常规的分次 XRT（请参阅下面的高风险）。

▶ 高风险病人

- 传统的分次 XRT（每天一次），对原发肿瘤的放疗剂量为 54Gy，对全脑全脊髓的放疗剂量为 18Gy。

表 39-3 髓母细胞瘤的术后危险分层[8, 27]

标准风险病人

- 手术全部切除或接近全部切除*
- 脑和脊髓 MRI 未显示 CNS 转移
- 腰椎穿刺脑脊液细胞离心涂片未见肿瘤细胞
- 没有中枢神经系统之外肿瘤转移的临床证据
- MDB 分类
  - SHH 激活、TP53 野生型，具有经典型的组织病理结构
  - 或无 WNT / 无 SHH 型，第 3 或第 4 组，具有经典型的组织病理结构

低风险病人

- MDB 分类
  - WNT 激活型
    - β-catenin 突变（必需的检测）
    - 通过免疫组织化学和单体法 6 进行的 β-catenin 核免疫阳性（可选检测）
  - 或 SHH 激活、TP53 野生型
    结缔组织增生型 / 结节型的组织病理结构
    或广泛结节型的组织病理结构
- 手术全部切除或接近全部切除*

高风险病人

- 大细胞型 / 间变型的组织病理结构伴有
  - SHH 激活、TP53 突变型
  - 或无 WNT / 无 SHH 型，第 3 组
- 术后早期轴位 MRI 显示无法切除的肿瘤或残留肿瘤 >1.5cm^2
- 肿瘤转移到中枢神经系统之外

* 接近全部切除：术后早期轴位 MRI 显示残余肿瘤 <1.5cm^2。这个标准是有争议的，因为许多数据来自 CT 时代[23]

- 化疗[27]
  - 已被使用的药物包括：顺铂，洛莫司汀，长春新碱，环磷酰胺，依托泊苷，同时使用大剂量静脉注射甲氨蝶呤和（或）鞘内注射马磷酰胺甲氨蝶呤，和（或）脑室内注射甲氨蝶呤。
  - 在成年人中：SHH 激活型的 MDB（PTCH 和 SMO 突变的发生率更高）可能对SMO受体抑制剂和SHH抑制药物（如 vismodegib[27]）更具反应性。

预后

预后不良者[28]：

- 年龄较小（尤其是 <3 岁）。
- 病变播散（转移）。

- 不能全切（特别是肿瘤局部残留 >1.5cm^2）。
- Karnofsky 量表得分不佳（见表 85-1）。

颅后窝是最常见的复发部位。

MDB 长期存活的病人在治疗后，其内分泌、认知和心理发生永久性后遗症的风险高。治疗患有 MDB 的婴儿和幼儿仍然是一项艰难的挑战，因为他们具有最致命的疾病形式，并且发生与治疗相关的后遗症的风险最高。

39.2.3 髓母细胞瘤以外的胚胎性肿瘤

含有多层玫瑰花结的胚胎性肿瘤(ETMR),C19MC 改变型(WHO Ⅳ级)

WHO Ⅳ级肿瘤，具有多层玫瑰花结和基因改变，包括在 19 号染色体上 C19MC 区扩增（19q13.42）。可能发生在大脑，脑干或小脑。通常影响小于 4 岁的儿童（绝大多数小于 2 岁）。

含有多层玫瑰花结的胚胎肿瘤（ETMR)，NOS

一种 ETMR，其 19q13 的拷贝数无改变或未经检测。被认为在基因层面与上述类型不同。

中枢神经系统神经母细胞瘤（WHO Ⅳ级）

一种非常罕见的 WHO Ⅳ级低分化神经上皮肿瘤。

非典型性的畸胎瘤样 / 横纹肌样肿瘤（AT/RT）（WHO Ⅳ级）

一种 WHO Ⅳ级中枢神经系统恶性胚胎性肿瘤，由分化程度低的细胞和横纹肌细胞组成，根据定义，包括 SMARCB1（INI1）或（极少数）SMARCA4（BRG1）的失活。缺乏这些分子遗传学的组织学相似的肿瘤应归类为具有横纹肌样特征的中枢神经系统胚胎性肿瘤。

这些肿瘤中有许多以前可能被误诊为 MDB。主要发生在婴儿和儿童中（大于 90% 的人年龄 <5 岁，大多数年龄 <2 岁）。少数与原发性肾脏横纹肌样肿瘤相关。幕上 AT/RT 与幕下 AT/RT 的比例为 4 ∶ 3。颅后窝 AT/RT 可能发生在小脑半球、小脑脑桥角（CPA）和脑干。

目前 33% 的人存在脑脊液播散。尽管预后很差，并非所有 AT/RT 都具有相同的肿瘤生物学行为，并且目前已至少鉴定出 2 种不同的分子类别。

（张传宝　译　王　雯　校）

参考文献

[1] Ringertz N, Nordenstam H, Flyger G. Tumors of the Pineal Region. J Neuropathol Exp Neurol. 1954; 13: 540–561
[2] Youssef AS, Keller JT, van Loveren HR. Novel application of computer-assisted cisternal endoscopy for the biopsy of pineal region tumors: cadaveric study. Acta Neurochir (Wien). 2007; 149:399–406
[3] Oi S, Matsumoto S. Controversy pertaining to therapeutic modalities for tumors of the pineal region: a worldwide survey of different patient populations. Childs Nerv Syst. 1992; 8:332–336
[4] Regis J, Bouillot P, Rouby-Volot F, et al. Pineal Region Tumors and the Role of Stereotactic Biopsy: Review of the Mortality, Morbidity, and Diagnostic Rates in 370 Cases. Neurosurgery. 1996; 39:907–914
[5] Edwards MSB, Hudgins RJ, Wilson CB, et al. Pineal Region Tumors in Children. J Neurosurg. 1988; 68: 689–697
[6] Todo T, Kondo T, Shinoura N, et al. Large Cysts of the Pineal Gland: Report of Two Cases. Neurosurgery. 1991; 29:101–106
[7] Hoffman HJ, Ostubo H, Hendrick EB, et al. Intracranial

Germ-Cell Tumors in Children. J Neurosurg. 1991; 74:545–551
[8] Louis DN, Ohgaki H, Wiestler OD, et al. WHO classification of tumors of the central nervous system. Lyon, France 2016
[9] Fauchon F, Jouvet A, Paquis P, et al. Parenchymal pineal tumors: a clinicopathological study of 76 cases. Int J Radiat Oncol Biol Phys. 2000; 46:959– 968
[10] Farnia B, Allen PK, Brown PD, et al. Clinical outcomes and patterns of failure in pineoblastoma: a 30-year, single-institution retrospective review. World Neurosurg. 2014; 82:1232–1241
[11] Oi S, Matsuzawa K, Choi JU, et al. Identical characteristics of the patient populations with pineal region tumors in Japan and in Korea and therapeutic modalities. Childs Nerv Syst. 1998; 14:36–40
[12] Berger MS, Baumeister B, Geyer JR, et al. The Risks of Metastases from Shunting in Children with Primary Central Nervous System Tumors. J Neurosurg. 1991; 74:872–877
[13] Stern JD, Ross DA. Stereotactic Management of Benign Pineal Region Cysts: Report of Two Cases. Neurosurgery. 1993; 32:310–314
[14] Musolino A, Cambria S, Rizzo G, et al. Symptomatic Cysts of the Pineal Gland: Stereotactic Diagnosis and Treatment of Two Cases and Review of the Literature. Neurosurgery. 1993; 32:315–321
[15] Kelly PJ. Comment on Musolino A, et al.: Symptomatic Cysts of the Pineal Gland: Stereotactic Diagnosis and Treatment of Two Cases and Review of the Literature. Neurosurgery. 1993; 32:320–321
[16] Dempsey PK, Kondziolka D, Lunsford LD. Stereotactic Diagnosis and Treatment of Pineal Region Tumors and Vascular Malformations. Acta Neurochir. 1992; 116:14–22
[17] Kelly PJ. Comment on Regis J, et al.: Pineal Region Tumors and the Role of Stereotactic Biopsy: Review of the Mortality, Morbidity, and Diagnostic Rates in 370 Cases. Neurosurgery. 1996; 39:912–913
[18] Stein BM. The infratentorial supracerebellar approach to pineal lesions. J Neurosurg. 1971; 35: 197–202
[19] Torres A, Krisht AF, Akouri S. Current Management of Pineal Cysts. Contemp Neurosurg. 2005; 27:1–5
[20] Louis DN, Perry A, Reifenberger G, et al. The 2016 World Health Organization Classification of Tumors of the Central Nervous System: a summary. Acta Neuropathol. 2016; 131:803–820
[21] Park TS, Hoffman HJ, Hendrick EB, et al. Medulloblastoma: Clinical Presentation and Management. J Neurosurg. 1983; 58:543–552
[22] Blaser SI, Harwood-Nash DC. Neuroradiology of pediatric posterior fossa medulloblastoma. J Neurooncol. 1996; 29:23–34
[23] Ramaswamy V, Remke M, Bouffet E, et al. Risk stratification of childhood medulloblastoma in the molecular era: the current consensus. Acta Neuropathol. 2016; 131:821–831
[24] Laurent JP, Cheek WR. Brain Tumors in Children. J Pediatr Neurosci. 1985; 1:15–32
[25] Allen JC. Childhood Brain Tumors: Current Status of Clinical Trials in Newly Diagnosed and Recurrent Disease. Ped Clin N Am. 1985; 32:633–651
[26] Kessler LA, Dugan P, Concannon JP. Systemic Metastases of Medulloblastoma Promoted by Shunting. Surg Neurol. 1975; 3:147–152
[27] Cambruzzi E. Medulloblastoma, WNT-activated/ SHH-activated: clinical impact of molecular analysis and histogenetic evaluation. Childs Nerv Syst. 2018; 34: 809–815
[28] Gilbertson RJ. Medulloblastoma: signalling a change in treatment. Lancet Oncol. 2004; 5:209–218

40 脑神经、脊神经和周围神经肿瘤

40.1 前庭神经施万细胞瘤

40.1.1 概述

要 点

- 位于脑桥小脑三角（CPA）区域的第 VIII 对脑神经良性肿瘤。
- 通常起源于第 VIII 对脑神经的前庭下神经（存在争议）。
- 三个最常见的早期症状（临床三联征）：听力下降（隐匿性、渐进性），耳鸣（高音调）及平衡障碍（少见真性眩晕）。
- 检查：所有病人均应行✓MRI（平扫加增强）、✓听力检查（纯音测听及言语识别），此外对于小的听神经瘤（直径≤1.5cm）应加做✓眼震电图（ENG）、✓颈肌前庭诱发肌源性电位（cVEMP）及✓听觉脑干反应（ABR）检查。
- 组织学：分为 Antoni A 型（狭长的双极细胞束状排列）和 AntoniB 型（疏松网状）。
- 治疗选择［观察、手术、放疗或化疗（Avastin®）］主要取决于肿瘤大小、生长情况、听力状态、面神经功能及是否存在神经纤维瘤病 2 型。

前庭神经施万细胞瘤（VS）是一类组织病理学良性的施万细胞鞘瘤，常起源于前庭下神经（非耳蜗神经）。其发生是 22 号染色体长臂上的一个抑癌基因缺失突变的结果［在散发病例中属于体细胞突变；而在神经纤维瘤病 2 型（NF2）中则可能是遗传获得或新发的突变，并可能遗传给后代］。

列出以下曾用名以供参考，但应尽量避免使用[1, 2]：听神经瘤、听神经鞘瘤（听神经鞘瘤是施万细胞瘤的一个旧名）及神经鞘膜瘤。

40.1.2 流行病学

前庭神经施万细胞瘤是最常见的颅内肿瘤之一，在大多数研究中报道占 8～10%[3]。年发病率约为 1.5/10 万。在过去的几十年中，由于 MRI 的广泛应用，这一统计数字逐渐上升且确诊时的肿瘤体积逐渐缩小[4]。在美国，2004 至 2007 年间，其发病率在（1.1～1.3）/10 万[5]。前庭神经施万细胞瘤常在 30 岁后出现典型症状，且 95% 以上为单侧起病。

▶ 神经纤维瘤病 2 型　在神经纤维瘤病 2 型（中枢性神经纤维瘤病）病人中，前庭神经瘤的发病率显著升高，且以双侧发病为标志。任何 40 岁以下单侧发病的病人均应评估以排除患有神经纤维瘤病 2 型。从细胞学的角度来看，NF2 病人前庭神经瘤与散发的前庭神经施万细胞瘤是一致的；

然而 NF2 病人前庭神经瘤常呈葡萄样浸润神经纤维（而散发性 VS 常表现为推挤前庭蜗神经不同）。

40.1.3 病理

肿瘤分为 AntoniA 型（狭长的双极细胞）和 Antoni B 型（疏松网状）两型。镜下可见由平行排列的梭形施万细胞包绕着无细胞结构的嗜酸性区域构成的 Verocay 小体（并非是一种细胞类型）。

40.1.4 临床表现

症状

概述

症状如表 40-1 所示。症状表现与肿瘤大小密切相关。大多数肿瘤早期表现为由同侧感觉神经性听力丧失、耳鸣和平衡障碍构成的三联征。较大的肿瘤可导致面部麻木、面肌无力或抽搐，也可能导致脑干症状。极少情况下，巨大肿瘤可导致脑积水。现阶段，通过现有的影像学检查手段（CT，特别是 MRI），越来越多的微小病变被确诊。

表 40-1 前庭神经施万细胞瘤的症状（131 例病人）

症状	比例
听力下降	98%
耳鸣	70%
平衡障碍[a]	67%
头痛	32%
面部麻木	29%
面肌无力	10%
复视	10%
恶心呕吐	9%
耳痛	9%
味觉改变	6%

[a] 或眩晕

前庭蜗神经症状

40

单侧感觉神经性听力下降、耳鸣和平衡障碍是最常见的症状。多年来，听力下降被理所当然地认为是前庭蜗神经被肿瘤挤压或牵拉所致；然而，近期研究表明，肿瘤分泌的毒性因子也可能导致耳蜗损害[6, 7]。

大多数病人的听力下降表现为隐匿性和进展性的（较于梅尼埃病的波动性听力下降不同）；但也有约 10% 的病人表现为突发性耳聋（见下文）。

70% 的病人表现为高音域障碍，然后出现言语识别力下降（听不清电话尤其易于察觉）。

耳鸣多表现为高音调耳鸣。

平衡不稳主要表现为难以保持平衡，真性眩晕发生率低于 20%。

突发听力下降（SHL） 突发听力下降需与多种疾病鉴别诊断[8]。特发性 SHL（即无确定病因，需排除肿瘤、感染、自身免疫性疾病、血管源性及中毒等原因）的发病率约为 10/10 万[9]。1% 的 SHL 病人被证实患有前庭神经施万细胞瘤；且 1%～14% 的 VS 病人可能发生 SHL。VS 病人突发听力下降可能是因为听神经梗死或急性耳蜗动脉闭塞。SHL 的治疗措施包括：

1. 类固醇皮质激素：如泼尼松 60mg 口服，每日 1 次 ×10 天，后逐渐减量[10]。
2. 泛昔洛韦（Famvir®）：500mg 口服，每日 3 次 ×10 天。
3. × 肝素已被证实无效。
4. 保守治疗：休息、限盐、戒酒及戒烟[11]。
5. 试验性治疗：可以考虑溶栓治疗（如 rt-PA）（见章节 81.6.3）。

三叉神经及面神经症状

当肿瘤长大并压迫三叉神经和面神经时，病人会出现耳痛、面部麻木、面肌无力及味觉改变等症状。这些症状通常在肿瘤直径＞2cm 时才会出现。这就引出了一个有趣的反常现象：即使面神经几乎都在早期受到挤压扭曲，但面肌无力却很少见或极晚发生；然而，尽管三叉神经距离肿瘤较远，但面部麻木通常在三叉神经受到压迫的即刻出现[12]（通常此时面部活动仍正常）。这可能是由于运动神经较感觉神经弹性更好所导致的。

脑干及其他脑神经症状

大型肿瘤导致脑干受压（表现为共济失调、头痛、恶心呕吐、复视或小脑受损体征，如果不加以控制，可能出现昏迷、呼吸抑制甚至死亡）及后组脑神经（Ⅸ、Ⅹ、Ⅻ）麻痹（表现为声音嘶哑、吞咽困难等）。巨型肿瘤（通常直径＞4cm）阻塞脑脊液循环可能导致高颅压性脑积水。

极少数情况下可能因为展神经受累导致复视。

体征

因前庭蜗神经受累而导致听力下降是最早出现的脑神经表现。约 66% 的病人除听力下降外无其他异常体征（其他表现见表 40-2）。

由于听力下降是感觉神经性的，因此 Weber 试验（见章节 33.4）将偏向健侧；如仍保留有足够的听力，则双侧 Rinne 试验（见章节 33.4）可表现为阳性（即正常，气导>骨导）。

在接受治疗前，面神经功能障碍并不常见。临床上常根据 House-Brackmann 分级量表评价面神经分级（表 40-3）。

表 40-2 131 例前庭神经施万细胞瘤病人体征（除听力下降外）[3]

体征	比例（%）
角膜反射异常	33
眼球震颤	26
面部感觉障碍	26
面肌无力（面瘫）	12
异常眼球运动	11
视盘水肿	10
Babinski 征	5

表 40-3 面神经功能的临床分级（House-Brackmann 量表[13]）

分级	功能	描述
1	正常	面神经各方面功能均正常
2	轻度功能障碍	1. 肉眼观：仔细检查可见轻微无力，可有非常轻微的连带活动 2. 静止状态：正常对称，正常肌张力 3. 活动： 1）前额：轻中度活动 2）眼：用力可完全闭合 3）嘴：轻微不对称
3	中度功能障碍	1. 肉眼观：明显不对称，但不影响容貌；可见连带活动，但不严重 2. 活动： 1）前额：轻中度活动 2）眼：用力可完全闭合 3）嘴：用全力时轻度无力
4	中重度功能障碍	1. 肉眼观：明显无力和（或）不对称 2. 活动： 1）前额：无 2）眼：闭合不完全 3）嘴：用全力时仍不对称
5	重度功能障碍	1. 肉眼观：几乎感觉不到活动 2. 静止状态：不对称 3. 活动： 1）前额：无 2）眼：闭合不完全
6	完全瘫痪	无活动

前庭神经受累可导致眼球震颤（可为中枢性或周围性），并且在冷热试验中产生异常眼震电图（ENG）记录。

鉴别诊断

见“脑桥小脑三角病变”（章节 86.2.2），应主要与脑膜瘤或临近脑神经肿瘤（如三叉神经）鉴别。

40.1.5 检查

概述

1. 脑部 MRI 平扫加增强扫描，如有条件应加查 FIESTA 序列。如无法行 MRI 检查，CT 平扫加增强可作为替代。肿瘤大小使用 Koovs 分级评估（表 40-7）[14]。
2. 如计划行手术治疗，应行颞骨 CT 以明确局部骨性解剖结构。
3. 听力检查（具体参见下文解释及说明）：
   1) 纯音测听（详见下文）。
   2) 言语识别力评估（详见下文）。
   3) 小型 VS（直径≤1.5cm）病人应行以下检查：
      - ENG：评估前庭上神经功能（见本节下文）。
      - VEMP：评估前庭下神经功能（见本节下文）。
      - ABR：提示听力保留的可能性（见本节下文）。

听力测定及听力学检查

概述

基线研究有助于治疗决策管理、后期对比和评估对侧听力。

临床指南：前庭蜗神经施万细胞瘤的耳科和听力学筛查

- Ⅲ级推荐[15]：在 2 个以上频率下双耳间听阈相差≥10dB 或任一频率下双耳间听阈相差≥15dB，应行 MRI 检查以排除 VS；但在 3000Hz 下，仅在双耳间音域相差≥15dB 时选择性地行 MRI 检查以减少不必要的 MRI 检查。
- Ⅲ级推荐[15]：即使确诊的可能性不大，单侧耳鸣病人建议行 MRI 检查（小于 1% 的病人诊断为 VS）。
- Ⅲ级推荐[15]：即使确诊的可能性不大，突发听力下降病人仍建议行 MRI 检查（小于 3% 的病人诊断为 VS）。

缩写：MRI：脑部核磁共振成像［见影像学指南（见下文）］；dB：分贝

纯音测听（PTA）

纯音测听可作为初筛检查。其中，气导评估的是整个听力系统，骨导评估的是耳蜗及近端结构。PTA 评估病人的听力水平（协助制订治疗决策）并作为未来恢复水平比较的基线。纯音阈均值（也缩写为 PTA）是一个单一数字的评分，是听觉谱中多个频率阈值的平均值（500Hz、1000Hz、

2000Hz)。在标准听力图中，X 代表左耳（AS），O 代表右耳（AD）。

超过 95% 的 VS 病人出现进行性的单侧或不对称性感觉神经性高调听力下降[16]。高频听力下降也是衰老和噪声所致听力下降的最常见类型，但通常为双侧起病。只有约 1/1000 的听力不对称病人患有 VS。造成非对称性感觉神经性听力下降的其他原因还包括[17]：其他脑桥小脑三角区病变（如脑膜瘤）、内耳病变、中线病变（包括脑干梗死）及多发性硬化症。在听力筛查中如果发现无法解释的双耳听力差异＞10～15dB，应疑诊 VS 并进行进一步检查。

言语识别力评估

言语识别能力在传导性听力下降时维持不变，在耳蜗性听力下降时中度受损，在蜗后病变时受损最严重。现阶段已不再用于诊断。因为，当评分为 4% 时，提示蜗后病变；评分低于 4% 时，根据 PTA 检查也能够做出同样的判断（言语识别阈值应与 4kHz 以下的 PTA 阈值相近）。言语识别力评估有助于确定残余听力和听力保留术后的预后。开放式词汇识别评分（WRS，见表 40-4）是一种比 PTA 更敏感的交流能力评估方法。

表 40-4 开放式词汇识别评分

分级	WRS
Ⅰ	70%～100%
Ⅱ	50%～69%
Ⅲ	1%～49%
Ⅳ	0

有效听力的定义

现阶段有多种关于有效听力的定义。此外，即使是无效听力也有一定的意义。如果 WRS 优良（≥70%），但 PTA 较差，使用助听器将大有裨益。

两个常用的听力评分系统如下所示：

1. 改良 Gardener-Robertson 听力分级系统（见表 40-5）。I 级病人能使用评估侧耳接听电话，Ⅱ级病人能定位声响方向。
2. 美国耳鼻喉 - 头颈外科学会（AAO-HNS）听力分级系统[18]（见表 40-6）。

有效听力的一些定义（详见下文）：

1. AAO-HNS 分级 A 级或 B 级。
2. Gardner-Robertson 听力分级系统：
   - “50/50 原则”：Gardner-Robertson Ⅰ级或Ⅱ级（纯音测听阈值≤50dB 且言语识别力评分≥50%）。
   - 部分学者更倾向于“70/30 原则”（70% WRS，30dB PTA）。

表 40-5 改良 Gardener-Robertson 听力分级系统[a]

分级	纯音测听[b]（dB）	言语识别[b]	描述	临床效用
I	0～30	70%～100%	良好至优秀	有效
II	31～50	50%～69%	有效	
III	51～90	5%～49%	无效	无效
IV	91 至最大	1%～4%	差	
V	无法测定	0	无	

[a] 修改[19]来源于 Silverstein-Norrell 分级系统[20]
[b] 如果纯音测听和言语识别力评分不在同一级别，取评级较低者
加粗等级通常被视为有效听力

表 40-6 美国耳鼻喉 - 头颈外科学会（AAO-HNS）听力分级系统

分级	纯音测听[a]（dB）	言语识别力评分[b]（%）		临床效用
A	≤30	且	≥70	有效
B	>30 且≤50	且	≥50	
C	>50	且	≥50	可帮助的
D	任何水平		<50	无功能

[a] 0.5kHz、1kHz、2kHz、3kHz 频率气导纯音测听阈值的平均值
[b] 40dB 或最大舒适响度时的言语识别力
加粗等级通常被视为有效听力

3. 在对侧听力良好的病人中，如患侧言语识别评分（SDS）<70% 则不能被视为听力良好；但如果对侧全聋，则只要患侧 SDS ≥50% 就可以视为有效听力[21]。

对于小型 VS（直径≤1.5cm）病人有效的其他听力学检查

ENG（冷热水试验）及 cVEMP　分别评估前庭上神经和前庭下神经功能。前庭下神经较上神经距离耳蜗神经更近（图 1-9）。前庭下神经的小型肿瘤（直径≤4mm）位置更深，距离耳蜗神经更近；而同等体积的前庭上神经肿瘤位置表浅，更加容易切除。

眼震电图（ENG）　仅检查水平半规管，由于其受到前庭上神经的支配，因此评估的是前庭上神经的功能。正常情况下，双耳响应各占 50%。当两侧差异大于 20%，则视为异常。如果是起源于前庭下神经的小型肿瘤，则病人相应可能为正常。注意：在几乎全部神经纤维都受累之前，前庭神经都可能保留有功能。记忆眼球震颤的定向性（基于眼球震颤快速阶段的定向分类）。冷向对侧，热向同侧（COWS）。注意：与脑死亡的冷热水试验（见章节 18.3.4）不同，易被混淆。

前庭诱发肌源性电位（VEMP） 最常用颈肌前庭诱发肌源性电位（cVEMP，“c”代表 cervical，用以标记采记电位的胸锁乳突肌），眼性前庭诱发肌电位（oVEMP）和三头肌性前庭诱发肌源性点位（tVEMP）则较少使用。

cVEMP 通过给予内耳迷路中的球囊声能来评估前庭下神经功能[22]，能够独立于听力检测（即使是严重的感音神经性耳聋病人也能够完成）。记录电极被放置于胸锁乳突肌（SCM）上。

听觉脑干反应（ABR） 亦称 BAER（见章节 14.2.3），最常见的表现是 I ~ Ⅲ 和 I ~ V 峰之间的潜伏期延长。现已不再作为诊断之用（灵敏度仅为 88%~90%，即会漏诊 10%~12% 的 VS 病人，特异度也仅为 85%）。ABR 有助于提示预后，波形不良提示听力保留的可能性较低（即使听力尚佳）。

影像学检查

影像学指南

临床指南：前庭神经施万细胞瘤的影像学检查

获取完整版指南，请前往 https：//www.cns.org/guidelines/guidelinesmanagement-patients-vestibular-schwannoma/chapter_5.

VS 的初步术前评估：

- Ⅲ 级推荐[23]：应使用高分辨率 T_2 像和增强 T_1 像 MRI 检查。
- Ⅲ 级推荐[23]：轴位、冠状位和矢状位的标准 T_1 像、T_2 FLAIR 像及 DWI 像可能有所帮助。

确诊 VS 保守治疗阶段的术前动态监测：

- Ⅲ 级推荐[23]：术前 VS 生长监测应采用对比增强 3D T_1 像（MPRAGE 序列）或高分辨率 T_2 像（包括 FIESTA[a] 或 CISS[b] 序列）MRI 检查。
- Ⅲ 级推荐[23]：确诊后的前 5 年应每年行 MRI 检查，在肿瘤稳定后，可延长检查间隔。
- Ⅲ 级推荐[23]：NF2 病人在确诊 VS 的初期应更频繁地行影像学检查，直至生长速率恒定后可每年检查一次。
- Ⅲ 级推荐[23]：在 NF2 病人中，考虑使用非增强 MRI 的高分辨率 T_2 像（如 CISS 或 FIESTA 序列）以充分显示肿瘤。

术前准备的影像学评估：

- Ⅲ 级推荐[23]：MRI T_2 像应用于面神经增强的可视化评估。
- Ⅲ 级推荐[23]：对于囊性 VS 病人，常表现为生长较快、全切率较低、术后即刻面神经功能保护较差等特点，但随着时间的推移，逐渐与非囊性 VS 类似。
- Ⅲ 级推荐[23]：外侧 IAC 的累及程度对面神经和听力的预后有不利影响。

术后评估：

- Ⅱ 级推荐[23]：对于可疑复发的增强占位应采用增强的 3D T_1 MPRAGE 序列。
- Ⅲ 级推荐[23]：术后影像学检查。

◦ 肿瘤全切术后：术后 1 年内应行 MRI 检查以确认肿瘤全切。
◦ 未达到肿瘤全切：取决于增强占位的改变，术后 5 年内应采取更频繁地 MRI 检查。

• Ⅲ 级推荐[23]：NF2 病人双侧 VS 单侧切除术后，对侧肿瘤可能加速生长，应采取更频繁的影像学检查直到生长情况稳定。

缩写：GTR = 全切；IAC = 内听道。

[a] FIESTA（稳态进动平衡序列）扫描，使用脑脊液作为对比剂（所以无需使用对比剂）可能提高肿瘤和神经的可视性。

[b] CISS：稳态构成干扰序列。

MRI

MRI（图 40-1）是诊断 VS 的首选方法（序列选择见前文临床指南），敏感度接近 98%，且假阳性率几乎为 0。特征性表现：以 IAC 为中心的圆形或卵圆形强化肿瘤。大型 VS（直径＞3cm）在 CT 或 MRI 上可能出现囊变区域，但实际上这些区域通常是实性的。临近脑脊液池阻塞也可能出现囊变表现。一项前瞻性研究表明，T_2 像呈高信号的肿瘤质地较软，术中可被吸除[24]，同时也提示可以更好地保护面神经功能。

肿瘤体积可应用 Koos 分级系统分级（表 40-7）[14]。

表 40-7　前庭神经施万细胞瘤的 Koos 分级系统及近似肿瘤体积 Koos 分级系统与相应的近似肿瘤体积[a]

分级	肿瘤侵袭范围[14]	平均肿瘤体积[b][25]（cc）
Ⅰ	局限于内听道	0.3
Ⅱ	凸向 CPA 区，但未侵及脑干	0.6
Ⅲ	延伸至脑干，但未推挤	1.8
Ⅳ	推挤脑干及脑神经	4.2[c]

[a] 体积测量不是 Koos 分级系统的一部分，但因可能影响立体定向放射手术决策而被纳入

[b] 肿瘤体积通过 235 位接受伽马刀治疗的病人测量得到，可能因为病人选择存在偏倚

[c] Koos Ⅳ级病人组内差异极大；Minderman 和 Schlegel 建议增加肿瘤体积＞6cc 的病人分为 KoosV 级

CT

增强 CT 扫描是次选的影像学检查。如果存在 MRI 检查的禁忌证且临床上高度怀疑 VS，但 CT 表现正常，则可通过腰椎穿刺向蛛网膜下隙注入 3~4ml 空气，然后保持患侧在上（使得空气局限在内听道区域）再行扫描，这样做有助于显示微小病变；如果内听道未被充盈，则提示内听道存在占位。在 Mayo 的病例研究中，即使使用空气对比，仍存在约 6% 的 VS 的 CT 表现正常[3]。

40

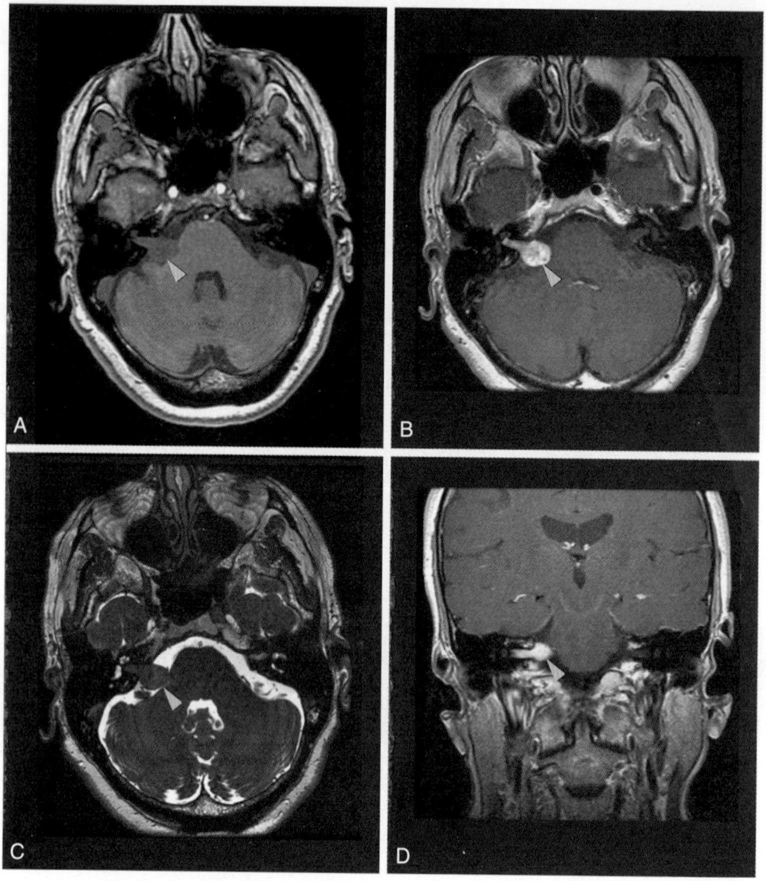

图 40-1 右侧前庭神经施万细胞瘤 MRI 影像

Koos Ⅲ 级肿瘤如黄色箭头所示

A. 轴位 T_1 像；B. 轴位 T_1 增强像；C. 轴位 FIESTA 序列；D. 冠状位 T_1 增强像

尽管许多 VS 造成内听道口扩大（成为喇叭形，正常内听道直径为 5～8mm），但 3%～5% 的 VS 在 CT 上无内听道扩大的表现（甚至小型 VS 与大型 VS 相比，这个比例可能更高）。

颞骨薄层 CT 扫描作为重要的术前检查，可用于以下情况的识别：

- 颅中窝入路：识别膝状神经节骨质是否开裂。
- 经迷路入路：
  - 乳突的气化程度和乙状窦的位置。乳突气化不良伴乙状窦前移提示该入路空间狭小。
  - 颈静脉球的位置。若颈静脉球高位，则该入路空间狭小。

- 乙状窦后经内听道入路：后半规管和前庭导水管骨质的位置和厚度。迷路周围气房及面后气房的判读有助于手术入路的选择及脑脊液漏的预防。

40.1.6 治疗

治疗选择

1. 期待疗法：定期随访病人的症状、听力（听力测定）及肿瘤生长情况，定期进行影像学检查（MRI 或 CT）。如果肿瘤进展，则应进行干预。观察到的肿瘤生长方式包括：
   1) 无生长或微量生长：大部分（83%）VS 局限于 IAC 内（见表 40-7，Koos Ⅰ级），约 30% 蔓延至 CPA 区（见表 40-7，Koos Ⅱ级）（见下文，肿瘤生长的自然史）。
   2) 缓慢生长：每年约 2mm。
   3) 快速生长：每年不少于 10mm。
   4) 少数会缩小[4]。
2. 放射治疗（单独应用，或与手术联合应用）。
   1) 外照射放疗（EBRT）。
      - 立体定向放疗。
      - 立体定向放射手术（SRS）：单次剂量（见章节 101.3.1）：单次照射。由于不同剂量下辐射控制差别不大，单次 SRS 剂量 ＜13Gy 被推荐以保留听力并减少其他脑神经损害新发或加重（Ⅲ级推荐[26]）。
      - 立体定向放疗（SRT）：分割剂量（见章节 101.3.1）。
3. 手术治疗：手术入路如下（详见下文）。
   1) 乙状窦后（枕下）入路：可能保留听力。
   2) 经迷路（及几种变化）入路：牺牲听力，对面神经的保护稍好。
   3) 颅中窝（颞下硬膜外）入路：仅适用于外侧型小型 VS。
4. 化疗：贝伐单抗（Avastin®）是一种靶向血管内皮生长因子（VEGF）的单克隆抗体，应用于治疗侵袭性 NF2 相关 VS 上取得了一定的成果。副作用：由于血管坏死导致出血，发生率约为 7%。

影响治疗决策的病人 / 肿瘤因素

除了影响脑肿瘤治疗决策的常见因素，如病人的一般情况、年龄、自然病史外，其他一些与 VS 相关的特殊因素还包括：保留面神经和三叉神经功能及听力的可能性（在具有效听力的病人中，且这些都与肿瘤大小相关），以及是否存在 NF2。

具体因素：

1. 肿瘤生长的自然史：

1) 通常生长范围：每年 1～10mm，但变异巨大。

2) 严格位于内听道内的肿瘤：仅 17% 长出内听道外（552 例 VS 病人平均随访 3.6 年，其中 230 例确诊时位于内听道内，322 例存在内听道外蔓延）[4]。

3) 内听道外肿瘤（蔓延至 CPA 区）：30% 生长＞2mm（522 例 VS 病人，3.6 年随访时间 [4]）。

4) 若 VS 确诊后 5 年内未生长，则以后也不会再生长。

5) 6% 的肿瘤体积会缩小 [27]。

2. AAO-HNS 分级 A 级（见表 40-6）且未治疗的内听道内 VS 病人的听力功能自然史 [28]：

1) 50% 的病人经过 4.6 年后进展为较差级别（PTA 损失≥10dB，或 SDS 损失大于 10%）。

2) 观察 4.6 年后，能够接受听力保留治疗（词汇识别评分 I 级，70%～100% SDS）的病人比例降至 28%（下降了 44%），按照 AAO-HNS 分级 A 级定义则降至 9%（下降了 53%）。

3) 听力丧失的风险与下列因素无关：年龄、性别、内听道内肿瘤大小（整个瘤体位于内听道内时）或肿瘤具体位置（内听道底、中央或开口）。

4) 听力损失与肿瘤体积的绝对生长速度正相关（最终长出内听道的肿瘤较局限于内听道内的肿瘤生长更快且听力损失更严重）。

5) 听力丧失的风险在词汇识别评分为 100% 的病人中明显较低。观察 4.6 年后，上述病人中 89% 的 WRS 等级仍为 I 级（见表 40-4），而在确诊时 WRS 轻度受损（1%～10%）的病人中仅有 43%。

3. 肿瘤大小：当肿瘤直径＞15mm 时，治疗相关并发症显著增加。

1) 听力保留的可能性显著降低。

2) 面神经损伤概率增加。

4. 囊变囊性肿瘤可能出现突然或急剧地生长 [4]。

5. 有效听力：见上文，有效听力的定义。

6. 对侧听力。

散发 VS 治疗的临床指南

临床指南：前庭神经施万细胞瘤的听力保留预后

获 取 指 南 全 文，请 前 往 https：//www.cns.org/guidelines/guidelines-management-patients-vestibular-schwannoma/chapter_3

推荐保守观察或积极干预：

- Ⅲ 级推荐 [26]：无伴耳鸣症状的 VS 一般是内听道内的（表 40-7，Koos I 级）或直径＜2cm，推荐保守观察 [a]。因为他对肿瘤的生长或听力保留没有负面影响。

散发 VS 行保守观察[a]后的听力保留情况：

- Ⅲ 级推荐[29]：对于直径＜2cm 且仍有有效听力的 VS 病人，2 年听力保留的概率＞75～100%，5 年听力保留的概率＞50～75%，10 年听力保留的概率＞25～50%。
- Ⅲ 级推荐[29]：对于直径＜2cm 且听力 AAO-HNS 分级 A 级或 GR Ⅰ级（表 40-5），2 年听力保留的概率＞75～100%，5 年听力保留的概率＞50～75%。数据不足以支持 10 年听力保留率。

散发 VS 行 SRS[b] 后的听力保留情况：

- Ⅲ 级推荐[29]：对于 SRS 术前仍保有有效听力的病人，2 年和 5 年听力保留的概率＞50～75%，10 年听力保留的概率＞25～50%。
- Ⅲ 级推荐[29]：对于 SRS 术前听力 AAO-HNS 分级 A 级或 GR Ⅰ级（表 40-5），2 年听力保留的概率＞75～100%，5 年听力保留的概率＞50～75%，10 年听力保留的概率＞25～50%。

散发 VS 行颅中窝入路或乙状窦后入路后的听力保留情况：

- Ⅲ 级推荐[29]：对于直径＜2cm 且术前仍保有有效听力的散发 VS 病人，术后即刻、2 年、5 年和 10 年听力保留的概率均＞25%～50%。
- Ⅲ 级推荐[29]：对于直径＜2cm 且术前听力 AAO-HNS 分级 A 级或 GR Ⅰ级（表 40-5），术后即刻、2 年和 5 年听力保留的概率＞50%～75%，10 年听力保留的概率均＞25%～50%。

[a] 观察包括定期 MRI 评估（如前所述）。

[b] 单次剂量立体定向放射治疗使用最新剂量计划（通常肿瘤边缘＜13Gy，或≤12Gy，且耳蜗内剂量≤4Gy）。

缩写：MS＝显微手术；SRS＝立体定向放射手术。

治疗原则

注意：对于 VS 治疗的许多方面没有Ⅰ级推荐。以下的一些推荐与上文所引的指南有部分不同。我们建议读者回顾既往文献以确定首选方法，即使与这两种都不相同。

- 听力完好（WRS 100%）的小型肿瘤（直径＜15mm）：定期行影像学检查（CT 或 MRI 扫描）及听力检测。
  - 影像学检查：每次检查肿瘤生长＜2mm 为宜。检查频率建议如下：
    - 确诊后的前 2 年，每 6 个月检查一次；
    - 如果稳定至确诊后第 5 年，每年检查一次；
    - 如果稳定，在确诊后第 7、9 和第 14 年分别检查一次[4]。
  - 每年听力评估。
    - 听力变差（WRS＜100%）但肿瘤未见生长：详见下文。
    - 对于患有小型 VS 且 WRS 正常的病人，比较手术或 SRS 治疗与保守观察后的听力保留结果，提示：明确的肿瘤生长是采取治疗的主要决定因素[21]。

40

- 保有有效听力的小型肿瘤：治疗方案仍存在争议。
  - 一般来说，保有有效听力但 WRS < 100% 的病人，无论采取保守观察、SRS 还是显微手术切除，均有 50% 的机会保留有效听力（50/50 法则或 AAO-HNS 分级 A 级或 B 级）。
  - 文献报道：经过精心选择的病人（小型肿瘤，位于 IAC 中部，术前保有完好的 ABR 振幅和潜伏期）行显微手术或 SRS 治疗，听力保留率均高于 50%。
  - 尝试扭转肿瘤自然病史（10 年 50% 的听力损害概率）的治疗方案需根据肿瘤（大小、部位）和病人自身（ABR、年龄、基础疾病、偏好）等因素个体化分析来决定。
  - 最终的治疗决策常由非医疗因素（病人的接受程度、社会地位、经济状况、支持系统等）决定。
- 中等大小肿瘤（直径 15～25mm）。
  - 肿瘤大于 15～20mm 应当采取治疗措施[4, 21]，尤其是年轻病人。
  - 密切监测肿瘤的生长情况对于老年或合并基础疾病的病人是一种有利选择。
  - 肿瘤体积越大，并发症发生的概率越大，且术后面神经功能越差。
  - NF2 病人较为特殊，需个体化分析。通常来说，这些病人中肿瘤治疗的成功率偏低（脑神经功能障碍发生率和肿瘤复发率都较高）[30, 31]。目前广泛接受的是早期治疗干预的预后更好[32]。有回顾性研究证实，使用贝伐单抗（Avastin®）治疗进展性 VS 的 NF2 病人，有 50% 的病人获得了听力的显著改善和肿瘤体积缩小（详见上文）。
- 大型肿瘤（直径 > 25mm）：建议治疗。
  - 显微手术切除可以减轻肿瘤占位效应并解除肿瘤对脑干的压迫。
  - SRS 可用于患有大型肿瘤的老年病人或伴有基础疾病的病人。

治疗方式的选择

一旦决定治疗（参见上文），就必须选择治疗方式。

显微手术和 SRS 的比较

1. 听力保留：对于术前保有有效听力的病人：
   1) 概述：对于小型 VS（直径 < 2cm）放射手术或 SRS 术后 5 年的听力保留率高于显微手术。SRS 或显微手术的 10 年听力保留机会相当，尤其对于术前听力非常好（SDS 70%，PTA 30dB），肿瘤直径 < 10mm 的病人差别甚微。对于术前听力损害较重的大型肿瘤病人，放射治疗的优势更为明显。详见下文。
   2) SRS：总体而言，术后 2 年、5 年和 10 年，分别有 50%～75%，50%～75% 和 25%～50% 的病人 GR 听力等级保持不变（表 40-5）。听力保留情况似乎与耳蜗处而不是肿瘤处的放射剂量相关[33]。

3）显微手术：听力保留与肿瘤大小和手术团队的经验显著相关。在Samii的1000例VS病例中[31]，听力保留比例由前200例的24%提高到后期病例的49%。随着直接窝神经监测的应用，显微手术中听力保留情况较单独脑干听觉诱发电位监测时明显改善[34]。A级、小型肿瘤的病人使用直接窝神经监测（复合神经动作电位）的术后听力保留率为91%[35]。显微手术听力保留的持久性也较好，仅15%术后听力为A级和33%术后听力为B级的病人在术后5年随访时听力等级下降至下一级别[36]。

2. 面神经保护：

1）显微手术和SRS都可以较好地保护面神经。

2）显微手术：总体面神经保留率约为98.5%[37]，未触及脑干时为100%。对于巨型VS（直径＞4～4.5cm）[38]，有学者建议分期切除以提高面神经保护率。

3）SRS：98%的病人可保留面神经功能[39]。将SRS剂量降低至12～13Gy后，面神经病变的发生率显著降低。最近研究报道的面神经病变常见于放射剂量为18～20Gy的病人中。

3. 三叉神经病变（TGN）：

1）TGN是大型肿瘤常见的并发症，尤其在SRS术后。

2）SRS：TGN的发生率约7%（多见于接受高剂量放射治疗的病人，如18Gy）。治疗剂量＜13Gy的病人均未发生TGN[39]。

3）显微手术：大多数病理研究报道均不存在术后TGN。

4. 肿瘤控制（局部控制率，LCR）：

1）肿瘤控制已成为放射手术的一个关注因素；最近的研究已将放射剂量由18～20Gy降至12～14Gy，但仍缺乏长期的数据支持。

2）显微手术：肿瘤复发研究较少。文献中的复发率从6年0.5%[37]到9.2%[40]不等。

3）SRS：术后5年复发需要再次治疗的比例约4%[39]，但约18%的病人在术后平均8个月出现了一过性的肿瘤生长（“假性生长”），其后一半的病人肿瘤恢复了原有大小，另一半病人的肿瘤在另一个大小上保持稳定。

眩晕

对于以发作性眩晕或平衡障碍为主要症状的VS病人；同时需要参考前述章节。

临床指南：前庭神经施万细胞瘤的平衡障碍

数据不足以支持显微手术或SRS解决VS导致的平衡障碍[41]。

1. 牢记：VS 病人对其他致眩晕因素同样敏感，病人应该接受 ENG 和平衡功能检查。
2. VS 所引起的眩晕通常具有自限性，在未进行治疗的情况下，经过 6~8 周可以恢复到能接受的程度（所谓的“前庭康复”治疗可以帮助病人恢复得更好）。
3. 无论采用 SRS 还是显微手术，术后遗留眩晕和平衡障碍均很常见，但通常显微手术术后发生率相对较低。
4. 近期一项基于病人自觉眩晕程度的研究显示，选择任意治疗方式与保守观察相比，均能改善病人的眩晕症状[42]。
5. SRS 后的治疗效果最少需要 5 个月才会出现，有时可能需要 18 个月；显微手术术后较 SRS 症状改善得快。
6. 显微手术后的眩晕严重程度取决于术前患侧前庭功能的情况。如果术前患侧前庭功能已丧失，病人术后便不会出现眩晕或恶心；如果术前同侧前庭功能是完好的，病人术后 24 小时内可能出现严重的眩晕和恶心症状。
7. 结论：
   1) 对于约 20% 的病人，保守观察是最好的选择。
   2) 如果希望采取治疗：
      - 对于大多数 VS 引起眩晕的病人而言，手术是最好的选择。
      - 对于某些病人，特别是患有其他疾病的老年病人（>70 岁）、复发性 VS 和倾向于 SRS 治疗者而言，SRS 可能是最佳选择。

脑积水

一旦发生脑积水，可能需要先行脑脊液分流术治疗（见下文），也可以在 VS 切除手术时同时进行脑脊液分流术（必须行手术切除 VS 时）。

40.1.7 手术治疗

前庭神经施万细胞瘤手术治疗临床指南

临床指南：前庭神经施万细胞瘤的手术治疗

为获取完整版指南，请前往 https：//www.cns.org/guidelines/guidelinesmanagement- patients-vestibular-schwannoma/chapter_8。

手术入路或手术团队的选择：

- 当有效听力存在：数据不足以推荐颅中窝入路（MF）或乙状窦后入路（RS），在全切率及面神经保护方面优于其他入路[41]。
- 当有效听力损失殆尽：数据不足以推荐乙状窦后入路（RS）或经迷路入路（TL），在全切率及面神经保护方面优于其他入路[41]。
- 预后数据仍然不足以推荐多学科团队（神经外科医师及神经耳科学家）优于任一专业单独诊治[41]。

小型 VS 的显微手术（MS）：

- 数据不足以支持在管内 VS<1.5cm 时推荐手术治疗为首选治疗方式[41]。
- Ⅲ 级推荐[41]：当 VS<1.5cm 且术前听力完好时，应试行经 MF 或 RS 入路的听力保留手术。

2 型神经纤维瘤病（NF2）病人 VS 的显微手术治疗：

- 数据不足以支持显微手术为 2 型神经纤维瘤病（NF2）病人 VS 的首选治疗方式[41]。

关于 VS 显微手术的其他信息：

- 数据不足以说明次全切后行立体定向放射手术（SRS）在听力和面神经保护方面与全切手术效果相当[41]。
- Ⅲ 级推荐[41]：VS 致三叉神经痛病人接受显微手术治疗较 SRS 更加有效获得缓解。
- Ⅲ 级推荐[41]：病人应被告知在立体定向放射手术（SRS）后再行显微手术治疗将提高次全切和面神经功能受损的可能性。
- Ⅲ 级推荐[43]：显微手术术中面神经监测将有助于提高长期面神经功能。
- Ⅲ 级推荐[43]：术中良好的面神经反应是长期面神经功能预后的良好有效预测因素；但在面神经解剖完整时表现了不良的反应性不能可靠地预测面神经长期功能，也不能作为早期神经移植术的直接证据。
- Ⅲ 级推荐[43]：术中前庭蜗神经监测应在听力保留手术中积极施行。然而，现阶段暂无充分证据推荐直接前庭蜗神经监测或远场听觉脑干诱发电位（ABRs）优于对方。

缩写：FN = 面神经；GTR = 全切；MF = 颅中窝；MS = 显微手术；RS = 乙状窦；STR = 次全切；TL = 经迷路入路。

手术入路

概述

三种基本手术入路：

1. 有保留听力可能的病人：
   1) 颅中窝入路（MF）：颅后窝显露不佳（详见下文）。
   2) 乙状窦入路（RS）：亦称为乙状窦后 - 经内听道入路（详见下文）。
2. 经迷路入路：不保留听力（详见下文）。

每一种入路都有相应的成功病例报道。指南假定手术团队熟悉全部这三条入路。

入路的选择原则

入路的选择由听力保留的可能性和肿瘤大小决定：

1. 可保留听力的病人（表 40-8 的定义和原则）。
   1) 如果肿瘤位于内听道内［蔓延至颅后窝（CPA）不超过几毫米］，则采用颅中窝入路。注意：关于通过颅中窝入路能够切除 CPA 区肿瘤的大小存在异议。另外，有学者只采用乙状窦后入路来

表 40-8 听力保留的可能性

有效听力和不可保留的听力
有效听力的定义
有效听力的广义定义：PTA<50dB 且 SDS > 50%[a]
不可保留的听力
在下列情况下手术后有效听力难以保留： 1. 术前 SDS<75% 2. 或术前 PTA 损害 > 25dB 3. 或术前 BAER 存在异常波形 4. 或肿瘤直径 >2～2.5cm
[a] 有效听力的其他定义详见章节 40.1.5

保留听力，甚至对此类肿瘤也具有良好的效果。

2) 如果肿瘤蔓延至颅后窝超过几毫米，则采用乙状窦后入路（目前广泛认为肿瘤的脑池部分通过颅中窝入路暴露欠佳，尤其是在需要将肿瘤从脑神经上剥离时）。

2. 无法保留听力的病人。

1) 使用经迷路入路或乙状窦后入路。

2) 不论肿瘤大小，两种入路均可采用。手术团队的倾向是主要决定因素。相关影响因素：

- 不伴小脑萎缩的年轻病人更宜采用经迷路入路。
- 乙状窦前移和（或）颈静脉球高位使得经迷路入路的操作空间狭小，此时较宜采用乙状窦后入路。

手术注意事项

概述

首例前庭神经施万细胞瘤切除术于一个多世纪前的 1894 年开展[44]。

在约 75%（50%～80%）的病例中面神经被肿瘤推挤向前方，但偶尔也有被推向喙侧，少有推挤向下方，极少向后退移。即使面神经受压呈扁平带状贴附于肿瘤包膜表面，仍可能存在正常功能。

麻醉时使用最小剂量的肌松剂可对面神经施行术中监测。只有在约 10% 的大型肿瘤中，蜗神经呈带状与肿瘤包膜分离；其余病例中，蜗神经均被包裹在肿瘤中。

40

尽管全切肿瘤常常是手术的目的，但面神经功能保护更应被优先考虑。如果肿瘤与面神经或脑干紧密粘连，近全切除（仅极小的肿瘤残留在面神经上）或次全切除术也都是非常好的选择。术后无论采取观察还是辅以术后放疗，这两种手术方案都有着较高的肿瘤长期控制率。

如果存在脑积水，过去的标准治疗方法是先行脑脊液分流术，术后约

2 周可行手术治疗[45]。虽然这种做法仍可接受，但目前已较少采用。取而代之的是一次麻醉下完成分流或脑室外引流术加肿瘤切除术。

大型肿瘤可能需要分期手术方案以切除肿瘤保留面神经功能，或有计划地次全切除肿瘤辅以术后放疗。对于直径 >3cm 的肿瘤，这种方案可以更好地保护面神经功能[46]。

采用经迷路入路将导致更长的麻醉时间,这对于老年病人来说较为不利。

颅中窝入路

- 适应证：
  - 保留听力。
  - 肿瘤位于外侧。
  - 小型肿瘤（通常直径＜2.5cm）。
- 优点：
  - 可以磨除骨质并全程显露内听道至膝状神经节（适用于位于外侧的肿瘤）。
  - 基本为硬膜外颞叶下操作。
- 缺点：
  - 可能损伤颞叶引起癫痫。
  - 采用此入路时，面神经位置最表浅；因此术者相当于在面神经“周围”进行操作（可能损伤面神经）。
- 技术总结：
  - 腰椎穿刺引流。
  - 通常采用直切口，起自耳屏前，向上延伸 6cm，用自动牵开器撑开切口。
  - 在术野后方垂直切开颞肌（沿着肌纤维方向），翻向前方。
  - 开颅骨窗：4cm × 3cm。
  - 抬起颅中窝硬膜，切断脑膜中动脉，确认并保护岩浅大神经（GSPN）、弓状隆起、三叉神经下颌支以及岩骨的真性边界（假性边界为岩上窦沟）。
  - 磨除骨质，显露内听道全程至 Bill 嵴（适用于向外侧蔓延的肿瘤）。
  - 用神经刺激器定位面神经。
  - 沿内听道轴打开内听道硬膜，避免损伤面神经。
  - 确认前庭、耳蜗和面神经。
  - 切除神经上的肿瘤。

经迷路入路

常受到耳鼻咽喉科医师青睐。

- 优缺点：见表 40-9。

表 40-9 经迷路入路的优缺点

缺点	优点
• 牺牲听力（在听力已经完全丧失或其他入路也无法保留听力的情况下可选） • 手术时间较乙状窦后入路长 • 术后脑脊液漏的发生可能性较高	• 早期辨别面神经可提高其保护率 • 小脑及后组脑神经损伤的机会较小 • 病人不会出现出血流入小脑延髓池中引起的症状（实际上是颅外入路） • 减少肌肉组织损伤，因此较乙状窦后入路少头痛症状

- 技术总结。
  - 体位：仰卧位，头转向对侧；如果预计不需要使用牵开器，可以使用头托或头圈。
  - 腹部消毒以备取脂肪填塞（几乎都需要）。
  - 皮肤切口应根据乙状窦位置设计（观察术前 MRI 上乙状窦和耳郭的位置），通常切口小于乙状窦后入路。
    - 不需要开颅。对于需要行“扩大经迷路入路”的大型肿瘤，在磨除乳突的过程中需要暴露 1～2cm 的乙状窦后硬膜，以便牵拉乙状窦。

手术筹备：经迷路入路前庭神经施万细胞瘤切除术

同时参见免责声明（见凡例）。
1. 体位：仰卧位，转肩。
2. 设备：
   1) 显微镜。
   2) 高速开颅钻。
   3) 超声吸引器。
3. 某些术者与神经耳科医师合作处理内听道与病例随访。
4. 神经监测：面部肌电图（不需要脑电图技术），SSEPs（用于侵犯脑干的肿瘤）（需要脑电图技术）。
5. 术后：ICU 监护。
6. 病人知情同意（用通俗的语言告知病人，不必面面俱到）：
   1) 手术过程：手术通过耳后切口来切除颅内肿瘤。术后可能需要腰椎穿刺置管引流，通常需要脂肪移植。
   2) 备选治疗：非手术 MRI 随访观察，或采取其他手术入路，放射治疗（立体定向放射治疗）。
   3) 手术并发症：脑脊液漏可能并发脑膜炎，同侧听力丧失（术前未丧失），手术侧面瘫（可能需要外科手术来帮助矫正，矫正效果通常不理想），面部麻木，术后平衡障碍／眩晕，脑干损伤伴脑卒中。

  - 使用刺激器确认面神经后，沿内听道走行切开硬膜。
  - 对于大型肿瘤，结扎岩上窦并切开小脑幕以扩大硬膜下显露范围。
  - 缝合时需要脂肪填塞。

乙状窦后入路

又称颅后窝、枕下入路[47, 48]。

- 优点：
  - 是大多数神经外科医师熟悉的入路，所以为神外医师首选。
  - 肿瘤显露快。
  - 可保留听力。
  - 注意：该入路十分通用。Samii 医师[31]均采用乙状窦后入路切除听神经瘤，通常采用病人坐位进行手术，使脑组织放松下垂从而获得更好的显露，但由于这种方式可能带来相关并发症，美国通常不使用这种方法（见章节 92.2）。
- 缺点：
  - 牵拉小脑：当肿瘤体积 <4cm 时该影响较小，同时满足开颅骨窗足够靠外且枕大池和脑桥小脑三角池脑脊液释放充分。

手术筹备：经乙状窦后入路前庭神经施万细胞瘤切除术

同时参见免责声明（见凡例）。

1. 体位：侧卧位，肿瘤侧朝上。
2. 设备：
   1) 显微镜。
   2) 超声吸引器。
   3) 影像导航系统（如果需要）（不仅可以对肿瘤定位，还有助于确定皮肤切口及骨窗位置）。
3. 某些术者与神经耳科医师合作处理内听道与病例随访。
4. 神经监测：面部肌电图（不需要脑电图技术），脑干听觉诱发电位（BAERS），近场监测（CNAP：复合神经动作电位）。
5. 术后：ICU 监护。
6. 病人知情同意（用通俗的语言告知病人，不必面面俱到）：
   1) 手术过程：手术通过耳后切口来切除颅内肿瘤。术后可能需要腰椎穿刺置管引流，脂肪移植（可选）。
   2) 备选治疗：非手术 MRI 随访观察，或采取其他手术入路，放射治疗（立体定向放射治疗）。
   3) 手术并发症：脑脊液漏可能并发脑膜炎，同侧听力丧失（如术前未丧失），手术侧面瘫（可能需要外科手术来帮助矫正，矫正效果通常不理想），面部麻木（不常见），术后平衡障碍／眩晕，脑干损伤伴脑卒中。

- 头痛：目前认为，头痛在乙状窦后入路较经迷路入路更为常见。可能的机制：经迷路入路为纯硬膜外钻孔，不会造成骨粉尘进入蛛网膜下隙，并且皮肤切口更加靠前，对枕下肌肉和枕大神经的损伤小。

技术总结

1. 体位：侧卧位，肿瘤侧朝上，头架固定（可能需要拉肩），颧弓水平。头部抬高 30 度很重要，参见颅后窝（枕下）入路开颅术，侧俯卧位（见章节 92.2.3）。
2. 经皮腰椎穿刺脑脊液外引流（可选）。
3. 手术切口形状与耳郭相似，位于外耳道后 3 指处。
4. 开颅骨窗必须足够靠外以显露乙状窦和横窦交汇处，同时能直视 IAC 的颅内端。
5. 为了防止脑脊液漏，用骨蜡封闭所有骨缘。
6. 沿骨缘剪开硬膜。
7. 显微镜下打开脑桥小脑三角池和枕大池、充分释放脑脊液，以增加显露范围（也可以通过腰椎穿刺引流管释放出 20～40ml 脑脊液）。
8. 手术开始时通常离断岩静脉，使小脑得以松解，还可以避免横窦撕裂。注意不要电凝常与岩静脉伴行的小脑上动脉。
9. 术中应用面神经刺激器，探查肿瘤后部，确认面神经未被推挤向后移位。
10. 确认覆盖在大多数肿瘤表面的薄层蛛网膜。蛛网膜内的血管可能与耳蜗功能有关，应将其留在蛛网膜内加以保护。
11. 沿肿瘤与小脑之间的边界可追踪至脑干，偶尔能见到面神经（而切除肿瘤过程中出血会使该边界追踪起来有困难）。
12. 定位面神经在脑干的发出端的方法见表 40-10 及图 1-11 脑桥小脑三角区解剖。
13. 打开肿瘤的后外侧包膜进行瘤内减压。肿瘤向内塌陷后，保持包膜完整并将其向外从面神经上剥离下来完成切除。在面神经与肿

表 40-10 面神经脑干发出端的辅助定位方法[50]

- 面神经发自桥延沟外侧，前庭蜗神经前方 1～2mm
- 桥延沟终于 Luschka 孔内侧（延伸至第四脑室外侧隐窝，见图 1-11）
- 通常会有少量脉络丛伸出到 Luschka 孔外、舌咽神经和迷走神经后方及面神经发出点前方
- 小脑绒球从外侧隐窝凸入到脑桥小脑三角区，位于面神经和前庭蜗神经发出点的后方
- 面神经发出点位于舌咽神经发出点上方 4mm 和前方 2mm 处

瘤分离过程中，最困难的地方为内听道开口的近端。目前认为，对于通过刺激器已明确面神经位置的病例，次全或近全切除肿瘤以保留面神经的解剖是可以接受的，但是因为面神经长期受压致形态扁平，故不能将其视为肿瘤表面的独立结构。

14. 内听道外的肿瘤被切除之后，接着切开内听道上方的硬脑膜，磨开内听道并切除此处的肿瘤。为了保护听力，要避免损伤骨迷路。后半规管（SCC）是最为脆弱的结构（见图 40-2），它的前庭部同样存在被损伤的风险，但相对概率小。通过术前 CT 可以保证在不进入 SCC 的前提下磨除颞骨岩部骨质的最大量。颞骨的骨盖为一小斜坡，在蜗神经孔的后方存在一个明显的神经沟。它标记前庭导水管的位置，并且是乙状窦后入路暴露 IAC 过程中可以磨除骨质后界的良好标志。在术前 CT 上测量从 IAC 到后半规管的距离及覆盖在后半规管上的骨板厚度，对于安全显露 IAC 和保护听

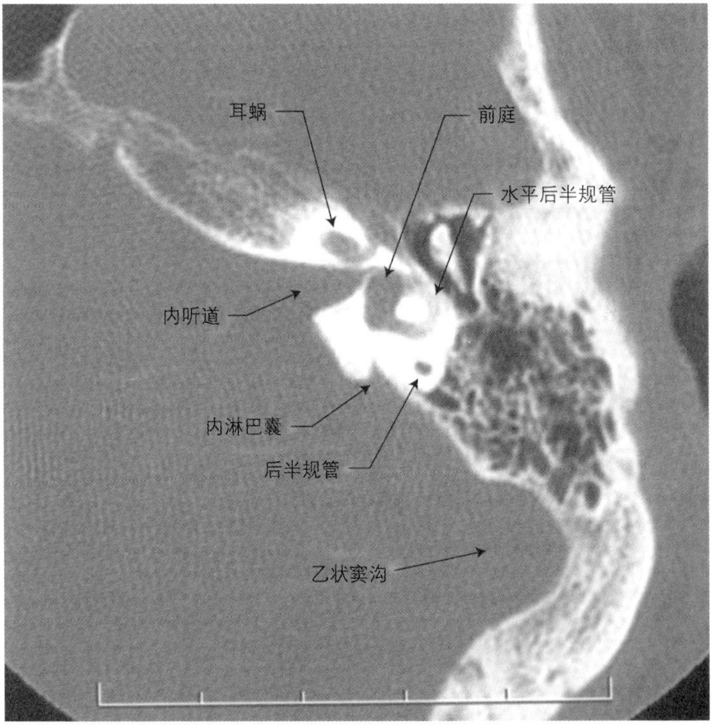

图 40-2 左侧颞骨的结构

CT 扫描（左侧岩骨轴位像），由 Chris Danner 友情提供

力是极有帮助的。然而，迷路开放常常是难以避免的，一旦打开，须用骨蜡或肌肉填塞[49]。如果面神经已离断并且不准备行神经移植术，则应该填塞IAC，例如，用一小块锤击过的肌肉包裹骨蜡加上Gelfoam®进行填塞（锤打肌肉可以激活外源性凝血因子使肌肉变黏）。

注意：在某些大型肿瘤中，肿瘤包膜可能与脑干粘连，因此必须残余少量瘤体。这些肿瘤的复发率为10%～20%[50]。大型肿瘤还可能向上侵犯三叉神经（有时将面神经向上推挤，向三叉神经方向移位），向下侵犯舌咽神经、迷走神经和副神经。将后组脑神经小心从肿瘤包膜表面剥离并用棉条加以保护。

术后护理及并发症护理

临床指南

临床指南：VS围手术期尼莫地平的使用

Ⅲ级推荐[52]：术中应用尼莫地平（可能添加羟乙基淀粉）可改善面神经功能，有助于显微手术后的听力恢复。

脑神经和脑干功能障碍

面神经（Ⅶ）

如果由于面神经功能障碍造成眼睑闭合障碍，则给予患侧眼人工泪液2滴，每2小时滴眼一次或必要时滴眼。睡前给予患眼Lacrilube®并用胶带将眼睑闭合。如果面神经完全瘫痪则早期恢复的可能性很小，或面部感觉功能（三叉神经）同时受损，则应在术后数日内行眼睑缝合术。

如果面神经离断，可于术后1～2个月行面神经修复术（如舌下神经面神经吻合术）。而解剖上完整保留的面神经在术后1年其功能仍未恢复，也应行面神经修复术。

前庭神经（Ⅷ）

术后前庭功能障碍常见，由此（包括颅内积气）产生的恶心和呕吐也很常见。前庭功能障碍所造成的平衡困难很快消失，但脑干功能障碍造成的共济失调可能会一直存在。

后组脑神经

舌咽神经、迷走神经和舌下神经联合性功能障碍可引起吞咽困难，病人面临误吸的风险。

脑干功能障碍

将肿瘤从脑干上剥离可能引起脑干功能障碍，可导致共济失调、对侧身体感觉异常的症状。尽管这些症状可能会有所改善，可一旦出现，其中一些会永久性存在，难以恢复。

脑脊液漏

同样可参见脑脊液漏（见章节 23.4）。脑脊液漏可发生于皮肤切口、由于鼓膜裂口发生于耳（脑脊液耳漏），或通过咽鼓管经鼻（鼻漏）或向下到达咽后壁。

鼻漏可经过以下任一途径发生（见图 40-3 带圈数字）：

- ①通过顶端气房到达鼓室（TC）或咽鼓管（最常见的途径）。
- 进入骨迷路——如果骨迷路内骨蜡填塞过度可导致卵圆窗破裂进入中耳。
  - ②经水平半规管（SCC）前庭。
  - ③经后半规管（后半规管是磨除内听道骨质后最常见的耳漏通路）。
- ④经迷路周围气房进入乳突窦。
- ⑤经开颅时开放的乳突气房。

大多数病例在术后 1 周内确诊，但有 1 例脑脊液漏发生于术后 4 年[53]。手术向外磨开越多的 IAC 顶部，脑脊液漏可能越常见[53]。5%～25% 的脑脊液漏病人常于脑脊液漏发生后数日内并发脑膜炎[53]。脑积水可能促进脑脊液漏的发生。

治疗 25%～35% 的脑脊液漏可自行停止（有一组病例报道该比例达 80%）[53]。治疗方法包括：

1. 非手术治疗：
   1) 抬高床头。
   2) 可以尝试腰椎穿刺脑脊液外引流术[54, 55]，但其效果仍有争议[48]，并且理论上有导致中枢神经系统感染的风险。

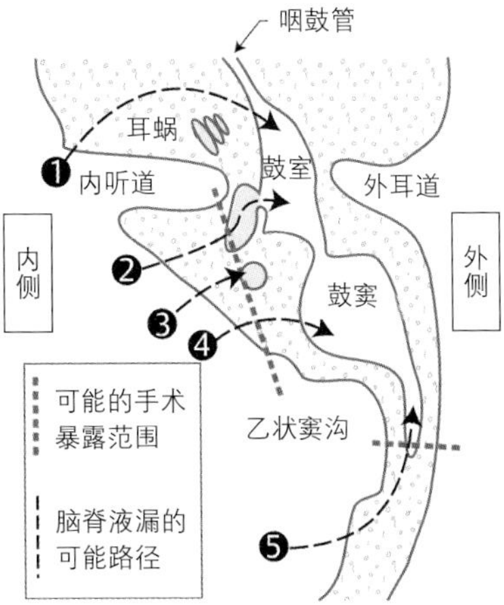

图 40-3 VS 术后脑脊液鼻漏的可能路径（见正文）（右侧岩骨轴位像）

改编自 Surgical Neurology, Vol. 43, Nutik SL, Korol H W, Cerebrospinal Fluid Leak After AcousticNeuroma Surgery, 553 7, 1995，经 Elsevier Science 授权

2. 持续脑脊液漏的手术治疗：一般来说，术后脑脊液漏（含鼻漏）最好的治疗方法是再次手术探查。
   1) 对于同侧听力丧失行经迷路入路的病人，可行经鼓膜入路永久性填塞咽鼓管来治疗脑脊液鼻漏。这是一个非常有效的方法，避免再次开颅取出之前填塞的脂肪组织。
   2) 如果病人存在听力（除外经迷路入路），术者应尽全力保护咽鼓管功能从而保证中耳的功能正常。再次探查术野，用骨蜡重新封闭气房并放置额外的脂肪、筋膜、骨膜或其他密封剂来封堵气房。这种积极的治疗是最明确也是最快速的治疗方法，避免了因放置腰大池引流所需要的长期卧床休息或保守治疗。
3. 脑脊液漏可能是脑脊液流体动力学发生改变的一个信号。多数病人表现为显著的脑室扩张（脑积水）。某些病人脑脊液漏可能是颅内压释放的一个途径，反而可以改善脑室扩张症状（即如果没有脑脊液漏病人可能出现脑积水）。因此对脑脊液漏修补时常需要为病人加做脑脊液分流术，否则修补容易失败。

结果及随访

文献报道，VS 手术完全切除率为 97%～99%[56]。

手术致残率和死亡率

参见“颅后窝开颅的术后注意事项”（章节 92.7）。一些并发症的预估发生率[57]：最常见的并发症脑脊液漏 4%～27%[53]（见上文），脑膜炎 5.7%，脑卒中 0.7%，术后需行脑脊液分流术（治疗脑积水或脑脊液漏）6.5%。

专业的神经外科中心的死亡率约为 1%[31, 56, 58]。

脑神经功能障碍

表 40-11 统计了枕下入路 VS 切除术后在几组不同肿瘤大小的病人中的面神经及前庭蜗神经功能保留情况。

放射性脑神经病变一般在立体定向放射外科（SRS）治疗后 6～18 个月出现[60]，半数以上的病人经过激素治疗后一般在出现症状后 3～6 个月内得到缓解。

表 40-11 乙状窦后入路 VS 切除术的脑神经保留情况[a]

肿瘤大小	保留的功能	
	面神经	前庭蜗神经
<1 cm	95%～100%	57%
1～2 cm	80%～92%	33%
>2 cm	50%～76%	6%

[a] 135 例 VS 病例研究[59]及其他资料[51, 56]

▶ 面神经（Ⅶ） 见 House 和 Brackmann 分级量表（表 40-3）。Ⅰ～Ⅲ级为可以接受的功能状态。面神经保护与肿瘤大小相关。

手术：通过使用现代面神经监测设备，面神经解剖保留率在大型肿瘤中可达 90% 以上，在中型肿瘤中接近 99%[61]。对于面神经明显受压的病例中需要残留部分与神经粘连的肿瘤来保持其完整性，术后面神经功能一般较差，尤其是在大型肿瘤中。患大型肿瘤的病人中只有 75% 术后可以保存良好的面神经功能（HB 分级为Ⅰ～Ⅲ级），在中型肿瘤中该比例为 91%。

对于直径≤3cm 的肿瘤可采用 SRS 治疗：根据现代 SRS 剂量学制订治疗方案（对于存在有效听力的病人使用 12～13Gy 的剂量，无有效听力的为 13～14Gy），术后新发面神经功能降低的发病率为 4%[62]。

▶ 前庭蜗神经（Ⅷ） 在一项大宗病例研究中，患单侧 VS 且听力为Ⅰ级或Ⅱ级（见表 40-5）的病人约占 12%[63]。听力的保留关键取决于肿瘤的大小，当肿瘤直径＞1～1.5cm 时，保留听力的机会很小。术中使用脑干听觉诱发电位监测可能会提高听力保留率[64]。在有大量 VS 治疗经验的神经外科中心，当肿瘤直径＜1.5cm 时，听力保留率达到 35%～71%[63, 65]（尽管听力保留率 14%～48% 可能更符合实际[66]）。术后听力改善者极少[67]。

SRS：用于治疗直径≤3cm 的肿瘤[68]，65 例术前纯音阈值 <90dB 的病人听力保留率为 26%。听力丧失率随肿瘤体积增大而升高[69]。注意：术后第 1 年听力丧失的发生率较高。SRT：93% 的病人保留有用听力[70]。

术后前庭神经功能正常者很少。试图保护“前庭”功能的手术与不特别注意此问题的手术相比，效果并无差异。大多数单侧前庭神经功能丧失的病人，可以在很大程度上通过正常的对侧传入进行代偿。因肿瘤或手术造成脑干损伤引起共济失调的病人，术后需要面对的障碍更多。一些病人术后早期前庭神经功能似乎良好，但术后数月后会发生迟发性恶化。这些病例可能是前庭神经纤维异常再生所致，其治疗可能非常困难。有些专家建议与治疗梅尼埃病类似，直接切断前庭神经（见章节 33.2）。

▶ 三叉神经（Ⅴ） 显微手术术后 22% 的病人会出现暂时性三叉神经症状，11% 的病人症状持续存在，与 SRS 的结果类似。SRT 新发面部麻木发生率为 2%[70]。

▶ 后组脑神经 舌咽神经、迷走神经和副神经损伤不常见，多发生于切除大型肿瘤时，这些肿瘤使后组脑神经扭曲并向下方移位。

复发

显微手术（MS）后

VS 复发在很大程度上取决于肿瘤切除程度。然而，复发既可以发生于似乎已经全切的肿瘤，也可发生于次全切除的肿瘤。肿瘤在术后多年依然可能复发。次全切除术后的肿瘤进展率约为 20%[66]。所有病人应行影像学（CT 或 MRI）随访。一组随访时间超过 15 年的病例显示，肿瘤“完全切除”后局部控制率（LCR）约为94%。最近的一组MRI随访病例显示，VS复发率为7%～11%（随访3～16年）[66]。

EBRT的使用

EBRT可以改善未全切肿瘤的LCR（见表40-12）（注意：由于良性肿瘤生存期较长，故放疗后的并发症有可能会出现）。

表40-12 手术组与手术+EBRT治疗组VS局部控制率的比较[71]

手术切除程度	局部控制率（LCR）	
	手术	手术+EBRT[a]
全切	60/62（97%）	无数据
近全切除（90%～99%）	14/15（93%）	2/2（100%）
次全切除（<90%）	7/13（54%）	17/20（85%）[a]
仅活检	无数据	3/3（100%）

[a] 剂量<45Gy时，LCR为33%；剂量>45Gy时，LCR为94%

显微手术与SRS的比较

在一项VS直径＜3cm的非随机回顾性研究中[72]，显微手术的短期LCR（中位随访时间24个月）为97%，SRS为94%。然而对于良性肿瘤来说，长期随访（可能5～10年[60]）非常重要，这一研究提示相对SRS，显微手术的长期LCR更高。而SRS长期随访研究的结果[73]不能直接用于比较，因为这些随访期最长的病例接受了更高的放射剂量，导致更高的放射并发症的发生率，当然预期的LCR也更高。

SRS治疗后早期，约5%的病人出现肿瘤暂时增大，伴有中心强化消失[74]（只有约2%的病人肿瘤早期明确生长）。因此可以直到证实肿瘤属于持续生长，再对SRS治疗后的病人采取进一步治疗措施[75]。SRS治疗后的6～18个月时间内应避免手术，因为这段时间放射性损害最严重[75]。

尽管研究数量不多，但结果显示，如果SRS局部控制失败后再行显微手术与首选显微手术治疗的病人相比，面神经损伤的发生率更高[76, 77]。不过，对于这一观点仍存在争议[75]。最后，VS在SRS治疗后有恶变的可能，包括蝾螈瘤[78, 79]（具有杆状特征的恶性肿瘤），或有诱发颅底肿瘤的可能（文献报道采用EBRT时发生[80]）以及迟发性动脉闭塞的风险（AICA位于VS表面附近），上述这些情况均可在多年之后发生。结果显示，恶变率为0.3%，年恶变率为0.02%[81]。

临床指南：SRS治疗后VS的恶变

Ⅲ级推荐[26]：病人应被告知SRS治疗后VS有极低的风险会恶变。

显微手术后复发肿瘤的治疗

对于复发性VS，可以选择再次手术。一组23例病人的研究结果显示[82]，面神经功能中度异常或正常的10例病人当中，6例再次手术后至少保留了中度功能，3例共济失调加重，1例发生小脑血肿。SRS为显微手术后的残留或保留的VS提供了一种安全有效的长期管理策略[83]。针对复发的VS采用SRS治疗，病人3年的无进展生存率为97%，5年为95%，10年为90%。在肿瘤复发或进展时病人出现的任何面部功能障碍（表40-3，HB Ⅱ～Ⅵ），19%的病人在SRS后得到改善，5.5%有面部功能（HB Ⅰ～Ⅴ）的病人SRS治疗后障碍加重。在三叉神经病变病人中，20%的病人在SRS后得到改善，5.8%的病人在SRS后出现三叉神经病变恶化。

临床指南：SRS治疗后再次使用SRS

Ⅲ级推荐[26]：对于初次SRS治疗后VS进展的病人，SRS仍然是安全有效的。

脑积水

可发生于VS治疗后（显微手术或SRS），也可发生于数年后。脑脊液压力升高者易发生脑脊液漏。

生存质量

病人在被诊断为VS时会产生焦虑情绪，导致生存质量（QoL）的暂时下降。然而，一旦确定了治疗方式，观察性治疗会给病人带来最高的生存质量[84]。

相比较接受显微外科手术，接受SRS或观察治疗病人的佩恩听神经瘤生存质量评分（PANQOL）更高，PANQOL面部、平衡和疼痛亚区评分也更高。然而，采取SRS、观察或显微外科手术切除，病人的健康相关生存质量的差异很小[85]。

对于直径小于3cm的VS病人，肿瘤全切（GTR）远期生存质量高于非全切的病人，而两者的面神经和听力保留率相似，这可能是由于心理因素。尽管如此，功能保存仍然是首要考虑的。

40.2 神经束膜瘤（WHO Ⅰ~Ⅲ级）

肿瘤完全由瘤性神经束膜细胞构成。

1. 神经内神经束膜瘤（WHO Ⅰ级）：发生于青少年或青年人的孤立性病变，主要累及周围神经（很少累及脑神经）。神经圆柱样增大超过2～10cm，形成类似洋葱鳞茎样改变。有丝分裂罕见，MIB-1标记指数低，22号染色体缺失是其特点[86]，不合并NF1。

   治疗：保守性活检术，而非手术切除。

2. 软组织神经束膜瘤（WHO Ⅰ～Ⅲ级）：少见。很少累及神经，几乎均为良性，但可出现恶变。女：男 = 2：1。男性手部常见，分散，无包膜，直径 1.5～20cm。治疗：全切病变可以治愈。

40.3 恶性外周神经鞘瘤（MPNST）（无 WHO 分级）

由施万细胞或神经束膜细胞分化而来的恶性肿瘤，通常出现于周围神经或硬膜外组织。

该肿瘤大约 50% 与 NF1 有关（见章节 35.1.2）（在 NF1 中，该肿瘤往往发生于深部丛状神经纤维瘤或大型硬膜内神经纤维瘤）。

MPNSTs 可沿神经播散，20% 通过血液转移至肺。

（张传宝　译　王　雯　校）

参考文献

[1] National Institutes of Health Consensus Develop-ment Conference. Acoustic Neuroma: Consensus Statement. Bethesda, MD 1991
[2] Eldridge R, Parry D. Summary: Vestibular Schwannoma (Acoustic Neuroma) Consensus Development Conference. Neurosurgery. 1992; 30: 962–964
[3] Harner SG, Laws ER. Clinical Findings in Patients with Acoustic Neuromas. Mayo Clin Proc. 1983; 58: 721–728
[4] Stangerup SE, Caye-Thomasen P, Tos M, et al. The natural history of vestibular schwannoma. Otol Neurotol. 2006; 27:547–552
[5] Lau T, Olivera R, Miller T,Jr, et al. Paradoxical trends in the management of vestibular schwannoma in the United States. J Neurosurg. 2012; 117:514–519
[6] Edvardsson Rasmussen J, Laurell G, Rask-Andersen H, et al. The proteome of perilymph in patients with vestibular schwannoma. A possibility to identify biomarkers for tumor associated hearing loss? PLoS One. 2018; 13. DOI: 10.1371/journal.pone.0198442
[7] Dilwali S, Landegger LD, Soares VY, et al. Secreted Factors from Human Vestibular Schwannomas Can Cause Cochlear Damage. Sci Rep. 2015; 5. DOI: 10.1038/srep18599
[8] Jaffe B. Clinical Studies in Sudden Deafness. Adv Otorhinolaryngol. 1973; 20:221–228
[9] Byl F. Seventy-Six Cases of Presumed Sudden Hearing Loss Occurring in 1973: Prognosis and Incidence. Laryngoscope. 1977; 87:817–824
[10] Berenholz LP, Eriksen C, Hirsh FA. Recovery From Repeated Sudden Hearing Loss With Corticosteroid Use in the Presence of an Acoustic Neuroma. Ann Otol Rhinol Laryngol. 1992; 101:827–831
[11] Moskowitz D, Lee KJ, Smith HW. Steroid Use in Idiopathic Sudden Sensorineural Hearing Loss. Laryngoscope. 1984; 94:664–666
[12] Tarlov EC. Microsurgical Vestibular Nerve Section for Intractable Meniere's Disease. Clin Neurosurg. 1985; 33:667–684
[13] House WF, Brackmann DE. Facial Nerve Grading System. Otolaryngol Head Neck Surg. 1985; 93: 184–193
[14] Koos WT, Day JD, Matula C, et al. Neurotopographic considerations in the microsurgical treatment of small acoustic neurinomas. J Neurosurg. 1998; 88: 506–512
[15] Sweeney AD, Carlson ML, Shepard NT, et al. Congress of Neurological Surgeons Systematic Review and Evidence-Based Guidelines on Otologic and Audiologic Screening for Patients With Vestibular Schwannomas. Neurosurgery. 2018; 82: E29–E31
[16] Hardy DG, Macfarlane R, Baguley D, et al. Surgery for Acoustic Neurinoma: An Analysis of 100 Translabyrinthine Operations. J Neurosurg. 1989; 71: 799–804
[17] Daniels RL, Swallow C, Shelton C, et al. Causes of unilateral sensorineural hearing loss screened by high-resolution fast spin echo magnetic resonance imaging: review of 1,070 consecutive cases. Am J Otol. 2000; 21: 173–180
[18] Committee on Hearing and Equilibrium of the American Academy of Otolaryngology-Head and Neck Surgery Foundation. Guidelines for the evaluation of hearing preservation in acoustic neuroma (vestibular schwannoma). Otolaryngol Head Neck Surg. 1995; 113: 179–180
[19] Gardner G, Robertson JH. Hearing Preservation in Unilateral Acoustic Neuroma Surgery. Ann Otol Rhinol Laryngol. 1988; 97:55–66
[20] Silverstein H, McDaniel A, Norrell H, et al. Hearing Preservation After Acoustic Neuroma Surgery with Intraoperative Direct Eighth Cranial Nerve Monitoring: Part II. A Classification of Results. Otolaryngol Head Neck Surg. 1986; 95
[21] Stangerup SE, Caye-Thomasen P, Tos M, et al. Change in hearing during 'wait and scan' management of patients with vestibular schwannoma. J Laryngol Otol. 2008; 122:673–681
[22] Murofushi T, Matsuzaki M, Mizuno M. Vestibular evoked myogenic potentials in patients with acoustic neuromas. Arch Otolaryngol Head Neck Surg. 1998; 124: 509–512
[23] Dunn IF, Bi WL, Mukundan S, et al. Congress of Neurological Surgeons Systematic Review and Evidence-Based Guidelines on the Role of Imaging in the Diagnosis and Management of Patients With Vestibular Schwannomas. Neurosurgery. 2018; 82: E32–E34
[24] Copeland WR, Hoover JM, Morris JM, et al. Use of preoperative MRI to predict vestibular schwannoma intraoperative consistency and facial nerve outcome. J Neurol Surg B Skull Base. 2013; 74:347– 350
[25] Mindermann T, Schlegel I. Grading of vestibular schwannomas and corresponding tumor volumes: ramifications for radiosurgery. Acta Neurochir (Wien). 2013; 155:71–4; discussion 74
[26] Germano IM, Sheehan J, Parish J, et al. Congress of Neurological Surgeons Systematic Review and Evidence-Based Guidelines on the Role of Radiosurgery and Radiation Therapy in the Management of Patients With Vestibular Schwannomas. Neurosurgery. 2018; 82:E49–E51
[27] Bederson JB, von Ammon K, Wichmann WW, et al. Conservative Treatment of Patients with Acoustic

Tumors. Neurosurgery. 1991; 28:646–651
[28] Caye-Thomasen P, Dethloff T, Hansen S, et al. Hearing in patients with intracanalicular vestibular schwannomas. Audiol Neurootol. 2007; 12:1–12
[29] Carlson ML, Vivas EX, McCracken DJ, et al. Congress of Neurological Surgeons Systematic Review and Evidence-Based Guidelines on Hearing Preservation Outcomes in Patients With Sporadic Vestibular Schwannomas. Neurosurgery. 2018; 82:E35–E39
[30] Asthagiri AR, Parry DM, Butman JA, et al. Neurofibromatosis type 2. Lancet. 2009; 373:1974– 1986
[31] Samii M, Matthies C. Management of 1000 Vestibular Schwannomas (Acoustic Neuromas): Surgical Management with an Emphasis on Complications and How to Avoid Them. Neurosurgery. 1997; 40:11–23
[32] Brackmann DE, Fayad JN, Slattery WH,3rd, et al. Early proactive management of vestibular schwannomas in neurofibromatosis type 2. Neurosurgery. 2001; 49:274–80; discussion 280-3
[33] Timmer FC, Hanssens PE, van Haren AE, et al. Gamma knife radiosurgery for vestibular schwannomas: results of hearing preservation in relation to the cochlear radiation dose. Laryngoscope. 2009; 119:1076–1081
[34] Danner C, Mastrodimos B, Cueva RA. A comparison of direct eighth nerve monitoring and auditory brainstem response in hearing preservation surgery for vestibular schwannoma. Otol Neurotol. 2004; 25:826–832
[35] Yamakami I, Yoshinori H, Saeki N, et al. Hearing preservation and intraoperative auditory brainstem response and cochlear nerve compound action potential monitoring in the removal of small acoustic neurinoma via the retrosigmoid approach. J Neurol Neurosurg Psychiatry. 2009; 80:218–227
[36] Wang AC, Chinn SB, Than KD, et al. Durability of hearing preservation after microsurgical treatment of vestibular schwannoma using the middle cranial fossa approach. J Neurosurg. 2013; 119:131–138
[37] Samii M, Gerganov V, Samii A. Improved preservation of hearing and facial nerve function in vestibular schwannoma surgery via the retrosigmoid approach in a series of 200 patients. J Neurosurg. 2006; 105:527–535
[38] Patni AH, Kartush JM. Staged resection of large acoustic neuromas. Otolaryngol Head Neck Surg. 2005; 132: 11–19
[39] Lobato-Polo J, Kondziolka D, Zorro O, et al. Gamma knife radiosurgery in younger patients with vestibular schwannomas. Neurosurgery. 2009; 65:294–300; discussion 300-1
[40] Roche PH, Ribeiro T, Khalil M, et al. Recurrence of vestibular schwannomas after surgery. Prog Neurol Surg. 2008; 21:89–92
[41] Hadjipanayis CG, Carlson ML, Link MJ, et al. Congress of Neurological Surgeons Systematic Review and Evidence-Based Guidelines on Surgical Resection for the Treatment of Patients With Vestibular Schwannomas. Neurosurgery. 2018; 82: E40–E43
[42] Van Gompel JJ, Patel J, Danner C, et al. Acoustic neuroma observation associated with an increase in symptomatic tinnitus: results of the 2007-2008 Acoustic Neuroma Association survey. J Neurosurg. 2013; 119: 864–868
[43] Vivas EX, Carlson ML, Neff BA, et al. Congress of Neurological Surgeons Systematic Review and Evidence-Based Guidelines on Intraoperative Cranial Nerve Monitoring in Vestibular Schwannoma Surgery. Neurosurgery. 2018; 82: E44–E46
[44] Pitts LH, Jackler RK. Treatment of Acoustic Neuromas. N Engl J Med. 1998; 339:1471–1473
[45] Ojemann RG. Microsurgical Suboccipital Approach to Cerebellopontine Angle Tumors. Clin Neurosurg. 1978; 25: 461–479
[46] Porter RG, LaRouere MJ, Kartush JM, et al. Improved facial nerve outcomes using an evolving treatment method for large acoustic neuromas. Otol Neurotol. 2013; 34:304–310
[47] Rhoton AL,Jr. The cerebellopontine angle and posterior fossa cranial nerves by the retrosigmoid approach. Neurosurgery. 2000; 47:S93–129
[48] Ebersold MJ, Harner SG, Beatty CW, et al. Current Results of the Retrosigmoid Approach to Acoustic Neurinoma. J Neurosurg. 1992; 76:901–909
[49] Tatagiba M, Samii M, Matthies C, et al. The Significance for Postoperative Hearing of Preserving the Labyrinth in Acoustic Neurinoma Surgery. J Neurosurg. 1992; 77:677–684
[50] Youmans JR. Neurological Surgery. Philadelphia 1990
[51] Rhoton AL. Microsurgical Anatomy of the Brainstem Surface Facing an Acoustic Neuroma. Surg Neurol. 1986; 25:326–339
[52] Van Gompel JJ, Agazzi S, Carlson ML, et al. Congress of Neurological Surgeons Systematic Review and Evidence-Based Guidelines on Emerging Therapies for the Treatment of Patients With Vestibular Schwannomas. Neurosurgery. 2018; 82:E52–E54
[53] Nutik SL, Korol HW. Cerebrospinal Fluid Leak After Acoustic Neuroma Surgery. Surg Neurol. 1995; 43: 553–557
[54] Symon L, Pell MF. Cerebrospinal Fluid Rhinorrhea Following Acoustic Neurinoma Surgery: Technical Note. J Neurosurg. 1991; 74:152–153
[55] Ojemann RG. Management of Acoustic Neuromas (Vestibular Schwannomas). Clin Neurosurg. 1993; 40: 498–539
[56] Sekhar LN, Gormely WB, Wright DC. The Best Treatment for Vestibular Schwannoma (Acoustic Neuroma): Microsurgery or Radiosurgery? Am J Otol. 1996; 17:676–689
[57] Wiegand DA, Fickel V. Acoustic Neuromas. The Patient's Perspective. Subjective Assessment of Symptoms, Diagnosis, Therapy, and Outsome in 541 Patients. Laryngoscope. 1989; 99:179–187
[58] Gormley WB, Sekhar LN, Wright DC, et al. Acoustic Neuroma: Results of Current Surgical Management. Neurosurgery. 1997; 41:50–60
[59] Wilkins RH, Rengachary SS. Neurosurgery. New York 1985
[60] Flickinger JC, Kondziolka D, Pollock BE, et al. Evolution in Technique for Vestibular Schwannoma Radiosurgery and Effect on Outcome. Int J Radiation Oncology Biol Phys. 1996; 36:275–280
[61] Samii M, Gerganov VM, Samii A. Functional outcome after complete surgical removal of giant vestibular schwannomas. J Neurosurg. 2010; 112:860– 867
[62] Pollock BE, Driscoll CL, Foote RL, et al. Patient outcomes after vestibular schwannoma management: a prospective comparison of microsurgical resection and stereotactic radiosurgery. Neurosurgery. 2006; 59:77–85; discussion 77-85
[63] Glasscock ME, Hays JW, Minor LB, et al. Preservation of Hearing in Surgery for Acoustic Neuromas. J Neurosurg. 1993; 78:864–870
[64] Ojemann RG, Levine RA, Montgomery WM, et al. Use of Intraoperative Auditory Evoked Potentials to Preserve Hearing in Unilateral Acoustic Neuroma Removal. J Neurosurg. 1984; 61:938–948
[65] Brackmann DE, House JRIII, Hitselberger WE. Technical Modifications to the Middle Cranial Fossa Approach in Removal of Acoustic Neuromas. Los Angeles, CA 1993
[66] Pollock BE, Lunsford LD, Flickinger JC, et al. Vestibular Schwannoma Management. Part I. Failed Microsurgery and the Role of Delayed Stereotactic Radiosurgery. J Neurosurg. 1998; 89:944–948
[67] Shelton C, House WF. Hearing Improvement After Acoustic Tumor Removal. Otolaryngol Head Neck Surg. 1990; 103:963–965
[68] Hirsch A, Norén G. Audiological Findings After Stereotactic Radiosurgery in Acoustic Neuromas. Acta Otolaryngol (Stockh). 1988; 106:244–251
[69] Flickinger JC, Lunsford LD, Coffey RJ, et al. Radiosurgery of Acoustic Neurinomas. Cancer. 1991; 67: 345–353
[70] Selch MT, Pedroso A, Lee SP, et al. Stereotactic radiotherapy for the treatment of acoustic neuromas. J Neurosurg. 2004; 101:362–372
[71] Pollock BE, Lunsford LD, Kondziolka D, et al. Outcome Analysis of Acoustic Neuroma Management: A Comparison of Microsurgery and Stereotactic Radiosurgery. Neurosurgery. 1995; 36: 215–229
[72] Wallner KE, Sheline GE, Pitts LH, et al. Efficacy of Irradiation for Incompletely Excised Acoustic Neurilemomas. J Neurosurg. 1987; 67:858–863

[73] Noren G, Hirsch A, Mosskin M. Long-Term Efficacy of Gamma Knife Radiosurgery in Vestibular Schwannomas. Acta Neurochir. 1993; 122
[74] Linskey ME, Lunsford LD, Flickinger JC. Neuroimaging of Acoustic Nerve Sheath Tumors After Stereotactic Radiosurgery. AJNR. 1991; 12: 1165–1175
[75] Pollock BE, Lunsford LD, Kondziolka D, et al. Vestibular Schwannoma Management. Part II. Failed Radiosurgery and the Role of Delayed Microsurgery. J Neurosurg. 1998; 89:949–955
[76] Slattery WH, Brackmann DE. Results of Surgery Following Stereotactic Irradiation for Acoustic Neuromas. Am J Otol. 1995; 16:315–321
[77] Wiet RJ, Micco AG, Bauer GP. Complications of the Gamma Knife. Arch Otolaryngol Head Neck Surg. 1996; 122:414–416
[78] Yakulis R, Manack L, Murphy AI. Postradiation Malignant Triton Tumor: A Case Report and Review of the Literature. Arch Pathol Lab Med. 1996; 120: 541–548
[79] Comey CH, McLaughlin MR, Jho HD, et al. Death From a Malignant Cerebellopontine Angle Triton Tumor Despite Stereotactic Radiosurgery. J Neurosurg. 1998; 89: 653–658
[80] Lustig LR, Jackler RK, Lanser MJ. Radiation-Induced Tumors of the Temporal Bone. Am J Otol. 1997; 18: 230–235
[81] Hasegawa T, Kida Y, Kato T, et al. Long-term safety and efficacy of stereotactic radiosurgery for vestibular schwannomas: evaluation of 440 patients more than 10 years after treatment with Gamma Knife surgery. J Neurosurg. 2013; 118:557–565
[82] Beatty CW, Ebersold MJ, Harner SG. Residual and Recurrent Acoustic Neuromas. Laryngoscope. 1987; 97:1168–1171
[83] Huang MJ, Kano H, Mousavi SH, et al. Stereotactic radiosurgery for recurrent vestibular schwannoma after previous resection. J Neurosurg. 2017; 126: 1506–1513
[84] Carlson ML, Tombers NM, Kerezoudis P, et al. Quality of Life Within the First 6 Months of Vestibular Schwannoma Diagnosis With Implications for Patient Counseling. Otol Neurotol. 2018. DOI: 10.1097/mao.0000000000001999
[85] Carlson ML, Tveiten OV, Driscoll CL, et al. Long-term quality of life in patients with vestibular schwannoma: an international multicenter cross-sectional study comparing microsurgery, stereotactic radiosurgery, observation, and nontumor controls. J Neurosurg. 2015; 122: 833–842
[86] Emory TS, Scheithauer BW, Hirose T, et al. Intraneural perineurioma. A clonal neoplasm associated with abnormalities of chromosome 22. Am J Clin Pathol. 1995; 103:696–704

41 脑膜瘤、间质肿瘤和黑色素瘤

41.1 脑膜瘤

4.1.1 概述

要 点

- 生长缓慢，脑外肿瘤，通常为良性，起源于蛛网膜（而非硬膜）。
- 影像学检查（MRI 或 CT）：通常基底较宽并与硬膜粘连，多有脑膜尾征，常呈明显增强，可导致邻近骨质增生。
- MRI：T_1WI 呈等信号，T_2WI 呈低信号。
- 32% 的偶然发现的脑膜瘤经 3 年随访并未生长。
- 手术适应证：连续的影像学检查证实，肿瘤生长和（或）由病变引起的相关症状药物控制不满意者。
- 完全切除肿瘤后大多数肿瘤（并非所有）可治愈，但有时难以全切除。
- 最常见的生长部位为大脑镰、大脑凸面或蝶骨。
- 常伴钙化。典型病理特点：砂粒体。

脑膜瘤是最常见的原发性颅内肿瘤，发生率约为中枢神经系统肿瘤的 36.4%[1]。通常为生长缓慢、边界清楚（非浸润性）的良性病变。组织学上约 10% 的脑膜瘤呈恶性和（或）快速生长的变异型 [血管外皮细胞瘤（见章节 41.2.2）是一种快速生长的肿瘤，其行为类似脑膜瘤]。脑膜瘤实际起源于蛛网膜颗粒细胞（而非硬膜），高达 8% 的病人为多发病变[2]，在神经纤维瘤病病人中多发病变更为多见。脑膜瘤偶尔也呈弥漫性生长（斑块状脑膜瘤）。本节讨论颅内脑膜瘤。

脑膜瘤可发生于任何存在蛛网膜细胞的部位（脑与颅骨之间、脑室内及脊髓全程）。异位脑膜瘤可能起源于颅骨内（原发性骨内脑膜瘤[3]），还可能起源于皮下组织，不与颅骨相连。大多数脑膜瘤无明显症状（见下文）。

41.1.2 流行病学

▸ 风险因素

- 电离辐射（通常是用于放射治疗的剂量）是唯一确定的环境风险因素，儿童时期暴露的病人（例如治疗白血病）的风险更高。可能是因为对 XRT 诱发的脑膜瘤有遗传易感性[4]。
- 神经纤维瘤病 I 型（NF1）（见章节 35.1.2）或 II 型（NF2）（见章节 35.1.2）。

▶ **一般流行病学特点** 60 岁以上病人尸检结果显示，3% 的病人有脑膜瘤存在[5]。脑膜瘤占原发性颅内肿瘤的 14.3%~19%[6]。发病高峰为 45 岁。中位诊断年龄为65 岁，风险随年龄增长而增加。男女比例女：男为1.8：1。

1.5% 发生于儿童和青少年，通常在 10~20 岁[7]。19%~24% 的青少年脑膜瘤发生于神经纤维瘤病 I 型病人（von Recklinghausens 综合征）。

41.1.3 常见部位

概述

表41-1 列出了脑膜瘤的常见部位。其他部位包括：脑桥小脑三角、斜坡、蝶骨平台和枕骨大孔。60%~70% 的脑膜瘤沿大脑镰（包括矢状窦旁）、蝶骨（包括鞍结节）或大脑凸面生长。儿童脑膜瘤少见，28% 发生于脑室内，颅后窝也是一个常见部位。

表 41-1 成人脑膜瘤的部位（336 例[8]）

部位	%	部位	%
矢状窦旁	20.8	小脑幕	3.6
大脑凸面	15.2	颅中窝	3.0
鞍结节	12.8	眼眶	1.2
蝶骨嵴	11.9	脊髓	1.2
嗅沟	9.8	侧裂内	0.3
大脑镰	8.0	颅外	0.3
侧脑室	4.2	多发	0.9

蝶骨嵴（或翼）脑膜瘤

三种基本类型[9]

1. 蝶骨嵴外侧型（或翼点型）：临床表现与治疗方式通常与大脑凸面脑膜瘤类似。
2. 蝶骨嵴中 1/3 型（或翼型）。
3. 蝶骨嵴内侧型（床突型）：多包绕颈内动脉（ICA）、大脑中动脉（MCA）、眶上裂部位的脑神经和视神经。可压迫脑干。通常无法全切肿瘤。

矢状窦旁和大脑镰脑膜瘤

多达半数侵入上矢状窦（SSS）。根据与 SSS 前后方向上的肿瘤具体位置分组如下：

1. 前组（筛板至冠状缝）：占 44%（75 例蝶骨嵴脑膜瘤[10]）。最常见的症状是头痛和精神状态改变。
2. 中组（冠状缝与人字缝之间）：占 33%。最常见的症状为 Jacksonian

癫痫和进展性单侧肢体偏瘫。

3. 后组（人字缝至窦汇）：占 23%。最常见的症状为头痛、视觉症状、局灶性癫痫或精神状态改变。

SSS 受侵犯程度分级系统包括 Bonnal 和 Brotchi 分级[11]，近期还有 Sindou[12] 等人提出的新的分级，如图 41-1 所示。

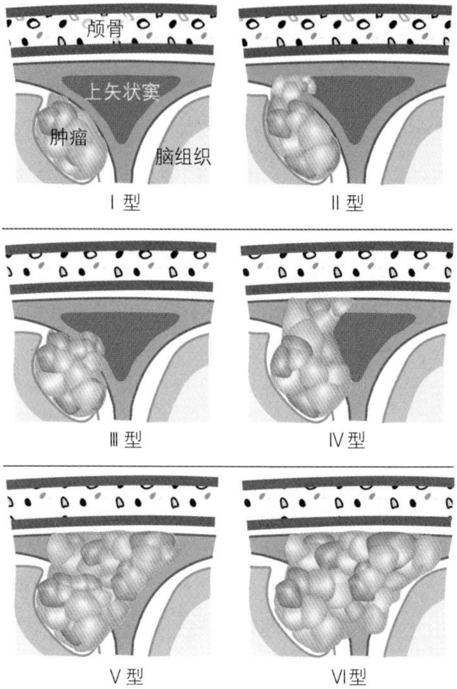

图 41-1 脑膜瘤侵犯上矢状窦的程度分级系统

引自 Sindou MP, et al. J Neurosurg. 2006; 105: 514-525.

图示：SSS 的冠状位示意图

Ⅰ型：与 SSS 外侧壁粘连

Ⅱ型：侵入侧隐窝

Ⅲ型：侵入窦外侧壁

Ⅳ型：侵入窦外侧壁及窦顶

Ⅴ型：窦完全闭塞，对侧壁未受累

Ⅵ型：窦完全闭塞，所有壁均受累

矢状窦旁脑膜瘤可以起源于运动区，对侧足下垂是其最常见的首发症状（见图 1-3 运动区的脚踝位置）[13]。

嗅沟脑膜瘤

临床表现（通常直至肿瘤很大时才出现症状）包括：

1. Foster Kennedy 综合征（见章节 3.2.3）：嗅觉丧失（病人通常没有察觉），同侧视神经萎缩，对侧视盘水肿。
2. 精神状态改变：通常表现为额叶症状（情感淡漠、意志缺失等）。
3. 尿失禁。
4. 位置靠后的肿瘤可能会压迫视觉器官而导致视觉受损。
5. 大型肿瘤会压迫穹隆导致短期记忆丧失。

6. 癫痫发作。

肿瘤大于3cm时，其致残率、死亡率和全切肿瘤的难度均会显著增加[14]。

术前磁共振血管造影（MRA)。CT 血管造影（CTA）或全脑血管造影（DSA）有助于评估大脑前动脉与肿瘤的相对位置关系。70%～80% 嗅沟脑膜瘤的血液供应来源于筛前动脉，由于存在损伤眼动脉（致盲）的风险，故通常不进行栓塞。如果肿瘤存在脑膜中动脉供血，可以考虑对其进行栓塞，但作用较小。

蝶骨平台脑膜瘤

肿瘤起自颅前窝后部、视交叉沟以前的蝶骨平台处（视交叉所在的前颅窝后部凹陷），如图 41-2 所示。

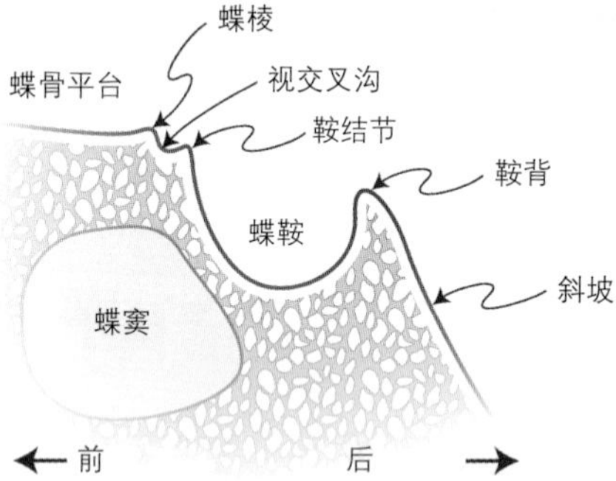

图 41-2 蝶骨平台与鞍结节解剖位置，蝶鞍矢状切面示意图

鞍结节脑膜瘤起源部位仅位于嗅沟脑膜瘤后方 2cm 处[14]。鞍结节是位于视交叉沟和蝶鞍之间的骨性突起（见图 41-2)。根据定义，视交叉沟的前界为颅前窝与颅中窝的分界。因此，鞍结节脑膜瘤起源于颅中窝（而蝶骨平台脑膜瘤位于颅前窝）。

鞍结节脑膜瘤常引起视力丧失（视交叉综合征：原发性视神经萎缩 + 双眼颞侧偏盲，见图 32-1)。如果鞍结节脑膜瘤向后蔓延进入鞍内，可被误诊为垂体大腺瘤（见图 86.3，MRI 鉴别特点）。

枕骨大孔脑膜瘤

与其他枕骨大孔区病变相似（见章节 86.2.4)，这些肿瘤所引起的神经系统症状和体征可能非常容易混淆，在起病之时通常并不提示此部位发生肿瘤。

在法国的一项合作研究中，共有 106 例枕骨大孔脑膜瘤[15]，其中 31% 起源于枕骨大孔前唇，56% 起源于侧面，其余 13% 起源于后唇。大多数肿瘤位于硬膜内，但也可以位于硬膜外或者两者混合（后两种情况起源于侧面，通常呈侵袭性，从而使全切肿瘤更加困难)[16]。肿瘤可能位于椎动脉上方、下方或者两侧[16]。

41.1.4 病理分型和再发风险

有四个影响复发率的关键组织病理学因素：

1. 等级，见表 41-2。
2. 组织学亚型，见表 41-2。
3. 增生指数（见下文）。
4. 是否存在脑侵犯（见下文）。

表 41-2 WHO 脑膜瘤分级

WHO 分级	脑膜瘤
WHO Ⅰ级	脑膜上皮型脑膜瘤 纤维性或成纤维细胞型脑膜瘤 移行细胞性脑膜瘤 砂粒型脑膜瘤 血管瘤型脑膜瘤 微囊性脑膜瘤 分泌型脑膜瘤 富于淋巴浆细胞型脑膜瘤 化生型脑膜瘤
WHO Ⅱ级	脊索样脑膜瘤 透明细胞型脑膜瘤 非典型性脑膜瘤
WHO Ⅲ级	乳头性脑膜瘤 横纹肌样型脑膜瘤 恶性／间变性脑膜瘤

2016 版 WHO 脑膜瘤分级[17]见表 41-2。

1. 复发和（或）侵袭性生长风险较低的脑膜瘤。
   1) 脑膜上皮型或脑膜上皮瘤型脑膜瘤，又名合胞体型：最常见。可见成片多角形细胞。有人将具有紧密排列血管的脑膜上皮型称为血管瘤型。
   2) 纤维性或成纤维细胞型脑膜瘤：细胞被结缔组织间质分隔开。比脑膜上皮型和移行型更有弹性。
   3) 移行细胞性脑膜瘤：介于上皮型和纤维型脑膜瘤之间。细胞呈梭形，但具有典型的脑膜上皮瘤样细胞。细胞呈旋涡状排列，其中可含有一些钙化（砂粒体）。
   4) 砂粒型脑膜瘤：存在钙化的脑膜上皮细胞旋涡结构。
   5) 血管瘤型脑膜瘤。
   6) 微囊性脑膜瘤：也称为“湿润”或空泡性脑膜瘤。典型表现为细胞外间隙扩张，其中通常无任何成分，但偶尔含有PAS染色阳性的成分（糖蛋白？）或者含有脂肪囊肿[18]。可能合并形成肉眼或放射学可见的囊肿，可能类似于星形细胞瘤。

7）分泌型脑膜瘤。

8）富于淋巴浆细胞型脑膜瘤。

9）化生型脑膜瘤。

2. 复发和（或）侵袭性生长风险较大的脑膜瘤（大多为WHO Ⅱ、Ⅲ级）。

1）非典型脑膜瘤：有丝分裂活性增加（每高倍视野1~2个有丝分裂象），细胞密度升高，存在巨细胞及局灶性坏死区。细胞多形性不少见，但并不显著。随肿瘤细胞非典型性升高。肿瘤的侵袭性增强。

2）横纹肌样型脑膜瘤：通常呈侵袭性并具有恶性特征。没有恶性特征的行为是不确定的。

3）恶性脑膜瘤：又名间变性，乳头性或肉瘤型。特征性表现为有丝分裂象常见，大脑皮质受侵犯，完全切除后迅速复发[20]，少数发生转移（见下文）。出现大量有丝分裂象（每高倍视野超过4个有丝分裂象）或乳头样特征强烈提示恶性。可能更常见于年轻病人。

4）高增殖指数的任何亚型脑膜瘤。

▶ **增生指数** 由于各研究机构和观察者之间存在差异，故不建议将增生指数（如Ki-67或MIB-1）作为分级的唯一指标。不过，这些指数的确与预后相关（见表41-3）。对于增生指数很高的肿瘤，建议加上描述语“具有高度增活性”[19]。

表41-3 脑膜瘤的Ki-67增生指数[21]a

描述和WHO分级	平均Ki-67指数a	复发率
普通脑膜瘤（WHO Ⅰ级）	0.7%	9%
非典型脑膜瘤（WHO Ⅱ级）	2.1%	29%
间变性脑膜瘤（WHO Ⅲ级）	11%	50%

a 不建议用于分级（见正文）

脑侵犯

如果肿瘤存在脑侵犯，则其复发的概率将上升至非典型（并非间变性）脑膜瘤类似水平[22]，但不属于恶性分级指标。非典型脑膜瘤发生脑侵犯并不提示恶性行为。建议加上描述语“伴脑侵犯”以提示其高复发风险[19]。

转移

脑膜瘤发生中枢神经系统外转移者极为少见，大多数是血管母细胞型或恶性脑膜瘤。最常见的转移部位是肺、肝、淋巴结和心脏。

41.1.5 鉴别诊断 / 诊断注意事项

1. 多发脑膜瘤：提示神经纤维瘤病 2 型（NF2）。
2. 多形性黄色瘤型星形细胞瘤（PXA）（见章节 37.3）：和脑膜瘤类似，多位于浅表且可能存在硬膜尾征。
3. Rosai-Dorfman 病：尤其是颅内病灶同时伴发颅外病变时高度怀疑此疾病。
4. 这是一种伴有窦性组织细胞增多症和巨大无痛性淋巴结病（多数有颈部淋巴结病）的结缔组织病。多见于年轻病人，颅内单独受累罕见。MRI：基底位于硬膜的增强性占位病变，信号特点类似于脑膜瘤，可有硬膜尾征。颅内最常见发病部位：半球凸面、矢状窦旁、鞍上及海绵窦。病理：致密的纤维胶原结缔组织伴梭形细胞和淋巴细胞浸润，CD68 和 S100 染色阳性。非恶性的组织细胞增生，泡沫样的组织细胞为本病特征性病变，手术和免疫抑制治疗无效，低剂量放疗可能是最佳选择。

41.1.6 临床表现

临床症状与肿瘤位置有关，某些特殊部位的肿瘤会引起相关的典型综合征。

由于大脑皮层受刺激，幕上脑膜瘤病人可表现为癫痫发作。

无症状性脑膜瘤

脑膜瘤是最常见的原发性颅内肿瘤，大多数病人终身没有症状[23]。随着 CT 和 MRI 检查的常规应用，偶然发现的（无症状性）脑膜瘤大大增加。一项基于人群（研究对象是高加索人中的中产阶级群体，研究结果可能不能推广到其他人群）的研究表明[23]，通过 MRI 偶然发现的脑膜瘤占 0.9%。在另一项研究中，32% 的影像学检查中发现的原发性脑肿瘤是脑膜瘤，这些病例中 39% 的病人没有症状。对 63 例非手术病人超过 1 年的随访结果显示，68% 的病人在平均时长 36.6 个月的随访中肿瘤没有增大，而 32% 在平均时长 28 个月的随访中肿瘤有所增大[24]。CT 上出现钙化和（或）MRI T_2WI 呈低信号的无症状脑膜瘤生长速度较为缓慢[24]。

由于数据匮乏，故无法制定循证治疗指南。建议在初诊之后 3~4 个月进行影像学随访研究以排除是否存在快速进展，然后每年重复检查一次，持续 2~3 年，如有症状进展，立即进行检查。

如果病变产生的症状药物控制不满意，或者连续的影像学检查结果证实肿瘤存在明显的持续性生长，则应采取治疗措施。进行手术治疗时，年龄＞70 岁病人的围术期致残率（23%）要明显高于年龄＜70 岁病人的致残率（3.5%），这一差异具有统计学显著性[24]。

41.1.7 检查

MRI

偶尔在 T_1WI 和 T_2WI 上与脑组织呈等信号，不过大多数肿瘤增强扫描都存在强化。脑水肿可有可无。钙化在 MRI 上表现为无信号区。磁共振静脉造影（MRV）可显示硬脑膜静脉窦通畅性（预测静脉窦受累的准确率约为 90%[25]）。“硬膜尾征”为常见征象[26]。

CT

表现为密度均匀、明显强化的占位病变，以宽基底附着于硬脑膜边缘。CT 平扫 Hounsfield 值为 60～70Hu 的脑膜瘤通常存在沙粒体样钙化。脑水肿可以很轻微，也可以很明显，甚至可以沿着整个大脑半球的白质延伸。

脑室内脑膜瘤：50% 引起脑室外水肿。血管造影片上易被误认为是恶性肿瘤。

前列腺癌可能与脑膜瘤表现类似（前列腺癌脑转移罕见，但常转移至骨骼，可以转移至颅骨导致颅骨骨质增生）。

血管造影

典型表现：在动脉期很早就显影，静脉期之后仍持续显影（“来得早，走得晚”）。脑膜瘤的特点是存在颈外动脉供血。

一些值得注意的由颈内动脉供血的例外：

1. 额叶底部靠中线部位（如嗅沟）的脑膜瘤：由眼动脉筛骨支供血。
2. 鞍上脑膜瘤：也可以由眼动脉的大型分支动脉供血。
3. 鞍旁脑膜瘤：多由颈内动脉直接供血。继发供血可来自大脑前、中、后动脉的软膜支。
4. 岩斜区脑膜瘤：由 Bernasconi-Cassinari 动脉供血（见章节 2.2.4）。

Bernasconi-Cassinari 动脉，也称为小脑幕动脉（脑膜垂体干的分支）或“意大利”动脉，当病变累及小脑幕时该动脉出现扩张（如小脑幕脑膜瘤）。

血管造影还能提供关于硬脑膜静脉窦阻塞的信息，这一点对矢状窦旁/大脑镰脑膜瘤尤为有用。斜位片是评估上矢状窦（SSS）通畅程度的最佳角度。血管造影表现为延迟性均匀肿瘤染色，这一特征有助于确诊。血管造影的同时也可以行术前栓塞（见下文）。

术前栓塞 减少富血供肿瘤的血供，有利于手术切除。栓塞后的手术时机选择存在争议。有学者建议等待 7～10 天，肿瘤部分坏死之后有利于切除[27, 28]。栓塞并发症包括：出血（瘤内出血和 SAH）、脑神经功能障碍（常为短暂性）、通过 ICA 或椎动脉（VA）吻合栓塞导致的卒中、头皮坏死、视网膜栓子以及具有潜在危险性的肿瘤肿胀。某些脑膜瘤（如嗅沟脑膜瘤）对栓塞效果欠佳。

颅骨X线片

可能出现：瘤内钙化（约10%)、颅骨骨质增生或起泡（如嗅沟脑膜瘤病人的颅前窝底部)、血管沟扩大（尤其是脑膜中动脉)。

41.1.8 治疗

概述

对于有症状的脑膜瘤病人，手术是首选治疗方法。不伴脑水肿的偶然发现的脑膜瘤或者仅表现为癫痫发作且易于用药物控制的脑膜瘤可以采用期待疗法，定期接受影像学检查即可，因为脑膜瘤生长缓慢，某些脑膜瘤可能会“燃尽”并停止生长（见章节41.1.6)。

放疗可以用于以下情况：存在手术禁忌证，瘤位置深在难以触及，多次复发的脑膜瘤，次全切除术后或第一次复发后的非典型或恶性脑膜瘤。

手术技术

概述

脑膜瘤常常血供丰富。对于某些特殊病例而言，术前栓塞及自体输血很有帮助。脑膜瘤手术的总体原则如下[29]：

1. 早期切断肿瘤的血供。
2. 瘤内减压（使用超吸、烙圈等)。
3. 分离肿瘤包膜时，将瘤体向中心减压区翻折，电凝切断相连血管和蛛网膜粘连，尽量减少对邻近脑组织的牵拉。
4. 尽可能地去除受侵蚀的颅骨和硬膜。

体位

通常需要将头部抬高，使之高于右心房约30° 。

对于累及上矢状窦（SSS）的脑膜瘤[30]：

- 累及SSS前1/3的肿瘤：仰卧半坐位。
- 累及SSS中1/3的肿瘤：侧卧位、肿瘤侧朝下，向上方肩部转颈45°。
- 累及SSS后1/3的肿瘤：俯卧位。

窦受累

Greeberg IMHO

对受肿瘤侵犯的中1/3上矢状窦进行闭塞或旁路移植的做法都存在很大风险。即便是有经验的术者，出现静脉梗死/静脉窦闭塞的风险也相当高，存在8%的致残率和3%的死亡率[12]，而且仍难以保证肿瘤全部切除[31]。头皮、颅骨、靠近窦的硬脑膜甚至肿瘤本身也参与静脉回流。通常宁可术中残余部分肿瘤术后辅以放疗，也不愿导致静脉梗死。

硬膜静脉窦受累的治疗方法包括：

▶ 上矢状窦（SSS） 如果肿瘤闭塞SSS，建议小心切除闭塞的静脉窦，注意保护血液流入矢状窦通畅部分的引流静脉。× 不过，操作时也应当意识到仍然有静脉梗死发生的可能，可能是小的静脉窦血流以及硬膜中的静脉通道受损的结果。在结扎静脉窦之前，应检查窦腔内是否有残余肿瘤。

上矢状窦的部分闭塞：

1. 冠状缝以前，通常可以安全地结扎。
2. 冠状缝以后（更加准确地说，应为Trolard静脉的后方），不能结扎，否则有出现静脉梗死的风险。
   1) 如为浅层受累（I型，图41-1），可以小心将肿瘤从窦上剥离，注意保持窦的通畅。
   2) 如为广泛受累：
      - 窦重建：很危险。应用静脉移植的办法栓塞率高达50%，使用人工材料的移植物（如Gore-Tex）该比例则接近100%，因此后者不能使用。
      - 最佳办法是残余少量肿瘤，定期CT或MRI随访。如果残余肿瘤体增长，或Ki-67评分较高（见章节41.1.4），则可以使用SRS；对于直径＜2.3～3cm的肿瘤，也可以将SRS作为初始治疗措施（见章节101.3）。

▶ 横窦（TS） 通畅的横窦不能突然阻断。

蝶骨嵴、矢状窦旁或镰旁脑膜瘤（总体原则）

肿瘤显露后，便开始进行瘤内部分切除。然后用双极将肿瘤基底（大脑镰或蝶骨嵴的附着处）的供血动脉烧灼离断。切断血供之后，肿瘤便不再出血，就可以将其分块切除。

矢状窦旁和镰旁脑膜瘤

肿瘤的下部可能与大脑前动脉的分支粘连。矢状窦中后1/3的肿瘤通过马蹄形切口进行显露，切口需要根据皮瓣的主要血供方向来进行设计。病人可以采用侧卧位，或者采取坐位的同时用多普勒监测空气栓塞（见章节92.2.2）。矢状窦前1/3的肿瘤通过仰卧位冠状切口进行显露。对于横跨中线的肿瘤，跨窦进行钻孔。关于窦受累的处理，见上文。

由于这类脑膜瘤通常需要进行瘤内减压，所以与完整切除相比，其切除过程出血相对较多。术前栓塞常常存在限制，但可以将其作为一种辅助手段。技术要点：沿肿瘤基底处切断肿瘤，可在硬膜上残留一薄层肿瘤组织，先切除这部分已经基本断了血供的肿瘤。然后，切开肿瘤基底附近的硬膜，这个过程中出血较多，一旦将其控制住之后，肿瘤附近受累的硬膜便可以被切除（如果窦受侵犯，可能需要残留一小块肿瘤）。

蝶骨嵴脑膜瘤

使用翼点入路（见章节 93.1）。拉伸颈部，使脑组织在重力作用下离开颅底。

蝶骨嵴外侧脑膜瘤　这类肿瘤的手术入路与凸面脑膜瘤类似。皮肤切口和骨窗的范围应该足够大以便显露肿瘤。

蝶骨嵴内侧脑膜瘤　行腰椎穿刺置管。头部向对侧旋转 30°。从硬膜外将蝶骨嵴磨除。额眶颧（FTOZ）入路可以提供更大的显露范围。充分打开侧裂，ICA 和 MCA 通常会被肿瘤包绕（在 MRI 上注意观察肿瘤表面的“沟”状结构，可能代表该处存在血管，如 MCA）。定位 ICA 时，可以先确定 MCA，然后逆行追溯。视神经在视神经管处很容易被辨认。不要过度牵拉视器。肿瘤深部常常会存在很多支来自 ICA 的供血动脉（因此这部分肿瘤血供非常丰富），还可能侵犯海绵窦外侧壁（因此在切除时可能导致脑神经功能障碍）。因此，建议残留少量肿瘤，术后辅以放疗。

嗅沟脑膜瘤

使用双额入路（保留骨膜，在手术结束时用于覆盖额窦和前颅底）。小型肿瘤可以通过肿瘤侧单额入路进行手术切除[7]。对于大型肿瘤，术前腰椎穿刺置管有助于脑组织塌陷[14]。将头部向一侧旋转 20° 以便于解剖分离大脑前动脉和视神经，并同时保证肿瘤两侧的显露[32]。将颈部轻度拉伸。硬膜剪开需足够低，尽量靠近颅底，分离并结扎上矢状窦。为了避免过度牵拉，必要时可考虑切除部分额极脑组织。肿瘤血供来源于颅前窝底部的中线部分。手术开始时，先打开肿瘤前方包膜，向颅底方向进行瘤内切除减压以切断血供。肿瘤后方包膜要小心处理，因为此处可能包裹来自大脑前动脉的分支和（或）视神经、视交叉[14]。伴鞍上蔓延的大型肿瘤通常会导致视神经和视交叉向下方移位。如果需要，可以牺牲掉大脑前动脉的额极分支以及其他一些小分支，一般不会出现问题[33]。术后风险包括经筛板的脑脊液漏。

鞍结节脑膜瘤

这类肿瘤通常导致双侧视神经向后、向外侧移位[14]，偶尔也会将神经完全包绕。

脑桥小脑三角脑膜瘤

通常起自覆盖在岩骨上的脑膜。可以分为内听道前型和内听道后型。

枕骨大孔脑膜瘤

起自枕骨大孔后唇或后外侧唇的脑膜瘤可以相对容易地手术切除。枕骨大孔前唇和外侧唇的脑膜瘤可以通过后外侧入路进行切除，对于前唇脑膜瘤[16]还可以用经髁入路[34]。

如果脑膜瘤位于椎动脉下方，后组脑神经会随椎动脉一起被推挤向上方移位。然而，若肿瘤位于椎动脉上方，则无法估计后组脑神经的具体位置[16]。

大型肿瘤可能会粘连或包裹相关的神经血管结构，对这些肿瘤应当先行瘤内减压再分离周边。

枕下后正中入路 用于起自枕骨大孔后唇或略偏后外侧唇的肿瘤。

病人取俯卧位或 3/4 俯卧位。尽量避免屈颈以避免肿瘤压迫脑干[35]。术者必须时刻注意小脑后下动脉（PICA）和椎动脉，这两者都有可能被肿瘤包裹。

放疗

通常认为，放疗作为初治手段是无效的。许多人提倡对于“良性”病变不要采用放疗。放疗是否能够防止肿瘤复发尚存有争议（见下文）。一些外科医师仅将其用于恶性（侵袭性）、血管型、快速复发型（“侵袭性”）或无法行手术切除的脑膜瘤。

对于复发的非典型脑膜瘤或术后有残存肿瘤的间变性脑膜瘤，建议行总量为 55～60Gy 的放疗。

41.1.9 预后

脑膜瘤病人的 5 年生存率[36]：91.3%。

复发

术中切除范围是防止肿瘤复发的最重要因素，关于脑膜瘤切除范围的 Simpson 分级系统见表 41-4。被该分级系统忽略掉的一点是：它只关注了硬膜下肿瘤的切除程度，即使存在其他残余肿瘤（如矢状窦内残余部分），仍然被归为全切。肉眼全切肿瘤的术后复发率为 11%～15%，未全切肿瘤的复发率为 29%（未说明随访时间）[8]。有文献曾报道，肿瘤部分切除的 5 年复发率为 37%[38]～85%[39]。一组病例研究报道的 20 年总体复发率为 19%[40]，另一项研究提供的数据则为 50%[39]。恶性脑膜瘤的复发率比良性高。

表 41-4 脑膜瘤切除的 Simpson 分级系统[37]

级别	切除程度
I	肉眼下完全切除，硬膜附着处及异常颅骨一并切除（包括受累的硬膜窦）
II	肉眼下完全切除，硬膜附着处进行电凝处理（电灼或激光）
III	肉眼下完全切除，硬膜附着处及硬膜外蔓延（如增生的骨质）未切除或电凝处理
VI	部分切除，原位有肿瘤残留
V	单纯减压（± 活检）

放疗的价值

加州大学旧金山分校（UCSF）对 135 例非恶性脑膜瘤术后随访 5～15

年的回顾性研究显示，肿瘤全切的术后复发率为4%，部分切除且未行放疗的复发率为60%，部分切除但接受了放疗的复发率为32%[41]。放疗组的平均复发时间（125个月）长于非放疗组（66个月）。上述结果提示，放疗对于部分切除的脑膜瘤可能有益。不过，对于部分切除的病人也可以单纯只用CT或MRI进行随访，而不行放疗。除了放疗常见的副作用外（见章节101.2.3），还有一例病例报道提到脑膜瘤放疗后进展为恶性星形细胞瘤[42]。

41.2 间叶组织肿瘤、非脑膜上皮细胞肿瘤

41.2.1 概述

源于中枢神经系统的良性和恶性间充质肿瘤，其术语和组织学特征与2013年WHO软组织和骨肿瘤分类中概述的软组织和骨内容相对应[43]。

与大脑和脊髓相关的间充质肿瘤往往发生在脑脊膜，而不是实质。原发性间质性中枢神经系统肿瘤非常罕见。

41.2.2 孤立性纤维瘤／血管外皮细胞瘤（WHO Ⅰ/Ⅱ级）

孤立性纤维瘤和血管外皮细胞瘤现在合并为孤立性纤维瘤／血管外皮细胞瘤（SFT/HP），属于纤维母细胞型间充质瘤。在中枢神经系统之外，血管外皮细胞瘤这一术语已被完全包括在内。

为确诊该病，免疫组化STAT6核表达强阳性为高推荐依据（这是12q13位点的基因易位的结果，存在于大多数孤立的脑膜SFT/HPs）。

分级[17]

- WHO Ⅰ级：有更多的胶原，较低的细胞密度，有典型的孤立性纤维瘤表现。
- WHO Ⅱ级：细胞增多，胶原减少，在高倍镜下，每10个细胞有丝分裂数<5个。
- WHO Ⅲ级：与WHO Ⅱ级表现类似，但每10个细胞有丝分裂数>5个。

治疗 手术是首要治疗手段。WHO Ⅱ级和Ⅲ级的肿瘤使用辅助放疗有获益。化疗用于转移或肿瘤局部控制失败。

41.2.3 血管母细胞瘤（WHO Ⅰ级）

概述

要 点

- 血供丰富、边界清楚的实性或囊性肿瘤，可发生于中枢神经系统及视网膜。
- 成人颅后窝最常见的原发性颅内肿瘤。
- 可散发或者作为von Hipple-Lindau病的一部分。

- 影像上，可表现为实性或含强化的瘤结节的囊性病变。
- ✓全血细胞计数（CBC）：可能与红细胞增多症（红血球增多症）有关。

血管母细胞瘤（HGB）是一种组织学上良性、生长缓慢的肿瘤，其具有丰富的小血管和间质细胞。在颅内，几乎只发生于颅后窝（是成人颅后窝最常见的原发性颅内肿瘤）。可发生于小脑半球、小脑蚓部或脑干。还可以发生于脊髓（见章节 49.5.3）（占脊髓肿瘤的 1.5%～2.5%）。组织学上与肾细胞癌之间也难以区分(在VHL中非常常见,也增加了鉴别的难度)。

70% 的血管母细胞瘤是散发的，但是有 30% 作为 von Hipple-Lindau 病（VHL）的一部分而发生（见章节 41.2.3）[44]。6% 的小脑 HGB 病人伴发视网膜 HGB 和（或）血管瘤。

血管母细胞瘤（概述）

流行病学

HGB 占所有颅内肿瘤的 1%～2.5%，占颅后窝原发肿瘤的 7%～12%[45]。5%～30% 的小脑 HGB 和 80% 的脊髓 HGB 合并有 VHL。

散发病例好发于 30～40 岁，VHL 的病例发病相对稍早一些（发病高峰为 20～30 岁）。散发病例中，HGB 呈实性，起源部位及所占比例分别为小脑 83%～95%、脊髓 3%～13%、延髓 2%[46]、大脑 1.5%[45]。约 65% 的 VHL 病人存在多发 HGB。

临床表现

小脑 HGB 的症状和体征与其他颅后窝病变相似，可出现头痛、恶心、呕吐、小脑相关症状等（见章节 34.2.5），还可能出现梗阻性脑积水。HGB 很少导致颅内出血性卒中（脑叶或整个小脑），然而有研究认为，如果仔细分析颅内出血的病例，有可能意外地发现符合 HGB 特征的异常血管（偶尔被误诊为 AVM），而且可能并不少见（尽管 CT 或血管造影呈阴性）[47]。

视网膜 HGB 好发于视网膜周边，可能会出血并引起视网膜脱落。红细胞增多症可能是由于肿瘤释放的促红细胞生成素所致。

病理

没有 HGB 恶变的报道。术后可能会经脑脊液播散，但仍为良性。没有真正的包膜，但通常边界清楚（狭窄浸润区）。可以为实性，或含瘤结节的囊性病变（70% 的小脑病变为囊性病变，结节富含血管，外观为红色，常位于软脑膜表面附近，可小至 2mm，囊液黄色清亮，蛋白含量高）。在囊性病变中，囊壁是受压迫的小脑，而不是肿瘤组织。由于囊的血管壁很薄，水分子可以自由通透而蛋白分子难以透过，所以囊变可以逐步增大。

主要特征：大量毛细孔道，被单层内皮所覆盖，周围包绕着网状纤维。巨噬细胞 PAS 染色呈阳性。

两类细胞：

1. 基质细胞：多角形。泡沫状透明细胞质，通常充满脂质。来源存在争议。
2. 血管细胞。

囊变类型[48]：

1. 无囊变：28%。
2. 仅瘤周囊变：51%。
3. 瘤内囊变：17%。
4. 瘤周及瘤内均有囊变：4%。

检查

颅后窝 HGB 病人（影像学怀疑或组织学证实）由于存在合并脊髓 HGB 可能（可能距颅后窝病变较远，提示 VHL 可能），应当行全脑、全脊髓 MRI 检查。

CT：通常为等密度、强化明显的实性病变，囊性 HGB 增强后仍为低密度，其结节明显强化。

MRI：由于肿瘤好发于颅后窝，因此 MRI 优于 CT。可以显示蛇形信号流空影，尤其在病灶周边多见。另外，病灶周边也可因陈旧出血而出现含铁血黄素沉积[45]。

椎动脉血管造影：通常可显示密集的血管（颅后窝的其他大多数肿瘤都是相对乏血供性病变）。当 HGB 的瘤结节较小，在 CT 及 MRI 上无法显示时，需行造影检查。有四种表现形式：1）含有血管的瘤结节位于无血管的囊壁上；2）血管性病变包绕着无血管的囊；3）实性的血管性占位；4）多发、孤立的血管性结节。

实验室检查：常表现为红细胞增多症（肿瘤内无造血灶）。如果病史提示可能存在嗜铬细胞瘤，应行实验室检查明确是否有肿瘤产生的儿茶酚胺（见章节 38.4.10）。

治疗

手术

对于散发性 HGB，手术切除可以治愈，但对 VHL 病人则并非如此。

术前栓塞可能可以减少病变血供。

囊性 HGB 需切除瘤结节（否则囊性病变将复发）。除非 MRI 有证据表明囊壁内存在肿瘤（典型表现为囊壁增厚）或术中发现肿瘤位于囊壁内，否则囊壁不必切除[48]。5- 氨基乙酰丙酸（5-ALA）荧光显影有助于定位较小的位于囊壁内的 HGB[49]。

实性 HGB 切除比较困难。采用类似 AVM 的切除策略（避免分块切除），沿肿瘤边缘分离，切断肿瘤血供。使用双极沿肿瘤表面电凝可以缩小肿瘤体积，有助于切除肿瘤。与第四脑室底粘连的 HGB 切除时存在危险（呼吸及循环并发症）。

多发病变：如果直径≥0.8～1cm，可作为孤立病变进行治疗。肿瘤较小或位置较深时术中定位存在困难。

囊性脑干 HGB：在显微镜下使用双极分离病变与脑实质之间的胶质粘连，进而切除肿瘤的实性结节，不需要切除囊壁。在肿瘤与第四脑室底部之间通常有缝隙，有利于肿瘤的切除。为减少出血，应避免分块切除。在瘤结节的血供被分离切断之前应保护好大的引流静脉[50]。

放疗

有效性仍存在疑问。对于不宜手术的病人，多发性、深部的小型病变或无法手术的脑干 HGB，放疗可能有助于减小肿瘤体积或延缓生长。肿瘤次全切除术后进行放疗不能阻止肿瘤复发。

von Hipple-Lindau 病（VHL）

概述

要 点

- 是一种可合并小脑、视网膜、脑干和脊髓 HGB、肾囊肿／肾肿瘤和嗜铬细胞瘤的疾病。
- 常染色体显性遗传，染色体 3p25 上抑癌基因失活所致。
- 发病及出现症状的时间不确定，但绝大多数病人在 60 岁前会出现症状。
- 比散发 HGB 病人至少提前 10 年出现 HGB。

VHL 是常染色体显性遗传多系统肿瘤性疾病，易发生：视网膜 HGB、脑和脊髓 HGB、肾透明细胞癌、嗜铬细胞瘤、内淋巴囊肿瘤及其他肿瘤[46, 51]（视网膜是仅次于小脑的第二常见发病部位，见表 41-5）。由于 VHL 的多变性，有人建议使用“血管母细胞瘤病”来命名。

流行病学

活产儿中的发病率：1/(31 000～36 000)。约 30% 的小脑 HGB 病人合并 VHL[44]。

遗传学

VHL 基因是一个抑癌基因，位于染色体 3p25-26 区，VHL 编码的蛋白参与构成一多蛋白复合体 VCB-CUL2。发生肿瘤需要两个等位基因失活（2-hit 模型）[44]。大多数病人遗传有来自受影响亲本种系突变的 VHL 基因（等位基因）和来自未受影响亲本的正常体细胞（野生型）VHL 基因，60 岁时外显率约为 95%[46, 54]。然而，大约 20% 的病例是由卵子或精子中的自发突变引起的，或者是在发育早期[55]。

在这些情况下，在病人一生的某个时间，易感器官会发生所需的第二个突变，如大脑、肾脏、视网膜等，这导致细胞不能产生功能性的编码蛋白，从而使囊肿得以发展。

表 41-5 VHL 的相关疾病[a]

常见病变	VHL 中的发生频率
HGB	
• 小脑（实性或囊性）	80%
• 视网膜	41%～59%
• 脑干	10%～25%
• 脊髓	10%～50%
胰腺肿瘤或囊肿	22%～80%
肾透明细胞癌或囊肿	14%～60%
红细胞增多症	颅内 HGB 的 9%～20%
罕见病变（与神经系统有关）	**VHL 中的发生频率**
幕上 HGB	3%～6%
阔韧带囊腺瘤	10%（女性）
附睾乳头状囊腺瘤	25%～60%（男性）
内淋巴囊肿瘤	10%～15%
肾上腺髓质嗜铬细胞瘤（好发于双侧）	7%～24%

[a] 详见参考文献[46, 52, 53]

突变 VHL 基因的病人中有 4% 是无症状携带者。

VHL 亚型

见参考文献[56]。

I 型：可以有 VHL 除嗜铬细胞瘤外的所有表现。

Ⅱ 型：以嗜铬细胞瘤为特征性表现。

ⅡA 型：有发生肾细胞癌和胰腺神经内分泌肿瘤的低危风险。

ⅡB 型：有发生肾细胞癌和胰腺神经内分泌肿瘤的高危风险。

ⅡC 型：只有发生嗜铬细胞瘤的风险（无发生 HGB 或 RCC 的风险）。

诊断标准

VHL 的正式诊断标准尚未公布；这里只是建议的诊断标准[57]。

▶ 疑似 VHL　有以下情况的个人（有或没有 VHLL 家族史）应怀疑有 VHL：

1. 视网膜血管瘤，尤指年轻时。
2. 脊髓或小脑血管母细胞瘤。
3. 肾上腺或肾上腺外嗜铬细胞瘤。
4. 肾细胞癌（RCC），如果病人年龄 <47 岁，或有其他典型的 VHL 肿瘤。
5. 多发性肾胰腺囊肿。

6. 胰腺神经内分泌肿瘤。
7. 内淋巴囊肿瘤。
8. 不常见：附睾或阔韧带多发性乳头状囊腺瘤。

▶ *建立 VHL 的诊断*。VHL 的诊断是建立在具有以下临床特征的先证者和（或）通过分子遗传学检测鉴定 VHL 基因杂合子突变。如果没有临床症状，当具有突变的父母病人被诊断为 VHL，即使临床或放射学检查结果不确定，也应进行监测。

临床诊断标准

- 无已知 VHL 家族史且有 2 个以上特征性病变的个体：
  - 视网膜、脊柱或大脑中 ≥2HGB，或单个 HGB 与内脏表现相关（例如多发性肾囊肿或胰腺囊肿）。
  - 肾细胞癌。
  - 肾上腺或肾上腺外嗜铬细胞瘤。
  - 不常见：内淋巴囊肿瘤，附睾乳头状囊腺瘤或广泛胰腺韧带或神经内分泌肿瘤。
- 有 VHL 家族史的个人，至少有下列情况之一：
  - 视网膜血管瘤。
  - 脊髓或小脑血管母细胞瘤。
  - 肾上腺或肾上腺外嗜铬细胞瘤视网膜血管瘤。
  - 肾细胞癌。
  - 多发性肾和胰腺囊肿。

VHL 相关肿瘤

1. 小脑 HGB：
   1) 发病率：见于 44%～72% 的 VHL 病人。
   2) VHL 小脑 HGB 病人确诊的平均年龄早于散发小脑 HGB 病人至少 10 岁。
   3) 小脑、脑干和脊髓 HGB 常见囊变。
   4) 囊性部分比 HGB 实性部分生长迅速，症状多是由囊肿引起的占位效应所致。
   5) 小脑 HGB 位于小脑半球后上半部分的浅表处[48]。
   6) 93% 的小脑 HGB 位于小脑半球，7% 位于小脑蚓部。
   7) HGB 也常见于脑干后半部的浅表处和脊髓内。
   8) HGB 有多发连续性生长期和静止期。
2. 脊髓 HGB：
   1) 见于 13%～44% 的 VHL 病人。
   2) 90% 位于颈髓和胸髓的头侧。几乎所有（96%）的肿瘤都位于脊髓的后半部，4% 位于脊髓的腹侧半。1%～3% 位于腰骶神经根。

3) 80% 的脊髓 HGB 与 VHL 有关，只有 5%～31% 的小脑 HGB 与 VHL 有关。

4) 95% 的有明显症状的脊髓 HGB 与脊髓空洞症有关。

3. 脑干 HGB：

1) 多位于延髓后部，围绕闩部和最后区。

4. 嗜铬细胞瘤（PCC）：20% 的嗜铬细胞瘤与 VHL 有关，PCC 发生于 7%～20% 的 VHL 家族中。

5. 内淋巴囊肿瘤（ELST）：

1) 局部浸润性良性肿瘤，10%～15% 的 VHL 病人出现 ELST（30% 的病人将会进展为双侧 ELST，VHL 是唯一可以引起双侧 ELST 的疾病），发生转移者罕见。

2) 表现：95% 的病人会出现听力丧失［急性发病（86%）或隐匿性起病（14%)]，还可出现耳鸣（90%）、眩晕或平衡障碍（66%）、耳胀满感（30%）和面部感觉异常（8%）。

3) 出现听力丧失的平均年龄：22 岁（范围 12～50 岁）[58]

6. 视网膜 HGB[59]：

1) 50% 以上的 VHL 病人出现，平均发病年龄为 25 岁。

2) 常双侧起病，多病灶且易复发。

3) 通常无症状，眼部症状与肿瘤持续生长、水肿、视网膜脱落和硬性渗出物有关。

4) 典型的好发部位：视盘或视盘的附近及周围。

5) 外周可能存在几百微米的无血供的微血管瘤。

6) 球后 HGB 罕见（NIH 病例发生率为 5.3%）[60]。

7) 眼病的严重性与中枢神经系统和肾脏受累有关。

8) 早期诊断和使用激光凝固术和冷冻疗法治疗可以预防视力丧失。低剂量外放疗可能是顽固病例的治疗选择。

7. 肾细胞癌（RCC）[53，61-67]：

1) VHL 最常见的恶性肿瘤，通常为透明细胞癌。

2) VHL 病人终身有患 RCC 的风险：约为 70%。

3) RCC 生长率高度变异。

4) RCC 是 15%～50% 的病人致死的原因。

5) 肿瘤转移后对放疗、化疗不敏感。

6) 双侧发病和多发病变常见。

7) 采用肾部分切除术或肿瘤摘除术可以避免或延缓透析和移植手术。

8) 对于肿瘤小于 3cm 者，推荐保留肾单位或肾脏手术。

9) 有前景的技术：肿瘤小于 3cm 者，可行冷冻或射频消融治疗。

8. 肾囊肿[53，63，66–68]：
   1) 50%～70% 的 VHL 病人存在双侧或多发肾囊肿。
   2) 很少引起明显的肾功能减退。
   3) 与多囊性肾病相比，发生慢性肾功能不全或肾性高血压者少见。
9. 附睾的囊腺瘤：
   1) 起源于附睾管的良性病变。
   2) 见于 10%～60% 的男性 VHL 病人
   3) 常见于青少年。
   4) 双侧起病可能引发不育。
   5) 可能为多发。
10. 阔韧带囊腺瘤：
   1) 起源于胚胎时期中肾管。
   2) 真实发病率不清楚。
   3) 很少报道，女性 VHL 病人常不易察觉。
11. 胰腺神经内分泌肿瘤和囊肿：
   1) 35%～70% 的 VHL 病人可能出现内分泌性肿瘤或囊肿。
   2) 胰腺囊肿通常无症状且常为多发。
   3) 胰腺神经内分泌肿瘤通常无功能，8% 为恶性。
   4) 鉴别诊断：胰岛细胞肿瘤，多发性内分泌腺瘤综合征 2 型(MEN2)。

治疗

VHL 病人肿瘤的特点是多发、易于复发和生长活跃。因此，为减少病人终身的手术次数，单个中枢神经系统肿瘤发展直到产生症状才推荐手术治疗。手术是治疗囊性 HGB 的选择（见章节 41.2.3）。

立体定向放射外科（SRS）[69] 5 年以上局部控制率可能在 50% 以上。如果直径＞5mm 的无症状 HGB 为囊性或监测时肿瘤增大，推荐 SRS[70]。头颅治疗方案：中位剂量 22Gy (范围：12～40Gy)，82% 等剂量线中位剂量，治疗 1～4 个周期。囊性病变只需要治疗增强的瘤结节（囊壁不需要治疗）。脊髓治疗方案：中位剂量 21Gy（范围：20～25Gy），77% 等剂量线中位剂量治疗 1～3 个周期。通常放疗禁用于伴囊变的实性 HGB。

监测

病人终身有发生肿瘤的风险，因此需要常规对病人进行监测。目前存在多种方法[72，73]，包括 NIH[53] 推荐的和 DaNIsH[74] 临床推荐的方法。表 41-6 为 VHL 病人家庭联盟推荐 VHL 病人及有风险亲属的监测表（如果未检测到异常，则高危亲属可以在 60 岁时停止筛查）。

DNA 检测显示，未携带异常改变基因的个体无须监测。

表 41-6 健康护理提供者为 VHL 病人或有患 VHL 风险者提供的监测指导[a]

年龄	监测
所有年龄	VHL 标记物的 DNA 监测可用于鉴定有风险的家庭成员
从妊娠	告知产科医师 VHL 家族史
从出生	监测神经功能缺损、眼震、斜视、白色瞳孔，神经眼科专家检查；新生儿听力筛查
1～4 岁	每年一次：视网膜检查[b]（尤其是 VHL 突变呈阳性）。儿科医师检查神经功能紊乱（眼球震颤、斜视、白瞳孔、听力视力等）以及血压异常
5～15 岁	每年： • PE[c] 包括：站立时血压测量、神经功能检查（如上）、视网膜检查[b] • 血液检查或 24 小时尿液儿茶酚胺、甲氧基肾上腺素检查（见章节 38.4.10)。如果检测值升高，则需行腹部 MRI 或 MIBG 扫描（见章节 38.4.10） • 腹部超声检查（8 岁时开始） 每 2～3 年：全套听力检查，如果存在听力丧失、耳鸣或眩晕，则需行内听道 MRI 检查以除外 ELST
≥16 岁	每 6 个月：视网膜检查[b] 每年： 视网膜检查[b] • PE（包括男性阴囊检查），神经功能检查 • 24 小时尿液儿茶酚胺、甲氧基肾上腺素检查（见章节 38.4.10)。如果检测值升高，则需行腹部 MRI 或 MIBG 扫描（见章节 38.4.10） • 腹部超声检查（肾脏、胰腺和肾上腺），如少每隔一年行平扫/增强腹部 CT（妊娠期间除外） 每 2～3 年或出现症状进展时： • 磁共振成像，有/无强化，对比度≥1.5T，薄扫检查颅后窝脑血管母细胞瘤，注意内耳/颞骨岩部至 R/OELST 和脊柱（颈椎、胸椎、腰椎）。青春期开始时每年检查或怀孕前后检查（仅适用于怀孕期间的紧急情况） • 全套的听力检查，如有异常、耳鸣或眩晕，则需行内听道 MRI 检查以除外 ELST
手术前或产前	• 血液检查或 24 小时尿液儿茶酚胺、甲氧基肾上腺素检查（见章节 38.4.10)，以除外嗜铬细胞瘤

[a] 经修正的[71]

[b] 熟悉 VHL 的眼科专家进行眼底镜检查

[c] 缩写：PE = 熟悉 VHL 的内科医师进行体检，ELST = 内淋巴囊肿瘤

预后

VHL 病人预期寿命缩短。30%~50% 的病人死于肾细胞癌（RCC）。肾细胞癌转移和小脑 HGB 导致的神经系统并发症是主要的死亡原因。转移灶对放疗和化疗均不敏感。

资源

少数几个中心可以进行 VHL 的遗传筛查。可以在 http：//www.vhl.org/ 查到病人或家族的信息。

41.3 黑色素瘤

41.3.1 概述

弥漫性或局限性中枢神经系统肿瘤，可能起源于软脑膜黑素细胞。

术语：

1. 弥漫性黑色素细胞瘤：罕见。与神经皮肤黑色素沉着症密切相关（见章节 35.1.5）（一种罕见的黑变）。
   1) 黑素细胞增多症：无肉眼可见肿块的弥漫性良性病变。没有脑侵犯。
   2) 黑素瘤病：恶性弥漫性或多灶性病变。经常侵犯大脑。
2. 实体性黑色素细胞瘤。
   1) 黑色素细胞瘤：良性或中等肿瘤。
   2) 黑色素瘤：离散性恶性肿瘤。

41.3.2 特异性黑色素细胞瘤

脑膜黑色素细胞增生症

一种弥漫性或多灶性的细胞增殖，由软脑膜产生，累及蛛网膜下隙。可能扩散到血管周围，而不侵犯大脑。

脑膜黑素瘤病

一种原发性中枢神经系统黑色素瘤，起源于软脑膜，弥散至蛛网膜下隙和 Virchow-Robin 腔，常伴中枢神经系统侵犯。

脑膜黑素细胞瘤

是一种发育良好的、实质的、无浸润的黑素细胞瘤，起源于软脑膜，特征是上皮样梭形、多面体或纺锤状黑素细胞，没有间变性、坏死或有丝分裂增多的迹象。罕见的恶性转化报告[75]。

占脑肿瘤的 0.06%~0.1%，估计发病率为 1/1000 万[17]。

脑膜黑色素瘤

原发性孤立性恶性肿瘤，起源于柔脑膜的黑色素细胞，侵袭性生长。组织学特征与其他地方发生的黑色素瘤相似。

与黑色素细胞瘤相比，它们更具多形性、间变性、有丝分裂活性，并且常常侵入中枢神经系统组织，可能出现坏死。可能通过脑脊液途径传播。偶尔在中枢神经系统外发生全身转移[76]。

发病率为0.5/1000万[77]。发病高峰年龄为30~40岁（平均年龄：43岁），原发性皮肤黑色素瘤的发病高峰年龄为60~70岁[78]。

（张传宝 译 王 雯 校）

参考文献

[1] Achey RL, Gittleman H, Schroer J, et al. Nonmalignant and malignant meningioma incidence and survival in the elderly from 2005-2015 using the Central Brain Tumor Registry of the United States. Neuro Oncol. 2018. DOI: 10.1093/neuonc/noy162

[2] Sheehy JP, Crockard HA. Multiple Meningiomas: A Long-Term Review. J Neurosurg. 1983; 59:1–5

[3] Kulali A, Ilcayto R, Rahmanli O. Primary calvarial ectopic meningiomas. Neurochirurgia (Stuttg). 1991; 34:174–177

[4] Flint-Richter P, Sadetzki S. Genetic predisposition for the development of radiation-associated meningioma: an epidemiological study. Lancet Oncol. 2007; 8:403–410

[5] Nakasu S, Hirano A, Shimura T, et al. Incidental Meningiomas in Autopsy Studies. Surg Neurol. 1987; 27:319–322

[6] Wara WM, Sheline GE, Newman H, et al. Radiation Therapy of Meningiomas. AJR. 1975; 123:453–458

[7] Youmans JR. Neurological Surgery. Philadelphia 1990

[8] Yamashita J, Handa H, Iwaki K, et al. Recurrence of Intracranial Meningiomas, with Special Reference to Radiotherapy. Surg Neurol. 1980; 14:33–40

[9] Cushing H, Eisenhardt L. Mengiomas of the Sphenoidal Ridge. A. Those of the Deep or Clinoidal Third. In: Meningiomas: Their Classification, Regional Behaviour, Life History, and Surgical End Results. Springfield, Illinois: Charles C Thomas; 1938:298–319

[10] Ricci A, Di Vitantonio H, De Paulis D, et al. Parasagittal meningiomas: Our surgical experience and the reconstruction technique of the superior sagittal sinus. Surg Neurol Int. 2017; 8. DOI: 10.410 3/2152-7806.198728

[11] Bonnal J, Brotchi J. Surgery of the superior sagittal sinus in parasagittal meningiomas. J Neurosurg. 1978; 48:935–945

[12] Sindou MP, Alvernia JE. Results of attempted radical tumor removal and venous repair in 100 consecutive meningiomas involving the major dural sinuses. J Neurosurg. 2006; 105:514–525

[13] Eskandary H, Hamzel A, Yasamy MT. Foot Drop Following Brain Lesion. Surg Neurol. 1995; 43:89–90

[14] Al-Mefty O, Sekhar LN, Janecka IP. Tuberculum Sella and Olfactory Groove Meningiomas. In: Surgery of Cranial Base Tumors. New York: Raven Press; 1993: 507–519

[15] George B, Lot G, Velut S. Tumors of the Foramen Magnum. Neurochirurgie. 1993; 39:1–89

[16] George B, Lot G, Boissonnet H. Meningioma of the Foramen Magnum: A Series of 40 Cases. Surg Neurol. 1997; 47:371–379

[17] Louis DN, Ohgaki H, Wiestler OD, et al. WHO classification of tumors of the central nervous system. Lyon, France 2016

[18] Michaud J, Gagné F. Microcystic meningoma. Clinicopathologic Report of Eight Cases. Arch Pathol Lab Med. 1983; 107:75–80

[19] Kleihues P, Louis DN, Scheithauer BW, et al. The WHO classification of tumors of the nervous system. J Neuropathol Exp Neurol. 2002; 61:215–25; discussion 226-9

[20] Thomas HG, Dolman CL, Berry K. Malignant Meningioma: Clinical and Pathological Features. J Neurosurg. 1981; 55:929–934

[21] Kolles H, Niedermayer I, Schmitt C, et al. Triple approach for diagnosis and grading of meningiomas: histology, morphometry of Ki-67/Feulgen stainings, and cytogenetics. Acta Neurochir (Wien). 1995; 137:174–181

[22] Perry A, Scheithauer BW, Stafford SL, et al. "Malignancy" in meningiomas: A clinicopathologic study of 116 patients with grading implications. Cancer. 1999; 85:2046–2056

[23] Vernooji MW, Ikram A, Tanghe HL, et al. Incidental findings on brain MRI in the general population. N Engl J Med. 2007; 357:1821–1828

[24] Kuratsu J-I, Kochi M, Ushio Y. Incidence and Clinical Features of Asymptomatic Meningiomas. J Neurosurg. 2000; 92:766–770

[25] Zimmerman RD, Fleming CA, Saint-Louis LA, et al. Magnetic Resonance of Meningiomas. AJNR. 1985; 6: 149–157

[26] Taylor SL, Barakos JA, Harsh GR, et al. Magnetic Resonance Imaging of Tuberculum Sellae Meningiomas: Preventing Preoperative Misdiagnosis as Pituitary Macroadenoma. Neurosurgery. 1992; 31:621–627

[27] Chun JY, McDermott MW, Lamborn KR, et al. Delayed surgical resection reduces intraoperative blood loss for embolized meningiomas. Neurosur-gery. 2002; 50: 1231–5; discussion 1235-7

[28] Kai Y, Hamada J, Morioka M, et al. Appropriate interval between embolization and surgery in patients with meningioma. AJNR Am J Neuroradiol. 2002; 23:139–142

[29] Ojemann RG. Management of Cranial and Spinal Meningiomas. Clin Neurosurg. 1992; 40:321–383

[30] Colli BO, Carlotti CG. Parasagittal meningiomas. Contemp Neurosurg. 2007; 29:1–8

[31] Heros RC. Meningiomas involving the sinus. J Neurosurg. 2006; 105:511–513

[32] Bogaev CA, Sekhar LN, Sekhar LN, et al. Olfactory groove and planum sphenoidale meningiomas. In: Atlas of Neurosurgical Techniques. New York: Thieme Medical Publishers, Inc.; 2006:608–617

[33] Ojemann RG, Schmidek HH, Sweet WH. Surgical Management of Olfactory Groove Meningiomas. In: Operative Neurosurgical Techniques. 3rd ed. Philadelphia: W.B. Saunders; 1995:393–401

[34] Hakuba A, Tsujimoto T, Sekhar LN, et al. Transcondyle Approach for Foramen Magnum Meningiomas. In: Surgery of Cranial Base Tumors. New York: Raven Press; 1993:671–678

[35] David CA, Spetzler R. Foramen Magnum Meningiomas. Clin Neurosurg. 1997; 44:467–489

[36] Mahaley MS, Mettlin C, Natarajan N, et al. National Survey of Patterns of Care for Brain-Tumor Patients. J Neurosurg. 1989; 71:826–836

[37] Simpson D. The recurrence of intracranial meningiomas after surgical treatment. J Neurol Neurosurg Psychiatry. 1957; 20:22–39

[38] Mirimanoff RO, Dosoretz DE, Lingood RM, et al. Meningioma: Analysis of Recurrence and Progression Following Neurosurgical Resection. J Neurosurg. 1985; 62:18–24

[39] Adegbite AV, Khan MI, Paine KWE, et al. The Recurrence of Intracranial Meningiomas After Surgical Treatment. J Neurosurg. 1983; 58:51–56

[40] Jaaskelainen J. Seemingly complete removal of histologically benign intracranial meningioma: late recurrence rate and factors predicting recurrence in 657 patients. A multivariate analysis. Surg Neurol. 1986;

26:461–469
[41] Barbaro NM, Gutin PH, Wilson CB, et al. Radiation Therapy in the Treatment of Partially Resected Meningiomas. Neurosurgery. 1987; 20:525–528
[42] Zuccarello M, Sawaya R, deCourten-Myers. Glioblastoma Occurring After Radiation Therapy for Meningioma: Case Report and Review of Literature. Neurosurgery. 1986; 19:114–119
[43] Fletcher CDM, Bridge JA, Hogendoorn PCW, et al. WHO Classification of Tumors of Soft Tissue and Bone. Lyons, France 2013
[44] Hottinger AF, Khakoo Y. Neurooncology of familial cancer syndromes. J Child Neurol. 2009; 24:1526–1535
[45] Ho VB, Smirniotopoulos JG, Murphy FM, et al. Radiologic-Pathologic Correlation: Hemangioblastoma. AJNR. 1992; 13:1343–1352
[46] Catapano D, Muscarella LA, Guarnieri V, et al. Hemangioblastomas of central nervous system: molecular genetic analysis and clinical management. Neurosurgery. 2005; 56:1215–21; discussion 1221
[47] Wakai S, Inoh S, Ueda Y, et al. Hemangioblastoma Presenting with Intraparenchymatous Hemorrhage. J Neurosurg. 1984; 61:956–960
[48] Jagannathan J, Lonser RR, Smith R, et al. Surgical management of cerebellar hemangioblastomas in patients with von Hippel-Lindau disease. J Neurosurg. 2008; 108:210–222
[49] Utsuki S, Oka H, Sato K, et al. Fluorescence diagnosis of tumor cells in hemangioblastoma cysts with 5-aminolevulinic acid. J Neurosurg. 2009. DOI: 10.317 1/2009.5.JNS08442
[50] Agrawal A, Kakani A, Vagh SJ, et al. Cystic hemangioblastoma of the brainstem. J Neurosci Rural Pract. 2010; 1:20–22
[51] Glenn GM, Linehan WM, Hosoe S, et al. Screening for von Hippel-Lindau Disease by DNA Polymorphism Analysis. JAMA. 1992; 267:1226–1231
[52] Wanebo JE, Lonser RR, Glenn GM, et al. The natural history of hemangioblastomas of the central nervous system in patients with von Hippel-Lindau disease. J Neurosurg. 2003; 98:82–94
[53] Butman JA, Linehan WM, Lonser RR. Neurologic manifestations of von Hippel-Lindau disease. JAMA. 2008; 300:1334–1342
[54] Go RCP, Lamiell JM, Hsia YE, et al. Segregation and Linkage Analysis of von Hippel-Lindau Disease Among 220 Descendents from one Kindred. Am J Human Genet. 1984; 36:131–142
[55] Richards FM, Payne SJ, Zbar B, et al. Molecular analysis of de novo germline mutations in the von Hippel-Lindau disease gene. Hum Mol Genet. 1995; 4:2139–2143
[56] Friedrich CA. Genotype-phenotype correlation in von Hippel-Lindau syndrome. Hum Mol Genet. 2001; 10:763–767
[57] van Leeuwaarde RS, Ahmad S, Links TP, et al. Von Hippel-Lindau Syndrome. Seattle, WA 2000
[58] Manski TJ, Heffner DK, Glenn GM, et al. Endolymphatic sac tumors. A source of morbid hearing loss in von Hippel-Lindau disease. JAMA. 1997; 277:1461–1466
[59] Chew EY. Ocular manifestations of von Hippel-Lindau disease: clinical and genetic investigations. Trans Am Ophthalmol Soc. 2005; 103:495–511
[60] Meyerle CB, Dahr SS, Wetjen NM, et al. Clinical course of retrobulbar hemangioblastomas in von Hippel-Lindau disease. Ophthalmology. 2008; 115: 1382–1389
[61] Niemela M, Lemeta S, Summanen P, et al. Long-term prognosis of haemangioblastoma of the CNS: impact of von Hippel-Lindau disease. Acta Neurochir (Wien). 1999; 141:1147–1156
[62] Choyke PL, Glenn GM, Walther MM, et al. Hereditary renal cancers. Radiology. 2003; 226:33– 46
[63] Meister M, Choyke P, Anderson C, et al. Radiological evaluation, management, and surveillance of renal masses in Von Hippel-Lindau disease. Clin Radiol. 2009; 64:589–600
[64] Maher ER, Kaelin WG,Jr. von Hippel-Lindau disease. Medicine (Baltimore). 1997; 76:381–391
[65] Hes FJ, Feldberg MA. Von Hippel-Lindau disease: strategies in early detection (renal-, adrenal-, pancreatic masses). Eur Radiol. 1999; 9:598–610
[66] Bisceglia M, Galliani CA, Senger C, et al. Renal cystic diseases: a review. Adv Anat Pathol. 2006; 13:26–56
[67] Truong LD, Choi YJ, Shen SS, et al. Renal cystic neoplasms and renal neoplasms associated with cystic renal diseases: pathogenetic and molecular links. Adv Anat Pathol. 2003; 10:135–159
[68] Bradley S, Dumas N, Ludman M, et al. Hereditary renal cell carcinoma associated with von Hippel-Lindau disease: a description of a Nova Scotia cohort. Can Urol Assoc J. 2009; 3:32–36
[69] Moss JM, Choi CY, Adler JR, Jr, et al. Stereotactic radiosurgical treatment of cranial and spinal hemangioblastomas. Neurosurgery. 2009; 65:79–85; discussion 85
[70] Chang SD, Meisel JA, Hancock SL, et al. Treatment of hemangioblastomas in von Hippel-Lindau disease with linear accelerator-based radiosurgery. Neurosurgery. 1998; 43:28–34; discussion 34-5
[71] VHL Alliance. VHLA suggested active surveillance guidelines. 2016. https://www.vhl.org/wp-content/uploads/2017/07/Active-Surveillance-Guidelines. pdf
[72] Constans JP, Meder F, Maiuri F, et al. Posterior fossa hemangioblastomas. Surg Neurol. 1986; 25:269– 275
[73] Hes FJ, van der Luijt RB. [Von Hippel-Lindau disease: protocols for diagnosis and periodical clinical monitoring. National Von Hippel-Lindau Disease Working Group]. Ned Tijdschr Geneeskd. 2000; 144:505–509
[74] Poulsen ML, Budtz-Jorgensen E, Bisgaard ML. Surveillance in von Hippel-Lindau disease (vHL). Clin Genet. 2009. DOI: 10.1111/j.1399-0004.2009.0 1281.x
[75] Roser F, Nakamura M, Brandis A, et al. Transition from meningeal melanocytoma to primary cerebral melanoma. Case report. J Neurosurg. 2004; 101: 528–531
[76] Savitz MH, Anderson PJ. Primary Melanoma of the Leptomeninges: A Review. Mt Sinai J Med. 1974; 41:774–791
[77] Helseth A, Helseth E, Unsgaard G. Primary meningeal melanoma. Acta Oncol. 1989; 28:103–104
[78] Gibson JB, Burrows D, Weir WP. Primary Melanoma of the Meninges. J Pathol Bacteriol. 1957; 74:419– 438

42 淋巴瘤、造血系统肿瘤、生殖细胞肿瘤和鞍区肿瘤

42.1 淋巴瘤（中枢神经系统）

42.1.1 概述

要 点

- 可分为原发性或继发性（病理特点相同）。
- 中央灰质或胼胝体上出现均匀强化病灶（在 MRI 或 CT 上）应怀疑此病，特别是 AIDS 病人可以表现为多发脑神经麻痹。
- 如果肿瘤伴发葡萄膜炎，则诊断此病更加可靠。
- 初始对激素非常敏感→短时间消失（可产生“鬼影肿瘤”）。
- 治疗：通常采用放疗 ± 化疗。神经外科处理常限于活检和（或）置管，便于脑室内化疗。
- 危险因素：免疫抑制状态（AIDS、移植后），EB 病毒感染，胶原血管病。

累及中枢神经系统（CNS）的淋巴瘤可以继发于“全身性”淋巴瘤，也可以原发于 CNS。对于大多数颅内恶性淋巴瘤的原发[1]还是继发[2]，尚存在争议。

42.1.2 原发性与继发性淋巴瘤

继发性 CNS 淋巴瘤

非 CNS 淋巴瘤是美国癌症死亡原因的第 5 位，63% 的新发病例为非霍奇金淋巴瘤。继发性 CNS 受累常发生于病程晚期。尸检发现，1%～7% 的全身性淋巴瘤病例出现脑实质转移[3]。

原发性 CNS 淋巴瘤

由于淋巴瘤曾经被认为起源于小胶质细胞瘤，也是网状细胞肉瘤系统的一部分，所以以往的名称包括网状细胞肉瘤和小胶质细胞瘤[4]。

这是一种罕见的原发 CNS 非霍奇金淋巴瘤，占所有原发脑肿瘤的 0.85%～2%，占恶性淋巴瘤的 0.2%～2%[5]。少数情况下转移到 CNS 以外的其他部位。

42.1.3 特殊类型原发 CNS 淋巴瘤

1. CNS 弥漫大 B 细胞淋巴瘤：除外以下所列淋巴瘤，以及系统受累

的淋巴瘤。

2. 免疫缺陷相关 CNS 淋巴瘤：免疫缺陷状态（包括器官移植后免疫抑制状态，IgA 缺乏，SLE 等）增加淋巴瘤发病的风险。HIV 或移植后免疫抑制状态相关的淋巴瘤常与 EBV 相关。
   1) AIDS 相关弥漫大 B 细胞淋巴瘤。
   2) EBV+ 弥漫大 B 细胞淋巴瘤，NOS。
   3) 淋巴瘤样肉芽肿。
3. 血管内弥漫大 B 细胞淋巴瘤。
4. 多种罕见 CNS 混杂淋巴瘤。
   1) 低级别 B 细胞淋巴瘤。
   2) T 细胞和 NK/T 细胞淋巴瘤。
   3) 间变大细胞淋巴瘤。
5. 硬膜外的结外边缘区黏膜相关淋巴组织淋巴瘤（MALT 淋巴瘤）。

42.1.4 流行病学

在美国，原发性中枢神经系统淋巴瘤（PCNSL）的发病率为 0.44 每十万人[6]，是第三常见的颅内原发恶性肿瘤（位居 GBM 和弥漫性星形细胞瘤之后）。在过去 20 年中，60 岁以上人群的发病率在逐渐上升[7]。

男：女 = 1.22 ∶ 1[6]。

确诊时的中位年龄：52 岁[8]（免疫缺陷病人的年龄较小，约 34 岁）。

幕上最常见的部位为额叶，其后是深部神经核团；脑室周围也很常见。幕下最常见的部位是小脑。

42.1.5 PCNSL 的高危因素

1. 胶原血管性疾病：
   1) 系统性红斑狼疮。
   2) Sjogren 综合征：自身免疫性结缔组织疾病。
   3) 类风湿关节炎。
2. 免疫抑制状态。
   1) 器官移植病人的长期免疫抑制状态，移植后淋巴组织增生性疾病（PTLD）[9]。
   2) AIDS[10, 11]：10% 的 AIDS 病人发生 CNS 淋巴瘤，在 0.6% 的病人中为首发临床表现。
   3) 严重的先天性免疫缺陷综合征（“SCIDS”）。
   4) 老年病人中发病率升高可能是由于免疫系统功能减退所致。
3. Epstein-Barr 病毒[12]出现在许多淋巴细胞增生性疾病中，全身性淋巴瘤中该病毒的检出率为 30%～50%，但该病毒几乎 100% 与

PCNSL 相关[13]，特别是在 AIDS 病例中[14]。

42.1.6 病理

特征性部位：胼胝体、基底节、脑室周围。

与全身性淋巴瘤中的肿瘤细胞一致。肿瘤大多体积较大，与脑室或脑脊膜相邻。组织学鉴别特点：肿瘤细胞在血管周围形成血管套，证明基底膜增厚（银网染色是最佳证明方法）。

冰冻切片使组织扭曲，因此可能将淋巴瘤误诊为恶性胶质瘤[14]。

免疫组织化学染色可区分 B 细胞淋巴瘤与 T 细胞淋巴瘤（B 细胞淋巴瘤更为常见，特别是在 PCNSL 与 AIDS 病人中）。

电子显微镜（EM）显示缺乏连接复合体（桥粒），这种结构通常见于上皮来源的肿瘤。

血管内淋巴瘤[15] 过去称为（恶性）血管内皮细胞瘤病。这是一种罕见的淋巴瘤，没有实质性占位病变，恶性淋巴样细胞位于受累器官的小血管腔内。大多数病例累及 CNS。临床表现无特异性：病人常出现发热，还可能出现渐进性、多灶性脑血管事件（包括卒中或出血），脊髓或者神经根症状（包括马尾综合征，见章节 66.1.9），脑病，周围神经病或脑神经病[16]。起病时短暂的脑部症状可能与 TIA 或癫痫发作相似。ESR 通常在开始用激素治疗前就升高。CSF 中也可能见到淋巴瘤细胞。

皮肤痛性结节或斑块见于 10% 左右的病例中，通常累及腹部或下肢，这些病例可以通过皮肤活检得到诊断。否则，诊断此病通常需要进行脑活检（开放性或立体定向手术），活检时取出影像学检查提示的受累部位。病理：恶性淋巴样细胞肿胀，小动脉闭塞，静脉和毛细血管很少或者无实质性扩张[14]。在治疗方面，某些病人通过联合化疗就能得到长期缓解，但关键在于病变造成永久性损伤之前对其进行早期诊断（很少能在病人生前做出诊断）。

42.1.7 临床表现

概述

原发性与继发性 CNS 淋巴瘤的临床表现相似，最常见的两大神经系统症状是脊髓硬膜外压迫的症状和癌性脑膜炎的症状（多发脑神经功能障碍，见章节 50.1.10）。癫痫发作的发生率可达 30%。以神经症状为首发表现的淋巴瘤病人多为 PCNSL[17]。

神经系统症状

1. 超过 50% 的病人表现为非局灶性、非特异性症状。起病时最常见的症状包括：
   1) 1/3 的病人出现神经状态改变。

2) 颅内压（ICP）升高的症状（头痛、恶性、呕吐）。
3) 9% 的病人出现癫痫全身发作。

2. 30%～42% 的病例出现局灶性症状：
 1) 偏身运动或偏身感觉症状。
 2) 部分发作性癫痫。
 3) 多发脑神经癫痫（癌性脑膜炎所致）。
3. 局灶性和非局灶性症状同时存在。

体征

1. 16% 为非局灶性：
 1) 视盘水肿。
 2) 脑病。
 3) 痴呆。
2. 45% 的病例出现局灶性体征：
 1) 偏身运动或偏身感觉障碍。
 2) 失语症。
 3) 视野缺损。
3. 局灶性和非局灶性体征同时出现。

不常见但具有特征性的综合征

1. 葡萄膜睫状体炎，与淋巴瘤同时出现（占 6%）或在淋巴瘤得到诊断前出现（占 11%）。
2. 亚急性脑炎伴室管膜下浸润。
3. MS 样病变，激素治疗可使其消失。

42.1.8 评估

所有病人均应评估与淋巴瘤发生相关的各种因素（病史、查体、恰当的实验室检查）。由于 PCNSL 远少于继发性淋巴瘤，因此所有 CNS 淋巴瘤病人均应检查是否存在隐匿的全身性淋巴瘤，需进行的检查包括：

1. 仔细检查所有淋巴结（LN）。
2. 因为 HIV 增加 PCNSL 及感染的风险，早期检测 HIV 及 $CD4^+$ 细胞数十分重要。
3. 增强 CT 检查胸腹部和盆腔，或者全身检查 PET/CT（评估肺门周围和盆腔淋巴结）。
4. 血（血常规，生化）和尿常规检查。
5. 腰穿取脑脊液（如不安全时省略：抗凝状态、血小板减退或颅内占位效应）：常规检测（细胞数，蛋白 / 糖，培养）以及细胞学，流式细胞计数。
6. 骨髓活检。

7. 全脊柱 MRI 检查。
8. 60 岁以上男性行睾丸超声（如已完成 PET 且结果为阴性时可省略）。
9. 所有病人均应行眼科检查（包括裂隙灯评估双眼）：
   1) 可能存在葡萄膜炎；
   2) 约 28% 非 PCNSL 病人也患有眼内淋巴瘤。通常甲氨蝶呤治疗无效，但眼部低剂量放疗有效（7～8Gy）。

42.1.9 诊断

CT 和 MRI

▶ CT 和 MRI 的共同表现　50%～60% 发生于一个或多个脑叶（灰质或白质内）。25% 发生于深部中线结构（透明隔、基底节、胼胝体）。25% 发生于幕下。10%～30% 的病人起病时病变为多发。与此相反，转移至 CNS 的全身性淋巴瘤易累及软脑膜，而不是脑实质[18]。

几乎所有的 PCNSL 病人有增强表现（免疫完整的病人中 1.1% 例外，免疫缺陷的病人中 3.2% 例外[6]）

非 AIDS 相关病例多表现为均匀强化，而 AIDS 相关病例通常存在环形强化（中心坏死）和多灶性表现[17, 19]。

非 AIDS 相关病例：中央灰质或胼胝体内出现均匀强化的病变时，应怀疑为 CNS 淋巴瘤。75% 与室管膜或脑膜表面相连（这一征象与明显强化共同形成“假脑膜瘤征”，但淋巴瘤缺乏钙化，而且有多发倾向）。

▶ CT（见上述“CT 和 MRI 的共同表现”）　60% 为高密度，只有 10% 为低密度。特征性表现：这些肿瘤 90% 以上发生强化，70% 以上为明显均匀强化。因此，在罕见的情况下当病灶无强化时，诊断常被延误[20]。在 CT 上，增强的 PCNSL 表现类似“棉绒球”。周边可有水肿[21]，常有占位效应。

使用激素后，CT 上（甚至在手术时）可见肿瘤迅速地部分或全部消失，因此又被称为“鬼影肿瘤”[17, 22, 23]或消失的肿瘤。

▶ MRI（见上述“CT 和 MRI 的共同表现”）　无特异性表现。弥散加权成像（DWI）高信号（弥散受限），表现弥散系数（ADC）显示等信号或低信号。当肿瘤位于室管膜下时可能难以发现（信号类似 CSF）；质子加权像可避免这种缺点。

血清学检查

目前尚无血清学检查可诊断 PCNSL。

血浆乳酸脱氢酶（LDH）升高提示细胞快速增殖，是非霍奇金淋巴瘤、滤泡样及套细胞淋巴瘤预后的独立危险因素。在未诊断淋巴瘤时，此检查不具有特异性（可发生在肝衰竭、感染等）[17]。

CSF 检查

只有在无占位效应时才能进行检查。CSF 异常见于 80% 以上的病人，但是无特异性。最常见的异常为蛋白含量升高（见于45%～67%的病人）和细胞计数升高（见于40%的病人）。PCNSL可致CSF中低糖[17]。

细胞学 检查淋巴瘤细胞（术前）只有2%～32%阳性率（非AIDS相关病人软脑膜受累时的敏感度要高于AIDS病人常见的脑实质病变）。大于10ml脑脊液送检可提高检测的敏感度[17]。重复三次腰穿可增加脑脊液的获取量。淋巴瘤细胞在形态学上有时较难与炎性淋巴细胞相鉴别。

尽管脑脊液检测可用于诊断淋巴瘤，但此种方法获得的细胞不足以明确具体的病理分型，除非对实体瘤进行活检。

流式细胞检测 可对样本中的淋巴细胞免疫分型提供依据。

免疫球蛋白分析 可显示淋巴瘤中单独升高的IgH带，以此鉴别炎性过程中全条带升高的淋巴细胞。

蛋白组学显示，脑脊液中具有较高水平的抗凝血酶Ⅲ。大于1.2μg/dl具有75%敏感性及98.7%特异性[24]。

血管造影

帮助很少。60%的病例仅表现为无血管性的肿块。30%～40%的病人表现为弥漫均匀的染色或充血。

42.1.10 治疗

手术

手术减压部分切除或完全切除肿瘤并不能改善病人的预后。主要的手术指征是：

- 活检：获得固体组织以便确定肿瘤是淋巴瘤，同时进行分型。立体定向活检非常适合位于深部的肿瘤[25]。

放疗

组织活检后，标准治疗方法是全脑放疗。所用剂量通常低于其他的原发性脑肿瘤。总剂量为40～50Gy，每天给予1.8～3Gy。

化疗

概述

对于非AIDS病例，化疗联合放疗比单独使用放疗的生存期长[26]。

甲氨蝶呤（MTX）

如果使用能够达到脑室的装置向脑室内（而不是仅仅经LP向鞘内）给予甲氨蝶呤（MTX）（每次12mg，每周2次，共6次，加静脉给予亚叶酸钙进行解救），则生存期可以进一步延长[27]。当鞘内注射MTX过量（OD）时，建议采取治疗措施[28]：OD至85mg的剂量能被较好地耐受，且几乎无副作用；立即行LP引流CSF，能将更大部分药物清除（在OD2小时内，引流15ml CSF能够清除20%～30%的MTX）。然后将240ml温热、等张、不含防腐剂的盐水经侧脑室注入，由放置在腰椎蛛网膜下隙内的导管引出，进行脑室 - 腰椎灌洗数小时。对于 500mg 以上的 OD，还要鞘内给予 2000U 的羧肽酶 G2（使 MTX 失活的酶）。对于 MTX 过量的病人，静脉内给予地塞米松和静脉内（不是鞘内）给予亚叶酸钙可以防止全身中毒。

利妥昔单抗（Rituximab）

自 1997 年就用于治疗顽固性 B 细胞来源非霍奇金淋巴瘤。鞘内注射利妥昔单抗可能对 CD33+ 淋巴瘤有效。

42.1.11 预后

确诊后不经过任何治疗的病人的中位生存期为 1.8～3.3 个月。

采用放疗[1]，中位生存期是 10 个月，47% 的病人中位生存期是 1 年，16% 的病人中位生存期是 2 年。3 年生存率是 8%，5 年生存率是 3%～4%。脑室内注射 MTX 的病人，中位复发时间为 41 个月[27]。少数情况下可见长生存期者[29]。

复发率为 78%，通常发生于治疗后大约 15 个月（也有更晚复发者）。在这些复发病例中，93% 局限于 CNS（如果原发部位治疗反应较好，则常复发于其他部位），7% 复发于 CNS 外。

AIDS 相关病例的预后较差。尽管放疗后 20%～50% 的病人完全缓解，但其中位生存期仅 3～5 个月[30，31]，通常死于 AIDS 相关的机会性感染。尽管如此，约 75% 的病人神经功能和生活质量也得到改善[30]。

虽然个别研究结果显示了此种趋势，但目前尚无与生存期相关性良好的预后特征。

42.2 组织细胞性肿瘤

42.2.1 概述

组织细胞疾病可做如下分类：

1. 恶性（真正的组织细胞淋巴瘤）。
2. 反应性（良性组织细胞增多症）。
3. 朗格汉斯细胞组织细胞增多症（LCH）：
   1) 单病灶：嗜酸性肉芽肿，罕见（在美国，每年 1200 个新发病例中只有 1 个），常见于儿童，慢性进展性疾病，可发生于骨、皮肤、肺或者胃。
   2) 多病灶单系统：主要见于儿童。可有发热或骨和皮肤病灶。
   3) 多病灶多系统：Letterer-Siwe 综合征（婴儿的暴发性恶性淋巴瘤）[32]，Hand-Schüller-Christian 病［尿崩病（由于侵及垂体柄）、突眼（眶内肿瘤）和溶骨性病变（尤其是颅骨）］。

4. Erdheim-Chester 病。
5. Rosai-Dorfman 病。
6. 幼年性黄色肉芽肿。
7. 组织细胞肉瘤。

42.2.2 朗格汉斯（Langerhans）细胞组织细胞增多症（单病灶 - 颅骨）

临床表现

通常好发于青年，70% 的病人年龄 <20 岁。在一项包括 26 例病人的病例研究中[32]，年龄范围是 18 个月至 49 岁（平均值：16 岁）。

最常见的症状：有压痛、逐渐增大的颅骨占位（>90%）。可以无症状，疑问其他原因行颅骨 X 线片检查时偶然发现。血液检查除 1 例嗜酸性粒细胞增多（23%）外，均为正常。

顶骨是最常见的发生部位（42%），其次为额骨（31%）（有些病例研究表明，额骨是最常见的发生部位）。

评估

颅骨 X 线片

典型 X 线表现：颅骨的凸起性病变，圆形或椭圆形，无骨质硬化，边界清楚，同时累及内外板（诊断发生于板障间隙），边缘通常为斜面。病变中央偶尔可见骨性密度（罕见，但有诊断意义），邻近颅骨无异常血管，无骨膜反应。与血管瘤的区别在于无“日光放射”表现。

CT 扫描

典型表现：骨破坏区内的软组织肿块，中央为高密度[33]。与表皮样囊肿的区别在于病灶周围没有高密度的硬化区。

病理

大体：粉灰色至紫色病变，突出于颅骨表面，侵犯骨膜。26 例病人中有 1 例侵犯但未穿透硬脑膜。

显微镜下：网状纤维网中含有大量组织细胞、嗜酸性粒细胞和多核细胞。无感染的证据。

治疗

有自行退化的倾向，然而，大多数单发病变需经刮除治疗。多发病变常侵犯颅骨以外的部位，通常采用化疗和（或）低剂量放疗的方法治疗。对放疗非常敏感。

预后

平均随访 8 年，8 名病人（31%）出现新的病变，其中 5 名病人年龄 <3 岁（可能是 Letterer-Siwe 综合征的一种形式，因此对年轻病人应密切随诊）[32]。1 例局部复发，其他复发病例累及了其他骨（包括颅骨、股骨、

腰椎）或脑组织（包括下丘脑，表现为尿崩症和生长延迟）。

42.3 生殖细胞肿瘤（GCT）

42.3.1 概述

当发生于中枢神经系统时，常同源于腺体或其他组织的生殖细胞肿瘤。

生殖细胞肿瘤常位于中线部位的鞍上和松果体区（如病变同时发生于鞍上和松果体区，则称为同步生殖细胞瘤，占 GCT 的 13%，对放疗高度敏感[34]）。松果体区生殖细胞肿瘤男性多见。女性 GCT 以鞍上多见[35]。除了良性畸胎瘤，所有颅内 GCT 均为恶性肿瘤，可经脑脊液播散或发生全身性转移。

生殖细胞肿瘤的分类：

1. 生殖细胞瘤：原始生殖细胞的恶性肿瘤，发生于性腺（男性称为睾丸精原细胞瘤，女性称为无性细胞瘤）或中枢神经系统内。这些肿瘤的生存率较非生殖细胞瘤好。
   - 变异：合体滋养层巨细胞变异。
2. 非生殖细胞瘤（NGGCT）包括：
   1) 胚胎性癌。
   2) 绒毛膜癌。
   3) 内胚窦瘤（EST）：又称卵黄囊癌，通常为恶性。
   4) 畸胎瘤。生殖细胞瘤至少由三种胚层中的两种组成：外胚层、内胚层和中胚层。亚分型如下：
      - 成熟畸胎瘤：由成熟的皮肤、皮肤附属器官（汗腺、毛囊等）、脂肪、骨、软骨构成。
      - 未成熟畸胎瘤：包含未成熟的胚胎或胎儿组织，单独或与成熟组织混合。
      - 伴恶性转化的畸胎瘤：体细胞组织恶性转化（常为癌或肉瘤）形成畸胎瘤的成分。
3. 混合细胞瘤。

42.3.2 流行病学

原发性生殖细胞瘤在儿童和青壮年中多见。占原发颅内肿瘤的 2%~3%。东亚地区的发生率较高。

高发年龄：10~14 岁。男性多于女性，但鞍上区域的发生率女性多于男性。

42.3.3 肿瘤标志物

GCT 在脑脊液中特征性地（并非总是）生成肿瘤标志物，见章节 34.7.3“临床应用的肿瘤标志物”。脑脊液中 β 链人绒毛膜促性腺激素（β-hCG）升高通常与绒毛膜癌相关，但也可见于大约 50% 的生殖细胞瘤（更为常见）。甲胎蛋白（AFP）升高可见于内胚窦瘤、胚胎性癌和少数畸胎瘤。颅内 GCT 可引起血清或脑脊液中的胎盘碱性磷酸酶（PLAP）升高[36]。有关这些标志物的总结详见表 42-1。如果检测结果呈阳性，则可对肿瘤标志物进行连续性随访，用于评价疗效及检测复发（应检测血浆及脑脊液中的含量）。注意：许多肿瘤含有多种细胞型，因此仅根据这些肿瘤标志物不足以确诊松果体区肿瘤。

因为肿瘤可混杂多种细胞成分，脑脊液肿瘤标志物（如 β-hCG，AFP 等）不适用于诊断，但可应用于治疗后评估。

表 42-1 松果体 GCT 脑脊液中的肿瘤标志物[a]

肿瘤	β-hCG[b]	AFP	PLAP[c]
绒毛膜癌	≈ 100%	–	–
生殖细胞瘤	10%～50%	–	+
胚胎性癌	–	+	–
卵黄囊癌	–	+	–
未成熟畸胎瘤	–	+	–
成熟畸胎瘤	–	–	–

[a] 改编版本（已获得原作者 Ashraf Samy Youssef，MD.，Ph.D 授权）
[b] 缩写：β-hCG= β 链人绒毛膜促性腺激素，AFP= 甲胎蛋白，PLAP= 胎盘碱性磷酸酶
[c] 血清中 PLAP 也可能升高

42.4 鞍区肿瘤

42.4.1 颅咽管瘤（WHO I 级）

概述

颅咽管瘤（CP）起源于 Rathke 囊残存细胞（见章节 8.3.1），好发于垂体前上方边缘，肿瘤内层由复层鳞状上皮所覆盖。一些 CP 也可以发生于第三脑室[37]。几乎所有 CP 均有实性和囊性部分；囊内液体多样，但通常含有胆固醇结晶。CP 不会发生恶性变，但由于其可能与周围神经浸润生长的特性，导致难以切除（组织病理良性，生物学行为恶性）。CP 与 Rathke 裂囊肿存在差异，但也有一些相似之处（见下文）。

钙化：显微镜下 50%；X 线片：儿童 85%，成人 40%。

两种组织学变异：牙釉质型和乳头型。

颅咽管瘤的亚型

牙釉质型颅咽管瘤

颅咽管瘤及上皮形成星网状层，湿角蛋白及基底栅栏[38]。高达 95% 的此类病例存在 CTNNB1 突变及核中 β-catenin 异常表达。

乳头型颅咽管瘤

具有乳头状特性的颅咽管瘤。发上在幕上三脑室。81%~95% 的病例存在 BRAFV600E 突变。常为固态，偶见囊性。

尤其易见于 40~55 岁的成年人。

流行病学

占所有脑肿瘤的 0.8%，在美国发病率为十万分之 0.19。占儿童脑肿瘤的 5%~11%，是最常见的儿童非上皮来源的颅内肿瘤。

发病高峰年龄：5~9 岁[6]。

解剖

供血动脉：通常为发自大脑前动脉、前交通动脉、颈内动脉和后交通动脉的一些小分支（除非肿瘤“窃取”第三脑室底部的血供，否则一般无来自大脑后动脉或基底动脉分叉部的血供）。

手术治疗

术前内分泌学评估

与垂体肿瘤一样（见章节 44.1.2）。肾上腺功能减退可迅速得到纠正，但甲状腺功能减退的恢复需要较长时间。上述任何一种情况均可使手术死亡率升高。

手术入路

通常通过扩大的右侧翼点入路，颅前窝底暴露尽可能低（蝶骨大翼咬除 / 磨除）。无论是额下入路还是翼点入路暴露肿瘤均无需损伤脑组织，应当全切肿瘤（即便影像学表现呈实质性）。可选的显微手术入路包括：

1. 视交叉下：通过双侧视神经和视交叉前部的空间，颅咽管瘤病人常见“视交叉前置”（例如，先天性短视神经常伴有视交叉接近蝶平面），使得视神经下进行手术更加困难。然而，很多病例中的实际情况是：由于第三脑室内的肿瘤向前推挤视交叉，因而产生视交叉前置的错觉。
2. 经视神经颈内动脉间隙（在右侧颈内动脉和右侧视神经 / 视束之间）。
3. 经终板（肿瘤常常需要被提起并经视交叉下切除）[37，39]。
4. 经颈内动脉侧方间隙。
5. 经额 - 蝶骨：磨除鞍结节。

除翼点入路之外的其他入路：

1. 单纯经蝶：如果吸除深色的液体，而无脑脊液，则瘤腔和蝶窦之间可能有瘤壁残留，可以持续引流。
2. 经胼胝体：仅限肿瘤位于第三脑室。
3. 联合额下／翼点入路：兼具两种入路的优点（头部轻度侧旋）。

保护下列结构：视交叉和视束下表面的小供血动脉（主要血供），保留垂体柄（可通过垂体门脉系统形成的纵纹识别）。如果较易从上方牵开肿瘤，这是允许的。不要过分牵拉，否则下丘脑可能受到损伤。

术后注意事项：

1. 激素：所有病人均应按照肾上腺皮质功能减退病人处理。除给予抗水肿的地塞米松（糖皮质激素）并逐渐减量外，还应增加生理剂量的氢化可的松（盐皮质激素活性）。激素应缓慢减量，以避免无菌性（化学性）脑膜炎。
2. 尿崩症（DI，见章节 45.1.6)：常早期发生，可发展为“三相反应”。早期最好使用液体替代疗法。如有必要，可使用短效血管升压素（使用血管升压素期间如果出现类似 SIADH 的反应，应注意防治医源性肾功能衰竭）。

放疗

存在争议。副作用：包括内分泌障碍、视神经炎、痴呆。如果手术时有肿瘤残留，则术后放疗可以防止残余肿瘤再次生长[40]，不过，对于儿童病人最好推迟放疗（把对智商的损害降到最低），应认识到肿瘤复发可能再次手术。

结果

大多数病例研究中，死亡率为 5%～10%，多因下丘脑损伤所致（单侧下丘脑病变很少出现明显临床症状，双侧损伤可导致高热和嗜睡；前部渗透压感受器损伤→渴觉丧失）。5 年生存率为 55%～85%（有文献报道，范围是 30%～93%）。

复发

大多数在 1 年内复发，3 年后复发者很少（延迟复发通常见于那些被认为肿瘤已“完全”切除的病人）。再次手术的致残率／死亡率均升高。

42.4.2 神经垂体和垂体柄肿瘤

概述

此类肿瘤均为细胞核表达 TTF1。此类肿瘤在影像学上可被误判为垂体瘤，术前较难做出鉴别诊断。

鞍区颗粒细胞瘤（WHO I 级）

又称（漏斗）颗粒细胞瘤（GCT)：WHO I 级。一些弃用的名称包括：

迷芽瘤[41]、颗粒细胞成肌细胞瘤、垂体细胞瘤（这一名称现特指一类界限清楚的胶质肿瘤，见下文）。肿瘤细胞较大，巢状聚集，胞浆颗粒状且因含溶酶体呈嗜酸性。

虽然罕见，但GCT是神经垂体和垂体柄/漏斗最常见的原发性肿瘤[42]，好发于垂体柄（造成鞍上扩展）。已经在胃肠道、泌尿生殖道、眼眶以及CNS其他部位（如脊膜[43]）发现了与腺垂体或下丘脑无关的GCT。女：男≥2：1。临床无症状、镜下呈簇状的颗粒细胞更为常见，发生率高达17%[44]。

其常生长较慢且生物学行为良性。最常见的表现是视交叉受压引起的视野缺损。不过，无激素分泌的鞍区占位所引起的典型症状都可能出现。

影像学 可以类似于腺瘤。术前鉴别诊断时容易被忽略。CT上呈等密度，T_1WI上呈等信号，CT和MRI上为均匀的明显强化。

治疗 如果术前怀疑GCT，建议经颅手术而非经蝶，因为GCT血供丰富，也因为这一点，60%～70%的报道病例都难以全切[45]。对于次全切病例可考虑放疗[42]。

垂体细胞瘤（WHO Ⅰ级）

弃用的名字包括垂体后叶星形细胞瘤、漏斗瘤。罕见（大多数为病例报道）。边界清楚的低级别胶质瘤，起源自漏斗的神经垂体或垂体柄，由双极梭形细胞呈束或交叉束状或席纹状（车轮状）排列[38，46]。WHO Ⅰ级。仅见于成人。

治疗：手术切除。次全切之后数年可复发。

梭形细胞嗜酸细胞瘤（WHO Ⅰ级）

起源于腺垂体的非内分泌肿瘤。成年人多发。可发生在鞍内或鞍上，也有报道侵犯海绵窦[47]和鞍底[48]。

（张传宝 译 王 雯 校）

参考文献

[1] O'Neill BP, Illig JJ. Primary Central Nervous System Lymphoma. Mayo Clin Proc. 1989; 64:1005–1020
[2] Kawakami Y, Tabuchi K, Ohnishi R, et al. Primary Central Nervous System Lymphoma. J Neurosurg. 1985; 62:522–527
[3] Jellinger K, Radaszkiewicz T. Involvement of the Central Nervous System in Malignant Lymphomas. Virchows Arch (Pathol Anat). 1976; 370:345–362
[4] Helle TL, Britt RH, Colby TV. Primary Lymphoma of the Central Nervous System. J Neurosurg. 1984; 60: 94–103
[5] Alic L, Haid M. Primary Lymphoma of the Brain: A Case Report and Review of the Literature. J Surg Oncol. 1984; 26:115–121
[6] Ostrom QT, Gittleman H, Liao P, et al. CBTRUS Statistical Report: Primary brain and other central nervous system tumors diagnosed in the United States in 2010-2014. Neuro Oncol. 2017; 19:v1–v88
[7] Villano JL, Koshy M, Shaikh H, et al. Age, gender, and racial differences in incidence and survival in primary CNS lymphoma. Br J Cancer. 2011; 105: 1414–1418
[8] Murray K, Kun L, Cox J. Primary Malignant Lymphoma of the Central Nervous System: Results of Treatment of 11 Cases and Review of the Literature. J Neurosurg. 1986; 65:600–607
[9] Penn I. Development of Cancer as a Complication of Clinical Transplantation. Transplant Proc. 1977; 9: 1121–1127
[10] Levy RM, Bredesen DE, Rosenblum ML. Neurological manifestations of the acquired immunodeficiency syndrome (AIDS): Experience at UCSF and review of the literature. J Neurosurg. 1985; 62: 475–495
[11] Jean WC, Hall WA. Management of Cranial and Spinal Infections. Contemp Neurosurg. 1998; 20:1– 10
[12] Hochberg FH, Miller G, Schooley RT, et al. Central-Nervous-System Lymphoma Related to Epstein-Barr Virus. N Engl J Med. 1983; 309:745–748
[13] MacMahon EME, Glass JD, Hayward SD, et al. Epstein-Barr Virus in AIDS-Related Primary Central Nervous System Lymphoma. Lancet. 1991; 338: 969–973
[14] Burger PC, Scheithauer BW, Vogel FS. Surgical Pathology of the Nervous System and Its Coverings. 4th ed. New York: Churchill Livingstone; 2002
[15] Calamia KT, Miller A, Shuster EA, et al. Intravascular Lymphomatosis: A Report of Ten Patients with Central Nervous System Involvement and a Review of the Disease Process. Adv Exp Med Biol. 1999; 455:249–265

[16] Glass J, Hochberg FH, Miller DC. Intravascular Lymphomatosis. A Systemic Disease with Neurologic Manifestations. Cancer. 1993; 71:3156– 3164
[17] Scott BrianJ, Douglas VanjaC, Tihan Tarik, et al. A Systematic Approach to the Diagnosis of Suspected Central Nervous System Lymphoma. JAMA neurology. 2013; 70:311–319
[18] So YT, Beckstead JH, Davis RL. Primary central nervous system lymphoma in acquired immune deficiency syndrome: A clinical and pathological study. Ann Neurol. 1986; 20:566–572
[19] Poon T, Matoso I, Tchertkoff V, et al. CT features of primary cerebral lymphoma in AIDS and non-AIDS patients. J Comput Assist Tomogr. 1989; 13:6–9
[20] DeAngelis LM. Cerebral Lymphoma Presenting as a Nonenhancing Lesion of Computed Tomographic/ Magnetic Resonance Scan. Ann Neurol. 1993; 33: 308–311
[21] Enzmann DR, Krikorian J, Norman D, et al. Computed Tomography in Primary Reticulum Cell Sarcoma of the Brain. Radiology. 1979; 130:165– 170
[22] Vaquero J, Martinez R, Rossi E, et al. Primary Cerebral Lymphoma: the 'Ghost Tumor'. J Neurosurg. 1984; 60:174–176
[23] Gray RS, Abrahams JJ, Hufnagel TJ, et al. Ghostcell tumor of the optic chiasm; primary CNS lymphoma. J Clin Neuroophthalmol. 1989; 9:98–104
[24] Roy S, Josephson SA, Fridlyand J, et al. Protein biomarker identification in the CSF of patients with CNS lymphoma. J Clin Oncol. 2008; 26:96–105
[25] O'Neill BP, Kelly PJ, Earle JD, et al. Computer-Assisted Stereotactic Biopsy for the Diagnosis of Primary Central Nervous System Lymphoma. Neurology. 1987; 37:1160–1164
[26] DeAngelis LM, Yahalom J, Heinemann M-H, et al. Primary Central Nervous System Lymphomas: Combined Treatment with Chemotherapy and Radiotherapy. Neurology. 1990; 40:80–86
[27] DeAngelis LM, Yahalom J, Thaler HT, et al. Combined Modality Therapy for Primary CNS Lymphomas. J Clin Oncol. 1992; 10:635–643
[28] O'Marcaigh AS, Johnson CM, Smithson WA, et al. Successful Treatment of Intrathecal Methotrexate Overdose by Using Ventriculolumbar Perfusion and Intrathecal Instillation of Carboxypeptidase G2. Mayo Clin Proc. 1996; 71:161–165
[29] Hochberg FH, Miller DC. Primary Central Nervous System Lymphoma. J Neurosurg. 1988; 68:835–853
[30] Baumgartner JE, Rachlin JR, Beckstead JH, et al. Primary Central Nervous System Lymphomas: Natural History and Response to Radiation Therapy in 55 Patients with Acquired Immunodeficiency Syndrome. J Neurosurg. 1990; 73:206–211
[31] Formenti SC, Gill PS, Lean E, et al. Primary Central Nervous System Lymphoma in AIDS: Results of Radiation Therapy. Cancer. 1989; 63:1101–1107
[32] Rawlings CE, Wilkins RH. Solitary Eosinophilic Granuloma of the Skull. Neurosurgery. 1984; 15: 155–161
[33] Mitnick JS, Pinto RS. CT in the Diagnosis of Eosinophilic Granuloma. J Comput Assist Tomogr. 1980; 4:791–793
[34] Sugiyama K, Uozumi T, Kiya K, et al. Intracranial germ-cell tumor with synchronous lesions in the pineal and suprasellar regions: report of six cases and review of the literature. Surg Neurol. 1992; 38: 114–120
[35] Hoffman HJ, Ostubo H, Hendrick EB, et al. Intracranial Germ-Cell Tumors in Children. J Neurosurg. 1991; 74:545–551
[36] Shinoda J, Yamada H, Sakai N, et al. Placental alkaline phosphatase as a tumor marker for primary intracranial germinoma. J Neurosurg. 1988; 68: 710–720
[37] Klein HJ, Rath SA. Removal of Tumors of the III Ventricle Using Lamina Terminalis Approach: Three Cases of Isolated Growth of Craniopharyngiomas in the III Ventricle. Childs Nerv Syst. 1989; 5:144–147
[38] Louis DN, Ohgaki H, Wiestler OD, et al. WHO classification of tumors of the central nervous system. Lyon, France 2016
[39] Patterson RH, Denylevich A. Surgical Removal of Craniopharyngiomas by a Transcranial Approach through the Lamina Terminalis and Sphenoid Sinus. Neurosurgery. 1980; 7:111–117
[40] Manaka S, Teramoto A, Takakura K. The Efficacy of Radiotherapy for Craniopharyngioma. J Neurosurg. 1985; 62:648–656
[41] Cohen-Gadol AA, Pichelmann MA, Link MJ, et al. Granular cell tumor of the sellar and suprasellar region: clinicopathologic study of 11 cases and literature review. Mayo Clin Proc. 2003; 78:567–573
[42] Schaller B, Kirsch E, Tolnay M, et al. Symptomatic granular cell tumor of the pituitary gland: case report and review of the literature. Neurosurgery. 1998; 42: 166–70; discussion 170-1
[43] Markesbery WR, Duffy PE, Cowen D. Granular cell tumors of the central nervous system. J Neuropathol Exp Neurol. 1973; 32:92–109
[44] Fuller GN, Wesseling P, Louis DN, et al. Granular cell tumors of the neurohypophysis. In: WHO classification of tumors of the central nervous system. 4th ed. Lyon: International Agency for Research on Cancer; 2007: 241–242
[45] Gueguen B, Merland JJ, Riche MC, et al. Vascular Malformations of the Spinal Cord: Intrathecal Perimedullary Arteriovenous Fistulas Fed by Medullary Arteries. Neurology. 1987; 37:969–979
[46] Wesseling P, Brat DJ, Fuller GN, et al. Pituicytoma. In: WHO classification of tumors of the central nervous system. 4th ed. Lyon: International Agency for Research on Cancer; 2007:243–244
[47] Dahiya S, Sarkar C, Hedley-Whyte ET, et al. Spindle cell oncocytoma of the adenohypophysis: report of two cases. Acta Neuropathol. 2005; 110:97–99
[48] Kloub O, Perry A, Tu PH, et al. Spindle cell oncocytoma of the adenohypophysis: report of two recurrent cases. Am J Surg Pathol. 2005; 29:247–253

第十三部分

非神经来源的肿瘤

XIII

43 垂体肿瘤概述和分类

43.1 垂体肿瘤重要概念

要 点

- 多数是起源于垂体前叶（腺垂体）的良性腺瘤。
- 临床表现（见章节 43.5.2）：常见症状是由于过量分泌激素引起（高催乳素血症，库欣综合征，肢端肥大症等等），占位效应（视神经受压引起双颞侧偏盲，垂体功能减退），偶而会有 H/A，或不常见的垂体卒中（见章节 43.5.2）。
- 新诊断鞍内病变所需的检查：见表 44-1。
- 部分催乳素瘤的首治可以通过药物治疗（多巴胺激动剂）（见章节 44.2.3）。对于其他肿瘤类型初治包括手术（经蝶或经颅），或放疗。
- 术后随访：尿崩症，肾上腺功能不全，脑脊液漏。

垂体胚胎学和神经内分泌学综述见章节 8.3。

43.2 垂体肿瘤类型

43.2.1 垂体腺瘤

多数原发性垂体肿瘤是起源于垂体前叶（腺垂体）的良性腺瘤。腺瘤有多种分类依据，包括内分泌功能状态（通过免疫染色）、常规病理染色光学显微镜特征（见章节 43.6.4）及电子显微镜特征。

微腺瘤　直径 <1cm 的垂体瘤。当前大约 50% 的垂体瘤确诊时直径 <5 mm，导致术中寻找困难。

大腺瘤　肿瘤直径 >1cm。

43.2.2 垂体癌

罕见肿瘤（<140 例报道）[1]。通常具有侵袭性和分泌功能（最常见激素包括 ACTH 和 PRL）。可发生转移，转移病人预后更差（1 年死亡率为 66%）。积极手术、放疗和化疗疗效提高不明显。

43.2.3 神经垂体肿瘤

神经垂体肿瘤（神经垂体，或垂体后叶肿瘤）较罕见，具体见垂体细胞瘤（见章节 42.4.2）。

43.3 流行病学

垂体瘤占颅内肿瘤的10%左右，尸检占比更高一些。好发于30~40岁，男女发病率均等。非功能垂体腺瘤是最常见的垂体肿瘤[2]。

多发性内分泌腺瘤病或多发性内分泌肿瘤（MEA或MEN）[尤其I型，外显率较高的常染色体显性遗传，包括胰岛细胞瘤（可以分泌胃泌素导致佐林格-埃利森综合征）和甲状旁腺瘤（导致甲状腺功能亢进）以及通常无内分泌功能的垂体肿瘤]的发病率逐渐升高。

43.4 垂体肿瘤鉴别诊断

见包括假性肿瘤内容的鉴别诊断（见章节86.6.2)。

43.5 垂体肿瘤临床表现

43.5.1 概述

垂体肿瘤通常分为功能性（分泌性）和非功能性（分泌不活跃），其中非功能性垂体肿瘤既包括不分泌激素的肿瘤，也包括分泌激素但不引起症状的肿瘤，如分泌促性腺激素肿瘤但不引起相关症状。

功能性肿瘤通常早期就表现为激素分泌过多引起的生理方面的症状[3]（但这不适用于男性催乳素瘤，因为这类病人症状轻微表现不明显）。非功能性肿瘤通常无明显症状，除非因为其他并发症需要影像检查偶然发现[4]，或者直到肿瘤体积较大引起占位效应导致功能障碍才出现明显症状。

43.5.2 症状

概述

垂体肿瘤症状由多种因素引起，包括内分泌综合征、占位效应、偶然发现（仅限于大腺瘤）、垂体卒中。

内分泌紊乱

激素过度分泌（分泌性肿瘤）

约65%的腺瘤分泌一种活性激素（48%催乳素、10%生长激素、1%促甲状腺激素）[5]：

1. 催乳素(PRL)(见章节43.6)：女性闭经-泌乳综合征(amenorrhea-galactorrhea syndrome)，男性阳痿。病因如下：
   1) 催乳素瘤（见章节43.6.3)：垂体泌乳激素细胞肿瘤。
   2) 垂体柄效应（见章节44.1.2)：垂体柄挤压可能降低对催乳素过量分泌的控制。

2. 生长激素（GH）：95% 的生长激素升高是由于垂体腺瘤导致。
   1) 成人：肢端肥大症（见章节 43.6.3）。
   2) 青春期前儿童（骨骺闭合前）：垂体性巨人症（非常罕见）。
3. 促肾上腺皮质激素（ACTH）：
   1) 库欣病（内源性皮质醇增多症）：见下文。
   2) 纳尔逊综合征（见章节 43.6.3）：仅见于肾上腺切除术后病人。
4. 促甲状腺激素（TSH）（见章节 43.6.3）：继发性（中枢性）甲状腺功能亢进。
5. 促性腺激素（LH：黄体生成素 /FSH：卵泡刺激素）：通常不产生临床症状（无症状垂体瘤 80%～90% 是促性腺激素腺瘤[6]。FSH：这类肿瘤发生在育龄期妇女会频繁刺激卵巢，引起闭经-泌乳综合征伴卵巢囊肿[7]。LH：黄体生成素肿瘤更加罕见）。

垂体激素分泌不足

激素分泌不足可由体积较大肿瘤压迫垂体导致。非分泌性垂体肿瘤更多见。按占位效应对激素分泌的影响程度排序：GH（61%～100%）、LH 和 FSH（36%～96%）、TSH（8%～81%）、ACTH（17%～62%）[8]、催乳素（记忆技巧 Go Look For The Adenoma）。所有垂体激素的长期缺乏（全垂体功能低下）均可导致垂体危象（又称 Simmond 危象）。

× 注意：选择性的单一激素缺乏在垂体腺瘤中并非典型，但这种情况有可能发生在自身免疫性垂体炎（见章节 86.6.6），主要是 ACTH 或 ADH（导致尿崩[9]，见下文）。

1. 生长激素（GH）缺陷 [注意：相较检测基础 GH 水平，生长激素刺激实验（见章节 44.1.2）更加敏感和特异]。
   1) 儿童：生长迟缓。
   2) 成人：类似代谢综合征的体征（肌肉占比下降、向心性肥胖、运动耐量下降、幸福感指数降低）。
   3) 性功能低下：闭经（女性）、性欲下降、不育。
2. 甲状腺功能低下：畏寒、黏液性水肿、神经卡压征（如腕管综合征）、体重增加、记忆障碍、皮肤改变（皮肤干燥、毛发干枯、指甲质脆）、便秘、犯困。
3. 肾上腺功能低下：直立性低血压、易激惹。
4. 尿崩症：垂体肿瘤术前罕见（但垂体卒中除外，见下文）。如果术前发现尿崩症，应积极寻找其他病因，包括：
   1) 自身免疫性垂体炎（见章节 86.6.6）。
   2) 丘脑胶质瘤。
   3) 鞍上生殖细胞肿瘤。
5. 促性腺激素低下（促性腺激素低下性性功能减退）伴失嗅是

Kalmann 综合征的一部分[10]。

占位效应（非垂体受压）

非功能性肿瘤多数在检查之前体积就已经很大，而功能性腺瘤中催乳素腺瘤经常因为体积大而产生占位效应（特别是男性或非经期女性）；ACTH 腺瘤产生占位效应的可能性较小。× 非典型症状还包括头痛。垂体腺瘤很少发生癫痫，除非有其他病因。突然发生的占位效应可能来自垂体卒中（见下文）。

常见的受压结构及对应的临床表现包括：

1. 视交叉：侵犯鞍隔的肿瘤快速增长（见图 44-1），通常引起双颞侧偏盲（异向性）（见图 32-1），也可引起视力下降。
2. 肿瘤侵犯第三脑室可引起梗阻性脑积水。
3. 海绵窦：
   1) 压迫脑神经（Ⅲ、Ⅳ、V1、V2、Ⅵ）：上睑下垂、面部疼痛、复视（见下文）。
   2) 海绵窦闭塞：突眼、球结膜水肿。
   3) 肿瘤包裹颈内动脉：可导致血管轻度狭窄，完全闭塞罕见。
4. 侵袭性垂体腺瘤（见章节 43.6.1）引起脑脊液鼻漏罕见[11]；但催乳素腺瘤因药物治疗导致肿瘤退缩可能引起脑脊液鼻漏。
5. 大腺瘤导致鞍内压力升高可能引起头痛。

垂体卒中

概述

要 点

- 出血或坏死导致的垂体腺瘤体积增大
- 典型表现：阵发性头痛伴内分泌和（或）神经功能缺失（通常为眼外肌麻痹或视野缺损）。
- 治疗：即刻给予糖皮质激素，多数病例 7 天内进行经蝶手术减压。

定义

鞍内占位体积突然增大导致的神经功能和（或）内分泌功能恶化。

病因

快速的鞍内扩张可能是出血、坏死[12, 13]和（或）垂体肿瘤及邻近腺体梗死所致。出血也可偶尔发生于正常垂体或 Rathke 裂囊肿[14]。

流行病学

Wilson 的系列报道显示，3% 的垂体大腺瘤病人伴随垂体卒中。另外一纳入 560 例垂体肿瘤的研究中，垂体卒中高达 17%（症状严重者占 7%，较轻者 2%，8% 无症状）[15]。肿瘤的首发症状通常是卒中表现[16]。

垂体卒中临床特点

病人常表现为突发的头痛、视力障碍和意识丧失，神经功能障碍包括：

1. 视力障碍：为最常见的表现之一，包括：
   1) 眼外肌麻痹(单侧或双侧)：发生在肿瘤的对侧，眼外肌麻痹(78%)要比视觉通路障碍（52%~64%）更为常见[17]。
   2) 视野缺损（见章节 44.1.2)。
2. 降低的认知水平：颅内压升高或下丘脑受累所致。
3. 海绵窦受压导致静脉淤血和（或）海绵窦内走行结构受压。
   1) 三叉神经症状。
   2) 突眼。
   3) 眼外肌麻痹（动眼神经麻痹比外展神经麻痹更常见）。
   4) 早期可出现上睑下垂[18，19]。
   5) 颈动脉受压。
   6) 海绵窦内交感神经受压可能产生不完全霍纳三联征：单侧上睑下垂或瞳孔缩小、前额无汗或少汗[20]。
   7) 颈动脉受压可引起中风或血管痉挛。
4. 当出血突破肿瘤包膜和蛛网膜进入视交叉池时，会出现蛛网膜下隙出血（SAH）的症状和体征。
   1) 恶心、呕吐。
   2) 脑膜刺激征。
   3) 畏光。
5. 颅内压增高引起嗜睡、谵妄或昏迷。
6. 下丘脑受累可产生如下症状：
   1) 低血压。
   2) 体温调节障碍。
   3) 心律失常。
   4) 呼吸节律紊乱。
   5) 尿崩症。
   6) 精神状态改变：嗜睡、谵妄或昏迷。
7. 鞍上扩张可引起急性脑积水。

检查

出血：CT 或 MRI 检查可发现鞍内和（或）鞍上出血，常使第三脑室前部变形。当鉴别垂体卒中和动脉瘤性 SAH 困难时可行脑血管造影或 CTA。

垂体卒中治疗

垂体功能持续受累，需快速补充皮质激素和进行内分泌功能检查。如无视野缺损，催乳素瘤可通过溴隐亭治疗。出现下列情况需快速减压：视野突然缩窄，严重和（或）快速的视敏度下降，脑积水引起的神经功能恶化。一项基于 37 例病人的回顾性研究显示，垂体卒中在 7 天内进行手术，会使眼外肌麻痹（100%）、视敏度（88%）和视野缺损（95%）得到改善[21]。减压手术通常采用经蝶入路（对于某些病人开颅减压可能更好）。手术目的包括：

1. 受压结构减压：视器、垂体腺、海绵窦、三脑室（减轻脑积水）。
2. 获得病理检查。
3. 不必过度追求完全切除肿瘤。
4. 脑积水：通常需要脑室穿刺引流。

43.6 特殊类型垂体肿瘤

43.6.1 侵袭性垂体腺瘤

约 5% 的垂体腺瘤存在局部侵袭性。即使病理可能相似，这些肿瘤的基因层面也可能不同于偏良性的腺瘤[22]。针对侵袭性腺瘤已经有多重分类系统。Wilson 分类系统[23]（改编自 Hardy 分类系统[24，25]）见表 43-1。

表 43-1 垂体腺瘤解剖学分类（根据 Hardy 分类系统改编）[23]

扩张	侵犯 / 转移
• 鞍上扩张	• 鞍底完整
0：无	Ⅰ：蝶鞍正常或局部扩张；肿瘤 <10mm
A：达鞍上池	Ⅱ：蝶鞍扩大；肿瘤 ≥ 10mm
B：达第三脑室	• 蝶骨
C：三脑室底完全移位	Ⅲ：鞍底局部穿透
• 鞍旁扩张	Ⅳ：鞍底弥漫性破坏
D[a]：达颅内（硬膜内）	• 远处转移
E：达海绵窦内或下方（硬膜外）	Ⅴ：经脑脊液或血 - 骨转移

[a] 说明：1）颅前窝；2）颅中窝；3）颅后窝

临床病程变化不一，有些更具有侵袭性。偶尔肿瘤长至巨大（直径 > 4cm），这些肿瘤侵袭性强并伴有恶性表型[26]。

有时肿瘤可推挤海绵窦内侧壁但并未突破硬脑膜（实际没有侵犯海绵窦）[27]，这在 MRI 上鉴别是困难的，海绵窦受侵犯最确切的表现是颈内动脉被包裹[28]。

临床表现

1. 视觉系统：
   1）多数以视神经受压导致进行性视力障碍为主要临床表现（也会出现突然失明）。

2) 海绵窦受侵可致眼外肌功能障碍，常在视力丧失后出现。

3) 侵犯眼眶导致眶静脉回流障碍可引起突眼。

2. 脑积水：向鞍上扩张可阻塞单个或两个 Monro 孔导致脑积水。

3. 颅底受侵犯可导致鼻塞，肿瘤因侵袭骨质，经多巴胺（溴隐亭）治疗后退缩引起脑脊液鼻漏，这也增加脑膜炎的风险[29]。

4. 催乳素瘤可致高催乳素血症，PRL 水平通常在 1000ng/ml 以上（注意：分泌大量 PRL 的巨大侵袭性腺瘤可因“钩状效应（hook 效应）”表现为 PRL 水平假性降低（见章节 44.1.2）。

43.6.2 非功能性垂体腺瘤

概述：非功能性垂体腺瘤（NFPA）占垂体腺瘤的 15%～30%。

43.6.3 激素活性垂体肿瘤

催乳素瘤

最常见的分泌性肿瘤。起源于垂体前叶催乳素细胞恶性转化。高催乳素瘤鉴别诊断见表 44-4。

长期高催乳素血症临床表现：

1. 女性：闭经 - 泌乳综合征（又称 Forbes-Albright 综合征、Ahumadadel Castillo 综合征）。变异：月经过少、月经周期不规律。5% 的原发性闭经病人中可发现 PRL 分泌性垂体腺瘤[31]。注意：妊娠是导致育龄女性继发性闭经的最常见原因。泌乳可自发或继发（仅出现在挤压乳头后）。

2. 男性：阳痿、性欲下降。泌乳罕见（通常需要雌激素刺激）。男性乳房发育同样罕见。青春期前催乳素瘤可导致小睾丸和女性体质。

3. 两性：

1) 通常不孕不育。

2) 骨质丢失：由于雌激素相对缺乏而并非 PRL 升高引起（女性表现骨质疏松，男性表现骨皮质和骨小梁骨质疏松）。

90% 的女性催乳素瘤在诊断时表现为微腺瘤，男性这一比例为 60%（可能因为性别差异使女性更早出现症状）。某些肿瘤能同时分泌 PRL 和 GH。

库欣病

概述和库欣综合征

库欣综合征（CS）是由皮质醇增多引起的一系列临床表现。库欣病（见章节 43.6.3）是 ACTH 分泌型垂体腺瘤分泌过多 ACTH 引起内源性高皮质激素血症。它仅是 CS 的病因之一。CS 最常见的病因为医源性因素（应用外源性激素）。内源性高皮质激素血症可能的病因见表 43-2。确定 CS 病因，见地塞米松抑制试验（章节 44.1.2）。

表 43-2 内源性高皮质激素血症病因

病变部位	分泌产物	占比	ACTH 水平
促皮质激素型腺瘤：库欣病（见章节 43.6.3)	ACTH	60%～80%	轻度升高[a]
异位 ACTH 分泌（见章节 43.6.3)：多为肺肿瘤，其他包括胰腺癌等		1%～10%	明显升高
肾上腺（腺瘤或癌）	皮质醇	10%～20%	低
下丘脑或异位 CRH 分泌致垂体促皮质激素细胞增生（假库欣状态）	CRH	罕见	升高

[a] ACTH 可能正常或轻度升高；高皮质醇血症而正常 ACTH 水平被视为不成比例升高

ACTH 和皮质醇的美国单位和国际标准单位之间的转换系数见公式 43-1 和公式 43-2。

ACTH：1pg/ml = 1ng/L （公式 43-1）

皮质醇：1μg/dl = 27.59nmol/L （公式 43-2）

异位 ACTH 分泌

高皮质激素血症也可能由异位肿瘤分泌，最常见的为小细胞肺癌、胸腺瘤、类癌、嗜铬细胞瘤和甲状腺髓样癌。除了 CS 表现外，病人因为高度致命性病变常表现恶病质。

库欣病的发病率

40 例 /100 万人口。ACTH 分泌腺瘤占垂体腺瘤的 10%～20%[33]。库欣病女性发病率是男性的 9 倍，异位 ACTH 分泌腺瘤更高，约 10 倍。非医源性 CS 发生率为 25%，与肢端肥大相当。

50% 的病人诊断时肿瘤直径 <5mm，CT 或 MRI 很难发现。肿瘤多为嗜碱性染色，但有些（尤其是大型肿瘤）为嫌色性。约 10% 的体积较大肿瘤会引起占位效应，进而造成蝶鞍扩大、视野缺损、脑神经受累和（或）垂体功能减退。

库欣病的临床表现

库欣综合征包括：

1. 体重增加：
   1) 通常发生于 50% 的病例。
   2) 50% 的病人表现为向心性肥胖：脂肪沉积在躯干、上部胸椎（“水牛背”）、锁骨上脂肪垫、颈部、“垂肉瘤”（上胸骨脂肪）、圆脸（“满月脸”）及细长四肢。
2. 高血压。
3. 瘀斑和紫绀，尤其在侧腹部、胸部及下腹部。

4. 女性闭经、男性阳痿，性欲降低。
5. 皮肤、黏膜色素沉着：促黑素（MSH）与 ACTH 交叉反应引起。仅见于 ACTH 升高病人，如库欣病（非 CS）或异位 ACTH 分泌（见下文）。
6. 皮肤萎缩、纸样改变，易擦伤并愈合不良。
7. 心理：情绪低落、不稳定和精神障碍。
8. 骨质疏松。
9. 肌肉萎缩、易疲劳。
10. 其他肾上腺激素升高：雄激素升高致多毛症和粉刺。
11. 败血症：与晚期库欣综合征有关

库欣病的实验室检查

1. 高血糖：糖尿病或糖耐量降低。
2. 低钾性碱中毒。
3. 皮质醇水平昼夜节律消失。
4. ACTH 水平正常或升高。
5. 低剂量（1mg）地塞米松抑制试验阴性（见章节 44.1.2）。
6. 24 小时尿液游离皮质醇升高。
7. CRH 水平降低（通常检测不到）。

纳尔逊综合征（NS）

概述

要　点

- 罕见综合征，见于 10%～30% 的因库欣病行双肾上腺切除（TBA）病人；见 TBA 章节（见章节 44.2.6）。
- 典型三联征：色素沉着（皮肤和黏膜），ACTH 水平的异常升高，垂体肿瘤进展（最后一条标准目前存在争议）。
- 治疗：手术（经蝶或经颅），放疗，药物治疗

一种罕见综合征，发生在 10%～30% 因库欣病行双肾上腺切除（TBA）病人，见 TBA 章节（章节 44.2.6）。NS 由分泌 ACTH 的腺瘤细胞持续生长而诱发。通常发生在 TBA 之后 1～4 年（2 个月到 24 年不等）[33]。理论上解释（未经证实）[34]：TBA 之后，高水平皮质醇降低，CRH 从受抑制状态回升至正常水平；NS 病人的促肾上腺皮质激素腺瘤对 CRH 存在明显的、长期的反应，导致肿瘤快速生长。NS 和库欣病病人的促肾上腺皮质激素细胞受糖皮质激素抑制的作用降低。对于某些 TBA 术后病人，是否与糖皮质激素补充不足有关目前尚存在争议[33]。

临床表现

见参考文献[34]。

1. 色素沉着（MSH 和 ACTH 交叉引起或增多的阿片类物质导致自分泌 MSH 增多）。色素沉着常常是纳尔逊综合征进展时最早出现的症状。检查是否存在黑线（由耻骨到肚脐的中线色素沉着）以及瘢痕、牙龈和乳晕的过度色素沉着。过度色素沉着的鉴别诊断包括：原发肾上腺功能低下（高 ACTH）、异位性 ACTH 分泌、血色素沉着病（褐色更多）、黄疸（浅黄色）。
2. 肿瘤生长：导致占位效应或侵袭（见章节 43.5.2），这是最严重的结果。促肾上腺皮质激素腺瘤属于最具侵袭性的垂体肿瘤[35]，可以产生与大腺瘤有关的所有症状（视神经受压、海绵窦受累、垂体功能低下、头痛、骨受侵等）和坏死导致颅压急剧升高[36]；见垂体卒中（见章节 43.5.2）。
3. 促肾上腺皮质激素肿瘤恶变（极为罕见）。
4. 残余肾上腺组织肥大：可发生于睾丸，引起疼痛性睾丸增大和少精。这些残余组织可分泌足够的皮质醇使其保持正常水平，甚至在肾上腺切除术后引起 库欣病复发，这种情况少见。

检查

1. 实验室检查
   1) ACTH>200ng/L（通常数千 ng/L）（正常一般 <54ng/L）。
   2) ACTH 对 CRH 过激反应（非诊断必须）。
   3) 其他垂体激素可被巨腺瘤产生的占位效应影响（见章节 43.5.2），应该行内分泌筛查。
2. 视野检查（见章节 44.1.2）：适用于肿瘤鞍上扩张的病人或预行手术的基线检查。

治疗

见章节 44.2。

肢端肥大症

概述

要 点

- 成人生长激素水平异常升高。超过 95% 的病例是由于良性垂体生长激素腺瘤引起，超过 75% 在诊断时肿瘤直径大于 10mm。
- 可影响软组织和骨骼改变、心肌病、结肠癌。
- 检查：内分泌试验（见章节 44.1.2），心内科会诊、结肠镜。
- 治疗（见章节 44.2.2）：多数采取手术，必要时药物治疗和（或）放疗（见章节 44.3.3）。
- 生化治愈标准（见章节 45.2.3）：IGF-1 正常，GH 水平 <5ng/ml，以及口服糖耐量试验（OGST）后 GH 最低水平 <1ng/ml（见章节 44.1.2）。

发病率：3 例 /100 万 / 年。GH 过高的病人 95% 以上是因为垂体促生激素腺瘤所致。生长激素癌极为罕见。异位 GH 分泌少见，可见于类癌性肿瘤、淋巴瘤、胰岛细胞肿瘤。超过 75% 的垂体生长激素肿瘤在诊断时为大腺瘤（直径 >10mm），并伴海绵窦受累和（或）鞍上侵犯。

25% 肢端肥大症病人伴发甲状腺素正常的甲状腺肿。25% 的生长激素腺瘤也分泌 PRL。遗传综合征有时也表现为肢端肥大，但很少见，包括多发内分泌肿瘤 1 型（MEN1）、McCune-Albright 综合征（见章节 48.2.3）、家族性肢端肥大症以及 Carney 综合征[37]。

临床表现

儿童在长骨骨骺闭合前 GH 水平升高可导致巨人症，通常见于青春期之后的十几岁儿童。也可发生高血压。成人 GH 水平升高导致肢端肥大症(年龄通常 >50 岁)，可表现为[38, 39]（见表 43-3)：

1. 骨骼过度生长性畸形
   1) 手、足变大。
   2) 足跟增厚。
   3) 前额突出。
   4) 下颌前突。
2. 心血管系统症状
   1) 心脏症状（结构性和功能性）：心律失常、血管病、心肌向心性肥大。
   2) 高血压（30%）。
3. 软组织肿胀（包括巨舌）。
4. 糖耐量降低。
5. 周围神经卡压综合征（包括腕管综合征）。
6. 衰弱性头痛。
7. 多汗（尤其是手掌）。
8. 油性皮肤。
9. 关节痛。
10. 睡眠呼吸暂停。
11. 疲乏。
12. 结肠癌：危险系数是普通人群的 2 倍。

病人（包括部分已经治疗的病人）GH 水平升高预期死亡率增加 2～3 倍[41]，主要是因为高血压、糖尿病、肺部感染、癌症及心脏疾病（见表 43-3)。软组织肿胀和神经卡压症状会随 GH 的水平的恢复而逐渐缓解，但外观改变和健康风险将持续存在（具体见表 43-3)。

43

表 43-3 长期过量生长激素（GH）的危害[41]

关节病
1. 与发病年龄和 GH 水平无关
2. 常伴长期肢端肥大
3. 可逆性改变[a]：
1）快速症状可能改善
2）骨和软骨不可逆
周围神经病
1. 间歇性麻木，感觉异常
2. 感觉运动性多发神经病
3. 感觉减退
4. 可逆性病变[a]：
1）症状可能改善
2）洋葱样（漩涡样）改变不可逆
心血管疾病
1. 心肌病
1）左室舒张功能减退
2）左室增大及心律失常
3）纤维结缔组织过度增生
2. 高血压：加重心肌病理性改变
3. 可逆性病变[a]：即使 GH 正常后可能继续进展
呼吸系统疾病
1. 上呼吸道梗阻：约 50% 由软组织过度增生和眼部肌肉张力下降伴睡眠呼吸暂停引起
2. 可逆性病变[a]：通常能改善
肿瘤
1. 增加患恶性肿瘤（尤其结肠癌）和软组织息肉的风险
2. 可逆性病变[a]：未知
糖耐受不良
1. 发生在 25% 肢端肥大症病人（有糖尿病家族史更常见）
2. 可逆性病变[a]：改善
[a] GH 水平正常时可逆转

促甲状腺素分泌性腺瘤

概述

少见，一般占垂体肿瘤的 0.5%～1%[5, 42]。表现中枢性（继发性）甲状腺功能亢进（注意：中枢性甲状腺功能亢进也可发生在甲状腺素垂体抵抗）：循环 T_3 和 T_4 水平升高，TSH 升高或反常的正常[43]（原发性甲状腺功能亢进应检测不到 TSH)。超过 33% 的 TSH 免疫染色阳性病人是非分泌性肿瘤[36]。这种肿瘤有很多能够分泌多种激素，但次要激素通常不产生临床症状。这类肿瘤通常都具有侵袭性，出现症状时体积都已较大且产生占位效应（尤其是因对垂体异常缺乏认识而行甲状腺切除，这一情况的比例高达 60%[43-44]）。

临床症状

甲状腺功能亢进：焦虑、心悸（心房颤动）、易热、多汗和体重增加（正常或过剩饮食）。体征：多动、瞬目减少、心动过速、心房颤动时心律不齐、腱反射亢进、震颤。突眼和浸润性皮肤病（如胫前黏液水肿）仅见于Grave病。

43.6.4 垂体肿瘤病理分类

垂体腺瘤光学显微镜特征

旧分类系统已经不适用，随着技术的更新（电子显微镜、免疫组化、放射免疫实验等等），许多被认为非分泌性肿瘤病理发现含有所有分泌激素的组织成分。

按发病率由高到低排序：

1. 嫌色性：最常见类型 [嫌色性与嗜酸性之比为（4～20）：1]，最初被认为是“非分泌性的”，事实上可产生 PRL、GH 或 TSH。
2. 嗜酸性（嗜伊红性）：分泌 PRL、TSH 或 GH。
3. 嗜碱性：分泌促性腺激素、β-促脂素或导致库欣病的 ACTH。

基于分泌产物分类

1. 分泌活性肿瘤：约 70% 的垂体肿瘤分泌 1～2 种激素，能够通过血清检测到并引起相关临床症状；这些通过内分泌产物进行分类。
2. 内分泌失活性（非功能性）肿瘤[45]（注意：裸细胞腺瘤或大嗜酸粒细胞瘤占非功能腺瘤的大多数）：
   1）裸细胞腺瘤。
   2）大嗜酸粒细胞瘤。
   3）促性腺激素腺瘤。
   4）无症状促皮质激素腺瘤。
   5）糖蛋白分泌性腺瘤。

神经垂体和垂体柄肿瘤

垂体后部最常见的肿瘤是转移瘤（因为血供丰富）。

特定具体肿瘤类型见神经垂体和垂体柄肿瘤（见章节 42.4.2 颗粒细胞瘤、垂体细胞瘤和嗜酸梭形细胞瘤）。

（刘彦伟　译　王　雯　校）

参考文献

[1] Ragel BT, Couldwell WT. Pituitary carcinoma: a review of the literature. Neurosurg Focus. 2004; 16
[2] Cozzi R, Lasio G, Cardia A, et al. Perioperative cortisol can predict hypothalamus-pituitary-adrenal status in clinically nonfunctioning pituitary adenomas. J Endocrinol Invest. 2009; 32:460–464
[3] Ebersold MJ, Quast LM, Laws ER, et al. Long-Term Results in Transsphenoidal Removal of Nonfunctioning Pituitary Adenomas. J Neurosurg. 1986; 64:713–719
[4] Aghi MK, Chen CC, Fleseriu M, et al. Congress of Neurological Surgeons Systematic Review and Evidence-Based Guidelines on the Management of Patients With Nonfunctioning Pituitary Adenomas: Executive Summary. Neurosurgery. 2016; 79:521– 523
[5] Biller BM, Swearingen B, Zervas NT. A decade of the Massachusetts General Hospital Neuroendocrine Clinical Center. J Clin Endocrinol Metab. 1997; 82: 1668–1674
[6] Chaidarun SS, Klibanski A. Gonadotropinomas. Semin Reprod Med. 2002; 20:339–348
[7] Kawaguchi T, Ogawa Y, Ito K, et al. Follicle-stimulating hormonesecreting pituitary adenoma manifesting as recurrent ovarian cysts in a young womanlatent risk of unidentified ovarian hyperstimulation: a case report. BMC Res Notes. 2013; 6. DOI: 10.1186/1756-0500-6-408
[8] Fleseriu M, Bodach ME, Tumialan LM, et al. Congress of Neurological Surgeons Systematic Review and Evidence-Based Guideline for Pretreatment Endocrine Evaluation of Patients With Nonfunctioning Pituitary Adenomas. Neurosurgery. 2016; 79:E527–E529
[9] Abe T, Matsumoto K, Sanno N, et al. Lymphocytic Hypophysitis: Case Report. Neurosurgery. 1995; 36: 1016–1019
[10] Lieblich JM, Rogol AD, White BJ, et al. Syndrome of anosmia with hypogonadotropic hypogonadism (Kallmann syndrome): clinical and laboratory studies in 23 cases. Am J Med. 1982; 73:506–519
[11] Nutkiewicz A, DeFeo DR, Kohout RI, et al. Cerebrospinal Fluid Rhinorrhea as a Presentation of Pituitary Adenoma. Neurosurgery. 1980; 6:195– 197
[12] Reid RL, Quigley ME, Yen SC. Pituitary Apoplexy: A Review. Arch Neurol. 1985; 42:712–719
[13] Cardoso ER, Peterson EW. Pituitary Apoplexy: A Review. Neurosurgery. 1984; 14:363–373
[14] Onesti ST, Wisniewski T, Post KD. Pituitary Hemorrhage into a Rathke's Cleft Cyst. Neurosurgery. 1990; 27:644–646
[15] Wakai S, Fukushima T, Teramoto A, et al. Pituitary Apoplexy: Its Incidence and Clinical Significance. J Neurosurg. 1981; 55:187–193
[16] Rovit RL, Fein JM. Pituitary Apoplexy, A Review and Reappraisal. J Neurosurg. 1972; 37:280–288
[17] Liu JK, Couldwell W. Pituitary apoplexy: Diagnosis and management. Contemp Neurosurg. 2003; 25: 1–5
[18] Yen MY, Liu JH, Jaw SJ. Ptosis as the early manifestation of pituitary tumour. Br J Ophthalmol. 1990; 74: 188–191
[19] Telesca M, Santini F, Mazzucco A. Adenoma related pituitary apoplexy disclosed by ptosis after routine cardiac surgery: occasional reappearance of a dismal complication. Intensive Care Med. 2009; 35: 185–186
[20] Walton KA, Buono LM. Horner syndrome. Curr Opin Ophthalmol. 2003; 14:357–363
[21] Bills DC, Meyer FB, Laws ER,Jr, et al. A retrospective analysis of pituitary apoplexy. Neurosurgery. 1993; 33:602–8; discussion 608-9
[22] Pei L, Melmed S, Scheithauer B, et al. Frequent Loss of Heterozygosity at the Retinoblastoma Susceptibility Gene (RB) Locus in Aggressive Pituitary Tumors: Evidence for a Chromosome 13 Tumor Suppressor Gene Other Than RB. Cancer Res. 1995; 55:1613–1616
[23] Wilson CB, Tindall GT, Collins WF. Neurosurgical Management of Large and Invasive Pituitary Tumors. In: Clinical Management of Pituitary Disorders. New York: Raven Press; 1979:335–342
[24] Hardy J, Kohler PO, Ross GT. Transsphenoidal Surgery of Hypersecreting Pituitary Tumors. In: Diagnosis and Treatment of Pituitary Tumors. New York: Excerpta Medica/American Elsevier; 1973: 179–194
[25] Hardy J, Thompson RA, Green R. Transsphenoidal Surgery of Intracranial Neoplasm. In: Adv Neurol. New York: Raven Press; 1976:261–274
[26] Krisht AF. Giant invasive pituitary adenomas. Contemp Neurosurg. 1999; 21:1–6
[27] Laws ER. Comment on Knosp E, et al.: Pituitary Adenomas with Invasion of the Cavernous Sinus Space: A Magnetic Resonance Imaging Classification Compared with Surgical Findings. Neurosurgery. 1993; 33
[28] Scotti G, Yu CY, Dillon WP, et al. MR Imaging of Cavernous Sinus Involvement by Pituitary Adenomas. AJR. 1988; 151:799–806
[29] Barlas O, Bayindir C, Hepgul K, et al. Bromocriptineinduced cerebrospinal fluid fistula in patients with macroprolactinomas: report of three cases and a review of the literature. Surg Neurol. 1994; 41:486– 489
[30] Davis FG, Kupelian V, Freels S, et al. Prevalence estimates for primary brain tumors in the United States by behavior and major histology groups. Neuro Oncol. 2001; 3:152–158
[31] Amar AP, Couldwell WT, Weiss MH. Prolactinomas: Focus on Indications, Outcomes, and Management of Recurrences. Contemp Neurosurg. 1989; 21:1–6
[32] Esposito F, Dusick JR, Cohan P, et al. Early morning cortisol levels as a predictor of remission after transsphenoidal surgery for Cushing's disease. J Clin Endocrinol Metab. 2006; 91:7–13
[33] Banasiak MJ, Malek AR. Nelson syndrome: comprehensive review of pathophysiology, diagnosis, and management. Neurosurg Focus. 2007; 23
[34] Assie G, Bahurel H, Coste J, et al. Corticotroph tumor progression after adrenalectomy in Cushing's Disease: a reappraisal of Nelson's syndrome. J Clin Endocrinol Metab. 2007; 49:381–386
[35] Bertagna X, Raux-Demay M-C, Guilhaume B, et al. Cushing's Disease. In: The Pituitary. 2nd ed. Malden, MA: Blackwell Scientific; 2002:496–560
[36] Kasperlik-Zaluska A A, Bonicki W, Jeske W, et al. Nelson's syndrome - 46 years later: clinical experience with 37 patients. Zentralbl Neurochir. 2006; 67:14–20
[37] Cook DM. AACE Medical Guidelines for Clinical Practice for the diagnosis and treatment of acromegaly. Endocr Pract. 2004; 10:213–225
[38] Melmed S. Acromegaly. N Engl J Med. 1990; 322: 966–977
[39] Melmed S. Medical progress: Acromegaly. N Engl J Med. 2006; 355:2558–2573
[40] Renehan AG, Shalet SM. Acromegaly and colorectal cancer: risk assessment should be based on population-based studies. J Clin Endocrinol Metab. 2002; 87:1909–1909
[41] Acromegaly Therapy Consensus Development Panel. Consensus Statement: Benefits Versus Risks of Medical Therapy for Acromegaly. Am J Med. 1994; 97:468–473
[42] Beck-Peccoz P, Brucker-Davis F, Persani L, et al. Thyrotropin-secreting pituitary tumors. Endocr Rev. 1996; 17:610–638
[43] Clarke MJ, Erickson D, Castro MR, et al. Thyroidstimulating hormone pituitary adenomas. J Neurosurg. 2008; 109:17–22
[44] Beck-Peccoz P, Persani L. Medical management of thyrotropinsecreting pituitary adenomas. Pituitary. 2002; 5:83–88
[45] Wilson CB. Endocrine-Inactive Pituitary Adenomas. Clin Neurosurg. 1992; 38:10–31

44 垂体腺瘤评估和非手术治疗

44.1 评估

44.1.1 病史和查体

症状和体征：

1. 内分泌功能亢进（见功能垂体腺瘤）包括：
   1) 催乳素：女性闭经，乳头溢液（多由雌激素引起，主要见于女性），男性阳痿。
   2) 甲状腺素：易热。
   3) 生长激素：戒指或鞋的尺码变大，面部皮肤粗糙，巨人症（儿童）。
   4) 皮质醇：色素沉着，库欣病样特征。
2. 垂体占位效应（见章节 43.5.2）引起分泌障碍。
3. 视野缺损：床旁面对面检查以除外视野缺损（通常是双颞侧偏盲，图 32-1，见下文）。
4. 海绵窦内路神经受累：
   1) Ⅲ、Ⅳ、Ⅵ：瞳孔和眼外肌麻痹。
   2) V1、V2：前额、鼻、上唇和颊部的感觉减退。

44.1.2 诊断检查

概述

对已知或可疑垂体占位的病人需要进行的初筛检查（见表 44-1）。如果检查结果明显异常或高度怀疑特异症状，则需进一步检查（详细内容见具体章节）。

视力评估

概述

临床指南：垂体腺瘤视力评估*

Ⅲ 级推荐

- 评估应由专业的眼科医师进行。
- 视野缺损应由自动静态视野检测。
- 视觉诱发电位对某些情况是有帮助的（当视野无法评估），但不应作为常规检查，因为容易出现假阳性和假阴性。
- 年龄偏大或失明超过 4 个月的病人应被告知术后视力恢复的可能性降低。
- 光学相干断层成像（OCT）并非检查标准，但对于纪录视盘损伤范围可能是有帮助的。

*临床指南是针对怀疑非功能腺瘤制定的，并非适用所有垂体肿瘤。

表 44-1 垂体肿瘤初筛检查方法总结

检查		理由
√常规视野检查：通常为 Humphrey 视野（HVF）		• 视交叉受压致视野缺损（通常为双颞侧偏盲）
内分泌筛查	√早 8 时皮质醇[a] 和 24 小时尿游离皮质醇[a]	• 皮质醇增多症时皮质醇升高（库欣综合征）（见本节下文） • 皮质醇减少症时皮质醇降低（原发或继发）
	√游离 T_4[b]，TSH（总 T_4 也可以）	甲状腺功能低下 • 原发性甲状腺功能低下时 T_4 降低、TSH 升高（可致垂体腺中促甲状腺激素细胞增生） • 继发性甲状腺功能低下时 T_4 降低、TSH 正常或降低
		甲状腺功能亢进（甲状腺毒症） • 原发性甲状腺功能亢进时 T_4 升高、TSH 降低 • TSH 分泌型垂体腺瘤时 T_4 升高、TSH 升高
	√催乳素	• 催乳素瘤时升高或明显升高
		• 垂体柄效应时轻度升高（通常低于 90ng/ml）
	√促性腺激素（FSH，LH）和性激素（女性为雌二醇；男性为睾酮）	• 促性腺激素低下性性腺功能低下时降低（因垂体腺受压） • 促性腺激素分泌性腺瘤时升高
	√胰岛素样生长因子 1（IGF-1），又称生长调节素 C[b]	• 肢端肥大症时升高 • 垂体功能低下时降低（最敏感的标志物之一）
	√空腹血糖	肾上腺功能低下时降低（原发或继发）
√影像学检查包括： • 头部及垂体 MRI（增强或不增强）（可选），常用于导航系统。有外科医师会加做头部平扫 CT 以观察骨性解剖结构（如蝶窦） • 如无法查 MRI，则行 CT（增强或不增强）（加冠状重建）+ 脑血管造影		

[a] 早 8 点是检测皮质醇减少症（如判断是否存在垂体功能低下）的最佳方法，而 24 小时尿游离皮质醇是检查皮质醇增多症（如判断是否存在库欣综合征）的最佳方法[1]

[b] IGF-1 是检查 GH 过量的主要方法；GH 的直接测量不可靠

所有病人最低限度常规的视野检查应该施行。

视野

常规视野检查：

- 正切视野屏（使用小的红色刺激物，因为颜色去饱和是视交叉受压的早期体征）
- Goldman（推荐[2]）或 Humphrey 自动视野计（HVF=Humphrey 视野）检查需病人良好的合作，否则无效。

▶ 视野缺损类型（图 32-1） 部分取决于视交叉相对于蝶鞍的位置：多数病人视交叉位于蝶鞍上方，4% 位于蝶鞍后方（影像显示后置视交叉），8% 位于蝶鞍前方（前置视交叉）[3]。

1. 视交叉受压：
   1) 双颞侧偏盲遵循垂直子午线界限（黄斑分裂）：与垂体肿瘤相关的典型视野缺损，因压迫视交叉的鼻侧纤维所致。
   2) 其他少见类型：单眼颞侧偏盲。
2. 视神经受压：多见于视交叉后置病人。
   1) 同侧视力丧失。如果仔细检查，通常对侧可能存在外上（颞侧）象限偏盲[4]（即“空中馅饼”样缺损），因压迫 Wilbrand 前膝部所致，即便不存在后置视交叉这也可能是早期症状（所谓的交界性暗点 = 单侧视力丧失 + 对侧外上象限偏盲）。
   2) 可产生中央盲点或单眼视敏度下降。
3. 视束受压：多见于视交叉前置病人，产生同向偏盲。

眼科咨询

参考“临床指南：垂体腺瘤视野评估”（见上文）。除了视野检查，视盘和其他视力检查可能对视力丧失的病人提供有用的预后信息。

辅助视力检查

视觉诱发电位：作用有限，参考“临床指南：垂体腺瘤视力评估”（见上文）。

光学相干断层成像（OCT）：选择性检查，参考“临床指南：垂体腺瘤视力评估”（见上文）。使用光波检查能够提供视网膜厚度（包括视盘）的高分辨信息，也能够提供病人预后信息[5]。

基础内分泌筛查

临床指南：垂体腺瘤内分泌评估*

- Ⅱ 级推荐。
  - 所有腺垂体轴都应该行常规检查。
  - 催乳素水平常规检测。
  - 垂体切除术后甲状腺和肾上腺替代治疗的激素水平界值可能不同。
  - 肾上腺功能低下或显著的甲状腺功能低下术前应该被纠正。
- Ⅲ 级推荐。除非排除亚临床生长激素过高分泌，IGF-1 应常规检测。

*临床指南是针对怀疑非功能腺瘤制定的，并非适用所有垂体肿瘤。

表 44-1。评估后可提示肿瘤类型、补充激素类型，并为术前基线值进行治疗前后的对比。检查应包括临床症状、体征及实验室检查评估。所有垂体肿瘤病人均应进行腺垂体内分泌筛查[6]。注意：选择性单一垂体激素降低并伴垂体柄增粗强烈提示自身免疫性垂体炎（见章节 86.6.6）。

1. 肾上腺轴筛查（见评估皮质醇储备水平）：
   1) 皮质醇的高峰在上午 7 点至 8 点。正常情况下，上午的皮质醇水平可轻度升高（相比参考范围）。上午 8 点皮质醇水平：适用于皮质醇减少症[1]。正常值：6~18 μg/100ml。
      - 上午 8 点皮质醇水平 <6 μg/100ml：提示肾上腺分泌不足。
      - 上午 8 点皮质醇水平 6~14 μg/100ml：不足以诊断。
      - 上午 8 点皮质醇水平 >14 μg/100ml：基本不可能是肾上腺分泌不足。
   2) 对不确定的病例，可鉴别假性库欣状态与库欣综合征。
   3) 24 小时尿游离皮质醇：对皮质醇增多症更敏感[1]（特异性和敏感性几乎 100%，假阴性少见，除外应激和慢性酒精中毒），如未显示比正常值升高数倍的结果，至少应再查 2 次[7]。
2. 甲状腺轴：基础筛查见表 44-2。
   1) 筛查：T_4 水平（总体或游离），促甲状腺素（TSH）。正常值：游离 T_4 指数为 0.8~1.5，TSH 为 0.4~5.5mcU/ml，总 T_4 为 4~12 μg/100ml（注意：同时查 T_4 和 TSH）。
   2) 进一步检查：促甲状腺素释放激素（TRH）兴奋试验（如 T_4 水平低或位于临界水平，应考虑此检查）。检查 TSH 的基础水平，静脉注射 TRH 500 μg，分别于 30 分钟、60 分钟测定 TSH。正常反应：峰值出现在 30 分钟，且为基础水平的 2 倍。反应不足且 T_4 水平低提示垂体功能低下。反应过度提示原发性甲状腺功能减退。

表 44-2 甲状腺基础筛查（T_4 和 TSH）

依据	T_4	TSH
原发性甲状腺功能低下[a]（甲状腺本身的问题）	降低	升高
• 慢性原发性甲状腺功能低下可产生继发性垂体增生（垂体假瘤），后者在 CT 和 MRI 上表现与腺瘤截然不同。在所有垂体占位病人中都应考虑[10, 11] • 病理生理学：甲状腺激素负反馈障碍会致下丘脑分泌促甲状腺激素释放激素（TRH）增加，导致腺垂体内促甲状腺激素细胞继发性增生。病人可因垂体增大症状（视力症状、垂体柄效应致 PRL 升高、X 线片上蝶鞍扩大等）而就诊 • TRH 升高的长期刺激很少能产生促甲状腺激素腺瘤 • 实验室检查：T_4 降低或正常，TSH 升高（促甲状腺激素细胞增生的病人 TSH>90~100mIU/L），TRH 刺激试验延长和升高 TSH 反应（见下文）		
继发性甲状腺功能低下[a]（TSH 对甲状腺的刺激不足）	降低	降低或正常
• 垂体性甲状腺功能低下仅占所有甲状腺功能低下病例的 2%~4%[12] • 继发性甲状腺功能低下占非功能腺瘤的 8%~81%（垂体压迫减少 TSH）[6] • 实验室检查：T_4 降低，TSH 降低或正常，TRH 刺激试验反应降低（见正文）		

表 44-2（续）

依据	T_4	TSH
原发性甲状腺功能亢进（甲状腺本身的问题）	升高	降低
• 病因：局限性甲状腺结节性增生、刺激甲状腺的循环抗体，或弥漫性甲状腺增生（Grave 病，又称为突眼性甲状腺功能亢进） • 实验室检查：T_4 升高，TSH 近正常（通常检测不出）		
继发性甲状腺功能亢进（中枢性甲状腺功能亢进）	升高	升高或正常
• 病因： ◦ TSH 分泌性垂体瘤（罕见） ◦ 垂体对抗甲状腺激素（打断负反馈环路） • 实验室检查：T_4 升高，TSH 水平升高或反常的正常		

[a] 注意：皮质醇储备不足的甲状腺激素替代治疗（和全垂体功能低下类似）可导致肾上腺危象（处理见章节 44.2.1）

3. 性腺轴：
   1) 筛查：
      • 血清促性腺激素：FSH 和 LH。
      • 性激素：女性测雌二醇，男性测睾酮（总睾酮）。
   2) 进一步检查：没有可靠检查区分病变是垂体性还是下丘脑性。
4. 催乳素（PRL）：催乳素神经生理学（见章节 8.3.2）。
   1) 具体内容见表 44-3，高催乳素腺瘤诊断见表 44-4，催乳素水平与肿瘤体积相关[8]：如 PRL<200ng/ml，约 80% 是微腺瘤，这些肿瘤切除后 76% 病人激素会回复正常；如 PRL>200ng/ml，仅约 20% 是微腺瘤。

表 44-3 PRL 的意义[a]

PRL（ng/ml）	释义	见于
3～30[b]	正常	未妊娠女性
10～400		妊娠女性（见表 44-4）
2～20		绝经女性
25[b]～150	轻度升高	催乳素瘤
		垂体柄效应（见正文）
		其他原因[d]
>150[c]	明显升高	催乳素[d]

[a] 注意：PRL 的异位分泌罕有报道（如畸胎瘤）[13]

[b] 正常值不定，根据实验室参考值

[c] 有学者建议将可疑 PRL 腺瘤的临界值定为 200ng/ml[14]

[d] 高催乳素血症的鉴别诊断，见表 44-4

44

表 44-4 PRL 升高（高催乳素血症）的鉴别诊断[a]

1. 妊娠相关：
   1) 妊娠期间[b]：10～400ng/ml
   2) 产后：第一周 PRL 下降约 50%（100ng/ml），常在 3 周时降至正常
   3) 哺乳期：婴儿吸吮可使 PRL 升高，这对母乳产生很重要（该机制一旦开始，非妊娠 PRL 水平即可维持哺乳）。产后前 2～3 周：PRL 基础值为 40～50ng/ml，婴儿吸后升高 10～20 倍，产后 3～6 个月：PRL 基础值恢复正常或轻度升高，婴儿吮吸时双倍增高，断奶后 6 个月恢复正常
2. 垂体腺瘤：
   1) 催乳素瘤：在较大催乳素瘤和大腺瘤中 PRL 在 100ng/ml 以上
   2) 垂体柄效应（见本节下文）：经验认为，催乳素瘤导致 PRL 升高的概率百分比等于 PRL 水平的一半
   3) 某些肿瘤同时分泌 PRL 和 GH
3. 药物：多巴胺受体拮抗剂（如吩噻嗪、甲氧氯普胺）、口服避孕药（雌激素）、三环类抗抑郁药、维拉帕米、H2 受体拮抗剂（雷尼替丁）、某些 SSRI，特别是帕罗西汀（Paxil）等[15]
4. 原发性甲状腺功能低下：TRH（一种催乳素释放因子 -PRF）（见章节 8.3.2）会升高
5. 空泡蝶鞍综合征（见章节 47.2）
6. 人血清催乳素暂时性升高 80% 发生在运动后，45% 发生在复杂部分性癫痫，15% 发生在简单部分性癫痫发作后[16]，15～20 分钟达到高峰，超过 1 小时内 PRL 通常恢复正常
7. 乳房或胸壁外伤 / 手术：通常不超过 50ng/ml
8. 过量运动：通常不超过 50ng/ml
9. 应激：某些情况下抽血检验的应激即可致 PRL 升高；神经性厌食症
10. 异位分泌：在肾细胞或肝细胞肿瘤、输尿管纤维瘤、淋巴瘤中有过报道
11. 下丘脑浸润性肿瘤
12. 肾功能衰竭
13. 肝硬化
14. 巨催乳素血症（见下文）

[a] 催乳素瘤之外的病因导致的泌催乳素血症很少超过 200ng/ml
[b] 在闭经和高催乳素血症的育龄女性中常用于排除妊娠

2) 血样应在早晨稍后采取（并非醒后立刻取样），不应在应激、乳房刺激或锻炼后取样，这可能增加 PRL 水平。
3) 在解释 PRL 水平时应注意以下几项：
   - 因为 PRL 分泌存在差异（每日差异可高达 30%）以及放射免疫检测的误差，所以如果结果可疑，应当重复检测 PRL 水平。
   - 异嗜性抗体（见于经常暴露于动物血清的个体）可产生异常结果。

- 垂体柄效应：PRL是唯一主要受抑制性调节的垂体激素（见章节8.3）。下丘脑或垂体柄受压或损伤，可导致PRL抑制因子（PRIF）降低，从而引起PRL一定程度的升高。目前无Ⅰ类证据根据催乳素界值鉴别垂体柄效应和催乳素瘤[6]。在无功能垂体腺瘤PRL的均值为39ng/ml，而多数垂体柄效应病人保持在<200ng/ml[6]。经验：由催乳素腺瘤导致PRL升高的概率等于PRL水平的一半。由于垂体柄损伤，肿瘤即使全切除，术后PRL仍可持续升高（通常PRL≤90ng/ml，如果PRL>150ng/ml就可能不是垂体柄效应）。因存在垂体柄效应，随访病人不能使用溴隐亭。
- “PRL>200ng/ml”：如实验室报告PRL>200ng/ml（或其他较高值）而不是某一固定值，通常提示PRL水平极高，超过了检查值的上限。咨询检验科让其确定实际数值。通常需要经过数次稀释以便更准确地定量（他们可以用已经拥有的血液标本或者重新取样）。这一点很重要，因为能：①指导治疗决策：PRL>500ng/ml通常提示仅通过手术无法使PRL降至正常水平；②评估治疗反应：了解治疗前的数值对评估治疗（药物、手术、放疗等）反应很重要。
- Hook效应：PRL过高可能导致偏低的假阴性（过高PRL会妨碍放射免疫检测所需的PRL抗体信号复合物的形成）。因此，对于PRL正常的大腺瘤或高度可疑的高催乳素腺瘤应建议检验科将血样进行不同程度的稀释之后反复检测。
- 巨催乳素血症：PRL分子与免疫球蛋白发生聚合，这种形式的PRL其生物学活性降低但却产生高催乳素血症。临床意义存在争议[9]，无症状病人通常不需要治疗。

5. 生长激素
   1) IGF-1（生长调节素-C）水平应作为常规检测项目（IGF-1升高对肢端肥大症极为敏感）。
   2) 随机只检测GH可能不可靠，因此不推荐。
6. 神经垂体（垂体后叶）：在垂体瘤病人中很少出现功能缺损。
   1) 筛查：限制水的摄入，通过尿的浓缩，检测ADH是否充足。
   2) 进一步检测：测定血清ADH对输入高张盐水的反应。

特殊内分泌检测

库欣综合征

库欣综合征生化基础检测见表44-5。

皮质醇增多症

这些检查用于判断是否存在皮质醇增多症（库欣综合征，CS），不考

表 44-5 库欣综合征生化基础检测

- 正常情况下小剂量地塞米松通过负反馈作用于下丘脑 - 垂体轴，可以抑制 ACTH 分泌，降低尿和血浆中的皮质激素水平
- 超过 98%CS 病人可出现抑制反应，但阈值要高得多
- 即使用很大剂量的地塞米松，肾上腺肿瘤及多数（85%～90%）的 ACTH 异位分泌（尤其是支气管肺癌）也不出现抑制反应
- CS 中 ACTH 对 CRH 呈过度反应
- 地塞米松不影响尿和血浆皮质醇及 17- 羟皮质醇的测定

虑病因。仅需检测 24 小时尿游离皮质醇（检测依据见表 44-5）。

1. 过夜小剂量 DMZ 抑制试验[20]：
   1) 过夜小剂量 DMZ 试验：晚 11 点口服 DMZ 1mg，第二天早 8 点抽血。结果：
      - 皮质醇 <1.8 μg/dl（注意：目前该数值被公认为正常数值，以前是 5 μg/dl）。CS 可排除（只有极少数 CS 病人对小剂量 DMZ 产生抑制反应，可能是因为 DMZ 清除降低[21]）。
      - 皮质醇在 1.8～10 μg/dl：无法确诊，需重新检测。
      - 皮质醇 >10 μg/dl：可能存在 CS。异位 CRH 分泌可导致垂体促皮质激素细胞增生而出现所谓的“假库欣状态”，此时可出现假阳性，临床上与垂体 ACTH 腺瘤无法鉴别（需进一步检查[21]）。见于 15% 的肥胖病人、25% 的住院及慢性病病人、高雌激素状态、尿毒症及抑郁症。通过 DMZ-CRH 联合试验能够鉴别（见参考文献[21]）。假阳性见于酒精中毒及服用苯巴比妥或苯妥英的病人，因为酒精和这两种药物可诱发肝微粒体降解，导致 DMZ 代谢增高。
   2) 2 天小剂量试验（过夜抑制试验结果可疑）：从早 6 点开始口服 DMZ 0.5mg，每 6 小时一次，服用 2 天，在试验前以及服用 DMZ 的第二天留取 24 小时尿液检验。正常人的 17- 羟皮质醇（OHCS）受抑制，低于 4mg/24h，而约 95% 的 CS 病人反应异常（尿中含量很高）[21]。
2. 唾液皮质醇（晚上 11 点）：晚 11 点正常皮质醇分泌最低。试验必须在美国国立卫生研究院（NIH）批准的实验室进行。准确性与小剂量 DMZ 抑制试验相当。

库欣病和异位 ACTH 异位分泌鉴别诊断

这些检查用于鉴别原发性库欣病（垂体性 ACTH）和异位 ACTH 分泌及肾上腺瘤（40% 的 CD 病人 MRI 表现正常[1]）：

1. 随机测定血清 ACTH 水平：如 ACTH<5ng/L 则提示 ACTH 非

依赖性 CS（如肾上腺肿瘤）。因 ACTH 水平多变，故敏感性和特异性均差。

2. 腹部 CT：肾上腺肿瘤可显示单侧肾上腺占位，ACTH 依赖性病人显示肾上腺正常或双侧增大。
3. 大剂量地塞米松抑制试验：（注意：多达 20% 的 CD 病人可不出现大剂量 DMZ 抑制反应，苯妥英也可能影响大剂量 DMZ 抑制试验结果[22]）：
   1) 隔夜大剂量试验：测定早 8 点血清皮质醇基础水平。
   2) 晚 11 点口服 DMZ 8mg，次日早 8 点测定血清皮质醇水平。
   3) 95% 的 CD 病人的血清皮质醇水平降至基础值的 50% 以下，而异位 ACTH 或肾上腺腺瘤通常不变。
4. 美替拉酮（Metopirone）试验：适用于住院病人。口服美替拉酮 750mg（抑制皮质醇的合成），每 4 小时一次，连续 6 次，多数 CD 病人的尿 17-OHCS 会超出基础水平的 70%；或血浆 11 – 脱氧皮质醇水平升至基础水平的 400 倍。
5. CRH 兴奋试验：一次性静脉推注 CRH 0.1 μg/kg，CD 病人血清 ACTH 及皮质醇水平升高明显，异位 ACTH 及肾上腺肿瘤病人无反应[23]。
6. 岩下窦（IPS）取血（有学者推荐海绵窦取血）：由神经介入医师进行。利用微导管测定双侧的 ACTH 基础水平，在静脉推注 CRH 后 2 分钟、5 分钟、10 分钟时再测定（每次同时测外周 ACTH 水平）：
   1) 如满足以下 CD 标准则不需要 IPS 取样：
      - ACTC 依赖库欣病。
      - 高剂量 DMZ 抑制试验被抑制。
      - MRI 影像可见垂体腺瘤。
   2) 可确定垂体微腺瘤的大致侧别（这样可避免双侧肾上腺切除，否则需要糖皮质激素 / 盐皮质激素终身替代治疗，且 10%～30% 病人还可能出现纳尔逊综合征（见章节 43.6.3）。因环窦的沟通效应，15%～30% 病人出现定位失败[1]。
   3) 基础 IPS ACTH：外周 ACTH>1.4：1 符合库欣病诊断。
   4) CRH 刺激后 IPS 基础 ACTH 值与外周 ACTH 值之比大于 3 也提示原发性库欣病。
   5) 并发症：1%～2%，包括穿透窦壁。

评估皮质醇储备

1. 促肾上腺皮质激素兴奋试验[25]：
   1) 设定皮质醇基线水平（不必禁食，可在一天的任何时候检查）。
   2) 肌内注射或静脉推注促肾上腺皮质激素（Cortrosyn）（ACTH

有效类似物）250 μg。

3) 在 30 分钟（可选）及 60 分钟时检测皮质醇水平。

4) 正常反应：皮质醇峰值 >18 μg/dl，且增加值 >7 μg/dl；或峰值 >20 μg/dl，无论升高与否。

5) 低于正常反应：提示肾上腺功能不足。在原发性肾上腺功能不足的病人垂体 ACTH 的分泌升高；在继发性病人中 ACTH 长期减少导致肾上腺萎缩，对急性、外源性 ACTH 刺激无反应。

6) 正常反应：可排除原发性及继发性肾上腺功能不足，但在轻度垂体 ACTH 减少和垂体术后早期肾上腺尚未萎缩的病人结果可能正常。这些病理进一步检查可为阳性：见美替拉酮试验（见章节 45.1.6）或胰岛素耐量试验。

2. 胰岛素耐量实验（ITT）：评估下丘脑－垂体－肾上腺轴的“金标准”，较为繁琐。80% 的 CS 病人结果异常。评估 ACTH、皮质醇以及 GH 的储备情况。

1) 原理：如果对胰岛素诱发低血糖后皮质醇适当升高，说明病人对其他应激（急性病、手术等）也能有所反应。

2) 禁忌证：癫痫发作性疾病、缺血性心脏病、未经治疗的甲状腺功能低下。

3) 试验前准备：试验前停用雌激素 6 周。试验过程中备好 50ml D50 和 100mg 静脉用氢化可的松。

4) 方案：胰岛素 0.1U/kg 静脉推注，然后在 0 分钟、10 分钟、20 分钟、30 分钟、45 分钟、60 分钟、90 分钟和 120 分钟时分别抽血测血糖、皮质醇及 GH（期间取指血监测血糖，如果出现症状，则静脉给予葡萄糖）。如果 30 分钟时血糖仍在 50mg/dl 以上且病人无症状，则再静脉推注 5U 胰岛素。血糖充分降低之后必须留取 2 份血样。

5) 结果：

- 如果血糖未能下降足够低（<40mg/dl）：不能诊断皮质醇或 GH 不足。
- 正常：皮质醇升高 >6 μg/dl 至峰值 >20 μg/dl。
- 皮质醇峰值在 16～20 μg/dl：仅在应激时需要应用类固醇。
- 皮质醇峰值 <16 μg/dl：需要糖皮质激素替代治疗。
- CS：皮质醇升高 <6 μg/dl。

肢端肥大症

IGF-1 水平是对疑似肢端肥大症病人最有用的指标。

1. IGF-1（旧称生长调节素 C）：反映平均 GH 分泌的极好标志物。IGF-1 根据年龄（青春期时最高）、性别、青春期长短以及实验室条件不同而表现不同的正常水平。空腹水平与年龄的关系见表44-6。雌激素可抑制 IGF-1 水平。

表 44-6 不同年龄 IGF-1 的正常水平

年龄（岁）	水平（ng/ml）
1～5	49～327
6～8	52～345
9～11	74～551
12～15	143～996
16～20	141～903
21～39	109～358
40～54	87～267
>54	55～225

2. 生长激素：正常空腹基础值<5ng/ml。肢端肥大症病人常>10ng/ml，但也可正常，正常基础水平无法可靠鉴别正常病人与 GH 不足病人[26]。此外，由于 GH 的脉冲式分泌，正常病人个别高峰可达 50ng/ml[27]。肢端肥大症病人偶尔也可出现 GH 水平低于 37pg/ml[28]。因此，这一方法对于确诊肢端肥大症作用不大（见上文 IGF-1）。
3. 其他非常规检测
   1) 口服糖耐量试验（OGST）：比 IGF-1 测定性价比更低，但在监测对治疗初始反应方面较 IGF-1 可能更有帮助。口服 75g 葡萄糖后 0 分钟、30 分钟、60 分钟、90 分钟和 120 分钟时测定 GH 水平。如果 GH 低值未低于 1ng/ml，则病人为肢端肥大症[29，30]。如存在肝病、控制不佳的糖尿病及肾功能衰竭，则无 GH 抑制现象。× 相对禁忌证包括糖尿病和高血糖状态。
   2) 生长激素释放激素（GHRH）水平：在确诊肢端肥大症但影像学上未发现垂体肿瘤的病人中，GHRH 水平有助于异位性 GH 分泌的诊断。如果怀疑垂体外来源，应当检查胸腹 CT 和（或）MRI[31]。
   3) GHRH 刺激试验：高达 50% 的肢端肥大症病人结果可能不一致[29]，因此已很少应用（撰写本手册时生长激素释放因子药物制剂已经停产）。
   4) 奥曲肽扫描：在注射 6.5mCi ^{111}In OctreoScan（一种生长抑素受体造影剂）之后 4 小时和 24 小时进行 SPECT 成像。

放射影像评估

概述

临床指南：垂体腺瘤影像检查*

- Ⅱ级推荐[32]
  - 增强或不增强 MRI，垂体区域层厚 1～2mm。
  - 蝶鞍区薄层 CT 扫描和／或 CTA 可能帮助 MRI 确诊（某些 MRI 争议病例）。
- Ⅲ级推荐[32]：3T MRI 扫描可能比 1.5T 有更高的分辨率。

*临床指南是针对怀疑非功能腺瘤制定的，并非适用所有垂体肿瘤。

在引起 CS 的垂体瘤病人中，约 50% 因肿瘤太小难以通过 CT 或 MRI 发现（因此需行内分泌检验以证实是否为垂体源性）。见鞍内肿瘤鉴别诊断（见章节 86.6.2）。有些肿瘤影像难以鉴别。

垂体正常前后径：育龄女性（13～35 岁）不超过 11mm，其他不超过 9mm（注意：青春期女孩垂体由于激素刺激会导致生理性增大，平均高度 8.2mm ± 1.4mm）[33]。

MRI

垂体肿瘤影像检查。

首选 MRI：

- 垂体瘤的首选检查：有导航协议（BrainLab™ 或 Stealth™ 公司协议）的头部及垂体 MRI 平扫和增强（垂体协议应该包括鞍部的薄层扫描，显示海绵窦及视交叉）。
- 动态 MRI 可以增大发现微腺瘤的机会并能够区分腺体和腺瘤。
- 大腺瘤的随访，常规的冠状位及矢状位平扫及增强就足够。

发现：肿瘤侵犯海绵窦、定位和（或）累及鞍旁颈动脉（图 44-1）。MRI 诊断有库欣病的微腺瘤有 25%～45% 的失败率[34]。3T vs 1.5T：根据对 5 例库欣病病人的观察，有 2 例病人的腺瘤通过 3T MRI 显示更清晰，1 例病人 3T 诊断了正确的肿瘤侧别，而 1.5T 显示正好相反，2 例病人无论是 3T 还是 1.5T 都未能显示微腺瘤[35]。

微腺瘤：75% 的 T_1 像表现为低信号，T_2 像为高信号（25% 表现不典型，可与上述情况相反）。强化对时间依赖性很强，MRI 必须在注药后 5 分钟成像才能显示微腺瘤。最开始是正常垂体（无血－脑屏障）而不是肿瘤增强，约 30 分钟后肿瘤开始出现增强。可通过动态 MRI 扫描以提高敏感性（对比剂在 MRI 扫描过程中注入）。

神经垂体：通常情况下在 T_1 像表现为高信号[36]（可能是因为磷脂的缘故）。缺乏此“亮点”征象者常伴有尿崩症，可见于自身免疫性垂体炎（见章节 86.6.6），但是没有“亮点”征象并非全部异常。

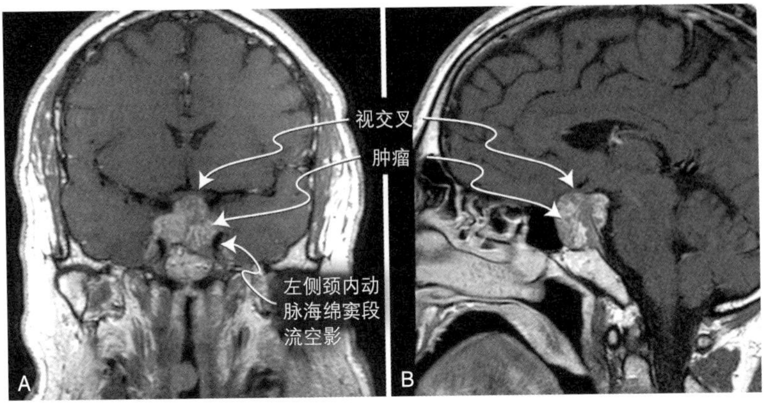

图 44-1 垂体大腺瘤

直径 3cm 肿瘤生长突破鞍隔，视交叉轻微上抬。肿瘤已经侵犯双侧海绵窦。显示颈内动脉海绵窦段流空影（T_1 增强 MRI，A. 冠状位；B. 矢状位）

垂体柄的移位也可能提示存在微腺瘤，正常垂体柄的厚度相当于基底动脉的直径。垂体柄增粗通常不是腺瘤，其需要与以下疾病相鉴别：淋巴瘤、自身免疫性垂体炎（见章节 86.6.6）、肉芽肿病、下丘脑胶质瘤。

CT

通常被 MRI 取代。在不宜行 MRI 检查（如有心脏起搏器）时可采用。对于经蝶手术的病人术前 CT 有一定帮助（能更清楚的显示蝶鞍解剖结构）。如无法行 MRI，还可以考虑行脑血管造影以显示鞍旁颈内动脉并排除可能的巨大动脉瘤。

垂体内发现钙化提示瘤内出血或梗死。

血管造影

有时用于经蝶入路手术前颈内动脉鞍旁段定位（作为对 CT 的补充）注意：MRI 也可提供这些信息和海绵窦侵犯情况，通常无须血管造影）。

颅骨 X 线片

头部侧位 X 线片可以显示蝶窦的骨性解剖结构，对考虑经蝶入路手术的病人有一定帮助（目前通常首选 CT）。

44.2 处理 / 治疗

44.2.1 概述

垂体卒中治疗（见章节 43.5.2），大侵袭性腺瘤治疗（见章节 44.2.2）。

注意：催乳素瘤是唯一主要使用药物治疗（多巴胺拮抗剂）的垂体肿瘤。

激素替代治疗（HRT）

对于术前或术后垂体内分泌功能缺陷的病人需要 HRT。

1. 皮质类固醇：
   1) 适应证：促皮质激素刺激试验证实的皮质醇储备不足（刺激后皮质醇峰值未能超过 18 μg/dl）（见章节 44.1.2）。
   2) 在刺激试验取样后即开始应用可的松（不用等待试验结果），然后在结果出来之后根据结果继续治疗。
   3) 生理替代剂量：每天上午口服可的松 20mg 和每天下午 4 点口服 10mg。在一些刺激下可能需要应激剂量（见章节 8.1）。
2. 甲状腺激素替代治疗：
   1) 如果在肾上腺功能低下病人中先于可的松应用甲状腺素可导致肾上腺危象（可见于全垂体功能低下）：
      - 行促皮质激素刺激试验（见章节 44.1.2），开始可的松治疗。
      - 甲状腺激素替代治疗可以在应用一整天可的松之后开始。
        用法：左甲状腺素钠起始剂量为 125 μg/d。
   2) 虽然曾有警示称甲状腺激素不足病人不能手术，但实际情况是：充分的替代治疗需耗时 3～4 周，而甲状腺激素不足未纠正即行手术并无不良反应。
   3) 睾酮替代：可提高肿瘤内雌二醇水平从而导致肿瘤生长，因此应待肿瘤控制后再行替代治疗。

44.2.2 大侵袭性腺瘤治疗

见参考文献[37]。

1. 催乳素瘤：
   1) 给予多巴胺受体激动剂（DA）（见章节 44.2），除非神经功能障碍未被控制。
   2) 对于持续性神经功能障碍或 DA 治疗无效的肿瘤：经蝶手术切除肿瘤后再重新用 DA 治疗。
2. GH 或 ACTH 分泌型肿瘤：应采取更为积极的手术治疗，因为这些肿瘤分泌的激素对健康有害，且缺乏有效的辅助治疗药物。
   1) 所有 GH 分泌型肿瘤术前均应采用生长抑素类似物预治疗以降低手术风险（全身以及心血管风险）。
   2) 老年病人或直径 >4cm 的肿瘤：经蝶手术切除肿瘤和（或）辅助治疗 [放疗和（或）药物治疗]。
   3) 年轻且直径 <4cm 肿瘤：手术全切（经颅 – 眶 – 颧颅底入路手术可治愈）。
3. 无功能性腺瘤：

1) 老年病人：可选择观察，如出现肿瘤进展征象（影像学或神经系统查体），则采取治疗措施。
2) 中央型肿瘤或肿瘤进展的老年病人：经蝶手术和（或）放疗（海绵窦残余肿瘤可数年无变化或只发生轻微变化，由于是无功能性腺瘤，故不会产生内分泌物过多所致的副作用）。
3) 鞍旁肿瘤和（或）年轻病人：手术全切（通常不能治愈）。

44.2.3 非功能垂体腺瘤治疗（NFPAs）

概述

临床指南

Ⅲ 级推荐[38]：手术是非功能垂体腺瘤的主要治疗方式*

*无症状无功能垂体腺瘤目前无高水平证据。

手术是无功能腺瘤的首选治疗方式（基于大量的 Ⅲ 级推荐）。不多的 Ⅲ 级数据对于病人受益目前存在争议：对于提高视力、缓解头痛、垂体功能低下或肿瘤体积的研究显示 2 篇建议只观察，3 篇建议主要放疗，8 篇建议主要药物治疗[38]。

NFPAs 非手术治疗的论述

- 药物治疗：多巴胺受体激动剂（溴隐亭）肿瘤反应率为 0%～60%，生长抑素类似物（奥曲肽）在 12%～40%，联合治疗在 60%[38]。因为这些药物疗效并不显著而且不一致，导致不被临床作为主要治疗方式推荐[38]。
- 放疗：没有数据显示放疗优于手术，放疗被作为术后残留或复发肿瘤的主要治疗方式（见章节 44.3）。
- 自然病程：仅仅观察的数据报道很少，2 项研究显示观察后 40%～50% 的肿瘤发生进展，21%～28% 再次需要手术干预[39, 40]，所以观察不被推荐用于 NFPAs。

非手术治疗 NFPAs 的随访

对于无功能微腺瘤（直径 <1cm）：建议在 1 年、2 年、5 年（或 10 年）进行 MRI 随访（如肿瘤无生长，10 年甚至是 5 年后即可停止随访）。对于超过 1cm 的肿瘤，建议在 0.5 年、1 年、2 年和 5 年以及症状进展时进行视野、垂体血液学检查（以除外垂体功能低下）以及垂体 MRI 检查。

促性腺激素分泌型肿瘤

该类肿瘤少见，一些非功能性腺瘤可能分泌促性腺激素（FSH、LH），这些激素不引起临床症状。正常或肿瘤样促性腺激素细胞有促性腺激素释放激素（GnRH）受体，长效 GnRH 拮抗剂（通过下调受体）或

GnRH 拮抗剂治疗可能有效，但肿瘤体积不会明显缩小。

非功能垂体巨腺瘤手术适应证

1. 肿瘤占位效应引起症状：视野缺损（通常双颞侧偏盲、全垂体功能低下）。
2. 视交叉上抬的大腺瘤，即使没有内分泌异常或视野缺损，部分神经外科医师仍建议采用手术治疗，因为肿瘤可能会损伤视器。
3. 侵袭性垂体巨腺瘤（见章节 43.6）。
4. 急性和快速的视力或其他神经功能恶化。可能意味着视交叉缺血、出血或肿瘤梗死引起体积快速增大（垂体卒中）。主要危险是失明（垂体功能低下可采取替代治疗）。失明通常需要急诊减压手术。部分神经外科医师认为采用开颅手术合适，但经蝶减压也可获得满意效果[37, 41]。
5. 对于可疑病人，手术获得组织可用于病理诊断。
6. 纳尔逊综合征（见章节 43.6.3)：
   1) 手术（经蝶或经颅）：主要治疗方式，侵袭性肿瘤有时需要垂体切除术。
   2) 放疗（有时立体定向放射外科）通常适用于亚切除手术。
   3) 药物治疗通常无效，可被考虑的药物包括：多巴胺激动剂、丙戊酸、生长抑素类似物、罗格列酮和 5- 羟色胺激动剂。

44.2.4 催乳素瘤的治疗

概述

1. 催乳素（PRL）<500ng/ml 肿瘤无广泛侵袭（见下文侵袭性肿瘤）：手术能够使 PRL 恢复正常范围。
2. 催乳素（PRL）>500ng/ml：手术纠正 PRL 水平的可能性极低[43]。对策：
   1) 如果没有急性进展（视力恶化等），因术前 PRL>500ng/ml 者很难通过手术得到纠正，故开始时尝试纯药物治疗（这些肿瘤经溴隐亭治疗后可能明显缩小）[43]。
   2) 治疗效果在术后 4~6 周内出现（PRL 显著降低、视力提高和 MRI 显示肿瘤退缩）。
   3) 无有效药物（约 18% 对溴隐亭无反应，可以考虑麦角林）：手术后继续药物治疗可能会纠正 PRL 水平。

多巴胺激动剂治疗

多巴胺激动剂

副反应[44] （随制剂不同而异）恶心、头痛、疲乏、直立性低血压伴头晕、寒冷诱发的外周血管扩张、抑郁、梦魇及鼻塞。在治疗的最初数周

内副作用最明显。通过睡前和食物一起服用、减慢剂量增加的速度、鼻塞时用拟交感类药物及服药前 1~2 小时用对乙酰氨基酚减轻头痛等方法可提高耐受。精神障碍和血管痉挛是较为少见的副作用，一旦出现需要停药。

药品信息：溴隐亭（Parlodel）

溴隐亭是一种半合成麦角生物碱，与正常或肿瘤催乳素细胞的多巴胺受体结合（多巴胺受体激动剂），抑制 PRL 的合成和释放及其他细胞过程，使细胞分裂和生长减慢。不论 PRL 是来源于腺瘤还是正常垂体（如因垂体柄作用），溴隐亭均能降低其水平，大多数病人的 PRL 水平较治疗前降低 <10% 左右。约 75% 的大型腺瘤病人在服药 6~8 周内可使肿瘤缩小，但是只有在坚持服药的情况下对 PRL 分泌型肿瘤才起作用。服用溴隐亭的病人中只有约 1% 肿瘤会继续增大。停药后催乳素瘤可迅速增大。不过，也可能出现永久性正常催乳素血症（见下文）。

妊娠问题：溴隐亭可使生育能力恢复。妊娠期间坚持服药，先天畸形的发生率为 3.3%，自然流产率为 11%，与正常情况下一致。妊娠期间雌激素升高可刺激催乳素细胞和某些催乳素瘤增生，出现症状性微腺瘤和完全鞍内大腺瘤增大的风险低于 3%，而侵犯鞍外大腺瘤相应风险为 30%[45]。

溴隐亭长期服用可降低外科手术治愈率，微腺瘤的病人服用溴隐亭 1 年后，可使外科手术治愈率下降 50%，可能的原因是其诱发纤维化[46]。因此，如果欲行外科手术，需在服溴隐亭治疗的 6 个月之内进行。服用溴隐亭使大肿瘤缩小可导致脑脊液鼻漏[47]。副作用：见上文。

用法：开始剂量 1.25mg/d（2.5mg 片剂的一半）（睡前服用可减轻某些副作用）（可选择阴道给药）。必要时可每天加量 2.5mg（根据 PRL 水平），对微腺瘤每 2~4 周改变一次剂量，对造成占位效应的大腺瘤每 3~4 天改变一次。约 4 周后再次检测 PRL 水平观察治疗效果。为让 PRL 水平极高的大腺瘤缩小，通常需要较高剂量（如 7.5mg，每天 3 次，服用约 6 个月），然后低剂量维持正常水平（维持量：每天 5~7.5mg，可选择范围为 2.5~15mg，可单次服用或分 3 次）。剂型：片剂 2.5mg，胶囊 5mg。

药品信息：卡麦角林（Dostinex）

麦角生物碱衍生物，是一种选择性 D2 多巴胺受体激动剂（溴隐亭见上文）。同时作用于 D2 和 D1 受体[48]。半衰期为 60~100 小时，通常每 1~2 周服用一次。卡麦角林对 PRL 控制及排卵周期恢复的效果可能优于溴隐亭[49]。副作用：（见上文）文献报道头痛和胃肠道症状较溴隐亭少。心脏瓣膜病（IRR=4.9）[50]：影响二尖瓣、主动脉瓣和三尖瓣的心脏瓣膜疾病。可能导致血液反流（药物激活 5-HT2B 受体导致纤维母细胞有丝分裂延长，最终导致瓣膜纤维增生），在治疗催乳素瘤剂量下尚未观察到（治疗帕金森病时的剂量可能导致血液反流，该剂量为垂体瘤剂量的 10 倍）。建议：如果每周剂量 <2mg，不要因上述原因停药。禁忌证：子痫或先兆子痫，控制欠佳的高血压。严重肝功能异常必须减量。

44

用法：开始口服剂量 0.25mg，每周 2 次，如有必要可每 4 周增加一次（每周最大剂量 3mg)。常用剂量为 0.5～1mg，每周 2 次。如果每周都服药，可给予相同总剂量。约 4 周后再次检查 PRL 水平以便观察治疗效果。剂型：片剂 0.5mg。

药物治疗反应

多巴胺治疗反应可通过表 44-7 中的系列 PRL 水平进行评估。催乳素瘤体积增大但 PRL 水平不升的情况不常见[8]。

停用多巴胺受体激动剂 长期服用多巴胺受体激动剂会对垂体组织产生细胞毒性。在早期报道中，24 个月之后停药会导致超过 95% 的肿瘤复发[51]。近期文献表明，在特定病人中经药物治疗会有 20%～30% 的机会 PRL 水平恢复正常[52]。

建议[52]：如果对多巴胺受体激动剂反应良好，则坚持服用 1～4 年（微腺瘤：每年复查 PRL，大腺瘤可能性生长，应更频繁地复查）。在 MRI 影像上不再显示存在微腺瘤或大腺瘤者可以考虑停药。对于微腺瘤，直接停药；对于大腺瘤，缓慢减量后停药。复发率在第 1 年最高，因此在第 1 年内每 3 个月复查一次 PRL 水平和临床情况。需要进行长期随访，尤其是大腺瘤病人。

表 44-7 根据催乳素水平使用多巴胺激动剂治疗

PRL 水平（ng/ml）	建议
<20	保持
20～50	重新评估剂量
>50	考虑手术

44.2.5 肢端肥大症治疗

见参考文献[30, 53, 54]

手术

肢端肥大症有治疗指征，手术是主要的治疗方式。

1. 无症状老年病人不需要治疗，因为没有证据表明采取治疗干预可以改变这类人群的预期寿命。
2. 如无禁忌，手术（通常经蝶入路肿瘤切除）是目前最佳的初始治疗方式（大腺瘤预后差），可以快速降低 GH 水平并解除神经结构（如视交叉）受压，还可以提高后续生长抑素类似物的疗效[54]。老年病人不建议手术治疗。
3. 药物治疗（见章节 44.2)：
   1) 手术未治愈的病人（再次手术通常对于肢端肥大症疗效欠佳）。

注意：大腺瘤的生化治愈目前尚无标准（见章节 45.2.3），手术仍然对那些未治愈病人有帮助，并且提高了其他治疗方法的疗效，术后数月 IGF-1 才能恢复正常水平。

2）无法耐受手术病人（如患心肌病、严重高血压、气道梗阻等），先药物治疗改善症状，然后再考虑手术。

3）术后、放疗后复发病人。

4. 放疗（见章节 44.3）：适用于药物治疗无效者。不建议作为初始治疗。注意：部分医师对手术失败者进行放疗，而在等待放疗期间进行药物治疗显示一定疗效。放疗后 GH 水平下降非常缓慢。

药物治疗

概述

1. 多巴胺激动剂（DAs）：虽然美国临床内分泌医师学会（AACE）指南未提及[29]，但可以尝试应用多巴胺（约 20% 的肿瘤有反应）。如果有效，则多巴胺尤其适用于同时分泌 PRL 和 GH 的肿瘤。
   1）溴隐亭：（见下文）尽管只有少数病人受益，但比培维索孟和奥曲肽更便宜，并且可口服。
   2）卡麦角林（见上文）。
   3）其他：麦角乙脲、左旋溴隐亭（溴隐 -LAR）。
2. 生长抑素类似物：适应证：作为初始药物治疗，如果对多巴胺无效，还可以术前应用以提高手术成功率。
   1）奥曲肽和奥曲肽 -LAR（见下文）。
   2）兰瑞肽、兰瑞肽 -SR 和长效兰瑞肽液态凝胶（Autogel）。
3. 生长激素拮抗剂：培维索孟（见下文），以上措施失败时应用（非首选治疗）。
4. 联合治疗：联合比单用药物更有效，如果对于 1 种药物无效可以尝试培维索孟或奥曲肽 + 多巴胺受体激动剂。

药物

溴隐亭（Parlodel）

瘤性生长激素细胞对多巴胺受体激动剂敏感，可减少 GH 分泌。溴隐亭可使 54% 病人的 GH 水平降至 10ng/ml 以下，约 12% 可降至 5ng/ml 以下。不到 20% 的病人出现肿瘤缩小。与催乳素腺瘤相比，生长激素腺瘤需要更高剂量。如果有效可继续给药，但需定期停药以评价 GH 水平。副作用：见章节 44.2.4。在美国溴隐亭 1 年的费用约 3200 美元。用法：对于对溴隐亭敏感的生长激素腺瘤，常规剂量为 20～60mg/d，分次给药（更大剂量未获准），最大剂量为 100mg/d。

奥曲肽（Sandostatin）

生长抑素类似物，在抑制 GH 分泌方面作用较生长抑素大 45 倍，但抑制胰岛素分泌的作用只大 1 倍，半衰期更长（皮下注射约为 2 小时，而生长抑素约数分钟），且无 GH 反弹。71% 的病人 GH 水平会降低，93%IGF-1 水平会降低，50%~66%GH 水平正常，66%IGF-1 水平正常，约 30% 的病人肿瘤明显缩小。包括头痛在内的很多症状通常在开始治疗后的几周内缓解。在美国，每年治疗费用至少 7800 美元。通常与溴隐亭同时使用。

皮下注射 50 μg 后，1 小时内 GH 分泌出现抑制，3 小时达最低，维持 6~8 小时（有时达 12 小时）。副作用：胃肠道运动和分泌降低、痢疾、脂肪泻、胃肠胀气、恶心、腹部不适（通常均在 10 天之内缓解），15% 出现不明显的心动过缓、胆石症（10%~25%）或泥沙样胆汁。无症状性结石不需要治疗，不需要定期查胆囊超声。可能出现轻度甲状腺功能减退或加重糖耐受不良。

用法：开始剂量为 50~100 μg 皮下注射，8 小时一次。最大剂量可达 1500 μg/d（剂量很少超过 750 μg/d）。平均剂量为 100~200 μg，皮下注射，每 8 小时一次。缓释剂（LAR）：肌内注射给药。用法：先给皮下注射测试剂量的短效奥曲肽，如果无反应（如头痛等），则可以开始每 4 周肌内注射 20mg，如在第 4 次给药之前 GH>5mU/L，则剂量升至 30mg。部分病人每 8~12 周给药一次即控制[55]。

培维索孟（Somavert）

合成类竞争性 GH 受体拮抗剂。97% 的病人经超过 12 个月的治疗 IGF-1 可恢复正常水平[56]。用药后未观察到肿瘤大小的变化[57]。适应证：GH 分泌型腺瘤中生长抑素治疗无效者（改用培维索孟治疗方案，而非补充方案）。副作用：少于 1% 的病人会出现明显但可逆的肝功能异常。血清 GH 升高可能因为 IGF-1 生成负反馈丧失所致。17% 的病人出现 GH 抗体但是没有耐药现象。

用法：5~40mg/d 皮下注射（必须逐渐增量以保持 IGF-1 正常水平，避免出现 GH 缺乏）。

44.2.6 库欣病治疗

治疗原则

1. 如垂体 MRI 显示占位：经蝶手术。
2. 如垂体 MRI 阴性（多达 40% 的库欣病病人 MRI 为阴性）：行岩下窦（IPS）取样（见章节 44.1.2）。
   1) 岩下窦取样阳性：手术。
   2) 岩下窦取样阴性：寻找垂体外 ACTH 来源（腹部 CT）。
3. 如手术未能达到生化治愈（见章节 45.2.3）：
   1) 不同于肢端肥大症，部分切除无效。
   2) 如仍然怀疑垂体来源，则考虑再次探查。

3) 立体定向放射外科或药物治疗（见下文）。

4) 在特定病人中行肾上腺切除术（见下文）。

经蝶手术

经蝶入路肿瘤切除术是大多数病人的首选治疗方式（初治选择药物治疗无效，因为尚无有效的垂体抑制药物）。微腺瘤（直径≤1cm）治愈率约为85%，更大型肿瘤意味治愈率更低。即使微腺瘤，需要切除肿瘤侧的半个垂体才能获得治愈（肿瘤难以完全吸除），而发生脑脊液漏的风险也随之增加。如手术失败，则应考虑垂体全切除。全切除仍然失败者，则应考虑行双侧肾上腺切除（全垂体切除术可有效降低肾上腺切除后出现纳尔逊综合征的风险，见下文）。

立体定向放射外科

通常可使血清皮质醇水平恢复正常，可用于术后复发、无法手术的肿瘤等（如海绵窦内）[58]。

肾上腺切除术

双侧肾上腺全切术（TBA）可以纠正96%~100%的病人的皮质醇增多[42]（除非存在肾上腺外来源），不过需要终身进行糖皮质激素和盐皮质激素替代治疗，且多达30%病人可能出现纳尔逊综合征（见章节43.6.3）（全垂体切除术或垂体放疗可能降低其发生率）。适应证：持续高皮质醇伴以下情况：

1. 不可切除的垂体腺瘤。
2. 经蝶手术后药物治疗无效。
3. 危及生命的库欣病（CD）。
4. CD伴无症状垂体肿瘤，应行高剂量DMZ抑制试验（见章节44.1.2）和（或）IPS（见章节44.1.2）。

TBA后随访排除纳尔逊综合征：无标准方案。建议：每3~6个月查一次血清ACTH，持续1年；然后每6个月一次，持续2年；之后每年1次。如ACTH>100ng/L，则查垂体MRI，其他每年查1次MRI，连查3年即可[59]，之后如ACTH降低，则每2年查一次MRI。

药物治疗

手术失败或无法耐受手术的病人，可行药物和（或）放疗。有时术前为控制高皮质醇导致的严重症状（如糖尿病、高血压、心理异常等），可在术前几周给予药物治疗（见章节43.6.3）。

酮康唑（Nizoral®）[44]：抗真菌药物，可阻断肾上腺皮质激素合成，是首选药物，超过75%的病人尿游离皮质醇和17-羟皮质激素水平治疗后正常。副作用：可逆性血清肝转氨酶升高（发生率为15%）、胃肠道不适、水肿、皮疹。严重的肝中毒发生率为1/15000，见表8-2。

用法：开始剂量为200mg，口服，每天2次。根据24小时尿游离皮质醇和 17- 羟皮质激素水平调整剂量。通常维持剂量为 400～1200mg/d，分次服用（每日最大剂量 1600mg）。

氨鲁米特（Cytadren®）[44]：抑制由胆固醇合成类固醇激素的起始酶。可使约 50% 病人的尿游离皮质醇正常。副作用：剂量依赖的可逆效应包括镇静、厌食、恶心、面部潮红及甲状腺功能减退（由于干扰甲状腺激素的合成）。

用法：开始剂量为 125~250mg，口服，每天 2 次。数月后疗效逐渐减弱，需加大剂量。一般不超过 1000mg/d。

美替拉酮（Metopirone®）：抑制 11- β - 羟化酶（参与皮质醇合成的最后过程），可以单独使用，或与其他药物合用，可使约 75% 病人的血清皮质醇降至正常。副作用：倦怠、头晕、共济失调、恶心呕吐、原发性肾上腺皮质功能不足、多毛症和痤疮。

用法：常规剂量 750～6000mg/d，分 3 次 / 天，进餐时服用。效果可随时间逐渐减弱。

米托坦（Lysodren®）：类似于杀虫剂双对氯苯基三氯乙烷（DDT）。抑制糖皮质激素合成的多个步骤，对肾上腺皮质细胞有毒性（抗肾上腺素药物）。治疗 6～12 个月后 75% 的病人进入缓解期，有时可停药（但高皮质醇血症可能复发）。副作用：有限，包括厌食、倦怠、头晕、认知障碍、胃肠道应激、高胆固醇血症、皮质功能低下（由于诱发糖皮质激素降解加速，可能需要用高于正常剂量的替代治疗）。

用法：开始剂量为 250～500mg，睡前口服，逐渐缓慢加量。常规剂量为 4～12g/d，分 3～4 次 / 天。疗效可随时间逐渐减弱。

赛庚啶（Periactin®）：5- 羟色胺受体拮抗剂，可纠正少部分库欣病病人的异常，提示部分“垂体性”库欣病确实是由下丘脑病变所致。部分病人联合应用溴隐亭可能更加有效。副作用：镇静、进食过多伴体重增加而限制药物应用。

用法：常规剂量为 8～36mg/d，分 3 次 / 天服用。

44.2.7 TSH 分泌型腺瘤治疗

概述

1. 经蝶手术为传统的一线治疗方式[60]。这些肿瘤可能因为纤维化导致切除困难[61]。
2. 无法完全切除肿瘤：术后给予放疗。
3. 甲亢持续存在：可加用其他药物，如奥曲肽、溴隐亭（对同时分泌 PRL 的肿瘤更有效）、口服胆囊造影剂（可抑制 T_4 到 T_3 转化），如碘番酸。

药物治疗

正常和肿瘤性腺垂体促甲状腺激素细胞会表达生长抑素受体，大多数对奥曲肽有反应（见下文）。偶尔也需要 β 受体阻滞剂或低剂量的抗甲状腺药物（如甲巯咪唑，成人口服 5mg，每天 3 次）。

奥曲肽（Sandostatin®）

所需剂量通常小于肢端肥大症病人，88% 的病人 TSH 降低 50% 以上，约 75% 降至正常。几乎所有病人均出现 T_3 和 T_4 降低，75% 可恢复正常。约 33% 的肿瘤缩小。

用法：开始 50～100μg，皮下注射，8 小时一次，根据 TSH 调整 T_3 和 T_4 水平。

44.3 放疗

44.3.1 概述

常规外照射，40～50Gy/4～6 周。

立体定向放射外科（见章节 101.3）。

44.3.2 副反应

剩余正常垂体的放射性损伤可致 40%～50% 病人在 10 年后出现肾上腺皮质功能减退、性腺功能减退、甲状腺功能减退。也可损伤视神经、视交叉（可能导致失明），嗜睡、记忆障碍、脑神经麻痹、肿瘤坏死、出血及卒中。质子治疗治愈率高，但并发症发生率也高。

44.3.3 建议

放疗不应作为术后常规治疗手段，MRI 随访数年复发可再手术。如复发灶不能被切除或肿瘤持续生长则考虑放疗。

44.3.4 特殊垂体腺瘤放疗

一组研究中纳入 89 例直径为 0.5～5cm（平均 2cm）的非功能性垂体肿瘤，因侵犯海绵窦（或其他无法手术的部位）未全切除，一半进行放疗。放疗并没有降低复发率（实际上更高），也没有延迟复发[62]。然而，另一组纳入 108 例大型垂体瘤的研究显示，放疗的复发率更低，见表 44-8。

推荐放疗剂量为 40～45Gy/20～25 次[64]。嗜酸性无功能性垂体瘤细胞对放疗的敏感性低于非嗜酸性未分化腺瘤细胞[64]。

44

表 44-8 经蝶手术切除垂体肿瘤后的复发率[a]

切除程度	术后放疗	复发率
次全切	否	50%
全切		21%
次全切	是	10%
全切		0

[a] 108 例大腺瘤，6 个月到 14 年随访[63]

肢端肥大症放疗

不推荐首选放疗。GH 初始水平低者效果较好。大多数病人 GH 水平在放疗后第 1 年开始下降，2 年后下降 50%，且此后逐渐下降，70% 的病人 10 年后降至 10ng/ml 以下。90% 的病人需要 20 年 GH 水平才能降至 5ng/ml 以下。在此延迟期内，病人的 GH 水平仍处于一个难以令人接受的高水平（等待期间可使用奥曲肽）。病人仍有发生上述放疗副作用的危险。可选放疗项目包括常规外照射（EBRT）、立体定向放射外科（疗效相当）。估计费用：20 000 美元。

库欣病的放疗

放疗可纠正 20%～40% 病人的皮质醇增多，另外，有 40% 病人得到改善。治疗后 1～2 年可能观察不到改善。

（刘彦伟 译 王 雯 校）

参考文献

[1] Chandler WF. Treatment of disorders of the pituitary gland: pearls and pitfalls from 30 years of experience. Clin Neurosurg. 2008; 56:18–22

[2] Newman SA, Turbin RE, Bodach ME, et al. Congress of Neurological Surgeons Systematic Review and Evidence-Based Guideline on Pretreatment Ophthalmology Evaluation in Patients With Suspected Nonfunctioning Pituitary Adenomas. Neurosurgery. 2016; 79:E530–E532

[3] Griessenauer CJ, Raborn J, Mortazavi MM, et al. Relationship between the pituitary stalk angle in prefixed, normal, and postfixed optic chiasmata: an anatomic study with microsurgical application. Acta Neurochir (Wien). 2014; 156:147–151

[4] Walsh FB, Hoyt WF. Clinical Neuro-Ophthalmology. Baltimore 1969

[5] Jacob M, Raverot G, Jouanneau E, et al. Predicting visual outcome after treatment of pituitary adenomas with optical coherence tomography. Am J Ophthalmol. 2009; 147:64–70 e2

[6] Fleseriu M, Bodach ME, Tumialan LM, et al. Congress of Neurological Surgeons Systematic Review and Evidence-Based Guideline for Pretreatment Endocrine Evaluation of Patients With Nonfunctioning Pituitary Adenomas. Neurosurgery. 2016; 79:E527–E529

[7] Watts NB. Cushing's Syndrome: An Update. Contemp Neurosurg. 1995; 17:1–7

[8] Gillam MP, Molitch ME, Lombardi G, et al. Advances in the treatment of prolactinomas. Endocr Rev. 2006; 27: 485–534

[9] Olukoga AO. Macroprolactinemia is clinically important. J Clin Endocrinol Metab. 2002; 87:4833–4834

[10] Bilaniuk LT, Moshang T, Cara J, et al. Pituitary Enlargement Mimicking Pituitary Tumor. J Neurosurg. 1985; 63:39–42

[11] Atchison JA, Lee PA, Albright L. Reversible Suprasellar Pituitary Mass Secondary to Hypothyroidism. JAMA. 1989; 262:3175–3177

[12] Watanakunakorn C, Hodges RE, Evans TC. Myxedema. A Study of 400 Cases. Arch Intern Med. 1965; 116:183–190

[13] Kallenberg GA, Pesce CM, Norman B, et al. Ectopic Hyperprolactinemia Resulting From an Ovarian Teratoma. JAMA. 1990; 263:2472–2474

[14] Randall RV, Scheithauer BW, Laws ER, et al. Pituitary Adenomas Associated with Hyperprolactinemia. Mayo Clin Proc. 1985; 60:753–762

[15] Cowen PJ, Sargent PA. Changes in plasma prolactin during SSRI treatment: evidence for a delayed increase in 5-HT neurotransmission. J Psychopharmacol. 1997; 11: 345–348

[16] Wyllie E, Luders H, MacMillan JP, et al. Serum Prolactin Levels After Epileptic Seizures. Neurology. 1984; 34:1601–1604

[17] Dana-Haeri J, Trimble MR, Oxley J. Prolactin and Gonadotropin Changes Following Generalized and Partial Seizures. J Neurol Neurosurg Psychiatry. 1983; 46: 331–335

[18] Prichard PB, Wannamaker BB, Sagel J, et al. Serum Prolactin and Cortisol Levels in Evaluation of Pseudoepileptic Seizures. Ann Neurol. 1985; 18:87–89

[19] Laxer KD, Mullooly JP, Howell B. Prolactin Changes After Seizures Classified by EEG Moni-toring. Neurology. 1985; 35:31–35

[20] Tyrell JB, Aron DC, Forsham PH, et al. Glucocorticoids

and Adrenal Androgens. In: Basic and Clinical Endocrinology. 3rd ed. Norwalk: Appleton and Lange; 1991: 323–362
[21] Yanovski JA, Cutler GB, Chrousos GP, et al. Corticotropin-releasing hormone stimulation following low-dose dexamethasone administration: A new test to distinguish Cushing's syndrome from pseudo-Cushing's states. JAMA. 1993; 269: 2232–2238
[22] McCutcheon IE, Oldfield EH, Barrow DL, et al. Cortisol: Regulation, Disorders, and Clinical Evaluation. In: Neuroendocrinology. Baltimore: Williams and Wilkins; 1992:117–173
[23] Chrousos GP, Schulte HM, Oldfield EH, et al. The Corticotropin-Releasing Factor Stimulation Test: An Aid in the Evaluation of Patients with Cushing's Syndrome. N Engl J Med. 1984; 310:622–626
[24] Esposito F, Dusick JR, Cohan P, et al. Early morning cortisol levels as a predictor of remission after transsphenoidal surgery for Cushing's disease. J Clin Endocrinol Metab. 2006; 91:7–13
[25] Watts NB, Tindall GT. Rapid assessment of corticotropin reserve after pituitary surgery. JAMA. 1988; 259:708–711
[26] Abboud CF. Laboratory Diagnosis of Hypopituitarism. Mayo Clin Proc. 1986; 61:35–48
[27] Melmed S. Acromegaly. N Engl J Med. 1990; 322: 966–977
[28] Dimaraki EV, Jaffe CA, DeMott-Friberg R, et al. Acromegaly with apparently normal GH secretion: implications for diagnosis and follow-up. J Clin Endocrinol Metab. 2002; 87:3537–3542
[29] Cook DM. AACE Medical Guidelines for Clinical Practice for the diagnosis and treatment of acromegaly. Endocr Pract. 2004; 10:213–225
[30] Melmed S. Medical progress: Acromegaly. N Engl J Med. 2006; 355:2558–2573
[31] Frohman LA. Ectopic hormone production by tumors: growth hormone-releasing factor. Neuroendocrine Perspect. 1984; 3:201–224
[32] Chen CC, Carter BS, Wang R, et al. Congress of Neurological Surgeons Systematic Review and Evidence-Based Guideline on Preoperative Imaging Assessment of Patients With Suspected Nonfunc-tioning Pituitary Adenomas. Neurosurgery. 2016; 79:E524–E526
[33] Peyster RG, Hoover ED, Viscarello RR, et al. CT Appearance of the Adolescent and Preadolescent Pituitary Gland. AJNR. 1983; 4:411–414
[34] Watson JC, Shawker TH, Nieman LK, et al. Localization of Pituitary Adenomas by Using Intraoperative Ultrasound in Patients with Cushing's Disease and No Demonstrable Pituitary Tumor on Magnetic Resonance Imaging. J Neurosurg. 1998; 89:927–932
[35] Kim LJ, Lekovic GP, White WL, et al. Preliminary Experience with 3-Tesla MRI and Cushing's Disease. Skull Base. 2007; 17:273–277
[36] Kucharczyk W, Davis DO, Kelly WM, et al. Pituitary adenomas: highresolution MR imaging at 1.5 T. Radiology. 1986; 161:761–765
[37] Krisht AF. Giant invasive pituitary adenomas. Contemp Neurosurg. 1999; 21:1–6
[38] Lucas JW, Bodach ME, Tumialan LM, et al. Congress of Neurological Surgeons Systematic Review and Evidence-Based Guideline on Primary Management of Patients With Nonfunctioning Pituitary Adenomas. Neurosurgery. 2016; 79:E533–E535
[39] Dekkers OM, Hammer S, de Keizer RJ, et al. The natural course of non-functioning pituitary macroadenomas. Eur J Endocrinol. 2007; 156:217–224
[40] Arita K, Tominaga A, Sugiyama K, et al. Natural course of incidentally found nonfunctioning pituitary adenoma, with special reference to pituitary apoplexy during follow-up examination. J Neurosurg. 2006; 104:884–891
[41] Wilson CB. Endocrine-Inactive Pituitary Adenomas. Clin Neurosurg. 1992; 38:10–31
[42] Banasiak MJ, Malek AR. Nelson syndrome: comprehensive review of pathophysiology, diagnosis, and management. Neurosurg Focus. 2007; 23
[43] Barrow DL, Mizuno J, Tindall GT. Management of Prolactinomas Associated with Very High Serum Prolactin Levels. J Neurosurg. 1988; 68:554–558
[44] Blevins LS. Medical Management of Pituitary Adenomas. Contemp Neurosurg. 1997; 19:1–6
[45] Molitch ME. Pregnancy and the hyperprolactinemic woman. N Engl J Med. 1985; 312:1364–1370
[46] Landolt AM, Osterwalder V. Perivascular Fibrosis in Prolactinomas: Is it Increased by Bromocriptine? J Clin Endocrinol Metab. 1984; 58:1179–1183
[47] Barlas O, Bayindir C, Hepgul K, et al. Bromocriptineinduced cerebrospinal fluid fistula in patients with macroprolactinomas: report of three cases and a review of the literature. Surg Neurol. 1994; 41: 486–489
[48] Cabergoline for Hyperprolactinemia. Med Letter. 1997; 39: 58–59
[49] Webster J, Piscitelli G, Polli A, et al. A Comparison of Cabergoline and Bromocriptine in the Treatment of Hyperprolactinemic Amenorrhea. N Engl J Med. 1994; 331: 904–909
[50] Schade R, Andersohn F, Suissa S, et al. Dopamine agonists and the risk of cardiac-valve regurgitation. N Engl J Med. 2007; 356:29–38
[51] Johnston DG, Hall K, Kendall-Taylor P, et al. Effect of dopamine agonist withdrawal after longterm therapy in prolactinomas. Studies with highdefinition computerised tomography. Lancet. 1984; 2:187–192
[52] Schlechte JA. Longterm management of prolactinomas. J Clin Endocrinol Metab. 2007; 92: 2861–2865
[53] Acromegaly Therapy Consensus Development Panel. Consensus Statement: Benefits Versus Risks of Medical Therapy for Acromegaly. Am J Med. 1994; 97:468–473
[54] Colao A, Attanasio R, Pivonello R, et al. Partial surgical removal of growth hormonesecreting pituitary tumors enhances the response to somatostatin analogs in acromegaly. J Clin Endocrinol Metab. 2006; 91:85–92
[55] Turner HE, Thornton-Jones V A, Wass JA. Systematic dose-extension of octreotide LAR: the importance of individual tailoring of treatment in patients with acromegaly. Clin Endocrinol (Oxf). 2004; 61: 224–231
[56] van der Lely AJ, Hutson RK, Trainer PJ, et al. Longterm treatment of acromegaly with pegvisomant, a growth hormone receptor antagonist. Lancet. 2001; 358:1754–1759
[57] Pegvisomant (Somavert) for acromegaly. Med Letter. 2003; 45:55–56
[58] Sheehan JM, Vance ML, Sheehan JP, et al. Radiosurgery for Cushing's disease after failed transsphenoidal surgery. J Neurosurg. 2000; 93: 738–742
[59] Assie G, Bahurel H, Coste J, et al. Corticotroph tumor progression after adrenalectomy in Cushing's Disease: a reappraisal of Nelson's syndrome. J Clin Endocrinol Metab. 2007; 49:381–386
[60] Clarke MJ, Erickson D, Castro MR, et al. Thyroidstimulating hormone pituitary adenomas. J Neurosurg. 2008; 109:17–22
[61] Sanno N, Teramoto A, Osamura RY. Long-term surgical outcome in 16 patients with thyrotropin pituitary adenoma. J Neurosurg. 2000; 93:194–200
[62] Ebersold MJ, Quast LM, Laws ER, et al. Long-Term Results in Transsphenoidal Removal of Nonfunctioning Pituitary Adenomas. J Neurosurg. 1986; 64:713–719
[63] Ciric I, Mikhael M, Stafford T, et al. Transsphenoidal Microsurgery of Pituitary Macroadenomas with Long-Term Follow-Up Results. J Neurosurg. 1983; 59:395–401
[64] Breen P, Flickinger JC, Kondziolka D, et al. Radiotherapy for Nonfunctional Pituitary Adenoma: Analysis of Long-Term Tumor Control. J Neurosurg. 1998; 89:933–938

45 垂体腺瘤手术治疗、预后及复发处理

45.1 垂体腺瘤手术治疗

45.1.1 术前药物准备

概述

1. 应激剂量皮质激素：所有病人在术中及术后应用。
2. 甲状腺功能减退：理论上讲，甲减病人应当进行 4 周以上的激素替代以逆转甲减。但是：
   1) × 在评估肾上腺轴之前不要进行甲状腺激素替代治疗，肾上腺功能低下病人进行甲状腺激素替代治疗会诱发肾上腺危象。如果肾上腺功能低下，则先进行皮质醇替代，24 小时之后方可进行甲状腺激素替代。
   2) 甲减病人手术很普遍，绝大多数病人情况良好。

术前准备

1. 经蝶入路：术前一晚给予双鼻孔涂抹 Polysporin® 软膏。
2. 抗生素：Unasyn® 1.5g（1g 氨苄西林 + 0.5g 舒巴坦）在午夜和上午 6 时静脉输注。
3. 皮质激素：二选一。
   1) 氢化可的松琥珀酸钠（Solu-Cortef®）50mg 在晚上 11 时和上午 6 时肌内注射。进入手术后以 75mg/h 滴速输注 1L D5LR+20m EqKCL/L+50mg Solu-Cortef。
   2) 氢化可的松 100mg 在子夜口服或上午 6 时静脉注射。
4. 术中：继续 100mg 氢化可的松静脉输注，8 小时一次。

45.1.2 手术策略

临床指南：非功能垂体腺瘤（NFPAs）手术方法和技术

Ⅲ 级推荐[1]：

- 推荐经蝶手术（显微镜手术或内镜手术）用于减轻症状。
- 如使用微创手术，推荐使用内镜，因为其可更多地发现可切除肿瘤，
- 侵袭性 NFPAs 累计鞍上、额叶或颞叶：推荐经蝶和经颅联合手术。
- 术中 MRI：能够提高全切率；但因为其假阳性率高不能用于评估残存肿瘤体积。

× 证据不充分的推荐[1]：
- 神经导航。
- 经蝶手术时鞘内注射盐水或空气以扩张鞍上肿瘤。
- 预防术后脑脊液漏：围手术期脑脊液分流或特殊的硬膜关闭技术。

1. 经蝶入路：蛛网膜外入路，无须牵拉脑组织，无外部瘢痕（取自体脂肪组织除外）。常为首选入路。适应证：微腺瘤、侧方侵袭超过蝶鞍边缘不多的大腺瘤、脑脊液漏及肿瘤突入蝶窦者。
   1) 唇下入路。
   2) 经鼻入路：必要时可采用经鼻 Alotomy 入路以增加显露。
2. 经筛窦入路[2]。
3. 经颅入路：
   1) 适应证：即使肿瘤存在明显鞍上扩张，大多数垂体腺瘤可采用经蝶手术（见上文）。但下列情况应考虑开颅手术[3]：
      - 蝶鞍轻微扩大，肿瘤主要位于鞍上，尤其是肿瘤被鞍膈限制（“面包”样肿瘤），且鞍上部分压迫视交叉[4]。
      - 向鞍外扩展到颅中窝生长且大于鞍内部分肿瘤。
      - 经蝶手术可能会导致病理不清：罕见，如鞍旁动脉瘤。
      - 少见的纤维化肿瘤经蝶手术无法全切。
      - 经蝶术后的复发肿瘤。
   2) 入路的选择：
      - 额下入路：可达双侧视神经，视交叉前置者较为困难。
      - 额颞入路（翼点）：视神经、有时颈内动脉会挡住肿瘤的视角，鞍内病变暴露也不充分，对于明显侧方生长的肿瘤显露好。
      - × 颞下入路：通常不采用，对视神经 / 视交叉及颈内动脉显露不够充分。鞍内肿瘤无法全切。

45.1.3 经蝶手术

手术筹备：经蝶手术

同时参见免责声明（见凡例）及术前医嘱（见章节 45.1.1）。
1. 体位：仰卧位，采用马蹄形头枕或（如应用图像导航系统）头架。
2. 设备：
   1) 显微镜。
   2) C 形臂（如果使用）。
   3) 图像导航系统（如果使用）。
   4) 内镜设备（根据术者习惯）。

3. 器械：经蝶手术器械（通常包括鼻镜、刮匙和双极在内的一些长器械）。
4. 术者借助耳鼻咽喉科辅助进行手术和随访。
5. 术后：ICU 监护。
6. 病人知情同意（通俗语言描述，不必面面俱到）：
   1）操作：经鼻切除垂体肿瘤，可能需从腹部取脂肪填补。
   2）其他方法：开颅手术、放疗。
   3）并发症：脑脊液漏及可能伴发的脑膜炎，可能会有永久性的垂体激素异常（可能需要终身药物替代），视神经损伤可致失明，颈内动脉损伤可致出血和（或）休克。

技术

概述

术前和术后准备见下文。

具体手术细节超出本书范围，请见参考文献[4-7]。

术中高危情况

通常与标记辨识不清有关[4]。用术中导航和荧光透视镜确定病灶位置可减少损伤。

1. 颈内动脉损伤：
   1）侧方进入时容易损伤颈内动脉，骨从颈内动脉处裂开。
   2）表现为大量喷血。
   3）通常可填塞止血（如果大腿或腹部的脂肪/筋膜容易获取，则用其填塞；否则用人工材料，如 woven Surgical)。
   4）立即停止手术，术后应行动脉造影检查。
   5）如果造影发现假性动脉瘤或破裂口，则必须在破裂之前予以处置；可以采用血管内技术或手术上下夹闭。
2. 基底动脉损伤：将组织贴敷动脉上，或使用咬骨钳到达鞍区止血。
3. 开口于斜坡，误取脑桥组织。
4. 开口于前颅底，进入额叶下部并损伤嗅神经。

手术操作过程

1. 腰椎穿刺置管引流：在大腺瘤手术时有助于使肿瘤下降，见前文)，也可用于经蝶脑脊液漏修补术后的脑脊液引流。
2. 药物（术前用药除外）：术中静脉滴注 100mg 氢化可的松，每 8 小时一次。
3. 体位：
   1）胸部抬高 10°～15°：减小静脉压力。
   2）头部固定：如用图像导航系统，则用 Mayfield 头架固定或用带有注册数据的头带将头固定于马蹄形头枕上。如果不用导航，则只用马蹄形头枕。

3) 可选体位 1：术者站病人右侧。

- 转肩。
- 头顶向左轻度倾斜。
- 颈部位置：对于用显微镜者，头部无论是用 Mayfield 头架固定还是置于马蹄形头枕上，均需轻度伸颈。对于用内镜者，不必伸颈（这样手持器械更方便）。
- 气管插管置病人左侧（避免妨碍手术操作）。
- 显微镜：助手镜位于左侧。

4) 可选体位 2：术者站于病人头侧，头保持向上，颈部轻度伸展。

5) 腹部或右腿显露以备术中脂肪移植。

4. C 形臂透视：如使用影像导航系统则可不用透视。将 C 形臂置于侧位，方法是对准下颌骨下颌支或调节使左、右颅前窝底重合。

5. 在完全到达鞍底之后（见下文），用导航系统或透视下用一器械（如吸引器头）标记出鞍底上、下界（为保存资料只用可洗片保存）。

6. 打开鞍底：

1) 打开显露：严格按中线打开，以鼻中隔作为标记（注意：将蝶窦间隔作为中线不可靠，其通常向下弯曲指向一侧颈内动脉）。

- 大腺瘤可使鞍底骨质异常菲薄。
- 可用膝状凿或高速磨钻打开鞍底。

2) 用 Kerrison 咬骨钳扩大开口：注意避开鞍底外侧两端骨质，避免进入海绵窦或损伤颈内动脉。

7. 用双极“X”形电凝鞍底硬膜（不要“+”形）。大腺瘤可能将其下方的硬膜黄染。

8. 用 20 号针头穿刺硬膜以除外大的静脉窦（此处硬膜通常呈浅蓝色）、动脉瘤或空蝶鞍。

9. 用 11 号膝状尖刀“X”形切开硬膜。

10. 大腺瘤切除：

1) 用刮圈小心将肿瘤刮至术野中央，然后用垂体标本钳或吸引器取出标本。某些肿瘤明显纤维化，取出较为困难。

2) 不要用垂体标本钳牵拉肿瘤外侧，容易损伤颈内动脉。

3) 如果鞍上部分不下降，可以请麻醉师通过腰椎穿刺置管注入 5ml 盐水，使鞍上肿瘤下降，同时监测血压和脉搏[4, 8]。

4) 在肿瘤内部切除减压后，尝试辨认肿瘤包膜与正常垂体之间的分界。下方硬膜通常可与肿瘤包膜分离，可从此处辨认。有时因为出血较多无法切除肿瘤包膜。

5) 全切肿瘤困难时，手术目的改成“遏制”肿瘤生长。

6) 可应用内镜技术和影像导航系统辅助切除大腺瘤。

11. 微腺瘤切除：
   1) 如果已确定肿瘤侧别，可开始探查肿瘤，用11号刀片切开硬膜，用解剖器对肿瘤进行定位（类似于“蓝莓上的米粒”）。
   2) 对于库欣病，如术前MRI未发现肿瘤[9]：
      - 在70%的病例中术中超声有助于肿瘤定位[9]，但是需要特殊的超声探头。
      - 如果岩下窦取样提示为单侧型ACTH梯度：在ACTH梯度较高的一侧行旁正中切口；如切开后未发现腺瘤，则行对侧旁正中切开，再行正中切开寻找腺瘤。
      - 如岩下窦取样和MRI均未提示肿瘤位置：先于两侧行旁正中切口，再行正中切口进行探查。
      - 如果仍无法发现腺瘤，且岩下窦取样提示单侧型梯度，则在ACTH水平较高一侧或在冰冻提示可疑组织的一侧行半侧垂体切除术。不常规进行全垂体切除术[9]。
   3) 大多数腺瘤为紫灰色，很容易吸除，但是某些可能存在明显纤维化。正常垂体组织较为坚韧（腺垂体橙色，神经垂体灰白色），通常难以吸除。
   4) 通过导航或透视手段辅助确定鞍膈的大致位置。不要向上突破此界限以免发生脑脊液漏，避免进入此处的环状静脉窦，避免损伤视交叉。

12. 吸除大腺瘤之后，通过透视或导航检查瘤床深度，确定是否能与MRI显示的大致肿瘤体积相符。

13. 填塞蝶鞍的方法有很多[7]，下述为其中一种：
   1) 如果发生脑脊液漏，则在蝶鞍内放置肌肉或脂肪。有人建议不用肌肉，因为极易液化[4]。不要填塞太多以免再次形成占位效应。
   2) 用鼻软骨重建鞍底，或者使用无孔Medpor聚乙烯经蝶鞍内填充（Porex手术产品，http：//www.porexsurgical.com)。
   3) 如果发生脑脊液漏，可用腹部脂肪填塞蝶窦（可选表面带有筋膜的脂肪）。
   4) 可以使用纤维蛋白胶以对上述材料加固。

显微手术经蝶入路

经常需与耳鼻喉科联合手术，方法之一：

1. 将临时窥具插入鼻腔。此处主要讨论右侧鼻腔。
2. 使用内镜定位中鼻甲。沿此向后辨认蝶窦开口，通常位于中鼻甲的后部略偏上。
3. 注入含肾上腺素的局部麻醉药使鼻腔黏膜变白。

4. 插入镰状刀，刀刃朝向鼻中隔（内侧），向外移动刀片将黏膜切开。
5. 用 Freer 剥离鼻中隔黏膜瓣（一个拉向上，一个拉向下）。
6. 突破鼻中隔后部，显露蝶窦底两侧。保留骨性鼻中隔及软骨，必要时可用于之后的鞍底重建。
7. 打开蝶窦底，一直到右侧开口（可能看不到左侧开口）。
8. 放入 Hardy 窥具或类似物。
9. 用 Blakely 慢慢剥离蝶窦内黏膜。

内镜肿瘤切除术

显微镜优点：视野更好，尤其在观察瘤床；缺点：相比耳鼻咽喉科医师，大多神经外科医师不熟悉内镜的操作。3D 视野能力不足（但是如果用 3D 内镜，这个问题可以解决）。需要单手操作技巧（但是如果助手可以辅助扶镜子或用内镜支架，比如 Mitaka，这个问题也可以克服），如果实际手术过程需双手操作，则需要双鼻孔入路。

建议（见章节 45.1.2）：内镜或显微镜手术都可以接受，但显微镜术后建议在内镜下继续寻找可切除的肿瘤。

45.1.4 围手术期并发症

1. 激素紊乱：
   1) 急性术后关注：
      - ADH 改变：一过性异常常见（术后典型改变见下文）（见章节 45.1.6），包括尿崩，但尿崩超过 3 个月者不常见。
      - 皮质醇缺乏→皮质醇减少症→严重时出现 Addison 危象。
   2) 长期失衡：约 5% 出现垂体功能低下（回顾性研究）[11]：
      - TSH 缺乏→甲减→严重时出现黏液性水肿（少见）。
      - 肾上腺功能低下。
      - 性激素缺乏→低促性腺激素性性腺功能减退。
2. 继发性空蝶鞍综合征（视交叉被牵扯入空蝶鞍→视觉受损）。
3. 脑积水伴昏迷[12]：鞍上生长的肿瘤可行手术切除（经蝶或经颅），如果出现脑积水则行脑室造瘘术(即使没有症状)。可能的原因包括:
   1) 对第三脑室的牵拉。
   2) 对垂体和（或）垂体柄牵拉引起升压素释放，导致脑水肿。
   3) 肿瘤切除后水肿。
4. 感染。
   1) 垂体脓肿[13–14]。
   2) 脑膜炎。
5. 脑脊液鼻漏：发生率为 3.5%[15]。
6. 颈内动脉破裂：罕见。可术中发生（见上文）或术后迟发，常发生于外科术后约10天（因颈内动脉周围纤维蛋白降解，或术中损伤导致假性动脉瘤破裂）。

7. 进入海绵窦损害海绵窦内结构。
8. 鼻中隔穿孔。

45.1.5 额颞（翼点）入路手术

常选择右侧入路（对优势半球危险性较低）。例外情况：左侧视力受损更重；肿瘤左侧生长为主；左侧有其他病变（如动脉瘤）。

体位同前交通动脉瘤（见图93-1），头侧60°，抬起额叶，向后轻拉颞极。颞极的桥静脉必须电灼离断以避免撕裂出血，这与所有翼点入路都一样。该入路与前交通动脉瘤类似（强调额叶的抬起而非颞极牵拉），不同之处在于，因为无须控制近端血管，故不需要显露颈内动脉。

在两侧视神经之间通常可以看见肿瘤包膜。用双极电凝包膜并切开。然后从瘤内开始切除肿瘤。始终瘤内操作能够最大限度地减少损伤垂体柄或视交叉，如果肿瘤质软可吸除去掉绝大多数的肿瘤组织。

× 注意：视交叉的血供来自下方。游离视交叉或尝试剥离表面的肿瘤都有可能因损伤血供使视力恶化。

45.1.6 术后处理

术后医嘱

1. 记录每小时出入量，每4小时或尿量（UO）>250ml/h时检测尿比重。
2. 活动度：卧床，床头抬高30°。
3. 饮食：必要时进食冰块。经蝶手术病人不能用吸管饮水（要避免蝶窦负压，因为有加重脑脊液鼻漏的风险）。
4. 不能进行刺激性肺活量检测（要避免蝶窦负压，因为有加重脑脊液鼻漏的风险）。
5. 静脉补液：基础量含5%葡萄糖的1/2张生理盐水+20mEq KCl/L，以恰当的速度输入（75～100ml/h）。加用：1/2张生理盐水补充尿量超过静脉补液基础量的部分。注意：如果术中输入了大量液体，则术后可能出现多尿，对这些病人用1/2张生理盐水仅补充约UO与静脉输入量之差的2/3。
6. 药物
   1) 抗生素：继续使用抗生素，直到鼻腔填充物被移除。
   2) 皮质激素（术后需要补充类固醇激素，直至有足够的内源性激素产生，尤其是库欣病，见下文）。选择下列方案之一：
      - 氢化可的松50mg肌内注射或静脉滴注，每6小时一次，术后第二天改为口服泼尼松5mg，每6小时一次 ×1天，然后改为

5mg，每天2次，术后第6天停药。

- 氢化可的松50mg肌内注射或静脉滴注或口服，每天2次，然后每天每次减量10mg至上午20mg、下午10mg的生理剂量。

3) 尿崩症（DI）：病人要按尿崩症检测（监测UO、血、尿常规），典型表现见下文。诊断标准：尿量>250ml/h×(1~2）小时，且尿比重（SG）<1.005（通常SG<1.003）（稀释尿），通常伴有血钠升高。如果出现尿崩症，应静脉补充丢失的液体量（见上文），当丢失的速度太快、静脉或口服补充难以跟上时（>300ml/h×4小时或>500ml/h×2小时），如果尿比重<1.005，应给予血管升压素（见下文，或表5-7）。注意：对于三相反应者有过量的危险，因此使用下列方案之一：

- 5U血管升压素（Pitressin®），静脉推注/肌内注射/皮下注射，必要时每6小时1次。
- 根据尿量使用去氨升压素（DDVAP），皮下注射/静脉滴注。通常成人剂量为0.5~1ml/d（2~4μg/d），分2次给予。
- 避免使用鞣酸盐油悬浮剂，因为它是一种长效制剂（可导致过量），吸收不稳定。
- 当鼻腔填塞物取出后，使用下列方法之一：鼻腔内用DDVAP（100μg/ml）：范围0.1~0.4ml（10~40μg），鼻腔内使用，必要时每天2次（通常为0.2ml，每天2次）；或氯贝丁酯（Atromid S®）500mg口服，每天4次（不会总起效）。

7. 实验室检查：每6小时测量一次渗透压以了解肾功能，测血清皮质醇水平。
8. 经蝶入路者：术后3~6天移除鼻腔填充物。

尿量：术后尿崩症表现

处理尿崩症按上面术后医嘱描述进行。术后尿崩症通常表现下列三种方式之一：

1. 一过性尿崩：持续到术后12~36小时恢复正常。
2. “长期”型尿崩：持续数月，也可能是永久性（罕见）。
3. “三相反应”（最少见），概括如下：
   1) 尿崩（持续时间短）：由于垂体后部受损所致。
   2) 正常或SIADH样表现：由于下丘脑神经元末梢释放ADH所致。这期间因尿崩症期的过度治疗而导致发生严重低钠血症的风险很高。
   3) 再次尿崩（持续时间长）。

停用术后皮质激素

简单方案

对于术前未出现低皮质醇的病人，部分医师不常规评估术后 ACTH 的储备情况：

1. 术后 24～48 小时逐渐减少或者停用氢化可的松。然后在停药 24 小时后检测早 6 时的血皮质醇水平，结果解释见表 45-1[17]。
2. 如果评估 ACTH 储备异常，让病人口服氢化可的松，每天上午 50mg，下午 4 时 25mg，直到肾上腺储备评估正常。

表 45-1 上午 6 时皮质激素水平意义

早 6 时皮质激素水平	意义	处理
≥9 μg/dl	正常	不需进一步检测和干预
3～9 μg/dl	可能 ACTH 不足	氢化可的松[a]（见章节 8.1）
≤3 μg/dl	ACTH 不足	

[a] 术后 1 个月行促肾上腺皮质激素兴奋试验（见章节 44.1.2），如果正常，则停用激素，如果低于正常，则需要终身替代治疗

评估术后 ACTH 储备

简单的评估方案适用于出院后应用氢化可的松而术前未应用的病人：

1. 在 2～3 周内逐渐减量至上午 20mg、下午 10mg（略高于维持量以提供一定程度的应激能力），维持数日。
2. 然后保持下午剂量不变，第二天早 8 时检测皮质醇水平。
3. 为了避免储备不足的病人出现肾上腺功能不足，抽血之后即让病人服下上午的剂量，在结果出来之前继续规律用药。
4. 如早 8 时皮质醇结果提示储备功能尚佳，则逐渐减量停药。

美替拉酮（Metopirone®）试验

该试验适用于评估下丘脑－垂体－肾上腺轴功能，对怀疑垂体性 ACTH 储备减少病人可能有帮助。美替拉酮抑制肾上腺皮质内的 β－羟化，减少皮质醇和皮质酮的产生，同时使 11－羟脱氧皮质醇前体及 17－OHCS（羟皮质类固醇，出现于尿内）的代谢升高。作为反应，正常垂体的 ACTH 产物水平将升高。

1. 所有病人均应行促肾上腺皮质激素兴奋试验（见章节 44.1.2），首先排除原发性肾上腺功能不足。
2. × 如果存在原发性肾上腺功能不足，禁止做此试验。
3. × 对门诊病人也不要做此试验。
4. 方法：
   1）凌晨给予美替拉酮 2～3g 口服。

2) 第二天早晨检查 11- 脱氧皮质醇水平。
3) 正常反应为次日清晨血浆 11- 脱氧皮质醇水平 >7 μg/dl。
4) 注意：储备功能很弱的病人皮质醇的减少可诱发肾上腺功能不足（该试验较尿 17-OHCS 测定的更高剂量更为安全）。

术后 CT/MRI 检查

一项入组 12 例经蝶手术后未行放疗的大腺瘤研究中，术后立即复查 CT 显示垂体"肿块"最大高度未恢复至正常高度（即使肿瘤全切除），而是需要继续观察 3~4 个月时间。

Σ

经蝶术后通过 CT 或 MRI 判断是否复发的最佳时机为术后 3~4 个月。

45.2 经蝶手术后效果

45.2.1 概述

108 例大腺瘤中，鞍上生长超过 2cm 的肿瘤全切除者非常少见[15]。

45.2.2 视野缺损

肿瘤压迫视器的病人术后视力可有显著改善[15, 19]。

45.2.3 生化效果（分泌型肿瘤）

催乳素瘤

一项对 108 例大腺瘤的研究显示，25% 的催乳素分泌肿瘤能达到内分泌治愈[15]。

肢端肥大症

生化治愈标准

肢端肥大症治愈的生化标准尚未标准化。在 IGF-1 水平和 GH 平均水平之间可能存在不一致[20]。常用 GH 临界值 <2.5~5ng/ml。有人认为即便 GH<5ng/ml，IGF-1 升高也说明未被治愈。不过，IGF-1 正常并非必要条件[21]。还有学者认为治愈标准还需要 IGF-1 正常且口服葡萄糖抑制试验（OGST）正常（见章节 44.1.2)。

Σ

肢端肥大症无生化治愈标准，建议如下[22]：
1) IGF-1 在年龄相匹配的参考范围之内；
2) 基础血清 GH（早晨）<5ng/ml，OGST 中 GH 最低值 <1ng/ml。

GH 水平低、OGST 之后未被抑制至 1ng/ml 以下者，可认为得到控制但尚未治愈（即便 IGF-1 正常）[22]。如果无症状，建议观察、严密随访[22]。

疗效

直径 <10mm、无局部侵犯、术前随机 GH 水平 <40ng/ml 病人在经蝶术后生化治愈率为 85%。总共约 50% 的肢端肥大症病人经蝶手术后可达到生化治愈[23]。只有 30% 的大腺瘤以及极少鞍上扩展明显病人可获手术治愈。手术未能治愈的病人需终身药物治疗。肿瘤在明确治愈数年后仍有复发可能。每 6～12 个月应进行随访检查是否复发[22]。

库欣病

库欣病的生化治愈有多种方法。难点在于术后通常都给予外源性激素类药物以避免出现肾上腺功能低下、Addison 危象或恶心。可选方法包括：

1. 术后即刻检查凌晨的皮质醇水平[9]：
   1) 术后停用所有激素类药物（包括用作止吐药的地塞米松），直至出现生化检查皮质醇减少和（或）临床证据（包括恶心、厌食、头痛、关节痛）。需要严密监测，如果出现症状则立即应用激素。
   2) 在术后第 1、2 天的早 6 时至 9 时抽血检查血清 ACTH 和皮质醇水平。
   3) 早期缓解定义为最低皮质醇水平 ≤140nmol/L（≤5μg/dl）。
      - 97%（31/32）早期缓解病人在平均 32 个月的随访期内都能维持缓解。
      - 仅 12.5%（1/8）的无早期缓解病人出现持续缓解。
      - 该指标已经用于可能需要早期再次探查病人的筛选。
      - 早期 ACTH 水平常会下降，但不会一直低于正常，对于持续缓解的预测价值不可靠。
2. 刺激试验：
   1) 过夜低剂量地塞米松抑制试验：若术后第 3 天上午皮质醇水平（经过过夜 1mg 地塞米松抑制试验）不超 8μg/dl，则提示 97% 可持续缓解[24]。
   2) CRH 刺激试验[25]。

3. 在术后开始应用糖皮质激素、术后 3 天到 2 周内停用类固醇激素 24 小时后进行检测：
   1) 24 小时尿游离皮质醇。
   2) 血清皮质醇：皮质醇水平 <50nmol/L（<1.8μg/dl）[26–28] 的标准可能过于严格[9, 29, 30]。
   3) 血清 ACTH。

1980 年以来，总体缓解率为 64%～93%，MRI 表现为非侵袭性微腺瘤的病人缓解率最高（86%～98%）[9]。在经过有效治疗之后，下列指标通常都会改善但可能不会恢复正常：

1. 高血压和高血糖：约 1 年内。
2. 与库欣病有关的骨质疏松：约超过 2 年。
3. 精神症状。

促甲状腺激素（TSH）分泌性腺瘤

肿瘤大部切除之后，少量残余肿瘤可持续分泌足量 TSH，因此甲状腺功能亢进会继续存在[31]。经手术 + 放疗，仅约 40% 的病人可获治愈（定义为术中或影像学上无肿瘤残留，游离 T_3 正常且 TSH 水平正常或低于正常）。

45.3 垂体腺瘤随访建议

45.3.1 非功能垂体腺瘤

随访

临床指南：非功能垂体腺瘤术后随访评估

放射影像随访

Ⅲ 级推荐[32]：

1. 术后或放疗后 T_1 脂肪抑制或 T_2 MRI 检查。
2. 长期监测肿瘤再生长和复发。
3. 影像证实非功能腺瘤全切者随访频率少于未全切者。
4. 第一次影像随访应在术后 3～4 个月。

未达成一致的建议[32]：

1. 对于术后或放疗后随访频率和随访时间无统一标准。
2. 放疗后的第一次随访时间无统一标准。

内分泌随访

Ⅲ 级推荐[32]：

1. 术后或放疗后评估垂体内分泌功能。
2. 术后 2 天、6 周和 12 个月评估肾上腺功能。
3. 术后当天或术后第二天给予围手术皮质醇补充。
4. 术后内分泌正常超过 1 年的不建议继续内分泌随访。
5. 术后内分泌随访不限于垂体功能异常者或者放疗后的病人。
6. 术后 48 小时和术后 7～8 天监测血清钠，避免出现症状性术后低钠。

未达成一致的建议[32]：

1. 术后尿崩症的检测和处理无统一标准。
2. 术后或放疗后内分泌评估频率无统一标准。

眼科随访

Ⅲ 级推荐[32]：

- 术后或放疗后评估视野和视敏度。

未达成一致的建议[32]：

- 眼科随访频率和随访时间无统一标准。

综合随访

未达成一致的建议[32]：

- 非功能垂体腺瘤术后或放疗后影像、内分泌和眼科随访都没有统一标准。

由于缺乏能够实验室检测的活性激素产物，随访主要依靠影像检查和观察持续生长肿瘤的占位效应（如进行性视野缺损）。

45.4 复发垂体腺瘤

垂体腺瘤复发率约为 12%，大多数复发时间为术后 4～8 年[15]。

对于首次术后明显复发或出现明显症状的肿瘤，应考虑再次手术。大部切除肿瘤之后，应考虑放疗，可在二次术后立即进行，如二次术后复发则强烈建议放疗。

（刘彦伟 译 王 雯 校）

参考文献

[1] Kuo JS, Barkhoudarian G, Farrell CJ, et al. Congress of Neurological Surgeons Systematic Review and Evidence-Based Guideline on Surgical Techni-ques and Technologies for the Management of Patients With Nonfunctioning Pituitary Adenomas. Neurosurgery. 2016; 79:E536–E538

[2] Schmidek HH, Sweet WH. Operative Neurosurgical Techniques. New York 1982

[3] Wilson CB. Endocrine-Inactive Pituitary Adenomas. Clin Neurosurg. 1992; 38:10–31

[4] Powell M, Lightman SL. Management of Pituitary Tumours: A Handbook. New York 1996

[5] Hardy J. Transsphenoidal Hypophysectomy. J Neurosurg. 1971; 34:582–594

[6] Kern EB, Pearson BW, McDonald TJ, et al. The Transseptal Approach to Lesions of the Pituitary and Parasellar Region. Laryngoscope. 1979; 89S:1–34

[7] Spaziante R, de Divitiis E, Cappabianca P. Reconstruction of the Pituitary Fossa in Transsphenoidal Surgery: An Experience of 140 Cases. Neurosurgery. 1985; 17: 453–458

[8] Zhang X, Fei Z, Zhang J, et al. Management of Nonfunctioning Pituitary Adenomas with Suprasellar Extension by Transsphenoidal Microsurgery. Surg Neurol. 1999; 52:380–385

[9] Esposito F, Dusick JR, Cohan P, et al. Early morning cortisol levels as a predictor of remission after transsphenoidal surgery for Cushing's disease. J Clin Endocrinol Metab. 2006; 91:7–13

[10] Watson JC, Shawker TH, Nieman LK, et al. Localization of Pituitary Adenomas by Using Intraoperative Ultrasound in Patients with Cushing's Disease and No Demonstrable Pituitary Tumor on Magnetic Resonance Imaging. J Neurosurg. 1998; 89: 927–932

[11] Fatemi N, Dusick JR, Mattozo C, et al. Pituitary hormonal loss and recovery after transsphenoidal adenoma removal. Neurosurgery. 2008; 63:709–18; discussion 718-9

[12] Decker RE, Chalif DJ. Progressive Coma After the Transsphenoidal Decompression of a Pituitary Adenoma with Marked Suprasellar Extension: Report of Two Cases. Neurosurgery. 1991; 28:154–158

[13] Domingue JN, Wilson CB. Pituitary Abscesses. J Neurosurg. 1977; 46:601–608

[14] Robinson B. Intrasellar Abscess After Transs-phenoidal Pituitary Adenectomy. Neurosurgery. 1983; 12:684–686

[15] Ciric I, Mikhael M, Stafford T, et al. Transsphenoidal Microsurgery of Pituitary Macroadenomas with Long-Term Follow-Up Results. J Neurosurg. 1983; 59: 395–401

[16] Verbalis JG, Robinson AG, Moses AM. Postoperative and Post-Traumatic Diabetes Insipidus. Front Horm Res. 1985; 13:247–265

[17] Watts NB, Tindall GT. Rapid assessment of corticotropin reserve after pituitary surgery. JAMA. 1988; 259:708–711

[18] Teng MMH, Huang CI, Chang T. The Pituitary Mass After Transsphenoidal Hypophysectomy. AJNR. 1988; 9:23–26

[19] Cohen AR, Cooper PR, Kupersmith MJ, et al. Visual Recovery After Transsphenoidal Removal of Pituitary Adenoma. Neurosurgery. 1985; 17:446–452

[20] Turner HE, Thornton-Jones V A, Wass JA. Systematic dose-extension of octreotide LAR: the importance of individual tailoring of treatment in patients with acromegaly. Clin Endocrinol (Oxf). 2004; 61: 224–231

[21] Ayuk J, Clayton RN, Holder G, et al. Growth hormone and pituitary radiotherapy, but not serum insulin-like growth factor-I concentrations, predict excess mortality in patients with acromegaly. J Clin Endocrinol Metab. 2004; 89:1613–1617

[22] Cook DM. AACE Medical Guidelines for Clinical Practice for the diagnosis and treatment of acromegaly. Endocr Pract. 2004; 10:213–225

[23] Davis DH, Laws ER, Ilstrup DM, et al. Results of Surgical Treatment for Growth Hormone-Secreting Pituitary Adenomas. J Neurosurg. 1993; 79:70–75

[24] Chen JC, Amar AP, Choi S, et al. Transsphenoidal microsurgical treatment of Cushing's disease: postoperative assessment of surgical efficacy by application of an overnight low-dose dexamethasone suppression test. J Neurosurg. 2003; 98:967–973

[25] Nishizawa S, Oki Y, Ohta S, et al. What can predict postoperative "endocrinological cure" in Cushing's disease? Neurosurgery. 1999; 45:239–244

[26] Trainer PJ, Lawrie HS, Verhelst J, et al. Transsphenoidal resection in Cushing's disease: undetectable serum cortisol as the definition of successful treatment. Clinical Endocrinology (Oxf). 1993; 38:73–78

[27] Rees DA, Hanna FW, Davies JS, et al. Long-term follow- up results of transsphenoidal surgery for Cushing's disease in a single centre using strict criteria for remission. Clinical Endocrinology (Oxf). 2002; 56:541–551

[28] Yap LB, Turner HE, Adams CB, et al. Undetectable postoperative cortisol does not always predict longterm remission in Cushing's disease: A single centre audit. Clinical Endocrinology (Oxf). 2002; 56: 25–31

[29] Simmons NE, Alden TD, Thorner MO, et al. Serum cortisol response to transsphenoidal surgery for Cushing disease. J Neurosurg. 2001; 95:1–8

[30] Rollin GA, Ferreira NP, Junges M, et al. Dynamics of serum cortisol levels after transsphenoidal surgery in a cohort of patients with Cushing's disease. J Clin Endocrinol Metab. 2004; 89:1131–1139

[31] Sanno N, Teramoto A, Osamura RY. Long-term surgical outcome in 16 patients with thyrotropin pituitary adenoma. J Neurosurg. 2000; 93:194–200

[32] Ziu M, Dunn IF, Hess C, et al. Congress of Neurological Surgeons Systematic Review and Evidence-Based Guideline on Posttreatment Followup Evaluation of Patients With Nonfunctioning Pituitary Adenomas. Neurosurgery. 2016; 79:E541– E543

46　嗅神经母细胞瘤、囊肿和肿瘤样病变

46.1　嗅神经母细胞瘤

46.1.1　概述

嗅神经母细胞瘤（ENB）最初于 1924 年首次被报道，也称嗅神经细胞瘤、嗅神经基板肿瘤等[1]，是一种罕见的鼻腔恶性肿瘤，发病率为 0.4 例 /1 000 000 人[2]。肿瘤起源于上鼻甲嗅神经脊细胞，在 3~90 岁都有分布，在 20～30 岁和 60～70 岁有 2 个发病高峰。

46.1.2　影像

MRI：T_1 等信号，T_2 中到高信号，不均匀增强；影像学特点与脑膜瘤类似。更恶性级别的肿瘤可能侵犯筛板，薄层 CT 扫描显示更为清楚。肿瘤向颅内扩张程度是决定是否能够手术切除的主要因素。MRI 在鉴别颅外肿瘤、硬膜侵犯和脑组织侵犯方面有帮助。嗅神经母细胞瘤无特异的影像检查。

46.1.3　鉴别诊断

鼻窦未分化癌，鼻腔黑色素瘤、鼻腔鳞状细胞癌和脑膜瘤需要与该肿瘤相鉴别。

46.1.4　诊断

术前应常规在耳鼻喉科进行内镜活检。行临床肿瘤学检查，如怀疑为转移瘤应进行 PET 扫描。

46.1.5　临床分型系统

改良 Kadish 分型系统[3]（初版 Kadish 分型系统增加了 D 级[4]），见表 46-1。分型与预后相关[3]。由 Biller[5]、Dulguerov 和 Calcaterra[6] 改版的分型系统试图将 Kadish 系统的中 C 级再次亚分型，但改良版的 Kadish 分型系统更为普遍被使用。

46.1.6　病理分级

Hyams 分级系统经常被用来评估上呼吸道肿瘤，通过细胞核异形性、有丝分裂活性、菊形花团结构和坏死将肿瘤分为 Hyams 1～4 级[7]。大量研究和 Meta 分析显示，1 和 2 级病人为良性病程，预后比 3 和 4 级的恶性病程要好。所有病人确诊后应进行 Hyams 分级[8, 9]。

表 46-1 嗅神经母细胞瘤临床分类系统

改良版 Kadish[3]	Biller 等	Dulguerov 和 Calcattera[6]
A：局限鼻腔	T_1：鼻或鼻旁窦	T_1：鼻或鼻旁窦
B：侵犯鼻旁窦	T_2：眶周或颅前窝	T_2：侵蚀筛板
C：局部侵犯（眶或筛板）	T3：脑组织，可切除	T3：眶周或颅前窝
D：远处转移	T4：不能获得阴性切缘-不可切	T4：脑组织

46.1.7 治疗

嗅神经母细胞瘤初治仍有争议，部分研究机构认为，放疗和化疗联合治疗之后再考虑颅面部手术。但多数认为先行手术治疗：对于 Kadish A 和 B 型病变采用内镜下切除手术能够达到切缘阴性，对于 Kadish C 和 D 型病变采用颅面部切除手术（双额开颅联合患侧鼻切开术）。随着内镜技术的发展，单侧鼻切开术逐渐被内镜取代，除非眶外侧下部或上颌骨受侵需要单侧鼻切开手术。还有部分研究机构在保证能够术中获得阴性切缘的情况下试图使用内镜治疗 Kadish 所有类型，如果不能获得阴性切缘将手术转换为开放性手术或术后给予 SRS 治疗。但这些目前都存在争议。

46.1.8 疗效

嗅神经母细胞瘤中位生存期为 7.2±0.7 年[8]。平均无进展生存期为 4.8±0.7 年。5 年和 10 年生存率分别为 63% 和 40%[8]。流行病学调查和 SEER 数据库显示 Kadish 分级、淋巴结受侵和诊断时年龄与预后显著相关[10]，这一结论在 2010 年由 Kane 等开展的一项大型 Meta 分析证实[9]。另外，更高级别的 Hyams 分级（3 和 4 级）与病人差的预后相关[8-9]。

挽救性治疗：肿瘤复发存在 2 种形式：颅内复发或远处转移[11, 12]。颅内复发灶可通过再次经颅入路肿瘤切除，SRS 也是一可选的治疗方法[11-13]。对于远处转移病人，如颈部淋巴结转移者需要掌握颈部解剖结构，了解肿瘤侵犯范围，目前对于该类病人以铂类为基础的化疗是标准治疗方式[11, 14, 15]。

46.2 Rathke 裂囊肿

46.2.1 概述

Rathke 裂囊肿（RCC），又称中间部囊肿，是一种缓慢生长的非肿瘤性病变，被认为是 Rathke 囊的残余物，主要位于鞍内，鞍上扩张常见，纯鞍上囊肿罕见[16]。尸检发现率为 13%～23%[17]。腺垂体来源于 Rathke

囊前壁细胞的增生，因此，RCC 与垂体腺瘤具有相似的细胞来源，极少数情况下可同时存在[18]。许多人经常将 RCC 与颅咽管瘤（CP）（见上文）进行比较，两者之间特征比较见表 46-2。治疗后复发常见。

表 46-2 颅咽管瘤和 Rathke 囊肿

特点	颅咽管瘤	Rathke 囊肿
起源位置	垂体前上部边缘	垂体部分
细胞	鳞状上皮	单层立方上皮
囊成分	胆固醇结晶	可能是清亮或能运动油脂
手术治疗	完全切除	部分切除和引流[19]
囊壁	厚	薄

46.2.2 临床表现

症状多由囊肿占位效应引起，但感染也可能与 RCC 相关。

1. 多数无症状，无明显诱因偶然影像检查发现。
2. 44%～81% 的症状性病人表现为头痛，突然出现的剧烈头痛占到 16%[21]。
3. 30%～60% 的病人有内分泌紊乱[20]，男性多伴性功能减退（疲乏和性欲减退），绝经前女性伴有月经不调和溢乳，绝经女性伴泛垂体分泌功能低下。尿崩症在 RCC 比垂体腺瘤更加常见（约 37%）（可能与炎症有关）。
4. 11%～67% 的病人有视野缺损[20]。

部分症状可能与炎症相关，而炎症可能是部分 RCC 病因。

46.2.3 评估

一般检查

该病的常规检查与鞍内或鞍上占位相同（见章节 44.1.2）：

1. 近 60% 病人有垂体功能异常，需要内分泌筛查（见章节 44.1.2）。
2. 视野检查（见章节 44.1.2）。

影像检查

RCC 是典型的中线病变，无垂体柄异常。

CT：RCC 一般表现为低密度囊性病变，50% 病例表现囊壁增强，颅骨侵犯不常见。

MRI：表现多变（图 46-1）[19]。T_2 典型高信号，T_1 可能是高信号（可能与 RCC 中含有蛋白黏液成分有关），或者低信号（含有低蛋白清亮液体）。75% 病例出现囊内结节，T_1 呈高信号，T_2 呈低信号[22]。原则：含有结节的鞍内病变通常诊断为 RCC。通常无囊内增强。

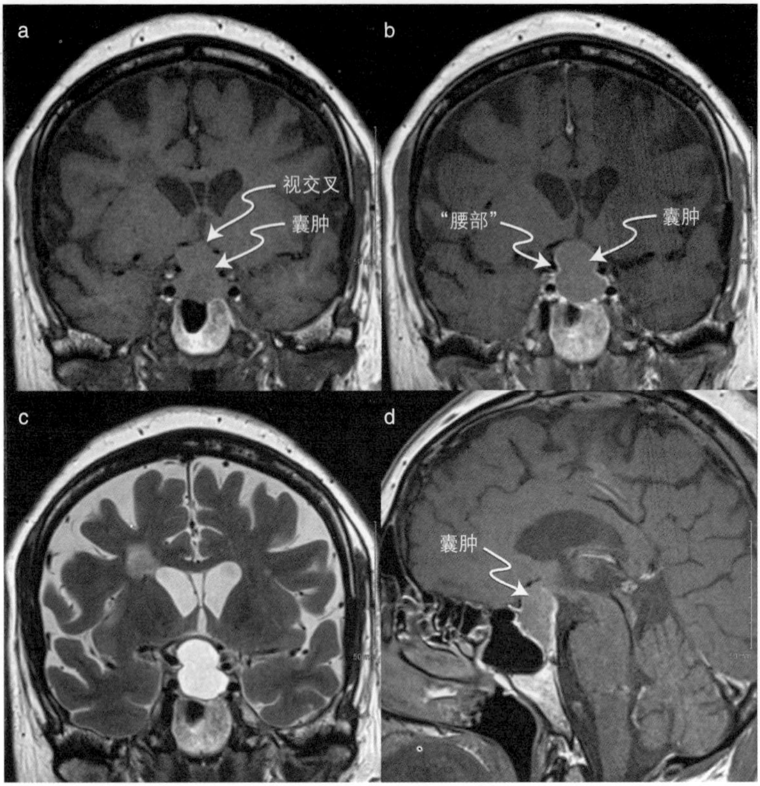

图 46-1 Rathke 囊肿

注意：囊壁增强但囊内未增强。囊肿在鞍隔位置形成了一个“腰”，从该位置囊肿进入鞍上池。视交叉在囊肿上部（MRI 未能清楚显示）

MRI：a. 非增强 T_1 冠位；b. 增强 T_1 冠位；c. 非增强 T_2 冠位；d. 增强 T_1 矢位

46.2.4 自然病程

一项纳入 61 例偶然发现 RCC 的病例研究显示，69% 的病例超过 9 年未见生长[23]。另外一项包含 94 例的研究 27 个月的随访显示仅 5% 的病例体积增长，16% 的病例体积实际上较前缩小[24]。

46.2.5 治疗

偶发病例（如无症状者）需连续影像跟踪随访。

症状性 RCC 通常是引流，需要经蝶或者显微镜或者内镜下手术。完全囊壁切除有更低的复发率，但该方法术后内分泌异常发生率更高[20]。无高级别证据显示过氧化氢或酒精注射能够减少复发。

46.2.6 手术疗效

多数病人（达97%）能够完全解除囊性压迫[23]，83%～97%视力障碍病人能够得到视力的提高[23, 25]。71%病人头痛能够缓解，33%～94%病人内分泌得到缓解。

并发症发生率：

1. 脑脊液漏约10%（鞍外扩张有更高的发生率）。
2. 尿崩症（DI）：囊肿引流的永久尿崩症约9%，囊壁切除的发生率为19%～69%。
3. 其他在经蝶手术中可见的风险：颈内动脉损伤。

囊肿复发：据报道，复发高达42%，但术后2～5年16%～18%复发率更确切。高的复发率可能与纯的鞍上囊肿、炎症和囊壁反应性化生、囊肿感染及脂肪填充物有关。

46.3 胶样囊肿

46.3.1 概述

要　点

- 缓慢生长的良性肿瘤，占颅内肿瘤的1%以下。
- 典型病例发生于第三脑室前部，阻塞Monro孔导致侧脑室梗阻性脑积水（特异性较高）。
- 所有病例CT/MRI显示轻微强化或无强化。
- 自然病程：有报道存在猝死风险，但尚有争议。
- 治疗：有指征时手术。主要选择：经胼胝体，经皮质/脑室（仅存在脑积水时），脑室镜。

胶样囊肿也称为神经上皮囊肿，占胶质瘤的2%，占颅内肿瘤的0.5%～1%[26]。诊断时年龄在20～50岁。

46.3.2 发病机制

起源不明，所涉及的结构包括脑旁体（第三脑室顶部的外突结构，在人类为退化结构）、软腭后弓隐窝内的间脑室管膜、脑室的神经上皮。

囊壁由纤维上皮所覆盖，囊内为黏液样物质或致密的玻璃样物质，生长缓慢的良性肿瘤。

最常见于第三脑室的Monro孔区，但也可见于其他部位，如透明隔[27]。

46

46.3.3 临床症状和体征

症状见表 46-3，体征见表 46-4，最常见的是间歇性、急性颅内高压的体征（典型原因是囊肿以蒂为基点进行运动，引起 Monro 孔间歇性阻塞所致，术中很少破裂）或慢性脑积水的体征（慢性梗阻所致）。多数囊肿直径小于 1cm，通常不会引起脑积水，也不会产生症状。

表 46-3 胶样囊肿症状 [a]

症状	数量	%
头痛	26	68
步态紊乱	18	47
精神异常	14	37
呕吐 ± 恶心	14	37
视物模糊	9	24
尿失禁	5	13
嗜睡	5	13
耳鸣	5	13
癫痫	4	10
急性恶化	4	10
复视	3	8
跌倒发作	1	
尿崩症	1	
无症状	1	

[a] 38 例病人，CT 应用前时代 [26]

表 46-4 体征 [a]

体征	数量	%
视盘水肿	18	47
步态不稳	12	32
正常检查	10	26
反射亢进	9	24
巴宾斯基反射	8	21
共济失调	5	13
眼球震颤	5	13
震颤	4	10
反射弱	3	8
第 6 组脑神经麻痹	2	5

[a] 38 例病人，CT 应用前时代 [26]

▶ 猝死　胶样囊肿猝死发生率高（CT 使用前为 20%[28]），但可能估计过高。以前的理论认为，此肿瘤是活动的，其位置可发生变化，能够造成 CSF 流动的急性梗阻而导致脑疝。由于肿瘤生长逐渐阻塞 CSF 流动，常常引起慢性脑积水，在一些病例中大脑可能会失代偿。医疗操作（腰椎穿刺、脑室造影等）所引起的 CSF 动力学改变也可能是原因之一[29]。另一种可能的机制是下丘脑调节的心血管反射控制障碍[29]。

不常见的猝死可能发生在胶样囊肿病人，文献普遍参考此类，基于以上事实，向病人详细介绍这种小概率事件是有必要的（讨论应记录在案），治疗决策应该包括病人的意见。

46.3.4　检查

影像学（MRI 或 CT）显示肿瘤通常位于第三脑室前部（图 46-2）。在此部位，肿瘤常堵塞双侧 Monro 孔，造成特征性的只累及侧脑室的脑积水（第三和第四脑室不受影响）。鉴别诊断包括基底动脉动脉瘤、错构瘤、原发或者继发性肿瘤以及黄色肉芽肿[30]。

MRI：最佳的影像学检查技术。然而，有些囊肿在 MRI 影像上表现为等信号，对于这些病例，CT 优于 MRI（仔细检查中线的 T_1 加权像）[31]。当病灶已明确时，MRI 可清楚地显示囊肿位置及囊肿与周围结构的关系。常可避免行血管造影检查。MRI 表现多变。T_1WI 通常为高信号，T_2WI 通常为低信号。部分数据显示有症状的病人 T_2 像表现为高信号，意味着囊肿内容物为水，同时也提示囊肿有可能继续扩大[32]。增强扫描：轻微强化，有时只有包膜强化。

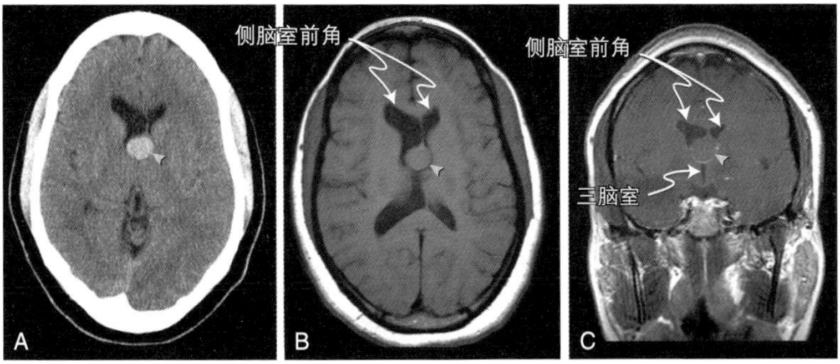

图 46-2　三脑室胶样囊肿图像

黄色箭头指示胶样囊肿

A. 轴位非增强 CT；B. 轴位 T_1 FLAIR MRI；C. 冠位 T_1 增强 MRI 显示正常大小的三脑室和侧脑室前角（该病人右侧脑室扩大，左侧正常）。注意：胶样囊肿不增强

CT 扫描：表现各异，大多数囊肿为高密度（等密度和低密度的胶样囊肿也多见），约半数轻微增强。CT 密度值可能与囊肿内容物黏性有关，高密度囊肿很难经皮外引流[33]。通常 CT 不如 MRI 敏感，尤其是等密度囊肿。这些肿瘤钙化罕见。

× 腰椎穿刺（LP）：由于有发生脑疝的风险，因此禁忌在放置分流管前进行。

46.3.5 治疗

概述

目前仍无最佳治疗方案。早期提倡仅分流手术，不对囊肿进行处理[34]。梗阻的性质（双侧 Monro 孔）决定了需要进行双侧侧脑室分流还是单侧分流加透明隔开窗术。目前通常提倡采用各种方式直接手术切除，原因如下：

1. 防止依赖性分流。
2. 减少肿瘤生长的可能。
3. 神经功能突然恶化可能不是脑积水引起，有可能是下丘脑受到压迫所致心血管系统不稳定等因素引起。

治疗选择

一纳入 1278 例病人的 Meta 分析研究比较了内镜下手术和其他各种显微手术，发现显微手术有更大的切除范围（96.8% vs. 58.2%），更低的复发率（1.48% vs. 3.91%），和更低的二次手术率（0.38% vs. 3.0%）。但两组有着相似的死亡率和分流依赖率。总体内镜组的并发症发生率更低（10.5% vs. 16.3%）。显微手术组内部比较发现，经胼胝体入路要比经皮质入路的死亡率低（14.4% vs. 24.5%）[35]。

自然病程决定治疗策略

在对 58 例偶发第三脑室胶样囊肿的无症状病人（平均年龄 57 岁）长达平均 79 个月的随访观察中发现，在第 2 年、第 5 年、第 10 年出现症状加重的概率分别为 0%、0%、8%。其中 34 例有随访影像资料，32 例囊肿大小及脑室大小都没有变化。这些病人的平均年龄要比那些有症状、经过手术治疗的病人平均年龄要大（57 vs. 41），因此这可能反映了不同自然病程的队列研究[36]。

注意：很多“无症状”病人在确诊时会有头痛，仔细分析头痛的病因（如外伤后、偏头痛、紧张等），判断头痛是由胶样囊肿引起的还是囊肿本身无症状。

Pollock 等人对 155 例新发胶样囊肿行回归分割分析（RPA），将病人分为三级，见表 46-5。

另外，Ⅲ级病人的囊肿内容物在 T_2 像高信号占比更高（44% vs. 13%），并且相比无症状的病人，有症状者在 T_2 像上信号更高（44% vs. 8%）。

表 46-5 胶样囊肿基于 RPA 的分类

分类	特点			症状病人（占总数百分比）	治疗
	年龄（岁）	囊直径	脑室		
I	不限	≤10mm	正常	12	可能需监测临床和影像（CT 或 MRI）
II	>50	≤10mm	脑室扩大	50	如无症状，可能需监测临床和影像（CT 或 MRI）
Ⅲ	不限	>10mm	正常	85	手术切除
	≤50	不限	脑室扩大		
	>50	>10mm	脑室扩大		

作者，认为 T_2 像表现为低信号的无症状囊肿病人后期囊肿扩大或者发展为有症状的概率很小（即使存在巨脑室）。这意味着某些病人可以采用非手术保守治疗。尽管如此，大多数医师还是建议那些有巨脑室或有症状（如头痛，即使和囊肿无关）的病例行手术治疗。

手术治疗

手术选择

也可参考三脑室手术策略。

1. 经胼胝体入路：不考虑扩张的脑室，静脉梗死和穹隆损伤发生率更高（见下文）。
2. 经皮质入路：术后癫痫发生率更高（约 5%），不适用正常脑室病例(包括 VP 分流病人）。
3. 立体定向分流：见下文。
4. 脑室镜切除：见下文。

经胼胝体入路

经 Monro 孔或穹隆间入路到达第三脑室。由于胶样囊肿恰好易发于 Monro 孔处，因此很少需要通过扩大该孔来确定肿瘤位置。见经胼胝体路到达侧脑室或第三脑室（见章节 94.2.3）。

立体定向引流

可能有效[37]，特别是治疗分流后脑室大小正常病人，但囊肿的内容物有可能非常黏稠[38]，而且坚韧的囊壁有可能造成盲穿非常困难。在一些病例中，全部吸除甚至次全吸除后就不再需要进一步治疗；但是，吸除的复发率手术切除高[39]。

这种手术早期并发症的发生率相对较高（文献中没有广泛报道），可能是血管损伤或机械性创伤所致，目前这种情况已经得到改善。术中进行脑室造影[40]或脑室镜[41]使该疗法更易进行（部分认为这种疗法应作为首选治疗[42]，治疗失败后再进行开颅手术）。

下述两种情况与立体定向吸除术失败相关[43]：

1. 高黏度：在CT上表现为高密度（低黏度在CT上表现为低或等密度，MRI表现与黏度不相关）。
2. 由于囊肿较小，吸引针头偏离囊肿。

立体定向技术[44]：

1. 立体定向穿刺针的穿刺点位于右侧冠状缝前方。
2. 开始时使用1.8mm的尖头探针，到达靶点后再前进3～5mm（根据囊壁移位进行调整）。
3. 使用10ml注射器，保持6～8ml的吸引负压。
4. 如果未抽出任何内容物，再用2.1mm的探针重复上述操作。
5. 最理想的结果是将囊肿完全吸空，如果无法做到，也可以吸出一部分囊肿内容物使脑室通路开放（可注入1～2ml碘海醇进行证实）。

46.4 表皮样和皮样囊肿

46.4.1 概述

也称为表皮样或皮样囊肿。

均为发育性的良性肿瘤，起源于残留外胚层被两个融合外胚层面包裹。该肿瘤和皮肤一样以线性速度生长（而不像新生肿瘤以指数速度生长）。这些肿瘤可发生于下列部位：

1. 颅盖骨：在颅骨发育过程中包裹入外胚层残余物可使病变发生于颅骨（见章节48.1.2），可随肿瘤生长向硬膜外扩展。
2. 颅内：最常见于以下部位：
   1) 鞍上：常导致双颞侧偏盲和视神经萎缩，偶尔引起垂体症状（内分泌异常，包括尿崩症）。
   2) 外侧裂：可表现为癫痫发作。
   3) 脑桥小脑角（CPA）：可导致三叉神经痛，尤其在青年病人中。
   4) 颅底－颅后凹：可引起后组脑神经症状、小脑功能障碍和（或）皮质脊髓束功能异常。
   5) 脑室系统内：四脑室更常见。
3. 头皮。
4. 椎管内：
   1) 大多数起源于胸段或上腰段脊柱。
   2) 低位腰椎的表皮样肿瘤可为医源性，发生于LP之后（见章节97.3）。
   3) 椎管的皮样肿瘤常伴皮肤窦道（见章节16.2.5）并可导致脊膜炎反复发作。

46.4.2 表皮样肿瘤和皮样肿瘤比较

两种肿瘤的鉴别见表 46.6。

46.4.3 表皮样囊肿

概述

要 点

- 起源于被包裹在 CNS 内的外胚层或异位于 CNS 的外胚层。
- 好发部位：脑桥小脑角、第四脑室、鞍上区域、脊髓。
- 又称为胆脂瘤（不要与胆固醇肉芽肿混淆）。
- 以线性速度生长（不像真正的肿瘤以指数速度生长）。
- 影像学检查：类似脑脊液密度占位（在 MRI DWI 序列像上呈高信号，是最好的鉴别方法）。
- 也引起无菌性脑膜炎（Molaret 脑膜炎是其中一种形式）。
- 治疗：手术切除：放疗无效。

又称为胆脂瘤（非胆固醇肉芽肿，见下文）或珍珠瘤或外胚层包裹囊肿，与皮样囊肿的比较见表 46-6。尽管表皮样囊肿和胆脂瘤在组织学上相同（都起源于包埋异常部位的上皮细胞，表皮样囊肿位于硬膜内，胆脂瘤位于硬膜外）。胆脂瘤通常用来描述位于中耳的病变，表皮细胞在慢性中耳感染时形成袖口状回缩（很少见，可能为先天性）。

▶ 可能起源于下列学说：

1. 妊娠第 3～5 周神经管闭合期所包裹移位背侧中线处的外胚层残余细胞。
2. 具有多向分化潜能的胚胎性残余细胞。

表 46-6 表皮样囊肿和皮样囊肿比较

特点	表皮样囊肿	皮样囊肿
频率	占脑肿瘤 0.5%～1.5%	占脑肿瘤 0.3%
内层	复层鳞状上皮	也包括皮肤附属器官（毛囊和皮脂腺）
内容物	角蛋白、细胞碎片和胆固醇	同表皮样囊肿，还有毛发和皮质
定位	更靠外侧（如 CPA）	更靠近中线
相关异常	一半单独存在	达 50% 病例伴其他先天异常
脑膜炎	反复无菌性脑膜炎，包括 Mollaret 脑膜炎（见本节下文）	细菌性脑膜炎反复发作

3. 随听囊发育被携带至脑桥小脑角处的上皮残余细胞。
4. 移位进入 CNS 的上皮细胞，如经腰椎穿刺（见章节 97.3）或反复经皮经颅硬脑膜穿刺[46]。

流行病学

占颅内肿瘤的1%[47]，CPA 区肿瘤的 7%，发病高峰在 40 岁，无性别差异。

组织病理学

表皮样囊肿内层为复层鳞状上皮，含有角蛋白（来自脱屑的上皮）、细胞碎屑和胆固醇[48]。表皮样囊肿以线性速度生长，类似正常皮肤，而不像真正的肿瘤那样以指数速度生长[49]。囊内容物可为液体或均匀的薄片。常沿正常裂隙蔓延并包绕重要结构（脑神经、ICA 等）。少数出现骨质破坏，常为大型肿瘤。表皮样囊肿恶化为鳞癌者罕见，常见于多次手术后反复复发的病人。

与胆固醇肉芽肿相鉴别

表皮样囊肿常有时被认为是胆固醇肉芽肿[51]，可能由于它们的术语相近。然而，它们是两种不同的病变[52]，胆固醇肉芽肿通常继发于慢性炎症（通常在颞骨的气化部分—岩尖、乳突气房、中耳）（见表 46-7）。

表 46-7 表皮样囊肿与胆脂瘤或胆固醇肉芽肿特点比较

特点	表皮样囊肿	胆脂瘤	胆固醇肉芽肿
起源	外胚层细胞异常定位		慢性炎症细胞周围的胆固醇结晶（来自红细胞膜的降解?）
	位于CNS、硬膜内	位于耳内、硬膜外	
病因	通常为先天性，偶尔为获得性，如腰椎穿刺（见章节 97.3）	通常为获得性（通常继发于鼓膜来源上皮细胞的慢性感染?），偶尔也为先天性	慢性中耳感染或特发性血鼓室
症状	因部位而异	慢性听力丧失，耳漏，耳周围疼痛或者麻木	常侵犯前庭或耳蜗功能异常
影像	CT：低密度；无强化；33% 出现骨侵蚀 MRI：T_1WI 信号稍高于 CSF；T_2WI 肿瘤和脑脊液相似，均为高信号		CT：均匀、等密度；边缘强化，岩骨广泛破坏 MRI：T_1WI 及 T_2WI 上信号均升高
大体表现	珠白色		棕色（含铁血黄素）
病理	过度角化的复层鳞状上皮细胞		纤维母细胞增生、富含含铁血黄素的巨噬细胞、胆固醇裂隙、巨细胞反应
最佳治疗	积极近全切除		次全切除 + 引流或气道恢复

临床症状

1. 表皮样囊肿可以产生占位效应。
2. 脑桥小脑角区病变可引起第 V、Ⅶ、Ⅷ 对脑神经相应的症状。
3. 由于囊内容物的破裂，还可以表现为反复发作的无菌性脑膜炎，也可以导致脑积水。
   1) 症状包括发热和脑膜刺激征。
   2) CSF 表现为细胞增多、糖含量降低、蛋白含量升高和细菌培养阴性。可见胆固醇结晶，根据其无定形、双折射表现辨认。
   3) Mollaret 脑膜炎是一种罕见无菌性脑膜炎，CSF 中含有类似内皮细胞的大细胞（可能是巨噬细胞），某些表皮样囊肿病人会出现这种表现[53, 54]。

影像检查

MRI（图 46-3）：表皮样囊肿类似脑脊液信号，T_1WI 呈低信号，也可稍高于 CSF，T_2WI 呈高信号。肿瘤在 T_2 通常也是高信号，但是大多数都有强化（胆脂瘤不强化）。表皮样囊肿可以从颅后窝沿着小脑幕切迹向颅中窝生长。

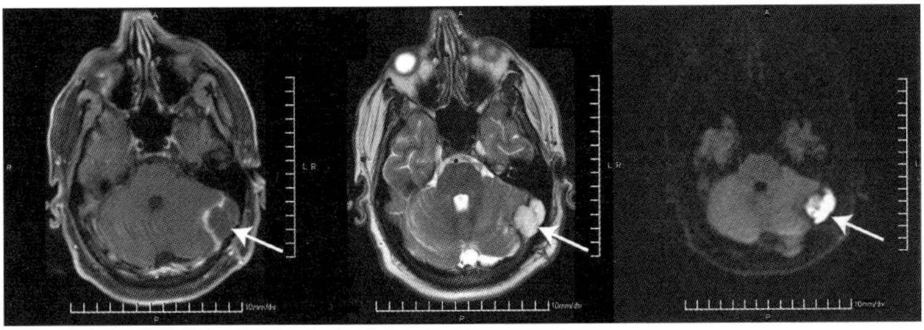

轴位 T_1 增强　　轴位 T_2　　轴位 DWI

图 46-3　MRI 显示左侧 CPA 区表皮样囊肿。注意：脑脊液在 DWI 是黑色

弥散加权成像（DWI）是鉴别表皮样囊肿和脑脊液（或蛛网膜囊肿）最好的方法。由于抑制了水分子的运动，表皮样囊肿在 DWI 上呈高信号。

治疗

切除表皮样囊肿时需谨慎内容物溢出，因为这些物质的刺激性很强，可引起严重化学性脑膜炎（Mollaret 脑膜炎，见上文）。Berger 提倡术中使用氢化可的松冲洗（100mg/L，乳酸钠林格液），以减少术后交通性脑积水的风险。围术期静脉给予糖皮质激素及术中使用大量盐水冲洗可以起到类似效果。肿瘤不是囊壁，手术目的是尽可能多地切除，但是靠近重要结构的囊壁可保留，如脑干、重要血管等，小的残存不会影响最终疗效。

尽管对肿瘤进行了充分切除，但术后影像学检查显示脑干变形持续存在的情况并不少见[52]。肿瘤良性，术后不需要放疗，而且放疗并不能预防肿瘤复发[57]。

46.5 松果体囊肿（PCs）

46.5.1 概述

松果体囊肿通常为偶发（无症状性），MRI 检查发现占 4%[58] 或验尸报告显示 25%～40%（许多显微镜下发现）[59]。多数是松果体内的胶质类囊肿，直径 <1cm。病因不明的非肿瘤性囊肿，可能是因为缺血性胶质退行性变或松果体憩室隐埋所致。尽管被认为良性，但自然病程不确定[60]。囊肿中可能包含有清凉、轻微黄变或出血液体。罕见病例中能够看到囊肿扩大，类似于其他松果体占位性病变而引起相关症状，脑积水或下丘脑症状[61]、凝视不能[62]、帕里诺综合征或下丘脑综合征。

PC 可能引起体位性头痛，原因可能是压迫 Galen 静脉和（或）外侧裂池[63]。但这一理论未被证实，因为 MRI 证实压迫 Galen 静脉或四叠体未发现相关症状[64]。

46.5.2 影像检查

CT 扫描可能因为与脑脊液相似而无法发现。MRI 在 T_1WI 显示松果体区圆形或椭圆形异常信号，信号强度因内容物蛋白含量不同而异（等信号或稍高信号）。T_2WI 偶见增加的信号强度[60]。注射对比剂后囊壁增强，最厚处约 2mm。囊壁如果有不规则的增强结节可能提示非良性松果体囊肿。

表皮样 - 皮样囊肿可发生于松果体区域，但体积更大，而且 MRI 显示不同于松果体囊肿的信号。

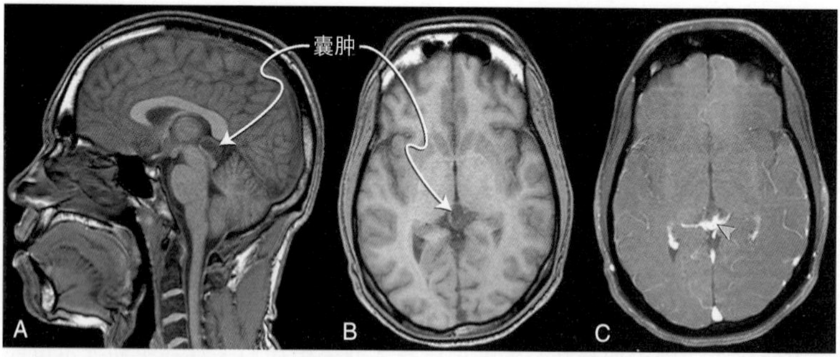

图 46-4 松果体囊肿

白色箭头指示松果体囊肿，大小 1.5cm，高度 1cm，中间外侧 1.2cm，黄色箭头指示增强，可能是松果体

MRI：A. 矢位 T_1 平扫；B. 轴位 T_1 平扫；C. 轴位 T_1 增强

46.5.3 治疗

▶ 无症状 PC　无症状 PC 直径常 <2cm 且具有典型表现（壁厚≤2cm，无不规则结节强化），通常该类囊肿不生长，但自然病程尚不确定。成人中位随访 6 个月显示 4% 有生长的风险[65]。10 个月随访发现 10% 儿童存在生长风险[66]。基于此，确诊病人给予随访观察的决定不见得明智。

3 个月 MRI 随访观察是否快速生长也许更为可靠（可能有肿瘤存在），如果病情稳定继续影像跟踪（部分建议 1 年一次[65]，但 3 年一次也可能合理）。

▶ 症状性 PC 或 MRI 显示发生改变　手术既能缓解症状，同时能获取病理诊断。

▶ 脑积水：手术选择包括：

1. 脑脊液分流：仅限于典型 PC 表现病人，因为该方法不能获得病理，由于囊肿直接压迫顶盖结构，分流可能不会缓解凝视障碍。
    1) 脑脊液分流。
    2) 内镜第三脑室造瘘术（ETV）（见章节 97.7.2），该方法使得少数病人转归[67]。
2. 仅吸除（立体定向或内镜）：可能无法得到足够组织病理诊断。
3. 囊肿切除（开颅或内镜）：缓解症状和病理诊断，低的死亡率[68]。

（刘彦伟　译　王　雯　校）

参考文献

[1] Berger L, Luc G, Richard D. L'Esthesioneuroepitheliome Olfactif. Bull Assoc Franc Etude Cancer. 1924; 13: 410–421

[2] Theilgaard SA, Buchwald C, Ingeholm P, et al. Esthesioneuroblastoma: a Danish demographic study of 40 patients registered between 1978 and 2000. Acta Otolaryngol. 2003; 123:433–439

[3] Chao KS, Kaplan C, Simpson JR, et al. Esthesioneuroblastoma: the impact of treatment modality. Head Neck. 2001; 23:749–757

[4] Kadish S, Goodman M, Wang CC. Olfactory neuroblastoma. A clinical analysis of 17 cases. Cancer. 1976; 37:1571–1576

[5] Biller HF, Lawson W, Sachdev VP, et al. Esthesioneuroblastoma: surgical treatment without radiation. Laryngoscope. 1990; 100:1199–1201

[6] Dulguerov P, Calcaterra T. Esthesioneuroblastoma: the UCLA experience 1970-1990. Laryngoscope. 1992; 102:843–849

[7] Hyams V. Tumors of the upper respiratory tract and ear. Washington, D.C.: Armed Forces Institute of Pathology; 1988

[8] Van Gompel JJ, Giannini C, Olsen KD, et al. Longterm outcome of esthesioneuroblastoma: hyams grade predicts patient survival. J Neurol Surg B Skull Base. 2012; 73:331–336

[9] Kane AJ, Sughrue ME, Rutkowski MJ, et al. Posttreatment prognosis of patients with esthesioneuroblastoma. J Neurosurg. 2010; 113:340–351

[10] Gardner G, Robertson JH. Hearing Preservation in Unilateral Acoustic Neuroma Surgery. Ann Otol Rhinol Laryngol. 1988; 97:55–66

[11] Dias FL, Sa GM, Lima RA, et al. Patterns of failure and outcome in esthesioneuroblastoma. Arch Otolaryngol Head Neck Surg. 2003; 129:1186–1192

[12] Gore MR, Zanation AM. Salvage Treatment of Local Recurrence in Esthesioneuroblastoma: A Metaanalysis. Skull Base. 2011; 21:1–6

[13] Van Gompel JJ, Carlson ML, Pollock BE, et al. Stereotactic radiosurgical salvage treatment for locally recurrent esthesioneuroblastoma. Neurosurgery. 2013; 72:332–9; discussion 339-40

[14] Foote RL, Morita A, Ebersold MJ, et al. Esthesioneuroblastoma: the role of adjuvant radiation therapy. Int J Radiat Oncol Biol Phys. 1993; 27:835–842

[15] Kim HJ, Cho HJ, Kim KS, et al. Results of salvage therapy after failure of initial treatment for advanced olfactory neuroblastoma. J Craniomaxillofac Surg. 2008; 36:47–52

[16] Wenger Markus, Simko Marian, Markwalder Regula, et al. An entirely suprasellar Rathke's cleft cyst: case report and review of the literature. Journal of Clinical Neuroscience. 2001; 8:564–567

[17] Maggio WW, Cail WS, Brookeman JR, et al. Rathke's Cleft Cyst: Computed Tomographic and Magnetic Resonance Imaging Appearances. Neurosurgery. 1987; 21:60–62

[18] Nishio S, Mizuno J, Barrow DL, et al. Pituitary Tumors Composed of Adenohypophysial Adenoma and Rathke's Cleft Cyst Elements: A Clinicopathological Study. Neurosurgery. 1987; 21:371–377

[19] Voelker JL, Campbell RL, Muller J. Clinical, Radiographic, and Pathological Features of Symptomatic Rathke's Cleft Cysts. J Neurosurg. 1991; 74:535–544

[20] Han SJ, Rolston JD, Jahangiri A, et al. Rathke's cleft cysts: review of natural history and surgical outcomes. J

Neurooncol. 2014; 117:197–203
[21] Benveniste RJ, King WA, Walsh J, et al. Surgery for Rathke cleft cysts: technical considerations and outcomes. J Neurosurg. 2004; 101:577–584
[22] Byun WM, Kim OL, Kim D. MR imaging findings of Rathke's cleft cysts: significance of intracystic nodules. AJNR Am J Neuroradiol. 2000; 21:485–488
[23] Aho CJ, Liu C, Zelman V, et al. Surgical outcomes in 118 patients with Rathke cleft cysts. J Neurosurg. 2005; 102:189–193
[24] Sanno N, Oyama K, Tahara S, et al. A survey of pituitary incidentaloma in Japan. Eur J Endocrinol. 2003; 149:123–127
[25] Lillehei KO, Widdel L, Astete CA, et al. Transsphenoidal resection of 82 Rathke cleft cysts: limited value of alcohol cauterization in reducing recurrence rates. J Neurosurg. 2011; 114:310–317
[26] Little JR, MacCarty CS. Colloid Cysts of the Third Ventricle. J Neurosurg. 1974; 39:230–235
[27] Ciric I, Zivin I. Neuroepithelial (Colloid) Cysts of the Septum Pellucidum. J Neurosurg. 1975; 43:69–73
[28] Guner M, Shaw MDM, Turner JW, et al. Computed Tomography in the Diagnosis of Colloid Cyst. Surg Neurol. 1976; 6:345–348
[29] Ryder JW, Kleinschmidt BK, Keller TS. Sudden Deterioration and Death in Patients with Benign Tumors of the Third Ventricle Area. J Neurosurg. 1986; 64:216–223
[30] Tatter SB, Ogilvy CS, Golden JA, et al. Third ventricular xanthogranulomas clinically and radiologically mimicking colloid cysts. Report of two cases. J Neurosurg. 1994; 81:605–609
[31] Mamourian AC, Cromwell LD, Harbaugh RE. Colloid Cyst of the Third Ventricle: Sometimes More Con spicuous on CT Than MR. AJNR. 1998; 19:875–878
[32] Pollock BE, Schreiner SA, Huston J,3rd. A theory on the natural history of colloid cysts of the third ventricle. Neurosurgery. 2000; 46:1077–81; discussion 1081-3
[33] El Khoury C, Brugieres P, Decq P, et al. Colloid cysts of the third ventricle: are MR imaging patterns predictive of difficulty with percutaneous treatment? AJNR Am J Neuroradiol. 2000; 21:489–492
[34] Torkildsen A. Should Extirpation be Attempted in Cases of Neoplasm in or Near the Third Ventricle of the Brain? Experiences with a Palliative Method. J Neurosurg. 1948; 5:249–275
[35] Sheikh AB, Mendelson ZS, Liu JK. Endoscopic versus microsurgical resection of colloid cysts: a systematic review and meta-analysis of 1,278 patients. World Neurosurg. 2014; 82:1187–1197
[36] Pollock BE, Huston J,3rd. Natural history of asymptomatic colloid cysts of the third ventricle. J Neurosurg. 1999; 91:364–369
[37] Bosch DA, Rahn T, Backlund EO. Treatment of Colloid Cyst of the Third Ventricle by Stereotactic Aspiration. Surg Neurol. 1978; 9:15–18
[38] Rivas JJ, Lobato RD. CT-Assisted Stereotaxic Aspiration of Colloid Cysts of the Third Ventricle. J Neurosurg. 1985; 62:238–242
[39] Mathiesen T, Grane P, Lindquist C, et al. High Recurrence Rate Following Aspiration of Colloid Cysts in the Third Ventricle. J Neurosurg. 1993; 78: 748–752
[40] Musolino A, Fosse S, Munari C, et al. Diagnosis and Treatment of Colloid Cysts of the Third Ventricle by Stereotactic Drainage. Report on Eleven Cases. Surg Neurol. 1989; 32:294–299
[41] Apuzzo MLJ, Chandrasoma PT, Zelman V, et al. Computed Tomographic Guidance Stereotaxis in the Management of Lesions of the Third Ventricular Region. Neurosurgery. 1984; 15:502–508
[42] Apuzzo MLJ. Comment on Garrido E, et al.: Cerebral Venous and Sagittal Sinus Thrombosis After Transcallosal Removal of a Colloid Cyst of the Third Ventricle: Case Report. Neurosurgery. 1990; 26
[43] Kondziolka D, Lunsford LD. Stereotactic Management of Colloid Cysts: Factors Predicting Success. J Neurosurg. 1991; 75:45–51
[44] Hall WA, Lunsford LD. Changing Concepts in the Treatment of Colloid Cysts. An 11-Year Experience in the CT Era. J Neurosurg. 1987; 66:186–191
[45] Berger MS, Wilson CB. Epidermoid Cysts of the Posterior Fossa. J Neurosurg. 1985; 62:214–219
[46] Gutin PH, Boehm J, Bank WO, et al. Cerebral convexity epidermoid tumor subsequent to multiple percutaneous subdural aspirations. Case report. J Neurosurg. 1980; 52:574–577
[47] Guidetti B, Gagliardi FM. Epidermoids and Dermoid Cysts. J Neurosurg. 1977; 47:12–18
[48] Fleming JFR, Botterell EH. Cranial Dermoid and Epidermoid Tumors. Surg Gynecol Obstet. 1959; 109:57–79
[49] Alvord EC. Growth Rates of Epidermoid Tumors. Ann Neurol. 1977; 2:367–370
[50] Link MJ, Cohen PL, Breneman JC, et al. Malignant squamous degeneration of a cerebellopontine angle epidermoid tumor. Case report. J Neurosurg. 2002; 97:1237–1243
[51] Sabin HI, Bardi LT, Symon L. Epidermoid Cysts and Cholesterol Granulomas Centered on the Posterior Fossa: Twenty Years of Diagnosis and Management. Neurosurgery. 1987; 21:798–803
[52] Altschuler EM, Jungreis CA, Sekhar LN, et al. Operative Treatment of Intracranial Epidermoid Cysts and Cholesterol Granulomas: Report of 21 Cases. Neurosurgery. 1990; 26:606–614
[53] Abramson RC, Morawetz RB, Schlitt M. Multiple Complications from an Intracranial Epidermoid Cyst: Case Report and Literature Review. Neurosurgery. 1989; 24:574–578
[54] Szabo M, Majtenyi C, Gusea A. Contribution to the Background of Mollaret's Meningitis. Acta Neuropathol. 1983; 59:115–118
[55] Friedman I. Epidermoid Cholesteatoma and Cholesterol Granuloma: Experimental and Human. Ann Otol Rhinol Laryngol. 1959; 68:57–79
[56] Chang P, Fagan PA, Atlas MD, et al. Imaging destructive lesions of the petrous apex. Laryngoscope. 1998; 108:599–604
[57] Keville FJ, Wise BL. Intracranial Epidermoid and Dermoid Tumors. J Neurosurg. 1959; 16:564–569
[58] Di Costanzo A, Tedeschi G, Di Salle F, et al. Pineal Cysts: An Incidental MRI Finding? J Neurol Neurosurg Psychiatry. 1993; 56:207–208
[59] Hasegawa A, Ohtsubo K, Mori W. Pineal Gland in Old Age: Quantitative and Qualitative Morphological Study of 168 Human Autopsy Cases. Brain Res. 1987; 409:343–349
[60] Torres A, Krisht AF, Akouri S. Current Management of Pineal Cysts. Contemp Neurosurg. 2005; 27:1–5
[61] Maurer PK, Ecklund J, Parisi JE, et al. Symptomatic Pineal Cysts: Case Report. Neurosurgery. 1990; 27: 451–454
[62] Wisoff JH, Epstein F. Surgical Management of Symptomatic Pineal Cysts. J Neurosurg. 1992; 77: 896–900
[63] Klein P, Rubinstein LJ. Benign Symptomatic Glial Cysts of The Pineal Gland: A Report of Seven Cases and Review of the Literature. J Neurol Neurosurg Psychiatry. 1989; 52:991–995
[64] Mamourian AC, Towfighi J. Pineal Cysts: MR Imaging. AJNR. 1986; 7:1081–1086
[65] Nevins EJ, Das K, Bhojak M, et al. Incidental Pineal Cysts: Is Surveillance Necessary? World Neurosurg. 2016; 90:96–102
[66] Jussila MP, Olsen P, Salokorpi N, et al. Follow-up of pineal cysts in children: is it necessary? Neuroradiology. 2017; 59:1265–1273
[67] Di Chirico A, Di Rocco F, Velardi F. Spontaneous regression of a symptomatic pineal cyst after endoscopic third-ventriculostomy. Childs Nerv Syst. 2001; 17:42–46
[68] Berhouma M, Ni H, Delabar V, et al. Update on the management of pineal cysts: Case series and a review of the literature. Neurochirurgie. 2015; 61: 201–207

47 假性脑瘤和空泡蝶鞍综合征

47.1 假性脑瘤

47.1.1 概述

要 点

- 无颅内占位或感染情况下，发生视盘水肿和症状性颅内压升高 >20cmH_2O，常合并硬脑膜窦血栓。
- 视神经萎缩而致失明的病因中，这是一种可预防的因素（常为永久性）。
- 在肥胖的育龄妇女中发病率高于总体人群。
- 推荐措施：
  - 优先影像学检查：✓脑 MRI（平扫或增强）包括颅颈交接处（排除 Chiari 畸形），磁共振静脉造影（MRV），结果正常（允许出现的异常：裂缝样脑室和空泡蝶鞍）。
  - ✓腰椎穿刺（LP）：开放压 >25cmH_2O，脑脊液检验结果正常。
  - ✓眼科评估：视野、视力、视乳头。
- 通常为自限性，复发常见，有些病人为慢性病程。
- 失明的风险与症状的持续时间、视盘水肿、头痛、Snellen 视力及复发次数无确切关系。
- 内科治疗无效病人（乙酰唑胺等）的处理：
  - 减肥：6% 病人减轻体重功能能够缓解视盘水肿，肥胖外科干预达到减肥目的。
  - 视神经鞘开窗术（ONSF）是治疗不伴头痛的失明的最佳方法（不经常开展）。
  - CSF 分流术治疗头痛伴失明病人效果优于视神经鞘开窗术。
  - 横窦支架术：争议，不同时期需要抗血小板治疗，这有可能无法开展其他治疗。
  - 颞下减压术。

假性脑瘤（PTC）又称为特发性颅内高压（IIH）、良性颅内高压 （还有许多其他已经弃用名称[1]），是一组不同疾病的统称，这些疾病的特征性表现为：颅内压升高，且无颅内占位、脑积水、感染（如脑膜炎，尤其是慢性真菌性脑膜炎）或高血压脑病的证据。部分研究者将存在硬膜窦血栓形成的颅内高压排除在外。因此 PTC 是一种排除性诊断。分为青少年型和成人型两类。

47.1.2 流行病学

1. 女性与男性比例为（2～8）：1（青少年型无性别差异）。
2. 11%～90% 伴发肥胖，但男性不常见[2]。
3. 育龄期肥胖妇女发病率在 19～21 例 /100 000（总人口 1～2 例 /100 000[1]）。
4. 发病高峰在 30 岁（1～55 岁），37% 为儿童，90% 发病在 5～15 岁，婴儿罕见。
5. 常表现为自限性（复发率：9%～43%）。
6. 4%～12% 的病人伴严重的视野缺损，与症状持续时间、视盘水肿程度、头痛、视物模糊及复发次数无关[5]。视野检查是检查和随访最好的方法。

47.1.3 发病机制

发病机制尚不清楚。脑水肿加重或脑含水量增加、静脉压升高或脑血容量增加以及 CSF 吸收减少等都已经得到证实。肥胖女性中此病高发的理论有：

1. 机械理论：肥胖→腹压增加→中心静脉压增加→ CSF 重吸收减少→ ICP 增加（部分研究认为，静脉压力增高只是原发 ICP 增高的偶发症状[6]）。
2. 激素理论：脂肪细胞将雄烯二酮转换为雌酮进而导致 CSF 分泌增加。

47.1.4 诊断标准

改良 Dandy 标准见表 47-1。

表 47-1 假性脑肿瘤改良 Dandy 标准
• ICP 升高的体征、症状
• 对于神志清楚的病人，除了第 VI 脑神经麻痹[a]之外，没有其他局部体征
• CSF 压力升高，不伴有化学和细胞学异常
• 脑室正常或较小，没有颅内占位
[a] 可能来自于 ICP 增高（见章节 32.5.5）

四项诊断标准[7]：

1. CSF 压力：>20cmH_2O（压力 >40cmH_2O 并不少见）。部分建议压力 >25cmH_2O 才能视为异常[8]。
2. CSF 成分：葡萄糖含量及细胞计数正常。蛋白含量正常或偏低（约 2/3 病人 <20mg/dl）。

3. 仅有ICP升高的症状和体征，即视盘水肿和头痛，无局灶性体征（但可以存在ICP升高所导致的展神经麻痹）（见章节32.5.5）。
4. 除下列情况外，脑影像学检查（CT或MRI）正常：
   1) 偶尔可存在裂缝样脑室（PTC病人和相应年龄对照发病率都低）[9]或空泡蝶鞍。
   2) 婴儿型可表现为脑室宽大以及脑沟增宽。
   3) 可能存在眶内异常：见下文。

47.1.5　临床表现

症状

见参考文献[7, 10]。

1. 典型（主要）症状
   1) 头痛（最常见）：94%～99%，通常位于眼球后方搏动性头痛。可因眼球运动加重，严重程度与脑脊液压力无关。偶尔上午加重。
   2) 恶心：32%（急性呕吐并不常见）。
   3) 视力丧失（见下文PTC的视力丧失）：
      - 短暂性视物模糊（TVO）。
      - 永久性传入视觉通路损伤。
      - 复视（成人多见，通常是因第Ⅵ脑神经麻痹所致）：30%。
2. 次要症状[11]：
   1) 颈部强直：30%～50%。
   2) 耳鸣（PTC合并耳鸣在降低ICP后能够缓解）：高达60%。通常与脉搏同步，呈急流样噪声，可单侧发生（在这种情况下，可以通过压迫同侧颈静脉并向同侧转头使耳鸣减轻）。
   3) 共济失调：4%～11%。
   4) 肢端感觉异常：25%。
   5) 眼球运动时出现球后眼痛。
   6) 关节痛：11%～18%。
   7) 眩晕：32%。
   8) 乏力。
   9) 嗅觉灵敏度下降。

▶ 注意　以上任何症状随着增加颅内压体位的变化而恶化是自发性颅内压增高的特点。

体征

通常限于视觉系统，尽管ICP很高，但没有明显意识障碍。

1. 眼部检查发现：
   1) 视盘水肿：

- 几乎 100% 出现。
- 不伴视盘水肿的特发性颅内高压（IIH WOP）[12]：是 IIH 的一种变异类型。通常无失明。
- 通常为双侧性，偶尔为单侧性[13]。
- 程度可以很轻（神经纤维细微隆起）。

2）展神经（VI 脑神经）麻痹：20%（这是一种假性定位体征）（见章节 32.5.5）。内斜视的范围是第一眼位凝视棱镜屈光共轭不良角度从 <5° 到 >50° [14]。

3）视力敏度：评估视觉功能相对不敏感。

4）视野缺损：9%
- 早期变化：周边和鼻侧象限视野受损。
- 盲点增大（66%）和周边视野向心性缩小（失明很少见）。

2. 婴儿型可只表现为眶额皮层（OFC）扩大，常常为自限性，通常仅需随访而不需特殊治疗。

视觉功能丧失

概述

据报道，PTC 中视觉功能丧失的发生率为 48%～68%（较低的数据通常来源于人群样本）。一项前瞻性研究发现，50 名病人中有 96% 的 Goldman 视野计检查结果存在异常[15]。与视觉功能恶化相关的唯一其他因素是近期体重增加。

病理机制

升高的 ICP 沿着神经鞘传递→筛板水平的视网膜神经节细胞轴突周边受压。

临床表现

1. 暂性视物模糊（TVO）：视物发灰或突然看不到。持续大约 1 秒。单侧或双侧。典型者伴随眼球运动、俯身或 Valsalva 动作时发生。与视盘水肿的程度直接相关。TVO 发生的频率与 ICP 升高平行，但与永久性视觉功能丧失无关。
2. PTC 的视觉功能丧失可发生于早期或晚期，可突然发生，也可缓慢进展。与症状的持续时间、视盘水肿、头痛、Snellen 视力及复发次数无明确关系。可直到病情很严重时才被发现。

1）早期：通常表现为视野受限和色觉丧失（所以视野检查是随访 PTC 视觉功能的最佳方法）。

2）晚期：中心视力受影响，表现包括：中心视野受限、盲点扩大、鼻侧下象限缺损、弓形缺损、中心盲点等。

47.1.6 相关症状

概述

部分 PTC 为特发性。然而常常有些“IIH”实际可能继发于一些其他情况（如横窦血栓，见下文）。许多被认为与 PTC 相关的疾病实际可能无因果关系。4 项标准提示了因果关系，见表 47-2。

表 47-3 显示一量表评估各种因素与 PTC 的关系，主要是基于 4 项标准的满足数目。

表 47-2 PTC 与其他病变的关系判定标准[10]

1. 符合 Dandy 标准（见表 47-1）
2. 经证实该病变能够引起 ICP 升高
3. 治疗该病变能够改善假性脑瘤症状
4. 合适对照的研究应该能够证实该病变与 PTC 的关系

表 47-3 与 PTC 可能相关的因素[16]

已证实有关
符合表 47-2 中国年的 4 项标准
• 肥胖
非常可能有关
符合表 47-2 中的 3 项标准
• 药物：十氯酮（开蓬）、林旦 • 维生素 A 中毒
可能有关
符合表 47-2 中的 2 项标准
• 激素撤退症状[a] • 儿童甲状腺激素替代 • Bartter 综合征中使用酮络芬和吲哚美辛 • 甲状腺功能低下 • Addison 病[a] • 尿毒症 • 缺铁性贫血 • 药物：四环素、萘啶酸、达那唑、锂、胺碘酮、苯妥英、呋喃妥因、环丙沙星、硝酸甘油
也可能有关
符合表 47-2 中的 1 项标准
• 月经不调 • 口服避孕药[b]

47

表 47-3（续）
• 库欣综合征 • 维生素 A 缺乏 • 轻头外伤 • Behcet 综合征
不可能有关
不符合 47-2 表任何一项
• 甲状腺功能亢进 • 使用激素 • 免疫接种
不支持相关
• 妊娠 • 月经初潮
[a] 可能对激素无反应 [b] 可能与硬膜窦血栓相关，见正文

没有包括在这表中的其他因素是最低标准，但未能在病例对照研究中确定[1]，包括：

1. 其他药物：异维 A 酸（Accutane），复方新诺明、西咪替丁、他莫昔芬。
2. 系统性红斑狼疮（SLE）。

硬膜静脉窦压力增加引起的可能相关的情况（见下文）：

1. 累及岩部的中耳炎（所谓耳炎性脑积水）。
2. 根治性颈部手术伴颈静脉切除。
3. 高凝状态。

静脉高压和窦静脉异常

通常认为静脉高压是 PTC 潜在的统一病因。硬膜静脉窦异常，包括已经被证实的血栓形成、狭窄[17]、阻塞或压力升高（高达 40mmHg）等。虽然上述异常可能是许多病例的基础病因，但它们实际上可能只是表象（如 ICP 升高压迫横窦可能会引起静脉高压）[6]。而且上述异常不可能解释所有病例的病因。

文献报道 29 例 PTC 病人中有 27 例发现双侧静脉窦狭窄（采用复杂但敏感的椭圆中心 3D 增强 MRV 成像），而 59 例对照中仅有 4 例有狭窄[17]。

47.1.7 鉴别诊断

1. 真性占位病变：肿瘤、脑脓肿、硬膜下血肿，少数情况下 CT 检查无法发现大脑胶质瘤病而将其误诊为 PTC。
2. 颅内静脉流出受阻（有些学者将其视为 IIH）[18]：

1) 硬膜窦血栓形成（见章节 82.7.3）。
2) 充血性心力衰竭。
3) 上腔静脉综合征。
4) 单侧或双侧颈静脉或乙状窦梗阻[19]。
5) 高血黏度综合征。
6) Masson 植物性血管内皮瘤[20]：不常见良性病变，少数情况下累及神经系统（包括颅内侵犯），它不是真性肿瘤，由机化的血栓向血管腔形成内皮样突起形成。一定要与其他类似情况相鉴别，比如血管肉瘤。

3. Chiari 畸形 I 型（CIM）：可能引起与 PTC 相似的体征。6% 的 PTC 病人存在明显的小脑扁桃体异位，约 5% 伴 CIM 的病人存在视盘水肿[14]。
4. 感染（CSF 大多异常）：脑炎、蛛网膜炎、脑膜炎（尤其是颅底脑膜炎或肉芽肿性感染，如梅毒性脑膜炎、慢性隐球菌脑膜炎）、慢性布鲁杆菌病。
5. 炎性病变：如神经结节病（见章节 10.9）、系统性红斑狼疮（SLE）。
6. 血管炎：如 Behcet 综合征。
7. 代谢性疾病：如铅中毒。
8. 远视和玻璃疣相关的假性视盘水肿（视神经乳头异常隆起）。通常存在视网膜静脉搏动。当偏头痛病人出现假性视盘水肿时尤其难鉴别，可对症治疗头痛。
9. 恶性高血压：可致头痛和双侧视盘水肿，后者和视盘水肿无法区分。还可以引起高血压性脑病（见章节 11.1.2）。对所有可疑 PTC 者都要测量血压。
10. 脑膜癌病。
11. 吉兰 - 巴雷综合征（见章节 10.7）：脑脊液中蛋白升高。
12. 头外伤

47.1.8 评估建议

多数检查是为了排除能够导致 PTC 或与 PTC 类似的疾病。

1. 脑影像学检查：增强或非增强 CT 或 MRI（见下文）。
2. 腰椎穿刺：
   1) 病人侧卧位测开放压力（OP）。
   2) 脑脊液分析排除感染（如真菌感染、结核病或莱姆病）、炎症（结节病、SLE）、或肿瘤（癌性脑膜炎）。
      - 蛋白 / 糖。
      - 细胞计数。

- 常规和真菌培养。
- 怀疑癌性脑膜炎行细胞学检查。

3. 常规实验室检查：CBC、电解质、凝血酶原时间／部分凝血活酶时间 （PT/PTT）。
4. 其他检查结果怀疑结节病或 SLE（如皮肤结节、高凝状态等），则需行全面检查。
5. 建议进行神经眼科学评估，包括使用定量视野计的视野检查，评估盲点大小，裂隙灯检查 ± 眼底摄影。
6. 测血压以排除恶性高血压引起的高血压性脑病。

CT

增强或平扫 CT 通常能够排除颅内占位引起的颅高压，但可能对硬膜窦血栓漏诊，MRI 或 MRV 更敏感。

MRI

通常没有异常表现，或仅存在微小异常（30%～70% 存在裂缝样脑室、空泡蝶鞍）。然而，眶内异常表现可能更为明显，其中包括[14]：

1. 巩膜后部扁平：80%。
2. 筛板前视神经强化：50%。
3. 视神经周围蛛网膜下隙增宽：45%。
4. 眶部视神经垂直扭曲：40%。
5. 筛板前视神经眼内突出：30%。

静脉造影（MRV）

MRV 已经取代传统的静脉造影用于排除硬脑膜静脉窦血栓形成或静脉血栓。

47.1.9 治疗和处理

自然病程

该病通常具有自限性，可能需要几个月或 1 年。约 15% 病人视盘水肿持续存在。2%～24%（取决于检查和病人心理预期）的病人发生永久性视觉功能障碍。部分病人会出现持续性头痛。首次缓解后大约 10% 会复发[14]。

干预

概述

初治（具体见下文）：通常包括药物治疗、腰椎穿刺和减肥。但有些病人症状持续存在或进展，需要更为积极的治疗。因为疾病的自发缓解导致研究困难，具体治疗概况包括：

1. 所有病人均需反复进行全面眼科检查（见上文）。
2. 停用可能有害的药物：包括维生素 A。
3. 减轻体重：减轻体重 6% 通常可缓解视盘水肿[21]。但对于急性视觉损害病人这种方法缓解速度太慢。减轻体重也可以降低肥胖引起的其他健康风险。如果体重再次增加，症状可能复发：

1) 节食：非对照研究显示有效[22]，但难以持续，很少能成功。

2) 减肥手术：胃改道术、内镜下胃束带术等。

4. 无症状 PTC 干预治疗存在争议，因为无可靠因素能够预测视力障碍。密切随访视野评估是必要的。病情不稳定或视野恶化病人建议干预治疗。无头痛和视盘水肿而丧失视力是可能的。
5. 多数病例 6～15 周缓解，但经常反复。
6. 内科治疗
   1) 液体和盐的限制性摄入。
   2) 利尿剂（减缓脑脊液产生），见下文。
   3) 如无效，可用激素（地塞米松，Decadron®），12mg/d，泼尼松 40～60mg/d，或甲泼尼龙 250mg 静脉滴注，每 6 小时一次。对于炎症或静脉血栓形成病人，增加 CSF 的重吸收。激素可在择期手术的病人应用。症状减轻发生在用药 2 周左右，此后激素应在 2 周内逐渐减量。不推荐长期使用激素，原因之一是激素会引起体重增长。
7. 手术治疗[23]仅适用于上述治疗无效、视觉功能进行性丧失、初始症状严重，或病情不平稳病人。
   1) 连续腰椎穿刺（LP）直至症状缓解（25% 的病人第一次 LP 后即缓解[24]，最多可放 30mlCSF 使开放压力（OP）减半，隔日进行一次 LP 直至 OP<20cmH_2O，然后减为每周一次（第一次 LP 的 OP>350mmH_2O 的病人第二次 LP 后症状不会缓解）。使用大号穿刺针（如 18Ga），有助于促进 LP 后 CSF 漏入皮下。肥胖病人进行 LP 可能困难，高达 50% 的病人需要进行穿刺位置调整。穿刺副作用包括神经根刺激引起坐骨神经痛、获得性小脑扁桃体疝（见章节 25.5.2）、脊髓性头痛（低颅压所致）。
   2) 分流术：见下文。
   3) 视神经鞘开窗术：见下文。
   4) 减压手术：包括颞下减压（见本节下文）。
8. 介入治疗：对于难治性病例可以考虑放置静脉窦支架[25]。争议：经静脉窦狭窄可能是增高颅内压的并发症，后续的抗血小板治疗可能在失败后影响其他治疗（如分流）。
9. 病人应至少随访 2 年（重复进行影像学检查，如 MRI）以排除隐匿性肿瘤。

利尿剂

1. 碳酸酐酶（CA）抑制剂：

1) 乙酰唑胺（Diamox®）：起始剂量为 125～250mg 口服，每 8～12 小时一次，或长效制剂 Diamox Sequels® 500mg 口服，每天 2 次。每天增加 250mg，直至症状改善、发生副作用或剂量达到每天 2g。副作用（大剂量）：肢端感觉异常、恶心、代谢性酸中毒、味觉改变、肾结石、嗜睡。罕见副作用：Stevens-Johnson 综合征、中毒性表皮坏死溶解、粒细胞缺乏症。禁忌证：对磺胺类药物过敏或有肾结石病史者。

2) 醋甲唑胺（Neptazane®）：耐受性好、疗效较差。用法：50～100mg 口服，每天 2~3 次。这个品牌产品在市场上已经买不到了。副作用：与乙酰唑胺相似。

3) 托吡酯（Topamax®）：抗惊厥药，具有二次抑制 CA 作用。用法：200mg 口服，每天 2 次。副作用：与乙酰唑胺相似，但可用于磺胺类药物过敏者。

2. 呋塞米（Lasix®）：
   1) 起始剂量：成人 160mg/d，根据症状和眼科检查调整（而不是根据 CSF 压力）。
   2) 如无效，剂量加倍（320mg/d）。
   3) 监测 K^+ 水平，必要时进行补充。

分流

1. 腰椎穿刺：通常采用腰椎腹膜腔分流（见章节 97.7）。肥胖病人可能困难。需要水平 - 垂直阀门（见章节 25.5.4）以防止低颅压性头痛。其他方法：腰椎 - 胸膜腔分流。功能性分流病人已经发现有视力障碍者[26]。其他潜在的并发症：后背痛、神经根痛、小脑扁桃体疝和脊椎侧凸（见章节 25.5.2）。
2. 其他可能用到的分流术，特别是患有蛛网膜炎不能使用腰椎蛛网膜下隙时，比如：
   1) VP 分流：由于脑室通常很小或呈裂隙状而难以施行[27]。立体定向技术可以使 VP 分流更可行。可调压或固定的阀门可能被用到。
   2) 枕大池分流：可分流入血管系统。

视神经鞘开窗术（ONSF）

见参考文献[28-30]

在保护视力和缓解视盘水肿方面优于其他症状（如头痛）。多采用眶内侧壁切开术，少数情况下也采用眶外侧壁切开术或经结膜内侧入路。可以逆转视觉功能恶化或使之稳定[31]，有时（并非所有情况）可以降低 ICP（通过连续性 CS 滤过），可以保护对侧眼（如果不能，则必须进行对侧 ONSF）。有些病例进行 LP 分流术后视觉功能持续恶化，可能是由于眼眶和颅内蛛网膜下隙之间交通性差所致，该病例采用 ONSF 治疗已经取得成功[6]。副作用：潜在不良作用包括瞳孔功能异常、视盘周围出血、结膜水肿、脉络丛视网膜瘢痕[32]、内直肌破裂所致的复视（通常为自限性）。0～6%的病人需要重复进行开窗术[14]。

去骨瓣减压术

包括颞下减压和不常用的枕下减压：

颞下减压：Dandy 提出的传统治疗方法，因为容易发生术后癫痫和术区膨胀性疼痛而逐渐弃用，但在医疗设备限制的地方依然使用[33]（如脑室裂隙不适穿刺）。通常颞肌下双侧"银币面积"的开口至颅中窝（约 1 英寸 = 25.4mm），剪开硬膜，可吸收海绵（Gelfoam）覆盖脑组织，缝合肌肉和筋膜，开始用抗惊厥药防止术后癫痫。Kessler 等学者切除直径更大（6～8cm）的骨瓣[33]，这可能解释头痛高发（62%）和术区膨胀性压感。

特殊情况处理建议

1. 所有病人都应尝试减轻体重。
2. 无头痛和视力障碍的 PTC：药物控制颅高压和头痛，不建议 ONSF，治疗失败可以考虑分流。
3. 无头痛但视力障碍的 PTC：
   1) 轻度视力障碍：乙酰唑胺 500～1500mg/d，每 2 周随访一次。
   2) 中度视力障碍：乙酰唑胺 2000～3000mg/d，每周随访一次。
   3) 严重视力障碍、对乙酰唑胺治疗无反应的中度或视盘存在风险：
      - 甲泼尼龙 250mg IV，每 6 小时一次 + 乙酰唑胺 1000mg 口服，每天 2 次。
      - 如无改善：使用 ONSF。ICP>300mmH_2O 时，考虑分流术。
   4) 视力障碍和头痛 PTC：有手术指征的，两种手术方法都可以。分流术可以同时缓解两种症状。ONSF 改善视觉问题的作用可能更为有效（失败率可能低于分流），但缓解头痛的作用不如分流术。
4. IIH WOP（见章节 47.1）：对症处理头痛，可用利尿剂。
5. 儿童和青少年 PTC：
   1) 可以发生于哮喘治疗激素撤退时。
   2) 寻找潜在病因（上述不利药物、高钙血症、癌症等）并将其纠正。
   3) 乙酰唑胺疗效可靠。
6. 妊娠 PTC：
   1) 妊娠时首次出现 PTC 的妇女：通常分娩后 PTC 即缓解。
   2) PTC 治疗中妊娠的妇女：
      - 妊娠早期（前 3 个月）：观察、限制体重、定期进行 LP。乙酰唑胺能够致畸，禁止应用。
      - 妊娠中、晚期：乙酰唑胺可以安全使用，但建议在有丰富经验的产科医师的指导下使用。

7. 假性视盘水肿（伴玻璃疣等，无颅高压）：无需干预治疗[14]。给予安慰并治疗头痛。

47.2 空泡蝶鞍综合征

47.2.1 概述

空泡蝶鞍综合征（ESS）可能是原发，也可能是继发。

MRI 是影像检查的主要方法（图 47-1）。蝶鞍内容物影像信号如脑脊液。垂体漏斗部穿过蝶鞍（漏斗征，可以用于与鞍内蛛网膜囊肿鉴别）[34]。

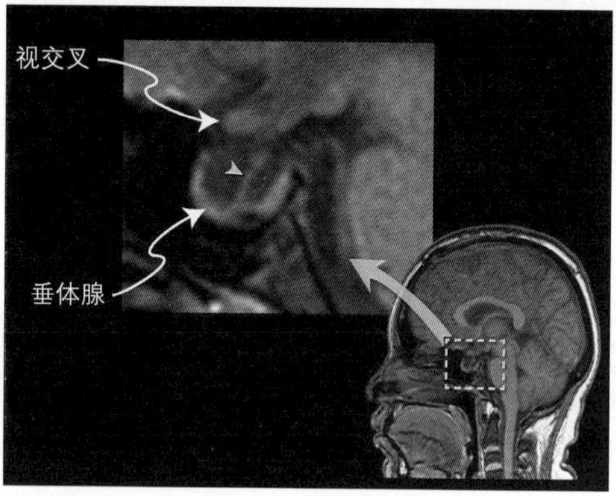

图 47-1 空泡蝶鞍

漏斗结构（又称垂体柄）（黄色箭头），穿过鞍内进入垂体腺，被压向鞍周围。非增强 T_1 矢位 MRI，细节放大显示

47.2.2 原发空泡蝶鞍综合征

概述

常发生于垂体瘤未行治疗（放疗、化疗、手术）之前。蛛网膜疝入蝶鞍[35]，其行为类似于占位病变，可能是由于 CSF 反复冲击造成。蝶鞍可扩大（见章节 12.3.1，蝶鞍正常大小），垂体可被压向鞍底。

好发人群：女性（女∶男 = 5∶1）、肥胖者、高血压。垂体瘤和任何原因引起的颅内高压（包括特发性颅高压，见章节 47.1），蛛网膜疝入蝶鞍的概率比普通人群高。

病人症状通常并不能提示存在鞍内病变，包括头痛（最常见的症状）、眩晕、癫痫发作等，病人偶尔还可出现脑脊液鼻漏[36]、视觉功能恶化（由于视交叉疝入蝶鞍引起扭曲弯折）、或闭经泌乳综合征。原发性 ESS 临床上出现明显内分泌异常者少见，但高达 30% 的病人垂体功能试验异常，最常见的是刺激后 GH 分泌减少。还可能出现 PRL 轻度升高、ADH 减少，这可能是垂体柄受压所致。病人受到 TRH 兴奋时 PRL 正常升高（而催乳素瘤病人不升高）。

治疗

手术并不合适，除非有脑脊液鼻漏。首先需要清楚是否存在颅高压，及明确引起颅高压的原因。脑积水采用单纯分流术时，空气可经此漏口进入，有发生张力性气颅的风险，可能需要经蝶修补，同时行腰椎外引流后再行永久性分流术。如果高催乳素血症影响性腺功能可用溴隐亭治疗（见章节 44.2)。

47.2.3 继发空泡蝶鞍综合征

继发空泡蝶鞍相关因素：

1. 外伤后[37]。
2. 垂体瘤经蝶手术或放疗后[37]。
3. 任何增加颅内压的原因，包括特发性颅高压（假性脑瘤）、Chiari 畸形。

由于视交叉疝入空泡的蝶鞍内，经常发生视力恶化，也可能是垂体功能低下的根本原因。

视力恶化时可采用视交叉支撑术（Chiasmopexy)，常经蝶入路，用脂肪、肌肉或软骨填塞蝶鞍，可在内镜下完成[38]。该手术对视野缺损的改善优于视敏度[39]。

（刘彦伟 译 王 雯 校）

参考文献

[1] Radhakrishnan K, Ahlskog JE, Garrity JA, et al. Idiopathic Intracranial Hypertension. Mayo Clin Proc. 1994; 69:169–180
[2] Digre KB, Corbett JJ. Pseudotumor Cerebri in Men. Arch Neurol. 1988; 45:866–872
[3] Durcan FJ, Corbett JJ, Wall M. The Incidence of Pseudotumor Cerebri: Population Studies in Iowa and Louisiana. Arch Neurol. 1988; 45:875–877
[4] Radhakrishnan K, Ahlskog JE, Cross SA, et al. Idiopathic Intracranial Hypertension (Pseudotumor Cerebri): Descriptive Epidemiology in Rochester, Minn, 1976 to 1990. Arch Neurol. 1993; 50: 78–80
[5] Rush JA. Pseudotumor Cerebri: Clinical Profile and Visual Outcome in 63 Patients. Mayo Clin Proc. 1980; 55:541–546
[6] King JO, Mitchell PJ, Thomson KR, et al. Manometry combined with cervical puncture in idiopathic intracranial hypertension. Neurology. 2002; 58: 26–30
[7] Ahlskog JE, O'Neill BP. Pseudotumor Cerebri. Ann Int Med. 1982; 97:249–256
[8] Corbett JJ, Mehta MP. Cerebrospinal fluid pressure in normal obese subjects and patients with pseudotumor cerebri. Neurology. 1983; 33:1386–1388
[9] Jacobson DM, Karanjia PN, Olson KA, et al. Computed Tomography Ventricular Size has no Predictive Value in Diagnosing Pseudotumor Cerebri. Neurology. 1990; 40:1454–1455
[10] Giuseffi V, Wall M, Siegel PZ, et al. Symptoms and disease associations in idiopathic intracranial hypertension (pseudotumor cerebri): a case-control study. Neurology. 1991; 41:239–244
[11] Round R, Keane JR. The minor symptoms of increased intracranial hypertension: 101 patients with benign intracranial hypertension. Neurology. 1988; 38:1461–1464
[12] Wang SJ, Silberstein SD, Patterson S, et al. Idiopathic intracranial hypertension without papilledema: a case control study in a headache center. Neurology. 1998; 51:245–249
[13] Sher NA, Wirtschafter J, Shapiro SK, et al. Unilateral Papilledema in 'Benign' Intracranial Hypertension (Pseudotumor Cerebri). JAMA. 1983; 250:2346– 2347
[14] Bejjani GK, Cockerham KP, Pless M, et al. Idiopathic intracranial hypertension. Contemp Neurosurg. 2002; 24:1–8
[15] Wall M, George D. Idiopathic Intracranial Hypertension: A Prospective Study of 50 Patients. Brain. 1991; 114: 155–180
[16] Digre KB. Epidemiology of idiopathic intracranial hypertension. 1992
[17] Farb RI, Vanek I, Scott JN, et al. Idiopathic intracranial hypertension: The prevalence and morphology of sinovenous stenosis. Neurology. 2003; 60:1418– 1424
[18] Johnston I, Hawke S, Halmagyi M, et al. The Pseudotumor Syndrome: Disorders of Cerebrospinal Fluid Circulation Causing Intracranial Hypertension Without Ventriculomegaly. Arch Neurol. 1991; 48:740–747
[19] Powers JM, Schnur JA, Baldree ME. Pseudotumor Cerebri due to Partial Obstruction of the Sigmoid Sinus by a Cholesteatoma. Arch Neurol. 1986; 43: 519–521
[20] Wen DY, Hardten DR, Wirtschafter JD, et al. Elevated Intracranial Pressure from Cerebral Venous Obstruction by Masson's Vegetant Intravascular Hemangioendothelioma. J Neurosurg. 1991; 75: 787–790
[21] Johnson LN, Krohel GB, Madsen RW, et al. The role of weight loss and acetazolamide in the treatment of idiopathic intracranial hypertension (pseudotumor cerebri). Ophthalmology. 1998; 105:2313– 2317
[22] Newberg B. Pseudotumor Cerebri Treated by Rice/ Reduction Diet. Arch Intern Med. 1974; 133:802– 807
[23] Wilkins RH, Rengachary SS. Neurosurgery. New York

1985
[24] Weisberg LA. Benign Intracranial Hypertension. Medicine (Baltimore). 1975; 54:197–207
[25] Higgins JN, Owler BK, Cousins C, et al. Venous sinus stenting for refractory benign intracranial hypertension. Lancet. 2002; 359:228–230
[26] Kelman SE, Sergott RC, Cioffi GA, et al. Modified Optic Nerve Decompression in Patients with Functioning Lumboperitoneal Shunts and Progressive Visual Loss. Ophthalmology. 1991; 98: 1449–1453
[27] Hahn FJ, McWilliams FE. The Small Ventricle in Pseudotumor Cerebri: Demonstration of the Small Ventricle in Benign Intracranial Hypertension. CT. 1978; 2:249–253
[28] Brourman ND, Spoor TC, Ramocki JM. Optic Nerve Sheath Decompression for Pseudotumor Cerebri. Arch Ophthalmol. 1988; 106:1384–1390
[29] Sergott RC, Savino PJ, Bosley TM. Modified Optic Nerve Sheath Decompression Provides Long-Term Visual Improvement for Pseudotumor Cerebri. Arch Ophthalmol. 1988; 106:1384–1390
[30] Corbett JJ, Nerad JA, Tse D, et al. Optic Nerve Sheath Fenestration for Pseudotumor Cerebri: The Lateral Orbitotomy Approach. Arch Ophthalmol. 1988; 106:1391–1397
[31] Kelman SE, Heaps R, Wolf A, et al. Optic Nerve Decompression Surgery Improves Visual Function in Patients with Pseudotumor Cerebri. Neurosurgery. 1992; 30:391–395
[32] Spoor TC, Ramocki JM, Madion MP, et al. Treatment of Pseudotumor Cerebri by Primary and Secondary Optic Nerve Sheath Decompression. Am J Ophthalmol. 1991; 112:177–185
[33] Kessler LA, Novelli PM, Reigel DH. Surgical treatment of benign intracranial hypertension–subtemporal decompression revisited. Surg Neurol. 1998; 50:73–76
[34] Haughton VM, Rosenbaum AE, Williams AL, et al. Recognizing the empty sella by CT: the infundibulum sign. AJR Am J Roentgenol. 1981; 136:293–295
[35] Kaufman B. The "empty" sella turcica - A manifestation of the intrasellar subarachnoid space. Radiology. 1968; 90:931–941
[36] Perani D, Scotti G, Colombo N, et al. Spontaneous CSF rhinorrhea through the lamina cribrosa associated with primary empty sella. Ital J Neurol Sci. 1984; 5:167–172
[37] Lee WM, Adams JE. The Empty Sella Syndrome. J Neurosurg. 1968; 28:351–356
[38] Alvarez Berastegui G R, Raza SM, Anand VK, et al. Endonasal endoscopic transsphenoidal chiasmapexy using a clival cranial base cranioplasty for visual loss from massive empty sella following macroprolactinoma treatment with bromocriptine: case report. J Neurosurg. 2015:1–7
[39] Fouad W. Review of empty sella syndrome and its surgical mangement. Alexandria Journal of Medicine. 2011; 47:139–147

48 颅骨肿瘤或肿瘤样病变

48.1 颅骨肿瘤

48.1.1 概述

颅骨病变鉴别诊断和检查（包括非肿瘤性病变）见章节 86.10，如仅考虑肿瘤，需与下列疾病进行鉴别：

1. 良性肿瘤。
   1) 骨瘤：见下文。
   2) 血管瘤：见下文。
   3) 皮样和表皮样颅骨肿瘤：见下文。
   4) 软骨瘤：主要发生于颅底软骨结合处。
   5) 脑膜瘤。
   6) 动脉瘤性骨囊肿。
2. 恶性肿瘤：单发大型或多发（>6 个）小型溶骨性病变，边缘不齐、潜行或缺乏骨质硬化[1]等均提示为恶性肿瘤。
   1) 颅骨转移性肿瘤。常见病变包括：
      - 前列腺。
      - 乳腺。
      - 肺。
      - 肾。
      - 甲状腺。
      - 淋巴瘤。
      - 多发性骨髓瘤 / 浆细胞瘤（见章节 50.3）。
   2) 软骨肉瘤。
   3) 骨肉瘤。
   4) 纤维肉瘤。

48.1.2 骨瘤

概述

骨瘤是颅盖处最常见的原发性骨良性肿瘤，生长缓慢，常发生于颅顶、乳突、鼻旁窦和下颌骨。位于鼻旁窦内的病变可表现为反复发作的鼻窦炎。女性更常见，60 岁左右发病率最高。Gardner 三联征：多发颅骨骨瘤（颅盖、鼻窦和下颌骨）、结肠息肉病和软组织肿瘤。

局部颅骨密度增加和增厚可用于鉴别诊断（见章节 86.10.8）。

病理

由位于成骨组织内的骨样组织构成，周围为反应性骨增生。与纤维性结构不良难以鉴别。

放射影像检查

颅骨 X 线片：圆形、硬化、边界清楚，密度均匀的突起。通常起源于外板（内板少见）。可以是致密或疏松（海绵状骨瘤可透射线）。板障保留且血管不增多是与脑膜瘤的不同之处。

核素骨扫描中骨瘤表现为“热”区。

治疗

无症状病变可以随访。出于美容原因或病变压迫邻近组织引起不适时，可考虑手术。仅累及外板的病变，可以切除病变并保留内板完整。

48.1.3 血管瘤

概述

约占颅骨肿瘤的 7%[1]。这些良性肿瘤通常发生于颅骨（在此讨论）及脊柱（见章节 49.6)。两种类型：海绵型（最常见）和毛细血管型（少见）。

放射影像检查

颅骨 X 线片：特征性表现为环形透明区，伴有蜂窝状或小梁状结构（见于约 50% 的病例），或小梁结构成放射状（见于约 11% 的病例）[1]。明显边缘硬化仅见于约 33% 的病例。

CT：低密度病变，伴硬化小梁，无强化。

骨扫描：典型“热”区。

治疗

易到达的部位病变可经完全切除或刮除治愈。肉眼观表现为骨膜下的蓝顶硬质肿物。手术无法到达部位的肿瘤可考虑放疗。

48.1.4 表皮样和皮样颅骨肿瘤

概述

表皮样和皮样囊肿是良性的、外胚层包裹性囊肿，可侵及颅骨及硬膜下静脉和脑组织。这些组织可能被感染。原发性颅骨侵犯很少见，当颅骨发育过程包裹残余外胚层即可表现为侵犯颅骨，可发生于板障内并扩展到内板和外板。由于不是肿瘤，所以呈线性增长（而不是指数增长)，通常发生于中线部位。

表皮样囊肿仅包括皮肤的外层，因此囊肿内层是复层鳞状上皮及附属物角蛋白。

皮样囊肿含有所有皮肤成分，包括毛囊（因此肿瘤可见头发)、汗腺（皮脂腺：顶分泌；汗腺：外分泌）[2]。

畸胎瘤是真正的肿瘤，也可包含骨、软骨、牙齿和指甲。

临床表现

该病变可因为持续生长产生占位效应。

可发生破裂（皮样囊肿比表皮样囊肿更常见），导致化学性脑膜炎（由于脂肪或角蛋白刺激），如果感染，则为感染性脑膜炎。

放射影像检查

1. 颅骨 X 线：溶骨性病变，边界清楚，有硬化边缘。
2. 评价颅内侵犯需要的影像学检查：
   1) CT：病变为低密度（角蛋白含有脂肪），无强化。
   2) MRI：类似脑脊液，T_1WI 为低信号，T_2WI 为高信号，在 DWI 上和脑脊液不一样，呈高信号。

治疗

推荐手术，不建议放疗或药物治疗。

手术时避免撕破囊肿，防止术后化学性和（或）细菌性脑膜炎发生。

刮除骨边缘。必须沿通向颅内窦道进行探查，如果存在残余，必须进行随访。病变位于矢状窦上方（包括窦汇）时应做好修补硬脑膜窦的准备。

对于颅底的病变，内镜也是一种选择。

48.1.5 朗格汉斯（Langerhans）细胞组织细胞增多症

旧称嗜酸性肉芽肿和（或）组织细胞增多症 X。可发生在颅骨，颅面骨和颅底的直接侵袭，或来自脑膜（见章节 42.2.2）。

48.1.6 脊索瘤

概述

要 点

- 原发恶性肿瘤，发生于骶骨或斜坡，易复发。
- 组织学：具有特征性的空泡细胞（细胞内含有黏蛋白）。
- 通常生长缓慢和放疗抵抗。
- 治疗选择：尽可能广泛完全切除（分块切除有增加转移的风险），质子束放疗可能有效。

罕见肿瘤（0.51 例 /1 000 000），原始脊索（正常情况下分化为椎间盘的髓核）残余物来源肿瘤。可以发生于神经轴上具有脊索残余物的任何部位，不过多数肿瘤好发于原始脊索的两端：35% 发生在颅内[3]，位于蝶枕区（斜坡）；53% 发生在脊柱，位于骶尾区[5]。偶尔也发生于骶骨上方的脊柱[7]。占颅内肿瘤不到 1%，占原发脊柱肿瘤的 3%。转移率低（5%~20%）[7]，但术后有高达 85% 的复发率，因此术后常采用积极的放疗。

病理

脊索瘤组织学认为是低度恶性肿瘤，但肿瘤具有恶性生物学行为，因为很难切除干净导致复发率高，而且能够在晚期出现远处转移。肿瘤生长缓慢，发生局部侵袭和骨质破坏。大约 10% 的骶部肿瘤在晚期发生转移，且发生于多次切除后，最常见的转移部位为肺、肝和骨。肿瘤恶变为纤维肉瘤或恶性纤维组织细胞瘤少见。含空泡细胞在组织学上具有特征性，可能是超微结构中细胞质内的黏液空泡。

放射影像学表现

通常表现为溶骨性破坏伴钙化[8]，CT 增强扫描可强化[8]。少数情况下可表现为硬化性脊椎[9]（“象牙椎”）。

颅内脊索瘤

颅内脊索瘤发病高峰在 50～60 岁，在 <30 岁人群中少见[10]。无明显性别差异。

鉴别诊断 主要与颅底的其他软骨性肿瘤相鉴别，见与其他枕骨大孔区肿瘤的鉴别诊断（章节 86.2.4）：

1. 软骨肉瘤。
2. 软骨瘤。

表现：通常引起脑神经麻痹（动眼神经和外展神经）。

脊柱脊索瘤

概述

主要发生在骶尾区。与颅内脊索瘤不同，骶部脊索瘤男性占绝大多数[3]，病人年龄更大。可能也起源于 C2。脊索瘤占骶骨原发性骨肿瘤的 50% 以上，可引起疼痛、括约肌功能障碍或局部神经根受压等症状。偶尔可向头端延伸，进入腰椎管内。向前通常有骶前筋膜阻挡，仅有极少数侵犯直肠壁[11]。直肠指检时可在骶骨与直肠之间触及一坚硬、固定肿块。

检查

特征性影像学表现：骶骨中线部位数个节段被破坏，其前方存在软组织肿块，有时伴有小钙化灶。CT 和 MRI 显示骨质破坏，X 线片通常难发现。MRI 也可显示软组织肿块。

开放手术或 CT 引导下经皮后方穿刺活检可明确诊断。应避免经直肠穿刺活检，因为有直肠转移风险[12]。

胸部 CT 和骨扫描：除外转移灶，用于肿瘤分期。

治疗

手术

广泛的全切肿瘤联合术后放疗是最佳的治疗方案，尽管这一方案暂时有效。最好避免进行减压术，因为进入瘤内会引起肿瘤播散进而导致复发

（手术导致转移）。C2 脊索瘤通常难以广泛完全切除[13]。

骶部脊索瘤：手术方式的选择取决于肿瘤的浸润范围。肿瘤可能浸润至臀部肌肉，必要时需要切除受累肌肉，可能需要带蒂腹直肌皮瓣修复。如果需要切除直肠或期望行骶骨切除术，可能需要行结肠造瘘术[14]。

S3 尾侧脊索瘤：多数学者认为后方入路即可获得满意的暴露。对于更靠近头侧的病变，部分学者提倡前后连合入路。然而，也可单独采用后方入路[14]。

骶骨切除副作用：如果受肿瘤侵犯的最头端的神经根在 S2 水平以下，那么膀胱和直肠功能正常的概率约为 50%[14]。如果受肿瘤侵犯的最头端的神经根在 S1 及以上水平，大多数病人将会出现膀胱控制功能受损和排便障碍[14]。

放疗（XRT）

获得最佳疗效的前提是肿瘤全切（即使是最低限度的），有时需与高剂量放疗联合[5, 15]（常规放疗联合姑息性或减瘤性手术并不能阻止肿瘤复发[5]，但可延缓复发[15]）。术后早期放疗可以延长生存期[16]。出于对脊髓放射性损伤方面的考虑，骶尾区放疗剂量（45～80Gy）可高于颈椎区（45～55Gy)。调强放疗（IMRT）和立体定向放射外科已被应用在该肿瘤的治疗[13]。

单独质子束放疗或与高能 X 线（光子）放疗联合使用可能比单独使用常规放疗更有效。然而，质子束放疗需要到少数有回旋加速器的单位去实施（美国：Boston，或 LomaLinda，California)，由于采用典型的 7 周阶梯方案，因此可能难以顺利实施。

化疗

伊马替尼（Gleevec)（一种酪氨酸激酶抑制剂）对于脊索瘤有抗肿瘤效应[19]。

疗效

中位生存期为 6.3 年[13]。

48.2 非肿瘤性颅骨病变

48.2.1 概述

包括：

1. 骨硬化症（见章节 88.8.2)。
2. 颅骨 Paget 病。
3. 额骨内板骨质增生（见下文)。
4. 纤维性结构不良（见章节 48.2.3)。

48.2.2 额骨内板骨质增生

概述

见鉴别诊断（见章节 86.10.8）。额骨内板骨质增生（HFI）是一种良性病变，表现为额骨内板的不规则、结节样增厚，几乎均为双侧。中线处的大脑镰嵌入部位无受累。单侧病变在文献中也有报道[20]，对于这些病例必须排除其他病因，如脑膜瘤、钙化硬膜外血肿、骨瘤、纤维性结构不良、硬膜外的纤维性肿瘤[21]或 Paget 病。

流行病学

HFI 在总人口中的发病率为 1.4%～5%[20]。女性更常见，尤其是老年女性为 15%～72%，男女比约 1∶9。与该病相关的因素已经被报道（尚未被证实），主要为代谢异常，所以该病也称为代谢性颅病。具体相关因素包括：

1. Morgagni 综合征（又称 Morgagni-Stewart-Morel 综合征）：头痛、肥胖、男性化和神经精神疾病（包括智力低下）。
2. 内分泌异常：
   1) 肢端肥大症[22]（见章节 43.6.3）（生长激素水平升高）。
   2) 高催乳素血症[22]。
3. 代谢异常：
   1) 高磷酸酯酶血症。
   2) 肥胖。
4. 弥漫特发性骨质增生（DISH）（见章节 71.2.4）。

临床表现

HFI 可无症状，因其他原因行影像检查时偶然发现。HFI 引起的症状和体征包括：高血压、癫痫、头痛、脑神经功能缺陷、痴呆、易激惹、抑郁、癔症、易疲劳和精神迟滞。据统计，HFI 头痛的发生率比总体人群高[23]。

检查

部分病例通过血液学检查能排除上述因素，检测生长激素、催乳素、磷酸盐、碱性磷酸酶（以排除 Paget 病）。

颅骨 X 线片显示额骨增厚，中线部位不受累是病变的特征性表现。偶尔可延伸至顶骨和枕骨。

CT 显示病变通常引起骨质增厚，厚度为 5～10mm，有文献报道，厚度最大可达 4cm。

骨扫描：HFI 通常表现为中度摄取（通常不如骨转移灶摄取强）。另外，^{111}In 白细胞扫描（常用于检测隐性感染）表现为核素聚集（假阳性表现）[24，25]。

治疗

20 世纪中叶，尽管在医学杂志刊载了大量描述性报道，但关于症状性

HFI 的治疗很少。在一篇报道中，切除增厚骨质发现硬膜未受累，而且术后癔症得到缓解[20]。

手术技术

将增厚的颅骨切除（颅骨 X 线可作为参考模板），增厚的骨质通过高速磨钻磨薄，接着给予骨瓣复位。其他还有通过骨水泥颅骨成形术，或利用 CTT 数据重建定制人工移植物。

48.2.3 纤维性结构不良

概述

要 点

- 非瘤性病变，骨组织被广泛的纤维连接组织取代。
- 发生骨肉瘤或其他肉瘤的恶行转化 <1%。
- 累及部位：肋骨、股骨近端、颅面骨。
- 可能是单发骨、多发骨、或 McCune-Albright 综合征的一部分（咖啡牛奶斑；内分泌病：如性早熟；多发骨纤维异常）
- 常见症状：偶发，容貌改变，听力受损，罕见视力受损
- 治疗：生长缓慢，不需要预防性手术。

FD 是非瘤性良性病变，正常骨被纤维连接组织或未成熟的编织骨所替代，比正常骨质脆弱，可向周围扩张。大部分病变发生在肋骨，股骨近端或颅面骨（特别是上颌骨）。频繁的股骨颈骨折导致足内翻畸形（所谓的“牧羊人拐杖畸形”）。

分子遗传学：FD 无遗传现象，它是由编码 G 蛋白的 GNAS 的 α 亚单位发生突变所致，该基因位于 20q13.2-13.3。

受累类型

三种类型：

1. 单骨性（MFD）：最常见。最常见的累及颧骨 - 上颌骨复合结构。
2. 多骨性（PFD）：此型中 25% 的病人累及全身超过 50% 的骨骼，并伴有相关骨折和畸形。
3. 作为 McCune-Albright 综合征（或变异类型）一部分：
   1) 牛奶咖啡斑，此斑好发于中线一侧，比神经纤维瘤病中的斑更不规则（见章节 35.1.2），并且数量更少。
   2) 内分泌病：包括性早熟（主要见于女性）和生长激素分泌。
   3) 多发骨纤维性结构不良（PFD）。

在 PFD 中，颅骨受累占 27%。在 PFD 和 MAS 中，颅面骨受累占 90%，前颅底骨受累超过 95%[26]。

骨纤维结构发育不良的类型

三种类型：

1. 囊性型（严格意义说并不是真正的囊性）：外板变薄后板障增宽，很少累及内板，尤其好发于头顶。
2. 硬化型：通常累及颅底骨（尤其是蝶骨）和面骨。
3. 混合型：表现类似于囊性型，透亮区域内有高密度斑片。

流行病学

因为多数病例无症状导致无法知道发病率。FD 占良性骨病变的 7%[27]。MFD 可能更常见，但确切的数字需要方法学筛查。MAS 女性更常见。

临床症状

颅面骨纤维结构发育异常的临床表现包括：

1. 偶发（无症状）。
2. 局部疼痛和敏感：病变区疼痛并不敏感，而是病变周围骨膜更敏感。动脉瘤样骨囊肿（ABC）可引起疼痛。
3. 局部水肿（罕见：严重变形的动脉瘤性骨囊肿）。
4. 面部畸形或不对称改变：
    1) 面容改变：前额突出、眼距增宽。
    2) 眶受累：眼球突出、垂直运动障碍（双眼垂直方向运动不对称）、视力受损。
    3) 鼻塞。
    4) 下颌骨受累：咬合不对称。
5. 累及长骨时容易引起病理性骨折。
6. 脑神经相关症状：
    1) 听力受损：颞骨受累可能侵犯外听道，限制中耳听小骨运动，颞骨受累在颅面骨 PFD 和 MAS 中发生率超过 70%，在 MFD 中不常见[28]。
    2) 视力受损：不常见但确定的 FD 后遗症，因为视路中视神经受压，儿童更常见。
    3) 三叉神经痛[29]。
    4) 面神经麻痹：罕见，压迫面神经管和（或）IAC。
7. 癫痫：少见症状。
8. 血清碱性磷酸酶：33% 病人升高，钙水平正常。
9. 颅骨病变区头发黑色深染。
10. 自发性头皮出血。
11. 罕见相关的库欣综合征，肢端肥大。

检查

检查的目的是确定病人是单发病灶（MFD）还是多发病灶（PFD 或

MAS)。

1. 病史：
   1) 突发和自然发病。
   2) 快速进展。
   3) 病理性骨折（怀疑其他 FD 病变）。
   4) 内分泌异常：女性初潮年龄（排除性早熟），生长激素异常（排除生长激素过剩）。
2. 体格检查：观察和问诊皮肤颜色（牛奶咖啡斑）。
3. 诊断检查
   1) 骨检查（全身 X 线）或怀疑其他病变行骨扫描。
   2) 薄层非增强头 CT（图 48-1）：FD 在 X 线或 CT 上显示特征性磨砂玻璃样改变，这是由于网状原始骨中的细小针状体所形成。随着年龄变化，病变形态在放射高密度和放射透明之间变化。青春期前 PFD 或 MAS 病人放射高密度表现更为常见。
   3) 当病变累及牙齿周围时行全景或牙齿摄影。

自然病程

FD 病变通常缓慢进展。但快速进展也可能发生：

1. PFD 和 MAS 在青春期前不常见，当骨成熟后进展缓慢。
2. 恶变发生率 <1%[28]。典型恶变为骨肉瘤，但其他肉瘤也有可能，如纤维肉瘤、软骨肉瘤等。

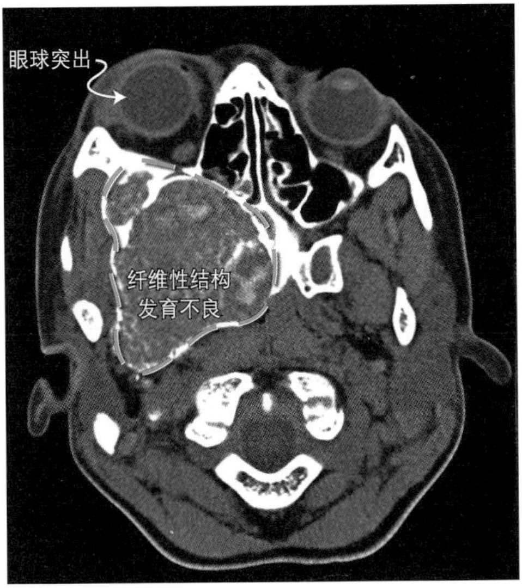

图 48-1　右颅中窝内纤维性结构发育不良

3. 相关的膨胀性病变。

1）动脉瘤性囊肿（ABC）。

2）黏液囊肿：窦口被纤维过度生长堵塞形成。

4. 骨髓炎：发生在 FD 治愈很困难。

最严重的骨变形和症状性病变是控制不良的过剩生长激素（GH）[30]。因此，生长激素过剩应该被积极纠正。

颅面 FD 可能被归类为[28]：

1. 静止：无进展，典型小的病变。

2. 非侵袭性：缓慢生长。

3. 侵袭性：快速生长，产生疼痛，病理骨折，恶变等。

治疗

观察经常是该病最好的选择，如果可能，等骨骼成熟后（10～12 岁）再考虑治疗。

MFD 小的病灶有治愈的可能，但 PFD 和 MAS 治愈不太可能。局部处理（大多数是整形外科）用于骨变形或骨痛，其他治疗方法疗效不佳。不完全切除预示着会重新生长。

如果怀疑有内分泌异常，咨询内分泌科医师。

诊断不明确时，条件允许情况下应该考虑活检[28]。因为血管增多会导致频繁出血。活检不会促进病变生长，单纯病史并不能预测生物学行为。

无颅面部变形静止的病变可以密切观察，每年一次检查，包括：病人自诉症状、神经系统的感觉检查，影像检查。前两次看诊行面部 CT，并以此作为基线检查，以后可以降低检查频率。

非侵袭性或静止病变导致难以接受的面部变形，可能需要颅面外科处理。如果情况允许，最好等骨骼成熟后再行手术。

当视路受累时每年需行眼科检查。当出现视野缺损，或 3 次眼科检查中 2 次异常（对侧敏感度、颜色视功能和眼底镜检查）则确诊视神经受损。FD 病人中生长激素过剩更容易出现视神经受累[30, 31]。证据显示，积极的处理 GH 过剩能够减少视神经受损的风险。

当颞骨受累，应常规行耳鼻咽喉科检查（包括 EAC 狭窄显微镜检查），保持 EAC 开放通畅（从骨、耳垢或罕见的胆脂瘤）。每年一次的听力检测也应该在病变活跃生长时期检测。

疼痛是常见的主诉，四肢骨远端疼痛率高于颅面骨，但疼痛程度与病变大小无关。

降钙素可用于广泛病变伴骨痛和（或）血清碱性磷酸酶升高者。

双膦酸盐（如阿伦膦酸钠、羟二膦酸钠或唑来膦酸）：混合应用可减轻疼痛和减缓 FD 生长。

RANK 配体抑制剂：狄诺塞麦（疗效不确定）[32]。

× 不推荐放射治疗（放疗导致继发肿瘤）。

▶ 神经外科干预　当骨骼病变产生难治性疼痛、神经功能症状或生长快速（如 ABC）可能需要手术干预。颅盖骨病变手术可选择刮除术或颅骨塑形术。一旦异常骨质离开颅骨失去血供，病变即不能生长。颅底骨病变需要多学科参与共同手术。

急性视力恶化与临近视路的广泛病变有关，应该给予高剂量糖皮质激素和手术减压[31]。尽管 FD 视路狭窄但视力通常是能被保护的[26]。但由于视神经不能耐受手术创伤可能导致术后视力丧失。术前需要排除其他引起视力受损的原因。

在磨掉影响视神经的骨质减压时，图像引导可能有帮助。频繁的冲洗（例如频繁使用颅钻）能够避免高温导致的损伤。内镜技术可能有帮助，但对于变形的解剖结构可能需要有经验的医师进行。

（刘彦伟　译　王　雯　校）

参考文献

[1] Thomas JE, Baker HL. Assessment of Roentgenographic Lucencies of the Skull: A Systematic Approach. Neurology. 1975; 25:99–106
[2] Smirniotopoulos J G, Chiechi MV. Teratomas, dermoids, and epidermoids of the head and neck. Radiographics. 1995; 15:1437–1455
[3] O'Neill P, Bell BA, Miller JD, et al. Fifty Years of Experience with Chordomas in Southeast Scotland. Neurosurgery. 1985; 16:166–170
[4] Heffelfinger MJ, Dahlin DC, MacCarty CS, et al. Chordomas and Cartilaginous Tumors at the Skull Base. Cancer. 1973; 32:410–420
[5] Boriani S, Chevalley F, Weinstein JN, et al. Chordoma of the Spine Above the Sacrum. Treatment and Outcome in 21 Cases. Spine. 1996; 21:1569–1577
[6] Wright D. Nasopharyngeal and Cervical Chordoma – Some Aspects of the Development and Treatment. J Laryngol Otol. 1967; 81:1335–1337
[7] Hug EB, Loredo LN, Slater JD, et al. Proton Radiation Therapy for Chordomas and Chondrosarcomas of the Skull Base. J Neurosurg. 1999; 91:432–439
[8] Meyer JE, Lepke RA, Lindfors KK, et al. Chordomas: Their CT Appearance in the Cervical, Thoracic and Lumbar Spine. Radiology. 1984; 153:693–696
[9] Schwarz SS, Fisher WS, Pulliam MW, et al. Thoracic Chordoma in a Patient with Paraparesis and Ivory Vertebral Body. Neurosurgery. 1985; 16:100–102
[10] Wold LE, Laws ER. Cranial Chordomas in Children and Young Adults. J Neurosurg. 1983; 59:1043–1047
[11] Azzarelli A, Quagliuolo V, Cerasoli S, et al. Chordoma: Natural History and Treatment Results in 33 Cases. J Surg Oncol. 1988; 37:185–191
[12] Mindell ER. Current Concepts Review. Chordoma. J Bone Joint Surg. 1981; 63A:501–505
[13] Jiang L, Liu ZJ, Liu XG, et al. Upper cervical spine chordoma of C2-C3. Eur Spine J. 2009; 18:293–298; discussion 298-300
[14] Samson IR, Springfield DS, Suit HD, et al. Operative Treatment of Sacrococcygeal Chordoma. A Review of Twenty-One Cases. J Bone Joint Surg. 1993; 75: 1476–1484
[15] Klekamp J, Samii M. Spinal Chordomas - Results of Treatment Over a 17-Year Period. Acta Neurochir (Wien). 1996; 138:514–519
[16] Cheng EY, Özerdemoglu RA, Transfeldt EE, et al. Lumbosacral Chordoma. Prognostic Factors and Treatment. Spine. 1999; 24:1639–1645
[17] Suit HD, Goitein M, Munzenrider J, et al. Definitive Radiation Therapy for Chordoma and Chondrosarcoma of Base of Skull and Cervical Spine. J Neurosurg. 1982; 56: 377–385
[18] Rich TA, Schiller A, Mankin HJ. Clinical and Pathologic Review of 48 Cases of Chordoma. Cancer. 1985; 56: 182–187
[19] Magenau JM, Schuetze SM. New targets for therapy of sarcoma. Curr Opin Oncol. 2008; 20:400–406
[20] Hasegawa T, Ito H, Yamamoto S, et al. Unilateral Hyperostosis Frontalis Interna: Case Report. J Neurosurg. 1983; 59:710–713
[21] Willison CD, Schochet SS, Voelker JL. Cranial Epidural Fibrous Tumor Associated with Hyperostosis: A Case Report. Surg Neurol. 1993; 40: 508–511
[22] Fulton JD, Shand J, Ritchie D, et al. Hyperostosis frontalis interna, acromegaly and hyperprolactinemia. Postgrad Med J. 1990; 66:16–19
[23] Bavazzano A, Del Bianco PL, Del Bene E, et al. A statistical evaluation of the relationships between headache and internal frontal hyperostosis. Res Clin Stud Headache. 1970; 3:191–197
[24] Floyd JL, Jackson DE, Carretta R. Appearance of Hyperostosis Frontalis Interna on Indium-111 Leukocyte Scans: Potential Diagnostic Pitfall. J Nucl Med. 1986; 27: 495–497
[25] Oates E. Spectrum of Appearance of Hyperostosis Frontalis Interna on In-111 Leukocyte Scans. Clin Nucl Med. 1988; 13:922–923
[26] Lee JS, FitzGibbon E, Butman JA, et al. Normal vision despite narrowing of the optic canal in fibrous dysplasia. N Engl J Med. 2002; 347:1670–1676
[27] Parekh SG, Donthineni-Rao R, Ricchetti E, et al. Fibrous dysplasia. J Am Acad Orthop Surg. 2004; 12: 305–313
[28] Lee JS, FitzGibbon EJ, Chen YR, et al. Clinical guidelines for the management of craniofacial fibrous dysplasia. Orphanet J Rare Dis. 2012; 7 Suppl 1:S2– S2
[29] Finney HL, Roberts TS. Fibrous dysplasia of the skull with progressive cranial nerve involvement. Surg Neurol. 1976; 6:341–343
[30] Cutler CM, Lee JS, Butman JA, et al. Long-term outcome of optic nerve encasement and optic nerve decompression in patients with fibrous dysplasia: risk factors for blindness and safety of observation. Neurosurgery. 2006; 59:1011–7; discussion 1017-8
[31] Boyce AM, Glover M, Kelly MH, et al. Optic neuropathy in McCune-Albright syndrome: effects of early diagnosis and treatment of growth hormone excess. J Clin Endocrinol Metab. 2013; 98:E126–E134
[32] Boyce AM, Chong WH, Yao J, et al. Denosumab treatment for fibrous dysplasia. J Bone Miner Res. 2012; 27:1462–1470

49 脊髓和脊柱肿瘤

49.1 脊柱肿瘤 - 概述

15% 的原发性 CNS 肿瘤位于椎管内［星形细胞瘤颅内与椎管内之比为 10∶1，室管膜瘤比例为（3～20）∶1］[1]。有关发病、预后、最佳治疗说法不一致。大多数原发性 CNS 脊髓肿瘤为良性（不同于颅内肿瘤），表现为压迫而不是侵袭[2]。

49.2 脊柱肿瘤类型

基于发生部位主要分为 3 类。尽管转移瘤可发生在任何部位，但多是硬膜外肿瘤。以下数据来自一所综合性医院，硬膜外肿瘤在神经外科临床少见，因为很多肿瘤能够被肿瘤科医师治疗，而不需要神经外科的参与。

1. 硬脊膜外（ED）（55%）：起自髓外的椎体或硬脊膜外组织。
2. 髓外硬脊膜下（ID-EM）（40%）：起自软膜或神经根。原发性脊膜瘤与神经纤维瘤共占 ID-EM 的 55% 左右。
3. 髓内（IMSCT）（见章节 49.5）（5%）：起自髓内组织，浸润和破坏纤维束和灰质。

▶ *脊柱淋巴瘤* 淋巴瘤可发生在以上 3 种类型的任何一个。

1. 硬脊膜外
   1) 转移或继发淋巴瘤：脊柱淋巴瘤最常见的形式，脊柱侵犯见于 0.1%～10% 的非霍奇金淋巴瘤病人。
   2) 原发性硬脊膜外非霍奇金淋巴瘤：罕见，完全位于硬脊膜外，无骨质破坏。这种类型仍存在争议，部分学者认为，这是腹膜后或椎体淋巴瘤向内生长。预后好于继发性淋巴瘤[3]。
2. 髓内
   1) 继发（见章节 49.5.3）。
   2) 原发：非常罕见（见下文）。

49.3 脊柱和脊髓肿瘤鉴别诊断

49.3.1 概述

脊髓病（见章节 89.2），导致脊髓功能异常的不仅仅肿瘤，还有非肿瘤性因素（如脊膜囊肿、硬膜外血肿、横贯性脊髓炎等）。

49.3.2 硬脊膜外脊髓肿瘤（55%）

起源于椎体或硬脊膜外组织。

1. 转移瘤：占 ED 肿瘤的大多数。
   1) 多数为溶骨性（导致骨质破坏）：见硬脊膜外转移癌（见章节 50.2）。

      常见的有：

      - 淋巴瘤：多数为全身病变的转移（继发性淋巴瘤），但有些是原发的（见下文）。
      - 肺癌。
      - 乳腺癌。
      - 前列腺癌。
   2) 成骨性转移瘤：
      - 男性：前列腺癌最常见。
      - 女性：乳腺癌最常见。
2. 原发脊柱肿瘤（非常少）：
   1) 脊索瘤（见章节 48.1.6）。
   2) 骨样骨瘤（见章节 49.6.2）。
   3) 成骨性骨瘤（见章节 49.6.2）。
   4) 动脉瘤样骨囊肿（ABC）：为膨胀性肿瘤样溶骨性病变，由结缔组织间隔富含血管的蜂窝状血管腔结构组成，周围由可能扩张的深层皮质骨包被。占脊柱肿瘤的 15%[4]，病因仍有争议，可能起源于之前就存在的肿瘤（包括成骨细胞瘤、骨巨细胞瘤、骨纤维结构发育异常、软骨肉瘤），或者急性骨折。脊柱动脉瘤样骨囊肿容易侵犯脊柱后部，发病高峰在 10~20 岁。手术通常包括病灶刮除术，如切除不彻底复发率很高（25%~50%）。
   5) 软骨肉瘤：一种软骨的恶性肿瘤，由小叶组成伴有钙化肿瘤。
   6) 骨软骨瘤（软骨瘤、骨软骨外生性骨疣）：起源于成熟透明软骨的良性肿瘤，青少年最常见。内生软骨瘤与起源于髓腔内的肿瘤类似。
   7) 椎体血管瘤（见章节 49.6.4）。
   8) 骨巨细胞瘤（GCT）：又称破骨细胞瘤（见章节 49.6.5）。
   9) 巨细胞肉芽肿：动脉瘤样骨囊肿实性变异[5]。主要发生在下颌骨、上颌骨、手和足部，但亦有病例报道脊柱受累[5, 6]。非真性肿瘤，更像是反应性增生。治疗：刮除术。复发：22%~50%，可再行手术切除。
   10) 甲状腺功能亢进症性棕色瘤。

11）骨肉瘤：脊柱少见。

3. 其他类型

1）浆细胞瘤（见章节 50.3.2）。

2）多发性骨髓瘤（见章节 50.3.1）。

3）局部病灶朗格汉斯细胞增多症（LHC），又称嗜酸性肉芽肿：溶骨性破坏伴进行性脊柱塌陷。LHC 是导致扁平椎的原因之一。颈椎是最常见的受累部位。与系统性疾病（Leterer-Siwe 或 Hand-Schuler-Christian 病）相关的孤立性 LHC 采用活检加固定治疗。塌陷或压迫导致的功能障碍需要减压和（或）移植骨融合。小剂量放疗可能有效[7, 8]。

4）尤因肉瘤：侵袭性恶性肿瘤，好发于 10～20 岁。脊柱转移灶多于原发灶。治疗基本上是姑息性的：全切除 + 放疗（非常敏感）和化疗[9]。

5）绿色瘤：白血病细胞局部浸润。

6）血管脂肪瘤：目前文献报道约 60 例。

7）神经纤维瘤（见章节 49.4.2）：多为硬膜下，少数为硬膜外，扩张神经孔（哑铃形肿瘤）。

8）Masson 植物性血管内皮瘤（47.1.7）[10]。

49

49.3.3 髓外硬脊膜内肿瘤（40%）

1. 脊膜瘤：通常为硬脊膜内，但也有部分或全部位于硬脊膜外者（15%），见下文。
2. 神经纤维瘤：通常为硬脊膜内，但是也有部分或者完全位于硬脊膜者。
3. 许多髓外脂肪瘤向髓内侵入。
4. 其他：仅约 4% 的脊柱转移瘤侵入此间隙。

49.3.4 髓内脊髓肿瘤（5%）

1. 星形细胞瘤（见章节 49.5.3）：30%。
2. 室管膜瘤（见章节 49.5.3）：30%，包括黏液乳头状室管膜瘤（见章节 49.5.3）。
3. 其他：30%。包括：

1）胶质母细胞瘤。

2）皮样囊肿：除了一般人群，皮样囊肿以延迟闭合的形式存在于约 16% 的脊髓脊膜膨出（MM）病人中[11]，是否与医源性有关存在争议[12]。但是，一个脊髓脊膜膨出合并皮样囊肿的新生儿病例证明，皮样囊肿并不是总起源于 MM 未完全闭合。

3）表皮样囊肿。

4) 畸胎瘤。
5) 脂肪瘤。
6) 血管母细胞瘤（见章节 49.5.3）。
7) 神经细胞瘤（髓内极少见）。
8) 脊髓空洞症（非肿瘤性）。

4. 非常罕见的肿瘤：
1) 淋巴瘤。
2) 少突胶质细胞瘤。
3) 胆脂瘤。
4) 髓内转移瘤：仅占脊髓转移瘤的 2%。
5) 孤立脊髓纤维性肿瘤：1996 年发现，可能间质起源，也可发生于髓外（非常少见）。完全手术切除，预后不详[14]。

49.4 髓外硬脊膜内脊髓瘤

49.4.1 脊柱脊膜瘤

见参考文献[15]。

流行病学

发病高峰：40～70 岁。总体女：男 = 4：1，但在腰椎节段为 1：1。82% 位于胸椎，15% 位于颈椎，2% 位于腰椎。90% 完全位于硬脊膜下，5% 位于硬脊膜外，5% 贯穿硬脊膜。68% 位于脊髓侧方，18% 位于脊髓后方，15% 位于脊髓前方。多发脊膜瘤罕见。

临床症状

症状见表 49-1。

表 49-1 脊膜瘤症状

症状	起病时	首次手术时
局部或神经根性疼痛	42%	53%
运动障碍	33%	92%
感觉症状	25%	61%
括约肌功能障碍		50%

术前体征（174 例病人仅 1 例无症状）[15]：

1. 运动：
1) 仅椎体系症状：26%。
2) 行走需辅助：41%。
3) 对抗重力困难：17%。

4) 舒张屈曲对抗重力困难：6%。

5) 瘫痪：9%。

2. 感觉：

1) 神经根性：7%。

2) 长传导束：90%。

3. 括约肌功能缺陷。

疗效

最短期限为6年的随访显示全切后复发率为7%(术后4~17年复发)[15]。

49.4.2 脊柱施万细胞瘤

概述

要 点

- 生长缓慢的良性肿瘤。
- 多数（75%）起源于背部（感觉）神经根。
- 早期症状通常表现为神经根性。
- 全切后复发罕见（神经纤维瘤病除外）。

发病率：每年（0.3~0.4)例/100 000。多孤立、散发，可能与神经纤维瘤2型（NF2）相关（见章节35.1.2)，也可伴随1型发生。

位置形状

多数完全位于硬脊膜内，但8%~32%可完全位于硬脊膜外[16, 17]，1%~19%可横跨硬脊膜内外，6%~23%呈哑铃状，1%位于髓内。

▶ *哑铃状肿瘤* 定义：肿瘤生长过程中越过障碍类解剖结构，因而表现为“沙漏样”外形。不是所有哑铃肿状都是施万细胞瘤，如成神经细胞瘤（见章节35.1)。大多数具有椎管内部、狭窄的腰部和椎管外部（沿神经孔扩张是其特征性表现，甚至在X线片上就可以看到，并且判断其为良性病灶）三部分。狭窄的腰部也可能是由于硬脊膜收缩导致。

Asazuma等人对哑铃状脊柱施万细胞瘤进行了分类（见图49-1)。

Ⅰ型：位于硬脊膜内外，限于椎管内，肿瘤腰部被硬脊膜限制。

Ⅱ型：完全位于硬脊膜外，再亚分类有三类。Ⅱa：未超出神经孔；Ⅱb：进入椎管+椎旁；Ⅱc：神经孔内+椎旁。

Ⅲa型：硬脊膜下+硬脊膜外神经孔内；Ⅲb型：硬脊膜下+硬脊膜下椎体旁。

Ⅳ型：硬脊膜外+椎体内。

Ⅴ型：硬脊膜外+椎弓外及椎弓侵袭。

Ⅵ型：多方向骨侵袭。

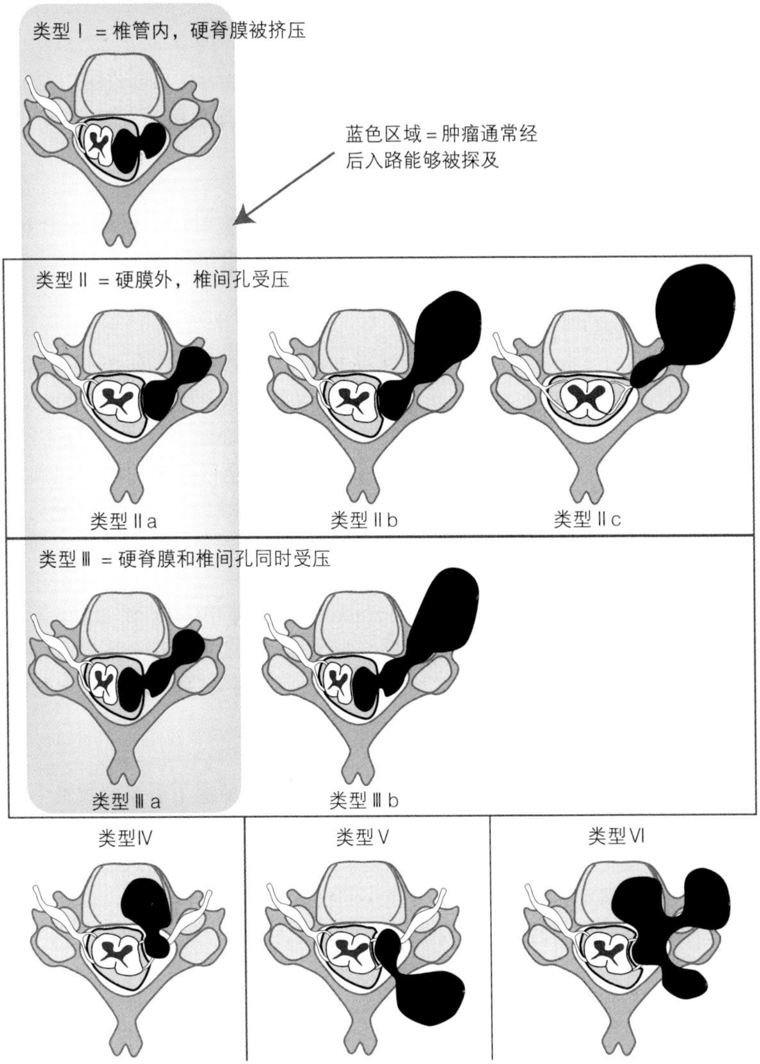

49

图49-1　哑铃状脊髓肿瘤分类（经Asazuma T, Yoshiaki T, Hirofumi M等授权改版. Surgical strategy for cervical dumbbell tumors based on a three-dimensional classification.Spine 2003; 29 (1): E10–4）

颅骶尾外扩散：IF、TF 分别表示涉及的椎间孔和横突孔的数目（如 IF2=2 个椎间孔）。

施万细胞瘤累及 C1 和 C2　可能累及椎动脉，需要额外关注。

临床表现

病人典型表现为局部疼痛。

神经功能障碍表现较晚，肿瘤可以导致神经根病（压迫神经根引起）、脊髓病（压迫脊髓引起）、脊髓脊神经根病（压迫神经根和脊髓引起）或马尾综合征（压迫脊髓圆锥以下引起）。

病理

肿瘤由 Antoni A（致密，交织成细长的施万细胞束）和 Antoni B（施万细胞的稀疏区分布在松散的嗜酸性基质中）阳性组织构成。

手术入路

见参考文献[19]。

后入路 Ⅰ、Ⅱa、Ⅲa、上颈椎部分Ⅲb 和部分Ⅵ型可使用此入路。Ⅱa、Ⅲa 型需行椎骨整个关节面切除术以达到完整切除[18]。如后方缺损较大，需进行重建。

大肿瘤策略：神经刺激器可用于检测手术安全区，避免切除包膜的同时损伤神经，接着可在肿瘤内部切除肿瘤。当肿瘤经过神经孔时分离肿瘤和神经很困难。对于与神经粘连的肿瘤包膜经常保留，一般不影响神经功能。

前入路和前／后连合入路 Asazuma 等建议对Ⅱb、Ⅱc 和Ⅲb 型等椎间孔外延伸较大的肿瘤采取联合入路（超出椎动脉）[18]。部分肿瘤（约占治疗病人的 10%）包括Ⅳ型（2 例）、Ⅱb 行（1 例）、Ⅵ型（1 例）酌情进行重建。

神经截断术

通常可以保留神经根的部分神经丛，但是某些情况下需要截断整个神经根。新的功能障碍可能不会发生，即使是大肿瘤，因为受累神经丛大多已经丧失功能而邻近的神经根能够代偿。与神经纤维瘤相比，施万细胞瘤更易引起运动障碍，颈部比腰部肿瘤引起运动障碍的风险更大，颈部伴硬脊膜外延伸的肿瘤引起运动障碍的风险也较高。

疗效

全切术后很少复发，除非伴发 NF2。

49.5 髓内脊髓肿瘤

49.5.1 髓内脊髓肿瘤类型

以下排除了转移瘤（见下文）和脂肪瘤（肿瘤起源不明[20]，实际上多数为髓外硬膜下，见下文）。注意：在儿童，星形细胞瘤和室管膜瘤组成了髓内脊髓肿瘤（IMSCT）的 90%。

1. 星形细胞瘤（非恶性）：30%（除终丝外最常见的 IMSCT）[2]，一般偏中心。

2. 室管膜瘤：30%，更靠中心，更均匀增强。
3. 其他：30%，包括
   1) 恶性胶质母细胞瘤。
   2) 皮样囊肿。
   3) 表皮样囊肿（包括由腰穿导致的医源性囊肿）[21-22]。
   4) 畸胎瘤。
   5) 血管母细胞瘤（见下文）。
   6) 血管瘤。
   7) 神经细胞瘤（髓内罕见）。
   8) 极罕见肿瘤。
      - 原发性淋巴瘤（目前仅报道6例，全部为非霍奇金淋巴瘤）[23]。
      - 少突胶质细胞瘤，世界范围内仅38例[24]。
      - 胆脂瘤。
      - 副神经节瘤。
      - 原始神经外胚叶肿瘤（脊柱PNET）（见章节39.2）[25]。
      - 毛细胞型黏液样星形细胞瘤（见章节37.1.12）。
      - 转移瘤。

49.5.2 鉴别诊断

详见章节89.1。

1. 肿瘤：增强扫描91%显示增强[26]，9%不显示增强，多数是星形细胞瘤，1例是室管膜瘤增强与级别无相关性。
2. 非瘤性病变：
   1) 血管病变（如AVM）：匐行线性流空影。脊柱血管造影有助于鉴别[2]。
   2) 脱髓鞘病变（如多发硬化）：
      - 通常不超过2个椎体节段。
      - 多发硬化的脊髓病变多见于颈部。
   3) 脊髓炎。
   4) 副肿瘤性脊髓病。
   5) 引起躯体特定节段疼痛的疾病（如胆囊炎、肾盂肾炎、肠道病变）呈现皮节分布，做Valsalva动作时加重，伴有感觉和（或）运动改变者提示脊髓或神经根病变。经常需要影像检查来进行鉴别。
   6) 椎体结构病变（如Paget病、骨巨细胞瘤，见章节49.6.5）。

49.5.3 髓内脊髓肿瘤特殊类型

室管膜瘤

概述

要 点

- 低位脊髓、圆锥和终丝最常见的胶质瘤（多数圆锥和终丝室管膜瘤是黏液性乳头状室管膜瘤），成人更常见。
- 检查：因为会随着脑脊液种植，应行全神经轴的影像检查（通常为增强 MRI：头、颈、胸、腰骶）。
- 室管膜瘤囊性变常见。
- 治疗：手术切除（多数有包膜）。

低位脊髓、圆锥和终丝最常见的胶质瘤（见下文）。缓慢生长的良性肿瘤，男性偏多，发病高峰为 30~60 岁。超过 50% 位于终丝，第二好发在颈部。组织病理：乳头型、细胞型、上皮细胞型或混合型（黏液乳头状室管膜瘤是终丝最常见的肿瘤，见下文）。46% 发生囊变，可使终丝处椎管扩大[27]。常有包膜，血供少（乳头型血管丰富可出现 SAH）。82% 的病人在诊断前有超过 1 年的症状史[28]。

黏液乳头状室管膜瘤

黏液乳头状室管膜瘤是室管膜瘤的一个亚型，好发于圆锥、终丝部位或马尾（图 49-2），WHO Ⅰ级，常单发。组织学：乳头型有空泡状微囊，内含黏液、结缔组织，无间变特点，偶尔可发生 CSF 种植转移（脊髓肿瘤切除后可以种植在颅内）[29]。新发颅内病灶少见，全身性转移的病例非常罕见[1]。神经系统外转移可发生于骶尾部皮下组织，由于室管膜细胞异位导致[30]。

手术切除终丝肿瘤包括沿病变边缘上下电凝分离终丝（见章节 16.4.6），全切除肿瘤，首先在病变上方切断终丝，以防病变向上收缩。

星形细胞瘤

1 岁以内少见，发病高峰在 30~60 岁，男：女 = 1.5：1，各年龄段良性：恶性 = 3：1[27]。可发生于各个节段，胸段最多，其次是颈段；38% 为囊性，通常囊液蛋白含量高。

皮样囊肿和表皮样囊肿

表皮样囊肿在年龄偏大的儿童少见，相对于女性更常见，颈段和上胸段少见，圆锥多见。通常为髓外 – 硬脊膜下，但圆锥和马尾可有髓内部分（完全位于髓内者罕见）。

脂肪瘤

可能发生于脊髓闭合不全的交界部分，见脂肪瘤性脊柱裂（见章节

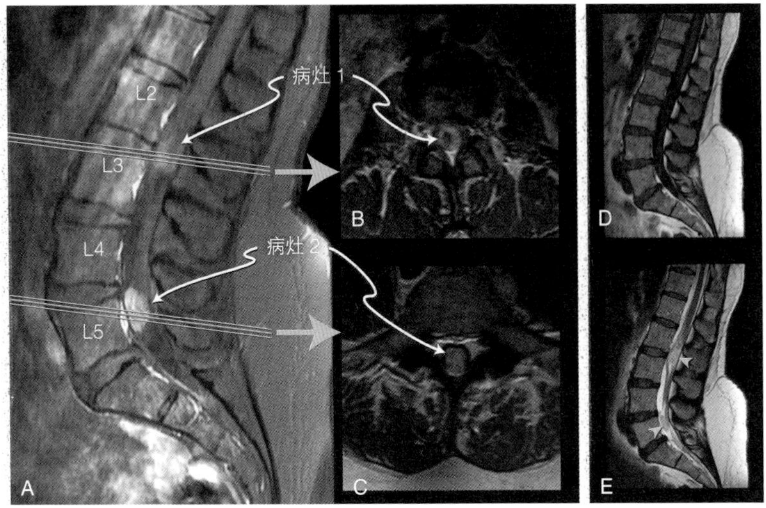

图 49-2 两例腰段脊柱黏液乳头状室管膜瘤

A. 增强 T_1 MRI，中线矢位；B. 轴位显示挨近圆锥的病变上方断层；C. 轴位显示病变低位马尾位置。D. 非增强 T_1 显示病变与周围组织均为等信号；E. T_2 图像能清楚辨认病变（黄色箭头）

16.2.4)。下面为讨论内容为不合并脊柱裂的脂肪瘤。

发病高峰为 20~40 岁、50~60 岁，学术层面属于错构瘤，无性别差异，通常为髓外硬脊膜下（有一种亚型完全位于髓内，取代脊髓）[31]，颈胸段是最常见的好发部位。注意：与其他脊髓髓内肿瘤不同，最常见的症状是上行性单肢轻瘫或偏侧轻瘫（比较痛苦）。低位病变括约肌功能障碍常见。局部皮下包块或凹陷常见。Malis 建议无症状的病人 1 岁时早期行次全切除[31]。仅切除骶骨外部分是不够的，因为病人髓内将产生大量的瘢痕组织，导致更加快速、严重的神经功能损伤，即使采取恰当治疗也难以挽救。

血管母细胞瘤

通常为非浸润性、界限清楚、有包膜的囊变。80% 的脊髓血管母细胞瘤病人同时合并 von Hipple-Lindau 病（见章节 41.2.3)。由于血管丰富，所以既不能切除也不能治愈，需要类似 AVM 的显微外科技术处理，可能还需术中控制性降压。

恶性转移瘤

多数脊柱转移瘤是硬脊膜外。髓内转移瘤相对罕见[32]，占转移性脊髓病变的 3.4%[33]。主要包括：小细胞肺癌[34]、乳腺癌、黑色素瘤、淋巴瘤和结肠癌[33, 35]。髓内脊柱转移病灶很少为首发临床症状。

49.5.4 临床表现

1. 疼痛：最常见主诉。终丝肿瘤几乎全部疼痛（脂肪瘤除外）[21]。可能疼痛的方式：
   1) 神经根痛：Valsalva 试验和脊髓运动时加重，如果椎间盘突出区皮节异常，应怀疑脊髓肿瘤（SCT）。
   2) 局部疼痛：颈背部僵硬，Valsalva 试验加重。★ 注意：休息时疼痛（夜痛）提示典型 SCT。
   3) 脊髓（如脊髓空洞）：压迫感、烧灼感、感觉缺失、非根痛、常为双侧、Valsalva 试验无影响。
2. 运动异常：
   1) 2～3 度肌力（弱）是最常见主诉，常在感觉症状不久后出现。
   2) 儿童大多有步态异常。
   3) 脊髓空洞症：提示髓内肿瘤。体征：上肢部分力弱、腱反射减弱、分离性感觉缺失（见下文）。
   4) 长神经束受累→笨拙及共济失调（与力弱不同）。
   5) 肌萎缩、抽搐、肌束震颤。
3. 非疼痛性感觉障碍：
   1) 分离性感觉缺失：痛、温觉降低，轻触觉正常，如 Brown-Séquard 综合征（见章节 59.9.3）。脊髓髓内肿瘤此现象是否常见存在争议。可能伴随非根性感觉缺失（早期），并向上扩展[37]。
   2) 感觉异常：神经根性或“髓内”异常分布。
4. 括约肌功能障碍：
   1) 通常为泌尿生殖器括约肌功能障碍（肛门少见）→排尿困难、尿潴留、尿失禁、阳痿。早起出现症状病变在圆锥或马尾，尤其是脂肪瘤（疼痛不明显）出现较早。
   2) 1 岁以下病人腰骶部病变（皮样、表皮样囊肿等）多见，故括约肌功能异常多见。
5. 其他症状：
   1) 脊柱侧凸或斜颈。
   2) SAH。
   3) 脊柱可见肿物。

病程

开始通常为隐匿性，但也可突发（儿童良性病变偶可在数小时内进展）。常将外伤发生时间误认为起病时间。病情发展分为四个阶段[38]：

1. 仅有疼痛（神经性）。
2. Brown-Séquard 综合征。

3. 不全横断性功能障碍。

4. 完全横断性功能障碍。

注意：78%（23 例）的室管膜瘤、74%（42 例）的胶质瘤、全部 7 例皮样囊肿和 50%（8 例）的脂肪瘤在诊断前已发展到后两个阶段，不受 SC 空间影响，不论横切面和纵切面（圆锥病变除外，确诊时第 1 阶段更为常见）（数据来自 CT 出现前）。

49.5.5 诊断

通过临床表现区分 IMSCT、ID-EM、和 ED 比较困难[2]。施万细胞瘤通常以神经根症状起病，后续进展到髓内。多数 IMSCT 在脊髓后部，早期主要表现为感觉异常[20]。

诊断检查

MRI：主要的诊断方法。室管膜瘤强化明显，并常与出血和囊变有关。脊髓水肿与囊肿类似。

X 线片：椎体破坏、椎间孔扩大、椎弓根间距增大提示硬脊膜外脊髓肿瘤。

腰椎穿刺：脑脊液蛋白升高最常见，见于 95% 的病例。原发性髓内肿瘤为 50～2240mg/dl。葡萄糖正常（除外脊膜瘤）。脊髓肿瘤可导致完全梗阻，出现以下症状：

- Froin 综合征：CSF 凝固（纤维蛋白原）和黄变。
- Queckenstedt 试验（压迫颈静脉不能使 CSF 压力升高，在无梗阻的情况下压力会升高）。
- 脊髓造影显示造影剂流动受阻。

脊髓造影（见章节 50.2.4）：典型表现为梭形脊髓增宽（早期可能正常），与硬脊膜外肿瘤导致的滴水样（不完全梗阻）或油漆刷样（完全梗阻）改变不同，也与髓外硬脊膜下病变导致的清楚界限帽口样（半月板征）改变不同。

CT：部分髓内肿瘤可有 Ⅳ 度强化。脊髓 CT 可鉴别髓内和髓外硬脊膜下病变（但不能很好地鉴别髓内亚型）。

脊髓血管造影：很少使用，除非血管母细胞瘤（脊髓影像或 MRI 线性波样结构怀疑血管母细胞瘤时）。MRI 常可以取代该项检查。

49.5.6 治疗

概述

无症状病变可以随访观察，手术可能造成神经功能障碍。对于有症状的病例应在诊断后尽快手术（非急诊手术），手术效果和术前神经功能症状严重程度相关，当症状进展时没必要随访观察（许多功能受损可能无法逆转）。

星形细胞瘤 对于低级别肿瘤，如果肿瘤和脊髓之间有界限（通常包括是一层胶质，血管和粘连组织延伸其中），应试图全切肿瘤[40]。对于高级别肿瘤或无明显分界的低级别星形细胞瘤建议活检或活检+部分切除[40]。

高级别星形细胞瘤术后需放疗 ± 化疗[40]。低级别胶质瘤全切后不建议放疗。

室管膜瘤 尽量全切肿瘤，全切后不需放疗[40]。

要 点

- 多数 IMSCT 病例应使用超声吸引器或激光从内部切除肿瘤（避免神经组织内操作），不要试图在肿瘤和脊髓之间分离（即使是室管膜瘤，3 类最常见 IMSCT 中室管膜瘤是唯一有此界限的肿瘤）。
- MEP 监测：如果振幅下降到≤基线水平的 50%，手术应终止。

49.5.7 手术技巧

1. 体位：通常为俯卧位，需保护性垫护，同时固定牢靠以免术中运动诱发电位（MEP）检测时出现活动。也可使用侧斜位、坐位。
2. 若怀疑囊性组织存在，暴露脊髓后需用 25G 针头部分抽吸以减压（避免完全抽出囊内液体，因其可导致肿瘤定位困难）[41]。如肿瘤在其任何一端形成“帽”，则无须打开覆盖在囊肿外的硬膜，切除肿瘤即可形成引流效果。
3. 辅助性选择：
   1) 术中脊髓监测技术（脊髓体感诱发电位：SSEP 和运动诱发电位：MEP）[42]：体感诱发电位（SEP）在脊髓开始切开时总出现降级，而且与运动结果相关性不佳（运动监测是关键）[44, 45]，（如在开始脊髓切开时 SEP 信号丢失并不少见，但是和手术效果关系不大），所以即使术中 SEP 未出现异常，术后仍然有可能出现运动功能障碍[42, 43]。相反，即使术中 SEP 丢失，术后也可能未出现运动功能障碍。而且使用术中 MEP 监测可以改善预后的证据也并不充分[44]。
   2) 术中超声：有争议[45]，部分专家支持。星形细胞瘤与脊髓组织在超声下均为等回声，鉴别困难，但室管膜通常表现高回声。
4. 为避开后正中静脉，脊髓切开可选择在背侧中线或者一侧进行。此外，如果已经确认肿瘤位置表浅且悬浮于中线之上（超声可确认），切口也可选择于此。肿瘤可能导致结构畸形和中线移位，需寻找两侧背神经根入口来确认中线，作为神经根入口的中点。
5. 6-0 线穿过软膜缘后轻柔牵开暴露脊髓。可用标准尺寸的“刺刀镊”

轻柔分离组织。

6. 使用双极操作肿瘤 / 脊髓时，需充分水冲洗以减少双极产热对脊髓损伤。禁止使用单极电刀[41]。
7. 激光或超声吸引器（USA）吸除肿瘤时，从肿瘤内部开始直到胶质 / 肿瘤界面。与超声吸引器相比，激光的碳化效应可能会导致胶质 / 肿瘤界面难以辨认。而且激光在吸除较大肿瘤时相对更慢。
8. 水密性良好的硬脊膜缝合至关重要。

49.5.8 预后

目前，无好的设计研究比较显微外科术、激光及放疗的长期疗效。诊断时症状轻者治疗效果更好[20]。复发与切除程度及肿瘤的生长方式有关。

室管膜瘤：全切除可改善功能，黏液乳头状室管膜瘤效果明显好于典型室管膜瘤[28]。术前症状轻微、病史不超 2 年[46]及全切除病人的功能恢复最好。生存期与切除程度无关。

星形细胞瘤：很少能完全切除（即使显微镜也不易辨认其边界）。长期疗效较室管膜瘤更差。4～5 年的复发率为 50%。

49.6 原发脊柱肿瘤

49.6.1 概述

肿瘤类型

1. 转移瘤：脊柱最常见的恶性肿瘤。
   1) 常见溶骨性转移瘤（见章节 50.2.1）：
      - 肺癌。
      - 乳腺癌。
      - 前列腺癌
      - 淋巴瘤：多见全身性淋巴瘤脊柱侵犯（继发淋巴瘤），也可见原发（见章节 49.2）。
      - 浆细胞瘤（见章节 50.3.2）。
      - 多发性骨髓瘤（见章节 50.3.1）。
      - 朗格汉斯细胞组织细胞增多症：见章节 49.3.2。
   2) 可能是成骨性转移瘤：
      - 男性前列腺癌最常见。
      - 女性乳腺癌最常见。
   3) 尤因肉瘤（见章节 49.3.2）。
   4) 绿色瘤：白血病细胞的局部侵犯。
2. 原发性脊柱肿瘤（非常罕见）。

1）良性肿瘤。
- 脊柱血管瘤（见章节 49.6.4）。
- 成骨细胞瘤（见章节 49.6.2）。
- 动脉瘤样骨囊肿（见章节 49.3.2）：高度血管蜂窝化的腔被一可扩张皮质壳包裹。
- 骨软骨瘤（软骨瘤）（见章节 49.3.2）。
- 骨巨细胞瘤（见章节 49.6.5）：又称破骨细胞瘤，良性肿瘤，但假恶性行为。

2）恶性肿瘤：
- 软骨肉瘤（见章节 49.3.2）。
- 脊索瘤（见章节 48.1.6）。
- 成骨肉瘤：脊柱少见。

49.6.2 骨样骨瘤和成骨细胞瘤

要 点

- 骨样骨瘤和成骨细胞瘤均为良性肿瘤。
- 组织鉴别依靠体积（骨样骨瘤≤1cm；成骨细胞瘤 >1cm）。
- 均可发生在脊柱并能引起神经功能症状（如成骨细胞瘤）。
- 全切后均治愈率高。

概述

良性成骨病变可分为两类：骨样骨瘤（OO）和良性成骨细胞瘤（BOB）（见表 49-2）。这两种病变组织学上难以区分，必须依靠体积和肿瘤学行为进行分辨。

表 49-2 骨样骨瘤与良性成骨细胞瘤比较[47]

	骨样骨瘤	良性成骨细胞瘤
占原发性骨肿瘤百分比	3.2%	
占原发性脊柱肿瘤百分比	1.4%	
发生于脊柱百分比	10%	35%
大小	≤1cm	>1cm
生长方式	局限、自限性	更广泛，可突入椎管内
恶性转化？	无	罕见
脊柱内位置（83 例）		
颈段	27%	25%
胸段		35%
腰段	59%	35%

表 49-2（续）

	骨样骨瘤	良性成骨细胞瘤
椎体内位置（81 例）		
仅限椎板	33%	16%
茎突	15%	32%
关节面	19%	0
椎体	7%	5%
横突	6%	8%
棘突	5%	5%
椎弓 1 个以上	6%	19%
后部结构＋椎体	0	11%

特征性表现为夜间痛，服用阿司匹林可缓解（见下文）。

成骨细胞瘤是一种罕见的、良性、局部复发性肿瘤，好发于脊柱，极少数情况下可发生肉瘤变（目前报道的只有小部分病例转化为骨肉瘤）[48]，血管较骨样骨瘤多[49]。

鉴别诊断

两种病变具有相似症状核骨扫描核素摄取：

1. 良性成骨细胞瘤。
2. 骨样骨瘤：邻近骨硬化较 BOB 明显。
3. 成骨性肉瘤：脊柱少见。
4. 动脉瘤样骨囊肿（见章节 49.3.2）：通常见中央部骨小梁透亮区。
5. 单侧关节突或椎板坏死。

临床表现

症状和体征见表 49-3。约 60% 出现病灶周边软化。28% 的 BOB 病人表现为脊髓功能障碍。骨样骨瘤仅 22% 出现神经功能障碍。

检查

骨扫描对检测病变敏感，一旦定位，CT 或 MRI 能够更好地显示病变。

细针穿刺需谨慎，病变如果是骨肉瘤有可能污染针道，导致更差的预后。

骨样骨瘤

放射透亮区伴或不伴周边致密信号，常独立于茎突和关节面，断层扫描可能显示不到。

成骨细胞瘤

多数有扩张、破坏性病变，17% 有中等骨硬化，31% 有高密度区域，20% 病变周围有钙化包裹。经常有对侧椎骨突出[48]。

治疗

为了能治愈，这些病变区域应完全切除。放疗效果不佳[48]。

表 49-3 82 例病人症状和体征[47]

表现	骨样骨瘤	良性成骨细胞瘤
疼痛	100%	100%
运动疼痛加重	49%	74%
Valsalva 动作时疼痛加重	17%	36%
夜痛	46%	36%
服用阿司匹林疼痛缓解	40%	25%
神经根痛	50%	44%
脊柱侧凸	66%	36%
神经功能障碍	22%	54%
脊髓病	0	28%
力弱	12%	51%
肌萎缩	9%	15%

骨样骨瘤

密质骨可能较厚和坚硬，腔内可能存在肉芽肿。

成骨细胞瘤

易出血、质脆、红色至紫色、与邻骨边界清楚。完全切除→93% 疼痛完全消失。仅刮除→疼痛缓解，复发可能性更大。全切后的复发率约为 10%。

49.6.3 骨肉瘤

最常见的原发性骨癌。儿童更多见，多发于长骨近端，也可发生于下颌骨、骨盆，脊柱罕见[50]。脊柱骨肉瘤通常发生在 40 多岁男性腰骶段，有时起源于骨母细胞瘤或者 Paget 病。如果经皮穿刺活检证实骨肉瘤，污染的针道将增加外科切除的难度。预后差，中位生存期约 10 个月[50]。

49.6.4 脊柱血管瘤

概述

要 点

- 最常见的原发性脊柱良性肿瘤。
- 很少有症状（<1.2%），症状主要源于压缩性骨折、椎间盘突出，由骨膨胀导致的神经症状少见。
- MRI：小病灶在 T_1WI 和 T_2WI 是高信号，大病灶有可能为低信号。CT 或 X 线：条纹状（灯芯绒样）或蜂窝状表现。骨扫描摄取不增加。
- 治疗：偶发病灶不需要常规随访。高度怀疑时要活检。治疗选择（如果有指征）：放疗，栓塞，椎体成形术（优于后凸成形术），手术。

椎体血管瘤，又称脊柱血管瘤、海绵状血管瘤（椎体）、血管瘤性血管瘤。脊柱最常见的原发性良性病变（占原发性脊柱肿瘤的 10%～12%）。发病率在 9%～12%[51, 52]。70% 为单发病灶，30% 为多发（可侵犯 5 个不连续的椎段）。好发于腰椎和低位胸椎。颈椎和骶椎少见。25% 病变仅累及椎体，25% 累及椎弓后，两个位置都累及占 50%。偶见报道单纯脊硬膜外肿瘤[53]，髓内肿瘤也少见[54]。青春期后女性多见。

不会恶变。各种成熟薄壁血管取代正常骨髓，产生大量硬化、首尾排列的骨小梁。脊柱血管瘤有两种类型：海绵状型（静脉）和毛细血管型（不同类型与预后无关）。

临床表现

1. 偶然发现：多数无症状，这些病人不需要常规随访（见下文）。
2. 有症状：0.9%～1.2% 的病人有症状，可能是受激素影响（未证实），激素使妊娠期间症状增多（也可能是因为血容量增多、静脉压升高）或随月经而变化，这就解释为什么青春期前的女性症状很少。
   1) 疼痛：偶可表现为相应节段的局部疼痛，并无神经根痛，但疼痛更可能是其他病因（椎间盘突出、椎管狭窄等）引起。
   2) 进行性神经功能障碍：很少发生，常以胸髓病的形式出现，可能机制如下：
      - 骨膜下（硬脊膜外）生长的肿瘤突入椎管（见图 49-5）。
      - 骨质膨胀（骨皮质“起泡”），茎突椎板增宽，使骨性椎管狭窄。
      - 供血血管或引流静脉压迫。
      - 受累椎体压缩性骨折（非常罕见）[56]。
      - 自发性出血导致硬脊膜外血肿（也非常罕见）[57]。
      - 脊髓因“盗血”缺血。

检查

X 线片：典型表现为垂直方向层状或“蜂窝”样改变，至少有 1/3 的 VB 受累才能在 X 线片发现此表现（图 49-3，矢状位 CT 证实）。

骨扫描：VH 通常不显示摄取增加（非热区），除非压缩性骨折。该表现可用于区分转移性病变（通常骨扫描“高亮”）。

CT：骨受累的首选诊断方法。“Polka-dot”征：多发高密度点表示增厚的骨小梁交叉切面（图 49-4）。

MRI：小血管瘤在 T_1WI 和 T_2WI 表现为局部圆形高信号。更广泛的病变可能是低信号。MRI 有助于鉴别静止性病变（T_1WI 和 T_2WI 混杂的高信号，可能是因为脂肪组织）和症状性病变（T_1WI 等信号，T_2WI 高信号），也能够确认病变硬脊膜外扩张（图 49-5）。

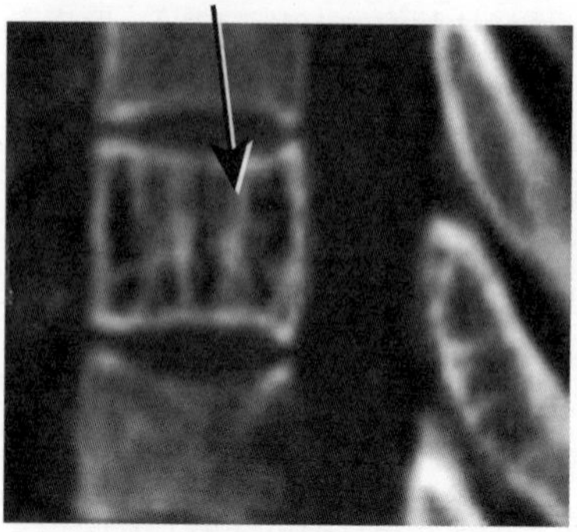

图 49-3 脊椎血管瘤
CT 骨窗显示垂直条纹

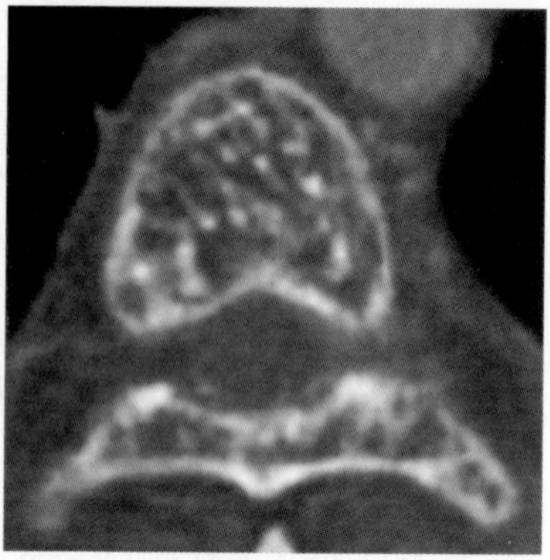
图 49-4 脊柱血管瘤
轴位 CT 骨窗显示“Polka-dot”征

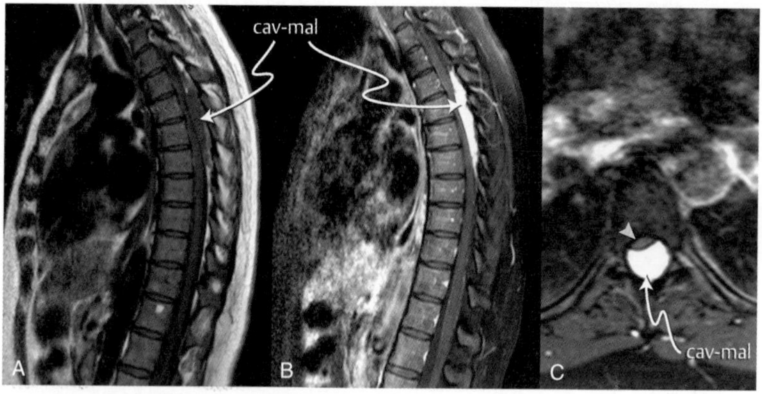

图 49-5 胸段脊髓硬脊膜外海绵状血管畸形
“Cav-mal”是海绵状血管畸形，黄色箭头显示受压的脊髓
胸段 MRI：A. 非增强 T_1 矢位；B. 增强 T_1 矢位；C. 增强 T_1 轴位

脊髓造影：也有助于鉴别非进展性病变（相较于邻近骨血管正常或轻微增多）和症状性病变（血管中到重度增多）。治疗：如果供血动脉不加入脊髓前动脉，可术前栓塞或手术切段。

治疗

见参考文献[51]。

治疗原则：

1. 无症状 VH 不需要常规随访或评估，除非有疼痛症状和神经功能恶化，这些症状在偶然发现的病例中很少见。
2. 活检：适用于诊断无法确定病例（如高度怀疑转移性病变）。尽管该病富含血管，但在 CT 引导下活检无出血并发症报道。

3. 疼痛症状和神经功能障碍者：
   1) 放疗：可单独用于疼痛的缓解，也可用作术前辅助治疗或未能完全切除的术后治疗。VH 对放疗敏感，病灶放疗后经硬化过程消失，总剂量应≤40Gy，以降低放射性骨髓病的发生。疼痛缓解可能需要数月甚至数年，但治疗反应在影像学上可能观察不到。
   2) 栓塞：缓解疼痛的速度较放疗更快，也可用作术前的辅助治疗。如果主要的神经根动脉（如 Adamkiewicz 动脉）（见章节 2.4）被栓塞，则有引起脊髓梗死的危险。
   3) 脊椎成形（见章节 63.3.5）：效果比后凸成形术更好，因为后凸成形术会损害骨小梁。
   4) 手术：适用于上述疼痛症状治疗失败者，或进行性神经功能障碍病例（见下文）。

手术治疗

手术适应证见上文，手术治疗建议见表 49-4。

手术主要风险：失血、脊柱不稳、神经功能缺失（术中或术后硬脊膜外血肿引起）。次全切复发率为 20%～30%，常在 2 年之内复发。次全切除病人应行术后放疗，复发率可降低至 7%。

表 49-4 VH 手术策略建议 [51]

VH 累及范围	入路	术后放疗
仅后部结构	后方入路全切除	全切者不需要
椎管前方受压	前入路椎体次全切＋内固定	
VB 受累但无扩张 ST 位于椎管侧方	椎板切除，同时切除软组织	CT 随访，如 VB 或 ST 受侵则放疗
椎管前后广泛受累，伴周围骨膨胀 无 ST 压迫	椎板切除	放疗或 CT 密切随访，如 ST 处复发或进行性 VB 受侵，则放疗
广泛侵犯伴 ST 压迫	前入路椎体次全切＋内固定	

VB：椎体；ST：VH 的软组织成分

49.6.5 骨巨细胞瘤

又称破骨细胞瘤（起源于破骨细胞）。与动脉瘤样骨囊肿属于同一范畴。通常见于青春期病人，多数位于膝和腕部。那些易引起神经外科医师注意的是发生在颅骨（尤其颅底骨，特别是蝶骨）的病变或脊柱的病变（约 4% 发生于椎间盘）。

组织病理

溶骨伴骨质塌陷。多数为良性，伴假恶性行为（复发常见，也发生肺部转移）。

检查

评估软组织最好用 MRI 检查。脊柱 CT 非常重要，可以评估骨损害程度以及制订手术方案。检查包括胸 CT，因为可能有肺转移。

治疗

瘤内刮除，术前栓塞可能有帮助，复发率（即使是次全切除）只有20% 左右。放疗的疗效目前仍存在争论[7]，因为有可能促进恶变（因此放疗仅用于不能切除的复发病灶）。使用溶骨抑制剂药物——双膦酸盐，如帕米膦酸钠（见章节 71.1.8）对于次全切术后已有成功案例。

切除术后残余肿瘤可考虑再次切除。

液氮冷冻手术已经应用于长骨病变。但因其有对临近神经结构损伤风险，所以在神经外科应用受限，且可能导致骨折。尽管已经有应用于骶骨病变的报道[59]。

49

该病有复发倾向，需密切随访，建议术后近期每隔 3 个月复查 CT 或 MRI。

（刘彦伟 译 王 雯 校）

参考文献

[1] Kopelson G, Linggood RM, Kleinman GM, et al. Management of Intramedullary Spinal Cord Tumors. Radiology. 1980; 135:473–479
[2] Adams RD, Victor M. Intraspinal Tumors. In: Principles of Neurology. 2nd ed. New York: McGraw-Hill; 1981:638–641
[3] Lyons MK, O'Neill BP, Kurtin PJ, et al. Diagnosis and Management of Primary Spinal Epidural Non-Hodgkin's Lymphoma. Mayo Clin Proc. 1996; 71: 453–457
[4] Liu JK, Brockmeyer DL, Dailey AT, et al. Surgical management of aneurysmal bone cysts of the spine. Neurosurg Focus. 2003; 15
[5] Suzuki M, Satoh T, Nishida J, et al. Solid variant of aneurysmal bone cyst of the cervical spine. Spine. 2004; 29:E376–E381
[6] Neviaser JS, Eisenberg SH. Giant cell reparative granuloma of the cervical spine; case report. Bull Hosp Joint Dis. 1954; 15:73–78
[7] Dunn EJ, Davidson RI, Desai S, et al. Diagnosis and Management of Tumors of the Cervical Spine. In: The Cervical Spine. 2nd ed. Philadelphia: JB Lippincott; 1989:693–722
[8] Menezes AH, Sato Y. Primary Tumors of the Spine in Children - Natural History and Management. Concepts Pediatr Neurosurg. 1990; 10:30–53
[9] Grubb MR, Currier BL, Pritchard DJ, et al. Primary Ewing's Sarcoma of the Spine. Spine. 1994; 19:309–313
[10] Porter DG, Martin AJ, Mallucci CL, et al. Spinal Cord Compression Due To Masson's Vegetant Intravascular Hemangioendothelioma: Case Report. J Neurosurg. 1995; 82:125–127
[11] Scott RM, Wolpert SM, Bartoshesky LE, et al. Dermoid tumors occurring at the site of previous myelomeningocele repair. J Neurosurg. 1986; 65: 779–783
[12] Storrs BB. Are dermoid and epidermoid tumors preventable complications of myelomeningocele repair? Pediatr Neurosurg. 1994; 20:160–162
[13] Ramos E, Marlin AE, Gaskill SJ. Congenital dermoid tumor in a child at initial myelomeningocele closure: an etiological discussion. J Neurosurg Pediatrics. 2008; 2:414–415
[14] Metellus P, Bouvier C, Guyotat J, et al. Solitary fibrous tumors of the central nervous system: clinicopathological and therapeutic considerations of 18 cases. Neurosurgery. 2007; 60:715–22; discussion 722
[15] Solero CL, Fornari M, Giombini S, et al. Spinal meningiomas: review of 174 operated cases. Neurosurgery. 1989; 25:153–160
[16] Seppala MT, Haltia MJ, Sankila RJ, et al. Long-term outcome after removal of spinal schwannoma: a clinicopathological study of 187 cases. J Neurosurg. 1995; 83:621–626
[17] Conti P, Pansini G, Mouchaty H, et al. Spinal neurinomas: retrospective analysis and long-term outcome of 179 consecutively operated cases and review of the literature. Surg Neurol. 2004; 61:34– 43; discussion 44
[18] Asazuma T, Toyama Y, Maruiwa H, et al. Surgical strategy for cervical dumbbell tumors based on a three-dimensional classification. Spine. 2004; 29: E10–E14
[19] Gottfried ON, Binning MJ, Schmidt MH. Surgical Approaches to Spinal Schwannomas. Contemp Neurosurg. 2005; 27:1–8
[20] Stein B. Intramedullary Spinal Cord Tumors. Clin Neurosurg. 1983; 30:717–741
[21] Stern WE. Localization and Diagnosis of Spinal Cord Tumors. Clin Neurosurg. 1977; 25:480–494
[22] DeSousa AL, Kalsbeck JE, Mealey J, et al. Intraspinal Tumors in Children. A Review of 81 Cases. J Neurosurg. 1979; 51:437–445
[23] Hautzer NW, Aiyesimoju A, Robitaille Y. Primary Spinal Intramedullary Lymphomas: A Review. Ann Neurol. 1983; 14:62–66
[24] Alvisi C, Cerisoli M, Giuloni M. Intramedullary Spinal Gliomas: Long Term Results of Surgical Treatment.

Acta Neurochir. 1984; 70:169–179
[25] Kumar R, Reddy SJ, Wani AA, et al. Primary spinal primitive neuroectodermal tumor: case series and review of the literature. Pediatr Neurosurg. 2007; 43:1–6
[26] White JB, Miller GM, Layton KF, et al. Nonenhancing tumors of the spinal cord. J Neurosurg Spine. 2007; 7:403–407
[27] Dorwart RH, LaMasters DL, Watanabe TJ, et al. Tumors. In: Computed Tomography of the Spine and Spinal Cord. San Anselmo: Clavadal Press; 1983:115–131
[28] Mork SJ, Loken AC. Ependymoma: A Follow-Up Study of 101 Cases. Cancer. 1977; 40:907–915
[29] Tzerakis N, Georgakoulias N, Kontogeorgos G, et al. Intraparenchymal myxopapillary ependymoma: case report. Neurosurgery. 2004; 55
[30] Helwig EB, Stern JB. Subcutaneous sacrococcygeal myxopapillary ependymoma. A clinicopathologic study of 32 cases. Am J Clin Pathol. 1984; 81:156– 161
[31] Malis LI. Intramedullary Spinal Cord Tumors. Clin Neurosurg. 1978; 25:512–539
[32] Smaltino F, Bernini FP, Santoro S. Computerized Tomography in the Diagnosis of Intramedullary Metastases. Acta Neurochir. 1980; 52:299–303
[33] Edelson RN, Deck MDF, Posner JB. Intramedullary Spinal Cord Metastases. Neurology. 1972; 22:1222–1231
[34] Murphy KC, Feld R, Evans WK, et al. Intramedullary Spinal Cord Metastases from Small Cell Carcinoma of the Lung. J Clin Onc. 1983; 1:99–106
[35] Jellinger K, Kothbauer P, Sunder-Plassmann, et al. Intramedullary Spinal Cord Metastases. J Neurol. 1979; 220:31–41
[36] Stein B. Surgery of Intramedullary Spinal Cord Tumors. Clin Neurosurg. 1979; 26:473–479
[37] Sebastian PR, Fisher M, Smith TW, et al. Intramedullary Spinal Cord Metastasis. Surg Neurol. 1981; 16:336–339
[38] Nittner K, Olivecrona H, Tonnis W. Handbuch der Neurochirurgie. New York: Springer-Verlag; 1972: 1–606
[39] Post KD, Stein BM, Schmidek HH, et al. Surgical Management of Spinal Cord Tumors and Arteriovenous Malformations. In: Operative Neurosurgical Techniques. 3rd ed. Philadelphia: W. B. Saunders; 1995:2027–2048
[40] Nadkarni TD, Rekate HL. Pediatric Intramedullary Spinal Cord Tumors: Critical Review of the Literature. Childs Nerv Syst. 1999; 15:17–28
[41] Greenwood J. Surgical Removal of Intramedullary Tumors. J Neurosurg. 1967; 26:276–282
[42] Morota N, Deletis V, Constantini S, et al. The Role of Motor Evoked Potentials During Surgery for Intramedullary Spinal Cord Tumors. Neurosurgery. 1997; 41:1327–1336
[43] Kothbauer P, Deletis V, Epstein FJ. Intraoperative Spinal Cord Monitoring for Intramedullary Surgery: An Essential Adjunct. Pediatric Neurosurgery. 1997; 26:247–254
[44] Albright AL. Intraoperative Spinal Cord Monitoring for Intramedullary Surgery: An Essential Adjunct? Pediatric Neurosurgery. 1998; 29
[45] Albright AL. Pediatric Intramedullary Spinal Cord Tumors. Childs Nerv Syst. 1999; 15:436–437
[46] Guidetti B, Mercuri S, Vagnozzi R. Long-Term Results of the Surgical Treatment of 129 Intramedullary Spinal Gliomas. J Neurosurg. 1981; 54:323–330
[47] Janin Y, Epstein JA, Carras R, et al. Osteoid Osteomas and Osteoblastomas of the Spine. Neurosurgery. 1981; 8:31–38
[48] Amacher AL, Eltomey A. Spinal Osteoblastoma in Children and Adolescents. Childs Nerv Syst. 1985; 1:29–32
[49] Lichtenstein L, Sawyer WR. Benign Osteoblastoma. J Bone Joint Surg. 1964; 46A:755–765
[50] Shives TC, Dahlin DC, Sim FH, et al. Osteosarcoma of the spine. J Bone Joint Surg Am. 1986; 68:660–668
[51] Fox MW, Onofrio BM. The Natural History and Management of Symptomatic and Asymptomatic Vertebral Hemangiomas. J Neurosurg. 1993; 78:36–45
[52] Healy M, Herz DA, Pearl L. Spinal Hemangiomas. Neurosurgery. 1983; 13:689–691
[53] Richardson RR, Cerullo LJ. Spinal Epidural Cavernous Hemangioma. Surg Neurol. 1979; 12: 266–268
[54] Cosgrove GR, Bertrand G, Fontaine S, et al. Cavernous Angiomas of the Spinal Cord. J Neurosurg. 1988; 68:31–36
[55] Tekkök IH, Açikgöz B, Saglam A, et al. Vertebral Hemangioma Symptomatic During Pregnancy - Report of a Case and Review of the Literature. Neurosurgery. 1993; 32:302–306
[56] Graham JJ, Yang WC. Vertebral Hemangioma with Compression Fracture and Paraparesis Treated with Preoperative Embolization and Vertebral Resection. Spine. 1984; 9:97–101
[57] Kosary IA, Braham J, Shacked I, et al. Spinal Epidural Hematoma due to Hemangioma of Vertebra. Surg Neurol. 1977; 7:61–62
[58] Persaud T. The polka-dot sign. Radiology. 2008; 246:980–981
[59] Marcove RC, Sheth DS, Brien EW, et al. Conservative surgery for giant cell tumors of the sacrum. The role of cryosurgery as a supplement to curettage and partial excision. Cancer. 1994; 74:1253–1260

50 脑转移瘤和造血系统肿瘤

50.1 脑转移瘤

50.1.1 概述

要 点

- 脑转移瘤是临床上最常见的脑肿瘤。
- 出现神经功能症状时，70% 的病人行 MRI 检查显示多发。
- 对于既往有癌症病史的病人如果出现颅内的单发占位，绝大部分都应行组织病理学检查，这其中有 11% 的病人不是转移瘤。
- 尽管病人最长的中位生存期为 8 个月（和胶质母细胞瘤类似），但仍然有长期生存者。

50

50.1.2 脑转移瘤的特点

脑转移瘤是临床上最常见的脑肿瘤，占脑肿瘤的半数稍多一些（如果仅考虑影像学检查结果，则脑转移瘤约占 30%）。在美国，每年新发的脑转移瘤病例 >170 000 例[1]，而原发性脑肿瘤约为 17 000 例。有 15%～30% 的癌症病人发生脑转移[2]。在无癌症病史的病人中，15% 的病人以脑转移病灶作为首发症状。在这些病人中，43%～60% 的 X 线片（CXR）检查可见异常[3, 4]（显示原发性支气管肺癌或其他肿瘤转移至肺）。

在 9% 的病例中，脑转移灶是唯一可发现的转移灶。只有 6% 的儿童病人发生脑转移。

脑转移的途径通常为血源性，但也可通过局部蔓延转移。

单发转移瘤：

- CT：得到神经科诊断时，50% 的病例在 CT 上显示为单发病变[5, 6]。
- MRI：如果上述病人进行 MRI 检查，则单发病变的比例 <30%[7]。
- 尸检：脑转移病人约 1/3 为单发，1%～3% 的单发病变发生于脑干[8]。

转移瘤的发病率升高可能与许多因素有关：

1. 癌症治疗方法的改善使得癌症病人的生存期延长[9]。
2. CT 和（或）MRI 等检查手段使得 CNS 肿瘤的检出率提高。
3. 许多全身应用的化疗药物不能很好地透过血 - 脑屏障（BBB），使得此处成为肿瘤生长的“避难所”。
4. 一些化疗药物可以短暂地削弱 BBB 的功能，使得肿瘤发生 CNS 种植转移。

50.1.3 原发性中枢神经系统肿瘤的转移

经 CSF 途径转移

可经 CSF 途径转移的肿瘤包括（当这些肿瘤转移至脊髓时，常被称为“脱落转移灶”）：

1. 高级别胶质瘤（10%～25%）（见章节 36.11）。
2. 原始神经外胚叶肿瘤（PNET），尤其是髓母细胞瘤（见章节 39.2.2）。
3. 室管膜瘤（11%）（见章节 38.1）。
4. 脉络丛肿瘤（见章节 38.3）。
5. 松果体区肿瘤：
   1) 生殖细胞肿瘤（见章节 42.3）。
   2) 松果体细胞瘤（见章节 39.1.3）和松果体母细胞瘤（见章节 39.1.3）。
6. 罕见肿瘤：
   1) 少突胶质细胞瘤（约 1%）（见章节 36.9）。
   2) 血管母细胞瘤（见章节 41.2.3）。
   3) 原发性 CNS 黑色素瘤（见章节 41.3）。

神经系统以外的转移

尽管大多数 CNS 肿瘤不向全身转移，但下列肿瘤可能会向神经系统外转移：

1. 髓母细胞瘤（小脑 PNET）：发生神经系统外转移最常见的原发性颅内肿瘤。可转移至肺、骨髓、淋巴结、腹部。
2. 脑膜瘤：极少数可转移至心脏和肺。
3. 恶性星形细胞瘤极少数情况下可全身转移。
4. 室管膜瘤。
5. 松果体母细胞瘤。
6. 脑膜肉瘤。
7. 脉络丛肿瘤。
8. 经 CSF 途径转移的肿瘤（见上文）可经 CSF 分流途径转移（比如，经 VP 分流转移至腹膜或经 VA 分流血行转移），但这种转移的概率很小[10]。

50.1.4 脑转移瘤的部位

颅内转移瘤可以是脑实质性的（约 75%），也可以表现为侵犯软脑膜的癌性脑膜炎（见章节 50.1.10）。80% 的单发转移灶位于大脑半球。

脑实质转移灶以外侧裂后方颞、顶、枕叶交界区附近发生率最高（可能是由于肿瘤性栓子转移至大脑中动脉末梢所致）[11]。许多转移灶好发于灰质和白质交界处。

小脑也是发生颅内转移瘤的常见部位，占单发脑转移瘤的16%。脑转移瘤是成人颅后窝最常见的肿瘤。因此“成人颅后窝的单发病变首先考虑脑转移瘤”。肿瘤可经脊髓的硬脊膜外静脉丛（Batson 静脉丛）和椎静脉转移至颅后窝。

50.1.5 脑转移瘤病人的原发性肿瘤

概述

在美国，准确确定脑转移瘤的来源非常困难，因为缺少详细的编码[12]。在Sloan-Kettering 癌症中心接受尸检的2700多例成人原发性肿瘤病人中，脑转移瘤的来源如表50-1所示。儿童脑转移瘤的来源见表50-2。

表 50-1 成人脑转移瘤的来源（尸检数据）

原发	比例
肺癌	44%
乳腺癌	10%
肾（肾细胞）癌[a]	7%
胃肠道肿瘤	6%
黑色素瘤[b]	3%
未确定	10%

[a] 一种罕见的肿瘤，常发生脑转移（20%~25%）

[b] 在年龄较大的病例组中占16%[13]

表 50-2 儿童脑转移瘤的来源

神经母细胞瘤
横纹肌肉瘤
Wilm 瘤

在成人中，肺癌和乳腺癌占脑转移瘤的50%以上。

部分病人以颅内转移瘤为首发症状（原发灶未被发现），这类病人与已知原发灶的病人（脑内病灶数量相同）相比，向脑外转移的概率增加[14]，大概有26%的病人发现不了原发灶[14]。

Sloan-Kettering 癌症中心各种原发肿瘤的尸检脑转移发生率见表50-3。

肺癌

脑转移瘤中最常见，常为多发。肺部的原发灶可能很小，以致难以发现。

表 50-3 特定原发肿瘤的脑转移尸检发生率

原发	脑转移的发生率
肺癌	21%
乳腺癌	9%
黑色素瘤	40%
淋巴瘤	1%
• 霍奇金	0
• 非霍奇金	1%
胃肠道	3%
• 结肠癌	5%
• 胃癌	0
• 胰腺癌	2%
泌尿生殖系统	11%
• 肾（肾细胞）癌	21%
• 前列腺癌[a]	0
• 睾丸肿瘤	46%
• 宫颈癌	5%
• 卵巢癌	5%
骨肉瘤	10%
神经母细胞瘤	5%
头颈部肿瘤	6%

[a] 不常见，但也会出现

50

尸检表明，小细胞肺癌（SCLC）和非鳞癌、非小细胞肺癌病人中脑转移瘤的发生率高达 50%[15]。

小细胞肺癌（SCLC）

又称为“燕麦细胞”癌，是一种神经内分泌肿瘤。95% 发生于气道近端，通常位于主支气管或肺叶支气管。发病年龄（27～66 岁）一般较其他肺癌病人年轻。肿瘤的发生与吸烟关系密切。中位生存期 6～10 个月。被认为是一种全身性疾病。可分为两期：

1. 局限性：局限于胸部某处，可被一个放疗范围所包括。

2. 广泛性：转移至胸外，或胸内病变不能被一个放疗范围所包括。

尽管 SCLC 仅约占原发性肺癌的 20%，但它比其他支气管源性细胞类型的肺癌更易发生脑转移（SCLC 确诊后生存超过 2 年的病人 80% 发生脑转移）[9]。

治疗

对放疗非常敏感。

可疑脑转移：预防性脑放疗（PCI）和全脑放疗（WBXRT）能减少症状转移和延长生存期（无病生存期）[16, 17]。常用 25Gy，分 10 次给予。

脑转移：病变较大、威胁病人生命时手术切除，否则可行放疗。脑内多发 SCLC：放疗（初始剂量为 30Gy，分 10 次给予）+ 化疗。

原发癌的治疗：通常不切除。放疗 + 化疗。

初始治疗后脑转移复发：20Gy，分 10 次给予。

非小细胞肺癌（NSCLC）

包括：腺癌（最常见的 NSCLC）、大细胞肺癌、鳞状细胞癌、支气管肺泡癌。对 NSCLC 病人的回顾性分析发现，肺部病灶完全切除后，6.8% 的首次复发在脑内[15]。采用经典的 TNM 系统进行分期。预后比 SCLC 好。

原发癌的治疗：

1. I、II、ⅢA 期：手术切除。
2. 更高分期（例如远处转移，排除单发脑转移）：放疗 + 化疗。

已知肺部原发性肿瘤的分期研究

1. PET 扫描：可以发现小的恶性病变。有助于确定 NSCLC 的原发灶是否能够切除。但对 SCLC 的初始评估没有帮助。
2. 胸部 CT：通常包括肾上腺和肝脏（因此不需要进行腹部和盆腔 CT 检查）。
3. 骨扫描。
4. 脑：CT 或 MRI。

如果怀疑新发现的脑部病变是肺癌转移灶，从脑部占位中取得组织之前，应先对肺部病变进行活检（如果技术上可行的话），SCLC 除外。

黑色素瘤

概述

黑色素瘤在男性癌症发病率中居第 5 位，女性中居第 7 位。发病率在增加。黑色素瘤最常见的转移部位有：皮肤、视网膜、脑（原发 CNS 黑色素瘤，见章节 41.3）和甲床。大约 14% 的黑色素瘤不能确定原发部位[18]。极难发现的原发部位包括眼内、胃肠道黏膜。

临床研究发现，10%～70% 的黑色素瘤可出现脑转移，其中 70%～90% 经活检证实病人死于黑色素瘤脑转移。病人脑转移的神经系统症状常在发现原发灶后 14 个月出现。一旦发现黑色素瘤脑转移灶，病人的中位生存期≤6 个月[19–21]，且 94% 的病例死于脑转移瘤[22]。有一小部分病人生存期＞3 年，这些病人的转移灶为单发、手术能够切除，而且除转移灶外无其他内脏病变。

检查

转移性黑色素瘤在影像学上通常累及软脑膜／蛛网膜，常合并出现脑出血。

CT：由于黑色素的缘故，在非增强 CT 上密度可能比脑组织高。增强扫描时强化不如其他转移瘤（比如支气管肺癌）常见。

MRI：T_2WI 信号减低，瘤体四周水肿明显。黑色素瘤病人头部颅内占位 T_1WI 高信号高度提示黑色素瘤转移。

全身性检查：是否有全身系统的转移决定了 70% 黑色素瘤脑转移病人的生存期，因此应该进行全身性的转移瘤检测。检测的方法包括胸部、腹部、盆腔 CT 及骨扫描，在出现临床症状显示肿瘤转移时，PET 扫描比 CT 敏感性更高[23]；但除外脑转移，头部 MRI 在发现脑转移上比 CT 或 PET 更敏感。

治疗

转移至脑的黑色素瘤的治疗流程（修订版[24]，见图 50-1）。KPS 评分＜70 分的病人（见章节 85.3.1）不适合手术治疗。

要点：

1. 进展迅速的全身性疾病病人：在治疗脑转移瘤之前首先治疗全身性疾病。
2. 没有全身性疾病或者病灶数在 1～4 个（非黑色素瘤特异性肿瘤）的病人，如果所有病灶都可以切除，可以考虑手术治疗。SRS 是另一种选择。

▶ 手术适应证

1. 当病人全身系统疾病进展缓慢或者没有全身性疾病，CNS 转移灶在 1～4 个并且可以全部切除时，可能长期生存。
2. 当颅内转移病变不能全切或者病人合并不可控全身系统疾病时，手术可以在以下情况下作为备选：
   1) 减轻症状：如肿瘤压迫引发的疼痛。
   2) 危及生命时：如巨大的占位，第四脑室受压。
   3) 肿瘤合并出血，出现血块压迫症状。

▶ 全脑放疗（WBXRT） 黑色素瘤对放疗有抵抗，WBXRT 只能延长病人 2～3 个月生存期，仅适用于颅内多发转移的病人，此时肿瘤已经无法全切或行 SRS 治疗。

▶ 立体定向放射外科（SRS）治疗 适应证：病灶≤4 个，且每个病变直径≤3cm，不适合手术切除，全身系统累及较少或病变处于静息状态。相对禁忌证：合并出血，病变较大，瘤体四周水肿明显。

▶ 化疗

1. 烷化剂：

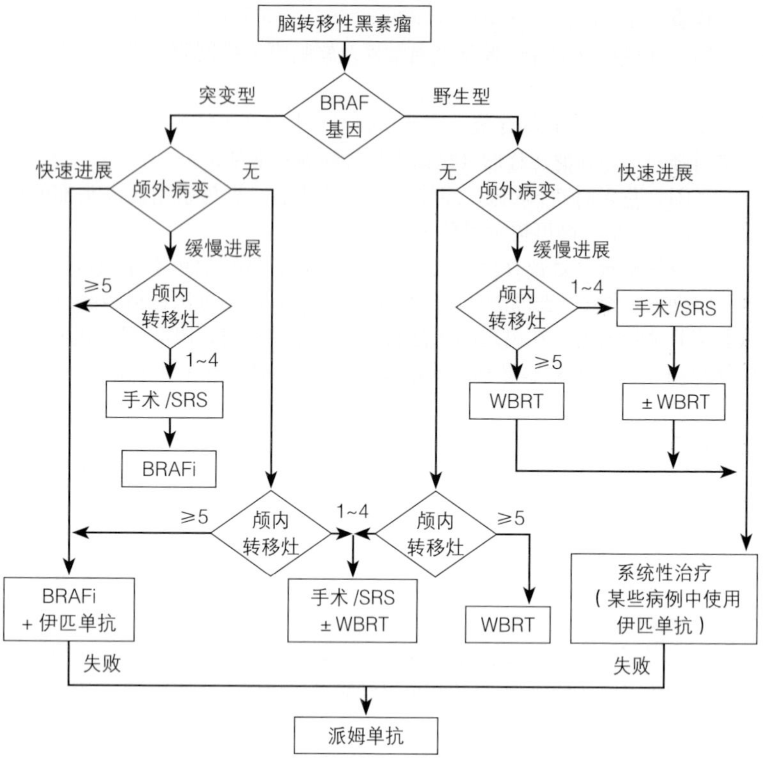

图 50-1 脑转移黑色素瘤病人的推荐治疗方案（修订版[24]）

1）氮烯唑胺：治疗黑色素瘤的金标准药，效果和新用于口服的替莫唑胺类似，有效率为 10%～20%。

2）福莫司汀：在Ⅱ期试验中表现出具有前景，但是在Ⅲ期试验中仅 6% 有反应（而氮烯唑胺是 0）[26]。

2. 免疫治疗：

1）伊匹单抗（Yervoy）：细胞毒性 T 淋巴细胞相关抗原 -4（CTLA-4）的单克隆抗体。对不需要皮质醇类激素的病人更有效。

2）白细胞介素 -2（IL-2）：在脑转移瘤中活性较低，由于存在毛细血管渗血，故未经治疗或者未控制的脑转移瘤有水肿和出血的风险，不建议这样的病人应用[27，28，29]。

3. BRAF 激酶抑制剂：抑制 BRAF 激酶（一种参与细胞分裂分化的酶），在有 BRAF 基因突变的肿瘤中有作用（与野生型 BRAF 相对），这类基因突变在黑色素瘤中很常见。

1) 达拉菲尼：正在进行Ⅱ期临床试验（NCT01266967）[30]。
2) 威罗菲尼：在重症病人中效果好。正在进行Ⅱ期临床试验（NCT01378975）[31]。

4. 抗 PD-1 药物（PD-1 程序性细胞死亡受体的单克隆抗体）：帕姆单抗（Keytruda）对高级别或者对其他药物无反应、无法切除的黑色素瘤有效[32]。

预后

1. 单发颅内转移瘤（任何类型），KPS 评分 >70，并且没有颅外疾病，手术 + 放疗的中位生存期为 40 周；如果仅放疗，中位生存期为 15 周[33，34]。
2. 对于黑色素瘤，回顾性研究提示，如果脑内所有的病灶都能得到治疗，则无论是手术治疗还是放疗都有效（可能存在选择偏倚）[35–37]。
3. 黑色素瘤预后不良的因素：
   1) 脑内转移灶＞3 个[20]。
   2) 颅外疾病诊断后脑内病灶继续发展[20]。
   3) 乳酸脱氢酶大于正常的 2 倍[21]。
   4) 骨转移[21]。
   5) 多发颅内转移和广泛的内脏疾病[38]。

肾细胞癌

又被称为肾上腺样瘤。侵犯 CNS 之前，通常伴有肺、淋巴结、肝、骨（对骨高度亲和）、肾上腺和对侧肾转移（因此这种肿瘤很少表现为孤立的脑转移瘤）。检查病人是否有血尿、腹痛，触诊或行 CT 检查寻找腹部包块。对放疗有效率约 10%。

食管癌

基于 26 例病人的分析中，中位生存期为 4.2 个月[39]。单发颅内转移灶、KPS 评分较高并且手术治疗的病人预后较好。

50.1.6 临床表现

和大多数脑肿瘤一样，脑转移瘤病人的症状和体征通常发展缓慢，与血管事件（缺血性或出血性梗死）起病突然且缓解很慢的特点不同；与放电事件（癫痫发作）起病突然且缓解迅速的特点也不同。根据临床表现无法鉴别肿瘤是原发瘤还是转移瘤。

症状和体征包括：

1. 占位效应和（或）CSF 引流受阻（脑积水）引起 ICP 升高，导致出现以下症状：
   1) 头痛（H/A）：最常见的症状，发生率约为 50%。
   2) 恶心、呕吐。

2. 局灶性神经功能缺陷：
   1) 肿瘤和（或）瘤周水肿压迫脑实质所致（比如无感觉障碍的单肢轻瘫）。
   2) 脑神经受压所致。
3. 癫痫发作：仅发生于约 15% 的病例。
4. 精神状态改变：抑郁、嗜睡、淡漠、意识错乱。
5. 提示 TIA（称为“肿瘤性 TIA”）或卒中的症状，可能是因为：
   1) 肿瘤细胞堵塞血管。
   2) 瘤内出血，转移性黑色素瘤、绒毛膜癌和肾细胞癌尤其多见[40]（见章节 84.4）。也可由血小板计数减少引起。

50.1.7 检查

影像学检查（CT 或 MRI）

CT 影像上转移瘤一般表现为“非复杂”病灶（圆形，边界清楚），通常发生于灰 / 白质交界处。特征性表现为：明显白质水肿（“指状水肿”），从肿瘤向脑组织深部延伸，通常比原发性（浸润性）脑肿瘤所引起的水肿严重。当出现多发病变时（脑部 CT 或 MRI 片上见到多发转移灶），可使用 Chamber 规则 -“谁数得最多谁正确”。转移灶常有强化，必须与环形强化的病变进行鉴别诊断。

50

MRI 比 CT 更敏感，特别是对于颅后窝病变（包括脑干）。CT 上表现为单发性转移灶的病例约有 20% 在 MRI 上可以发现多发转移灶[2]。多方位投影也有助于手术计划的制订。

腰椎穿刺

当有颅内占位时做腰椎穿刺（LP）相对禁忌（排除占位性病变后可考虑进行此项检查）。对于诊断癌性脑膜炎可能最有帮助（见章节 50.1.10），对诊断淋巴瘤也有作用。

转移瘤检查方案

取得脑部病变的组织之前：根据影像学检查或手术活检怀疑为转移性病变时，应该寻找原发病灶并对其他病变进行评估，因为可以为活检提供可选择的位点并指导治疗（比如，广泛转移瘤要避免侵入性治疗），所需进行的检查包括：

1. 胸部、腹部和盆腔 CT（胸部 CT 比 CXR 敏感）：对原发性以及额外的肿瘤进行评估（对肺、肾上腺、肝脏等，CT 已经取代了胸片）。
2. 放射性核素骨扫描：针对骨痛病人或容易引起骨转移的肿瘤（尤其是前列腺癌、乳腺癌、肾细胞癌、甲状腺癌和肺癌）。
3. 女性摄乳房 X 线片。
4. 男性行前列腺抗原（PSA）检查。

5. PET 扫描：能够发现小的恶性病变。

未明确原发灶的癌症（CUP） 如果转移检查（如上所述）是阴性的，那么脑转移瘤的病理检查会提示特发的原发部位。

肺部的小细胞癌转移至脑部是很常见的情况。这些肿瘤对神经内分泌染色呈阳性（见章节 34.7）。

腺癌：肺为最常见的原发部位。其他来源有胃肠道、乳腺。即使进行广泛的评估，仍有 88% 的原发灶是隐匿的[41]。免疫组织化学检查现已被实验性的应用于原发灶的确认，但其有效性存在疑问。

50.1.8 治疗

概述

即使获得最佳治疗，脑转移瘤病人的中位生存期也仅为 26～32 周，因此大多数治疗都是姑息性治疗（各种治疗方法见章节 50.1.9）。

明确诊断

注意：有癌症病史（过去 5 年内）且脑部 CT 及 MRI 检查结果异常的病人中，11% 不是脑转移瘤[33]。鉴别诊断包括：原发性脑肿瘤（多形性胶质母细胞瘤、低级别星形细胞瘤）、脓肿、非特异性炎症反应。如果考虑采用非手术治疗（如化疗或放疗），应进行活检以明确诊断。

治疗决策

预测

至关重要，因为任何治疗决定都取决于总体预后。

RTOG RPA 即美国肿瘤放射治疗协作组 RPA 分析[42]（见表 50-4）。结论：对于预后，肿瘤具体类型、诊断后的时间长短等因素不及 KPS 评分重要（见章节 85.1）。

脑黑色素转移瘤的RPA应用仍有争议(既有支持的[43],也有反对的[37])。

表 50-4 脑转移瘤的 RPA 分类（数据来自经放疗的 1200 例脑转移病灶≥1 个的病人）[42]

RPA 类型	描述	中位生存期（月）[a]
1	• KPS 评分[b] ≥ 70 分 • 且年龄 < 65 岁 • 且已经得到控制[c]或不存在原发性肿瘤且脑内转移瘤的唯一部位	7
2	• 其他所有	4
3	• KPS 评分 < 70 分	2

[a] 病人行放疗

[b] KPS 评分（见章节 85.1）

[c] 已得到控制：经过三个月以上的观察，疾病较稳定

50

RPA 第 3 类病人在接受很多治疗后无获益，而第 1 类病人更易获益。大部分病人为第 2 类，是否获益尚不明确。

治疗方案的选择

表 50-5 列出了治疗建议的总结（详细情况见后面的章节）。

此外，对于患有系统性疾病（如肾细胞癌或黑色素瘤）适合白介素 2（IL-2）化疗，且存在可手术全切除颅内转移灶的病人，由于有报道称这种药物与转移癌一样可引起严重的脑水肿，因此也可以考虑手术切除。

表 50-5 脑转移瘤的治疗建议[a]

临床情况		治疗
原发灶不明或未确诊		对于几乎所有病人均考虑手术活检（如果不建议手术）
未控制的广泛性全身转移癌、预期寿命明显缩短和（或）体力状态较差者（KPS 评分≤ 70 分）（见章节 85.1）		活检（如上所述）+WBRT 或不治疗
全身病变稳定，KPS 评分＞70 分		
单发转移灶	出现症状、大型或可到达部位的病变	手术切除 +WBRT
	无症状、小型或无法到达的部位	WBRT±SRS 辅助
多发转移灶	其中一个大型病变危及生命或引起占位效应时	手术切除大型病变 + 对剩余病灶行 WBRT
	病变≤ 3 个：有症状且能被切除	手术 +WBRT 或 SRS+WBRT
	病变≤ 3 个：无法切除	WBRT 或 SRS+WBRT
	病变＞ 3 个：占位效应不需手术	WBRT

[a] 根据文献改编[45]。SRS= 立体定向放射外科；WBRT= 全脑放疗

药物治疗

初始治疗

1. 抗惊厥类药物：比如左乙拉西坦（Keppra）：初始剂量是 500mg 口服或静脉给药，每 12 小时一次。颅后窝病变通常不需要。
2. 皮质类固醇药物：许多症状是由瘤周水肿（主要是血管源性水肿）引起的，使用激素后 24～48 小时内可缓解。但缓解不是永久性的，而且长期使用激素可出现副作用（见章节 34.4.1）。

   用法：症状明显且未曾使用过激素的病人的常用剂量：地塞米松（Decadron®）10～20mg，静脉给药，随后 6mg 静脉给药，每 6 小时一次，用 2～3 天，然后改为 4mg 口服，每天 4 次。一旦症状得到控制，则在症状无恶化的情况下逐渐减量至 2～4mg 口服，每天 3 次。

3. H2 受体拮抗剂（如雷尼替丁 150mg 口服，每 12 小时一次）或质子泵抑制剂（奥美拉唑）。

化疗

脑部化疗的局限性在章节 34.5 已有讨论。如果脑部影像学检查发现了小细胞癌的多发转移灶，则首选治疗为放疗加化疗。

放疗

概述

注意：癌症病人的所有脑部病变并不都是转移瘤（见上文）。

不考虑手术的病人，激素和放疗可以作为一种姑息性治疗手段，约 50% 的病例症状改善或完全缓解[46]。但对于大多数人而言，脑部病变的进展并未得到控制，他们常常死于脑部病变的进展。

被认为对全脑放疗（WBRT）“敏感”的肿瘤见表 50-6。

常用剂量为 30Gy，2 周内分 10 次进行。使用这一剂量放疗，11% 生存 1 年的病人和 50% 生存 2 年的病人出现了严重痴呆。

表 50-6 对 WBXRT“敏感”的脑转移瘤

敏感度	肿瘤
敏感[33]	小细胞肺癌
	生殖细胞肿瘤
	淋巴瘤
	白血病
	多发性骨髓瘤
中度敏感	乳腺癌
中度抵抗	结肠癌
	非小细胞肺癌
高度抵抗[a]	甲状腺癌
	肾细胞癌（10% 有反应）
	恶性黑色素瘤
	肉瘤
	腺癌

[a] 对于这一类，SRS 可能优于 WBRT

预防性头部照射

如果手术切除 SCLC 颅内转移灶后行预防性头部照射，可以减少脑部病变复发，但对生存率无影响[47]。

术后放疗

转移性病变开颅术后通常建议行 WBRT[48]，尤其是小细胞肺癌，因为推测肿瘤的“微小转移灶”可能遍布全脑[注意：某些治疗中心不常规进行术后 WBRT（除非原发性肿瘤对于放疗非常敏感，比如 SCLC），应对病人进行定期影像学检查随访，当发现转移瘤时才进行放疗。

最佳治疗剂量仍存在争议。早期文献建议无论是否进行手术，都给予总剂量为 30～39Gy，2～2.5 周内完成（每次 3Gy）[49]。对于生存期较短的病人，由于不至于出现放疗的远期副作用，因此可以接受这一方案。近来，建议采用更低剂量以减少神经毒性，每天 1.8～2.0Gy[50]。这一低剂量治疗方案使得脑转移瘤的复发率升高[51]。由于需要 50Gy 的剂量才能对微转移灶达到控制在 90% 以上，因此有些人采用 45～50GyWBRT，外加瘤床照射，使总治疗剂量达 55Gy，所有的每日剂量均为 1.8～2.0Gy[52]。

立体定向放射外科

缩小肿瘤的作用不一致。一些回顾性研究显示，其效果和手术相当[53]。一些研究则相反[54]。立体定向放射无法获得组织学检查，不适合于病变大于 3cm 的病人（见章节 50.1.5）。

手术治疗

单发病变

单发病变手术切除的适应证：

1. 原发病变静止。
2. 病变位于手术可到达的部位。
3. 病变出现症状或威胁生命。
4. 已知原发性肿瘤对放疗相对不敏感（很少对未治疗的 SCLC 脑转移瘤进行手术切除，因为这种肿瘤对放疗敏感）。
5. 复发性 SCLC 放疗后。
6. 诊断不明：还可以考虑活检。

如果病人全身病变进展和（或）具有明显的神经功能缺陷，则可能不适宜手术切除[55]。另外，对于新近得到诊断的肿瘤病人，进行开颅术可能会使全身性治疗推迟数周，因此而引起的疾病蔓延也是需要考虑的因素。

多发病变

多发转移瘤病人的生存情况通常不如单发转移瘤的病人[50]。多发转移瘤通常采用放疗，而不进行手术。然而，如果能够完全切除所有转移灶，那么即使是多发性转移瘤，手术切除后的生存情况也与单发转移瘤手术切除后类似[25]（总结另见表 50-5）。如果不能完全切除（及不能切除所有转移灶，或其中 1 个或 1 个以上的病灶只能部分切除），则手术并不能改善生存状况，因此建议仅采用放疗。一次手术切除 1 个以上转移灶与仅切除单个转移灶相比，前者死亡率的增高没有统计学意义。

多发转移瘤的手术适应证[56]：

1. 存在一个特定病变，引起症状和（或）危及生命（危及生命的病变包括颅后窝肿瘤和大型颞叶肿瘤），且病变位于手术可以到达的部位。手术只是姑息性治疗，用于减少病变引起的症状 / 威胁。

2. 能够被完全切除的多发病变（见上文）。
3. 诊断不明（比如原发病灶不明确）：考虑立体定向活检。

立体定向活检

下列情况可以考虑：

1. 不适宜手术的病变，包括没有明确诊断的病例和：
   1）深部病变。
   2）多发小病灶。
2. 不适宜手术的病人：
   1）身体情况差。
   2）神经功能差。
   3）全身性疾病活动或广泛。
3. 为明确诊断：
   1）当可能存在其他诊断时：比如，无其他部位的转移瘤，原发癌与脑转移瘤的发生间隔时间长等。
   2）尤其是对于那些计划采用非手术治疗的病人（见上文）。

术中考虑手术切除

多数病变位于大脑表面或者穿过硬脊膜，对于不位于大脑表面或不显而易见的皮层下病变，术中可应用 B 超或立体定向技术定位。

转移瘤通常有明确的界限，因此可以从正常脑组织剥离该间隙，达到全部切除。

50

50.1.9 预后

概述

表 50-7 列出了生存情况好的相关因素，这些因素中不包括治疗因素。

表 50-7 提示预后良好的因素（与治疗方法无关）

- Karnofsky 评分[a] > 70 分
- 年龄 < 60 岁
- 仅有脑转移
- 无原发病灶或原发病灶得到控制
- 发生脑转移与原发性肿瘤得到确诊的时间间隔 > 1 年
- 脑转移灶数目较少
- 女性

[a] KPS 评分（见章节 85.1）可能是最重要的预后因素；评分为 100 分的病人中位生存期 > 150 周

另外，转移灶越多，预后越差[45]。在一些研究中，即使采用最佳治疗，中位生存期也仅有大约 6 个月。从这个角度看，脑转移瘤比胶质母细胞瘤更严重。

自然病程

出现神经系统症状或体征时，不接受治疗的病人的中位生存期约为 1 个月[57]。

皮质激素

单独使用激素（用于控制水肿）可使生存期延长[58]至 2 个月（注意：这一结论基本上是根据 CT 检查出现前的数据得出的，因此当时肿瘤的体积可能比目前研究中肿瘤的体积大）。

WBRT

WBRT+ 激素治疗可使生存期延长至 3~6 个月[25]。50% 的死亡病例死于颅内病变的进展。

手术切除 ± WBRT

术后采用 WBRT，肿瘤的复发率明显降低且复发时间延迟[48]。辅助性使用 WBRT 并不能延长生存期。许多病例还额外出现了认知功能丧失，采用 WBRT 后，病人很少能够自理。

33 例手术切除单个转移灶 + 术后 WBRT 的病人[60]，中位生存期为 8 个月，1 年生存率为 44%。如果没有全身性肿瘤，1 年生存率可达 81%。如果存在全身性肿瘤（活动性或非活动性），1 年生存率为 20%。单发脑转移瘤病人和无活动性全身性肿瘤的病人预后最好[46, 55]。手术完全切除后，6 个月内无复发或新的脑实质转移灶出现，主要死亡原因是 CNS 外肿瘤的进展。一项随机试验证实，手术切除 + WBRT 与单独使用 WBRT 相比，单发转移灶病人的寿命延长、生活质量改善（中位生存期为 40 周 vs.15 周）[33]。手术死亡率为 4%（与仅用放疗组 30 天的死亡率大致相同）。仅采用 WBRT 治疗的病人死于脑转移灶者多于接受手术的病人。手术完全切除且术后采用 WBRT 治疗后，22% 的病人在术后 1 年出现复发性脑肿瘤[50]。这一结果好于仅进行手术而未行放疗的病人（文献报道的失效率分别为 46%[50] 和 85%[51]）。

立体定向放射外科

目前尚无比较手术与 SRS 治疗效果的随机研究。回顾性研究提示，SRS 与手术效果类似[53, 61]。然而，一项前瞻性（非随机，采用回顾性配对）研究[54]发现，SRS 治疗的中位生存期为 7.5 个月，手术治疗的中位生存期为 16.4 个月，而且 SRS 组死于脑部疾病的概率更高（死于 SRS 治疗的病灶而不是新病灶）。有文献报道，局部控制率约为 88%，还有一项研究建议，SRS 后使用 WBRT 能够获得更好的局部控制[62]。

使用 SRS+WBRT 后，精确计算出的 1 年控制率为 75%~80%，与手术+WBRT 的效果类似[45]。然而，SRS 在缩小肿瘤体积方面的作用并不可靠。

多发转移灶

手术完全切除多发转移灶的病人与手术切除单发转移灶的病人生存情况类似[25]（见上文）。

50.1.10 癌性脑膜炎

概述

癌性脑膜炎（CM）又称为（软）脑膜癌病（LMC）。全身性肿瘤病人尸检的发现率达 8%。48% 的病人首先表现为 CM 而无原发性肿瘤的症状。最常见的原发性肿瘤为乳腺癌、肺癌，然后是黑色素瘤[63]。鉴别诊断必须包括淋巴瘤性脑膜炎（见章节 42.1）。

临床情况

神经系统内多部位同时出现症状。多发脑神经功能障碍很常见（可达 94%，最常见的为第 Ⅶ、Ⅲ、Ⅴ、Ⅵ 对脑神经），常为进展性。最常见的症状：头痛、精神状态改变、嗜睡、癫痫发作、共济失调。非梗阻性脑积水也很常见。有“水滴状转移灶”的病人可出现疼痛性神经根病。

诊断

腰椎穿刺

在头颅 CT 或 MRI 检查排除了占位病变之后进行。尽管首次腰椎穿刺结果可能正常，但 95% 以上的病例会逐渐出现 CSF 异常。

CSF 应进行下列检查：

1. 细胞学检查，寻找恶性细胞（为了对 CM 进行充分评估，约需要 10ml）。如果结果为阴性，应进行重复检查（第一次检查的阳性率为 45%，6 次腰穿后阳性率可逐渐升高至 81%）。可能需要用微孔滤器过滤 CSF。
2. 细菌和真菌培养（包括不常见的微生物，如隐球菌）。
3. 肿瘤标志物：癌胚抗原、α 甲胎蛋白。
4. 蛋白质、葡萄糖：蛋白质含量升高是最常见的异常表现。大约 1/3 的病人葡萄糖可低至 40mg/dl。

MRI

增强 MRI 对于显示脑膜强化更为敏感[64]。

CT

可显示（轻度）脑室扩张，基底池强化。大脑凸面受累时可出现脑沟强化。

脊髓造影

脊髓种植转移（“脱落转移灶”）在脊髓造影中可产生充盈缺损。

生存情况

未治疗的病人：<2 个月。放疗 + 化疗：中位生存期为 5.8 个月（范围：1~29 个月）。化疗可采用鞘内给药。大约半数病人死于 CNS 受累，另一半病人死于全身性病变。

50.2 脊髓硬脊膜外转移癌

50.2.1 概述

要 点

- 癌症病人卧床时持续性背痛。
- 约 10% 的癌症病人发生。
- 80% 的原发部位：肺、乳腺、胃肠道（GI）、前列腺、黑色素瘤、淋巴瘤。
- 多种治疗方式可缓解疼痛。特定病人接受手术 + 放疗可提高离床活动的概率，同时稍提高存活率。
- 如果不存在神经功能损伤或者骨不稳定，通常的治疗为活检（CT 或者荧光引导）后行放疗（手术适应证见表 50-11）。
- 手术治疗对以下情况无效：完全瘫痪 >8 小时，不能离床活动 >24 小时。此外，不建议应用于预计存活时间 <3~4 个月，一般情况差（无进展生存时间短）以及放射线敏感的肿瘤。

50

脊髓硬脊膜外转移癌（SEM）有时可见于 10% 的癌症病人[65]，是最常见的脊髓肿瘤。5%~10% 的恶性肿瘤病人以脊髓压迫为首发症状[66]，其他原因引起的脊髓压迫见章节 89.2.1，脊髓病变中带“†”的标题。

转移途径：

1. 动脉。
2. 静脉：经脊髓硬脊膜外静脉（Batson 静脉丛[67]）。
3. 周围神经（直接扩散）。

较常见的是经血行转移至椎体，侵蚀椎弓根然后突入硬脊膜外腔（比如前正中）。也可先转移到椎管的后外侧。大多数转移灶位于硬脊膜外，只有 2%~4% 位于硬脊膜下，1%~2% 位于髓内。转移至各节段的机会与长度相关，因此胸段是最常见的转移部位（50%~60%）。

50.2.2 转移至脊柱的原发性肿瘤

表 50-8 列出了产生 SEM 的原发肿瘤种类。大部分为有骨转移倾向的常见原发性肿瘤（肺癌、乳腺癌、前列腺癌、肾细胞癌和甲状腺癌）。罕见的可能骨转移的肿瘤包括黏液性脂肪肉瘤[68]（17% 的此类病人出现骨转移，5 年中位存活率为 16%）。

表 50-8 造成脊髓压迫的脊髓硬脊膜外转移癌的来源

原发部位	A 组	B 组[a]	C 组[b]
肺	17%	14%	31%
乳腺	16%	21%	24%
前列腺	11%	19%	8%
肾脏	9%		1%
部位不明	9%	5%	2%
肉瘤	8%		2%
淋巴瘤	6%	12%	6%
胃肠道	6%		9%
甲状腺	6%		
黑色素瘤	2%		4%
其他（包括多发性骨髓瘤）	13%	29%[c]	13%

[a] B 组：58 例回顾性研究，均行 MRI 检查[65]

[b] C 组：75 例背痛病人前瞻性研究中的 75 例 SEM[69]

[c] B 组中“其他”包括胃肠道、泌尿生殖道、皮肤、耳鼻喉、CNS

50.2.3 临床表现

疼痛：最常见的症状，95% 的 SEM 病人有疼痛症状[70－71]。疼痛的类型：

1. 局部痛：典型的疼痛，发生在侵及的水平。平躺时疼痛加重（尤其是夜间）是其特征。
2. 根性痛：尖锐样或者射击样疼痛，主要发生在神经根支配的皮肤（胸段常为双侧）。
3. 牵涉痛：运动时加重。

颈部过伸、直腿抬高、咳嗽、打喷嚏及用力时加重。也可出现病理性骨折。

运动或自主神经功能障碍：常见的第二症状。高达 85% 的病人在确诊时有无力的症状。腿部僵硬可能是早期症状。膀胱功能障碍（尿急、排尿不尽、尿潴留）是最常见的自主神经表现。其他包括便秘或者阳痿。

感觉功能障碍：麻木、感觉减退、感觉异常，通常发生在有运动障碍的病人。颈部和胸部侵犯可以产生感觉障碍。

其他表现：病理性骨折。骨转移灶有时可导致高钙血症（一种急症）。

治疗开始时神经功能缺损的症状严重，恢复的机会就越小。确诊时约 76% 的病人出现肢体乏力[65]。15% 的病人截瘫，其中不到 5% 的病人治疗后能步行。自症状发作至确诊时间平均为 2 个月[72]。

上颈髓转移癌

鉴别诊断见章节 86.2.4 和章节 87.4。

C1～C2 转移癌仅约占脊髓转移癌的 0.5%[73]，典型首发症状为枕部及后颈部疼痛，随着病情发展，病人逐渐出现“难以坐起”这一典型症状（有些病人需要用手支撑头部以保持固定）。可能是因为该水平段椎管空间大，仅 11%～15% 的病人出现神经功能障碍。15% 的病人出现脊髓压迫[74]，约 6% 的病人因寰枢椎半脱位导致四肢瘫[74]。

采用前方入路固定该部位较困难。由溶骨性肿瘤（如前列腺癌、部分乳腺癌）导致的病理性骨折可经放疗加固定手术治愈。对于其他病人，放疗后加融合手术可以很好地缓解疼痛、稳定脊柱[74]。

50.2.4 硬脊膜外转移的评估和处理

概述

圆锥上、下病变的治疗效果无明显差异，因此脊髓、圆锥或马尾转移癌在此均视为硬脊膜外脊髓压迫（ESCC)。帮助鉴别圆锥与马尾病变的特点见表 50-9。

表 50-9 圆锥与马尾病变的比较[75]

	圆锥病变	马尾病变
自发性疼痛	少见；出现疼痛时，在会阴、大腿处常为双侧对称	可能是最明显的症状；严重；根痛；见于大腿、会阴、背部、膀胱
感觉缺失	呈鞍状分布；通常双侧对称；感觉分离	呈鞍状分布；无感觉分离；可分为单侧，不对称
运动缺失	对称，不明显；可有肌束震颤	不对称，明显；可有肌萎缩，肌束震颤少
自主神经	早期明显	晚期出现
反射	仅跟腱反射消失（膝反射保留）	跟腱反射及膝反射均消失
发作	双侧，突然	单侧，渐进性

功能分级

就诊时的功能状况与预后密切相关。建议采用 Brice-McKissock 分级法（表 50-10)，但还没有被广泛应用。ASIA 分级更常用。

诊断性检查

MRI

大多数情况下，MRI 平扫 + 增强是首选检查方法。

脊髓硬脊膜外转移癌的 MRI 征象：

表 50-10 脊髓转移癌病人的脊髓功能分级（Brice 和 McKissock）[76]

分组	分级	描述
1	轻	能够行走
2	中	能移动腿，但不能抵抗重力
3	重	少量残余运动及感觉功能
4	完全损伤	病变水平以下无运动、感觉或括约肌功能

1. T_1WI 椎体转移瘤与正常骨髓相比呈轻度低信号，T_2WI 呈轻度高信号。
2. 轴位典型表现为病变侵袭后方椎体伴单侧或双侧椎弓根受累。
3. 存在脊髓病变或者神经根病变时，通常有肿瘤延伸进入椎管内（只有局部疼痛的病灶不会出现这种情况）。
4. DWI 影像可协助区别骨质疏松导致的压缩骨折及病理性骨折。

X 线片

大多数脊柱转移瘤为溶骨性，但是至少 50% 的骨在 X 线片出现异常前已经被侵蚀[78]。特异性不高。可能发现的现象：椎弓根受侵蚀（脊柱前后位片的“猫头鹰眼征”或者“眨眼猫头鹰征”）或者增宽，病理性压缩骨折，椎体扇形征，椎体结核，成骨性改变（可发生于前列腺癌、霍奇金病，偶尔会发生于乳腺癌，很少发生于多发性骨髓瘤）。

CT 平扫

能很好地显示骨质细节。通常有利于手术计划的制订。但 CT 对肿瘤所致的脊髓压迫敏感性较低。鞘内注射对比剂可增加敏感性（CT 脊髓造影）。

CT 脊髓造影

当无法行 MRI 时可以选择（比如 MRI 禁忌或者无效）。

CT 脊髓造影相比 MRI 的优势：

- 可获得 CSF（当行腰穿注射对比剂时）来做细胞学检查。
- 对骨显影良好。
- 当病人有起搏器 / 植入式心脏除颤器（AICD）、幽闭恐惧症等时可以行 CT 脊髓造影。

CT 脊髓造影相比 MRI 的劣势：

- 侵袭性检查。
- 如果完全梗阻，需要二次操作（C1～C2 穿刺），掌握这种技术的人越来越少。
- 完全梗阻的病人有神经功能恶化的风险。
- 不能发现未导致骨性损坏的病变或者脊柱蛛网膜下隙空间的改变。
- 20% 的 SEM 病人通常有至少两处脊髓压迫，MRI 可评估两个完全受压之间的区域，脊髓造影则不行。

- 不能发现脊柱旁病变。
- 不能使脊髓实质显影。

PET 扫描

PET 使用 ^{18}F 氟氧葡萄糖对已知罹患肿瘤的病人进行全身扫描[79]。敏感度高，但是空间分辨率和特异性低，所以通常必须和 CT 和（或）MRI 联合应用。

可疑脊柱转移病人进行的检查

- 胸部、腹部、骨盆 CT：评估肿瘤的数量、分期及预后（决定是否手术），已经替代了 X 线片用于排除病灶（原发或是转移瘤）。
- 骨扫描：检查是否存在其他部位的骨组织受侵犯。
- 男性病人行血清前列腺特异抗原（PSA）检查。
- 女性病人行乳腺 X 线检查。
- 多发性骨髓瘤的相关检查：见章节 50.3.1。
- 对淋巴结进行仔细的检查。

处理

概述

50

治疗方式取决于神经功能损害的程度和速度[75]。将病人分为 3 组，每组都概述了随后的治疗方案。对于怀疑有脊柱转移瘤的病人，治疗的目的是：

- 对神经系统受累情况及神经功能变化的时限进行评估。
- 描绘脊柱受累程度。
- 确定组织学诊断。对治疗方案制订有重要意义。
- 保护或恢复神经功能。
- 保护或恢复脊柱稳定性。
- 控制疼痛。

评估以及稳定阶段用到的工具已经在上述诊断检查中列出。本章接下来讨论实施这些检查的时效问题。

如果时间允许应开始转移癌的检查计划（见上文）一个初步的方案，如第 I 组病人仅包括胸片 + 查体，其他病人可行更完整的检查）。

第 I 组，快速进展或严重功能障碍

第 I 组特点

新出现的症状 / 体征或进行性加重（几小时到几天）的脊髓受压（如尿急、上行性麻木）。这些病人很可能急剧恶化，需立即进行检查。

治疗

1. 地塞米松（DMZ）（Decadron®）：85% 的病人可减轻疼痛，可短暂改善神经功能。最佳剂量目前还不明确。静脉注射 100mg 与 10mg

没有发现差别[80]。建议：10mg 静脉滴注或口服，每 6 小时一次 ×72 小时，然后小剂量 4～6mg，每 6 小时一次。甾体类激素能够暂时性掩盖淋巴瘤（在影像上以及在手术中），然而即使这样，给予激素治疗的益处也大于弊处。

2. 影像学评估

1) 立即行 MRI 检查。

2) 全脊柱 X 线片：67%～85% 为异常。

3) 如果时间允许，进行侵犯节段以及上、下两个节段的 CT 平扫，为手术评估骨特征。

4) 急诊脊髓造影：无法行 MRI 检查时可行该检查（在知情同意书上说明可能须行 C1～C2 穿刺）。以一个所谓的“梗阻造影”开始，以除外完全性梗阻：经腰椎穿刺注入 2～4mL 碘苯脂（Omnipaque™）（见章节 12.4.1），让造影剂沿椎管下降（完全梗阻时 CSF 通常黄变，见章节 49.5.5）。

- 如果未完全梗阻，取 10mL CSF 送检（细胞、蛋白、葡萄糖），然后注入更多的造影剂完成此项检查。
- 如果完全梗阻，禁止释放 CSF（经腰椎穿刺引起的压力变化可使约 14% 的病人症状加重[81]，而 C1～C2 穿刺者无加重）。在某些情况下，通过微孔过滤器注入 5～10mL 空气，可使造影剂“挤过”完全梗阻处[82]或 C1～C2 侧方穿刺（见章节 97.5.2）注入水溶性造影剂，显示病变以上部分。
- 使用水溶性造影剂，硬脊膜外不完全梗阻典型表现为“滴漏”样变形，完全梗阻时则表现为“油漆刷”（羽毛边）样改变，和髓外硬脊膜下锐利边缘（帽状或半月板征）或髓内病变的脊髓梭形增粗不同。
- 如果时间允许，可行骨扫描。脊髓转移癌的病人约 66% 骨扫描异常。

3. 根据影像学检查治疗：

1) 如果无硬脊膜外病变：治疗原发病（如化疗）。如果出现骨转移，则行局部放疗（XRT）。给予镇痛剂镇痛。

2) 如果有硬脊膜外病变，可行手术或放疗（通常在 7～10 天内分 10 次进行，总剂量为 30～40Gy，放疗范围为病变上、下个两个节段）。放疗与椎板切除效果相似（详见下文“SEM 治疗”）且并发症少。因此，仅在表 50-11 列出的情况下才采用手术治疗。

3) 根据梗阻程度和加剧速度选择急诊治疗（手术或放疗）：

- 如梗阻程度大于 80% 或症状迅速恶化：尽快给予治疗（如果采用放疗，则继续使用地塞米松 24mg 静脉推注，每 6 小时一

50

次 ×2 天，然后在放疗的 2 周内逐渐减量至停药）。

- 如果梗阻小于 80%：行常规治疗（放疗，继续使用地塞米松 4mg 静脉推注，每 6 小时一次，然后逐渐减量至停药）。

第 Ⅱ 组，轻微和稳定的体征和症状

第 Ⅱ 组特点

脊髓压迫的症状、体征轻微（如只有 Babinski 征）且稳定，或仅有神经丛或神经根症状而无脊髓压迫的证据。收入院，24 小时内完成检查。

治疗

1. 怀疑 ESCC 时，如无紧急情况按第 I 组处理。用小剂量的地塞米松，除非影像学显示梗阻程度大于 80% 或者高度怀疑淋巴瘤以及组织相对容易获取。
2. 仅有神经根异常表现的病人（根痛、肌力下降、反射改变或感觉改变）：如果 X 线片提示骨质病变，那么脊髓造影 70%～88% 的病人有 ESCC；如果 X 线片是正常的，那么仅有 9%～25% 的病人有 ESCC。行 MRI 或脊髓造影检查并按 ESCC 处理。
3. 神经丛病变（臂丛或腰骶丛）：疼痛是最常见的症状，且不仅限于一个节段，常放射至肘部或踝部。可被误认为根部病变，EMG 根部病变的椎旁肌失神经支配）或有近端的症状和体征（颈椎区：霍纳综合征；腰椎区：输尿管梗阻）有助于鉴别。处理：
   1) MRI 是首选的诊断方法（如果没有 MRI，可选用 CT）：行 C4～T4 节段扫描以显示臂丛，行 L1 至骨盆扫描以显示腰骶丛。
   2) 如果 CT 显示骨质病变或椎旁肿瘤（如果 CT 检查正常，那么 X 线片及骨扫描无多大帮助；如果进行了这些检查且 X 线片显示骨病变的恶性表现，或骨扫描异常，应在 24 小时内行 MRI 或脊髓造影检查）（如果怀疑 ESCC 或者未能及时行 MRI 和脊髓造影，则应给予地塞米松）：像第 I 组一样基于阻塞的程度进行处理，放疗要向侧方延伸，包括在 CT 上显示的所有占位。
   3) 如果 CT/MRI 检查未见骨或椎旁肿瘤，主要治疗神经丛瘤，给予镇痛剂镇痛。

第 Ⅲ 组，没有神经受累的疼痛

第 Ⅲ 组特点

仅有背痛而无神经系统症状和体征，可在门诊检查数天（根据病人的活动能力和顺从性等作调整）。

SEM 治疗

治疗的目标和预后

没有任何治疗被证实可延长病人的生命。治疗的目的是缓解疼痛、维持脊柱的稳定性、维持括约肌和行走功能。

不考虑治疗方式，影响预后最重要的因素是治疗开始时行走的能力。括约肌功能丧失通常预后不良且不可逆。

最重要的决定是手术 + 术后放疗还是单独放疗。至今，仍然没有发现对 SEM 有效的化疗药（刚开始可能有帮助）。仅采取手术治疗缓解疼痛的作用有限（36%，手术 + 放疗为 67%，单独放疗为 76%）[83]。然而，手术治疗有 11% 的病人出现感觉缺失、术后疼痛、伤口愈合不良等相关并发症（如果放疗，并发症更加复杂），椎板切除术后会有 5%~6% 的死亡率，经前路内固定术后会有 10% 的死亡率[84]。因此，椎板切除术最好仅用于表 50-11 所列出的情况。

表 50-11　脊髓转移癌手术治疗的适应证和禁忌证

适应证
1. 原发病未知，无病理诊断（如果病变可到达，可考虑先行穿刺活检）。注意：其他病变如硬脊膜外脓肿易与转移癌混淆[85]
2. 脊柱不稳定
3. 因脊椎骨质（而不是肿瘤）变形或压迫导致的功能缺失（如因压缩性骨折导致椎体塌陷和错位）
4. 放疗期间恶化（通常试验至少持续 48 小时，除非症状显著或急剧恶化）；对放疗不敏感的肿瘤（如肾细胞癌、黑色素瘤等）
5. 最大剂量放疗后复发
6. 神经功能急剧恶化
相对禁忌证
1. 放疗高度敏感的肿瘤（如多发性骨髓瘤、淋巴瘤），以前未曾放疗
2. 完全瘫痪（Brice and McKissock group 4 组）或不能稳定行走（Brice and McKissock group 1 组）超过 24 小时（几乎无恢复的可能，不建议手术治疗）
3. 预期生存不足 3~4 个月
4. 多节段多发病变
5. 病人情况不能耐受手术：对于肺部病变的病人要检查肺功能

药物治疗

化疗对 SEM 无效。

双膦酸盐可使椎体压缩骨折（VCF）的风险下降约 50%，但是 2~3 年后其效果似乎在减低。

目前正在进行试验的有希望的药物包括：迪诺塞麦（Denosumab），一种 RANK 配体抑制剂（见章节 63.3.5），可抵消细胞溶酶性骨转移所致的 RANK 配体过度表达[86]。该药物似乎比双膦酸盐更有效。

椎体成形 / 椎体后凸成形

椎体成形 / 椎体后凸成形可减轻 84%[87] 因病理性骨折所致的疼痛（见章节 63.3.5)，同时改善功能预后结局[88]。椎体后凸成形可产生与椎体成形类似的疼痛缓解效果而且骨水泥渗出率较低[88]。

相对禁忌证：脊髓压迫。除非诊断早已确立，否则在注射 PMMA 之前应该通过一个椎弓根进行活检。

放疗

放疗敏感肿瘤：表 50-6 列出了放疗敏感的转移瘤（脑或者脊髓）。

使用剂量：剂量范围为 25～40Gy。典型计划：每次 3Gy，分 10 次（两个工作周）进行，共 30Gy，放疗范围至少包括病变上、下各一个节段。时间：第 1 次放疗应在诊断后 24 小时内；对术后放疗，应在术后 14 天内开始。

理论上存在放射性水肿加速神经功能恶化的可能，每日使用小剂量的试验研究结果证实不存在这种危险。症状恶化多因肿瘤发展所致[91]。在治疗 SEM 时，脊髓通常是放疗剂量的限制结构。

立体定向放射外科精度提高可适当增加脊髓转移瘤放射剂量[92]。

50

手术治疗

适应证见表 50-11。

术前栓塞可减少术中出血，从而利于切除血管化程度高的肿瘤，如肾细胞癌、甲状腺癌、肝细胞癌。血液通过肋间动脉供应，栓塞时需注意避开脊髓主要供血动脉，尤其是脊髓大动脉（见章节 2.4)。

手术方式

当病灶位于脊髓前方时，单独的椎板切除术对于脊髓转移瘤来说效果不佳，因为很难暴露肿瘤。当转移瘤侵犯椎体时，椎板切除术导致的不稳定也很显著[93, 94]。

三个主要指标（疼痛、小便控制、行走）之一恶化见于 26% 的单独椎板切除减压治疗的病人、20% 的椎板切除 + 放疗病人、17% 的放疗病人。9% 的病人出现脊柱不稳定[83]。

Patchell 等进行的一项随机对照研究[95]表明，以肿瘤位置和稳定性为导向的手术入路（比如肋骨横突切断术，经胸入路）优于简单的椎板切开术，而且手术 + 放疗优于单纯放疗（见表 50-12)。这项研究认为可以略微提高生存率，但是更重要的是恢复或者维持目前的行走能力。然而，一项文献综述显示，前路减压术和稳定术相关死亡率（10%）大约是椎板切除术（6%）或者椎板切除术 + 稳定术（5%）的 2 倍[84]。

孤立且无痛的脊髓转移瘤（如肾细胞癌），可尝试脊椎全切术[96－97]。

椎板切除术仍然适用于单独后部附件受累的病人。对于病变位于前部的病人，如果椎体后方附件未受侵犯，采用经胸入路椎体切除 + 内固定术

表 50-12 手术 + 放疗和单纯放疗的对比[95]

结果	放疗	放疗 + 手术
治疗后可走动	57%	84%
治疗后可走动的天数	13	122
治疗前不会走动治疗后可以走动	19%	62%
平均生存期（天）	100	126

（如用甲基丙二酸盐及 Steinmann 钉[98]或脊柱固定器材），术后行放疗可使约 75% 的病人神经功能改善、85% 的病人疼痛减轻。后外侧入路（如肋骨横突切除术）可用于前外侧肿瘤的切除[99]。联合椎体次全切除术和切除椎弓根以及后部附件导致脊柱不稳定，因此在进行椎体次全切除术之前需要使用后路工具进行内固定[100－106]。肋骨横突切除术为了暴露椎体，需要切除和椎体相连的肋骨以及下一节肋骨。

50.3 造血系统肿瘤

50.3.1 多发性骨髓瘤

概述

多发性骨髓瘤（MM）（有时简称为骨髓瘤）是浆细胞单克隆性肿瘤，以浆细胞在骨髓内增生为特征，通常伴有成熟或不成熟的浆细胞及单克隆免疫球蛋白的产物［通常为 IgG 或 IgA（统称为 M 蛋白）[107]］侵犯周围软组织。循环前骨髓瘤细胞滞留于合适的微环境（如骨髓），然后分化生长。尽管 MM 常指骨的转移性病变，但有时也被认为是一种原发性肿瘤。

如果只发现单个病变，这一病变就被称为“浆细胞瘤”（全身骨骼必须无其他病变，骨髓穿刺无骨髓瘤征象，血浆或尿电泳无 M 蛋白）。

流行病学

美国高加索人发病率为 1～2 例 /10 万，大约是黑人的 2 倍。MM 占恶性肿瘤的 1%，血液癌的 10%，好发年龄为 60～70 岁，不到 2% 的病人年龄在 40 岁以下，男性略多。不伴 MM 的单克隆丙种球蛋白病在普通人群中的发生率约为 0.15%，在长期随访中有 16% 的病人发展为 MM，年发生率约为 0.18%[108]。

临床表现

概述

MM 的症状可由下列情况引起：

1. 浆细胞增生：影响免疫系统功能→更易感染。
2. 骨侵犯：
   1) 骨髓侵犯→破坏造血功能→正常细胞正常色素性贫血，白细胞减少，血小板减少。

2）骨吸收：

- →骨密度降低→病理性骨折（见下文）。
- →高钙血症（开始仅见于25%的MM病人中，见下文）。

3）骨肿胀或局限性压痛。

4）骨性疼痛：特征性表现为运动时诱发，休息时消失。

5）脊髓侵犯：

- 10%侵犯椎管→脊髓压迫→骨髓病。
- 神经根压迫（神经根病）。

3. 浆细胞过多产生某一蛋白，可导致：

1）高黏滞度综合征。

2）冷球蛋白血症。

3）淀粉样变。

4）肾功能衰竭：多种因素所致，但单克隆轻链起了重要作用。

骨骼性疾病

根据定义，MM的骨侵犯肯定是多发的，通常仅侵犯红骨髓：肋骨、胸骨、脊柱、锁骨、颅骨或四肢骨。颅骨或脊柱的病变是来神经外科就诊的主要原因。

MM的骨吸收不是单纯由浆细胞的机械性侵蚀引起，还发现破骨细胞活动性增高。

侵犯颅盖骨的浆细胞瘤通常不产生神经系统症状。颅底受侵犯常引起脑神经麻痹。侵犯眼眶可致突眼。

神经系统侵犯

神经系统症状可由以下原因引起：

1. 肿瘤侵犯脊柱及颅骨（见上文）：

1）脊髓部位的肿瘤压迫脊髓或者神经根。

2）颅骨部位的肿瘤压迫脑组织或者脑神经。

2. 腕屈肌韧带淀粉样蛋白沉积→腕管综合征（正中神经无淀粉样蛋白，因此手术时较易从腕横韧带分离，见章节30.4.4）。

3. 弥漫进展性运动感觉多发神经病：见于3%～5%的MM。

1）大约一半是因为淀粉样蛋白沉积（见章节31.5.12）。

2）多发神经病也可在无淀粉样蛋白增多时发生，尤其是少见的骨硬化型MM。

4. 文献报道，多发性白质脑病也见于MM病人[109]。

5. 高钙血症：可引起急性脑病，出现意识错乱、谵妄或昏迷。MM伴随的高钙血症引起的神经系统症状，较其他原因导致的高钙血症常见。

6. 非常少见：脑组织内转移性病变[110]。

检查

MM 的诊断标准见表 50-13，有关 MM 的检查包括：

1. 检测 24 小时尿 k 本周蛋白，一种单克隆免疫球蛋白轻链（分子量：22~24kDa），存在于 75%~80% 的 MM 病人中（也可能出现于其他疾病）。通常是 κ，λ 少见。约 1% 的 MM 病人尿中及血清中检测不到单克隆蛋白；0.5%~2.5% 的 MM 病人可检测到两种及以上单克隆蛋白。
2. 血液检查：血浆蛋白电泳（SPEP）和免疫电泳（IEP）（查 IgG κ 带）。
3. 骨骼影像学检查：典型 X 线表现为被侵犯骨内多发、圆形、“穿孔形”（边缘锐利）溶解性病变。骨硬化型 MM 病人不到 3%。可见弥漫性骨质疏松。
4. CBC：大多数 MM 病人最终出现贫血，常为中重度贫血（血红蛋白为 70~100g/L），网织红细胞计数降低。
5. 未经治疗的 MM^{99}Tc 核素骨扫描常为阴性（因自发性新骨形成稀少），敏感性不如常规影像学检查。因此，当出现的体征可能是 MM 以外的其他原因所致时，该检查才有帮助。治疗后，由于新骨形成可使骨扫描呈阳性（炎症反应）。
6. 血清肌酐：判断预后。
7. 骨髓活检：几乎所有 MM 病人均可见骨髓瘤细胞（尽管敏感，但特异性差，需寻找其他诊断标准）。

50

表 50-13 MM 的诊断标准[a]

1. 细胞学标准：
1）骨髓形态学：在每 1000 个细胞或更多的细胞中，浆细胞和（或）骨髓瘤细胞≥10%
2）活检证实为浆细胞瘤
2. 临床和实验室标准：
1）血清或尿电泳骨髓瘤蛋白即 M 蛋白（通常在 3g/dL 以上）
2）X 线片见溶骨性病变（如果骨髓包含 30% 以上的浆细胞或骨髓瘤细胞，骨质疏松的诊断可确立）
3）外周血涂片检查骨髓瘤细胞≥2

[a] 诊断要求[112]：1A+1B，或 1A（或 1B）+2A（或 2B 或 2C）

治疗

治疗的许多方面由肿瘤科医师承担（见综述[108]），需神经外科医师处理的有：

1. 放疗（见章节 50.1.8）：MM 对放疗非常敏感，局部放疗可以治疗由明确骨病灶导致的疼痛，并且可以帮助治愈病理性骨折，对脊髓压迫也有效。
2. 制动：因为疼痛或害怕病理性压缩性骨折而制动，导致血浆钙进一步升高。
3. 疼痛控制：水杨酸盐对轻微疼痛的疗效良好（血小板减少症禁用）。局部放疗也有效（见下文）。
4. 一些脊髓病变可以应用经皮椎体后凸成形术（见章节 63.3.5）（优于椎体成形术，因为可以减少肿瘤的扩散）。
5. 治疗高钙血症常可改善因钙沉积引起的症状。
6. 双膦酸盐抑制骨吸收，可快速降低血钙（见章节 71.1）。目前使用帕米膦酸钠（Pamidronate）较其他药物广泛。
7. 硼替佐米（Velcade）：第一个蛋白酶体抑制剂，对治疗顽固性 MM 有效。

预后

未经治疗的 MM 平均生存期为 6 个月，单发浆细胞瘤 10 年生存率为 50%。如果是单发病灶但是可以检测到蛋白（单纯浆细胞瘤是没有 M 蛋白的），经过放疗后 M 蛋白消失了，则预示着有 50%～60% 的可能不会发展为 MM，但是如果 M 蛋白不消失，那么有很大可能发展为 MM。

50.3.2 浆细胞瘤

概述

单克隆浆细胞形成的一种与多发性骨髓瘤（见上文）类似的肿瘤，诊断需满足以下标准：
1. 必须彻底进行骨骼检查排除其他疾病（非骨扫描）。
2. 骨髓检查必须证实无骨髓瘤。
3. 血清和尿电泳必须无 M 蛋白。

55%～60% 的单发浆细胞瘤在 5 年内会发展为 MM，70%～80% 在 10 年内会发展为 MM。

治疗

1. 局部放疗可较好地控制局部病灶。
2. 经皮椎体后凸成形术（见章节 63.3）优于椎体成形术，因为减少了潜在的肿瘤扩散。
3. 对于不稳定结构建议手术。

（刘彦伟 译 王 雯 校）

参考文献

[1] Johnson JD, Young B. Demographics of brain metastasis. Neurosurg Clin N Am. 1996; 7:337–344
[2] Mintz AP, Cairncross JG. Treatment of a Single Brain Metastasis. The Role of Radiation Following Surgical Excision. JAMA. 1998; 280:1527–1529
[3] Voorhies RM, Sundaresan N, Thaler HT. The Single Supratentorial Lesion: An Evaluation of Preoperative Diagnosis. J Neurosurg. 1980; 53: 364–368
[4] Patchell RA, Posner JB. Neurologic Complications of Systemic Cancer. Neurol Clin. 1985; 3:729–750

[5] Zimm S, Galen L, Wampler GL, et al. Intracerebral Metastases in Solid-Tumor Patients: Natural History and Results of Treatment. Cancer. 1981; 48:384–394
[6] DeAngelis LM. Management of Brain Metastases. Cancer Invest. 1994; 12:156–165
[7] Davis PC, Hudgins PA, Peterman SB, et al. Diagnosis of Cerebral Metastases: Double-Dose Delayed CT versus Contrast-Enhanced MR Imaging. AJNR. 1991; 12:293–300
[8] Weiss HD, Richardson EP. Solitary Brainstem Metastasis. Neurology. 1978; 28:562–566
[9] Nugent JL, Bunn PA, Matthews MJ, et al. CNS Metastases in Small-Cell Bronchogenic Carcinoma: Increasing Frequency and Changing Pattern with Lengthening Survival. Cancer. 1979; 44:1885–1893
[10] Berger MS, Baumeister B, Geyer JR, et al. The Risks of Metastases from Shunting in Children with Primary Central Nervous System Tumors. J Neurosurg. 1991; 74:872–877
[11] Kindt GW. The Pattern of Location of Cerebral Metastatic Tumors. J Neurosurg. 1964; 21:54–57
[12] Gavrilovic IT, Posner JB. Brain metastases: epidemiology and pathophysiology. J Neurooncol. 2005; 75: 5–14
[13] Vieth RG, Odom GL. Intracranial Metastases and their Neurosurgical Treatment. J Neurosurg. 1965; 23:375–383
[14] Agazzi S, Pampallona S, Pica A, et al. The origin of brain metastases in patients with an undiagnosed primary tumour. Acta Neurochir (Wien). 2004; 146:153–157
[15] Figlin RA, Piantadosi S, Feld R, et al. Intracranial Recurrence of Carcinoma After Complete Resection of Stage I, II, and III Non-Small-Cell Lung Cancer. N Engl J Med. 1988; 318:1300–1305
[16] Auperin A, Arriagada R, Pignon JP, et al. Prophylactic cranial irradiation for patients with small-cell lung cancer in complete remission. Prophylactic Cranial Irradiation Overview Collaborative Group. N Engl J Med. 1999; 341:476–484
[17] Slotman B, Faivre-Finn C, Kramer G, et al. Prophylactic cranial irradiation in extensive smallcell lung cancer. N Engl J Med. 2007; 357:664–672
[18] Solis OJ, Davis KR, Adair LB, et al. Intracerebral Metastatic Melanoma: CT Evaluation. Comput Tomogr. 1977; 1:135–143
[19] Zakrzewski J, Geraghty LN, Rose AE, et al. Clinical variables and primary tumor characteristics predictive of the development of melanoma brain metastases and post-brain metastases survival. Cancer. 2011; 117:1711–1720
[20] Davies MA, Liu P, McIntyre S, et al. Prognostic factors for survival in melanoma patients with brain metastases. Cancer. 2011; 117:1687–1696
[21] Staudt M, Lasithiotakis K, Leiter U, et al. Determinants of survival in patients with brain metastases from cutaneous melanoma. Br J Cancer. 2010; 102:1213–1218
[22] Sampson JH, Carter JH, Friedman AH, et al. Demographics, Prognosis, and Therapy in 702 Patients with Brain Metastases from Malignant Melanoma. J Neurosurg. 1998; 88:11–20
[23] Swetter SM, Carroll LA, Johnson DL, et al. Positron emission tomography is superior to computed tomography for metastatic detection in melanoma patients. Ann Surg Oncol. 2002; 9:646–653
[24] Carlino MS, Fogarty GB, Long GV. Treatment of Melanoma Brain Metastases: A New Paradigm. The Cancer Journal. 2012; 18:208–212
[25] Bindal RK, Sawaya R, Leavens ME, et al. Surgical Treatment of Multiple Brain Metastases. J Neurosurg. 1993; 79:210–216
[26] Avril MF, Aamdal S, Grob JJ, et al. Fotemustine compared with dacarbazine in patients with disseminated malignant melanoma: a phase III study. J Clin Oncol. 2004; 22:1118–1125
[27] Guirguis LM, Yang JC, White DE, et al. Safety and efficacy of high-dose interleukin-2 therapy in patients with brain metastases. J Immunother. 2002; 25:82–87
[28] Lochead R, McKhann G, Hankinson T, et al. High dose systemic interleukin-2 for metastatic melanoma in patients with treated brain metastases. J Immunother. 2004; 27
[29] Majer M, Jensen RL, Shrieve DC, et al. Biochemotherapy of metastatic melanoma in patients with or without recently diagnosed brain metastases. Cancer. 2007; 110:1329–1337
[30] ClinicalTrials.gov identifier: NCT 01266967. A Study of GSK 2118436 in BRAF Mutant Metastatic Melanoma to the Brain (Break MB). 2014. https:// clinicaltrials. gov/ct2/show/results/NCT01266967
[31] ClinicalTrials.gov identifier: NCT 01378975. A Study of Vemurafenib in Metastatic Melanoma Patients With Brain Metastases. 2015. https://clinicaltrials. gov/ct2/show/NCT01378975? term=NCT01378975&rank=1&view=results
[32] U.S. Food and Drug Administration (FDA). FDA approves Keytruda for advanced melanoma. 2014. https://wayback.archive-it.org/7993/ 20170112023823/ http://www.fda.gov/ NewsEvents/Newsroom/ PressAnnouncements/ ucm412802.htm
[33] Patchell RA, Tibbs PA, Walsh JW, et al. A Randomized Trial of Surgery in the Treatment of Single Metastases to the Brain. N Engl J Med. 1990; 322:494–500
[34] Vecht CJ, Haaxma-Reiche H, Noordijk EM, et al. Treatment of single brain metastasis: radiotherapy alone or combined with neurosurgery? Ann Neurol. 1993; 33:583–590
[35] Sampson JH, Carter JH,Jr, Friedman AH, et al. Demographics, prognosis, and therapy in 702 patients with brain metastases from malignant melanoma. J Neurosurg. 1998; 88:11–20
[36] Fife KM, Colman MH, Stevens GN, et al. Determinants of outcome in melanoma patients with cerebral metastases. J Clin Oncol. 2004; 22: 1293–1300
[37] Eigentler TK, Figl A, Krex D, et al. Number of metastases, serum lactate dehydrogenase level, and type of treatment are prognostic factors in patients with brain metastases of malignant melanoma. Cancer. 2011; 117:1697–1703
[38] Gupta G, Robertson AG, MacKie RM. Cerebral metastases of cutaneous melanoma. Br J Cancer. 1997; 76:256–259
[39] Song Z, Lin B, Shao L, et al. Brain metastases from esophageal cancer: clinical review of 26 cases. World Neurosurg. 2014; 81:131–135
[40] Kondziolka D, Bernstein M, Resch L, et al. Significance of Hemorrhage into Brain Tumors: Clinicopathological Study. J Neurosurg. 1987; 67: 852–857
[41] Shildt RA, Kennedy PS, Chen TT, et al. Management of patients with metastatic adenocarcinoma of unknown origin: a Southwest Oncology Group study. Cancer Treat Rep. 1983; 67:77–79
[42] Gaspar L, Scott C, Rotman M, et al. Recursive partitioning analysis (RPA) of prognostic factors in three Radiation Therapy Oncology Group (RTOG) brain metastases trials. Int J Radiat Oncol Biol Phys. 1997; 37:745–751
[43] Morris SL, Low SH, A'Hern RP, et al. A prognostic index that predicts outcome following palliative whole brain radiotherapy for patients with metastatic malignant melanoma. Br J Cancer. 2004; 91:829–833
[44] Nieder C, Andratschke N, Grosu AL, et al. Recursive partitioning analysis (RPA) class does not predict survival in patients with four or more brain metastases. Strahlenther Onkol. 2003; 179:16–20
[45] Pollock BE. Management of Patients with Multiple Brain Metastases. Contemp Neurosurg. 1999; 21: 1–6
[46] Horton J. Treatment of Metastases to the Brain. 1984
[47] Jackson DV, Richards F, Cooper MR, et al. Prophylactic Cranial Irradiation in Small Cell Carcinoma of the Lung: A Randomized Study. JAMA. 1977; 237:2730–2733
[48] Patchell RA, Tibbs PA, Regine WF, et al. Postoperative radiotherapy in the treatment of single metastases to the brain: a randomized trial. JAMA. 1998; 280:1485–1489
[49] Kramer S, Hendrickson F, Zelen M, et al. Therapeutic Trials in the Management of Metastatic Brain Tumors by Different Time/Dose Fraction Schemes. Natl Cancer Inst Monogr. 1977; 46:213–221
[50] DeAngelis LM, Mandell LR, Thaler HT, et al. The Role of Postoperative Radiotherapy After Resection of Single Brain Metastases. Neurosurgery. 1989; 24:798–804
[51] Smalley SR, Schray MF, Laws ER, et al. Adjuvant Radiation Therapy After Surgical Resection of Solitary

Brain Metastasis: Association with Pattern of Failure and Survival. Int J Radiation Oncology Biol Phys. 1987; 13:1611–1616
[52] Shaw E. Comment on DeAngelis L M, et al.: The Role of Postoperative Radiotherapy After Resection of Single Brain Metastases. Neurosurgery. 1989; 24:804–805
[53] Sills AK. Current treatment approaches to surgery for brain metastases. Neurosurgery. 2005; 57:S24– 32; discusssion S1-4
[54] Bindal AK, Bindal RK, Hess KR, et al. Surgery versus Radiosurgery in the Treatment of Brain Metastasis. J Neurosurg. 1996; 84:748–754
[55] Smalley SR, Laws ER, O'Fallon JR, et al. Resection for Solitary Brain Metastasis: Role of Adjuvant Radiation and Prognostic Variables in 229 Patients. J Neurosurg. 1992; 77:531–540
[56] Tobler WD, Sawaya R, Tew JM. Successful Laserassisted Excision of a Metastatic Midbrain Tumor. Neurosurgery. 1986; 18:795–797
[57] Markesbery WR, Brooks WH, Gupta GD, et al. Treatment for Patients with Cerebral Metastases. Arch Neurol. 1978; 35:754–756
[58] Ruderman NB, Hall TC. Use of Glucocorticoids in the Palliative Treatment of Metastatic Brain Tumors. Cancer. 1965; 18:298–306
[59] Posner JB. Surgery for Metastases to the Brain. N Engl J Med. 1990; 322:544–545
[60] Galicich JH, Sundaresan N, Thaler HT. Surgical Treatment of Single Brain Metastasis: Evaluation of Results by CT Scanning. J Neurosurg. 1980; 53: 63–67
[61] Alexander E, Moriarty TM, Davis RB, et al. Stereotactic Radiosurgery for the Definitive Noninvasive Treatment of Brain Metastases. J Natl Cancer Inst. 1995; 87:34–40
[62] Fuller BG, Kaplan ID, Adler J, et al. Stereotactic Radiosurgery for Brain Metastases: The Importance of Adjuvant Whole Brain Irradiation. Int J Radiation Oncology Biol Phys. 1992; 23:413–418
[63] Wilkins RH, Rengachary SS. Neurosurgery. New York 1985
[64] Sze G, Soletsky S, Bronen R, et al. MR Imaging of the Cranial Meninges with Emphasis on Contrast Enhancement and Meningeal Carcinomatosis. AJNR. 1989; 10:965–975
[65] Godersky JC, Smoker WRK, Knutzon R. Use of MRI in the Evaluation of Metastatic Spinal Disease. Neurosurgery. 1987; 21:676–680
[66] Livingston KE, Perrin RG. The neurosurgical management of spinal metastases causing cord and cauda equina compression. J Neurosurg. 1978; 49: 839–843
[67] Batson OV. The Function of the Vertebral Veins and Their Role in the Spread of Metastases. Ann Surg. 1940; 112
[68] Schwab JH, Boland P, Guo T, et al. Skeletal metastases in myxoid liposarcoma: an unusual pattern of distant spread. Ann Surg Oncol. 2007; 14:1507– 1514
[69] Rodichok LD, Ruckdeschel JC, Harper GR, et al. Early Detection and Treatment of Spinal Epidural Metastases: The Role of Myelography. Ann Neurol. 1986; 20:696–702
[70] Bach F, Larsen BH, Rhode K, et al. Metastatic spinal cord compression. Occurrence, symptoms, clinical presentations and prognosis in 398 patients with spinal cord compression. Acta Neurochir (Wien). 1990; 107: 37–43
[71] Helwig-Larsen S, Sorensen PS. Symptoms and signs in metastatic spinal cord compression: a study from first symptom until diagnosis in 153 patients. Eur J Cancer. 1994; 30A:396–398
[72] Levack P, Graham J, Collie D, et al. Don't wait for a sensory level: listen to the symptoms: a prospective audit of the delays in diagnosis of malignant cord compression. Clin Oncol (R Coll Radiol). 2002; 14: 472–480
[73] Sherk HH. Lesions of the Atlas and Axis. Clin Orthop. 1975; 109:33–41
[74] Nakamura M, Toyama Y, Suzuki N, et al. Metastases to the upper cervical spine. J Spinal Disord. 1996; 9: 195–201
[75] Portenoy RK, Lipton RB, Foley KM. Back Pain in the Cancer Patient: An Algorithm for Evaluation and Management. Neurology. 1987; 37:134–138
[76] Brice J, McKissock W. Surgical Treatment of Malignant Extradural Spinal Tumors. Br Med J. 1965; 1:1341–1344
[77] Li KC, Poon PY. Sensitivity and specificity of MRI in detecting spinal cord compression and in distinguishing malignant from benign compression fractures of vertebrae. Magn Reson Imaging. 1988; 6: 547–556
[78] Gabriel K, Schi D. Metastatic spinal cord compression by solid tumors. Semin Neurol. 2004; 24: 375–383
[79] Francken AB, Hong AM, Fulham MJ, et al. Detection of unsuspected spinal cord compression in melanoma patients by 18F-fluorodeoxyglucose-positron emission tomography. Eur J Surg Oncol. 2005; 31:197–204
[80] Vecht CJ, Haaxma-Reiche H, van Putten WL, et al. Initial bolus of conventional versus high-dose dexamethasone in metastatic spinal cord compression. Neurology. 1989; 39:1255–1257
[81] Hollis PH, Malis LI, Zappulla RA. Neurological Deterioration After Lumbar Puncture Below Complete Spinal Subarachnoid Block. J Neurosurg. 1986; 64:253–256
[82] Lee Y-Y, Glass JP,Wallace S. Myelography in Cancer Patients: Modified Technique. AJR. 1985; 145: 791–795
[83] Findlay GFG. Adverse Effects of the Management of Malignant Spinal Cord Compression. J Neurol Neurosurg Psychiatry. 1984; 47:761–768
[84] Witham TF, Khavkin YA, Gallia GL, et al. Surgery insight: current management of epidural spinal cord compression from metastatic spine disease. Nat Clin Pract Neurol. 2006; 2:87–94
[85] Danner RL, Hartman BJ. Update of Spinal Epidural Abscess: 35 Cases and Review of the Literature. Rev Infect Dis. 1987; 9:265–274
[86] Mundy GR. Metastasis to bone: causes, consequences and therapeutic opportunities. Nat Rev Cancer. 2002; 2:584–593
[87] Fourney DR, Schomer DF, Nader R, et al. Percutaneous vertebroplasty and kyphoplasty for painful vertebral body fractures in cancer patients. J Neurosurg. 2003; 98:21–30
[88] Bouza C, Lopez-Cuadrado T, Cediel P, et al. Balloon kyphoplasty in malignant spinal fractures: a systematic review and meta-analysis. BMC Palliat Care. 2009; 8. DOI: 10.1186/1472-684X-8-1 2
[89] Reitan JB, Kaalhus O. Radiotherapy of liposarcomas. Br J Radiol. 1980; 53:969–975
[90] Faul CM, Flickinger JC. The use of radiation in the management of spinal metastases. J Neurooncol. 1995; 23:149–161
[91] Rubin P. Extradural Spinal Cord Compression by Tumor: Part I. Experimental Production and Treatment Trials. Radiology. 1969; 93:1243–1248
[92] Rock JP, Ryu S, Yin FF, et al. The evolving role of stereotactic radiosurgery and stereotactic radiation therapy for patients with spine tumors. J Neurooncol. 2004; 69:319–334
[93] Onimus M, Schraub S, Bertin D, et al. Surgical Treatment of Vertebral Metastasis. Spine. 1986; 11:883–891
[94] Cooper PR, Errico TJ, Martin R, et al. A Systematic Approach to Spinal Reconstruction After Anterior Decompression for Neoplastic Disease of the Thoracic and Lumbar Spine. Neurosurgery. 1993; 32:1–8
[95] Patchell RA, Tibbs PA, Regine WF, et al. Direct decompressive surgical resection in the treatment of spinal cord compression caused by metastatic cancer: a randomized trial. Lancet. 2005; 366: 643–648
[96] Fourney DR, Abi-Said D, Rhines LD, et al. Simultaneous anterior-posterior approach to the thoracic and lumbar spine for the radical resection of tumors followed by reconstruction and stabilization. J Neurosurg. 2001; 94: 232–244
[97] Sakaura H, Hosono N, Mukai Y, et al. Outcome of total en bloc spondylectomy for solitary metastasis of the thoracolumbar spine. J Spinal Disord. 2004; 17:297–300
[98] Sundaresan N, Galicich JH, Lane JM, et al. Treatment of Neoplastic Epidural Cord Compression by Vertebral Body Resection and Stabilization. J Neurosurg. 1985; 63:676–684
[99] Overby MC, Rothman AS. Anterolateral Decompression for Metastatic Epidural Spinal Cord Tumors: Results of a Modified Costotransversectomy Approach. J

Neurosurg. 1985; 62:344–348
[100] Shaw B, Mansfield FL, Borges L. One-Stage Posterolateral Decompression and Stabilization for Primary and Metastatic Vertebral Tumors in the Thoracic and Lumbar Spine. J Neurosurg. 1989; 70: 405–410
[101] Akeyson EW, McCutcheon IE. Single-stage posterior vertebrectomy and replacement combined with posterior instrumentation for spinal metastasis. J Neurosurg. 1996; 85:211–220
[102] Fourney DR, Abi-Said D, Lang FF, et al. Use of pedicle screw fixation in the management of malignant spinal disease: experience in 100 consecutive cases. J Neurosurg. 2001; 94:25–37
[103] Wang JC, Boland P, Mitra N, et al. Single-stage posterolateral transpedicular approach for resection of epidural metastatic spine tumors involving the vertebral body with circumferential reconstruction: results in 140 patients. J Neurosurg Spine. 2004; 1: 287–298
[104] Hunt T, Shen FH, Arlet V. Expandable cage placement via a posterolateral approach in lumbar spine reconstructions: technical note. J Neurosurg Spine. 2006; 5:271–274
[105] Snell BE, Nasr FF, Wolfla CE. Singlestage thoracolumbar vertebrectomy with circumferential reconstruction and arthrodesis: surgical technique and results in 15 patients. Neurosurgery (Operative Neurosurgery). 2006; 58:263–269
[106] Sciubba DM, Gallia GL, McGirt MJ, et al. Thoracic kyphotic deformity reduction with a distractible titanium cage via an entirely posterior approach. Neurosurgery. 2007; 60:223–231
[107] Keren DF, Alexanian R, Goeken JA, et al. Guidelines for Clinical and Laboratory Evaluation of Patients with Monoclonal Gammopathies. Arch Pathol Lab Med. 1999; 123:106–107
[108] Bataille R, Harousseau J-L. Multiple Myeloma. N Engl J Med. 1997; 336:1657–1664
[109] McCarthy J, Proctor SJ. Cerebral Involvement in Multiple Myeloma. Case Report. J Clin Pathol. 1978; 31:259–264
[110] Norum J, Wist E, Dahil IM. Cerebral Metastases from Multiple Myeloma. Acta Oncol. 1991; 30: 868–869
[111] Foerster J, Lee GR, Bithell TC, et al. Multiple Myeloma. In: Wintrobe's Clinical Hematology. 9th ed. Philadelphia: Lea and Febiger; 1993:2219– 2249
[112] Costa G, Engle RL, Schilling A, et al. Melphalan and Prednisone: An Effective Combination for the Treatment of Multiple Myeloma. Am J Med. 1973; 54:589–599

第十四部分
颅脑损伤

XIV

51 概述、评分系统、初期管理

51.1 概述

51.1.1 介绍

56%～60% 格拉斯哥（Glasgow）昏迷评分（GCS）≤8 分的病人至少合并一处其他器官损伤[1]。25% 的病人需要手术干预。严重颅脑损伤的病人有 4%～5% 的概率合并脊柱骨折（通常 C1～C3）。

如果无法采集到详细的病史，需要记住：意识丧失可能发生在外伤之前（可能导致外伤的原因）。因此，临床上在处理外伤及外伤性昏迷的病人时，应考虑还存在动脉瘤性蛛网膜下隙出血、低血糖的可能。

外伤性脑损伤原因分为两种：

1. 原发性脑损伤：外伤发生时（皮层挫伤，撕裂伤，骨折，弥漫轴索损伤，脑干挫伤）。
2. 继发性脑损伤：脑损伤发生在外伤之后，包括脑血肿、脑水肿、低氧、脑缺血、血管痉挛导致的损伤（颅内压升高或者休克）。

由于神经外科医生无法干预原发性脑损伤，所以重点放在了减少继发性脑损伤上，而减少继发损伤需要神经外科医生做好一般医疗护理和熟知颅内压管理（见第 53 章）。

51.1.2 迟发性病情恶化

约 15% 的病人最初没有明显脑损害的征象，而是表现为迟发性的病情恶化，有时出现“谈话间恶化”，甚或“谈话间死亡”[2]。出现这些变化的病因如下：

1. 约 75% 由于颅内血肿：
   1) 可能首次检查时血肿就已经存在。
   2) 也可能是迟发性血肿：
      - 迟发性硬膜外血肿（见章节 55.3.7）。
      - 迟发性硬膜下血肿（见章节 55.4.5）。
      - 迟发性外伤性脑挫裂伤血肿（见章节 55.2.3）。
2. 创伤后弥漫性脑水肿（见章节 52.2.3）。
3. 脑积水。
4. 张力性气颅。
5. 癫痫。
6. 代谢异常，包括：

1) 低钠血症。
2) 低氧血症：病因有气胸、心肌梗死和充血性心力衰竭等。
3) 肝性脑病。
4) 低血糖症：包括胰岛素反应。
5) 肾上腺功能不全。
6) 药物或酒精戒断。

7. 脑血管事件：
1) 硬脑膜静脉窦血栓形成（见章节 82.7.3)。
2) 颈动脉（少见于椎动脉）夹层动脉瘤（见章节 83.9.1)。
3) 蛛网膜下隙出血：由于动脉瘤（自发性或者创伤后）或颈内动脉海绵窦瘘破裂所致（见章节 79.9)。
4) 栓塞：包括脂肪栓塞综合征（见章节 51.7.2)。

8. 脑膜炎。
9. 低血压（休克)。

51.2 颅脑损伤分级

尽管有很多不同意见，但是复苏后GCS可能由于能反复评估颅脑损伤，仍然是最广泛应用的分级标准（表 51-1)。GCS 的主要问题在于此系统的变量参数为非线性关系（也就是说无法精确到具体的量化指标）。参数之间为非线性相关，譬如，一个参数减少 2 分，与另一个参数减少 2 分并不完

表 51-1 颅脑损伤的评估要点

临床注意要点	检查项目	处理
低氧血症或通气不足	血气分析，呼吸频率	给有高碳酸血症或低氧血症的病人气管插管
低血压或高血压	血压，血红蛋白 / 血细胞比容（Hb/Hct)	血容量不足需静脉补充
贫血	Hb/Hct	严重贫血时输血
癫痫	血电解质，抗癫痫药血浓度	纠正低钠血症和高血糖； 调整抗癫痫药用量[a]
感染和高热	白细胞计数；体温	如果考虑脑膜炎，若无禁忌证则行腰椎穿刺检查（见章节 97.3)
脊柱稳定性	脊柱 X 线片	脊柱固定（脊柱板、颈托和沙袋等）；发生关节交锁 (locked facets) 的病人在搬运之前尽可能复位

[a] 参见癫痫发作（见章节 26)，创伤后癫痫发作（见章节 27.2)

全相同[3]。因此，通常做数学运算（比如统计，或者平均值）是不合理的[4]。

对脑损伤严重程度的分级方案有很多，任何一种都是主观的、不完美的。按照 GCS 简单划分为：

- GCS 14～15 分：轻型
- GCS 9～13 分：中型
- GCS ≤8 分：重型

除了 GCS 外，综合考虑其他因素的更详细的分级方案[3]见图 51-1。

轻　微	轻　度	中　度	重　度	
GCS 15 分 无意识丧失 无遗忘症	GCS 14 分 或 GCS 15 分伴以下之一： 短暂的意识丧失（<5min） 或神志、记忆障碍	GCS 9～13 分 或 意识丧失≥5min 或 局灶神经功能障碍	GCS 5~8	极重度 GCS 3～4 分

脑震荡

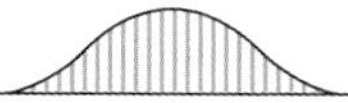

图 51-1　颅脑损伤严重程度分级

51.3　外伤病人的转运

有时候神经外科医师需要从不具备处理脑外伤条件的单位接收脑外伤病人，或由于种种原因需要将病人转运至其他单位。表 51-1 所列为转运前需要评估和控制平稳（有可能时）的因素。这些因素不仅是神经外科医师在急诊室面对外伤病人时需要考虑到，在面对其他非外伤性神经系统疾病时也应注意（如：蛛网膜下隙出血）。

51.4　急诊室处理

51.4.1　一般措施

血压和血氧

临床指南：血压和血氧

Ⅱ级推荐[5]：监测血压，避免低血压［收缩压（SBP）<90mmHg］。

Ⅲ级推荐[5]：监测血氧，避免低血氧［动脉血氧分压（PaO_2）<60mmHg 或氧饱和度<90%）］。

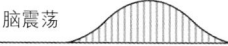

低血压

除以下情况外，脑外伤很少引起低血压（休克）：

- 临终状态（延髓功能紊乱和循环衰竭）。
- 幼儿，颅内出血或者帽状腱膜下血肿出血量大引起休克。
- 头皮损伤出血导致血容量减少（失血）。

低血压（定义：SBP<90mmHg）死亡率翻倍，低血氧（呼吸暂停或者发绀，或者 PaO_2<60mmHg）也会增加死亡率[6]，如果两者均有，会导致死亡率增加到原来的 3 倍并且还会升高不良预后的风险。SBP<90mmHg 可能会导致脑血流减少和脑损伤病情恶化，应该予以预防（见章节 53.4.4）。

肌松剂和镇静剂的早期应用（颅内压监测之前）

临床指南：早期镇静和麻醉

Ⅲ级推荐[7]：镇静剂和神经肌肉阻滞剂（NMB）有助于转送，但对神经查体有干扰。

Ⅲ级推荐[7]：NMB 可以在镇静剂无效的时候使用。

51

颅脑损伤病人如常规应用肌松剂和镇静剂可能导致肺炎的发生率增加、入 ICU 的时间延长，并易出现败血症[8]。这些药物也使医生无法观察神经系统体征变化[7, 9]，其应用仅限于有明确颅内压增高的病人（见表 51-2），或是为了转运病人和检查的需要（举例：躁动的病人行 CT 检查需要保持静止）[10]。

表 51-2 颅内压增高的临床征象[a]

1. 瞳孔散大（单侧或双侧）
2. 瞳孔光反应不对称
3. 去脑或去皮层状态（一般是瞳孔散大[b]或者固定的对侧）
4. 神经系统检查进行性恶化，排除颅外因素的作用

[a] 1～3 为脑疝的临床表现，颅内压增高最有说服力的临床征象是一种或几种上述表现的发展

[b] 婴儿颅内压增高可表现为囟门凸出

气管插管和过度通气

颅脑损伤气管插管的适应证，也见于“临床指南：气管插管适应证”（见下文）。

1. 意识水平低（病人不能保护自己的呼吸道）：一般 GCS≤7 分。
2. 需要过度通气：见下文。
3. 严重颌面损伤：呼吸道明显受压狭窄，或者担心组织肿胀或者出血

导致呼吸道闭塞。

4. 由于诊断或治疗需要肌松药。

临床指南：气管插管适应证

Ⅲ级推荐[11]：对 GCS<8 分的病人，无法保证气道通畅或者吸氧情况下仍低氧的，可行气管插管。

气管插管的注意事项：

1. 如果病人可能存在经筛板颅底骨折时，应忌用鼻导管（经筛板入颅），而应选用经口气管插管
2. 避免用语言能力直接评估病人病情[9]，比如评估 GCS。气管内插管的病人应该于插管前评估语言能力［无，只能发音，只能说出（不恰当）单词，言语错乱，正常交谈］。
3. 肺炎的风险：见“临床指南：气管内插管抗生素应用”。

临床指南：气管内插管抗生素应用

Ⅱ级推荐[12]：围气管插管期应用抗生素能降低肺炎的风险，但不影响住院时间和死亡率。

过度通气（HPV）

临床指南：早期 / 预防性应用过度通气

Ⅱ级推荐[13]：不建议预防性过度通气（$PaCO_2 \leq 25mmHg$）。

Ⅲ级推荐：

- 有小脑幕切迹疝征象（见表 51-2）或不是由于颅外因素导致进行性神经系统恶化的病人[7]，颅内压监测前应该保留过度通气[13]。
- HPV 在创伤性脑损伤（TBI）后 24 小时内应该避免使用［脑血流量（CBF）严重降低］[13]。

1. 由于可能加重脑缺血，不应预防性应用 HPV（见章节 53.4.4）。
2. 在进行颅内压监测之前，如 CT 和体征（见表 51-2）提示颅内压增高，可以短期应用 HPV。
   1) 符合适应证时，通过 HPV 将 $PaCO_2$ 控制在 30～35mmHg。
   2) 禁忌 $PaCO_2$ 低于 30mmHg 时使用，否则将进一步降低脑血流量且无助于降低颅内压。
3. 急性碱中毒可增加蛋白与钙的结合（降低离子状态 Ca^{2+}）。病人 HPV 可能导致低钙血症而引发抽搐（但钙总量正常）。

甘露醇的急诊室应用

临床指南：早期使用甘露醇

Ⅲ级推荐[7, 14]：有小脑幕切迹疝征象（见表 51-2）或不是由于颅外因素导致进行性神经系统恶化的病人，颅内压监测前可以应用甘露醇。

急诊室使用的适应证（见章节 53.4.4）：

1. 具有颅内压增高的表现（见表 51-2）。
2. 出现占位效应（局灶症状，如：偏瘫）。
3. CT 检查之前突发病情恶化（包括瞳孔散大）。
4. CT 提示病变引起颅内压增高。
5. CT 检查后准备入手术室。
6. 评价可成功抢救的希望：观察脑干功能消失者是否能出现脑干反射。

禁忌证：

1. 不具备适应证者（见上文）：由于甘露醇的容量损失效应，故不主张滥用。
2. 低血压和低血容量：低血压可使预后不良[10]，因此当颅内压增高时首先应用镇静肌松药和脑脊液引流；下一步可在补充液体之后应用甘露醇；低血容量病人在应用甘露醇之前可先进行过度通气。
3. 相对禁忌：甘露醇能够轻度影响正常的凝血功能。
4. 充血性心力衰竭：甘露醇在产生利尿作用之前会一过性增加血容量，因此慎用于心力衰竭病人，应用之前可先给予呋塞米。

处方：0.25～1g/kg 体重，20 分钟内输入，一般成人约给予 20% 甘露醇 350ml；作用高峰出现于约 20 分钟后（见章节 53.4.4）。

预防应用抗癫痫药（AEDs）

临床指南：预防性使用抗癫痫药物

Ⅱ级推荐[15–17]：预防性使用苯妥英钠、卡马西平、苯巴比妥或丙戊酸钠，不会减少晚期癫痫发作。

Ⅲ级推荐：AED[17]（苯妥英钠、丙戊酸钠或者卡马西平[15, 16, 18]）可以减少 TBI 后有癫痫高风险病人（表 51-3）的早期癫痫发作（TBI 7 天内），但不会改善预后。

常规预防性应用抗癫痫药物并不能防止外伤后远期的抽搐发作，因此外伤后除了在某些特殊情况下没有必要使用[15, 16]。

颅脑损伤后抗癫痫药的应用细则见章节 27.2.5，表 51-3 列举了增加早期癫痫发作风险的因素。

表 51-3 外伤后癫痫发作的危险因素

1. 急性硬膜下、硬膜外和脑内血肿
2. 开放-凹陷性颅骨骨折伴脑实质损伤
3. 外伤后 24 小时内有过癫痫发作史
4. GCS 10 分以下
5. 颅脑穿通伤
6. 有明显的酗酒史
7. CT 可见皮层（出血性）脑挫裂伤

51.4.2 外伤的神经系统检查

一般措施

神经系统查体：不可能归纳出一套普遍适用任何情况的神经系统查体。重型脑损伤通常要在嘈杂的环境中快速地评估病人病情，针对病人病情做出个性化的判断——外伤的类型，受伤的程度，是否需要应用肌松药（见章节 51.4.1），是否合并其他脏器损伤需要其他科的联合治疗，和对多个病人的病情进行分类、分级等。

以下内容描述了一些特定情况下查体的内容，一定要注意外伤病人的查体必须个体化。以下查体内容只适用于颅脑和脊柱损伤病人，并且假定病人的其他的损伤（内出血、心肌／肺挫伤等）和骨科的损伤（长骨和骨盆骨折）被其他科医生组成的“创伤队伍”已经妥善处理。尽管我们以纲要形式呈现了以下神经系统查体的步骤，但是根据所处的情况选择适宜的神经系统查体顺序才是最有效的。

一般状况检查（相对于神经系统检查）

1. 头颅视诊：
   1) 颅底骨折征象（见章节 54.4）：
      - “熊猫眼”征：眼眶周围皮下瘀血。
      - Battle 征：耳后乳突周围皮下瘀血。
      - 脑脊液鼻漏／耳漏：见章节 23.4。
      - 鼓室积血或外耳道裂伤。
   2) 面部骨折的检查：
      - Lefort 骨折（见章节 54.5.2）：面骨触诊不稳定，包括颧弓。
      - 眶缘骨折：可触及反常运动。
   3) 眶周水肿、眼球突出。
2. 颅颈听诊：
   1) 颈动脉听诊：杂音可能与颈动脉夹层动脉瘤有关。
   2) 眼球听诊：杂音提示外伤性颈内动脉海绵窦瘘；见颈内动脉海绵窦瘘（见章节 79.9）。

3. 脊柱外伤的体征：挫伤，畸形。
4. 癫痫的证据：单发、多发或持续（癫痫的状态）。

神经系统检查

1. 脑神经检查
   1) 视神经功能（见章节 51.7.3）：
      - 对于意识清楚的病人，连续定量观察视力是很重要的[19]。理想的方法是应用 Rosenbaum 短距离视力检测卡，如果病人不能辨认，则进一步行数指检查；仍不成功则检查手动和视觉光感是否存在。儿童在枕部受到打击后可出现暂时性皮层盲，持续 1～2 天。
      - 对于意识不清的病人，检查传入性瞳孔反射障碍（见章节 32.4.5），应用光摆动瞳孔反应试验（见章节 32.4.4），可以提示视神经损伤。
      - 眼底镜检查：检查是否存在视盘水肿、前视网膜出血、视网膜剥离，视网膜的异常提示视神经前端的损伤。进一步的详细检查要应用散瞳剂，但将造成一段时间内无法观察瞳孔变化，必须慎重应用（见章节 32.4.5）。
   2) 瞳孔：瞳孔的大小和对光反射（直接和间接）。
   3) 面神经（Ⅶ）：检查周围性面瘫（见章节 54.4.2）（一侧面部上半和下半部肌肉与对侧不对称）。
   4) 展神经（Ⅵ）：展神经麻痹（见章节 32.5.5）可能由于外伤后颅内压升高或斜坡骨折导致（见章节 54.4.2）。
2. 意识水平 / 精神状态：
   1) GCS 定量评价昏迷病人的意识水平（表 51-1）。
   2) 能语言交流的病人检查定向力。
3. 运动系统检查（检查运动区皮层至脊髓的运动传导束）：
   1) 病人合作：检查四肢肌力。
   2) 病人不合作：观察四肢对疼痛刺激的活动反应（要鉴别自主活动、姿态和脊髓反射）。也有助于评价意识障碍病人的躯体感觉功能。
   3) 疑有脊髓损伤：检查静息状态下肛门括约肌张力，如果病人合作，应检查肛门括约肌自主收缩功能；检查肛门反射和球海绵体肌反射（见章节 59.8.4）。
4. 感觉系统检查：
   1) 合作病人：
      - 检查躯干和四肢针刺觉，和主要皮区的触觉（C4、C6、C7、C8、T4、T6、T10、L2、L4、L5、S1、骶尾骨区）。
      - 检查脊髓后索功能：下肢关节位置觉。

2) 不合作病人：检查病人对疼痛刺激的中枢反应，即痛苦表情、对刺痛的定位等；而不是单纯的肢体屈曲回缩，这可能只是脊髓介导的反射。

5. 反射：

1) 肌肉牵张反射（腱反射）：反射存在表明肌肉的瘫痪是由于中枢神经系统的损伤而不是周围神经损害，反之亦然。

2) 足跖反射（Babinski 征）。

3) 疑有脊髓损伤：检查肛门反射和球海绵体肌反射（见上文）。

51.4.3 颅脑损伤的 CT 适应证与入院标准

一般措施

众多研究已经确定各种病人需要的治疗措施。对于受伤很轻微的病人很少需要行 CT 检查，但是对于那些头部受伤严重的显然需要行 CT 检查。所以大多数研究针对的主要是那些受伤很轻微的但是可能有严重颅脑损伤的病人。目前没有明确的针对此类病人的指南，也没有前瞻性研究。鉴于目前的研究情况，下文呈现的只是治疗指导方针。

病人依照下文出现颅内损伤的可能性被分为三组[20, 21]。

1. 低度颅内损伤风险

标准

可能的临床表现见表 51-4。

表 51-4 低度颅内损伤风险的临床表现

1. 无症状
2. 头痛
3. 头晕
4. 头皮血肿、裂伤、挫伤、擦伤
5. 未出现达到中度和高度颅内损伤标准的表现（表 51-7 和表 51-8）
6. 无意识丧失病史

在本组内发生颅内损伤（ICI）的风险极小，甚至有颅骨骨折时亦是如此（10000 例中不超过 8.5 例，置信区间 95%[20]）。

建议

一般不需要行 CT 检查；也不主张行 X 线片，本组 99.6% 的病人 X 线片均正常。本组非移位的线形骨折不需要任何治疗，但是可以考虑至少住院观察一夜。

本组的病人也可以回家观察，标准见表 51-5。要将“头外伤院外观察指导卡”交给病人，内容见表 51-6。

表 51-5　可院外观察的标准

1. 头颅 CT 未显示或者显示正常[22]
2. 初次检查 GCS ≥ 14 分
3. 未满足高度风险的标准
4. 未满足中度风险的标准，但不包括意识丧失
5. 病人当时神经系统功能正常（对受伤事件的遗忘是可以接受的）
6. 有清醒、可负责的成年人监护病人
7. 病人在必要时能够方便地回到医院急诊室
8. 没有伴随的复杂情况（如没有可疑家庭暴力，包括儿童虐待）

表 51-6　头外伤院外观察指导卡示例

出现以下症状立即复诊：
1. 意识水平改变（包括不易唤醒）
2. 行为异常
3. 头痛加重
4. 言语含糊
5. 一侧上肢或下肢力弱或感觉丧失
6. 持续呕吐
7. 一侧或双侧瞳孔散大，用亮光照射时不缩小
8. 癫痫（痉挛或抽搐发作）
9. 受伤部位肿胀明显加重
在 48 小时以内不要应用作用强于对乙酰氨基酚的镇静催眠药或镇痛药。不要应用阿司匹林或其他抗炎症药物，因为这些药物会影响血小板功能，理论上会升高出血风险

2. 中度颅内损伤风险

标准

可能的临床表现见表 51-7。

建议

1. 平扫头颅 CT 检查：本组临床表现本身易于遗漏严重的颅内损伤[22]。8%～46% 受到轻度头外伤（MHI）的病人出现颅内损伤，最常见的是出血性脑挫裂伤[23]。
2. 头颅 X 线片（见章节 51.5.3）：除非无条件做 CT 检查，一般不主张采用。只有当头颅 X 线片呈阳性时才有意义（对诊断临床未发现的颅骨凹陷性骨折较重要）。
3. 观察：
   1) 院外观察：如果病人的表现符合表 51-5 所列，则为病人的监护人提供头外伤院外观察指导卡（有时称作“硬膜下观察”），见表 51-6。

表 51-7 中度颅内损伤风险的临床表现

1. 受伤当时或伤后有意识改变或丧失
2. 头痛进行性加重
3. 酒精或药物中毒
4. 外伤后癫痫
5. 病史不可靠或欠充分
6. 年龄小于 2 岁（除非外伤轻微）
7. 呕吐
8. 外伤后遗忘
9. 颅底骨折的征象
10. 多发损伤
11. 严重的面部损伤
12. 可能存在颅骨穿通或凹陷骨折
13. 可疑儿童虐待

2) 住院观察：如果病人的条件不符合表 51-5（包括无条件做 CT 检查的病人），需要住院观察除外神经系统功能的恶化。

病人应住院密切观察，只有在病人出现病情恶化时（GCS ≤13 分）行 CT 检查，这与常规早期 CT 检查对颅内血肿诊断的敏感性和可靠程度是一样的[23–27]；这种策略比常规做 CT 来决定院外观察的总体诊疗成本低[23]。

3. 高度颅内损伤风险

标准

可能的临床表现见表 51-8。

治疗建议

1. 收住院。
2. 立即行 CT 平扫。
3. 如果神经系统查体发现局灶体征：
   1) 通知手术室做好手术准备。
   2) 如果没有 CT 或者 MRI，考虑于急诊室钻孔（见章节 51.8）。
4. 决定是否需要颅内压监测（见章节 53.2.6）。
5. 头颅 X 线片不推荐：头颅骨折很常见，并且头颅 X 线片无法充分评估颅内损伤情况。在手术室该检查对定位颅内异物（刀片或者子弹等）可能有价值。

表 51-8 高度颅内损伤风险的临床表现

• 意识障碍：没有明确的酒精、药物、代谢疾病、癫痫发作等原因
• 局灶神经系统体征
• 意识水平进行性下降
• 颅骨穿通伤和凹陷骨折

其他危险因素

枕部与额部骨折

枕部骨折病人出现明显颅内损伤的风险更高。可能由于前面的外伤有上肢的保护作用，而枕部骨折则没有。另外，面骨和气窦也有吸收缓解冲击力的作用。在210例面骨骨折的病人中[28]，面上部骨折造成颅内损伤的风险最高。那些下颌和面中部区域骨折（骨折没有累及面上部）的病人颅内损伤的风险较低，下颌区域受伤颅内损伤的风险更低。

51.5 影像学检查

51.5.1 颅脑损伤的CT扫描

基本信息

平扫CT几乎能够明确诊断所有急诊颅脑损伤情况；有时可能需要进一步行增强CT扫描和MRI，但是一般无须急诊进行（除外以下情况：怀疑肿瘤造成明显脑水肿、非增强CT无法显示；有脊髓损伤和压迫，需行脊髓MRI）。

颅脑损伤CT检查

必须明确的急诊情况简述如下：

1. 出血或血肿：
   1) 脑外出血：最大厚度≥1cm一般需要手术
      - 硬膜外血肿（EDH）（见章节55.3）：一般表现双凸透镜形，多由于动脉出血。
      - 硬膜下血肿（SDH）（见章节55.4）：一般呈新月形，多由于静脉出血；常较硬膜外血肿范围大。急、慢性分型：急性=高密度，亚急性≈等密度，慢性≈低密度。
   2) 蛛网膜下隙出血（SAH）：大脑半球凸面弥漫薄层高密度影并充斥脑沟和基底池。创伤是SAH最常见的原因，但是，当外伤病史不明确时，需要行血管造影除外动脉瘤破裂（可能先于外伤发生）。
   3) 脑内出血（ICH）：脑实质内高密度影。
   4) 出血性脑挫裂伤（见章节55.2）：经常表现脑实质内“蓬松”、不均匀高密度区，位于颅骨突起附近（额、枕极，蝶骨嵴），不如ICH所见范围清楚。
   5) 脑室内出血（见章节76.4.2）：见于约10%重型颅脑损伤[29]，且经常预后不良；脑室内出血可能提示伴随严重损伤，但并不是预后不良的原因。有研究表明阿替普酶（rt-PA）可用于治疗脑室内出血[30]。

2. 脑积水：有时外伤后可见脑室增大。
3. 脑肿胀：基底池消失（见章节 58.5.2），脑室和脑沟裂受压变小等。
4. 脑缺氧的证据：灰白质边界消失，脑肿胀征象。
5. 颅骨骨折：
   1) 颅底骨折（包括颞骨骨折）。
   2) 眶骨骨折。
   3) 颅盖骨折（CT 可能漏诊未移位的线性骨折）。
      • 线性骨折 / 粉碎骨折。
      • 开放性骨折 / 闭合性骨折。
      • 颅缝分离。
      • 凹陷性骨折 / 非凹陷性骨折：CT 可确定是否需要手术。
6. 缺血性梗死：卒中 24 小时以内 CT 改变不明显。
7. 气颅：提示颅骨骨折（颅底骨折和开放性凸面颅骨骨折）。
8. 中线结构移位（由于脑内和脑外血肿或非对称性的水肿）：移位可使意识状态发生变化（见章节 58.5.2）。

▶ **颅脑损伤的 Marshall CT 分级** Marshall CT 分级[31]（表 51-9）广泛用于颅脑损伤，1992 年发表的 Marshall CT 分级基于平扫 CT 上有无以下情况将颅脑损伤的严重程度分为 6 类。

表 51-9 Marshall CT 分级[31]

分级	描述	死亡率[32]
弥漫性损伤 Ⅰ 级	• 颅脑 CT 上未见任何异常	6.4%
弥漫性损伤 Ⅱ 级	• MLS[a] 偏移在 0～5mm 以内 • 基底池可见 • 评估[b] 混杂及高密度阴影体积不超过 $25cm^3$，可能会有骨碎片或异物	11%
弥漫性损伤 Ⅲ 级（肿胀）	• MLS 偏移在 0～5mm 以内 • 颅脑 CT 上见基底池受压[c] • 混杂及高密度阴影体积不超过 25cm	29%
弥漫性损伤 Ⅳ 级（中线）	• MLS 偏移超过 5mm • 混杂及高密度阴影体积超过 25cm	44%
局灶性损伤 Ⅴ 级	• 接受外科手术	30%
局灶性损伤 Ⅵ 级	• 混杂及高密度阴影体积超过 $25cm^3$ • 未行外科手术	34%

[a] MLS：中线移位（见章节 58.5.2）
[b] 评估 CT 占位体积（见章节 84.6.2）
[c] 评估基底池（见章节 58.5.2）

1. 颅内异常。
2. CT 提示颅内压增高。
3. 有无占位效应（挫裂伤或出血）。
4. 有无行占位效应清除手术。

Marshall CT 分级主要是为了描述颅脑损伤的严重程度，但是后来发现 Marshall CT 分级与病人的预后相关，包括死亡率。随后的 Rotterdam CT 评分递归分析 CT 结果能更好地预测病人的预后。

表 51-10[32]。

Rotterdam CT 评分（表 51-10）主要依据外伤 4 小时之内的平扫 CT。有研究表明，入院以来 CT 表现最严重的有更大的预测价值[33]。

表 51-10 总结了 Rotterdam CT 评分，表 51-11 显示的是预测 6 个月后的死亡率。

受伤后 CT 检查的适应证

1. 任何符合中度[34]和高度颅脑损伤风险标准的病人（表 51-7 和表 51-8），包括 GCS ≤14 分、意识不清、局灶神经功能障碍、外伤后遗忘症、精神障碍（包括醉酒者）、神经系统状况恶化、具有颅底或颅盖骨折征象。

表 51-10 Rotterdam CT 评分

颅脑 CT 表现	计分
基底池	
正常	0
受压	1
消失	2
中线（MLS）移位	
≤5mm	0
>5mm	1
硬膜外血肿	
无	0
有	1
脑室或创伤性蛛网膜下隙出血（tSAH）[a]	
无	0
有	1
总分调整[b]	+1

[a] tSAH 创伤性蛛网膜

[b] 为了与 Marshall CT 评分系统分 6 类相一致，Rotterdam CT 评分系统在计分中再加 1 分以调整

表 51-11 Rotterdam CT 评分预测死亡率[a]

分数	死亡数 / 死亡率 (%)
1	0/36 (0%)
2	41/600 (6.8%)
3	122/773 (16%)
4	121/465 (26%)
5	138/261 (53%)
6	69/114 (61%)

[a] 6 个月死亡率

2. 由于其他原因需要进行全身麻醉，无法观察神经系统体征改变以除外病情恶化者。

复查 CT

常规复查 CT（以下是不需要紧急复查 CT 的适应证）。

1. 很多医院 24 小时之后对那些病情稳定，但是首次 CT 发现有创伤性SAH，或者小的硬膜下出血或者硬膜外出血，脑实质挫伤的病人，再次行 CT 检查。
2. 对于重度脑损伤的病人：
   1) 对于病情比较稳定的病人，伤后 3~5 天复查 CT（有些人建议 24 小时之后），再次复查 CT 在伤后 10~14 天。
   2) 一些人建议应该在第一次 CT（就是伤后首次 CT）后几个小时之内再次复查 CT 除外迟发性硬膜外血肿（见章节 55.3.7）、迟发性硬膜下血肿（见章节 55.4.5）、脑挫伤（见章节 55.2）[35]。
3. 对于轻中度脑损伤的病人：
   1) 对于那些首次 CT 异常的病人，通常在病人出院前回复查 CT。
   2) 轻度脑损伤病情稳定并且初次 CT 正常的病人，不需要复查 CT。

紧急复查 CT：神经系统病情恶化（GCS 评分降低 2 分及以上，出现偏瘫和瞳孔不对称）、呕吐、头痛加重、癫痫和不能解释的颅内压增高，需急诊复查 CT。

51.5.2 脊柱片

1. 颈椎：必须明确影像学检查，除外颅颈交界区至 C7~T1 的损伤。在除外颈椎损伤之前，要采取预防颈髓损伤的措施（颈托等）。获得理想影像的操作步骤见章节 60.4。
2. 根据病人的体征表现和受伤机制决定是否拍摄胸椎和腰骶片，详见章节 60.4。

51.5.3 头部 X 线片

有颅骨骨折时颅内损伤的风险增加（昏迷病人颅内损伤风险增加 20 倍，清醒病人增加 400 倍[36，37]）。但是，明显颅内损伤时 X 线片的也可以是正常的（CT 可见轻型颅内损伤病人有 75%X 线片正常，说明 X 线片的诊断是不敏感的[23]）。在多数研究中，该检查只对 0.4%～2% 的病人诊疗有指导意义[20]。

X 线片对下述情况可能有意义：

1. 中度颅内损伤风险者（表 51-7）可能意外发现颅骨凹陷骨折，但是病人多数需要行 CT 检查，没有必要进行本项检查。
2. 如果不能进行 CT 检查，X 线片可以发现诸如松果体移位、气颅、鼻旁窦气 - 液平、线形或凹陷骨折等，但是对诊断颅内损伤的敏感性是很低的。
3. 子弹穿通伤的病人：有助于显示一些金属物体。

51.5.4 外伤中 MRI 检查

通常不适用急性脑损伤。主要是由于 MRI 扫描时间较长，扫描时无法观察病人情况，并且监控病人一般情况困难很大（需要非磁性通气支持设备，大多数通气设备无法用等），还有 MRI 对于急性脑出血的敏感性低于 CT[38]。目前还没有发现 MRI 显示的出血性病变在 CT 上没有显示的病例[39]。一些医院急诊科不仅可以行 CT 还可以急诊行 MRI，可能会使病人的获益更大[40]。

MRI 对于病情稳定后的病人可能有帮助，比如评估脑干损伤的程度，小白质变化[41]，再比如弥漫性轴索损伤中胼胝体小的出血（见章节 52.2.4）等。脊柱 MRI 可以显示病人的脊髓损伤。

快速序列磁共振成像可以减少射线照射，适用于儿童的随访。

51.5.5 脑血管造影检查

脑血管造影（见章节 56.2.4）：对非子弹穿通伤有意义。

51.6 轻度或者中度头部外伤

51.6.1 一般措施

通常，GCS ⩾13 分定义为轻度头部外伤。但是越来越多 GCS=13 分的病人不仅 CT 异常，而且还有需要手术处理的损伤，这表明 GCS=13 分的病人比起归于轻度损伤，更应该归于中度脑损伤[22]。CT 适应证和创伤性脑损伤入院标准见章节 51.4.3。

51.6.2 轻微头部外伤（GCS ≥14 分）

1. 体位：卧位，头部抬高 30°~45°。
2. 每 2 小时做一次神经检查（如果不放心可以每 1 小时做一次；也可以考虑入 ICU 观察）。如果出现神经系统恶化，马上联系神经内科医师。
3. 禁食水直到病人清醒，然后给予清流食，若病人耐受可一直保持进行。
4. 成年人等张液（比如生理盐水 +KCL 20mg/L）（见章节 53.4.4）按照大约 100ml/h 静脉滴注［儿童：2000ml/(m^2 · d)］。注意："干化病人"的概念已经被淘汰了。
5. 轻度镇痛：对乙酰氨基酚（口服，或者在禁食水时经肛门给药），必要时可以用可待因。
6. 止吐药：避免过度镇静，避免吩噻嗪类止吐（会降低癫痫发作的阈值）；比如成年人必要时用三甲氧苯酰胺 200mg 肌内注射，每 8 小时一次。

51.6.3 中度头部外伤（GCS 9~13 分）

1. 和轻微头部外伤的原则一样（见上文），除外手术的病人需要禁食、禁饮（包括颅内压监测）。
2. 对于 GCS 评分 9～12 的病人需入 ICU 观察。对于 GCS 13 分着，如果 CT 明显异常，入 ICU 观察（除非出血性脑实质挫伤非常轻微或位薄层硬膜下血肿等情况）。
3. CT 检查正常或者近似正常的病人应该随时间的推移越来越好，如果这类病人在 12 小时以后 GCS 评分没有达到 14～15 分，则需要复查 CT[34]。

51

51.7 合并其他严重的系统性损伤

51.7.1 腹部损伤

创伤外科医师常用诊断性腹腔穿刺和腹部超声评估腹内外有无出血。如果进行诊断性腹腔穿刺冲洗未见血性液，而且病人血流动力学指标稳定，则可进行头颅 CT 检查（如果初次腹腔穿刺无血性液体，CT 做完后可以收集腹腔液标本送检定量分析）。

如果腹腔冲洗液外观呈血性或者腹部 B 超提示出血和（或）血流动力学指标不稳定病人，创伤科医师应该马上把病人推入手术室先行剖腹探查术，此时病人做 CT 无益的，指南原则如下：

× 注意事项：许多严重创伤的病人可能已发生弥散性血管内凝血

(DIC)。可由于全身性的损伤，也可以由于严重的颅脑损伤本身引起（因为脑组织富含促凝血酶原激酶[42]）。对 DIC 的病人进行手术将会造成严重后果（见章节 9.3.9），因此至少要筛查 PT/INR/PTT。

1. 神经系统状况相对良好（如 GCS>8 分，提示损伤为尚属局灶性病变）：
   1）可能暂不需要神经外科手术。
   2）采用神经科麻醉术（抬高头部、准确调整应用静脉补液量、避免应用预防性过度通气等）。
   3）剖腹探查术后立即 CT 检查。
2. 有局灶性神经功能障碍：在处理其他损伤的同时，在手术室行钻孔探查术，根据术前神经功能缺失情况来定位（见章节 51.8）。
3. 重型颅脑损伤（GCS ≤ 8 分）而无局灶性神经功能障碍，钻孔探查结果阴性或没有进行术前神经系统检查：
   1）测量颅内压：置入脑室内颅压检测导管，或者如果 3 次穿刺侧脑室不成功，则改用脑内或蛛网膜下隙光纤探头。
      • 颅内压正常：可能不需要手术治疗，如有脑室内导管，则行脑脊液引流。
      • 颅内压增高（≥20mmHg）：自脑室内颅压检测导管注入 3~4ml 空气，拍摄术中正位头颅 X 线片（术中气脑造影），确定是否有中线移位。如果有中线移位≥5mm 的占位效应，则行移位相反方向一侧钻孔探查[43]。若无占位效应，则采取颅内压增高的治疗措施和脑室引流。
   2）儿童 GCS=3 分：常规钻孔探查效果不肯定[44]。

51.7.2 脂肪栓塞综合征

一般措施

通常见于长骨骨折（多见于股骨，也见于锁骨、胫骨，甚至见于孤立的颅骨骨折）。尽管通过尸检发现大多数病人都有肺部的脂肪栓塞，但是通常是轻微或者亚临床表现的，只有 10%～20% 的病人会有严重的表现，但是以暴发的形式导致多个器官衰竭的病例比较罕见。通常在伤后 12～72 小时出现临床症状，并且也不是三种典型的症状全包括：

- 急性呼吸衰竭（包括低氧血症、呼吸过速、呼吸困难）双肺弥漫性浸润（通常可以见双肺毛玻璃样浸润）。临床表现仅见于 75% 脂肪栓塞的病人病人。
- 全身神经功能障碍：可能包括意识障碍（血氧分压低的程度通常无法解释[45]），昏睡、癫痫。
- 瘀斑：通常在骨折后 24～72 小时之内，胸部皮肤出现。

其他的表现包括：

- 发热；
- 视网膜脂肪栓子。

没有针对脂肪栓塞的特异性检查。建议进行以下的检查，但是这些检查敏感性和特异性都很差：尿（大约三分之一阳性[46]）和血清中含有脂肪滴，血脂肪酶升高。在那些无法解释的神经或者肺部异常的病例中，如果支气管肺泡灌注中超过5%细胞行油红0中性脂肪染色呈阳性[47]，则可能诊断为脂肪栓塞综合征。非特异性检查还包括动脉血气（表现：低氧血症，过度换气导致的低碳酸血症，呼吸性碱中毒）。

治疗

氧疗，或者机械通气（包括呼吸末正压通气）。类固醇类治疗脂肪栓塞是有争议的。乙醇（降低脂肪酶活性）和肝素并没有使此类病人获益。早期手术固定骨折断端，能减少脂肪栓塞的发生率[48]。

预后

通常与原损伤相关性更强。尽管脂肪栓塞综合征通常有较好的预后，但是文献表明其存在10%的死亡率。

51.7.3 间接视神经损伤

基本信息

约5%颅脑损伤病人表现出视路系统某一部位的损伤，0.5%~1.5%为视神经的间接损伤（区别于穿通伤），通常由于同侧头部打击伤引起，一般见于额部，偶见颞部，少见于枕部[19]。视神经分为4段：球内段（1mm长）、眶内段（25~30mm长）、视神经管内段（10mm长）和颅内段（10mm长）。视神经管内段是闭合性颅脑损伤最常见的视神经损伤部位。伤后早期检查发现眼底异常提示视神经前段损伤［球内段（视盘）或紧随其后10~15cm的眶内段，有视网膜中央动脉走向于其中］，而视神经后段的损伤（指前段与视交叉之间的部分）于4~8周之后才出现视盘苍白和视网膜神经纤维层消失。

治疗措施

见参考文献[19]。

尚无前瞻性的研究。有人提倡对间接视神经损伤行视神经减压术，但是治疗结果不如预期的那样良好；只有出现迟发的视力障碍，视神经减压才是较好的手术适应证。可采用的手术方法是经筛板入路，一般在伤后1~3周进行[49]。给予大剂量类固醇激素是合理的辅助诊疗措施。

51.7.4 外伤后垂体功能低下

创伤很少造成垂体功能低下。可以发生于闭合性颅脑损伤（伴和不伴颅底骨折）或脑穿通伤[50]。20 例外伤后垂体功能低下的病人中[51]，均有生长激素和促性腺激素的缺乏，95% 出现促肾上腺皮质激素缺乏，85%TSH 降低，63%PRL 增高，只有 40% 出现一过性或永久性的糖尿病。

51.8 钻孔探查术

51.8.1 一般措施

颅脑损伤病人出现“三联征”——意识改变、一侧瞳孔散大对光反射消失和对侧偏瘫，大多提示小脑幕切迹疝压迫上部脑干，多数病例是由于脑实质外的颅内血肿。脑疝可导致病人预后不良，尽快施行减压可以在一定程度上改善预后，但是抢救仅能使约 20% 的病人有好的预后。

钻孔原是一种诊断方法，因为钻孔无法控制出血且大多数急性血肿形成的血凝块难以排出。但是，如果钻孔探查为阳性结果，则可施行扩大骨窗减压，并可进一步在钻孔的基础上行骨瓣开颅手术。

由于 CT 的迅速普及和广泛应用，钻孔探查术已经较少应用。

51.8.2 适应证

1. 临床标准：根据病人神经系统功能恶化情况。于急诊室应用钻孔的指征（少用）：小脑幕切迹疝病情迅速恶化或给予甘露醇和过度通气后脑干受压的表现无改善[52]。
   1) 小脑幕切迹疝 / 脑干减压的指征：
      - GCS 评分突然降低。
      - 一侧瞳孔散大固定。
      - 偏瘫或去脑强直（一般为瞳孔散大对侧）。
   2) 建议采用上述标准的情况：
      - 病情稳定的病人在观察时目击出现上述病情恶化表现。
      - 清醒病人在转送过程中出现上述变化过程。
2. 其他标准：
   合并其他脏器损伤需要立即急诊手术，例如腹腔穿刺冲洗阳性 + 血流动力学指标不稳定，没有充分的时间进行 CT 检查（见章节 51.5.1）。

51.8.3 处理原则

尚有争议，以下处理仅供参考：

1. 病人符合上述标准：合并其他脏器损伤需要立即急诊手术或病情迅速恶化，甘露醇和过度通气不能改善，且不能马上完成 CT 检查，则治疗就无须等待 CT 结果。

1) 如果可以立即进手术室，钻孔应选择在手术室进行（便于进一步开颅手术、有良好的照明、无菌条件和专业护士等）。这种方法对于引起脑疝的脑外血肿的诊断和处理更快速及时，但是对预后是否有显著影响尚未证实。

2) 如果估计不能尽快进入手术室，应该在急诊室就地钻孔探查。

2. 钻孔探查的位置和顺序见下文“技术方法”中描述。

51.8.4 技术方法

体位

病人仰卧位，头肩转向一侧使探查侧朝上，如果考虑合并动脉瘤和AVM（需要使用牵开器和固定头部）或其他出于稳定性的需要（如不稳定的颈椎骨折）则用头钉3点固定头部，除此特殊情况之外，一般用马蹄形头托就足以固定头部，且节省时间并便于快速转向另一侧探查。

钻孔探查的选择

先从颞部开始钻孔：

1. 瞳孔散大的一侧钻孔，对探查硬膜外[50]和其他脑外占位性损害[51]的准确率达到85%以上。
2. 双侧瞳孔散大，如果能够得知其变化过程，探查瞳孔先散大的一侧。
3. 双侧瞳孔等大或不知道哪一侧先散大，在有明显头皮损伤的一侧探查。
4. 如没有定位线索，则先在左侧钻孔，以使优势半球得到减压。

方法

钻孔的位置要位于“外伤开颅皮瓣”切口的沿线上，以便必要时进行骨瓣开颅（如图51-2）。之所以称为“外伤开颅皮瓣”的原因在于其入路涉及范围较大，可以显露清除大脑凸面多数急性出血凝块并止血。

首先画出外伤开颅皮瓣的切口：

1. 切口向下达颧弓，耳屏前方1cm以内，不伤及支配额肌的面神经分支和颞浅动脉前支。
2. 切口向上并于耳郭顶端水平向后拐。
3. 于耳郭后方4～6cm向上行。
4. 在中线旁1～2cm拐向前直达发际。

钻孔位置

1. 首选颞部钻孔：在中颅凹底之上（图51-2中#1位置），正好在颧弓上方。能够显露中颅凹底，是硬膜外血肿最常见部位，一般也能显露多数大脑凸面底硬膜下血肿，同时可以处理位于翼点底部的脑膜中动脉。
2. 如果未见硬膜外血肿，硬膜发蓝提示硬膜下血肿或高度怀疑该侧有占位性病变，则切开硬膜探查。

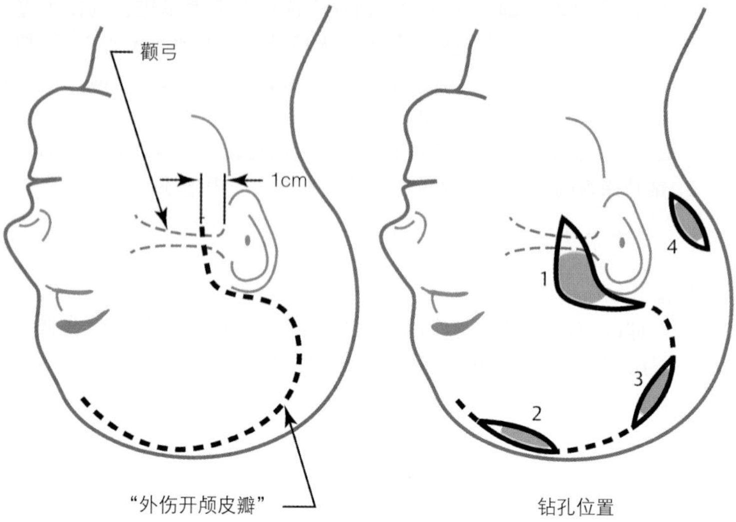

图 51-2 钻孔探查转为骨瓣开颅的方法图解（修订版[54, 55]）

3. 如果为阴性结果，一般在对侧颞部钻孔探查。
4. 如果还是阴性结果，尚无法做 CT 检查，则需要进一步钻孔。
5. 一侧额部钻孔（图 51-2 # 2 位置）。
6. 之后的钻孔顺序是顶部（图 51-1 # 3 位置），最后是颅后窝（图 51-2 # 4 位置）。

文献回顾

文献报告小脑幕切迹疝脑干受压 100 例[54]，在手术室行双侧颞、额和顶部钻孔探查，阳性率为 56%，30 岁以下年轻病人和交通事故伤的阳性率低。硬膜下血肿是最常见的脑外占位性损伤，单纯性和单侧者占 70%，双侧占 11%，合并硬膜外血肿和脑内血肿占 9% 以上。

钻孔阳性者中，按照上述策略第一孔探查准确率为 86%。6 例明显脑外血肿探查漏诊，主要是由于钻孔探查不彻底。符合上述神经系统表现而实际结果为脑实质内血肿者仅 3 例。

预后

随访 1～37 个月，平均 11 个月。100 例中 70 例死亡。死亡率和致残率与钻孔无关。钻孔阳性者 4 例预后良好，4 例轻残。

（葛培聪 译 王 佳 校）

参考文献

[1] Saul TG, Ducker TB. Effect of Intracranial Pressure Monitoring and and Aggressive Treatment on Mortality in Severe Head Injury. J Neurosurg. 1982; 56:498–503
[2] Reilly PL, Adams JH, Graham DI. Patients with Head Injury Who Talk and Die. Lancet. 1975; 2:375–377
[3] Stein SC, Narayan RK, Wilberger JE, et al. Classification of Head Injury. In: Neurotrauma. New York: McGraw-Hill; 1996:31–41
[4] Price DJ. Is Diagnostic Severity Grading for Head Injuries Possible? Acta Neurochir. 1986; Suppl 36: 67–69
[5] Brain Trauma Foundation, Povlishock JT, Bullock MR. Blood pressure and oxygenation. J Neurotrauma. 2007; 24: S7–13
[6] Chesnut RM, Marshall LF, Klauber MR, et al. The Role of Secondary Brain Injury in Determining Outcome from Severe Head Injury. J Trauma. 1993; 34:216–222
[7] The Brain Trauma Foundation. The American Association of Neurological Surgeons. The Joint Section on Neurotrauma and Critical Care. Initial management. J Neurotrauma. 2000; 17:463–469
[8] Hsiang JK, Chesnut RM, Crisp CD, et al. Early, Routine Paralysis for Intracranial Pressure Control in Severe Head Injury: Is It Necessary? Crit Care Med. 1994; 22: 1471–1476
[9] Marion DW, Carlier PM. Problems with Initial Glasgow Coma Scale Assessment Caused by Prehospital Treatment of Patients with Head Injuries: Results of a National Survey. J Trauma. 1994; 36:89–95
[10] Bullock R, Chesnut RM, Clifton G, et al. Guidelines for the Management of Severe Head Injury. 1995
[11] The Brain Trauma Foundation. The American Association of Neurological Surgeons. The Joint Section on Neurotrauma and Critical Care. Resuscitation of blood pressure and oxygenation. J Neurotrauma. 2000; 17: 471–478
[12] Brain Trauma Foundation, Povlishock JT, Bullock MR. Infection prophylaxis. J Neurotrauma. 2007; 24:S26–S31
[13] Brain Trauma Foundation, Povlishock JT, Bullock MR. Hyperventilation. J Neurotrauma. 2007; 24: S87–S90
[14] Brain Trauma Foundation, Povlishock JT, Bullock MR. Hyperosmolar therapy. J Neurotrauma. 2007; 24:S14–S20
[15] Bullock R, Chesnut RM, Clifton G, et al. The role of anti-seizure prophylaxis following head injury. In: Guidelines for the Management of Severe Head Injury.The Brain Trauma Foundation (New York), The American Association of Neurological Surgeons (Park Ridge, Illinois), and The Joint Section of Neurotrauma and Critical Care; 1995
[16] Chang BS, Lowenstein DH. Antiepileptic drug prophylaxis in severe traumatic brain injury. Report of the Quality Standards Subcommittee of the American Academy of Neurology. Neurology. 2003; 60:10–16
[17] Brain Trauma Foundation, Povlishock JT, Bullock MR. Antiseizure prophylaxis. J Neurotrauma. 2007; 24:S83–S86
[18] The Brain Trauma Foundation. The American Association of Neurological Surgeons. The Joint Section on Neurotrauma and Critical Care. Role of antiseizure prophylaxis following head injury. J Neurotrauma. 2000; 17:549–553
[19] Kline LB, Morawetz RB, Swaid SN. Indirect Injury of the Optic Nerve. Neurosurgery. 1984; 14:756–764
[20] Masters SJ, McClean PM, Arcarese JS, et al. Skull XRay Examination After Head Trauma. N Engl J Med. 1987; 316:84–91
[21] Arienta C, Caroli M, Balbi S. Management of Head-Injured Patients in the Emergency Department: A Practical Protocol. Surg Neurol. 1997; 48:213–219
[22] Stein SC, Ross SE. The Value of Computed Tomographic Scans in Patients with Low-Risk Head Injuries. Neurosurgery. 1990; 26:638–640
[23] Ingebrigtsen R, Romner B. Routine Early CT-Scan is Cost Saving After Minor Head Injury. Acta Neurol Scand. 1996; 93:207–210
[24] Duus BR, Lind B, Christensen H, et al. The Role of Neuroimaging in the Initial Management of Patients with Minor Head Injury. Ann Emerg Med. 1994; 23: 1279–1283
[25] Feuerman T, Wackym PA, Gade GF, et al. Value of Skull Radiography, Head Computed Tomographic Scanning, and Admission for Observation in Cases of Minor Head Injury. Neurosurgery. 1988; 22:449– 453
[26] Schacford SR, Wald SR, Ross SE, et al. The Clinical Utility of Computed Tomographic Scanning and Neurologic Examination in the Management of Patients with Minor Head Injuries. J Trauma. 1992; 33:385–394
[27] Stein SC, Ross SE. Mild Head Injury: A Plea for Routine Early CT Scanning. J Trauma. 1992; 33:11–13
[28] Lee KF, Wagner LK, Lee YE, et al. The Impact-Absorbing Effects of Facial Fractures in Closed-Head Injuries. J Neurosurg. 1987; 66:542–547
[29] Le Roux PD, Haglund MM, Newell DW, et al. Intraventricular Hemorrhage in Blunt Head Trauma: An Analysis of 43 Cases. Neurosurgery. 1992; 31:678–685
[30] Grabb PA. Traumatic intraventricular hemorrhage treated with intraventricular recombinant-tissue plasminogen activator: technical case report. Neurosurgery. 1998; 43: 966–969
[31] Marshall LF, Marshall SB, Klauber MR, et al. The diagnosis of head injury requires a classification based on computed axial tomography. J Neurotrauma. 1992; 9: S287–S292
[32] Maas AI, Hukkelhoven CW, Marshall LF, et al. Prediction of outcome in traumatic brain injury with computed tomographic characteristics: a comparison between the computed tomographic classification and combinations of computed tomographic predictors. Neurosurgery. 2005; 57: 1173–82; discussion 1173-82
[33] Huang JH, Ranalli N, Zager EL. Comment on Maas A I, et al.: Prediction of outcome in traumatic brain injury with computed tomographic characteristics: A comparison between the computed tomographic classification and combinations of computed tomographic predictors. Neurosurgery. 2005; 57
[34] Stein SC, Ross SE. Moderate Head Injury: A Guide to Initial Management. J Neurosurg. 1992; 77:562–564
[35] Young HA, Gleave JRW, Schmidek HH, et al. Delayed Traumatic Intracerebral Hematoma: Report of 15 Cases Operatively Treated. Neurosurgery. 1984; 14: 22–25
[36] Jennett B, Teasdale G. Management of Head Injuries. Philadelphia: Davis; 1981
[37] Dacey RG, Alves WM, Rimel RW, et al. Neurosurgical Complications After Apparently Minor Head Injury: Assessment of Risk in a Series of 610 Patients. J Neurosurg. 1986; 65:203–210
[38] Snow RB, Zimmerman RD, Gandy SE, et al. Comparison of Magnetic Resonance Imaging and Computed Tomography in the Evaluation of Head Injury. Neurosurgery. 1986; 18:45–52
[39] Wilberger JE, Deeb Z, Rothfus W. Magnetic Resonance Imaging After Closed Head Injury. Neurosurgery. 1987; 20:571–576
[40] Kesterson L, Benzel EC, Marchand EP, et al. Magnetic Resonance Imaging in Acute Cranial and Cervical Spine Trauma. Neurosurgery. 1990; 26
[41] Levin HS, Amparo EG, Eisenberg HM, et al. Magnetic Resonance Imaging After Closed Head Injury in Children. Neurosurgery. 1989; 24:223–227
[42] Kaufman HH, Hui K-S, Mattson JC, et al. Clinicopathological Correlations of Disseminated Intravascular Coagulation in Patients with Head Injury. Neurosurgery. 1984; 15:34–42
[43] Becker DP, Miller JD,Ward JD, et al. The Outcome from Severe Head Injury with Early Diagnosis and Intensive Management. J Neurosurg. 1977; 47:491–502
[44] Johnson DL, Duma C, Sivit C. The Role of Immediate Operative Intervention in Severely Head-Injured Children with a Glasgow Coma Scale Score of 3. Neurosurgery. 1992; 30:320–324
[45] Fabian TC, Hoots AV, Stanford DS, et al. Fat Embolism Syndrome: Prospective Evaluation in 92 Fracture Patients. Crit Care Med. 1990; 18:42–46
[46] Dines DE, Burgher LW, Okazaki H. The Clinical and Pathologic Correlation of Fat Embolism Syndrome. Mayo Clin Proc. 1975; 50:407–411

[47] Chastre J, Fagon JY, Soler P, et al. Bronchoalveolar Lavage for Rapid Diagnosis of the Fat Embolism Syndrome in Trauma Patients. Ann Intern Med. 1990; 113:583–588
[48] Riska EB, Myllynen P. Fat Embolism in Patients with Multiple Injuries. J Trauma. 1982; 22:891–894
[49] Niho S, Niho M, Niho K. Decompression of the Optic Canal by the Transethmoidal Route and Decompression of the Superior Orbital Fissure. Can J Ophthalmol. 1970; 5:22–40
[50] Vance ML. Hypopituitarism. N Engl J Med. 1994; 330:1651–1662
[51] Edwards OM, Clark JDA. Post-Traumatic Hypopituitarism: Six Cases and a Review of the Literature. Medicine (Baltimore). 1986; 65:281–290
[52] Mahoney BD, Rockswold GL, Ruiz E, et al. Emergency Twist Drill Trephination. Neurosurgery. 1981; 8:551–554
[53] McKissock W, Taylor JC, Bloom WH, et al. Extradural Hematoma: Observations on 125 Cases. Lancet. 1960; 2: 167–172
[54] Andrews BT, Pitts LH, Lovely MP, et al. Is CT Scanning Necessary in Patients with Tentorial Herniation? Neurosurgery. 1986; 19:408–414
[55] Mayfield FH, McBride BH, Coates JB, et al. Differential Diagnosis and Treatment of Surgical Lesions. In: Neurological Surgery of Trauma. Washington D.C.: Office of the Surgeon General; 1965:55–64

52 脑震荡、高原性脑水肿、脑血管损伤

52.1 脑震荡

52.1.1 基本信息

要 点

- 创伤引起的复杂的病理生理变化影响大脑，但是影像学上没有发现可识别的结构异常。
- 脑震荡属于轻度创伤性脑损伤一种，而不等同于轻度脑损伤。
- 提示脑震荡：外伤后出现任何以下改变：GCS=13～15 分的病人方向、平衡、语速、和（或）学习记忆力变差[1]。
- 意识丧失或者头部受到直接打击为非必须条件。
- 评分量表已经弃用，源于多种“辅助性”工具取代了经验评估。

脑震荡属于轻度脑损伤的一种（图 51-1）。轻度脑损伤之所以称为轻度，是因为它不会有生命危险。尽管很多脑震荡的病人都完全恢复了，但是脑震荡的影响可能非常严重，有时会伴随病人一生。

运动是造成脑震荡的常见原因，因此本章讨论的多数是运动相关的脑震荡，所以应用于其他类型外伤造成的脑震荡要慎重。

脑震荡分级量表已经被废弃，目前脑震荡诊断依赖于有经验的医师与相关辅助检查，最理想的情况是有病人受伤前的基本情况量表，这样可以前后对比。

脑震荡病人头部不一定受到直接打击，比如可以因暴力地摇晃身体和头部引起。脑震荡症状可能在吵架后马上或者推迟发生。

病人可能没有意识到自己有脑震荡直到出现症状。

52.1.2 流行病学

发病率：美国每年由于运动和娱乐活动导致脑震荡有 1600～3800 万人。并且这还是在 50% 的脑震荡没有报道的情况下[2]。

52.1.3 脑震荡遗传学

没有证据表明脑震荡具有遗传易感性。回顾性和前瞻性研究过脂蛋白 E4，载脂蛋白 EG-219T 启动子和外显子 6 与脑震荡的关系，没有发现之间直接的联系[2，3]。

52.1.4 脑震荡的定义

目前没有普遍认同的脑震荡的定义[4]。现在大多数脑震荡定义[2–7]的要素包含在运动团体脑震荡 2012 共识中[3]，总结如下。但是此定义还存在争议，比如脑震荡是否会造成长久影响，脑震荡是否需要与其他疾病相鉴别。

▶ 定义 由于非穿透性生物力学导致，影像学无异常表现，但病理生理过程影响大脑并导致脑功能改变，称为脑震荡。

运动团体脑震荡 2012 共识对脑震荡定义阐述如下：

- 导致神经系统症状，包括或者不包括意识丧失。
- 症状快速出现，持续时间短，随后消失。可能表现为短暂的平衡、协调丧失，记忆／认知，力量或者敏感度下降。
- 可能会导致神经生理学改变，但是通常急性临床症状仅使神经功能改变，一般不会造成结构改变。
- 临床和认知特征通常遵循一个连续的过程。
- 通常神经影像检查显示结构正常。

52.1.5 脑震荡和轻度创伤性脑损伤（mTBI）

- 脑震荡和轻度创伤性脑损伤是不可互换的。尽管临床症状相似（图 51-1），脑震荡属于轻度创伤性脑损伤不严重的一类[2, 5, 6, 8]。
- 轻度创伤性脑损伤和脑震荡的主要区别是影像结构不正常（比如脑出血／挫伤）。mTBI 是基于 GCS 评分进行分级的颅脑创伤严重程度谱的一部分。创伤性脑损伤在伤后 6 小时评估，分为轻度、中度和重度；评分详见章节 51.2。脑震荡是伤后直接评估并依据多种辅助检查明确临床诊断。将脑震荡纳入颅脑创伤严重程度谱中，那么其位于 mTBI 中最轻度的一种。脑震荡属于创伤性脑损伤介于轻度与微小创伤之间。大多数轻度创伤性脑损伤如果影像学没有异常可以认为是脑震荡，但是大多数运动造成的脑震荡不能分级成 mTBI[5–8]。

52.1.6 脑震荡发生的危险因素

- 既往脑震荡史，以后受伤发生脑震荡的风险增大。
- 发生意外事故：自行车，行人和机动车事故。
- 战斗的士兵。
- 受虐待的人。
- 坠落（尤其是小孩儿和老人）。
- 男性比女性更容易发生运动相关的脑震荡（由于男性参加体育活动多于女性），但是在同一运动中，女性更易发生脑震荡（像足球和篮球）[7]。

52

- 参加以下运动，发生脑震荡的风险会更高：
  - 美式足球。
  - 澳式橄榄球。
  - 冰球。
  - 拳击。
  - 足球是女性发生脑震荡风险最高的运动。
- 发生脑震荡风险低的运动：棒球，垒球，排球和体操。
- BMI>27kg/m^2 和每周运动 3 小时以下会增加运动相关性脑震荡[7]。

52.1.7 诊断

触发条件

脑震荡可能产生的相关表现如表 52-1 所示。如果病人在伤后出现表中任何表现应该考虑脑震荡。对于太小还无法表达的儿童，脑震荡的表现见表 52-2。

一般诊断信息

临床评价

目前还没有任何生理学评价手段可以监测到导致脑震荡出现临床表现的原因。因此诊断主要依据：功能不正常自我报告（症状），观察生理学不正常（体征）包括认知障碍[11]，有时需要影像学排除结构异常。

如果头受外伤后出现平衡、协调性异常、记忆力 / 认知、力量、反应速度发生改变，那么可以临床上诊断为脑震荡。临床表现包括谵妄、失忆、头痛、嗜睡或者意识丧失（意识丧失并不是诊断必需的[6]，病人自己可能根本就没有察觉到，无论他们有没有意识丧失[4]）。脑震荡常见的神经行为特征见表 52-1。儿童可能无法用言语表达他们的症状，如果出现表 52-2 的临床表现可能提示脑震荡。诊断脑挫伤需要更进一步的阳性影像学表现。

方法

- 脑震荡的在问卷中特有的症状包括：头痛，恶心，呕吐，畏光，耳鸣，如在雾中，睡眠障碍。
- 既往病史对脑震荡的评估有影响：
  - 既往脑震荡史。
  - 头痛史。
  - ADD/HD。
  - 学习障碍。
  - 会影响认知和身体敏感性的药物（合法或者非法的）。
- 做系统的神经系统查体。
- 包括脑震荡特异的查体：
  - 定向力。

52

表 52-1 脑震荡的可能的临床表现[2, 9, 10]

症状、体征	认知	情绪	睡眠
• 呆滞或者迷茫的表情 • 眩晕或不知所措 • 头痛或者头部感觉有压力 • 恶心 • 呕吐 • 易疲劳 • “眼冒金星” • 畏光 • 畏声 • 耳鸣 • 回答迟钝与刻板性回复： • 注意力难以集中 • 无法完成正常活动 • 言语改变： • 发音不清或者语无伦次 • 言语杂乱或无法理解 • 协调障碍 • 任意时长的意识丧失 • 昏迷伴肢体障碍，对刺激无反应	• 感觉身在雾中 • 回答问题或者遵循指令缓慢 • 注意力涣散 • 定向障碍（比如走错方向） • 不知道日期、时间或地方 • 记忆力障碍 • 遗忘 • 重复询问已经回答过的问题	• 情绪夸张：不恰当，大哭 • 心烦意乱 • 易怒 • 神经质	• 昏睡 • 失眠 • 嗜睡 • 难以入睡或者一直睡觉

52

表 52-2 儿童脑震荡表现

- 无精打采或者易疲劳，睡眠模式改变
- 易怒
- 出现头昏
- 平衡障碍
- 大哭
- 饮食习惯改变
- 对自己最喜欢的玩具丧失兴趣

  - 评估病人记忆力。
  - 平衡：闭目难立征，单腿加强实验。
  - 眼动：视动性眼球震颤，平稳跟踪试验。
  - 两项活动同时发生：比如病人行走的时候，手指呈弯曲状。
- 包括选用合适的辅助检查（见下文）。

辅助检查

- 对于脑震荡的检查没有单一的有效的诊断方法[4]。熟知病人既往史和身体情况并且从受伤到医院有连续性评估的家庭医师是临床诊断脑震荡最理想的情况（确诊最理想情况是在受伤后24小时之内）[2-7]。

- 脑震荡评估工具比如像SCAT3、ImPACT™ 有助于脑震荡的诊断。
  × 没有单一的有效的诊断脑震荡的检测方法，诊断脑震荡也不应该用单一的方法来决定运动员是否重返赛场。运动员也学习掌握了脑震荡的一些基本检查方法，避免自己在可疑脑震荡后不能重返赛场。
- SCAT3（运动相关性脑震荡评价工具－第三版）[12]：来源于2012年的苏黎世会议[3]。SCAT是诊断运动相关性脑震荡最常用的辅助评估手段。脑震荡的诊断的敏感性和特异性随着环境的改变而改变，因此辅助手段（如SACT）不适用于室内环境下脑震荡的诊断。
  - SCAT3是运动相关性脑震荡会议制定出的只适用于医务人员对运动相关性脑震荡的评估。
  - 可以在http：//bjsm.bmj.com/content/47/5/259看到全文。
  - 适用于年龄≥13岁的运动员（儿童SCAT3适用于12岁以下者）。
  - 含8个章节多个评估方式，包括自述症状和体格检查如认知、记忆力、平衡力、步态和运动情况。
  - 评估需要花费8～10分钟。
  - SCAT正常并不能排除脑震荡。
  - 它还没有经过验证。
- 其他类型的运动相关性脑震荡评估方法（多数可以在YouTube 上看到）。
  - 神经认知功能检测（需要20分钟）。
  - SAC（脑震荡的标准化评估）[14]：神经认知监测包括瞬时记忆，延迟记忆，7秒评估，记忆广度。
  - ImPACT™（脑震荡后立即评估和认知评估测试）：一个广泛应用的商业化计算机评估方法（https：//www.impacttest.com）。独立验证研究产生了矛盾的结构并且不同操作人员所得到的结构也存在分歧[15]。
  - PCSS（脑震荡症状量表）。
  - CSI（脑震荡症状清单）。
  - BESS（平衡力评分系统）：内容包括各种标准化姿势保持20秒，记录出现问题的次数（站立不稳，睁眼，手从臀部移走等）。
  - SOT（综合感觉测试）。
  - 美国神经病学学会为手机用户提供了“脑震荡快速监测”的应用软件。
  - King-Devick眼动测试：只需花费2～3分钟。以卡片或者平板电脑（http：//kingdevicktest.com/for-concussions/）。

- 标准神经心理学测试：建议用于延迟认知症状的病人。
- 脑震荡血清标志：目前还没有任何血清学或者体液监测是诊断脑震荡的可靠依据。神经元特异性烯醇化酶、S100 和裂解 T 蛋白已经在轻度创伤性颅脑损伤和脑震荡后病人中组做过研究。脑震荡后症状预测，S100 仅有 33.3% 的敏感性；1 个月内格拉斯哥预后评分 <5 分者，S100 有 93% 的敏感性。另一项含有轻度创伤性脑损伤儿童病人的研究表明，特异性烯醇化酶、S100 在有症状和无症状儿童之间没有区别的。一项前瞻性研究表明轻度创伤性脑损伤病人脑震荡后症状与裂解 T 蛋白无关[16]。

现场评估

任何怀疑有脑震荡的个体都应该立即停止运动（对于运动员，立即停止比赛）并且立即让专业医务人员评估病人情况，在处理脑震荡的同时除外颈椎损伤[2, 3]。如果现场没有医务人员，需要立即停止活动，并且预约医生诊治。

医务人员如果排除病人需要急诊处理的情况，应该给病人做一个脑震荡评估（可以运用标准化的量表如 SCAT3TM 或者其他方法）。

此类病人不能独处，并且在以后的几个小时内要进行几次评估，判断病人有无恶化。

对于重返赛场的指南，见下文。

52.1.8 影像学检查或者其他诊断监测的适应证

脑震荡影像学检查通常用于排除更严重的创伤：

CT 或者 MRI 的适应证[4]：

- 有或者没有意识障碍或者失忆的成年人：
  - 局灶性神经功能障碍。
  - GCS<15 分。
  - 严重头痛。
  - 凝血功能障碍。
  - 呕吐。
  - 年龄 >65 岁。
  - 癫痫。
- 儿童：
  - 意识障碍 >60 秒。
  - 有颅骨骨折的证据。
  - 局灶性神经功能障碍。

其他影响学研究：

- 弥散张量成像（DTI）：运用四种类型的分析方法量化大脑白质束的

完整性——体素分析，兴趣区域（ROI）的分析、直方图分析和纤维束成像。利用 DTI 诊断或者评估疾病进展目前没有达成共识，但是目前很多研究表明轻度创伤性脑损伤和对照组 DTI 参数之间是有差别的[8]。

- 功能磁共振（fMRI）：包括两种类型（任务态 fMRI 和静息态 fMRI），主要是依据血氧依赖水平（BLOD）。特殊的 MRI 序列可以监测 / 计算到神经活动后血氧水平的升高。任务态 fMRI 和静息态 fMRI 均表明轻度创伤性脑损伤和对照组之间存在组间差异（尤其是在额叶功能紊乱时），但是在其广泛用于个体诊断和治疗之前，需要进一步的研究来完善单一时间点和纵向时间研究[8]。
- 目前在脑震荡科研中主要使用的影像学技术：PET，CT-SPECT，和 MRS。

定量脑电图（QEGG）是研究脑震荡的另一辅助检查，评估脑活动、皮质活动模式和神经元网络，主要是脑震荡后与基线做对比。目前研究主要是在验证此方法。

52.1.9　急性期病理生理学

生物机械应力可以导致离子通道（K^+ 内流，Na^+/Ca^{2+} 外流）异常，导致细胞脂质膜上亚致死量的化学孔道开放，释放大量超急性期谷氨基酸（见表 52-3）。这个触发电压 / 配体封闭的离子通道引起皮质传递一系列活动，这些活动可能立即导致脑震荡后症状。随后腺苷三磷酸（ATP）依赖性离子通道上调电位恢复细胞内稳态，导致细胞内大量储存的能量消耗，产生大量腺苷二磷酸（ADP）。细胞随后进入代谢受损状态能量危机，可能会持续 7～10 天，并且可能引起脑血流量改变。这个受损的代谢状态可能会导致再次受伤后代偿能力很脆弱，或者随后的行为学和空间学习障碍。细胞支架破坏，轴突功能障碍，神经传递改变，虽然没有被证实，但是可能它们的每一个病理过程都会跟一个独立的症候群相关[17]。

表 52-3　生理状态受损及相应的临床症状[17]

受损	症状
离子内流	偏头痛、畏光、畏声
能量危机	易受二次损伤
轴索损伤	认知功能受损、行动缓慢、反应迟缓
神经传导受损	认知功能受损、行动缓慢、反应迟缓
蛋白酶激活，细胞骨架蛋白发生变化，细胞死亡	慢性萎缩、持续损害

52.1.10 脑震荡后症状（PCS）

脑震荡病人 10%～15% 会发生。如同大多数脑震荡相关性疾病，PCS 有很多种定义。一些定义如下：病人应该至少有 3 个症状，包括头痛、疲劳、头晕、易怒、难以集中注意力、记忆力下降、失眠、对压力、情感或者酒精不耐受，并且症状必须发生在伤后 4 周之内，持续 1 个月以上[16, 18]。在回顾性研究，得出的结论如下[18]：

- 80% 以上的 PCS 的病人既往有过脑震荡。
- 既往脑震荡的平均次数为 3.4 次。
- PCS 发生的中位时间为脑震荡后 6 个月。
- 50% 的病人年龄 <18 岁。
- 丧失意识并不会提高 PCS 发生的风险。

52.1.11 预防脑震荡

- AAN 指南指出橄榄球的头盔“高度可能” 降低脑震荡的发生率[7]。但是，AMSSM（美国运动医学协会）则指出目前还没有证据表明软或者硬的头盔能降低脑震荡发生率或集体受伤的严重程度（足球、曲棍球、冰球、英式足球、橄榄球）[2, 3]。生物力学研究表明头盔可以减少头受到的力量，但是不能认为能预防脑震荡[3]。
- 尚没有足够的证据来证实某一款橄榄球头盔在预防脑震荡方面较另一款好。
- 没有充分的证据表明头罩可以防止脑震荡。

52.1.12 脑震荡的处理和脑震荡后症状

重返赛场（RTP）

- 目前还没有已经被证明是科学有效的受伤运动员重返赛场（RTP）的判断指标。
- 发生脑震荡后，运动员当天不可以重返赛场[2–7]。美国某些州有相关的法律。
- × 症状明显的运动员不能重返赛场。
- 如果诊断不清：“如果怀疑脑震荡，就坐在观众席”。
- 应该逐步评估病人。运动员应在激烈的运动和休息时均无症状[3]。通常，运动员如果排除脑震荡，可以在 24 小时之后逐步从轻度有氧运动过渡到激烈体育竞技。但是每次运动后运动员还需要评估身体情况。如果运动员出现脑震荡后症状，然后运动员回到先前的无症状状态，那么经过 24 小时的休息后便可以再次尝试返回赛场，80%～90% 的脑震荡病人会在 7～10 天内缓解。青少年和儿童恢复的时间长一些。

- CDC 制定了针对高校运动员的五步重返赛场规定，见表 52-4。运动员如果没有新的症状出现，则可以进入一下步。如果症状再次或者新的症状出现，那么应该立即就医，症状消失后可以再返回到上一步。

重返赛场的禁忌证见表 52-5。

表 52-4 五步重返赛场

步骤	简介
基线	运动员没有症状，重返常规学校活动
1	轻度有氧运动：心律升高最多保持 5～10 分钟。不要举重
2	适度运动：随着身体或者头部的运动增加心率。可以包括中度举重（比他们常规居中时间短并且强度小）
3	高强度非接触运动：可以包括跑步，高强度骑行，常规举重，非接触运动特异性训练
4	训练、全力运动：在控制训练量的基础上运动
5	竞技

表 52-5 重返赛场的禁忌证

1. 持续的脑震荡症状
2. 头部受伤后出现永久的中枢系统损伤（比如器质性痴呆，偏瘫，同侧偏盲）
3. 脑积水
4. 任何原因造成的自发性蛛网膜下隙出血
5. 枕骨大孔异常（Chiari 畸形）出现症状（神经性或者疼痛）

脑震荡后综合征的治疗

这是一个极其复杂的话题，由于可能会引起诉讼，且脑震荡的症状常为模糊、非特异性的，同时没有客观证据来证实病人的主观症状，因此处理起来相当棘手。

大多数脑震荡的症状在 7～10 天就会缓解，并且不需要任何治疗方法。但是 7～10 天后病人可能还有创伤后头痛，其中最常见的亚类型是急性创伤性偏头痛。

典型症状包括：头痛，头晕，失眠，活动耐力下降，抑郁，易怒，焦虑，失忆，注意力难以集中，易疲劳，光或者声敏感。

如果病人出现延迟症状，则需要直接治疗。

- 通常需要心理学和神经生理学一同干预。
- 药物治疗：没有证据表明药物对脑震荡后症状有效（除了头痛以外）。
- 难治性头痛：脑震荡后发生率约为 15%。

- 难以控制的头痛通常需要神经外科专家会诊。
- 非甾体类药物通常是首选药物。
- 对非甾体类无反应病人可以用曲普坦类药物。
- 三线药物包括酮咯酸或者 DHE-45（双氢麦角胺）。
- 激素对于某些病人有用。
- 避免：麻醉药品，布他比妥 / 咖啡因类药物，β 受体阻滞剂和钙通道阻滞剂。

52.1.13 二次损伤综合征（SIS）

这种情况偶见于运动员，前一次颅脑损伤的症状尚未完全恢复时再次受伤。典型表现是运动员二次受伤后尚能独立行走退出运动场，然而在 1~5 分钟迅速出现昏迷，由于脑血管扩张，出现各种治疗措施均难以纠正的恶性脑水肿。死亡率：50%～100%。

Schneider[20] 于 1973 年首次描述了一种与 SIS 的表现相似的脑损伤综合征，此后于 1984 年被命名为“灾难性脑创伤二次损伤综合征”[21]。虽然 SIS 很少见（如果真的有），有可能被过度诊断了[22]，但是发现其好发于儿童和青少年，所以对此类人群，脑震荡后的病情变化仍然需要格外注意。

52.1.14 慢性创伤性脑病（CTE）

52

仅有很少一部分关于 CTE 的病理生理学和自然史的研究。可能由于其是反复的脑外伤后特异的神经变性病变（Tau 变性），虽然不局限于报道的脑震荡的运动员，但是只能在验尸后依靠病理诊断。少部分研究表明病人发病年龄不同，且他们的行为，情绪，死亡时表现出的认知障碍（92% 的病人死亡前有症状）均不相同[10, 16]。

详细见 CTE 章节（见章节 58.6.3）。

52.2 创伤性脑损伤的其他概念

52.2.1 挫伤

创伤性脑损伤 CT 显示挫伤表现如下：

- 高密度区（又称“出血性脑挫伤”，又称外伤性脑实质内出血，图 52-1），通常产生的占位效应小于其显示的大小。通常发生在突然减速侧，由脑组织与颅骨内面突出部撞击所导致（比如颞极，额极或者枕极）。通常这些区域可以进展到实质出血（影像学表现像“开花”一样）。如果出现脑疝，可以考虑手术减压（见章节 55.2）。
- 低密度区：代表有水肿。

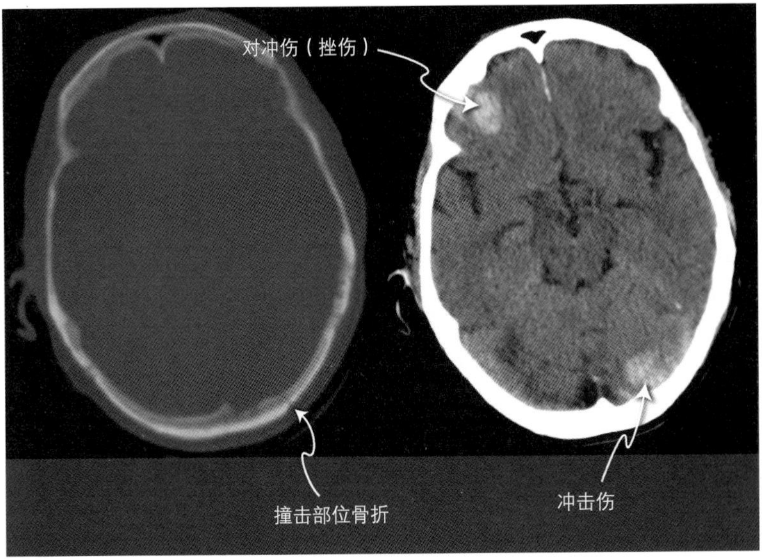

图 52-1 在跌倒的病人中对冲伤。后枕骨着地，造成左小脑“冲击伤”。与之相对应的右侧额叶“对冲伤”

脑轴位 CT 扫描，左侧为骨窗，右侧为脑窗

52.2.2 对冲伤

（法语：“对侧外伤”）对冲伤是指头部受伤部位的力量传递到头部的受伤部位的对侧造成的间接损伤。典型的挫伤位置位于颅骨突起部位。

52.2.3 创伤后脑水肿

这一概念包含两个不同的病理生理过程：

1. 脑血容量增加：可能由于脑血管的自我调节机制丧失所致（见章节 53.2）。有些病人尤其是儿童可能会迅速出现脑充血，被称为扩散或者“恶性脑水肿”[23]，导致接近 100% 的死亡率。建议有创性监测，包括维持颅内压 <20mmHg，脑灌注压 >60mmHg[24]。建议脑灌注压（CPP）≥70mmHg，ICP 控制阈值见章节 53.4。
2. 真性脑水肿：尸检可见大脑“流液”[25]。头部受伤后几个小时之内既可以出现血管源性也可以出现细胞性脑水肿（见章节 3.1.1）[25，26]，行去骨瓣减压的病人也能偶然看到真性脑水肿（见章节 55.1）。

52.2.4 弥漫性轴索损伤（DAI）

旋转性加速或减速外力造成的原发性脑损伤[27]。严重病例可见脑深部

结构多发点状出血，位于胼胝体和脑干等处，显微镜下可见轴索弥漫性损伤的病理改变（轴索回缩球、微胶质星和白质纤维束退行性改变）。一般认为是脑外伤后立即出现原发昏迷的病理基础，而CT未出现占位性损害[28]（有时也可以伴有硬膜内[29]和硬膜外[30]血肿）。

诊断包括意识丧失>6小时，而没有发现颅内占位或缺血。临床分级见表52-6。组织学检查见表52-7。

表52-6 DAI分级

DAI分级	描述
轻型	昏迷>6～24小时，有轻度至中度记忆损害，轻度至中度功能障碍
中型	昏迷>24小时，有意识混乱和长时间的记忆遗忘，行为和认知功能障碍
重型	昏迷持续数月，处于过伸或过屈固定姿势。定向力、记忆力、言语、感觉运动和人格缺陷。可能出现自主神经功能异常

表52-7 弥漫性轴索损伤的组织学分级[31]

DAI分级	描述
Ⅰ级	脑半球白质、胼胝体、脑干和小脑的轴突损伤
Ⅱ级	除以上外，胼胝体中有局灶性病变[a]
Ⅲ级	除以上外，脑干背外侧有局灶性病变[a]

[a] 局部病变通常只能在显微镜下观察到。

52.3 高原脑水肿

急性高原病（AHAS）是一种全身性疾病，一般在到达高海拔后6～48小时内发生。急性高山病（AMS）是AHAS的最常见类型，症状表现为恶心呕吐、头痛、厌食、呼吸困难、失眠和疲劳[31]，通常运用Lake Louise系统进行评估。发生率在7000英尺时（2134m）约25%，15 000英尺（4572m）时约50%。AHAS的其他症状包括：手足水肿和肺水肿（高原肺水肿）。眼底检查发现视网膜出血、神经纤维层梗死、视盘水肿和玻璃体积血[34]。高原脑水肿（HACE）一般伴随肺水肿，可见于严重的AHAS。HACE的症状包括：剧烈头痛、精神失常（幻视、行为失常、精神状态下降）和神经系统异常（共济失调、瘫痪和小脑半球症状）。

有种未经证实的假说称为“紧张适应”，即顺应性差的CSF系统（脑室较小）更容易患AMS[35]。一个小型研究有10名志愿者，证实了此假说[36]。

预防：逐渐上升高度，2～4天间断升高高度（尤其要在这些不同的高度睡眠），禁用酒精和安眠药。

治疗：建议立即降低高度并吸氧（鼻管或面罩 6～12L/min）。地塞米松 8mg 口服或静脉滴注，以后每 6 小时应用 4mg，可以暂时缓解症状。

52.4 外伤性颈动脉夹层

52.4.1 一般信息

颈动脉夹层是颈脑血管损伤的亚型。

颈脑血管损伤：

- 贯通伤（见章节 64.2）。
- 外伤性夹层：本章的内容包括以下几方面。
  - 由于钝性创伤。
  - 由于牵拉：比如颈部过伸或者治疗性颈椎推拿导致。
  - 医源性：由于血管造影导致颈动脉内膜破口。
- 外伤性狭窄或者闭塞。
  - 血管扭结错乱：比如颈椎骨折或者错位。
  - 骨折碎片压迫：比如骨折碎片从横突孔穿过。

本章节主要讨论外伤性颈动脉夹层。与自发性颈动脉夹层很大部分有重复（见章节 83），但是，与外伤后夹层相关的特点我们在这里描述。

目前没有最理想的筛查、诊断、治疗方法。我们认为 13% 的死亡率比较低。因为有近 1/3 的病人无法治疗。

52.4.2 流行病学

发病率：发生于 1%～2% 的钝挫伤的病人[38]（在外伤医院留观 >24 小时的病人发病率为 2.4%[38]）。在儿童钝性脑血管创伤病人中，69% 的病人位于颈内动脉，23% 位于颈外动脉，6% 位于基底动脉[39]。

52.4.3 危险因素

钝性脑血管创伤（BCVI）的危险因素见表 52-8。与创伤类型不直接相关的危险因素包括血管肌纤维发育不良，由于其导致易感性增加，因而轻微的损伤也可能导致动脉夹层形成。即使不存在明确的危险因素也可能会发生 BCVI[38]。

52.4.4 临床表现

BCVI 的症状和体征见表 52-9。

表 52-8 BCVI 的危险因素[40, 41]
• 高度的能量转移伴： ◦ 面中部错位骨折：Lefort 骨折 Ⅱ 型或 Ⅲ 型（见章节 54.5.2） ◦ 颈动脉管受累的颅底骨折 • DAI 且 GCS<6 分的 TBI • 颈相椎体或横突孔骨折，颈椎半脱位或任意水平的韧带损伤 • C1～C3 受累的骨折 • 悬吊性缺氧脑损伤 • 晾衣绳样损伤或安全带损伤伴颈部肿胀、疼痛或精神状态改变

表 52-9 BVCI 的症状和体征[39]
• 颈部 / 鼻 / 口腔的动脉出血（可能需要手术处理） • 50 岁以下的病人出现颈部杂音 • 扩大的颈部血肿 • 局部神经功能受损：TIA，霍纳综合征、偏瘫、椎基底动脉供血不足 • 神经功能损伤与头颅 CT 不符 • CT 或 MRI 显示出血卒中表现

52.4.5 有 BCVI 症状 / 体征或者危险因素病人的评估

52

以下是西方创伤协会制定的指南的流程图[41]，我们把其变成表格的形式。指南主要基于观察性研究和专家意见制定（没有 I 类证据）。

注意：CTA 平扫要不少于 16 个层面[16 排螺旋 CTA（16MD-CTA）准确度接近 99%[42]，监测的预测价值相当于造影]。MRA[43, 44] 和超声[45, 46] 检查不适合于 BCVI。如果诊断不明确，则可以行造影检查。

1. 以下是需要做 16MD-CTA 的情况。
   1) 急诊病人有 BCVI 症状 / 体征（表 52-9）。
   2) 有高 BCVI 风险的无症状病人（表 52-8）。
      - 如果 BCVI 的临床表现需要改变治疗方法（比如没有肝素的禁忌证），多层螺旋 CT 血管造影（MD-CTA）如果可行的话需要在 12 小时之内做到。
      - 如果由于创伤，肝素是禁忌证，则 MD-CTA 的时间主要取决于病人的情况。
2. 如果 MD-CTA 怀疑，或者虽然影像学表现阴性，但是临床高度怀疑：病人可以行造影检查（如果还是阴性：则证明为阴性）。
3. 分级：如果 MD-CTA 或者动脉造影显示阳性结果（见章节 83.7）。
   1) 损伤的分级见表 52-10[47]（有时也称为“丹佛评分量表”）。
   2) 依据分级处理病情（见下文）。

表 52-10 BCVI 评分量表[47]（“丹佛评分量表”）

评分	描述
I	管腔不规则，狭窄 <25%
II	管腔壁不规则，附壁血栓或者内膜翻起，狭窄 ≥25%
III	假性动脉瘤
IV	闭塞
V	血管横断伴血液外渗

52.4.6 BCVI 治疗措施

阿司匹林由于其抗凝作用可以预防脑血管夹层后脑梗死[48, 49]。对于儿童病人（年龄小于 18 岁）见下文。

分级治疗

- I 级和 II 级：
  - 保守治疗。
  - 尽管对低级别损伤肝素稍微优于阿司匹林，但是由于阿司匹林出血风险较低，故大多选用阿司匹林。
- III 级：
  - 肝素抗凝治疗。原理：肝素和阿司匹林在治疗 III 级 BCVI 是占有相同地位的，但是 7～10 天后的效果需要进一步的研究。
  - 伤后 7～10 天，复查造影或者 16MD-CTA。进一步的治疗见下文。
- IV 级：介入闭塞防止血栓形成。
- V 级：致命性损伤。
  - 如果能做手术，考虑急诊手术修复。
  - 对于不能做手术的病变（大多数）：没有完全横断的可以抗栓的同时行血管内支架治疗；对于完全横断的可以直接结扎（或者介入闭塞）。

对于 III 级评分的病人，伤后 7～10 天复查 16MD-CTA 或者动脉造影评估是否康复[50]。结果：

- 损伤愈合：停止抗凝治疗。
- 损伤没有愈合：
  - 严重的管腔狭窄或者假性动脉瘤可以考虑血管内支架治疗（争议：好的结果[48]和不好的结果[51]可能会混淆）。
  - 将肝素换成阿司匹林（75～150mg/d）。
  - 伤后 3 个月复查 16MD-CTA 或者动脉造影（大多数病人可以在 6 周后痊愈）。结果：
    - 损伤痊愈：考虑停阿司匹林。

- 损伤未痊愈：最佳的药物治疗和随访时间未知。建议[41]：终身服用阿司匹林或者氯吡格雷抗血小板治疗。合并急性冠脉综合征或者接受血管成形术（支架）的病人需要双抗治疗，但是对于有卒中或者短暂脑缺血发作的病人不建议行双抗治疗[52]。

肝素化：

抗凝前需要检测一个基础的 PTT，然后开始使用肝素 15U/(kg · h)。6 小时后重复 PTT，滴液法测量 PTT 维持在 40~50 秒。

外伤抗凝的禁忌证：有活动出血，有出血的潜在风险或者一旦出血后果很严重的病人。如肝脾损伤、骨盆骨折和颅内出血。

夹层相关抗凝的风险：内出血的延伸（SAH 可能）和颅内出血（梗死转换成出血）。

52.4.7 颈动脉钝性损伤

概述

脑血管夹层和自发性夹层见第 83 章。病情评估与处理见上文。

本章节主要介绍钝性损伤（非贯通伤）相关的颈内动脉夹层。颈部过伸外旋通常会造成此种损伤，主要是因为这种姿势能使颈动脉在上位颈椎的横突上。在外伤后夹层中，最常见的症状是缺血相关症状[53]。

病因：

52

1. 摩托车车祸后：最常见的病因。
2. 勒杀[54]。
3. 颈椎推拿治疗：椎动脉夹层相对于颈内动脉更常见。

多数颈内动脉夹层起始于颈内动脉起始段约 2cm 处。

临床表现

不同颈内动脉夹层分级中风的风险见表 52-11。颈内动脉损伤级别越高，卒中的风险越大。但是不适用于椎动脉损伤。

起初，病人可能没有神经系统后遗症，但是随后会出现血栓进一步形成、颅内出血和栓塞症状。伤后到出现症状的时间见表 52-12（大多数发生在第一个 24 小时）。

表 52-11 颈内动脉夹层的卒中风险

级别[a]	描述	卒中风险
I	狭窄 <25%	3%
II	狭窄 >25%	11%
III	假性动脉瘤	44%
IV	闭塞	均致命

[a] 分级参阅表 52-10

表 52-12 非贯通伤后出现症状的时间

时间	占所有病例的百分比（%）
0~1 小时	6~10
1~24 小时	57~73
24 小时以上	17~35

治疗措施

治疗措施见 BCVI（见章节 52.4.6）。

预后

自然病史未知。大多数症状轻微的病人没有发现并且预后很好。在一系列病例中，75% 的病人回归正常，16% 的有轻微功能障碍，8% 的有严重功障碍或者死亡[55]。

Ⅰ级：肝素化或者不肝素化，70% 的病人可以治愈。25% 的病人症状会持续。4%~12% 会进展到更严重的一级。数据表明抗凝治疗可以降低病情进展风险[38]。

Ⅱ级：即使肝素化治疗，仍有 70% 的病人会病情进展到更严重的分级。

Ⅲ级或者Ⅳ级：大多数症状持续存在。

52.4.8 椎动脉钝性损伤

概述

椎动脉分段解剖见章节 2.2.5。

椎动脉钝性损伤（BVI）比较少见，占钝性损伤的病人 0.5%~0.7%[56]。可能会导致椎基底动脉供血不足（VBI）或者后循环缺血。横突孔骨折、面骨折脱位、脱臼或者脊椎半脱位的病人常见 BVI[40, 57, 58]（如果出现颈椎骨折或者韧带损伤[56]，风险会升到 6%）。

病因

多见于机动车事故，任何能导致颈椎的损伤都可引起 BVI（跳水意外，脊柱推拿术等）。

1. 车祸。
2. 脊柱推拿术（SMT）：Caplan 等人[60] 发现 15 例病人中有 11 例与脊椎按摩[59] 或者相似的治疗相关。通过多因素分析发现，30 天内 SMT 是椎动脉夹层的独立危险因素（OR 6.62，95%CI 1.4~30）[61]。
3. 猛然转头。
4. 颈部的直接外伤[60]。

BVI 相关中风

BVI 夹层的丹佛分级并不像颈内动脉夹层分级那样，不与中风的风险或者死亡率相关[62]。不同于颈动脉损伤，BVI 发生 TIA 通常没有任何先兆。

从受伤到卒中：平均 4 天（8 小时至 12 天）。

评估

一旦病人诊断 BVI，需要立即评价患侧的椎动脉情况。

临床指南：椎动脉钝性损伤

评估

I 级推荐[63]：

- 符合“丹弗筛选标准”（症状见表 52-9，或者风险因素见表 52-8）的病人需要行 16MD-CTA 排除 BVI。

Ⅲ 级推荐[63]：

- 对于无法行 16MD-CTA 检查尤其是还需要行血管内治疗的病人，推荐血管造影。
- 对于不完全 SCI 或者脊椎半脱位的诊断 BVI 的病人建议行 MRI。

治疗方法

临床指南：椎动脉钝性损伤

治疗

Ⅲ 级推荐[63]：

- 治疗方法无特异性指南（抗凝，抗血小板或者保守治疗）。
- 血管内治疗 BVI 效果不明确。

BVI 的相关卒中通常放生在没有初始肝素化的病人，无论是有症状还是无症状[40]。但是，以往的病例对照研究不能明确筛查或者治疗能改善预后[56]。

建议：阿司匹林治疗 BVI。3 个月后复查是否出现慢性闭塞。

治疗方法包括血管内支架治疗。支架治疗可以使血流正常，但是缺少远期结果支持[64]。并且，支架治疗需要大约 3 个月的抗血小板治疗，对于一些人有禁忌证。

预后

单侧 BVI 的死亡率是 8%～18%，低于颈动脉夹层死亡率（17%～40%）。双侧椎动脉夹层则死亡率很高。

（葛培聪　译　王　佳　校）

参考文献

[1] Carney N, Ghajar J, Jagoda A, et al. Concussion guidelines step 1: systematic review of prevalent indicators. Neurosurgery. 2014; 75 Suppl 1:S3–15

[2] Harmon KG, Drezner JA, Gammons M, et al. American Medical Society for Sports Medicine position statement: concussion in sport. Br J Sports Med. 2013; 47:15–26

[3] McCrory P, Meeuwisse WH, Aubry M, et al. Consensus statement on concussion in sport: the 4th International Conference on Concussion in Sport held in Zurich, November 2012. Br J Sports Med. 2013; 47:250–258

[4] Scorza KA, Raleigh MF, O'Connor FG. Current concepts in concussion: evaluation and management. Am Fam Physician. 2012; 85:123–132

[5] McCrory P, Meeuwisse WH, Echemendia RJ, et al. What is the lowest threshold to make a diagnosis of concussion? Br J Sports Med. 2013; 47:268–271

[6] Putukian M, Raftery M, Guskiewicz K, et al. Onfield assessment of concussion in the adult athlete. Br J Sports Med. 2013; 47:285–288
[7] Giza CC, Kutcher JS, Ashwal S, et al. Summary of evidence- based guideline update: evaluation and management of concussion in sports: report of the Guideline Development Subcommittee of the American Academy of Neurology. Neurology. 2013; 80:2250–2257
[8] Yuh EL, Hawryluk GW, Manley GT. Imaging concussion: a review. Neurosurgery. 2014; 75 Suppl 4: S50–S63
[9] Kelly JP, Rosenberg JH. Diagnosis and Management of Concussion in Sports. Neurology. 1997; 48:575–580
[10] Putukian M, Kutcher J. Current concepts in the treatment of sports concussions. Neurosurgery. 2014; 75 Suppl 4:S64–S70
[11] Carney N, Ghajar J, Jagoda A, et al. Executive summary of Concussion guidelines step 1: systematic review of prevalent indicators. Neurosurgery. 2014; 75 Suppl 1:S1–S2
[12] SCAT3. Br J Sports Med. 2013; 47
[13] Child SCAT3. Br J Sports Med. 2013; 47
[14] McCrea M, Kelly JP, Kluge J, et al. Standardized Assessment of Concussion in Football Players. Neurology. 1997; 48:586–588
[15] Broglio StevenP, Ferrara MichaelS, Macciocchi Stephen N, et al. Test-Retest Reliability of Computerized Concussion Assessment Programs. Journal of Athletic Training. 2007; 42:509–514
[16] Saigal R, Berger MS. The long-term effects of repetitive mild head injuries in sports. Neurosurgery. 2014; 75 Suppl 4:S149–S155
[17] Giza CC, Hovda DA. The new neurometabolic cascade of concussion. Neurosurgery. 2014; 75 Suppl 4:S24–S33
[18] Tator CH, Davis H. The postconcussion syndrome in sports and recreation: clinical features and demography in 138 athletes. Neurosurgery. 2014; 75 Suppl 4:S106–S112
[19] Centers for Disease Control and Prevention. Brain Injury Basics - Returning to Sports and Activities. 2015. http://www.cdc.gov/headsup/basics/return_- to_sports.html
[20] Schneider RC. Head and Neck Injuries in Football. Baltimore: Williams & Wilkins; 1973
[21] Saunders RL, Harbaugh RE. Second Impact in Catastrophic Contact-Sports Head Trauma. JAMA. 1984; 252:538–539
[22] McCrory PR, Berkovic SF. Second Impact Syndrome. Neurology. 1998; 50:677–683
[23] Bruce DA, Alavi A, Bilaniuk L, et al. Diffuse Cerebral Swelling Following Head Injuries in Children: The Syndrome of "Malignant Brain Edema". J Neurosurg. 1981; 54:170–178
[24] Juul N, Morris GF, Marshall SB, et al. Intracranial Hypertension and Cerebral Perfusion Pressure: Influence on Neurological Deterioration and Outcome in Severe Head Injury. J Neurosurg. 2000; 92:1–6
[25] Kimelberg H. Current Concepts of Brain Edema. J Neurosurg. 1995; 83:1051–1059
[26] Bullock R, Maxwell W, Graham D. Glial Swelling Following Cerebral Contusion: An Ultrastructural Study. J Neurol Neurosurg Psychiatry. 1991; 54: 427–434
[27] Gennarelli TA, Thibault LE, Adams JH, et al. Diffuse Axonal Injury and Traumatic Coma in the Primate. Ann Neurol. 1982; 12:564–574
[28] Adams JH, Graham DI, Murray LS, et al. Diffuse Axonal Injury Due to Nonmissile Head Injury in Humans: An Analysis of 45 Cases. Ann Neurol. 1982; 12:557–563
[29] Sahuquillo-Barris J, Lamarca-Ciuro J, Vilalta-Castan J, et al. Acute Subdural Hematoma and Diffuse Axonal Injury After Severe Head Trauma. J Neurosurg. 1988; 68:894–900
[30] , Lamarca-Ciuro J, Vilalta-Castan J, et al. Epidural Hematoma and Diffuse Axonal Injury. Neurosurgery. 1985; 17:378–379
[31] Adams JH, Doyle D, Ford I, et al. Diffuse axonal injury in head injury: definition, diagnosis and grading. Histopathology. 1989; 15:49–59
[32] Montgomery AB, Mills J, Luce JM. Incidence of Acute Mountain Sickness at Intermediate Altitude. JAMA. 1989; 261:732–734
[33] Roach RC, Bartsch P, KHackett PH, et al. The Lake Louise Acute Mountain Sickness scoring system. Burlington: Queen City Printers; 1993
[34] Butler FK, Harris DJ, Reynolds RD. Altitude Retinopathy on Mount Everest, 1989. Ophthalmology. 1992; 99:739–746
[35] Frayser R, Houston CS, Bryan AC, et al. Retinal Hemorrhage at High Altitude. N Engl J Med. 1970; 282: 1183–1184
[36] Ross RT. The random nature of cerebral mountain sickness. Lancet. 1985; 1:990–991
[37] Wilson MH, Milledge J. Direct measurement of intracranial pressure at high altitude and correlation of ventricular size with acute mountain sickness: Brian Cummins' results from the 1985 Kishtwar expedition. Neurosurgery. 2008; 63:970– 4; discussion 974-5
[38] Stein DM, Boswell S, Sliker CW, et al. Blunt cerebrovascular injuries: does treatment always matter? J Trauma. 2009; 66:132–43; discussion 143-4
[39] Dewan MC, Ravindra VM, Gannon S, et al. Treatment Practices and Outcomes After Blunt Cerebrovascular Injury in Children. Neurosurgery. 2016; 79:872–878
[40] Biffl WL, Moore EE, Elliott JP, et al. The devastating potential of blunt vertebral arterial injuries. Ann Surg. 2000; 231:672–681
[41] Biffl WL, Cothren CC, Moore EE. Western Trauma Association critical decisions in trauma: Screening for and treatment of blunt cerebrovascular injuries. J Trauma. 2009; 67:1150–1153
[42] Eastman AL, Chason DP, Perez CL, et al. Computed tomographic angiography for the diagnosis of blunt cervical vascular injury: is it ready for primetime? J Trauma. 2006; 60:925–9; discussion 929
[43] Miller PR, Fabian TC, Croce MA, et al. Prospective screening for blunt cerebrovascular injuries: analysis of diagnostic modalities and outcomes. Ann Surg. 2002; 236:386–93; discussion 393-5
[44] Biffl WL, Ray CE,Jr, Moore EE, et al. Noninvasive diagnosis of blunt cerebrovascular injuries: a preliminary report. J Trauma. 2002; 53:850–856
[45] Cogbill TH, Moore EE, Meissner M, et al. The spectrum of blunt injury to the carotid artery: a multicenter perspective. J Trauma. 1994; 37:473–479
[46] Mutze S, Rademacher G, Matthes G, et al. Blunt cerebrovascular injury in patients with blunt multiple trauma: diagnostic accuracy of duplex Doppler US and early CT angiography. Radiology. 2005; 237:884–892
[47] Biffl WL, Moore EE, Offner PJ, et al. Blunt carotid arterial injuries: implications of a new grading scale. J Trauma. 1999; 47:845–853
[48] Edwards NM, Fabian TC, Claridge JA, et al. Antithrombotic therapy and endovascular stents are effective treatment for blunt carotid injuries: results from longterm followup. J Am Coll Surg. 2007; 204:1007–13; discussion 1014-5
[49] Markus HS, Hayter E, Levi C, et al. Antiplatelet treatment compared with anticoagulation treatment for cervical artery dissection (CADISS): a randomised trial. Lancet Neurol. 2015; 14:361–367
[50] Biffl WL, Ray CE,Jr, Moore EE, et al. Treatmentrelated outcomes from blunt cerebrovascular injuries: importance of routine follow-up arteriography. Ann Surg. 2002; 235:699–706; discussion 706-7
[51] Cothren CC, Moore EE, Ray CE, Jr, et al. Carotid artery stents for blunt cerebrovascular injury: risks exceed benefits. Arch Surg. 2005; 140:480–5; discussion 485-6
[52] Hermosillo AJ, Spinler SA. Aspirin, clopidogrel, and warfarin: is the combination appropriate and effective or inappropriate and too dangerous? Ann Pharmacother. 2008; 42:790–805
[53] Anson J, Crowell RM. Cervicocranial Arterial Dissection. Neurosurgery. 1991; 29:89–96
[54] Biller J, Hingtgen WL, Adams HP, et al. Cervicocephalic Arterial Dissections: A Ten-Year Experience. Arch Neurol. 1986; 43:1234–1238
[55] Hart RG, Easton JD. Dissections of Cervical and Cerebral Arteries. Neurol Clin North Am. 1983; 1: 255–282
[56] Berne JD, Norwood SH. Blunt Vertebral Artery Injuries

in the Era of Computed Tomographic Angiographic Screening: Incidence and Outcomes From 8292 Patients. J Trauma. 2009. DOI: 10.1097/ TA.0b013e31818888c7
[57] Louw JA, Mafoyane NA, Small B, et al. Occlusion of the vertebral artery in cervical spine dislocations. J Bone Joint Surg Br. 1990; 72:679–681
[58] Willis BK, Greiner F, Orrison WW, et al. The incidence of vertebral artery injury after midcervical spine fracture or subluxation. Neurosurgery. 1994; 34:435–41; discussion 441-2
[59] Mas JL, Henin D, Bousser MG, et al. Dissecting Aneurysm of the Vertebral Artery and Cervical Manipulation: A Case Report with Autopsy. Neurology. 1989; 39:512–515
[60] Caplan LR, Zarins CK, Hemmati M. Spontaneous Dissection of the Extracranial Vertebral Arteries. Stroke. 1985; 16:1030–1038
[61] Smith WS, Johnston SC, Skalabrin EJ, et al. Spinal manipulative therapy is an independent risk factor for vertebral artery dissection. Neurology. 2003; 60:1424–1428
[62] Fusco MR, Harrigan MR. Cerebrovascular dissections: a review. Part II: blunt cerebrovascular injury. Neurosurgery. 2011; 68:517–30; discussion 530
[63] Harrigan MR, Hadley MN, Dhall SS, et al. Management of vertebral artery injuries following non-penetrating cervical trauma. Neurosurgery. 2013; 72 Suppl 2:234–243
[64] Lee YJ, Ahn JY, Han IB, et al. Therapeutic endovascular treatments for traumatic vertebral artery injuries. J Trauma. 2007; 62:886–891

53 神经监测技术

53.1 概述

本章节主要介绍基本的在病人床边进行的神经监测技术，因此不包括 CTP 灌注成像或者 PET 等。文献中大多数神经监测主要是颅内压（ICP）监测。其他监测内容还包括：颈静脉氧分压（见章节 53.3.1）、局部脑血流量（CBF）（见章节 53.3.3）、脑组织氧分压（见章节 53.3.2）和脑代谢监测（丙酮酸、乳酸、糖等）（见章节 53.3.4）。

辅助神经监测目前未知。未解答的问题包括：神经监测应该因病而异（比如 SAH 与创伤性脑损伤不同），监测应该提供哪方面的信息，监测的存在的价值，如果出现异常需要什么方法纠正？

53.2 颅内压（ICP）

53.2.1 背景

颅内压在本章讨论是因为颅内压增高和创伤关系密切。颅内压增高的对症治疗还在其他章节中描述，例如颅内肿瘤、硬脑膜静脉血栓等。

53.2.2 脑灌注压（CPP）和脑血管自主调节

继发性脑损伤在一定程度上与脑缺血有关（见章节 51.1.1）。决定脑功能和生存率的重要参数并非颅内压，而是脑血流量（CBF）适应脑氧代谢率（$CMRO_2$）的需求（关于 CBF 的讨论见章节 80.2）。CBF 难以定量测定，必须使用复杂的特殊设备在床边连续监测[1]。但是，CBF 是由 CPP 决定的，CPP 又与颅内压相关，颅内压更容易测量，二者的关系见公式（53-1）。

脑灌注压 = 平均动脉压 * − 颅内压

或 （公式 53-1）

$$CPP = MAP^{*} - ICP$$

* 注：真正关注的是平均颈动脉压（MCP），传感器零点约位于室间孔水平时 MCP 与 MAP 是接近的[2]。

正常成人 CPP 大于 50mmHg。脑血管自主调节是指系统血压在较大的范围内波动时 CBF 只产生很小的变化。由于自主调节功能的存在，正常脑组织只有在 CPP 降低到 40mmHg 以下时才出现 CBF 降低。

在颅脑损伤的病人中，由于脑血管阻力逐渐增加，故以往推荐CPP ≥70mmHg。近来有证据表明，颅脑损伤病人颅内压增高(≥20mmHg)比 CPP 改变（只要 CPP>60mmHg[4]）[5] 对机体更加有害（较高水平的CCP 并不能预防 ICP 显著升高）[5]。

53.2.3 颅内压的原理

以下用模型的方式描述以简化对颅内压的理解，因此不绝对精确。

1. 正常颅内容物（和大概容量）：
   1) 脑实质（包括细胞外液体）：1400ml。
   2) 脑血液容量（CBV）：150ml。
   3) 脑脊液（CSF）：150ml。
2. 颅内容物存在于无弹性、完全封闭的颅腔内。
3. 压力在整个颅腔内的分布是均匀的（实际上压力是有梯度的[6, 7]）。
4. 改进的 Monro-Kellie 假说[8] 认为：颅内容物的总容积 [包括血液、脑组织、脑脊液和其他成分（如肿瘤、血肿等)] 是恒定的，其中任何一种成分的增加必须使另一种成分等量减少，否则将出现颅内压增高。机制：颅内压力均衡。如果一种内容物增加（例如这种成分的容量增加），将导致 ICP 增加。如果增加的 ICP 超过某个压力将使内容物通过枕骨大孔疝出（完整头颅唯一有效的开口）以减少颅内的容积，最后达到压力的平衡。颅内 - 脊髓轴可以允许少量的容量增加或仅有 ICP 的轻度增高。如果持续扩张，则更高的 ICP 将导致新的平衡，结果：
   1) 压力轻度增加，如果没有脑积水，CSF 可以从脑室和蛛网膜下隙通过枕骨大孔流出。
   2) 静脉内血也可通过枕骨大孔流出。
   3) 如果压力继续增加，动脉血供减少，CPP 降低，最后导致弥漫性脑缺血。如果压力与平均动脉压相等，动脉血将无法进入枕骨大孔，导致脑血供停止，出现严重脑梗死。
   4) 脑水肿增加，或占位增大（例如血肿）可以将脑实质推入枕骨大孔（枕骨大孔疝）。

53.2.4 正常颅内压

颅内压正常值范围随年龄有所不同，儿童颅内压的正常值尚不完全确定，见表 53-1。

表 53-1 正常颅内压

年龄组	正常值范围（mmHg）
成人和大龄儿童[a]	<10~15
小龄儿童	3~7
婴儿[b]	1.5~6

[a] 大龄和小龄儿童的年龄界限无明确界定
[b] 新生儿可能低于大气压[9]

53.2.5 颅内压增高（IC-HTN）

概述

创伤性颅内压增高可以由于以下任何一个原因导致，可以单独存在，也可以为多个不同原因的组合。

1. 脑水肿。
2. 脑充血：是对脑创伤的正常反应[10]，可能是由于血管运动麻痹（脑血管自主调节功能丧失），可能比脑水肿对颅内压增高的影响更大[11]（见章节 55.5.5）。
3. 创伤性占位性病变：
   1) 硬膜外血肿。
   2) 硬膜下血肿。
   3) 脑实质内出血（出血性脑挫裂伤）。
   4) 异物（如子弹）。
   5) 颅骨凹陷骨折。
4. 脑脊液吸收或循环梗阻导致脑积水。
5. 通气不足：引起高碳酸血症，导致脑血管扩张。
6. 系统性高血压。
7. 静脉窦血栓。
8. 肌肉张力增高和姿态或刺激诱发的 Valsalva 动作→胸腔内压力增高→颈静脉压力增高→颅内流出血液减少。
9. 外伤后癫痫持续状态。

继发性颅内压增高有时见于伤后 3~10 天，可能导致预后不良[12]，产生原因如下：

1. 迟发性血肿形成：
   1) 迟发性硬膜外血肿（见章节 55.3.7）。
   2) 迟发性急性硬膜下血肿（见章节 55.4.5）。
   3) 迟发性外伤性脑内血肿[13]或出血性脑挫裂伤伴周围水肿：通常见于中老年人，可以导致病情突然恶化，可能需要手术清除病

53

变（见章节 55.2.3）。

2. 脑血管痉挛[14]。

3. 严重的成人呼吸窘迫综合征（ARDS）伴通气不足。

4. 迟发性脑水肿形成：多见于儿童。

5. 低钠血症。

库欣三联征

库欣三联征见表 53-2，可发生于任何原因的颅内压增高。但是，出现全部典型表现者只占约 33%。

表 53-2 颅内压升高—— 库欣三联征

1. 血压升高
2. 心动过缓
3. 呼吸不规则

因外伤、颅内占位（肿瘤）或脑积水导致的颅内压显著升高的患者（非假性脑瘤），库欣反应通常是迟钝的。

CT 扫描和颅内压增高

尽管 CT 所见可以提示颅内压增高的存在，但是不能准确估计颅内压的水平。CT 异常的颅内损伤病人 60% 存在高颅压[15]。[注意：异常 CT 指的是显示出血肿（EDH、SDH 或 ICN）、脑挫伤[15]、基底池受压（见章节 58.5.2）、脑疝或脑组织肿胀[16, 17]]。

只有 13%CT 正常的病人有颅内压增高[15]。但是 CT 正常病人伴随表 53-3 中 2 项或以上危险因素时高颅压的危险达到约 60%；如果不伴随或只伴随 1 项危险因素，则颅内压只增加 4%。

表 53-3 CT 正常时颅内压增高的危险因素

• 年龄 40 岁以上
• SBP<90mmHg
• 运动系统检查一侧或双侧去脑或去皮层状态

53.2.6 颅内压监测

颅内压监测的适应证

临床指南：颅内压监测的适应证

用于治疗重型颅脑损伤（心肺复苏后 GCS ≤8 分）：

Ⅱ级推荐[17]：入院时 CT 不正常［注意：异常 CT 指的是显示出血肿（EDH、SDH 或 ICN）、脑挫伤[15]、基底池受压（见章节 58.5.2）、脑疝或脑组织肿胀[16,17]］。

Ⅲ级推荐[17]：入院时 CT 正常，但有表 53-3 中 2 项或 2 项以上的风险因素。

1. ★神经系统标准：见“临床指南：颅内压监测适应证”（见上文）：
   1) 某些医疗中心的监测指征是病人不能遵嘱活动，理论依据是：遵嘱活动（GCS ≥9 分）时颅内压增高的风险低，可以通过神经系统检查连续观察病情变化并指导治疗。
   2) 某些医疗中心的指征是病人对刺激不能定位，监测颅内压的同时随诊其他神经系统体征。
2. 多脏器损伤伴意识障碍：其他脏器损伤的治疗可能对颅内压产生不利影响，如呼气末正压通气（PEEP）、大剂量静脉扩容或应用强效镇静。
3. 有创性颅内占位（血肿、凹陷骨折等）
   1) 医师可以选择部分病人进行监测[16, 18]。
   2) 占位清除术后可以监测。
4. 颅内压监测在非创伤情况下的指征：某些医疗中心在急性爆发性肝损伤，国际标准化比值（INR）>1.5 和 Ⅲ 级昏迷时进行监测。近期研究发现注射凝血因子 Ⅶ 40 μg/kg 1～2 分钟后应尽快（通常在 15 分钟内，用药后不超过 2 小时）置入蛛网膜下隙探头，没有明显的出血风险[19]。所有病人都进行低体温治疗，难治性颅内高压可以使用其他颅内压治疗方法。

相对禁忌证

1. 清醒病人：一般不需要监测而连续观察神经系统体征。
2. 凝血障碍（包括 DIC）：常见于重型颅脑损伤。如果确实需要监测，应该先实施纠正凝血障碍的步骤 [新鲜冰冻血浆（FFP）、血小板等] 并考虑采用蛛网膜下隙或硬膜外监测探头，禁忌使用脑内或脑室内探头。推荐的 PT 或国际标准化比值见章节 9.3.7。

监测时间周期

降低颅内压治疗结束 48～72 小时颅内压保持正常可以停止监测。注意：颅内压增高可能迟发出现，经常开始于第 2～3 天，在第 9～11 天是常见的第二高峰期，尤其是儿童。见章节 51.1.2。不要因早期颅内压正常而放松警惕。

颅压监测的并发症

概述

表 53-4 为不同颅压监测方法合并症发生率的简表[3]。

1. 感染：见下文。
2. 出血[3]：各种监测设备的总发生率是 1.4%，分项数据见表 53-4。血管瘤联盟[22] 定义了出血的概念：存在急性或者亚急性症状（以下任何症状：头痛、癫痫、意识不清或者与探头位置相关的新发 / 加重的局灶性神经功能障碍），并被影像学检查、病理检查、术中

表 53-4 各种不同颅压监测装置的合并症发生率

监测类型	菌落形成[a]	出血	失效或梗阻
脑室内导管（IVC）	平均 10%～17% 范围[19, 20]：0～40%	1.1%	6.3%
蛛网膜下隙探头	平均：5% 范围：0%～10%	0	16%
硬膜下探头	平均：4% 范围：1%～10%	0	10.5%
脑实质内探头	平均：14%（2 例报道，分别为 12% 和 17%）	2.8%	9%～40%

[a] 一些研究成为感染，但是没有区别临床上明显的感染和颅内压监测定植感染

所见或罕见的脑脊液证据证实的病灶内、外出血。此定义不包括探头直径的增加，没有其他近期出血的证据、也无含铁血红素环的出现。需要手术清除的血肿只占 0.5～2.5%[15, 23, 24]。

3. 失效或梗阻：附加有脑室液引流的装置，在颅压高于 50mmHg 时梗阻的发生率高。
4. 放置不到位：3% 的脑室内颅压监测导管需要重新放置。

颅压监测感染

临床指南：ICP 监测的感染预防

Ⅲ级推荐[25]：不推荐预防性使用抗生素或者常规更换导管以减少感染。

监测装置的菌落形成比有临床表现的明显感染（脑膜炎或脑室炎）常见得多。见表 53-4 中菌落的形成率。发热、白细胞增多和脑脊液淋巴细胞计数增高诊断意义不大，而脑脊液细菌培养更有意义。文献中报道的感染率：1%～27%[25]。

感染的危险因素[21, 25, 27, 28]：

1. 脑内，蛛网膜下隙或者脑室内出血。
2. 颅内压 >20mmHg。
3. 监测持续时间：文献报道各不相同。一项 1984 年的前瞻性研究表明，监测超过 5 天感染机会增加，监测第 11 天感染机会达到 42%[22, 26]。另一项研究表明，感染与监测时间并不相关。近期回顾性研究发现[20]，在前 10～12 天感染危险呈非线性增加，其后迅速降低。
4. 神经外科手术：包括手术处理颅骨凹陷骨折。
5. 监测系统的冲洗。
6. IVC 周围渗漏。

7. 开放性骨折（包括有脑脊液漏的颅底骨折）。
8. 其他感染：菌血症，肺炎。

与增加感染机会无关的因素：
1. 在 ICU 而非手术室置入脑室内监测导管。
2. 此前曾应用 IVC。
3. 引流脑脊液（CSF）。
4. 应用类固醇激素。

感染的治疗

可能的话撤除监测装置，如确有继续监测的必要，可以改换其他部位重新放置，同时给予适当的抗生素。

监测装置的类型

1. 脑室内导管（IVC）：也叫脑室外引流（EVD），通过充有液体的导管与外部压力传感器相接。其优缺点见下文“脑室内导管”。注意：IVC 所用的光纤或者应变仪设备位于导管内部。在本章中，IVC 并不代表此类型：
   1）优点：
      - 相对准确（可以重新校准，减小测量值的漂移）。
      - 价格相对低廉。
      - 测压作用之外，尚有治疗性的脑脊液引流（能直接减轻颅内压，可以引流异物，比如像 SAH 后形成的血的分解产物，这些产物阻塞蛛网膜颗粒）。
   2）缺点：
      - 脑室受压或移位时安放困难。
      - 脑室液沉积物梗阻（如血凝块，或者脑室塌陷造成脑室内管道受压）造成测量不准确。
      - 需要特别的检查和维护以保持测压效果（见章节 53.2.6）。
      - 传感器的位置必须始终处于一个相对于病人头部固定的参照点，随病人头位（HOB）的升降而移动。
2. 脑实质内颅压监测（如 Camnio 或 Honeywell/Phillips 品牌[32, 33]）：与 IVC 类似但更昂贵，有些产品存在测量值漂移问题[33, 34]，有些则不存在[36]。
3. 一些准确性较低的监测系统：
   1）蛛网膜下隙探头：感染风险为 1%，3 天后增高。在颅压较高时，也是最需要进行监测的时候，由于脑表面腔隙的闭塞而导致误读，一般低于实际值，但仍可显示与正常相似的颅压波动曲线。
   2）硬膜下颅压监测：可以是一种有光纤头的充液导管或其他类型。
   3）硬膜外颅压监测：可以为充液导管或带光纤头的导管，准确性不高。

4) 婴儿可利用未闭合的前囟监测：

- 前囟测压计[37]：可能不太精确。
- 眼压计原理：在合适的情况下可以应用。即如果婴儿直立时前囟内凹，平卧或低头时隆起，估计颅压在 1cmH_2O 以内[9]。婴儿仰卧，改变头位水平可见前囟轮廓及其波动。当前囟平坦，颅内压力与大气压力相等；临床颅内压的估计可以用前囟到静脉压 0 点（静止婴儿一般位于锁骨中点）垂直距离的厘米水柱（cmH_2O）表示。如果直立时前囟不凹陷，则这种估计方法是不适用的，因为此时可能颅内压已超过上述距离值或者由于头皮过厚无法估计。

换算：mmHg 和 cmH_2O 的换算见公式 53-2 和 53-3（水银的密度是水的 13.6 倍，脑脊液的密度接近水的密度）

$$1\text{mmHg} = 13.6\text{cmH}_2\text{O} \quad \text{（公式 53-2）}$$

$$1\text{cmH}_2\text{O} = 0.735\text{mmHg} \quad \text{（公式 53-3）}$$

脑室内导管（IVC）

穿刺置入

关于额角置入导管，可参见 Kocher 点（见章节 97.6.5）。一般选择右侧插管，除非由于特殊原因，如右侧脑室出血，为防止凝血块堵塞，才于左侧穿刺。

53

监测装置的组装

图 53-1 所示为典型的脑室外引流 - 脑室内颅压监测系统，并不是每一种产品都有相同的组成部件（有的产品多些部件或者少些部件）。在滴液腔的顶端，通过一空气过滤口与外界开放，因此，只要过滤口没有沾湿和堵塞，脑室内的压力就可以通过改变滴液嘴的高度得到调节，数值可以在标尺板上读出，滴液嘴在虚线位置时为 0 点。

外耳道经常成为表示 0 点的简便外部标志，大约相当于枕骨大孔的水平。图 53-1 中所示滴液嘴的位置约在外耳道上方 8cm。

脑室内颅压监测系统的正常运作

至少每 2 小时应检查一次系统的功能状态。任何颅压发生变化时（增高或降低）、进行神经系统观察时或计脑脊液流出量时，都应检查系统情况。

1. 检查随呼吸和脉压变化的良好波形是否存在。
2. 脑室内颅压监测导管：检查开放性，打开系统引流，降低滴液腔的位置，观察 2~3 滴脑室液流出，一般不允许过多放出脑室液。
3. 脑室液的引流：

   1) 脑室液的流出量应每小时在滴液腔的标签上做标记。引流液量

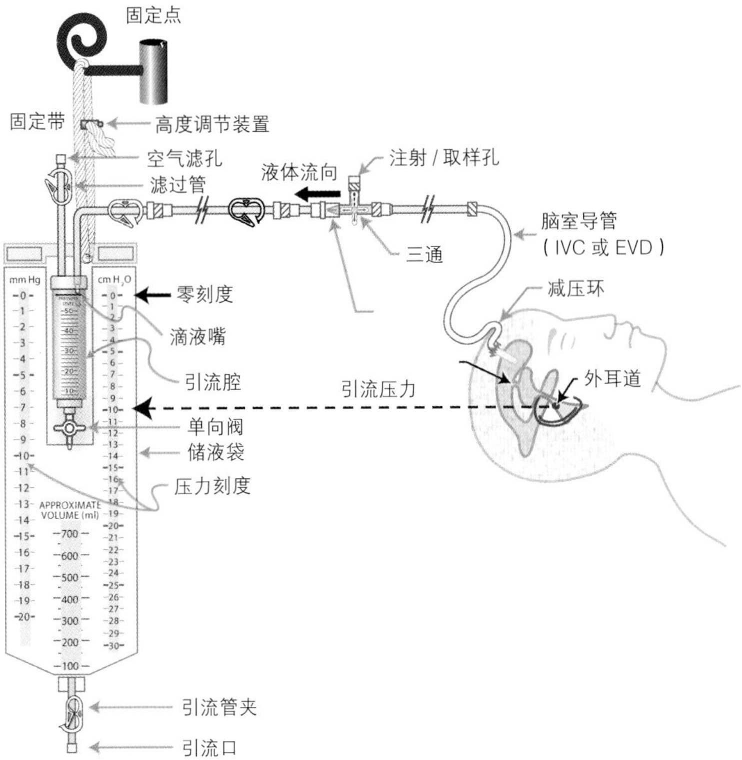

图 53-1 Medtronic@ 脑室外引流 - 颅压监测系统

应逐渐增多，除非滴液口的位置高于颅内压，这时将无液体流出。注意：如果产生的脑脊液不被病人自身吸收，预期的脑室引流量应为 450～700ml/d，一般能够达到的引流量约为每 8 小时 75ml。

2) 滴液腔要定期（如每 4～8 小时）或在储满时清空（并计量）。

4. 对监测数值是否真实反映颅内压有疑问时：降低头位至 00 应使颅压增加；同时轻压双侧颈静脉，颅压应该在 5～15 秒内逐渐升高，停止压迫后应降回基线。

脑室内颅压监测的故障

下面是一些关于脑室外引流 - 颅压监测的故障和缺陷，有些是一般颅压监测也可能出现的问题。

1. 滴液腔的空气过滤嘴浸湿（空气无法通过滤嘴）：

1) 脑室内压力不受滴液腔的高度调节，脑室液不能自由流出：

- 如果滴液腔已被夹闭，则无脑室液引出。
- 如果滴液腔的阻断夹是开放的，可以看到压力的调节已不受滴液腔高度的影响，而受储液袋高度的影响。

2) 解决方法：如果有新的过滤嘴，则更换被浸湿者，否则必须临时用其他方法替换（系统有被污染的危险），可以使用静脉输液器上的过滤器或用无菌纱布包裹。

2. 储液袋的空气过滤嘴浸湿：使滴液腔中的液体难以进入储液袋。
   1) 此问题并不急于解决，除非滴液腔已充满或储液袋已胀满空气。
   2) 滤嘴一段时间后将干燥并重新起作用。
   3) 如果有必要在滤嘴干燥之前清空滴液腔，则可在无菌消毒后，于储液袋排出口穿刺注射针，放出液体和空气。
3. 连接不当：绝不能将含有或不含有肝素溶液的加压冲洗袋与颅压监测装置连接。
4. 头位高低的变化：必须相应调整滴液腔的高低，使之与头的位置关系保持在同一水平。
   1) 当开放引流时，保证维持适当的压力。
   2) 与压力传感器连接时，保持正确的零点。
5. 开放引流时压力传感器的读数无意义：此时读数不可能超过滴液腔高度的数值。
6. 滴液腔不慎落地：
   1) 过度引流：可能引起癫痫和硬膜下血肿。
   2) 解决方法：妥善固定滴液腔，定期检查其位置。

脑室内颅压监测的故障处理

参考上文“脑室内颅压监测存在的问题”。

▶ 监测系统失效

1. 故障表现：
   1) 波形显示异常或不能显示。
   2) 引流开放时无液体引出。
2. 可能的故障原因：
   1) 传感器近端导管堵塞：
      - 导管夹或者活塞未打开。
      - 导管被脑组织块、血细胞或蛋白堵塞。
   2) 脑室穿刺管移出脑室外：
      - 测试：暂时降低滴液嘴高度，观察脑室液流出 2～3 滴。
      - 解决方法：
        - 证实所有关闭夹均已开放。
        - 向脑室引流管内轻推不超过 1.5ml 无菌盐水冲洗。注意：颅内压增高时脑组织顺应性降低，颅内容物小量增加可以引起颅内压大幅上升。

◦ 如果脑室引流的功能仍未恢复，则可能是导管仍被脑组织或凝块堵塞。如果能查明脑室已经塌陷，则导管本身可能正常，过一段时间其功能可能会自然恢复，否则说明导管功能确实失效。如果需要继续应用此监测－引流系统，须更换新导管重新穿刺。如果脑室的情况不明，首选 CT 检查。如果导管是被脑室内出血形成的血凝块堵塞，可使用 rt-PA（见章节84.8.3）[38]。

▶ *颅压曲线不正常*

可能原因：

1. 传感器近端导管堵塞：见上文。
2. 脑室穿刺管移出脑室外：无脑室液引出。
3. 引流系统内进气：
   1) 解决方法：调整脑室液流出，排出空气。
   2) 注意：不要使脑室液流出过多，否则可能使导管梗阻和硬膜下血肿／积液形成；不要采用注液冲洗的方式，使空气进入颅内。
4. 去骨瓣减压术后异常：测压装置不再处于一个封闭空间内，此时曲线一般异常。

颅内压波动曲线的类型

正常波动曲线

正常颅内压波动曲线是指在正常血压和没有颅内压增高时的颅内压波动，如图 53-2 所示，一般少见，因为通常只有在颅内压增高时才进行监测。有关颅内压变动的起源尚有一些争议。对两种波形的一种解释是[39]：

1. 系统动脉血压传递至颅内引起小幅度搏动。
   1) 大幅（1～2mmHg）波峰与系统动脉血压对应，伴有一个小二重搏动切迹。
   2) 之后是不明显的小幅波动。
   3) 其后的一个波峰是对应于来自右心房的中心静脉“A”波。
2. 血压的搏动存在于缓慢的呼吸波动之上。在呼气期，上腔静脉压增高使颅内静脉回流减少，引起颅内压上升。这种变化在机械通气时相反，同时也与脊髓腰段蛛网膜下隙压力变化相反（受下腔静脉压变化影响）。

病理性颅压波动曲线

由于颅内压增高和脑顺应性降低，曲线中反映静脉波动的成分消失，而反映动脉搏动的成分更明显。右心房衰竭时，中心静脉压升高，颅压波形显示更多静脉成分，以静脉“A”波为主，整体外观呈更大的弧度。

53

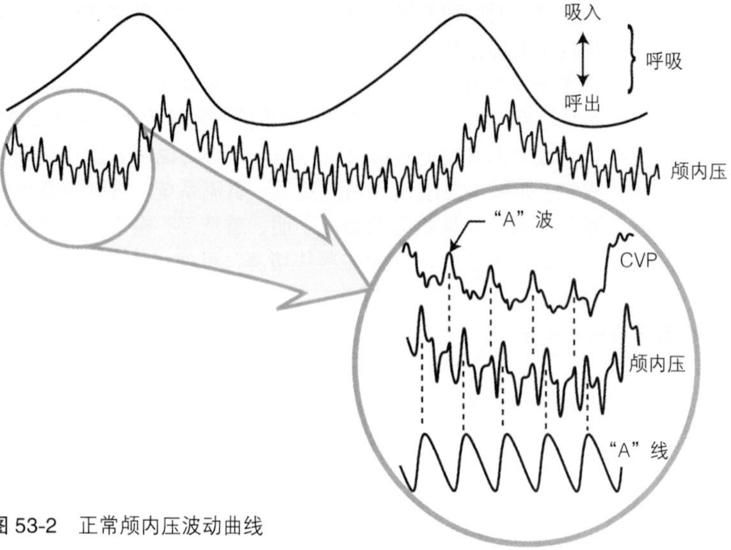

图 53-2 正常颅内压波动曲线

以往曾有很多病理性颅压波形被报道。目前认为，这种分类就颅内压增高的诊断和治疗而言，临床应用价值不大，更多的关注放在认识和成功治疗高颅压上。平台波很罕见，因为其一旦出现，就被治疗（见章节 53.4）中止了。以下简述一些主要波形[39]：

1. Lundberg A 波（也称“Lundberg 平台波”）：见图 53-3。颅内压增高≥50mmHg 持续 5~20 分钟。一般伴有平均动脉压升高，二者因果关系尚有争议。
2. Lundberg B 波（也称“压力脉冲”）：振幅 10~20mmHg，低于 Lundberg A 波。随呼吸周期类型变化。持续 30 秒~2 分钟。
3. Lundberg C 波：频率 4~8 次 / 分钟。低幅 C 波（也称 Traube-Hering 波）有时可见于正常颅内压。高幅 C 波可以是临终前的表现，有时可见于平台波上部。

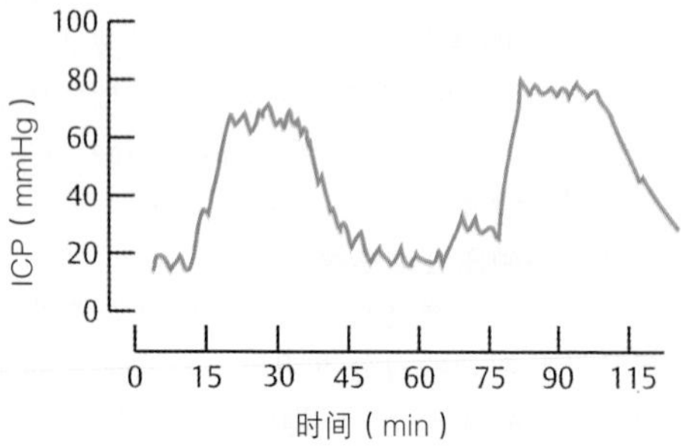

图 53-3 平台波（Lundberg A 波）

53.3 颅内压监测的辅助设备

53.3.1 颈静脉氧监测

颈静脉血氧饱和度（$SjVO_2$）或者脑组织氧分压（$PbtO_2$）的适应证包括为了控制颅内压过度换气（$PaCO_2$=20~25mmHg）的病人。颈静脉球处血液的含氧量正常情况下不变，对局部病变敏感。需要将导管放置在颈内静脉在颅底的起始处。可以测量的参数有：

1. $SjVO_2$：使用特殊的纤维光学导管连续测定。正常 $SjVO_2 \geq 60\%$。$SjVO_2<50\%$ 提示缺血。多次测量 $SjVO_2<50\%$，或者持续（≥10 分钟）或严重饱和度降低提示预后不佳[41, 42]。持续 $SjVO_2$ 降低时需要立即查明可纠正的病因：如颈静脉扭曲、颅内压增高、导管位置不佳、CPP<60mmHg、血管痉挛、手术损伤和 $PaCO_2$<28mmHg。$SjVO_2>75\%$ 可能提示充血或者组织梗死，也提示预后不佳[43]。
2. 颈静脉血氧含量（CVO_2）。需要间断取血样。
3. 颈动静脉氧含量差（$AVdO_2$）[44]。$AVdO_2$>9ml/dl 时提示很可能有脑缺血[45, 46]，而 <4ml/dl 提示脑充血[47]（脑血流量灌注超出脑组织代谢的需要[45]）。

53.3.2 脑组织氧分压（$PbtO_2$）监测

$SjVO_2$ 或者 $PbtO_2$ 的适应证包括为了控制颅内压过度换气（PCO_2 20~25mmHg）的病人。监测器使用 Licox® 探头。$PbtO_2$ 持续降低至 15mmHg 以下或者短期下降至 6mmHg 以下提示死亡率增加[48]。起始 $PbtO_2$<10mmHg 或持续 30 分钟以上提示死亡率增加或预后差[49]。可参考“临床指南：脑氧合监测”（见章节 53.4.2）。

探头放置：

1. TBI：弥漫性病变，常放在损伤较少的一侧。
2. SAH：在血管痉挛最可能发生的部位。
   1) ACA（有 ACA 或前交通动脉瘤）：标准额部放置（中线旁 2~3cm）。
   2) MCA（ICA 或 MCA 动脉瘤）：中线旁 4.5~5.5cm。
   3) ACA-MCA 分水岭区：中线旁 3cm。
3. ICH：通常放置在出血部位。

$PbtO_2$ 监测 / 干预对于预后的影响：没有随机化研究。

1. 对于 TBI[50]：目标是保持 $PbtO_2$>25mmHg。$PbtO_2$ 增加改善预后。可能是由于增加关注的原因（“Hawthorne 效应”）。
2. 对于 SAH[51]：CPP 和 $PbtO_2$ 之间的移动相关系数（ORx）的变动，出现高 ORx 代表自主调节功能变差，此数值在 SAH 后 5~6 天出现代表迟发性梗死。

$PbtO_2$<15～20mmHg 的治疗：

1. 将颈静脉氧饱和度监测或乳酸微透析作为监测指标。
2. 将 CBF 作为判断 $PbtO_2$ 普遍性的指标。
3. 治疗：三阶梯。
   1) 第一阶梯：
      - 保持体温 <37.5℃。
      - 增加 CPP 至 60mmHg 以上（在使用收缩血管药物前先使用液体使 CVP>8cmH_2O，再使用缩血管药物）。
   2) 第二阶梯：
      - 增加吸入氧浓度百分比（FiO_2）至 60%。
      - 增加 $PaCO_2$ 至 45～50mmHg。
      - 输入浓缩红细胞（PRBC）至 Hgb>10g/dl。
   3) 第三阶梯：
      - 增加 FiO_2 至 100%。
      - 如果 FiO_2 为 100%，则考虑增加 PEEP 以增加 PaO_2。
      - 降低颅内压至 10mmHg 以下（引流脑脊液，甘露醇，镇静剂）。

53.3.3 床旁局部 CBF（rCBF）监测

热扩散测定仪可以通过评估组织血流的热传导来进行连续的 rCBF 测定。探头尖插入脑白质。市场上可用的包括使用 QFLOW 500® 探头的 Hemedex™ 监测系统（Codman）。

53

探头放置：与 $PbtO_2$ 的相似

读数：

1. K 值（热传导）：白质为 4.9～5.8mW/(cm · ℃)（如果 K 值不在此范围内，则 CBF 读数偏低）。
   1) K<4.9mW/(cm · ℃)：探头尖可能不在脑组织或白质内，应再插入 1～2mm。
   2) K>5.8mW/(cm · ℃)：探头尖可能过深，接近血管，或者在脑室或硬膜外或硬膜下间隙，探头尖应撤回 1～2mm。
2. CBF：
   1) 正常白质：18～25ml/(100g · min)：
      - 白质 CBF<15ml/(100g · min)：可能代表血管痉挛或缺血。
      - 白质 CBF<10ml/(100g · min)：可能代表梗死。
   2) 正常灰质：67～80ml/(100g · min)。

观察指标：在一个小样本研究中（SAH 5 例，TBI 3 例），rCBF 和 $PbtO_2$ 91% 的情况下都相关。在 36% 的情况下因病人发热无法进行监测（因全身性原因无法监测）。

53.3.4 脑微透析

可检测的复合物包括：乳酸，丙酮酸盐，乳酸／丙酮酸比例，葡萄糖，谷氨酸盐，尿素和电解质（包括 K^+ 和 Ca^{2+}）。观察指标：

1. 乳酸水平在 $SjVO_2$ 减饱和过程中下降[53]。
2. 细胞外糖水平的降低导致死亡率增加[54]。

53.4 高颅内压的治疗措施

53.4.1 基本信息

本节叙述已经证实或临床高度怀疑颅内压增高时的一般处理方案，通常要遵循发表于美国脑创伤基金会的指南[3, 55-57]。除非特别说明，否则针对的一般是成年人（≥18 岁）。

53.4.2 治疗阈值

颅内压治疗起始标准

理想的颅内压增高治疗开始的标准仍不确定。不同的医疗中心治疗颅内压增高的起始值不同（15mmHg、20mmHg、25mmHg），但脑创伤基金会指南建议在颅内压 >20mmHg 开始治疗[58]，参见“临床指南颅内压的治疗起始标准”（见下文）。× 注意：病人在颅内压 <20mmHg 时仍然可能脑疝[59]（主要取决于占位的位置）。

基本原理：20% 的颅内压持续大于 22mmHg 的病人死亡率更高，预后差[58]。早期控制颅内压比等颅内压高了再降低颅内压或者高原波出现再降低好得多[60]。

53

临床指南：ICP 治疗起始标准

Ⅱ 级推荐[58]：颅内压≥20mmHg。

Ⅲ 级推荐[58]：治疗需要结合颅内压、临床表现、CT 检查综合考虑。

脑灌注压（CPP）

临床指南：CPP 的问题

Ⅱ 级推荐[62]：× 避免使用液体和缩血管药物，保持 CPP>70mmHg（由于成人呼吸窘迫综合征 ARDS）。

Ⅲ 级推荐[62]：× 避免 CPP<50mmHg。

Ⅲ 级推荐[62]：监测 CBF、氧合或代谢有助于 CPP 的治疗。

CPP 的最佳值仍有待确定。缺血的阈值为 50～60mmHg。由于系统毒性的影响，将 CPP 保持在 70mmHg 以上的观点已经废弃。“临床指南：CPP 问题”给出了目前关于 CPP 的建议。

脑氧合参数

治疗阈值见“临床指南：脑氧合监测”。干预手段是否有用，能否改善预后有待确定。

临床指南：脑氧合监测

Ⅱ级推荐[63]：$SjVO_2$<50% 或 $PbtO_2$<15mmHg 是治疗阈值。

53.4.3 颅内压治疗方案：快速参考摘要

表 53-5 总结了颅内压治疗方案。

剂量针对成人，除非标注了 mg/kg。只要存在急性神经系统恶化或颅内高压的临床表现，在行颅内压检测之前便可以开始治疗，但是后续治疗应有持续高压的证据。

对于持续颅高压可使用“第二阶梯”治疗。

表 53-5 控制颅内压增高措施概要[a] 目标：保持颅内压 <22mmHg，CPP≥50mmHg[58, 62]

步骤措施	原理
需要常规应用的一般原则	
头部抬高 30°～45°	通过增加静脉回流降低颅内压，但是也降低平均颈动脉压，对脑脊液量无改变
保持颈部伸直，避免包裹压迫	颈静脉回流受限会增加颅内压
避免低血压（收缩压 <90mmHg）	1. 使血容量保持正常 2. 必要时用升压药
控制高血压	1. 无心动过速给予硝普盐 2. 有心动过速给予 β 受体阻滞剂（拉贝洛尔，艾司洛尔等） 3. × 避免过度治疗引起低血压
避免低氧血症（PO_2<60mmHg 或饱和度 <90%）（保持气道通畅和足够的氧合）	低氧血症可能进一步引起缺血性脑损害
控制呼吸使 $PaCO_2$ 正常（35~40mmHg）	× 避免预防应用过度通气（见章节 53.4.4）
轻度镇静：可待因 30~60mg 肌内注射，必要时每 4 小时一次	（见下面“大剂量镇静）

53

表 53-5（续）

步骤措施	原理
有争议的方法：预防性低体温，使用不能超过 48 小时	降低 $CMRO_2$，有效性不会显著增加（见章节 53.4.4）
有颅内压增高行平扫头颅 CT	除外需要手术的情况
颅内压增高的特殊治疗措施	
证实持续存在颅内压增高的进一步治疗	
大剂量镇静：芬太尼 1～2ml 或（硫酸）吗啡（MSO_4）2～4mg 静脉推注，每小时 1 次；和（或）肌松剂（维库溴铵 8～10mg 静脉推注）	降低增高的交感张力和运动、腹肌紧张引起的高颅压
如果有 IVC，则引流 3～5ml 脑室液	减少颅内容物体积
过度通气使 $PaCO_2$ 控制在 30～35mmHg	CO_2 是强力的血管舒张药，过度通气→ $PaCO_2$ 下降→ CBV 下降→ ICP 降低 × 过度通气→ CBF 降低
甘露醇首次剂量 0.25～1mg/kg，然后 0.25mg/kg，每 6 小时一次，如高颅压持续和血清渗透压≤320mmol/L 则增加用量（注意：低血容量和低颅压时不用此措施）	甘露醇→起初增加血浆容量同时提高血清张力使脑组织中的水分排出→颅内物体容积下降，还可增加血液流动性 × 甘露醇属于渗透性利尿剂，最终降低血浆容量
如果存在渗透压不足（即血浆渗透压 <320mmol/L）则静脉推注 10～20ml 23.4% 高渗盐水。	某些对甘露醇无反应的病人将被高渗生理盐水纠正
过度通气使 $PaCO_2$ 控制在 25～30mmHg	CBF 降低存在脑缺血风险，可能条件下检测 $SjVO_2$（见章节 53.3.1）或 CBF
若颅内压仍持续增高，行增强 CT[b] 和 EEG[c]（除外亚临床型癫痫），进一步“升级治疗”（见章节 53.4.4）	

[a] 见章节 53.4.4，颅内压增高缓解后，停止治疗需谨慎

[b] 如果颅高压持续，尤其是颅压不明原因的突然升高或无法控制，应考虑复查头颅 CT 以除外需要手术的情况（SDH，EDH，或 ICH）

[c] EEG 用于除外临床上表现不明显的癫痫，这也可能会导致颅压升高

53

治疗颅高压危象的其他方法见表 53-6。

表 53-6　处理急性颅内压危象的措施[a]

步骤措施	原理
检查呼吸道及其位置（见表 53-5 一般措施）；顽固或突发高颅压考虑平扫头颅 CT	
证实病人已镇静和肌松（见表 53-5）	见表 53-5
如有 IVC 监测，则引流 3～5ml 脑室液	减少颅内容物
甘露醇[b]1g/kg 或 10～20ml 23.4% 的高渗盐水静脉注射	增加血浆容量→增加 CBF →降低颅内压，升高血清渗透压→减少脑组织含水量
加压氧气囊过度通气，使 $PaCO_2$> 25mmHg	“吹掉”（降低）$PaCO_2$ →减少 CBF →降低颅内压 × 注意：由于降低 CBF，故应用不超过数分钟
苯巴比妥[c]100mg 缓慢静脉推注或硫喷妥 2.5mg/kg 10 分钟以上静脉推注	镇静，降低颅内压，治疗癫痫，可能有神经保护作用。× 同时心肌抑制→平均动脉压下降

[a] 长期颅内压治疗见表 53-5
[b] 如有低血压、低血容量或渗透压 >320mOsm/L，则不输注甘露醇
[c] 苯巴比妥在美国较少使用，可用其他镇静药物，见章节 53.4.4

53

53.4.4　颅内压治疗方案

治疗目标

1. 保持颅内压≤22mmHg，防止平台波出现，避免脑血流量减少、脑缺血和脑死亡[31]。
2. 维持 CPP ≥50mmHg[62]，即避免低血压；主要目标是控制颅内压，同时维持足够的平均动脉压，以保持脑灌注压[63]（维持正常血管内容量或者升高血压维持理想的 CPP，没有任何研究显示对于颅内压有不良影响）。

手术治疗

1. 创伤行颅内占位处理如下文。分别见硬膜下血肿（见章节 55.4）、硬膜外血肿（见章节 55.3）、脑内血肿（见章节 55.2）或颅后窝占位（见章节 55.9）的手术指征。
2. 出血性脑挫裂伤表现进行性恶化者可以考虑清除损伤坏死的脑组织（见本节下文）。
3. 颅内压难以药物控制可考虑开颅减压。

全身治疗

主要目标

1. 避免低氧血症（PO_2<60mmHg）。
2. 避免低血压（SBP ≤90mmHg）：低血压者67%预后不良（如果同时低氧血症，则为79%）[65]。

特殊治疗措施

1. 所有病人均应预防类固醇激素性溃疡（应用激素引起）和应激性溃疡（见重型颅脑损伤和颅内压增高，伴高胃泌素血症[66-70]）。见章节6.3.2。
   1) 增高胃液pH：抗酸药和（或）H_2受体拮抗剂（如：雷尼替丁50mg静脉滴注，每8小时一次）。应用苯妥英钠时不能给予西咪替丁。
   2) 硫糖铝。
2. 积极控制发热：发热是增加CBF的强刺激因素，可以促进平台波的出现[31]。
3. 动脉插管连续监测血压和动脉血气（ABG）。
4. 中心静脉压（CVP）和肺动脉导管（PA）：需要大剂量应用甘露醇时监测CVP和PA有助于保持病人血容量正常。
5. 静脉输液：
   1) 液体的选择：
      - 单纯颅脑损伤：选择等张液（如：NS+KCl 20mEq/L）。
      - 忌用低张溶液（如乳酸林格氏液），可能使脑顺应性下降[70]。
   2) 输液量：
      - 补充足够的液体，避免出现低血压。
      - 补充维持正常的血容量对颅内压是无害的。
      - 虽然限制液体入量可以减少甘露醇的用量[72]，但“使病人处于脱水状态”的观念已经被废止[73]。
      - 如果需要应用甘露醇，必须维持正常的血容量。
      - 也请注意有关SAH后限制输液的问题（见章节5.2.5）。
      - 如果伴随其他脏器损害（如内脏穿孔），补液治疗也是必需的。
   3) 颅脑损伤应用升压药一般加入输液中静脉输入。

降低颅内压措施

需要常规应用的措施

1. 体位
   1) 头部抬高30°~45°（见下文）。
   2) 摆正头部，避免扭曲颈静脉。
2. 轻度镇静：可待因30~60mg肌内注射，必要时每4小时一次；或劳拉西泮 1～2mg 静脉推注，必要时每 4～6 小时一次。

3. 防止低血压（SBP<90mmHg）：补充血容量，必要时用升压药。
4. 控制高血压：对于脑内血肿病人，目的是达到病人的基线水平，见章节 84.7“ICH 的早期处理”。
5. 防止高血糖：加重脑水肿，常见于颅脑损伤，应用类固醇激素可加重高血糖[73，74]。
6. GCS 评分≤8 分者或呼吸抑制者气管插管，先静脉给予利多卡因和抗生素（见章节 51.4.1）。
7. 避免通气过度：$PaCO_2$ 维持在血碳酸正常水平的低限（35mmHg）。
8. 预防性低体温：对于降低死亡率没有统计学意义。保持体温 48 小时以上。

证实有颅内压增高时的治疗措施

首先检查上述常规措施的执行情况，如果高颅压仍存在，则执行下列步骤：

1. 强镇静和（或）肌松：必要时应用，亦有辅助降压作用，如当病人躁动不安或由于做 CT 等操作需要。注意：强镇静或肌松时无法观察神经系统体征变化。
   1) 强镇静时建议行气管插管以免呼吸抑制、$PaCO_2$ 增高，使颅内压增高。如以下情况：
      - MSO_4 2～4mg 静脉推注。
      - 芬太尼 1～2mg 静脉推注，每小时一次 [或 2～5 μg/(kg · h) 静脉滴注]。
      - 舒芬太尼：试验剂量 10～30 μg，随后 0.05～2 μg/(kg · h) 静脉滴注。
      - 咪达唑仑（Versed®）：试验剂量 2mg，随后 2～4mg/h 静脉滴注。
      - 丙泊酚静脉滴注（见章节 4.3.3）：试验剂量 0.5mg/kg，随后 20～75 μg/(kg · min) 静脉滴注，避免高剂量丙泊酚 [不超过 83 μg/(kg · min)]。
      - 小剂量苯巴比妥：成人 100mg 静脉推注，每 4 小时一次；儿童 2～5mg/kg，每 4 小时一次。注意：苯巴比妥在美国的应用受到限制，可能需要其他替代品。
   2) 肌肉松弛时气管插管是必须的：如维库溴铵 8～10mg 静脉推注，每 2～3 小时一次。
2. 脑室内置管监测颅压时引流脑脊液：滴液腔在外耳道上不超过 10cm，引流 3～5ml 脑脊液。引流后立即起到降颅压作用，可能也促使脑水肿液渗入脑室[76]，这一点尚有争议。
3. “渗透性治疗”：证实有高颅压存在时采用。

1) 甘露醇（参见下文）：颅内压 >20mmHg，0.25～1g/kg 20 分钟以内输入；随后 0.25g/kg 静脉推注（20 分钟以上），必要时每 6 小时做一次。近期文献显示 1.4g/kg 的起始剂量可能更有效。可以与呋塞米交替应用（见下文）：成人 10～20mg 静脉滴注，必要时每 6 小时一次；儿童 1mg/kg，最大量 6mg 静脉滴注，必要时每 6 小时一次。

2) 维持病人血容量至轻度增高。

3) 持续颅内压增高且血清渗透压 <320mOsm/L，增加甘露醇剂量至 1mg/kg，缩短用药间隔。

4) 如果颅内压对甘露醇无反应，可考虑使用高渗盐水，持续 3% 盐水输注或者一次性推注 10～20ml 23.4% 的盐水（约 72 小时后停止以避免水肿复发）。

5) 血清渗透压 ≥ 320mOsm/L 则停止渗透性治疗，更高的张力没有更大的效果，反而损害肾功能（见下文），或可能导致收缩压低于 100mmHg。

4. 过度通气使 PCO_2 维持在 30～35mmHg（详见下文）。

1) × 不要预防性应用。

2) × 任何时候都不要过度使用（PCO_2 ≤ 25mmHg）。

3) 只在以下情况应用：

- 神经系统功能急性恶化时短期应用。
- 已证实存在持续颅压增高，对镇静、肌松、脑脊液引流和渗透性治疗无反应。

4) 尽可能不在伤后 24 小时内应用过度通气。

5. × 类固醇激素：不主张常规应用糖皮质激素治疗颅脑损伤（见下文）。

顽固性颅内压增高的“第二阶梯”治疗

如果经过上述处理后颅内压增高仍难以纠正，尤其是已经得到控制后再次发生高颅压，那么在开始“升级”治疗前非常有必要复查头部 CT 以除外需要手术的情况，理由是“升级”治疗虽然有效，但是有明显的风险，而且对预后的影响也具有不确定性（如大剂量的巴比妥治疗）。也应考虑到行 EEG 检查以除外临床表现不明显的癫痫持续状态（见章节 27.6.6；有些药物对控制癫痫和高颅压均有益，如苯巴比妥和丙泊酚等）。

1. 大剂量巴比妥治疗：如果颅内压持续高于 20～25mmHg，可以开始该这一治疗。

2. 过度通气使 $PaCO_2$ 维持在 25~30mmHg，监测 $SjVO_2$，$AVdO_2$ 和（或）CBF。

3. 低温治疗[77, 78]：必须监测病人心脏指数的下降、血小板减少症、肌酐清除率升高和胰腺炎。避免寒战引起的颅内压升高[78]。

4. 开颅减压：
   1) 切除部分颅盖骨[80]和（或）出血挫裂伤的脑组织：仍有争议（可能导致脑水肿加剧[81]）。无论是否有瞳孔光反射，开颅时机、脑移位和年龄情况如何，开颅术在 85% 的病例[83]中可以使颅压立即降低至 20mmHg 以下。如果高颅压减轻则预后好转[17,83,84]。更多的随机化研究有待开展。早期的减压手术可以被认为是急诊手术（骨折，硬膜外血肿，硬膜下血肿）[86]。皮瓣直径至少要 12cm，必须行硬膜成型。另见恶性 MCA 供血区脑梗大骨瓣减压（见章节 82.3.2）。
   2) 切除有挫裂伤和出血的脑组织（立即释放出空间，切除血－脑屏障受损的部位）。颞极部位挫伤可以考虑颞极切除术，优势半球颞极切除范围不超过 4～5cm，非优势半球可达 6～7cm；颞叶全切除术[84]创伤过大。额极挫裂伤可以行额极切除术。手术的治疗效果不很肯定。
5. 腰椎穿刺引流：具有某些优点。
6. 治疗高血压。

辅助治疗措施

1. 利多卡因：1.5mg/kg，在气管插管或吸引前至少 1 分钟静脉推注，观察是否发生低血压，必要时减少剂量。缓解颅内压的增高以及心动过速和高血压（经验源自为脑肿瘤病人行巴比妥－一氧化氮麻醉时所见，推广至对外伤病人的效果尚不明确）[88]。
2. 高频通气：需要高水平 PEEP 时可以考虑应用[89]（注意：肺顺应性下降如肺水肿，可以通过肺传递压力至胸腔血管，使颅压增高）。10cmH_2O 水平的 PEEP 不会引起临床显著的颅内压增高[90]。不建议采用 >15～20mmHg 的高水平 PEEP。另外，突然停止 PEEP 可能使循环血量突然增加，可能加重脑水肿和增高颅内压。

53

上述一些措施的细节

抬高头位（HOB）

抬高体位看似简单，但是仍旧存在争议。早期的资料显示抬高头位 30°～45° 可以使以下两个因素达到最佳平衡：①降低颅内压（有利于静脉回流并促进脑脊液流向脊髓蛛网膜下隙）；②降低颈动脉水平的平均动脉压进而降低 CPP。一些研究表明抬高头位反而会导致不利影响，应让病人平躺[2]。

近期资料[91]提示：头部抬高 30° 时虽然使平均颈动脉压下降，但颅内压同时也降低，而头位抬高 30° 时对脑脊液无影响。头位抬高的作用立即显现。

预防体温过低

临床指南：预防体温过低

Ⅲ级推荐[76]：预防体温过低。

- 提高获得中等至良好预后（GOS 4～5分）的概率——随访期末尾使用的目标体温是32~35℃（91.4~95°F）（注意：冷却时长或复温频率与预后无明显关系）。
- 存在非显著性的趋势：目标体温维持超过48小时可降低死亡率（注意：实际目标温度和复温频率不影响死亡率）。

过度通气

动脉内二氧化碳（$PaCO_2$）是引起脑血管扩张的主要因素，主要机理可能是CO_2快速扩散入血－脑屏障，引起pH改变[92]。过度通气通过降低$PaCO_2$，引起血管收缩，减少颅内血液容积，使颅内压降低[93]。值得注意的是血管收缩减少脑血流量，使脑血管自主调节功能尚存的区域因为盗血作用而导致局部缺血[94, 95]。然而由于氧摄取分数（OEF）也相应增高，并不一定出现脑缺血[96]。

临床指南：过度通气降低颅压[a]

Ⅰ级推荐[97]：

- 如果没有颅高压，应避免慢性过度通气（HPV）（$PaCO_2$≤25mmHg）。

Ⅱ级推荐[98]：不推荐预防性过度通气（$PaCO_2$≤25mmHg）。

Ⅲ级推荐：

- HPV可能在急性神经功能恶化的短期内有效，或者镇静、偏瘫、CSF引流和渗透性利尿都无效时可能在较长时间内有效[97]。
- 外伤后24小时内避免HPV[98]。
- 如果使用HPV，应监测$SjVO_2$（见章节53.3.1）或氧分压（见章节53.3.2）以及监测脑组织氧供应量[98]。

[a] 同时请参阅“临床指南：早期／预防性应用过度通气”（见章节51.4.1）。

× 过度通气（HPV）曾经是颅内高压的一线治疗措施，但目前只在特定情况下适度应用[3]（见下文），预防性应用将导致预后更差[99]。应用时必须将PCO_2控制在30～35mmHg（见下文“过度通气的注意事项”）。重型颅脑损伤的CBF在伤后24小时已减少到正常的一半[100-103]。研究表明，过度通气使$PaCO_2$降到30mmHg 8～14小时不会引起大脑半球的代谢障碍[96]，但是关于局灶变化尚无研究。PCO_2降到30mmHg以下仍可使CBF进一步降低，但是已不能保证使颅内压下降，并且可能引起脑血管自主调节功能丧失[46]。如果进行密切监测，偶尔可以应用这一方法。没有研究表明可能会造成弥散性脑梗死的严重过度通气（$PaCO_2$≤25mmHg）会改善预后[46]。关于$PaCO_2$的控制范围和建议见表53-7。

表 53-7 颅脑损伤后控制 PCO_2 的建议

$PaCO_2$ (mmHg)	描述
35～40	正常血碳酸，常规通气
30～35	过度通气。不要预防性应用，只在以下情况应用：有颅内压增高的临床症状短期应用；已证实存在持续颅内压增高，其他措施效果不佳
25～30	进一步过度通气：二线升级治疗。只在其他方法不能控制时应用。建议监测除外脑缺血
<25	过分过度通气。未证实有益。有显著脑缺血风险

$PaCO_2$ 从 35 降至 29mmHg 可以使多数病人的颅内压下降 25%～30%，作用开始于 30 秒以内，8 分钟时作用达高峰，持续时间有时短至 15～20 分钟，1 小时后作用逐渐减退（经验源于颅内肿瘤的病人），随后如果恢复正常血碳酸水平，则 ICP 将会反跳[104, 105]，因此，过度通气必须逐渐停止[31]。

过度通气的适应证

1. 在以下情况短暂应用：
   1) 颅压监测前若有颅内压增高临床表现，见表 51-2。
   2) 置入颅压监测后颅内压突然上升和（或）病情急性恶化，当评价是否有治疗价值时（如迟发脑内血肿），可应用过度通气。
2. 已经证实颅内压增高，对镇静、肌松、脑脊液引流和渗透压性治疗无反应，过度通气时间可以更长。

3. 适合应用于脑充血引起的颅内压增高（见章节 55.5.5）。

过度通气的注意事项

1. 尽可能避免在外伤后前 5 天（尤其是前 24 小时）内应用。
2. 不要预防性应用，即无预防性应用的适应证（见上文）。
3. 如果明确证实的颅内压增高对其他治疗无反应，过度通气使 $PaCO_2$ 控制在 30～35mmHg。
4. 如果确有必要延长过度通气使 $PaCO_2$ 降至 25～30mmHg，要考虑监测 $SjVO_2$、$AVdO_2$ 或 CBF 以除外脑缺血（见章节 53.3.3）。
5. 绝对不可使 PCO_2<25mmHg（除外几分钟很短时间）。

甘露醇

目前没有任何研究表明甘露醇优于安慰剂[3]。甘露醇治疗作用的机制仍有争议，可能包含以下几种因素的综合作用：

1. 降低颅内压。
   1) 迅速扩充血浆容量[108–110]：降低血细胞比容和血液黏滞度，改善血液流变学，增加 CBF 和氧传递，使颅内压在几分钟内降低，并且对 CPP<70mmHg 的病人作用最明显。

临床指南：严重 TBI 中甘露醇的应用

Ⅱ级推荐[106, 107]：

甘露醇可有效控制严重 TBI 后的颅高压（注意：不建议高渗性盐水[107]）。

- 间断应用可能比连续使用更有效。
- 有效剂量为 0.25～1g/kg。
- 避免甘露醇利尿效应导致的低血压（SBP<90mmHg），可能会导致循环血容量下降。

Ⅲ级推荐[106]：

- 适应证：脑疝征象或进行性神经功能恶化。
- 保持体液平衡（避免低血容量），充分补液。留置尿管很重要。
- 如果有肾衰的危险，血浆渗透压保持在 <320mOsm 以下。

2) 渗透压效应：增加血清渗透压，从脑实质摄取水肿液。15～30 分钟渗透压梯度形成[108]。依临床状况的不同，作用持续时间 1.5～6 小时[3, 111, 112]。

2. 通过改善血液流变学促进微循环（见上文）。

3. 可能具有清除自由基的作用[113]。

快速输注给药后，降低颅内压作用 1~5 分钟出现，20~60 分钟达到高峰。需要紧急降颅压时，首次剂量 1g/kg 30 分钟输入；如果希望长期降颅压，输入时间延长到 60 分钟[114]，剂量减少，如 0.25～0.5mg/kg，每 6 小时一次。先前大剂量的应用甘露醇可能会降低随后的药效[72]，因此最理想的是应用最小有效剂量（最好小剂量多次，0.25mg/kg，每 2～3 小时一次）。持续静脉滴注降低颅内压（代替每隔一段时间给药）能使甘露醇初始剂量减少[72, 115]。当应用袢利尿剂（比如呋塞米，见下文）时[72]，甘露醇的效应会增强，建议交替使用两种药物。

应用甘露醇的注意事项

1. 甘露醇可使血－脑屏障开放，通过血－脑屏障的甘露醇将水分摄入脑组织，可以加重血管源性脑水肿[109, 117]，通过把持续输入变为反复间断的给药方式可最大限度地减少这种作用[118]。因此，当停药时应逐渐减量以防止颅内压反跳[114]。
2. 注意：皮质类固醇＋苯妥英钠＋甘露醇可能引起非酮性高渗状态，死亡率高[89]。
3. 用药过量可能引起高血压，如果脑血管自主调节功能不全使 CBF 增加，则不能防止反而会促进脑疝形成[31]。
4. 大剂量甘露醇有引起急性肾功能衰竭（急性肾小管坏死）的危险，尤其是在以下情况[10, 120]：血清渗透压 >320mOsm/L、应用其他肾毒性药物、败血症、既往肾脏疾病。

5. 大剂量应用甘露醇不宜用尿渗透压和尿比重法诊断尿崩症（见章节5.3.2）。
6. 由于可能进一步增加CBF[121]，脑充血引起的颅内压增高应用甘露醇可能是有害的。

呋塞米

呋塞米得到广泛应用，但缺乏理论支持[3]。袢利尿功能可以减轻脑水肿[122]而降低颅内压[123]，可能是通过增加血清渗透压起作用，也可能有减少脑脊液产生的作用[124]。呋塞米与甘露醇具有协同作用[125]，见上文“甘露醇”。

用法：10~20mg 静脉推注，每6小时一次，可以与甘露醇每6小时交替应用，血清渗透压>320mOsm/L时停药。

高渗盐水

对甘露醇治疗无效的病人使用高渗盐水可有效降低颅压[126, 127]，然而没有确切证据证明其相对于甘露醇的预后更好[127, 128]。在动物实验中高渗盐水可能对缺血半暗带有不良影响。研究[129, 130]不建议常规使用高渗盐水[107]。

用法：持续滴注时：3%盐水25~50ml/h，静脉滴注。单次使用时：7.5%~23.4%盐水静脉推注10~20ml。必须使用中心静脉置管推注。高渗盐水需要在大约72小时后停用以防止反跳性水肿[127]。血浆渗透压>320mOsm/L时停药。

类固醇激素

临床指南：重型颅脑损伤糖皮质激素应用

I级推荐[131]：不推荐在严重TBI病人中出于改善预后和降低颅内压的目的而使用激素（除非病人自身有激素分泌不足[132, 133]）。大剂量甲泼尼龙会增加死亡率，因此禁止使用[131]。

虽然糖皮质激素可减轻血管源性脑水肿，如肿瘤周围水肿，并对降低脑假瘤的颅内压有效，但是对外伤后常见的细胞毒性脑水肿（见章节3.1.1）作用甚小。

可能引起明显的副作用[134]，包括凝血病、对脑水肿有不利作用的高血糖症[135]（见章节34.4.1）和增加感染概率。大剂量使用甲泼尼龙可能增加死亡率[136]。

关于非糖皮质激素类固醇（如21-氨基类固醇，也叫拉扎碱类[137, 138]）和合成糖皮质激素曲安奈德的应用已证实无效[139]。

大剂量巴比妥疗法

临床指南：严重 TBI 巴比妥的使用

Ⅱ级推荐[140]：× 不推荐预防性使用巴比妥来抑制 EEG 异常。

Ⅱ级推荐[140]：大剂量巴比妥被推荐用于手术和药物治疗都无效的难治性颅内高压。病人在治疗前的血流动力学必须稳定。

巴比妥类治疗颅脑损伤理论上的依据在于使正常区域的血管收缩，血液向缺血脑组织分流、降低脑的氧代谢率（$CMRO_2$）、降低脑血流量、清除自由基、减少细胞内的钙负荷和稳定溶酶体[141]。巴比妥类药几乎毫无疑问能降低颅内压，即使在其他方法已经无效时[142]；但是关于预后，有些研究提示有改善作用[143, 144]而有些则未显示有改善[145, 146]。血管反应尚完好的病人可能会从巴比妥类药物中获益[147]；病人对其他药物失去反应时使用巴比妥类药物被证实可降低颅内压[148]。对此治疗有反应者死亡率低（33%），而颅内压不能控制者高（75%）[144]。

这一治疗的主要限制因素一般是降低交感活性引起的低血压[149]，机制是使外周血管扩张和直接轻度抑制心肌。即使补充足够的血容量和应用多巴胺，仍有约 50% 的病人出现低血压[150]。

注意：无法通过神经系统检查观察病情，必须进行颅内压监测。

“巴比妥昏迷”与大剂量巴比妥治疗：如果给予巴比妥类药物直至病人出现脑电图爆发抑制，才是真正的“巴比妥昏迷”，此时 $CMRO_2$ 和 CBF 的降低接近高峰[3]。但是实际上多数情况只能算作技术上的“大剂量静脉疗法”，因为其初衷仅仅是达到一定的血清巴比妥浓度（如苯巴比妥 3～4mg/dl），但应注意血清浓度与疗效和并发症的相关性较低[3]。

应用大剂量巴比妥的辅助措施：

1. 给予负荷量的第一个小时内要行 Swan-Ganz（PA）导管监测。
2. 行胃肠减压，因为大剂量巴比妥引起麻痹性肠梗阻，并考虑静脉高营养直至停止巴比妥治疗。
3. 可采用连续脑电图监测，药物滴定速度每分钟 2～5 次（图 14-1）。

适应证

巴比妥疗法的应用只能限于上文所述的措施均不能控制的颅内压增高[144]，因为有证据表明预防性应用巴比妥类并不能改善预后，反而可能引起明显的不良反应，主要是低血压[150]，导致神经系统功能的进一步恶化。

巴比妥类药物的选择

虽然对一系列巴比妥类药物进行过研究，但是没有足够的资料能够证实其中任何一种具有更大的优越性。现有观察资料最多的是戊巴比妥（见下文）。替代品尚未进行详尽的研究，如硫喷妥（见下文）、苯巴比妥（见章节 26.2.4）、丙泊酚（见章节 53.4.4）。

药品信息：戊巴比妥

戊巴比妥起效快，约15分钟以内达高峰；作用时间短，3～4小时，半衰期为15～48小时。

成人戊巴比妥治疗方案

有许多种方案，最简单的一个是出自一个随机临床试验[89]：

1. 负荷量
   1) 戊巴比妥10mg/kg静脉滴注30分钟以上。
   2) 追加5mg/kg，每小时1次，共3次。
2. 维持量：1mg/(kg · h)

详细方案：

1. 负荷量：戊巴比妥mg/(kg · h)静脉给药4小时以上，具体如下：
   1) 第1小时：2.5mg/kg每15分钟缓慢静脉推注1次×4，密切观察血压。
   2) 此后3小时：10mg/(kg · h)持续泵入（2500mg加入250ml适当的液体中，以Kml/h×3小时的速度滴入，K=kg病人体重）。
2. 维持量：1.5mg/(kg · h)（250mg入250ml液体中，1.5×Kml/h）。
3. 负荷量完成后1小时检测血清戊巴比妥浓度，一般2.5～5.0mg/dl。
4. 以后每天检测血清浓度。
5. 如果浓度>5%而ICP的程度可以接受，减少剂量。
6. 在治疗早期检查基线水平的脑干听觉诱发电位（BSAER），如果药物浓度>6%给予复查，BASER反应恶化减少剂量。注意：鼓室积血干扰检查结果。
7. 治疗目标：颅内压<24mmHg而药物浓度在3～5mg/dl。如果达到足够的药物浓度24小时颅内压仍然高于24mmHg，则治疗无效，考虑停药。
8. 如果颅内压<20mmHg，继续治疗48小时，然后逐渐减量；颅内压回升可以重复治疗。神经系统功能的恢复要待停药后2天，见表53-8；苯巴比妥浓度≤10μg/ml脑死亡的检查才是有效的。

表53-8 不同浓度戊巴比妥对中枢神经系统的影响*

中枢神经系统受抑制的程度	mg/dl	μg/ml
可进行有效的脑死亡方面的检查	≤1	≤10
镇静，放松，易被唤醒	0.05～0.3	0.5～3
重度镇静，难以唤醒，呼吸抑制	2	20
“昏迷”（大多数病人出现爆发性抑制）	5	50

* 此处所列浓度是对药物不耐受的病人而言；事实上病人对药物的耐受程度差异很大，有的病人在药物浓度达100μg/ml时仍无镇静效果

药品信息：硫喷妥钠静脉滴注

用于快速作用的巴比妥治疗，如术中应用或不能获得大剂量的苯巴比妥时。注意：硫喷妥钠对这一适应证未经详细研究，但理论上作用与苯巴比妥相似[148,149]。用法如下：

1. 负荷量：硫喷妥钠 5mg/kg（范围：3~5mg/kg）静脉滴注 10 分钟以上→短暂的暴发抑制（<10 分钟）和硫喷妥钠血药浓度 10~30μg/ml。高剂量（大约 35mg/kg）硫喷妥钠应用于没有低体温的病人，为心肺功能通路产生更长的的暴发抑制时间。
2. 5mg/(kg · h)［范围：3~5mg/(kg · h)］持续输入 24 小时。
3. 根据颅内压控制情况可能需要追加 2.5mg/kg。
4. 24 小时后脂肪蓄积达到饱和，减量至 2.5mg/(kg · h）输入。
5. 滴定控制颅内压，EEG 监测脑电静默。
6. 药物有效血清浓度 6~8.5mg/dl。

药品信息：丙泊酚

Ⅱ级推荐[140]：丙泊酚可能在使用后的数小时内控制颅内压，但无法改善死亡率和 6 个月后的预后。× 注意：大剂量丙泊酚（总剂量 >100mg/kg 使用超过 48 小时）可能导致明显的并发症。

用法：0.5mg/kg 试验剂量，随后 20~75μg/(kg · min）滴注。根据颅内压情况必要时每 5~10 分钟加量 5~10μg/(kg · min)［不要超过 83ug/(kg · min) = 5mg/(kg · h)］。

副作用：包括丙泊酚使用后综合征。剂量大于 5mg/(kg · h）或超过 48 小时要谨慎使用。

53

（葛培聪 译 王 佳 校）

参考文献

[1] Sioutos PJ, Orozco JA, Carter LP, et al. Continuous Regional Cerebral Cortical Blood Flow Monitoring in Head-Injured Patients. Neurosurgery. 1995; 36: 943–950
[2] Rosner MJ, Coley IB. Cerebral Perfusion Pressure, Intracranial Pressure, and Head Elevation. J Neurosurg. 1986; 65:636–641
[3] Bullock R, Chesnut RM, Clifton G, et al. Guidelines for the Management of Severe Head Injury. 1995
[4] Unterberg AW, Kienning KL, Hartl R, et al. Multimodal Monitoring in Patients with Head Injury: Evaluation of the Effects of Treatment on Cerebral Oxygenation. J Trauma. 1997; 42:S32–S37
[5] Juul N, Morris GF, Marshall SB, et al. Intracranial Hypertension and Cerebral Perfusion Pressure: Influence on Neurological Deterioration and Outcome in Severe Head Injury. J Neurosurg. 2000; 92:1–6
[6] Yano M, Ikeda Y, Kobayashi S, et al. Intracranial Pressure in Head-Injured Patients with Various Intracranial Lesions is Identical Throughout the Supratentorial Intracranial Compartment. Neurosurgery. 1987; 21:688–692
[7] Takizawa H, Gabra-Sanders T, Miller JD. Analysis of Changes in Intracranial Pressure and Pressure- Volume Index at Different Locations in the Craniospinal Axis During Supratentorial Epidural Balloon Inflation. Neurosurgery. 1986; 19:1–8
[8] Mokri B. The Monro-Kellie hypothesis: applications in CSF volume depletion. Neurology. 2001; 56:1746–1748
[9] Welch K. The Intracranial Pressure in Infants. J Neurosurg. 1980; 52:693–699
[10] Mendelow AD, Teasdale GM, Russell T, et al. Effect of Mannitol on Cerebral Blood Flow and Cerebral Perfusion Pressure in Human Head Injury. J Neurosurg. 1985; 63:43–48
[11] Bruce DA, Alavi A, Bilaniuk L, et al. Diffuse Cerebral Swelling Following Head Injuries in Children: The Syndrome of "Malignant Brain Edema". J Neurosurg. 1981; 54:170–178
[12] Unterberg A, Kiening K, Schmiedek P, et al. Long-Term Observations of Intracranial Pressure After Severe Head Injury. The Phenomenon of Secondary Rise of Intracranial Pressure. Neurosurgery. 1993; 32:17–24
[13] Young HA, Gleave JRW, Schmidek HH, et al. Delayed Traumatic Intracerebral Hematoma: Report of 15 Cases Operatively Treated. Neurosurgery. 1984; 14:22–25
[14] Taneda M, Kataoka K, Akai F, et al. Traumatic Subarachnoid Hemorrhage as a Predictable Indicator of Delayed Ischemic Symptoms. J Neurosurg. 1996; 84: 762–768
[15] Narayan RK, Kishore PRS, Becker DP, et al. Intracranial Pressure: To Monitor or Not to Monitor? A Review of Our Experience with Severe Head Injury. J Neurosurg.

1982; 56:650–659
[16] The Brain Trauma Foundation. The American Association of Neurological Surgeons. The Joint Section on Neurotrauma and Critical Care. Indications for intracranial pressure monitoring. J Neurotrauma. 2000; 17: 479–491
[17] Brain Trauma Foundation, Povlishock JT, Bullock MR. Indications for intracranial pressure monitoring. J Neurotrauma. 2007; 24:S37–S44
[18] Bullock R, Chesnut RM, Clifton G, et al. Indications for intracranial pressure monitoring. In: Guidelines for the Management of Severe Head Injury.The Brain Trauma Foundation (New York), The American Association of Neurological Surgeons (Park Ridge, Illinois), and The Joint Section of Neurotrauma and Critical Care; 1995
[19] Le TV, Rumbak MJ, Liu SS, et al. Insertion of intracranial pressure monitors in fulminant hepatic failure patients: early experience using recombinant factor VII. Neurosurgery. 2010; 66:455–8; discussion 458
[20] Smith RW, Alksine JF. Infections Complicating the Use of External Ventriculostomy. J Neurosurg. 1976; 44: 567–570
[21] Holloway KL, Barnes T, Choi S, et al. Ventriculostomy Infections: The Effect of Monitoring Duration and Catheter Exchange in 584 Patients. J Neurosurg. 1996; 85: 419–424
[22] Al-Shahi Salman R, Berg MJ, Morrison L, et al. Hemorrhage from cavernous malformations of the brain: definition and reporting standards. Angioma Alliance Scientific Advisory Board. Stroke. 2008; 39:3222–3230
[23] Paramore CG, Turner DA. Relative Risks of Ventriculostomy Infection and Morbidity. Acta Neurochir. 1994; 127:79–84
[24] Maniker AH, Vaynman AY, Karimi RJ, et al. Hemorrhagic complications of external ventricular drainage. Operative Neurosurgery. 2006; 59: 419–425
[25] Lozier AP, Sciacca RR, Romanoli M, et al. Ventriculostomy-related infection: a critical review of the literature. Neurosurgery. 2002; 51: 170–182
[26] Brain Trauma Foundation, Povlishock JT, Bullock MR. Infection prophylaxis. J Neurotrauma. 2007; 24:S26–S31
[27] Mayhall CG, Archer NH, Lamb VA, et al. Ventriculostomy-related infections. A prospective epidemiologic study. N Engl J Med. 1984; 310: 553–559
[28] Lyke KE, Obasanjo OO, Williams MA, et al. Ventriculitis complicating use of intraventricular catheters in adult neurosurgical patients. Clin Infect Dis. 2001; 33: 2028–2033
[29] Winfield JA, Rosenthal P, Kanter R, et al. Duration of intracranial pressure monitoring does not predict daily risk of infectious complications. Neurosurgery. 1993; 33: 424–431
[30] Brain Trauma Foundation, Povlishock JT, Bullock MR. Intracranial pressure monitoring technology. J Neurotrauma. 2007; 24:S45–S54
[31] Ropper AH. Raised Intracranial Pressure in Neurologic Disease. Sem Neurology. 1984; 4:397–407
[32] Sundbarg G, Nordstrom C-H, Messetter K, et al. A Comparison of Intraparenchymatous and Intraventricular Pressure Recording in Clinical Practice. J Neurosurg. 1987; 67:841–845
[33] Crutchfield JS, Narayan RK, Robertson CS, et al. Evaluation of a Fiberoptic Intracranial Pressure Monitor. J Neurosurg. 1990; 72:482–487
[34] Ostrup RC, Luerssen TG, Marshall LF, et al. Continuous Monitoring of Intracranial Pressure with a Miniaturized Fiberoptic Device. J Neurosurg. 1987; 67:206–209
[35] Piek J, Bock WJ. Continuous Monitoring of Cerebral Tissue Pressure in Neurosurgical Practice - Experience with 100 Patients. Intens Care Med. 1990; 16:184–188
[36] Gopinath SP, Robertson CS, Contant CF, et al. Clinical Evaluation of a Miniature Strain-Gauge Transducer for Monitoring Intracranial Pressure. Neurosurgery. 1995; 36: 1137–1141
[37] Salmon JH, Hajjar W, Bada HS. The Fontogram: A Noninvasive Intracranial Pressure Monitor. Pediatrics. 1977; 60:721–725
[38] Grabb PA. Traumatic intraventricular hemorrhage treated with intraventricular recombinant-tissue plasminogen activator: technical case report. Neurosurgery. 1998; 43: 966–969
[39] Hamer J, Alberti E, Hoyer S, et al. Factors Influencing CSF Pulse Waves. J Neurosurg. 1977; 46:36–45
[40] Lundberg N. Continuous Recording and Control of Ventricular Fluid Pressure in Neurosurgical Practice. Acta Psych Neurol Scand. 1960; 36S:1–193
[41] Cruz J. On-Line Monitoring of Global Cerebral Hypoxia in Acute Brain Injury. Relationship to Intracranial Hypertension. J Neurosurg. 1993; 79: 228–233
[42] Sheinberg M, Kanter MJ, Robertson CS, et al. Continuous Monitoring of Jugular Venous Oxygen Saturation in Head-Injured Patients. J Neurosurg. 1992; 76: 212–217
[43] Cormio M, Valadka AB, Robertson CS. Elevated jugular venous oxygen saturation after severe head injury. J Neurosurg. 1999; 90:9–15
[44] Robertson CS, Narayan RK, Gokaslan ZL, et al. Cerebral Arteriovenous Oxygen Difference as an Estimate of Cerebral Blood Flow in Comatose Patients. J Neurosurg. 1989; 70:222–230
[45] Gotoh F, Meyer JS, Takagi Y. Cerebral Effects of Hyperventilation in Man. Arch Neurol. 1965; 12: 410–423
[46] Obrist WD, Langfitt TW, Jaggi JL, et al. Cerebral Blood Flow and Metabolism in Comatose Patients with Acute Head Injury. Relationship to Intracranial Hypertension. J Neurosurg. 1984; 61: 241–253
[47] Pickard JD, Czosnyka M. Management of Raised Intracranial Pressure. J Neurol Neurosurg Psychiatry. 1993; 56:845–858
[48] Valadka AB, Gopinath SP, Contant CF, et al. Relationship of brain tissue PO2 to outcome after severe head injury. Crit Care Med. 1998; 26:1576– 1581
[49] van den Brink WA, van Santbrink H, Steyerberg EW, et al. Brain oxygen tension in severe head injury. Neurosurgery. 2000; 46:868–76; discussion 876-8
[50] Stiefel MF, Spiotta A, Gracias VH, et al. Reduced mortality rate in patients with severe traumatic brain injury treated with brain tissue oxygen monitoring. J Neurosurg. 2005; 103:805–811
[51] Jaeger M, Schuhmann MU, Soehle M, et al. Continuous monitoring of cerebrovascular autoregulation after subarachnoid hemorrhage by brain tissue oxygen pressure reactivity and its relation to delayed cerebral infarction. Stroke. 2007; 38: 981–986
[52] Jaeger M, Soehle M, Schuhmann MU, et al. Correlation of continuously monitored regional cerebral blood flow and brain tissue oxygen. Acta Neurochir (Wien). 2005; 147:51–6; discussion 56
[53] Goodman JC, Valadka AB, Gopinath SP, et al. Extracellular lactate and glucose alterations in the brain after head injury measured by microdialysis. Crit Care Med. 1999; 27:1965–1973
[54] Vespa PM, McArthur D, O'Phelan K, et al. Persistently low extracellular glucose correlates with poor outcome 6 months after human traumatic brain injury despite a lack of increased lactate: a microdialysis study. J Cereb Blood Flow Metab. 2003; 23:865–877
[55] Bullock R, Chesnut RM, Clifton G, et al. Guidelines for the Management of Severe Head Injury. J Neurotrauma. 1996; 13:639–734
[56] Bullock R, Chesnut R, Ghajar J, et al. Guidelines for the management of severe traumatic brain injury. J Neurotrauma. 2000; 17:449–454
[57] Brain Trauma Foundation, Povlishock JT, Bullock MR. Blood pressure and oxygenation. J Neurotrauma. 2007; 24:S7–13
[58] Brain Trauma Foundation. Guidelines for the management of severe traumatic brain injury. 2016. https://braintrauma.org/uploads/03/12/ Guidelines_for_Management_of_Severe_TBI_4th_- Edition.pdf
[59] Marshall LF, Barba D, Toole BM, et al. The oval pupil: clinical significance and relationship to intracranial hypertension. J Neurosurg. 1983; 58: 566–568
[60] Saul TG, Ducker TB. Effect of Intracranial Pressure Monitoring and and Aggressive Treatment on Mortality in Severe Head Injury. J Neurosurg. 1982; 56:498–503
[61] Brain Trauma Foundation, Povlishock JT, Bullock MR. Intracranial pressure thresholds. J Neurotrauma. 2007; 24:S55–S58
[62] Brain Trauma Foundation, Povlishock JT, Bullock MR. Cerebral perfusion thresholds. J Neurotrauma. 2007; 24:S59–S64
[63] Brain Trauma Foundation, Povlishock JT, Bullock MR. Brain oxygen monitoring and thresholds. J Neurotrauma. 2007; 24:S65–S70
[64] Bouma GJ, Muizelaar JP. Relationship between Cardiac

Output and Cerebral Blood Flow in Patients with Intact and with Impaired Autoregulation. J Neurosurg. 1990; 73:368–374
[65] The Brain Trauma Foundation. The American Association of Neurological Surgeons. The Joint Section on Neurotrauma and Critical Care. Hypotension. J Neurotrauma. 2000; 17:591–595
[66] Larson DE, Farnell MB. Upper Gastrointestinal Hemorrhage. Mayo Clin Proc. 1983; 58:371–387
[67] Grosfeld JL, Shipley F, Fitzgerald JF, et al. Acute Peptic Ulcer in Infancy and Childhood. Am Surgeon. 1978; 44:13–19
[68] Curci MR, Little K, Sieber WK, et al. Peptic Ulcer Disease in Childhood Reexamined. J Ped Surg. 1976; 11:329–335
[69] Krasna IH, Schneider KM, Becker JM. Surgical Management of Stress Ulcerations in Childhood. J Ped Surg. 1971; 6:301–306
[70] Chan K-H, Lai ECS, Tuen H, et al. Prospective Double-Blind Placebo-Controlled Randomized Trial on the Use of Ranitidine in Preventing Postoperative Gastroduodenal Complications in High-Risk Neurosurgical Patients. J Neurosurg. 1995; 82:413–417
[71] Shackford SR, Zhuang J, Schmoker J. Intravenous Fluid Tonicity: Effect on Intracranial Pressure, Cerebral Blood Flow, and Cerebral Oxygen Delivery in Focal Brain Injury. J Neurosurg. 1992; 76:91–98
[72] Garretson HD, McGraw CP, O'Connor C, et al. Effectiveness of Fluid Restriction, Mannitol and Furosemide in Reducing ICP. In: Intracranial Pressure V. Berlin: Springer-Verlag; 1983:742–745
[73] Ward JD, Moulton RJ, Muizelaar PJ, et al. Cerebral Homeostasis. In: Neurosurgical Critical Care. Baltimore: Williams and Wilkins; 1987:187–213
[74] De Salles AAF, Muizelaar JP, Young HF. Hyperglycemia, Cerebrospinal Fluid Lactic Acidosis, and Cerebral Blood Flow in Severely Head-injured Patients. Neurosurgery. 1987; 21: 45–50
[75] Kaufman HH, Bretaudiere J-P, Rowlands BJ, et al. General Metabolism in Head Injury. Neurosurgery. 1987; 20:254–265
[76] Brain Trauma Foundation, Povlishock JT, Bullock MR. Prophylactic hypothermia. J Neurotrauma. 2007; 24: S21–S25
[77] Cao M, Lisheng H, Shouzheng S. Resolution of Brain Edema in Severe Brain Injury at Controlled High and Low ICPs. J Neurosurg. 1984; 61:707– 712
[78] Metz C, Holzschuh M, Bein T, et al. Moderate Hypothermia in Patients with Severe Head Injury: Cerebral and Extracerebral Effects. J Neurosurg. 1996; 85: 533–541
[79] Hypothermia after Cardiac Arrest Study Group. Mild therapeutic hypothermia to improve the neurologic outcome after cardiac arrest. N Engl J Med. 2002; 346: 549–556
[80] Polin RS, Shaffrey ME, Bogaev CA, et al. Decompressive Bifrontal Craniectomy in the Treatment of Severe Refractory Posttraumatic Cerebral Edema. Neurosurgery. 1997; 41:84–94
[81] Cooper PR, Hagler H, Clark W, et al. Intracranial Pressure IV. New York: Springer Verlag; 1980: 277–279
[82] Cepeda S, Castano-Leon AM, Munarriz PM, et al. Effect of decompressive craniectomy in the postoperative expansion of traumatic intracerebral hemorrhage: a propensity score-based analysis. J Neurosurg. 2019:1–13
[83] Aarabi B, Hesdorffer DC, Ahn ES, et al. Outcome following decompressive craniectomy for malignant swelling due to severe head injury. J Neurosurg. 2006; 104: 469–479
[84] Timofeev I, Kirkpatrick PJ, Corteen E, et al. Decompressive craniectomy in traumatic brain injury: outcome following protocol-driven therapy. Acta Neurochir Suppl. 2006; 96:11–16
[85] Hutchinson PJ, Kolias AG, Timofeev IS, et al. Trial of Decompressive Craniectomy for Traumatic Intracranial Hypertension. N Engl J Med. 2016; 375:1119–1130
[86] Holland M, Nakaji P. Craniectomy: Surgical indications and technique. Operative Techniques in Neurosurgery. 2004; 7:10–15
[87] Nussbaum ES, Wolf AL, Sebring L, et al. Complete Temporal Lobectomy for Surgical Resuscitation of Patients with Transtentorial Herniation Secondary to Unilateral Hemispheric Swelling. Neurosurgery. 1991; 29:62–66
[88] Hamill JF, Bedford RF, Weaver DC, et al. Lidocaine before Endotracheal Intubation: Intravenous or Laryngotracheal? Anesthesiology. 1981; 55:578– 581
[89] Hurst JM, Saul TG, DeHaven CB, et al. Use of High Frequency Jet Ventilation during Mechanical Hyperventilation to Reduce ICP in Patients with Multiple Organ System Injury. Neurosurgery. 1984; 15: 530–534
[90] Cooper KR, Boswell PA, Choi SC. Safe Use of PEEP in Patients with Severe Head Injury. J Neurosurg. 1985; 63:552–555
[91] Feldman Z, Kanter MJ, Robertson CS, et al. Effect of Head Elevation on Intracranial Pressure, Cerebral Perfusion Pressure, and Cerebral Blood Flow in Head-Injured Patients. J Neurosurg. 1992; 76:207– 211
[92] Raichle ME, Plum F. Hyperventilation and cerebral blood flow. Stroke. 1972; 3:566–575
[93] Grubb RL, Raichle ME, Eichling JO, et al. The Effects of Changes in PaCO2 on Cerebral Blood Volume, Blood Flow, and Vascular Mean Transit Time. Stroke. 1974; 5: 630–639
[94] Darby JM, Yonas H, Marion DW, et al. Local 'Inverse Steal' Induced by Hyperventilation in Head Injury. Neurosurgery. 1988; 23:84–88
[95] Fleischer AS, Patton JM, Tindall GT. Monitoring Intraventricular Pressure Using an Implanted Reservoir in Head Injured Patients. Surg Neurol. 1975; 3:309–311
[96] Diringer MN, Yundt K, Videen TO, et al. No Reduction in Cerebral Metabolism as a Result of Early Moderate Hyperventilation Following Severe Traumatic Brain Injury. J Neurosurg. 2000; 92:7– 13
[97] Bullock R, Chesnut RM, Clifton G, et al. The use of hyperventilation in the acute management of severe traumatic brain injury. In: Guidelines for the Management of Severe Head Injury.The Brain Trauma Foundation (New York), The American Association of Neurological Surgeons (Park Ridge, Illinois), and The Joint Section of Neurotrauma and Critical Care; 1995
[98] Brain Trauma Foundation, Povlishock JT, Bullock MR. Hyperventilation. J Neurotrauma. 2007; 24: S87–S90
[99] Muizelaar JP, Marmarou A, Ward JD, et al. Adverse Effects of Prolonged Hyperventilation in Patients with Severe Head Injury: A Randomized Clinical Trial. J Neurosurg. 1991; 75:731–739
[100] Bouma GJ, Muizelaar JP, Choi SC, et al. Cerebral Circulation and Metabolism After Severe Traumatic Brain Injury: The Elusive Role of Ischemia. J Neurosurg. 1991; 75:685–693
[101] Bouma GJ, Muizelaar JP, Stringer WA, et al. Ultra Early Evaluation of Regional Cerebral Blood Flow in Severely Head Injured Patients using Xenon Enhanced Computed Tomography. J Neurosurg. 1992; 77:360–368
[102] Fieschi C, Battistini N, Beduschi A, et al. Regional Cerebral Blood Flow and Intraventricular Pressure in Acute Head Injuries. J Neurol Neurosurg Psychiatry. 1974; 37:1378–1388
[103] Schroder ML, Muizelaar JP, Kuta AJ. Documented Reversal of Global Ischemia Immediately After Removal of an Acute Subdural Hematoma. Neurosurgery. 1994; 80:324–327
[104] James H, Langfitt T, Kumar V, et al. Treatment of Intracranial Hypertension; Analysis of 105 Consecutive Continuous Recordings of ICP. Acta Neurochir. 1977; 36:189–200
[105] Lundberg N, Kjallquist A. A Reduction of Increased ICP by Hyperventilation, a Therapeutic Aid in Neurological Surgery. Acta Psych Neurol Scand (Suppl). 1958; 139:1–64
[106] Bullock R, Chesnut RM, Clifton G, et al. The use of mannitol in severe head injury. In: Guidelines for the Management of Severe Head Injury.The Brain Trauma Foundation (New York), The American Association of Neurological Surgeons (Park Ridge, Illinois), and The Joint Section of Neurotrauma and Critical Care; 1995
[107] Brain Trauma Foundation, Povlishock JT, Bullock MR. Hyperosmolar therapy. J Neurotrauma. 2007; 24:S14–S20
[108] Barry KG, Berman AR. Mannitol Infusion. Part III. The Acute Effect of the Intravenous Infusion of Mannitol on Blood and Plasma Volume. N Engl J Med. 1961; 264:1085–1088
[109] James HE. Methodology for the Control of Intracranial

Pressure with Hypertonic Mannitol. Acta Neurochir. 1980; 51:161–172
[110] McGraw CP, Howard G. The Effect of Mannitol on Increased Intracranial Pressure. Neurosurgery. 1983; 13:269–271
[111] Cruz J, Miner ME, Allen SJ, et al. Continuous Monitoring of Cerebral Oxygenation in Acute Brain Injury: Injection of Mannitol During Hyperventilation. J Neurosurg. 1990; 73:725–730
[112] Marshall LF, Smith RW, Rauscher LA, et al. Mannitol Dose Requirements in Brain-Injured Patients. J Neurosurg. 1978; 48:169–172
[113] Takagi H, Saito T, Kitahara T, et al. The Mechanism of the ICP Reducing Effect of Mannitol. In: ICP V. Berlin: Springer-Verlag; 1993:729–733
[114] Node Y, Yajima K, Nakazawa S, et al. A Study of Mannitol and Glycerol on the Reduction of Raised Intracranial Pressure on Their Rebound Phenomenon. In: Intracranial Pressure V. Berlin: Springer-Verlag; 1983:738–741
[115] Smith HP, Kelly DL, McWhorter JM. Comparison of Mannitol Regimens in Patients with Severe Head Injury Undergoing Intracranial Monitoring. J Neurosurg. 1986; 65:820–824
[116] Pollay M, Roberts PA, Fullenwider C, et al. The Effect of Mannitol and Furosemide on the Blood-Brain Osmotic Gradient and Intracranial Pressure. In: Intracranial Pressure V. Berlin: Springer-Verlag; 1983:734–736
[117] Cold GE. Cerebral Blood Flow in Acute Head Injury: The Regulation of Cerebral Blood Flow and Metabolism During the Acute Phase of Head Injury, and Its Significance for Therapy. Acta Neurochir. 1990; Suppl 49:1–64
[118] Kaufmann AM, Cardoso ER. Aggravation of Vasogenic Cerebral Edema by Multiple Dose Mannitol. J Neurosurg. 1992; 77:584–589
[119] Ravussin P, Abou-Madi M, Archer D, et al. Changes in CSF Pressure After Mannitol in Patients With and Without Elevated CSF Pressure. J Neurosurg. 1988; 69:869–876
[120] Feig PU, McCurdy DK. The Hypertonic State. N Engl J Med. 1977; 297:1444–1454
[121] Muizelaar JP, Lutz HA, Becker DP. Effect of Mannitol on ICP and CBF and Correlation with Pressure Autoregulation in Severely Head-Injured Patients. J Neurosurg. 1984; 61:700–706
[122] Cottrell JE, Robustelli A, Post K, et al. Furosemideand Mannitol-Induced Changes in Intracranial Pressure and Serum Osmolality and Electrolytes. Anesthesiology. 1977; 47:28–30
[123] Tornheim PA, McLaurin RL, Sawaya R. Effect of Furosemide on Experimental Cerebral Edema. Neurosurgery. 1979; 4:48–52
[124] Buhrley LE, Reed DJ. The Effect of Furosemide on Sodium-22 Uptake into Cerebrospinal Fluid and Brain. Exp Brain Res. 1972; 14:503–510
[125] Marion DW, Letarte PB. Management of Intracranial Hypertension. Contemp Neurosurg. 1997; 19:1–6
[126] Doyle JA, Davis DP, Hoyt DB. The use of hypertonic saline in the treatment of traumatic brain injury. J Trauma. 2001; 50:367–383
[127] Ogden AT, Mayer SA, Connolly ES. Hyperosmolar agents in neurosurgical practice: The evolving role of hypertonic saline. Neurosurgery. 2005; 57:207– 215
[128] Vialet R, Albanese J, Thomachot L, et al. Isovolume hypertonic solutes (sodium chloride or mannitol) in the treatment of refractory posttraumatic intracranial hypertension: 2 mL/kg 7.5% saline is more effective than 2 mL/kg 20% mannitol. Crit Care Med. 2003; 31:1683–1687
[129] Shackford SR, Bourguignon PR, Wald SL, et al. Hypertonic saline resuscitation of patients with head injury: a prospective, randomized clinical trial. J Trauma. 1998; 44:50–58
[130] Qureshi AI, Suarez JI, Castro A, et al. Use of hypertonic saline/acetate infusion in treatment of cerebral edema in patients with head trauma: experience at a single center. J Trauma. 1999; 47: 659–665
[131] Brain Trauma Foundation, Povlishock JT, Bullock MR. Steroids. J Neurotrauma. 2007; 24:S91–S95
[132] Bullock R, Chesnut RM, Clifton G, et al. The role of glucocorticoids in the treatment of severe head injury. In: Guidelines for the Management of Severe Head Injury.The Brain Trauma Foundation (New York), The American Association of Neurological Surgeons (Park Ridge, Illinois), and The Joint Section of Neurotrauma and Critical Care; 1995
[133] The Brain Trauma Foundation. The American Association of Neurological Surgeons. The Joint Section on Neurotrauma and Critical Care. Role of steroids. J Neurotrauma. 2000; 17:531–535
[134] Braughler JM, Hall ED. Current Application of "High-Dose" Steroid Therapy for CNS Injury: A Pharmacological Perspective. J Neurosurg. 1985; 62:806–810
[135] Lam AM, Winn HR, Cullen BF, et al. Hyperglycemia and Neurologic Outcome in Patients with Head Injury. J Neurosurg. 1991; 75:545–551
[136] Roberts I, Yates D, Sandercock P, et al. Effects of intravenous corticosteroids on death within 14 days in 10,008 adults with clinically significant head injury (MRC CRASH trial): randomized placebo controlled trial. Lancet. 2004; 364
[137] Doppenberg EMR, Bullock R. Clinical neuroprotection trials in severe traumatic brain injury: lessons from previous studies. J Neurotrauma. 1997; 14: 71–80
[138] Marshall LF, Maas AL, Marshall SB, et al. A multicenter trial on the efficacy of using tirilazad mesylate in cases of head injury. J Neurosurg. 1998; 89: 519–525
[139] Grumme T, Baethmann A, Kolodziejczyk D, et al. Treatment of patients with severe head injury by triamcinolone: a prospective, controlled multicenter clinical trial of 396 cases. Res Exp Med (Berl). 1995; 195: 217–229
[140] Brain Trauma Foundation, Povlishock JT, Bullock MR. Anesthetics, analgesics, and sedatives. J Neurotrauma. 2007; 24:S71–S76
[141] Lyons MK, Meyer FB. Cerebrospinal Fluid Physiology and the Management of Increased Intracranial Pressure. Mayo Clin Proc. 1990; 65: 684–707
[142] Shapiro HM, Wyte SR, Loeser J. Barbiturate Augmented Hypothermia for Reduction of Persistent Intracranial Hypertension. J Neurosurg. 1979; 40:90–100
[143] Marshall LF, Smith RW, Shapiro HM. The Outcome with Aggressive Treatment in Severe Head Injuries. Part II: Acute and Chronic Barbiturate Administration in the Management of Head Injury. J Neurosurg. 1979; 50:26–30
[144] Rea GL, Rockswold GL. Barbiturate Therapy in Uncontrolled Intracranial Hypertension. Neurosurgery. 1983; 12:401–404
[145] Ward JD, Becker DP, Miller JD, et al. Failure of Prophylactic Barbiturate Coma in the Treatment of Severe Head Injury. J Neurosurg. 1985; 62:383– 388
[146] Schwartz M, Tator C, Towed D, et al. The University of Toronto Head Injury Treatment Study: A Prospective Randomized Comparison of Pentobarbital and Mannitol. Can J Neurol Sci. 1984; 11:434–440
[147] Nordstrom C-H, Messeter K, Sundbarg G, et al. Cerebral Blood Flow, Vasoreactivity, and Oxygen Consumption During Barbiturate Therapy in Severe Traumatic Brain Lesions. J Neurosurg. 1988; 68:424–431
[148] Eisenberg HM, Frankowski RF, Contant CF, et al. High-Dose Barbiturate Control of Elevated Intracranial Pressure in Patients with Severe Head Injury. J Neurosurg. 1988; 69:15–23
[149] Gilman AG, Goodman LS, Gilman A. Goodman and Gilman's The Pharmacological Basis of Therapeutics. New York 1980
[150] Ward JD, Becker DP, Miller JD, et al. Failure of Prophylactic Barbiturate Coma in the Treatment of Severe Head Injury. J Neurosurg. 1985; 62:383– 388
[151] Boarini DJ, Kassell NF, Coester HC. Comparison of Sodium Thiopental and Methohexital for High- Dose Barbiturate Anesthesia. J Neurosurg. 1984; 60:602–608
[152] Spetzler RF, Martin N, Hadley MN, et al. Microsurgical Endarterectomy Under Barbiturate Protection: A Prospective Study. J Neurosurg. 1986; 65:63–73

54 颅骨骨折

54.1 颅骨骨折的分型

分为闭合性（简单骨折）和开放性（混合骨折）。

颅缝分离性骨折：骨折线与颅缝相连并使颅缝分离，更常见于幼儿[1]。

54.2 凸面线性骨折

90% 儿童颅骨骨折为颅盖的线性骨折。

表 54-1 为颅骨线性骨折的鉴别诊断要点。CT 检查适应证与入院标准见章节 51.4.3。

线性骨折一般靠自愈，凸面的线性骨折很少需要手术干预。

表 54-1 颅骨线性骨折与正常颅骨 X 线片的鉴别诊断

特点	颅骨线形骨折	颅骨血管沟	颅缝
密度	深黑	灰	灰
走行	直	弯曲	与已知颅缝相同
分支	一般无	经常分支	与其他颅缝相连
宽度	骨折线很细	比骨折线宽	宽、锯齿状

54.3 凹陷性颅骨骨折

儿童凹陷性骨折见章节 57.5.3。

54.3.1 手术适应证

见“临床指南：凹陷性骨折的手术治疗”。

成人凹陷性骨折需要额外观察的指标：

1. 如果凹陷骨折造成了功能缺陷，应考虑手术。
2. × 如果凹陷骨折的位置跨越硬脑膜窦，则考虑保守治疗［注意：凹陷性骨折跨越或者压迫硬脑膜窦手术的话非常危险，如果病人神经功能完整，那么没有任何手术指征（比如脑脊液引流手术），最好保守治疗］。

没有证据能证明凹陷骨折复位手术能有助于减少外伤后癫痫的发生[3]，癫痫可能与原发脑损伤关系更密切。

临床指南：凹陷骨折的手术治疗

手术指征

Ⅲ级推荐[2]：

1. 开放（复合）骨折：
   1) 凹陷骨折的深度超过颅骨厚度，且没有下文中保守治疗的指征者。
   2) 非手术治疗：
      - 没有硬膜穿通（脑脊液漏，硬膜内积气）的证据（临床或 CT）
      - 没有明显的颅内血肿。
      - 凹陷深度 <1cm。
      - 没有额窦开放。
      - 没有感染和污染。
      - 没有美容方面的顾虑。
2. 闭合（单纯）凹陷性骨折：可以手术治疗或保守治疗。

手术时机

Ⅲ级推荐[2]：早期手术可减少感染。

手术方法

Ⅲ级推荐[2]

1. 复位和清创术。
2. 可采用：如果没有伤口污染，可以行颅骨修补。
3. 复合型凹陷性骨折都需要使用抗生素。

54.3.2 凹陷性骨折的手术治疗

概述

手术筹备：凹陷性骨折开颅

同时参见免责声明（见凡例）

1. 体位：（根据骨折的位置）。
2. 术后：ICU。
3. 输血。
4. 知情同意：
   1) 程序：手术区域为骨折部位，恢复颅骨形状，清除异物，甚至包括清除不可恢复的脑组织和坏死脑组织，清除血块，止血，可能放置颅内压监测装置。如果有大范围的颅骨缺损，可能需要在 3 个月后修补。
   2) 其他选择：非手术治疗。
   3) 并发症：包括开颅常见的并发症，如永久性的脑损伤、癫痫（无论是否手术）、脑积水、感染（包括迟发感染和脓肿）。

手术技术

手术目的（修订版[4]）

1. 皮肤边缘清创术。
2. 复位骨片。
3. 修补硬膜撕裂。
4. 脑组织清创和恢复功能。
5. 颅骨重建。
6. 关颅。

技术：

1. 如果是开放性、受到污染的骨折，应该去除凹陷的骨片。对于这些病例一些医生随访6～12个月的时间来确定没有感染，然后再行修补手术。没有研究表明使用这些骨片会增加感染概率，推荐将骨片泡在聚维酮碘中[4]。
2. 为了复位骨片，可以在周围钻孔以方便取下骨瓣。使用咬骨钳或者开颅器来整复凹陷的部分。
3. 大的静脉窦撕裂的病例，进行充分的修补静脉窦的准备[5]：
   1) 准备好处理大量失血。
   2) 准备小的Fogarty导管以临时阻断静脉窦。
   3) 做好静脉旁路移植术的准备。
   4) 做好大隐静脉区域的备皮以取移植物。
   5) 可能会撕裂静脉窦的骨片最后去除。

54.4 颅底骨折

54.4.1 概述

多数颅底骨折是颅盖线性骨折的延续。

严重的颅底骨折可能导致垂体产生撕裂伤。

颅底骨折尤其是损伤到斜坡的骨折，可能会造成创伤性动脉瘤。但是很少发生在儿童[6]。

54.4.2 一些特殊类型的骨折

颞骨骨折

概述

颞骨骨折分为二种基本类型，经常混合出现：

- 纵向骨折：更常见，占70%～90%。经常穿过岩 - 鳞骨缝，与外听道平行。经常可由检耳镜检查发现。骨折一般从耳蜗和半规管之间穿过，避开了第Ⅶ和第Ⅷ脑神经，但可能使听骨链中断。

- 横行骨折：与外听道垂直，经常穿经耳蜗和牵拉膝状神经节，分别导致第 VII 和第 VIII 脑神经的功能障碍。

外伤后面神经麻痹

外伤后一侧周围性面神经麻痹可能伴随上述的岩骨骨折。

治疗

由于经常伴随其他损伤，如颅脑损伤行气管插管，使得面瘫出现的时间难以确定。治疗指南如下：

1. 不论面瘫出现的时间：
   1) 一般应用类固醇激素，效果不肯定。
   2) 通常需要请耳鼻喉科医生会诊。
2. 立即出现的一侧周围性面瘫：至少 72 小时后才出现面肌肌电图（EMG）[7] 的异常。观察这一类病人的病情变化，如果类固醇激素治疗无效果，可以行面神经减压术，手术治疗的时间窗尚有争议，但一般不急诊手术。
3. 迟发的一侧周围性面瘫：进行系列肌电图复查，如果应用类固醇激素时神经功能不断恶化，并且肌电显示活动性降低到对侧的 10% 以下，可以考虑手术减压，手术效果有争议，一般认为可使 40%～75% 的病人预后改善。

斜坡骨折

见参考文献 [8]。

分为三种类型（75% 为纵行或横行）：

1. 纵行骨折：可能并发椎基底血管损伤。
   1) 夹层或闭塞：可能导致脑干梗死。
   2) 创伤性动脉瘤。
2. 横行骨折：可能伴有前循环损伤。
3. 斜行骨折。

斜坡骨折易致命。可能因为：

1. 脑神经损伤：尤其是第 III 脑神经和第 VI 脑神经；双颞侧偏盲。
2. 脑脊液漏。
3. 糖尿病。
4. 延迟性创伤性动脉瘤 [9]。

枕髁骨折

见章节 61.2。

54.4.3 影像学诊断

颅底骨折表现为经过颅底的线性透亮区。

多维重建 CT 是直接诊断颅底骨折的最敏感检查方法。

头颅 X 线片和临床表现（见下文）也能明确诊断。

CT 和 X 线片提示颅底骨折的间接征象包括：气颅（在不伴有开放性颅盖骨折时具有诊断意义）、旁窦内气液平或乳浊状不透明；其他有关的发现包括筛板或眶顶骨折。

54.4.4 临床诊断

以下体征有些可能于几个小时之后出现：

1. 脑脊液耳漏或鼻漏。
2. 鼓室积血或外耳道裂伤。
3. 耳后瘀斑（Battle 征）。
4. 眶周瘀斑（熊猫眼征）：没有明显的眼眶损伤，尤其是双侧者。
5. 脑神经损伤：
   1) 面神经和（或）听神经损伤：一般伴随颞骨骨折。
   2) 嗅神经损伤：经常伴随颅前窝底骨折并出现嗅觉丧失；骨折可能延及视神经管导致视神经损伤。
   3) 展神经损伤：可能见于经斜坡底骨折。

54.4.5 治疗

鼻胃管

× 注意：颅底骨折时经鼻胃管可能插入颅内[10-12]，导致死亡率高达 64%。可能是由于筛板薄弱（先天性或慢性炎症引起）或颅底骨折（颅前窝底骨折或颅底粉碎骨折）引起。

盲插鼻胃管的禁忌证为：可能有外伤性颅底骨折；现有或既往脑脊液鼻漏；脑膜炎伴慢性鼻窦炎。

预防性应用抗生素

关于是否常规预防性应用抗生素尚有争议，即使伴脑脊液鼻漏亦然（见章节 23.4）。但是，多数医师主张将涉及鼻旁窦的骨折按照开放性骨折处理，给予广谱抗生素 7～10 天（如环丙沙星）。

颅底骨折的治疗

多数颅底骨折本身不需处理，需要特殊处理的情况如下：

1. 外伤性动脉瘤[13]：见章节 78.4。
2. 外伤性颈内动脉海绵窦瘘：见章节 79.9。
3. 脑脊液漏：持续脑脊液鼻漏需要手术治疗（见章节 23.4）。
4. 脑膜炎或脑脓肿：可见于涉及颅骨气窦的骨折（额窦或乳突），即使未出现脑脊液漏也可能发生。甚至可以在颅底骨折后数年出现（见章节 20.1.3）。
5. 面部畸形。

6. 外伤后面神经麻痹（见下文“颞骨骨折”）。

54.5 颅面骨折

54.5.1 额窦骨折

概述

额窦骨折占颅面骨折的 5%～15%。

存在额窦骨折时，如果 CT 可见气颅，即使没有脑脊液漏也要考虑伴有硬脑膜的破裂，这一情况也可能由于颅底骨折所引起（见下文）。

前额感觉缺失可能是由于滑车上和（或）眶上神经受累。

额窦后壁骨折的并发症可能延迟发生（有些甚至在数月或数年后发生），包括：

1. 脑脓肿。
2. 脑脊液漏：可发生脑膜炎。
3. 囊肿或黏液囊肿形成：损伤额窦黏膜较损伤其他鼻窦更可能形成黏液囊肿[14]。黏液囊肿也可能是骨折或慢性炎症导致的额鼻导管闭塞引起。黏液囊肿容易引起感染而侵蚀骨性结构并容易引起硬膜感染。

额窦解剖

2 岁时额窦开始出现；8 岁时额窦延伸到眶上缘，影像学可以看到[15]；其内衬呼吸上皮细胞分泌的黏液经额鼻管向中间和下方引流至中鼻道。

手术治疗

适应证

54

额窦前壁的线性骨折不需特殊处理。

后壁骨折的探查手术尚有争议。一种观点支持小范围切除，如果有脑脊液漏则不需探查。而亦有观点强烈反对此做法。

手术技术

如果存在创伤性前面部撕裂，可能在暴露前面部撕裂伤的过程中暴露额窦。如果没有这种撕裂伤，可采用双侧冠状切口或者蝶形切口（通过眉毛的下部）。

如果有气颅，但是硬膜表面没有明显的撕裂，应该检查额叶底面的硬膜以寻找漏口。硬膜外检查和修补很少；抬高筛窦处的颅前凹区硬膜会导致硬膜撕裂[17]。硬膜内修补可以用补片（阔筋膜是最理想的；骨膜虽然有点薄，但是也可以接受），补片用针线固定，并且要足够大覆盖前颅底区域一直到蝶骨嵴（纤维蛋白胶加强修复）。

骨膜瓣可以放在颅前窝底来隔开硬膜和额窦，防止脑脊液漏。

额窦的处理

× 简单填塞窦（骨蜡，肌肉或脂肪）增加了感染或黏液囊肿形成。

切除额窦的后壁(称为额窦的“成颅骨”法)。此时相当于将额窦切除(额窦黏膜剥除，下至鼻额导管，然后用肌肉塞进额窦[16])，然后用钻头将窦的骨壁磨除，切除骨表面的少量黏膜，以防形成黏液囊肿[14]。如果有任何窦的残留，应该使用腹部脂肪填塞。术后风险包括：感染，黏液囊肿形成，脑脊液漏。

54.5.2 Lefort 骨折

经过内在薄弱区“分裂平面”的复杂骨折，导致不稳定分割（浮动的面部）。见图 54-1（骨折通常都与这三型相关）。

- Lefort Ⅰ型：横行骨折。骨折线穿过翼板和上颌骨，正好位于上齿根部的上方。可能累及上颌窦。
- Lefort Ⅱ型：金字塔形。横行骨折线向上扩展穿过眶下缘和眶底达中间眶壁，然后穿过鼻额骨缝。通常从下向上累及鼻区域。
- Lefort Ⅲ型：颅面移位变形。骨折涉及颧弓、颧额缝、鼻额缝、翼板和眶底，使上颌骨与颅骨分离。需要较大的暴力，因此通常伴随有其他损伤，包括脑损伤。

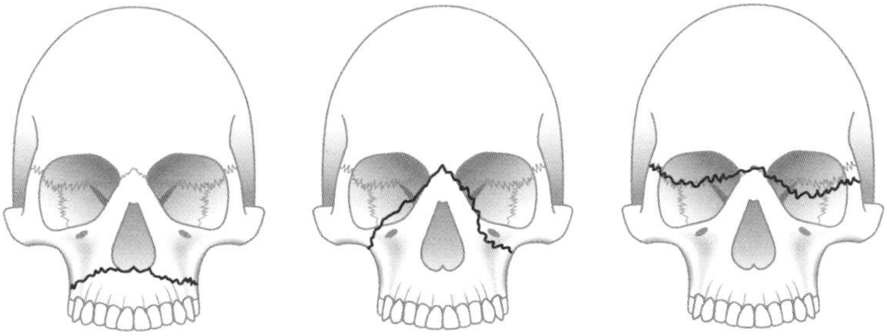

图 54–1 Lefort 骨折

54.6 气颅

54.6.1 概述

也叫颅内积气，定义为颅内有气体，注意与“张力性气颅”相区别（见下文）。积气的部位可以是以下任何腔隙内：硬膜外、硬膜下、蛛网膜下隙、脑实质内和脑室内。

54.6.2 病因：

任何导致脑脊液漏的因素都可以导致气颅。

1. 颅骨缺损：
   1) 神经外科手术后：
      - 开颅：坐位手术出现气颅的危险高[18]。
      - 分流管置入[19, 20]。
      - 慢性硬膜下血肿钻孔引流[21, 22]：发生率可能不超过2.5%[22]，有的报道更高。
   2) 外伤后：
      - 累及鼻旁窦的骨折：包括颅底骨折。
      - 颅盖开放性骨折：一般伴有硬膜撕裂。
   3) 先天性颅骨缺陷：包括鼓室盖缺陷[23]。
   4) 肿瘤（骨瘤[24]、表皮样囊肿[25]、垂体瘤）：通常由肿瘤侵蚀鞍底进入蝶窦所致。
2. 感染：
   1) 产气微生物。
   2) 乳突炎。
3. 一些有创性的操作：
   1) 腰穿。
   2) 脑室造瘘术。
   3) 腰麻[26]。
4. 脊髓损伤（也包括腰穿）。
5. 气压伤[27]：如水下呼吸器潜水，气体通过缺陷的鼓室盖进入。
6. 脑脊液漏时应用脑脊液引流可能诱发[28]。

54.6.3 表现：

头痛者（占38%），恶心呕吐，癫痫，头昏和反应迟钝[29]。有颅内振水音者并不多见，只占7%。张力性气颅还可能出现与占位效应有关的其他症状，如局灶症状和颅内压增高。

54.6.4 鉴别诊断（可能与气颅相似的情况）

尽管CT上颅内低密度可能是表皮样囊肿、脂肪瘤、脑脊液的信号，但空气的信号最低。骨窗对空气的显示更好。

54.6.5 张力性气颅

以下情况可使颅内积气的压力增高：

1. 关闭硬膜之前没有停止应用氧化亚氮麻醉[30]，见章节 4.3.1。
2. 活瓣效应：导致破口处允许气体进入颅腔而气体和脑脊液不能排出。
3. 室温气体进入颅内在体温作用下膨胀：该效应只使体积增加约 4%[31]。
4. 存在产气微生物的持续作用。

54.6.6 诊断

通过 CT 易于诊断气颅[32]，可以辨别少至 0.5ml 的气体，表现为深黑色阴影，比脑脊液密度更低，Hounsfield 系数为 −1000。一个特征性的表现是“富士山征”，即两侧额极被气体围绕并分离，像富士山的轮廓（图 54-2)。头颅 X 线片也可以显示颅内积气的存在。

由于气颅一般不需特殊治疗，因此必须与张力性气颅鉴别，后者若有症状则可能需要将气体排出。两者的鉴别可能会有一定困难，例如，慢性硬膜下血肿使脑组织受压，其后出现的颅内积气很像张力性气颅压迫脑组织。

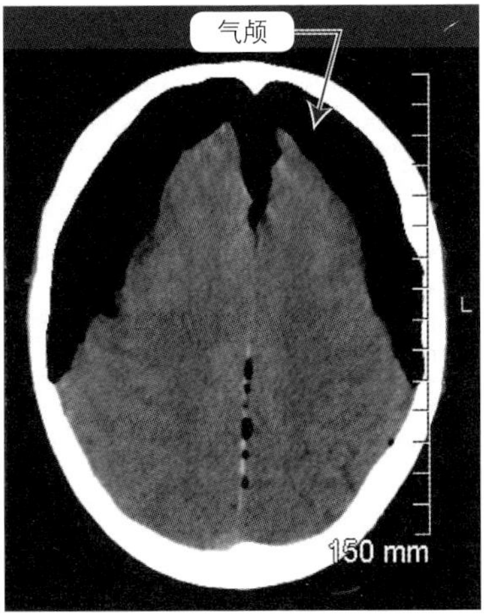

图 54-2 双侧气颅的“富士山征”，轴位平扫 CT

54.6.7 治疗

如果病因是由于产气微生物感染，治疗应该首先处理原发感染，随后治疗气颅。

非感染性单纯气颅的处理取决于是否存在脑脊液漏。如果没有脑脊液漏，积气会逐渐被吸收；若占位效应不严重，可以只观察病情变化；如果存在脑脊液漏，则要对漏口进行处理（见章节 23.4“脑脊液漏”）。

术后出现明显和有症状的气颅可以给予 100% 氧气，使用非氧气呼吸器吸入（100%FiO_2 可以给予 24～48 小时而没有明显的肺毒性）。

张力性气颅必须将气体排出，处理的紧迫性与处理颅内血肿相同。有压力的气体被释放后病情会迅速缓解。治疗可以选择钻孔或新型螺旋钻，或在已有的骨孔穿刺。

（葛培聪 译 王 佳 校）

参考文献

[1] Mealey J, Section of Pediatric Neurosurgery of the American Association of Neurological Surgeons. Skull Fractures. In: Pediatric Neurosurgery. 1st ed. New York: Grune and Stratton; 1982:289–299
[2] Bullock MR, Chesnut RM, Ghajar J, et al. Surgical management of depressed cranial fractures. Neurosurgery. 2006; 58:S56–S60
[3] Jennett B. Epilepsy after Non-Missile Head Injuries. 2nd ed. London: William Heinemann; 1975
[4] Raffel C, Litofsky NS, Cheek WR, et al. Skull fractures. In: Pediatric Neurosurgery: Surgery of the Developing Nervous System. 3rd ed. Philadelphia: W.B. Saunders; 1994:257–265
[5] Kapp JP, Gielchinsky I, Deardourff SL. Operative Techniques for Management of Lesions Involving the Dural Venous Sinuses. Surg Neurol. 1977; 7: 339–342
[6] Buckingham MJ, Crone KR, Ball WS, et al. Traumatic Intracranial Aneurysms in Childhood: Two Cases and a Review of the Literature. Neurosurgery. 1988; 22:398–408
[7] Esslen E, Miehlke A. Electrodiagnosis of Facial Palsy. In: Surgery of the Facial Nerve. 2nd ed. Philadelphia: W. B. Saunders; 1973:45–51
[8] Feiz-Erfan I, Ferreira MAT, Rekate HL, et al. Longitudinal clival fracture: A lethal injury survived. BNI Quarterly. 2001; 17
[9] Meguro K, Rowed DW. Traumatic aneurysm of the posterior inferior cerebellar artery caused by fracture of the clivus. Neurosurgery. 1985; 16:666–668
[10] Seebacher J, Nozik D, Mathieu A. Inadvertent Intracranial Introduction of a Nasogastric Tube. A Complication of Severe Maxillofacial Trauma. Anesthesia. 1975; 42:100–102
[11] Wyler AR, Reynolds AF. An Intracranial Complication of Nasogastric Intubation: Case Report. J Neurosurg. 1977; 47:297–298
[12] Baskaya MK. Inadvertent Intracranial Placement of a Nasogastric Tube in Patients with Head Injuries. Surg Neurol. 1999; 52:426–427
[13] Immunize.org. Pneumococcal Vaccines (PCV13 and PPSV23). 2017. http://www.immunize.org/askexperts/experts_pneumococcal_vaccines.asp
[14] Benoit BG, Wortzman G. Traumatic Cerebral Aneurysms: Clinical Features and Natural History. J Neurol Neurosurg Psychiatry. 1973; 36:127–138
[15] Donald PJ. The Tenacity of the Frontal Sinus Mucosa. Otolaryngol Head Neck Surg. 1979; 87: 557–566
[16] El-Bary THA. Neurosurgical Management of the Frontal Sinus. Surg Neurol. 1995; 44:80–81
[17] Robinson J, Donald PJ, Pitts LH, et al. Management of Associated Cranial Lesions. In: Craniospinal Trauma. New York: Thieme Medical Publishers, Inc.; 1990:59–87
[18] Lewin W. Cerebrospinal Fluid Rhinorrhea in Closed Head Injuries. Br J Surgery. 1954; 17:1–18
[19] Lunsford LD, Maroon JC, Sheptak PE, et al. Subdural Tension Pneumocephalus: Report of Two Cases. J Neurosurg. 1979; 50:525–527
[20] Little JR, MacCarty CS. Tension Pneumocephalus After Insertion of Ventriculoperitoneal Shunt for Aqueductal Stenosis: Case Report. J Neurosurg. 1976; 44:383–385
[21] Pitts LH, Wilson CB, Dedo HH, et al. Pneumocephalus Following Ventriculoperitoneal Shunt: Case Report. J Neurosurg. 1975; 43:631–633
[22] Caron J-L, Worthington C, Bertrand G. Tension Pneumocephalus After Evacuation of Chronic Subdural Hematoma and Subsequent Treatment with Continuous Lumbar Subarachnoid Infusion and Craniostomy Drainage. Neurosurgery. 1985; 16:107–110
[23] Ishiwata Y, Fujitsu K, Sekino T, et al. Subdural Tension Pneumocephalus Following Surgery for Chronic Subdural Hematoma. J Neurosurg. 1988; 68:58–61
[24] Dowd GC, Molony TB, Voorhies RM. Spontaneous Otogenic Pneumocephalus: Case Report and Review of the Literature. J Neurosurg. 1998; 89:1036–1039
[25] Mendelson DB, Hertzanu Y, Firedman R. Frontal Osteoma with Spontaneous Subdural and Intracerebral Pneumatacele. J Laryngol Otol. 1984; 98:543–545
[26] Clark JB, Six EG. Epidermoid Tumor Presenting as Tension Pneumocephalus. J Neurosurg. 1984; 60: 1312–1314
[27] Roderick L, Moore DC, Artru AA. Pneumocephalus with Headache During Spinal Anesthesia. Anesthesiology. 1985; 62:690–692
[28] Goldmann RW. Pneumocephalus as a Consequence of Barotrauma: Case Report. JAMA. 1986; 255: 3154–3156
[29] Black PM, Davis JM, Kjellberg RN, et al. Tension Pneumocephalus of the Cranial Subdural Space: A Case Report. Neurosurgery. 1979; 5:368–370
[30] Markham TJ. The Clinical Features of Pneumocephalus Based on a Survey of 284 Cases with Report of 11 Additional Cases. Acta Neurochir. 1967; 15:1–78
[31] Raggio JF, Fleischer AS, Sung YF, et al. Expanding Pneumocephalus due to Nitrous Oxide Anesthesia: Case Report. Neurosurgery. 1979; 4:261–263
[32] Raggio JF. Comment on Black P M, et al.: Tension Pneumocephalus of the Cranial Subdural Space: A Case Report. Neurosurgery. 1979; 5
[33] Osborn AG, Daines JH, Wing SD, et al. Intracranial Air on Computerized Tomography. J Neurosurg. 1978; 48:355–359
[34] Gore PA, Maan H, Chang S, et al. Normobaric oxygen therapy strategies in the treatment of postcraniotomy pneumocephalus. J Neurosurg. 2008; 108: 926–929
[35] Klein J. Normobaric pulmonary oxygen toxicity. Anesth Analg. 1990; 70:195–207

55 创伤性出血的相关疾病

55.1 创伤后脑实质损伤

55.1.1 脑水肿

手术减压：见“临床指南：创伤后脑水肿”。

临床指南：创伤后脑水肿

手术适应证和手术时机

Ⅲ级推荐[1]：创伤后病人出现弥漫性、难治性创伤后脑水肿并有颅内高压，在48小时内可行双额开颅减压手术。

55.1.2 弥漫性损伤

有严重损伤的病人可考虑行开颅减压术。

临床指南：弥漫损伤

手术适应证

Ⅲ级推荐[1]：对于难治性颅内高压和弥漫性脑实质损伤，并有脑疝的影像学证据的病人，可考虑开颅减压手术。

55.2 出血性脑挫裂伤

55.2.1 概述

出血性脑挫裂伤也叫“创伤性脑内出血”（TICH）。这一概念是随着神经影像学的发展产生的，尚未得到一致认可。一般指CT所见的高密度区，有些文献不包括直径小于1cm者[2]。所产生的占位效应远小于其本身体积。主要发生于突然减速性损伤使脑与颅骨突起冲击的部位，如颞极、额极和枕极，可以在冲击部位，也可以在对冲部位。

TICH的表现为连续CT检查上的出血扩大和（或）融合，也可以表现为迟发性，见下文“迟发性外伤性脑内血肿”。数月后复查CT经常只表现为微小的脑软化灶甚至无脑软化遗留。

55.2.2 治疗

临床指南：TICH 的手术治疗

- Ⅲ 级推荐[1]：TICH 的手术指征
  - TICH 引起的进行性神经功能恶化，药物难治性颅内高压，或者 CT 上有占位征象。
  - 或者 TICH 容量 >50cm³。
  - 或者 GCS=6~8 分，额或颞叶 TICH 容量 >20cm³，有中线移位 (MLS) ≥5mm 和（或）CT 上基底池受压（见章节 58.5.2)。
- 非手术治疗和加强监护及反复影像学复查：可以用于无神经压迫和 CT 上无明显占位效应和颅内压可控制的 TICH。

55.2.3 迟发性外伤性脑内出血（DTICH）

DTICH 初次 CT 影像学表现正常。

在 GCS ≤8 分的病人中，发生率约为 10%[3, 4]，文献所报告的数据由于 CT 分辨率[5]、检查时间和对迟发性血肿定义的不同而存在一定差异。多数 DTICH 出现于伤后 72 小时以内[4]。个别看似病情轻微的病人表现类似卒中发作样病情变化，这种急剧的病情恶化只有 12% 由于 DTICH 引起[6]。

导致 DTICH 形成的因素包括：全身或局部凝血功能障碍、出血进入脑组织坏死软化区和微小出血灶的融合[7]。治疗同上文“外伤性脑内出血”。

文献中报告 DTICH 一般预后较差，死亡率在 50%～75%[7]。

55.3 硬膜外血肿

55

55.3.1 概述

硬膜外血肿（EDH）的发生率：占入院脑外伤病人的 1%，约是硬膜下血肿的一半，男女比例 4：1，通常好发于年轻成人，2 岁以下和 60 岁以上者少见，可能是由于该组病人硬膜和颅骨内板粘连更紧密。

形成机制是由于颞顶颅骨骨折使位于翼点附近骨沟内的脑膜中动脉破裂出血，使硬膜和颅骨内板分离。也可能先发生硬膜和颅骨内板分离，然后出血聚集在所形成的间隙内。

出血来源：85% 是动脉出血，脑膜中动脉破裂是中颅凹底硬膜外血肿最常见的出血来源；其他病例许多是由于脑膜中静脉或硬膜静脉窦破裂出血。

70% 硬膜外血肿发生于一侧大脑半球凸面并以翼点为中心，其他位于额部、枕部和颅后窝，分别各占 5%～10%。

55.3.2 临床表现

教科书所描述的典型表现只占 10%～27%[8]，包括：

- 外伤后短暂意识丧失。
- 清醒后数小时的“中间清醒期”。
- 随后出现反应迟钝、对侧偏瘫、同侧瞳孔散大。

病情的恶化过程一般只需几个小时，但有时也可长达几天，几周以上者很少。较长的中间清醒期发生的可能是静脉出血。

其他表现：头痛、呕吐、癫痫（可能是单侧性）、一侧腱反射亢进和 Babinski 征阳性。心动过速一般是晚期表现。婴幼儿病人入院后血红蛋白降低 10% 以上者要考虑到硬膜外血肿的可能。

对侧偏瘫不一定出现，尤其是血肿没有位于半球外侧面时。由于血肿占位效应脑干受压移位，使对侧大脑脚压迫于小脑幕切迹，产生血肿同侧的偏瘫，这一表现称为“Kernohan 现象”[9]，是一种假性定位体征。

60% 的硬膜外血肿出现一侧瞳孔散大，其中 85% 为血肿同侧。

没有原发性昏迷者占 60%，20% 没有中间清醒期。注意：中间清醒期也可以见于其他情况，如硬膜下血肿。

55.3.3 鉴别诊断

- 硬膜下血肿。
- 包括 Dendy-Brown 描述的一种外伤后病症：中间清醒期后出现心动过速、短暂的不安和呕吐，没有颅内压增高和占位病变。儿童尤其容易出现头痛、昏睡和精神混乱。发病机制：一种迷走神经晕厥，须行 CT 以与硬膜外血肿鉴别。

55.3.4 辅助检查

头颅 X 线片

40% 硬膜外血肿不能发现颅骨骨折，此类病人年龄几乎都在 30 岁以下。

CT 扫描

84% 具有典型的 CT 表现：骨板下双凸透镜形高密度影（图 55-1）。11% 表现为骨板侧呈球面外凸形，而大脑侧平直；5% 表现类似于硬膜下血肿的新月形[10]。硬膜外血肿一般密度均匀，边界清楚，密度高（血液未稀释），紧邻颅骨内板，一般局限于颅盖骨下较小的范围。占位效应常见。偶见血肿与脑组织等密度，必须增强扫描才能显示[10]。超急性期硬膜外血肿是斑点状密度[11]。

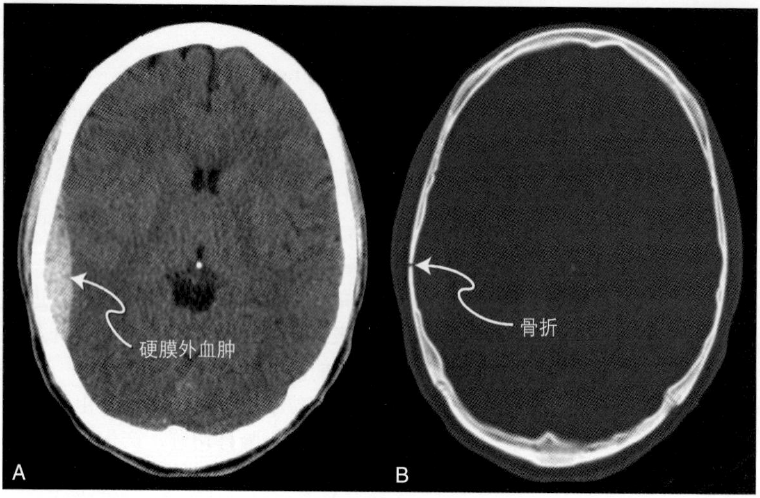

图 55–1 右侧硬膜外血肿
硬膜外血肿 (EDH) 在颅骨附近呈双凸形 (透镜状) 高密度
注意骨窗下的颅骨骨折
轴位 CT 扫描。A. 脑窗；B. 骨窗

55.3.5 硬膜外血肿的死亡率

总体死亡率为 20%～55%，老年病人死亡率更高。在几小时内得到及时诊断和处理的病人死亡率为 5%～10%，而应用 CT 以来的报告为 12%[12]。无中间清醒期比有中间清醒期的病人死亡率高 1 倍。术前出现双侧病理征或去脑强直者预后差。死亡一般是由于颞叶钩回疝损伤中脑导致呼吸抑制。

55

20% 由 CT 诊断的硬膜外血肿在手术中或尸检时发现伴随急性硬膜下血肿，两种损伤并存时死亡率更高，达 25%～90%。

55.3.6 硬膜外血肿的治疗

保守治疗

CT 可以发现很小的硬膜外血肿并可进行动态观察。但是，多数情况下硬膜外血肿需要手术治疗（见下文）。

非手术治疗的适应证：

亚急性或慢性的小血肿 (最大厚度≤1cm)，神经系统症状体征轻微 (如轻度嗜睡、头痛)，没有脑疝的征象。虽然也有颅后窝硬膜外血肿保守治疗成功的报告，但有较大风险，建议手术治疗。

50% 的病人在 5～16 天血肿有暂时的轻度扩大，而且当有脑疝征象时有些病人需要急诊行开颅手术[14]。

处理措施

必需的处理包括：收入院，密切观察（最好在监护病房）。可选择应用的措施：应用数天类固醇激素，然后逐渐减量。复查 CT：临床情况稳定于一周复查；如果病人无症状，则 1～3 个月再次复查。如果出现局部占位效应、脑疝征象（意识障碍、瞳孔改变、偏瘫等）或呼吸循环异常，立即急诊手术。

临床指南：硬膜外血肿的手术治疗

手术的适应证

Ⅲ 级推荐[15]：

1. 硬膜外血肿体积 >30cm^3，无论 GCS 评分为多少都应手术。
2. 硬膜外血肿如果有以下的任何一点都可以保守治疗和观察：
   1) 体积 <30cm^3。
   2) 厚度 <15mm。
   3) 中线移位 <5mm。
   4) GCS>8 分。
   5) 没有局部神经功能缺陷。

注意凸透镜的体积 = (1.6～2) × r^{2}t = (0.4～0.5) × d^{2}t，在椭圆体约为 (A × B × T)/2，即血肿的高度与前后径以及厚度 T 乘积的一半。对于体积 <30ml，厚度 1.5cm 的硬膜外血肿，直径（非半径）应该 <6.3～7.0cm。对于体积 <30ml，厚度 1cm 的硬膜外血肿体积，其直径 <7.7～8.6cm。

手术时机

Ⅲ 级推荐[15]：强烈推荐急性硬膜外血肿、GCS<9 分和双瞳不等大的病人进行手术治疗。

手术筹备：急性硬膜外血肿 / 硬膜下血肿的开颅手术

同时参见免责声明（见凡例）。

1. 体位：根据血肿的位置，通常仰卧位。
2. 输血：血型和监测（严重硬膜下血肿输入 2U RBC）。
3. 术后：ICU。
4. 一般处理（并非所有病人都一样）：
   1) 手术：开颅清除血块，严格止血，放置颅内压监护装置。
   2) 其他选择：保守治疗。
   3) 并发症：（通常为开颅并发症）术后出血（尤其是服用抗凝药物、抗血小板药物或有既往出血史的病人）可能需要再次手术，可能造成永久性脑损伤、脑积水。

手术治疗

儿童硬膜外血肿的风险较成人更大，原因是儿童颅内空间较成人小。儿童手术的指征可以放宽。

手术治疗的目标

除非病人在急诊室发生脑疝，否则手术应该在手术室内进行。

1. 清除血凝块：降低颅内压，解除局部的占位效应。
2. 止血：止住软组织出血（硬膜的静脉和动脉）；用骨蜡封固板障内的出血血管（如脑膜中动脉主干）。也需要大范围的暴露。
3. 防止血肿复发：（有些出血可能会再出现，硬膜进而从内板分离）硬膜悬吊。

55.3.7 硬膜外血肿的特殊情况

迟发性硬膜外血肿（DEDH）

定义：首次 CT 检查未见硬膜外血肿，随后复查发现的硬膜外血肿。占所有硬膜外血肿的 9%～10%[16, 17]。

理论上，DEDH 的危险因素如下（注意：这些因素可能在首次 CT 检查阴性并收入院治疗之后出现）：

1. 药物（如渗透性利尿）和（或）手术（如清除对侧血肿）治疗降低颅内压，减少了压塞效应。
2. 迅速纠正休克：血流动力学的恢复可能引起 DEDH[18]。
3. 凝血功能障碍。

病人如果有严重头部损伤和相关全身损伤，可能会出现 DEDH，需要留院观察。DEDH 发生于轻型颅脑损伤（GCS>12）的报道较少[19]。DEDH 的一个常见特点是伴随颅骨骨折[19]。

55

诊断要点：很大程度上依赖医师的警惕性，不要忽视首次术前 CT 检查正常的病人。文献报告 7 例病人中 6 例在血肿扩大时病情缓解或保持稳定，但大多最终病情恶化。5 例颅内压监测中 1 例无颅内压先兆增高。DEDH 可能在颅脑损伤手术治疗后出现，有报道手术清除一个部位的硬膜外血肿后 24 小时内 7 例病人中 5 例发生另一个部位的血肿。7 例迟发性硬膜外血肿病人中 6 例在血肿区有颅骨骨折[17]，另一报道 3 例病人均未见骨折[18]。

颅后窝硬膜外血肿

占硬膜外血肿的 5% 左右[20, 21]。20 岁以内的病人更多见。虽然多达 84% 伴有枕骨骨折，儿童枕骨骨折只有约 3% 发生颅后窝硬膜外血肿。经常不能找到出血来源，但硬膜静脉窦撕裂的发生率也很高。多数缺乏或只有轻微的小脑体征。有症状者建议手术清除。总体死亡率约为 26%，伴随其他颅脑损伤死亡率增高。

55.4 急性硬膜下血肿

55.4.1 概述

急性硬膜下血肿（ASDH）原发性损伤（相对继发性损伤而言，见章节 51.1.2）的程度通常明显重于硬膜外血肿，因而使得此类损伤更致命。一般伴随血肿部位下脑组织的损伤，这在硬膜外血肿是不常见的。症状可由于脑实质的损伤和可能出现的脑水肿，以及其下脑组织受压、中线移位[22, 23]引起。

外伤性 ASDH 的两个主要原因：

1. 出血在脑实质裂伤周围聚集，一般位于额叶和颞叶。血肿下通常有严重的原发性脑损伤。病人一般无中间清醒期，局灶体征常出现较晚，不及硬膜外血肿明显。
2. 大脑加速－减速暴力运动时脑表面血管或桥静脉撕裂。这一类型原发性脑损伤可能比较轻，有时出现中间清醒期，然后病情恶化。

ASDH 也可见于应用抗凝治疗的病人[24, 25]，一般有外伤史（可以比较轻微），有时可无外伤史。接受抗凝治疗使男性 ASDH 的风险增高 7 倍，女性增高 26 倍[24]。

55.4.2 ASDH 的 CT 检查

颅骨内板下新月形高密度影，脑水肿常见。

位置：

- 通常位于凸面。
- 两半球间。
- 小脑幕上分层。
- 跨颅窝。

CT 表现的动态变化（表 55-1）：约 2 周以后血肿变为等密度，只能见到脑沟消失和中线移位的征象，血肿为双侧时可无中线移位；随后，血肿影低于脑组织密度（见章节 55.5“慢性硬膜下血肿”）。外伤后约 4 天血

表 55-1 急性硬膜下血肿 CT 密度的动态变化

类型	时间窗	CT 密度
急性	1～3 天	高密度
亚急性	4 天至 2～3 周	约等密度
慢性	一般 >3 周和 <3～4 月	低密度（接近脑脊液密度）
	1～2 个月以后	可能形成透镜形（类似硬膜外血肿）密度高于脑脊液，低于血液

肿周围开始形成包膜[26]。

与硬膜外血肿的区别：硬膜下血肿范围更弥散，血肿影欠均匀，脑组织面为凹陷形，因混有脑脊液而密度较低。

55.4.3 治疗

手术适应证

手术适应证见“临床指南：ASDH 的手术治疗”。其他需要考虑的因素有：

1. 病人使用抗凝药物或抗血小板药物：如果病人神经功能好，可在手术前先去除这些药物的效应（增加手术的安全性）。
2. 血肿的定位：一般位于大脑凸面的 SDH 危险性低于同等体积的颞/顶叶。
3. 病人的基础状态，DNR 状态等。
4. 尽管指南推荐在某些情况下对血肿厚度 <1cm 的 SDH 进行手术，血肿更小且有中线移位只是属于很少一部分。

临床指南：ASDH 的手术治疗

手术适应证

Ⅲ级推荐[27]：

1. ASDH 厚度 >10mm 或中线移位（MLS）>5mm 需要手术治疗，无论 GCS 多少分。
2. ASDH 厚度 <10mm 且 MLS<5mm 在下列情况下需要手术：
   1）GCS 在受伤后到入院时下降 2 分。
   2）和（或）瞳孔不对称、固定、扩大。
   3）和（或）颅内压 >20mmHg。
3. ASDH 病人 GCS<9 分者需要监测颅内压。

手术时机

Ⅲ级推荐[27]：符合手术标准的 ASDH。

手术方法

Ⅲ级推荐[27]：符合手术标准的 ASDH 应该通过开颅手术进行清除并修补硬膜（厚的血肿通常需要大骨瓣开颅寻找出血点）。

55

手术时机

ASDH 的手术时机仍存在争议。但是普遍认为，ASDH 如果出现，需要马上手术。

“4 小时法则”

来自 1981 年的一项 82 例 ASDH 的研究[28]，目前已被普遍接受：

1. 伤后 4 小时以内手术治疗的死亡率为 30%，而 4 小时以上者达 90%。

2. 功能生存率［格拉斯哥预后评分（GOS）≥4，见表 85-5］：4 小时以内手术者可达 65%。
3. 该组研究与预后有关的其他因素：
    1) 术后颅内压：79% 功能生存的病人术后颅内压不超过 20mmHg，而死亡者只有 30% 颅内压低于 20mmHg。
    2) 首次神经系统检查的状况。
    3) 年龄不是影响预后的因素（ASDH 比硬膜外血肿更好发于年龄较大的病人）。

但是，一项近期的 101 例 ASDH 报告表明，延误至 4 小时以上手术死亡率从 59% 增高至 69%，功能生存率（GOS ≤4，见表 85-5）从 26% 降低到 16%，有差异但没有统计学意义[29]。

手术筹备：ASDH

ASDH 的手术方法参见急性硬膜外血肿（见章节 55.3.6）。

手术技巧

实际出血点在术中一般无法发现。术者可以首先在硬膜上切一小口，清除部分血肿，然后在脑肿胀可控的情况下再逐步扩大。

55.4.4 ASDH 的死亡率和致残率

死亡率：50%～90%，相当一部分死亡是由于血肿下方的脑损伤，而不是硬膜下血肿本身。

传统上认为老年病人死亡率高（60%）。抗凝治疗的病人死亡率 90%～100%[25]。

一项 101 例 ASDH 报告表明，功能恢复 19%[29]。术后出现癫痫率为 9%，但是和预后无关。以下因素会影响预后：

- 损伤机制：摩托车事故预后最差，不戴头盔者死亡率为 100%，戴头盔者为 33%。
- 年龄：65 岁以上的病人组中，预后与年龄相关，本组中死亡率为 82%，功能恢复者占 5%（其他组中有类似的结果[3]）。
- 入院神经状况：入院 GCS 评分与病人的死亡率与存活率比相关，见表 55-2。
- 术后颅内压：颅内压峰值 <20mmHg 者有 40% 的死亡率，颅内压 >45mmHg 的没有病人存活。

所有上述因素中只有手术时间和术后颅内压可以通过神经外科医师的努力加以改善。

表 55-2 ASDH 的预后与入院 GCS 评分的关系

GCS 评分	死亡率	功能生存率
3	90%	5%
4	76%	10%
5	62%	18%
6 和 7	51%	44%

55.4.5 ASDH 的特殊情况

大脑半球间硬膜下血肿

概述

SDH 可在大脑半球间沿大脑镰分布。

可能发生于儿童[31]，与儿童暴力有关[32]。

在成年人中，造成大脑半球间硬膜下血肿的原因有：

- 79%～91% 是头部外伤[33]。
- 约 12% 有动脉瘤破裂。
- 胼胝体部位的手术。
- 很少自发[34]。

发生率未知。自发者应该怀疑是否有动脉瘤。偶尔为双侧，有时是迟发的。

大多数人病人无症状，或者表现为“大脑镰综合征”，即偏瘫或局灶癫痫。其他表现：步态不稳、痴呆、语言功能障碍、动眼神经麻痹。

治疗

有争议。小的无症状的病例建议保守治疗。对于进行性恶化的病例考虑手术。手术入路可以通过矢状窦旁开颅。× 手术可能会造成严重后果，主要原因是静脉性梗死或者发现上矢状窦损伤。

预后

报道死亡率：25%～42%。意识障碍者死亡率更高。死亡率实际上比所有颅脑损伤病人的死亡率低。死亡率明显的低于其他部位 SDH。

迟发急性硬膜下血肿（DASDH）

DASDH 的重要性不及迟发硬膜外和脑内血肿。占手术治疗 ASDH 的 0.5% 左右[7]。

定义：首次 CT 或 MRI 检查时未出现而随后复查发现的 ASDH。治疗的适应证与 ASDH 相同。血肿较小、神经功能稳定和内科治疗可控制颅内压者可以保守治疗。

婴儿 ASDH

概述

经常被视作 SDH 的一种特殊情况。一般指婴儿轻微外伤后出现的 ASDH，不伴原发昏迷或脑挫裂伤[35]，可能由于桥静脉破裂引起。最常见的受伤是坐位或站立时向后跌倒。伤后常立即哭闹，然后一般在几分钟至 1 小时之内出现癫痫大发作。患儿年龄一般在 2 岁以内，6~12 个月开始学步的年龄最多见[36]。

血肿凝块很少是纯粹的血液，经常混有脑脊液。75% 为双侧或伴对侧硬膜下积液。有人推测可能是急性出血进入原已存在的积液内[36]。

伴有颅骨骨折少见。文献报告，全部 26 例病人均伴视网膜和视网膜前出血[35]。

治疗

根据临床状况和血肿的大小。症状轻微（呕吐，烦躁，无意识障碍和肢体运动障碍）、血肿液化者可以经皮硬膜下穿刺，根据需要反复抽吸。慢性不愈者可以考虑硬膜下腹腔分流术。

症状明显，CT 示血肿密度高的病例需要开颅手术治疗。类似成人慢性硬膜下血肿形成包膜者并不少见[36]。注意：此类病人术中易发生低血容量性休克。

预后

文献报告死亡率和致残率为 8%[35]，预后明显好于所有年龄组的 ASDH，可能是由于婴儿急性硬膜下血肿不伴有脑挫裂伤。

55.5 慢性硬膜下血肿

55.5.1 概述

Virchow[37] 在 1857 年最初称慢性硬膜下血肿为“出血性硬膜炎”。一般发生于中老年人，平均年龄约 63 岁（婴儿硬膜下积液例外，见章节 55.8.2）。能够询问出头部外伤史者不足 50%，有时外伤非常轻微。其他危险因素：酗酒、癫痫、脑脊液分流、凝血机能障碍（包括抗凝药物治疗[25]）以及病人易于跌倒（如既往脑血管病偏瘫）。20%~25% 的血肿为双侧[38, 39]。

老年病人由于脑组织重量减少，硬膜下间隙增多，因此血肿厚度常更大[40]。

典型的慢性硬膜下血肿为“酱油色”陈旧不凝血[41]。如果硬膜下聚集的液体为无色透明的脑脊液，则称为“硬膜下水瘤”（见章节 55.7)。

55.5.2 病理生理

很多慢性硬膜下血肿很可能起源于急性出血，随后积血演化为炎症反

55

应。几天之后，纤维母细胞侵入血肿凝块，在脏层和壁层形成包膜。随后伴有新生毛细血管的生长，纤维蛋白酶解和血肿块的液化。纤维蛋白降解产物与新的血凝块再结合并抑制凝血。慢性硬膜下血肿的病理过程取决于两个方面的平衡：一方面是血浆的渗出和（或）新生包膜的再出血；另一方面是液化血肿的再吸收[42，43]。

55.5.3 临床表现

病人可以表现轻微头痛、精神混乱、语言障碍或暂时性脑缺血发作(TIA)样症状(见章节88.4)。也可能发生不同程度的昏迷、偏瘫或癫痫(局灶性或较少出现大发作)。一般单纯根据临床表现不易诊断，须依赖影像学。文献报告有临床分级标准，但应用不广泛。

55.5.4 治疗

规范化治疗

1. 预防癫痫：有些人主张应用。给予静脉应用负荷剂量苯妥英钠（17mg/kg 缓慢静推），以后每 8 小时予 100mg 维持。如果 1 周左右没有癫痫发作则可以停药。不管是否预防应用抗癫痫药，如果后期出现癫痫则需要长期用药。有些人认为抗癫痫药的副作用与癫痫的发生率相当，因此不主张预防性用药。
2. 纠正凝血机能障碍。
3. 手术清除血肿的适应证：
   1) 有症状者：局灶功能障碍，精神状态改变等。
   2) 血肿最大厚度超过 1cm。
   3) CT 或者 MRI 平扫血肿进展性增大。

手术筹备：慢性硬膜下血肿开颅术

同时参见免责声明（见凡例）。
1. 体位：通常为仰卧位，马蹄形头架固定。
2. 术后：ICU。
3. 一般操作：
   1) 操作：清除血凝块，止血，放置引流，术后进一步引流。
   2) 或者：保守治疗。
   3) 并发症：（通常为开颅并发症）术后出血（尤其是服用抗凝药物、抗血小板药物或有既往出血史的病人）可能需要再次手术，可能造成永久性脑损伤、脑积水。

手术方法选择

对于治疗慢性硬膜下血肿最佳的手术方案没有一致意见，详细方法如下：

1. 钻 2 个骨孔，用温盐水反复冲洗直至流出的冲洗液清亮。
2. 钻 1 个较大骨孔，冲洗并吸出（见下文）。
3. 钻 1 个骨孔，硬膜下置管，引流 24~48 小时，引出液不多时拔除。
4. 骨锥钻颅术：见下文（无硬膜下引流，血肿复发率高于钻孔术）。
5. 开颅硬膜下包膜切除术：适合上述方法处理后反复复发的病例，可能是由于从包膜渗出导致复发，这时开颅手术不失为一安全有效的手段[44]。不要试图切除深部粘连于脑组织表面的脏层包膜。

术中清除血肿后，为减少液体的存留和防止血肿复发，可采用以下措施：

1. 留置硬膜下引流管：见下文。
2. 颞肌下扩大钻孔骨窗。
3. 病人保持平卧，头部与床平面相等（可以用枕头），术后轻度增高病人的水负荷 24~48 小时（或拔除引流管后 24~48 小时），有助于使脑组织膨胀，排出残存的硬膜下液体。使病人术后立即坐起 30°~40° 会增加复发的风险（保持平卧者 2.3%，坐起来者 19%），但一般都不需要再次手术[45]。
4. 有人主张对脑组织膨胀不良的病人进行脊髓蛛网膜下隙液体灌注，但是这种方法可能出现并发症[46]。

骨锥钻颅术

一般认为此方法使脑组织缓慢减压，避免了其他方法压力解除过快而出现的并发症，如脑内出血。另外，这个方法较简便，可以在床旁局部麻醉下进行。

在皮肤上切 0.5cm 的切口，然后与颅骨成 45 度角钻孔。如果硬膜没有穿透，可以使用 18Ga 的腰穿针刺破硬膜。将脑室穿刺管插入硬膜下间隙，接常规脑室引流袋低于穿刺点 20cm 引流[48-49]（见下文“硬膜下引流”）。病人平卧（见上文）。复查 CT 了解引流是否充分。至少 20% 以上的积血引出或病人体征好转（发生于 1~7 天，平均 2.1 天），可以拔管。

一些管含有低压引流阀，为了防止气体或者液体逆流。

慢性硬膜下血肿钻孔术

为防止血肿复发，不主张单纯钻孔（较小而且不放置硬膜下引流）。应该于颞下扩大骨窗至直径 2.5cm 以上，电烧硬膜和血肿包膜使之回缩到骨窗范围之外，但不要试图分离这两层膜以防继续出血。该方法使液体持续引流至颞肌并吸收。可于骨窗覆盖明胶海绵以防新鲜血液渗入。

硬膜下引流

硬膜下引流可使再次手术的概率由 19% 下降到 10%[50]。建议采用闭合引流系统。应用脑室内穿刺管可能会遇到引流欠通畅的问题，一方面是由于引流管较细，另一方面是由于侧孔都位于管的尖端，这种设计本来是为了引流脑脊液时防止脉络丛包裹。但有时使用这一方法的目的之一是缓慢引流。引流袋的位置保持在头部以下 50～80cm[49, 51]。另外可以使用小的 Jachson-Pratt 引流系统，引流泵球有“指压”控制和单向活瓣，利于引流（但是，过度按压操作有过度引流的风险）。

术后病人平卧（见上文），预防性应用抗生素 24～48 小时直至拔除引流管，然后可以逐渐抬高头位。拔管之前或之后短期之内复查 CT，以在病情恶化时作为对照。

有通过硬膜下引流使用尿激酶治疗血凝块重聚集的病例报道[52]。

55.5.5 预后

概述

积液 / 血肿液排出约 20% 以后，硬膜下的压力降低至接近 0，这时临床症状将出现好转[50]。

硬膜下压力高的病人比压力低者脑组织膨胀和临床症状的缓解更快[52]。

治疗后 CT 检查常见有硬膜下液体残留，但临床症状的好转并不一定有 CT 上积液的完全消失。术后第 10 天 CT 可见液体残留者占 78%，40 天以后占 15%[52]，完全吸收有可能需要长达 6 个月。建议不要处理术后的积液残留，尤其是在 20 天以内，除非 CT 所见病变扩大和病人症状不恢复或恶化。

114 例病人行骨锥钻颅术脑室引流管硬膜下引流，单次治疗成功占 76%，单次或 2 次治疗成功占 90%[48]。上述结果略好于单纯骨锥钻颅术抽吸而不放置引流管。

手术治疗的并发症

虽然上述方法一般治疗结果良好，但也可能出现严重的并发症：

1. 癫痫：包括难以控制的癫痫持续状态 .
2. 脑内出血：发生率为 0.7%～5%[54]，严重影响预后，1/3 病人死亡，另有 1/3 重残。
3. 脑组织膨胀不良和（或）硬膜下积血 / 积液复发。
4. 张力性气颅。
5. 硬膜下积脓：也可见于未手术治疗的硬膜下积液 / 血肿[55]。

60% 的 75 岁以上病人脑组织迅速减压后立即出现血肿下脑皮层充血，可能与脑内出血和癫痫并发症有关[54]，75 岁以下病人无这一现象发生。所有并发症均更容易发生于老龄和体弱病人。

慢性硬膜下血肿手术治疗的总体死亡率为 0～8%[54]。文献报告 104 例主要应用骨锥钻颅术治疗[56]，死亡率约为 4%，均发生于 60 岁以上病人，并且均死于伴随疾病。另一大宗报告死亡率为 0.5%[57]。引流术后神经系统功能恶化者占约 4%[55]。

55.6 自发性硬膜下血肿

55.6.1 概述

偶见无明显外伤史的病人出现头痛，伴或不伴恶心、呕吐、癫痫、嗜睡、局灶体征如对侧偏瘫等[58]，CT 或 MRI 检查发现急性、亚急性或慢性的硬膜下血肿。经常表现突然发病[58]。

55.6.2 危险因素

文献报告回顾总结了 21 例病人，分析危险因素如下[59]：

1. 高血压：7 例。
2. 血管异常：动静脉畸形，动脉瘤[60]。
3. 肿瘤。
4. 感染：包括脑膜炎和结核。
5. 药物滥用：酒精，可卡因[61]。
6. 维生素缺乏：尤其是维生素 C 缺乏[37]。
7. 凝血功能障碍：
   1) 医源性抗凝药物治疗。
   2) 银杏（GB）提取物：EGb761 和 LI1379。含有银杏苦内酯（尤其是 B 型），是血小板激活因子的抑制剂[62]，也可以扩张血管和降低血液流速。曾有案例报道显示出血与使用 GB 有关[63]，尤其是长期大剂量摄入时。然而，对于 7 天后 29 项参数的研究未得到一致的结论[64]（某些病例报道中出血时间轻度延长[63, 65]）。一些个体可能更容易受到其他因素的影响，而目前尚无与其他因素相互作用的研究（例如酒精，阿司匹林等）[66]。
   3) XIII 凝血因子缺陷[67, 68]：儿童：可能有出生时脐带流血的病史。凝血参数里 XIII 的检查可能是正常的或轻度升高的。
8. 看似无关的损伤：如弯腰或颅脑间接损伤（如颈椎过度屈伸损伤，挥鞭样损伤）。
9. 颅内低压：自发性，继发于硬膜外麻醉，腰穿或者 VP 分流术[69, 70]。

55.6.3 病因

21 例病人中 14 例可明确出血位置，主要为侧裂区大脑中动脉到皮层的分支的动脉性出血[59]。

自发性硬膜下血肿出血机制可能是由于头部突然移动或者没注意的颅脑外伤，导致以下血管破裂[71, 72]：

1. 从皮层动脉垂直发出的分支。
2. 连接硬膜和皮层的小动脉。

3. 皮层动脉和硬膜间的粘连。

55.6.4 治疗

对于创伤性SDH。如果有症状或厚度>1cm，治疗选择手术清除。对于亚急性或慢性血肿，通过钻孔一般可以达到治疗目的（见上文）。对ASDH，需要开颅手术，应该暴露侧裂来寻找出血点。曾有报道可以手术修复动脉壁。

55.7 外伤性硬膜下水瘤

55.7.1 概述

水瘤（hygroma）来自希腊语中“hygros”一词，是“湿”的意思，也称为“硬膜下积液”。过多的液体在硬膜下间隙内聚集，积液可为清亮、血性或黄变，积液压力可高低不等，几乎均与颅脑损伤有关，尤其是酒后跌伤或打伤[72]。39%伴有颅骨骨折。与慢性硬膜下血肿的区别在于：后者一般与血肿下的脑组织挫伤有关，含有深色血凝块或“酱油”样血肿液，在硬膜的内侧面可以有包膜形成（硬膜下水瘤无包膜）。

“单纯性水瘤”指没有明显的其他伴随情况。“复杂性水瘤”指伴随明显的硬膜下、硬膜外或脑内血肿。

55.7.2 病理机制

水瘤的形成可能是由于蛛网膜撕裂导致脑脊液流入硬膜下间隙。蛛网膜撕裂最常见的部位是侧裂或视交叉池。另外一个可能的机制是脑膜炎后的渗出，尤其是流感性脑膜炎。

55

水瘤可能具有较高的压力。可能由于活瓣机制的作用，水瘤可以逐渐扩大并产生占位效应。单纯性水瘤19%表现有脑萎缩。

55.7.3 临床表现

表55-3示硬膜下水瘤的临床所见，许多无局灶症状和体征。复杂性水瘤一般发病更急骤，需要立即处理。

55.7.4 影像学表现

在CT中水瘤的密度和脑脊液是相似的。

MRI中水流的密度和脑脊液有明显区别。

55.7.5 治疗

无症状的硬膜下水瘤不需要治疗。单纯钻孔引流后常有复发的情况。

表 55-3　外伤性硬膜下水瘤的主要临床特点[72]

水瘤的类型	单纯性	复杂性	总计
病人例数	66	14	80
自主睁眼	74%	57%	71%
定向障碍或昏迷	65%	57%	64%
精神异常、无局灶体征	52%	50%	51%
稳定的功能缺损或迟发病情恶化	42%	7%	36%
癫痫（一般为大发作）	36%	43%	38%
轻偏瘫	32%	21%	30%
颈项强直	26%	14%	24%
瞳孔不等大（对光反射存在）	15%	7%	14%
头痛	14%	14%	14%
神志清楚（无精神改变）	8%	0	6%
偏瘫	6%	14%	8%
昏睡（只对疼痛刺激有反应）	3%	43%	10%

许多医师术后保留硬膜下引流 24～48 小时。复发者可行开颅手术明确脑脊液的漏出点（可能很困难）或行硬膜下－腹腔分流术。

55.7.6　预后

预后主要决定于伴随的损伤而不是水瘤本身。

9 例伴硬膜下血肿的复杂性水瘤中有 5 例死亡。单纯性水瘤病残率为 20%，其中无局灶症状只有精神神志改变者病残率为 12%，有轻偏瘫或偏瘫者病残率为 32%。

55.8　儿童脑外积液

55.8.1　鉴别诊断

1. 婴儿良性硬膜下积液（见下文）。
2. 慢性、有症状的脑外积液或渗出（见下文）。
3. 脑萎缩：积液无黄变和蛋白含量增高。
4. “外周性脑积水”：脑室常扩大，积液为脑脊液（见章节 24.8）
5. 扩大的蛛网膜下隙和纵裂的正常变异。
6. 急性硬膜下血肿：新鲜出血 CT 上为高密度，红细胞含量较低的儿童积液有时表现为低密度，一般为单侧（上述其他情况一般为双侧）。可由产伤导致，典型表现为癫痫、面色苍白、囟门张力高、呼吸功能差、低血压和视网膜出血。

7. “颅－脑比例失衡”[74]：脑外间隙增宽达 1.5cm 厚，并充斥脑脊液样液体（也可能就是脑脊液），脑室大小在正常的上限，脑沟深，纵裂增宽，颅内压正常。病人生长发育正常。可能与婴儿良性脑外积液相同（见下文）。在出生后前几个月难以确定这一诊断。

55.8.2 婴幼儿良性硬膜下积液

概述

婴幼儿良性硬膜下积液（或渗出）[75, 76] 严格来讲应该称为“婴儿良性脑外积液”，因为明确区分积液是位于硬膜下还是在蛛网膜下是很困难的[77]。CT 表现为额叶表面的低密度，也可见纵裂间隙、脑沟[78] 和侧裂的扩张。脑室一般正常或轻度扩大，无室旁水肿。脑体积正常。双侧额部区透光试验增强。积液一般黄色清亮（黄变），蛋白含量增高。发病原因尚不清楚，有些病例可能由于产前损伤引起。足月婴儿比早产儿更常见。须与“外周性脑积水”鉴别（见章节 24.8）。

临床表现

出现症状的平均年龄约为 4 个月[77]。

可表现为颅内压增高（前囟扩大和张力增高，头围增大加快）。生长发育延迟一般是由于头颅过大、前额隆起、易激惹使头部的活动受影响所致（生长发育迟缓但不伴头颅增大与“良性硬膜下积液”不符[77]）。其他症状如癫痫（可为局灶性）则提示为有症状性的积液（见下文）。积液体积大而无头颅扩大者提示存在脑萎缩。

治疗

多数病例可以逐渐自发吸收，一般在 8～9 个月之内。单纯穿刺有诊断意义（鉴别脑萎缩并除外感染性病变），同时也有加速积液消失的作用。每隔 3～6 个月应复查体检并测量头围。头颅的生长一般约在 1～2 岁时平行或接近正常曲线，30～36 个月时头围接近正常。生长发育也随着头围的正常而逐渐正常。

55.8.3 儿童有症状的慢性脑外积液

概述

此病分为血肿（慢性硬膜下血肿）、渗出和水瘤几种情况。由于影像表现和治疗相似，Litofsky 等建议将其统称为“脑外积液”[79]。与“良性”硬膜下积液的区别仅在于临床表现的程度。

病因

以下发病因素引自一 103 例报告[79]：

1. 36% 被认为是外伤的结果（22 例为儿童虐待受害者）。

2. 22% 为细菌性脑膜炎后。

3. 19 例为分流管置入或调整术后（见章节 25.6.8）。

4. 原因不明 17 例。

其他原因[74]：

1. 肿瘤：脑内或脑外。

2. 窒息后缺氧性脑损害和脑萎缩。

3. 凝血功能障碍：维生素 K 缺乏等。

症状和体征

症状包括：癫痫（26%）、头颅增大（22%）、呕吐（20%）、易激惹（13%）、嗜睡（13%）、头痛（较大儿童）、进食差、呼吸抑制等。

体征包括：前囟饱满（30%）、头颅增大（25%）、发热（17%）、嗜睡（13%）、轻偏瘫（12%）、视网膜出血、昏迷、视盘水肿、生长发育延迟等。

诊断

一般 CT/MRI 表现为脑室受压、脑沟裂不清，此点不同于良性硬膜下积液。“皮层静脉征”有助于鉴别为“外周性脑积水”（见章节 24.8）。

治疗

治疗措施包括：

1. 观察：随诊动态检查头围、超声和 CT/MRI。

2. 反复经皮硬膜下穿刺：有些病人穿刺多达 16 次[79]，某些研究显示效果较好，但另一些则认为效果差[80, 81]。

3. 钻孔引流：可能行较长时间的外引流。颅－脑比例明显失衡者单纯钻孔效果不佳，因为脑组织难以膨起闭塞脑外的积液间隙。

4. 硬膜下－腹腔分流术：即使是双侧积液，行单侧分流手术也可达到良好的治疗目的[79,82,83]（不需要研究两侧之间是否存在交通[79,84]）。应采用超低压分流系统。一般在术后 2～3 个月拔除分流管（积液间隙闭塞），以防硬膜和蛛网膜发生矿物质沉积而引起癫痫。在这个时期内分流管易于拔除，如果时间更晚则可能出现一定的困难[84]。

其他治疗建议：

至少行一次经皮穿刺以除外感染。

许多作者建议对无症状或只有头颅增大和生长发育延迟的病人只进行观察。

55.9 创伤性颅后窝占位

55.9.1 概述

少于 3% 的头部损伤累及颅后窝[86]。硬膜外血肿占大多数（见章节 55.3）。其他病变（硬膜下血肿、脑内血肿[87]）占少部分。治疗方案见“临床指南：创伤性颅后窝病变的手术治疗”。任何上述病变都可能导致脑积水[86]。典型的表现是压迫和移位第四脑室或其出口。在脑积水形成之前，这些血肿可能不会造成颅内压升高。

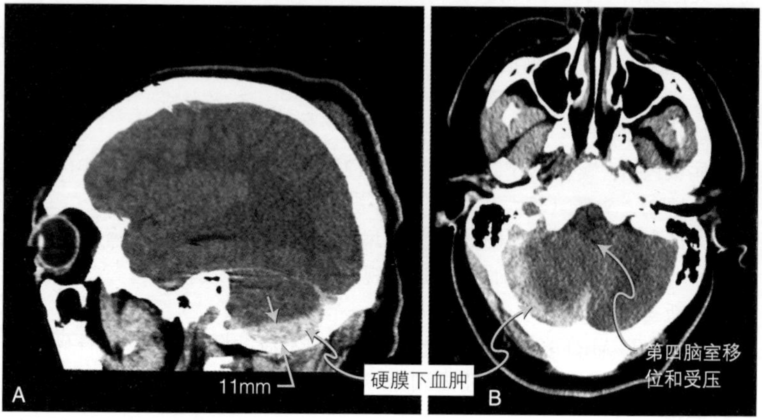

图 55-2 右侧颅后窝硬膜下血肿

A. 右侧小脑半球矢状位 CT；B. 轴位 CT

55.9.2 颅后窝血肿

少见（占创伤性颅脑损伤比例不到 3%[88]）。

根据病例报告和回顾性分析，预后较差（63% 预后不良[88]）。

55.9.3 临床指南

临床指南：创伤性颅后窝病变的手术治疗

手术指征

Ⅲ 级推荐[89]：

有症状或 CT 上有占位效应应该行手术治疗。注意：CT 占位效应定义：第四脑室移位、受压或者闭塞；基底池受压或者消失（见章节 58.5.2）；或者出现梗阻性脑积水。

- 没有症状的病变且 CT 无占位效应可以密切观察，定期复查 CT。

手术时机

Ⅲ 级推荐[89]：颅后窝占位如果达到手术治疗标准应该立即行手术治疗，防止病情快速恶化。

手术方法

Ⅲ 级推荐[89]：推荐枕下开颅术。

大多数脑实质内出血直径 <3cm 都可以保守治疗。

其他的选择就是手术治疗[88]：

- 双枕减压：病人如果 GCS 小于 9 分，且 CT 显示存在血肿占位效应。
- C1 后弓切除：小脑扁桃体疝征象。
- 脑室造口术用于术后监测 / 处理：如果出现脑积水，建议使用。

（葛培聪 译 王 佳 校）

参考文献

[1] Bullock MR, Chesnut RM, Ghajar J, et al. Surgical management of traumatic parenchymal lesions. Neurosurgery. 2006; 58:S25–S46

[2] Lipper MH, Kishore PRS, Girevendulis AK, et al. Delayed Intracranial Hematoma in Patients with Severe Head Injury. Neuroradiology. 1979; 133:645–649

[3] Cooper PR, Maravilla K, Moody S, et al. Serial Computerized Tomographic Scanning and the Prognosis of Severe Head Injury. Neurosurgery. 1979; 5:566–569

[4] Gudeman SK, Kishore PR, Miller JD, et al. The Genesis and Significance of Delayed Traumatic Intracerebral Hematoma. Neurosurgery. 1979; 5: 309–313

[5] Young HA, Gleave JRW, Schmidek HH, et al. Delayed Traumatic Intracerebral Hematoma: Report of 15 Cases Operatively Treated. Neurosurgery. 1984; 14: 22–25

[6] Rockswold GL, Leonard PR, Nagib M. Analysis of Management in Thirty-Three Closed Head Injury Patients Who "Talked and Deteriorated". Neurosurgery. 1987; 21:51–55

[7] Cohen TI, Gudeman SK, Narayan RK, et al. Delayed Traumatic Intracranial Hematoma. In: Neurotrauma. New York: McGraw-Hill; 1996:689– 701

[8] McKissock W, Taylor JC, Bloom WH, et al. Extradural Hematoma: Observations on 125 Cases. Lancet. 1960; 2:167–172

[9] Kernohan JW, Woltman HW. Incisura of the Crus due to Contralateral Brain Tumor. Arch Neurol Psychiatr. 1929; 21

[10] Tsai FY, Teal JS, Hieshima GB. Neuroradiology of Head Trauma. Baltimore: University Park Press; 1984

[11] Greenberg JJ, Cohen WA, Cooper PR. The "hyperacute" extraaxial intracranial hematoma: computed tomographic findings and clinical significance. Neurosurgery. 1985; 17:48–56

[12] Rivas JJ, Lobato RD, Sarabia R, et al. Extradural Hematoma: Analysis of Factors Influencing the Courses of 161 Patients. Neurosurgery. 1988; 23: 44–51

[13] Kaye EM, Cass PR, Dooling E, et al. Chronic Epidural Hematomas in Childhood: Increased Recognition and Nonsurgical Management. Pediat Neurol. 1985; 1:255–259

[14] Pang D, Horton JA, Herron JM, et al. Nonsurgical Management of Extradural Hematomas in Children. J Neurosurg. 1983; 59:958–971

[15] Bullock MR, Chesnut RM, Ghajar J, et al. Surgical management of acute epidural hematomas. Neurosurgery. 2006; 58:S7–15

[16] Piepmeier JM, Wagner FC. Delayed Post-Traumatic Extracerebral Hematoma. J Trauma. 1982; 22:455– 460

[17] Borovich B, Braun J, Guilburd JN, et al. Delayed Onset of Traumatic Extradural Hematoma. J Neurosurg. 1985; 63:30–34

[18] Bucci MN, Phillips TW, McGillicuddy JE. Delayed Epidural Hemorrhage in Hypotensive Multiple Trauma Patients. Neurosurgery. 1986; 19:65–68

[19] Riesgo P, Piquer J, Botella C, et al. Delayed Extradural Hematoma After Mild Head Injury: Report of Three Cases. Surg Neurol. 1997; 48:226– 231

[20] Zuccarello M, Pardatscher K, Andrioli GC, et al. Epidural hematomas of the posterior cranial fossa. Neurosurgery. 1981; 8:434–437

[21] Roda JM, Giminez D, Perez-Higueras A, et al. Posterior Fossa Epidural Hematomas: A Review and Synthesis. Surg Neurol. 1983; 19:419–424

[22] Aoki N, Oikawa A, Sakai T. Symptomatic Subacute Subdural Hematoma Associated with Cerebral Hemispheric Swelling and Ischemia. Neurol Res. 1996; 18: 145–149

[23] Nishio M, Akagi K, Abekura M, et al. [A Case of Traumatic Subacute Subdural Hematoma Presenting Symptoms Arising from Cerebral Hemisphere Edema]. No Shinkei Geka. 1998; 26:425–429

[24] Wintzen AR, Tijssen JGP. Subdural Hematoma and Oral Anticoagulation Therapy. Ann Neurol. 1982; 39:69–72

[25] Kawamata T, Takeshita M, Kubo O, et al. Management of Intracranial Hemorrhage Associated with Anticoagulant Therapy. Surg Neurol. 1995; 44:438–443

[26] Munro D, Merritt HH. Surgical Pathology of Subdural Hematoma: Based on a Study of One Hundred and Five Cases. Arch Neurol Psychiatry. 1936; 35:64–78

[27] Bullock MR, Chesnut RM, Ghajar J, et al. Surgical management of acute subdural hematomas. Neurosurgery. 2006; 58:S16–S24

[28] Seelig JM, Becker DP, Miller JD, et al. Traumatic Acute Subdural Hematoma: Major Mortality Reduction in Comatose Patients Treated within Four Hours. N Engl J Med. 1981; 304:1511–1518

[29] Wilberger JE, Harris M, Diamond DL. Acute Subdural Hematoma: Morbidity, Mortality, and Operative Timing. J Neurosurg. 1991; 74:212–218

[30] Howard MA, Gross AS, Dacey RG, et al. Acute Subdural Hematomas: An Age-Dependent Clinical Entity. J Neurosurg. 1989; 71:858–863

[31] Houtteville JP, Toumi K, Theoron J, et al. Interhemispheric subdural hematoma: seven cases and review of the literature. Br J Neurosurg. 1988; 2:357–367

[32] Duhaime A-C, Gennarelli TA, Thibault LE, et al. The Shaken Baby Syndrome: A Clinical, Pathological, and Biomechanical Study. J Neurosurg. 1987; 66: 409–415

[33] Rapana A, Lamaida E, Pizza V, et al. Inter-hemispheric scissure, a rare location for a traumatic subdural hematoma, case report and review of the literature. Clin Neurol Neurosurg. 1997; 99:124– 129

[34] Fein JM, Rovit RL. Interhemispheric subdural hematoma secondary to hemorrhage from a calloso-marginal artery aneurysm. Neuroradiology. 1970; 1: 183–186

[35] Aoki N, Masuzawa H. Infantile Acute Subdural Hematoma. J Neurosurg. 1984; 61:273–280

[36] Ikeda A, Sato O, Tsugane R, et al. Infantile Acute Subdural Hematoma. Childs Nerv Syst. 1987; 3:19– 22

[37] Scott M. Spontaneous Nontraumatic Subdural Hematomas. JAMA. 1949; 141:596–602

[38] Robinson RG. Chronic Subdural Hematoma: Surgical Management in 133 Patients. J Neurosurg. 1984; 61: 263–268

[39] Wakai S, Hashimoto K, Watanabe N, et al. Efficacy of Closed-System Drainage in Treating Chronic Subdural Hematoma: A Prospective Comparative Study. Neurosurgery. 1990; 26:771–773

[40] Fogelholm R, Heiskanen O, Waltimo O. Influence of Patient's Age on Symptoms, Signs, and Thickness of Hematoma. J Neurosurg. 1975; 42:43–46

[41] Weir BK, Gordon P. Factors Affecting Coagulation, Fibrinolysis in Chronic Subdural Fluid Collection. J Neurosurg. 1983; 58:242–245

[42] Labadie EL, Sawaya R. Fibrinolysis in the Formation and Growth of Chronic Subdural Hematomas. In: Fibrinolysis and the Central Nervous System. Philadelphia: Hanley and Belfus; 1990:141–148

[43] Drapkin AJ. Chronic Subdural Hematoma: Patho-

physiological Basis of Treatment. Br J Neurosurg. 1991; 5: 467–473
[44] Hamilton MG, Frizzell JB, Tranmer BI. Chronic Subdural Hematoma: The Role for Craniotomy Reevaluated. Neurosurgery. 1993; 33:67–72
[45] Abouzari M, Rashidi A, Rezaii J, et al. The role of postoperative patient posture in the recurrence of traumatic chronic subdural hematoma after burrhole surgery. Neurosurgery. 2007; 61:794–7; discussion 797
[46] Caron J-L, Worthington C, Bertrand G. Tension Pneumocephalus After Evacuation of Chronic Subdural Hematoma and Subsequent Treatment with Continuous Lumbar Subarachnoid Infusion and Craniostomy Drainage. Neurosurgery. 1985; 16:107–110
[47] Liu W, Bakker NA, Groen RJ. Chronic subdural hematoma: a systematic review and meta-analysis of surgical procedures. J Neurosurg. 2014; 121:665–673
[48] Camel M, Grubb RL. Treatment of Chronic Subdural Hematoma by Twist-Drill Craniostomy with Continuous Catheter Drainage. J Neurosurg. 1986; 65:183–187
[49] Hubschmann OR. Twist Drill Craniostomy in the Treatment of Chronic and Subacute Hematomas in Severely Ill and Elderly Patients. Neurosurgery. 1980; 6: 233–236
[50] Tabaddor K, Shulman K. Definitive Treatment of Chronic Subdural Hematoma by Twist-Drill Craniostomy and Closed-System Drainage. J Neurosurg. 1977; 46:220–226
[51] Lind CR, Lind CJ, Mee EW. Reduction in the number of repeated operations for the treatment of subacute and chronic subdural hematomas by placement of subdural drains. J Neurosurg. 2003; 99:44–46
[52] Markwalder T-M, Steinsiepe KF, Rohner M, et al. The Course of Chronic Subdural Hematomas After Burr-Hole Craniostomy and Closed-System Drainage. J Neurosurg. 1981; 55:390–393
[53] Arginteanu MS, Byun H, King W. Treatment of a recurrent subdural hematoma using urokinase. J Neurotrauma. 1999; 16:1235–1239
[54] Ogasawara K, Koshu K, Yoshimoto T, et al. Transient Hyperemia Immediately After Rapid Decompression of Chronic Subdural Hematoma. Neurosurgery. 1999; 45:484–489
[55] Dill SR, Cobbs CG, McDonald CK. Subdural Empyema: Analysis of 32 Cases and Review. Clin Inf Dis. 1995; 20: 372–386
[56] Ernestus R-I, Beldzinski P, Lanfermann H, et al. Chronic Subdural Hematoma: Surgical Treatment and Outcome in 104 Patients. Surg Neurol. 1997; 48:220–225
[57] Sambasivan M. An Overview of Chronic Subdural Hematoma: Experience with 2300 Cases. Surg Neurol. 1997; 47:418–422
[58] Talalla A, McKissock W. Acute 'Spontaneous' Subdural Hemorrhage: An Unusual Form of Cerebrovascular Accident. Neurology. 1971; 21:19–25
[59] Hesselbrock R, Sawaya R, Means ED. Acute Spontaneous Subdural Hematoma. Surg Neurol. 1984; 21: 363–366
[60] Korosue K, Kondoh T, Ishikawa Y, et al. Acute Subdural Hematoma Associated with Nontraumatic Middle Meningeal Artery Aneurysm: Case Report. Neurosurgery. 1988; 22:411–413
[61] Keller TM, Chappell ET. Spontaneous acute subdural hematoma precipitated by cocaine abuse: case report. Surg Neurol. 1997; 47:12–4; discussion 14-5
[62] Koch E. Inhibition of platelet activating factor (PAF)-induced aggregation of human thrombocytes by ginkgolides: considerations on possible bleeding complications after oral intake of Ginkgo biloba extracts. Phytomedicine. 2005; 12:10–16
[63] Rowin J, Lewis SL. Spontaneous bilateral subdural hematomas associated with chronic Ginkgo biloba ingestion. Neurology. 1996; 46:1775–1776
[64] Kohler S, Funk P, Kieser M. Influence of a 7-day treatment with Ginkgo biloba special extract EGb 761 on bleeding time and coagulation: a randomized, placebo-controlled, double-blind study in healthy volunteers. Blood Coagul Fibrinolysis. 2004; 15:303–309
[65] Vale S. Subarachnoid haemorrhage associated with Ginkgo biloba. Lancet. 1998; 352
[66] Wolf HR. Does Ginkgo biloba special extract EGb 761 provide additional effects on coagulation and bleeding when added to acetylsalicylic acid 500mg daily? Drugs R D. 2006; 7:163–172
[67] Albanese A, Tuttolomondo A, Anile C, et al. Spontaneous chronic subdural hematomas in young adults with a deficiency in coagulation factor XIII. Report of three cases. J Neurosurg. 2005; 102: 1130–1132
[68] Vural M, Yarar C, Durmaz R, et al. Spontaneous Acute Subdural Hematoma and Chronic Epidural Hematoma in a Child with F XIII Deficiency. J Emerg Med. 2008. DOI: 10.1016/j.jemermed.2007.11.041
[69] de Noronha RJ, Sharrack B, Hadjivassiliou M, et al. Subdural haematoma: a potentially serious consequence of spontaneous intracranial hypotension. J Neurol Neurosurg Psychiatry. 2003; 74:752–755
[70] Chung SJ, Lee JH, Kim SJ, et al. Subdural hematoma in spontaneous CSF hypovolemia. Neurology. 2006; 67:1088–1089
[71] McDermott M, Fleming JF, Vanderlinden RG, et al. Spontaneous arterial subdural hematoma. Neurosurgery. 1984; 14:13–18
[72] Matsuyama T, Shimomura T, Okumura Y, et al. Acute subdural hematomas due to rupture of cortical arteries: a study of the points of rupture in 19 cases. Surg Neurol. 1997; 47:423–427
[73] Stone JL, Lang RGR, Sugar O, et al. Traumatic Subdural Hygroma. Neurosurgery. 1981; 8:542–550
[74] Strassburg HM. Macrocephaly is Not Always Due to Hydrocephalus. J Child Neurol. 1989; 4:S32–S40
[75] Briner S, Bodensteiner J. Benign Subdural Collections of Infancy. Pediatrics. 1980; 67:802–804
[76] Robertson WC, Chun RWM, Orrison WW, et al. Benign Subdural Collections of Infancy. J Pediatr. 1979; 94
[77] Carolan PL, McLaurin RL, Towbin RB, et al. Benign Extraaxial Collections of Infancy. Pediatr Neurosci. 1986; 12:140–144
[78] Mori K, Handa H, Itoh M, et al. Benign Subdural Effusion in Infants. J Comput Assist Tomogr. 1980; 4: 466–471
[79] Litofsky NS, Raffel C, McComb JG. Management of Symptomatic Chronic Extra-Axial Fluid Collections in Pediatric Patients. Neurosurgery. 1992; 31:445– 450
[80] McLaurin RL, Isaacs E, Lewis HP. Results of Nonoperative Treatment in 15 Cases of Infantile Subdural Hematoma. J Neurosurg. 1971; 34:753– 759
[81] Herzberger E, Rotem Y, Braham J. Remarks on Thirty-Three Cases of Subdural Effusions in Infancy. Arch Dis Childhood. 1956; 31:44–50
[82] Moyes PD. Subdural Effusions in Infants. Can Med Assoc J. 1969; 100:231–234
[83] Aoki N, Miztani H, Masuzawa H. Unilateral Subdural-Peritoneal Shunting for Bilateral Chronic Subdural Hematomas in Infancy. J Neurosurg. 1985; 63:134–137
[84] Aoki N. Chronic Subdural Hematoma in Infancy. Clinical Analysis of 30 Cases in the CT Era. J Neurosurg. 1990; 73:201–205
[85] Johnson DL. Comment on Litofsky N S, et al.: Management of Symptomatic Chronic Extra-Axial Fluid Collections in Pediatric Patients. Neurosurgery. 1992; 31
[86] Karasawa H, Furuya H, Naito H, et al. Acute hydrocephalus in posterior fossa injury. J Neurosurg. 1997; 86: 629–632
[87] d'Avella D, Servadei F, Scerrati M, et al. Traumatic intracerebellar hemorrhage: clinicoradiological analysis of 81 patients. Neurosurgery. 2002; 50:16– 25; discussion 25-7
[88] de Amorim RL, Stiver SI, Paiva WS, et al. Treatment of traumatic acute posterior fossa subdural hematoma: report of four cases with systematic review and management algorithm. Acta Neurochir (Wien). 2014; 156: 199–206
[89] Bullock MR, Chesnut RM, Ghajar J, et al. Surgical management of posterior fossa mass lesions. Neurosurgery. 2006; 58:S47–S55

56　枪伤和非火器穿通伤

56.1　头部枪伤

56.1.1　概述

颅脑穿通性损伤以颅脑枪伤为主，约占45岁以下脑损伤死亡的35%。是颅脑损伤中最致命的类型，约2/3死于受伤现场，并且最终是90%以上伤者的最直接死亡原因[1]。

56.1.2　原发性损伤

头部枪伤导致的原发性损伤由以下一系列因素引起：

1. 软组织损伤：
   1）头皮和（或）面部的直接损伤。
   2）软组织和细菌被带入颅内，失活的软组织可以支持细菌生长。
   3）武器距离较近时燃烧气体的压力波可以引起损伤。
2. 粉碎性骨折：可以伤及其下的血管和（或）皮层组织（颅骨凹陷骨折），骨折片还可以形成次级弹片。
3. 弹片导致脑损伤：
   1）弹道内的直接脑损伤：
      - 子弹碎片。
      - 遇到骨头后的反弹。
      - 子弹飞行时候的弹道偏离：子弹翻滚（向前翻滚 - 颠簸），偏离（垂直翻滚），旋转，下垂。
      - 子弹受到冲击后变形：例如蘑菇样。
4. 枪弹形成震动波和冲击＋对冲脑组织损伤，可以引起弹道远隔部位的脑损伤同侧或对侧的损伤（可能远离弹道）。

由于弹道学的复杂程度，即使子弹速度慢下来（失去动能），其所造成的远隔部位损伤也往往多于入口处。

原发性损伤的范围程度与冲击速率相关：

- 冲击速率 >100m/s：引起致命的爆炸性颅内损伤（冲击速率低于初速度）。
- 非子弹型武器（例如手榴弹碎片）速度一般更低。
- 低初速度枪弹（约 <250m/s）：多数手枪的弹速。主要引起软组织沿弹道裂伤和软化，比枪弹的直径略宽。
- 高初速度枪弹（600～750m/s）：来自军用武器和打猎步枪。震荡波

56

和暂时性的气穴效应（软组织被子弹推压形成圆锥形的孔穴，超过子弹直径的许多倍，并且形成低压区将表面的碎片带入伤口内）引起额外的损伤。

56.1.3 继发性损伤

脑水肿的发生与闭合性颅脑损伤相似。颅内压可于数分钟内迅速升高（更高的颅内压是由于更大的冲击速率）。心输出量也可以先期下降。颅内压增高和平均动脉压从两个不同的方面造成脑灌注压的降低。

其他常见的伴随因素包括：弥散性血管内凝血、破裂脑血管引起的脑内血肿。

56.1.4 后期并发症

后期的并发症包括：

1. 脑脓肿：子弹的迁移可能是前兆。通常与含有的污染性物质有关（子弹、骨头、皮肤），但是也可能是因为与鼻腔沟通。
2. 创伤性动脉瘤[2]。
3. 癫痫。
4. 大残留弹片可以迁移。
   1）子弹的迁移：经常提示有脓肿或血肿腔[3]。可能迁移进入脑室。
   2）脑室内碎片可能迁移导致梗阻性脑积水[4]。
5. 铅中毒：子弹位于椎间隙会相当棘手（见第 64 章）。

56.1.5 病情评估

体格检查

检查应包括肉眼可见的入口和出口伤情。颅骨的子弹穿入和穿出伤中，由于出口处组织蘑菇样碎裂膨胀，一般入口伤要小于出口伤。当枪口直接接触头部时入口伤尤其小。手术和尸检时可见，典型的表现是子弹入口颅骨内板呈斜面，而出口处外板呈斜面。

影像学检查

颅骨 X 线片正侧位

颅骨 X 线片能为枪伤的诊断治疗提供有用的信息，但是仍旧没有 CT 敏感。可以帮助定位金属和骨头碎片的位置，确定识别出入口。如果时间紧迫可以省略此步骤。

颅脑 CT 平扫

最主要的检查工具。可以确定金属和骨碎片的位置；描绘出子弹的轨道，评估子弹是否通过脑室，有多少半球的象限被子弹穿过。显示脑内血肿的量，评估颅内血肿（硬膜外，硬膜下，脑实质内）。

头部枪伤的血管造影

很少急诊进行。如果需要，一般于伤后 2～3 天。

适应证[5]：

- 意外的迟发出血。
- 弹道涉及有名称的颅内血管且有挽救希望者。
- 有挽救希望者出现巨大脑实质内血肿。

56.1.6 处理

初步处理

一般措施

1. 必要时行心肺复苏：如果昏迷或呼吸道欠通畅，则予气管插管。
2. 查明合并伤（如胸外伤）并予妥善处理。
3. 脊柱损伤的常规预防措施。
4. 根据估计失血量补充液体：失血量的估计可能有较大出入，注意避免补液过多以减少脑水肿。
5. 补液中或补液后予升压药维持平均动脉压。

损伤治疗

如果时间允许，尽快和尽可能全面地行神经科检查。

GCS 仍然是广泛应用的分级标准，比专门的头部枪伤分级标准更利于进行系列比较。

神经外科医师在确定最终的治疗决策后将确定适当的处理步骤。仅存少许中枢神经系统功能（不伴休克）的病人开颅手术不太可能获得好的结果，多数病例适合支持性的治疗（为了器官捐献的可能，使家属逐渐接受事实提供时间，以及诊断脑死亡提供观察时间）。

对考虑给予进一步治疗的病人，任何时候出现病情迅速恶化并有脑疝征象时，要立即急诊手术治疗。如果时间允许，应该采取以下措施：

1. 初步措施：
   1）控制头皮和合并损伤的出血：止血钳止血。
   2）剃头明确弹伤入口／出口位置，节省手术室的时间。
2. 内科治疗（与闭合性颅脑损伤相似）：
   1）如果有颅内压增高：
      - 摆正头部，抬高头位 30°～45°，避免扭曲颈静脉。
      - 血压正常予甘露醇 1gm/kg 体重。
      - 过度通气使 $PaCO_2$ 维持在 30～35mmHg：在符合适应证时应用（见章节 53.4.4）。
      - 类固醇激素：效果不肯定。地塞米松 10mg 静脉推注。

   2）预防胃肠道溃疡：H_2 受体拮抗剂，如雷尼替丁 50mg 每 8 小时一次；鼻胃管吸引。

3) 开始抗癫痫治疗（并不能降低晚期癫痫的发生率）。

4) 抗生素：虽然尚无对照研究证实对预防脑膜炎和脑脓肿有效，但一般主张应用。多数细菌对耐青霉素酶的抗生素敏感，如萘夫西林，建议应用 5 天左右。

5) 应用破伤风类毒素。

手术治疗

手术治疗的适应证尚有争议。一些人认为，手术治疗会产生好的预后，保守治疗预后会较差[6]。仅存少许神经功能者，如瞳孔固定、去皮层或大脑强直等（不伴休克和供氧充足），不应手术治疗，因为有意义的康复机会几乎为零。未达到上述严重程度的损伤应急诊手术。

手术目标

1. 失活组织的清创术：术后颅内压增高提示需要行更广泛的清创，尤其是对非语言区的脑组织，如颞极。
2. 清除血肿：硬膜下、脑实质内。
3. 取出可及的子弹或骨碎片。
4. 为法律诉讼目的取出弹片（任何掌握弹片的人都可能作为证人被传唤）。大而完整的弹片易发生迁移，应找到并摘除。
5. 止血。
6. 严密缝合硬膜：一般需要移植修补。
7. 封闭颅腔与鼻旁窦的弹道瘘口。
8. 为法律诉讼的目的确认火器伤的入口和出口。

手术技术

手术的关键点[7]：

- 复位和缝合入口和出口的伤口。
- 失活组织的清创术：入口和出口的伤口需要切除。
- 骨折部位周围行环形开颅术（向周围切除直至暴露清洁骨质）。
- 开放的气窦需要进行黏膜切除，使用肌肉填塞，覆盖以移植物（例如骨膜和阔筋膜），以用于与颅内物质隔离。
- 硬膜以放射状打开。
- 被毁坏的脑组织使用吸引器和双极清除，并锥形扩大直至正常脑组织（应避免损伤中线部位的正常脑组织）。
- 对侧的碎片如果没有出口应该进行移除。
- 脑室内的碎片的处理风险可能很大。可能需要脑室镜（如果条件允许）。
- 硬膜缝合应该严密；使用骨膜、颞筋膜或阔筋膜；避免使用人工硬膜。
- 颅骨塑型可以在伤后 6～12 个月进行，以减少感染的风险。
- 术后脑脊液漏如果超过 2 周则应该行修补手术。

颅内压监测

清创术后经常出现颅内压增高[6]，需要进行监测。

预后

预后因素

1. 意识水平是影响预后最主要的因素：入院时昏迷的病人约94%死亡，3%重残[8]。
2. 最初由库欣提出，弹道也是一个重要的预后因素，特别是以下因素与预后较差有关：
   1）子弹穿过中线。
   2）子弹穿过大脑的中心。
   3）子弹进入或穿过脑室。
   4）子弹穿过多个脑叶。
3. CT 可见血肿是预后不良的表现。
4. 自杀受伤者更可能致命。

56.2 非火器穿通伤

56.2.1 概述

本章讨论火器弹伤之外的颅脑穿通性损伤，一定程度上也涉及脊髓损伤。这一类损伤包括刀扎伤、标枪刺伤、射箭伤等。损伤程度较火器伤更轻。

56.2.2 射箭伤

低速（如58m/s）箭伤与火器伤及锐器伤相比，其损伤局限于箭头直接刺入的部位[9]。

56.2.3 有颅内异物的损伤

对颅脑穿通伤的病人，在进入手术室之前一般不应将穿入的异物拔除，除非不得不如此。如果可能的话，可以用一个外形相同的物体进行比对，有助于设计拔出方式[10]。为使神经系统损伤减小到最低程度，在运送病人和进行检查时应将刺入物妥善固定。术中可以使用如Greenberg牵开器这样的器械以在准备过程中固定物体。

56.2.4 血管造影的适应证

1. 刺入物经过主要的大血管区域。
2. 刺入物经过硬膜静脉窦附近。
3. 可见动脉性出血的证据：如果出血不能控制则不宜行血管造影。

56.2.5 手术技术

一些概括性的方法包括：

1. 经验性使用抗生素；见脑脊髓创伤后脑膜炎（见章节20.1.3）。从伤口取培养物来指导后期用药。
2. 可以在异物周围开颅，避免碰到异物。最后残留的少量骨头可以用咬骨钳咬除。
3. 在移除物体前尽可能地打开硬膜，因为不打开硬膜就取出异物不利于止血。
4. 取出异物的方法是尽可能沿着原来的轨迹。
5. 尽管枪伤被认为不是无菌的，但比穿通伤感染的概率小。术者应该清除骨片和其他创伤口里的异物。

56.2.6 术后治疗

1. 由于感染比较普遍，因此都应该使用抗生素治疗。
2. 可以考虑术后血管造影来除外创伤性动脉瘤。

（葛培聪 译 王 佳 校）

参考文献

[1] Kaufman HH. Civilian Gunshot Wounds to the Head. Neurosurgery. 1993; 32:962–964
[2] Kaufman HH, Moake JL, Olson JD, et al. Delayed Intracerebral Hematoma due to Traumatic Aneurysm caused by a Shotgun Wound: A Problem in Prophylaxis. Neurosurgery. 1980; 6:181–184
[3] DesChamps GT, Jr, Morano JU. Intracranial bullet migration - a sign of brain abscess: case report. J Trauma. 1991; 31:293–295
[4] Sternbergh WC, Jr, Watts C, Clark K. Bullet within the fourth ventricle. Case report. J Neurosurg. 1971; 34:805–807
[5] Miner ME. Comment on Benzel E C, et al.: Civilian Craniocerebral Gunshot Wounds. Neurosurgery. 1991; 29
[6] Kaufman HH, Makela ME, Lee KF, et al. Gunshot Wounds to the Head: A Perspective. Neurosurgery. 1986; 18:689–695
[7] Youmans JR. Neurological Surgery. Philadelphia 1990
[8] Benzel EC, Day WT, Kesterson L, et al. Civilian Craniocerebral Gunshot Wounds. Neurosurgery. 1991; 29:67–72
[9] Karger B, Sudhues H, Kneubuehl BP, et al. Experimental arrow wounds: ballistics and traumatology. J Trauma. 1998; 45:495–501
[10] Salvino CK, Origitano TC, Dries DJ, et al. Transoral Crossbow Injury to the Cervical Spine: An Unusual Case of Penetrating Cervical Spine Injury. Neurosurgery. 1991; 28:904–907

57 儿童颅脑损伤

57.1 概述

因创伤住院的儿童 75% 有颅脑损伤。虽然多数儿童颅脑损伤为轻型，只需要诊断检查和短期的住院观察，但中枢神经系统损伤也是儿童创伤死亡的最主要原因[1]。需要住院治疗的儿童脑外伤的总体死亡率文献报告为 10%～13%[2]，而儿童重型颅脑损伤表现去大脑强直者则高达 71%[3]。

与成人颅脑损伤的区别：

1. 流行病学。
   1) 经常比成人的损伤轻。
   2) 昏迷儿童手术治疗的机会低[4]。
2. 损伤类型：儿童的特殊损伤。
   1) 产伤：颅骨骨折，头皮血肿（见下文），硬膜下或硬膜外血肿，臂丛损伤（见章节 31.6.2）。
   2) 扶车损伤。
   3) 儿童虐待(见下文)：摇晃婴儿综合征(shaken baby syndrome)等。
   4) 滑板运动。
   5) 投掷。
   6) 头皮血肿（见下文）。
   7) 软脑膜囊肿（见章节 57.5.2）又称为“生长性颅骨骨折”。
3. 对损伤的反应：
   1) 大龄儿童脑外伤后的反应与成人相似。
   2) “恶性脑水肿”：颅脑损伤后，有些病人，尤其是年幼的儿童，可发生严重的急性脑肿胀，可能由脑充血引起[5, 6]（这种情况可能不像以往所认为的常见[7]）。
   3) 儿童比成人更容易在第一个 24 小时之内出现创伤后癫痫[8]（见章节 27.2）。

57

57.2 处理

57.2.1 影像学检查

（儿童急诊医疗应用研究网络）儿童头部创伤算法[9]发现 GCS14～15 分的儿童病人，很少造成临床严重的脑损伤。

CT 检查的适应证见下文。

1. 年龄<2 岁的儿童

 1) GCS 为 14 分、其他精神状态改变、可触及颅骨骨折的征象：推荐 CT 检查。

 2) 枕叶或顶叶颞头皮血肿、出现意识丧失≥5 秒、严重损伤及父母自述儿童无正常反应：做 CT 检查还是保守治疗观察主要根据医师的经验。出现孤立或者多项新发临床表现、急诊留观后出现临床症状或体征加重、或者 3 个月之内父母强烈要求，均可行 CT 检查。

 3) 其他：不推荐 CT 检查。

2. 年龄≥2 岁的儿童

 1) GCS 为 14 分、其他精神状态改变、可触及颅骨骨折的征象：推荐 CT 检查。

 2) 枕叶或顶叶颞头皮血肿、出现意识丧失大于等于 5 秒、呕吐史、严重损伤、剧烈头痛：做 CT 检查还是保守治疗观察主要根据医师的经验。出现孤立或者多项新发临床表现、急诊留观后出现临床症状或体征加重、新发体征、父母强烈要求，均可行 CT 检查。

 3) 其他：不推荐 CT 检查。

临床指南：较小儿童脑外伤的影像学检查

- B 级推荐[10]：对于轻度颅脑损伤的儿童不应常规使用 CT 检查。
- B 级推荐[10]：经过验证的临床决策规则（如上文所述的 PECARN 算法）应用于识别颅脑损伤低风险儿童，此类病人建议 CT 检查。
- B 级推荐[10]：脑 MRI 成像不应常规用于急性评估疑似或确诊的轻型颅脑损伤*。

* 未服用镇静剂的儿童的快速序列 MRI 扫描已成功应用，但未被纳入指南。

57.2.2 回家观察

临床指南：较小儿童回家观察的指征

建议*：GCS 14~15 分，CT 检查正常的患儿可以回家观察（患儿发生脑损伤的概率接近于 0)。

*基于多数的前瞻性研究（非随机）或者大宗病例调查：

儿童定义：年龄为 1 个月至 17 岁。较小脑外伤：GCS ≥13 分（除外：怀疑有儿童虐待，病人为了其他原因住院治疗的）。

57.3 预后

颅脑损伤儿童组病情的缓解要好于成人组[12]。但幼龄儿童恢复不如学龄儿童好[13]。

颅脑损伤后神经心理功能障碍的各个方面并不一定都与创伤有关，因为受伤的儿童在伤前就可能存在一些问题使他们受伤的可能性增加[14]（这一点有争议[15]）。

57.4 头皮血肿

57.4.1 概述

出血在头皮下聚集。几乎主要见于儿童。

两种类型：

1. 帽状腱膜下血肿：可以在无颅骨损伤的情况下出现，也可以伴随无移位的颅骨线性骨折（尤其是1岁以内者）。出血将骨膜和帽状腱膜之间疏松的结缔组织剥离，血肿可以跨越骨缝。一般起病时为一个较小的局限血肿，最终形成巨大的帽状腱膜下血肿，可以导致1岁以内的儿童血容量严重减少，必须补液治疗。经验不足的医师有时将其误诊为头皮下脑脊液漏。血肿一般表现为柔软有波动感的肿物。血肿不会形成钙化。
2. 骨膜下血肿：最常见于新生儿，与分娩有关，也可能由于新生儿头皮监测引起[14, 15]。出血将骨膜顶起，扩张范围受骨缝限制。血肿质地比帽状腱膜下血肿硬[16]，头皮可以在血肿表面被自如推动。80%可以吸收，一般在2~3周之内，偶见钙化。

在血肿吸收过程中，婴儿病人可能出现黄疸（高胆红素血症），偶尔可持续超过10天。

57.4.2 治疗

头皮血肿除了给予止痛药之外几乎从不需要特殊处理，通常2~4周之内会全部吸收。应避免试图穿刺抽吸血肿液，因为出现感染的风险要高于保守处理，而且对于新生儿来说清除血肿液可能造成贫血。血肿巨大者要动态监测血红蛋白含量和血细胞比容。如果骨膜下血肿超过6周未吸收，应检查颅骨X线片。若出现钙化，可以为美容的目的行清除手术，但多数病例在3~6个月后颅骨的轮廓会自动恢复正常[18]。

57.5 儿童颅骨骨折

57.5.1 概述

本章主要介绍儿童颅骨骨折的特点。也见儿童虐待章节（见章节57.7）。

57.5.2 创伤后软脑膜囊肿（生长性颅骨骨折）

概述

创伤后软脑膜囊肿（PTLMC）又名生长性颅骨骨折，不要和蛛网膜囊肿混淆（软脑膜囊肿不一定是创伤后）。PTLMC 病人有骨折线，并且进展性变宽。尽管大多数无症状，但是囊肿会造成占位效应影响神经功能。

1816 年，PTLMC 被首次描述[19]，并且非常少见，颅骨骨折病人发生率为 0.05%～0.6%[20，21]。PTLMC 通常需要具备比较宽的骨折和硬脑膜撕裂两个条件。平均受伤年龄为 1 岁以下，90% 以上的病人发生在 3 岁以前[22]（形成需要快速发育的大脑[21]），成人虽然很少，但是也有[19，24，25]（1998 年文献中报道了 5 例[19]）。PTLMC 很少发生伤后 6 个月之后。一些儿童的颅骨骨折可能在伤后最初的几周内增长，通常不与帽状腱膜下占位合并，并且能在伤后几个月自愈，我们称这种为“假性进展性骨折”[26]。

临床表现

最常见的临床表现是头皮占位（通常是帽状腱膜下），也有部分患儿只有头痛表现[24]。

诊断

影像学发现：骨折线进展性增宽和边缘呈扇形（或圆形）。

PTLMC 发展的筛查

如果早期有骨折线但是不合并帽状腱膜下占位，则 1～2 个月后术前复查头颅 X 线片（排除假性进展性骨折）。在有分离性骨折（骨折早期的宽度数值常难以获得）的年轻病人，伤后 6～12 个月后复查头颅 X 线片。尽管发现存在占位的 PTMC 病人需要随访，但是常规 X 线片随访检查性价比不高。

治疗

确诊的 PTLMC 可以接受关闭硬膜手术治疗。因为硬膜的缺损通常大于骨的缺损，最好是在骨折周围开颅，修补硬膜缺损。然后再修补骨缺损[23]。假性进展性骨折应该进行 X 线片随访，如果几个月后骨折持续进展或者帽状腱膜下出现占位，则应马上行手术治疗。

57.5.3 儿童凹陷性骨折

见参考文献[27]。

概述

多见于额骨和顶骨。1/3 为闭合性骨折，多见于年龄较小（3.4±4.2 岁，vs. 8.0±4.5 岁开放骨折）的儿童（由于其头骨更薄、可塑性更高）。开放性骨折常由严重外伤造成，而闭合性骨折常由室内的轻度外伤造成。硬膜撕裂更多见于复合骨折。

单纯凹陷性骨折

在 111 例年龄小于 16 岁的儿童中，手术组与非手术组在预后（癫痫、神经功能缺损、容貌）方面无明显差异。较小的儿童由于大脑生长造成颅骨重塑型将会避免畸形的发生。

儿童单纯凹陷性骨折的手术适应证为：

1. 肯定发生硬膜穿透。
2. 较大儿童水肿消退后仍有美容方面的明显缺陷。
3. 存在于骨折有关的局灶性神经功能缺陷（具有更高的硬膜撕裂的危险，但硬膜撕裂并非主要问题）。

乒乓球骨折

见参考文献[28]。

青枝骨折导致颅骨局部凹陷，类似于乒乓球凹陷。一般只见于颅骨可塑性较高的新生儿。

手术适应证

当骨折位于颞顶区，其下脑组织无损伤时，不需要治疗处理，因为骨折将随颅骨的生长逐渐复位。

1. 影像学检查显示脑实质内有骨碎片。
2. 骨折造成神经功能缺陷（罕见）。
3. 出现颅内压增高的征象。
4. 帽状腱膜深处有脑脊液漏的征象。
5. 难以进行长期随访。

技巧

位于额骨的病变可以发际线内美容小切口，打开骨折凹陷处，使其复位可以用 Penfield #3 解剖器。

57.6 斜坡后血肿

57.6.1 概述

57

要 点

- 罕见。好发于儿童，通常发生在创伤后。
- 重要，因为它可能与寰枕脱位有关。
- 通常使用颈托保守治疗。
- 通常预后很好。死亡通常可以由其他原因引起。

一种罕见的疾病。可能发生在创伤后，尤其是在发生交通事故时，通常会出现严重的颈部过伸或过屈。好发于儿童，可能由于儿童头重比高、枕髁比较平，韧带松弛。它也可能在没有创伤的情况下发生，这类主要好发于成人，例如垂体性卒中，抗凝，蛛网膜下隙出血等[29]。

血液可以是硬膜外的（在顶盖膜前），也可以是硬膜下的（在顶盖膜后）或两者的结合，可能起源于骨折或韧带断裂[30]。

可能与以下相关：

- 寰枕脱位（见章节 61.1）[31，32]。
- 枕髁骨折（见章节 61.2）。
- 齿顶韧带（见章节 1.9.1）断裂。
- 斜坡骨折。
- 齿突骨折。

57.6.2 临床表现

临床表现可能是由于伸展、压迫或挫伤邻近脑实质或脑神经所致[30]。

脑神经受累包括：

- 展神经（Ⅵ）：最常累及的脑神经。可以是单边也可以是双边。
- 视神经（Ⅱ）。
- 动眼神经（Ⅲ）。
- 三叉神经（Ⅴ）。
- 面神经（Ⅶ）。
- 舌咽神经（Ⅸ）。
- 舌下神经（Ⅻ）。
- 副神经（Ⅺ）。

其他临床表现：

- 轻偏瘫。
- 四肢瘫痪。
- 脑积水[31]。
- 颈枕不稳。

57.6.3 评价

无增强 MRI 是首选的成像方式。显示血肿（T_2WI 敏感性最好），DWI 显示卒中，STIR 像显示韧带损伤征象（图 57-1）。

冠状位重建的 CT 有助于寻找枕髁骨折、根尖撕脱、评估寰枕间隙（见章节 61.1 寰枕脱位的征象）。

CTA 对并发钝性脑血管损伤的评估（见章节 52.4.5），在某些情况下可能是适当的（特别是 MRI 显示卒中征象）。

57.6.4 治疗

大多数情况下只需保守治疗，通常需要颈托。

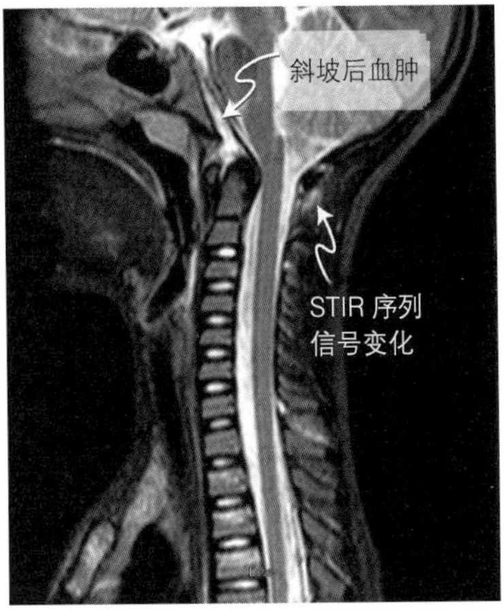

图 57-1 斜坡后血肿
6 岁儿童，交通意外后寰枕关节脱位。MRI 矢状位 STIR 序列

手术适应证包括：

- 考虑如下
  - 强适应证：韧带不稳定，如寰枕脱位符合 AOD 手术指征（见章节 61.1.5）。
  - 软适应证：脑神经缺损。
- 血肿清除：罕见的脑干压迫症状[33]。
- 脑室造口术 / 分流术：适用于脑积水。

57.6.5 预后

血肿通常 2～11 周吸收[30]。

保守治疗预后良好，但是大多数病人有小的神经功能缺损。

死亡发生的频率很低，通常病人死于其他原因[30]。

57.7 非意外创伤（NAT）

57.7.1 概述

又称儿童虐待，声称为意外事故送急诊室处理的 10 岁以下儿童病人，至少 10% 是儿童虐待的受害者[34]。因意外事故造成明显颅脑损伤在 3 岁以下儿童的发生率很低，而因殴打致伤的发生率在本组最高[35]。

没有能够确诊儿童虐待的临床表现，但以下表现提示可能有儿童虐待：

1. 视网膜出血（见下文）。
2. 2 岁以下婴幼儿双侧慢性硬膜下血肿（见章节 55.8.2）。
3. 多发颅骨骨折或伴颅内损伤。

4. 神经系统损伤明显而体表外部损伤轻微。
5. 不同部位的多发伤。

57.7.2 摇晃婴儿综合征（shaken baby syndrome）

小儿受到剧烈摇晃时，使头部出现类似挥鞭样的角加速度 – 减速度，婴儿的头部相对身体的比例较大，而颈部肌肉相对较弱[36]，于是会导致明显的脑损伤。有些学者认为也常同时存在冲击性损伤[37]。

有特征性的临床表现包括：视网膜出血（见下文）、硬膜下血肿（80% 为双侧）和（或）蛛网膜下隙出血。一般很少或没有体表外部损伤的证据（包括冲击性损伤的病例，但尸检时可能发现明显的外部损伤）。有些病例可见胸部手掌印，多发肋骨骨折和（或）肺不张伴或不伴肺实质出血。死亡几乎全部由于不能控制的颅内压增高。也可能伴有延颈交界区的损伤[38]。

57.7.3 儿童虐待导致的视网膜出血

“儿童多发损伤，病史前后不一致，出现视网膜出血，可以确诊殴打损伤”[35]。但是，视网膜出血也可见于没有其他任何儿童虐待证据的病例。16/26 例 3 岁以下受害者眼底检查可见视网膜出血，而 32 例非殴打受伤的脑外伤儿童有 1 例伴有视网膜出血，唯一的假阳性者为产伤（此类病儿视网膜出血发生率为 15%～30%）。

视网膜出血原因的鉴别诊断：

1. 儿童虐待（包括摇晃婴儿综合征，见上文）。
2. 婴幼儿良性硬膜下积液（见章节 55.8.2）。
3. 急性高原病（见章节 52.3）。
4. 急性颅内压增高：例如发生严重癫痫时（可能与 Purtschers 视网膜病类似）。
5. Purtschers 视网膜病[39]：出现视力丧失，继发于较严重创伤后（胸部撞击伤、气囊释放撞伤[40]等）、胰腺炎、分娩或肾功能衰竭。脂肪、空气、纤维素凝块、补体介导的聚集物或血小板凝块所形成的微血栓造成的絮状分泌物和出血在视盘周围造成后视柱缺血。目前尚无有效的治疗方法。

57.7.4 儿童虐待导致的颅骨骨折

39 例儿童虐待导致的颅骨骨折与 95 例意外造成的骨折比较如下[34]。

1. 两组中顶骨骨折最常见（约 90%）。
2. 凹陷性骨折由于血肿覆盖，临床通常会漏诊。
3. 意外造成和儿童虐待造成的颅骨骨折没有明显的区别（视网膜出血 1 例发生于儿童虐待；1 例发生于意外：注意视网膜出血更常见于“摇

晃儿童”综合征，通常不会发生骨折）。

4. 儿童虐待相比其他外伤有三个特点：

1）多发骨折。

2）双侧骨折。

3）骨折跨骨缝。

（葛培聪 译 王 佳 校）

参考文献

[1] Ward JD, Narayan RK, Wilberger JE, et al. Pediatric Head Injury. In: Neurotrauma. New York: McGraw-Hill; 1996:859–867

[2] Zuccarello M, Facco E, Zampieri P, et al. Severe Head Injury in Children: Early Prognosis and Outcome. Childs Nerv Syst. 1985; 1:158–162

[3] Bruce DA, Raphaely RC, Goldberg AI, et al. Pathophysiology, Treatment and Outcome following Severe Head Injury in Children. Childs Brain. 1979; 5:174–191

[4] Alberico AM, Ward JD, Choi SC, et al. Outcome After Severe Head Injury: Relationship to Mass Lesions, Diffuse Injury, and ICP Course in Pediatric and Adult Patients. J Neurosurg. 1987; 67:648–656

[5] Bruce DA, Alavi A, Bilaniuk L, et al. Diffuse Cerebral Swelling Following Head Injuries in Children: The Syndrome of "Malignant Brain Edema". J Neurosurg. 1981; 54:170–178

[6] Humphreys RP, Hendrick EB, Hoffman HJ. The Head Injured Child Who “Talks and Dies”. Childs Nerv Syst. 1990; 6:139–142

[7] Muizelaar JP, Marmarou AM, DeSalles AA, et al. Cerebral Blood Flow in Severely Head-Injured Children: Part I. Relationship with GCS Score, Outcome, ICP, and PVI. J Neurosurg. 1989; 71:63–71

[8] Hahn YS, Fuchs S, Flannery AM, et al. Factors Influencing Posttraumatic Seizures in Children. Neurosurgery. 1988; 22:864–867

[9] Kuppermann N, Holmes JF, Dayan PS, et al. Identification of children at very low risk of clinically-important brain injuries after head trauma: a prospective cohort study. Lancet. 2009; 374:1160– 1170

[10] Lumba-Brown A, Yeates KO, Sarmiento K, et al. Centers for Disease Control and Prevention Guideline on the Diagnosis and Management of Mild Traumatic Brain Injury Among Children. JAMA Pediatr. 2018; 172. DOI: 10.1001/jamapediatrics.2 018.2853

[11] Young JY, Duhaime AC, Caruso PA, et al. Comparison of non-sedated brain MRI and CT for the detection of acute traumatic injury in children 6 years of age or less. Emerg Radiol. 2016; 23:325–331

[12] Luerson TG, Klauber MR, Marshall LF. Outcome from Head Injury Related to Patient’s Age: A Longitudinal Prospective Study of Adult and Pediatric Head Injury. J Neurosurg. 1988; 68:409–416

[13] Kriel RL, Krach LE, Panser LA. Closed Head Injury: Comparison of Children Younger and Older Than 6 Years of Age. Pediatr Neurol. 1989; 5:296–300

[14] Bijur PE, Haslum M, Golding J. Cognitive and Behavioral Sequelae of Mild Head Injury in Children. Pediatrics. 1990; 86:337–344

[15] Pelco L, Sawyer M, Duffielf G, et al. Premorbid Emotional and Behavioral Adjustment in Children with Mild Head Injury. Brain Inj. 1992; 6:29–37

[16] Listinsky JL, Wood BP, Ekholm SE. Parietal Osteomyelitis and Epidural Abscess: A Delayed Complication of Fetal Monitoring. Pediatr Radiol. 1986; 16:150–151

[17] Kaufman HH, Hochberg J, Anderson RP, et al. Treatment of Calcified Cephalhematoma. Neurosurgery. 1993; 32:1037–1040

[18] Matson DD. Neurosurgery of Infancy and Childhood. 2nd ed. Springfield: Charles C Thomas; 1969

[19] Britz GW, Kim K, Mayberg MR. Traumatic Leptomeningeal Cyst in an Adult: A Case Report and Review of the Literature. Surg Neurol. 1998; 50: 465–469

[20] Ramamurthi B, Kalyanaraman S. Rationale for Surgery in Growing Fractures of the Skull. J Neurosurg. 1970; 32:427–430

[21] Arseni CS. Growing Skull Fractures of Children. A Particular Form of Post-Traumatic Encephalopathy. Acta Neurochir. 1966; 15:159–172

[22] Lende R, Erickson T. Growing Skull Fractures of Childhood. J Neurosurg. 1961; 18:479–489

[23] Gadoth N, Grunebaum M, Young LW. Leptomeningeal Cyst After Skull Fracture. Am J Dis Child. 1983; 137:1019–1020

[24] Halliday AL, Chapman PH, Heros RC. Leptomeningeal Cyst Resulting from Adulthood Trauma: Case Report. Neurosurgery. 1990; 26:150– 153

[25] Iplikciglu AC, Kokes F, Bayar A, et al. Leptomeningeal Cyst. Neurosurgery. 1990; 27: 1027–1028

[26] Sekhar LN, Scarff TB. Pseudogrowth in Skull Fractures of Childhood. Neurosurgery. 1980; 6:285– 289

[27] Steinbok P, Flodmark O, Martens D, et al. Management of Simple Depressed Skull Fractures in Children. J Neurosurg. 1987; 66:506–510

[28] Loeser JD, Kilburn HL, Jolley T. Management of depressed skull fracture in the newborn. J Neurosurg. 1976; 44:62–64

[29] Guillaume D, Menezes AH. Retroclival hematoma in the pediatric population. Report of two cases and review of the literature. J Neurosurg. 2006; 105: 321–325

[30] Nguyen HS, Shabani S, Lew S. Isolated traumatic retroclival hematoma: case report and review of literature. Childs Nerv Syst. 2016. DOI: 10.1007/s0038 1-016-3098-y

[31] Papadopoulos SM, Dickman CA, Sonntag VK, et al. Traumatic atlantooccipital dislocation with survival. Neurosurgery. 1991; 28:574–579

[32] Vera M, Navarro R, Esteban E, et al. Association of atlanto-occipital dislocation and retroclival haematoma in a child. Childs Nerv Syst. 2007; 23:913–916

[33] Marks SM, Paramaswaren R N, Johnston RA. Transoral evacuation of a clivus extradural haematoma with good recovery: a case report. Br J Neurosurg. 1997; 11:245–247

[34] Meservy CJ, Towbin R, McLaurin RL, et al. Radiographic Characteristics of Skull Fractures Resulting from Child Abuse. AJR. 1987; 149:173–175

[35] Eisenbrey AB. Retinal Hemorrhage in the Battered Child. Childs Brain. 1979; 5:40–44

[36] Caffey J. On the Theory and Practice of Shaking Infants. Its Potential Residual Effects of Permanent Brain Damage and Mental Retardation. Am J Dis Child. 1972; 124:161–169

[37] Duhaime A-C, Gennarelli TA, Thibault LE, et al. The Shaken Baby Syndrome: A Clinical, Pathological, and Biomechanical Study. J Neurosurg. 1987; 66: 409–415

[38] Hadley MN, Sonntag VKH, Rekate HL, et al. The Infant Whiplash-Shake Injury Syndrome: A Clinical and Pathological Study. Neurosurgery. 1989; 24: 536–540

[39] Buckley SA, James B. Purtscher’s retinopathy. Postgrad Med J. 1996; 72:409–412

[40] Shah GK, Penne R, Grand MG. Purtscher’s retinopathy secondary to airbag injury. Retina. 2001; 21: 68–69

58 头部外伤的长期管理、并发症和预后

58.1 气道管理

临床指南：气管切开的时机

Ⅱ级推荐[1]：早期气管切开减少机械通气的天数，但不影响死亡率或者肺炎发生率。

临床指南：拔除气管内插管的时机

Ⅲ级推荐[1]：符合拔管条件的病人早期拔管不增加肺炎的风险。

58.2 预防深静脉血栓（DVT）

参见“神经外科病人血栓栓塞”（见章节9.3.10）。DVT风险在严重TBI中占20%[2]。

临床指南：严重TBI中DVT的预防措施

Ⅲ级推荐[3]：

- 除非有禁忌证，否则都推荐病人使用弹力袜和间断压迫下肢，直到可以下地活动。
- 低分子肝素（LMWH）（见章节9.3.8）或者低剂量肝素联合机械方法治疗降低了DVT的风险，但有增加颅内出血的风险（注意：在一种药物优于另一种药物、确定药物的最佳剂量或最佳用药时机方面，尚缺乏充分的证据）。

58.3 颅脑损伤病人的营养

58.3.1 建议

临床指南：营养

Ⅱ级推荐[4]：创伤后7天内应该给予足够能量的营养治疗。

Σ

1. 在颅脑损伤后第7天之前，以如下方式替代（肠内或肠外营养）：
   1) 未瘫痪病人：给予基础能耗（BEE）的140%。
   2) 瘫痪病人：给予基础能耗的100%。

2. 蛋白质占热卡的≥15%。
3. 营养替代治疗应在伤后72小时内开始，以便在7天时达到第一条中的要求。
4. 尽管通过肠内和肠外营养所能达到的热卡量相近，如果需要增加氮的摄入量或病人胃肠排空减慢时，最好还是采用静脉高营养。

58.3.2 能量需求

单纯颅脑损伤昏迷病人在静息状态时新陈代谢的能量消耗是正常的140%（范围：120%~250%）[5-8]。肌肉阻滞剂麻痹或巴比妥昏迷时使多数病人的这种能耗增高得到降低，达到正常的100%~120%，但是仍然有些病人持续增高20%~30%[9]。能量需求的增高开始于伤后2周之内，但将持续多久尚不清楚。在创伤之后7天之内开始营养替代治疗的病人死亡率降低[10]。由于不管采用肠内营养还是肠外营养，都需要2~3天才能使营养替代达到消耗的速度[8]，因此建议在脑外伤后72小时之内开始营养替代治疗。

58.3.3 肠内营养和肠外营养

都可以取得相同的治疗效果[12]。更加推荐肠内营养，因为可以降低高血糖、感染和消耗的风险[13]。静脉高营养可以在氮高摄取或者胃肠排空有障碍的情况下使用。肠内和肠外营养在血清白蛋白、体重下降、氮平衡、感染率和最终预后等方面未见显著差别[12]。

基础能耗（BEE）的估计可以应用Harris-Benedict方程[14]，见公式58-1至公式58-3，其中W为体重（kg），H为身高（cm），A为年龄。

男性：$BEE = 66.47 + 13.75 \times W + 5.0 \times H - 6.76 \times A$ （公式58-1）

女性：$BEE = 65.51 + 9.56 \times W + 1.85 \times H - 4.68 \times A$ （公式58-2）

婴儿：$BEE = 22.1 + 31.05 \times W + 1.16 \times H$ （公式58-3）

58.3.4 肠内营养

应用足够浓度的等张营养溶液，从30ml/h开始。每4小时检查一次胃残留，如果成人残留量超过125ml则停止喂食。每隔12~24小时喂食速度增加15~25ml/h直至达到需要的速度[15]。不主张稀释营养液，因为可能减慢胃排空，但是如果需要如此，则要用生理盐水稀释以减少游离水的摄入。

注意：经鼻胃管给营养可能干扰苯妥英的吸收（见章节26.2.4）。颅脑损伤后有可能出现胃排空减慢[16]（有时可能出现暂时性胃排空加快），亦见于苯巴比妥昏迷，这时需要用静脉高营养直至胃肠途径可用。低热量喂养技术通过肠内喂食管（如Dobhoff管）以10~20ml/h的速度喂食可以耐受，并可减少黏膜萎缩，同时提供部分营养需求[17]。有人曾报告空肠喂食显示具有良好的耐受性[18]。

58.3.5 氮平衡

正常人饮食三天无蛋白，会排除氮 85mg/(kg · d)。如果病人无蛋白饮食，将会加重损伤。尿中氮升高主要是尿素排泄增加（占尿中氮的 80%～90%)。这代表人体调动蛋白质，破坏骨骼肌中氨基酸[20]。这也可能代表某一重要器官受损需要以牺牲其他器官为代价来保护，如果单依靠升高卡里路是无法维持超高的氮平衡的[12, 15]。分解代谢的蛋白质会产生的能量约 163.7kJ/g（糖类：4.2kJ/g，脂肪：37.7kJ/g)，在未受伤的正常成年人中仅提供大约 10% 的能量需要[20]。

据估计，每排出 1g 氮（主要通过尿液排除，一部分也通过粪便丢失）有 6.25g 蛋白质被分解。建议给予病人的热量中 15% 应为蛋白质。蛋白质的热量消耗百分比（PCC）可以通过公式 58-4 计算，其中 N 表示氮的克数，BEE 表示基础能耗[5]（见公式 58-1 到 58-3)。

$$\text{蛋白质的热量消耗百分比} = \frac{N(g) \times \dfrac{6.25g(\text{蛋白质})}{N(g)} \times \dfrac{4.0kcal}{\text{蛋白质}(g)}}{BEE} \times 100 \quad (\text{公式 } 58\text{-}4)$$

因此，设定蛋白质的 PCC 为 15%，一旦 BEE 的值已知，便可应用公式 58-5，临床应用的一些胃肠内营养制剂有 Magnacal®（PCC 14%）和 TraumaCal®（PCC 22%)。

$$N(g) = 0.006 \times BEE \quad (\text{公式 } 58\text{-}5)$$

58.4 创伤后脑积水

58.4.1 概述

61 例严重颅脑损伤（GCS 为 3～8 分）的病人有 40% 出现脑积水，中度颅脑损伤（GCS 为 9～13 分）的 34 例病人中有 27% 出现脑积水[21]。颅脑损伤后脑积水有 58% 在 4 周出现，有 70% 在 2 个月出现[21]。创伤后脑积水与年龄、SAH、损伤类型（局部或弥漫）之间没有统计学差异。创伤后脑积水预后更差[21]。

58

创伤性蛛网膜下隙出血后脑积水

临床中创伤性蛛网膜下隙出血后在 3 个月内出现脑积水者大约有 12%[22]。在 301 例病人中，多因素分析显示发展成脑积水者与年龄、脑室内出血、出血厚度≥5mm 和弥漫性出血都正相关。与性别、GCS、SAH 的位置和开颅手术没有相关[22]。注意：单因素分析显示脑积水的风险随着 TBI 的程度加重而增多。

58.4.2 真性脑积水和脑外脑积水的鉴别

TBI 后迟发性脑室扩大也可能是由于脑萎缩所致（脑外积水），原因可能是弥漫性轴索损伤，可能不表现为真性脑积水。这两种情况可能无法区分，因此决定是否分流可能有困难（与正压脑积水和脑萎缩之间的困局相类似）。

58.4.3 手术适应证

倾向于脑积水，需要分流的情况包括：

1. 一次或多次腰穿发现压力增高。
2. 眼底镜发现视盘水肿。
3. 头痛／颅内压增高引起症状。
4. CT 或 MRI T_2WI 上“室旁水肿”。
5. 病人神经功能恢复比预料的差。
6. 推荐进行激发试验，如测定脑脊液 Ro（见章节 24.12.6）[23]。

病人有脑室扩大但没有临床症状并可很好地完成日常活动时，可以保守治疗，进一步观察。

58.5 颅脑损伤的预后

58.5.1 年龄

一般来讲，闭合性颅脑损伤后恢复的程度婴幼儿要好于成年人。成人出现去大脑强直或肌肉迟缓伴瞳孔和眼前庭反射消失时，多数病例预后不良，但在儿童则不一定是结果不良的预兆。

58.5.2 预测预后的因素

概述

以下因素使闭合性颅脑损伤后预后不良的概率增加：过度通气后颅内压持续高于 20mmHg，年龄增大，瞳孔对光反射和眼球运动不全和消失，低血压（SBP<90mmHg），高碳酸血症，低氧血症和贫血[24]。可能部分原因在于这些因素常提示身体其他系统的显著损伤。导致预后不良最重要的因素之一是存在需要手术清除的占位性损害[25]。伤后前 24 小时出现高颅压也是预后不良的因素。

CT 上基底池闭塞

基底池的情况常使用中脑水平的轴位 CT 图像来评估，图 58-1 中可将其分成 3 支[26]（后支为四叠体池，两侧支为环池的后部）。注意：创伤文献中提到的“基底池”是中脑周围池（见章节 78.9.4）的一部分。可能的

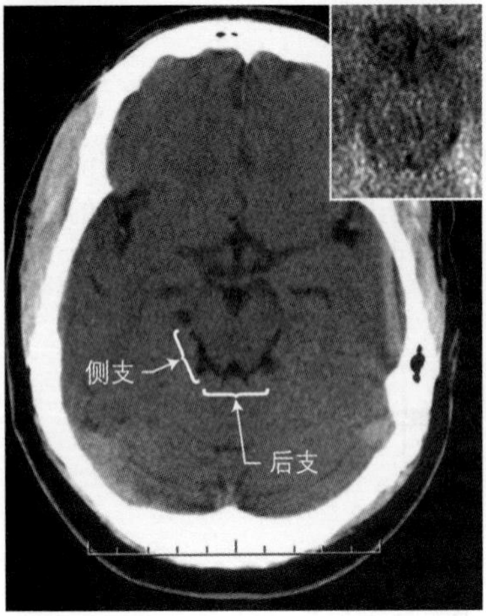

图 58-1 CT 示开放的基底池（右上图为几乎完全闭塞的基底池）

情况包括：

1. 开放：3 支都开放。
2. 部分闭合：1 支或 2 支闭合。
3. 完全闭合：3 支都闭合。

基底池受压或闭合提示颅内压增高的风险增加 3 倍，基底池的状态与预后有关[26]。

218 例 GCS ≤ 8 分病人，根据入院时首次 CT（几乎全部为 48 小时之内）所见基底池的状况分为消失、受压、正常或无法辨别（因图像质量差）[27]。预后与基底池的关系见表 58-1。

18 例脑结构移位超过 15mm 伴基底池消失者全部死亡。基底池的状态在同一 GCS 评分组内比较比跨组比较更有意义。

中线移位（MLS）

MLS 与更差的预后有关。为了标准化评估，MLS 定义为图 58-2 上室间孔水平的中线移位情况，计算使用公式 58-6。

表 58-1 格拉斯哥预后评分（GOS）与基底池的关系

基底池	预后				
	死亡率 (GOS1)	植物生存率 (GOS2)	重残率 (GOS3)	轻残率 (GOS4)	良好率 (GOS5)
正常	22%	6%	16%	21%	35%
受压	39%	7%	18%	17%	19%
消失	77%	2%	6%	4%	11%
无法辨认	68%	0%	11%	9%	12%

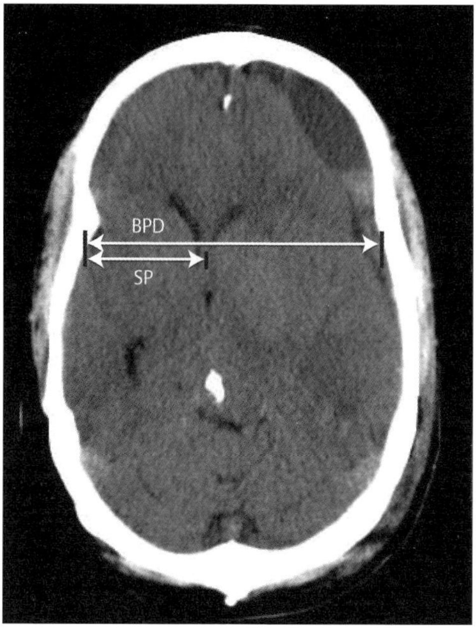

图 58-2 中线移位的计算（左侧慢加急性硬膜下血肿的轴位 CT）

中线移位（MLS）=BPD/2−SP （公式 58-6）

MLS 相当于双顶径（BPD）除以 2 减去 SP（内板到中线移位一侧的距离）。如果病人头部不足够垂直可能会有误差。中线移位可能与意识障碍程度有关（见章节 18.3.4）。

载脂蛋白 E（apoE）ε4 等位基因

出现这一基因型的颅脑损伤病人预后更差[28]，而且，重型颅脑损伤病人中 apoEε4 等位基因的频率大大高于一般人群的基因频率[29]。该基因也是阿尔茨海默病（见下文）和慢性创伤性脑病（见章节 58.6.3）的危险因素。

58.6 颅脑损伤的后期并发症

58.6.1 概述

长期存在的并发症有：

1. 创伤后癫痫（见章节 27.2）。
2. 交通性脑积水：重型颅脑损伤中交通性脑积水的发生率约为 3.9%。
3. 外伤后综合征（或脑震荡后综合征）：见下文。
4. 促性腺激素减低性性腺机能低下[29]：见章节 51.7.4。
5. 慢性创伤性脑病：见章节 58.6.3。

6. 阿尔茨海默病（AD）：颅脑损伤（尤其是重型颅脑损伤）促进淀粉样蛋白的沉积，尤其是携带载脂蛋白 apoEε4 等位基因者[29]，后者可能与 AD 的发展相关[31-33]。

58.6.2 脑震荡后综合征

概述

是有多种定义的一组综合征（见下文），一般认为是轻型颅脑损伤后可能出现的后遗症，但是其中的一些表现也可见于较重脑外伤后。伤后意识丧失并不是诊断的必要条件。

关于是否确实存在器官的功能障碍，还是以神经精神因素为主尚存争议，后者包括转化反应，为求得关注、经济补偿和药物而继发产生等等。而且，有些症状的出现必然会引起其他症状的产生，如头痛可以引起注意力下降，于是工作能力降低，进而导致抑郁。

临床表现

临床医师已经注意到这样一个矛盾的现象，以严重颅脑损伤后的主诉频率为参考，与轻型颅脑损的主诉的频率似乎不成比例。同时也注意到，病人外伤后的早期主诉一般随时间逐渐好转，而后期症状的发展则表现为延迟和爆发性的过程。

一般认为属于本综合征的症状包括如下（其中头痛、头昏和记忆困难最为常见）：

1. 躯体症状：
    1) 头痛。
    2) 头晕或头晕目眩。
    3) 视觉紊乱：视物模糊常见。
    4) 嗅觉丧失。
    5) 听觉困难：耳鸣、听力下降。
    6) 平衡困难。
2. 认知症状：
    1) 注意力难集中。
    2) 痴呆：多次脑损伤比单次脑震荡更多见（见章节 58.6.3“慢性创伤性脑病”）。
        - 智力丧失。
        - 记忆障碍：通常是短期记忆不全。
        - 判断力不全。
3. 精神社交症状：
    1) 情感障碍：包括抑郁、情绪波动（情感不稳定）、欣快 / 轻率、易激惹、缺乏动力、意志缺失。

2) 人格改变。
3) 性欲丧失。
4) 睡眠 / 觉醒周期紊乱、失眠。
5) 易疲劳。
6) 畏光和（或）畏声。
7) 失业和离婚率上升（可能由于上述任一原因）。

事实上，上述任何一个症状都可以归因于社会环境因素。本综合征的定义中未包括但病人可能主诉的其他症状有：

1. 晕厥（血管迷走神经反应）：须除外脑外伤后癫痫和其他原因引起的晕厥。
2. 味觉改变。
3. 肌张力障碍[34]。

处理

本组症状的处理是倾向于支持性的。病人经常由初级保健医师、神经科医师、康复医师或精神科医师和心理学家治疗。神经外科参与病人的持续治疗过程通常是由神经外科医师根据自己的临床经验进行判断来实施的。病人的恢复情况差异较大。

早期的随访护理（包括安慰、倾诉和神经心理学评估和干预）会减少一些病人 6 个月后的脑震荡后症状。这些人包括伤后遗忘持续不少于 1 小时或者需要住院治疗的病人，但是不包括那些不需要治疗的病人或者伤后遗忘少于 1 小时的病人[35]。

有些症状需要进一步检查以明确是否可能形成后期的并发症，如癫痫、脑积水和脑脊液漏等。Alves 和 Jane[36] 对轻微颅脑损伤 3 个月后仍然有症状者行 CT、MRI、BSAER 和神经心理测验，可能出现癫痫者应行 EEG。如果所有的检查结果均未见异常，则“作者告知病人（和律师）：没有明确患病的证据，建议进行心理学检查”。这些检查没有发现需要纠正的异常情况，则可以向病人保证症状会在 1 年之内缓解，除了心理咨询之外不需要其他治疗。

58.6.3　慢性创伤性脑病

概述

慢性创伤性脑病（CTE）经常见于退役的拳击运动员，包括从轻微到严重（所谓拳击家痴呆[37] 或拳击手酩酊样脑病综合征）的一组症状。症状包括运动、认知和精神心理系统。CTE 与单次脑外伤导致的创伤后痴呆和外伤后阿尔茨海默综合征不同。虽然多数人接受这一概念，但是也并不是所有作者都同意反复的脑震荡会引起任何长期后遗症[38]。

CTE 与阿尔茨海默病（AD）有一定相似之处（主要区别是 CTE 相比

于 AD 更倾向于脑表面[39]），包括出现的神经元纤维缠结有相似的纤维结构特点以及淀粉样血管病变伴脑内出血危险[40]。1/3～1/2 职业拳击手出现脑电图改变（弥漫性慢波或低电压）。

神经病理学

特点：

1. 大脑和小脑萎缩。
2. 皮层和皮层下区域神经纤维退化。
3. β 淀粉样物质沉积。
   1）形成弥散淀粉样蛋白斑。
   2）β 淀粉样物质沉积并侵犯血管壁的 CTE 病人会出现淀粉样脑血管病。

临床表现

CTE 的临床特点见表 58-2[37]，包括以下方面[37]：

1. 认知：反应迟钝和记忆缺损（痴呆）。
2. 人格改变：爆发性行为、病态的猜疑、病态酒精依赖、妄想。
3. 运动：小脑功能障碍、帕金森病的症状、锥体束症状。

58-2 拳击慢性创伤性脑病

运动	认知	精神心理
早期（约 57%）		
构音障碍 震颤 轻度动作失调（尤其是非优势侧手）	综合注意力下降	情感不稳定 欣快／轻躁狂 易怒，多疑 丧失攻击性，多语
中期（约 17%）		
帕金森综合征 加重的构音障碍、震颤和运动失调	反应减慢 记忆力、注意力和行动能力轻度缺陷	个性放大 自发行为减少 偏执、嫉妒 不适当情感 暴力发泄
后期（<3%）		
锥体束征 明显的帕金森综合征表现 严重的构音障碍、震颤和共济失调	思维和语言明显减慢 遗忘症 注意力丧失 行为能力障碍	愉悦／愚蠢 自知力下降 偏执、精神错乱 去抑制、暴躁 可能出现 klüver-Bucy 综合征

分级标准的设计是为了将病人分为很可能、可能和不可能患 CTE 三类。

慢性脑损伤分级（CBIS）用以评价运动、认知和心理几方面的损害，见表 58-3。

表 58-3 慢性脑损伤分级

评分分别包括以下每一个方面	每一个方面的分数
运动 认知 精神心理	0 = 无症状 1 = 轻度 2 = 中度 3 = 重度
总分	**严重程度**
0 分	正常
1~2 分	轻度
3~4 分	中度
>4 分	重度

拳击手痴呆的危险因素[37]

见参考文献[37]。

- 拳击职业生涯的时间越长危险性增高，尤其是超过 10 年以上。
- 退役年龄：28 岁以后危险性增高。
- 比赛场次：尤其是 20 场以上，比击倒的次数更重要。
- 拳击风格：技术较差不善于防卫的力量型拳手比技术型拳手危险性高。
- 检查时的年龄：CTE 潜伏期长，年龄大者多见。
- 可能与头部受打击的次数有关。
- 携带 apoEε4 等位基因（同阿尔茨海默病）的病人风险高，见表58-4。
- 职业拳击手患病风险高于业余拳手。

表 58-4 进展为阿尔茨海默病的比值比

颅脑损伤	apoEε4 等位基因	比值比
–	–	1
–	+	2
+	–	1
+	+	10

神经影像

最常见的表现是脑萎缩。13% 拳手可见透明隔间腔[41]，在这类病人中可能是获得性的[42]，并与脑萎缩有关。

（葛培聪 译 王 佳 校）

参考文献

[1] Brain Trauma Foundation, Povlishock JT, Bullock MR. Infection prophylaxis. J Neurotrauma. 2007; 24:S26–S31
[2] Kaufman HH, Slatterwhite T, McConnell BJ, et al. Deep vein thrombosis and pulmonary embolism in head-injured patients. Angiology. 1983; 34:627– 638
[3] Brain Trauma Foundation, Povlishock JT, Bullock MR. Deep vein thrombosis prophylaxis. J Neurotrauma. 2007; 24:S32–S36
[4] Brain Trauma Foundation, Povlishock JT, Bullock MR. Nutrition. J Neurotrauma. 2007; 24:S77–S82
[5] Clifton GL, Robertson CS, Grossman RG, et al. The Metabolic Response to Severe Head Injury. J Neurosurg. 1984; 60:687–696
[6] Young B, Ott L, Norton J, et al. Metabolic and Nutritional Sequelae in the Non-Steroid Treated Head Injury Patient. Neurosurgery. 1985; 17:784–791
[7] Deutschman CS, Konstantinides FN, Raup S, et al. Physiological and Metabolic Response to Isolated Closed Head Injury. J Neurosurg. 1986; 64:89–98
[8] Bullock R, Chesnut RM, Clifton G, et al. Guidelines for the Management of Severe Head Injury. 1995
[9] Clifton GL, Robertson CS, Choi SC. Assessment of Nutritional Requirements of Head Injured Patients. J Neurosurg. 1986; 64:895–901
[10] Rapp RP, Young B, Twyman D, et al. The Favorable Effect of Early Parenteral Feeding on Survival in Head Injured Patients. J Neurosurg. 1983; 58: 906–912
[11] Young B, Ott L, Twyman D, et al. The Effect of Nutritional Support on Outcome from Severe Head Injury. Neurosurgery. 1987; 67:668–676
[12] Hadley MN, Grahm TW, Harrington T, et al. Nutritional Support and Neurotrauma: A Critical Review of Early Nutrition in Forty-Five Acute Head Injury Patients. Neurosurgery. 1986; 19:367–373
[13] The Brain Trauma Foundation. The American Association of Neurological Surgeons. The Joint Section on Neurotrauma and Critical Care. Nutrition. J Neurotrauma. 2000; 17:539–547
[14] Harris JA, Benedict FG. Biometric Studies of Basal Metabolism in Man.Washington, D.C. 1919
[15] Clifton GL, Robertson CS, Contant CF, et al. Enteral Hyperalimentation in Head Injury. J Neurosurg. 1985; 62:186–193
[16] Ott L, Young B, Phillips R, et al. Altered Gastric Emptying in the Head-Injured Patient: Relationship to Feeding Intolerance. J Neurosurg. 1991; 74: 738–742
[17] Preiser JC, van Zanten AR, Berger MM, et al. Metabolic and nutritional support of critically ill patients: consensus and controversies. Crit Care. 2015; 19. DOI: 10.1186/s13054-015-0737-8
[18] Grahm TW, Zadrozny DB, Harrington T. Benefits of Early Jejunal Hyperalimentation in the Head- Injured Patient. Neurosurgery. 1989; 25:729–735
[19] Gadisseux P, Ward JD, Young HF, et al. Nutrition and the Neurosurgical Patient. J Neurosurg. 1984; 60: 219–232
[20] Duke JH, Jorgensen SB, Broell JR, et al. Contribution of protein to caloric expenditure following injury. Surgery. 1970; 68:168–174
[21] Poca MA, Sahuquillo J, Mataro M, et al. Ventricular enlargement after moderate or severe head injury: a frequent and neglected problem. J Neurotrauma. 2005; 22:1303–1310
[22] Tian HL, Xu T, Hu J, et al. Risk factors related to hydrocephalus after traumatic subarachnoid hemorrhage. Surg Neurol. 2008; 69:241–6; discussion 246
[23] Marmarou A, Foda MA, Bandoh K, et al. Posttraumatic ventriculomegaly: hydrocephalus or atrophy? A new approach for diagnosis using CSF dynamics. J Neurosurg. 1996; 85:1026–1035
[24] Miller JD, Butterworth JF, Gudeman SK, et al. Further Experience in the Management of Severe Head Injury. J Neurosurg. 1981; 54:289–299
[25] Stablein DM, Miller JD, Choi SC, et al. Statistical Methods for Determining Prognosis in Severe Head Injury. Neurosurgery. 1980; 6:243–248
[26] Bullock MR, Chesnut RM, Ghajar J, et al. Appendix II: Evaluation of relevant computed tomographic scan findings. Neurosurgery. 2006; 58
[27] Toutant SM, Klauber MR, Marshall LF, et al. Absent or Compressed Basal Cisterns on First CT Scan: Ominous Predictor of Outcome in Severe Head Injury. J Neurosurg. 1984; 61:691–694
[28] Friedman G, Froom P, Sazbon L, et al. Apolipoprotein E-e4 Genotype Predicts a Poor Outcome in Survivors of Traumatic Injury. Neurology. 1999; 52:244–248
[29] Nicoll JAR, Roberts GW, Graham DI. Apolipoprotein E e4 Allele is Associated with Deposition of Amyloid ß-Protein Following Head Injury. Nature Med. 1995; 1:135–137
[30] Clark JDA, Raggatt PR, Edward OM. Hypothalamic Hypogonadism Following Major Head Injury. Clin Endocrin. 1988; 29:153–165
[31] Mayeux R, Ottman R, Tang MX, et al. Genetic Susceptibility and Head Injury as Risk Factors for Alzheimer's Disease Among Community-Dwelling Elderly Persons and Their First Degree Relatives. Ann Neurol. 1993; 33:494–501
[32] Roberts GW, Gentleman SM, Lynch A, et al. ß Amyloid Protein Deposition in the Brain After Severe Head Injury: Implications for the Pathogenesis of Alzheimer's Disease. J Neurol Neurosurg Psychiatry. 1994; 57:419–425
[33] Mayeux R, Ottman R, Maestre G, et al. Synergistic Effects of Traumatic Head Injury and Apolipoprotein-e4 in Patients with Alzheimer's Disease. Neurology. 1995; 45:555–557
[34] Lee MS, Rinne JO, Ceballos-Bauman A, et al. Dystonia After Head Trauma. Neurology. 1994; 44: 1374–1378
[35] Wade DT, Crawford S, Wenden FJ, et al. Does Routine Follow Up After Head Injury Help? A Randomized Controlled Trial. J Neurol Neurosurg Psychiatry. 1997; 62:478–484
[36] Alves WM, Jane JA, Youmans JR. Post-Traumatic Syndrome. In: Neurological Surgery. 3rd ed. Philadelphia: W. B. Saunders; 1990:2230–2242
[37] Mendez MF. The Neuropsychiatric Aspects of Boxing. Int'l J Psychiatry in Medicine. 1995; 25: 249–262
[38] Parkinson D. Evaluating Cerebral Concussion. Surg Neurol. 1996; 45:459–462
[39] Hof PR, Bouras C, Buee L, et al. Differential Distribution of Neurofibrillary Tangles in the Cerebral Cortex of Dementia Pugilistica and Alzheimer's Disease Cases. Acta Neuropathol. 1992; 85:23–30
[40] Jordan BD, Kanik AB, Horwich MS, et al. Apolipoprotein E e4 and Fatal Cerebral Amyloid Angiopathy Associated with Dementia Pugilistica. Ann Neurol. 1995; 38:698–699
[41] Jordan BD, Jahre C, Hauser WA, et al. CT of 338 Active Professional Boxers. Radiology. 1992; 185: 509–512
[42] Jordan BD, Jahre C, Hauser WA. Serial Computed Tomography in Professional Boxers. J Neuroimaging. 1992; 25:249–262

第十五部分
脊柱损伤

XV

59 概述、神经系统评估、挥鞭伤和运动相关损伤、儿童脊柱损伤

59.1 引言

脊柱损伤的病人除主要损伤外，20% 的病人伴有相邻或非相邻节段的第二处脊柱损伤。这些病人通常还伴有身体其他部位的非相关性损伤（如胸外伤、创伤性颅脑损伤等）。与脊髓损伤直接相关的损伤包括动脉夹层［颈动脉和（或）椎动脉］。

59.2 专业名词

59.2.1 脊椎稳定性

曾有很多种定义被提出。由 White 和 Panjabi[1] 提出了临床稳定性的概念性定义：在生理负荷下限制脊柱位移以预防脊髓和神经根（包括马尾）遭受损伤或刺激，并阻止因结构改变而导致功能丧失或疼痛。

生物力学稳定性：指脊柱抵抗外力的能力。

预测脊柱稳定性通常十分困难。为此曾有多种模型被相继提出，但均不够完善。颈椎损伤脊柱稳定性模型见章节 62.1.4，胸腰椎骨折的脊柱稳定性模型见章节 63.1.2。

59.2.2 损伤平面

对于如何定义脊髓损伤的“损伤平面”尚存争议。一些将“损伤平面”定义为功能完全正常的最低脊髓平面（因此一部分 C6 运动功能轻度损伤的病人会被诊断为 C5 四肢瘫痪）。然而，大多数“损伤平面”的定义为保留痛温觉并具有 3/5 级肌力运动功能的最末段脊髓。

59.2.3 损伤的完全性

损伤的完全性评估对于选择诊疗方案和评估预后十分重要。

不完全损伤

定义：在损伤平面 3 个节段以下残存任何运动或感觉功能[2]。有如下长束功能保留的体征。

不完全损伤的体征：

1. 脊髓颈段或胸段损伤，存在下肢感觉（包括位置觉）或自主运动。

2. “骶部保留（鞍区回避）”：肛周感觉、肛门括约肌自主收缩或脚趾自主屈曲存在。
3. 如仅保留骶神经反射（如球海绵体肌反射）不能称为不完全损伤。

不完全损伤的类型：

1. 中央脊髓综合征（见章节 59.9.3）。
2. Brown-Séquard 综合征（脊髓半切综合征）（见章节 59.9.3）。
3. 前索综合征（见章节 59.9.3）。
4. 后索综合征（见章节 59.9.3，少见）。

完全性损伤

排除脊髓休克，在损伤平面 3 个节段以下未残存任何运动或（和）感觉功能。约 3% 在首次检查时表现出完全性损伤的病人在 24 小时内可有所恢复。完全性脊髓损伤持续 72 小时以上者几乎无恢复可能。

脊髓休克

这一术语通常用于两种完全不同的情境：

1. 脊髓损伤后发生低血压（休克）（收缩压通常约为 80mmHg）（治疗见“低血压”，章节 60.3.1）。可由多种因素引起：
   1) 交感神经的阻断：见于 T1 以上脊髓损伤。
      - 损伤平面下血管扩张（血管张力丧失）。
      - 副交感神经拮抗减少导致的心动过缓。
   2) 损伤平面下骨骼肌瘫痪所致肌张力丧失，使静脉淤血，血容量相对减少。
   3) 创口失血导致真性血容量降低。
2. 脊髓损伤平面以下全部神经功能一过性丧失（包括节段性和多突触反射活动和自主神经功能）[3, 4]，导致软瘫和反射消失。
   1) 持续时间：最快可在 72 小时内缓解，但通常持续 1~2 周，偶可持续数月。
   2) 伴球海绵体反射消失。
   3) 根据 Schiff-Sherrington 现象，损伤平面以上邻近节段的脊髓反射也可被抑制。
   4) 脊髓休克缓解后，损伤平面以下将处于痉挛状态，球海绵体及反射恢复。
   5) 提示预后不良。

59.3 挥鞭样损伤（WAD）

59.3.1 概述

“挥鞭伤”起初是一个非专业术语，如今定义为由于颈部过度屈伸或旋转导致的颈椎区域创伤性软组织结构的损伤（包括：颈部肌肉、韧带、椎间盘、关节面等），但不存在骨折、脱位或椎间盘突出[5]，是交通事故中最常见的非致死性损伤[6]。症状可立即出现，但通常延迟于数小时或数天后出现。除颈椎相关症状外，通常还伴有头痛、认知障碍和腰部疼痛等主诉。

59.3.2 临床分级

WAD 的临床分级见表 59-1[7]。

表 59-1 WAD 严重程度临床分级

级别		描述
	0	无主诉，无体征[a]
挥鞭伤	1	颈部疼痛或僵硬或压痛，无体征
	2	上述症状伴活动范围减小或压痛点
	3	上述症状伴肌力下降、感觉障碍或深反射消失
	4	上述症状伴骨折或脱位[a]

[a] 此类病例不能诊断为挥鞭伤[5]

59.3.3 评估和治疗

此类损伤的诊疗共识[8]见表 59-2 和表 59-3。需注意的是，挥鞭样损伤后可偶发枕部神经痛，类似的情况应当给予适当的治疗（表 59-3）。

表 59-2 WAD 的评估

1 级病人：精神状况平稳，体格检查正常，不需要行 X 线片检查
2 级、3 级病人：颈椎 X 线片，可能需过屈 - 过伸位。不需要特殊的影像学检查（MRI、CT、脊髓造影术）
3 级、4 级病人：这些病人应考虑脊髓损伤的可能，见下文脊髓损伤初始治疗的相关章节（见章节 60）

表 59-3 WAD 的治疗[8]a

挥鞭伤通常是良性的，无需特殊处理，并且大多数病例通常在数天到数周内恢复			
建议	级别		
	1	2	3
活动度训练	所有病人都应立即开始		
鼓励回归正常生活	立即	尽早	
颈托和休息[b]	不需要	伤后 72 小时以上者不需要	伤后 96 小时以上者不需要

59

表 59-3（续）

被动理疗：热敷、冷敷、按摩、经皮神经电刺激、超声波、肌肉放松、针刺和变换工作	不需要	症状持续 3 周以上者可考虑	
药物：可选用非甾体抗炎药（NSAID）和非麻醉性镇痛药（建议不超过 3 周）	不需要	需要	需要。可能偶尔需要麻醉性镇痛药物
手术	不需要	不需要	仅适用于进展性神经功能障碍或上肢持续疼痛的病人
× 不推荐：颈枕和软颈托、卧床休息、喷雾和拉伸训练、肌松药、经皮神经电刺激、反射疗法、磁性项链、草药方剂、顺势疗法、非处方药物（除 NSAID 外，见上文）和在关节内、关节囊内或压痛点内注射皮质醇			

[a] 除外骨折、脱位或脊髓损伤的病人

[b] 不建议使用软泡沫颈托；如果使用，则窄边应放置在前方，以避免颈部过伸[5]

59.3.4 预后

在瑞士（所有治疗费用由政府承担，尽管可能遗留终身残疾，但病人无权因病痛而进行起诉或获得赔偿）进行的一项包含 117 例 56 岁以下因交通事故而导致 WAD（除外伴有颈椎骨折、脱位或身体其他部位损伤的病人）的研究中[9]，康复情况如表 59-4 所示。在 21 名 2 年后仍有持续性症状的病人中，仅 5 人由于疾病的限制无法进行工作（3 人由全职转为兼职工作，2 人残疾）。出现持续性症状的病人通常年龄更大，在初诊时有更多不适，在受创时头位旋转或倾斜更严重，创伤前头痛的发生率更高，存在既往疾病的概率更高（如有影像学证据的颈椎骨关节炎）。机动车的受损程度、车速与损伤程度关系不大，预后不受性别、职业或精神因素的影响。

表 59-4 WAD 病人的恢复

时间（个月）	恢复百分率
3	56%
6	70%
12	76%

59.4 儿童脊柱损伤

59.4.1 概述

脊髓损伤不常见于儿童，儿童头部损伤与脊髓损伤的发病比例约为

30：1。仅有5%的脊髓损伤见于儿童。由于韧带松弛且头身重量比较大、椎旁肌肉未发育成熟、钩突不发达，因此损伤通常涉及韧带而不是骨性结构，见无影像学异常的脊髓损伤（SCIWORA）（章节62.8）。儿童还可能发生骨骺（生长板）的分离，但容易治愈。颈椎是脊柱最脆弱的节段（枢椎以下损伤较少见），42%的损伤发生于此；胸椎损伤占31%；腰椎占27%。与成人相比，儿童脊柱损伤的致死率更高（与脑损伤的情况相反），但死因通常与身体其他严重损伤相关，而非脊柱损伤本身[10]。

要 点

- 16岁以前，脊髓损伤相对少见。
- 由于韧带的柔韧性，韧带损伤比实际骨折更常见。
- 儿童特有的脊柱／脊髓损伤：
  - 寰枕脱位（AOD）：可能由斜坡后血肿引起。
  - SCIWORA（无影像学异常的脊髓损伤）。
  - 软骨结合骨折。
  - 寰枢椎旋转固定或半脱位。
- 考虑AOD时，颈椎CT是测量C1髁突间距（CCI）的首选影像学检查方法。
- 大多数稳定的骨折和韧带损伤可以非手术治疗。C2型软骨结合骨折通常采用halo支架牵引治疗。
- 外科手术的挑战包括：寻找足够小的器械来满足幼儿的需要，较小的C型脊柱侧块，以及难以彻底清除的椎间盘和软骨。

59.4.2 儿童颈椎损伤和鉴别诊断

概述

见儿童颈椎解剖（见章节12.1.5）。在≤9岁的病人中，67%的颈椎损伤发生于颈椎的前3个节段（枕部至C2）[11]。

软骨结合

正常的软骨结合（见章节12.1.5）可被误认为骨折，尤其是寰椎中央的软骨联合（见章节12.1.5）可被误认为齿突骨折。相反，真正的骨折可贯穿软骨联合（图59-1）[12，13]。

C2损伤是儿童最常见的脊椎损伤。

▶ **齿突骨骺分离** 是一种通过齿突中央软骨结合部的骨折（很多文献中认为是神经中枢性软骨病，但我认为这是不正确的），类似齿突Ⅱ型骨折，23%的病人会出现神经功能缺损，其中53%的脊髓损伤发生在颈胸交界处[14]。贯穿软骨连结的骨折治疗建议：由于软骨连结具有自发融合的趋势，因此建议急诊复位加外固定。对于C2，建议使用halo支架，成功率为80%～90%[12，14]。如3～4个月后颈椎有持续性的颈椎不稳定，可考虑内固定／融合[13，14]。

59

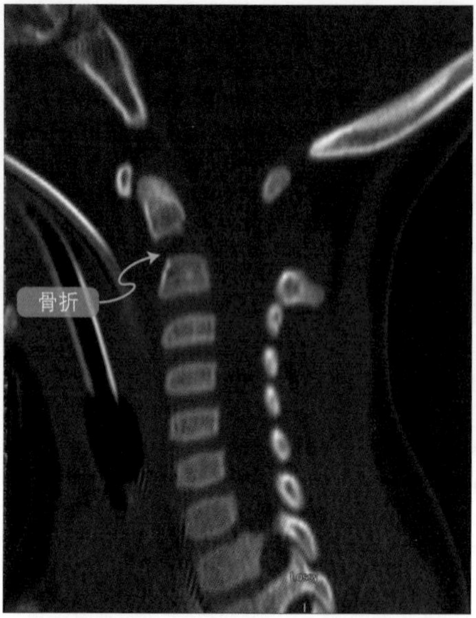

图 59-1 C2 齿突 - 中央软骨结合骨折（齿状突 - 骨骺分离）

23 个月龄车祸患儿伤矢状面 CT 影像，注意齿状突前角，与 C2 椎体分离数毫米

评估

概述

诊断的临床指南见下文［临床指南：儿童颈椎损伤的评估（见章节 59.4.2)］。

影像学上如果出现斜坡后血肿（见章节 57.6）应该制动并评估有无寰枕脱位（AOD)。

寰椎假性移位

寰椎假性移位定义为张口前后位上 C1 的两侧块超过 C2 关节面大于 2mm[16]。寰椎假性移位可被误诊为 Jefferson 骨折（见章节 61.4)，而 Jefferson 骨折在青春期前十分罕见（归因于儿童体重小、颈部柔韧性好、颅骨可塑性强和 C1 软骨连结吸收冲击的能力强）。

假性移位可能是枢椎与寰椎生长不匹配造成的，存在于大多数 3 个月到 4 岁的儿童中。1～2 岁之间发生率为 91%～100%。最小见于 3 个月，最大见于 5.75 岁。正常的总体偏移是 1 岁以内 2mm，2 岁时 4mm，3 岁时 6mm，而后逐渐减少。最大可偏移 8mm。创伤并非影响因素。

颈部转动也可出现 Jefferson 骨折的表象。

如高度怀疑骨折：行 C1 段薄层 CT 扫描可以明确是否有骨折。

假性半脱位

发生在 C2（枢椎）与 C3 之间层面的前向脱位和（或）显著成角，可见于创伤后儿童（≤10 岁）颈椎侧位片。10 岁以前颈椎屈伸的中心都在

C2～C3 水平，10 岁以后下移至 C4～C5 或 C5～C6。正常儿童的 C2 通常可向前移动 2～3mm[17]。当头部屈曲时可发生脱位，肌肉痉挛会使情况加重[18]。假性脱位并不代表病理性失稳。骨折和脱位在儿童中并不常见，一旦发生，其表现与成人相似。

有 10 例 4～6 岁儿童假性半脱位的报道[19]：疼痛较为常见，每例均有头部或颈部的屈曲（有时轻微）；头部中立位 X 线片见假性半脱位消失。

建议：针对病人的软组织损伤（而非半脱位）进行治疗。

临床指南：儿童颈椎损伤的评估

Ⅰ级推荐[15]：

- 疑似寰枕脱位（AOD）的患儿行 CT 评估枕髁到 C1 的间距（CCI），又称寰枕间隙。

Ⅱ级推荐[15]：

- 具备下列情况的 3 岁以上创伤患儿无须进行颈椎影像学检查：
  - 清醒的。
  - 神经功能完整的。
  - 无颈后正中线压痛（亦无牵拉痛）。
  - 不存在无法解释的低血压。
  - 非中毒性。
- 具备下列情况的 3 岁以下的创伤患儿无须进行颈椎影像学检查：
  - GCS 评分 >13 分。
  - 神经功能完整。
  - 无颈后正中线压痛（亦无牵拉痛）。
  - 非中毒性。
  - 不存在无法解释的低血压。
  - 已知不涉及交通事故、10 英尺（3m）以上坠落或其他受伤机制明确的意外创伤。
- 对不满足上述条件的创伤患儿进行颈椎 X 线片或高分辨率 CT 检查。
- 对怀疑寰枢关节旋转固定（AARF）的患儿行三维 CT 并进行 C1～C2 的动态分析，以明确诊断并分类。

治疗

临床指南：儿童颈椎损伤的治疗

Ⅲ级推荐[15]：

- 8 岁以下的患儿：抬高胸部限制活动或放低枕部（由于头部相对较大，故此处置可使脊柱呈中立位）。
- 7 岁以下伴有 C2 软骨联合（见章节 12.1.5）损伤的患儿：闭合复位、颅骨制动。

- AARF 的病人：
  - 急性 AARF（发病 <4 周）不会自发缓解：手法复位或系带牵引复位。
  - 慢性 AARF（发病 >4 周）：使用系带或骨钳 / 颅骨牵引复位。
  - 复发或顽固性 AARF：内固定或融合。
- 孤立的颈椎韧带损伤和不稳定的或难以复位的骨折脱位畸形：应考虑一期手术治疗。
- 保守治疗失败的颈椎损伤：手术治疗。

成人脊柱稳定性评估工具尚未在儿童人群中得到验证。

59.5 颈部支架

59.5.1 软颈托

软的（海绵橡胶）颈托：无法起到颈椎制动的作用。其功能主要是提醒病人减少颈部活动。

59.5.2 硬颈托

无法为上部和中部颈椎提供有效制动和防止旋转。

常规硬颈托：

- Miami J 颈托和 Aspen 颈托：衬垫可移动。
- Philadelphia 颈托：衬垫不可移动，穿戴感受更热。

59.5.3 后部支架

与颈胸矫正器的区别是没有腋下系带，包括四柱支架。预防颈椎中段屈曲效果好。

59.5.4 颈胸矫正器

颈胸矫正器（CTO）结合了人体背心的形式以固定颈椎。以下装置可以增加制动的程度。

Guilford 支架：主要由环绕于枕骨及下颌的圈环和两条连接于前后胸垫的支柱组成。

59

SOMI 支架：是胸骨 - 枕骨 - 下颌骨固定的缩写。对抗屈曲的支撑较好（特别是对高位颈椎）。由于枕部支撑较弱，因此并不适用于过伸型的损伤。有特殊的额部附件，使病人可以在没有下颌支撑的情况下舒适进食。

“Yale 支架”：是 Philadelphia 颈托的扩展版，是控制屈伸和旋转最为有效的 CTO。主要的缺点是防侧方屈曲的作用较差（仅减少约 50%）。

59.5.5 头环 - 背心（halo-west）

可用于固定上段或下段颈椎，对中段颈椎固定效果欠佳（由于中段颈椎“S”样走形）。当椎体切除术后的病人采取直立位时不能提供足够的支撑（即不是便携式颈椎牵引装置）。总体上可减少 90%～95% 的屈曲 / 伸展和侧屈活动以及 98% 的旋转运动。定位见章节 60.5.2。

59.6 随访日程

颈椎疾病（稳定或不稳）初始诊疗（手术或保守治疗）结束后的随访日程见表 59-5。通过随访可以发现治疗中存在的问题[1]（3 周起随访间隔时间逐步加倍）。

表 59-5 颈椎损伤随访样表

术后时间	安排
7～10 天	间断缝合者检查伤口（仅对术后病人）
4～6 周	佩带支架的前后位和侧位颈椎 X 线片
10～12 周	• 不佩带支架的后前位和侧位颈椎 X 线片，包含屈曲位 / 伸展位 • 若 X 线片结果良好且病人恢复佳，可拆除支架
6 月	• 前后位和侧位颈椎 X 线片，包含屈曲位 / 伸展位 • 若病人恢复好，部分可免除随访
1 年	• 前后位和侧位颈椎 X 线片，包含屈曲位 / 伸展位 • 恢复好的病人可不随访

59.7 运动相关颈椎损伤

59.7.1 概述

本书中涉及的任何脊柱损伤都是和运动相关的。本节讨论一些运动特有的损伤。

Bailes 等[20]对运动相关脊髓损伤（SCI）进行了分类，见表 59-6。I 型损伤可以是完全性的脊髓损伤，或存在不完全性脊髓损伤综合征的一些特点（通常是混合型或部分性的）。II 型损伤包括脊髓震荡、脊髓神经失用症（见下文）和灼手综合征（见下文），所有这些损伤都缺乏影像学的异常表现，并且症状均可完全缓解。评估病人病情应谨慎。对于出现神经功能缺损者、影像学检查损伤明确者、先天颈椎异常者和反复发作者（见章节 59.7.3）不应重返赛场。III 型损伤最为常见。对失稳定的损伤应当进行积极治疗（见章节 62.7.2）。

表 59-6 运动相关脊髓损伤

类型	描述
Ⅰ	永久性脊髓损伤
Ⅱ	一过性脊髓损伤，不伴有影像学改变
Ⅲ	影像学异常但不伴有神经功能缺损

59.7.2 橄榄球相关的颈椎损伤

概述

× 可疑颈椎损伤的橄榄球运动员在离场前不应摘下头盔（见章节60.2）。

专业名词

橄榄球竞技中常出现的不同的颈椎损伤，以下专业名词可能来源于类似更衣室俚语的语境，而后再赋予医学专业的定义，因此可能无法对其准确的定义达成一致。尽管语义可能存在差异，更重要的是从诊断和治疗的立场出发，鉴别神经根损伤、臂丛神经损伤和脊髓损伤。

1. 颈髓神经失用症[21]（CCN）：感觉异常，包括麻木、刺痛和烧灼感。可伴或不伴有无力或完全瘫痪等运动症状。典型症状持续时间 <15 分钟（尽管最多可持续 48 小时），80% 的病人会累及四肢。可能是由颈椎椎管矢状径狭窄引起的。恢复接触性活动时，复发率约为 56%，椎管狭窄者复发风险更高。评估病情时应参考颈椎 MRI。Torg[21] 认为单纯的 CCN（无脊柱失稳，MRI 未显示脊髓损伤或水肿）形成永久性损伤的风险较低，不建议限制病人活动。
2. “针刺感”或“烧灼感”：与灼手综合征不同，该症状为单侧性。烧灼痛由肩部向下放射，有时可出现 C5、C6 神经根支配区力弱。通常在拦截抢救时出现。可能是由于臂丛上干向下牵拉（由于肩部向下受压及颈部向对侧屈曲造成），或神经孔内的神经根直接受压迫引起的（非脊髓损伤）。
3. 灼手综合征[22]：与“针刺感”相似，但是双侧的。可能代表发生了脊髓损伤，可能是中央脊髓综合征的一种症状较轻的类型（见章节59.9.3）。
4. 其他神经损伤包括：颈动脉或椎动脉的血管性损伤。通常与颈部直接受袭和剧烈运动所致的内膜剥脱相关（见章节 64.2.2）。症状表现同 TIA 或卒中。

橄榄球撞击阻击手颈椎（Spear tackler's spine）

自 1976 年比赛规则变更（禁止用头盔撞击阻击对手）后，橄榄球相关的颈椎骨折和四肢瘫痪的发生数量明显减少[23]。

本病有 4 个特点：

1. 颈椎管狭窄。
2. 颈椎向前的生理弯曲消失：因此颈椎轴向的负荷更容易传递至椎体，而不是被颈椎的肌肉和韧带吸收，从而增加了爆裂性骨折和四肢瘫痪的风险。
3. 存在既往的创伤性病变证据。
4. 有进行撞击阻击技术的记录。

治疗建议：

运动员需停赛，直至颈椎生理弯曲恢复，并教授运动员使用其他阻击技术。该项技术已从 1976 年起被禁止。

59.7.3 重返赛场与赛前评估指南

颈椎相关的重返赛场（Return to Play，RTP）和赛前评估指南见表 59-7（改良版[24]）。内容仅作为指导，不能确保运动员的安全。必须进行临床评估判断。

表 59-7 颈椎相关的参赛禁忌证[a]

状况[b]			禁忌证[c]
先天性[d]			
1.	齿突畸形（寰枢椎失稳可能导致严重的损伤）		
	1)	完全发育不全（罕见）	绝对
	2)	发育不全（见于合并软骨发育不良和骨骺发育不良者）	绝对
	3)	齿突游离（可能为创伤性的）	绝对
2.	寰枕融合（寰椎与枕部的部分或完全性融合）：有突然起病或猝死的报道		绝对
3.	Klippel-Feil 畸形（≥2 个颈椎节段的先天性融合）[e]		
	1)	I 型：颈椎和上段胸椎的大量融合	绝对
	2)	II 型：仅 1 或 2 个间隙的融合	
		• 伴活动受限、枕颈畸形、失稳、椎间盘疾病和退行性病变	绝对
		• 活动范围正常，无上述其他疾病	无
获得性			
1.	颈椎狭窄[f]		
	1)	无症状性	无
	2)	曾有脊髓神经失用症发作	相对
	3)	脊髓神经失用症 +MRI 证据提示脊髓损伤或水肿	绝对
	4)	脊髓神经失用症 + 韧带失稳，症状或神经功能持续时间 >36 小时或频繁发作	绝对

表 59-7（续）

状况 [b]			禁忌证 [c]
2.	橄榄球撞击阻击手颈椎（见上文）		绝对
3.	隐性脊柱裂：罕见，X 线检查偶然发现		无
颈椎上段受损后			
1.	寰枢椎失稳定（成人寰齿间隙 >3mm，儿童寰齿间隙 >4mm）		绝对
2.	寰枢椎旋转固定（可能与横韧带断裂有关）		绝对
3.	骨折		
	1）	已治愈，无疼痛，活动范围正常，发生下列骨折但无神经系统异常：非脱位性 Jefferson 骨折；齿突骨折；或枢椎侧块骨折	无
	2）	其他	绝对
4.	术后寰枢椎融合		绝对
枢椎以下颈椎受损后			
1.	韧带损伤：>3.5mm 半脱位，或屈 - 伸位成角 >11°		绝对
2.	骨折		
	1）	已治愈的体检正常的下列稳定型骨折：不累及后部的椎体压缩性骨折；棘突骨折	无
	2）	伴有矢状面结构或后部骨折或韧带受累的椎体骨折	绝对
	3）	粉碎性骨折，碎片进入椎管	绝对
	4）	引起关节突不协调的侧块骨折	绝对
3.	椎间盘损伤		
	1）	保守治疗愈合的椎间盘脱出	无
	2）	颈椎前路椎间盘切除术和融合术术后椎间融合，常规检查无异常，无活动受限和疼痛	无
	3）	慢性椎间盘突出伴疼痛，神经功能异常或活动受限，或急性椎间盘突出	绝对
4.	术后融合状态		
	1）	稳定的单节段融合	无
	2）	稳定的 2 节段融合	相对
	3）	2 个以上节段融合	绝对

[a] 有组织的对抗性运动 [24]：拳击、橄榄球、冰上曲棍球、长曲棍球、英式橄榄球和摔跤

[b] 可参考头颅（及头颈）相关情况（见章节 73.8）（如 Chiari 畸形 1 型等）

[c] 禁忌证分为绝对禁忌证、相对禁忌证（包括未明确）或无禁忌证

[d] 先天性畸形可能与“残疾人奥林匹克运动会”相关

[e] 注意：Klippel-Feil 畸形可能并发其他系统脏器的畸形（如心脏），可能对参赛产生影响（见章节 16.3）

[f] Pavlov 比率（见章节 68.5.1）预测对抗性运动损伤的阳性值偏低，因此不适于筛查（如无症状性 Pavlov 比率 <0.8 并不是参赛的禁忌证）

59.8 神经系统评估

59.8.1 概述

对损伤平面进行评估需要熟悉以下有关脊髓、神经根与骨性脊柱之间关系的知识（图 59-2）。

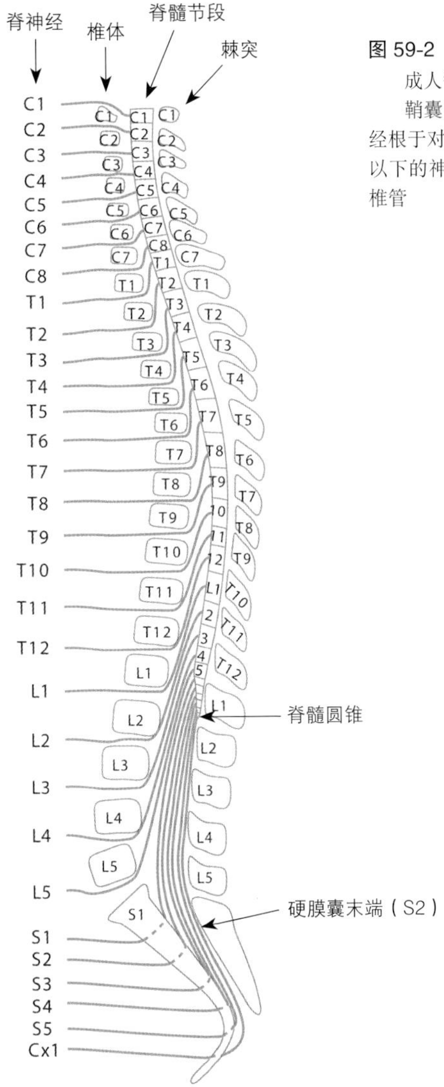

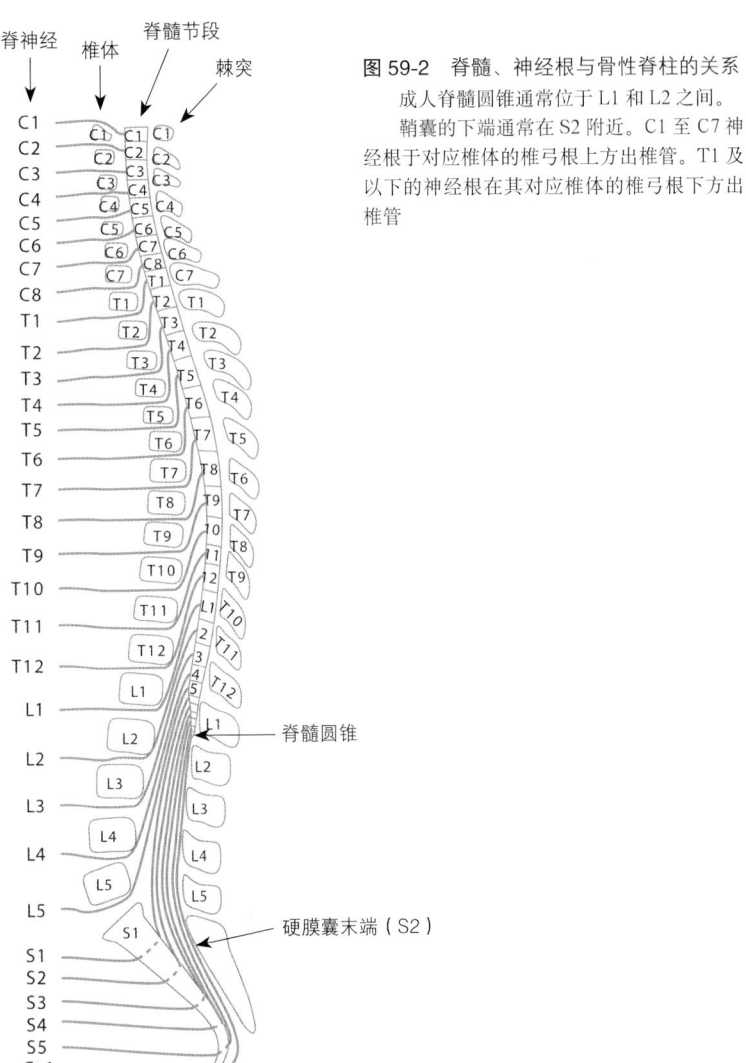

图 59-2 脊髓、神经根与骨性脊柱的关系

成人脊髓圆锥通常位于 L1 和 L2 之间。

鞘囊的下端通常在 S2 附近。C1 至 C7 神经根于对应椎体的椎弓根上方出椎管。T1 及以下的神经根在其对应椎体的椎弓根下方出椎管

1. 由于存在 8 对颈神经，但只有 7 节颈椎，所以：
   1) 第 1～8 对颈神经在对应的颈椎的椎弓根上方出椎管。
   2) 胸神经、腰神经和骶神经在对应的椎体的椎弓根的下方出椎管。
2. 由于在发育中脊柱较脊髓生长快，因此脊髓与脊柱存在以下关系：
   1) 由椎体推测脊髓节段：
      - 从 T2 到 T10：棘突节段数加 2。
      - T11、T12 和 L1 对应着最低的 11 个脊髓节段（L1～L5、S1～S5，以及尾 1）。
   2) 成人的脊髓圆锥对应 L1 或 L2 脊柱节段。

59.8.2 运动层面的评估

概述

下列表格用于快速评估（运动神经支配详情见表 29-5 和表 29-7）。

ASIA（美国脊柱损伤协会）运动评分系统

应用英国皇家医学研究所（MRC）（表 29-8）分级评分可迅速为 10 个关键肌肉进行评分，左右分别为 0～5 分，总分 100 分（见表 59-8）[25，26]。注意：大多数肌肉受相邻两节段脊髓支配，表 59-8 所示支配为较低的节段。若运动评分尚可（≥3 分）则考虑脊髓节段完好。更多信息见 www.asia-spinalinjury.org。中轴肌群评估见表 59-9。

表 59-8 关键肌肉组的运动层面分类（四肢）

右侧评分	节段	肌肉	测试动作	左侧评分
0～5	C5	肱二头肌	屈肘	0～5
0～5	C6	腕伸肌	手腕上翘	0～5
0～5	C7	肱三头肌	伸肘	0～5
0～5	C8	指深屈肌	屈曲中指远端	0～5
0～5	T1	手内在肌	小指外展	0～5
0～5	L2	髂腰肌	屈髋	0～5
0～5	L3	股四头肌	伸膝	0～5
0～5	L4	胫骨前肌	足背屈	0～5
0～5	L5	趾长伸肌	踇趾背屈	0～5
0～5	S1	腓肠肌	足跖屈	0～5
50		←总分→		50
		总计：100 分		

表 59-9　中轴肌群评估[27]

层面	肌群	测试动作
C4	膈肌	潮气量、第 1 秒用力呼气量、肺活量
T2～T9 T9～T10 T11～T12	肋间肌 上腹肌 下腹肌	检查感觉平面、腹壁反射和 Beevor 征

更多运动评估的细节

见表 59-10。

表 59-10　骨骼肌及其主要脊髓神经支配（主要支配节段以黑体字标出）

节段	肌肉	测试动作	反射
C1～C4	颈部肌肉		
C3，C4，C5	膈肌	吸气，潮气量，FEV1，肺活量	
C5，C6	三角肌	上肢外展 >90°	
C5，C6	肱二头肌	屈肘	肱二头肌
C6，C7	桡侧腕伸肌	伸腕	旋后肌
C7，C8	肱三头肌，指伸肌	伸肘，伸指	肱三头肌
C8，T1	指深屈肌	抓取（指远端屈曲）	
C8，T1	手内在肌	小指外展，拇指外展	
T2～T9	肋间肌[a]		
T9，T10	上腹壁[a]	Beevor 征[b]	腹壁反射[c]
T11，T12	下腹壁[a]		
L2，L3	髂腰肌，内收肌	屈髋	提睾反射[d]
L3，L4	股四头肌	伸膝	髌骨反射（膝阵挛）
L4，L5	股后内侧肌群，胫骨前肌	踝关节背屈	股后内侧肌群
L5，S1	股外侧肌群，胫骨后肌，腓骨肌群	屈膝	
L5，S1	趾伸肌，趾长伸肌	蹈趾背伸	
S1，S2	腓肠肌，比目鱼肌	踝关节跖屈	踝阵挛
S2，S3	趾屈肌，蹈趾屈肌		
S2，S3，S4	膀胱，小肠下段，肛门括约肌	膝胸俯卧位直肠检查	肛门反射[e]，球海绵体肌和阴茎异常勃起

表 59-10（续）

[a] 通常同时检查感觉平面以协助评估这些节段

[b] Beevor 征：检查腹部肌群以评估损伤平面。病人屈颈将头部抬离床面；如果下腹部肌群（大致低于 T9 水平）比上腹部肌群力弱，则脐部将向头侧移动。当上下腹肌均力弱时则无效

[c] 腹壁反射：使用尖锐物体搔刮腹部的一个象限引起下层肌群收缩，使脐部向该象限移动。上腹壁反射：T8～T9。下腹壁反射：T10～T12。此反射为皮质反射（即反射环路传入皮质后直接传出至腹部肌肉）。反射存在提示胸髓下段不完全损伤

[d] 提睾反射：L1～L2 的浅表反射

[e] 肛门反射：亦称肛哌。正常：肛周皮肤轻度刺激（如针刺）可引起无意识的肛门收缩。球海绵体肌（BC）反射：见章节 59.8.5

59.8.3 感觉平面的评估（皮肤和感觉神经）

ASIA 标准[25]

表 59-11 中所示为 28 个关键部位。使用针刺和轻触的方法对左右两侧分别进行检查，并根据表 59-12 所示量表进行评分，针刺最高得分为 112 分（左和右），轻触最高得分为 112 分（左和右）。

注意：C4 胛又称 bib 区，位于胸背上部：感觉节段从 C4“跳跃”至 T2，中间的感觉节段分布于上肢（图 1-16)。该变化的位置因人而异。

表 59-11 关键感觉标志

层面	皮肤
C2	枕结节
C3	锁骨上窝
C4	肩锁关节顶点
C5	肘窝外侧面
C6	拇指背侧近端
C7	中指背侧近端
C8	小指背侧近端
T1	肘窝内侧（尺侧）
T2	腋窝顶点
T3	第 3 肋间
T4	第 4 肋间（乳头连线）
T5	第 5 肋间（T6 和 T8 连线中点）
T6	第 6 肋间（剑突）
T7	第 7 肋间（T6 和 T8 连线中点）
T8	第 8 肋间（T6 和 T10 连线中点）

表 59-11（续）

层面	皮肤
T9	第 9 肋间（T8 和 T10 连线中点）
T10	第 10 肋间（脐水平）
T11	第 11 肋间（T10 和 T12 连线中点）
T12	腹股沟韧带中点
L1	T12 和 L2 中点
L2	大腿前侧中部
L3	股骨内髁
L4	内踝
L5	第三跖趾关节背侧
S1	足跟外侧
S2	腘窝中点
S3	坐骨结节
S4～S5	肛周区域（视为 1 个节段）

表 59-12 感觉评分量表

评分	描述
0	缺失
1	受损（部分性或变为感觉过敏）
2	正常
NT	无法测量

59.8.4 直肠检查

1. 检查者佩戴手套指检直肠外括约肌：
   1) 记录病人反应，感觉存在或消失。病人有任何感觉均提示感觉损伤不完全。
   2) 记录括约肌放松时的张力以及任何自主收缩。
2. 球海绵体肌反射（见表 59-10，也可见下文）：反射阴性提示脊髓休克，但并不能诊断骶髓以上的完全损伤，因为脊髓休克可一过性地抑制脊髓功能。

59.8.5 球海绵体肌（BC）反射

是一个由 S2～S4 神经根传递，经脊髓多突触介导的反射。挤压男性龟头或牵拉导尿管（不分性别）可引起肛门括约肌反射性地收缩（必须与导尿管球囊移动相鉴别）。

以下情况可导致反射减弱：

1. 脊髓休克：当骶上脊髓损伤脊髓休克时可导致 BC 反射消失。有报道显示，BC 反射的恢复是脊髓休克缓解的早期临床指征。
2. 损伤累及马尾或脊髓圆锥。

BC 反射存在通常被认为是脊髓不完全损伤的指征，但仅存在 BC 反射并非预后良好的指征。

59.8.6 其他感觉检查

以下内容可选择性进行，建议将结果分为感觉缺失、感觉受损和正常：

1. 位置觉：检查双侧示指、拇指。
2. 深触觉 / 深痛觉。

59.8.7 ASIA 损伤量表

ASIA 损伤量表 * [25] 如表 59-13 所示（改良的 Frankel Neurological Performance 量表 [2]）。

表 59-13 ASIA 损伤量表

分级	描述
A	完全：无任何运动或感觉功能
B	不完全：病变层面以下（包括骶髓 S4～S5）有感觉，但无运动功能
C	不完全：病变层面以下存在运动功能（层面以下大部分肌群肌力 <3 级）[a]
D	不完全：病变层面以下存在运动功能（层面以下大部分肌群肌力 ≥3 级）
E	正常：运动和感觉功能正常

[a] 肌力评分见表 29-2

* 注意：本量表与其他 ASIA 量表不同，用于检查脊髓损伤的完全性；同时参见运动和感觉评分（章节 59.8）。

59.9 脊髓损伤

59.9.1 完全性脊髓损伤

见完全性脊髓损伤与不完全性脊髓损伤的定义（见章节 59.2.3）。

此外，如出现损伤平面下自主运动、括约肌控制和感觉的丧失，则可能发生阴茎的异常勃起。同时也可能出现低血压和心动过缓（见章节 59.2.3 中“脊髓休克”）。

59

59.9.2 延 - 颈髓分离

由 C3 以上（含）节段脊髓损伤所致（包括寰枕脱位和寰枢脱位所致的脊髓损伤）。延 - 颈髓分离可迅速导致呼吸、心搏停止。数分钟内未行心肺复苏可致死亡。病人通常四肢瘫痪，且需要呼吸机辅助呼吸（可通过膈神经刺激脱机）。

59.9.3 不完全脊髓损伤

中央脊髓综合征（Central Cord Syndrome，CCS）

概述

要 点

- 上下肢不匹配的运动功能缺失，上肢严重。
- 通常是存在骨赘的情况下由过伸性损伤引起的。
- 需手术减压，除病情进行性恶化者外，余可行非急诊手术。

由 Schneider 等[29]在 1954 年首次提出。CCS 是脊髓不完全损伤综合征的最常见类型。常见于老年人，尤其常见于患有骨质增生（前方）和黄韧带增生（后方）所致后天性椎管狭窄的病人发生急性过伸性损伤。有时可继发于先天性椎管狭窄。某一节段椎体的平移也可导致 CCS。病史中往往可以追溯到前额或上面部受冲击伤，或检查时发现（如上面部或前额的裂伤、擦伤等）。外伤的发生通常与交通事故或向前倾倒有关，常见于醉酒状态。年轻病人的 CCS 通常并发于运动损伤，见烧伤样手综合征（章节 89.13)。CCS 可能伴发或不伴发颈椎骨折或脱位[30]。CCS 可能与急性创伤性椎间盘突出相关，亦可能发生于风湿性关节炎。

病理机制

理论：脊髓的最内部区域是血管供血的分水岭区，更易因水肿受损。经过颈髓的长纤维束根据体表投影区分布在颈髓的不同位置，例如上肢的纤维与下肢的纤维相比位置更靠内侧（图 1-15)。

临床表现

临床表现与脊髓空洞症有一定的相似性[29]。

1. 运动：上肢力弱，较下肢严重。
2. 感觉：可能发生损伤平面以下不同分布区的不同程度的感觉缺失。
3. 脊髓病的表现：括约肌功能丧失（通常是尿潴留）。

对有害刺激和非有害刺激痛觉过敏十分常见，尤其在上肢近端，常延迟出现并使病人十分痛苦[31]。Lhermitte 征发生于约 7% 的病例中。

自然病史

初期可见症状改善（特点：下肢先恢复，随后是膀胱功能、上肢肌力，最后是手指活动；感觉恢复无固定模式），随后是平台期，而后是迟发性恶化[32]。90% 的病人在 5 天内可在协助下行走[33]。病人常不能完全恢复，恢复的程度取决于损伤的严重程度和病人年龄[34]。

如果 CCS 由脊髓损毁（非脊髓挫伤）所致的脊髓积血引起，可能导致症状扩展（向上或向下）。

评估

临床发现：年轻病人倾向于患椎间盘突出、半脱位、脱位或骨折[33]。老年病人倾向于患多节段椎管狭窄，通常由骨赘形成、椎间盘突出、黄韧带增厚导致[33]。

颈椎 X 线片：可以显示先天性狭窄、骨赘增生、创伤性骨折 / 脱位。偶尔可在前后位发现不伴有骨赘生成的狭窄[30]。在以下情况下 X 线片不能显示出椎管狭窄：黄韧带增厚、关节突关节增生、骨赘钙化不良[30]。

颈椎 CT：诊断骨折和骨赘形成十分有效，评估椎间盘、脊髓和神经的效果不如 MRI。

MRI：可显示由椎间盘或骨赘引起的椎管前部病变（结合颈椎 X 线片可增加骨赘形成与创伤性椎间盘突出的鉴别能力）。评估黄韧带的效果亦较好。T_2 加权像可以显示脊髓急性水肿[3]，并且能检测到血肿。MRI 显示骨折的能力较差。

治疗

概述

要　点

- 没有脊髓持续压迫或脊柱失稳的病人可不手术。
- 手术时机（对于有持续脊髓压迫的病人）。
  - 急诊手术：记录在案的进行性恶化应尽快减压。
  - 脊柱不稳定或有长节段症状的病人应尽早手术（不超过 24 小时）。
  - 病情好转的病人可进行随访，在随访期间可选择性进行减压（通常在 2~3 周内）。

临床指南：急性创伤性中央脊髓损伤

Ⅲ 级推荐[34，36]：

- ATCCS 的病人应入 ICU 监护，尤其是神经功能缺损严重者（因为可能导致心脏功能、呼吸和血压的异常）。
- 治疗包括以下内容：伤后 1 周内进行心脏、血流动力学和呼吸的监测，平均血压控制在 85~90mmHg（必要时使用升压药）保证脊髓血流灌注。

- 尽早减少骨折 - 脱位损伤。
- 对受压迫的脊髓行手术减压，尤其是在压迫是局灶性且位于前方时。当 ATCCS 发生长节段的脊髓压迫或无骨质损伤的脊柱狭窄时，外科手术的作用未明确（详情见下文）。

手术适应证和手术时机

手术适应证：

1. 与下列神经功能缺失相关的脊髓持续受压（比如通过骨赘压迫）：
   1) 恢复期仍存在明显的运动功能障碍（见下文）。
   2) 神经功能进行性恶化。
   3) 明显的、持续的感觉迟钝性疼痛。
2. 脊柱失稳。

手术时机：

尚存争议。传统观点认为，为此种情况是早期手术的禁忌证，可能加重神经功能缺损。若无脊柱失稳，则传统的治疗方式包括卧床休息并佩戴软颈托 3~4 周，而后再考虑手术治疗，也可逐渐恢复活动并将颈托佩戴时间延长 6 周。但此治疗建议仅来源于早先的 8 例 CCS 病例报道，报道中 2 例进行了手术治疗，其中一例术后病情加重（手术方式包括椎板切除术，开放硬脊膜，切除了齿状韧带并为探查前方椎管而牵拉脊髓）[29]。

▶ **早期手术**　早期减压手术（通常在受伤后 24 小时之内）（无脊髓牵拉）在病情稳定的病人是安全的[37]，但只有 Ⅲ 类证据表明早期手术可能有帮助（有争议）。有明确证据证明早期手术有效的情况如下：

- 病人症状改善后又加重[38]，但应当严格控制手术指征避免许多病人被施以不适当的手术[39]。
- 由于脊柱骨折或者韧带损伤出现脊柱失稳。
- 出现长节段脊髓损伤表现：不是单纯的 CCS，而同时伴有其他类型的 SCI。

▶ **延期手术**　对于早期功能改善后进入平台期的病人，伴有明显的持续性脊髓压迫（比如骨赘），以及有明显脊柱失稳的病人，建议手术治疗[35]，通常在创伤后 2~3 周内手术。伤后数周到数月内进行减压手术者预后好于更晚进行干预的病人（如 1~2 年后）[40]。

一些权威人士认为，在受伤后 48 小时到 1 周之间施行手术效果最差，因为脊髓肿胀可能使其变得更加脆弱。

技术考量

最快速的脊髓减压术通常是多节段的椎板切除。此术式常伴发脊髓向背侧移行，可在 MRI 上观察到[32]。伴脊髓病的病人中，行减压术 + 椎体融合术的病人预后优于单纯减压术病人。可在行减压术的同时于后路进行

59

融合（如对侧块钉棒系统固定），或行椎板切除术时（或Ⅱ期）行前路融合（如多节段椎间盘切除或椎体部分切除并椎间融合器植入及颈椎体前钢板固定术）。

预后

不伴脊髓积血的脊髓挫伤病人约50%可恢复足够的下肢力量和感觉达到独立步行，尽管仍会遗留明显的肌强直。上肢的恢复往往不如下肢理想，不能进行精细运动。肠道和膀胱功能通常能够恢复，但经常发生膀胱痉挛。不论是否进行外科治疗，老年病人总体上预后不如年轻病人（50岁以上的病人仅40%能够步行，而年轻病人可达97%[41]）。

脊髓前索综合征

概述

亦称为脊髓前动脉综合征。脊髓前动脉供血的区域发生梗死。一些文献认为，此综合征较脊髓中央综合征常见。

可能由脊髓前动脉阻塞或脊髓前方压迫引起，如脱位的碎骨片或创伤性椎间盘突出。

临床表现

1. 截瘫，或（如果高于C7）四肢瘫。
2. 损伤层面以下分离性感觉丧失：
   1) 痛温觉障碍（脊髓丘脑束受损）。
   2) 保留两点辨别觉、关节位置觉和深触觉（后索功能）[42]。

评估

区别手术指征（如前方骨折碎片）和非手术指征（如脊髓前动脉阻塞）十分重要。这需要进行下列至少一项检查：脊髓造影术、CT或MRI。

治疗

脊髓受压证据明确的病人应当行手术干预（如严重的椎间盘突出）或脊柱失稳（韧带相关的或骨性相关的）。

预后

最差的预后是不完全脊髓损伤。仅10%～20%的病人能够恢复随意运动功能。感觉功能可以恢复至足够防止受伤的水平（如烫伤、褥疮等）。

Brown-Séquard 综合征

概述

又名脊髓半切综合征，于1849年由Brown-Séquard首次描述[43]。

病因

通常是由贯通伤引起，在创伤性脊髓损伤中占2%～4%[44]。也可由放射性脊髓病、硬脊膜外血肿压迫脊髓、严重的椎间盘突出[45-47]（罕见）、脊髓肿瘤、脊髓AVM、颈椎病和脊髓疝（见章节73.6）引起。

临床表现

经典临床表现（此种单纯表现罕见）：

1. 同侧表现：
   1）损伤节段以下运动性瘫痪（由于皮质脊髓束受损）。
   2）后柱功能丧失（本体觉和振动觉）。
2. 对侧表现：分离性感觉丧失。
   1）损伤平面以下 1～2 节段起痛觉、温觉丧失（脊髓丘脑束受损）。
   2）由于同时有同侧和对侧纤维传导，故保留粗触觉（脊髓丘脑前束）。

预后

此综合征在各种不完全脊髓损伤中预后最好。约 90% 的病人能够独立生活，并自主控制排便、排尿。

脊髓后索综合征

亦称为项挫伤。相对罕见。可引起颈部、上肢和躯干的疼痛和感觉异常（通常是烧灼感）。可能出现上肢轻度瘫痪，长束表现轻微。

（马永刚　译　邓晓峰　校）

参考文献

[1] White AA, Panjabi MM. The Problem of Clinical Instability in the Human Spine: A Systematic Approach. In: Clinical Biomechanics of the Spine. 2nd ed. Philadelphia: J.B. Lippincott; 1990:277–378
[2] Waters RL, Adkins RH, Yakura J, et al. Profiles of Spinal Cord Injury and Recovery After Gunshot Injury. Clin Orthop. 1991; 267:14–21
[3] Atkinson PP, Atkinson JLD. Spinal Shock. Mayo Clin Proc. 1996; 71:384–389
[4] Chesnut RM, Narayan RK, Wilberger JE, et al. Emergency Management of Spinal Cord Injury. In: Neurotrauma. New York: McGraw-Hill; 1996:1121–1138
[5] Hirsch SA, Hirsch PJ, Hiramoto H, et al. Whiplash Syndrome: Fact or Fiction? Orthop Clin North Am. 1988; 19:791–795
[6] Riley LH, Long D, Riley LHJr. The Science of Whiplash. Medicine (Baltimore). 1995; 74:298–299
[7] Spitzer WO, LeBlanc FE, Dupuis M, et al. Scientific Approach to the Assessment and Management of Activity-Related Spinal Disorders: A Monograph for Clinicians: Report of the Quebec Task Force on Spinal Disorders. Chapter 3: Diagnosis of the Problem (The Problem of Diagnosis). Spine. 1987; 12:S16–S21
[8] Spitzer WO, Skovron ML, Salmi LR, et al. Scientific Monograph of the Quebec Task Force on Whiplash-Associated Disorders: Redefining "Whiplash" and Its Management. Spine. 1995; 20:1S–73S
[9] Radanov BP, Sturzenegger M, Di Stefano G. Long-Term Outcome After Whiplash Injury. Medicine (Baltimore). 1995; 74:281–297
[10] Hamilton MG, Myles ST. Pediatric Spinal Injury: Review of 61 Deaths. J Neurosurg. 1992; 77:705– 708
[11] Hamilton MG, Myles ST. Pediatric Spinal Injury: Review of 174 Hospital Admissions. J Neurosurg. 1992; 77:700–704
[12] Mandabach M, Ruge JR, Hahn YS, et al. Pediatric axis fractures: early halo immobilization, management and outcome. Pediatric Neurosurgery. 1993; 19: 225–232
[13] Garton HJL, Park P, Papadopoulos SM. Fracture dislocation of the neurocentral synchondroses of the axis. Case illustration. J Neurosurg. 2002; (Spine 3) 96
[14] Fassett DR, McCall T, Brockmeyer DL. Odontoid synchondrosis fractures in children. Neurosurg Focus. 2006; 20
[15] Rozzelle CJ, Aarabi B, Dhall SS, et al. Management of pediatric cervical spine and spinal cord injuries. Neurosurgery. 2013; 72 Suppl 2:205–226
[16] Suss RA, Zimmerman RD, Leeds NE. Pseudospread of the Atlas: False Sign of Jefferson Fracture in Young Children. AJR. 1983; 140:1079–1082
[17] Bailey DK. The Normal Cervical Spine in Infants and Children. Radiology. 1952; 59:712–719
[18] Townsend EH, Rowe ML. Mobility of the Upper Cervical Spine in Health and Disease. Pediatrics. 1952; 10:567–574
[19] Jacobson G, Bleeker HH. Pseudosubluxation of the Axis in Children. Am J Roentgenol. 1959; 82:472– 481
[20] Bailes JE, Hadley MN, Quigley MR, et al. Management of Athletic Injuries of the Cervical Spine and Spinal Cord. Neurosurgery. 1991; 29: 491–497
[21] Torg JS, Corcoran TA, Thibault LF, et al. Cervical Cord Neuropraxia: Classification, Pathomechanics, Morbidity, and Management Guidelines. J Neurosurg. 1997; 87:843–850
[22] Maroon JC. "Burning Hands" in Football Spinal Cord Injuries. JAMA. 1977; 238:2049–2051
[23] Cantu RC, Mueller FO. Catastrophic Spine Injuries in Football. J Spinal Disord. 1990; 3:227–231
[24] Torg JS, Ramsey-Emrhein JA. Management Guidelines for Participation in Collision Activities with Congenital, Developmental, or Post-Injury Lesions Involving the Cervical Spine. Clin Sports Med. 1997; 16:501–531
[25] American Spinal Injury Association. International Standards for Neurological Classification of Spinal Cord Injury, Revised 2000. 6th ed. Chicago, IL: American Spinal Injury Association; 2000
[26] Ditunno JF,Jr. New spinal cord injury standards, 1992. Paraplegia. 1992; 30:90–91
[27] Lucas JT, Ducker TB. Motor Classification of Spinal Cord Injuries with Mobility, Morbidity and Recovery Indices. Am Surg. 1979; 45:151–158
[28] Frankel HL, Hancock DO, Hyslop G, et al. The Value of Postural Reduction in the Initial Management of Closed Injuries of the Spine with Paraplegia and Tetraplegia. Part I. Paraplegia. 1969; 7:179–192
[29] Schneider RC, Cherry G, Pantek H. The Syndrome of Acute Central Cervical Spinal Cord Injury. J Neurosurg. 1954; 11:546–577
[30] Epstein N, Epstein JA, Benjamin V, et al. Traumatic

Myelopathy in Patients With Cervical Spinal Stenosis Without Fracture or Dislocation: Methods of Diagnosis, Management, and Prognosis. Spine. 1980; 5:489–496
[31] Merriam WF, Taylor TKF, Ruff SJ, et al. A Reappraisal of Acute Traumatic Central Cord Syndrome. J Bone Joint Surg. 1986; 68B:708–713
[32] Levi L, Wolf A, Mirvis S, et al. The Significance of Dorsal Migration of the Cord After Extensive Cervical Laminectomy for Patients with Traumatic Central Cord Syndrome. J Spinal Disord. 1995; 8: 289–295
[33] Chen TY, Lee ST, Lui TN, et al. Efficacy of Surgical Treatment in Traumatic Central Cord Syndrome. Surg Neurol. 1997; 48:435–440
[34] Section on Disorders of the Spine and Peripheral Nerves of the American Association of Neurological Surgeons and the Congress of Neurological Surgeons. Management of acute central spinal cord injuries. Neurosurgery. 2002; 50 Supplement:S166– S172
[35] Massaro F, Lanotte M, Faccani G. Acute Traumatic Central Cord Syndrome. Acta Neurol (Napoli). 1993; 15:97–105
[36] Aarabi B, Hadley MN, Dhall SS, et al. Management of acute traumatic central cord syndrome (ATCCS). Neurosurgery. 2013; 72 Suppl 2:195–204
[37] Molliqaj G, Payer M, Schaller K, et al. Acute traumatic central cord syndrome: a comprehensive review. Neurochirurgie. 2014; 60:5–11
[38] Fox JL, Wener L, Drennan DC, et al. Central spinal cord injury: magnetic resonance imaging confirmation and operative considerations. Neurosurgery. 1988; 22:340–347
[39] Ducker TB. Comment on Fox J L, et al.: Central spinal cord injury: magnetic resonance imaging confirmation and operative considerations. Neurosurgery. 1988; 22:346–347
[40] Rothman RH, Simeone FA. The Spine. Philadelphia 1992
[41] Penrod LE, Hegde SK, Ditunno JF. Age Effect on Prognosis for Functional Recovery in Acute, Traumatic Central Cord Syndrome. Arch Phys Med Rehabil. 1990; 71:963–968
[42] Schneider RC. The Syndrome of Acute Anterior Spinal Cord Injury. J Neurosurg. 1955; 12:95–122
[43] Brown-Sequard CE. De la transmission des impressions sensitives par la moelle epiniere. C R Soc Biol. 1849; 1
[44] Roth EJ, Park T, Pang T, et al. Traumatic Cervical Brown-Sequard and Brown-Sequard Plus Syndromes: The Spectrum of Presentations and Outcomes. Paraplegia. 1991; 29:582–589
[45] Rumana CS, Baskin DS. Brown-Sequard Syndrome Produced By Cervical Disc Herniation: Case Report and Literature Review. Surg Neurol. 1996; 45:359–361
[46] Kobayashi N, Asamoto S, Doi H, et al. Brown- Sequard syndrome produced by cervical disc herniation: report of two cases and review of the literature. Spine J. 2003; 3:530–533
[47] Kim JT, Bong HJ, Chung DS, et al. Cervical disc herniation producing acute Brown-Sequard syndrome. J Korean Neurosurg Soc. 2009; 45:312–314

60 脊髓损伤的治疗

60.1 概述

脊髓损伤（SCI）的主要死因是误吸和休克[1]。早期处理应使用 ATLS 方案：优先评估气道状况，接着评估呼吸、循环和控制出血（ABC 的顺序）。上述过程之后可进行简单的神经系统查体。

注意：其他损伤（如腹部损伤）位于脊髓损伤层面以下时可能会被掩盖。

任何具有下列特征的病人都应被当作 SCI 治疗，直到证明为其他疾病：

1. 所有具有明显创伤的受害者。
2. 发生意识丧失的创伤病人。
3. 轻微创伤的受害者，主诉症状指向脊柱（颈部或背部疼痛、压痛）或脊髓（肢体麻木或刺痛、力弱、偏瘫）。
4. 伴有 SCI 相关的临床表现，包括：
   1) 腹式呼吸。
   2) 阴茎异常勃起（自主神经功能障碍）。

创伤病人应依据下列内容进行检伤分类：

1. 无明显外伤史，完全清醒，定向力正常，无药物或酒精滥用，无指向脊柱的主诉：大多数无须行颈椎 X 线片检查（见章节 60.4）。
2. 明显的创伤，但无有力证据支持脊柱或脊髓损伤：此处强调排除骨性病变并预防损伤。
3. 伴神经功能缺损的病人：强调明确骨性损伤并预防继发脊髓损伤和功能丧失，逆转功能缺损，或使其最小化。一旦明确有神经功能缺损，需权衡利弊，然后决定是否使用大剂量甲泼尼龙治疗（见章节 60.3.3）。

60.2 现场处理

1. 在撤离车辆或转运时应优先注意脊柱制动，以防止脊柱发生主动或被动的活动。
   1) 移除怀疑颈椎损伤的橄榄球运动员的头盔需参照表 60-1 的全国体育教练员协会（NATA）指南。当需要 CPR 时应优先进行。注意气管插管（见下文）。
   2) 将病人置于背板上。

表 60-1 NATA 头盔移除指南[a]

× 注意：不要在现场移除头盔
• 大多数损伤在佩戴头盔时都可见 • 神经系统检查可在佩戴头盔时进行 • 病人佩戴头盔也可在脊柱板上制动 • 可使用专用工具移除面部护具以暴露气道 • 移除垫肩和头盔时应避免过伸
在情况明确时（通常是行 X 线片检查后）将头盔和垫肩作为整体一并移除，避免颈部屈伸
移除头盔可能的适应证
• 可接受的时间内无法移除面部护具 • 即使移除面部护具也不能建立通畅气道 • 头盔下危及生命的出血，不移除头盔无法控制 • 头盔和束带无法将头部安全固定，即仅固定头盔无法获得满意的脊柱制动效果（如头盔不匹配或头盔损坏） • 转运过程中头盔妨碍适当体位的制动 • 病人处于不稳定的状态（专业医师决定）
[a] 更多信息见 http：//www.nata.org

3）沙袋固定头部两侧，并使用 3 英尺（0.9cm）胶布从背板的一端经前额固定至另一端以制动脊柱，需配合硬性矫正器[2]，但可允许下颌活动并保持气道通畅。

4）硬颈托（如 Philadelphia 颈托）可用于支撑。

2．维持血压，见下文低血压（章节 60.3.1）：

1）升压药物可治疗潜在的病症（脊髓损伤本质上是创伤性交感神经离断）。多巴胺是可选择之一，作用优于补液（除非有必要补充损失的体液）；见休克的心血管药物中升压药物章节（章节 6.2）。避免使用去氧肾上腺素（见下文）。

2）补充损失的体液是必须的。

3）军用抗休克长裤（MAST）：制动下段脊柱，对脊柱损伤所致肌张力丧失起代偿作用（防止静脉瘀血）。

3．维持氧合水平（足够的 FIO_2 和足够的通气）：

1）若无气管内插管指征则使用鼻咽通气道或面罩吸氧。

2）气管内插管：气道状况差或通气不足的病人可能需要气管内插管。在SCI病人中，通气不足可能是由于肋间肌瘫痪、膈肌瘫痪（膈神经由 C3、C4 和 C5 支配）。通气不足也可能是由 TBI 所致意识丧失引起。

3）颈椎情况不明时行气管插管应小心：

60

- 提颌法（而非下颌推挤法）避免颈部屈曲。
- 经鼻气管插管可以避免移动颈椎，但病人必须有自主呼吸。
- 如有可能尽量避免行气管造口术或环甲膜切开术（可能会对随后进行的颈椎前入路手术造成影响）。

4. 简单的运动检查明确有无功能缺损（也可明确是否有迟发性的恶化）。要求病人：
   1) 活动手臂。
   2) 活动双手。
   3) 活动双腿。
   4) 活动足趾。

60.3 院内处理

60.3.1 固定和初期评估

1. 制动：移动到 CT 床时保持背板 / 头带（见上文）固定等。病人翻身时沿长轴滚动。一旦检查完成，尽快将病人从背板上移开（尽早脱离背板可以降低压疮发生风险）。
2. 低血压（脊髓休克）：维持收缩压≥90mmHg。脊髓损伤通过多种因素联合作用(见章节 59.2.3)引起的低血压可能进一步损伤脊髓[3]或其他系统脏器：
   1) 如需要可使用升压药物：多巴胺是一种选择（× 避免去氧肾上腺素：非正性肌力药物，可能反射式地引起迷走神经张力升高导致心动过缓）。
   2) 谨慎水化（血流动力学异常可能导致肺水肿）。
   3) 阿托品治疗低血压相关的心动过缓。
3. 氧合（见上文）。
4. 鼻胃管吸引：防止呕吐和误吸，并且对于腹胀的病人能够降低腹部压力促进呼吸（麻痹性肠梗阻常见，通常持续数日）。
5. 保留尿道插管（Foley 管）：用于记录出入量，可以防止尿潴留引起的腹胀。
6. 预防性深静脉置管：见下文。
7. 体温调节：血管收缩麻痹可能导致体温变化（体温调节能力丧失），需要时可使用冰毯。
8. 电解质：低血容量和低血压可以引起血浆醛固酮升高，可能导致低钾血症。
9. 更多神经系统评估内容（见章节 59.8)。可使用 ASIA 损伤量表对病人进行分类（表 59-13）。

1) 重要的病史：需要关心的关键问题如下。
- 受伤机制（过屈、过伸或轴向负荷等）。
- 有无意识丧失的病史。
- 在损伤后肢体力弱的病史。
- 伤后任何时间出现麻木或针刺感。

2) 脊柱压痛点、棘突台阶样改变和椎间隙增宽的触诊。

3) 运动平面评估：
- 骨骼肌检查（能够定位节段）。
- 肛诊检查肛门括约肌的收缩。

4) 感觉平面评估：
- 针刺觉（检查脊髓丘脑束，可定位节段）：确保检查了面部感觉（三叉神经脊髓束可能降低至约 C4 水平）。
- 轻（粗）触觉：检查前索（脊髓丘脑前束）。
- 本体觉 / 关节位置觉（检查后索）。

5) 反射评估：
- 肌肉牵张反射：通常在脊髓损伤初期缺失。
- 腹壁反射。
- 提睾反射。
- 骶神经：球海绵体反射（表 59-10）、肛门反射。

6) 自主神经功能障碍的检查：
- 排汗功能改变（腹部皮肤在损伤平面以上光滑，以下则因缺乏排汗而变得粗糙）。
- 大小便失禁。
- 阴茎异常勃起。

10. 影像学评估：见下文。

11. 脊髓损伤的针对性治疗：

1) 甲泼尼龙（见下文）。

2) 实验性 / 研究性药物：纳洛酮、二甲基亚砜、拉扎洛依®尚未在人类中发现明确的获益，甲磺酸替拉扎特（Freedox®）的疗效较甲泼尼龙差[4]。

60.3.2 概述

临床指南：脊髓损伤（SCI）的院内评估

临床评估

Ⅲ级推荐[5]：SCI的神经系统和功能评估建议使用ASIA国际标准（见章节59.8）。

功能预后评估

Ⅱ级推荐[5]：推荐使用功能损害量表™（FIM™，见表85-7）。

Ⅲ级推荐[5]：建议使用改良巴氏量表（Barthel index）（表85-6）。

临床指南：SCI的院内危重症治疗

Ⅲ级推荐[6]：在ICU中对急性SCI的病人进行监测（尤其是严重颈椎损伤者）或予以同等强度的监护。

Ⅲ级推荐[6]：推荐对急性SCI病人进行心脏、血流动力学和呼吸监测。

Ⅲ级推荐[7]：应当避免血压过低（收缩压<90mmHg），发生低血压应尽快纠正。

Ⅲ级推荐[7]：在SCI的前7天中应将平均动脉压（MAP）维持在85～90mmHg以改善脊髓灌注。

60.3.3 甲泼尼龙

临床指南：SCI的甲泼尼龙治疗

Ⅰ级推荐[8]：

- 不建议在SCI急性期使用甲泼尼龙（methylprednisolone，MP）。
- 不建议在SCI急性期使用GM-1神经节苷脂（Sygen）。

MP未获FDA批准用于SCI急性期的治疗。尚无Ⅰ类或Ⅱ类证据支持使用MP。当前支持使用MP的都是Ⅲ类证据，并且其获益可能存在随机性和选择偏倚[8]。相反，有Ⅰ类、Ⅱ类和Ⅲ类证据证明大剂量的皮质醇与有害的副作用甚至死亡相关[8]。使用大剂量MP的脊柱科医师正在稳步减少[9]，但在一项调查中发现仍有56%的医师在使用大剂量MP[9]。

60.3.4 脊髓损伤的低温疗法

美国神经外科医师协会（AANS）和神经外科医师协会（CNS）联合发表的声明认为，没有充足的证据推荐或反驳对SCI急性期病人使用全身或局部的低温治疗，但应注意全身低温在TBI的治疗中已证实有相关并发症出现[10]。

60.3.5　脊髓损伤中的深静脉血栓形成

概述

参见“神经外科病人的血栓栓塞”（章节 9.3.10）。使用 ^{125}I- 纤维蛋白原可使深静脉血栓（DVT）的发生率高达 100%[11]。SCI 病人中 DVT 的总体致死率为 9%。

临床指南：颈椎 SCI 病人的 DVT

预防

I 级推荐[12]：

- 针对合并 SCI 所致严重运动障碍的病人，静脉血栓形成（VTE）的预防措施包括：
  - 使用低分子肝素、转动病床和调整肝素剂量或这些措施联合使用。
  - 或小剂量肝素 + 气动压缩袜或电刺激。

II 级推荐[12]：

- 预防 VET 措施的早期应用（72 小时内）。
- 治疗持续 3 个月：
  - × 不应单独使用小剂量肝素。
  - × 不应单独使用口服抗凝药。

III 级推荐[12]：

- 放置静脉腔内滤网不应作为常规预防手段；可选择性地用于抗凝治疗无效或不适宜抗凝治疗的病人。

诊断

III 级推荐[12]：

- 建议使用双功能多普勒超声、阻抗描记法、静脉造影术和临床检查作为 SCI 病人 DVT 的检查手段。

预防

一项 75 例病人的研究发现，与低剂量肝素（5000U 皮下注射，每 12 小时一次）相比，使用较大剂量肝素将 PTT 延长至正常人的 1.5 倍，可有效降低血栓形成事件（深静脉血栓形成、肺栓塞）的发生率（由 31% 降至 7%）[13]。肝素可以造成血栓形成、血小板减少，且长期使用可导致骨质疏松；见“肝素”（章节 9.3.8）。

60.4　影像学评估和初期颈椎制动

60.4.1　颈椎失稳的临床排除标准

60

创伤病人如果符合下列临床指南各个条目，应无隐性颈椎损伤的可能[14, 15]。（注意：尽管仍有这类病人骨质或韧带异常的报道，但尚未有这些异常造成神经系统损伤的报道。）

临床指南：清醒、无症状创伤病人的影像学评估

I 级推荐[16]和 II 级推荐[17，18]：符合下列全部条件的病人不推荐进行影像学检查[这些基本是 NEXUS（国家急诊 X 线检查利用情况研究）的条件[19]]：

- 无精神状态改变（无酒精／药物摄入史）。注意：精神状态变化包括：GCS ≤14 分；识别人物、地点、时间和事件的定向力障碍；5 分钟内不能记住 3 个物体；对外界刺激反应迟钝。饮酒和摄入药物的证据包括病史信息、体检发现（口齿不清、共济失调、呼吸带有酒气）或血液检查和尿液检查结果阳性。
- 无颈部疼痛或后正中线压痛（且无牵涉痛）。
- 无局灶神经功能障碍（通过运动和感觉检查）。
- 无明显伴发损伤。

这些病人可在无颈椎影像学检查的情况下解除颈部制动。

加拿大颈椎规则（Canadian C-Spine Rule，CCR）更敏感且更具特异[20]，但此版手册和 EAST（东部创伤外科）未将其纳入[17]。

60.4.2 颈椎制动

概述

颈托应在确保安全的情况下尽早移除。早期移除颈托的好处包括：减少皮肤破损[21]、减少机械通气的时间[22]、减少 ICU 的住院时间[22]、减少颅内压监测（ICP）的时间[23，24]。

指南

“解放”颈椎和移除颈托的指南见“临床指南：创伤病人的颈椎制动”。

临床指南：创伤病人的颈椎制动

符合下列条件的创伤病人无须佩戴颈托：

- “临床指南：清醒、无症状创伤病人的影像学评估”中涉及的无症状创伤病人：清醒、无神经功能缺失或颈痛、压痛等附加损伤，无颈椎活动受限（II 级推荐[17]）的病人。
- 脑贯通伤：除非弹道提示对颈椎造成了直接损伤（III 级推荐[17]）。
- II 级推荐[25]和 III 级推荐[17]：颈痛或压痛的清醒病人，颈部 CT 正常（当缺乏明确的骨折与脱位的证据时，为除外可能被掩盖的韧带或其他软组织损伤和失稳，需要进行这些检查）并伴有下列两项之一者：
  - 动态屈 - 伸位颈部 X 线片正常。
  - 颈部 MRI 扫描正常。注意：AANS/CNS 从 2002 年起指南推荐 48 小时内进行 MRI 检查[25]。通常在病人不能配合进行屈 - 伸位 X 线片检查时行 MRI 检查；MRI 表现及时机有关的问题见章节 60.4.3。

四肢运动大体正常且颈部 CT 正常的反应迟缓病人

- × 不应行屈－伸位颈椎 X 线片检查（Ⅱ级推荐[17]）。
- 可选措施：
  - 持续佩戴颈托，直至可以进行临床检查[17]。
  - 仅 CT 正常也可作为移除颈托的依据[17]（CT 阴性的韧带损伤发生率 <5%，临床上显著损伤的发生率未知但在 1% 以下[17]）。
  - 进行颈椎 MRI 检查（AANS/CNS 从 2002 年起指南推荐 48 小时内进行 MRI 检查[25]）：
    - Ⅲ级推荐[17]：行 CT 检查后另行 MRI 检查的风险和获益尚不清楚，需依个体情况决定。
    - Ⅱ级推荐[17]：如果 MRI 正常，那么移除颈托十分安全。

60.4.3 精简影像学评估

概述

对于多发创伤病人颈椎最基本影像学评估的构成要素尚存争议。没有一种影像学检查方式是 100% 准确的。

无症状病人符合“临床指南：清醒、无症状创伤病人的影像学评估”（见章节 60.4.1）：可以看作颈椎稳定且无需再行任何颈椎影像学检查[17, 25]。增加脊柱损伤误诊风险的因素包括：意识水平降低（由于损伤或药物／酒精引起）、多发损伤、X 线片的技术局限性（见章节 64.3.2）[26]。

首选影像学检查推荐

临床指南：反应迟缓或无法评估的创伤病人的影像学检查

包括无反应的病人或不可靠者（精神状态改变、散在的疼痛或损伤）。

- Ⅰ级推荐：
  - 首选高质量 CT 检查，× 如果高质量 CT 检查可用，则无须检查颈椎 X 线三位片。
  - 如果高质量 CT 不可用，建议行颈椎 X 线三位片（前后位、侧位和开口齿突位）。若 X 线片考虑存在问题或显影不清，应在条件允许的情况下行 CT 检查进行补充。
- Ⅱ级推荐[18]：
  - 如果高质量 CT 结果正常，但是仍高度怀疑存在脊柱损伤，进一步的治疗应交由脊柱损伤专科医师完成。
- Ⅲ级推荐[18]：
  - 如高质量 CT 结果正常，可选项如下：
    - 继续颈椎制动直到症状消失。
    - 伤后 48 小时内行颈椎 MRI 检查，如果正常，可以解除颈椎制动*。
    - 由经诊医师充分评估后解除颈椎制动。

      × 常规进行的动态影像（屈－伸位）获益很小，此处不推荐。

* Ⅱ类和Ⅲ类证据存在局限性和争议

60

CT 检查尽管对骨性损伤十分敏感，但并不适于评估软组织（如创伤性椎间盘突出、脊髓挫伤等）或韧带损伤[可能需要行屈-伸位 X 线片检查（见下文）和（或）MRI]。

当 CT 不适合作为初步影像学检查或无法行 CT 检查时

当不能进行 CT 检查，则应遵循以下指南：

仔细辨别颈椎 X 线片是否正常（见章节 12.1)。表 60-2 中列出了提示可能存在明显的颈椎创伤的线索，应当提醒阅片者加以关注（这些线索本身并不能明确有无失稳）。

表 60-2 颈椎损伤的影像学特点（改良[34]）

软组织
• 咽后间隙 >7mm，或气管后间隙 >14mm（成人）或 22mm（儿童），详见表 12-2
• 椎前脂肪带位移
• 气管移位和食管移位
椎体排列
• 颈椎前凸消失
• 急性后凸成角
• 斜颈
• 椎间隙增宽（张开）
• 椎体轴向旋转
• 轮廓线不连续（见章节 12.1）
关节异常
• 寰齿间隙（ADI)：>3mm（成人）或 >4mm（儿童）(表 12-1)
• 椎间隙缩窄或增宽
• 小关节面增宽

1. 颈椎：应当从寰枕关节起向下清晰显影，并包括 C7~T1 关节（C7~T1 关节病变的发生率高达 9%[27]）。
   1) 佩戴硬质颈托时行颈椎侧位 X 线片：可能遗漏约 15% 的损伤[28]。
   2) 如果所有 7 节颈椎和 C7~T1 关节可见且正常，病人无颈痛或压痛主诉，神经系统查体正常（病人清醒，无药物或酒精滥用且主诉可靠），可以移除颈托并完成其余的颈椎系列检查［前后位、开口齿突位（MOM)］。对于神经功能完好的病人，侧位、前后位和张口位 X 线片基本可以发现所有的非稳定性骨折[29]（尽管前后位很少能提供有效信息[30]）。在受伤严重的病人中，前后位和侧位片通常能够满足急性期的评估（但不完善）[31]。

3) 如果上述检查正常，但存在颈痛、压痛或神经系统症状（X 线片正常者依然可能存在脊髓损伤），或如果病人不能准确描述疼痛或不能配合进行神经系统查体，应当进行进一步影像学检查，可以包括以下任何内容：
- X 线斜位片（一些作者将斜位片包含在“精简”评估中[31]，另一些则没有[29]）：可显示椎间孔（可能被一侧关节面掩盖）（见章节 62.5）并展示与前后位不同角度的钩突，协助评估侧块和椎板的完整性（椎板应呈线性覆瓦状排列）[31]。
- 屈 - 伸位 X 线片：见下文。
- CT 扫描：可帮助鉴别骨性损伤，尤其是在 X 线片中难以观察到的骨性损伤。但 CT 不能排除软组织或韧带损伤[32]。
- MRI：仅在特殊情况下有用（见下文），且其准确性尚不明确。
- X 线断层成像：现很少使用。
- 柱状位观 X 线片：用于显示颈椎关节正面（怀疑侧块骨折的病例）[33]。头转向一侧（需通过之前影像除外上段颈椎损伤），将阴极射线管置于对侧偏离正中线 2cm 处，射线呈 25° 向下投射，中点位于甲状软骨上缘。

4) 关节半脱位的病人，若脱位≤3.5mm 且病人神经功能完好（神经功能完好指病人清醒，无药物 / 酒精中毒，能够如实描述疼痛），可行颈椎屈 - 伸位 X 线片检查（见下文）：
- 如果没有病理移位，可停止佩戴颈托。
- 即使 X 线片未显示颈椎失稳，也需要在疼痛和肌肉痉挛缓解后复查以明确颈椎是否失稳。

5) 如果颈椎下段［和（或）颈胸椎关节］不能很好地显影：
- 向下牵引上肢重复侧位颈椎 X 线片（需除外其他损伤带来的禁忌证，如肩部损伤）。
- 如果依然不可见，可摄“游泳者”位 X 线片（Twining 位）：将球管置于远胶片侧肩部上方，朝向近胶片侧腋窝，与头部成 10°～15° 角，手臂置于头部上方。
- 如果仍然不可见：对显影不清晰的层面行 CT 检查（CT 对评估脊柱排列和冠状面的骨折的能力较差，薄层扫描后重建可以改善这一问题）。

6) 枢椎以下颈椎的稳定性（见章节 62.1.2）。

7) 颈椎骨折或脱位的病人需在开始牵引或制动期间每天复查颈椎 X 线片。

2. 胸椎和腰骶椎：对有下列情况的创伤病人行前后位和侧位 X 线片检查。

1) 被抛到车外者，或坠落高度≥6 英尺（1.8m）者。
2) 诉背部疼痛者。
3) 意识不清者。
4) 不能如实描述背部疼痛或有精神异常拒绝检查者（包括不能描述背部疼痛或触痛者）。
5) 受伤机制不清，或其他损伤可能累及脊柱者。

3. 提示：当存在可疑的陈旧性异常时，可行骨扫描以帮助辨别急性损伤和陈旧损伤（老年人中效果差；成人中，伤后 24～48 小时内骨扫描呈核素聚集状态，并且在 1 年内保持这种状态；而在老年人中，在伤后 2～3 周后才表现出核素聚集，并持续一年）。
4. 如果发现骨性异常或所发现的神经功能缺损与某一节段损伤对应，则应尽可能地对该节段进行 CT 或 MRI 检查。

屈 - 伸位颈椎 X 线片

目的：发现韧带失稳。

原理 仅累及后韧带复合体而不发生任何骨折的单纯性韧带损伤是可能的（见章节 62.5.2)。屈 - 伸位侧位片可以协助发现这些损伤，以及影响稳定性的其他损伤（如骨折压迫）。对于因椎旁肌痉挛导致屈曲受限的病人（有时是因为疼痛），应使其佩戴硬质颈托，如果疼痛持续，则应在 2～3 周后[35] 复查颈椎屈 - 伸位片。

可选检查 伤后 48～72 小时内行颈椎 MRI（使用 STIR 序列可能更敏感或相当）可明确韧带或其他软组织损伤，尤其是对于不能配合行颈椎屈 - 伸位 X 线片的病人。

× 注意：

- 病人必须配合，且无精神异常（如无脑损伤、非街头吸毒者或药瘾者、非酗酒者等）。
- 病人的颈椎 X 线检查中未发现任何节段半脱位 >3.5mm[半脱位 >3.5mm 可能造成颈椎失稳（见章节 62.5.3)]。
- 病人必须神经功能完好（如果有任何程度的脊髓损伤，首先使用替代方案，如 MRI)。
- 由于 F/E X 线检查效率低，性价比差，且可能造成危险[17]，因此不再建议对反应迟缓的病人行该检查。

检查技术

病人坐位，在指导下缓慢屈曲颈部，并在疼痛时停止。角度每次增加 5°～10° 拍摄一系列的 X 线片（或在透视下观察，并对关键影像摄片），如无异常，可鼓励病人进一步屈曲。重复这些步骤直至发现颈椎失稳的证据或病人因疼痛或活动受限不能进一步屈曲颈部。伸颈并重复这一过程。

发现

正常的屈 - 伸位片可见正常的轮廓线，所有颈椎都有轻度的向前半脱位（图 12-1）。异常发现包括：棘突“张开”，见过度增宽（见章节 12.1.4）。

急诊 MRI（或脊髓造影）

概述

下列为脊髓损伤的急诊 MRI 适应证。

当不能进行 MRI 检查时，需行脊髓造影（鞘内注射对比剂后行 CT 扫描）。× 注意：颈椎损伤的病人进行颈髓造影时需在 C1～C2 穿刺注射造影剂以使颈段区域造影剂充分聚积，从而避免经腰椎穿刺注射后需伸颈或活动颈部造成危险。而且，腰椎穿刺造成的压力变化可使 14% 的病人发生神经功能缺损加重至截瘫[36]。

适应证：

1. 椎体排列正常的不完全脊髓损伤：检查软组织是否压迫脊髓。
2. 神经功能恶化（功能损伤加重或损伤节段上升）包括闭合复位术后。
3. 影像学检查发现无法解释的神经功能缺损，包括：
   1) 骨折层面与功能缺损层面不同。
   2) 无明显骨性损伤：进一步行影像学检查排除需要手术治疗的软组织压迫（椎间盘突出、血肿等）。
   3) 检查有无动脉夹层（见章节 83）。

MRI（非急诊）

概述

MRI 可发现韧带或软组织损伤所造成的潜在颈椎失稳。注意：MRI 中的异常信号并不总与屈 - 伸位 X 线片所示的失稳相关[37]。建议在伤后 48 小时[25]或 72 小时[38]内行 MRI。通过 MRI 判断骨性损伤并不可靠。

非急诊 MRI 的适应证（改良）

见参考文献[39]。

1. 颈椎放射影像学检查结果不明确，包括可疑的骨折。
2. 明显的椎旁压痛，以及病人不能完成屈 - 伸位 X 线片检查。
3. 反应迟钝或昏迷的病人。

T_2 加权象和 STIR 是最有用的序列。典型的异常发现有：

1. 脊柱腹侧信号异常伴椎前肿胀。
2. 椎体背侧信号异常。扩展至黄韧带的信号异常比局限于棘突间隙的信号异常更不稳[39]。这些病人需要佩戴硬质颈托或 Minerva 马甲 1～3 个月，失稳严重的病人需行融合术。
3. 椎间盘中的信号异常、椎间盘高度增加或明显的椎间盘突出提示椎间盘有破坏。

60.5 颈椎损伤的牵引 / 复位

60.5.1 概述

目的

减少骨折 - 脱位，保持椎体正常排列和（或）制动颈椎以避免进一步的脊髓损伤。对脊髓和神经根进行复位减压，促进骨愈合。

临床指南

临床指南：颈椎 SCI 的骨折 / 脱位早期闭合复位

Ⅲ级推荐[40，41]：

- 清醒病人的颈椎骨折 / 脱位性损伤早期闭合复位并进行颅颈牵引可以恢复正常的解剖关系。
- × 不推荐对另有延髓损伤的病人行闭合复位。
- 对于尝试闭合复位时或后路手术复位前不能进行检查的颈椎骨折 / 脱位病人，应当在尝试复位前做颈椎 MRI 扫描（见下文）。通过该检查发现的明显的椎间盘突出是前路减压的适应证 [如颈椎前入路椎间盘切除术和融合术（ACDF）]。
- 也推荐闭合复位失败（见下文）的病人行颈椎 MRI 检查。

争议

1. 是否应迅速进行复位[1]。
2. 尝试闭合复位前是否应行 MRI 检查（复位前 MRI 可以发现关节面半脱位的病人中 33%～50% 存在椎间盘破裂或突出。这些发现并不会对清醒病人闭合复位的预后产生显著影响；复位前 MRI 的作用尚不清楚）：
   1) 神经功能完好的病人：复位前 MRI 可帮助除外可能因复位导致神经功能缺损加重的情况（如创伤性椎间盘突出），必须与病人运送至 MRI 的风险相权衡。
   2) 有神经功能缺损的病人（完全性或部分性脊髓损伤）：存在争议。

× 禁忌证

1. 寰枕脱位（见章节 61.1）：牵引可能导致神经功能缺损加重。如果需使用牵引钳或牵引环，则配重不能大于 4 磅（1.8kg）。
2. ⅡA 或 Ⅲ 型绞刑骨折（枢椎椎弓骨折）（见章节 61.5.3）。
3. 入钉部位有颅骨缺损 / 骨折：可能需要改变入钉位置。
4. 在儿童中使用应注意（≤3 岁禁止使用）。
5. 年龄过大的病人。
6. 颅骨骨质疏松：某些老年病人、骨发育不全者等。
7. 伴有延髓损伤的病人。

8. 伴有运动障碍疾病的人：持续运动可能导致颅骨钉扎入颅内。

60.5.2 牵引钳或头环（halo ring）的应用

概述

材料：手套、局部麻醉剂（通常用 1% 的利多卡因配肾上腺素）、聚维酮碘软膏。

可选器材：剃刀或理发器、手术刀。

装置的选择：有多种颅骨钳可供选择。Crutchfield 颅骨钳需要事先在颅骨上钻孔。Gardner-Well 牵引钳较为常用。如果在完成急性期的稳定后需要换用头环 - 背心（halo-vest）牵引，则应在开始时使用头环牵引，在合适的时间换作背心牵引（如后路融合术后）。

准备：使病人在轮床或病床上仰卧。可选项：对所选进钉点附近皮肤进行备皮（见下文）。聚维酮碘消毒皮肤，局部浸润麻醉。可选项：手术刀切开皮肤（防止头钉带入皮肤表面的污物）。

Gardner-Well 颅骨钳

进钉位置：头钉应位于颞脊（颞肌上方），耳郭上方 2~3 横指（3~4cm）。行中立位牵引时置于外听道正上方；屈曲位则位于外听道后方 2~3cm；伸展位时位于其前方 2~3cm。

每个头钉都有弹簧压力指示。紧固头钉直至超过指示平面 1mm。在牵引的前 1~2 天，复紧头钉 1mm，而后不再复紧。

头环

材料（除上述材料外）：可选用垫子（亦称“匙”）支持头部使其高于床面，牵引适配器（又称“牵引桶”，带有环形把手的桶状物，源自古法语“桶”之一词）。在开始操作前（包括定位）熟读以下内容：

1. 大小：合适的头环与头皮之间有 1~2cm 的间隙。
2. 位置：将头环置于颅骨最宽处或最宽处的下方（颅骨“赤道”），但额部需在眶上缘约 1cm 以上，后部需在耳郭上方约 1cm[42]。头环通常使用临时头钉固定，以塑料片与颅骨相接。
3. 进钉位置：选择能够垂直于颅骨的钉孔进钉，并尽量满足下列条件：
   1）前钉：位于眶外侧 2/3 的上方。
   2）后钉：位于耳后。
   3）儿童应增加头钉数量以分散头钉对脆弱颅骨的压力。
4. 头钉插入：将头钉逐渐移近头皮，在对应位置进行局部麻醉。而后依次拧紧头钉，遵从对角线上钉的原则。大多数头环都附带提供扭矩扳手，成人可用 8 磅（3.6kg）扭矩扳手，儿童使用 2~5 磅（0.9~2.3kg）。
5. 放置指示器：

1）在牵引或制动装置固定妥当前一直佩戴颈托。
2）尽量保持头环左右水平，否则连接牵引背心时将出现倾斜，并且外观很难看。
3）首先完成额部头钉的操作，让病人闭眼并在进钉时保持（避免睁眼固定）。
4）避免将头钉固定在颞肌或颞骨鳞部。
5）不要将头钉固定在眶内侧 1/3，以免损伤眶上神经和滑车上神经，并且减少穿透额窦菲薄前壁的风险。

进行牵引

为行牵引，需将病人转移至床头固定有颅骨钳或头环的床上。在颅骨钳／头环上系绳索并穿过床头的滑轮。通过改变滑轮高度调整屈－伸位置，使病人头位与其身体长轴相适应。

X 线片：在牵引后常规立即行颈椎 X 线侧位片检查，并在每次调节或改变配重后复查。目的在于检查颈椎排列情况并除外任何节段的过度牵引和寰枕脱位；颅底－齿突间距（BDI）应不超过 12mm（见章节 61）。

配重：如果不存在脊柱排列紊乱，牵引仅适用于稳定伤情和代偿失稳的韧带，则上颈段可使用 5 磅（2.3kg）配重，下颈段可使用 10 磅（4.5kg）配重。关节突绞锁的复位见下文（见章节 62.5.4）。当病人颈椎复位良好或恢复稳定后可移除颈托。

牵引后的护理

头钉紧固：24 小时内需重新紧固头钉。一些文献中作者在 24 小时后额外紧固 1 次。之后不应进一步紧固头钉，以避免穿透颅骨。

头钉护理：清洁（浓度减半的过氧化氢溶液），然后使用聚维酮碘软膏涂抹头钉处。频率：院内每次换班时 1 次。院外每天 2 次。

作为替代方案，可也使用肥皂和清水每天清洁 2 次。

头环－背心的使用

佩戴头环后（见上文）穿着背心（如保留牵引的病人）需通过支架将头环与背心连接。机械结构因厂家不同而略有区别。如情况允许，建议病人在佩戴背心前穿着棉质短袖衣物（可能需要暴露颈部皮肤以调整头环）。

背心应调整至舒适位置，过紧可能限制呼吸。肩带应与肩部相连（在病人坐位时胸架可能向上移动）。大多数背心都附带有扳手，以在心肺复苏等特殊情况下紧急拆卸。

绞锁关节复位

背景信息见“临床指南：颈椎 SCI 的骨折／脱位初步闭合复位”（章节 60.5.1），绞锁关节复位技术见章节 62.5.4。

并发症

1. 头钉穿透颅骨。可能是由于：

1）头钉加压过高。
2）头钉置于菲薄骨质处：颞骨鳞部或额窦。
3）老年病人、小儿病人或颅骨发育不全的病人。
4）肿瘤侵袭骨质，如多发性骨髓瘤。
5）进钉部位骨折。

2. 颈椎脱位的复位可能导致神经功能恶化，通常是由椎间盘后凸造成的[43]，需立即行 MRI 或脊髓造影 /CT 检查。
3. 配重过大造成过度牵引（尤其是对于上段颈椎损伤），可能损伤支持组织。
4. 注意 C1～C3 的损伤，尤其是伴有后附件骨折者（牵引可能使碎骨片移入椎管内）。
5. 感染：
   1）进钉点骨髓炎：良好的头钉护理可以降低其风险。
   2）硬膜下积脓（见章节 20.3）：罕见[44，45]。

60.6 急诊减压手术的适应证

60.6.1 注意事项和禁忌证

× 注意事项：一些病例中急性脊髓损伤行椎板切除术与神经功能恶化相关。当具备急诊减压的指征时，通常还需进行脊椎内固定。

急诊手术的禁忌证：

- 完全性脊髓损伤≥24 小时（损伤平面以下无感觉或运动功能），无脊髓休克（即功能缺失是由完全性 SCI 造成，而非脊髓休克造成的一过性功能丧失）。球海绵体肌反射通常被用于辨别有无脊髓休克（详见球海绵体肌反射）。
- 生命体征不平稳。
- 中央脊髓综合征（见章节 59.9.3）：存在争议。

60.6.2 改良的 Schneider 推荐方案

见参考文献[46]。

尚无任何研究证实手术减压或闭合复位对完全性脊髓损伤病人的预后有改善作用[47]。总体而言，手术仅限于由异物压迫引起的不完全脊髓损伤病人［中央脊髓综合征的病人通常不适用（见章节 59.9.3）］，这些病人可能在复位半脱位后出现以下情况：

60

1. 神经功能恶化。
2. Queckenstedt 试验或影像学检查（脊髓造影或 MRI）提示完全性蛛网膜下隙阻塞。

3. 脊髓压迫（CT/ 脊髓造影、CT 或 MRI 提示），如骨折碎片或软组织（创伤性椎间盘突出）。
4. 对致命的颈神经根压迫进行减压。
5. 脊柱复合骨折或贯通伤。
6. 急性前脊髓综合征（见章节 59.9.3）。
7. 关节绞锁导致无法复位的骨折 / 脱位并压迫脊髓。

（马永刚　译　邓晓峰　校）

参考文献

[1] Chesnut RM, Narayan RK, Wilberger JE, et al. Emergency Management of Spinal Cord Injury. In: Neurotrauma. New York: McGraw-Hill; 1996:1121–1138
[2] Podolsky SM, Baraff LJ, Simon RR, et al. Efficacy of Cervical Spine Immobilization Methods. J Trauma. 1983; 23:687–690
[3] Meguro K, Tator CH. Effect of Multiple Trauma on Mortality and Neurological Recovery After Spinal Cord or Cauda Equina Injury. Neurol Med Chir. 1988; 28:34–41
[4] Bracken MB, Shepard MJ, Holford TR, et al. Administration of Methylprednisolone for 24 or 48 Hours or Tirilazad Mesylate for 48 Hours in the Treatment of Acute Spinal Cord Injury. JAMA. 1997; 277: 1597–1604
[5] Section on Disorders of the Spine and Peripheral Nerves of the American Association of Neurological Surgeons and the Congress of Neurological Surgeons. Clinical assessment after acute cervical spinal cord injury. Neurosurgery. 2002; 50 Supplement:S21–S29
[6] Section on Disorders of the Spine and Peripheral Nerves of the American Association of Neurological Surgeons and the Congress of Neurological Surgeons. Management of acute spinal cord injuries in an intensive care unit or other monitored setting. Neurosurgery. 2002; 50 Supplement: S51–S57
[7] Section on Disorders of the Spine and Peripheral Nerves of the American Association of Neurological Surgeons and the Congress of Neurological Surgeons. Blood pressure management after acute spinal cord injury. Neurosurgery. 2002; 50 Supplement:S58–S62
[8] Hurlbert RJ, Hadley MN, Walters BC, et al. Pharmacological therapy for acute spinal cord injury. Neurosurgery. 2013; 72 Suppl 2:93–105
[9] Schroeder GD, Kwon BK, Eck JC, et al. Survey of Cervical Spine Research Society members on the use of high-dose steroids for acute spinal cord injuries. Spine (Phila Pa 1976). 2014; 39:971–977
[10] Resnick DK, Kaiser MG, Fehlings M, et al. Hypothermia and human spinal cord injury: Position statement and evidence based recommendations from the AANS/CNS Joint Section on Disorders of the Spine and the AANS/CNS Joint Section on Trauma. 2007. http://www.spinesection.org/statementdetail/ hypothermia-human-spinal-cord-injury
[11] Hamilton MG, Hull RD, Pineo GF. Venous Thromboembolism in Neurosurgery and Neurology Patients: A Review. Neurosurgery. 1994; 34:280– 296
[12] Dhall SS, Hadley MN, Aarabi B, et al. Deep venous thrombosis and thromboembolism in patients with cervical spinal cord injuries. Neurosurgery. 2013; 72 Suppl 2:244–254
[13] Green D, Lee MY, Ito VY, et al. Fixed- vs Adjusted-Dose Heparin in the Prophylaxis of Thromboembolism in Spinal Cord Injury. JAMA. 1988; 260:1255–1258
[14] Bachulis BL, , Hynes GD, et al. Clinical indications for cervical spine radiographs in the traumatized patient. Am J Surg. 1987; 153:473–478
[15] Harris MB, Waguespack AM, Kronlage S. 'Clearing' Cervical Spine Injuries in Polytrauma Patients: Is It Really Safe to Remove the Collar? Orthopedics. 1997; 20:903–907
[16] Section on Disorders of the Spine and Peripheral Nerves of the American Association of Neurological Surgeons and the Congress of Neurological Surgeons. Radiographic assessment of the cervical spine in asymptomatic trauma patients. Neurosurgery. 2002; 50 Supplement:S30–S35
[17] Como JJ, Diaz JJ, Dunham CM, et al. Practice management guidelines for identification of cervical spine injuries following trauma: update from the Eastern Association for the Surgery of Trauma Practice Management Guidelines Committee. J Trauma. 2009; 67:651–659
[18] Ryken TC, Hadley MN, Walters BC, et al. Radiographic assessment. Neurosurgery. 2013; 72 Suppl 2:54–72
[19] Hoffman JR, Mower WR, Wolfson AB, et al. Validity of a set of clinical criteria to rule out injury to the cervical spine in patients with blunt trauma. National Emergency X-Radiography Utilization Study Group. N Engl J Med. 2000; 343:94–99
[20] Stiell IG, Clement CM, McKnight RD, et al. The Canadian C-spine rule versus the NEXUS low-risk criteria in patients with trauma. N Engl J Med. 2003; 349:2510–2518
[21] Chendrasekhar A, Moorman DW, Timberlake GA. An evaluation of the effects of semirigid cervical collars in patients with severe closed head injury. Am Surg. 1998; 64:604–606
[22] Stelfox HT, Velmahos GC, Gettings E, et al. Computed tomography for early and safe discontinuation of cervical spine immobilization in obtunded multiply injured patients. J Trauma. 2007; 63:630– 636
[23] Hunt K, Hallworth S, Smith M. The effects of rigid collar placement on intracranial and cerebral perfusion pressures. Anaesthesia. 2001; 56:511–513
[24] Mobbs RJ, Stoodley MA, Fuller J. Effect of cervical hard collar on intracranial pressure after head injury. ANZ J Surg. 2002; 72:389–391
[25] Section on Disorders of the Spine and Peripheral Nerves of the American Association of Neurological Surgeons and the Congress of Neurological Surgeons. Radiographic assessment of the cervical spine in symptomatic trauma patients. Neurosurgery. 2002; 50 Supplement:S36–S43
[26] Walter J, Doris P, Shaffer M. Clinical Presentation of Patients with Acute Cervical Spine Injury. Ann Emerg Med. 1984; 13:512–515
[27] Nichols CG, Young DH, Schiller WR. Evaluation of Cervicothoracic Junction Injury. Ann Emerg Med. 1987; 16:640–642
[28] Shaffer M, Doris P. Limitation of the Cross Table Lateral View in Detecting Cervical Spine Injuries: A Retrospective Analysis. Ann Emerg Med. 1981; 10: 508–513
[29] MacDonald RL, Schwartz ML, Mirich D, et al. Diagnosis of Cervical Spine Injury in Motor Vehicle Crash Victims: How Many X-Rays Are Enough? J Trauma. 1990; 30:392–397
[30] Holliman C, Mayer J, Cook R, et al. Is the AP Radiograph of the Cervical Spine Necessary in Evaluation of Trauma? Ann Emerg Med. 1990; 19: 483–484
[31] Harris JH. Radiographic Evaluation of Spinal Trauma. Orthop Clin North Am. 1986; 17:75–86
[32] Tehranzedeh J, Bonk T, Ansari A, et al. Efficacy of

Limited CT for Non-Visualized Lower Cervical Spine in Patients with Blunt Trauma. Skeletal Radiol. 1994; 23:349–352
[33] Miller MD, Gehweiler JA, Martinez S, et al. Significant new observations on cervical spine trauma. AJR. 1978; 130:659–663
[34] Clark WM, Gehweiler JA, Laib R. Twelve Significant Signs of Cervical Spine Trauma. Skeletal Radiol. 1979; 3:201–205
[35] Wales L, Knopp R, Morishima M. Recommendations for Evaluation of the Acutely Injured Spine: A Clinical Radiographic Algorithm. Ann Emerg Med. 1980; 9:422–428
[36] Hollis PH, Malis LI, Zappulla RA. Neurological Deterioration After Lumbar Puncture Below Complete Spinal Subarachnoid Block. J Neurosurg. 1986; 64:253–256
[37] Horn EM, Lekovic GP, Feiz-Erfan I, et al. Cervical magnetic resonance imaging abnormalities not predictive of cervical spine instability in traumatically injured patients. J Neurosurg Spine. 2004; 1:39–42
[38] Schuster R, Waxman K, Sanchez B, et al. Magnetic resonance imaging is not needed to clear cervical spines in blunt trauma patients with normal computed tomographic results and no motor deficits. Arch Surg. 2005; 140:762–766
[39] Benzel EC, Hart BL, Ball PA, et al. Magnetic resonance imaging for the evaluation of patients with occult cervical spine injury. J Neurosurg. 1996; 85: 824–829
[40] Section on Disorders of the Spine and Peripheral Nerves of the American Association of Neurological Surgeons and the Congress of Neurological Surgeons. Initial closed reduction of cervical spine fracture-dislocation injuries. Neurosurgery. 2002; 50 Supplement:S44–S50
[41] Gelb DE, Aarabi B, Dhall SS, et al. Treatment of subaxial cervical spinal injuries. Neurosurgery. 2013; 72 Suppl 2:187–194
[42] Botte MJ, Byrne TP, Abrams RA, et al. Halo Skeletal Fixation: Techniques of Application and Prevention of Complications. J Am Acad Orthop Surg. 1996; 4: 44–53
[43] Robertson PA, Ryan MD. Neurological Deterioration After Reduction of Cervical Subluxation: Mechanical Compression by Disc Material. J Bone Joint Surg. 1992; 74B:224–227
[44] Dill SR, Cobbs CG, McDonald CK. Subdural Empyema: Analysis of 32 Cases and Review. Clin Inf Dis. 1995; 20:372–386
[45] Garfin SR, Botte MJ, Triggs KJ, et al. Subdural Abscess Associated with Halo-Pin Traction. J Bone Joint Surg. 1988; 70A:1338–1340
[46] Schneider RC, Crosby EC, Russo RH, et al. Traumatic Spinal Cord Syndromes and Their Management. Clin Neurosurg. 1972; 20:424–492
[47] Wagner FC, Chehrazi B. Early Decompression and Neurological Outcome in Acute Cervical Spinal Cord Injuries. J Neurosurg. 1982; 56:699–705

61 枕寰枢椎损伤（枕骨到 C2）

61.1 寰枕脱位

61.1.1 概述

相关解剖见枕寰枢复合体解剖（章节 1.8）

寰枕脱位（AOD）亦称颅颈关节脱位，颅颈关节的稳定性受到破坏（由韧带损伤引起）。发生于约 1% 的颈椎损伤病人中[1]（广义的颈椎损伤），和 8%～19% 的致死性脊柱损伤的尸检中[2, 3]，可能被漏诊。儿童的发病率是成人的 2 倍，可能是由于儿童关节面更平整（即缺少凹陷），头身重量比更大，且韧带更松弛。病人通常仅有轻微的神经功能缺损或表现为延 - 颈髓分离（BCD）（见章节 59.9.2）。一些病人可能表现为交叉性瘫痪（见章节 89.10）。大多数死亡都是由于 BCD 后呼吸停止所致的缺氧引起的。

分型

见参考文献[4]和图 61-1。

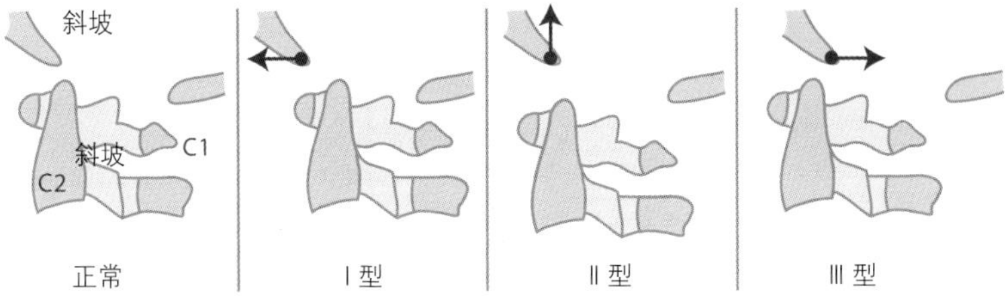

图 61-1 寰枕脱位的分型

临床指南：寰枕脱位的诊断

Ⅰ级推荐[6]

• 诊断儿童 AOD 建议行 CT 检查评估枕髁～C1 间隙（CCI）。

Ⅲ级推荐[6]

• 对于儿童病人，CT 测量 CCI 诊断 AOD 的敏感性和特异性最高，但在成人中的作用尚无报道。

• 建议行颈椎 X 线侧位片用以诊断 AOD。如果需要行放射性检查来评估 AOD，建议采用 BAI-BDI 法（BAI 为颅底 - 枢椎间距，BDI 为颅底 - 齿突间距）（见表 61-1）。若 X 线片发现上颈段椎前软组织肿胀，则应行颈椎 CT 以除外 AOD。

- ▶Ⅰ型 枕部向寰椎前方脱位。
- ▶Ⅱ型 纵向脱位（分离）。
- ▶Ⅲ型 枕部向后方脱位。

也可发生复合型脱位（如分离型前脱位[5]）。

61.1.2 临床表现

1. 神经功能可能完好，因此在严重创伤时需排除 AOD 的可能。
2. 延 - 颈髓分离（见章节 59.9.2）。
3. 可能有后组脑神经功能缺损（也可以是展神经麻痹）± 颈髓损伤。
4. 颈椎牵引后神经功能缺损加重：牵引后立即行颈椎 X 线侧位片检查（见章节 61.5.2）。

61.1.3 影像学评估

大量的影像学检查方法被用于诊断 AOD。各种指标的终极目的均为检测有无枕 - 颈关节失稳。没有一种检查方式是完全可靠的[7]。CT 上的测量比 X 线片准确（更容易确定解剖标志，无放大或转动误差），但参考值与 X 线片不同。一些检查方式列于表 61-1 中。建议使用 BAI-BDI 法和 AOI 法。

表 61-1 寰枕脱位（AOD）的影像学评估

方法	评价	正常值	
		X 线片	CT
BAI-BDI 法[8] a（BAI 和 BDI 都只适用于成人）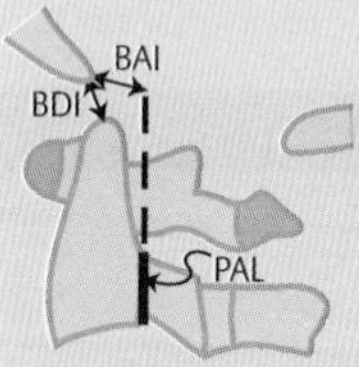	BAI[9] 为颅底（斜坡下方尖端）到椎体后轴线延长线（PAL）（C2 椎体皮质后缘）的距离，即 Harris 线。更适用于Ⅰ型和Ⅲ型 AOD	成人：−4 ≤ BAI ≤ 12mm。正常：BAI 和 BDI 均 ≤ 12mm	可使用[10]，但不能在 CT 上可靠地重复[11]
		儿童：0~12mm（BAI 不可能为阴性）	
	BDI 为颅底到齿突尖的最近距离。更适用于Ⅱ型 AOD	成人：≤ 12mm（范围 2~15mm，平均 7.5±4.3mm）	成人：<8.5mm（范围 1.4~9mm）[11]
		儿童：<13 岁儿童的结果不可信。因为齿突尖部骨化融合（os）的年龄差异较大	儿童[12]b：<10.5mm（95% 可信区间）。伴 os[c]：<9.5mm。不伴 os[c]：<11.5mm

表 61-1（续）

方法	评价	正常值	
		X 线片	CT
寰 - 枕间隙（AOI） 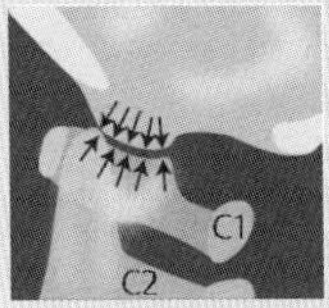	即髁间隙[13]。通过 O ~ C1 关节的 X 线侧位片或 CT 矢状位重建测量所得枕髁与 C1 上关节面的距离。Pang[14] 在矢状位和冠状位上各取 4 个等距点，计算出枕髁到 C1 距离的平均值（共 8 个点）	成人[d]：≤2mm[13]	成人：<1.4mm（95% 可信区间）（基于单点测量）[11]
		儿童：≤5mm（测量全部 5 个等距点[15]）	儿童：2.5mm（单点测量）[12]，或<4mm（2 个平面共 8 个点测量的平均值）[16]
Power 比和 Dublin 测量法 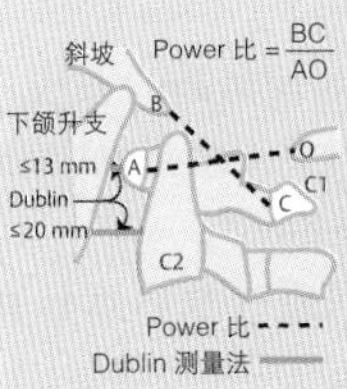	Power 比：不能用于 C1 或枕骨大孔骨折。仅能诊断 I 型 AOD（见正文）。需要确定 4 个参考点：B= 颅底；A=C1 前弓；C=C1 后弓；O= 颅后点[e]	成人：<1（范围 0.5~1.2）（95% 可信区间 =0.6~0.9）（详见正文）	同 X 线片[11]
		儿童：<0.9[f]	
	Dublin 测量法[17] 敏感性为 25%[18]	下颌骨至寰椎前方：≤13mm。 下颌升支至齿突：≤20mm	
交叉线法 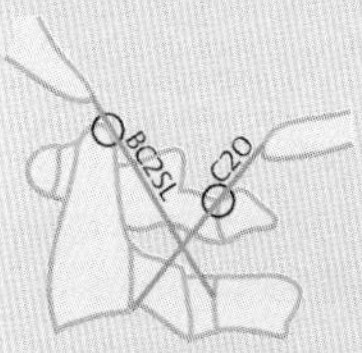	亦称为枕 - 枢连线法[18]。 需要确定 6 个参考点和 2 条线（敏感性为 75%）[18]。焦片距（被摄与底片距离）6 英尺（1.8m），病人坐位[19]，急诊室中通常不适用[5] • C2O 线：从枢椎椎体后下角到颅后点的距离[e]，与 C1 棘突椎板线的最高点相切 • BC2SL 线：从颅底到 C2 棘突椎板线的中点，应当与齿突后上相切		
MRI 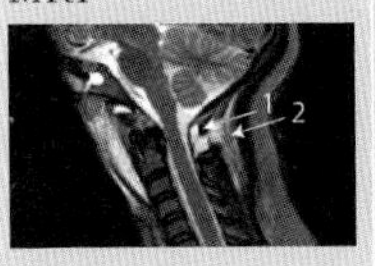	MRI 的异常发现包括：寰枕关节或寰枕（O ~ C1）后韧带 T_2 加权像异常高信号。对不稳定型 AOD 非常敏感（约 100%）但不特异 左图显示的是 O ~ C1 后韧带（箭头 1）、黄韧带和软组织（箭头 2）的异常信号		

表 61-1（续）

[a] 原始的研究中仰卧病人侧位 X 线片焦片距是 40 英寸（1 米）。在明确所有标定点后，BAI-BDI 法诊断 AOD 的敏感性良好，但仍只有约 75%[10]

[b] 此研究中，儿童定义为 10 岁以下，但 8~10 岁的儿童颈椎 X 线片均可达成人的比例（无须在大小上达标）

[c] os= 齿突游离（见章节 61.5.4）

[d] X 线片中的 C1 关节突经常被乳突尖部掩盖

[e] 约 56% 的颈椎侧位片无法辨别颅后点[9]

[f] 由于（常为 C1 后弓）骨化程度欠佳，很多儿童病人无法测量

一条经验之谈：斜坡下方的尖端应指向齿突顶点（X 线片可能比较模糊）。

额外的 CT 线索：基底池中可能有出血（间接征象）。在薄层轴位 CT 扫描中，可能由于枕骨和 C1 的间隙而导致几张影片中无骨性结构。

61.1.4 影像学评估的技术性建议

1. X 线片：需确保成像为正确的侧位片（即确保双侧下颌升支和后床突重合）。
2. CT：所有检查中敏感性、特异性和阳性 / 阴性预测值最高的方法。进行矢状位 CT 重建效果更佳，可代替 X 线片[20]（超过 99% 的 CT 可以识别相关的标定点，而 X 线片仅为 39%～84%）。

Power 比[1]：BC 间距（颅底到寰椎后弓）被 AO 间距（颅后点到寰椎前弓）分割，见表 61-1，说明见表 61-2。

× 不能用于任何寰椎或枕骨大孔骨折的病人，也不能用于先天性解剖异常者。仅用于 I 型 AOD（即不能用于 Ⅱ 型或 Ⅲ 型 AOD)。

表 61-2 Power 比

比值	解释	评价
BC/AO<0.9	正常	标准偏差低于 AOD 病人的最小值
0.9≤BC/AO<1	“灰色区域”（难以界定）	包括 7% 的正常人，无 AOD 病人在此范围
BC/AO≥1	AOD	包含所有 AOD 病人

61.1.5 治疗

初期治疗

若怀疑 AOD，应立即使用头环矫正器或沙袋制动颈部。× 不能为试图复位 AOD 而进行颈椎牵引，因为存在 10% 的风险导致神经功能缺损加重。

后续治疗

对于进行手术融合还是使用头环支架长期制动（4~12 个月）目前存在争议。但通常建议行枕颈后融合术（见章节 72.1.6）。

临床指南：寰 - 枕脱位的治疗

Ⅲ 级推荐[6]

- 内固定和关节固定术（融合术）是可选治疗方法。
- 注意：治疗 AOD 的过程中不建议行颈椎牵引术。

Horn 等[10]建议将病人按表 61-3 中所示进行分组并针对性地治疗。

儿童：手术复位和融合（常使用跨关节螺钉）。

表 61-3 AOD 的评级和治疗[10]

评级	定义	治疗
Ⅰ	CT 未见异常[a]，仅见 MRI 中度异常（后方韧带或寰枕关节高信号）	外固定（头环或颈托）
Ⅱ	寰枕关节、盖膜或翼状韧带或十字韧带存在 1 个或 1 个以上 CT 征象[a]或 MRI 存在明显的异常	手术固定

[a] CT 征象：Power 比、BAI-BDI、交叉线法

61.1.6 预后

预测预后最重要的指标是发病时神经功能损伤的严重程度[10]。在原发性损伤幸存的 AOD 病人中，伴有严重颅脑创伤、脑干功能失调或完全性延 - 颈髓分离的病人预后均较差[10]。伴有不完全性 SCI 或非重型 TBI 的病人预后稍好。

61.2 枕髁骨折

61.2.1 概述

要 点

- 不常见（占创伤病人的 0.4%）。
- 可能表现为下段脑神经功能受损，可能迟发（如舌下神经麻痹）。可发生单肢、半身、四肢瘫痪或麻痹。
- 评估：✓ CT 扫描并重建（很少能从 X 线片做出诊断）。
- 治疗：通常佩戴硬质颈托。枕颈融合术或头环制动的适应证：颅颈错位（枕~C1 间距 >2.0mm）。

61

枕髁骨折（OCF）首先于 1817 年由 Bell 描述[21]。

罕见。发生率：0.4%（一项针对 24 745 例急诊收治的创伤病人进行的连续研究结果[22]）。

61.2.2 诊断

临床上具备下列 1 项或 1 项以上时应怀疑枕髁骨折（OCF）[23]：

- 高能钝器伤。
- 颅颈损伤。
- 意识转差。
- 枕部疼痛或触痛。
- 颈椎活动受限。
- 后组脑神经麻痹。
- 食管后软组织肿胀。

临床指南：枕髁骨折的诊断

Ⅱ级推荐[24]：

- CT 可诊断枕髁骨折。

Ⅲ级推荐[24]：

- 使用 MRI 评估颅颈复合体的韧带完整性。

61.2.3 分型

表61-4中所示为当前最为广泛采用的Anderson-Montesano分型系统[25]。

Maserati 等[22]通过 CT 重建影像评估颅颈结构是否错位（定义颅颈错位为枕髁～C1 间距 >2.0mm）对病人进行简单的分类。他们认为其他分类系统是冗余的，在他们所做的回顾性研究中发现分类结果并不影响预后（见下文治疗）。

表 61-4 Anderson-Montesano OCF 分型

分型	描述
I	冲击后粉碎性骨折：可能由轴向负荷引起
Ⅱ	颅底线性骨折扩大[26]
Ⅲ	枕髁撕脱性骨折（牵拉伤）：可能发生于旋转、侧弯或复合损伤机制。多认为此型骨折不稳定

61.2.4 治疗

存在争议。下段脑神经功能缺损通常由未经治疗的 OCF 发展而来，可通过外固定缓解或改善。Anderson-Montesano Ⅰ型和Ⅱ型外固定与否（颈托或头环)，其预后并无显著差异。由于Ⅲ型骨折发生迟发性功能缺损的风险较高，因此建议行外固定 6~8 周。

临床指南：OCF 的治疗

Ⅲ级推荐[24]：
- OCF 伴寰枕韧带损伤或失稳：头环 - 背心固定或枕颈内固定（融合）。
- 双侧 OCF 可考虑头环 - 背心固定，取代颈托以增强稳定性。
- 颈椎外固定可用于所有其他类型的 OCF。

61.2.5 预后

在一项针对100例OCF病人进行的回顾性研究[22]中，3例因颅颈错位（2例）或不相关的 C1~C2 骨折（1 例）进行了枕颈融合术（见章节 95.3），其余病人（无颅颈错位）佩戴硬质颈托并进行临床和影像学随访。未手术病人未出现神经功能缺损，无病人发生迟发性失稳、错位或神经功能缺损（其他分类系统作用较小）。

61.3 寰枢椎半脱位 / 脱位

61.3.1 概述

与寰枕脱位相比发病率和致死率均较低[27]。相关解剖见枕寰枢复合体解剖（见章节 1.8)。

寰枢椎半脱位的类型：

1. 旋转脱位：（见下文）通常见于高坠或轻微外伤的儿童。
2. 前脱位：情况较重（见下文)。
3. 后脱位：罕见。通常由于齿突骨质破坏。不稳定，需行融合术。

61.3.2 寰枢椎旋转半脱位

概述

要 点

- 一般见于儿童。
- 与创伤、类风湿性关节炎、儿童呼吸系统感染（Grisel 综合征）相关。
- 通常表现为知更鸟（cock-robin）头位（倾斜、旋转、屈曲)。
- 分类：Fielding-Hawkins（表 61-5)。
- 治疗：早期牵引有效。控制 Grisel 综合征的感染。牵引不能复位的半脱位可能需经口咽入路减压，再行后路融合术。

表 61-5 寰枢椎旋转半脱位的 Fielding-Hawkins 分型

分型	描述		AD（mm）	评价
	TAL[a]	关节面损伤		
Ⅰ	完好	双侧	≤3	齿突起支点作用
Ⅱ	损伤	单侧	3.1～5	完整的关节作为支点
Ⅲ	损伤	双侧	>5	罕见，非常不稳定
Ⅳ	齿突支持不足并向后方移位			罕见，非常不稳定

[a] TAL= 寰椎横韧带，AD：C1 相对 C2 向前脱位

寰枢椎关节旋转畸形通常持续时间较短且容易复位。寰枢椎关节旋转闭锁（亦称寰枢椎旋转固定[28]）少见。通常见于儿童。可自发（伴类风湿性关节炎[29]或先天性齿突畸形），或继发于严重或轻微创伤（包括颈部按摩甚至打哈欠时头部转动[28]），或伴头部或颈部感染包括上呼吸道感染［如 Grisel 综合征[30]：炎症可对关节囊和(或)横韧带造成机械性或化学性损伤］。

过度旋转可能使椎动脉（VA）受累，尤其是伴有前脱位时。

半脱位的发生机制

脱位可发生在寰枕关节和（或）寰枢椎关节[31]。其难以复位的原因尚不清楚。当横韧带完好时，旋转并不会造成前向脱位。如果横韧带因创伤或感染不能提供支持，则可能造成前向脱位并可能导致神经损伤。后向脱位十分罕见[28]。

分型

Fielding-Hawkins 分型[28]见表 61-5。

临床发现

病人通常十分年轻，很少发生神经功能缺损。临床发现可能包括：颈痛、头痛、斜颈特征性的“cock-robin”头位［头部呈约 20°斜向一侧，并呈 20°角转向对侧，约 10°轻度伸展，见鉴别诊断（章节 87）］，颈部活动范围减小，面部扁平[28]。尽管病人的脱位不能被复位，但他们可能会转动半脱位关节导致脱位程度增加，进而增加损伤高节段颈髓的风险。

累及 VA 时可导致脑干和小脑梗死甚至死亡[32]。

影像学评估

X 线片：阳性表现（可能不明确）包括以下几方面。

- 重度病例中颈椎 X 线前后位片的确诊性发现：C2 向前突出，同时 C1 斜向突出[33]。在病情稍轻的病例中，C1 的侧块因前移显得更大，并且较其他的更靠近中线。
- 寰枢椎关节不对称，并且不能通过转动头部纠正。张口齿突位片见头部位于中立位及向两侧各转 10～15°显示持续的不对称。
- 枢椎棘突斜向一侧，并与其他棘突有旋转（可发生于任何原因导致

的斜颈中)。

CT 扫描：显示寰椎有旋转[31]。

MRI：可评估横韧带的承载能力。

治疗

Grisel 综合征

针对病原菌使用恰当的抗生素，并按如下方式对半脱位进行牵引（见下文）和外固定[30]：Fielding（表 61-5）Ⅰ型：软质颈托；Ⅱ型：Philadelphia 颈托或 SOMI；Ⅲ型或Ⅳ型：头环制动 6~8 周后，通过颈椎屈-伸位 X 线片检查稳定性。如仍不稳定，可手术融合。

牵引

如在起病数月内[34]治疗，半脱位往往可通过温和的牵引［儿童由 7~8 磅（3.2~3.6kg）开始，数天内缓慢增加到 15 磅（6.8kg)；成人由 15 磅开始，缓慢增加到 20 磅（9.1kg)］复位。如果半脱位已发生 1 个月以上，则牵引治愈的可能性减低。牵引时鼓励左右转动颈部。

如果可复位，牵引或头环外固定需保持 3 个月[28]（范围：6~12 周）。

手术融合

无法复位或牵引制动后复发的半脱位应行手术融合。通常在牵引 2~3 周，关节获得最大程度复位后进行。除其他部位骨折或出现其他情况，通常融合 C1~C2（见章节 95.5）[28]。即使 C1、C2 的成角没有完全复位也可以行融合术。对于不可复位的固定，可先期行经口咽前入路减压术对寰枢椎复合体进行减压（小心地从外侧暴露寰枢椎关节并避免损伤椎动脉，将软组织从关节和寰枢椎间隙中仔细清除，此过程中不要试图复位)，而后逐渐行颅骨牵引，再行二期 C1~C2 融合术[34]。

61.3.3 寰枢椎前半脱位（ASS）

见参考文献[27]。

概述

1/3 的 AAS 病人存在神经功能缺损或死亡。相关解剖见枕寰枢复合体（章节 1.8)。

可能造成半脱位的原因：

1. 寰椎横韧带（TAL）断裂：寰齿间隙（ADI)（见下文）将增加。
   1) 类风湿性关节炎中横韧带附着点的强度减弱（见章节 95.5.1)。
   2) 创伤：可能导致韧带功能紊乱或解剖结构破坏（见下文)。
2. 齿突功能不全：
   1) 齿突骨折。
   2) 先天性发育不全，如 Morquio 综合征（见章节 73.8.1)。

临床表现

颈痛常见。但疼痛方式无特异性。

"V"型齿突前间隙

见参考文献[35]。

颈椎X线侧位片可见C1前弓和齿突间距增加。尚不清楚这种位移是否代表了横韧带和（或）后韧带复合体的拉伸或松弛。在儿童屈曲位片中可能是正常表现。

真性的半脱位会导致C1和C2的排列紊乱。关键的鉴别特征是ADI是否增加。

评估和分型

诊断方法

推荐使用CT和MRI评估骨折、TAL和其骨性连接。

寰椎横韧带损伤

横韧带完整性的评估

1. 寰椎横韧带（TAL）断裂可通过以下方式推测：
   1) Spence法则：在开口位齿突X线片，C1两侧侧块与C2总体间距≥7mm者。
   2) 寰齿间隙（ADI）（见章节12.1.3）：成人>3mm，儿童>4mm。
2. TAL可能能在MRI中显影。断裂的表现（轴位MRI）：梯度回声MRI中TAL存在高信号，连续性中断，有出血表现[36]。
3. CT显示骨性损伤累及TAL在C1的附着点。

TAL断裂的Dickman分型[36]

用具有快速自旋回波、梯度回波T_1WI和T_2WI序列的表面线圈获得高分辨率的轴位MRI[36,37]。不推荐用于脊柱未发育成熟的小于14岁的病人。该分类的临床应用尚未得到充分验证。

▸ Dickman I型　解剖性断裂。TAL自身撕裂。罕见（齿突通常在TAL撕裂前发生骨折）。不易治愈。需要手术内固定。

亚型：

1. Dickman IA型：TAL中部断裂，可能的表现为：
   1) TAL连续性中断。
   2) TAL在MRI梯度回波序列呈高信号。
2. Dickman IB型：骨膜连接处断裂，表现为血肿将TAL从内侧结节的附着点分离出来。

▸ Dickman II型　生理性断裂。TAL位于C1结节的附着点（图1-14）发生撕脱，可发生于C1侧块粉碎性骨折。通过制动（建议使用头环[36]）治疗的治愈率为74%。

治疗

对 TAL 撕裂者，治疗方式如下[36，39]：

- 对所有 I 型 TAL 损伤在诊断时行融合术。
- II 型损伤经过 3～4 个月制动仍未恢复稳定者，行融合术。
- 复位困难者建议行融合术。
- 如 C1 完整，可行 C1～C2 融合术。
- 涉及 C1 骨折者见下文。
- 齿突骨折但 TAL 完好者按章节 61.5.4 所示治疗。

61.4 寰椎（C1）骨折

61.4.1 概述

1920 年由 Geoffrey Jefferson 医师首先描述[40]。经典的 Jefferson 骨折是指 C1 环的 4 点（爆裂）骨折[41]，但如今该名词也用于经过 C1 椎弓（最薄弱部位）的 2 点或 3 点骨折[42]。通常是由轴向负荷（“爆裂性”骨折）造成[43]。

急性 C1 骨折占颈椎骨折的 3%～13%[44]。一项涉及 57 例病人的研究中，56% 为孤立的的 C1 骨折；44% 为 C1～C2 复合型骨折；9% 伴有非邻近节段的颈椎骨折；21% 伴头外伤[44]。

儿童病人中，很难将 C1 骨折与正常的软骨结合（见章节 12.1.5）及寰椎假性延伸（见章节 59.4）相鉴别。骨折线可通过未融合的软骨连结。

61.4.2 临床表现

神经功能缺损在孤立的 C1 骨折中是罕见的，因为在 C1 水平椎管直径较大，且压力会将碎骨片推向外，远离脊髓。可能的临床表现[39]：

1. 颈部疼痛较常见，病人常抵抗活动。
2. 椎体前肿胀可影响食道，引起吞咽困难。
3. 枕大神经支配区疼痛，可能由 C2 根受累引起（见章节 30.3）。
4. 如果骨折导致椎动脉夹层（见章节 83.9.2），可能产生后循环缺血症状（复视、意识水平改变、延髓外侧综合征等）。
5. 后组脑神经（IX～XII）麻痹也有报道。

61.4.3 评估

方法

可选用薄层扫描高分辨率 CT 作为诊断性检查。应对 C1～C3 进行仔细评估以获得对 C1 骨折的精准描述，同时评估相关的 C2 损伤。

MRI 可能能够用于评估 TAL 的完整性，但在影像上通常难以解释清楚（见章节 61.3）。

一项研究中 3/25 的 Jefferson 骨折病人存在持续的神经功能缺损（1 例完全性损伤，2 例中央脊髓综合征）。

稳定性

反复强调：枕－寰－枢椎复合体的稳定性主要依靠韧带，骨性结构的作用较小；见枕－寰－枢椎复合体（章节 1.5.2）。

★横韧带的完整性是衡量稳定性的最重要指标（见前文横韧带完整性的评估）。

61.4.4 C1 骨折的分型

Jefferson 骨折分型[40]的代表性例子见表 61-6（Jefferson Ⅲ型骨折为经典的 4 点爆裂骨折），临床指南基于 Landells 分型，在表 61-6 予以说明。

61.4.5 治疗

治疗指南

没有Ⅰ类或Ⅱ类的证据证明最佳治疗的方法。治疗建议主要取决于 TAL 的状况。临床指南[41]如下所示，相关治疗细节，如治疗时间，见表 61-6。对于 C1 和 C2 联合伤见章节 61.6。

临床指南：孤立性寰椎骨折的治疗

Ⅲ级推荐[41]：

- 治疗方式的选择取决于骨折类型和 TAL 完整性。
- 如 TAL 完整[a]：可进行颈椎制动[b, c, d]（对于 Landells Ⅰ型和Ⅲ型，非移位性骨折采用外固定效果较好）。
- 如 TAL 断裂[a]：可选下列一种。
  - 单纯颈部制动[b, c, d]。
  - 或手术固定融合。

[a] TAL 断裂的治疗建议包括：LMD ≥7mm（Spence 规则），寰齿间隙（ADI）>5mm（这是指南中使用的 ADI[41]；其他作者对 ADI 使用不同的数值，如 3mm[36]），或 MRI 显示 TAL 断裂或撕裂

[b] 没有足够的证据来推荐以下任何一种颈椎固定装置哪种更好：颈托、SOMI（胸骨枕下颌固定器）、halo 背心[41]

[c] 在非手术治疗结束后，屈曲／伸展 C 型脊柱 X 线片如出现不稳定，推荐手术融合治疗[39, 41]

[d] 虽然缺乏证据，但有些医师更喜欢 halo 背心治疗不稳定的 C1 骨折

缩写：TAL= 寰椎横韧带；LMD= 侧块移位

表 61-6 孤立 C1（寰椎）骨折的分型和处理

Landells 分型 [45]	Jefferson 骨折分型 [40]	治疗建议 a[38]
Ⅰ型：骨折仅累及前弓或后弓（单个椎弓），占 C1 骨折的 31%～45%	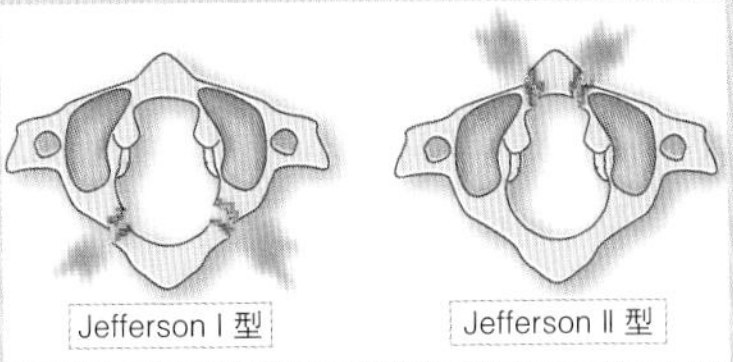	严格制动 [b] 8～12 周 [c]
Ⅱ型：前弓和后弓骨折（爆裂骨折），占 C1 骨折的 37%～51%	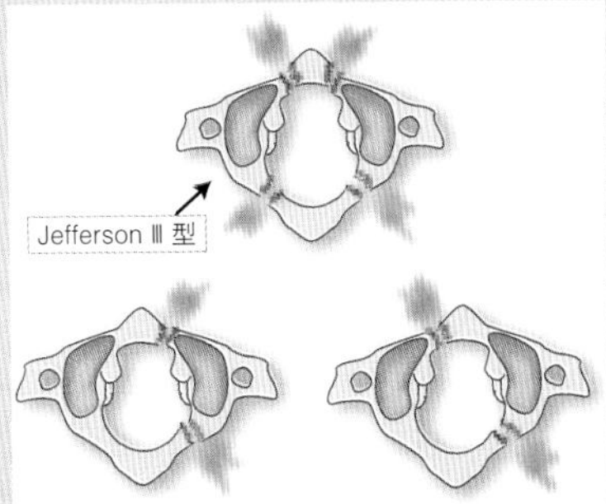	TAL 完整 [d]（稳定）严格制动 [b]10～12 周 [c] TAL 断裂 [d] Halo[e] 固定 12 周或手术固定或融合
Ⅲ型：寰椎侧块骨折（粉碎性）占 C1 骨折的 13%～37%	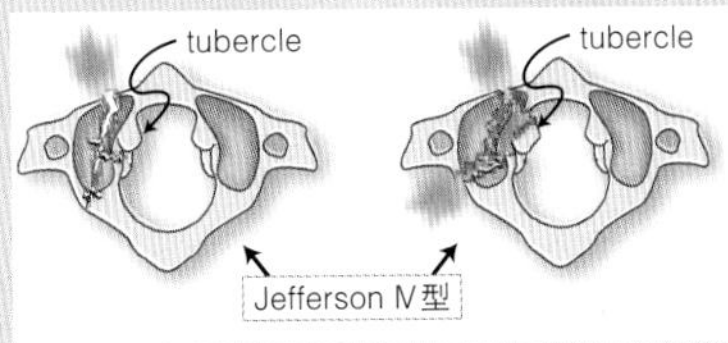	严格制动 [b] 8～12 周

[a] 治疗建议基于 2013 年临床指南所附文本。如果也要参考 TAL 损伤亚型的纲要，见下文

[b] 没有足够的证据来推荐以下任何一种颈椎固定装置哪种更好：颈托、SOMI（胸骨枕下颌固定器）、halo 背心 [41]

[c] 在非手术治疗结束后，屈曲 / 伸展 C 型脊柱 X 线片如出现不稳定，推荐手术融合治疗 [39, 41]

[d] TAL 断裂的治疗建议包括：LMD ≥7mm（Spence 规则），寰齿间隙（ADI）>5mm（这是指南中使用的 ADI[41]；其他作者对 ADI 使用不同的数值，如 3mm[36]），或 MRI 显示 TAL 断裂或撕裂

[e] 虽然缺乏证据，但有些医师更喜欢 halo 背心治疗不稳定的 C1 骨折 [41]

缩写：TAL= 寰椎横韧带；LMD= 侧块移位。

巴罗神经研究所（BNI）孤立性 C1 骨折治疗指南

基于 TAL 完整性的重要性和认为单纯 TAL 损伤比 TAL 附着处结节骨折导致的功能性损伤愈合的机会低的论断 [36]，编写了以下治疗指南 [39][使用 Dickman 分型（见章节 61.3.3）和侧块移位]。有人指出，本治疗指南

的治疗方法不足以归为Ⅲ类以上的医学证据；但是，这与现行指南中的治疗建议并没有很大的差别。

▶ 孤立性 C1 骨折的 BNI 处理策略　评估：除禁忌证外，所有病人均行颈椎 MRI 检查，以评估 TAL（见章节 61.3.3）的完整性，并行颈椎 CT 薄层扫描，以评估骨折情况。所有情况下均测量 LMD。

1. Dickman Ⅰ型 TAL 断裂（单纯韧带损伤）：手术融合。
2. 以下情况可固定 3 个月，术后行屈曲 / 伸展 C 型脊柱 X 线片，如不稳定则进行手术融合：
   1) MRI 示 TAL 完整且 LMD<7mm：颈托固定 3 个月。
   2) Dickman Ⅱ型 TAL 断裂（骨性撕脱）或 LMD≥7mm：halo 固定 3 个月。

61.4.6　手术方式选择

具有手术指征时融合方式的选择：

1. 椎弓环单发骨折或 C1 前弓骨折：C1～C2 融合。
2. 椎弓环多发骨折或 C1 后弓骨折：枕 - 颈融合。

不涉及关节固定术的手术方式：

1. C1 后路螺丝固定。
2. 经口咽前入路螺丝 / 钢板固定。

61.4.7　预后

众多研究显示 [44, 46]，未发生 TAL 断裂的病例行保守治疗可获得满意的预后。

即使 X 线检查结果令人满意，20%~40% 的病人在固定后仍有颈部疼痛。晚期并发症可能包括齿突经 C1 八字环伸入枕骨大孔造成的基底部内陷。

61.5　枢椎（C2）骨折

61.5.1　概述

急性枢椎骨折占颈椎骨折的约 20%。神经损伤不常见，仅发生于 <10% 的病例中。大多数可通过制动治愈。

Steele 三分法：齿突、间隙、脊髓在寰椎水平椎管内各占三分之一 [47]。

61.5.2　C2 骨折分型

1. 齿突骨折（见章节 61.5.4）：Ⅱ型齿突骨折是枢椎损伤最常见的类型。
2. 绞刑骨折：见下文。
3. 其他类型 C2 骨折（见章节 61.5.5）。

61.5.3 绞刑骨折

概述

要 点

- 伴有创伤性 C2、C3 半脱位的经 C2 椎弓根的双侧骨折，通常由过度伸展 + 轴向负荷造成。
- 大多数稳定，不伴有神经功能缺损。
- 分型：Levine 系统（表 61-7）。重要分界线：C2～C3 椎间盘的破裂（Ⅱ型或更高型）可能使骨折不稳定。
- 治疗：✓所有病人均需行颈椎 CT 扫描并行矢状位和冠状位重建。✓颈椎 MRI 用于评估 C2～C3 椎间盘破裂（Levine Ⅱ型）情况。✓如骨折经过横突孔，行 CTA 以评估血管情况（适用于所有 C2 骨折，见表 52-7）。
- 大多数可经非头环制动 8～14 周后缓解。除外：严重 / 失稳性骨折（见下文）或矫正器固定后不能保持正常序列者。

亦称为创伤性枢椎前滑脱（该名词首先出现在 1964 年[48]）。

描述：经过 C2 椎弓根的关节突（峡部）的双侧骨折（图 61-2；C2 外形独特，关节突和椎弓根无明显分界）。通常还伴有 C2 相对 C3 的前向半脱位。

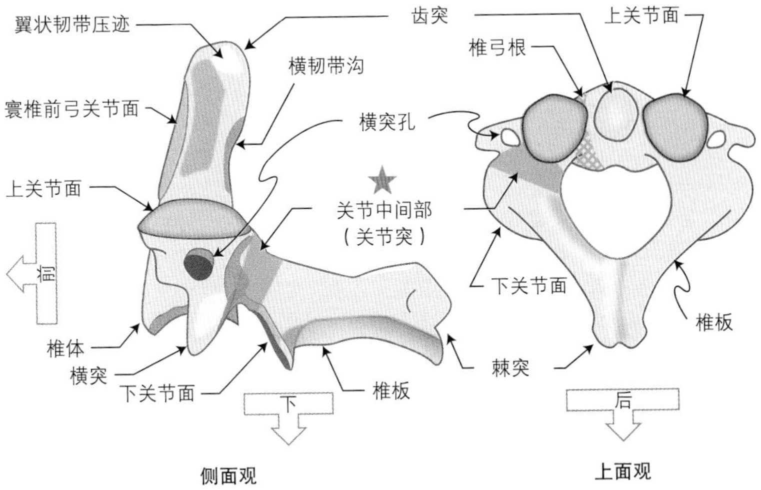

图 61-2 枢椎解剖

关节中间部位于下关节面和上关节面之间（呈蓝色）。椎弓根（绿色交叉线）与椎体相连

表 61-7 绞刑骨折的 Levine 分型（改良 Effendi 系统）[a]

分型	描述	影像学发现	机制	评价
I	仅椎体后方的峡部骨折	C2 在 C3 上的半脱位 ≤ 3mm 且无成角	轴向负荷、伸展	屈 - 伸位 X 线片稳定。神经功能缺损罕见
IA	双侧骨折线不平行。骨折可能经过一侧横突孔	骨折线可能在 X 线片中不可见。C2 椎体在 C3 上可能向前半脱位 2 ~ 3mm 且 C2 椎体可能被拉长	可能是由于过度伸展 + 侧弯	“非典型绞刑骨折”[53]。椎管可能狭窄。33% 发生瘫痪
II	骨折经过峡部。C2 ~ C3 椎间盘破裂，后纵韧带断裂	C2 在 C3 上的半脱位 >3mm 和（或）成角[b]。可能向 C3 前方轻度压迫	轴向负荷、屈曲后伸展	可能导致早期失稳。神经功能缺损罕见。通常通过牵引可复位
IIA	斜行骨折（通常由前下方到后上方） 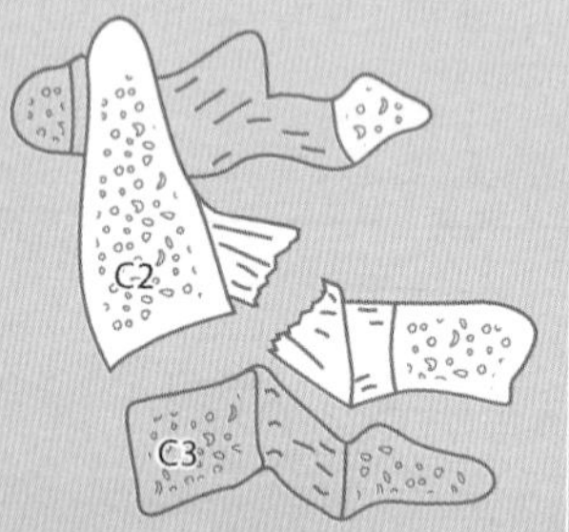 半脱位较少（通常 ≤ 3mm），但成角严重（可以大于 15°）		屈曲牵拉（后弓无法拉紧）	罕见（<10%）。不稳定。 × 牵引→增加呈角、椎间盘间隙增宽。因此不适合牵引
III	II 型 + 双侧 C2 ~ C3 关节囊破裂。C2 后弓游离。前纵韧带断裂或从 C3 剥离	C2/C3 关节面可能发生半脱位或闭锁	不明，可能是由于屈曲（关节囊破裂）而后发生压迫（峡部骨折）	罕见。可能发生神经功能缺损，可能致死。脱位的关节通常不能通过闭合牵引复位。 × 牵引可能十分危险（见正文）

[a] Effendi 等[51]、Levine 和 Edwards[52]、Sonntag 和 Dickman[27] 和 Levine[54]

[b] 原文中并不强调成角大小，但一些文献提出成角 >10°

名词“绞刑骨折”（HF）由 Schneider 等[49]提出。尽管现代 HF 的发生机制（由交通事故或坠落引起的过伸和轴向负荷）已不同于绞刑（颏下的绳结导致颈部过伸和撕脱[50]。一些病例可能是由颈部强制性屈曲或在伸展时压迫颈部造成的。

儿童：8 岁以下的儿童少见，通常外力会导致未完全融合的齿突发生骨折见章节 12.1.5。儿童中，需要鉴别假性半脱位（见章节 59.4.2）。

通常较稳定。神经功能缺损少见。骨折不愈合罕见。90% 可通过制动治愈。很少需要手术融合。未经过 C2 峡部的骨折不算作真正意义上的绞刑骨折，可能需要其他治疗（见章节 61.5.5）。

分型

Levine/Effendi 分型

Effendi 等[51]提出的分型系统由 Levine 等[52]进行了改良，并广泛应用于成人 HF（不适用于儿童）的分型。需测量 C2 和 C3 终板的成角。C2 相对于 C3 前向半脱位>3mm（Ⅱ型）通常是 C2~C3 椎间盘破裂的替代指标。椎间盘破裂可从 MRI 直接观察到。

France 等人的评分系统

评分系统[55]见表 61-8。

测量方法见图 61-3。

表 61-8　Francis 对于绞刑骨折的评级系统[a]

评级	成角 θ	移位
Ⅰ	<11°	d<3.5mm
Ⅱ	>11°	
Ⅲ	<11°	d>3.5mm 且 d/b<0.5
Ⅳ	>11°	
Ⅴ	有椎间盘破坏	

[a] 定义见图 61-3

Levine/Francis 相关性

在一个 340 例枢椎骨折的病例研究中[56]，最常见的骨折类型是 Levine 系统中的Ⅰ型骨折（72%）和 Francis 系统中的Ⅰ级骨折（65%）；两者具有如下紧密联系：

Levine Ⅰ型≈ Francis Ⅰ级

Levine Ⅲ型≈ Francis Ⅳ级

其他类型骨折

并不是所有骨折都能纳入这些分型系统中[57]。例如：延伸经过 C2 椎体后部的冠状骨折。

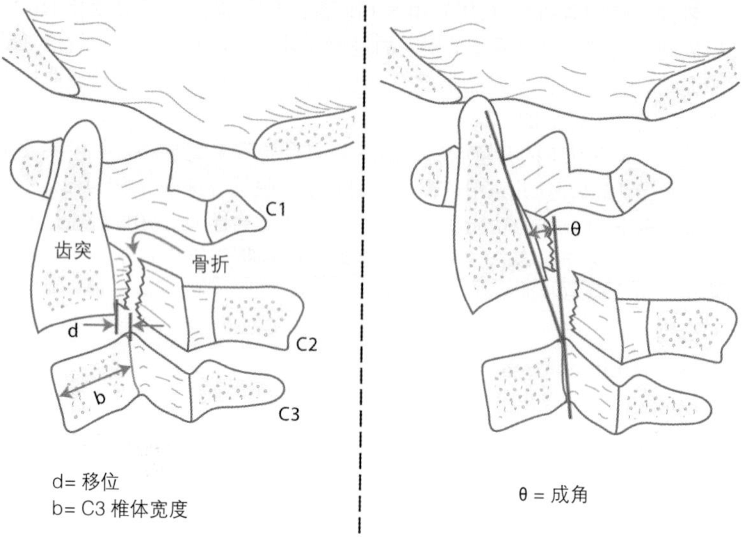

图 61-3 Francis 分级系统

临床表现

大多数病人（约 95%）神经功能完好，即使有神经功能缺损也较为轻微（感觉异常、单肢轻瘫等）并且能够在 1 个月内恢复[55]。绝大多数清醒的病人都会有上颈段后方疼痛的主诉，枕部神经痛常见[58]。头外伤的伴发率较高，并且 1/3 的病人可能伴有其他颈椎损伤，如 C1 骨折（见上文）或铲土者骨折（见章节 62.2），大多发生在颈椎上 3 个节段内。通常有头面部伤口作为过伸和轴向承重相关的表征。

评估

颈椎 CT：行矢状位、冠状位重建以对骨折进行全面评估。

CTA：如果骨折扩展至横突孔（Levine IA 型），以及有卒中症状，则应行 CTA 以评估椎动脉情况。一些专家建议，所有 C2 骨折行 CTA 检查（表 52-8）。脑血管造影或 MRA 可替代 CTA。

★MRI：应行颈椎 MRI 以明确 C2～C3 椎间盘是否破裂 [颈椎失稳的标志（Levine Ⅱ型），通常需要手术内固定]（图 61-4）。阳性发现包括 MRI 信号强度的异常升高（FLAIR 像和 T_2 加权像明显）。

X 线片：颈椎侧位 X 线片能够发现 95% 的骨折。同时可以显示 C2 成角和（或）半脱位。大多数骨折经过枢椎峡部或横突孔[55]，7% 贯穿 C2 椎体。以 C2 椎体相对 C3 向前脱位（指南[55]：位移超过 C3 椎体前后径的 50% 时可认为有失稳）、C2/C3 过度成角或屈 - 伸位片显示有过度活动可

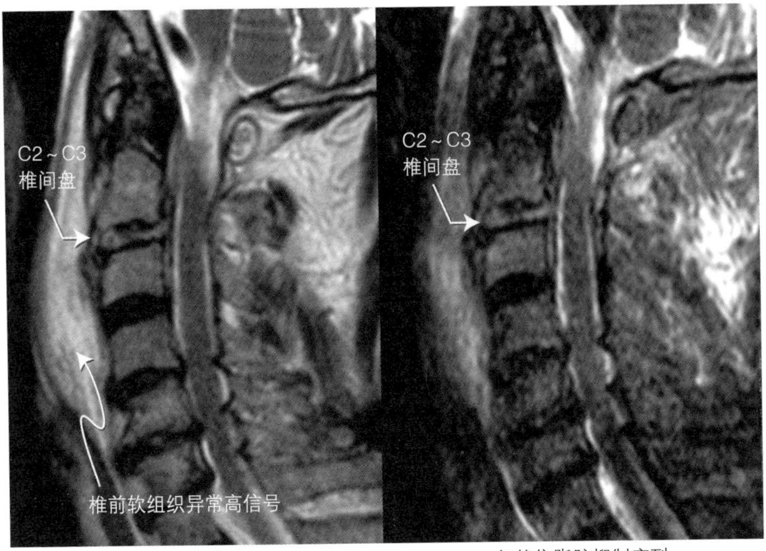

矢状位 T_2 加权像　　矢状位脂肪抑制序列

图 61-4　绞刑骨折病人的颈部 MRI 矢状位 T_2 加权像和 STIR 序列示 C2～C3 椎间盘有异常信号，提示椎间盘损伤和可能破裂

作为判断脊柱失稳的标志。

怀疑 Levine Ⅰ型骨折但神经功能完好的病人应在医师指导下进行屈-伸位的 X 线片检查以除外已复位的Ⅱ型骨折。

治疗

概述

非手术治疗复位率为 97%～100%，融合成功率为 93%～100%[27,59,60]，需进行 8～14 周[61]外固定（平均治疗时间约为 11.5 周[55]）。根据病人的依从性和下列稳定程度的描述可对病人进行针对性的治疗。大多数病人行无头环制动都可获得满意效果[60]。临床指南如下：

临床指南：孤立性绞刑骨折的治疗

Ⅲ级推荐[38, 62]：

- 大多数绞刑骨折可首先使用外固定治疗（头环或颈托）。
- 下列情况应考虑手术内固定：
  1) 严重的 C2/C3 成角（Levine Ⅱ型、Francis Ⅱ级和Ⅳ级）。
  2) C2～C3 椎间盘破裂（Levine Ⅱ型，Francis Ⅴ级）。
  3) 或外固定失败或无法获得满意的弯曲度。

稳定型骨折（Levine Ⅰ型或ⅠA 型、或 Francis Ⅰ级或Ⅱ级）

制动 3 个月 [Aspen 或 Philadelphia 颈托[63]或颈胸矫正器（CTO）（如 SOMI）][54]。头环 - 背心（halo-vest）适用于依从性较差或 C1～C2 复合骨折的病人。Schneider 报道了 50 例 I 型骨折使用非头环固定的病人，仅 1 例转入手术治疗，且发现骨折已经融合。

不稳定型骨折

Levine Ⅱ型

通过适当的颈椎牵引复位[大多数使用 30 磅(13.6kg)或 30 磅以下[54]），头处于微伸位（推荐采用头环牵引）并对韧带失稳者[55]连续进行 X 线检查预防"医源性绞刑"。头环 - 背心佩戴 3 个月。病人通过一系列的 X 线检查进行随访。如果骨折断端移位，则需手术固定。

半脱位≤5mm 且成角 <10° 的Ⅱ型骨折

一旦复位，使用头环 - 背心牵引并且嘱病人活动（通常在伤后 24 小时内）。使用严格垂直的颈椎 X 线侧位片确认外固定牢固。如不满意则转入手术。8～12 周后，换用 Philadelphia 颈托或 CTO 直至患椎完全融合（通常需 3～4 个月）。

半脱位 >5mm 或成角≥10° 的Ⅱ型骨折

鉴于以下考虑，建议对这类病人进行手术融合：

1. 复位后在头环 - 背心中立即活动可能导致复位失败。
2. 存在较大成角愈合可能导致慢性疼痛。
3. 如未经复位处理，骨折片间距可能过大，仅凭牵引无法建立骨性桥接。

作为替代的治疗方案，在颈椎牵引约 4 周后，移除牵引配重 1 小时后对稳定性进行重新评估。如果稳定，在佩戴头环 - 背心活动 24 小时后再次评估。如果不稳定，继续牵引 5～6 周后再次评估。如果 6 周后仍然不稳，建议手术融合[54]。

Levine ⅡA 型

× 牵引会使畸形加重[54]。应立即穿戴头环 - 背心（旁路牵引）使骨折复位，并使头呈伸展位并加压。头环 - 背心制动 3 个月后愈合率约为 95%。

Levine Ⅲ型

× 关节绞锁者进行牵引十分危险。建议行切开复位内固定术（ORIF）[27]。术前应行 MRI 检查评估 C2～C3 椎间盘。ORIF 后使用头环 - 背心或 ORIF 同期手术融合。

手术治疗

适应证

HF 病人具备手术指征者较少，包括：

1. 骨折无法复位者（包括多数 Levine Ⅲ型和部分Ⅱ型）。
2. 外固定制动失败。

3. 创伤性 C2～C3 椎间盘突出并压迫脊髓[64]。
4. 断端无法愈合：屈 - 伸位 X 线片（见章节 60.4.3）有断端活动表现[55]；非手术治疗失败，位移 >4mm 者[27]。

可能需要手术治疗的绞刑骨折[56]：
1. Levine Ⅱ型或Ⅲ型。
2. 或 Francis Ⅱ级、Ⅳ级或Ⅴ级。
3. 或具备下列任一条者：
   1) C2 椎体前向位移大于 C3 椎体前后径 50% 者。或
   2) 成角畸形拓宽了 C2～C3 椎间隙前 / 后缘的高度（大于下方正常 C3～C4 椎间盘高度）。

可选术式

对于罕见的需要手术治疗的绞刑骨折病人，骨折可行固定（骨折固定术）或融合术，如下所述：

1. 融合术：
   1) 后路：
      - C1～C2 后路钢丝融合术 [例如使用 Dickman 和 Sonntag 的棘间融合技术（见章节 95.5.2)] 是一个选项，前提是以下所有部分都是完整的：C2～C3 椎间盘、椎间关节囊以及 C1 后弓。理由：该手术将 C1 与 C2 的骨折后段结合，通过小关节（骨折后）与 C3 相连，而 C2 骨折前段仍通过 C2～C3 椎间盘与 C3 相连。该术式保留了 C2～C3 的活动度。
      - 使用 C1 侧块螺钉和和 C3 侧块钉棒行 C1～C3 融合 (跳过 C2)。
      - 枕～C3 融合：如果 C1 也受损，则可使用（跳过 C1 和 C2)。
   2) 前路 C2～C3 椎间盘切除术[55]及椎间融合术。可选前路钢板或 0 型置入体 / 板，手术切口可采用下颌角与甲状软骨之间的颈前横切口[59, 64]。
      - 不融合 C1 可保留更多活动度。
      - 此入路同样适用于骨折不愈合者[54]。
      - 也适用于 Levine Ⅲ型需要 ORIF 治疗关节闭锁者。
      - 可用于骨折复位不完全者。
      - 手术技巧：用于 C2～C3 关节手术入路的注意事项见手术技巧相关章节。
2. 骨折固定术：通过后路经 C2 椎弓根植入螺钉固定骨折碎片[54]。存在不愈合的骨折不推荐此术式。必须在螺钉置入前复位骨折[65]（骨折可以通过病人体位来复位，也可以通过向后拉动 C1 来辅助复位，例如使用穿过 C1 的钢丝[66]）。螺钉入口点和入路与 C2 椎弓根螺钉技术相似（见章节 92.5.3)。后方的骨折碎片可能会被 3.5mm 钻

头钻透。应在钻孔中放置“顶帽”并使用 2.7mm 钻头进行椎体钻孔。螺钉长度：成人平均为 30～35mm。作为替代可使用拉力螺钉（有 20mm 无螺纹段）（如 Depuy ASIF 矫形螺钉直径 4.5mm，长 30mm，接近 16 mm 无螺纹部分）。

治疗终点

X 线片可见骨折断端骨小梁形成或 C2～C3 椎体间融合。屈 - 伸位侧位片显示骨折端无移动。

61.5.4 齿突骨折

概述

要 点

- 10%～15% 的颈椎骨折发生于轻微创伤的老年人（如平地摔倒），或发生于机动车事故、高处坠落、滑雪等事故的年轻人。
- 受伤时可能致死，大多数幸存者神经功能完好。颈痛常见。
- 分型： Anderson 和 D'Alonzo 分型（表 61-9）。Ⅱ型（底端）最常见。
- 治疗：手术适用于年龄 >50 岁的Ⅱ型骨折、ⅡA 型骨折或位移≥5mm 的Ⅱ型、Ⅲ型或使用头环无法复位者。

表 61-9 齿突骨折的 Anderson 和 D'Alonzo 分型

分型	特点	稳定性
Ⅰ	骨折线经过尖端（在横韧带以上），罕见	不稳定[a]
Ⅱ	骨折线经过颈部的基底，是最常见的齿突骨折（在 X 线前后位片中最易发现）	通常不稳定
ⅡA	同Ⅱ型，但骨折处碎片较大[71]，约占Ⅱ型齿突骨折的 3%。通过 X 线片和（或）CT 诊断	通常不稳定
Ⅲ	通过 C2 椎体（通常累及髓腔）。可能累及上关节面	通常稳定

[a] 存在争议，见正文

年轻病人大多因明显的外力作用而发生齿突骨折，通常是机动车事故（MVA）、高空坠落、滑雪事故等。年龄 >70 岁的病人大多是平地摔倒（Ground Level Fall，GLF）导致骨折。齿突骨折占所有颈椎骨折的 10%～15%[67]。在初步评估时极易漏诊，尤其是伴有其他的明显损伤或被其他症状掩盖时。病理性骨折亦可见，如发生于肿瘤转移中（见章节 87.6）。

颈部屈曲导致 C1/C2 向前脱位（寰枢椎半脱位）是常见的损伤机制。头部伸展仅偶尔造成齿突骨折，通常与向后脱位相关。

症状和体征

事故发生时由齿突骨折直接导致的致死率尚不知晓，据评估在 25%~40%[68]。对 7 篇发生 Ⅱ 型骨折的文献进行的回顾性研究发现，神经功能完好者占 82%，轻度神经功能缺损（头皮或肢体感觉障碍）者占 8%，显著神经功能障碍（从单肢瘫痪到四肢瘫）者占 10%[69]。Ⅲ 性骨折很少继发神经损伤。

常见症状包括高位后颈椎痛，有些会放射到枕大神经分布区（枕神经痛）。几乎所有高位后颈椎痛的病人都存在椎旁肌痉挛，导致颈部活动受限和触诊时上颈段压痛。最具提示性的线索是病人在直立位和仰卧位之间变换体位时喜欢用手支撑头部。也可发生上肢的感觉异常和腱反射的轻度亢进。骨折分离者可发生脊髓病（见下文）。

分型

Anderson 和 D'Alonzo[70] 分型最为常用，见图 61-5 和表 61-9。

I 型骨折由翼状韧带从附着点撕脱引起，十分罕见。尽管长期以来被认为是一种稳定性的损伤，但不会像骨折一样孤立发生，且可能是寰枕脱位的一种表现[72]。同时，齿突骨折也是横韧带断裂的潜在标志[73]，可能导致寰枢椎失稳。

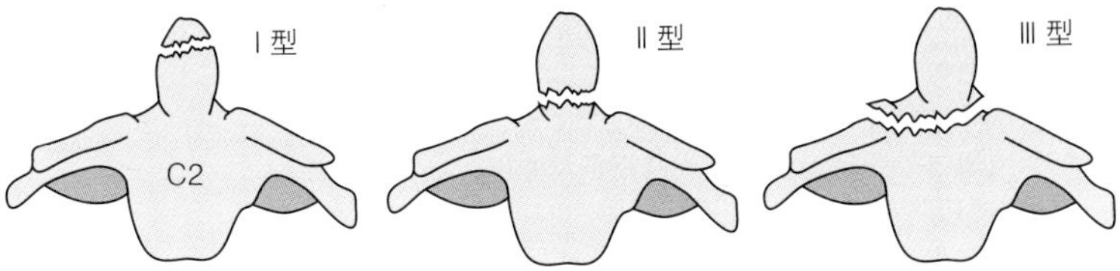

图 61-5　齿突骨折的主要类型（前后位）

▶ 图像要点　由于骨折断端位于椎体上，因此在 CT 矢状位重建中 Ⅲ 型齿突骨折易被误认为 Ⅱ 型骨折（见图 61-6a）。因此需要核对冠状位重建。冠状位重建能够更加准确地反应骨折断端与椎体的关系。

治疗

临床指南

临床指南见下文。

外固定

用于不具备手术指征的病人，根据表 61-10 中的建议行外固定 10~12 周。尚无各种外固定方式之间相互比较的 I 类证据。

头环 - 背心：融合率约 72%[74]。表现优于 SOMI。如果使用头环，应行仰卧位和直立位的 X 线颈椎侧位片。如果骨折端活动，建议手术内固定。

硬质颈托[74, 75]：融合率为 53%。

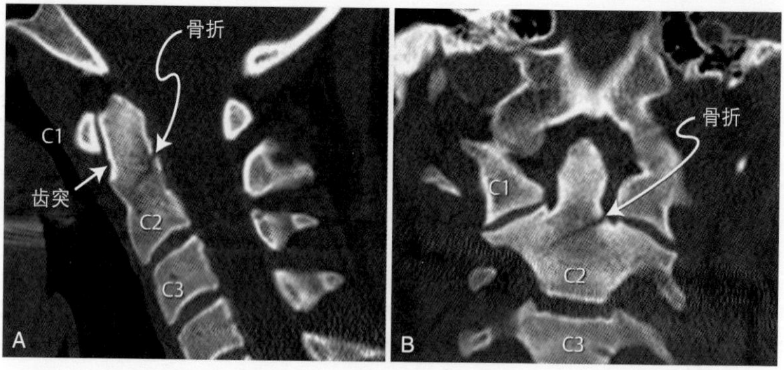

图 61-6 齿突 Ⅲ 型骨折。CT 骨窗，A. 矢状位；B. 冠状位。注意齿突骨折是不完整的

临床指南：孤立齿突骨折的治疗

- Ⅱ 级推荐[38]：孤立的 Ⅱ 型齿突骨折如发生在≥50 岁的病人中，则应考虑手术内固定及融合。
- Ⅲ 级推荐[38]
  - 无移位的 Ⅰ 型、Ⅱ 型和 Ⅲ 型骨折可以通过颈椎外固定治疗，但 Ⅱ 型齿突骨折不愈合的发生率较高。
  - Ⅱ 型和 Ⅲ 型骨折有以下情况应考虑手术固定：
    1）齿突位移≥5mm。
    2）或 ⅡA 型骨折（骨折端粉碎）。
    3）或通过外固定无法保持或恢复正常曲度。
  - 前路或后路手术均可。

表 61-10 齿突骨折的外固定

骨折类型	可选项
Ⅰ 型	颈托、头环
Ⅱ 型[a]	头环、颈托[a]
ⅡA 型[a]	头环[a]
Ⅲ 型[a]	颈托、头环[a]

[a] 考虑手术治疗。如果不适合手术治疗，可选择合适的支具

不适于手术的病人理论上及一些观点认为可以行降钙素治疗（见章节 63.3.5），并配合使用硬质颈托矫正器[76]。

Ⅰ 型

很少见，因此难以进行有意义的统计学分析。如果与寰枢椎失稳定相关，则应当在必要时手术治疗。

Ⅱ型

概述

治疗方式存在争议。尽管做过很多尝试，但尚未就Ⅱ型骨折的外固定治疗和手术融合的影响因素达成一致意见。严格的文献回顾认为缺乏严谨的研究。据报道，单纯外固定后愈合不良率波动范围较大（5%～76%）：估计 30% 的不愈合率比较可信，其中 6mm 以下的移位中仍有 10% 的不愈合率[74]。预测愈合不良的关键因素可能包括：

1. 断端移位程度：可能是最重要的影响因素。
   1) 一些作者认为移位 >4mm 会增加愈合不良的风险[70，77]。
   2) 一些作者认为移位 ≥6mm 是关键值，忽略病人年龄、断端移位方向等因素，愈合不良率为 70%[61]。
2. 年龄：
   1) <7 岁的儿童大部分可以通过外固定治愈。
   2) 一些专家认为应该存在一个分界年龄，高于此年龄的愈合不良率升高。这个年龄被设定在 40 岁（高于此年龄愈合不良率可能升高 2 倍）[77]、55 岁[78]、65 岁[79]等，但其他专家并不认为年龄增长是一个危险因素[74]。

Ⅱ型齿突骨折外科手术的适应证

除上述以外，没有更加精确的标准。以下（以及上文）作为指南参考：

★ 年龄 ≥7 岁并伴有下列情况的Ⅱ型齿突骨折病人应行手术治疗（而非外固定）：

1. 位移 ≥5mm。
2. 使用头环 - 背心后骨折端仍不稳定。
3. 年龄 ≥50 岁：愈合不良率增加 21 倍（合并使用头环）[80]。
4. 愈合不良（影像学征象见表 61-11），包括坚固的纤维愈合[81]，尤其是伴发脊髓病时[58]。
5. 横韧带断裂：与迟发脊椎失稳相关[36]。

可选术式

1. 齿突加压螺钉（见章节 92.5.3）：适用于急性Ⅱ型骨折，横韧带完整。
2. C1～C2 关节融合术（见章节 95.5）：包括钢丝固定 / 融合、经关节螺钉、Halifax 椎板夹等。

表 61-11　齿突愈合不良的影像学指标

• 齿突异常伴碎骨片周围硬化（血管性假性关节）
• 齿突异常伴骨折端不断被吸收（疏松性骨炎或萎缩性假关节）
• 齿突异常伴骨皮质不连续
• 屈 - 伸位 X 线片齿突断端移动

ⅡA 型

建议早期对ⅡA 型骨折进行手术治疗[70]。

Ⅲ 型

如佩戴外固定装置(配合镇痛药)8~14 周,治愈率可达约 90%[61]。头环-背心支架可能是最好的选择[74],一项研究中融合率高达 100%[74]。硬质颈托:融合率为 50%~70%;如果使用,应当频繁行颈椎 X 线片检查以除外愈合不良。

可选的外科治疗

见寰枢椎融合术(C1~C2 关节融合术,见章节 95.5)和前路齿突螺钉固定术(见章节 95.4)。详情见相关章节。

骨折不愈合

骨折不愈合的影像学指标如表 61-11 所示。

愈合不良最常见的症状是移除支架后高位后颈部的疼痛。由于不稳定骨折的断端活动和软组织增生,愈合不良者 77% 会发生迟发脊髓病[68, 82]。

齿突游离(os odontoideum)

概述

指不同大小的、皮质光滑的游离骨片从缩短的齿突分离出来,有时可与斜坡融合。与Ⅰ型或Ⅱ型齿突骨折相仿。关于病因仍有争论,目前证据支持下列两种理论(但病因学并不影响其诊断和治疗):

1. 先天性:发育异常(枢椎齿突与椎体未融合)。然而并不源自已知的骨化中心(图 12-4),并且有 9 例病人之前存在正常的齿突[83]。
2. 获得性:可由于陈旧性骨折不愈合或齿突发育阶段供血血管损伤[83,84]。

真性齿突游离罕见。骨化终止:第二骨化中心尖部愈合不良更为常见。

两种解剖类型:

1. 原位的:小骨片随 C1 前弓移动。
2. 异位的:小骨片与颅底功能性融合,可能相对 C1 椎弓向前半脱位。

临床表现

文献中的主要内容[85]包括:

1. 枕颈椎/颈痛。
2. 骨髓病:进一步亚组分型[83]。
   1) 一过性脊髓病:常发生于创伤后。
   2) 静止期脊髓病。
   3) 进展性脊髓病。
3. 颅内症状或体征:由椎基底动脉缺血导致。
4. 偶然发现。

大多数病人神经功能完好,偶然体检发现寰枢椎失稳定。很多有症状和无症状的病人在长期随访中均无新发症状[86]。相反,也有报道称病人在轻微外伤后发生严重的脊髓损伤[87]。

Σ

病人的自然病史各异，病情进展的影响因素，尤其针对无症状者，尚未明确[88]。

评估

排除 C1～C2 失稳十分重要。但脊髓病与 C1～C2 的失稳程度无关。前后位 X 线片中椎管直径 <13mm 与脊髓病的表现相关。

临床指南：齿突游离的诊断

Ⅲ 级推荐[89]：

- 推荐：行前后位、张口齿突位、侧位（正常位和屈伸位）颈椎 X 线片：可行颅颈关节的断层摄影（CT 或 X 线片）和（或）MRI。

治疗

无论齿突游离是先天性的还是陈旧的骨折不愈合造成的，外固定并不能使其融合。因此，通常建议手术治疗，常用寰枢椎关节融合术（见章节 95.5.3）。

临床指南：齿突游离的治疗

Ⅲ 级推荐[89]：

- 无神经症状或体征的病人：
  - 可进行临床和影像学观察。
  - 或可行后路 C1～C2 融合术。
- 存在神经症状或体征或 C1～C2 失稳的病人：后路 C1～C2 内固定和融合术。
- 如果已行手术治疗：建议术后头环外固定（如后入路栓结术、融合术后），除非使用了坚固的内固定系统。
- 对于颈髓压迫和（或）枕 - 寰 - 枢失稳者：枕 - 寰 - 枢融合术 ± C1 椎板切除术。
- 对于颈髓压迫难以复位者：考虑腹侧减压。

61.5.5 其他类型 C2 骨折

占 C2 骨折的约 20%[27]。包括棘突、椎板、关节面、侧块或 C2 椎体的骨折。棘突或椎板骨折可以使用 Philadelphia 颈托或颈胸固定器（CTO）治疗。累及前柱或中柱而无移位的骨折（如关节面、C2 椎体或侧块骨折）需行 CTO 或头环 - 背心，移位者使用头环。

临床指南：枢椎椎体骨折的治疗

Ⅲ级推荐[38, 62]：
- 大多数病人可通过外固定装置（头环或颈托）进行初步治疗。
- 以下病人考虑手术内固定：
  - 严重的韧带失稳。或
  - 通过外固定不能维持或恢复曲度。
- 累及枢椎椎体的粉碎性骨折应评估椎动脉损伤情况。

61.6 C1～C2 联合损伤

61.6.1 概述

C1～C2 联合损伤相对常见，结构破坏和损伤机制也较单独的 C1 或 C2 骨折更复杂。C1～C2 联合损伤中 C2 骨折的发生率见表 61-12。5%～53% 的Ⅱ型或Ⅲ型齿突骨折病人和 6%～26% 的绞刑骨折病人可合并 C1 骨折[90]。

表 61-12 伴随 C2 损伤的概率

损伤	发生率
Ⅱ型齿突骨折	40%
Ⅲ型齿突骨折	20%
绞刑骨折	12%
其他	28%

61.6.2 治疗

临床指南：寰枢椎联合骨折的治疗

Ⅲ级推荐[90]：
1. 推荐：优先采取针对 C2 各型损伤的治疗。
2. 推荐：大多数 C1～C2 骨折可行外固定治疗。
3. 以下情况考虑手术内固定。提示：C1 环完整性缺失可能需要改变手术方案；这些损伤都有潜在的不稳定性，见枢椎（C2）骨折（章节 61.5）。
   1) C1+Ⅱ型齿突骨折，ADI ≥5mm。
   2) C1+ 绞刑骨折合并 C2～C3 成角≥11°。

可选治疗方案总结见表 61-13[90]。

表 61-13 C1～C2 联合损伤的治疗可选治疗措施

损伤	可选治疗措施
C1+ 绞刑骨折	
稳定	颈托、头环、手术[a]
不稳定（C2～C3 成角≥11°）	头环、手术
C1+Ⅱ型齿突骨折	
稳定（ADI[a]<5mm）	颈托、头环、手术
不稳定（ADI ≥5mm）	头环、手术
C1+Ⅲ型齿突骨折	头环
C1+C2 其他类型骨折	颈托、头环

[a] 缩写：ADI= 寰齿间隙；手术 = 手术固定 + 融合

61.6.3 预后

仅 1 例愈合不良（C1+Ⅱ型齿突骨折，初期使用头环外固定）。无新发神经功能缺损。

（马永刚 译 邓晓峰 校）

参考文献

[1] Powers B, Miller MD, Kramer RS, et al. Traumatic Anterior Atlanto-Occipital Dislocation. Neurosurgery. 1979; 4:12–17

[2] Alker GJ, Leslie EV. High Cervical Spine and Craniocervical Junction Injuries in Fatal Traffic Accidents: A Radiological Study. Orthop Clin North Am. 1978; 9:1003–1010

[3] Bucholz RW, Burkhead WZ, Graham W, et al. Occult Cervical Spine Injuries in Fatal Traffic Accidents. J Trauma. 1979; 19:768–771

[4] Traynelis VC, Marano GD, Dunker RO, et al. Traumatic Atlanto-Occipital Dislocation. Case Report. J Neurosurg. 1986; 65:863–870

[5] Harris JH,Jr, Carson GC, Wagner LK, et al. Radiologic diagnosis of traumatic occipitovertebral dissociation: 2. Comparison of three methods of detecting occipitovertebral relationships on lateral radiographs of supine subjects. AJR Am J Roentgenol. 1994; 162:887–892

[6] Theodore N, Aarabi B, Dhall SS, et al. The diagnosis and management of traumatic atlanto-occipital dislocation injuries. Neurosurgery. 2013; 72 Suppl 2: 114–126

[7] Przybylski GJ, Clyde BL, Fitz CR. Craniocervical junction subarachnoid hemorrhage associated with atlantooccipital dislocation. Spine. 1996; 21:1761–1768

[8] Section on Disorders of the Spine and Peripheral Nerves of the American Association of Neurological Surgeons and the Congress of Neurological Surgeons. Diagnosis and management of traumatic atlanto-occipital dislocation injuries. Neurosurgery. 2002; 50 Supplement:S105–S113

[9] Harris JH, Carson GC,Wagner LK. Radiologic diagnosis of traumatic occipitovertebral dissociation: 1. Normal occipitovertebral relationships on lateral radiographs of supine subjects. AJR Am J Roentgenol. 1994; 162:881–886

[10] Horn EM, Feiz-Erfan I, Lekovic GP, et al. Survivors of occipitoatlantal dislocation injuries: imaging and clinical correlates. J Neurosurg Spine. 2007; 6:113– 120

[11] Rojas CA, Bertozzi JC, Martinez CR, et al. Reassessment of the craniocervical junction: normal values on CT. AJNR Am J Neuroradiol. 2007; 28: 1819–1823

[12] Bertozzi JC, Rojas CA, Martinez CR. Evaluation of the pediatric craniocervical junction on MDCT. AJR Am J Roentgenol. 2009; 192:26–31

[13] Werne S. Studies in spontaneous atlas dislocation. Acta Orthop Scand Suppl. 1957; 23:1–150

[14] Pang D, Nemzek WR, Zovickian J. Atlanto-occipital dislocation: part 1–normal occipital condyle-C1 interval in 89 children. Neurosurgery. 2007; 61: 514–21; discussion 521

[15] Kaufman RA, Carroll CD, Buncher CR. Atlantooccipital junction: standards for measurement in normal children. AJNR Am J Neuroradiol. 1987; 8:995–999

[16] Pang D, Nemzek WR, Zovickian J. Atlanto-occipital dislocation–part 2: The clinical use of (occipital) condyle-C1 interval, comparison with other diagnostic methods, and the manifestation, management, and outcome of atlanto-occipital dislocation in children. Neurosurgery. 2007; 61:995–1015; discussion 1015

[17] Dublin AB, Marks WM, Weinstock D, et al. Traumatic dislocation of the atlanto-occipital articulation (AOA) with short-term survival. With a radiographic method of measuring the AOA. J Neurosurg. 1980; 52:541–546

[18] Lee C, Woodring JH, Goldstein SJ, et al. Evaluation of traumatic atlantooccipital dislocations. AJNR Am J Neuroradiol. 1987; 8:19–26

[19] Wholey MH, Bruwer AJ, Baker HL. The lateral roentgenogram of the neck; with comments on the atlanto-odontoid-basion relationship. Radiology. 1958; 71:350–356

[20] Dziurzynski K, Anderson PA, Bean DB, et al. A blinded assessment of radiographic criteria for atlanto-occipital dislocation. Spine. 2005; 30:1427– 1432

[21] Bell CL. Surgical Observations. Middlesex Hosp J. 1817; 4

[22] Maserati MatthewB, Stephens Bradley, Zohny Zohny, et al. Occipital condyle fractures: clinical decision rule

and surgical management. J Neurosurg: Spine. 2009; 11:388–395
[23] Section on Disorders of the Spine and Peripheral Nerves of the American Association of Neurological Surgeons and the Congress of Neurological Surgeons. Occipital condyle fractures. Neurosurgery. 2002; 50 Supplement:S114–S119
[24] Theodore N, Aarabi B, Dhall SS, et al. Occipital condyle fractures. Neurosurgery. 2013; 72 Suppl 2: 106–113
[25] Anderson PA, Montesano PX. Morphology and treatment of occipital condyle fractures. Spine. 1988; 13:731–736
[26] Jacoby CG. Fracture of the occipital condyle. AJR Am J Roentgenol. 1979; 132
[27] Sonntag VKH, Dickman CA, Rea GL, et al. Treatment of Upper Cervical Spine Injuries. In: Spinal Trauma: Current Evaluation and Management.American Association of Neurological Surgeons; 1993:25–74
[28] Fielding JW, Hawkins RJ. Atlanto-Axial Rotatory Fixation. (Fixed Rotatory Subluxation of the Atlanto-Axial Joint). J Bone Joint Surg. 1977; 59A:37–44
[29] Lourie H, Stewart WA. Spontaneous atlantoaxial dislocation: a complication of rheumatic disease. N Engl J Med. 1961; 265:677–681
[30] Wetzel FT, La Rocca H. Grisel's syndrome. Clin Orthop. 1989:141–152
[31] Fielding JW, Stillwell WT, Chynn KY, et al. Use of computed tomography for the diagnosis of atlantoaxial rotatory fixation. J Bone Joint Surg. 1978; 60A: 1102–1104
[32] Schneider RC, Schemm GW. Vertebral artery insufficiency in acute and chronic spinal trauma. With special reference to the syndrome of acute central cervical spinal cord injury. J Neurosurg. 1961; 18: 348–360
[33] Banna M. Spinal Fractures and Dislocations. In: Clinical Radiology of the Spine and the Spinal Cord. Rockville, Maryland: Aspen Systems Corporation; 1985:102–159
[34] Govender S, Kumar KP. Staged reduction and stabilisation in chronic atlantoaxial rotatory fixation. J Bone Joint Surg Br. 2002; 84:727–731
[35] Bohrer SP, Klein MD, Martin W. "V" shaped predens space. Skeletal Radiol. 1985; 14:111–116
[36] Dickman CA, Greene KA, Sonntag VK. Injuries involving the transverse atlantal ligament: classification and treatment guidelines based upon experience with 39 injuries. Neurosurgery. 1996; 38:44–50
[37] Dickman CA, Mamourian A, Sonntag VK, et al. Magnetic resonance imaging of the transverse atlantal ligament for the evaluation of atlantoaxial instability. J Neurosurg. 1991; 75:221–227
[38] Ryken TC, Hadley MN, Aarabi B, et al. Management of isolated fractures of the axis in adults. Neurosurgery. 2013; 72 Suppl 2:132–150
[39] Kakarla UK, Chang SW, Theodore N, et al. Atlas fractures. Neurosurgery. 2010; 66:60–67
[40] Jefferson G. Fractures of the atlas vertebra: report of four cases, and a review of those previously recorded. Br J Surg. 1920; 7:407–422
[41] Ryken TC, Aarabi B, Dhall SS, et al. Management of isolated fractures of the atlas in adults. Neurosurgery. 2013; 72 Suppl 2:127–131
[42] Alker GJ, Oh YS, Leslie EV, et al. Postmortem Radiology of Head and Neck Injuries in Fatal Traffic Accidents. Radiology. 1975; 114:611–617
[43] Papadopoulos SM, Rea GL, Miller CA, et al. Biomechanics of Occipito-Atlanto-Axial Trauma. In: Spinal Trauma: Current Evaluation and Management. American Association of Neurological Surgeons; 1993:17–23
[44] Hadley MN, Dickman CA, Browner CM, et al. Acute Traumatic Atlas Fractures: Management and Long-Term Outcome. Neurosurgery. 1988; 23:31–35
[45] Landells CD, Van Peteghem PK. Fractures of the atlas: classification, treatment and morbidity. Spine. 1988; 13:450–452
[46] Levine AM, Edwards CC. Fractures of the atlas. J Bone Joint Surg Am. 1991; 73:680–691
[47] Spence KF, Decker S, Sell KW. Bursting atlantal fracture associated with rupture of the transverse ligament. J Bone Joint Surg. 1970; 52A:543–549
[48] Garber J. Abnormalities of the atlas and axis vertebrae: Congenital and traumatic. J Bone Joint Surg Am. 1964; 46A:1782–1791
[49] Schneider RC, Livingston KE, Cave AJE, et al. 'Hangman's Fracture' of the Cervical Spine. J Neurosurg. 1965; 22:141–154
[50] Wood-Jones F. The Ideal Lesion Produced by Judicial Hanging. Lancet. 1913; 1
[51] Effendi B, Roy D, Cornish B, et al. Fractures of the Ring of the Axis: A Classification Based on the Analysis of 131 Cases. J Bone Joint Surg. 1981; 63B: 319–327
[52] Levine AM, Edwards CC. The Management of Traumatic Spondylolisthesis of the Axis. J Bone Joint Surg. 1985; 67A:217–226
[53] Starr JK, Eismont FJ. Atypical hangman's fractures. Spine. 1993; 18:1954–1957
[54] Levine AM, The Cervical Spine Research Society Editorial Committee. Traumatic Spondylolisthesis of the Axis: "Hangman's Fracture". In: The Cervical Spine. 3rd ed. Philadelphia: Lippincott-Raven; 1998:429–448
[55] Francis WR, Fielding JW, Hawkins RJ, et al. Traumatic Spondylolisthesis of the Axis. J Bone Joint Surg. 1981; 63B:313–318
[56] Greene KA, Dickman CA, Marciano FF, et al. Acute axis fractures. Analysis of management and outcome in 340 consecutive cases. Spine. 1997; 22: 1843–1852
[57] Burke JT, Harris JH,Jr. Acute injuries of the axis vertebra. Skeletal Radiol. 1989; 18:335–346
[58] The Cervical Spine Research Society Editorial Committee. The Cervical Spine. Philadelphia 1989
[59] Tuite GF, Papadopoulos SM, Sonntag VKH. Caspar plate fixation for the treatment of complex hangman's fractures. Neurosurgery. 1992; 30:761–765
[60] Coric D, Wilson JA, Kelly DL. Treatment of Traumatic Spondylolisthesis of the Axis with Nonrigid Immobilization: A Review of 64 Cases. J Neurosurg. 1996; 85:550–554
[61] Sonntag VKH, Hadley MN. Nonoperative Management of Cervical Spine Injuries. Clin Neurosurg. 1988; 34:630–649
[62] Section on Disorders of the Spine and Peripheral Nerves of the American Association of Neurological Surgeons and the Congress of Neurological Surgeons. Isolated fractures of the axis in adults. Neurosurgery. 2002; 50 Supplement:S125–S139
[63] Youmans JR. Neurological Surgery. Philadelphia 1982
[64] Hadley MN. Comment on Tuite G F, et al.: Caspar plate fixation for the treatment of complex hangman's fractures. Neurosurgery. 1992; 30:761–765
[65] ElMiligui Y, Koptan W, Emran I. Transpedicular screw fixation for type II Hangman's fracture: a motion preserving procedure. Eur Spine J. 2010; 19: 1299–1305
[66] Shin JJ, Kim SH, Cho YE, et al. Primary surgical management by reduction and fixation of unstable hangman's fractures with discoligamentous instability or combined fractures: clinical article. J Neurosurg Spine. 2013; 19:569–575
[67] Husby J, Sorensen KH. Fracture of the Odontoid Process of the Axis. Acta Orthop Scand. 1974; 45: 182–192
[68] Crockard HA, Heilman AE, Stevens JM. Progressive myelopathy secondary to odontoid fractures: clinical, radiological, and surgical features. J Neurosurg. 1993; 78:579–586
[69] Przybylski GJ. Management of Odontoid Fractures. Contemp Neurosurg. 1998; 20:1–6
[70] Anderson LD, D'Alonzo RT. Fractures of the Odontoid Process of the Axis. J Bone Joint Surg. 1974; 56A:1663–1674
[71] Hadley MN, Browner CM, Liu SS, et al. New Subtype of Acute Odontoid Fractures (Type IIA). Neurosurgery. 1988; 22:67–71
[72] Scott EW, Haid RW, Peace D. Type I Fractures of the Odontoid Process: Implications for Atlanto- Occipital Instability: Case Report. J Neurosurg. 1990; 72:488–492
[73] Naim-ur-Rahman, Jamjoom ZA, Jamjoom AB. Ruptured transverse ligament: an injury that is often forgotten. Br J Neurosurg. 2000; 14:375–377
[74] Hadley MN, Dickman CA, Browner CM, et al. Acute Axis Fractures: A Review of 229 Cases. J Neurosurg. 1989; 71:642–647

[75] Polin RS, Szabo T, Bogaev CA, et al. Nonoperative Management of Types II and III Odontoid Fractures: The Philadelphia Collar versus the Halo Vest. Neurosurgery. 1996; 38:450–457
[76] Darakchiev BJ, Bulas RV, Dunsker S. Use of Calcitonin for the Treatment of an Odontoid Fracture: Case Report. J Neurosurg. 2000; (Spine 1) 93:157–160
[77] Apuzzo MLJ, Heiden JS, Weiss MH, et al. Acute Fractures of the Odontoid Process. An Analysis of 45 Cases. J Neurosurg. 1978; 48:85–91
[78] Ekong CEU, Schwartz ML, Tator CH, et al. Odontoid Fracture: Management with Early Mobilization Using the Halo Device. Neurosurgery. 1981; 9:631– 637
[79] Dunn ME, Seljeskog EL. Experience in the Management of Odontoid Process Injuries: An Analysis of 128 Cases. Neurosurgery. 1986; 18:306– 310
[80] Lennarson PJ, Mostafavi H, Traynelis VC, et al. Management of type II dens fractures: a case-control study. Spine. 2000; 25:1234–1237
[81] Bohler J. Anterior Stabilization for Acute Fractures and Non-Unions of the Dens. J Bone Joint Surg. 1982; 64:18–28
[82] Paridis GR, Janes JM. Posttraumatic Atlanto-Axial Instability: The Fate of the Odontoid Process Fracture in 46 Cases. J Trauma. 1973; 13:359–367
[83] Fielding JW, Hensinger RN, Hawkins RJ. Os Odontoideum. J Bone Joint Surg. 1980; 62A:376– 383
[84] Ricciardi JE, Kaufer H, Louis DS. Acquired Os Odontoideum Following Acute Ligament Injury. J Bone Joint Surg. 1976; 58A:410–412
[85] Clements WD, Mezue W, Mathew B. Os odontoideum: congenital or acquired? That's not the question. Injury. 1995; 26:640–642
[86] Spierings EL, Braakman R. The management of os odontoideum. Analysis of 37 cases. J Bone Joint Surg Br. 1982; 64:422–428
[87] Menezes AH, Ryken TC. Craniovertebral abnormalities in Down's syndrome. Pediatr Neurosurg. 1992; 18:24–33
[88] Section on Disorders of the Spine and Peripheral Nerves of the American Association of Neurological Surgeons and the Congress of Neurological Surgeons. Os odontoideum. Neurosurgery. 2002; 50 Supplement:S148–S155
[89] Rozzelle CJ, Aarabi B, Dhall SS, et al. Os odontoideum. Neurosurgery. 2013; 72 Suppl 2:159–169
[90] Section on Disorders of the Spine and Peripheral Nerves of the American Association of Neurological Surgeons and the Congress of Neurological Surgeons. Management of combination fractures of the atlas and axis in adults. Neurosurgery. 2002; 50 Supplement:S140–S147

62 下颈椎（C3~C7）损伤 / 骨折

62.1 分型系统

62.1.1 概述

人们提出了多种系统来协助评估脊柱稳定性和（或）指导治疗。Allen-Ferguson 系统（见下文）是基于受伤机制的分型系统，旨在量化生物力学稳定性的系统包括 White 和 Panjabi 系统（见下文）及最近提出的下颈椎损伤分型(SLIC)(见下文)。脊柱损伤的评估方法大多基于 Bono 等[1]提出的纲领。

临床指南：下颈椎损伤分型

I 级推荐[2]：

- 使用下颈椎损伤分型（SLIC）和 SCI 严重程度量表（见章节 62.1.2)。
- 使用颈椎损伤严重度评分量表（CSISS）对颈椎的稳定程度和骨折模式进行分类：CSISS 是较为复杂的方式，可能更适用于临床研究，而非日常使用（见参考文献[2])。

62.1.2 脊柱创伤研究小组下颈椎损伤分型（SLIC）

概述

▶ 下颈椎损伤分型(SLIC)[3] 如下所示(表 62-1)，可用于评估椎间盘 - 韧带复合体的损伤情况，并融入了神经系统和骨性损伤评估。间位信度组内相关系数为 0.71。

表 62-1 下颈椎损伤分型（SLIC）[3]

损伤（按损伤最重的节段评分）	得分
形态学	
无异常	0
单纯压缩性骨折（压缩性骨折、终板断裂、矢状面或冠状面椎体骨折）	1
爆裂骨折	2
撕脱性骨折（关节分离、后方附件骨折）	3
旋转 / 平移（小关节脱位、泪滴样骨折、严重的压缩性损伤、双侧椎弓根骨折、侧块游离（见章节 62.6.4) 指南：相对轴位旋转≥11[4] 或非退行性病变所致平移	4

表 62-1（续）

损伤（按损伤最重的节段评分）	得分
椎间盘韧带复合体（DLC）	
完好	0
不明确（孤立性椎间隙增宽伴相对成角 <11° 且无异常关节排列，MRI 中 T_2 加权像韧带信号增强等）	1
断裂（关节分离或移位，关节移位 <50%，关节分离 >2mm，前椎间盘间隙增宽，MRI 中椎间盘 T_2 加权像信号整体增高）	2
神经功能	
完好	0
神经根症状	1
完全性脊髓损伤	2
不完全性脊髓损伤	3
• 持续的脊髓压迫伴神经功能缺损	+1

▶ 椎间盘韧带复合体（DLC）完整性[3]　DLC 包括：前纵韧带（DLC 前方最强有力的结构）、后纵韧带、黄韧带、关节囊（DLC 后方最强有力的结构）、棘间韧带、棘上韧带。DLC 是 SLIC 各参数中最难评估的部分。大量信息需通过 MRI 间接获得。成人 DLC 愈合情况的可预测性低于骨性结构。欲可靠评估此参数需积累大量数据。

▶ 基于 SLIC 评分总分的治疗原则　见表 62-2。

▶ 通过 SLIC 可获得以下损伤的信息

1. 损伤的脊髓平面。
2. SLIC 形态学（见表 62-1）：适用损伤最重的类型。
3. 描述骨性损伤：如横突、椎弓根、终板、上下关节突、侧块的骨折或脱位。
4. SLIC 椎间盘韧带复合体（DLC）（见表 62-1）的描述：如椎间盘突出等。
5. SLIC 神经功能（见表 62-1）。
6. 混杂因素：如强直性脊柱炎、弥漫性热发性骨肥厚症（DISH）、骨质疏松、手术史、退行性病变等。

表 62-2　基于 SLIC 评分总分的治疗原则

SLIC 评分	治疗
1~3	非手术
4	未明确
≥5	手术

62.1.3 基于创伤机制的颈椎损伤分型

改良的 Allen-Ferguson 系统[5]根据受伤时主要外力负荷和颈部的位置关系将颈椎骨折/脱位分为 8 组，如表 62-3 所示。各评分组的损伤严重程度均有描述，这些骨折也可能与旋转负荷的损伤有关。

骨折类型的详情见后续章节。

表 62-3 颈椎损伤类型举例

主要外力负荷	单独作用	伴压迫	伴牵拉
屈曲（见章节 62.4）	单侧或双侧关节脱位（见章节 62.5）	• 椎体前部骨折伴后凸畸形 • 棘突间韧带断裂 • 泪滴样骨折（见章节 62.4.3）	• 后韧带撕裂（可能为隐性） • 关节突关节绞锁或脱位（见章节 62.5）
伸展[a]（见章节 62.6）	棘突或椎板骨折[a]	骨折线经过侧块或关节突[a]，包括关节突变平（见章节 62.6.4）	前纵韧带断裂伴上级椎体向后滑脱[a]
中立位		爆裂骨折（见章节 62.3）	完全性韧带断裂（非常不稳定）

[a] 年轻病人中任何伸展位的损伤都可能导致无影像学异常的脊髓损伤（SCIWORA），如合并椎管狭窄可导致中央脊髓综合征

62.1.4 White 和 Panjabi 的稳定性模型

White 和 Panjabi[6] 提出的下段颈椎失稳（见章节 59.2）临床诊断指南见表 62-4。总体而言，同等情况下，前柱结构损伤在伸展时易导致失稳，而后柱结构损伤则在屈曲时容易失稳（对于病人的转运和制动至关重要）。注意：一些情况，例如强直性脊柱炎（见章节 71.2）可能使稳定的损伤变得不稳定。

表 62-4 中段、下段颈椎失稳的临床诊断指南[6]

项目	评分[a]
前部结构[b]破坏或功能丧失	2
后部结构[b]破坏或功能丧失	2
牵拉试验阳性[c]	2
脊髓损伤	2
神经根损伤	1
椎间隙狭窄	1

表 62-4（续）

项目	评分[a]
进展性椎管狭窄，具备下列任一条： • 矢状径 <13mm，或 • Pavlov 比[d]<0.8	1
预期有危险的负荷[e]	1
影像学标准	
中立位 X 线片	
• 矢状面上移位 >3.5mm 或 20%	2
• 矢状面上成角 >11°	2
或	
屈 - 伸位 X 线片	
• 矢状面上平移 >3.5mm 或 20%	2
• 矢状面上旋转 >20°	2
总分≥5 分则不稳定	

[a] 若如何项目不能评价，则记该项目总分的一半

[b] 在颈椎 X 线片上，颈椎的后部结构即后纵韧带后方的解剖结构

[c] 牵拉试验：缓慢牵引颈椎，每 5 分钟增加 10 磅（4.5kg）负荷，直至体重的 33% [最大 65 磅（29.5kg）]。每次增加重量后行 X 线片和神经系统查体。如果神经系统体征变化或 X 线片显示颈椎分离 >1.7mm 或成角 >7.5° 则为阳性。明显颈椎失稳是该试验的禁忌证

[d] Pavlov 比即后椎体的中线到椎板线的最近距离与椎体中央的前后径的比值

[e] 例如重体力劳动者、对抗性运动的运动员、摩托车驾驶员

牵拉试验 颈部拉伸试验可能有助于其他方法难以判断颈椎稳定性的病人，也可用于检查无明显骨性或韧带损伤的运动员的颈椎稳定性。检查时使病人仰卧于 X 线检查床上，并逐渐施加颈部牵引力。进行一系列的神经系统查体并拍摄颈椎 X 线侧位片，见表 62-4 的注。

62.2 铲土者骨折

棘突（通常是 C7）撕裂，首先描述于澳大利亚佩斯市（病理机制：在挥铲抛洒的过程中，黏土可能黏附于铁锹上需要抖动斜方肌和其他附着于颈椎棘突上的肌肉）[7]。也可由以下原因引起：挥鞭伤[8]、手臂向上运动时受震荡（如接坠物）、颈部过屈，或对棘突的直接冲击。

这种骨折较稳定，其本身的风险较小。如果病人功能完好，应当进一步检查（X 线颈椎屈 - 伸位片或 CT 扫描受累层面）以除外其他可能的骨折。必要时佩戴硬质颈托缓解疼痛。

62.3 椎体压缩损伤

若要对脊柱施加单纯的的压缩性外力，需要使正常的脊柱生理弯曲发生反向改变，如同轻度屈曲的姿态。爆裂骨折最为常见，可使碎骨片向后突入椎管内引起神经功能障碍。

62.4 下颈椎的屈曲性损伤

62.4.1 概述

占颈椎创伤的 15%。通常由以下因素引起：机动车事故、高处坠落和浅水跳水[9]。

62.4.2 压缩性屈曲损伤

经典的原型是跳水损伤。压缩屈曲损伤中多达 50% 为后部结构骨折[10]。尽管屈曲压缩损伤在一定程度上牵拉后部结构，但大多数不引起后韧带损伤。压缩屈曲骨折的亚型包括泪滴样骨折（见下文）和四边形骨折（见章节 62.4.5）。

治疗：不伴有神经功能缺损或碎骨片突入椎管的轻度压缩性骨折通常可以使用硬质矫正器治疗，直至 X 线检查显示治愈（通常 6～12 周）。完全移除支具前行屈 - 伸位 X 线片（见章节 60.4.3）评估其稳定性。更严重的压缩性骨折可使用头环支架治疗，强直性愈合率约为 90%。

62.4.3 泪滴样骨折

概述

由 Schneider 和 Kahn 首先提出[11]。由过度屈曲或屈颈时（大于正常生理曲度）垂直作用于颅骨的轴向负荷过大引起[12]（通常被误认为由向后滑脱所致的过度伸展引起）。涉及两种外力：①对前柱的压缩力；②对 DLC 的张力。严重程度多样。最严重的形式是所有韧带完全断裂，椎间盘和关节完全破坏[13]，椎体向后移位≥3mm 进入椎管。如最初描述中提到的，骨折椎体下缘后移进入椎管是一个重要的特征[11]。此种骨折通常不稳定。

一项大样本量研究表明，此类骨折约占颈椎外伤病人（均有 X 线影像学证据）的 5%[14]。病人常表现为四肢瘫痪，尽管一些病人可能功能完好，有一些可能发生前索综合征（见章节 59.9.3）。

临床表现

可能相关的损伤和影像学发现包括[13, 15]：

1. X 线侧位片可见受累椎体前下缘存在小的碎骨片（形似“泪滴”）。
2. 通常伴发贯穿椎体矢状面的骨折（矢状分裂），在 X 线前后位片可见（可位于中线或偏侧）。薄层 CT 扫描更敏感。

3. 椎体前下方大的三角形碎片。
4. 也可见贯穿椎体的其他骨折。
5. 骨折椎体通常相对下方椎体发生后向移位（容易在 X 线斜位片中观察到，图 62-1）。然而，也有不发生向后滑脱者[10]。
6. 骨折椎体通常向前压缩（后凸畸形），也可能向侧方压缩。
7. 关节突关节的破坏可能导致 X 线侧位片上发现关节分离，通常经过颈椎牵引可显露。
8. 椎前软组织肿胀，测量见章节 12.1.4。
9. 骨折下方椎间隙狭窄（提示椎间盘破裂）。

泪滴样骨折与撕脱骨折的鉴别

理论上　泪滴样骨折必须与单纯撕脱骨折鉴别，后者也可导致椎体前下方出现小的碎骨片，通常在过伸时由前纵韧带牵拉所致，尽管可能存在前纵韧带断裂，但通常并不引起失稳。

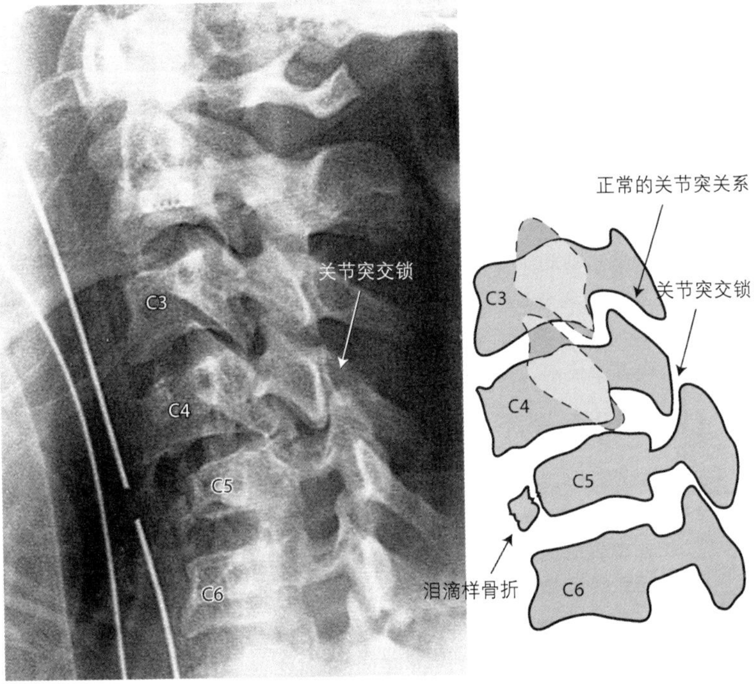

图 62-1　单侧关节突绞锁（左图 C4 位于 C5 之上）和 C5 泪滴样骨折（见章节 62.4.3）。左图为左前斜 60° 颈椎 X 线片，右图为模式图（CT 扫描见经 C5 椎体矢状面骨折，未显示）。注意 C4 在 C5 上的前半脱位和 C5 相对 C6 的轻度向后滑脱

方法 对椎体前下方存在小的碎骨片的病人需要除外泪滴样骨折。符合下列标准时可排除：

- 神经功能完整（因为需要病人合作，因此评估包括精神状态，排除醉酒和意识模糊的病人）。
- 碎骨片较小。
- 无椎体错位。
- X 线颈椎前后位片或 CT 扫描无椎体矢状面骨折的证据。
- X 线或 CT 未发现后部结构骨折。
- 骨折平面无椎前软组织肿胀（见章节 12.1.4）。
- 无椎体高度或椎间隙高度丢失。

如果符合上述条件，行颈椎 X 线屈 - 伸位片（见章节 60.4.3）。如果无异常活动，可嘱病人佩戴硬质颈托（如 Philadelphia 颈托）出院，并在 4~7 天后复查 X 线片（如果疼痛缓解，可以确定颈椎序列正常不是由于疼痛引起的颈部肌肉痉挛造成），如第二次 X 线片检查结果正常，则可摘除颈托。

如果病人不符合上述条件，则进行骨折节段的 CT 扫描以评估相关骨折（如矢状面骨折不能在 X 线片中显影），在此之前视为不稳定骨折。

MRI 可评估椎间盘的完整性，并提供一些后韧带的信息。

62.4.4 泪滴样骨折的治疗

如果椎间盘和韧带完好（根据 MRI 判断），可选择使用头环支架固定直至骨折愈合（除去头环后行颈椎 X 线屈 - 伸位片检查以除外失稳定）。也可代以手术内固定，尤其是 MRI 示韧带或椎间盘损伤的病人。当损伤原发于后韧带断裂和小关节的破坏，且未发生组织突入椎管前方时可以行后路融合术（见章节 62.7.3）。伴有椎管压迫的严重损伤需要进行前路减压和融合术（首先实施）联合后路融合术，可使用改良 Bohlman 三线缆技术或侧块钉棒技术。

62.4.5 四边形骨折

见参考文献[16]。

4 个特征：

1. 由前上方皮质边缘到下方终板的斜形椎体骨折。
2. 上位椎体的后向半脱位。
3. 脊柱后凸畸形。
4. 椎间盘破裂，前韧带和后韧带断裂。

治疗：

可能需行前后入路联合融合术。

62.5　分离性屈曲损伤

62.5.1　概述

包括颈部过度屈曲扭伤（轻度，见下文）、微小半脱位（中度）和双侧关节突绞锁（重度，见下文）。通常有早期后韧带损伤，并且有颈椎棘突间隙增宽的表现（见章节 12.1.4）。

62.5.2　过度屈曲扭伤

单纯的韧带损伤，仅发生后韧带复合体断裂，未发生骨折。若颈椎 X 线侧位片颈椎排列正常，则可能被忽略；需要摄屈 - 伸位片（见章节 60.4.3）。由于伤后早期椎旁肌痉挛，阻止了颈部真性屈曲，因此 X 线片检查可能无法揭示该损伤[17]。对于颈部屈曲受限的病人，应当嘱病人行硬质颈托固定，如果 1~2 周后疼痛仍持续存在，则应复查颈椎 X 线片（包括屈 - 伸位片）。

过度屈曲扭伤的影像学征象[18]包括（X 线可能正常）：

1. 脊柱后凸成角。
2. 前旋和（或）轻度（1~3mm）半脱位。
3. 椎间盘前方狭窄而后方增宽。
4. 半脱位椎体后皮质和下位椎体关节的前皮质间距增大。
5. 上关节突向前上方向移位（导致关节增宽）。
6. 颈椎 X 线侧位片椎棘突间隙扇样展开（异常增宽），或前后位片示棘突间隙增宽。见“棘突间隙”（章节 12.1.4）。

62.5.3　半脱位

尸检表明韧带型失稳定的指征是上位与下位椎体水平半脱位 >3.5mm，或成角 >11°[19, 20]（表 62-4）。因此，如果 X 线片显示半脱位≤3.5mm 并且不伴有神经功能缺损，则行屈 - 伸位 X 线片（详见章节 60.4.3）。如果无异常活动，则可移除颈托。

62.5.4　关节突绞锁

概述

严重的屈曲型损伤可以导致关节突绞锁（亦称为“弹簧样”关节突或“弹跳”关节突）伴关节突之间正常的“叠瓦状”关系破坏（正常时上一椎体的下关节突在下一椎体上关节突的后方）。涉及关节突关节囊的破坏。有明显韧带断裂，但关节突分离没有达到完全绞锁的程度，称为“关节突对顶”。

屈曲 + 旋转→单侧关节突绞锁。过度屈曲→双侧关节突绞锁。

单侧关节突绞锁

25% 的病人神经功能完好，37% 的病人有神经根症状，22% 的病人有不完全性脊髓损伤，15% 的病人有完全性四肢瘫痪[21]。

双侧关节绞锁

由关节突关节韧带、黄韧带、纵韧带、棘间韧带和纤维环的破坏所致。罕见。常发生于 C5～C6 或 C6～C7。65%～87% 发生完全性四肢瘫痪，13%～25% 为不完全性四肢瘫痪，≤10% 神经功能完整。相关骨折（椎体、关节突、椎板、椎弓根等）的发生率为 40%～60%[5, 22]。也可能发生神经根症状。

诊断

矢状位 CT：通常作为鉴别关节突绞锁的首选检查。

颈椎 X 线片：单侧（ULF）和双侧关节突绞锁（BLF）均会导致半脱位（ULF →旋转型半脱位）。

BLF：通常颈椎 X 线侧位片显示半脱位 >50%。

ULF：

1. 前后位：半脱位上方的棘突转向绞锁关节突的同侧（下同）。
2. 侧位："领结征"（受损节段关节突呈左右排列，取代正常层叠排列[21]）。可见半脱位。后韧带复合体破坏，导致棘突间隙增宽。
3. 斜位：可通过椎间孔阻塞显示关节突绞锁存在（约 60° 左前斜位用于显示左侧关节突绞锁，60° 右前斜位用于右侧，即右前斜位时病人右肩靠近胶片）。

轴位 CT："关节突裸露征"：可见关节突正常的关节配对消失或绞锁在关节面错误的一侧（图 62-2）。ULF 者 CT 能够显示在绞锁关节一侧，

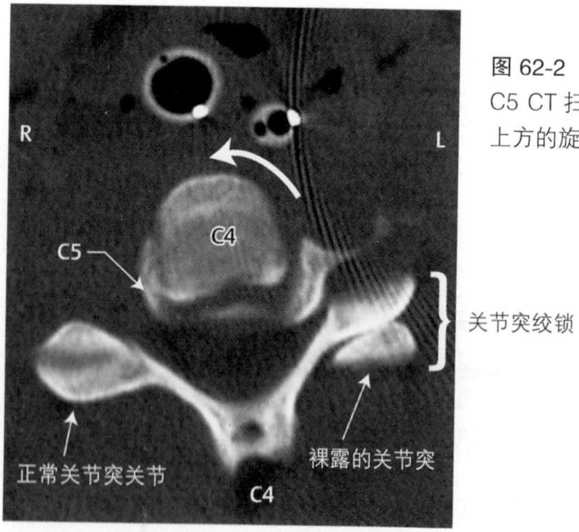

图 62-2 关节突绞锁（左侧 C4～C5 CT 扫描）。注意 C4 椎体在 C5 上方的旋转（弯箭头）

交锁关节以上的结构相对于关节面以下的结构前旋。

MRI：用于排除创伤性椎间盘突出最有效的检查（可在 80%BLF 病例中发现）[23]。

治疗

临床指南

见临床指南：颈椎 SCI 的骨折/脱位早期闭合复位（见章节 60.5.1）。

绞锁关节的闭合性复位

× MRI 提示创伤性椎间盘突出为闭合复位的禁忌证。无法进行神经功能评估的病人可以行 SSEP/MEP 监测。有两种闭合复位的方法：

1. 牵引：在美国更常用。
   1) 初始重量(以磅记) ≈ 3 × 颈椎层面数，每隔 10~15 分钟增加 5~10 磅（2.3~4.5kg），直至复位[于每次增重后进行神经系统查体评估状况（或用 SSEP/MEP）并行颈椎 X 线侧位片或透视检查避免过度牵引]。
   2) 终点（如停止牵引）：
      - 大多数情况下每节段颈椎不超过 10 磅（一些人认为 5 磅/节段）指南：不论是目标节段还是正常节段，都应当尽量避免过度牵引。
      - 分离/绞锁的关节突已达到满意的复位程度。
      - 发生枕颈关节失稳。
      - 任何椎间隙高度超过 10mm（过度牵引）。
      - 神经功能症状加重或 SSEP/MEP 恶化。
   3) ULF 者可向绞锁一侧附加轻柔的扭转力。对 BLF 者可以向后增加轻柔的张力（如在枕部放置敷料卷）。
   4) 一旦关节突分离，逐渐地减少牵引重量通常可以使关节复位 - 通过 X 线可见[置颈部于轻度伸展位（如使用小肩枕）可以帮助复位]。
2. 手法复位（通常在麻醉下）：不常用[21]，在欧洲较常用。在透视下对骨折层面进行轴向牵引，改变矢状成角，有时配合旋转和直接施压。

松弛椎旁肌有助于复位（但不足以直接治愈）。静脉应用地西泮（Valium®）和（或）麻醉性镇痛药。困难病例可使用全身麻醉（配合使用 SSEP/MEP 监测）。

一旦复位成功，保留 5~10 磅的牵引使其稳固。

闭合复位的缺点：

1. BLF 复位失败率约为 25%。
2. 高位节段有过度牵拉的风险，可能使其他骨折加重。
3. 伴发创伤性椎间盘突出者，闭合复位可能使神经功能缺损加重[22,24]。应当立即使用 MRI 评估病情，如果确认存在创伤性椎间盘突出，应行椎间盘切除术。

4. 可能增加病人的护理时间和疼痛，尤其是最终很多病人仍需手术融合。

闭合复位之后，我们将讨论内固定（手术）与外固定（如支架）。

手术复位和固定通常在闭合复位失败后进行。BLF 的闭合复位较 ULF 困难。

关节突绞锁的手术复位

1. 后方入路：最常用的入路。尽管较罕见，但此入路可能造成创伤性椎间盘突出引起的神经功能恶化。因此术前应尽可能行 MRI 检查。通常需要在下位颈椎关节突的上面钻孔。当存在神经根症状并可见神经根压迫时，建议性椎间孔切开术。
2. 前方入路：通过移除半脱位节段的椎间盘以探查前方的硬膜外间隙，理论上如果可减少创伤性椎间盘突出致神经功能缺损加重的风险。配合同期手法牵引可使绞锁关节复位。
3. 前后连合入路（360°）：前路放置椎前钢板，后路置入侧钉棒，术后不需外固定。

内固定术

闭合复位成功或失败后或手术复位后通常均需要行外科融合术。

如果在关节表面有骨折碎片，闭合复位成功后使用头环 - 背心制动（3 个月）可能获得满意的愈合[25]。但需要进行频繁的 X 线检查以除外再脱位[26]。在移除头环前需行 X 线屈 - 伸位检查，如仍有颈椎失稳则需行手术治疗。据报道，仅使用头环 - 背心的 ULF 和 BLF 病人中多达 77%（伴或不伴关节突骨折碎片）不能达到满意的解剖复位（尽管晚发型失稳并不常见），提示所有病人均应考虑手术治疗[27]。不伴有关节突骨折碎片（仅韧带型失稳可能无法自愈）或需要手术复位的病人行外科手术融合的指征较为明确。

如果存在手术指征，术前应行 MRI 检查。如果没有脊髓前方占位（如创伤性椎间盘突出或大型骨赘形成）且存在椎体半脱位 >1/3 椎体宽度（提示严重的后韧带损伤），或后部结构骨折，建议行后方入路手术。对于难复性脱位，那么后入路手术是唯一的选择。见后入路可选术式（见章节 62.7.3）。

62.6 下颈椎的伸展性损伤

62.6.1 无骨性损伤的伸展性损伤

伸展性损伤可在不伴有骨性损伤的情况下引起脊髓损伤（SCI）。损伤方式包括：中央脊髓综合征（见章节 59.9.3）常发生于患有颈椎病的老年病人，无影像学异常的脊髓损伤 SCIWORA（见下文）常发生于幼龄儿童。

可迅速自行复位的过度伸展脱位的中年病人可能出现不伴有 X 线骨性异常的 SCI，但 MRI 或尸检可能发现前纵韧带和（或）椎间盘的断裂。伸展性应力同样可导致颈内动脉壁夹层（见章节 83.9.1）。

62.6.2　轻度伸展性损伤

可能由单纯伸展颈部的动作引起。包括棘突和椎板骨折。如果是自发的，则比较稳定。

62.6.3　伸展性压力损伤

是侧块/关节突骨折的最常见损伤机制（见下文）。

62.6.4　颈椎侧块和关节突骨折

概述

通常由颈部伸展合并压缩性应力引起。

颈椎侧块和关节突骨折的分型

4 种颈椎侧块和关节突骨折的模式见表 62-5。

侧块完全骨折的病人中 77% 可见骨折椎体向前半脱位[28]。

关节突水平化或关节块分离性骨折

颈部伸展结合压缩和旋转应力可能引起一侧椎弓根和同侧椎板骨折，可导致关节块分离（侧块"漂浮"）并旋前到更水平的方向[28]（关节突水平化）（表 62-5）。可能合并前纵韧带和 1~2 个节段椎间盘的破裂。神经功能缺损常见。不稳定。

非手术治疗失败

一项涉及 26 例单侧颈椎关节突骨折的研究[30]通过 CT 扫描发现非手术治疗失败的危险因素如下（测量方法的示意见图 62-3）：骨折碎片（FF）高度定义为连续矢状位重建所示尖端到尖端的最大头尾径。

非手术治疗可能因骨折碎片（FF）具备以下条件而失败：

1. >1cm，或
2. >40%LM（同节段对侧完整侧块的高度，连续矢状位重建显示的尖端到尖端的最大头尾径）

关节突或侧块骨折的手术治疗

大多数病例可通过后路钉棒固定（侧块螺钉或椎弓根螺钉[28]）治愈。螺钉至少超过骨折层面上、下各 1 个节段（通常在骨折层面的骨折侧不置入螺钉）。需要时可同时行神经减压术。另外如需要可行前路手术对僵直畸形进行矫正或为前柱提供额外支撑[28]。一些分离型骨折可使用颈椎椎弓根螺钉横穿骨折断端进行骨折固定术（以保留运动功能）[28]。

表 62-5 颈椎侧块和关节突骨折的分型[28]

命名	图像	描述
分离型骨折	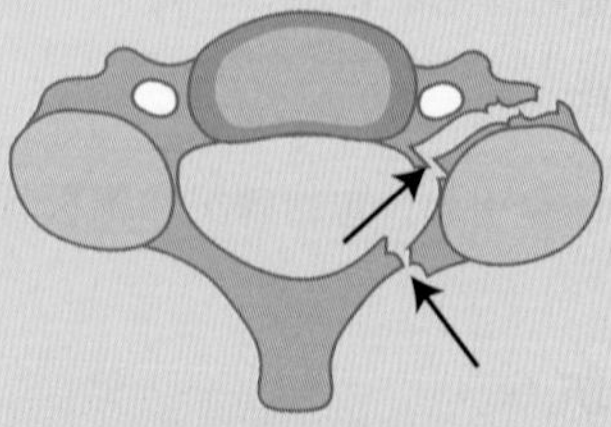	骨折线经过椎板和同侧椎弓根。使关节突水平移位（见正文）[29]
粉碎性骨折	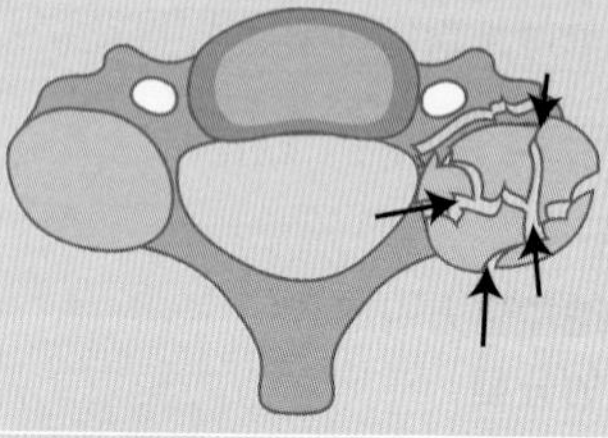	多发骨折。通常伴侧方成角畸形
裂隙性骨折	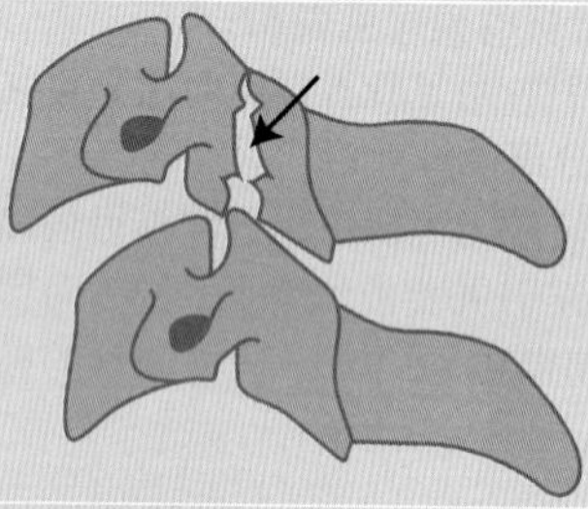	冠状方向的垂直骨折，累及一个侧块，下层椎体上关节突嵌入骨折裂隙
创伤性椎弓峡部裂	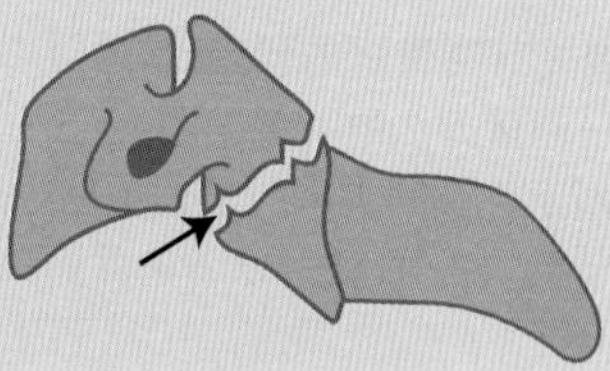	经过椎弓峡部使脊柱前侧结构与后侧结构分离的双侧水平骨折

前路手术可作为备选方案。优点：通常仅需融合 1 个节段。缺点：通常无法清除所有压迫脊髓的骨折碎片，并且此入路可能破坏未受累的区域（若存在半脱位，可能使前柱受累）。

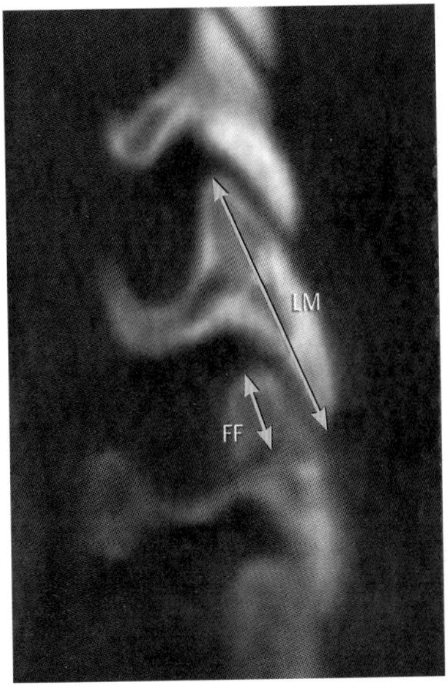

图 62-3　关节突骨折碎片的测量方法（矢状位 CT 重建图像）

FF= 骨折碎片高度；LM= 侧块高度（应在骨折水平的对侧进行测量，但此图仅是在同侧的不同水平来示意 LM 的测量方法）

62.7　下颈椎骨折的治疗

62.7.1　概述

临床指南：下颈椎骨折或脱位的治疗

Ⅲ 级推荐[31]

- 以缓解脊髓压迫和重建椎管为目标，对下颈椎骨折或脱位进行闭合或手术复位。
- 为促进病人早期活动和尽早康复，应通过内固定或外固定进行制动。如果进行手术治疗，当没有特殊的脊髓减压需求时，前入路或后入路均可作为固定术的备选入路。
- 如果不能施行更积极的治疗，则可延长卧床牵引的时间。
- 可用于伴发强直性脊柱炎的病人的治疗。
  - 建议常规使用 CT 或 MRI，尽管仅经受轻微创伤。
  - 当需要进行手术内固定时，可行后路长节段内固定和融合术，或前/后入路联合手术（360° 融合术）。这类病人仅行前路内固定和融合术的治疗失败率高达 50%。

62.7.2　治疗概况

一些特殊类型颈椎骨折的治疗在相关章节中已进行论述。此处阐述的是非特殊类型的骨折治疗和通用的治疗原则[6]：

62

1. 外固定和闭合复位（如可能）：可使用牵引 0～7 天。
2. 根据实际情况尽快确定是否有行减压术的指征（临床状况允许的条件下），如需要则行减压术。尽管存在争议，但以下的非完全性脊髓损伤病人急诊减压手术指征一般是被接受的：
   1) 存在椎管内骨性结构或异物导致脊髓症状的影像学证据。
   2) CT、脊髓造影或 MRI 显示椎管完全梗阻。
   3) 临床判断：如进展性不完全性脊髓损伤，医师认为减压术是有益的。
3. 明确损伤的稳定性（见表 62-4）。
   1) 稳定型骨折：佩戴非头环矫正装置 1～6 周（见章节 59.5）。
   2) 不稳定型骨折：下列选项均可选，就两相比较孰优孰劣尚无证据（基于远期脊柱稳定性）：
      - 牵引 7 周，而后佩戴矫正器 8 周。
      - 头环固定 11 周，而后佩戴矫正器 4 周。
      - 手术融合，术后佩戴矫正器 15 周。
      - 手术融合并行内固定（侧块钉棒系统）± 短期佩戴矫正器（数周）。

62.7.3 手术治疗

完全性脊髓损伤病人

对完全性脊髓损伤的病人（ASIA A 级且非脊髓休克状态）进行手术治疗并不能显著恢复神经功能[32]。如果存在脊髓压迫并且球海绵体肌反射消失，则病人可能处于脊髓休克状态——应在确保安全的情况下尽早手术。然而对于创伤性半脱位，积极进行非手术复位才是上策。

手术的首要目标是保证脊柱的稳定性，以允许病人采取坐位以改善呼吸功能和心理状况，促进早期康复。尽管很多病例中脊柱会自发融合（需要 8～12 周），但手术内固定可以加快此进程并降低迟发性脊柱后凸畸形的风险。早期手术可能导致进一步神经功能损伤，因此手术应当推迟至病人一般情况和神经功能平稳后进行。大多数病例中，在 4～5 天内进行手术（如果病人病情平稳）足以减少呼吸系统并发症的发生。

不完全损伤病人

伴有椎管压迫（骨性、椎间盘、不可复位的半脱位或血肿）的不完全性脊髓损伤的病人，不论通过保守治疗无改善，或者恶化，均应进行手术减压和内固定[32]。此种做法可能能够促进脊髓功能的远期恢复，但中央脊髓综合征（见章节 59.9.3）除外。

前入路还是后入路

手术方式选择很大程度上取决于受伤机制。治疗应当旨在消除脊柱失稳、减少功能结构损害。内固定（缝线/金属线、侧块钉棒、椎体夹等）用于固定在骨融合过程中不稳定的区域。如不进行骨融合术，最终所有的机械装置都将失去作用，于是就变成了骨融合与装置失效之间的“竞赛”。广泛性损伤［包括泪滴样骨折（见章节62.4.3）和压缩性爆裂骨折］可能需要进行前后入路联合手术（分期或同期进行；前入路减压术先于后入路融合）。

后入路固定和融合术

适应证：该术式适合大多数颈椎屈曲型损伤。当椎体损伤轻微并不伴有前方脊髓和神经压迫时最为有效。包括：后韧带失稳定、创伤性半脱位、单侧或双侧关节突绞锁、单纯楔形压缩骨折。

常用术式包括手术或闭合复位，继而使用侧块钉棒固定（见章节61.4.5)，也可换用椎板间 Halifax 夹[33]。尽管有成功使用甲基丙烯酸甲酯的报道[34]，但该材料并不与骨性结构结合，且强度随时间降低，因此不建议用于创伤性损伤[35]。

后入路术式的选择：如果负重前柱受损严重，或椎板、棘突缺失或受累，则建议行前后连合入路手术，或后入路牢固内固定加融合术（如侧块钢板螺钉或钉棒固定术）[36]。

前入路

并不依靠后部结构的完整性来达到稳定。

适应证：

1. 椎体骨折的碎骨片向后突入椎管内（爆裂骨折）。
2. 大多数颈椎伸展性损伤。
3. 严重的后部结构骨折，阻碍后入路内固定和融合术者。
4. 可用于颈椎创伤性半脱位的治疗。

通常包括以下术式：

1. 椎体次全切除术：减压神经（如需要）并移除骨折断端和有害的骨性结构。
    1) 减压术通常需要较大范围的椎体次全切除，至少约16mm（触摸椎体的前表面以确定切除宽度；根据术前CT结果判断椎动脉的位置）。提示：椎体次全切除的范围向外不要超过颈长肌内侧缘3mm，如此可与横突孔保留约5mm的安全距离[37]。
    2) 如果不需行减压术，切除约12mm即可［即半英寸（1.27cm）强生棉条的宽度］。
2. 其他
    1) 植骨融合术：以下列材料置换受累的椎体。
        - 骨性材料（通常是髂嵴、肋骨或腓骨，可以是自体的也可以是尸体的）。

- 合成固定架（如钛或 PEEK）。

2) 通常合并使用压板。

3) 术后通常需使用外固定。

4) 椎体次全切除 >1 个节段，或存在后部结构损伤通常是增加后方内固定的指征。

手术治疗的并发症

1. 器械问题：

 1) 前路合成固定架的问题：

 - 固定架的移位 / 挤出。
 - 固定架的下陷 / 套叠进入终板。
 - 椎体骨折。

 2) 钢板的问题：

 - 螺钉脱出 / 松动或折断。
 - 钢板疲劳断裂。
 - 螺钉损伤：神经根、脊髓或椎动脉。

2. 不充分的术后制动：

 1) 支架选择不当。

 2) 病人佩戴制动装置的依从性差。

3. 植骨失败（愈合不良）。

4. 判断失误：

 1) 没能兼顾所有失稳节段。

 2) 手术入路选择不当。

62.8 无影像学异常的脊髓损伤（SCIWORA）

62.8.1 概述

尽管脊髓损伤在儿童中并不常见，但仍存在一个亚组，该亚组病人并无骨结构或韧带损伤的影像学证据（包括 X 线动态屈 - 伸位片）。这是由于年轻人脊柱韧带和椎旁软组织的弹性较好[38]。这类病人被定义为 SCIWORA（“无影像学异常的脊髓损伤”的缩写）。SCIWORA 在儿童中的发病年龄为 1.5～16 岁，在≤9 岁的儿童中具有较高的发病率[39]。可能发生脊髓挫伤、横切、梗死、牵拉性损伤或脊膜破裂。其他病因包括：腹部钝性创伤伴主动脉或分支血流异常、创伤性椎间盘突出。患有无症状的 Chiari 畸形 1 型的儿童具有更高的发生 SCIWORA 的风险[40]。

54% 的 SCIWORA 患病儿童在受伤（一些儿童在伤时出现一过性麻木、感觉异常、Lhermitte 征或全身力弱）和发生客观的感觉运动障碍之间存在从 30 分钟到 4 天不等的间隔期（潜伏阶段）。

临床指南：SCIWORA 的诊断

Ⅲ 级推荐[41]：

- 对怀疑损伤的区域行 MRI 检查。
- 对整段脊柱进行放射影像学扫描。
- 在急性期和后期随访中，借助 X 线屈 - 伸位片评估脊柱稳定性，即使 MRI 未见神经损伤。

× 不建议：脊髓血管造影或脊髓造影

62.8.2　影像学评估

除进行正位 X 线片和屈 - 伸位片检查外（用于判断有无明显的脊柱不稳定，以决定是否需要进行手术融合），还应当进行 MRI 检查。脊髓实质损伤在 MRI 的 T_2 加权像中可能显示高信号。在 13 例进行脊髓造影 /CT 检查的病人中，未发现椎管内占位性病变[38]。

62.8.3　治疗

临床指南：SCIWORA 的治疗

Ⅲ 级推荐[41]：

- 受损脊髓节段外固定至多 12 周。
- 症状消失及经过屈 - 伸位 X 线片确定无颈椎失稳的病人可早期终止外固定。
- SCIWORA 痊愈后 6 个月内避免“高危活动”。

外科干预，包括椎板切除术，在所尝试的几例病例中并未发现获益[43]。

由于当仅予硬质颈托制动和限制对抗性体育活动（均持续 2 周）时，10 周内再次复发率为 20%（部分由于轻微伤，部分没有明确的受伤史），因此推荐更为积极的治疗方法（表 62-6）。

表 62-6　SCIWORA 的治疗方案（改良[42]）

- 病人收治入院（有助于强调损伤的严重性）
- 使用硬质颈托制动，直到屈 - 伸位 X 线片正常
- 行 MRI 检查以明确脊髓损伤
- 将损伤的严重性和所列治疗方式的原理告知病人和家属
- 使用 Guilford 支架制动 3 个月[a]
- 禁止对抗性和非对抗性运动
- 规律随访并监测病情和病人依从性
- 如果 3 个月后颈椎屈 - 伸位片正常则可自由活动

[a] 是极端保守的治疗建议，稍宽松的建议是制动 1～3 周[43]；见“临床指南：SCIWORA 的治疗”（见章节 62.8.3）

（马永刚　译　邓晓峰　校）

参考文献

[1] Bono CM, Vaccaro AR, Fehlings M, et al. Measurment techniques for lower cervical spine injuries: consensus statement of the Spine Trauma Study Group. Spine. 2006; 31:603–609
[2] Aarabi B,Walters BC, Dhall SS, et al. Subaxial cervical spine injury classification systems. Neurosurgery. 2013; 72 Suppl 2:170–186
[3] Vaccaro AR, Hulbert RJ, Patel AA, et al. The subaxial cervical spine injury classification system: a novel approach to recognize the importance of morphology, neurology, and integrity of the disco-ligamentous complex. Spine. 2007; 32:2365–2374
[4] White AA,3rd, Panjabi MM. Update on the evaluation of instability of the lower cervical spine. Instr Course Lect. 1987; 36:513–520
[5] Allen BL, Ferguson RL, Lehmann TR, et al. A Mechanistic Classification of Closed, Indirect Fractures and Dislocations of the Lower Cervical Spine. Spine. 1982; 7:1–27
[6] White AA, Panjabi MM. The Problem of Clinical Instability in the Human Spine: A Systematic Approach. In: Clinical Biomechanics of the Spine. 2nd ed. Philadelphia: J.B. Lippincott; 1990:277–378
[7] Hall RDM. Clay-Shoveller's Fracture. J Bone Joint Surg. 1940; 22:63–75
[8] Gershon-Cohen J, Budin E, Glauser F. Whiplash Fractures of Cervicodorsal Spinous Processes. JAMA. 1954; 155:560–561
[9] Abitbol J-J, Kostuik JP, The Cervical Spine Research Society Editorial Committee. Flexion Injuries to the Lower Cervical Spine. In: The Cervical Spine. 3rd ed. Philadelphia: Lippincott-Raven; 1998:457–464
[10] Fuentes J-M, Bloncourt J, Vlahovitch B, et al. La Tear Drop Fracture: Contribution à l'étude du Mécanisme et des Lésions Ostéo-Disco-Ligamentaires. Nirochirurgie. 1983; 29:129–134
[11] Schneider RC, Kahn EA, Arbor A. Chronic Neurologic Sequelae of Acute Trauma to the Spine and Spinal Cord. The Significance of Acute Flexion or Teardrop Cervical Fracture-Dislocation of the Cervical Spine. J Bone Joint Surg. 1956; 38A
[12] Torg JS, Vegso JJ, Sennett B. The national football head and neck injury registry: 14-year report of cervical quadriplegia (1971-1984). Clin Sports Med. 1987; 6:61–72
[13] Harris JH, Edeiken-Monroe B, Kopaniky DR. A Practical Classification of Acute Cervical Spine Injuries. Orthop Clin North Am. 1986; 17:15–30
[14] Gehweiler JA, Clark WM, Schaaf RE, et al. Cervical Spine Trauma: The Common Combined Conditions. Radiology. 1979; 130
[15] Gehweiler JA, Osborne RL. The Radiology of Vertebral Trauma. Philadelphia: W. B. Saunders; 1980
[16] Favero KJ, VanPeteghem PK. The Quadrangular Fragment Fracture: Roentgenographic Features and Treatment Protocol. Clin Orthop. 1989; 239:40–46
[17] Webb JK, Broughton RBK, McSweeney T, et al. Hidden Flexion Injury of the Cervical Spine. J Bone Joint Surg. 1976; 58B:322–327
[18] Fazl M, LaFebvre J, Willinsky RA, et al. Posttraumatic Ligamentous Disruption of the Cervical Spine, an Easily Overlooked Diagnosis: Presentation of Three Cases. Neurosurgery. 1990; 26:674–677
[19] White AA, Johnson RM, Panjabi MM, et al. Biomechanical Analysis of Clinical Stability in the Cervical Spine. Clin Orthop. 1975; 109:85–96
[20] White AA, Southwick WO, Panjabi MM. Clinical Instability in the Lower Cervical Spine - A Review of Past and Current Concepts. Spine. 1976; 1:15–27
[21] Andreshak JL, Dekutoski MB. Management of Unilateral Facet Dislocations: A Review of the Literature. Orthopedics. 1997; 20:917–926
[22] Payer M, Schmidt MH. Management of traumatic bilateral locked facets of the subaxial cervical spine. Contemp Neurosurg. 2005; 27:1–4
[23] Rizzolo SJ, Piazza MR, Cotler JM, et al. Intervertebral disc injury complicating cervical spine trauma. Spine. 1991; 16:S187–S189
[24] Doran SE, Papadopoulos SM, Ducker TB, et al. Magnetic Resonance Imaging Documentation of Coexistent Traumatic Locked Facets of the Cervical Spine and Disc Herniation. J Neurosurg. 1993; 79: 341–345
[25] Sonntag VKH. Management of Bilateral Locked Facets of the Cervical Spine. Neurosurgery. 1981; 8: 150–152
[26] Glasser JA, Whitehall R, Stamp WG, et al. Complications Associated with the Halo Vest. J Neurosurg. 1986; 65:76–79
[27] Sears W, Fazl M. Prediction of Stability of Cervical Spine Fracture Managed in the Halo Vest and Indications for Surgical Intervention. J Neurosurg. 1990; 72: 426–432
[28] Kotani Y, Abumi K, Ito M, et al. Cervical spine injuries associated with lateral mass and facet joint fractures: New classification and surgical treatment with pedicle screw fixation. Eur Spine J. 2005; 14: 69–77
[29] Roy-Camille R, Saillant G. Osteosynthese des fractures du rachis cervical. Actual Chir Orthop Hop R Poincarré Mason, Paris. 1970; 8:175–194
[30] Spector LR, Kim DH, Affonso J, et al. Use of computed tomography to predict failure of nonoperative treatment of unilateral facet fractures of the cervical spine. Spine (Phila Pa 1976). 2006; 31: 2827–2835
[31] Gelb DE, Aarabi B, Dhall SS, et al. Treatment of subaxial cervical spinal injuries. Neurosurgery. 2013; 72 Suppl 2:187–194
[32] Sonntag VKH, Hadley MN. Nonoperative Management of Cervical Spine Injuries. Clin Neurosurg. 1988; 34: 630–649
[33] Aldrich EF, Crow WN, Weber PB, et al. Use of MR Imaging-Compatible Halifax Interlaminar Clamps for Posterior Cervical Fusion. J Neurosurg. 1991; 74: 185–189
[34] Branch CL, Kelly DL, Davis CH, et al. Fixation of Fractures of the Lower Cervical Spine Using Methylmethacrylate and Wire: Technique and Results in 99 Patients. Neurosurgery. 1989; 25:503–513
[35] Cooper PR. Comment on Branch C L, et al.: Fixation of Fractures of the Lower Cervical Spine Using Methylmethacrylate and Wire. Neurosurgery. 1989; 25:512–513
[36] McGuire RA, The Cervical Spine Research Society Editorial Committee. Cervical Spine Arthrodesis. In: The Cervical Spine. 3rd ed. Philadelphia: Lippincott-Raven; 1998:499–508
[37] Vaccaro A, Ring D, Seuderi G, et al. Vertebral artery location in relation to the vertebral body as determined by two-dimensional computed tomography evaluation. Spine. 1994; 19
[38] Pang D, Wilberger JE. Spinal Cord Injury without Radiographic Abnormalities in Children. J Neurosurg. 1982; 57:114–129
[39] Hamilton MG, Myles ST. Pediatric Spinal Injury: Review of 174 Hospital Admissions. J Neurosurg. 1992; 77:700–704
[40] Bondurant CP, Oró JJ. Spinal Cord Injury without Radiographic Abnormality and Chiari Malformation. J Neurosurg. 1993; 79:833–838
[41] Rozzelle CJ, Aarabi B, Dhall SS, et al. Spinal cord injury without radiographic abnormality (SCIWORA). Neurosurgery. 2013; 72 Suppl 2:227– 233
[42] Pollack IF, Pang D, Sclabassi R. Recurrent Spinal Cord Injury without Radiographic Abnormalities in Children. J Neurosurg. 1988; 69:177–182
[43] Madsen JR, Freiman T. Cervical Spinal Cord Injury in Children. Contemp Neurosurg. 1998; 20:1–5

63 胸椎、腰椎、骶椎骨折

63.1 胸腰椎骨折的评估与治疗

63.1.1 概述

Denis 三柱模型被广泛用于胸腰椎稳定性的评估（见下文）。

也可参照最近提出的胸腰椎损伤分型和严重程度评分（TLICS）系统（见章节 63.1.3）。

63.1.2 三柱模型

概述

脊柱的 Denis 三柱模型（图 63-1）旨在识别胸腰椎骨折失稳的 CT 征象[1]。此模型具有很好的预测价值，然而任何尝试制定不稳定型“规则”的做法都带有自身的局限性。

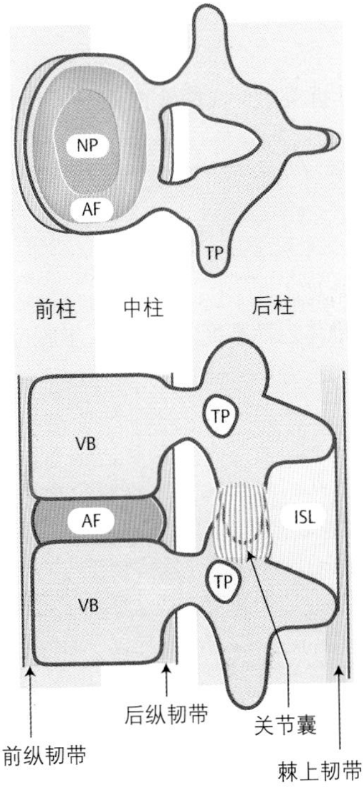

图 63-1 脊柱的三柱模型

NP= 髓核；TP= 横突，其他缩写请参照正文（经允许，改编自 Denis F，Spine，Vol.8，p.317-331，1983）

定义

- 前柱：椎体（VB）和椎间盘的前半部分［包括前纤维环（AF）］加上前纵韧带（ALL）。
- 中柱：椎体和椎间盘的后半部分（包括椎体后壁和纤维环后部）、后纵韧带（PLL）和椎弓根。
- 后柱：后骨性复合体（后弓）和其间的后韧带复合体［包括棘上韧带、棘间韧带（ISL）、关节突关节和关节囊、黄韧带（LF）］。单纯后柱的损伤不会引起失稳。

轻型与重型损伤的分类

轻型损伤

仅伤及一个柱的一部分，且未引起急性失稳（不伴重型损伤），包括：

1. 横突骨折：神经功能通常完好，除非累及以下两个区域。
   1) L4～L5 →腰骶神经丛损伤（可能合并肾损伤，检查尿血细胞）。
   2) T1～T2 →臂丛神经损伤。
2. 关节突或峡部骨折。
3. 孤立棘突骨折：在胸腰椎，主要是直接外伤导致。在 X 线片中常难以发现。
4. 孤立椎板骨折：罕见，应该是稳定的。

重型损伤

McAfee 分类系统描述了 6 种主要的骨折类型[2]。简化的四分类系统如下（见表 63-1）。

▶1 型，压缩骨折　前柱压缩；中柱完好（与以下 3 种重型损伤不同）（图 63-2）。

1. 2 种亚型：
   1) 前部：T6～T8 和 T12～L3 中最常见。
      - 侧位 X 线片：椎体前部呈楔形，椎体后部高度无缩短，无半脱位。
      - CT：椎管完好，前终板撕裂。
   2) 侧部（少见）。

表 63-1　4 种主要类型胸腰椎骨折中的柱功能损伤

骨折类型	柱		
	前柱	中柱	后柱
压缩骨折	压缩	完好	完好，严重时可能脱位
爆裂骨折	压缩	压缩	完好
安全带骨折	完好或椎体前部 10%～20% 的轻度压缩	脱位	
骨折 - 脱位	压缩、旋转、剪切	脱位、旋转或剪切	

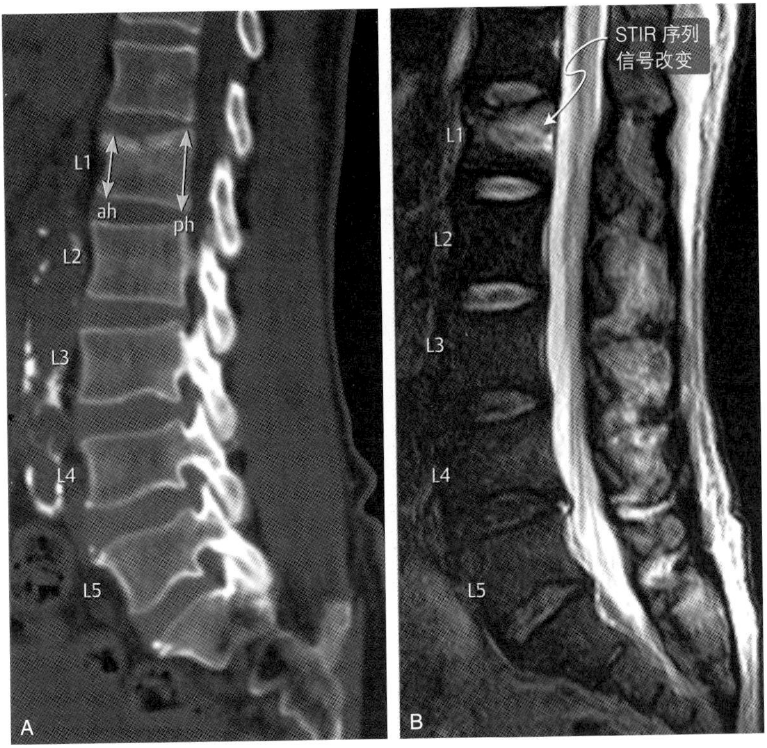

图 63-2　L1 压缩骨折

椎体前壁轻度压缩，无中柱后柱受累

STIR 序列示骨折是新发的

黄色箭头：ah= 骨折的椎体前壁高度；ph= 椎体后壁

A. 矢状位（非中线）CT 骨床；B. MRI 矢状位 STIR 序列

2. 临床表现：无神经功能缺失。

▶ 2 型，爆裂骨折　图 63-3，单纯的轴性负荷→椎体压缩→前柱和中柱压缩，主要发生在胸腰结合部，通常在 T10～L2。

1. 5 种亚型（L5 爆裂骨折可归为额外罕见的一种亚型）（见下文）：

1) 双侧终板骨折：可见于腰椎下段区域（轴性负荷→脊柱伸展增加，不同于胸椎在轴向负荷增加后发生屈曲）。

2) 上终板的骨折：爆裂骨折最常见的形式，可见于胸腰结合部，机制为轴性负荷 + 屈曲。

3) 下终板骨折：罕见。

4) 旋转性爆裂骨折：通常发生在中腰段，机制为轴性负荷 + 旋转。

5) 侧屈性爆裂骨折：机制为轴性负荷 + 侧屈。

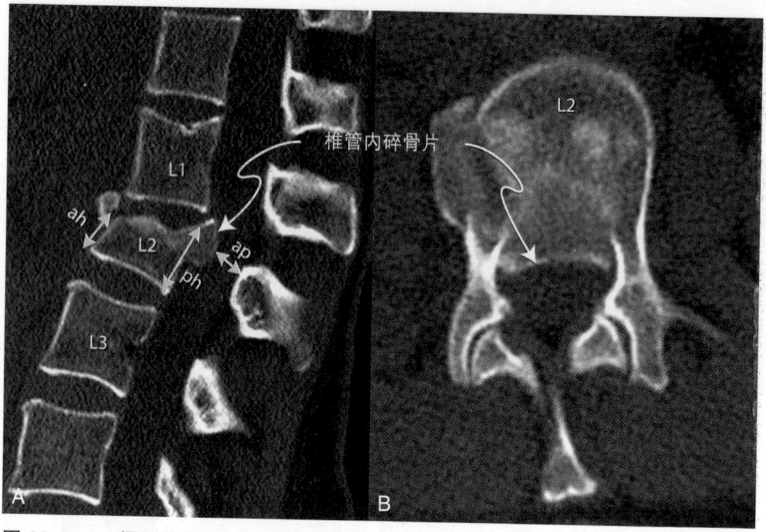

图 63-3 L2 爆裂骨折

注意后方结构的完整性（根据爆裂骨折的定义）
黄色箭头：ap= 椎管残余前后径；ah= 骨折的椎体前壁高度；ph= 椎体后壁
CT 骨窗，A. 矢状位；B. 轴位

2. 影像学评估：
   1) X 线侧位片：椎体后壁皮质骨折，椎体后部高度降低，碎骨片由终板后突进入椎管内。
   2) X 线前后位片：椎弓根间距（IPD）增加，椎板纵行骨折、关节突关节延展。IPD 增加提示中柱受损。
   3) CT：可显示椎体后壁破坏及侵入椎管的碎骨片（平均占据 50% 的椎管面积），IPD 增宽伴后弓延展（包括关节突）。
   4) MRI：碎骨片侵入椎管前部，当碎骨片占位超过椎管直径的 50% 时可引起脊髓压迫。
   5) 脊髓造影：明显的椎管中央充盈缺损。
3. 临床表现：主要取决于损伤层面（由于胸椎的空间较脊髓圆锥区更紧凑，因此更容易损伤脊髓）、损伤时瞬间暴力以及椎管占位的程度。
   1) 约 50% 初期检查时神经功能完好 [其中一半能回忆起在伤后即刻出现下肢麻木、测痛和（或）力弱]。
   2) 存在神经功能受损的病人中，约 5% 发生完全性截瘫。

▶ 3 型，安全带骨折　偶尔称为屈曲 - 分离骨折，但这个称呼也被用于脱位的一个亚型：以前柱前方作为屈曲支点（如安全带）→前柱压缩，中柱和后柱牵拉受损。可能发生骨性或韧带性损伤。

1. 4 种亚型：
   1) Chance 骨折（1948 年以 G.Q.Chance 命名）：累及 1 个层面，经过整个椎骨。
   2) 累及一个层面，经过韧带。
   3) 累及两个阶段，经过中柱骨骼及前后柱韧带。
   4) 累及两个阶段，经过三柱的韧带结构。
2. 影像学评估：
   1) X 线片：棘突间距增宽，椎弓峡部骨折，椎弓根和横突的水平分离。无半脱位。
   2) CT：轴位扫描对此型骨折效果差（大多数骨折位于 CT 轴位层面内）。矢状位和冠状位重建可清晰显示骨折。可能存在椎弓峡部骨折。
3. 临床表现：无神经功能的缺损。

▶4 型，骨折 - 脱位　压迫、分离、旋转或剪切造成三柱均受累→半脱位或脱位。

1. X 线：某些情况下，摄片时可能已复位。应寻找显著损伤的其他标志（多发肋骨骨折、一侧关节突骨折、棘突骨折、椎板水平骨折）。
2. 3 种亚型：
   1) 屈曲旋转：后柱和中柱破坏，前柱压缩→前方楔形骨折。
      - X 线侧位片：半脱位或脱位，椎体后壁不受累，棘突间隙增加。
      - CT：椎体旋转及偏移，伴椎管直径缩小，关节突上翘。
      - 临床表现：25% 神经功能完好，50% 发生完全性偏瘫。
   2) 剪切：三柱均被破坏[包括前纵韧带（ALL)]。
      - 在创伤作用力由后向前作用时（较常见），上位椎体受到向前的剪切力，发生后弓骨折（椎板游离）和下位椎体的上关节突骨折。
      - 临床表现：7 例均发生完全性截瘫。
   3) 屈曲分离。
      - 影像学上类似安全带骨折，另伴有半脱位，或伴前柱压缩 >10%～20%。
      - 临床表现：神经功能缺损（不完全性缺损 3 例，完全性缺损 1 例）。

伴发损伤

除上述损伤外，伴发损伤包括：椎骨终板撕裂、韧带损伤、髋骨与骨盆骨折。胸腰椎骨折可能因血胸或主动脉损伤而影响血流动力学。横突骨折可能合并腹部创伤（例如 L4～L5 水平可能合并肾损伤）。

63

胸腰椎骨折的稳定性和治疗

轻型损伤

单纯胸腰椎横突骨折（脊柱 CT 所示）并不需要干预[4，5]。

重型损伤

Denis 将失稳做如下分类：

- 1 度：机械性失稳。
- 2 度：神经功能性失稳。
- 3 度：机械性和神经功能均失稳。

前柱损伤

单纯的前柱损伤通常是稳定的，治疗见表 63-2。

下列情况通常不稳定（1 度），且需手术治疗[1，6]：

不稳定型压缩骨折

1. 单发压缩性骨折伴：
   1) 椎体高度压缩 >50% 并伴成角（特别是椎体楔形变的前部分变尖时）。
   2) 某一个节段脊柱后突成角过大（使用不同的标准，并不绝对。建议值 >30° 或 >40°）。
2. 连续 3 个或以上的椎体压缩骨折。
3. 神经功能缺损（一般不发生于单纯压缩性骨折）。
4. 后柱破坏或中柱轻度以上破坏。
5. 进行性后凸畸形：当椎体前部高度压缩 75% 以上时，发生进行性后凸畸形的风险增加。与胸椎相比，腰椎压缩骨折的风险更高。

中柱功能受损

除下列稳定型中柱骨折外（稳定型骨折的治疗见表 63-2)，其余均为不稳定型中柱骨折。

稳定型中柱骨折

- T8 节段以上骨折，肋骨和胸骨完好（可为前半部分提供支撑）。
- 后部结构完整的 L4 节段以下骨折。
- Chance 骨折（前柱压缩骨折，后柱脱位）。
- 伴前柱骨折的轻微中柱损伤。

表 63-2 胸腰椎稳定型前柱或中柱损伤的治疗

- 早期治疗为镇痛、休息（卧床）1～3 周
- 疼痛减轻是开始活动的良好指征，是否需佩戴外固定装置［紧身支架或 Boston 支架或伸展位胸腰骶矫正器（TLSO）使用约 12 周］主要取决于后凸畸形的程度
- 可行脊柱塑型（+ 脊椎后凸畸形矫正术）
- 行 X 线检查排除进展性畸形

后柱破坏

除非伴有中柱功能受损（后纵韧带和韧带环后部），否则单纯后柱破坏并不会导致急性不稳定，但是可能引起慢性失稳伴后凸畸形（特别是儿童）。

不伴神经功能缺损的安全带型损伤

无急性神经功能缺损的风险。大多通过脊柱伸展位外固定治疗（如 Jewett 过伸支架或塑型 TLSO）。

骨折 - 脱位

不稳定。治疗措施：

1. 手术减压和内固定，通常病人存在以下情况：
    1) 压缩骨折伴有高度压缩 >50%，且成角。
    2) 或后凸成角 >40°（或 >25%）。
    3) 或有神经功能缺损。
    4) 或希望缩短卧床时间。
2. 延长卧床时间：不具备条件行上述治疗时选用。

脊柱椎体切除术（椎体次全切除术）时，可以选择的入路包括经胸或经腹入路（或联合入路）、经椎弓根（胸椎），经侧方（腹膜后 / 胸膜后）入路。骨折和压缩骨折通常发生在椎体的上缘，因此应首先从下方椎间隙开始切除，随后进行植骨（椎间融合器或骨：髂嵴、腓骨、胫骨）。通常需要后方固定装置。

爆裂骨折

不是所有爆裂骨折都一样，一部分爆裂骨折可能引起神经功能缺损（即使初期无神经功能缺损）。中柱碎骨片进入椎管会伤及神经组织，因此提出了下列标准以区分轻度和重度爆裂骨折，尚无标准的分型系统。

爆裂骨折的手术指征[1, 7]：伴有下列任何一项的爆裂骨折。

- 椎体前部高度小于后部高度的 50%。
- 残余椎管径小于正常的 50%（注意：后移到椎管内的碎骨片无论进行支架治疗还是手术治疗都会被吸收，因此此条是否为独立的手术适应证尚存争议[8, 9]）。
- 成角畸形≥20°。
- 早期 X 线示椎弓根间距增宽，在佩戴支具后行站立前后位 X 线检查时进一步增宽。
- 存在部分神经功能缺损。
- 进行性后凸畸形。

爆裂骨折或严重压缩骨折的常用手术方案：

1. 如果仅需行内固定术：
    1) 在骨折上、下各 2 个节段使用椎弓根螺钉。

2) 如果能够固定骨折节段（即如果椎弓根条件良好 可以使用稍短的螺钉），可在骨折节段和其上、下各1个节段分别置入螺钉，也可达到相似的生物力学稳定性[10]。

2. 如果需行椎管减压术和（或）椎体前方支撑 可以使用椎体次全切除术合并植骨术（如使用可扩展内固定架），并可配合使用经皮椎弓根螺钉固定。入路：

1) 后入路适用于需行椎板切除术的病人，前方碎骨片可经椎弓根入路，从后方使用锤和反钩的Scoville刮匙移除。

2) 或行外侧椎体次全切除术，以移除椎管内骨质。

对于非手术治疗的病人（例如存在手术禁忌或不需要手术），可卧床休息1～6周（卧床时间取决于疼痛和畸形的程度）。避免早期下床活动，以免进一步增加轴向负荷。在合适的情况下可佩戴支具下床活动（例如塑形TLSO或Jewett支具），并对病人进行3～5个月随访，行X线检查以发现进展性椎体塌陷和成角，必要时进行干预。L5爆裂骨折不适用于此治疗方法（见下文）。

63.1.3 胸腰椎损伤分型和严重程度评分（TLICS）

TLICS系统简化了胸腰椎骨折的分型方法，使其便于讨论[11，12]。评分见表63-3，将各项得分相加后根据表63-4中的指南进行治疗。

神经功能缺损，尤其是部分缺损者适宜手术。

表63-3 胸腰椎损伤分型和严重性评分（TLICS）

项目	表现	得分
影像学表现	压缩骨折	1
	爆裂骨折或侧方成角 >15°	1
	牵拉损伤	2
	移位 / 旋转损伤	3
神经功能	完整	0
	神经根损伤	2
	完全性SCI	2
	不完全性SCI	3
	马尾综合征	3
后韧带复合体完整性	完整	0
	情况不明	2
	明确的损伤	3
TLICS总分→		

表 63-4 基于 TLICS 的治疗

TLICS	治疗
≤3	非手术治疗
4	“灰色区域”可考虑手术治疗或非手术治疗
≥5	手术治疗

63.2 手术治疗

63.2.1 牵引复位

如果后纵韧带完整，牵引复位可能对碎骨片向后进入椎管前部有效（对中柱损伤的病人不适合），牵引可能会将碎骨片拉回到正常位置（牵引复位），尽管这一方式尚不确切[13]。在伤后 48 小时内行牵引复位成功的概率较大。在后入路复位并行椎板切除术时，行术中超声波检查可以显示残留在椎管内的碎骨片[14]。如果有需要，碎骨片可从前方被挤出椎板，应使用如 Pypert 脊柱锤的捣棒。关键是不要过度牵拉，以免损伤神经。

63.2.2 手术入路的选择

如果没有特殊需要行前路手术的话，一般推荐后入路手术。

63.2.3 爆裂骨折

手术入路的选择

对于手术的考虑：硬膜破裂者推荐后入路，而伴有部分神经功能缺损的爆裂骨折和椎管受压迫者使用前入路更有效[2]。单纯进行脊柱后固定可能使脊柱成角畸形稍加重（由于损伤的前柱位获得纠正），但是通常不需要干预。

后入路

理想情况下[骨质好，椎弓根螺钉置入顺利（即无骨折或破坏），病人不吸烟]，可行上 1 节段及下 1 个节段的融合 / 钉棒固定术（使用椎弓根螺钉；更长的跨度则需要使用椎板钩）。通过这种方式进行较短节段的融合，会随时间发生大约 10 度的脊柱前凸消失，因此应当稍作过度纠正来抵消。如果病人不符合上述条件（骨质较薄），可选用“长固定棒，短融合”的方法（即固定棒跨越骨折上下 2 个节段，但只融合上下各 1 个节段），当融合稳定后移除固定物（即 8~12 个月后）。这样可以避免非病变节段融合，从而获得更好的稳定性。如融合 4 个节段，则因相邻节段退变需再次手术的时间窗在 3 年左右，而融合 3 个节段者，二次手术的时间窗为 8~9 年。跨越关键节段的融合（如胸腰结合部 T11 或 L1 压缩骨折）需要同时融合病变两侧 2~3 个节段（作用于相对固定的胸椎与腰椎结合部的长节段的应力可能增加骨折愈合不良的风险）。

对于胸椎骨折不严重和不需要手术减压的病人，可选择椎弓根钉棒固定术（可经皮放置），不需要植骨。其理念是在骨折愈合过程中前方的肋骨和后方的钉棒可以起到足够的稳定作用。融合牢固后可以选择性地移除固定装置（通常在 8～12 个月后）。这种方法欧洲比美国常用。

63.2.4 伤口感染

脊柱内固定术后伤口感染通常由金黄色葡萄球菌引起。由于使用了钛金属装置，因此可以对失活组织（如填补用的移植骨）行清创术，并彻底灌洗（经典的方法是使用 3L 抗生素溶液配合脉冲式灌洗器灌洗——避免直接冲洗开放的硬脊膜），而不用移除内固定装置，并在术后配合使用抗生素[2]。此方法也可能对顽固性感染有效。如果无效，则需要移除固定装置。

63.3 骨质疏松性脊柱骨折

63.3.1 概述

骨质疏松的定义为由于骨质减少、骨微结构退化或两者并存导致的骨骼脆性增加[15]。在绝经后白种女性中最常见，在更年期前罕见。一生中症状性骨质疏松性椎体压缩骨折的发病风险女性为 16%，男性为 5%。在美国、欧洲和日本有 7500 万人受到本病影响[16]。美国每年发生椎体压缩骨折约 700 000 例 。

这些病人通常在轻微跌倒出现背部疼痛后行 X 线检查发现有明显的椎体压缩骨折。CT 通常能够发现大量碎骨片被向后推入椎管内 。

63.3.2 骨生理学

骨是一种动态组织，在破骨细胞吸收和成骨细胞沉积新骨之间的平衡中不断进行重塑。骨质疏松症是由于这个过程中有利于吸收的不平衡所造成的。影响这种平衡的因素包括：

1. WNT 信号通路。
2. 骨保护蛋白（OPG）。
3. 细胞核因子 κB 受体活化因子／细胞核因子 κB 受体活化因子配体（RANK/RANKL）。
4. 肿瘤坏死因子 -α（TNF-α）。
5. 白介素 -1（IL-1）。

63.3.3 危险因素

增加骨质疏松的发生风险的因素包括：

1. 体重 <58kg。
2. 吸烟[17]。
3. 病人或一级亲属有轻微损伤后的椎体骨折。
4. 药物：
   1) 酗酒。
   2) 抗癫痫药物（AED）(特别是苯妥英)。
   3) 华法林。
   4) 类固醇激素：
      • 泼尼松 7.5mg/d 持续 >6 个月可见骨质改变。
      • 长期使用糖皮质激素者中 30%～50% 发生椎体骨折。
5. 绝经后的女性。
6. 进行雄激素阻断治疗的男性（例如治疗前列腺癌）。睾丸切除或使用促性腺激素释放激素激动剂超过 9 支者，骨折发生风险增加 1.5 倍[18]。
7. 缺乏体育锻炼者。
8. 钙摄入不足。
9. 血浆维生素 D 水平低（会使钙吸收减少，见下文）。实验室检查：血浆 25- 羟维生素 D[25-(OH)D]，也称为骨化二醇，是评价维生素 D 水平最好的指标（表 63-5)。
10. 库欣病持续 2 年以上。

骨质疏松的保护因素包括对抗性运动和较多的体脂。

表 63-5 血浆 25- 羟维生素 D 浓度

ng/ml[a]	nmol/L	解读
<10～11	<25～27.5	维生素 D 缺乏→佝偻病（儿童）和骨软化病（成人）
<10～15	<25～37.5	不足以维持骨和全身健康
≥15	≥37.5	足以维持骨和全身健康
始终在 200 以上	始终在 500 以上	可能中毒→高钙血症、高磷血症

[a] 1ng/ml=2.5nmol/L

63.3.4 诊断的注意事项

注意将骨质疏松性压缩骨折与其他病理性骨折相鉴别，见“脊柱病理性骨折”（章节 87.6)。

骨折前诊断：

1. 无法直接测量骨的脆性。
2. 与骨脆性相关最好的影像学测量指标是使用 DEXA（双能 X 线骨

密度仪）扫描的骨密度（BMD）。

3. 微小创伤后骨折的病人即使 BMD 比标定值高，仍考虑为骨质疏松性骨折。

双能 X 线吸收计扫描（DEXA）：测量 BMD 的首选方法。

1. 股骨近端：此部位所测得 BMD 值是预测未来骨折最可靠的指标。
2. 腰骶椎：是评估治疗效果的最佳部位（由于 X 线前后位片会受椎后结构和主动脉钙化影响，使 BMD 偏高，因此需要 X 线前后位和侧位片）。
3. 前壁 BMD 通常在臀部或脊柱无法测量时使用。

DEXA 扫描结果：

1. 结果通常报告如下：
   1) T 值：健康年轻成人的正常值。
   2) Z 值：与病人同性别，同年龄者的正常值。
2. 诊断标准[19]：WHO 定义（呈正态分布，低于均值 1 个标准差为第 25 百分位，低于均值 2 个标准差为第 2.5 百分位）如下：
   1) 正常：>−1 标准差（SD）。
   2) 骨质减少：−1～2.5SD。
   3) 骨质疏松：<−2.5SD。

骨折后注意事项

1. 应排除其他原因导致的病理性骨折，尤其是肿瘤（如多发性骨髓瘤、乳腺癌转移等）。
2. 较年轻的骨质疏松病人应当进行评估，并针对性地治疗骨质疏松（如甲状腺功能亢进、皮质醇滥用、甲状旁腺功能亢进、骨软化病、库欣综合征）。

63.3.5 治疗

见参考文献[20−23]。

骨质疏松的预防

儿童期的高钙摄入可能使骨峰值增加，成年期的负重训练可以帮助减缓钙流失。同样有效：雌激素（见下文）、［双膦酸盐类（阿仑膦酸钠和利塞膦酸钠）］以及雷洛昔芬。

已确诊骨质疏松的治疗

促进成骨的药物包括：

1. 甲状旁腺激素类似物：以下药物的终生治疗期限为 2 年，因为长期使用药效减弱同时骨肉瘤风险增加。与间歇使用减少骨吸收的药物不同，这些药物优先刺激成骨细胞而不是破骨细胞，导致新骨的形成。
   × 不能用于骨肉瘤风险较高的病人（如佩吉特病、不明原因的碱性磷酸酶升高)、有累及骨骼的放射治疗史的病人、骨骺开放的年轻病人、高钙血症病人、± 服用地高辛的病人(这些药物可能增加钙水平)。

1) 特立帕肽(Forteo®):利用重组DNA制备的甲状旁腺激素活性34氨基酸N端片段。目前尚不清楚特立帕肽是否能降低男性骨折的风险。处方:每天20μg。所有甲状旁腺类似物的终生治疗期限为2年。

2) 阿巴洛帕拉蒂德(Tymlos™):整个人体甲状旁腺激素的重组DNA拷贝。处方:每天80微克。所有甲状旁腺类似物的终生治疗期限为2年。

2. 氟化钠:75mg/d可改善骨质但不能显著降低骨折发生率。使用缓释制剂(Slow Fluoride®)25mg口服,每天2次,可减少骨折发生率但可使骨脆性增加,并增加髋骨骨折的风险。氟化物增加人体对钙离子的需求量,因此需要每天补充800mg钙离子和400IU维生素D。不建议使用时间超过2年。

减少骨吸收的药物对骨松质效果欠佳(骨松质主要位于脊柱和长骨末端[21])。脊柱骨密度改善仅为已知可降低脊柱骨折风险的一小部分因素[24]。药物包括:

1. 雌激素:不能用于男性。雌激素替代治疗(HRT)中椎骨骨量增加>5%,脊柱骨折发生率下降50%。同时也可解决绝经综合征并降低冠心病发生风险。但HRT增加乳腺癌的患病风险[25],且可使乳腺癌复发[26]和出现深静脉血栓。因此,其作用被大致抵消了。
2. 钙剂:目前推荐绝经妇女使用,1000~1500mg/d,进餐时服用[27]。
3. 维生素D及类似物:促进胃肠道对钙的吸收。经常配合钙剂使用(单独使用钙剂或维生素D效果减弱)。维生素D 400~800IU/d通常可以满足需求。如果尿液中Ca^{2+}仍较低,可试用高剂量维生素D(50 000IU, 7~10天一次)。因为高剂量剂型在美国已被停用,可尝试使用其类似物如骨化二醇(Calderol®)50μg/d或骨化三醇(Rocaltrol®)最高0.25μg/d,并配合钙剂使用。血浆25-羟维生素D(亦称骨化二醇)的浓度是衡量维生素D水平最好的指标。维生素D浓度及意义见表63-5[28]。使用高剂量维生素D或类似物应监测血浆和尿液中的Ca^{2+}。
4. 降钙素:一种由甲状腺合成的激素,可减少破骨细胞对骨的吸收。可来自多种途径,鲑鱼是最常见的来源。在开始治疗的前18~24个月骨骼反应最强。但预防骨折方面的贡献尚无有力支持[23]:

1) 胃肠外鲑鱼降钙素(Calcimar®, Miacalcin®):适用于有雌激素使用禁忌的病人。较昂贵(每年1500~3000美元)并且必须通过肌内注射或皮下注射。30%～60% 的病人可能产生针对该药物的抗体，使药效下降。用法：0.5ml（100U）降钙素（同时使用钙剂预防甲状旁腺功能亢进）皮下注射每天 1 次。

2）鼻内剂型（Miacalcin 鼻腔喷雾）：效果稍差（绝经 5 年以上的女性效果更好）。200～400IU/d 单侧鼻孔给药（每天更换鼻孔）并增加 Ca^{2+} 500mg/d，增加维生素 D 摄入。

5. 双膦酸盐类药物：焦磷酸盐的碳类似物，与骨有很高的亲和性，可通过破坏破骨细胞来抑制骨吸收，不被代谢。可保持与骨结合数周。

1）依替膦酸钠（Didronel®）：是第一代药物，未获 FDA 批准治疗骨质疏松。可能能够降低椎体骨折发生率，但未经随访验证。由于抑制骨的矿化，因此可能会增加髋部骨折的风险。下列第二代和第三代药物则无此作用。

每天 400mg 口服，用药 2 周，并继续补钙 11～13 周。

2）阿仑膦酸钠（Fosamax®）：可引起食管溃疡。预防：每天 5mg 口服；治疗量为每天 10mg 口服；进食任何食物或饮料前 30 分钟以水送服。每周预防量为 35mg，治疗量为 70mg[23, 29]。同时服用 Ca^{2+}1000～1500mg/d 及维生素 D 400IU/d。

3）利塞膦酸钠（Actonel®））：预防或治疗用量为每天 5mg 口服，或每周 35mg 空腹顿服（同阿仑膦酸钠，见上文）。

6. 雌激素类似物

1）他莫昔芬（Nolvadex®）：是一种作用于乳腺组织的雌激素拮抗剂，却是骨组织的雌激素受体激动剂，对子宫的雌激素受体有部分激动作用，可增加子宫内膜癌的发生率。

2）雷洛昔芬（Evista®）：与他莫昔芬相似，是子宫的雌激素受体拮抗剂[30]。可降低华法林（Coumadin®）的药效。

用法：60mg 口服，每天 1 次。规格：60mg 片剂。

7. RANK 配体（RANKL）抑制剂：RANKL 与 RANK 受体结合刺激前导细胞成熟为破骨细胞，并抑制其凋亡[31]。在研药物包括地诺单抗（Prolia®）。60mg，皮下注射，每 6 个月一次，表现出比阿仑膦酸钠更好的效果[32]。

骨质疏松性压缩骨折的治疗

病人很少出现神经功能缺损，他们通常是骨脆性较高的老年女性，不能耐受大型手术，还患有其他骨骼的骨质疏松，不宜使用内固定。

治疗主要包括镇痛和卧床休息，然后逐渐增加活动。通常使用外支架固定（但通常不能耐受）。很少进行手术治疗。对于疼痛难以控制或神经受压导致神经功能缺损的病人，可考虑局部减压术。经皮椎体成形术（见下文）是一个新的选择。

保守治疗的经典流程：

1. 初期，医院或亚急性护理机构将严重的疼痛的病人收入院以充分控制。
   1) 足量的镇痛药。
   2) 卧床休息 7~10 天（建议预防深静脉血栓）。
2. 7~10 天后在病人耐受的情况下可开始理疗（PT）（延长卧床时间可能导致“失用性骨质疏松”）。
   1) 病人开始活动时，使用腰围可以使疼痛减轻，因其可限制身体活动，故可以减少反复“微骨折”的发生。
   2) 病人佩戴腰围出院并在门诊进行理疗。
3. 平均 4~6 周后疼痛减轻（范围：2~12 周）。

椎体扩张

经皮椎体成形术（PVP）

经椎弓根注射聚甲基丙烯酸甲酯（PMMA）（亦称“骨水泥”）至压缩的椎 体以达到以下目的（提示：PMMA 注射经 FDA 批准，可用于治疗由骨质疏松或肿瘤引起的压缩骨折，但不能用于创伤，因为 PMMA 会阻止骨折愈合）：

1. 可缩短疼痛持续时间（有时可在数分钟到数小时内缓解疼痛）。
   牢记：疾病的自然病史中，所有病人的疼痛最终都将消失。消除疼痛的机制可归因于骨结构的稳定和（或）疼痛的神经传导通路被骨水泥凝固放热所阻断。
2. 可使骨结构稳定：可能能够预防进展性后凸畸形。

2009 年发表的一项随机研究发现，椎体成形术相比假手术（假装行椎体成形术）在 1 个月[33]或最长至 6 个月的术后随访中未带来更多获益[34]。提示：并未对椎体后凸畸形（见下文）进行研究；对脊柱转移肿瘤中的应用也未予评估。对病人的选择可能使得这些结果或多或少适用于特定病人。

椎体后凸成形术

与 PVP 相似，除了第一条——使用球囊经椎弓根置入压缩骨折的椎体中，而后扩张球囊并取出。将 PMMA 注入由此产生的空隙内。与椎体成形术相比，此术式的优势在于：可能能够恢复一定的椎体高度，发生 PMMA 溢出和栓塞的概率也更低（由于产生了空腔，且使用了更黏稠的 PMMA)。在一项（企业赞助的）随机非盲的 FREE 研究中[35]，椎体后凸矫正术与非手术组比较，在术后 1 个月的疼痛缓解和生活质量改善方面有显著区别，术后 1 年这种差别逐渐消失。

适应证

1. 伴疼痛的骨质疏松性压缩骨折：
   1) 对于压缩高度小于 5%~10% 者通常不治疗。
   2) 疼痛严重影响病人生活。

3）口服镇痛药物无效。

4）★疼痛部位与骨折节段存在对应关系。

5）急性骨折：已愈合的骨折不宜行本手术。对于可疑的病例，可在 MRI STIR 序列辨别 （见下文）。

2. 节段：尽管 FDA 批准此术式用于 T5 到 L5，但已超说明书（主要用于肿瘤，如多发性骨髓瘤）使用在了从 T1 到骶椎的节段，并且还有经过颈前入路治疗颈椎病变（肿瘤）的描述。

3. 引起椎体塌陷或突入椎管引起神经功能缺陷的椎体血管瘤（而非偶然发现的血管瘤）（见章节 49.6.4）：PVP 的第一个适应证[36]。

4. 溶骨性转移瘤和多发性骨髓瘤[37]：缓解疼痛和稳定脊柱。

5. 转移瘤引起的病理性压缩骨折[38]：PVP 并不能如治疗骨质疏松性压缩骨折一样迅速缓解疼痛（PVP 术后通常需要增加镇痛药剂量 7~10 天）。

6. 椎弓根螺钉置入过程中，发生椎弓根骨折或螺丝脱落时的应急措施。

禁忌证

1. 凝血障碍。

2. 完全愈合的骨折（MRI 上无水肿或骨扫描无高信号）。

3. 活动期感染：败血症、骨髓炎、椎间盘炎和硬脊膜外脓肿。

4. 脊椎失稳定。

5. 局灶神经体征：可能提示椎间盘突出或碎骨片挤入椎管。行 CT 或 MRI 检查以除外这种情况。

6. 相对禁忌证：

1）椎体压缩 >80%（技术上较困难）。

2）急性爆裂骨折。

3）肿瘤或后移的碎骨片造成明显脊髓压迫。

4）椎体后壁发生完全性或部分性破坏：并不是绝对禁忌证。

7. 碘过敏：注射 PMMA 前所使用的球囊发生破裂并造成造影剂泄露的风险较小。可选措施：碘过敏准备（见章节 12.4.1），使用钆剂代替碘造影剂。

并发症

发生率为 1%~9%。治疗骨质疏松性压缩骨折时发生率最低，治疗伴椎骨血管瘤时较高，治疗病理性骨折时最高。

1. 甲基丙烯酸盐（骨水泥）漏出至以下部位：

1）软组织：通常无影响。

2）椎管：症状性脊髓压迫较罕见。

3）椎间孔：可能导致神经根病。

4）椎间盘间隙。

5) 静脉：可进入椎静脉丛或者腔静脉，有0.3%～1%的风险发生临床可见的肺栓塞（PE）[39]。

2. 神经根病：发生率为5%～7%。一些病例可能由骨水泥凝固放热引起。通常可保守治疗，使用类固醇、镇痛药、神经阻滞等。
3. 椎弓根骨折。
4. 肋骨骨折。
5. 横突骨折。
6. 穿刺针向前贯通：刺伤大血管、气胸。
7. 增加邻近节段发生椎体压缩性骨折的风险。

相关症状的治疗：

1. 胸痛。
   1) 行肋骨X线检查。
   2) 有适应证者行通气灌注（VQ）扫描。
2. 注射时病人开始咳嗽：非常常见，可能是肋骨疼痛或对PMMA气味的反应，也可能提示溶剂进入肺内，应停止注射。
3. 背痛：行X线检查以除外新发骨折或PMMA进入静脉。
4. 神经症状：行CT扫描。

术前评估

1. X线片：最低要求，大多数选择行MRI或骨扫描。
2. CT：有助于排除椎管内骨性压迫。椎管骨性压迫提示术中PMMA泄漏进入椎管的风险增加。
3. MRI：非必需，但是对一些病人可能有帮助。

手术筹备：椎体后凸成形术

同时参见免责声明（见凡例）。

1. 体位：俯卧位。
2. 麻醉：可全身麻醉或以最低肺泡有效浓度（MAC）进行吸入麻醉。
3. 设备：C形臂2台行双平面透视。
4. 置入物：
   1) 椎体后凸矫正装置。
   2) 碘对比剂充盈球囊。
5. 知情同意书（向病人解释术语，并不包括全部术语）：
   1) 手术过程：将穿刺针穿入骨折或异常的骨组织，有时会取活检之后置入球囊并扩张，使骨折的椎骨恢复正常大小，而后注入液体骨水泥在骨内凝固并使骨折部坚硬。
   2) 替代方案：非手术治疗，开放性手术，有些肿瘤病人可能需要进行放疗。
   3) 并发症：骨水泥泄漏，可能压迫神经并且需要手术取出；肋骨骨折（因体位所致）；穿刺针损伤大血管或肺部；疼痛不能缓解。

1) STIR 序列可显示骨水肿，提示急性骨折（并不能很好地鉴别病理类型）[40]。

2) MRI 也可以发现软组织神经压迫（如肿瘤）。

4. 多发性压缩骨折的病人：考虑行骨扫描并对疼痛所在位置和骨扫描热点部位的椎体进行 PVP（骨扫描热点节段行 PVP 与良好预后关系密切）。

手术过程

1. 镇痛：

   1) 牢记：接受此手术的病人呈俯卧位，腹部受压，且通常是虚弱的吸烟的老年女性。因此应避免过度镇静和抑制呼吸。

   2) 镇静和镇痛药。

   3) 在穿刺过程中给予局部麻醉。

   4) 在注射前给予额外的镇痛药。

2. 在双球管 X 线透视下使穿刺针经过椎弓根进入椎体（经皮椎弓根螺钉置入见章节 96.7.4），使穿刺针占椎体的 1/2 至 2/3。

3. 试验性注射造影剂如碘海醇（Omnipaque 300）（见章节 12.4.1）。如果设备条件允许，行数字减影造影（DSA）。若行椎体后凸矫正术，此时扩张球囊：

   1) 静脉可轻度增强。

   2) 如果可见腔静脉：

      • 不要回撤穿刺针（瘘口已经形成）。

      • 将穿刺针稍向前推入，或

      • 经穿刺针推入一些海绵明胶（在造影剂内浸泡）。

      • 在透视下注射少量 PMMA 使其堵住瘘口。

4. 在透视下注射 PMMA（已与钽粉或硫酸钡混合变浑浊）直至：

   1) 注射 3～5ml（轻度的压缩骨折可容纳更多的骨水泥，有时可达 8ml）。疼痛缓解与 PMMA 注射用量无关[37]。

   2) PMMA 接近椎体后壁。出现以下情况应停止注射骨水泥：进入椎间盘间隙，腔静脉、椎弓根或椎管。

术后

1. PVP 通常是门诊手术，也可用于夜间急诊入院病人的治疗。

2. 观察：

   1) 胸痛或背痛（可能提示肋骨骨折）。

   2) 发热：可能对骨水泥有反应。

   3) 神经症状。

3. 活动：

   1) 约 2 小时后逐渐开始活动。

2）可进行理疗。

3）可进行短期使用外固定支架（大多数中心不使用）。

4. 治疗骨质疏松：牢记脆性骨折的病人应诊断为骨质疏松，未来存在发生骨折的风险。

63.4 骶骨骨折

63.4.1 概述

不常见。通常由剪切力引起。骨盆骨折中可有 17% 的病人同时合并有骶骨骨折[41]（切记：骨盆骨折病人出现神经功能缺损时应考虑与骶骨骨折相关）。22%～60% 的病人发生神经损伤[41]。

S2 以下的骶椎并不主要参与行走和支撑脊柱，但在仰卧或坐立时压力仍可传递到此区域导致失稳。

63.4.2 分型

根据受累区域分为 3 个临床表型[41, 42]，如表 63-6 所示。

表 63-6 骶椎骨折的分类

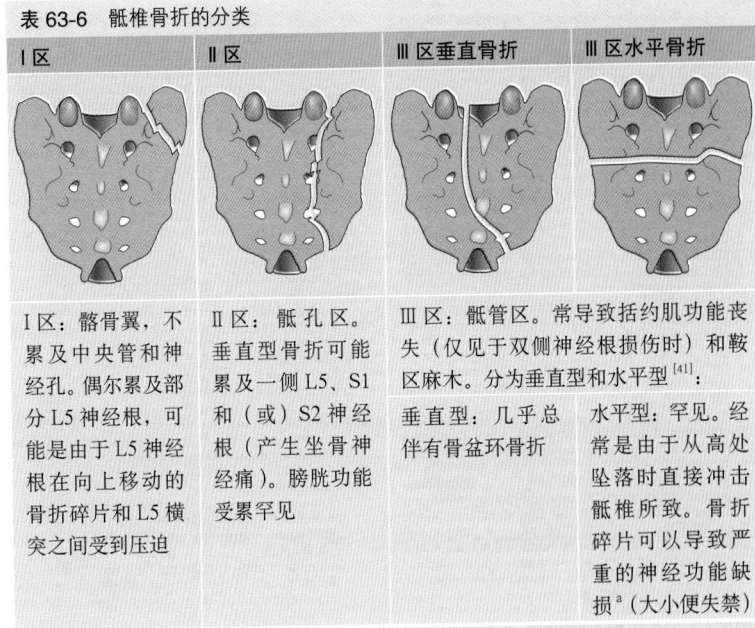

Ⅰ区	Ⅱ区	Ⅲ区垂直骨折	Ⅲ区水平骨折
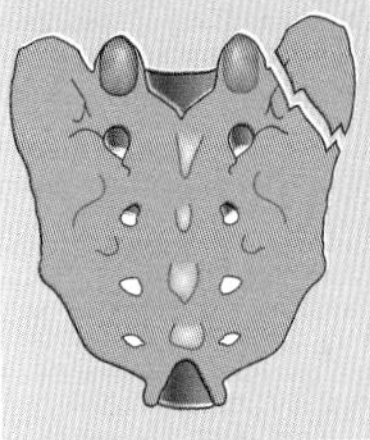	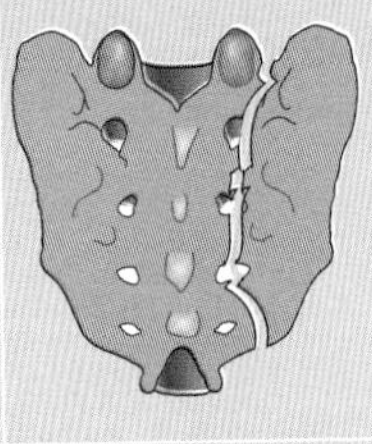	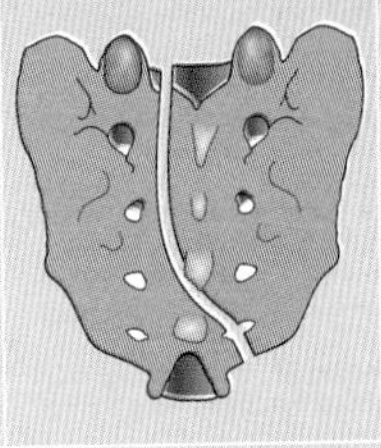	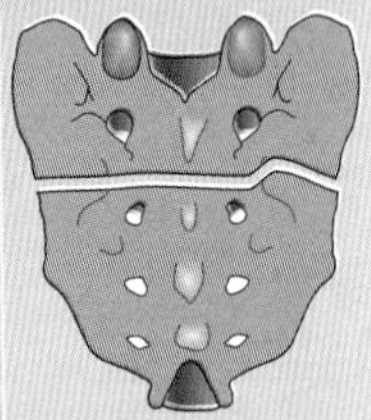
Ⅰ区：髂骨翼，不累及中央管和神经孔。偶尔累及部分 L5 神经根，可能是由于 L5 神经根在向上移动的骨折碎片和 L5 横突之间受到压迫	Ⅱ区：骶孔区。垂直型骨折可能累及一侧 L5、S1 和（或）S2 神经根（产生坐骨神经痛）。膀胱功能受累罕见	Ⅲ区：骶管区。常导致括约肌功能丧失（仅见于双侧神经根损伤时）和鞍区麻木。分为垂直型和水平型[41]：	
		垂直型：几乎总伴有骨盆环骨折	水平型：罕见。经常是由于从高处坠落时直接冲击骶椎所致。骨折碎片可以导致严重的神经功能缺损[a]（大小便失禁）

[a] 神经缺损在 S4（含）以下骨折中罕见

63

63.4.3 治疗

在一项研究中[43]，所有 35 例骨折病人均未手术治疗，仅有 1 例病人的完全性马尾综合征没有改善。其他一些专家认为手术可能有效[41]：

1. 手术复位并对失稳的骨折进行内固定可以帮助缓解疼痛并促进早期行走。
2. 减压术和（或）手术复位 / 固定术可能改善神经根或括约肌的功能缺损。

一些观察结果[41]：

1. Ⅰ区骨折中将髂骨翼复位可促进 L5 神经的恢复。
2. Ⅱ区骨折伴神经功能缺损者不论是否手术复位和内固定均可恢复。
3. Ⅲ区水平型骨折伴严重神经功能缺损：存在争议。复位和减压术不能保证完全恢复，而保守治疗也可能恢复。

（马永刚 译 邓晓峰 校）

参考文献

[1] Denis F. The three column spine and its significance in the classification of acute thoracolumbar spinal injuries. Spine. 1983; 8:817–831
[2] Chedid MK, Green C. A Review of the Management of Lumbar Fractures With Focus on Surgical Decision-Making and Techniques. Contemp Neurosurg. 1999; 21:1–5
[3] Chance GQ. Note on a type of flexion fracture of the spine. Br J Radiol. 1948; 21. DOI: 10.1259/0007-1285-21-249-452
[4] Homnick A, Lavery R, Nicastro O, et al. Isolated thoracolumbar transverse process fractures: call physical therapy, not spine. J Trauma. 2007; 63:1292– 1295
[5] Bradley LH, Paullus WC, Howe J, et al. Isolated transverse process fractures: spine service management not needed. J Trauma. 2008; 65:832–6; discussion 836
[6] Hitchon PW, Jurf AA, Kernstine K, et al. Management options in thoracolumbar fractures. Contemp Neurosurg. 2000; 22:1–12
[7] Hitchon PW, Torner JC, Haddad SF, et al. Management Options in Thoracolumbar Burst Fractures. Surg Neurol. 1998; 49:619–627
[8] Klerk LWL, Fontijne PJ, Stijnen T, et al. Spontaneous remodeling of the spinal canal after conservative management of thoracolumbar burst fractures. Spine. 1998; 23:1057–1057
[9] Dai LY. Remodeling of the spinal canal after thoracolumbar burst fractures. Clin Orthop. 2001; 382: 119–119
[10] Baaj AA, Reyes PM, Yaqoobi AS, et al. Biomechanical advantage of the index-level pedicle screw in unstable thoracolumbar junction fractures. J Neurosurg Spine. 2011; 14:192–197
[11] Vaccaro AR, Zieller SC, Hulbert RJ, et al. The thoracolumbar injury severity score: a proposed treatment algorithm. Journal of Spinal Disorders Tech. 2005; 18:209–215
[12] Vaccaro AR, Lehman RA,Jr, Hurlbert RJ, et al. A new classification of thoracolumbar injuries: the importance of injury morphology, the integrity of the posterior ligamentous complex, and neurologic status. Spine. 2005; 30:2325–2333
[13] Bose B, Osterholm JL, Northrup BE, et al. Management of Lumbar Translocation Injuries: Case Reports. Neurosurgery. 1985; 17:958–961
[14] Blumenkopf B, Daniels T. Intraoperative Ultrasonography (IOUS) in Thoracolumbar Fractures. J Spinal Disord. 1988; 1:86–93
[15] Consensus Development Conference. Prophylaxis and Treatment of Osteoporosis. Am J Med. 1991; 90:107–110
[16] Johnell O, Kanis JA. An estimate of the worldwide prevalence and disability associated with osteoporotic fractures. Osteoporos Int. 2006; 17:1726–1733
[17] Daniell HW. Osteoporosis of the Slender Smoker: Vertebral Compression Fracture and Loss of Metacarpal Cortex in Relation to Postmenopausal Cigarette Smoking and Lack of Obesity. Arch Int Med. 1976; 136:298–304
[18] Shahinian VB, Kuo YF, Freeman JL, et al. Risk of fracture after androgen deprivation for prostate cancer. N Engl J Med. 2005; 352:154–164
[19] Kanis JA, Melton J, Christiansen C, et al. The Diagnosis of Osteoporosis. J Bone Miner Res. 1994; 9:1137–1141
[20] Choice of Drugs for Postmenopausal Osteoporosis. Med Letter. 1992; 34:101–102
[21] Riggs BL, Melton LJ. The Prevention and Treatment of Osteoporosis. N Engl J Med. 1992; 327:620–627
[22] Khosla S, Riggs BL. Treatment Options for Osteoporosis. Mayo Clin Proc. 1995; 70:978–982
[23] Drugs for Prevention and Treatment of Postmenopausal Osteoporosis. Med Letter. 2000; 42:97–100
[24] Cummings SR, Karpf DB, Harris F, et al. Improvement in spine bone density and reduction in risk of vertebral fractures during treatment with antiresorptive drugs. Am J Med. 2002; 112:281–289
[25] Rossouw JE, Anderson GL, Prentice RL, et al. Risks and benefits of estrogen plus progestin in healthy postmenopausal women: principal results From the Women's Health Initiative randomized controlled trial. JAMA. 2002; 288:321–333
[26] Holmberg L, Anderson H, , et al. HABITS (hormonal replacement therapy after breast cancer–is it safe?), a randomised comparison: trial stopped. Lancet. 2004; 363:453–455
[27] Office of Dietary Supplement - National Institutes of Health. Dietary supplement fact sheet: Calcium. 2018. https://dietary-supplements.info.nih.gov/ factsheets/ Calcium-HealthProfessional/
[28] Office of Dietary Supplement - National Institutes of Health. Dietary supplement fact sheet: Vitamin D. 2018. http://dietary-supplements.info.nih.gov/factsheets/ vitamind.asp
[29] Once-A-Week Risedronate (Actonel). Med Letter. 2002;

44:87–88
[30] Raloxifene for Postmenopausal Osteoporosis. Med Letter. 1998; 40:29–30
[31] Bell NH. RANK ligand and the regulation of skeletal remodeling. J Clin Invest. 2003; 111:1120–1122
[32] McClung MR, Lewiecki EM, Cohen SB, et al. Denosumab in postmenopausal women with low bone mineral density. N Engl J Med. 2006; 354: 821–831
[33] Kallmes DF, Comstock BA, Heagerty PJ, et al. A randomized trial of vertebroplasty for osteoporotic spinal fractures. N Engl J Med. 2009; 361:569–579
[34] Buchbinder R, Osborne RH, Ebeling PR, et al. A randomized trial of vertebroplasty for painful osteoporotic vertebral fractures. N Engl J Med. 2009; 361:557–568
[35] Wardlaw D, Cummings SR, Van Meirhaeghe J, et al. Efficacy and safety of balloon kyphoplasty compared with non-surgical care for vertebral compression fracture (FREE): a randomised controlled trial. Lancet. 2009; 373:1016–1024
[36] Deramond H, Depriester C, Galibert P, et al. Percutaneous Vertebroplasty with Polymethylmethacrylate. Radiol Clin North Am. 1998; 36: 533–546
[37] Cotten A, Dewatre F, Cortet B, et al. Percutaneous vertebroplasty for osteolytic metastases and myeloma: effects of the percentage of lesion filling and the leakage of methyl methacrylate at clinical follow- up. Radiology. 1996; 200:525–530
[38] Fourney DR, Schomer DF, Nader R, et al. Percutaneous vertebroplasty and kyphoplasty for painful vertebral body fractures in cancer patients. J Neurosurg. 2003; 98:21–30
[39] Choe DH, Marom EM, Ahrar K, et al. Pulmonary embolism of polymethyl methacrylate during percutaneous vertebroplasty and kyphoplasty. Am J Roentgenol. 2004; 183:1097–1102
[40] Bendok BR, Halpin RJ, Rubin MN, et al. Percutaneous vertebroplasty. Contemp Neurosurg. 2004; 26:1–6
[41] Gibbons KJ, Soloniuk DS, Razack N. Neurological injury and patterns of sacral fractures. J Neurosurg. 1990; 72:889–893
[42] Denis F, Davis S, Comfort T. Sacral fractures: An important problem. Retrospective analysis of 236 cases. Clin Orthop. 1988; 227:67–81
[43] Sabiston CP, Wing PC. Sacral fractures: classification and neurologic implications. J Trauma. 1986; 26: 1113–1115

64 贯通性脊柱损伤及脊柱损伤的长期治疗

64.1 脊柱火器伤

64.1.1 概述

大多数由手枪袭击引起。分布：颈椎 19%～37%，胸椎 48%～64%，腰椎 10%～29%（大致与脊柱节段的长度成正比）。平民枪弹伤所致脊髓损伤主要归因于子弹的直接损伤（不同于可由冲击波和气蚀效应造成损伤的军用武器）。无使用类固醇的指征（见章节 60.3.3)。

64.1.2 手术适应证

1. 马尾损伤（不论完全性或不完全性）伴神经根压迫症状[1]。
2. 神经功能恶化：提示可能存在硬脊膜外血肿。
3. 神经根压迫。
4. 脑脊液漏。
5. 脊柱失稳：在单纯脊柱枪弹伤中罕见。
6. 摘除铜壳弹头：铜可引起强烈的局部反应[2]。
7. 不完全损伤：存在较大争议，一些研究显示手术可以改善预后[3]，另一些研究则显示与保守治疗无显著区别。
8. 行清创术以降低感染风险：由于军事枪弹伤可导致大量组织损伤，大多数平民枪弹伤损伤较小（除子弹射入消化道或呼吸道），因此清创术对前者更重要。
9. 血管性损伤。
10. 晚期并发症的手术治疗：
    1) 弹头移位。
    2) 铅毒性[4]（铅中毒）：只有当弹头卡在关节、滑囊或椎间盘间隙中时，铅才会被吸收。临床表现包括：贫血、中毒性脑病、运动神经元病、肾病、腹部绞痛等。
    3) 迟发性脊椎不稳：尤其在术后。

64.2 颈部贯通伤

64.2.1 概述

大多数情况下，颈部软组织损伤由普外科／创伤科医师和（或）血管外科医师负责。但是，根据各地区实际情况，神经外科医师也可能需要参与此类创伤的治疗，有些病人也可能发生神经外科相关的脊柱损伤（见章节 64.1）。

颈部贯通伤的致死率约为 15%，早期死亡大多数是由于气道损伤造成的窒息，或开放性损伤造成失血过多或胸腔和上呼吸道内出血；晚期死亡主要是由脑缺血或脊髓损伤并发症引起的。

64.2.2 血管性损伤

静脉损伤约占颈部贯通伤的 18%，动脉损伤约占 12%。在颈部动脉中，颈总动脉最常受累，其次是颈内动脉、颈外动脉和椎动脉。预后可能与入院时神经功能状况密切相关，与治疗关系不大。

椎动脉：主要是贯通伤。由于邻近其他血管、脊髓和神经根，因此很少发生单纯的椎动脉损伤。72% 的椎动脉损伤都无阳性体征[5]。

64.2.3 分类

创伤科医师传统上将颈部贯通伤分为 3 个区域[6]，尽管定义有些差别，但下面所列分区方法接受度较高[7]：

Ⅰ区：锁骨头以下区域，包括胸廓出口。

Ⅱ区：从锁骨到下颌角。

Ⅲ区：从下颌角到颅底。

64.2.4 评估

神经系统检查：全身功能缺损可能由休克或窒息所致低氧血症引起。脑神经功能缺损通常是由血管损伤，脑缺血引起的。局部体征可能与脑神经损伤相关。单侧上肢运动障碍可能与臂丛神经或神经根受累有关。正中神经或尺神经功能障碍可能是由于腋动脉近端的假性动脉瘤压迫所致。脊髓受累可以表现为完全性脊髓损伤或不完全脊髓损伤（见章节 59.9.3）。脊髓损伤引起的休克通常合并心动过缓（见章节 59.2.3），不同于低血容量性休克所引起的心动过速。

颈椎 X 线片：评估损伤的弹道和颈椎的完整性。

血管造影：病情稳定的前提下尽量进行（尤其是Ⅰ区或Ⅲ区损伤者，以及Ⅱ区无其他探查指征者，或存在后三角贯通伤的病人，或伤口邻近横突有椎动脉受损可能者）。有活动性出血的病人应立即送往手术室，不进行术前血管造影。血管造影异常包括：

1. 血液外渗：
   1）软组织内血肿，可能压迫气道。
   2）假性动脉瘤。
   3）动静脉瘘。
   4）出血进入气道。
   5）外出血。
2. 动脉内膜剥脱，伴有：
   1）血管腔闭塞。
   2）管腔狭窄（包括可能出现的“线样征”）。
   2）被软组织或碎骨片所闭塞。

64.2.5 治疗

气道

病情平稳且无气道受累的病人不应为维持气道通畅而行“预防性”气管插管。血流动力学不稳定或气道受压的病人应立即行气管插管。可选：

- 气管内插管：首选。
- 环甲膜切开术：若不能进行气管内插管（如气管偏斜或病人躁动），或有颈椎损伤证据时禁忌活动颈部者，可行环甲膜切开术并使用 6 号或 7 号套管气管插管（病人病情平稳后可在手术室内行气管造瘘术）。
- 清醒病人经鼻气管插管：适用于伴有脊柱损伤的病人。

手术探查的适应证

主张对所有累及颈阔肌并进入颈前三角的病例进行手术探查[8]，但 40%～60% 的探查是阴性的。尽管可以根据血管造影结果选择入路，但一些学者建议对所有Ⅱ区损伤的病例进行探查以避免假阴性结果[9]。

血管损伤的手术治疗

一些病例可能适合介入技术，尤其是已经在介入设备上接受血管造影的病人。但活动性出血的病人通常需要在手术室接受手术治疗。

颈总动脉：可选择原位修补、血管移植或结扎。由于颈总动脉闭塞所致昏迷或严重卒中的病人死亡率≥40%，因此不建议行血管重建术[7]，然而动脉结扎术的预后更差。建议对无神经功能障碍或症状轻微的病人行动脉损伤修补术。建议对颈内动脉出血难以控制的病人进行动脉结扎，也曾应用于 1 例颅底造影剂溢出的病人[10]。

椎动脉：治疗方式通常是结扎而非直接修补[11]，尤其是在探查时出血者。不太紧急的情况（如动静脉瘘），需要在阻断前获知对侧椎动脉的通畅性，以及其经过基底动脉反流灌注同侧小脑后下动脉的能力（15% 的病例通过血管造影可发现异常，不宜结扎）。经前入路将胸锁乳突肌由胸骨游离可以实现椎动脉的近端结扎。此外，还可以通过介入技术如可脱性球囊完成近端阻断，或使用血栓形成性弹簧圈治疗假性动脉瘤。如需要阻断动脉远端，则必须通过手术完成暴露和结扎。横突孔内椎动脉血栓形成性损伤的可选治疗方案尚不清楚，但如果不能进行阻断，则可能需要行动脉旁路移植术。

64.3 迟发型颈椎失稳

64.3.1 概述

定义（修订版[12]）：损伤 20 天后发现的颈椎失稳（见章节 59.2）。可能是迟发的失稳，也可能是漏诊。

64.3.2 病因

迟发型颈椎失稳的原因：

1. 不充分的影像学评估[13]：
   1) 检查不完全（如检查至 C7～T1 关节）。
   2) 未达标的检查：运动伪影、体位不正确等。病因包括：病人由于躁动或醉酒而配合度差、使用便携式胶片、技术不合格等。
2. X 线片漏诊：
   1) 忽略骨折、半脱位。
   2) 尽管进行了适当而充分的 X 线检查，但没能显示损伤。参考 X 线诊断范围的建议（见章节 68.5.1）：
      - 骨折类型在影像学检查结果上显示。
      - 病人体位（如仰卧位）使异常排列的程度减小。
      - 颈椎肌肉痉挛可能掩盖损伤。
      - 微骨折。
   3) 不适宜的诊断模型：有些病变在特定诊断模型下会被判断为稳定的，长期观察可能是不稳定的（并没有完美的失稳模型）。

64.3.3 额外检查的适应证

影像学检查不合格、半脱位 <3mm 或考虑手术的伴有神经功能缺损、持续疼痛、显著的退行性改变的病人应在伤后数周做进一步检查或复查 X 线片[14]。

64.4 脊髓损伤后的迟发性恶化

病因包括：

1. 外伤后脊髓空洞症（见章节 73.5）。症状潜伏期为 3 个月至 34 年。
2. 亚急性进行性上行性脊髓病（SPAM）：罕见，中位发生时间为伤后 13 天（范围：4～86 天）[15]。信号异常向上扩展至原发损伤 4 个节段以上。
3. 未发现的脊柱失稳[16]：平均延迟诊断的时间为 20 天。
4. 脊髓栓系：可能是由伤处的瘢痕组织造成的。
5. 迟发性硬脊膜外血肿（SEH）：大多数症状性 SEH 发生于术后 72 小时内，但还有更长时间的报道[17]。
6. 神经元、少突胶质细胞和星形细胞的凋亡[18]：急性期即发生，在 SCI 慢性期加剧（SCI 后数月到数年）。
7. 胶质瘢痕形成：占位效应，同时也会释放损伤残存神经元的因子[19]。

64.5 脊柱损伤的长期治疗

64.5.1 概述

下列大部分内容都见于本手册的其他章节，但都与SCI相关，详见章节。

- 自主神经反射亢进：见下文。
- 异位成骨，包括关节旁异位骨化：15%～20% 的瘫痪病人出现部分关节骨化。
- 骨质疏松和病理性骨折（见章节 63.3）。
- 强直痉挛（见章节 98.5）。
- 脊髓空洞症（见章节 73.4）。
- 深静脉血栓形成（见章节 60.3.5）：见下文。
- 肩手综合征：可能持续存在。

64.5.2 SCI 病人的呼吸道管理

欲使高节段 SCI 病人脱离呼吸机，换用 Pulmonaid® 降低 CO_2 负荷可能有所帮助。

由于腹肌瘫痪使咳痰无力，颈椎 SCI 病人常发生肺炎。

64.5.3 自主神经反射亢进

概述

要 点

- 对正常良性刺激自主神经反射亢进。
- 仅发生于约 T6 以上 SCI 病人。
- 病人主诉重击样头痛，损伤节段以上潮红、多汗。
- 可能危及生命，需要快速控制高血压，检查并消除有害刺激。

亦称为自主神经反射失调。自主神经反射亢进（AH）[20，21]是一种自主神经对正常温和刺激的过度反应（通常是交感神经主导）。在四肢瘫和高位截瘫病人中发生率约为30%（文献报道最高可达66%～85%），但T6节段以下损伤的病人不会发生（只有损伤层面位于内脏支配区以上才可能发生AH，而内脏支配区通常位于T6或以下）。在伤后12～16周内很少发生。

发作期间，去甲肾上腺素（NE）（而非肾上腺素）释放。对NE的高反应性可能一部分是由于儿茶酚胺静息水平低于正常所致。自身稳态反应包括血管收缩（损伤层面以上）和心动过缓（然而交感神经兴奋可能引起心动过速）。

刺激源

导致AH发作的刺激源：

1. 膀胱：76%［扩张（73%）、尿路感染（3%）、膀胱结石等］。
2. 直结肠：19%［粪便嵌顿（12%）、使用灌肠剂或栓剂（14%）］。
3. 压疮／皮肤感染：4%。
4. 深静脉血栓形成。
5. 其他：穿衣过紧或腿袋束缚，进行膀胱镜检查或压疮清创等操作，也有耻骨上膀胱置管的报道。

临床表现

1. 阵发性高血压：90%。
2. 焦虑。
3. 多汗。
4. 竖毛。
5. 重击样头痛。
6. 眼部症状：
   1) 瞳孔散大。
   2) 视物模糊。
   3) 眼睑回缩或眼睑反应迟滞。
7. 面部、颈部和躯干发红：25%。
8. 损伤层面以下皮肤苍白（由于血管收缩引起）。
9. 心率：心动过快（38%）或较基线轻度上升，心动过缓（10%）。
10. 面部和颈部斑点：3%。
11. 骨骼肌震颤。
12. 强直状态加重。
13. 阴茎勃起。
14. 霍纳征。
15. 85%出现三联征：多汗、头痛、皮肤血管扩张。

评估

在恰当的情况下（如四肢瘫的病人出现急性膀胱膨大），通过症状可以确诊。

该病很多特点在嗜铬细胞瘤中也较为常见。针对儿茶酚胺水平的研究所得的结果不一致，AH 病人均有轻度升高。AH 的鉴别特点是面部皮肤潮红多汗，而身体其他部位出现皮肤苍白和血管收缩（不同于嗜铬细胞瘤）。

治疗

1. 立即抬高床头（降低颅内压），每 5 分钟测一次血压。
2. 治疗选项：寻找和消除有害刺激。
   1) 确保膀胱排空（如果有尿管，检查是否打结或有沉淀物阻塞）。注意：膀胱灌洗可能加重 AH（可考虑耻骨上穿刺术）。
   2) 检查大便（避免直肠指诊，可能加重病情）。腹部触诊或行腹部 X 线检查（由此产生的 AH 一般可自行缓解，无须人工解除嵌塞）。
   3) 检查皮肤和甲沟有无溃疡或感染。
   4) 去除紧身衣物。
3. 极端的高血压或反应迟钝者需要立即治疗以预防癫痫发作和（或）脑出血、高血压性脑病。治疗时应留意避免发生低血压。用药包括：舌下含服硝苯地平[22]10mg、静脉注射酚妥拉明（α 受体阻滞剂）（见章节 38.4.10）或尼卡地平（见章节 6.1）。
4. 考虑使用地西泮（Valium®）2～5mg 静脉推注（<5mg/min），解除骨骼肌和平滑肌痉挛（包括逼尿肌），也有抗焦虑作用。

预防

好的排便／排尿功能和皮肤护理是最好的预防措施。

复发病人的预防

- 酚苄明（Dibenzyline®）：一种 α 受体阻断剂。在急性发作时作用差，在激动交感神经节 α 受体方面不如儿茶酚胺有效[23]。当交感神经兴奋性降低后病人可能出现低血压。因此，酚苄明仅用于难治性病例（注意：不会影响由乙酰胆碱介导的多汗）。
  成人：文献用量范围宽泛，平均 20～30mg 口服，每天 2 次。
- β 受体阻断剂：与 α 受体阻断剂协同作用，避免因单纯 β_2 受体激动导致低血压（理论上的考量）。
- 非那吡啶（Pyridium®）：典型的麻醉药，经尿路排泄。可能减少膀胱壁的刺激，但是应尽量治疗原发刺激。
  成人：200mg 口服，每天 2 次，餐后服药。规格：100mg、200mg 片剂。
- “根治措施”如交感神经切断术、骨盆或阴部神经切断术、声带切除术或囊内乙醇注射等在过去曾被推荐过，但很少采用，且可能损害回避反射。

- 刺激性操作前预防性使用麻醉药，即使是在因脊柱损伤可能无须麻醉的区域。硝苯地平 10mg 舌下含服对预防和治疗膀胱镜检查期间的 AH 十分有效。

（马永刚 译 邓晓峰 校）

参考文献

[1] Robertson DP, Simpson RK. Penetrating Injuries Restricted to the Cauda Equina: A Retrospective Review. Neurosurgery. 1992; 31:265–270

[2] Messer HD, Cereza PF. Copper Jacketed Bullets in the Central Nervous System. Neuroradiology. 1976; 12:121–129

[3] Benzel EC, Hadden TA, Coleman JE. Civilian Gunshot Wounds to the Spinal Cord and Cauda Equina. Neurosurgery. 1987; 20:281–285

[4] Linden MA, Manton WI, Stewart RM, et al. Lead Poisoning from Retained Bullets. Pathogenesis, Diagnosis, and Management. Ann Surg. 1982; 195: 305–313

[5] Reid JDS, Weigelt JA. Forty-Three Cases of Vertebral Artery Trauma. J Trauma. 1988; 28:1007–1012

[6] Monson DO, Saletta JD, Freeark RJ. Carotid Vertebral Trauma. J Trauma. 1969; 9:987–989

[7] Perry MO, Rutherford RB. Injuries of the Brachiocephalic Vessels. In: Vasc Surg. 4th ed. Philadelphia: W.B. Saunders; 1995:705–713

[8] Fogelman MJ, Stewart RD. Penetrating Wounds of the Neck. Am J Surg. 1956; 91:581–596

[9] Meyer JP, Barrett JA, Schuler JJ, et al. Mandatory versus Selective Exploration for Penetrating Neck Trauma. A Prospective Assessment. Arch Surg. 1987; 122:592–597

[10] Ledgerwood AM, Mullins RJ, Lucas CE. Primary Repair vs Ligation for Carotid Artery Injuries. Arch Surg. 1980; 115:488–493

[11] Meier DE, Brink BE, Fry WJ. Vertebral Artery Trauma: Acute Recognition and Treatment. Arch Surg. 1981; 116:236–239

[12] Herkowitz HN, Rothman RH. Subacute Instability of the Cervical Spine. Spine. 1984; 9:348–357

[13] Walter J, Doris P, Shaffer M. Clinical Presentation of Patients with Acute Cervical Spine Injury. Ann Emerg Med. 1984; 13:512–515

[14] Delfini R, Dorizzi A, Facchinetti G, et al. Delayed Post-Traumatic Cervical Instability. Surg Neurol. 1999; 51:588–595

[15] Planner AC, Pretorius PM, Graham A, et al. Subacute progressive ascending myelopathy following spinal cord injury: MRI appearances and clinical presentation. Spinal Cord. 2008; 46:140–144

[16] Levi AD, Hurlbert RJ, Anderson P, et al. Neurologic deterioration secondary to unrecognized spinal instability following trauma - a multicenter trial. Spine. 2006; 41:451–458

[17] Parthiban CJKB, Majeed SA. Delayed spinal extradural hematoma following thoracic spine surgery and resulting in paraplegia: a case report. 2008. http://www.jmedicalcasereports.com/content/2/1/ 141

[18] Liu XZ, Xu HM, Hu R, et al. Neuronal and glial apoptosis after traumatic spinal cord injury. J Neurosci. 1997; 17:5395–5406

[19] Liverman CT, Altevogt BM, Joy JE, et al. Spinal cord injury: progress, promise and priorities. Washington, D.C. 2005

[20] Erickson RP. Autonomic Hyperreflexia: Pathophysiology and Medical Management. Arch Phys Med Rehabil. 1980; 61:431–440

[21] Kewalramani LS, Orth MS. Autonomic Dysreflexia in Traumatic Myelopathy. Am J Phys Med. 1980; 59:1– 21

[22] Dykstra DD, Sidi AA, Anderson LC. The Effect of Nifedipine on Cyctoscopy-Induced Autonomic Hyperreflexia in Patients with High Spinal Cord Injuries. J Urol. 1987; 138:1155–1157

[23] Sizemore GW, Winternitz WW. Autonomic Hyper-Reflexia - Suppression with Alpha-Adrenergic Blocking Agents. N Engl J Med. 1970; 282

第十六部分

脊柱与脊髓

XVI

65 腰痛与神经根病变

65.1 腰痛 - 概述

要 点

见参考文献[1]。

- 腰痛是一种常见症状，约 85% 的病例诊断不明。
- 在腰痛症状出现的 4 周内，通过初步评估即能发现“危险信号”（提示潜在的严重疾病），否则影像学及进一步检查通常意义不大。
- 缓解症状的最佳方法是使用非处方镇痛药和（或）腰部按摩。
- 应该适当卧床休息，但最好不要超过 4 天，应鼓励病人尽早恢复日常生活及工作。
- 89%～90% 病人的症状无须任何治疗也会在 1 个月内减轻（包括椎间盘突出造成的坐骨神经痛）。

腰痛（LBP）十分普遍，是第二常见的就诊原因[2]。腰痛是继普通感冒后第二位影响工作的原因。腰痛约占门诊病例的 15%，在小于 45 岁的人群中是最常见的致残原因[3]。终身患病率为 60%～90%，年患病率是 5%[4]。其中，有神经根症状的病例仅占 1%，腰椎间盘突出症仅占 1%～3%。多数 LBP 的病人预后良好，无须治疗或仅对症处理，多数病人亦可好转。

65.2 椎间盘

65.2.1 概述

椎间盘的功能是维持脊柱运动的稳定性，并在运动中起到支撑与承重作用。椎间盘是人体最大的非血管结构，这赋予了它一些独特的性质。

65.2.2 解剖

纤维环[5]：为多层韧带性结构，位于椎间盘周缘部，与软骨终板及软骨环相连，并包裹髓核。

髓核：椎间盘的中央部分，是脊索的残留结构。

椎间盘囊[5]：由纤维环的多层纤维和后纵韧带组成（该术语很实用，因为纤维环和后纵韧带这两种组织在影像学上可能难以区分）。

65.3 椎间盘病变的命名

以往，椎间盘病变的命名存在争议并且尚未标准化，规范椎间盘病变命名的委员会公布了所推荐的命名分类 2.0 版本[6]。其中一些有助于临床诊断报告与科研命名保持一致，但可能不适用于临床工作。部分命名分类可见表 65-1。

椎间盘退行性变（见表 65-1）：有人认为椎间盘退行性改变可引起根性疼痛，其产生机制可能为炎性改变[7]，但该观点并未被普遍接受。

真空性椎间盘：椎间盘中存在气体（影像学显示存在空腔，如图 69-3a），通常提示椎间盘退行性变，而非感染。真空性椎间盘常过度活动，因此更适用于手术治疗。

表 65-1 腰椎间盘病变的命名[6]

术语	描述
纤维环撕裂	纤维环的纤维之间断裂，纤维从椎体附着点撕脱，或纤维呈放射状、横向或同心圆性破裂
退行性变	干燥、纤维化、椎间盘空间狭小，纤维环呈弥漫性膨胀并超出椎间盘边缘、广泛破裂（纤维环多重撕裂），纤维环黏液样退变，终板缺损或硬化，椎体突起处有骨赘生成
椎间盘退行性疾病	椎间盘退行性变（同上）相关症状的临床综合征，通常也包括椎间盘以外结构的退行性变
椎间盘膨出	椎间盘结构整体位移超出椎间盘边缘（通常定义为大于 50% 或 180°），并非突出。椎间盘膨出可能是一种正常表现，可无临床症状
椎间盘突出	椎间盘结构局部移位超出椎间隙边缘（小于 50% 或小于 180°）
	局灶型：小于椎间盘周长的 25%
	广基型：椎间盘周长的 25%～50%
	凸出型：椎间盘碎片在任一方向不存在狭“颈”
	挤出型：椎间盘碎片在至少一个方向上存在狭“颈”，包括两种亚型： 1）分离型：碎片与原有椎间盘脱离（也称游离碎片） 2）移行型：碎片在挤出位置产生位移，不论是否分离
	椎体内突出型（即许莫结节）（见章节 66.1.14）：椎间盘沿头尾方向通过软骨终板疝入椎体

65.4 椎体骨髓改变

与退行性病变或炎性改变相关。Modic 根据 MRI 特点对椎体骨髓改变进行分型[8]，见表 65-2。

表 65-2 Modic 分型

Modic 分型	信号改变		描述	
	T_1WI	T_2WI		
1[a]	↓	↑	急性或亚急性炎症所致的骨髓水肿	
2	↑	等信号或↑	骨髓由脂肪组织替代	（慢性改变）
3	↓	↓	少见。表现为反应性软骨下骨硬化，与临床表现无明显相关性	（慢性改变）

[a] Modic1 型在 STIR 序列中无信号改变（与脑脊液 / 水信号特征相似）。该分型所表现的腰背痛可能与骨融合相关（见章节 65.14.3）

65.5 临床术语

▶ *神经根病变* 神经根功能障碍（症状和体征包括：神经根分布区域疼痛、感觉异常，神经根支配区域肌无力及牵张反射减退）。

▶ *劳损性腰痛*（见章节 65.1） 也称“肌骨”腰背痛（两者均为非专业性术语）。是最常见的腰痛。可能是由椎旁肌和（或）韧带劳损、关节面刺激等因素造成。不包括器质性病变（如肿瘤、椎间盘突出等）。

▶ *坐骨神经痛* 疼痛沿坐骨神经分布，通常由神经根受压所致（坐骨神经由 L1～L5 神经根组成）。

65.6 功能障碍、疼痛和预后评价

通过建立腰痛功能障碍评分系统以评估预后。一些广为应用的评分如下：

1. 视觉模拟评分法：应用于各种疼痛。要求病人在标尺中标出他们的疼痛水平，标尺刻度范围为 0（无痛）到 10（最痛）。
2. Oswestry 功能障碍指数（ODI）[9]：应用于腰痛的等级评分。目前有 4 个广泛应用的英文版本[10]，其中 2.0 版本[11]较为推荐[10]。包括 10 项问题，均涉及日常活动。每项为 0～5 分（5 分代表最严重的功能障碍），所有的分数相加乘以 2% 得到最终分数（范围：0～100%）。最终分数的相关注释见表 65-3。分数大于 45% 被认为完全残疾。该评分特别适用于青少年。

表 65-3 Oswestry 功能障碍指数

评分	注释
0%~20%	轻度功能障碍：可以完成大部分日常活动
21%~40%	中度功能障碍：疼痛并难以完成坐、起立、站立动作。病人可能因此难以工作
41%~60%	重度功能障碍：疼痛是主要的原因，但其他方面也相应受到影响
61%~80%	残疾：腰背痛影响病人生活的各个方面
81%~100%	长期卧床，或因病人夸大相应症状

3. 罗兰－莫里斯残疾问卷[12]。
4. 简表 36（SF36）[13]。

65.7 腰痛的鉴别诊断

腰痛鉴别诊断（见章节 65.3）部分与脊髓病重叠。多数情况下（85%）可作出非特异性诊断[14]，但通常可以排除一些严重和（或）危险性疾病。

65.8 腰背痛病人的初步评估

65.8.1 背景

初步评估包括病史采集和体格检查，重点在于鉴别严重的潜在疾病，例如骨折、肿瘤、感染以及马尾综合征（见章节 66.1.9）。表现为腰背痛的严重疾病相对少见。

65.8.2 病史

已经发现以下信息有助于鉴别患有潜在严重疾病（如癌症或椎管内感染）的病人。表 65-4 显示了敏感性和特异性。

1. 年龄。
2. 肿瘤病史（特别是有骨转移倾向的恶性肿瘤，如前列腺癌、乳腺癌、肾癌、甲状腺癌、肺癌、淋巴瘤／黑色素瘤）。
3. 不明原因的体重减轻。
4. 免疫抑制：由类固醇、器官移植后药物治疗或 HIV 造成。
5. 长期使用类固醇。
6. 症状持续时间。
7. 对既往治疗的反应性。
8. 休息时疼痛加重。
9. 皮肤感染病史：尤其是疖。

表 65-4 腰痛病人各种病史发现的敏感性和特异性

疾病	病史	敏感性	特异性
肿瘤	年龄≥50 岁	0.77	0.71
	既往肿瘤病史	0.31	0.98
	不明原因的体重减轻	0.15	0.94
	保守治疗 1 个月后无改善	0.31	0.90
	以上任意 1 项	1.00	0.60
	疼痛持续时间 >1 个月	0.50	0.81
脊柱骨髓炎	静脉吸毒、尿路感染或皮肤感染	0.40	无资料
压缩骨折	年龄≥50 岁	0.84	0.61
	年龄≥70 岁	0.22	0.96
	外伤	0.30	0.85
	使用类固醇	0.06	0.995
腰椎间盘突出	坐骨神经痛	0.95	0.88
椎管狭窄	假性跛行	0.60	无资料
	年龄≥50 岁	0.90[a]	0.70
强直性脊柱炎	以下 4 点均符合	0.23	0.82
	发病年龄≤40 岁	1.00	0.07
	仰卧时疼痛不缓解	0.80	0.49
	晨起背部僵直	0.64	0.59
	疼痛持续时间≥3 个月	0.71	0.54

[a] 估计值

10. 静脉吸毒病史。
11. 泌尿道或其他部位感染。
12. 膝以下放射痛。
13. 持续性下肢麻木或无力。
14. 严重的外伤史：在年轻病人中通常包括机动车事故、高处坠落或背部遭受猛击。老年病人则为跌倒、提重物，对于骨质疏松症的病人，甚至激烈咳嗽也可能造成骨折。
15. 马尾综合征的表现（见章节 66.1.9）：
    1) 膀胱功能障碍（通常是尿潴留或充盈性尿失禁）或大便失禁。
    2) 鞍区感觉减退（见章节 66.1.9）。
    3) 单侧或双侧下肢无力或疼痛。
16. 心理或社会经济因素可能影响病人对症状的描述（见章节 65.13），医师应询问以下内容：

1）工作状况。
2）主要工作内容。
3）受教育程度。
4）未决的诉讼。
5）工人的赔偿金或伤残问题。
6）既往无效的治疗。
7）药物滥用。
8）抑郁症。

65.8.3 体格检查

体格检查与病史采集相比，对鉴别是否患有肿瘤等疾病意义较小，但对于脊柱感染可能有较大帮助。

1. 脊柱感染（见章节 21.5）：以下临床表现提示存在这种可能性（但也可见于非感染病人）。
   1）发热：常见于硬膜外脓肿及脊柱骨髓炎，在椎间盘炎中相对少见。
   2）脊柱压痛。
   3）脊柱活动严重受限。
2. 神经系统损伤症状：以下体格检查可以发现多数因 L4～L5 或 L5～S1 椎间盘突出（神经根病变超过九成归因于此）引起明显临床症状的神经根损伤。若体格检查仅局限于以下内容，可能无法发现较少见的高位腰段椎间盘突出（见章节 66.1.10），而这种情况也难以通过体格检查发现。
   1）踇趾和踝部背屈肌力：肌力减小提示 L5 和部分 L4 功能障碍。
   2）跟腱反射：反射消失提示 S1 神经根功能障碍。
   3）足部轻触觉：
      - 踝和足内侧消失：提示 L4 神经根功能障碍。
      - 足背消失：提示 L5 功能障碍。
      - 踝和足外侧消失：提示 S1 功能障碍。
   4）直腿抬高试验（SLR），同时行对侧 SLR（见章节 66.1.6）。

65.8.4 腰痛病人病史和体格检查中的“危险信号”

根据上述病史和体格检查，表 65-5 列出“危险信号”，提示可能存在导致腰痛的严重潜在疾病。同样，胸部疼痛相对少见，但也应提高警惕。

表 65-5 腰痛病人的“危险信号”

疾病	危险信号
肿瘤或感染	1. 年龄大于 50 岁或小于 20 岁 2. 肿瘤病史 3. 不明原因的体重减轻 4. 免疫抑制治疗（见正文） 5. 尿路感染、静脉吸毒、发热或寒战 6. 腰痛休息后不缓解
脊柱骨折	1. 严重外伤病史（见正文） 2. 长期应用类固醇 3. 年龄大于 70 岁
马尾综合征或严重神经功能损伤	1. 急性尿潴留或充盈性尿失禁 2. 大便失禁或肛门括约肌张力消失 3. 鞍区感觉减退 4. 下肢肌力消失或进行性减退

65.9 影像学检查

65.9.1 概述

诊断腰椎管狭窄或椎间盘突出通常只有助于拟行手术的病人[15]。这些病人包括有适当临床症状但对足量疗程的非手术治疗疗效不满意者，并且没有手术禁忌证的病人。影像学的确诊通常需要 CT、脊髓造影、MRI，单一或联合使用（见下文）。无症状病人的脊髓造影[16]、CT[17]、MRI[18] 检查也可发现腰椎间盘膨出、突出或椎管狭窄（如在 MRI 中，24% 的无症状病人可发现椎间盘突出，4% 有椎管狭窄；在 60～80 岁的病人中分别为 36% 和 21%）[19]。所以应该依据临床症状对检查结果加以解读，并且脊柱节段和侧别应该与病史、体格检查和（或）其他生理学数据相对应。若将影像学检查作为大部分脊柱疾病的首要诊断评估方式，其应用效果有限[20]。

当没有提示严重疾病的危险信号时，在出现症状的第 1 个月不推荐进行影像学检查[1]。对于既往行腰背部手术的病人，增强 MRI 最为推荐。脊髓造影（有或无 CT）为有创检查，且增加并发症风险，所以仅在无法行 MRI 检查或其无法确诊，并且准备手术治疗时才应进行。

应用 MRI 和椎间盘造影来筛选适合融合术病人的推荐可见临床指南（见下文）。

65

Σ

对于以下病人建议进行影像学检查：
1. 怀疑良性疾病，症状持续4周以上，且程度较重必须考虑手术治疗，包括：
   1) 腰腿症状，神经根受压的特异性体征。
   2) 神经性跛行（见章节69.5.2）病史，或其他症状提示腰椎管狭窄。
   3) 脊柱畸形/脊柱不稳相关性症状，特别是随直立时间增加而明显的位置性腰背痛。
2. 重要体征：体格检查或其他检查结果提示另外一些严重侵犯脊柱的疾病（如马尾综合征、骨折、感染、肿瘤或其他占位性病灶或缺损）。

临床指南：MRI和椎间盘造影用于筛选腰椎融合术的病人*

1. Ⅱ级推荐[21]：
   1) 推荐MRI用于初步诊断性检查。
   2) MRI提示椎间盘正常的病人不应进行椎间盘造影或治疗。
   3) 腰椎间盘造影不应作为独立性检查。
   4) 在考虑所治疗的椎间盘节段时，如果应用椎间盘造影，应该有一致的疼痛[a]，并且MRI提示存在相应异常[b]。
2. Ⅲ级推荐[21]：若MRI结果不明确，应进行椎间盘造影，尤其对于明确异常的相邻节段。

* 对于应用关节注射治疗的推荐，见章节65.14.2临床指南

[a] 一致的疼痛：确切的疼痛或者与病人平时的疼痛相似（椎间盘造影可使既往无疼痛病史的病人出现严重的腰背部疼痛[22, 23]）

[b] MRI中的异常椎间盘形态：T_2WI上信号强度消失（“黑色椎间盘”），椎间盘压缩，有Modic改变（见表65-2）及高信号区域（这些改变也常见于无症状病人[24]）

65.9.2 腰骶X线片

概述

50岁以下的成人中，出现腰骶X线片异常的概率为1/2500[25]。X线片无法判断椎间盘突出和椎管狭窄的手术指征。该检查可以发现一些不明确的先天异常（如隐性脊柱裂）。在有症状和无症状的病人中，发生退行性变（包括骨赘）的概率相同。此外，应注意对性腺的辐射风险。一般不推荐在妊娠期进行此项检查。

推荐

若无“危险信号”（见下文），急性腰背部症状出现的第1个月内不推荐行常规检查。对于可能有脊柱恶性肿瘤、感染、炎性脊椎炎或明确骨折临床征象的病人，应行腰骶X线片检查。对这些病人，X线片可能仅为

初步评估手段，即使是 X 线片未发现异常，通常也需要进一步检查（CT、MRI 等）。这些疾病的危险信号包括：

- 年龄大于 70 岁，或小于 20 岁。
- 系统性疾病。
- 体温超过 100°F（或 38℃）。
- 恶性肿瘤病史。
- 近期感染病史。
- 马尾综合征相关的神经功能障碍（鞍区感觉减退、尿失禁或尿潴留、下肢无力，见章节 66.1.9）。
- 酗酒或静脉吸毒。
- 糖尿病。
- 免疫抑制的病人（包括长期类固醇治疗）。
- 近期尿路或脊柱手术的病人。
- 近期外伤史：任何年龄病人的严重外伤史，或 50 岁以上病人的轻微外伤史。
- 静息时疼痛不缓解。
- 疼痛持续 4 周以上。
- 不明原因的体重减轻。

X 线片通常采取正、侧位进行检查[26]。斜位和 L5～S1 节段俯位像需要接受 2 倍以上的放射剂量，且仅在 4%～8% 的病例中可提供更多信息[27]。特殊病例可进行此项检查（如侧位像发现脊椎前移时，可诊断脊椎滑脱）。

65.9.3 MRI

除非存在禁忌，MRI 平扫已成为大部分椎间盘突出和椎管狭窄病人的首选检查方法。MRI 诊断腰椎间盘突出的特异性和敏感性与 CT/ 脊髓造影相当，均高于单纯脊髓造影[1, 28, 29]。

优点：

- 在所有诊断性检查中，MRI 可以获得最多的软组织相关信息（椎间盘、脊髓、炎症等）。
- 提供椎管外相关组织的信息，如外侧型椎间盘突出（见章节 66.1.3）、肿瘤等。
- 无创且无电离辐射。

缺点：

- 严重疼痛或患幽闭恐惧症的病人可能难以保持静止不动。
- 骨组织显像较差。
- 早期出血显像较差（如硬脊膜外血肿）。
- 价格昂贵。

- 诊断脊柱侧弯相对困难，轴位像可能获得补充信息。
- 禁忌证：见 MRI 禁忌证（章节 13.2.9）。

表现：MRI 检查可以发现椎间盘突出压迫神经根或鞘囊，及明显的椎间盘退行性变[30]（T_2WI 信号消失，椎间盘高度消失），并有助于诊断感染和肿瘤。

65.9.4 腰骶 CT

若能够获得高质量的 CT 图像（如图片清晰，没有因移动或肥胖而产生伪影），则可以诊断大多数脊柱疾病。CT 对椎间盘突出症的敏感性是 80%～95%，特异性是 68%～88%[31，32]。即便如此，一些较大的椎间盘突出也可能被漏诊。此外，CT 对老年性椎间盘突出的诊断欠佳。当 MRI 可作为检查方式时，CT 则主要用于判断是否骨折或术前评估骨性结构。

椎间盘密度（Hounsfield 单位）约为硬膜囊的 2 倍。椎间盘突出的 CT 表现包括：

- 硬膜外脂肪缺失（正常为椎管前外侧呈低密度）。
- 硬膜囊“凸起”缺失（被突出的椎间盘压迫回缩）。

优点：

- 骨组织显像良好。
- 无创。
- 门诊可进行检查。
- 能够评估脊柱旁软组织（如排除肿瘤、椎旁脓肿等）。
- 较 MRI 的优点：扫描时间短（适用于无法长时间静卧的病人），较便宜，较少产生幽闭恐惧症，禁忌证少（见 MRI 禁忌证，章节 13.2.9）。

缺点：

- 有电离辐射（X 线）。
- 敏感性明显低于 MRI 或脊髓造影 /CT。

65.9.5 脊髓造影

经腰椎穿刺注射水溶性造影剂，在诊断椎间盘突出上能获得与 CT 相似的敏感性（62%～100%）及特异性（83%～94%）[33−36]。通常在脊髓造影后行 CT 扫描（脊髓造影 /CT），增加敏感性，更提高特异性[37]。脊髓造影可能无法显示位于 L5～S1 节段，硬膜囊与椎体后缘间较大间隙（不敏感区域）突出的椎间盘（CT 或 MRI 对此病变更有优势）。

优点：

1. 评估马尾综合征优于平扫 CT。
2. 可提供狭窄程度的“功能性”信息（只有特定体位时，高度梗阻处才能通过造影剂）。

3. 联合 CT 扫描可显示 MRI 中人工金属制品遮挡的部位。

缺点：

1. 可能遗漏硬膜外病变（包括极外侧椎间盘突出），但脊髓造影后连合 CT 扫描，敏感性可增加。
2. 有创：
   1) 必须停用某些药物，如华法林，且有时需改用肝素。
   2) 偶有副作用（腰椎穿刺后头痛、恶心、呕吐，少数出现癫痫）。
3. 严重碘过敏病人：
   1) 需做好碘过敏准备。
   2) 可能仍然会有风险（尤其对于严重碘过敏的病人）。

表现：HLD 在椎间盘水平产生硬膜外的充盈缺损。巨大的椎间盘突出或严重的腰椎管狭窄可能产生完全或近全梗阻。而在一些 HLD 的病例中，表现可能很细微，并且可能出现神经根套袖的造影剂充盈缺损（与对侧或其他节段的正常神经对比）。另一个细微的表现是侧位像上的“双影”。

65.9.6 骨扫描

见腰背疾病的骨扫描（章节 65.11)。

65.9.7 椎间盘造影

概述

在病人清醒状态下，由经皮穿刺针通过 Kambin 三角将水溶性造影剂直接注射至椎间盘髓核中（图 65-1)。检查结果取决于注射入椎间盘中的造影剂量、注射造影剂所用的压力、影像学成像（注射后椎间盘 X 线片或 CT 扫描）中的造影形态（包括椎间盘以外的造影剂漏出）、注射时病人反复疼痛。椎间盘造影的目的之一是确定可能产生“椎间盘源性疼痛”或“椎间盘疼痛综合征（见下文）”的脊柱节段，但这种观点存在争议。

评论

是一种侵袭性检查。检查结果意义不明确，可能发生并发症（椎间盘感染、椎间盘突出、CT 椎间盘造影放射剂量大）。虽然假阳性率没有如既往研究所报道（注射后疼痛率为 100%[22]）之高[38]，但无症状病人可能出现异常结果[22, 23]（上述检查均可能出现）。临床指南见章节 65.9.1。

65.10 腰背疾病的电生理检查

如果神经根病变的临床诊断明确，则不必做电生理检查[1]。

1. 针式肌电图（见章节 14.3)：可以对急慢性神经根功能障碍、脊髓

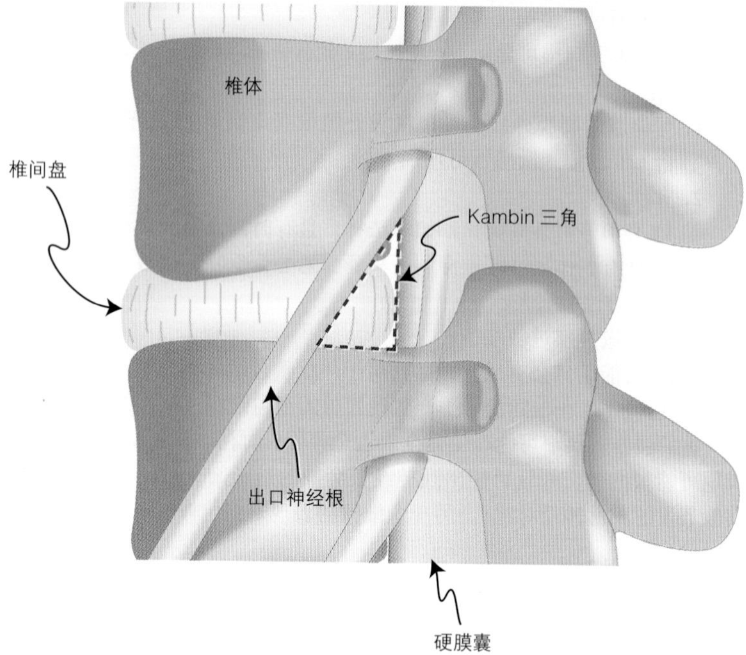

图 65-1 Kambin 三角

侧面观。Kambin 三角（粗体虚线）是一个直角三角形，以出口神经根为斜边，下位椎体的上终板为下边，硬膜囊为内侧边

病、肌病进行评估，同样也可用于疑有其他疾病（如神经病变）的病人，或用于肌力辅助评估。募集反应减弱可见于症状出现后的几天内，然而自发电活动（见章节 14.3.2）需要 10~21 天才会出现（故肌电图在前 3 周作用相对较小）。此外，其对正常肌肉的肌力检测通常没有意义。肌电图的准确性高度依赖于操作者，结合影像学检查和临床资料可提高诊断精确度[39]。神经根病变的检查结果，见章节 14.3。

2. H 反射（见章节 14.3.2）：测量通过神经根的感觉传导。仅可用于检查 S1 神经根病变[40]。其与跟腱反射相关。
3. 体感诱发电位（见章节 14.2.2）：评估外周神经和脊髓后柱的传入神经纤维。在某些影响脊髓背柱导致关节位置觉及本体感觉障碍的疾病（如脊髓型颈椎病）中可能是异常的。
4. 神经传导检查（包括神经传导速度）：有助于区分与神经根病变相似的急慢性卡压性神经病。
5. × 不推荐以下方法用于评估急性腰背疾病[1]：

1) F 波（见章节 14.3.2）：测量通过神经根的运动传导，用来检测近端神经病变。
2) 体表肌电图：使用体表电极（而非针），检查静止或运动时的急性和慢性募集反应。

65.11 腰背疾病的骨扫描

说明：注射带有放射性标记的化合物（通常为 ^{99m}Tc）后，由代谢活跃的骨组织吸收。用 γ 相机定位吸收放射性标记物的部位。整个检查的放射剂量与一组腰椎 X 线相当[1]。妊娠期间禁止进行此项检查。骨扫描后必须暂停哺乳，因为母乳中可出现放射性示踪物。

当病史或体格检查出现“危险信号”（见表 65-5）、实验室检查或 X 线片提示脊柱肿瘤[41]、感染[42]或隐性骨折时，骨扫描可作为一种敏感性适中的检查。其特异性不是很高，但能够定位隐性病灶，并有助于鉴别退行性变。当骨扫描出现阳性结果提示上述疾病时，通常必须用其他诊断性检查或操作加以确定（尚无骨扫描与 CT 或 MRI 对比的研究）。

对于症状持续时间较长、X 线片和实验室检查（尤其是 ESR 或 CRP）结果正常的腰背疾病，骨扫描的诊断作用不大[41]。

SPECT 扫描可在骨扫描基础上提供额外信息。

65.12 腰背疾病的热成像法

× 不推荐使用[1]。手术时无法准确预测是否出现神经根受压[43]，且在许多无症状病人中呈阳性表现[44]。

65.13 社会心理因素

虽然一些慢性腰背疼痛（持续时间超过 3 个月）的病人一开始便能明确诊断，但心理和社会经济因素（如抑郁症、继发性获益等）会影响疼痛的持续或加重。一项研究发现，心理学因素，尤其是明尼苏达多项人格测验（MMPI）中癔症或疑病症评分增加，比影像学表现能更好地预测结果[39]。目前，有学者提出一项包括 5 个因素的筛选标准[45]（任意 3 项阳性提示心理困扰）：

1. 下列项目较为可靠[46]：
   1) 模拟轴向加压时产生疼痛，如按压头顶。
   2) 表现不一致，如无法忍受仰卧位时直腿抬高（SLR），但坐位时可以忍受。

3）体格检查时产生过度反应。

2．下列项目较为不可靠[46]

1）表浅或广泛的不相称性压痛。

2）与解剖学范围不一致的运动或感觉异常（如：感觉异常表现在皮区、周围神经分布区等）。

然而这些信息的作用有限，并且仍没有提出针对它们的有效干预措施。因此，美国卫生保健政策研究机构（AHCRP）专家小组无法推荐特定的评估方法和干预手段[1]。

65.14 治疗

65.14.1 概述

最初可以采用非手术治疗方式（见下文）。但以下情况下应行急诊手术（不应考虑保守治疗）：

• 马尾综合征的症状：尿潴留、鞍区感觉障碍等（见章节 66.1.9）。

• 进行性神经功能障碍，或严重肌无力。

• 相对手术指征：足量镇痛药无法控制的严重疼痛（少见）。

特异性诊断（如腰椎间盘突出症或症状性腰椎管狭窄）的病人，若症状改善不满意，可行手术治疗。非特异性诊断的病人，治疗方式包括保守治疗及随访，以排除其他更严重疾病所导致的症状进展，而其早期症状往往并不明显。

65.14.2 "保守"治疗

指非手术治疗。也可用于治疗机械性腰痛和椎间盘突出引起的急性神经根病变。

推荐（基于 AHCPR 的结果[1]且无"危险信号"时适用。注意：以下可见一些相关参考文献，它们主要支持 AHCPR 专家小组的推荐。全面分析可见 Bigos 等人的相关研究[1]及其中的引文）：

1．活动方式改变：没有发现任何有充足证据的研究符合 AHCPR 专家小组提出的标准。但以下建议可能有所帮助：

1）卧床休息：最多 2～3 天。

• 理论目标是通过减少神经根和（或）椎间盘内压力（半卧位时最低[47]）来减轻症状。同时，也减少了引发疼痛的运动。

• 与逐渐恢复正常活动相比，长时间卧床休息（>4 天）会对病人产生不良影响（力弱、僵直、疼痛加重）[48]。

• 推荐：大多数患有腰部疾病的病人无须卧床休息。对于首发严重神经根症状的病人，卧床休息 2～4 天是一个选择，但可能并不优于随访观察[49]，并且可能有害[50]。

2) 活动方式改变：
- 目标是将症状控制在能够忍受的范围之内，同时继续充分活动，将对日常活动的干扰降至最低。
- 危险因素：虽然对其确切作用没有达成共识，但认为以下因素可增加腰部疾病的发生概率。包括需要重复提拉重物的工作，全身振动（来自车辆或工厂的设备），保持不对称的姿势，或长时间保持一种姿势（包括长时间保持坐位）。
- 推荐：暂时不要常提重物、久坐、弯腰或扭腰。树立活动目标，以便集中精力恢复预期的全部功能状态。

3) 体育锻炼（可作为物理治疗的一部分）：
- 出现症状的第 1 个月内，低强度的有氧锻炼可以减少因不活动产生的虚弱感。最初 2 周，可采取使用背部强度最小的锻炼：步行、骑行或游泳等。
- 如果症状持续存在，锻炼躯干肌肉（尤其是背部伸肌及腹肌）是有益的（最初 2 周，这些锻炼可能使症状加重）。
- 没有证据支持需要伸展背部肌肉加以锻炼，同样也没有证据显示特殊的背部锻炼器械优于传统锻炼。
- 出现疼痛症状时，限制锻炼强度比直接停止锻炼效果更好[51]。

2. 镇痛药：

1) 起病初期，可使用对乙酰氨基酚（APAP）或 NSAIDs（见章节 7.3.4）。一项关于急性 LBP 的研究[52]提出，与 APAP 联合标准化教育治疗（见下文）相比，NSAIDs 并无增加获益。

2) 严重疼痛，通常是严重的神经根疼痛，可能需要用更强的镇痛药（多为阿片类药物，见章节 7.3.5）。对于非特异性背痛，除使用 NSAIDs 或 APAP 外，没有其他方法能使病人更早地完全恢复活动性[1]。阿片类药物不应使用超过 2~3 周，在这段时间内应开始使用 NSAIDs，禁忌证除外。

3. 肌松药：

1) 治疗目的是通过缓解肌肉痉挛来减少疼痛。然而，目前没有研究证明肌肉痉挛会造成疼痛，而最常用的肌松药对肌肉痉挛没有外周作用。

2) 可能比安慰剂有效，但没有研究显示比 NSAIDs 更有效，联合 NSAIDs 用药并不比单独使用 NSAIDs 有效。

3) 可能的副作用：瞌睡（超过 30%）。多数厂商推荐使用不得超过 2~3 周。氯唑沙宗（ParafonForte® 及其他）等药物可能与严重致命的肝毒性相关[53]。

65

4. 教育（可作为物理治疗的一部分）：
   1) 用能够理解的词语向病人解释病情[54]，明确告知病人其病情大多会缓解[55]，这两种方式均较其他形式的治疗有效。
   2) 应告知病人适当的姿势、睡姿，提物技巧等。正规的纠正“背部疾病学校”或可有效[56]。早期可能获益，但长期有效性尚无定论[57]，并且质量和价格千差万别[1]。
5. 腰部推拿治疗（SMT）：为一种手法治疗方式，使用长短杠杆手法对脊柱施力，使选定的脊柱节段达到随意活动的最大范围，然后再施以压力（可作为物理治疗的一部分）：
   1) 对于存在急性腰背部疾病而无神经根病变的病人，在出现症状的第 1 个月内进行为期小于 1 个月的治疗可能有效（症状超过 1 个月的疗效尚不明确）。研究发现其与 APA+ 标准化教育治疗相比，无更多获益[52]。
   2) 针对神经根病变的病人，尚无充足证据推荐使用 SMT。
   3) 严重或进行性神经功能障碍的病人，尚未排除严重疾病前，不应采用 SMT 进行治疗。
   4) × 有关动脉夹层的报道：特别是颈椎 SMT 治疗导致的椎动脉夹层（见章节 83.9.2）和卒中，脊髓病变及硬膜外血肿；腰椎 SMT 治疗导致的马尾综合征[58, 59, 60]；脊柱推拿治疗获益的不确定性使人们对 SMT 产生怀疑[58]（尤其针对颈椎）。
6. 硬膜外注射：
   1) 硬膜外（皮质）类固醇注射（ESI）：尚无证据表明该治疗对急性神经根病变有效[61]。得出有效结论的大多为回顾性和非对照性研究，而前瞻性研究的结论差异较大[62]。在治疗后 3 周或 6 周可能出现一些改善（但并非功能性获益，且并不影响是否需要手术），而 3 个月时并无获益[63]。与急性疼痛相比，慢性背痛对该治疗的反应较差。当病人不适合使用口服药物或手术治疗时，ESI 可在短期内缓解神经根疼痛。
   2) 对于无神经根病变的 LBP，尚无证据支持使用硬膜外注射类固醇、局部麻醉药和（或）阿片类药物进行治疗。
   3) 对某些疾病（如腰椎管狭窄）的治疗效果尚无统一意见[62]，但大部分研究表明 ESI 可在短期内缓解症状（初次注射后 4～6 周，再次注射仅能延长更短的时间）。

× 对于急性腰背疼痛而无“危险信号”（见表 65-5）的病人，AHCPR 专家小组不推荐使用以下方法。

1. 药物治疗：
   1) 口服类固醇：随机进行 1 周口服地塞米松或安慰剂治疗，1 周或

1 年后效果均无差异[64]。

2) 秋水仙碱：证据相互冲突，有研究表明该药物有治疗效果[65]，而另一项研究显示其无治疗效果[66]。常见副作用是恶心、呕吐和腹泻[1]。

3) 抗抑郁药：多数研究表明该药物可用以治疗慢性背痛。一项方法学欠佳的研究表明，抗抑郁药治疗慢性（非急性）LBP 的有效性并不优于安慰剂[67]。

2. 物理治疗：

1) TENS（经皮神经电刺激）：与安慰剂相比，没有显著性获益；在锻炼基础上进行 TENS，没有增加获益[68]。

2) 牵引（包括骨盆牵引）：尚无研究表明其有效性[69]。缺乏有效性的原因可能是由于椎旁肌肉和韧带体积较大，所需的牵引重量往往≥2/3 体重，令病人十分疼痛。

3) 物理治疗模式：包括热敷（含电热疗法）、冰敷、超声疗法。尚无充足证据表明有效，但可在家中自行热敷或冰敷。妊娠期不应进行超声和电热疗法。

4) 围腰和支撑带：无研究表明其对急性背痛有效。曾有学者提倡将其预防性应用于从事频繁提拉重物的人，以减少他们因疼痛而带来的工作时间损失，但存在争议[70]。

5) 生物反馈：尚无针对急性背痛的研究。其主要应用于慢性腰背疼痛，但有效性存在争议[71]。

3. 注射治疗：

1) 触发点与韧带注射：触发点产生并持续造成腰背疼痛的理论存在争议，并且许多专家表示质疑。注射局部麻醉药物的效果不显著（生理盐水可能有效[72]），而且为有创操作。

2)（关节突）关节注射：理论基础是“小关节综合征”造成 LBP，这种疼痛在脊柱伸展时加重，而无神经根刺激的体征（见章节 66.1.6）。尚无针对症状持续时间小于 3 个月的病人进行注射的研究。对于慢性 LBP，不同药物或注射部位（小关节内或囊周）的治疗效果并无差异[73，74]。

3) 无神经根病变的硬膜外注射：见上文。

4) 针灸：尚无文献研究其对急性背痛的作用。目前所有随机对照研究的受试者均为慢性腰背疼痛的病人，并且即使是最好的试验也不尽满意，甚至相互矛盾。一项 Meta 分析显示，对于缓解慢性腰痛，针灸治疗比安慰剂或不治疗更有效[75]，但没有与其他治疗方法进行比较。

临床指南：腰背疼痛的注射治疗

治疗推荐

Ⅲ级推荐[76]：不推荐将腰椎硬膜外注射或“激痛点”注射作为长期减缓慢性LBP的治疗方式。这些方法仅用于短暂缓解特定病人的疼痛。

诊断推荐

Ⅲ级推荐[76]：腰椎关节突关节注射。

- 可预测射频消融的效果。
- × 不推荐用作预测腰椎融合术疗效的诊断性工具。

65.14.3 外科治疗

椎间盘突出症的手术指征

见章节66.1.9。

不伴有椎管狭窄或腰椎滑脱慢性LBP病人的融合术指征

存在争议。

临床指南：不伴有椎管狭窄或腰椎滑脱LBP病人的腰椎融合术

Ⅰ级推荐[77]：腰椎融合术仅推荐用于谨慎选择的病人，指患有因1~2个节段退行性变导致的致残性LBP，但无椎管狭窄或腰椎滑脱的病人（在上述引用研究[76]中，慢性LBP持续2年以上，影像学检查提示L4~L5和（或）L5~S1椎间盘退行性变，并且药物治疗无效的病人）。

Ⅲ级推荐[77, 79]：对传统药物治疗无效的腰痛病人推荐强化的物理治疗以及认知疗法。

临床指南：融合技术的选择

Ⅱ级推荐[80]：对ALIF或ALIF+内固定术，不推荐再行后外侧融合术（手术获益小于因此带来的手术时间延长和失血量增加）。

Ⅲ级推荐[80]：

- 对于1~2个节段椎间盘病变导致的腰痛，可选择后外侧融合术或椎间融合术（PLIF、TLIF或ALIF）。
- 椎体间植骨术能够提高融合术成功率并改善功能预后。注意：融合成功率和手术效果的提升空间很小，并且椎间融合术会增加并发症风险，尤其是联合入路（如360°融合）。

× 对于没有畸形的腰痛病人，不推荐将多入路融合术（前入路＋后入路）作为常规治疗。

外科治疗的选择

选择的外科治疗手段应适用于所确诊的疾病。举例见表 65-6。以下针对一些选择进行探讨。

表 65-6 腰背疾病的外科治疗选择

疾病	可选择的外科治疗
"常规"腰椎间盘突出或腰椎间盘突出的首次复发	• 标准椎间盘切除术与显微椎间盘切除术效果相似 • × 椎间盘内操作：不推荐髓核切除及激光椎间盘减压术（见章节 66.1.9）
椎间孔型或极外侧型腰椎间盘突出	• 部分或完全小关节突切除术（见章节 66.1.11） • 椎管外入路（见章节 66.1.11） • 内镜手术方式
腰椎管狭窄	• 单一椎板切除减压术 • 椎板切除加融合术：适用于退行性脊椎滑脱、椎管狭窄、神经根病变、成人退行性脊柱侧凸（ADS）或脊椎不稳定的病人

腰椎融合术

虽然对腰椎融合术（LSF）的适应证尚未达成共识[81]，但其仍作为骨折／脱位、肿瘤或感染导致的腰椎不稳定的治疗方法。

对于退行性脊柱病变，操作范围如下。Modic1 型改变（见表 65-2）表现的疼痛可能与固定术相关，其他类型的 Modic 改变则无这种关联。

临床指南：椎间盘突出的腰椎融合术

Ⅲ 级推荐[82]：

1. 不推荐将腰椎融合术作为 HLD 病人椎间盘切除术后或 HLD 初次复发所致神经根病变的常规治疗。
2. 对于 HLD 或复发 HLD，腰椎融合术可作为椎间盘切除的一种辅助方式：
   1) 术前诊断腰椎畸形或腰椎不稳定的病人。
   2) 与神经根病变相关的慢性轴向 LBP 病人。

内固定辅助融合术

临床指南：椎弓根螺钉内固定术

Ⅲ 级推荐[83]：推荐将椎弓根螺钉内固定术用于需要行后外侧融合术但较易失败的 LBP 病人（不常规推荐该治疗方式，因为其获益性存在争议，此外有证据显示治疗花费和并发症有所增加）。

使用相关器械可增加融合率[84]。经过未予融合的手术后，硬性材料最终将会老化，尤其是腰椎前凸的区域。所以在进行融合术之前，相关器械只能起到临时的内部固定作用。

65.15 慢性腰痛

对于慢性腰痛持续时间≥3 个月的病人，很少能进行解剖学诊断[85]。见社会心理因素（见章节 65.13）。与急性疼痛相比，慢性疼痛综合征（CPS）的病人会更频繁地使用情绪化的词语来描述疾病[86]。因腰背疾病导致病人失业的时间长短与返岗机会相关，见表 65-7。

表 65-7 病人返岗机会

失业时间	返岗机会
<6 个月	50%
1 年	20%
2 年	<5%

65.16 骶尾部疼痛

65.16.1 概述

尾骨附近的疼痛和压痛，是一种症状，而非诊断。典型症状多发生在坐下或由坐位起身时。在女性中更常见，可能与尾骨更突出相关。若无局部外伤，则在男性中少见。若出现明显疼痛，则应高度怀疑是否存在潜在疾病。

65.16.2 病因

鉴别诊断见急性腰骶部疼痛（见章节 89.8.2）。更易接受的病因包括[87]：

1. 局部外伤（可能与骨折或脱位相关）：
   1) 25% 的病人有跌倒史。
   2) 12% 有反复外伤史（使用健身器材，过长时间骑行等）。
   3) 12% 分娩时发病。
   4) 5% 手术后发病（半数为截石位手术）。
2. 特发性：除了外伤，多数病例找不到病因。
3. 肿瘤：
   1) 脊索瘤。
   2) 巨细胞瘤。
   3) 硬膜下神经鞘瘤。

4) 神经束囊肿。
5) 骨内脂肪瘤。
6) 直肠癌。
7) 骶部血管瘤[88]。
8) 骨盆转移癌（如前列腺癌转移）。

4. 前列腺炎。

存在争议的病因包括[87, 89]：

1. 突出的尾骨局部受压。
2. 可归因的疼痛。
   1) 脊柱疾病：
      - 腰骶椎间盘突出。
      - 马尾综合征。
      - 蛛网膜炎。
   2) 骨盆／内脏疾病：
      - 骨盆炎性疾病（PID）。
      - 直肠周围脓肿。
      - 直肠周围瘘。
      - 藏毛囊肿。
3. 连于尾骨韧带的炎性疾病。
4. 神经症或癔症。

虽然曾有学者提出缺血性坏死[90]，但尾骨的组织学研究对病因学并无帮助。

65.16.3 评估

MRI：有助于检测软组织肿物，包括骶骨前肿物。

CT：没有一致的表现。对骨性病变敏感（骨折、破坏性病变等）。

骶尾 X 线片检查常用来排除骨质破坏性病变。骶尾部疼痛通常与骨折相关，但该检查有时无法明确诊断或排除骨折。这种情况下，X 线片检查可能有意义，也可能意义不大。

一项包括 50 例骶尾部疼痛病人的研究表明，核素骨扫描并不有助于评估疾病[87]。

65.16.4 治疗

目前已出现许多治疗方法，基于历史原因而仅列出一部分[87]（防止随意尝试那些实际已试验过的“新”疗法）：

1. 石膏夹克。
2. 热浴（坐浴），电热毯。

3. 推拿疗法。
4. X 线技术。
5. 心理疗法。

多数病人保守治疗约 3 个月内症状消退，治疗包括 NSAIDs，轻度镇痛剂，以及减轻尾骨压力［如橡胶环形坐垫（“面包圈”）；腰部支持物以保持坐位时脊柱前凸，可将重量从尾骨移向大腿后方］[91]。

顽固性疾病推荐的治疗方法[87, 91]：

1. 局部注射：皮质激素 + 局部麻醉药［40mg 狄波美®（醋酸甲泼尼龙）溶于 10ml 0.25% 布比卡因中］对 60% 的病人有效。推荐作为初始治疗，注射 2 次后可起效。
2. 尾骨手法治疗：通常在全身麻醉下进行。若联合应用局部注射，约 85% 的病人可取得疗效。
3. 物理治疗（电热疗法和超声波疗法）：仅约 16% 的病人获益（治疗基础上，在非全身麻醉下对尾骨进行轻度按摩或更加有效[92]）。
4. 尾部硬脊膜外注射类固醇药物。
5. 奇神经节（即 Walther 神经节，处于最低位的椎旁交感神经节，在骶尾交界处前方）阻滞或神经松解术（化学或冷冻消融术[93]）：已有报道使用这种技术可取得一定疗效（传统上用于肿瘤引起的交感性会阴部顽固性疼痛[94]）。
6. 针对 S4、S5 和尾神经的神经毁损术。
7. 尾骨切除术（手术切除尾骨的可活动部分，然后使剩余突出的骶骨变平滑）：在一组病例中，约 20% 的病人需要行此类手术[87]，手术成功率为 90%。然而许多医师并不认为其有效，应予严格限制。

65.16.5 复发

经保守治疗的病例复发率约为 20%，通常发生在治疗后一年内。重复治疗可永久缓解疼痛。难治性病例可考虑行进一步治疗。

65.17 腰椎手术失败综合征

65.17.1 概述

定义：腰椎术后腰痛或神经根病变症状改善不理想。这些病人常需要应用镇痛药物，并且无法工作。腰椎间盘切除术长时间缓解疼痛的失败概率为 8%～25%[95]。病人常因疗效不佳而提出经济补偿，使得该疾病更加棘手[96]。

65.17.2 病因

可能造成腰椎手术失败综合征的因素：

1. 首诊失误：
    1) 术前影像学检查不充分。
    2) 临床表现与影像学不相符。
    3) 引起症状的其他原因（有时无症状但影像学有典型表现）：如大转子滑囊炎、糖尿病性肌萎缩等。
2. 造成持续神经根或马尾压迫的原因：
    1) 残余物质压迫（残余椎间盘物质、骨赘等）。
    2) 相同节段疾病复发：相同节段椎间盘突出［通常术后无痛达 6 个月以上（见章节 66.1.16)］或者再狭窄（常发生于手术多年后[97]；中线融合术更常见）。
    3) 邻近节段的病变：椎间盘突出或椎管狭窄[97]。
    4) 硬膜周围瘢痕（肉芽）组织压迫神经根（见下文）。
    5) 假性脊膜膨出。
    6) 硬膜外血肿。
    7) 上、下节段或异常部位的神经根相互挤压。
    8) 节段性不稳定：包括 3 种类型[98]。①横向旋转不稳定；②术后椎体滑脱；③术后脊柱侧弯。
3. 椎间盘突出或手术造成永久性神经根损伤，表现为持续烧灼样或冰刺样疼痛。
4. 粘连性蛛网膜炎：6%~16% 的病人术后出现持续性症状[99]（见下文）。
5. 椎间盘炎：通常在手术后 2~4 周产生剧烈背痛（见章节 21.5.3)。
6. 脊柱强直。
7. 与原发病无关的其他病因：椎旁肌肉痉挛、肌筋膜综合征等，需要寻找激痛点、痉挛的证据。
8. 手术后反射性交感神经营养不良（RSD)：见章节 66.1.9。
9. “非解剖性因素”：病人活动少、继发性获益、药物成瘾、心理因素等（见章节 66.1.9)。

65.17.3 蛛网膜炎（即粘连性蛛网膜炎）

概述

一种腰神经根的炎性疾病。实际上是一个误称，因为粘连性蛛网膜炎实质上是指三层脊膜结构（软膜、蛛网膜、硬膜）的炎性或纤维化过程。

病因 / 危险因素

许多“危险因素”与蛛网膜炎的形成相关，包括[100]：

1. 脊柱麻醉：麻醉药物或注射器上的污染物。
2. 脊膜炎：化脓性、梅毒性、结核性。
3. 肿瘤。
4. 脊髓造影的造影剂：使用在售的水溶性造影剂很少导致蛛网膜炎。
5. 创伤：
   1) 手术，特别是经历多次手术。
   2) 外伤。
6. 出血。
7. 特发性因素。

蛛网膜炎的影像学表现

注意：在无症状人群中同样可以发现蛛网膜炎的影像学证据[100]。蛛网膜炎必须与肿瘤相鉴别：中央粘连型（见下文）可能与肿瘤的脑脊液播散相似，脊髓造影梗阻可能与椎管内肿瘤相似。

MRI 表现

3 种类型[101，102]：

1. 神经根中央粘连形成 1 个或 2 个中央“条索”。
2. “空硬膜囊”型：神经根粘连至硬膜周围，鞘内仅能见到脑脊液信号。
3. 硬膜囊内充满炎性组织，无脑脊液信号。符合脊髓造影梗阻和蜡滴样表现。

增强扫描：急性蛛网膜炎可能强化，慢性蛛网膜炎强化程度不及肿瘤那样显著。

脊髓造影表现

可表现为完全梗阻，或在神经根处聚集。根据脊髓造影表现，蛛网膜炎有多种分型系统[103]，其中一种分型方法见表 65-8。

表 65-8　蛛网膜炎的脊髓造影分型

分型	描述
1	单侧充盈缺损，位于椎间盘周围，以神经根袖套为中心
2	硬膜囊周围环形缩窄
3	完全梗阻，具有“钟乳石样”“蜡沟样”“蜡滴样”或“漆刷样”充盈缺损
4	未显示神经根的漏斗样梗阻

65.17.4　硬膜周围瘢痕

概述

虽然硬膜周围瘢痕常被认为是症状复发的原因[104，105]，但没有证据表明两者间的关系[106]。硬膜周围纤维化是腰椎间盘手术不可避免的结果。即使病人行椎间盘切除术后疼痛缓解，也会产生瘢痕组织[107]。有研究表明，如果腰椎间盘切除术后神经根疼痛复发，70% 病人的 MRI 会发现大量硬膜周围瘢痕[106]。该研究同时发现，在术后 6 个月的 MRI 中，43% 的病人存在大量瘢痕，但此时 84% 的病人没有症状[108]。所以，医师必须依靠临床证据来判断，一个 MRI 发现显著瘢痕的病人是否属于那 16% 有神经根症状的群体[108]。

减少硬膜周围瘢痕的方法，见章节 66.1.9。

影像学评估

概述

只有持续性腰背或臀部疼痛，而无剧烈的神经根疼痛、神经系统检查正常或与术前相同的病人，应予以对症治疗。若有复发神经根病变的表现（直腿抬高试验阳性对神经根压迫十分敏感），尤其在一段时间恢复后再次出现，应行进一步评估。

鉴别残留 / 复发性椎间盘突出与瘢痕组织和粘连性蛛网膜炎十分重要，因为后两者通常手术效果不佳（见下文）。

MRI 的平扫与增强扫描

是理想的诊断性检查。是用于发现残留和复发椎间盘突出，以及区分椎间盘与瘢痕组织的最佳方式。平扫 T_1WI、T_2WI 序列的准确性约为 83%，与增强 CT 扫描相当[109, 110]。静脉注射钆造影剂后，应用以下方法可达到 100% 的敏感性、71% 的特异性及 89% 的准确性[111]。同时也可发现粘连性蛛网膜炎（见上文）。瘢痕随时间推移会更加纤维化或钙化，而椎间盘则与之不同，其强化程度逐渐减弱并在手术后 1～2 年完全消失[110]（一些瘢痕组织可持续强化达 20 年以上）。

推荐 MRI 方案[111]

首先进行 T_1WI、T_2WI 序列扫描。然后静脉注射 0.1mmol/kg 钆造影剂。10 分钟内获得 T_1WI 增强早期成像。T_2WI 增强则相对没有更多的影像学意义。

MRI 平扫的表现

当序列由 T_1WI 变为 T_2WI 时，椎间盘突出的信号会显著增强，而瘢痕组织的信号会减弱。间接信号（同样适用于 CT）：

1. 占位效应：突出的椎间盘会推挤神经根使其移位，而瘢痕组织由于粘连作用会使神经根受到牵拉。
2. 位置；椎间盘结构与椎间隙的信号往往相似（在 MRI 矢状位图像上最易于观察）。

MRI 增强的表现

早期（注射造影剂后 10 分钟内）T_1WI 成像：瘢痕不均匀增强，而椎间盘不增强。不均匀增强的结构包绕不增强的中心区域，可能表示椎间盘被瘢痕组织所环绕。静脉丛同样表现增强，当因椎间盘结构而扭曲时，增强可能会更加显著，但此时在形态学上易与瘢痕组织相区分。

晚期（注射造影剂后 30 分钟以上）T_1WI 成像：瘢痕均匀增强，而椎间盘强化不等或不增强。正常神经根在晚期亦不增强。

CT 平扫和增强

术后腰背部的 CT 平扫并不可靠[112]。增强 CT 仅用于区分瘢痕（增强）和椎间盘（不增强，但边缘可能增强）。准确率与平扫 MRI 相当。

脊髓造影及脊髓造影后 CT

单纯使用术后脊髓造影来区分椎间盘结构和瘢痕组织并不可靠[100,113]。联合 CT 扫描可以清晰地显示神经压迫，但仍不能确实地区分瘢痕和椎间盘结构。

脊髓造影(尤其是联合 CT 扫描)对诊断蛛网膜炎十分有效[113](见上文)。

腰骶 X 线片

总的来说，仅对脊柱不稳定、错位或强直有诊断意义[113]。当检查脊柱不稳定时，呈屈 - 伸位最佳。

65.17.5 腰椎手术失败综合征的治疗

术后椎间盘炎

椎间隙感染的治疗见椎间盘炎（章节 21.5.3)。

对症治疗

对于没有神经根症状和体征，或影像学证实有瘢痕组织或粘连性蛛网膜炎的大多数病人，建议对症治疗。与其他非特异性 LBP 的治疗相同，对症治疗包括短期卧床休息，应用镇痛药（多数情况下为非麻醉性药物）、抗炎药（非类固醇药物或偶尔短期应用类固醇），以及物理治疗。

手术

适用于复发或残留性椎间盘突出、节段性不稳定或假性脊膜膨出的病人。手术后脊柱不稳定的病人应该考虑行脊椎融合术[98]（见章节 65.14.3)。

经长期随访，与同时存在椎间盘病变和瘢痕组织的病人（约 37%）相比，只有硬膜外瘢痕的病人再次手术的成功率较低（低至 1%）[95]。在另一项研究中[105]，手术总成功率（50% 以上的疼痛缓解 >2 年）约为 34%，在以下病人中手术效果更佳：年轻或女性病人，前一次手术效果好，既往手术次数少，手术前从事工作，主要为神经根性（相对于轴向）痛，无须行瘢痕松解术的病人。

除缺乏椎间盘结构，其他与预后不良相关的因素包括：多个皮区出现感觉障碍，病人提出补偿索赔要求[95, 114]。

蛛网膜炎 对仔细筛选的蛛网膜炎病人[影像学轻微改变（表 65-8

中的1型和2型）、既往行背部手术<3次的病人[103]进行手术治疗，可取得适当的效果（虽然在这组病例中，仍无病人恢复工作）。其他研究也有近似的成功返岗率[115, 116]：50%无法返岗，20%能够工作但有症状，10%～19%没有症状。手术包括切除包绕硬膜囊的瘢痕及任何椎间盘突出的部分，有指征时可行椎间孔切开术。不提倡行硬膜下粘连松解术，因为尚无证据显示其能够预防瘢痕再形成[116]。

（曾超凡 译 邓晓峰 校）

参考文献

[1] Bigos S, Bowyer O, Braen G, et al. Acute Low Back Problems in Adults. Clinical Practice Guideline No.14. AHCPR Publication No. 95-0642. Rockville, MD: Agency for Health Care Policy and Research, Public Health Service, U.S. Department of Health and Human Services; 1994

[2] Cypress BK. Characteristics of Physician Visits for Back Symptoms: A National Perspective. Am J Public Health. 1983; 73:389–395

[3] Cunningham LS, Kelsey JL. Epidemiology of Musculoskeletal Impairments and Associated Disability. Am J Public Health. 1984; 74:574–579

[4] Frymoyer JW. Back Pain and Sciatica. N Engl J Med. 1988; 318:291–300

[5] Fardon DF, Milette PC. Nomenclature and classification of lumbar disc pathology. Recommendations of the Combined task Forces of the North American Spine Society, American Society of Spine Radiology, and American Society of Neuroradiology. Spine. 2001; 26: E93–E113

[6] Fardon DF, Williams AL, Dohring EJ, et al. Lumbar disc nomenclature: version 2.0: Recommendations of the combined task forces of the North American Spine Society, the American Society of Spine Radiology and the American Society of Neuroradiology. Spine J. 2014. http://www.thespinejournalonline. com/article/S1529-9430(14) 00409-4/pdf. DOI: 10.1016/j.spinee.2014.04.022

[7] McCarron RF, Wimpee MW, Hudkins PG, et al. The Inflammatory Effect of Nucleus Pulposus: A Possible Element in the Pathogenesis of Low-Back Pain. Spine. 1987; 12:760–764

[8] Modic MT. Degenerative disorders of the spine. In: Magnetic Resonance Imaging of the Spine. New York: Yearbook Medical; 1989:83–95

[9] Fairbank JC, Couper J, Davies JB, et al. The Oswestry low back pain disability questionnaire. Physiotherapy. 1980; 66:271–273

[10] Fairbank JC, Pynsent PB. The Oswestry Disability Index. Spine. 2000; 25:2940–52; discussion 2952

[11] Baker D, Pynsent P, Fairbank J, et al. The Oswestry Disability Index revisited. In: Back pain: New approaches to rehabilitation and education. Manchester: Manchester University Press; 1989: 174–186

[12] Roland M, Morris R. A study of the natural history of back pain. Part I: development of a reliable and sensitive measure of disability in low-back pain. Spine (Phila Pa 1976). 1983; 8:141–144

[13] Grevitt M, Khazim R, Webb J, et al. The short form-36 health survey questionnaire in spine surgery. J Bone Joint Surg Br. 1997; 79:48–52

[14] Kelsey JL, White AA, Gordon SL. Idiopathic Low Back Pain: Magnitude of the Problem. 1982

[15] Deyo RA, Bigos SJ, Maravilla KR. Diagnostic Imaging Procedures for the Lumbar Spine. Ann Intern Med. 1989; 111:865–867

[16] Hitselberger WE, Witten RM. Abnormal Myelograms in Asymptomatic Patients. J Neurosurg. 1968; 28:204–206

[17] Wiesel SW, Tsourmas N, Feffer HL, et al. A Study of Computer-Assisted Tomography. I. The Incidence of Positive CAT Scans in an Asymptomatic Group of Patients. Spine. 1984; 9:549–551

[18] Jensen MC, Brant-Zawadzki MN, Obuchowski N, et al. Magnetic Resonance Imaging of the Lumbar Spine in People Without Back Pain. N Engl J Med. 1994; 331: 69–73

[19] Boden SD, Davis DO, Dina TS, et al. Abnormal Magnetic-Resonance Scans of the Lumbar Spine in Asymptomatic Subjects. J Bone Joint Surg. 1990; 72A: 403–408

[20] Spitzer WO, LeBlanc FE, Dupuis M, et al. Scientific Approach to the Assessment and Management of Activity-Related Spinal Disorders: A Monograph for Clinicians: Report of the Quebec Task Force on Spinal Disorders. Chapter 3: Diagnosis of the Problem (The Problem of Diagnosis). Spine. 1987; 12:S16–S21

[21] Resnick DK, Choudhri TF, Dailey AT, et al. Part 6: Magnetic resonance imaging and discography for patient selection for lumbar fusion. J Neurosurg Spine. 2005; 2:662–669

[22] Holt EP. The Question of Lumbar Discography. J Bone Joint Surg. 1968; 50A:720–726

[23] Carragee EJ, Tanner CM, Khurana S, et al. The rates of false-positive lumbar discography in select patients without low back symptoms. Spine. 2000; 25:1373–80; discussion 1381

[24] Carragee EJ, Paragioudakis SJ, Khurana S. 2000 Volvo Award winner in clinical studies: Lumbar high-intensity zone and discography in subjects without low back problems. Spine. 2000; 25: 2987–2992

[25] Nachemson AL. The Lumbar Spine: An Orthopedic Challenge. Spine. 1976; 1:59–71

[26] World Health Organization. A Rational Approach to Radiodiagnostic Investigations. 1983

[27] Scavone JG, Latschaw RF, Rohrer GV. Use of Lumbar Spine Films: Statistical Evaluation of a University Teaching Hospital. JAMA. 1981; 246: 1105–1108

[28] Modic MT, Masaryk T, Boumphrey F, et al. Lumbar Herniated Disk Disease and Canal Stenosis: Prospective Evaluation by Surface Coil MR, CT, and Myelography. AJR. 1986; 147:757–765

[29] Jackson RP, Cain JE, Jacobs RR, et al. The Neuroradiologic Diagnosis of Lumbar Herniated Nucleus Pulposus: II. A Comparison of Computed Tomography (CT), Myelography, CT-Myelography, and Magnetic Resonance Imaging. Spine. 1989; 14: 1362–1367

[30] Modic MT, Pavlicek W, Weinstein MA, et al. Magnetic Resonance Imaging of Intervertebral Disk Disease. Radiology. 1984; 152:103–111

[31] Bosacco SJ, Berman AT, Garbarino JL, et al. A Comparison of CT Scanning and Myelography in the Diagnosis of Lumbar Disc Herniation. Clin Orthop. 1984; 190:124–128

[32] Moufarrij NA, Hardy RW, Weinstein MA. Computed Tomographic, Myelographic, and Operative Findings in Patients with Suspected Herniated Lumbar Discs. Neurosurgery. 1983; 12:184–188

[33] Aejmelaeus R, Hiltunen H, Härkönen M, et al. Myelographic Versus Clinical Diagnostics in Lumbar Disc Disease. Arch Orthop Trauma Surg. 1984; 103:18–25

[34] Herron LD, Turner J. Patient Selection for Lumbar Laminectomy and Discectomy with a Revised Objective Rating System. Clin Orthop. 1985; 199: 145–152

[35] Kortelainen P, Puranen J, Koivisto E, et al. Symptoms

and Signs of Sciatica and their Relation to the Localization of the Lumbar Disc Herniation. Spine. 1985; 10:88–92
[36] Hirsch C, Nachemson A. The Reliability of Lumbar Disk Surgery. Clin Orthop. 1963; 29
[37] Slebus FG, Braakman R, Schipper J, et al. Non-Corresponding Radiological and Surgical Diagnoses in Patients Operated for Sciatica. Acta Neurochir. 1988; 94:137–143
[38] Walsh TR, Weinstein JN, Spratt KF, et al. Lumbar Discography in Normal Patients. A Controlled, Prospective Study. J Bone Joint Surg. 1990; 72A: 1081–1088
[39] Spengler DM, Ouellette EA, Battié M, et al. Elective Discectomy for Herniation of a Lumbar Disc. Additional Experience with an Objective Method. J Bone Joint Surg. 1990; 72A:230–237
[40] Braddom RL, Johnson EW. Standardization of H Reflex and Diagnostic Use in S1 Radiculopathy. Arch Phys Med Rehabil. 1974; 55:161–166
[41] Schütte HE, Park WM. The Diagnostic Value of Bone Scintigraphy in Patients with Low Back Pain. Skeletal Radiol. 1983; 10:1–4
[42] Whalen JL, Brown ML, McLeod R, et al. Limitations of Indium Leukocyte Imaging for the Diagnosis of Spine Infections. Spine. 1991; 16:193–197
[43] Mills GH, Davies GK, Getty CJM, et al. The Evaluation of Liquid Crystal Thermography in the Investigation of Nerve Root Compression due to Lumbosacral Lateral Spinal Stenosis. Spine. 1986; 11:427–432
[44] Harper CM, Low PA, Fealy RD, et al. Utility of Thermography in the Diagnosis of Lumbosacral Radiculopathy. Neurology. 1991; 41:1010–1014
[45] Waddell G, McCulloch JA, Kummel E, et al. Nonorganic Physical Signs in Low Back Pain. Spine. 1980; 5:117–125
[46] McCombe PF, Fairbank JCT, Cockersole BC, et al. Reproducibility of Physical Signs in Low-Back Pain. Spine. 1989; 14:908–918
[47] Nachemson AL. Newest Knowledge of Low Back Pain. A Critical Look. Clin Orthop. 1992; 279:8–20
[48] Deyo RA, Diehl AK, Rosenthal M. How Many Days of Bed Rest for Acute Low Back Pain? A Randomized Clinical Trial. N Engl J Med. 1986; 315:1064–1070
[49] Vroomen PCAJ, de Krom MCTFM, Wilmink JT, et al. Lack of Effectiveness of Bed Rest for Sciatica. N Engl J Med. 1999; 340:418–423
[50] Allen C, Glasziou P, Del Mar C. Bed Rest: A Potentially Harmful Treatment Needing More Careful Evaluation. Lancet. 1999; 354:1229–1233
[51] Lindström I, Ohlund C, Eek C, et al. The Effect of Graded Activity on Patients with Subacute Low Back Pain: A Randomized Prospective Clinical Study with an Operant-Conditioning Behavioral Approach. Phys Ther. 1992; 72:279–293
[52] Hancock MJ, Maher CG, Latimer J, et al. Assessment of diclofenac or spinal manipulative therapy, or both, in addition to recommended first-line treatment for acute low back pain: a randomised controlled trial. Lancet. 2007; 370: 1638–1643
[53] Chlorzoxazone Hepatotoxicity.Med Letter. 1996; 38
[54] Deyo RA, Diehl AK. Patient Satisfaction with Medical Care for Low-Back Pain. Spine. 1986; 11: 28–30
[55] Thomas KB. General Practice Consultations: Is There Any Point in Being Positive? Br Med J. 1987; 294:1200–1202
[56] Keijsers JFEM, Bouter LM, Meertens RM. Validity and Comparability of Studies on the Effects of Back Schools. Physiother Theory Pract. 1991; 7:177–184
[57] Bergquist-Ullman M, Larsson U. Acute Low Back Pain in Industry. A Controlled Prospective Study with Special Reference to Therapy and Confounding Factors. Acta Orthop Scand. 1977; 170:1–117
[58] Di Fabio RP. Manipulation of the cervical spine: risks and benefits. Phys Ther. 1999; 79:50–65
[59] Ernst E. Life-threatening complications of spinal manipulation. Stroke. 2001; 32:809–810
[60] Stevinson C, Honan W, Cooke B, et al. Neurological complications of cervical spine manipulation. J R Soc Med. 2001; 94:107–110
[61] Cuckler JM, Bernini PA, Wiesel SW, et al. The Use of Epidural Steroids in the Treatment of Lumbar Radicular Pain. A Prospective, Randomized, Double-Blind Study. J Bone Joint Surg. 1985; 67A: 63–66
[62] Spaccarelli KC. Lumbar and Caudal Epidural Corticosteroid Injections. Mayo Clin Proc. 1996; 71:169–178
[63] Carette S, Leclaire R, Marcoux S, et al. Epidural Corticosteroid Injections for Sciatica due to Herniated Nucleus Pulposus. N Engl J Med. 1997; 336:1634–1640
[64] Haimovic IC, Beresford HR. Dexamethasone is Not Superior to Placebo for Treating Lumbosacral Radicular Pain. Neurology. 1986; 36:1593–1594
[65] Meek JB, Giudice VW, McFadden JW, et al. Colchicine Confirmed as Highly Effective in Disk Disorders. Final Results of a Double-Blind Study. J Neuro & Orthop Med & Surg. 1985; 6:211–218
[66] Schnebel BE, Simmons JW. The Use of Oral Colchicine for Low-Back Pain. A Double-Blind Study. Spine. 1988; 13:354–357
[67] Goodkin K, Gullion CM, Agras WS. A Randomized, Double-Blind, Placebo-Controlled Trial of Trazodone Hydrochloride in Chronic Low Back Pain Syndrome. J Clin Psychopharmacol. 1990; 10: 269–278
[68] Deyo RA, Walsh NE, Martin DC, et al. A Controlled Trial of Transcutaneous Electrical Stimulation (TENS) and Exercise for Chronic Low Back Pain. N Engl J Med. 1990; 322:1627–1634
[69] Mathews JA, Hickling J. Lumbar Traction: A Double-Blind Controlled Study for Sciatica. Rheumatol Rehabil. 1975; 14:222–225
[70] van Poppel NNM, Koes BW, van der Ploeg T, et al. Lumbar Supports and Education for the Prevention of Low Back Pain in Industry: A Randomized Controlled Study. JAMA. 1998; 279: 1789–1794
[71] Bush C, Ditto B, Feuerstein M. A Controlled Evaluation of Paraspinal EMG Biofeedback in the Treatment of Chronic Low Back Pain. Health Psychol. 1985; 4:307–321
[72] Frost FA, Jessen B, Siggaard-Andersen J. A Control, Double-Blind Comparison of Mepivicaine Injection Versus Saline Injection for Myofascial Pain. Lancet. 1980; 1:499–501
[73] Carette S, Marcoux S, Truchon R, et al. A Controlled Trial of Corticosteroid Injections into Facet Joints for Chronic Low Back Pain. N Engl J Med. 1991; 325:1002–1007
[74] Jackson RP. The Facet Syndrome. Myth or Reality? Clin Orthop Rel Res. 1992; 279:110–121
[75] Manheimer E, White A, Berman B, et al. Metaanalysis: acupuncture for low back pain. Ann Intern Med. 2005; 142:651–663
[76] Resnick DK, Choudhri TF, Dailey AT, et al. Part 13: Injection therapies, low-back pain, and lumbar fusion. J Neurosurg: Spine. 2005; 2:707–715
[77] Resnick DK, Choudhri TF, Dailey AT, et al. Part 7: Intractable low-back pain without stenosis or spondylolisthesis. J Neurosurg Spine. 2005; 2:670– 672
[78] Fritzell P, Hagg O, Wessberg P, et al. 2001 Volvo Award Winner in Clinical Studies: Lumbar fusion versus nonsurgical treatment for chronic low back pain: a multicenter randomized controlled trial from the Swedish Lumbar Spine Study Group. Spine. 2001; 26:2521–32; discussion 2532-4
[79] Ivar Brox J, Sorensen R, Friis A, et al. Randomized clinical trial of lumbar instrumented fusion and cognitive intervention and exercises in patients with chronic low back pain and disc degeneration. Spine. 2003; 28:1913–1921
[80] Resnick DK, Choudhri TF, Dailey AT, et al. Part 11: Interbody techniques for lumbar fusion. J Neurosurg Spine. 2005; 2:692–699
[81] Turner JA, Ersek M, Herron L, et al. Patient Outcomes After Lumbar Spinal Fusions. JAMA. 1992; 268:907–911
[82] Resnick DK, Choudhri TF, Dailey AT, et al. Part 8: Lumbar fusion for disc herniation and radiculopathy. J Neurosurg Spine. 2005; 2:673–678
[83] Resnick DK, Choudhri TF, Dailey AT, et al. Part 12: Pedicle screw fixation as an adjunct to posterolateral fusion for low-back pain. J Neurosurg Spine. 2005; 2:700–706
[84] Lorenz M, Zindrick M, Schwaegler P, et al. A Comparison of Single-Level Fusions With and Without

Hardware. Spine. 1991; 16:S455–S458
[85] Gatchel RJ, Mayer TG, Capra P, et al. Quantification of Lumbar Function, VI: The Use of Psychological Measures in Guiding Physical Functional Restoration. Spine. 1986; 11:36–42
[86] Morley S, Pallin V. Scaling the Affective Domain of Pain: A Study of the Dimensionality of Verbal Descriptors. Pain. 1995; 62:39–49
[87] Wray CC, Easom S, Hoskinson J. Coccydynia. Etiology and Treatment. J Bone Joint Surg. 1991; 73B:335–338
[88] Lath R, Rajshekhar V, Chacko G. Sacral Hemangioma as a Cause of Coccydynia. Neuroradiology. 1998; 40:524–526
[89] Thiele GH. Coccydynia: Cause and Treatment. Dis Colon Rectum. 1963; 6:422–435
[90] Lourie J, Young S. Avascular Necrosis of the Coccyx: A Cause of Coccydynia? Case Report and Histological Findings in Sixteen Patients. Br J Clin Pract. 1985; 39:247–248
[91] Raj PP, Raj PP. Miscelleneous Pain Disorders. In: Pain Medicine: A Comprehensive Review. St. Louis: C V Mosby; 1996:492–501
[92] Boeglin ER. Coccydynia. J Bone Joint Surg. 1991; 73B
[93] Loev MA, Varklet VL, Wilsey BL, et al. Cryoablation: A Novel Approach to Neurolysis of the Ganglion Impar. Anesthesiology. 1998; 88: 1391–1393
[94] Plancarte R, Amescua C, Patt RB, et al. Superior Hypogastric Plexus Block for Pelvic Cancer Pain. Anesthesiology. 1990; 73:236–239
[95] Law JD, Lehman RAW, Kirsch WM, et al. Reoperation After Lumbar Intervertebral Disc Surgery. J Neurosurg. 1978; 48:259–263
[96] Davis RA. A Long-Term Outcome Analysis of 984 Surgically Treated Herniated Lumbar Discs. J Neurosurg. 1994; 80:415–421
[97] Caputy AJ, Luessenhop AJ. Long-Term Evaluation of Decompressive Surgery for Degenerative Lumbar Stenosis. J Neurosurg. 1992; 77:669–676
[98] Markwalder TM, Battaglia M. Failed Back Surgery Syndrome. Part 1: Analysis of the Clinical Presentation and Results of Testing Procedures for Instability of the Lumbar Spine in 171 Patients. Acta Neurochir. 1993; 123:46–51
[99] Burton CV, Kirkaldy-Willis WH, Yong-Hing K, et al. Causes of Failure of Surgery on the Lumbar Spine. Clin Orthop. 1981; 157:191–199
[100] Quencer RM, Tenner M, Rothman L. The Postoperative Myelogram: Radiographic Evaluation of Arachnoiditis and Dural/Arachnoidal Tears. Radiology. 1977; 123:667–669
[101] Ross JS, Masaryk TJ, Modic MT, et al. MR Imaging of Lumbar Arachnoiditis. AJNR. 1987; 8:885–892
[102] Delamarter RB, Ross JS, Masaryk TJ, et al. Diagnosis of Lumbar Arachnoiditis by Magnetic Resonance Imaging. Spine. 1990; 15:304–310
[103] Roca J, Moreta D, Ubierna MT, et al. The Results of Surgical Treatment of Lumbar Arachnoiditis. Int Orthop. 1993; 17:77–81
[104] Martin-Ferrer S. Failure of Autologous Fat Grafts to Prevent Post Operative Epidural Fibrosis in Surgery of the Lumbar Spine. Neurosurgery. 1989; 24:718–721
[105] North RB, Campbell JN, James CS, et al. Failed Back Surgery Syndrome: 5-Year Follow-Up in 102 Patients Undergoing Repeated Operations. Neurosurgery. 1991; 28:685–691
[106] Ross JS, Robertson JT, Frederickson RCA, et al. Association Between Peridural Scar and Recurrent Radicular Pain After Lumbar Discectomy: Magnetic Resonance Evaluation. Neurosurgery. 1996; 38:855–863
[107] Cooper PR. Comment on Ross J S, et al.: Association Between Peridural Scar and Recurrent Radicular Pain After Lumbar Discectomy. Neurosurgery. 1996; 38
[108] Sonntag VKH. Comment on Ross J S, et al.: Association Between Peridural Scar and Recurrent Radicular Pain After Lumbar Discectomy. Neurosurgery. 1996; 38
[109] Bundschuh CV, Modic MT, Ross JS, et al. Epidural Fibrosis and Recurrent Disc Herniation in the Lumbar Spine: Assessment with Magnetic Resonance. AJNR. 1988; 9:169–178
[110] Sotiropoulos S, Chafetz NE, Lang P, et al. Differentiation Between Postoperative Scar and Recurrent Disk Herniation: Prospective Comparison of MR, CT, and Contrast-Enhanced CT. AJNR. 1989; 10:639–643
[111] Hueftle MG, Modic MT, Ross JS, et al. Lumbar Spine: Postoperative MR Imaging with Gd-DPTA. Radiology. 1988; 167:817–824
[112] Braun IF, Hoffman JC, Davis PC, et al. Contrast Enhancement in CT Differentiation between Recurrent Disk Herniation and Postoperative Scar: Prospective Study. AJR. 1985; 145:785–790
[113] Byrd SE, Cohn ML, Biggers SL, et al. The Radiologic Evaluation of the Symptomatic Postoperative Lumbar Spine Patient. Spine. 1985; 10:652–661
[114] Greenwood J, McGuire TH, Kimbell F. A Study of the Causes of Failure in the Herniated Intervertebral Disc Operation. An Analysis of Sixty-Seven Reoperated Cases. J Neurosurg. 1952; 9:15–20
[115] Jorgensen J, Hansen PH, Steenskov V, et al. A Clinical and Radiological Study of Chronic Lower Spinal Arachnoiditis. Neuroradiology. 1975; 9: 139–144
[116] Johnston JDH, Matheny JB. Microscopic Lysis of Lumbar Adhesive Arachnoiditis. Spine. 1978; 3: 36–39

66 腰椎和胸椎间盘突出症 / 神经根病变

66.1 腰椎间盘突出症和腰椎神经根病变

66.1.1 概述

66

要 点

- 神经根病变：神经根支配区域的疼痛和（或）主观的感觉改变（麻木、刺痛等），可能伴随相应神经根支配的肌肉无力和反射改变。
- 典型椎间盘突出使突出节段以下发生神经根病变。
- 椎间盘突出严重者可以导致马尾综合征（一种临床急症）。典型症状：鞍区感觉减退、尿潴留、下肢无力（见章节 66.1.9）。
- 多数病例保守治疗与手术治疗效果相同，因此首先应考虑非手术（保守）治疗。
- 手术适应证：马尾综合征，症状逐渐加重或保守治疗无效者，严重根性疼痛持续超过 6 周。

66.1.2 病理生理学

椎间盘可能发生退行性病变（见章节 69）；描述见表 65-1，包括纤维环干燥及纤维化进而导致撕裂，使椎间盘向正常椎间隙外突出的风险增加。

突出的椎间盘可能压迫一个或多个神经根，从而导致腰椎神经根病变，少数可致马尾综合征。

66.1.3 突出区域

中央型和旁中央型椎间盘突出症

后纵韧带为中线部位最强有力的结构，而纤维环后外侧可以承受很大负荷，故多数腰椎间盘突出（HLD）发生于后侧，位于中央管区两侧或旁中央区（旁中央型）（见图 66-1）。腰椎节段可特异性压迫一侧神经根（即神经通过外侧隐窝进入下方神经孔；例如，L4～L5 椎间盘突出通常涉及 L5 神经根）。

外侧型椎间盘突出症

椎间盘突出也可发生于椎间孔区（见图 66-2），通常累及同一节段的神经根（例如，L4～L5 椎间孔型椎间盘突出累及 L4 神经根）。背侧感觉神经节同时也位于包含神经根鞘的神经孔内。

椎间孔外侧型椎间盘突出偶累及同一节段的神经根，但该部位及脊椎前侧椎间盘突出可能不累及任何神经根。

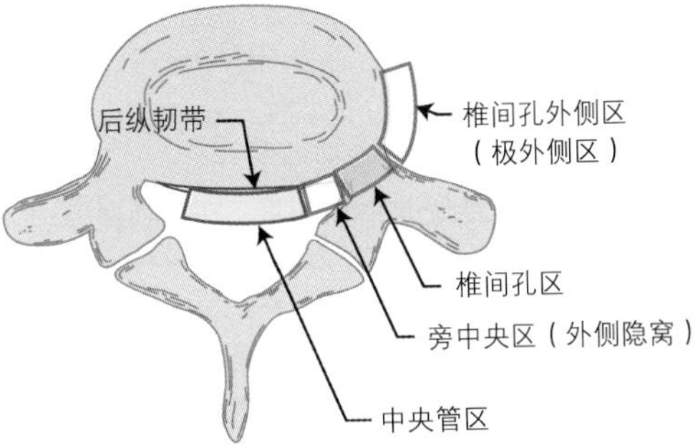

图 66-1 腰椎间盘突出的区域

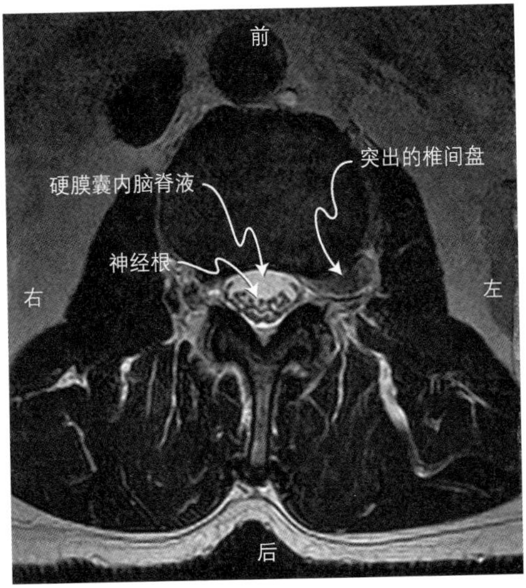

图 66-2 椎间孔型椎间盘突出。T_2 轴位 MRI 成像显示，L2～L3 左侧巨大椎间孔型椎间盘突出

66.1.4 其他类型椎间盘突出症

1. 椎体内椎间盘突出（许莫结节）：见章节 66.1.14。
2. 硬膜内椎间盘突出：见章节 66.1.13。
3. 边缘骨折：椎体环状隆起的边缘处发生外伤性断裂。可能伴随 HLD。

66.1.5 病史特点

- 背部疼痛可能为首发症状，在数天或数周内逐渐（有时为突然）产生根性疼痛，同时背痛减轻。
- 发病因素：很多因素常被认为与发病有关，但其中很少经过确认[1]。

- 屈膝屈髋时疼痛减轻（如仰卧位时在膝关节下放置枕头）。
- 病人通常避免过多活动，但同一姿势（坐、站或卧）保持过久也可能加重疼痛，有时会每数分钟到 10～20 分钟变换一次体位。这与因疼痛而持续辗转不安不尽相同（例如输尿管梗阻）。
- “咳嗽效应”：咳嗽、喷嚏或用力排便时疼痛加重。在一项研究中，87% 的 HLD 病人出现“咳嗽效应”[2]。
- 膀胱症状：排尿障碍的发生率为 1%～18%[3]。最常见的症状有：排尿困难、排尿费力或尿潴留。膀胱感觉减退可能是最早期的表现，其可能原因是感觉缺失或神经节前副交感纤维不完全性中断。而后“刺激”症状并不少见，包括尿急、尿频（包括夜尿）、残余尿量增多。相对少见的有：遗尿、滴沥性尿失禁[4]（注意：尿潴留提示可能出现马尾综合征，见章节 66.1.9）。有时，腰椎间盘突出的病人可能仅出现膀胱症状，并且术后症状可能会改善[5]。椎板切除术可能改善膀胱症状，但并不明确。

腰痛通常仅为症状的一小部分（急性腰痛的病人仅有 1% 出现坐骨神经痛[6]），当腰痛是唯一症状时，应该寻找其他病因（见章节 65）。坐骨神经痛是腰椎间盘突出症的高敏感性症状，如果不存在坐骨神经痛，病人发现腰椎间盘突出症的可能性约为 1/1000[7]。其他情况包括中央型椎间盘突出，其可产生腰椎管狭窄的症状（如神经源性跛行）或马尾综合征。

66.1.6 神经根病变的体格检查

概述

神经根病变产生一系列不同程度的症状和体征。典型的综合征包含最常见的神经根受累症状；见神经根综合征（见本节后文）。

在一项研究中，病人因放射性下肢痛而转至神经外科门诊，其中 28% 出现运动功能受损（但仅有 12% 的主诉记录为肌力减退），45% 有感觉障碍，51% 有反射改变[8]。

以下症状和体征提示神经根受损。表 66-1 列出了坐骨神经痛病人一些检查结果的敏感性和特异性。

1. 神经根病变的体征 / 症状（见表 66-1）：
    1) 下肢放射性疼痛。
    2) 肌力减退。
    3) 皮区感觉改变。
    4) 反射改变：心理因素可能影响反射的对称性[9]。
2. 神经根刺激的阳性体征：Lasègue 征（见下文）。
3. 坐骨切迹压痛。

表 66-1 坐骨神经痛症状的 HLD 病人体格检查结果的敏感性和特异性[10]

检查	注释	敏感性	特异性
同侧直腿抬高试验	阳性：<60° 时出现疼痛	0.80	0.40
交叉直腿抬高试验	对侧出现疼痛	0.25	0.90
踝反射减退	HLD 通常发生于 L5～S1（反射完全丧失时特异性增加）	0.50	0.60
感觉障碍	障碍区域对 HLD 节段的定位意义不大	0.50	0.50
膝反射减退	提示高位 HLD	0.50	未知
肌力下降			
伸膝（股四头肌）	HLD 通常发生于 L3～L4	<0.01	0.99
踝背屈（胫骨前肌）	HLD 通常发生于 L4～L5	0.35	0.70
踝跖屈（腓肠肌）	HLD 通常发生于 L5～S1	0.06	0.95
踇趾背伸（踇长伸肌）	HLD 发生于 L5～S1 占 60%，发生于 L4～L5 占 30%	0.50	0.70

神经根刺激体征

包括[11]：

1. Lasègue 征，即直腿抬高（SLR）试验：可以协助鉴别坐骨神经痛与髋部疾病产生的疼痛。试验：病人取仰卧位，在踝关节处抬高患肢，直到引出疼痛[12]（应当在低于 60° 角时出现，很少在超过 60° 角时发生疼痛）。阳性结果包括腿痛或疼痛区域的感觉障碍（单纯背痛不相符）。病人可能通过伸髋（臀部抬离床面）来减小角度。虽然不是 Lasègue 征的一部分，直腿抬高时踝部背屈，因神经根压迫而会增加疼痛。直腿抬高主要增加 L5 和 S1 的张力，L4 较少，近端神经根则更少。大约 83% 的病人因神经根压迫出现 Lasègue 征阳性[2]（30 岁以下的 HLD 病人更易产生阳性结果[13]）。腰骶神经丛病变（见章节 31.5.5）的病人也可为阳性。注意：与屈患侧髋部相比，病人在膝部伸展的情况下更易耐受屈双侧髋部（“长坐姿”或坐位伸膝）。
2. Cram 试验：病人取仰卧位，在轻度屈膝状态下屈髋抬高患肢，然后伸膝。结果与 SLR 相似。
3. 交叉直腿抬高试验，即 Fajersztajn 征：健侧直腿抬高时造成患侧疼痛（抬高角度通常需要大于患侧）。较 SLR 特异性高，但敏感性较差（97% 有此体征需要手术的病人证实患有 HLD[14]）。可能与中央型椎间盘突出相关。
4. 股神经牵拉试验[15]，即反向直腿抬高试验：病人取俯卧位，检查者的手掌置于腘窝处，使病人最大限度地屈膝。经常在 L2、L3 或 L4

神经根压迫时表现为阳性（如高位腰椎间盘突出），或极外侧腰椎间盘突出（糖尿病性股神经病变或腰大肌血肿的病人也可呈阳性）；而在这些情况下，SLR（Lasègue 征）通常为阴性（因为并未涉及 L5 和 S1）。

5. “弓弦征”：SLR 出现疼痛时，屈膝使足部降低至床面，同时保持屈髋状态。这种方法可使坐骨神经疼痛消失，但髋部仍持续疼痛。
6. 坐位伸膝试验：病人取坐位，双髋、双膝屈曲 90°，缓慢伸一侧膝关节。神经根牵拉程度与中度 SLR 相仿。

评估腰椎神经根病变的其他体征

1. FABER：是屈曲外展外旋（flexion abduction external-rotation）的缩写，即 Fabere 试验（末尾的“e”代表伸展），或 Patrick 试验（命名自 Hugh Talbot Patrick)。是一个髋部运动的试验。方法：髋关节、膝关节屈曲，足外踝置于对侧膝部，向下轻压同侧膝关节。可以使髋关节紧张，但通常不会加重真正的神经根压迫症状。在髋关节病变（如转子滑囊炎，见章节 69.6)、骶髂关节炎或机械性腰痛时呈显著阳性。
2. Trendelenburg 征：病人单足站立时，检查者由后面观察骨盆。正常情况下骨盆保持水平。抬腿一侧骨盆下降为阳性，提示对侧股外展肌群无力（主要为臀中肌，由臀上神经支配，主要由 L5 及 L4、S1 组成）。
3. 交叉内收肌反应：进行膝腱反射（KJ）检查时，对侧股内收肌群收缩。同侧膝腱反射亢进时，可能提示上运动神经元病变；同侧膝腱反射减退时，可能是一种病理性扩散，提示神经根易激惹。
4. Hoover 征[16]：通过对侧臀中肌的协同性收缩来鉴别单侧髂腰肌功能性力弱与器质性力弱。病人取仰卧位，检查者用手向下压一侧腿，病人将腿上抬抵抗下压力量。同时检查者将另一只手置于病人对侧足跟部，轻微上抬。试验 1：当病人上抬健侧腿时，若患侧腿下压力量强于之前的单纯检测，则判定为功能性力弱；若与之前一样，则判定为器质性力弱。试验 1 不能用于髋伸肌群之前检测正常的情况。试验 2（知晓度更高）：嘱病人上抬力弱侧腿，若对侧足跟被检查者抬起，则提示功能性力弱（即病人并未尽力抬腿）。结果并非均可靠[17, 18]。
5. 外展肌征：Hoover 试验的一个替代检查，通过对侧股外展肌群的协同收缩来鉴别功能性力弱和器质性力弱[18]。病人取仰卧位，检查者将手置于病人双腿外侧，嘱病人分别外展双腿，抵抗检查者所施加的阻力。记下未外展侧下肢的反应。结果见表 66-2。

表 66-2 外展肌征

外展侧下肢	对侧（未外展侧）下肢	
	器质性力弱	功能性力弱
力弱	保持原位置	过度内收
正常	过度内收	保持原位置

神经根综合征

由于下述原因，HLD 通常并不累及相同节段发出的神经根，而是压迫下一节段神经孔所发出的神经（如 L5～S1 椎间盘突出通常造成 S1 神经根病变）。即腰神经根综合征的典型表现，见表 66-3。

腰椎间盘疾病的解剖学要点：

1. 腰椎神经根紧贴同一节段的椎弓根下方发出。
2. 椎间隙恰好位于椎弓根下方。
3. 并非所有病人都有 5 个腰椎 [见脊柱手术的定位（见章节 90.5)]。

表 66-3 腰椎间盘综合征

综合征	腰椎间盘突出节段		
	L3 ~ L4	L4 ~ L5	L5 ~ S1
通常压迫的神经根	L4	L5	S1
腰椎间盘的占比	3%～10%（平均 5%）	40%～45%	45%～50%
反射消失	膝跳反射[a]（Westphal 征）	股内侧腱反射[b]	Achilles[a]（踝反射）
肌力减退	股四头肌（伸膝）	踇长伸肌(足下垂）和胫骨前肌[c]	腓肠肌（跖屈）± 踇长伸肌[c]
感觉减退[d]	内踝和足内侧	踇趾蹼和足背侧	外踝和足外侧
疼痛部位	大腿前侧	下肢后侧	下肢后侧，常至踝部

[a] 延德劳希克手法（Jendrasik maneuver）可加强（见表 29-2）
[b] 股内侧腱反射并不可靠（不总由 L5 单独支配），引出时可能刺激其他内收肌
[c] 见表 66-1 中的肌力下降
[d] 感觉减退多出现于远端皮区[19]

66.1.7 影像学检查

见腰骶部疼痛影像学检查（章节 89.8.3)。70% 突出的椎间盘向下方迁移。

66.1.8 非手术治疗

见章节 65.14.2。

66.1.9 手术治疗

手术适应证

尚无明确因素能够预测哪些病人可以自愈，或行手术治疗更佳。

通过影像学结合病史及体格检查，诊断椎间盘突出病人的手术指征：

1. 非手术治疗疼痛 5～8 周无效：超过 85% 急性椎间盘突出的病人不进行手术干预，症状在 6 周内也会改善[20]（70% 的病人在 4 周内改善[21]）。多数临床医师建议，在神经根病变发作 5～8 周后再考虑手术治疗（如果没有以下指征）。
2. “急诊手术”（即症状出现 5～8 周内）指征：
   1) 马尾综合征（CES）（见下文）。
   2) 进行性运动功能障碍（如足下垂）：不明持续时间的轻瘫作为手术指征备受质疑[1, 22, 23]（尚无研究表明这种病人手术治疗后可减轻运动障碍[24]）。而急性进行性运动障碍可作为急诊手术指征。
   3) 适当镇痛药物治疗后仍无法缓解疼痛，可行“急诊”手术治疗。
3. 病人不想花费时间进行非手术性治疗；如进行非手术治疗，之后仍有可能需要手术。

马尾综合征

指腰椎管内多个腰骶神经根功能异常产生的临床病变。通常为马尾神经（圆锥下方的神经束，来源于腰膨大和脊髓圆锥）受压导致。鉴别 CES 和圆锥病变可见表 50-9。

可能的表现

1. 括约肌障碍：
   1) 尿潴留：最常见的表现。敏感性约 90%（在病程的某些时间点）[25, 26]。以下步骤可准确评估：嘱病人排空膀胱，测排空后的残余尿量（通过导尿或膀胱超声）。若无尿潴留，则仅有 1/1000 的病人可能患有 CES。膀胱内压测量图可显示膀胱呈低张力状态，感觉减退，容量增加。
   2) 尿和（或）大便失禁[27]（一些尿潴留的病人会出现充溢性尿失禁）。
   3) 肛门括约肌张力：60%～80% 的病人出现肛门括约肌松弛。
2. “鞍区感觉减退”：最常见的感觉障碍。分布：肛门区域、生殖器下部、会阴、臀部、大腿后上侧。敏感性约 75%。一旦整个会阴部位出现感觉障碍，病人易出现永久性膀胱麻痹[28]。
3. 严重肌力减退：通常涉及多个神经根（若不治疗则可能进展为截瘫）。

4. 腰痛和（或）坐骨神经痛：坐骨神经痛通常为双侧，但有时为单侧或没有。不伴或表现为双侧坐骨神经痛可能预后更差[26]。
5. 双侧踝反射消失[29]。
6. 性功能障碍：通常发现较晚。

病因：

1. 马尾受压：
   1) 较大的椎间盘突出：见下文。
   2) 肿瘤：
      - 压迫：如转移到椎管的病变在硬膜外扩张。
      - 血管内淋巴瘤病（B 细胞淋巴瘤）（见章节 42.1.3）：在椎管内往往无肿物形成。这类病人中枢神经系统的表现有：痴呆，MRI 上可见脑膜强化，脑脊液可见淋巴细胞以及 CES。
   3) 椎间盘切除术后游离脂肪移植[30]。
   4) 外伤：骨折碎片压迫马尾。
   5) 椎管内硬脊膜外血肿。
2. 感染：可能由于以下原因导致神经功能障碍。
   1) 压迫：通常由椎管内硬膜外脓肿伴随椎间盘炎或椎体骨髓炎导致。
   2) 大量感染引起的 CES 可能与化脓性血栓性静脉炎导致的血管病变相关。这种情况可能预后更差，因为通过手术治疗无法改变发病机制。
3. 神经病变：
   1) 缺血性病变。
   2) 炎性病变。
4. 强直性脊柱炎：病因不明（见章节 71.2）。

腰椎间盘突出症造成的 CES 可能由巨大的椎间盘突出造成，通常发生于中线部位，L4～L5 最常见，通常与先前疾病（椎管狭窄、脊髓栓系等）相叠加[27]。

流行病学：

1. 在 LBP 病人中出现的概率为 0.0004[7]。
2. 在进行手术治疗的 HLD 病人中概率仅为 1%～2%[7]。

时间进程：

CES 可表现为迅速进展，也可进展缓慢（较少，预后较急性进展者差，尤其是膀胱功能的恢复，大约仅占 50%）[25]。可以归纳为 3 组类型[31]：

- 第Ⅰ组：CES 症状突然发作，既往无腰背相关的症状。
- 第Ⅱ组：既往有反复的腰痛和坐骨神经痛，近期发作同时伴有 CES。
- 第Ⅲ组：出现腰痛和双侧坐骨神经痛，而后进展为 CES。

手术：

有学者建议行双侧椎板切除术[27]（但并非主流观点）。有时难以切除中线位置张力较高的椎间盘，此时可行经硬膜切除术[29]。

CES 行椎间盘切除的手术时机：存在争议，并且在大量的医疗诉讼中都是争论的焦点。尽管早期研究强调快速减压[29]，但其他研究认为 CES 后何时手术与功能恢复不相关[25, 26]。另外一些证据支持 48 小时内进行手术（虽然在可能的情况下于 24 小时内手术更理想，但没有显著性证据支持延迟到 48 小时是有害的）[32, 33]。

手术筹备：腰椎间盘切除术

同时参见免责声明（见凡例）。

1. 体位：俯卧位。
2. 设备：显微镜（如果使用），微创牵开器（如果使用）。
3. 知情同意书（使用非专业性术语向病人进行说明，以下非全部内容）：
   1) 手术步骤：通过背部进入椎骨间，取出压迫神经的椎间盘。
   2) 其他选择：非手术治疗。
   3) 并发症：一般脊柱手术的并发症，约 6% 的病例中椎间盘可在同一位置再次突出，在手术过程中可能找不到椎间盘碎片，疼痛缓解可能无法达到预期程度（背部疼痛的手术效果与神经根痛不同）。

腰椎神经根病变的手术选择

一旦决定手术治疗，可选择的方式包括：

1. 经椎管入路：
   1) 标准开放性腰椎板切除术和椎间盘切除术：65%～85% 的病人术后 1 年内没有出现坐骨神经痛，而保守治疗的病人仅有 36% 未出现坐骨神经痛[34]。两者的长期随访结果（>1 年）则相似。10% 的病人在 1 年内接受了进一步背部手术治疗[34]。
   2) “显微椎间盘切除术”[35, 36]：与标准方法类似，但切口更小。优点包括美观，住院时间短，失血量少。但要取出某些碎片可能更加困难[37, 38]。总体手术效果与标准术式相似[39]。
   3) 游离椎间盘摘除术：仅切除椎间盘突出的部分，而不进入椎间隙切除椎间盘。
2. 椎间盘内治疗（见下文）：多年来提出过许多手术方式，通过在椎间盘内形成腔隙以经皮治疗 HLD。有些由于各种原因而被放弃，主要因为其有效性备受争议。
   1) 髓核化学溶解术：使用木瓜凝乳蛋白酶溶解椎间盘（现已不再使用）。
   2) 自动经皮腰椎间盘切除术：使用髓核切除器。

3) 经皮内镜腰椎间盘切除术（PELD）（见下文）。

4) 椎间盘内电热疗法（IDET 或 IDTA）（见下文）。

5) 激光椎间盘减压术。

椎间盘内手术治疗（ISP）

ISP 是存在争议最多的腰椎治疗方法。理论上可以避免硬膜外瘢痕，切口小，甚至可以仅通过穿刺进行治疗。该方法的另一目的是减少手术后疼痛和住院天数（常为门诊手术）。ISP 是指切除椎间盘中央结构（不会产生症状），通过减少椎间盘内的压力来解除突出部分对神经根的压迫。考虑进行椎间盘疾病手术治疗的病人中，只有 10%～15% 适合行 ISP。ISP 通常在局部麻醉下进行，病人可随时向术者报告神经根疼痛，以便用手术器械或针来定位累及的神经根。总体而言，只有经过严格的对照试验证明 ISP 的效果后，才可推荐使用[10]。

ISP 支持者使用的适应证：

1. 椎间盘突出的类型：只适用于“包含型”椎间盘突出症（即纤维环外缘完整）。
2. 适用节段：最适用于 L4～L5 椎间盘突出，也可用于 L3～L4 椎间盘突出。由于所需的角度和髂嵴的干扰，在 L5～S1 节段操作相对困难，但多数可行（使用有角度的器械或其他技术手段）。
3. 当存在严重的神经功能障碍时，不推荐使用[40]。

结果：据报道，手术“成功”率（可定义为疼痛消失，并在适当时候返岗）为 37%～75%[41-43]。

经皮自动腰椎间盘切除术 即髓核成形术。使用一个髓核切除器[44]以切除椎间盘中央结构，术后 1 年成功率为 37%。并发症包括髓核切除器放置不当引起的马尾综合征[45]。在另一项研究中，HDL 病人在行髓核成形术［有或无 IDET（见下文）］后 9 个月，仅有少部分病人出现疼痛缓解[46]。

激光椎间盘减压术 将针插入椎间盘，并通过针导入激光纤缆，使激光能够在椎间盘中心烧融组织[47, 48]（可在内镜监视下进行）。

2014 年北美脊柱外科协会报道委员会立场声明[49]：现今不提倡颈腰椎的激光手术。因缺乏高质量的临床试验，故不能认定它可作为开放、微创或经皮外科手术的辅助方式。

经皮内镜腰椎间盘切除术（PELD） 虽然该术式可清除一些小的纤维环外碎片，但其主要针对“包含型”椎间盘进行椎间盘内治疗[50]。尚无大型随机试验比较该术式与公认的开放性椎间盘切除术（有或无显微镜辅助）。在一项研究中[51]，326 例 L4～L5 椎间盘突出的病人中，只有 8 例（2.4%）符合 PELD 的治疗标准（既往无手术史，保守治疗无效，影像学证实椎间盘突出，椎间盘造影排除椎间盘破裂）。这 8 例病人中只有 3 例预后良好。该研究尚不足以评估此技术。

椎间盘内电热疗法(IDET) 即椎间盘内(电)热纤维环成形术(IDTA)。有效性：治疗“椎间盘内破裂”[52]（放射性破裂，从髓核延伸至纤维环）1年后有效性为23%~60%。据报道，40%不明原因的慢性腰痛病人出现“椎间盘内破裂”[53]。

腰椎板切除术的辅助治疗

椎间盘切除术后硬膜外应用类固醇

腰椎退行性疾病围术期应用硬膜外类固醇能够轻度减小术后疼痛、住院时间和1年内无法返岗的风险，但大多数证据的阳性结果未经验证，故仍需进一步研究（各种药物、剂量、联合用药和给药方式均有报道)[54]。在开始治疗时联合系统性应用类固醇[醋酸甲泼尼龙（Depo-Medrol®）160mg肌内注射及甲泼尼龙琥珀酸钠（Solu Medrol®)250mg静脉注射]，并且在切开和缝合时使用30ml 0.25%的布比卡因（Marcaine®)浸润椎旁肌，可以减少住院天数和术后镇痛药的用量[55]。

减少瘢痕形成的方法

硬膜外游离脂肪移植

自体游离脂肪移植常用于减少术后硬膜外瘢痕形成。对于其有效性的看法各不相同，有人认为有效，另外一些则认为其使瘢痕加重[56]。一些病人数年后再次手术，将不会发现移植物的痕迹。在手术后的最初几天内，脂肪移植物很少引起神经根压迫[57]或马尾综合征[30]。曾有研究报道1例手术后6年产生神经根压迫[58]。

其他方法

包括放置隔膜或明胶。目前有许多材料可供使用，但均未证明具有重复利用性价值。

腰椎板切除术的风险

概述

据大宗报道[59，60]，总体死亡率为0.06%，多数病人死于败血症、心肌梗死或肺栓塞。并发症的发生率难以准确统计[34]，但以下内容可作为参考。

常见并发症

1. 感染：
   1) 表浅伤口感染：0.9%~5%[61]（风险随着年龄增长、长时间使用类固醇、肥胖和糖尿病而增加），多数由金黄色葡萄球菌引起[见椎板切除术切口感染（见章节21.3.1)的处理方法]。
   2) 深部感染：<1%（见下文“少见并发症”）。
2. 运动障碍加重：1%~8%（一些为短暂性运动障碍）。
3. “偶然性”硬膜切开：发生率为0.3%~13%（再次手术可增加至18%）[62]。可能的后遗症见表66-4。

表 66-4 硬膜开放可能的后遗症

证据充分
1. 脑脊液漏
1) 表皮完整：假性脊膜膨出
2) 外漏：脑脊液漏
2. 神经根通过开放处疝出
3. 相关神经根挫伤，马尾撕裂或受损
4. 脑脊液漏造成硬膜囊塌陷，可以增加硬膜外出血的失血量
证据较不充分
1. 蛛网膜炎
2. 慢性疼痛
3. 膀胱、肠和（或）性功能障碍

1) 脑脊液漏（脑脊液外漏）：需要手术修补的概率是 10/10 000[59]。
2) 假性脊膜膨出：0.7%～2%[62]［影像学上可能与硬脊膜外脓肿（SEA）相似，但 SEA 术后通常不均匀强化，并且合并肌肉水肿］。

4. 复发性腰椎间盘突出（同一节段和侧别）：4%（随访 10 年）[63]（见章节 66.1.15）。
5. 术后尿潴留（POUR）（见下文）：通常为短暂性，但可能会延长住院时间。

少见并发症

1. 对神经结构的直接损伤：对于大型椎间盘突出，可考虑双侧暴露以降低此风险。
2. 损伤椎体（VB）前方的结构：通过椎间隙损伤前纵韧带（ALL），如使用髓核钳。应当保持器械穿入椎间盘的深度≤3cm，因为 5% 的腰椎间盘直径为 3.3cm[64]。高达 12% 的椎间盘切除术在 ALL 穿孔后无症状。穿透 ALL 能使以下结构受到潜在损伤：
   1) 大血管[65]：风险有发生潜在致命性出血，另外动静脉瘘可能在数年后出现。多数发生于 L4～L5 椎间盘切除术。术中出血约半数进入椎间隙，其余则会进入腹膜后。此时需行紧急开腹手术或血管内介入治疗[66]，如果可能的话，最好由具有血管外科经验的医师进行手术。死亡率为 37%～67%。
      - 主动脉：主动脉分叉部位于 L4 椎体下部的左侧，所以在此水平以上主动脉可能受损。
      - L4 以下，髂总动脉可能受损。
      - 静脉（比动脉受损更常见）：L4 水平或以上常见腔静脉损伤，L4 以下常见髂总静脉损伤。

2) 输尿管。

3) 肠：在 L5～S1 水平，回肠是最易受损的内脏。

4) 交感干。

3. 手术部位错误：在自我报道的调查中，每 10 000 例腰椎间盘手术中有 4.5 例发生此情况[67]。可能导致错误的潜在因素有：病人解剖变异，没有进行影像学定位。32% 的神经外科医师表示，在整个职业生涯中曾取出错误节段的椎间盘。

4. 罕见感染：

1) 脑膜炎。

2) 深部感染：<1%。包括：

- 椎间盘炎：0.5%（见章节 21.5.3）。
- 硬脊膜外脓肿（SEA）：0.67%（见章节 21.5.1）。

5. 马尾综合征：可能是术后椎管内硬脊膜外血肿导致（见下文）。在一组 2842 例腰椎间盘切除术中发生率为 0.21%[68]，在一组 12000 例脊柱手术中发生率为 0.14%[69]。危险信号包括尿潴留，鞍区或双下肢感觉障碍。

6. 术后失明（POVL）[70]：见下文。

7. 体位性并发症：

1) 压迫性神经病变：尺神经、腓神经。可在肘部使用垫物，并防止腘窝后方受压。

2) 胫前骨筋膜室综合征：由压迫胫前筋膜导致（Andrew 机构报道），属于一种骨科急症，可能需要急行筋膜切开术。

3) 眼部压迫：角膜擦伤，损伤至前房。

4) 由于麻醉后肌肉松弛，摆放体位时损伤颈椎。

8. 手术后蛛网膜炎（见章节 65.17.3）：危险因素包括硬脊膜外血肿、瘢痕体质、术后椎间盘炎、鞘内注射麻醉药或类固醇。这种情况手术效果往往不满意。鞘内注射醋酸甲泼尼龙可短期缓解病症（尽管类固醇是造成蛛网膜炎的危险因素）。

9. 血栓性静脉炎和深静脉血栓，有产生肺栓塞（PE）的风险[59]：0.1%[见“神经外科病人的血栓栓塞”（章节 9.3.10)]。

10. 复杂性区域疼痛综合征，即反射性交感神经营养不良（RSD）（见章节 28.5)：据报道，发生率达 1.2%。常发生于行融合术的后路减压术后，经常在再次手术[71]后 4 天至 20 周发作。RSD 的评述可见章节 28.5。治疗包括：物理治疗、交感神经阻滞、口服甲泼尼龙，如有硬性材料则将其移除。

11. 极少见：Ogilvie 综合征［结肠假性梗阻症（肠梗阻)]，常见于住院或极度虚弱的病人。可能与麻醉药、电解质紊乱或慢性便秘相关。

有报道称，其为脊柱手术 / 外伤、腰麻或硬膜外麻醉、脊柱转移及脊髓造影的一种并发症[72]。

术后尿潴留

术后尿潴留十分常见，尤其是腰椎手术后。通常包括与尿潴留相关的一系列疾病（见章节 3.1.4）。

1. 脊髓或马尾受压：常（但并不总是）伴有其他新发神经功能障碍。原因可能包括：
   1) 神经或脊髓受压：手术后，可能的病因包括：血肿、器械（如椎弓根螺钉）、植骨材料、骨折碎片。
   2) 术中神经或脊髓损伤。
2. 尿路感染（UTI）。
3. 不活动。
4. 麻醉药。
5. 便秘。

治疗

体格检查：新的感觉平面，较术前新发的神经功能障碍。

1. 进行手术部位的 MRI 或 CT 检查，以除外血肿。
2. 尿常规和尿培养，并治疗确诊的尿路感染。
3. 适当使用大便软化剂和（或）泻药，以治疗便秘。
4. 教病人如何进行每 4 小时 1 次（或需要时）清洁性间断导尿（CIC）。如果不可行，可携带留置（Foley）导尿管出院。
5. 若无禁忌证，可行坦索罗辛（每天 0.4mg）药物治疗，并给予出院带药。
6. 预约肾内科门诊（通常是术后 10～14 天）进行排尿试验。预约通常安排在早晨，此时如有 Foley 导管，则将其移除，并在数小时后通过膀胱扫描（超声波）或直接导尿检查残余尿量（PVR），以评估尿潴留程度。有时还会同时进行膀胱镜或尿动力学检查。

无意性硬膜切开

脊柱外科手术中无意性打开硬膜的概率为 0～14%[73]。

术语　“无意性硬膜切开”“偶然性硬膜切开”[73]，甚至“硬膜开放”均较“硬膜撕裂”词语更恰当，在没有多加说明的情况下，后者可能暗示术者粗心大意[62]。在腰椎手术的医疗事故诉讼中，硬膜开放与一种或多种所谓的并发症或后遗症相关。

损伤　有意或无意地开放硬膜本身并不会对病人造成不良后果[62, 74]。事实上，在硬膜内椎间盘突出症[75]或存在肿瘤等情况下，开放硬膜是手术的一部分。虽然不是时常发生（发生率，见上文），但无意性硬膜切开并不罕见，若单独出现也不应认为是医疗事故。然而，它可能由一个或多个可产生严重损伤的操作引起。这些操作和损伤应该根据各自情况进行处理。

在 SPORT 研究中，在首次行开放性椎板切除术的病人中，有 9% 发生无意性硬膜切开[76]。神经根损伤、死亡率、是否需要再次手术或结果评估没有长期差异。短期差异则包括更长的住院时间及更多的出血量和手术时间[76]。在达特茅斯对 25 名硬膜切开病人的研究中，硬膜外切开组术后神经根损伤、伤口感染或伤口血肿没有增加[77]。

可能的后遗症见表 66-4。脑脊液漏可能产生“脊髓性头痛”以及相关其他症状（见章节 97.3.5）。如果脑脊液经皮肤漏出，则极易导致脑膜炎。疼痛或感觉／运动障碍可能与神经根受损或神经根在硬膜开放处迟发性疝出相关。

病因 可能有许多潜在病因，包括[62]：未预料到的解剖变异；硬膜与骨质粘连；器械滑脱；不清晰的硬膜皱襞被咬骨钳或刮匙损伤；椎管长期狭窄造成硬膜变薄；当硬膜膨胀至手术形成的骨尖时产生穿孔，进而出现迟发性脑脊液漏[78]。在后纵韧带骨化进行前入路减压术，再次手术，以及使用高速骨钻时，硬膜开放的风险可能增加[73]。

治疗 如果术中发现硬膜开放，首先应使用不可吸收线，水密性闭合硬膜（可使用补片移植），尽可能地避免假性脊膜膨出和（或）脑脊液漏。将棉片置于硬膜开放处，防止神经根被吸入[79]。应极力避免将神经根缝入其中。多数硬膜修复后不会出现并发症或后遗症。如果开口处位于硬膜远端（前侧），可以考虑从后侧打开并修复前侧破损的硬膜，随后缝合后侧硬膜（但可能增加神经根损伤的风险）。可使用生物相容性固定剂（如纤维蛋白凝胶[73]）协助缝合。

在一些情况下（如无法找到或达到硬膜开口，其可发生于神经根袖套处），硬膜的初步修复可能难以实现，此时备用的选择方法包括：将脂肪或肌肉移植到可能的破损部位，使用病人的血液当作“血液补片”（麻醉师从病人上肢静脉抽取 5~10ml 血液，在注射器中放置数分钟直至开始凝固，然后注射至硬膜处），使用明胶海绵、纤维蛋白凝胶等。由于筋膜、脂肪和皮肤已形成水密性封闭，故有人建议术后不使用切口引流。也有医师使用皮下引流或硬膜外引流。此外，也可以使用脑脊液分流（如在距硬膜破损处 1 个至多个节段处放置引流）。

虽然常规建议卧床休息 4~7 天，以减少症状并促进愈合，但若进行水密缝合，术后正常活动并不会增加渗漏率（症状进展时推荐卧床休息）[73]。

在一项报道中，8 例病人术后出现脑脊液漏，在局部麻醉下重新缝合皮肤，之后采用轻度 Trendelenburg 体位卧床休息（以减小渗漏部位的压力），使用广谱抗生素，皮肤切口涂抹抗生素软膏，每天穿刺引流皮下积液，最终避免了再次手术[80]。

术后视力丧失

1. 缺血性视神经病变[81]：术后视力丧失的最常见原因。常为双侧病变。通常与严重失血（平均2L）和（或）手术时间较长（超过6小时）相关。所有出现缺血性视神经病变的病人，其麻醉时间均超过5小时或失血量大于1L。失血可以导致低血压（由于血流动力学压力较低，除了会减少血液流动外，还会导致内源性血管紧张素的释放），并且增加血小板聚集。多数情况不是由眼球的直接压迫引起，其可以发生于任何年龄段的病人，甚至健康人中。该病变与年龄、高血压、动脉粥样硬化、吸烟及糖尿病无关。表现为双侧且常为永久性失明。由于目前尚缺乏有效的治疗措施，故预防该病变十分重要[82]。

   1) 后部缺血性视神经病变（PION）[81]：可能发生于术后（手术性PION）。危险因素除上述内容，还包括：
      - 俯卧位手术［可导致眶周水肿和眼球直接受压（少见）］。
      - 缺乏严格的血糖控制。
      - 采用Trendelenburg体位（头低脚高位）。
      - 血液稀释，或过量使用晶体、胶体（血液）进行液体置换。
      - 长时间低血压。
      - 细胞缺氧。
      - 肾血流灌注降低。

   2) 术后视力丧失（POVL）的6个独立危险因素[82]：
      - 男性：比值比（OR）=2.53。
      - 肥胖：通过临床评估或BMI ≥30，OR=2.83。
      - 手术使用Wilson框架：OR=4.30。
      - 麻醉时长：OR=1.39/h。
      - 失血总量：OR=1.34/L。
      - 胶体在非血液置换中液体总量的占比：不明确（尚有争议）。OR=0.67/5%的胶体液。

   3) 前部缺血性视神经病变（AION）：分为动脉炎性（合并巨细胞动脉炎）和非动脉炎性（常合并糖尿病）。

2. 视网膜中央动脉闭塞。

3. 皮质盲：可能由栓塞引起枕叶梗死所致。

手术后护理

手术后医嘱

针对术中未出现并发症的腰椎板切除术，以下为术后医嘱的指导，但需要考虑不同医师和医疗机构的差异：

1. 进入麻醉恢复室（PACU）。

2. 在护理单元测量生命体征：每 2 小时 1 次 ×4 小时，每 4 小时 1 次 ×24 小时，然后每 8 小时 1 次。
3. 活动：在协助下起身，如耐受可逐渐增加。
4. 护理：
   - 记出入量。
   - 无排尿者，需要每 4~6 小时间断导尿。
   - 可选择的措施：弹力袜（可减少深静脉血栓的风险）或呼吸面罩。
   - 可选择的措施（若使用引流）：每 8 小时或需要时放空引流。
5. 饮食：流食，如耐受可逐渐增加。

6. 静脉注射：5% 葡萄糖注射液+0.45%NaCl 注射液+20mEq/L KCl，75ml/h，如口服耐受良好则停止静脉注射（若预防性应用抗生素，则在停用抗生素后停止）。
7. 药物：
   - 酌情选择缓泻剂（LOC）。
   - 如可以口服时，口服多库酯钠（如 Colace®）100mg，每天 2 次（大便软化剂，不能代替缓泻剂）。
   - 可选择的措施：预防性应用抗生素。
   - 必要时，口服或直肠给药对乙酰氨基酚（泰诺®）325mg，每 6 小时 1 次。
   - 麻醉镇痛药。
   - 可选择的措施：一些医师使用类固醇来减少手术操作对神经根的刺激。
8. 实验室检查：如果术中失血量较大，可行全血细胞计数检查。

手术后检查

除常规检查外，还应进行下列检查：

1. 下肢肌力，特别是与神经根有关的肌肉，如 L5~S1 手术检查腓肠肌、L4~L5 手术检查踇长伸肌等。
2. 敷料外观：可发现大量出血、脑脊液漏等征象。
3. 马尾综合征的表现（见章节 66.1.9），可由术后硬脊膜外血肿造成：
   1) 会阴区感觉缺失（鞍区感觉缺失）。
   2) 排尿障碍：腰椎板切除术后可能不常见，若合并会阴区感觉障碍，需多加注意。
   3) 术后疼痛超过一般时间。
   4) 多个肌群肌力减退。

如有任何新发神经功能障碍，应立即评估是否出现硬脊膜外血肿（EDH）[69]。

迟发性神经功能障碍可能由 EDH 或硬脊膜外脓肿引起。在恢复室拍摄的术后 X 线片可以排除融合术或内固定术操作中的移植物或材料错位。理想的诊断性检查是 MRI。如果存在 MRI 禁忌证或不具备条件，可行 CT 或脊髓造影。术后立即出现的硬膜外异常可提示 EDH。

手术治疗结果

在一组行椎间盘切除术的 100 例病人中，术后 1 年，有 73% 的病人腿痛完全缓解，63% 的病人腰痛完全缓解；5～10 年后两者的缓解率均为 62%[2]。术后 5～10 年，仅有 14% 的病人感觉疼痛与术前相同或较重（即 86% 得到改善），5% 的病人患有腰椎手术失败综合征（无准确定义，这里指无法返岗，需要使用镇痛药，接受补偿金，见章节 65.17）。

有学者曾试图比较保守治疗和外科手术的优缺点，但未果。最近的 SPORT 研究[83, 84]存在严重的选择偏倚，因为病人被允许可进入研究的另外一组，故更接近手术选择而非真正的随机对照研究[85]。早期的随机试验同样有方法学缺陷[1]。从这些研究中可以得出以下结论[85]：多数疼痛可控、好转或残疾较轻的病人通常选择保守治疗，大部分病人症状有所改善，而疼痛严重、持续或恶化和（或）神经功能障碍的病人更可能选择疗效较好的手术治疗。

如果病人术前膝腱或跟腱反射消失，则分别有 35% 和 43% 的病人在术后 1 年仍有反射减退[8]；此外术后分别有 3% 和 10% 的病人反射消失。同一研究发现，80% 病人的运动障碍得以改善，3% 出现恶化，5% 为新发障碍；69% 的病人感觉障碍有所改善，15% 出现加重。

足下垂：有 5%～10% 的 HLD 病人患有严重的足背屈障碍，甚至完全瘫痪，其中半数经过或不经过治疗后会恢复。椎间盘切除术不能改善预后，尤其对于无痛性足下垂[24]。

复发性椎间盘突出症：见章节 66.1.15。

66.1.10 高位腰椎间盘突出症(L1～L2，L2～L3，L3～L4 节段)

概述

多数（约为 90%，也可能高达 98%[7]）腰椎间盘突出症（HLD）发生于 L4～L5 和 L5～S1；L3～L4 椎间盘突出的病人中，24% 有 L4～L5 或 L5～S1 椎间盘突出病史，提示椎间盘突出好发于 L4～L5 及 L5～S1。在一组 1395 例 HLD 病人中，有 4 例位于 L1～L2（0.28%），18 例位于 L2～L3（1.3%），51 例位于 L3～L4（3.6%）[86]。

表现

典型表现为 LBP，51% 的病人发生于外伤或扭伤后。随着病情进展，可出现大腿前侧疼痛和感觉障碍，并有下肢肌力减退（特别是上楼梯时）。

体征

股四头肌是最常受累的肌肉，表现为肌力减退，有时可出现萎缩。

仅40%的病人出现直腿抬高试验阳性，27%出现腰大肌牵拉试验阳性。股神经牵拉试验可能为阳性（见章节66.1.6）。

50%的病人表现为膝腱反射减退或消失；18%出现踝反射异常；L3~L4椎间盘突出病人的腱反射改变（81%）较L1~L2（无）或L2~L3（44%）多见。

66.1.11 外侧型腰椎间盘突出症

概述

定义：椎间盘突出至小关节突（椎间孔型椎间盘突出）或其远端（椎间孔外侧型椎间盘突出）（一些作者认为椎间孔型椎间盘突出不属于“极外侧型”）。见图66-1。

发生率（见表66-5）：占腰椎间盘突出症（HLD）的3%~10%（发生率较高的研究[87]还包括一些并非真正意义上的极外侧型病例）。

表66-5 各节段极外侧HLD的发生率*

椎间盘节段	数量	发生率
L1~L2	1	1%
L2~L3	11	8%
L3~L4	35	24%
L4~L5	82	60%
L5~S1	9	7%

* 138例病人[87]

最常见于L4~L5，其次是L3~L4（见表66-5），因此L4神经最常受累，其次是L3神经。临床上显示高位腰神经根受压（即直腿抬高试验阴性的神经根病变）的病例中，极外侧型HLD与高位腰椎间盘突出症的比例为3∶1。

与常见的中央型或旁中央型HLD的区别：

- 受累的神经根通常位于同一节段（参照下一节段的神经根）。
- 发作1周后，85%~90%的病例直腿抬高（SLR）试验为阴性（不包括双重椎间盘突出，若包括则降至约65%）；股神经牵拉试验可能为阳性（见章节66.1.6）。
- 75%的病人向突出侧侧向弯腰时出现疼痛。
- 部分突出的概率更高（60%）。
- 同一节段和侧别，发生双重突出的概率更高（15%）。
- 疼痛更加严重（可能由于直接压迫背根神经节），且常呈烧灼样疼痛。

临床表现

股四头肌力弱，膝腱反射减退及 L3 或 L4 皮区感觉缺失最常见。

鉴别诊断

1. 外侧隐窝狭窄或上关节突增生。
2. 腹膜后血肿或肿瘤。
3. 糖尿病性神经病（肌萎缩）：见章节 31.5.6。
4. 脊柱肿瘤：
   1) 良性肿瘤（神经鞘瘤或神经纤维瘤）。
   2) 恶性肿瘤。
   3) 淋巴瘤。
5. 感染：
   1) 局部感染（椎管内硬脊膜外脓肿）。
   2) 腰大肌脓肿。
   3) 肉芽肿性病变。
6. 腰椎滑脱（部分缺损）。
7. 神经根相连处受压。
8. 椎间孔静脉扩张的 MRI 表现与外侧型椎间盘突出相似。

影像学诊断

注意：如进行积极检查，在 CT 或 MRI 上可发现许多无症状的外侧型椎间盘突出症。

MRI：是诊断性检查的最佳选择。通过神经孔的矢状位成像有助于发现椎间盘突出[88]。由于扩张的椎间孔静脉与极外侧 HLD 相似，故 MRI 检查有约 8% 的假阳性率[89]。

脊髓造影：单独脊髓造影无法进行诊断 [通常需要结合脊髓造影后 CT 扫描[90, 91]，因为神经根压迫位于神经根袖套的远端（造影剂无法到达）[92]，87% 的病例无法发现病变]。

CT 扫描[91]：可显示一团块使硬膜外脂肪移位，侵及椎间孔或外侧隐窝，损伤所发出的神经根；也可发生于椎间孔外侧。敏感性约为 50%，与脊髓造影联合 CT 扫描相似[92]。椎间盘造影后 CT 扫描[92, 93]也可发现病灶。

手术治疗

注意：背根神经节受压可能使椎间盘切除术后恢复缓慢，与更多见的旁中央型椎间盘突出症相比，总体手术效果较差。

椎间孔处椎间盘

通常需要切除上下关节突的内侧部分，以显示硬膜囊，避免过度牵拉神经根或马尾。注意：完全性小关节突切除术联合椎间盘切除术易导致椎体不稳定（单独的完全性小关节突切除术造成椎体滑脱的概率约为 10%），虽然其他研究中椎体不稳定的概率较低（约 1/33[94, 95]）。可采用经下方切除上关节突的外侧部分[96]。内镜技术可能较适用于治疗该部位的椎间盘突出[97]。

椎间孔外侧椎间盘

可采用多种入路，包括：

1. 传统的中线半椎板切开术：必须部分或完全切除同侧的小关节突。找到发出神经根最安全的方法是对上位椎体下部进行足够多的椎板切除术（如 L4～L5 HLD 的 L4 节段），以暴露神经根，然后追踪侧向穿过神经孔的神经，切除小关节突，直至发现突出的椎间盘。
2. 旁正中切口侧方（即椎管外）入路[98]：优点是小关节突关节可得以保留（同时切除小关节突与椎间盘可能导致椎体不稳定），更易牵拉肌肉。缺点：多数神经外科医师对此入路并不熟悉，不能由内向外侧追踪神经。使用穿刺针进行 X 线定位。在椎间盘突出一侧行正中线旁 3～4cm 纵向切口，长度 4～5cm。切开至胸腰筋膜，分离皮下组织与胸腰筋膜。在 L4 以上，可以触及多裂肌（内侧）和背最长肌（外侧）间沟，由此处切开筋膜。还可触及小关节突关节，将其钝性切开，以到达小关节突关节外侧及椎间盘突出水平上、下节段的横突。使用探针作为标记，行 X 线检查以确认切开节段是否正确。分离横突间肌与筋膜。一定注意避免神经和背根神经节（紧贴横突间韧带下方）受到机械性损伤或电灼伤。根动静脉和神经根位于横突下方，通常位于该位置偏内侧。神经孔处发出的神经根（使用口腔剥离器有助于定位）弧形攀过上节段椎弓根，其可能在突出的椎间盘碎片上方展开。如果需要显露内侧结构，可以切除外侧小关节突关节。切除突出的腰椎间盘后，使用髓核钳将椎体间残余椎间盘全部清除。L5～S1 的椎管外入路需要切除部分骶骨，以显露 L5 横突尾部间隙。

66.1.12 小儿腰椎间盘突出症

进行腰椎间盘手术的病人中，10～20 岁者不足 1%（Mayo 的一项研究中，HLD 手术病人中年龄 <17 岁的占 0.4%[99]）。这些病人中除了持续的直腿抬高试验阳性外[100]，通常很少有神经系统症状。青年病人突出的椎间盘结构常坚硬、纤维化并且牢附于软骨终板，与成人椎间盘的退变结构不同。X 线表现为先天性脊柱异常的发生率高（移行椎体、脊柱过度前凸、脊椎滑脱、脊柱裂等）。78% 的病人初次手术效果良好[99]。

66.1.13 硬膜内椎间盘突出症

部分椎间盘可突出进入硬膜囊，或进入神经根袖套（后者有时称为“神经根内”椎间盘突出），占椎间盘突出的 0.04%～1.1%[75, 101]。虽然依据术前脊髓造影或 MRI 可能怀疑硬膜内椎间盘突出，但手术前很少做出相应诊断[101]。手术中，若在神经根袖套中发现高张力且坚硬的团块，或对有明显临床症状及影像学异常的节段探查结果为阴性（证实暴露正确节段后），则提示可能存在硬膜内椎间盘突出。

手术治疗：

虽然术中可以打开硬膜[75]，但有学者认为其中只有少数是必要的[102]。

66.1.14 椎体内椎间盘突出症

概述

即许莫结节（Schmorls node 或 Schmors nodule）。该术语以德国病理学家克里斯蒂安 · 乔治 · 许莫（1861–1932）的名字命名[103]。也称 Geipel 突出[104]。椎间盘通过软骨终板疝入椎体（VB）松质骨（即松质骨内椎间盘突出）。常通过 X 线片或 MRI 偶然发现。其临床意义存在争议。可能产生持续 3~4 个月的腰部疼痛。椎间盘弥漫性移位（可见于骨质疏松）有时被称为空椎间盘[105]。

临床表现

在急性期（症状期），病人可能因负重和运动而表现出加重的 LBP。受累节段可能会有叩击痛或压痛。

影像学表现

MRI：矢状位成像极易发现椎间盘突出进入椎体内（图 66-3）。有学者认为，与慢性（无症状性）病变相比，急性（症状性）病变的 MRI 特征为结节周围骨髓呈炎性表现[106]（表 66-6）。

CT：由于椎间盘密度显著低于骨组织，故 CT 可显示软骨终板及椎体缺损。

X 线片：诊断率可能不超过 33%[107]。在骨质硬化铸型前的急性期，通过 X 线片可能无法检测出来。

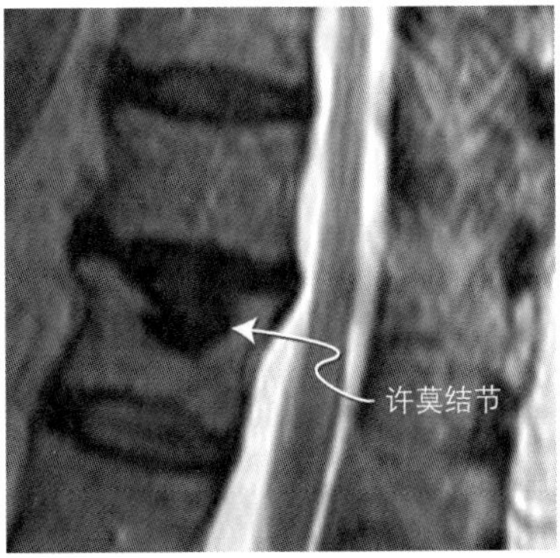

图 66-3 T_2 矢状位 MRI 成像显示椎间盘疝入下位椎体的上终板（许莫结节）。相邻骨髓未呈高信号，与慢性疾病相符

表 66-6 许莫结节的 MRI 信号[a]

病损	T_1WI	T_2WI
症状性（急性）	低	高
无症状性（慢性）	高[b]	低[b]

[a] 许莫结节周围骨髓的信号
[b] 与正常骨髓相同

治疗

应行保守治疗，通常使用非甾体抗炎药（NSAIDs）。有时需要更强的镇痛药物和（或）腰部支撑。很少需要手术治疗。

预后

通过保守治疗，症状通常在发病后 3～4 个月内缓解（与大部分椎体骨折类似）。

66.1.15 复发性腰椎间盘突出症

概述

据报道，随着随访时间延长，复发率可高达 3%～19%[108]。另一项平均随访 10 年的研究中，椎间盘突出的复发率为 4%（同一节段和侧别），其中 1/3 在术后第 1 年出现（平均：4.3 年）[63]。另一组病例[108]平均随访 4.5 年，相同部位的二次复发率为 1%，这些复发的病人中，74% 出现在相同节段，26% 出现在其他节段。复发性 HLD 发生于 L4～L5 的概率超过 L5～S1 的 2 倍[108]。

与初次发病相比，复发性椎间盘突出较少引起症状，这是因为神经根通常被瘢痕组织固定，无法脱离突出的椎间盘[56]。

治疗

与首次发生椎间盘突出的治疗相同。无进行性神经功能障碍、马尾综合征（CES）或顽固性疼痛时，应采用非手术治疗。

66.1.16 手术治疗

是否可作为最佳治疗方式存在争议，见章节 65.14.3。

手术结果：对于首次发生的椎间盘突出，在要求赔偿或进行诉讼的病人中，手术疗效往往较差，仅约 40% 有效[108, 109]。此外，在初次手术后 6 个月内及术中发现椎间盘纤维化的无复发性 HLD 病人预后同样较差。

66.1.17 脊髓刺激

一项研究表明，脊髓刺激的预后比再次手术好[110]。因为复发性椎间盘突出的手术有较高的硬膜和神经根损伤风险，较初次手术成功率低。对一些病人来说，脊髓刺激可能是一种选择。

66.2 胸椎间盘突出症

66.2.1 概述

要 点

- 仅占椎间盘突出的 0.25%，占椎间盘手术病例的 4% 以下。
- 好发于 T8（胸椎中活动度最大的节段）或 T8 以下。
- 钙化概率较高，因此应对椎间盘进行 CT 检查（可能影响术式选择）。
- 手术治疗的主要指征：顽固性疼痛，进行性加重的脊髓病变。
- 手术治疗：椎板切除术不适用于中线型或钙化性椎间盘。

仅占所有椎间盘突出的 0.25%～0.75%[111]，80% 发生于 30～50 岁。75% 位于 T8（胸椎中更容易活动的部位）节段以下，主要为 T11～T12（26%）。94% 为旁中央型，6% 为外侧型[112]。25% 的病例有外伤史。

最常见症状：疼痛（60%）、感觉改变（23%）、运动改变（18%）。出现胸椎神经根病变的病人，疼痛和感觉障碍呈束带状分布，沿着受累根的神经根皮区向前下辐射。运动受累则难以描述。

66.2.2 评估

1. MRI：是主要的诊断方法。若存在 MRI 禁忌证，应选择胸椎 CT/脊髓造影。
2. CT 扫描：应常规进行胸部 CT 平扫，以确定是否为“软椎间盘”（无钙化）（图 66-4）或“硬椎间盘”（钙化）（图 66-5），这对选择手术入路和手术方式有重要影响。

66.2.3 手术指征

需要进行手术治疗的胸椎间盘突出症较罕见[112]。指征：顽固性疼痛（通常为放射性、束带状）或进行性脊髓病变。少见疾病：椎间盘突出节段起始的症状性脊髓空洞症。

66.2.4 手术入路

胸椎间盘疾病手术具有挑战性，因为：前入路较困难；与颈腰部区域相比，脊髓和椎间管间距离更狭小；由后入路向前对脊髓进行操作时，分水岭部位有血液供应，可能增加脊髓损伤的风险。在考虑进行手术的病人中，65% 突出的胸椎间盘存在钙化[112]（与无钙化的椎间盘相比，后入路或侧方入路均较困难）。

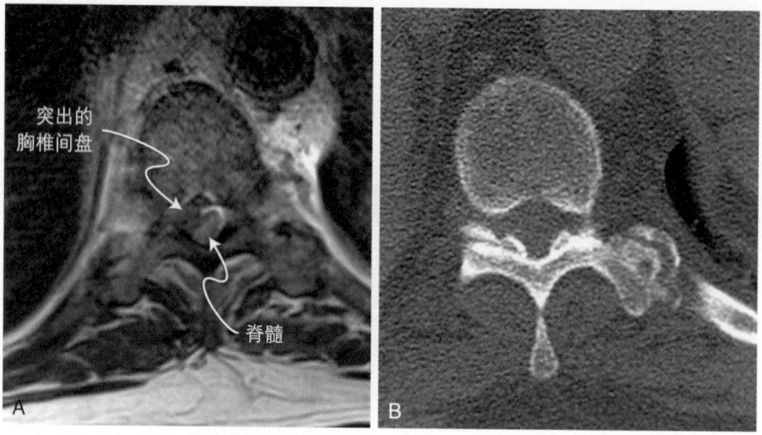

图 66-4 T10 ~ T11 右侧胸椎间盘突出

A. T_2 矢状位 MRI 成像；B. 无钙化椎间盘突出节段 CT 扫描

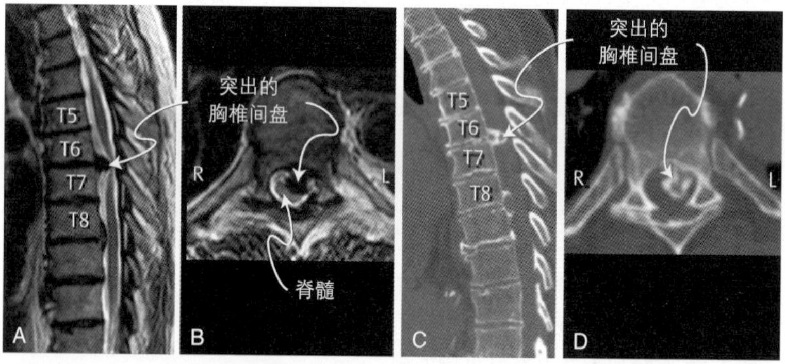

图 66-5 T6 ~ T7 左侧钙化胸椎间盘突出

所有图像均源于同一病人。A 和 B. T_2 MRI 成像（分别为矢状位和轴位）；C 和 D. CT 平扫（骨窗，分别为矢状位和轴位）显示椎间盘钙化

开放手术入路[112, 113]：

1. 后入路（经中线椎板切除术）：主要目的是对后方椎管内病变（如转移癌）进行减压，特别适用于多个节段的病变。当用于单节段的前侧病变时（如中线部位椎间盘突出），手术失败率和并发症发生率较高。
2. 后外侧入路：
   1) 外侧沟：椎板切除术加椎弓根切除。
   2) 经椎弓根入路[114]。
   3) 肋骨椎骨横突切除术（见章节 66.2.5）。

4) 经小关节突保留椎弓根。

3. 前外侧入路（经胸）：常通过胸膜腔。

4. 侧方经胸腔入路[114]。

胸腔镜手术可替代开放手术。

66.2.5 入路选择

概述

胸椎的前入路，见章节 96.1。

对于脊髓型颈椎病，术中 SSEP 和 MEP 可能有所帮助。

对于侧方突出的非钙化性胸椎间盘（图 66-4），后外侧入路行内侧小关节突切除术相对简单，一般术后结果良好。对于中央型胸椎间盘突出，或出现脊髓病变时，经胸入路的脊髓损伤概率最低，手术结果最好（表 66-7）。

66

表 66-7 各种入路治疗胸椎疾病的结果[116]

入路	指征	总数量	结果			
			正常	改善	不变	恶化
椎板切除术	后侧部位的肿物	129	15%	42%	11%	32%
后外侧入路（经椎弓根）	外侧型椎间盘突出症伴根性疼痛；肿物活检	27	37%	45%	11%	7%
外侧入路（肋骨椎骨横突切除术）	中线型椎间盘突出，两侧入路相同；病变偏向一侧时，同侧入路显露好，对侧入路显露差	43	35%	53%	12%	0
经胸入路	最适用于中线部位的病灶，特别接近双侧脊髓时	12	67%	33%	0	0

对于中央部位前侧病变，经胸或侧方入路是最佳选择。有的医师更倾向于左侧入路，以避开腔静脉；有些则倾向于右侧入路，因为不存在心脏对手术的影响。

肋骨椎骨横突切除术

指征：过去曾广泛用于引流脊柱结核脓肿。可用于外侧型椎间盘突出症，椎体或椎弓根的活检，肿瘤或骨折碎片压迫脊髓时对脊髓行有限的单侧减压，交感神经切除术。可用于任一胸椎节段。缺点：难以看见椎管前部来处理前方中线部位的病变。相对于钙化椎间盘，处理软椎间盘效果更好。

手术切除椎体横突和至少 4～5cm 的后侧肋骨。该入路的一个较大风险是阻断一支重要的根动脉，其可能参与脊髓的血液供应（见脊髓血管，章节 2.4）。此外，还存在气胸的风险，但相比之下风险较低。

手术筹备：肋骨椎骨横突切除术

同时参见免责声明（见凡例）。

1. 体位：俯卧位，通常趴于胸垫上。
2. 设备：
   1）显微镜（不是所有病例都使用）。
   2）C 形臂。
3. 植入物：如果预期术后出现脊柱不稳定，可以使用胸椎椎弓根螺钉和固定架（如用于骨折或肿瘤病人，并非椎间盘突出病人专用）。
4. 神经监测：SSEP/MEP。
5. 知情同意书（使用非专业性术语向病人进行说明，以下非全部内容）：
   1）手术步骤：通过胸背部进行手术，切除一小段肋骨，以切除突出 / 钙化的椎间盘。
   2）其他选择：非手术治疗，经一侧胸腔进行手术。
   3）并发症：脊髓损伤导致瘫痪；肺部并发症，包括气胸或血胸（肺部外侧出现血液或气体）；MEP 检查发现癫痫。

66.2.6 手术技术

对于大多数神经外科医师来说，这种手术入路可能相对困难，因为对此入路的解剖并不熟悉。做好准备面对“深的、红色的洞，里面的所有东西看起来都十分相似，并且骨性结构不易辨别”。通过耐心并坚持地练习，在手术室内解剖模型的帮助下，医师可以对此更加熟悉。最有帮助的一个方法是追踪神经孔内侧的神经血管束（或神经根）。

在手术室中，术前需行 X 线定位，将穿刺针置于两棘突间，可作为定位标志。

病人体位：手术入路同病变或有症状一侧。对于中央型椎间盘突出，右侧入路可以降低损伤 Adamkiewicz 动脉的风险（左侧入路的损伤风险为 80%，见章节 2.4)。选择有：

1. 斜侧位，直俯卧位抬高约 30°，约束带可以帮助固定体位。对于体型较瘦的病人，医师可以站在病人前方（可以有更水平的视角，但不适用于较重的病人，因为在侧方入路时将有很多皮肤或肌肉）。
2. 俯卧位，趴于胸垫上。病变一侧的胸垫应该更靠内侧，可使肩和肩胛骨下降，从而不阻挡手术入路。

皮肤切口的选择：

1. 弯曲的旁正中皮肤切口：顶点定位于中线旁，沿椎旁肌外侧缘与肋骨分界的轻微凹陷处（位于正中线旁 6～7cm），以目标椎间隙为中心，向上、下各扩大约 3 个椎体长度。切口通过皮肤、皮下脂肪、斜方肌和（对于 T6 水平以下，即多数胸椎间盘突出的位置）背阔肌，向下到达肋骨，肌皮瓣向内侧翻起。
2. 正中切口：需要从病变水平向上、下各扩大 3～4 个节段，可获得足够低的角度以看见小关节突后方，从而到达后方椎体。下面可向病变一侧偏曲。优点：若需要，更易于进行椎板切除术（如果不能提供足够的视角，作为应急措施，可行小关节突切除术，甚至可切除椎弓根向下到达椎间盘。通常能够轻易完成整个硬膜囊的减压。在胸椎手术中，可选择是否附加固定术。若选择的话，单侧椎弓根螺钉和融合术通常能够完成）。

切除肋骨和暴露胸腔：对于简单的活检或者小型脓肿的引流，仅切除 1 个节段的肋骨即可。★所切除的肋骨位于目标椎间盘的下一节段[117]（如切除 T5 肋骨以到达 T4～T5 椎间隙）。对于大多数其他病变，通常需要切除 2～3 个节段的肋骨[118]。为了到达椎体，应切除同一节段和下一节段的肋骨。

肋骨上附着许多韧带：肋间神经血管束（NVB）走行于肋横突上韧带内侧，而肋横突上韧带延伸于肋骨上侧与上节段横突之间。分离肋横突上韧带和肋横突外侧韧带，使用咬骨钳咬除横突（横突的基底部位于椎弓根后侧的椎板处），可暴露横突前方的肋骨。沿肋角至肋椎关节切开肋骨骨膜，通过切除骨膜下周围结构，将胸膜与肋骨前面剥离。将神经血管束随骨膜一起从下方深部剥离。然后用在肋角处（肋头外侧约 5cm）使用肋骨剪横向剪断肋骨，用钳子将肋骨夹住，锐性切断肋骨上韧带（包括辐射韧带，在肋凹处连接肋骨与椎间盘上、下节段的椎体。而 T1、T11、T12 除外，它们仅与同一节段的椎体相连）时不断旋转断开的肋骨，将肋骨切除。除了存在肿瘤或感染等情况，被切除的肋骨可用于融合术。然后将胸膜从肋骨和椎体的深面分离（注意不要损伤节段性血管，或将交感神经干一并剥离）。最后用可延展性丝线或 Deaver 牵开器将胸膜牵至一侧。

目标椎间孔可根据上一肋的神经血管束进行定位，肋间神经（同节段神经根的腹侧分支）在两椎弓根间发出。然后可以通过用高速气钻和 Kerrison 咬骨钳咬除部分椎弓根来扩大椎间孔，以暴露硬膜。

对于简单的椎间盘切除术，很少使用内固定或融合术。由骨折、肿瘤或过度切除（例如切除整个小关节突）造成的不稳定需要进行手术固定，常在上、下各 2 个节段内使用椎弓根螺钉 / 螺杆固定。在关闭切口前，通过在切口处注满盐水以及让麻醉师应用 Valslva 动作来检查有无漏气。如果确认漏气，可通过手术切口将 Cook 导管放置于胸膜腔内，或者在切口关闭后，可通过其他肋间放置胸腔引流管。无论有无漏气，术后均应行胸部 X 线检查。

经椎弓根入路

向下钻入椎弓根，切除椎体的一小部分，然后将材料从硬膜外间隙推入所制造的缺损处，并将其切除。只需切除肋头即可。优点：气胸风险较小，解剖更熟悉。缺点： 需要内固定，尤其行双侧切除时；角度不是很倾斜，不足以暴露硬膜外间隙，如果存在严重的双侧病变，则需要行双侧手术。

手术筹备：经椎弓根入路

同肋骨椎骨横突切除术（见章节 66.2.5）。

经胸入路

指征：中央型或钙化性胸椎间盘病变、胸椎突发骨折等。

优点[119]：

- 前侧暴露充分（对于多节段病变更有优势）。
- 不损伤椎体稳定性（由于肋骨的支撑作用）。
- 机械性脊髓损伤的概率较低。

缺点：

- 需要胸外科医师（或熟悉胸外科手术的医师）协助手术。
- 有一定血管性脊髓损伤的风险（由于要牺牲肋间动脉）。
- 若术前未确诊，术中也可能无法确诊。

可能的并发症：

- 肺部并发症：胸膜渗出、肺不张、肺炎、脓胸、通气不足。
- 脑脊液胸膜漏。

手术筹备：经胸脊柱外科手术

同时参见免责声明（见凡例）。

1. 体位：侧卧位，约束带束缚。
2. 设备：
   1）显微镜（不是所有病例都使用）。
   2）C 形臂。
3. 麻醉：双腔管。
4. 移植：如果预测术后脊柱不稳定，可以使用胸椎椎弓根螺钉，可能使用固定架（如用于骨折或肿瘤病人，并非椎间盘突出病人专用）。
5. 神经监测：SSEP/MEP。
6. 备血：交叉配血 2 单位浓缩红细胞。
7. 有些医师让胸外科医师来完成手术暴露、缝合以及随访。

8. 知情同意书（使用非专业性术语向病人进行说明，以下非全部内容）：
   1) 手术步骤：通过胸部进行手术，切除一小段肋骨，以切除突出/钙化的椎间盘。
   2) 其他选择：非手术治疗，经侧胸或背部进行手术。
   3) 并发症：脊髓损伤导致瘫痪；气胸；MEP检查发现瘫痪。

关键技术要点

1. 通常需要有经验的胸外科医师协助。
2. 体位：侧卧位（便于术中X线定位）；采用运动功能受累一侧入路。对于上胸段中线区，有人倾向于右侧朝上，避开胸主动脉以更好地暴露，降低遇到Adamkiewicz动脉的风险[120]；而另一些人则倾向于左侧朝上，把主动脉当作手术标志[119]（低于心膈角以下的节段，应使用左侧卧位，因为下腔静脉难以移动）。
3. 通常切除1个节段的肋骨；以及更常切除目的椎间盘上方椎体所对应的肋骨（有利于暴露）。可以切除多节段的肋骨以增加暴露。
4. 当切除椎体（VB）时（如因骨髓炎，尤其是Pott病或脊柱后凸畸形行椎体切除术）：
   1) 必须向前牵拉椎体后方皮质（如使用成角型刮匙）来避免机械性脊髓损伤。
   2) 可使用所切除的肋骨行前路融合术。如骨质不够，还可使用髂骨或腓骨。
5. 应保留大型根动脉。肋间神经可作为寻找神经孔的标志（神经从上方和后方进入椎间孔）。
6. 对于大部分节段的胸椎，椎间盘位于椎间孔的尾侧。
7. 通常会牺牲1～2个椎间动脉或静脉；为使缺血性脊髓损伤的风险降至最低，切除血管时越靠近中线越好（侧支血管常位于脊柱两侧）。
8. 从椎体上剥离交感神经链，并移至后方。

侧方入路

见参考文献[115]。

概述

是一种体腔外入路，不侵犯胸膜间隙。如果进入壁胸膜，手术过程基本相同，但被认为是一种“经胸”入路。

术前行MRI或CT检查确认主动脉的位置，以排除主动脉瘤这一相对禁忌证。对于突出的胸椎间盘，需要行术前CT扫描以明确椎间盘是否钙化（图66-5），CT检查结果可能会改变手术方式。

此手术入路不需要双腔气管插管。

适应证

- 胸椎椎体／椎间盘切除术。对于胸椎间盘突出，需强制行术前 CT 检查（见上文）。
- L1~L2 的一些侧方椎间融合术（如 LLIF），如果肋骨覆盖于椎间隙上，有时甚至在 L2~L3 也可施行。

应用解剖学

外斜肌（EO）（纤维方向的记法："手在口袋里"指向内侧和下方）。胸内筋膜（ETF）可以从肋骨的内面剥离，以允许肋骨被移除。然后进入 ETF 和壁胸膜之间的间隙（而不是壁胸膜和脏胸膜之间的潜在胸膜间隙）进行手术。如果在入路过程中侵犯顶层胸膜，可能会产生气胸。如果内脏胸膜也穿孔，除了气胸外，还会造成漏气。

器械

用于外侧入路腰椎间融合术的牵开器（如 Nuvasive™ 公司的 Maxcess 牵引器），可与叶片延长器和"打蛋器"中心叶片一同用于牵拉肺部。"反转"牵开器，使中心叶片位于前方，并将支撑臂与牵开器后部的"扑克筹码"相连，从而当牵引器在前后方向展开时，肺牵开器叶片向前移动，而侧向叶片保持不动。

此外需要以下额外的器械：

- endo-Kitners（末端为明胶海绵）。
- Doyen 肋骨骨膜剥离器。
- Alexander 骨膜剥离器或 Pennfield 1 号剥离器。
- 肋骨剪。
- 超长器械，例如 Midas Rex 长钻头（21 厘米附件：21TU 21MH30 分离器械）和（或）BoneScalpel 骨刀，吸引器，Kerrison 咬骨钳等。
- 术中通常使用电生理脊髓监测（常为 SSEP 和 MEP）。

体位和标记

手术入路的侧别取决于椎间盘突出的偏侧性。如果正好位于正中线，通常采用左侧入路，因为主动脉比腔静脉更易牵拉。

病人取侧卧位，采用荧光定位使棘突位于手术节段的椎弓根中间，并用胶带固定病人。

使用十字线定位器结合荧光标记目标椎间盘前后部位的皮肤。从椎间盘的中部开始标记皮肤切口，沿肋骨方向后延 6~7 厘米（比完全外侧入路稍靠后，手术距离缩短，角度更易）。在 T6 上方，肩胛骨开始阻挡入路，可能需要通过切断背阔肌来轻微松开肩胛骨。

切口和入路

沿覆于椎间隙的肋骨表面进行皮肤切口。肋骨的实际数量通常并不重要，但通常比病变位置的椎间隙高出 2 个节段（例如，在接近 T10~T11

时切除 T9 肋骨）。在肋骨中央上方切开外斜肌（EO），并使用骨膜剥离器（如 Pennfield1 号或 Alexander）将肋骨与胸内筋膜（ETF）分离。使用肋骨剪剪断一部分肋骨（大约 6 厘米，尽可能向后）。

将胸内筋膜（ETF）与壁胸膜外表面分离（以进入 ETF 与壁胸膜之间的间隙）：在将肋骨与 ETF 分离的过程中，通常会形成一个医源性开口，通过ETF 进入该间隙（如没有，需在不破坏壁胸膜的情况下创造一个开口）。扩大这个潜在空间：开始使用 Kitners（有的医师更喜欢 Endo-Kitners）明胶海绵扩大空间，并在肋骨移除后小心地将手指（湿润手套有助于）放入其中。如果手指可以自由移动，很可能已经穿透壁胸膜而进入胸膜间隙（壁胸膜和脏胸膜间）。在某些情况下，无法扩大该平面。此时利用胸膜空间同样有效，但横膈膜除外）。

向前检查胸膜和肺及（对于低位胸椎）横膈膜。使用手持打蛋器型牵开器，沿着平面向下至椎体两侧，使用海绵棒可能有所帮助。将装有加长装置的 Maxcess 牵开器放置于起动器的中间位置，手柄朝向腹部，并在中间位置放置一个短叶片。然后换成打蛋器桨叶。将支撑臂连接至离后叶片远端的"扑克筹码"上（当打开牵开器时，后叶片就会移动，而两侧叶片保持不动）。如发现节段性动脉（通常在椎体中央交叉），应立即采取措施。

椎体次全切除术

对于椎体次全切除术，将牵开器的叶片置于终板间（横跨要移除的椎体）。分离外侧椎体前方的交感神经链。如果节段性动脉覆盖于目前椎体上，需将其电凝并分离。

胸椎间盘突出的椎间盘切除术[121]

椎间隙下方椎体的肋头部位于后侧椎间隙上方（图 66-6），其必须取出（常为另一根肋骨，与先前切除外侧部分以进入胸膜后间隙的肋骨不同）。例如，对于 T8～T9 椎间盘，将移除 T9 肋骨头部。

取出肋头后，需要定位下节段椎体的椎弓根。椎间隙恰好位于椎弓根的颅侧。定位椎间（神经）孔，椎间隙位于孔的尾侧。对于椎间盘突出或其他通往椎管 / 硬脑膜的方法，需要扩大神经孔才能进行操作，方法是在椎间隙下方椎弓根的颅侧进行钻孔。如果病变明显向后延伸，可能需要切除部分或全部的小关节突关节。

若要摘除钙化性胸椎间盘，可以使用 21 TU 钻头的 Midas Rex（或带圆形毛刺的 Misonix 骨刀），在椎间隙上方和略下方钻孔，暴露对侧的前椎管和硬膜，这样就可以将钙化的胸椎间盘摘除，然后使用钻头把钙化的椎间盘挖空，直至变成"蛋壳"。用直型刮匙将"蛋壳"从硬膜推入椎体中人工形成的缺损，然后将其取出。

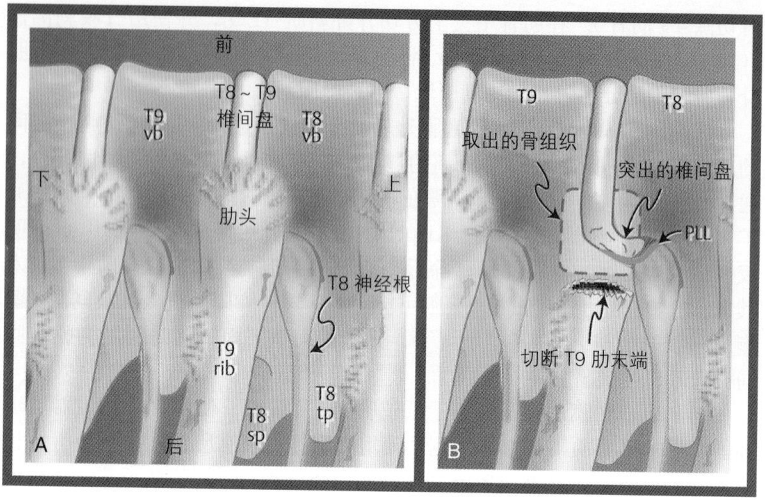

图 66-6 胸椎左侧入路的手术切面（外科医师位于病人后方）

A. 解剖；B. 切除肋头进入 T8～T9 椎间隙后的外观。虚线部分是为切除钙化胸椎间盘而取出的骨组织（例如使用骨钻）

缩写：TP = 横突；SP = 棘突；Vb = 椎体；PLL = 后纵韧带；T8 vb =T8 椎体；T9 vb = T9 椎体；T9 rib = T9 肋，T8 sp = T8 棘突；T8 tp = T8 横突

切口闭合和引流

如果脏胸膜受到累及，可能会发生漏气。如果存在可能性，用灌注液填充伤口，并让麻醉医师应用 Valsava 动作。如持续冒泡（与最初停止冒泡相反），表示出现漏气。在这种情况下，建议使用胸导管，并通过水封将其连接到吸引器。如果漏口很小，可在胸膜腔内置入中等引流管。

如果仅侵及壁胸膜，不会导致漏气，但可能会发生气胸。一般情况下，使用中等引流管或猪尾导管即可。另一种方法是，在壁胸膜外放置一个红色橡胶导管，用肌肉将其包裹。当红色橡胶导管的末端置入水中时，麻醉师应用 Valsava 动作。当肺扩张时，空气从胸膜腔排出，会产生有限的气泡（持续性气泡说明漏气，此时需要胸导管或类似的导管），而后拔出红色橡胶导管，如果需要可以进行缝合。然后便可以停止 Valsava 动作。

（曾超凡 译 邓晓峰 校）

参考文献

[1] Weber H. Lumbar Disc Herniation. A Controlled, Prospective Study with Ten Years of Observation. Spine. 1983; 8:131–140
[2] Lewis PJ, Weir BKA, Broad R, et al. Long-Term Prospective Study of Lumbosacral Discectomy. J Neurosurg. 1987; 67:49–53
[3] Wein AJ, Walsh PC, Retik AB, et al. Neuromuscular Dysfunction of the Lower Urinary Tract and Its Treatment. In: Campbell's Urology. 7th ed. Philadelphia: W.B. Saunders; 1998:953–1006
[4] Jones DL, Moore T. The Types of Neuropathic Bladder Dysfunction Associated with Prolapsed Lumbar Intervertebral Discs. Br J Urol. 1973; 45: 39–43
[5] Ross JC, Jameson RM. Vesical Dysfunction Due to Prolapsed Disc. Br Med J. 1971; 3:752–754
[6] Frymoyer JW. Back Pain and Sciatica. N Engl J Med.

1988; 318:291–300
[7] Deyo RA, Rainville J, Kent DL. What Can the History and Physical Examination Tell Us About Low Back Pain? JAMA. 1992; 268:760–765
[8] Blaauw G, Braakman R, Gelpke GJ, et al. Changes in Radicular Function Following Low-Back Surgery. J Neurosurg. 1988; 69:649–652
[9] Stam J, Speelman HD, van Crevel H. Tendon Reflex Asymmetry by Voluntary Mental Effort in Healthy Subjects. Arch Neurol. 1989; 46:70–73
[10] Bigos S, Bowyer O, Braen G, et al. Acute Low Back Problems in Adults. Clinical Practice Guideline No.14. AHCPR Publication No. 95-0642. Rockville, MD: Agency for Health Care Policy and Research, Public Health Service, U.S. Department of Health and Human Services; 1994
[11] Scham SM, Taylor TKF. Tension Signs in Lumbar Disc Prolapse. Clin Orthop. 1971; 75:195–204
[12] Dyck P. Lumbar Nerve Root: The Enigmatic Eponyms. Spine. 1984; 9:3–6
[13] Spangfort EV. The Lumbar Disc Herniation. A Computer-Aided Analysis of 2,504 Operations. Acta Orthop Scand. 1972; 142:1–93
[14] Rothman RH, Simeone FA. The Spine. Philadelphia 1992
[15] Estridge MN, Rouhe SA, Johnson NG. The Femoral Stretch Test: A Valuable Sign in Diagnosing Upper Lumbar Disc Herniations. J Neurosurg. 1982; 57: 813–817
[16] Hoover CF. A new sign for the detection of malingering and functional paresis of the lower extremities. JAMA. 1908; 51:746–747
[17] Archibald KC, Wiechec F. A reappraisal of Hoover's test. Arch Phys Med Rehabil. 1970; 51:234–238
[18] Sonoo M. Abductor sign: A reliable new sign to detect unilateral non-organic paresis of the lower limb. J Neurol Neurosurg Psychiatry. 2004; 75: 121–125
[19] Keegan JJ. Dermatome Hypalgesia Associated with Herniation of Intervertebral Disk. Arch Neurol Psychiatry. 1943; 50:67–83
[20] Fager CA. Observations on Spontaneous Recovery from Intervertebral Disc Herniation. Surg Neurol. 1994; 42:282–286
[21] Weber H, Holme I, Amlie E. The Natural Course of Acute Sciatica, with Nerve Root Symptoms in a Double Blind Placebo Controlled Trial Evaluating the Effect of Piroxicam (NSAID). Spine. 1993; 18: 1433–1438
[22] Weber H. The Effect of Delayed Disc Surgery on Muscular Paresis. Acta Orthop Scand. 1975; 46: 631–642
[23] Saal JA, Saal JS. Nonoperative Treatment of Herniated Lumbar Intervertebral Disc with Radiculopathy: An Outcome Study. Spine. 1989; 14:431–437
[24] Marshall RW. The functional relevance of neurological recovery 20 years or more after lumbar discectomy. J Bone Joint Surg Br. 2008; 90:554–555
[25] Kostuik JP, Harrington I, Alexander D, et al. Cauda Equina Syndrome and Lumbar Disc Herniation. J Bone Joint Surg. 1986; 68A:386–391
[26] O'Laoire SA, Crockard HA, Thomas DG. Prognosis for Sphincter Recovery After Operation for Cauda Equina Compression Owing to Lumbar Disc Prolapse. Br Med J. 1981; 282:1852–1854
[27] Shapiro S. Cauda Equina Syndrome Secondary to Lumbar Disc Herniation. Neurosurgery. 1993; 32: 743–747
[28] Scott PJ. Bladder Paralysis in Cauda Equina Lesions from Disc Prolapse. J Bone Joint Surg. 1965; 47B: 224–235
[29] Tay ECK, Chacha PB. Midline Prolapse of a Lumbar Intervertebral Disc with Compression of the Cauda Equina. J Bone Joint Surg. 1979; 61B:43–46
[30] Prusick VD, Lint DS, Bruder J. Cauda Equina Syndrome as a Complication of Free Epidural Fat- Grafting. J Bone Joint Surg. 1988; 70A:1256–1258
[31] Tandon PN, Sankaran B. Cauda Equina Syndrome due to Lumbar Disc Prolapse. Indian J Orthopedics. 1967; 1: 112–119
[32] Shapiro S. Medical Realities of Cauda Equina Syndrome Secondary to Lumbar Disc Herniation. Spine. 2000; 25:348–351
[33] Kostuik JP. Point of View: Comment on Shapiro, S: Medical Realities of Cauda Equina Syndrome Secondary to Lumbar Disc Herniation. Spine. 2000; 25
[34] Hoffman RM, Wheeler KJ, Deyo RA. Surgery for herniated lumbar discs: a literature synthesis. J Gen Intern Med. 1993; 8:487–496
[35] Williams RW. Microlumbar Discectomy: A Conservative Surgical Approach to the Virgin Herniated Lumbar Disc. Spine. 1978; 3:175–182
[36] Caspar W, Campbell B, Barbier DD, et al. The Caspar Microsurgical Discectomy and Comparison with a Conventional Lumbar Disc Procedure. Neurosurgery. 1991; 28:78–87
[37] Schmidek HH, Sweet WH. Operative Neurosurgical Techniques. New York 1982
[38] Fager CA. Lumbar Discectomy: A Contrary Opinion. Clin Neurosurg. 1986; 33:419–456
[39] Tulberg T, Isacson J, Weidenhielm L. Does Microscopic Removal of Lumbar Disc Herniation Lead to Better Results than the Standard Procedure? Results of a One-Year Randomized Study. J Neurosurg. 1993; 70:869–875
[40] Hoppenfield S. Percutaneous Removal of Herniated Lumbar Discs. 50 Cases with Ten-Year Follow-Up Periods. Clin Orthop. 1989; 238:92–97
[41] Kahanovitz N, Viola K, Goldstein T, et al. A Multicenter Analysis of Percutaneous Discectomy. Spine. 1990; 15:713–715
[42] Davis GW, Onik G. Clinical Experience with Automated Percutaneous Lumbar Discectomy. Clin Orthop. 1989; 238:98–103
[43] Revel M, Payan C, Vallee C, et al. Automated Percutaneous Lumbar Discectomy Versus Chemonucleolysis in the Treatment of Sciatica. Spine. 1993; 18:1–7
[44] Maroon JC, Onik G, Sternau L. Percutaneous automated discectomy. A new method for lumbar disc removal. Technical note. J Neurosurg. 1987; 66: 143–146
[45] Onik G, Maroon JC, Jackson R. Cauda Equina Syndrome Secondary to an Improperly Placed Nucleotome Probe. Neurosurgery. 1992; 30: 412–415
[46] Cohen SP, Williams S, Kurihara C, et al. Nucleoplasty with or without intradiscal electrothermal therapy (IDET) as a treatment for lumbar herniated disc. J Spinal Disord Tech. 2005; 18 Suppl:S119–S124
[47] Yonezawa T, Onomura T, Kosaka R, et al. The System and Procedures of Percutaneous Intradiscal Laser Nucleotomy. Spine. 1990; 15: 1175–1185
[48] Choy DSJ, Ascher PW, Saddekni S, et al. Percutaneous laser disc decompression: A new therapeutic modality. Spine. 1992; 17:949–956
[49] North American Spine Society Coverage Committee. Laser Spine Surgery. Burr Ridge, IL 2014. https://www.spine.org
[50] Mayer HM, Brock M. Percutaneous Endoscopic Discectomy: Surgical Technique and Preliminary Results Compared to Microsurgical Discectomy. J Neurosurg. 1993; 78:216–225
[51] Kleinpeter G, Markowitsch MM, Bock F. Percutaneous Endoscopic Lumbar Discectomy: Minimally Invasive, But Perhaps Only Minimally Useful? Surg Neurol. 1995; 43:534–541
[52] Karasek M, Bogduk N. Twelve-month follow-up of a controlled trial of intradiscal thermal anuloplasty for back pain due to internal disc disruption. Spine. 2000; 25:2601–2607
[53] Schwarzer AC, Aprill CN, Derby R, et al. The prevalence and clinical features of internal disc disruption in patients with chronic low back pain. Spine. 1995; 20: 1878–1883
[54] Ranguis SC, Li D, Webster AC. Perioperative epidural steroids for lumbar spine surgery in degenerative spinal disease. J Neurosurg Spine. 2010; 13:745–757
[55] Glasser RS, Knego RS, Delashaw JB, et al. The Perioperative Use of Corticosteroids and Bipuvicaine in the Management of Lumbar Disc Disease. J Neurosurg. 1993; 78:383–387
[56] Dunsker SB. Comment on Cobanoglu S, et al.: Complication of Epidural Fat Graft in Lumbar Spine Disc Surgery: Case Report. Surg Neurol. 1995; 44:481–482
[57] Cabezudo JM, Lopez A, Bacci F. Symptomatic Root Compression by a Free Fat Transplant After Hemi-

laminectomy: Case Report. J Neurosurg. 1985; 63: 633–635
[58] Cobanoglu S, Imer M, Ozylmaz F, et al. Complication of Epidural Fat Graft in Lumbar Spine Disc Surgery: Case Report. Surg Neurol. 1995; 44:479–482
[59] Ramirez LF, Thisted R. Complications and Demographic Characteristics of Patients Undergoing Lumbar Discectomy in Community Hospitals. Neurosurgery. 1989; 25:226–231
[60] Deyo RA, Cherkin DC, Loeser JD, et al. Morbidity and mortality in association with operations on the lumbar spine. The influence of age, diagnosis, and procedure. J Bone Joint Surg. 1992; 74A:536– 543
[61] Shektman A, Granick MS, Solomon MP, et al. Management of Infected Laminectomy Wounds. Neurosurgery. 1994; 35:307–309
[62] Goodkin R, Laska LL. Unintended 'Incidental' Durotomy During Surgery of the Lumbar Spine: Medicolegal Implications. Surg Neurol. 1995; 43: 4–14
[63] Davis RA. A Long-Term Outcome Analysis of 984 Surgically Treated Herniated Lumbar Discs. J Neurosurg. 1994; 80:415–421
[64] Bilsky MH, Shields CB. Complications of Lumbar Disc Surgery. Contemp Neurosurg. 1995; 17:1–6
[65] DeSaussure RL. Vascular Injuries Coincident to Disc Surgery. J Neurosurg. 1959; 16:222–239
[66] Nam TK, Park SW, Shim HJ, et al. Endovascular treatment for common iliac artery injury complicating lumbar disc surgery: limited usefulness of temporary balloon occlusion. J Korean Neurosurg Soc. 2009; 46:261–264
[67] Jhawar BS, Mitsis D, Duggal N. Wrong-sided and wrong-level neurosurgery: a national survey. J Neurosurg Spine. 2007; 7:467–472
[68] Mclaren AC, Bailey SI. Cauda Equina Syndrome: A Complication of Lumbar Discectomy. Clin Orthop. 1986; 204:143–149
[69] Porter RW, Detwiler PW, Lawton MT, et al. Postoperative Spinal Epidural Hematomas: Longitudinal Review of 12,000 Spinal Operations. BNI Quarterly. 2000; 16:10–17
[70] Lee LA, Roth S, Posner KL, et al. The American Society of Anesthesiologists Postoperative Visual Loss Registry: analysis of 93 spine surgery cases with postoperative visual loss. Anesthesiology. 2006; 105:652–659
[71] Sachs BL, Zindrick MR, Beasley RD. Reflex Sympathetic Dystrophy After Operative Procedures on the Lumbar Spine. J Bone Joint Surg. 1993; 75A:721–725
[72] Feldman RA, Karl RC. Diagnosis and Treatment of Ogilvie's Syndrome After Lumbar Spinal Surgery. J Neurosurg. 1992; 76:1012–1016
[73] Hodges SD, Humphreys C, Eck JC, et al. Management of Incidental Durotomy Without Mandatory Bed Rest. Spine. 1999; 24:2062–2064
[74] Fink LH. Unintended 'incidental' durotomy. Surg Neurol. 1996; 45
[75] Ciappetta P, Delfini R, Cantore GP. Intradural Lumbar Disc Hernia: Description of Three Cases. Neurosurgery. 1981; 8:104–107
[76] Desai A, Ball PA, Bekelis K, et al. SPORT: Does incidental durotomy affect longterm outcomes in cases of spinal stenosis? Neurosurgery. 2015; 76 Suppl 1:S57–63; discussion S63
[77] Desai A, Ball PA, Bekelis K, et al. Outcomes after incidental durotomy during first-time lumbar discectomy. J Neurosurg Spine. 2011; 14:647–653
[78] Horwitz NH, Rizzoli HV, Horwitz NH, et al. Herniated Intervertebral Discs and Spinal Stenosis. In: Postoperative Complications of Extracranial Neurological Surgery. Baltimore: Williams and Wilkins; 1987: 1–72
[79] Eismont FL, Wiesel SW, Rothman RH. Treatment of Dural Tears Associated with Spinal Surgery. J Bone Joint Surg. 1981; 63A:1132–1136
[80] Waisman M, Schweppe Y. Postoperative Cerebrospinal Fluid Leakage After Lumbar Spine Operations. Conservative Treatment. Spine. 1991; 15:52–53
[81] Hayreh SohanSingh. Ischemic optic neuropathy. Prog Retin Eye Res. 2009; 28:34–62
[82] Postoperative Visual Loss Study Group. Risk factors associated with ischemic optic neuropathy after spinal fusion surgery. Anesthesiology. 2012; 116: 15–24
[83] Weinstein JN, Tosteson TD, Lurie JD, et al. Surgical vs nonoperative treatment for lumbar disk herniation: the Spine Patient Outcomes Research Trial (SPORT): a randomized trial. JAMA. 2006; 296: 2441–2450
[84] Weinstein JN, Lurie JD, Tosteson TD, et al. Surgical vs nonoperative treatment for lumbar disk herniation: the Spine Patient Outcomes Research Trial (SPORT) observational cohort. JAMA. 2006; 296: 2451–2459
[85] McCormick PC. The Spine Patient Outcomes Research Trial results for lumbar disc herniation: a critical review. J Neurosurg Spine. 2007; 6:513– 520
[86] Aronson HA, Dunsmore RH. Herniated Upper Lumbar Discs. J Bone Joint Surg. 1963; 45:311–317
[87] Abdullah AF, Wolber PGH, Warfield JR, et al. Surgical Management of Extreme Lateral Lumbar Disc Herniations: Review of 138 Cases. Neurosurgery. 1988; 22: 648–653
[88] Osborn AG, Hood RS, Sherry RG, et al. CT/MR Spectrum of Far Lateral and Anterior Lumbosacral Disk Herniations. AJNR. 1988; 9:775–778
[89] Grenier N, Greselle J-F, Douws C, et al. MR Imaging of Foraminal and Extraforaminal Lumbar Disk Herniations. J Comput Assist Tomogr. 1990; 14: 243–249
[90] Godersky JC, Erickson DL, Seljeskog EL. Extreme Lateral Disc Herniation: Diagnosis by CT Scanning. Neurosurgery. 1984; 14:549–552
[91] Osborne DR, Heinz ER, Bullard D, et al. Role of CT in the Radiological Evaluation of Painful Radiculopathy After Negative Myelography. Neurosurgery. 1984; 14:147–153
[92] Jackson RP, Glah JJ. Foraminal and Extraforaminal Lumbar Disc Herniation: Diagnosis and Treatment. Spine. 1987; 12:577–585
[93] Angtuaco EJC, Holder JC, Boop WC, et al. Computed Tomographic Discography in the Evaluation of Extreme Lateral Disc Herniation. Neurosurgery. 1984; 14:350–352
[94] Garrido E, Connaughton PN. Unilateral Facetectomy Approach for Lateral Lumbar Disc Herniation. J Neurosurg. 1991; 74:754–756
[95] Epstein NE, Epstein JA, Carras R, et al. Far Lateral Lumbar Disc Herniations and Associated Structural Abnormalities. An Evaluation in 60 Patients of the Comparative Value of CT, MRI, and Myelo-CT in Diagnosis and Management. Spine. 1990; 15:534– 539
[96] Jane JA, Haworth CS, Broaddus WC, et al. A Neurosurgical Approach to Far-Lateral Disc Herniation. J Neurosurg. 1990; 72:143–144
[97] Ditsworth DA. Endoscopic Transforaminal Lumbar Discectomy and Reconfiguration: A Posterolateral Approach into the Spinal Canal. Surg Neurol. 1998; 49:588–598
[98] Maroon JC, Kopitnik TA, Schulhof LA, et al. Diagnosis and Microsurgical Approach to Far- Lateral Disc Herniation in the Lumbar Spine. J Neurosurg. 1990; 72:378–382
[99] Ebersold MJ, Quast LM, Bianco AJ. Results of Lumbar Discectomy in the Pediatric Patient. J Neurosurg. 1987; 67:643–647
[100] Epstein JA, Epstein NE, Marc J, et al. Lumbar Intervertebral Disk Herniation in Teenage Children: Recognition and Management of Associated Anomalies. Spine. 1984; 9:427–432
[101] Kataoka O, Nishibayashi Y, Sho T. Intradural Lumbar Disc Herniation: Report of Three Cases with a Review of the Literature. Spine. 1989:529– 533
[102] Schisano G, Franco A, Nina P. Intraradicular and Intradural Lumbar Disc Herniation: Experience with Nine Cases. Surg Neurol. 1995; 44:536–543
[103] Schmorl G, Junghanns H. The Human Spine in Health and Disease. New York: Grune & Stratton; 1971
[104] Deeg HJ. Schmorl's nodule. N Engl J Med. 1978; 298
[105] Fardon DF, Milette PC. Nomenclature and classification of lumbar disc pathology. Recommendations of the Combined task Forces of the North American Spine Society, American Society of Spine Radiology, and American Society of Neuroradiology. Spine. 2001; 26: E93–E113
[106] Takahashi K, Miyazaki T, Ohnari H, et al. Schmorl's

nodes and low-back pain. Analysis of magnetic resonance imaging findings in symptomatic and asymptomatic individuals. Eur Spine J. 1995; 4: 56–59
[107] Hamanishi C, Kawabata T, Yosii T, et al. Schmorl's nodes on magnetic resonance imaging. Spine. 1994; 19:450–453
[108] Herron L. Recurrent Lumbar Disc Herniation: Results of Repeat Laminectomy and Discectomy. J Spinal Disord. 1994; 7:161–166
[109] Waddell G, Crummel EG, Solts WN, et al. Failed Lumbar Disc Surgery and Repeat Surgery Following Industrial Injuries. J Bone Joint Surg. 1979; 61A:201–207
[110] Bell GK, Kidd D, North RB. Cost-effectiveness analysis of spinal cord stimulation in treatment of failed back surgery syndrome. J Pain Symptom Manage. 1997; 13:286–295
[111] El-Kalliny M, Tew JM, van Loveren H, et al. Surgical approaches to thoracic disk herniations. Acta Neurochir. 1991; 111:22–32
[112] Stillerman CB, Chen TC, Couldwell WT, et al. Experience in the surgical management of 82 symptomatic herniated thoracic discs and review of the literature. J Neurosurg. 1998; 88:623–633
[113] Dohn DF. Thoracic Spinal Cord Decompression: Alternative Surgical Approaches and Basis of Choice. Clin Neurosurg. 1980; 27:611–623
[114] Le Roux PD, Haglund MM, Harris AB. Thoracic Disc Disease: Experience with the Transpedicular Approach in Twenty Consecutive Patients. Neurosurgery. 1993; 33: 58–66
[115] Uribe JS, Smith WD, Pimenta L, et al. Minimally invasive lateral approach for symptomatic thoracic disc herniation: initial multicenter clinical experience. J Neurosurg Spine. 2012; 16:264–279
[116] Arce AC, Dohrmann GJ. Thoracic Disc Herniation. Surg Neurol. 1985; 23:356–361
[117] Ahlgren BD, Herkowitz HN. A modified posterolateral approach to the thoracic spine. J Spinal Disord. 1195; 8: 69–75
[118] O'Leary ST, Ganju A, Rauzzino MJ, et al. Costotransversectomy. In: Atlas of Neurosurgical Techniques. New York: Thieme Medical Publishers, Inc.; 2006: 441–447
[119] Chou SN, Seljeskog EL. Alternative Surgical Approaches to the Thoracic Spine. Clin Neurosurg. 1972; 20: 306–321
[120] Perot PL, Munro DD. Transthoracic Removal of Midline Thoracic Disc Protrusions Causing Spinal Cord Compression. J Neurosurg. 1969; 31:452–461
[121] Deviren V, Kuelling FA, Poulter G, et al. Minimal invasive anterolateral transthoracic transpleural approach: a novel technique for thoracic disc herniation. A review of the literature, description of a new surgical technique and experience with first 12 consecutive patients. J Spinal Disord Tech. 2011; 24:E40–E48

67 颈椎间盘突出症

67.1 概述

颈椎间盘突出症（HCD）重要的解剖学基础：

1. 颈部神经根在相同数目椎体的椎弓根上方发出（与腰椎相反，因存在8个神经根和7个椎体）。
2. 颈神经根紧贴椎弓根的下表面通过椎间孔。
3. 椎间隙靠近椎弓根下部（与腰椎不同）。

67.2 颈神经根综合征（颈神经根病变）

67.2.1 概述

基于以上解剖学基础，颈椎间盘突出常累及突出节段的椎间孔发出的神经（如C6～C7 HCD通常造成C7神经根病变）。从而造成相应的颈神经根症状（表67-1）。

表67-1 颈椎间盘综合征

	颈椎间盘突出的节段			
	C4～C5	C5～C6	C6～C7	C7～T1
颈椎间盘的占比	2%	19%	69%	10%
神经根受压	C5	C6	C7	C8
反射消失	三角肌和胸肌反射	肱二头肌和肱桡肌反射	肱三头肌反射	指反射*
肌力减退	三角肌	前臂屈肌	前臂伸肌（垂腕）	手内在肌
感觉异常和感觉障碍	肩	上臂、拇指、前臂桡侧	第2、3手指，所有指尖	第4、5手指

* 不是每个人都有指反射。描述：病人手掌向下，轻抬指尖，用叩诊锤轻叩手指掌侧。阳性时手指屈曲

67.2.2 临床要点

C4神经根病变不常见，可能产生非放射性轴向颈部疼痛。

左侧C6神经根病变（如由C5～C6 HCD造成），有时表现为急性心肌梗死性疼痛（假性心绞痛）。

C8 和 T1 神经根受累可以产生部分霍纳综合征。

颈椎间盘突出的症状最常出现在晨起时，无明确的外伤或压迫[1]。

67.3 颈椎间盘突出导致的脊髓病和脊髓损伤

伴有脊髓病或脊髓损伤（SCI）的急性脊髓压迫［包括完全性和不完全性脊髓损伤综合征，特别是中央脊髓综合征（见章节 59.9.3）或 Brown-Séquard 综合征（见章节 59.9.3）[2]］，与外伤性颈椎间盘突出症相关[3]。在非外伤性颈椎间盘突出症中较少出现。

67.4 鉴别诊断

见章节 89.12。

67.5 体格检查

67.5.1 概述

1. 神经根病变的评估：
   1) 下运动神经元表现：
      - 一侧肌群肌力减退。
      - 肌容量和肌张力：可能出现肌萎缩和肌束震颤。
   2) 感觉：由于神经根受压，皮区感觉减退，与受累肌肉的相应神经根支配区域相同。
   3) 肌肉牵张反射。
   4) 机械性体征：头部轴向受压，神经根症状复发。
2. 脊髓受累证据（脊髓病）：
   1) 上运动神经元表现，通常位于下肢。
      - 可能出现肌力减退，不伴肌萎缩或肌束震颤。
      - 痉挛状态：步行或腿部交叉时，对腿的控制力减弱。
   2) 感觉：受累节段以下的任何感觉减退。
      - 完全消失。
      - Brown-Séquard 综合征：单侧痛觉消失伴对侧振动觉和位置觉消失。
      - 脊髓中央管综合征：上肢一过性感觉消失，较少累及下肢。
      - 病理反射：Hofmann 反射、Babinski 征、踝阵挛。

67.5.2 用于评估颈神经根病变的体征

概述

几乎所有的颈椎间盘突出均造成疼痛性颈部活动受限。存在颈椎间盘疾病时，颈部后伸通常加重疼痛（有时表现为屈曲疼痛）。在一些病人中，抬起手臂并将手置于头后或顶部时，疼痛有所缓解（见下文）。可出现 Lhermitte 征（沿脊柱向下放射的电击样感觉，见章节 89.15）。

其他方面

以下为特异性试验，但对于颈神经根受压不是非常敏感[4]：

1. Spurling 征[5]：病人向有症状的一侧倾斜头部（有时外加颈部后伸），检查者压迫头顶，产生放射性疼痛。头部倾斜造成椎间孔变窄，可能增加椎间盘的突出。与腰椎间盘突出症中的直腿抬高试验相似，为一种“机械性体征”。
2. 轴向牵引：有神经根性症状的病人取仰卧位，应用 10～15kg 力量进行轴向牵引（在病人的下颌骨和枕部向上牵引）。神经根性症状减轻或消失为阳性。
3. 肩关节外展试验[6]：有神经根性症状的病人取坐位，抬起手置于头上。神经根性症状减轻或消失为阳性。该试验具有中度敏感性，特异性较高[7]。

67

67.6 影像学评估

67.6.1 MRI

用于颈椎间盘突出（HCD）和脊髓病变的最初评估。

方案：

1. 矢状位 T_1WI。
2. 矢状位多重回波心脏门控成像（TR 1560 毫秒，TE 25 毫秒，回波 4）。
3. 静态梯度回调采集（GRASS）成像：轴向部分翻转角度快速扫描（TR 25 毫秒，TE 13 毫秒，角度 8°）。椎间盘旁黑色结构是骨组织，椎间盘信号相对较高，脑脊液和血流呈高信号。

67.6.2 CT 和脊髓造影 /CT

指征：无法进行 MRI 检查，MRI 图像的清晰度和质量较差，需要获得更多的骨质细节信息，或对可疑病例评估是否存在后纵韧带骨化（OPLL）。

CT 平扫：对 C5～C6 成像清晰，而 C6～C7 成像情况差异较大（由于病人体型不同，肩关节造成的伪影也不相同），在 C7～T1 通常成像不佳。

脊髓造影/CT（水溶性鞘内造影剂）：有创，个别病人可能需要住院。诊断颈椎间盘疾病的准确性约为98%。

67.6.3 电生理检查[肌电图（EMG）和神经传导速度（NCV）]

背侧（神经节前）感觉神经根（如果单发，则只产生感觉神经根病变）和（或）腹侧（运动）神经根可能受压。运动检查正常时，EGM不可能呈现异常。据颈神经根病变的AANEM实用参数[8-10]报道，针式肌电图检查敏感性为50%～71%，阳性的针式EMG与65%～85%的影像学表现有相关性。

仅有感觉神经根病变，肌电图表现也可正常，这在颈椎中偶尔出现，腰椎则不出现。由于大多数肌肉至少接受双重神经支配，因此近端颈神经根病变将面临特殊问题，这个部位许多肌肉接受相同的神经支配，如肱二头肌、三角肌、肱桡肌、冈下肌和冈上肌都接受C5～C6神经支配。

对于颈椎和腰骶椎神经根病变，筛查可覆盖所有神经根节段的6块肌肉，包括脊柱旁肌肉，可以产生一致的高识别度[11]。

表现出纤颤和阳性波的肌肉，支配肌肉的运动神经轴突一定存在轴突缺失。在失去神经支配后，肌肉在1～2周内表现出纤颤和阳性波，时间取决于神经和肌肉间的距离。

NCV有助于评估末梢神经病变，其症状与神经根病变相似（如腕管综合征和C6神经根病变；尺神经病变和C8神经根病变）。在大多数病例中，通过充分的体格检查可以鉴别这些病变。

临床指南：颈神经根病变的EDX指南

见参考文献[10]。

1. 指南：针式肌电图检测。
   1) 在有症状的肢体中，对至少一块由C5、C6、C7、C8、T1脊神经根支配的肌肉进行针刺检查。
   2) 一个或多个节段的颈椎旁肌肉（行前后入路颈椎手术的病人除外）。
   3) 如果发现异常，对疑似神经根和不同周围神经支配的另外1～2块肌肉进行检查。
2. 指南：对于临床性受累的肢体，至少需要进行一个运动和一个感觉神经传导研究（NCS），来判断是否伴发多发性神经病或神经卡压。如果症状和体征提示CTS或尺神经病变，可行正中神经和尺神经的运动及感觉NCS。若一个或多个NCS表现异常或具有临床特征，提示出现多发性神经病，可进一步评估同侧和对侧肢体其他神经的NCS。

67.7 治疗

67.7.1 概述

对于颈椎间盘突出造成的急性神经根型颈椎病，超过 90% 的病人无须手术即可好转[12]，CT 和 MRI[13-15] 可以发现颈椎间盘突出的恢复。应用适当的镇痛药、抗炎药（NSAIDs 或短期减量的类固醇）以及间歇性颈椎牵引［如逐渐增加到 10～15 磅（4.5～6.8kg），持续 10～15 分钟，每天 2～3 次］，可以使病人在恢复期更易耐受。

手术治疗适用于非手术治疗未能改善或仍存在进行性神经功能障碍的病人。

对于急性颈椎间盘突出导致的脊髓病 / 脊髓中央管综合征，治疗存在争议。因为大多数病人自然病史的预后良好。然而，一些病人在接受急诊手术治疗后恢复不佳，仍有永久性功能障碍[16]。

67.7.2 保守治疗

方法包括：

1. 物理治疗，包括颈椎牵引。
2. 疼痛干预治疗：
   1) 触发点注射。
   2) 小关节阻滞。
   3) 硬膜外注射类固醇：不常用于腰椎。

67.7.3 手术

手术选择

1. 颈椎前路椎间盘切除术：见下文。
   1) 不进行任何置换或融合：现已很少使用。
   2) 联合椎体融合：最常见的入路。
      - 无颈前内固定。
      - 伴颈前内固定。
   3) 人工椎间盘，即颈椎间盘关节成形术。
2. 后入路：
   1) 颈椎椎板切除术：不用于颈椎间盘突出症，更多地用于颈椎椎管狭窄和 OPLL。
      - 无后路融合。
      - 伴侧块融合。
   2) 锁孔椎板切除术：有时可摘除椎间盘碎片。

颈神经根病变手术中电生理监测的指南，见章节 68.6.2。

ACDF（颈椎前路椎间盘切除融合术）

无须特殊改变，常规的前入路通常适用于 C3～C7 节段。对于颈部短粗的病人，入路可能更加局限，而对于颈部细长的病人，上到 C2～C3 下至 C7～T1 可采取前入路手术。

与后入路（未融合）相比的优点：

1. 可以安全切除前方骨赘。
2. 椎间隙融合更具稳定性（后入路有超过 10% 的半脱位概率）。
3. 是处理中央型椎间盘突出的唯一可行方法。

与后入路相比的缺点：融合节段的固定可能会增加相邻椎间隙的压力。如果进行融合术，一些外科医师会嘱病人穿戴硬质颈托（如 Philadelphia 颈托）持续 6～12 周。多节段 ACDF 会在一个（或多个）切除的椎间盘间阻断椎体血运。

手术筹备：ACDF

同时参见免责声明（见凡例）。

1. 体位：仰卧位，有时使用束缚带来维持体位。
2. 设备：
   1) 显微镜（并非所有神经外科医师都使用）。
   2) C 形臂。
3. 植入物：移植物（例如，聚醚醚酮、尸体骨、钛笼等）和经前路人工椎间盘（选择性使用，尤其是对于单节段的 ACDF）。
4. 神经监测：（选择性使用）一些外科医师使用 SSEP/MEP。
5. 知情同意书（使用非专业性术语向病人进行说明，以下非全部内容）：
   1) 步骤：经颈前部进入，切除退变的椎间盘和骨赘，使用移植物置换椎间盘，有时可能需要在脊柱前方放置金属盘。有些医师从髂部取骨以代替切除的椎间盘。
   2) 其他选择：非手术治疗，经颈后入路手术，人工椎间盘（可用于某些病人）。
   3) 并发症：吞咽困难较常见，但一般能够恢复；声音嘶哑（<4% 为永久性）；以下结构损伤：食管、气管、脑部供血动脉（颈动脉），脊髓损伤导致瘫痪，神经根损伤导致瘫痪，行 MEP（如果使用的话）可能发现癫痫。

手术技巧

也可水平切开颈阔肌。

步骤总结：在胸锁乳突肌（SCM）的前缘中心作 1 个 4～5 cm 的水平切口。有时需要荧光造影进行定位。对于 C5～C6 节段，切口通常位于环状软骨水平。许多右利手的外科医师更倾向在颈部右侧进行手术，尽管左侧入路对喉返神经（RLN）的损伤风险可能较低（RLN 位于食管与气管之间的沟槽内）。可以将皮肤与颈阔肌分离，以保证颈阔肌内的垂直切口与肌肉纤维走行一致。多数医师使用 Metzenbaum 剪水平剪开颈阔肌。

在 SCM 内侧组织平面进行解剖。向内侧轻拉肩胛舌骨肌（远离它并保护喉返神经）。将气管和食管牵向内侧，颈动脉鞘和 SCM 牵向外侧。

将脊柱针置于椎间隙，在侧位 C 形臂确认椎间盘水平后，使用双极电凝椎前筋膜和在中线上纵行的颈长肌内侧缘。将自动牵开器置于筋膜下方，以将颈长肌牵向侧方。嘱麻醉师给气管插管放气，然后用最小漏气技术重新打气，以降低牵开器压迫损伤的风险。使用 15 号手术刀切开椎间隙。用刮匙和咬骨钳行椎间盘切除术，用椎体扩张器或 Caspar 针牵开器辅助暴露。切开后纵韧带（PLL），通常将神经拉钩插入纤维，先用 1mm 的 Kerrison 咬骨钳扩大这个开口，然后用 2mm 的 Kerrison 咬骨钳再次扩大。用钝头神经拉钩探查韧带下方空间。用 2mm 的 Kerrison 咬骨钳咬除上下椎体的后方骨赘。使用钝头神经拉钩确认神经根减压充分。此时，通常将移植物置入椎间隙来进行椎体融合。

再次手术（相同或不同节段）：一般采用与前次手术相同的入路。由于许多病人在前次手术后存在吞咽问题，其中一部分是喉返神经部分再损伤导致（可能症状不明显），如果双侧均损伤，则可能需要长期留置胃管。如果出于某些原因，需要在与上次手术相反一侧进行手术，建议由耳鼻咽喉科医师进行评估，并进行内镜检查以排除亚临床性声带问题。如果双侧均出现问题，则可能对手术造成重大困难。

移植物的选择

自体骨（通常取自髂嵴）、非自体骨（尸体）、骨骼替代品（如羟基磷灰石[17]）或合成物（例如，聚醚醚酮或钛笼）。自体骨的替代品消除了病人取骨部位可能出现的问题（见下文），但可能有更高的概率被吸收。在 1985 年曾有通过尸体移植骨传播 HIV 的病例。通过抗体检测及谨慎地筛选捐赠者之后，再没有出现过此类病例的报道。

颈前内固定

ACDF 后内固定的推荐，参见下文。

临床指南：颈前内固定

1 个节段的 ACDF：建议在 ACDF 后行内固定术，以减少假关节生成和移植物相关问题（D 级推荐，Class Ⅲ），并且维持脊柱前凸（C 级推荐，Class Ⅱ），但单独的内固定术并不改善临床预后（B 级推荐，Class Ⅱ）[18]。

2 个节段的 ACDF：建议进行内固定以改善上肢疼痛。内固定术无法改善其他方面的预后指标（B 级推荐，Class Ⅱ）[18]。

骨形态发生蛋白（BMP）的使用

临床指南：BMP 在颈椎椎间植骨中的使用

在颈椎关节融合术中，现有证据不支持常规使用重组人骨形态发生蛋白 -2（rhBMP-2）（C 级推荐，Class Ⅱ）[19]［注意：对于某些具有高度危险的骨不连接的病人，可能需要谨慎使用（见正文）］。

虽然在颈椎前路椎间盘切除术中使用BMP并未得到美国FDA的认可，但其一直在被超适应证使用。据报道，手术并发症的概率高达23%～27%（包括术后因水肿造成的吞咽和呼吸困难，这些往往是暂时性），相对而言，没有应用BMP出现并发症的概率为3%[19]。如果使用的话，推荐应用比腰椎更小的剂量（25%的量），避免BMP与颈部软组织相接触。

手术后检查

除常规检查外，还应检查以下各项。

1. 呼吸道梗阻的证据：应首先考虑术后伤口血肿。如果呼吸道受损，可能需要在床边紧急打开伤口（在到达手术室前）（见章节81.7.4)。鉴别诊断（见下文）中也应考虑颈内静脉（IJV）血栓形成（罕见）引起的肿胀。
   1) 呼吸困难。
   2) 极度吞咽困难：可能提示移植骨向前压迫食管（核对侧位C形臂X线）。
   3) 气管偏斜：可能经肉眼观察到，或在正位C形臂X线片上观察到。
2. 手术节段的神经根支配肌肉肌力下降：如C5～C6神经根支配的肱二头肌，C6～C7神经根支配的肱三头肌。
3. 锥体束征（Babinski 征等）：可能提示脊膜外血肿压迫脊髓。
4. 声音嘶哑：可能提示喉返神经损伤，引起声带麻痹。在进一步评估之前，应禁止经口进食。

ACDF 并发症

概述

以下为常见的并发症，更详细的信息见参考文献[20，21]。ACDF术后最常见的并发症为吞咽困难（可能为多因素性）。

1. 暴露损伤：
   1) 内脏穿孔：应进行钝性分离，直到颈长肌从椎体附着处分离下来，来减小穿孔的风险。
      - 咽。
      - 食管穿孔（见下文）：罕见但众所周知的并发症。

- 气管。

2) 声带麻痹：损伤喉返神经（RLN）或迷走神经引起。发病率：暂时性占11%（84%的暂时性麻痹在6个月后缓解），永久性占4%。再次手术后的发病率可能更高。症状包括声音嘶哑、呼吸困难、咳嗽、误吸、异物感、吞咽困难和声带疲劳[22]。避免在气管旁肌肉进行锐性分离。有些病例是过长时间地牵拉气管以及没有进行神经分离所引起。为降低发生率，在放置自动牵开器后，应嘱麻醉师将气管插管的气囊放空，然后重新打气到最小漏气压力。右侧入路损伤更常见，主要是在低位颈椎（C5～C6及以下），此处的RLN更容易受损[22]。

3) 椎动脉损伤：血栓形成或撕裂。发病率为0.3%[21]。可选择的治疗包括： 压迫法，直接修补（先用动脉瘤夹临时夹闭，再用8-0 prolene缝线修补[23]以及血管内球囊封堵术）。使用压迫法治疗出血的风险包括：再出血、动静脉瘘、假性动脉瘤、动脉血栓形成[21]、远端栓塞性卒中（主要发生在小脑）。

4) 颈动脉损伤：血栓形成、闭塞或撕裂（通常由牵拉造成）。

5) 脑脊液漏：通常难以进行直接修补。将筋膜移植物置于骨瓣下方，术后保持床头抬高。可考虑用硬膜密封剂（纤维蛋白胶，DuraSeal® 等），腰大池引流。

6) 霍纳综合征：交感神经丛位于颈长肌下方，因此不要将切口向外延伸至这些肌肉。

7) 胸导管损伤：发生在暴露下颈椎时，主要在左侧。

8) 颈内静脉血栓形成[24]：罕见。有2%～3%可能导致肺栓塞[25]。治疗选择：抗凝治疗（口服或静脉给药）可能降低死亡率[26]；如果抗凝治疗存在禁忌证，则使用上腔静脉（SVC）滤器[27]；经皮取栓术[28]。

2．脊髓或神经根损伤：

1) 脊髓损伤：由椎管狭窄引起的脊髓病变尤为危险。在间隙的外缘穿过骨赘，以减少风险（但这样增加了损伤神经根的风险）。

2) 避免插管时过度后伸：使用可视喉镜，或次选麻醉下行纤维支气管镜插管（很少用于清醒状态）[29]。

3) 植骨必须短于间隙深度。在植入移植物时务必小心。

4) 睡眠呼吸暂停：C3～C4节段手术少见，但有严重的并发症[30]。可能伴发心动过缓和心肺不稳定。可能是中枢呼吸控制机制的传入部分中断导致。

3．骨融合问题：

1) 融合失败（假关节）：见下文。

2) 前（后）成角畸形：使用 Cloward 技术时，发病率高达 60%（颈托固定可以减小发生率）。使用 Hirsch 技术时，过度切除骨质，可产生成角畸形。

3) 移植物突出：发病率为 2%（除非向后压迫脊髓，或向前压迫食管或气管，否则很少需要再次手术）。

4) 移植物取材部位的并发症：血肿 / 皮下积液、感染、髂骨骨折、损伤股外侧皮神经、瘢痕产生持续疼痛、肠穿孔。

4. 其他：

1) 伤口感染：概率 <1%。

2) 手术后血肿：见上文。手术后佩戴颈托可能不易于发现。

3) 吞咽困难和声音嘶哑：常见，通常为暂时性。

4) 相邻节段的退行性变：对于其是属于术后生物力学改变的后遗症，还是更易产生颈椎病，这一问题存在争议[31]。许多（约 70%）是无症状的[32]。

5) 手术后不适：

- 癔球症：咽喉部异物感（见下文）。
- 颈肩部难以忍受的不适，肩胛间区更为常见（可能持续数月）：可能与从椎间盘内取出物质的量有关。

6) 复杂性区域疼痛综合征（CRPS）：即反射性交感神经性肌萎缩（RSD）。文献中很少有所描述[33]。可能是星状神经节损伤引起（见章节 28.5）。

7) 血管性水肿：舌和颈部的严重水肿[34]，是一种严重的高敏性反应（并不是 ACDF 直接的并发症，但可能与术后血肿的某些表现相似）。如果水肿仅限于舌部，则气道不会受影响。治疗见章节 12.4.2。

8) 气胸或血胸[35]：对于 C7～T1 或以下节段，可能会暴露胸膜。

ACDF 术后吞咽困难

症状 包括吞咽困难（固体、流食，包括唾液）、下咽时疼痛（吞咽疼痛）、癔球症（咽喉异物感），以及防止误吸的功能受损。食物可能会卡在喉部（或有所感觉），还可能会出现咳嗽或窒息。

发病率 早期的吞咽困难较为常见。对于未行固定的融合术进行的回顾性研究中，发病率为 60%[36]（对照组病人进行与之不相关的腰椎手术，23% 的病人发生吞咽困难），在前瞻性研究中发病率为 50%[37]。术后 6 个月，仅约 5% 的病人有中重度吞咽困难[37]。术后 1～2 个月，多节段手术后患吞咽困难的风险增加[37]。在多数情况下，术后 6 个月时的发病率显著减少[37]。

病因 术后吞咽困难的病因包括：

1. 术后血肿。如果严重可能导致气管梗阻（见上文）。

2. 术后水肿：部分由于食管受到牵拉所致。
3. 全身麻醉的影响：例如，气管插管的刺激。在早期的症状中约占23%，通常在24～72小时内症状消失。
4. 喉返神经功能受损：
   1) 暂时性：通常由于神经受到牵拉。
   2) 永久性：在术后12个月约有1.3%出现[37]。
5. 食管受损：
   1) 术中受损。
   2) 延迟性损伤：可能是食管在手术区域或者与硬质材料反复磨损所致[38]。

6. 颈托：
   1) 防止病人吞咽时低下颌，其可能影响声门闭合。
   2) 可能因颈托过紧而直接压迫喉部。
7. 移植物或椎体前方硬质材料突出：
   1) 最前面的硬质材料可能出现突出。可以通过使用“zero profile”内固定，将突出风险降到最小。
   2) 内固定失败（螺钉脱出／旋出／破裂，内固定物脱出）。
   3) 椎间移植物移位：不伴前方内固定移位，或与前方内固定同时移位。
8. 过度粘连[39]。
9. 咽丛去神经支配[39]。
10. 罕见情况：颈内静脉血栓产生肿胀，血管源性水肿。

治疗

1. 初步治疗：排除紧急／严重的疾病（严重水肿，造成气道受挤压的血肿，误吸的风险）。

   如果有明显的喘鸣音或发音困难，尤其是气管明显偏移，病人必须有专人看护，同时将病人紧急转入手术室行伤口探查。如果发生延误或症状严重，应考虑在床旁打开切口。紧急行麻醉科会诊以保护气道，并提醒其气管偏移的可能性，这即便是对于擅长插管的麻醉医师来说，也是个挑战。
2. 一旦排除紧急情况，应安排早期治疗以缓解症状。
   1) 建议病人食用较软的食物（暂时避免进食牛排和面包）。仔细咀嚼食物，用饮料送服干燥的食物。并告知病人，多数病例在术后6个月会明显好转[37]。
   2) 如果严重症状持续时间 >2 周：
      - 将病人转至耳鼻咽喉科行喉镜检查，以排除声带麻痹［复发性喉返神经损伤（见下文）造成］或其他病因。

- 改良吞钡造影。

3. 若症状持续，应进行手术干预，移除硬质材料并松解粘连[39]，食管穿孔的治疗通常需要耳鼻咽喉科会诊。

颈椎前路术后食管穿孔的治疗

发病率 报道中的数据存在偏差且不准确。可能会发生自行愈合或未发现的轻微损伤。报道中的范围为0.02%～1.52%。外伤手术后的发病率更高[40]。使用颈椎前路钢板固定的发病率可能更高。

病因 术中损伤（直接损伤或牵开器导致），内固定失败或受到侵蚀，移植物脱出。

可能的后遗症 吞咽困难、局部感染、深部感染（包括骨髓炎）、假关节、咽食管憩室、脓毒症、纵隔炎，死亡率为4%。感染的病菌种类包括：葡萄球菌（包括MRSA），念珠菌，假单胞菌和链球菌。

67

延迟诊断 平均数=717天，中位数=44.5天[40]。

- 术中确诊：不存在延迟诊断。
- 术后早期确诊：术后30天内。多数可能由于未发现的术中损伤。
- 延迟确诊：可长达18年。主要由于内固定失败/侵蚀。

症状 吞咽困难（最常见）、吞咽疼痛、发热、颈部肿胀和伤口渗漏[40]。

体征 发热、皮下气肿、脓毒症 ± 休克。

评估 约有33%在影像学或内镜中检查不到[41]。

- 吞咽检查：
  - 胃影葡胺：通常由影像科医师用来寻找渗漏。
  - 钡：通常由语言病理学家进行指导，能够用来评估渗漏及其他吞咽相关性病变。
- 耳鼻咽喉科进行食管镜检查。
- CT扫描：评估融合（重要，因为通常需要移除内固定），并可协助诊断。
- MRI：评估硬膜外脓肿、椎体骨髓炎（增强T_1WI）。
- 颈部X线（CXR）。

治疗 具有挑战性。对于最佳治疗方案尚未达成共识。建议与头颈外科、脊柱外科医师[38]、传染病专家或心胸外科医师协作，进行多学科联合手术，包括以下几点：

- 一期缝合：如果在当时或损伤后24小时内发现穿孔，则通常进行一期缝合[42]。不推荐用于伴有邻近组织受累和（或）食管发炎（有食道狭窄的较高风险）。
- 使用肌瓣或带蒂皮瓣缝合：胸锁乳突肌最常用。其他肌瓣包括前臂桡侧、胸大肌、舌骨下肌、肩胛舌骨肌、背阔肌、颈长肌，此外还有网膜及空肠。

- 移除所有前路内固定，可增加手术成功的概率[40]。如果有证据表明融合不牢固，则可能需要进行后路内固定。
- 将伤口引流置于食管外，并可用来通过口服亚甲基蓝来检查是否渗出，以确认食管的愈合情况。
- 食管旁路术：极少需要，致残率较高。
- 保守治疗：通常与以上方法联合使用。单独使用较为少见，也存在争议。早期用于小型、缺损性（即不涉及纵隔炎[43]）穿孔可能更可行。通常包括：
  - 使食管处于静止状态：
    - 严格禁食。
    - 通过以下方法给予营养：胃管（在穿孔水平，直接或在联合内镜下小心地置入鼻胃管）、胃造瘘术、空肠造瘘术或肠外营养。
  - 抗生素。

结果 每位病人平均进行食管修复的次数为 1.54 次。86% 的病人只需要进行一次手术。口服药物的平均时间为 30 天（单用保守治疗平均为 68 天）[40]。死亡率为 4%。

复发性喉返神经麻痹

出现呼吸音、声音嘶哑、误吸，提示喉返神经麻痹。将病人转至耳鼻咽喉科检查是否有声带麻痹及麻痹的位置。四种可能的位置：①正中位；②旁正中位；③中间位；④外侧位（见于尸体）。许多病人能够代偿正中位或旁正中位的声带麻痹。需要干预的病人通常使用内移技术进行治疗，采取注射疗法或者使用植入物行甲状软骨成形术。对于注射治疗，可以选择不同的材料以维持所需的疗效。早期干预可使用临时材料。如果 1 年后仍无自愈，可注射特氟龙基以获得永久性治愈。

ACDF 术后假关节形成

假关节可在伴或不伴颈前路内固定时出现。

临床指南：融合的评估

在颈椎动态（屈 - 伸位）X 线中，推荐将棘突间移动 >2mm 作为假关节的诊断标准（B 级推荐，Class Ⅱ），当由经治医师来测量时，其结果不可靠（C 级推荐，Class Ⅱ）[44]。

在颈椎静态 X 线中，跨越融合区的骨小梁形成是较不可靠的融合标志（D 级推荐，Class Ⅲ）[二维重建 CT 可提高准确性（D 级推荐，Class Ⅲ）][44]。

发病率 由于缺乏有效的标准而难以评估，估计为 2%～20%。与 Bailey-Badgley 法、Smith-Robinson 法（10%）和 Hirsch 提倡的非融合术相比，使用圆柱状接合技术（Cloward）后的发生率较高。一个诊断标准：在颈椎侧位屈 - 伸位 X 线中，棘突顶端间移位 >2mm[45, 46]。其他有特异性

但不敏感的标准：颈前内固定螺钉的周围有透亮区，在屈－伸位 X 线中发现螺钉移位。

表现 症状和病变并非完全一致[45, 47]。有些病人可能会有慢性或急性的颈部疼痛，有的可能表现为神经根症状［注意：当行 Depalma 数据分析时，如果病人颈部和（或）上肢症状持续存在（列为失败），则假关节的手术成功率更低[48]］。

治疗 临床指南见下文。对于无症状的假关节形成，不需要治疗。有症状病人的选择包括：切除植骨并再次融合[49]（有人建议，如果曾使用异体植骨，则此次应使用自体植骨；若此前未使用内固定，则此次可以考虑使用内固定）；颈部椎体次全切除伴融合术[49]；或颈椎后路融合术。

临床指南：颈椎前路术后假关节形成的治疗

对于有症状的假关节形成，应考虑行修复手术（D 级推荐，Class Ⅲ）[50]。
与颈前入路相比，颈后入路修复手术的融合率可能更高（D 级推荐，Class Ⅲ）[50]。

人工颈椎间盘置换术

是融合术的替代选择。在椎间盘切除节段使用人工椎间盘来维持活动度。一些可行的颈椎椎间盘置换（CDR）模型见表 67-2[51]。

表 67-2 人工颈椎间盘

商标名称	制造商	材料	IAR*	评论
Prestige®	Medtronic	MOM*（铬钴不锈钢）	在凹槽中的可变球	MRI 中有很多伪影
Prestige®	Medtronic	MOM*（金属陶瓷复合材料）	在凹槽中的可变球	FDA 批准可用于 1～2 个节段
Bryan®	Medtronic	密封在一个弹性膜内的润滑了的弹性核	在椎间盘中心内	
ProDisc-C®	Centinel Spine	金属－聚乙烯	下位椎体的后部	从中线填入椎体，MRI 中有很多伪影
Mobi-C®	LDR Spine	金属－聚乙烯	在椎间盘中心内	FDA 批准可用于 1～2 个节段
PCM®	Nuvasive	金属－聚乙烯	滑动	与终板轮廓相称
Secure-C®	Globus medical	金属－聚乙烯	15°屈／伸，10°侧向弯曲，旋转不受约束	钛涂层的锯齿状结构

* IAR = 瞬时旋转轴；MOM = 金属－金属；PCM = 多孔涂层活动式

FDA 描述的禁忌证包括：孤立性轴性颈痛，强直性脊柱炎，妊娠状态，类风湿关节炎，自身免疫性疾病，弥漫性特发性骨质增生症，严重强直伴桥接性骨赘或后纵韧带骨化，椎间盘压缩 >50%，脊柱感染，假体部件金属过敏，严重骨质疏松 / 骨质减少，活动性恶性肿瘤，代谢性骨病，外伤，节段不稳定，需要治疗 3 个或更多节段，胰岛素依赖型糖尿病，HIV 感染，乙型肝炎 / 丙型肝炎，病态肥胖，缺乏活动度（<2°），后关节突关节病。

临床指南：颈椎间盘置换术

对于筛选出来的病人，可将 ACDF 替换为人工颈椎间盘置换术，来缓解上肢和颈部疼痛（B 级推荐，Class Ⅱ）[18]。

手术筹备：人工颈椎间盘置换术

同时参见免责声明（见凡例）。

1. 体位：仰卧位，有时用束缚带维持体位。
2. 设备：
   1) 显微镜（并非所有外科医师都使用）。
   2) C 形臂。
3. 植入物：由厂商提供需要的人工椎间盘。
4. 神经监测：（选择性使用）一些外科医师使用 SSEP/MEP。
5. 知情同意书（使用非专业性术语向病人进行说明，以下非全部内容）：
   1) 步骤：经颈前部进入，切除退变的椎间盘和骨赘，然后置入人工椎间盘。
   2) 其他选择：非手术治疗，融合术（经颈部前方或后方进行手术）。
   3) 并发症：吞咽困难较常见，但一般能够恢复；声音嘶哑（<4% 为永久性），损伤食管、气管，损伤脑部供血动脉（颈动脉）导致卒中，损伤脊髓、神经根导致瘫痪。行 MEP（如果使用的话）可能发现瘫痪。椎间盘可能脱出，需要进一步手术治疗。

术后医嘱：

1. 不佩戴颈托（目的是保持手术节段的活动度）。
2. 使用 NSAIDs 持续 2 周（抑制骨质生长，理论上能够避免手术节段不必要的融合）。

颈椎后路减压术（颈椎椎板切除术）

对于单侧神经根病［使用前路颈椎间盘切除术（ACD）或锁孔椎板切除术］，不需要进行颈椎后路减压术，包括切除颈椎椎板（椎板切除术）和棘突，使椎管由“管状”变为“沟槽状”。

通常用于以下情况：

1. 多节段颈椎间盘突出或骨赘造成的脊髓病（ACD 一般用来治疗 2 个或 3 个节段的椎间盘突出）。

2. 前路病变合并椎管狭窄，后者更加广泛和（或）更显著。
3. 职业演讲者或歌手，对于喉返神经损伤引起 4% 永久性声音改变的风险无法接受。

手术筹备：颈椎椎板切除术

同时参见免责声明（见凡例）。
1. 体位：俯卧位，有时可用头架。
2. 设备：
   1) C 形臂。
   2) 高速骨钻。
3. 植入物：如果行融合术，则需要植入颈椎侧块钉棒。
4. 神经监测：一些外科医师使用 SSEP/MEP。
5. 知情同意书（使用非专业性术语向病人进行说明，以下非全部内容）：
   1) 步骤：经颈后部进入，切除压迫脊髓和神经根的椎板，可能会置入钉棒，将骨融合在一起。
   2) 其他选择：非手术治疗，经颈前部进行手术，不伴融合的颈后路手术，椎板成形术。
   3) 并发症：神经根损伤（C5 神经根损伤最常见）；可能无法缓解症状，需要进一步手术；行 MEP（如果使用的话）可能发现癫痫；如果未行融合术，则可能有进行性椎体滑脱的风险，需要进一步手术治疗。

67

后路锁孔椎板切开术

也称“锁孔椎间孔切开术”，于 1951 年被首次提出[52]。通过在椎板上形成一个小型“锁孔”，让神经根通过，来对单一的神经根（而不是脊髓）进行减压。

临床指南：颈椎椎板－椎间孔切开术

由椎间盘突出或侧隐窝狭窄引起的症状性神经根型颈椎病，推荐进行颈椎椎板－椎间孔切开术（D 级推荐，Class Ⅲ）[53]。

锁孔入路的指征（与前路切除术相反）：
1. 伴有后外侧软性椎间盘分离的单侧神经根病变（也可处理外侧小型骨赘）。对于中央型或宽基底的椎间盘突出或椎管狭窄，该入路无法进行充分减压。
2. 职业演讲者或歌手发生神经根病变，病人无法接受复发性喉返神经损伤的风险。
3. 低位（如 C7、C8 或 T1）或高位（如 C3 或 C4）颈神经根受压，尤其对颈部短粗的病人，使用前入路更加困难。
4. 椎间盘突出的病人不愿意进行融合术（颈前入路）。

手术筹备：颈椎锁孔椎板切除术

同时参见免责声明（见凡例）。

1. 体位：俯卧位，有时可用头架。
2. 设备：
   1) 显微镜（并非所有外科医师都使用）。
   2) C 形臂。
3. 设备：有些外科医师使用管状牵开器系统。
4. 神经监测：一些外科医师使用 SSEP/MEP。
5. 知情同意书（使用非专业性术语向病人进行说明，以下非全部内容）：
   1) 步骤：经颈后部进入，切除压迫神经根的椎板，可能会移除突出椎间盘的碎片。
   2) 其他选择：非手术治疗，经颈前部进行手术，颈后路手术 + 融合术。
   3) 并发症：神经根损伤；可能无法缓解症状，需要进一步手术；行 MEP（如果使用的话）可能发现癫痫。

手术技巧

见参考文献[54–56]。

体位：

1) 俯卧位，俯卧于成卷的中单上。对于 C4～C5 以下的节段，使用绑带将病人肩膀向下牵拉。将头部固定于马蹄形头架或用 Mayfield 头架固定。

2) 坐位：基本上已弃用。但在适当的预防措施下可以使用（章节 92.2.2）。

“开放式”锁孔椎间孔切开术

在切开皮肤前用术中荧光进行定位，位于中线行 2～3cm 切口。可进行单侧暴露。在骨膜下层面使用骨膜剥离器，将椎板和小关节上的肌肉剥离。可以将 Kocher 钳置于棘突上，行术中 X 线检查来确认正确的节段。可以使用 Scovile 牵开器或类似的器械。

使用高速骨钻（如金刚钻头）在目标椎间盘上位椎体的下关节突的内侧 1/3～1/2 处开孔，逐渐向内侧延伸到达与椎板的连接处。一旦突破下关节突，便可以观察到下位椎体的上关节突。用骨钻将上关节突打薄（关键步骤是向下切除下位节段上关节突，直至与椎弓根连接处）。可以用 Kerrison 钳将椎板开口轻微扩大。打开覆盖在硬脊膜外侧的黄韧带。可识别由硬膜囊发出的神经根，并可见其在上下椎弓根间走行。软组织（包括黄韧带）形成神经背侧的纤维束带，将其切除以进一步扩大神经根表面的硬膜。使用双极电凝电灼神经根周围的静脉丛，然后将其分离以松解神经。使用显微神经拉钩将神经轻轻移动几毫米。不应处理覆盖在脊髓表面上的硬膜，不需要进入椎间盘内。应使用探针（如钝头神经拉钩）由神经根袖套开始探查有无游离椎间盘碎片。然后，可以触摸神经根前方区域（椎间盘区域）。任何脱落的椎间盘碎片都应该用小型咬骨钳去除。如果椎间盘碎片位于后纵韧带（PLL）前方，在神经根袖套处用 11 号手术刀向下、向外切开后纵韧带，切开时应远离神经根和脊髓。如果在探查时仍感觉椎间孔狭窄，可略向外侧延展切口。虽然一些外科医师认为，经锁孔切开术减压后可以避免使用小的反角刮匙，但通过这种方式可以减少潜在的小的骨赘。在某些情况下，简单的神经根后路减压（不移除椎间盘碎片）可足以缓解压迫。如果不到一半的关节突关节被切除，通常可以维持脊柱稳定性。

微创脊柱手术（MIS）锁孔椎间孔切开术

体位同上文所述。

1. 皮肤切口：
   1) 使用荧光来定位正确的切口位置。
   2) 在病变节段，自正中线旁（病变侧）1cm 切开皮肤。
   3) 切除切口周围的可黏性塑料膜（如 Ioban®），以防其被拽入切口。
2. 避免使用导丝，以降低棘突间隙穿孔的风险。始终保持在侧方，插入最薄型扩张器。将扩张器与侧块相对接，并逐渐插入型号合适的牵开器。
3. 使用 Bovie 显露外侧椎板和内侧关节突关节。从外侧容易触摸到骨质的地方开始，穿透椎板间隙并损伤脊髓的风险较小。
4. 使用直刮匙显露上方外侧椎板的下缘和内侧关节突关节。
5. 磨除内侧下关节突，以显露下位节段的上关节突。
6. 磨除内侧上关节突，直到可以清楚看到下位节段椎弓根的上面。
7. 这样便完成了对骨质的处理，然后如上文开放式锁孔椎间孔切开术所述，继续处理软组织。

结果

许多大宗病例报道了良好的预后结果，可达 90%～96%[55]。

（曾超凡 译 邓晓峰 校）

参考文献

[1] Mayfield FH. Cervical Spondylosis: A Comparison of the Anterior and Posterior Approaches. Clin Neurosurg. 1966; 13:181–188

[2] Kobayashi N, Asamoto S, Doi H, et al. Brown- Sequard syndrome produced by cervical disc herniation: report of two cases and review of the literature. Spine J. 2003; 3:530–533

[3] Dai Liyang, Jia Lianshun. Central Cord Injury Complicating Acute Cervical Disc Herniation in Trauma. Spine. 2000; 25:331–336

[4] Viikari-Juntura E, Porras M, Laasonen EM. Validity of Clinical Tests in the Diagnosis of Root Compression in Cervical Disc Disease. Spine. 1989; 14:253–257

[5] Spurling RG, Scoville WB. Lateral Rupture of the Cervical Intervertebral Discs: A Common Cause of Shoulder and Arm Pain. Surg Gynecol Obstet. 1944; 78: 350–358

[6] Davidson RI, Dunn EJ, Metzmaker JN. The shoulder abduction test in the diagnosis of radicular pain in cervical extradural compressive miniradiculopathies. Spine. 1981; 6:441–446

[7] Rubinstein SM, Pool JJ, van Tulder MW, et al. A systematic review of the diagnostic accuracy of provocative tests of the neck for diagnosing cervical radiculopathy. Eur Spine J. 2006; 16:307–319

[8] Jablecki CK, Andary MT, Floeter MK, et al. Practice parameter: Electrodiagnostic studies in carpal tunnel syndrome. Report of the American Association of Electrodiagnostic Medicine, American Academy of Neurology, and the American Academy of Physical Medicine and Rehabilitation. Neurology. 2002; 58:1589–1592. http://www.neurology.org/content/58/11/1589.full.pdf

[9] Campbell WW. Guidelines in electrodiagnostic

medicine. Practice parameter for electrodiagnostic studies in ulnar neuropathy at the elbow. Muscle Nerve Suppl. 1999; 8:S171–S205
[10] American Association of Electrodiagnostic Medicine. Chapter 9: Practice parameter for needle electromyographic evaluation of patients with suspected cervical radiculopathy: Summary statement. Muscle Nerve. 1999; 22:S209–S211
[11] Dillingham TR. Evaluating the patient with suspected radiculopathy. PM R. 2013; 5:S41–S49
[12] Saal J, Saal Y, Yurth E. Nonoperative Management of Herniated Cervical Intervertebral Disc with Radiculopathy. Spine. 1996; 21:1877–1883
[13] Maigne JY, Deligne L. Computed tomographic follow-up study of 21 cases of nonoperatively treated cervical intervertebral soft disc herniation. Spine (Phila Pa 1976). 1994; 19:189–191
[14] Mochida K, Komori H, Okawa A, et al. Regression of cervical disc herniation observed on magnetic resonance images. Spine (Phila Pa 1976). 1998; 23:990– 5; discussion 996-7
[15] Bush K, Chaudhuri R, Hillier S, et al. The pathomorphologic changes that accompany the resolution of cervical radiculopathy. A prospective study with repeat magnetic resonance imaging. Spine (Phila Pa 1976). 1997; 22:183–6; discussion 187
[16] Joanes V. Cervical disc herniation presenting with acute myelopathy. Surg Neurol. 2000; 54
[17] Senter HJ, Kortyna R, Kemp WR. Anterior Cervical Discectomy with Hydroxylapatite Fusion. Neurosurgery. 1989; 25:39–43
[18] Matz PaulG, Ryken TimothyC, Groff MichaelW, et al. Techniques for anterior cervical decompression for radiculopathy. J Neurosurg: Spine. 2009; 11:183–197
[19] Ryken TimothyC, Heary RobertF, Matz PaulG, et al. Techniques for cervical interbody grafting. J Neurosurg: Spine. 2009; 11:203–220
[20] Tew JM, Mayfield FH. Complications of Surgery of the Anterior Cervical Spine. Clin Neurosurg. 1976; 23:424–434
[21] Taylor BA, Vaccaro AR, Albert TJ. Complications of Anterior and Posterior Surgical Approaches in the Treatment of Cervical Degenerative Disc Disease. Semin Spine Surg. 1999; 11:337–346
[22] Netterville JL, Koriwchak MJ, Winkle M, et al. Vocal Fold Paralysis Following the Anterior Approach to the Cervical Spine. Ann Otol Rhinol Laryngol. 1996; 105: 85–91
[23] Pfeifer BA, Freidberg SR, Jewell ER. Repair of Injured Vertebral Artery in Anterior Cervical Procedures. Spine. 1994; 19:1471–1474
[24] Karim A, Knapp J, Nanda A. Internal jugular venous thrombosis as a complication after an elective anterior cervical discectomy: case report. Neurosurgery. 2006; 59
[25] Ascher E, Salles-Cunha S, Hingorani A. Morbidity and mortality associated with internal jugular vein thromboses. Vasc Endovascular Surg. 2005; 39: 335–339
[26] Sheikh MA, Topoulos AP, Deitcher SR. Isolated internal jugular vein thrombosis: risk factors and natural history. Vasc Med. 2002; 7:177–179
[27] Ascher E, Hingorani A, Mazzariol F, et al. Clinical experience with superior vena caval Greenfield filters. J Endovasc Surg. 1999; 6:365–369
[28] Tajima H, Murata S, Kumazaki T, et al. Successful interventional treatment of acute internal jugular vein thrombosis. AJR Am J Roentgenol. 2004; 182: 467–469
[29] Holmes MG, Dagal A, Feinstein BA, et al. Airway Management Practice in Adults With an Unstable Cervical Spine: The Harborview Medical Center Experience. Anesth Analg. 2018; 127:450–454
[30] Krieger AJ, Rosomoff HL. Sleep-Induced Apnea. Part 2: Respiratory Failure After Anterior Spinal Surgery. J Neurosurg. 1974; 39:181–185
[31] Truumees E, Herkowitz HN. Adjacent Segment Degeneration in the Cervical Spine: Incidence and Management. Semin Spine Surg. 1999; 11:373–383
[32] Gore DR, Sepic SB. Anterior Cervical Fusion for Degenerated or Protruded Discs. A Review of One Hundred and Fifty-Six Patients. Spine. 1984; 9: 667–671
[33] Hawkins RJ, Bilco T, Bonutti P. Cervical Spine and Shoulder Pain. Clin Orthop Rel Res. 1990; 258:142–146
[34] Krnacik MJ, Heggeness MH. Severe angioedema causing airway obstruction after anterior cervical surgery. Spine. 1997; 22:2188–2190
[35] Harhangi BS, Menovsky T, Wurzer HA. Hemothorax as a complication after anterior cervical discectomy: case report. Neurosurgery. 2005; 56
[36] Winslow CP, Winslow TJ, Wax MK. Dysphonia and dysphagia following the anterior approach to the cervical spine. Arch Otolaryngol Head Neck Surg. 2001; 127:51–55
[37] Bazaz R, Lee MJ, Yoo JU. Incidence of dysphagia after anterior cervical spine surgery: a prospective study. Spine. 2002; 27:2453–2458
[38] Dakwar E, Uribe JS, Padhya TA, et al. Management of delayed esophageal perforations after anterior cervical spinal surgery. J Neurosurg Spine. 2009; 11:320–325
[39] Fogel GR, McDonnell MF. Surgical treatment of dysphagia after anterior cervical interbody fusion. Spine J. 2005; 5:140–144
[40] Halani SH, Baum GR, Riley JP, et al. Esophageal perforation after anterior cervical spine surgery: a systematic review of the literature. J Neurosurg Spine. 2016; 25:285–291
[41] Gaudinez RF, English GM, Gebhard JS, et al. Esophageal perforations after anterior cervical surgery. J Spinal Disord. 2000; 13:77–84
[42] Kaman L, Iqbal J, Kundil B, et al. Management of esophageal perforation in adults. Gastroenterology Research. 2010; 3:235–244
[43] Hasan S, Jilaihawi AN, Prakash D. Conservative management of iatrogenic oesophageal perforations–a viable option. Eur J Cardiothorac Surg. 2005; 28:7–10
[44] Kaiser MichaelG, Mummaneni Praveen V, Matz PaulG, et al. Radiographic assessment of cervical subaxial fusion. J Neurosurg: Spine. 2009; 11:221–227
[45] Phillips FM, Carlson G, Emery SE, et al. Anterior Cervical Pseudarthrosis: Natural History and Treatment. Spine. 1997; 22:1585–1589
[46] Cannada LK, Scherping SC, Yoo JU, et al. Pseudoarthrosis of the cervical spine: a comparison of radiographic diagnostic measures. Spine (Phila Pa 1976). 2003; 28:46–51
[47] DePalma AF, Cooke AJ. Results of Anterior Interbody Fusion of The Cervical Spine. Clin Orthop. 1968; 60: 169–185
[48] Puschak TJ, Anderson PA. Pseudarthrosis After Anterior Fusion: Treatment Options and Results. Semin Spine Surg. 1999; 11:312–321
[49] Zdeblick TA, Hughes SS, Riew KD, et al. Failed anterior cervical discectomy and arthrodesis. Analysis and treatment of thirty-five patients. J Bone Joint Surg. 1997; 79:523–532
[50] Kaiser MichaelG, Mummaneni Praveen V, Matz PaulG, et al. Management of anterior cervical pseudarthrosis. J Neurosurg: Spine. 2009; 11:228–237
[51] Yi S, Lee DY, Kim DH, et al. Cervical artificial disc replacement. Part 1: History, design, and overview of the cervical artificial disc. Neurosurg Q. 2008; 18
[52] Scoville WB, Whitcomb BB, McLaurin RL. The Cervical Ruptured Disc: Report of 115 Operative Cases. Trans Am Neurol Assoc. 1951; 76:222–224
[53] Heary RobertF, Ryken TimothyC, Matz PaulG, et al. Cervical laminoforaminotomy for the treatment of cervical degenerative radiculopathy. J Neurosurg: Spine. 2009; 11:198–202
[54] Aldrich F. Posterolateral Microdiscectomy for Cervical Monoradiculopathy Caused by Posterolateral Soft Cervical Disc Sequestration. J Neurosurg. 1990; 72: 370–377
[55] Zeidman SM, Ducker TB. Posterior Cervical Laminoforaminotomy for Radiculopathy: Review of 172 Cases. Neurosurgery. 1993; 33:356–362
[56] Collias JC, Roberts MP, Schmidek HH, et al. Posterior Surgical Approaches for Cervical Disc Herniation and Spondylotic Myelopathy. In: Operative Neurosurgical Techniques. 3rd ed. Philadelphia: W. B. Saunders; 1995:1805–1816

68 颈椎间盘退行性变和脊髓型颈椎病

68.1 颈椎间盘退行性变 - 概述

颈椎间盘退行性疾病一般指“颈椎病”，有时与“颈椎管狭窄”同义。颈椎病通常意味着更广泛的与年龄相关的颈椎退行性疾病，包括以下方面：

1. 先天性椎管狭窄（“浅颈椎管”[1]）。
2. 椎间盘退行性变产生局部狭窄，常合并为以下病变：
   1) 赘生骨刺（神经外科术语中的“硬椎间盘”）。
   2) 和（或）椎间盘结构突出（“软椎间盘”）。
3. 以下组织增生肥大（也会导致椎管狭窄）：
   1) 椎板。
   2) 硬脊膜。
   3) 关节突关节。
   4) 韧带，包括：
      - 与前屈运动相比，后伸时狭窄更为严重（基于 MRI[2] 和尸体研究），这主要是黄韧带后部屈曲所致[3]。
      - 后纵韧带：可能包括后纵韧带骨化（OPLL）[4]（见章节 71.2.2）。可表现为节段性或弥漫性。常与硬膜粘连。
      - 黄韧带骨化[5]。
4. 半脱位：椎间盘和关节突关节退变导致。
5. 活动度改变：脊柱严重强直节段可能融合并且通常结构稳定，而在相邻或其他节段常存在过度活动。
6. 椎体压缩造成脊柱缩短→椎板呈“叠瓦”状。
7. 正常脊柱前凸角度发生改变[6]（注意：异常曲度值与脊髓病变程度不相关）：
   1) 前凸减少，包括：
      - 变直。
      - 曲度逆转（后凸）：可导致跨越骨赘的脊髓出现“弓弦效应”。
   2) 前凸过度：最少见（也可产生弓弦效应）。

尽管在 50 岁以上的人群中，颈椎退行性疾病多伴有明显的影像改变，但仅少数出现神经系统症状[7]。

68.2 病理生理学

发病机制尚存争议。包括以下一种或多种机制理论：

1. 肥大或皱褶的黄韧带及骨赘对脊髓形成直接压迫，合并先天性狭窄或颈椎半脱位者尤为明显。
2. 血管结构受压导致缺血[8][动脉供血不足[9]和（或）静脉瘀滞[10]]。
3. 在椎间盘突出和（或）骨赘增生（椎关节强直）导致颈椎活动受限时，正常活动下局部脊髓反复损伤（脊髓和神经根损伤[11]）：
   1）颈椎屈伸时，产生头侧／尾侧移动[12]。
   2）齿状韧带[13]及神经根向前／向后牵拉脊髓。
   3）颈椎屈伸时，椎管直径变化：
   - 颈椎后伸时椎管狭窄较重（见上文）。
   - 不稳定节段可出现椎体半脱位（即钳夹机制）[14]。

在组织学中[15]，脊髓受压节段存在中央灰质退行性变，受压节段以上存在后索退行性变（尤其是前内侧部分），病损节段以下存在侧索脱髓鞘改变（尤以皮质脊髓束明显）。脊髓前束相对正常。脊髓前后根可有萎缩性改变，且脊髓前角细胞可出现噬神经现象。

68.3 临床表现

68.3.1 概述

颈椎病可能产生以下几种临床表现[16]。

1. 脊髓神经根病变，包括以下情况：
   1）神经根病变：神经根压迫可能引起神经根病变。
   2）脊髓压迫可能引起脊髓病变：一些典型综合征见下文［脊髓型颈椎病（CSM)］。
2. 部分病例仅表现为头、颈、肩部疼痛及感觉异常，体格检查及影像学检查均未见异常。该型治疗最为困难，往往需要良好的医患沟通，从而决定是否通过手术治疗来缓解症状。

在年龄 >55 岁的病人中，颈椎病是脊髓病最常见的原因[17]。CSM 在年龄 <40 岁的病人中较少见。

颈椎管狭窄≥30% 者，几乎均伴有脊髓型颈椎病[18]（部分脊髓重度受压者并无脊髓病[19，20]）。

步态异常伴下肢乏力或强直，是 CSM 常见的早期症状[21]。共济失调可能是脊髓小脑束受压所致。早期，病人可能出现跑步困难。颈部疼痛及机械性体征在单纯脊髓病中并不常见。表 68-1 为一组 CSM 病例中症状的发生频率。多数病例功能障碍的程度较轻，并且预后良好。

表 68-1 CSM 的症状发生频率（37 例[22]）

表现	比例
单纯脊髓病	**59%**
脊髓病 + 神经根病	**41%**
反射	
• 反射亢进	87%
• Babinski 征	54%
• Hofmann 征	13%
感觉障碍	
• 感觉平面改变	41%
• 后索	39%
• 上肢皮区	33%
• 感觉异常	21%
• Romberg 征阳性	15%
运动障碍	
• 上肢力弱	31%
• 下肢轻瘫	21%
• 偏瘫	18%
• 四肢瘫痪	10%
• Brown-Séquard 综合征	10%
• 肌萎缩	13%
• 肌束震颤	13%
疼痛	
• 上肢根性痛	41%
• 下肢根性痛	13%
• 颈部疼痛	8%
痉挛状态	**54%**
括约肌功能障碍	**49%**
颈部机械性体征	**26%**

68.3.2 运动

可能是脊髓（UMN）和（或）神经根（LMN）受压造成。运动功能早期表现为典型的肱三头肌和手部肌无力[23]。可能存在手部肌肉失用[24]，出现拳头开合缓慢和僵硬[25]，精细运动（写字、系扣等）时常表现笨拙。通常可出现下肢近端无力（54% 的病人可出现轻中度髂腰肌无力）和下肢痉挛。

68.3.3 感觉

感觉障碍可能较少出现，当出现时，通常不是根型分布。手部感觉缺失可呈袜套样分布[26]。感觉平面（即平面以下感觉缺失）可能出现在脊髓压迫区域的数个节段以下。

下肢通常出现振动觉丧失（高达 82%），偶有针刺觉减退（9%）（几乎全部局限于踝部以下）。脊髓小脑束受压可能造成跑步困难。37 例中仅有 2 例出现 Lhermitte 征。一些病人可能出现明显的后柱功能障碍（关节位置觉和两点辨别觉受损）[27]。

68.3.4 反射

在 72%～87% 的病例中，狭窄节段以下不同距离处可出现反射亢进。可能出现阵挛、Babinski 征（见章节 3.1.3）或 Hofmann 征（见章节 3.1.3)。动态 Hoffmann 征[28]可能更敏感：在病人能忍受的范围内，进行颈部屈伸运动时检查 Hofmann 征。伴有 Hofmann 征的无症状病人，有 94% 在 MRI 上会有明显的脊髓受压[29]。桡骨膜反射：引出肱桡肌反射时手指屈曲，可作为 CSM 的特异性表现[30]。

下颌反射亢进提示中脑脑桥以上部位的上运动神经元病变，可鉴别锥体束征是由枕骨大孔以上或以下病变（如脊髓型颈椎病）引起；下颌反射消失并无临床意义（一种正常变异）。原始反射（握持反射、噘嘴反射、觅食反射）对于定位额叶病变并不可靠（握持反射可能有效）。

68.3.5 括约肌

尿急和尿频在 CSM 中较为常见，但同样常见于老年人中。尿失禁较为罕见。肛门括约肌功能障碍并不常见。

68.3.6 综合征

CSM 可归纳为以下 5 种临床综合征[25]：

1. 横断病变综合征：累及皮质脊髓束和脊髓丘脑束，以及后柱的前角细胞节段性受累。这是最常见的综合征，可能是疾病过程的“终末阶段”。
2. 运动系统综合征：主要累及皮质脊髓束和前角，不伴或伴有轻度感觉障碍。可同时产生上肢下运动神经元受累和下肢上运动神经元受累的表现（脊髓病)，与肌萎缩侧索硬化症（ALS，见下文）表现相似。可能在最狭窄节段以下出现反射亢进（包括上肢），偶尔起始于狭窄以下数个节段。
3. 脊髓中央管综合征：上肢的感觉和运动受累重于下肢。特点是脊髓中央分水岭处的功能障碍，出现明显的手部症状[31]（造成手麻木、笨拙[32]）。此综合征中，Lhermitte 征更常见。

4. Brown-Séquard 综合征：常伴有不对称的椎管狭窄，狭窄严重的一侧造成同侧皮质脊髓束（上运动神经元性肌无力）和后柱功能障碍，并伴有对侧痛温觉丧失。
5. 臂痛和脊髓综合征：上肢根性疼痛及下运动神经元性肌无力，有时累及椎体束［运动和（或）感觉］。

68.3.7 分级

1. 改良日本骨科协会评分[23]（mJOA）（表 68-2）：尽管不具有特异性，但是一个信度及效度较高的分级系统。

表 68-2 脊髓型颈椎病的改良 JOA（mJOA）评分[23]*

评分	描述	
上肢运动功能障碍		
0	不能自主进食	
1	不能使用刀叉，可使用汤匙进食	
2	使用刀叉较困难	
3	使用刀叉稍困难	
4	无功能障碍（正常）	
下肢运动功能障碍		
0	不能行走	
1	助步器械辅助下可完成平地行走	
2	扶手辅助下可完成上下楼梯	
3	平稳慢跑稍受限	
4	无功能障碍（正常）	
感觉功能障碍		
0	上肢	严重感觉减退或疼痛
1		轻度感觉减退
2		无感觉功能障碍（正常）
0	下肢	严重感觉减退或疼痛
1		轻度感觉减退
2		无感觉功能障碍（正常）
0	躯干	严重感觉减退或疼痛
1		轻度感觉减退
2		无感觉功能障碍（正常）

表 68-2（续）

评分	描述
括约肌功能障碍	
0	不能排空
1	明显排空障碍（尿潴留）
2	轻度排空障碍（尿急或尿踌躇）
3	无功能障碍（正常）
总分 0～17 分（正常）	

* 改良版评分与原始 JOA 评分不同的是，将“筷子”替换为“刀叉”

2. 颈部功能障碍指数（NDI）：调查问卷包含 10 个问题，与 Oswestry 功能障碍指数（表 65-3）相似。评分 10%～28% 为轻度功能障碍，30%～48% 为中度功能障碍，50%～68% 为重度功能障碍，72% 及以上者为完全性功能丧失。
3. 其他常用评分系统（信度及效度未经验证）：
   1) Nurick 评分系统[34]（表 71-2）。
   2) Harsh 评分系统。

68.3.8 自然病史

症状演变的时间进程多变且不可预测，大约 75% 的 CSM 病例呈阶梯式进展（1/3）或逐渐进展（2/3）[35]。在一些病例组中，最常见的类型是早期恶化，随后稳定，典型者可维持数年不变[36, 37]。在这些病例中，功能障碍的程度可能在病程早期便已确定。其他学者则并不认同这种“良性”预后，并指出保守治疗的病人中有超过 50% 会持续恶化[7]。自我改善的病例可能较少见[17]。

对于 75 岁以下且 mJOA 评分大于 12 分（轻度脊髓病）的病人，在 3 年随访中临床表现保持稳定（I 级）[38]（但这些病人术后仍可出现明显的功能障碍）。对于伴有椎管狭窄但不伴脊髓病的病人，若存在肌电诊断异常或神经根病，则有进展为脊髓病的风险（I 级）[38]。长期严重的椎管狭窄可能会因灰质和白质坏死而产生不可逆性功能障碍（Ⅲ级）[38]。

68.4 鉴别诊断

68.4.1 概述

有关其他可能的病因，可参见脊髓病变（见章节 89.2）。一些病因（如脊髓肿瘤、OPLL）可通过影像学得以证实。无症状的颈椎病十分常见，约 12% 的脊髓型颈椎病归因于其他病因，包括：

1. ALS：见下文。
2. 多发性硬化症（MS）：脊髓脱髓鞘与 CSM 类似。MS 病程中缓解和恶化常见，并且患病人群往往更年轻。
3. 颈椎间盘突出（软椎间盘）：患病人群较 CSM 更年轻，病情进展更快。
4. 亚急性多系统疾病：维生素 B_{12} 水平异常，可能出现巨幼红细胞性贫血（见章节 89.2.1）。
5. 遗传性痉挛性截瘫：家族史较为关键。为排除性诊断[39]。
6. （自发性）颅内低压（见章节 23.9）。

68.4.2 肌萎缩侧索硬化（ALS）

又称（前角）运动神经元病（可见章节 10.6.2）。可能与 CSM 的运动系统综合征（见上文）类似，60% 以上的 ALS 病人在 MRI 上可出现脊髓受压征象[40]。

ALS“三联征”：

1. 手和前臂肌萎缩并且肌力减退（早期）—— LMN 表现。
2. 下肢轻度痉挛状态—— UMN 表现。
3. 弥漫性反射亢进—— UMN 表现。

在一些 ALS 特征性症状出现前，部分脱髓鞘病变早期会被不可避免地误诊为 CSM [在一组含 1500 例 ALS 病人的病例研究中，4% 的病人在 ALS 确诊前接受了脊柱手术（其中 56% 在颈段，42% 在腰段，2% 在胸段）][40]。

有助于鉴别 ALS 与 CSM 的症状包括：

1. ALS：明显无感觉改变。CMS：可能出现手部麻木。
2. 延髓综合征（构音障碍、下颌反射亢进等）：可能发生于 ALS[41]，而 CSM 不出现。
3. ALS：双手广泛的肌力减退或肌萎缩，通常伴有肌束震颤[42]。
4. ALS：舌的下运动神经元（LMN）表现（可见肌束震颤，或 EMG 出现正锐波），或下肢表现（如肌束震颤和肌萎缩）更倾向于诊断 ALS，而非 CSM（但如果 CSM 病人碰巧患有腰椎神经根病，可有下肢的下运动神经元表现）。
5. CSM 或颈椎间盘突出：通常包括颈肩痛、颈部活动受限、感觉障碍和局限于 1 或 2 个脊髓节段的下运动神经元表现。

68.5 评估

68.5.1 X 线片

概述

基本评估包括正位、侧位（中立位）和开口位。如果需要可取屈 - 伸位和（或）斜位，但是需要特定的序列。

当 CSM 病人可进行 MRI 检查时，颈椎 X 线片所能获得的额外信息相对有限。在此条件下，X 线可能最适合于以下情况：

1. 屈 - 伸位可显示关节运动的不稳定性（见下文）。
2. 站立侧位颈椎 X 线下测量的矢状位平衡可提供预后信息[43]。
3. X 线能够弥补以下 MRI 的成像缺陷，但应用颈部 CT 效果则更好：
   1）鉴别“软椎间盘”与钙化椎间盘或骨刺。
   2）鉴别 OPLL 与增厚的后纵韧带。
   3）显示骨质异常：骨折、溶骨性病变。

颈椎管狭窄

颈椎管狭窄可以通过 X 线片诊断。★注意：在 X 线上测量的管腔直径代表了实际的狭窄程度：椎管狭窄可压迫脊髓，从而产生脊髓症状。这些均可以在脊髓 MRI 或 CT 上直接显示，并且 MRI 也可发现脊髓内部信号异常。

68

管腔内径正常尺寸和测量技术见章节 12.1.4。CSM 病人轴位平均最小椎管直径为 11.8mm[44]，如果数值≤10mm，可能患有脊髓病[45]。轴位直径 <14mm 的病人患病风险增加[46]，CSM 病人即使伴有明显骨刺，直径也很少超过 16mm[17]。

在 X 线片上，当棘突椎板线距侧块后缘较近时，常提示颈椎管狭窄。

Pavlov 比率（即 Torg 比率[47, 48]）：椎管轴位直径与同节段的椎体直径之比。当比率 <0.8 时，提示短暂性神经功能障碍，但经证明对 CSM 的预测价值不大。

X 线斜位片

X 线斜位片可以显示赘生性骨刺导致的椎间孔狭窄。

X 线屈 - 伸位片

屈伸侧位 X 线片可以通过检查动态不稳定性（明显的运动异常），来提供静态 MRI 和 CT 上不易显示的信息，如前屈位时可显示寰齿间隙增大（见章节 12.1）。

68.5.2 MRI

MRI 可提供椎管相关信息，同时也可显示髓内异常（脱髓鞘、脊髓空洞、脊髓萎缩、水肿等）。MRI 也有助于排除其他可能的诊断（Chiari 畸形、脊髓肿瘤等）。MRI 对骨性结构和钙化的韧带成像不理想。上述不足以及 MRI 不利于鉴别骨赘和椎间盘突出的缺点，可通过颈椎 X 线片[49]或 CT 骨窗薄层扫描加以克服。

提示预后不良的 MRI 表现（Class Ⅲ）[50]：

1. 多节段脊髓实质内表现 T_2WI 高信号。

2. 单节段 T_2WI 高信号，T_1WI 低信号（单节段 T_2WI 高信号，不伴 T_1WI 信号改变，无法判断预后）。
3. 脊髓萎缩（横截面积小于 $45mm^2$）。

CSM 的其他 MRI 表现：

1. 脊髓受压最严重的平面，脊髓横截面积（TASC）减小。轴位像中，“香蕉状”脊髓常提示出现 CSM[46]。对于椎管狭窄的程度能否预测预后尚存争议[50]。矢状位 T_2WI 易于夸大骨赘和（或）椎间盘对脊髓压迫程度，因此在评估病情时也需使用轴位像和 T_1WI。椎管狭窄并不是 CSM 的特异性表现：在 64 岁以上的无症状病人中，约 26% 在 MRI 上有脊髓受压的表现[51]。
2. 轴位 T_2WI（见图 68-1）中的脊髓“蛇眼征”（又称“鹰眼征”）可能与脊髓囊性坏死相关[52]，并可能提示预后较差（Class Ⅲ）[50]。

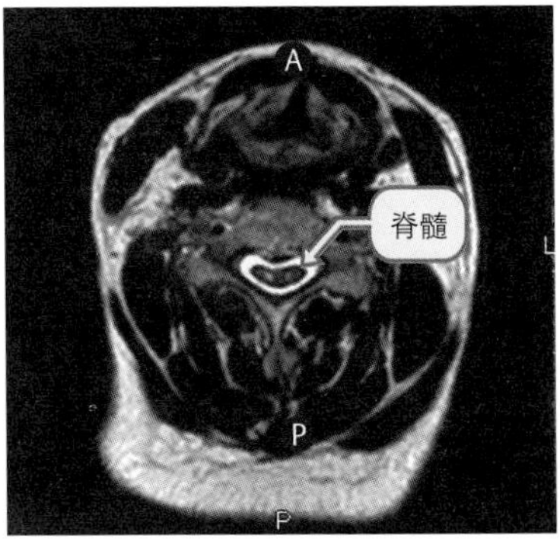

图 68-1 “蛇眼征”（髓内两处高信号的点），轴位 T_2 MRI 成像上，可见稍偏平、轻度萎缩的脊髓

68.5.3 CT/ 脊髓造影

平扫 CT 可显示椎管狭窄，但不能充分提供软组织（椎间盘、韧带、脊髓和神经根）的相关信息。然而，骨性结构的相关信息对于 CSM 的外科治疗十分重要。

颈部脊髓造影后应用高分辨 CT 扫描，可提供矢状位和轴位信息（包括脊髓萎缩），对骨质细节的显像也优于 MRI[49]。与 MRI 不同，CT/ 脊髓造影为有创性检查（需要腰椎穿刺），病人需要接受电离辐射，并且无法显示脊髓实质的病变。

68.5.4 肌电图（EMG）

CSM 病人不常规应用 EMG。EMG 对于颈段神根病敏感性较低，而且预测 CSM 的手术预后并不可靠（Ⅲ级）[50]。EMG 可用于排除其他病因，如外周神经系统疾病和 ALS 等。

68.5.5　体感诱发电位（SEP）

尽管术前SEP或术后早期SEP正常可提示预后良好，但其作用有限[53]。

临床指南：CSM 病人的术前 SEP

若额外的预后信息有助于进行治疗决策，应考虑行术前 SEP（B 级推荐，Class Ⅱ）[53]。

68.6　治疗措施

68.6.1　非手术治疗

方法包括：延长使用硬质颈部支架固定的时间以减少局部活动，从而减少外伤对脊髓的累积影响；减少运动以消除运动的“高风险”或采取卧床休息；抗炎药物治疗[54]。

68.6.2　手术治疗

手术指征

见下文“临床指南：手术与非手术治疗”。

临床指南：手术与非手术治疗

轻度脊髓病（mJOA 评分大于 12 分）：在短期（3 年）内，病人可选择手术减压或非手术治疗［延长硬质颈托固定的时间，抗炎药物治疗，以及“低风险”活动或采取卧床休息（C 级推荐，Class Ⅱ）］[55]。注意：mJOA 评分大于 12 分的病人并不全是轻度损伤，进行手术治疗可能会显著改善，术后恶化者往往预后不佳。

较严重的脊髓病：应进行手术减压，并在术后 5~15 年保持疗效（D 级推荐，Class Ⅲ）[55]。

B 级推荐，Class Ⅰ[56]：颈椎退行性神经根病：采用前路减压术 ± 融合术的优点如下（与保守治疗相比）。

- 颈臂痛和感觉丧失可较快缓解（3~4 个月内）。
- 可缓解伸腕无力、伸肘无力、肩外展和内旋无力等长期（大于 12 个月）症状。

术中电生理监测

临床指南：手术治疗 CSM 或神经根病时应用术中电生理监测

在 CSM 或颈段神经根病的常规手术中，可应用电生理监测，但不建议将其作为改变手术方案或应用类固醇药物的适应证，因为尚未发现这种治疗方法有助于减少神经系统损伤的发病率（D 级推荐，Class Ⅲ）[57]。

手术入路的选择

概述

对于前入路（颈椎前路间盘切除术或椎体切除术）和后入路（椎板切除减压术或椎板成形术）的争论可以追溯到两者广泛应用的时期[16]。一般的观点是采用前入路治疗椎间盘节段的前部疾病（如赘生性骨刺、椎间盘突出等），通常局限于3个（或偶尔4个）及以内的节段。对于以下情况，使用后入路作为初始治疗。此外，制定治疗方案时应考虑脊椎弯曲。

临床指南：手术治疗CSM的入路选择

尚无充分证据可推荐以下治疗方式中的任何一种（就治疗CSM的短期疗效而言）：ACDF，前路椎体次全切除伴融合术，椎板切除术（伴或不伴融合术）和椎板成形术（D级推荐，Class Ⅲ）[58]。

然而，不伴融合术的单纯椎板切除术后晚期脊柱后凸畸形的发病率较高（D级推荐，Class Ⅲ；发病率为14%～47%，并非所有病例都有症状或需要治疗：见正文）[58]。

后入路

可选择的术式包括：

1. 单纯椎板切除术/关节融合术（例如椎板切除术+侧块融合术）：Class Ⅲ（经证实此方法有效，等级表明证据水平）[59]。
2. 椎板成形术（见章节95.6.5）（Class Ⅲ；经证实此方法有效，等级表明证据水平[60]）。
3. 多节段椎间孔切开术：通常不用于治疗中央管狭窄。

以下情况通常首选后入路：

1. 先天性椎管狭窄：当切除骨赘后，轴位直径仍然无法达到12mm。
2. 疾病≥3个节段（虽然达到4个节段时偶尔使用前入路）。
3. 病变部位主要位于后方（如黄韧带内翻）。
4. 一些OPLL病例（前入路手术硬膜撕裂的风险较高）。

后入路的缺点：

1. 不伴融合术的单纯椎板切除术：
   1) 术后退行性变和骨赘持续性进展。
   2) 伴发半脱位或进行性脊柱成角后凸（“鹅颈”畸形）（被戏称为“神经外科脊柱裂”）的风险。
      - 文献报道的发病率：14%～47%[61-63]（术中注意保护关节突关节可降低发病风险）。
      - 并非所有病例都需要治疗：在一组病例研究中，31%（18/58）的病人术后并发脊柱后凸，而其中仅16%（3/18）需要手术固定[64]。

- 脊柱后凸畸形的进展可能并不影响临床预后[63]，且病情恶化与神经功能的恶化并无关联[65]。

2. 术后初期疼痛更为剧烈，并且有时康复期更长。
3. 长期的头部沉重感，这可能与椎旁肌的萎缩相关。
4. × 先前存在的"鹅颈"畸形为手术禁忌证，对于正常脊柱前凸发生逆转（后凸）[66]的病人，因前路无法对脊髓进行减压，故不建议手术，半脱位≥3.5mm者或矢状位旋转>20°者[46]同样不建议手术，对于脊柱过度前凸者，应谨慎进行手术操作（见下文）。

前入路

同样有效（Class Ⅲ[55]）。

内固定术式选择：关于2个节段（如2个椎间隙）的前路手术融合率（Class Ⅲ）[58]：

放置前路钢板的2个节段的ACDF＝放置钢板的1个节段的椎体次全切除术＞不放置钢板的1个节段的椎体次全切除术*＞不放置钢板的2个节段的ACDF

* 椎体次全切除术的移植物突出率大于ACDF

据报道，前路减压术后有2%～5%的病人出现脊髓病加重[67, 68]（术中SSEP监测可能有助于减小发生率），并且可能出现C5神经根病（见下文）。

前路钢板内固定：

很多内固定系统都是有效的，而且基本求同存异。所有系统都有防止螺钉脱落的方法，以下为一些基本原则：

1. 对于单节段融合术，标准的钢板长度是22～24mm。
2. 螺钉长度：根据经验，女性12mm，男性14mm。
3. 将对角螺钉适度地固定前，不要完全拧紧单个螺钉（防止钢板翘起）。
4. 大多数固定系统有固定角度和可调角度的螺钉。可调角度的螺钉可与植入物同时承重（此处可证明Wolf的衍生规则：分担承重有助于促进融合）。避免螺钉角度过大，因为这可能会妨碍锁扣和正常接合。
5. 最佳的钢板置入位置应当位于螺钉固定处，使钢板与椎体相接触。这可能需要：
   1) 根据颈椎前凸来确定钢板轮廓。
   2) 减少前方骨赘。

后入路

对减压术来说，一些学者推荐在狭窄节段向上、下各延伸1～2个节段，切除椎板[69, 70]。C3～C6椎板切除术通常被认为是"标准"的椎板切除术。"扩大椎板切除术"还包括C7和（或）C2。

对弯曲度的考虑：对于颈椎曲线强直的病人，建议进行“扩大椎板切除术”，将椎板切除延伸至C2，有时还可至C1[6]。对于脊柱过度前凸的病人，进行扩大椎板切除后，脊髓后移位可能增加神经根和血管的张力（可能会使神经功能恶化），通常建议仅在脊髓受压的部位进行局部椎板切除术（见下文）。

在神经根病变节段施行“锁孔椎间孔切开术”或内侧关节突切除术。

体位：主要选择俯卧位、侧斜位或坐位。俯卧位的主要缺点是不能将头抬高到心脏水平以上，而易造成静脉充血及术中大量出血。坐位有一定的固有风险（见章节92.2.2)，包括脊髓低灌注[68]及空气栓塞。侧斜位由于不对称的姿势可能造成一定的解剖结构变形。

手术后脊柱畸形的风险是25%～42%。据报道，在一些病例组中神经功能恶化率为2%，其他一些病例组中更高。可能会出现C5神经根病（见下文）。

68

为了避免严重的颈椎不稳定，应注意以下几方面：

1. 解剖分离时，不要将软组织移位叠压在小关节突上(以保持其血供)。
2. 椎板切除的范围最远达椎管外侧，小心地保留小关节[7]（必要时行锁孔椎板切除术）。
3. 在任何节段应避免完全切除一个小关节突。

结局

概述

即使排除后来被证实为脱髓鞘病的病例，CSM的手术效果通常也不令人满意。一旦CSM临床症状明显，几乎无法完全缓解。发病时病变的受累程度越重[69]，症状持续时间越长，手术预后越差（若在发病1年内手术，48%的病人可出现临床治愈或改善，而1年后手术的临床治愈或改善率只有16%[7])。存在其他CNS退行性疾病（ALS、MS等)时，手术成功率也会降低。

手术减压可阻止脊髓病的进展。但并不总是如此，一些早期病例总结[34, 37]显示，椎板切除术后有56%出现改善，25%无变化，19%加重。此外，与之前所述相同（见章节68.3.8)，一些CSM病人早期即出现多数的功能障碍，然后病变趋于稳定。

一些病例表现出良好结局，64%～75%的CSM病人在术后出现改善[22]。但这并没有引起其他作者的重视。对接受前入路手术的病人在术后进行问卷调查，66%的病人根性痛有所缓解，然而只有33%的病人感觉和运动方面的症状有所改善[22]。在一个病例组中，半数病人手指精细运动有所改善，而另外一半手术后症状反而恶化[71]。脊髓持续性压迫或缺血导致的脊髓萎缩可能与恢复不良有一定关联。严重脊髓病卧床不起的病人很少有功能恢复。

术后 C5 麻痹

临床经验 颈椎手术后新发三角肌和（或）肱二头肌无力，无脊髓病恶化。

诊断标准 手术后 6 周内三角肌肌力下降≥1 级（见表 29-3）[72]。

概述 可能累及其他神经根，术后最常见的是 C5 麻痹[73]。并非术后立即出现，大多数发生在术后 1 周内[74]，92% 为单侧麻痹[74]。针对后入路，尚无明确的术前危险因素[72，75]。

50% 的病人仅有运动功能受累（三角肌较肱二头肌严重），50% 的病人还伴有 C5 皮区感觉丧失和（或）C5 皮区疼痛（肩部）。82% 的病人仅有三角肌无力。

流行病学 3%～5% 的扩大前路或后路减压术（包括椎板成形术）后出现 C5 麻痹[67，74]。后路手术的发病率较高；但后路手术较前路更常用于脊髓病[72]。

病因 尚未明确；大多数理论一直存在争议，可能与减压后脊髓后移位牵拉神经根相关，也可能与植骨移位有关。其他理论还有高速骨钻产生的热量。此外还有前凸增加。

预防 尚无明确的有效预防措施。在一个病例组中，52 例术后 C5 麻痹病人的术中神经监测均未发现变化[72]。

预后 自行恢复的预后往往较好。48% 的轻度麻痹病例在 3 个月内可痊愈，而 52% 的重度麻痹持续时间长达 6 个月[72]。前入路手术后，75% 的麻痹有所恢复，而后入路手术有 89% 的恢复率[72]。

治疗：

- 大多数病例进行期待治疗。
- 在等待缓解的同时，应保持关节活动以避免挛缩，如果神经愈合，这种挛缩可能会阻碍恢复，也可能会减弱肌腱移位术的疗效。手指的物理疗法和作业疗法十分重要。
- 肌电诊断：实施 EMG 以寻找神经再支配的证据，以识别并确定是否需要干预。可能需要进行一系列肌电诊断检查。
- 干预：对于 EMG 上没有出现神经再支配且不能自行恢复的病人，或出现挛缩的病人。
  - 神经移位术：在年轻病人中效果较好。
  - 肌腱移位术。
  - 关节融合术：可将手臂置于功能位，而非无力地悬在一旁。

晚期恶化

许多早期改善的病人会出现晚期恶化（达到平台期后 7～12 年）[46]，其中高达 20% 的病例无法找到影像学证据[76]，其他病例可发现手术部位的邻近节段发生退行性变。

邻近节段退行变（ASD）：先前融合部位的一个相邻运动节段发生退行性变。表现包括：椎间盘退行变、椎管狭窄、小关节突肥大、脊柱侧弯、脊柱滑脱和不稳定。ACDF 术后观察 10 年以上，ASD 的发病率为每年 2.9%[77]。评估：25% 的病人在手术后 10 年内将出现邻近节段的症状性病变[77]。伴 C5～C6 或 C6～C7 的单节段融合术的发病率较多节段融合术高，且与该病的自然进程明显相关[77]（例如自然史并不完全取决于融合术）。大多数有影像学表现的 ASD 病例无症状。

68.7 并发性颈椎、腰椎管狭窄

有 5% 的病例，腰椎和颈椎狭窄同时出现症状[78]。

对于同时有腰部、颈部椎管狭窄症状的病人，通常首先对颈部进行减压，其后再行腰部手术（除非主要表现为严重的神经性跛行）。对于某些病例，也可能同时行两个部位的手术[78，79]。

（曾超凡 译 邓晓峰 校）

参考文献

[1] Miller CA. Shallow Cervical Canal: Recognition, Clinical Symptoms, and Treatment. Contemp Neurosurg. 1985; 7:1–5
[2] Muhle C, Weinert D, Falliner A, et al. Dynamic changes of the spinal canal in patients with cervical spondylosis at flexion and extension using mangnetic resonance imaging. Invest Radiol. 1998; 33: 444–449
[3] Shedid D, Benzel EC, Benzel EC, et al. Cervical spondylosis anatomy: pathophysiology and biomechanics. Neurosurgery. 2007; 60:S1–1-11
[4] Nagashima C. Cervical Myelopathy due to Ossification of the Posterior Longitudinal Ligament. J Neurosurg. 1972; 37:653–660
[5] Miyazawa N, Akiyama I. Ossification of the ligamentum flavum of the cervical spine. J Neurosurg Sci. 2007; 51:139–144
[6] Batzdorf U, Batzdorf A. Analysis of Cervical Spine Curvature in Patients with Cervical Spondylosis. Neurosurgery. 1988; 22:827–836
[7] Cusick JF. Pathophysiology and Treatment of Cervical Spondylotic Myelopathy. Clin Neurosurg. 1989; 37:661–681
[8] Taylor AR. Vascular Factors in the Myelopathy Associated with Cervical Spondylosis. Neurology. 1964; 14:62–68
[9] Bohlman HH, Emery JL. The pathophysiology of cervical spondylosis and myelopathy. Spine. 1988; 13: 843–846
[10] Kim RC, Nelson JS, Parisi JE, et al. Spinal cord pathology. In: Principles and Practice of Neuropathology. St. Louis: C V Mosby; 1993:398–435
[11] Jeffreys RV. The Surgical Treatment of Cervical Myelopathy Due to Spondylosis and Disc Degeneration. J Neurol Neurosurg Psychiatry. 1986; 49:353–361
[12] Adams CBT, Logue V. Studies in Cervical Spondylotic Myelopathy: I. Movement of the Cervical Roots, Dura and Cord, and their Relation to the Course of the Extrathecal Roots. Brain. 1971; 94:557–568
[13] Levine DN. Pathogenesis of Cervical Spondylotic Myelopathy. J Neurol Neurosurg Psychiatry. 1997; 62:334–340
[14] Benzel EC. Biomechanics of Spine Stabilization. Rolling Meadows, IL: American Association of Neurological Surgeons Publications; 2001
[15] Ogino H, Tada K, Okada K, et al. Canal Diameter, Anteroposterior Compression Ratio, and Spondylotic Myelopathy of the Cervical Spine. Spine. 1983; 8:1–15
[16] Mayfield FH. Cervical Spondylosis: A Comparison of the Anterior and Posterior Approaches. Clin Neurosurg. 1966; 13:181–188
[17] Cooper PR. Cervical Spondylotic Myelopathy. Contemp Neurosurg. 1997; 19:1–7
[18] Yu YL, du Boulay GH, Stevens JM, et al. Computed Tomography in Cervical Spondylotic Myelopathy and Radiculopathy: Visualization of Structures, Myelographic Comparison, Cord Measurements and Clinical Utility. Neuroradiology. 1986; 28: 221–236
[19] Epstein JA, Marc JA, Hyman RA, et al. Total Myelography in the Evaluation of Lumbar Disks. Spine. 1979; 4:121–128
[20] Houser OW, Onofrio BM, Miller GM, et al. Cervical Spondylotic Stenosis and Myelopathy: Evaluation with Computed Tomographic Myelography. Mayo Clin Proc. 1994; 69:557–563
[21] Emery SE. Cervical spondylotic myelopathy: diagnosis and treatment. J Am Acad Orthop Surg. 2001; 9:376–388
[22] Lunsford LD, Bissonette DJ, Zorub DS. Anterior Surgery for Cervical Disc Disease. Part 2: Treatment of Cervical Spondylotic Myelopathy in 32 Cases. J Neurosurg. 1980; 53:12–19
[23] Chiles BW, , Choudhri HF, et al. Cervical spondylotic myelopathy: Patterns of neurological deficit and recovery after anterior cervical decompression. Neurosurgery. 1999; 44:762–769
[24] Ebara S, Yonenobu K, Fujiwara K, et al. Myelopathy hand characterized by muscle wasting: A different type of myelopathy hand in patients with cervical spondylosis. Spine. 1988; 13:785–791
[25] Crandall PH, Batzdorf U. Cervical Spondylotic Myelopathy. J Neurosurg. 1966; 25:57–66
[26] Voskuhl RR, Hinton RC. Sensory Impairment in the Hands Secondary to Spondylotic Compression of the Cervical Spinal Cord. Arch Neurol. 1990; 47: 309–311
[27] MacFadyen DJ. Posterior Column Dysfunction in Cervical Spondylotic Myelopathy. Can J Neurol Sci. 1984; 11:365–370
[28] Denno JJ, Meadows GR. Early diagnosis of cervical spondylotic myelopathy. A useful clinical sign. Spine. 1991; 16:1353–1355
[29] Sung RD, Wang JC. Correlation between a positive

Hoffmann's reflex and cervical pathology in asymptomatic individuals. Spine. 2001; 26:67–70
[30] Wiggins GC, Shaffrey CI. Laminectomy in the Cervical Spine: Indications, Surgical Techniques, and Avoidance of Complications. Contemp Neurosurg. 1999; 21:1–10
[31] England JD, Hsu CY, Vera CL, et al. Spondylotic High Cervical Spinal Cord Compression Presenting with Hand Complaints. Surg Neurol. 1986; 25:299–303
[32] Good DC, Couch JR, Wacasser L. "Numb, Clumsy Hands" and High Cervical Spondylosis. Surg Neurol. 1984; 22:285–291
[33] Vernon H, Mior S. The Neck Disability Index: a study of reliability and validity. J Manipulative Physiol Ther. 1991; 14:409–415
[34] Nurick S. The Pathogenesis of the Spinal Cord Disorder Associated with Cervical Spondylosis. Brain. 1972; 95:87–100
[35] Clarke E, Robinson PK. Cervical Myelopathy: A Complication of Cervical Spondylosis. Brain. 1956; 79:483–485
[36] Lees F, Aldren Turner JS. Natural History and Prognosis of Cervical Spondylosis. Br Med J. 1963; 2:1607–1610
[37] Nurick S. The Natural History and the Results of Surgical Treatment of the Spinal Cord Disorder Associated with Cervical Spondylosis. Brain. 1972; 95:101–108
[38] Matz PaulG, Anderson PaulA, Holly LangstonT, et al. The natural history of cervical spondylotic myelopathy. J Neurosurg: Spine. 2009; 11:104–111
[39] Ungar-Sargon JY, Lovelace RE, Brust JC. Spastic paraplegia- paraparesis: A Reappraisal. J Neurol Sci. 1980; 46:1–12
[40] Yoshor D, Klugh A,3rd, Appel SH, et al. Incidence and characteristics of spinal decompression surgery after the onset of symptoms of amyotrophic lateral sclerosis. Neurosurgery. 2005; 57:984–9; discussion 984-9
[41] Campbell AMG, Phillips DG. Cervical Disk Lesions with Neurological Disorder. Differential Diagnosis, Treatment, and Prognosis. Br Med J. 1960; 2:481–485
[42] Rowland LP. Diagnosis of amyotrophic lateral sclerosis. J Neurol Sci. 1998; 160:S6–24
[43] Roguski M, Benzel EC, Curran JN, et al. Postoperative cervical sagittal imbalance negatively affects outcomes after surgery for cervical spondylotic myelopathy. Spine (Phila Pa 1976). 2014; 39: 2070–2077
[44] Adams CBT, Logue V. Studies in Cervical Spondylotic Myelopathy: II. The Movement and Contour of the Spine in Relation to the Neural Complications of Cervical Spondylosis. Brain. 1971; 94:569–586
[45] Wolf BS, Khilnani M, Malis L. The Sagittal Diameter of the Bony Cervical Spinal Canal and its Significance in Cervical Spondylosis. J of Mount Sinai Hospital. 1956; 23:283–292
[46] Krauss WE, Ebersold MJ, Quast LM. Cervical Spondylotic Myelopathy: Surgical Indications and Technique. Contemp Neurosurg. 1998; 20:1–6
[47] Pavlov H, Torg JS, Robie B, et al. Cervical Spinal Stenosis: Determination with Vertebral Body Ratio Method. Radiology. 1987; 164:771–775
[48] Torg JS, Naranja RJ, Pavlov H, et al. The Relationship of Developmental Narrowing of the Cervical Spinal Canal to Reversible and Irreversible Injury of the Cervical Spinal Cord in Football Players. J Bone Joint Surg. 1996; 78A:1308–1314
[49] Brown BM, Schwartz RH, Frank E, et al. Preoperative Evaluation of Cervical Radiculopathy and Myelopathy by Surface-Coil MR Imaging. AJNR. 1988; 9:859–866
[50] Mummaneni Praveen V, Kaiser MichaelG, Matz PaulG, et al. Preoperative patient selection with magnetic resonance imaging, computed tomography, and electroencephalography: does the test predict outcome after cervical surgery? J Neurosurg: Spine. 2009; 11: 119–129
[51] Teresi LM, Lufkin RB, Reicher MA, et al. Asymptomatic degenerative disk disease and spondylosis of the cervical spine: MR imaging. Radiology. 1987; 164:83–88
[52] Mizuno J, Nakagawa H, Inoue T, et al. Clinico-pathological study of "snake-eye appearance" in compressive myelopathy of the cervical spinal cord. J Neurosurg. 2003; 99:162–168
[53] Holly LangstonT, Matz PaulG, Anderson PaulA, et al. Clinical prognostic indicators of surgical outcome in cervical spondylotic myelopathy. J Neurosurg: Spine. 2009; 11:112–118
[54] Kadanka Z, Bednarik J, Vohanka S, et al. Conservative treatment versus surgery in spondylotic cervical myelopathy treated conservatively or surgically. Eur Spine J. 2000; 9:538–544
[55] Matz PaulG, Holly LangstonT, Mummaneni Praveen V, et al. Anterior cervical surgery for the treatment of cervical degenerative myelopathy. J Neurosurg: Spine. 2009; 11:170–173
[56] Matz PaulG, Holly LangstonT, Groff MichaelW, et al. Indications for anterior cervical decompression for the treatment of cervical degenerative radiculopathy. J Neurosurg: Spine. 2009; 11:174–182
[57] Resnick DanielK, Anderson PaulA, Kaiser MichaelG, et al. Electrophysiological monitoring during surgery for cervical degenerative myelopathy and radiculopathy. J Neurosurg: Spine. 2009; 11: 245–252
[58] Mummaneni Praveen V, Kaiser MichaelG, Matz PaulG, et al. Cervical surgical techniques for the treatment of cervical spondylotic myelopathy. J Neurosurg: Spine. 2009; 11:130–141
[59] Anderson PaulA, Matz PaulG, Groff MichaelW, et al. Laminectomy and fusion for the treatment of cervical degenerative myelopathy. J Neurosurg: Spine. 2009; 11:150–156
[60] Matz PaulG, Anderson PaulA, Groff MichaelW, et al. Cervical laminoplasty for the treatment of cervical degenerative myelopathy. J Neurosurg: Spine. 2009; 11:157–169
[61] Hamanishi C, Tanaka S. Bilateral multilevel laminectomy with or without posterolateral fusion for cervical spondylotic myelopathy: relationship to type of onset and time until operation. J Neurosurg. 1996; 85:447–451
[62] Matsunaga S, Sakou T, Nakanisi K. Analysis of the cervical spine alignment following laminoplasty and laminectomy. Spinal Cord. 1999; 37:20–24
[63] Ryken TimothyC, Heary RobertF, Matz PaulG, et al. Cervical laminectomy for the treatment of cervical degenerative myelopathy. J Neurosurg: Spine. 2009; 11:142–149
[64] Guigui P, Benoist M, Deburge A. Spinal deformity and instability after multilevel cervical laminectomy for spondylotic myelopathy. Spine. 1998; 23: 440–447
[65] Kaptain GJ, Simmons NE, Replogle RE, et al. Incidence and outcome of kyphotic deformity following laminectomy for cervical spondylotic myelopathy. J Neurosurg. 2000; 93:199–204
[66] Benzel EC, Lancon J, Kesterson L, et al. Cervical laminectomy and dentate ligament section for cervical spondylotic myelopathy. J Spinal Disord. 1991; 4: 286–295
[67] Yonenobu K, Hosono N, Iwasaki M, et al. Neurologic Complications of Surgery for Cervical Compression Myelopathy. Spine. 1991; 16:1277–1282
[68] Epstein NE, Danto J, Nardi D. Evaluation of Intraoperative Somatosensory-Evoked Potential Monitoring During 100 Cervical Operations. Spine. 1993; 18:737–747
[69] Epstein J, Janin Y, Carras R, et al. A Comparative Study of the Treatment of Cervical Spondylotic Myeloradiculopathy: Experience with 50 Cases Treated by Means of Extensive Laminectomy, Foraminotomy, and Excision of Osteophytes During the Past 10 Years. Acta Neurochir. 1982; 61
[70] Epstein NE, Epstein JA, The Cervical Spine Research Society Editorial Committee. Operative Management of Cervical Spondylotic Myelopathy: Technique and Result of Laminectomy. In: The Cervical Spine. 3rd ed. Philadelphia: Lippincott- Raven; 1998:839–848
[71] Gregorius FK, Estrin T, Crandall PH. Cervical Spondylotic Radiculopathy and Myelopathy. A Long-Term Follow-Up Study. Arch Neurol. 1976; 33: 618–625
[72] Bydon M, Macki M, Kaloostian P, et al. Incidence and prognostic factors of C5 palsy: a clinical study of 1001 cases and review of the literature. Neurosurgery. 2014; 74:595–604; discussion 604-5
[73] Kaneyama S, Sumi M, Kanatani T, et al. Prospective study and multivariate analysis of the incidence of C5

palsy after cervical laminoplasty. Spine (Phila Pa 1976). 2010; 35:E1553–E1558
[74] Sakaura H, Hosono N, Mukai Y, et al. C5 palsy after decompression surgery for cervical myelopathy: review of the literature. Spine. 2003; 28:2447–2451
[75] Komagata M, Nishiyama M, Endo K, et al. Prophylaxis of C5 palsy after cervical expansive laminoplasty by bilateral partial foraminotomy. Spine J. 2004; 4:650–655
[76] Ebersold MJ, Pare MC, Quast LM. Surgical Treatment for Cervical Spondylitic Myelopathy. J Neurosurg. 1995; 82:745–751
[77] Hilibrand AS, Carlson GD, Palumbo MA, et al. Radiculopathy and myelopathy at segments adjacent to the site of a previous anterior cervical arthrodesis. J Bone Joint Surg Am. 1999; 81:519– 528
[78] Epstein NE, Epstein JA, Carras R, et al. Coexisting Cervical and Lumbar Spinal Stenosis: Diagnosis and Management. Neurosurgery. 1984; 15:489–496
[79] Dagi TF, Tarkington MA, Leech JJ. Tandem Lumbar and Cervical Spinal Stenosis. J Neurosurg. 1987; 66: 842–849

69 胸椎、腰椎间盘退行性变

69.1 椎间盘退行性变 - 概述

由于椎间盘以外的结构通常也会受累，故脊柱退行性疾病（DSD）可能比椎间盘退行性变更为准确。脊柱关节强直是一个非特异性术语，可能包括脊柱退行性疾病。“颈椎病”有时与颈椎管狭窄同义（见章节 68.1）。

胸椎较少发生症状性椎管狭窄[1]，并且通常见于椎间盘钙化的情况下。本章主要叙述腰椎 DSD，颈椎部分见 68 章。

69.2 解剖学基础

69.2.1 概述

DSD 是一种脊柱结构的进行性退变，包括：

1. 椎间盘畸形：
   1) 椎间盘髓核内蛋白多糖含量随着年龄增加而降低。
   2) 出现椎间盘脱水（失水）。
   3) 髓核内出现撕裂，然后出现板层结构内部破裂。在机械性压力下，髓核可能因压力增加而突出。
   4) 黏液样变性和纤维组织向内生长（椎间盘纤维化）。
   5) 随后出现椎间盘吸收。
   6) 椎间盘发生压缩并易于损伤。
2. 关节突关节畸形：增生肥大，关节囊松弛。
3. 通常在椎体边缘形成骨赘，以退变的椎间盘为界。
4. 脊椎滑脱：椎体间发生半脱位（见下文）。
5. 黄韧带增生肥大。

腰椎管狭窄中的神经系统受累可能包括以下方面：

1. 中央管狭窄：椎管前后径缩小到临界值以下。管腔直径的减小可导致局部神经受压和（或）脊髓（颈椎）或马尾（腰椎）的血供减少。
   1) 先天性（如软骨生长发育不全的侏儒病人）。
   2) 获得性：与关节突和黄韧带增厚相同。
   3) 先天性狭窄的基础上出现获得性狭窄（最常见）。
2. 椎间孔狭窄（见章节 69.2.2)。
3. 侧隐窝狭窄：仅见于腰椎（见章节 69.2.2)。

69.2.2 腰椎管狭窄

概述

要 点

- 关节突和黄韧带肥厚造成，可能因椎间盘突出或脊椎滑脱加重，也可能在先天性狭窄的基础上发生。
- 最常见于 L4～L5，其次是 L3～L4。
- 症状性狭窄在站立和行走时产生进行性腰腿痛，坐位和卧位时缓解（神经性跛行）。
- 症状与血管源性跛行不同，后者通常在休息时缓解，与体位无关。
- 通常行减压手术（有时伴融合术）或植入棘突间撑开器有效。

症状性腰椎管狭窄最常见于 L4～L5，其次是 L3～L4、L2～L3，最后是 L5～S1[2]，L1～L2 较罕见。一般发生于先天性椎管狭窄的病人（见章节 69.7.1），合并获得性的退行性变，后者以关节突肥大、黄韧带肥厚、椎间盘突出（通常有钙化）、脊椎滑脱为表现。在 20 世纪 50～60 年代，首次被认为是一种产生特征性症状的特殊临床表现[3，4]。

可以分为[5]：

1. 稳定型腰椎管狭窄：关节突和黄韧带肥厚，合并椎间盘退行性变和塌陷。
2. 不稳定型腰椎管狭窄：上述表现合并
   1) 退行性脊椎滑脱（见章节 69.2.3）：单节段病变形式。
   2) 退行性脊柱侧弯：多节段病变形式。

中央管狭窄

中央管狭窄可能是下列因素导致：

- 黄韧带肥厚。
- 关节突关节肥大。
- 先天性椎管狭窄，即“短椎弓根综合征”。
- 椎间盘膨出。
- 椎体后方骨赘形成。
- 关节突关节囊肿（见章节 73.3）。
- 脊椎滑脱。

侧隐窝综合征

侧隐窝是椎弓根旁的“沟槽”，神经根由神经孔穿出进入邻近的侧隐窝（见图 69-1）。侧隐窝的前方是椎体，外侧是椎弓根，后方是下位椎体的上关节突。这个上关节突若肥大会压迫神经根。L4～L5 是最常受累的关节突。几乎所有的中央管狭窄都存在侧隐窝狭窄，但其本身也可能出现症状[6]。

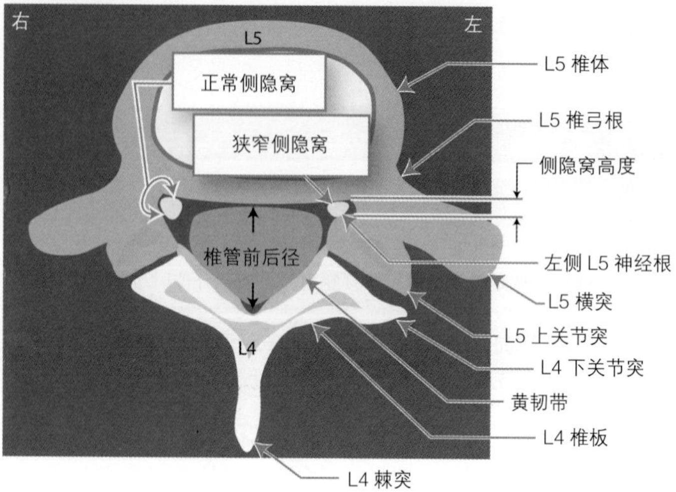

图 69-1 经 L4～L5 关节突关节的轴位 CT 示意图，显示侧隐窝（右侧正常，左侧狭窄）

椎间孔狭窄

椎间孔狭窄可能是下列因素导致：

- 椎间孔椎间盘突出。
- 脊椎滑脱（见下文）。
- 关节突肥大。
- 椎间隙塌陷。
- 钩椎关节肥大（颈椎）。
- 关节突关节囊肿（见章节 73.3）（滑膜囊肿）。

通常伴发侧隐窝或中央管狭窄，但也可能单独出现。

轴向负荷（当病人站起或直立坐位时）会使狭窄加重。腰部前屈通常可以缓解。

受压的神经根是从椎间孔发出（即与上位椎体相同的数目，例如 L4～L5 椎间孔狭窄，累及 L4 神经根；见图 69-2）。

矢状位 MRI 能最清楚地显示神经受压的情况（尤其是 T_2WI）。T_1WI 可以突出显示正常椎间孔内包绕神经的脂肪组织（在椎间孔狭窄时通常不显示）。

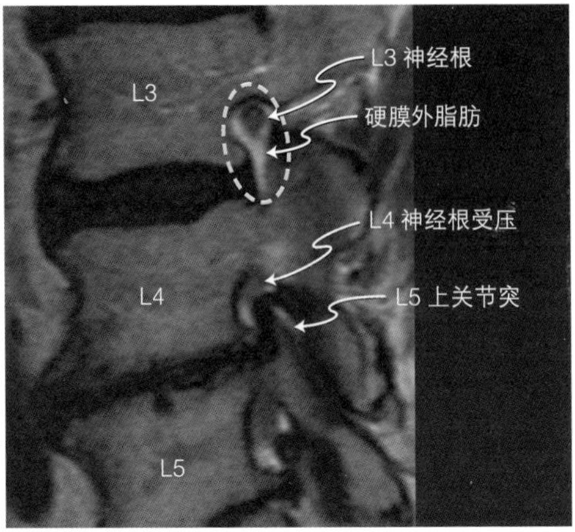

图69-2 L4~L5椎间孔狭窄。经左侧腰椎神经孔的 T_2 矢状位 MRI

L3~L4 神经孔呈正常的"倒置泪滴"状（蓝色虚线）

在 L4~L5 椎间孔内，由于 L5 上关节突肥大和 L4~L5 椎间盘塌陷，L4 神经根受到 L5 上关节突压迫。当病人直立时，压迫会加重

与腰椎滑脱相关的"假性椎间盘"引起的椎间孔狭窄，见图 69-4

69.2.3 脊椎滑脱

概述

一个椎体在另一个椎体上向前半脱位，最常见上位椎体在下位椎体前方。通常为 L5 在 S1 上，有时为 L4 在 L5 上。本节主要讨论腰椎滑脱。

腰椎滑脱伴椎间盘突出和神经根受压：滑脱节段出现腰椎间盘突出较为罕见；然而，椎间盘可能"推"出，如同椎间盘暴露在外面，并在 MRI 上产生类似于椎间盘突出的表现，曾被称为"假性椎间盘"。在滑脱节段上方发生真正的椎间盘突出更为常见。

如果因滑脱导致神经根受压，则往往会累及前半脱位椎体的椎弓根下发出的神经（如果 L4~L5 脊椎滑脱导致神经根受压，一般会累及 L4 神经根）。T_2 矢状位 MRI 通过神经孔的显像通常最佳，通常由于下位节段的上关节突及椎间盘内结构向上移位形成压迫，症状类似神经性跛行（见章节 69.5.2），但有时会发生真正的神经根病变。骨折产生的炎性物质也可导致压迫症状产生。

峡部裂性腰椎滑脱很少引起中央管狭窄，因为只有椎体前部产生前移。神经孔狭窄可能会导致神经根压迫或神经性跛行，椎弓根下方神经最易受损。此外，该疾病也容易出现腰背痛，也有部分病人无症状。

青少年腰椎滑脱

青少年腰椎滑脱多发生在腰部反复过伸展的运动员身上。常合并腰椎峡部裂（图 69-5）。

女性病人多为体操运动员以及垒球投球运动员。男性则多为足球运动员。

在这些年轻病人中，停止运动几个月病情可以好转。

手术治疗适用于不愿中断运动的病人。

腰椎滑脱分级

矢状位椎体半脱位的 Meyerding 分级[7, 8]应用广泛。测量方法如图 69-3 所示，腰椎滑脱程度可由下列公式计算得出（公式 69-1）。分级见表 69-1。

腰椎滑脱 % = listhsis/VB × 100% （公式 69-1）

69

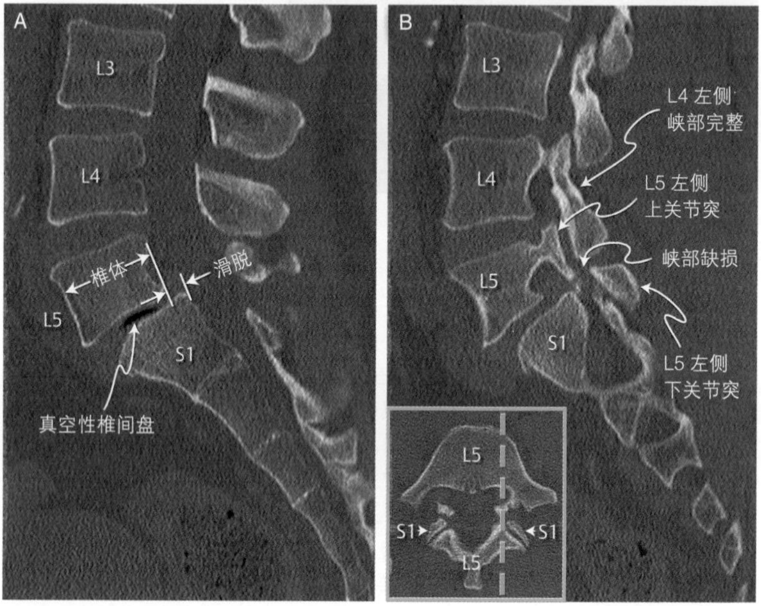

图 69-3 L5～S1I 级滑脱伴 L5 峡部缺损（矢状位 CT）。与图 69-4 相同的病人

A. 经中线矢状位 CT 显示 Meyerding 分级的测量方法。B. 经左侧关节突关节和神经孔的矢状位 CT（插图：轴位 CT 中的扫描位置）显示左侧 L5 峡部缺损。其他表现还包括 L5～S1 中的真空性椎间盘（见章节 65.3）

表 69-1 腰椎滑脱分级（Meyerding 分级[7]）

分级	腰椎滑脱程度*
I	<25%
II	25%～50%
III	50%～75%
IV	75%~完全脱位
V 级（完全滑脱至下位椎体前方）	>100%

* 占椎体前后径的百分数

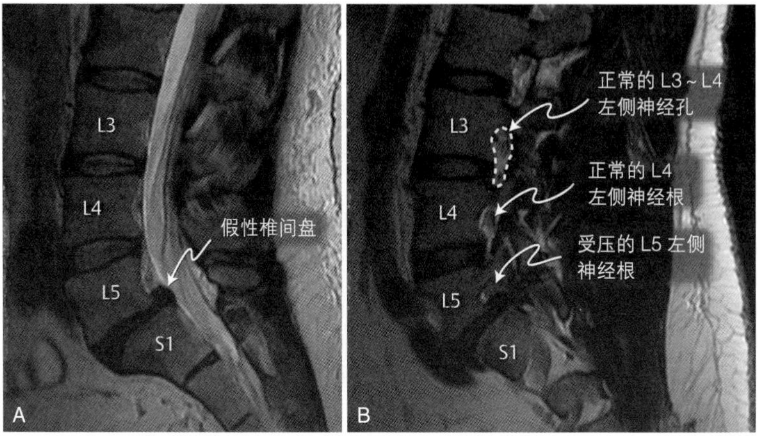

图 69-4 L5～S1I 级滑脱（矢状位 MRI）。与图 69-3 相同的病人

A. 经中线 T_2 矢状位 MRI 成像；B. 经左侧关节突关节和神经孔的 T_2 矢状位 MRI 成像。其他表现还包括 L5～S1 "假性椎间盘" 压迫左侧 L5 神经根

腰椎滑脱分型

1. 1 型，发育不良：先天性。骶骨上缘或 L5 椎弓造成腰椎滑脱，无峡部缺损，94% 与隐性脊柱裂有关。其中一些有可能会进展（但无法准确识别）。
2. 2 型，峡部裂性腰椎滑脱，又称峡部裂：由于关节间峡部（指上下关节突关节之间的部分）的缺损而导致椎弓断裂。腰骶椎斜位 X 线上表现为"猎狗"颈出现裂隙，可在 5%～20% 的脊柱 X 线中发现[9]。因为只有椎体的前部向前移位，所以很少出现中央管狭窄。此分型可能会导致神经孔狭窄。包括 3 种亚型。
   1) 断裂性：峡部疲劳性骨折或不完全性骨折。在儿童年龄段，可能发生在运动员中（尤其是体操或足球运动员）。在某些人中，可能是先前存在的缺损发生恶化，在其他人中可能是反复性外伤的结果。
   2) 峡部延长但保持完整：可能是反复骨折和愈合造成。
   3) 峡部急性骨折（图 69-5）。
3. 3 型，退行性：长期的节段间不稳定造成。通常位于 L4～L5，峡部无断裂。发生于 5.8% 的男性和 9.1% 的女性（许多人无症状）[9]。
4. 4 型，外伤性：由骨折造成，部位通常不位于峡部。
5. 5 型，病理性：全身或局部骨性疾病，如成骨不全。

自然病史

在未行手术时，腰椎滑脱可能发生进展，但术后进展更为常见[10]。

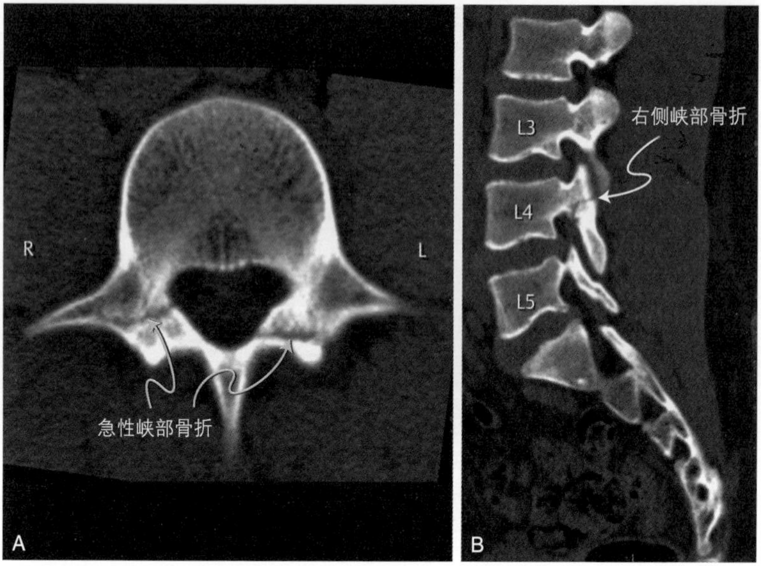

图 69-5 一位 16 岁高中橄榄球运动员出现急性双侧峡部骨折（无腰椎滑脱）

A. 轴位 CT；B. 经右关节突关节的矢状位 CT

69.2.4 退行性脊柱侧弯

退行性脊柱侧弯与青少年脊柱侧弯的主要区别之一是：椎间隙在冠状位上存在不对称性狭窄，且椎体形态倾向于保持正常。

69.3 危险因素

进展性 DSD 的危险因素多种多样，包括：

1. 基因遗传是进展性 DSD 最强有力的决定性因素，另外还有一些其他不太明确的因素（来自一项关于双胞胎的研究）[11]。环境因素研究（包括久坐、运动、职业以及吸烟）显示，这些因素对疾病进展影响适中，这也就能解释为什么关于这些研究的报道存在争议。
2. 微小创伤及巨大创伤对疾病进展的累积效应。
3. 骨质疏松。
4. 吸烟：一些流行病学研究发现，腰背痛、坐骨神经痛及腰椎退行性变在吸烟人群中的发病率更高[12,13]。
5. 腰椎：

   1) 脊柱的压力包括超重带来的影响。

2) 肌张力下降（主要是腹肌与椎旁肌）会使脊柱承受更大的压力，以提供结构性支持。

69.4 相关疾病

1. 先天性：
   1) 软骨发育不全。
   2) 先天性椎管狭窄。
2. 获得性：
   1) 脊椎滑脱。
   2) 肢端肥大症。
   3) 外伤后。
   4) 佩吉特病（见章节 71.1）。
   5) 强直性脊柱炎（见章节 71.2）。
   6) 黄韧带骨化：在东亚更常见，较少见于高加索人[14]。常合并 OPLL，但不总是发生[15]。

69.5 临床表现

69.5.1 概述

1. 退行性变可能产生椎管狭窄进而导致神经损伤，并产生以下症状：
   1) 根性症状（颈椎较腰椎更常见）。
   2) 神经性跛行（腰椎）或脊髓病变（颈椎）。
2. 退行性变导致的矢状位不平衡和脊柱侧弯会对特定节段施加局部压力，并产生疼痛。此外，肌肉代偿维持平衡状态也可能会引起疼痛。
3. 椎间盘性疼痛（尚存争议）在 DSD 的晚期可能比较少见，可能导致“肌骨性腰痛”，但此处产生的疼痛性质不明确。
4. 许多 DSD 病例（包括椎管狭窄和脊椎滑脱）是无症状的，退行性变多为偶然发现。

69.5.2 神经性跛行

腰椎管狭窄常表现为神经性跛行（NC）（claudicate，从拉丁文 claudico 演变而来），又称假性跛行。与血管性跛行（即间歇性跛行）不同，后者由肌肉缺血造成（见表 69-2）。

神经性跛行特点：站立或行走引起单侧或双侧臀部、髋部、腿部不适，当改变姿势（通常是弯腰坐位、蹲下或蜷缩卧位）时产生特征性的缓解。部分病人也会伴随下肢疼痛、烧灼感等感觉异常，且 Valsalva 动作通常不

表 69-2 鉴别神经性和血管性跛行的临床特点[16]

特点	神经性跛行	血管性跛行
疼痛分布	按神经分布（皮区性）	按相同供血的肌群分布（成骨性）
感觉缺失	皮区性分布	血运性分布
触发因素	不定量的运动，包括长时间保持固定姿势（65% 站立时疼痛）；38% 在咳嗽时疼痛	一定量的运动（如步行距离）必定会导致疼痛，随着疾病进展，运动量会相应减少；很少在休息时疼痛（27% 站立时疼痛）
休息缓解	缓慢（通常 >30 分钟），多变，通常与姿势有关（一般需要弯腰或坐位，★ 站立和休息通常不能缓解）	几乎立刻缓解；与姿势无关（行走诱发的症状在站立时缓解，是一个关键的鉴别特点）
跛行距离	62% 每天距离不同	88% 每天距离相同
提物或屈曲时不适	常见（67%）	不常见（15%）
抬高时足部苍白	无	显著
外周血管搏动	正常；如果减弱，通常仅表现在单侧	减弱或消失；股部杂音常见
足部皮温	正常	降低

69

会加重疼痛。许多病人早起疼痛，起床活动一段时间（1 小时左右）后有所好转。

病情通常在几个月到几年内逐渐进展。随着病情进展，通过变换体位缓解疼痛的能力逐渐降低。但是，急性、持续性疼痛不属于此疾病的特征性表现，一旦出现，应当积极寻找病因。

相比之下，HLD 病人通常在坐位时疼痛加剧，并急性发作，直腿抬高时疼痛，Valsalva 动作加重疼痛。

神经性跛行被认为是腰骶神经根缺血引起，运动时代谢需求增加以及周围组织的压迫产生神经根血管受损，从而导致缺血。神经性跛行对椎管狭窄只有中度敏感性（约 60%），但其特异性较高[17]。疼痛可能不是主要的主诉，一些病人可能产生感觉异常或行走乏力。部分病人主诉可能为肌肉痉挛，尤其是小腿处。

症状缓解：发生在减少腰椎前凸的体位，因为这样可以增加中央管的前后径（通过减少黄韧带向内弯曲），并能够牵开关节突关节（扩大神经管）。倾向的姿势包括：坐、蹲和卧位。病人可能出现“类人猿姿势”（夸张的腰部屈曲）。出现“购物车征”的病人在推购物车时能够走得更远。骑自行车通常也很较易耐受。

69.5.3 神经系统检查

大约 18% 的病例神经系统检查正常（肌肉牵拉反射正常及直腿抬高试验阴性）。某些 L4～L5 中央管狭窄或 L5～S1 椎间孔狭窄的病人可能出现胫前肌和（或）踇长伸肌肌力减退。踝反射减弱或消失以及膝腱反射减弱较常见[17]，这在老年人中也较常见。腰部后伸时可出现疼痛。

69.6 鉴别诊断

69.6.1 概述

1. 血管供血不足（即血管性或间歇性跛行）：见上文。
2. 髋部病变：股骨粗隆滑囊炎（见下文），关节退行性病变。
3. 椎间盘突出（腰椎或胸椎）。
4. 关节突关节疼痛（有争议）：可能对内侧支阻滞有反应（治疗性 + 诊断性）。
5. Baastrup 综合征[18, 19]：即棘突间关节病变。影像学表现为相邻棘突连接（“接触棘突”），并有棘间相对表面增大、扁平和反应性硬化。最常见于 L4~L5。在背部后伸时产生局限性中线部位的腰痛和压痛，可通过屈曲、局部麻醉注射或部分切除受累的棘突来缓解。
6. 小关节突关节囊肿：见章节 73.3。
7. 蛛网膜炎。
8. 椎管内肿瘤。
9. I 型脊柱动静脉畸形（硬膜 AVM）：见章节 73.1。
10. 糖尿病性神经炎：病人的足底通常对按压十分敏感。
11. 延迟性肌肉酸痛（DOMS）：通常于开始新的活动或改变活动后 12～48 小时出现（神经性跛行在活动期间出现）。症状通常在 2 天内达到高峰，并在几天内缓解。
12. 腹股沟疝：通常产生腹股沟区疼痛。
13. 功能性病因。

髋关节退行性变

转子滑囊炎（TBS）和退行性髋关节炎也需要与神经性跛行相鉴别[20,21]。TBS 可为原发性疾病，但也可继发于其他疾病，如椎管狭窄、腰椎或膝关节退行性关节炎、双腿长度不等。TBS 会出现髋关节外侧间歇性疼痛，虽然通常是慢性的，但偶尔可出现急性或亚急性发作。20%～40% 的病人疼痛放射至大腿外侧（所谓的“假性神经根病”），但很少延伸至大腿后侧或达膝关节。大腿上部可能出现麻木和感觉异常，通常不按皮区分布。与神经性跛行相同，长时间站立、行走和攀爬可触发疼痛，但不同的是，在病变侧卧位时依然疼痛。事实上，几乎所有病人都可在大转子处引发局部压痛，最大压痛点位于大腿上部和大转子的交界处。负重（通常表现为从第一步时开始，与神经性跛行不同）以及特定的髋部运动，特别是外旋（超过一半的病人 Patrick-FABERE 试验阳性，见章节 66.1.6）时疼痛加剧，极少在髋关节屈伸时出现疼痛加重。治疗包括 NSAIDs、局部注射糖皮质激素（通常与局部麻醉药联用）、理疗（伸展以及肌肉力量练习）和局部冰敷。这些治疗尚无对照研究进行比较。

69.7 诊断评估

69.7.1 影像学评估

各种检查的比较

MRI：T_2WI 显示中央管狭窄、侧隐窝狭窄、椎间孔狭窄、小关节囊肿、关节突关节内液体增多、真空椎间盘等对神经结构的损害和脑脊液信号缺失。MRI 对骨骼显像较差，而其可协助进行病理性诊断。50～70 岁无背部相关症状的病人，高达 33% 出现无症状性异常结果[2]。

腰骶椎 X 线：可以显示脊椎滑脱。椎管轴位直径通常变窄（先天性或获得性）（见下文），而椎弓根间距可能正常[16]。斜位可以显示峡部缺损。屈伸位能够评估脊柱“动态”不稳定性。

立位脊柱侧弯 X 线：能够提供关于脊柱侧弯和矢状位平衡的信息。可以发现成人退行性脊柱侧弯，为手术及测量提供信息（见章节 70.4）。

CT 扫描（常规或脊髓造影后扫描）：典型表现是“三叶草”形椎管（苜蓿叶形，三片叶）。CT 还可显示椎管轴位直径、韧带肥厚、小关节突关节病、峡部骨折，并且偶尔还可见到纤维环膨出及椎间盘突出。

脊髓造影：侧位片常呈“洗衣板型”（多个前部缺损），轴位片经常显示“细腰型”（染色柱狭窄），也可表现为部分或完全（特别是在俯卧位）梗阻。如果狭窄严重，则进行腰椎穿刺较为困难（脑脊液流出少并且难以避开神经根）。

正常腰骶椎测量

腰椎正常径线见表 69-3（X 线片）和表 69-4（CT）。CT 中的侧隐窝径线见表 69-5。

表 69-3 侧位 X 线片中的腰椎管正常前后径（椎板线至后方椎体）[22]

平均（正常）	22～25mm
正常低限	15mm
严重腰椎管狭窄	<11mm

表 69-4 CT 中腰椎的正常测量值[23]

前后径	≥11.5mm
椎弓根间距（IPD）	≥16mm
椎管横截面	≥1.45cm^2
黄韧带厚度[24]	≤4～5mm
侧隐窝高度（表 69-5）	≥3mm

表 69-5 CT 中的侧隐窝径线（骨窗）

侧隐窝高度	侧隐窝狭窄程度
3～4mm	临界（有症状且合并其他疾病，如椎间盘膨出）
<3mm	提示侧隐窝综合征
<2mm	诊断侧隐窝综合征

69.7.2 影像学评估的补充检查

“骑车试验”：神经性跛行的病人与间歇性（血管性）跛行的病人相比，通常对骑车运动的耐受时间更长，因为骑车常需弯曲腰部。

无创性检查以除外供血不足：踝与臂的血压比（A ∶ B)>1.0 为正常；间歇性跛行的病人平均为 0.59；静息痛的病人为 0.26；该值 <0.05 常提示发生坏疽。

肌电图（EMG）及其神经传导速度（NCV）可以显示双侧多个神经根异常。

69.8 治疗

69.8.1 概述

临床指南：支具治疗

Ⅱ级推荐[26]：

- 对于 LBP 持续时间相对较短者（<6 个月），建议短期（1～3 周）使用硬质腰椎支具治疗。
- 不推荐对 LBP>6 个月的病人进行支具治疗，因为尚未表明此治疗可长期获益。

Ⅲ级推荐[26]：

- 对于既往腰椎损伤导致的 LBP 病人，腰椎支具能够减少病假天数。在一般的工作人群中，不推荐使用支具治疗。
- 不推荐将术前使用支具或椎弓根外固定用于预测腰椎融合术的预后。

在一个针对27例未行手术病人的研究中，19人症状无变化，4人改善，4人加重（平均随访49个月，随访范围：10～103个月）[25]。

NSAIDs（对乙酰氨基酚可能有效）和物理治疗是主要的非手术治疗方式。与颈椎治疗不同，牵引往往没有效果。

可以使用LSO进行支具治疗，临床指南见下文。

持续性疼痛可采用介入性疼痛治疗。硬膜外类固醇药物可暂时性缓解疼痛（通常最多数天到数周）。也可选择封闭治疗及神经根阻断术（如果有帮助，则效果可持续更久）。

69.8.2 峡部裂性脊椎滑脱的治疗

见参考文献[9]。

作为脊椎狭窄的一类，峡部裂性脊椎滑脱有一些特殊的治疗方式：

1. 具有硬化边缘的病变通常比较稳定，愈合的机会较小。
2. 手术治疗适用于具有神经功能障碍、致残性症状或进行性脊椎滑脱的病人。
3. 无硬化的病灶在骨扫描中呈高吸收信号（提示活动性损伤，有愈合的可能性），在MRI T_2WI[27]及STIR中呈高信号，可在硬质支具治疗下愈合，如使用波士顿支具3个月以上。
4. 症状性病人的治疗：
   1) 仅LBP：使用NSAIDs、物理治疗。
   2) LBP伴脊髓病、神经根病或神经性跛行：手术治疗[28]（术式选择见表69-6）。
5. 在儿童病人中，可能需要胸腰骶支具以及长时程的理疗（如6～9个月）来缓解症状。症状消失后可以考虑体育活动，如果症状复发应避免运动或考虑手术治疗。

表69-6 脊椎滑脱的手术治疗推荐

脊椎滑脱自然史	疾病种类	术式
退行性	椎管内神经根受压	减压术（保留关节突）
	滑脱节段椎管狭窄	减压术：一些学者提倡横突间融合术[30]
	椎管外神经根受压	完全减压（Gill手术，见下文），联合融合术
外伤性	无关	减压联合融合术

69.8.3 手术适应证

保守治疗后症状加重，需进行手术治疗。手术目的是减轻疼痛，阻止症状进展并可能恢复一些神经功能障碍。多数学者不考虑手术治疗，除非症状出现超过 3 个月，而进行手术治疗的绝大多数病人，其症状持续 1 年以上。

69.8.4 手术

手术选择

1. 椎板切除术：中央管和神经孔的后路（直接）减压术，可伴或不伴融合术。融合术的选择：
   1) 后外侧融合术 ± 椎弓根螺钉 / 螺杆固定术。
   2) 椎间融合术：一般不作为单独术式使用（如常需联合其他固定术，可选择椎弓根螺钉、关节突螺钉、关节突榫钉和棘突夹等）。
      - 后路腰椎间融合术（PLIF）：通常在双侧放置植入物（见章节 96.10）。
      - 经椎间孔腰椎间融合术（TLIF）：去除一侧关节突，并在该侧放置植入物（见章节 96.10）。
2. 增加椎间隙高度，从而间接为神经孔减压，避免进行直接减压。
   1) 前入路腰椎间融合术（ALIF）：开腹进行手术（见章节 96.5.1）。
   2) 外侧入路腰椎间融合术（见章节 96.11）：如极外侧入路椎间融合术（XLIF™）或直接外侧椎间融合术（DLIF™）。
   3) 轴向腰椎椎间融合术（Ax-LIF）：只用于 L5～S1。
3. 通过棘突间撑开器限制活动：如 X-Stop®（见下文）。

术式选择

选择术式时应注意的事项包括：

1. 以下情况考虑间接减压术 [外侧入路腰椎间融合术（例如 XLIF® 或 DLIF®）、ALIF、棘突间减压术（如 X-Stop®）]。
   1) 椎间孔狭窄是主要问题（如在脊柱侧弯的凹面伴有椎间隙变窄或关节突肥大）。
   2) 既往曾行脊柱外科手术，可能使神经暴露难度加大或风险增高。
   3) 椎间隙受压（如果椎间隙高度正常，通过牵引难以进行间接减压）。
2. 以下情况可考虑进行直接减压术（如椎板切除术）。
   1) “针尖样”中央管狭窄，尤其当椎间盘高度和神经孔尚保持正常时。
   2) 局灶性的可纠正病变产生显著压迫，比如椎间盘突出、滑膜囊肿或椎管内肿瘤。
   3) 为避免融合术（经过筛选的病例）。
3. 以下情况可考虑进行保留椎体活动的手术：1 个节段进行融合术，而相邻节段已开始出现退行性变，但尚未达到需手术治疗的程度。

从理论上讲，保留相邻节段的椎体活动可使其免受融合节段所传递的压力。

4. 以下情况在行直接或间接神经减压术的同时，应考虑联合进行融合术：
   1) 脊椎滑脱（尤其是大于Ⅰ级的病人）。
   2) 症状性矢状位失衡或退行性脊柱侧弯。
   3) 在腰椎屈 - 伸侧位 X 线中表现为动态不稳定。
   4) 预测减压术将会破坏脊柱稳定性（例如行 TLIF 手术时去除关节突）。
   5) 多次复发的椎间盘突出（对同一椎间盘曾行三次或三次以上手术者）。
   6) 尚存争议：MRI 表现为“黑色椎间盘”，并且相同节段的椎间盘造影出现相应的阳性表现。无神经压迫时，提倡进行不伴减压术的单纯融合术。

当存在脊椎滑脱时

不行减压术也可能会出现，但是更常见于术后[10]。然而，椎板切除减压术后极少出现腰椎不稳定（因狭窄进行椎板切除术的病人中，仅有约 1% 出现进行性半脱位）。退行性狭窄很少需要行融合术以防止半脱位进展[29]。

对于Ⅰ级和Ⅱ级脊椎滑脱，可以考虑进行不伴脊柱融合的椎板切除术。如果术中保留关节突超过 50%~66%，并且椎间盘大部分未被破坏（前柱和中柱保留完整），可以维持脊柱稳定性（不需内固定）。年轻或更活跃的病人半脱位风险较高。椎间隙较大（在正常范围内）的病人较椎间隙塌陷的病人具有更高的半脱位风险。

可在术前摄屈 - 伸位 X 线片，并在减压后进行随访。术后出现症状性腰椎滑脱的病人可能需要融合治疗，或联合内固定治疗。

具有手术指征时，表 69-6 可作为选择术式的指南。

椎板切除术 / 椎板切开术 - 手术技术

经后入路手术，并将受累节段的脊柱和椎板连同相应的黄韧带一同去除（“去顶术”）。对于神经孔中的神经根受压，可在适当的节段行椎间孔切开术。因狭窄进行 L4 完全椎板切除术，可达 L4~L5 椎间孔和 L5~S1 椎间孔上部。如果 L3 下 2/3 也被切除，可达 L3 的下椎弓根，从而暴露 L3~L4 神经孔。对侧隐窝和神经孔中的神经进行减压时，通常需要磨除上关节突（见章节 69.2.2）。当相邻节段的中度狭窄极有可能在以后出现症状时，应当及时采取治疗[31]。

对于中央管前后径正常但椎管外侧沟狭窄的病例，可选用椎板切开术（与椎板切除术不同）[32, 33]。这类病例还可选择多节段的关节下开窗术[34]。

体位：下述体位均可行。

1. 俯卧位：俯卧于框架上或采取含胸位或胸膝位，从而减小腹部压力以降低静脉压，进而减少出血。
2. 侧卧位：如果症状无偏侧化，右侧卧位（左侧朝上）更便于多数右利手的外科医师使用成角型 Kerrison 咬骨钳平行于神经根进行操作。

手术筹备：腰椎板切除术

同时参见免责声明（见凡例）。
1. 体位：俯卧位。
2. 植入物：用于融合术。需器械商提供所需植入物及相关内固定。
3. 知情同意书（使用非专业性术语向病人进行说明，以下非全部内容）：
   1) 步骤：经后背进入，移除骨质、韧带和其他压迫神经的组织。如果需行融合术，则往往要根据需求应用螺钉、螺杆和小钛笼。
   2) 其他选择：非手术治疗。
   3) 并发症：一般脊柱手术的并发症（见辅文“默认信息”）。此外可能无法达到疼痛缓解的预期程度（腰背痛的手术效果不及神经根痛）。手术使得脊柱轻度弱化，因此，大约 15% 的人可能需要后期行融合术。

微创脊柱减压术

通常应用微骨窗技术，并使用可扩张的牵开器。
1. 可选择双侧椎板切开术（见上文）。
2. 通过单侧椎板切开术实现双侧减压。
   1) 进入位点：中线旁开 3.5～4cm，从而预留出所需角度。
   2) 用带有“敞口”的牵开器时，将敞口面向外侧（例如应用 Nuvasive Maxces® 时，将手柄置于正中），以预留出对侧减压时所需的角度。
   3) 行椎板切除术和关节突切除术（通常用于 TLIF）。
   4) 打开手术一侧的黄韧带，从而暴露椎管后方结构，便于找到黄韧带后方和骨骼下表面之间的平面。
   5) 保留对侧的黄韧带，可在钻孔时保护硬脊膜。
   6) 完成手术一侧的减压术，并移除椎间盘。
   7) 在骨骼下表面（棘突和对侧椎板）钻孔，从而实现对侧减压。
   8) 完成对侧椎管后方下表面的钻孔后，使用髓核钳移除黄韧带。此处还可行对侧椎间孔切开术（弯形 Kerrison 咬骨钳有助于操作）。
   9) 在敞口一侧植入椎弓根螺钉，然后在对侧经皮植入。
   10) 通常需行经椎间孔腰椎间融合术（TLIF）。

棘突间减压术 / 固定术 / 融合术

棘突间撑开器 [如 X-Stop™ (Medtronic)] 可限制 1~2 个节段后伸（不伴融合术），从而防止相应神经孔变狭窄，并且还可能减小对关节突甚至椎间盘的压力。"成功率"：2 年 63%。这种手术方式可单独实施。

棘突间固定钢板 [如 Aspen® (Lanx)、Afix™ (Nuvasive) 或 Spire® (Medtronic)] 夹住两个棘突，从而使之得到固定（与只限制后伸的 X-Stop™ 不同）。Aspen® 夹为植入物留有空隙，可促进棘突间融合。棘突间固定钢板可能用于加强固定其他结构，例如外侧入路椎间融合术 [35]，但不建议单独应用。据报道，俯屈位双侧椎弓根螺钉与侧弯位单侧椎弓根螺钉的生物力学稳定性相似 [36]。

禁忌证（包括 IDE 的排除标准）：

1. 手术节段不稳定：脊椎滑脱 >I 级或脊柱侧弯伴 Cobb 角 ≥25°。
2. 马尾综合征。
3. 棘突急性骨折。

4. 双侧峡部缺损（棘突与前方结构分离）。
5. 骨质疏松。根据 IDE：DEXA 扫描（见章节 63.3.4）脊柱或髋部 T 得分小于 –2.5（即比正常成人的平均值低 2.5 个标准差以上）并出现一处或多处脆性骨折，为禁忌证。应注意的情况：在插入时发生棘突骨折，或因微骨折发生迟发性塌陷。然而，Kondrashov[37] 认为 T 得分小于 -2.5 者均提示骨质疏松（即使不存在脆性骨折）。可选择：
   1) 向每个棘突 (SP) 内注射 0.5~1ml 的 PMMA（聚甲基丙烯酸甲酯）以扩大棘突。注射时可在侧位透视下 [37]，在棘突中插入 13 号针头约一半的长度，以扩大间隙或置入 X-Stop。可在正位透视下检验针头是否位于棘突正中，并在透视下进行注射。
   2) 钛质 X-Stop^PK®^ 和 PEEK（由 PEEK 构成的模具弹性较钛更接近正常骨质）。
6. 强直性节段（即融合后）。
7. L5~S1 节段：S1 棘突通常较小（由于 L5~S1 的症状性狭窄少见，因此通常不考虑在此节段进行手术）。
8. 年龄小于 50 岁：IDE 调查中没有纳入研究。

预后指征：

1. 撑开器位于棘突前 1/3 者预后较差。
2. 病人在下列情况下可能预后较好：清醒、局部麻醉或保持一个可以缓解疼痛的体位（便于暴露较严重的节段）。上述情况可能会降低假体缩短的风险。

术后注意事项（根据器械商的建议）：

1. 避免棘突应力性骨折，活动量应逐渐增加。
2. 术后 6 周内避免脊柱过伸、提持重物。减少攀爬楼梯。
3. 术后早期建议适量短途步行（1 小时以内）。
4. 术后 2 周可增加骑行运动（骑行台或自行车）。
5. 术后 6 个月可参加活动，如游泳、高尔夫球、壁球、网球、慢跑等。

Gill 手术：椎弓峡部裂分离椎弓全切除术

Gill 手术及其改良术式[38]是对神经根进行完全减压，包括切除松弛的后方结构和整个关节突。随后常伴融合术（后外侧或椎间）。使用内固定（如经椎弓根钉杆固定）可能提高融合率[39]。

脊椎滑脱复位术

可通过内固定及融合术来复位脊椎滑脱。

Ⅰ级或Ⅱ级脊椎滑脱复位术的神经根损伤风险较低。

在高级别（Ⅲ级或Ⅳ级）脊椎滑脱的复位治疗中，半数有致神经根病变（如 L5～S1 脊椎滑脱的手术可能导致 L5 神经根病变）的风险（可为永久性），并可能导致马尾综合征，可能是神经根牵拉所致。有学者建议，在滑脱逐渐复位时进行 EMG 记录，同时给予神经刺激，并且如果刺激所需的电流增加超过基线的 50% 则停止。

峡部裂性脊椎滑脱——椎弓峡部骨质缺损

内固定，可伴或不伴融合术。

临床指南：椎体融合治疗不伴脊椎滑脱的单纯腰椎管狭窄

Ⅲ级推荐[40]：
- 腰椎管狭窄行椎板减压后，无原发性或医源性（小关节突切除所致）脊柱不稳定者，不建议行椎体后外侧原位融合。
- 腰椎管狭窄伴脊柱不稳定者，推荐行椎体后外侧原位融合。
- 椎板减压后，不推荐行椎弓根内固定联合椎体后外侧融合。

临床指南：椎体融合术治疗伴脊椎滑脱的腰椎管狭窄

Ⅱ级推荐[41]：椎管狭窄伴退行性脊椎滑脱且需椎板减压者，推荐后外侧椎体融合。

Ⅲ级推荐[41]：椎管狭窄伴脊椎滑脱，术前在脊椎滑脱节段有脊柱不稳定/后凸畸形或预测术后可能出现医源性脊柱不稳定者，推荐椎体后外侧融合联合椎弓根固定（“脊柱不稳定”及“后凸畸形”尚无标准定义）。

椎体融合可能加重相邻节段退行性变。有医师推荐在滑脱伴椎管狭窄节段进行椎体融合[5, 31]。此外，合并退行性脊椎滑脱、椎管狭窄及神经根病者可进行椎体融合[42]。

69

手术筹备：腰椎间盘切除术 + 椎体融合

同时参见免责声明（见凡例）。
1. 体位：俯卧位。
2. 植入物：用于融合术。需器械商提供所需植入物及相关内固定。
3. 知情同意书（使用非专业性术语向病人进行说明，以下非全部内容）：
   1) 步骤：经后背进入，移除骨质、韧带和其他压迫神经的组织。如果需行融合术，则往往要根据需求应用螺钉、螺杆和小钛笼。
   2) 其他选择：非手术治疗。
   3) 并发症：一般脊柱手术的并发症（见辅文“默认信息”）。此外可能无法达到疼痛缓解的预期程度（腰背痛的手术效果不及神经根痛）。如果应用植入物，可能会产生相关问题，包括植入物断裂、移位（滑脱）或没有到达预期位置，并可能需要再次手术。

69.9 预后

69.9.1 致残率 / 死亡率

手术院内死亡率为 0.32%[17]，其他手术风险包括无意性硬膜切开（见章节 66.1.9）（0.32%[17] ~ 13%[29, 43]）、深部组织感染（5.9%）、浅表组织感染（2.3%）及深静脉血栓（2.8%）（见章节 66.1.9）。

69.9.2 骨折不愈合

融合术中骨折不愈合的危险因素（与手术成功无必然联系）：
1. 吸烟：对于脊椎椎体融合术，尤其是腰椎椎体融合者，吸烟延迟骨愈合并增加假关节形成的风险[12]。
2. 椎体节段数量：与腰椎融合 1 个节段相比，融合 2 个节段出现骨折不愈合的比例更大[44]。
3. NSAIDs：有争议。
   1) 术后短期应用（5 天以内）：大剂量酮咯酸（120～240mg/d）会增加骨折不愈合的风险，而小剂量酮咯酸（≤110mg/d）、塞来昔布（200～600mg/d）不增加风险[44]。
   2) 部分学者认为，长期使用 NSAIDs 会降低椎体融合率[45]。

69.9.3 手术成功

概述

疼痛与体位相关者较与体位无关者的手术治疗效果好（手术成功率前者 96%，后者 50%），腿痛较腰痛有更多缓解[46]。手术可能主要减轻下肢疼痛并增加行走耐受力[42]。

预后研究

SPORT 研究

目前已有许多关于手术获益性的研究，包括一项 1350 万美元的 SPORT 研究。研究的缺点包括：病人可以拒绝随机化分组，然后纳入观察性队列，这可能在组间产生偏倚，允许在随机接受手术和非手术治疗的病人间进行交叉（降低“意向治疗”分析），没有标准的手术或非手术技术，长期随访率较低（8 年时为 52%），研究范式从分析意向治疗转变成治疗后分析。

结果表明，在 4 年的随访中，手术治疗有明确的获益性[47]，在 8 年随访中获益性似乎减少，但在观察性队列中仍有获益[48]。

其他长期预后研究

文献回顾[17]发现，术后平均 64%（范围：26%～100%）的长期随访结果优良。一项病人满意度调查显示，术后显著改善者占 37%，术后部分改善者占 29%（整体：66%）[49]。一项前瞻性研究发现，术后 6 周及 6 个月的手术成功率为 78%～88%，而 1 年及 5 年后手术成功率降至约 70%[50]。侧隐窝综合征者的手术成功率稍低。

手术失败原因

手术失败可分为两类：

1. 病人起初有改善，但出现复发症状。尽管术后症状通常出现短期改善[47]，但仍有许多病人出现进行性恶化[48, 51]。一项研究发现，随访 5 年后症状复发率为 27%[31]（30% 由手术节段再狭窄引起，30% 由新发狭窄引起；其中 75% 二次手术有效）。其他病因包括腰椎间盘突出、迟发性椎体不稳定［包括脊柱后凸（“近端交界性后凸”-PJK）］或合并其他疾病。
2. 病人术后疼痛未出现任何缓解（早期治疗失败）。在一项纳入 45 例此类病人的研究中[52]：
   1) 最常见的情况是手术指征不明确，缺乏充分的临床和影像学依据（例如非神经根性腰痛伴椎管中度狭窄）。
   2) 手术技术因素对手术疗效影响较小。其中，侧隐窝减压失败最常见（在不行融合术的病例中，需要切除内侧小关节突或磨除上关节突）。
   3) 存在误诊（如蛛网膜炎）、漏诊（脊髓 AVM 等）。

（曾超凡　译　邓晓峰　校）

参考文献

[1] Yamamoto I, Matsumae M, Ikeda A, et al. Thoracic Spinal Stenosis: Experience with Seven Cases. J Neurosurg. 1988; 68:37–40
[2] Epstein NE. Symptomatic Lumbar Spinal Stenosis. Surg Neurol. 1998; 50:3–10
[3] Verbiest H. A Radicular Syndrome from Developmental Narrowing of the Lumbar Canal. J Bone Joint Surg. 1954; 36B:230–237
[4] Epstein JA, Epstein BS, Lavine L. Nerve Root Compression Associated with Narrowing of the Lumbar Spinal Canal. J Neurol Neurosurg Psychiatry. 1962; 52:165–176

[5] Duggal N, Sonntag VKH, Dickman CA. Fusion options and indications in the lumbosacral spine. Contemp Neurosurg. 2001; 23:1–8
[6] Ciric I, Mikhael MA, Tarkington JA, et al. The Lateral Recess Syndrome. J Neurosurg. 1980; 53:433–443
[7] Meyerding HW. Spondylolisthesis. Surg Gynecol Obstet. 1932; 54:371–377
[8] Rothman RH, Simeone FA. The Spine. Philadelphia 1982
[9] Frymoyer JW. Back Pain and Sciatica. N Engl J Med. 1988; 318:291–300
[10] Tuite GF, Doran SE, Stern JD, et al. Outcome After Laminectomy for Lumbar Spinal Stenosis. Part II: Radiographic Changes and Clinical Correlations. J Neurosurg. 1994; 81:707–715
[11] Battie MC, Videman T, Gibbons LE, et al. 1995 Volvo Award in clinical sciences: determinants of lumbar disc degeneration. A study relating lifetime exposures and magnetic resonance imaging findings in identical twins. Spine. 1995; 20:2601–2612
[12] Hadley MN, Reddy SV. Smoking and the Human Vertebral Column: A Review of the Impact of Cigarette Use on Vertebral Bone Metabolism and Spinal Fusion. Neurosurgery. 1997; 41:116–124
[13] Fogelholm RR, Alho AV. Smoking and intervertebral disc degeneration. Med Hypotheses. 2001; 56:537– 539
[14] Xu R, Sciubba DM, Gokaslan ZL, et al. Ossification of the ligamentum flavum in a Caucasian man. J Neurosurg Spine. 2008; 9:427–437
[15] Miyazawa N, Akiyama I. Ossification of the ligamentum flavum of the cervical spine. J Neurosurg Sci. 2007; 51:139–144
[16] Hawkes CH, Roberts GM. Neurogenic and Vascular Claudication. J Neurol Sci. 1978; 38:337–345
[17] Turner JA, Ersek M, Herron L, et al. Surgery for Lumbar Spinal Stenosis: Attempted Meta-Analysis of the Literature. Spine. 1992; 17:1–8
[18] Kota GK, Kumar NKS, Thomas R. Baastrups Disease An Unusual Cause Of Backpain: A Case Report. 2005. http://ispub.com/IJRA/4/1/3268
[19] Filippiadis Dimitrios K, Mazioti Argyro, Argentos S, et al. Baastrup's disease (kissing spines syndrome): a pictorial review. Insights into Imaging. 2015; 6: 123–128
[20] Shbeeb MI, Matteson EL. Trochanteric Bursitis (Greater Trochanter Pain Syndrome). Mayo Clin Proc. 1996; 71:565–569
[21] Deen HG. Diagnosis and Management of Lumbar Disk Disease. Mayo Clin Proc. 1996; 71:283–287
[22] Ehni G. Significance of the Small Lumbar Spinal Canal. J Neurosurg. 1969; 31:490–494
[23] Ullrich CG, Binet EF, Sanecki MG, et al. Quantitative Assessment of the Lumbar Spinal Canal by CT. Radiology. 1980; 134:137–143
[24] Post MJD. Computed Tomography of the Spine. Baltimore 1984
[25] Johnsson KE, Rosén I, Udén A. The Natural Course of Lumbar Spinal Stenosis. Acta Orthop Scand. 1990; 61
[26] Resnick DK, Choudhri TF, Dailey AT, et al. Part 14: Brace therapy as an adjunct to or substitute for lumbar fusion. J Neurosurg: Spine. 2005; 2:716–724
[27] Sairyo K, Katoh S, Takata Y, et al. MRI signal changes of the pedicle as an indicator for early diagnosis of spondylolysis in children and adolescents: a clinical and biomechanical study. Spine. 2006; 31:206–211
[28] Weinstein JN, Lurie JD, Tosteson TD, et al. Surgical versus nonsurgical treatment for lumbar degenerative spondylolisthesis. N Engl J Med. 2007; 356: 2257–2270
[29] Silvers HR, Lewis PJ, Asch HL. Decompressive Lumbar Laminectomy for Spinal Stenosis. J Neurosurg. 1993; 78:695–701
[30] Herkowitz HN, Kurz LT. Degenerative Lumbar Spondylolisthesis with Spinal Stenosis: A Prospective Study Comparing Decompression with Decompression and Intertransverse Process Arthrodesis. J Bone Joint Surg. 1991; 73A:802–808
[31] Caputy AJ, Luessenhop AJ. Long-Term Evaluation of Decompressive Surgery for Degenerative Lumbar Stenosis. J Neurosurg. 1992; 77:669–676
[32] Aryanpur J, Ducker T. Multilevel Lumbar Laminotomies for Focal Spinal Stenosis: Case Report. Neurosurgery. 1988; 23:111–115
[33] Aryanpur J, Ducker T. Multilevel Lumbar Laminotomies: An Alternative to Laminectomy in the Treatment of Lumbar Stenosis. Neurosurgery. 1990; 26:429–433
[34] Young S, Veeraoen R, O'Laoire SA. Relief of Lumbar Canal Stenosis Using Multilevel Subarticular Fenestrations as an Alternative to Wide Laminectomy: Preliminary Report. Neurosurgery. 1988; 23:628–633
[35] Wang JC, Haid RW,Jr, Miller JS, et al. Comparison of CD HORIZON SPIRE spinous process plate stabilization and pedicle screw fixation after anterior lumbar interbody fusion. J Neurosurg Spine. 2006; 4: 132–136
[36] Wang JC, Spenciner D, Robinson JC. SPIRE spinous process stabilization plate: biomechanical evaluation of a novel technology. J Neurosurg Spine. 2006; 4:160–164
[37] Kondrashov Dimitriy. 2007
[38] Rombold C. Treatment of Spondylolisthesis by Posterolateral Fusion, Resection of the Pars Interarticularis, and Prompt Mobilization of the Patient: An End-Result Study of Seventy-Three Patients. J Bone Joint Surg. 1966; 48A:1282–1300
[39] Dickman CA, Fessler RG, MacMillan M, et al. Transpedicular Screw-Rod Fixation of the Lumbar Spine: Operative Technique and Outcome in 104 Cases. J Neurosurg. 1992; 77:860–870
[40] Resnick DK, Choudhri TF, Dailey AT, et al. Part 10: Fusion following decompression in patients with stenosis without spondylolisthesis. J Neurosurg Spine. 2005; 2:686–691
[41] Resnick DK, Choudhri TF, Dailey AT, et al. Part 9: Fusion in patients with stenosis and spondylolisthesis. J Neurosurg Spine. 2005; 2:679–685
[42] Bigos S, Bowyer O, Braen G, et al. Acute Low Back Problems in Adults. Clinical Practice Guideline No.14. AHCPR Publication No. 95-0642. Rockville, MD: Agency for Health Care Policy and Research, Public Health Service, U.S. Department of Health and Human Services; 1994
[43] Deburge A, Lassale B, Benoist M, et al. Le Traitment Chirurgical des Stenosis Lombaires et ses Resultats a Propos d'Une Serie de 163 Cas Operes. Rev Rheum Mal Osteoartic. 1983; 50:47–54
[44] Reuben SS, Ablett D, Kaye R. High dose nonsteroidal anti-inflammatory drugs compromise spinal fusion. Can J Anaesth. 2005; 52:506–512
[45] Thaller J,Walker M, Kline AJ, et al. The effect of nonsteroidal anti-inflammatory agents on spinal fusion. Orthopedics. 2005; 28:299–303; quiz 304-5
[46] Ganz JC. Lumbar Spinal Stenosis: Postoperative Results in Terms of Preoperative Posture-Related Pain. J Neurosurg. 1990; 72:71–74
[47] Weinstein JN, Tosteson TD, Lurie JD, et al. Surgical versus nonoperative treatment for lumbar spinal stenosis four-year results of the Spine Patient Outcomes Research Trial. Spine (Phila Pa 1976). 2010; 35:1329–1338
[48] Lurie JD, Tosteson TD, Tosteson A, et al. Long-term outcomes of lumbar spinal stenosis: eight-year results of the Spine Patient Outcomes Research Trial (SPORT). Spine (Phila Pa 1976). 2015; 40:63–76
[49] Tuite GF, Stern JD, Doran SE, et al. Outcome After Laminectomy for Lumbar Spinal Stenosis. Part I: Clinical Correlations. J Neurosurg. 1994; 81:699– 706
[50] Javid MJ, Hadar EJ. Long-Term Follow-Up Review of Patients Who Underwent Laminectomy for Lumbar Stenosis: A Prospective Study. J Neurosurg. 1998; 89:1–7
[51] Katz JN, Lipson SJ, Larson MG, et al. The Outcome of Decompressive Laminectomy for Degenerative Lumbar Stenosis. J Bone Joint Surg. 1991; 73A:809– 816
[52] Deen HG, Zimmerman RS, Lyons MK, et al. Analysis of Early Failures After Lumbar Decompressive Laminectomy for Spinal Stenosis. Mayo Clin Proc. 1995; 70:33–36

70　成人脊柱畸形和退行性脊柱侧弯

70.1　成人脊柱畸形 - 概述

要　点

- 成人脊柱畸形（ASD）包括脊柱侧弯和矢状位不平衡。
- 矢状位平衡与生活质量评估相关。
- 基本脊柱测量包括：LL（腰椎前凸角），PI（骨盆入射角），PT（骨盆倾斜角），±SVA（矢状位垂直轴）。
- 主要矫正指标（最适用于 50～60 岁病人）：LL = PI±9°，PT<20°，SVA<5cm。

成人脊柱畸形（ASD）是一个广泛的概念，泛指成人脊柱的各种结构异常。ASD 包括冠状位（脊柱侧弯）和矢状位的异常。

70

术语“成人退行性脊柱侧弯”（ADS）[与青少年特发性脊柱侧弯（IJS）不同]通常可与 ASD 通用。成人退行性脊柱侧弯定义：在骨骼成熟的个体中，存在 Cobb 角 [1]>10° 的脊柱畸形 [2]。ADS 可能是青少年特发性脊柱侧弯持续到成年所致，也可能是新发。

ASD 的畸形主要源于椎间盘非对称性退行性病变，或继发于髋部病变、骨质疏松及非对称性负荷 [3]。这些因素影响脊柱后部（包括关节突关节），因而发生轴性旋转、侧方滑脱及韧带松弛 [2, 4]。进展性关节突关节和椎间盘的退行性病变可导致脊椎节段性不稳定、中央管 / 椎间孔狭窄，并继发黄韧带增厚，骨赘形成 [5] 及脊椎滑脱。

治疗目标包括减轻疼痛、症状性神经压迫和畸形导致的残疾。ADS 的治疗在方法和生物力学上与青少年 IJS 截然不同。

ASD 趋向于以平均每年 3°（范围：1°～6°）的速率进展 [4]。进展速度较快的因素有：Cobb 角 >30°，顶椎旋转大于 Ⅱ 级（Nash-Moe 系统 [6]，已不再使用），侧向滑脱 >6mm 和髂嵴线跨 L5 水平 [4]。与进展无关的因素是性别和年龄，骨质减少的作用尚有争议。

70.2　流行病学

ASD 常见于 60 岁以上的病人，然而真实患病率并不明确。半数以上的成人脊柱畸形住院病人年龄大于 65 岁 [7]。无症状性脊柱侧弯的发生率从 1.4%～32% 不等，其中 68% 的病人年龄大于 60 岁 [8]。

70.3 临床评估

发作部位、发作时间和疼痛（腿部或背部）持续时间是评估 ASD 病人的重要因素。这些病人可能伴有椎管狭窄（中央管或神经根管）症状，需要进行减压治疗。在制订治疗计划时，应充分考虑病人日常生活能力和合并症（如心脏疾病，骨质疏松等）。

一些病人存在明显的脊柱畸形（脊柱侧弯、腰部前屈、屈膝行走等）

与神经性跛行相同，病人站立时更易出现症状。当使用椎旁肌肉、使骨盆后倾（髋部后旋）及不完全伸直膝关节以尝试纠正脊柱失衡时，可能会产生严重疼痛。这些需要额外肌肉的活动会导致疲劳并产生疼痛，因此 ASD 病人在清晨时间，得到充分休息后状态会更好。

与不伴脊柱侧弯的腰椎管狭窄不同，ASD 病人不能通过弯曲腰部来缓解症状[2]，拐杖辅助行走可能会有所缓解。

70.4 诊断性检查

▶ CT/MRI 均推荐用于评估症状性脊椎病和 ASD，以明确神经受压程度。

▶ DEXA（双能 X 线吸收法） 推荐用于评估术前骨质减少 / 骨质疏松。在围术期进行药物治疗可能获益。

部分外科医师使用特立帕肽（Forteo®）（见章节 63.3）3 个月，能够快速增加骨密度以进行手术。

▶ 立位脊柱侧弯 X 线 推荐用于评估整体和局部的脊柱平衡，术前和术后的 X 线片有助于确定手术矫正效果。

通过立位 X 线能够测量矢状位平衡（CT 和 MRI 在仰卧位下进行，并且有不同的作用）。技术要求包括：

- 由 C7 至股骨头进行 X 线摄片。
- 病人需要尽量保持膝盖伸直。
- 双臂交叉叠放在胸前（不能抓住或倚靠在任何物品上）。

动态脊柱侧弯 X 线（侧弯成像）有助于在术前明确脊柱弯曲的程度。

70.5 相关脊柱测量

70.5.1 概要

1994 年，Dubousset[9] 提出了“经济圆锥”（cone of economy）的概念，指在脊柱对齐的范围中，要求使用最低限度的肌肉活动来维持平衡。脊柱畸形的严重程度和分型有助于指导治疗[10, 11]。

可免费下载实用的测量手册（见参考文献[12]）。

70.5.2 脊柱侧弯术语

脊柱侧弯指脊柱在冠状位上的侧向弯曲。

顶椎指距中线偏移最大的锥体（图 70-1）。侧弯根据凸侧（弯曲的一侧）命名：右侧弯 = 向右凸，左侧弯 = 向左凸。

可通过诸多方法测量侧弯程度，其中最常用的是 Cobb 角（图 70-1）。Lippman-Cobb 法：在前后位（AP）X 线下，“末端椎体”位于侧弯脊柱的上下缘，定义为相对于水平面角度最大的椎体。通常根据进行测量者的估计来选择节段，并且可能会因测量者而异。由于存在这一因素及其他测量变化和误差，Cobb 角在 X 线上变化不超过 5° 可认为不显著。沿上端“末端椎体”上缘和下端椎体下缘，各画一条直线，两条线间的角度为 Cobb 角。通过电脑软件很容易进行测量。在实际的 X 线摄片中使用了测角仪。如果两条线相距太远，可以通过绘制两条线的垂直辅助线，测量之间的角度（角度相同[13]）以完成评估。

非结构性弯曲可以通过侧向弯曲矫正，结构性弯曲则不易完成。

主侧弯指最大的结构性弯曲，次要侧弯指主侧弯下方的弯曲。

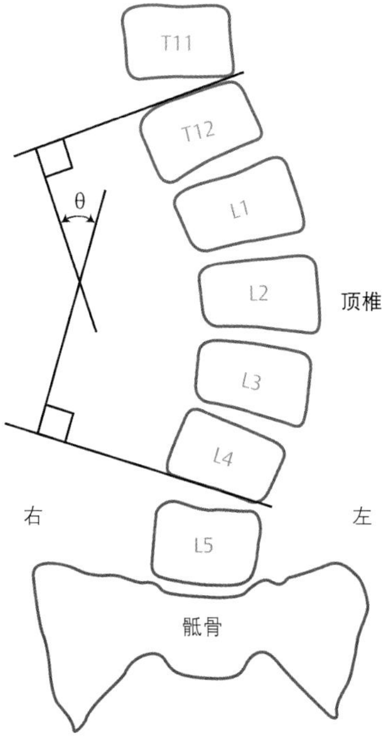

图 70-1 脊柱侧弯的简单测量示例。图为一脊柱左侧弯，顶椎位于 L2，末端椎体为 T12 和 L4，Cobb 角为 θ°

70.5.3 正常脊柱弯曲

对脊柱外科手术有用的参数正常范围：
腰椎前凸角：10° ~ 40° [14]。
腰椎的前凸角度应比胸椎多 30° 。

70.5.4 脊柱骨盆测量

测量方法和相关信息见表 70-1，详细描述见图 70-2 和图 70-3。通过基本测量可以了解疼痛缓解情况和生活质量。

表 70-1 脊柱骨盆参数：测量方法和相关信息

参数	描述	正常值 [a]	矫正目标 [a]	评价
矢状位垂直轴（SVA）或（C7-SVA）	S1 上终板后缘与经 C7 椎体中心所作垂线的水平距离	<5cm	<5cm	垂线位于椎体前方，记为正值。因病人站姿、双臂放松程度不同等因素，可能会产生误差
骨盆倾斜角（PT）	S1 上终板中点和股骨头中心 [b] 连线，与垂直参考线（VRL）的夹角	10° ~ 25° [16]	<20°	PT 超过 20° 提示病人存在脊柱失衡代偿（部分学者认为 25° 为界值）
骨盆入射角（PI）	S1 上终板中点和股骨头中心 [b] 连线，与 S1 上终板垂线的夹角	约 50°	见腰椎前凸	骨发育成熟后，PI 值便已固定不变 [c]。为简化测量，PI=90° − θ [13]
骶骨倾斜角（SS）	S1 上终板切线与水平参考线（HRL）的夹角	36° ~ 42°		SS=PI−PT
腰椎前凸角（LL）	S1 上终板与 L1 上终板切线的夹角	20° ~ 40° [14]	LL=PI ± 9°	LL 与 PI 的差值应在 9° 内，以实现“骨盆平衡”
胸椎后凸角（TK）	T4 上终板与 T12 下终板切线的夹角	41° ± 12° [17]		由于 T1 测量不便，因此以 T4 上端至 T12 下端替代，有时可记为“TK4”

表 70-1（续）

参数	描述	正常值[a]	矫正目标[a]	评价
T1 骨盆角（TPA）	T1 中点与股骨头中心连线，股骨头中心[b]与 S1 上终板中点连线，两线间的夹角	20°[18]		与 SVA 相比，X 线检查时受病人姿势的影响较小
骶骨中央垂线（CSVL）	（直立前后位脊柱侧弯 X 线片）平分骶骨的垂线并与经髂嵴的切线垂直	为了达到冠状位平衡，经 C7 椎体中点的垂线与 CSVL 间距离应小于 4cm	经 C7 椎体中点的垂线与 CSVL 间距离应小于 4cm	垂线位于 CSVL 右侧记为正值，左侧记为负值

[a] 值需要根据年龄进行校正（见章节 70.7.2）

[b] 对于经过股骨头的测量参数（PT、PI 和 TPA），若双侧股骨头未重叠，则测量点选择在双侧股骨头中心连线的中点

[c] PI 不受病人姿势或脊柱退行性变的影响（即病人无法通过改变 PI 来进行代偿）。PI 与脊椎滑脱的风险增加相关，PI 值越低，发生脊柱滑脱的风险越小

- LL（腰椎前凸角）。
- PI（骨盆入射角）。
- PT（骨盆倾斜角）。
- ±SVA（矢状位垂直轴）：虽然有时可供参考，但也会因病人直立时疼痛和膝关节是否伸直而有所差异。
- 注意：将畸形的脊柱精确地调整到相应的正常数值是不合理且不可取的[15]。

除 CSVL 外，表 70-1 中所示的测量值均取自侧位直立 X 线检查（图 70-2 和图 70-3）。

70.6 成人脊柱畸形的 SRS-Schwab 分型

脊柱侧弯研究学会（SRS）[19]基于脊柱侧弯的局部/整体影像学特点（青少年 King/Moe 及 Lenke 分型的改良版）及与病人健康生活质量相关的脊柱骨盆参数，对成人脊柱侧弯进行分型[20-22]，详述如下。参数需要根据年龄进行校正（见章节 70.7.2）。

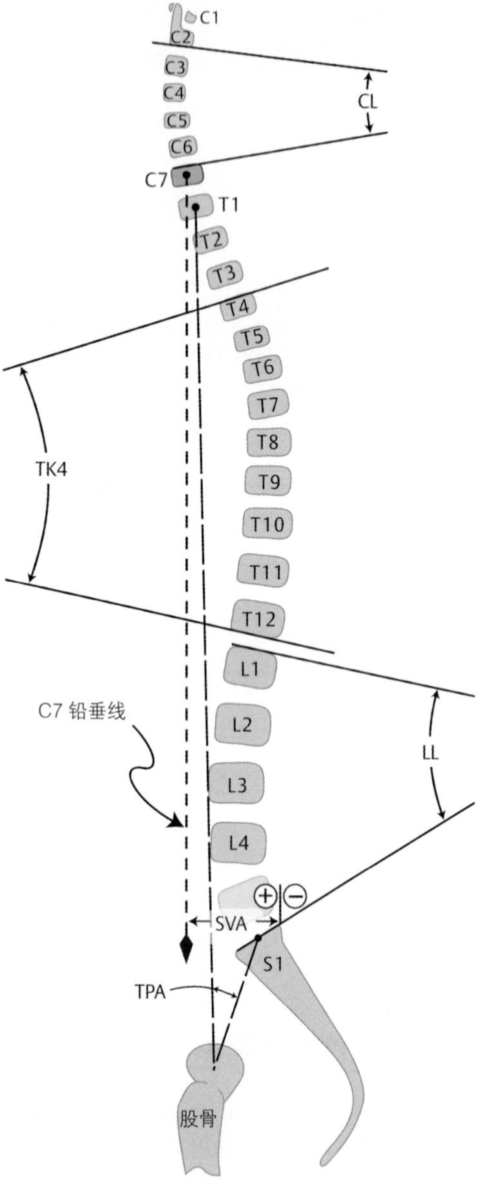

图 70-2 脊柱侧位示意图。通过脊柱全长侧位 X 线，测量 CL（颈椎前凸角），TK（胸椎后凸角），LL（腰椎前凸角），SVA（矢状位垂直轴）和 TPA（T1 骨盆角）的方法

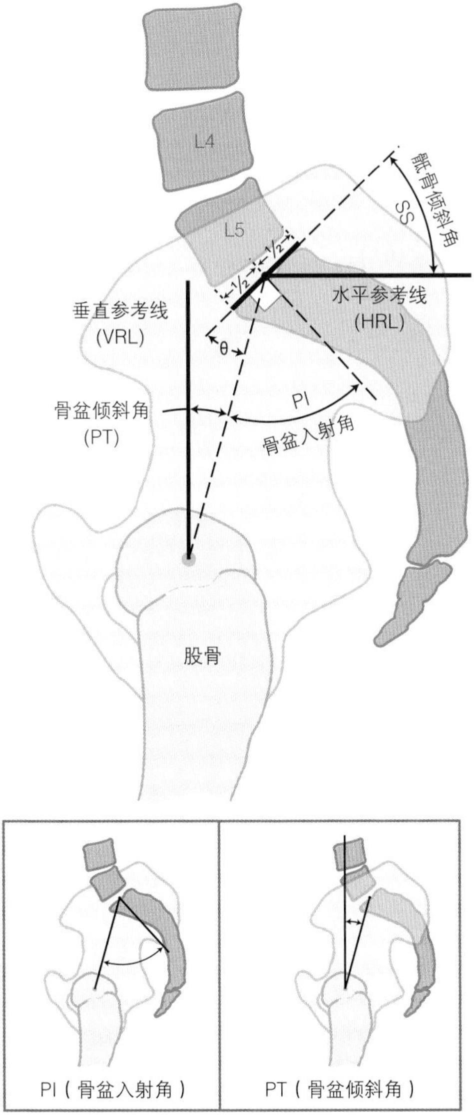

图 70-3 脊柱侧位示意图。在低位腰椎和骨盆的侧位图中显示了测量 PT、PI 和 SS 的方法。底部插图单独显示了 PI 和 PT（与主图中相同的标识）

70

- 冠状位侧弯类型：
  - T：仅胸椎（腰椎弯曲 <30°）。
  - L：胸腰椎 / 仅腰椎（胸椎弯曲 <30°）。
  - D：双侧弯（胸椎和胸椎 / 腰椎弯曲均 >30°）。
  - N：无主要冠状位畸形（所有冠状位弯曲 <30°）。
- 矢状位修正：
  - 骨盆平衡（PI-LL）。
    - 0：非病理性（PI-LL<10°）。
    - +：中度畸形（10° <PI-LL<20°）。
    - ++：明显畸形（PI-LL>20°）。
  - 整体平衡（SVA）：
    - 0：非病理性（SVA<4cm）。
    - +：中度畸形（4cm<SVA<9.5cm）。
    - ++：明显畸形（SVA>9.5cm）。
  - 骨盆倾斜角（PT）：
    - 0：非病理性（PT<20°）。
    - +：中度畸形（20° <PT<30°）。
    - ++：明显畸形（PT>30°）。

70.7 治疗措施 / 策略

70.7.1 选择

1. 观察。
2. 局部减压。
3. 手术治疗脊柱畸形。
   1) MIS（微创脊柱手术）。
   2) 杂交手术（MIS + 开放手术）。
   3) 传统开放手术［经椎间孔腰椎间融合术（TLIF），后路腰椎间融合术（PLIF）等］。

根据临床症状（轴性背痛 ± 神经根病变，与单纯神经根病变）及矢状位病变程度［需行截骨或前柱松解重建术（ACR）］来选择治疗方式。神经症状最常起源于侧弯凹侧的椎间孔压迫处，也可见于关节突肥厚的凸面，并可以通过冠状位的间接减压和矫正而改善。严重的中央管狭窄（神经性跛行）在矫正畸形的同时，需要进行直接减压。

手术目标：改善病人的生活质量，缓解神经性和轴性疼痛。外科治疗措施包括传统开放手术、MIS 和杂交手术，根据病人和畸形的具体情况决定。最近的手术决策方案表明，MIS 技术有助于减少手术入路相关的致残率。MIS 技术包括侧方椎间融合、ALLR、MIS-TLIF 和经皮椎弓根螺钉固定，可用于后部截骨以增强矫正力度。

70.7.2 整体脊柱平衡矫正

手术适应证：

- 轴性背痛 ± 神经性症状（对 ADL 有害）。
  - 异常 SVA。
  - ±CSVL（骶骨中央垂线）异常。
  - 脊柱 - 盆骨参数异常。
- 必须考虑病人的年龄，合并症（如骨质减少、糖尿病等）和麻醉风险，以确定矫正限度和手术安全性。

脊柱 - 骨盆参数（对于 50～60 岁病人，参见表 70-2）：

- LL=PI±9°。
- PT<20°。
- SVA<5cm。

表 70-2 年龄校正后的参考值矫正上限[15]

年龄（岁）	SVA（cm）	PI-LL	PT
<35	4.1	−10.5°	10.9°
50～60	5	9°	20°
>75	7.8	16.7°	28.5°

多数情况下，矢状位不平衡是由于腰椎前凸角（LL）相对骨盆入射角（PI）不足（如 LL 比 PI 低 9° 以上），称为平背综合征。

骨盆倾斜角 >20° 表明病人试图通过骨盆后倾来代偿（一些学者认为 25° 以内为可接受的正常值）。

因此，外科医师矫正的最小量是使 LL 值低于 PI 值 9° 以内，并且还可增加至病人代偿量（即 PT 大于 20° 的量），产生了以下近似值（当 LL 值低于 PI 值 9° 以上，PT 大于 20° 时适用），见公式 70-1：

$$\text{LL 需增加的度数} \approx (\text{PE}-\text{LL}-9^\circ) + (\text{PT}-20^\circ) \quad \text{（公式 70-1）}$$

▶ **矢状位平衡伴随年龄而改变** 广泛引用的脊柱 - 骨盆参数对大多数 50～60 岁患有 ASD 需要手术的病人有效，但对年轻或年龄更大的老年病人，其作用性相对较低。有人说“衰老是一个驼背过程”。老年人中较高的 HQOL 分数，会产生较少的腰椎前凸，并增加代偿性骨盆倾斜[15]。试图在老年人中实现与年轻人相同的参数会导致“矫正过度”，这确实存在一定风险。理想的参数尚不明确，相关推荐可见表 70-2[15]。

▶ 冠状位平衡 由直立前后位的标准脊柱侧弯 X 线进行测量。由 C7 椎体的中心垂直向下绘制一条“铅垂线”。如果它距骶骨中线（CSVL 所在的位置）大于 4cm，则说明存在冠状位不平衡（若铅垂线落在 CSVL 右侧，记为正，左侧记为负）。

70.7.3 外科截骨术的分类

在外科手术中越来越多地采用截骨术来矫正脊柱畸形，并应用在脊柱肿瘤切除等手术中。为了使术语命名标准化，Schwab 等人[23]提出了分类系统，见表 70-3。

在后路手术的基础上，2～6 级还可进行前路手术。5～6 级最常用于胸椎畸形。

表 70-3 脊柱截骨术的分级 *[23]

分级和图解	描述
1 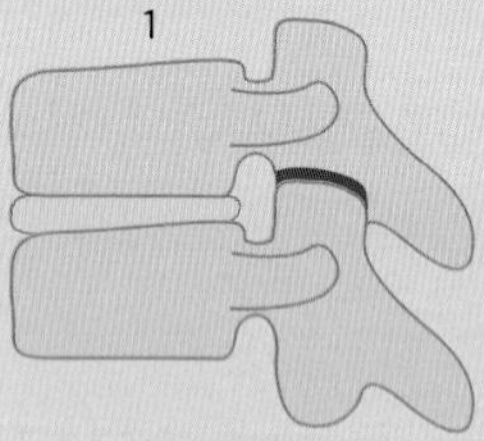	切除下关节突和关节囊。需要移动（非融合）前柱。校正角度受限（5～10°） 又名：Smith-Petersen 截骨术或楔形切开术（关节突已融合），Chevron 截骨术或延长截骨术（关节突未融合）
2 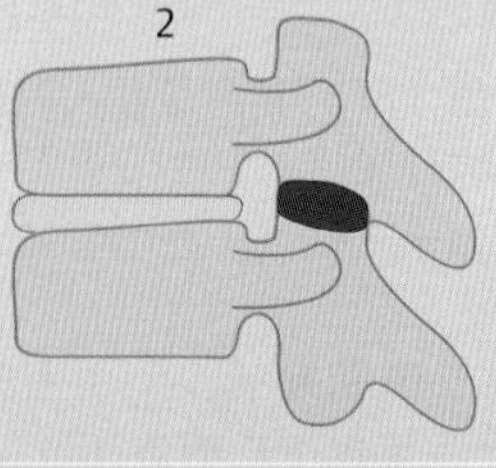	切除上、下关节突和黄韧带，选择性切除椎板和棘突。需要移动（非融合）前柱 又名：Ponte 截骨术
3 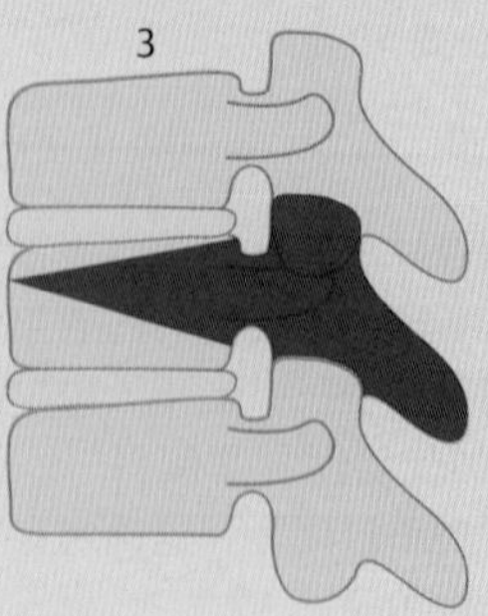	楔形切除部分椎体和后方结构 一般可矫正 25°～30° 又名：经椎弓根椎体截骨术（PSO）、闭合楔形截骨术、经椎弓根楔形切除术

表 70-3　脊柱截骨术的分级 *[23]

分级和图解	描述
4 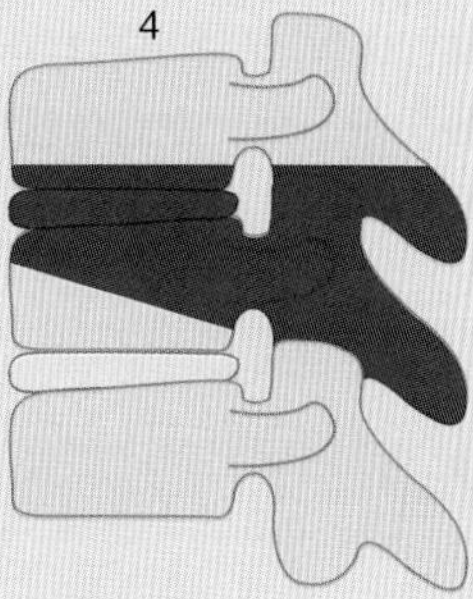	在 3 级基础上，附加切除部分终板和 1 个邻近椎间盘组织
5 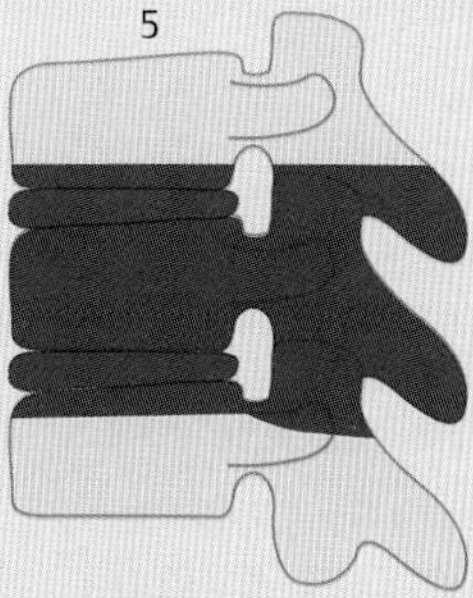	完全切除椎体和两个相邻的椎间盘（和胸部肋骨）又名：全脊椎切除术（VCR）
6 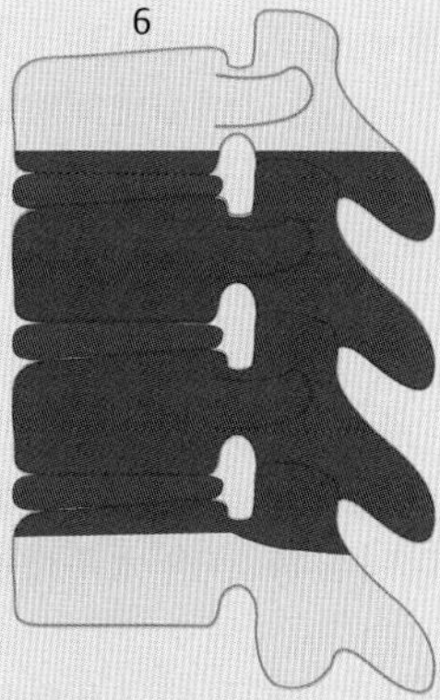	5 级的切除范围延伸至多个椎体

* 经 Schwab F，Blondel B，Chay E 等允许后作上图。The comprehensive anatomical spinalosteotomy classification. Neurosurgery 2014; 74(1): 112-20; discussion 120.

70.7.4 增加腰椎前凸的手术选择

可以使用多种外科技术来增加腰椎前凸，使其达到治疗要求。如有必要，可以切除相应部分（如椎板切除术）以完成减压。注意：在正常脊柱中，L4～L5 和 L5～S1 共同前凸形成了高达 30° 的总腰椎前凸角。在高位腰椎产生过度的脊柱前凸以增加 LL，这可能并不可取。表 70-4 展示了通过不同手术方式所能达到的前凸程度。

表 70-4 各种手术方式中可达到的腰椎前凸程度

手术方式	腰椎前凸程度
TLIF/PLIF	<0（如后凸），最高达 2°[24]
LLIF	1°[25]
ALIF	6°[24]
Schwab 1 级截骨术（SPO）	5～10°[26]
Schwab 2 级截骨术 +ACR	16°[27]
Schwab 3 级截骨术（PSO）	30～40°[27，28]

缩写：TLIF= 经椎间孔腰椎间融合术；PLIF= 后路腰椎间融合术；LLIF= 外侧入路腰椎间融合术；ALIF= 前入路腰椎间融合术；SPO=Smith-Peterson 截骨术；ACR= 前柱松解重建术；PSO= 经椎弓根椎体截骨术。Schwab 截骨术分级见表 70-3

70

▶ *经椎间孔腰椎间融合术（TLIF）以及后路腰椎间融合术（PLIF）* 传统手术方式，可行开放手术或者 MIS。

▶ *外侧入路腰椎间融合术（LLIF）* 经腰大肌入路（XLIF™，DLIF™）和外侧或前外侧的腰大肌前入路（OLIF™）。通过增加椎间隙的高度来分散椎体，从而间接对神经元进行减压。如果骨质良好，并且没有不稳定或脊柱滑脱 >I 级，使用的融合器前后位宽度 >22mm，则单纯手术（不用螺钉固定）可能是一种选择。

▶ *前柱松解重建术（ACR）* 即前纵韧带松解术（ALLR），通过前侧或外侧入路，置入“过度前凸”的融合器（20°～30° 脊柱前凸），切断前纵韧带（ALL）。随后进行后路固定，常联合进行 Schwab 1 级或 2 级截骨术（尤其使用 30° 的融合器）和后路压缩术。它可将 LL 每 ACR 水平增加 12°，且改善 SVA 高达 3cm（取决于手术的水平）[27，29]。

直接（切割 ALL）或间接拉伸前柱均有损伤大血管的风险。在轴位 MRI、CT 或血管造影上对大血管进行评估至关重要，如果在该水平上血管与椎体或骨赘紧密接触，则不应进行手术。

▶ *Schwab 2 级截骨术（图 70-4B）* 可以使脊柱前凸每个水平增加最高 10° ～ 12°。包括切除双侧上、下关节突，黄韧带和上、下部分椎板。

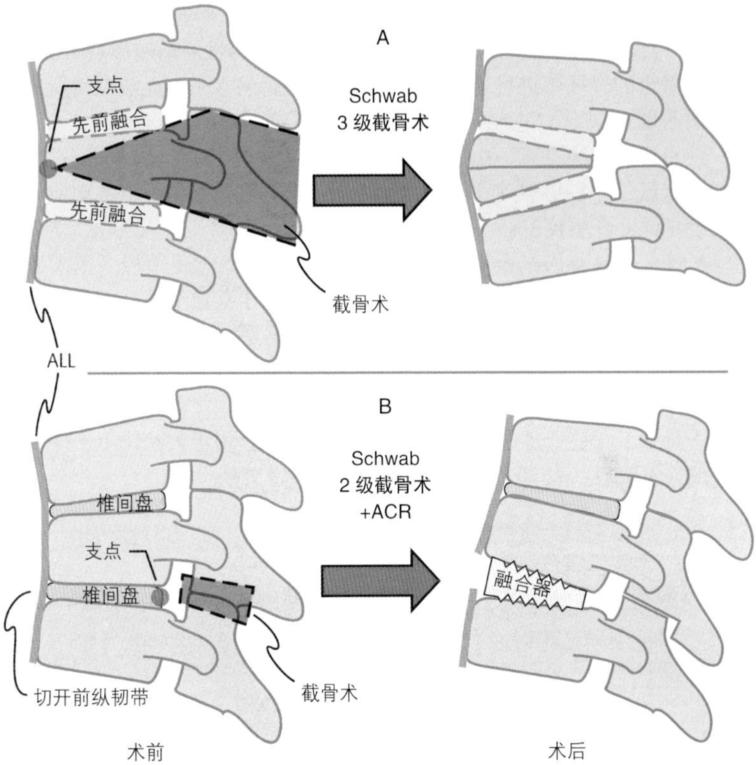

图 70-4 增加脊柱前凸的两种手术方式

A. Schwab 3 级截骨术（经椎弓根椎体截骨术），B. Schwab 2 级截骨术（Ponte 截骨术）+ACR。

缩写：ACR = 前柱松解重建术；ALL = 前纵韧带

通过压缩后方结构以闭合产生的空隙，从而形成脊柱前凸（切除后方结构，并使用中柱作为支点来延长前柱）[30, 31]。基本上，每切除 1mm 骨质，LL 可增加 1°[26, 30]。

“Ponte 手术”需要切除多个关节突，最初用于治疗休门脊柱后凸畸形（见章节 71.3）[32]。

▶ Schwab 3 级截骨术（图 70-4A） 即经椎弓根截骨术（PSO）。需要切除后方结构，包括黄韧带、椎板和关节突，而后行双侧椎弓根孤立及切除术，并楔形切除椎体至腹侧骨皮质。通过压缩后方结构及孤立腹侧皮质骨的青枝骨折以闭合产生的空隙[28]。每个水平可使 LL 增加 30°~40°，改善 SVA 5.5~13cm[27, 28]。PSO 是一种脊柱“缩短”手术。

与2级截骨术相比，技术上具有挑战性，通常伴有高失血量（平均3L[33]），并且增加并发症的风险[包括23%的近端交界性后凸畸形(PJK)[33]]。通常已融合的脊柱不进行该手术，因为从未融合的水平上无法获得所需的脊柱前凸量。

使用前柱作为支点。由于硬膜向内屈曲（L3是最常见的水平），该术式通常仅限于脊髓圆锥水平以下（如L1～L2)。需要行术中电生理监测。相对禁忌证：骨质较差。

▶ **前入路腰椎间融合术（ALIF）** 最适用于L5～S1节段（因大血管不会妨碍手术入路，并且作为椎体最低处，相对于其他节段，此处矫正后SVA的改善更明显）。

70.7.5 ASD进行MIS的治疗指南

一种基于脊柱骨盆参数和SRS-Schwab分型，用于矢状位不平衡MIS治疗的简单量表（表70-5）[10]。详细内容见参考文献[11, 34]。

70

表70-5 根据ASD严重程度[10]，进行MIS的治疗推荐，与SRS-Schwab分级[20]等效。关于年龄的相关问题，见章节70.7.2

	轻度（平衡型）		中度（代偿型）		重度（失代偿型）	
	Deukmedjian et al[10]	SRS-Schwab[20]	Deukmedjian et al[10]	SRS-Schwab[20]	Deukmedjian et al[10]	SRS-Schwab[20]
CCA	<30°	N	>30°	T，L或D	>30°	T，L或D
PI-LL	<20°	0或+	20～30°	++	>30°	++
SVA	<5cm	0	5～9cm	+	>10cm	++
PT[a]	<25°	0	25～30°	+	>30°	++
推荐前路手术	MIS-LLIF		中立椎行MIS-LLIF+ACR		中立椎行MIS-LLIF±ACR	
推荐后路手术	若PT<20°，考虑单纯治疗[b]，否则行经皮固定术		S1行经皮固定±关节突切除术		S2或髂行开放固定+截骨术	

若应用此表，需使用Deukmedjian参数（基于该参数进行参考）或大致等效的SRS-Schwab参数，以确定病人的严重程度（轻度、中度或重度）

缩写：ACR=前柱松解重建术；CCA=冠状面Cobb角［对于SRS-Schwab系统，N=无主要冠状位畸形（所有弯曲<30°）；T=仅胸椎（腰椎弯曲<30°）；L=仅腰椎（胸椎弯曲<30°）；D=双侧弯（胸椎和胸椎/腰椎弯曲均>30°）］；LL=腰椎前凸角；LLIF=外侧入路腰椎间融合术（如XLIF、DLIF、OLIF等）；MIS=微创脊柱手术；PI=骨盆入射角；PT=骨盆倾斜角；SRS=立体定向放疗；SVA=矢状位垂直轴

[a] 在SRS-Schwab分级中，PT<20°视为正常

[b] 单纯治疗指无后固定，假定不存在骨质疏松，并且融合器宽度至少为22mm（以降低塌陷风险）

目前SRS相关研究包括：简单减压术（可能伴最低程度的融合）能够缓解疼痛，使病人无明显疼痛地直立，其在什么时间且多大程度上可以改善矢状位平衡。

（曾超凡 译 邓晓峰 校）

参考文献

[1] Cobb JR. Outline for study of scoliosis. Am Acad Orthop Surg. 1948; 5:261–275

[2] Silva FE, Lenke LG. Adult degenerative scoliosis: evaluation and management. Neurosurg Focus. 2010; 28. DOI: 10.3171/2010.1.FOCUS09271

[3] Wiet RJ, Wiet RJ, Glasscock ME, et al. Dissection Manual. In: Surgical Anatomy of the Temporal Bone Through Dissection. Philadelphia: W.B. Saunders; 1980:677–725

[4] Pritchett JW, Bortel DT. Degenerative symptomatic lumbar scoliosis. Spine (Phila Pa 1976). 1993; 18: 700–703

[5] Faldini C, Di Martino A, De Fine M, et al. Current classification systems for adult degenerative scoliosis. Musculoskelet Surg. 2013; 97:1–8

[6] Nash CL,Jr, Moe JH. A study of vertebral rotation. J Bone Joint Surg. 1969; 51:223–229

[7] Drazin D, Shirzadi A, Rosner J, et al. Complications and outcomes after spinal deformity surgery in the elderly: review of the existing literature and future directions. Neurosurg Focus. 2011; 31. DOI: 10.3171/2011.7.FOCUS11145

[8] Schwab F, Dubey A, Gamez L, et al. Adult scoliosis: prevalence, SF-36, and nutritional parameters in an elderly volunteer population. Spine (Phila Pa 1976). 2005; 30:1082–1085

[9] Dubousset J, Weinstein SL. Three-dimensional analysis of the scoliotic deformity. In: The pediatric spine: Principles and practice. New York, NY: Raven Press; 1994:479–496

[10] Deukmedjian AR, Ahmadian A, Bach K, et al. Minimally invasive lateral approach for adult degenerative scoliosis: lessons learned. Neurosurg Focus. 2013; 35. DOI: 10.3171/2013.5.FOCUS13173

[11] Haque RM, Mundis GM,Jr, Ahmed Y, et al. Comparison of radiographic results after minimally invasive, hybrid, and open surgery for adult spinal deformity: a multicenter study of 184 patients. Neurosurg Focus. 2014; 36. DOI: 10.3171/2014. 3. FOCUS1424

[12] O'Brien MF, Kuklo TR, Blanke KM, et al. Radiographic Measurement Manual. 2008. http://www.oref.org/ docs/default-source/default-document-library/sdsgradiographic- measuremnt-manual.pdf?sfvrsn=2

[13] Ryan MD. Geometry for Dummies. 2nd ed. Indianapolis, Indiana: Wiley Publishing, Inc.; 2008

[14] Tuzun C, Yorulmaz I, Cindas A, et al. Low back pain and posture. Clin Rheumatol. 1999; 18:308–312

[15] Lafage R, Schwab F, Challier V, et al. Defining Spino-Pelvic Alignment Thresholds: Should Operative Goals in Adult Spinal Deformity Surgery Account for Age? Spine (Phila Pa 1976). 2016; 41:62–68

[16] Lafage V, Schwab F, Patel A, et al. Pelvic tilt and truncal inclination: two key radiographic parameters in the setting of adults with spinal deformity. Spine (Phila Pa 1976). 2009; 34:E599–E606

[17] Schwab F, Lafage V, Boyce R, et al. Gravity line analysis in adult volunteers: age-related correlation with spinal parameters, pelvic parameters, and foot position. Spine (Phila Pa 1976). 2006; 31:E959– E967

[18] Protopsaltis TS, Schwab FJ, Smith JS, et al. The T1 Pelvic Angle (TPA), a Novel Radiographic Parameter of Sagittal Deformity, Correlates Strongly with Clinical Measures of Disability. The Spine Journal. 2013; 13

[19] Lowe T, Berven SH, Schwab FJ, et al. The SRS classification for adult spinal deformity: building on the King/Moe and Lenke classification systems. Spine (Phila Pa 1976). 2006; 31:S119–S125

[20] Schwab F, Ungar B, Blondel B, et al. Scoliosis Research Society-Schwab adult spinal deformity classification: a validation study. Spine (Phila Pa 1976). 2012; 37:1077–1082

[21] Liu Y, Liu Z, Zhu F, et al. Validation and reliability analysis of the new SRS-Schwab classification for adult spinal deformity. Spine (Phila Pa 1976). 2013; 38:902–908

[22] Ames CP, Smith JS, Scheer JK, et al. Impact of spinopelvic alignment on decision making in deformity surgery in adults: A review. J Neurosurg Spine. 2012; 16:547–564

[23] Schwab F, Blondel B, Chay E, et al. The comprehensive anatomical spinal osteotomy classification. Neurosurgery. 2014; 74:112–20; discussion 120

[24] Hsieh PC, Koski TR, O'Shaughnessy B A, et al. Anterior lumbar interbody fusion in comparison with transforaminal lumbar interbody fusion: implications for the restoration of foraminal height, local disc angle, lumbar lordosis, and sagittal balance. J Neurosurg Spine. 2007; 7:379–386

[25] Le TV, Vivas AC, Dakwar E, et al. The effect of the retroperitoneal transpsoas minimally invasive lateral interbody fusion on segmental and regional lumbar lordosis. ScientificWorldJournal. 2012; 2012. DOI: 10.1100/2012/516706

[26] Smith-Petersen M N, Larson CB, Aufranc OE. Osteotomy of the spine for correction of flexion deformity in rheumatoid arthritis. Clin Orthop Relat Res. 1969; 66:6–9

[27] Manwaring JC, Bach K, Ahmadian AA, et al. Management of sagittal balance in adult spinal deformity with minimally invasive anterolateral lumbar interbody fusion: a preliminary radiographic study. J Neurosurg Spine. 2014; 20:515– 522

[28] Mummaneni PV, Dhall SS, Ondra SL, et al. Pedicle subtraction osteotomy. Neurosurgery. 2008; 63: 171–176

[29] Deukmedjian AR, Dakwar E, Ahmadian A, et al. Early outcomes of minimally invasive anterior longitudinal ligament release for correction of sagittal imbalance in patients with adult spinal deformity. ScientificWorldJournal. 2012; 2012. DOI: 10.1100/2012/789698

[30] Cho KJ, Bridwell KH, Lenke LG, et al. Comparison of Smith-Petersen versus pedicle subtraction osteotomy for the correction of fixed sagittal imbalance. Spine (Phila Pa 1976). 2005; 30:2030–7; discussion 2038

[31] La Marca F, Brumblay H. Smith-Petersen osteotomy in thoracolumbar deformity surgery. Neurosurgery. 2008; 63:163–170

[32] Geck MJ, Macagno A, Ponte A, et al. The Ponte procedure: posterior only treatment of Scheuermann's kyphosis using segmental posterior shortening and pedicle screw instrumentation. J Spinal Disord Tech. 2007; 20:586–593

[33] Hyun SJ, Rhim SC. Clinical outcomes and complications after pedicle subtraction osteotomy for fixed sagittal imbalance patients: a long-term follow-up data. J Korean Neurosurg Soc. 2010; 47:95–101

[34] Mummaneni PV, Shaffrey CI, Lenke LG, et al. The minimally invasive spinal deformity surgery algorithm: a reproducible rational framework for decision making in minimally invasive spinal deformity surgery. Neurosurg Focus. 2014; 36. DOI: 10.3171/2 014.3.FOCUS1413

71 影响脊柱的特殊疾病

71.1 脊柱佩吉特病

71.1.1 病理生理学

佩吉特病（PD）(即畸形性骨炎）是一种破骨细胞紊乱（可能由病毒造成），可引起骨吸收率增加，并伴有反应性过度成骨，进而形成新生、脆弱性、编织骨，产生特征性的“镶嵌构象”。

最初有一个“高反应”期，成骨活性上升，骨内血管生成增加。成骨细胞生成软化、非板层骨。然后出现“低反应”期，血管间质消失，生成硬化、不透线性、脆性骨骼[1]（“象牙骨”）。

71.1.2 恶性变

是一个误称，因为恶性变实际上发生在反应性的成骨细胞中。约有 1%（报道中为 1%～14%）变性为肉瘤（成骨肉瘤、纤维肉瘤、软骨肉瘤）[2]，可能出现全身转移（如肺）。与颅骨和股骨相比，脊柱的恶性变更少见。

71.1.3 流行病学

患病率：在欧洲和美国的 55 岁以上人群中约占 3%，亚洲则较低[3]。男性稍多。在佩吉特病中，15%～30% 的病例有家族史（较不准确，因为多数病人无症状）。

71.1.4 好发部位

多发于中轴骨、长骨和颅骨。按降序大致排列，依次为：骨盆、胸椎和腰椎、颅骨、股骨、胫骨、腓骨、锁骨。

71.1.5 神经表现

PD 病人可能由于以下原因而就诊于神经外科：

1. 背痛：通常不是椎体受累的直接结果（见下文）。
2. 脊髓和（或）神经根症状：
   1) 脊髓或马尾受压（相对少见）。
   2) 脊神经根受压。
   3) 受累区域旁发生反应性血管扩张，造成血管盗血。
3. 累及颅骨：
   1) 脑神经通过骨孔时受压（最常见的是第 Ⅷ 对脑神经，可导致耳聋和共济失调）（见章节 88.8)。

2) 颅底受累：颅底凹陷症。

4. 对脊柱和颅骨不明骨性病变，进行明确诊断。

71.1.6　临床表现

概述

只有约 30% 的病变部位出现症状[4]，其他为偶然发现。过度生成脆性骨可能造成骨性疼痛（最常见的症状），易出现骨折和神经卡压综合征：脑神经（见章节 88.8)、脊神经根等。长骨的无痛性弯曲可能是最早的表现。在一些病人中，由于 PD 引起关节功能障碍，并造成疼痛而发病。

绝大多数佩吉特病病灶无症状[5]，由于其他原因或因为碱性磷酸酶升高而进行影像学或骨扫描检查才得以发现病灶。虽然 PD 病人最常见的主诉是背痛，其中仅约 12% 单纯源于佩吉特病[6]，其余则继发于其他因素，其中部分原因如下所述。

可能与佩吉特病相关的症状

以下因素所致症状呈缓慢性进展（通常病程超过 12 个月；极少超过 6 个月）：

1. 神经压迫。
   1) 压迫原因：
      - 编织骨扩张。
      - 骨样组织。
      - 佩吉特病灶扩张至黄韧带和硬膜外脂肪[7]。
   2) 压迫部位：
      - 脊髓（见下文）。
      - 神经孔处的神经根。
2. 小关节骨关节炎（佩吉特病可能促成骨关节炎[6]）。

以下因素所致症状倾向于快速进展：

1. 受累骨质发生恶变（肉瘤）（罕见，见上文）。
2. 病理性骨折（起病常为突发疼痛）。
3. 以下原因导致神经血管异常（脊髓或神经的血供受损）：
   1) 血管受压（动脉或静脉）。
   2) 佩吉特病性血管盗血（见下文）。

脊髓症状

脊髓病或马尾综合征可能是脊髓压迫或血管性原因 [血管闭塞，或邻近血管反应性扩张引起“盗血”[5]] 所致。截至 1981 年，只有约 100 例对该症状的报道[8]。出现症状者以相邻 3～5 段椎体受累为特征[9]，而单个椎体受累常无症状[10]。在一项病例报道中，进展性四肢瘫或下肢轻瘫为最常见的表现[11]。首发症状通常为感觉异常，逐渐进展为肌力减退及括约肌功能障碍。仅有 5.5% 的病人未累及神经系统，而以疼痛为唯一表现。

突然增加的快速进展性疼痛（平均 6 周）提示更有恶性变的可能。

71.1.7 评估

1. 实验室检查（单一病灶的血清学标记物可能正常）：
   1) 血清碱性磷酸酶：通常升高（此酶参与骨合成，在单纯溶骨性佩吉特病中可能不升高[5]）；平均值为 (380±318)IU/L；正常范围为 9～44IU/L[6]。骨特异性碱性磷酸酶可能更敏感，在单一病灶中可能也有作用[3]。
   2) 钙：通常正常（如果升高，应当排除甲状旁腺功能亢进）。
   3) 尿羟脯氨酸：几乎只存在于软骨中。由于骨的更新速率加快，PD 病人的尿羟脯氨酸常升高，平均值为 (280±262)mg/24h（正常范围为 18～38mg/24h）[6]。
2. 骨扫描：多数情况下受累区域信号增强，但并非所有[6]病例都有此表现。
3. X 线片
   1) 局部骨增大：PD 的独特表现（未见于其他溶骨性疾病，如前列腺癌骨转移）。
   2) 皮质增厚。
   3) 硬化性改变。
   4) 溶骨区（颅骨表现为界限清楚的骨质疏松；长骨表现为“V”形病灶）。
   5) 脊柱佩吉特病通常累及相邻的数个节段。椎弓根和椎板增厚，椎体通常变致密并且压缩，宽度增加。椎间盘被骨骼替代。
4. CT：小关节肥厚性改变，并有粗大骨小梁形成。

71.1.8 治疗

佩吉特病的内科治疗

概述

佩吉特病尚无治愈方法。内科治疗适用于疾病诊断明确且呈非快速性进展，不适于进行外科手术，以及不能耐受过多出血的术前病人。在 50% 的病例中，内科治疗可改善部分神经功能障碍[12]，但需要更长的治疗时间（6~8 个月），并且由于存在复发倾向，症状改善后可能还需要进行长期治疗。

降钙素衍生物

注射用鲑鱼降钙素（Calcimar®）[12]：直接减少破骨细胞活性，从而缓解继发性成骨细胞活性增加。但在降钙素使用过程中仍有复发可能。副作用包括恶心、面部潮红，以及对鲑鱼降钙素产生抗体［这些病人可能需要使用更昂贵的合成制剂（Cibaclcin®）才能获益，起始剂量每天 0.5mg 皮下注射[13]］。

用法：每天 50～100IU（药物研究委员会推荐剂量）皮下注射 1 个月，随后数月每周皮下注射 3 次[3]。如作术前用药以减少骨骼血管生成，则理想疗程约为 6 个月。术后长期用药或作为单药治疗可使用每周 3 次、每次约 50IU 的小剂量（一半以上的病人在用药 3～6 个月内，碱性磷酸酶和尿羟脯氨酸会下降 30%～50%，但很少能达到正常）。

双膦酸盐

该类药物是焦磷酸盐的类似物，与羟磷灰石结晶结合，可抑制再吸收；同时可改变成骨细胞代谢，抑制其活性，减少成骨细胞数量。药物在吸收前可在骨骼内持续存在。该类药物通过口服吸收有限（特别是在食物中）。治疗时形成板层骨，而非编织骨。

依替膦酸钠（Didronel®）（亦即 EHDP）：减少正常的骨矿化［特别是剂量≥20mg/（kg·d）时］，引起骨矿化障碍（骨软化），可能增加骨折风险，但在用药过程中可恢复[14]。禁忌证包括肾功能衰竭、骨软化或下肢有严重溶骨性病变的病人。用法：每天 5～10mg/kg 口服（平均剂量 400mg/d，老年体弱者 200～300mg/d），疗程 6 个月，如果生化指标提示复发，可在 3～6 个月后重复用药。

替鲁膦酸钠（Skelid®）与依替膦酸钠不同，在推荐剂量下不影响骨矿化。副作用：腹痛、腹泻、恶心／呕吐。用法：400mg 药物以 6～8 盎司（重量单位；一盎司为 28.35 g）白水送服，饭前或饭后 2 小时服用，每天 1 次，疗程 3 个月。可用剂型：200mg 片剂。

帕米膦酸钠（Aredia®）较依替磷酸钠更强效，可能造成短暂性急性流感样综合征。口服剂量受胃肠道耐受性限制，可能需采用静脉滴注。每个疗程剂量小于 180mg 时，不会出现骨矿化障碍。用法：静脉滴注 90mg/d，连用 3 天，或每周／每月静脉滴注 1 次。

阿仑膦酸钠（Fosamax®）：不会引起骨矿化障碍（见章节 63.3.5）。

氯屈膦酸钠（Ostac®，Bonefos®）：口服 400～1600mg/d，连用 3～6 个月；静脉滴注 300mg/d，连用 5 天。

利塞膦酸盐（Actonel®）：在推荐剂量下不影响骨矿化[15]。用法：口服 30mg，6～8 盎司水送服，每天 1 次。每天第一顿饭前空腹服用，服药至少 30 分钟后方可进餐。

手术治疗

概述

总体而言，对于 PD 所致的骨折，若采取保守治疗，则延迟愈合率较高。

脊柱佩吉特病的手术指征

1. 病情快速进展：提示可能出现恶性变或脊柱不稳定。
2. 脊柱不稳定：严重脊柱后凸，或病理性骨折产生的骨碎片导致椎管受损。尽管严重塌陷多为长期逐渐形成，但也有可能出现突发性压缩。
3. 诊断不明确：特别是需要排除转移性疾病者（破骨性病变）。
4. 药物治疗无改善。

手术注意事项

1. 通常出血较多：如果大量出血，可能出现严重问题，术前应尽可能长时间使用双膦酸盐或降钙素治疗（见上文）。
   1）采用骨蜡帮助止血。
   2）可能存在止血困难。
2. 治疗继发性椎管狭窄：对于胸部病变进行椎板切除减压术，是标准治疗手段[11]，而如果多数病变位于脊柱前部，则需采取前入路进行手术。
3. 骨质常增厚融合，正常间隙分界消失。可使用高速骨钻以协助手术。
4. 术后可能需要继续药物治疗以预防复发[12]。
5. 成骨肉瘤：
   1）采用手术及化疗，但与非佩吉特病起源的原发性骨肉瘤相比，治愈的可能性更小。
   2）头皮活检需要整体切除头皮和肿瘤。

手术结果

见参考文献[11]。

在 65 例行椎板切除减压术者中，术后有 55 例（85%）出现明确且不同程度的改善。仅有轻度改善者通常发生病灶恶性变。1 例术后病情恶化，7 例（10%）术后死亡。恶性变者入院后存活时间不足 5.5 个月。

71.2 脊柱强直和骨化疾病

71.2.1 强直性脊柱炎（AS）

概述

要 点

- 典型的脊柱关节病，目前指放射学上的中轴型脊柱关节炎。
- 血清学检查阴性（无类风湿因子），与 HLA-B27 相关。
- 骶髂关节（必要累及部位）起病并向头侧进展。
- 临床表现：背部晨僵，脊柱后凸畸形使胸廓活动受限。
- X 线表现：“竹节样脊柱”，Andersson 病变，进行性胸椎后凸。
- 轻微外伤后易发生骨折，甚至脊髓损伤（SCI）。
- 出现严重畸形，神经系统受累或不稳定性骨折，提示需要手术干预。

即 Marie-Strümpell 病，强直性脊柱炎（AS）是一种 HLA-B27 相关的炎症性疾病，是典型的脊柱关节炎（SpA）。共同的特征是炎性背痛，类风湿因子血清学阴性，无类风湿结节，以及以下肢为主的不对称少关节炎。目前文献中称为放射学上的中轴型脊柱关节炎（RaxSpA），一般认为是单一疾病的晚期，在 X 线片上有明确的骶髂关节炎证据可诊断为中轴型脊柱关节炎（axSpA）。此分类下的其他疾病包括：银屑性关节病、Reiter 病、青少年脊柱关节病等。AS 过去也被称为类风湿脊柱炎，或脊柱类风湿关节炎，但由于缺乏类风湿因子，不建议使用这些术语。脊柱是骨骼主要受累部位，通常起于骶髂关节和腰椎，并向头侧进展。

附着点病：附着点部位（韧带、肌腱或关节囊附着于骨的部位；AS 受累点）的非肉芽肿性炎症改变，促进韧带骨化，最终导致脊柱椎体（VB）骨质疏松，椎间盘钙化（不累及髓核）及韧带骨化，产生椎体方形变及椎体间桥接韧带骨赘，即所谓的“竹节样脊柱”或“棒样脊柱”。关节外表现（EAMS）包括：前葡萄膜炎、炎症性肠病（IBD）和银屑病。

通常由以下原因引起神经系统受累：

1. 马尾综合征（CES-AS）：病因多不清，但通常不是狭窄或病灶压迫导致。起病隐匿而缓慢，且有较高概率发生硬膜扩张[16]。每个 AS 病人伴随神经症状时都应怀疑存在 CES，直到有证据可除外该疾病。若不治疗，大多数病人的症状都会恶化[16]。
2. 旋转半脱位：发生于寰枕关节及寰枢关节。典型表现为全脊椎仅有寰枕关节及寰枢关节可活动。发病率明显低于伴类风湿关节炎者。一般情况下该病变尚稳定，但在 AS 中常不稳定。
3. “弓弦效应”引起的脊髓病变：椎板切除术可能会加重症状。
4. 急性脊髓损伤（SCI）：在 AS 中，骨折使 SCI 或 CES 风险增加，也可继发于轻微外伤。损伤多见于下颈髓。AS 僵直脊柱骨折后，会形成长杆状结构，限制吸收冲击的能力，即使是轻微骨折也会非常不稳定[17]。脊髓硬膜外血肿可导致迟发性恶化[18]。
5. Andersson 病变：病变多因炎症或骨折发现，机械性压力可以防止病变融合从而形成假关节[19]。
6. 脊柱畸形。
7. 椎管狭窄：罕见。
8. 颅底凹陷症。

流行病学

普通人群发病率为（0.44～7.3）/100 000[20]。可能女性病人存在漏诊而男性病人常表现为快速进展的脊柱关节僵硬，从而导致文献报道的男女比例为 3∶1[20]。发病高峰：17～35 岁。90% 以上的 AS 病人为 HLA-B27 阳性（在不伴 AS 的人中，只有 8% 有这种抗原），但是仅有 2% 伴 HLA-B27

阳性的人会发展为临床性 AS。虽然 AS 属于非遗传性疾病，但一级亲属的发病风险增加。

临床表现

▶ 症状　典型起病症状为非放射性腰痛，背部晨僵，臀部疼痛肿胀（大关节炎所致），静止后症状加重，活动后可缓解[21]。

▶ 体征　Patrick 试验常为阳性（见章节 66.1.6）。侧卧位压迫骨盆引起疼痛。

Schober 试验（前屈位时测量背部皮肤标记间增加的距离，从而了解因脊柱融合所致的脊柱活动度下降）并非炎性脊柱病的特异性检查[22]，但有助于监测物理治疗效果。

诊断

经验丰富的风湿病学家所得出的诊断与金标准最为接近[23]。国际脊柱关节炎评估学会（ASAS）最近提出，推荐使用改良柏林算法[23]作为风湿病学家诊断 AS 的潜在有力工具。累及骶髂（SI）关节是确定诊断的必要条件。诊断非常复杂，包括慢性腰痛，臀部疼痛，骶髂关节炎，家族史，银屑病，炎症性肠病，或关节炎后在 1 个月内出现尿道炎、子宫颈炎或急性腹泻，附着点病及 X 线阳性结果。

71

（过时的）纽约标准是早期尝试建立的诊断标准，这里仅供参考（表 71-1），但不应再用于明确诊断。

表 71-1　AS 改良纽约标准[24]——不再用于诊断（过时）

诊断（见下列标准）
确诊 AS：符合影像学标准 + ≥1 项临床标准
疑诊 AS：符合影像学标准但不符合临床标准，或具备 3 项临床标准但不符合影像学标准
临床标准
腰痛 >3 个月，活动后症状改善，休息无改善
腰椎矢状位及冠状位活动受限
胸廓活动度低于相应年龄、性别的正常人群
影像学标准
骶髂关节炎

影像学评估

▶ X 线片　是诊断及随访的重要手段。骶髂（SI）关节受累（骨盆前后位或骶髂关节斜位 X 线可见）是最早期的影像学表现之一，特征性表现多为对称性骨质疏松继发骨质硬化。椎体间的桥接性骨赘产生“竹节样脊柱”（见上文），也是一种典型表现（图 71-1）。由于多发性、非连续性（多为疑诊）骨折并不少见，故建议行全脊柱 X 线检查。

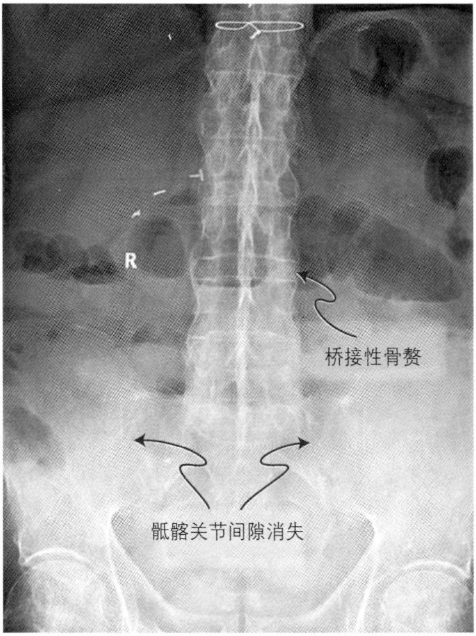

图 71-1 腰椎/骨盆正位 X 线检查，显示“竹节样脊柱”（桥接性骨赘）和骶髂关节硬化

71

▶ CT　用于诊断 X 线片上不明显的颈椎骨折，以及术前骨解剖结构的评估。

▶ MRI　可排除脊髓硬膜外血肿及偶发的椎间盘突出。CES-AS 综合征病人可能表现为硬膜扩张。Andersson 病变：特征性表现为韧带止点发生病理性改变（终板前后部 MRI 信号异常）。椎间隙的假关节所致的侵蚀性改变与椎间盘炎信号相似（T_1 和 T_2 加权像高信号伴强化）。

▶ 骨扫描　若骶髂关节/骶骨吸收比 >1.3∶1，提示 AS。

鉴别诊断

1. 类风湿关节炎：早期 AS 可类似于类风湿关节炎，但 AS 病人的关节无结节形成且血清类风湿因子为阴性。
2. 前列腺转移癌：老年男性前列腺转移癌，可出现骶髂疼痛及与骶髂关节炎类似的骨质破坏。
3. Forestier 病及弥漫性特发性骨质增生症（DISH）（见章节 71.2.4）：两病可有重叠，在 AS 中出现椎间盘前部和外侧骨质过度增生，但无退行性变和骨化。两者均无小关节突关节及骶髂关节受累，不引起脊柱屈曲畸形，多见于 50 岁以上男性（较典型 AS 发病年龄大）[25]。
4. 银屑病、反应性关节炎（Reiter 综合征）、炎性肠病性关节炎（IBD 相关）：伴随这些疾病的脊柱炎程度多较轻且多变，骶髂关节受累多无症状。在 AS 中无皮肤表现（结节性红斑、坏疽性脓皮病）[26]。

自然史

疾病进展缓慢，病人活动功能通常尚可保留。胸椎后凸伴颈椎和腰椎前凸代偿性增加多见。重心转移，伴随脊柱强直脆弱，易造成反复椎体塌陷及进一步脊髓损伤。最终可进展到肋椎关节受累，形成限制性肺疾病。AS 病人在晚期也容易发展出现纤维性肺病。

由于脊柱脆性且丧失可移动性节段，增加了脊柱骨折的可能性，因此通常称为所谓的粉笔状骨折（图 71-2），在水平面上波及三柱结构。这些骨折通常极不稳定（见下文）。

治疗

概述

目前，ASAS/EULAR 对于 AS 治疗的推荐是最全面的（可在 ASAS 网站获取）。由风湿病学家协调进行多学科合作[27]，治疗目标是通过控制症状和预防进行性结构损伤，来提高长期生活质量。NSAIDs 是一线治疗用药[27]。在病情持续高活动的病人中，治疗药物可能包括肿瘤坏死因子（TNF）抑制剂[27]。

手术治疗

概述

最常见的外科手术是骨科全髋关节置换术[27]。

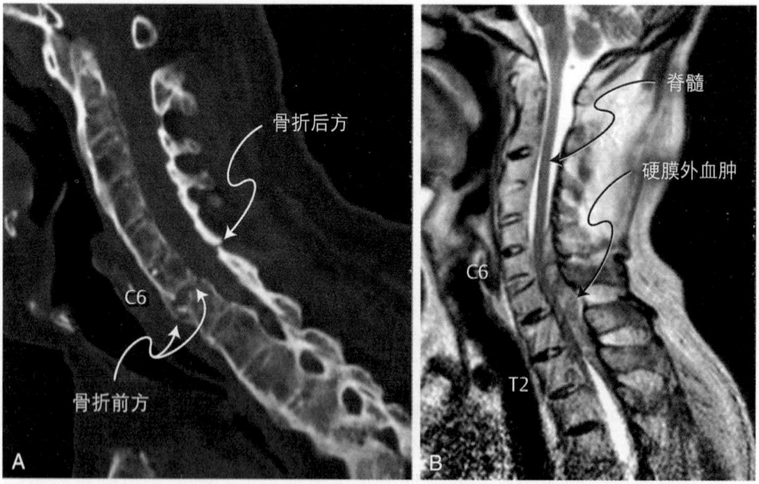

图 71-2 强直性脊柱炎病人，C6～C7 部位出现粉笔状骨折合并硬膜外血肿

A. 颈椎矢状位 CT 骨窗；B. 颈椎 T_2 矢状位 MRI 显示合并硬膜外血肿

颈椎骨折

颈椎是 AS 病人中最常见的骨折部位[28]。病人通常不能区分慢性炎性疼痛与急性骨折疼痛，因此应该设置一个低的疼痛阈值来进行影像学检查以获取图像。必须明确损伤前的对线，因为应用颈圈可能导致过度伸展性损伤[29]。采用轻度、低重量的前上方牵引力，可用于早期固定[30, 31]。对于不稳定骨折可采用 halo 架固定或行手术治疗。

手术适应证：

- 难以复位的畸形。
- 硬膜外血肿（图 71-2）或其他来源的压迫，导致神经功能状态恶化[32]。
- 不稳定性骨折。由于上、下节段的融合椎体存在长臂杠杆作用，因此大多数三柱骨折非常不稳定。halo 架固定术已较少用于此类骨折的治疗。

手术：如果证据提示存在脊髓压迫，则进行椎板切除减压术[32]。增强骨质量、扩展杠杆臂，良好的融合床和跨越骨折上、下端的多节段融合尤为重要[33]。在近端，侧块螺钉固定可达 C3，C2 可行椎弓根螺钉固定，并且在胸椎使用椎弓根螺钉进行远端固定[33]。在某些情况下，360° 融合可以提供最理想的固定（如可行）。

胸腰椎骨折

主要发生于胸腰段[33]。可分为 3 类[34]：

1. 剪切损伤：通常为急性，类似 Chance 骨折（见章节 63.1.2）。高度不稳定的三柱损伤[34]（由于骨折两侧的长臂杠杆作用）。
2. 楔形压缩：通常为慢性。
3. 假关节：通常是亚急性早期未发现的骨折。

楔形压缩或假关节；排除后方结构参与受力，以确定是否存在不稳定性骨折[33]。可使用外部支具治疗稳定性骨折。不稳定性骨折则考虑用较厚的杆或更刚性的材料解决骨折处受力增加的问题，可增加 PMMA 以防止螺钉脱出。

后凸畸形

ASAS/EULAR 推荐对严重残疾畸形的病人行矫正性截骨术[27]，包括开放式楔形截骨术、多节段楔形截骨术或闭合楔形截骨术（并发症发生率最低）[35]。颈椎畸形最常进行 C7 和 T1 楔形截骨术，因为在这些水平的横突孔中没有椎动脉。在近期文献中，倾向于在急性骨折固定的同时处理畸形[31, 32]。

马尾综合征

虽然证据有限，但在尚无法证明神经受压的情况下，腰大池 - 腹腔（LP）分流可能是改善神经系统功能障碍或防止神经功能障碍进展的最佳选择[36]。

手术注意事项

- 麻醉团队应注意脊柱后凸畸形和骨折部位：应用电视喉镜插管，或次选麻醉下纤维支气管镜插管（很少在清醒时进行）[37]，以防止颈部过度伸展和神经损伤加重[33]。
- 广泛的术前评估：骨折类型，后方韧带约束，神经压迫情况和功能，骨质量[33]。
- 调整手术部位来处理脊柱畸形；对所有畸形区域进行支撑，以防过伸或加重神经损伤[33]。
- 移植材料：髂嵴骨移植（ICBG）是金标准；然而，移植部位通常产生显著疼痛，会潜在地限制病人活动，并增加瘀血后遗症（如DVT）的可能性，可考虑进行异体移植[32]。
- 充分了解侧块和椎弓根解剖结构，确保在骨结构扭曲以及典型解剖标志不清晰的情况下也能安全地植入移植物[32]。
- 通过 halo 架或胸腰骶椎支具（TLSO）进行术后固定[33]。
- AS 病人易发生肺动脉并发症，应嘱咐病人早期下床活动[33]。
- 行整形手术，以处理皮肤坏死并闭合伤口[33]。

71.2.2 后纵韧带骨化（OPLL）

概述

要 点

- 后纵韧带纤维化、钙化继之骨化，病变可累及硬脊膜。
- 好发于亚洲人群。
- 多数病例症状轻微。
- 50% 的病例有糖耐量异常，肋横突韧带和肋椎韧带骨化可致呼吸运动减弱。
- 手术适用于中度神经功能障碍者（Nurick 分级 3~4 级）。

OPLL 病人年龄范围在 32~81 岁（平均 53 岁），男性稍多。随年龄增长，发病人数增加。症状持续时间平均约 13 个月。日本人口发病率较高（2%~3.5%）[38, 39]。

病理生理学

虽然 OPLL 的病理机制不明，但骨质硬化增生的概率增加，提示有遗传学基础。

OPLL 始于后纵韧带的血管过度纤维化，随后出现病变区域的钙化、骨膜软骨细胞的增生，并最终骨化[40]。病理过程常累及硬脊膜。最终可能出现活性骨髓的生成。不同病人的病程进展不同，平均每年轴向生长 0.67mm，纵向生长 4.1mm[41]。

后纵韧带的肥大或骨化可能导致脊髓病（直接的脊髓压迫或缺血所致）和（或）神经根病（神经根受压或牵拉所致）。

脊髓病变累及后外侧灰质较白质严重，提示存在神经受累的缺血性基础。

分布

平均累及 2.7～4 个椎体节段。受累概率：

1. 颈椎：占 OPLL 病例的 70%～75%。典型病例开始于 C3～C4，并向远端进展，通常累及 C4～C5 和 C5～C6，但常不累及 C6～C7。
2. 胸椎：15%～20%（通常位于上段，T4～T6 上下）。
3. 腰椎：10%～15%（通常也位于上段，L1～L3 上下）。

病理分型

见参考文献[42]。

1. 节段型：局限于椎体后方，不跨越椎间盘。
2. 连续型：在椎体间延续，跨越椎间盘。
3. 混合型：为节段型和连续型两者相结合。
4. 其他类型：包括一种少见的 OPLL 类型，即邻近终板，局限于椎间盘（包括伴有点状钙化的后纵韧带出现局部肥厚）。

临床表现

大多数病人表现为无症状或仅有轻微主诉。这可能因为 OPLL 引起的椎体融合和进展十分缓慢的椎体压缩，能够产生保护作用。

自然史：一项平均随访 1.6 年的研究[43]显示，在既往无脊髓病的病人中，17% 会进展为脊髓病。统计表明，最初未表现为脊髓病的病人，在发病 30 年后不患脊髓病的概率为 71%[43]。

评估

X 线片

一般不能显示 OPLL。屈 - 伸位可能有助于评估脊柱稳定性。

MRI

OPLL 显示为低信号区。当厚度小于 5mm 时，难以在 MRI 上发现病灶。在 T_1WI 上，与腹侧蛛网膜下隙的低信号区相混合；在 T_2WI 上，脑脊液信号增强，而 OPLL 仍为低信号。矢状位成像有助于了解受累范围，且 T_2WI 能够显示脊髓内部异常，其可能与预后不良相关。

脊髓造影 /CT

脊髓造影结合 CT 检查（尤其是三维重建），可能是显示和确诊 OPLL 的最佳手段。

治疗

治疗决策

基于以下临床分级[42]：

1. Ⅰ级：有影像学证据，但没有临床症状和体征。多数 OPLL 病人无症状[39]。非严重性病例可保守治疗。

2. Ⅱ级：病人有脊髓病或神经根病。病灶较小或稳定者可保守观察。病灶较大或明确进展者行手术治疗。

3. ⅢA 级：中至重度的脊髓病。一般需要手术治疗。

4. ⅢB 级：重度至完全的四肢瘫。不完全四肢瘫并且呈慢性进展加重时，考虑手术治疗。快速恶化或完全性四肢瘫、高龄或一般情况不佳，均提示预后不良。

对于中度病人（Nurick 分级 3～4 级[43]，见表 71-2），在统计学上手术治疗能够有效防止病情恶化。对于轻度病人（Nurick 分级 1～2 级），手术治疗和保守治疗没有区别。对于重度病人（Nurick 分级 5 级），手术治疗无效[43]。

表 71-2 颈椎病功能障碍的 Nurick 分级[44]

分级	描述
0	有神经根受累的症状、体征，无脊髓病
1	脊髓病，无行走障碍
2	轻微行走障碍，可以工作
3	行走困难但不需搀扶，无法进行全日制工作
4	在搀扶或拐杖帮助下能够行走
5	不能离开轮椅或卧床

术前评估

恰当的心肺功能评估应注意以下两点：

1. 呼吸功能受损可能是肋横突韧带和肋椎韧带骨化造成。

2. 50% 的病人糖耐量受损可能会有伴发糖尿病的风险。

手术注意事项

重度 OPLL 增加了颈部插管时损伤脊髓的危险性，在清醒状态下经鼻气管插管时应高度警惕。

虽然椎板切除术也可行，但一般更多采用前入路术式。一些学者建议进行 SSEP 监测[40]。对于 OPLL 病人，在脊髓减压前应避免撑开牵引。

一些学者主张将骨质从硬脊膜完全剥离，然而其他学者认为可以留下一些细小的骨质附着于硬脊膜。在去除骨质时应特别小心，因为骨质易与硬脊膜相混合，若同时去除，将会使脊髓裸露。

根据椎体累及范围，可考虑进行伴支撑植骨的椎体次全切除术。一般可辅助实施植骨融合内固定术。若行单一节段的 ACDF 或 1～2 节段的椎体次全切除术，术后需用硬质颈托制动至少 3 个月；若次全切除大于 2 个节段，需用 halo 架牵引制动。

手术结果

椎体次全切除伴支撑植骨术后，假关节形成的概率为5%～10%，且该概率随融合节段的增加而增加。

在一组病例中，10%的病人在前入路手术后有神经功能的短暂恶化[41]，可能是撑开牵引导致。

前入路手术后硬脊膜撕裂伴脑脊液漏出的风险，取决于硬脊膜附着骨骼的切除程度，发生概率为16%～25%。

前入路手术还存在其他风险，如食管损伤（见章节67.7.3）。

71.2.3 前纵韧带骨化（OALL）

颈椎前纵韧带骨化和（或）颈前骨赘增生可能有异常的影像学表现但临床症状轻微。与Forestier病不同（见下文），颈椎受累可能出现吞咽困难[45]。

71.2.4 弥漫性特发性骨质增生症（DISH）

要 点

- 多无症状，但可表现为咽喉异物感。
- 诊断检查：✓言语治疗会诊用以评估吞咽困难程度（通常包括改良吞钡造影），✓颈椎CT，±✓数字食管镜检查。

又称“DISH”，骨化韧带性脊柱炎或骨肥厚性强直性脊柱炎。疾病特点是在没有退行性变、外伤或感染后病变的情况下，出现平滑的骨赘形成。高加索人及男性更常见，好发于60～70岁。

97%的病例发生于胸椎，90%发生于腰椎，78%发生于颈椎，70%的病人同时累及3个部位。骶髂关节不受累［不同于强直性脊柱炎（AS）］（见章节71.2）。与AS相同，未融合的节段可能非常不稳定。

患DISH的危险因素包括：体重指数升高[46]、血尿酸升高[46]、糖尿病、生长激素或胰岛素水平升高[47]。

通常无临床症状。病人可能出现晨起僵硬及轻度活动受限。颈椎受累可能产生吞咽困难（见下文）或咽球症（一种咽喉存在肿块的主观感觉，勿与癔球症混淆，后者指咽喉肿块感但不存在病变），由骨赘和坚硬的喉部结构之间的食管受压引起[48]（Forestier病的一部分[49]）。

X线片和CT扫描显示骨性病变。

▶ *由于骨赘压迫食道造成吞咽困难*（图71-3） 在吞咽困难的病例中，评估应该包括言语治疗评价吞咽困难的程度、（改良）吞钡造影以明确梗阻部位，以及数字食管镜检查（排除食管内疾病）。对于因不满饮食改变

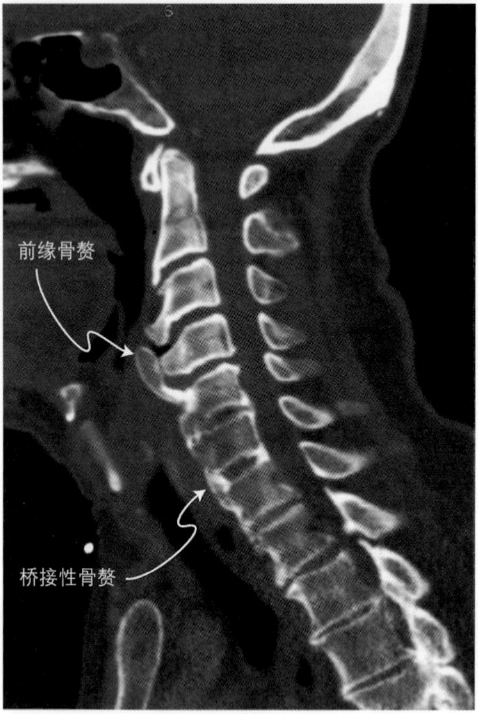

图 71-3 颈部骨赘导致吞咽困难

DISH 伴大量前缘骨赘

病人表现为发音困难、呼吸困难，因吞咽困难体重减轻 17磅。通过手术切除大量骨赘，所有症状均得以缓解

颈椎矢状位 CT

而体重下降，有反复呛噎或（吸入性）肺炎的病人，应考虑手术治疗。推荐使用颈前入路，术中使用高速骨钻，小心保护软组织结构（食管、颈动脉鞘），不需要固定脊柱或椎间盘切除[48]。需注意病人术后早期可能症状加重（由于对食管的操作以及操作可能损伤某些食管自主神经引起），可能需要胃管鼻饲，上述症状在术后 1 年可能会得以改善。

71.3 休门脊柱后凸

71.3.1 概述

要 点

- 标准：至少 3 个相邻胸椎椎体前部楔形变 5° 以上。
- 表现：常为疼痛［胸椎后凸（TK）>50°~60° 时］或外观畸形。
- 检查：脊柱侧凸站立位 X 线，神经检查，±MRI。
- 手术治疗：通常用于 TK>70° 时。

又称：休门后凸畸形、休门青少年脊柱后凸、青少年脊柱后凸、休门病、少年性椎体骨软骨病、椎体骨骺炎。最初由丹麦骨科医师 Holger Werfel Scheuermann 于 1920 年提出，称为“青少年椎体骨软骨炎”[50]。

71.3.2 流行病学

患病率：占总人口的 1%～8%[51]。

确诊年龄通常在 11～17 岁。

男性稍多，但对于性别优势存在争议。

针对同卵和异卵双胞胎的研究提出，疾病存在遗传倾向[52]。

71.3.3 病因

病因尚不明确。

病理生理学表现为骨骺生长板发生破坏，后侧椎体相对于前侧椎体生长增加。Hueter-Volkmann 定律可能适用：压缩椎体前侧的软骨终板（骨赘）会抑制纵向生长（该定律也适用于单侧的青少年特发性脊柱侧凸）。

71.3.4 分型

- Ⅰ型：仅累及胸椎。顶椎通常位于 T7 或 T8。
- Ⅱ型（成人变异型）：占 25%。累及胸腰椎[53]，88% 有脊柱侧凸。
- “腰椎休门病”被认为是一种腰椎变异型。

71.3.5 临床表现

50%～75% 的病人出现疼痛，常发生在青少年时期。年轻病人较年长者有更多疼痛（只有约 25% 的病人在骨骼成熟后出现疼痛）。如果弯曲角度 <50°～60°，疼痛较为少见。

青少年：通常表现为与进行性脊柱后凸相关的外观畸形，可能被误认为是一种“无精打采”的表现（姿势性脊柱后凸常 <60°）。

71.3.6 评估

1. 脊柱侧凸站立位 X 线片。
2. 详细的神经系统检查。
3. MRI：可排除半椎体和胸椎间盘突出症。

71.3.7 影像学表现

Sørenson 标准[54]：至少 3 个相邻胸椎椎体前部楔形变 5° 以上。

相关表现可能包括：

1. 终板不规则。

2. 椎间隙前路狭窄。
3. 许莫结节（见章节 66.1.14）。
4. 约 25% 的病例出现脊柱侧凸。
5. 50% 的病例出现腰椎峡部裂（见章节 69.2.3）[55]：可能是因腰椎前凸增加，代偿了增加的胸椎后凸。

71.3.8 治疗

支撑

以下情况可以考虑使用支撑：

1. 对于轻到中度弯曲的年轻（青少年）无症状病人，定义为：
   - 1 型休门后凸畸形：TK ≤40～50°。
   - 2 型休门后凸畸形：胸腰椎后凸 <55°。
2. × 对骨骼成熟的脊柱进行支撑并不合理。

支撑类型：

1. Milwaukee 支撑：经常使用，特别对于顶椎位于 T8 以上和超重的病人。
2. 带有肩部支撑的 TLSO。

其他治疗：

当疼痛为主要表现时：

1. NSAIDs：特别用于成人。
2. 物理治疗：在 16%～32% 的病例中可减轻疼痛 [56]。

无论使用哪种类型的支撑，均务必至少每天穿戴 23 个小时，持续 1~2 年。

手术适应证

1. 胸椎后凸超过 70°～75°（一些学者推荐为 >80°）。
2. 改善外观。
3. 难治性疼痛。
4. 进行性脊柱后凸。
5. 神经功能障碍：极少见。需行 MRI 以排除胸椎间盘突出。

手术注意事项

最佳的手术方式尚不明确。公认的方式：后路融合伴多重截骨术 [Ponte/Schwab 2 级（表 70-3）截骨术]。

治疗骨质疏松症（如果存在）。

切勿过度矫正：将矫正度限制在原始畸形的 50% 以内。

可在畸形头尾两端经棘突绞索固定。切勿过度暴露。

在矫正胸椎后凸后，腰椎过度前凸常自行矫正。

节段包括：

- 头侧节段：脊柱后凸顶端。

- 远端节段：
  - 侧位 X 线上明确的首个前凸椎间盘的下位节段。
  - Cho 等人[57]推荐，应包括矢状面稳定椎（SSV），即在立位 X 线中，经骶骨后上角作的垂线，接触到的最近端的腰椎椎体。
- 应在侧弯顶端的两侧进行融合，以保持平衡，经过 C7 的垂线应通过最后融合的椎体中央。
- 最常见的融合节段：从 T2 到 L2/L3。

71.4 影响脊柱的其他疾病

71.4.1 Bertolotti 综合征

Bertolotti 综合征是一种常见的腰椎畸形（患病率为 4%～8%），其表现为第 5 腰椎的（通常）单侧肥大横突（TP）与骶骨和（或）髂骨接合或融合[58，59]。

对于假关节是否导致腰痛仍存在争议。

关节异常可能导致上位节段的不稳定和退行性变[59，60]。

可出现神经根症状，可能是通过神经孔的神经（常为 L5）受压或炎症导致。

▶ *诊断* 影像学检查包括腰椎 X 线、CT、MRI，以及核素骨显像。在评估中曾采用向移行关节局部注射类固醇，但疼痛缓解的效果远不及手术疗效。

▶ *治疗* 在移行关节处局部注射类固醇能够缓解疼痛，但治疗效果不及外科手术[61]。

在一项研究中[61]，通过手术切除副骨后，11 名病人中有 9 名疼痛得以缓解。融合术可用来解决脊柱活动或不稳定。

71.4.2 脊髓硬膜外血肿

概述

罕见。曾有过 200 多个不同病因的病例报道[62]，近 1/3 的病例与抗凝治疗相关[63]。NSAIDs 也可能是一个危险因素[63]。病因包括：

1. 外伤性：继发于腰椎穿刺或硬膜外麻醉[62，65–67]，骨折（见下文），脊柱外科手术[68]或脊椎按摩[69]。主要发生于接受抗凝治疗[70]、血小板减少、有出血倾向或血管性病变的病人。
2. 自发性[71]：罕见。病因：来自脊髓 AVM（见章节 73.1）、脊柱血管瘤（见章节 49.6.4）或肿瘤的出血。

可能发生在脊柱的任何节段，但最常见于胸段。脊髓后部最常见（前路颈椎手术后血肿除外），通过椎板切除术可移除血肿[63]。

脊柱骨折导致的外伤性硬膜外血肿（TSEH）

在一项研究中[72]，通过脊柱 MRI 检查发现，在 74 例外伤病人中，约半数脊柱骨折的病人同时存在 TSEH。仅对骨折进行处理，对于神经功能障碍的病人，伴发 TSEH 组的预后并不比不伴 TSEH 组更差。

临床表现

自发性脊髓硬膜外血肿的临床表现基本一致，没有特异性。首发症状通常为严重背痛及神经根痛。偶尔在轻微损伤后出现，较少继发于严重损伤或背部外伤。随后出现脊髓神经功能障碍，通常持续数小时，偶尔达数天。当病人因疼痛而卧床不起时，可能会忽视肌力减退的症状。

治疗

在未行手术的情况下，神经功能障碍有所恢复较为罕见（仅有 1 例报道[64]），因此对可以耐受的病人，及时进行椎板切除减压术是最佳治疗选择[63]。在一组病例研究中，症状发生 72 小时内行减压术后，多数病人恢复良好[73]。另一方面，6 小时内行减压手术者预后更好[68]。

高风险病人：对于需抗凝治疗的高危病人（如急性心肌梗死），手术死亡率和致残率极高，在决定是否手术时必须考虑这一点。在未行手术的病人中，应停止应用抗凝剂，如果可能，应予以逆转抗凝（见章节 9.3）。考虑使用高剂量甲泼尼龙以减少脊髓损伤（见章节 60.3.3）。经皮穿刺针抽吸可用于高危病人。

71.4.3 脊髓硬膜下血肿

罕见。可能继发于外伤后（包括医源性）或自发出现。自发性或腰椎穿刺后 SSH 常发生于患有凝血病（原发性或医源性）的病人中[74]。

对于神经损伤较小的非外伤性 SSH，可以进行保守治疗。

71.4.4 脊髓梗死

在已经消除梅毒性动脉炎的工业化国家，脊髓梗死并不常见。最常累及脊髓前动脉，而不累及脊髓后柱。最常见于 T4 水平（分水岭区域）。

▶ 病因

1) 在患有低血压的老年病人中，根动脉出现粥样硬化，目前是这种罕见疾病的主要原因。
2) 术中阻断主动脉（如腹主动脉瘤手术）。
3) 外伤：包括突出的胸椎间盘或颈椎间盘、骨折压迫脊髓前部，特别是在脊柱呈后凸角度时。
4) 存在椎管狭窄的病人取坐位进行手术，术中出现（相对或绝对性）低血压[75]。可以通过以下方式得以改善，避免发生绝对性低血压[37]，应用可视喉镜进行插管，或次选麻醉下纤维支气管镜插管（很少在清醒时进行)[37]，术中 SSEP 监测和诱导高血压，如有体位改变，避免坐位，避免过屈、过伸和牵引。

5) 主动脉夹层。

6) 脊髓动脉栓塞。

▶ 临床表现　与脑梗死不同，除神经症状外，还会产生疼痛。

神经系统表现与脊髓损伤十分相似。当脊髓前动脉（见章节 2.4）受累时（常见），可能会发展为急性脊髓前索综合征（见章节 59.9.3）（表现为损伤平面以下出现运动性瘫痪，痛觉和温度觉消失，振动觉和位置觉保留，括约肌功能丧失）。

▶ 治疗　当源头不明显时（如术中阻断主动脉后），必须寻找梗死的病因，包括：

1. 寻找血管异常：动脉夹层（主动脉可致胸髓梗死，椎动脉可致颈髓梗死），AVM。
2. 寻找感染性病因。
3. 排除脊髓压迫。
4. 排除高凝状态。

诊断性检查：

- 常规血液检查及血培养，可用于诊断败血症。
- 高凝状态：见青壮年脑卒中的病因，章节 80.5.2。

神经外科干预通常仅限于压迫或脊柱不稳定的病例。

71.4.5 椎管内积气

概述

又称椎管内气肿、脊柱气肿[76]。

定义：椎管内出现空气（颅内空气称为气颅）。分为外积气（硬膜外）或内积气（硬膜下或蛛网膜下隙)[76, 77]。是一种罕见疾病，最常见于外伤（包括手术或某些侵入性检查）或呼吸道原发疾病。

病因

1. 外伤性（锐性——常与外积气相关，钝性——常为内积气，与气颅相关）：

1) 脊柱骨折[76, 77]。

2) 气颅：脊柱空气通常来自蛛网膜下隙，更常见于颅底骨折[76,77]。

3) 气胸。

4) 纵隔气肿。

5) 医源性：

- 胸椎手术后。
- 硬膜外麻醉[76, 77]。

- 腰椎穿刺（如诊断性腰椎穿刺，或脊髓造影进行的腰椎穿刺等）。
- 腰椎间盘切除术后[78]。
- 人为注射空气：曾用于诊断（所谓的空气脊髓造影）。

2. 非外伤性
   1) 纵隔气肿[76, 77]：5.8% 伴有椎管内积气[79]（当累及所有纵隔时更为常见）。
   2) 胸膜腔内压升高：如支气管哮喘咳嗽急性加重，糖尿病酮症酸中毒出现呕吐，CPR，以及异物吸入引起气道阻塞[76]。
   3) 区域性坏死性筋膜炎（少见）。
   4) 支气管 - 蛛网膜下隙瘘（又称蛛网膜下隙胸膜瘘）[76, 77, 80]。
   5) 气肿性肾盂肾炎[81]。
   6) 免疫缺陷病人的机会性肺炎[82]。

临床表现

许多病例无症状[76, 77]，尤其是外积气的病人。报道中包括：

1. 新发神经根性疼痛（颈部或腰部）[76, 77]。
2. 马尾综合征[83]。
3. 体位性头痛[80]。
4. 短暂性单侧下肢轻瘫[84]。
5. 单侧上肢远端感觉减退[77]。

评估

平扫 CT 可能是发现椎管内积气和其他腔内空气最敏感的检查，但不能准确区分外部或内部积气。空气显示为致密的黑色（见图 71-4）。

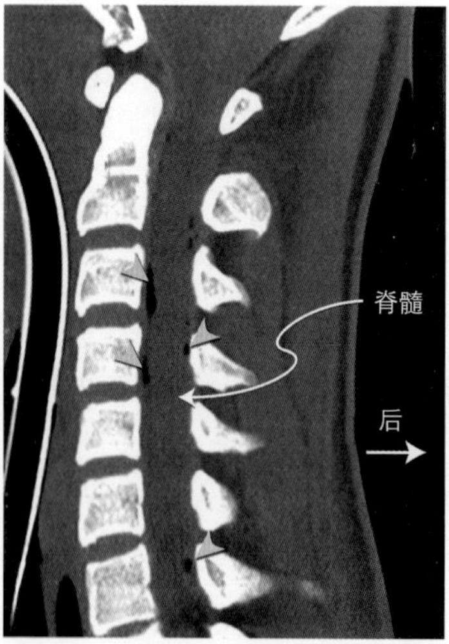

图 71-4 多发伤合并气颅的病人出现椎管积气

黄色箭头表示脊髓前方和后方的空气（密集的黑色区域）

颈椎矢状位 CT 平扫

MRI 在显示椎管内空气的解剖边界更有优势。

X 线片可以发现大量的空气聚集[77]。

治疗

在病情稳定的病人中，无症状性椎管内积气的空气会在数天内自发重吸收（特别是外积气），通过输送高压氧可能加快吸收速度[76, 77]。

在没有脊椎感染（脑膜炎）或脊柱外适应证的情况下，不应使用抗生素。

手术适应证：

1. 药物难以治疗的颅内低 / 高血压。
2. 大量或持续性脑脊液漏[76–78]。
3. 危险的神经组织旁出现单向活瓣（张力性椎管内积气）[85]。
4. 邻近结构（如肺）突出或严重损伤，进入脊髓。

手术注意事项：

1. 外科干预通常针对潜在的病因，可能需要通过多学科治疗。
2. 吸入的一氧化二氮扩散到充满空气的空腔，导致空腔扩张，进一步增加脑脊液压力，可能会加重伴随的气颅。
3. 基于类似的原因，禁止使用对鼻咽或口咽加压的技术。
4. 推荐采用间歇正压通气配合高压氧治疗[76]。

结果

虽然椎管内积气可能会增加发病率和死亡率（特别是严重外伤后的内积气[83]），对这种常表现为自限性的疾病进行适当的评估和处理，能够逆转症状，在多数情况下不会出现永久性功能障碍。

71.4.6 机场安检扫描和脊柱植入物

在有脊柱植入物的情况下，病人经常询问关于机场或其他安检扫描的问题。

- 拱门金属探测器检测不到任何当前的（钛合金）脊柱植入物，无论其数量、位置（前或后、颈、腰或胸）或病人的 BMI[86]。
- 手持型金属探测器可能检测到以下情况（对于非脊柱来源触发拱门探测器后，使用手持探测器进行筛查的病人可能很重要）。
  - 所有经后路固定器械（颈椎、腰椎、胸椎）[86]。
  - 仅在颈椎中使用的前路固定器械[86]。
- 全身扫描仪（利用低剂量电离辐射的“背散射”）无法检测到皮下几毫米的植入物。

71.4.7 导管尖端肉芽肿

概述

导管相关炎性肿块（CIMs），即导管尖端肉芽肿，是一种公认的并发症，可能与许多鞘内装置相关。导管顶端的炎症反应产生肿块[87]，炎症物质来自蛛网膜层[88]，由巨噬细胞、浆细胞、嗜酸性粒细胞和淋巴细胞组成[89]。CIMs 通常位于髓外硬膜内，很少位于硬膜外或髓内[90]。

通过鞘内药物输注系统（IDDS）给予阿片类药物，尤其是吗啡[91]，但也包括氢吗啡酮、芬太尼、曲马多[92]、舒芬太尼[93]、美沙酮、巴氯芬[94]、可乐定[95]和齐考诺肽，与肉芽组织有关。还涉及一些非药物性输注装置，包括：腰大池分流[96]、脑室分流[97, 98]和脊髓刺激器[99]。

流行病学

据报道，CIM 的发病率：0.1%～5% 使用鞘内药物系统的病人[100,101]。开始输液治疗后，发生 CIM 的平均时间为 39.5±13.5 个月[102]。然而，肉芽肿也可在放置导管的几个月内发生[102]。

病因

尚不清楚。肉芽肿的形成被认为与炎症细胞从脑膜血管系统中的迁移相关，而不依赖于阿片受体的激活[103]。虽然肿块通常是无菌性的，但若牵涉细菌感染，建议评估 CIMs 是否存在需氧菌和厌氧菌[104]。药物浓度、脑脊液流速、药物分布、药物流速（低流速被认为更可能增加风险）、干扰脑脊液流动的解剖学变异、肉芽肿病史和输液时间等因素都被认为是形成肉芽肿的因素[105]。药物剂量和给药浓度的关系是导致肉芽肿形成的最主要因素[102]。到目前为止，尚未明确导管尖端位置或导管材料与 CIM 之间有关系。

症状和体征

对于接受阿片类药物鞘内治疗的病人，最常见的表现是疼痛增加，可能与肉芽肿阻塞导致阿片类药物释放减少有关[106]。常被误认为对阿片类药物产生耐受；阿片类药物剂量每年有所增加，应视为一个警告信号[102]。同时应当注意与导管尖端对应的皮肤节段出现新发的根性疼痛。反映脊髓功能障碍的其他体征和症状包括脊髓病、感觉异常、肠和膀胱功能障碍、根性疼痛、瘫痪、截瘫、轻瘫，全身无力或下肢无力。

诊断

薄层增强 MRI 诊断是诊断的金标准。然而，由于发病率较低，常规筛查并不划算[100]。肉芽肿表现：T_1 等信号，边缘强化（图 71-5）；T_2 高信号。若不选择 MRI，可以使用 CT 脊髓造影。

CT 扫描能够明确导管尖端和肿块之间的关系，因为导管尖端材料可能会妨碍 MRI 上的直接显示[105]。

影像学的鉴别诊断可能还包括脓肿或肿瘤。

治疗

导管肉芽肿的治疗很大程度上受病人的临床状态、肉芽肿大小和既往 CIM 病史的影响。

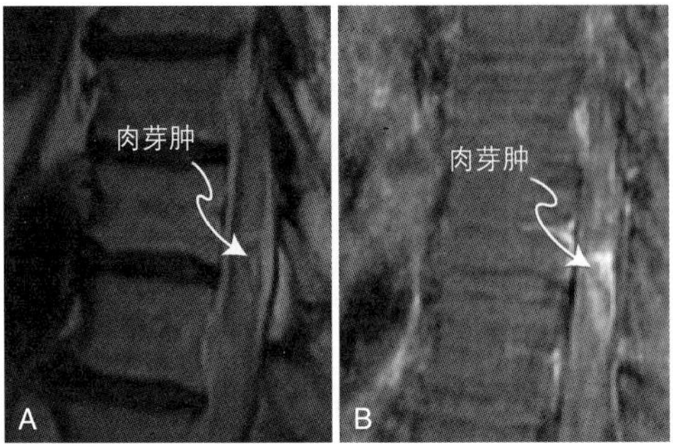

图 71-5 MRI 显示导管尖端肉芽肿

胸部矢状位 MRI，A. T_1 平扫；B. T_1 增强

以下是 2007 年和 2012 年多学科鞘内镇痛共识会议（PACC）专家小组的治疗指南[101，105]。

如果病人经常需要增加用药剂量或浓度，或出现神经功能状态（运动、感觉或本体感觉）的变化，需要进行增强 MRI 或 CT 脊髓造影检查。图 71-6 中的流程图概述了治疗指南。

保守治疗（更改药物或药物浓度等）也可用于无症状的病人（即偶然发现的肉芽肿）。随着时间的推移，肉芽肿能够消退。

病人在拔除注射导管或导尿管时应保持清醒。如果感觉异常或遇到阻力时，则应进行开放手术切除。

预防

临床前证据表明，在阿片类药物输注中加入可乐定，可降低肉芽肿形成的风险[88]。然而，在人类中进行病例报告研究则具有挑战性。非阿片类药物替代品，如齐考诺肽[105]的证据尚不明确，一些病例报告显示有所缓解[107]，另一些则显示替代后炎症[108]持续存在。

根据 PACC 的说法，降低药物剂量和浓度可能是预防或延迟肉芽肿形成的最有效方法之一[101]。一项研究表明，通过将吗啡用药从推荐的最高剂量和浓度，即每天 15mg 和 20mg/ml，分别降至每天 10mg 和 15mg/ml，可以将形成慢性间质纤维化的相对风险降低近 50%[109]。按剂量推注而不是持续性输注，可进一步限制持续性暴露并降低风险[105]。

以前建议将导管尖端置于圆锥下方，经证明这并不具有临床意义[105]。然而，目前的共识是将尖端放置在尽可能接近疼痛水平的位置，以最大限度地减少扩散对药物的稀释，从而以较低剂量在靶点获得相似的药物浓度。专家建议将导管置于背部，能够有更大的脑脊液空间，并且更容易对形成的肉芽肿进行手术治疗[101]。

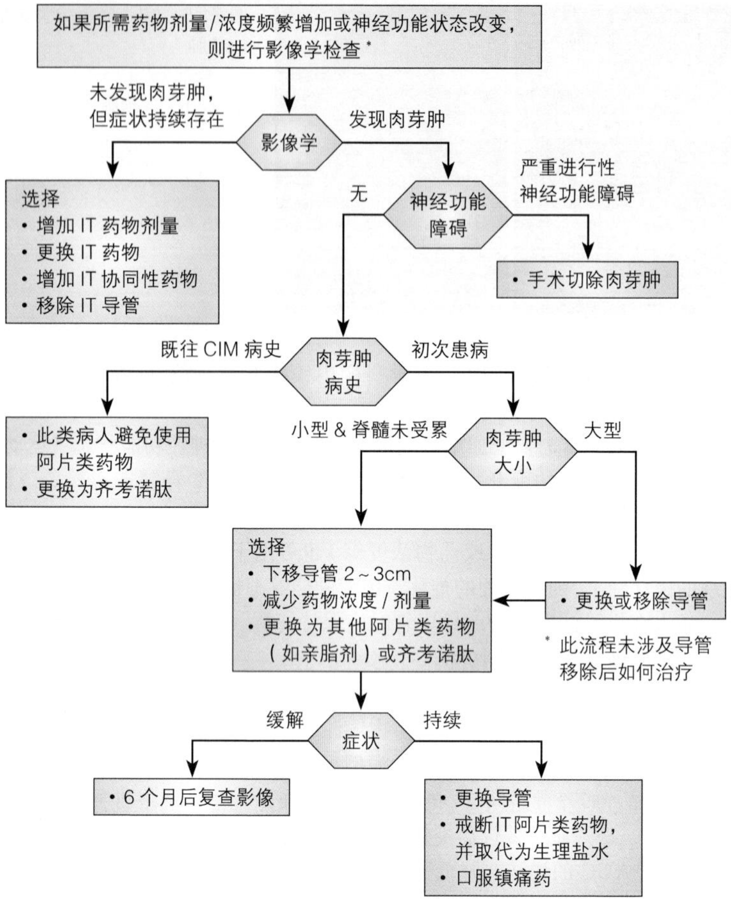

图 71-6 导管尖端肉芽肿的治疗流程。

改编自 Deer T R，Prager J，Levy R，et al. Polyanalgesic Consensus Conference-2012：Consensus on diagnosis，detection，and treatment of catheter-tip granulomas (inflammatory masses). Neuromodulation 15(5)：483–95.

* 神经功能状态的变化包括运动、感觉或本体感觉。影像学检查包括增强 MRI 或 CT/ 脊髓造影

缩写：CIM= 导管相关炎性肿块；IT= 鞘内

（曾超凡 译 邓晓峰 校）

参考文献

[1] Walpin LA, Singer FR. Paget's Disease: Reversal of Severe Paraparesis Using Calcitonin. Spine. 1979; 4:213–219
[2] Youmans JR. Neurological Surgery. Philadelphia 1990
[3] Delmas PD, Meunier PJ. The Management of Paget's Disease of Bone. N Engl J Med. 1997; 336: 558–566
[4] Meunier PJ, Salson C, Mathieu L, et al. Skeletal Distribution and Biochemical Parameters of Paget's Disease. Clin Orthop. 1987; 217:37–44
[5] Rothman RH, Simeone FA. The Spine. Philadelphia 1992
[6] Altman RD, Brown M, Gargano F. Low Back Pain in Paget's Disease of Bone. Clin Orthop. 1987; 217: 152–161
[7] Hadjipavlou A, Shaffer N, Lander P, et al. Pagetic Spinal Stenosis with Extradural Pagetoid Ossification. Spine. 1988; 13:128–130
[8] Douglas DL, Duckworth T, Kanis JA, et al. Spinal Cord Dysfunction in Paget's Disease of Bone: Has Medical Treatment a Vascular Basis? J Bone Joint Surg. 1981; 63B:495–503
[9] Wilkins RH, Rengachary SS. Neurosurgery. New York 1985
[10] Dinneen SF, Buckley TF. Spinal Nerve Root Compression due to Monostotic Paget's Disease of a Lumbar Vertebra. Spine. 1987; 12:948–950
[11] Sadar ES, Walton RJ, Gossman HH. Neurological Dysfunction in Paget's Disease of the Vertebral Column. J Neurosurg. 1972; 37:661–665
[12] Chen J-R, Rhee RSC, Wallach S, et al. Neurologic Disturbances in Paget Disease of Bone: Response to Calcitonin. Neurology. 1979; 29:448–457
[13] Human Calcitonin for Paget's Disease. Med Letter. 1987; 29:47–48
[14] Tiludronate for Paget's Disease of Bone. Med Letter. 1997; 39:65–66
[15] Risedronate for Paget's Disease of Bone. Med Letter. 1998; 40:87–88
[16] Ahn NU, Ahn UM, Nallamshetty L, et al. Cauda equina syndrome in ankylosing spondylitis (the CES-AS syndrome): meta-analysis of outcomes after medical and surgical treatments. J Spinal Disord. 2001; 14:427–433
[17] Caron T, Bransford R, Nguyen Q, et al. Spine fractures in patients with ankylosing spinal disorders. Spine (Phila Pa 1976). 2010; 35:E458–E464
[18] Farhat SM, Schneider RC, Gray JM. Traumatic Spinal Epidural Hematoma Associated with Cervical Fractures in Rheumatoid Spondylitis. J Trauma. 1973; 13:591–599
[19] Bron JL, de Vries MK, Snieders MN, et al. Discovertebral (Andersson) lesions of the spine in ankylosing spondylitis revisited. Clin Rheumatol. 2009; 28:883–892
[20] Stolwijk C, Boonen A, van Tubergen A, et al. Epidemiology of spondyloarthritis. Rheum Dis Clin North Am. 2012; 38:441–476
[21] Calin A. Early diagnosis of ankylosing spondylitis. Lancet. 1977; 2
[22] Rae PS, Waddell G, Venner RM. A Simple Technique for Measuring Lumbar Spinal Flexion. J R Coll Surg Edin. 1984; 29:281–284
[23] van den Berg R, de Hooge M, Rudwaleit M, et al. ASAS modification of the Berlin algorithm for diagnosing axial spondyloarthritis: results from the SPondyloArthritis Caught Early (SPACE)-cohort and from the Assessment of SpondyloArthritis international Society (ASAS)-cohort. Ann Rheum Dis. 2013; 72:1646–1653
[24] van der Linden S, Valkenburg HA, Cats A. Evaluation of diagnostic criteria for ankylosing spondylitis. A proposal for modification of the New York criteria. Arthritis Rheum. 1984; 27:361– 368
[25] Bennett GJ. Ankylosing Spondylitis. Clin Neurosurg. 1991; 37:622–635
[26] Qubti MA, Flynn JA, Imboden JB, et al. Ankylosing spondylitis & the arthritis of inflammatory bowel disease. In: Current rheumatology diagnosis & treatment. 1st ed. New York: McGraw-Hill; 2004
[27] Braun J, van den Berg R, Baraliakos X, et al. 2010 update of the ASAS/EULAR recommendations for the management of ankylosing spondylitis. Ann Rheum Dis. 2011; 70:896–904
[28] Westerveld LA, Verlaan JJ, Oner FC. Spinal fractures in patients with ankylosing spinal disorders: a systematic review of the literature on treatment, neurological status and complications. Eur Spine J. 2009; 18:145–156
[29] Clarke A, James S, Ahuja S. Ankylosing spondylitis: inadvertent application of a rigid collar after cervical fracture, leading to neurological complications and death. Acta Orthop Belg. 2010; 76:413–415
[30] Detwiler KN, Loftus CM, Godersky JC. Management of Cervical Spine Injuries in Patients with Ankylosing Spondylitis. J Neurosurg. 1990; 72:210–215
[31] Schneider PS, Bouchard J, Moghadam K, et al. Acute cervical fractures in ankylosing spondylitis: an opportunity to correct preexisting deformity. Spine (Phila Pa 1976). 2010; 35:E248–E252
[32] Kanter AS, Wang MY, Mummaneni PV. A treatment algorithm for the management of cervical spine fractures and deformity in patients with ankylosing spondylitis. Neurosurg Focus. 2008; 24. DOI: 10.3171/FOC/2008/24/1/E11
[33] Chaudhary SB, Hullinger H, Vives MJ. Management of acute spinal fractures in ankylosing spondylitis. ISRN Rheumatol. 2011; 2011. DOI: 10.5402/2011/ 150484
[34] Trent G, Armstrong GW, O'Neil J. Thoracolumbar fractures in ankylosing spondylitis. High-risk injuries. Clin Orthop Relat Res. 1988; 227:61–66
[35] Van Royen BJ, De Gast A. Lumbar osteotomy for correction of thoracolumbar kyphotic deformity in ankylosing spondylitis. A structured review of three methods of treatment. Ann Rheum Dis. 1999; 58:399–406
[36] Dinichert A, Cornelius JF, Lot G. Lumboperitoneal shunt for treatment of dural ectasia in ankylosing spondylitis. J Clin Neurosci. 2008; 15:1179–1182
[37] Holmes MG, Dagal A, Feinstein BA, et al. Airway Management Practice in Adults With an Unstable Cervical Spine: The Harborview Medical Center Experience. Anesth Analg. 2018; 127:450–454
[38] Tsuyama N. Ossification of the Posterior Longitudinal Ligament of the Spine. Clin Orthop. 1984; 184:71–84
[39] Nakanishi T, Mannen T, Toyokura Y. Asymptomatic Ossification of the Posterior Longitudinal Ligament of the Cervical Spine. J Neurol Sci. 1973; 19:375– 381
[40] Epstein N. Diagnosis and Surgical Management of Ossification of the Posterior Longitudinal Ligament. Contemp Neurosurg. 1992; 14:1–6
[41] Harsh GR, Sypert GW, Weinstein PR, et al. Cervical Spine Stenosis Secondary to Ossification of the Posterior Longitudinal Ligament. J Neurosurg. 1987; 67:349–357
[42] Hirabayashi K, Watanabe K, Wakano K, et al. Expansive Cervical Laminoplasty for Cervical Spinal Stenotic Myelopathy. Spine. 1983; 8:693– 693
[43] Matsunaga S, Sakou T, Taketomi E, et al. Clinical course of patients with ossification of the posterior longitudinal ligament: a minimum 10-year cohort study. J Neurosurg. 2004; 100:245–248
[44] Nurick S. The Pathogenesis of the Spinal Cord Disorder Associated with Cervical Spondylosis. Brain. 1972; 95:87–100
[45] Epstein NE, Hollingsworth R. Ossification of the Cervical Anterior Longitudinal Ligament Contributing to Dysphagia: Case Report. J Neurosurg. 1999; 90 (Spine 2):261–263
[46] Kiss C, Szilagyi M, Paksy A, et al. Risk factors for diffuse idiopathic skeletal hyperostosis: a casecontrol study. Rheumatology (Oxford). 2002; 41: 27–30
[47] Denko CW, Boja B, Moskowitz RW. Growth promoting peptides in osteoarthritis and diffuse idiopathic skeletal hyperostosis–insulin, insulin-like growth factor-I, growth hormone. J Rheumatol. 1994; 21:1725–1730
[48] Burkus JK. Esophageal Obstruction Secondary to Diffuse Idiopathic Skeletal Hyperostosis. Orthopedics. 1988; 11:717–720
[49] McCafferty RR, Harrison MJ, Tamas LB, et al. Ossification of the Anterior Longitudinal Ligament and Forestier's Disease: An Analysis of Seven Cases. J Neurosurg. 1995; 83:13–17
[50] Scheuermann HW. The classic: kyphosis dorsalis

juvenilis. Clin Orthop Relat Res. 1977:5–7
[51] Ali RM, Green DW, Patel TC. Scheuermann's kyphosis. Curr Opin Pediatr. 1999; 11:70–75
[52] Damborg F, Engell V, Andersen M, et al. Prevalence, concordance, and heritability of Scheuermann kyphosis based on a study of twins. J Bone Joint Surg Am. 2006; 88:2133–2136
[53] Blumenthal SL, Roach J, Herring JA. Lumbar Scheuermann's. A clinical series and classification. Spine (Phila Pa 1976). 1987; 12:929–932
[54] Sorensen KH, la Cour Anna(née Claessen). Scheuermann's Juvenile Kyphosis: Clinical Appearances, Radiography, Aetiology, and Prognosis. Copenhagen, Denmark: Munksgaard (Blackwell Munksgaard); 1964
[55] Ogilvie JW, Sherman J. Spondylolysis in Scheuermann's disease. Spine (Phila Pa 1976). 1987; 12:251–253
[56] Weiss HR, Dieckmann J, Gerner HJ. Effect of intensive rehabilitation on pain in patients with Scheuermann's disease. Stud Health Technol Inform. 2002; 88:254–257
[57] Cho KJ, Lenke LG, Bridwell KH, et al. Selection of the optimal distal fusion level in posterior instrumentation and fusion for thoracic hyperkyphosis: the sagittal stable vertebra concept. Spine (Phila Pa 1976). 2009; 34:765–770
[58] Brault JS, Smith J, Currier BL. Partial lumbosacral transitional vertebra resection for contralateral facetogenic pain. Spine (Phila Pa 1976). 2001; 26: 226–229
[59] Ugokwe KT, Chen TL, Klineberg E, et al. Minimally invasive surgical treatment of Bertolotti's Syndrome: case report. Neurosurgery. 2008; 62: ONSE454–5; discussion ONSE456
[60] Mitra R, Carlisle M. Bertolotti's syndrome: a case report. Pain Pract. 2009; 9:152–154
[61] Santavirta S, Tallroth K, Ylinen P, et al. Surgical treatment of Bertolotti's syndrome. Follow-up of 16 patients. Arch Orthop Trauma Surg. 1993; 112: 82–87
[62] Tekkok IH, Cataltepe K, Tahta K, et al. Extradural Hematoma After Continuous Extradural Anesthesia. Brit J Anaesth. 1991; 67:112–115
[63] Harik SI, Raichle ME, Reis DJ. Spontaneous Remitting Spinal Epidural Hematoma in a Patient on Anticoagulants. N Engl J Med. 1971; 284:1355– 1357
[64] Silber SH. Complete Nonsurgical Resolution of a Spontaneous Spinal Epidural Hematoma. Am J Emergency Med. 1996; 14:391–393
[65] Shnider SM, Levinson G. Neurologic Complications of Regional Anesthesia. In: Anesthesia for Obstetrics. 2nd ed. Baltimore: Williams and Wilkins; 1987:319–320
[66] Sage DJ. Epidurals, Spinals and Bleeding Disorders in Pregnancy: A Review. Anaesth Intens Care. 1990; 18:319–326
[67] Gustafsson H, Rutberg H, Bengtsson M. Spinal Hematoma Following Epidural Analgesia: Report of a Patient with Ankylosing Spondylitis and a Bleeding Diathesis. Anaesthesia. 1988; 43:220–222
[68] Porter RW, Detwiler PW, Lawton MT, et al. Postoperative Spinal Epidural Hematomas: Longitudinal Review of 12,000 Spinal Operations. BNI Quarterly. 2000; 16:10–17
[69] Domenicucci M, Ramieri A, Salvati M, et al. Cervicothoracic epidural hematoma after chiropractic spinal manipulation therapy. Case report and review of the literature. J Neurosurg Spine. 2007; 7:571–574
[70] Dickman CA, Shedd SA, Spetzler RF, et al. Spinal Epidural Hematoma Associated with Epidural Anesthesia: Complications of Systemic Heparinization in Patients Receiving Peripheral Vascular Thrombolytic Therapy. 1990; 72
[71] Packer NP, Cummins BH. Spontaneous Epidural Hemorrhage: A Surgical Emergency. Lancet. 1978; 1:356–358
[72] Bennett DL, George MJ, Ohashi K, et al. Acute traumatic spinal epidural hematoma: imaging and neurologic outcome. Emerg Radiol. 2005; 11:136– 144
[73] Rebello MD, Dastur HM. Spinal Epidural Hemorrhage: A Review of Case Reports. Neurol India. 1966; 14:135–145
[74] Domenicucci M, Ramieri A, Ciappetta P, et al. Nontraumatic Acute Spinal Subdural Hematoma. J Neurosurg. 1999; (Spine 1) 91:65–73
[75] Epstein NE, Danto J, Nardi D. Evaluation of Intraoperative Somatosensory-Evoked Potential Monitoring During 100 Cervical Operations. Spine. 1993; 18:737–747
[76] Oertel MF, Korinth MC, Reinges MH, et al. Pathogenesis, diagnosis and management of pneumorrhachis. Eur Spine J. 2006; 15 Suppl 5:636– 643
[77] Hadjigeorgiou GF, Singh R, Stefanopoulos P, et al. Traumatic pneumorrachis after isolated closed head injuries: An up-to-date review. J Clin Neurosci. 2016; 34:44–46
[78] Karavelioglu E, Eser O, Haktanir A. Pneumocephalus and pneumorrhachis after spinal surgery: case report and review of the literature. Neurol Med Chir (Tokyo). 2014; 54:405–407
[79] Behr G, Mema E, Costa K, et al. Proportion and Clinical Relevance of Intraspinal Air in Patients With Pneumomediastinum. AJR Am J Roentgenol. 2018; 211: 321–326
[80] Kazimirko DN, Parker EE, Joyner DA, et al. An unusual cause of acute headache: subarachnoid free air secondary to spontaneous bronchopleurodurosubarachnoid fistula from a Pancoast tumor. Radiol Case Rep. 2016; 11:238–241
[81] Gomez CA, Vela-Duarte D, Veldkamp PJ. Infectious Pneumorrhachis Due to Emphysematous Pyelonephritis. JAMA Neurol. 2017; 74:1374–1375
[82] Saleem N, Parveen S, Odigwe C, et al. Pneumomediastinum, pneumorrhachis, and subcutaneous emphysema in Pneumocystis jiroveci pneumonia in AIDS. Proc (Bayl Univ Med Cent). 2016; 29:188–190
[83] Paik NC, Lim CS, Jang HS. Cauda equina syndrome caused by epidural pneumorrhachis: treatment with percutaneous computed tomography-guided translaminar trephination. Spine (Phila Pa 1976). 2013; 38:E440–E443
[84] Payne R, Sieg EP, Choudhary A, et al. Pneumorrhachis Resulting in Transient Paresis after PICC Line Insertion into the Ascending Lumbar Vein. Cureus. 2016; 8. DOI: 10.7759/cureus.833
[85] Kieser DC, Cawley DT, Tavolaro C, et al. Delayed postoperative tension pneumocephalus and pneumorrhachis. Eur Spine J. 2018; 27:231–235
[86] Chinwalla F, Grevitt MP. Detection of modern spinal implants by airport metal detectors. Spine (Phila Pa 1976). 2012; 37:2011–2016
[87] Blount JP, Remley KB, Yue SK, et al. Intrathecal granuloma complicating chronic spinal infusion of morphine. Report of three cases. J Neurosurg. 1996; 84: 272–276
[88] Yaksh TL, Horais KA, Tozier NA, et al. Chronically infused intrathecal morphine in dogs. Anesthesiology. 2003; 99:174–187
[89] Allen JW, Horais KA, Tozier NA, et al. Time course and role of morphine dose and concentration in intrathecal granuloma formation in dogs: a combined magnetic resonance imaging and histopathology investigation. Anesthesiology. 2006; 105:581–589
[90] Jhas S, Tuli S. Intrathecal catheter-tip inflammatory masses: an intraparenchymal granuloma. J Neurosurg Spine. 2008; 9:196–199
[91] Bejjani GK, Karim NO, Tzortzidis F. Intrathecal granuloma after implantation of a morphine pump: case report and review of the literature. Surg Neurol. 1997; 48:288–291
[92] De Andres J, Tatay Vivo J, Palmisani S, et al. Intrathecal granuloma formation in a patient receiving long-term spinal infusion of tramadol. Pain Med. 2010; 11:1059–1062
[93] Gupta A, Martindale T, Christo PJ. Intrathecal catheter granuloma associated with continuous sufentanil infusion. Pain Med. 2010; 11:847–852
[94] Deer TR, Raso LJ, Garten TG. Inflammatory mass of an intrathecal catheter in patients receiving baclofen as a sole agent: a report of two cases and a review of the identification and treatment of the complication. Pain Med. 2007; 8:259–262
[95] Toombs JD, Follett KA, Rosenquist RW, et al. Intrathecal catheter tip inflammatory mass: a failure of clonidine to protect. Anesthesiology. 2005; 102:687–690
[96] Vural M, Ozkara E, Adapinar B, et al. A late and

extreme complication of lumboperitoneal shunt. Spine J. 2015; 15:e7–12
[97] de Oliveira RS, Amato MC, Brassesco MS, et al. Clinical and cytogenetic analysis of an intracranial inflammatory myofibroblastic tumor induced by a ventriculoperitoneal shunt. J Neurosurg Pediatr. 2009; 4:372–377
[98] Millward CP, Perez da Rosa S, Williams D, et al. Foreign body granuloma secondary to ventriculo-peritoneal shunt: a rare scenario with a new insight. Pediatr Neurosurg. 2013; 49:236–239
[99] Scranton RA, Skaribas IM, Simpson RK,Jr. Spinal stimulator peri-electrode masses: case report. J Neurosurg Spine. 2015; 22:70–74
[100] Deer TR. A prospective analysis of intrathecal granuloma in chronic pain patients: a review of the literature and report of a surveillance study. Pain Physician. 2004; 7:225–228
[101] Deer T, Krames ES, Hassenbusch S, et al. Management of intrathecal catheter-tip inflammatory masses: an updated 2007 consensus statement from an expert panel. Neuromodulation. 2008; 11:77–91
[102] Duarte RV, Raphael JH, Southall JL, et al. Intrathecal inflammatory masses: is the yearly opioid dose increase an early indicator? Neuromodulation. 2010; 13:109–113
[103] Allen JW, Horais KA, Tozier NA, et al. Opiate pharmacology of intrathecal granulomas. Anesthesiology. 2006; 105:590–598
[104] Miele VJ, Price KO, Bloomfield S, et al. A review of intrathecal morphine therapy related granulomas. Eur J Pain. 2006; 10:251–261
[105] Deer TR, Prager J, Levy R, et al. Polyanalgesic Consensus Conference–2012: consensus on diagnosis, detection, and treatment of catheter-tip granulomas (inflammatory masses). Neuromodulation. 2012; 15: 483–95; discussion 496
[106] Bloomfield S, Hogg J, Ortiz O, et al. Analysis of breakthrough pain in 50 patients treated with intrathecal morphine infusion therapy. Development of tolerance or infusion system malfunction. Stereotact Funct Neurosurg. 1995; 65: 142–146
[107] Codipietro L, Maino P. Aseptic arachnoiditis in a patient treated with intrathecal morphine infusion: symptom resolution on switch to ziconotide. Neuromodulation. 2015; 18:217–20; discussion 220
[108] Tomycz ND, Ortiz V, McFadden KA, et al. Management of symptomatic intrathecal catheterassociated inflammatory masses. Clin Neurol Neurosurg. 2012; 114:190–195
[109] Duarte RV, Raphael JH, Southall JL, et al. Intrathecal granuloma formation as result of opioid delivery: systematic literature review of case reports and analysis against a control group. Clin Neurol Neurosurg. 2012; 114:577–584

72 与脊柱相关的非脊柱性疾病

72.1 类风湿关节炎

72.1.1 概述

在中重度类风湿关节炎（RA）的病人中，85% 以上存在颈椎受累的影像学证据[1]。

Ranawat 等人[1]对脊髓病产生的神经性障碍进行分级（表 72-1），除 RA 外也可用于其他病因的脊髓病。

表 72-1 脊髓病神经功能障碍的 Ranawat 分级

分级	描述
Ⅰ	无神经功能障碍
Ⅱ	主观性肌力减退 + 反射亢进 + 感觉减退
Ⅲ	客观性肌力减退 + 锥体束征 ⅢA：可行走 ⅢB：四肢瘫，不能行走

72.1.2 RA 中的颈椎受累

常见的颈椎受累：

1. 上颈椎：发生于 44%～88% 的 RA 病人[2]常见的类型有（常同时存在）：
   1) 寰枢关节向前半脱位：RA 的颈椎病变中最常见的临床表现，可见于高达 25% 的 RA 病人（见下文）。
   2) 颅底凹陷症（BI）：齿突向上移位，可见于 8% 的 RA 病人（见章节 72.1.6）。
   3) C1～C2 血管翳：齿突周围形成的慢性炎性肉芽组织（见图 72-1）。
2. 下颈椎（C2 以下）：半脱位（见章节 72.1.7）。

不常见的颈椎受累：

1. 寰枢关节向后半脱位，与骨折或齿突发生近全的关节炎性侵蚀相关。
2. 继发于颅颈交界区病变的椎动脉供血不足[3]。

72.1.3 RA 的寰枢椎半脱位（AAS）

概述

炎症侵蚀寰枢椎的滑膜关节，造成齿突的侵蚀性改变（前方累及滑膜

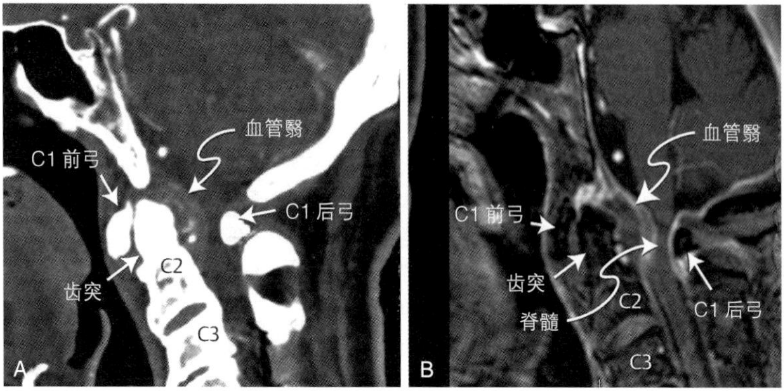

图 72-1　病人存在 C2 血管翳

A. 颈椎矢状位 CT 扫描，软组织窗；B. 颈椎 T_1 矢状位 MRI 增强成像

MRI 显示，在血管翳和前移位的 C1 后弓间出现脊髓受压

关节与 C1 椎弓，后方累及滑膜关节与横韧带），并使横韧带嵌入寰椎的部分发生脱钙和松弛。这些病变导致脊柱不稳定，在 C1 和 C2 间产生剪切作用，使寰椎相对于枢椎向前半脱位。RA 病人中约 25% 出现寰枢关节半脱位（AAS）[3]。从出现 RA 相关症状到诊断 AAS 的平均时间是 14 年（15 例病人）[4]。

临床表现

AAS 的症状和体征见表 72-2。

AAS 通常进展缓慢，出现症状的平均年龄是 57 岁。

疼痛表现为局部痛（上颈段和枕下区域，通常是 C2 神经根受压导致）或牵涉痛（累及乳突、枕部、颞部或额部区域）。

椎基底动脉供血不足（VBI）可能是椎动脉（VA）受累所致（见章节 82.5）。

表 72-2　AAS[a] 的症状和体征（15 例 AAS 病人 [4]）

表现	百分比
疼痛	
• 局部痛	67%
• 牵涉痛	27%
反射亢进	67%
痉挛状态	27%
轻瘫	27%
感觉障碍	20%

[a] 在这个病例组中，还有其他临床表现：手脚笨拙，神经源性膀胱，Babinski 征

影像学评估

概述

寰枢关节半脱位的程度通常随颈部前屈而增大。

▶ 前寰齿间距（ADI） ADI（见章节 12.1.3）只能够评估 C1～C2 关节的稳定性。在成人中，ADI 的正常值 <3～4mm[5, 6]。ADI 增宽提示可能存在横韧带功能不全。然而，ADI 与神经系统损伤的风险并没有相关性[7, 8]，同时也无法预测 AAS 由无症状向有症状进展。

▶ 后寰齿间距（PADI） 对于任何给定的 ADI，脊髓的空间大小都有所差异，取决于椎管的前后直径和血管翳的厚度。在颈椎侧位 X 线上测量的 PADI（见章节 12.1.4）和下段椎管的前后径，与瘫痪的发生及其严重程度相关[7]。

PADI 还能够预测术后神经功能的恢复。伴有瘫痪的 AAS 病人若术前测得 PADI<10mm，其术后神经功能无法恢复[7]。

PADI ≤14mm 是手术治疗的指征。

颈椎侧位 X 线

ADI 和 PADI（见上文）是脊柱不稳定及脊髓受压的替代标志。MRI 能够直接评估脊髓受压情况，从而减少了上述测量方法的使用。

MRI

MRI 是评估上颈髓或延髓受压病因和程度的最好方法，能够显示齿突位置、血管翳范围及半脱位的情况。

CT

除了提供对手术方案有价值的信息，CT 还能够提供有关骨质破坏程度的详细信息，这有助于评估脊柱稳定性。C1 结节的横韧带附着点出现骨质侵蚀（图 1-14），是脊柱潜在不稳定的标志，这种不稳定是韧带功能不全所致。

治疗

概述

需要了解以下信息：

1. 自然病史：多数 AAS 病人呈进行性发展，少数稳定或出现自发性融合。在一个病例组中[9]，平均随访 4.5 年后，45% 病人的半脱位由 3.5～5mm 进展到 5～8mm，10% 的病人进展到 8mm 以上。
2. 一旦出现脊髓病，通常不可逆。
3. 脊髓病越重，发生突然死亡的风险越大。
4. 一旦半脱位≥9mm，则发现脊髓病的概率显著增加[10]。
5. 相关的颅骨下沉可进一步降低病人对 AAS 的耐受力。
6. RA 病人的预期寿命较一般人群少 10 年[9]。
7. 手术治疗的死亡率和致残率见下文。

8. 血管翳通常在手术融合后消退。使用肿瘤坏死因子 α（TNF-α）抑制剂，如依那西普（恩利）、阿达木单抗（修美乐），或抗 TNF-α 的单克隆抗体，如英夫利昔单抗（类克），可以增强这种作用。

何时治疗

1. 有症状的 AAS 病人：几乎均需要手术治疗（大多数病例行 C1～C2 融合术）。手术治疗见下文。对于齿突～C1 最大间距 <6mm 者，一些医师不建议进行手术。
2. 无症状的病人：有争议。
   1) 一些学者认为，如果齿突～C1 间距在一定界值以下，没有必要对无症状病人进行手术融合。推荐的界值范围是 6～10mm[11]，常被引用的是 8mm（尚未得到验证）。
   2) 这些病人经常需要佩戴硬质颈托，例如在户外时佩戴。尽管一般认为颈托可能无法提供显著的支撑或保护。
   3) 注意：一些既往无症状的 RA 病人可能因 AAS 发生猝死，并可能将死因错误地归因于心律失常等疾病[12]。

手术治疗

在 C1～C2 或枕～C1～C2 融合前，有必要先减少半脱位或对上颈髓进行减压。

Menezes 使用可兼容 MRI 的 halo 颈椎牵引架来评估半脱位病人的可复位性。方法如下：开始用 5 磅（2.3kg），在 1 周内逐渐增加。多数病例在 2～3 天内复位。如果 7 天后不复位，或许可能将无法复位。只有约 20% 的病人是不可复位的（多数为齿突超过枕骨大孔 15mm 以上）。

多数需要通过 C1～C2 或枕～C1～C2 融合取得后路稳定。枕～C1～C2 融合术需联合减压手术进行（C1 后方椎板切除术并扩大枕骨大孔）（见章节 95.5）。

如果半脱位无法复位或血管翳造成明显压迫，只进行后路融合术无法充分缓解［但可能会减少血管翳压迫，尤其在应用 TNF-α 抑制剂后（见上文）］。对于这些病例，可能需要进行经口或经鼻内镜齿突切除术。首先进行后路稳定和减压术，使一些病人避免二次手术，并在前入路手术时避免发生不稳定。然而，仍有一些外科医师选择先行齿突切除术[11]（需要病人在融合前持续牵引）。

提醒：病人必须能够开口大于 25mm，以保证能够进行经口齿突切除术而不必切开下颌骨。

后路融合术

手术方法见章节 95.5。在 RA 病人中，病理侵蚀和骨质疏松使 C1 椎弓变薄弱，应该特别注意避免骨折损伤。

72.1.4 手术致残率和死亡率

由于该疾病常同时累及其他系统，包括肺、心脏和内分泌系统，故手术死亡率为 5%～15%[11]。

据报道，C1～C2 固定融合术后的不融合率曾高达 50%[13]，其中典型病例的概率不高（在一个病例组中，18% 的病人发展成为纤维性结合[11]）。无法形成骨性融合的最常见部位在骨移植物和 C1 后弓之间[14]。

72.1.5 术后护理

术后在头环背心(halo-vest)的牵引下,病人几乎可以立即恢复活动(一些病人在活动前进行一定时间的持续牵引)。由于RA病人的康复功能有限,所以术后应持续穿戴 halo 架，直至 X 线上出现明确融合（通常 8～12 周）。Sonntag 将头环从支架上分开,通过颈椎侧位的屈 - 伸位X线检查评估病人。

72.1.6 类风湿关节炎引起的颅底凹陷症（BI）

概述

即寰枢嵌合。C1 侧块发生侵蚀性改变，相对 C2 椎体发生压缩，使 C1 腹侧移位，导致椎管前后径减小，同时伴随齿突上移。C1 后弓常通过枕骨大孔向上突出。这些因素造成脑桥和延髓受压。齿突后的类风湿性肉芽组织也可导致脑干受压。椎动脉和（或）脊髓前动脉受压可能也会引起神经功能障碍。

72

C1 受侵蚀程度与齿突凹陷的程度相关。

临床表现

见表 72-3。

表 72-3 BI 的症状和体征（45 例 RA 病人[2]）

表现	比例
头痛	100%
进行性行走困难	80%
反射亢进 + Babinski 征	80%
四肢感觉障碍	71%
神经源性膀胱	31%
脑神经功能障碍	22%
• 三叉神经麻痹	20%
• 舌咽神经麻痹	
• 迷走神经麻痹	
• 舌下神经麻痹	

表 72-3（续）	
表现	**比例**
其他表现	
• 核间性眼肌麻痹	
• 眩晕	
• 复视	
• 下跳性眼震	
• 睡眠呼吸暂停	
• 痉挛性四肢瘫	

C1 和（或）C2 的神经根受压可能会导致疼痛。延髓受压可能引起脑神经功能障碍。

由于严重的多重关节退变和疼痛，通常难以实施运动功能检查。感觉表现（均为非局部性）：振动觉、位置觉和轻触觉消失。

影像学评估

BI 的影像学诊断标准见章节 12.3.2。RA 病人常出现齿突尖端侵蚀，使得所有基于齿突尖端位置的测量手段均无法实施[15]。因此，出现了其他测量方法，包括 Clark 标准[14]、Redlund-Johnell 标准[16]和 Ranawat 标准[1]。然而，这些方法仍然会漏诊 RA 病人中 6% 的 BI 病例[15]，所以针对疑似病例建议行进一步检查［如 CT 和（或）MRI］。

MRI：显示脑干受压的最佳选择，但对骨骼成像不理想。延髓脊髓角（CMA）：在 MRI 矢状位上，分别沿延髓和颈髓的长轴画直线，两线间夹角即延髓脊髓角。CMA 的正常值为 135°～170°。CMA<135° 提示出现延髓颈髓受压、脊髓病或 C2 神经根病变[17]。

CT：主要用于评估骨性结构（骨质侵蚀、骨折等）。

CTA：在准备行手术治疗前应行 CTA 检查，以明确椎动脉（VA）情况。

脊髓造影（水溶性）后 CT 扫描：对显示骨质病变也有很好效果。

治疗

可参考颅颈交界区和上颈椎异常的治疗，章节 73.8.3。

颈部牵引

可使用 Gardner-Wells 牵引器。从约 7 磅（3.2kg）开始，缓慢增加至 15 磅（6.8kg）。一些病人可能需要牵拉数周才能复位。

外科手术

可复位的病例：后路枕颈融合术 ± C1 椎板切除减压术。

无法复位的病例：需要经口齿突切除术，可以在后路融合术前进行（但必须在牵引状态下等待融合治疗）。

72.1.7 类风湿关节炎引起的下颈椎半脱位

类风湿关节炎对下颈椎的直接影响主要累及后方的小关突关节。椎间盘退行性变通常作为RA的晚期表现，并非是滑膜炎导致[18]。最常见的累及部位是C2～C3和C3～C4。

72.2 唐氏综合征

72.2.1 概述

唐氏综合征（Down syndrome，DS）与脊柱韧带松弛相关。这将影响融合术，因为相邻节段融合失败并出现后凸十分常见。韧带松弛可能导致寰枢关节半脱位（AAS）。

72.2.2 唐氏综合征引起的寰枢关节半脱位（AAS）

概述

并不是所有AAS病人均不稳定（脊柱不稳定，需要治疗）。

在DS病人中，AAS的发病率是20%[19]，但只有1%～2%的DS病人出现症状性AAS[20]，DS病人发生AAS似乎是寰椎横韧带（TAL）松弛引起。随着年龄增大，TAL更加僵硬，松弛度降低。

72

治疗

尚有争议。对于治疗方法有支持者[21]，但也存在反对者[20，22]。

推荐（改良版[23]）；ADI=前寰齿间距；PADI=后寰齿间距（见章节12.1.4）：

1. 已经进行检查但未发现AAS的儿童：10岁以后不再需要进一步检查（因为AAS不会进一步发展，但这个年龄界值尚存争议）。
2. 游离齿突：外科融合术。
3. 症状性AAS：
   1) 症状可能包括行走困难、颈部疼痛、颈部运动受限、斜颈、笨拙、感觉障碍和脊髓病的其他症状。
   2) 对于颈部MRI中ADI>4.5mm或PADI<14mm或者脊髓损伤者，行外科融合术。
4. 在颈椎侧位X线上发现的无症状性AAS：
   1) 对于ADI≤4.5mm和PADI≥14mm者，不需要进一步检查。
   2) 对于ADI>4.5mm或PADI<14mm者，颈部MRI。
      - MRI显示为脊髓损伤：外科融合术。
      - MRI显示无脊髓损伤：选择性实施外科融合术。若未行融合术，病人禁止进行高风险性活动，并在1年内复查。

72.3 病态肥胖症

病态肥胖症，定义为身体质量指数（BMI)>40。与正常人相比，各类并发症（心脏、肾脏、肺部、伤口并发症等）[24] 的风险接近 2 倍（13.6% : 6.9%)，住院费用及住院时间也会增加。

（曾超凡 译 邓晓峰 校）

参考文献

[1] Ranawat CS, O'Leary P, Pellicci P, et al. Cervical Spine Fusion in Rheumatoid Arthritis. J Bone Joint Surg. 1979; 61A:1003–1010
[2] Menezes AH, VanGilder JC, Clark CR, et al. Odontoid Upward Migration in Rheumatoid Arthritis. J Neurosurg. 1985; 63:500–509
[3] Rana NA, Hancock DO, Taylor AR. Atlanto-Axial Subluxation in Rheumatoid Arthritis. J Bone Joint Surg. 1973; 55B:458–470
[4] Hildebrandt G, Agnoli AL, Zierski J. Atlanto-Axial Dislocation in Rheumatoid Arthritis: Diagnostic and Therapeutic Aspects. Acta Neurochir. 1987; 84:110– 117
[5] Hinck VC, Hopkins CE. Measurement of the Atlanto-Dental Interval in the Adult. Am J Roentgenol Radium Ther Nucl Med. 1960; 84:945–951
[6] Meijers KAE, van Beusekom GT, Luyendijk W, et al. Dislocation of the Cervical Spine with Cord Compression in Rheumatoid Arthritis. J Bone Joint Surg. 1974; 56B:668–680
[7] Boden SD, Dodge LD, Bohlman HH, et al. Rheumatoid arthritis of the cervical spine. A longterm analysis with predictors of paralysis and recovery. J Bone Joint Surg. 1993; 75:1282–1297
[8] Collins DN, Barnes CL, FitzRandolph RL. Cervical spine instability in rheumatoid patients having total hip or knee arthroplasty. Clin Orthop Relat Res. 1991:127–135
[9] Smith PH, Benn RT, Sharp J. Natural History of Rheumatoid Cervical Luxations. Ann Rheum Dis. 1972; 31:431–439
[10] Weissman BNW, Aliabadi P, Weinfeld MS, et al. Prognostic Features of Atlantoaxial Subluxation in Rheumatoid Arthritis Patients. Radiology. 1982; 144:745–751
[11] Papadopoulos SM, Dickman CA, Sonntag VKH. Atlantoaxial Stabilization in Rheumatoid Arthritis. J Neurosurg. 1991; 74:1–7
[12] Mikulowski P, Wollheim FA, Rotmil P, et al. Sudden death in rheumatoid arthritis with atlanto-axial dislocation. Acta Med Scand. 1975; 198:445–451
[13] Kourtopoulos H, von Essen C. Stabilization of the Unstable Upper Cervical Spine in Rheumatoid Arthritis. Acta Neurochir. 1988; 91:113–115
[14] Clark CR, Goetz DD, Menezes AH. Arthrodesis of the Cervical Spine in Rheumatoid Arthritis. J Bone Joint Surg. 1989; 71A:381–392
[15] Riew KD, Hilibrand AS, Palumbo MA, et al. Diagnosing basilar invagination in the rheumatoid patient. The reliability of radiographic criteria. J Bone Joint Surg. 2001; 83-A:194–200
[16] Redlund-Johnell I, Pettersson H. Radiographic measurements of the cranio-vertebral region. Designed for evaluation of abnormalities in rheumatoid arthritis. Acta Radiol Diagn (Stockh). 1984; 25:23–28
[17] Bundschuh C, Modic MT, Kearney F, et al. Rheumatoid arthritis of the cervical spine: surfacecoil MR imaging. AJR Am J Roentgenol. 1988; 151: 181–187
[18] Kim DH, Hilibrand AS. Rheumatoid arthritis in the cervical spine. J Am Acad Orthop Surg. 2005; 13: 463–474
[19] Martel W, Tishler JM. Observations on the spine in mongoloidism. Am J Roentgenol Radium Ther Nucl Med. 1966; 97:630–638
[20] Pueschel SM. Should children with Down syndrome be screened for atlantoaxial instability? Arch Pediatr Adolesc Med. 1998; 152:123–125
[21] American Academy of Pediatrics Committee on Sports Medicine and Fitness. Atlantoaxial instability in Down syndrome: subject review. Pediatrics. 1995; 96:151–154
[22] Cohen WI. Atlantoaxial instability. What's next? Arch Pediatr Adolesc Med. 1998; 152:119–122
[23] Brockmeyer D. Down syndrome and craniovertebral instability. Topic review and treatment recommendations. Pediatr Neurosurg. 1999; 31:71–77
[24] Kalanithi PA, Arrigo R, Boakye M. Morbid obesity increases cost and complication rates in spinal arthrodesis. Spine (Phila Pa 1976). 2012; 37:982– 988

73 影响脊髓的特殊疾病

73.1 脊柱血管畸形

73.1.1 概述

即通常所说的脊柱AVM，是脊柱血管畸形（SVM）的一种。SVM占原发性脊柱内占位的4%。80%发生于20~60岁[1]。

73.1.2 分类

SVM分类系统的发展历史，可见Black所撰写的综述[2]。

目前有三个分类系统，分别为美英法联合分类、Hôpital Bicêtre分类和Spetzler等分类。

美英法联合分类

见参考文献[2-10]。

1. I型：硬膜AVM，即动静脉瘘（AVF）；是成人SVM最常见的类型（80%）[11]，由根动脉供血，在硬膜神经根袖套处（位于椎间孔）[8]形成动静脉分流（AVF），引流至扩张的脊髓背侧静脉。常位于腰椎或低位胸椎，呈低流量表现。引流静脉高压可能使脊髓静脉充盈，受累的脊髓可能与动静脉瘘有一定距离。症状：腰部疼痛，进行性脊髓神经根病变或马尾综合征（静脉充盈导致）产生的尿潴留，通常见于中年病人，90%为男性。35%的病人有疼痛症状，15%~20%的病人合并其他部位的动静脉畸形（皮肤或其他部位）。此类型极少出血。
   1) IA型：单一动脉供血。
   2) IB型：2支或多支动脉供血。
2. 硬膜内AVM（高流量）：75%为急性起病，通常源于出血（SAH或髓内出血）：
   1) Ⅱ型：即脊髓血管球型动静脉畸形，位于髓内，是真正意义上的脊髓AVM，占全部SVM的15%~20%。由脊髓动脉供血，致密性血管巢内呈动静脉分流，全部或部分位于脊髓或软膜内。可能同时伴有供血动脉动脉瘤。与硬膜AVM相比预后较差[8]，80%的病灶由1支或最多2~3支动脉供血。
   2) Ⅲ型：即青幼年型脊髓动静脉畸形，其本质是扩大的血管球型AVM，占据整个脊髓横断面并侵袭椎体，可造成脊柱侧弯。

3) Ⅳ型[7]：椎管内髓周动静脉畸形（也称动静脉瘘），是脊髓供应动脉（通常是脊髓前动脉，常为 Adamkiewicz 动脉）与引流静脉间的直接型动静脉瘘。与Ⅰ型相比，此类型常见于更年轻的病人，并且可能出现严重的蛛网膜下隙出血[12]。表 73-1 为Ⅳ型病变的 3 种亚型[9]。

表 73-1 Merland Ⅳ型（髓周）AVF 的亚型*

亚型	供血动脉	AVF	引流静脉
Ⅰ	单一（纤细的 ASA）	单一，小型	缓慢汇入髓周静脉系统
Ⅱ	多重（扩张的 ASA 和 PSA）	多发，中型	巨大静脉扩张，快速回流的节段性引流静脉
Ⅲ		单一，大型	

* ASA= 脊髓前动脉；AVF= 动静脉瘘；PSA= 脊髓后动脉

3. 其他脊髓血管性病变：
   1) 脊髓海绵状血管瘤。
   2) 脊髓静脉瘤：极少见，难以通过血管造影发现。
   3) 脊柱血管瘤（见章节 49.6.4）。

Hôpital Bicêtre 分类[13]

1. AVM。
2. 瘘：小型或大型瘘。
3. 脊髓动静脉分流的基因学分类。

动静脉分流：

1) 基因遗传性病变：大型瘘和遗传性出血性毛细血管扩张。
2) 基因非遗传性病变：节段性或脊髓全长的多发病变。
3) 单发病变：1) 或 2) 的部分特征。

Spetzler 分类[14]

该分类合并了脊髓肿瘤性血管病变。

1. 肿瘤性血管病变：
   1) 血管母细胞瘤。
   2) 海绵状血管畸形。
2. 脊髓动脉瘤（罕见）。
3. 动静脉病变：
   1) AVF：
      - 硬膜外。
      - 硬膜内：背侧或腹侧。
   2) AVM：
      - 硬膜外 - 硬膜内。

- 硬膜内。
- 髓内。
- 髓内 - 髓外。
- 脊髓圆锥。

73.1.3 临床表现

85% 为进行性神经功能障碍（进行性感觉缺失及下肢力弱可导致持续性背部疼痛，达数月至数年）。在脊髓“肿瘤性”病变中，SVM 仅占不到 5%。10%～20% 的 SVM 病人突发起病，通常年龄 <30 岁[15, 16]，可继发出血（造成 SAH、脊髓出血、硬脊膜外血肿、分水岭梗死）。“Michon 的匕首”（法语：coup de poignard of michon，意为背部如同插入匕首般剧烈疼痛）：SAH 伴突发的严重性背痛（SVM 的临床证据）。

Foix-Alajouanine 综合征（亚急性坏死性脊髓病变）：未发现出血的 SVM 病人出现急性或亚急性神经功能恶化。表现为痉挛性截瘫，进而发展为迟缓性截瘫、感觉平面上升、括约肌功能丧失。起初研究认为，AVM 自发血栓形成导致亚急性坏死性脊髓病变[17]，而该病变通常可逆。但近期有证据表明，脊髓病变可能由静脉高压继发缺血造成，并且通过治疗可能改善[18]。

▶ 临床　2%～3% 的病例脊柱听诊可闻及杂音。3%～25% 的病例有背部皮肤血管瘤；Valsalva 动作可使血管瘤更加变红[16]。

73

73.1.4 评估

脊髓血管造影：对于制订手术治疗方案十分必要。最好在常规做脊髓血管造影的医学中心行此项检查。对于 I 型硬膜 AVM，血管造影必须包含神经轴的所有硬膜供血动脉，包括：

1. 颈内动脉，因为存在 Bernasconi-Cassinari 动脉（见章节 2.2.4）。
2. 所有的根动脉，包括 Adamkiewicz 动脉（见章节 2.4）。
3. 髂内动脉：明确骶部供血。

MRI：与血管造影相比，诊断脊髓 AVM 的敏感性和安全性较高[19]，对于治疗方案的制订仍不充分。82% 显示有髓外流空信号。可有不同程度的脊髓增强（静脉充盈或梗死）。MRI 没有阳性发现并不能排除脊髓血管畸形。

脊髓造影：典型表现为硬膜内匍行性充盈缺损。已基本被 MRI 取代。如果行该检查，病人应该取俯卧位和仰卧位摄片（避免遗漏背侧 AVM）。注意：脊髓造影穿刺针可能伤及扩张的动静脉，从而产生出血风险。

73.1.5 治疗

Ⅰ型（硬膜 AVM）：通常需要治疗。常用栓塞胶进行血管内治疗，同时还务必栓塞近端静脉。如果不能完全清除硬膜瘘（椎管内或颅内），将存在复发的可能性。

Ⅱ型（脊髓血管球型 AVM）：可使用神经介入治疗，包括栓塞术[20]，尤其针对ⅡA 型（单一动脉供血）。然而，介入治疗后的复发率可能高于手术治疗，并且对于ⅡB 型（≥2 支供血动脉）SVM，一般更倾向于手术治疗。手术策略：与颅内 AVM 相似，不同的是脊髓实质无法牵拉，出血极少危及生命，侧支动脉必须保留，以避免出现严重性功能障碍。术中血管荧光造影可协助手术。血管巢呈致密性，并且在 MRI 上的巢周含铁血黄素环常代表手术切除范围。

Ⅲ型（青幼年型脊髓 AVM）：与干预治疗相比，自然史的预后可能较好。

Ⅳ型（髓周 AVF）：推荐治疗[10]见表 73-2。

表 73-2 Ⅳ型动静脉瘘的推荐治疗[10]

亚型	诊断	栓塞	手术
Ⅰ型	困难；MRI？*；脊髓 CT；脊髓 CTA	困难	终丝部位手术容易；圆锥部位手术困难
Ⅱ型	容易；MRI 或脊髓造影	不完全闭塞	后外侧 AVF
Ⅲ型		有效	困难，危险

* 因其准确性不高，故不应推迟血管造影而进行 MRA 检查

73.2 脊膜囊肿

73.2.1 概述

脊膜囊肿（SMC）：脊膜囊、神经根鞘或蛛网膜憩室。可能有家族性发病倾向。

文献中应用的术语相对混乱。表 73-3 为一种分类系统。既往称为 Tarlov 神经束膜囊肿、脊髓蛛网膜囊肿及硬膜外憩室或囊肿。这里只考虑先天性病变。

1. Ⅰ型 SMC 的骶骨以上部分，蒂部常邻近背侧神经根入口处。
2. Ⅱ型 SMC：过去称为 Tarlov 囊肿，与神经根憩室不同，因为在先前定义中与蛛网膜下隙相通，而据新定义则不相通。然而鞘内增强 CT（ICCT）显示两者皆相通。常呈多发表现，位于背侧神经根，骶部最多见且症状最明显。
3. Ⅲ型 SMC：也可呈多发或无症状。更常见于后侧蛛网膜下隙，与蛛网膜小梁增生相关。

表 73-3 脊膜囊肿的分型[21]

分型	描述
I 型	硬膜外脊膜囊肿，无脊神经根纤维
IA	“硬膜外脊膜 / 蛛网膜囊肿”
IB	（隐性）脊膜膨出
Ⅱ 型	硬膜外脊膜囊肿，有脊神经根纤维（“Tarlov 神经周围囊肿”“脊神经根憩室”）
Ⅲ 型	硬膜内脊膜囊肿（“硬膜内蛛网膜囊肿”）

73.2.2 临床表现

可能无症状（偶然发现）。可能由于压迫邻近神经根而导致神经根病变（也许会产生神经根症状）。症状严重程度与病变大小、是否邻近脊髓和神经根有关。

1. I 型 SMC：颈胸部可以表现为急性脊髓病变（痉挛状态及感觉平面改变）；腰部表现为腰痛及神经根病变；骶部表现为括约肌功能障碍。
2. Ⅱ 型 SMC：通常无症状，但骶部病灶可以引起坐骨神经痛和（或）括约肌功能障碍。
3. Ⅲ 型 SMC：也可呈多发或无症状；多位于后侧蛛网膜下隙。

73.2.3 评估

使用 MRI 鉴别肿物，然后应用水溶性造影剂的 ICCT 扫描来辨别囊肿是否与蛛网膜下隙相通。

1. Ⅱ 型 SMC：所有 18 例病人均有骨质侵蚀（表现为椎管增宽、椎弓根侵蚀、椎间孔扩大、椎体边缘不整）。
2. Ⅲ 型 SMC：也可以造成骨质侵蚀；脊髓造影显示为硬膜内缺损；如果与蛛网膜下隙相通，由于在 ICCT 上造影剂与相邻蛛网膜下隙表现相同，因而无法辨别脊膜囊肿。

73.2.4 治疗

1. I 型 SMC：闭合囊肿和蛛网膜下隙之间的孔道。骶部以上的病灶通常能够从硬膜上分离；但有时因纤维粘连而无法分离。
2. Ⅱ 型 SMC：无蒂，因此可以部分切除并缝合囊壁，或者切除囊肿及受累的神经根。不建议单纯吸除。
3. Ⅲ 型 SMC：除非纤维粘连紧密，否则应完全切除。不完全切除将可能复发。

73.3 腰椎关节突关节囊肿

73.3.1 概述

Kao 等人[22]于 1974 年提出关节突关节囊肿（JFC）这一术语，包括滑膜囊肿（有滑膜层）和神经节囊肿（无滑膜层），其邻近脊柱关节突关节或起源于黄韧带。如果没有病理诊断，区分这两种囊肿可能较为困难（见下文），且临床意义不大[23]。

JFC 主要发生于腰椎（颈椎[24-26]和胸椎[27]也曾有报道）。第一次报道为 1880 年由 von Gruker 尸检时发现[28]，第一例临床确诊病例见于 1968 年[29]。确切病因尚不清楚（可能包括滑膜液从关节囊渗出、发育静止后潜伏生长、黏液样变性及在胶原性结缔组织中囊肿形成等）；许多囊肿的形成与活动增加相关；对于外伤因素则存在争议[25, 30]，但可能起到一小部分作用（约 14%）[31]。

73.3.2 病理

囊壁由不同厚度和细胞结构的纤维结缔组织构成。通常没有感染或炎症表现。可能存在滑膜层[33]（滑膜囊肿），也可能无滑膜层[34]（神经节囊肿）。鉴别滑膜囊肿和神经节囊肿较困难[23]，部分原因是神经节囊肿中的成纤维细胞可能形成不完整的滑膜样内膜[34]。在结缔组织中可观察到微静脉增生。可能存在含铁血黄素沉积，其可能与外伤史相关。

73.3.3 临床表现

在一项研究中，平均年龄为 63 岁[31]，而在另一项包括 54 例病人的综述中为 58 岁[33]（范围：33～87 岁），两项报道中女性比例稍多。多数发生于严重椎关节硬化和关节突关节退变的病人中[33]，25% 的病人伴有退行性脊椎滑脱[31]。最常见于 L4～L5 节段[31, 35]；可能为双侧病变。疼痛是最常见的症状，通常是神经根性痛。JFC 有时可能导致椎管狭窄，并且可能产生神经性跛行[36]（见章节 69.5.2），偶尔发生马尾综合征。与严重压迫性病变（如 HLD）相比，JFC 更表现为间歇性症状。疼痛突然加重可能由囊肿内出血引起。该病变也可无症状[37]。

73.3.4 评估

术前诊断 JFC 对外科医师有所帮助，因为手术入路与 HLD 稍有不同，囊肿可能会被遗漏或无意刺破，后期寻找压迫性病变时会造成不必要的时间浪费。外科医师也可能将囊肿误认为“经硬膜椎间盘脱出”，并不必要地打开硬膜。30% 的 JFC 手术病例术前诊断不正确[31]。

脊髓造影：后外侧充盈缺损（大多数椎间盘位于前侧，偶尔向后外侧

73

移动，但 JFC 始终位于后外侧），硬膜外形状通常呈圆形。

CT 扫描：表现为低密度硬膜外囊性病变，通常位于相邻关节的后外侧。有些具有钙化边缘[37]，另一些可能含有气体[38]。偶尔可见椎板骨质侵蚀[35,39]。

MRI（见图 73-1）：图像各异（可能与囊液成分不同相关——浆液性与蛋白性[40]）。非出血性 JFC 的平扫成像特征与脑脊液相似，出血性 JFC 呈高信号。MRI 通常无法看到骨质侵蚀。

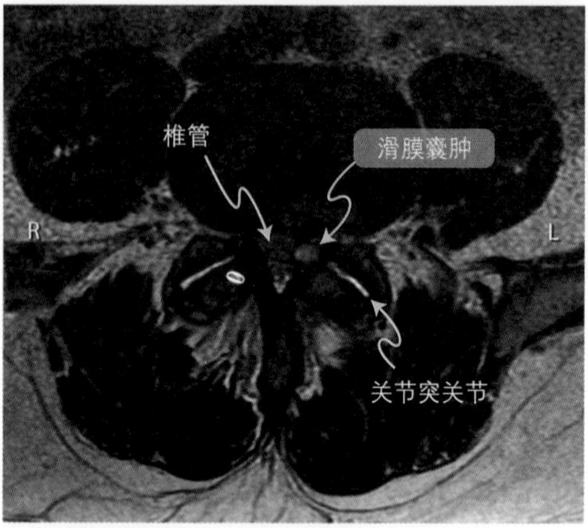

图 73-1 关节突关节囊肿

L4～L5 关节突关节的 T_2 轴位 MRI 成像显示，左侧腰椎关节突关节囊肿

注意关节突关节中的液体，提示出现退变或活动增加

鉴别诊断

参见坐骨神经痛的鉴别诊断（见章节 89.3）。JFC 主要依靠外观和位置与其他疾病鉴别。其他鉴别特征包括：

1. 神经纤维瘤：无钙化。
2. HLD 的游离碎片：外观上为非囊性结构。
3. 硬膜外或神经根转移：非囊性结构。
4. 蛛网膜下神经根袖套扩张。
5. 蛛网膜囊肿（蛛网膜由硬膜缺损处疝出）：与关节突关节无关，与 JFC 相比边缘较薄[41]。
6. 神经周围囊肿（Tarlov 囊肿）：在神经束膜和神经内膜间产生，通常位于骶神经根[42]，脊髓造影中偶可表现为延迟充盈。常与相邻骨质重塑相关。

73.3.5 治疗

最佳治疗仍不明确。曾有一例个案报道囊肿自行消退[43]。如果在保守治疗下仍有持续性症状，可给予吸除囊肿或小关节突注射类固醇治疗[44]，但大多数医师主张手术切除。

手术治疗 囊肿可能黏附于硬膜上，也可在手术期间塌陷并被遗漏。JFC 可作为椎体不稳定的标志，并提示应对其进行评估。有些人认为应进行融合术，因为 JFC 可能导致椎体不稳定。但在许多情况下，无需融合便可获得良好结果[44]。因此，应基于椎体是否稳定来考虑是否进行融合术，而非仅基于是否存在 JFC。

微创脊柱手术（MISS）也用于切除此类病变[45]，但缺乏长期随访结果。在中线旁 1.5cm，行长度为 15mm 的手术切口。

在手术治疗后，症状性 JFC 可能在对侧部位复发或进展[31]。

73.4 脊髓空洞症

73.4.1 概述

要 点

- 即脊髓空洞（syrinx）。脊髓内囊腔形成。
- 70% 合并 Chiari 畸形 1 型，10% 合并颅底凹陷症，也可作为外伤、肿瘤或感染的合并症。
- 症状：进行性神经功能障碍，长达数月至数年，通常先累及上肢。
- 检查：对全部神经轴（包括脑部，以排除 Chiari 畸形和脑积水）进行 MRI 平扫及增强检查（以鉴别肿瘤）。
- 直径 >5mm 且合并水肿者，症状呈进行性加重。
- 治疗旨在消除病理生理学因素。

73

即脊髓空洞（syrinx）。脊髓内囊腔形成。其他非准确性术语包括：脊髓空洞积水症、交通性或非交通性脊髓空洞症。

延髓空洞症：向上延展至脑干（通常是延髓）。可能表现为（双侧）口周刺痛和麻木，因三叉神经脊髓束发生纤维交叉时受压导致。

73.4.2 病因

原发性脊髓空洞症

该术语在不同作者中有不同使用方式[46]，在此指的是没有明确病因的脊髓空洞。

继发性脊髓空洞症

多数病例继发于脊髓蛛网膜下隙的局部梗阻[46]。未解答的问题：为何不同程度的退行性颈椎管狭窄的病人没有出现脊髓空洞症？病因包括：

1. Chiari 畸形 1 型（见章节 17.1.2）：脊髓空洞最常见的病因。
2. 炎症后：
    1) 感染后：

- 肉芽肿性脑膜炎（结核和真菌性）。
- 术后脑膜炎，尤其是硬膜内操作后。

2) 化学性或无菌性炎症：
- 少见于 SAH 后。
- 脊髓造影后，特别是使用早已淘汰的油基造影剂。

3. 外伤后：参见下文。（× 脊髓空洞的早期概念是外伤性脊髓出血病灶的聚集，但未得到证实）
1) 有严重的外伤后脊柱后凸畸形：如伴有碎裂性骨块、瘢痕形成等。
2) 没有明确外伤的蛛网膜下隙瘢痕形成。
3) 脊髓和（或）脊髓被膜的严重损伤。出血可能是相关因素。
4. 术后：在切除不复杂的硬膜内肿瘤（如神经纤维瘤）多年后，可出现脊髓空洞。
5. 基底蛛网膜炎：
1) 特发性。
2) 感染后：见上文。
6. 颅底凹陷症（枕骨大孔区拥挤，见章节 12.3.2）。
7. 合并脊髓肿瘤（与肿瘤囊腔不同）。
8. 合并椎间盘突出。
9. 小脑下疝。
10. 丹迪 - 沃克综合征。

73

73.4.3 流行病学[47]

非创伤后脊髓空洞症的发病率：8.4/10 万。多见于 20~50 岁。

合并的临床综合征见表 73-4。

表 73-4 脊髓空洞症合并的疾病

疾病	比例*
Chiari 畸形 I 型	70%
颅底凹陷症	10%
髓内肿瘤	4%

* 占脊髓空洞症病人的百分比

73.4.4 病理生理学

脊髓空洞形成的主要理论：

1. Gardner 的流体动力学（“水锤”）理论：心脏的收缩搏动通过脑室传递到脊髓中央管。随着 MRI 的应用，该理论被证实有误[48]。

2. William 理论（“颅脑脊髓分离”）：使脑脊液压力增加的方法（Valsalva 动作、咳嗽等）造成脊髓组织“水分离”。可能更常见于非交通性脊髓空洞症。
3. Heis-Oldfield 理论：枕骨大孔区闭塞导致心脏收缩期的脑脊液搏动传递至血管周围间隙，使细胞外液增加，聚合后形成脊髓空洞[47]（例如通过脊髓实质）。

73.4.5　临床表现

表现差异较大；通常在数月或多年内缓慢进展，早期进展较快，随后逐渐变慢[47]。在最初，疼痛、力弱、肌萎缩以及上肢痛觉和温度觉丧失（颈段脊髓空洞）较为常见。脊髓病变在多年内进展缓慢。

73.4.6　特异性综合征

（髓内脊髓病变为非特异性）

1. 感觉缺失（与脊髓中央管综合征相似）：呈分离性感觉缺失（痛温觉消失，触觉和关节位置觉存在→由未察觉的损伤或烫伤造成无痛性溃疡）。
2. 疼痛：常表现为颈枕痛。感觉异常性疼痛通常出现在感觉丧失的区域[47]。
3. 力弱：手臂的下运动神经元性力弱。
4. 无痛性（神经源性）关节病（Charcot 关节）：尤其因疼痛和温度觉丧失导致的颈肩部关节病，见于不足 5% 的病人。

73.4.7　评估

MRI：是首选检查。可在矢状位和轴位上显示解剖结构（见图 73-2)。应行颈椎、胸椎（无或有增强扫描，以除外肿瘤）及脑 MRI 检查，可纳入颅颈交界区（以除外 Chiari 畸形和脑积水）。脊髓空洞可能存在非交通性通道（常见于外伤性脊髓空洞），因而较为复杂。

CT：平扫或脊髓造影 /CT 上（使用水溶性造影剂），脊髓内部为低衰减区。

脊髓造影：极少单独使用（通常与 CT 联合应用）。单独使用时，常无异常（假阴性）结果，在病变区域呈现部分至完全梗阻；碘造影剂检查可显示脊髓呈梭形增宽，而空气造影检查可能显示脊髓塌陷[49]。造影剂可能缓慢进入腔内。

EMG：无特异性结果，但可能有助于排除其他产生类似症状的疾病（例如，周围神经病变导致感觉异常）。

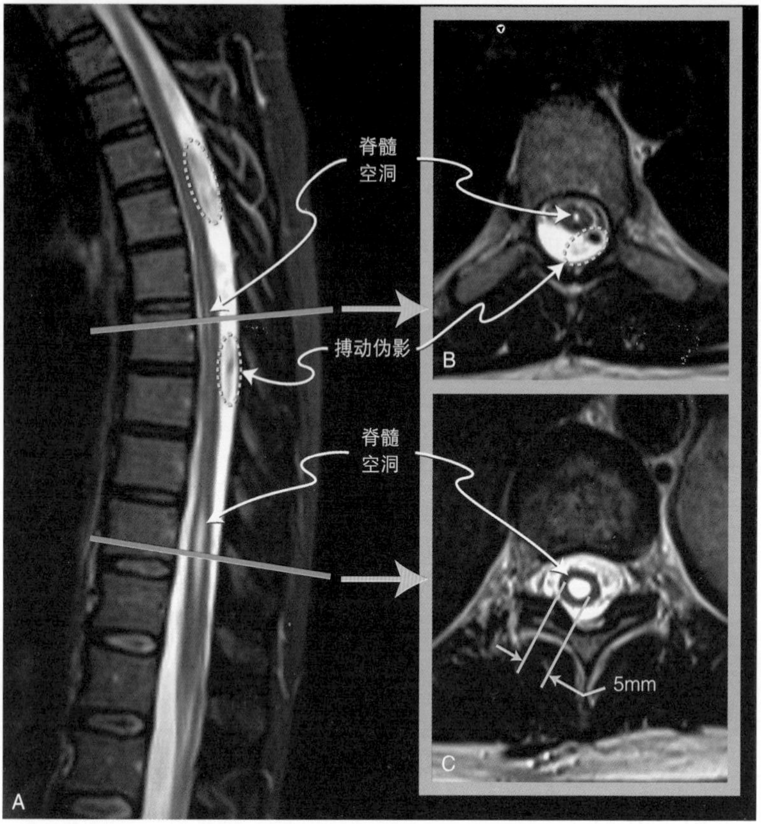

图 73-2 胸椎脊髓空洞症。

T_2 MRI 成像。A. 矢状位；B 和 C. 上段（B）和下段（C）脊髓空洞（B）的横断面

注：虚线区域为脑脊液搏动伪影。空洞下部直径大于 4mm，因而不能认为是残存的脊髓中央管（见正文）

73.4.8 与类似疾病鉴别

1. 肿瘤囊腔：
   1) 尤其是髓内胶质瘤。肿瘤可以产生液体，或形成小的囊腔并最终相互融合。大多数（并非所有）髓内肿瘤在注射造影剂后，MRI 成像上可见增强。
   2) 肿瘤囊腔内液体通常蛋白含量较高，而脊髓空洞内液体在 MRI 上通常与脑脊液特征相似（注：脊髓空洞可伴发肿瘤）。
2. 脊髓中央管：
   1) 残存的脊髓中央管：出生时髓内存在中央管结构，正常情况下随着年龄增长而逐渐消失[50]。中央管的持续存在是一种正常变异。特征性影像学表现为：

- 矢状位 MRI 上呈线形或梭形。
- 最大宽度≤2～4mm。
- 可能为单一区域，也可能在头尾方向上有数个不连续的区域。
- 在轴位 MRI 上呈完美的圆形，并且位置居中。
- 若行静脉造影，则不出现强化。

2) 单纯中央管扩张，内层为室管膜细胞，有时被称为脊髓积水，但此说法存在争议。

73.4.9 治疗

概述

对于偶然发现而没有明确病因的脊髓空洞（无症状且无神经功能障碍），如果在 2～3 年内空洞大小保持稳定，则可以随访观察，如果症状无进展，可每 2～3 年进行 1 次复查。

对于符合中央管特征的病变（见上文），应进行 MRI 增强扫描，以排除强化的病变；若无强化且没有与病变相关的症状，可在 3 个月内行 MRI 随访检查。如果病情稳定，随访时无须进行额外的 MRI 复查，但可能会重复检查相关症状。

手术治疗

对于有症状的病变，可以考虑干预治疗（并非所有病变均有症状）。如果不能发现潜在病因，直接治疗小型脊髓空洞可能较为困难（但直接治疗并不会导致不可逆性症状）。

选择包括：

1. 如有可能，治疗潜在的病理生理学改变，以重建蛛网膜下隙脑脊液回流（当不可行时，可选择脊髓空洞引流）。
   1) 后路减压术：脊椎后侧异常时（如 Chiari 畸形）的选择。
   2) 如果发现其他部位受压、阻塞或栓系，应进行减压。
2. 蛛网膜下隙 - 蛛网膜下隙旁路分流术[51]：在硬膜内放置 1 个或多个硅胶引流管，一端位于脑脊液阻塞部位上方，另一端位于阻塞部位下方，将其缝合固定。60% 的病人（20 例）出现好转，20% 稳定，20% 恶化（平均随访 48 个月）。
3. 分流：
   1) 缺点：
      - 并发症发生率：16%。
      - 临床稳定率：术后 10 年为 54%。
      - 可能牵拉脊髓，存在进一步损伤的可能。

73

- 可能造成梗阻：术后 4 年为 50%。
- 不能纠正潜在的病理生理改变，脊髓空洞可能复发。

2) 指征：弥漫性蛛网膜炎（例如，因结核或化学性脑膜炎引起），梗阻延伸至多个节段，且空洞直径大于 3～4mm。

3) 脊髓空洞导管：K 管（流出导管与空洞导管成一定角度）或 T 管（流出导管与空洞导管成直角）引流。

4) 远端部位的选择有：
- 腹膜[52]（颈部较困难）。
- 胸腔：如果选择后入路，需要在中线旁 5～6cm 进入肋间隙，以避开椎旁肌肉，通常在肩胛下角下方穿刺置入导管。
- 蛛网膜下隙：要求在蛛网膜下隙有正常的脑脊液流动，因此不能用于蛛网膜炎的病人。K 管（如 Medtronic #23069 或 Heyer-Schulte-Pudenz 系统）比 T 管更适用。

5) 可用的脊髓空洞分流系统包括：
- Edwards-Barbaro 脊髓空洞腹腔分流系统（图 73-3；Integra™）：T 型近端直径约为 5FR，总长度 3.5cm，配有无阀 Foltz 储液器，可以选择性地结合以允许经皮穿刺针进入系统。
- Medtronic #44520 T 管：进入脊髓空洞的导管近端总长度为 8cm，可根据需要进行裁剪。

4. × 不再推荐使用：

1) 脊髓空洞合并 Chiari 畸形：闩部填入肌肉、特氟隆或其他材料；切除小脑扁桃体下部。

2) 造瘘术：通常不能保持通畅，因此推荐使用支架或分流（脊髓空洞 - 蛛网膜下隙或脊髓空洞 - 腹腔分流）。

73

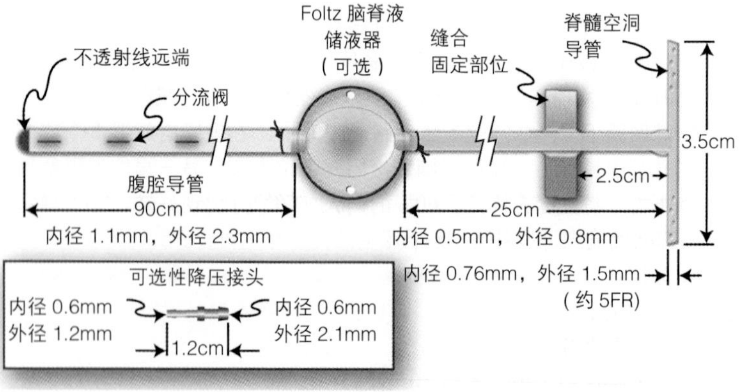

图 73-3 Edwards-Barbaro 脊髓空洞 - 腹腔分流系统（Integra™）

3) 脊髓切断术：仅用于 ASIA A 级脊髓损伤后，出现上升性脊髓空洞的病人[53, 54]。
4) 经皮抽吸囊腔[55]。

手术技术

1. 术中超声有助于：
   1) 定位空洞。
   2) 评估分隔（防止仅分流部分空洞）。
2. 如果不存在 Chiari 畸形，首先应进行脊髓空洞 - 蛛网膜下隙引流。如果失败，则进行脊髓空洞 - 腹腔引流。
3. Rhoton 建议在侧柱和后柱间的脊髓背根入髓区（DREZ）行脊髓切开术（肿瘤则在中线部位），因为这一区域最薄，并且一般已经存在由脊髓空洞导致的上肢本体感觉障碍[56]。分流术后约 10% 的病人出现脊髓后柱功能障碍。
4. 脊髓空洞 - 蛛网膜下隙分流术，务必确认分流管远端位于蛛网膜下隙（而不是仅位于硬膜下），否则分流管无法起到作用。
5. 脊髓空洞 - 胸腔分流术，可在后侧胸腔，靠近一侧肋骨切开胸膜，与脑室 - 胸腔分流术相似（见章节 97.7）。后侧胸腔的肋骨间距离更近，移动性较小，因此该入路可能更具挑战性。
6. 脊髓空洞 - 腹腔分流术：病人取俯卧位，将近端分流管置于脊髓空洞内，然后将病人转为侧卧位，分流管腹腔端的皮下隧道位于腋中线侧面的中间部位，可将分流管缠绕，在皮下盘成袋状，用 Tegaderm 敷料将其覆盖并使用夹子临时关闭。脊柱手术切口缝合后，可将病人转为仰卧位，去除 Tegaderm 敷料，消毒腹部及侧面切口皮肤，去除分流管夹子，从皮下取出分流管，经皮下隧道置入腹腔内。在上述两部分手术过程中，需要一小型垫子（如卷起的手术巾）将身体侧面垫高以便于手术操作。

73

73.4.10 结果

由于疾病相对少见、自然史差异较大（可能自发停止）以及随访时间短，因此评价治疗结果较为困难[57]。神经外科医师对于直接治疗（分流、开窗术等）的积极性较低，因为手术效果差且有医源性神经功能恶化的风险。然而，对于情况恶化的病人，这可能仍然是唯一选择，并且确实会出现有效结果[58]。

73.5 外伤后脊髓空洞症

73.5.1 概述

外伤后脊髓空洞症（PTSx）可能继发于严重的脊椎损伤（伴或不伴临

床性脊髓损伤），包括脊髓贯通伤和非贯通性“暴力”创伤（不包括脊柱麻醉后和胸椎间盘突出后的损伤）。

73.5.2 流行病学

通常是脊髓损伤后的晚期表现，所以在随访时间长的病例组中发病率较高。随着脊髓损伤后生存率的提高以及 MRI 的广泛应用，发病率有所升高。范围：占脊髓损伤病人的 0.3%～3%（见表 73-5）。

表 73-5 外伤后脊髓空洞症的发病率

损伤类型	人数 / 危险人群*	概率
所有脊髓损伤	30/951	3.2%
完全四肢瘫	14/177	7.9%
不完全四肢瘫	4/181	4.5%
完全截瘫	4/282	1.7%
不完全截瘫	4/181	2.2%

* 951 例病人随访 11 年，分子为出现脊髓空洞症的人数，分母为 951 人中的危险人群数量[59]

对多中心合作数据库中的大量病人进行随访发现，颈髓损伤后发生脊髓空洞症的病例较胸髓损伤少[60]（可能受人为因素影响，因为低位病灶的病人更能注意到节段上升）。

脊髓损伤后的潜伏期：

1. 症状出现后的潜伏期：3 个月至 34 年（平均 9 年）（完全性与不完全性脊髓损伤的病人相比，其脊髓空洞症出现较早：平均 7.5 年 vs.9.9 年）。
2. 诊断后的潜伏期：新发症状出现后可长达 12 年（平均 2.8 年）。

73.5.3 临床表现

外伤后脊髓空洞症的表现见表 73-6。截瘫病人在晚期出现上肢症状，应该高度警惕外伤后脊髓空洞症[61]。

在完全性脊髓损伤的病人中，多汗症可能是下降性脊髓空洞症的唯一表现[63]。鉴别诊断见章节 64.4 脊髓损伤后的迟发性恶化。

73.5.4 评估

空洞的一端通常位于脊柱骨折处或异常成角处。

表 73-6 临床表现（30 例伴有脊髓空洞的脊髓损伤病人[59]）

症状	起病时	确诊时
疼痛*	57%	70%
麻木	27%	40%
运动障碍增加	23%	40%
痉挛状态加重	10%	23%
出汗增多（多汗症）	3%	13%
自主神经反射异常	3%	3%
无症状	7%	7%
体征	**概率**	
感觉平面上升	93%	
腱反射减退	77%	
运动障碍增加	40%	

* 疼痛通常很严重，并且使用镇痛剂无法缓解[62]

73.5.5 治疗

概述

许多作者提倡早期手术引流空洞腔，以减少迟发性功能障碍的增加[64]。一些学者认为除感觉障碍外，运动功能减退较为少见，所以对于多数病例建议进行保守治疗[65]。

内科治疗

非手术治疗：31% 的病人病情稳定，68% 在数年内进展（通过更长时间的随访）。

手术治疗

对于小型脊髓空洞的病人，手术治疗可能无法获益[59]。

手术选择

同交通性脊髓空洞症，但有以下不同：

1. 脊髓横断术（脊髓切断术）[66]：只针对完全性损伤的病人。
2. 可能无须填塞闩部（在先天性脊髓空洞症中存在争议）。

结果

9 例外伤后脊髓空洞症的病人行脊髓空洞 - 蛛网膜下隙分流术[59]：所有病人（9 例）均疼痛缓解（1 例轻度缓解），5/8 有所恢复，1/10 腱反射改善。9 例病人的术后并发症包括：1 例不完全性病灶进展完全性，1 例感觉运动功能恶化，3 例出现短暂性疼痛。

多数根性症状的治疗效果良好；而自主神经症状和强直痉挛的疗效不明确。

73

73.6 脊髓疝（特发性）

73.6.1 概述

罕见。通常位于 T2～T8 节段，脊髓通过前侧或前外侧硬膜缺损处疝出[67]。有时可见硬膜缺损处前面的骨质侵蚀。通常与钙化的椎间盘碎片相关，碎片在理论上可逐步侵蚀并穿透硬膜。

73.6.2 鉴别诊断

主要与背侧蛛网膜下隙囊肿相鉴别。二者均可导致脊髓背侧蛛网膜下隙增宽，并使脊髓向腹侧扭曲。脊髓疝病人的 MRI 可见邻近区域的脑脊液搏动伪影，而蛛网膜囊肿病灶周围并无此征象。

73.6.3 临床表现

通常表现为不完全性 Brown-séquard 综合征（相对不累及脊髓后柱）。临床症状可能因脊髓扭曲所致，但血管损伤也可能起一定作用。

73.6.4 手术

需行后外侧或前外侧入路，以减少对脊髓的处理（见章节 66.1.16）。将硬膜破损处扩大，通常可减少脊髓疝出。然后可将硬膜替代物悬吊于脊髓前方以防再次疝出。

73.7 椎管内硬膜外脂肪增多症（SEL）

73.7.1 概述

硬膜外脂肪肥大。在大多数（75%[68]）病例中，由长期外源性类固醇激素治疗引起，通常在数年内应用中等或高剂量药物[69]，但也可能与以下因素有关：库欣病、库欣综合征、肥胖[70]、甲状腺功能减退或特发性因素[71]。男、女比例为 3∶1[69]。

背痛通常最早出现，逐渐加重的下肢无力和感觉改变也十分普遍，括约肌功能障碍相对少见。SEL 最常见于胸椎（约占 60%），其余则位于腰椎（没有出现于颈椎的病例报道）。

通常很难区分不引起症状的硬膜外脂肪增多病人（甚至到了在受累水平看不到脑脊液的程度）与那些因丰富脂肪而发现病变的病人。

73.7.2 评估

CT：脂肪组织的密度极低（−80～−120 Hounsfield 单位）[72]，因此可与其他多数疾病（除脂肪瘤）相区分。

MRI：等同脂肪信号（T_1像呈高信号，T_2像呈中等强度信号）。推荐的诊断标准：硬膜外脂肪厚度大于 7mm 时，应考虑诊断为 SEL[70, 73]。

73.7.3 治疗

在那些能够停止使用类固醇激素和减轻体重的病人中，一些病人可以避免手术治疗[74]。如果 SEL 与肥胖相关，通过减轻体重就可能取得疗效。

上述措施不成功或不合适的病人，可以考虑手术治疗。对于内源性皮质醇增多症的病人（库欣病等），在行椎板切除术前，应尽可能地将皮质醇降至正常水平。由于可能存在潜在并发症以及脂肪组织的缓慢生长，应慎重考虑手术治疗。

手术通常包括椎板切除术及脂肪组织清除术。有时因脂肪组织的再聚集而重复手术。

73.7.4 结果

手术通常可使症状得到明显改善[73]。特发性病例的手术效果可能好于因激素过多导致的 SEL。马尾受压的手术疗效好于胸段脊髓病变。

并发症发生率可能高于预期，部分原因为合并其他疾病。据 Fessler 等人[75]报道，1 年死亡率为 22%。

73.8 颅颈交界区和上颈椎异常

73.8.1 相关疾病

参考枢椎（C2）损伤，见章节 87.4。

在一些疾病中可以见到该部位的异常，包括：

1. 类风湿关节炎：见章节 72.1。
2. 外伤性或外伤后：包括齿突、枕髁骨折等。
3. 强直性脊柱炎（见章节 71.2)：可能造成整个脊柱融合，不累及枕寰椎和（或）寰枢椎，但可以导致该部位不稳定。
4. 先天性疾病：
   1) Chiari 畸形：见章节 17.1。
   2) Klippel-Feil 综合征：见章节 16.3。
   3) 唐氏综合征。
   4) 寰枢椎脱位（AAD)。
   5) 寰椎枕骨化：可见于 40% 的先天性 AAD[76]。
   6) Morquio 综合征（黏多糖增多症）：由于齿突发育不全以及关节松弛，造成寰枢椎半脱位。
5. 肿瘤：转移性肿瘤（见章节 50.2.1）或原发性肿瘤。

6. 感染。

7. 颅底或颈椎手术后：如经口齿突切除术。

73.8.2 畸形类型

畸形包括：

1. 颅底凹陷症：同佩吉特病。
2. 寰枕关节脱位。
3. 寰枢关节脱位。
4. 寰椎枕骨化，寰椎后弓较薄或缺如[77]。

73.8.3 治疗

枕髁、寰椎或枢椎骨折通常接受外固定治疗（参考枕髁骨折，见章节61.2）。因为外伤性枕颈关节脱位通常致命，所以最佳治疗方案尚未达成共识。寰椎枕骨化可以通过在枕部构造并固定“人工寰椎”来完成治疗[77]。

适应证和手术方法见寰枢椎融合（C1～C2关节固定术）（见章节95.5）。

（曾超凡 译 邓晓峰 校）

参考文献

[1] Youmans JR. Neurological Surgery. Philadelphia 1982
[2] Black P. Spinal vascular malformations: an historical perspective. Neurosurg Focus. 2006; 21
[3] Di Chiro G, Doppman J, Ommaya AK. Selective arteriography of arteriovenous aneurysms of spinal cord. Radiology. 1967; 88:1065–1077
[4] Djindjian R. Embolization of angiomas of the spinal cord. Surg Neurol. 1975; 4:411–420
[5] Kendall BE, Logue V. Spinal epidural angiomatous malformations draining into intrathecal veins. Neuroradiology. 1977; 13:181–189
[6] Oldfield EH, Di Chiro G, Quindlen EA, et al. Successful treatment of a group of spinal cord arteriovenous malformations by interruption of dural fistula. J Neurosurg. 1983; 59:1019–1030
[7] Heros RC, Debrun GM, Ojemann RG, et al. Direct spinal arteriovenous fistula: a new type of spinal AVM. Case report. J Neurosurg. 1986; 64:134–139
[8] Rosenblum B, Oldfield EH, Doppman JL, et al. Spinal Arteriovenous Malformations: A Comparison of Dural Arteriovenous Fistulas and Intradural AVM's in 81 Patients. J Neurosurg. 1987; 67:795–802
[9] Gueguen B, Merland JJ, Riche MC, et al. Vascular Malformations of the Spinal Cord: Intrathecal Perimedullary Arteriovenous Fistulas Fed by Medullary Arteries. Neurology. 1987; 37:969–979
[10] Mourier KL, Gobin YP, George B, et al. Intradural Perimedullary Arteriovenous Fistulae: Results of Surgical and Endovascular Treatment in a Series of 35 Cases. Neurosurgery. 1993; 32:885–891
[11] Strugar J, Chyatte D. In Situ Photocoagulation of Spinal Dural Arteriovenous Malformations Using the Nd:YAG Laser. J Neurosurg. 1992; 77:571–574
[12] Bederson JB, Spetzler RF. Pathophysiology of Type I Spinal Dural Arteriovenous Malformations. BNI Quarterly. 1996; 12:23–32
[13] Rodesch G, Hurth M, Alvarez H, et al. Classification of spinal cord arteriovenous shunts: proposal for a reappraisal–the Bicetre experience with 155 consecutive patients treated between 1981 and 1999. Neurosurgery. 2002; 51:374–9; discussion 379-80
[14] Spetzler RF, Detwiler PW, Riina HA, et al. Modified classification of spinal cord vascular lesions. J Neurosurg. 2002; 96:145–156
[15] Aminoff MJ, Logue V. The Prognosis of Patients with Spinal Vascular Malformations. Brain. 1974; 97: 211–218
[16] Tobin WD, Layton DD. The Diagnosis and Natural History of Spinal Cord Arteriovenous Malformations. Mayo Clin Proc. 1976; 51:637–646
[17] Wirth FP, Post KD, Di Chiro G, et al. Foix- Alajouanine Disease. Spontaneous Thrombosis of a Spinal Cord Arteriovenous Malformation: A Case Report. Neurology. 1970; 20:1114–1118
[18] Criscuolo GR, Oldfield EH, Doppman JL. Reversible Acute and Subacute Myelopathy in Patients with Dural Arteriovenous Fistulas: Foix-Alajouanine Syndrome Reconsidered. J Neurosurg. 1989; 70: 354–359
[19] Barnwell SL, Dowd CF, Davis RL, et al. Cryptic Vascular Malformations of the Spinal Cord: Diagnosis by Magnetic Resonance Imaging and Outcome of Surgery. J Neurosurg. 1990; 72:403–407
[20] Anson JA, Spetzler RF. Interventional Neuroradiology for Spinal Pathology. Clin Neurosurg. 1991; 39: 388–417
[21] Nabors MW, Pait TG, Byrd EB, et al. Updated Assessment and Current Classification of Spinal Meningeal Cysts. J Neurosurg. 1988; 68:366–377
[22] Kao CC, Winkler SS, Turner JH. Synovial Cyst of Spinal Facet. Case Report. J Neurosurg. 1974; 41: 372–376
[23] Freidberg SR, Fellows T, Thomas CB, et al. Experience with Symptomatic Epidural Cysts. Neurosurgery. 1994; 34:989–993
[24] Cartwright MJ, Nehls DG, Carrion CA, et al. Synovial Cyst of a Cervical Facet Joint: Case Report. Neurosurgery. 1985; 16:850–852
[25] Onofrio BM, Mih AD. Synovial Cysts of the Spine. Neurosurgery. 1988; 22:642–647
[26] Goffin J, Wilms G, Plets C, et al. Synovial Cyst at the

C1-C2 Junction. Neurosurgery. 1992; 30:914–916
[27] Lopes NMM, Aesse FF, Lopes DK. Compression of Thoracic Nerve Root by a Facet Joint Synovial Cyst: Case Report. Surg Neurol. 1992; 38:338–340
[28] Heary RF, Stellar S, Fobben ES. Preoperative Diagnosis of an Extradural Cyst Arising from a Spinal Facet Joint: Case Report. Neurosurgery. 1992; 30:415–418
[29] Kao CC, Uihlein A, Bickel WH, et al. Lumbar Intraspinal Extradural Ganglion Cyst. J Neurosurg. 1968; 29:168–172
[30] Franck JI, King RB, Petro GR, et al. A Posttraumatic Lumbar Spinal Synovial Cyst. Case Report. J Neurosurg. 1987; 66:293–296
[31] Sabo RA, Tracy PT, Weinger JM. A Series of 60 Juxtafacet Cysts: Clinical Presentation, the Role of Spinal Instability, and Treatment. J Neurosurg. 1996; 85:560–565
[32] Liu SS, Williams KD, Drayer BP, et al. Synovial Cysts of the Lumbosacral Spine: Diagnosis by MR Imaging. AJNR. 1989; 10:1239–1242
[33] Silbergleit R, Gebarski SS, Brunberg JA, et al. Lumbar Synovial Cysts: Correlation of Myelographic, CT, MR, and Pathologic Findings. AJNR. 1990; 11:777–779
[34] Soren A. Pathogenesis and Treatment of Ganglion. Clin Orthop. 1966; 48:173–179
[35] Gorey MT, Hyman RA, Black KS, et al. Lumbar Synovial Cysts Eroding Bone. AJNR. 1992; 13:161–163
[36] Conrad M, Pitkethly D. Bilateral Synovial Cysts Creating Spinal Stenosis. J Comput Assist Tomogr. 1987; 11:196–197
[37] Hemminghytt S, Daniels DL, Williams ML, et al. Intraspinal Synovial Cysts: Natural History and Diagnosis by CT. Radiology. 1982; 145:375–376
[38] Schulz EE, West WL, Hinshaw DB, et al. Gas in a Lumbar Extradural Juxtaarticular Cyst: Sign of Synovial Origin. Am J Radiol. 1984; 143:875–876
[39] Munz M, Tampieri D, Robitaille Y, et al. Spinal Synovial Cyst: Case Report Using Magnetic Resonance Imaging. Surg Neurol. 1990; 34:431–434
[40] Martin D, Awwad E, Sundaram M. Lumbar Ganglion Cyst Causing Radiculopathy. Orthopedics. 1990; 13: 1182–1183
[41] Budris DM. Intraspinal Lumbar Synovial Cyst. Orthopedics. 1991; 14:618–620
[42] Tarlov IM. Spinal Perineurial and Meningeal Cysts. J Neurol Neurosurg Psychiatry. 1970; 33:833–843
[43] Mercader J, Gomez JM, Cardenal C. Intraspinal Synovial Cyst: Diagnosis by CT. Follow-Up and Spontaneous Remission. Neuroradiology. 1985; 27: 346–348
[44] Kurz LT, Garfin SR, Unger AS, et al. Intraspinal Synovial Cyst Causing Sciatica. J Bone Joint Surg. 1985; 67A:865–871
[45] Sehati N, Khoo LT, Holly LT. Treatment of lumbar synovial cysts using minimally invasive surgical techniques. Neurosurg Focus. 2006; 20:E2–E6
[46] Batzdorf U. Primary spinal syringomyelia. Invited submission from the joint section meeting on disorders of the spine and peripheral nerves, March 2005. J Neurosurg Spine. 2005; 3:429–435
[47] Heiss JD, Oldfield EH. Pathophysiology and treatment of syringomyelia. Contemp Neurosurg. 2003; 25:1–8
[48] Oldfield EH, Muraszko K, Shawker TH, et al. Pathophysiology of Syringomyelia Associated with Chiari I Malformation of the Cerebellar Tonsils. J Neurosurg. 1994; 80:3–15
[49] Williams B, Terry AF, Jones F, et al. Syringomyelia as a Sequel to Traumatic Paraplegia. Paraplegia. 1981; 19:67–80
[50] Yasui K, Hashizume Y, Yoshida M, et al. Age-related morphologic changes of the central canal of the human spinal cord. Acta Neuropathol (Berl). 1999; 97:253–259
[51] Hayashi T, Ueta T, Kubo M, et al. Subarachnoid-subarachnoid bypass: a new surgical technique for posttraumatic syringomyelia. J Neurosurg Spine. 2013; 18:382–387
[52] Suzuki M, Davis C, Symon L, et al. Syringoperitoneal Shunt for Treatment of Cord Cavitation. J Neurol Neurosurg Psychiatry. 1985; 48:620–627
[53] Klekamp J, Batzdorf U, Samii M, et al. Treatment of syringomyelia associated with arachnoid scarring caused by arachnoiditis or trauma. J Neurosurg. 1997; 86:233–240
[54] Lee TT, Alameda GJ, Camilo E, et al. Surgical treatment of post-traumatic myelopathy associated with syringomyelia. Spine (Phila Pa 1976). 2001; 26: S119–S127
[55] Booth AE, Kendall BE. Percutaneous Aspiration of Cystic Lesions of the Spinal Cord. J Neurosurg. 1970; 33:140–144
[56] Schmidek HH, Sweet WH. Operative Neurosurgical Techniques. New York 1982
[57] Logue V, Edwards MR. Syringomyelia and its Surgical Treatment. J Neurol Neurosurg Psychiatry. 1981; 44:273–284
[58] Phillips TW, Kindt GW. Syringoperitoneal shunt for syringomyelia: a preliminary report. Surg Neurol. 1981; 16:462–466
[59] Rossier AB, Foo D, Shillito J, et al. Posttraumatic Cervical Syringomyelia. Brain. 1985; 108:439–461
[60] Vernon JD, Chir B, Silver JR, et al. Posttraumatic Syringomyelia. Paraplegia. 1982; 20:339–364
[61] Griffiths ER, McCormick CC. Posttraumatic Syringomyelia (Cystic Myelopathy). Paraplegia. 1981; 19:81–88
[62] Shannon N, Symon L, Logue V, et al. Clinical Features, Investigation and Treatment of Posttraumatic Syringomyelia. J Neurol Neurosurg Psychiatry. 1981; 44:35–42
[63] Stanworth PA. The Significance of Hyperhidrosis in Patients with Posttraumatic Syringomyelia. Paraplegia. 1982; 20:282–287
[64] Dworkin GE, Staas WE. Posttraumatic Syringomyelia. Arch Phys Med Rehabil. 1985; 66: 329–331
[65] Watson N. Ascending Cystic Degeneration of the Cord After Spinal Cord Injury. Paraplegia. 1981; 19: 89–95
[66] Durward QJ, Rice GP, Ball MJ, et al. Selective Spinal Cordectomy: Clinicopathological Correlation. J Neurosurg. 1982; 56:359–367
[67] Darbar A, Krishnamurthy S, Holsapple JW, et al. Ventral thoracic spinal cord herniation: frequently misdiagnosed entity. Spine. 2006; 31:E600–E605
[68] George WE, Wilmot M, Greenhouse A, et al. Medical Management of Steroid-Induced Epidural Lipomatosis. N Engl J Med. 1983; 308:316–319
[69] Fassett DR, Schmidt MH. Spinal epidural lipomatosis: a review of its causes and recommendations for treatment. Neurosurg Focus. 2004; 16
[70] Kumar K, Nath RK, Nair CPV, et al. Symptomatic Epidural Lipomatosis Secondary to Obesity: Case Report. J Neurosurg. 1996; 85:348–350
[71] Haddad SF, Hitchon PW, Godersky. Idiopathic and Glucocorticoid-Induced Spinal Epidural Lipomatosis. J Neurosurg. 1991; 74:38–42
[72] Roy-Camille R, Mazel C, Husson JL, et al. Symptomatic spinal epidural lipomatosis induced by a long-term steroid treatment. Review of the literature and report of two additional cases. Spine. 1991; 16:1365–1371
[73] Robertson SC, Traynelis VC, Follett KA, et al. Idiopathic spinal epidural lipomatosis. Neurosurgery. 1997; 41:68–75
[74] Beges C, Rousselin B, Chevrot A, et al. Epidural lipomatosis. Interest of magnetic resonance imaging in a weight-reduction treated case. Spine. 1994; 19: 251–254
[75] Fessler RD, Johnson DL, Brown FD, et al. Epidural lipomatosis in steroid-treated patients. Spine. 1992; 17:183–188
[76] Sinh G. Congenital Atlanto-Axial Dislocation. Neurosurg Rev. 1983; 6:211–220
[77] Jain VK, Mittal P, Banerji D, et al. Posterior Occipitoaxial Fusion for Atlantoaxial Dislocation Associated with Occipitalized Axis. J Neurosurg. 1996; 84:559–564

73

第十七部分

蛛网膜下隙出血和动脉瘤

XVII

74 动脉瘤——概述、分级、特殊情况

74.1 概述

74.1.1 定义

出血进入蛛网膜下隙中，即在蛛网膜和软脑膜之间。

74.1.2 关于蛛网膜下隙出血（SAH）的各种数据

1. 可能出现在外伤后或自发的，外伤是最常见的原因。
2. 大部分自发性 SAH 病例源于动脉瘤破裂。
3. 动脉瘤性 SAH 发生的高峰年龄是 55～60 岁，大约 20% 的病例出现在 15～45 岁之间[1]。
4. 30% 的动脉瘤性 SAH 出现在睡眠中。
5. 先兆头痛即出现在 SAH 发作之前的相关头痛，在 10%～50% 的病人中出现，并且通常出现在 SAH 发作前的 2～8 周之内[2, 3, 4]。
6. 单侧头痛占 30%，大部分为动脉瘤侧。
7. SAH 合并颅内出血的占 20%～40%，合并脑室内出血的占 13%～28%（见章节 76.4.2），合并硬膜下出血的占 2%～5%，多见于凸面的后交通动脉，或大脑半球间硬膜下的大脑前动脉末梢（DACA）动脉瘤（见章节 77.2）。
8. 不是很确切的证据表明破裂发生率在春秋季更高。
9. 大于 70 岁的病人严重神经功能分级比例更高[5]。
10. SAH 发生后，有 20% 的病人出现癫痫症状，通常在第一个 24 小时内出现，且合并 ICH、HTN 和动脉瘤位置（MCA 和前交通）[6, 7]。

74

74.1.3 动脉瘤性 SAH 的预后

1. 10%～15% 的病人在获得医疗救助之前死亡。
2. 10% 的病人在最初几天内死亡。
3. 在某系列研究中[8]，30 天的死亡率是 46%，在另外的研究中，超过半数病人在 SAH 后 2 周内死亡[9]。
4. 美国流行病学研究表明，其中位死亡率为 32%，而欧洲为 44%，日本为 27%（数据的降低可能是因为忽略了院前死亡病例导致的）[10]。
5. 死亡原因：
   1) 25% 死于 SAH 的并发症[11]。
      - 神经源性肺水肿（见章节 75.4）。

- 神经性应激性心肌病（见章节 75.3)。

2) 初次出血者大约 8% 死于进行性病情恶化[12]。

6. 未经手术治疗而存活下来的初次出血病人，再出血是其再次发病和死亡的主要原因（见章节 75.2)，2 周内的危险发生率为 15%～20%。而早期手术的目的就是降低这种风险（见章节 76.7)。
7. 在接受神经外科手术治疗的病人中，死于血管痉挛（见章节 75.5）的病人占 7%，还有 7% 有严重的功能缺失[13]。
8. 大约 30% 的存活者有中度至重度残疾[14]，而基于一些研究，这种残疾的持续存在率大约是 8%～20%[10]。
9. 成功夹闭动脉瘤的病人中，有大约 66% 无法恢复到 SAH 以前的生活质量[14, 15]。
10. 在神经功能分级的任一等级中，大于 70 岁的病人预后更差。一项多因素分析表明年龄和 WFNS 分级是长期预后最相关的因素，而治疗方式与预后无关[16]。
11. 临床表现的严重程度，是预测预后的最强有力因素。

74.2 SAH 的病因学

蛛网膜下隙出血（SAH）的病因包括[17]：

1. 外伤：是 SAH 最常见的原因[18, 19]。而以下所涉及的，均指非创伤性（即自发性）SAH。
2. “自发性 SAH”：

1) 颅内动脉瘤破裂：占自发性 SAH 的 75%～80%（见章节 76)。

2) 脑动静脉畸形（AVM)：占 4%～5% 的病例；与 SAH 相比，AVM 通常更会引起 ICH 和 IVH（见章节 79.2)。

3) 某些累及 CNS 的血管炎，见“血管炎和血管病”（见章节 11.3)。

4) 肿瘤很少导致 SAH（多为病例报告[20–31])。

5) 脑血管夹层（可能也是外伤后的）。

- 颈动脉（见章节 83.9.1)。
- 椎动脉：可能导致脑室内出血（特别是第四脑室和第三脑室）（见章节 83.9.2)。

6) 小的浅表动脉的破裂。

7) 动脉圆锥破裂（见章节 74.6)。

8) 凝血机制异常：

- 医源性或出血性恶病质。
- 血小板减少。

9) 硬脑膜静脉窦血栓形成。

74

10）脊柱 AVM：通常为颈段或上胸段（见章节 73.1）。
11）皮质 SAH。
12）脑干前非动脉瘤性 SAH（见章节 78.9）。
13）极少数药物会引起，如可卡因（见章节 11.4.3）。
14）镰状细胞性贫血。
15）垂体卒中（见章节 43.5.2）。
16）还有 14%～22% 的病例不能确定原因（见章节 78.8）。

74.3 SAH 的发病率

美国动脉瘤性 SAH 大致的年发病率为 (9.7～14.5)/100 000[32,33]。南美和中美洲报道的发病率较低[34]，日本和芬兰较高[35]。SAH 的发生率随着年龄的增加而增加（平均发病年龄 >50 岁）[33, 36-38]；往往在女性中发病率更高（是男性的 1.24 倍）[34]，在美国黑人和西班牙裔中似乎更高（相较高加索人而言）[32, 39, 40]。

74.4 SAH 的危险因素

见参考文献[17, 41]。

1. 行为的：
   - 高血压。
   - 吸烟。
   - 酗酒。
   - 拟交感神经药物，如可卡因（见章节 11.4.3）。
2. 性别和种族（见上文）。
3. 脑动脉瘤史：
   - 破裂动脉瘤。
   - 未破裂动脉瘤（尤其是那些有症状、直径大且位于后循环的）。
   - 形态学：瘤颈的形态[43]和动脉瘤占载瘤动脉比例的增加，与破裂风险呈正相关[44, 45]。
4. 动脉瘤家族史（至少是一级亲属且至少 2 位被影响）。
5. 遗传综合征：
   - 常染色体显性多囊性肾病。
   - Ⅳ 型 Ehlers-Danlos 综合征。
6. 妊娠：在妊娠、分娩和产褥期中动脉瘤性 SAH 发生的风险似乎没有增加[46, 47]。

74

74.5 临床特点

74.5.1 SAH 的症状

突发剧烈头痛（见下文），通常合并呕吐、晕厥（中风）、颈部疼痛（脑膜刺激征）及畏光。如果有意识丧失，可能很快恢复神志[48]。可发生局灶性脑神经功能障碍［如：动脉瘤压迫致动眼神经麻痹，导致复视和（或）上睑下垂］。血肿刺激腰部神经根可引起腰背部疼痛。

74.5.2 头痛

头痛是最常见的症状，超过97%的病人出现这种症状。通常很剧烈（典型描述为："是我平生经历过的最严重的头痛"），发作突然（阵发性）。头痛可能会消失，那么病人可能就不会就诊（指的是警戒性出血或头痛，或警示性头痛；30%～60%的SAH病人会出现这种情况）。如果头痛严重或合并意识水平下降，大部分病人会就诊。由于少量出血所致的头痛可在病人的CT或对其进行腰椎穿刺（LP）时可发现出血，然而警示性头痛在无SAH状态下也可能发生，这可能是因为动脉瘤增大或局限于动脉瘤壁的出血所致[49]。警示性头痛通常突然发生，但比动脉瘤破裂所致的头痛程度较轻，并且会持续几天时间。

严重、急性、阵发性头痛的鉴别诊断（25%可能会有SAH[50]）：

1. 蛛网膜下隙出血，也包括所谓"警示性头痛"或"警戒性头痛"（见上文）。
2. 良性的"雷鸣样头痛"（BTH）或撞击样偏头痛[51]。突然发作的剧烈全头痛在1分钟内达到最剧烈程度，约50%病人伴有呕吐。头痛可能反复发作，推测这是血管性头痛的一种形式。部分病例有一过性局灶症状。没有可靠的临床证据可以将其与SAH区分开[52]（尽管癫痫发作和复视出现时通常与SAH相关）。CT和腰椎穿刺未发现蛛网膜下隙出血可能是排除SAH的首要证据。经验表明对于这些病人[53]没有必要早期行血管造影[54, 55]。
3. 可逆性脑血管痉挛综合征(RCVS)[56](即良性脑血管病或血管炎[57])：阵发性严重头痛 ± 神经功能缺损，通常1～3个月脑血管造影会清晰显示串珠样改变。>50%报道发生于血管收缩药物应用后（可卡因，大麻，鼻用活血剂，麦角衍生物，SSRIs，干扰素，尼古丁片）有时在酗酒后出现。也可见于产后。24%出现并发症，包括：
   1) 多于第一周出现：SAH，ICH，癫痫发作，可逆性后部白质脑病综合征（RPLS）。
   2) 多于第二周出现：缺血性事件（TIA，休克）。
4. 飞机头痛：一般是突发的，通常在飞行器着陆时（常见）或起飞时

74

（不常见）发作。持续时间短（根据定义：飞行器上升或下降完成后头痛持续≤ 30 分钟[58]；然而，在一项队列研究中，76% 的典型飞机头痛持续时间超过 30 分钟[59]），通常是单侧的，主要是眶额部（偶尔扩散到顶叶区域）。疼痛是典型的刺痛性质。同侧鼻塞、面部麻木感或流泪发生率可能 <5%[58]。发病机制可能与鼻窦沟通不畅有关（“鼻窦炎”或“压力性鼻窦炎”）；但是，血管相关的机制也存在可能。曲坦类药物（19%）或对乙酰氨基酚（5%）可能对该类头痛有作用[59]。

5. 良性性高潮头痛：一种剧烈的、搏动性，有时“爆炸性”头痛。在性高潮之前或当中出现（不同于性高潮前头痛，此头痛会随着性唤起增强[60]）。在一项包含 21 位病人的研究中[61]，神经系统检查全部正常，血管造影示 9 人正常。9 人有偏头痛病史或家族史，随访 2~7 年，18 位病人无其他症状，推荐的评估方法与上述雷鸣样头痛相似。

74.5.3 体征

脑膜刺激征（见下文），高血压，局灶性神经功能缺失（例如动眼神经麻痹，轻偏瘫），迟钝或昏迷（见下文）、眼部出血（见下文）。

脑膜刺激征

颈强直（特别是屈曲时）常发生于 6~24 小时。病人可以有 Kernig 征阳性（大腿屈曲 90 度，同时膝关节屈曲，然后伸直膝关节，阳性表现为腘窝疼痛），或 Brudzinski 征（病人取仰卧位，屈曲其颈部，阳性征象为不自主髋部屈曲）。

SAH 后昏迷

昏迷可由于以下一个或几个原因[62]：

1. 颅内压增高。
2. 脑组织的损伤主要由于脑内出血（可能导致颅内压增高）。
3. 脑积水。
4. 弥漫性缺血（可能继发于颅内压增高）。
5. 癫痫。
6. 低血流灌注（脑血流量减少）：心输出量减少所致。

眼部出血

伴随着 SAH 可有三种形式的眼部出血（OH）。在 20%~40% 的 SAH 病人中，出血可单独出现，也可以不同组合形式出现[63]。

1. 透明膜下（视网膜前）出血：11%~33% 病人眼底观察可见视神经盘旁边有明亮的红色出血，其下的视网膜血管模糊。可能与高死亡率相关[64]。
2. 视网膜（内）出血：可发生于中央凹周围。

74

3. 玻璃体内出血（Terson 综合征）：最早由法国眼科医师 Albert Terson 描述。发生于 4%～27% 的动脉瘤性 SAH 病人[63-65]，且通常是双侧的。其他导致颅内压升高的疾病如 AVM 破裂出血，也可以导致此症状。眼底检查可见玻璃体混浊。玻璃体积血的源头在各种报告不尽相同（透明膜下，视网膜前膜，内界膜）[68]。前循环动脉瘤（特别是前交通动脉）更常见，但是有一项研究认为与位置无关[66]。在硬膜下血肿（SDH）和外伤性 SAH 中很少出现。初检时常漏诊。虽然通常在初次检查时即可表现，但最迟于 SAH 后 12 天也可发生，可伴随再出血[66]。那些伴有玻璃体积血的 SAH 病人死亡率高于无玻璃体积血的病人。病人应进行眼出血并发症的随访（眼内压升高，视网膜膜状物形成→视网膜脱离，视网膜皱褶[69]）。大部分病人 6～12 个月内自发消退。对于视力无望恢复[67]或期望尽快改善视力的病人[70]，可以考虑玻璃体摘除术。约 80% 的病人视力长期预后是良好的，不管是否行玻璃体摘除术[70]。

OH 的病理机制是有争议的。OH 最初被归因为血液从蛛网膜下隙扩展到玻璃体，但这两个种结构之间并无通道存在。实际上可能由于视网膜中央静脉受压以及脑脊液压力升高[67]引起视网膜脉络丛吻合支形成，导致静脉高压和视网膜静脉破裂。

74.6 可疑 SAH 处理

74.6.1 概述

74

1. 诊断 SAH 的检查：
   1) 非增强高分辨 CT：见下文。
   2) 若 CT 结果阴性：疑似病例可行 LP（阳性特征见下文）。
2. 确定 SAH 来源的检查。选择：CTA，MRA，或数字减影血管造影（DSA）。选择检查方法时需考虑病人年龄、肾功能，以及动脉瘤部位。
   1) MRA：无放射性，2D TOF MRA（见章节 13.2.11）不应用造影剂。SAH 早期探查动脉瘤敏感性差（见下文）。
   2) CTA vs. DSA：需要权衡操作的风险和难易程度而非预计获得的信息。
      - 健康成人用碘总量需 <90g/24h。老年病人和（或）可能肾功能障碍病人应减量。CTA 一般应用 65～75ml 造影剂，含碘约 300mg/ml，或约 21g 碘。脑动脉造影应用造影剂量不同。尽管如此，CTA 检查后进一步行血管造影检查无须等 24 小时以后。

- 若需考虑肾功能影响（如血肌酐>100μmol/L）对病人予以水化，可选择性应用 N- 乙酰半胱氨酸（Mucomyst®）（见章节 12.4）。
- DSA 用于 CTA 阳性病人进一步清晰显示解剖结构，或确定主要血流。即使 CTA 阴性但高度可疑病例（见下文）也需行 DSA 检查。在绝大多数病例中[71]，CTA 能够可靠评估血管内治疗可行性，但某些情况下仍需行 DSA 检查。

3. CTA/DSA 阴性：见不明原因的 SAH（见章节 78.8）。

74.6.2 实验室 / 影像学检查

CT 扫描

高质量（如无运动伪影）、非强化高分辨率 CT 可在 SAH 后 48 小时内发现≥ 95% 的 SAH。出血表现为蛛网膜下隙内高密度（白色）（图 74-1）。对于微小的 SAH，观察侧脑室的枕骨角和外侧裂的相关部分。CT 也可评定以下方面：

1. 脑室尺寸：21% 动脉瘤破裂病人立即发生脑积水[72]（见章节 74.9）。
2. 血肿：有占位效应的脑内血肿或大量硬膜下出血需要急诊清除。

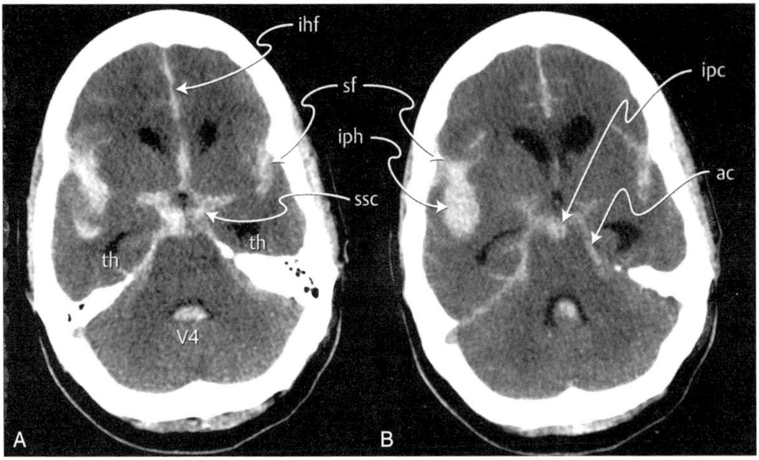

图 74-1 右侧大脑中动脉动脉瘤破裂所致 SAH（及脑实质内血肿）病人的轴位 CT 扫描

A. 鞍上池（ssc）水平的 CT 扫描显示了典型的 SAH 表现，鞍上池（ssc）、纵裂（ihf）和侧裂（sf）有血

B. 鞍上池（ssc）上水平的 CT 扫描显示，动脉瘤破裂 SAH 的出血位于脚间池（ipc）、周围池（ac），还伴有脑实质内血肿（iph）

注意扩张的侧脑室下角（th），以及第四脑室中的出血（V4）

74

3. 脑梗死：梗死后第一个 24 小时内不敏感（见章节 81.2）。
4. 脑池和脑沟中出血量：血管痉挛的重要预后因素（见章节 75.5），并且能够发现脑干前出血（见章节 78.9）。
5. 在约 78% 病例中通过血流分布 CT 可用于动脉瘤定位（但主要用于 MCA 和前交通动脉瘤）[73]。
   1) 出血主要位于前纵裂（± 侧脑室内出血）或直回提示前交通动脉瘤。
   2) 出血主要位于一侧裂提示该侧后交通或 MCA 动脉瘤。
   3) 出血主要位于桥前池或脚间池提示基底动脉尖端或 SCA 动脉瘤。
   4) 出血主要位于脑室内（见章节 76.4.2）。
      - 出血主要位于第四和第三脑室：提示颅后窝下方来源，如 PICA 动脉瘤或 VA 夹层。
      - 出血主要位于第三脑室提示基底动脉尖端动脉瘤。
6. 合并多发动脉瘤，CT 可确定哪个动脉瘤出血（见前述）。其他“线索”（见章节 78.2）。

SAH 在 CT 上的鉴别诊断

在 CT 上与 SAH 表现相似的有：
1. 脓。
2. 使用对比剂之后：有时在第四脑室，特别是在鞘内。
3. 在自发性颅内低血压中偶尔出现硬的脑膜增厚（见章节 23.9）。

腰椎穿刺

SAH 最敏感的检查方法。然而，可有假阳性——如穿刺损伤；见 SAH 与穿刺损伤的鉴别（见章节 97.3.4）——由于假阳性率的可能高，此方法已不再是诊断 SAH 常用方法。

× 注意：降低脑脊液压力有可能由于跨壁压力增加而促进再出血发生。应只放出少量脑脊液（数毫升）且应用细的腰椎穿刺针（≤ 20Ga）。

结果（见表 23-4）：
1. 开放压：升高。
2. 外观：
   1) 无血凝块的血性液体，连续几管不变清。
   2) 脑脊液变黄：黄色的 CSF 上清液（标本必须在在实验室离心）是由于红细胞破裂释放亚铁血红素所致。是鉴别 SAH 和穿刺损伤最可靠的方法。在头部 CT 阴性的病人中，胆红素变为 CSF 中可检测到的物质最少需要多长时间，以及最少需要多少血液进入 CSF 从而使其变为黄色，目前仍未可知。然而，脑脊液变黄的现象通常于 SAH 后 2～4 小时开始出现。此表现在出血 12 小时后几乎为 100%，3 周后有 70%，4 周后仍可发现有 40%。

分光光度计较肉眼观察更为准确，但精确性较差限制了其广泛使用[74, 75]。假阳性：可见于黄疸或脑脊液蛋白含量增高。

3. 细胞计数：RBC 计数通常大于 100 000/mm^3。比较第 1 管与最后 1 管 RBC 计数（不应该下降明显）。
4. 蛋白：血液降解产物导致其升高。
5. 糖：正常或减少（RBC 可代谢部分糖）。

MRI

最初 24~48 小时内不敏感[76]（高铁血红蛋白过少）特别是薄层出血时。4~7 天后敏感性增加（对于亚急性到远期 SAH，10~20 天以上，效果极佳）。MRI FLAIR 像是检查蛛网膜下隙出血最敏感的影像学检查。可能对于确定多发动脉瘤中的出血来源有帮助[77]。

核磁共振血管造影术（MRA）

综述研究显示探查颅内动脉瘤（IAs）敏感性为 87%，特异性为 92%（与 DSA 相比），对直径 <3mm 的动脉瘤敏感性较差[78, 79, 80]。

MAR 检查 IAs 与动脉瘤大小，瘤内相对于磁场的血流速度和方向，动脉瘤血栓和钙化形成相关。MRA 可作为高危病人中最重要的筛查手段，包括直系亲属中有两名 IA 病人，尤其自身还伴随吸烟史或高血压病史[81]。

CT 血管造影术（CTA）

许多中心研究显示 CTA 的良好效果（见章节 13.1），回顾性研究示动脉瘤显示率为 97%，作为破裂或未破裂的大脑动脉瘤首选单一检查方法安全有效[82]。CTA 可显示三维图像（和现代血管造影一样），可有助于分辨动脉瘤周边粘连的引流血管。CTA 还可以显示附近骨性结构关系，对手术计划的制订有很大帮助。CTA 在评估血管痉挛方面的应用也日益增加[83]。

脑血管造影

基本信息

使用导管将不透射线（碘化的）造影剂（“染料”）选择性注射到血管中，一般是大腿上部的股动脉中，同时采取连续 X 线照射从而获得“视频像”来显示脉管系统。

脑动脉瘤诊断的“金标准”。目前广泛应用的是数字减影血管造影（DSA）。在 80%~85% 的病人中可显示出血来源（通常是动脉瘤）。余者是所谓“不明原因的 SAH”，（见章节 78.8）。可显示是否存在放射学上的血管痉挛——临床血管痉挛几乎从不发生于 SAH 后 3 天以内（见章节 75.5）——在需行动脉阻断时还可评价供血动脉、侧支循环。

基本原则：

1. 首先检查最高度怀疑的血管（以防病人状况改变而停止操作）。
2. 继而完成 4 根脑血管的造影（即使动脉瘤已经显现），以除外其他的动脉瘤并且评价侧支循环。

3. 如果存在动脉瘤或者怀疑有动脉瘤，获得更多的位像以帮助描述动脉瘤颈和方向。
4. ★ 如果未发现动脉瘤，在血管造影认为阴性之前，必须：
   1) 使双侧小脑后下动脉起始部显影：1%～2% 的动脉瘤发生在 PICA 起始部。如果有足够的血流反流到对侧椎动脉，通过一侧椎动脉注射双侧 PICA 通常可以显影。除了观察 PICA 的反流外，有时需要观察对侧椎动脉更详细的情况，此时就需要进行选择性血管造影。
   2) 通过前交通动脉血流造影：如果一侧注射，双侧大脑前动脉均显影，通常造影效果是令人满意的。这可能需要颈动脉注射时进行交叉压迫实验（首先确定受压颈动脉无血管斑块），或应用更高注射速率以利于血流通过前交通动脉。
   3) 如果有动脉圆锥与 SAH 共存（见下文），不建议诊断为血管造影阴性，有些专家建议行进一步检查[84]。

动脉圆锥

动脉起始节段漏斗状结构，须与动脉瘤区分。存在于 7%～13% 的正常血管造影中[85, 86]，在多发性或家族性动脉瘤中发生率更高。25% 为双侧性[86]。大多数发现于后交通动脉起始部。其他部位罕见。与动脉瘤的鉴别见表 74-1。动脉圆锥可能为胚胎血管不全遗迹[87]。

表 74-1 动脉圆锥的诊断标准

1. 三角形
2. 口（最宽部分）<3mm[a] [88]
3. 血管位于顶部

[a] 被广泛接受，但可能比较主观

74

尽管也可能出血[84, 89-91]，其破裂危险低于囊性动脉瘤（研究发现，<3mm 大小的动脉圆锥无出血[92]）。然而，动脉圆锥已经证明可发展为动脉瘤（即它们为“动脉瘤前状态”）而出血（2009 年 13 例文献报告）。建议治疗：在因为其他原因行手术同时，封闭或置环形夹处理动脉圆锥，若能保证安全可切除其所在动脉（动脉圆锥缺少真正的“颈”）。

血管造影表现

1. 动脉瘤在血管造影中的一般特征（特殊情况动脉瘤另见相关部分）。
   1) 动脉瘤大小：
      - 部分血栓形成的动脉瘤充盈表现小于实际体积，MRI 或 CT 有助于诊断。
      - 大动脉瘤（直径≥ 15mm）行介入治疗难以完全栓塞[93, 94]。

2) 瘤颈大小：
- 瘤颈 <5mm 适宜行介入栓塞治疗[95]。
- 瘤颈≥ 5mm 介入治疗难以完全栓塞或易再通[94]。
- 支架或球囊辅助弹簧圈可用于颈部较宽的动脉瘤。如可避免应尽量不使用支架（见章节 102.5）。

3) 瘤体：瘤颈比例≥ 2 宜行介入栓塞治疗[95]。

2. 基底动脉分叉动脉瘤（见章节 77.7.5）。

74.7 SAH 分级

74.7.1 概述

通常有四种分级方法，这里列出两种最为广泛使用的分级方法。

74.7.2 Hunt 和 Hess 分级

见表 74-2 和表 74-3 分级系统。1～2 级病人一旦诊断为动脉瘤应立即手术。≥3 级病人应先治疗至情况恢复至 2 或 1 级。例外情况：危及生命的血肿或多发出血（不必考虑分级而进行手术）。

来自国际合作动脉瘤研究（International Cooperative Aneurysm Study）的数据分析表明，如果意识清醒，Hunt 和 Hess1 级和 2 级病人预后相同，轻度偏瘫和（或）失语对死亡率没有影响。

表 74-2 SAH[96] 的 Hunt 和 Hess 分级[a]

分级	描述
1	无症状，或轻度头痛和轻度颈强直
2	脑神经麻痹（如 Ⅲ、Ⅵ），中、重度头痛，颈强直
3	轻度局灶性神经功能缺失，嗜睡或意识模糊
4	木僵，中至重度偏侧不全麻痹，早期去脑强直
5	深昏迷，去脑强直，濒死状态
若有严重的全身疾患（如高血压、糖尿病、严重的动脉硬化、慢性梗阻性肺病）或动脉造影上显示有严重的血管痉挛则加 1 级	

[a] 原文没有考虑病人的年龄、动脉瘤部位、或出血后的时间；病人在入院时及手术前进行分级

表 74-3 修订的分级增加内容[97]

分级	描述
0	未破裂动脉瘤
1a	无急性脑膜 / 脑反应，但有固定的神经功能缺失

死亡率：

入院时 Hunt 和 Hess 分级 1 或 2 级：20%。

进入手术室的 1 或 2 级病人（无论采取了何种措施）：14%。

1 或 2 级病人主要死亡原因是再出血。

脑膜刺激征会提高手术风险。

74.7.3 世界神经外科学会联合会 / 世界神经外科医师联盟（WFNS）SAH 分级

由于缺乏关于症状的重要数据，如头痛、颈强直、主要神经功能缺失，WFNS 通用 SAH 分级标准委员会[98, 99]提出的分级系统（见表 74-4）。它使用 Glasgow 昏迷评分（GCS）（见表 18-1）去评估意识状态水平，用有无主要局灶性神经功能缺失来区分 2 级、3 级。

表 74-4 WFNS SAH 分级[98]

WFNS 分级	GCS 评分[a]	主要局灶性神经功能缺失[b]
0[c]		
1	15	–
2	13～14	–
3	13～14	+
4	7～12	+或–
5	3～6	+或–

[a] GCS=Glasgow 昏迷评分，见表 18-1

[b] 失语、轻偏瘫或偏瘫（+为有，—为无）

[c] 未破裂动脉瘤

74

74.8 妊娠和颅内出血

74.8.1 概述

妊娠期间颅内出血发生少见（包括蛛网膜下隙或脑实质内出血）（估计发病率为所有妊娠中 0.01%～0.05%[100]），占孕期死亡原因的 5%～12%。

妊娠期颅内出血（ICHOP）常发生于子痫时，常见脑实质内出血[101]，可能与脑血管自身调节丧失有关[102]（见章节 11.1）。子痫症状伴或不伴妊娠期颅内出血，包括头痛、意识状态变化及癫痫发作。

有文献回顾报道 154 例 ICHOP 相关 SAH 病例，发现 77% 是动脉瘤性的，23% 来自 AVM 破裂（其他研究显示 AVM 出血的比例为 21%～48%）。死亡率：来自动脉瘤的约为 35%，AVM 出血的约为 28%（后者高于非孕病人）。随着生育年龄的增长，不管动脉瘤还是 AVM，其出血倾向均在上升（更早的报道认为只有动脉瘤是这样[103]）。

ICHOP病人AVM的年龄要小于动脉瘤，与总体人群发生年龄相平行。一项常被引用的研究显示，妊娠期间AVM的出血危险增加[104]（87%出血率），但也有其他研究反驳之[105]，发现没有脑出血史者妊娠期出血危险性为3.5%，而既往有出血史者为5.8%。另一项研究评估妊娠期和分娩的动脉瘤破裂风险，分别为1.4%和0.05%[106]。文献回顾[100]发现，保持妊娠状态，来自动脉瘤或AVM的ICHOP病人再出血的概率为33%～50%。

74.8.2 妊娠病人的治疗修订

妊娠病人的评估方法和治疗技术应进行一些必要的修改。

1. 神经放射学检查
    1) CAT扫描：为胎儿准备保护罩，脑CAT扫描会对胎儿产生极小剂量的放射暴露
    2) MRI：
        - 一般认为潜在并发症很少，但是很多中心都建议在妊娠前三个月不要做MRI
        - 钆增强剂（GBCA）在动物试验中证实高剂量的反复使用有致畸作用。但在人类妊娠中，还没有研究。26名孕妇在妊娠期前3个月接受GBCA增强剂之后，没有显示出致畸性和突变性[107]。也没有报告指出它与肾源性系统性纤维化有相关性。GBCA是FDA C级药物——妊娠期不建议使用，但在收益大于潜在风险的情况下可以使用。
    3) 脑血管造影：为胎儿准备保护罩，这样放射暴露最少。碘对比剂对胎儿产生很小危险，孕妇应在检查中和检查后多饮水[100]。
2. 抗癫痫药物：见妊娠和抗癫痫药物（见章节26.2.6）。
3. 利尿剂：妊娠期应避免用甘露醇，防止胎儿脱水、母体低血容量及子宫灌注不足。
4. 降压药：在孕期不应使用硝普钠。
5. 尼莫地平在动物中有潜在致畸性，对人尚不清楚。如果其益处大于危险则应用之。

74.8.3 神经外科治疗

目前对于妊娠病人的破裂动脉瘤推荐立即行手术治疗，以避免再出血和血管痉挛所致的缺血并发症。一项荟萃分析表明孕妇和胎儿均会从手术治疗中获益——可将孕妇的死亡率从63%降至11%，而胎儿的死亡率从27%降至5%[100, 108]。报道过对aSAH病人进行介入治疗成功的案例，但是将胎儿暴露在放射线下是一个值得关注的问题。胎儿吸收的放射线剂量估

计在 0.17 至 2.8mGy 的范围里，相当于胎儿出生时患有遗传性疾病的风险以及胎儿从出生到 15 岁期间累积患肿瘤的风险，而这两者均低于自然发病的风险[109]。由于介入治疗需要肝素全身抗凝治疗，因此在栓塞手术期或围手术期分娩，有出血性风险。

74.8.4 ICHOP 的产科治疗

一些报告认为胎儿和母亲的预后在阴道分娩和剖宫产相比是没有差异的，其预后更多取决于有害病灶是否被切除。然而没有正式的研究提供指导，来为 aSAH 孕妇提供一项最佳治疗方案。一种策略[108]是在胎儿足够成熟，能够在子宫外生存的话，行紧急剖宫产，然后治疗动脉瘤。如果胎儿<24 周，那么治疗动脉瘤并保持妊娠状态。如果胎儿在 24~28 周之间，应该根据母亲和胎儿的实际状况进行考量。剖宫产可以用于妊娠晚期的濒死母亲，以挽救胎儿生命。在阴道分娩过程中，可通过骶管或硬膜外麻醉的使用减少出血风险，缩短第二产程，必要时可行低位产钳助产。

74.9 SAH 后脑积水

74.9.1 创伤性 SAH 后脑积水

见创伤后脑积水（见章节 58.4）。

74.9.2 急性脑积水

74

概述

SAH 后初次 CT 检查时脑积水（HCP）的发生率取决于使用的判定标准，文献报告的范围为 9%~67%[110]。实际范围占 SAH 病人的 15%~20%，其中 30%~60% 不影响意识状况[110, 111]。初次 CT 检查无 HCP 者有 3% 在 1 周中发生 HCP[110]。

促使急性 HCP 发生的因素：血液影响脑脊液通过大脑导水管、四脑室出口，或蛛网膜下隙的流动，和（或）蛛网膜颗粒的重吸收。

与急性脑积水的相关情况[111]：

1. 年龄增大。
2. 入院时 CT 发现：脑室出血、广泛蛛网膜下隙出血、蛛网膜下隙较厚的局灶性出血积聚（脑实质内出血与慢性 HCP 无关，CT 正常的病人发生率低）。
3. 高血压：入院时、入院前（病史）或术后。
4. 部位：
   1) 后循环动脉瘤 HCP 发生率高。
   2) MCA 动脉瘤 HCP 发生率低。

5. 其他情况：低钠血症、入院时神志不清、术前使用抗纤溶药物、Glasgow 预后评分低。

治疗

大约半数急性脑积水及意识障碍的病人会自发改善[110]。Hunt 和 Hess 4～5 级伴脑室扩大的病人可出现脑积水症状，应考虑行脑室穿刺引流术，约 80% 病人可出现好转[110]。SAH 后短期内接受脑室穿刺引流术可能增加动脉瘤再出血的危险[110, 112, 113]，尤其是早期进行及颅内压突然下降。已经有一些回顾性系列研究对行脑室穿刺引流术后动脉瘤再出血的风险进行探讨，并得出了不同的结论[114-116]。其机制存在争议，可能是由于跨壁压增高所致（动脉瘤壁两侧压力相当于动脉压与颅内压之差）。

行脑室穿刺引流术时，建议保持颅内压在 15～25mmHg[117]，避免压力下降过快（除非绝对必要）以减少脑室内置管（IVC）诱发动脉瘤再出血的危险。一种推荐方式是保持 EVD 开放并使点滴喷嘴在耳屏上方 15～20cm 处。

临床指南：急性脑积水合并 aSAH

B 级推荐[41]：对急性脑积水合并 aSAH 的病人行脑脊液分流（EVD 或腰椎引流）。

74.9.3 慢性脑积水

临床指南：慢性脑积水合并 aSAH

- B 级推荐[41]：永久脑脊液分流术（分流）治疗 aSAH 后的有症状的慢性脑积水。
- C 级推荐[41]：停止 EVD 超过 24 小时，似乎没有减少对永久性 CSF 分流的需要。
- C 级推荐[41]：不推荐常规行终板开窗术，因为并不会减少对永久性 CSF 分流的需要。

74

慢性脑积水是由于软脑膜 - 蛛网膜粘连或蛛网膜颗粒永久损害。急性脑积水并非一定会发展为慢性脑积水。文献报道[118]8%～45% 的破裂动脉瘤病人及约 50% 的 SAH 后急性脑积水病人需要永久脑脊液分流。许多研究试图找到预测 aSAH 相关分流依赖性慢性脑积水的因素。脑室内出血增加了此项风险[118]。关于急性脑积水脑室引流的使用，是增加[119]还是减少[118]了引流依赖性，目前还在讨论当中。慢性脑积水是否需要行 CSF 引流术似乎与 Fisher 分级呈正相关[120]。另外，Hoh 等人[121]发现年龄（增加 2%/年）、合并症评分（糖尿病、高血压或酗酒）、入院情况、保险类型（公共医疗补助和个人支付会增加）以及医院动脉瘤病人的数量（高 > 低）是预测破裂动脉瘤病人放置分流管的指标。对治疗方式（夹闭 vs. 栓塞）也进行了研究，但没有证明一项比另一项有明确的优势（见章节 76.6）。

一些单中心 RCT 研究了病人需要放置分流管的指征[122]。在 EVD 病人中，早期中断（<24 小时）与逐渐中断（96 小时）的病人（早期中断 63.4% vs. 逐渐中断 62.5%），没有显著差别。

（章超奇 译 李 昊 校）

参考文献

[1] Biller J, Toffol GJ, Kassell NF, et al. Spontaneous Subarachnoid Hemorrhage in Young Adults. Neurosurgery. 1987; 21:664–667
[2] Okawara SH. Warning Signs Prior to Rupture of an Intracranial Aneurysm. J Neurosurg. 1973; 38: 575–580
[3] de Falco FA. Sentinel headache. Neurol Sci. 2004; 25 Suppl 3:S215–S217
[4] Polmear A. Sentinel headaches in aneurysmal subarachnoid haemorrhage: what is the true incidence? A systematic review. Cephalalgia. 2003; 23:935–941
[5] Yamashita K, Kashiwagi S, Kato S, et al. Cerebral Aneurysms in the Elderly in Yamaguchi, Japan. Analysis of the Yamaguchi Data Bank of Cerebral Aneurysm From 1985 to 1995. Stroke. 1997; 28: 1926–1931
[6] Ohman J. Hypertension as a risk factor for epilepsy after aneurysmal subarachnoid hemorrhage and surgery. Neurosurgery. 1990; 27:578–581
[7] Sundaram MB, Chow F. Seizures associated with spontaneous subarachnoid hemorrhage. Can J Neurol Sci. 1986; 13:229–231
[8] Broderick JP, Brott TG, Tomsick T, et al. Intracerebral Hemorrhage More Than Twice as Common as Subarachnoid Hemorrhage. J Neurosurg. 1993; 78:188–191
[9] Sarti C, Tuomilehto J, Salomaa V, et al. Epidemiology of Subarachnoid Hemorrhage in Finland from 1983 to 1985. Stroke. 1991; 22:848– 853
[10] Nieuwkamp DJ, Setz LE, Algra A, et al. Changes in case fatality of aneurysmal subarachnoid haemorrhage over time, according to age, sex, and region: a meta-analysis. Lancet Neurol. 2009; 8:635–642
[11] Solenski NJ, Haley EC, Kassell NF, et al. Medical complications of aneurysmal subarachnoid hemorrhage: a report of the multicenter, cooperative aneurysm study. Participants of the Multicenter Cooperative Aneurysm Study. Crit Care Med. 1995; 23:1007–1017
[12] Sahs AL, Nibbelink DW, Torner JC. Aneurysmal Subarachnoid Hemorrhage: Report of the Cooperative Study. Baltimore-Munich 1981
[13] Kassell NF, Sasaki T, Colohan ART, et al. Cerebral Vasospasm Following Aneurysmal Subarachnoid Hemorrhage. Stroke. 1985; 16:562–572
[14] Hop JW, Rinkel GJ, Algra A, et al. Case-Fatality Rates and Functional Outcome After Subarachnoid Hemorhage: A Systematic Review. Stroke. 1997; 28: 660–664
[15] Drake CG. Management of Cerebral Aneurysm. Stroke. 1981; 12:273–283
[16] Park J, Woo H, Kang DH, et al. Critical age affecting 1-year functional outcome in elderly patients aged >/= 70 years with aneurysmal subarachnoid hemorrhage. Acta Neurochir (Wien). 2014; 156: 1655–1661
[17] Wirth FP. Surgical Treatment of Incidental Intracranial Aneurysms. Clin Neurosurg. 1986; 33: 125–135
[18] Greene KA, Marciano FF, Johnson BA, et al. Impact of Traumatic Subarachnoid Hemorrhage on Outcome in Nonpenetrating Head Injury. J Neurosurg. 1995; 83:445–452
[19] Taneda M, Kataoka K, Akai F, et al. Traumatic Subarachnoid Hemorrhage as a Predictable Indicator of Delayed Ischemic Symptoms. J Neurosurg. 1996; 84: 762–768
[20] Dagi TF, Maccabe JJ. Metastatic Trophoblastic Disease Presenting as a Subarachnoid Hemorrhage. Surg Neurol. 1980; 14:175–184
[21] Memon MY, Neal A, Imami R, et al. Low Grade Glioma Presenting as Subarachnoid Hemorrhage. Neurosurgery. 1984; 14:574–577
[22] Miller RH. Spontaneous Subarachnoid Hemorrhage: A Presenting Symptom of a Tumor of the Third Ventricle. Surg Clin N Amer. 1961; 41: 1043–1048
[23] Glass B, Abbott KH. Subarachnoid Hemorrhage Consequent to Intracranial Tumors. Arch Neurol Psych. 1955; 73:369–379
[24] Gleeson RK, Butzer JF, Grin OD. Acoustic Neurinoma Presenting as Subarachnoid Hemorrhage. J Neurosurg. 1978; 49:602–604
[25] Yasargil MG, So SC. Cerebellopontine Angle Meningioma Presenting as Subarachnoid Hemorrhage. Surg Neurol. 1976; 6:3–6
[26] Smith VR, Stein PS, MacCarty CS. Subarachnoid Hemorrhage Due to Lateral Ventricular Meningiomas. Surg Neurol. 1975; 4:241–243
[27] Ernsting J. Choroid Plexus Papilloma Causing Spontaneous Subarachnoid Hemorrhage. J Neurol Neurosurg Psychiatry. 1955; 18:134–136
[28] Simonsen J. Fatal Subarachnoid Hemorrhage Originating in an Intracranial Chordoma. Acta Pathol Microbiol Scand. 1963; 59:13–20
[29] Latchaw JP, Dohn DF, Hahn JF, et al. Subarachnoid Hemorrhage from an Intracranial Meningioma. Neurosurgery. 1981; 9:433–435
[30] Fortuna A, Palma L, Ferrante L, et al. Repeated Subarachnoid Hemorrhage with Vasospasm Secondary to Tuberculum Sella Meningioma. J Neurosurg Sci. 1977; 21:251–256
[31] Ellenbogen RG, Winston KR, Kupsky WJ. Tumors of the Choroid Plexus in Children. Neurosurgery. 1989; 25: 327–335
[32] Labovitz DL, Halim AX, Brent B, et al. Subarachnoid hemorrhage incidence among Whites, Blacks and Caribbean Hispanics: the Northern Manhattan Study. Neuroepidemiology. 2006; 26:147–150
[33] Shea AM, Reed SD, Curtis LH, et al. Characteristics of nontraumatic subarachnoid hemorrhage in the United States in 2003. Neurosurgery. 2007; 61: 1131–7; discussion 1137-8
[34] de Rooij NK, Linn FH, van der Plas JA, et al. Incidence of subarachnoid haemorrhage: a systematic review with emphasis on region, age, gender and time trends. J Neurol Neurosurg Psychiatry. 2007; 78:1365–1372
[35] Bederson JB, Awad IA, Wiebers DO, et al. Recommendations for the management of patients with unruptured intracranial aneurysms. A statement for healthcare professionals from the Stroke Council of the American Heart Association. Circulation. 2000; 102:2300–2308
[36] Ingall T, Asplund K, Mahonen M, et al. A multinational comparison of subarachnoid hemorrhage epidemiology in the WHO MONICA stroke study. Stroke. 2000; 31:1054–1061
[37] Mahindu A, Koivisto T, Ronkainen A, et al. Similarities and differences in aneurysmal subarachnoid haemorrhage between eastern Finland and northern Sydney. J Clin Neurosci. 2008; 15: 617–621
[38] Vadikolias K, Tsivgoulis G, Heliopoulos I, et al. Incidence and case fatality of subarachnoid haemorrhage in Northern Greece: the Evros Registry of Subarachnoid Haemorrhage. Int J Stroke. 2009; 4:322–327
[39] Broderick JP, Brott T, Tomsick T, et al. The risk of subarachnoid and intracerebral hemorrhages in blacks as compared with whites. N Engl J Med. 1992; 326:733–736
[40] Eden SV, Heisler M, Green C, et al. Racial and ethnic disparities in the treatment of cerebrovascular diseases:

importance to the practicing neurosurgeon. Neurocrit Care. 2008; 9:55–73
[41] Connolly ES,Jr, Rabinstein AA, Carhuapoma JR, et al. Guidelines for the management of aneurysmal subarachnoid hemorrhage: a guideline for healthcare professionals from the American Heart Association/ american Stroke Association. Stroke. 2012; 43:1711–1737
[42] Bonita R. Cigarette Smoking, Hypertension and the Risk of Subarachnoid Hemorrhage: A Population- Based Case-Control Study. Stroke. 1986; 17:831– 835
[43] Hoh BL, Sistrom CL, Firment CS, et al. Bottleneck factor and height-width ratio: association with ruptured aneurysms in patients with multiple cerebral aneurysms. Neurosurgery. 2007; 61:716–22; discussion 722-3
[44] Dhar S, Tremmel M, Mocco J, et al. Morphology parameters for intracranial aneurysm rupture risk assessment. Neurosurgery. 2008; 63:185–96; discussion 196-7
[45] Rahman M, Smietana J, Hauck E, et al. Size ratio correlates with intracranial aneurysm rupture status: a prospective study. Stroke. 2010; 41:916–920
[46] Hirsch KG, Froehler MT, Huang J, et al. Occurrence of perimesencephalic subarachnoid hemorrhage during pregnancy. Neurocrit Care. 2009; 10:339– 343
[47] Tiel Groenestege A T, Rinkel GJ, van der Bom JG, et al. The risk of aneurysmal subarachnoid hemorrhage during pregnancy, delivery, and the puerperium in the Utrecht population: case-crossover study and standardized incidence ratio estimation. Stroke. 2009; 40:1148–1151
[48] Mohr JP, Caplan LR, Melski JW, et al. The Harvard cooperative stroke registry: A prospective study. Neurology. 1978; 28:754–762
[49] Verweij RD, Wijdicks EFM, van Gijn J. Warning Headache in Aneurysmal Subarachnoid Hemorrhage: A Case-Control Study. Arch Neurol. 1988; 45:1019–1020
[50] Linn FHH, Wijdicks EFM, van der Graaf Y, et al. Prospective Study of Sentinel Headache in Aneurysmal Subarachnoid Hemorrhage. Lancet. 1994; 344:590–593
[51] Fisher CM. Painful States: A Neurological Commentary. Clin Neurosurg. 1984; 31:32–35
[52] Linn FHH, Rinkel GJE, van Gijn J. Headache Characteristics in Subarachnoid Hemorhage and Benign Thunderclap Headache. J Neurol Neurosurg Psychiatry. 1998; 65:791–793
[53] Day JW, Raskin NH. Thunderclap Headache: Symptom of Unruptured Cerebral Aneurysm. Lancet. 1986; 2:1247–1248
[54] Wijdicks EFM, Kerkhoff H, van Gijn J. Long-Term Follow-Up of 71 Patients with Thunderclap Headache Mimicking Subarachnoid Hemorrhage. Lancet. 1988; 2:68–70
[55] Markus HS. A Prospective Follow-Up of Thunderclap Headache Mimicking Subarachnoid Hemorrhage. J Neurol Neurosurg Psychiatry. 1991; 54:1117–1118
[56] Ducros A, Boukobza M, Porcher R, et al. The clinical and radiological spectrum of reversible cerebral vasoconstriction syndrome. A prospective series of 67 patients. Brain. 2007; 130:3091–3101
[57] Snyder BD, McClelland RR. Isolated benign cerebral vasculitis. Arch Neurol. 1978; 35:612–614
[58] Headache Classification Committee of the International Headache Society (IHS). The International Classification of Headache Disorders, 3rd edition (beta version). Cephalalgia. 2013; 33: 629–808
[59] Bui SebastianBao Dinh, Petersen Torben, Poulsen Jeppe Nørgaard, et al. Headaches attributed to airplane travel: a Danish survey. The Journal of Headache and Pain. 2016; 17:1–5
[60] Frese A, Eikermann A, Frese K, et al. Headache associated with sexual activity: demography, clinical features, and comorbidity. Neurology. 2003; 61:796–800
[61] Lance JW. Headaches Related to Sexual Activity. J Neurol Neurosurg Psychiatry. 1976; 39:1226– 1230
[62] Ogilvy CS, Rordorf G, Bederson JB, et al. Mechanisms and Treatment of Coma After Subarachnoid Hemorrhage. In: Subarachnoid Hemorrhage: Pathophysiology and Management. Park Ridge, IL: American Association of Neurological Surgeons; 1997:157–171
[63] Manschot WA. Subarachnoid Hemorrhage. Intraocular Symptoms and Their Pathogenesis. Am J Ophthalmol. 1954; 38:501–505
[64] Tsementzis SA, Williams A. Ophthalmological Signs and Prognosis in Patients with a Subarachnoid Hemorrhage. Neurochirurgia. 1984; 27:133–135
[65] Vanderlinden RG, Chisholm LD. Vitreous Hemorrhages and Sudden Increased Intracranial Pressure. J Neurosurg. 1974; 41:167–176
[66] Pfausler B, Belcl R, Metzler R, et al. Terson's Syndrome in Spontaneous Subarachnoid Hemorrhage: A Prospective Study in 60 Consecutive Patients. J Neurosurg. 1996; 85:392– 394
[67] Garfinkle AM, Danys IR, Nicolle DA, et al. Terson's Syndrome: A Reversible Cause of Blindness Following Subarachnoid Hemorrhage. J Neurosurg. 1992; 76:766–771
[68] Friedman SM, Margo CE. Bilateral Subinternal Limiting Membrane Hemorrhage with Terson Syndrome. Am J Ophthalmol. 1997; 124:850–851
[69] Keithahn MAZ, Bennett SR, Cameron D, et al. Retinal Folds in Terson Syndrome. Ophthalmology. 1993; 100:1187–1190
[70] Schultz PN, Sobol WM, Weingeist TA. Long-Term Visual Outcome in Terson Syndrome. Ophthalmology. 1991; 98:1814–1819
[71] van der Jagt M, Flach HZ, Tanghe HL, et al. Assessment of feasibility of endovascular treatment of ruptured intracranial aneurysms with 16-detector row CT angiography. Cerebrovasc Dis. 2008; 26:482–488
[72] Milhorat TH. Acute Hydrocephalus After Aneurysmal Subarachnoid Hemorrhage. Neurosurgery. 1987; 20:15–20
[73] Karttunen AI, Jartti PH, Ukkola VA, et al. Value of the quantity and distribution of subarachnoid haemorrhage on CT in the localization of a ruptured cerebral aneurysm. Acta Neurochir (Wien). 2003; 145:655–61; discussion 661
[74] Perry JJ, Sivilotti ML, Stiell IG, et al. Should spectrophotometry be used to identify xanthochromia in the cerebrospinal fluid of alert patients suspected of having subarachnoid hemorrhage? Stroke. 2006; 37: 2467–2472
[75] Gangloff A, Nadeau L, Perry JJ, et al. Ruptured aneurysmal subarachnoid hemorrhage in the emergency department: Clinical outcome of patients having a lumbar puncture for red blood cell count, visual and spectrophotometric xanthochromia after a negative computed tomography. Clin Biochem. 2015; 48:634–639
[76] Consensus Conference. Magnetic Resonance Imaging. JAMA. 1988; 259:2132–2138
[77] Hackney DB, Lesnick JE, Zimmerman RA, et al. MR Identification of Bleeding Site in Subarachnoid Hemorrhage with Multiple Intracranial Aneurysms. J Comput Assist Tomogr. 1986; 10: 878–880
[78] Ross JS, Masaryk TJ, Modic MT, et al. Intracranial Aneurysms: Evaluation by MR Angiography. AJNR. 1990; 11:449–456
[79] Ronkainen A, Hernesniemi J, Puranen M, et al. Familial Intracranial Aneurysms. Lancet. 1997; 349:380–384
[80] White PM,Wardlaw JM, Easton V. Can noninvasive imaging accurately depict intracranial aneurysms? A systematic review. Radiology. 2000; 217:361– 370
[81] Broderick JP, Brown RD,Jr, Sauerbeck L, et al. Greater rupture risk for familial as compared to sporadic unruptured intracranial aneurysms. Stroke. 2009; 40:1952–1957
[82] Hoh BL, Cheung AC, Rabinov JD, et al. Results of a prospective protocol of computed tomographic angiography in place of catheter angiography as the only diagnostic and pretreatment planning study for cerebral aneurysms by a combined neurovascular team. Neurosurgery. 2004; 54:1329– 40; discussion 1340-2
[83] Chaudhary SR, Ko N, Dillon WP, et al. Prospective evaluation of multidetector-row CT angiography for the diagnosis of vasospasm following subarachnoid hemorrhage: a comparison with digital subtraction angiography. Cerebrovasc Dis. 2008; 25:144–150
[84] Coupe NJ, Athwal RK, Marshman LA, et al. Subarachnoid hemorrhage emanating from a ruptured infundibulum: case report and literature review. Surg Neurol. 2007; 67:204–206
[85] Saltzman GF. Infundibular Widening of the Posterior

Communicating Artery Studied by Carotid Angiography. Acta Radiol. 1959; 51:415– 421
[86] Wollschlaeger G, Wollschlaeger PB, Lucas FV, et al. Experience and Results with Post-Mortem Cerebral Angiography Performed as Routine Procedure of the Autopsy. Am J Roentgenol Radium Ther Nucl Med. 1967; 101:68–87
[87] Osborn AG. Diagnostic Cerebral Angiography. Philadelphia: Lippincott, Williams and Wilkins; 1999
[88] Yoshimoto T, Suzuki J. Surgical Treatment of an Aneurysm on the Funnel-Shaped Bulge of the Posterior Communicating Artery. J Neurosurg. 1974; 41:377–379
[89] Archer CR, Silbert S. Infundibula May Be Clinically Significant. Neuroradiology. 1978; 152:247–251
[90] Trasi S, Vincent LM, Zingesser LH. Development of Aneurysm from Infundibulum of Posterior Communicating Artery with Documentation of Prior Hemorrhage. AJNR. 1981; 2:368–370
[91] Leblanc R, Worsley KJ, Melanson D, et al. Angiographic Screening and Elective Surgery of Familial Cerebral Aneurysms. Neurosurgery. 1994; 35:9–18
[92] Locksley HB. Report on the Cooperative Study of Intracranial Aneurysms and Subarachnoid Hemorrhage: Section V - Part II: Natural History of Subarachnoid Hemorrhage, Intracranial Aneurysms, and Arteriovenous Malformations - Based on 6368 Cases in the Cooperative Study. J Neurosurg. 1966; 25:321–368
[93] Henkes H, Fischer S, Weber W, et al. Endovascular coil occlusion of 1811 intracranial aneurysms: early angiographic and clinical results. Neurosurgery. 2004; 54: 268–80; discussion 280-5
[94] Henkes H, Fischer S, Mariushi W, et al. Angiographic and clinical results in 316 coiltreated basilar artery bifurcation aneurysms. J Neurosurg. 2005; 103:990–999
[95] Debrun GM, Aletich VA, Kehrli P, et al. Selection of cerebral aneurysms for treatment using Guglielmi detachable coils: the preliminary University of Illinois at Chicago experience. Neurosurgery. 1998; 43:1281–95; discussion 1296-7
[96] Hunt WE, Hess RM. Surgical Risk as Related to Time of Intervention in the Repair of Intracranial Aneurysms. J Neurosurg. 1968; 28:14–20
[97] Hunt WE, Kosnik EJ. Timing and Perioperative Care in Intracranial Aneurysm Surgery. Clin Neurosurg. 1974; 21:79–89
[98] Drake CG. Report of World Federation of Neurological Surgeons Committee on a Universal Subarachnoid Hemorrhage Grading Scale. J Neurosurg. 1988; 68:985–986
[99] Teasdale GM, Drake CG, Hunt W, et al. A universal subarachnoid hemorrhage scale: report of a committee of the World Federation of Neurosurgical Societies. J Neurol Neurosurg Psychiatry. 1988; 51
[100] Dias MS, Sekhar LN. Intracranial Hemorrhage from Aneurysms and Arteriovenous Malformations during Pregnancy and the Puerperium. Neurosurgery. 1990; 27:855–866
[101] Crawford S, Varner MW, Digre KB, et al. Cranial Magnetic Resonance Imaging in Eclampsia. Obstet Gynecol. 1987; 70:474–477
[102] Postma IR, Slager S, Kremer HP, et al. Long-term consequences of the posterior reversible encephalopathy syndrome in eclampsia and preeclampsia: a review of the obstetric and nonobstetric literature. Obstet Gynecol Surv. 2014; 69:287–300
[103] Robinson JL, Hall CJ, Sedzimir CB. Subarachnoid Hemorrhage in Pregnancy. J Neurosurg. 1972; 36: 27–33
[104] Robinson JL, Hall CS, Sedzimir CB. Arteriovenous Malformations, Aneurysms, and Pregnancy. J Neurosurg. 1974; 41:63–70
[105] Horton JC, Chambers WA, Lyons SL, et al. Pregnancy and the Risk of Hemorrhage from Cerebral Arteriovenous Malformations. Neurosurgery. 1990; 27:867–872
[106] Kim YW, Neal D, Hoh BL. Cerebral aneurysms in pregnancy and delivery: pregnancy and delivery do not increase the risk of aneurysm rupture. Neurosurgery. 2013; 72:143–9; discussion 150
[107] De Santis M, Straface G, Cavaliere AF, et al. Gadolinium periconceptional exposure: pregnancy and neonatal outcome. Acta Obstet Gynecol Scand. 2007; 86:99–101
[108] Kataoka H, Miyoshi T, Neki R, et al. Subarachnoid hemorrhage from intracranial aneurysms during pregnancy and the puerperium. Neurol Med Chir (Tokyo). 2013; 53:549–554
[109] Marshman LA, Rai MS, Aspoas AR. Comment to "Endovascular treatment of ruptured intracranial aneurysms during pregnancy: report of three cases". Arch Gynecol Obstet. 2005; 272. DOI: 10.1 007/ s00404-004-0707-x
[110] Hasan D, Vermeulen M, Wijdicks EFM, et al. Management Problems in Acute Hydrocephalus After Subarachnoid Hemorrhage. Stroke. 1989; 20: 747–753
[111] Graff-Radford N, Torner J, Adams HP, et al. Factors Associated With Hydrocephalus After Subarachnoid Hemorrhage. Arch Neurol. 1989; 46: 744–752
[112] Kusske JA, Turner PT, Ojemann GA, et al. Ventriculostomy for the Treatment of Acute Hydrocephalus Following Subarachnoid Hemorrhage. J Neurosurg. 1973; 38:591–595
[113] van Gijn J, Hijdra A,, Wijdicks EFM, et al. Acute Hydrocephalus After Aneurysmal Subarachnoid Hemorrhage. J Neurosurg. 1985; 63:355–362
[114] Hellingman CA, van den Bergh WM, Beijer IS, et al. Risk of rebleeding after treatment of acute hydrocephalus in patients with aneurysmal subarachnoid hemorrhage. Stroke. 2007; 38:96–99
[115] Pare L, Delfino R, Leblanc R. The relationship of ventricular drainage to aneurysmal rebleeding. J Neurosurg. 1992; 76:422–427
[116] McIver JI, Friedman JA, Wijdicks EF, et al. Preoperative ventriculostomy and rebleeding after aneurysmal subarachnoid hemorrhage. J Neurosurg. 2002; 97:1042–1044
[117] Voldby B, Enevoldsen EM. Intracranial Pressure Changes Following Aneurysm Rupture. 3. Recurrent Hemorrhage. J Neurosurg. 1982; 56: 784–789
[118] Auer LM, Mokry M. Disturbed Cerebrospinal Fluid Circulation After Subarachnoid Hemorrhage and Acute Aneurysm Surgery. Neurosurgery. 1990; 26: 804–809
[119] Connolly ES, Kader AA, Frazzini VI, et al. The Safety of Intraoperative Lumbar Subarachnoid Drainage for Acutely Ruptured Intracranial Aneurysm: Technical Note. Surg Neurol. 1997; 48:338–344
[120] Koh KM, Ng Z, Low SY, et al. Management of ruptured intracranial aneurysms in the post-ISAT era: outcome of surgical clipping versus endovascular coiling in a Singapore tertiary institution. Singapore Med J. 2013; 54:332–338
[121] Hoh BL, Kleinhenz DT, Chi YY, et al. Incidence of ventricular shunt placement for hydrocephalus with clipping versus coiling for ruptured and unruptured cerebral aneurysms in the Nationwide Inpatient Sample database: 2002 to 2007. World Neurosurg. 2011; 76:548–554
[122] Klopfenstein JD, Kim LJ, Feiz-Erfan I, et al. Comparison of rapid and gradual weaning from external ventricular drainage in patients with aneurysmal subarachnoid hemorrhage: a prospective randomized trial. J Neurosurg. 2004; 100: 225–229

75 动脉瘤病人的重症监护

75.1 SAH 的初期治疗

75.1.1 基本信息

临床指南

临床指南：动脉瘤性 SAH 的初期治疗

I 级推荐[1]：
- 对所有动脉瘤性 SAH 的病人给予口服尼莫地平治疗。其他钙离子通道阻滞剂的作用目前还不明确。
- 维持血容量和正常循环血量。

II 级推荐[1]：
- 控制 HTN：降低再出血风险的理想血压还未可知。目前合理的目标是保持 SBP<160mmHg。

初期治疗涉及

1. 再出血：是初期使病情稳定的重要注意事项。危险因素：女性，高级别 SAH，大型动脉瘤，收缩压 >175mmHg。
2. 脑积水：急性脑积水通常为梗阻性（由于血凝块阻塞脑脊液循环通路），但 SAH 后早期脑室增大及后期阶段脑积水通常为交通性（由于血液分解产物对蛛网膜颗粒的毒性作用）（见章节 74.9）。
3. 迟发性脑缺血（DCI）会导致迟发性缺血性神经功能缺损（DIND），通常是由于血管痉挛引起（见章节 75.5）。一般在 SAH 发生后几天才会出现。
4. 低钠血症与低血容量（见章节 75.1.4，章节 75.1.5）。
5. 深静脉血栓（DVT）与肺栓塞（见章节 9.3.10）。
6. 癫痫发作（见章节 75.1.6）。
7. 增加脑的氧气输送量（见下文）。
8. 确定出血来源：应早期行 CTA 或血管造影。检查时间及方法结合病人情况（病情不稳定或濒危病人不宜）、早期治疗可能性（最佳）及介入治疗可能性（结合病人年龄、动脉瘤部位及可行性）考虑。

脑氧气输送（DO_2）

脑氧气输送量由公式 75-1 给出：

$$DO_2\text{（脑氧气输送量）} = CBF \times caO_2\text{（动脉血氧含量）} \qquad \text{（公式 75-1）}$$

75

动脉血氧含量由以下公式给出：

$caO_2 = saO_2$（动脉血氧饱和度）$\times Hb \times 1.34$ （公式 75-2）

CBF（脑血流量）由公式 75-3 给出：

CBF = CPP/CVR = (MAP−ICP)/CVR （公式 75-3）

其中 CPP 是脑灌注压，MAP 是平均动脉压，ICP 是颅内压，CVR 是脑血管阻力，因此公式可变形为：

$DO_2 = (MAP-ICP)/CVR \times saO_2 \times Hb \times 1.34$ （公式 75-4）

从上面的公式中可以得出增加脑氧气输送量的方式有：

1. 优化 CBF（一般包括增加 CBF）（参见公式 75-3）。
   1) × 避免引起高血压：
      - 在脑自动调节功能完好的情况下，当 CPP 在生理范围内升高时，由于 CVR 会代偿性增加，CBF 并不会因此增加。
      - 没有证据表明血压升高能够持续增加 CBF（针对迟发性脑缺血的 HIMALAIA 研究[2] 因为对 CBF 改变缺乏作用以及招募缓慢而提前终止）。
   2) × 避免低血压，因为这会减少 CBF。如果需要升压药来维持血压（注意：避免在低血容量病人中使用升压药），那么：
      - 如果心率低：使用去甲肾上腺素。
      - 如果心率不低：使用去氧肾上腺素。
   3) 维持良好的血容量：
      - 避免低血容量：大多数病人在 aSAH 后 24 小时出现低血容量。低血容量会导致低血压，并与血管痉挛相关。
      - 避免预防性高血容量：会产生有害影响（如心力衰竭），而且不会增加 CBF，也不能降低血管痉挛发生率或者改善临床结局。
   4) 维持正常颅内压：即避免高颅压（颅内压升高）。
   5) 降低 CVR：
      - 改善血液流变学指标（如黏性）：可有效降低 CVR。红细胞在 SAH 后聚集性增加[3]。
      - 应用尼莫地平：Ⅱ类证据。没有减少血管痉挛，没有改善死亡率，但确实改善了生存者的预后情况。
      - 维拉帕米动脉内给药（由血管内介入治疗专家进行）。
      - EG-1962：NEWTON-2 试验将其与口服尼莫地平进行比较，结果待定（clinicaltrials.gov，试验识别号：NCT02790632）。
2. 提高氧饱和度：对于有延迟性脑梗死风险的病人，氧饱和度的目标是 100%，其他病人的目标是≥ 92%。

3. 血红蛋白（Hb）：对最佳的 Hb 仍存在争议。
   1) Hb 升高能增加血液的携氧能力（见公式 75-2）；然而这也会增加血液黏度[4]，导致 CVR 增加。
   2) 对于 aSAH 输血还是不输血的比较缺乏相关证据。SAHaRA 试验已经结束，结果待定（clinicaltrials.gov，试验识别号：NCT03309579）。
   3) 目前推荐的 Hb 范围：8～10。
   4) SANGUINATE™：这是一种改良后降低了免疫原性、代谢率、肾毒性的牛血红蛋白[5]。仍然需要进一步研究其在 aSAH 中对迟发性脑缺血的作用。

75.1.2 检测 / 插管

1. 动脉插管：适用病人包括血流动力学不稳定、木僵或昏迷、高血压难以控制或需要频繁化验检查的病人（如应用呼吸机的病人）。
2. 气道管理：
   1) 气管插管：为昏迷病人插管（GCS<8）。
   2) 气管插管 vs. 无创正压通气（NIV）（CPAP 或 BiPAP）：如果在室内空气或 2L 鼻导管吸氧情况下氧饱和度<92%（或氧饱和度<100% 的延迟性脑缺血风险病人）：
      - 首选 NIV：需要病人完全清醒、冷静、合作。
      - 若病人初步诊断为中枢神经系统病变，需要进行镇静来耐受 NIV 面罩，那么应考虑气管插管。
      - BiPAP 相较于 CPAP 让病人呼气更轻松。
      - NIV 不能防止过度通气。
3. 维持良好的血容量：
   1) 使用动态指标评估前负荷及其对液体入量的反应。由每搏输出量变异（SVV）和每搏输出量（SV）（由 ICU 监护仪计算的动脉波形下面积）及其对液体入量的反应来确定液体容量状态。
   2) × 肺动脉导管（PA 导管，又名 Swann-Ganz 导管）很少被使用：测量中心静脉压（CVP）。设备的安全性及有效性是存在争议的[6]。用 CVP（独立）确定容量状态是不可靠的。
4. 心律监测：SAH 后可发生心律失常（见章节 75.3）。
5. 脑室内置管（IVC）即脑室外引流术（EVD）。可能的指征：
   1) 发生 SAH 后急性脑积水的病人或严重的脑室内出血（可以测量颅内压并同时引流血性脑脊液）。几乎 2/3 的病人用 IVC 可改善症状[7]，可能增加再出血危险（见章节 74.9），然而脑积水不经治疗可能更危险[8]。

2) Hunt 和 Hess 分级≥ 3 级（不包括情况好的 3 级病人）。一些专家认为如果应用 IVC 能改善高分级病人病情，则病人的预后可能会更好。如果颅内压升高，治疗包括使用甘露醇；见高颅内压的治疗措施（见章节 53.4）。

75.1.3　入院医嘱

1. 收入 ICU 病房（监测病床）。
2. 每小时神经系统检查。
3. 活动：卧床休息，床头抬高 30°。SAH 的防治措施（如减少外界刺激，限制探视，禁止噪音）。
4. 护理：
   1) 严格记出入量。
   2) 每日测量体重。
   3) 高于膝部的弹力袜以及气压靴（PCB）。
   4) 留置 Foley 尿管：病人昏睡、尿失禁或不能用尿壶或床上便盆。可以考虑使用体温传感导管，用于严格控制发热。
5. 饮食：NPO（为行手术治疗或介入治疗术前准备）。
6. 静脉输液：在脑性耗盐（CSW）之前进行早期积极的液体治疗
   1) NS+KCl 20mEq/L 以 2ml/(kg · h)（一般为 140～150ml/h）静脉滴注。
   2) 血浆等离子液或其他等张平衡晶体液可以被考虑应用（见下文）（警惕高钾血症、高镁血症、急性 / 慢性肾损伤病人）。
7. 药物（避免肌内注射以减少疼痛）。
   1) 预防性应用抗癫痫药：在 SAH 后大约 1 周内，且动脉瘤尚未处理时，大多数医院使用左乙拉西坦（Keppra®）500mg BID（口服或静脉给药）[详见下文 SAH 后癫痫（见章节 75.1.6)]。
   2) 镇静剂（不过分镇静）：例如丙泊酚（对气管插管病人）。
   3) 止痛药：芬太尼（降低颅内压，且不同于吗啡，不会造成组胺释放），25～100μg（0.5～2ml）静脉推注，必要时每 1～2 小时 1 次。
   4) 地塞米松（Decadron®）：对头颈部疼痛有帮助。对脑水肿作用存在争议。通常在开颅术前给药。
   5) 能进食的病人应口服大便软化剂 [多库酯（docussate）100mg，口服，1 天 2 次]。
   6) 止吐药：如 Zofran®（昂丹司琼）4mg 在 2～5 分钟内静脉滴注，可在 4 或 8 小时内重复，然后每 8 小时 1 使用 1～2 天。避免应用吩嗪嗪，因为它可降低癫痫阈值（特别是在有癫痫发作的病人中）。

7）钙离子通道阻滞剂：尼莫地平（Nimotop®）60mg 口服／鼻饲，q4h，在 SAH 最初 96 小时内用药（有些为避免血压周期性降低予 30mg q2h）。静脉给药效果相同[9]。对于所有 SAH 病人均应口服尼莫地平。

8）H2 受体阻滞剂（如雷尼替丁）或质子泵抑制剂［如 Prevacid®（兰索拉唑）30mg，PO 或 IV qd］：以减少应激性溃疡的危险。

9）× 以下药物损害凝血功能，应禁止使用：阿司匹林、右旋糖酐[10]、肝素及连续多日重复应用羟乙基淀粉（Hespan®）[11，12]。

10）× 他汀类药物：荟萃分析及一项针对辛伐他汀的多中心随机 3 期临床试验表明无服用此类药物获益的证据。

8．吸氧（气管插管标准见下文）。

1）目的：氧分压 >100mmHg。氧饱和度：对于存在血管痉挛风险的病人，氧饱和度应争取至 100%；其他病人氧饱和度应高于 92%。

2）未插管病人：如果耐受，O_2 2L per NC PRN（基于动脉血气结果）。为达到上述目的，可增加 FiO_2 以及平均气道压（PEEP）。

3）插管病人：

- CO_2：争取酸碱正常平衡。避免预防性过度通气→低碳酸血症→脑血管收缩（可能加重血管痉挛）。监测 $ETCO_2$ 并与血气分析的 $paCO_2$ 联系。
- 避免动脉高氧（paO_2>300mmHg），因为理论上存在血管收缩的风险。

9．体温（正常体温）：推荐采用药物［泰诺（Tylenol）］以及物理降温法（如冰袋，Arctic Sun 体外降温装置）减少和预防发热，因为发热这一因素被认为是 SAH 病人的认知水平和神经功能预后的独立相关因素[15-17]。

10．高血压：对动脉瘤未夹闭的病人，收缩压应控制在 120~160mmHg［见下文血压和血容量管理（见章节 75.1.4）］。使用钙离子通道阻滞剂（硝苯地平或利维地平）。× 避免收缩压 >175mmHg（动脉瘤破裂的风险）。× 避免使用血管舒张剂（增加 CBV →增加颅内压的风险）。

11．实验室检查。

1）入院时动脉血气、电解质、全血细胞计数、PT/PTT。

2）每天检查动脉血气、电解质、全血细胞计数［如果病人不稳定，每 6 小时测量动脉血气；如果发生低钠血症，每 6 小时化验电解质，见下文 SAH 后低钠血症（见章节 75.1.5）］。

3）如果尿量多或少，化验血清和尿中的渗透压；见抗利尿激素分泌失调综合征（见章节 5.2.5）。

4) 血红蛋白和 Hct：一些研究表明，血红蛋白值升高，是 SAH 预后改善的相关指标[18, 19]。然而，随意输注红细胞会使 SAH 病人预后不佳[20, 21]。目前，SAH 发病后的最佳血红蛋白范围还不清楚，而且这可能还与血管痉挛存在与否相关。
5) 血清葡萄糖：aSAH 后有效的血糖控制可以显著降低不良预后的风险[22]。
6) 每天行胸部 X 线检查直至病情稳定：行 3-H 治疗的病人根据 Starling 容量曲线可能出现危险的肺水肿。SAH 病人很少有神经源性肺水肿的危险[23]（见章节 75.4）。
7) 可能的情况下，每周一、三、五行经颅多普勒监测 MCA，ACA，ICA，VA，及 BA 血流速度和 Lindegaard 比率（见章节 75.5）。

75.1.4 血压和血容量管理

概述

对于不安全（未夹闭或栓塞）的动脉瘤，轻度扩容和血液稀释以及略微升高血压有助于防止或减少血管痉挛的影响[24]及脑性耗盐。然而过高的血压必须避免（以减少再出血的危险）。高容量对于缓和血管痉挛无效并可能增加并发症，也应避免[25]。

初期血压

理想的血压存在争议，必须考虑到病人的基础血压水平，血压高低的控制与减少再出血风险的对应关系尚未建立，但是收缩压降低至 <160mmHg 是合理水平。收缩压 >175mmHg 是再出血的危险因素。

75

如果血压不稳定，应该使用尼卡地平（见章节 6.1）或氯维地平（见章节 6.1），同时进行动脉压监测。氯维地平在 aSAH 的先导研究中表现良好（CRASH 研究[26]）。当尼卡地平（75ml/h）引起的容量超载令人担忧时，可以考虑使用氯维地平而不是尼卡地平。拉贝洛尔是二线药物选择。

避免低血压，以免加重缺血。

需要连续治疗病人开始时应使用长效药物（如 ACEI 类），但不应作为急性治疗的方式。对 SAH 前有高血压且血压易控制在正常水平的病人，可使用 ACEI，必要时联用 β 受体阻滞剂，如拉贝洛尔（见章节 6.1）。

75.1.5 aSAH 后低钠血症

背景

aSAH 中发生低钠血症的概率在 10%～30%[1]。

低钠血症的神经症状（见章节 5.2.3）可能模拟血管痉挛引起的迟发

缺血性神经功能障碍。低钠血症病人 SAH 后迟发性脑梗死的发生率约是正常血钠病人的 3 倍[27]，并且住院时间更长[28]。

可能增加 SAH 后低钠血症的危险因素包括：糖尿病史、慢性心力衰竭、肝硬化、肾上腺分泌不足；或应用下列任何药物：非甾体类消炎镇痛药（NSAIDS）、对乙酰氨基酚、麻醉剂、噻嗪类利尿药[29]。

低钠血症的病因可能是多因素的，在特定病例中可能有所不同。病因包括：

- 脑性盐耗综合征（CSW）（见章节 5.2.1）：利钠利尿的结果。CSW 是大多数 SAH 病人低钠血症的原因[30]。CSW 发生时细胞外液容量（较难测量）较低，而 SIADH 发生时的细胞外液容量正常或升高。
- SIADH（见章节 5.2.5）：aSAH 发生后可能先观察到低血容量，再观察到 ADH 升高。

75.1.6 SAH 后癫痫

概述

没有既往的 RCT 来帮助指导癫痫的预防和治疗决策。还有一些相冲突的证据试图证明发作的癫痫预示着迟发癫痫或 SAH 后癫痫[31，32]。因此，从业者对是否需要服用抗癫痫药（AED）、效果最好的 AED、哪些病人需要预防性服用 AED 以及最佳剂量和疗程并没有达成共识。

流行病学

发病率。在各项观察性研究中癫痫样发作的发病率相差很大。一项文献综述[33]报告 4%～26% 的 SAH 病人发生癫痫，1%～28% 的病人为早期癫痫（在前两周以内），1%～35% 的病人为晚期癫痫（两周后）[34]。另外，非痉挛性癫痫持续状态被报告发生在 3%～18% 的 SAH 病人当中，怀疑此种情况与神经系统检查结果不良或神经功能恶化有关[35，36]。

SAH 后癫痫的危险因素[1，37，33，34，35，38，39，40]。

- 年龄增加（>65 岁）。
- MCA 动脉瘤。
- 蛛网膜下隙出血的体积 / 血凝块的厚度。
- 相关脑内或硬膜下血肿。
- 较差的神经功能评分。
- 再出血。
- 脑梗死。
- 血管痉挛。
- 低钠血症。
- 脑积水。
- 高血压。

• 治疗方式，见栓塞 vs. 夹闭（见章节 76.6）。

结果

癫痫发作与功能预后之间的关系仍不清楚。一项研究[35]表明院内癫痫发生是预测一年死亡率的独立因素（发作病人死亡率 65% vs. 未发作病人死亡率 23%），但是还有其他研究认为癫痫与预后不良无关[33，39，41]。两项大型回顾性单一机构研究认为 aSAH 病人如果出现非惊厥性癫痫持续状态强烈预示着预后不良[1，36，42]。

AEDs

研究评估苯妥英钠短期和长期使用的预后，提示高剂量和长疗程的使用与预后不良有关[43,44]。当比较开浦兰和苯妥英钠两种药物时，开浦兰与短期癫痫反复发生率升高有关[45]，但是会改善远期预后而且副作用少[34,46]。尽管对 aSAH 病人使用预防性 AED 是有争议的，但是癫痫全身发作对于一个易破裂的动脉瘤来说可能是灾难性的。隐私，很多专家认为应在急性期给予 AED，至少到确认动脉瘤是安全的为止。一个标准是：开浦兰®（左乙拉西坦）1g IV q12 小时直至确认动脉瘤是安全的。

临床指南：SAH 后癫痫

• Ⅱ级推荐[1]：预防性抗癫痫药可以用于急性出血期。
• Ⅲ级推荐[1]：不推荐常规长期使用抗癫痫药。
• Ⅱ级推荐[1]：长期使用抗癫痫药与其他一些已知的危险因素可引发迟发性癫痫（如既往癫痫发作史、脑内出血、顽固性高血压、脑梗死、MCA 动脉瘤）。

75.2　再出血

75.2.1　概述

北美每年大约有 3000 人死于动脉瘤破裂再出血[47]。对于未破裂动脉瘤，出血频率最高的是在第 1 天（在 4% 到 13.6% 之间）[48–51]，超过 1/3 的再出血出现在 3 小时以内，1/2 的病人在出现症状 6 小时以内再出血[52]。第 1 天之后的 13 天里，每天的出血风险是 1.5%。总体而言，14 天内的出血发生率为 15%～20%，50% 的病人将会在 6 个月内再出血，此后出血发生率大约为每年 3%，死亡率为每年 2%[53]。［注：为理解动脉瘤的长期累积破裂风险，见每年及终生的出血和反复出血风险（见章节 79.2.5）；这是针对 AVM 的讨论但同样适用于动脉瘤］。50% 的病人将在第 1 个月内死亡。

如果动脉瘤未经治疗，那么随时都会有再出血风险。因此，破裂动脉瘤的早期治疗可以降低再出血风险[54]［见动脉瘤介入的时机（见章节 76.7)]。另外，在较高的 Hunt 和 Hess 分级中[55]，动脉瘤直径较大和血压控制欠佳（>160mmHg）与再出血风险地增加有关[50, 51, 56]。

术前脑室穿刺引流术——例如 SAH 后脑积水（见章节 74.9）和腰椎引流（见章节 76.8.3）可能增加再出血的危险。

不明病因的 SAH 再出血风险和 AVM 导致的再出血风险，以及偶然发现的多发未破裂动脉瘤的出血风险，大约都是每年 1%，可能实际上，不明原因的 SAH 再出血风险要低一些[57]（见章节 78.8）。

75.2.2 再出血的预防

预防再出血的最佳方法是早期行手术夹闭或介入栓塞治疗。卧床休息和高动力学治疗不能预防再出血[58]。

75.2.3 抗纤溶治疗

血凝块溶解在早期再出血中的作用仍不确定。

临床指南：抗纤溶治疗

Ⅱ级推荐[1]：动脉瘤性蛛网膜下隙出血的病人在治疗动脉瘤时，会有一段不可避免的延迟，对于病人来说此时有明显的再出血风险而且没有强制的医学禁忌证，72h 的氨甲环酸或氨基己酸治疗是合理的。

药品信息：氨甲环酸（Cyklokapron®）

减少早期再出血风险[49]。

℞：证实 SAH 的诊断以后，尽快使用 1g IV（如果病人此时需要转运到另外医疗机构进行治疗，那么应在病人转运之前给予药物），之后给予 1g q6h，直至动脉瘤闭塞；此项治疗不应超过 72h。

药品信息：E-氨基己酸（Amicar®）

E-氨基己酸（EACA）为一种抗纤溶药物，竞争性抑制纤溶酶原活化为纤溶酶。已有的纤溶酶可以被内生抗纤溶酶中和。EACA 确实能降低再出血的危险性。但是，长期应用可增加脑积水及迟发性缺血性神经功能损害（血管痉挛）的发生率[59]。在起效前，还有一个 24～48h 的滞后期[60]。

因为增加脑梗死发生率，EACA 未能降低早期死亡率，故不推荐使用。

最近一项除外Ⅳ、Ⅴ级病人的非随机化研究[61]重新评价了 EACA 的作用，提示通过静脉注射负荷量（以消除起效前的滞后期）及限制使用时间至病人能接受早期手术，可以将 EACA 产生的问题减少到最低程度。一项最近的研究[62]显示 EACA 治疗病人与非 EACA 治疗相比，再出血风险明显下降（2.7% vs. 11.4%）。由于再出血风险下降，死亡率减少了 76%，经 EACA 治疗的低级别病人中（Hunt 和 Hess 分级 1～3），预后改善的增加了 13%；在高级别病人中

(Hunt 和 Hess 分级 4/5)，预后改善的增加了 6.8%。但这些结果并没有统计学意义。尽管在 EACA 组 DVT 有 8 倍增加，但是肺栓塞的概率没有增加。另外，组间的缺血性并发症的没有差异。

R[62]：EACA 4g IV 负荷剂量，随后 1g/h，并在血管造影前 4h 停止，SAH 后的最大疗程不超过 72h。

75.3 神经性应激性心肌病（NSC）

75.3.1 概述

要 点

- 心脏功能受损（射血分数减少）不能归因于潜在的冠状动脉疾病或心肌异常。可能是可逆的。
- 心肌酶（肌钙蛋白）倾向于比预期的心肌损伤程度低，区分 NSC 和急性 MI。
- 可能的机制：由于下丘脑刺激或 SAH 损伤导致的儿茶酚胺激增（可能在心肌交感神经）。
- 可能的后遗症：低血压、CHF、心律失常等，所有这些可能进一步加重脑缺血。
- 高峰发病率：SAH 后 2 天至 2 周。
- 风险因素：Hunt 和 Hess 分级高。
- 治疗：可包括多巴酚丁胺（应用于 SBP<90mmHg 且低 SVR）和（或）米力农（应用于 SBP>90mmHg 且 SVR 增高）。

旧称：可逆性缺血性心肌功能障碍[63]、神经源性心肌昏迷。常见于心外科术后病人，可能与肌钙蛋白 I（TnI）缺乏有关[64]。某些病人 SAH 后可能出现心肌动力减低[65]。心电图可与心肌梗死相仿，但肌钙蛋白较真性心肌梗死低（一般 <2.8ng/ml）[66]。发病高峰在 SAH 后 2 天至 2 周。多数 5 天内完全恢复，因为正常心肌细胞会逐渐替代具有缺陷型 TnI 的心肌细胞。尽管如此，约有 10% 病人可发展为真性心肌梗死。

75

每搏输出量和心输出量降低。风险因素包括：高 Hunt Hess 分级（>3 级）[67–70] 女性[70, 71]、吸烟和年龄[67]。但 CO 降低可被 SVR 增高代偿，不一定出现低血压。然而早期手术时用于脑保护的苯巴比妥类药物有心肌抑制作用，CO 降低可降低对药物的耐受性。术中 TEE 监测可有助于指导升压药滴注。CO 降低还可能影响血管痉挛的高动力治疗。

75.3.2 心律失常和心电图变化

超过 50% 的 SAH 病人出现心电图改变，包括：T 波宽大倒置，Q-T 间期延长，S-T 段抬高或压低，U 波，房性或室性期前收缩，室上性心动过速，心室扑动或心室颤动[72]，心率过缓。某些心电图异常表现难以与急性心肌梗死鉴别[73，74]。

75.3.3 可能的机制

继发于 aSAH 的颅内压增高导致交感神经激活被认为是导致心肌细胞过度收缩和心肌损伤的原因之一[67]。相关理论提出，下丘脑缺血导致交感神经张力增加，由此下丘脑缺血导致交感神经紧张程度增加，并且所产生的儿茶酚胺激增可产生心内膜下缺血[75]或冠状动脉血管痉挛[65]。与全身相比，儿茶酚胺激增似乎更集中在具体病灶中（如：在心脏中）。

75.3.4 治疗

针对神经性应激性心肌病（NSC），已研究出若干种增加心输出量的干预措施[76，77]：

1. 米力农：用于 SBP>90mmHg 且 SVR 正常病人，或当病人长期应用长效 β 受体阻滞剂时。
2. 多巴酚丁胺：低血压（SBP<90mmHg）及低 SVR 时更有效。
3. 其他：交感神经节阻滞，镁制剂。

75.4 神经源性肺水肿

75.4.1 概述

神经源性肺水肿是一种与各种颅内病变相关的罕见病症，包括：

- 蛛网膜下隙出血。
- 全身性发作。
- 头部损伤。

75.4.2 病理生理学

存在两种可能的协同机制。第一，突然增高的颅内压（ICP）或下丘脑损伤可能产生交感神经放电，使血液再分布到肺循环，导致肺毛细血管楔压（PCWP）升高和渗透性增加。第二，与之相关的儿茶酚胺增加会直接破坏毛细血管内皮细胞从而使肺泡通透性增加。

75.4.3 治疗

支持性疗法，如使用低水平 PEEP 的正压通气（见章节 53.4.4）和一些降低颅内压的措施。

PA 导管通常有帮助。

根据需要使用添加呋塞米的多巴酚丁胺输注可能有一些功效[78]。多巴酚丁胺比之前尝试的 α 受体阻滞剂和 β 受体阻滞剂的理论优点是多巴酚丁胺不减少脑灌注。

75.5 血管痉挛

75.5.1 概述

要 点

- 迟发性脑缺血（DCI）综合征和（或）脑动脉狭窄可见于某些 SAH（较多），外伤或其他损伤后血管造影检查。
- 时间窗：几乎不早于 SAH 后 3 天，峰值在 SAH 后 6~8 天，罕见开始于 SAH 17 天后。主要风险期：SAH 后 3~14 天。
- 危险因素：高级别 SAH，CT 示出血量较多。
- 导致血管壁内的病理变化（不仅仅是血管收缩）。
- 诊断：可根据临床情况，血管造影，或经颅多普勒。
- 治疗：无治愈方法。主要方法：
  - 血容量增加和血流动力学增强（即之前的 3-H 疗法）。
  - 神经血管内介入：血管成形术或动脉内注射维拉帕米。

脑血管痉挛最常见于动脉瘤性蛛网膜下隙出血，但也可伴发于其他颅内出血（如：AVM 致脑室内出血[79]，不明原因的 SAH)、颅脑外伤（伴或不伴 SAH）[80]、脑部外科手术、腰椎穿刺、下丘脑损伤、感染以及先兆子痫（见章节 11.1)。血管痉挛的概念始于 1951 年，由 Ecker 提出[81]。血管痉挛有两个内涵不一致的定义（见下文）：

1. 临床血管痉挛：见下文。
2. 放射性血管痉挛：见下文。

75

75.5.2 定义

迟发性脑缺血（DCI）和早期脑损伤（EBI）

认为 SAH 在血管痉挛方面的有害作用的观点正在面临淘汰，而 DCI 和 EBI 的概念正在涌现[82]。

DCI：神经缺陷的延迟发展，GCS 下降至少 2 分，和（或）与动脉瘤治疗或其他原因无关的脑梗死。DCI 是涵盖许多临床实体的综合术语，包括症状性血管痉挛，迟发性缺血性神经功能缺损（DIND）和无症状延迟性脑梗死[83]。

EBI：除了来自 SAH 的直接机械损伤，EBI 还指许多其他因素，包括颅内压 (ICP) 的瞬时增高，脑血流量 (CBF) 的减少，细胞凋亡和水肿形成。

临床血管痉挛

有时也称为迟发性缺血性神经功能缺损（DIND），也叫症状性血管痉挛。是 SAH 后迟发性的缺血性神经功能障碍。临床特征表现为：意识混乱或意识水平下降，伴局灶性神经功能缺损（语言或运动）。该诊断是一种排除性诊断，有时不能确定。

临床表现（见章节 75.5.3）。

放射性血管痉挛（即血管造影性血管痉挛）

颅内血管造影示动脉变窄，通常伴有对比剂填充的减慢。通过前后对比同一血管的造影结果才能确诊血管痉挛。在一些情况下，DIND 对应于血管造影所见的血管痉挛区域。SAH 后血管造影性血管痉挛的发生率约为 50%（范围：20%～100%）[84]。

75.5.3 脑血管痉挛的特征

临床表现

临床表现通常逐渐发展，呈进展性或波动性。可包括：

1. 非定位性表现：
   1) 新发的或加重的头痛。
   2) 意识水平改变（昏睡等）。
   3) 定向力障碍。
   4) 假性脑膜炎。
2. 可出现局灶性神经定位体征，包括脑神经麻痹[85, 86]和局灶性运动缺陷。同时，症状可归于下文的“综合征”（ACA 分布区的血管痉挛发病率高于 MCA）。
   1) 大脑前动脉（ACA）综合征：额叶症状为主（意识丧失，握持/吸吮反射，尿失禁，嗜睡，迟缓，精神错乱，低语）。双侧大脑前动脉分布区梗死通常由于 AComm 动脉瘤破裂后血管痉挛引起。
   2) 大脑中动脉（MCA）综合征：偏瘫，单瘫，失语（或非优势半球失用症——由于枕下或顶叶病变，不能使用物体或熟练性操作；亚型：观念运动性失用和感觉性失用）。

发病率

1. SAH 后约 7 天时造影有 20%～100% 表现为放射影像证实的脑血管痉挛（cerebral vasospasm，CVS），而其中症状性血管痉挛仅在约 30% 的 SAH 病人中出现[87]。
2. 放射影像证实的血管痉挛有时可发生在无临床症状的情况下，反之亦然。

严重程度

1. CVS 是引起 SAH 病人致死及致残的最主要因素，甚至超过了动脉瘤破裂和再出血引起的直接效应[88, 89]。

2. CVS 的程度不等，从轻度可逆性损伤，重至继发于缺血性梗死的严重永久性功能障碍（最多可达 60% 的 SAH 病人）[90]，7% 的 SAH 发生致命的血管痉挛[87, 90]。
3. CVS 发生越早损害越严重。

血管痉挛的时间进程

1. 发生：几乎从不在 SAH 后 3 天内发生[91]。
2. 高峰期是 SAH 后 6～8 天（偶尔也可迟发于 17 天左右）。典型风险期为 3～14 天[92]。
3. 症状性 CVS 几乎都在 SAH 后 12 天内缓解。一旦造影显示有血管痉挛，则通常需要 3～4 周才能缓解。
4. 痉挛的起病通常是缓慢的，但约 10% 可表现为突然和严重的恶化。

相关发现

1. 当高压的动脉血与大脑底部的血管接触时风险较高。CVS 很少发生在实质内或单纯脑室内出血（例如来自 AVM）或分布局限于大脑凸面的 SAH。
2. 当血凝块与 ACA 和 MCA 近端 9cm 直接接触时，更易导致痉挛。
3. 并非所有 SAH 病人都会发生 CVS，而且除了 SAH 以外，CVS 还会来源于其他损害，如肿瘤切除[93]、脑膜炎[94]、杏仁核海马切除术[95]。甚至还可能与性交[96]和黑甘草的滥用有关[97]。
4. 入院时 Hunt 和 Hess 分级与 CVS 的风险相关（表 75-1）。
5. CT 上的出血量与 CVS 的严重程度相关[98, 99]（表 75-2，也适用于创伤性 SAH[100]）。
6. 发病率随着病人年龄的增加而增高。
7. 主动吸烟史是一个独立的危险因素[101]。
8. 既往高血压病史。
9. CT 上的主要血凝块位置，延迟的缺血性神经功能缺损的局灶与在相应动脉中血管造影中 CVS 的可视化之间存在良好但不完全的相关性。

表 75-1 迟发性缺血性神经功能缺损（DIND）与 Hunt 和 Hess 分级的关系

Hunt 和 Hess 分级	DIND%（临床症状性血管痉挛）
1	22%
2	33%
3	52%
4	53%
5	74%

表 75-2 改良[104]Fisher[98]分级系统（CT 上出血量与血管痉挛的关系）

改良 Fisher 分级	CT 显示出血量[a]	临床症状性血管痉挛
0	未见 SAH 或 IVH	
1	局灶性或弥漫性薄层 SAH，无 IVH	24%
2	局灶性或弥漫性薄层 SAH，伴 IVH	33%
3	局灶性或弥漫性厚层 SAH，无 IVH	33%
4	局灶性或弥漫性厚层 SAH，伴 IVH	40%

[a] EMI CT 扫描获得纵向和横向的最大径（与实际厚度相同），在 47 名病人 SAH 后 5 天，大脑镰在半球间出血量不超过 1mm 厚

10. SAH 约 3 天后 CT 示软脑膜强化（静脉增强显影）可能与 CVS 的高风险相关（提示血 - 脑屏障通透性增加）[102]，但这尚存争议[103]。
11. 对于接受早期手术的病人，如果在术后 24 小时 CT 示少量 SAH，则几乎没有血管痉挛的风险。
12. 抗纤维蛋白溶解疗法可减少再出血，但增加脑积水和血管痉挛的风险（见章节 75.2.3）[59]。
13. 血管造影染料可加重 CVS。
14. 血容量不足。

75.5.4 发病机制

发病机制尚不明确。

在人类中，CVS 是一种慢性病症，受累血管有明确的长期的形态学改变。我们对 CVS 了解不足，因为缺乏一个好的动物模型（人类显示轻度急性期，大多数动物研究未能显示慢性期）。

表 75-3 列出了在血管壁中观察到的病理变化。

▶ 直接介质　血管痉挛是由平滑肌收缩引起的，而平滑肌收缩是因为血管舒张介质表达减少，或血管收缩介质过度表达，或更可能是二者的共同作用。

• 血液的各组成成分均被证明可导致血管痉挛。

75

表 75-3 血管痉挛的病理改变

时间	血管层	病理改变
1~8 天	外膜	炎症细胞（淋巴、浆细胞、肥大细胞增多）和结缔组织
	中膜	肌纤维坏死和弹力层断裂
	内膜	增厚伴内皮细胞肿胀、空泡化、紧密连接开放[105, 106]
9~60 天	内膜	平滑肌细胞增生→进行性内膜增厚

  - 单纯形式的氧合血红蛋白在接触血管腔外表面时可引起脑动脉的收缩。
  - 血红蛋白可清除一氧化氮，而一氧化氮是强大的血管舒张剂[107]。
  - 血小板衍生生长因子诱导血管增生→血管硬化和扩张能力受损[108]。
- 内皮功能障碍：理论上包括一氧化氮和前列环素的生产减少，内皮素-1的过量产生。
- 血管神经支配于交感神经系统。在小鼠中，交感神经支配的中断可防止血管痉挛[109]。

▶ 血管痉挛的机制

- 血管壁介导的平滑肌收缩，为以下作用的结果：
  - 出血性动脉血中的血管收缩剂[110]（见下文）。
  - 释放到CSF中的血管活性物质[111, 112]。
  - 经由血管神经的神经元机制（血管壁中的神经）。
    - 血管紧张素张力增加（可能是由于去神经超敏性）。
    - 血管舒张素张力降低。
    - 时间依赖性的相对不平衡有利于血管收缩剂超过血管扩张剂的神经支配[113]。
    - 交感神经活动过度：例如由于升高的ICP导致下丘脑损伤[114]。
  - 内皮衍生松弛因子（EDRF）的损伤：血管内皮可以释放称为EDRF的松弛物质，从而在某些药物引起的血管舒张中起着必需的作用[115]。
- 增殖性血管病变。
- 免疫反应过程。
- 炎症过程。
- 机械现象。
  - 拉伸蛛网膜纤维。
  - 血块直接压迫。
  - 血小板聚集[110]。

75

75.5.5 脑血管痉挛的诊断

概述

诊断需要合适的临床标准并且除外其他可能引起迟发性神经功能恶化的状况。见表75-4。

血管痉挛的辅助检查

除血管造影直接显示血管痉挛外，还可行以下检查：

- 经颅多普勒（TCD）：见下文。
- 颅内脑搏动波的改变[117]。

表 75-4　临床血管痉挛诊断[116]

• 延迟发作或持续的神经缺陷 • SAH 后 4～20 天发作 • 功能障碍与受累动脉对应 • 排除其他恶化的原因 ◦ 再出血 ◦ 脑积水 ◦ 脑水肿	◦ 癫痫 ◦ 代谢紊乱：低钠血症等 ◦ 缺氧 ◦ 败血症 • 辅助检查（见正文） ◦ 经颅多普勒 ◦ CBF 研究

- CTA：特异性显示血管痉挛，但可能高估狭窄程度[118]。
- MRA：有助于血管痉挛的管理（但临床实际中并不能代替血管造影）[119]。
- 在 ICU 进行持续定量的脑电图（EE7）监测：
  - α 波（6～14Hz）百分比降低称为"相对 α"（relative alpha，RA），从平均 0.45 降到 0.17，预示着比 TCD 和造影变化还早的血管痉挛的发生[120]。
  - 全导 EEG 波幅降低（α 波峰值的衰减）对预示血管痉挛有 91% 的灵敏度[121]。
- 脑血流（CBF）的变化：
  - MRI：DWI 和 PWI 相可发现早期缺血（见章节 13.2.12）。
  - CT 灌注研究（见章节 13.1.4）。
  - 氙 CT：可以测定半球的 CBF 变化，但对局部 CBF 变化不敏感[122,123]，而且其结果与 TCD 速率增加、正电子发射断层扫描（PET）[124] 或 SPECT 扫描结果（非定量，而且比氙 CT 花费更长时间）均不完全一致。

经颅多普勒（TCD）

引用超声相移可无创性半定量测量特定动脉血流速度（在颅骨较薄处）。

动脉腔狭窄引起血流速度增加可被 TCD 探测到[125-127]。在临床症状出现前 24～48 小时可检测到变化。若能获得在即将发生血管痉挛前的基线表现，则更有用。

MCA 的典型表现数值见表 75-5。而且每天增高 >50cm/s 可提示血管痉挛。血流速度与大脑前动脉（ACA）的痉挛关系不大。可以应用血管的流速比（也称为 Lindegaard 率），来区别血管痉挛与充血（充血引起 MCA 和 ICA 流速都加快），见表 75-5。

一旦值升高，通常需经几周才能回降。

诊断模式的比较

确定表 75-6 中所示的测试的灵敏度和特异性可以计算所列出的阳性预测值（PPV）和阴性预测值（NPV）[21]。

表 75-5 血管痉挛的经颅多普勒表现

平均 MCA 流速（cm/s）	MCA：ICA（Lindegaard 率）	说明
<120	<3	正常
120~200[a]	3~6	中度痉挛[a]
>200	>6	重度痉挛

[a] 在这个速度范围内针对血管痉挛是特异性的，但只有约 60% 敏感性

表 75-6 脑血管痉挛多种测试的阳性预测值（PPV）和阴性预测值（NPV）测试

测试		PPV（%）	NPV（%）
TCD	MCA	83~100	29~98
	ACA	41~100	37~80
	ICA	73	56
	PCA	37	78
	BA	63	88
	VA	54	82
CTA		43~100	37~100
CTP		71~100	27~99

75.5.6 血管痉挛的治疗

概述

治疗流程（见章节 75.5.7）。

已经对脑血管痉挛（cerebral arterial vasospasm，CVS）众多治疗进行了评价[128, 129]。与动物模型试验截然相反，人类的血管痉挛对相当多的药物没有反应。

75

血管痉挛的预防

到目前为止，尚无有效的针对 CVS 的预防措施[1]。通过输液和输血预防 SAH 后低血容量和贫血可以减轻血管痉挛的发生。尽管动脉瘤夹闭早期手术不能预防血管痉挛（实际上对血管的操作会增加痉挛的可能性），但是可以通过消除再出血的危险（允许安全使用高动力疗法）和清除血凝块（见下文）使 CVS 发生率降低，从而有助于 CVS 的治疗；见动脉瘤手术治疗时机中对早期手术的讨论（见章节 76.7）。不建议预防性应用（即在血管痉挛诊断之前）高动力疗法——3-H 疗法（见章节 75.5.7）（可能造成并发症且无益处）[25]。

血管痉挛的治疗选择

可以分为以下几类：

1. 直接应用扩血管药物：

1) 平滑肌松弛剂：
- 钙通道阻滞剂（以作为标准疗法）：并不能对抗血管痉挛，但可提供神经保护功能。
- 内皮素受体拮抗剂（具有应用前景的实验或研究技术）：ET_A 拮抗剂和 $ET_{A/B}$ 拮抗剂[130, 131]。
- Ryanodine 受体阻滞剂：丹曲林。介导细胞内钙离子从肌质网释放。其中少数药物显示有预防和逆转血管痉挛的作用[132,133]。
- 镁剂：MASH-2 研究显示临床结果无改善[134]。

2) 交感神经阻滞剂（已批准使用，但非标准用法和并不是所有的医疗中心均有此种药物）。

3) 动脉内罂粟碱[135, 136]：短期应用（见下文）。

4) αICAM-1 抑制物（细胞间黏附分子的抗体；已批准使用，但非标准用法和并不是所有的医疗中心均有此种药物）。

2. 直接机械性动脉扩张：球囊血管成形术（见下文）。
3. 间接性动脉舒张：高动力疗法（已作为标准疗法，见下文）。
4. 手术治疗：颈交感神经节切除术（限用或弃用的方法）[137]。
5. 去除可能的血管致痉因子：

1) 清除血块：不能完全避免血管痉挛。
- 行动脉瘤手术时去除[138, 139]。
- 在手术中或手术后通过脑池导管[140–143]（必须在夹闭术后约 48 小时内）或鞘内注射向蛛网膜下隙灌注纤溶药物[144]。对于未完全夹闭的动脉瘤比较危险[143]。

2) 脑脊液引流：腰椎穿刺持续脑室引流或术后脑池引流[145]。

6. 中枢神经系统缺血性损伤的预防：钙离子通道阻滞剂，已作为标准疗法。
7. 改善血液流变学来增加缺血区的灌注：也是高动力疗法的终点（见章节 75.5.7），已作为标准疗法。

1) 包括：血浆、白蛋白、低分子右旋糖酐（限用或弃用的方法）、全氟化碳（具有应用前景的实验或研究技术）、甘露醇（见章节 76.8.3）。

2) 对最佳的 Hct 尚有争议，降低血液黏滞度而不显著降低携氧能力，30%～35% 较好（血液稀释可以用来降低 Hct；不宜采用放血疗法）。

8. 他汀类药物：还没有发现辛伐他汀带来的益处[14]。
9. 血管痉挛区颅内外血管吻合（限用或弃用的方法）[146, 147]。

血管成形术扩张血管

导管引导球囊血管成形术治疗血管痉挛越来越多[148, 149]；但仅限于一些有介入神经放射医师的医疗中心。该方法的危险：动脉闭塞、动脉破裂、动脉瘤夹移位[150, 151]、夹层动脉瘤，它仅用于颅内大动脉（无法达到远端动脉）。临床改善率为60%～70%。在大多数病例中已经观察到改善血管直径和神经功能缺陷的作用[152]。

预防性TBA：Ⅱ期前瞻性试验未能显示主要终点受益（GOS评分），但发生血管痉挛的病人数量变少[153]。

经腔内气囊血管成形术的标准（TBA）：

1. 高动力治疗失败。
2. 破裂动脉瘤已修补。
3. 出现症状12小时内手术预后较好。
4. 术前存在血管痉挛者可在夹闭术后立即进行。
5. 争论：单侧血管痉挛行成形术时，术中可见对侧无症状性血管痉挛。有些学者认为也应该使用球囊进行扩张，但其他学者提出会有一定比率的并发症出现，治疗结果需要观察。
6. × 近期脑梗死（卒中）：TBA的禁忌证。在TBA之前行CT或MRI以排除。

动脉内药物注射扩张血管

动脉内药物（IAD）注射扩张血管，效果短暂，而且高峰时的治疗作用也不如血管成形术。但是IAD可反复应用，这需要多次动脉插管。IAD可扩张血管利于放置气囊，以及对血管成形气囊无法达到的动脉来说，仍然具有应用价值。

血管扩张应用药物（见章节102.5.2）：

1. 维拉帕米：首选药物。
2. 尼卡地平：二氢吡啶类钙离子通道阻断剂，较心肌平滑肌比较更多作用于血管平滑肌。至少维持血管为正常直径的60%。70%应用该药物治疗的病人CT示无卒中。可造成收缩压降低，但不超过30%[154]。℞动脉内治疗：每次10～40mg。三个回顾性病例研究证明有血管扩张以及暂时改善神经功能障碍的作用[152]。
3. 罂粟碱。
4. 硝酸甘油。

75

75.5.7 血管痉挛的治疗流程

临床指南

临床指南：动脉瘤性SAH后脑血管痉挛/DCI的治疗

- Ⅰ级推荐[1]：维持血容量和正常循环血量。
- Ⅰ级推荐[1]：诱导高血压，除非血压基线升高或由于心脏支架的原因无法诱导。

- Ⅱ级推荐[1]：血管内血管成形术和（或）选择性动脉内血管扩张剂对于没有迅速好转的病人或作为高血压治疗的候选方案。

aSAH 后血管痉挛 /DCI 的特殊治疗

病人临床怀疑出现血管痉挛（DIND），或 TCD 增加 >50cm/s，或绝对速率 >200cm/s：

1. 一般护理措施：
    1) 连续神经系统检查：虽然重要，但 CVS/DCI 对于状态不好的病人敏感性有限[1]。
    2) 活动：卧床休息，HOB 升高约 30°。
    3) TED 软管和（或）顺序压缩靴。
    4) 严格记录出入量。
2. 诊断方法（主要是排除造成神经症状的其他原因）：
    1) 立即行非增强 CT 排除脑积水、水肿、梗死或再出血。
    2) 选项：CT 灌注或 MRI（如果可行）。
    3) 立即行血液检测：
        - 有条件的行电解质检查以排除低钠血症[155]。
        - 全血细胞分析（CBC）评估血液流变学，排除脓毒血症或贫血。
        - 血气分析（ABG）排除低氧血症。
    4) 如果可以，重复行 TCD 检查，检测血管痉挛的变化。
3. 监测：
    1) 动脉插管（A-line）以监测血压（BP）。
    2) 可能的话使用肺动脉（PA）导管监测 PCWP 和心输出量（无法放置 PA 导管时，中心静脉导管监测 CVP）。
    3) 若怀疑 ICP 有问题则植入 ICP 监测，在血流高动力之前使用甘露醇或 CSF 引流处理 ICP 增高（注意：甘露醇的利尿作用可能会导致血容量降低；此外，遇到未经治疗的动脉在降低 ICP 时要小心）。
4. 治疗方式：
    1) 持续尼莫地平治疗。如果病人无法吞咽通过胃管给药。
    2) 管理 O_2 以保持 PO_2>70mmHg。
5. 保证血容量：SAH 病人在发病过程中经常出现血容量不足[27,156,157]。
    1) 首选静脉补充晶体液体，通常是等渗的 [如生理盐水（NS)]。
    2) 当 Hct<40% 的时候补充血液（全血或 PRBC）。
    3) 胶体：血浆成分或 5% 白蛋白（以 100ml/h 的速度补液）以维持 Hct 在 40%（如果 Hct>40%，使用晶体液[158]）。
    4) 20% 甘露醇 0.25g/(kg · h) 静脉点滴可改善微循环的血液流变

学特性（避免利尿后的低血容量）。

5) 用晶体液平衡尿出量（U.O.）（若 Hct<40%，则使用 5% 白蛋白，通常输液速度为 20～25ml/h）。

6) 避免应用淀粉制剂（Hespan®）和右旋糖酐，会引起凝血功能障碍。

6. 实验室检查：

1) 每天化验血气分析、血红蛋白和 Hct。

2) 每 12 小时检测血清和尿电解质及渗透压（肌酐升高可能提示血管加压药造成外周缺血）。

3) 每天行胸部 X 线片检查。

4) 经常行心电图检查。

7. 开始行高动力疗法持续 6 小时（见下文），除非血压基线升高或由于心脏支架的原因无法诱导。

8. 如果高动力疗法治疗 6 小时后没有反应，或多普勒超声以及 CT 灌注、MRI 提示血管痉挛，那么应对病人行血管造影以确定血管痉挛的存在，并进行介入治疗或神经放射治疗（动脉内注射维拉帕米，血管成形术）。

▶ *高动力疗法* 很多 CVS 以往的治疗方案包括所谓的“3-H”疗法（用于：血容量过多、高血压和血液稀释）[159]。现已被“高动力疗法”取代，包括血容量的维持和诱导高动脉压[160]。虽然概念存在混乱，但这一方法有时被称为“3-H”治疗[1]。

诱发高血压可能有导致未夹闭的动脉瘤破裂的风险。一旦动脉瘤经过治疗，在出现明显 CVS 之前采取治疗措施可以使 CVS 的发病率最小化[24,161]。

使用液体维持血容量。

75

管理血压，使收缩压（SBP）增加 15% 直至神经症状改善或 SBP 达到 220mmHg。药物包括：

- 多巴胺（见章节 6.2.2）：
  - 以 2.5μg/(kg · min) 开始（肾用剂量）。
  - 逐渐增加至 15～20μg/(kg · min)。
- 左旋去甲肾上腺素：
  - 以 1～2μg/min 开始。
  - 每 2～5 分钟增加：双倍递增剂量至 64μg/min，然后以 10μg/min 递增。
- 新福林（去氧肾上腺素）：不会加重心动过速：
  - 以 5μg/min 开始。
  - 每 2～5 分钟增加：双倍递增剂量至 64μg/min，然后以 10μg/min 递增至最大量 10μg/kg。

- 多巴酚丁胺：正性肌力药。
  - 以 5μg/(kg · min）开始。
  - 以 2.5μg/(kg · min）增加剂量至最大量 20μg/(kg · min)。

高动力疗法的并发症：

- 颅内并发症[162]：
  - 可能加重脑水肿和颅内压增高。
  - 可在先前的缺血区造成出血性梗死。
- 颅外并发症：
  - 肺水肿：17%。
  - 3 例再出血（1 例死亡）。
  - 稀释性低钠血症：3%。
  - 2% 的病人心肌梗死。
  - 放置肺动脉导管引起的并发症[163]：
    - 导管引起的脓毒血症：13%。
    - 锁骨下静脉血栓形成：1.3%。
    - 气胸：1%。
    - 血胸：可能由右旋糖酐引起的凝血障碍促发[162]。

75.6 动脉瘤夹闭术后处理

- 病人送入 PACU，稳定后返 ICU（如有条件入神经监护室）。
- 监测生命体征：q 15min × 4h，然后 q 1h。监测体温 q 4h × 3d，然后 q 8h。神经系统检查 q 1h。
- 活动：卧床（BR）床头抬高 20°～30°。
- 予过膝的 TED 长筒袜及充气压力靴。
- 监测出入量 q 1h（如果没有 Foley 尿管：根据膀胱充盈情况 q 4h 导尿)。
- 清醒情况下测定肺活量 q 2h（经蝶术后不要做该操作)。
- 补液：NS+KCL 20mEq/L，速率 90ml/h。

对于无气管插管病人：

- 饮食：肠内营养，除非需要特殊冰片或药物。
- 氧气：2L 鼻导管吸氧。

对于气管插管的病人：

- 饮食：肠内营养。放置胃管，间歇减压。给药后可夹闭 1 小时。
- 机械通气。

对于所有病人：

- 药物治疗：

75

1) H_2 拮抗剂，例如：雷尼替丁 50mg 静脉滴注，q 8h。
2) Keppra（左乙拉西坦）：500mg 口服或静点 q 12h。对于多数开颅手术病人术后 2~3 个月保持血药浓度在治疗水平。
3) Cardene 静脉滴注：维持 SBP<160mmHg 及 DBP<100mmHg（袖带血压或应用 A-line 测压）。
4) 镇痛：芬太尼（与吗啡不同，不造成组胺释放。可降低 ICP）35~100μg（0.5~2ml）静脉滴注，q 1~2h，必要时。
5) 乙酰氨基酚（Tylenol）650mg 口服 / 肠内给药 q 4h，根据情况，体温 >100.5°F（38℃）。
6) 小剂量肝素或依诺肝素（用于 DVT 预防；关于肝素诱导的血小板减少症，这两种药没有区别[164]）。
7) 钙离子通道阻滞剂（见入院医嘱，见章节 75.1.3）：尼莫地平（Nimotop®）60mg 口服 / 肠内给药 q 4h 或 30mg q 2h 以避免血压减低。如有静脉制剂也可静脉给药。
8) 如已预防性应用抗生素继续应用：（例如：头孢唑啉（Kefzol®）500~1000mg 静脉滴注 q 6h × 24h，然后停药）。

- 如果有条件行经颅多普勒监测 MCA、ACA、ICA、VA 和 BA 流速及 Lindegaard 率（见章节 75.5.5）（标准方案为 3× 每周）。
- 实验室检查：
  1) 安返 ICU 后检查血常规，此后每天检查。
  2) 安返 ICU 后检查肾功能，此后 q 12h 检查。
  3) 安返 ICU 后检查动脉血气，此后 q 12h × 2 天，然后停止（机械通气病人每次调整通气后监测动脉血气）。
- 有异常情况通知医师，如 T>101°（38.5℃），SBP 突然增高，SBP< 120mmHg，尿量 <60ml/2h。

（章超奇 译 李 昊 校）

参考文献

[1] Connolly ES,Jr, Rabinstein AA, Carhuapoma JR, et al. Guidelines for the management of aneurysmal subarachnoid hemorrhage: a guideline for healthcare professionals from the American Heart Association/american Stroke Association. Stroke. 2012; 43:1711–1737

[2] Gathier CS, van den Bergh WM, van der Jagt M, et al. Induced Hypertension for Delayed Cerebral Ischemia After Aneurysmal Subarachnoid Hemorrhage: A Randomized Clinical Trial. Stroke. 2018; 49:76–83

[3] Mori K, Arai H, Nakajima K, et al. Hemorheological and Hemodynamic Analysis of Hypervolemic Hemodilution Therapy for Cerebral Vasospasm After Aneurysmal Subarachnoid Hemorrhage. Stroke. 1996; 26:1620–1626

[4] Daniel MK, Bennett B, Dawson AA, et al. Haemoglobin concentration and linear cardiac output, peripheral resistance, and oxygen transport. Br Med J (Clin Res Ed). 1986; 292:923–926

[5] Dhar R, Misra H, Diringer MN. SANGUINATE (PEGylated Carboxyhemoglobin Bovine) Improves Cerebral Blood Flow to Vulnerable Brain Regions at Risk of Delayed Cerebral Ischemia After Subarachnoid Hemorrhage. Neurocrit Care. 2017; 27:341–349

[6] Dalen JE, Bone RC. Is it time to pull the pulmonary artery catheter? JAMA. 1996; 276:916–918

[7] Milhorat TH. Acute Hydrocephalus After Aneurysmal Subarachnoid Hemorrhage. Neurosurgery. 1987; 20:15–20

[8] Redekop G, Ferguson G, Carter LP, et al. Intracranial Aneurysms. In: Neurovascular Surgery. New York: McGraw-Hill; 1995:625–648

[9] Kronvall E, Undren P, Romner B, et al. Nimodipine in aneurysmal subarachnoid hemorrhage: a randomized study of intravenous or peroral administration. J Neurosurg. 2009; 110:58–63

[10] Nearman HS, Herman ML. Toxic Effects of Colloids in the Intensive Care Unit. Crit Care Med. 1991; 7:713–723

[11] Bianchine JR. Intracranial Bleeding During Treatment

with Hydroxyethyl Starch - Letter in Reply. New Engl J Med. 1987; 317
[12] Trumble ER, Muizelaar JP, Myseros JS. Coagulopathy with the Use of Hetastarch in the Treatment of Vasospasm. J Neurosurg. 1995; 82: 44–47
[13] Vergouwen MD, de Haan RJ, Vermeulen M, et al. Effect of statin treatment on vasospasm, delayed cerebral ischemia, and functional outcome in patients with aneurysmal subarachnoid hemorrhage: a systematic review and meta-analysis update. Stroke. 2010; 41:e47–e52
[14] Kirkpatrick PJ, Turner CL, Smith C, et al. Simvastatin in aneurysmal subarachnoid haemorrhage (STASH): a multicentre randomised phase 3 trial. Lancet Neurol. 2014; 13:666–675
[15] Fernandez A, Schmidt JM, Claassen J, et al. Fever after subarachnoid hemorrhage: risk factors and impact on outcome. Neurology. 2007; 68:1013– 1019
[16] Zhang G, Zhang JH, Qin X. Fever increased in-hospital mortality after subarachnoid hemorrhage. Acta Neurochir Suppl. 2011; 110:239–243
[17] Badjatia N, Fernandez L, Schmidt JM, et al. Impact of induced normothermia on outcome after subarachnoid hemorrhage: a case-control study. Neurosurgery. 2010; 66:696–700; discussion 700-1
[18] Naidech AM, Drescher J, Ault ML, et al. Higher hemoglobin is associated with less cerebral infarction, poor outcome, and death after subarachnoid hemorrhage. Neurosurgery. 2006; 59:775–9; discussion 779-80
[19] Naidech AM, Jovanovic B, Wartenberg KE, et al. Higher hemoglobin is associated with improved outcome after subarachnoid hemorrhage. Crit Care Med. 2007; 35:2383–2389
[20] Kramer AH, Gurka MJ, Nathan B, et al. Complications associated with anemia and blood transfusion in patients with aneurysmal subarachnoid hemorrhage. Crit Care Med. 2008; 36:2070–2075
[21] Smith MJ, Le Roux PD, Elliott JP, et al. Blood transfusion and increased risk for vasospasm and poor outcome after subarachnoid hemorrhage. J Neurosurg. 2004; 101:1–7
[22] Schlenk F, Vajkoczy P, Sarrafzadeh A. Inpatient hyperglycemia following aneurysmal subarachnoid hemorrhage: relation to cerebral metabolism and outcome. Neurocrit Care. 2009; 11:56–63
[23] Ciongoli AK, Poser CM. Pulmonary Edema Secondary to Subarachnoid Hemorrhage. Neurology (NY). 1972; 22:867–870
[24] Solomon RA, Fink ME, Lennihan L. Prophylactic Volume Expansion Therapy for the Prevention of Delayed Cerebral Ischemia After Early Aneurysm Surgery. Arch Neurol. 1988; 45:325–332
[25] Egge A, Waterloo K, Sjoholm H, et al. Prophylactic hyperdynamic postoperative fluid therapy after aneurysmal subarachnoid hemorrhage: a clinical, prospective, randomized, controlled study. Neurosurgery. 2001; 49:593–605; discussion 605-6
[26] Varelas PN, Abdelhak T, Corry JJ, et al. Clevidipine for acute hypertension in patients with subarachnoid hemorrhage: a pilot study. Int J Neurosci. 2014; 124:192–198
[27] Wijdicks EFM, Vermeulen M, Hijdra A, et al. Hyponatremia and Cerebral Infarction in Patients with Ruptured Intracranial Aneurysms: Is Fluid Restriction Harmful? Ann Neurol. 1985; 17:137– 140
[28] Kao L, Al-Lawati Z, Vavao J, et al. Prevalence and clinical demographics of cerebral salt wasting in patients with aneurysmal subarachnoid hemorrhage. Pituitary. 2009; 12:347–351
[29] Harbaugh RE. Aneurysmal Subarachnoid Hemorrhage and Hyponatremia. Contemp Neurosurg. 1993; 15:1–5
[30] Harrigan MR. Cerebral salt wasting syndrome: A Review. Neurosurgery. 1996; 38:152–160
[31] Butzkueven H, Evans AH, Pitman A, et al. Onset seizures independently predict poor outcome after subarachnoid hemorrhage. Neurology. 2000; 55: 1315–1320
[32] Byrne JV, Boardman P, Ioannidis I, et al. Seizures after aneurysmal subarachnoid hemorrhage treated with coil embolization. Neurosurgery. 2003; 52:545–52; discussion 550-2
[33] Lin CL, Dumont AS, Lieu AS, et al. Characterization of perioperative seizures and epilepsy following aneurysmal subarachnoid hemorrhage. J Neurosurg. 2003; 99:978–985
[34] Marigold R, Gunther A, Tiwari D, et al. Antiepileptic drugs for the primary and secondary prevention of seizures after subarachnoid haemorrhage. Cochrane Database Syst Rev. 2013; 6. DOI: 1 0.1002/14651858.CD008710.pub2
[35] Claassen J, Mayer SA, Kowalski RG, et al. Detection of electrographic seizures with continuous EEG monitoring in critically ill patients. Neurology. 2004; 62:1743–1748
[36] Dennis LJ, Claassen J, Hirsch LJ, et al. Nonconvulsive status epilepticus after subarachnoid hemorrhage. Neurosurgery. 2002; 51:1136– 43; discussion 1144
[37] Ohman J. Hypertension as a risk factor for epilepsy after aneurysmal subarachnoid hemorrhage and surgery. Neurosurgery. 1990; 27:578–581
[38] Ukkola V, Heikkinen ER. Epilepsy after operative treatment of ruptured cerebral aneurysms. Acta Neurochir (Wien). 1990; 106:115–118
[39] Choi KS, Chun HJ, Yi HJ, et al. Seizures and Epilepsy following Aneurysmal Subarachnoid Hemorrhage: Incidence and Risk Factors. J Korean Neurosurg Soc. 2009; 46:93–98
[40] Kotila M, Waltimo O. Epilepsy after stroke. Epilepsia. 1992; 33:495–498
[41] Rhoney DH, Tipps LB, Murry KR, et al. Anticonvulsant prophylaxis and timing of seizures after aneurysmal subarachnoid hemorrhage. Neurology. 2000; 55:258–265
[42] Little AS, Kerrigan JF, McDougall CG, et al. Nonconvulsive status epilepticus in patients suffering spontaneous subarachnoid hemorrhage. J Neurosurg. 2007; 106:805–811
[43] Chumnanvej S, Dunn IF, Kim DH. Three-day phenytoin prophylaxis is adequate after subarachnoid hemorrhage. Neurosurgery. 2007; 60:99–102; discussion 102-3
[44] Naidech AM, Kreiter KT, Janjua N, et al. Phenytoin exposure is associated with functional and cognitive disability after subarachnoid hemorrhage. Stroke. 2005; 36:583–587
[45] Murphy-Human T, Welch E, Zipfel G, et al. Comparison of short-duration levetiracetam with extended-course phenytoin for seizure prophylaxis after subarachnoid hemorrhage. World Neurosurg. 2011; 75:269–274
[46] Szaflarski JP, Sangha KS, Lindsell CJ, et al. Prospective, randomized, single-blinded comparative trial of intravenous levetiracetam versus phenytoin for seizure prophylaxis. Neurocrit Care. 2010; 12:165–172
[47] Kassell NF, Drake CG. Review of the Management of Saccular Aneurysms. Neurol Clin. 1983; 1:73–86
[48] Kassell NF, Torner JC. Aneurysmal rebleeding: a preliminary report from the Cooperative Aneurysm Study. Neurosurgery. 1983; 13:479– 481
[49] Hillman J, Fridriksson S, Nilsson O, et al. Immediate administration of tranexamic acid and reduced incidence of early rebleeding after aneurysmal subarachnoid hemorrhage: a prospective randomized study. J Neurosurg. 2002; 97:771–778
[50] Naidech AM, Janjua N, Kreiter KT, et al. Predictors and impact of aneurysm rebleeding after subarachnoid hemorrhage. Arch Neurol. 2005; 62: 410–416
[51] Ohkuma H, Tsurutani H, Suzuki S. Incidence and significance of early aneurysmal rebleeding before neurosurgical or neurological management. Stroke. 2001; 32:1176–1180
[52] Tanno Y, Homma M, Oinuma M, et al. Rebleeding from ruptured intracranial aneurysms in North Eastern Province of Japan. A cooperative study. J Neurol Sci. 2007; 258:11–16
[53] Winn HR, Richardson AE, Jane JA. The Long-Term Prognosis in Untreated Cerebral Aneurysms. I. The Incidence of Late Hemorrhage in Cerebral Aneurysm: A 10-Year Evaluation of 364 Patients. Ann Neurol. 1977; 1:358–370
[54] Kassell NF, Torner JC, Haley EC,Jr, et al. The International Cooperative Study on the Timing of Aneurysm Surgery. Part 1: Overall Management Results. J Neurosurg. 1990; 73:18–36
[55] Inagawa T, Kamiya K, Ogasawara H, et al. Rebleeding

of Ruptured Intracranial Aneurysms in the Acute Stage. Surg Neurol. 1987; 28:93–99
[56] Matsuda M, Watanabe K, Saito A, et al. Circumstances, activities, and events precipitating aneurysmal subarachnoid hemorrhage. J Stroke Cerebrovasc Dis. 2007; 16:25–29
[57] Jane JA, Kassell NF, Torner JC, et al. The Natural History of Aneurysms and AVMs. J Neurosurg. 1985; 62: 321–323
[58] Biller J, Godersky JC, Adams HP. Management of Aneurysmal Subarachnoid Hemorrhage. Stroke. 1988; 19:1300–1305
[59] Kassell NF, Torner JC, Adams HP. Antifibrinolytic Therapy in the Acute Period Following Aneurysmal Subarachnoid Hemorrhage: Preliminary Observations from the Cooperative Aneurysm Study. J Neurosurg. 1984; 61:225–230
[60] Glick R, Green D, Ts'ao C-H, et al. High Dose e-Aminocaproic Acid Prolongs the Bleeding Time and Increases Rebleeding and Intraoperative Hemorrhage in Patients with Subarachnoid Hemorrhage. Neurosurgery. 1981; 9:398–401
[61] Leipzig TJ, Redelman K, Horner TG. Reducing the Risk of Rebleeding Before Early Aneurysm Surgery: A Possible Role for Antifibrinolytic Therapy. J Neurosurg. 1997; 86:220–225
[62] Starke RM, Kim GH, Fernandez A, et al. Impact of a protocol for acute antifibrinolytic therapy on aneurysm rebleeding after subarachnoid hemorrhage. Stroke. 2008; 39:2617–2621
[63] Braunwald E, Kloner RA. The Stunned Myocardium: Prolonged Postischemic Ventricular Dysfunction. Circulation. 1982; 66:1146–1149
[64] Murphy AM, Kögler H, Georgakopoulos D, et al. Transgenic Mouse Model of Stunned Myocardium. Science. 2000; 389:491–495
[65] Yuki K, Kodama Y, Onda J, et al. Coronary Vasospasm Following Subarachnoid Hemorhage as a Cause of Stunned Myocardium. J Neurosurg. 1991; 75:308–311
[66] Bulsara KR, McGirt MJ, Liao L, et al. Use of the peak troponin value to differentiate myocardial infarction from reversible neurogenic left ventricular dysfunction associated with aneurysmal subarachnoid hemorrhage. J Neurosurg. 2003; 98:524–528
[67] Malik AN, Gross BA, Rosalind Lai PM, et al. Neurogenic Stress Cardiomyopathy After Aneurysmal Subarachnoid Hemorrhage. World Neurosurg. 2015; 83:880–885
[68] Hravnak M, Frangiskakis JM, Crago EA, et al. Elevated cardiac troponin I and relationship to persistence of electrocardiographic and echocardiographic abnormalities after aneurysmal subarachnoid hemorrhage. Stroke. 2009; 40:3478–3484
[69] Kilbourn KJ, Levy S, Staff I, et al. Clinical characteristics and outcomes of neurogenic stress cadiomyopathy in aneurysmal subarachnoid hemorrhage. Clin Neurol Neurosurg. 2013; 115:909–914
[70] Tung P, Kopelnik A, Banki N, et al. Predictors of neurocardiogenic injury after subarachnoid hemorrhage. Stroke. 2004; 35:548–551
[71] Mayer SA, Lin J, Homma S, et al. Myocardial injury and left ventricular performance after subarachnoid hemorrhage. Stroke. 1999; 30:780–786
[72] Harries AD. Subarachnoid Hemorrhage and the Electrocardiogram: A Review. Postgrad Med J. 1981; 57:294–296
[73] Beard EF, Robertson JW, Robertson RCL. Spontaneous Subarachnoid Hemorhage Simulating Acute Myocardial Infarction. Am Heart J. 1959; 58:755–759
[74] Gascon P, Ley TJ, Toltzis RJ, et al. Spontaneous Subarachnoid Hemorrhage Simulating Acute Transmural Myocardial Infarction. Am Heart J. 1983; 105:511–513
[75] Marion DW, Segal R, Thompson ME. Subarachnoid hemorrhage and the heart. Neurosurgery. 1986; 18:101–106
[76] DiDomenico RJ, Park HY, Southworth MR, et al. Guidelines for acute decompensated heart failure treatment. Ann Pharmacother. 2004; 38:649–660
[77] Naidech A, Du Y, Kreiter KT, et al. Dobutamine versus milrinone after subarachnoid hemorrhage. Neurosurgery. 2005; 56:21–27
[78] Knudsen F, Jensen HP, Petersen PL. Neurogenic Pulmonary Edema: Treatment with Dobutamine. Neurosurgery. 1991; 29:269–270
[79] Maeda K, Kurita H, Nakamura T, et al. Occurrence of Severe Vasospasm Following Intraventricular Hemorrhage from an Arteriovenous Malformation. J Neurosurg. 1997; 87:436–439
[80] Martin NA, Doberstein C, Zane C, et al. Posttraumatic Cerebral Arterial Spasm: Transcranial Doppler Ultrasound, Cerebral Blood Flow, and Angiographic Findings. J Neurosurg. 1992; 77:575–583
[81] Ecker A, Riemenschneider PA. Arteriographic Demonstration of Spasm of the Intracranial Arteries: With Special Reference to Saccular Aneurysms. J Neurosurg. 1951; 8:660–667
[82] Etminan N. Aneurysmal subarachnoid hemorrhage–status quo and perspective. Transl Stroke Res. 2015; 6:167–170
[83] Washington CW, Zipfel GJ. Detection and monitoring of vasospasm and delayed cerebral ischemia: a review and assessment of the literature. Neurocrit Care. 2011; 15:312–317
[84] Dorsch N. A clinical review of cerebral vasospasm and delayed ischaemia following aneurysm rupture. Acta Neurochir Suppl. 2011; 110:5–6
[85] Wedekind C, Hildebrandt G, Klug N. A case of delayed loss of facial nerve function after acoustic neuroma surgery. Zentralbl Neurochir. 1996; 57: 163–166
[86] Kudo T. Postoperative oculomotor palsy due to vasospasm in a patient with a ruptured internal carotid artery aneurysm: a case report. Neurosurgery. 1986; 19:274–277
[87] Kassell NF, Sasaki T, Colohan ART, et al. Cerebral Vasospasm Following Aneurysmal Subarachnoid Hemorrhage. Stroke. 1985; 16:562–572
[88] Awad IA, Carter LP, Spetzler RF, et al. Clinical Vasospasm After Subarachnoid Hemorrhage: Response to Hypervolemic Hemodilution and Arterial Hypertension. Stroke. 1987; 18:365–372
[89] Broderick JP, Brott TG, Duldner JE, et al. Initial and recurrent bleeding are the major causes of death following subarachnoid hemorrhage. Stroke. 1994; 25:1342–1347
[90] Alaraj A, Wallace A, Mander N, et al. Outcome following symptomatic cerebral vasospasm on presentation in aneurysmal subarachnoid hemorrhage: coiling vs. clipping. World Neurosurg. 2010; 74:138–142
[91] Weir B, Grace M, Hansen J, et al. Time Course of Vasospasm in Man. J Neurosurg. 1978; 48:173–178
[92] Pasqualin A. Epidemiology and pathophysiology of cerebral vasospasm following subarachnoid hemorrhage. J Neurosurg Sci. 1998; 42:15–21
[93] Bejjani GK, Sekhar LN, Yost AM, et al. Vasospasm after cranial base tumor resection: pathogenesis, diagnosis, and therapy. Surg Neurol. 1999; 52: 577–83; discussion 583-4
[94] Popugaev KA, Savin IA, Lubnin AU, et al. Unusual cause of cerebral vasospasm after pituitary surgery. Neurol Sci. 2011; 32:673–680
[95] Mandonnet E, Chassoux F, Naggara O, et al. Transient symptomatic vasospasm following antero-mesial temporal lobectomy for refractory epilepsy. Acta Neurochir (Wien). 2009; 151:1723– 1726
[96] Valenca MM, Valenca LP, Bordini CA, et al. Cerebral vasospasm and headache during sexual intercourse and masturbatory orgasms. Headache. 2004; 44:244–248
[97] Chatterjee N, Domoto-Reilly K, Fecci PE, et al. Licorice-associated reversible cerebral vasoconstriction with PRES. Neurology. 2010; 75:1939– 1941
[98] Fisher CM, Kistler JP, Davis JM. Relation of Cerebral Vasospasm to Subarachnoid Hemorrhage Visualized by CT Scanning. Neurosurgery. 1980; 6: 1–9
[99] Kistler JP, Crowell RM, Davis KR, et al. The Relation of Cerebral Vasospasm to the Extent and Location of Subarachnoid Blood Visualized by CT. Neurology. 1983; 33:424–426
[100] Taneda M, Kataoka K, Akai F, et al. Traumatic Subarachnoid Hemorrhage as a Predictable Indicator of Delayed Ischemic Symptoms. J Neurosurg. 1996; 84:762–768
[101] Lasner TM, Weil RJ, Riina HA, et al. Cigarette

Smoking-Induced Increase in the Risk of Symptomatic Vasospasm After Aneurysmal Subarachnoid Hemorrhage. J Neurosurg. 1997; 87: 381–384
[102] Fox JL, Ko JP. Cerebral Vasospasm: A Clinical Observation. Surg Neurol. 1978; 10
[103] Davis JM, Davis KR, Crowell RM. Subarachnoid Hemorrhage Secondary to Ruptured Intracranial Aneurysm: Prognostic Significance of Cranial CT. AJNR. 1980; 1:17–21
[104] Frontera JA, Claassen J, Schmidt JM, et al. Prediction of symptomatic vasospasm after subarachnoid hemorrhage: the modified fisher scale. Neurosurgery. 2006; 59:21–7; discussion 21-7
[105] Sasaki T, Kassell NF, Zuccarello M, et al. Barrier Disruption in the Major Cerebral Arteries During the Acute Stage After Experimental Subarachnoid Hemorrhage. Neurosurgery. 1986; 19:177–184
[106] Sasaki T, Kassell NF, Yamashita M, et al. Barrier Disruption in the Major Cerebral Arteries Following Experimental Subarachnoid Hemorrhage. J Neurosurg. 1985; 63:433–440
[107] Pluta RM, Thompson BG, Afshar JK, et al. Nitric oxide and vasospasm. Acta Neurochir Suppl. 2001; 77:67–72
[108] Borel CO, McKee A, Parra A, et al. Possible role for vascular cell proliferation in cerebral vasospasm after subarachnoid hemorrhage. Stroke. 2003; 34: 427–433
[109] Svendgaard NA, Brismar J, Delgado TJ, et al. Subarachnoid Hemorrhage in the Rat: Effect on the Development of Vasospasm of Selective Lesions of the Catecholamine Systems in the Lower Brain Stem. Stroke. 1985; 16:602–608
[110] Honma Y, Clower BR, Haining JL, et al. Comparison of Intimal Platelet Accumulation in Cerebral Arteries in Two Experimental Models of Subarachnoid Hemorrhage. Neurosurgery. 1989; 24:487–490
[111] Allen GS, Gross CJ, French LA, et al. Cerebral Arterial Spasm. Part 5: In Vitro Contractile Activity of Vasoactive Agents Including Human CSF on Human Basilar and Anterior Cerebral Artery. J Neurosurg. 1976; 44:596–600
[112] Sasaki T, Asano T, Takakura K, et al. Nature of the Vasoactive Substance in CSF from Patients with 1186–1191
[113] Tew J, Tsai S-H, Greenberg M, et al. Disturbance of Cerebrovascular Innervation After Experimental Subarachnoid Hemorrhage. Baltimore 1987
[114] Wilkins RH. Cerebral Vasospasm. Contemp Neurosurg. 1988; 10-4:1–6
[115] Nakagomi T, Kassell NF, Sasaki T, et al. Effect of Subarachnoid Hemorrhage on Endothelium- Dependent Vasodilatation. J Neurosurg. 1987; 66: 915–923
[116] Findlay JM. Current Management of Cerebral Vasospasm. Contemp Neurosurg. 1997; 19:1–6
[117] Cardoso ER, Reddy K, Bose D. Effect of Subarachnoid Hemorrhage on Intracranial Pulse Waves in Cats. J Neurosurg. 1988; 69:712–718
[118] Greenberg ED, Gold R, Reichman M, et al. Diagnostic accuracy of CT angiography and CT perfusion for cerebral vasospasm: a meta-analysis. AJNR Am J Neuroradiol. 2010; 31:1853–1860
[119] Tamatani S, Sasaki O, Takeuchi S, et al. Detection of delayed cerebral vasospasm, after rupture of intracranial aneurysms, by magnetic resonance angiography. Neurosurgery. 1997; 40:748–53; discussion 753-4
[120] Vespa PM, Nuwer MR, Juhász C, et al. Early Detection of Vasospasm After Acute Subarachnoid Hemorrhage Using Continuous EEG ICU Monitoring. EEG Clin Neurophys. 1997; 103:607–615
[121] Labar DR, Fisch BJ, Pedley TA, et al. Quantitative EEG Monitoring for Patients with Subarachnoid Hemorrhage. EEG Clin Neurophys. 1991; 78:325– 332
[122] Weir B, Menon D, Overton T. Regional Cerebral Blood Flow in Patients with Aneurysms: Estimation by Xenon 133 Inhalation. Can J Neurol Sci. 1978; 5:301–305
[123] Knuckney NW, Fox RA, Surveyor I, et al. Early Cerebral Blood Flow and CT in Predicting Ischemia After Cerebral Aneurysm Rupture. J Neurosurg. 1985; 62:850–855
[124] Powers WJ, Grubb RL, Baker RP, et al. Regional Cerebral Blood Flow and Metabolism in Reversible Ischemia due to Vasospasm: Determination by Positron Emission Tomography. J Neurosurg. 1985; 62:539–546
[125] Seiler RW, Grolimund P, Aaslid R, et al. Cerebral Vasospasm Evaluated by Transcranial Ultrasound Correlated with Clinical Grade and CT-Visualized Subarachnoid Hemorrhage. J Neurosurg. 1986; 64: 594–600
[126] Lindegaard KF, Nornes H, Bakke SJ, et al. Cerebral Vasospasm After Subarachnoid Hemorrhage Investigated by Means of Transcranial Doppler Ultrasound. Acta Neurochir. 1988; 42:81–84
[127] Sekhar LN, Wechsler LR, Yonas H, et al. Value of Transcranial Doppler Examination in the Diagnosis of Cerebral Vasospasm After Subarachnoid Hemorrhage. Neurosurgery. 1988; 22:813–821
[128] Wilkins RH. Attempted Prevention or Treatment of Intracranial Arterial Spasm: A Survey. Neurosurgery. 1980; 6:198–210
[129] Wilkins RH. Attempts at Prevention or Treatment of Intracranial Arterial Spasm: An Update. Neurosurgery. 1986; 18:808–825
[130] Foley PL, Caner HH, Kassell NF, et al. Reversal of Subarachnoid Hemorrhage-Induced Vasoconstriction with an Endothelin Receptor Antagonists. Neurosurgery. 1994; 34:108–113
[131] Zuccarello M, Soattin GB, Lewis AI, et al. Prevention of Subarachnoid Hemorrhage-Induced Cerebral Vasospasm by Oral Administration of Endothelin Receptor Antagonists. J Neurosurg. 1996; 84:503–507
[132] Muehlschlegel S, Rordorf G, Sims J. Effects of a single dose of dantrolene in patients with cerebral vasospasm after subarachnoid hemorrhage: a prospective pilot study. Stroke. 2011; 42:1301–1306
[133] Majidi S, Grigoryan M, Tekle WG, et al. Intra-arterial dantrolene for refractory cerebral vasospasm after aneurysmal subarachnoid hemorrhage. Neurocrit Care. 2012; 17:245–249
[134] Mees SanneM Dorhout, Algra Ale, Vandertop WPeter, et al. Magnesium for aneurysmal subarachnoid haemorrhage (MASH-2): a randomised placebo-controlled trial. The Lancet. 2012; 380: 44–49
[135] Kaku Y, Yonekawa Y, Tsukahara T, et al. Superselective Intra-Arterial Infusion of Papaverine for the Treatment of Cerebral Vasospasm After Subarachnoid Hemorrhage. J Neurosurg. 1992; 77:842–847
[136] Kassell NF, Helm G, Simmons N, et al. Treatment of Cerebral Vasospasm with Intra-Arterial Papaverine. J Neurosurg. 1992; 77:848–852
[137] Hori S, Suzuki J. Early Intracranial Operations for Ruptured Aneurysms. Acta Neurochir. 1979; 46: 93–104
[138] Mitzukami M, Kawase T, Tazawa T. Prevention of Vasospasm by Early Operation with Removal of Subarachnoid Blood. Neurosurgery. 1982; 10:301– 306
[139] Nosko M, Weir BKA, Lunt A, et al. Effect of Clot Removal at 24 Hours on Chronic Vasospasm After Subarachnoid Hemorrhage in the Primate Model. J Neurosurg. 1987; 66:416–422
[140] Findlay JM, Weir BKA, Steinke D, et al. Effect of Intrathecal Thrombolytic Therapy on Subarachnoid Clot and Chronic Vasospasm in a Primate. J Neurosurg. 1988; 69:723–735
[141] Findlay JM, Weir BKA, Kanamaru K, et al. Intrathecal Fibrinolytic Therapy After Subarachnoid Hemorrhage: Dosage Study in a Primate Model and Review of Literature. Can J Neurol Sci. 1989; 16:28–40
[142] Findlay JM, Weir BKA, Gordon P, et al. Safety and Efficacy of Intrathecal Thrombolytic Therapy in a Primate Model of Cerebral Vasospasm. Neurosurgery. 1989; 24:491–498
[143] Findlay JM, Kassell NF, Weir BKA, et al. A Randomized Trial of Intraoperative, Intracisternal Tissue Plasminogen Activator for the Prevention of Vasospasm. Neurosurgery. 1995; 37:168–178
[144] Mizoi K, Yoshimoto T, Fujiwara S, et al. Prevention of Vasospasm by Clot Removal and Intrathecal Bolus Injection of Tissue-Type Plasminogen Activator: Preliminary Report. Neurosurgery. 1991; 28:807–813
[145] Ito U, Tomita H, Yamazaki S, et al. Enhanced Cisternal Drainage and Cerebral Vasospasm in Early Aneurysm

Surgery. Acta Neurochir. 1986; 80:18–23
[146] Benzel EC, Kesterson L. Extracranial-Intracranial Bypass Surgery for the Management of Vasospasm After Subarachnoid Hemorrhage. Surg Neurol. 1988; 30:231–234
[147] Batjer H, Samson D. Use of Extracranial- Intracranial Bypass in the Management of Symptomatic Vasospasm. Neurosurgery. 1986; 19: 235–246
[148] Hieshima GB, Higashida RT, Wapenski J, et al. Balloon Embolization of a Large Distal Basilar Artery Aneurysm: Case Report. J Neurosurg. 1986; 65:413–416
[149] Zubkov YN, Nikiforov BM, Shustin VA. Balloon Catheter Technique for Dilatation of Constricted Cerebral Arteries After Aneurysmal Subarachnoid Hemorrhage. Acta Neurochir. 1984; 70:65–79
[150] Newell DW, Eskridge JM, Mayberg MR, et al. Angioplasty for the Treatment of Symptomatic Vasospasm Following Subarachnoid Hemorrhage. J Neurosurg. 1989; 71:654–660
[151] Linskey ME, Horton JA, Rao GR, et al. Fatal Rupture of the Intracranial Carotid Artery During Transluminal Angioplasty for Vasospasm Induced by Subarachnoid Hemorrhage. J Neurosurg. 1991; 74:985–990
[152] Kimball MM, Velat GJ, Hoh BL. Critical care guidelines on the endovascular management of cerebral vasospasm. Neurocrit Care. 2011; 15:336–341
[153] Zwienenberg-Lee M, Hartman J, Rudisill N, et al. Effect of prophylactic transluminal balloon angioplasty on cerebral vasospasm and outcome in patients with Fisher grade III subarachnoid hemorrhage: results of a phase II multicenter, randomized, clinical trial. Stroke. 2008; 39:1759– 1765
[154] Tejada JG, Taylor RA, Ugurel MS, et al. Safety and feasibility of intra-arterial nicardipine for the treatment of subarachnoid hemorrhage-associated vasospasm: initial clinical experience with highdose infusions. AJNR Am J Neuroradiol. 2007; 28: 844–848
[155] Wise BL. SIADH After Spontaneous Subarachnoid Hemorrhage: A Reversible Cause of Clinical Deterioration. Neurosurgery. 1978; 3:412–414
[156] Maroon JC, Nelson PB. Hypovolemia in Patients with Subarachnoid Hemorrhage: Therapeutic Implications. Neurosurgery. 1979; 4:223–226
[157] Wijdicks EFM, Vermeulen M, ten Haaf JA, et al. Volume Depletion and Natriuresis in Patients with a Ruptured Intracranial Aneurysm. Ann Neurol. 1985; 18:211–216
[158] Vermeulen LC, Ratko TA, Erstad BL, et al. The University Hospital Consortium Guidelines for the Use of Albumin, Nonprotein Colloid, and Crystalloid Solutions. Arch Intern Med. 1995; 155: 373–379
[159] Origitano TC, Wascher TM, Reichman OH, et al. Sustained Increased Cerebral Blood Flow with Prophylactic Hypertensive Hypervolemic Hemodilution ("Triple-H" Therapy) After Subarachnoid Hemorrhage. Neurosurgery. 1990; 27:729–740
[160] Dankbaar JW, Slooter AJ, Rinkel GJ, et al. Effect of different components of triple-H therapy on cerebral perfusion in patients with aneurysmal subarachnoid haemorrhage: a systematic review. Crit Care. 2010; 14. DOI: 10.1186/cc8886
[161] Solomon RA, Fink ME, Lennihan L. Early Aneurysm Surgery and Prophylactic Hypervolemic Hypertensive Therapy for the Treatment of Aneurysmal Subarachnoid Hemorrhage. Neurosurgery. 1988; 23: 699–704
[162] Shimoda M, Oda S, Tsugane R, et al. Intracranial Complications of Hypervolemic Therapy in Patients with a Delayed Ischemic Deficit Attributed to Vasospasm. J Neurosurg. 1993; 78: 423–429
[163] Rosenwasser RH, Jallo JI, Getch CC, et al. Complications of Swan-Ganz Catheterization for Hemodynamic Monitoring in Patients with Subarachnoid Hemorrhage. Neurosurgery. 1995; 37:872–876
[164] Kim GH, Hahn DK, Kellner CP, et al. The incidence of heparin-induced thrombocytopenia Type II in patients with subarachnoid hemorrhage treated with heparin versus enoxaparin. J Neurosurg. 2009; 110:50–57

76 颅内动脉瘤破裂造成的 SAH

76.1 流行病学

发病率较难估计。尸检动脉瘤发生率范围为 0.2%~7.9%（差异是由于运用解剖显微镜、医院种类及解剖方式、关注点的不同）。估计偶发动脉瘤的发病率为人群的 1%~5%[1-5]，而发病率随着 CT 和 MRI 的普遍应用变得越来越高[6]。破裂与未破裂动脉瘤（偶然）比率为（5∶3）~（5∶6）（粗略估计为 1∶1，也就是说 50% 的动脉瘤破裂）[7]。未破裂颅内动脉瘤在女性（大约为 3∶1）[8, 9]和年纪大的人[10]中发病率更高，在儿童时期仅有 2% 的发病率[11]。如果儿童发病，那么男性发病率更高（2∶1）且多位于后循环（40%~45%）[12,13]。

76.2 病因学

动脉瘤发展的确切病理生理学仍然存在争论。与颅外血管比较，在脑血管中膜和外膜缺乏弹力纤维，中层肌肉少、外膜薄、内弹力层更加发达[14,15]。另外，大的脑血管走行在蛛网膜下隙里，起支持作用的结缔组织很少[16]，故这些血管有发展出囊状动脉瘤的趋势。动脉瘤往往出现在载瘤动脉走行较为曲折的区域，在载瘤动脉与其主要分支的夹角间，并指向载瘤动脉本该延续而实际不存在的弯曲处[17]。

动脉瘤的病因：

1. 先天因素（如：动脉血管壁肌肉层缺陷，指中间缺口）。
2. “动脉粥样硬化”或高血压：是多数囊性动脉瘤的可疑病因，可能与上述的先天因素相互作用。
3. 栓塞性：如心房黏液瘤。
4. 感染性（所谓的“霉菌性动脉瘤”，见章节 78.5）。
5. 外伤性（见外伤性动脉瘤，见章节 78.4）。
6. 其他因素相关（见下文）。

76.3 位置

囊性动脉瘤，也称浆果样动脉瘤，通常位于较大的已命名的脑动脉，在分支点的顶端，即血管中血流动力学冲击最大的部位[18]。但多数周围性动脉瘤，却更大程度上是因为合并感染（霉菌性动脉瘤）或外伤。梭形动脉瘤在椎基底动脉系统更常见。夹层动脉瘤应根据动脉夹层的情况分类(见章节 83.5)。

囊性动脉瘤位置：

1. 85%~95% 在颈动脉系统，最常见于下列 3 个位置：
   1) 前交通动脉（ACoA)（多为单发）：占 30%（前交通与大脑前动脉更多见于男性。
   2) 后交通动脉（PCoA)：25%。
   3) 大脑中动脉（MCA)：20%。
2. 5%~15% 见于后循环（椎 - 基动脉)。
   1) 约 10% 位于基底动脉：基底动脉分叉处，也就是基底动脉顶端最常见，其次为基底动脉分出小脑上动脉处（BA-SCA)，基底动脉 - 椎动脉（BA-V1）连接处，小脑前下动脉（AICA)。
   2) 约 5% 在椎动脉：最常见于椎动脉 - 小脑后下动脉（VA-PIC1）连接处。
3. 20%~30% 的动脉瘤病人有多发动脉瘤（见章节 78.2)[19]。

76.4 脑动脉瘤的表现

76.4.1 破裂

为最常见的表现：

1. 最常见产生蛛网膜下隙出血（SAH)（见章节 75.2)，可伴有以下几项。
2. 脑内出血：占 20%~40%（多见于 Willis 动脉环的远端动脉瘤，如 MCA 动脉瘤)。
3. 脑室内出血：占 13%~28%[20]（见下文)。
4. 硬膜下出血：占 2%~5%。

76

76.4.2 脑室内出血

脑室内出血（IVH）的其他病因见章节 86.19。

在临床组中 13%~28% 的动脉瘤破裂发生 IVH（尸检更高）[20]。发生 IVH 者预后更差（死亡率为 64%)[20]。入院时的脑室大小是最重要的预后因素（脑室大预后差）。可能的类型有：

1. PICA 远端动脉瘤：可直接通过 Luschka 孔[21] 破入第四脑室。
2. 前交通动脉瘤：我们认为破裂出血经终板进入第三脑室前部或侧脑室，但在手术中并不总能得到证实。
3. 基底动脉远端或颈内动脉末端动脉瘤：可能破裂进入第三脑室底(罕见)。

76.4.3 除破裂以外的其他症状

概述

可作为可能的“警示标志”：

1. 占位效应：
   1) 巨大动脉瘤：包括脑干受压产生偏瘫和脑神经麻痹。
   2) 脑神经麻痹：(从症状到 SAH 平均潜伏期 110 天；注：这些症状的平均潜伏期来自一项回顾性研究，此研究的对象是那些被认为有警示症状的 SAH 病人[22])。见下文。
   3) 鞍内或鞍上动脉瘤产生内分泌紊乱[23]：由于垂体腺和垂体柄受压引起。
2. 小的出血：警示性或前哨出血，见“头痛”，章节 74.5.2。这组病人出现症状与发生 SAH 之间的潜伏期最短（10 天）(注：这些症状的平均潜伏期来自一项回顾性研究，此研究的对象是那些被认为有警示症状的 SAH 病人[22])。
3. 小梗死或短暂的缺血：由于远端栓塞（包括一过性黑蒙、同向偏盲等）[24]；从症状到 SAH 的平均潜伏期为 21 天
4. 癫痫：术中可能会发现相邻区域的脑软化[24]。癫痫可能是局部胶质增生的结果，并非一定代表动脉瘤的扩大，没有资料表明这一组出血的风险增加。
5. 头痛[24]不伴有出血：大多数病例治疗后缓解。
   1) 急性：无明显诱因，可能很严重，呈“雷劈样”[25]，一些人将其描述为“此生中最剧烈的头痛”。可归结于动脉瘤增大、血栓形成、或瘤内出血[26]，所有的都没有破裂。
   2) ≥ 2 周：约半数为单侧（常位于眼眶后或眼眶周），可能由于动脉瘤上覆盖的硬膜刺激。另一半为弥散性或双侧，可能由于占位效应→ ICP 升高。
6. 偶尔发现（即无症状性，如由于其他原因而行血管造影、CT 或 MRI 时发现）。

动脉瘤压迫所致的脑神经病变

1. 动眼神经（第 Ⅲ 对脑神经）麻痹（ONP）：出现在大约 9% 的后交通动脉瘤[25]（破裂或未破裂），少部分见于基底动脉尖端动脉瘤。症状包括：
   1) 眼外肌麻痹（眼球下外斜→复视）。
   2) 上睑下垂。
   3) 瞳孔扩大无反射（★ 非瞳孔分离性动眼神经麻痹为动眼神经受压的典型表现，见章节 32.4）。

2. 视觉丧失[24]原因为：
   1) 眼动脉瘤压迫视神经：产生特征性鼻侧象限性偏盲。
   2) 视交叉综合征：由于眼动脉、前交通或基底动脉顶端动脉瘤。
3. 面部疼痛综合征：位于眼神经和上颌神经分布区，类似三叉神经痛，可能发生于海绵窦内或床突上动脉瘤[24,28]。

▶ 注：非破裂性动脉瘤病人出现动眼神经麻痹症状为急症，可能有由动脉瘤扩张所致并预示破裂将要放生[24,28]。

76.5 伴有动脉瘤的疾病

76.5.1 概述

1. 常染色体显性遗传多囊性肾病（见下文）。
2. 肌纤维发育不良（FMD）：肾性 FMD 的动脉瘤发生率 7%，主动脉脑性 FMD 为 21%。
3. 动静脉畸形（AVM），包括烟雾病；见 AVM 和动脉瘤（见章节 79.2.7）。
4. 结缔组织病[29]：
   1) Ehlers-Danlos 综合征，特别是Ⅳ型（缺乏Ⅲ型胶原蛋白），同时动脉夹层的风险也增高，包括血管造影或栓塞时。
   2) 马方综合征（见章节 83.3）。
   3) 弹性纤维性假黄瘤。
5. 多个家族成员有颅内动脉瘤。家族性颅内动脉瘤综合征（FIA）：2 个及以上亲属，三代以内，放射影像学证实的颅内动脉瘤。参见家族性动脉瘤（见章节 78.3）。
6. 主动脉缩窄[30]。
7. 遗传性出血性毛细血管扩张症[31]（Osler-Weber-Rendu 综合征）。
8. 动脉粥样硬化[32]。
9. 细菌性心内膜炎。
10. 多发性内分泌肿瘤 I 型[33]。
11. 神经纤维瘤病 1 型[34]。

76.5.2 常染色体显性遗传多囊性肾病

概述

成人多囊性肾病，尸检发生率为 1/500，美国大约有 500 000 人携带常染色体显性遗传多囊性肾病（ADPKD）的突变基因。病人在前几十年中肾功能多是正常的，以后有渐进性慢性肾功能衰竭。其常见后遗症是高血压。为常染色体显性遗传，到 80 岁时外显率为 100%[35]。可能存在其他器官的囊性变（即，肝囊性变约 33%，偶见于肺、胰腺）[36]。

1904 年，Dunger 首次将 ADPKD 和脑动脉瘤联系在一起。据报告称颅内动脉瘤联合 ADPKD 的发生率是 10%～30%[37]，15% 是一个合理的估计[38]。多位于 MCA，31% 为多发动脉瘤[39]。除了动脉瘤的发病率高以外，似乎动脉瘤破裂的危险性也大[40]，其中 64% 于 50 岁之前发生。于是，ADPKD 病人 SAH 期发生风险是一般人群的 10～20 倍[41]。动脉瘤很少在 20 岁之前被发现。动脉瘤的平均破裂风险大约是每年 2%（见章节 75.2.1）。

建议

根据这些统计，以及 ADPKD 病人寿命期望值和其他估计（手术致残和死亡率），决定性分析结果表明，对大于 25 岁病人不必常规行动脉造影检查[37]。然而，对于动脉瘤未破裂而有症状者及 SAH 者，应行血管造影并动脉瘤（特别直径大于 1cm 者）行手术治疗。一项决策分析研究发现[38]，用 MRA 筛选比出现症状再治疗对病人有益。复查 MRA 会使病人更加受益，复查方法如下文所示：

1. 年轻的 ADPKD 病人而无以下两种情况者，每 2～3 年复查：
   1) 动脉瘤病史。
   2) ADPKD 合并动脉瘤病人的家属。
2. ADPKD 病家族史的病人而无动脉瘤病史，每 5～20 年复查[38]。

76.6 动脉瘤治疗方式的选择

76.6.1 概述

动脉瘤治疗方式的选择取决于年龄和病人的身体情况、动脉瘤和相关血管的解剖、手术医师的能力、介入治疗的选择，而且必须与动脉瘤的自然史相权衡。另外，如果出现脑血管痉挛，动脉瘤的治疗要与痉挛的治疗相辅相成。

76

自然史：

1. 出血进入蛛网膜下隙的危险：
   1) 破裂动脉瘤再出血风险（见章节 75.2）。
   2) 未破裂动脉瘤（见章节 78.1）。
   3) 海绵窦段颈内动脉动脉瘤：风险小（见章节 78.1.4）。
2. 自发性动脉瘤血栓形成非常罕见[42-44]（估计在尸体解剖中的发生率为 9%～13%[44]）。然而，此情况可能再出现[45,46]，甚至在多年以后发生延迟性破裂。
3. 增大的动脉瘤引起的占位效应：有些动脉瘤逐渐增大变为巨大动脉瘤，可导致占位效应，伴或不伴有破裂。

尽管目前仍存在争议，但在治疗破裂动脉瘤的责任动脉瘤时应首选介入方法。

见未破裂动脉瘤（见章节 78.1）。

76.6.2 不直接处理动脉瘤的治疗方式

期望动脉瘤不再出血并形成血栓（见上文）。

1. 入院后持续药物治疗：如控制高血压，持续服用钙离子通道阻滞剂、大便软化剂，限制活动等。
2. 不常用的治疗方式：
   1) 纤溶治疗：如 6- 氨基己酸（EACA）；× 注意：已弃用，虽可降低再出血，但增加动脉血管痉挛和脑积水的发生率[47]。
   2) 连续腰椎穿刺：曾经使用的治疗方式[48]，可能增加动脉瘤再破裂危险。

76.6.3 介入技术治疗动脉瘤

1. 使动脉瘤中形成血栓：
   1) 使用 Guglielmi 可脱性线圈（见下文）。
   2) Onyx HD 500 用于治疗宽颈部及巨大颈内动脉动脉瘤[49]。22 名病人中，由于 Onyx 移位，1 名出现 ICA 狭窄，2 名出现 ICA 阻塞。
   3) “血流转向装置”联合“覆膜支架”（紧密编织支架），可以促进动脉瘤中血栓形成（见章节 102.5）。
2. 孤立：有效的治疗需要阻断远端和近端的动脉，通常是用血管内技术[50]，偶尔需要直接的手术手段（结扎或夹闭），或这些手段的组合。也可以使用血管旁路（例如颈外 - 颈内旁路）以维持被孤立段的远端血流[51]。
3. 近端结扎术（1784 年 Hunter 结扎靠近动脉瘤的腘动脉，即所谓 Hunterian 结扎术[52]）：对于巨大动脉瘤很有用[53, 54]。对于非巨大动脉瘤几乎没有好处，反而增加了血栓栓塞的风险（可以通过闭塞颈总动脉而不是颈内动脉来减少血栓栓塞的风险[54]）。也可能增加在对侧循环中发生动脉瘤的风险[55]。

76.6.4 手术治疗动脉瘤

1. 夹闭：外科处理的金标准。外科手术在动脉瘤颈部放置夹子，在不阻塞正常血管的情况下将动脉瘤从循环中排除（见下文）。
2. 包裹或加固动脉瘤：尽管这并非手术的目的，但在无计可施的情况下可能会需要使用此方法（如基底动脉主干的梭形动脉瘤，瘤顶部发出重要分支，或瘤颈部分在海绵窦内）。

1) 使用肌肉：曾是外科手术治疗动脉瘤的第一个方法[57]（病人死于再出血）。
2) 使用棉纱或棉布：经 Gillingham 推广[57]。一项包含 60 位病人的研究显示，8.5% 的病人在 6 个月内再出血，此后的年再出血率为 1.5%[58]（与自然史相近）。
3) 使用塑料树脂或其他聚合物：可能略优于肌肉或纱布[59]。一项研究的长期随访显示，这种方式对第 1 个月的再出血没有保护作用，但是此后的风险要略小于自然史[59]。其他研究显示与自然病程无明显差异[60]。
4) 聚四氟乙烯和纤维蛋白胶[61]。

76.6.5 治疗决策：栓塞 vs. 夹闭

概述

以弹簧圈栓塞为主要方式的介入方法治疗动脉瘤的病例数量逐渐增加（见上文其他治疗方式的选择）。2002–2008 年，在美国和英国栓塞方法治疗动脉瘤的比例分别从 17% 和 35% 增加到了 58% 和 68%[62, 63]。目前关于动脉瘤（破裂和未破裂）的最佳治疗方式仍存在很大争议和讨论。目前阻碍达成一致的障碍主要是已发表的研究中方法学的缺陷，事实是介入治疗仍在快速发展，这使得很多研究还未完成就已经过时，并且介入治疗目前迫切需要长期随访结果。

本节回顾了一些手术治疗与介入栓塞治疗的有用信息。

破裂颅内动脉瘤

目前为止，有四项已发表的随机对照试验比较了破裂动脉瘤栓塞治疗和手术夹闭的功能预后："芬兰研究"[64]，ISAT 2002[65]，"中国研究"[66]，以及 BART 2012[67]。四项 RCT 的治疗数据总结见表 76-1。

▶ ISAT 规模最大的试验，国际蛛网膜下隙出血动脉瘤试验（the international subarachnoid hemorrhage aneurysm trial，ISAT），在 1997–2002 年间招收了 2143 位病人，试验由于 2 组之间介入栓塞治疗的优势结果过于显著而提前停止。尽管 ISAT 存在一定限制（见下文），但是这些发现仍被推广到所有动脉瘤病人中，并对动脉瘤的治疗产生了重大影响。

结果 在第一年，相较于手术（31%；P=0.0019），栓塞病人（24%）的不良预后的风险明显降低（即改良 Rankin 评分 >2，见表 85.5），为 7%。虽然没有统计学意义，治疗第 1 年后栓塞的再出血率（2.6%）高于夹闭（1.0%）。因此，介入栓塞治疗的持久性以及避免动脉瘤治疗后再出血的能力令人怀疑。另外，ISAT 还有很多重要的缺陷，详情见表 76-2。

76

表 76-1 四项随机对照研究关于再出血、完全闭塞和再治疗率的总结以评价治疗效果（夹闭 vs. 栓塞）

	再出血[a]：夹闭	再出血[a]：栓塞	完全闭塞：夹闭	完全闭塞：栓塞	再次夹闭	再次栓塞
芬兰	0%	0%	73.7%[b]	50%[b]	7%	23.1%
ISAT	1.0%	2.6%	82%	66%	4.2%	15.1%
$ISAT_5$[c]	0.3%*	0.9%*	n/a	n/a	–	–
$ISAT_{10}$[c]	0.4%	1.6%	n/a	n/a	–	–
中国	3.3%	3.2%	83.7%*	64.9%*	–	–
BRAT[d]	0.8%[e]	0%	85%	58%	4.5%*	10.6%*
$BRAT_3$[d]	0%	0%	87%	52%	5%*	13%*

* 统计学显著差异（$P<0.05$）

a 第一次手术后目标动脉瘤再出血

b 首次住院后的预后

c $ISAT_5$ 和 $ISAT_{10}$ 指的是 5 年和 10 年随访研究。再出血指的是这些研究在 1 年的随访后再次出现 SAH 的情况

d $BRAT_3$ 指的是 3 年随访研究。BRAT 和 $BRAT_3$ 是“接受治疗”的结果

e 初次住院期间发生的再出血事件

表 76-2 ISAT 的方法学缺陷

1. 表现为 SAH 的 9559 位病人中仅有 20% 是随机的[a]
   1) 病人的选择可能存在偏倚
   2) MS 组的病人相较 EDC 组而言有更多的非随机病人[b]
   3) 指南没有建议病人行 EDC
2. 大多数研究中心位于欧洲、澳大利亚和加拿大
3. 没有报告手术医师和介入医师的专业意见，缺乏必要的比较
4. 下面的特征并不能完全代表大样本的 SAH 病人
   1) 80% 的病人临床情况良好（Hunt 和 Hess 分级 1 或 2 级）
   2) 93% 的动脉瘤直径≤ 10mm
   3) 97% 位于前循环系统
5. 再出血发生率：EDC（2.4%）或 MS 后（1.0%）对于两组而言都偏高，超过 1 年以上的随访可能差异更加明显

a 大多数SAH病人被特定行MS或EDC。随机的只是不清楚采用哪种方法更好的病人。未提供非随机病人的结果

b MS，显微外科手术；EDC，电解可脱性弹簧圈

76

初期报告之后，中期随访结果也被公布出来[68]。1 年后，在介入治疗队列的 8447 位病人中，通过随访发现有 10 位病人在动脉瘤治疗后再出血。1 年后，在手术队列的 8177 位病人中，通过随访发现有 3 位病人在动脉瘤

治疗后再出血（其中 1 位病人在随机实验中拒绝行手术治疗，而选择了介入栓塞治疗方式）。介入治疗队列的动脉瘤治疗后病人，通过治疗意向分析有一个非显著增加的再出血风险（P=0.06），但是当进行实际治疗分析时，却又显著差异（P=0.02）。5 年内的可能死亡人数栓塞组（11%）显著低于手术夹闭组（14%，P=0.03）。然而，如果排除在接受治疗前死亡的病人，则统计学差异不再存在（P=0.1）[69]。这些病人 5 年的独立生存的概率没有组间差异（栓塞 83%；夹闭 82%）。

为期 10 年的英国队列研究的初期结果已经有所报道[70]。与 5 年结果相似，预后良好的病人比例在两组之间没有差异，但是与死亡或生存依赖相比，介入治疗组的良好生存状态比例更高。在介入组有 13 位病人出现目标动脉瘤的再出血（每年 1/641）与之相对在手术组中有 4 人（每年 1/2041）。尽管在介入组中再出血风险更高，但是总的风险较小，且再出血导致死亡或生存依赖的并没有组间差异。

在后续的 ISAT Ⅱ期实验（多中心随机对照研究）研究中，正在试图阐明不同治疗模式之间的疗效差异[71]。

▶ **中国研究**[66] 192 例 aSAH 病人随机性行栓塞治疗或夹闭治疗。手术夹闭增加了症状性血管痉挛的风险（OR1.24），而在栓塞治疗组有更多的新发脑梗死病人（21.7% vs. 12.8%）。动脉瘤完全闭塞的发生率在栓塞组中显著降低（64.9% vs. 83.7%）。两组的再出血率相似（约 3%）。在 1 年时，死亡率没有显著差异（栓塞：10.6%；夹闭：15.2%）。另外，两组的良好预后也没有显著差异（栓塞：75%；夹闭：67.9%）。

▶ BRAT[67] 最初由 Barrow 神经学研究所于 2002 年发起。旨在反映南美洲的破裂动脉瘤治疗的“真实世界”实践。在病人允许的情况下，采取交替的方式随机分配每个 SAH 病人。大量被分配到介入治疗组的病人转入了手术治疗组，因为在招收病人时，没有考虑动脉瘤适合于哪种治疗方式（75 位病人从栓塞组转入到手术组；4 位病人从手术组转入到栓塞组）。病人预后不良（即 mRS>2）的比例在手术组中为 33.7%，相比之下介入组为 23.2%（P=0.02，意向治疗分析）。一项“现实治疗”分析表明预后相似（33.9% vs. 20.4%，P=0.01）。有两位治疗后再出血的病人——1 位被收入夹闭组而且在夹闭组接受治疗，另一位被收入栓塞组，但是接受了手术夹闭治疗。12 位病人（2.9%）在首次住院治疗后需要再次治疗（9 位手术组病人以及 3 位介入组病人）。总的来说，在第 1 年，实际接受栓塞治疗的病人与实际接受手术治疗的病人相比，再次治疗的概率显著增加（栓塞：10.6% vs. 手术：4.49%，P=0.03）。

3 年后[72]，栓塞组（30%）和手术组（35.8%）的不良预后没有显著差异。亚组分析：前循环动脉瘤病人在任何时间点，两个治疗组之间 mRS 评分没有显著统计学差异（83%）。然而，在后循环动脉瘤病人中（17%），

76

介入治疗组的 mRS 评分在每个时间点都显著好于手术治疗组。值得注意的是，基底动脉尖端动脉瘤是个例外，对后循环动脉瘤的随机选择被曲解了（大多数 SCA 和 PICA 动脉瘤被夹闭，而大部分 PCA、椎动脉和基底动脉动脉瘤被栓塞）。治疗组间缺乏解剖结构平等的比较，使得很难得出有力的结论。另外，动脉瘤闭塞的程度（87% vs. 52%）和动脉瘤复发率（5% vs. 13%）都是夹闭组显著好于栓塞组。然而，在第 2 年和第 3 年的 BRAT 中，没有再出血发生的记录。

▶ 荟萃分析 Lanzino 等人[73]对 3 项前瞻性对照研究（芬兰研究、ISAT、BRAT）进行了荟萃分析。汇总数据显示，栓塞组在 1 年后的预后不良较低；死亡率无明显组间差异；栓塞组在第 1 个月后再出血率更高。然而，此结论与 ISAT 的数据有很大区别。

Li 等人[74]对 4 项随机对照研究（见上文）以及 23 项观察性研究进行了荟萃分析。关于 1 年后不良预后的 RCT 分析结果与 Lanzino 等人进行的分析是平行的。然而，在非随机对照试验分析中，组间不良预后没有差异。另外，亚组分析显示栓塞后再出血发生率较高（2%～3% vs. 1%），与之对应的是夹闭后的动脉瘤完全闭塞率更高（84% vs. 66.5%）。术后并发症发生率和 1 年后死亡率没有显著组间差异。

▶ 血管痉挛 栓塞或夹闭与症状性血管痉挛是否有独立相关性尚有争议。一项荟萃分析[75]认为与夹闭相比，栓塞后症状性血管痉挛发生的可能性更小。然而，分析有多重限制——2 个治疗组是不可比较的（年龄，临床分级，动脉瘤位置）；在研究的设计以及对血管痉挛的定义上有差异；并且缺乏对于血管痉挛的血管造影诊断。在中国随机对照研究（见上文）临床症状性血管痉挛和随之而来的脑梗死在栓塞组中更常见。Li 等人[74]发现血管痉挛在夹闭之后更常见（48.8% vs. 43.1%），然而，缺血性脑梗死的发生没有显著区别。不同的治疗方式会产生不同的痉挛方式：在一项研究中[76]，接受夹闭治疗的病人表现为破裂部位周围的局部血管痉挛，而那些接受栓塞治疗的病人随着时间推移，表现为进行性远端血管痉挛（可能与具体的治疗效果对脑脊液循环产生影响有关）。

▶ 分流依赖性脑积水 一项研究显示手术治疗组分流依赖性脑积水发生率较低(19.9% vs. 47.1%)[77]，然而很多其他研究都没有找到相关性[74,78-86]。曾有这样一个建议：手术时行终板开窗术可减少分流依赖性慢性脑积水，但已经被一项包括 11 个非随机对照研究的荟萃分析[87]否定了（行开窗术的脑积水发生率为 10%，而不行开窗术的脑积水发生率为 15%）。

▶ 癫痫 一篇关于 aSAH 后癫痫的综述[88]表明无论是手术夹闭还是介入栓塞，癫痫发生率约为 2%。相反，ISAT 显示第 1 年介入栓塞治疗的癫痫发生率（13.3%～3.3%）比手术夹闭（2.2%～5.2%）低。因此，对于治疗方式是否独立影响癫痫发作和（或）癫痫发生并没有达成一致。

▶ 考虑因素（夹闭 vs. 栓塞）。

- 可用的医疗环境 / 设备。
- 神经外科医师和介入医师的技术和经验。
  ◦ 操作者每年治疗动脉瘤的数量与减少并发症显著相关[89]。
- 动脉瘤的解剖和位置：
  ◦ 有利的顶 / 颈比，相较宽颈动脉瘤来说更好。
  ◦ 大脑中动脉动脉瘤可能栓塞较困难，因为瘤颈部附近有一些分支。
  ◦ 基底动脉尖端：更适合栓塞治疗。
  ◦ 相关 IPH/SDH：手术可以治疗大脑动脉瘤破裂所致的出血以及动脉瘤性 SAH[79]。
  ◦ 占位效应所致的症状：夹闭[90,91]可能比栓塞概率小。在 13 位后交通动脉合并动眼神经（第 Ⅲ 对脑神经）麻痹（ONP）的病人当中，7 位行夹闭治疗的病人中有 6 位完全恢复，而 6 位行介入治疗的病人中仅有 2 位完全恢复[27]。两种治疗方式都可以改善单侧 ONP，但对于双侧 ONP 来说接受夹闭治疗的 4 位病人有 3 位恢复，而 3 位接受栓塞治疗的病人无人恢复[27]。
- 病人年龄：
  ◦ 年龄小：手术风险低，有生之年动脉瘤复发风险比介入低。
- 临床状态 / 合并症：
  ◦ 在状况不好的病人（WFNS 4 级 /5 级）当中，夹闭治疗后有 63% 的病人预后良好，而栓塞治疗后有 46% 的病人预后良好（与临床指南中的发现相反[92]），因此依据血管造影的特点选择治疗方式，可使显微手术和介入治疗达到同样的良好预后水平[93]。
  ◦ 抗凝病人（比如波立维）更适合介入治疗。

临床指南：动脉瘤的治疗决策

C 级[92]：治疗决策应该是基于多学科的考虑（由经验丰富的脑血管和介入专家制定），并考虑到病人和动脉瘤的特点。

C 级[92]：大量（>50ml）的脑实质内出血以及大脑中动脉动脉瘤的病人，更倾向于使用显微手术夹闭方法（图 74-1）。

C 级[92]：在年龄大（>70 岁）的病人，WFNS 分级较差（4 级 /5 级）的 aSAH 病人以及基底动脉尖端动脉瘤病人，更倾向于使用介入栓塞方法。

B 级[92]：动脉瘤破裂的病人，如果在技术上行介入栓塞和手术夹闭均可，那么优先使用介入方法。

未破裂颅内动脉瘤

如同破裂动脉瘤那样，对于未破裂颅内动脉瘤（IUAs）的最佳治疗方法同样存在争议，并且 IUAs 还有一些周边的不确定问题需要进行处理

（vs. 发现）。Darsaut 等人[94]发现即便是有相似背景、技术水平和实践经验的术者，对于 IUAs 的治疗也没能达成一致。

还没有关于介入治疗 vs. 保守治疗[95]，或比较治疗方案的前瞻性随机研究。大部分数据是来自于个人的系列研究或回顾。

▶ *手术夹闭* 一项包含 260 位病人（包括多中心回顾性分析）的总结显示没有病人因手术而死亡，致残率为 0%～10.3%（多中心研究显示存在 6.5% 的重大致残率和 8% 的轻微致残率）[5]。一项包含 733 位病人的荟萃分析发现，接受手术夹闭治疗的病人的死亡率是 1%，重大致残率为 4%[96]。一个包含 2460 位病人的大型荟萃分析显示死亡率和致残率分别为 2.6% 和 10.9%[97]。

ISUIA 的研究员发现，手术 30 天死亡率是 2.3%，1 年后的死亡率是 3.8%[98]。另外，他们发现如果既往没有出血，那么 1 年后的死亡率和致残率为 12.6%，而既往发生过另一动脉瘤引发的蛛网膜下隙出血的病人其死亡率和致残率为 10.1%。在巨大动脉瘤、后循环动脉瘤以及年龄大于 50 岁的情况下，病人接受手术夹闭治疗的死亡率和致残率最大。相比之下，451 位病人介入治疗 30 天后的死亡率和致残率为 9.1%，1 年后为 9.5%。不良预后的预测因素包括动脉瘤大小和后循环动脉瘤。另外，钙化（独立于动脉瘤大小）可能预示着不良预后概率的增加[99]。

▶ *夹闭和栓塞的比较* 早期的回顾性研究表明，与手术治疗相比，介入治疗的在院死亡率以及对护理技术的要求较低[100,101]。最近一个单中心回顾性研究显示手术夹闭的早期的预后好、并发症发生率低，但这个结论并未涉及长期预后[102]。一项荟萃分析[103]显示夹闭比介入有更高的致残概率（OR 2.38～2.83）。然而，通过结果 - 测量时间的亚组分析，表明夹闭与短期（<6 个月）残疾有关，与长期（>6 个月）无关。另外，死亡率（住院期间和总的），出血以及梗死没有组间差异。尽管包含大量研究和病人，但是从荟萃分析中试图总结出一些结论依旧很有挑战，因为所有研究都是观察性的（即低级别的证据），分析没有根据动脉瘤大小和（或）位置对结果进行分层。

Lawson 等人[104]比较自然破裂史以及国家的栓塞和夹闭治疗后的风险（数据来自全国 2002—2008 年住院病人样本）。夹闭和栓塞的总死亡率分别为 2.66% 和 2.17%。夹闭的不良预后发生率要远大于栓塞（4.75% vs. 2.16%）。两组关于动脉瘤大小或位置的同质性数据不可用。画出的治疗风险曲线与自然史精算曲线（由 4 个著名的研究[105,106,9,107]计算得出）进行比较。总的来说，分析指出一个基本理论，夹闭方法适合小的未破裂动脉瘤，病人年龄 <61～70 岁；而栓塞适合于小的未破裂动脉瘤，病人年龄 <70～80 岁。

其他的研究焦点在年龄对预后的影响。Mahaney 等人[108]认为在手术治疗中手术以及住院致残率和死亡率，随着年龄增加而增加，但是在介入治疗中保持稳定。动脉瘤导致的预后不良或手术相关的死亡率和致残率在65 岁年龄组和更年轻的年龄组中没有差别，但在超过 65 岁年龄的手术组中显著增高。在 <50 岁的病人中，1 年之后，手术似乎显示了其益处。其他人已经提出了血管内治疗相对于手术夹闭的总体益处，其随着年龄变得更加明显[109]。

▶ 费用　一些研究比较了未破裂动脉瘤的总住院费用，得到了不同结果。Halkes 等人[110]和 Hoh 等人[111]发现介入治疗与更高的住院费用相关。Hoh 等人之后的研究[112]发现在国家水平，手术夹闭与高费用有关。一项长期研究[113]表明夹闭治疗的初始费用高，但在 2 年和 5 年的总费用与栓塞相似（由于大量的随访造影和门诊费用）。最近，夹闭治疗的总住院费用低，尽管有较高的固定直接费用和固定间接费用[114]。这是一个更高的可变成本（如弹簧圈和其他器械的费用），受到了介入治疗的病人住院时间短导致实质性花费减少的影响。

▶ 其他　动眼神经麻痹：相较介入治疗而言，手术治疗动眼神经麻痹合并后交通动脉瘤，更能带来完全恢复（87% vs. 44%）[115]。

妊娠：没有研究直接比较夹闭 vs. 栓塞。可能有人更倾向于夹闭[116]；见妊娠和颅内出血（见章节 74.8）。

76.7　动脉瘤手术治疗的时机

76.7.1　背景知识

既往，普遍在所谓“早期手术”（通常认为，在 SAH 后≤ 48～96 小时，但无严格定义）和“晚期手术”（通常 SAH 后 10～14 天以上）之间普遍存在争论。目前的共识是应尽快对破裂动脉瘤进行干预（夹闭或栓塞），以确保动脉瘤安全，避免再出血。在一篇综述中，在 2002–2010 年全国住院病人样本中，对所有夹闭或栓塞治疗的病人进行回顾，发现非教学医院和年龄大（>80 岁）与夹闭动脉瘤时间延迟有关，但介入治疗时，没有看到这些关联[117]。延缓手术时间（>3 天）与中度至重度神经功能缺损的可能性增加显著相关。超早期（SAH 后 <24 小时）对破裂动脉瘤进行栓塞治疗与改善临床预后（mRS0-2）有关，相比之下，如果 SAH 病人身体状况不好（Hunt 和 Hess 分级 4 级 /5 级）应在 24 小时之后进行栓塞。

76

主张早期手术有以下几个原因：

1. 一旦成功，则根本上消灭了再出血的危险性，因为再出血大多发生在 SAH 后的前几天（见章节 75.2）。
2. 有利于血管痉挛治疗。因血管痉挛发生在 SAH 后第 6～8 天（从未见在 3 天内发生），通过允许诱导动脉性高血压和扩容治疗而无动脉瘤破裂的危险。
3. 允许冲洗而除去潜在的致血管痉挛物质以避免其接触血管，包括应用溶栓剂（见章节 75.5.6）。
4. 虽然手术死亡率较高，但是总体病人死亡率较低[119]。

反对早期手术，而赞成晚期手术的争论包括：
1. SAH 后即时发生严重的炎症反应和脑水肿：
   1) 迫使对脑的牵拉加重。
   2) 同时使脑组织软化，而使牵引更加困难（牵引器更易于撕裂脆弱的脑组织）。
2. 由于存在坚硬血凝块来不及溶解而妨碍手术。
3. 早期手术的术中动脉瘤破裂危险性更高。
4. 早期手术机械损伤血管，可能增加血管痉挛的发生率。

适合选择早期手术的因素包括：
1. 病人一般情况良好。
2. 病人神经状况良好（Hunt 和 Hess 分级≤3）。
3. 大量的蛛网膜下隙积血，增加了血管痉挛的可能性和严重性（见章节 75.5），表 75-2。夹闭动脉瘤有利于血管痉挛的高动力治疗。
4. 若不夹闭动脉瘤，将面临复杂的治疗情况：如血压不稳；频繁和（或）顽固性癫痫。
5. 伴随 SAH 的大血块有占位效应。
6. 早期再出血，特别是多次再出血。
7. 急性再出血征兆（见下文）。

适合选择择期手术（SAH 后 10～14 天）的因素包括：
1. 病人一般情况差和(或)年龄偏大(对病人进行 Hunt 和 Hess 分级[120]时，年龄可能不是与预后相关的单独因素)。
2. 病人神经状况差（Hunt 和 Hess 分级≥ 4)：该观点存在争议。有些观点认为再出血的危险和死亡率高，所以即使对于分级高的病人也要求早期手术[121]，因为根据临床情况拒绝手术可能导致一些能够耐受手术的病人无法接受治疗（一项研究中，54% 的 Hunt 和 Hess 4 级和 24% Hunt 和 Hess 5 级的病人预后尚可[120]）。一些资料显示，对于分级好和差的前交通动脉瘤病人，手术并发症上并无差别[122]。
3. 动脉瘤由于巨大或位置困难而夹闭困难，需要手术中脑组织松弛(如基底分叉或基底中段动脉瘤，巨大动脉瘤等)。
4. CT 可见明显脑水肿。
5. 出现活动性血管痉挛。

76.7.2 结论

临床指南：破裂动脉瘤的干预时机

B 级[92]：对于动脉瘤破裂所致的 SAH，对于大多数病人而言，应尽早行手术夹闭或介入栓塞治疗，以降低再出血风险。

76.7.3 即将发生的动脉瘤破裂

动脉瘤破裂征兆包括：

1. 进行性脑神经麻痹，如后交通动脉瘤病人中第 Ⅲ 脑神经麻痹（通常作为紧急治疗指征）（见章节 76.4.3）。
2. 复查血管造影示动脉瘤体积增大。
3. 搏动性动脉瘤体征[123]：影像学断面上可见动脉瘤大小搏动性变化（可见于血管造影，MRA 或 CTA）。

76.8 动脉瘤手术的一般技术要求

76.8.1 概述

动脉瘤手术的目的是防止动脉瘤破裂或进一步的扩大，同时保护所有的正常血管而使脑组织及脑神经损伤减少至最小。完成这一目的，通常是通过夹闭瘤颈而使之排除于循环之外。夹闭瘤颈位置过低可能引起载瘤动脉的狭窄或闭塞，而过于远端可出现所谓“动脉瘤残留”，这并不是良性现象，因为动脉瘤会继续扩大（见下文）。

减少术中动脉瘤破裂并发症的一般方法，见下文术中动脉瘤破裂（见章节 76.8.6)。

76.8.2 动脉瘤残留

当动脉瘤的一部分瘤颈未经手术夹闭而闭塞，则称为动脉瘤残留。当夹子成角而残留部分瘤颈时，瘤颈一端呈“狗耳”形，而另一端闭塞。残留并非无害，即使仅残留 1～2mm，也可能发生日后扩大或多年后破裂，特别是年轻病人[124]。在一项研究中再出血的发生率为 3.7%，在 4～13 年的观察期间，每年的危险为 0.4%～0.8%[125]。病人应该术后随访一系列血管造影，如果发生任何大小上的增加，应该尽可能再次手术或血管内治疗。

案例：动脉瘤开颅手术安排

见条约及声明（见凡例）

1. 体位：(取决于动脉瘤部位)，可透过射线的头架。
2. 术中血管造影（选择性)。
3. 器材：显微镜（可行ICG造影)。
4. 备血：血型及交叉配型，2U PRBC。
5. 术后：ICU。
6. 知情同意（未包括所有内容)：
   1) 手术操作：经颅手术，于动脉瘤基底部放置永久动脉瘤夹以预防破裂出血，术中行血管造影，可能需行脑室外引流或腰大池引流。
   2) 其他选择：非手术治疗，某些病人可选择介入治疗。
   3) 并发症：常规开颅手术并发症（见凡例）+（下述并非真正手术并发症而是可能出现的情况）术后血管痉挛、脑积水、新动脉瘤形成。

76.8.3 手术暴露

为避免脑组织的过度牵拉，手术暴露要求去除足够的骨瓣和充分的脑松弛（见下文)。

脑松弛

相对于更容易到达的动脉瘤（如后交通或MCA等）脑松弛对于前交通动脉和基底动脉顶端的动脉瘤更重要。技术上包括：

1. 过度换气。
2. 脑脊液引流：可使脑松弛、术野脑脊液“干燥”、并去除血液及血液降解产物。× 在打开硬膜以前脑脊液引流有合并增加动脉瘤再出血的危险（见章节75.2)。
   1) 脑室引流术：风险包括有癫痫发作、导管插入时出血、感染（脑室炎、脑膜炎)，可能增加血管痉挛的危险。
      - 一旦有急性SAH后脑积水可术前放置。
      - 术中放置。
   2) 腰椎引流（见下文)。
   3) 术中从脑池引流脑脊液。
3. 利尿剂：甘露醇和（或）呋塞米。虽然缺少证据，通过这种或任何方法降低ICP在理论上可能增加动脉瘤再出血的危险[126]。

腰椎引流

麻醉诱导后，在最终体位之前可置入Touhy针头（以最大限度减少血压升高)。仅在硬膜打开以后，由麻醉师缓慢开始引流CSF（以最大限度减少术中动脉瘤出血的机会)，通常每次约10ml，总量引流30～50ml。

风险包括[127]：动脉瘤再出血（≤0.3%)、背部疼痛（10%，0.6%可为

76

慢性)、导管功能异常阻止了脑脊液引流（<5%)、导管断裂或撕裂导致导管尖端滞留在脊髓蛛网膜下隙、术后 CSF 漏、脊髓性头痛（可能同开颅术后头痛鉴别有困难)、感染、神经病变（神经根被针刺伤)、硬膜外血肿[脊髓和（或）颅内]。

术中脑保护

脑缺血的病理生理学

脑耗氧代谢率（$CMRO_2$)（见章节 80.2.3）升高，来自神经元利用能量的两个功能：①保持细胞的完整性（内环境稳定)，正常情况占能量消耗约 40%；②传导电冲动。动脉的闭塞产生一个没有 $CMRO_2$ 的缺血组织的中心核。缺氧阻止有氧糖酵解和氧化磷酸化。ATP 产生下降和细胞内环境不能保持稳定，在数分钟内出现不可逆的细胞死亡；即所谓的脑梗死。围绕着这一中心核的是半暗带 (penumbra)，侧支血流 (通常通过软脑膜血管）提供边缘的氧化作用，可能伤害细胞功能而不会立即出现不可逆损伤。在半暗带内的细胞可能保持生存状态数小时。

通过提高中枢神经系统的缺血耐受性进行脑保护的措施

1. 减轻缺血的毒性作用而不降低 $CMRO_2$ 的药物：
   1) 钙通道阻滞剂：尼莫地平、尼卡地平、氟桂利嗪（flunarizine)。
   2) 自由基清除剂：超氧化物歧化酶、二甲硫脲、拉扎洛依、巴比妥、维生素 C。
   3) 甘露醇：虽然本质上不是脑保护剂，它可能通过短暂提高 CBV 和降低血流黏性而改善微血管灌注，从而有助于损伤脑实质重建血流。
2. 降低 $CMRO_2$：
   1) 通过减少神经元的电活动：这些药物中和到一个等电 EEG，减少 $CMRO_2$ 最多可达到约 50%。
      - 巴比妥：除了减少 $CMRO_2$，还可重新分布血流到缺血的皮层，抑制自由基和稳定细胞膜。硫喷妥钠的剂量见下文。
      - 异氟烷（见章节 4.3.1)：比巴比妥作用时间短并较少有心肌抑制。
   2) 通过减少保持神经元活性的能量：目前还没有药物可达到这种结果，仅仅低温对此有作用。在亚低温下，必须监测其脑外作用（见章节 53.4.4)。
      - 亚低温 (mild hypothermia)（中心温度降低到 33℃)：在多中心随机对照研究中[128]，亚低温被证明是安全的，但对于分级较好的病人（Hunt 和 Hess 1~2 级[9]）没有改善其开颅术后神经方面的预后。
      - 中度低温（moderate hypothermia)：32.5~33℃已应用于头

外伤。

- 深度低温（deep hypothermia）：到 18℃允许脑耐受 1 小时的循环停止。
- 超深度低温（profound hypothermia）：<10℃，允许数小时的完全缺血（这种低温的临床应用还没有证实）。

在动脉瘤术中的附加脑保护技术

1. 系统性低血压：
   1) 通常在到达动脉瘤的最后时候和放置瘤夹时应用。
   2) 理论上的目的：
      - 减少动脉瘤充盈来协助夹闭动脉瘤，特别是有动脉硬化的瘤颈。
      - 降低透壁压（见章节 74.9.2），减少术中破裂的风险。
   3) 一项回顾性研究[129]表明 MAP 降低超过 50% 与不良预后有关。然而，在调整年龄后，这种关联不再具有统计学意义。因为缺氧有损伤脑和其他器官的潜在危险（包括自动调节受损区域和正常区域），所以一些外科医师避免使用这种方法。
2. “局部”低血压：应用临时动脉瘤夹（特别设计闭合力量较低来避免内膜损伤）放置在载瘤动脉上（小的穿通支不能没有损伤地耐受临时夹闭）。
   1) 联合应用脑保护的方法来对抗缺血。
   2) 可能联合用系统性高血压来提高侧支循环血流。
   3) 在一些病例近端 ICA 能耐受 1 小时或更长时间的闭塞，而 MCA 阶段的穿通支和基底动脉顶端可能仅能耐受数分钟。
   4) 除了缺血的风险，还有血管内血栓形成和随后去掉夹子后拴子脱落的危险。
3. 循环暂停，与深低温联合应用：适用于有巨大动脉瘤，并包含有明显的动脉硬化和（或）血栓形成而妨碍动脉瘤夹闭合以及瘤底与重要的神经结构粘连的病人。

76

4. 血糖：术中高血糖与认知和神经功能[130]下降有关，故应尽量避免。

脑保护的系统性途径

见参考文献[131]。

以下情况可能要求应用临时阻断夹（以及相关的脑保护技术）：巨大动脉瘤、瘤颈钙化、瘤底薄／脆、瘤底与重要结构粘连、重要动脉分支贴近动脉瘤底、术中破裂。除了巨大动脉瘤，这些因素的大部分在术前很难判断。所以，Solomon 提供了一定程度上对所有动脉瘤手术病人的脑保护。

1. 在手术期间自发降温是允许的，通常在动脉瘤周围分离开始的时候使体温降到 34℃。
2. 如果应用临时阻断夹：

1) 如果一个长节段的 ICA 要被孤立，静脉给予 5000U 肝素预防血栓形成和随后的栓塞。
2) <5 分钟的临时夹闭阻断：不需要进一步的干预。
3) 到 10 分钟或 15 分钟的阻断：使用脑保护麻醉剂［如硫喷妥钠、丙泊酚麻醉，和（或）依托咪酯］静脉滴注，直到 EEG 出现压缩谱序列的暴发抑制。
   - 静脉滴注脑保护麻醉剂，直至暴发抑制，在此期间联合临时阻断夹可以显著减少脑梗死发生率 [132]。
   - 在一些研究中 [132]，间歇性再灌注被认为是有益的，而在其他的研究中却得出相反结论 [133,134]。
4) >20 分钟的闭塞：无法耐受（除了 ICA 近端至后交通动脉可能耐受），如果可能的话停止手术，并计划再次手术时应用：
   - 深低温循环暂停（见上文）。
   - 血管内介入技术。
   - 在准备闭塞的节段搭桥移植。

76.8.4 术中及术后脑血管造影

由于在实际中意外的发现（动脉瘤残留、不能夹闭的动脉瘤、或大血管的闭塞）可见于 19% 的术后血管造影（仅有的可认识到的预测因素是新的术后神经缺损，为大血管闭塞的信号），所以推荐常规复查脑血管造影明确手术结果。这也同样适用于动静脉畸形手术。可选项包括：

1. 术后血管造影 [135]：用这种方法发现可纠正的问题后需要回到手术室，一些潜在可逆的功能障碍到那时可能已经来不及恢复了。
2. 术中选项：
   1) 使用传统碘化造影剂和透视的介入血管造影术。要求使用可透过射线的头部固定器。一般导引鞘在术前血管造影时放置在股动脉中，并且留在原位以供术中使用。如果外科医师不能做，需要介入医师的帮助。
   2) 在手术过程中可视化血管（在很大程度上取代了术中介入血管造影术）。
      - 吲哚菁绿（ICG）[136–138]：可以在正常光线下观察到，若用近红外光照射效果更好。用途仅限于表浅血管。对于巨大或宽颈动脉瘤或厚壁动脉粥样硬化血管不太可靠。
      - 荧光显像（fluorescein）视频血管造影 [138]。

76

76.8.5 动脉瘤术中有用的药物

药物信息：丙泊酚（Diprivan®）

可获得强烈的抑制作用[139]，比其他巴比妥类药物更短效。但结果是初步的，对于其神经保护的作用程度需进一步探讨。有报告认为 170 μg/(kg · min)（如果耐受的话）可起到神经保护作用[140]，但这可能带来一定风险。也可用来持续静脉滴注镇静（见章节 7.1.3）及 ICP 管理（见章节 53.4.4）。停药后可快速逆转（通常在 5~10 分钟之内）。

副作用：有报道可能出现呼吸道的血管神经性水肿的过敏反应[141]。丙泊酚注射综合征（见章节 7.1.3）

76.8.6 术中动脉瘤破裂

流行病学

研究报道中动脉瘤术中破裂（IAR）发生率大约是从一项合作性研究（1963–1978）[142]中的 18%、显微镜前研究（pre-microscope series）[143]中的 36%（注：此系列研究显微镜有着难以解释的高 IAR 率，高达 61%）直至最近研究的 40%[144]。尽管早期手术的破裂率可能比晚期手术高[144]，其他的研究没有发现差异[145]。

发生明显 IAR 的病人病残率和死亡率为 30%~35%（而没有这一并发症的约 10%）。而当 IAR 发生于麻醉诱导期或打开硬膜时，可能会极大地影响预后[144]。

线圈放置过程中动脉瘤破裂（见章节 102.5）。

对于术中动脉瘤破裂的预防

这里应视为常规手术技术：

1. 避免疼痛反应产生儿茶酚胺导致的高血压：
   1) 在上头架及切皮时保证麻醉深度。
   2) 在头架钉子放置的部位及皮肤切口上考虑局部麻醉（不用肾上腺素）。
2. 将硬膜内外压力差减至最小：将要打开硬膜前，将平均动脉压降至稍低于基线水平。
3. 通过最大限度减少脑的牵拉而减少分离时对动脉瘤的切应力：
   1) 对于 Willis 环上动脉瘤要彻底咬除蝶骨嵴。
   2) 可通过几种方法减少脑容量：利尿剂（甘露醇、呋塞米），术前行腰椎穿刺释放脑脊液，切开硬膜时让麻醉师引流脑脊液，过度换气。
4. 减少在动脉瘤底或颈部的大的撕裂：

1）暴露动脉瘤时采取锐性分离，并清除动脉瘤周围的血块。

2）如果有可能，在上动脉瘤夹之前，完全游离并仔细检查动脉瘤。

术中动脉瘤破裂的细节

破裂可发生在动脉瘤手术中三个阶段的任一阶段[146]：

1. 开始暴露（分离前）：
   1）少见。即使看到出血进入已打开的蛛网膜下隙，脑组织也可变得异常的坚硬；通常预后很差。
   2）可能原因：
      - 钻骨孔时的震动：可疑。
      - 打开硬膜时硬膜内外压力差增高。
      - 疼痛反应引起儿茶酚胺增加而造成血压升高（见上文）。
   3）处理对策：
      - 让麻醉医师尽量降低血压。
      - 控制出血（前循环动脉瘤）：在颈内动脉出海绵窦处上临时阻断夹；如果还不行，可通过手术单在颈部压迫病人的颈内动脉。
      - 若有必要，可切除部分额叶或颞叶。
2. 分离动脉瘤：是动脉瘤破裂的主要情况。有两种基本类型：
   1）钝性分离引起撕裂：
      - 多数损伤较大，在瘤颈近端，控制困难。
      - 在没有充分暴露时，不要企图完全夹闭之（通常并非撕裂所致）。
      - 临时夹闭：这种情况下很必要，当临时夹闭后，恢复 MAP 到正常，并给予神经保护剂（比如丙泊酚）。
      - 一旦放置临时阻断夹，尽快提高暴露程度，并将永久夹放置在最合适的位置，而不是仓促夹闭，并努力恢复循环。
      - 微吸引器有必要放在载瘤动脉上的破裂孔附近。
   2）锐性分离引起撕裂：
      - 一般较小，常在底的远端，通常一个吸引器就可容易控制。
      - 用小棉片轻轻填塞可起效。
      - 重复用低电流的双极电凝可使其萎缩（要避免高电流连续电凝）。
3. 放置瘤夹：在此处出血通常有两个原因。
   1）动脉瘤暴露欠佳：夹子的叶片可能穿透未看见的动脉瘤分叶；类似钝性分离时引起的撕裂（见上文）。出血将会由于夹子叶片的靠近而加重。
      - 尽量打开并去掉夹子，尤其在开始有出血迹象时，以减小撕裂程度。
      - 用 2 个吸引器来判断可否完全夹闭，或者可否采取更常用的方式，即放置临时阻断夹（见上文）。

2) 放置瘤夹技术差：当夹子叶片靠近时出血可能减轻。如下检查其尖端：
- 确认其已跨越瘤颈的宽度。如果没有，通常并行放置 1 个较长的夹子，会有所改善。
- 确认夹子叶片足够靠近。如果没有，此时有必要上 2 个夹子，有时需更多。

76.8.7 治疗后的动脉瘤复发

未完全处理的动脉瘤可继续增大和（或）出血。此情况包括动脉瘤夹闭或线圈闭塞，而仍有动脉瘤充盈，或永久性的动脉瘤或动脉瘤颈残留（见章节 76.8.2）。多数动脉瘤表现稳定，但仍有一小部分可进行性增大或破裂[147]。

另外，即使完全闭塞的动脉瘤也可能复发。于是必须考虑治疗的效果的持久性。完全夹闭的动脉瘤复发率约为每 4.4 年 1.5%[147]。

76.8.8 动脉瘤治疗后的随访

综上所述，及考虑其他部位新动脉瘤形成可能[147]，对动脉瘤病人进行无限期地随访很必要。表 76-3 为随访建议之一。

表 76-3 动脉瘤治疗的随访时间表

治疗后在以下时间进行指定检查	
栓塞动脉瘤	夹闭动脉瘤
检查：gad-MRA[a] 或 CTA[b]	检查：CTA
6 个月	1 年
1.5 年	5 年
3.5 年	此后，每 10 年复查
? 每 5～10 年（同动脉瘤夹闭术）	

[a] gad-MRA 代表钆 -MRA，比 TOF-MRA（见章节 13.2.11）更敏感。为将每次随访的结果进行准确比对，故应使用相同的模态

[b] gad-MRA 通常在栓塞后更常用，因为 CTA 上容易出现高密度伪影

（章超奇 译 李 昊 校）

76

参考文献

[1] Jellinger K. Pathology of intracerebral hemorrhage. Zentralbl Neurochir. 1977; 38:29–42

[2] Jakubowski J, Kendall B. Coincidental aneurysms with tumours of pituitary origin. J Neurol Neurosurg Psychiatry. 1978; 41:972–979

[3] Vlak MH, Algra A, Brandenburg R, et al. Prevalence of unruptured intracranial aneurysms, with emphasis on sex, age, comorbidity, country, and time period: a systematic review and meta-analysis. Lancet Neurol. 2011; 10:626–636

[4] Brown RD,Jr, Broderick JP. Unruptured intracranial aneurysms: epidemiology, natural history, management options, and familial screening. Lancet Neurol. 2014; 13:393–404

[5] Wirth FP. Surgical Treatment of Incidental Intracranial Aneurysms. Clin Neurosurg. 1986; 33: 125–135

[6] Menghini VV, Brown RD,Jr, Sicks JD, et al. Incidence and prevalence of intracranial aneurysms and hemorr-

hage in Olmsted County, Minnesota, 1965 to 1995. Neurology. 1998; 51:405–411
[7] Fox JL. Intracranial Aneurysms. New York: Springer-Verlag; 1983
[8] Chason JL, Hindman WM. Berry aneurysms of the circle of Willis; results of a planned autopsy study. Neurology. 1958; 8:41–44
[9] Wiebers DO, Whisnant JP, Huston J,3rd, et al. Unruptured intracranial aneurysms: natural history, clinical outcome, and risks of surgical and endovascular treatment. Lancet. 2003; 362: 103–110
[10] Inagawa T, Hirano A. Autopsy study of unruptured incidental intracranial aneurysms. Surg Neurol. 1990; 34:361–365
[11] Almeida GM, Pindaro J, Plese P, et al. Intracranial Arterial Aneurysms in Infancy and Childhood. Childs Brain. 1977; 3:193–199
[12] Storrs BB, Humphreys RP, Hendrick EB, et al. Intracranial aneurysms in the pediatric age-group. Childs Brain. 1982; 9:358–361
[13] Meyer FB, Sundt TM, Jr, Fode NC, et al. Cerebral aneurysms in childhood and adolescence. J Neurosurg. 1989; 70:420–425
[14] Fang H, Wright IS, Millikan CH. A Comparison of Blood Vessels of the Brain and Peripheral Blood Vessels. In: Cerebral Vascular Diseases. New York: Grune and Stratton; 1958:17–22
[15] Wilkinson IMS. The Vertebral Artery: Extracranial and Intracranial Structure. Arch Neurol. 1972; 27: 392–396
[16] Youmans JR. Neurological Surgery. Philadelphia 1990
[17] Rhoton AL. Anatomy of Saccular Aneurysms. Surg Neurol. 1981; 14:59–66
[18] Ferguson GG. Physical Factors in the Initiation, Growth, and Rupture of Human Intracranial Saccular Aneurysms. J Neurosurg. 1972; 37:666–677
[19] Nehls DG, Flom RA, Carter LP, et al. Multiple Intracranial Aneurysms: Determining the Site of Rupture. J Neurosurg. 1985; 63:342–348
[20] Mohr G, Ferguson G, Khan M, et al. Intraventricular Hemorrhage from Ruptured Aneurysm: Retrospective Analysis of 91 Cases. J Neurosurg. 1983; 58:482–487
[21] Yeh HS, Tomsick TA, Tew JM. Intraventricular Hemorrhage due to Aneurysms of the Distal Posterior Inferior Cerebellar Artery. J Neurosurg. 1985; 62:772–775
[22] Okawara SH. Warning Signs Prior to Rupture of an Intracranial Aneurysm. J Neurosurg. 1973; 38: 575–580
[23] White JC, Ballantine HT. Intrasellar Aneurysms Simulating Hypophyseal Tumors. J Neurosurg. 1961; 18:34–50
[24] Raps EC, Galetta SL, Solomon RA, et al. The Clinical Spectrum of Unruptured Intracranial Aneurysms. Arch Neurol. 1993; 50:265–268
[25] Day JW, Raskin NH. Thunderclap Headache: Symptom of Unruptured Cerebral Aneurysm. Lancet. 1986; 2:1247–1248
[26] Verweij RD, Wijdicks EFM, van Gijn J. Warning Headache in Aneurysmal Subarachnoid Hemorrhage: A Case-Control Study. Arch Neurol. 1988; 45:1019–1020
[27] Chen PR, Amin-Hanjani S, Albuquerque FC, et al. Outcome of oculomotor nerve palsy from posterior communicating artery aneurysms: comparison of clipping and coiling. Neurosurgery. 2006; 58: 1040–6; discussion 1040-6
[28] Sano H, Jain VK, Kato Y, et al. Bilateral Giant Intracavernous Aneurysms: Technique of Unilateral Operation. Surg Neurol. 1988; 29:35–38
[29] ter Berg HW, Bijlsma JB, Veiga Pires JA, et al. Familial association of intracranial aneurysms and multiple congenital anomalies. Arch Neurol. 1986; 43:30–33
[30] Bigelow NH. The association of polycystic kidneys with intracranial aneurysms and other related disorders. Am J Med Sci. 1953; 225:485–494
[31] Maher CO, Piepgras DG, Brown RD,Jr, et al. Cerebrovascular manifestations in 321 cases of hereditary hemorrhagic telangiectasia. Stroke. 2001; 32: 877–882
[32] Longstreth WT, Koepsell TD, Yerby MS, et al. Risk Factors for Subarachnoid Hemorrhage. Stroke. 1985; 16:377–385
[33] Schievink WI. Genetics and aneurysm formation. Neurosurg Clin N Am. 1998; 9:485–495
[34] Schievink WI, Riedinger M, Maya MM. Frequency of incidental intracranial aneurysms in neurofibromatosis type 1. Am J Med Genet A. 2005; 134A: 45–48
[35] Beeson PB, McDermott W. Cecil's Textbook of Medicine. Philadelphia 1979
[36] Brown RA. Polycystic disease of the kidneys and intracranial aneurysms. The etiology and interrelationship of these conditions: review of recent literature and report of seven cases in which both conditions coexisted. Glasgow Med J. 1951; 32: 333–348
[37] Levey AS, Pauker SG, Kassirer JP. Occult Intracranial Aneurysms in Polycystic Kidney Disease: When is Cerebral Angiography Indicated? N Engl J Med. 1983; 308:986–994
[38] Butler WE, Barker FG, Crowell RM. Patients with Polycystic Kidney Disease Would Benefit from Routine Magnetic Resonance Angiographic Screening for Intracerebral Aneurysms: A Decision Analysis. Neurosurgery. 1996; 38:506–516
[39] Chauveau D, Pirson Y, Verellen-Dumoulin C, et al. Intracranial aneurysms in autosomal dominant polycystic kidney disease. Kidney Int. 1994; 45: 1140–1146
[40] Schievink WI, Prendergast V, Zabramski JM. Rupture of a Previously Documented Small Asymptomatic Intracranial Aneurysm in a Patient with Autosomal Dominant Polycystic Kidney Disease. J Neurosurg. 1998; 89:479–482
[41] Schievink WI, Torres VE, Piepgras DG, et al. Saccular Intracranial Aneurysms in Autosomal Dominant Polycystic Kidney Disease. J Am Soc Nephrol. 1992; 3: 88–95
[42] Davila S, Oliver B, Molet J, et al. Spontaneous Thrombosis of an Intracranial Aneurysm. Surg Neurol. 1984; 22:29–32
[43] Kumar S, Rao VRK, Mandalam KR, et al. Disappearance of a Cerebral Aneurysm: An Unusual Angiographic Event. Clin Neurol Neurosurg. 1991; 93: 151–153
[44] Sobel DF, Dalessio D, Copeland B, et al. Cerebral Aneurysm Thrombosis, Shrinkage, Then Disappearance After Subarachnoid Hemorrhage. Surg Neurol. 1996; 45:133–137
[45] Spetzler RF, Winestock D, Newton HT, et al. Disappearance and Reappearance of Cerebral Aneurysm in Serial Arteriograms: Case Report. J Neurosurg. 1974; 41:508–510
[46] Atkinson JLD, Lane JI, Colbassani HJ, et al. Spontaneous Thrombosis of Posterior Cerebral Artery Aneurysm with Angiographic Reappearance. J Neurosurg. 1993; 79:434–437
[47] Kassell NF, Torner JC, Adams HP. Antifibrinolytic Therapy in the Acute Period Following Aneurysmal Subarachnoid Hemorrhage: Preliminary Observations from the Cooperative Aneurysm Study. J Neurosurg. 1984; 61:225–230
[48] Aring CD. Treatment of Aneurysmal Subarachnoid Hemorrhage. Arch Neurol. 1990; 47:450–451
[49] Weber W, Siekmann R, Kis B, et al. Treatment and follow-up of 22 unruptured wide-necked intracranial aneurysms of the internal carotid artery with Onyx HD 500. AJNR Am J Neuroradiol. 2005; 26: 1909–1915
[50] Fox AJ, Vinuela F, Pelz DM, et al. Use of Detachable Balloons for Proximal Artery Occlusion in the Treatment of Unclippable Cerebral Aneurysm. J Neurosurg. 1987; 66:40–46
[51] Bey L, Connolly S, Duong H, et al. Treatment of Inoperable Carotid Aneurysms with Endovascular Carotid Occlusion After Extracranial-Intracranial Bypass Surgery. Neurosurgery. 1997; 41:1225–1234
[52] Drake CG. Giant Intracranial Aneurysms: Experience with Surgical Treatment in 174 Patients. Clin Neurosurg. 1979; 26:12–95
[53] Drake CG. Ligation of the Vertebral (Unilateral or Bilateral) or Basilar Artery in the Treatment of Large Intracranial Aneurysms. J Neurosurg. 1975; 43:255–274
[54] Swearingen B, Heros RC. Common Carotid Occlusion for Unclippable Carotid Aneurysms: An Old but Still Effective Operation. Neurosurgery. 1987; 21:288–295
[55] Drapkin AJ, Rose WS. Serial Development of 'de Novo' Aneurysms After Carotid Ligation: Case Report. Surg Neurol. 1992; 38:302–308

[56] Dott NM. Intracranial Aneurysms: Cerebral Arteriography, Surgical Treatment. Trans Med Chir Soc Edin. 1933; 40:219–234
[57] Gillingham FJ. The Management of Ruptured Intracranial Aneurysms. Hunterian Lecture. Ann R Coll Surg Engl. 1958; 23:89–117
[58] Todd NV, Tocher JL, Jones PA, et al. Outcome Following Aneurysm Wrapping: A 10-Year Follow-Up Review of Clipped and Wrapped Aneurysms. J Neurosurg. 1989; 70:841–846
[59] Cossu M, Pau A, Turtas S, et al. Subsequent Bleeding from Ruptured Intracranial Aneurysms Treated by Wrapping or Coating: A Review of the Long-Term Results in 47 Cases. Neurosurgery. 1993; 32:344–347
[60] Minakawa T, Koike T, Fujii Y, et al. Long Term Results of Ruptured Aneurysms Treated by Coating. Neurosurgery. 1987; 21:660–663
[61] Pellissou-Guyotat J, Deruty R, Mottolese C, et al. The Use of Teflon as Wrapping Material in Aneurysm Surgery. Neurol Res. 1994; 16:224–227
[62] Gnanalingham KK, Apostolopoulos V, Barazi S, et al. The impact of the international subarachnoid aneurysm trial (ISAT) on the management of aneurysmal subarachnoid haemorrhage in a neurosurgical unit in the UK. Clin Neurol Neurosurg. 2006; 108:117–123
[63] Smith GA, Dagostino P, Maltenfort MG, et al. Geographic variation and regional trends in adoption of endovascular techniques for cerebral aneurysms. J Neurosurg. 2011; 114:1768–1777
[64] Koivisto T, Vanninen R, Hurskainen H, et al. Outcomes of early endovascular versus surgical treatment of ruptured cerebral aneurysms. A prospective randomized study. Stroke. 2000; 31: 2369–2377
[65] Molyneux A, Kerr R, Stratton I, et al. International Subarachnoid Aneurysm Trial (ISAT) of neurosurgical clipping versus endovascular coiling in 2143 patients with ruptured intracranial aneurysms: a randomized trial. J Stroke Cerebrovasc Dis. 2002; 11:304–314
[66] Li ZQ, Wang QH, Chen G, et al. Outcomes of endovascular coiling versus surgical clipping in the treatment of ruptured intracranial aneurysms. J Int Med Res. 2012; 40:2145–2151
[67] McDougall CG, Spetzler RF, Zabramski JM, et al. The Barrow Ruptured Aneurysm Trial. J Neurosurg. 2012; 116:135–144
[68] Molyneux AJ, Kerr RS, Birks J, et al. Risk of recurrent subarachnoid haemorrhage, death, or dependence and standardised mortality ratios after clipping or coiling of an intracranial aneurysm in the International Subarachnoid Aneurysm Trial (ISAT): long-term follow-up. Lancet Neurol. 2009; 8:427–433
[69] Bakker NA, Metzemaekers JD, Groen RJ, et al. International subarachnoid aneurysm trial 2009: endovascular coiling of ruptured intracranial aneurysms has no significant advantage over neurosurgical clipping. Neurosurgery. 2010; 66:961– 962
[70] Molyneux AJ, Birks J, Clarke A, et al. The durability of endovascular coiling versus neurosurgical clipping of ruptured cerebral aneurysms: 18 year follow- up of the UK cohort of the International Subarachnoid Aneurysm Trial (ISAT). Lancet. 2015; 385:691–697
[71] Darsaut TE, Jack AS, Kerr RS, et al. International Subarachnoid Aneurysm Trial - ISAT part II: study protocol for a randomized controlled trial. Trials. 2013; 14. DOI: 10.1186/1745-6215-14-156
[72] Spetzler RF, McDougall CG, Albuquerque FC, et al. The Barrow Ruptured Aneurysm Trial: 3-year results. J Neurosurg. 2013; 119:146–157
[73] Lanzino G, Murad MH, d'Urso PI, et al. Coil embolization versus clipping for ruptured intracranial aneurysms: a meta-analysis of prospective controlled published studies. AJNR Am J Neuroradiol. 2013; 34: 1764–1768
[74] Li H, Pan R, Wang H, et al. Clipping versus coiling for ruptured intracranial aneurysms: a systematic review and meta-analysis. Stroke. 2013; 44:29–37
[75] de Oliveira JG, Beck J, Ulrich C, et al. Comparison between clipping and coiling on the incidence of cerebral vasospasm after aneurysmal subarachnoid hemorrhage: a systematic review and metaanalysis. Neurosurg Rev. 2007; 30:22–30; discussion 30-1
[76] Jones J, Sayre J, Chang R, et al. Cerebral vasospasm patterns following aneurysmal subarachnoid hemorrhage: an angiographic study comparing coils with clips. J Neurointerv Surg. 2015; 7:803–807
[77] Dorai Z, Hynan LS, Kopitnik TA, et al. Factors related to hydrocephalus after aneurysmal subarachnoid hemorrhage. Neurosurgery. 2003; 52: 763–9; discussion 769-71
[78] Gruber A, Reinprecht A, Bavinzski G, et al. Chronic shunt-dependent hydrocephalus after early surgical and early endovascular treatment of ruptured intracranial aneurysms. Neurosurgery. 1999; 44: 503–9; discussion 509-12
[79] Bae IS, Yi HJ, Choi KS, et al. Comparison of Incidence and Risk Factors for Shunt-dependent Hydrocephalus in Aneurysmal Subarachnoid Hemorrhage Patients. J Cerebrovasc Endovasc Neurosurg. 2014; 16:78–84
[80] de Oliveira JG, Beck J, Setzer M, et al. Risk of shuntdependent hydrocephalus after occlusion of ruptured intracranial aneurysms by surgical clipping or endovascular coiling: a single-institution series and meta-analysis. Neurosurgery. 2007; 61:924– 33; discussion 933-4
[81] Varelas P, Helms A, Sinson G, et al. Clipping or coiling of ruptured cerebral aneurysms and shuntdependent hydrocephalus. Neurocrit Care. 2006; 4:223–228
[82] Dehdashti AR, Rilliet B, Rufenacht DA, et al. Shunt-dependent hydrocephalus after rupture of intracranial aneurysms: a prospective study of the influence of treatment modality. J Neurosurg. 2004; 101:402–407
[83] Mura J, Rojas-Zalazar D, Ruiz A, et al. Improved outcome in highgrade aneurysmal subarachnoid hemorrhage by enhancement of endogenous clearance of cisternal blood clots: a prospective study that demonstrates the role of lamina terminalis fenestration combined with modern microsurgical cisternal blood evacuation. Minim Invasive Neurosurg. 2007; 50:355–362
[84] Jartti P, Karttunen A, Isokangas JM, et al. Chronic hydrocephalus after neurosurgical and endovascular treatment of ruptured intracranial aneurysms. Acta Radiol. 2008; 49:680–686
[85] Sethi H, Moore A, Dervin J, et al. Hydrocephalus: comparison of clipping and embolization in aneurysm treatment. J Neurosurg. 2000; 92:991–994
[86] Hoh BL, Kleinhenz DT, Chi YY, et al. Incidence of ventricular shunt placement for hydrocephalus with clipping versus coiling for ruptured and unruptured cerebral aneurysms in the Nationwide Inpatient Sample database: 2002 to 2007. World Neurosurg. 2011; 76:548–554
[87] Komotar RJ, Hahn DK, Kim GH, et al. Efficacy of lamina terminalis fenestration in reducing shuntdependent hydrocephalus following aneurysmal subarachnoid hemorrhage: a systematic review. Clinical article. J Neurosurg. 2009; 111:147–154
[88] Lanzino G, D'Urso PI, Suarez J. Seizures and anticonvulsants after aneurysmal subarachnoid hemorrhage. Neurocrit Care. 2011; 15:247–256
[89] Brinjikji W, Rabinstein AA, Lanzino G, et al. Patient outcomes are better for unruptured cerebral aneurysms treated at centers that preferentially treat with endovascular coiling: a study of the national inpatient sample 2001-2007. AJNR Am J Neuroradiol. 2011; 32: 1065–1070
[90] Leivo S, Hernesniemi J, Luukkonen M, et al. Early surgery improves the cure of aneurysm-induced oculmotor palsy. Surg Neurol. 1996; 45:430–434
[91] Feely M, Kapoor S. Third nerve palsy due to posterior communicating artery aneurysm: the importance of early surgery. J Neurol Neurosurg Psychiatry. 1987; 50:1051–1052
[92] Connolly ES,Jr, Rabinstein AA, Carhuapoma JR, et al. Guidelines for the management of aneurysmal subarachnoid hemorrhage: a guideline for healthcare professionals from the American Heart Association/american Stroke Association. Stroke. 2012; 43:1711–1737
[93] Sandstrom N, Yan B, Dowling R, et al. Comparison of microsurgery and endovascular treatment on clinical outcome following poor-grade subarachnoid hemorrhage. J Clin Neurosci. 2013; 20:1213–1218

[94] Darsaut TE, Estrade L, Jamali S, et al. Uncertainty and agreement in the management of unruptured intracranial aneurysms. J Neurosurg. 2014; 120: 618–623
[95] Bederson JB, Awad IA, Wiebers DO, et al. Recommendations for the management of patients with unruptured intracranial aneurysms. A statement for healthcare professionals from the Stroke Council of the American Heart Association. Circulation. 2000; 102: 2300–2308
[96] King JT,Jr, Berlin JA, Flamm ES. Morbidity and mortality from elective surgery for asymptomatic, unruptured, intracranial aneurysms: a meta-analysis. J Neurosurg. 1994; 81:837–842
[97] Raaymakers TW, Rinkel GJ, Limburg M, et al. Mortality and morbidity of surgery for unruptured intracranial aneurysms: a meta-analysis. Stroke. 1998; 29:1531–1538
[98] The International Study Group of Unruptured Intracranial Aneurysms Investigators (ISUIA). Unruptured Intracranial Aneurysms - Risk of Rupture and Risks of Surgical Intervention. N Engl J Med. 1998; 339:1725–1733
[99] Bhatia S, Sekula RF, Quigley MR, et al. Role of calcification in the outcomes of treated, unruptured, intracerebral aneurysms. Acta Neurochir (Wien). 2011; 153: 905–911
[100] Johnston SC, Zhao S, Dudley RA, et al. Treatment of unruptured cerebral aneurysms in California. Stroke. 2001; 32:597–605
[101] Johnston SC, Dudley RA, Gress DR, et al. Surgical and Endovascular Treatment of Unruptured Cerebral Aneurysms at University Hospitals. Neurology. 1999; 52:1799–1805
[102] Birski M, Walesa C, Gaca W, et al. Clipping versus coiling for intracranial aneurysms. Neurol Neurochir Pol. 2014; 48:122–129
[103] Hwang JS, Hyun MK, Lee HJ, et al. Endovascular coiling versus neurosurgical clipping in patients with unruptured intracranial aneurysm: a systematic review. BMC Neurol. 2012; 12. DOI: 10.1186/1 471-2377-12-99
[104] Lawson MF, Neal DW, Mocco J, et al. Rationale for treating unruptured intracranial aneurysms: actuarial analysis of natural history risk versus treatment risk for coiling or clipping based on 14,050 patients in the Nationwide Inpatient Sample database. World Neurosurg. 2013; 79: 472–478
[105] Juvela S, Porras M, Poussa K. Natural history of unruptured intracranial aneurysms: probability of and risk factors for aneurysm rupture. J Neurosurg. 2000; 93:379–387
[106] Tsutsumi K, Ueki K, Morita A, et al. Risk of rupture from incidental cerebral aneurysms. J Neurosurg. 2000; 93:550–553
[107] Ishibashi T, Murayama Y, Urashima M, et al. Unruptured intracranial aneurysms: incidence of rupture and risk factors. Stroke. 2009; 40:313–316
[108] Mahaney KB, Brown RD,Jr, Meissner I, et al. Agerelated differences in unruptured intracranial aneurysms: 1-year outcomes. J Neurosurg. 2014; 121:1024–1038
[109] Brinjikji W, Rabinstein AA, Lanzino G, et al. Effect of age on outcomes of treatment of unruptured cerebral aneurysms: a study of the National Inpatient Sample 2001-2008. Stroke. 2011; 42: 1320–1324
[110] Halkes PH,Wermer MJ, Rinkel GJ, et al. Direct costs of surgical clipping and endovascular coiling of unruptured intracranial aneurysms. Cerebrovasc Dis. 2006; 22:40–45
[111] Hoh BL, Chi YY, Dermott MA, et al. The effect of coiling versus clipping of ruptured and unruptured cerebral aneurysms on length of stay, hospital cost, hospital reimbursement, and surgeon reimbursement at the university of Florida. Neurosurgery. 2009; 64:614–9; discussion 619-21
[112] Hoh BL, Chi YY, Lawson MF, et al. Length of stay and total hospital charges of clipping versus coiling for ruptured and unruptured adult cerebral aneurysms in the Nationwide Inpatient Sample database 2002 to 2006. Stroke. 2010; 41:337–342
[113] Lad SP, Babu R, Rhee MS, et al. Long-term economic impact of coiling vs clipping for unruptured intracranial aneurysms. Neurosurgery. 2013; 72: 1000–11; discussion 1011-3
[114] Duan Y, Blackham K, Nelson J, et al. Analysis of short-term total hospital costs and current primary cost drivers of coiling versus clipping for unruptured intracranial aneurysms. J Neurointerv Surg. 2015; 7:614–618
[115] Khan SA, Agrawal A, Hailey CE, et al. Effect of surgical clipping versus endovascular coiling on recovery from oculomotor nerve palsy in patients with posterior communicating artery aneurysms: A retrospective comparative study and meta-analysis. Asian J Neurosurg. 2013; 8:117–124
[116] Kataoka H, Miyoshi T, Neki R, et al. Subarachnoid hemorrhage from intracranial aneurysms during pregnancy and the puerperium. Neurol Med Chir (Tokyo). 2013; 53:549–554
[117] Attenello FJ, Reid P,Wen T, et al. Evaluation of time to aneurysm treatment following subarachnoid hemorrhage: comparison of patients treated with clipping versus coiling. J Neurointerv Surg. 2015. DOI: 10.1136/neurintsurg-2014-011642
[118] Luo YC, Shen CS, Mao JL, et al. Ultra-early versus delayed coil treatment for ruptured poor-grade aneurysm. Neuroradiology. 2015; 57:205–210
[119] Milhorat TH, Krautheim M. Results of Early and Delayed Operations for Ruptured Intracranial Aneurysms in Two Series of 100 Consecutive Patients. Surg Neurol. 1986; 26:123–128
[120] Le Roux PD, Elliott JP, Newell DW, et al. Predicting Outcome in Poor-Grade Patients with Subarachnoid Hemorrhage: A Retrospective Review of 159 Aggressively Managed Cases. J Neurosurg. 1996; 85:39–49
[121] Disney L, Weir B, Grace M, et al. Factors Influencing the Outcome of Aneurysm Rupture in Poor Grade Patients: A Prospective Series. Neurosurgery. 1988; 23: 1–9
[122] Le Roux PD, Elliot JP, Newell DW, et al. The Incidence of Surgical Complications is Similar in Good and Poor Grade Patients Undergoing Repair of Ruptured Anterior Circulation Aneurysms: A Retrospective Review of 355 Patients. Neurosurgery. 1996; 38:887–897
[123] Malek AM, Halbach VV, Holmes S, et al. Beating aneurysm sign: angiographic evidence of ruptured aneurysm tamponade by intracranial hemorrhage. Case illustration. J Neurosurg. 1999; 91
[124] Lin T, Fox AJ, Drake CG. Regrowth of Aneurysm Sacs from Residual Neck Following Aneurysm Clipping. J Neurosurg. 1989; 70:556–560
[125] Feuerberg I, Lindquist M, Steiner L. Natural History of Postoperative Aneurysm Rests. J Neurosurg. 1987; 66:30–34
[126] Rosenorn J, Westergaard L, Hansen PH. Mannitol-Induced Rebleeding from Intracranial Aneurysm: Case Report. J Neurosurg. 1983; 59:529–530
[127] Connolly ES, Kader AA, Frazzini VI, et al. The Safety of Intraoperative Lumbar Subarachnoid Drainage for Acutely Ruptured Intracranial Aneurysm: Technical Note. Surg Neurol. 1997; 48:338–344
[128] Todd MM, Hindman BJ, Clarke WR, et al. Mild intraoperative hypothermia during surgery for intracranial aneurysm. N Engl J Med. 2005; 352:135–145
[129] Hoff RG, , Mettes S, et al. Hypotension in anaesthetized patients during aneurysm clipping: not as bad as expected? Acta Anaesthesiol Scand. 2008; 52:1006–1011
[130] Pasternak JJ, McGregor DG, Schroeder DR, et al. Hyperglycemia in patients undergoing cerebral aneurysm surgery: its association with long-term gross neurologic and neuropsychological function. Mayo Clin Proc. 2008; 83:406–417
[131] Solomon RA. Methods of Cerebral Protection During Aneurysm Surgery. Contemp Neurosurg. 1995; 16:1–6
[132] Lavine SD, Masri LS, Levy ML, et al. Temporary occlusion of the middle cerebral artery in intracranial aneurysm surgery: time limitation and advantage of brain protection. J Neurosurg. 1997; 87:817–824
[133] Ogilvy CS, Carter BS, Kaplan S, et al. Temporary

vessel occlusion for aneurysm surgery: risk factors for stroke in patients protected by induced hypothermia and hypertension and intravenous mannitol administration. J Neurosurg. 1996; 84:785–791
[134] Samson D, Batjer HH, Bowman G, et al. A clinical study of the parameters and effects of temporary arterial occlusion in the management of intracranial aneurysms. Neurosurgery. 1994; 34:22–8; discussion 28-9
[135] Macdonald RL, Wallace C, Kestle JRW. Role of Angiography Following Aneurysm Surgery. J Neurosurg. 1993; 79:826–832
[136] Raabe A, Nakaji P, Beck J, et al. Prospective evaluation of surgical microscope-integrated intraoperative near-infrared indocyanine green videoangiography during aneurysm surgery. J Neurosurg. 2005; 103:982–989
[137] Dashti R, Laakso A, Niemela M, et al. Microscopeintegrated near-infrared indocyanine green videoangiography during surgery of intracranial aneurysms: the Helsinki experience. Surg Neurol. 2009; 71:543–50; discussion 550
[138] Lane B, Bohnstedt BN, Cohen-Gadol AA. A prospective comparative study of microscope-integrated intraoperative fluorescein and indocyanine videoangiography for clip ligation of complex cerebral aneurysms. J Neurosurg. 2015; 122:618–626
[139] Ravussin P, de Tribolet N. Total Intravenous Anesthesia with Propofol for Burst Suppression in Cerebral Aneurysm Surgery: Preliminary Report of 42 Patients. Neurosurgery. 1993; 32:236–240
[140] Batjer HH, Samson DS, Bowman M. Comment on Ravussin R and de Tribolet N: Total Intravenous Anesthesia with Propofol for Burst Suppression in Cerebral Aneurysm Surgery: Preliminary Report of 42 Patients. Neurosurgery. 1993; 32
[141] Couldwell WT, Gianotta SL, Zelman V, et al. Life-Threatening Reactions to Propofol. Neurosurgery. 1993; 33:1116–1117
[142] Graf CJ, Nibbelink DW, Sahs AL, et al. Randomized Treatment Study: Intracranial Surgery. In: Aneurysmal Subarachnoid Hemorrhage - Report of the Cooperative Study. Baltimore: Urban and Schwarzenburg; 1981:145–202
[143] Pertuiset B, Pia HW, Langmaid C. Intraoperative Aneurysmal Rupture and Reduction by Coagulation of the Sac. In: Cerebral Aneurysms - Advances in Diagnosis and Therapy. Berlin: Springer-Verlag; 1979:398–401
[144] Schramm J, Cedzich C. Outcome and Management of Intraoperative Aneurysm Rupture. Surg Neurol. 1993; 40:26–30
[145] Kassell NF, Boarini DJ, Adams HP, et al. Overall Management of Ruptured Aneurysm: Comparison of Early and Later Operation. Neurosurgery. 1981; 9: 120–128
[146] Batjer H, Samson DS. Management of Intraoperative Aneurysm Rupture. Clin Neurosurg. 1988; 36:275–288
[147] David CA, Vishteh AG, Spetzler RF, et al. Late angiographic follow-up review of surgically treated aneurysms. J Neurosurg. 1999; 91:396–401

77 不同部位的动脉瘤类型

77.1 前交通动脉瘤

77.1.1 概述

是表现为SAH的最常见的动脉瘤部位[1]。临床上可同时出现尿崩症（DI）或其他下丘脑损伤症状。

77.1.2 CT扫描

几乎所有前交通动脉瘤所致的SAH均是在前纵裂，其中63%伴有脑内血肿[2]。79%可见脑室内血肿，约1/3的脑内血肿病人血破入脑室。急性脑积水见于25%的病人(晚期脑积水，为SAH常见后遗症，未统计进去)。

额叶脑梗死见于20%的病人，通常于SAH后几天发生[2]。双侧前动脉分布区梗死罕见，出现原因之一是前交通动脉瘤破裂出血引起的血管痉挛。其可引起前额脑叶切除样的改变，如情感淡漠和意志丧失。

77.1.3 血管造影

对评价对侧颈内动脉、是否双侧前动脉均可充盈动脉瘤十分重要。如果仅一侧充盈，则有必要注射另一侧，同时交叉压迫已充盈动脉瘤的一侧，来观察是否有对侧血流存在。这也可同时证实是否双侧颈内动脉充盈双侧前动脉（ACA），或每个前动脉是否来自单侧的颈内动脉（允许孤立手术，见下文）。

如果需要进一步更好地显示动脉瘤。试倾斜25°注射，中线高于一侧眶缘侧面3～4cm，调整X线管于Towne位。颏下尖位像也可显示这一区域，但是影像可能会被其中的很多骨骼影所减弱。

77.1.4 手术治疗

手术入路

概述

1. 翼点入路：常见手术入路（见下文）。
2. 额下入路：特别适用于动脉瘤朝向上方且有大量血凝块的情况（可以同时清除血凝块）。
3. 纵裂前入路[3]：× 禁用于朝向前方的动脉瘤，因为接近动脉瘤顶很难，且难以对近端进行控制（见下文）。
4. 经胼胝体入路。

77

翼点入路

开颅侧的选择：

通常用右翼点入路，除了以下几点（以下应用左侧翼点开颅）：

1. 大的前交通动脉瘤指向右侧：左侧开颅，使得暴露瘤颈先于瘤顶。
2. 左侧优势 A1 段供应动脉瘤（右侧 A1 段未见动脉瘤充盈）：左侧开颅可提供近端控制可能。
3. 合并其他左侧动脉瘤。

体位等见翼点入路开颅术（见章节 93.1）。(应用肩膀卷，头偏 60°，见图 93-3)。开颅术如图 93-1 中所示（与后交通动脉瘤等相比，额叶需要暴露更多)。

腰大池引流（如未置入 IVC）有助于脑组织恢复。

显微外科切除术

分离外侧裂，轻轻抬起额叶。首先见到嗅神经，然后是视神经。打开颈内动脉及视神经池蛛网膜，释放脑脊液。抬起颞极，电凝颞极桥静脉，暴露颈内动脉。

沿颈内动脉向远端探查，寻找 A1（显露这一部分可在破裂时行临时阻断)。若 A1 分支过高可能难以显露，需进一步切除暴露。增加暴露方法有：

1. 切除直回：可将嗅束内侧 1cm 长的直回皮质切除[4]。有助于寻找同侧 A1 及前交通动脉（ACoA)、A2。这一方法也用于在向下生长动脉瘤中，可在显露动脉瘤顶之前先暴露对侧 A1（利于近端控制)。可造成神经精神障碍。行软膜下切除以保留此处小的动脉分支。
2. 额颞眶颧开颅。
3. 分离外侧裂：50% 的专家常规做此操作。
4. 脑室引流。

一旦显露，沿 A1 定位 A2，然后定位对侧 A2 并向近端暴露 A1。前交通动脉通常随之暴露。

需保护的重要分支：Heubner 回返动脉；小的 ACoA 穿支（可与动脉瘤体粘连)。若动脉瘤难以夹闭，仅在双侧颈内动脉发出的大脑前动脉均供应动脉瘤的情况下可夹闭前交通动脉两端，孤立动脉瘤。

77

夹闭后，某些作者建议行终板造瘘以减少术后分流。

前纵裂入路

见参考文献[3]。

脑组织牵拉少。

适用于向上生长的动脉瘤，但仍难于近端控制。

体位：仰卧位，头过伸 15°。在下额额纹处行皮肤横切口。作者[3]应用 1.5 英寸环钻在中线眉间上钻孔。矩形骨窗更利于剪开硬膜。硬膜瓣悬吊于上矢状窦。动脉瘤深度约距硬膜 6cm。该入路难以从近端控制大脑前动脉 A1 段。

77.2 大脑前动脉远端动脉瘤

77.2.1 概述

大脑前动脉远端（DACA）动脉瘤（即 ACoA 远端的 ACA）通常位于额极动脉的起始端，或者在胼周动脉和胼缘动脉在胼胝体膝部的分叉位置。位于更远端的动脉瘤通常是外伤后、感染（霉菌性）或由于肿瘤栓塞[5]。DACA 动脉瘤通常合并脑内血肿或半球间硬膜下血肿[6]，因为此处的蛛网膜下隙空间局限。DACA 动脉瘤的保守治疗通常预后较差。未破裂 DACA 动脉瘤相较其他位置的未破裂动脉瘤来说有更高的出血风险。此处的动脉瘤质脆而与脑组织粘连，易于发生术中过早的破裂。

在动脉造影术中，如果两个 ACA 从单侧颈动脉注射填充，则可能很难分辨出哪个 ACA 给动脉瘤供血。多发动脉瘤通常与 DACA 动脉瘤相关。

77.2.2 治疗

霉菌性动脉瘤的治疗见章节 78.5.4。

直径 1cm 以下的起自 ACoA 的动脉瘤可通过标准翼点入路并切除部分直回。

直径 >1cm 的 ACoA 远端达到胼胝体膝部以内的动脉瘤，包括胼周动脉 / 胼缘动脉分叉，可通过双冠状皮肤切口额部开颅额底半球间入路到达[7]。病人取仰卧位，头过伸，垂直位或稍左偏。大多数情况下倾向于右额开颅（例外：动脉瘤侵入右侧大脑半球内，抬起困难），但需过中线几厘米。显露前颅底暴露大脑前动脉以便近端控制。经眶上 8cm 开颅以为引流入上矢状窦的桥静脉留出空间。硬膜瓣基底位于上矢状窦侧，如需游离上矢状窦可经前端较低位置分离。

胼胝体膝部远端的 ACA 动脉瘤可经单侧皮瓣开颅纵裂入路到达。这种情况下病人头位无须过伸，行矢状窦旁开颅即可，不需显露前颅底。扣带回分离困难，必须谨慎，过度牵拉可造成扣带回与动脉瘤顶部分离，导致未成熟动脉瘤破裂。

理想情况下，先显露动脉瘤近端 A2 以便近端控制，再向远端定位动脉瘤。如不可行，可沿 ACA 远端分支向近端分离，注意不要损伤动脉瘤。通常需切除部分扣带回，有时需切开胼胝体前部 1～2cm。

手术并发症：持续牵拉扣带回可产生运动性缄默症，通常是短暂的。胼周动脉直径小且可能有动脉硬化，这样增加了夹闭动脉瘤后载瘤动脉闭塞的风险。

77.3 后交通动脉瘤

77.3.1 概述

可能出现在 p-comm 动脉两端，即大脑后动脉（PC1）的连接处，更多见于与 ICA 的连接处（典型的指向一侧、后方和下方）。均可能侵犯第Ⅲ脑神经，引起动眼神经麻痹（眼睑下垂、瞳孔散大、“向下外”偏斜），99% 的病例不是瞳孔问题。开颅夹闭比介入栓塞治疗 p-comm 动脉瘤所致的动眼神经麻痹更有优势[8,9]。

77.3.2 血管造影表现

椎动脉（V1）注药对评价 P-CoA 动脉瘤有帮助：

1. 后交通动脉开放：判定是否存在“胎儿循环”（fetal circulation），即后循环仅通过后交通动脉供血。
2. 判定动脉瘤是否可由椎动脉充盈。

如果需要进一步更好地显示动脉瘤

试于眶旁向注射对侧倾斜 55°，中轴线由单侧眶侧缘下部向后 1cm，调整 X 线管向头部倾斜 12°。

77.3.3 手术治疗

翼点入路

见翼点开颅术（见章节 93.1）的体位等信息。较常见的颈内动脉 - 后交通动脉交界处动脉瘤，术中头偏 15°～30°（见图 93.5)。开颅手术见图 93.3（较前交通动脉瘤额叶暴露少）。

显微手术切除术

最终主要牵拉颞极（额叶的牵拉较大脑前交通动脉瘤少些)，但入路需更偏前以避免术中动脉瘤破裂。

1. 沿外侧裂分离，抬起额叶显露视神经。
2. 小心抬起颞极 [动脉瘤可能与颞极和（或）小脑幕粘连]，如有必要电凝颞极桥静脉。
3. 沿视神经由前向后切开蛛网膜。
4. 打开蛛网膜释放脑脊液减压。
5. 沿前缘分离颈内动脉（在与视神经交叉处)，并向后缘探查动脉瘤（分离颈内动脉利于近端控制)。

动脉瘤体多指向侧后下方，多于见到后交通动脉前显露并阻碍后交通动脉显露。动脉瘤通常位于小脑幕缘后。

需保护的重要血管：脉络丛前动脉，后交通动脉。如有必要可牺牲后交通动脉，除胎儿型循环外多无重要后遗症。

77.4 颈动脉末端（分叉部）动脉瘤

77.4.1 血管造影表现

如果需要进一步更好地显示动脉瘤，试向注射对侧倾斜 25°，中线高于一侧眶缘侧面 3～4cm，调整 X 线管于 Towne 位。也可试用颌下位。

77.4.2 手术注意事项

见翼点开颅术（见章节 93.1）关于体位等内容（头偏 30°，见图 93.1)。开颅手术见图 93-3。

77.5 大脑中动脉（MCA）动脉瘤

77.5.1 概述

以下主要讨论 MCA M1～M2 交界处（被称为“三分叉”区域，虽然不是真正的三分叉，见章节 2.2.3）的动脉瘤。

77.5.2 手术治疗

手术入路

1. 翼点开颅后的经侧裂入路：最常用。
2. 颞上回入路[10]：
   1) 优点：减少脑牵拉，可能减少对近端血管操作时引起的血管痉挛。
   2) 缺点：近端控制困难、骨瓣稍大、可能增加癫痫发作风险。

开颅术 vs. 颅骨切除术

减压性颅骨切除术（开颅术）对于分级较差（WFNS 4 级 /5 级）的 MCA 动脉瘤性 SAH 合并脑实质出血（IPH）(>30ml）的病人并没有显示出任何改善生存或预后的效果[11]。

翼点入路

见翼点开颅术（见章节 93.1）关于体位等内容（头偏 45°，见图 93.1)。

开颅术

开颅术见图 93-3。额叶无须过多暴露，如与前交通动脉瘤切除术相比（图 93-3 中“B”距离为 1cm)。骨窗高度“H”为 5～6cm（大于 Willis 环动脉瘤切除)。

显微手术切除

分离外侧裂，抬起颞极（额叶的牵拉较大脑前交通动脉瘤少些）。打开蛛网膜释放脑脊液。抬起颞极，电凝颞极桥静脉，显露 ICA 便于破裂时从近端控制。

77

沿 ICA 向远端分离外侧裂显露 M1（同样为了便于近端控制）。尽管充分暴露便于意外情况下从近端控制，但在术中动脉瘤破裂时尽量避免临时阻断 MCA，可加大吸引力度并置入动脉瘤夹（MCA 血流量远不及颈内动脉，动脉瘤显露相对容易）。

需保护的重要分支：MCA 远端分支、MCA 主要分支的回返穿支。

77.6 床突上段动脉瘤

见参考文献[12]。

77.6.1 应用解剖

颈内动脉出海绵窦，在硬膜束带处进入蛛网膜下隙，被称为颈动脉环（也称床突环）（见图 2-4）。颈内动脉床突上部分可分为以下节段[12]：

1. 眼段：床突上 ICA 最大的部分。位于眼动脉与后交通（PCoA）起始处之间。它的近端部分（包括眼动脉的起始部）经常被前床突所遮掩。其分支包括：
   1) 眼动脉：通常起自海绵窦上 ICA，在 ICA 刚进入蛛网膜下隙处之后（变异见章节 2.2.4）。进入视神经管位于视神经的外侧下方。
   2) 垂体上动脉：穿支中最大的，供应海绵窦硬膜和垂体腺上部和垂体柄。
2. 交通段：从 PCoA 起始部到脉络丛前动脉（AChA）的起始部。
3. 脉络丛段：从 AChA 起始部到 ICA 最后分叉之间。

77.6.2 眼段动脉瘤（OSAs）

见参考文献[14]。

概述

眼段动脉瘤（OSAs）包括（注意：命名在不同作者中有变化）：

1. 眼动脉动脉瘤。
2. 垂体上动脉动脉瘤：
   1) 床突旁变异：通常不产生视觉症状。
   2) 床突上变异：当动脉瘤巨大时，可能在 CT 与垂体瘤相似。

临床表现（不包括偶然发现）

眼动脉瘤

起自 ICA 眼动脉起始部稍远端。方向突向背侧或背内侧，朝向视神经外侧部分。

表现：

1. 约 45% 表现为 SAH。

2. 约 45% 表现为视野缺损：
   1) 动脉瘤扩大压迫视神经外侧部分→颞侧纤维受压→同侧单眼鼻上侧象限盲。
   2) 继续扩大→视神经向上移位挤压大脑镰（或反折）→上侧纤维受压→单眼鼻下侧视野缺损。
   3) 除了受累眼几乎完全失明以外，压迫贴近视交叉的视神经可产生对侧眼颞上侧象限视野缺损（结合盲点），范围从受损处至 Wilbrand 前膝（在它们交叉后，鼻侧视网膜纤维在对侧的视神经前行一段距离[15]）。
3. 约 10% 两者均有。

垂体上动脉瘤

起自近鞍区外侧部分 ICA 内侧的小蛛网膜囊。扩张的方向受此囊的大小和鞍区外侧壁高度的支配，引起两种变异：床突旁和鞍上。

鞍上变异动脉瘤可急速生长到足够大，而压迫垂体柄并引起垂体功能低下和“典型的”视交叉症状（双颞侧偏盲）。

血管造影表现

经常能在巨大眼动脉动脉瘤的前、上、内侧部分由于视神经而观察到一个切迹[16]。

如果需要进一步更好地显示动脉瘤，试向注射对侧倾斜 25°，中轴线高于眶缘侧面 3～4cm，调整 X 线管在 Towne 位。可试颏下位。

77.6.3 手术治疗

见参考文献[12]。

眼动脉瘤

若有必要，多数病例中牺牲眼动脉可能不会加重视力恶化。夹闭对侧眼动脉瘤技术上并不困难，但是由于这一段动脉瘤常多发，所以一般不作要求。

动脉瘤起自 ICA 的上内侧部分眼动脉起始部远端，向上突起。

早期切除大脑镰反折可缓解神经压迫，减少手术操作带来的视力障碍。

对于未破裂动脉瘤，先经硬膜外磨除前床突，然后打开硬膜探查瘤颈；对于破裂的动脉瘤该种方法可能不安全。

大多数情况下，可沿动脉瘤颈部与供血动脉平行放置侧方成角的动脉瘤夹。

垂体上动脉瘤

若有必要，可夹闭一侧的垂体上动脉，一般并不引起严重后果（因为垂体和垂体柄为双侧供血）。夹闭对侧的垂体上动脉瘤不容易。

常规翼点入路通常先见到颈内动脉，在大动脉瘤多沿外侧环绕而来。

多需去除床突。整段ICA管壁可能均受牵连，可能需用环形夹平行于载瘤动脉放置，行ICA临时阻断（同时注意脑保护）以重建ICA。

77.7 后循环动脉瘤

77.7.1 概述

基底动脉尖端动脉瘤（见章节77.7.5）。后循环SAH的临床症状与前循环动脉瘤难以区分，除了可能引起呼吸暂停及随后的神经源性肺水肿（见章节75.4）[17]。颅后窝SAH后的血管痉挛比其他部位SAH后的血管痉挛更易引起中脑症状。

77.7.2 脑积水

在Yamaura的研究中[18]，12%的病人颅后窝SAH后为去除血性CSF引起的脑积水需要行脑室外引流（EDV），而且20%还需要永久性的脑室分流。

77.7.3 基底动脉瘤

概述

外伤性椎动脉瘤（VAA）（也称夹层动脉瘤）比非外伤性较为多见。以下讨论非外伤性VAA。

多数VAA起自椎动脉-小脑后下动脉（VA-PICA）连接处。其他部位：VA-AICA、VA-BA。

血管造影注意

VAA血管造影需要评价对侧VA在孤立动脉瘤时的代偿能力。Allcock试验（压迫颈内动脉的椎动脉造影）对于评价Willis环的代偿能力是有用的。试验性球囊导管栓塞可以确定病人是否耐受闭塞（双腔球囊可测量远端压力）。

PICA动脉瘤

77

概述

PICA的解剖，见图2-7。动脉造影，见图2-8。

约占脑动脉瘤的3%，以下3个部位常见。

1. 椎动脉位于VA-PICA连接处[19]：
   1) 囊形动脉瘤：最常见于其远（上）角。若CT检查发现Ⅳ脑室内大量出血时，应怀疑该部位的动脉瘤[20]（动脉瘤底可与Luschka孔粘连；破裂后CT上可见血液充满脑室，伴少量蛛网膜下隙出血）。其水平变异与PICA的起点一致，可低至枕骨大孔，高至桥延髓交界。多数VA-PICA动脉瘤位于延髓池的前侧方[21]，位于第一齿状韧带前方[22]。但是有时 PICA 起始处可位于中线内或跨越中线。

2) 梭形动脉瘤：通常缘于之前的夹层动脉瘤（见章节 83.9）。

2. PICA 动脉瘤在 VA-PICA 交界远端：较脆弱，常在相对短期内多次出血。∴即使是偶然发现，也应积极处理。

3. 累及 PICA 的梭形 VA 动脉瘤

治疗

要点：

1. 直接动脉瘤夹闭为推荐的治疗。
2. 血管内线圈栓塞：不如夹闭减轻脑干或脑神经受压症状效果好。
3. 不能夹闭和栓塞的动脉瘤(如梭形、巨大或夹层动脉瘤)可选择包括:
   1) 近端（hunterian）VA 结扎[23]，必须远离 PICA 起始处以避免引起严重残疾或死亡[24]。
   2) 在 PICA 起始处的 VA 远端球囊闭塞。
   3) 颈中段 VA 球囊闭塞（允许通过枕下肌支的侧支血流），如血管内 Amplatzer 栓。

VA-PICA 连接处囊状动脉瘤的手术夹闭

到达 VA-PICA 连接处的其中一种入路是经颅后窝极远外侧入路。但当动脉瘤位于脑干前方较远处时可能难以显露。同样，由于该类动脉瘤多向后上发展，这种入路可直接损伤 PICA。枕下外侧经髁入路可经外侧更直接地显露动脉瘤[25]。

体位：可选择坐位（应用较少，见章节 92.2 坐位）或侧俯卧位（“公园长凳”）。

侧俯卧位

体位：受累 PICA 朝上，胸部抬高约 15°。头部与胸部保持直线，颈部微屈，向地面偏 20°（远离动脉瘤侧）。上方的肩膀用黏性绷带压低。置入腰椎蛛网膜下导管，硬膜打开后用于引流 CSF。

皮肤切口：

避免偏外侧过远，否则肌肉肿胀可影响手术视野[26]。

1. 上项线稍上方至 C2 椎体[21]：
   1) 旁正中切口。
   2) 正中直切口（曲棍球杆）。
2. 乙状窦形切口，经乳突切迹内侧 2cm 切开，在 C1 椎弓水平拐向中线[27]。

开颅术：显露颅骨外侧至乳突基底，向内过中线。高度无须达到横窦。打开枕骨大孔至外缘。去除 C1 由中线至动脉沟（椎动脉下）的后弓有助于显露椎动脉近端，但并非必需[28]。

打开硬膜："K"形剪开硬膜，同时剪开寰枕筋膜（某些病人存在弓状窦，需行血管夹闭）。

入路：首先在椎动脉刚入硬膜段控制其近端（以防动脉瘤破裂），向上抬起小脑（注意：动脉瘤顶部可能会有粘连）。沿 VA 入硬膜处向上；可在瘤颈部见到 PICA 起始点（可能被误认为 VA 的延续）。分离副脊神经咽支及下方的迷走神经。可在靠近 PICA 处放置临时阻断夹阻断 VA。永久性阻断夹可放在 Ⅸ 和 Ⅹ 脑神经和 Ⅺ 脑神经之间。即使残留小部分动脉瘤也应避免 PICA 受损[28]。

术后护理：如果可能出现后组脑神经麻痹（夹闭时分离困难或牵拉），则将气管插管保留至第 2 天。病人不耐受拔管时应立即再插管，并择期行气管切开。气管切开应保留至脑神经麻痹恢复。

PICA 远端动脉瘤的手术夹闭

越过中线的开颅术可以到达延髓外侧段远端动脉瘤。

77.7.4 椎基底动脉连接处动脉瘤

概述

位于双侧椎动脉交界处的囊性动脉瘤多发生于基底动脉窗形成处（基底动脉窗动脉瘤）。

血管造影表现

CT 血管造影可能有助于作为辅助，因为它可以同时使两个椎动脉不透明（导管血管造影一般不可行）。

手术入路

1. 枕下入路：最常用；体位采用侧俯卧位。
2. 若椎 - 基底连接处位置太高，采用颞下经小脑幕入路；仰卧位。

侧俯卧位枕下入路

注意：入路侧别需根据血管造影决定，椎动脉的弯曲走行可造成动脉瘤完全位于脑干对侧。

体位：胸部抬高约 15°。头部与胸部保持直线，颈部微屈，向动脉瘤对侧偏。上方的肩膀用黏性绷带压低。置入腰椎蛛网膜下导管，硬膜打开后用于引流 CSF。

77.7.5 基底动脉分叉处动脉瘤

概述

也称基底动脉尖端动脉瘤。是最常见的后循环动脉瘤，约占颅内动脉瘤的 5%。最开始认为该动脉瘤是无法手术的，直至 Drake 在 1964 年报告了 4 个病例[29]，以及之后报道的大型研究[30]，才改变了这种认识。

临床表现

大多表现为SAH，与前循环动脉瘤破裂引起SAH区别困难。动脉瘤破裂前的增大少数可引起视交叉受压→双颞侧视野缺损（与垂体瘤相似），或偶尔可压迫动眼神经，尤其在其刚出脚间窝时→动眼神经麻痹[17]。

CT/MRI 扫描

可偶尔在CT或MRI上看到鞍上池区域的圆形占位。若合并SAH，则可见脚间池出血并涌入第四脑室（进入第三脑室或侧脑的情况较少）。偶尔可能类似脑干前非动脉瘤性SAH（见章节78.9）。

血管造影

瘤顶通常朝上。在需要孤立手术的病例，必须评价后交通动脉血流情况（可能需要Allcock试验），也需要评价与鞍背相关的基底动脉分叉处的高度（见下文）。

重要血管造影表现：血管造影检查或CTA。

1. 基本表现（见章节74.6.2）。
2. 方向：以决定是否可行手术治疗。向后的动脉瘤多有穿支粘连，手术困难。
3. PCAs及SCAs开放。
4. 后交通动脉开放及直径：
   1) 后交通动脉直径需>1mm才能保证侧支循环（专家意见）。
   2) 决定P1段是否可牺牲。
   3) 后交通动脉开放及直径对于介入治疗很重要，可提供在P1至对侧P1间放置水平支架的潜在路径[31, 32]。
   4) 利于临时阻断，或牺牲血管，或放置支架。
5. 动脉瘤相对于后床突的高度影响手术入路选择[33, 34]（后床突高度4～14mm[34]）：
   1) 床突上型：动脉瘤颈部>后床突上方5mm。
   2) 床突型：动脉瘤颈部距后床突5mm以内。
   3) 床突下型：动脉瘤颈部>后床突下方5mm。

手术治疗

时机

最初的经验倾向于待基底动脉末端动脉瘤SAH“冷却下来”、10～14天后，再考虑手术治疗，使脑水肿尽量减轻。最近，与前循环动脉瘤一样，也提倡早期手术[35]（见章节76.7）。然而，一些外科医师仍然推荐等待约1周[36]，并且大多数同意如果由于大小、结构或动脉瘤位置而使得技术上存在明显困难，那么早期手术可能不适合。另外，如果在开颅时发现脑水肿妨碍暴露，应停止手术并推迟手术时间。

入路

1. 右侧颞下开颅（Drake 的经典入路）：入路切开或分开小脑幕。大多数基底动脉尖端动脉瘤可通过翼点入路得到最好的暴露（见下文），除了动脉瘤底向后生长。
   1）优点：
   - 到基底动脉末端距离较短。
   - 对于向后或后下生长的动脉瘤比翼点入路更好[36]。

   2）缺点：
   - 需要牵拉颞叶（可通过腰椎引流、甘露醇和可能断颧弓来减轻牵拉[37]）。
   - 对侧 P1 段和丘脑穿支显露差。
2. 翼点入路（Yasargil 描述）：经侧裂（见下文）。
   1）优点：
   - 对颞叶牵拉较小或不牵拉（不像颞下入路）。
   - 对 P1 段和丘脑穿支暴露均较好。
   - 其他合并动脉瘤，如前循环的，可同时治疗。

   2）缺点：
   - 与颞下入路相比，到达动脉瘤距离增加约 1cm。
   - 需要对侧裂较广泛的分离。
   - 术野比颞下入路要狭窄。
   - 从 P1 后部发出的穿支可能无法显露。
3. 改良翼点开颅：可允许经侧裂或颞下入路[38]。开颅比标准翼点开颅更靠后一些。
4. 眶颧入路：允许到达分叉以下的基底动脉部分。可否去除斜坡顶存在争议。

选择性地切除颞极将提高两种入路的暴露。与大多数前循环动脉瘤不同，其保证近端控制非常困难。

77

相对于正常分叉高度，如果基底动脉分叉高于鞍背，那么经颞下入路对颞叶的牵拉会更多（接近鞍背）。这可通过经侧裂入路打开更多的侧裂，或通过额下入路经终板经三脑室来处理[38]。若分叉较低可能需要在滑车神经后劈开小脑幕。

翼点入路

见参考文献[39]。

风险包括：动眼麻痹约 30%（大多轻微，暂时性）。

一般采取右侧入路，除非：

1. 另有左侧的动脉瘤（如后交通动脉瘤），可通过左侧入路同时治疗。
2. 动脉瘤指向右侧。

3. 动脉瘤位于中线偏左（即使动脉瘤偏向开颅对侧 2～3mm，手术也将十分困难）[36]。
4. 病人有右侧偏瘫或左侧动眼麻痹。

翼点开颅概述（见章节 93.1）。头偏 30° 颧突朝上（见图 93-1）。对于低位动脉瘤颈部微屈，高位颈部微伸。开颅术见图 93-3，进一步去除蝶骨嵴。蝶骨嵴和眶顶可用磨钻磨除。可去除后床突增加显露。

入路

分离外侧裂显露 M1 由颈内动脉发出点。颈内动脉内侧空间 ≥ 5～10mm 时可经颈内动脉内侧进入（颈内动脉和视神经之间）。如果颈内动脉与视神经距离过近，可经颈内动脉外侧进入，向内侧牵拉 ICA/M1 段（见图 93-4）。这种显露方法受 M1 距离颅底的高度限制，如果基底动脉尖端距离颅底的距离远远超过上述高度，经此入路夹闭动脉瘤难以实现[18]。

确定第 Ⅲ 脑神经。显露 ICA 后方发出的后交通动脉和脉络丛前动脉（AChA）（二者鉴别：后交通动脉起始段相对偏 ICA 近端，且后交通动脉沿 Liliequist 膜垂直走行，脉络丛前动脉斜形走行进入脚间池）。沿后交通动脉向后打开 Liliequist 膜显露桥前池。沿后交通动脉探查至大脑后动脉，在 P1/P2 交界处进入 PCA。如后交通动脉缺如，沿第 Ⅲ 脑神经向后寻找其经 PCA 和 SCA 之间走行段。沿 P1 向近端探查基底动脉分叉处，可见对侧 P1 和 SCAs。向尾端分离 Liliequist 膜显露脚间池及基底动脉近端（以便动脉瘤破裂时从近端控制基底动脉出血）。

丘脑穿支动脉（ThPAs）起自后交通动脉远端和 PCA 近端，多影响操作。早期基底动脉尖端动脉瘤夹闭术效果不佳考虑归因于这些动脉损伤，造成丘脑、中脑、底丘脑、顶盖前区新月形梗死。如果发育不良，可在夹子之间分离后交通动脉增加显露（保护起自主干的 ThPAs）。同样，P1 发育不良 PCA 由后交通动脉供血时也可分离 P1。如果 ThPAs 影响动脉瘤夹闭，需牺牲一些穿支，最好由起始处离断。幸运的是尚有某些吻合支存在[40]，这些动脉并非像之前认为的那样是完全性终末动脉。

治疗结果

如果动脉瘤不能通过介入技术治疗，那么可以考虑手术治疗。总的来说死亡率为 5%，病残率为 12%（主要原因是损伤了穿支血管）[41]。

77.7.6 基底动脉干动脉瘤

许多基底动脉主干动脉瘤为梭形动脉瘤。手术切除极其困难。

（章超奇　译　李　昊　校）

参考文献

[1] Locksley HB. Report on the Cooperative Study of Intracranial Aneurysms and Subarachnoid Hemorrhage: Section V. J Neurosurg. 1966; 25:219– 239
[2] Yock DH, Larson DA. CT of Hemorrhage from Anterior Communicating Artery Aneurysms, with Angiographic Correlation. Radiology. 1980; 134: 399–407
[3] Yeh H, Tew JM. Anterior Interhemispheric Approach to Aneurysms of the Anterior Communicating Artery. Surg Neurol. 1985; 23:98–100
[4] VanderArk GD, Kempe LG, Smith DR. Anterior Communicating Aneurysms: The Gyrus Rectus Approach. Clin Neurosurg. 1974; 21:120–133
[5] Olmsted WW, McGee TP. The Pathogenesis of Peripheral Aneurysms of the Central Nervous System: A Subject Review from the AFIP. Radiology. 1977; 123:661–666
[6] Fein JM, Rovit RL. Interhemispheric subdural hematoma secondary to hemorrhage from a calloso-marginal artery aneurysm. Neuroradiology. 1970; 1: 183–186
[7] Becker DH, Newton TH. Distal Anterior Cerebral Artery Aneurysm. Neurosurgery. 1979; 4: 495–503
[8] Tan H, Huang G, Zhang T, et al. A retrospective comparison of the influence of surgical clipping and endovascular embolization on recovery of oculomotor nerve palsy in patients with posterior communicating artery aneurysms. Neurosurgery. 2015; 76: 687–94; discussion 694
[9] Khan SA, Agrawal A, Hailey CE, et al. Effect of surgical clipping versus endovascular coiling on recovery from oculomotor nerve palsy in patients with posterior communicating artery aneurysms: A retrospective comparative study and meta-analysis. Asian J Neurosurg. 2013; 8:117–124
[10] Heros RC, Ojemann RG, Crowell RM. Superior Temporal Gyrus Approach to Middle Cerebral Artery Aneurysms: Technique and Results. Neurosurgery. 1982; 10:308–313
[11] Zhao B, Zhao Y, Tan X, et al. Primary decompressive craniectomy for poor-grade middle cerebral artery aneurysms with associated intracerebral hemorrhage. Clin Neurol Neurosurg. 2015; 133:1–5
[12] Day AL. Clinicoanatomic Features of Supraclinoid Aneurysms. Clin Neurosurg. 1988; 36:256–274
[13] Gibo H, Lenkey C, Rhoton AL. Microsurgical Anatomy of the Supraclinoid Portion of the Internal Carotid Artery. J Neurosurg. 1981; 55:560–574
[14] Day AL. Aneurysms of the Ophthalmic Segment: A Clinical and Anatomical Analysis. J Neurosurg. 1990; 72:677–691
[15] Berson EL, Freeman MI, Gay AJ. Visual Field Defects in Giant Suprasellar Aneurysms of Internal Carotid. Arch Ophthalmol. 1966; 76:52–58
[16] Heros RC, Nelson PB, Ojemann RG, et al. Large and Giant Paraclinoid Aneurysms: Surgical Techniques, Complications, and Results. Neurosurgery. 1983; 12:153–163
[17] Drake CG. The Treatment of Aneurysms of the Posterior Circulation. Clin Neurosurg. 1979; 26: 96–144
[18] Yamaura A. Surgical Management of Posterior Circulation Aneurysms - Part I. Contemporary Neurosurg. 1985; 7:1–6
[19] Fox JL. Intracranial Aneurysms. New York: Springer-Verlag; 1983
[20] Yeh HS, Tomsick TA, Tew JM. Intraventricular Hemorrhage due to Aneurysms of the Distal Posterior Inferior Cerebellar Artery. J Neurosurg. 1985; 62:772–775
[21] Hammon WM, Kempe LG. The Posterior Fossa Approach to Aneurysms of the Vertebral and Basilar Arteries. J Neurosurg. 1972; 37:339–347
[22] Drake CG. The Surgical Treatment of Vertebral- Basilar Aneurysms. Clin Neurosurg. 1969; 16:114– 169
[23] Friedman AH, Drake CG. Subarachnoid hemorrhage from intracraniai dissecting aneurysm. J Neurosurg. 1984; 60:325–334
[24] Yamada K, Hayakawa T, Ushio Y, et al. Therapeutic Occlusion of the Vertebral Artery for Unclippable Vertebral Aneurysm. Neurosurgery. 1984; 15:834– 838
[25] Sen CN, Sekhar LN. An Extreme Lateral Approach to Intradural Lesions of the Cervical Spine and Foramen Magnum. Neurosurgery. 1990; 27:197– 204
[26] Youmans JR. Neurological Surgery. Philadelphia 1982
[27] Heros RC. Lateral Suboccipital Approach for Vertebral and Vertebrobasilar Artery Aneurysms. J Neurosurg. 1986; 64:559–562
[28] Getch CC, O'Shaughnessy B A, Bendok BR, et al. Surgical management of intracranial aneurysms involving the posterior inferior cerebellar artery. Contemp Neurosurg. 2004; 26:1–7
[29] Drake CG. Bleeding Aneurysms of the Basilar Artery: Direct Surgical Management in Four Cases. J Neurosurg. 1961; 18:230–238
[30] Drake CG. Further Experience with Surgical Treatment of Aneurysms of the Basilar Artery. J Neurosurg. 1968; 29:372–392
[31] Cross DT,3rd, Moran CJ, Derdeyn CP, et al. Neuroform stent deployment for treatment of a basilar tip aneurysm via a posterior communicating artery route. AJNR Am J Neuroradiol. 2005; 26: 2578–2581
[32] Wanke I, Gizewski E, Forsting M. Horizontal stent placement plus coiling in a broad-based basilar-tip aneurysm: an alternative to the Y-stent technique. Neuroradiology. 2006; 48:817–820
[33] Friedman RA, Pensak ML, Tauber M, et al. Anterior petrosectomy approach to infraclinoidal basilar artery aneurysms: the emerging role of the neurootologist in multidisciplinary management of basilar artery aneurysms. Laryngoscope. 1997; 107: 977–983
[34] Aziz KM, van Loveren HR, Tew JM,Jr, et al. The Kawase approach to retrosellar and upper clival basilar aneurysms. Neurosurgery. 1999; 44:1225– 34; discussion 1234-6
[35] Peerless SJ, Hernesniemi JA, Gutman FB, et al. Early Surgery for Ruptured Vertebrobasilar Aneurysms. J Neurosurg. 1994; 80:643–649
[36] Chyatte D, Philips M. Surgical Approaches for Basilar Artery Aneurysms. Contemp Neurosurg. 1991; 13:1–6
[37] Pitelli SD, Almeida GGM, Nakagawa EJ, et al. Basilar Aneurysm Surgery: The Subtemporal Approach with Section of the Zygomatic Arch. Neurosurgery. 1986; 18:125–128
[38] Canbolt A, Önal Ç, Kiris T. A High-Position Basilar Top Aneurysm Apprached via Third Ventricle: Case Report. Surg Neurol. 1993; 39:196–199
[39] Yasargil MG, Antic J, Laciga R, et al. Microsurgical Pterional Approach to Aneurysms of the Basilar Bifurcation. Surg Neurol. 1976; 6
[40] Marinkovic SV, Milisavljevic MM, Kovacevic MS. Anastamoses Among the Thalamoperforating Branches of the Posterior Cerebral Artery. Arch Neurol. 1986; 43:811–814
[41] Drake CG. Management of Cerebral Aneurysm. Stroke. 1981; 12:273–283

78 特殊类型动脉瘤和非动脉瘤性 SAH

78.1 未破裂动脉瘤

78.1.1 概述

未破裂颅内动脉瘤（UIA）包括偶然发现的动脉瘤（不产生任何症状而偶然发现）及有症状而不是由于出血的动脉瘤（如由于第 III 脑神经受压瞳孔扩大）。UIA 值得治疗的原因是由于 SAH 的后果不管手术与否都是较差的，即使在最好的条件下也如此。约 65% 的病人死于首次 SAH[1]，即使病人动脉瘤破裂后无神经系统缺陷症状，也仅有 46% 的病人可完全康复，44% 的病人可回到正常工作中[2]。然而，动脉瘤破裂未加以干涉的风险应该与手术夹闭或介入治疗的风险相权衡。据估计偶然性动脉瘤的发病率占正常人群的 5%～10%[2]。

78.1.2 临床表现

见“动脉瘤的表现”中除“破裂”以外的条目（见章节 76.4）。

78.1.3 自然史

未破裂动脉瘤出血的危险性与已破裂的不同。真正的风险尚不清楚。早期研究发现年出血率是 6.25%，而之后的研究估计 20 岁 UIA 病人一生的出血风险是 16%，到 60 岁时风险降至 6%[2]。最近的一项研究[3]估计年破裂率为 1%。未破裂动脉瘤国际研究（The International Study of Unruptured aneurysms，ISUIA）[4]是第一个大规模前瞻性研究，评估了未破裂动脉瘤的自然史以及治疗风险。作者认为破裂率与动脉瘤大小和位置有关，并且风险随着既往独立动脉瘤所致 aSAH 的发生而增加（见下文）。然而，ISUIA 有很大的限制（见表 78-1）。

表 78-1 ISUIA 研究的主要方法学限制

- 病人没有随机分配到手术组（与非手术组），并且治疗组和未治疗组之间存在显著差异
- 50% 的病人随访时间 <5 年
- 选择偏差：每个中心招募的病人人数较低

Σ

考虑有 2 种类型动脉瘤：破裂型和相对稳定型。多数就诊的未破裂动脉瘤属于后者。

78

未破裂动脉瘤自发血栓形成少见。

已进行其他一些回顾性和前瞻性研究以评估未破裂动脉瘤的自然病史。总的来说，已确定破裂的危险因素与以下变量有关。

1. 病人因素：

1) 病史中曾有另外动脉瘤破裂导致 SAH 者[4, 5]。

2) 多发动脉瘤[6,7]。

3) 年龄：有一些相互矛盾的证据，一些研究发现了年龄与破裂风险成反比[7,8]还有一些研究认为年龄 40 岁或年纪更大的人破裂风险高[9]，以及破裂风险与年龄无关[10]。

4) 一般状况：

- 高血压[7]。
- 吸烟[8]。

5) 地理位置：北美洲 / 欧洲 < 日本 < 芬兰[11]。

6) 性别？：在一项研究中，与男性相比，女性的破裂风险更大，但只是接近有统计学意义[9]。

7) 家族史：在家族性颅内动脉瘤研究（Familial Intracranial Aneurysm study）中[12]未破裂动脉瘤病人的破裂率以及这些病人的一级亲属诊断有颅内动脉瘤的，其破裂率是 ISUIA 研究中未破裂颅内动脉瘤病人的 17 倍（在匹配动脉瘤大小和位置之后）——尽管研究结果受限于破裂数量较小。其他研究没能在该亚组中证明风险增加。

2. 动脉瘤特征：

1) 大小：其破裂的危险主要依赖于动脉瘤直径。ISUIA 估计直径 <10mm 的动脉瘤每年破裂危险为 0.05%，而其他一些研究显示直径 <10mm 的动脉瘤年破裂风险大约为 1%[5,8,13–15]。此外，小型未破裂颅内动脉瘤验证研究[7]表明小动脉瘤（<5mm）的破裂风险并不是可以忽略不计的，其年破裂风险约为 0.5%。最近一项回顾性研究显示，大多数（62%）破裂动脉瘤 <7mm，其中大多数是前交通动脉瘤[16]。有人推测这可能是动脉瘤破裂后回缩的缘故。大动脉瘤（10～25mm）估计具有 3%～18% 的年破裂风险，而巨大动脉瘤（>25mm）具有 8%～50% 的年破裂风险。

2) 位置：ISUIA 研究表明，后交通动脉瘤和后循环动脉瘤破裂风险增加[16]。Ishibashi 等人[5]也认为后循环动脉瘤破裂风险高。相反，一些研究发现前交通动脉瘤破裂风险增加[8,16,17]。

3) 形态：存在子囊[15]、瓶颈形态[18]，以及动脉瘤大小与载瘤动脉比例增加，均与动脉瘤破裂风险增加有关[19,20]。

基于风险因素的组合来估计病人动脉瘤破裂的风险是十分复杂的。最近，通过汇集来自 6 个前瞻性研究[5,7,8,15,21,22]的病人数据开发的评分系统（PHASES）有助于通过危险因素的情况来估计 5 年的破裂风险[11]。预测包括 PHASES 动脉瘤破裂风险评分和基于评分预测的动脉瘤破裂 5 年累积风险（表 78-2）。然而需要进一步的研究通过外部数据证实分数有效。

表 78-2 PHASES 动脉瘤破裂风险评分包括的预测因素；基于评分预测 5 年累计动脉瘤破裂风险[11]

预测因素	分数
（P）种群	
北美洲，欧洲（除了芬兰）	0
日本	3
芬兰	5
（H）高血压	
无	0
有	1
（A）年龄	
<70 岁	0
≥ 70 岁	1
（S）大小	
<7mm	0
7～9mm	3
10～19.9mm	6
20mm	10
（E）既往其他动脉瘤破裂史	
无	0
有	1
PHASES 风险分数	**5 年动脉瘤破裂风险**
2	0.4%
3	0.7%
4	0.9%
5	1.3%
6	1.7%
7	2.4%
8	3.2%
9	4.3%
10	5.3%
11	7.2%
12	17.8%

78.1.4 治疗

累积破裂风险

脉瘤破裂累计风险的计算，可参考动静脉畸形破裂出血的风险，其对动脉瘤同样有效，见章节 79.2.5。

决策分析

决策分析是通过概率和为结果指定“可取因素”的多种决策选项的数学模型结果。这种分析需要的数据包括自然史（见上文）、预期寿命以及 SAH 和动脉瘤手术的致残率和死亡率。虽然只是一个模型，但确实能在一些复杂的决策中提供帮助。

在一项这样的研究中[23]，应用表 78-3 的数据，结果是 12 年多的寿命期望值是一个“收支平衡点”（break-even point)。举例来说，如果病人没有预测生存 12 年多，那非手术治疗比手术治疗来讲是更好的选择［这种结果涉及很多假设和估计；如 5% 的“风险厌恶”（risk aversiveness)（干预），与病人对立即手术的危险的恐惧和多少年后的动脉瘤破裂之间的对抗有关］。另一个针对 50 岁女性多因素分析发现，对于以下 UIAs 治疗是值得和有效的：有症状、直径≥10mm、有 SAH 既往史[23]。

表 78-3 用于决策分析的未破裂动脉瘤的治疗资料[23]

	代表值	范围
每年破裂的危险[a]	1%	0.5%～2%
SAH 3 个月死亡率	55%	50%～60%
SAH 后严重病残率	15%	10%～20%
手术死亡和病残率	2% 和 6%	4%～10%

[a] 本资料为直径 6～10mm 动脉瘤中值危险度（注意：大小可变；小动脉瘤可能长大）

治疗建议

治疗方案取决于自然病史数据与干预的致残率和死亡率（手术／介入）的比较，建议主要基于专家意见，而缺乏高等级的证据。动脉瘤大小、病人年龄和位置是影响是否治疗为破裂动脉瘤（病人之前没有 SAH）以及治疗方法的重要因素。另外，对于既往有 aSAH 病史、显著家族史、症状性动脉瘤以及动脉瘤增大或形态改变的病人应建议治疗[25]。许多建议制订了一个动脉瘤临界大小，大于这个尺寸应考虑手术治疗，临界大小包括 3mm[26]、5mm[27]、7mm[28] 和 9mm[29]。最新的美国心脏协会指南并未推荐没有既往蛛网膜下隙出血的病人进行小动脉瘤（<10mm）修复手术[25]，但是这个报告是在近期的前瞻性试验之前进行的。此外，病人的预期寿命也同样要考虑到，因此在年轻病人组中应特别考虑。在所有治疗决策中，

一般情况也应该考虑在内。

最近提出的一项治疗策略[30]概述如下：

1. 巨大和（或）症状性动脉瘤（特别是在年轻病人中）→干预。
2. 病人 <60 岁：
   1) <7mm：
      - 前循环，无风险因素→治疗或干预。
      - 后交通 / 后循环，症状性动脉瘤，显著家族史→干预。
   2) >7mm →干预（手术或介入治疗，基于大小、位置等因素）。
3. 病人 >60 岁：
   1) <7mm：
      - 无家族史、无症状→治疗。
      - ＋危险因素→干预。
   2) 7～12mm：
      - 前循环→治疗或干预。
      - 后交通 / 后循环→干预。
   3) >12mm →干预。

UIAs 保守治疗的推荐随访方法

Σ

大多数未经治疗的偶发动脉瘤推荐每年进行一次 MRA/CTA 检查。显示增大的话可进行干预。如果未见增大，可重复影像学检查并降低复查频率。

背景：导管动脉造影风险太高不作为随访方法。CTA 较 MRA 准确性更高，但需注入碘造影剂及有放射性。TOF-MRA（非钆 MRA）无风险也无放射性。

不幸的是，多数动脉瘤随访中并未发现增大但出现破裂。动脉瘤增长无固定速率，可能经过几年 MRA 才能显示出 1mm 变化。

研究已经确定了增长的相关危险因素，包括大小[31-34]，位置（MCA、基底动脉分叉处）[33,34]，多于 1 个动脉瘤，SAH 家族史[33]以及吸烟[31]。

由于大多数增大的动脉瘤随后便得到治疗，因此难以估计增大情况下的破裂风险。在一项研究中，增大的动脉瘤其破裂风险是每年 2.4%（没有增大的动脉瘤是每年 0.2%）[31]。在另一项包含 18 位日本病人的研究中，增大后的破裂风险是每年 18.5%[35]。

未破裂海绵窦段颈内动脉动脉瘤（CCAAs）

海绵窦段颈内动脉动脉瘤（CCAAs）在颅内动脉瘤中具有独特的风险特征。大多数在动脉水平段发生。

78

临床表现：

1.CCAAs可被偶然发现：
   1）其他原因行动脉造影。
   2）MRI。
   3）偶尔在CT上。
2. 当有症状时：
   1）通常表现为：
      • 头痛。
      • 海绵窦综合征（见章节88.8.2）：主要产生复视（由于眼肌麻痹）。经典的是增大的CCAA引起第Ⅲ脑神经麻痹，将不产生一侧瞳孔增大，因为会增大瞳孔的交感神经也已麻痹[36]。
      • 从颈动脉环扩大进入到蛛网膜下隙的动脉瘤可由于压迫视神经导致单眼盲[37]。
   2）少见，疼痛（眶后痛或类似三叉神经痛[38,39]）或颈内动脉海绵窦瘘（CCF）是唯一的表现。
   3）当CCAAs破裂时，它们通常产生CCF。
   4）威胁生命的并发症少见，但是可能更常见于巨大海绵窦内动脉瘤[40]。表现有：
      • SAH[40,41]：主要是跨越颈动脉环的CCAAs（蛛网膜下延伸的CCAAs可通过血管造影术中的动脉瘤“束腰征”来显示）[42]。
      • 动脉性鼻出血破入蝶窦，通常见于外伤性动脉瘤（见章节78.4），蛛网膜下延伸的CCAAs可通过血管造影术中的动脉瘤“束腰征”来显示[42]。
      • 血栓栓子。

治疗指征：

1. 非破裂的CCAAs：自然史不明确。
   1）有症状：有难以忍受的疼痛或视觉障碍[43]。
   2）巨大动脉瘤：特别是那些骑跨在床突环的巨大动脉瘤（蛛网膜下延伸的CCAAs可通过血管造影术中的动脉瘤“束腰征”来显示[43]）。
   3）在连续的影像中发现动脉瘤扩大。
   4）争论：偶然发现的动脉瘤在需要颈动脉内膜剥脱的狭窄的颈动脉分布区。没有证据表明行内膜剥脱会增加破裂的危险，并且，如上述指征，大多数破裂不威胁生命，所以颈动脉疾病应根据其自身特点而治疗。
2. 破裂CCAAs：
   1）有鼻出血或SAH的病例可急诊治疗。

2) 有严重眼痛或威胁视力的 CCF 应紧急处理。

CCAAs 的治疗选择：

对于小的偶然发现海绵窦内 CCAAs 总体上没有治疗指征[25]。

对于其他未破裂 CCAAs，选择包括可脱性线圈来栓塞动脉瘤（见章节 76.6）。这种可减少约 50% 的占位效应。很少有适合开放手术治疗的。动脉瘤破裂并产生 CCF 可用可脱性球囊栓塞治疗。

78.2 多发动脉瘤

多发动脉瘤在 SAH 的病例中占 15%～33.5%[2]。在多发性因素的相关研究中，发现高血压与动脉瘤的多发性最为相关[44]。

当病人表现为 SAH 而发现有多发动脉瘤，以下可提示发现是哪个动脉瘤出血：

1. 在 CT 或 MRI 血液的集中点（最大浓度的中心）[45,46]。
2. 血管造影血管痉挛的区域。
3. 动脉瘤形状不规则（所谓“Murphy’s teat”）。
4. 如果以上没有帮助，怀疑最大的动脉瘤。
5. 注意：一组研究显示，93 例多发动脉瘤病人出现术后出血最常见的原因是原始破裂动脉瘤再出血而最初的血管造影可能未显示出来[47]。

78.3 家族性动脉瘤

78.3.1 概述

在一些疾病中，遗传因素在颅内动脉瘤（IA）进展中的角色已经较好地建立，如多囊肾病、结缔组织病中的 Ehlers-Danlos Ⅳ 型、马方综合征、弹性假黄瘤（见章节 76.5）。总的来说，aSAH 病人具有家族史并不常见。一项针对蛛网膜下隙出血的病人的研究表明[48]，9.4% 的病人其一级亲属患有 aSAH 或颅内动脉瘤，14% 的病人其二级亲属患有这些疾病。在一个家族中，如果有两个或两个以上成员患病，30 岁或以上的一级亲属颅内动脉瘤的年龄校正患病率为 9.2%[49,50]。

颅内动脉瘤其他病例，如同卵双胞胎中的动脉瘤[51,52]，以及原因不明的颅内动脉瘤家族性聚集也有报道，但仍属少见（估计 <2% 的颅内动脉瘤为家族性[53]）。大多数报道仅包含 2 名颅内动脉瘤家族成员，且多为同胞兄弟姐妹[54]。事实上，aSAH 病人的同胞兄弟姐妹比病人的孩子具有更高的动脉瘤患病风险。30 例病例报告分析提示，当颅内动脉瘤存在于同胞时，其位置往往相同或在镜像位置，与散发性 IA 相比，家族性 IA 倾向于

78.4.3 治疗

虽然有病例报道可以自行消退，但是仍推荐进行治疗。在颅底的ICA动脉瘤应用球囊孤立或栓塞。周围性动脉瘤可手术夹闭动脉瘤颈、切除动脉瘤、放置弹簧圈或若无其他方法可行包裹。

78.5 霉菌性动脉瘤

78.5.1 概述

此名称“霉菌性”（mycotic）来自Osler时代，指任何的感染[70]，而不是现在所指的真菌病原体。现在接受的名词常为“感染性动脉瘤”（或细菌性动脉瘤)。当然,感染性动脉瘤也可发生真菌感染[71],多在远端血管(经常是未命名的）形成。

78.5.2 流行病学和病理生理学

1. 约占颅内动脉瘤的4%。
2. 存在于3%～15%的亚急性细菌性心内膜炎（SBE）病人中。
3. 最常见部位：MCA分支的远端（75%～80%)。
4. 至少20%已经形成或将形成多发动脉瘤。
5. 在免疫低下的病人（如AIDS）或吸毒者中发生率高。
6. 大多可能开始于外膜，向内发展。

78.5.3 评估

血培养和腰椎穿刺可鉴别感染的病原体。表78-4列出了发现的典型病原体。病人若疑有感染性动脉瘤，应行心脏超声检查以发现有无心内膜炎。

表78-4 与感染性动脉瘤有关的病原体[72]

微生物		注解
链球菌	44%	草绿色链球菌（亚急性心内膜炎的病原体）
葡萄球菌	18%	金黄色葡萄球菌（急性心内膜炎的病原体）
混合性	6%	（假单胞菌属、肠球菌、棒状菌等）
多重感染	5%	
无生长	12%	
不明的	14%	
总的	99%	

78

78.5.4 治疗

此类动脉瘤通常为梭形并且质脆，因此手术相当困难和（或）危险。多数病人急性期以抗生素治疗 4~6 周。连续血管造影（7~10 天，1.5、3、6 和 12 个月时，即使动脉瘤似乎逐渐变小，随后也可能增大[73]，并可能有新的动脉瘤形成）有助于判断治疗是否有效（在有些病例也可用 MRA 替代）。随着抗感染治疗的完成，动脉瘤可继续萎缩[74]。延迟夹闭可能更容易。手术指征包括：

1. 有 SAH 病人。
2. 在抗感染期间动脉瘤继续增大[75]（存在争议，有人认为此时难以手术[74]）。
3. 4~6 周抗感染后动脉瘤未见减小[75]。

有 SBE 的病人，瓣膜置换时应要求用生物瓣膜（如组织）而不是机械瓣膜，以消除术后抗凝的必要性。

78.6 巨大动脉瘤

78.6.1 概述

定义：直径 >2.5cm（约 1 英寸）。有两种类型：囊形（为增大的“浆果样”动脉瘤）和梭形。占 3%~5% 的颅内动脉瘤；高峰年龄为 30~60 岁，女性：男性 =3：1。

Drake 总结 174 例巨大动脉瘤[76]：35% 表现为出血，10% 表现为陈旧性出血。出血率为每年 8%~50%。

另外还可表现为 TIA 发作（血流减少或栓塞）或占位。有约 1/3 的动脉瘤有易于夹闭的瘤颈。

78.6.2 诊断

概述

Drake 认为，即使完善的影像学诊断，真正手术中所见才是唯一能准确评价动脉瘤及其分支的方法。3D-CTA 可提供与直视下相当的或更多的真实信息。

血管造影

常由于动脉瘤血栓形成，使造影剂不能完全充盈而低估动脉瘤的大小。需做 MRI 或 CT 以显示血栓部分。

CT 扫描

通常在动脉瘤周有明显的水肿。可见动脉瘤周脑组织造影剂增强，可能由于动脉瘤炎症反应引起继发性的血管形成。

MRI 扫描

动脉瘤内湍流存在→ T_1 像的混杂信号。MRI 上的人工脉冲式成像（pulsation artifact）（通过动脉瘤的线性扭转性放射）有助于将巨大动脉瘤与其他实性或囊性病变相鉴别。

78.6.3 治疗

可选择的方法有：

1. 直接手术夹闭，通常仅有约 50% 的病例可能做到。
2. 先行动脉瘤血管搭桥，然后夹闭。
3. 孤立手术。
4. 近端动脉结扎（Hubterian 结扎）。
   对于椎基底动脉瘤[77]：约 95% 的病人脑神经损伤症状可好转。如果对侧的椎动脉的直径合适，那么这就是一个合理的替代方案。
5. 包裹（见章节 76.6）。
6. 介入治疗。

78.7 皮质蛛网膜下隙出血

皮质 SAH（cSAH）表现为在凸面 SAH。最常见的原因是创伤。非创伤原因如下所示。

cSAH 的非创伤性病因[78]：

- 软脑膜动静脉畸形。
- 硬脑膜动静脉瘘。
- 脑血管动脉夹层。
- 硬脑膜或皮质静脉血栓。
- 血管炎。
- 可逆性脑血管收缩综合征，也称 Call-Fleming 综合征[79]，以剧烈呕吐、头痛、局灶性缺血和（或）癫痫发作的可逆节段性多灶性脑血管收缩为主要临床表现和血管造影特征的疾病。可表现为皮质脑沟的局限性出血。
- 可逆性后部脑病综合征（PRES）（见章节 11.1）。
- 淀粉样脑血管病（CAA）。
- 凝血病。
- 脑肿瘤（原发性或转移性）。

78

78.8 不明原因的 SAH

78.8.1 概述

发病率：传统的引用为所有 SAH 的 20%～28%，但是这包括了时间较久远的研究数据 [有一些没有进行真正的全血管造影，和（或）没有行 CT 检查除外脑内出血]。目前估计发病率：7%～10%。这是由各种因素造成的，较好的用词可能是“血管造影阴性 SAH”（血管造影阴性达到的条件，见章节 74.6.2)。CT 上的出血量可提示血管造影发现脑动脉瘤的概率[80-83]。

血管造影阴性 SAH 的病人趋于年轻人，少有高血压，与血管造影阳性相比男性更常见[81]。

血管造影阴性 SAH 的可能原因包括：

▶ 动脉瘤没有在初次血管造影上显示。

1. 血管造影不正确，原因包括：
   1) 血管造影不全（见章节 74.6.2)
      - 必须看到双侧 PICA 的起始部（1%～2% 的动脉瘤存在于此)。
      - 需要通过 ACoA 交叉充盈（见章节 74.6.2)。
   2) 图像不清楚，原因包括：
      - 病人配合差（如躁动)。可使病人镇静（应用时注意未气管插管的病人）或以后待病人合作时重复检查。
      - 仪器质量差提供不了标准图像。
2. 由于出血掩盖了动脉瘤。
3. SAH 动脉瘤血栓形成（见章节 74.6.1)。
4. 动脉瘤太小难以显示[84]：虽然“微动脉瘤”可为 SAH 的原因，其自然史和最佳治疗还不清楚。
5. 由于血管痉挛（载瘤动脉或动脉瘤口）而未充盈动脉瘤。

▶ 非动脉瘤性的 SAH，因其病因不能在血管造影上显示。动脉瘤以外的 SAH 病因（见章节 74.1)（很多可能不能在血管造影上显示)，包括：

1. 血管造影阴性（隐匿性）血管畸形（见章节 79.4)。
2. 脑干前非动脉瘤性 SAH，见下文。

78.8.2 再出血风险

总体再出血率为每年 0.5%，比动脉瘤和 AVM 都低。迟发性脑缺血（血管痉挛）的风险也较小。神经功能效果较好。

78.8.3 治疗

总体方法

这些病人仍然有和动脉瘤 SAH 相同的并发症的危险，即血管痉挛、脑积水、低钠血症、再出血等（见章节 75.1.1），应和任何 SAH 一样治疗（见章节 75.1.1）。一些亚组可能并发症危险较低，可以根据实际情况治疗（见下文）。

重复血管造影

早期研究（CT 前）显示，在正确技术下的阴性结果重复血管造影的阳性率低（1.8%～9.8%）[85]，最近引用的范围为 2%～24%[84,86,87]。CT 表现有助于决定是否重复血管造影[88]。70% 在前纵裂有弥散性 SAH 和厚层血的病例在重复血管造影时会显示出伴随的 ACoA 动脉瘤[82]。在 CT 上不显示出血（SAH4 天内 CT 检查），或仅仅在中脑周围池有厚层血（见下文）不大会伴有漏诊的动脉瘤。

考虑重复血管造影的建议：

1. 10～14 天后重复血管造影（允许血管痉挛、一些血凝块已吸收；注：5～10 天因存在血管痉挛很少能显示动脉瘤；10 天左右行血管造影，这样如果需要的话，可以保证在 14 天左右时行手术治疗，此时刚刚超过 3～12 天的非手术时间窗）。
   1) 技术上正确的四血管造影是阴性的，但 SAH 的证据明显。
   2) 如果原来造影不完整或有可疑发现。
2. 如果 CT 定位血凝块于一特定区域，重复造影应特别注意该区域。
3. 对于典型的脑干前 SAH（见下文）或 CT 上无出血的病人不要重复血管造影。
4. 病人多住院 10～14 天等待复查血管造影（观察及处理 SAH 并发症或再出血）。

第三次血管造影：

如果第一次和第二次血管造影阴性，病史又强烈提示动脉瘤型 SAH，SAH 后 3～6 个月行第三次血管造影，约有 1% 的概率可显示出血来源。

其他检查

1. 脑影像学检查：MRI（若可能同时做 MRA）或 CT（尽可能 CT 血管造影）。这样可看到在血管造影上来显示的动脉瘤，并可确定其他来源的SAH，如血管造影隐匿性血管畸形（见章节 79.4）、肿瘤等。
2. 排除脊髓 AVM 的检查：引起颅内 SAH 的少见原因（见章节 73.1）。
   1) 脊髓 MRI：颈、胸和腰段。
   2) 脊髓血管造影：在大多数血管造影阴性 SAH 的病例中困难大、风险高。对高度怀疑脊髓来源的病例可以考虑。

手术探查

有人提议，对于 CT 发现有 SAH，可能合并动脉瘤，血管造影显示有可疑区域的病人可实施手术探查[84]，但需仔细地向病人和家属解释手术阴性发现的可能性。

78.9 脑干前非动脉瘤性 SAH（PNSAH）

78.9.1 概述

原来称为中脑周围非动脉瘤性 SAH[9]，建议修改为脑干前非动脉瘤性 SAH 是因为神经影像学技术的提高，显示出血真正的解剖位置位于脑干（truncus cerebri）前方，以脑桥前方为中心而不是中脑周围[90]。现有的一篇关于 PNSAH 的文献由于缺乏严格的解剖定义以及在研究中出血模型的标准不同而受到一定限制。出血常流到脚间池或延髓前池。由于该文献最初的数据来源，这种疾病有时也被称为“荷兰病”。

与其他不明原因的 SAH 病人相比，此种 SAH 是截然不同的一种疾病。一般认为是一种良性疾病并有良好的效果，与其他未知病因的 SAH 相比，此疾病再出血、血管痉挛危险性较小[91]（曾有研究，对于 37 例 PNSAH 病人平均随访 45 个月，无再出血[92]，对 169 例病人进行 8～15 个月的随访也无再出血[87]；仅有 3 例血管痉挛的报道，还可能与血管造影有关而不是 PNSAH 引起。虽然发生率低，但血管造影性血管痉挛可能比预想的要高[93]）。

确切的病因还有待证实（有 3 例手术探查未发现异常的病例报告[87]，1 例在 MRI[94] 上证实类似毛细血管扩张症的脑桥异常的报告），但可能是继发于中脑周围小静脉或毛细血管的破裂出血[93]。研究显示疾病与异常的静脉解剖结构有关，包括 Rosenthal 基底静脉的原始变异[95,96]，而一些作者认为这种变异导致大脑中央静脉高血压继发性出血[97,98]。其他可能的病因包括穿支动脉破裂、海绵状血管畸形、基底动脉夹层和毛细血管扩张[99]。

78.9.2 临床表现

病人可表现为严重的阵发性头痛、脑膜刺激征、畏光、恶心，意识丧失少见。这些病人病情通常不是十分严重［所有都在 1 或 2 级（Hunt 和 Hess 分级或 WFNS 分级)]，然而，可出现并发症如低血钠或发生心脏异常。不发生视网膜前出血和先兆头痛。CT 和（或）MRI 可有特征性表现（见下文），虽然首次 CT 可能会漏诊[93]。腰椎穿刺可有血性脑脊液。所有的血管造影均阴性。

78.9.3 流行病学

据报道，PNSAH 占血管造影阴性 SAH 病例中的 20%～68%[91,100]（取决于 CT 的时间、血管造影的正确性，以及 PNSAH 的定义）。然而，真正的发生率可能更高，达到 50%～75%[87]。

报道的年龄范围是 3～70 岁（平均：50 岁）[87]，52%～59% 为男性，有高血压病史的病人占 3%～20%。

78.9.4 相关解剖

颅后窝脑池：

中脑周围池包括：脚间池、脚池、环池和四叠体池。桥前池在脑桥的正前方。

Liliequist 膜（LM）[101]：基本上认为是将脚间池和视交叉池分开[102]（仅 10%～30% 形成有效的屏障）。更详细的资料表明 LM（双层脑膜）的上层在内侧将脚间池和视交叉池分开，而在外侧将脚间池和颈内动脉池分开[103，104]。LM 的下层（中脑膜）将脚间池和桥前池分开。

此双层脑膜较厚且经常比较有用，可有效地将视交叉池分开。然而，颈动脉池经常和脚池以及脚间池有交通[104]。

所以，在颈动脉池或桥前池的出血和脑干前来源的低压出血来源一致。然而，在视交叉池的出血应注意考虑有动脉瘤破裂。

78.9.5 诊断标准

尚不知道 PNSAH 的本质，所以以下建议的诊断标准应被看作经验性的（已修正[87]）：（典型 CT 扫描图像的例子见图 78-2）。

1. 在发病 2 天内行 CT 或 MRI 扫描，符合表 78-5 所示的标准（以后的扫描诊断不可信，如脑脊液冲刷可能会引起动脉瘤 SAH 符合这一标准）。这一标准表明血液应保留在 LM 的下方［即中脑周围和（或）桥前池］，延伸进入鞍上池常见。大量的出血穿过 LM 到达视交叉、侧裂或纵裂池应被视为可疑。
2. 阴性的高质量的四血管脑血管造影[105]（放射学痉挛常见、不能排除诊断也不必须要求重复血管造影）。注意：约 3% 的基底动脉分叉处动脉瘤破裂病人符合表 78-5 的标准[106]，所以首次动脉造影是必需的。

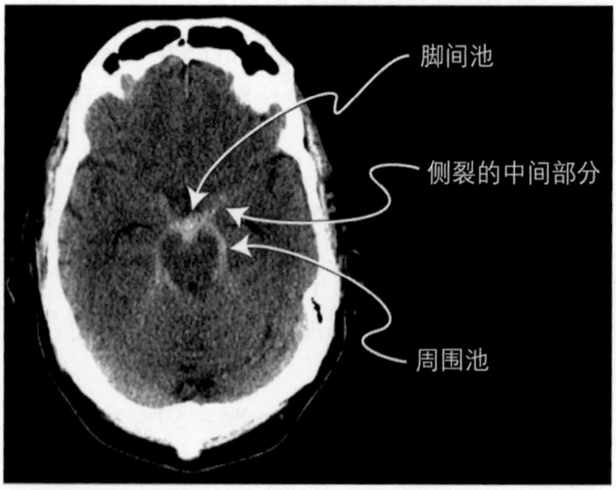

图 78-2 一名 67 岁男性 PNSAH
颅脑轴位 CT 平扫

表 78-5 PNSAH 的 CT 或 MRI 诊断标准 [93,107]

1. 即刻出血的集中点位于脑干前方（脚间池或桥前池）
2. 有可能扩散至环池前部或侧裂的基底部分
3. 不存在前纵裂的完全充血
4. 最多侧裂侧方有少量出血
5. 无明显的脑室内出血（少量的血沉积在侧脑室枕角是允许的）

3. 适当的临床表现：无意识丧失、无先兆头痛、SAH 分级 1 级或 2 级(Hunt 和 Hess 分级或 WFNS 分级)(见章节 74.7)，以及未使用药物。与这些表现不同的应该怀疑其他病因。

最近，对一组更严格的解剖标准（见表 78-6）进行了测试，结果 PNSAH 观察者间达到相当的一致 (97.2%)。另外，当满足解剖学标准时，在正式的血管造影中未发现动脉瘤 [108]。

表 78-6 PNSAH 的替代 CT 解剖标准 [108]

• 出血点迅速定位至脑干前或与脑桥前脑干相关、大脑脚间、鞍上池后方
• 出血局限于脑桥前池、脚间池、鞍上池、大脑脚部、环池、四叠体池和（或）小脑延髓池
• 无血液进入侧裂或纵裂
• 脑室内出血局限于第四脑室和侧脑室的枕角，但不完全充满
• 无脑实质出血

78.9.6 重复血管造影

有争议。在此人群中血管造影有 0.2%～0.5% 的永久性神经缺损的风险 [87]。大多数专家认可对于符合 PNSAH 标准的病人行重复血管造影没有指征 [86,105]（虽然其他人推荐在所有的手术候选者中重复血管造影 [84,109]）。如果存在任何不确定，或者既往史中有相关脑动脉瘤风险增加的情况，都应该可以重复这项检查 [93]。

78.9.7 治疗

理想的治疗还不清楚。再出血的低风险和迟发性缺血说明没有过多治疗的指征。以下是制订的推荐方案 [87,93]（阶段的而非特异的）：

1. 对症治疗。
2. 心脏监测。
3. 对于低钠血症监测电解质。
4. 临床随访病人（如果合适，重复影像学检查）来排除脑积水［常见暂时的脑室扩大，但是需要分流的脑积水少见（仅约 1%[87]）］。

5. × 不推荐：
   1) 高动力治疗。
   2) 钙通道阻滞剂：还没有在PNSAH中应用，但可能由于PNSAH中血管痉挛发生率低而不会被批准使用，并且当血管造影结果正常时应停用[93]。
   3) 限制活动（除了活动后头痛加剧）。
   4) 抗癫痫。
   5) 将血压降到正常。
   6) 手术探查。

78.9.8 长期影响

在一项研究中[110]，对160例PNSAH病人进行长期随访（平均7.5年，从1年到23年不等），该组病人中没有新的SAH发作，且死亡率未高于一般人群。基于此，研究者得出结论，医师或保险提供者不应对这些病人施加限制。

目前缺乏长期随访的前瞻性研究，所以尚缺乏共识。常规进行定期脑血管复查不是随访的标准。如果由于某些特殊原因需要重新评估，不需要行介入血管造影术（考虑其风险和低收益）；重新评估可以考虑CTA。与一般人群一样，病人应该避免高血压。

（章超奇 译 李 昊 校）

参考文献

[1] Tew JM, Thompson RA, Green JR. Guidelines for Management and Surgical Treatment of Intracranial Aneurysms. In: Controversies in Neurology. New York: Raven Press; 1983:139–154
[2] Wirth FP. Surgical Treatment of Incidental Intracranial Aneurysms. Clin Neurosurg. 1986; 33: 125–135
[3] Jane JA, Kassell NF, Torner JC, et al. The Natural History of Aneurysms and AVMs. J Neurosurg. 1985; 62:321–323
[4] The International Study Group of Unruptured Intracranial Aneurysms Investigators (ISUIA). Unruptured Intracranial Aneurysms - Risk of Rupture and Risks of Surgical Intervention. N Engl J Med. 1998; 339:1725–1733
[5] Ishibashi T, Murayama Y, Urashima M, et al. Unruptured intracranial aneurysms: incidence of rupture and risk factors. Stroke. 2009; 40:313–316
[6] Yasui N, Suzuki A, Nishimura H, et al. Long-Term Follow-Up Study of Unruptured Intracranial Aneurysms. Neurosurgery. 1997; 40:1155–1160
[7] Sonobe M, Yamazaki T, Yonekura M, et al. Small unruptured intracranial aneurysm verification study: SUAVe study, Japan. Stroke. 2010; 41:1969–1977
[8] Juvela S, Poussa K, Lehto H, et al. Natural history of unruptured intracranial aneurysms: a long-term follow-up study. Stroke. 2013; 44:2414–2421
[9] Lee EJ, Lee HJ, Hyun MK, et al. Rupture rate for patients with untreated unruptured intracranial aneurysms in South Korea during 2006-2009. J Neurosurg. 2012; 117:53–59
[10] Mahaney KB, Brown RD,Jr, Meissner I, et al. Agerelated differences in unruptured intracranial aneurysms: 1-year outcomes. J Neurosurg. 2014; 121:1024–1038
[11] Greving JP, Wermer MJ, Brown RD, Jr, et al. Development of the PHASES score for prediction of risk of rupture of intracranial aneurysms: a pooled analysis of six prospective cohort studies. Lancet Neurol. 2014; 13:59–66
[12] Broderick JP, Brown RD,Jr, Sauerbeck L, et al. Greater rupture risk for familial as compared to sporadic unruptured intracranial aneurysms. Stroke. 2009; 40:1952–1957
[13] Juvela S, Porras M, Poussa K. Natural history of unruptured intracranial aneurysms: probability of and risk factors for aneurysm rupture. J Neurosurg. 2000; 93:379–387
[14] Tsutsumi K, Ueki K, Morita A, et al. Risk of rupture from incidental cerebral aneurysms. J Neurosurg. 2000; 93:550–553
[15] Morita A, Kirino T, Hashi K, et al. The natural course of unruptured cerebral aneurysms in a Japanese cohort. N Engl J Med. 2012; 366:2474– 2482
[16] Orz Y, AlYamany M. The impact of size and location on rupture of intracranial aneurysms. Asian J Neurosurg. 2015; 10:26–31
[17] Joo SW, Lee SI, Noh SJ, et al. What Is the Significance of a Large Number of Ruptured Aneurysms Smaller than 7mm in Diameter? J Korean Neurosurg Soc. 2009; 45:85–89
[18] Hoh BL, Sistrom CL, Firment CS, et al. Bottleneck factor and height-width ratio: association with ruptured aneurysms in patients with multiple cerebral aneurysms. Neurosurgery. 2007; 61:716–22; discussion 722-3
[19] Dhar S, Tremmel M, Mocco J, et al. Morphology parameters for intracranial aneurysm rupture risk assessment. Neurosurgery. 2008; 63:185–96; discussion 196-7

[20] Rahman M, Smietana J, Hauck E, et al. Size ratio correlates with intracranial aneurysm rupture status: a prospective study. Stroke. 2010; 41:916–920
[21] Wiebers DO, Whisnant JP, Huston J,3rd, et al. Unruptured intracranial aneurysms: natural history, clinical outcome, and risks of surgical and endovascular treatment. Lancet. 2003; 362:103– 110
[22] Wermer MJ, van der Schaaf I C, Velthuis BK, et al. Yield of short-term follow-up CT/MR angiography for small aneurysms detected at screening. Stroke. 2006; 37:414–418
[23] van Crevel H, Habbema JDF, Braakman R. Decision Analysis of the Management of Incidental Intracranial Saccular Aneurysms. Neurology. 1986; 36:1335–1339
[24] Johnston SC, Gress DR, Kahn JG. Which Unruptured Cerebral Aneurysms Should be Treated? A Cost-Utility Analysis. Neurology. 1999; 52:1806–1815
[25] Bederson JB, Awad IA, Wiebers DO, et al. Recommendations for the management of patients with unruptured intracranial aneurysms. A statement for healthcare professionals from the Stroke Council of the American Heart Association. Circulation. 2000; 102:2300–2308
[26] Solomon RA, Correll JW. Rupture of a Previously Documented Asymptomatic Aneurysm Enhances the Argument for Prophylactic Surgical Intervention. Surg Neurol. 1988; 30:321–323
[27] Ausman JI, Diaz FG, Malik GM, et al. Management of Cerebral Aneurysms: Further Facts and Additional Myths. Surg Neurol. 1989; 32:21–35
[28] Ojemann RG. Management of the Unruptured Intracranial Aneurysm. N Engl J Med. 1981; 304: 725–726
[29] Wiebers DO, Whisnant JP, Sundt TM, et al. The Significance of Unruptured Intracranial Saccular Aneurysms. J Neurosurg. 1987; 66:23–29
[30] Brown RD,Jr, Broderick JP. Unruptured intracranial aneurysms: epidemiology, natural history, management options, and familial screening. Lancet Neurol. 2014; 13:393–404
[31] Villablanca JP, Duckwiler GR, Jahan R, et al. Natural history of asymptomatic unruptured cerebral aneurysms evaluated at CT angiography: growth and rupture incidence and correlation with epidemiologic risk factors. Radiology. 2013; 269:258– 265
[32] Burns JD, Huston J,3rd, Layton KF, et al. Intracranial aneurysm enlargement on serial magnetic resonance angiography: frequency and risk factors. Stroke. 2009; 40:406–411
[33] Miyazawa N, Akiyama I, Yamagata Z. Risk factors for growth of unruptured intracranial aneurysms: follow-up study by serial 0.5-T magnetic resonance angiography. Neurosurgery. 2006; 58:1047– 53; discussion 1047-53
[34] Matsubara S, Hadeishi H, Suzuki A, et al. Incidence and risk factors for the growth of unruptured cerebral aneurysms: observation using serial computerized tomography angiography. J Neurosurg. 2004; 101:908–914
[35] Inoue T, Shimizu H, Fujimura M, et al. Annual rupture risk of growing unruptured cerebral aneurysms detected by magnetic resonance angiography. J Neurosurg. 2012; 117:20–25
[36] Wilkins RH, Rengachary SS. Neurosurgery. New York 1985
[37] Day AL. Clinicoanatomic Features of Supraclinoid Aneurysms. Clin Neurosurg. 1988; 36:256–274
[38] Raps EC, Galetta SL, Solomon RA, et al. The Clinical Spectrum of Unruptured Intracranial Aneurysms. Arch Neurol. 1993; 50:265–268
[39] Sano H, Jain VK, Kato Y, et al. Bilateral Giant Intracavernous Aneurysms: Technique of Unilateral Operation. Surg Neurol. 1988; 29:35–38
[40] Hamada H, Endo S, Fukuda O, et al. Giant Aneurysm in the Cavernous Sinus Causing Subarachnoid Hemorrhage 13 Years After Detection: A Case Report. Surg Neurol. 1996; 45: 143–146
[41] Lee AG, Mawad ME, Baskin DS. Fatal Subarachnoid Hemorrhage from the Rupture of a Totally Intracavernous Carotid Artery Aneurysm: Case Report. Neurosurgery. 1996; 38:596–599
[42] White JA, Horowitz MB, Samson D. Dural Waisting as a Sign of Subarachnoid Extension of Cavernous Carotid Aneurysms: A Follow-Up Case Report. Surg Neurol. 1999; 52:607–610
[43] Kupersmith MJ, Hurst R, Berenstein A, et al. The Benign Course of Cavernous Carotid Artery Aneurysms. J Neurosurg. 1992; 77:690–693
[44] Ostergaard JR, Hog E. Incidence of Multiple Intracranial Aneurysms. J Neurosurg. 1985; 63:49–55
[45] Hackney DB, Lesnick JE, Zimmerman RA, et al. MR Identification of Bleeding Site in Subarachnoid Hemorrhage with Multiple Intracranial Aneurysms. J Comput Assist Tomogr. 1986; 10: 878–880
[46] Karttunen AI, Jartti PH, Ukkola VA, et al. Value of the quantity and distribution of subarachnoid haemorrhage on CT in the localization of a ruptured cerebral aneurysm. Acta Neurochir (Wien). 2003; 145:655–61; discussion 661
[47] Hino A, Fujimoto M, Iwamoto Y, et al. False localization of rupture site in patients with multiple cerebral aneurysms and subarachnoid hemorrhage. Neurosurgery. 2000; 46:825–830
[48] Kissela BM, Sauerbeck L, Woo D, et al. Subarachnoid hemorrhage: a preventable disease with a heritable component. Stroke. 2002; 33: 1321–1326
[49] Ronkainen A, Hernesniemi J, Puranen M, et al. Familial Intracranial Aneurysms. Lancet. 1997; 349:380–384
[50] Ronkainen A, Miettinen H, Karkola K, et al. Risk of harboring an unruptured intracranial aneurysm. Stroke. 1998; 29:359–362
[51] Fairburn B. "Twin" Intracranial Aneurysms Causing Subarachnoid Hemorrhage in Identical Twins. Br Med J. 1973; 1:210–211
[52] Schon F, Marshall J. Subarachnoid Hemorrhage in Identical Twins. J Neurol Neurosurg Psychiatry. 1984; 47:81–83
[53] Toglia IU, Samii AR. Familial Intracranial Aneurysms. Dis Nerv Syst. 1972; 33:611–613
[54] Norrgard O, Angquist K-A, Fodstad H, et al. Intracranial Aneurysms and Heredity. Neurosurgery. 1987; 20:236–239
[55] Lozano AM, Leblanc R. Familial Intracranial Aneurysms. J Neurosurg. 1987; 66:522–528
[56] Andrews RJ. Intracranial Aneurysms: Characteristics of Aneurysms in Siblings. N Engl J Med. 1977; 279
[57] Brisman R, Abbassioun K. Familial Intracranial Aneurysms. J Neurosurg. 1971; 34:678–682
[58] Schievink WI, Limburg M, Dreisen JJR, et al. Screening for Unruptured Familial Intracranial Aneurysms: Subarachnoid Hemorrhage 2 Years After Angiography Negative for Aneurysms. Neurosurgery. 1991; 29:434–438
[59] Vanninen RL, Hernesnieni JA, Puranen MI, et al. Magnetic Resonance Angiographic Screening for Asymptomatic Intracranial Aneurysms: The Problem of False Negatives: Technical Case Report. Neurosurgery. 1996; 38:838–841
[60] Alg VS, Sofat R, Houlden H, et al. Genetic risk factors for intracranial aneurysms: a meta-analysis in more than 116,000 individuals. Neurology. 2013; 80:2154–2165
[61] Benoit BG, Wortzman G. Traumatic Cerebral Aneurysms: Clinical Features and Natural History. J Neurol Neurosurg Psychiatry. 1973; 36:127–138
[62] Parkinson D, West M. Traumatic Intracranial Aneurysms. J Neurosurg. 1980; 52:11–20
[63] Morard M, de Tribolet N. Traumatic Aneurysm of the Posterior Inferior Cerebellar Artery: Case Report. Neurosurgery. 1991; 29:438–441
[64] Buckingham MJ, Crone KR, Ball WS, et al. Traumatic Intracranial Aneurysms in Childhood: Two Cases and a Review of the Literature. Neurosurgery. 1988; 22:398–408
[65] Kieck CF, de Villiers JC. Vascular Lesions due to Transcranial Stab Wounds. J Neurosurg. 1984; 60: 42–46
[66] Handa J, Handa H. Severe Epistaxis caused by Traumatic Aneurysm of Cavernous Carotid Artery. Surg Neurol. 1976; 5:241–243
[67] Maurer JJ, Mills M, German WJ. Triad of Unilateral Blindness, Orbital Fractures and Massive Epistaxis After Head Injury. J Neurosurg. 1961; 18:937–949
[68] Ding MX. Traumatic Aneurysm of the Intracavernous

Part of the Internal Carotid Artery Presenting with Epistaxis. Case Report. Surg Neurol. 1988; 30:65–67
[69] Ahuja A, Guterkman LR, Hopkins LN. Carotid Cavernous Fistula and False Aneurysm of the Cavernous Carotid Artery: Complications of Transsphenoidal Surgery. Neurosurgery. 1992; 31: 774–779
[70] Bohmfalk GL, Story JL, Wissinger JP, et al. Bacterial Intracranial Aneurysm. J Neurosurg. 1978; 48: 369–382
[71] Horten BC, Abbott GF, Porro RS. Fungal Aneurysms of Intracranial Vessels. Arch Neurol. 1976; 33:577– 579
[72] Schmidek HH, Sweet WH. Operative Neurosurgical Techniques. New York 1982
[73] Pootrakul A, Carter LP. Bacterial Intracranial Aneurysm: Importance of Sequential Angiography. Surg Neurol. 1982; 17:429–431
[74] Morawetz RB, Karp RB. Evolution and Resolution of Intracranial Bacterial (Mycotic) Aneurysms. Neurosurgery. 1984; 15:43–49
[75] Bingham WF. Treatment of Mycotic Intracranial Aneurysms. J Neurosurg. 1977; 46:428–437
[76] Drake CG. Giant Intracranial Aneurysms: Experience with Surgical Treatment in 174 Patients. Clin Neurosurg. 1979; 26:12–95
[77] Drake CG. Ligation of the Vertebral (Unilateral or Bilateral) or Basilar Artery in the Treatment of Large Intracranial Aneurysms. J Neurosurg. 1975; 43:255–274
[78] Cuvinciuc V, Viguier A, Calviere L, et al. Isolated acute nontraumatic cortical subarachnoid hemorrhage. AJNR Am J Neuroradiol. 2010; 31:1355– 1362
[79] Call GK, Fleming MC, Sealfon S, et al. Reversible cerebral segmental vasoconstriction. Stroke. 1988; 19:1159–1170
[80] Hayward RD, O'Reilly GVA. Intracerebral Hemorrhage: Accuracy of Computerized Transverse Axial Scanning in Predicting the Underlying Etiology. Lancet. 1976; 1:1–6
[81] Cioffi F, Pasqualin A, Cavazzani P, et al. Subarachnoid Hemorrhage of Unknown Origin: Clinical and Tomographical Aspects. Acta Neurochir. 1989; 97:31–39
[82] Iwanaga H, Wakai S, Ochiai C, et al. Ruptured Cerebral Aneurysms Missed by Initial Angiographic Study. Neurosurgery. 1990; 27:45–51
[83] Farres MT, Ferraz-Leite H, Schindler E, et al. Spontaneous Subarachnoid Hemorrhage with Negative Angiography: CT Findings. J Comput Assist Tomogr. 1992; 16:534–537
[84] Tatter SB, Crowell RM, Ogilvy CS. Aneurysmal and Microaneurysmal 'Angiogram Negative' Subarachnoid Hemorrhage. Neurosurgery. 1995; 37:48–55
[85] Nishioka H, Torner JC, Graf CJ, et al. Cooperative Study of Intracranial Aneurysms and Subarachnoid Hemorrhage: III. Subarachnoid Hemorrhage of Undetermined Etiology. Arch Neurol. 1984; 41:1147–1151
[86] Kaim A, Proske M, Kirsch E, et al. Value of Repeat-Angiography in Cases of Unexplained Subarachnoid Hemorrhage (SAH). Acta Neurol Scand. 1996; 93:366–373
[87] Schwartz TH, Solomon RA. Perimesencephalic Nonaneurysmal Subarachnoid Hemorrhage: Review of the Literature. Neurosurgery. 1996; 39: 433–440
[88] Rinkel GJE, van Gijn J, Wijdicks EFM. Subarachnoid Hemorrhage Without Detectable Aneurysm: A Review of the Causes. Stroke. 1993; 24:1403–1409
[89] van Gijn J, van Dongen KJ, Vermeulen M, et al. Perimesencephalic Hemorrhage. A Nonaneurysmal and Benign Form of Subarachnoid Hemorrhage. Neurology. 1985; 35:493–497
[90] Schievink WI, Wijdicks EFM. Pretruncal Subarachnoid Hemorrhage: An Anatomically Correct Description of the Perimesencephalic Subarachnoid Hemorrhage. Stroke. 1997; 28
[91] van Calenbergh F, Plets C, Goffin J, et al. Nonaneurysmal Subarachnoid Hemorrhage: Prevalence of Perimesencephalic Hemorrhage in a Consecutive Series. Surg Neurol. 1993; 39:320– 323
[92] Rinkel GJE, Wijdicks EFM, Vermeulen M, et al. Outcome in Perimesencephalic (Nonaneurysmal) Subarachnoid Hemorrhage: A Follow-Up Study in 37 Patients. Neurology. 1990; 40:1130–1132
[93] Wijdicks EFM, Schievink WI, Miller GM. Pretruncal Nonaneurysmal Subarachnoid Hemorrhage. Mayo Clin Proc. 1998; 73:745–752
[94] Wijdicks EFM, Schievink WI. Perimesencephalic Nonaneurysmal Subarachnoid Hemorrhage: First Hint of a Cause? Neurology. 1997; 49:634–636
[95] Buyukkaya R, Yildirim N, Cebeci H, et al. The relationship between perimesencephalic subarachnoid hemorrhage and deep venous system drainage pattern and calibrations. Clin Imaging. 2014; 38:226–230
[96] Sabatino G, Della Pepa GM, Scerrati A, et al. Anatomical variants of the basal vein of Rosenthal: prevalence in idiopathic subarachnoid hemorrhage. Acta Neurochir (Wien). 2014; 156:45–51
[97] Sangra MS, Teasdale E, Siddiqui MA, et al. Perimesencephalic nonaneurysmal subarachnoid hemorrhage caused by jugular venous occlusion: case report. Neurosurgery. 2008; 63:E1202–3; discussion E1203
[98] Mathews MS, Brown D, Brant-Zawadzki M. Perimesencephalic nonaneurysmal hemorrhage associated with vein of Galen stenosis. Neurology. 2008; 70:2410–2411
[99] Lansberg MG. Concurrent presentation of perimesencephalic subarachnoid hemorrhage and ischemic stroke. J Stroke Cerebrovasc Dis. 2008; 17: 248–250
[100] Rinkel GJE, Wijdicks EFM, Hasan D, et al. Outcome in Patients with Subarachnoid Hemorrhage and Negative Angiography According to Pattern of Hemorrhage on Computed Tomography. Lancet. 1991; 338:964–968
[101] Liliequist B. The Subarachnoid Cisterns: An Anatomic and Roentgenologic Study. Acta Radiol (Stockh). 1959; 185:1–108
[102] Yasargil MG. Microneurosurgery. New York: Thieme-Stratton Inc.; 1985
[103] Matsuno H, Rhoton AL, Peace D. Microsurgical Anatomy of the Posterior Fossa Cisterns. Neurosurgery. 1988; 23:58–80
[104] Brasil AVB, Schneider FL. Anatomy of Liliequist's Membrane. Neurosurgery. 1993; 32:956–961
[105] Adams HP, Gordon DL. Nonaneurysmal Subarachnoid Hemorrhage. Ann Neurol. 1991; 29:461–462
[106] Pinto AN, Ferro JM, Canhao P, et al. How Often is a Perimesencephalic Subarachnoid Hemorrhage CT Pattern Caused by Ruptured Aneurysms? Acta Neurochir. 1993; 124:79–81
[107] Rinkel GJE, Wijdicks EFM, Vermeulen M, et al. Nonaneurysmal Perimesencephalic Subarachnoid Hemorrhage: CT and MR Patterns that Differ from Aneurysmal Rupture. AJNR. 1991; 12:829–834
[108] Wallace AN, Vyhmeister R, Dines JN, et al. Evaluation of an anatomic definition of non-aneurysmal perimesencephalic subarachnoid hemorrhage. J Neurointerv Surg. 2015. DOI: 10.1136/neu rintsurg-2015-011680
[109] Cloft HJ, Kallmes DF, Dion JE. A Second Look at the Second-Look Angiogram in Cases of Subarachnoid Hemorrhage. Radiology. 1997; 205:323–324
[110] Greebe P, Rinkel GJ. Life expectancy after perimesencephalic subarachnoid hemorrhage. Stroke. 2007; 38:1222–1224

第十八部分

血管畸形

XVIII

79 血管畸形

79.1 血管畸形——概述和分类

血管畸形是一组非肿瘤性的中枢神经系统血管损伤。1966 年，McCormick 首次将血管畸形分为四种类型（详见表 79-1）[1]。

表 79-1 四种经典类型的血管畸形

类别	比例 %
动静脉畸形 AVM[a]	44～60
海绵状血管畸形（见章节 79.6）	19～31
毛细血管扩张症（见章节 79.5.1）	4～12
发育性静脉异常（DVA）（见章节 79.3）（原静脉血管瘤）	9～10

[a] 有时称为“软脑膜动静脉畸形（pial AVM）”，以区别于硬脑膜动静脉畸形（dural AVM）

其他特殊类型：

1. 直接血管瘘（direct fistula），亦称动 - 静脉瘘（AV-fistula，非 AVM）。本病是单一或多条扩张动脉直接与一条静脉相连，无畸形血管团产生。此类病变特点为高血流，高压力，低出血率。通常适合行介入神经放射治疗。例如：
   1) Galen 静脉畸形（静脉瘤）（见章节 79.8）。
   2) 硬脑膜动静脉畸形（见章节 79.7）。
   3) 颈动脉 - 海绵窦瘘（见章节 79.9）。
2. 混合性或未分类的血管瘤：占全部血管造影隐匿性血管畸形 AOVM 的 11%[2]。

79.2 动静脉畸形（AVM）

79.2.1 概述

79

要 点

- 由扩张的动静脉及发育异常的血管组成。动脉血直接注入引流静脉，在畸形血管团（nidus）中无毛细血管床或脑实质。
- 可能是先天性的，也有很多是后天获得的。
- AVM 具有中到高度的压力和血流灌注。

- 最常合并出血，癫痫次之。
- 首次出血的风险约为每年 1%，改变该风险的预后因素尚不明确。
- 再次脑出血的风险为每年 5%。年龄的增长、深静脉引流、供血动脉动脉瘤和女性性别可能会增加风险。
- 未破裂 AVM 初发癫痫的 5 年风险为 8%，再发癫痫的 5 年风险为 58%。
- 供血动脉上的动脉瘤很常见，常是出血的来源。
- 血管造影、MRI 和 CT（特别是增强扫描）可显示此类病变。
- 主要治疗选项（当不选择保守观察时）：
  - 手术切除：治愈性治疗。风险通过分级进行区分（特别是 Spetzler-Martin 分级）。
  - 立体定向放疗（SRS）：在 1～3 年内 AVM 的闭塞率为 70%～80%。通常用于直径小于 3cm 的深部病变血管内介入栓塞治疗：在特定病例中有治愈性。通常用作术前高危血管栓塞，辅助外科手术切除或 SRS，或缓解高流量症状。

79.2.2 概念

动静脉畸形是一组异常的血管结构，动脉血不经毛细血管床直接汇入引流静脉。动静脉畸形大多数为先天性病变，体积随年龄增大，且易从青少年时期的低流量状态发展到成年后的高流量状态。AVM 在大体标本上观察为相互缠绕的一组血管，包括边界清晰的中心（畸形血管团，不包含脑实质），和引流的“红色静脉”（含有动脉血的静脉，比一般静脉的血压更高，常在表面）。

动静脉畸形可分为：

1. 脑实质 AVM（具体内容详见下文）。可细分为：
   1）软膜型。
   2）皮层下型。
   3）脑室旁型。
   4）混合型。
2. 单纯硬脑膜 AVM（见章节 79.7）。
3. 脑实质和硬脑膜混合型 AVM（罕见）。

79.2.3 流行病学

患病率：一般认为是 0.14%。脑 MRI 成像明确的无症状 AVM 患病率为 0.05%[3]。

检测到的无症状或有症状的 AVM 的发生率约为 1.3/10 万人年[3]。

男性患病率稍高于女性。

一些亚型被认为具有遗传性。部分遗传综合征可能表现本病：15%～20% 的 Osler-Weber-Rendu 综合征病人（遗传性出血性毛细血管扩张症）（见章节 79.5.1）伴有脑 AVM（最常见的遗传性原因）。

与动脉瘤的比较：AVM 病人平均确诊年龄约为 33 岁，较动静脉畸形年轻约 10 岁[4]。64% 的 AVM 病人在 40 岁前确诊（动脉瘤此比例为 26%）。

79.2.4 临床表现

1. 出血（最常见）：发生率 58%[3]（动脉瘤为 92%，详见下文）。
2. 癫痫：发生率 34%[3]。
3. 其他表现：发生率 8%。
   1) 占位效应：如桥小脑角 AVM 引起的三叉神经痛。
   2) 缺血：由“盗血”现象引起。
   3) 头痛（少见）：AVM 偶尔与偏头痛有关。枕部 AVM 可表现为视野损害（典型表现为偏盲或象限盲），且头痛和偏头痛难以鉴别[5]。
   4) 血管杂音：特别是伴有硬脑膜 AVM 时（见章节 79.7）。
   5) 颅内压升高。
   6) 仅见于患儿的症状：大部分是由体积较大的中线 AVM 引流入 Galen 静脉引起（Galen 静脉畸形，见章节 79.8）。
      - 脑积水合并巨颅畸形：增大的 Galen 静脉压迫中脑导水管，或静脉压增高所致。
      - 充血性心力衰竭伴心脏增大。
      - 前额静脉突出：静脉压增高所致。

79.2.5 出血

概述

大多数据来自观察性研究，因此病人的真实自然史未知[6]。出血的高峰年龄在 15～20 岁[7]。对于孕期颅内出血的讨论见章节 74.8。

AVM 出血的发病率和死亡率 数据间差异很大。每次出血，估计死亡率为 10%，发病率为 30%～50%（神经功能缺损）[8]。一般而言，AVM 引起的颅内出血与原发性颅内出血相比较为良性[3]。

AVM 出血的部位

1. 脑实质内出血：占 82%，是最常见的出血部位[9]。
2. 脑室内出血：
   1) 通常合并脑实质内出血，是由脑实质内出血进入脑室造成。
   2) 单纯的脑室内出血提示脑室内 AVM 破裂。
3. 蛛网膜下隙出血：SAH 可能是由位于供血动脉的动脉瘤引起（在 AVM 中常见）。
4. 硬膜下血肿（SDH）：不常见，AVM 引起的 SDH 可能是 SDH 产

79

生的原因之一。

年出血风险

大量的研究产生的结果并不一致。

经常被引用的年出血风险为 2%[10]～4%[4]。根据目前最大规模的荟萃分析，排除选择偏倚的年出血风险为每年 2.3%[11]。可能影响年出血风险的因素包括以下各项：

▶ *此前已发生破裂* 对未来出血最有力的预测因素。被诊断时未破裂的 AVM 年出血风险为 1.3%，破裂 AVM 年出血风险为 4.3%[11]。再出血的风险在首次破裂后第一年内最高（各个研究结果不一致）。

▶ *被诊断时的年龄* 每增加 10 岁，出血风险增加 30%[11]（各个研究结果不一致）。

▶ *静脉引流模式* 单纯深静脉引流的 AVM 年出血风险增加 1.6～2.4 倍[11]。

▶ *AVM 大小* 各研究结果之间不一致。在更大的队列中没有发现关联性。争论的焦点是小的 AVM 比大的 AVM 更容易出血[12,13]。小 AVM 的供血动脉被认为有更高的压力[13]。

▶ *出血率与 Spetzler-Martin 分级的相关性* 有争议。一些研究表明 Spetzler-Martin 分级（见章节 79.2.8）4～5 级 AVM（高等级）的出血风险增加[14]，但其他研究结论相反。

▶ *综合风险因素* 表 79-2 中显示了基于既往出血史、静脉引流模式和病灶位置的出血风险，并使用了 Stapf 等人的数据作为例证（有些结果相互矛盾）。

表 79-2 不同 AVM 亚组的平均年出血率[15]

引流静脉	血管团位置	无出血史	有出血史
无深部引流静脉	非深部	0.9%	4.5%
	深部	3.1%	14.8%
有深部引流静脉	非深部	2.4%	11.4%
	深部	8.0%	34.4%

终身出血风险及再出血风险

79

公式 79-1 给出了一个人余生出血的风险的计算方式（该分析假设持续存在出血风险，忽略了既往出血、AVM 位置、衰老或妊娠等影响的风险变化，等等）。

$$出血风险（至少一次）=1-(年不出血率)^{预期剩余寿命} \qquad （公式 79-1）$$

其中，每年不出血率 =1－年出血率，例如，每年出血率取平均值 3%，预期剩余寿命为 25 年，则出血风险为（公式 79-2）：

出血风险（25 年内至少 1 次*）$=1-0.97^{25}=0.53=53\%$ （公式 79-2）

公式 79-1 可用以下公式（公式 79-3）简略计算：

出血风险（至少 1 次*）≈ 105 − 年龄 （公式 79-3）

* 设年出血率为 3%。

利用公式 79-1 计算出的不同年龄的出血风险详见表 79-3（寿命取自保险生命表）。

表 79-3 终身出血风险的计算 [a]

发病年龄	预期剩余寿命 [b]	终身出血风险		
		每年 1% [c]	每年 2%	每年 3%
0	76	53%	78%	90%
15	62	46%	71%	85%
25	52	41%	65%	79%
35	43	35%	58%	73%
45	34	29%	50%	64%
55	25	22%	40%	53%
65	18	16%	30%	42%
75	11	10%	20%	28%
85	6	5.8%	11%	17%

[a] 修改自参考文献 [16]

[b] 参考 1992 年 Metropolitan 人寿保险公司发布的初级寿命表

[c] 1% 的年出血风险适用于偶然发现的动脉瘤，所以也放在表格中（见章节 78.1）

79.2.6 癫痫

癫痫产生的机制尚不清楚。病人确诊时年龄越小，发生惊厥的风险就越高（表 79-4）。癫痫发作风险增加的 AVM 的特征：位于颞叶、皮质受累、病灶直径 >3cm[3]。AVM 出血的病人在之后 20 年内有 22% 的癫痫发作风险。

表 79-4 AVM 发生癫痫的风险

确诊时年龄（岁）	20 年内发生癫痫的风险
10～19	44%
20～29	31%
30～60	6%

79.2.7 AVM 与动脉瘤

7% 的 AVM 病人同时患有动脉瘤。其中 75% 位于主要供血动脉（可能与血流增加有关）[12]。上述动脉瘤的分类详见表 79-5。动脉瘤也可出现于畸形血管团内或引流静脉。治疗合并动脉瘤的 AVM 时，应优先处理有症状者（如有条件也可在一次手术中同时移除）[17]。如果不能明确哪个发生出血，应优先处理动脉瘤。约有 66% 的动脉瘤在移除 AVM 后体积缩小，但并不总是如此。在一项针对 9 例合并动脉瘤的 AVM 病人的研究中，无一动脉瘤在移除 AVM 后出现破裂或体积增大的现象[17]。

表 79-5 AVM 合并动脉瘤的分类 [a][17]

类型	动脉瘤位置
Ⅰ	AVM 同侧主要供血动脉近端
ⅠA	AVM 对侧主要供血动脉近端
Ⅱ	浅表供血动脉远端
Ⅲ	深穿支供血动脉的近端或远端（“bizarre”）
Ⅳ	与 AVM 无关的动脉

[a] 不包括畸形血管团内或引流静脉的动脉瘤

79.2.8 诊断与评估

概述

各种成像方法提供的信息在综合分析时是互补的。

通过导管血管造影术可获得最明确的诊断和治疗计划。

基于横截面的影像（CT、CTA、MRI、MRA）提供了导管血管造影术无法获得的关于周围脑组织的重要信息。

MRI 和 MRA 在检测 AVM 的颅内出血方面接近 CT/CTA，但 MRI/MRA 或许不能显示在 CTA 上可见的重要血管结构特征。

CT

CT 平扫是排除急性出血的首选检查（敏感性 >90%）。它可能遗漏一些 AVM，但可以显示病变内的钙化或病灶密度的增加。增强 CT 可显示血管内的增强剂，并能描绘病灶（AVM 的高密度中心区）。

CT 血管成像（CTA）

优点：优质的空间分辨率、快速、微创、禁忌证少于磁共振 MRI/MRA。

缺点：涉及电离辐射，碘造影剂在致敏个体中有过敏反应的风险，并有肾损伤的风险。

在脑出血病人中，检测 AVM 的灵敏度为 84%～100%，特异性为

77%～100%[3,18]（与导管血管造影术相当）。

MRI

AVM 在 MRI 的典型表现：

1. 在 T_1WI 和 T_2WI 上的流空现象。
2. 存在供血动脉。
3. 存在引流静脉。
4. 部分翻转角（flip-angle）的信号增强，可与钙化在 T_1WI 及 T_2WI 的信号缺失相鉴别。
5. 如病变周围水肿明显，提示肿瘤出血的可能性相较于 AVM 更大。
6. 梯度回声序列（GRASS）可显示病变周围的含铁血黄素，提示曾出现严重出血。
7. 如病变周围存在完整的环状低密度影像（由含铁血黄素造成），提示该病变为 AVM 而不是肿瘤。

MRA

缺点：不论是飞行时间（TOF）还是对比剂增强 MRA，在检测小血管（直径 <1mm）、动脉瘤、小动静脉畸形（病灶 <10mm）和静脉流出解剖结构方面都受到很多限制，但这些结构信息在治疗计划中非常重要。

导管血管造影

AVM 在血管造影中的典型表现：

1. 血管缠绕。
2. 扩张的供血动脉。
3. 扩张的引流静脉。
4. 引流静脉可在动脉期显示。

血管造影并不能显示所有 AVM，有少数海绵状血管瘤及静脉血管瘤亦不能显示（参见血管造影隐匿性血管畸形，见章节 79.4）。

AVM 分级系统

AVM 的 Spetzler-Martin 分级

Spetzler-Martin 分级是最广泛使用的分级标准，是评估手术切除风险高度有效的方法[3,19]。通常需要导管血管造影术和横断面成像（CT 或 MRI）来确定分级。

根据表 79-6 的分级标准，得分总和即为 S-M 等级，可分为 1～5 级。6 级特指无法治疗的病变（包括各种方法，如手术、SRS 等），一旦切除病变将会不可避免地造成残疾或死亡。该分级可能不适用于儿童病人（AVM 不成熟，随时间变化；AVM 大约 18 岁时成熟，并趋于紧凑）。在医疗中心就诊的大多数 AVM 病人是 S-M 3 级[20]。

基于 Spetzler-Martin 分级的预后分析见表 79-7，为 Spetzler 本人手术的 100 例连续病例（其中无死亡病例）。

表 79-6 AVM 的 Spetzler-Martin 分级[21]

分级标准	评分
体积[a]	
小型（<3cm）	1
中型（3～6cm）	2
大型（>6cm）	3
临近脑功能区[b]	
非功能区	0
功能区	1
静脉引流方式[c]	
仅浅表	0
深部	1

[a] 未经放大的血管造影图像显示的血管团直径（与手术切除难度相关，手术难度也与供血动脉数量及盗血程度等相关）。

[b] 功能区包括[22]：感觉运动区、视觉和语言区、丘脑和下丘脑、内囊、脑干、小脑脚、深部小脑核团

[c] 引流方式为浅表是指所有引流均通过皮层静脉系统，深部是指部分或全部引流均通过深静脉系统（如大脑内静脉、基底静脉或小脑中央前静脉）

表 79-7 基于 Spetzler-Martin 分级的手术预后分析

分级	病例数	无神经缺损		轻度神经缺损[a]		重度神经缺损[b]		预后较差[c]
1	23	23	(100%)	0		0		4%
2	21	20	(95%)	1	(5%)	0		10%
3	25	21	(84%)	3	(12%)	1	(4%)	18%
4	15	11	(73%)	3	(20%)	1	(7%)	31%
5	16	11	(69%)	3	(19%)	2	(12%)	37%

[a] 轻度神经缺损：轻度脑干损伤、轻度失语、轻度共济失调

[b] 重度神经缺损：偏瘫、失语加重、同向偏盲

[c] 2011 年发布的汇总分析[23]

★Spetzler 之后推荐将 AVM 分为三类进行综合诊疗[23]：

- A 类（S-M 分级 1～2 级）：手术切除。
- B 类（S-M 分级 3 级）：多模态治疗（也可见于下文 Lawton-Young 分级）。
- C 类（S-M 分级 4～5 级）：每 5 年复查并行血管造影，仅在出现神经功能缺损加重、盗血症状或血管造影明确存在动脉瘤时进行治疗。

79

Lawton-Young 补充分级标准

Lawton-Young（L-Y）补充分级[24]是一个有效的分级标准[25]，它优化

了S-M分级。参考文献中显示了完整模型（结合S-M分级和L-Y分级）[24]。简化模型如表79-8所示，L-Y分级分数是各项评分的总和。L-Y模型的准确性几乎与完整模型一样好，并且在预测改良Rankin评分（mRS评分）的变化方面，两种模型都优于S-M分级模型（表85-5）。该模型仅使用于可进行手术的AVM，当与S-M分级不匹配时，该模型更有帮助：AVM的S-M分级为3级而L-Y评分较低，则其性质更接近S-M 2级；S-M分级为3级而L-Y评分较高，则其性质更接近S-M 4级[3]。

表79-8 Lawton-Young补充分级标准

评分项	分数
病人年龄	
<20岁	1
20~40岁	2
>40岁	3
AVM表征	
已破裂	0
未破裂	1
AVM形态	
血管团紧凑	0
血管团弥散	1

79.2.9 处理

1. 对于临床或影像学检查怀疑有潜在出血原因的非创伤性脑出血病人，CTA、MRA和脑血管造影可用于评估AVM（Ⅱ级推荐[3]）。
2. 初次出血应参考2015年AHA脑出血管理指南（见章节84.7）（内容涵盖高血压、癫痫、凝血障碍的纠正等）。
   - 如果有手术指征的话，不管是否存在AVM，都应该进行外科干预清除颅内血肿。小的、较浅表的AVM可以在急诊手术时切除。
   - 较大的、深部的AVM的手术切除可以推迟2~6周，减少脑肿胀，并且可以通过急诊手术和之后的血管造影更好地评估残余的AVM。
3. 对于破裂的AVM：
   - S-M级别与L-Y评分均低的AVM应该手术切除，还有部分S-M级别Ⅳ级但L-Y评分低的AVM也可以考虑手术切除。
   - 手术切除高S-M级别AVM是有风险的，但如果患者有固定的神经功能缺损，不太可能因手术而继续恶化，则可以考虑进行手术[3]。

4. 未破裂 AVM 的治疗一直存在争议，ARUBA 试验（一项针对未破裂 AVM 的随机临床试验）[26] 试图明确最佳的治疗方案，但因其设计缺陷和过早地确定临床终点而受到严厉批评[27]。其结论是，单独的药物保守治疗优于保守治疗 + 干预（手术、SRS、栓塞或联合治疗），这一结论并没有得到广泛而一致的支持。

79.2.10 治疗

概述

治疗的选项及其优劣：

1. 手术治疗：（见下文）是 AVM 治疗选择之一，当手术风险过大难以接受时，可选择其他治疗手段 [如立体定向放疗（SRS）]：
   1) 优势：立即解除出血风险，并控制癫痫。
   2) 劣势：有创、手术风险、费用问题（疗效好则初始费用高是值得的，但出现并发症会使费用增加）。
   3) 手术切除：最适合于 S-M 1 级和 2 级 AVM。S-M 4 级与 5 级发生不良预后的风险很大。
2. 放射治疗
   1) × 传统放疗：仅对 20% 或更少的病人有效[28,29]，被认为是低效的治疗方式。
   2) SRS：对部分较小（血管团直径≤ 2.5～3cm）的深部病变有效（详见 AVM 的立体定向放射外科，见章节 101.3.4）。
      - 优势：门诊手术可完成、无创、逐步减少 AVM 血流、无须术后恢复。手术前放射治疗能使 AVM 组织更易于切除，降低了外科手术的致残率[30]。控制癫痫（通常在血管团闭塞或减小的病人中）[3]。
      - 劣势：需要 1～3 年起效（等待期），在此期间内有出血风险，出血的风险与自然史大致相同（每年 1%～3%）（仅限于直径≤3cm 的病灶）。闭塞率（70%～80%）低于手术。延迟发生的副作用包括：放射性坏死、脑水肿和囊肿形成。永久性神经功能变化发生率为 2%～3%[3]。

3. 血管内介入治疗（如栓塞，见章节 102.5.3）。
   1) 优势：有助于手术[31]，有助于 SRS（存在争议）。
   2) 劣势：可能难以根治 AVM，且诱导血流动力学急剧改变；需要联合治疗手段。SRS 前行血管内治疗可使闭塞率从 70%（未行栓塞）降至 47%（行栓塞）[32]。
4. 联合治疗：例如，先行栓塞使血管团缩小，再行 SRS。

治疗 AVM 时应该考虑的因素：

1. 合并动脉瘤：位于供血动脉、引流静脉或畸形血管团内。
2. 血流高低。
3. 年龄。
4. 既往出血史。
5. 体积和畸形血管团的疏密。
6. 本院神经介入科水平。
7. 病人全身状况。

手术治疗

术前药物治疗

手术前病人预先口服普萘洛尔 20mg QID 以减少术后的正常灌注压突破现象（据推测是由于术后出血和水肿造成[33]，详见下文），术前也可应用拉贝洛尔以维持平均动脉压在 70～80mmHg[34]。

术前准备：AVM 开颅术

亦可参考免责声明（见凡例）。

1. 体位：取决于 AVM 解剖部位，应用放射线可穿透的头架。
2. 术前栓塞：应由神经介入科医师完成，一般于术前 24～48h 实施。
3. 术中血管造影（可选）。
4. 手术器械：
   1) 显微镜（如有需要应具有 ICG 功能）。
   2) 影像导航：主要用于骨瓣定位。
5. 备血：明确血型，配血 2U 浓缩红细胞。
6. 术后送 ICU。
7. 知情同意（仅举例说明）。
   1) 步骤：术中开颅移除脑内异常血管团，并行术中血管造影。
   2) 其他治疗方案：SRS、介入治疗（大多数 AVM 不适用，可作为辅助治疗手段）。
   3) 并发症：常见开颅手术并发症（见凡例），卒中（重要并发症），术中出血（需输血）及术后出血、与 AVM 部位有关的神经功能损害、病变难以全切、复发。

AVM 手术的基本原则

1. 充分暴露。
2. 先分离阻断供血动脉再阻断引流静脉（单一引流静脉的病灶如因扭曲或凝血等提前阻塞静脉则难以处理）。
3. 全切畸形血管团对防止术后再出血很有必要，仅阻断供血动脉是不够的。

4. 区分并保护邻近未受累动脉。
5. 直接切开畸形血管团，如有条件经脑沟和脑裂操作。
6. 如果病变在血管造影中显示高血流量，则应考虑术前栓塞。
7. 如果病变由多个区域的血管供血，可行分期手术。
8. 如有条件应夹闭供血动脉上的动脉瘤。

术后病情恶化

可能由以下原因引起：

1. 正常灌注压突破[33]：以术后脑肿胀或出血为特征。过去认为这是由于自动调节功能的缺失导致的，但这种理论目前受到挑战[35]。可能通过减少术前用药降低手术风险（见上文）。
2. 阻塞性充血（occlusive hyperemia）[36]：术后立即出血，可能是由邻近正常脑静脉引流受阻所致。延迟表现可能是由引流静脉或硬脑膜窦迟发血栓形成所致[37]。术后病人脱水，可能会增加风险。
3. 残余病灶再出血。
4. 癫痫。

79.2.11 AVM 治疗后的随访

对于已切除的 AVM：

1. 应进行术中或术后早期血管造影，以确认病灶已完全清除。
2. 残余病灶应进行再次切除或其他治疗。
3. 建议：当血管造影结果令人满意，提示 AVM 完全闭塞时，应在治疗后第 1 和第 5 年用导管血管造影（不是 CTA 或 MRA）进行随访。

放射治疗后随访，应进行影像学评估：

1. MRI/MRA 通常在等待期内每隔 6 个月重复一次（如果 MRI 无法进行，则用 CT/CTA 代替）。
2. 如果影像表明 SRS 后 AVM 已经闭塞，则应进行导管血管造影进行确认。
3. 长期 MRI 或 CT 随访可用于监测延迟发生的副作用（坏死、囊肿等）。

尽管导管血管造影术是金标准，但它有一定的风险。治疗后可以进行 MRI 复查，因为与导管血管造影相比，MRI 对于体积小于 $2.8cm^3$ 的 AVM 具有 90% 的准确率，对于大于 $2.8cm^3$ 的 AVM 具有 70% 的准确率[38]。

79.3 发育性静脉异常（DVA)（静脉血管瘤）

79.3.1 概述

要 点

- 静脉畸形为受累区域引流静脉的一部分，其间有脑组织交织存在，很少需要治疗。
- 低流量，低压力。
- 血管造影上为星芒状。
- 罕见症状：癫痫发作较少见，出血更少见。可能出现静脉梗死（存在争议）。
- 可伴随海绵状血管畸形，更易造成症状（见章节 79.6)。

发育性静脉异常（developmental venous anomaly，DVA）也称静脉畸形（venous malformation）或（发育性）静脉瘤 [(developmental) venous angioma]。一簇髓静脉汇入一个增粗的中央干并引流入深部或浅表的静脉系统。静脉缺乏大量的平滑肌和弹力纤维。没有发现正常动脉。血管间有脑实质。最常见于 MCA 供应的区域[39]或 Galen 静脉的区域。可合并海绵状血管畸形（见章节 79.6)。非遗传性。低流量，低压力。

大多数无明显临床症状，但小部分有癫痫，极小部分有出血症状。有报道静脉梗死症状，但可能是巧合。如果症状存在，寻找相关的海绵状血管畸形（GRASS MRI 可能显示一些海绵状血管畸形，还有一些可能无法显示)。

79.3.2 影像

MRI

FLAIR 像上呈 T_2 高信号。

血管造影

偶尔血管造影阴性，但多出现海蜇头表现（其他描述包括：九头蛇怪，车轮轮辐，蜘蛛，伞状，蘑菇，太阳形或星形）[40]。其他血管造影表现包括：长引流静脉（比一般静脉长）引流较多脑组织范围（有假设称静脉性疾病发病与静脉长度相关），动脉期显示无动静脉瘘（为 AVM 的特征表现）。

79.3.3 治疗

总的来说，这些病变不应该治疗，因为它们是临近脑组织的引流静脉。如果合并的海绵状血管畸形有治疗指征，血管瘤也不处理。外科手术有指征仅在：证实出血或明确是病变引起的顽固性癫痫发作。

79.4 血管造影隐匿性血管畸形

79.4.1 概述

其命名仍有争论。专业名词“隐匿性脑血管畸形（cryptic cerebrovascular malformations）”最初用于血管造影阴性、无临床表现的病变，不论病变大小。

推荐：使用“血管造影隐匿性血管畸形”[angiographically occult (or cryptic) vascular malformation，AOVM]。是指在技术上相当满意的脑血管造影（也就是说在高质量的剪片、减影及放大、血管断层扫描、快速连续血管造影或延迟影像等均比较合适的情况下）[41] 上未显示的脑血管畸形。尽管血管造影为阴性，但手术中可见很多病变有很粗大的畸形血管[42]。而其他的影像技术（即 CT、MRI）可能可以显示这些病变。虽然常可互换使用，但名词“隐匿性畸形”（省略“血管造影”）一般指用其他影像学方法也不能显示的病变。

血管造影不能显示病变的原因有：

1. 病变曾出血。
   1) 由于出血使病变闭塞：难以证实[43]。
   2) 血块压迫病变[43]，可能数周或数月血块溶解后重新开放。
2. 血流缓慢。
3. 异常血管太小。
4. 由于晚期充盈，可能需要很晚的血管造影片（即延迟片）才能显影。

79.4.2 流行病学

AOVM 的发生率估计为脑血管畸形的 10% 左右[39]。尸解发现 461 例自发性颅内出血（ICH）中有 21 例（4.5%）为 AOVM[44]，但自从这项 1954 年的报道后血管造影技术有所改进。

在一个文献回顾中[41]，诊断时的平均年龄为 28 岁。

79.4.3 临床表现

AOVM 常表现为癫痫发作或头痛。进行性的神经症状（通常为自发性颅内出血的结果）[45] 并不常见。可偶然被发现。

79

本组病变的自然史尚不清楚。

79.5 Osler-Weber-Rendu 综合征

79.5.1 概述

又称遗传性出血性毛细血管扩张症（hereditary hemorrhagic telangiectasia，HHT)，或毛细血管扩张症（capillary telangiectasia)：轻度毛细血管扩张，低流量。无法在任何放射影像技术中成像。通常在尸检时偶然发现，无临床意义（除非位于脑干；出血风险非常低）。有掺杂在其中的脑组织[39]（不像海绵状血管畸形）。通常是单独的，但作为综合征的一部分时，可以是多发的：Osler-Weber-Rendu（见下文），Louis-Barr（共济失调性毛细血管扩张症），Myburn-Mason，Sturge-Weber。

合并的脑血管畸形（cerebrovascular malformation，CVM)：毛细血管扩张、AVM（最常见的 CVM，可见于 5%～13% 的 HHT 病人[46])、静脉血管瘤和动脉瘤。同时病人易发生肺动静脉瘘，相关反常性脑栓塞风险增加，造成栓塞卒中和脑脓肿形成（见章节 20.2)。

79.5.2 流行病学

罕见的常染色体显性遗传血管病变，发生率约为 1/5000。95% 出现反复鼻出血。

79.5.3 影像学

CT

可表现为边界清楚的均一或混杂的高密度影[45]［高密度可缘于血肿、钙化、血栓、含铁血黄素沉着、BBB 的改变和（或）出血量的增加[41]］，24 例中有 17 例伴有一定程度的增强[45]（周边或病灶内)。周围水肿或占位效应少见（除非有最近出血)。

MRI

可显示以往的出血[47]，对于存在多个病灶及选择治疗方案时很重要。T_2WI 可见：网状的病灶有高或低密度，周边可能存在一低信号的边缘（由于以往出血导致充满含铁血黄素的巨噬细胞存在）。GRASS 显像可见血流相关的增强约占 60% 病例，这可将其他条件时血流引起的信号缺失与钙化（和骨）或空气相区分（局限性：含铁血黄素可引起信号缺失，且在水平面血流缓慢并不增强)[48]。

79.5.4 治疗

手术指征主要是为清除血肿或明确诊断，特别是定位明确时。也考虑手术来解决反复的出血（甚至有报道在血管造影正常后出血破裂）或药物治疗难治性癫痫发作。未证实有必要行 SRS，目前尚未显示出令人满意的效果 / 风险比[49]。

79.6 海绵状血管畸形

79.6.1 概述

要 点

- 通常在血管造影上不显示。MRI 可作为一种检查选项（血管通道开放→ T_2 像上流空，既往出血→爆米花样，尤见于梯度回波序列或 SWI 序列）。
- 低流速。内部不含神经组织，无动脉。存在引流静脉，应予保护。
- 可能与发育性静脉异常（DVA）相关（见章节 79.3）。
- X 线放射治疗（XRT）是海绵状血管畸形（CM）形成的危险因素。
- 表现：通常表现为癫痫发作。出血：少见，风险难以预测。
- 治疗：
  1）手术治疗最好针对有症状、易处理的病变。
  2）× 放射治疗有争议，只作为有症状的、手术难以处理、非家族性的 CM 病人考虑的选项。

也称海绵状血管瘤或血管瘤（cavernous hemangioma，cavernoma，cavernous angioma，angioma，医疗术语“cavmal”）。为边界清楚的良性血管错构瘤，由不规则厚薄的窦状的血管腔道组成。位于脑内，但没有脑实质[39]、大的供血动脉或大的引流静脉。通常大小为 1～5cm。可能有出血、钙化或栓塞。少见于脊髓[50]。血管腔充满血液，处于血栓形成的各种阶段（形成、机化、溶解）。通常伴发静脉血管瘤（见章节 79.3），可在病变附近发现毛细血管扩张。血管生成因子染色阳性[51]。病变可新形成[52]，可长大（尽管比血管母细胞瘤缓慢）、缩小或保持不变[53]。

79.6.2 病理学

大体表现为“桑葚状”（有人开玩笑称之为“脑痔”，但很形象）。光镜：von Willebrand 因子染色阳性。平滑肌层缺失（除了一小部分）。电镜：内皮细胞之间紧密连接出现不正常的缝隙[54]（可能造成血液漏出）以及内皮下平滑肌细胞缺失和分化不良[54]。

79.6.3 流行病学

脑海绵状血管畸形（CM）占中枢神经系统血管畸形的 5%～13%，人群发生率为 0.02%～0.16%（基于大体尸解[55]和 MRI 的队列研究[56,57]）。48%～86% 位于幕上，4%～35% 位于脑干，5%～10% 位于基底节[58]。

在 23%[59]～50%[60]的病例中是多发的，在遗传性病例中多发更为常见[61]。

CM 可能是散发的、遗传性或可能由放射治疗引起[62]。

脊髓 CM：罕见发生于脊髓。放射治疗（XRT）可能是危险因素之一[63]

（如髓母细胞瘤术后的脑脊髓放射治疗[64]），特别是脊髓 CM。42% 的脊髓 CM 病人同时合并≥1 个颅内动脉瘤[65]。

79.6.4 基因

许多遗传性 CM 病例遵循孟德尔常染色体显性模式，具有多种表现型[66]。至少有 3 个基因位点（见表 79-9）。

家族式发病中多发病变常见[56]。

表 79-9 CCM 的亚型

	CCM1	CCM2	CCM3
部位	7q11-q22	7p15-13	3q25.2-q27
基因	KRIT1	MGC4607（malcavernin）	PDCD10
特性	西班牙人多见		新 CM 形成的速度：0.4～2.7 新 CM/ 年

79.6.5 临床表现 / 自然史

概述

见参考文献[67,68,69,70]。

癫痫发作（50%）[70]，出血（25%[70]，通常为脑实质内，相关定义见下文方框），没有近期出血证据而出现的局灶神经功能障碍（25%）[70]，脑积水（20%～50%）[57,71]。

出血

准确的出血风险并不十分清楚。目前已采用血管瘤联盟（Angioma Alliance）[72]（见下文方框）对出血的标准化定义（由于基本上所有的 CM 周围都有含铁血黄素，表明有小的渗透，并且 CM 易于反复出现小出血，这种出血很少是灾难性的）。一些 CM 表现得更“激进”（即倾向于更频繁的出血）。

CM 初始出血后的神经损伤往往比其他类型的血管畸形少[73]。

血管瘤联盟（Angioma Alliance）对 CM 出血的定义[72]

急性或亚急性症状（任何一种：头痛、癫痫发作、意识受损、或新的 / 恶化的局灶性神经功能障碍，与 CM 的解剖位置有关），伴有近期病灶外或病灶内出血的放射学、病理学、外科证据，或者脑脊液（罕见）证据。

此定义不包括单纯 CM 直径增加而没有其他近期出血证据的，或者存在含铁血黄素环的。

脑 CM 的出血风险：

- 偶然发现的 CM 首次出血的风险非常低（0.08%）[71]。
- 与出血风险增加最相关的两个因素[70]：
  - 出血为首次症状的 CM：风险比 = 5.6。
  - 脑干 CM：风险比 = 4.4。
- 女性性别、CM 大小和 CM 多样性和出血风险的相关性在各个研究中不一致。
- 复发性出血的年风险随着时间的推移而下降[74,75,76]。
- 据报道，家族性 CM 的年脑出血率（4.3%～6%）高于散发性病例[77]，但这可能由于干预因素的作用[70]。
- 怀孕和分娩不被认为是出血的危险因素[66,78,79]。
- 血小板抑制剂[75]或抗凝剂[80]可能不会增加 CM 出血的风险，但这一结论来源于一项无对照研究，病人可能倾向于在近期出血后选择避免继续使用药物。
- 没有发现体育活动与 CM 出血的关系[75]。

脊柱 CM：数据有限。据报道，每年的出血率为 2.1%[81]。17% 的脊髓 CM 病人也有脑 CM，12% 有 CM 家族史[81]。

癫痫

有症状的 CM 病人 5 年内首次发作的风险为 6%，偶然发现的无症状 CM 病人 5 年内首次发作的风险为 4%[82]。

79.6.6 评估

指南

临床指南：海绵状血管瘤的影像检查建议

1. I 级推荐[70]：用 MRI 对已知或可疑的 CM 进行诊断及随访。
2. I 级推荐[70]：MRI 检查应包括梯度回波及 SWI 序列。
3. Ⅲ 级推荐[70]：除非怀疑存在 AVM，否则不推荐导管血管造影。
4. I 级推荐[70]：新产生某种症状或症状恶化时应进行影像学随访以评估，从而指导治疗决策。目前没有足够的数据来建议常规随访的时间。

CT

不敏感：CT 可能遗漏很多小的，甚至一些大的病灶，即使有些有出血表现。不特异：CT 表现可和许多低级别肿瘤、出血、肉芽肿类似。孤立的多灶性钙化可能提示诊断。当MRI无法完成时，增强CT可能会有帮助。

CT 通常比 MRI 更方便，并且可以排除紧急情况，如严重的血肿、脑积水和占位效应。

MRI

可选的检查。MRI 的梯度回波 T_2WI 或磁化率加权（SWI）序列是最敏感的诊断方式，因为这些方式对 CM 内和周围的血液分解产物的磁化率伪影具有高敏感性。一般所见与 AOVM 相似（混杂信号的中心，周围为低信号边缘——有时描述为“爆米花样”，见上文；见图 79-1）。若发现同样特点的多发病灶，并有家族史[60]，则强烈支持诊断。实质性 CM 附近可见一静脉畸形，但不伴有多发病变[83]。弥散张量成像 / 白质束成像[84]和术前磁共振三维稳态干扰序列（3D CISS MRI）[85]可改善病灶定位，入路和术后恢复。

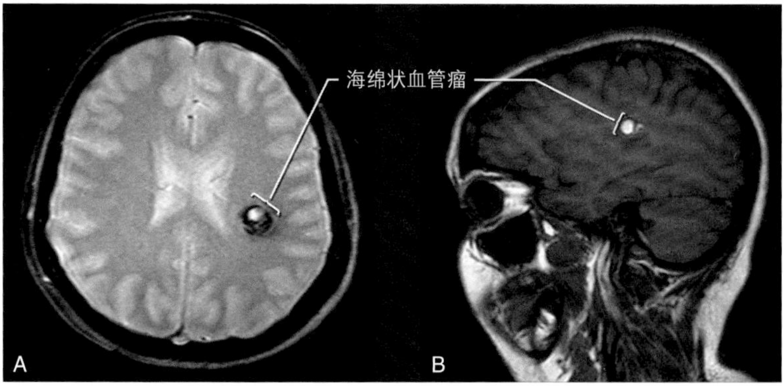

图 79-1 位于左侧大脑的海绵状血管瘤磁共振图像

A. MRI 轴位 GRASS 加权序列显示典型的“爆米花样”表现；B. 同一病人 MRI 矢状位 T_1 加权序列显示病变周围含铁血黄素环

钆对比增强 MRI 有助于识别可能存在的相关深静脉血栓或毛细血管扩张，或帮助在可疑病例中排除肿瘤。

在没有脊柱症状的情况下，大脑 CM 病人不需要常规行脊柱成像[70]。

血管造影

不能显示病变。MRI 表现几乎可以诊断，典型病例中无须做血管造影。诊断不清的病例中血管造影用于排除其他诊断。

家族性因素

家族中如果病人数量大于 1 人，那么病人的一级亲属应进行 MRI 扫描筛查以及合适遗传学咨询（有关测试和咨询的详细信息，请参考指南[70]）。

79.6.7 处理 / 治疗

选择

1. 观察。

2. 手术切除。

3. 放射治疗（XRT）或立体定向放疗（SRS）。

即使过了许多年，关于 CM 的最佳处理仍然存在争议，不同研究的结果互相冲突。这导致了下文中临床指南存在一些混乱和冲突。

临床指南：海绵状血管瘤的治疗建议

1. Ⅲ 级推荐[70]：不建议对无症状的 CM 进行手术，尤其是那些深部的，或在功能区的，或脑干的，或多发的 CM。
2. Ⅱ 级推荐[70]：孤立的无症状 CM 如果手术较易且不在功能区，可以考虑手术，以防止将来可能的出血，帮助病人免去昂贵且耗时的随访、减轻心理负担，促进生活或职业发展，使病人得以进行可能需要的抗凝治疗。
3. Ⅱ 级推荐[70]：癫痫病人出血后考虑 CM 早期手术切除（出血后 6 周内），尤其是在药物难治性癫痫，CM 可能是癫痫发作的原因的情况下。
4. Ⅱ 级推荐[70]：有症状且手术较易的 CM 可以考虑手术切除（手术致残率和致死率与 CM 首次出血后保守观察 1～2 年内的致残率和致死率相当）。
5. Ⅱ 级推荐[70]：建议脑干 CM 在出现第二次症状性出血后再考虑进行手术，因为手术有很高的致残率、致死率和对生活质量的影响。
6. Ⅱ 级推荐[70]：建议在深部 CM 出现症状或首次出血后考虑进行手术（手术致残率和致死率与 CM 首次出血后保守观察 5～10 年内的致残率和致死率相当）。
7. Ⅱ 级推荐[70]：脑干 CM 发生单次致残性出血后，手术指征变弱。
8. Ⅱ 级推荐[70]：如果孤立 CM 既往有症状性出血，且位于手术高风险的功能区，难以进行手术切除，考虑对其进行放射治疗。
9. Ⅲ 级推荐[70]：放射治疗不适用于无症状或能够手术的 CM，也不适用于家族性 CM，因为可能会造成其他部位 CM 生成。

确定治疗结果是困难的，因为没有影像学检查可以证明病变的消除。因此，有人建议将再出血率作为终点事件。

尚无相关的随机前瞻性研究。没有高质量的研究证实手术切除后产生了很大的好处或益处，少数研究显示了一些益处可能是存在偏倚的[70]。

推荐方案

偶然发现的病变

无症状、偶然发现的 CM 应该观察，每 2～3 年行影像学检查（排除亚临床出血）；其他检查基于临床表现。然而某些专家建议切除单一、容易的、非功能区偶发的 CM[86]（见上文临床指南）。

× 由于放射影像学表现几乎是特征性的，只为明确诊断的活检或手术切除不可取。

表现为颅内出血（ICH）或脑室内出血的病人

处理应根据证据等级遵循指南进行。

脑干 CM

未出血的脑干 CM 几乎没有手术指征。建议对既往出血 >2 次，以及 MRI T_1WI 上显示软脑膜／室管膜位置的可行手术治疗[87]。见上文实践指南。

未达到表面的出血在不造成神经功能损伤的情况下不能被切除（脑干表浅 CM 与脑干深部 CM 神经功能恶化的比例分别为 9% vs. 29%[88]）。入路应选择能够暴露出血距离表面最近的位点。脑干 CM 总是合并静脉血管瘤（见章节 79.3）（由于其提供静脉引流，所以必须给予保留）。通过第四脑室底部的手术通常比外侧入路预后差。大约 50% 的脑干 CM 切除术后有显著的短期神经功能障碍[87]。

脊髓 CM

治疗与脑干 CM 几乎相同。

脑神经 CM

有很多病例报告和综述认为脑神经（很少是轴外的）CM 的表现多种多样[89,90,91]。病例报告认为视交叉海绵状血管畸形出血的早期手术减压可使病人获益，因为有反复微量出血的风险[92]。

手术

指征

针对颅内 CM 的手术指征（详见上文临床指南）：

1. 病变可及且存在。
   1) 局部神经功能损伤。
   2) 或有症状的出血。
   3) 或癫痫发作。
      - 新发癫痫发作（见章节 27.1）：散发性癫痫或癫痫病程在 1 年之内的 CM 病人，在手术切除后（不切除周围含铁血黄素沉积的脑组织）有 70%～90% 能够有良好的癫痫控制效果[93,94]（在“点燃（kindling）”发生之前）。癫痫病程持续越长，癫痫控制越效果越差[95]。
      - 难治性癫痫。
2. 病变不易触及，反复出血，进行性神经功能恶化，考虑手术切除，即使在脑干[96,97,98]或脊髓这样的精细部位。

手术风险

手术的风险因 CM 的位置而异。偶发 CM 切除后死亡或非致死性卒中的总风险：6%[99]。该风险大于疾病自然史（5 年内 2.4%），但优于首次出血后再出血的风险（5 年内 29.5%）。深部 CM（基底节、岛叶、丘脑）的手术风险较高，致残率为 5%～18%，致死率为 2%[100]。脑干 CM 的风险更高（致残率接近 50%），但大多数功能会随着时间的推移而改善[70]。

手术技术

手术目标：完全切除畸形血管。CMs 并非血块，可分块切除；对于位于脑干的病变尤为重要。

立体定位或术中超声可辅助定位。切除出血性 CM 时常可见到含 CM 和出血降解产物的腔[101]。先分离病灶与周围脑组织。尽管常无重大出血，但分离阻断病变血供前先进入 CM 内部有时可出现大出血。分离完全后，则可分块切除 CM 以减少脑实质损伤（尤其在脑干）。幕上 CM 多有癫痫发作，还应切除 CM 周边含铁血黄素沉积。

时刻警惕 CM 和静脉性血管瘤的关系（见章节 79.3），常为该区域的引流静脉，如遇到应予以保留。

脑干 CM

避免使用牵开器；应用棉条经血肿腔探查到达病灶。与幕上病变不同，脑干 CM 与脑组织粘连紧密[98]。双极电凝：电量调低并持续打水避免热损伤。与伴随癫痫发作的幕上 CM 不同（需进一步切除周边含铁血黄素沉积脑组织），仅切除 CM。

术后随访

建议术后约 3 个月后随访行 MRI 检查。虽然影像看起来“不正常”，但是可以看出病变是否全切。

立体定向放射外科（SRS）

见参考文献[102-105]。有争议：治疗结果似乎与疾病自然史类似。某些非对照性研究显示 SRS 后 2 年再出血率降低[105]，但放疗并发症较重[106,107]。其他研究未见风险减低[108]。结果可能提示疾病的自然进程，颞叶 CM 合并出血 28 个月后出血率减低[109]。家族性病例中，SRS 可能促进新 CM 的生成（有争议）。见上文临床指南。

79.6.8 预后

当 CM 可以完全切除时，以后再长或出血的风险就彻底地消除了[101]（但是也有报道，在部分切除，甚至看起来完全切除后症状复发[98,110]）。

对于手术治疗的 CM，必须注意病人术后神经功能恶化非常常见，特别是脑干 CM[111]。恶化可为一过性的[112]，但需要数月才能恢复。

79.7 硬脑膜动静脉瘘（DAVF）

79.7.1 概述

也叫硬脑膜 AVM（DAVM）。又称为硬膜动静脉瘘。血管畸形位于硬脑膜小叶内，为动静脉分流。在穿过硬膜之前仅仅由颈动脉或椎动脉的分支供血[113]。因为疾病是获得性的而不是先天的，故"瘘"比"畸形"更合适，但是"畸形"同样用于很多文献当中。多发性动静脉瘘占病例的8%。

常见与硬膜静脉窦毗邻。常见部位：

1. 横窦（一侧）：最常见[114]（占63%），左侧稍多[115]，中心几乎都位于横窦和乙状窦相汇处。
2. 小脑幕／岩部。
3. 颅前窝／筛骨。
4. 颅中窝／侧裂。
5. 海绵窦（颈动脉－海绵窦瘘——CCF）。
6. 上矢状窦。
7. 枕骨大孔。

79.7.2 病因

证据表明大多数DAVF是获得性、特发性病变，并且与静脉窦血栓形成相关，而疾病确切的发病机理尚未完全清楚。

理论包括：

1. 静脉窦闭塞唤醒休眠的胚胎硬脑膜动静脉通道[114]。
2. 静脉高血压／血栓形成促进局部血管生成及DAVF形成[116]。
3. 可能DAVF先出现，然后导致静脉血栓形成[117]。

79.7.3 流行病学

DAVM占所有颅内AVM的10%～15%[115]。女性占61%～66%，年龄通常为40～50岁。儿童罕见，如果出现，则倾向于复杂，并为双侧[118]。

79.7.4 临床表现

常见的表现见表79-10，搏动性耳鸣是DAVF最常见的症状。皮质静脉引流伴静脉高血压可导致IC-HTN，这是并发症和死亡的最常见原因，

表79-10 27例横窦和（或）乙状窦硬脑膜AVM病人的临床表现[119]

体征／症状	例数（%）
搏动性耳鸣	25（92%）
枕部杂音	24（89%）
头痛	11（41%）
视力缺损	9（33%）
视盘水肿	7（26%）

所以IC-HTN是治疗的明确指征。由于脑静脉引流或蛛网膜颗粒功能的受损，可能分别导致全脑性脑水肿或脑积水。其他DAVF症状/体征包括头痛、癫痫、脑神经麻痹和眼静脉充血。

79.7.5 评估

概述

脑CT或MRI无增强的情况下通常是正常的。CTA可以显示扩张迂曲的血管，对应着扩张的供血动脉或引流静脉。MRA可以显示扩张的软脑膜血管、早期静脉窦显著充盈、窦扩大或闭塞，以及与静脉高血压相关的白质水肿。需要进行全部6根脑血管造影（双侧ICA、双侧ECA、双侧椎动脉）以帮助诊断以及治疗方案的制订。

血管造影分类

已有几种分类系统，对DAVF的特征进行描述。Borden[120]（表79-11）和Cognard[121]（表79-12）分型是最常见的现代分级系统。见表。皮质静脉引流是将良性（低级）与侵袭性（高级别）瘘定义的血管造影特征。（Borden Ⅰ型，Cognard Ⅰ型和Cognard Ⅱ型是低级别的，其余为高级别的）。

Borden 分型系统

Borden分型[120]见表79-11。

Cognard 血管造影分型

Cognard分型[121]见表79-12。此分型通常最适合于累及横窦的DAVF。

Cognard发现54%的病例没有皮层静脉回流（Ⅰ型和Ⅱa型），通常表现为良性。

★重要决定因素：该分类系统中，引流静脉特性为关键因素。通常有皮层静脉反流的病变（Ⅱb，Ⅱa+b，Ⅲ及Ⅳ型——表79-12红色框内）属于高危病变（可能出血或颅内压增高）。

表 79-11 Borden 分型

类型	特点
Ⅰ型	DAVF引流至硬膜静脉窦或脑膜静脉，具有正常的顺行性流动。通常为良性
Ⅱ型	DAVF引流到硬脑膜静脉窦，但逆流进入皮层静脉
Ⅲ型	DAVF从瘘逆流入皮层静脉导致静脉高血压
以上可进一步分为：a（单孔），b（多孔）	

79

表 79-12 硬脑膜 AVM 血管造影分型[121]a

引流静脉：静脉窦	
I 型 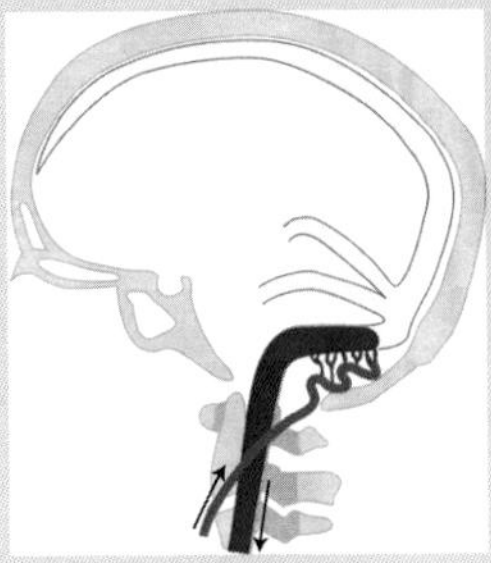 正常流入硬脑膜静脉窦 病程：良性[b]	Ⅱa 型 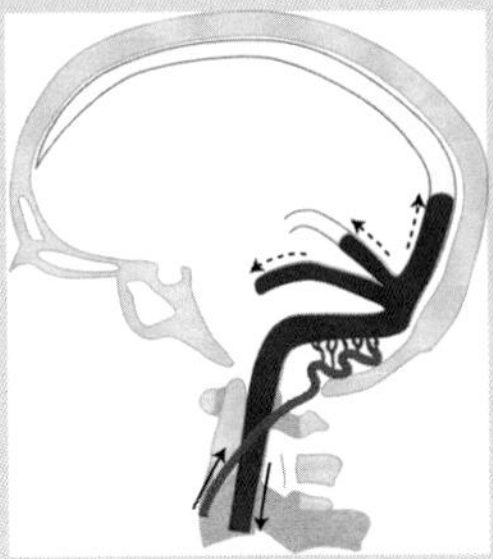 引流入静脉窦，伴部分逆流入静脉窦[c] 病程：静脉窦反流造成 20% 颅内压增高
Ⅱb 型 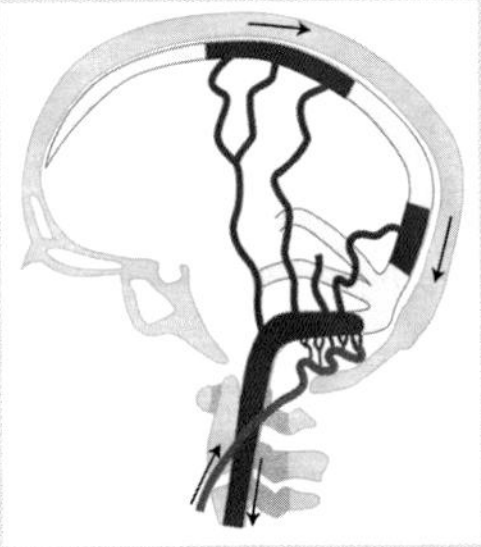 仅逆流入皮层静脉 病程：逆流入静脉 10% 引起出血	Ⅱa+b 型 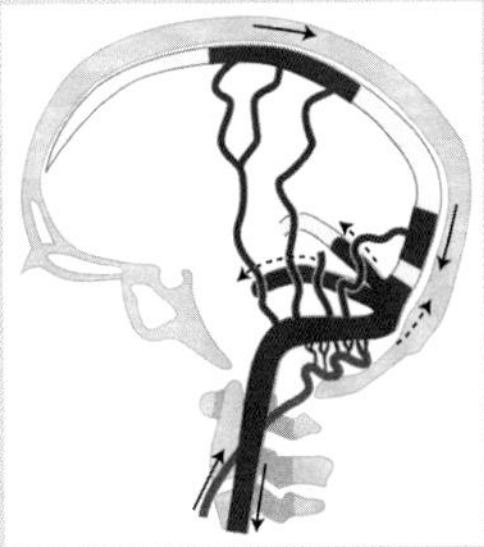 逆流入静脉窦[c]及皮层静脉 病程：66% 出现出血和（或）颅内压增高使病情进展
引流静脉：直接进入皮质静脉	
Ⅲ 型 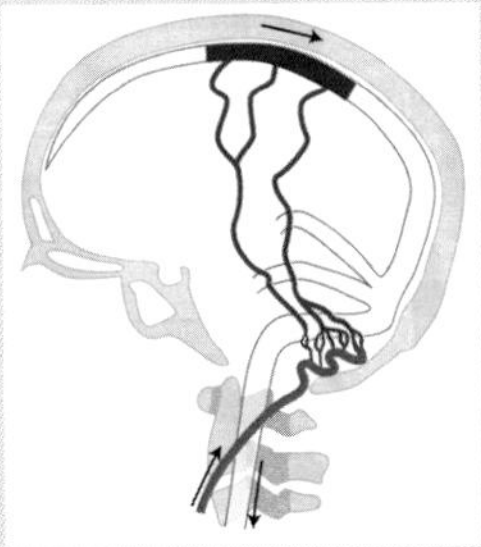 皮层静脉直接引流，无静脉扩张 病程：40% 出现出血	Ⅳ 型 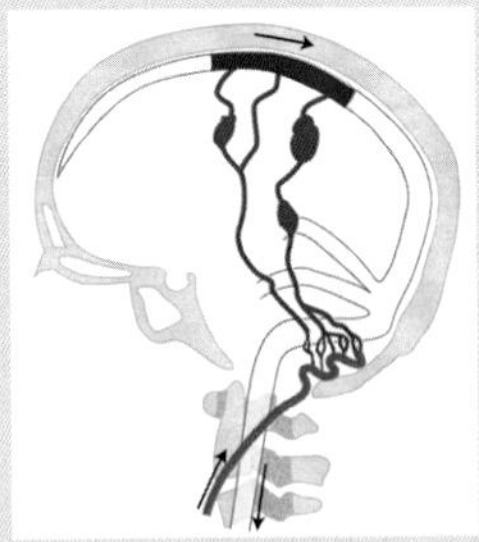 皮层静脉直接引流，静脉扩张 病程：65% 出现出血

表 79-12（续）

V 型

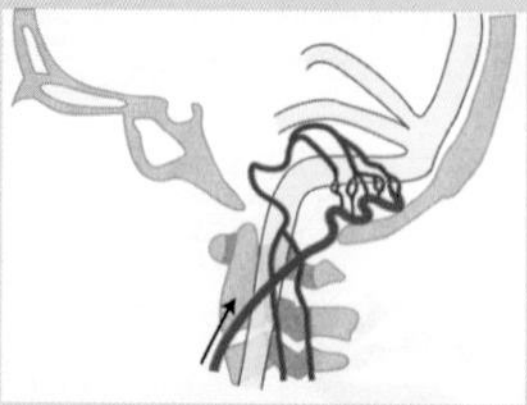

除上述外还有脊髓静脉引流

病程：50% 出现进行性脊髓病

[a] 蓝色方框为出血或颅高压的高危病人

[b] 虽然通常预后较好，但约 2% 可能进展，因此建议随访

[c] 虚线箭头示逆流血流

79.7.6 自然病史

良性 VS 侵袭性 DAVF 的概念由皮质静脉引流的缺失或存在决定，此概念由多伦多大学报告的数据验证。在 3 年的时间里，98% 的良性病变（无皮质静脉引流）维持良性特征[122]。另一方面，在 4 年时间里，侵袭性病变（具有皮质静脉引流）的年出血率、年非出血性神经功能障碍发生率和死亡率分别为 8.1%、6.9% 和 10.4%[123]。

在一项包含 377 例病例的 Meta 分析中[124]，3 个位置与侵袭性行为有强烈联系（侵袭性 / 良性比）——小脑幕（31∶1），颅中窝 / 侧裂（2.5∶1），颅前窝 / 筛骨（2.1∶1）。

79.7.7 治疗

概述

皮质静脉引流的病变一般应予以治疗。无皮质静脉引流的病变应在影像学和临床上进行随访（2% 可能进展为皮质静脉引流）。如果出现血管杂音（bruit）改变（恶化或消失）应立即再次检查。

干预指征：

1. 出现皮质静脉引流。
2. 神经功能障碍。
3. 出血。
4. 眼眶静脉充血。
5. 顽固性症状（头痛，搏动性耳鸣）。

人为颈动脉压迫

有学者提出，栓塞率约为 22%，临床改善率为 33%[125]，可能与自然病程相仿。病人用手压迫造成缺血（如对左侧 DAVM 用右手压迫左侧颈内动脉）。出现缺血时将手抬起。建议方法各有不同，其中一种为：开始每天 1 次，每次 10 分钟，随后逐渐增加频率和时间。

介入栓塞

可经动脉或静脉进行。在液体栓塞剂出现之前（Onyx 和 NBCA），治疗直接针对静脉引流（与软脑膜 AVM 不同）进行，成功率较高，因为弹簧圈可以被置入从而栓塞距离动静脉分流点很近的引流静脉，导致瘘中血栓形成。从动脉侧穿过动静脉分流点放置弹簧圈更困难，而液体栓塞剂（特别是 Onyx）可以在一定距离处注射，在血流推动下通过动静脉分流点。选择经动脉、静脉或联合方法治疗，取决于瘘的独特血管结构。

手术

虽然介入治疗方法已成为大多数 DAVF 的主要治疗方式，但某些类型的疾病仍将手术作为首选治疗方案[126]。此外，在既往部分栓塞、不完全栓塞或栓塞失败的病例中，手术治疗仍能获得成功。最后，可以通过联合方式，手术可以提供 DAVF 的直接栓塞路径，这是单纯靠介入方法无法达到的。

术前栓塞可以辅助手术[127]，以减少开颅时出现大出血[119]的风险。开颅手术并不被鼓励，因为窦或静脉撕裂将造成致命的出血。必须作好快速补充血液制品的应急准备（如深静脉通路）。头皮切口、骨瓣和硬脑膜切口应有计划地进行，并在每一步骤加以控制，按顺序消除病灶的血液供应，同时根据需要使暴露最大化。治疗 DAVF 手术的包括以下技术[126]：

1. 根治性瘘切除术。
2. 瘘骨骼化。
3. 皮质静脉引流阻断。
4. 窦点和（或）引流静脉结扎。
5. 瘘填塞。
6. 病灶供血动脉电凝。

虽然对于所有位置的 DAVF 来说手术和介入治疗均可使用，但是在以下两个位置更倾向于手术治疗：

1. 颅前窝 / 筛骨。
2. 小脑幕 DAVF。

这两个位置的 DAVF 对于介入方法来说难度较大，而外科手术相对简单。手术辅助栓塞技术，即先进行开颅术，然后直接穿刺目标血管进行栓塞，可用于特定病例。

立体定向放射外科

可在栓塞以后应用[128]。Pan 等[129]报道，单纯放射外科治疗（1650～

1900cGy）或手术／栓塞未能完全闭塞后行放射外科治疗横窦／乙状窦血管瘘，完全闭塞率为58%。71%的病人症状痊愈。

随着介入技术在过去20年中的持续进步，立体定向放射外科DAVF的比例逐步下降；然而，这仍不失为困难病灶无法行介入／手术方法时的一种替代治疗方式。

79.8 Galen 静脉畸形

79.8.1 概述

大脑大静脉（Galen静脉，VOG）扩大可发生于“Galen静脉畸形（VOGM）”［一些人认为是Galen静脉动脉瘤（vein of Galen aneurysms)］。为先天性，在3个月胚胎期之前起病，而且可能不是由Galen静脉而是由前脑中央静脉发展而来，或继发于邻近深部脑实质AVM或软脑膜血管瘘引起的高血流状态。脑实质AVM与真正的VOG畸形区别在于前者可见大脑内静脉的逆向充盈[130]。

预计真正的VOG畸形由内侧和外侧脉络丛、圆周、中脑、前脉络丛、胼胝体周和脑膜动脉供血[130,131]。可发现相关的直窦发育不良。

79.8.2 临床表现

新生儿出生后最初几周内易表现为充血性心力衰竭（因为高血流）[132]和颅脑血管杂音。脑积水可能由于增大的VOG堵塞了中脑导水管，也可能是静脉压增加所致（也可导致头皮静脉突出[133]）。

脑实质AVM通常在出生后晚些时候因为神经功能表现[134]而得以诊断，包括局部神经功能障碍和出血。

79.8.3 分类

基于瘘的位置分类[135,136]：

1．单纯脑内血管瘘：单发或多发。

2．丘脑穿支和VOG之间血管瘘。

3．混合类型：最常见。

4．丛状AVM。

79.8.4 自然病史

VOG畸形未经治疗者预后差，新生儿死亡率几乎为100%，1～12月龄者死亡率约为60%，7%严重残疾，21%正常[137]。

脑实质AVM表现类似于其他AVM。

79.8.5 治疗

脑积水

与 VOGM 相关的脑积水为阻塞性脑积水，由静脉曲张导致。由于分流手术有出血风险，所以通常会有顾虑，但是当病人出现脑积水时，还是应该进行分流术。

Galen 静脉畸形

儿童一般情况常常很差，影响了手术治疗的效果。治疗选择包括栓塞主要供血动脉。预后较差。中脑导水管堵塞而表现脑积水者，常于出生 1 年后行此治疗。这里可以考虑神经外科手术切除，预后更好。

也可采用重复栓塞同时监测静脉引流的方法。

脑实质 AVM 伴 VOG 扩大

治疗 AVM 采取与其他 AVM 相同的方法（栓塞、切除或放射治疗）。

79.9 颈动脉 - 海绵窦瘘

79.9.1 概述

要 点

- 直接（高流量，起自 ICA））或间接（低流量，起自脑膜支）型。
- 典型三联症（直接 CCF 更常见）：球结膜水肿，搏动性突眼，眼球充血。
- SAH 风险较低。主要危害为视力损伤。
- 自然病史中低流量 CCF 约 50% 有自发血栓形成。

海绵窦解剖及引流见章节 2.3。

颈动脉海绵窦瘘（CCF）：分为直接型（A 型）和间接型（B~D 型）[138]：

1. A 型：直接高流量颈内动脉海绵窦瘘：
   1) 外伤性（包括医源性）：见于 0.2% 颅脑外伤病人。医源性：可见于经皮三叉神经根切断术[139]，介入治疗等。
   2) 自发性：多由于海绵窦 ICA 动脉瘤破裂形成，可见于结缔组织病病人。
2. 间接型（硬膜型）：多为分流：源自颈外动脉硬膜支（而非起自 ICA）（B 型例外）- 通常为低流量。
   1) B 型：起自颈内动脉脑膜支（ICA）。
   2) C 型：起自颈外动脉脑膜支（ECA）。
   3) D 型：起自颈内外动脉脑膜分支（ICA 和 ECA）。

79

79.9.2 临床表现

1. 眶和（或）眶后疼痛。
2. 球结膜水肿（结膜动脉化）。
3. 搏动性突眼。
4. 眼和（或）颅内杂音。
5. 视敏度的下降：可能由于低氧性视网膜病变，原因是动脉压降低、静脉压增高和球内压增高。
6. 复视：最常见展神经（Ⅵ）麻痹。
7. 瞳孔扩大。
8. 眼动障碍（通常为单侧，但也可首先表现为双侧或进展为双侧）。
9. 眼压增高。
10. 巩膜或虹膜新生血管形成。
11. 少见：SAH。

间接型 CCF 多较直接型起病缓慢，表现温和。

79.9.3 评估

CT 或 MRI：多示眼球突出。眼球血管包括眼上静脉匍匐充血（冠状位 T_2WI 显示良好，有助于与眼直肌区别）海绵窦外侧壁突出。

血管造影：ICA 血流分流入海绵窦。可见岩窦快速充盈和（或）眼静脉显影。

1. Huber 方法：侧面观，VA 注入造影剂人为压迫受累颈动脉。有助于确定瘘上界、多发瘘口及完全 ICA 横断。
2. Mehringer-Hieshima 方法：向受累颈动脉以 2～3ml/s 速度注入造影剂，同时压迫颈动脉（在导管下方）控制流速确定瘘口。

79.9.4 治疗

概述

20%～50% 的低流量 CCF 可出现自发性血栓形成，因此当病人视力稳定且眼内压＜ 25mmHg，即可进一步观察。症状性（如进行性视力下降）高流量 CCF 很少自发缓解，常需紧急治疗。治疗常由神经放射学家行介入栓塞或外科手术夹闭。

79

即使患眼的眼球活动障碍不能解决，但保存视力仍是可追求的目标，因为：

1. 对一些眼动障碍者，手术治疗可减轻复视。
2. 病人可配戴不透明眼镜片，来消除复视并保持外周视力。
3. 少数病例，损伤对侧眼（外伤、视网膜中央动脉闭塞等），在眼动受限侧的眼睛可“保留”视力（没有对侧眼，所以无复视）。

治疗指征

1. 眼球突出。
2. 视力障碍。
3. 第 VI 脑神经麻痹。
4. 顽固性杂音。
5. 眼内压严重增高。
6. 血管造影示皮层静脉充盈增加。

介入治疗

可选择：

1. 电解可溶性弹簧圈。
2. Amplatzer 伞介入封堵。

可用的途径包括：

1. 经颈内动脉：如果失败（比如动脉瘤颈宽），可放置两个球囊于瘘的两边来孤立颈内动脉（需牺牲颈内动脉，所以术前需行闭塞试验检测病人是否可以耐受；但是需要注意：瘘开放时的闭塞实验可出现假阳性结果，因为经瘘盗血可减少脑血流，产生与闭塞行为本身无关的神经功能障碍）。远端栓塞需在眼动脉发出近端进行。
2. 经颈外动脉内：仅用于硬膜瘘。
3. 经静脉：
   1) 经过心脏进入颈静脉，然后通过岩窦进入海绵窦。成功率较经动脉低（约 20%）。
   2) 经眼上静脉：在眼球上静脉入眶变为眼上静脉处进入。如果有可能，最好等待至静脉因为高血流压力而动脉化后。有报道在动脉化以前，脆弱的静脉“灾难事故”的发生，可能由于以前的带气囊导管较硬，目前商业生产已经标准化（质地较以前软）。必须避免撕裂眶内静脉，并避免在没有近端闭塞情况下结扎远端静脉（会引起分流入眼的血流增加）。

技术选择

间接型瘘建议于静脉侧放置弹簧圈（否则会有新生血管形成）。

直接性瘘可行夹闭或栓塞。

79.10 乙状窦憩室

大约 1.2% 的无症状病人中发现有乙状窦憩室（sigmoid sinus diverticulum, SSD，见图 79-2）或乙状窦裂隙（sigmoid sinus dehiscence）[140]。但是，最高达 23% 的搏动性耳鸣病人具有这些异常，这可能是由于病变中

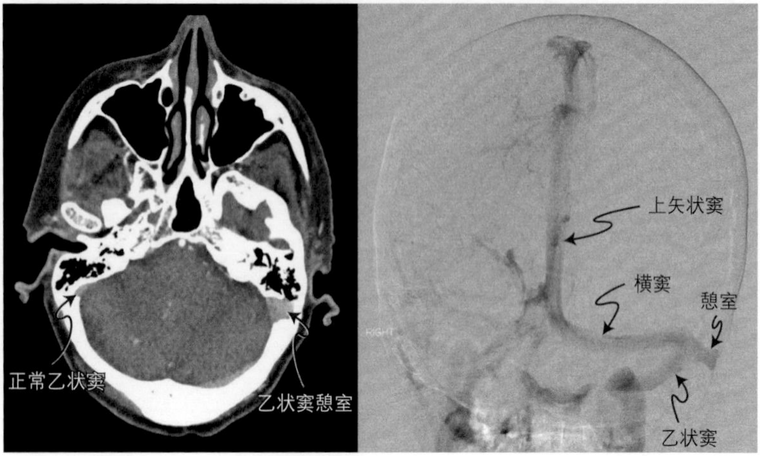

图 79-2 轴位增强 CT（左图）及前后位静脉期血管造影照片（右）显示左侧乙状窦憩室（sigmoid sinus diverticulum）

存在湍流[141]。SSD 在女性中更常见。

如果屏蔽噪声发生器治疗无效，可以考虑手术治疗。手术治疗的选择包括：

- 介入弹簧圈 / 支架。
- 经乳突表面重建术（见下文）。
- 切除与夹闭重建。

经乳突表面重建术包括部分乳突切除以及通过骨片、纤维蛋白胶或肌肉闭塞该区域的全部憩室（也叫窦壁表面重建术[141,142,143]）。

（章超奇 译 李 昊 校）

参考文献

[1] McCormick WF. The Pathology of Vascular ('Arteriovenous') Malformations. J Neurosurg. 1966; 24: 807–816
[2] Lobato RD, Perez C, Rivas JJ, et al. Clinical, Radiological, and Pathological Spectrum of Angiographically Occult Intracranial Vascular Malformations. J Neurosurg. 1988; 68:518–531
[3] Derdeyn CP, Zipfel GJ, Albuquerque FC, et al. Management of Brain Arteriovenous Malformations: A Scientific Statement for Healthcare Professionals From the American Heart Association/American Stroke Association. Stroke. 2017; 48:e200–e224
[4] Ondra SL, Troupp H, George ED, et al. The Natural History of Symptomatic Arteriovenous Malformations of the Brain: A 24-Year Follow-Up Assessment. J Neurosurg. 1990; 73:387–391
[5] Kupersmith MJ, Vargas ME, Yashar A, et al. Occipital arteriovenous malformations: visual disturbances and presentation. Neurology. 1996; 46: 953–957
[6] Al-Shahi R, Warlow C. A systematic review of the frequency and prognosis of arteriovenous malformations of the brain in adults. Brain. 2001; 124: 1900–1926
[7] Perret G, Nishioka H. Report on the Cooperative Study of Intracranial Aneurysms and Subarachnoid Hemorrhage: Arteriovenous Malformations. J Neurosurg. 1966; 25: 467–490
[8] Hartmann A, Mast H, Mohr JP, et al. Morbidity of Intracranial Hemorrhage in Patients with Cerebral Arteriovenous Malformation. Stroke. 1998; 29: 931–934
[9] Morgan M, Sekhon L, Rahman Z, et al. Morbidity of Intracranial Hemorrhage in Patients with Cerebral Arteriovenous Malformation. Stroke. 1998; 29
[10] Hernesniemi JA, Dashti R, Juvela S, et al. Natural history of brain arteriovenous malformations: a long-term follow-up study of risk of hemorrhage in 238 patients. Neurosurgery. 2008; 63:823–9; discussion 829-31
[11] Kim H, Al-Shahi Salman R, McCulloch CE, et al. Untreated brain arteriovenous malformation: patient-level meta-analysis of hemorrhage predictors. Neurology. 2014; 83:590–597
[12] Crawford PM, West CR, Chadwick DW, et al. Arteriovenous Malformations of the Brain: Natural History in Unoperated Patients. J Neurol Neurosurg Psychiatry. 1986; 49:1–10
[13] Spetzler RF, Hargraves RW, McCormick PW, et al.

Relationship of Perfusion Pressure and Size to Risk of Hemorrhage from Arteriovenous Malformations. J Neurosurg. 1992; 76:918–923
[14] Jayaraman MV, Marcellus ML, Do HM, et al. Hemorrhage rate in patients with Spetzler-Martin grades IV and V arteriovenous malformations: is treatment justified? Stroke. 2007; 38:325–329
[15] Stapf C, Mast H, Sciacca RR, et al. Predictors of hemorrhage in patients with untreated brain arteriovenous malformation. Neurology. 2006; 66: 1350–1355
[16] Kondziolka D, McLaughlin MR, Kestle JRW. Simple Risk Predictions for Arteriovenous Malformation Hemorrhage. Neurosurgery. 1995; 37:851–855
[17] Cunha MJ, Stein BM, Solomon RA, et al. The Treatment of Associated Intracranial Aneurysms and Arteriovenous Malformations. J Neurosurg. 1992; 77:853–859
[18] Josephson CB, White PM, Krishan A, et al. Computed tomography angiography or magnetic resonance angiography for detection of intracranial vascular malformations in patients with intracerebral haemorrhage. Cochrane Database Syst Rev. 2014. DOI: 10.1002/14651858.CD009372.pub2
[19] Hamilton MG, Spetzler RF. The Prospective Application of a Grading System for Arteriovenous Malformations. Neurosurgery. 1994; 34:2–7
[20] Hofmeister C, Stapf C, Hartmann A, et al. Demographic, morphological, and clinical characteristics of 1289 patients with brain arteriovenous malformation. Stroke. 2000; 31:1307–1310
[21] Spetzler RF, Martin NA. A Proposed Grading System for Arteriovenous Malformations. J Neurosurg. 1986; 65:476–483
[22] Ogilvy CS, Stieg PE, Awad I, et al. AHA Scientific Statement: Recommendations for the management of intracranial arteriovenous malformations: a statement for healthcare professionals from a special writing group of the Stroke Council, American Stroke Association. Stroke. 2001; 32: 1458–1471
[23] Spetzler RF, Ponce FA. A 3-tier classification of cerebral arteriovenous malformations. Clinical article. J Neurosurg. 2011; 114:842–849
[24] Lawton MT, Kim H, McCulloch CE, et al. A supplementary grading scale for selecting patients with brain arteriovenous malformations for surgery. Neurosurgery. 2010; 66:702–13; discussion 713
[25] Kim H, Abla AA, Nelson J, et al. Validation of the supplemented Spetzler-Martin grading system for brain arteriovenous malformations in a multicenter cohort of 1009 surgical patients. Neurosurgery. 2015; 76:25–31; discussion 31-2; quiz 32-3
[26] Mohr JP, Parides MK, Stapf C, et al. Medical management with or without interventional therapy for unruptured brain arteriovenous malformations (ARUBA): a multicentre, non-blinded, randomised trial. Lancet. 2014; 383:614–621
[27] Magro E, Gentric JC, Darsaut TE, et al. Responses to ARUBA: a systematic review and critical analysis for the design of future arteriovenous malformation trials. J Neurosurg. 2017; 126:486–494
[28] Laing RW, Childs J, Brada M. Failure of Conventionally Fractionated Radiotherapy to Decrease the Risk of Hemorrhage in Inoperable Arteriovenous Malformations. Neurosurgery. 1992; 30:872–876
[29] Redekop GJ, Elisevich KV, Gaspar LE, et al. Conventional Radiation Therapy of Intracranial Arteriovenous Malformations: Long-Term Results. J Neurosurg. 1993; 78:413–422
[30] Sanchez-Mejia RO, McDermott MW, Tan J, et al. Radiosurgery facilitates resection of brain arteriovenous malformations and reduces surgical morbidity. Neurosurgery. 2009; 64:231–8; discussion 238-40
[31] Jafar JJ, Davis AJ, Berenstein A, et al. The Effect of Embolization with N-Butyl Cyanoacrylate Prior to Surgical Resection of Cerebral Arteriovenous Malformations. J Neurosurg. 1993; 78:60–69
[32] Andrade-Souza YM, Ramani M, Scora D, et al. Embolization before radiosurgery reduces the obliteration rate of arteriovenous malformations. Neurosurgery. 2007; 60:443–51; discussion 451-2
[33] Spetzler RF, Wilson CB, Weinstein P, et al. Normal Perfusion Pressure Breakthrough Theory. Clin Neurosurg. 1978; 25:651–672
[34] Orlowski JP, Shiesley D, Vidt DG, et al. Labetalol to Control Blood Pressure After Cerebrovascular Surgery. Crit Care Med. 1988; 16:765–768
[35] Young WL, Kader A, Prohovnik I, et al. Pressure Autoregulation Is Intact After Arteriovenous Malformation Resection. Neurosurgery. 1993; 32: 491–497
[36] al-Rodhan NRF, Sundt TM, Piepgras DG, et al. Occlusive Hyperemia: A Theory for the Hemodynamic Complications Following Resection of Intracerebral Arteriovenous Malformations. J Neurosurg. 1993; 78:167–175
[37] Wilson CB, Hieshima G. Occlusive hyperemia: A new way to think about an old problem. J Neurosurg. 1993; 78:165–166
[38] O'Connor TE, Friedman WA. Magnetic resonance imaging assessment of cerebral arteriovenous malformation obliteration after stereotactic radiosurgery. Neurosurgery. 2013; 73:761–766
[39] Steiger HJ, Tew JM. Hemorrhage and Epilepsy in Cryptic Cerebrovascular Malformations. Arch Neurol. 1984; 41:722–724
[40] Wilkins RH, Rengachary SS. Neurosurgery. New York 1985
[41] Cohen HCM, Tucker WS, Humphreys RP, et al. Angiographically Cryptic Histologically Verified Cerebrovascular Malformations. Neurosurgery. 1982; 10: 704–714
[42] Shuey HM, Day AL, Quisling RG, et al. Angiographically Cryptic Cerebrovascular Malformations. Neurosurgery. 1979; 5:476–479
[43] Ropper AH, Davis KR. Lobar Cerebral Hemorrhages: Acute Clinical Syndromes in 26 Cases. Ann Neurol. 1980; 8:141–147
[44] Russell DS. The Pathology of Spontaneous Intracranial Hemorrhage. Proc R Soc Med. 1954; 47:689–693
[45] Bitoh S, Hasegawa H, Fujiwara M, et al. Angiographically Occult Vascular Malformations Causing Intracranial Hemorrhage. Surg Neurol. 1982; 17:35–42
[46] Willemse RB, Mager JJ, Westermann CJ, et al. Bleeding risk of cerebrovascular malformations in hereditary hemorrhagic telangiectasia. J Neurosurg. 2000; 92:779–784
[47] Lemme-Plaghos L, Kucharczyk W, Brant-Zawalski M, et al. MRI of Angiographically Occult Vascular Malformations. AJNR. 1986; 7:217–222
[48] Needell WM, Maravilla KR. MR Flow Imaging in Vascular Malformations Using Gradient Recalled Acquisition. AJNR. 1988; 9:637–642
[49] Lindquist C, Guo W-Y, Kerlsson B, et al. Radiosurgery for Venous Angiomas. J Neurosurg. 1993; 78:531–536
[50] Cosgrove GR, Bertrand G, Fontaine S, et al. Cavernous Angiomas of the Spinal Cord. J Neurosurg. 1988; 68:31–36
[51] Uranishi R, Baev NI, Ng PY, et al. Expression of endothelial cell angiogenesis receptors in human cerebrovascular malformations. Neurosurgery. 2001; 48: 359–67; discussion 367-8
[52] Detwiler PW, Porter RW, Zabramski JM, et al. De novo formation of a central nervous system cavernous malformation: implications for predicting risk of hemorrhage. Case report and review of the literature. J Neurosurg. 1997; 87: 629–632
[53] Clatterbuck RE, Moriarity JL, Elmaci I, et al. Dynamic nature of cavernous malformations: a prospective magnetic resonance imaging study with volumetric analysis. J Neurosurg. 2000; 93: 981–986
[54] Wong JH, Awad IA, Kim JH. Ultrastructural pathological features of cerebrovascular malformations: a preliminary report. Neurosurgery. 2000; 46: 1454–1459
[55] Simard JM, Garcia-Bengochea, Ballinger WE, et al. Cavernous angioma: A review of 126 collected and 12 new clinical cases. Neurosurgery. 1986; 18: 162–172
[56] Moriarity JL, Wetzel M, Clatterbuck RE, et al. The natural history of cavernous malformations: a prospective study of 68 patients. Neurosurgery. 1999; 44: 1166–1173
[57] Morris Z, Whiteley WN, Longstreth WT, Jr, et al. Incidental findings on brain magnetic resonance imaging: systematic review and meta-analysis. BMJ. 2009; 339. DOI: 10.1136/bmj.b3016

[58] Gross BA, Batjer HH, Awad IA, et al. Cavernous malformations of the basal ganglia and thalamus. Neurosurgery. 2009; 65:7–18; discussion 18-9
[59] Moran NF, Fish DR, Kitchen N, et al. Supratentorial cavernous haemangiomas and epilepsy: a review of the literature and case series. J Neurol Neurosurg Psychiatry. 1999; 66:561–568
[60] Rigamonti D, Drayer BP, Johnson PC, et al. The MRI Appearance of Cavernous Malformations (Angiomas). J Neurosurg. 1987; 67:518–524
[61] Perlemuter G, Bejanin H, Fritsch J, et al. Biliary obstruction caused by portal cavernoma: a study of 8 cases. J Hepatol. 1996; 25:58–63
[62] Gastelum E, Sear K, Hills N, et al. Rates and characteristics of radiographically detected intracerebral cavernous malformations after cranial radiation therapy in pediatric cancer patients. J Child Neurol. 2015; 30:842–849
[63] Detwiler PW, Porter RW, Zabramski JM, et al. Radiation-induced cavernous malformation. J Neurosurg. 1998; 89:167–169
[64] Maraire JN, Abdulrauf SI, Berger S, et al. De novo development of a cavernous malformation of the spinal cord following spinal axis radiation. Case report. J Neurosurg. 1999; 90:234–238
[65] Cohen-Gadol AA, Jacob JT, Edwards DA, et al. Coexistence of intracranial and spinal cavernous malformations: a study of prevalence and natural history. J Neurosurg. 2006; 104:376–381
[66] Hayman LA, Evans RA, Ferrell RE, et al. Familial Cavernous Angiomas: Natural History and Genetic Study Over a 5-Year Period. Am J Med Genet. 1982; 11: 147–160
[67] Robinson JR, Awad IA, Little JR. Natural history of the cavernous angioma. J Neurosurg. 1991; 75: 709–714
[68] Del Curling O,Jr, Kelly DL,Jr, Elster AD, et al. An analysis of the natural history of cavernous angiomas. J Neurosurg. 1991; 75:702–708
[69] Kim DS, Park YG, Choi JU, et al. An analysis of the natural history of cavernous malformations. Surg Neurol. 1997; 48:9–17; discussion 17-8
[70] Akers A, Al-Shahi Salman R, , et al. Synopsis of Guidelines for the Clinical Management of Cerebral Cavernous Malformations: Consensus Recommendations Based on Systematic Literature Review by the Angioma Alliance Scientific Advisory Board Clinical Experts Panel. Neurosurgery. 2017; 80:665–680
[71] Moore SA, Brown RD,Jr, Christianson TJ, et al. Long-term natural history of incidentally discovered cavernous malformations in a single-center cohort. J Neurosurg. 2014; 120:1188–1192
[72] Al-Shahi Salman R, Berg MJ, Morrison L, et al. Hemorrhage from cavernous malformations of the brain: definition and reporting standards. Angioma Alliance Scientific Advisory Board. Stroke. 2008; 39:3222–3230
[73] Cordonnier C, Al-Shahi Salman R, Bhattacharya JJ, et al. Differences between intracranial vascular malformation types in the characteristics of their presenting haemorrhages: prospective, population- based study. J Neurol Neurosurg Psychiatry. 2008; 79:47–51
[74] Horne MA, Flemming KD, Su IC, et al. Clinical course of untreated cerebral cavernous malformations: a meta-analysis of individual patient data. Lancet Neurol. 2016; 15:166–173
[75] Flemming KD, Link MJ, Christianson TJ, et al. Prospective hemorrhage risk of intracerebral cavernous malformations. Neurology. 2012; 78:632– 636
[76] Al-Shahi Salman R, Hall JM, Horne MA, et al. Untreated clinical course of cerebral cavernous malformations: a prospective, population-based cohort study. Lancet Neurol. 2012; 11:217–224
[77] Zabramski JM, Wascher TM, Spetzler RF, et al. The natural history of familial cavernous malformations: results of an ongoing study. J Neurosurg. 1994; 80:422–432
[78] Witiw CD, Abou-Hamden A, Kulkarni AV, et al. Cerebral cavernous malformations and pregnancy: hemorrhage risk and influence on obstetrical management. Neurosurgery. 2012; 71:626–30; discussion 631
[79] Kalani MY, Zabramski JM. Risk for symptomatic hemorrhage of cerebral cavernous malformations during pregnancy. J Neurosurg. 2013; 118:50–55
[80] Schneble HM, Soumare A, Herve D, et al. Antithrombotic therapy and bleeding risk in a prospective cohort study of patients with cerebral cavernous malformations. Stroke. 2012; 43:3196– 3199
[81] Badhiwala JH, Farrokhyar F, Alhazzani W, et al. Surgical outcomes and natural history of intramedullary spinal cord cavernous malformations: a single-center series and meta-analysis of individual patient data: Clinic article. J Neurosurg Spine. 2014; 21:662–676
[82] Josephson CB, Leach JP, Duncan R, et al. Seizure risk from cavernous or arteriovenous malformations: prospective population-based study. Neurology. 2011; 76:1548–1554
[83] Abdulrauf SI, Kaynar MY, Awad IA. A comparison of the clinical profile of cavernous malformations with and without associated venous malformations. Neurosurgery. 1999; 44:41–6; discussion 46-7
[84] Chen X,Weigel D, Ganslandt O, et al. Diffusion tensor imaging and white matter tractography in patients with brainstem lesions. Acta Neurochir (Wien). 2007; 149:1117–31; discussion 1131
[85] Zausinger S, Yousry I, Brueckmann H, et al. Cavernous malformations of the brainstem: threedimensional-constructive interference in steadystate magnetic resonance imaging for improvement of surgical approach and clinical results. Neurosurgery. 2006; 58: 322–30; discussion 322-30
[86] Scott. Orlando, FL 2008
[87] Gross BA, Batjer HH, Awad IA, et al. Brainstem cavernous malformations. Neurosurgery. 2009; 64: E805–18; discussion E818
[88] Ferroli P, Sinisi M, Franzini A, et al. Brainstem cavernomas: long-term results of microsurgical resection in 52 patients. Neurosurgery. 2005; 56:1203–12; discussion 1212-4
[89] Deshmukh VR, Albuquerque FC, Zabramski JM, et al. Surgical management of cavernous malformations involving the cranial nerves. Neurosurgery. 2003; 53: 352–7; discussion 357
[90] Albanese A, Sturiale CL, D'Alessandris Q G, et al. Calcified extra-axial cavernoma involving lower cranial nerves: technical case report. Neurosurgery. 2009; 64: 135–6; discussion 136
[91] Itshayek E, Perez-Sanchez X, Cohen JE, et al. Cavernous hemangioma of the third cranial nerve: case report. Neurosurgery. 2007; 61. DOI: 10.122 7/01. NEU.0000290916.63094.8E
[92] Crocker M, Desouza R, King A, et al. Cavernous hemangioma of the optic chiasm: a surgical review. Skull Base. 2008; 18:201–212
[93] Cohen MH, Shen YL, Keegan P, et al. FDA drug approval summary: bevacizumab (Avastin) as treatment of recurrent glioblastoma multiforme. Oncologist. 2009; 14: 1131–1138
[94] Ferroli P, Casazza M, Marras C, et al. Cerebral cavernomas and seizures: a retrospective study on 163 patients who underwent pure lesionectomy. Neurol Sci. 2006; 26:390–394
[95] von der Brelie C, Kuczaty S, von Lehe M. Surgical management and long-term outcome of pediatric patients with different subtypes of epilepsy associated with cerebral cavernous malformations. J Neurosurg Pediatr. 2014; 13:699–705
[96] Bicknell JM. Familial Cavernous Angioma of the Brain Stem Dominantly Inherited in Hispanics. Neurosurgery. 1989; 24:102–105
[97] Ondra SL, Doty JR, Mahla ME, et al. Surgical Excision of a Cavernous Hemangioma of the Rostral Brain Stem: Case Report. Neurosurgery. 1988; 23:490–493
[98] Zimmerman RS, Spetzler RF, Lee KS, et al. Cavernous Malformations of the Brain Stem. J Neurosurg. 1991; 75:32–39
[99] Poorthuis M, Samarasekera N, Kontoh K, et al. Comparative studies of the diagnosis and treatment of cerebral cavernous malformations in adults: systematic review. Acta Neurochir (Wien). 2013; 155:643–649
[100] Pasqualin A, Meneghelli P, Giammarusti A, et al. Results of surgery for cavernomas in critical supratentorial areas. Acta Neurochir Suppl. 2014; 119: 117–123

[101] Wascher TM, Spetzler RF, Carter LP, et al. Cavernous malformations of the brain stem. In: Neurovascular Surgery. New York: McGraw-Hill; 1995:541–555
[102] Kondziolka D, Lunsford LD, Flickinger JC, et al. Reduction of hemorrhage risk after stereotactic radiosurgery for cavernous malformations. J Neurosurg. 1995; 83:825–831
[103] Porter RW, Detwiler PW, Han PP, et al. Stereotactic radiosurgery for cavernous malformations: Kjellberg's experience with proton beam therapy in 98 cases at the Harvard Cyclotron. Neurosurgery. 1999; 44:424–425
[104] Zhang N, Pan L,Wang BJ, et al. Gamma knife radiosurgery for cavernous hemangiomas. J Neurosurg. 2000; 93:74–77
[105] Pollock BE, Garces YI, Stafford SL, et al. Stereotactic radiosurgery for cavernous malformations. J Neurosurg. 2000; 93:987–991
[106] Hasegawa T, McInerney J, Kondziolka D, et al. Longterm results after stereotactic radiosurgery for patients with cavernous malformations. Neurosurgery. 2002; 50:1190–7; discussion 1197-8
[107] Liu KD, Chung WY, Wu HM, et al. Gamma knife surgery for cavernous hemangiomas: an analysis of 125 patients. J Neurosurg. 2005; 102 Suppl:81–86
[108] Karlsson B, Kihlstrom L, Lindquist C, et al. Radiosurgery for cavernous malformations. J Neurosurg. 1998; 88:293–297
[109] Barker FG, 2nd, Amin-Hanjani S, Butler WE, et al. Temporal clustering of hemorrhages from untreated cavernous malformations of the central nervous system. Neurosurgery. 2001; 49:15–24; discussion 24-5
[110] Bertalanffy H, Gilsbach JM, Eggert HR, et al. Microsurgery of deep-seated cavernous angiomas: report of 26 cases. Acta Neurochir. 1991; 108: 91–99
[111] Weil SM, Tew JM,Jr. Surgical management of brain stem vascular malformations. Acta Neurochir (Wien). 1990; 105:14–23
[112] Bartolomei J, Wecht DA, Chaloupka J, et al. Occipital lobe vascular malformations: prevalence of visual field deficits and prognosis after therapeutic intervention. Neurosurgery. 1998; 43:415– 21; discussion 421-3
[113] Malik GM, Pearce JE, Ausman JI. Dural Arteriovenous Malformations and Intracranial Hemorrhage. Neurosurgery. 1984; 15:332–339
[114] Graeb DA, Dolman CL. Radiological and Pathological Aspects of Dural Arteriovenous Fistulas. J Neurosurg. 1986; 64:962–967
[115] Arnautovic KI, Krisht AF. Transverse-Sigmoid Sinus Dural Arteriovenous Malformations. Contemp Neurosurg. 2000; 21:1–6
[116] Houser OW, Campbell JK, Campbell RJ, et al. Arteriovenous malformation affecting the transverse dural venous sinus–an acquired lesion. Mayo Clin Proc. 1979; 54:651–661
[117] Aminoff MJ. Vascular anomalies in the intracranial dura mater. Brain. 1973; 96:601–612
[118] Ashour R, Aziz-Sultan MA, Soltanolkotabi M, et al. Safety and efficacy of onyx embolization for pediatric cranial and spinal vascular lesions and tumors. Neurosurgery. 2012; 71:773–784
[119] Sundt TM, Piepgras DG. The Surgical Approach to Arteriovenous Malformations of the Lateral and Sigmoid Dural Sinuses. J Neurosurg. 1983; 59: 32–39
[120] Borden JA,Wu JK, Shucart WA. A proposed classification for spinal and cranial dural arteriovenous fistulous malformations and implications for treatment. J Neurosurg. 1995; 82:166–179
[121] Cognard C, Gobin YP, Pierot L, et al. Cerebral dural arteriovenous fistulas: clinical and angiographic correlation with a revised classification of venous drainage. Radiology. 1995; 194:671–680
[122] Davies MA, Saleh J, Ter Brugge K, et al. The natural history and management of intracranial dural arteriovenous fistulae. Part 1: benign lesions. Interv Neuroradiol. 1997; 3:295–302
[123] van Dijk JM, terBrugge KG, Willinsky RA, et al. Clinical course of cranial dural arteriovenous fistulas with long-term persistent cortical venous reflux. Stroke. 2002; 33:1233–1236
[124] Awad IA, Little JR, Akarawi WP, et al. Intracranial dural arteriovenous malformations: factors predisposing to an aggressive neurological course. J Neurosurg. 1990; 72:839–850
[125] Halbach V, Higashida R, Hieshima G, et al. Dural fistulas involving the transverse and sigmoid sinuses: results of the treatment in 28 patients. Radiology. 1987; 163:443–447
[126] Ashour R, Morcos JJ, Spetzler RF, et al. Surgical Management of Cerebral Dural Arteriovenous Fistulae. In: Comprehensive Management of Arteriovenous Malformations of the Brain and Spine. Cambridge: Cambridge University Press; 2015:144–170
[127] Barnwell SL, Halbach VV, Higashida RT, et al. Complex Dural Arteriovenous Fistulas: Results of Combined Endovascular and Neurosurgical Treatment in 16 Patients. J Neurosurg. 1989; 71: 352–358
[128] Lewis AI, Tomsick TA, Tew JM. Management of Tentorial Dural Arteriovenous Malformations: Transarterial Embolization Combined with Stereotactic Radiation or Surgery. J Neurosurg. 1994; 81:851–859
[129] Pan DH, Chung WY, Guo WY, et al. Stereotactic radiosurgery for the treatment of dural arteriovenous fistulas involving the transverse-sigmoid sinus. J Neurosurg. 2002; 96:823–829
[130] Khayata MH, Casaco A, Wakhloo AK, et al. Vein of Galen malformations: intravascular techniques. In: Neurovascular Surgery. New York: McGraw-Hill; 1995:1029–1039
[131] Lasjaunias P, Rodesch G, Pruvost P, et al. Treatment of vein of Galen aneurysmal malformation. J Neurosurg. 1989; 70:746–750
[132] Cummings GR. Circulation in neonates with intracranial arteriovenous fistula and cardiac failure. Am J Cardiol. 1980; 45:1019–1024
[133] Strassburg HM. Macrocephaly is Not Always Due to Hydrocephalus. J Child Neurol. 1989; 4:S32–S40
[134] Clarisse J, Dobbelaere P, Rey C, et al. Aneurysms of the great vein of Galen. Radiological-anatomical study of 22 cases. J Neuroradiol. 1978; 5:91–102
[135] Yasargil MG. AVM of the brain, clinical considerations, general and specific operative techniques, surgical results, nonoperated cases, cavernous and venous angiomas, neuroanesthesia. In: Microneurosurgery. Stuttgart: Georg Thieme; 1988:317–396
[136] Litvak J, Yahr MD, Ransohoff J. Aneurysms of the great vein of Galen and mid-line cerebral arteriovenous anomalies. J Neurosurg. 1960; 17:945–954
[137] Johnston IH, Whittle IR, Besser M, et al. Vein of Galen malformation: diagnosis and management. Neurosurgery. 1987; 20:747–758
[138] Barrow DL, Spector RH, Braun IF, et al. Classification and Treatment of Spontaneous Carotid-Cavernous Fistulas. J Neurosurg. 1985; 62: 248–256
[139] Kuether TA, O'Neill OR, Nesbit GM, et al. Direct Carotid Cavernous Fistula After Trigeminal Balloon Microcompression Gangliolysis: Case Report. Neurosurgery. 1996; 39:853–856
[140] Schoeff S, Nicholas B, Mukherjee S, et al. Imaging prevalence of sigmoid sinus dehiscence among patients with and without pulsatile tinnitus. Otolaryngol Head Neck Surg. 2014; 150:841–846
[141] Song JJ, Kim YJ, Kim SY, et al. Sinus Wall Resurfacing for Patients With Temporal Bone Venous Sinus Diverticulum and Ipsilateral Pulsatile Tinnitus. Neurosurgery. 2015; 77:709– 717
[142] Otto KJ, Hudgins PA, Abdelkafy W, et al. Sigmoid sinus diverticulum: a new surgical approach to the correction of pulsatile tinnitus. Otol Neurotol. 2007; 28:48–53
[143] Santa Maria PL. Sigmoid sinus dehiscence resurfacing as treatment for pulsatile tinnitus. J Laryngol Otol. 2013; 127 Suppl 2:S57–S59

第十九部分

卒中及闭塞性脑血管病

XIX

80 概述及卒中生理学

80.1 定义

脑卒中曾被称为脑血管意外（cerebrovascular accident，CVA）。

▶ 短暂性脑缺血发作（Transient ischemic attack, TIA） 继发于（脑、脊髓、视网膜）局灶性缺血而出现的短暂性神经功能障碍并且没有（永久性）急性梗死[1]（注：过去定义症状持续时间为 24 小时内）。

10%～15% 发生 TIA 的病人 3 个月内出现脑卒中，48 小时内发生者占其中 50%。

▶ 脑卒中 由于脑区或脑干低灌注而引起的永久性（不可逆的）神经功能缺损。

▶ 分水岭梗死 在两个相邻的动脉供血区域边缘交界处，由于其中一侧或两侧血流紊乱导致的缺血性梗死。

80.2 脑血管血流动力学

80.2.1 脑血流量（CBF）和氧气利用

表 80-1 示典型的 CBF 值与相应的神经生理学状态。CBF<20ml/(100g · min) 通常被认为脑缺血，持续此状态会导致细胞死亡[2]。然而，这假设了大脑处于正常代谢率，可能更适用于全脑处于低灌注的状态[3]。使细胞丧失电兴奋性的 CBF 阈值高于使其死亡的阈值，由此产生了缺血半暗带的概念——在这种状态下这些细胞是存活而无功能的[2]。

表 80-1 CBF 的变化效应

CBF[ml/(100g · min)]	状态
>60（约值）	脑充血（CBF> 脑组织需求）
45～65	静息状态正常脑
75～80	灰质
20～30	白质
<20：脑缺血	
16～18	脑电图呈直线
15	生理性瘫痪
12	脑干听觉诱发反应（BSAER）变化
10	细胞膜转运变化（细胞死亡；卒中）

公式 80-1 表示 CBF 与血压的关系：

$$CBF = CPP/CVR = (MAP-ICP)/CVR \quad \text{(公式 80-1)}$$

CPP = 脑灌注压（见章节 53.2.2），CVR = 脑血管阻抗（见下文），MAP = 平均动脉压，ICP = 颅内压。

80.2.2 脑血管阻抗（CVR）和脑自动调节

在 CPP 50 至 150mmHg 的范围内，正常脑组织的 CVR（脑血管床对血流的抵抗力）呈线性变化，以维持几乎恒定的 CBF。这种现象称为（大脑）自动调节（图 80-1），其在病理状态下会改变。

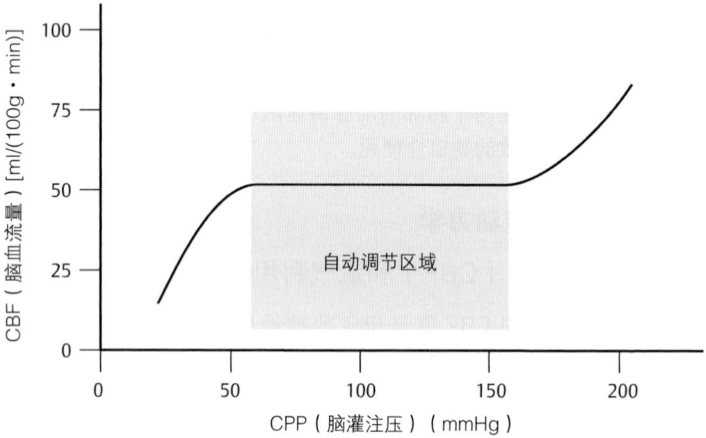

图 80-1 脑自动调节

黄色正方形表示 CBF 相对恒定的 CPP 范围

受 $PaCO_2$ 影响，CBF 在 20 至 88mmHg 范围内随着 $PaCO_2$ 增加呈线性增加。

CVR 同时受 CPP（脑灌注压）变化影响，后者可肌源性地调节血管张力。

80.2.3 脑耗氧代谢率（$CMRO_2$）

80

脑耗氧代谢率（$CMRO_2$）平均 3.0~3.8ml/(100g · min)。脑静息状态下，CBF 与 $CMRO_2$ 的比率（耦合比[4]）是 14~18。在有局部皮层活动情况下，局部 CBF 增加约 30%，而 $CMRO_2$ 增长约 5%[5]。$CMRO_2$ 在一定程度上可调控。

80.2.4 脑血管储备和反应性

可以用氙增强的 CT、CT 灌注成像（见章节 13.1.4）、TCD、SPECT 或 MRI[6,7,8,9] 来评估。应用 1000mg 乙酰唑胺（ACZ）（Diamox®）后，可根据脑血流量对脑血管扩张剂的反应分为如下 3 型[8, 9]：

1 型：CBF 基线正常，应用 ACZ 后增加 30%～60%。

2 型：CBF 基线下降，应用 ACZ 后反应迟缓且增长 <10%，或者增长的绝对值 <10ml/(100g · min)。

3 型：CBF 基线下降，应用 ACZ 后局部 CBF 反而下降，这反映了在基线水平血管已极度扩张，从而导致应用 ACZ 后盗血现象的发生。

80.3 侧支循环

80.3.1 颈内动脉狭窄 / 闭塞的侧支循环

颈动脉狭窄 / 闭塞的影响可能因侧支循环建立而改善，血液到达脑组织的潜在代偿途径包括：

1. 经 Willis 环：
   1）由对侧颈内动脉经前交通动脉代偿。
   2）由同侧后交通动脉向前代偿。
2. 自双侧颈外动脉经眼动脉逆行血流：
   1）面动脉→角动脉→鼻背动脉→睑内侧动脉。
   2）上颌动脉：
      - 脑膜中动脉→泪腺动脉。
      - 翼动脉（经翼管的动脉）。
   3）面横动脉→眼睑外侧动脉。
   4）颞浅动脉→眶上动脉
3. 上颌动脉近侧→鼓室前动脉→颈内动脉颈鼓分支。
4. 皮质 - 皮质吻合。
5. 硬脑膜 - 软脑膜吻合。

80.3.2 椎基底动脉狭窄 / 闭塞的侧支循环

可用的侧支循环取决于梗阻或狭窄部位：

1. 基底动脉闭塞时，侧支循环途径：
   1）后交通动脉。
   2）小脑上动脉 - 小脑后下动脉吻合。
2. 近段椎动脉狭窄时，侧支循环途径：
   1）颈外动脉→枕动脉→椎动脉肌支→椎动脉。

2) 甲状颈干→颈升动脉→直接连接或脊神经动脉→椎动脉。

3) 对侧椎动脉或颈升动脉→脊神经动脉分支或脊髓前动脉吻合。

80.4 "闭塞"综合征

80.4.1 主要血管闭塞（按供血区域排列）

主要脑动脉的供血分布区见图 2-1，为了明确侧别，以 CL 代表梗死对侧，IL 代表梗死同侧。

颈内动脉及其分支

脑卒中的风险和程度受其闭塞的突然性、部位、侧支循环决定（见上文）。

1. 统计学研究：
   1) 急性颈内动脉闭塞（所有人）：26%～49%[10] 的人有发生脑卒中的风险（并非所有人都发作）。
   2) 1261 例症状性颈内动脉闭塞的病人中，年卒中风险：7% 位于双侧，5.9% 位于梗阻同侧（平均随访时间 45.5 个月）（即便使用抗凝或抗血小板药物）（12 项前瞻性研究）。
   3) St.Louis 的颈动脉闭塞研究显示[12]，症状性颈内动脉闭塞的病人 2 年的同侧缺血性卒中发生率为 5%（PET 扫描 OEF 氧摄取率正常者）及 26%（PET 扫描 OEF 氧摄取率升高者）。
   4) 无症状颈内动脉闭塞病人的卒中风险降低（有病人存在颈内动脉闭塞却无症状）。
   5) 当病人出现颈内动脉供血区卒中及 TIA 发作时，完全闭塞发生率为 10%～15%[12]。
2. 最糟糕的状态即颈内动脉完全闭塞并且无前交通动脉、后交通动脉血流及其他侧支循环：大脑前动脉及中动脉供血区卒中（表 80-2）。
3. 大脑前动脉：[CL] 肢体无力，下肢重于上肢。
4. 大脑后动脉：
   1) 单侧枕叶梗死→偏盲和黄斑回避（黄斑对应的视觉皮层接受 MCA、PCA 的双重血液供应）。
   2) Balint 综合征。
   3) 皮质盲（安东综合征）。
   4) Weber 综合征。
   5) 失读症，无失写。
   6) 丘脑痛综合征（Dejerine-Roussy 综合征）。
5. 内侧纹状动脉回返支（Heubner 回返动脉）：表达性失语 + 轻度偏瘫（上肢 > 下肢，近端肌力弱于远端）。

表 80-2 ICA 闭塞情况汇总

功能缺失[a]	完全（M1 闭塞）	上分支	下分支
[CL] 肢体无力下肢重于上肢	×	×	
[CL] 下面部面瘫	×	×	
[CL] 偏身感觉缺失（上肢或下肢）	×	×	
[CL] 面部偏侧感觉缺失（所有的方式）	×	×	
[CL] 忽视[b]	×	×	
[IL] 偏侧凝视麻痹	×		
[CL] 同侧偏盲	×		×[c]
感觉性失语[d]（Wernicke's area）	×		×
表达性失语（Broca's area）	×	×	
Gerstmann 综合征（第 107 页）：优势半球顶叶梗死			

[a] [CL]：对侧；[IL]：同侧。"×"表示缺陷存在
[b] 非优势半球侧受累
[c] 合并上象限偏盲
[d] 优势半球侧受累

6. 脉络膜前动脉（AChA）综合征：1925 年，由 Foix 等人首先报道。完整的三联征包括对侧偏身瘫痪、偏身感觉障碍、同向性偏盲(hemiplegia，hemihypesthesia and homonymous hemianopsia，记忆：3H)。但是不全性三联征更常见[13]。闭塞通常是由于小血管疾病引起的，CT 或 MRI 通常显示出内囊后肢（恰好在侧脑室颞角上方）[14] 以及其后侧和外侧的白质的梗死。该血管的闭塞通常可以耐受。事实上，结扎此动脉已经用于帕金森病的治疗（见章节 98.3.2)。即使有 15% 的病人出现内囊梗死，但并未发现不良影响[15]。
7. Percheron 动脉（见章节 2.2.5)：双侧丘脑和中脑梗死[16]。

后循环

1. 椎动脉。
   1) 延髓内侧综合征（Dejerine 综合征）。
   2) 延髓外侧综合征（Wallenberg 综合征）：见下文。
2. 基底动脉。
3. 小脑前下动脉（AICA)：脑桥外侧综合征（Marie-Foix 综合征）。
4. 小脑后下动脉（PICA)：有时可能有延髓外侧综合征（Wallenberg 综合征）：见下文。
5. 小脑上动脉（SCA)：小脑蚓上部和小脑上部梗死。
6. 脊髓前动脉。

延髓外侧综合征

也称为 Wallenberg 综合征或小脑后下动脉综合征。典型情况是 PICA 闭塞，且在 80%～85% 的病例中椎动脉也发生闭塞[17]。尚无病例报道由于脑干出血引起此综合征。通常急性起病。临床表现见表 80-3（注意：没有锥体束受损表现，皮质感觉中枢无病变）。病灶部位和延髓结构见图 80-2。

表 80-3 延髓外侧综合征的临床表现[15]

全身症状	病灶部位
• 眩晕，恶心 / 呕吐，眼球震颤，复视，振动幻视	前庭神经核和连接纤维
• 呃逆	?
病变同侧症状	**病灶部位**
• 面部疼痛，感觉异常和减退	支配半侧面部下行传导束和三叉神经核
• 肢体共济失调	（绳状体？）
• 霍纳综合征	下行交感神经束
• 吞咽困难，张口困难，声音嘶哑	第 Ⅸ、第 X 脑神经病变
• 上肢、躯干、下肢麻木	薄束核、楔束核
病变对侧症状	**病灶部位**
• 半身痛温觉减退	脊髓丘脑束

提示：基本上，只有该部位病变才会导致一侧面部感觉障碍（病变同侧）、对侧肢体感觉障碍。所有的病人没有锥体束受损的表现（如明显的肌无力）。

这些病人有时会出现严重的小脑肿胀而需行减压术（病变组织可以很容易被吸除）。

病人临床表现为 LMS，须排除椎动脉夹层（见章节 83.9.2），因为后者需要用肝素治疗。MRI 成像如脂肪抑制 T_1WI 及 MRA 可发现大多数夹层。

预后：43 位病人中 12% 在急性期死于呼吸系统及心血管系统并发症，2 位病人出现颅后窝的新发的梗死灶[18]。椎基底动脉区域卒中的年复发率为 1.9%[18]。

80.4.2 腔隙性卒中

概述

腔隙性卒中为大脑深部非皮质区或脑干小的梗死（见表 80-4），是由脑动脉的穿通支闭塞引起。梗死范围为 3~20mm（CT 能显示较大的梗死灶，对白质敏感性更好）。

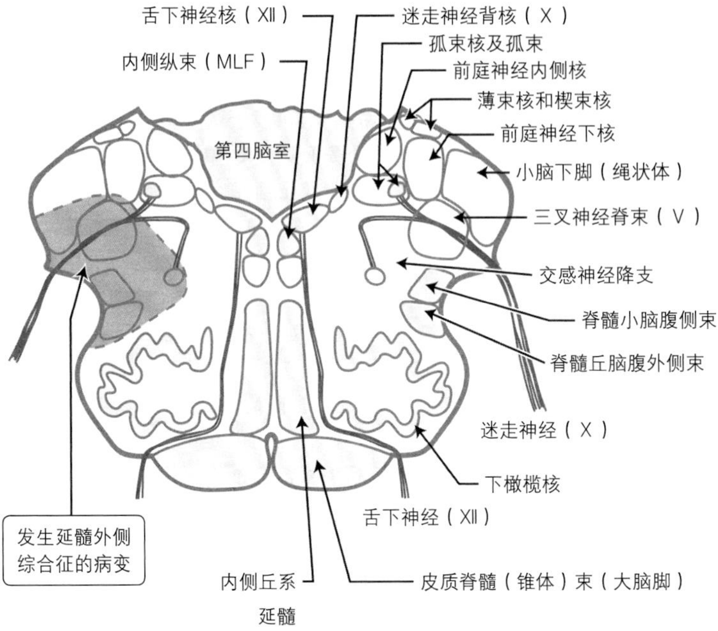

图 80-2　延髓外侧综合征的典型病灶

表 80-4　腔隙性卒中的典型位置（按发生率降序排列）
• 壳核
• 尾状核
• 丘脑
• 脑桥
• 内囊
• 脑回白质

小的腔隙性梗死（3～7mm）可能是由于直径 <200μm 的动脉内膜有透明脂质沉积（高血压引起的血管病变），可能也是许多脑内出血的原因；这种血管病变是小血管病变，动脉内膜剥脱术不一定能预防。

临床上，诊断腔隙性卒中需排除：失语、失用失认、感觉运动障碍、单侧瘫、同向性偏盲（HH）、严重的记忆障碍、神志恍惚、昏迷、意识丧失或癫痫发作。

L’etat 腔隙性梗死：多发性腔隙性梗死→慢性进行性神经功能衰退，一次或多次发作性不全偏瘫；导致身体衰弱、构音障碍、短小步态、平衡失调、大小便失禁、假性延髓性麻痹和痴呆，很多症状和体征可能都是由正常压力性脑积水（NPH）导致（机制不清）。

腔隙性梗死综合征

主要表现（其他见参考文献[19]）：

1. 单纯感觉性卒中或 TIA（腔隙性梗死最常见的表现）：常有一侧面部、上肢、下肢的麻木。仅10%的TIA可发展为卒中。丘脑感觉核（腹后核）的腔隙性梗死→ CT 很难发现。少数单纯感觉性卒中或 TIA 可发展为 Dejerine-Roussy 综合征（丘脑性疼痛综合征）。
2. 单纯运动性不全偏瘫（PMH）（第二常见）：单侧面部、上肢、下肢的运动障碍，而感觉正常，无同向性偏盲等。梗死的部位在内囊后支、脑桥基底部皮质脊髓束（CS）融合处，中脑大脑脚部则少见。
3. 共济失调性不全偏瘫：对侧单纯运动性不全偏瘫＋受影响的肢体（如果还能活动的话）的小脑性共济失调。脑桥基底部上 1/3 及下 2/3 交界处的腔隙性梗死，可出现构音障碍、眼球震颤、向一侧倾倒。面部、上肢、下肢的严重程度不同，这可能是由于皮质脊髓束的纤维被脑桥神经核分散所致（与结构紧密的锥体束和大脑脚不同）。
   变异型：失音－笨手综合征，病灶部位相同或位于内囊膝部。可与皮层梗死类似，但后者有口唇麻木。
4. 面部以外的单纯运动性不全偏瘫：梗死灶位于延髓锥体；发病时可有眩晕、眼球震颤（类似于延髓外侧综合征）。
   变异型：丘脑性痴呆：一侧丘脑的中央区＋临近的丘脑底部腔隙性梗死→意识丧失、记忆障碍＋部分霍纳综合征（瞳孔缩小＋同侧面部无汗）。
5. 中脑丘脑综合征："基底动脉尖综合征"，通常由栓子引起。梗死灶呈典型的双侧蝶形，累及双侧脑干及大脑半球由基底动脉远端供血的区域。临床表现为：动眼神经麻痹、帕里诺综合征及意识丧失，可有遗忘症、幻觉及嗜睡，通常没有典型的运动功能障碍。
6. Weber 综合征：动眼神经交叉瘫，对侧单纯运动性不全偏瘫（无感觉缺失），通常是由于基底动脉脚间支闭塞→中脑中央区梗死，致使大脑脚和动眼神经纤维受损。也可由基底动脉分叉部或基底动脉小脑上动脉连接部的动脉瘤引起。
7. 单纯运动性不全偏瘫合并交叉性展神经麻痹：腔隙性梗死灶在脑桥下面的中线旁。
8. 小脑性共济失调合并交叉性动眼神经麻痹（Claude 综合征）：腔隙灶位于齿状红核束（小脑上脚）。
9. 偏身抽搐：梗死或出血的典型部位在丘脑下部半月形 Luys 核。
10. 延髓外侧综合征：见下文。
11. 闭锁综合征：双侧单纯运动性不全偏瘫，腔隙性梗死部位在内囊、脑桥、锥体或大脑脚（少见）。

80.5 青壮年脑卒中

80.5.1 概述

仅有3%的缺血性卒中发生于40岁以下的青壮年病人[20]。约10%以上发生于年龄≤55岁病人[21]。发生率：年龄在35~44岁人群为10/10万人[22]，年龄<55岁人群为73/10万人[21]。

80.5.2 病因

原因有很多[20]，外伤是45岁以下病人出现卒中的最常见原因（22%）[23]。其他病因如下，多数都占很小比例（除了外伤、术后卒中和脑内血肿）。

1. 动脉硬化：占病因的20%，该比例低于在老龄人群中的比例（有一宗报道称，其所有的18位病人中部分患有胰岛素依赖型糖尿病，部分为35岁以上男性并伴有1个及1个以上的危险因素，见下文。多数人早期出现TIA）。
2. 有明确来源的栓塞：20%。
   1) 心脏来源最为常见（见上文），多数既往有心脏病：
      - 风湿性心脏病。
      - 瓣膜修复术后。
      - 心内膜炎。
      - 二尖瓣脱垂（MVP）：青年人群中有5%~10%存在，在青年卒中病人中有20%~40%患有MVP（也有报道在青年卒中病人中伴有MVP的仅有2%[22]）。
      - 房颤。
      - 左心房黏液瘤。
   2) 脂肪栓塞综合征：神经系统通常可表现为各种各样的神经功能障碍（见章节51.7.2）。
   3) 反常栓塞：ASD，肺部AVM包括Osler-Weber-Rendu综合征，卵圆孔未闭（见上文）。
   4) 羊水栓塞：可发生于产后。
3. 血管病变：10%。
   1) 炎症性：
      - Takayasu动脉炎。
      - 感染性：TB，梅毒，眼带状疱疹。
      - 滥用安非他明。
      - 带状疱疹性眼炎（HZO）：通常在患病8周左右出现迟发性对侧偏瘫[24]。
      - 毛霉菌病：鼻部眼眶周围的真菌感染，尤其糖尿病或免疫抑制病人，动脉炎可引起眶静脉以及颈内动脉或大脑前动脉血栓形成。会产生眼球突出，眼肌麻痹及偏瘫。

- 合并系统性疾病，例如：SLE（狼疮）（见下文凝血障碍）；动脉炎（尤其结节性多动脉炎，见章节 11.3.5）：当累及中枢神经系统时，通常表现为多灶性及渐进性，但其早期可能表现为卒中；多发性硬化（MS）、癌症、风湿性关节炎。

2) 非炎症性：
- 纤维肌发育不良（见章节 11.3.10）。
- 颈动脉或椎动脉夹层动脉瘤（包括创伤后夹层动脉瘤）。
- 烟雾病（见章节 82.8）。
- 高胱氨酸尿：是一种遗传性蛋氨酸代谢缺陷病，几乎所有血管均有内膜增厚及纤维化，从而导致血栓栓塞事件发生（动脉和静脉，包括硬膜静脉窦）。估计卒中的危险性为 10%～16%。病人有类似马方综合征的表现，面颊部斑点、智力发育迟缓、尿高胱氨酸水平增高。
- 弹性假黄瘤［译者注：女性多见，四肢特别是指（趾）异常长，即蜘蛛样指（趾），晶状体不全脱位，心血管异常及其他畸形等。表现多变，为常染色体显性遗传病］。

4. 凝血障碍：10%。以下与高凝状态有关。
1) 系统性红斑狼疮（SLE）：狼疮性抗凝因子→ APTT 延长且 1：1 混合实验不能完全纠正。胶原性血管病偶见以卒中为首发表现。
2) 红细胞增多或血小板增多。
3) 镰形细胞病。
4) TTP（血栓性血小板减少性紫癜）。
5) 抗凝血酶Ⅲ缺乏（有争议——大宗青年脑血管意外病例中未发现）。
6) C 蛋白或 S 蛋白缺乏（家族性）：C 蛋白能使止血反应减弱，纯合子型 C 蛋白缺乏在新生儿期是致命的。杂合子型 C 蛋白缺乏与血栓形成性脑卒中有关。华法林治疗初期一种少见的并发症，是 C 蛋白先于其他凝血因子降低而使血液变为高凝状态。
7) 抗磷脂抗体综合征（APLAS）[25, 26]：能使静脉和（或）动脉血栓形成。现已了解清楚的 2 种抗磷脂抗体是抗心肌磷脂抗体（ACLA）和狼疮性抗凝因子（LCA）。一旦引起症状，治疗应用大剂量华法林，使 INR ≥ 3[27]。停用华法林后血栓的发生率会显著增加。阿司匹林无效。
8) 使用毒品 3，4- 亚甲基二氧甲基苯丙胺［MDMA，兴奋剂（译者注：冰毒）[28]，如果使用毒品的同时液体入量不足，可能发生高热合并高凝的情况］。

80

5. 围生期：5%（常在分娩前后 2 周内）。
6. 其他原因：35%。
   1) 无明确原因。
   2) 口服避孕药（BCP）：脑血管意外危险性增加 9 倍，病人多有偏头痛病史。
   3) 脑静脉血栓形成（CVT）（见章节 82.7），包括硬脑膜窦血栓形成：使用 BCP 可能会增加发病率。
   4) 偏头痛[29]：被广泛认可，但缺乏客观依据（偏头痛病人脑血管意外发病率与普通人群相同）。偏头痛导致脑血管意外少见，多见于女性，长期慢性病程；复发率 <3%。可能的发病机制包括：血管痉挛，血小板功能障碍和动脉病变[30] 脑血管意外常发生于偏头痛发作时[31] 或稍后。
   5) 滥用可卡因[32]：卒中可继发于血管痉挛或高血压病人伴有动脉瘤或 AVM 者（滥用可卡因可导致明显的脉管炎[33]，但很少见，这一点与安非他明不同）；生物碱可卡因（快克）（译者注：强力可卡因／高纯度可卡因）导致的卒中，缺血和出血情况几乎相等。
   6) 可逆性后部脑病综合征（PRES）（见章节 11.1）。

80.5.3 危险因素

在一项对 201 名年龄在 15～55 岁（平均为 45.5 岁）的澳大利亚病人的首次卒中的回顾性研究“社区危险因素控制”中，确定了以下危险因素[21]：

1. 糖尿病：OR=12。
2. 高血压：OR=6.8。
3. 吸烟人群：OR=2.5。
4. 长期酒精依赖：OR=15（在卒中前 24 小时内大量饮酒不是一个危险因素）。

80.5.4 评估

1. 病史和体格检查可发现全身性疾病（见上文）和可以改变的危险因素（见上文）。
2. 心脏病学检查：包括 EKG 和超声心动图。
3. 血液学检查（酌情）：
   1) 常规：电解质，血常规，血小板计数和（或）功能，血沉（升高提示 SLE、动脉炎、心房黏液瘤，但是 ESR 正常不能排除血管炎），PT/PTT 等凝血检查，梅毒 VDRL 检查（所有年轻成年人卒中），空腹脂质水平。
   2) 对原因不明的卒中：ANA、抗凝血酶 Ⅲ、C 蛋白、S 蛋白、同型半胱氨酸、凝血因子V基因Leiden突变，PPD，镰状细胞检测，毒理学检测（血、尿，毒品如可卡因等）、血清蛋白电泳、狼疮抗凝物、血清氨基酸、组织纤溶酶原激活物和抑制物。

4. 其他测试：需要时可检测尿常规、胸片、脑脊液等。
5. 脑血管造影：对明显存在系统性疾病或明显证据的心脏栓塞病人不是必要的；如果在48小时内检查可能偶尔诊断脑栓塞。

80.6 动脉粥样硬化性颈动脉疾病

80.6.1 概述

动脉硬化斑块在20岁时开始在颈动脉中形成。在颅外脑循环，常发生在颈总动脉（CCA）的后壁。随着斑块增大会侵犯颈内动脉（ICA）的管腔。钙化坚硬的斑块可能不随时间变化。卒中的风险与狭窄的程度和存在溃疡相关，在高凝状态和血流增快时也会增加。

斑块形态

动脉粥样硬化斑块中的“脆弱”斑块可能引起血栓并发症，也可导致病变迅速进展。脆弱斑块的标准包括：内膜增厚，斑块裂隙，脂质坏死核心／薄纤维帽、钙化、血栓和斑块内出血，向外重塑。高分辨率MRI可以识别这些特点中的一部分[34-37]。

80.6.2 具体表现

概述

如果有一次或多次与病变侧别分布相符合的缺血事件发生则称为有症状性（如果病人仅有非特异性的视觉障碍、头晕、昏厥，而与TIA或卒中无关，则称为无症状性）[38]。大部分（80%）的颈动脉粥样硬化斑块血栓导致卒中前无警示症状[39]。

无症状性颈动脉狭窄

常常因颈动脉杂音而被发现。无症状性杂音：发病率随年龄增长而升高（45～54岁期间为2.3%，75岁以上为8.2%）[40]，存在杂音预测颈内动脉狭窄的准确度：50%～83%（取决于群体以及狭窄的计算标准等），敏感度只有24%[41]。

症状性颈动脉狭窄

可表现为TIA或卒中，可逆性缺血性神经功能缺损（RIND）有以下表现（另见颈内动脉“闭塞”综合征，见章节80.4）：

80

1. 视网膜功能不全或梗死（视网膜中央动脉是眼动脉的分支）：同侧单眼失明。
   1) 可以是短暂性：一过性黑矇，又称一过性单眼盲（TMB），分四种类型。

- Ⅰ型：栓塞型。描述为一只眼中“像是挂了一层窗帘”，完全的视力丧失，通常持续 1～2 分钟。
- Ⅱ型：与血流相关。眼动脉低灌注→色彩饱和度下降，通常描述为视野灰蒙。
- Ⅲ型：血管痉挛型。偏头痛时可能出现。
- Ⅳ型：其他因素，可与抗心磷脂抗体同时出现。

2）持续性盲。

2. 大脑中动脉缺血症状：

1）对侧运动或感觉性 TIA（上肢和面部较下肢重），伴有反射亢进和足趾跷起。

2）如果累及优势半球可有言语障碍。

80.6.3 颈动脉疾病程度的评估

概述

有症状的病人通常会按卒中 /TIA 规范进行评估。

检查血常规、血小板计数、纤维蛋白原、PT、PTT 和国际标准化比值（INR）（排除高凝状态）。

眼底镜检查可能显示 Hollenhorst 斑块（胆固醇结晶栓子）。

基于血流动力学和颈动脉病变栓塞倾向的分类太复杂，至今仍不能用于大型研究。下文所表述的实验将重点放在狭窄程度的最大值，这似乎过于简单了。斑块的成分和形态也很重要。

颈动脉狭窄的筛查建议

1. 美国预防服务工作组（USPSTF）目前不推荐一般成年人群中颈动脉狭窄的筛查（Grade D 推荐：中度或高度确定，该筛查人群无受益或损失大于收益）[42]。
2. AHA 卒中指南的初级预防不推荐筛查无症状性颈动脉狭窄[43]。
3. 美国神经影像学会建议筛查应只考虑年龄≥65 岁且有 3 个或更多的心血管危险因素的人群[44]。
4. 血管外科协会推荐超声筛查（年龄≥55 岁且有心血管危险因素的人群，如高血压、糖尿病、吸烟、高胆固醇血症或已知的心血管疾病）[45]。

评估标准

见下文推荐的检查。

血管造影

动脉内血管造影是“金标准”。不能作为筛选检查，因其具有侵入性、费用高且有危险性（近期数据显示经验丰富的医师也会造成 <1% 的

临时或永久损害；有症状的病人的风险是无症状的 2～3 倍)[46-48]。此外，与二维多普勒和 MRA 不同，它并不能提供斑块厚度数据。目前采用的狭窄程度的标准不一致，表 80-5 比较了 NASCET 研究[49]和 ECST 的标准[50]。对二者来讲，N 是颈动脉最狭窄部位的直径。研究的不同在于分母，NASCET 的 D 是颈动脉球远端的正常动脉的直径（在动脉壁变得平行的第一点处取得），而 ECST 的 B 是颈动脉球的估计直径。

表 80-5 NASCET 和 ECST 对 ICA 狭窄的测量比较 a

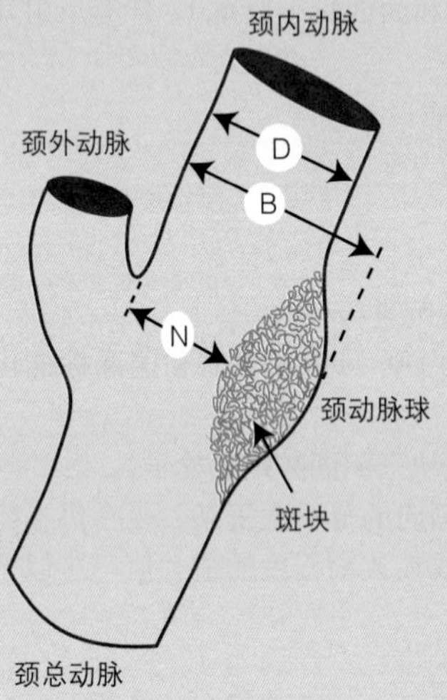

	NASCET	ECST
	1−N/D	1−N/B
	依据直接比较以下具有相等的 ICA 狭窄程度 (%)	
	30b	65b
	40b	70
	50	75
	60	80
	70	75
	80	91
	90	97

a 经许可引自 Donnan GA，Davis SM，Chambers BR，et al. Surgery for the Prevention of Stroke. Lancet 351：1372，1998

b 阴影部分表示狭窄程度，外科治疗对于症状性狭窄益处不清楚（见章节 81.7）

用 NASCET 标准举例，狭窄的程度表示为公式 80-2。

狭窄程度（NASCET）（%）= (1−N/D) × 100 （公式 80-2）

公式 80-3 显示了 NASCET 标准和 ECST 标准的相互关系及换算[51]

狭窄程度 (ECST)(%)=0.6 × 狭窄程度(NASCET)(%)+40% （公式 80-3）

二维多普勒超声

B 型超声的图像可显示动脉横切面，图谱分析显示血液流速等信息。对“线样征”血流显示差。不能在下颌角以上扫描。低的频率穿透更深，但是信号会损失（用经颅多普勒）。敏感度为 88%，特异度为 76%[52]。

磁共振血管成像（MRA）

一些颈内动脉狭窄者无须行血管造影，特别是有症状的病人，可见有局限性的信号丢失的“血流消失”伴远端信号的重现[53, 54]。有时会高估狭窄程度[55]。对于颅外颈动脉疾病检查的敏感度为91%，特异度为88%[56]。2D TOF-MRA 足以用于检查（虽然增强的 MRA 可以显示得更好，但对手术的病灶而言没有必要[57]）。

有 TIA/ 卒中的病人，MRA 可与 MRI 检查同时进行，还可以检查有无血栓或动脉夹层。与多普勒相似，MRA 对于重度狭窄和闭塞很难区分。尽管 MRA 对检查操作者的要求不如多普勒，但是价格相对更昂贵且更耗时。且当病人病情严重时，如无法平躺，或有幽闭恐惧症、体内有起搏器或磁铁性物质植入时，MRA 检查都非常危险。高分辨率 MRI 还可用于发现不稳定型斑块（见章节 80.6.1）。

CT 血管成像（CTA）

CTA 具有电离辐射（X 线），且需要静脉注射碘造影剂，因此对造影剂过敏及肾功能障碍的病人无法行此检查。其检查结果优于 MRA 和多普勒超声。CTA 只需数秒钟就可获得从主动脉弓到颈内 / 颈外血管及周围软组织的高分辨率的图像（图 80-3）。一项 Meta 分析指出，CTA 对

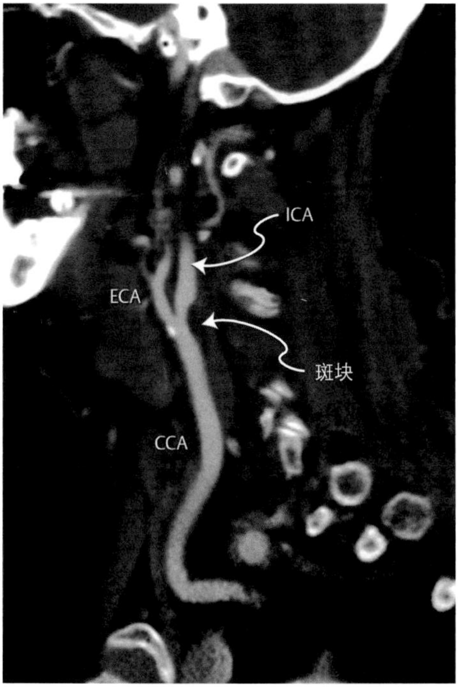

图 80-3 CTA 展示了柔软的 ICA 斑块

通过左颈动脉的矢状 CTA 显示软斑块，造成 ICA 约 60% 狭窄

缩写：ICA= 颈内动脉；CCA= 颈总动脉；ECA= 颈外动脉

70%～99% 程度的狭窄敏感度为 85%，特异度为 93%[58]。CTA 还可用于发现不稳定斑块（见章节 80.6.1）。它的另一个重要的优点是同时可以获得 CT 灌注成像（见章节 13.1.4）。

影像学检查的选择 / 治疗方案的选择

尽管对于这一疾病有很多检查手段，目前尚无数据证实其中某一个检查最好[1]。Doppler，CTA，或者 MRA 都可以作为初始筛查检查。对于某项检查发现异常时，在下一步进行干预前常需要其他无创检查了解颈动脉分叉部的情况。结合颈动脉超声和 MRA 两项检查可更明确获得血管内部情况[59]。如果两项无创性检查的结果不一致，先行血管造影再干预治疗。

80.6.4 治疗

通常治疗最初是选择以下方法：

1. “最佳药物治疗”：见下文。
2. 颈动脉内膜切除术（见章节 81.7)。
3. 血管内治疗：血管成形术结合支架（± 远端血栓保护）。

药物治疗

目前，“最佳药物治疗”还无准确方案，推荐方案还不停变化。目前应用的有以下一些治疗：

1. 抗血小板治疗（见下文）：
   1) 通常可用阿司匹林治疗（ASA）（见下文）。
   2) 如果不能用阿司匹林，可用氯吡格雷，单用或结合阿司匹林使用。
   3) 应用结合了缓释双嘧达莫及阿司匹林的药物（Aggrenox®）（单用双嘧达莫无显著功效）。
2. 适当的抗高血压治疗。
3. 糖尿病病人积极控制血糖。
4. 病人如果有无症状的房颤，则应行抗凝治疗（见心源性脑栓塞，章节 82.4)。
5. 必要时给予抗脂治疗。
6. 帮助病人戒烟。

抗血小板治疗

药物信息：阿司匹林

不可逆抑制环氧化酶，阻止血管前列环素 PGI_2（血管扩张剂和血小板抑制剂）及血小板血栓烷 YXA_2（血管收缩剂和血小板激活剂）的合成。血小板没有细胞器，不能重新合成环氧化酶，而血管组织则可很快合成[60]。注意：<1000mg/d 的阿司匹林可能对于有重度狭窄的无灌注及血流的停滞没有多大

帮助，一些（不是所有）研究显示在女性效果欠佳[61]，还没有大量的研究说明阿司匹林可预防已卒中的病人再卒中。

用法：对于心绞痛，一次大剂量（160～325mg）口服，而后每天维持剂量 80～160mg（低剂量与高剂量同样有效）。[62] 对于缺血脑血管病的最佳剂量仍需探讨。通常应用每天 325mg 口服，可降低 25%～30% TIA 后的卒中危险性。颈动脉内膜切除术后每天剂量为 81mg 或 325mg 时与更高剂量比较，卒中、心肌梗死和死亡（6.4% vs. 8.4%）发生率低。[63]

药物信息：阿司匹林 / 缓释双嘧达莫（脑康平，Aggrenox®）

缓释双嘧达莫与阿司匹林联合用药比单一阿司匹林对于预防 TIA、卒中及心肌梗死更有效[64, 65, 66]。脑康平并不比氯吡格雷好，因其可以增加脑出血的风险[67]。副作用：首次用药易头痛。

用法：1 片口服，每天 2 次。剂型：胶囊含有阿司匹林 25mg/ 缓释双嘧达莫 200mg。

药物信息：氯吡格雷（波立维，Plavix®）

噻氯匹定的一种，其严重中性粒细胞减少症发生率（0.04%）与 ASA 接近（约 0.02%）[68]。通过抑制 ADP 诱导血小板纤维酶原的结合及血小板颗粒的释放来干扰血小板的膜功能，还可影响血小板之间的相互作用。药效具有时间和剂量依赖性，能够不可逆地抑制血小板聚集，并延长出血时间。如果对阿司匹林耐药或产生药物抵抗，可用氯吡格雷替代。在一些介入治疗时可与阿司匹林合用。虽然对于急性冠脉综合征，认为阿司匹林和氯吡格雷合用优于单用阿司匹林，然而 MATCH[69] 研究结果不支持其对卒中和 TIA 有相似的效果。联合治疗又显著地增加了出血的风险[69]。药物动力学：一天给药 1 次。需要数天才能达到最佳疗效（急性事件发生时如心肌梗死，或在支架植入前可使用负荷量），停用药物 5 天，对血小板抑制作用消失。

用法：负荷量 75mg 口服，每天 1 次。初始剂量：第一天 225mg（3 粒）。供应的剂型为 75mg 的薄膜包衣片。

抗血小板药物的选择

对于二次卒中的预防，推荐个体化用药。阿司匹林有效，并且价格低廉。脑康平虽然可以小幅度地减少血管事件的发生，但其昂贵的价格使之不适用于预防。对于阿司匹林不耐药或有药物抵抗的病人而言，氯吡格雷是不错的替代药物。氯吡格雷加阿司匹林适用于近期有心脏缺血或血管支架术的病人[70]。

无症状性的颈内动脉狭窄

要 点

- 自然病史：卒中的发生率低（每年 2%），一半的病人没有功能障碍。
- 大型随机临床试验证明，对无症状的狭窄度 >60% 的病人，与药物治疗相比，外科治疗可使病人中度获益。
- 选择治疗方式的标准取决于病人的年龄、性别和合并症（以及预期寿命），还有围术期并发症发生率。

临床指南：无症状颈动脉狭窄

- Ⅰ级推荐 [71]：颈动脉内膜切除术（CEA）可用于颈内动脉狭窄率 >70% 的无症状狭窄病人，围术期卒中、心肌梗死、死亡风险不高。
- Ⅱ级推荐 [71]：当老年病人需行血运重建时，特别是当解剖结构不利于血管内介入治疗时，推荐选择 CEA。
- Ⅱ级推荐 [71]：在解剖因素影响病人 CEA 手术时，推荐选择 CAS。
- Ⅱ级推荐 [71]：可在严格选择的无症状 ICA 狭窄的病人中（DSA 示狭窄 ≥60%，超声示狭窄 >70%）行预防性颈动脉支架植入术（CAS），但是其有效性与纯粹的药物治疗相比尚不明确。
- Ⅱ级推荐 [71]：CEA 或 CAS 治疗并发症较高的病人（包括：年龄 >80 岁，NYHA 心功能分级Ⅱ级或Ⅳ级，LVEF<30%，Ⅲ级或Ⅳ级心绞痛，左主干或多支 CAD，需要在 30 天内进行心脏手术，4 周内有过心肌梗死病史，以及重度慢性肺病）CEA、CAS 或药物治疗的效果均不肯定。

自然病史

颈动脉狭窄（>50%）发病率在超过 65 岁的男性和女性中为 5%~10%，1% 的人狭窄大于 80%[71，72，73，74]。

自然病史研究发现，无症状性颈动脉狭窄（50%~99%）的 2~3 年卒中年发病率为 1%~3.4%[75-80]。一项队列研究结果发现相似的发病累积率，同侧卒中 10 年和 15 年的发病率分别为 9.3%（或每年 0.9%）和 16.6%（或每年 1.1%）[81]。

分析无症状性颈动脉狭窄中脑卒中风险增加的病人亚组研究提示：有明显血流动力学异常的颅外颈动脉狭窄的病人同侧无预兆的卒中年发生率为 1%~2%，还有研究发现严重狭窄或进展型狭窄的病人卒中发生率更高。无症状性颈动脉狭窄提示同时伴发缺血性心脏疾病[75-81]。REACH 研究显示[82]，经年龄、性别调整后的 1 年内 TIA、非致死性卒中、致死性卒中及心血管病致死的发病率，无症状颈动脉狭窄的病人（n=3164）比无颈动脉狭窄的病人（n=30 329）更高。

80

外科治疗和药物治疗比较：ACST（无症状颈动脉手术试验）

见参考文献[83]。

> Σ
>
> 迄今为止最大的多中心随机试验显示，对于年龄<75 岁，狭窄率≥60% 无症状狭窄的病人，与药物治疗相比，立即行 CEA 手术可使病人中度获益。

具体内容：3120 名经多普勒超声明确狭窄程度≥60% 的病人在医师评估后，随机分为立即 CEA 组（50% 在一个月内行 CEA 术，88% 一年内行 CEA）和药物治疗组（由专业医师诊疗）。平均随访 3.4 年。排除标准为：手术风险大、既往同侧的 CEA 及可能存在的心脏栓子。手术医师要求其围术期死亡率和致残率小于 6%。

5 年所有卒中或围术期死亡率：CEA 组为 6.4%，药物治疗组为 11.8%（$P<0.0001$）。致死或致残的卒中率为 3.5%：6.1%。致死性卒中率 2.1%：4.2%。尽管男女都受益，男性受益更多。75 岁以上人群 CEA 术后未见有统计学差异的受益。在手术后近两年，直接 CEA 组没有观察到统计学优势，尽管围术期发病率和死亡率相对较低，为 3.1% [症状性狭窄 CEA 手术后可更早地观察到疗效（NASCET）[84]]。

ACAS（无症状性颈动脉粥样硬化研究）

见参考文献[85]。

> Σ
>
> 大规模临床试验随机入组健康状况良好的无症状的狭窄病人（狭窄程度≥60% 且计算方法与 NASCET 相同）CEA 术后加用阿司匹林或单用阿司匹林[85]发现：实施 CEA 手术后，5 年期同侧发生卒中的风险率有所降低，发生围术期的死亡率和致残率<3%。

具体内容：CEA 组 5 年卒中发生率，男性下降 66%，女性下降 17%（无统计学差异），总计降低了 53%。CEA 并没有明显预防严重卒中或死亡（$P=0.16$）（半数卒中非致残），但对所有卒中或死亡似乎有预防作用（$P=0.08$）。研究组 95% 为白人，66% 是男性。排除的病人（年龄>79 岁，不稳定冠心病，不能控制的高血压）可能有较高的风险。经外科医师筛选，使手术致残率（1.5%）和死亡率（0.1%）非常低。奇怪的是，总病残率（1.2%）中约一半与血管造影有关。目前结果证明，全身健康状况较好的无症状颈内动脉狭窄>60% 的白人男性，CEA 治疗（由有经验的低并发症医师手术后，具体见上文）可将每年卒中发生率从 0.5% 降低到 0.17%（对于严重卒中的风险降低较少）。在 CEA 后不到一年之内可见到 CEA 的好处。

此结果与ACST临床试验结果不符（见上文），最有可能的原因是较低的围术期并发症发生率，其他原因的死亡率（包括心肌梗死）每年约为3.9%。社区医院卒中和死亡的发生率尽管在过去的20年有所改善[86]，但仍高达6.3%，较参与此次研究的中心要高。

退伍军人事务局合作研究（VACS）

见参考文献[87]。

CEA降低了同侧神经系统不良事件的发生，但是没有减少同侧卒中和死亡的发生率（很多死亡继发于心肌梗死）。这一试验没有包括女性，且各亚组的预后也无明确差异。

CASANOVA研究（无症状性颈动脉狭窄手术治疗与阿司匹林药物治疗的对比研究）

见参考文献[87]。

发现在效果上CEA与阿司匹林（新发卒中和死亡）没有区别，但是研究方案少见降低了它的统计学效度[88]。

Mayo中心无临床症状的颈动脉内膜切除术研究（MACE）

见参考文献[89]。

无论是药物治疗还是CEA组均未发生严重卒中或死亡事件。手术治疗的病人未给阿司匹林，约26%的病人发生了心肌梗死，而在阿司匹林药物治疗组，心肌梗死发生率为9%，这反映了在无症状性颈动脉狭窄病人中同时患有冠心病的比例相当高。

（鲁峻麟 译 于嵩林 校）

参考文献

[1] Easton JD, Saver JL, Albers GW, et al. Definition and evaluation of transient ischemic attack. Stroke. 2009; 40:2276–2293

[2] Astrup J, Siesjö BK, Symon L. Thresholds in Cerebral Ischemia - The Ischemic Penumbra. Stroke. 1981; 12: 723–725

[3] Powers WJ, Grubb RL, Darriet D, et al. Cerebral Blood Flow and Cerebral Metabolic Rate of Oxygen Requirements for Cerebral Function and Viability in Humans. J Cereb Blood Flow Metab. 1985; 5:600–608

[4] Raichle ME, Grubb RL, Gado MH, et al. Correlation Between Regional Cerebral Blood Flow and Oxidative Metabolism. In Vivo Studies in Man. Arch Neurol. 1976; 33:523–526

[5] Henegar MM, Silbergeld DL. Pharmacology for Neurosurgeons. Part II: Anesthetic Agents, ICP Management, Corticosteroids, Cerebral Protectants. Contemp Neurosurg. 1996; 18:1–6

[6] Chimowitz MI, Furlan AJ, Jones SC, et al. Transcranial Doppler assessment of cerebral perfusion reserve in patients with carotid occlusive disease and no evidence of cerebral infarction. Neurology. 1993; 43:353–357

[7] Guckel FJ, Brix G, Schmiedek P, et al. Cerebrovascular reserve capacity in patients with occlusive cerebrovascular disease: assessment with dynamic susceptibility contrast-enhanced MR imaging and the acetazolamide stimulation test. Radiology. 1996; 201: 405–412

[8] Rogg J, Rutigliano M, Yonas H, et al. The acetazolamide challenge: imaging techniques designed to evaluate cerebral blood flow reserve. AJR Am J Roentgenol. 1989; 153:605–612

[9] Vagal AS, Leach JL, Fernandez-Ulloa M, et al. The acetazolamide challenge: techniques and applications in the evaluation of chronic cerebral ischemia. AJNR Am J Neuroradiol. 2009; 30:876–884

[10] Allen JW. Proximal internal carotid artery branches: prevalence and importance for balloon occlusion test. J Neurosurg. 2005; 102:45–52

[11] Hankey GJ, Warlow CP. Prognosis of symptomatic carotid artery occlusion: an overview. Cerebrovasc Dis. 1991; 1:245–256

[12] Grubb RL,Jr, Powers WJ, Derdeyn CP, et al. The Carotid Occlusion Surgery Study. Neurosurg Focus. 2003; 14

[13] Derex L, Ostrowsky K, Nighoghossian N, et al. Severe Pathological Crying After Left Anterior Choroidal Artery Infarction: Reversibility with Paroxetine Treatment. Stroke. 1997; 28:1464–1466

[14] Helgason C, Caplan LR, Goodwin J, et al. Anterior Choroidal Artery-Territory Infarction: Report of Cases and Review. Arch Neurol. 1986; 43:681–686

[15] Adams RD, Victor M. Principles of Neurology. 2nd ed. New York: McGraw-Hill; 1981

[16] Matheus MG, Castillo M. Imaging of acute bilateral paramedian thalamic and mesencephalic infarcts. AJNR Am J Neuroradiol. 2003; 24:2005–2008

[17] Fisher CM, Karnes WE, Kubik CS. Lateral Medullary Infarction: The Pattern of Vascular Occlusion. J Neuropath Exp Neurol. 1961; 29:323–379

[18] Norrving B, Cronqvist S. Lateral medullary infarction: prognosis in an unselected series. Neurology. 1991; 41:244–248

[19] Fisher CM. Lacunar Strokes and Infarcts: A Review. Neurology (NY). 1982; 32:871–876
[20] Hart RG, Miller VT. Cerebral Infarction in Young Adults: A Practical Approach. Stroke. 1983; 14:110–114
[21] You RX, McNeil JJ, O'Malley HM, et al. Risk factors for stroke due to cerebral infarction in young adults. Stroke. 1997; 28:1913–1918
[22] Adams HP, Butler MJ, Biller J, et al. Nonhemorrhagic Cerebral Infarction in Young Adults. Arch Neurol. 1986; 43:793–796
[23] Hilton-Jones D, Warlow CP. The causes of stroke in the young. J Neurol. 1985; 232:137–143
[24] Verghese A, Sugar AM. Herpes zoster ophthalmicus and granulomatous angiitis: An ill-appreciated cause of stroke. J Am Geriatr Soc. 1986; 34:309–312
[25] Toschi V, Motta A, Castelli C, et al. High Prevalence of Antiphosphatidylinositol Antibodies in Young Patients with Cerebral Ischemia of Undetermined Cause. Stroke. 1998; 29:1759–1764
[26] Tanne D, Triplett DA, Levine SR. Antiphospholipid-protein antibodies and ischemic stroke: Not just cardiolipin anymore. Stroke. 1998; 29:1755–1758
[27] Khamashta MA, Cuadrado MJ, Mujic F, et al. The Management of Thrombosis in the Antiphospholipid-Antibody Syndrome. N Engl J Med. 1995; 332:993–997
[28] Milroy CM, Clark JC, Forrest AR. Pathology of Deaths Associated with "Ecstasy" and "Eve" Misuse. J Clin Pathol. 1996; 49:149–153
[29] Welch KMA, Levine SR. Migraine-related stroke in the context of the International Headache Society Classification of head pain. Arch Neurol. 1990; 47: 458–462
[30] Rothrock JF, Walicke P, Swenson MR, et al. Migrainous stroke. Arch Neurol. 1988; 45:63–67
[31] Spaccavento LJ, Solomon GD. Migraine as an etiology of stroke in young adults. Headache. 1984; 24: 19–22
[32] Levine SR, Brust JCM, Futrell N, et al. Cerebrovascular Complications of the Use of the 'Crack' Form of Alkaloidal Cocaine. N Engl J Med. 1990; 323:699–704
[33] Kaye BR, Fainstat M. Cerebral Vasculitis Associated with Cocaine Abuse. JAMA. 1987; 258:2104–2106
[34] Cai JM, Hatsukami TS, Ferguson MS, et al. Classification of human carotid atherosclerotic lesions with in vivo multicontrast magnetic resonance imaging. Circulation. 2002; 106:1368–1373
[35] Saam T, Cai J, Ma L, et al. Comparison of symptomatic and asymptomatic atherosclerotic carotid plaque features with in vivo MR imaging. Radiology. 2006; 240:464–472
[36] Saam T, Hatsukami TS, Takaya N, et al. The vulnerable, or high-risk, atherosclerotic plaque: noninvasive MR imaging for characterization and assessment. Radiology. 2007; 244:64–77
[37] Nighoghossian N, Derex L, Douek P. The vulnerable carotid artery plaque: current imaging methods and new perspectives. Stroke. 2005; 36:2764–2772
[38] Moneta GL, Taylor DC, Nicholls SC, et al. Operative Versus Nonoperative Management of Asymptomatic High-Grade Internal Carotid Artery Stenosis. Stroke. 1987; 18:1005–1010
[39] Kistler JP, Furie KL. Carotid Endarterectomy Revisited. N Engl J Med. 2000; 342:1743–1745
[40] Heyman A, Wilkinson WE, Heyden S, et al. Risk of stroke in asymptomatic persons with cervical arterial bruits: a population study in Evans County, Georgia. N Engl J Med. 1980; 302:838–841
[41] Sonecha TN, Delis KT, Henein MY. Predictive value of asymptomatic cervical bruit for carotid artery disease in coronary artery surgery revisited. Int J Cardiol. 2006; 107:225–229
[42] U.S. Preventive Services Task Force. Screening for carotid artery stenosis: U.S. Preventive Services Task Force recommendation statement. Ann Intern Med. 2007; 147:854–859
[43] Goldstein LB, Adams R, Alberts MJ, et al. Primary prevention of ischemic stroke. Stroke. 2006; 37: 1583–1633
[44] Qureshi AI, Alexandrov AV, Tegeler CH, et al. Guidelines for screening of extracranial carotid artery disease. J Neuroimaging. 2007; 17:19–47
[45] Society for Vascular Surgery. SVS Position Statement on Vascular Screening. 2011. https://vascular. org/news-advocacy/svs-position-statementvascular- screening
[46] Connors JJ,3rd, Sacks D, Furlan AJ, et al. Training, competency, and credentialing standards for diagnostic cervicocerebral angiography, carotid stenting, and cerebrovascular intervention: a joint statement from the American Academy of Neurology, the American Association of Neurological Surgeons, the American Society of Interventional and Therapeutic Neuroradiology, the American Society of Neuroradiology, the Congress of Neurological Surgeons, the AANS/CNS Cerebrovascular Section, and the Society of Interventional Radiology. Neurology. 2005; 64: 190–198
[47] Willinsky RA, Taylor SM, TerBrugge K, et al. Neurologic complications of cerebral angiography: prospective analysis of 2,899 procedures and review of the literature. Radiology. 2003; 227:522– 528
[48] Kaufmann TJ, Huston J,3rd, Mandrekar JN, et al. Complications of diagnostic cerebral angiography: evaluation of 19,826 consecutive patients. Radiology. 2007; 243:812–819
[49] The North American Symptomatic Carotid Endarterectomy Trial. Beneficial Effect of Carotid Endarterectomy in Symptomatic Patients with High-Grade Carotid Stenosis. N Engl J Med. 1991; 325:445–453
[50] The European Carotid Surgery Trialists' Collaborative Group. Randomized Trial of Endartectomy for Recently Symptomatic Carotid Stenosis: Final Results of the MRC European Carotid Surgery Trial (ECST). Lancet. 1998; 351:1379–1387
[51] Rothwell PM, Gibson RJ, Slattery J, et al. Equivalence of Measurements of Carotid Stenosis: A Comparison of Three Methods on 1001 Angiograms. Stroke. 1994; 25:2435–2439
[52] Buskens E, Nederkoorn PJ, Buijs-Van Der Woude T, et al. Imaging of carotid arteries in symptomatic patients: cost-effectiveness of diagnostic strategies. Radiology. 2004; 233:101–112
[53] Anson JA, Heiserman JE, Drayer BP, et al. Surgical Decisions on the Basis of Magnetic Resonance Angiography of the Carotid Arteries. Neurosurgery. 1993; 32:335–343
[54] Heiserman JE, Zabramski JM, Drayer BP, et al. Clinical Significance of the Flow Gap in Carotid Magnetic Resonance Angiography. J Neurosurg. 1996; 85:384–387
[55] Anderson CM, Saloner D, Lee RE, et al. Assessment of Carotid Artery Stenosis by MR Angiography: Comparison with X-Ray Angiography and Color- Coded Doppler Ultrasound. AJNR. 1992; 13:989– 1003
[56] Debrey SM, Yu H, Lynch JK, et al. Diagnostic accuracy of magnetic resonance angiography for internal carotid artery disease: a systematic review and meta-analysis. Stroke. 2008; 39:2237–2248
[57] Babiarz LS, Romero JM, Murphy EK, et al. Contrastenhanced MR angiography is not more accurate than unenhanced 2D time-of-flight MR angiography for determining > or = 70% internal carotid artery stenosis. AJNR Am J Neuroradiol. 2009; 30: 761–768
[58] Koelemay MJ, Nederkoorn PJ, Reitsma JB, et al. Systematic review of computed tomographic angiography for assessment of carotid artery disease. Stroke. 2004; 35:2306–2312
[59] Kent KC, Kuntz KM, Patel MR, et al. Perioperative imaging strategies for carotid endarterectomy. An analysis of morbidity and cost-effectiveness in symptomatic patients. JAMA. 1995; 274:888–893
[60] Weksler BB, Pett SB, Alonso D, et al. Differential Inhibition by Aspirin of Vascular and Platelet Prostaglandin Synthesis in Atherosclerotic Patients. N Engl J Med. 1983; 308:800–805
[61] Grotta JC. Current Medical and Surgical Therapy for Cerebrovascular Disease. N Engl J Med. 1987; 317: 1505–1516
[62] Théroux P, Fuster V. Acute Coronary Syndromes: Unstable Angina and Non-Q-Wave Myocardial Infarction. Circulation. 1998; 97:1195–1206
[63] Taylor DW, Barnett HJM, Haynes RB, et al. Low-Dose and High-Dose Acetylsalicylic Acid for Patients Undergoing Carotid Endarterectomy: A Randomized

Controlled Trial. Lancet. 1999; 353: 2179–2184
[64] Halkes PH, van Gijn J, Kappelle LJ, et al. Aspirin plus dipyridamole versus aspirin alone after cerebral ischaemia of arterial origin (ESPRIT): randomised controlled trial. Lancet. 2006; 367:1665–1673
[65] Diener HC, Cunha L, Forbes C, et al. European Stroke Prevention Study. 2. Dipyridamole and acetylsalicylic acid in the secondary prevention of stroke. J Neurol Sci. 1996; 143:1–13
[66] Verro P, Gorelick PB, Nguyen D. Aspirin plus dipyridamole versus aspirin for prevention of vascular events after stroke or TIA: a meta-analysis. Stroke. 2008; 39:1358–1363
[67] Sacco RL, Diener HC, Yusuf S, et al. Aspirin and extended-release dipyridamole versus clopidogrel for recurrent stroke. N Engl J Med. 2008; 359:1238– 1251
[68] Clopidogrel for Reduction of Atherosclerotic Events. Med Letter. 1998; 40:59–60
[69] Diener HC, Bogousslavsky J, Brass LM, et al. Aspirin and clopidogrel compared with clopidogrel alone after recent ischaemic stroke or transient ischaemic attack in high-risk patients (MATCH): randomised, double-blind, placebo-controlled trial. Lancet. 2004; 364:331–337
[70] Sacco RL, Adams R, Albers G, et al. Guidelines for prevention of stroke in patients with ischemic stroke or transient ischemic attack: a statement for healthcare professionals. Stroke. 2006; 37:577–617
[71] Brott TG, Halperin JL, Abbara S, et al. 2011 ASA/ACCF/AHA/AANN/AANS/ACR/ASNR/CNS/SAIP/SCAI/ SIR/SNIS/SVM/SVS guideline on the management of patients with extracranial carotid and vertebral artery disease. Stroke. 2011; 42:e464–e540
[72] O'Leary DH, Polak JF, Kronmal RA, et al. Distribution and correlates of sonographically detected carotid artery disease in the Cardiovascular Health Study. The CHS Collaborative Research Group. Stroke. 1992; 23:1752–1760
[73] Fine-Edelstein J S, Wolf PA, O'Leary DH, et al. Precursors of extracranial carotid atherosclerosis in the Framingham Study. Neurology. 1994; 44:1046– 1050
[74] Hillen T, Nieczaj R, Munzberg H, et al. Carotid atherosclerosis, vascular risk profile and mortality in a population-based sample of functionally healthy elderly subjects: the Berlin ageing study. J Intern Med. 2000; 247:679–688
[75] Autret A, Pourcelot L, Saudeau D, et al. Stroke risk in patients with carotid stenosis. Lancet. 1987; 1:888– 890
[76] Bogousslavsky J, Despland P-A, Regli F. Asymptomatic Tight Stenosis of the Internal Carotid Artery. Neurology. 1986; 36:861–863
[77] Chambers BR, Norris JW. Outcome in patients with asymptomatic neck bruits. N Engl J Med. 1986; 315: 860–865
[78] Hennerici M, Hulsbomer HB, Hefter H, et al. Natural history of asymptomatic extracranial arterial disease. Results of a long-term prospective study. Brain. 1987; 110 (Pt 3):777–791
[79] Mackey AE, Abrahamowicz M, Langlois Y, et al. Outcome of asymptomatic patients with carotid disease. Asymptomatic Cervical Bruit Study Group. Neurology. 1997; 48:896–903
[80] Meissner I, Wiebers DO, Whisnant JP, et al. The natural history of asymptomatic carotid artery occlusive lesions. JAMA. 1987; 258:2704–2707
[81] Nadareishvili ZG, Rothwell PM, Beletsky V, et al. Long-term risk of stroke and other vascular events in patients with asymptomatic carotid artery stenosis. Arch Neurol. 2002; 59:1162–1166
[82] Aichner FT, Topakian R, Alberts MJ, et al. High cardiovascular event rates in patients with asymptomatic carotid stenosis: the REACH registry. Eur J Neurol. 2009. DOI: 10.1111/j.1468-1331.2009.026 14.x
[83] Halliday A, Mansfield A, Marro J, et al. Prevention of disabling and fatal strokes by successful carotid endarterectomy in patients without recent neurological symptoms: randomised controlled trial. Lancet. 2004; 363:1491–1502
[84] Hobson RW, Weiss DG, Fields WS, et al. Efficacy of Carotid Endarterectomy for Asymptomatic Carotid Stenosis. N Engl J Med. 1993; 328:221–227
[85] The Executive Committee for the Asymptomatic Carotid Atherosclerosis Study. Endarterectomy for Asymptomatic Carotid Artery Stenosis. JAMA. 1995; 273:1421–1428
[86] Mattos MA, Modi JR, Mansour MA, et al. Evolution of Carotid Endarterectomy in Two Community Hospitals: Springfield Revisited - Seventeen Years and 2243 Operations Later. J Vasc Surg. 1995; 21: 719–728
[87] CASANOVA Study Group. Carotid Surgery Versus Medical Therapy in Asymptomatic Carotid Stenosis. Stroke. 1991; 22:1229–1235
[88] Mayberg MR, Winn HR. Endarterectomy for Asymptomatic Carotid Artery Stenosis. Resolving the Controversy. JAMA. 1995; 273:1459–1461
[89] Mayo Asymptomatic Carotid Endarterectomy Study Group. Results of a randomized controlled trial of carotid endarterectomy for asymptomatic carotid stenosis. Mayo Clin Proc. 1992; 67:513–518

81　急性缺血性卒中的评估及治疗

81.1　卒中管理 - 概述（时间 = 大脑）

在完全没有血流的情况下，神经元会在能量存储耗尽后的 2～3 分钟内死亡。但是，对于大多数卒中，存在可挽救的半暗带（处于危险中的组织），这些通过从侧支进行次优灌注代偿，可以在一段时间内保持活力。如果不能恢复和维持血流，卒中引起的局部脑水肿会损害这些侧支循环，并导致缺血半暗带发展为梗死。预防这种继发性神经元损伤驱动了卒中的治疗和卒中中心的建立，该中心为所有潜在的卒中病人提供适当、及时的分类和治疗。

本节包含了《2018 AHA 急性缺血性卒中指南》中的建议[1]。“推荐等级”：Ⅰ级 = 强，Ⅱ级 = 中至弱。

关键概念 - 行动迅速（治疗收益取决于时间）（Ⅰ级推荐[1]）

- 历史 / 体格检查：包括卒中量表（最好是 NIHSS，见章节 81.3）。
- ✓血糖（见章节 81.4.1）：静脉滴注 t-PA 前必须获得的基本实验室指标。
- 脑部平扫 CT：首选的诊断工具（可在 20 分钟内获得影像学资料）。
  - 排除：出血（SAH，ICH，EDH，SDH），肿块（肿瘤，脓肿等）。
  - 计算 ASPECTS（见章节 81.5.1）（确定是否适合机械取栓术）。
- NIHSS 评分 ≥10 [与大血管闭塞（LVO）相关] 的病人的 CTA，以识别机械取血栓术的候选人（在进行 CTA 的同时进行静脉滴注 t-PA）。
- 符合机械取栓术的病人的纳入标准：由 ICA 的 LVO 或 MCA 的 M1 部分引起的脑缺血（包括梗死）：①发病 6 小时内；②发病 6～24 小时内，且灌注检查表明存在可挽救的脑组织。
- 静脉滴注 t-PA（组织纤维蛋白溶酶原培养物，阿替普酶）：
  - 发病 4.5 小时内，如果没有立即进行机械取栓术或不适合机械取栓术。
  - 目标：“门到针”（DTN）时间 ≤60 分钟。

81.2　快速初始评估 / 管理

当病人出现卒中症状时。

1. 病史和体格检查：关键部分。
   1) 发作时间或最后一次意识清醒（LKW）时间（最后一次看到病人正常的时间）：清醒卒中（“wake-up stroke”）治疗上可能需要考虑其他因素。

2) 目前的功能障碍和临床表现。
3) ★ 评估并记录 NIH 中风量表评分（见章节 81.3）（或加拿大神经量表）（I 级推荐[1]）。

2. 实验室检查：
1) ★ 血糖（见章节 81.4.1）是唯一需要立即进行的基本检查，因为它会影响静脉滴注 t-PA 的条件（I 级推荐[1]）。
2) 有关随后的详细实验室检查（包括心肌肌钙蛋白等），请参阅“公认程序”（见章节 81.4.1）。

3. 影像学检查：
1) ★ 立即行非增强头部 CT 扫描：AHA 目标：在≥50% 的合适病人中，在到达急诊后 20 分钟内完成大脑成像（I 级推荐[1]）。在大多数情况下，这为管理提供了必要的信息（I 级推荐[1]）（见章节 81.5）。
- 排除出血（ICH，SAH，硬膜下，硬膜外等）或其他病变（例如肿瘤）。
- 通过早期 CT 确定 ASPECTS 评分（见章节 81.5.1）。

2) 通过无创的颅内血管检查（通常为 CTA）确定病人是否满足血管内治疗（EVT）适应证，可通过 NIHSS 评分[2] 评估大血管闭塞（LVO）病人：
- NIHSS 分数≥10：对 LVO 敏感度为 73%，特异性为 74%。
- NIHSS 分数≥6：对 LVO 敏感度为 87%，特异性为 52%。

如果有指征，应首先静脉滴注 t-PA；在静脉滴注 t-PA 的同时尽快获得 CTA，对于可能接受 EVT 治疗的病人，除了颅内血管外，还要对颅外颈动脉和椎骨循环进行成像，以帮助确定病人的适应证和手术计划（II 级推荐[1]）。

4. 干预：视上述结果而定。
1) 复合 EVT（基本上是机械取栓或动脉滴注 t-PA）适应证的病人应立即送入导管室。
2) 如果会有延迟，或者病人不符合 EVT 的条件，则在有指征的情况下给予静脉滴注 t-PA。

81.3 NIH 卒中量表（NIHSS）

按顺序进行（表 81-1）各个项目（参照病人初始表现，不要重新评估）。

NIHSS 分数越高，表示神经功能障碍越多，并且与更多的近端血管病变相关（较大的血管闭塞导致更广泛的缺陷）。

表 81-1 NIH 卒中量表

分数	评分标准
1a. 意识水平（LOC）	
0	清醒，反应灵敏
1	不清醒，但可被轻度刺激唤醒并遵嘱回答或反应
2	不清醒，需反复刺激或反应迟钝，需强大的或疼痛刺激才有活动（非重复固定的动作）
3	昏迷，仅有反射活动（姿势反射）或自主神经反射活动或完全无反应，弛缓性瘫痪且无反射
1b. 意识水平提问	
询问病人月份和他们的年龄	
0	能完全正确回答两个问题（近似者不予计分）
1	正确回答一个问题，或由于如下原因不能回答：气管插管、口部及气管创伤、严重的构音障碍、语言障碍或是其他非继发于失语症的问题
2	回答皆不正确或由于如下原因不能回答：失语、木僵或不能理解问题
1c. 意识水平指令	
嘱病人睁闭眼，然后让其非瘫痪手进行握、松动作。若双手皆不能用则用另一个单动作命令代替。若病人由于力弱而不能完成动作，但有明确尝试动作者应计分。若对命令无反应，则予演示（手势）。仅记录最初的尝试动作	
0	两个动作完成正确
1	仅完成一项动作
2	皆未完成
2. 凝视	
仅测水平眼动。对失语病人用手势运动吸引其注意力。眼球创伤、使用绷带、之前失明或视力与视野异常的病人，应以反射性运动测试，此可由评估者来做选择。与病人做眼光接触，然后从病人一侧移到另一侧，有时可判断出是否有部分注视功能麻痹	
0	正常
1	部分凝视不能（单眼或双眼凝视异常，但不表现强迫性斜视或完全凝视不能）或病人有单独的第Ⅲ、Ⅳ或Ⅵ脑神经麻痹
2	强迫性斜视或完全凝视不能，不能被头眼反射运动校正（布娃娃眼 Doll's eyes）（勿行冷热试验）
3. 视觉	
视野（上、下象限）通过对诊法测定。若病人能看见边界手指运动可记为正常。对意识障碍或理解力受限病人，使用视觉威胁刺激。检测时应该双侧同时刺激（DSSS）	
0	无视觉缺失

表 81-1（续）

分数	评分标准
1	部分偏盲（界限清楚，非对称）或 DSSS 反应消失
2	完全偏盲
3	双侧偏盲（全盲，包括皮质盲）
4. 面瘫	
嘱病人（或手势）露齿或皱眉、闭眼。对于反应性差或不理解的病人可使用疼痛刺激，并根据痛苦表情评分	
0	正常对称
1	轻瘫（鼻唇沟浅平，笑时不对称）
2	部分性面瘫（下面部全或近全瘫痪）
3	一侧或双侧完全瘫痪（上、下面部均无运动）
5. 上肢运动（5a= 左，5b= 右）	
嘱病人举臂平伸，手掌朝下（坐位 90°，仰卧位 45°）。若病人意识或理解力差，则帮助举其上肢到指定位置并告知病人保持此姿势	
0	无移动（举臂 90° 或 45° 满 10 秒）
1	移动（举臂 90° 或 45°，不足 10 秒落下，但未触及床或其他支持物）
2	部分抵抗重力（不能到达或坚持在初始位置、落到床上）
3	不能抵抗重力、落臂
4	无运动
9	截肢术或关节融合：解释
6. 下肢运动（6a= 左，6b= 右）	
仰卧位，嘱病人保持非瘫痪腿在 30°。若病人意识或理解力差，则帮助扶到指定位置并嘱其保持该姿势。然后在瘫痪腿上重复上述步骤	
0	无移动（举腿 30° 满 5 秒）
1	移动（不足 5 秒落腿，但未触及床面）
2	部分抵抗重力（不足 5 秒落到床面）
3	不能抵抗重力（迅速落至床面）
4	无运动
9	截肢术或关节融合：解释
7. 肢体共济失调	
寻找单侧小脑病变。行双侧指鼻试验和跟膝胫试验。仅当结果与肌无力明显不相称时才评分。不能理解或瘫痪病人不计共济失调	
0	无
1	单肢共济失调
2	双肢共济失调

表 81-1（续）

分数	评分标准
9	截肢术或关节融合：解释
8. 感觉	
使用大头针。当意识或理解力受损时，除非可见明显的神经功能缺失（如明显分界、非对称性的痛苦表情或收缩反应），感觉评分为正常。仅由卒中引起的偏身感觉缺失者计为异常。［译者注：木僵或失语的病人分数可能为 1 或 0。双侧失去感觉的脑干卒中的病人分数为 2。无反应且四肢瘫痪病人分数为 2。昏迷（1a=3）病人则在此项目直接以 2 计分］	
0	正常，无感觉缺失
1	轻到中度感觉缺失（针刺麻木或迟钝或浅表痛觉丧失，但病人触觉意识存在）
2	严重到全部丧失（病人面部、上肢及下肢触觉意识丧失）
9. 语言	
在一系列神经功能测试中，除了判断病人对指令的理解力外，还要求病人描述一个标准图画，命名普通物体以及阅读并解释下列方框中的例文。插管病人可嘱其书写 • You know how. 你知道怎么做 • Down to earth. 脚踏实地 • I got home from work. 我已经做完工作回家 • Near the table in the dining room. 在餐桌附近 • They heard him speak on the radio last night. 昨晚他们听到他在收音机上讲话了 （译者注：此处采用天坛医院神经内科翻译版）	
0	正常，无失语
1	轻到中度失语［由于理解力或表达力下降而引起的讲话欠流利，用词有错，命名错误，言语错乱和（或）沟通障碍］
2	重度失语（听者需要提示、提问和猜测才能明白其义，仅能交流有限信息）
3	哑或半球性失语（不能讲或听不懂）或昏迷病人（项目 1a=3）
10. 构音障碍	
可根据评价过程中积累的信息对病人进行分级。若病人被认为是正常的，则让其阅读（或复读）下面方框中的标准文字下面的言谈样本是绝对必要的。若病患有严重失语症，其自发性言谈之发音清晰与否仍可评量 • MAMA 妈妈 • TIP-TOP 踢踏 • FIFTY-FIFTY 飞机飞了 • THANKS 小心 • HUCKLEBERRY 司马相如 • BASEBALL PLAYER 吃葡萄不吐葡萄皮	

表 81-1（续）

分数	评分标准
• CATERPILLAR 可口可乐（译者注：此处入选的文字为英文里发音易混淆的单词，故采用天坛医院神经内科翻译版）	
0	正常语音
1	轻到中度（某些词含糊，理解有一定难度）
2	重度（言语含糊不清无法理解，或与言语困难不符或缄默 / 言语讷吃）
9	气管插管或其他生理障碍
11. 感觉消失和注意不能（以前称为忽略）	
在评价过程中可收集到足够的证据来确定是否有忽略。若病人有严重的视力丧失、视觉障碍无法进行 DSSS，但皮肤刺激正常，则得分正常。仅当 DSSS 存在异常时才记分异常	
0	正常，无感觉缺失
1	对 DSSS 产生视觉、触觉、听觉、空间感或个人注意不能或感觉消失产生一种感觉障碍
2	深度或多于一种感觉障碍的半身注意不能。仅对一侧空间方向或自体手不能辨认
A. 远端运动功能（不是 NIHSS 的内容）（a= 左臂，b= 右臂）	
检查者将病人前臂举起，要求尽量伸指。若病人无法完成，则检查者予以帮助。不要重复命令	
0	正常（5 秒后指无屈曲）
1	5 秒后至少有一些伸展（任何手指活动都记分）
2	5 秒后无自主伸展
NIHSS 评分较高与近端血管病变相关（大血管闭塞引起更广泛的损害）	
[a] 1991 年 1 月 24 日修订。基于辛辛那提卒中量表（CPSS）[14]。请联系美国国立卫生研究院——国立神经疾病和卒中研究所（Bethesda，Maryland，U.S.A）取得该表副本（更详细的内容）及获得培训信息[15]	

81.4 急性缺血性卒中（AIS）的一般管理

81.4.1 公认程序

该流程针对的是 TIA 或卒中，但不适用于 SAH（见章节 75.1）或脑出血（ICH）（见章节 84.7）[4]。该建议的相应级别参考 2018 AHA 指南[1]中的条目。

1. 进入 ICU。
2. 频繁的神经系统检查及生命体征监测（前 12 小时内每小时 1 次，然后每 2 小时 1 次）。

3. 监测心律。
4. 活动：卧床休息。
5. 实验室：
   1) 常规：全血细胞计数（CBC）+ 血小板计数，电解质，PT/PTT/INR，尿常规，心电图，胸片，血气分析。
   2) ★ 所有病人在开始进行静脉 t-PA 之前必须确定血糖值（I 级推荐[1]）。
   3) 尚不清楚在没有心血管适应证的情况下 CXR 的有效性，并且不应延迟静脉滴注 t-PA（I 级推荐[1]）。
   4) 建议使用基线心电图和心肌肌钙蛋白，但不应延迟静脉滴注 t-PA（I 级推荐[1]）。5%~10% 的 AIS 病人心电图发生改变；2%~3% 发生急性心梗。
   5) "特殊"检查（在适当时）：RPR（排除神经梅毒），ESR（排除巨细胞性动脉炎），肝功能，心脏（脂质）功能。
   6) 24 小时：CBC，血小板计数，心肌酶谱，血脂，心电图。
6. 吸氧：
   1) 吸氧以维持血氧饱和度 >94%（I 级推荐[1]）。
   2) 对意识水平降低或延髓功能障碍导致气道保护能力受损的病人采用气道支持和呼吸机（I 级推荐[1]）。
   3) 无缺氧症状的病人不建议吸氧（无明显获益[1]）。
   4) 除空气栓塞外，不建议使用高压氧（无明显获益[1]）。
7. 饮食：NPO。
8. 护理：
   1) 如果病人有意识障碍或不能使用尿壶及尿垫，应给予留置导尿；否则应每 4~6 小时间断导尿 1 次。
   2) 记录出入量；有 Foley 尿管时尿量连续 2 小时 <20ml/h 或无尿管 8 小时尿量 <160ml 时，通知医师。
9. 血糖：
   1) 在 AIS 后的第一个 24 小时内避免血糖过高（预后更差）。目标：血糖 140~180mg/dl（I 级推荐[1]）。
      理由：高血糖症可能会增大缺血区域（缺血半暗带）[5]。
   2) 避免低血糖 <60mg/dl（I 级推荐[1]）。
   3) 高血糖和低血糖症可能会模仿 AIS，如果发现则应进行治疗（非血管疾病无 t-PA 使用指征）（无明显获益[1]）。
10. 静脉输液：大多数病人以生理盐水或 1/2 张盐水以 75~125ml/h 的速度静脉滴注（如果存在脱水应予以纠正）：
    1) 避免使用葡萄糖：（见上文）。

2) 在 ICH，CHF 或 SBP>180 的情况下避免过度水化。

11. 癫痫发作：
   1) 与其他神经系统疾病一样对待复发性癫痫发作（I 级推荐[1]）。
   2) 不推荐使用预防性癫痫发作药物（无明显获益[1]）。
12. 治疗 CHF 和心律不齐。心肌梗死或心肌缺血可能伴有神经缺陷。
13. 血压（BP）管理：
   1) 对于 HTN 病人，如果不选择静脉滴注 t-PA，则应在静脉给予 t-PA 之前将 SBP 仔细降低至 185mmHg 以下，将 DBP 降低至 110mmHg 以下（I 级推荐[1]），并在 t-PA 后 24 小时内保持血压低于 180/105mmHg（I 级推荐[1]）。
   否则，对于一般管理，请参阅下面的中风病人高血压。
   2) 避免低血压和低血容量（I 级推荐[1]）：未提供具体细节。建议：对于 SBP<110mmHg 或 DBP<70mmHg 的病人：
      - 除非有禁忌证（即：ICH，小脑梗死或心输出量减少），否则在 1 小时内给予 250mlNS，然后在 4 小时内给予 500ml，然后在 8 小时内给予 500ml。
      - 如果体液无效或禁忌：考虑使用升压药物。
   3) AIS 中尚不能充分确定药物性高血压的益处（Ⅱ 级推荐[1]）。
14. 渗透疗法（在 20 分钟内，静脉输注 50 至 100mg 甘露醇或 3% 生理盐水）：用于治疗因 AIS 引起的脑水肿引起的临床功能恶化（Ⅱ 级推荐）[1]。
15. 病人体温：
   1) 发热（体温 >38℃）：确认并治疗来源，根据需要使用退烧药（I 级推荐[1]）。
   2) 诱导性低温：效果尚不明确，应仅在批准的临床试验中使用（Ⅱ 级推荐[1]）。
16. 其他药物：
   1) 皮质类固醇（包括地塞米松）。
      - × 不建议用于并发脑水肿和（或）ICP 增加的卒中（存在潜在危害[1]）。
      - 例外：类固醇反应性血管炎，如巨细胞动脉炎（颞动脉炎），相关脑肿瘤的表现。
   2) 大便软化剂。
   3) 避免使用利尿剂，除非容量超负荷。
17. 抗血小板治疗的要点（有关其他更多信息，请参见下文）：
   1) ★ 阿司匹林（ASA）：建议在 IAS 发作后 24～48 小时内（Ⅱ 级推荐[1]）。使用剂量：160～300mg/d。如果给予静脉 t-PA，则

ASA 通常会延迟到 24 小时之后，但是如果有明显的适应证，可以提前开始。

2) ★ 轻度卒中的病人：发病 24 小时内开始持续 21 天的双重抗血小板治疗（ASA+氯吡格雷）可以减少 90 天内的继发性卒中（Ⅱ级推荐[1]）。

3) 对于满足适应证的病人，ASA 不能替代静脉 t-PA 或机械取栓术（无明显获益[1]）。

81.4.2 卒中病人的高血压处理

概述

颅内压增高时，高血压有利于维持脑血流，它通常可以自身调节。因此，治疗高血压应该慎重而且缓慢，这样可以避免降压过快及治疗过度。轻度高血压可以不用处理。紧急处理高血压的适应证包括：

1. 急性左心衰竭（少见）。
2. 急性主动脉夹层（少见）。
3. 急性高血压性肾功能衰竭（少见）。
4. 高血压引起神经系统并发症：
   1) 高血压性脑病。
   2) 从大面积苍白性（缺血性）梗死转变为出血性梗死。
   3) 伴有颅内出血（ICH）的病人（一些高血压病人需要维持 CBF，见 ICH 的初步治疗，见章节 84.7）。

高血压治疗方法（修订[4]）

表 81-2 为推荐的高血压治疗的低限。

表 81-2 卒中病人高血压治疗的低限

	有高血压既往史	无高血压既往史
收缩压（SBP）不低于	160～170mmHg	180～185mmHg
舒张压（DBP）不低于	95～105mmHg	105～110mmHg

1. 如果舒张压（DBP)>140mmHg（恶性高血压）：降低 20%～30% 较理想。尼卡地平 Cardene 静脉滴注或拉贝洛尔静脉注射为首选用药，建议进行动脉导管监测，禁用抗交感神经药（例如樟磺咪芬）（降低脑血流量）。
2. SBP>230mmHg 或 DBP120～140mmHg 持续 20 分钟：拉贝洛尔（如果无禁忌）（见章节 6.1），开始时 10mg 静脉推注 2 分钟以上，然后每 10 分钟增加 1 倍（20mg、40mg、80mg、160mg 缓慢静脉推注）直到血压得到控制或总剂量达到 300mg。SBP>180mmHg 或 DBP>

110mmHg 必要时予以上述有效剂量每 6～8 小时重复使用维持。

3. SBP180～230mmHg 或 DBP105～120mmHg：除非出现左心衰竭或血压高持续 60 分钟以上，否则应将急诊处理改为：
   1) 拉贝洛尔（如果无禁忌）(见章节 6.1)，口服拉贝洛尔剂量如下：
      - SBP>210mmHg 或 DBP>110mmHg：300mg，每天 2 次。
      - SBP180~210mmHg 或 DBP100~110mmHg: 200mg，每天 2 次。
   2) 如果拉贝洛尔禁忌：尼卡地平（见章节 6.1)。

81.4.3 AIS 中的抗血小板药物 - 其他信息

- IV 替罗非班和依替巴肽：疗效尚待进一步临床试验确定(Ⅱ级推荐[1])。
- × 不建议使用阿昔单抗和其他糖蛋白 Ⅱb/Ⅲa 受体拮抗剂（存在潜在危害[1])。
- 在小卒中的急性治疗中，不建议使用替卡瑞洛或 ASA 替代（无明显获益[1])。

81.4.4 急诊手术

可能适应证：

1. 硬膜下血肿引起脑疝。
2. 小脑出血 / 梗死造成脑干受压，神经系统表现逐渐恶化应行枕下开颅（见下文)。
3. 恶性大脑中动脉区域的卒中行开颅减压术（见下文)。
4. 严重的颈动脉狭窄引起同侧神经功能障碍的波动，应行颈动脉内膜切除术（见急诊颈动脉内膜切除术，见章节 81.7.6)。

81.5 急性缺血性卒中（AIS）的影像学检查

81.5.1 急性缺血性卒中（AIS）的 CAT 表现

缺血性卒中随时间的改变

注意：这些原则不适用于小的腔隙性梗死，也不适用于出血性卒中(ICH)。注意：在最初的 24 小时内，8%~69% 的 MCA 卒中 CT 表现正常[6]。

▶ **超急性期**（<6 小时） 累及大脑中动脉大面积的梗死预后不良[7]。早期可发现[8]：

1. 高密度动脉影（见下文)：灵敏性低，但如存在则诊断价值较大。
2. 灰质中局部低密度灶。
3. 灰白质分界消失。
4. 豆状核密度减低。
5. 占位效应。

1）早期：脑回消失（敏感性高）[9]。

2）晚期：大范围梗死者可发生中线移位。

6. 岛叶带消失（包括岛叶区域低密度）。

7. 增强：仅发生在 33% 病例中。卒中可变成正常脑组织的等密度（称为“面罩”效应）或高密度，可能是提示梗死的唯一线索[9]。

*这些表现可能是由于如下原因致含水量增加：由于细胞通透性改变而使钠和水从细胞外移到细胞内引起细胞水肿，这也提高了细胞外的渗透压从而导致毛细血管中的水分漏出到间质中[10]。

▶ 24 小时　此时大多数卒中部位可见低密度区域。

▶ 1～2 周　卒中部位边界清楚。5%～10% 的病例可能出现一个短的时间窗（在第 7～10 天），卒中部位变成等密度，称为“雾化效应”。增强可显示。

▶ 3 周　卒中部位接近脑脊液密度。

▶ 占位效应　通常为 1～25 天，约 5 周时（最早 2 周）可见萎缩，系列 CT 扫描可见缺血性卒中后中线移位逐渐加剧，并在损伤后第 2～4 天达到高峰。

▶ 钙化　长时间后（数月至数年），仅 1%～2% 卒中可有钙化（在成人可能远低于这个比例，儿童比例较高）。因此，若有钙化，成人则可排除卒中（应考虑 AVM、低级别肿瘤等）。

ASPECTS 早期 CT 评分

ASPECTS 评分[11]来自 2 个轴位平扫 CT 平面：一个位于丘脑水平，第二个正好位于基底神经节。把中动脉供血区分为 10 个区域，每个区域得到 1 分：3 个皮质下结构（尾状核，豆状核和内囊）和 7 个皮质区域：岛状皮质（带状）以及 M1 至 M6（如图 81-1 所示）。

从 10 分开始，每个显示早期缺血性改变迹象的区域减去 1 分：即脑肿胀（压迫脑沟或脑室）或脑组织低密度（相对于大脑其他区域），涉及区域≥1/3。分数≤7 与卒中预后不良有关。尽管存在局限性（仅评估 MCA 供血区域梗死，皮质区域加权不均等），但它简单，具有相当好的评分者间信度，也可用于 MRI。[12]

高密度动脉征

首次见于 1983 年对大脑中动脉卒中的描述[13]。脑血管（通常为大脑中动脉）在平扫 CT 上显示出高密度影（图 81-2），提示动脉内血块（血栓或栓子）[14]。在 50 例卒中病人的 24 小时内 CT 扫描中有 12% 可见到此现象。在 23 例行超早期 CT 检查以排除出血的病人中有 34% 可见此征。它对诊断大脑中动脉闭塞敏感性低，但特异性高[尽管也可以在颈内动脉夹层动脉瘤或（通常双侧）动脉粥样硬化钙化斑或高血细胞比容中见到[14]]。没有独立的预后意义[15]。

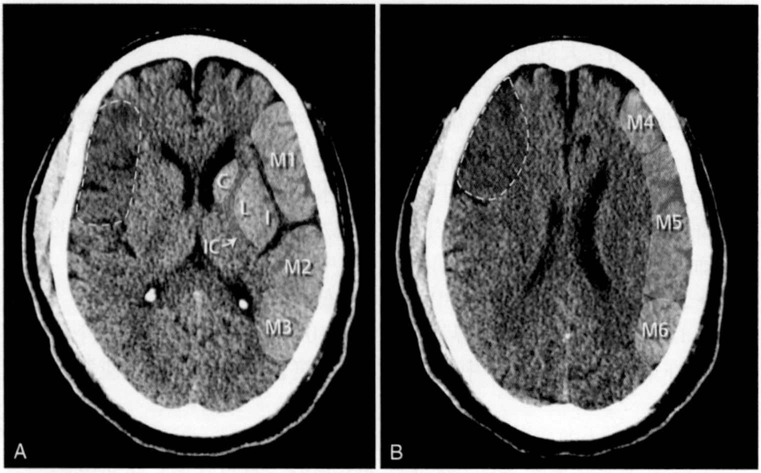

图 81-1 MCA 供血区域梗死的 71 岁男性病人的 ASPECTS 图示

头部轴位平扫 CT，A. 丘脑水平；B. 在基底神经节上方水平

10 个分级区域在病人的左侧以彩色形状显示：C= 尾状核（头部）；IC= 内囊；L= 豆状核（BG）；I= 岛状皮层；M1 至 M6= 凸面皮层区域

用黄色虚线表示梗死。还要注意右侧脑室受压。ASPECTS 评分为 8 分（M1 扣 1 分，M4 扣 1 分，M5 没有扣分，因为梗死涉及 M5 区域略少于 1/3）

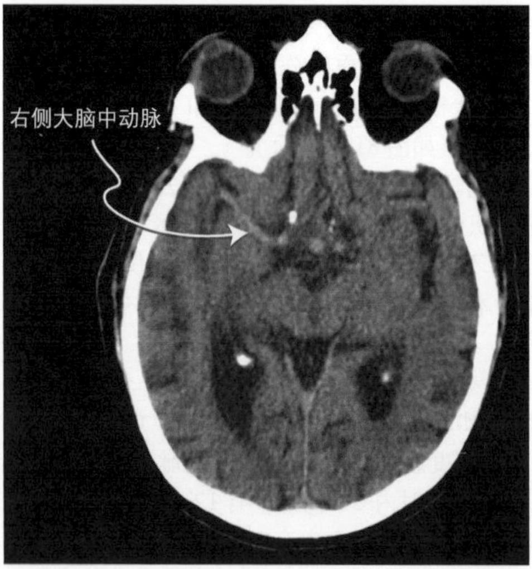

图 81-2 高密度动脉征

轴向平扫 CT

85 岁的急性右侧中动脉卒中病人的右侧大脑中动脉表现为高密度影。左侧中动脉密度也略高

强化

卒中病人静脉推注造影剂行 CT 增强扫描：AIS 不常规使用。

1. 很多增强出现在第 6 天，最多见于第 10 天，有些可到 5 周后出现。
2. 2-2 规则：第 2 天时 2% 可增强，在第 2 个月时 2% 可增强。
3. 脑回增强：也称为“带状”增强，通常到 1 周时可看到（灰质增强大于白质）。鉴别诊断包括炎症浸润病变如淋巴瘤、神经结节病等（由于血 - 脑屏障被破坏）。
4. 经验法则：有占位效应时不应该同时有强化。

81.5.2 CT 血管成像（CTA）

CTA（见章节 13.1）是一种有效的评估急性脑缺血血管梗死位置及程度的方法[16]，并且能够确定蛛网膜下隙出血的来源。当血管近端或者重要的大血管闭塞时，CTA 能够指导是否选择介入手术进行治疗。

为避免延误病人接受血管内治疗的时机，如果没有肾脏损害的病史，则无须等待血清肌酐结果就可以进行 CTA（I 级推荐[1]）。

81.5.3 CT 灌注成像（CTP）

理论上可通过某区域的 CBF 与 CVB 不一致辨别缺血半暗带。假设：缺血核心区(没有可挽救的脑组织)CBF 及 CVB 均下降(二者变化相一致)。不一致的区域（CVB 下降而 CBF 没有明显的降低）代表着可以挽救的缺血半暗带[17]。提示：在 CBF 及 CVB 变化相一致的梗死灶，溶栓及介入治疗很可能增加死亡率及致残率而于临床无益。

81.5.4 MRI

随着图像采集时间变快、梯度回波序列对出血高度敏感，MRI 越来越多地应用于超急性期的病变，甚至于替代 CT 成为首选扫描方法。相对于 CT 而言，MRI 更为敏感 [尤其是 DWI MRI（见章节 13.2.12)，特别是卒中后 24 小时内]，特别是对脑干或小脑的梗死灶。然而 MRI 相对于 CT 具有更多的禁忌证（见章节 13.2.9)。

如下描述了 MRI 增强（不常用）的 4 种类型[18]：

1. 血管内增强：约 75% 的皮层梗死可在 1～3 天时见到，可能与血流缓慢和血管扩张有关（因此不见于完全闭塞时），可能预示该区域有脑梗死的危险。
2. 脑膜增强；尤其累及硬脑膜。35% 的皮质脑血管意外者可在 1～3 天时见到（不见于脑深部及脑干卒中）。血管造影或 CT 无显示。
3. 过渡性增强：以上两种类型增强共存，为血 - 脑屏障破坏的早期证据，通常在 3~6 天可见。

4. 实质增强：经常表现为皮质或皮质下脑回带状增强，在第 1～2 天可不明显，1 周后阳性率渐渐可达 100%。增强检查可以消除“雾化效应”（如 CT 上表现），该效应可使一些约 2 周的卒中在非增强 T_2WI 像上难以辨认。

81.5.5 MRI 灌注成像

同 CT 灌注成像（见章节 13.1.4）相似，脑组织 DWI 及 PWI 均异常且相匹配的区域代表着梗死组织。而 PWI 异常但与 DWI 不相匹配代表着潜在的可挽救的缺血半暗带[19]。

81.6 TIA 或卒中的治疗

81.6.1 治疗方案时间窗

见图 81-3。

这些时间窗适用于前循环卒中。后循环闭塞可更积极地治疗。

美国心脏协会建议的目标是，大于 50% 的接受 t-PA 治疗急性缺血性卒中病人，“门到针”（DTN）时间≤60 分钟（I 级推荐[1]），DTN ≤45 分钟作为合理的次要目标（II 级推荐[1]）。

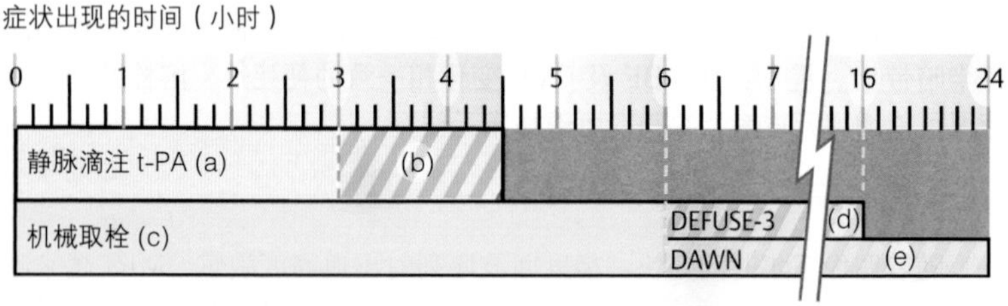

图 81-3 治疗方案时间窗

（a）静脉滴注 t-PA：发病 4.5 小时内；（b）3～4.5 小时：可以给予静脉 t-PA，但未在同病人群中进行研究（见正文）；（c）机械取栓：NIHHS 评分≥6，ASPECTS ≥6，大血管闭塞（LVO），发病不超过 6 小时；（d）机械取栓后 6～16 小时符合 DAWN 或 DEFUSE-3 适应证的病人（见正文）；（e）前循环 LVO 的病人机械取栓后 16～24 小时符合 DAWN 适应证

81.6.2 脑卒中的血管内治疗

最新的试验更偏向于急诊行血管内介入治疗近端血管闭塞、梗死核心小、侧支循环良好的急性缺血性脑卒中[20-23]。主要的治疗方法是机械取栓，在某些情况下可以使用动脉内注射 t-PA。具体信息见章节 102.5.9。

临床指南：急性缺血性卒中（AIS）的机械取栓术

当满足下列条件时，建议采用取栓支架进行机械取栓术（I 级推荐[1]）：

- 卒中前改良 RS 评分（mRS）（表 85-5）为 0～1 分。
- ICA 或 MCA 的 M1 段的致病性闭塞。
- 年龄≥18 岁。
- NIHSS（详见章节 81.3）得分≥6。
- ASPECT 评分（详见章节 81.5）≥6。
- 开始治疗（腹股沟穿刺）时间距发病时间≤6 小时。

获益不确定，但机械取栓术可能是合理的（Ⅱ 级推荐[1]）。

- 仔细筛选掉的 MCA 的 M2 或 M3 段或大脑前动脉、椎动脉、基底动脉或大脑后动脉闭塞的病人。
- 或卒中前 mRS 评分 >1，ASPECTS 评分 <6 和 ICA 或 M1 段的致病性闭塞；但是仍需其他随机试验有效性。
- 开始治疗（腹股沟穿刺）时间距发病时间≤6 小时。

对于符合 DAWN[a] 或 DEFUSE-3[a] 适应证的前循环大血管闭塞（LVO）的病人，建议在发病后 6～16 小时进行机械取栓术（I 级推荐[1]）。

对于符合 DAWN[a] 适应证的前循环大血管闭塞的病人，在发病后 16～24 小时内行机械取栓术是合理的（Ⅱ 级推荐[1]）。

机械取栓术的目标应该是对血管造影结果为 mTICI 2b/3 的病人进行再灌注（表 102-2），缩短治疗时间，以最大程度地获得良好的功能预后（I 级推荐[1]）。

[a] DAWN[24] 和 DEFUSE-3[25] 是仅有的随机对照试验，研究显示病人在卒中发病后超过 6 小时接受机械取栓仍能获益。当严格符合 RCT 入组标准时，CTP、DW-MRI 或 MRI 灌注有助于选择病人。详细信息请登录以下链接在线查看：http://stroke.ahajournals.org/lookup/suppl/doi：10.1161/STR.0000000000000158/-/DC1

DEFUSE-3 使用灌注成像 / 灌注梗死不匹配和最大梗死面积（<70ml）来选择发病后 6～16 小时的病人。运用专门的软件（例如 iSchemaView 的 RAPID™）可以快速分析扫描以确定灌注与梗死是否匹配。

DAWN：使用临床 / 影像学不匹配（NIHSS 评分与 CTP 或 DWI-MRI 上的影像学发现相结合）来选择发病后 6～24 小时的病人。

81.6.3 溶栓疗法

概述

组织纤溶酶原激活剂（t-PA）是一种在血管内皮细胞中发现的酶。具有催化纤溶酶原转化为纤溶酶（参与溶栓的主要酶）的功能。使用重组 DNA 技术制造用于临床的 t-PA（rt-PA 或仅 t-PA）。

阿替普酶（Activase®，Actilyse®）是临床上使用的主要药物。已获得 FDA 批准，可用于静脉滴注治疗急性缺血性卒中（见下文）。

替奈普酶（TNKase®）（一种替代性 t-PA）尚未显示出相较于阿替普酶的优势或劣势[26]，在神经功能缺损较轻且无严重颅内血管闭塞的病人中可以考虑进行进一步研究（Ⅱ级推荐[1]）。

其他药物：获益尚未得到证实，不建议在临床试验之外使用它们（无明显获益[1]）。

静脉内使用组织纤溶酶原激活剂（IV t-PA）

在本节中，t-PA 指阿替普酶。对于动脉内使用 t-PA，请参见血管内治疗（章节 102.5.9）。

在多个随机对照试验和许多国家的广泛社区经验中，已证明在卒中发作后的前 3 小时内使用 t-PA 是安全有效的[1]。在 2009 年 ECASS-3 研究之后，该时间窗已扩展到 4.5 小时，[27]，但该研究针对人群有所不同（详见下文）。

静脉滴注 t-PA 使用指南

入选标准：

1. ≥18 岁（尽管儿童卒中病人的使用正在增多[28]）。
2. 优先用于发病距最后一次正常时间小于 4.5 小时的病人［注意：对于 3~4.5 小时的时间窗研究并未纳入年龄≥80 岁，基线 NIHSS 评分 >25（见章节 81.3）和既往卒中的糖尿病的病人］[29]。尽管如此，对这些病人进行治疗可能仍然是合理的（Ⅱ级推荐[1]）。
3. 头部 MRI 上证实微出血灶小于或等于 10 个，且符合其他条件的病人，使用 t-PA 是合理的（Ⅱ级推荐[1]）。
4. 合并镰状细胞病的成人的 AIS。

禁忌证[1]

1. 脑内出血（ICH）：CT 证实或以前有 ICH 史。
2. 有 10 个以上微出血灶的病人表现出升高的 ICH 风险，t-PA 的获益尚不确定，但如果有实质性的潜在获益，则治疗可能是有益的（Ⅱ级推荐[1]）。
3. 症状提示 SAH（即使 CT 为阴性）。
4. 颅内有明确的动脉瘤或动静脉畸形。
5. 有活动性内脏出血。
6. 明确的出血因素，包括并不局限于：
   1) 病人接受抗凝治疗或最近 48 小时内使用过肝素者。
   2) 血小板计数 $<100\,000/mm^3$（$100\times10^9/L$）。
7. 在过去 3 个月内有严重的头部创伤，严重卒中史或颅内手术者。
8. 收缩压 >185mmHg 或舒张压 >110mmHg，静脉滴注尼卡地平或静脉注射拉贝洛尔无法控制者。

× 如下情况需谨慎使用：

1. 卒中发作时有癫痫。
2. 最近 14 天内接受过大型手术者。
3. 过去 7 天内在无法压迫部位行动脉穿刺者。
4. 近期行腰椎穿刺者。
5. 症状迅速改善或症状轻微。
6. 血糖 >400mg/dl 或 <50mg/dl。
7. 在过去 21 天内有胃肠道或尿路出血史者。
8. 既往心肌梗死性心包炎者。

与静脉滴注 t-PA 有关的其他问题：

1. CT 上的低密度不是拒绝静脉使用 t-PA 的标准[1]。
2. MCA 的高密度影不是拒绝静脉使用 t-PA 的标准（无明显获益[1]）。
3. 不推荐在静脉使用 t-PA 之前常规使用 MRI 排除微出血（无明显获益[1]）。
4. 不推荐在症状发作时间未知的情况下使用影像学标准选择静脉使用 t-PA 的病人（无明显获益[1]）。
5. 在进行多模态 CT 和（或）MRI 检查的同时不要延迟静脉 t-PA 的治疗（潜在危害[1]）。
6. 对于准备接受血管内治疗的病人，建议在初始评估期间进行无创血管研究，但如果存在给药指征，则不应延迟静脉使用 t-PA（I 级推荐[1]）。
7. 不要同时使用 t-PA 和阿昔单抗（潜在危害[1]）。
8. 排除低血糖和高血糖（见章节 81.4.1）。
9. 准备治疗 t-PA 并发症，包括：出血并发症，血管源性水肿（可能需要插管）(I 级推荐[1])。
10. 积极控制高血压。
11. 在静脉使用 t-PA 的第一个 24 小时内不确定抗血栓治疗是否有利。有实质性收益时可考虑使用（Ⅱ级推荐[1]）。

治疗的用药方案：另外，请参阅上文的适应证和禁忌证。

阿替普酶（Activase®）：在症状出现 4.5 小时内给药（请参见上文的适应证 / 禁忌证）。

NINDS 方案：0.9mg/kg（最多 90mg 总量），给药方案如下：先静脉推注 10% 的剂量超过 1 分钟，然后立即将剩余的剂量持续输注超过 60 分钟（I 级推荐[1]）。

如果需要使用抗凝药，需在用药前 24 小时行 CT 平扫以排除有亚临床的脑内出血的发生。

t-PA 使用后的脑内出血

有证据表明应用 t-PA 后出现症状性脑内血肿的危险性增加 [NINDS

研究：6.4%(t-PA组)：0.6%(安慰剂组)；ECASS Ⅱ：8.8%(t-PA)：3.4%(安慰剂组)]。尽管如此，NINDS 研究发现 t-PA 组与对照组在 3 个月时的死亡率相近（17% ： 21%)。下文这些因素是与症状性 ICH 相关的高发危险因素（对预测 ICH 有效率仅 57%)：严重的 NIHSS 评分、治疗前 CT 显示有脑水肿或占位效应。有一项研究认为 ICH 并不会影响预后，除非是占位性血肿发生时[30]。治疗组预后仍然较好，因此结论是这些病人仍为 t-PA 的应用适应证[31]。多中心分析表明，梗死灶的大小及血糖升高是症状性脑内出血的独立危险因素[32]。

t-PA 治疗后颅内出血的处理：

1. 立即停止 t-PA 的输注并尽快行头部 CT 检查。
2. 血液检查：PT、APTT、血小板计数、纤维蛋白原、配血。
3. 准备注射 6～8 U 含有 Ⅷ 因子的冷沉淀物。
4. 准备注射 6～8 U 的血小板。
5. 如需行急诊脑室外引流或其他介入治疗，可在术前即刻使用重组因子 Ⅷa (40～80mg/kg)（注意：这只是权宜措施，依旧需要注射冷沉淀物)。

81.7 颈动脉内膜切除术

81.7.1 手术指征

相关研究及结果

表 81-3 介绍了外科治疗颈动脉狭窄的研究现状（注：一些结果可能有争议)。

北美症状性颈动脉内膜切除术试验[34]（NASCET）发现与最好的药物治疗比较，对于在 120 天之内的半球性或视网膜 TIA 或轻度无残疾的卒中，以及同侧颈动脉重度狭窄（>70%）的病人，颈动脉内膜切除术（CEA）可降低致命性及非致命性卒中的发生率（18 个月 17%）及任何原因引起的死亡（18 个月 7%）的发生率（如手术、围术期卒中或死亡的风险为 5.8%)。90%～99% 狭窄的病人的获益程度是 70%～79% 狭窄的病人的 2 倍。此外，CEA 可降低 2 年期主要功能损害的发生率。注意：对 NASCET 和 ECST 之间测量狭窄的技术区别，参见表 80-5。

对于无症状病人，请见章节 80.6.4。

尚未解决的争论

包括：

1. 进展性卒中（“演化性卒中”)：见急诊颈动脉内膜切除术，章节 81.7.6。
2. 突然闭塞：见急诊颈动脉内膜切除术，章节 81.7.6。

表 81-3 颈动脉内膜切除术研究发现的汇总[a]（修订版[33]）

狭窄程度	相关研究	推荐	风险减少[b]
症状性狭窄			
70%～99%	NASCET [34]	CEA	2 年内减少 16.5%
＞60%	ECST [55]	CEA	3 年内减少 11.6%
50%～69%	NASCET [36]	CEA[c]	5 年内减少 10.1%
＜30%	NASCET [36]	BMM	5 年内减少 0.8%
＜40%	ECST [37]	BMM	3 年内出现 CEA 恶化
无症状狭窄（见上文）			
＞60%	ACST [38]	CEA（如年龄＜75 岁）	5 年减少 5.4%
＞60%	ACAS [39]，ACST[d]	CEA[d]	5 年减少 6.3%
＞50%	VACS	CEA[e]	
＜90%	CASANOVA	BMM[e]	

[a] 缩写：NASCET：北美症状性颈动脉内膜切除术试验
ECST：欧洲颈动脉外科试验
CASANOVA：无症状性颈动脉狭窄手术治疗与阿司匹林药物治疗的对比研究
ACAS：无症状性颈动脉粥样硬化研究
ACST：无症状性颈动脉外科试验研究
VACS：退伍军人事务局合作研究
CEA：颈动脉内膜切除术
BMM：最佳药物治疗

[b] CEA 与 BMM 相比，任何原因导致的所有非致命性的卒中和死亡的风险降低（2 年内，绝对风险减少 16.5%，2 年的时间中，每 100 个病人减少 16.5 例非致命性卒中或死亡）

[c] 外科中度有益（要求低的并发症的发生率）

[d] 病人的整体健康非常关键

[e] 结果模棱两可

3. 串联的病变（如颈动脉虹吸部和分叉处）：尽管这一话题存在争议，CEA 对于此类病人并未引起术后卒中率的升高[41, 42]，近期一些研究也报道了治疗成功的经验。
4. 进展性视网膜缺血。

81.7.2 急性卒中处理的时机

对于有轻微固定的神经功能缺失或 CT、MRI 等影像学上有小的梗死灶的病人，早期 CEA 并未增加其风险率[41, 43]。在一项针对症状性 CEA 的集中研究中，病人随机入组，出现症状的 2 周内接受 CEA 治疗的病人能够从治疗中获益[44]。Sundt 的研究数据（见下文 CEA 术前风险）证明只有当卒中发生在术前 7 天内，卒中才算是引起术后并发症的危险因素。

由于引入 t-PA 治疗急性缺血性卒中，有些报道显示对于有轻微固定神经功能缺失或 MRI 影像学提示小梗死区域的病人，给 t-PA 之后 24 小时内即实现了 ICA 狭窄的再通 [44，45]。

81.7.3 术前危险因素

Σ

尚未明确 CEA 治疗后会出现并发症的高危病人，但临床上确实存在。

很难明确哪些病人是出现 CEA 治疗并发症的高危人群。通常会引用研究中的排除标准，但是在大多数情况下，因为研究者感觉这些病人可能是“高风险”的，所以这些病人被排除于研究之外。因此，这些风险因素没有得到验证。为了信息的完整性，本书涵盖了这些风险因素。

NASCET 及 ACAS：年龄大于 80 岁，既往同侧 CEA，对侧 4 个月内有 CEA，既往颈部的放射治疗（XRT），纵列式病灶比目标病灶更大，其他可以引起症状的情况（房颤、既往卒中伴持续的功能障碍、心脏瓣膜病），主要器官衰竭、未控制的高血压或糖尿病，及严重的冠状动脉疾病 [46，47]。

SAPPHIRE 试验（Stenting and Angioplasty with Protection in Patients at High-Risk for Endarterectomy）：病人有严重的心脏病［充血性心力衰竭（CHF）、压力测试异常或需要开胸手术等］、严重的肺部疾病、对侧颈动脉闭塞、对侧喉神经麻痹、既往颈部手术或颈部放射治疗、内膜切除术后的复发狭窄、年龄 >80 岁 [48]。ARCHeR 试验（ACCULINK for Revascularization of Carotids in High-Risk patients）也包含了行气管切开术、脊柱固定及依赖透析的肾功能衰竭病人 [49]。

81.7.4 颈动脉内膜切除术注意事项

围术期治疗

术前治疗（颈动脉内膜切除术）

阿司匹林（ASA）：325mg 口服，每天 3 次。术前至少 2 天，最好 5 天 [50]。注意：围术期病人应继续服药，未用 ASA 者，为了降低 MI 和 TIA 的风险则应开始使用 [51]。

术后治疗（颈动脉内膜切除术）

1. 病人在 ICU 行动脉导管监测。
2. 保持病人补液充足（大多数成人静脉输入 ≥ 100ml/h）。
3. 收缩压理想值为 110～150mmHg，慢性严重高血压者可适当提高血压：
   1）血压在术后第一个 24 小时常不稳定，可能由于颈动脉球处感受

"新"的压力；要预防反跳性高血压或低血压，避免用长效药。

2) 低血压：
- 检查心电图：排除心源性休克。
- 如果症状轻微：开始补液（晶体或胶体液）。
- 去甲肾上腺素（Neo-Synephrine®）对抗低血压。

3) 高血压：应选尼卡地平（Cardene®）（请见章节 6.1）；避免反跳性低血压。

4. 避免术后 24～48 小时内应用抗血小板药物（可引起渗血）；可在术后 24～72 小时后应用（注：阿司匹林 325mg + 双嘧达莫 75mg，每天 3 次。已证实不减少内膜切除术后的再狭窄[52]）。
5. 选择性应用：动脉切除术后 10 分钟，用鱼精蛋白逆转一半的肝素化。

术后检查（颈动脉内膜切除术）

除了常规检查外，需检查下列内容：

1. 由于脑功能障碍可能引起的神经功能状态的改变，包括：
   1) 旋前肌偏移（以排除新的偏瘫）。
   2) 失语的表现（尤其左侧手术）。
   3) 表情肌对称（评价面神经功能）。
2. 瞳孔直径和反射（排除卒中、霍纳综合征）。
3. 重度的头痛（特别是单侧的）：可能提示高灌注综合征。
4. 颞浅动脉波动（排除颈外动脉闭塞）。
5. 伸舌活动（排除舌下神经损伤）。
6. 唇的对称（排除由于牵拉靠下颌的面神经的下颌缘支而引起的下唇降肌的无力，需 6～12 周恢复，必须与卒中引起的中枢性 VII 神经瘫痪区分）。
7. 检查嘶哑（排除喉返神经损伤）。
8. 评估在手术部位的血肿：注意任何的气管移位，吞咽困难。

术后并发症（颈动脉内膜切除术）

评价 CEA 手术，其（明显）并发症发生率的绝对上限应该≤3%。

1. 总体的院内死亡率：1%[53]。
2. 动脉切开吻合处破裂：少见，但紧急（见下文）。
   1) 证据：
      - 颈部肿胀：破裂可能产生假性动脉瘤。
      - 气管移位（可看到、触及或胸片证实）。
      - 症状：吞咽困难，憋气或嘶哑加重。
   2) 风险：
      - 窒息：最紧急的危险。
      - 卒中。

- 大出血（不常见，除非皮肤缝合也破裂）。

3) 迟发性（常延迟数周至数月）：假性动脉瘤[54]，危险因素为0.33%。表现为颈部肿物，当有伤口感染或用移植片时的危险要比单纯内膜切除术时增加[54, 55, 56]。

3. 卒中（脑梗死）：术中或术后发生率[57]：5%。

1) 栓塞性（术后轻微的神经功能障碍的最常见原因）：来源可能是内膜切除术后裸露的血管中层。

2) 脑内出血（ICH）（突破出血）：发生率<0.6%[67]，大多与脑高灌注有关[59, 60]（见下文）。通常发生于术后前2周内，常术后3~4天发生在底节区并伴有高血压发作。最大的危险因素是有严重的狭窄而半球侧支循环血流不足。

3) 术后颈内动脉闭塞：
- 术后脑卒中的最常见原因，但可能并无症状。
- 通过手术中技术细节的注意可降低危险性[61]。
- 一些可能由于肝素诱导的高凝状态（可通过用肝素时病人的血小板下降来预测，目前这一情况治疗尚不知）[61]。
- 切除内膜的表面，术后4小时是血栓形成的高峰时期（Sundt建议不要用药逆转肝素化）。
- 在Sundt的研究中，用移植片[61]：并发症率0.8%，相关的重度卒中为33%，轻度的20%。
- 原发闭塞率：Sundt经验为4%，文献中为2%~5%[61]。

4. 术后TIA：大多由于ICA闭塞；一些可能由于小栓塞；1%为高灌注综合征引起[61]。

5. 癫痫发作[62]：常为局限性并可能有大发作，常发生较晚（术后5~13天），发生率为0.4%[58]~1%[63]。原因有脑高灌注[58]、栓塞[64]和（或）脑内出血。常常起初难以控制，可用苯妥英和劳拉西泮治疗（见章节11.4.1）。

6. 迟发性狭窄复发：1年再狭窄率有25%，一半的再狭窄使管腔直径减少>50%[65]。2年之内再狭窄常由于纤维增生，2年以后则由于典型的动脉硬化[66]。

7. 脑高灌注综合征（也称正常压力高灌注突破）：由于重度狭窄导致慢性脑缺血的区域失去自动调节，而后重新予以血流灌注时发生。仍具有争议性[60]。常表现为同侧血管性头痛或眼痛，几天后可缓解[67]，或合并癫痫发作［在EEG可有／无一侧性癫痫样放电（±PLED），最常见于氟烷（Halothane®）麻醉，由点样出血引起[58]］。可引起脑内出血[68]，大多数并发症发生于术后数天。

8. 声音嘶哑：最常见原因是喉水肿，既不是喉上神经也不是喉返神经损伤。

9. 脑神经损伤：CEA 术后最常见的并发症，发病率高达 8%～10%[69]。
   1) 舌下神经：伸舌偏向伤侧，发生率为 1%（术中松解转移 XII）。单侧损伤可能引起说话、咀嚼及吞咽困难；双侧损伤可引起上呼吸道阻塞[70]，单侧舌下神经麻痹是对侧内膜切除术的禁忌证，需等到该侧恢复。可持续 4 个月之久。
   2) 迷走或喉返神经：单侧声带麻痹，1% 风险。
   3) 面神经下颌支：单侧唇降肌麻痹。
10. 头痛[58]。
11. 高血压[71，72]：可能术后 5～7 天出现。长期的高血压可因失去颈动脉窦压力感受反射引起。

并发症治疗

1. 术后 TIA：
   1) 如果 TIA 发生于恢复室，急诊 CT（排除出血），然后以血管造影来诊断有无 ICA 或 CCA 闭塞（排除栓子）。
   2) 如果 TIA 发生晚，行急诊颈动脉干压力测定和眼球体积描记法（OPG）；如果异常，则急诊手术（如果神经功能正常，术前可行血管造影）。
2. 术后切除血管供血区域相关的固定神经功能缺损：
   1) 如果缺损于术后立即发生，则应立即重新手术无须行 CT 或血管造影延误时间[73]（病例报告表示 45 分钟之内重新建立血流则无神经功能缺损）。对迟发者，则需检查。急诊二次手术的技术要点有[61]：
      - 分离 3 个动脉（CCA，ECA，ICA）。
      - 先闭塞 CCA，然后 ECA，最后 ICA（减少栓子）。
      - 打开动脉切开处，检查回流；若没有，于 ICA 放置 4 号 Fogarty 导管，轻轻地充气，并撤出（避免内膜损伤）。
      - 如果回流良好，用补片关闭。
      - 关闭前移去弯曲的血管套圈及线结。
   2) 紧急治疗（除非有可能脑内出血或硬膜下血肿）包括：
      - 补液（如 Plasmanate®）来提高血压及改善血液流变学特征。
      - 升压剂（如去甲肾上腺素）以提高收缩压至 180mmHg。
      - 氧气吸入。
      - 肝素化（可能有争议）。
   3) 理论上有价值的放射学评估包括：
      - CT：鉴别是否有脑内出血或硬膜下出血，可能需治疗；而非打开手术部位、提高血压。

- 血管造影：鉴别 ICA 是否闭塞，或判断功能损害是否来自其他原因（如内膜切除部位的栓子），对于后者打开手术部位或介入治疗没有任何好处。

3. 动脉切开处出血及治疗的方法：
   1) 打开切口：如果有喘鸣，该处理在试图气管插管前很关键（虽然最好能在手术室操作，但若延误可能造成严重后果），清除血块（开始可用戴无菌手套的手指）并止血，避免损伤动脉，Debakey 夹最合适。
   2) 气管插管：绝对优先考虑，可能由于气管移位明显（立刻打开切口）而有困难或难以完成。最好在可控制情况下（如手术室）由麻醉师来做，除非急性气道阻塞。
   3) 通知手术室以内膜切除术做准备，并带病人去手术室。

81.7.5 手术技巧

麻醉和监测

大多外科医师（不是所有）在颈动脉内膜切除术中监测一些神经功能指标。如果有证据表明不能耐受颈动脉夹闭时（1%～4% 病人）可改变手术技术（如插入血管分流管）。

1. 局部麻醉：可允许对病人神经功能的“临床”监测[74, 75]，缺点为病人在手术中会移动（常因镇静及脑血流量改变而加剧），缺乏麻醉和辅助药物的脑保护。唯一的前瞻性随机研究发现，局部和全身麻醉之间没有差别[76]。多中心的随机对照试验（GaLA）[77]发现两种麻醉技术在预防脑卒中、心肌梗死或死亡时无显著差异。亚组分析显示，局部麻醉在围术期死亡、无事件发生的 1 年生存期和病人对侧血管闭塞方面表现较好（无统计学意义）。局部麻醉的转流管应用显著减少[77]。一项 Cochrane 回顾性研究没有发现随机试验的证据偏向任何一种麻醉技术[78]。
2. 全身麻醉：包括苯巴比妥等（硫喷妥钠剂量 125～250mg，直至 EEG 上出现 15～30 秒的爆发抑制，而后小剂量注射或持续恒定输注以保持爆发抑制）：
   1) 脑电图（EEG）监测。
   2) 体感诱发电位（SSEP）监测。
   3) 颈总动脉闭塞后测量远端残端的压力（不可靠），如果压力 <25mmHg 则分流。
   4) 经颅多普勒。
   5) 近红外分光光谱仪。

体位和切口

1. 卧位、颈部轻度伸展位，并远离手术方向略旋转 30°。
2. 切口画一个轻度的弧线，顺着胸锁乳突肌的前缘，曲线弧形向后止于其上端。
3. 保持切口水平位远离下颌约 1cm，避免损伤面神经下颌支的边缘段（位于腮腺下方，司唇降肌）。
4. 牵开器应避免置入过深超过颈阔肌，防止损伤喉返神经（行于食管和气管之间）。使用钝头的牵开器以保护颈内静脉。

分离

1. 面总静脉（CFV）通常跨过颈动脉分叉部并指向颈内静脉（IJV），需要双重结扎并断开。
2. 确认 IJV 在手术中很关键，在 IJV 和颈动脉之间进行分离。
3. 舌下神经襻在 ICA 表面走行，可作为舌下神经（Ⅻ）的重要标志，术中必须明确 Ⅻ，因为当没有找到 Ⅻ 时很容易伤及此神经。Ⅻ 可以从颈动脉分叉部到下颌角之间的任意部位起源，而最常见的是在面总静脉的近端。分离跨越其上的小动脉和静脉可以增加活动范围（ECA 的胸锁乳突肌分支）[70]。
4. 保护舌下神经襻，如果可以移动的话，向内侧牵拉舌下神经远离可能损伤它的位置。如果确定需要分离该襻，最好在靠近舌下神经的部位进行分离以确保此段并非迷走神经的分支，使可能发生的神经损伤达到最小（该襻有一来源于颈丛的颈前支）。
5. 甲状腺上动脉是 ECA 的第一个分支，可帮助区分 ECA 和 ICA（ICA 位于 ECA 的后方）。
6. 颈动脉球可以使用 27Ga 的针头注射 2～3ml 的 1% 利多卡因液进行麻醉。可按常规做，一些情况下，也可以在分离过程中出现低血压和（或）心动过缓发生时进行（提示 Ⅸ 神经受刺激）。
7. ICA 必须暴露的范围要超出斑块的部分，可以用蘸水湿润的手指轻柔地触摸来感知，也可以通过眼睛观察血管的颜色由发黄过渡到正常的粉红色来判断暴露范围。

阻断及动脉切开

1. 将血管襻置于 ECA 分叉部以上 2cm 处。
2. 将另一根血管襻置于 ICA，但是只绕一圈。
3. 在 CCA 分叉部以下 2～3cm 处放置一个带阻断结构的全棉线。
4. 肝素（通常 5000IU）在阻断前 1 分钟给药。
5. 在甲状腺上动脉置一个动脉瘤临时阻断夹。
6. 阻断血管的顺序如下：
   1) 首先，阻断 ICA（如用一个动脉瘤临时阻断夹）。

2) 其次，阻断 CCA（如用一个小的 Debakey 钳）。

3) 最后，阻断 ECA（如用一个动脉瘤临时阻断夹）。

7. 在 ICA 阻断的过程中，需要麻醉师协助维持一个轻度升高的血压。
8. 分流：有些外科医师使用检测仪器（如 EEG，BSAER 等）以决定是否需要分流（见麻醉和监测，如上文），但其他医师在没有评估是否需要时即常规使用分流。
9. 血管切开术在 CCA 上进行，用一把 11 号的手术刀，进入血管腔后，用 Potts 剪刀剪切口直到 ICA 超过斑块的部位。中线切开缝合方便。

取出斑块

1. 通常 CCA 中的斑块很难完全取出，因此通常使用 Potts 剪刀离段斑块以保护血管壁免受伤害，取出后尽可能地使血管内壁光滑。
2. ICA 中，必须非常小心地操作，避免留一个活瓣使之成为可能导致动脉夹层的病灶。如果需要可固定内膜，在两端从管腔内往外缝（用双针缝合线），并把结打在血管腔以外。

动脉切开术的缝合和血管的再通

1. 动脉切开术可以使用 Prolene（聚丙烯缝合线）缝合：

1) 原位缝合。

2) 或用一个补片增大血管的管径以减低再狭窄的风险。

3) 有限的证据提示颈动脉补片血管成形术可以减低围术期动脉阻塞和在狭窄处发生的风险。合成的补片（Dacron，PTEE）比自体的静脉（存在动脉瘤样扩张、血栓源性表面等的风险）更好[79,80]。

2. 血管再通的顺序：

1) 首先是 ECA。

2) 其次是 CCA（可以将空气和一些碎片冲洗至 ECA 里）。

3) 最后是 ICA。

81.7.6 急诊颈动脉内膜切除术

概述

急诊颈动脉内膜切除术的手术指征包括：逐渐加重的 TIA 及进展性的卒中。此类情况已经倾向使用介入治疗，如溶栓及支架等，但目前尚无随机对照研究证明这一方法。最近一项急诊颈动脉内膜切除术的 Meta 分析显示，176 例病人因进行性加重的 TIA 行急诊颈动脉内膜切除术后，总体的卒中和卒中 / 死亡率分别为 6.5% 和 9.0%。对于 114 例进展性卒中的病人来说，总体的卒中和卒中 / 死亡率分别为 16.9% 和 20.0%[81]。

回顾性分析 64 例急诊颈动脉内膜切除术[82]，指南给出下列建议。但是，即刻行手术清除梗阻仍存在争议，且无足够证据。一项早期的研究中，逾

50% 的病人在急诊颈动脉内膜切除术后的 72 小时内出现致死性颅内血肿。

有急性神经功能缺损的病人的基本处理

1. 直接询问病史，以往是否有卒中史及其他严重疾患，并尝试鉴别是否癫痫发作。
2. 基本神经学评价应包括颞浅动脉波动和颈动脉杂音。
3. 在诊断过程中，严密控制血压，鼻导管吸氧，行实验室检查及心电图（见章节 81.6，TIA 或卒中的治疗），用低分子右旋糖酐来稀释血液。
4. CT 检查以排除颅内出血或梗死（早期梗死可能难以发现）。
5. 当怀疑颈动脉疾病，而 CT 未见颅内出血或急性脑梗死时，可行急诊血管造影、MRA/MRI、CTA。

急诊手术指征

概述

对于有急性神经功能缺损的病人，如果需要立即作出决定，很难做到对 TIA、进展性卒中及急性卒中的鉴别，也没有可能来评价神经功能缺损的性质是稳定的还是波动性的。

手术指征

1. 进展性卒中。
2. 进行性加重的 TIA：TIA 发作突然频繁，每天数次。
3. 血管内溶栓后，急诊/急性 CEA 适用于残余的严重颈动脉狭窄[45,83]。

禁忌证

病人意识情况下降，或急性固定性神经功能缺失。详见章节 81.6.3。

手术治疗

同样，大多数病例现在可以通过血管内溶栓和支架置入术来处理，手术为最后的选择。

1. 对于急诊手术，血压平稳极为重要。
2. 对于颈动脉完全闭塞的病人，术中不必阻断ICA（避免使血栓破碎）。
3. 如果血栓存在：
   1) 用回流压使其自行排出。
   2) 如果 1) 失败，则用光滑的吸引器管吸除。
   3) 如果 2) 失败，则将气囊取栓导管伸入，离颅底越近越好［注意：避免损伤远端 ICA，否则会引起颈内动脉海绵窦瘘（CCF)]。
   4) 若无血栓暴露并且回流通畅，术中血管造影。
   5) 如果回流好或血管造影不满意的，则折叠颈内动脉（以避免起始部的盲袋）。

手术结果

与病人术前状态密切相关（见表 81-4）。

表 81-4 手术结果

神经功能缺失	相同或改善	死亡
完整或轻度	92%	0
中度缺损	80%	1（7%）
重度缺损	77%	3（13%）

81.8 颈动脉血管成形术 / 支架置入术

81.8.1 概述

Σ

对于有症状的病人，目前尚无研究足以证明在平均风险系数情况下，血管成形术 / 支架置入术比 CEA 有优势。而对这些病人的推荐治疗还是已被时间证明了的 CEA。

目前缺乏随机研究[48,49,84,85,86,87]或非随机研究[49,88,89,90,91,92,93,94,95,96]比较颈动脉成形术 / 支架置入术与 CEA 的优劣。

对于平均风险的病人，颈动脉成形术 / 支架置入术在短期安全性和长期有效性上同 CEA 相比的多中心随机研究的结果尚缺乏。已发表的一些研究因为差异较大（临床及方法）以至于缺乏说服力，且没有长期随访。只有 SAPPHIRE 研究[48]比较了 CEA 和支架置入术（运用远端栓塞保护装置），研究对象为中度到重度颈动脉狭窄伴有合并症的病人——这可能增加了 CEA 风险（属于 CEA 的高危人群），结果发现血管成形术 / 支架置入术并不劣于 CEA（风险在 3% 之内，P=0.004）（设定 30 天内卒中、死亡、心肌梗死，或为 31 天到 1 年之间因神经源性、一侧卒中等导致的死亡为主要终点）[48]。但是这一研究的方法也已经遭到了质疑[97,98,99]。

一项 2007 年的循证医学回顾得出结论：现有的数据很难诠释颈动脉血管成形术 / 支架置入术，并且不支持改变目前临床的实际应用，仍推荐用 CEA 治疗适合的颈动脉狭窄[100]。

81.8.2 血管成形术 / 支架置入术的手术指征

颈动脉支架置入术需在技术条件纯熟的情况下进行，以下情况需考虑支架置入术，而不是 CEA[101]：

1. 严重血管和心脏并发症：
   1) 充血性心力衰竭（NYHA 分级 Ⅲ/Ⅳ 级）和（或）已知的重度左心衰竭者。
   2) 6 周内需要行开胸心脏手术者。

3) 近期心肌梗死者（24小时至4周）。

4) 不稳定性心绞痛（CCS分级Ⅲ/Ⅳ级）。

5) 对侧颈动脉闭塞。

2. 特殊情况：

1) 对侧喉神经麻痹。

2) 颈部放射治疗。

3) 既往CEA治疗过再狭窄复发。

4) 颈内动脉颈段位置较高/颈总动脉的病变低于锁骨。

5) 重度的串联病灶。

6) 年龄大于80岁。

7) 严重的肺部疾病。

2009年欧洲血管外科协会（ESVS）指南指出：颈动脉血管成形术/支架置入术适用于：对侧喉神经麻痹，既往根治性颈部清除术或颈部XRT，既往CEA（再狭窄）颈动脉分叉高或病变向颅内的延伸等，前提是围介入治疗期的卒中或死亡发生率不比CEA的发生率高（C级推荐）[79]。

AHA指南指出，在有症状的高危病人中，血管成形术/支架置入术可能是CEA的合理的替代方案。然而他们强调，仍然不确定该类型的病人是否可选任意一种治疗方式[102]。

（鲁峻麟 译 于嵩林 校）

参考文献

[1] Powers WJ, Rabinstein AA, Ackerson T, et al. 2018 Guidelines for the Early Management of Patients With Acute Ischemic Stroke: A Guideline for Healthcare Professionals From the American Heart Association/American Stroke Association. Stroke. 2018; 49:e46–e110

[2] Smith EE, Kent DM, Bulsara KR, et al. Accuracy of Prediction Instruments for Diagnosing Large Vessel Occlusion in Individuals With Suspected Stroke: A Systematic Review for the 2018 Guidelines for the Early Management of Patients With Acute Ischemic Stroke. Stroke. 2018; 49: e111–e122

[3] Brott T, Adams HP, Ollinger CP, et al. Measurements of Acute Cerebral Infarction: A Clinical Examination Scale. Stroke. 1991; 20:864–870

[4] Brott T, Reed RL. Intensive care for acute stroke in the community hospital setting: The first 24 hours. Stroke. 1989; 20:694–697

[5] Pulsinelli WA, Levy DE, Sigsbee B, et al. Increased damage after ischemic stroke in patients with hyperglycemia with or without established diabetes mellitus. Am J Med. 1983; 74:540–544

[6] Moulin T, Cattin F, Crépin-Leblond T, et al. Early CT Signs in Acute Middle Cerebral Artery Infarction: Predictive Value for Subsequent Infarct Locations and Outcome. Neurology. 1996; 47:366–375

[7] Marks MP, Holmgren EB, Fox AJ, et al. Evaluation of early computed tomographic findings in acute ischemic stroke. Stroke. 1999; 30:389–392

[8] Tomandl BF, Klotz E, Handschu R, et al. Comprehensive imaging of ischemic stroke with multisection CT. Radiographics. 2003; 23:565–592

[9] Wall SD, Brant-Zawadzki M, Jeffrey RB, et al. High Frequency CT Findings Within 24 Hours After Cerebral Infarction. AJR. 1982; 138:307–311

[10] Aarabi B, Long DM. Dynamics of Cerebral Edema. J Neurosurg. 1979; 51:779–784

[11] Barber PA, Demchuk AM, Zhang J, et al. Validity and reliability of a quantitative computed tomography score in predicting outcome of hyperacute stroke before thrombolytic therapy. ASPECTS Study Group. Alberta Stroke Programme Early CT Score. Lancet. 2000; 355:1670–1674

[12] Schroder J, Thomalla G. A Critical Review of Alberta Stroke Program Early CT Score for Evaluation of Acute Stroke Imaging. Front Neurol. 2016; 7. DOI: 10.3389/fneur.2016.00245

[13] Gacs G, Fox AJ, Barnett HJM, et al. CT Visualization of Intracranial Thromboembolism. Stroke. 1983; 14:756–762

[14] Tomsick TA, Brott TG, Olinger CP, et al. Hyperdense Middle Cerebral Artery: Incidence and Quantitative Significance. Neuroradiology. 1989; 31:312–315

[15] Manelfe C, Larrue V, von Kummer R, et al. Association of Hyperdense Middle Cerebral Artery Sign With Clinical Outcome in Patients Treated With Plasminogen Activator. Stroke. 1999; 30: 769–772

[16] Sims JR, Rordorf G, Smith EE, et al. Arterial occlusion revealed by CT angiography predicts NIH stroke score and acute outcomes after IV tPA treatment. AJNR Am J Neuroradiol. 2005; 26:246–251

[17] Nabavi DG, Cenic A, Craen RA, et al. CT assessment of cerebral perfusion: experimental validation and initial clinical experience. Radiology. 1999; 213: 141–149

[18] Elster AD, Moody DM. Early Cerebral Infarction: Gadopentetate Dimeglumine Enhancement. Radiology. 1990; 177:627–632

[19] Barber PA, Darby DG, Desmond PM, et al. Prediction of stroke outcome with echoplanar perfusion- and diffusion-weighted MRI. Neurology. 1998; 51:418–426

[20] Campbell BC, Mitchell PJ, Kleinig TJ, et al. Endovascular therapy for ischemic stroke with perfusion-

imaging selection. N Engl J Med. 2015; 372: 1009–1018
[21] Goyal M, Demchuk AM, Menon BK, et al. Randomized assessment of rapid endovascular treatment of ischemic stroke. N Engl J Med. 2015; 372:1019–1030
[22] Berkhemer OA, Fransen PS, Beumer D, et al. A randomized trial of intraarterial treatment for acute ischemic stroke. N Engl J Med. 2015; 372: 11–20
[23] Fransen PS, Beumer D, Berkhemer OA, et al. MR CLEAN, a multicenter randomized clinical trial of endovascular treatment for acute ischemic stroke in the Netherlands: study protocol for a randomized controlled trial. Trials. 2014; 15. DOI: 10.118 6/1745-6215-15-343
[24] Nogueira RG, Jadhav AP, Haussen DC, et al. Thrombectomy 6 to 24 Hours after Stroke with a Mismatch between Deficit and Infarct. N Engl J Med. 2018; 378:11–21
[25] Albers GW, Marks MP, Kemp S, et al. Thrombectomy for Stroke at 6 to 16 Hours with Selection by Perfusion Imaging. N Engl J Med. 2018; 378:708–718
[26] Logallo N, Novotny V, Assmus J, et al. Tenecteplase versus alteplase for management of acute ischaemic stroke (NOR-TEST): a phase 3, randomised, open-label, blinded endpoint trial. Lancet Neurol. 2017; 16:781–788
[27] Lansberg MG, Bluhmki E, Thijs VN. Efficacy and safety of tissue plasminogen activator 3 to 4.5 hours after acute ischemic stroke: a metaanalysis. Stroke. 2009; 40:2438–2441
[28] Benedict SL, Ni OK, Schloesser P, et al. Intra-arterial thrombolysis in a 2-year-old with cardioembolic stroke. J Child Neurol. 2007; 22:225–227
[29] Fisher M, Hachinski V. European Cooperative Acute Stroke Study III: support for and questions about a truly emerging therapy. Stroke. 2009; 40: 2262–2263
[30] Toni D, Fiorelli M, Bastianello S, et al. Hemorrhagic transformation of brain infarct: Predictability in the first 5 hours from stroke onset and influence on clinical outcome. Neurology. 1996; 46:341–345
[31] The National Institute of Neurological Disorders and Stroke rt-PA Stroke Study Group. Intracerebral hemorrhage after intravenous t-PA therapy for ischemic stroke. Stroke. 1997; 28:2109–2118
[32] Paciaroni M, Agnelli G, Corea F, et al. Early hemorrhagic transformation of brain infarction: rate, predictive factors, and influence on clinical outcome: results of a prospective multicenter study. Stroke. 2008; 39:2249–2256
[33] Chassin MR. Appropriate Use of Carotid Endarterectomy. N Engl JMed. 1998; 339:1468–1471
[34] The North American Symptomatic Carotid Endarterectomy Trial. Beneficial Effect of Carotid Endarterectomy in Symptomatic Patients with High-Grade Carotid Stenosis. N Engl J Med. 1991; 325:445–453
[35] The European Carotid Surgery Trialists' Collaborative Group. Randomized Trial of Endartectomy for Recently Symptomatic Carotid Stenosis: Final Results of the MRC European Carotid Surgery Trial (ECST). Lancet. 1998; 351:1379–1387
[36] Barnett HJM, Taylor W, Eliasziw M, et al. Benefit of Carotid Endarterectomy in Patients with Symptomatic Moderate or Severe Stenosis. N Engl J Med. 1998; 339:1415–1425
[37] The European Carotid Surgery Trialists' Collaborative Group. Endartectomy for Moderate Symptomatic Carotid Stenosis: Interim Results of the MRC European Carotid Surgery Trial. Lancet. 1996; 347:1591–1593
[38] Halliday A, Mansfield A, Marro J, et al. Prevention of disabling and fatal strokes by successful carotid endarterectomy in patients without recent neurological symptoms: randomised controlled trial. Lancet. 2004; 363:1491–1502
[39] The Executive Committee for the Asymptomatic Carotid Atherosclerosis Study. Endarterectomy for Asymptomatic Carotid Artery Stenosis. JAMA. 1995; 273: 1421–1428
[40] Haynes RB, Taylor DW, Sackett DL, et al. Prevention of Functional Impairment by Endarterectomy for Symptomatic High-Grade Stenosis. Lancet. 1994; 351: 1379–1387
[41] Faries PL, Chaer RA, Patel S, et al. Current management of extracranial carotid artery disease. Vasc Endovascular Surg. 2006; 40:165–175
[42] Rouleau PA, Huston J,3rd, Gilbertson J, et al. Carotid artery tandem lesions: frequency of angiographic detection and consequences for endarterectomy. AJNR Am J Neuroradiol. 1999; 20: 621–625
[43] Bond R, Rerkasem K, Rothwell PM. Systematic review of the risks of carotid endarterectomy in relation to the clinical indication for and timing of surgery. Stroke. 2003; 34:2290–2301
[44] Rothwell PM, Eliasziw M, Gutnikov SA, et al. Endarterectomy for symptomatic carotid stenosis in relation to clinical subgroups and timing of surgery. Lancet. 2004; 363:915–924
[45] Bartoli MA, Squarcioni C, Nicoli F, et al. Early carotid endarterectomy after intravenous thrombolysis for acute ischaemic stroke. Eur J Vasc Endovasc Surg. 2009; 37:512–518
[46] Nguyen LL, Conte MS, Reed AB, et al. Carotid endarterectomy: who is the high-risk patient? Semin Vasc Surg. 2004; 17:219–223
[47] Kang JL, Chung TK, Lancaster RT, et al. Outcomes after carotid endarterectomy: is there a high-risk population? A National Surgical Quality Improvement Program report. J Vasc Surg. 2009; 49:331–8, 339 e1; discussion 338-9
[48] Yadav JS, Wholey MH, Kuntz RE, et al. Protected carotid- artery stenting versus endarterectomy in highrisk patients. N Engl JMed. 2004; 351:1493–1501
[49] Gray WA, Hopkins LN, Yadav S, et al. Protected carotid stenting in high-surgical-risk patients: the ARCHeR results. J Vasc Surg. 2006; 44:258–268
[50] Spetzler RF, Martin N, Hadley MN, et al. Microsurgical Endarterectomy Under Barbiturate Protection: A Prospective Study. J Neurosurg. 1986; 65:63–73
[51] Mayo Asymptomatic Carotid Endarterectomy Study Group. Results of a Randomized Controlled Trial of Carotid Endarterectomy for Asymptomatic Carotid Stenosis. Mayo Clin Proc. 1992; 67:513–518
[52] Harker LA, Bernstein EF, Dilley RB, et al. Failure of Aspirin plus Dipyridamole to Prevent Restenosis After Carotid Endarterectomy. Ann Int Med. 1992; 116:731–736
[53] McPhee JT, Hill JS, Ciocca RG, et al. Carotid endarterectomy was performed with lower stroke and death rates than carotid artery stenting in the United States in 2003 and 2004. J Vasc Surg. 2007; 46:1112–1118
[54] Branch CL, Davis CH. False Aneurysm Complicating Carotid Endarterectomy. Neurosurgery. 1986; 19: 421–425
[55] McCollum CH, Wheeler WG, Noon GP, et al. Aneurysms of the Extracranial Carotid Artery. Am J Surg. 1979; 137:196–200
[56] Welling RE, Taha A, Goel T, et al. Extracranial Carotid Artery Aneurysms. Surgery. 1983; 93:319–323
[57] Brott TG, Labutta RJ, Kempczinski RF. Changing Patterns in the Practice of Carotid Endarterectomy in a Large Metropolitan Area. JAMA. 1986; 255: 2609–2612
[58] Reigel MM, Hollier LH, Sundt TM, et al. Cerebral Hyperperfusion Syndrome: A Cause of Neurologic Dysfunction After Carotid Endarterectomy. J Vasc Surg. 1987; 5:628–634
[59] Piepgras DG, Morgan MK, Sundt TM, et al. Intracerebral Hemorrhage After Carotid Endarterectomy. J Neurosurg. 1988; 68:532–536
[60] Ascher E, Markevich N, Schutzer RW, et al. Cerebral hyperperfusion syndrome after carotid endarterectomy: predictive factors and hemodynamic changes. J Vasc Surg. 2003; 37:769–777
[61] Sundt TM. Occlusive Cerebrovascular Disease. Philadelphia: W. B. Saunders; 1987
[62] Kieburtz K, Ricotta JJ, Moxley RT. Seizures Following Carotid Endarterectomy. Arch Neurol. 1990; 47:568–570
[63] Sundt TM, Sharbrough FW, Piepgras DG, et al. Correlation of Cerebral Blood Flow and Electroencephalographic Changes During Carotid Endarterectomy. Mayo Clin Proc. 1981; 56:533–543
[64] Wilkinson JT, Adams HP, Wright CB. Convulsions After Carotid Endarterectomy. JAMA. 1980; 244: 1827–1828
[65] Bernstein EF, Humber PB, Collins GM, et al. Life expectancy and late stroke following carotid endarterectomy. Ann Surg. 1983; 198:80–86

[66] Callow AD. Recurrent Stenosis After Carotid Endarterectomy. Arch Surg. 1982; 117:1082–1085
[67] Dolan JG, Mushlin AI. Hypertension, Vascular Headaches, and Seizures After Carotid Endarterectomy. Arch InternMed. 1984; 144:1489–1491
[68] Caplan LR, Skillman J, Ojemann R, et al. Intracerebral Hemorrhage Following Carotid Endarterectomy: A Hypertensive Complication. Stroke. 1979; 9:457–460
[69] Sajid MS, Vijaynagar B, Singh P, et al. Literature review of cranial nerve injuries during carotid endarterectomy. Acta Chir Belg. 2007; 107:25–28
[70] Imparato AM, Bracco A, Kim GE, et al. The Hypoglossal Nerve in Carotid Arterial Reconstructions. Stroke. 1972; 3:576–578
[71] Skydell JL, Machleder HI, Baker JD, et al. Incidence and Mechanism of Postcarotid Endarterectomy Hypertension. Arch Surg. 1987; 122:1153– 1155
[72] Lehv MS, Salzman EW, Silen W. Hypertension Complicating Carotid Endarterectomy. Stroke. 1970; 1:307–313
[73] Baker WH, Bergan JJ, Yao JST. Management of stroke during and after carotid surgery. In: Cerebrovascular Insufficiency. New York: Grune and Stratton; 1983:481–495
[74] Zuccarello M, Yeh H-S, Tew JM. Morbidity and Mortality of Carotid Endarterectomy under Local Anesthesia: A Retrospective Study. Neurosurgery. 1988; 23: 445–450
[75] Lee KS, Courtland CH, McWhorter JM. Low Morbidity and Mortality of Carotid Endarterectomy Performed with Regional Anesthesia. J Neurosurg. 1988; 69:483–487
[76] Forssell C, Takolander R, Bergqvist D, et al. Local Versus General Anesthesia in Carotid Surgery. A Prospective Randomized Study. Eur J Vasc Surg. 1989; 3:503–509
[77] Lewis SC, Warlow CP, Bodenham AR, et al. General anaesthesia versus local anaesthesia for carotid surgery (GALA): a multicentre, randomised controlled trial. Lancet. 2008; 372:2132–2142
[78] Rerkasem K, Rothwell PM. Local versus general anaesthesia for carotid endarterectomy. Cochrane Database Syst Rev. 2008. DOI: 10.1002/14651858.CD000126.pub3
[79] Liapis CD, Bell PR, Mikhailidis D, et al. ESVS guidelines. Invasive treatment for carotid stenosis: indications, techniques. Eur J Vasc Endovasc Surg. 2009; 37:1–19
[80] Bond R, Rerkasem K, AbuRahma AF, et al. Patch angioplasty versus primary closure for carotid endarterectomy. Cochrane Database Syst Rev. 2004. DOI: 10.1002/14651858.CD000160.pub2
[81] Karkos CD, Hernandez-Lahoz I, Naylor AR. Urgent carotid surgery in patients with crescendo transient ischaemic attacks and stroke-in-evolution: a systematic review. Eur J Vasc Endovasc Surg. 2009; 37:279–288
[82] Walters BB, Ojemann RG, Heros RC. Emergency Carotid Endarterectomy. J Neurosurg. 1987; 66: 817–823
[83] Mayo Asymptomatic Carotid Endarterectomy Study Group. Results of a randomized controlled trial of carotid endarterectomy for asymptomatic carotid stenosis. Mayo Clin Proc. 1992; 67:513–518
[84] CAVATAS Investigators. Endovascular versus surgical treatment in patients with carotid stenosis in the Carotid and Vertebral Artery Transluminal Angioplasty Study (CAVATAS): a randomised trial. Lancet. 2001; 357:1729–1737
[85] Alberts MJ. Results of a multicenter prospective randomized trial of carotid artery stenting vs. carotid endarterectomy. Stroke. 2001; 32
[86] Mas JL, Chatellier G, Beyssen B, et al. Endarterectomy versus stenting in patients with symptomatic severe carotid stenosis. N Engl J Med. 2006; 355:1660–1671
[87] Ringleb PA, Allenberg J, Bruckmann H, et al. 30 day results from the SPACE trial of stent-protected angioplasty versus carotid endarterectomy in symptomatic patients: a randomised non-inferiority trial. Lancet. 2006; 368:1239–1247
[88] CaRESS Steering Committee. Carotid Revascularization Using Endarterectomy or Stenting Systems (CaRESS) phase I clinical trial: 1- year results. J Vasc Surg. 2005; 42:213–219
[89] White CJ, Iyer SS, Hopkins LN, et al. Carotid stenting with distal protection in high surgical risk patients: the BEACH trial 30 day results. Catheter Cardiovasc Interv. 2006; 67:503–512
[90] Safian RD, Bresnahan JF, Jaff MR, et al. Protected carotid stenting in high-risk patients with severe carotid artery stenosis. J Am Coll Cardiol. 2006; 47:2384–2389
[91] Hill MD, MorrishW, Soulez G, et al. Multicenter evaluation of a self-expanding carotid stent system with distal protection in the treatment of carotid stenosis. AJNR Am J Neuroradiol. 2006; 27:759–765
[92] Fairman R, Gray WA, Scicli AP, et al. The CAPTURE registry: analysis of strokes resulting from carotid artery stenting in the post approval setting: timing, location, severity, and type. Ann Surg. 2007; 246:551–6; discussion 556-8
[93] Iyer SS, White CJ, Hopkins LN, et al. Carotid artery revascularization in high-surgical-risk patients using the Carotid WALLSTENT and FilterWire EX/ EZ: 1-year outcomes in the BEACH Pivotal Group. J Am Coll Cardiol. 2008; 51:427–434
[94] Bosiers M, Peeters P, Deloose K, et al. Does carotid artery stenting work on the long run: 5-year results in high-volume centers (ELOCAS Registry). J Cardiovasc Surg (Torino). 2005; 46:241–247
[95] Theiss W, Hermanek P, Mathias K, et al. Pro-CAS: a prospective registry of carotid angioplasty and stenting. Stroke. 2004; 35:2134–2139
[96] Zahn R, Roth E, Ischinger T, et al. Carotid artery stenting in clinical practice results from the Carotid Artery Stenting (CAS)-registry of the Arbeitsgemeinschaft Leitende Kardiologische Krankenhausarzte (ALKK). Z Kardiol. 2005; 94:163–172
[97] Goldstein LB. New data about stenting versus endarterectomy for symptomatic carotid artery stenosis. Curr Treat Options Cardiovasc Med. 2009; 11:232–240
[98] Fayad P. Endarterectomy and stenting for asymptomatic carotid stenosis: a race at breakneck speed. Stroke. 2007; 38:707–714
[99] Naylor AR, Bell PR. Treatment of asymptomatic carotid disease with stenting: con. Semin Vasc Surg. 2008; 21:100–107
[100] Ederle J, Featherstone RL, Brown MM. Percutaneous transluminal angioplasty and stenting for carotid artery stenosis. Cochrane Database Syst Rev. 2007. DOI: 10.1002/14651858.CD000515.pub3
[101] Cremonesi A, Setacci C, Bignamini A, et al. Carotid artery stenting: first consensus document of the ICCS-SPREAD Joint Committee. Stroke. 2006; 37: 2400–2409
[102] Goldstein LB, Adams R, Alberts MJ, et al. Primary prevention of ischemic stroke. Stroke. 2006; 37: 1583–1633

82 特殊情况

82.1 颈动脉完全闭塞

82.1.1 概述

颈动脉供血区卒中或一过性缺血性发作（TIA）病人中有 10%～15% 存在颈动脉闭塞，相当于美国每年大约 61 000 例首次卒中和 19 000 例 TIA 发作的病人。对存在症状性卒中的颈动脉狭窄病人再次卒中的预防仍然具有难度。所有卒中的再次卒中年发生率为 7%，颈动脉梗阻侧的缺血性卒中年发生率为 5.9%[1]。尽管用抗血小板聚集剂和抗凝剂治疗，这些风险仍然存在[2]。无症状性颈动脉闭塞的患病率尚不清楚，且无症状的颈动脉闭塞同侧卒中的发生率可以忽略不计[3]。

82.1.2 临床表现

急性颈动脉闭塞卒中可见以下 3 种类型：

1. 血栓残留：导致皮层梗死。血栓通常进入颈外动脉（血流量更大，ICA 的反流可能一开始阻止了栓子进入 ICA)，之后可能发生 ICA 血栓。
2. 整个半球的卒中。
3. 分水岭梗死。

有症状的病人中[4]：轻偏瘫性 TIA 53%、失语性 TIA 34%、有固定性神经功能缺损 21%、进行性 TIA 21%、一过性黑矇 17%、急性偏瘫 6%。有 27% 无症状[5]。病人可以出现所谓颈动脉闭塞的“缓慢颈动脉卒中”，即间断进展的卒中。

82.1.3 自然病史

见参考文献[6]。

有轻度功能缺损且血管造影已证实 ICA 闭塞的病人，卒中的年发病率（两组研究）为 3% 或 5%（其中闭塞侧为 2% 或 3.3%)。对于急性 ICA 闭塞及有明显神经功能缺损者，2%～12% 可恢复较好，40%～69% 仍有明显的功能缺损，16%～55% 在随访期死亡。

82.1.4 急性颈动脉闭塞的血管内溶栓及支架治疗

个案报道及一系列的急性颈动脉闭塞血管内治疗的经验已经证实了这一技术的可行性。与单独使用静脉内溶栓治疗相比，卒中发生后的 6 小时内积极实施动脉内溶栓再通率可达37%～100%，临床改善率为53%～94%并不伴显著的出血[7-12]。尽管结果看来比较乐观，关于颈段颈动脉溶栓和（或）支架治疗的随机对照研究仍然是空白。

82.1.5 手术

可选择的方法包括：内膜切除术，Fogarty带气囊导管取栓（动脉粥样硬化斑块远端血管小切口处，应用2号French导管带有0.2ml气囊，沿着ICA往上10～12cm[13]），颅内外旁路移植术。血管的再通率与栓塞时间呈反比，慢性闭塞的ICA的再通率低，即使再通后症状改善也不明显。

确切判断闭塞的时间常常是不可能的，主要依赖临床背景，所以偶发的慢性闭塞也要包括进来。

颈外动脉（如通过眼支）或者对侧ICA对于岩骨及海绵窦段ICA的逆行灌注，对于手术是一种好的征象[4]。

手术结果[4]

文献中，32%（15例/47例）手术当时即失败（没有或者极少量回血），至少3例死亡。在当时成功的手术中，没有卒中也没有TIA。术后2天内，通畅率为70%～100%，3～7天50%～100%，8～14天27%～58%，15～30天4%～61%，超过1个月（两组研究）20%～50%。

82.1.6 指南

急性神经功能缺损伴有完全闭塞者超过2小时，不应行急诊手术。神经状态极差（濒死/昏迷）是手术禁忌证。无持久性神经功能缺损者：尽可能及早手术。在近期颈动脉闭塞后，频发TIA（尽管已行最佳药物治疗），MRI无明确梗死灶，可考虑行旁路移植术。

82.2 小脑梗死

82.2.1 概述

相对少见（不管何种原因，所有CT扫描中仅占0.6%[14]）。小脑梗死根据部位可分为PICA分布区［小脑扁桃体和（或）下蚓部］，小脑上动脉分布区（小脑半球上部或上蚓部）和其他未明确区域[15]。出现脑干受压体征的病人中有80%将会在数小时到数天内死亡。

82.2.2 早期临床表现

大多数起病突然，没有先兆症状[16]。发病前12小时的特点是病情不会有进展。早期表现来源于小脑本身的病变（缺血性梗死或出血）：

1. 症状：

1) 头晕或眩晕。
2) 恶心/呕吐。
3) 平衡障碍，经常跌倒及不能爬起。
4) 头痛（有研究表明且不经常出现[16]）。

2. 体征：
1) 躯干和四肢共济失调。
2) 眼震。
3) 构音困难。

82.2.3 晚期临床表现

小脑梗死病人继续发展，出现颅后窝压力增高（小脑水肿或血块引起占位效应造成），伴有脑干受压（尤其是脑桥后部）。通常是在发病后12～96小时之间出现临床症状。压迫中脑导水管可引起急性脑积水和随之而来的颅内压增高。

82.2.4 影像学研究

CT扫描：这些病人早期很正常。可有颅后窝拥挤的轻微表现：基底池（脚间池）、第四脑室受压迫、阻塞或出现脑积水。

MRI（包括DWI）：对缺血更敏感，尤其是在颅后窝。

82.2.5 手术指征

一旦出现下面的体征[17]，如果药物治疗无效，需立即行手术减压（见下文）。了解延髓外侧综合征（LMS）很重要（见章节80.4.1），因其可能经常伴随着小脑梗死。LMS的症状通常从发病即存在（吞咽困难，构音障碍，霍纳综合征，同侧面麻木，交叉感觉丧失等），并不伴随着感觉的变化。如发生LMS，则不需手术减压，因为它表示原发性脑干缺血而非受压迫。

在没有干预的情况下临床表现会大致按下列顺序依次出现：

1. 展神经（Ⅵ）麻痹。
2. 同向凝视障碍（压迫展神经核和侧视中枢）。
3. 周围性面瘫（面神经丘受压）。
4. 思维混乱及嗜睡（可能与脑积水有关）。
5. Babinski征。
6. 偏瘫。
7. 昏睡。
8. 瞳孔小，但有对光反射。
9. 昏迷。
10. 强直→松弛。

11. 呼吸不规律。

80.2.6 小脑梗死的枕下去骨瓣减压

与幕上占位引起脑疝的情况不同，一些研究报道，由于脑干直接受压而造成深度昏迷的病人，立即手术可能会恢复得很好[17–19]。见章节 84.8。

手术选择枕下减压术，术中将枕骨大孔打开，剪开硬脑膜后梗死的脑组织会像“牙膏”样流出，很容易吸除。不要单纯行脑室引流，因为这会引起小脑上疝（见章节 18.4.3)，而且也不会减轻脑干受压。

82.3 恶性大脑中动脉区域梗死

82.3.1 概述

该病有明显的症状，在卒中病人中约占 10%[20, 21]，死亡率可达 80%（主要死于严重的缺血后脑水肿→颅内压增高→脑疝）[21]。

病人通常出现严重半球卒中的症状（偏瘫、眼球固定、头偏转），通常最初 12 小时内 CT 检查可见大面积的脑梗死。病人入院后很快出现嗜睡，随后的 2 天内病情会逐渐加重，最后在卒中 2～4 天出现天幕疝。危险程度与下列因素有关：严重的意识障碍，明显的偏瘫，年龄在 45～50 岁及以上[22]，早期 CT 扫描大脑中动脉分布区出现低密度的范围超过 50%[23]，中线移位 8～10mm 以上，早期脑沟回消失以及明显的大脑中动脉高密度征[22]（见章节 81.5)。

神经外科医师可以参与这些病人的治疗，以降低致残率和死亡率。可选择以下方法治疗：

1. 常规控制颅内压的措施（无论有无颅内压监测仪）：死亡率仍然较高，颅内压增高不是早期病情恶化的常见原因。
2. 半球切除术（见下文）。
3. × 迄今为止，下面的治疗尚未证实能够改善预后：溶栓药，过度通气，甘露醇，巴比妥昏迷疗法。

82.3.2 半球切除治疗恶性大脑中动脉区域梗死

对于非优势半球的卒中，手术可将死亡率降低到 32%[24]（文献报道的死亡率是 37%[25]），而且令人吃惊的是偏瘫的比率也降低；而对于优势半球卒中，手术后仅有轻至中度失语（早期手术，尤其是在发生脑疝的相关变化之前进行的手术预后更好）。3 个随机对照试验 Meta 分析[26]表明卒中 48 小时内行半球切除术会降低死亡率，术后神经功能恢复良好的比例也会升高。

适应证：没有绝对适应证。原则：

1. 年龄 <70 岁。
2. 非优势半球（主要为右侧）梗死要更加优先考虑手术。
3. 临床及 CT 证实有急性、完全性的 ICA 或 MCA 梗死以及将要出现或已经出现完全性的严重半球性脑水肿（入院后神经系统表现明显恶化，通常应考虑进行手术干预）。

手术方法：见章节 94.5.3。

82.4 心源性脑栓塞

82.4.1 概述

大约 6 个卒中病人中就有 1 名源于心脏栓子。栓子包含有富含纤维素的血栓（如由于心肌梗死或室壁瘤所致节段性心肌运动功能低下而引起的附壁血栓）、血小板（如非细菌性的血栓性心内膜炎）、钙化物质（如主动脉狭窄）或肿瘤颗粒（如心房黏液瘤）。

▶ *源于急性心肌梗死*（AMI） AMI 发病 1～2 周（栓子最常在这段时间形成）内约有 2.5% 的病人会出现卒中。其中前壁心肌梗死（发生率约为 6%）要比下壁心肌梗死（发生率约为 1%）更危险。

▶ *心房颤动*（A-fib） 没有风湿病的房颤病人出现卒中的危险要增加 3～5 倍[27]，其中未经治疗的病人每年约有 4.5% 出现卒中[28]。在美国房颤的年发病率为 220 万。房颤病人出现卒中大约 75% 来源于左心房血栓[29]。房颤病人出现卒中的独立危险因素有：年龄增长、以前有栓塞（卒中或 TIA）、高血压、糖尿病以及超声心动图提示有左心房增大或左心室功能不全[27]。

对房颤病人行 CHADS 2 系统评分被广泛证明有效[30]，见表 82-1。对评分进行计算，其与风险评估的关系见表 82-2。CHADS 2 评分 ≥2，华法林治疗能够能起到有效的保护作用，可降低院外死亡率及院内卒中，MI 及出血的发生率（CI 0.61～0.91）[31]。

表 82-1 CHADS 2 评分

因素	分值
充血性心力衰竭史	1
高血压史	1
年龄 > 75 岁	1
糖尿病	1
二级预防：对有卒中或 TIA 病史的病人；并且绝大多数包括系统性栓塞事件	2

表 82-2 基于 CHADS 2 评分的风险评估

CHADS 2 评分	年卒中风险（%）
0	1.9
1	2.7
2	4
3	5.9
4	7.5
5	12.5
6	17.2

▶ 人工心脏瓣膜　使用人工心脏瓣膜且长期抗凝的病人每年二尖瓣栓塞率为 3%，主动脉瓣为 1.5%。使用生物人工心脏瓣膜且无抗凝治疗的病人每年栓塞率为 2%～4%。

▶ 反常性栓塞　反常性栓塞可发生在卵圆孔未闭病人。卵圆孔未闭，在总人群中占 10%～18%，但在不明原因卒中的青壮年病人中高达 56%[32]。

▶ 心内膜炎　血培养及经食管超声心动图（TEE）可协助诊断。

82.4.2 心源性脑栓塞的诊断

概述

没有特异的神经系统表现能够区别这些病人。影像学表现为不同血管分布区域的多发性脑梗死灶高度怀疑此病。鉴别诊断包括：血管炎、颅内动脉粥样硬化（局灶性斑块，在以西式饮食为主的亚洲人群中更为常见）及颅内淋巴瘤病。

作为脑卒中的一个原因，心源性脑梗死（CBE）的诊断主要依赖于：可证明的潜在的心脏病因、没有脑血管疾病病史及非腔隙性梗死。

缺血性梗死出现大面积的出血改变更加提示可能存在 CBE，因为血块溶解，随后出现梗死脑组织的再灌注会引起上述改变。这种出血性的转变最常发生在 CBE 卒中后 48 小时内，在大面积的卒中病人中更常见。

心脏病因的检查

多数医疗中心依靠超声心动图（不具备经食管超声）。通过严格的标准（如排除二尖瓣脱垂），大约 10% 的缺血性卒中病人通过超声能够发现潜在的心脏病，多数这样的病人会有其他的心脏病表现。临床上没有心脏病的卒中病人中仅 1.5% 有超声结果阳性；但其中年轻病人要多一些[33]。

心电图可以发现房颤，它在缺血性卒中病人中占 6%～24%，这样的病人出现卒中的危险会升高 5 倍（见下文）。

82.4.3 治疗

CBE 是唯一证实应用抗凝治疗可显著降低远期卒中发生率的疾病。

必须均衡对比再次栓塞（12% 的心源性栓塞卒中病人将在 2 周内出现第二次栓塞性卒中）与苍白性梗死转化为出血性梗死两者的风险。尚无研究表明早期抗凝治疗有明显益处。

推荐的抗凝治疗：

1. 如果应用抗凝剂，不应在可能为 CBE 卒中的第一个 48 小时应用。
2. CBE 卒中 48 小时后，使用抗凝剂前应行 CT 检查（排除出血）。
3. 抗凝剂不应在大面积梗死病人中应用。
4. 同时开始应用肝素和华法林。持续应用肝素 3 天而后转为华法林治疗（见抗凝治疗，章节 9.3）。
5. 用于减少继发栓塞和（或）出血的口服抗凝剂量尚未明确，正在补充数据，满意的 INR 值为 2～3。
6. 无症状房颤病人华法林治疗（Coumadin®）可将卒中危险减少 66%～86%[27，34]。阿司匹林的药效大约仅为华法林的一半，但对于那些没有相关危险因素（见章节 82.4.1）的病人来说也足够了[27]。

82.5 椎基底动脉供血不足（VBI）

82.5.1 概述

由大脑后循环（椎动脉、基底动脉及其分支）的血流量不足导致相应的症状和体征。

82.5.2 症状

表 82-3 为椎基底动脉供血不足（VBI）症状的记忆口诀。仅依据临床评价来确定病变部位是非常不可靠的。

VBI 的诊断标准见表 82-4。

表 82-3 VBI 的 5 “D”
• 跌倒发作（“drop attack”）
• 复视（diplopia）
• 构音不良（dysarthria）
• 视觉缺损（defect）
• 眩晕（dizziness）

表 82-4 椎基底动脉供血不足诊断标准

要求有以下 2 个或更多的特点：
• 运动或感觉症状或两者均有，在同一事件中双侧症状同时出现
• 复视：脑干上方（中脑）动眼神经核附近的缺血
• 构音不良：低位脑干缺血
• 同侧偏盲：枕部皮质缺血（注意：为双眼同侧偏盲，而一过性黑矇为单眼）

对于体位改变引发短暂头晕发作的病人也可以考虑 VBI（眩晕用其他病因无法解释，如直立性低血压或良性位置性眩晕）。VBI 有时候可能由于椎动脉在 C1～C2 水平受压引起，见于以下几种情况：

1. 转动头部（见下文）。
2. 游离齿突小骨（见章节 61.5.4）。
3. 前向寰枢椎半脱位：如在类风湿关节炎病人中（见章节 72.1.3）。
4. 寰枢椎旋转半脱位（见章节 61.3）。

82.5.3 病理生理学

动脉粥样硬化及狭窄部位大多位于椎动脉起始部。

椎动脉供血不足症状可能由于：

1. 血流动力学不足（可能是最常见的病因），包括：
   1) 锁骨下盗血（由于锁骨下动脉近端的狭窄引起的椎动脉逆行血流）。
   2) 双侧椎动脉狭窄或一侧狭窄另一侧功能低下（如发育不良、闭塞或终止于 PICA）当侧支循环不充分时会引起远端血流降低。
2. 斑块溃疡引起的栓塞。
3. 脑干穿支的动脉粥样硬化性闭塞。
4. 椎基底部发育不良：文献中考虑为小脑卒中的可能病因。

82.5.4 自然病史

尚无临床研究准确地定义自然史，估计卒中率为每 5 年 22%～35%，或年 4.5%～7%[35]（一个未行血管造影的研究估计的卒中发生率为每 5 年 35%）。

椎基底动脉供血不足引起的 TIA 后一年内第一次卒中的发生率估计为 22%[36]。

82.5.5 评估

充分的检查要求行选择性的四根血管的造影[37]，有时可行激进的策略（参见下文的“Bow Hunter 综合征”）。CTA 检查也可能有价值。

82.5.6 治疗

抗凝治疗是主要的药物治疗，其他替代治疗包括抗血小板药物如阿司匹林（有效性尚未证实[35，37]）。

外科治疗包括：

1. 椎动脉内膜切除术。
2. 将椎动脉改道至颈内动脉（行或不行颈动脉内膜切除术，行或不行大隐静脉移植）或改道至胸颈干或锁骨下动脉[38]。
3. 旁路移植（如枕动脉到 PICA 旁路移植术）。
4. 对于有齿突游离（os odontoideum）的病人（见章节 61.5.4），C1～C2 后路关节固定术（见章节 95.5）可以预防潜在威胁生命的卒中。

82.6 Bow hunter 卒中

82.6.1 概述

一种特殊类型的 VBI，由 Sorensen 在 1978 年命名[39]。Bow Hunter 卒中（BHS）：由于头部旋转[40]使得椎动脉间歇性闭塞引发血流动力学改变的 VBI［从 TIA 到完全性梗死的缺血性后遗症（bow hunter 征）］。可能在强制（如脊椎按摩疗法等[41]）或随意的头部旋转[42]时发生。

闭塞通常出现在旋转方向对侧的椎动脉，通常发生在 C1～C2 融合处（由于此部分椎动脉不可活动）[43]。但是其他部位也有类似报道[44，45]。

椎动脉闭塞时对于大部分病人而言可能不会出现症状，因为有对侧血流经对侧椎动脉和（或）Willis 环代偿。症状性的闭塞通常是因优势侧椎动脉受累[46]，但是也有可能为非优势侧的椎动脉[42]。大部分 BHS 发生在孤立性后循环的病人（后侧交通动脉不发达）。

BHS 也被认为是可能导致 SIDS 的原因之一[47]。

82.6.2 致病因子

1. 椎动脉外侧受压[45]：
   1）脊髓型颈椎病骨刺：特别是在横突孔部位[48]。
   2）肿瘤。
   3）纤维条带（如椎动脉进入 C6 的横突孔入口的近端[44]）。
   4）感染性疾病。
   5）外伤。
2. 椎动脉拴系：
   1）C1 或 C2 的横突孔。

2）延动脉沟近端椎动脉入硬脑膜处。

3．齿突发育不全[49]。

4．血管动脉硬化性疾病。

82.6.3 诊断

概述

由头部运动引发 VBI 症状的病人都要怀疑 BHS 的可能。由于椎动脉功能异常同样可引起眩晕和恶心，与此病非常难鉴别（身体旋转但头部保持不动不引起前庭症状有助于鉴别[50]）。

动态脑血管造影（DCA）

× 注意：BHS 病人在进行 DCA 的过程中就可能出现严重的后果[43]。当头部由中立位转向对侧时，受累的椎动脉显示血流中断。颈动脉显影可见后交通动脉通畅和永存胚胎性血管吻合。

CT 血管成像（CTA）

需要注意的事项和 DCA 一样（见上文）。可能并非首选的诊断手段。如果 DCA 是阴性的，CTA 就不需要了。如果 DCA 是阳性结果，CTA 也许有助于指明动脉与骨性解剖的关系。

82.6.4 治疗

选择包括：

1．抗凝治疗[50]。

2．颈托：警示病人不要转头。

3．C1～C2 段受压的病人（见表 82-5）：

1）C1～C2 融合：见章节 95.5。

2）椎动脉减压：经后路 C1 椎板半切术[51]。

4．其他部位受压：消除可能的压迫源（如切除束缚的韧带[44]，去掉骨刺[48]等）。

治疗推荐：对于 C1～C2 的压迫，建议椎动脉减压应考虑为首先治疗的措施。但术后需行 DCA 检查以明确转头时血管的通畅。对于临床治疗失败或 DCA 无法明确显示的病人可进行 C1～C2 融合治疗[43]。病人需要被告知每种方案的利弊。

表 82-5 C1～C2 处 VA 闭塞的手术治疗的比较

方式	优势	劣势
C1～C2 融合	消除症状成功率高	损失 50%～70% 的颈部旋转度，可能不舒服
VA 压迫松解术	不影响运动	33% 可能还有症状[52]

82.7 脑血管静脉血栓

82.7.1 概述

脑静脉血栓形成（CVT）涉及硬脑膜窦和（或）脑静脉。

这是一种罕见的疾病，占卒中的 0.5～1%[53]，通常影响年轻病人（78% 的病人年龄小于 50 岁[54]）。发生率约为每年 1.32/100 000，在 31～50 岁的女性中，发病率较高，为每年 2.78/100 000。

据观察，病人通常是症状轻微，或是病情严重且不稳定。

三种形式的 CVT（均可能导致静脉性梗死）：

1. 硬脑膜窦血栓（DST）。
2. 皮层静脉血栓。
3. 深静脉血栓。

82.7.2 病因

部分病因

许多疾病可引起硬膜窦血栓形成[55]，一些常见的疾病如下（见参考文献[55,56]）：

1. 感染：
   1) 常为局限性，如中耳炎[57, 58]（引起耳源性脑积水——该术语现已弃用）、鼻窦炎、扁桃体周围脓肿、鼻旁窦炎[59]。在没有抗生素的年代，CVT 最常与慢性化脓性感染有关。
   2) 脑膜炎。
2. 妊娠及产褥期：见下文。
3. 计划生育药（BCP）（口服避孕药）[60]。
4. 脱水及恶病质（消耗性血栓形成）：包括烧伤和肿瘤疾病的恶病质。
5. 心脏病（包括充血性心力衰竭）。
6. 溃疡性结肠炎（UC）：1% 的溃疡性结肠炎病人伴有某种血栓性并发症（不一定在颅内），是约 33% 病人死亡的原因（常为肺栓塞）。
7. 结节性动脉周围炎。
8. 镰状红细胞特质。
9. 外伤（包括闭合性头部外伤）：见下文。
10. 医源性：如根治性颈部手术后[61]、经静脉放置起搏器、开颅术后。
11. 恶性肿瘤：包括骨髓增生性异常。
12. 高凝状态（如血栓病）：
    1) C 蛋白缺乏或对活性 C 蛋白有抵抗：遗传因子 V Leiden 突变可导致对活化 C 蛋白不敏感[62]。在一些情况下，明显 C 蛋白缺乏可能是脱水的假象。

2) 抗凝血酶 Ⅲ 缺乏。

3) S 蛋白缺乏。

4) 抗磷脂抗体：与很多临床综合征有关：包括缺血性卒中、DVT、血小板减少症、系统性红斑狼疮（SLE）。常见的抗体有：

- 抗心磷脂抗体。
- 狼疮抗凝物。

5) 阵发性睡眠性血红蛋白尿（PNH）。

6) 纤维蛋白溶酶原缺乏。

7) 系统性红斑狼疮[63]。

8) Ⅷ 因子升高[64]：可以解释一些孕妇的 CVT（见下文）。

13. 糖尿病：特别当有酮症酸中毒时。
14. 高胱氨酸尿。
15. 白塞综合征[65]：见章节 11.3.7。
16. 很少与腰椎穿刺有关。有报道称[66]，与遗传性抗活化的 C 蛋白有关（由于凝血因子 V R506 Q 突变（FV Leiden）。

在没有 BCP 等因素时，CVT 高度考虑为骨髓增生异常引起。

妊娠 / 围生期

最高风险发生在妊娠中期和产后 6～8 周[55]。一组研究[67]发现分娩 16 天后无一例发生 CVT，在分娩妇女中的发病率为 1/10 000。病因可能与凝血因子含量增高有关（Ⅶ，Ⅹ，特别是 Ⅷ 因子[68]）。

外伤

闭合性头外伤的少见后遗症[69]。CVT 见于约 10% 累及脑的战伤。可以没有颅骨骨折。对于有头颅骨折或子弹等穿过静脉窦的病人应高度怀疑 CVT。

82.7.3 硬膜窦和其他静脉累及的概率

硬脑膜窦和其他静脉血栓形成的相对概率。

1. 硬膜窦：
   1) 上矢状窦（SSS）及左侧横窦（TS）（各 70%）。
   2) 多个静脉窦：71%。
   3) 下矢状窦：少见，1997 年报道第一例[70]。
   4) 直窦[71]。
2. 浅表皮层静脉。
3. 深静脉系统（如大脑内静脉）。
4. 海绵窦[72, 73]：少见。可能由于蝶窦炎引起海绵窦的血栓性静脉炎。MRI 可显示海绵窦的扩大和异常增强，T_2WI 像岩尖斜坡信号增加，ICA 海绵窦段狭窄[73]。

82.7.4 病理生理学

静脉血栓的形成减少了脑的静脉回流并且减少了病变区域的有效血流。这种静脉充血引起白质水肿，静脉压力的增加还可导致梗死和（或）出血。它们都可提高颅内压。这样，临床表现可能是由于颅内高压，局限病变则与水肿和（或）出血相关。由静脉停滞引起的脑梗死称为静脉梗死。

82.7.5 临床表现

临床表现见表 82-6。不具备有诊断价值的特殊表现，很多症状和体征是由于颅内压的增高引起。也可能表现一种综合征，在临床上很难与特发性颅内高压区别，见章节 47.1[74]。

表 82-6 硬膜窦血栓形成的表现[a]

体征／症状	A组[b]	B组[c]
头痛	100%	74%
恶心呕吐	75%	–
癫痫发作	70%	29%
偏身麻痹	70%	34%
视盘水肿	70%	45%
视物模糊	60%	–
意识变化	35%	26%

[a] 其他症状包括：局灶性神经功能缺损，脑神经麻痹，眼球震颤[76]

[b] A 组：20 位年轻女性[67]

[c] B 组：38 例法国的病例[77]

常合并有其他器官的血栓性疾病。

上矢状窦前 1/3 闭塞可以没有后遗症，在其之后则很容易出现静脉梗死。上矢状窦中间部分的闭塞通常引起肌张力的增高，从痉挛性偏身→四肢肢瘫→去脑强直。后部分上矢状窦血栓形成引起视野缺损或皮质盲，或大片的脑梗死伴有脑水肿，可致死亡。横窦闭塞可以没有症状，除非对侧横窦发育不良，这时则表现与上矢状窦闭塞相似。

除了颅内高压引起的视物模糊和外展麻痹外，上矢状窦闭塞本身不会引起脑神经损伤。在颈静脉球的血栓形成可能压迫颈静脉孔的神经，引起声音嘶哑，发音不良，吞咽及呼吸困难（见 Vernet 综合征，章节 3.3.2）[75]。

82.7.6 DST 的诊断

概述

CT（尤其是 CTV）和 MRI/MRV 对识别血栓非常敏感且特异。

血管造影可以更好地证明残留的血流，且可以确认逆流区域。有时还可以因充盈缺损而发现血栓。CT（特别是 CTA）和 MRI 在发现血栓的部位上更有优势。当 CT 及 MRI 有提示的时候，血管造影常用作辅助检查[78]。

CT 扫描

平扫 CT

灵敏度低。报告的准确性范围很广：灵敏度为 30%～100% 和特异性为 83%～100%[从 CVT 案例中得出的实际灵敏度范围是 ≈ 30%(55%～75%)[79]]。高血细胞比容可能会导致假阳性。Hounsfield 单位（见章节 13.1)>70 对急性 CVT 有高度特异性。[79] 阳性发现有：

1. 窦及静脉的高密度 [高密度的血凝块在皮层静脉中可产生“束带征”（图 82-1)，是脑静脉血栓形成的确诊性依据；仅见于 1/15 病人]。
2. “火焰样”出血（在脑实质内）：见于 20% 的病人（对于脑内出血，如果其部位不是动脉瘤或高血压脑出血的部位，则要怀疑静脉窦血栓形成)。
3. 脑室减小：见于 50% 的病人。
4. 在轴向 CT 图像上，上矢状窦形成的血栓在窦后方近窦汇处会出现三角形高密度影 [一些人称之为“三角（delta）征”(图 82-2A)，但易与“空三角征”相混淆，见下文（图 82-2B)]，未增强时明显的“空三角征”容易引起混淆，可见于 SSS 周围有血液时，如蛛网膜下隙出血后，这被称为“假三角征”或“伪三角征”[80]。建议：避免混淆“三角征”的变化，直接描述现象。

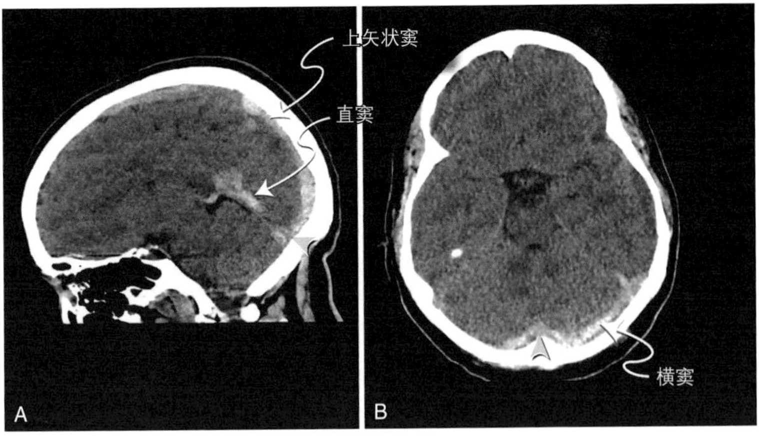

图 82-1 静脉窦血栓

CT 平扫，A. 矢状位；B. 轴位

血栓（白色）见于上矢状窦，直窦，左横窦稍向右横窦延伸，以及窦汇（黄色箭头）

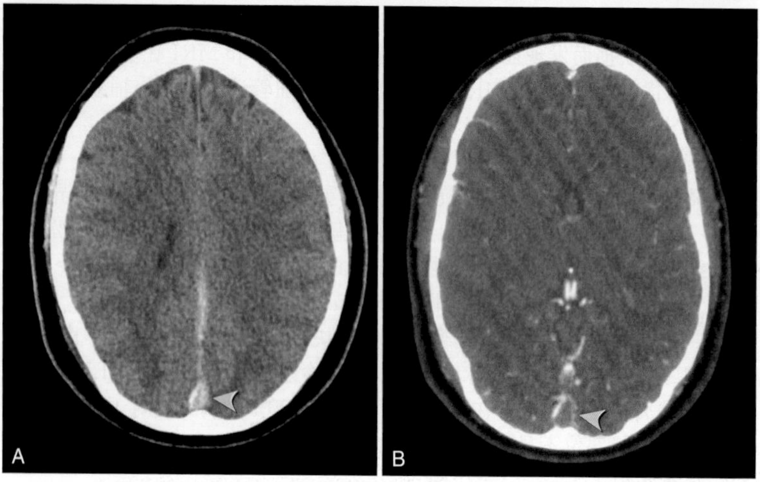

图 82-2 CVT 扫描轴位图的 Delta 征

A. 无造影剂，窦汇处的“(完整) Delta 征”（黄色箭头）；B. 静脉注射造影剂后，“空 Delta 征”（蓝色箭头）

5. 静脉梗死：梗死不在动脉区域，特别是邻近硬膜窦的[81]。
6. 白质水肿。
7. 上述变化双侧存在。

静脉增强 CT

阳性发现有：

1. 增强后，窦周围的硬膜可能强化，35% 的病人硬膜密度高于血凝块[82]。临近窦汇的这种表现可产生称为“空三角征”[83]的征象，但是有时也称“delta 征”。
2. 脑回增强见于 32% 的病人。
3. 深部（白质）静脉（侧支血流）高密度。
4. 小脑幕增强（常见）。

CTV

CT 静脉造影在诊断 CVT 方面与 MRV 大致相当[55]。

MRI 和 MRA / MRV

MRI 有利于诊断和随访。其可显示血流的缺少和血栓负荷，也能显示实质的变化。可鉴别静脉窦的闭塞与先天缺失（图 82-3B）。在显示脑水肿和非急性出血性变化上比 CT 更好。也可以帮助估计血栓块时间（表 82-7），阳性结果为高信号的静脉影（图 82-3A）。

MR 血管造影可增加效用。MR 静脉造影术（MRV）往往过高估计闭塞程度。

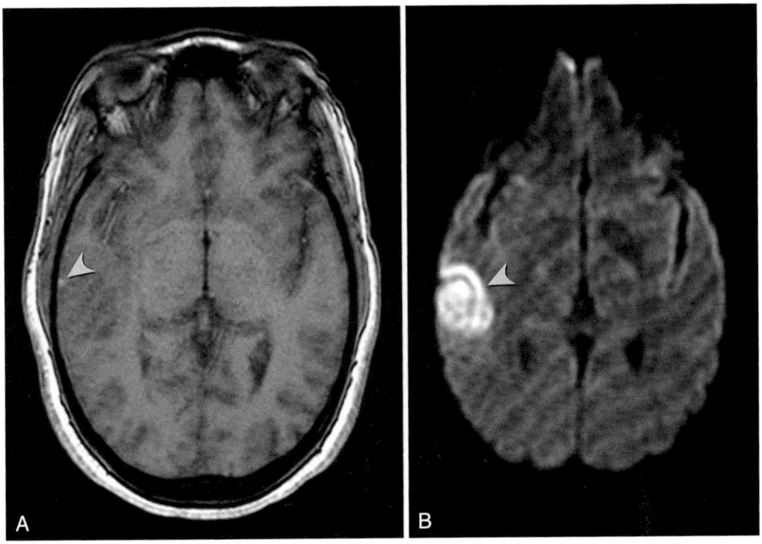

图 82-3 CVT 在 MRI 中的表现。

A. T_1 轴位显示高信号的静脉影（黄色箭头）；B. DWI 显示与血栓形成的静脉相邻的静脉梗死（蓝色箭头）

表 82-7 静脉窦血栓形成的 MR 不同阶段表现[55]

窦内血栓块的时间	有血栓的窦的改变	
	T_1WI	T_2WI
急性	等信号	降低（黑色），类似流空
亚急性	增加（最多）	增加（次多）
晚期（大于 10 天，再通）	黑色（流空）	黑色（流空）

血管造影诊断 CVT

准确度与 MRI 接近，一些意见仍将其作为标准诊断方法。MRI 可能比血管造影有一定优点（如血管造影中发育不良的横窦可能不显示，或不透明的血进入窦内可造成充盈缺损的假象）。

血管造影阳性发现有：

1. 窦内部分不充盈，或者有充盈缺损。
2. 循环时间延长：见于 50% 的病人（可能需要延迟显影来观察静脉）。
3. 残缺及异常的侧支循环通路。

腰椎穿刺

压力常升高，脑脊液呈血性或黄色。

血液检查

应当进行常规血液检查（CBC，生化，PT 和 aPTT）(I 级推荐[55])。

当病因不清楚时，可检查诱发因素。可能有用的一些检查包括评价血栓形成倾向（C 蛋白和 S 蛋白的水平*，抗凝血酶缺乏症*，抗磷脂抗体 = 抗心磷脂抗体和狼疮抗凝物）以及一些特异性诱发因素的检查［CBC，Ⅱ因子水平、血清胱氨酸水平、阵发性睡眠性血红蛋白尿（PNH）组合、白细胞碱性磷酸酶（I 级推荐[55]）］。

* C 蛋白和 S 蛋白以及抗凝血酶缺乏症的检测应推迟至完成抗凝治疗后 2～4 周［对于服用华法林期间或在急性期的病人，检测的价值有限，因为急性期会导致凝血系统出现许多异常（Ⅱ级推荐[55]）］。

D- 二聚体：一种纤维蛋白降解产物，敏感性为 97.1%，特异性为 91.2%，阴性预测值为 99.6%，阳性预测值为 55.7%。[84] 通过敏感的放射免疫分析或 ELISA 可能有助于识别低 CVT 可能性的病人（Ⅱ级推荐[55]）。但是，如果可能性很高，则需要进一步评估。

超声诊断 DST

可用于诊断新生儿上矢状窦血栓形成[85]。

82.7.7 CVT 的治疗

概述

原则：治疗潜在的疾病（如果可能）。

应尽量积极，因为脑功能恢复可能较动脉闭塞性卒中要好。处理较复杂，因为抗血栓形成的方法（如抗凝治疗）有增加出血性梗死的风险（这种风险已经增加了），降低颅内压的方法则增加血液黏稠度，从而增加血液的凝集。

以下内容摘自 2011 年美国心脏协会（AHA）诊断和处理脑静脉血栓形成的科学声明[55] 和神经介入外科协会关于脑静脉血栓形成的血管内策略的 2018 年报告[79]。

要点：CVT 的评估和治疗

1. 病史和血液检查：确定危险因素（参见 82.7 章）和症状（表 82-6）。治疗潜在疾病。
2. 在怀疑为 CVT 的情况下的初步诊断性检查：脑部 CT+CTV 头／颈，或脑部 MRI+MRV 头／颈[79]（如果正常，则这些检查不排除 CVT）。MRI/MRV 可能比 CT/CTV 更敏感。
3. 当临床怀疑很高时，血管造影可能有助于诊断 CTV 或 MRV 无法确诊的病人（Ⅱ级推荐[55]）。确保获取较晚的图像（静脉期）。
4. 如果确认 CVT：治疗。

1) 抗凝治疗：首先要进行剂量调整的普通肝素（UFW）或基于体重的 LMWH，然后是维生素 K 拮抗剂（如华法林）（Ⅱ级推荐[55]）。ICH 不是禁忌证。
2) 血管内治疗的适应证（见章节 102.5）（药物溶栓或机械取栓）：
- 尽管采取抗凝治疗但临床症状恶化。
- 抗凝禁忌证。
- 昏迷。
- 深部 CVT。
- 脑出血（ICH）。
3) 半球切除减压术的适应证：大的病变伴脑疝。
4) 颅内压监测和治疗：使用乙酰唑胺提高 ICP。

5. 如果确诊不是 CVT：诊断其他情况。
1) 脑肿瘤。
2) 感染。
3) 缺血性卒中。
4) 可逆性后部脑病综合征（PRES）（见章节 11.1）。
5) 特发性颅内高压（pseudotumor cerebri）（见章节 47.1）。

治疗细节

1. 一般措施。
1) 怀疑感染的病人应接受适当的治疗：抗生素、排脓性化脓物等（Ⅰ级推荐[55]）。
2) 癫痫发作：
- 对于有实质性病变（Ⅰ级推荐[55]）或没有实质性病变（Ⅱ级推荐[55]）的单次发作，建议在确定的持续时间内进行 AED，以防止进一步发作。
- 不建议在没有癫痫发作的情况下使用 AED（潜在危害[55]）。
3) 类固醇：不建议使用，除非其他潜在疾病需要使用（潜在危害[55]）（减少纤维蛋白溶解，增加凝血）。
4) 控制 HTN。

2. 抗凝。
1) 抗凝：从调整剂量的普通肝素（UFW）或基于体重的 LMWH 开始（Ⅱ级推荐[55]）。请参阅剂量信息（章节 9.3.8）。大量研究表明，使用肝素病人的死亡率要低于未使用肝素的病人[86, 87, 88]。即使有证据表明脑出血（ICH）并伴有出血量增加的风险，肝素仍然是最好的治疗方法[78]。关于治疗持续时间尚无共识。如果在病人濒死之前服用，成功率可能更高。

★怀孕期间，建议全剂量 LMWH 超过 UFH（Ⅱ级推荐[55]）。

2) 从肝素转变为维生素 K 拮抗剂（如华法林）。

3. 如果病人症状继续恶化，请监测 ICP：首选脑室穿刺，但如果病人使用肝素，则应谨慎放置导管。
   1) ICP 监测下予以积极补液。
   2) 降低 ICP 的措施：与创伤性 ICP 升高的治疗有些不同。
      - 乙酰唑胺（Ⅱ级推荐[55]）：少数不依赖静脉排出的治疗 ICP 高的方法之一。
      - 提升 HOB。
      - 脑脊液引流。
      - 戊巴比妥昏迷：也不依赖于静脉排出。
      - 高渗和（或）等渗利尿剂：由于利尿剂→血液高渗→血液黏稠度↑→血液凝结风险↑，因此作为最后的方案。用等渗静脉注射液代替输液，以防止脱水；即目标是高渗性高血容量。
   3) 监测 ICP 增高的病人是否出现进行性视力丧失，并在发现时紧急治疗（Ⅰ级推荐[55]）。治疗措施包括：连续腰椎穿刺、视神经鞘开窗[89]或 VP 分流（Ⅱ级推荐[55]）。
4. 血管内治疗（EVT）（见章节 102.5）适用于在进行了强力抗凝治疗仍然出现临床症状恶化的病人（Ⅱ级推荐[55]）。没有任何关于药物治疗失败要等待多长时间的指南，该决定应结合病人的病情考虑。此外，也没有何时使用 DC 与 EVT 的信息。治疗方法包括药物溶栓（将 t-PA 直接注射到窦内）和机械取栓。
5. 去骨瓣减压术（DC）：由于占位效应或颅内出血引起 ICP 升高而引起的神经系统恶化的病人可以考虑（Ⅱ级推荐[55]）。存在一定风险，但可能可以挽救生命。早期手术（入院后≤12 小时）及年轻是 DC 效果较好的预测指标。如果选择 DC，则肝素化和 t-PA 需停用 2～3 天。
6. 急性期肝素治疗后的长期抗凝治疗（Ⅱ级推荐[55]）：
   1) 自发性 CVT：维生素 K 拮抗剂（VKA）持续 6～12 个月，目标 INR=2～3。
   2) 已消除危险因素的 CVT：VKA 持续 3～6 个月，目标 INR=2～3。
   3) CVT 复发，CVT 后发生 VTE 或严重的血友病（例如，纯合凝血酶原 G20210A，纯合因子 V Leiden，蛋白 C 或 S 或抗凝血酶缺乏症，抗磷脂综合征或合并血栓形成的疾病）：不确定的 VKA，目标 INR=2～3。
   4) 考虑咨询有凝血专业知识的医师。
   5) 怀孕期间的 CVT：在怀孕期间继续进行 LMWH 的完全抗凝治疗，

并在产后≥6周内以目标INR=2～3进行LMWH或VKA（共治疗6个月）(I级推荐[55])。

82.7.8 预后

残疾率与死亡率

自然病史（未经治疗）：报告的死亡率范围为14%～40%（基于小样本量）[79]。

进行抗凝治疗：大约13%的死亡率和残疾率[79]。

不良预后的预测因素

1. 临床状态：
   1) 昏迷[90]。
   2) 迅速恶化的神经症状[90]及局限性体征。
2. 一般情况：
   1) 年龄：过大或过小（婴儿或老年）[90]及年龄大于37岁。
   2) 男性。
3. 影像学检查：
   1) 血肿，特别是体积大的血肿。
   2) 静脉性梗死。
4. 深静脉受累。

▶ 有CVT史的病人将来怀孕问题

1. 劝告病人不要怀孕。建议咨询血液科和（或）妇产科医学专家（II级推荐[55]）。
2. 对于有CVT病史的女性，建议在未来的妊娠和产后期间预防性使用LMWH（II级推荐[55]）。

82.8 烟雾病

82.8.1 概述

一侧或通常是双侧颈内动脉（通常虹吸部水平）及其主要分支的自发性进展性闭塞，并在脑底继发性形成侧支毛细血管吻合网，看起来像“moyamoya”，日语中“烟雾团”的意思[91]（在1957年[92]首次被剔除，并在1969年[91]命名）。进行性累及包括MCA和ACA的近端，椎基底动脉系统极少累及。可能观察到合并动脉瘤（见下文）而极少有AVM[93,94]。

最终扩张的毛细血管（moyamoya）逐渐消失，而ECA来源的侧支循环将进一步发展[硬膜侧支成为“怪网”(rete mirabile)]。

要 点

1. 双侧进行性自发性 ICA 闭塞，伴颅底代偿性毛细血管增生形成血管造影下的“烟雾状”血管（日语：moyamoya）。
2. 典型表现：青少年型→缺血性梗死（有 TIA 表现的儿童都需要排除怀疑）；成人型→出血。
3. 病理：无炎性内膜增厚，心脏、肾、也可受累。出血源于相关性的动脉瘤。
4. 评估：脑血管造影用于评估血管腔变窄及颅外供血动脉储备能力等，也可检查合并动脉瘤。
5. 治疗：
   1) 药物治疗（抗血小板药物、抗凝药物、血管扩张剂）：尽管目前未证明有效，但是临床上常用抗凝药物、抗血小板药物。
   2) 血运重建手术：降低 CVA 和 TIA 的发病率，但对于降低出血率尚无证据。

82.8.2 病理生理学

原发性烟雾病

最常见的病理表现为：非动脉硬化性或原发性炎症所引起的大脑前动脉、大脑中动脉远端的狭窄。病因尚不清楚，但有些研究发现病人的硬脑膜和皮瓣动脉中碱性成纤维细胞生长因子（bFGF）的水平升高[95]。受累血管的内弹力膜可能变薄或者增厚。心脏、肾及其他器官的血管也可能出现类似改变，提示为系统性血管改变的疾病。

继发性烟雾病

也称为“准 moyamoya 病”或“moyamoya 综合征”[96]。血管造影结果有“moyamoya”现象并合并如下疾病等：

1. Graves 病 / 甲状腺毒症。
2. 脑炎性病变史，包括脑膜炎 [特别是结核性（TB）脑膜炎和钩端螺旋体病]。
3. 色素性视网膜炎。
4. 血管疾病：动脉粥样硬化，纤维肌发育不良，弹性假黄瘤。
5. 先天性疾病：唐氏综合征，马方综合征，特纳综合征，1 型神经纤维瘤病，结节性硬化，Apert 综合征。
6. 血液病：Fanconi 贫血，镰状细胞贫血（在美国相关性更强）和镰状细胞性状。
7. 放射治疗儿童颅底的神经胶质瘤[97]。
8. 头部创伤。
9. 系统性红斑狼疮（SLE)。

合并动脉瘤

颅内动脉瘤常与 moyamoya 病（MMD）相关。这可能是侧支循环扩张，血流增加的结果，或者可能是患有 moyamoya 病的病人动脉壁中存在先天性缺陷，使它们易患动脉瘤。有三型：①动脉瘤常见于 Willis 环处；②在脑动脉的外周部分，如前后脉络膜动脉、Heubner 返动脉；③在 moyamoya 的血管内。在椎基底系统的动脉瘤发生率为约 62%，比普通人群要高很多[98]。动脉瘤性 SAH 可能是某些出血的真正原因，常被误以为是由于 moyamoya 血管本身引起的。

82.8.3 流行病学

危险因素

可能与头颈部区域的炎症病史有关。

人口统计

日本发病率（每年 0.35/10 万以下）较北美高。有两个高峰（可能不是同一疾病）：青少年，年龄 <10 岁（平均 3 岁）；成年，30～39 岁。女性轻度易感（1.8 ∶ 1)。有证据说明有家族倾向（有些亚裔家族发病率 7%)，但遗传学尚未证实，遗传学显示常染色体显性，低外显率。与某些 H L A 抗原［B40 在少年；B54（20）在成人］及抗双链 DNA 抗体相关。

82.8.4 临床表现

青少年型

烟雾病与 6% 的儿童期卒中有关[95]。缺血症状更常见（81%)；包括 TIA（41%)——可以改变侧别（交叉性偏瘫是提示性的临床发现）、RIND、梗死(40%)。可因用力使劲或过度换气(如吹奏乐器，哭喊)而诱发神经症状，认为可能产生低碳酸血症合并反应性血管收缩。

头痛是常见的表现，但是癫痫、局灶性神经功能缺失、舞蹈手足徐动症、脑出血等也可能出现。在 MMD 的 5 期和 6 期更易出现脑出血。

成人型

出血曾被认为更常见（约 60%)，但是一项斯坦福的研究[99]显示，89% 表现为缺血。70%～80% 的出血是脆弱的 moyamoya 血管破裂在基底节（BG)、丘脑或脑室（来自脑室壁）的出血。可能有 SAH，通常是由于合并的动脉瘤破裂（见上文）。在前 CT 时代，最常见的出血形式认为是由于 moyamoya 血管破裂引起的蛛网膜下隙出血，但多数病例可能是脑室内出血或来自合并的动脉瘤破裂引起 SAH[100]。

82.8.5 自然病史

一项研究报道，成年 MMD 病人中 20% 病情发展[101]，女性比男性疾病进展的风险更高。未治疗的 MMD 预后很差，在诊断 2 年内，儿童出现严重的神经功能缺失或死亡约占 73%，成人病人的预后类似[99]。

82.8.6 评估及诊断

诊断标准

烟雾病的诊断：出现双侧 ICA 末端对称性狭窄或闭塞，并且颅底有扩张的代偿血管[95]（如果单侧发生[102]，诊断难以确定，这些病例有可能发展为双侧）。

其他的典型特征还包括：

1. 始于 ICA 末端和 ACA 及 MCA 的起始部位的血管狭窄 / 闭塞。
2. 在底节区的异常血管网（脑实质内吻合）。
3. 穿硬脑膜吻合，也称“穹隆形烟雾”。其供应动脉有：大脑镰前动脉、脑膜中动脉、筛动脉、枕动脉、小脑幕动脉及颞浅动脉。
4. 在额底区域，由下颌内动脉经筛窦到前脑也可形成烟雾血管侧支循环。

CT

对于可疑病例需首先考虑平扫头颅 CT。有缺血症状的病人 CT 正常的达到 40%。也可见到低密度区（LDA），常局限于皮质及皮质下（不同于动脉硬化性疾病或急性婴儿偏瘫，CT 低密度也可发生在基底节区）。低密度区倾向于多发、双侧，特别是大脑后动脉供血区的病变（侧支循环差），多见于儿童。

MRI 和 MRA

MRA 通常可显示 ICA 的狭窄或闭塞。烟雾血管在 MRI 上显示为流空影（特别是在基底节区）并在 MRA 上为纤细的血管网，在儿童比在成年人显示更好。实质内缺血改变常可显示，并通常在分水岭区域。

血管造影

血管造影不仅可用于疾病的诊断，还可帮助明确用于血运重建术的血管及发现合并的动脉瘤。本检查在烟雾病比动脉粥样硬化性闭塞疾病有更多的并发症，要避免检查前脱水及术中低血压。MMD 的血管造影 6 期表现见表 82-8[91]，病程一直进展到青春期或 20 岁时稳定。

脑电图（EEG）

在成人无特异性。在儿童病例中：休息时可见高电压慢波，主要在枕叶和额叶。过度换气可产生正常的单相慢波的累积（δ 爆发）并在过度换气 20～60 秒后恢复正常。在 >50% 的病例中，在此之后或同时出现一个二相的慢波（这种特异性的发现称为“重组”），它比早期的波更不规则并更慢，通常在 10 分钟内恢复正常[103]。

脑血流量（CBF）

MMD 的儿童 CBF 减少，但是在成人相对正常。CBF 从额叶向枕叶的移位[104]可能反映了对后循环 CBF 依赖的增加。MMD 的儿童 CBF 对于血压和 CO_2 的主动调节不足（对于高碳酸血症或低血压的反应性血管扩

表 82-8 血管造影的 6 个时期[91]

时期	影像学显示
1	鞍上 ICA 狭窄，通常为双侧
2	在颅底产生烟雾血管 ACA、MCA、PCA 扩张
3	ICA 狭窄进展，烟雾血管突出（大多数病例在此期诊断），颅底烟雾血管最多
4	整个 Willis 环和 PCA 闭塞，颅外侧支循环开始出现，moyamoya 血管开始减少
5	4 期的进一步发展
6	烟雾血管和主要的脑动脉完全消失

张的损害要大于对于低碳酸血症和高血压的反应性血管收缩）[105]。

氙（^{133}Xe）CT 可以用于明确低灌注的区域。给予乙酰唑胺（可以扩张脑血管）后再重复此检查来评估 CBF 的储备能力，可明确"盗血"区域，也就是未来发生脑梗死的潜在部位。

82.8.7 治疗

概述

药物或手术治疗无法证明其对于减少成年 MMD 病人出血发生有何疗效。但是，几项大宗病例研究的结论支持脑血运重建术对于降低缺血性卒中和 TIA 发生率有明显作用[96]。

无症状性烟雾病

至今尚无治疗无症状性烟雾病的指南。日本多中心、全国性针对无症状性烟雾病的研究得出下列结论[106]。在观察的所有大脑半球中，约 20% 发现脑梗死、40% 发现脑血流动力学紊乱。脑血管造影分期在老年病人中分期更高。对 34 例药物治疗的病人进行 43.7 个月的随访，其中 7 例发生 TIA、缺血性卒中或脑出血。而接受血运重建术治疗的 6 例病人中则既无脑梗死也无脑出血。

药物治疗

药物治疗常用的血小板抑制剂、抗凝药、钙通道拮抗剂[99]、激素、甘露醇、低分子量葡聚糖及抗生素等尚未证明有效。激素可用于不自主运动及急性复发性 TIA 的病人。

外科治疗

概述

脑出血的病人一旦血肿形成占位效应，应行急诊减压术。血管成形术则需在病人病情稳定、无急症的情况下再做决定。

围术期治疗

对于任何手术：

1. 避免过度通气：由于侧支循环的敏感性高，保持 $PaCO_2$ 40~50mmHg 以避免缺血性梗死。
2. 避免低血压：维持正常血压。
3. 避免使用 α-肾上腺素能药物，因为其可致血管收缩。
4. 脑保护：常规使用轻度低温（32~43℃）[107] 和巴比妥类。
5. 罂粟碱有助于防止血管痉挛。

STA-MAC 旁路移植术（搭桥术）后：

1. 避免高血压：可引起吻合口的出血、脑组织灌注升高的区域易出血。
2. 避免低血压：可导致移植血管闭塞。
3. 阿司匹林在手术后第一天开始使用。
4. 注意脑脊液漏。
5. 监测凝血状态并纠正异常。
6. 建议术后 2~6 个月后再行脑动脉造影。

推荐血运重建术的标准

见参考文献[96]。

1. 病人表现有脑梗死或脑出血但神经功能状况良好。
2. 脑梗死在 CT 上的最大径小于 2cm，且既往的所有血肿已完全清除。
3. 血管造影分期为Ⅱ～Ⅳ期（见表 82-8）。
4. 手术时间：与最近一次发作之间间隔 2 个月及以上。

血运重建手术的选择

对脑缺血血运重建的方法有多种，主要应用于儿童：

1. 直接血运重建：
   1) 结果要比间接血运重建等有优势[108，109]，如果供血动脉和受体动脉的管径足够的话（最外径≥1mm）（可能对于儿童组效果更好但是难度也大[110]）。否则，可考虑行间接血运重建术（见下文）。
   2) 在所有的脑血运重建术中，颞浅动脉-大脑中动脉旁路移植（STA-MCA bypass）[111] 是常选择的术式。
2. 间接血运重建手术：通常更多用于年龄更小的病人（建议年龄不大于 15 岁），可与 STA-MCA 旁路移植联合应用。
   1) 大脑表面肌肉贴敷术（encephalomyosynangiosis，EMS）：将颞肌放在脑表面（问题是当病人说话和咀嚼时肌肉有牵拉，并可在脑表面产生神经冲动）。
   2) 脑硬脑膜血管贴敷术（encephaloduroarteiosynangiosis，EDAS）[112，113]：将带有帽状腱膜套的 STA 缝合到线性剪开的缺损的硬膜上。该技术的延伸还包括硬脑膜切开[114]。

3) 大网膜蒂转移[115]：可用带蒂移植或带血管游离瓣。似乎比以上术式有较高的潜力重建血运，但是网膜厚度的占位效应可能存在更大的风险。

3. 上述的间接血运重建的方法可改善在 MCA 分布区的血流，并非大脑前动脉循环区。可以通过以下方法调整：

1) 单在额部钻孔并开放其下的硬脑膜和蛛网膜[116]。

2) 带状 EDAS（ribbon EDAS）：帽状腱膜蒂被放至大脑纵裂[117]。

4. 星状神经节切除术（颈上交感神经节切除术）及颈动脉周围交感神经切除术：不能证实这种方式可永久性提高 CBF。

手术预后

治疗时期的神经系统状态可基本预测长期的预后[95]。成人的死亡率（约 10%）要高于青少年（约 4.3%）[102]。出血致死在 9 个儿童中占 56%，在 30 个成人中占 63%。有治疗的病人预后良好者为 58%[100]。

82.9 颅内外动脉旁路移植术（EC/IC bypass）

82.9.1 1985 年国际 EC/IC 旁路移植术研究

颅内外动脉（EC/IC）旁路移植术由 Donaghy 和 Yasargil 在 1967 年率先开创[118]，在 1985 年国际合作的一项颅内外动脉旁路移植术研究[120]结果公布后手术量大幅减少[119]。EC/IC 试验将 1377 例 ICA 或 MCA 狭窄的有症状的病人随机分配，行 STA MCA 旁路移植术或用阿司匹林药物治疗，尽管移植通畅率为 96%，但手术病人更多、更早的遭受致命性和非致命性的卒中。严重 MCA 狭窄和 ICA 闭塞后有持续症状的病人旁路移植术后表现特别糟糕。在平均 55.8 个月的随访期内，药物治疗组与手术组经历 1 次或多次卒中的病人的百分比分别为 29% 和 31%。

批评者强调该研究的纳入标准不论在血流动力学还是血栓栓塞导致的卒中的病因区分上都不合理[2, 121, 122]（继发于血栓栓塞事件的缺血不会随着血流增加而改善，并且这样的病人包含在手术组中会人为地降低手术效果）。

82.9.2 目前的进展

自 EC/IC 试验以来，引入的影像技术可以识别血流相关性的缺血。氙 CT、TCD、SPECT 和 MRI 可以结合乙酰唑胺激发试验以评价脑血管储备和反应性（见章节 80.2.4）。

由于严重动脉粥样硬化闭塞性疾病的脑灌注压力降低，故脑血流自动调节能力不能维持足够的 CBF 以满足代谢需求。在“灌注贫乏”的状态下，可用血流的氧摄取分数（OEF）将增加[123, 124]。由 PET 测量的异常 OEF 是再次卒中的独立预测因素[2]。对乙酰唑胺激发反应异常（见章节 13.1.4）和（或）OEF 升高的病人是脑血运重建术的潜在治疗对象[2, 122, 125–127]。

日本 EC-IC 旁路移植研究（JET）和颈动脉闭塞手术研究（COSS）旨在根据血液动力学标准对病人进行分层。

- JET：169 名病人，研究期近 4 年，随访 2 年。手术后观察到原发性和继发性卒中明显减少。
- COSS：由于术后 30 天的不良事件发生率很高，并且对手术病人的整体结局无明显益处，因此在纳入 195 名病人后中止了该研究。高不良事件发生率（14.4%）大大高于 1985 年 EC-IC 旁路移植研究中的发生率。此外，COSS 数据显示围手术期 30 天后，同侧缺血事件明显减少。

结论：EC-IC 旁路移植术仍然是部分局部缺血性脑血管疾病病人的一种选择，仅限于跨学科和专门的大中心，并且在受控研究的框架内[128–131]。最近，日本成人成年烟雾病试验（JAM）报告了直接旁路术对成年出血型烟雾病病人再出血的预防作用[132]。

82.9.3 颅内外血运重建术的指征

1. 灌注贫乏的病人（见上文）[133]。
2. 动脉瘤：某些动脉瘤不能用直接显微手术夹闭或血管内栓塞来治疗，如考虑到动脉瘤的极端大小、位置、钙化或动脉粥样硬化、夹层和涉及穿支或主要动脉时。EC/IC 旁路移植术在需要 Hunterian 闭塞（译者注：动脉瘤的近端动脉结扎术）供血血管或为了明确治疗效果需要延长暂时性闭塞血管的病人中是高度可行的辅助手段[134–138]。病变处的脑血管储备及对旁路移植血管的需求量可在术前使用球囊闭塞试验（BTO）与低血压激发试验进行评估。
3. 肿瘤包围或侵入主动脉。
4. 烟雾病（见章节 82.8）。

82.9.4 旁路移植手术方式

所使用的血管旁路移植的方式取决于术前确定的对血流增加的必需量、受体血管的大小和供体血管的可用性[139, 140]：

1. 带蒂动脉移植：STA，枕动脉。
    1) 低流量（15～25ml/min）。
    2) 只需行一次血管吻合术。
    3) STA-MCA 旁路移植中 95% 的通畅率。
2. 桡动脉移植：
    1) 中至高流量（40～70ml/min）。

2）优点：符合动脉血流的生理特点，存在的位置固定，便于获取。血管管腔直径与 M2 或 P1 接近，可以减少血流量不匹配导致的湍流和移植血管血栓形成。

3）缺点：血管痉挛的风险（通过压力膨胀技术可以降低）。

4）5 年的移植段通畅率大于 90%。

3. 隐静脉移植：

1）高通量（70～140ml/min）。

2）优点：易获取，长度足够。

3）缺点：由于血流量不匹配或涡流的存在使血管末端有形成血栓的风险，移植血管开通率低。

4）5 年移植血管通畅率为 82%。

82.9.5 旁路移植手术的围手术期并发症

除了手术风险外，EC/IC 旁路移植手术的风险还包括：皮质血管暂时阻塞导致的卒中风险，脑灌注和“分水岭移位”现象以及局灶性 CBF 急剧增加所致的脑出血风险[141]。

（鲁峻麟 译 于嵩林 校）

参考文献

[1] Hankey GJ, Warlow CP. Prognosis of symptomatic carotid artery occlusion: an overview. Cerebrovasc Dis. 1991; 1:245–256

[2] Grubb RL,Jr, Derdeyn CP, Fritsch SM, et al. Importance of hemodynamic factors in the prognosis of symptomatic carotid occlusion. JAMA. 1998; 280:1055–1060

[3] Powers WJ, Derdeyn CP, Fritsch SM, et al. Benign prognosis of never-symptomatic carotid occlusion. Neurology. 2000; 54:878–882

[4] Hafner CD, Tew JM. Surgical Management of the Totally Occluded Internal Carotid Artery. Surgery. 1981; 89:710–717

[5] Satiani B, Burns J, Vasko JS. Surgical and Nonsurgical Treatment of Total Carotid Artery Occlusion. Am J Surg. 1985; 149:362–367

[6] Walters BB, Ojemann RG, Heros RC. Emergency Carotid Endarterectomy. J Neurosurg. 1987; 66: 817–823

[7] Sugg RM, Malkoff MD, Noser EA, et al. Endovascular recanalization of internal carotid artery occlusion in acute ischemic stroke. AJNR Am J Neuroradiol. 2005; 26:2591–2594

[8] Nesbit GM, Clark WM, O'Neill OR, et al. Intracranial intraarterial thrombolysis facilitated by microcatheter navigation through an occluded cervical internal carotid artery. J Neurosurg. 1996; 84:387–392

[9] Endo S, Kuwayama N, Hirashima Y, et al. Results of urgent thrombolysis in patients with major stroke and atherothrombotic occlusion of the cervical internal carotid artery. AJNR Am J Neuroradiol. 1998; 19:1169–1175

[10] Srinivasan A, Goyal M, Stys P, et al. Microcatheter navigation and thrombolysis in acute symptomatic cervical internal carotid occlusion. AJNR Am J Neuroradiol. 2006; 27:774–779

[11] Imai K, Mori T, Izumoto H, et al. Emergency carotid artery stent placement in patients with acute ischemic stroke. AJNR Am J Neuroradiol. 2005; 26: 1249–1258

[12] Jovin TG, Gupta R, Uchino K, et al. Emergent stenting of extracranial internal carotid artery occlusion in acute stroke has a high revascularization rate. Stroke. 2005; 36:2426–2430

[13] McCormick PW, Spetzler RF, Bailes JE, et al. Thromboendarterectomy of the Symptomatic Occluded Internal Carotid Artery. J Neurosurg. 1992; 76:752–758

[14] Tomaszek DE, Rosner MJ. Cerebellar Infarction: Analysis of Twenty-One Cases. Surg Neurol. 1985; 24:223–226

[15] Hinshaw DB, Thompson JR, Haso AN, et al. Infarctions of the Brain Stem and Cerebellum: A Correlation of Computed Tomography and Angiography. Radiology. 1980; 137:105–112

[16] Sypert GW, Alvord EC. Cerebellar Infarction: A Clinicopathological Study. Arch Neurol. 1975; 32: 357–363

[17] Heros RC. Surgical Treatment of Cerebellar Infarction. Stroke. 1992; 23:937–938

[18] Heros RC. Cerebellar Hemorrhage and Infarction. Stroke. 1982; 13:106–109

[19] Chen H-J, Lee T-C,Wei C-P. Treatment of Cerebellar Infarction by Decompressive Suboccipital Craniectomy. Stroke. 1992; 23:957–961

[20] Moulin DE, Lo R, Chiang J, et al. Prognosis in Middle Cerebral Artery Occlusion. Stroke. 1985; 16:282–284

[21] Hacke W, Schwab S, Horn M, et al. Malignant Middle Cerebral Artery Territory Infarction: Clinical Course and Prognostic Signs. Arch Neurol. 1996; 53:309–315

[22] Wijdicks EFM, Diringer MN. Middle Cerebral Artery Territory Infarction and Early Brain Swelling: Progression and Effect of Age on Outcome. Mayo Clin Proc. 1998; 73:829–836

[23] von Kummer R, Meyding-Lamadé U, Forsting M, et al. Sensitivity and Prognostic Value of Early CT in Occlusion of the Middle Cerebral Artery Trunk. AJNR. 1994; 15:9–15

[24] Carter BS, Ogilvy CS, Candia GJ, et al. One-Year Outcome After Decompressive Surgery for Massive Nondominant Hemispheric Infarction. Neurosurgery.

1997; 40:1168–1176

[25] Schwab S, Steiner T, Aschoff A, et al. Early Hemicraniectomy in Patients With Complete Middle Cerebral Artery Infarction. Stroke. 1998; 29:1888–1893

[26] Vahedi K, Hofmeijer J, Juettler E, et al. Early decompressive surgery in malignant infarction of the middle cerebral artery: a pooled analysis of three randomised controlled trials. Lancet Neurol. 2007; 6: 215–222

[27] Blackshear JL, Kopecky SL, Litin SC, et al. Management of Atrial Fibrillation in Adults: Prevention of Thromboembolism and Symptomatic Treatment. Mayo Clin Proc. 1996; 71:150–160

[28] Atrial Fibrillation Investigators. Risk factors for stroke and efficacy of antithrombotic therapy in atrial fibrillation: Analysis of pooled data from five randomized controlled trials. Arch Intern Med. 1994; 154:1449–1457

[29] Hart RG, Helperin JL. Atrial fibrillation and stroke: Revisiting the dilemmas. Stroke. 1994; 25:1337– 1341

[30] Gage BF, Waterman AD, Shannon W, et al. Validation of clinical classification schemes for predicting stroke: results from the National Registry of Atrial Fibrillation. JAMA. 2001; 285: 2864–2870

[31] Gage BF, Birman-Deych E, Kerzner R, et al. Incidence of intracranial hemorrhage in patients with atrial fibrillation who are prone to fall. Am J Med. 2005; 118:612–617

[32] Lechat P, Mas JL, Lascault G, et al. Prevalence of patent foramen ovale in patients with stroke. N Engl J Med. 1988; 318:1148–1152

[33] Cerebral Embolism Task Force. Cardiogenic Brain Embolism. Arch Neurol. 1989; 46:727–743

[34] Stroke Prevention in Atrial Fibrillation Study Group. Preliminary report of the stroke prevention in atrial fibrillation study. N Engl J Med. 1990; 322:863–868

[35] Hopkins LN, Martin NA, Hadley MN, et al. Vertebrobasilar Insufficiency, Part 2: Microsurgical Treatment of Intracranial Vertebrobasilar Disease. J Neurosurg. 1987; 66:662–674

[36] Robertson JT. Current Management of Vertebral Basilar Occlusive Disease. Clin Neurosurg. 1983; 31:165–187

[37] Ausman JI, Shrontz CE, Pearce JE, et al. Vertebrobasilar Insufficiency: A Review. Arch Neurol. 1985; 42:803–808

[38] Diaz FG, Ausman JI, de los Reyes RA, et al. Surgical Reconstruction of the Proximal Vertebral Artery. J Neurosurg. 1984; 61:874–881

[39] Sorensen BF. Bow hunter's stroke. Neurosurgery. 1978; 2:259–261

[40] Fox MW, Piepgras DG, Bartleson JD. Anterolateral decompression of the atlantoaxial vertebral artery for symptomatic positional occlusion of the vertebral artery. J Neurosurg. 1995; 83:737–740

[41] Pratt-Thomas HR, Berger KE. Cerebellar and spinal injuries after chiropractic manipulation. JAMA. 1947; 133:600–603

[42] Matsuyama T, Morimoto T, Sakaki T. Bow hunter's stroke caused by a nondominant vertebral artery occlusion: Case report. Neurosurgery. 1997; 41: 1393–1395

[43] Lemole GM, Henn JS, Spetzler RF, et al. Bow hunter's stroke. BNI Quarterly. 2001; 17:4–10

[44] Mapstone T, Spetzler RF. Vertebrobasilar insufficiency secondary to vertebral artery occlusion from a fibrous band. Case report. J Neurosurg. 1982; 56:581–583

[45] George B, Laurian C. Impairment of vertebral artery flow caused by extrinsic lesions. Neurosurgery. 1989; 24:206–214

[46] Kuether TA, Nesbit GM, Clark WM, et al. Rotational Vertebral Artery Occlusion: A Mechanism of Vertebrobasilar Insufficiency. Neurosurgery. 1997; 41: 427–433

[47] Pamphlett R, Raisanen J, Kum-Jew S. Vertebral artery compression resulting from head movement: a possible cause of the sudden infant death syndrome. Pediatrics. 1999; 103:460–468

[48] Okawara S, Nibbelink D. Vertebral artery occlusion following hyperextension and rotation of the head. Stroke. 1974; 5:640–642

[49] Ford FR. Syncope, vertigo and disturbances of vision resulting from intermittent obstruction of vertebral arteries due to defect in odontoid process and excessive mobility of second cervical vertebra. Bull Johns Hopkins Hosp. 1952; 91:168–173

[50] Tatlow WFT, Bammer HG. Syndrome of vertebral artery compression. Neurology. 1957; 7:331–340

[51] Shimizu T, Waga S, Kojima T, et al. Decompression of the vertebral artery for bow-hunter's stroke. Case report. J Neurosurg. 1988; 69:127–131

[52] Matsuyama T, Morimoto T, Sakaki T. Comparison of C1-2 posterior fusion and decompression of the vertebral artery in the treatment of bow hunter's stroke. J Neurosurg. 1997; 86:619–623

[53] Stam J. Thrombosis of the cerebral veins and sinuses. N Engl J Med. 2005; 352:1791–1798

[54] Bousser MG, Ferro JM. Cerebral venous thrombosis: an update. Lancet Neurol. 2007; 6:162–170

[55] Saposnik G, Barinagarrementeria F, Brown RD,Jr, et al. Diagnosis and management of cerebral venous thrombosis: a statement for healthcare professionals from the American Heart Association/American Stroke Association. Stroke. 2011; 42:1158–1192

[56] Wilkins RH, Rengachary SS. Neurosurgery. New York 1985

[57] Symonds CP. Otitic Hydrocephalus. Brain. 1931; 54: 55–71

[58] Garcia RDJ, Baker AS, Cunningham MJ, et al. Lateral Sinus Thrombosis Associated with Otitis Media and Mastoiditis in Children. Pediatr Infect Dis J. 1995; 14: 617–623

[59] Dolan RW, Chowdry K. Diagnosis and Treatment of Intracranial Complications of Paranasal Sinus Infections. J Oral Maxillofac Surg. 1995; 53:1080– 1087

[60] Shende MC, Lourie H. Sagittal Sinus Thrombosis Related to Oral Contraceptives: Case Report. J Neurosurg. 1970; 33:714–717

[61] Mahasin ZZ, Saleem M, Gangopadhyay K. Transverse Sinus Thrombosis and Venous Infarction of the Brain Following Unilateral Radical Neck Dissection. J Laryngol Otol. 1998; 112:88–91

[62] Martinelli I, Landi G, Merati G, et al. Factor V Gene Mutation is a Risk Factor for Cerebral Venous Thrombosis. Thromb Maemost. 1996; 75:393–394

[63] Flusser D, Abu-Shakra M, Baumgarten-Kleiner A, et al. Superior Sagittal Sinus Thrombosis in a Patient with Systemic Lupus Erythematosus. Lupus. 1996; 5:334–336

[64] Bugnicourt JM, Roussel B, Tramier B, et al. Cerebral venous thrombosis and plasma concentrations of factor VIII and von Willebrand factor: a case control study. J Neurol Neurosurg Psychiatry. 2007; 78:699–701

[65] Bousser MG. Cerebral Vein Thrombosis in Behcet's Syndrome. Arch Neurol. 1982; 39

[66] Wilder-Smith E, Kothbauer-Margreiter I, Lämmle B, et al. Dural Puncture and Activated protein C Resistance: Risk Factors for Cerebral Venous Sinus Thrombosis. J Neurol Neurosurg Psychiatry. 1997; 63:351–356

[67] Estanol B, Rodriguez A, Conte G, et al. Intracranial Venous Thrombosis in Young Women. Stroke. 1979; 10:680–684

[68] Brenner B. Haemostatic changes in pregnancy. Thromb Res. 2004; 114:409–414

[69] Ferrera PC, Pauze DR, Chan L. Sagittal Sinus Thrombosis After Closed Head Injury. Am J Emerg Med. 1998; 16:382–385

[70] Elsherbiny SM, Grunewald RA, Powell T. Isolated Inferior Sagittal Sinus Thrombosis: A Case Report. Neuroradiology. 1997; 39:411–413

[71] Gerszten PC, Welch WC, Spearman MP, et al. Isolated Deep Cerebral Venous Thrombosis Treated by Direct Endovascular Thrombolysis. Surg Neurol. 1997; 48:261–266

[72] Sofferman RA. Cavernous Sinus Thrombosis Secondary to Sphenoid Sinusitis. Laryngoscope. 1983; 93:797–800

[73] Kriss TC, Kriss VM, Warf BC. Cavernous Sinus Thrombophlebitis: Case Report. Neurosurgery. 1996; 39:385–389

[74] Ferro JM, Canhao P, Stam J, et al. Prognosis of cerebral vein and dural sinus thrombosis: results of the International Study on Cerebral Vein and Dural Sinus Thrombosis (ISCVT). Stroke. 2004; 35:664– 670

[75] Kalbag RM, Kapp JP, Schmidek HH. Cerebral Venous Thrombosis. In: The Cerebral Venous System and its

Disorders. Orlando: Grune and Stratton; 1984:505–536
[76] Lee SK, Kim BS, Terbrugge KG. Clinical Presentation, Imaging and Treatment of Cerebral Venous Thrombosis (CVT). Interv Neuroradiol. 2002; 8:5–14
[77] Bousser MG, Chiras J, Bories J, et al. Cerebral Venous Thrombosis - A Review of 38 Cases. Stroke. 1985; 16: 199–213
[78] Perkin GD. Cerebral Venous Thrombosis: Developments in Imaging and Treatment. J Neurol Neurosurg Psychiatry. 1995; 59:1–3
[79] Lee Seon-Kyu, Mokin Maxim, Hetts StevenW, et al. Current endovascular strategies for cerebral venous thrombosis: report of the SNIS Standards and Guidelines Committee. Journal of NeuroInterventional Surgery. 2018; 10. http://jnis. bmj.com/content/10/8/803.abstract
[80] Yeakley JW, Mayer JS, Patchell LL, et al. The Pseudodelta Sign in Acute Head Trauma. J Neurosurg. 1988; 69:867–868
[81] Ford K, Sarwar M. Computed tomography of dural sinus thrombosis. AJNR Am J Neuroradiol. 1981; 2: 539–543
[82] Rao KCVG, Knipp HC, Wagner EJ. CT Findings in Cerebral Sinus and Venous Thrombosis. Radiology. 1981; 140:391–398
[83] Virapongse C, Cazenave C, Quisling R, et al. The empty delta sign: Frequency and significance in 76 cases of dural sinus thrombosis. Radiology. 1987; 162:779–785
[84] Kosinski CM, Mull M, Schwarz M, et al. Do normal D-dimer levels reliably exclude cerebral sinus thrombosis? Stroke. 2004; 35:2820–2825
[85] Lam AH. Doppler Imaging of Superior Sagittal Sinus Thrombosis. J Ultrasound Med. 1995; 14:41–46
[86] Levine SR, Twyman RE, Gilman S. The Role of Anticoagulation in Cavernous Sinus Thrombosis. Neurology. 1988; 38:517–522
[87] Villringer A, Garner C, Meister W, et al. High-Dose Heparin Treatment in Cerebral Sinus Thrombosis. Stroke. 1988; 19
[88] Einhäupl KM, Villringer A, Meister W, et al. Heparin Treatment in Sinus Venous Thrombosis. Lancet. 1991; 338:597–600
[89] Horton JC, Seiff SR, Pitts LH, et al. Decompression of the Optic Nerve Sheath for Vision-Threatening Papilledema Caused by Dural Sinus Occlusion. Neurosurgery. 1992; 31:203–212
[90] Stam J, Majoie CB, van Delden OM, et al. Endovascular thrombectomy and thrombolysis for severe cerebral sinus thrombosis: a prospective study. Stroke. 2008; 39:1487–1490
[91] Suzuki J, Takaku A. Cerebrovascular "Moyamoya" Disease: Disease Showing Abnormal Net-Like Vessels in Base of Brain. Arch Neurol. 1969; 20:288–299
[92] Takeuchi K, Shimuzi K. Hypogenesis of Bilateral Internal Carotid Arteries. No To Shinkei. 1957; 9: 37–37
[93] Kayama T, Suzuki S, Sakurai Y, et al. A Case of Moyamoya Disease Accompanied by an Arteriovenous Malformation. Neurosurgery. 1986; 18:465–468
[94] Lichtor T, Mullan S. Arteriovenous Malformation in Moyamoya Syndrome: Report of Three Cases. J Neurosurg. 1987; 67:603–608
[95] Smith ER, Scott RM. Surgical management of moyamoya syndrome. Skull Base. 2005; 15:15–26
[96] Zipfel GJ, Fox DJ,Jr, Rivet DJ. Moyamoya disease in adults: the role of cerebral revascularization. Skull Base. 2005; 15:27–41
[97] Rajakulasingam K, Cerullo LJ, Raimondi AJ. Childhood Moyamoya Syndrome: Postradiation Pathogenesis. Childs Brain. 1979; 5:467–475
[98] Kwak R, Ito S, Yamamoto N, et al. Significance of Intracranial Aneurysms Associated with Moyamoya Disease (Part I): Differences Between Intracranial Aneurysms Associated with Moyamoya Disease and Usual Saccular Aneurysms - Review of the Literature. Neurol Med Chir. 1984; 24:97–103
[99] Chang SD, Steinberg GK. Surgical Management of Moyamoya Disease. Contemp Neurosurg. 2000; 22:1–9
[100] Ueki K, Meyer FB, Mellinger JF. Moyamoya Disease: The Disorder and Surgical Treatment. Mayo Clin Proc. 1994; 69:749–757
[101] Kuroda S, Ishikawa T, Houkin K, et al. Incidence and clinical features of disease progression in adult moyamoya disease. Stroke. 2005; 36:2148–2153
[102] Nishimoto A. Moyamoya Disease. Neurol Med Chir. 1979; 19:221–228
[103] Kodama N, Aoki Y, Hiraga H, et al. Electroencephalographic Findings in Children with Moyamoya Disease. Arch Neurol. 1979; 36:16–19
[104] Ogawa A, Yoshimoto T, Suzuki J, et al. Cerebral Blood Flow in Moyamoya Disease. Part 1. Correlation with Age and Regional Distribution. Acta Neurochir. 1990; 105:30–34
[105] Ogawa A, Nakamura N, Yoshimoto T, et al. Cerebral Blood Flow in Moyamoya Disease. Part 2. Autoregulation and CO2 Response. Acta Neurochir. 1990; 105:107–111
[106] Kuroda S, Hashimoto N, Yoshimoto T, et al. Radiological findings, clinical course, and outcome in asymptomatic moyamoya disease: results of multicenter survey in Japan. Stroke. 2007; 38: 1430–1435
[107] Hypothermia after Cardiac Arrest Study Group. Mild therapeutic hypothermia to improve the neurologic outcome after cardiac arrest. N Engl J Med. 2002; 346:549–556
[108] Matsushima Y, Inoue T, Suzuki SO, et al. Surgical Treatment of Moyamoya Disease in Pediatric Patients - Comparison between the Results of Indirect and Direct Vascularization. Neurosurgery. 1992; 31:401–405
[109] Ishikawa T, Houkin K, Kamiyama H, et al. Effects of Surgical Revascularization on Outcome of Patients with Pediatric Moyamoya Disease. Stroke. 1997; 28:1170–1173
[110] Fabi AY, Meyer FB. Moyamoya Disease. Contemp Neurosurg. 1997; 19:1–6
[111] Karasawa J, Kikuchi H, Furuse S, et al. Treatment of Moyamoya Disease with STA-MCA Anastomosis. J Neurosurg. 1978; 49:679–688
[112] Matsushima Y, Fukai N, Tanaka K, et al. A new surgical treatment of moyamoya disease in children: A preliminary report. Surg Neurol. 1980; 15:313–320
[113] Matsushima Y, Inaba Y. Moyamoya Disease in Children and Its Surgical Treatment. Childs Brain. 1984; 11:155–170
[114] Kashiwagi S, Kato S, Yasuhara S, et al. Use of Split Dura for Revascularization if Ischemic Hemispheres in Moyamoya Disease. J Neurosurg. 1996; 85:380–383
[115] Karasawa J, Kikuchi H, Kawamura J, et al. Intracranial Transplantation of the Omentum for Cerebrovascular Moyamoya Disease: A Two-Year Follow-Up Study. Surg Neurol. 1980; 14:444–449
[116] Endo M, Kawano N, Miyasaka Y, et al. Cranial Burr Hole for Revascularization in Moyamoya Disease. J Neurosurg. 1989; 71:180–185
[117] Kinugasa K, Mandai S, Tokunaga K, et al. Ribbon Encephalo-Duro-Arterio-Myo-Synangiosis for Moyamoya Disease. Surg Neurol. 1994; 41:455–461
[118] Crowley RW, Medel R, Dumont AS. Evolution of cerebral revascularization techniques. Neurosurg Focus. 2008; 24. DOI: 10.3171/FOC/2008/24/2/E3
[119] Amin-Hanjani S, Butler WE, Ogilvy CS, et al. Extracranial-intracranial bypass in the treatment of occlusive cerebrovascular disease and intracranial aneurysms in the United States between 1992 and 2001: a population-based study. J Neurosurg. 2005; 103:794–804
[120] EC/IC Study Group. Failure of EC-IC arterial bypass to reduce the risk of ischemic stroke. N Engl J Med. 1985; 313:1191–1200
[121] Garrett MC, Komotar RJ, Merkow MB, et al. The extracranial-intracranial bypass trial: implications for future investigations. Neurosurg Focus. 2008; 24. DOI: 10.3171/FOC/2008/24/2/E4
[122] Garrett MC, Komotar RJ, Starke RM, et al. The efficacy of direct extracranial-intracranial bypass in the treatment of symptomatic hemodynamic failure secondary to athero-occlusive disease: a systematic review. Clin Neurol Neurosurg. 2009; 111: 319–326
[123] Baron JC, Bousser MG, Rey A, et al. Reversal of focal "misery-perfusion syndrome" by extra-intracranial arterial bypass in hemodynamic cerebral ischemia. A case study with 15O positron emission tomography. Stroke. 1981; 12:454–459
[124] Powers WJ, Press GA, Grubb RL, Jr, et al. The effect

of hemodynamically significant carotid artery disease on the hemodynamic status of the cerebral circulation. Ann Intern Med. 1987; 106:27–34

[125] Grubb RL,Jr, Powers WJ, Derdeyn CP, et al. The Carotid Occlusion Surgery Study. Neurosurg Focus. 2003; 14

[126] Kappelle LJ, Klijn CJ, Tulleken CA. Management of patients with symptomatic carotid artery occlusion. Clin Exp Hypertens. 2002; 24:631–637

[127] Kuroda S, Houkin K, Kamiyama H, et al. Long-term prognosis of medically treated patients with internal carotid or middle cerebral artery occlusion: can acetazolamide test predict it? Stroke. 2001; 32:2110–2116

[128] Hanggi D, Steiger HJ, Vajkoczy P, et al. EC-IC bypass for stroke: is there a future perspective? Acta Neurochir (Wien). 2012; 154:1943–1944

[129] Hanggi D, Steiger HJ, Vajkoczy P. The Role of MCASTA Bypass Surgery After COSS and JET: The European Point of View. Acta Neurochir Suppl. 2014; 119:77–78

[130] Reynolds MR, Derdeyn CP, Grubb RL,Jr, et al. Extracranial-intracranial bypass for ischemic cerebrovascular disease: what have we learned from the Carotid Occlusion Surgery Study? Neurosurg Focus. 2014; 36. DOI: 10.3171/2013.10.FOCUS13427

[131] Powers WJ, Clarke WR, Grubb RL,Jr, et al. Extracranial-intracranial bypass surgery for stroke prevention in hemodynamic cerebral ischemia: the Carotid Occlusion Surgery Study randomized trial. JAMA. 2011; 306:1983–1992

[132] Miyamoto S, Yoshimoto T, Hashimoto N, et al. Effects of extracranial-intracranial bypass for patients with hemorrhagic moyamoya disease: results of the Japan Adult Moyamoya Trial. Stroke. 2014; 45:1415–1421

[133] Guzman R, Lee M, Achrol A, et al. Clinical outcome after 450 revascularization procedures for moyamoya disease. Clinical article. J Neurosurg. 2009; 111:927–935

[134] Cantore G, Santoro A, Guidetti G, et al. Surgical treatment of giant intracranial aneurysms: current viewpoint. Neurosurgery. 2008; 63:279–89; discussion 289-90

[135] Mohit AA, Sekhar LN, Natarajan SK, et al. Highflow bypass grafts in the management of complex intracranial aneurysms. Neurosurgery. 2007; 60: ONS105–22; discussion ONS122-3

[136] O'Shaughnessy B A, Salehi SA, Mindea SA, et al. Selective cerebral revascularization as an adjunct in the treatment of giant anterior circulation aneurysms. Neurosurg Focus. 2003; 14

[137] Schaller B. Extracranial-intracranial bypass to reduce the risk of ischemic stroke in intracranial aneurysms of the anterior cerebral circulation: a systematic review. J Stroke Cerebrovasc Dis. 2008; 17:287–298

[138] Sekhar LN, Bucur SD, Bank WO, et al. Venous and arterial bypass grafts for difficult tumors, aneurysms, and occlusive vascular lesions: evolution of surgical treatment and improved graft results. Neurosurgery. 1999; 44:1207–23; discussion 1223-4

[139] Liu JK, Kan P, Karwande SV, et al. Conduits for cerebrovascular bypass and lessons learned from the cardiovascular experience. Neurosurg Focus. 2003; 14

[140] Yoon S, Burkhardt JK, Lawton MT. Long-term patency in cerebral revascularization surgery: an analysis of a consecutive series of 430 bypasses. J Neurosurg. 2018:1–8

[141] Hayashi T, Shirane R, Fujimura M, et al. Postoperative neurological deterioration in pediatric moyamoya disease: watershed shift and hyperperfusion. J Neurosurg Pediatr. 2010; 6:73–81

83 脑动脉夹层

83.1 脑动脉夹层 - 要点

要 点

- 出血进入动脉的中膜层。
- 可能是自发性、外伤后或医源性（如与血管造影术相关），可发生在颅外或颅内。
- 可表现为疼痛（常为同侧头痛或颈动脉痛），霍纳综合征。
- （在颈动脉的夹层）TIA/CVA 或 SAH。
- 颅外动脉夹层常以药物治疗（抗凝治疗），颅内夹层伴有 SAH 则手术治疗。

本章节主要讨论自发性的夹层。颈部钝性外伤导致的 ICA 夹层更为常见，见章节 52.4。

83.2 命名

有一些混淆是由于文献中没有固定的命名。虽然没有标准，但 Yanmaura[1] 有以下建议：

▶ *夹层* 血液外渗到内膜和中膜之间，导致管腔狭窄或闭塞。

▶ *夹层动脉瘤* 血液夹层出现在中膜和外膜之间或在中膜内，导致动脉瘤样扩张，其可能破裂到蛛网膜下隙中。

▶ *假性动脉瘤* 动脉破裂后血管外的血肿被再次包裹，可能发生管腔狭窄。

83.3 病理生理学

所有夹层的共有损伤都是由于血液经内膜病理性外渗至血管壁而在血管腔外产生血肿。血肿可致内弹力膜从内膜剥离[2]，导致真性管腔变窄。或者可以剥离到外膜下层，从而导致外膜自血管壁膨出（假性动脉瘤）。偶尔可通过血管壁破裂产生 SAH。

内膜下分离更常见于颅内血管夹层，而颅外血管（包括主动脉）通常在中层之间或中层和外膜之间分离。

“自发性”分离与很多情况相关，但尚未证实其相关性。这些情况包括：

- 纤维肌性发育不良（FMD）：可见于约 15% 的病人[3]。

- 囊性中层坏死（或退变）：最初认为是常见的表现，现认为也许与血管的致命性分离有关。
- 囊状动脉瘤。
- 马方综合征：常染色体显性遗传性结缔组织疾病。表型表现是由于异常的原纤维蛋白的产生，其为细胞外微纤维的主要成分，某些血管壁的组分，由染色体 15q21 上的 FBN1 基因编码。
- Ehlers-Danlos 综合征（译者注：先天性结缔组织发育不全综合征）。
- 动脉粥样硬化：仅少数认为是一种病因。更有可能是一种导致颅外动脉内膜下分离的因素。
- Takayasu 病（译者注：多发性大动脉炎）。
- 血管中层退行性变性。
- 梅毒性动脉炎（在过去常见，在 1950 年以前与 60% 的血管夹层相关）。
- 常染色体显性遗传性多囊肾病：与脑动脉瘤高的发生率相关（见章节 76.5.2）。
- 多种结节性动脉周围炎。
- 过敏性动脉炎。
- 高胱氨酸尿症。
- 烟雾病（见章节 82.8）[4]。
- 重体力活动。

83.4 流行病学

病人主要以中年人为主，平均年龄约 45 岁（外伤性夹层的平均年龄稍年轻），男性为主[1, 3]。发病率不详，因常见症状仅为轻微的一过性的表现。提高对本病的认识增加了其诊断率。其中颈内动脉（ICA）夹层占首次卒中的 1%～2.5%[5]。然而，在中年和年轻成人中，它占卒中的 10%～25%[6]。

83.5 夹层发生的部位

一组 260 例研究（文献回顾 + 新病例）统计了不同位置的发生率见表 83-1。椎动脉是最常见的颅内部位。以前，颈动脉被认为是最常见的部位。这种变化可能是由于目前对于动脉夹层作为一个导致 SAH 的原因的认识提高了（椎动脉夹层常表现为 SAH）。多发夹层见于约 10% 病例（最常见：双侧椎基底动脉病变）。

表 83-1 自发颅内动脉夹层部位

部位	左侧	右侧	总数
椎动脉	122	82	204
基底动脉	35		35
颈内动脉	17	13	30
大脑中动脉	16	10	26
大脑前动脉	10	3	13
大脑后动脉	7	9	16
PICA	4	10	14
总数	176	127	338

83.6 临床表现

脑动脉壁夹层引起症状的原因有：

1. 栓塞，继发于：
   1) 血管壁暴露面刺激血小板聚集。
   2) 血栓脱落（血流减慢可加重血栓形成）。
2. 远端血流减少，继发于：
   1) 血流减少引起血栓形成。
   2) 血管壁内血肿增大闭塞真性管腔。
3. 蛛网膜下隙出血(表现不典型,可能在后循环夹层比前循环更常见)[7]。

小于 30 岁的病人最常见表现为颈动脉夹层而没有 SAH。对于 30 岁以上的病人，椎基底动脉（VBA）夹层伴有 SAH 是最常见的[1]。头痛，经常较严重，常早于神经功能缺损数天到数周出现。特殊表现见以下的章节（颈动脉见章节 83.9.1，椎基底动脉见章节 83.9.2)。

83.7 评估

▶ CT 对于诊断脑梗死更有用，有时可直接见到夹层[8]。

▶ CTA 通常不需要脑血管造影，因为检测器≥16 个的 CTA 扫描仪在预测价值上与脑血管造影相同，并且具有接近 99% 的准确度[9]。

▶ *血管造影* 为确诊性诊断。然而，诊断可能会耽误，如果夹层被误认为：

1. 一种不寻常的囊性动脉瘤（最多见的错误）。
2. 粥样硬化病变：合并夹层，病变位于不常见的位置，可孤立发生，病人较年轻，狭窄处光滑。颈部 ICA 夹层通常不涉及颈动脉球，而颈部ICA的动脉粥样硬化往往涉及颈动脉球。

3. SAH后的血管痉挛：血管痉挛的狭窄在发病后延迟出现，而夹层的改变在开始时就出现。

血管造影的发现可能包括：

1. 管腔狭窄：较长一段不规则狭窄，伴有局部的近完全的狭窄（“线样征”，string sign）。
2. 梭形扩张伴有近端或远端的狭窄（线样和珍珠样征）。
3. 闭塞：动脉经常逐渐变细成点状。
4. 内膜瓣：如果可见，常在夹层的近端。
5. 可见近端串珠样改变（“串珠”样为FMD的表现）。
6. “双腔征”(doublel umen sign)：真正血管腔和具有内膜瓣的壁内假腔。进入静脉期时通常在假腔内仍完好地存留对比剂，是唯一的诊断学特征。
7. 波浪“波纹”样表现。
8. 较严重的扭转（常为双侧）。有VBA病变：管腔延长伴扩张。

动脉夹层的特征是经常在重复血管造影术上改变构型[10]（有时好转、有时恶化）。在血管造影的手术期间强行注射动脉内造影剂有可能加剧损伤夹层。

▶ MRI　并非和CTA或血管造影一样精确。最佳MRI检查是轴位T_1WI脂肪抑制源图像，能发现有几个层面信号的缺失，但在其上下层面可以看到。可能见到内膜瓣，可对夹层与梭形动脉瘤进行鉴别。

新月形征象：在轴位T_2WI图像ICA壁上(血管壁中的血肿)的高信号。

83.8　整体预后

一项早期的文献回顾显示，在发现椎基底动脉夹层的数周内有83%死亡率[11]。之后的报道减轻了这一残酷的预后[12]。

根据260例的回顾性研究[1]，发现总的死亡率为26%。70%效果好（根据GOS评分），5%效果差。病变位于颈动脉的死亡率（49%）高于VBA（22%)。SAH组的死亡率为24%，在非SAH组为29%。

83.9　血管特异性夹层

83.9.1　颈内动脉壁夹层

见脑动脉夹层的概述（见章节83.1~章节83.3)。外伤后较自发性更常见（见章节52.4)。

一些称为“自发性”的病例也可能是由于轻微的外伤所致，包括剧烈地咳嗽、擤鼻涕、简单地转动颈部等，常见于年轻女性。

在自发性的动脉壁夹层中，最常见的首发症状是同侧头痛，大多数为眼眶或眼眶周围痛（60%），其他还可见于耳和乳突（39%）、额部（36%）、颞部（27%），也可能产生颈总动脉突然发作的严重疼痛，称为“颈动脉痛”（carotidynia）[13]。

不完全性霍纳综合征（眼交感神经麻痹）：眼睑下垂、瞳孔缩小但没有无汗（由于累及ICA周围的交感神经丛，未伤害支配的面部汗腺的颈外动脉丛）。检查者或者病人可闻及杂音，这些和其他临床特点可见表83-2。

可能是婴儿和儿童时期偏瘫和偏身麻痹的一个原因[14]。

表 83-2 自发性颈内动脉壁夹层的临床特点[3]

特征	百分比
局部脑缺血	76%
头痛	59%
眼交感性麻痹	30%
杂音	25%
一过性黑矇	10%
颈痛	9%
晕厥	4%
头皮触痛	2%
颈肿胀	2%

83.9.2 椎基底动脉壁夹层

椎动脉夹层

概述

见脑动脉夹层的概述。

另见外伤后椎基底动脉壁夹层（见章节52.4.8）。

比颈动脉夹层少见，位于颅外的病变数量超过颅内。

外伤性夹层易于出现在VA跨过骨性突起的地方，比如在C1～C2连接处或者进入横突孔的位置（通常在C6）。自发性分离更易于出现在颅内，并且常常在优势VA上。不像颈部ICA 夹层，不易经颈动脉管延伸至颅内，高位颈部VA夹层可以容易地通过枕骨大孔延伸至颅内。

自发性VA夹层的病因与纤维肌肉发育不良（FMD）、偏头痛及口服避孕药有关[15]。在一些认为是自发性的病例中，可能存在未意识到的或忘记的外伤或头部剧烈运动史。常见于年轻成年人（平均年龄：48岁）。对于自发性夹层，36%的病人有其他部位的夹层，21%的病人有双侧VA夹层[16]。

椎动脉夹层动脉瘤（可能是一种特殊类型）也有报道[17–19]。在一项报道中，有 5/7 病例合并椎动脉夹层[20]，常容易成为梭形，并可能适于夹闭。到 1984 年，仅报道了约 50 例分离性动脉瘤[20]。

临床表现

在自发性硬膜外分离，在大多数病例中颈痛是突出的早期症状，常位于枕部及颈后部。也常见严重的头痛。TIA 或卒中［常伴延髓外侧综合征[21]（见章节 80.4.1 延髓外侧综合征）或小脑梗死，特别是椎动脉第 3~4 段闭塞的病人[22]］。5 例病人在原发性卒中后的平均 21 个月随访中没有出现新的神经系统症状[22]，其中 3 例是双侧 VA 夹层。

夹层动脉瘤可表现为意识改变，并可引起蛛网膜下隙出血（30 例中有 6 例复杂性椎基底动脉夹层的病人）[20]。这些出现 SAH 的病人再出血率为 24%~30%[16]，这使得病情变化极快，且具有非常高的死亡率[23, 24]。

外伤性硬膜外夹层或假性动脉瘤可能有相似的表现，但是也能够产生大量的外出血或颈部血肿[16]。

评估

见脑动脉夹层评估（章节 83.7）。

▶ 血管造影　很多病例通过血管造影进行诊断可能有困难（最常误诊的是异常形状的破裂的囊性动脉瘤[25]）。

在创伤后夹层中，最常见的是颅外 VAs 远端水平襻段（在 C1 寰椎后方穿行）的不规则狭窄，常为双侧发生。

15 例创伤后 VA 夹层有 14 例，病变位于寰椎（颅外远端第 3 段）的后面，仅 1 例是直接外伤引起的近端 VA 病变。这种特性可用第 1 和第 3 段的椎动脉是活动的，而第 2 和第 4 段则相对于骨骼固定来解释。

治疗

除非表现为出血或大的缺血性卒中，否则应立即行药物治疗。常规包括抗凝治疗，急性期用肝素，然后用口服制剂（华法林等），总时间需 6 个月。最近的初步研究显示，抗血小板治疗同样有效[26]。

与创伤性夹层一样，血管内技术现在在治疗中发挥更显著的作用。

▶ 需要干预的指征　出现 SAH（可能还会再出血）的夹层病人需要手术或介入治疗（多数用支架，也有用闭塞及血管成形术[16]），也适用于大多数的硬脑膜内夹层。硬脑膜外病变干预的指征为夹层进展（造影检查明确）或尽管采取充分的药物治疗后症状持续存在的。恶性度低的病变可以通过血管内支架成形术等治疗。

▶ 介入治疗的指征　球囊安装式，自扩张式或覆膜支架已较少用于治疗颈内动脉或椎动脉的夹层，虽然有良好的预后和较低的手术相关并发症发生率[27]。考虑到治疗的病人数量少和内科治疗一般有效的事实，支架术用于夹层的作用仍有待考虑。对药物治疗无效或禁忌的病人，或者当夹层导致有症状的血流受限的狭窄时，可考虑介入治疗。

▶ 外科手术指征 在手术时，可以通过动脉的梭形或管状扩大及由动脉壁内的血液导致的变色来识别夹层部位（颜色变化被描述为黑色、蓝色、紫色、紫红或褐色[25]）。

当介入治疗无法实施时，手术治疗硬膜内夹层包括以下方法：

1. 不可夹闭的动脉瘤可在 VA 至 BA 间行 Hunterian 闭塞（译者注：动脉瘤的近端动脉结扎术）（通过显微手术技术或通过可能不精确的血管内技术）。一些病人可能对夹闭优势侧 VA 不耐受，特别是如果对侧 VA 发育不全。相反，一些病人可能耐受双侧 VA 闭塞[28]。建议使用球囊闭塞实验[16]。
   1) 如果夹层累及 PICA 起始部，夹闭夹层的近段。PICA 则由反流充盈，夹层处反流的血液可将内膜压向血管壁。
   2) 如果夹层在 PICA 的近端而没有累及 PICA，在夹子之间孤立动脉瘤。PICA 则由反流充盈。
   3) 如果动脉瘤开始于 PICA 起始部的远端[29]，在 PICA 发出的远端结扎 VA[7]。
2. VA 夹闭（不适合夹闭的动脉瘤可在动脉瘤近端行 Hunterian VA 闭塞术）联合血管旁路移植。
   1) PICA-PICA 的侧侧吻合。
   2) PICA 起始段移植至动脉瘤外的椎动脉。
   3) 枕动脉 -PICA 旁路移植术。
3. 切除联合自体静脉移植。
4. 非闭塞性外科技术：
   1) 用特殊设计的夹子夹闭梭形动脉瘤（如 Sundt-Kees clip)。
   2) 包裹：效果存疑。

83.9.3 非 VA 的椎基底动脉系统夹层

基底动脉壁分离易于表现为脑干梗死而很少有 SAH[24]，预后通常认为较差。其中一些也许可以考虑用血管内技术治疗。

（鲁峻麟 译 于嵩林 校）

参考文献

[1] Yamaura A. Nontraumatic Intracranial Arterial Dissection: Natural History, Diagnosis, and Treatment. Contemp Neurosurg. 1994; 16:1–6

[2] Goldstein SJ. Dissecting Hematoma of the Cervical Vertebral Artery: Case Report. J Neurosurg. 1982; 56:451–454

[3] Anson J, Crowell RM. Cervicocranial Arterial Dissection. Neurosurgery. 1991; 29:89–96

[4] Yamashita M, Tanaka K, Matsuo T, et al. Cerebral dissecting aneurysms in patients with moyamoya disease. J Neurosurg. 1983; 58:120–125

[5] Bogousslavsky J, Despland PA, Regli F. Spontaneous carotid dissection with acute stroke. Arch Neurol. 1987; 44:137–140

[6] Debette S, Leys D. Cervical-artery dissections: predisposing factors, diagnosis, and outcome. Lancet Neurol. 2009; 8:668–678

[7] Friedman AH, Drake CG. Subarachnoid hemorrhage from intracraniai dissecting aneurysm. J Neurosurg. 1984; 60:325–334

[8] Hodge C, Leeson M, Cacayorin E, et al. Computed Tomographic Evaluation of Extracranial Carotid Artery

Disease. Neurosurgery. 1987; 21: 167–176
[9] Eastman AL, Chason DP, Perez CL, et al. Computed tomographic angiography for the diagnosis of blunt cervical vascular injury: is it ready for primetime? J Trauma. 2006; 60:925–9; discussion 929
[10] Kitanaka C, Tanaki J-I, Kuwahara M, et al. Nonsurgical Treatment of Unruptured Intracranial Vertebral Artery Dissection with Serial Follow-Up Angiography. J Neurosurg. 1994; 80:667–674
[11] Berger MS, Wilson CB. Intracranial dissecting aneurysms of the posterior circulation. Report of six cases and review of the literature. J Neurosurg. 1984; 61:882–894
[12] Pozzati E, Padovani R, Fabrizi A, et al. Benign Arterial Dissection of the Posterior Circulation. J Neurosurg. 1991; 75:69–72
[13] Welling RE, Taha A, Goel T, et al. Extracranial Carotid Artery Aneurysms. Surgery. 1983; 93:319–323
[14] Chang V, Newcastle NB, Harwood-Nash DCF, et al. Bilateral dissecting aneurysms of the intracranial internal carotid arteries in an 8-year-old boy. Neurology. 1975; 25:573–579
[15] Leys D, Lesoin F, Pruvo JP, et al. Bilateral Spontaneous Dissection of Extracranial Vertebral Arteries. J Neurol. 1987; 234:237–240
[16] Halbach VV, Higashida RT, Dowd CF, et al. Endovascular Treatment of Vertebral Artery Dissections and Pseudoaneurysms. J Neurosurg. 1993; 79:183–191
[17] Miyazaki S, Yamaura A, Kamata K, et al. A dissecting aneurysm of the vertebral artery. Surg Neurol. 1984; 21:171–174
[18] Hugenholtz H, Pokrupa R, Montpetit VJA, et al. Spontaneous dissecting aneurysm of the extracranial vertebral artery. Neurosurgery. 1982; 10:96–100
[19] Senter HJ, Sarwar M. Nontraumatic dissecting aneurysm of the vertebral artery. J Neurosurg. 1982; 56:128–130
[20] Shimoji T, Bando K, Nakajima K, et al. Dissecting Aneurysm of the Vertebral Artery. J Neurosurg. 1984; 61:1038–1046
[21] Okuchi K, Watabe Y, Hiramatsu K, et al. [Dissecting Aneurysm of the Vertebral Artery as a Cause of Wallenberg's Syndrome]. No Shinkei Geka. 1990; 18:721–727
[22] Caplan LR, Zarins CK, Hemmati M. Spontaneous Dissection of the Extracranial Vertebral Arteries. Stroke. 1985; 16:1030–1038
[23] Aoki N, Sakai T. Rebleeding from intracranial dissecting aneurysm in the vertebral artery. Stroke. 1990; 21:1628–1631
[24] Pozzati E, Andreoli A, Limoni P, et al. Dissecting Aneurysms of the Vertebrobasilar System: Study of 16 Cases. Surg Neurol. 1994; 41:119–124
[25] Yamaura A, Watanabe Y, Saeki N. Dissecting Aneurysms of the Intracranial Vertebral Artery. J Neurosurg. 1990; 72:183–188
[26] Markus HS, Hayter E, Levi C, et al. Antiplatelet treatment compared with anticoagulation treatment for cervical artery dissection (CADISS): a randomised trial. Lancet Neurol. 2015; 14:361–367
[27] Pham MH, Rahme RJ, Arnaout O, et al. Endovascular stenting of extracranial carotid and vertebral artery dissections: a systematic review of the literature. Neurosurgery. 2011; 68:856–66; discussion 866
[28] Six EG, Stringer WL, Cowley AR, et al. Posttraumatic Bilateral Vertebral Artery Occlusion. Case Report. J Neurosurg. 1981; 54:814–817
[29] Yamada K, Hayakawa T, Ushio Y, et al. Therapeutic Occlusion of the Vertebral Artery for Unclippable Vertebral Aneurysm. Neurosurgery. 1984; 15:834–838

第二十部分
脑内出血

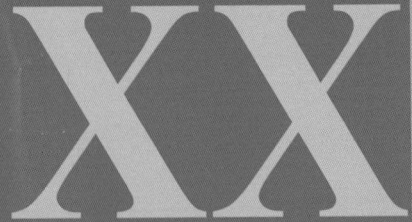

XX

84 脑内出血

84.1 概述

脑内出血（ICH）是指发生在脑实质内的出血。以前也称为"高血压脑出血"，但是高血压是否为出血的病因是有争议的（见章节 84.4.2）。本部分主要讲述自发性脑出血（sICH），即不是由于外伤、肿瘤等引起的脑出血。更多相关研究请登录 www.strokecenter.org/trials/ 上进行查阅。

84

要点（成人脑内出血）

- 为脑卒中常见的第二大发病形式（占卒中的 15%～30%），但最致命。
- 与缺血性脑梗死不同：病程由几分钟至数小时缓慢进展，通常伴有重度头痛、呕吐及意识水平的改变。
- 颅脑 CT 平扫为首选的诊断性检查。
- 血肿块的体积与致残率和死亡率密切相关。
- 发病后的 3 小时内，至少 33% 的病人血块的体积增加。
- 推荐行脑血管造影（在不耽误急诊治疗的前提下进行），需除外：病人年龄 >45 岁，既往有高血压病史并且脑出血位于丘脑、壳核或颅后窝者。
- 治疗：
  - 幕上 ICH：仍然存在争议，手术不能改善神经系统的预后，但可以减少 ICU 住院时间和死亡率。
  - 小脑 ICH 伴有神经系统恶化，脑干受压或血栓阻塞性脑积水：应尽快进行外科清除血肿（不推荐 EVD 作为初始治疗）。

84.2 流行病学

84.2.1 发病率

脑内出血是脑卒中常见的第二大发病形式（占卒中的 15%～30%）（早期估计为 10%[1]），致死率高。每年每 10 万人中有 12～15 人发病。早期的资料表明其发病率与蛛网膜下隙出血发病率相同，但是最近的基于 CT 扫描的研究显示，脑内出血发病率是蛛网膜下隙出血的两倍[2]［CT 应用之前的研究可能将一些 ICH 误归类为缺血性卒中，并且一些 ICH 破裂到蛛网膜下隙中的病例（约 7%）可能被误认为 SAH］。对于年龄 65 岁以上的病人，ICH 在 20 世纪 70 年代的发病率有所下降，但在 80 年代又开始上升[3]。通常是在活动时发病（睡眠时很少发病），这可能与血压的升高或 CBF 的增加有关（见章节 84.4）。

ICH 的诊断和管理属于紧急医疗情况。在第一次院前（EMS）评估与急诊之间，超过 20% 的病人 GCS 评分恶化超过 2 分[4]，15%～23% 的病人在入院后的几个小时内进一步恶化[5]。

84.2.2 危险因素

以下为流行病学危险因素，其他危险因素参见病因（见章节 84.4）。

1. 年龄：55 岁以上发病率明显上升，55～80 岁者，年龄每增加 10 岁，发病率增加 1 倍。80 岁以上者发病率是其 10 年前的 25 倍。70 岁以上病人的相对危险度（RR）为 7。
2. 性别：男性多发于女性。
3. 种族：在美国，黑人发病率高于白人。可能与黑人的 HTN 患病率高有关。亚洲人发病率可能也高[6]。
4. 既往卒中（任何类型）者危险性升至 23：1。
5. 与饮酒相关[6, 7]。
   1) 近期饮酒：在 ICH 前 24 小时和 1 周内的中度或重度饮酒是 ICH[8] 的独立危险因素，如表 84-1 所示。
   2) 经常饮酒者：一项研究显示，每天饮酒大于 3 个标准单位者脑出血危险性增加 7 倍[9]。
   3) 大量饮酒：ICH 更多见于脑叶，典型的"高血压出血"多在基底神经节[10]。
6. 吸烟：增加 SAH 和缺血性脑梗死的风险，但可能不会增加 ICH 的风险[11, 12]，需要进一步研究。
7. 毒品：可卡因，安非他明，苯环利定（PCP）[13]。
8. 肝功能障碍：止血功能可能因血小板减少、凝血因子减少和纤溶亢进而减弱[14]（可能是慢性酒精消耗致 ICH 风险增加的原因）。

表 84-1 ICH 与饮酒量的相关危险性

饮酒时间距 ICH	饮酒量（乙醇克数）[a]	相对危险度（RR）
24 小时	41～120	4.6
	＞120	11.3
1 周	1～150	2.0
	151～300	4.3
	＞300	6.5

[a] 1 个标准饮酒单位 =12g

84.3 出血的位置

84.3.1 概述

ICH 的常见部位见表 84-2。ICH 的常见供血动脉如下：

1. 豆纹动脉：壳核出血（可能继发于 Charcot Bouchard 微动脉瘤，见下文）的常见供血动脉。
2. 丘脑穿支动脉。
3. BA 的旁正中分支。
4. 脑室内出血：约占 sICH 的 45%，是导致预后不良恶化的独立危险因素[5]。可能是由原发性脑室内扩张导致的。

84

表 84-2 ICH 常见部位（修订版[15]）

百分比	部位
50%	纹状体（基底神经节）；壳核最常见；还包括豆状核、内囊、苍白球
15%	丘脑
10%～15%	脑桥（约 90% 是高血压）
10%	小脑
10%～20%	大脑白质
1%～6%	脑干

84.3.2 脑叶出血

1980 年，一篇文献描述了与每个脑叶出血相关的四种临床综合征，随后脑叶出血这一概念开始普及。它包括枕叶、颞叶、额叶和顶叶的原发性出血（包括源自皮层和皮层下白质的 ICH），而不是深层结构（如基底节、丘脑和幕下结构）[16] 的出血。对于较大的血肿，很难区分是脑叶血肿还是深部结构的血肿。

与深部出血相比，脑叶出血多与结构异常有关（见下文）。在过度饮酒的病人更为常见（见上文）。与基底节、丘脑出血相比，脑叶出血的预后更好一些[16]。

脑叶出血的病因：尽管许多导致 ICH 的原因都可能导致脑叶出血（请参阅下面的详细列表），但更可能导致脑叶出血的原因包括：

1. 深部出血的外延。
2. 血管淀粉样变（见章节 84.4.4）：血压正常老年病人脑叶脑出血的最常见原因。
3. 外伤。
4. 缺血性梗死的出血性转化：见下文。
5. 肿瘤出血（见章节 84.4.5），转移癌可出现多发脑叶血肿。

6. 脑血管畸形（尤其是 AVM）（见章节 79.4）。
7. 动脉瘤破裂，请参见下文。
8. 特发性。

84.3.3 内囊出血

如果出血在内囊（IC）内部和（或）突破 IC，则可能影响对侧运动功能，如果在 IC 的外侧并且仅仅压迫 IC，则更容易通过手术清除血肿而不损伤 IC。

84.4 病因

1. “高血压”（病因或结果尚不清，见下文）是一个危险因素：
   1) 急性高血压（HTN）：可见于子痫（见下文）或使用某些药物，如可卡因（见章节 11.4.3）。
   2) 慢性高血压：可能会引起脑血管壁退行性改变。
2. 可能与 CBF 的急剧增加有关（全脑性或局部性）[17]，特别是发生在之前脑缺血的部位：
   1) 继发于颈动脉内膜切除术[18, 19]。
   2) 继发于儿童先天性心脏病修补术后[20]。
   3) 既往卒中（栓塞[21]或其他原因）：第 1 个月出血转化可能性高达 43%[22]。可能发生于动脉血栓脱落或再通之后，虽然有些呈永久性闭塞性[23]。这些病人在卒中后 6 小时内行 CT 检查可呈阴性，但出血转化最早可于 24 小时内出现[24]。有 2 种类型[22, 25]：
      - 类型 1：弥漫性或多灶型出血：在卒中病灶内呈不均匀或斑驳性表现。比原发性 ICH 密度低。
      - 类型 2：大片型血肿：很可能来源于单一出血灶，与原发性 ICH 的密度相同，也可以超出原来卒中发生的范围。与类型 1 不同，多与抗凝治疗有关。通常发生于在卒中的起初几天，临床表现常有病情恶化趋势，与原发性 ICH 较难区别，因此经常误诊[24]。
   4) 偏头痛：伴随[26]或继发[27]偏头痛发作（可能是极其罕见的事件）。
   5) 在 AVM 切除手术后：“正常灌注压力突破”。一些病例可能是由于 AVM 切除不完全。
   6) 物理因素：继发于剧烈体力活动[28]，暴露于寒冷户外[29]等。
3. 血管异常：
   1) AVM 出血，见血管畸形（见章节 79.2）。
   2) 动脉瘤破裂出血。

- 囊性（“树莓”）动脉瘤：① Willis 环动脉瘤（COW），由于炎症或先前的出血产生纤维化而黏附到脑表面的动脉瘤可在破裂时导致 ICH，而不是常见的 SAH；② COW 远端的动脉瘤（如大脑中动脉动脉瘤）。
- Charcot-Bouchard 微动脉瘤（见章节 84.4.3）。

3）静脉性血管瘤破裂：极少导致严重的 ICH。

4. “动脉病”：
   1）血管淀粉样变，通常为反复性的脑叶出血。
   2）纤维样坏死[1，30]（有时见于淀粉样变者）。
   3）脂质透明症：内膜富含脂质的透明物质[31]。
   4）脑动脉炎（包括坏死性血管炎）。
5. 脑肿瘤（原发性或继发性），见下文。
6. 凝血机制异常：
   1）白血病。
   2）血小板减少：
   - 血栓性血小板减少性紫癜。
   - 再生障碍性贫血。

   3）接受抗凝治疗的病人（见章节 84.4.6）占 ICH 的 12%～20%。
   4）接受溶栓治疗的病人：
   - 对于急性缺血性卒中者，使用 rt-PA 治疗的病人 36 小时内发生症状性 ICH 的危险性是 6.4%（安慰剂对照组的发生率为 0.6%）[32]。
   - 对于急性 MI 或其他血栓性疾病，发生率为 0.36%～2%[33-35]。风险增加的情形：使用超过推荐的 100mg 剂量的阿替普酶［重组组织纤溶酶原激活剂（rt-PA）］[36]、老年、既往前壁 MI 或其 Killip 分级较高者和静脉推注药物（与静脉泵入相比较）[37]。当辅助使用肝素时，高剂量与 ICH 的高风险相关[38]。通常认为 ICH 发生在具有潜在血管异常的病人中[39]。可能的情况下，立即行冠状动脉成形术比用 rt-PA 更安全[35]。

   5）阿司匹林治疗：
   - ASA 100mg，隔天一次使 ICH 的风险增高[40]，发生率为每年 0.2%～0.8%[41]。
   - 对于 60 岁以上且有轻度到中度颅脑外伤（GCS ≥9 分）者，ASA 100mg/d 不会显著增加 ICH 的发病率[42]。

   6）维生素 E 补充[43]：服用维生素 E 每 476 人中可减少 1 人发生缺血性卒中，每 1250 人中可增加 1 人发生 ICH。
7. 中枢神经系统感染：

1) 尤其是真菌感染，可侵犯血管。
2) 炎性肉芽肿。
3) 单纯疱疹病毒性脑炎：可以早期表现为低密度，并发展为出血。

8. 静脉或硬脑膜窦血栓形成（见章节 82.7)。
9. 药物相关：
    1) 药物滥用：
        - 酒精：每天饮酒大于 3 个标准单位者脑出血危险性增加 7 倍（见章节 84.2.2)。
        - 药物滥用：特别是拟交感类药物（可卡因[44,45]、安非他命[46]等)。
    2) 升血压药物：
        - α-肾上腺素能受体激动剂（拟交感神经药)：包括去氧肾上腺素，麻黄碱[47]和伪麻黄碱[48,49]。
        - 麻黄生物碱：作为膳食补充剂以抑制食欲和增加能量。与一些 HTN、SAH、ICH、癫痫和死亡的病例报告相关[50]。
10. 外伤后：常为迟发性表现[51,52]，见出血性脑挫裂伤（见章节 55.2)。
11. 妊娠相关：妊娠期及产褥期（产后 6 周）出现 ICH 的风险约为 1/9500 次分娩[53]。
    1) 常与子痫及子痫前期有关：子痫的死亡率约为 6%，而颅内出血是最主要的直接原因[54]。见妊娠与颅内出血（见章节 74.8)。
    2) 无子痫时，产褥期自发性脑出血（3~35 天，中位数 8 天）[55]；伴血管病时用产后脑血管病来表示。
    3) 血管检查：
        - 部分病例伴有孤立的脑血管病而无系统性血管炎[56]。
        - 部分病例有血管痉挛。
        - 部分病例提示脑血管自我调节功能异常（如枕叶可见片状增强）(见章节 80.2.2)。
        - 部分病例无血管相关的异常。
12. 术后：
    1) 继发于颈内动脉内膜切除术（见上文)。
    2) 继发于开颅术后：
        - 位于开颅部位[57]：已知的危险因素：星形细胞瘤次全切除的残余部分易发生出血；AVM 术后（见上文)。
        - 远隔开颅部位。一组 37 例病人的病例分析，提示此类出血与位于开颅部位的出血不同。以下因素被证实与该组出血无关：高血压、凝血机能障碍、脑脊液引流、潜在的隐匿性变。继发于慢性 SDH 引流（见章节 55.5)。继发于翼点开颅术的小脑出血[58]（考虑可能原因为快速过度脑脊液引流），或颞叶切除术[59]。

13. 特发性[16]。

84.4.1 小脑出血病因

病因基本与脑内出血相同，但还有一些差异：

1. 高血压是 2/3 的小脑出血原因。
2. AVM 需要考虑，动脉瘤则相对较少见（可能有 AICA 动脉瘤，但通常还伴有其他高流量病灶，如 AVM[60]）。
3. 可能与近期的脊髓或幕上手术有关。

84.4.2 高血压作为一个病因？

随着年龄的增长（66% 的大于 65 岁病人都有高血压）ICH 和 HTN 的发病率都增加。HTN 作为 ICH 的原因是有争议的。有 HTN 者，ICH 发生的相对危险度是 3.9～5.4，根据 HTN 的定义不同而异[61]。很多脑内出血的病人发病时血压都显著升高。而颅内压急升高确实可以产生高血压（库欣三联征的一部分，见表 53-2）。高血压可能是脑桥 / 小脑出血的危险因素，至少 35% 的基底节出血原因不是高血压。

84.4.3 Charcot-Bouchard 微动脉瘤

也称为粟粒状动脉瘤[62]。主要发生在基底节外侧豆纹动脉的小穿支（<300μm）的分叉处（在 46% 的超过 66 岁的高血压病人中有，但对照组中只有 7%[63]）。可能是高血压性基底节区出血的起源[64]，但尚有争议。

84.4.4 脑淀粉样血管病

脑淀粉样血管病（cerebral amyloid angiopathy，CAA）也称“嗜刚果红血管病”（conophilic angiopathy），是由 β-淀粉样蛋白的病理性沉积引起（在用刚果红染色时，在偏振光下显示为双折射“苹果绿”），常沉积于脑膜或皮层小血管的中膜内（特别是白质的血管中），而无全身系统性血管淀粉样变性的证据[65]。一些血管可能显示血管壁呈纤维样坏死[66,67]。

复发性脑叶出血病人应该怀疑 CAA（不常见于高血压出血[68]，见章节 84.2）。梯度回波 MRI 可以识别瘀点出血或可能与 CAA 有关的位于皮层的少量出血导致的含铁血黄素沉积[69]。在基底神经节或脑干出血时不大可能有这种情况[16]。

随着年龄的增加，淀粉样变的可能性增加。70 岁以上病人 50% 有淀粉样变[70]，而大部分未出血。淀粉样变引起的出血约占颅内出血的 10%，可能与遗传因素有关（包括载脂蛋白 Eε4 等位基因[71]），Down 综合征的病人更为常见。老年性痴呆与淀粉样变有一些重叠，尽管它们是不同的疾病；CAA 中的淀粉样蛋白与阿尔茨海默病的老年斑中发现的淀粉样蛋白相同。CAA 可通过增强纤溶酶原来增加 ICH 的风险[72]［与接受组织纤溶酶原激活剂（t-PA）以治疗 MI 或卒中的病人尤为相关］。

淀粉样变性病人可能呈现 TIA 样前驱症状（见下文）。

脑叶出血的病人中，载脂蛋白 apoEε4 等位基因携带者通常比非携带者首次出血提前 5 年（73 年 ±8 年：79 年 ±7 年）[71]。

诊断性试验对于排除其他情况很有帮助。确诊淀粉样变需对脑组织进行病理检查。淀粉样变的诊断标准见表 84-3[73]。

可通过免疫抑制剂治疗部分由于对淀粉样蛋白的自身免疫反应而患有 CAA 相关炎症（CAA-ri）的病人。这些病人表现为 H/A，亚急性认知障碍或癫痫发作，影像学上具有血管性水肿。CSF 中可以检测到抗 β-淀粉样蛋白抗体，但目前尚无可进行的临床检测。为了避免求助于脑活检，制定了一些用于检测 CAA-ri 的 MRI 标准：单灶性或多灶性不对称白质高信号，典型的脑叶 ICH，微出血，皮层以及皮层下的铁沉着（敏感度 82%，特异性 97%）[74]。

表 84-3 脑淀粉样血管病（CAA）诊断标准[73]

诊断	标准
确定 CAA	完整尸检发现所有的以下 3 点： 1. 脑叶、皮层或皮质皮层下出血 2. 严重的 CAA 3. 无其他确诊的疾病
有病理支持的可疑 CAA	临床数据和病理组织发现所有的以下 3 点： 1. 脑叶、皮层或皮质皮层下出血 2. 标本血管有一定程度的淀粉样蛋白的沉积 3. 无其他确诊的疾病
可疑 CAA	临床数据和 MRI 表现所有的以下 3 点： 1. 年龄 ≥ 60 岁 2. 限于脑叶，皮层或皮质皮层下的多发出血 3. 缺乏其他出血原因[a]
可能 CAA	临床数据和 MRI 发现： 1. 年龄 ≥ 60 岁 2. 单一脑叶、皮层或皮质皮层下出血，无其他原因[a]，或原因可疑的多发出血[a]，或于不典型部位的出血（如脑干）

[a] 如过度抗凝（INR＞3.0）、头部创伤、缺血性卒中、CNS 肿瘤、脑血管畸形、血管炎或恶病质

84.4.5 脑肿瘤出血

虽然任何脑肿瘤都可出血，但出血一般与恶性肿瘤关系较大。肿瘤也可导致蛛网膜下隙出血或硬脑膜下出血。

恶性肿瘤常常伴有自发性脑出血：

1. 胶质母细胞瘤。
2. 淋巴瘤。
3. 转移癌：
   1) 恶性黑色素瘤[75, 76]：约 40% 出血。
   2) 绒毛膜癌[75, 77, 78]：60% 出血。
   3) 肾细胞癌。
   4) 支气管癌：尽管约只有 9% 出血，但较易发生脑转移，所以是 ICH 较常见原因。

以下恶性肿瘤较少发生出血：

1. 髓母细胞瘤[79, 80, 81, 82]（小儿多发）。
2. 胶质瘤[83, 84]。

良性肿瘤好发 ICH 者：

1. 脑膜瘤可发生瘤内出血，硬脑膜下出血及邻近脑实质血肿[85–88]。成血管细胞性脑膜瘤与其他高度血管化的脑膜瘤出血倾向相似。
2. 垂体腺瘤（见垂体卒中，章节 43.5.2）。
3. 少突胶质细胞瘤（相对良性），较少出血[89]，癫痫发作多年者好出血。
4. 血管网状细胞瘤[90]。
5. 听神经瘤[91, 92, 93]。
6. 小脑星形细胞瘤[94]。

84.4.6 抗凝治疗引起的 ICH

每年 10% 用华法林（Coumadin®）治疗的病人可出现明显的出血并发症（不仅限于颅内），包括 ICH（本组 65% 的死亡率）。在使用华法林治疗房颤的病人中，每年发生 ICH 的风险在 0～0.3%[41]（根据 1960–1970 年的研究结果，以前这个比率高达 1.8%[95]）。在老年病人亚组（平均年龄 80 岁），该数据为 1.8%[41]。一组研究表明 ICH 为华法林治疗后致死性出血的唯一原因。1 年的累积危险率为 1%，3 年的累积危险率为 2%[96]。

出血性并发症的风险随着凝血酶原时间（PT）的延长和变化程度而增高，且易发生于抗凝治疗的前 3 个月[96]。有淀粉样变性（CAA，见上文）者使用抗血小板或抗凝药物后 ICH 的发生率提高[73]。

84.5 临床表现

84.5.1 概述

一般来说，ICH 的神经功能缺损的特点是在几分钟到几小时内的平滑进展，而血栓 / 缺血性病变则是发病时的症状最重，脑内血肿的病人会出现剧烈头痛、呕吐及不同程度的意识障碍等较常见的症状（头痛可能不如在栓塞性脑卒中普遍，但它通常是最早、最突出的症状[16]）。

84.5.2 前驱症状

CAA 的病人可能在脑叶出血[97, 98]之前发生 TIA 样症状，如可获得完整病史，其发生率可高达 50%。与典型的 TIA 不同，脑叶血肿病人的症状包括失语、步态不稳和肢体无力（对应于随后会发生出血的区域），这些症状以杰克逊方式(Jacksonian-march)逐渐扩散,可溢出血管病变范围(可能是一种电现象而不是缺血性变化）。这些症状有提示性，但不一定是随后将发展为 ICH 特征性的表现。

84.5.3 特定部位 ICH 的伴随症状

壳核出血

壳核为 ICH 的最好发部位，病情逐步恶化者占 62%（发病时就发生严重神经系统症状者占 30%)，病情无波动性。对侧肢体轻偏瘫可发展为偏瘫并昏迷甚至死亡。14% 病人发病时出现头痛，72% 病人始终未出现头痛。视盘水肿和视网膜出血较为少见。

丘脑出血

一般出现对侧半身感觉障碍。累及内囊时可出现偏瘫症状。如果向脑干上方发展，则出现垂直凝视麻痹，缩回性眼球震颤，反侧偏斜，集合反射丧失，眼睑下垂，瞳孔不等大，有 / 无对光反射。20%~40% 病人出现头痛。这种障碍与壳核出血相似，但对侧感觉缺失较为广泛和明显。如脑脊液循环受阻，可出现脑积水。

一组 41 例病人研究，当 CT 示血肿直径大于 3.3cm，病人全部死亡。小血肿常导致永久性残疾。

小脑出血

可包括下述任何症状的组合（图 84-1）：

1. 由于下述原因引发的脑积水导致颅内压增高（嗜睡、恶心 / 呕吐、高血压伴心动过缓）：
   1) 第四脑室受压——导致梗阻性脑积水。
   2) 出血破入脑室系统。

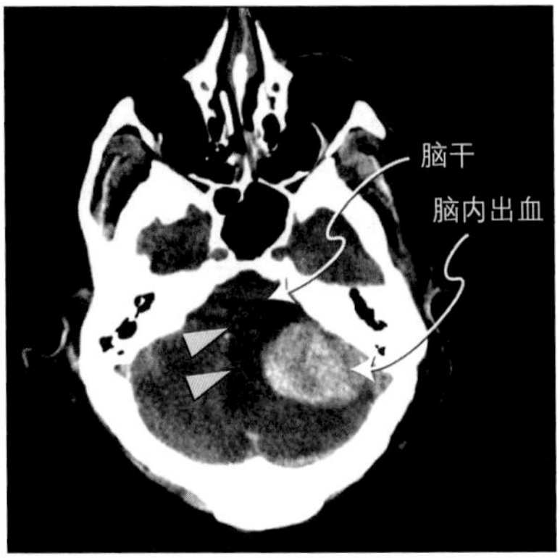

图 84-1 73 岁男性左侧小脑半球自发性 ICH

轴位 CT 显示血肿压迫脑干和第四脑室。病人患有脑积水。小脑蚓部和脑干（黄色箭头）也很可能是由于缺血引起的水肿（低密度）

2. 对脑干的直接压迫可致：
   1) 面部麻痹：面神经丘受压。
   2) 这些病人先出现昏迷而不是先出现偏瘫，这点与其他幕上病变不同。

脑叶出血

症状因出血所在的四个脑叶不同而有所不同[16]（对于 50% 的病人，头痛是其首要、突出的症状）：

1. 额叶（最显著的症状）：额部头痛伴对侧偏瘫，多发生于上肢，伴下肢和面部轻度力弱。
2. 顶叶：对侧半身感觉障碍及轻度偏瘫。
3. 枕叶：同侧眼痛和对侧同向偏盲，有些可扩展至上 1/4 象限。
4. 颞叶：在优势半球者，出现语言不流利和听力障碍，理解力差，但重复性相对较好。

84.5.4 迟发性恶化

概述

首次出血后出现恶化者与以下因素有关，可包括下述任何组合：

1. 再出血：见下文。
2. 水肿：见下文。
3. 脑积水：破入脑室内和颅后窝出血更易发生。
4. 癫痫。

再出血或血肿的扩大

早期再出血 出血后 1 小时内经超早期 CT 扫描及复查 CT 明确的再出血（基底节再出血较脑叶再出血多见）。再出血通常伴有临床症状的恶化[99]。血肿扩大的发生率随时间减少，首次出血后的 1~3 小时为

33%~38%[100]，3~6 小时为 16%，出血后 24 小时第一次 CT 扫描后 24 小时内行第二次 CT 扫描时为 14%[101]。CTA 上的“点状征”（急性自发性脑出血可见局灶性强化）与血肿扩大的风险相关（见章节 84.6.3）。血肿再扩大的病人通常有更大的血肿和（或）伴有凝血功能障碍，预后更差[101]。再次出血仍然可能发生在外科手术清除血块后，即使术中止血满意。止血药[如 NovoSeven®，（译者注：重组人凝血因子 XIIa）]可降低再出血的风险。

晚期再出血 文献报道晚期再出血率为 1.8%~5.3%（依随访时间长短而定）[102]。复发性出血病人舒张压明显升高，舒张压大于 90mmHg 者年再出血率为 10%，而舒张压≤90mmHg 者年再出血率为 1.5%（平均随访为 67 个月）[102]。其他危险因素包括糖尿病、吸烟、酗酒[103]。再出血可能提示潜在的血管畸形或血管淀粉样变性（脑叶再出血可能由于淀粉样变[103]）。

水肿

血肿周围的水肿或缺血性坏死可能导致迟发性恶化[1]。尽管由血凝块的占位效应引起的坏死对水肿影响较小，但实验表明，占位效应自身并不足以解释发生水肿的程度。现在认为血凝块可以释放致水肿的毒性物质。有关试验研究了血凝块的不同成分，揭示了从血凝块中释放出的凝血酶导致血-脑屏障通透性增高，而且有明显的血管收缩效应。这些是导致迟发性水肿和恶化的主要可疑因素。参见“脑水肿”（见章节 3.1.1）。

84.6 评估

84.6.1 概述

临床指南：自发性 ICH 的初步诊断和评估

I 级[5]：
- 获得病人基线评分。
- 使用 CT 平扫（或 MRI）进行快速成像以区分缺血性卒中。

II 级[5]：
- 考虑使用 CTA 和增强 CT 来确定有血肿扩大风险的病人。
- 当临床或影像学怀疑潜在异常（血管或肿瘤性）时，应酌情考虑 CT 静脉造影，增强 CT，MRI，MRA 和（或）血管造影。

84.6.2 CT 扫描

概述

通常头部 CT 平扫是首选成像方案。它扫描快速，几乎没有禁忌证，出血后 CT 扫描可快速方便地显示脑实质中高密度的血液。虽然占位效应常见，但血肿有被脑组织隔开的趋势，通常会导致实际占位效应小于预期值。

CT 扫描中的体积测量

血凝块的体积对预后有显著意义。血肿体积可以通过 CT 扫描仪直接计算，也可根据椭圆公式[104]估算（最初为 AVM 开发的，基于椭圆体的体积约是其所放置的平行六面体的体积的一半的原理[105]），比其他的估计方法稍欠精确，但更简单[106]，具体如公式 84-1 中所示，其中 AP、LAT 和 HT 是每一个血凝块在三个维度中的长度（AP，前后径；LAT，内外径；HT，厚度）。为了在只有轴向图像可用时（如在大多数初始 CT 上）估计病变的高度，可计算看到病变图像的层数，并乘以 CT 扫描的层厚[104,106,107]（此信息通常印在 CT 上），或从可显示凝块的最低层面的位置减去可显示凝块的最高层面的位置。

$$椭圆体积 \approx AP \times LAT \times HT/2 \qquad (公式 84\text{-}1)$$

血凝块体积每天平均下降 0.75mm，而血凝块密度每天下降约 2CT 单位，最开始的 2 个星期变化不大。

84.6.3 CT 血管成像（CTA）

无法识别 ICH。但是，CTA 对检测血管病变（如 AVM 或动脉瘤）非常敏感且具有特异性。可能还会出现“点状征”[108]：在急性 ICH 中出现小的增强灶（参见图 84-2C），会增加血肿扩大的风险。

在大多数情况下，CTA 取代了血管造影。CTA 的适应证包括：

- 蛛网膜下隙出血。
- 提示脑静脉血栓形成的发现（见章节 82.7）（CVT）：静脉窦或皮层静脉的高信号。
- 扩张的血管 / 血管流空影或边缘钙化提示 AVM。
- 另请参阅下面的管理准则的条目。

84.6.4 MRI 扫描

不作为首选的检查。

后期也许更有用，如帮助诊断脑血管淀粉样变（见章节 84.4.4）。ICH 的 MRI 表现非常复杂，根据血凝块存在的时间，划分五个阶段，详见表 84-4。

84.6.5 脑血管造影

对于 ICH 本身的诊断，血管造影不能确切地区分是由于 ICH 引起的占位效应，还是脑梗死缺血或肿瘤引起的占位效应[110]。可以显示与 ICH 相关的 AVM 和动脉瘤。复查阳性率可提高[16]。可能在一些肿瘤的情况下显示血管染色。老年人 ICH 的血管造影阴性结果不能除外脑血管淀粉样变[111]。

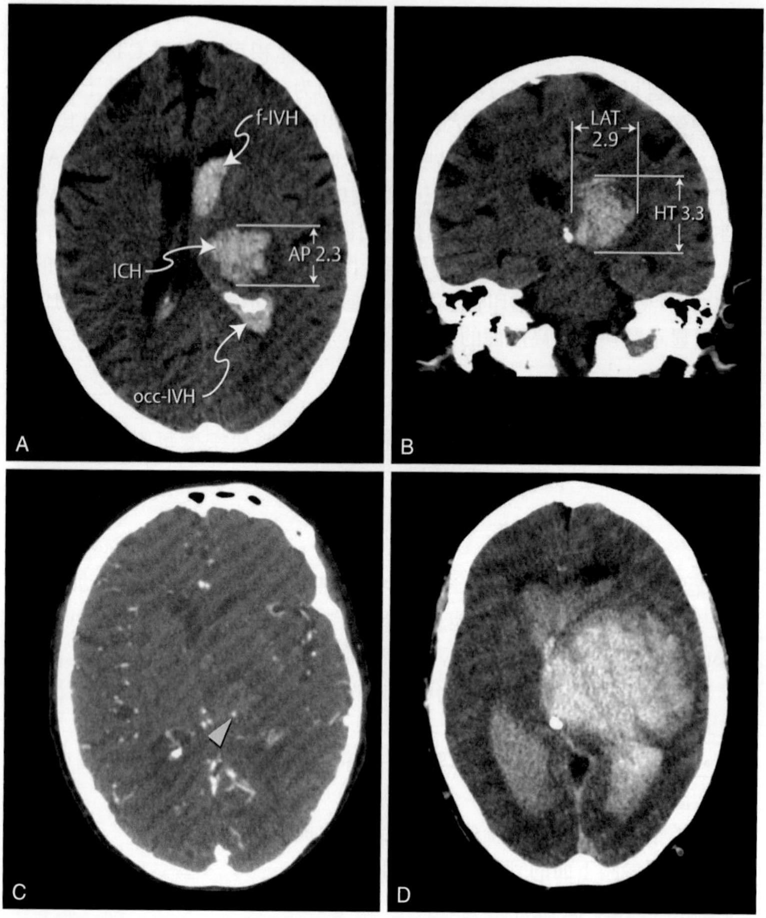

图 84-2 71 岁女性自发性左侧丘脑 ICH

A. 轴位 CT 显示 ICH 伴脑室扩大（f-IVH= 左脑室额角的脑室内出血，occ-IVH= 枕角的脑室内出血）；B. 冠状位 CT。估计体积 = $(2.3cm \times 2.9cm \times 3.3cm)/2=11cm^3$；C. A 和 B 所示的 CT 平扫后立即进行了 CTA，图像显示血肿内出现“点状征”（黄色箭头）；D. 1 小时后重复 CT 扫描，发现血肿量增大

AP= 前后径（cm），LAT= 内外径（cm），HT= 厚度（cm）

对于 ICH 脑血管造影的指征，见下文。

84.6.6 ICH 评分

过于依赖评分系统的行为尤其是在疾病早期是有待商榷的。将循证医学应用于 ICH 病人的治疗，出现了许多模型用以预测病人预后。尽管它们

表 84-4 出血后不同时期 ICH 的 MRI 表现 [109]

阶段	血块时间	血红蛋白状况	T_1WI	T_2WI
超急性期	0~6 小时 [a]	氧化血红蛋白（细胞内）	等信号	高信号（略↑）
急性期	6~72 小时	去氧血红蛋白（细胞内）	等信号（或略↓）	低信号
亚急性期早期	>3 天	高铁血红蛋白（细胞内）	高信号	低信号
亚急性期晚期	>7 天	高铁血红蛋白（细胞外 [b]）	高信号	高信号
慢性期	>2 周 [c]	含铁血黄素（细胞内）	低信号（或略↑）	低信号

[a] 某些作者认为发病 24 小时内是超急性的

[b] 当 RBC 裂解时，Hgb 进入细胞外

[c] 血凝块的中心在 T_1 上可能是等强度的，在 T_2 上可能是高强度的

很有帮助，这些模型的制定会因自证预言（即对合并有严重神经功能障碍的病人放弃治疗）而产生偏倚。美国心脏协会在“卒中的姑息治疗和临终关怀”的声明 [112] 中讨论了姑息治疗，建议在没有已知 DNR 意愿的情况下，对于 ICH 病人至少在住院第 2 天再做出放弃治疗的决定（Ⅱ级推荐 [5]）。

广泛使用的 ICH 评分 [113] 根据表 84-5 中的 5 个特征得出分数。然后将各项分数相加得到“ICH 评分”。表 84-6 中列出了相关的 30 天死亡率。

84.7 早期处理

84.7.1 病史核查表

提供以下核查表以帮助收集病史信息，这些信息对于评估和管理成年自发性 ICH（经修订）[5] 很重要：

1. 症状发作的时间：初次发作的时间（或距离最后一次看似正常的时间）。
2. 首发症状和进展情况。
3. 癫痫发作。
4. 高血压病史。
5. 药物：
   1) 拟交感神经药：
      - 安非他命，可卡因。
      - 食欲抑制剂或鼻充血剂（伪麻黄碱）。

84

表 84-5 ICH 评分[113]

特征	标准	得分
GCS（表 18-1）	3～4	2
	5～12	1
	13～15	0
年龄[a]	≥80 岁	1
	<80 岁	0
部位	幕下	1
	幕上	0
ICH 血肿量（公式 87-1）	≥30ml	1
	<30ml	0
脑室积血	有	1
	无	0
ICH 评分总分		0～6

[a]可能有偏倚，因为老年病人的治疗决策可能不同于年轻病人

表 84-6 基于 ICH 评分的死亡率

ICH 评分[a]	30 天死亡率	病人数
0	0%	26
1	13%	32
2	26%	27
3	72%	32
4	97%	29
5	100%	6
6	?100%[b]	0

[a] 来自表 84-5

[b] 本组研究无 6 分评分的病人，但是其预期死亡率很高

2）膳食补充剂：尤其是麻黄生物碱（麻黄）。

3）抗凝剂：华法林（Coumadin®），达比加群（Pradaxa®），阿哌沙班（Eliquis®）等。

4）抗血小板药物：阿司匹林（病人通常会忘记按照低剂量 81mg 服用），波立维，NSAIDS。

5）口服避孕药（避孕药）：可能存在关联。

6）酗酒史。

6．既往病史。

1) 凝血障碍疾病。
2) 痴呆病史：ICH 可能与脑淀粉样血管病有关（见章节 84.4.4）。
3) 肝脏疾病：可能与凝血障碍疾病有关。
4) 既往卒中病史。
5) 已知的血管疾病（AVM，静脉血管瘤等）。
6) 肿瘤：已知的癌症病史，尤其是那些容易发生大脑转移的癌症（肺癌，乳腺癌，胃肠道疾病，肾，黑色素瘤等）或伴有凝血障碍疾病（白血病）。

7. 最近的手术：尤其是颈动脉支架植入术或动脉内膜切除术，需要使用肝素的手术等。
8. 最近的分娩和（或）子痫或先兆子痫。
9. 最近的创伤史。

84.7.2 早期实验室检查

1. CBC（包括血小板计数），电解质（包括 BUN/ 肌酐和葡萄糖）：高血糖与预后不良有关。
2. PT/INR 和 aPTT。
3. 心脏特异的肌钙蛋白：如果升高提示预后不良。
4. 毒理学筛查（尿液或血清）：主要用于可卡因和（或）拟交感神经药物。
5. 育龄妇女的妊娠试验。

84.7.3 非手术治疗大纲

（以下内容假设已行 CT 扫描，诊断明确。）有关 ICH 治疗的几乎所有方面，从理想的血压控制到手术治疗的指征，都尚无一致意见。提出以下一些方面供指导：

大多数治疗存在争议，以下内容仅供参考：

1. 病人需 ICU 监护治疗（I 级推荐[5]）。
2. 高血压（HTN）可能会导致进一步的出血，尤其是在头一个小时内[99]。但是，可能需要适当的高血压来维持灌注。见下文。
3. 如果神志不清或昏迷则考虑插管。
4. 维持正常体温：合理治疗 ICH 后出现的发热（II 级推荐[5]）[注意：尚无研究表明发热与不良预后和（或）出血量增多之间存在因果关系；轻度低温治疗被认为是研究阶段]。
5. 抗惊厥治疗：
   1) 用适当的抗癫痫药物治疗抽搐。
   2) × 预防性使用抗癫痫药物：不推荐。

3）抗癫痫药物的选择：
- 左乙拉西坦（keppra）的治疗/毒性较适宜，剂量：500mg，每天2次。
- 苯妥英（Dilantin®）：17mg/kg超过1小时缓慢静脉滴注，继而100mg每8小时给药一次（见章节26.2.4）。

6. 凝血状况：
 1）查INR、PT、PTT、血小板计数、血小板功能测定（PFA）：
 - 纠正凝血状态，见纠正凝血不良或抗凝血作用逆转（见章节9.3.9）。
 - 血小板：正确的血小板减少症或血小板抑制药物，如下所述。
 2）× 出血时间：不一定有所帮助。
 3）止血药物：见下文。
7. 激素治疗：× 不建议用于ICH[5]（除非发现潜在的肿瘤）。
8. 治疗推测的高颅内压：甘露醇和（或）呋塞米，还有助于降低血压（见章节53.4颅内压升高的治疗）。如果怀疑ICP增加，可考虑行ICP监测。
9. 脑室外引流（EVD）：脑积水（× 但不包括与小脑出血相关的脑积水）、脑室积血或监测ICP（见下文）。需先行除外凝血功能障碍。
10. 动态监测电解质和渗透压水平：
 1）维持血糖正常，避免低血糖和高血糖（I级推荐[5]）。
 2）注意监测低钠血症（可能是SIADH，见章节5.2.5）。
11. 心脏：建议对心肌缺血或梗死进行系统筛查。应定期检查心电图和心脏特异性蛋白酶（II级推荐[5]）。
12. 吞咽：建议在开始口服药物或食物之前对是否存在吞咽困难进行筛查（I级推荐[5]）。
13. 血管造影：主要是为了除外潜在的血管畸形，也可针对动脉瘤（ICH较不常见原因）病人或肿瘤病人（通常增强CT或MRI可较好诊断）。
 1）如果有急诊手术的适应证（如脑疝），为行造影而拖延手术可能会对病人造成损害，最好推迟到手术后。
 2）指征：除外以下情况，病人年龄>45岁，以往有高血压病史并且出血位于丘脑、壳核、颅后窝者（29例此类病人无一例阳性发现）[114]，对于孤立的深处ICH的病人DSA阳性率也很低[115]：
 - 对于年龄>45岁既往HTN和脑叶ICH者，DSA有10%阳性率[114]，其中AVM：动脉瘤=4.3：1。
 - 脑室内出血者（无实质出血），DSA阳性率为65%[114]，主要是AVM。

3) ICH 可能掩盖潜在的病变，特别是急性出血。如果首次的 DSA 为阴性，待血肿吸收后（2～3 个月）再做一次 DSA。如果仍为阴性，1 年内每 4～6 个月行一次 CT 或 MRI 检查以除外肿瘤[1]。推迟首次 DSA 数周可能会增加阳性率，不失为一种选择[16]。
4) 文献表明，对于异常结构的发现，MRI/MRA 灵敏度仅有约 90%，因此阴性结果不能完全排除这种可能性。
5) 在 ICH 的风险增加的病人中行血管造影的阳性率将较低：例如使用华法林（Coumadin®）、慢性酒精成瘾、血管淀粉样变等。

临床指南：ICH 病人血压管理

1. 收缩压处于 150～200mmHg 且无急性血压处理禁忌证的病人：将收缩压降低至 140mmHg[a] 是安全的（I 级推荐[5]）并且能够改善神经功能预后（II 级推荐[5]）。
2. 收缩压大于 200mmHg 的病人：应持续静脉输注降压药物并监测血压来积极控制血压（II 级推荐[5]）。

[a] 自发布这些指南以来[5]，INTERACT-II[116] 和 ATACH-2[117] 试验表明，尽管严格控制血压，但仍会发生再出血，当收缩压低于 140mmHg 时，可能会由于灌注不足导致肾脏不良事件的发生率增加[117]。

临床指南：ICH 病人癫痫及 AED 药物管理

1. 治疗临床发作或脑电图发作伴精神状态改变的病人（I 级推荐[5]）。
2. 当精神状态改变与脑损伤程度不匹配时，可能需要进行连续的脑电图监测（II 级推荐[5]）。
3. 不建议预防性使用 AED（III 级推荐[5]）。

临床指南：ICH 病人抗凝与凝血障碍疾病管理

1. 对于严重的凝血因子缺乏症或严重的血小板减少症：补充缺乏的凝血因子和血小板（I 级推荐[5]）。
2. 使用维生素 K 拮抗剂（VKA）（例如华法林）且 INR 升高的病人：
   1) 停用 VKA（I 级推荐[5]）。
   2) 补充维生素 K 依赖性凝血因子（I 级推荐[5]）。
   3) 调节 INR（I 级推荐[5]）。
      - 考虑使用 FFP 之前的凝血酶原复合浓缩物（PCC）（见章节 9.3.9），因为 PCC 并发症可能更少，并且可以更快地调节 INR 并使其接近正常水平（II 级推荐[5]）。

- × 不推荐使用：rFVⅡa（不能代替所有凝血因子；尽管INR正常，但可能无法在体内恢复凝血功能；还会发生血栓栓塞并发症）(Ⅲ级推荐[5])。

4) 静脉注射维生素K（I级推荐[5]）。

3. 使用达比加群（Pradaxa®）[a]，利伐沙班（Xarelto®）[a]或阿哌沙班（Eliquis®）[a]的病人：考虑采用激活的PCC8因子活性旁路（FEIBA），其他的PCC或vFVⅡa进行治疗（Ⅱ级推荐[5]）；考虑透析达比加群（Ⅱ级推荐[5]）。
4. 肝素治疗的病人：考虑用硫酸鱼精蛋白逆转（Ⅱ级推荐[5]）。
5. 使用抗血小板药物的病人：血小板输注的获益不确定（Ⅱ级推荐[5]）。
6. × 不推荐：对未选择的ICH病人使用rFVⅡa（无明显的临床益处）(Ⅲ级推荐[5])。

[a] 在本指南发布之后，[5] 以下逆转剂上市，可以考虑使用（不是指南的一部分）：依达珠单抗逆转达比加群（见章节9.3.9）和andexanet alfa逆转利伐沙班或阿哌沙班（见章节9.3.9）。

临床指南：ICH病人的血栓栓塞的预防和治疗

1. 入院当天开始使用间歇性气动压缩装置以防止DVT (I级推荐[5])。× 不推荐：带刻度的加压装置可防止DVT或改善预后（Ⅲ级推荐[5]）。
2. 确认出血停止后：考虑低剂量肝素亚型(LMW或未分级)以预防ICH后1~4天行动不便所造成的DVT（Ⅱ级推荐[5]）。
3. 对于有症状的DVT或PE的病人：可能需要全身性抗凝或IVC滤器放置（Ⅱ级推荐[5]）。方式的选择应考虑到ICH的时间，ICH的稳定性，ICH的原因和病人的整体状况（Ⅱ级推荐[5]）。

84.7.4　血小板减少症或血小板抑制药

1. 血小板减少：尽管仅当血小板计数（PC）$<50\times10^9$/L时才推荐输血小板，但如ICH 非常严重，建议保持PC$>100\times10^9$/L（如果这很难实现，目标是PC$>75\times10^9$/L）。
2. 使用血小板抑制药物（如阿司匹林或波立维）的病人应输血小板。
3. 需要时：从6U开始（见章节9.2.3）。

84.7.5　NovoSeven®(诺其®)：重组活性抗凝血Ⅶ因子(rFVⅡa)

FDA批准用于各种出血体质（包括具有针对Ⅷ或Ⅸ因子抗体的血友病）。研究初步结果似乎很有希望[118]。然而，进一步的研究结果显示非凝血疾病病人使用该药物无明显获益，并且还发生了血栓栓塞并发症。不建议在ICH中使用它[5]。

84.7.6 ICH 后的抗凝治疗

临床指南：ICH 后病人恢复抗凝治疗

1. 对于非瓣膜性房颤：华法林相关的脑叶出血应避免长期使用华法林抗凝，因为复发风险较高（Ⅱ级推荐[5]）。
2. 对于有力的适应证，考虑在非脑叶性 sICH 后进行抗凝治疗或在任何 sICH 后进行抗血小板单药治疗（Ⅱ级推荐[5]）。
3. 恢复治疗的最佳时机尚不确定。
   - 对于没有机械性心脏瓣膜的病人，在与 OAC 相关的 ICH 发生至少 4 周后避免使用口服抗凝药（OAC）可能会降低 ICH 复发的风险（Ⅱ级推荐[5]）。
   - 如果有适应证，尽管最佳时机尚不确定，但可以在 ICH 后的几天恢复阿司匹林单药治疗（Ⅱ级推荐[5]）。
4. 尚不确定房颤病人用达比加群，利伐沙班或阿哌沙班替代华法林能够降低 ICH 复发风险（Ⅱ级推荐[5]）。
5. ICH 后有关他汀类药物使用的数据不足以提出建议（Ⅱ级推荐[5]）。

当 ICH 的病人需要抗凝治疗时（如用于栓塞性缺血性卒中或用于机械性心脏瓣膜），可使治疗陷入困境。传统意义上，由于担心继续抗凝治疗可将缺血性梗死转变为血肿或增加小型 ICH 的体积，忽略了防止进一步栓塞的可能的好处。但是据称一项研究（回顾性非对照）表明，12 例此状况下的病人无论是持续抗凝治疗（6 例病人），还是在一段治疗间歇期（4 例病人数天，1 例病人 5 天，1 例病人 14 天）后再行抗凝治疗，颅内出血发病率无增加[119]。在另一项研究中[120]，35 例恢复用华法林的病人没有再发颅内出血（ICH、SAH、硬膜下血肿）。尽管这并不能证明 ICH 后抗凝治疗是安全的，但确实表明如果有明确的抗凝治疗适应证，同时没有其他可以接受的替代疗法（如在章节 9.3.10 介绍的防深静脉血栓的滤器），这种情况下进行抗凝治疗并不一定出现灾难性的后果。

停用华法林（中位数为 10 天）后使用 Kaplan-Meier 存活分析 30 天时发生缺血性卒中的概率，发现这一概率在最初用华法林治疗人工心脏瓣膜的病人约为 2.9%，在治疗房颤的病人为 2.6%，而在治疗心源性血栓性卒中的病人为 4.8%[120]。这些数字可能严重低估了真实的缺血性脑卒中的发生率，因为许多病人在 2 周内死亡，并且缺少随访时的影像资料[121]；另一项研究[122]，显示出更高的缺血性卒中发生率——20%。详见心源性脑栓塞（见章节 82.4）。

一项前瞻性队列研究显示 ICH 后抗血小板治疗与随后再发 ICH 风险的增加并无相关性[123]。

推荐

房颤：ICH 后应避免长期的抗凝治疗[124]。

机械心脏瓣膜：建议每隔 1～2 周进行抗凝治疗（为了观察 ICH 或清除硬膜下血肿或夹闭动脉瘤）[120, 125]。具有血栓栓塞性卒中高风险的半球深部 ICH 病人可能受益于恢复长期抗凝[124]。

在 ICH 后需要进行血液透析的病人可以行无肝素透析。

84.7.7 脑室造瘘（IVC）也称脑室外引流术（EVD）

临床指南：ICH 病人 ICP 监测与治疗

1. EVD 对脑积水病人尤其是意识水平降低的病人（Ⅱ级推荐[5]）是合理的（× 不推荐用于于小脑性 ICH- 参见下文）。
2. GCS ≤ 8 的病人，或存在小脑幕裂孔疝，明显 IVH 或脑积水的证据：考虑进行 ICP 监测和治疗。CPP 控制在 50～70mmHg 的目标可能是合理的，具体取决于脑自动调节的状态（Ⅱ级推荐[5]）。
3. × 不建议类固醇用于治疗 ICP 升高（Ⅲ级推荐[5]）。
4. 脑室内 t-PA 的并发症发生率较低，但总体安全性和益处尚不确定（Ⅲ级推荐[5]）。

适应证：

1. 与脑室内出血相关的急性脑积水：血凝块可能引起梗阻性脑积水，仅有脑室出血是交通脑积水的危险因素。使用 EVD 似乎合乎逻辑，并且脑室内注射 t-PA 可能有助于维持引流管通畅，但总体获益尚不确定[5]［不建议用于小脑 ICH（Ⅲ级推荐[5]），见下文］。
2. 用于 ICP 管理。

84.8 外科治疗

84.8.1 概述

Macewan 在 1888 年成功地完成第一例脑内血肿清除术[126]。病人上肢单瘫完全恢复。自此以后，ICH 的外科治疗一直充满争议，详见下文。

临床指南：ICH 病人外科治疗

1. 小脑出血伴神经系统功能恶化，或脑干内血块引起脑干受压和（或）阻塞性脑积水：
   1) 应尽快手术清除血块（Ⅰ级推荐[5]）；有关详细信息，请参见小脑出血，章节 84.5.3）。
   2) × 不建议使用 EVD 代替外科血肿清除作为首选治疗（Ⅲ级推荐[5]）。

2. 幕上性脑出血：手术的作用尚不明确（Ⅱ级推荐[5]）。潜在的例外情况和其他注意事项：
   1) 早期行血肿清除术的病人预后与病情加重时行血肿清除术的病人预后无明显差异（Ⅱ级推荐[5]）。
   2) 对于病情加重的病人：颅内血肿清除术可被视为一种挽救生命的措施（Ⅱ级推荐[5]）。
   3) 昏迷，中线明显移位或血肿体积较大或保守治疗无效的ICP升高的病人：行去骨瓣减压术（伴或不伴颅内血肿清除术）可降低死亡率（Ⅱ级推荐[5]）。
   4) 立体定向或内镜（伴或不伴溶栓剂）的微创颅内血肿清除术效果不确定（Ⅱ级推荐[5]）。

手术筹备：ICH 开颅手术

同时参见免责声明（见凡例）。
1. 体位：取决于出血部位。
2. 设备：
   1) 显微镜（并非所有情况都需要）。
   2) 影像导航（并非通常需要）。
3. 术后：ICU 监护。
4. 知情同意（并非下述情况都包括，主要是对病人而言）：
   1) 手术过程：手术经颅骨取出血肿块、止血、必要情况下使用（脑室）外引流。
   2) 备选方案：保守治疗。
   3) 并发症：常见的开颅手术并发症（见前文）以及再出血［特别是一些使用了血液稀释剂，抗血小板药物（比如华法林）或存在凝血异常，或既往有出血史者］需要二次手术，已经被出血损伤的大脑区域不可能恢复，脑积水等。

84.8.2 手术适应证

概述

令人惊讶的是，尽管人们反复尝试解决这个难题，但关于手术的适应证仍然存在相当大的争议。手术可以降低再出血（尤其ICH的病因是动脉瘤或血管畸形者）、水肿或由于血肿的占位效应导致的坏死（未证实）的发病率，但是却很少能改善神经功能。Meta分析[127, 128]产生了模棱两可的、矛盾的结果，不能确定手术是否有益、适合手术的ICH类型和可能受益的病人以及各种可选择手术的相对有效性。

在当前的 CT/ 手术时代的随机前瞻性研究（RPS）

一项RPS[129]发现GCS评分在7~10的病人手术治疗的死亡率较低［注意：这些病人中仅有20%手术在出血8小时内进行，所有病人的平均手术时间为14.5小时（范围：6~48小时），可能较长]，然而，该组中的幸存者都严重残疾（无一人能自理）。

另一项[130]研究发现，手术对于壳核出血无益，所有病人预后不良。

国际STICH研究[131]：入组1033例病人。研究缺陷：选择偏倚可能（负责的神经外科医师必须不确定保守治疗与手术治疗的益处），“早期手术”指的是中位时间30小时的治疗，26%保守治疗的病人之后进行了手术——发病至手术平均时间为60小时（晚）。鉴于这些局限性，该研究的结论是，对于幕上ICH，早期手术没有好处（虽然可能有一些益处，如血肿在皮层下1cm内的亚组）。这项试验可以更准确地认为是在研究者主观判断是否需要手术的情况中，比较早期手术与延迟手术的效果。

结论

因此，是否手术需要根据病人的神经系统状况、血肿的大小和位置、病人的年龄和意愿（如“生存意愿”）以及当面对灾难性疾病时整个家庭有无采取“英勇”措施的想法进行个体化的选择。

手术治疗与保守治疗的指南

（对于小脑出血手术的单独适应证，见下文。）

1. 非手术治疗：倾向于保守治疗的因素。
   1) 症状极轻微的病变：如清醒有轻微偏瘫的病人（尤其GCS>10分[129]的病人）。
   2) 预后不良的情况：
      - 格拉斯哥昏迷评分高，且与以下几点有重叠。
      - 血肿量大，神经功能损害严重（见下文）。
      - 优势半球内的大量出血。
      - 神经功能较差：如强直性昏迷（GCS ≤5分），脑干功能缺如（眼球固定，强直等）。
      - 年龄>75岁者一般不耐受手术治疗。
   3) 严重的凝血病或其他重大基础性疾病：如发生脑疝，应考虑立即进行降低颅内压处理。
   4) 基底节（壳核）或丘脑出血：手术治疗并不比药物治疗有优势，而且这两种方式均疗效不佳[130, 132]（见下文）。
2. 外科治疗：倾向于采取手术快速清除血肿块的因素。
   1) 病变部位有明显占位效应、水肿，影像学检查显示中线移位（移位表明有早期脑疝迹象）。
   2) 病变的症状（如偏瘫/瘫痪，失语，或有时仅为思维混乱或兴奋等）可疑来自颅内压升高、血块或周围水肿导致的占位效应（如压迫）。直接因为出血造成的脑损伤，其症状不可能通过清除手术而逆转。

3) 体积：适当中等体积的血肿（如 10～30ml，见公式 84-1），比下列情况更适合手术：
   - × 小血肿（<10ml）：血块的占位效应及水肿通常不需要手术。
   - × 大血肿（>30ml）：预后差（71 例病人中仅 1 例能自理[133]）。
   - × 大量出血（>60ml 伴 GCS≤8 分）：30 天死亡率为 91%[133]。
   - × 大量出血［>85ml（直径为 5.5cm 球体的体积）］：无论用何种方法治疗，都没有病人可以存活[134]。

4) 治疗无效的持续颅内压增高（内科措施无效）：清除血肿肯定能降低颅内压，但是预后不明。
5) 不论部位如何，病情迅速恶化（特别是出现脑干受压体征）但被认为是可挽救的病人。
6) 有利的部位：如下。
   - 脑叶（非半球深部）：尽管在 1983 年进行的非随机研究中结果乐观，认为早期手术治疗深部出血病人预后良好[64]，但随后的随机研究未能证实这一益处[130]。
   - 小脑：见下文。
   - 外囊。
   - 非优势半球。
7) 年轻病人（特别是不超过 50 岁）：这些病人比年长病人能更好地耐受手术。而且，有别于年老病人有脑萎缩，他们颅内适应血肿和水肿导致的占位效应的空间较小。
8) 出血后的早期干预：症状出现或者恶化后 24 小时后手术效果可能差。

小脑出血的治疗

推荐[5，135]

1. GCS ≥14 分且血肿直径 <4cm：保守治疗。
2. GCS ≤13 分和血肿直径≥4cm：手术清除[5]。
3. 脑干生理反射消失和四肢弛缓性瘫痪：没有强化治疗的指证。注意：一些学者认为，直接压迫造成脑干反射的丧失可能是可逆的[136]，并且小脑出血需紧急手术（并且上述标准将因此拒绝可能使病人获益的手术），参见对小脑梗死和减压的讨论（见章节 82.2）。
4. 脑积水病人：无凝血性疾病时，使用脑室导管。× 注意：切忌过度引流导致小脑上疝（见章节 18.4.3）。大部分脑积水病例仍须清除血肿块。

内镜治疗脑室内出血

内镜治疗脑室内出血疗效不确定（Ⅱ级推荐[5]）。

84.8.3 手术的注意事项

一般性建议

1. 送标本[137]（血肿块、存在的异常缠结的血管、可能的话再送一些血肿腔壁）行病理分析（以排除肿瘤、AVM、脑淀粉样血管病等）。
2. 手术选择：
   1) 标准入路：直视下行开颅血肿清除术（可使用显微镜）。
   2) 溶栓合并立体定向血肿吸除术（见章节 98.2 立体定向外科，清除脑内血肿）。
   3) 内镜手术[138]。

小脑出血的手术技巧

1. 体位：侧卧位（见章节 92.2.3），出血侧朝上。
2. 如果手术紧急，推荐沿中线进行切皮，这可以迅速切开而几乎不会碰到椎动脉。
3. 颅骨切除术（去骨瓣）较开颅术好，可以缓解开颅术后的脑组织肿胀。
4. 推荐预防性钻孔（Frazier 孔），可以快速治疗术后可能出现的脑积水（放置见章节 92.4，使用见章节 92.7）；或者置脑室导管以监测 ICP 并可以术后引流 CSF。
5. 对于有破入脑室系统的病例，必须使用显微镜以清除进入四脑室的血肿块。

组织纤溶酶原激活物（t-PA）

脑室内给 t-PA 有助于溶解血块，维持导管的通畅性或使得已经堵塞的导管再通。但是，CLEAR Ⅲ 试验[139]显示，对于出血量 <30ml 的病人，在 6 个月时 mRS 评分的主要终点指标（mRS 评分）（表 85-5）≤3，使用 1mg t-PA 与生理盐水相比没有明显获益（6 个月时较低的死亡率与大量 mRS 评分 5 分的病人抵消）。× 如果怀疑有动脉瘤，AVM 或其他血管畸形，在解除原发病灶前，禁止使用[140，141]。

用法：2～5mg t-PA[140，142，143]溶于生理盐水中经脑室内导管（IVC）给药，注射后关闭 IVC 导管 2 小时[143]。

84.9 预后

丘脑出血倾向于破坏内囊（IC）者，比 IC 外侧出血压迫但不破坏 IC 者更容易产生偏瘫。

死亡率 导致死亡（一项测试地塞米松作用的试验）的主要原因是脑疝[144]，绝大多数是在出血后第一周的 GCS ≤7 分的病人。20 世纪 80 年代院内死亡率总体上是下降的，但是年龄≥65 岁的老年病人是上升的[3]。

报道的死亡率差异很大，取决于血块的大小和位置、病人的年龄和基础疾病状况，以及出血的病因。总体而言，ICH 的 30 天死亡率[2]约 44%，接近SAH（约46%）。脑叶出血病人（见章节 84.5）好于深部ICH（基底神经节、丘脑等），26 例病人的死亡率仅为 11%[16]。接受房颤抗凝治疗的病人预后比未接受抗凝治疗的病人差[145]。

84.10 青壮年 ICH

84.10.1 概述

在 72 例年龄 15～45 岁的非创伤性 ICH 病人的研究中[146]，发现 76% 有可推断的原因（表 84-7），3 例为分娩或产后出血（见章节 84.4）。参见妊娠和颅内出血（见章节 74.8）。

表 84-7 青壮年的自发出血的原因[146]

病因	百分比
AVM 破裂	29.1%
动脉性高血压	15.3%
囊性动脉瘤破裂	9.7%
拟交感药物滥用	6.9%
肿瘤[a]	4.2%
急性酒精中毒	2.8%
子痫及子痫前期	2.8%
上矢状窦栓塞	1.4%
烟雾病	1.4%
冷球蛋白血症	1.4%
其他	23.6%

[a] 血管瘤、室管膜瘤、转移性绒癌等（见章节 84.4.5）

AVM：这个年龄组的脑叶出血高度提示 AVM。在 40 例脑叶出血中，37.5% 被确定为来自 AVM[146]。

单纯疱疹性脑炎：CT 上可见出血，特别是在颞叶。见单纯疱疹性脑炎（见章节 22.1.1）。

滥用药物：青年中也应考虑特别是拟交感神经药物如可卡因（见章节 84.4）的使用。

白血病：ICH 可能是年轻成人白血病的初始表现 [可能是由于转移（绿色瘤，译者注：急性髓系白血病）或血小板减少]。

84.10.2 预后

总体住院存活率（包括接受药物治疗的病人）为 87.5%。

84.11 新生儿 ICH

84.11.1 概述

主要发生在早产儿。也称室管膜下出血（SEH）和原始基质出血（GMH）或早产儿脑室周围脑室内出血（PIVH）。脑室内出血（IVH）源于室管膜下出血的扩展[147]，见于 80% 的 SEH。

84.11.2 病因

富含血管的原始基质（GM）是脑发育过程中原始组织的一部分，将发育成神经元和胶质细胞。它位于侧脑室的室管膜下，并逐渐退化消失直到孕龄（GA）36 周。因此，早产儿基质依旧存在。大量的 CBF 通过其内的毛细血管网进入脑室周围血液循环系统，这些血管是不成熟、易脆的，而且不能自动调节[148, 149]。出血部位与年龄相关。GA 24～28 周，主要发生在尾状核体，GA 大于 29 周，出血出现在尾状核头[150]。

84.11.3 早产婴儿 PIVH 的发病机制

代谢活跃的 GM 对低灌注和低血压敏感，容易导致梗死。GM 是由 Heubner 动脉（来自大脑前动脉）、纹状体外侧动脉的终支（来自大脑中动脉）及脉络膜前动脉（来自颈内动脉或大脑中动脉）供血的分水岭区域，易受缺血的影响。

1. 由透明膜病、气胸和（或）贫血等引起的呼吸窘迫综合征可导致新生儿出生后窒息，这使得活跃的 GM 缺氧，并且引起毛细血管内皮细胞的缺血，使之更易梗死、破坏。
2. 高碳酸血症最大限度地扩张了 GM 薄壁血管。在这种情况下，突然的灌注量增加可导致血管破裂。
3. 任何原因导致的静脉压升高（阵痛及分娩、正压通气、刺激、气管内吸痰、心肌缺血引起的心力衰竭等）可使得 GM 的静脉压力升高以致破裂出血。
4. 高渗溶液快速液体复苏后的脱水，可促进体液从组织向血管渗透而增加血管内容量。GM 毛细血管也因全身血压升高而增加破裂风险。

84.11.4 PIVH 的危险因素

脑灌注压（CPP）的增加与脑血流量（CBF）的相应增加和缺氧是大

多数PIVH 风险因素的共同特性。升高的压力可破坏原始基质的脆弱血管而引起出血，这些血管先前可能因高CBF、CBF波动或缺氧已经存在损伤。

室管膜下出血危险因素包括[151]：

1. 主要与颅内压和脑血流增加有关：
   1) 窒息：包括高碳酸血症（见下文）。
   2) 快速扩容。
   3) 癫痫发作。
   4) 气胸。
   5) 发绀型心脏病（包括动脉导管未闭）。
   6) 机械性通气的婴儿患呼吸窘迫综合征(RDS)和CBF流速波动(可用Doppler 血流仪予以记录）[152]。
   7) 贫血。
   8) 低血糖。
   9) 动脉导管置入。
   10) 血压波动。
2. 早产。
3. 出生体重低。
4. 急性羊膜炎。
5. 早产，未能在产前48小时内给予类固醇皮质激素[153]（如在一些有分娩低体重新生儿危险的孕妇）：见下文。
6. 新生儿Apgar评分：1分钟时评分 <4，5分钟时评分 <8。
7. 酸中毒。
8. 凝血障碍。
9. 剖宫产时全身麻醉。
10. 体外膜肺氧合（ECMO)：由于CPP增高及肝素化所引起。
11. 母体滥用可卡因[154]。
12. 母体使用阿司匹林。

84.11.5 流行病学

发病率

依据检测和人口统计的方法有所不同（许多PIVH没有症状）。在美国每年出生540 000例早产儿。其中85 000例为非常早期早产儿（GA<32周），385 000例是晚期早产儿（GA为34～36周）。每年出生63 000例极低出生体重儿（<1500g)。在出生体重 <1500g的早产儿中，20%～25%将患有PIVH[155, 156]。

1978年的一项研究中，经CT检查在43%（20/46）的出生体重 <1500g的婴儿中发现了PIVH[157]。极低出生体重儿患PIVH的死亡率为

55%，无 PIVH 的死亡率为 23%[157]。113 例 GA<34 周的早产儿 90% 用超声波检测到 PIVH[158]（49% 为Ⅲ、Ⅳ级，分级见表 84-8）。

表 84-8 室管膜下出血分级[157]

分级	表现
I	室管膜下出血
Ⅱ	IVH 不伴脑室扩大
Ⅲ	IVH 伴脑室扩大
Ⅳ	IVH 伴脑实质出血

IVH= 脑室内出血

发病时间

PIVH 的发病时间呈双峰分布。PIVH 主要发生在出生后 6 小时内，50% 发生在出生后的 12 小时内[159, 160]，产后 3~4 天时出现第二次发病高峰。只有 5% 的 PIVH 发生在 4 天以后。10%～20% 的婴儿有进行性出血[160]。早期发病的 PIVH 更有可能进展，死亡率更高[161]。

84.11.6 预防措施

目前已经有很多研究为找到一种可以直接降低早产儿 PIVH 发病率的方法，但许多方法存在争议。主要方法应该是最佳的复苏治疗和新生儿监护，并将重点放在减少 CBF 波动的措施上：

1. 良好的产前护理及避免早产。
2. 产前类固醇皮质激素：对有早产儿风险的妇女应用 1 疗程的产前类固醇皮质激素可减少新生儿死亡率、呼吸窘迫综合征和 PIVH[162] 的发病率。多个疗程产前皮质类固醇没有改善预后，并且与出生时头围、体重和身长减少有关[163]。
3. 吲哚美辛：导致脑血管收缩并且降低 CBF 对 CO_2 变化的反应性，降低 CBF 和增加动脉氧合可减少动脉导管未闭（PDA）。然而，这可能增加肠穿孔的风险。
4. 产前 4 小时前给予维生素 K 肌内注射可将 PIVH 从 33% 降至 5%。
5. 7 项研究中，有 5 项研究表明：让脐带血流出且延迟 30～120 秒夹闭脐带可以增加早产儿的血细胞比容，降低 PIVH 的发生[164]。
6. 使用表面活性剂减少呼吸窘迫综合征（RDS）的发生。
7. 减少外部刺激（一些机构使用芬太尼静脉滴注）。
8. 使用激素稳定 GM 血管。

84.11.7 临床

分级

最常用的 Papile 分级方法建立在 CT 或超声所见的基础上，见表 84-8；如图 84-3 所示。

PIVH 可分为急性、亚急性。最常见的是在行超声监测中偶然发现。较低的 GA 和 PIVH 的严重程度之间存在直接的相关性。24～26 周 GA 的早产婴儿中，32% 有 Ⅲ 级的 PIVH，19% 有 Ⅳ 级的 PIVH，而 31～32 周 GA 的早产儿则有 11% 有 Ⅲ 级的 PIVH，5% 有 Ⅳ 级的 PIVH[165]。

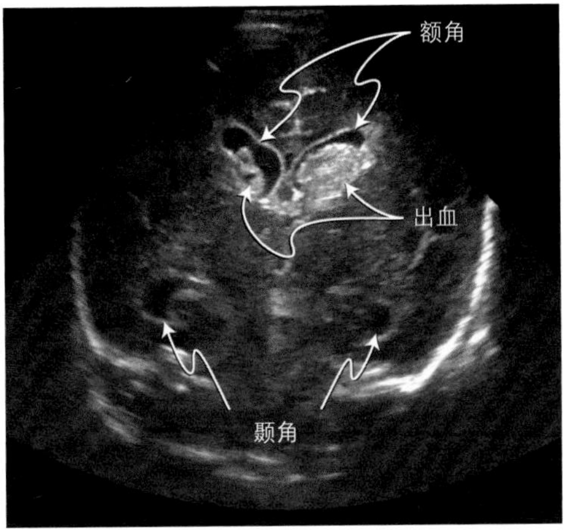

图 84-3 通过前囟对胎龄为 27 周的早产儿进行冠位超声检查。双侧生发基质出血（Ⅳ级）。侧脑室的颞角稍扩张

临床表现

无症状出血

大多数 PIVH 在临床上是不可预测的，通常具有较小的出血。回顾性分析表明，这些 PIVH 可表现为 HCT 下降或神经发育迟缓。无症状 PIVH 的 6 个月生存率为 78%，有症状 PIVH 仅 20%。

亚急性表现

通常为较少或较慢的出血，临床上表现为烦躁易怒、活动减少、异常眼球活动。

急性表现

1. 肌张力和活动变化：通常去脑强直或去皮层状态，有时弛缓性瘫痪。
2. 癫痫：亚临床表现。
3. 囟门饱满。
4. 低血压。
5. 呼吸和循环紊乱：呼吸暂停和心动过缓（“A 和 B”）。

6. 瞳孔对光反射消失和（或）眼外肌瘫痪。
7. HCT 下降大于 10%。

脑积水

概述

20%～50% 的 PIVH 婴儿会有短暂或进行性的脑积水（HCP)。Ⅲ级和Ⅳ级与低分级相比与进行性的脑室扩大相关性更高（但是，在低分级 PIVH 也可能发生 HCP[166]）。较低 GA 的婴儿患病危险性较低。

PIVH 后 HCP 一般发生于出血后 1～3 周。可能由细胞碎片和（或）血液分解产物对蛛网膜颗粒的毒性作用引起（交通性脑积水）；也可能由于颅后窝蛛网膜粘连，或极少情况下，通过压迫或阻塞主要通路，如中脑导水管所致（梗阻性脑积水）。在一例子宫内 PIVH 后发生 HCP 的病人，尸检发现导水管胶质增生[167]。

PIVH 脑室扩张的鉴别诊断

当发现脑室扩张时，需与下列情况鉴别：

1. 短暂的脑室扩张：PIVH 后数天内发生。这并不引起颅内压增高，是自限性的。
2. 进行性脑室扩张：20%～50% 患儿可发生（真正的 HCP)。
3. “脑外积水”：由脑组织的缺失或发育不良引起。多次超声检查无进行性进展。由于缺乏脑发育，未能刺激脑的生长，头围（枕额周径 OFC）降低到正常以下。

可能出现的表现

OFC 异常增加、嗜睡、呼吸暂停和心动过缓、呕吐。在多次超声或 CT 或 MRI 检查中存在脑室系统的进行性扩张。

84.11.8 病理生理学

PIVH 对于脑的危害主要源于[168]：

1. 破坏原始基质及胶质前体细胞。
2. 血肿直接造成对神经组织的损伤：一旦出血被吸收，会导致患儿遗留脑穿通畸形或囊变。
3. 血肿可对邻近脑组织产生压力、减少 CBF，甚至影响该侧半球血肿远隔部位的脑组织[169]。
4. 由于血肿[170]导致颅内压升高，致使 CBF 弥散性降低。
5. 缺氧造成 PIVH 的同时也造成了其他损害。
6. CPP 下降导致脑室周围的白质病变（PVL）及脑梗死。
7. 脑室周围出血性梗死。
8. 脑积水（见上文）：对中枢神经系统有巨大破坏。
9. 癫痫发作：反复或持续性发作可破坏神经元功能。

84.11.9 诊断

超声（U/S）

通过囟门进行操作[158]。准确率约 88%（敏感性 91%，特异性 85%）[171]。U/S 具有很高的诊断价值，因为：

1. 可以显现脑室的大小、出血的部位及大小和脑皮层的厚度。
2. 可以在婴儿床旁进行操作（避免了搬动）。
3. 无创。
4. 不会受婴儿偶尔运动的影响（可免用镇静剂）。
5. 不需接触放射线（对儿童诊断成像的辐射具有致癌[172]和损伤晶体的远期风险）。
6. 相对容易动态追踪检查。

CT 扫描

有时当 U/S 不容易获得时，或在解剖结构难以从 U/S 图像推断的复杂情况下是必需的。许多ICU 具有可用的便携式CT 扫描，不需要转移病人。

快速序列 MRI

优点：没有与 CT 扫描相关的电离辐射的风险。

缺点：需要将婴儿从新生儿 ICU 移至放射科。

84.11.10 治疗

一般治疗

一般治疗致力于维持正常的 MAP 及 pCO_2 来改善 CPP 而不使 CBF 过度升高，并根据需要治疗存在的脑积水（见上文）。

每日腰椎穿刺可以控制出血后高颅压的恶性反应，但不能长期解决颅压高的问题（需要永久分流）。必须多次 U/S 来监测脑室变化。

内科治疗

1. 不是很有效。几项研究中病人的情况甚至加重。
2. 渗透剂：异山梨醇、甘油。效应是短期的。
3. × 利尿治疗：一直应用，但一项大的研究表明该治疗在一年时出现肾钙质沉着症及生化紊乱，导致运动功能受损的风险临界增加[173]。研究的结果极具说服力，数据监测委员会更令此项研究提前结束。呋塞米及乙酰唑胺对于出血后的脑室扩大的治疗既不安全又无效，已不再推荐[174]。

外科 / 介入治疗

由于手术效果差，新生儿颅内出血并不是外科手术适应证，除非颅后窝血肿引起脑干受压且内科治疗无效时。一般先采取保守支持治疗[175]。支持治疗措施通常是有序进行的。

脑室内出血的干预

概述

34% 体重小于 1500g 的婴儿在药物治疗失败以后需要分流或腰大池引流。超过 70% 的 Ⅲ 型和 Ⅳ 型的 PIVH 可出现进行性脑室扩大，而其中 32%～47% 最终需要行分流手术[176]。

手术适应证

对于脑室内出血的干预指征为进行性巨脑室伴 OFC 增长过快，超过相应的百分位数曲线（译者注：婴儿生长曲线图）及出现颅内压升高的临床证据（颅缝分裂或囟门饱满等）。

反复腰椎穿刺

操作便利，用于出血伴脑室扩张和交通性脑积水（PIVH 伴发 HCP 的常见类型）[177]。

应当首先了解 Meta 分析的结果[178]，约每次 10ml/kg 的连续腰椎或脑室穿刺用于预防或治疗进行性脑积水者与保守治疗相比没有明显的益处，并且具有 5%～9% 的感染率。在极少数情况下，腰椎穿刺可以成功地暂时缓解进行性 HCP 几个星期，直到婴儿足够大以放置分流。

婴儿体重小于 800g 因侧卧氧饱和度下降而无法耐受腰椎穿刺，或者腰椎穿刺困难。对这些病人，可以考虑做 1～2 次脑室穿刺，至少获得脑脊液以进行检查（有些病例无须做更多处理）。

多次脑室放液

对于不能耐受腰椎穿刺或脊髓蛛网膜下隙 CSF 受阻（如由于既往腰椎穿刺引起的脊髓硬脊膜下血肿等）的婴儿短期可以考虑用此法。但是不可作为长期治疗的手段，因为可对脑组织造成反复损伤（脑穿通畸形的风险）以及脑内、脑室及硬脑膜下血肿的危险。

如果需要继续穿刺［如大出血或几次穿刺之后通过触诊前囟门（AF）饱满度确定的快速复发的高颅压］，可接受的选择包括：

1. 连续腰椎穿刺（见下文）。
2. 脑室放液：经皮脑室穿刺，如多次操作不推荐，因可致脑穿通畸形。
3. 放置临时脑室通路装置（TVAD）：将脑室导管连接到帽状腱膜下的储液囊（可用 Rickham 或 Mcbomb 储液囊[179]），较安全，可床旁操作，避免转运至手术室[180]。
    1) 临时脑室通路：该储液囊可用于数次的经皮穿刺放液，通常每天一次或者隔天一次放液，用 27Ga 的蝴蝶针头，聚乙烯酮碘棉签消毒 3 遍，抽取约 10ml 脑脊液送培养。报告的感染率为 8%～12%[181]。
    2) 脑室帽状腱膜下分流：储存囊的侧端口未封闭。手术中必须提前备好帽状腱膜处的口袋结构，液体可以从这个潜在腔隙被回吸收。首先由 Mikulicz-Radecki（1850–1905）在 1893 年使用。报道的最长使用时间是 35 天[182]，感染率约为 6%。

3) 储水囊在需要或合适的情况下也可改成 VP 分流。婴儿体重 <1100g 因感染率高而不适合手术。

4. 脑室外引流（EVD）：与放置皮下储液囊相似，可能意外脱落（13%），感染率为 6%。
5. 早期脑室腹腔分流术：高感染率，许多病例腹腔情况不适合，如坏死性小肠结肠炎（NEC），经皮穿管处皮下组织缺乏。婴儿体重 <2000g 时不推荐使用。

临时脑室通路装置（TVAD）

TVAD 优点

1. 避免在具有感染，皮肤破裂或其他手术 / 麻醉并发症风险的不健康儿童中行分流手术。
2. 清除蛋白和细胞碎片（对于下一步分流更有利）。
3. 避免因反复穿刺导致的脑穿通畸形。
4. 当需要时可提供用于输注药物（如抗生素）的端口。
5. 避免了使用笨重、容易脱出的 EVD，EVD 平均 13 天时的感染发生率为 6%。
6. 高达 25% 的患儿可康复，且避免永久性置入分流装置[183, 184]。

TVAD 缺点

1. 需要神经外科医师来操作（有时候难以实现）。
2. 后续如果置入永久分流装置的话，其感染发生的概率从 5% 升至 13%[185]。
3. 可能出现神经外科的一般风险，如血肿、感染、脑室炎、脑膜炎、脑脊液漏等。
4. 过度引流还可导致硬脑膜下血肿、影响颅骨生长等。

多次引流的技术讨论（通过脑室储液囊或 LP）

首先放液 8～20ml，然后每天重复操作（如果 24 小时内前囟张力高，可增加次数）数天，以后根据反应可以从每次 5～20ml，隔天一次到每次 15ml，每天 3 次。抽取的频率和容量可以根据以下情况调整：

1. 前囟饱满：尝试保持前囟张力不高。
2. 连续 U/S（超声）监测脑室大小：努力防止进行性扩大，通常脑室体积会减小。
3. 观察头围（OFC）：不应超过儿童发育百分比曲线（需要有别于所谓“追赶阶段”，即一旦一些婴儿从健康问题中康复，便可以充分利用营养，出现大脑生长[186, 187]，连续 U/S 监测可以看到在“追赶阶段”的病例大脑迅速生长，而没有进行性脑室扩大）。

4. 脑脊液蛋白浓度：尚有争议。连续数次腰椎穿刺放液后可减少。有些人认为只要不少于 1g/L 就不可能自发吸收，有必要反复进行腰椎穿刺放液。
5. 注意：放液可以引起电解质紊乱，主要是低钠血症，定期观察血清电解质。

连续 3~5 天的 U/S 连续检测后，每周一次连续数周，然后 2 周一次。置入永久脑室分流管前先行 CT 为基线对照。

直接 V P 分流或将皮下储液囊转换为 VP 分流

适应证和适合手术的条件：

1. 有症状脑积水（见章节 84.11.7）和（或）进行性脑室扩大。
2. 婴儿已拔管（停用呼吸机）。
3. 婴儿体重≥2000g（有些标准要求体重≥2500g)。
4. 没有 NEC 证据（可能使分流管腹腔端出现问题）。
5. 脑脊液蛋白理想值为小于 1g/L [因为担心分流管梗阻，或引起肠梗阻及液体吸收障碍（从硬膜下隙引流出的高蛋白液体不会引起这种情况[188]；如果病人开始重吸收自身的脑脊液也能见到此情况）]。

技术推荐：

1. 在放入新分流管之前至少 24 小时不要再做储液囊放液（允许脑室适当扩大便于放置导管）。
2. 在手术前一天做超声检查。
3. 使用低压或超低压分流系统（如果脑脊液蛋白高，考虑无泵系统），必要时在婴儿期可升级。
4. 避免将分流装置放置在衰弱无力的婴儿容易受压的地方（防止皮肤破溃分流装置外露）。

84.11.11 预后

短期预后

与没有 PIVH 的早产儿比较，PIVH 的早产儿具有更高的死亡率。

出血发生越早，死亡率越高，血肿进展越快。出血越严重，死亡率和发生脑积水的危险性越高（见表 84-9)。

表 84-9 PIVH 短期预后（约 250 例[147]）

出血严重性	死亡（%）	进行性脑积水（%）
轻	0	0~10
中	5~15	15~25
重	50~65	65~100

长期预后

对于低级别 PIVH 长期的神经发展情况尚无定论。大多数研究者认为，较高等级的 PIVH 与可匹配的对照组相比具有更大程度的残疾可能。

在一组研究中，12 例婴儿Ⅱ级 PIVH 行反复腰椎穿刺治疗，7 例因进行性脑室扩大采用V P 分流术，追踪随访平均 4.5 年发现所有病人都能行走，75% 的智商在正常范围内[189]。

最近对极低出生体重婴儿的研究表明，与没有 PIVH 的儿童或同样级别但不需要分流的 PIVH 患儿相比，具有严重 PIVH 且分流治疗后的 18～22 个月的儿童在 Bayley 婴儿发育量表（BSID）IIR 上的得分显著降低[190]。

84.12 其他导致新生儿脑内血肿的原因

1. 分娩伤可导致硬脑膜下血肿，小脑幕出血、脑实质血肿或蛛网膜下隙出血。通常在婴儿出现抽搐、呼吸暂停、心动过缓或较少见的局灶性神经系统功能障碍时经 CT 或 U/S 检查发现。一般较少需要手术干预。
2. 脉络丛出血可导致 IVH。一些情况下，HCP 可进展且需行分流术。
3. 在存活出生新生儿中出血性卒中的发病率为 6.2/100 000[191]。通常表现为脑病（100%）及抽搐（65%）。此类卒中约 75% 为特发性的。其他已经明确的病因包括血小板减少症，也有一例是海绵状血管畸形所致。围生期出血的危险因素包括：男性、胎儿窘迫、急诊剖宫产、早产及过度成熟。
4. 新生儿肿瘤也可表现为血肿。
5. 新生儿任何形式的血管畸形可导致出血，但并不常见。这些新生儿中约 40% 被诊断为 Galen 静脉畸形[192]。这些婴儿中的大部分存在有重症充血性心力衰竭，50% 存在巨大脑室。

（鲁峻麟 译 于嵩林 校）

参考文献

[1] Ojemann RG, Heros RC. Spontaneous Brain Hemorrhage. Stroke. 1983; 14:468–475

[2] Broderick JP, Brott TG, Tomsick T, et al. Intracerebral Hemorrhage More Than Twice as Common as Subarachnoid Hemorrhage. J Neurosurg. 1993; 78:188–191

[3] Chyatte D, Easley K, Brass LM. Increasing Hospital Admission Rates for Intracerebral Hemorrhage During the Last Decade. J Stroke Cerebrovasc Dis. 1997; 6:354–360

[4] Moon JS, Janjua N, Ahmed S, et al. Prehospital neurologic deterioration in patients with intracerebral hemorrhage. Crit Care Med. 2008; 36: 172–175

[5] Hemphill JC,3rd, Greenberg SM, Anderson CS, et al. Guidelines for the Management of Spontaneous Intracerebral Hemorrhage: A Guideline for Healthcare Professionals From the American Heart Association/American Stroke Association. Stroke. 2015; 46:2032–2060

[6] Gorelick PB, Kelly MA, Feldman E. Ethanol. In: Intracerebral Hemorrhage. Armonk, New York: Futura Publishing Co.; 1994:195–208

[7] Camargo CA. Moderate alcohol consumption and stroke: The epidemiological evidence. Stroke. 1989; 20:1611–1626

[8] Juvela S, Hillbom M, Palomäki H. Risk Factors for Spontaneous Intracerebral Hemorrhage. Stroke. 1995; 26:1558–1564

[9] Feldman E. Intracerebral Hemorrhage. Armonk, NY 1994

[10] Monforte R, Estruch R, Graus F, et al. High Ethanol Consumption as Risk Factor for Intracerebral

Hemorrhage in Young and Middle-Aged People. Stroke. 1990; 21:1529–1532
[11] Shinton R, Beevers G. Meta-analysis of relation between cigarette smoking and stroke. Br Med J. 1989; 298:789–794
[12] Fogelholm R, Murros K. Cigarette Smoking and Risk of Primary Intracerebral Hemorrhage: A Population-Based Case-Control Study. Acta Neurol Scand. 1993; 87:367–370
[13] Gorelick PB. Stroke from alcohol and drug abuse. A current social peril. Postgrad Med. 1990; 88: 171–178
[14] Niizuma H, Shimizu Y, Nakasato N, et al. Influence of Liver Dysfunction on Volume of Putaminal Hemorrhage. Stroke. 1988; 19:987–990
[15] Schmidek HH, Sweet WH. Operative Neurosurgical Techniques. New York 1982
[16] Ropper AH, Davis KR. Lobar Cerebral Hemorrhages: Acute Clinical Syndromes in 26 Cases. Ann Neurol. 1980; 8:141–147
[17] Caplan L. Intracerebral Hemorrhage Revisited. Neurology. 1988; 38:624–627
[18] Caplan LR, Skillman J, Ojemann R, et al. Intracerebral Hemorrhage Following Carotid Endarterectomy: A Hypertensive Complication. Stroke. 1979; 9:457–460
[19] Bernstein M, Fleming JFR, Deck JHN. Cerebral Hyperperfusion After Carotid Endarterectomy: A Cause of Cerebral Hemorrhage. Neurosurgery. 1984; 15:50–56
[20] Humphreys RP, Hoffman HJ, Mustard WT, et al. Cerebral hemorrhage following heart surgery. J Neurosurg. 1975; 43:671–675
[21] Fisher CM, Adams RD. Observations on Brain Embolismwith Special Reference to the Mechanism of Hemorrhagic Infarction. J Neuropathol Exp Neurol. 1951; 10:92–93
[22] Hornig CR, Dorndorf W, Agnoli AL. Hemorrhagic Cerebral Infarction: A Prospective Study. Stroke. 1986; 17:179–185
[23] Okada Y, Yamaguchi T, Minematsu K, et al. Hemorrhagic Transformation in Cerebral Embolism. Stroke. 1989; 20:598–603
[24] Bogousslavsky J, Regli F, Uske A, et al. Early Spontaneous Hematoma in Cerebral Infarct: Is Primary Cerebral Hemorrhage Overdiagnosed? Neurology. 1991; 41:837–840
[25] Cerebral Embolism Study Group. Cardioembolic stroke, early anticoagulation, and brain hemorrhage. Arch Intern Med. 1987; 147:626–630
[26] Raabe A, Krug U. Migraine associated bilateral intracerebral hemorrhages. Clin Neurol Neurosurg. 1999; 101:193–195
[27] Cole A, Aube M. Late-Onset Migraine with Intracerebral Hemorrhage: A Recognizable Syndrome. Neurology. 1987; 37S1
[28] Lee K-C, Clough C. Intracerebral Hemorrhage After Break Dancing. N Engl J Med. 1990; 323:615–616
[29] Caplan LR, Neely S, Gorelick P. Cold-Related Intracerebral Hemorrhage. Arch Neurol. 1984; 41
[30] Rosenblum WI. Miliary Aneurysms and 'Fibrinoid' Degeneration of Cerebral Blood Vessels. Hum Pathol. 1977; 8:133–139
[31] Fisher CM. Pathological Observations in Hypertensive Cerebral Hemorrhage. J Neuropathol Exp Neurol. 1971; 30:536–550
[32] The National Institute of Neurological Disorders and Stroke rt-PA Stroke Study Group. Tissue plasminogen activator for acute ischemic stroke. N Engl J Med. 1995; 333:1581–1587
[33] Aldrich MS, Sherman SA, Greenberg HS. Cerebrovascular Complications of Streptokinase Infusion. JAMA. 1985; 253:1777–1779
[34] Maggioni AP, Franzosi MG, Santoro E, et al. The risk of stroke in patients with acute myocardial infarction after thrombolytic and antithrombotic treatment. N Engl J Med. 1992; 327:1–6
[35] Grines CL, Browne KF, Marco J, et al. A Comparison of Immediate Angioplasty with Thrombolytic Therapy for Acute Myocardial Infarction. N Engl J Med. 1993; 328:673–679
[36] Public Health Service. Approval of Thrombolytic Agents. FDA Drug Bull. 1988; 18:6–7
[37] Mehta SR, Eikelboom JW, Yusuf S. Risk of intracranial hemorrhage with bolus versus infusion thrombolytic therapy: a meta-analysis. Lancet. 2000; 356:449–454
[38] Tenecteplase (TNKase) for thrombolysis. Med Letter. 2000; 42:106–108
[39] DaSilva VF, Bormanis J. Intracerebral Hemorrhage After Combined Anticoagulant-Thrombolytic Therapy for Myocardial Infarction: Two Case Reports and a Short Review. Neurosurgery. 1992; 30:943–945
[40] The Steering Committee of the Physician's Health Study Group. Preliminary Report: Findings from the Aspirin Component of the Ongoing Physician's Health Study. N Engl J Med. 1988; 318:262–264
[41] Blackshear JL, Kopecky SL, Litin SC, et al. Management of Atrial Fibrillation in Adults: Prevention of Thromboembolism and Symptomatic Treatment. Mayo Clin Proc. 1996; 71:150–160
[42] Spektor S, Agus S, Merkin V, et al. Low-dose aspirin prophylaxis and risk of intracranial hemorrhage in patients older than 60 years of age with mild or moderate head injury: a prospective study. J Neurosurg. 2003; 99:661–665
[43] Schurks M, Glynn RJ, Rist PM, et al. Effects of vitamin E on stroke subtypes: meta-analysis of randomised controlled trials. BMJ. 2010; 341
[44] Lowenstein DH, Collins SD, Massa SM, et al. The Neurologic Complications of Cocaine Abuse. Neurology. 1987; 37S1
[45] Levine S. Cocaine and stroke. Current concepts of cerebrovascular disease. Stroke. 1987; 22:25–29
[46] Harrington H, Heller A, Dawson D, et al. Intracerebral Hemorrhage and Oral Amphetamines. Arch Neurol. 1983; 40:503–507
[47] Bruno A, Nolte KB, Chapin J. Stroke associated with ephedrine use. Neurology. 1993; 43:1313–1316
[48] Stoessl AJ, Young GB, Feasby TE. Intracerebral hemorrhage and angiographic beading following ingestion of catechoaminergics. Stroke. 1985; 16: 734–736
[49] Phenylpropanolamine and other OTC alpha-adrenergic agonists. Med Letter. 2000; 42
[50] Haller CA, Benowitz NL. Adverse cardiovascular and central nervous system events associated with dietary supplements containing ephedra alkaloids. N Engl J Med. 2000; 343:1833–1838
[51] Gudeman SK, Kishore PR, Miller JD, et al. The Genesis and Significance of Delayed Traumatic Intracerebral Hematoma. Neurosurgery. 1979; 5:309–313
[52] Young HA, Gleave JRW, Schmidek HH, et al. Delayed Traumatic Intracerebral Hematoma: Report of 15 Cases Operatively Treated. Neurosurgery. 1984; 14:22–25
[53] Wang KC, Chen CP, Yang YC, et al. Stroke complicating pregnancy and the puerperium. Zhonghua Yi Xue Za Zhi (Taipei). 1999; 62:13–19
[54] Salerni A, Wald S, Flannagan M. Relationships Among Cortical Ischemia, Infarction, and Hemorrhage in Eclampsia. Neurosurgery. 1988; 22:408–410
[55] Witlin AG, Mattar F, Sibai BM. Postpartum stroke: a twenty-year experience. Am J Obstet Gynecol. 2000; 183:83–88
[56] Geocadin RG, Razumovsky AY, Wityk RJ, et al. Intracerebral hemorrhage and postpartum cerebral vasculopathy. J Neurol Sci. 2002; 205:29–34
[57] Kalfas IH, Little JR. Postoperative Hemorrhage: A Survey of 4992 Intracranial Procedures. Neurosurgery. 1988; 23:343–347
[58] Papanastassiou V, Kerr R, Adams C. Contralateral Cerebellar Hemorrhagic Infarction After Pterional Craniotomy: Report of Five Cases and Review of the Literature. Neurosurgery. 1996; 39:841–852
[59] Toczek MT, Morrell MJ, Silverberg GA, et al. Cerebellar Hemorrhage Complicating Temporal Lobectomy: Report of Four Cases. J Neurosurg. 1996; 85:718–722
[60] Menovsky T, Andre Grotenhuis J, Bartels RH. Aneurysm of the anterior inferior cerebellar artery (AICA) associated with high-flow lesion: report of two cases and review of literature. J Clin Neurosci. 2002; 9:207–211
[61] Brott T, Thalinger K, Hertzberg V. Hypertension as a Risk Factor for Spontaneous Intracerebral Hemorrhage. Stroke. 1986; 17:1078–1083
[62] Wakai S, Nagai M. Histological Verification of

Microaneurysms as a Cause of Cerebral Hemorrhage in Surgical Specimens. J Neurol Neurosurg Psychiatry. 1989; 52:595–599
[63] Newton TH, Potts DG. Radiology of the Skull and Brain. Saint Louis 1971
[64] Kaneko M, Tanaka K, Shimada T, et al. Long-Term Evaluation of Ultra-Early Operation for Hypertensive Intracerebral Hemorrhage in 100 Cases. J Neurosurg. 1983; 58:838–842
[65] Gilles C, Brucher JM, Khoubesserian P, et al. Cerebral Amyloid Angiopathy as a Cause of Multiple Intracerebral Hemorrhages. Neurology. 1984; 34:730–735
[66] Mandybur TI. Cerebral Amyloid Angiopathy: The Vascular Pathology and Complications. J Neuropathol Exp Neurol. 1986; 45:79–90
[67] Vonsattel JP, Myers RH, Hedley-White ET, et al. Cerebral Amyloid Angiopathy Without and With Cerebral Hemorrhages: A Comparative Histological Study. Ann Neurol. 1991; 30:637–649
[68] Kase CS, Kase CS, Caplan LR. Cerebral Amyloid Angiopathy. In: Intracerebral Hemorrhage. Boston: Butterworth-Heinemann; 1994:179–200
[69] Greenberg SM, Briggs ME, Hyman BT, et al. Apolipoprotein E e4 Is Associated With the Presence and Earlier Onset of Hemorrhage in Cerebral Amyloid Angiopathy. Stroke. 1996; 27: 1333–1337
[70] Vinters HV, Gilbert JJ. Amyloid Angiopathy: Its Incidence and Complications in the Aging Brain. Stroke. 1981; 12
[71] Greenberg SM, Rebeck GW, Vonsattel JPV, et al. Apolipoprotein E e4 and Cerebral Hemorrhage Associated with Amyloid Angiopathy. Ann Neurol. 1995; 38:254–259
[72] Kingston IB, Castro MJ, Anderson S. In Vitro Stimulation of Tissue-Type Plasminogen Activator by Alzheimer Amyloid Beta-Peptide Analogues. Nature Med. 1995; 1:138–142
[73] Greenberg SM, Edgar MA. Cerebral Hemorrhage in a 69-Year Old Woman Receiving Warfarin. Case Records of the Massachusetts General Hospital. Case 22-1996. N Engl J Med. 1996; 335:189–186
[74] Auriel E, Charidimou A, Gurol ME, et al. Validation of Clinicoradiological Criteria for the Diagnosis of Cerebral Amyloid Angiopathy-Related Inflammation. JAMA Neurol. 2016; 73:197–202
[75] Scott M. Spontaneous Intracerebral Hematoma caused by Cerebral Neoplasms. J Neurosurg. 1975; 42:338–342
[76] Dublin AB, Norman D. Fluid-Fluid Level in Cystic Cerebral Metastatic Melanoma. J Comput Assist Tomogr. 1979; 3:650–652
[77] Acosta-Sison H. Extensive Cerebral Hemorrhage Caused by the Rupture of a Cerebral Blood Vessel due to a Chorionepithelioma Embolus. Am J Ob Gyn. 1956; 71
[78] Weir B, MacDonald N, Mielke B. Intracranial Vascular Complications of Choriocarcinoma. Neurosurgery. 1978; 2
[79] Weinstein ZR, Downey EF. Spontaneous Hemorrhage in Medulloblastomas. AJNR. 1983; 4: 986–988
[80] McCormick WF, Ugajin K. Fatal Hemorrhage into a Medulloblastoma. J Neurosurg. 1967; 26:78–81
[81] Chugani HT, Rosemblat AM, Lavenstein BL, et al. Childhood Medulloblastoma Presenting with Hemorrhage. Childs Brain. 1984; 11:135–140
[82] Zee CS, Segall HD, Miller C, et al. Less Common CT Features of Medulloblastoma. Radiology. 1982; 144:97–102
[83] Oldberg E. Hemorrhage into Gliomas. Arch Neurol Psych. 1933; 30:1061–1073
[84] Richardson RR, Siqueira EB, Cerullo LJ. Malignant Glioma: Its Initial Presentation as Intracranial Hemorrhage. Acta Neurochir. 1979; 46:77–84
[85] Nakao S, Sato S, Ban S, et al. Massive Intracerebral Hemorrhage Caused by Angioblastic Meningioma. Surg Neurol. 1977; 7:245–247
[86] Modesti LM, Binet EF, Collins GH. Meningiomas causing Spontaneous Intracranial Hematomas. J Neurosurg. 1976; 45:437–441
[87] Goran A, Ciminello VJ, Fisher RG. Hemorrhage into Meningiomas. Arch Neurol. 1965; 13:65–69
[88] Cabezudo-Artero, Areito-Cebrecos, Vaquero- Crespo J. Hemorrhage Associated with Meningioma. J Neurol Neurosurg Psych. 1981; 44
[89] Little JR, Dial B, Belanger G, et al. Brain Hemorrhage from Intracranial Tumor. Stroke. 1979; 10:283–288
[90] Wakai S, Inoh S, Ueda Y, et al. Hemangioblastoma Presenting with Intraparenchymatous Hemorrhage. J Neurosurg. 1984; 61:956–960
[91] McCoyd K, Barron KD, Cassidy RJ. Acoustic Neurinoma Presenting as Subarachnoid Hemorrhage. J Neurosurg. 1974; 41:391–393
[92] Gleeson RK, Butzer JF, Grin OD. Acoustic Neurinoma Presenting as Subarachnoid Hemorrhage. J Neurosurg. 1978; 49:602–604
[93] Yonemitsu T, Niizuna H, Kodama N, et al. Acoustic Neurinoma Presenting as Subarachnoid Hemorrhage. Surg Neurol. 1983; 20:125–130
[94] Vincent FM, Bartone JR, Jones MZ. Cerebellar Astrocytoma Presenting as a Cerebellar Hemorrhage in a Child. Neurology. 1980; 30:91–93
[95] Kawamata T, Takeshita M, Kubo O, et al. Management of Intracranial Hemorrhage Associated with Anticoagulant Therapy. Surg Neurol. 1995; 44:438–443
[96] Fihn SD, McDonell M, Martin D, et al. Risk Factors for Complications of Chronic Anticoagulation: A Multicenter Study. Ann Intern Med. 1993; 118: 511–520
[97] Smith DB, Hitchcock M, Philpot PJ. Cerebral Amyloid Angiopathy Presenting as Transient Ischemic Attacks: Case Report. J Neurosurg. 1985; 63:963–964
[98] Greenberg SM, Vonsattel JP, Stakes JW, et al. The Clinical Spectrum of Cerebral Amyloid Angiopathy: Presentations without Lobar Hemorrhage. Neurology. 1993; 43:2073–2079
[99] Broderick JP, Brott TG, Tomsick T, et al. Ultra-Early Evaluation of Intracerebral Hemorrhage. J Neurosurg. 1990; 72:195–199
[100] Brott T, Broderick J, Kothari R, et al. Early hemorrhage growth in patients with intracerebral hemorrhage. Stroke. 1997; 28:1–5
[101] Fujii Y, Tanaka R, Takeuchi S, et al. Hematoma Enlargement in Spontaneous Intracerebral Hemorrhage. J Neurosurg. 1994; 80:51–57
[102] Arakawa S, Saku Y, Ibayashi S, et al. Blood Pressure Control and Recurrence of Hypertensive Brain Hemorrhage. Stroke. 1998; 29:1806–1809
[103] Gonzalez-Duarte A, Cantu C, Ruiz-Sandoval JL, et al. Recurrent Primary Cerebral Hemorrhage: Frequency, Mechanisms, and Prognosis. Stroke. 1998; 29:1802–1805
[104] Stocchetti N, Croci M, Spagnoli D, et al. Mass volume measurement in severe head injury: accuracy and feasibility of two pragmatic methods. J Neurol Neurosurg Psychiatry. 2000; 68:14–17
[105] Pasqualin A, Barone G, Cioffi F, et al. The relevance of anatomic and hemodynamic factors to a classification of cerebral arteriovenous malformations. Neurosurgery. 1991; 28:370–379
[106] Bullock MR, Chesnut RM, Ghajar J, et al. Appendix I: Post-traumatic mass volume measurements in traumatic brain injury. Neurosurgery. 2006; 58
[107] Kothari RU, Brott T, Broderick JP, et al. The ABCs of measuring intracerebral hemorrhage volumes. Stroke. 1996; 27:1304–1305
[108] Wada R, Aviv RI, Fox AJ, et al. CT angiography "spot sign" predicts hematoma expansion in acute intracerebral hemorrhage. Stroke. 2007; 38:1257–1262
[109] Bradley WG. MR Appearance of Hemorrhage in the Brain. Radiology. 1993; 189:15–26
[110] Taveras JM, Gilson JM, Davis DO, et al. Angiography in Cerebral Infarction. Radiology. 1969; 93:549–558
[111] Toffol GJ, Biller J, Adams HP, et al. The Predicted Value of Arteriography in Nontraumatic Intracerebral Hemorrhage. Stroke. 1986; 17:881– 883
[112] Holloway RG, Arnold RM, Creutzfeldt CJ, et al. Palliative and end-of-life care in stroke: a statement for healthcare professionals from the American Heart Association/American Stroke Association. Stroke. 2014; 45:1887–1916
[113] Hemphill JC,3rd, Bonovich DC, Besmertis L, et al. The ICH score: a simple, reliable grading scale for intracerebral hemorrhage. Stroke. 2001; 32:891– 897

[114] Zhu XL, Chan MSY, Poon WS. Spontaneous Intracranial Hemorrhage: Which Patients Need Diagnostic Cerebral Angiography? A Prospective Study of 206 Cases and Review of the Literature. Stroke. 1997; 28:1406–1409
[115] Laissy JP, Normand G, Monroc M, et al. Spontaneous Intracerebral Hematomas from Vascular Causes: Predictive Value of CT Compared with Angiography. Neuroradiology. 1991; 33:291– 295
[116] Qureshi AI, Palesch YY, Martin R, et al. Interpretation and Implementation of Intensive Blood Pressure Reduction in Acute Cerebral Hemorrhage Trial (INTERACT II). J Vasc Interv Neurol. 2014; 7:34–40
[117] Qureshi AI, Palesch YY, Barsan WG, et al. Intensive Blood-Pressure Lowering in Patients with Acute Cerebral Hemorrhage. N Engl J Med. 2016; 375: 1033–1043
[118] Mayer SA, Brun NC, Begtrup K, et al. Recombinant activated factor VII for acute intracerebral hemorrhage. N Engl J Med. 2005; 352:777–785
[119] Pessin MS, Estol CJ, Lafranchise F, et al. Safety of Anticoagulation After Hemorrhagic Infarction. Neurology. 1993; 43:1298–1303
[120] Phan TG, Koh M, Wijdicks EF. Safety of discontinuation of anticoagulation in patients with intracranial hemorrhage at high thromboembolic risk. Arch Neurol. 2000; 57:1710–1713
[121] Hacke W. The dilemma of reinstituting anticoagulation for patients with cardioembolic sources and intracranial hemorrhage: how wide is the strait between skylla and karybdis? Arch Neurol. 2000; 57:1682–1684
[122] Bertram M, Bonsanto M, Hacke W, et al. Managing the therapeutic dilemma: patients with spontaneous intracerebral hemorrhage and urgent need for anticoagulation. J Neurol. 2000; 247:209–214
[123] Viswanathan A, Rakich SM, Engel C, et al. Antiplatelet use after intracerebral hemorrhage. Neurology. 2006; 66:206–209
[124] Eckman MH, Rosand J, Knudsen KA, et al. Can patients be anticoagulated after intracerebral hemorrhage? A decision analysis. Stroke. 2003; 34: 1710–1716
[125] Wijdicks EF, Schievink WI, Brown RD, et al. The dilemma of discontinuation of anticoagulation therapy for patients with intracranial hemorrhage and mechanical heart valves. Neurosurgery. 1998; 42:769–773
[126] MacEwen W. An Address on the Surgery of the Brain and Spinal Cord. Br Med J. 1888; 2:302–309
[127] Hankey GJ, Hon C. Surgery for Primary Intracerebral Hemorrhage: Is It Safe and Effective? A Systematic Review of Case Series and Randomized Trials. Stroke. 1997; 28:2126–2132
[128] Teernstra OP, Evers SM, Kessels AH. Meta analyses in treatment of spontaneous supratentorial intracerebral haematoma. Acta Neurochir (Wien). 2006; 148:521–8; discussion 528
[129] Juvela S, Heiskanen O, Poranen A, et al. The Treatment of Spontaneous Intracerebral Hemorrhage: A Prospective Randomized Trial of Surgical and Conservative Treatment. J Neurosurg. 1989; 70:755–758
[130] Batjer HH, Reisch JS, Plaizier LJ, et al. Failure of Surgery to Improve Outcome in Hypertensive Putaminal Hemorrhage: A Prospective Randomized Trial. Arch Neurol. 1990; 47:1103– 1106
[131] Mendelow AD, Gregson BA, Fernandes HM, et al. Early surgery versus initial conservative treatment in patients with spontaneous supratentorial intracerebral haematomas in the International Surgical Trial in Intracerebral Haemorrhage (STICH): a randomised trial. Lancet. 2005; 365:387–397
[132] Waga S, Miyazaki M, Okada M, et al. Hypertensive Putaminal Hemorrhage: Analysis of 182 Patients. Surg Neurol. 1986; 26:159–166
[133] Broderick JP, Brott TG, Duldner JE, et al. Volume of intracerebral hemorrhage. A powerful and easyto- use predictor of 30-day mortality. Stroke. 1993; 24:987–993
[134] Volpin L, Cervellini P, Colombo F, et al. Spontaneous intracerebral hematomas: A new proposal about the usefulness and limits of surgical treatment. Neurosurgery. 1984; 15:663–666
[135] Kobayashi S, Sato A, Kageyama Y, et al. Treatment of Hypertensive Cerebellar Hemorrhage - Surgical or Conservative Management. Neurosurgery. 1994; 34:246–251
[136] Heros RC. Surgical Treatment of Cerebellar Infarction. Stroke. 1992; 23:937–938
[137] Hinton DR, Dolan E, Sima AF. The Value of Histopathological Examination of Surgically Removed Blood Clot in Determining the Etiology of Spontaneous Intracerebral Hemorrhage. Stroke. 1984; 15:517–520
[138] Auer LM, Deinsberger W, Niederkorn K, et al. Endoscopic Surgery Versus Medical Treatment for Spontaneous Intracerebral Hematoma: A Randomized Study. J Neurosurg. 1989; 70:530– 535
[139] Hanley DF, Lane K, McBee N, et al. Thrombolytic removal of intraventricular haemorrhage in treatment of severe stroke: results of the randomised, multicentre, multiregion, placebo-controlled CLEAR III trial. Lancet. 2017; 389:603–611
[140] Findlay JM, Grace MGA, Weir BKA. Treatment of Intraventricular Hemorrhage with Tissue Plasminogen Activator. Neurosurgery. 1993; 32: 941–947
[141] Engelhard HH, Andrews CO, Slavin KV, et al. Current management of intraventricular hemorrhage. Surg Neurol. 2003; 60:15–21; discussion 21-2
[142] Grabb PA. Traumatic intraventricular hemorrhage treated with intraventricular recombinant-tissue plasminogen activator: technical case report. Neurosurgery. 1998; 43:966–969
[143] Rohde V, Schaller C, Hassler WE. Intraventricular recombinant tissue plasminogen activator for lysis of intraventricular hemorrhage. J Neurol Neurosurg Psychiatry. 1995; 58:447–451
[144] Poungvarin N, Bhoopat W, Viriyavejakul A, et al. Effects of Dexamethasone in Primary Supratentorial Intracerebral Hemorrhage. N Engl J Med. 1987; 316:1229–1233
[145] Ruff CT, Giugliano RP, Braunwald E, et al. Comparison of the efficacy and safety of new oral anticoagulants with warfarin in patients with atrial fibrillation: a meta-analysis of randomised trials. Lancet. 2014; 383:955–962
[146] Toffol GJ, Biller J, Adams HP. Nontraumatic Intracerebral Hemorrhage in Young Adults. Arch Neurol. 1987; 44:483–485
[147] Volpe JJ. Neonatal Intraventricular Hemorrhage. N Engl J Med. 1981; 304:886–891
[148] Lou HC, Lassen NA, Friis-Hansen B. Impaired Autoregulation of Cerebral Blood Flow in the Distressed Newborn Infant. J Pediatr. 1979; 94: 118–121
[149] Milligan DWA. Failure of Autoregulation and Intraventricular Hemorrhage in Preterm Infants. Lancet. 1980; 1:896–898
[150] Hambleton G, Wigglesworth JS. Origin of intraventricular haemorrhage in the preterm infant. Arch Dis Child. 1976; 51:651–659
[151] Dykes FD, Lazzara A, Ahmann P, et al. Intraventricular Hemorrhage: A Prospective Evaluation of Etiopathologies. Pediatrics. 1980; 66: 42–49
[152] Perlman JM, McMenamin JB, Volpe JJ. Fluctuating Cerebral Blood-Flow Velocity in Respiratory Distress Syndrome. N Engl J Med. 1983; 309:204– 209
[153] Wirtschafter DD, Danielsen BH, Main EK, et al. Promoting antenatal steroid use for fetal maturation: results from the California Perinatal Quality Care Collaborative. J Pediatr. 2006; 148:606–612
[154] Volpe JJ. Effect of Cocaine Use on the Fetus. N Engl J Med. 1992; 327:399–407
[155] Murphy BP, Inder TE, Rooks V, et al. Posthaemorrhagic ventricular dilatation in the premature infant: natural history and predictors of outcome. Arch Dis Child Fetal Neonatal Ed. 2002; 87:F37–F41
[156] Sheth RD. Trends in incidence and severity of intraventricular hemorrhage. J Child Neurol. 1998; 13:261–264
[157] Papile LA, Burstein J, Burstein R, et al. Incidence and Evolution of Subependymal and Intraventricular

Hemorrhage: A Study of Infants with Birth Weights Less Than 1,500 Gm. J Pediatr. 1978; 92:529–534
[158] Bejar R, Curbelo V, Coen RW, et al. Diagnosis and Follow-Up of Intraventricular and Intracerebral Hemorrhages by Ultrasound Studies of Infant's Brain Through the Fontanelles and Sutures. Pediatrics. 1980; 66:661–673
[159] Tsiantos A, Victorin L, Relier JP, et al. Intracranial Hemorrhage in the Prematurely Born Infant. J Pediatr. 1974; 85:854–859
[160] Perlman JM, Volpe JJ. Cerebral Blood Flow Velocity in Relation to Intraventricular Hemorrhage in the Premature Newborn Infant. J Pediatr. 1982; 100: 956–959
[161] Ment LR, Oh W, Philip AG, et al. Risk factors for early intraventricular hemorrhage in low birth weight infants. J Pediatr. 1992; 121:776–783
[162] Crowley P, Chalmers I, Keirse MJ. The effects of corticosteroid administration before preterm delivery: an overview of the evidence from controlled trials. Br J Obstet Gynaecol. 1990; 97:11–25
[163] Murphy KE, Hannah ME, Willan AR, et al. Multiple courses of antenatal corticosteroids for preterm birth (MACS): a randomised controlled trial. Lancet. 2008; 372:2143–2151
[164] Rabe H, Reynolds G, Diaz-Rossello J. Early versus delayed umbilical cord clamping in preterm infants. Cochrane Database Syst Rev. 2004. DOI: 1 0.1002/14651858.CD003248.pub2
[165] Volpe JJ. Neurology of the Newborn. 4th ed. Philadelphia: W. B. Saunders; 2008
[166] Fishman MA, Dutton RY, Okumura S. Progressive Ventriculomegaly following Minor Intracranial Hemorrhage in Premature Infants. Dev Med Child Neurol. 1984; 26:725–731
[167] Hill A, Rozdilsky B. Congenital Hydrocephalus Secondary to Intra-Uterine Germinal Matrix/ Intraventricular Hemorrhage. Dev Med Child Neurol. 1984; 26:509–527
[168] James HE, Bejar R, Merritt A, et al. Management of Hydrocephalus Secondary to Intracranial Hemorrhage in the High Risk Newborn. Neurosurgery. 1984; 14: 612–618
[169] Volpe JJ, Herscovitch P, Perlman JM, et al. Positron Emission Tomography in the Newborn: Extensive Impairment of Regional Cerebral Blood Flow with Intraventricular Hemorrhage and Hemorrhagic Intracerebral Involvement. Pediatrics. 1983
[170] Ment LR, Duncan CC, Ehrenkranz RA, et al. Intraventricular Hemorrhage in the Preterm Neonate: Timing and Cerebral Blood Flow Changes. J Pediatr. 1984; 104:419–425
[171] Trounce JQ, Fagan D, Levene MI. Intraventricular Hemorrhage and Periventricular Leucomalacia: Ultrasound and Autopsy Correlation. Arch Dis Child. 1983; 61:1203–1207
[172] Brenner DJ. Estimating cancer risks from pediatric CT: going from the qualitative to the quantitative. Pediatr Radiol. 2002; 32:228–3; discussion 242-4
[173] International PHVD Drug Trial Group. International randomised controlled trial of acetazolamide and furosemide in posthaemorrhagic ventricular dilatation in infancy. Lancet. 1998; 352:433–440
[174] Whitelaw A, Kennedy CR, Brion LP. Diuretic therapy for newborn infants with posthemorrhagic ventricular dilatation. Cochrane Database Syst Rev. 2001. DOI: 10.1002/14651858.CD002270
[175] Rom S, Serfontein GL, Humphreys RP. Intracerebellar Hematoma in the Neonate. J Pediatr. 1978; 93:486–488
[176] Murphy BP, Inder TE, Rooks V, et al. Posthaemorrhagic ventricular dilatation in the premature infant: natural history and predictors of outcome. Arch Dis Child Fetal Neonatal Ed. 2002; 87:F37–F41
[177] Kreusser KL, Tarby TJ, Kovnar E, et al. Serial Lumbar Punctures for at Least Temporary Amelioration of Neonatal Posthemorrhagic Hydrocephalus. Pediatrics. 1985; 75
[178] Whitelaw A. Repeated lumbar or ventricular punctures in newborns with intraventricular hemorrhage. Cochrane Database Syst Rev. 2001
[179] Benzel EC, Reeves JP, Nguyen PK, et al. The treatment of hydrocephalus in preterm infants with intraventricular haemorrhage. Acta Neurochir (Wien). 1993; 122:200–203
[180] Marlin AE, Rivera S, Gaskill SJ. Treatment of posthemorrhagic ventriculomegaly in the preterm infant: Use of the subcutaneous ventricular reservoir. Concepts in Pediatric Neurosurgery. 1988; 8: 15–22
[181] Hudgins RJ, Boydston WR, Gilreath CL. Treatment of posthemorrhagic hydrocephalus in the preterm infant with a ventricular access device. Pediatr Neurosurg. 1998; 29:309–313
[182] Tubbs RS, Smyth MD, Wellons JC,3rd, et al. Alternative uses for the subgaleal shunt in pediatric neurosurgery. Pediatr Neurosurg. 2003; 39: 22–24
[183] Fulmer BB, Grabb PA, Oakes WJ, et al. Neonatal ventriculosubgaleal shunts. Neurosurgery. 2000; 47:80–3; discussion 83-4
[184] Rahman S, Teo C, Morris W, et al. Ventriculosubgaleal shunt: a treatment option for progressive posthemorrhagic hydrocephalus. Childs Nerv Syst. 1995; 11:650–654
[185] Wellons JC, Shannon CN, Kulkarni AV, et al. A multicenter retrospective comparison of conversion from temporary to permanent cerebrospinal fluid diversion in very low birth weight infants with posthemorrhagic hydrocephalus. J Neurosurg Pediatr. 2009; 4:50–55
[186] Bridgers SL, Ment LR. Absence of Hydrocephalus despite Disproportionately Increasing Head Size After the Neonatal Period in Preterm Infants with Known Intraventricular Hemorrhage. Childs Brain. 1981; 8:423–426
[187] Sher PK, Brown SA. A Longitudinal Study of Head Growth in Preterm Infants: II. Differentiation between 'Catch-Up' Head-Growth and Early Infantile Hydrocephalus. Dev Med Child Neurol. 1975; 17:711–718
[188] Aoki N, Miztani H, Masuzawa H. Unilateral Subdural-Peritoneal Shunting for Bilateral Chronic Subdural Hematomas in Infancy. J Neurosurg. 1985; 63:134–137
[189] Krishnamoorthy K, Kuehnle KJ, Todres ID, et al. Neurodevelopmental Outcome of Survivors with Posthemorrhagic Hydrocephalus. Ann Neurol. 1984; 15:201–204
[190] Adams-Chapman I, Hansen NI, Stoll BJ, et al. Neurodevelopmental outcome of extremely low birth weight infants with posthemorrhagic hydrocephalus requiring shunt insertion. Pediatrics. 2008; 121:e1167–e1177
[191] Armstrong-Wells J, Johnston SC, Wu YW, et al. Prevalence and predictors of perinatal hemorrhagic stroke: results from the Kaiser Pediatric Stroke Study. Pediatrics. 2009; 123:823–828
[192] Alexander MJ, Spetzler RF. Pediatric Neurovascular Disease. New York: Thieme Medical Publishers, Inc.; 2006

第二十一部分
预后评估

XXI

85 预后评估

85.1 癌症

▶ 远期生活质量评估（Karnofsky performance scale, KPS）（表 85-1）（David A. Karnofsky）通常用于评估肿瘤病人的功能状态。KPS 评分 <70（特别是脑肿瘤）的病人通常所有治疗预后都较差。

WHO 功能评分 见表 85-2[3]［也称东部肿瘤协作组（ECOG）评分，或 Zubrod 评分（Gordon Zubrod)]，分值为 0～5，0 表示完全健康，5 表示死亡。与 Karnofsky 量表相比更简便。

表 85-1 KPS 评分（修订版[1，2]）

评分	标准	一般分类
100	正常：无身体不适，无疾患表现	能够正常工作和生活，无需特殊帮助
90	可从事正常体力活动：可有轻度不适	
80	需努力才能完成正常体力活动：部分症状	
70	仅能生活自理：不能从事正常体力活动	不能正常工作，能在家生活。多数情况下能自理，需要不同程度的帮助
60	偶需他人协助：大部分情况下能自理	
50	经常需他人协助	
40	残疾：需特殊生活照顾	不能自理，需要医院或其他机构的帮助，疾病可能迅速进展
30	严重残疾：需住院治疗，慢性衰竭状态	
20	病重：需重症监护	
10	濒死状态：进行性衰竭	
0	死亡	

表 85-2 WHO 功能评分

分级	描述
0	运动功能正常，不受疾病限制
1	体力活动受限。可行走。可低强度工作，如室内工作，案头工作
2	无法执行任何工作。可行走。日间不少于一半时间可以起床活动
3	生活仅能部分自理，日间一半以上时间卧床或坐轮椅
4	完全残疾，卧床不起，生活不能自理
5	死亡

85.2 头部外伤

常用 Ranchos Los Amigos scale（表 85-3）来评估头部外伤后的功能受损程度，而格拉斯哥（Glasgow）预后评分（表 85-4）则通常用来评估预后。

表 85-3 Ranchos Los Amigos 认知功能分级

级别	意义
Ⅰ	对于疼痛、触摸、声、光皆无反应
Ⅱ	对疼痛刺激有泛化的全身反应
Ⅲ	有局部反应。强光刺激下能眨眼，声音刺激后有转向或躲避反应，身体不适有反应，对语言指令有一定反应
Ⅳ	有意识障碍——躁动 警觉，极度活跃，躁动，具有攻击性或活动怪异。活动频繁但无明确目的，注意力集中时间极短
Ⅴ	有意识障碍——非躁动 对周围环境反应混乱，易受干扰而分神，需反复提醒。很难学习新任务，过多刺激亦可导致躁动不安，能交流但用语不当
Ⅵ	有意识障碍——反应适当 时间及地点定向力不稳定。记忆受损，近事遗忘。能够回忆往事，能比较稳定地完成简单指令，可在他人帮助下完成一些目的明确的行动
Ⅶ	自主状态——反应适当 在非常熟悉的环境里，能无意识地完成日常活动，如“机器人”一般。而在陌生环境中行为能力下降，对未来缺乏现实的规划
Ⅷ	目的明确，反应恰当

表 85-4 Glasgow 预后评分[4]

评分	意义
5	预后良好——恢复正常生活，但可有轻度功能缺失（“重返工作”不可靠）
4	轻度残疾（可自理）——如乘坐公共交通旅游、在保护措施下工作（“能胜任日常生活”）
3	严重残疾（神志清楚，但肢体运动障碍）——日常生活需照顾
2	持续植物状态——反应迟钝和不能言语表达，伤后 2～3 周可睁眼，并有睡眠或觉醒周期
1	死亡——因原发性脑损伤而死亡的情况多发生在伤后的 48 小时内

85.3 脑血管意外

85.3.1 概述

有多种量表可用于评估卒中或SAH的预后。不同的方法侧重点不同。Barthel指数（表85-6）侧重于对日常体力活动(ADL)的评估，而其他方法，如改良Rankin评分[5]（表85-5）则侧重于对生活自理能力做出评估，包括与以往生活能力的对比，具有较好的观察者一致性[6]，但对轻微的神经功能缺失，如失语或视野缺损等不敏感。

85.3.2 其他评分

▶ 改良Rankin评分（表85-5）。

▶ Barthel生活指数（表85-6） 原始的Barthel生活指数[8, 9]设计为针对10项日常体力活动（ADL）的三档评分，并逐项相加。改良Barthel指数（MBI）则将评分档位增加至五档，似乎具有更好的敏感性[10]。分值范围为0~100（100分提示为生活可自理，而非完全正常）。

在各种评分因素中，独立洗澡是最困难的事情。Barthel指数中所提到的生活能力通常按固定顺序列出，许多评分相同的病人其残疾形式也往往相似。

85.4 脊髓损伤

▶ 功能自主量表™（Functional Independence Measure™, FIM）[11–13] 已发展为评定脊髓损伤残疾程度的统一标准。表85-7中列出了18项需要评定分级的项目（包括13项运动功能和5项认知功能），而表85-8则给出了针对性的7个层次的评分标准。

表85-5 改良Rankin评分*

级别	表现
0	无症状
1	有症状但无明显残疾，能完成日常所有工作和活动
2	轻度残疾：不能完全从事以前的活动，但无需照顾可生活自理
3	中度残疾：需他人照顾，无需帮助可自行行走
4	中至重度残疾：无他人照顾时不能行走，需要他人生活照顾
5	严重残疾：卧床不起，大小便失禁，需他人长期照顾

* 原Rankin量表[7]：无0级，1级未包括“有症状”和“活动”，并定义2级为“不能完全从事以前的活动等”

表 85-6 Barthel 生活指数

项目	原始 Barthel 指数			改良 Barthel 指数				
				CODE1	CODE2	CODE3	CODE4	CODE5
	无法完成任务	需要协助完成	完全独立完成	无法完成任务	试图完成任务但不安全	需要中等程度的帮助	需要最小限度的帮助	完全独立完成任务
个人卫生	0	0	5	0	1	3	4	5
自己洗澡	0	0	5	0	1	3	4	5
进食	0	5	10	0	2	5	8	10
排便	0	5	10	0	2	5	8	10
爬楼梯	0	5	10	0	2	5	8	10
穿衣	0	5	10	0	2	5	8	10
肠道控制	0	5	10	0	2	5	8	10
膀胱控制	0	5	10	0	2	5	8	10
行走	0	5~10	15	0	3	8	12	15
轮椅[a]	0	0	5	0	1	3	4	5
椅子/床转移	0	5~10	15	0	3	8	12	15
总计（范围）	0	→→	100	0	→→→→→			100

[a] 只有在无法行走和病人接受轮椅活动培训时才能评分

表 85-7 功能自主量表™（FIM™）

分类	项目
运动	
自理功能	吃饭
	打扮
	洗澡
	穿衣（上半身）
	穿衣（下半身）
	如厕
括约肌控制	膀胱控制
	肠道控制
移动能力	床、椅子、轮椅
	马桶
	浴盆、淋浴

表 85-7（续）

分类	项目
运动能力	行走或轮椅
	爬楼
认知	
交流沟通	理解
	表达
社会认知	社交
	解决问题
	记忆

表 85-8 FIM™7 级残疾水平评估

依赖程度	功能水平	评分
无需他人帮助	完全自理	7
	协助自理	6
部分依赖 1 名帮助者	需要监管	5
	最小程度协助（≥75%自理）	4
	中等程度协助（≥50%自理）	3
完全依赖 1 名帮助者	最大程度协助（≥25%自理）	2
	完全协助（<25%自理）	1

FIM™ 评价系统具有高度的内在一致性，并且是评估护理负担的良好指标[14，15]。

（鲁峻麟 译 于嵩林 校）

参考文献

[1] Karnofsky DA, Burchenal JH, Macleod CM. Evaluation of Chemotherapy Agents. New York: Columbia University Press; 1949:191–205

[2] Karnofsky D, Burchenal JH, Armistead GC, et al. Triethylene melamine in the treatment of neoplastic disease. Arch Intern Med. 1951; 87:477–516

[3] Oken MM, Creech RH, Tormey DC, et al. Toxicity and response criteria of the Eastern Cooperative Oncology Group. Am J Clin Oncol. 1982; 5:649–655

[4] Jennett B, Bond M. Assessment of Outcome After Severe Brain Damage: A Practical Scale. Lancet. 1975; i:480–484

[5] UK-TIA Study Group. The UK-TIA Aspirin Trial: Interim Results. Br Med J. 1988; 296:316–320

[6] van Swieten JC, Koudstaal PJ, Visser MC. Interobserver agreement for the assessment of handicap in stroke patients. Stroke. 1988; 19:604– 607

[7] Rankin J. Cerebral Vascular Accidents in Patients Over the Age of 60. 2. Prognosis. Scott Med J. 1957; 2:200–215

[8] Mahoney FI, Barthel DW. Functional Evaluation: The Barthel Index. Maryland State Med J. 1965; 14: 61–65

[9] Wade DT, Hewer RL. Functional abilities after stroke: Measurement, natural history and prognosis. J Neurol Neurosurg Psychiatry. 1987; 50:177– 182

[10] Shah S, Vanclay F, Cooper B. Improving the sensitivity of the Barthel Index for stroke rehabilitation. J Clin Epidemiol. 1989; 42:703–709

[11] Forer S, Granger C, et al. Functional Independence Measure. Buffalo, NY: The Buffalo General Hospital, State University of New York at Buffalo; 1987

[12] Ditunno JF,Jr. New spinal cord injury standards, 1992. Paraplegia. 1992; 30:90–91

[13] Ditunno JF,Jr. Functional assessment measures in CNS trauma. J Neurotrauma. 1992; 9:S301–S305

[14] Dodds TA, Martin DP, Stolov WC, et al. A validation of the functional independence measurement and its performance among rehabilitation inpatients. Arch Phys Med Rehabil. 1993; 74:531–536

[15] Linacre JM, Heinemann AW, Wright BD, et al. The structure and stability of the Functional Independence Measure. Arch Phys Med Rehabil. 1994; 75:127–132

第二十二部分

鉴别诊断

XXII

86 根据病变位置及影像学表现进行鉴别诊断：颅内篇

86.1 本章以外所涉及的鉴别诊断

见表 86-1。

表 86-1 根据位置和影像学表现进行鉴别诊断：颅内篇（本章以外所涉及的鉴别诊断）

鉴别诊断
脊索瘤（见章节 48.1.6）
轴外脑脊液（儿科）（见章节 55.8）
脑回异常强化（见章节 81.5.1）
脑积水（见章节 24.6）
松果体区肿瘤（见章节 39.1）
气颅（见章节 54.6）
脑裂畸形（见章节 17.2.1）

86.2 颅后窝病变

86.2.1 小脑病变

一般情况

下面讨论颅后窝轴内异常病变（轴外异常病变见下文）。

发生于成人

单一性病灶

经验法则：“成人单发颅后窝脑实质内病变的鉴别诊断应首先与转移瘤鉴别，直到被诊断为其他疾病为止”。

1. 肿瘤性：
   1) 转移瘤。
   2) 血管母细胞瘤（见章节 41.2.3）：最常见的成人原发性颅后窝肿瘤（颅后窝肿瘤中占 7%～12%）。富血管性结节，多为囊性。几乎所有颅后窝肿瘤行血管造影示相对不显影（此病 MRI 示病灶周围蚓状血管流空影[1]，此特点在海绵状血管瘤中并不常见）。
   3) 小脑（毛细胞型）星形细胞瘤（见章节 37.1.7）：实性或囊性，多见于年轻人。

4) 脑干胶质瘤：成人颅后窝孤立性胶质母细胞瘤罕见报道。
5) 脉络丛肿瘤：成人中多见于幕下。
6) 小脑脂肪神经细胞瘤：见章节 38.4.9。

2. 感染性：脓肿。
3. 血管性：
   1) 海绵状血管瘤。
   2) 出血。
   3) 梗死：小脑卒中可发生头痛及枕下或颈上部疼痛。
      - 栓塞性。
      - 血栓性／粥样斑块相关性。
      - 椎动脉夹层：较颈动脉夹层少见（见章节 83.9.2）。
      - 椎基底动脉发育不全（见章节 82.5.3）。
4. Lhermitte-Duclos（见章节 38.4.5）：局灶性或弥漫性，无强化。典型的虎斑样条纹。可见宽叶状结构（大部分肿瘤会破坏叶状结构）。

多发性病灶

1. 转移瘤。
2. 血管母细胞瘤（可能作为 von Hippel-Lindau 综合征的一部分）（见章节 41.2.3）。
3. 脓肿。
4. 海绵状血管瘤。

儿科

也可参考儿童脑肿瘤（见章节 34.3）。

早期数据显示：67% 的儿童脑肿瘤发生于颅后窝，星形细胞瘤是最常见的类型。当前数据显示：颅后窝肿瘤占儿童脑肿瘤的 54%～60%（分类见下文）。其中 4 种类型的肿瘤约占 18 岁以下病人幕下肿瘤的 95%[2]。最常见的 3 种肿瘤类型发病率相似（该数据来自 1350 例小儿脑肿瘤病人的研究[3]）：

1. 髓母细胞瘤（见章节 39.2.2）：占 27%。
   1) 大部分起源于第四脑室顶部（尖顶），多为实性。
   2) 髓母细胞瘤（MB）与室管膜瘤鉴别：
      - 髓母细胞瘤常“垂挂”于第四脑室顶壁（“香蕉征”），而室管膜瘤自第四脑室底部向脑室内生长。室管膜瘤可通过正中孔及外侧孔向外生长。
      - T_1WI MRI 上室管膜瘤呈不均匀信号（同 MB 相鉴别）。
      - T_2WI MRI 上室管膜瘤向外生长的部分呈高信号（而 MB 此部分为稍高信号）。
      - 钙化：室管膜瘤常见，MB<10%。

2. 小脑（毛细胞型）星形细胞瘤（见章节 37.1.1）：占 27%。大多起源于小脑半球，多为囊性伴囊壁强化结节。
3. 脑干胶质瘤（见章节 37.1.10）：占 28%。常为多发颅内神经麻痹及长束征。
4. 室管膜瘤（见章节 38.1.2）：常起源于四脑室底部。
5. 脉络丛乳头状瘤（见章节 38.3.2）：大部分病人 <2 岁。
6. 非典型性畸胎瘤样 / 横纹肌样瘤（AT/RT）（见章节 39.2.3）。
7. 转移瘤：神经母细胞瘤、横纹肌肉瘤、肾母细胞瘤等。
8. PHACES 综合征：一组疾病的首字母缩写，包括颅后窝畸形（P）、颈面部血管瘤（H）、头颈动脉异常（A）、主动脉缩窄和心脏畸形（C）、眼异常（E）及胸骨裂（S）。男女比例为 1∶9。可能自妊娠 8～10 周开始发生。

86.2.2 脑桥小脑三角（CPA）病灶

常见病变

前庭神经鞘瘤、脑膜瘤和表皮样囊肿最常见，囊性病灶见下文。

1. 前庭神经鞘瘤：占 CPA 病变的 80%～90%；与脑膜瘤的鉴别诊断见下文。
2. 脑膜瘤：5%～10%，与前庭神经鞘瘤的鉴别诊断见下文。
3. 外胚层（包涵体）肿瘤：
   1) 表皮样囊肿（胆脂瘤）：5%～7%；MRI DWI 呈高信号（见章节 46.4.3）。肿瘤从颅后窝通过切迹向颅中窝生长高度提示此病。
   2) 皮样囊肿。
4. 转移瘤。
5. 非第 VIII 对脑神经发生的神经纤维瘤（鉴别诊断要点见下文）。
   1) 三叉神经瘤：向 Meckle 腔生长。
   2) 面神经瘤[4]：可发生于第 VII 对脑神经的任何部位，尤其好发于膝状神经节[5]。在这些肿瘤中，听力丧失比面神经麻痹常见。位于第 VII 脑神经近端［脑池或内听道（IAC）部分］的肿瘤压迫第 VIII 对脑神经可造成感音性耳聋，位于第 VII 对脑神经第二部分（鼓室段或水平段）的肿瘤可侵犯听小骨而致传导性耳聋。在病程的晚期还可导致面神经麻痹（周围性）（见章节 33.3）。
   3) 后 4 对脑神经瘤（IX、X、XI、XII）。
6. 蛛网膜囊肿（见章节 15.1）。
7. 神经管原肠囊肿（见章节 17.3）：少见[6]，可分泌黏蛋白。
8. 胆固醇肉芽肿（与表皮样囊肿鉴别）（见章节 46.4.3）。
9. 脂肪瘤。

10. 动脉瘤：PICA、AICA、椎基底动脉。
11. 基底动脉延长扩张症。
12. 囊虫病。
13. 以下病变进展：
    1) 脑干或小脑胶质瘤。
    2) 垂体腺瘤。
    3) 颅咽管瘤。
    4) 脊索瘤或其他颅底肿瘤。
    5) 第四脑室肿瘤（室管膜瘤、髓母细胞瘤）。
    6) 脉络丛乳头状瘤：来自第四脑室通过外侧孔生长。
    7) 血管球瘤：
        - 颈静脉球体瘤。
        - 鼓室球体瘤。
    8) 颞骨原发性肿瘤（如肉瘤或癌）。

CPA 囊性病变

以下 CPA 病变为囊性或含有囊性成分[6]：

1. 蛛网膜囊肿：所有 MRI 序列呈同脑脊液一样的均匀等信号。
2. 表皮样囊肿（胆脂瘤）：★MRI DWI 呈高信号，以此同蛛网膜囊肿鉴别。
3. 皮样囊肿：T_1WI 呈类似脂肪的高信号，常位于中线部位。
4. 囊性神经鞘瘤。
5. 胆固醇肉芽肿：★仅有的 T_1WI 呈高信号的病变（来自血细胞降解产物；例外：罕见“白色”表皮样囊肿）。T_2WI 也呈高信号。常见于硬脑膜外，尤其是岩骨尖，常见骨破坏。
6. 神经管原肠囊肿：无强化。MRI DWI 呈低信号。
7. 脉络膜囊肿。
8. 囊虫病：强化结节（头节）。

第Ⅴ、Ⅶ、Ⅷ对脑神经神经瘤的鉴别诊断

三者均可发生于 CPA，但分别通过不同的方式由颅后窝向颅中窝侵犯。前庭神经鞘瘤以“经裂孔”形式，通过小脑幕切迹向颅中窝侵犯；三叉神经瘤以“经岩骨尖”形式通过岩骨尖向颅中窝侵犯（部分也经裂孔）；面神经瘤特点为侵犯岩骨中段[4]。与前庭神经鞘瘤不同，当面神经瘤扩展到内听道时破坏其前上壁。

前庭神经鞘瘤与 CPA 脑膜瘤的鉴别诊断

1. 前庭神经鞘瘤（VS）（也称听神经瘤）：
    1) 临床表现：单侧听力进行性丧失，常伴耳鸣。进而造成行走不稳，而真正的眩晕很少见。面神经抗延展性更强，故晚期才出现相

应症状或体征。肿瘤 >3cm 时可出现三叉神经受累的症状（检查角膜反射），伴随三叉神经痛样症状少见。

2) 影像学：MRI 常表现为不均匀信号，呈不均匀强化。中等大小的肿瘤像一个圆筒冰淇淋（内听道作为圆筒）。肿瘤钙化罕见。除非肿瘤很小，内听道一般被扩大。肿瘤与岩骨呈锐角（脑膜瘤一般呈钝角）。

2. 脑膜瘤：难与前庭神经鞘瘤鉴别，要点如下：

1) 临床表现：因常起源于内听道前上壁边缘，故早期常出现面神经症状，而听力丧失出现较晚。三叉神经痛性疼痛较 VS 常见。

2) 影像学：呈均匀强化信号。肿瘤可进入内听道，但内听道一般不扩大。在肿瘤内内听道常呈偏心性。肿瘤与岩骨相平，呈钝角。可发生肿瘤钙化和骨性肥大（少数情况下可使内听道变窄）。

86

86.2.3 岩骨尖病变

1. 感染 / 炎症性：

1) 骨髓炎：可表现为 Gradenigo 综合征（见章节 32.6.4）。

2) 胆固醇肉芽肿（T_1WI 呈高信号；表皮样囊肿在 DWI 呈高信号，二者均无强化）。

2. 血管性病变：动脉瘤。

3. 肿瘤性：

1) 鳞状细胞癌。

2) 血管球瘤。

3) 软骨肉瘤：使颈动脉从中向外移位（几乎每一个该区域的其他肿瘤均包绕颈动脉）。

86.2.4 枕骨大孔区病变

鉴别诊断

非肿瘤性病变见枕骨大孔区病变，大部分枕骨大孔区（FM）肿瘤是轴外肿瘤，包括：

1. 轴外肿瘤：

1) 脑膜瘤：枕骨大孔前唇是颅后窝脑膜瘤第二大常见部位，脑膜瘤（见章节 41.1）占枕骨大孔区肿瘤的 38%~64%[7, 8]。

2) 脊索瘤（见章节 48.1.6）：除非证实为其他病变，位于齿突后压迫脊髓的肿物认为脊索瘤。

3) 神经鞘瘤。

4) 表皮样囊肿。

5) 软骨瘤。

6) 软骨肉瘤。
7) 转移瘤。

2. 脑干肿瘤的外生部分。
3. 非肿瘤性病变。
1) 动脉瘤或椎动脉扩张。
2) 颅底凹陷的齿突（见章节 17.1.2）。
3) 由于风湿性关节炎或骨折性旧骨不连接形成的齿突血管翳。
4) 齿突方形韧带的滑液囊肿[9]。

表现

在前影像学时代（如 CT 和 MRI 前），由于相关的临床症状少见且脊髓造影不易视及该区域，所以这些病变常诊断相对较晚。

临床表现

症状：

1. 感觉性：
1) 头颈部疼痛：常为早期症状，多数在颈枕部，疼痛性质：头部活动时加重。
2) 感觉异常：常发生较晚，表现为手指麻木和刺痛。

2. 运动性：
四肢痉挛性无力：常始于同侧上肢→同侧下肢→对侧下肢→对侧上肢（“旋转瘫痪”）。

体征：

1. 感觉性：
1) 感觉分离：病变对侧痛、温觉丧失，触觉尚在。
2) 位置觉和振动觉丧失：上肢比下肢显著。

2. 运动性：
1) 四肢痉挛性无力。
2) 手部内在肌肉群萎缩：运动神经反应减弱。
3) 即使广泛性颅内侵犯，小脑体征也很少表现。

3. 长束征：
1) 肌肉牵张反射亢进（反射亢进，强直状态）。
2) 腹壁浅反射丧失。
3) 神经源性膀胱：常为晚期表现。
4) 同侧霍纳综合征：压迫颈交感神经所致。
5) 眼球震颤：典型表现为下跳性（见章节 32.1），但其他类型也可能发生。

曾经一致认为长束征是由于病变直接压迫颈髓交界处造成的，上肢的下级运动神经表现是由于病变压迫动脉而血供不足，致使灰质中心性坏死。

而解剖学研究表明，下级运动神经元的症状实际是由下部颈椎（C8~T1）的静脉性梗死造成的。

86.3 CT 或 MRI 上的多发性颅内病灶

86

1. 肿瘤性：
   1) 原发性：
      - 多中心性胶质瘤；约占胶质瘤的 6%，常见于神经纤维瘤病，见于多发性胶质瘤（见章节 36.11）。
      - 结节性硬化（包括巨细胞星形细胞瘤）（常位于脑室周围）。
      - 多发性脑膜瘤。
      - 淋巴瘤。
      - 原始神经外胚层肿瘤（PNET）。
      - 多发性神经瘤（常为神经纤维瘤病：包括双侧前庭神经鞘瘤）。
   2) 转移性：常位于皮层或皮层下，周围有显著的血管源性脑水肿（见章节 50.1.5），常见的肿瘤类型包括：
      - 肺部肿瘤。
      - 乳腺癌。
      - 黑色素瘤：CT 平扫示病灶密度高于正常脑组织。
      - 肾细胞癌。
      - 胃肠道肿瘤。
      - 生殖系统肿瘤。
      - 绒毛膜癌。
      - 睾丸癌。
      - 动脉黏液瘤。
      - 白血病。
2. 感染性：多数为脑脓肿或脑炎，主要由以下原因造成：
   1) 化脓性细菌。
   2) 弓形虫病：常见于艾滋病病人（见章节 22.3）。
   3) 真菌性：
      - 隐球菌。
      - 支原体。
      - 球霉菌病。
      - 曲霉病。
      - 念珠菌病。
   4) 棘球绦虫。
   5) 血吸虫病。

6) 肺吸虫病。
7) 单纯疱疹性脑炎（HSE）：常侵犯颞叶（见章节 22.1.1）。

3. 炎症性：

1) 脱髓鞘性疾病：
- 多发性硬化（MS）：常位于白质，脑室旁，有轻度占位效应，边界清楚。肿瘤性脱髓鞘病可见环形强化。
- 进行性多灶性脑白质病（PML）：主要位于白质。无强化。病人一般非常虚弱。

2) 梅毒瘤。
3) 肉芽肿。
4) 淀粉样变性。
5) 结节病。
6) 血管炎或动脉炎。
7) 胶原性血管病，包括：
- 结节性动脉周围炎（PAN）（见章节 11.3.5）。
- 系统性红斑狼疮（SLE）。
- 肉芽肿性动脉炎。

4. 血管性：

1) 多发性动脉瘤（先天性或动脉硬化性）。
2) 多发性出血，如伴 DIC 或其他凝血障碍（包括抗凝治疗）。
3) 静脉性梗死，特别是硬脑膜静脉窦血栓（见章节 82.7）。
4) 烟雾病（见章节 82.8）。
5) 亚急性高血压（恶性高血压，子痫等）→对称性联合病变，具有轻度占位征象，枕部皮层下可见斑片状强化。
6) 多发性脑卒中：
- 腔隙性脑梗死（腔隙状态）。
- 多发性脑梗死（如房颤，二尖瓣脱垂，亚急性细菌性心内膜炎，空气栓塞）。
- 镰状细胞病。
- 血管炎。
- 血管内淋巴瘤病（见章节 42.1.6）。

5. 脑血肿和脑挫伤：

1) 外伤性（多发出血性脑挫伤，多发性硬膜下出血）。
2) 多发“高血压性”脑出血（淀粉样脑血管病等）。

6. 颅内钙化（见章节 86.14）。

7. 其他：

1) 放射性坏死。

2) 异物（如枪伤后）。
3) 脑室周围低密度：
- Binswanger 病。
- 脑脊液经室管膜吸收（如活动性脑积水）。

▶ 评估 判断病人多发性病灶所采取的适宜检查方法应根据每个病人的个体情况决定。

1. 心脏超声：排除亚急性细菌性心内膜炎导致的脓性血栓脱落。
2. “转移瘤检查”（见章节 50.1.7）包括：
1) 胸／腹／盆部 CT 平扫＋增强：已经成为相对规范的转移性检查内容，它很大程度地代替胸片、下消化道（钡灌肠）、静脉肾盂造影。
基本原理：
- 胸部：排除原发性支气管癌或其他肿瘤肺部转移，可发现纵隔淋巴结肿大。也能排除肺脓肿性脓性栓子。
- 评估可能的原发性病变：如肾脏、胃肠道、前列腺。
- 评估肝、肾上腺甚至脊柱的转移灶。
2) 女性乳腺 X 线照片。
3) 男性前列腺特异性抗原检查。

86.4 CT/MRI 为环形强化的病灶

86.4.1 脓肿与肿瘤的鉴别诊断

见图 86-1 及图 86-2。肿瘤：强化环可能不完整或形态不规则。脓肿：完整强化环常见，比肿瘤更薄、平滑。脓肿：DWI MRI 上信号比肿瘤高。

MRS 理论上是鉴别肿瘤和脓肿的理想方法（脓肿 NAA、Cr 和胆碱下降，且可出现“非典型峰值”），但临床上，MRS 并不是确诊方法。

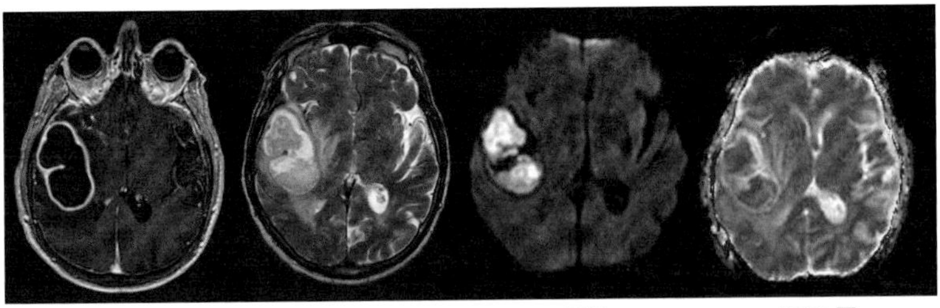

图 86-1 右侧半球脑脓肿 MRI 图像（DWI 高信号）

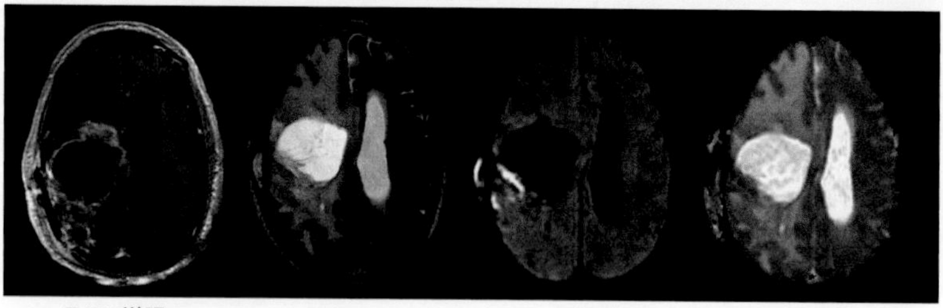

图 86-2 右侧半球胶质母细胞瘤 MRI 图像（DWI 低信号）

86.4.2 短列表

多发性病变：转移瘤或脓肿比星形细胞瘤可能性更大。

在成人，主要需要鉴别诊断的是（短列表）：

1. 高级别胶质瘤（胶质母细胞瘤）。
2. 转移瘤。
3. 脓肿。
4. 淋巴瘤也需要鉴别诊断。

89.4.3 长列表

记忆方法："Magic Dr" [转移瘤（包括淋巴瘤）(m)，脓肿 (a)，胶质瘤 (g)，梗死 (i)，挫伤 (c)，脱髓鞘 (d)，放射 (r)]。

1. 星形细胞瘤：常为多形性胶质母细胞瘤。
2. 转移瘤（见章节 50）：特别是肺部。
3. 脓肿（见章节 20.2）：
   1) 数天内连续性影像学检查可见明显增大。
   2) 化脓性脓肿常（但不总是）伴有发热和快速进展性神经功能障碍。
   3) 诺卡菌引起的脓肿多为多房性（见章节 20.6），肺部常伴有病变。
4. 其他：
   1) 淋巴瘤（原发性脑淋巴瘤或转移性全身性淋巴瘤）：瘤壁比脓肿厚[10]。发病率上升（见章节 42.1）。
   2) 放射性坏死。
   3) 脑内血肿吸收征象：T_1 梯度回波序列上连续性环提示血肿，断续性环提示恶性肿瘤。
   4) 囊性病变伴环形壁强化或壁结节强化：
      - 囊虫病囊肿，见脑囊虫病（见章节 22.3.2）。
      - 血管母细胞瘤。

- 毛细胞型星形细胞瘤。
- 囊性听神经瘤。

5) 外伤。
6) 新发梗死灶。
7) 巨大血栓性动脉瘤。

86.5 白质病变

86.5.1 脑白质病

病变大多局限于白质中，主要病因为脱髓鞘性病变。

白质病变在 CT 呈低密度，MRI 上 T_1WI 呈低信号，T_2WI 呈高信号。常无强化。与卒中不同，病变很少累及皮层。代谢紊乱、脑白质疏松症等疾病在影像学上常呈对称性分布。

鉴别诊断：

1. 脑缺氧 / 缺血。
2. 脱髓鞘性疾病：
   1) 多发性硬化（MS）。
   2) 急性播散性脑脊髓炎（ADEM）（见章节 10.5）。
3. 中毒：氰化物，有机溶剂，一氧化碳。
4. 维生素缺乏症：缺乏维生素 B_{12} 可导致亚急性联合变性。
5. 感染性：特别是病毒性感染：
   1) 进行性多发脑白质病（PML）（见章节 20.4.1）。
   2) 水痘 - 带状疱疹脑白质炎（见章节 22.1.2）。
   3) 人类免疫缺陷病毒感染（AIDS）：血管周围脱髓鞘性改变。
   4) 巨细胞病毒感染。
   5) Creutzfeldt-Jakob 病：小血管周围脱髓鞘性改变。
6. 代谢紊乱：低钠血症（见章节 5.2），过度快速纠正的低钠血症（可造成渗透性髓鞘溶解）。
7. 遗传性：异染性脑白质营养不良，成年型 Schilder 病。
8. 脑白质疏松症（见章节 86.16.2）。
9. 多发性骨髓瘤（见章节 50.3.1）。
10. 低级别胶质瘤（WHO Ⅱ级浸润）。

86.5.2 胼胝体病变

1. 淋巴瘤。
2. MS 斑块。
3. 肿瘤样脱髓鞘性病变（见章节 10.4.6）。

4. 脂肪瘤。
5. 外伤性弥漫性轴索损伤。

86.6 鞍区、鞍上和鞍旁的病变

86.6.1 一般情况

可扩大、侵蚀或破坏蝶鞍。注意成人（腺瘤是最常见的强化垂体病变）与儿童（腺瘤罕见，颅咽管瘤和生殖细胞瘤更常见）不同。包括以下（修订后[11]）：

86.6.2 肿瘤/假性肿瘤

肿瘤中心位于鞍内

▶ 垂体肿瘤

1. 腺垂体肿瘤：
   1) 腺瘤：
      - 微腺瘤：直径<1cm（见章节 43）。
      - 大腺瘤：直径≥1cm。
      - 侵袭性腺瘤（见章节 43.6.1）：包括侵袭性肿瘤导致的纳尔逊综合征（见章节 43.6.3）。
   2) 垂体癌或垂体癌肉瘤（见章节 43.2.2）。
2. 神经垂体肿瘤：
   1) 转移瘤：最常见的垂体后部肿瘤（可能与丰富的血供有关）：乳腺及肺是最常见的原发灶[12]。
   2) 垂体细胞瘤（见章节 42.4.2）：最常见的起源于神经垂体/垂体柄的肿瘤（如原发性）。
   3) 星形细胞瘤：起源于垂体柄或垂体后部。

▶ 垂体“假性肿瘤”

1. 增生（增大）：
   1) 原发性甲状腺功能减退造成促甲状腺激素细胞增生[13]（见表 44-2）可导致 TRH 慢性刺激垂体。典型表现：游离 T_4 正常或降低，TSH 显著升高，MRI 示对称性的鞍区肿物。
   2) 促性腺激素细胞增生：原发性性腺机能减退所致。
   3) 生长激素细胞增生：异位促生长激素释放激素分泌所致。
   4) 催乳素细胞增生：见于孕妇。
2. 垂体增大可见于低颅压（见章节 23.9）。
3. 孕龄妇女正常情况下垂体稍增大。

鞍旁或鞍上的肿瘤或肿物：任一病变均可侵及鞍区

1. 颅咽管瘤(见章节42.4.1)：在成人中占该部位肿瘤的20%，儿童为54%。
2. Rathke 囊肿（见章节 46.2)。
3. 脑膜瘤（鞍旁、鞍结节或鞍膈)：MRI 上鞍结节脑膜瘤同垂体大腺瘤鉴别如下（图 86-3)，脑膜瘤有 3 个特点：①钆对比剂增强后出现明显均匀的强化（而垂体大腺瘤呈不均匀、弱强化)；②肿瘤中心位于鞍上（vs. 垂体瘤位于鞍内)；③硬脑膜基底呈锥形扩展（硬脑膜尾征)[14]。同时蝶鞍常不会增大，即使较大的鞍上脑膜瘤也很少出现内分泌功能紊乱[15]。脑膜瘤有时可挤压垂体柄使其向后移位。鞍结节脑膜瘤可能与蝶窦扩张性气化有关[16]（蝶窦下方扩大，但是没有骨质破坏)。
4. 垂体肿瘤（大多为腺瘤）伴鞍外侵袭：可将颈动脉向外侧推移（而脑膜瘤一般包绕颈动脉)，病变较脑膜瘤对称。
5. 生殖细胞瘤（GCT)（见章节 42.3)：绒毛膜癌、生殖细胞瘤、畸胎瘤、胚胎性癌、内胚窦瘤。鞍上 GCT 在女性更为常见，松果体区常见于男性。
   1) 鞍上GCT：可出现尿崩症、视野缺损、全垂体功能低下三联征[17]。也可表现为阻塞性脑积水。
   2) 鞍上及松果体区的同时性病变可诊断为 GCT（即所谓的同步性生殖细胞瘤，见章节 42.3)。
6. 胶质瘤。
7. 下丘脑胶质瘤。
8. 视神经或视交叉（视神经胶质瘤）(见章节 37.1.8)。

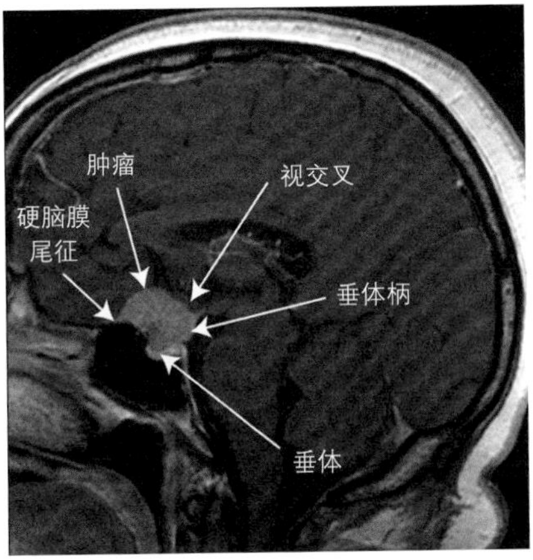

图 86-3 鞍结节脑膜瘤可能与垂体腺瘤混淆（T_1WI 矢状位增强 MRI）

9. 转移瘤。
10. 脊索瘤。
11. 寄生虫感染：囊虫病。
12. 表皮样囊肿。
13. 鞍上蛛网膜囊肿：见蛛网膜囊肿（见章节 16.1)。
14. 结节病(见章节10.9)：累及下丘脑可致前和(或)后垂体功能障碍。
15. 骨异常：
   1) 骨巨细胞瘤（见章节 49.6.5)。
   2) 软骨黏液纤维瘤。
   3) 甲状旁腺功能亢进病人棕色瘤。
   4) 骨赘。
   5) 髓外造血[18]。

86.6.3 血管性病变

1. 动脉瘤：前交通动脉、颈内动脉（颈动脉海绵窦或垂体上动脉的鞍上变异）、眼动脉、基底动脉分叉处。巨大动脉瘤可产生占位效应。
2. 颈动脉海绵窦瘘（CCF）(见章节 79.9)。

86.6.4 炎症

1. (自身免疫性）垂体炎（见下文）：
   1) 影像学鉴别见表 86-2。
   2) 最重要的临床特征：怀孕。
   3) 最重要的实验室检查：尿崩症（如果出现尿崩症，一般不会是腺瘤)。
2. 垂体肉芽肿[19]。

表 86-2 垂体炎与垂体腺瘤的影像学特点[20]

特点	垂体炎	垂体腺瘤
增大	对称性	非对称性
垂体柄	增粗，完满	不增粗，逐渐变细且偏心
鞍底[a]	无改变	可被侵袭
强化	明显，不均匀	不明显，常均匀
初次就诊时病变平均大小	$3cm^3$	$10cm^3$
垂体后部点状高信号[b]	无	97% 者存在

[a] CT 上

[b] 垂体后部在 T_1WI 的正常高信号（见章节 44.1.2)[21]

86.6.5 空泡蝶鞍综合征

1. 原发性（见章节 47.2.2）。
2. 继发性：垂体肿瘤切除术后（见章节 47.2.3）。

86.6.6 垂体炎

也称为自身免疫性垂体炎（AH）。

两种主要表现形式：

1. 淋巴性（腺性）垂体炎[20]：也称为淋巴样腺垂体炎（较常见的形式）。淋巴细胞浸润的垂体柄炎。尽管抗原尚未确定，但该自身免疫病病因已经确定。主要影响孕晚期和产后期女性。
2. 肉芽肿性垂体炎：侵袭性较强，无性别差异，与怀孕无关。病因可能为自身免疫性，但具体的发病机理不明。

由于AH与非分泌性垂体大腺瘤(影像学有鞍内强化,内分泌检查正常)较难分辨,故这些病灶常予外科手术切除而非可能效果更好的药物治疗(如激素[22]或中断可能的致病因子如易普利姆玛[23])。

影像学鉴别特点见表 86-2。

86

86.7 颅内囊肿

86.7.1 一般情况

修订版[24]：

1. 蛛网膜囊肿（见章节 16.1）：典型者囊内衬有脑膜内皮细胞。
2. 第三脑室扩大形成的鞍上囊肿。
3. 脑穿通畸形形成的半球间囊肿。
4. 神经外胚叶囊肿（胶质室管膜囊肿）：脑实质内，靠近脑室。
5. 陈旧性梗死灶：如果与脑室相通则称为穿通性囊肿。
6. 肿瘤性囊肿（CT 上实质部分有时可与脑组织等密度）：
   1) 神经节胶质细胞瘤（见章节 38.4.3）：常为实性但 CT 上可呈囊性。
   2) 毛细胞型星形细胞瘤（见章节 37.1）：常有强化的壁结节。
   3) 神经鞘瘤可为囊性。
   4) 幕上室管膜细胞瘤常为囊性（见章节 38.1.2）。
7. 感染性：
   1) 脓肿。
   2) 囊虫病：见脑囊虫病（见章节 22.3.2）。
   3) 棘球蚴囊：见包虫病（见章节 22.3.3）。

8. 松果体囊肿（见章节 46.5）。
9. 胶样囊肿（见章节 46.3）。
10. Rathke 裂囊肿（见章节 46.2）。
11. 巨大动脉瘤。
12. CT 上低密度非强化肿瘤可呈囊性表现。
13. 慢性硬膜下血肿或水囊瘤可呈囊性表现。
14. 颅后窝：(CPA 囊肿）(见章节 86.2.2)。包括：
    1) 丹迪 - 沃克畸形（见章节 15.3)。小脑蚓部常发育不全（有时完全缺如）。脑积水常见。
    2) 表皮样囊肿（见章节 46.4）。
    3) 小脑延髓池扩大（见章节 15.3）有时形似囊肿。无占位效应。
    4) 小脑血管母细胞瘤：常有强化的附壁结节（见章节 41.2.3）。
    5) 颅后窝蛛网膜囊肿：常有小脑占位效应。
    6) 神经管原肠囊肿（见章节 17.3）。
    7) 小脑毛细胞型星形细胞瘤（见章节 37.1)：常有强化的附壁结节。

86

86.7.2 颅内中线部位的空洞性病变

三种颅内幕上中线空洞病变的鉴别特点见表 86-3。

表 86-3 颅内中线部位空洞性病变的特点 [25]

空洞性病变	解剖	发生率	临床意义
透明隔腔 (CSP) (见原文)	位于两侧透明隔叶之间	早产婴儿为 100%，新生儿为 97%，成人为 10%	可为正常变异，但已证实与某些神经发育性和精神障碍有关
第六脑室	位于 CSP 正后方且常与其沟通	相对少见	可伴发神经系统异常 [a]
中帆腔	源于第三脑室上部的丘脑间穹隆脚分离	儿童 1 岁前为 60%，1～10 岁为 30%	目前尚无已知与病理情况的联系

[a] 包括发育滞后、巨颅症、Apert 综合征、脑电图异常

86.7.3 透明隔腔（CSP）

也称第五脑室，透明隔是分离两侧侧脑室的隔膜。胚胎时即有充盈的脑脊液流动于两个平行的瓣间 [透明隔腔（CSP)]，出生时或出后生短期内二瓣融合。因此，CSP 存在于几乎所有早产儿中。成人中约有 10% 存在。永久性 CSP 可为正常变异，为无症状性的发育异常。但也可能意味着神经发育紊乱并和一些神经精神障碍相关，其中包括双相障碍、秽语综合征、

强迫性障碍和精神分裂症等。CSP 也可因外伤导致膜撕裂，尤其是饱受慢性创伤性脑病痛苦的拳击运动员和车祸[26]（见章节 58.6.3）。

病人可有大的 CSPs。

分腔一般独立存在，不过偶尔和第三脑室沟通。

86.8 眼眶病变

86.8.1 一般情况

眼眶结构 4 分区：

1. 眼球。
2. 视神经鞘。
3. 角膜内。
4. 角膜外。

CT 对眼眶内结构显像较好（对于眼球的运动伪迹不像 MR 那样敏感，其主要优势在于显示骨性结构）。

86.8.2 成人眼眶病变

眶内假瘤最为常见。

1. 肿瘤性：
   1) 可临近但并不包裹视神经的离散型肿瘤：
      - 海绵状血管瘤：最常见的原发于眶内的良性肿瘤。脉络膜血管瘤见于 Sturge-Weber 综合征。
      - 纤维组织细胞瘤。
      - 血管外皮细胞瘤。
   2) 毛细血管瘤：可造成婴幼儿突眼。可自行恢复。
   3) 淋巴管瘤：可造成婴幼儿突眼。不可逆。
   4) 黑色素瘤：成人最常见的原发于眶内的恶性肿瘤。
   5) 视网膜母细胞瘤：先天性原发于视网膜的恶性肿瘤。40% 为双侧，90% 有钙化（主要的鉴别诊断特点，若合并其他病变提示肿瘤生物学行为不良）。CT 可显示视网膜剥离。
   6) 眶部淋巴瘤：可引起无痛性突眼。是突眼的第三大原因。
   7) 眶内脑膜瘤。
   8) 原发性视神经肿瘤：
      - 视神经胶质瘤。
      - 视神经鞘瘤（施万细胞瘤）。
2. 先天性：
   1) 渗出性视网膜病（Coats 病）：视网膜毛细血管扩张症性血管畸形，

脂性渗出物可致视网膜剥离。类似视网膜母细胞瘤。玻璃体因脂质成分在 MRI T_1WI 及 T_2WI 呈高信号。

2）永存原始玻璃体增生症。

3）幼稚型视网膜病（眼晶状体后纤维增生症）。

3. 感染性：

弓蛔虫眼内炎。

4. 炎症性 / 胶原性血管病（常为双侧）。

1）巩膜炎。

2）眶部假瘤：最常见的角膜内病变，常为单侧（见章节 32.6.1）。

3）结节病：可影响结膜和泪腺，不侵及眶内结缔组织和肌肉。

4）干燥综合征。

5. 血管性：

1）眶上静脉扩张：见于海绵窦血栓或颈动脉海绵窦瘘。

2）硬膜动静脉畸形。

6. 其他：

1）玻璃膜疣：球后视网膜退行性色素沉着，CT 上类似钙化斑块。

2）甲状腺眼病：Graves' 病（甲状腺功能亢进和眼外肌肿胀→无痛性突眼）。80% 为双侧发病。该眼病与甲状腺激素水平无关（可能为自身免疫反应异常）。另注：若只看低位 CT 层面，肿胀的下直肌可被误为眶部肿瘤。

3）类固醇激素的应用或有时肥胖可导致眼外肌增大。

4）骨纤维性结构不良（见章节 48.2.3）。

86.8.3 儿童眶部肿瘤

1. 皮样囊肿：37%。最常见的儿童眶部肿瘤。
2. 血管瘤：12%。大多数可自行消失，无需手术。
3. 横纹肌肉瘤：9%。最常见的眶部恶性肿瘤。
4. 视神经胶质瘤：6%。
5. 淋巴管瘤：<7%。影像学表现似血管瘤。不能自行消失，需手术。上呼吸道感染后突眼加重。可瘤内出血（巧克力囊肿）。

86.9 海绵窦病变

修订版[27]：

1. 原发性肿瘤（罕见）：

1）脑膜瘤[28]。

2）神经鞘瘤。

2. 可能侵犯海绵窦的邻近区域肿瘤（头颈部肿瘤可沿脑神经向颅内生长，特别是三叉神经）：
 1）脑膜瘤。
 2）神经鞘瘤。
 3）脊索瘤。
 4）软骨瘤。
 5）软骨肉瘤。
 6）垂体瘤[29]。
 7）鼻咽癌。
 8）嗅神经母细胞瘤。
 9）鼻咽血管纤维瘤。
 10）转移瘤。
3. 炎症：如 Tolosa-Hunt（见章节 32.6.2）。
4. 感染：毛霉病（藻菌病）（见章节 32.5.7），常见于糖尿病病人。
5. 血管性：
 1）颈内动脉海绵窦段动脉瘤。
 2）颈动脉 - 海绵窦瘘（见章节 79.9）。
 3）海绵窦血栓形成。

86.10 颅骨病变

86.10.1 一般情况

最常见的颅骨良性肿瘤为骨瘤和血管瘤，恶性肿瘤为骨肉瘤。特异性颅骨肿瘤（见章节 48.1）。

颅骨 X 线片评估

不同疾病的颅骨 X 线表现均存在高度的相似性，因此在寻找病因时，应注意下列特征，有些相较其他特征更具诊断价值（修订版[30]）：

1. 多发性（单发还是多发？）：除多发性颅骨静脉湖外，有 6 处以上病变多提示为恶性。
2. 起源（板障内、骨板全层或是仅内板或外板）：
 1）大部分颅顶部位病灶起源于板障，由于病灶局限，因此只需早期识别。
 2）板障膨胀挤压一边或两边骨板，常提示良性病变。
 3）病灶同时累及全层骨板往往提示恶性，而非同时性侵犯多为良性病变。
3. 边缘（光滑或粗糙）：
 1）边缘光滑，是否规则，是否清晰：无预测价值。

2) 不规则边界（特别是粗糙破坏的边界）常提示为炎症（骨髓炎）或恶性病变。

3) 边界清，但骨板全层呈破坏性改变提示骨髓瘤。

4. 外周硬化表现：周边骨质硬化提示良性病变（提示病变慢性扩张和长期存在），除骨纤维结构不良外，硬化环常较窄。

5. 周围血管通路的建立或缺如：周围血管通路存在提示良性病变（其中 66% 为静脉湖，50% 为血管瘤）。

6. 颅骨成像形式：

1) ★典型血管瘤表现为蜂窝状或小梁状（约 50% 病例有此特点）或辐射状（见于约 11% 的病例）。

2) 骨纤维性结构不良（见章节 48.2.3）可见边界清楚的骨岛，或呈随机分布的囊性及致密混杂区。

7. 颅骨顶部（高或低）：与病变的良、恶性关系不大。

8. 疼痛：郎格罕斯细胞组织细胞增生症常有触痛。

注：牢记颅骨病变可能有颅内成分。CT 显示骨骼清楚（MRI 不如 CT）；但由于骨性结构的伪迹现象，CT 可能漏诊颅盖凸面的微小病变（而 MRI 对此类病变敏感）。

核素骨扫描是一种有用的辅助检查（能发现某些特殊病灶）。

活检：用于诊断病因不明的颅骨病灶。若骨质还没有被软组织破坏，可用 Craig 针完成活检，在进行组织学检查前，病理科医师必须先对标本进行脱钙。

86.10.2 颅骨射线可透或骨缺损性病灶（又称骨溶解）

1. 先天性或发育性：

1) 表皮样囊肿（胆脂瘤）：边缘硬化。

2) 先天性：脑膨出、脑膜脑膨出、皮毛窦。

3) 骨纤维性结构不良（见章节 48.2.3）：正常骨组织被纤维结缔组织代替的良性病变。好发于颅盖部，有 3 种类型：

- 囊型：板障增宽常伴外板变薄，但很少累及内板，典型为累及颅盖部。
- 硬化型：常累及颅底（尤其是蝶骨）和面颅。
- 混合型：与囊型相似，在病变中有斑片状高密度影。

4) 颅骨或头皮血管瘤或血管畸形。

5) 蛛网膜颗粒小凹：蛛网膜颗粒［旧称 Pacchioni 颗粒（以意大利解剖学家 Antonio Pacchioni 为名）或 Pacchioni 小体］重吸收脑脊液至静脉系统，偶尔可致颅骨透光，常为上矢状窦旁区域。

6) Albright 综合征。

7) 先天性骨孔发育异常：颅骨的“骨孔”内有导静脉穿过。
8) 颅骨顶部变薄：常为双侧病变。
9) 额窗。
10) 静脉湖。
11) 大脑突起：又称为枕骨蛛网膜颗粒。

2. 外伤性：
1) 手术：颅骨钻孔，开颅。
2) 骨折。
3) 创伤后软脑膜囊肿（见章节 57.5.2)。
4) 儿童外伤后并发症[31]。

3. 炎症性：
1) 骨髓炎：包括结核性[32]。
2) 结节病。
3) 梅毒。

4. 肿瘤性：
1) 血管瘤：纤细蜂窝状基质。因放射状骨刺，典型 X 线表现为“星芒状”（见于 11% 的病人[30])。
2) 颅内侵蚀性肿瘤。
3) 淋巴瘤，白血病。
4) 脑膜瘤。
5) 转移瘤：骨扫描常为“热结节”。
6) 多发性骨髓瘤，浆细胞瘤（见章节 50.3.2)：骨扫描常为“冷结节”。
7) 肉瘤或纤维肉瘤。
8) 侵袭性皮肤肿瘤（侵袭性溃疡)。
9) 神经母细胞瘤。
10) 脂肪瘤。
11) 表皮样囊肿（也可认为是先天性因素，见上文)。

5. 其他：
1) 朗格汉斯细胞组织细胞增多症（见章节 42.2.2)。圆形非硬化性骨质缺损，可为单发（以前称嗜酸性肉芽肿）或多发，有触痛。
2) 佩吉特病（可见一定区域骨溶解，颅骨 X 线片上无成骨细胞形成的硬化改变，称其为局限性骨质疏松症)，骨扫描常为“热结节”。
3) 动脉瘤样骨囊肿：罕见，起于板障，其扩张使双侧骨板变薄但完整。
4) 甲状旁腺功能亢进形成的棕色瘤。

86.10.3 弥散性脱钙性或颅骨破坏性病变

包括“盐和胡椒性颅骨”。

1. 常见的：
   1) 原发性或继发性甲状旁腺功能亢进。
   2) 转移瘤或神经母细胞瘤。
   3) 多发性骨髓瘤。
   4) 骨质疏松症。
2. 少见的：
   佩吉特病（局限性骨质疏松症）。

86.10.4 颅骨毛发样垂直条纹

1. 常见的：
   先天性溶血性贫血（如地中海贫血，镰状细胞性贫血，遗传性球形红细胞增多症，丙酮酸激酶缺乏症）。
2. 少见的：
   1) 血管瘤。
   2) 发绀型先天性心脏病（伴有继发性红细胞增多症）。
   3) 缺铁性贫血。
   4) 转移瘤：特别是神经母细胞瘤，甲状腺癌。
   5) 多发性骨髓瘤。
   6) 脑膜瘤。
   7) 骨肉瘤。
   8) 真性红细胞增多症。

86.10.5 弥漫性高密度，骨质增生，或颅骨增厚

1. 常见的：
   1) 贫血（镰状细胞性，缺铁性，地中海贫血，遗传性球形红细胞增多症）。
   2) 骨纤维结构不良：
      • 骨性狮面（狮样脸）：一种多骨性纤维性结构不良。
   3) 弥漫性骨内板增生症。
   4) 成骨细胞性转移瘤（特别是前列腺癌，乳腺癌）。
   5) 佩吉特病（初表现为骨溶解和板障增厚）。
   6) 脑积水治疗后。
2. 少见的：
   1) 长期服用苯妥英治疗。

2) Engelman 病（进行性骨干发育不良）。
3) 氟中毒。
4) 维生素 D 过多症。
5) 甲状旁腺功能减退症，假性甲状旁腺功能减退症。
6) 脑膜瘤。
7) 成骨不全症。
8) 骨硬化症（见章节 88.8.2）。
9) 继发性红细胞增多症。
10) 梅毒性骨炎。
11) 结节性硬化症。

86.10.6 颅底骨密度局灶性增高

1. 常见的：
   1) 骨纤维结构不良。
   2) 脑膜瘤。
2. 少见的：
   1) 乳突炎。
   2) 鼻咽癌。
   3) 成骨细胞性转移瘤。
   4) 骨外板或板障骨瘤。
   5) 软骨瘤。
   6) 骨肉瘤（如骨肉瘤，软骨肉瘤）。
   7) 蝶窦炎。

86.10.7 颅底骨密度弥漫性增高

1. 常见的：
   1) 纤维性发育不良。
   2) 佩吉特病。
2. 少见的：
   1) 严重贫血（如地中海性贫血，镰状细胞性）。
   2) Engelman 病（进行性骨干发育不良）。
   3) 氟中毒。
   4) 原发性或继发性甲状旁腺功能亢进（治疗后）。
   5) 维生素 D 过多症。
   6) 特发性高钙血症。
   7) 脑膜瘤。
   8) 骨硬化症（见章节 88.8.2）。

86.10.8 颅盖局限性骨密度增加或骨质增生

1. 常见的：
   1) 解剖变异（如骨缝硬化）。
   2) 纤维性发育不良。
   3) 骨瘤（见章节 48.1.2）。
   4) 脑膜瘤。
   5) 额骨内板骨质增生（见章节 48.2.2）。
   6) 成骨细胞性转移瘤（特别是前列腺癌、乳腺癌）。
   7) 佩吉特病（初表现为骨溶解和板障增厚）。
   8) 头颅血肿。
   9) 颅骨凹陷性骨折。
2. 少见的：
   1) 骨肉瘤。
   2) 慢性骨髓炎，结核病。
   3) 结节性硬化症。
   4) 骨样骨瘤：X 线片上为周围环绕致密硬化带的透光性病变。
   5) 成骨细胞瘤。
   6) 骨化性纤维瘤：好发于额颞区。
   7) 放射性坏死。

86.11 颅骨其他畸形

86.11.1 窦膨出

窦膨出：含气窦扩大常伴侵蚀性骨改变。而扩张性气化指含气窦扩大不伴侵蚀性改变，可合并鞍结节和蝶骨平台（见章节 41.1.3）脑膜瘤。

窦膨出主要发生于上颌窦。病因不明，可能与滤网机制、黏液囊肿破裂或先天性有关。

窦膨出或扩张性气化的临床表现：

1. 头痛。
2. 神经痛。
3. 颜面不对称。
4. 额部隆起。
5. 眼球突出。
6. 脑脊液瘘（漏）。
7. 上颌窦的治疗：通过内镜入路开放上颌窦和鼻腔。注意脑膨出。

86.11.2 额部隆起

额骨的突起。前额更明显。可能合并有眉骨过高。

病因包括：

1. 小儿脑积水（见章节 24.2.2）。
2. 肢端肥大症（见章节 43.6.3）。
3. 骨纤维性结构不良（见章节 48.2.3）。
4. 髓外造血（见章节 9.4）。
5. 软骨发育不全。
6. Hurler 综合征。

86.12 颅内外沟通病变

颅内成分造成颅外占位。

1. 轴内病变：经验法则——“轴内病变不可能蔓延到颅外”。但未经治疗的真菌样生长的恶性胶质瘤可以做到这点。
2. 轴外病变：
   1) 脑膜瘤：
      - 源于板障，向颅内和颅外生长。
      - 颅内脑膜瘤破坏颅骨而外向生长。
      - 颅内脑膜瘤诱导成骨生长而形成颅外肿物。
   2) 转移瘤（如胃肠道肿瘤，前列腺癌等）。
   3) 骨（颅骨）病变：
      - 血管瘤。
      - 表皮样囊肿。
      - 骨纤维发育不良（少见）。
      - 骨巨细胞瘤（少见）。
      - 尤因肉瘤（颅骨少见）。
      - 动脉瘤性骨囊肿（5% 发生于颅骨，枕骨最常见）。

86.13 颅内高密度影

在 CT 平扫呈高密度表现的颅内结构鉴别诊断（即比正常脑组织更“白”）。

1. 急性出血。
2. 钙化。
3. 低流量血管。

4. 黑素瘤：因黑色素呈稍高密度影。

86.14 颅内钙化

86.14.1 单发性颅内钙化

1. 良性（“生理性”）：
   1) 脉络丛：（图 86-4）钙化常为双侧（见下文）。
   2) 蛛网膜颗粒。
   3) 鞍膈。
   4) 硬脑膜：常见部位包括镰（大脑镰）（图 86-4）、小脑幕、乙状窦。
   5) 缰连合。
   6) 岩骨床突或床突间韧带。
   7) 松果体（图 86-4）：55% 的年龄 >20 岁的病人可在颅骨 X 线片上见到松果体钙化。

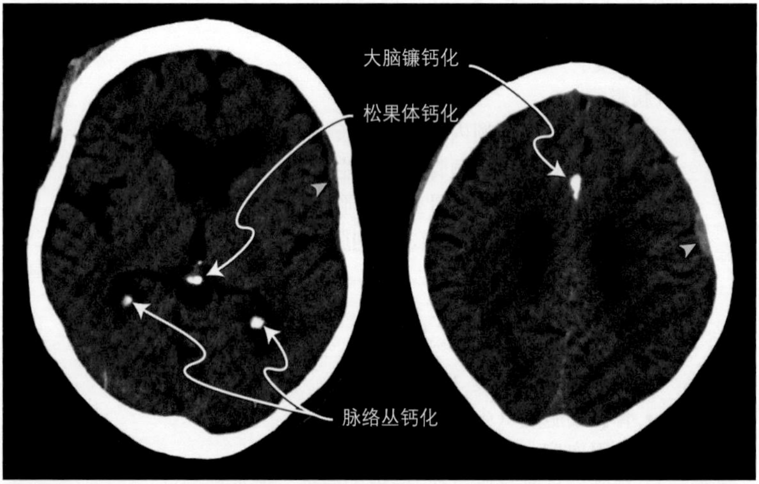

图 86-4 一位 81 岁女性的良性颅内钙化
病人有硬膜下出血（黄色箭头）
轴位两层面的平扫 CT

2. 感染：
   1) 囊虫病囊肿：单发或多发，见脑囊虫病（见章节 22.3.2）。
   2) 脑炎，脑膜炎，脑脓肿（急性和治愈的）。
   3) 肉芽肿（隐球菌病或其他真菌性）。
   4) 棘球蚴囊。

5) 结核瘤。
6) 肺吸虫病。
7) 风疹。
8) 梅毒树胶肿。

3. 血管性：
1) 动脉瘤，包括：
• Galen 静脉动脉瘤。
• 巨大动脉瘤。
2) 动脉硬化（特别是颈内动脉虹吸段）。
3) 血管瘤，动静脉畸形，Sturge-Weber 综合征。

4. 肿瘤性：钙化常提示为良性改变：
1) 脑膜瘤（见章节 41.1）。
2) 颅咽管瘤。
3) 脉络丛乳头状瘤。
4) 室管膜瘤。
5) 胶质瘤（特别是少突胶质细胞瘤、星形细胞瘤）。
6) 神经节胶质瘤。
7) 胼胝体脂肪瘤。
8) 松果体瘤。
9) 灰结节错构瘤。

5. 其他：
1) 血肿：脑内血肿、硬膜外血肿、硬膜下血肿。钙化常仅见于慢性改变。
2) 特发性。
3) 结节性硬化症（见章节 35.1.3）。

86.14.2 多发性颅内钙化

1. 常见的：
1) 脉络膜丛：生理性钙化最常见的部位（侧脑室脉络丛的钙化常为双侧，呈对称性；第三、第四脑室少见）。随年龄增长，脉络丛钙化的数量及程度有所增加（50 岁后发生率为 75%）。3 岁以下少见。10 岁以下脉络丛乳头状瘤的可能性较大。颞角受累常与神经纤维瘤病有关。
2) 基底节（BG）：在 CT 上，双侧基底节区轻度钙化常见，尤其是老年人。其中一些考虑为正常的影像学变异，也可能是特发性或继发于甲状旁腺功能减退或长期服用抗惊厥药物等情况所致，偶由 Fahr 病（见下文）引起。基底节区钙化 >0.5cm 时可伴认知障碍，且精神症状的发生率较高（包括躁郁症和强迫症，但没有病人有精神分裂症）[33]。

2. 少见的：
   1) Fahr 病：基底节内侧部、与脑沟深度一致的大脑皮层及齿状核的进行性特发性钙化[34]。
   2) 血管瘤、动静脉畸形、Sturge-Weber 综合征、von Hippel-Lindau 病。
   3) 基底细胞痣综合征（大脑镰、小脑幕）。
   4) Gorlin 综合征。表现为：下颌囊肿，肋骨和椎骨畸形，短掌骨。部分病人可患有髓母细胞瘤。
   5) 钙沉积在中等大小血管的中膜，对管腔没有损害，常无症状，当年轻病人的病灶增大到 X 线片可见时可出现症状。
   6) 巨细胞包涵体病。
   7) 脑炎（如麻疹、水痘、新生儿单纯疱疹）。
   8) 颅内血肿（硬膜下或硬膜外，慢性）。
   9) 神经纤维瘤病（脉络丛）。
   10) 弓形虫病。
   11) 结核瘤；结核性脑膜炎（治疗后）。
   12) 结节性硬化症。
   13) 甲状旁腺功能减退（包括甲状腺切除术后[35]）和假性甲状旁腺功能减退症。
   14) 多发性肿瘤（如脑膜瘤、胶质瘤、转移瘤）。
   15) 囊虫病囊肿：可为单发或多发，见脑囊虫病（见章节 22.3.2）。

86.15 脑室内病变

86.15.1 一般情况

脑室内肿瘤仅约占中枢神经系统肿瘤的 10%。鉴别脑室内肿瘤与侵袭至脑室内的脑实质肿瘤的要点在于由脑脊液包绕脑室内肿瘤而在 CT、MRI 上表现为病变周围的脑脊液“帽”。

86.15.2 鉴别诊断

以下的资料来源于 UCSF[36] 的 73 例脑室内病变病人的 CT 表现。

1. 星形细胞瘤（20%）：最常见的病变。73% 的病人存在脑积水（HCP）。CT 平扫（NCCT）示 77% 呈高密度。相应部位发生频率依次递减为：
   1) 额角。
   2) 第三脑室。

3) 脑室房部（又称三角区）。

4) 第四脑室。

2. 胶样囊肿（14%）：本质上仅见于第三脑室前部室间孔处（其他部位极其罕见）。50% 在 CT 平扫呈高密度病变，MRI 上表现多样，可能偶有漏诊。CT/MRI 上少或无强化（见章节 46.3）。注意与黄色肉芽肿鉴别。
3. 脑膜瘤（12%）：多数位于脑室房部，额角少见。呈均匀高密度改变。可伴钙化。血管造影示多数肿瘤明显染色，大部分由脉络膜前动脉供血，而由脉络膜后动脉供血者少见。可能源于脉络丛的蛛网膜细胞。
4. 室管膜瘤（10%）：多数位于第四脑室，也可发生于侧脑室体部。由于细胞密度高，CT 常呈高密度。
5. 颅咽管瘤（7%）：主要位于第三脑室内。大多有点状钙化。该少见部位的颅咽管瘤可能源于残留在终板的鳞状上皮细胞。
6. 髓母细胞瘤（5%）：常充满第四脑室，CT 呈均匀强化、高密度病变。
7. 囊虫病（5%）：可发生于任一脑室或全脑室（注：发病率与地理位置相关）。
8. 脉络丛乳头状瘤（5%）：多数见于侧脑室（可为双侧），但也可见于第四脑室，第三脑室少见。可伴发交通性脑积水（可能为脑脊液生成过多）。脑血管造影染色明显。
9. 表皮样囊肿（4%）：主要位于第四脑室，CT 呈无强化低密度（同脑脊液密度相似）。在美国，该病是第四脑室最常见的低密度病变。
10. 皮样囊肿（3%）：常见于第四脑室，可见脑室内有游离的脂肪，提示囊肿破裂。该病有发生于中线的倾向。
11. 脉络丛癌（3%）：常位于侧脑室房部，侵及周围脑实质引起脑水肿和移位。在脑血管造影上可见染色。另注：该病极罕见。
12. 室管膜下瘤（3%）：位于第四脑室或额角。CT 上呈稍强化等密度影。可有钙化及囊性变（更常见于室管膜瘤）。最常见于第四脑室底近闩部。
13. 室管膜囊肿（3%）：常位于侧脑室。水溶性对比剂脑池造影示与脑脊液无交通。
14. 蛛网膜囊肿（1%）：位于侧脑室。水溶性对比剂脑池造影示与脑脊液无交通。
15. 动静脉畸形（3%）。
16. 畸胎瘤（1%）：位于第三脑室前部。部分钙化和灶性脂肪信号。明显强化。
17. 中枢神经细胞瘤（见章节 38.4.7）。
18. 转移瘤：来自乳腺及肺[37]。

19. 第三脑室脊索样胶质瘤[38]。

86.15.3 辅助鉴别脑室内病变的特点

根据脑室系统的部位。

表 86-4 提示根据脑室系统的部位区分肿瘤类型。

表 86-4 通过部位区分脑室内肿瘤类型[36]（共 73 例病人[a]）

第三脑室		第四脑室		侧脑室					
				房部		体部		额角	
胶样囊肿	10	髓母细胞瘤	4	脑膜瘤	8	室管膜瘤	3	星形细胞瘤	7
颅咽管瘤	5	室管膜瘤	4	星形细胞瘤	3	脉络丛乳头状瘤	1[b]	脑膜瘤	1
星形细胞瘤	4	表皮样囊肿	3	脉络丛乳头状瘤	1	脉络丛癌	1	室管膜下瘤	1
畸胎瘤	1	囊虫病	2	脉络丛癌	1	室管膜囊肿	1	皮样囊肿	1
脉络丛乳头状瘤	1	星形细胞瘤	1	蛛网膜囊肿	1	动静脉畸形	1		
囊虫病	1	室管膜下瘤	1	室管膜囊肿	1				
皮样囊肿	1								
脉络丛癌	1								
动静脉畸形	1								

[a] 1 例病人为囊虫病弥漫性分布于脑室系统

[b] 1 例病人为双侧脑室乳头状瘤

根据侧脑室肿瘤的病灶部位和病人年龄特点

见参考文献[39]。

见表 86-5。该项研究中排除了源于第三脑室或侧脑室旁脑实质侵袭侧脑室的病例。畸胎瘤和 PNETs 均发生于 1 岁以下婴儿，且所有病变均有钙化。仅有 1 例 CPP 病儿大于 5 岁。

在 30 岁以上的成年人中，三角区部位仅发生脑膜瘤，而室管膜下瘤是该年龄段唯一无强化的病变。

根据病灶在第三脑室中的位置

1. 第三脑室前部：
   1) 胶样囊肿。
   2) 鞍区肿物。
   3) 结节病。
   4) 动脉瘤。

表 86-5 通过病灶部位和病人年龄特点鉴别侧脑室肿瘤

年龄（岁）	侧脑室内部位[a]		
	室间孔（Monro 孔）	三角区	体部
0～5	0	8 脉络丛乳头状瘤	2 原始神经外胚叶肿瘤 1 畸胎瘤
6～30	5 室管膜下巨细胞星形细胞瘤 2 毛细胞型星形细胞瘤 1 脉络丛乳头状瘤 1 脑膜瘤 1 少突胶质细胞瘤	1 室管膜瘤 1 少突胶质细胞瘤	1 混合型胶质瘤 1 室管膜瘤 1 毛细胞型星形细胞瘤
>30	2 转移瘤	8 脑膜瘤	2 胶质母细胞瘤 1 淋巴瘤 1 转移瘤 6 室管膜下瘤

[a] 缩写：CPP：脉络丛乳头状瘤；PNET：原始神经外胚层肿瘤；SEGA：室管膜下巨细胞星形细胞瘤

5) 下丘脑胶质瘤。
6) 组织细胞增多症。
7) 脑膜瘤。
8) 视神经胶质瘤。

2. 第三脑室后部：
1) 松果体瘤（无性细胞瘤）。
2) 脑膜瘤。
3) 蛛网膜囊肿。
4) Galen 静脉动脉瘤样畸形。

根据病变强化分类

除囊性成分（室管膜和蛛网膜）、皮样囊肿和表皮样囊肿外，其他病变均强化。关于室管膜下瘤是否强化尚存争议，Jelinek 等人认为病变不强化[39]。

根据病变的多发性

多发病变多提示以下病变：脑囊虫病、转移瘤、破裂的表皮样囊肿。

86.16 脑室旁病变

86.16.1 脑室旁实性强化的病变（发生频率依次递减）

1. 淋巴瘤；全身性淋巴瘤累及中枢神经系统，或罕见的颅内原发性淋巴瘤（见章节 42.1.3）：对任何脑室旁强化的实性肿瘤均应进行鉴别。

86

对放疗很敏感。
2. 室管膜瘤：(经常侵袭脑室)。
3. 转移癌：特别是恶性黑色素瘤或绒毛膜癌。
4. 脑室炎。
5. 髓母细胞瘤（儿童)，成人又称小脑肉瘤。
6. 松果体瘤（无性细胞瘤)：常位于中线，见于青年。
7. 胶质母细胞瘤偶可有类似的表现。

86.16.2 CT 呈低密度或 MRI T_2WI 呈高信号的脑室旁病变

1. 细胞外或细胞内水分增加（水肿)：
   1) 脑积水：通过室管膜吸收 CSF（见章节 24.5)。
   2) 梗死后坏死。
   3) 肿瘤性水肿。
2. 少见的肾上腺脑白质营养不良晚期表现。
3. 血管疾病：
   1) 亚急性动脉硬化性脑病（Binswanger 病)[40，41]。
   2) 脑栓塞。
   3) 血管炎。
   4) 淀粉样脑血管病。
   5) 低血流状态。
4. 脱髓鞘病：包括多发性硬化。
5. 脑白质疏松[42]：描述脑白质病变的术语，CT 或 MRI 呈对称性（或基本上）脑室旁白质信号改变。可无症状或出现包括痴呆的症状。可能与下列因素有关：
   1) Binswanger 病。
   2) 分水岭脑梗死[43]。
   3) 正常老年改变[44]：60 岁以后每 10 年逐渐增加，多为斑片状。
   4) 低氧。
   5) 低血糖[45]。
6. 灰质异位：灰质岛出现在异常位置。
7. 放疗（XRT）后改变。

86.17 脑膜增厚 / 强化

86.17.1 硬脑膜强化

可见于颅骨内板下方。与软脑膜强化不同，不随脑回卷曲。病变可局灶也可弥散[46]：

1. 局灶性：
   1) 邻近脑膜瘤：因此称“脑膜尾”征。
   2) 多形性黄色星形细胞瘤：也可有“脑膜尾”征。
2. 弥漫性脑膜强化[47]：约65%与轴外肿瘤进展有关。临床表现：头痛、多发神经麻痹、癫痫。
   1) 颅内低压：脑MRI示弥漫性硬脑膜强化（见章节23.9）。
   2) 感染：细菌性脑膜炎。
   3) 原发性中枢神经系统肿瘤：髓母细胞瘤、恶性脑膜瘤。
   4) 结节病。
   5) 开颅术后。
   6) 转移瘤（常为癌）。也可导致硬脑膜增厚。
      • 硬脑膜转移瘤。
      • 软脑膜癌病（癌性脑膜炎）（见章节50.1.10）。
      • 淋巴瘤[48]。
   7) 神经结节病。
   8) 硬膜下出血后[49]。
   9) 特发性。

86.17.2　软脑膜强化

见参考文献[46]。

1. 紧贴脑回的薄层细线型强化。
2. 脑表面小结节样强化。

86.18　室管膜及室管膜下强化

有时与脑室旁强化同时发生。室管膜强化常预示病情严重[50]。主要鉴别诊断肿瘤与感染。

1. 脑室炎或室管膜炎：化脓性脑室炎的病例中有64%可发生室管膜强化[51]。
   1) 感染可发生于以下情况：
      • 分流术后。
      • 脑室内术后。
      • 留置人工装置（如Ommaya储液囊）。
      • 鞘内化疗。
      • 脑膜炎。
      • 病毒性室管膜炎。
      • 部分免疫力低下病人的巨细胞病毒性脑炎。

- 肉芽肿性病变：尤其见于免疫力低下的病人；如结核病、分枝杆菌病、梅毒。

2）感染性[50]：

- 细菌性（化脓性）脑室炎。
- 结核性脑室炎。
- 囊性病变提示脑囊虫病。

2. 癌性脑膜炎：典型表现也有脑膜强化（见章节 50.1.10）。
3. 多发性硬化：常多见于脑室旁（白质内）。
4. 肿瘤性：

1）淋巴增生性疾病：

- 中枢神经系统淋巴瘤（见章节 42.1）。
- 白血病。

2）室管膜瘤：

- 伴肿瘤扩散。
- 有 1 例小儿室管膜瘤肿瘤未扩散却出现一过性强化的报道[52]。

3）转移瘤。

4）生殖细胞瘤。

5. 结节性硬化：室管膜下错构瘤表现为结节状，偶见强化（见章节 35.1.3）。随年龄增长逐渐钙化。
6. 可能出现的全身症状：线性强化罕见病因见于：神经结节病、Whipple 病、转移性多发性骨髓瘤（常为结节状）。

免疫缺陷病人中强化的特征有助于鉴别以下疾病（倾向于发生在免疫缺陷人群[50]）：

1. 薄层线性强化：提示病毒性（CMV 或水痘 - 带状疱疹病毒）。
2. 结节状强化：提示中枢神经系统淋巴瘤。
3. 带状强化：缺乏特异性 [可见于病毒感染、淋巴瘤或结核病（TB）]。

86.19 脑室内出血

病因：

1. 大部分是由脑实质出血破入脑室所致。

1）成人：

- 自发性 ICH：特别是丘脑或壳核出血（见章节 84.5）。
- 与 AVM 相关。

2）新生儿：室管膜下出血破入脑室（见章节 84.11）。

2. 单纯的脑室内出血（IVH）通常是由下列病变造成的破裂所致。

1) 动脉瘤：约占成人 IVH 的 25%，是脑出血的第二常见病因，13%～28% 的动脉瘤破裂病人出现 IVH[53]。常见的动脉瘤部位：前交通动脉，基底动脉远端或颈内动脉终支，椎动脉或小脑后下动脉远端（见章节 76.4）。
2) 椎动脉剥离（或夹层动脉瘤）：（见章节 83.5）。
3) 脑室内动静脉畸形。
4) 脑室内肿瘤。
5) 脑室外蛛网膜下隙出血流入第四脑室外侧和（或）正中孔。

86.20 颞叶内侧病变

可为癫痫责任病灶，特别是“钩回发作”（颞叶癫痫发作）。
1. 错构瘤。
2. 颞叶内侧硬化症（见章节 26.1.2）：可见此区脑实质萎缩伴侧脑室颞角扩大。
3. 胶质瘤：可为低级别，应仔细检查有无占位效应和潜在强化。

86.21 基底节异常

1. 对称性异常：
   1) 钙化（见章节 86.14）。
   2) Wilson 病（肝豆状核变性）：常染色体隐性遗传疾病，可致组织内铜聚积。
   3) 亨廷顿病（或称舞蹈病）：亨廷顿基因（4p16.3）内 >40 个三联 CAG 重复序列导致亨廷顿蛋白的生成。CT 或 MRI 上可见尾状核细胞损失。
   4) 锰（见章节 10.3.3）：T_1WI 呈对称性高信号异常，主要位于苍白球，而 T_2WI 或 GRASS 序列无阳性表现。
   5) 苍白球（CT 呈低密度）：
      - 严重的 CO 中毒。
      - 氰化物中毒。
      - 缺氧。
   6) 壳核：
      - 低血糖：影响纹状体（尾状核和壳核）。
2. 卒中。

86.22 丘脑病变

星形细胞瘤是此部位最常见的肿瘤类型。

1. 常见肿瘤：
   1) 成人：
      - 间变性星形细胞瘤。
      - 多形性胶质母细胞瘤。
      - 转移瘤。
      - 原发性 CNS 淋巴瘤。
   2) 儿童：
      - 间变性星形细胞瘤。
      - 星形细胞瘤（WHO Ⅱ级）。
      - 多形性胶质母细胞瘤。
      - 毛细胞型星形细胞瘤。
2. 少见肿瘤：
   1) 成人：
      - 星形细胞瘤（WHO Ⅱ级）。
      - 神经细胞瘤。
      - 少突胶质细胞瘤。
      - 毛细胞型星形细胞瘤。
      - 错构瘤。
   2) 儿童：
      - 生殖细胞瘤。
      - 少突胶质细胞瘤。
      - PNET。
      - 室管膜下巨细胞瘤。
3. 非肿瘤性（儿童和成人）：
   1) 海绵状血管瘤。
   2) 肉芽肿。
   3) 异位症。
   4) AVM。
   5) 梗死。

86.23 鼻腔内 / 颅内病变

鼻腔内的病变可与颅腔相沟通。

1. 感染性：

1）结核。
2）梅毒。
3）Hansen 病（麻风）。
4）真菌感染，尤其是：
- 曲霉病。
- 毛霉病：主要见于糖尿病或免疫缺陷病人（见章节 32.5.7）。
- 申克孢子丝菌。
- 球孢子菌。

5）韦氏肉芽肿病（见章节 11.3.4）：上下呼吸道的坏死性肉芽肿性血管炎伴肾小球肾炎和鼻腔破坏[54]。
6）致死性中线肉芽肿病（见章节 11.3.4）：局部破坏性淋巴瘤样浸润性疾病，可能不是真正的肉芽肿，也可破坏局部鼻腔。但不像韦氏病累及肾脏和气管。
7）多形性网状细胞增生症：可能为鼻腔淋巴瘤。可能与致死性中线肉芽肿病为同样一种病变（见上文）。

2. 黏液囊肿：由于鼻窦开口闭塞导致鼻窦内潴留囊肿形成，其膨胀性生长可破坏相应鼻窦。病灶静脉增强常见强化（CT 或 MRI），可含黏液或脓。
3. 肿瘤：

1）鼻窦癌：
- 鳞状上皮癌。
- 腺癌。
- 鼻咽癌：可能与 EBV 感染有关。
- 鼻窦未分化癌（SNUC）[55]：不同于淋巴上皮瘤（更少角化）。临床罕见，为侵袭性癌（鳞状上皮癌为更致命的变异类型），预后差。在有放疗史、木工和镍厂工人中发病率较高。神经外科医师需注意其可侵犯的周围组织结构：额窝和海绵窦。与 EBV 无关。治疗：三联治疗（放疗、化疗和姑息性手术）。

2）鼻腔神经胶质瘤[56]又称嗅神经母细胞瘤：得名于嗅上皮干细胞（成感觉神经母细胞）。来源于鼻前庭嵴的恶性肿瘤，常累及颅内。极为罕见（约 200 例病案报道）。表现为鼻出血（76%）、鼻塞（71%）、流泪（14%）、疼痛（11%）、复视、眼球突出、嗅觉缺乏和内分泌异常[57]。治疗：手术后行放疗，酌情化疗。
3）转移瘤：十分罕见，可能伴发于肾细胞癌。
4）良性肿瘤：
- 额叶脑膜瘤：极少累及鼻腔。
- 横纹肌瘤。

- 良性血管外皮细胞瘤。
- 胆脂瘤。
- 脊索瘤。

4. 先天性病变：

1）脑膨出：新生儿鼻腔内出现息肉状肿物时应考虑脑膨出的可能，直到确诊为其他疾病。分类：

- 颅盖区。
- 额筛区。
- 颅底区。
- 颅后窝。

2）鼻腔胶质瘤：鼻腔中非肿瘤的胶质组织，常在概念和诊断上同脑膨出相混淆（表 86-6）。“胶质瘤”在这里用词不当，“鼻腔神经胶质异位”可能更合适。该病变与蛛网膜下隙无交通。

表 86-6 脑膨出和鼻腔胶质瘤的鉴别诊断

表现	脑膨出	鼻腔胶质瘤
搏动性?	常见（若膨出体积小则可搏动不可及）	无
Valsalva 法检查时改变	肿胀（Furstenberg 征）	无
面部器官距离过远	提示存在脑膨出	无
与中枢神经系统的联系	有蒂	无，或很小
用探针探查	可以从外侧通过	无法从外侧通过

（林 发 译 张 烁 校）

参考文献

[1] Ho VB, Smirniotopoulos JG, Murphy FM, et al. Radiologic-Pathologic Correlation: Hemangioblastoma. AJNR. 1992; 13:1343–1352

[2] Laurent JP, Cheek WR. Brain Tumors in Children. J Pediatr Neurosci. 1985; 1:15–32

[3] Section of Pediatric Neurosurgery of the American Association of Neurological Surgeons. Pediatric Neurosurgery. New York 1982

[4] Inoue Y, Tabuchi T, Hakuba A, et al. Facial Nerve Neuromas: CT Findings. J Comput Assist Tomogr. 1987; 11:942–947

[5] Tew JM, Yeh HS, Miller GW, et al. Intratemporal Schwannoma of the Facial Nerve. Neurosurgery. 1983; 13:186–188

[6] Enyon-Lewis NJ, Kitchen N, Scaravilli F, et al. Neurenteric Cyst of the Cerebellopontine Angle. Neurosurgery. 1998; 42:655–658

[7] George B, Lot G, Boissonnet H. Meningioma of the Foramen Magnum: A Series of 40 Cases. Surg Neurol. 1997; 47:371–379

[8] George B, Lot G, Velut S. Tumors of the Foramen Magnum. Neurochirurgie. 1993; 39:1–89

[9] Onofrio BM, Mih AD. Synovial Cysts of the Spine. Neurosurgery. 1988; 22:642–647

[10] O'Neill BP, Illig JJ. Primary Central Nervous System Lymphoma. Mayo Clin Proc. 1989; 64:1005–1020

[11] Davis DO. Sellar and Parasellar Lesions. Clin Neurosurg. 1970; 17:160–188

[12] Kovacs K. Metastatic cancer of the pituitary gland. Oncology. 1973; 27:533–542

[13] Atchison JA, Lee PA, Albright L. Reversible Suprasellar Pituitary Mass Secondary to Hypothyroidism. JAMA. 1989; 262:3175–3177

[14] Taylor SL, Barakos JA, Harsh GR, et al. Magnetic Resonance Imaging of Tuberculum Sellae Meningiomas: Preventing Preoperative Misdiagnosis as Pituitary Macroadenoma. Neurosurgery. 1992; 31:621–627

[15] Symon L, Rosenstein J. Surgical Management of Suprasellar Meningioma. J Neurosurg. 1984; 61: 633–641

[16] Mai A, Karis J, Sivakumar K. Meningioma with pneumosinus dilatans. Neurology. 2003; 60

[17] Hoffman HJ, Ostubo H, Hendrick EB, et al. Intracranial Germ-Cell Tumors in Children. J Neurosurg. 1991; 74:545–551

[18] Aarabi B, Haghshenas M, Rakeii V. Visual failure caused by suprasellar extramedullary hematopoiesis in beta thalassemia: case report. Neurosurgery. 1998; 42:922–5; discussion 925-6

[19] Daniels DL,Williams AL, Thornton RS, et al. Differential Diagnosis of Intrasellar Tumors by Computed Tomography. Radiology. 1981; 141:697–701

[20] Gutenberg A, Larsen J, Lupi I, et al. A radiologic score to distinguish autoimmune hypophysitis from nonsecreting pituitary adenoma preoperatively. AJNR Am J Neuroradiol. 2009; 30:1766–1772
[21] Kucharczyk W, Davis DO, Kelly WM, et al. Pituitary adenomas: high-resolution MR imaging at 1.5 T. Radiology. 1986; 161:761–765
[22] Miyake I, Takeuchi Y, Kuramoto T, et al. Autoimmune hypophysitis treated with intravenous glucocorticoid therapy. Intern Med. 2006; 45:1249– 1252
[23] Carpenter KJ, Murtagh RD, Lilienfeld J, et al. Ipilimumab-induced hypophysitis: MR imaging findings. AJNR. 2009; 30:1751–1753
[24] Harsh GR, Edwards MSB, Wilson CB. Intracranial Arachnoid Cysts in Children. J Neurosurg. 1986; 64: 835–842
[25] Miller ME, Kido D, Horner F. Cavum Vergae: Association With Neurologic Abnormality and Diagnosis by Magnetic Resonance Imaging. Arch Neurol. 1986; 43:821–823
[26] Silk T, Beare R, Crossley L, et al. Cavum septum pellucidum in pediatric traumatic brain injury. Psychiatry Res. 2013; 213:186–192
[27] Sekhar LN, Moller AR. Operative Management of Tumors Involving the Cavernous Sinus. J Neurosurg. 1986; 64:879–889
[28] Knosp E, Perneczky A, Koos WT, et al. Meningiomas of the Space of the Cavernous Sinus. Neurosurgery. 1996; 38:434–444
[29] Knosp E, Steiner E, Kitz K, et al. Pituitary Adenomas with Invasion of the Cavernous Sinus Space: A Magnetic Resonance Imaging Classification Compared with Surgical Findings. Neurosurgery. 1993; 33:610–618
[30] Thomas JE, Baker HL. Assessment of Roentgenographic Lucencies of the Skull: A Systematic Approach. Neurology. 1975; 25:99–106
[31] Horning GW, Beatty RM. Osteolytic Skull Lesions Secondary to Trauma. J Neurosurg. 1990; 72:506– 508
[32] Le Roux PD, Griffin GE, Marsh HT, et al. Tuberculosis of the Skull - A Rare Condition: Case Report and Review of the Literature. Neurosurgery. 1990; 26: 851–856
[33] Lopez-Villegas D, Kulisevsky J, Deus J, et al. Neuropsychological Alterations in Patients with Computed Tomography-Detected Basal Ganglia Calcification. Arch Neurol. 1996; 53:251–256
[34] Ang LC, Alport EC, Tchang S. Fahr's Disease Associated with Astrocytic Proliferation and Astrocytoma. Surg Neurol. 1993; 39:365–369
[35] Bhimani S, Sarwar M, Virapongse C, et al. Computed Tomography of Cerebrovascular Calcifications in Postsurgical Hypoparathyroidism. J Comput Assist Tomogr. 1985; 9:121–124
[36] Morrison G, Sobel DF, Kelley WM, et al. Intraventricular Mass Lesions. Radiology. 1984; 153: 435–442
[37] D'Angelo VA, Galarza M, Catapano D, et al. Lateral ventricle tumors: Surgical strategies according to tumor origin and development - a series of 72 cases. Neurosurgery. 2005; 56:ONS36–ONS45
[38] Brat DJ, Scheithauer BW, Staugaitis SM, et al. Third ventricular chordoid glioma: a distinct clinicopathologic entity. J Neuropathol Exp Neurol. 1998; 57: 283–290
[39] Jelinek J, Smirniotopoulos JG, Parisi JE, et al. Lateral Ventricular Neoplasms of the Brain: Differential Diagnosis Based on Clinical, CT, and MR Findings. AJNR. 1990; 11:567–574
[40] Kinkel WR, Jacobs L, Polachini I, et al. Subcortical Arteriosclerotic Encephalopathy (Binswanger's Disease). Arch Neurol. 1985; 42:951–959
[41] Roman GC. Senile Dementia of the Binswanger Type: A Vascular Form of Dementia in the Elderly. JAMA. 1987; 258:1782–1788
[42] Hachinski VC, Potter P, Merskey H. Leuko-Araiosis. Arch Neurol. 1987; 44:21–23
[43] Steingart A, Hachinski VC, Lau C, et al. Cognitive and Neurologic Findings in Subjects With Diffuse White Matter Lucencies on Computed Tomographic Scan (Leuko-Araiosis). Arch Neurol. 1987; 44:32–35
[44] Zatz LM, Jernigan TL, Ahumada AJ. White Matter Changes in Cerebral Computed Tomography Related to Aging. J Comput Assist Tomogr. 1982; 6:19–23
[45] Janota I, Mirsen TR, Hachinski VC, et al. Neuropathologic Correlates of Leuko-Araiosis. Arch Neurol. 1989; 46:1124–1128
[46] Paakko E, Patronas NJ, Schellinger D. Meningeal Gd-DTPA enhancement in patients with malignancies. J Comput Assist Tomogr. 1990; 14:542–546
[47] River Y, Schwartz A, Gomori JM, et al. Clinical significance of diffuse dural enhancement detected by magnetic resonance imaging. J Neurosurg. 1996; 85:777–783
[48] Estevez M, Chu C, Pless M. Small B-cell lymphoma presenting as diffuse dural thickening with cranial neuropathies. J Neurooncol. 2002; 59:243–247
[49] Sze G, Soletsky S, Bronen R, et al. MR Imaging of the Cranial Meninges with Emphasis on Contrast Enhancement and Meningeal Carcinomatosis. AJNR. 1989; 10:965–975
[50] Guerini H, Helie O, Leveque C, et al. [Diagnosis of periventricular ependymal enhancement in MRI in adults]. J Neuroradiol. 2003; 30:46–56
[51] Fukui MB, Williams RL, Mudigonda S. CT and MR imaging features of pyogenic ventriculitis. AJNR Am J Neuroradiol. 2001; 22:1510–1516
[52] Butler WE, Khan A, Khan SA. Posterior fossa ependymoma with intense but transient disseminated enhancement but not metastasis. Pediatr Neurosurg. 2002; 37:27–31
[53] Mohr G, Ferguson G, Khan M, et al. Intraventricular Hemorrhage from Ruptured Aneurysm: Retrospective Analysis of 91 Cases. J Neurosurg. 1983; 58:482–487
[54] Brandwein S, Esdaile J, Danoff D, et al. Wegener's Granulomatosis: Clinical Features and Outcome in 13 Patients. Arch Intern Med. 1983; 143:476–479
[55] Jeng YM, Sung MT, Fang CL, et al. Sinonasal undifferentiated carcinoma and nasopharyngeal-type undifferentiated carcinoma: two clinically, biologically, and histopathologically distinct entities. Am J Surg Pathol. 2002; 26:371–376
[56] Morita A, Ebersold MJ, Olsen KD, et al. Esthesioneuroblastoma: Prognosis and Management. Neurosurgery. 1993; 32:706–715
[57] Hlavac PJ, Henson SL, Popp AJ. Esthesioneuroblastoma: Advances in Diagnosis and Treatment. Contemp Neurosurg. 1998; 20:1–5

87 根据病变位置及影像学表现进行鉴别诊断：脊柱篇

87.1 本章以外的鉴别诊断

见表 87-1。

表 87-1 根据病变位置及影像学表现进行鉴别诊断鉴别：脊柱篇（本章以外的鉴别诊断）

鉴别诊断
脊索瘤（见章节 48.1.6）
外侧型椎间盘突出（见章节 66.1.11）
脊髓肿瘤（见章节 49）
硬脊膜外脓肿（见章节 21.5.1）
脊柱狭窄
• 腰椎（见章节 69.6）
滑膜囊肿（脊柱）（见章节 73.3）
胸廓出口综合征（见章节 31.8）

87.2 寰枢椎半脱位（AAS）

1. 寰椎横韧带（TAL）功能障碍：导致寰齿间隙（ADI）变大（见章节 12.1.3）。
   1) 类风湿关节炎：侵蚀 TAL 附着点（见章节 72.1）。
   2) 创伤性：
      - TAL 断裂（撕脱）伤（少见）。
      - TAL 附着点撕脱（如粉碎性 C1 骨折）。
   3) TAL 先天性松弛：
      - 唐氏综合征：发病率为 20%[1]（见章节 72.2）。
      - 与神经纤维瘤病相关。
   4) 咽后部感染：慢性扁桃体炎（见章节 61.3），Grisel 综合征。
   5) 长期应用类固醇类药物。
2. 齿突功能障碍：ADI 正常。
   1) 齿突骨折（见章节 61.5.4）。

2) 游离齿突小骨（见章节 61.5.4）。
3) 类风湿关节炎（RA）侵及齿突（见章节 72.1）。
4) 肿瘤侵及齿突：
- 上颈椎转移瘤（见章节 50.2.2）。
- 枢椎其他肿瘤。

5) 黏多糖综合征 Ⅳ 型：齿突发育不全（见章节 73.8）。
6) 先天性齿突缺如 / 发育异常。
7) 经口咽齿突切除术后：造成韧带严重不稳定（见章节 95.2.2）。
8) 局部感染。

▶ 注　类风湿关节炎或 Down 综合征导致的慢性寰枢椎半脱位（AAS）虽然临床可无症状，但是非常重要。该类病人尚无标准治疗方案。急性 AAS 常引起临床症状，有时可危及生命。

87.3　椎体异常

该部分内容在颅颈交界和上颈椎异常章节亦有提及（见章节 73.8）。
对于枢椎（C2）特有的病变，见下文。

1. 肿瘤（见章节 31.5.4）。
   1) 转移瘤：前列腺癌、乳腺癌、肺癌、肾细胞癌、甲状腺癌、淋巴瘤和骨髓瘤常转移至骨组织。有以下 4 个特征（几乎 T_1WI 都呈低信号）：
   - 局灶性溶解（最常见）：T_1WI 呈低信号，T_2WI 呈高信号。
   - 局灶性硬化：T_1WI 和 T_2WI 均呈低信号。
   - 弥漫性均匀信号：T_1WI 呈低信号，T_2WI 呈高信号或不均匀信号。
   - 弥漫性不均匀信号：T_1WI 和 T_2WI 呈混合性信号强度。

   2) 原发性骨肿瘤（更详尽的讨论见章节 49.6）：
   - 椎体血管瘤。
   - 骨母细胞瘤。
2. 感染：骨髓炎 / 椎间盘炎。
3. 脂肪浸润或骨髓替代：随着年龄增长，椎体内造血红骨髓逐渐被斑点状黄骨髓替代，这比许多其他骨组织变化得慢，如附带骨远端[2]。T_1WI：黄骨髓（MRI 特征类似皮下脂肪）比红骨髓信号高（注：T_1WI 呈高信号区可能为脂肪，或为低信号的正常组织）。T_2WI：黄骨髓呈高信号。
4. 退行性改变（Modic 改变），见表 65-2。

5. 代谢性：
   1) 佩吉特病：X 线片→椎体增大、皮质增厚，常累及邻近多个椎体（见章节 71.1.7）。
   2) 骨质疏松症：骨密度降低。可见椎体压缩性骨折。
   3) 强直性脊柱炎（见章节 71.2）：椎体骨质疏松，椎间盘钙化（不累及髓核），韧带骨化→方形椎伴韧带骨赘桥（“竹节样脊柱”）。自骶髂关节和腰椎开始。

87.4 枢椎（C2）病变

1. 肿瘤：罕见。可累及脊椎的任何部位。发生与某些因素相关[3]：
   1) 原发骨肿瘤：
      - 软骨瘤。
      - 软骨肉瘤：颅颈交界处少见。肿瘤分叶伴钙化。
      - 脊索瘤：缓慢生长、放疗抵抗的恶性肿瘤（见章节 48.1.6）。
      - 骨软骨瘤（软骨瘤）。
      - 成骨细胞瘤：（见章节 49.6.2）。
      - 骨样骨瘤（见 49.6.2）：在椎体后部更为常见[4]。
      - 骨巨细胞瘤：典型病例好发于青春期，表现为骨破坏裂解[5]。
   2) 转移性肿瘤：
      - 血行转移至骨组织的典型转移瘤，包括：乳腺癌、前列腺癌、恶性黑色素瘤、副神经节瘤、肾细胞癌。
      - 局部肿瘤侵犯：鼻咽肿瘤、颅咽管瘤。
   3) 脑膜瘤。
   4) 神经纤维瘤。
   5) 其他：
      - 浆细胞瘤。
      - 多发性骨髓瘤。
      - 朗格汉斯细胞组织细胞增多症：骨溶解伴椎体进行性破坏。偶见于 C2[6]。
      - 尤因肉瘤：恶性。10～20 岁为发病高峰期。
      - 动脉瘤性骨囊肿[7]。
2. 感染：枢椎骨髓炎。
3. 陈旧性骨折不愈合或类风湿关节炎（RA）形成的血管翳。
4. 类风湿关节炎病人齿突的侵蚀性改变（见章节 72.1.3）。

87.5 齿突后肿物

1. RA 血管翳。RA 的颈段脊椎常在疾病早期已受累，且常与手腕侵蚀程度及外周疾病进展程度相关。
2. 排除 RA 的齿突后假性肿瘤（ROP）[8]。AAS 可促成 ROP 的发生。ROP 不伴 AAS 和 RA 的病例报道罕见。均见于老年人且大多伴有重度寰枢关节 OA 改变。
3. 假性痛风。
4. 银屑病关节炎。
5. 软骨钙质沉着病。

87.6 脊柱病理性骨折

87.6.1 概述

转移瘤所致骨折 T_1WI 呈低信号，T_2WI 呈高信号。在所有序列中，良性椎体破坏与正常椎体相同，呈均匀等信号[9, 10]。在 T_2WI 或 STIR 影像上，椎体破坏的皮质应表现完整（皮质骨缺少水分，椎体破坏的边界呈低信号）。

87.6.2 病因

1. 骨质疏松症。
2. 肿瘤：简要列表。
   1) 转移瘤：常见来源有肺、乳腺、前列腺、骨髓瘤。
   2) 朗格汉斯细胞组织细胞增多症（见章节 42.2.2）：可造成扁平椎（见下文）。
   3) 淋巴瘤。
   4) 血管瘤（见章节 49.6.4）。
3. 感染。
4. 椎体非血管性坏死：
   1) Calve-Kummel-Verneuil 病（见下文）。
   2) 类固醇类药物。

87.6.3 扁平椎

诊断标准：

1. 椎体均匀破坏形成扁平盘状。
2. 椎体密度增加。
3. 不累及神经弓。
4. 椎间盘及间隙正常。

5. 椎间盘真空裂隙征（特有）。
6. 无驼背。

病因包括：

1. 朗格汉斯细胞组织细胞增多症。
2. Calve-Kummel-Verneuil病：椎体的非血管性坏死，发生于2~15岁。
3. 血管瘤。

87.7 椎管硬膜外病变

参见“脊髓病变”中标有匕首符号（†）处（见章节 89.2）。

87.8 脊柱破坏性病变

87.8.1 病因

1. 肿瘤性：更多详见脊柱和脊髓肿瘤的鉴别诊断（见章节 49.3）。
   1) 易骨转移的肿瘤：前列腺癌、乳腺癌、肾细胞癌、淋巴瘤、甲状腺癌、肺癌等；见硬脊膜外转移（见章节 50.2）。
   2) 原发性骨肿瘤：脊索瘤（见章节 48.1.6）、骨样骨瘤（见章节 49.6.2）、血管瘤（见章节 49.6.4）等。
2. 感染：
   1) 椎骨骨髓炎：绝大多数为静脉吸毒者、糖尿病或血液透析病人。可伴硬脊膜外脓肿。见脊椎骨髓炎（见章节 21.5.2）。
   2) 椎间盘炎（见章节 21.5.3）。
3. 慢性肾功能衰竭：部分病人出现类似感染的破坏性脊柱关节病[11,12]。
4. 强直性脊柱炎（见章节 71.2.1）：竹节样脊椎（方形椎伴韧带骨赘桥）。
5. 病变产生椎体后扇贝征（记忆方法：AMEN）：
   A：肢端肥大症或软骨发育不全。
   M：马方综合征或黏多糖贮积症。
   E：Ehlers-Danlos 综合征（先天性结缔组织发育不全综合征）。
   N：神经纤维瘤病。
   也可出现硬膜扩张。
6. 病变产生椎体前扇贝征：
   1) 主动脉动脉瘤。
   2) 淋巴瘤。
   3) 脊柱结核。

87.8.2 鉴别要点

许多累及椎体的溶解性或破坏性病变中，椎间隙的改变高度提示感染，常累及至少两个相邻椎体水平。尽管肿瘤影响相邻椎体且破坏椎间盘厚度，但椎间隙常不受影响[13]（可能的例外如一些椎骨浆细胞瘤，报道的 1 例颈部转移瘤，强直性脊柱炎偶会引起椎间盘的破坏[14]）。与化脓性感染不同，波特病的椎间盘抗结核破坏的能力相对增强[15]。另外，转移瘤常广泛累及骨质，很少累及单个椎体。

87.9 脊柱骨质增生

1. 佩吉特病（见章节 71.1)：典型表现为“象牙样”伴皮质增厚（X 线片示“画框样”）。当老年人 X 线片上示椎骨密度上升时应考虑佩吉特病，常累及连续几节椎体。
2. 成骨性转移瘤：
   1) 男：前列腺。
   2) 女：乳腺。
   3) 淋巴瘤。
3. 骨样骨瘤和成骨细胞瘤（见章节 49.6.2)。
4. 骨岛（又称内生骨疣)[16]：皮质骨（组织学正常）位于松质骨（异位)。有人认为是错构瘤。最常见于长骨和盆骨，呈非对称性。MRI 呈低信号（皮质骨)。CT 和 X 线片呈高密度。骨扫描无浓聚。

87.10 骶部病变

87.10.1 肿瘤

1. 转移瘤：最常见的骶部肿瘤。
2. 骶骨原发性肿瘤少见，包括：
   1) 骨巨细胞瘤。
   2) 脊索瘤。
   3) 畸胎瘤：
      - 成人：骶前或骶尾部的畸胎瘤可起源于胚胎尾部 Henson 结退化的细胞。很少引起神经系统的症状（与脊索瘤相鉴别)。近 50% 的病人骶骨可正常（几乎所有脊索瘤病人骶骨均受累)。治疗需手术全切。
      - 儿童：骶前恶性畸胎瘤少见，主要发生于女性患儿。

87.10.2 感染

骶骨或骶髂关节大部分的感染是通过邻近的化脓性感染灶扩散所致。

87.10.3 关节炎性病变

1. 强直性脊柱炎（见章节71.2.1）：由定义可知易侵及骶髂关节。
2. 骨关节炎。

87.10.4 骶骨骨折

可能的原因有：
1. 外伤。
2. 反复刺激。
3. 骶骨不全骨折（见章节89.8.2）。

87.10.5 先天性

骶骨发育不全（尾部退化综合征）：罕见（发病率为0.005%～0.01%；母亲为糖尿病的儿童发病率更高（为0.1%～0.2%）（16%～20%骶骨发育不全患儿的母亲患有糖尿病）。以下合并下列脊柱异常时发病率增高：瘘管、脊髓栓系综合征、脂肪瘤、脂肪性脊髓脊膜膨出。

1. 分为以下4型：
   1) 1型：单侧部分发育不全，局限于骶骨或尾骨。
   2) 2型：骶骨双侧对称性部分缺陷。髂骨与S1形成关节，骶骨远端及尾骨发育不良。
   3) 3型：骶骨完全发育不良＋髂骨同腰椎下段形成关节。
   4) 4型：骶骨完全发育不良＋髂骨在其后方中线处相融合。
2. 骶骨完全发育不良的病人（3型、4型），MR可见骶尾骨缺如，腰椎部分缺失，脊髓圆锥呈特征性的棒状。

87.10.6 其他

髂骨致密性骨炎：髂骨密度增高，通常无症状。偶有腰痛及压痛。

87.11 神经根强化

1. 肿瘤：
   1) 脑膜癌病。
   2) 淋巴瘤。
2. 感染：特别是巨细胞病毒感染（常见于艾滋病病人）。

3. 炎症：
   1) 吉兰-巴雷综合征。
   2) 蛛网膜炎。
   3) 类肉瘤。

87.12 椎管内结节样强化病变

1. 神经纤维瘤病（NFT）。
2. 肿瘤：
   1) 颅内外转移瘤。
   2) 神经纤维瘤。
   3) 神经鞘瘤。

87.13 椎管内囊肿

1. 脊膜囊肿（见章节 73.2）。
2. 囊性神经纤维瘤。
3. 室管膜瘤：可为囊性。终丝上为黏液乳头型室管膜瘤（见章节 49.5.3）。
4. 脊髓空洞症（见章节 73.4）。
5. 中央管扩大。

87.14 神经根/马尾弥漫性强化

（区别于结节性强化，见上文）。
1. 吉兰-巴雷综合征（见章节 10.7）。
2. 脑膜炎。
3. 巨细胞病毒感染（特别是艾滋病病人）。
4. 脂肪瘤。
5. 类肉瘤（注意有无肺门腺病）。

（林 发 译 张 烁 校）

参考文献

[1] Martel W, Tishler JM. Observations on the spine in mongoloidism. Am J Roentgenol Radium Ther Nucl Med. 1966; 97:630–638
[2] Lakhkar BN, Aggarwal M, Jose J. Pictorial essay: MR appearances of osseous spine tumors. Indian J Radiol Imaging. 2002; 12:383–390
[3] Piper JG, Menezes AH. Management Strategies for Tumors of the Axis Vertebra. J Neurosurg. 1996; 84: 543–551
[4] Molloy S, Saifuddin A, Allibone J, et al. Excision of an osteoid osteoma from the body of the axis through an anterior approach. Eur Spine J. 2002; 11:599–601
[5] Honma G, Murota K, Shiba R, et al. Mandible and Tongue-Splitting Approach for Giant Cell Tumor of Axis. Spine. 1989; 14:1204–1210
[6] Osenbach RK, Youngblood LA, Menezes AH. Atlanto-Axial Instability Secondary to Solitary Eosinophilic Granuloma of C2 in a 12-Year-Old Girl. Case Report. J

Spinal Disord. 1990; 3:408–412
[7] Verbiest H, The Cervical Spine Research Society Editorial Committee. Benign Cervical Spine Tumors: Clinical Experience. In: The Cervical Spine. 2nd ed. Philadelphia: J.B. Lippincott; 1989:723–774
[8] Yu SH, Choi HJ, Cho WH, et al. Retro-Odontoid Pseudotumor without Atlantoaxial Subluxation or Rheumatic Arthritis. Korean J Neurotrauma. 2016; 12: 180–184
[9] Li KC, Poon PY. Sensitivity and specificity of MRI in detecting spinal cord compression and in distinguishing malignant from benign compression fractures of vertebrae. Magn Reson Imaging. 1988; 6:547–556
[10] Yuh WTC, Zachar CK, Barloon TJ, et al. Vertebral compression fractures: distinction between benign and malignant causes with MR imaging. Radiology. 1989; 172: 215–218
[11] Kuntz D, Naveau B, Bardin T, et al. Destructive spondyloarthropathy in hemodialyzed patients: A new syndrome. Arthritis Rheum. 1984; 27:369–375
[12] Alcalay M, Goupy M-C, Azais I, et al. Hemodialysis is not Essential for the Development of Destructive Spondyloarthropathy in Patients with Chronic Renal Failure. Arthritis Rheum. 1987; 30:1182– 1186
[13] Borges LF. Case Records of the Massachusetts General Hospital: Case 24-1989. N Engl J Med. 1989; 320:1610–1618
[14] Cawley MD, Chalmers TM, Kellgren JH, et al. Destructive Lesions of Vertebral Bodies in Ankylosing Spondylitis. Ann Rheum Dis. 1972; 31: 345–348
[15] Rothman RH, Simeone FA. The Spine. Philadelphia 1992
[16] Greenspan A. Bone island (enostosis): current concept–a review. Skeletal Radiol. 1995; 24:111–115

88 根据症状和体征的鉴别诊断：颅内篇

88.1 本章以外所涉及的鉴别诊断

见表 88-1。

表 88-1 症状和体征的鉴别诊断：颅内篇（本章以外的鉴别诊断）

鉴别诊断
外展神经麻痹（见章节 32.5.5）
瞳孔不等大（见章节 32.4.5）
脊索瘤（见章节 48.1.6）
慢性脑膜炎（见章节 20.1.5）
昏迷（见章节 18.3）
克雅病（Creutzgeldt-Jakob 病）（见章节 22.2.9）
尿崩症（见章节 5.3.2）
头晕（见章节 33.1）
面神经麻痹（Bell 麻痹）（见章节 33.3.2）
巨细胞动脉炎（见章节 11.3.2）
脑回样强化（见章节 81.5.1）
偏瘫 / 轻偏瘫 - 见脊柱部分（见章节 89.5）
核间性眼肌麻痹（见章节 32.5.2）
美尼尔病（见章节 33.2）
多发性硬化（见章节 10.4）
眼肌麻痹
• 痛性（见章节 32.5.7）
• 无痛性（见章节 32.5.8）
视盘水肿（见章节 32.2）
帕里诺综合征（见章节 3.2.6）
帕金森病（见章节 10.3.3）
气颅（见章节 54.6）
催乳素增高（见表 44-4）
假性脑瘤（见章节 47.1）

表 88-1（续）
视网膜出血（见章节 57.9）
结节病（见章节 10.9.7）
癫痫
• 成人首次发作（见章节 27.1.3）
• 儿童首次发作（见章节 27.1.3）
• 非癫痫性（见章节 27.4）
• 癫痫持续状态（见章节 27.6.2）
脑裂畸形（见章节 17.2.1）
斜颈（见章节 98.4）
三叉神经痛（见章节 98.6）
眩晕（见章节 33.1）

88.2 脑病

许多病因与昏迷相似（见章节 18.3），EEG 对判断病因有一定辅助意义（见章节 14.1）。

1. 罕见的病因可为（自发性）低颅压（见章节 23.9）。
2. 恶性高血压所致的高血压脑病。

88.3 晕厥和卒中

88.3.1 一般情况

晕厥指一次或多次伴快速恢复的短暂性意识丧失（LOC）（很多人认为这一术语主要指血管迷走性神经发作），lipathymia（晕厥）一词较少使用，因其无法提示相关的病因。发病率高达 50%（老年人更高）。传统观点认为卒中常指脑出血，恢复比晕厥更慢。

88.3.2 病因

（修订版[1, 2]）注意：大部分病例病因不明。

1. 血管性：脑缺血时部分病人可出现肌强直发作。
   1) 脑血管性：
      - 蛛网膜下隙出血（以动脉瘤性蛛网膜下隙出血最常见）。
      - 脑出血。
      - 脑干梗死。
      - 垂体卒中（见章节 43.5.2）（罕见）。

- 椎基底动脉供血不足（VBI）（见章节 82.5）。
- 偶见于偏头痛。

2）心血管性：

- Stokes-Adams 发作：心脏房室结传导障碍所致晕厥同时伴心动过缓。
- 颈动脉窦性晕厥：微小的刺激（如衣领过紧、刮胡子等）可引起反射性心动过缓伴低血压，常见于颈动脉血管疾病病人。床边颈动脉按摩配合心电图和血压监测可诊断此病[2]。
- 心搏骤停：在舌咽神经痛病人中罕见（见章节 98）。
- 血管加压性晕厥（常见），也称血管迷走神经反应，最近多表达为神经心脏源性晕厥[3]：短暂性 LOC 的最常见病因。常表现为低血压伴自主神经反应：面色苍白、恶心、大汗、瞳孔扩大、心动过缓、过度通气、流涎。常为良性，<35 岁常见。
- 直立性低血压：站起收缩压下降≥25mmHg。
- 诱因性晕厥：包括排尿、咳嗽、举重等（常与胸内压升高有关）。

88

2. 感染性：
   1）脑膜炎。
   2）脑炎。
3. 癫痫发作（见章节 26.1）：常表现为不自主运动后意识不清，持续至少几分钟。之后可能出现 Todd 麻痹，多在数小时后慢慢缓解。也可引起刺激性的特殊感觉现象（幻视、幻听或幻嗅）。
   1）全面性发作。
   2）复杂部分性发作。
   3）运动障碍性发作。
   4）跌倒发作（姿势异常，但无 LOC）：见于 Lennox-Gastaut 综合征。
4. 代谢性：低血糖症（可引起癫痫，多为全身性发作）。
5. 其他：
   1）间歇性脑室梗阻：典型疾病是第三脑室胶样囊肿（见章节 46.3），但其发病机制尚不清楚。
   2）发作性睡病猝倒：发作性睡病的典型表现为清醒时嗜睡和突发肢体无力（猝倒发作），易被唤醒及发作后无嗜睡的特点可与癫痫区别。嗜睡可通过 CNS 激动剂 [如苯丙胺或莫达非尼（Provigil®）200mg PO qAM]，猝倒发作可通过抗抑郁药物治疗。
   3）心因性。
6. 颅内低压：常在 CSF 分流术后直立时出现（见章节 23.9）。
7. 不明原因：大约 40% 的病人病因不明。

88.3.3 晕厥的实用性检查

介绍

主要的诊断及疾病管理措施是病史及体格检查、直立时生命体征及心电图，共可诊断 50%[4] 的病例，包括以下病因：

1. 血管迷走神经或 Valsalva 动作 / 压力诱发的反射：36%～62%。
2. 心脏瓣膜病或心律不齐：10%～30%。
3. 直立时由于自主神经失调、脱水或用药过多：2%～24%。
4. 卒中所致脑血管性：约 1%。
5. 癫痫发作。

评估

1. 病史，包括：
   1) 用药史：询问可引起直立性低血压的药物，特别是高血压药，β 受体阻断剂。
   2) 诱发因素：如体位改变、对紧身衣领的敏感度等。
   3) 先兆因素：如出汗及发抖提示低血糖，心率过缓与血管迷走神经反射有关，强直阵挛运动提示癫痫。
   4) 事件后的发作时间：晕倒后较快发生，癫痫后缓慢发生可伴发 Todd 麻痹（见章节 26.1）。
2. 心血管性病因：病史及体格检查、生命体征及 ECG 检查最重要：
   1) 心律评估：12 导联 ECG 或 24 小时 Holter 监测，可行电生理检查 / 干预[4, 5]。
   2) 异常直立者需行正规的直立倾斜试验。
   3) 心肌病或冠心病病人需行超声心动图检查及正规的压力测试。依据检查结果指导是否需要做心导管检查。
3. 神经源性病因：<1% 的病例[6]。此病因的临床证据匮乏时，神经诊断性检查（EEG、CT 平扫、MRI/MRA、颈动脉超声）具有 2%～6% 的诊断率。这些检查仅当临床表现提示神经源性病变时进行[5]（癫痫、意识改变、逐步缓解的 Todd 瘫痪、既往脑血管病史）。检查包括：
   1) 脑平扫 CT：排除最紧急的病因（出血、脑积水、脑肿瘤伴水肿）。
   2) CT 无法明确或阴性但强烈怀疑 CNS 病因者，可行 MR 平扫或增强。
   3) 癫痫评估：当症状提示疑为癫痫：
      - EEG：通常行睡眠剥夺 EEG，敏感性差。
      - 24 小时视频脑电监测：高度怀疑癫痫或非痫性发作者。

管理

通过提示性病史（如猝死家族史、劳累性晕厥或目击证实的癫痫）或诊断性实验（心律失常、严重的体位性改变及血流动力学不稳）[4, 7] 诊断为心源性或神经源性晕厥的病人可收入院治疗。

88.4 短暂性神经功能缺失

关于卒中等，见晕厥与卒中部分（见章节 88.3）。

以下列出的前三条病因是引起短暂性神经功能缺失的主要原因：

1. 短暂脑缺血发作（TIA）（见章节 80.1）：由脑缺血引起的暂时性神经功能不全，发作时一般最为严重，常在 20 分钟内缓解。
2. 偏头痛：与 TIA 不同，倾向于几分钟后进行性加重，其后可有或无头痛（见章节 10.2.2）。
3. 癫痫发作：可引起 Todd 麻痹（见章节 26.1.3）。
4. TIA 样综合征：
   1) “肿瘤 TIA 发作”：肿瘤病人的短暂性功能缺失，临床上与脑缺血引起的 TIA 不易鉴别。血管内淋巴瘤病可表现为 TIA（见章节 42.1.6）。
   2) TIA 样综合征可能是淀粉样脑血管病（CAA）病人发生脑出血的前驱症状（见章节 84.5.2）[8, 9]。与典型 TIA 不同，此类病人常表现为肢体麻木、刺痛感或无力，这些症状的蔓延方式与杰克逊癫痫类似并且交叉影响血管支配区。注意：抗血小板及抗凝药会增加 CAA 病人出血的风险（见章节 84.4.4）。
   3) 慢性硬膜下血肿：累及大脑半球可引起反复发作的 TIA 样综合征 [10]（包括伴优势半球受累的短暂性失语、偏身感觉和运动障碍）。其持续时间比典型 TIA 更长 [10]。可能的发病机制假说包括：
      - 电生理机制：虽然既往尚未证实癫痫电位为原因的文献报道（如血降解产物对皮层的刺激），但 Leao 已提出传导抑制学说 [11]。
      - 压迫浅表静脉致使静脉回流不畅。
      - 大脑前、后动脉间接移位造成局部脑灌注不足 [12]。
      - 一过性 ICP 升高→脑灌注压改变。

88.5 共济失调 / 平衡障碍

1. 小脑起源：常累及四肢。
   1) 小脑肿瘤。
   2) 小脑出血。

3) 急性小脑性共济失调：<3 岁的儿童常在病毒感染后发生，具有自限性，可完全恢复，预后好。

2. 脊髓［闭眼时常加重（本体感觉输入障碍）］：
   1) 椎管狭窄。
   2) 肿瘤压迫脊髓。
   3) 脊髓空洞症（可能是 Chiari 畸形的一部分）。
3. 退行性：
   1) 共济失调 - 毛细血管扩张综合征。
   2) 共济失调性眼动失用。
   3) Friedreich 共济失调。
   4) 脊髓小脑退行性改变。
4. 代谢性 / 营养性：
   1) 维生素 B_{12} 缺乏。
   2) 药物：
      - 抗癫痫药物（特别是苯妥英或卡马西平）。
      - 酒精：急性或慢性中毒。
      - 严重金属中毒：主要为铅（腕下垂常见）。
5. 共济失调样异常：
   1) 肌无力。
   2) 外周神经病变。
   3) 头晕：包括直立性低血压；见头晕与眩晕（见章节 33.1）。
6. 外周神经病变：
   1) 可伴吉兰 - 巴雷综合征（见章节 10.7.3），特别 Miller-Fisher 型（见章节 10.7.3）。
   2) 平衡障碍常见于慢性免疫性脱髓鞘性多发性神经根神经病（CIPD）（见章节 10.7.4）。

88.6 复视

1. 任一或混合第 Ⅲ、Ⅳ（少见）、Ⅵ 对脑神经麻痹：
   1) 多发性脑神经麻痹（见章节 88.8）。
   2) 展神经麻痹（见章节 32.5.4）：由颅压高造成，如特发性颅内压升高（假性脑瘤）（见章节 47.1）、蝶窦炎等。其他展神经麻痹原因见章节 20.2。
   3) 孤立性动眼神经麻痹提示核性病变或重症肌无力。
2. 眶内肿物压迫眼外肌：
   1) 眶内假瘤（见章节 32.6.1）。

2) 脑膜瘤。

3. Graves 病：甲亢 + 眼病（见章节 86.8）。
4. 重症肌无力。
5. 巨细胞动脉炎：（见章节 11.3.2）。
6. 肉毒中毒：由肉毒杆菌产生（成人见于饮食或受伤）。在神经系统症状出现之前常发生恶心呕吐、腹部绞痛及腹泻等症状。神经系统常呈对称性受累。表现为口干、脑神经麻痹（复视、上睑下垂、瞳孔调节反射及对光反射消失），随后依次出现下行性肌无力、延髓麻痹（构音障碍、吞咽困难、言语困难、面部肌肉松弛）、躯干/四肢及呼吸肌下行性进行性无力，无感觉障碍。
7. 脑外伤后：包括眼外肌损伤，眶内血肿、高颅压引起的展神经麻痹。

88.7 失嗅症

1. 突然发生的失嗅：
   1) 急性上呼吸道感染损伤神经上皮：最常见的原因。
   2) 头部外伤：第二常见的原因。严重头外伤的病人中有 7%～15% 出现失嗅。
2. 逐渐发生的失嗅：
   1) 过敏性鼻炎及鼻窦疾病[13]：第三常见的原因（可为间歇性）。
   2) 颅内肿瘤：嗅沟脑膜瘤，见 Foster Kennedy 综合征（见章节 3.2.3）、鼻腔神经胶质瘤（见章节 86.23）。
   3) 与阿尔茨海默病有关。
   4) 随着年龄增长嗅觉减退：50% 的 65～85 岁病人嗅觉减退。
   5) 代谢异常：维生素缺乏。
   6) 鼻道阻塞：鼻息肉等。
   7) 内分泌异常：糖尿病等。
   8) 化学性：酗酒、溶剂暴露史[14]、可卡因（血管收缩导致嗅黏膜缺血梗死）。
3. 先天性失嗅：Kallmann 综合征（低促性腺激素导致的性腺机能减退[15]）。

88.8 多发性脑神经麻痹（脑神经病变）

88.8.1 框架

需与之鉴别的疾病众多，以下为框架（修订版[16]）：

1. 先天性：

1) Möbius 综合征：也称先天性双侧面瘫。完全发作的病人约占35%(其他上面部受累多于下面部，与中枢性和周围性面瘫不同)，其中 70% 的病人合并展神经麻痹，25% 合并眼外肌麻痹，10% 合并上睑下垂，18% 合并舌麻痹。
2) 先天性双侧面瘫可为面肩胛肱型或强直型肌营养不良症的表现之一。

2. 感染性：
1) 慢性脑膜炎：
• 螺旋体、真菌、支原体、病毒（包括 AIDS)。
• 分枝杆菌性（也称结核性，TB）脑膜炎：常最先累及展神经，CSF 示淋巴细胞增多和葡萄糖减少。涂片多为阴性。确诊需要多次培养。

2) 莱姆病第二阶段（见章节 20.5.2)。面神经麻痹多见，时为双侧（在流行病区，莱姆病是双侧面瘫最常见的病因)。其他脑神经受累少见。
3) 神经梅毒：除了 AIDS 病人可见，其他病人少见，确诊需血清学检查。
4) 真菌感染：
• 隐球菌性脑膜炎(见章节 22.4)：CSF 示隐球菌抗原和墨汁染色。
• 曲霉菌病：可由鼻窦炎发展至眶内进而影响脑神经。
• 毛霉病（藻菌病)（见章节 80.5.2)：可致海绵窦综合征，常见于糖尿病病人。
5) 囊虫病：特别是其基底池型；见脑囊虫病（见章节 22.3.2)。

3. 外伤性：尤其是颅底骨折。枕髁骨折（见章节 61.2）或寰枕脱位（见章节 61.1）时可发生后组脑神经麻痹（有时为迟发型)。
4. 肿瘤性：（脑干占位和内部病灶常在早期出现长束征)，可见颈静脉孔综合征（见章节 3.3)。
1) 脊索瘤（见章节 48.1.6)。
2) 蝶骨嵴脑膜瘤。
3) 颞骨肿瘤（常伴慢性中耳炎及耳痛)：腺样囊性癌、腺癌、黏液表皮样癌。
4) 颈静脉球肿瘤：常累及第 IX、X、XI 对脑神经。可产生搏动性耳鸣；见副神经节肿瘤（见章节 38.4.10)。
5) 癌性或淋巴瘤性脑膜炎（见章节 50.1.10)：CSF 示细胞增多及蛋白升高。脑神经麻痹呈无痛性或伴弥漫性头痛。感觉麻痹常见，可造成耳聋和失明。
6) 侵袭性垂体瘤累及海绵窦（见章节 43.5.2)：视野缺损后可造成

眼外段脑神经病变，与其他海绵窦内实性肿瘤相比更少见[17]。

7) 原发性中枢神经系统淋巴瘤（见章节 42.1.7)。

8) 多发性骨髓瘤累及颅底（见章节 50.3)。

9) 脑干内肿瘤：胶质瘤、室管膜瘤、转移瘤等。

5. 血管性：

1) 动脉瘤：颅内段或海绵窦段（见章节 78.1.4)。

2) 脑干卒中：常引起长束征（见章节 3.2.5)。

- Weber 综合征：同侧动眼神经麻痹 + 对侧偏瘫。
- Millard-Gubler 综合征：第 Ⅵ、Ⅶ 脑神经受损及对侧偏瘫。

3) 血管炎：韦氏肉芽肿病常累及第 Ⅷ 对或其他脑神经。

6. 肉芽肿性：

结节病：约 5% 累及 CNS，常表现为波动性单发或多发的脑神经病（面神经最常见，易与贝尔麻痹混淆)。CSF 示细胞增多（见章节 11.3)。

7. 炎症性。

8. 神经病：

1) 吉兰 - 巴雷综合征（GBS)（见章节 10.7)：累及脑神经可产生双侧面部和口咽部肌肉麻痹。外周神经病常表现为上行性肌无力，近端肌肉无力比远端严重，肌腱反射消失。

2) Miller-Fisher 型 GBS：共济失调、反射消失、眼肌麻痹。血清标志物：抗 GQ1b 抗体。

3) 特发性多脑神经病：亚急性发病，持续性面部疼痛，常为眶后部。急性发作多见于第 Ⅲ、Ⅳ、Ⅵ 对脑神经，而第 Ⅴ、Ⅶ、后组（Ⅸ～Ⅻ）脑神经少见。嗅神经和听神经一般不受累。如痛性眼麻痹综合征、眼眶假瘤等不明原因的急、慢性炎症。类固醇激素可减轻病痛并促进康复。

9. 非正常骨性压迫：

1) 颅骨内板肥厚：一种罕见的常染色体异常颅底骨性疾病，可引起反复面瘫和其他脑神经麻痹[18]。

2) 骨硬化症（见下文)。

3) 累及颅底的佩吉特病（见章节 71.1)：最常累及第 Ⅷ 对脑神经。也可出现视神经萎缩，动眼神经、面神经和第 Ⅸ、Ⅺ 对脑神经、嗅神经以及其他脑神经麻痹[19]。

4) 骨纤维结构发育不良（见章节 48.2)。

88.8.2 特殊综合征

双侧面瘫

上述中以双侧面瘫（见章节 33.3）为主要表现的疾病：

1. 先天性：Möbius 综合征，先天性双侧面瘫。
2. 感染性：莱姆病。
3. 神经病：吉兰 - 巴雷综合征。
4. 孤立性第四脑室（见章节 33.3.3）：压迫面神经丘。
5. 肉芽肿性：结节病。

海绵窦综合征

多发脑神经麻痹（累及海绵窦内脑神经：Ⅲ、Ⅳ、V1、V2、Ⅵ）主要引起复视（由于眼肌麻痹造成）。典型的第 Ⅲ 对脑神经麻痹（如巨大海绵窦段颈内动脉动脉瘤）不会引起瞳孔散大，这是由于支配扩大瞳孔的交感神经也同时麻痹[20]（见章节 86.9）。可发生面瘫或面部感觉异常。

见列表可致海绵窦综合征的病变（见章节 86.9）。

骨硬化症

也称"大理石骨病"（此处应注意勿与骨硬化相混淆，全身脆性骨硬化是骨硬化症的旧称）。该病为一种罕见的遗传缺陷，表现为破骨细胞性骨吸收异常而使骨密度增加，病因可为常染色体显性或隐性遗传[21]。显性遗传常为良性病变，见于成人或青少年。隐性遗传（恶性）常与亲缘相关，与颅骨内板骨肥大病人相似（见前文），除好发颅骨外，也侵及肋骨、锁骨、长骨和骨盆（累及长骨可引起骨髓异常继而贫血）。累及的脑神经主要为视神经（视神经萎缩后失明是最常见的神经系统表现）、面神经、前庭蜗神经（耳聋）和三叉神经。其他临床表现有广泛性颅内钙化、脑积水、颅内出血和癫痫。

经眶上入路行双侧视神经减压可改善视力[21]。

88.9 双侧眼盲

▶ 双侧枕叶功能障碍

1. 双侧大脑后动脉血流降低。
   1) 基底动脉尖综合征。
   2) 颅内压升高：
      - 脑积水分流不畅。
      - 假性脑瘤（特发性颅内高压）（见章节 47.1）。
      - 隐球菌脑膜炎：视力下降（见章节 22.4）。
2. 创伤：双侧枕叶损伤（如对冲伤）。

▶ 其他病因

1. 癫痫：失明型癫痫。
2. 偏头痛：皮层扩散性抑制。
3. 后部缺血性视神经病变（见章节 66.1）：常见于休克病人，少见于俯卧位脊柱术后。
4. 双侧玻璃体积血：如 SAH ［Terson 综合征（见章节 74.5.3)］。
5. 功能性：转化反应、癔症盲。

88.10 单侧眼盲

由视交叉前病变引起。
1. 一过性黑蒙：一只眼像“黑幕降临”。
   1) TIA：常由视网膜动脉闭塞所致（见章节 80.6.2)。
   2) 巨细胞动脉炎（GCA)（见章节 11.3.2)：常由视神经或视束缺血所致（较少因视网膜动脉闭塞)[22]。
2. 创伤：视神经损伤。
3. 颈动脉海绵窦动脉瘤破裂：可致颈动脉海绵窦瘘，静脉回流受阻而增加眼内压。
4. 眶内病变：肿瘤。
5. 眼球内病变：视网膜剥离、眼外伤等。
6. 单侧玻璃体积血：如 SAH（Terson 综合征)。

88.11 突眼

88.11.1 一般情况

定义：眼球异常突出。一些学者使用 Exophthalmos 一词来表明由内分泌病变所致突眼，而用 proptosis 一词指代其他原因引起的突眼，但是这些词汇是相互通用的。

临床标准（可有不同的标准)：眼球向前移位 >18mm（临床上可用 Hertal 眼球突出测量法测量，此法需眶侧壁保持完整)。

CT/MRI 标准：眼球超 2/3 的部分在内眦与眶外侧壁连线以远时诊断为突眼。为使结果最精确，病人需睁眼凝视于一点，保持第一眼位。注：大多数的常规 CT 不扫眶部以减少对眼睛的放射损伤。

88.11.2 搏动性突眼

1. 颈动脉海绵窦瘘（CCF)（见章节 79.9)。
2. 因眶顶缺如所致的颅内搏动传递性突眼。
   1) 单侧如 I 型神经纤维瘤病（见章节 35.1.2)。
   2) 眶顶或眶壁移除术后。
3. 血管性肿瘤。

88.11.3 非搏动性突眼

1. 肿瘤：
   1) 眶内肿瘤：可由肿瘤占位效应或静脉引流受阻引起。
      - 视神经胶质瘤（见章节 37.1.8）。
      - 视神经鞘纤维瘤。
      - 淋巴瘤。
      - 视神经鞘脑膜瘤[23]。
      - 累及眼眶的多发性骨髓瘤（见章节 50.3.1）。
      - 累及眼眶的侵袭性垂体瘤（见章节 47.1.9）。
      - 儿科：转移性神经母细胞瘤。
      - 儿科：朗格汉斯细胞组织细胞增多症（见章节 42.2.2），为 Hand-Schiiller-Christian [三联征：尿崩症、突眼症、溶骨性病变（特别是颅骨）]。
   2) 蝶骨嵴脑膜瘤引起的骨肥厚增生。
2. Grave 病（甲亢 + 突眼症）（见章节 86.8）：尽管常为双侧突眼（80%），但甲状腺疾病仍是单侧突眼最常见的原因[24]。
3. 眶周脂肪垫增大[25]。
4. 感染：眼眶蜂窝织炎（常伴鼻窦炎）。
5. 炎症性：眼眶假瘤，常为单侧（见章节 32.6.1）。
6. 出血：
   1) 外伤性。
   2) 自发性。
7. 动眼神经麻痹：眼直肌松弛可致突眼达 3mm。
8. 海绵窦阻塞（可累及双眼）：
   1) 海绵窦血栓形成（见章节 82.7.4）。
   2) 海绵窦肿瘤阻塞静脉回流。
9. 假性突眼：
   1) 先天性巨眼球（bull's eye）。
   2) 眼睑回缩：如 Grave 病（见章节 88.13）。
   3) 颅骨冠状缝早闭引起相对性突眼（见章节 15.2.2）。

88.12 上睑下垂

需同假性睑下垂相鉴别 [眼睑下垂并非由上睑提肌（LPS）无力引起]，后者是由眼球内陷（眼球向后移位，如眶底爆裂性骨折）、小眼球、睑痉挛、Duane 综合征等引起。

病因：

1. 先天性：大多数为单纯性（常染色体显性遗传），复杂性睑下垂可伴其他表现（如睑下垂伴眼肌麻痹）。
2. 外伤性：眼睑受损，眶顶骨折等。
3. 神经源性：
   1) 动眼神经麻痹（见章节 32.5.3）。
      - 动眼神经主干受损：可发生于硬脑膜内或海绵窦内。睑下垂可能为垂体瘤进展的早期体征（垂体卒中）（见章节 43.5）。
      - 累及动眼神经眶内部上支。
   2) 霍纳综合征（见章节 32.4.6）：部分性睑下垂（可为睑板肌无力所致的假性睑下垂，而非 LPS），下睑较对侧高。
4. 肌源性上睑下垂：
   1) 肉毒素注射（如 Botox®）。
   2) 重症肌无力。
5. 机械性上睑下垂：
   1) 肿瘤：神经纤维瘤、血管瘤、恶性黑色素瘤、转移瘤等。
   2) 额窦黏液囊肿扩张。
6. 药源性（药物）。部分如下：
   1) 糖皮质激素：包括局部用药。
   2) 酒精。
   3) 鸦片。

88

88.13 病理性睑回缩

1. 甲亢（见章节 86.8）。
2. 精神性：精神分裂症等。
3. 类固醇激素。
4. 帕里诺综合征（见章节 3.2）。

88.14 巨颅症

巨颅症（Macrocephaly）指头围增大[26]，某些学者有时惯用其同义词“macrocrania”即巨头颅，指头围超过正常 98% 水平[27]。但需注意勿与“巨脑（macrencephaly）”（也写作 megalencephaly，见下文）相混淆。儿科最常见的病因按降序排列依次为：家族性（父母均巨颅），婴儿良性硬脑膜下积液（见章节 55.8）及脑积水。

1. 伴脑室扩大：

1)（流体静力学）脑积水（HCP），见章节 24.3："病因"。
 - 交通性。
 - 梗阻性。

2) 积水性无脑畸形（见章节 17.2.2）。
3) 原发性脑室增大：不明原因的脑室扩大，无神经功能缺失。
4) 代偿性脑积水：脑组织缺失（常与小头畸形相关，如 TORCH 感染）。
5) Galen 静脉动脉瘤：见下文。

2. 伴脑室正常或轻度扩大：
1) 外部性脑积水：主要累及蛛网膜下隙和基底池；见外源性脑积水（也称为良性外部性脑积水）（见章节 24.8）。
2) 硬膜下积液：
 - 血肿。
 - 水囊瘤。
 - 渗液（良性或症状性）。
 - 婴儿良性硬脑膜下积液（见章节 55.8）。

3) 脑水肿（一些学者认为这是假性脑瘤的表现[26]）：
 - 中毒性：如铅中毒脑病（慢性铅中毒）。
 - 内分泌性：甲状旁腺功能减退、半乳糖血症或低磷血症、维生素 A 增多症、肾上腺功能不全等。

4) 家族性（遗传性）巨颅症：父母头颅较大，脑组织容量也随之增大。
5) 特发性。
6) 巨脑畸形：脑组织增大（见章节 17.2.2）。
7) 神经皮肤综合征：常为脑组织容量增大（巨脑，见前文）[26]。特别见于神经纤维瘤病和先天性黑色素沉积过多（Ito 综合征）。少见于结节性硬化症和 Sturge-Weber 综合征病人。也可见于罕见的半侧巨脑畸形综合征。
8) 蛛网膜囊肿（也称作室管膜下或蛛网膜下隙囊肿）[26]：双层室管膜或蛛网膜之间被 CSF 充盈。常在生后 1 月达最大径且不再发展。其中 30% 病例由于病情迅速发展或超过 1 月而需要治疗。囊肿治疗可采用分流或钻孔的方法。无 ICP 增高或 1 岁前进行性巨头症时的真性蛛网膜囊肿（而非脑穿通畸形囊肿）预后良好。
9) 动静脉畸形：特别是 Galen 静脉动脉瘤（见章节 79.8）。听诊发现有颅内杂音。其巨头表现与中脑导水管阻塞所致 HCP 有关[26]。对于其他畸形而言，巨颅症的形成与静脉系统压力上升有关，而非 HCP。
10) 未合并脑积水的脑肿瘤：婴儿期脑肿瘤少见，但大部分都会引起梗阻性脑积水。部分肿瘤不伴 HCP，如星形细胞瘤。可见间脑综合征，见下丘脑前部肿瘤（见章节 37.1.9）。

11) "巨人症"：
- Soto 综合征：合并骨龄增加（X 线检查）和皮肤、面部和骨骼等多器官发育异常。
- 先天性脐疝－舌肥大（EMG）综合征：特点是低血糖（朗格汉斯胰岛异常）、大于胎龄儿、脐部增大或脐疝和舌肥大。

12) "颅脑比例失调"（见章节 55.8）[26]：与婴儿良性轴外积液相似。
13) 软骨发育不全性侏儒：头颅增大但颅底缩小，造成前额突出，OFC 大于 97% 分位数，面中部发育不良及枕骨大孔狭窄。头颅外形生长异于正常（OFC>97 分位数不属于异常，无须分流）。
14) Canavan 病：也称脑海绵状变性，为常染色体隐性病，见于德系犹太裔婴儿。CT 示对称性脑白质密度降低及巨颅 [28]。
15) 神经代谢性疾病：代谢底物在脑内沉积所致，见于 Tay-Sachs 神经节苷脂沉积症、Krabbe 病等。

3. 颅骨增厚：
1) 贫血：如地中海贫血。
2) 颅骨发育异常：如骨硬化症（见章节 88.8.2）。

88.15 耳鸣

88.15.1 一般情况

耳鸣可分为主观性耳鸣（仅病人本人听到）或客观性耳鸣（如颅内杂音，可被检查者闻及，常用听诊位置为顶骨、眼眶或颈动脉）。客观性耳鸣发生原因多为血管性（血流增加或部分阻塞）。

88.15.2 搏动性耳鸣

大多数病例为血管性病变。

1. 脉搏同步性：
1) 颈动脉海绵窦瘘（见章节 79.9）。
2) AVM：
- 脑（软脑膜）AVM。
- 硬脑膜 AVM（见章节 79.7）。

3) 颈静脉球肿瘤（见章节 38.4.10）。
4) 脑动脉瘤：（罕见）可能是巨大动脉瘤血流紊乱时。
5) 高血压。
6) 甲亢。

7）特发性颅内高压症（假性脑瘤）（见章节 47.1）。

8）传导性杂音：来自心脏（如主动脉狭窄），颈动脉狭窄（特别是颈外动脉）。

9）颈静脉球裸露或颈静脉球高位：正常的静脉变异。

10）少见为颅后窝肿瘤：CPA 肿瘤，如前庭神经鞘瘤或脑膜瘤，脑实质内血管性肿瘤，如血管母细胞瘤（特别是位于 CPA）。

11）伴有鼓膜发红的病变：

- 中耳内异常颈内动脉。
- 永存镫骨动脉：罕见。起源于异常的颈内动脉或颈内动脉水平段与岩骨垂直段交界处。患侧棘孔缺失。面神经管鼓室部前部扩大。
- 鼓室血管球瘤（见章节 38.4.10）。

2. 非脉搏同步性：非对称性乙状窦和颈静脉扩张可产生低音量杂音。

搏动性耳鸣的诊断性检查：

1. 平扫或增强 MR：用以发现肿瘤，如颈静脉球。
2. 血管造影：包括颈内或颈外动脉。
3. 常无辅助性诊断价值，不应常规开立的检查：

1）颈动脉超声：非特异，敏感性差。

2）MRI/MRV：可能漏诊小的硬膜瘘，对于大的硬膜瘘不能指导治疗。

88.15.3 非搏动性耳鸣

1. 外耳道梗阻：耳垢、异物。
2. 中耳感染（中耳炎）。
3. 耳硬化症。
4. 镫骨肌痉挛：见于偏侧面肌痉挛。
5. CPA 肿瘤：包括前庭神经鞘瘤（见章节 40.1）。
6. 美尼尔病（见章节 33.2）。
7. 迷路炎。
8. 内淋巴囊肿瘤：如 von Hippel-Lindau 病（见章节 41.2.3）。
9. 药物：

1）水杨酸类：阿司匹林，水杨酸亚铋（Pepto Bismol®）。

2）奎宁。

3）氨基糖苷类毒性作用：链霉素、妥布霉素（耳鸣先于耳聋发生）。

88.16 面部感觉改变

1. 口周感觉异常：
   1) 低钙血症。
   2) 延髓空洞症。
2. 单侧面部感觉异常改变：
   1) 三叉神经瘤。
   2) 前庭神经鞘瘤（VS）：若累及面神经，则 VS 瘤体直径 >2cm，三叉神经压迫症状见前庭神经鞘瘤（见章节 40.1）。
   3) 三叉神经脊髓束（大占位性病变可致双侧面部感觉改变）后主要表现为痛沉、温觉消失而部分触觉残留[29]，该传导束可向下侵及 C2 椎体水平（偶到 C4 水平）。

88.17 语言障碍

1. 失语：
   1) 损伤语言中枢：根据目前的语言模型，经典的分类法可能过于简化（如双流模型）。
      - Wernick 失语（见章节 3.1.2）：流利性失语（正常的语句长度和音调，但不能理解其含义）。
      - Broca 失语（见章节 3.1.2）：言语不利伴构音障碍。
      - 传导性失语（见章节 3.1.2）：语言流畅但言语错乱，病人能听懂别人讲话，亦能阅读，且知晓其功能障碍。
   2) 癫痫后短暂性失语：见 Todd 麻痹（见章节 26.1.3）。
   3) 成人原发性进行性失语：特发性、退行性。
2. 无动性缄默：见于双侧额叶功能失调（如前交通动脉动脉瘤破裂造成血管痉挛而引起双侧大脑前动脉梗死或巨大双侧额叶病灶，此时多意识不清）或扣带回病变。
3. 小脑性缄默（见章节 3.2.4）（又称小脑源性沉默）[30，31]。
4. 经胼胝体入路术后：胼胝体中部切除可致双侧扣带回萎缩或丘脑损伤[32]。

（林 发 译 张 烁 校）

参考文献

[1] Cardoso ER, Peterson EW. Pituitary Apoplexy: A Review. Neurosurgery. 1984; 14:363–373
[2] Kapoor WN. Evaluation and Management of the Patient with Syncope. JAMA. 1992; 268:2553–2560
[3] Barron SA, Rogovski Z, Hemli Y. Vagal Cardiovascular Reflexes in Young Persons with Syncope. Ann Intern Med. 1993; 118:943–946
[4] Miller TH, Kruse JE. Evaluation of syncope. Am Fam Physician. 2005; 72:1492–1500
[5] Linzer M, Yang EH, Estes NA,3rd, et al. Diagnosing syncope. Part 1: Value of history, physical examination, and electrocardiography. Clinical Efficacy Assessment Project of the American College of Physicians. Ann Intern Med. 1997; 126:989–996

[6] Sarasin FP, Louis-Simonet M, Carballo D, et al. Prospective evaluation of patients with syncope: a population-based study. Am J Med. 2001; 111:177–184
[7] Brignole M, Alboni P, Benditt D, et al. Guidelines on management (diagnosis and treatment) of syncope. Eur Heart J. 2001; 22:1256–1306
[8] Smith DB, Hitchcock M, Philpot PJ. Cerebral Amyloid Angiopathy Presenting as Transient Ischemic Attacks: Case Report. J Neurosurg. 1985; 63:963–964
[9] Greenberg SM, Vonsattel JP, Stakes JW, et al. The Clinical Spectrum of Cerebral Amyloid Angiopathy: Presentations without Lobar Hemorrhage. Neurology. 1993; 43:2073–2079
[10] Kaminski HJ, Hlavin ML, Likavec MJ, et al. Transient Neurologic Deficit Caused by Chronic Subdural Hematoma. Am J Med. 1992; 92:698–700
[11] Moster M, Johnston D, Reinmuth O. Chronic Subdural Hematoma with Transient Neurologic Deficits: A Review of 15 Cases. Ann Neurol. 1983; 14:539–542
[12] McLaurin R. Contributions of Angiography to the Pathophysiology of Subdural Hematomas. Neurology. 1965; 15:866–873
[13] Apter AJ, Mott AE, Frank ME, et al. Allergic rhinitis and olfactory loss. Ann Allergy Asthma Immunol. 1995; 75:311–316
[14] Emmett EA. Parosmia and hyposmia induced by solvent exposure. Br J Ind Med. 1976; 33:196–196
[15] Lieblich JM, Rogol AD, White BJ, et al. Syndrome of anosmia with hypogonadotropic hypogonadism (Kallmann syndrome): clinical and laboratory studies in 23 cases. Am J Med. 1982; 73:506–519
[16] Beal MF. Multiple Cranial-Nerve Palsies - A Diagnostic Challenge. N Engl J Med. 1990; 322:461–463
[17] Krisht AF. Giant invasive pituitary adenomas. Contemp Neurosurg. 1999; 21:1–6
[18] Manni JJ, Scaf JJ, Huygen PLM, et al. Hyperostosis cranialis interna: A new hereditary syndrome with cranial-nerve entrapment. N Engl J Med. 1990; 322: 450–454
[19] Chen J-R, Rhee RSC, Wallach S, et al. Neurologic Disturbances in Paget Disease of Bone: Response to Calcitonin. Neurology. 1979; 29:448–457
[20] Wilkins RH, Rengachary SS. Neurosurgery. New York 1985
[21] Al-Mefty O, Fox JL, Al-Rodhan N, et al. Optic Nerve Decompression in Osteopetrosis. J Neurosurg. 1988; 68:80–84
[22] Salvarani C, Cantini F, Boiardi L, et al. Polymyalgia rheumatica and giant-cell arteritis. N Engl J Med. 2002; 347:261–271
[23] Clark WC, Theofilos CS, Fleming JC. Primary Optic Sheath Meningiomas: Report of Nine Cases. J Neurosurg. 1989; 70:37–40
[24] Gibson RD. Measurement of proptosis (exophthalmos) by computerised tomography. Australas Radiol. 1984; 28:9–11
[25] Peyster RG, Ginsberg F, Silber JH, et al. Exophthalmos caused by excessive fat: CT volumetric analysis and differential diagnosis. AJR Am J Roentgenol. 1986; 146:459–464
[26] Strassburg HM. Macrocephaly is Not Always Due to Hydrocephalus. J Child Neurol. 1989; 4:S32–S40
[27] Section of Pediatric Neurosurgery of the American Association of Neurological Surgeons. Pediatric Neurosurgery. New York 1982
[28] Rushton AR, Shaywitz BA, Duncan CC, et al. Computed Tomography in the Diagnosis of Canavan's Disease. Ann Neurol. 1981; 10:57–60
[29] Carpenter MB. Core Text of Neuroanatomy. 2nd ed. Baltimore: Williams and Wilkins; 1978
[30] Rekate H, Grubb R, Aram D, et al. Muteness of Cerebellar Origin. Arch Neurol. 1985; 42:637–638
[31] Ammirati M, Mirzai S, Samii M. Transient Mutism Following Removal of a Cerebellar Tumor: A Case Report and Review of the Literature. Childs Nerv Syst. 1989; 5:12–14
[32] Apuzzo MLJ. Surgery of Masses Affecting the Third Ventricular Chamber: Techniques and Strategies. Clin Neurosurg. 1988; 34:499–522

89　根据症状和体征的鉴别诊断：脊柱及其他篇

89.1　本章以外的鉴别诊断

见表 89-1。

表 89-1　根据症状和体征的鉴别诊断：脊柱及其他篇（本章以外的鉴别诊断）

鉴别诊断
强直性脊柱炎（见章节 71.2.1）
膀胱功能障碍（见章节 3.1.4）
臂丛神经病变（见章节 31.5.4）
腕管综合征（见章节 30.4.4）
颈椎管狭窄（见章节 68.5.1）
外侧型腰椎间盘突出症（见章节 66.1）
感觉异常性股痛（见章节 30.10）
肌病
脊髓肿瘤（见章节 49.3）
硬脊膜外脓肿（见章节 21.5.1）
腰椎管狭窄（见章节 69.5）
滑膜囊肿（脊柱）（见章节 73.3）
胸廓出口综合征（见章节 31.8）
斜颈（见章节 98.4）
尿潴留（见章节 3.1.4）

89

89.2　脊髓病变

以下标有匕首符号（†）表示硬脊膜外占位。

▶ 先天性

1. Chiari 畸形（见章节 17.1）：I 型常于年轻时发病。
2. 脊髓栓系：多于部分外伤后才表现出症状。
3. 脊髓空洞症：可表现为先天性或外伤后四肢瘫痪，常有中央管综合征，见脊髓空洞症（见章节 73.4）或进行性脊髓病变。
4. 神经管原肠囊肿（见章节 17.3）。

5. 部分黏多糖贮积症引起的脊髓压迫症：如 Morquio 综合征（寰枢椎半脱位）、Hurler 综合征。
6. 遗传性痉挛性截瘫：家族史最关键。排除性诊断见文献[1]。

▶ 获得性

1. 颈胸段椎管狭窄：常为先天性椎管狭窄伴退行性疾病（先天性狭窄常见于软骨发育不全性侏儒）。
2. 外伤性：包括脊髓休克、脊髓出血、硬脊膜外血肿（见下文）、气压伤、电击伤、骨折压迫†。椎管狭窄可见于轻度外伤后。
3. 椎间盘突出†：胸段多为脊髓受累，颈段多为神经根受累（椎间盘突出时长束征罕见）。
4. 脊柱后凸。
5. 髓外造血†（见章节 9.4）：骨髓增生→脊髓压迫。主要见于慢性贫血（如重型地中海贫血）。
6. 继发于齿突或寰椎横韧带功能障碍所致的骨压迫。见于先天性或外伤性（见章节 61.5.4）、肿瘤性或炎症性（特别是风湿性关节炎）。
7. 硬脊膜外脂肪过多病†（见章节 73.7）：硬脊膜外脂肪增生最常见于长期使用外源性激素治疗[2]。
8. 后纵韧带骨化（OPLL）（见章节 71.2.2）[3]。
9. 骨化性蛛网膜炎：较少发生（至 1998 年仅有 43 例个案报道[4]），为累及蛛网膜的钙化。在胸椎表现为骨化斑或围绕脊髓呈圆筒状。MRI 和脊髓造影不易识别。CT 平扫有利于诊断。
10. 椎体佩吉特病†（见章节 71.1）。
11. 特发性脊髓疝（见章节 73.6）[5, 6]：罕见。胸髓通过硬脊膜前部缺如部分频繁疝出，导致 Brown-Sequard 综合征或痉挛性瘫痪。
12. 表面铁沉着症：罕见。含铁血黄素沉积于脑、脑神经和脊髓表面致使神经退行性改变。三联征：听力丧失、共济失调和脊髓病变。可见于创伤后、术后、硬脑膜撕裂、CNS 肿瘤。一些学者报道，去铁酮（Ferriprox®）为可穿过 BBB 的脂溶性铁螯合剂，可成功治疗该病[7]。

▶ 肿瘤性

1. 脊柱 / 脊髓肿瘤†（更多细节见章节 49.3）。
    1) 硬膜外（55%）：
        - 原发性肿瘤（罕见）包括：神经纤维瘤、脊索瘤、骨样骨瘤、动脉瘤样骨囊肿、椎体血管瘤[8]。
        - 年龄 >40 岁，应考虑为硬膜外淋巴瘤（原发或继发）或白血病细胞沉积症（绿色瘤），特别是曾诊断为造血细胞或淋巴细胞功能紊乱。

- 硬膜外转移瘤（见章节 50.2），50 岁后多发，肿瘤病人发生率可达 10%，占首发症状为脊髓受压的恶性肿瘤病人的 5%~10%。

2）髓外硬膜下（40%）：脊膜瘤、神经纤维瘤。

3）髓内硬膜下：原发性脊髓肿瘤（见章节 49.3.4）（室管膜瘤、星形细胞瘤）和罕见的髓内转移瘤。

2. 癌性脑膜炎（见章节 50.1.10）：神经功能障碍常不能定位到某一节段。

3. 副肿瘤综合征（见章节 31.5.2）：包括脊髓和外周神经受累。

▶ **血管性**

1. 血肿 / 出血：

1）脊髓硬膜外血肿 †（见章节 71.4.2），常与抗凝治疗有关 [9]。

- 外伤性：腰穿后或硬膜外麻醉（见章节 71.4.2）。
- 自发性 [10]：罕见。包括脊髓 AVM 出血（见章节 71.4.2）或来自椎体血管瘤（见章节 49.6.4）。

2）脊髓 SAH：同硬脊膜外血肿相似（见章节 9.3.8），也可为外伤性（如腰椎穿刺后 [11, 12]）或继发于脊髓 AVM。

3）硬脊膜下血肿。

4）脊髓出血。

2. 脊髓梗死（见章节 71.4.4）：少见。梗死部位常见于脊髓前动脉，后动脉少见。T4 水平常见（分水岭）。

1）低血压的老年人神经根动脉粥样硬化。

2）术中需要夹闭主动脉（如腹主动脉瘤）。

3）椎管狭窄病人在坐位手术时出现（相对性或绝对性）低血压 [13]。

4）主动脉夹层：特别是胸椎水平。

5）椎动脉夹层：特别是颈椎水平。

6）脊髓动脉栓塞。

3. 脊柱血管畸形 †（见章节 73.1）：10%~20% 脊髓病变急性发作，好发于 30 岁以下 [14]，脊髓病变可继发于：

1）AVM 占位效应：<5% 表现为“脊髓肿瘤”的病变为脊髓 AVM。

2）破裂→ SAH，脊髓出血或硬膜外血肿。

3）“盗血”致分水岭梗死。

4）自发性血栓形成（Foix-Alajouanine 坏死性脊髓病（见章节 73.1.3）[15]）：表现为痉挛性→弛缓性瘫痪，伴有感觉障碍平面。

4. 放射性脊髓病：微血管阻塞所致（见章节 101.2.4）。

5. 继发于肠系膜或主动脉造影的碘对比剂。尤其是造影中出现低血压时，心搏输出量由内脏向脊髓神经根动脉分流。治疗：保持病人坐位，腰椎穿刺放液 ≥ 100ml，用等量生理盐水替换 ≥ 30min[16]。

89

▶ 自体免疫性

病毒感染后（或接种疫苗后）：可能为自体免疫过程的病因（如横贯性脊髓炎）。37% 的 ATM 病人表现为病毒前驱症状。病毒感染常破坏灰质（如脊髓灰质炎）。

▶ 脱髓鞘性

1. 急性（特发性）横贯性脊髓炎（ATM）（见章节 10.8）。发病高峰期<20 岁。表现为突发下肢无力、感觉缺失、背痛、括约肌功能障碍，难与脊髓压迫鉴别。最常见于胸髓。CT 及脊髓造影正常。MRI 可有表现。CSF 示细胞增多，蛋白升高。
2. 多发性硬化（MS）：仅 7% 的急性横贯性病变的病人诊断为该病。尽管更常见于青年，但各年龄段均可发生 MS。MS 的脊髓病具有隐匿性表现，且累及节段不完全（如一些节段并不受累）。其主要影响髓磷脂，故灰质不受累。MS 病人常出现腹壁反射消失。
3. 视神经脊髓炎（NMO）（Devic 综合征）：一种以急性双侧视神经炎和累及≥3 个椎体水平的横贯性脊髓炎为特征[17]（图 89-1）的特发性炎症性脱髓鞘性过程。这些过程分别在数月到数年的时间内演变。脑部病变不常见，但可累及脑干、丘脑和胼胝体[18]。胼胝体病变是纵向的（与 MS 不同的是，它们是卵圆形和水平方向的）[19]。脊髓水肿可能会变得非常严重以至于脊髓造影示完全阻塞。

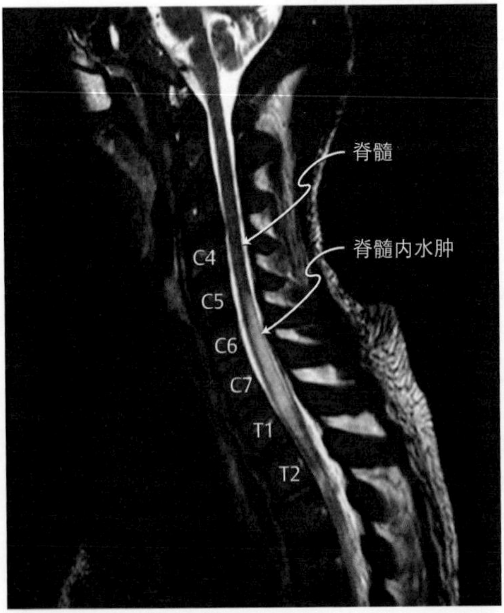

图 89-1 T_2 矢状面颈部 MRI 视神经脊髓炎病人，脊髓水肿从 C5 到 T2

研究发现循环抗体（NMO-IgG）[20] 拮抗水通道蛋白 -4[21]（CNS 的首要水通道主要位于星形胶质细胞的足突[22]），NMO 不再被认为是 MS 的一个亚型。平均发病年龄为 41.1 岁[23]。女性更易感。高加索人的发病率为 0.4/10 万，比亚裔和非裔更高[24]。诊断无需血清学阳性，但是其结果阳性与合并自身免疫紊乱和更严重的临床表现有关。血清学阴性的病人同时发生视神经炎和横贯性脊髓炎的发生率较高，其诊断所需时间较短[25]。不像 MS，急性发作后只有部分病人恢复。复发常见：1 年后 60% 复发，3 年后 90% 复发[26]。

紧急处理包括高剂量静注甲强龙或挽救血清置换（7 个完整周期）。

▶ 代谢性或毒性

1．（亚急性）联合系统疾病（CSD）（也称亚急性联合脊柱变性）：病因为维生素 B_{12}（氰钴胺）缺乏。

维生素 B_{12} 是肉类和乳制品中的水溶性维生素。胃壁细胞分泌的内因子促进其在十二指肠远端吸收[27]。B_{12} 参与神经功能，RBC 生成，DNA 合成，甲基丙二酸转为琥珀酰辅酶 A 和同型半胱氨酸转为甲硫氨酸[28]。

1）维生素 B_{12} 缺乏的病因：

- 饮食中缺乏维生素 B_{12}：素食者摄入不足。
- 自身免疫性慢性胃炎：可用内因子不足致回肠末端异常吸收维生素 B_{12}。
- 其他胃功能紊乱：胃内 pH 下降，如卓 - 艾综合征，可抑制内因子结合空肠受体。
- 长期应用二甲双胍（>4 个月），质子泵抑制剂（>12 个月）或组织胺 H_2 受体阻滞剂（>12 个月）。

2）维生素 B_{12} 缺乏临床表现包括：

- 恶性贫血：一种大细胞的巨幼红细胞性贫血。
- 联合系统疾病（CSD）：主要累及后柱的脊髓病变。该病发作是渐进性和单一形式的，以手足对称性感觉异常为首发症状（病变累及后柱）→下肢僵直、无力，本体感觉异常伴夜间行走不稳→痉挛强直状态→截瘫→肠道和膀胱功能失调。严重病例因脑白质改变可致痴呆（如意识混乱、记忆力下降、易激惹等）。因视神经脱髓鞘性病变造成伴或不伴神经萎缩的视力下降。

3）实验室检查：

- CBC：大部分（但非全部）病人可出现大细胞性（巨细胞性）贫血（叶酸缺乏也可导致巨幼红细胞性贫血。对于 CSD 病人，补充叶酸虽可纠正贫血，但却无法改善神经功能障碍，甚至使病情加重）。

89

- 血浆维生素 B_{12}（钴胺素）：<150pg/ml 具有诊断价值。但是正常的 B_{12} 水平不能排除维生素 B_{12} 缺乏[28]。
- 如果维生素 B_{12} 水平较低，或其水平正常但是病人有大细胞性贫血或神经系统症状，需检查血清是否有甲基丙二酸升高（也可检查同型半胱氨酸来排除叶酸缺乏）。
- 希林试验：即使是已接受 B_{12} 注射治疗的病人，该试验也能判定 B_{12} 缺乏的原因（病人口服放射性标记的氰钴胺后摄入无放射性标记的维生素，测量 24 小时尿中放射性物质含量，进行三次试验，一次不加内因子，一次加内因子，一次加入抗生素治疗）。

4) 影像学检查：T_2WI MRI 示脊髓白质高信号，主要见于后索，但也可见于脊髓丘脑束。

5) 治疗：每 1～3 个月注射或大剂量口服 B_{12} 制剂[29]（内因子的其他转运途径可吸收约 1% 的口服维生素 B_{12}，摄入剂量为 300～100 000 μg 时总吸收量会超过日常所需的 1～2.5μg）。

2. 毒性：如局部脊髓麻醉可引起脊髓病变，但罕见。

▶ 感染性

1. （旁）脊柱脓肿，又称硬脊膜外脓肿或硬膜外积脓†（见章节 21.5.1）：常有链球菌感染史，如疖。常伴脊椎骨髓炎[30]。产生局部压痛、背痛、发热、血沉升高。
2. 脊柱炎 / 骨髓炎（见章节 21.5.2）†。
3. 化脓性椎间盘炎†：自发性或术后（见章节 21.5.3）。
4. HIV 或 AIDS 相关脊髓病变：与维生素 B_{12} 缺乏相似。可造成痉挛性无力和共济失调。能引起脊髓空泡形成。"AIDS 所致热带痉挛性轻截瘫"也可见于感染 HTLV-I[31]。
5. 结核：Pott 病，见结核性脊柱骨髓炎（见章节 21.5.2）。
6. 脊膜炎伴脑膜炎。
7. 病毒性：
   1) 水痘 - 带状疱疹病毒：很少引起坏死性脊髓病变。
   2) 单纯疱疹病毒 II 型：可引起上行性脊髓炎。
   3) 巨细胞病毒：可引起横贯性脊髓炎。
8. 梅毒感染：可导致脊髓痨，梅毒性脊膜脊髓炎，或脊髓血管梅毒。确诊需做血清和脑脊液血清学检查。
9. 寄生虫性囊肿†。
10. 克 - 雅病病（CJD）的一些类型以肌肉萎缩为首发症状，其表现类似脊髓病或 ALS（见章节 22.2）。

▶ 外周性神经肌肉病变

1. 吉兰 - 巴雷综合征（GBS）（见章节 10.7）：快速进展的上行性肢体无力（类似脊髓压迫），伴反射消失，感觉基本正常。
2. 慢性免疫异常性神经病，可能与免疫介导有关[32]：
   1) 慢性炎症性脱髓鞘性多神经根神经病（CIDP）（见章节 10.7.4）：与 GBS 类似，但病程持续时间较长。
   2) 多灶性运动神经病（MMN）：一种罕见的纯粹的运动神经病，只影响下运动神经元（与也影响上运动神经元的 ALS 不同），以非对称性的肌肉萎缩、抽筋和下肢抽搐为特征。类似 ALS，但可以治疗（静脉注射免疫球蛋白或免疫抑制剂）。
3. 肌病：包括类固醇样肌病（此病对近端肌肉的影响超过远端）。

▶ 运动神经元病

1. 肌萎缩性侧索硬化（ALS）（见章节 10.6.2）：上、下运动神经元病。轻度下肢痉挛（严重痉挛少见），手和前臂肌萎缩性无力。上肢肌肉自发性收缩，感觉缺失（包括痛觉缺失），通常括约肌功能未受累。
2. 原发性侧索硬化：年龄 >50 岁。无下运动神经元受累体征。较 ALS 进展慢（数年至数十年）。假性球麻痹（见章节 10.3.3）常见[33]。

†：出现此符号提示为硬脊膜外占位。

89.3　坐骨神经痛

89.3.1　一般情况

定义：坐骨神经分布区的疼痛。坐骨神经是由 L4～S3 神经根组成。该神经穿坐骨大孔沿股背侧从骨盆发出，在大腿下 1/3 分成胫神经和腓总神经。

89.3.2　病因

坐骨神经痛最常见的病因是腰椎间盘突出所致的神经根病变[34]。其鉴别诊断与脊髓病变类似（见前文），但同时包括：

1. 先天性：
   1) 脊膜囊肿（神经旁囊肿）：见章节 73.2。
   2) 联合根（见章节 16.6）：最初不作为引起神经根病的原因，但目前认为由于其束缚作用可能引起坐骨神经痛的症状。
2. 获得性：
   1) 脊柱狭窄、强直、峡部裂、滑脱。
   2) 关节突关节囊肿：包括滑膜囊肿和腱鞘囊肿（见章节 73.3）[35]：其发病率随 MRI 的普及而增加。

3) 神经根囊肿：可为先天性或获得性，可出现神经根腋下型并引起临近神经根的压迫症状。治疗：切除囊肿，缝合开口。
4) 骨化性蛛网膜炎（见章节 89.2）：少见，腰椎部形成柱状、圆柱状或不规则性占位[36]。可引起下背部疼痛，神经根病或马尾综合征。
5) 髋关节异位骨化[37]。
6) 肌内注射位置不当引起的注射损伤。
7) 股后部筋膜室综合征。
8) 全髋关节置换术后并发症[38]。
9) 肿瘤周围放疗损伤。

3. 感染性：
1) 关节盘炎（见章节 21.5.3)：任何动作常可引起剧痛。
2) 莱姆病（见章节 20.5)。
3) 带状疱疹：神经根病变的少见病因[39]。其中 10%~15% 病例可累及腰骶段皮节。疼痛常与体位无关。疼痛 3~5 天后可出现典型的疱疹性皮肤。1%~5% 的病例发展为运动无力（上臂和躯干常见）。骶部疱疹可致逼尿肌麻痹，引起尿潴留。运动障碍病人中 55% 预后良好，30% 恢复较好或一般。

4. 肿瘤性：
1) 脊柱肿瘤：多发性骨髓瘤（见章节 50.3.1)，转移瘤（见章节 50.2)。
2) 沿坐骨神经生长的骨或软组织肿瘤：可误诊为腰椎间盘突出而行椎板切除术[40]。疼痛发作隐匿，起病位置不定（见下文)：
   - 腹腔内或盆腔内肿瘤。
   - 股骨肿瘤。
   - 腘窝或腓肠肌肿瘤。

5. 炎症性：
1) 转子滑囊炎（见章节 69.6)：可致假性神经根病。极少累及股后部及膝远侧。
2) 股二头肌骨化性肌炎[41]。

6. 血管性：
1) 坐骨神经痛可似间歇性跛行发作（如血管性)。
2) 腰大肌血肿：常见于服用抗凝药的病人。有时需行血肿引流术。

7. 非脊柱来源的其他因素：非皮区疼，神经根牵拉征多为阴性（见章节 69.5)，包括：
1) 肾盂肾炎。
2) 肾结石包括输尿管梗阻。

3) 胆囊炎。
4) 阑尾炎。
5) 子宫内膜炎或子宫内膜异位症。
6) 十二指肠后壁溃疡穿孔。
7) 腹股沟疝，尤其嵌顿时。
8) 主动脉夹层。

8. 梨状肌综合征（PS）：具有争议性。梨状肌起于第2~4骶椎前部、骶结节韧带，经坐骨大切迹止于股骨大转子。受L5~S1神经支配，是伸髋位时的主要外旋肌。可刺激或压迫坐骨神经（也称假性坐骨神经痛，症状似椎间盘突出）。臀上神经由于在肌肉近端发出而不受累。相反，梨状肌综合征可继发于下腰椎神经根病。此区病变可引起坐骨神经分布区疼痛和髋关节外旋、外展无力。体征：Freiberg试验（髋关节伸展位被动内旋时疼痛）或Pace试验（髋关节抵抗外展/外旋时疼痛）阳性。此病无标准疗法。推荐疗法：功能锻炼、伸展、通过直肠指诊定位梨状肌进行注射，注意不要注入到坐骨神经或梨状肌肌肉部分。有时局部麻醉后注射能得到较长时间的缓解。肉毒素（Botox®）注射治疗亦有报道。

9. 其他累及外周神经（如神经病变）的病变可与神经根病相混淆。包括：
1) 股神经病与L4神经根病变（见下文）。
2) 骶丛近端病变和S1神经根病变（见下文）。
3) 糖尿病性神经病变（见章节31.5.6）包括糖尿病性肌萎缩。
4) 肿瘤（见下文）。

89.3.3 能引起坐骨神经痛的脊柱外肿瘤

★疼痛特点：疼痛发作几乎总是隐匿起病[40]。早期间断性发作，但最终所有病人的疼痛都呈持续性、进展性，体位改变和休息不缓解[40]。约80%病人诉明显夜间痛。

大部分病人直腿抬高试验为阳性，但多数病人疼痛局限于坐骨神经走行的坐骨切迹以远的某一点[40]。保守治疗无效或仅暂时缓解。

约20%病人有肿瘤病史（常为神经纤维瘤病或曾有恶性肿瘤）。其中恶性肿瘤包括[40]：转移性病变、原发性骨肉瘤（软骨肉瘤等）、软组织肉瘤（脂肪肉瘤等）。良性肿瘤包括：脂肪瘤、神经纤维瘤、神经鞘瘤、骶骨的动脉瘤性骨囊肿、骶骨巨细胞瘤、腱鞘巨细胞瘤。

2/3病人经过详细的病史询问和体格检查，可以定位病变甚至鉴别来源（骨 vs. 软组织）[40]。包含盆腔和股骨近端的影像学检查可显示这些部位的几乎所有肿瘤[40, 42]。

89.3.4 神经根病变所致坐骨神经痛的鉴别特点

一般情况

椎管神经根受损可产生坐骨神经痛（如椎间盘突出）。临床表现为神经根综合征；见神经根综合征（见章节 66.1.6）。脊柱影像学检查常（MRI、脊髓造影或 CT）可显示神经根压迫。

L4 神经根病变

股神经病变常被误诊为 L4 神经根病，鉴别要点见表 89-2。

表 89-2 股神经病变与 L4 神经根病变的鉴别诊断

特点	股神经病变	L4 神经根病变
感觉缺失		
分布（图 1-16）	股前区	从膝→内踝的皮肤，股前方少见
肌无力		
髂腰肌	无力	正常
股内收肌	正常（由闭孔神经支配）	可出现无力
股四头肌	无力	无力

L5 神经根病变

腓神经麻痹可被误诊为 L5 神经根病变（见章节 89.9）。

S1 神经根病变

椎管外病变也可累及参与构成骶丛的 S1 神经根，如盆腔肿瘤。肌电图可显示神经丛病变并未累及椎旁肌（支配椎旁肌的神经由椎间孔发出）和臀大肌、臀中肌（臀上、下神经在椎旁神经的远端发出）。

89.4 急性截瘫或四肢瘫

89.4.1 一般情况

引起脊髓压迫的病变常表现为：截瘫或轻瘫（或四肢瘫／轻瘫）、尿潴留（可通过膀胱超声或残余尿量诊断），受累平面以下的感觉障碍。病程数小时或数天。反射可亢进或减弱。有或无 Babinski 征。除外伤外最常见的原因多为肿瘤或骨压迫。

89.4.2 病因

部分情况与脊髓病变相同。

1. 幼儿时期发病（可致“软体婴儿综合征”）：

  1) 脊髓性肌萎缩（最严重的为 Werdnig-Hoffmann 病，常在数月内死亡)：一种罕见的前角细胞退变的儿童常染色体隐性遗传性疾病。仅有少数出生时有症状者（表现为运动减少），可出现肢体无力、反射消失、肌肉和舌肌自发性收缩伴感觉正常。常起于近端肌和呼吸肌。严重病例在病程第 1 或第 2 年即可发展为四肢瘫痪。

约 60% 病人疾病在鞘内注射 Spinraza™ (nusinersen)[43] 后不再进展，与第 5 染色体上 SMN1 基因突变有关［编码存活运动神经元 (SMN) 蛋白]，该药每剂 125 000 美元或每年 750 000 美元。

2) 分娩时脊髓损伤：臀位分娩少见的后遗症。

3) 先天性肌肉疾病：如婴幼儿酸性麦芽糖酶缺乏症（Pompe 病)。

4) 婴儿肉毒素中毒：肠梗阻、肌张力低下、无力、瞳孔散大、肉毒梭状芽胞杆菌和毒素便检阳性。

2. 外伤性脊髓损伤：

1) 重型创伤：诊断明确。

2) 轻度创伤：椎管狭窄的基础上可致脊髓损伤，可致中央脊髓综合征（见章节 59.9.3)。

3) 寰枢椎脱位：重型创伤或风湿性关节炎、肿瘤所致不稳定性。

3. 先天性：

1) 继发于颈椎半椎体畸形的骨性硬膜外脊髓压迫（出生时无症状，可于数十年后进展，偶见轻度外伤后)。

2) 颈椎狭窄（见章节 68.5.1)（常伴颈椎病）：外伤后四肢瘫或脊髓中央综合征。

3) 软骨发育不全性侏儒症：椎管狭窄（动物模型：腊肠犬)。

4) 脊髓空洞症：常表现为脊髓中央综合征。

4. 代谢性：

1) 联合系统病 *。

2) 铊中毒：可引起感觉性和自主神经系统症状，严重者可出现四肢瘫痪和构音障碍。

3) 脑桥中央髓鞘溶解（见章节 5.2)。

5. 感染性：

1) 硬脊膜外感染（脓肿或积脓症)*。

2) 病毒感染（或接种疫苗后）：可造成横贯性脊髓炎 *。

6. 周围性神经肌肉障碍 *：

1) 吉兰 - 巴雷综合征（见章节 10.7)：典型者表现为上行性麻痹，但类似于脊髓病变的下肢轻瘫，是本病的异常变异[44]。

2) 肌肉病变。

7. 肿瘤性 *：脊髓肿瘤。

8. 自身免疫反应*。
9. 血管性：
   1) 急性桥延脑梗死：常年龄 >50 岁。病人四肢瘫痪，神志清楚，球麻痹（眼球运动障碍，言语功能受损）。
   2) 脊髓梗死*：包括 AVM，放射性脊髓病等。
10. 其他占位性*：包括硬膜外血肿、骨性压迫、硬膜外脂肪增多症
11. 功能性：癔病、诈病。
12. 双侧大脑半球病变（双侧运动皮层）：如头部放疗后或矢状窦旁病变，但无感觉异常平面。

* 带星号的内容，详见脊髓病变（见章节 89.2）。

89.5 轻偏瘫或偏瘫

89.5.1 一般情况

任何累及从大脑皮层运动区的巨锥体细胞（见章节 1.1）起始向下传导至颈椎的皮质脊髓束均能产生偏瘫的症状。可致上运动神经元瘫痪（见表 29-4），产生长束征，包括偏瘫同侧 Babinski 征阳性。

89.5.2 病因：

▶ *大脑半球病变位于对侧大脑皮层运动区* 大病灶可累及感觉皮层从而导致瘫痪侧感觉异常。

1. 肿瘤（新生物）：原发性或转移性。
2. 创伤性：硬膜外或硬膜下血肿、脑挫裂伤、凹陷性颅骨骨折压迫。
3. 血管性：
   1) 梗死：
      - 缺血性：栓塞、低流量（因动脉硬化、动脉夹层等）。
      - 出血性：脑出血、动脉瘤性 SAH 等。
   2) TIA（见章节 80.1）。
4. 感染：脑炎、脓肿。

▶ *病灶位于对侧内囊* 仅有运动障碍而无感觉缺失。最常见病因为缺血性腔隙性脑梗死。

▶ *脑干病灶* 缺血性梗死、出血、肿瘤。

▶ *颈延交界处病灶* 枕骨大孔病变（见章节 86.2.4）。

▶ *单侧颈髓病变* C5 以上损伤病变可致 Brown-Séquard 综合征（见章节 59.9.3），同侧肢体无力伴对侧痛温觉消失，见病因（见章节 59.9.3）。

▶ *低血糖* 有时也与轻偏瘫有关，予葡萄糖后可诊断。

▶ 注意 对于病因不明的轻偏瘫／偏瘫病人，特别是外伤后，应考虑颈动脉夹层。

89.6 上行性麻痹

1. 吉兰－巴雷综合征（见章节 10.7）。
2. 森林脑炎：常呈非对称性。
3. 脊髓感染：如硬脊膜外脓肿（见章节 21.5.1）。
4. 脊髓损伤病史的病人：
   1) 脊髓损伤早期（≤4 周）：上行性脊髓出血（脊髓内出血），脊髓水肿。有学者提出脊髓损伤早期外科减压和刚性融合可减少急性上行性脊髓病变的风险[45]。
   2) 脊髓损伤晚期：外伤后脊髓空洞症（见章节 73.5），蛛网膜炎。

89.7 下行性麻痹

1. 肉毒中毒：主要特征除下行性麻痹外还有动眼神经无力（眼肌麻痹）、瞳孔缩小（瞳孔收缩）和便秘。
2. 重症肌无力：也可产生眼肌麻痹。

89.8 腰骶部疼痛（LBP）

89.8.1 一般情况

下文即将主要讨论腰骶部痛(LBP),其中与神经根病变或脊髓病变重复的内容将不再赘述。外伤诊断明确，也不再讨论。与坐骨神经痛的鉴别见坐骨神经痛（见章节 89.3），与腰痛及神经根病变的鉴别诊断（见章节 65）。

89.8.2 急性腰骶部疼痛

与前文所列脊髓病变相似（见章节 89.2）。大部分病例为非特异性（如腰骶扭伤），仅 10%～20% 的病例可明确病理解剖学诊断[46]：

▶ 重度疼痛的病人 需评估其腹腔内或血管情况（如主动脉夹层病人主诉为典型“撕裂样疼痛”）；神经源性 LBP 病人多能忍耐，需间断改变体位以缓解疼痛。

▶ 持续性疼痛

1. 脊髓肿瘤（硬膜内或硬膜外）：
   1) 原发性或转移性脊髓肿瘤：疼痛时间 >1 月，卧床休息不能缓解，保守治疗无效，不明原因的体重下降，年龄 >50 岁疑诊此病[47]。

2) 阿司匹林治疗有效的夜间痛疑诊为骨样骨瘤或良性成骨细胞瘤（见章节 49.6.2）[48]。

2. 感染（特别是静脉注射吸毒人员、糖尿病、脊柱术后、免疫缺陷病人或肾盂肾炎、GU 术后 UTI 病人）。脊髓感染病人有时发热表现并不明显。细菌感染病人脊柱叩痛敏感性达 86%，但其特异性仅为 60%[47]。感染的类型包括：

1) 关节盘炎。

2) 硬脊膜外脓肿：此类病人可表现为背痛、发热、脊柱压痛或皮肤感染灶（疖）。

3) 椎体骨髓炎。

3. 炎症性。

4. 骶髂关节炎：可致一侧或双侧骶髂关节疼痛和压痛。骨盆 X 线片示一侧或双侧骶髂关节硬化。

1) 双侧对称性：

- 强直性脊柱炎（见章节 71.2.1）：晨起背部僵硬感、休息后无缓解，活动后[49]。常见于 40 岁以下男性。Patrick 试验阳性（见章节 66.1.6）和病人侧卧位挤压骨盆时疼痛。
- Reiter 综合征（以德国微生物学家 Hans Reiter 的名字命名）：反应性关节炎（常在细菌性感染 1~3 周后），至少累及一非关节部位（如尿道炎、葡萄膜炎 / 结膜炎、皮肤病变、黏膜性溃疡等）。75% 的病人 HLA-B27 阳性。
- 可见于克罗恩病。

2) 双侧非对称性：

- 银屑病性关节炎。
- 类风湿关节炎：成人和青少年型。

3) 单侧：

- 痛风。
- 骨关节炎。
- 感染。

▶ *进行性神经功能障碍* （马尾综合征：会阴部麻痹，尿失禁、尿急、尿潴留，进行性无力）均要求尽快做出诊断以确定治疗，如：

1. 硬脊膜外脓肿（见章节 21.5.1）。
2. 硬脊膜外血肿（见章节 71.4.2）。
3. 脊髓肿瘤（硬膜外或硬膜下）（见章节 49.3）。
4. 巨大中央型椎间盘突出（见章节 66.1.9）。

▶ *病理性骨折* 骨质疏松症或肿瘤病史病人疼痛急性发作时应快速行病理性骨折评估。

1. 腰椎压缩性骨折：见骨质疏松性脊柱骨折（见章节 63.3）。
2. 骶骨不全骨折[50]：特别是既往无外伤史，长期服用类固醇激素的风湿性关节炎病人。可引起背痛和/或神经根病变。X 线片常会漏诊，最好行 CT 检查，同时行骨窗像检查。

▶ 尾骨病变（见章节 65.16） 尾骨周围疼痛或压痛。

▶ 纤维环撕裂(Tears in the anulus fibrosus) （"Anular tears"）[51]（注意：50～60 岁无症状病人中有 40% 可表现为此特点，而 60～70 岁中有 75%[52]）。

▶ 少见继发于 SAH 腰神经根和硬膜因出血刺激：常伴发其他 SAH 症状（见章节 74.1）。

▶ 肌痛 可为他汀类药物（用以降低血清中的 LDL 浓度）的副作用伴或不伴血清肌酸激酶升高，有时可伴有四肢无力，极少数病人可出现横纹肌溶解及血红蛋白尿并最终导致肾功能衰竭（肾脏或肝脏功能不全、高龄、甲状腺功能低下、严重感染可增加患病风险[53]）。

▶ 药源性

1. 他汀类（见上）。
2. 磷酸二酯酶 -5 (PDE5) 抑制剂，用以治疗性功能障碍：与 LBP 有关，与他达拉非合用后发生率增加[54]，病因不明。常在用药后 12～24 小时发生，48 小时后好转。镇痛药多数有效。

89

89.8.3 亚急性腰骶部疼痛

10% 的 LBP 病人症状可持续 >6 周。

鉴别诊断除引起急性 LBP 的上述原因外，还包括：

1. 放松状态持续性疼痛应对脊柱骨髓炎（特别是发热和血沉增快）和肿瘤进行评估。
2. 尽管很多或所有病人无症状，但 X 线片有助于发现病因：
   1) 脊椎前移（见章节 69.2.3）。
   2) 骨赘形成。
   3) 腰椎管狭窄。
   4) 许莫结或结节（见章节 66.1.14）：由于椎间盘髓核经软骨终板而进入椎体（注：可占无症状病人的 19%[55]）。

慢性腰骶部疼痛

约 5% 的 LBP 病人症状持续 >3 月。其中约 50% 病人可以做出结构性诊断。其中 85% 的病人失业和依赖补助[46]。

鉴别诊断除急性和亚急性发病的上述病因外，还包括：

1. 退行性改变：
   1) 退行性脊椎前移（见章节 69.2.3）。
   2) 椎管狭窄（影响到椎管）。

3）侧隐窝狭窄症。

2. 脊椎关节病变：

1）强直性脊柱炎：骶髂关节旁侵蚀性改变和 HLA-B27 抗原阳性。

2）脊柱佩吉特病：累及脊柱常见。

3. 髂骨致密性骨炎：髂骨密度增高，常无症状（偶有）。有时可发生腰骶痛或压痛。常见于妊娠期妇女。

4. 精神性症状加重：包括再次打击（经济、情绪等）。

89.9 足下垂

89.9.1 一般情况

要 点

- 腓深神经（L4~L5）支配的胫骨前肌（负责足背伸）无力。
- 最常见的病因：L4 或 L5 神经根病变，腓总神经麻痹。
- 对于足下垂的病人，应检查胫后肌（负责足内翻）和臀中肌（屈髋内旋）- 两者均无腓神经麻痹且均为 L4/L5 神经根病。
- 肌电图可协助定位及预后判断。

定义：胫前肌肉无力（主要为 L4 和部分 L5 神经支配区域），常伴趾长伸肌和拇长伸肌无力（主要为 L5 和部分 S1 神经支配区域），以上肌肉均由腓深神经支配。

89.9.2 足下垂的发病机制

最易混淆的鉴别诊断是神经根病变和腓神经所致的足下垂（腓总神经多见）。对于腓总神经（CPN）麻痹，胫后肌（足内翻，由胫后神经支配）和臀中肌（屈髋内旋，由臀上神经支配，由 L5 和部分 L4 神经构成，神经根出椎间孔后即发出）不受累。当 L4 或 L5 神经根损伤时，以上肌肉均可被累及；见图 89-2。

连枷足由背屈和跖屈肌麻痹所致，如坐骨神经功能障碍可发生于髋部骨折或脱位[56]或注射损伤（肌内注射部位应在髂后上棘和股骨大转子连线的上外侧）。注：坐骨神经腓支比胫支更易受损。

89.9.3 足下垂的病因

三个主要分类：①肌肉性；②神经性；③结构性。

1. 外周神经麻痹（更常见）。见表 89-3 和图 89-2：

1）腓神经损伤［详见腓总神经麻痹（见章节 30.13.1）］。可累及以下神经：

表 89-3 足下垂的病变定位诊断

病变	运动障碍[a]					感觉障碍
	胫骨前肌（L4, L5 踝背屈）	腓骨长/短肌（L5, S1 足外翻）	胫后肌（L4, L5 足内翻）	股二头肌（L5, S1, S2 屈膝）	腓肠肌（S1, S2 跖屈）	
腓深神经	×					轻微或第 1/2 趾间皮肤
腓浅神经	×					足背和下肢远端皮肤
腓总神经（CPN）	×	×				以上都有
L4 或 L5 神经根病变	×	×	×			皮区（见图 1-16）
坐骨神经腓支[b]	×	×	×	×		同腓总神经
坐骨神经主干	×	×	×	×	×	下肢远端和足部皮肤

[a] 表示累及的肌肉（如肌无力）
[b] 见脚注（b）图 89-2

- 腓深神经：仅有足下垂伴部分感觉缺失（第 1、2 趾相对缘区域）。
- 腓浅神经：腓骨长肌、腓骨短肌（足外翻）无力，无足下垂。小腿外侧和足背皮肤区感觉缺失。
- 腓总神经：二者之和（如：足下垂和足外翻无力，胫后肌不受累（足内翻）。小腿外侧和足背区感觉缺失。

2) L5 神经根病变：（L4 少见）。最常见的原因为 L4~L5 腰椎间盘突出，其他病因包括 L4~L5 腰椎管狭窄，骶骨翼骨折（见章节 63.4）：
   - L5（或 L4）皮肤疼痛和（或）感觉异常。
   - 神经根病变致肌肉无力发生在远端（如胫前肌）比近端（如臀大肌）更多见。
   - 无痛性足下垂为神经根病变的可能性不大；考虑由腓神经病变、糖尿病性神经病变、锥体束病变、运动神经元病变等所致。
3) 腰丛损伤。
4) 腰骶丛神经病变（见章节 31.5.5）。
5) 坐骨神经外侧支损伤。
6) 外周神经病变：肌无力多见于肢体远端，如腕或足下垂。典型

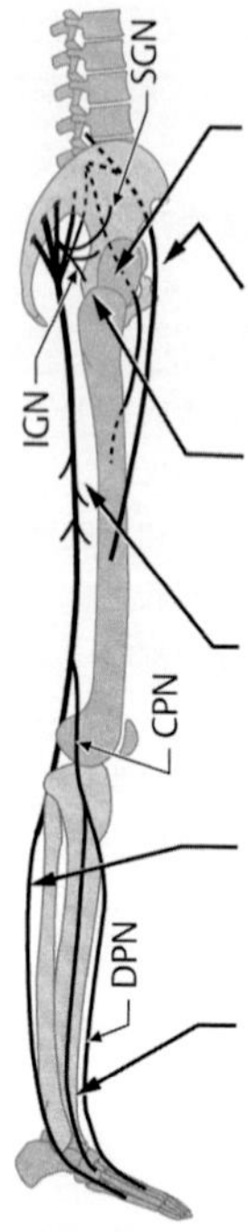

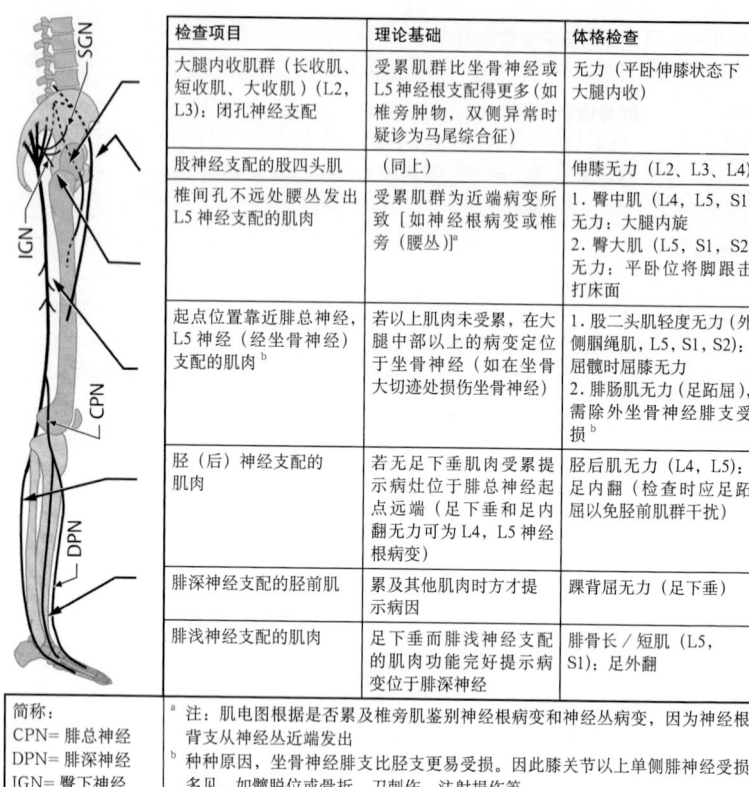

检查项目	理论基础	体格检查
大腿内收肌群（长收肌、短收肌、大收肌）（L2，L3）：闭孔神经支配	受累肌群比坐骨神经或L5神经根支配得更多（如椎旁肿物，双侧异常时疑诊为马尾综合征）	无力（平卧伸膝状态下大腿内收）
股神经支配的股四头肌	（同上）	伸膝无力（L2、L3、L4）
椎间孔不远处腰丛发出L5神经支配的肌肉	受累肌群为近端病变所致［如神经根病变或椎旁（腰丛）］[a]	1. 臀中肌（L4，L5，S1）无力：大腿内旋 2. 臀大肌（L5，S1，S2）无力：平卧位将脚跟击打床面
起点位置靠近腓总神经，L5神经（经坐骨神经）支配的肌肉[b]	若以上肌肉未受累，在大腿中部以上的病变定位于坐骨神经（如在坐骨大切迹处损伤坐骨神经）	1. 股二头肌轻度无力（外侧腘绳肌，L5，S1，S2）：屈髋时屈膝无力 2. 腓肠肌无力（足跖屈），需除外坐骨神经腓支受损[b]
胫（后）神经支配的肌肉	若无足下垂肌肉受累提示病灶位于腓总神经起点远端（足下垂和足内翻无力可为L4，L5神经根病变）	胫后肌无力（L4，L5）：足内翻（检查时应足跖屈以免胫前肌群干扰）
腓深神经支配的胫前肌	累及其他肌肉时方才提示病因	踝背屈无力（足下垂）
腓浅神经支配的肌肉	足下垂而腓浅神经支配的肌肉功能完好提示病变位于腓深神经	腓骨长/短肌（L5，S1）：足外翻

简称：
CPN= 腓总神经
DPN= 腓深神经
IGN= 臀下神经
SGN= 臀上神经

[a] 注：肌电图根据是否累及椎旁肌鉴别神经根病变和神经丛病变，因为神经根背支从神经丛近端发出

[b] 种种原因，坐骨神经腓支比胫支更易受损。因此膝关节以上单侧腓神经受损多见，如髋脱位或骨折、刀刺伤、注射损伤等

图 89-2 下肢无力病变定位的体格检查

病例：腓骨肌萎缩症（见章节 31.3），值得注意的是该病对病人生活质量影响不大。

7) 运动神经元病变（ALS）早期。

8) 严重的金属中毒。

2. 中枢神经系统原因（常致无痛性足下垂）：

1) 脑皮层病变（UMN）：运动皮层区窦旁病变（见图 1-3）若病变未向后侵及感觉皮层区则无感觉障碍）[57]。病人可出现 Babinski 征或跟腱反射亢进（即“痉挛性足下垂”）。常为无痛性。

2) 脊髓损伤：包括颈椎性脊髓病。

3. 非神经源性病因：

1) 肌肉萎缩症。

2) 铅中毒：患儿可有足下垂而无感觉丧失。

3) 骨筋膜室综合征。

89.9.4 临床表现

背屈不能可致行走时脚后跟蹬地引起足前部拍打地面。在迈步时足前部常拖地（特别是在不平坦的路面上），病人常被自己绊倒；因此患侧可有跨域步态（屈髋屈膝幅度变大）。伴胫后肌无力时（如 L5 神经根病变），踝部不稳致足外翻使病人更易跌倒及踝部骨折。慢性足下垂可致跟腱挛缩形成马蹄足。

可见趾短伸肌萎缩。

89.9.5 评估

1. 血液检查：血糖、血沉。
2. 肌电图：可帮助鉴别 L5 神经根病变和腓神经麻痹、神经丛病变（见图 89-2）或运动神经元病（详见章节 10.6）。EMG 仅在症状出现至少 3 周后可靠。
3. 怀疑神经根病变：MRI（在 MRI 未见异常可行 CT 或脊髓 X 线检查）。

89.10 手部 / 上肢肌肉无力或萎缩

89.10.1 手部 / 上肢肌肉无力或萎缩伴下肢功能正常

1. 颈椎病（见章节 68.1）：常致感觉障碍。
2. 颈神经根病变（见章节 67.2）。
3. 肌萎缩性侧索硬化（ALS）：无感觉障碍。临床上明显肌肉自发性收缩的少见原因之一。详见 ALS（见章节 10.6.2），其他鉴别特点（见章节 89.2），肌纤维震颤（见章节 29.4.1）。
4. 脊髓病变：
    1) 中央脊髓综合征（见章节 59.9）：典型者上肢较下肢更易受累（肌无力及感觉障碍）。
    2) 脊髓空洞症（见章节 73.4）：手部皮肤烧灼样疼痛和分离性感觉障碍。
5. 臂丛神经损伤（见章节 31.6.2）。
6. 臂丛神经病变（见章节 31.5.4）（包括 Parsonage-Turner 综合征。
7. 周围神经异常，包括：
    1) 腕管综合征（见章节 30.4.4）。
    2) 尺神经病（见章节 30.5）。
    3) 其他周围神经卡压综合征（见章节 30）。
8. 枕骨大孔病变（见章节 86.2.4）：锥体交叉（位于延髓下部）以上

部位受压可引起（Bell）交叉性瘫痪[58]，表现为双侧上肢无力伴手部肌肉萎缩，而下肢不受累[59]（与脊髓中央综合征相鉴别）。单侧受压亦可引起名称相同但临床意义不同的交叉性瘫痪（单侧上肢伴对侧下肢痉挛性麻痹）[59]。

9. 胸廓出口综合征（见章节 31.8）。
10. 肉毒中毒（见章节 88.6）。
11. 咽颈臂型吉兰 - 巴雷综合征（见章节 10.7）。

89.10.2 第一背侧骨间肌萎缩

病因：C8/T1 神经根或尺神经受累（局灶性或弥漫性）。主要有 4 个鉴别诊断：

1. 尺神经病变，检查正中神经以判断病变是否累及邻近神经：
   1) 肘部（见章节 30.5.3）。
   2) Guyon 管。
2. 神经根病变：
   1) 颈神经根病变：C8 或 T1。
   2) 神经根撕脱：肌无力及感觉丧失，肌电图上 SNAP 正常（见章节 14.3），常有外伤史。
3. 臂丛下段：
   1) 胸廓出口综合征（见章节 31.8）。
   2) 肺上沟癌（见章节 31.5.4）。
4. 神经退行性病变：
   1) 肌萎缩性侧索硬化症（ALS）（见章节 68.4.2）。
   2) 多灶性神经元病（MMN）（见章节 89.2）：慢性免疫异常神经元病变伴非对称性肌肉萎缩、痉挛和下肢抽搐。

89

89.11 上肢（颈部）神经根病变

见手部／上肢肌无力或萎缩（见章节 89.10）。除此之外还包括：

1. 原发性肩部病变：典型的临床表现是肩部主动和（或）被动运动时疼痛加重。一般来说，肩部病变不会产生颈部相关疼痛：
   1) 肩袖撕裂。
   2) 肱二头肌肌腱炎：肱二头肌肌腱压痛。
   3) 肩峰下滑囊炎：肩锁关节压痛。
   4) 粘连性关节囊炎。
   5) 撞击综合征：病人“空罐实验”常为阳性（双臂前伸，外展 30°，拇指向下，像倒一个罐装苏打水。检查者向下施加压力于病人双手，病人抗阻力上抬。感到疼痛即为阳性）。

2. 风湿性多肌痛（见章节 11.3.3）肩部疼痛很常见，典型者运动后加剧。
3. 肩胛间疼痛：颈神经根病变牵涉痛的常见部位，也可见于胆囊炎或一些肩部病变。
4. 心肌梗死：颈神经根病变（特别是左侧 C6）的部分病人可表现出类似急性心肌梗死的疼痛。
5. 复杂性区域性疼痛综合征又称交感反射性营养不良（见章节 28.5）：难与颈神经根病变鉴别。星状神经节阻滞可辅助诊断[60]。

89.12 颈部疼痛（颈椎痛）

此部分将讨论不含神经根病变的轴性颈疼痛。对于神经根性特点，见上文中上肢（颈部）神经根病变：

1. 颈椎病（包括关节突关节炎）。
2. 颈部扭伤：包括挥鞭样相关损伤。
3. 颈椎骨折：高位颈椎骨折（如齿突骨折），病人典型者表现为用手托头，特别是由平躺向直立位变动时：
   1) 外伤性。
   2) 病理性（肿瘤侵犯，风湿性关节炎）。
4. 枕神经痛（见章节 30.3）。
5. 颈椎间盘突出：
   1) 侧方型：如有症状，其表现为上肢神经根受累重于实际颈痛。
   2) 中央型：如有症状，其表现为脊髓病变而无颈痛。
6. 颅颈交界处异常：
   1) Chiari 畸形 1 型（见章节 17.1）。
   2) 寰枢椎半脱位。
7. 纤维肌痛：特发性慢性疼痛综合征，典型表现是广泛的结节性、硬化性、非关节性肌肉骨骼痛[61, 62]，而无致病性炎症。可能与神经内分泌异常有关[63]。发病率为 2%[62]，男：女比为 1∶7。无诊断性实验室检查。伴精神疾病和非特异性多发性躯体不适，包括心神不安、疲劳、睡眠障碍、胃肠道不适和认知障碍。
8. Eagle 综合征：茎突过长。外科切除可缓解疼痛。两种类型：
   1) 经典型：扁桃体切除史。咽痛、吞咽困难以及耳痛。
   2) 非经典型：又称颈动脉 - 茎突综合征。颈动脉痛辐射至同侧的眼部及头顶。
9. 结晶沉积病：痛风、假性痛风、羟磷灰石（HA）或二水焦磷酸钙化合物（CPPD）结晶沉积病。表现为围绕齿状突的冠状密度（齿状突加冠综合征）[64]，为横韧带钙化，在颈部 CT 上显示最佳。可以用短疗程的强的松龙（如 15mg/d）治疗后非甾体抗炎药治疗。

89.13 手 / 足烧灼感

1. 脊髓综合征：
   1) 中央脊髓综合征（CCS）（见章节 59.9.3）。
   2) 烧伤样手综合征：可为 CCS 的亚型，见于橄榄球相关颈椎损伤（见章节 59.7.2）。
   3) 麻木 - 笨拙手综合征（见章节 68.3.6）：见于颈椎型脊髓病。
2. 复杂性区域性疼痛综合征（CRPS）：又称反射性交感营养不良（见章节 28.5）。
3. 外周神经病变：糖尿病性肌萎缩也称 Bruns-Garland 综合征（见章节 31.5）。
4. 红斑性肢痛又称为红斑性肢痛症：少见，特点为红斑、水肿、皮温升高、手 / 脚烧灼样痛的功能紊乱性疾病。药物治疗常无效。有报道硬膜外布比卡因[65]、利多卡因贴片[66]、冷浸法治疗有效：
   1) 原发性红斑性肢痛：病因为特发性。
   2) 继发性红斑性肢痛：与自身免疫和风湿性因素有关。
5. 血管性：
   1) 闭塞动脉病：动脉粥样硬化，雷诺综合征。
   2) 静脉功能不全。

89.14 肌痛 / 压痛

1. 纤维肌痛：见上文。
2. 肌病。
3. 他汀类药物相关肌病：表现可轻（肌痛症状常于停用他汀类药物后很快减轻，偶尔可持续 2 个月）可重（出现横纹肌溶解所致肾病）。
4. 对轻触严重弥漫性过敏是非器质性疼痛的标志[67]。

89.15 Lhermitte 征

89.15.1 一般情况

严格来说这是一种症状而非体征。颈屈时可诱发向脊背部放射的触电样感觉（当触电样感觉由脊背向上放射时称反 Lhermitte 征）。多发性硬化的特点之一，也可见于主要累及脊髓后索的病变。

89.15.2 病因：

1. 多发性硬化（MS）（见章节 10.4）。
2. 颈椎病。
3. 亚急性联合变性：维生素 B_{12} 缺乏。
4. 颈髓肿瘤。
5. 颈椎间盘突出。
6. 放射性脊髓病（见章节 101.2）。
7. Chiari 畸形 1 型（见章节 17.1）。
8. 中央脊髓综合征（见章节 59.9.3）。
9. SCIWORA（无放射学影像异常的脊髓损伤）（见章节 62.8）。

89.16 吞咽困难

1. 机械性："globus" 指咽喉部肿物感。吞咽痛指吞咽时疼痛，可见于无吞咽困难者。
   1) 前纵韧带骨化（OALL）（见章节 71.2.3）。
   2) 弥漫性特发性骨肥厚（DISH）（又称 Forestier 病）：一种肌腱病（见章节 71.2.4）。
   3) ACDF 术后：
      - 术后早期少许肿胀为正常。
      - 在多节段病变或前路钢板术后吞咽困难更严重。
      - 术后血肿的并发症。
2. 神经性。

（林 发 译 张 烁 校）

参考文献

[1] Ungar-Sargon JY, Lovelace RE, Brust JC. Spastic paraplegia- paraparesis: A Reappraisal. J Neurol Sci. 1980; 46:1–12
[2] George WE, Wilmot M, Greenhouse A, et al. Medical Management of Steroid-Induced Epidural Lipomatosis. N Engl J Med. 1983; 308:316–319
[3] Nagashima C. Cervical Myelopathy due to Ossification of the Posterior Longitudinal Ligament. J Neurosurg. 1972; 37:653–660
[4] Lucchesi AC, White WL, Heiserman JE, et al. Review of Arachnoiditis Ossificans with a Case Report. BNI Quarterly. 1998; 14:4–9
[5] Marshman LAG, Hardwidge C, Ford-Dunn SZ, et al. Idiopathic Spinal Cord Herniation: Case Report and Review of the Literature. Neurosurgery. 1999; 44: 1129–1133
[6] Darbar A, Krishnamurthy S, Holsapple JW, et al. Ventral thoracic spinal cord herniation: frequently misdiagnosed entity. Spine. 2006; 31:E600–E605
[7] Levy M, Llinas RH. Update on a patient with superficial siderosis on deferiprone. AJNR Am J Neuroradiol. 2012; 33:E99–100
[8] Fox MW, Onofrio BM. The Natural History and Management of Symptomatic and Asymptomatic Vertebral Hemangiomas. J Neurosurg. 1993; 78:36–45
[9] Harik SI, Raichle ME, Reis DJ. Spontaneous Remitting Spinal Epidural Hematoma in a Patient on Anticoagulants. N Engl J Med. 1971; 284:1355–1357
[10] Packer NP, Cummins BH. Spontaneous Epidural Hemorrhage: A Surgical Emergency. Lancet. 1978; 1:356–358
[11] Brem SS, Hafler DA, Van Uitert RL, et al. Spinal Subarachnoid Hematoma: A Hazard of Lumbar Puncture Resulting in Reversible Paraplegia. N Engl J Med. 1981; 303:1020–1021
[12] Rengachary SS, Murphy D. Subarachnoid Hematoma Following Lumbar Puncture Causing Compression of the Cauda Equina. J Neurosurg. 1974; 41:252–254
[13] Epstein NE, Danto J, Nardi D. Evaluation of Intraoperative Somatosensory-Evoked Potential Monitoring During 100 Cervical Operations. Spine. 1993; 18:737–747

[14] Tobin WD, Layton DD. The Diagnosis and Natural History of Spinal Cord Arteriovenous Malformations. Mayo Clin Proc. 1976; 51:637–646
[15] Wirth FP, Post KD, Di Chiro G, et al. Foix- Alajouanine Disease. Spontaneous Thrombosis of a Spinal Cord Arteriovenous Malformation: A Case Report. Neurology. 1970; 20:1114–1118
[16] Rothman RH, Simeone FA. The Spine. Philadelphia 1982
[17] Wingerchuk DM, Lennon VA, Pittock SJ, et al. Revised diagnostic criteria for neuromyelitis optica. Neurology. 2006; 66:1485–1489
[18] Pittock SJ, Lennon VA, Krecke K, et al. Brain abnormalities in neuromyelitis optica. Arch Neurol. 2006; 63:390–396
[19] Nakamura M, Misu T, Fujihara K, et al. Occurrence of acute large and edematous callosal lesions in neuromyelitis optica. Mult Scler. 2009; 15:695–700
[20] Lennon VA, Wingerchuk DM, Kryzer TJ. A serum autoantibody marker of neuromyelitis optica: distinction from multiple sclerosis. Lancet. 2004; 364: 2106–2112
[21] Wingerchuk DM. Neuromyelitis optica: new findings on pathogenesis. Int Rev Neurobiol. 2007; 79: 665–688
[22] Jacob A, McKeon A, Nakashima I, et al. Current concept of neuromyelitis optica (NMO) and NMO spectrum disorders. J Neurol Neurosurg Psychiatry. 2013; 84:922–930
[23] Mealy MA, Wingerchuk DM, Greenberg BM, et al. Epidemiology of neuromyelitis optica in the United States: a multicenter analysis. Arch Neurol. 2012; 69:1176–1180
[24] Asgari N, Lillevang ST, Skejoe HP, et al. A population-based study of neuromyelitis optica in Caucasians. Neurology. 2011; 76:1589–1595
[25] Jarius S, Ruprecht K, Wildemann B, et al. Contrasting disease patterns in seropositive and seronegative neuromyelitis optica: A multicentre study of 175 patients. J Neuroinflammation. 2012; 9. DOI: 10.1186/1742-2094-9-14
[26] Wingerchuk DM, Hogancamp WF, O'Brien PC, et al. The clinical course of neuromyelitis optica (Devic's syndrome). Neurology. 1999; 53:1107–1114
[27] Pruthi RK, Tefferi A. Pernicious Anemia Revisited. Mayo Clin Proc. 1994; 69:144–150
[28] Langan RC, Goodbred AJ. Vitamin B12 Deficiency: Recognition and Management. Am Fam Physician. 2017; 96:384–389
[29] Elia M. Oral or Parental Therapy for B12 Deficiency. Lancet. 1998; 352:1721–1722
[30] Altrocchi PH. Acute Spinal Epidural Abscess vs Acute Transverse Myelopathy: A Plea for Neurosurgical Caution. Arch Neurol. 1963; 9:17–25
[31] Sheremata WA, Berger JR, Harrington WJ, et al. Human T Lymphotropic Virus Type I-Associated Myelopathy: A Report of 10 Patients Born in the United States. Arch Neurol. 1992; 49:1113–1118
[32] Busby M, Donaghy M. Chronic dysimmune neuropathy. A subclassification based upon the clinical features of 102 patients. J Neurol. 2003; 250:714– 724
[33] Rowland LP. Diagnosis of amyotrophic lateral sclerosis. J Neurol Sci. 1998; 160:S6–24
[34] Deen HG. Diagnosis and Management of Lumbar Disk Disease. Mayo Clin Proc. 1996; 71:283–287
[35] Gritza T, Taylor TKF. A Ganglion Arising from a Lumbar Articular Facet Associated with Low Back Pain and Sciatica. J Bone Joint Surg. 1970; 52:528–531
[36] Kitigawa H, Kanamori M, Tatezaki S, et al. Multiple Spinal Ossified Arachnoiditis. A Case Report. Spine. 1990; 15:1236–1238
[37] Thakkar DH, Porter RW. Heterotopic Ossification Enveloping the Sciatic Nerve Following Posterior Fracture-Dislocation of the Hip: A Case Report. Injury. 1981; 13:207–209
[38] Johanson NA, Pellici PM, Tsairis P, et al. Nerve Injury in Total Hip Arthroplasty. Clin Orthop. 1983; 179: 214–222
[39] Burkman KA, Gaines RW, Kashani SR, et al. Herpes Zoster: A Consideration in the Differential Diagnosis of Radiculopathy. Arch Phys Med Rehabil. 1988; 69: 132–134
[40] Bickels J, Kahanovitz N, Rupert CK, et al. Extraspinal Bone and Soft-Tissue Tumors as a Cause of Sciatica. Clinical Diagnosis and Recommendations: Analysis of 32 Cases. Spine. 1999; 24:1611–1616
[41] Jones BV, Ward MW. Myositis Ossificans in the Biceps Femoris Muscles Causing Sciatic Nerve Palsy: A Case Report. J Bone Joint Surg. 1980; 62B:506– 507
[42] Thompson RC, Berg TL. Primary Bone Tumors of Pelvis Presenting as Spinal Disease. Orthopedics. 1996; 19: 1011–1016
[43] FDA. Highlights of prescribing information (Spinraza™). 2016. https://www.accessdata.fda. gov/drugsatfda_docs/label/2016/209531lbl.pdf
[44] Ropper AH. Unusual clinical variants and signs in Guillain-Barré syndrome. Arch Neurol. 1986; 43: 1150–1152
[45] Yablon IG, Ordia J, Mortara R, et al. Acute ascending myelopathy of the spine. Spine (Phila Pa 1976). 1989; 14: 1084–1089
[46] Frymoyer JW. Back Pain and Sciatica. N Engl J Med. 1988; 318:291–300
[47] Deyo RA, Rainville J, Kent DL. What Can the History and Physical Examination Tell Us About Low Back Pain? JAMA. 1992; 268:760–765
[48] Janin Y, Epstein JA, Carras R, et al. Osteoid Osteomas and Osteoblastomas of the Spine. Neurosurgery. 1981; 8:31–38
[49] Calin A, Porta J, Fries JF, et al. Clinical History as a Screening Test for Ankylosing Spondylitis. JAMA. 1977; 237:2613–2614
[50] Crayton HE, Bell CL, De Smet AA. Sacral Insufficiency Fractures. Sem Arth Rheum. 1991; 20: 378–384
[51] McCarron RF, Wimpee MW, Hudkins PG, et al. The Inflammatory Effect of Nucleus Pulposus: A Possible Element in the Pathogenesis of Low-Back Pain. Spine. 1987; 12:760–764
[52] Hirsch C, Schajowicz F. Studies on Structural Changes in the Lumbar Annulus Fibrosus. Acta Orthop Scand. 1952; 22:184–231
[53] Choice of lipid-regulating drugs. Med Letter. 2001; 43: 43–48
[54] Seftel AD, Farber J, Fletcher J, et al. A three-part study to investigate the incidence and potential etiologies of tadalafil-associated back pain or myalgia. Int J Impot Res. 2005; 17:455–461
[55] Jensen MC, Brant-Zawadzki MN, Obuchowski N, et al. Magnetic Resonance Imaging of the Lumbar Spine in People Without Back Pain. N Engl J Med. 1994; 331:69–73
[56] Bonney G. Iatrogenic Injuries of Nerves. J Bone Joint Surg. 1986; 68B:9–13
[57] Eskandary H, Hamzel A, Yasamy MT. Foot Drop Following Brain Lesion. Surg Neurol. 1995; 43:89– 90
[58] Bell HS. Paralysis of both arms from injury of the upper portion of the pyramidal decussation: "cruciate paralysis". J Neurosurg. 1970; 33:376–380
[59] Yayama T, Uchida K, Kobayashi S, et al. Cruciate paralysis and hemiplegia cruciata: report of three cases. Spinal Cord. 2006; 44:393–398
[60] Hawkins RJ, Bilco T, Bonutti P. Cervical Spine and Shoulder Pain. Clin Orthop Rel Res. 1990; 258:142–146
[61] Goldenberg DL. Fibromyalgia Syndrome. JAMA. 1987; 257:2782–2787
[62] Wolfe F, Smythe HA, Yunus MB, et al. The American College of Rheumatology 1990 Criteria for the Classification of Fibromyalgia: Report of the Multicenter Criteria Committee. Arthritis Rheum. 1990; 33: 160–172
[63] Adler GK, Kinsley BT, Hurwitz S, et al. Reduced Hypothalamic-Pituitary and Sympathoadrenal Responses to Hypoglycemia in Women with Fibromyalgia Syndrome. Am J Med. 1999; 106:534– 543
[64] Goto S, Umehara J, Aizawa T, et al. Crowned Dens syndrome. J Bone Joint Surg Am. 2007; 89:2732– 2736
[65] Stricker LJ, Green CR. Resolution of refractory symptoms of secondary erythermalgia with intermittent epidural bupivacaine. Reg Anesth Pain Med. 2001; 26:488–490
[66] Davis MD, Sandroni P. Lidocaine patch for pain of erythromelalgia. Arch Dermatol. 2002; 138:17–19
[67] Sobel JB, Sollenberger P, Robinson R, et al. Cervical nonorganic signs: A new clinical tool to assess abnormal illness behavior in neck pain patients. Arch Phys Med Rehabil. 2000; 81:170–175

第二十三部分

操作、介入、手术

XXIII

90 术中染色、手术室设备、手术止血和骨填充剂

90.1 引言

这一部分主要介绍手术室中的一些有用的信息，适用于很多专题。有些内容仅与某一个专题有关，则仅在各自的专题中分别讨论（例如，经蝶肿瘤切除将在垂体肿瘤一节中讨论）。

注意：在进行任何有创操作之前，必须了解病人的凝血功能（使用抗凝药物和（或）抗血小板药物的病史，如果有需要：进行 PT、PTT、INR、血小板计数和血小板功能、FDP 等相关化验检查）。

90.2 术中染色

这一部分介绍手术室中可能有用的可见性染色剂。有关造影剂的内容，则在神经影像学的对比增强剂部分中进行介绍（见章节 12.4）。有关下列染色剂的鞘内应用，文献中鲜有相关信息。

靛卡红：是一种蓝色染料，鞘内应用可定位脑脊液漏的位置。少有相关文献研究报道，并且也没有出现不良反应的记录。1933 年，有报道称[1]鞘内注射 5ml 0.6% 靛卡红溶液，在 15 分钟内，经瘘管流进鼻腔的脑脊液变成了蓝绿色，这种现象持续了 5 小时，并且没有发生毒性反应的征象。这种染色剂经尿液排泄（不通过黏膜）。现在的共识是靛卡红鞘内注射是相对安全的，但生产商并不推荐这种使用方法。

× 亚甲蓝：亚甲蓝可能有细胞毒性，并且似乎会在神经组织中滞留固定。因此，亚甲蓝不应该用作神经外科手术或诊断性试验中的染色剂。14 例病人在鞘内注射 1% 亚甲蓝溶液后产生了中枢神经系统损害（有些是永久性的）。中枢神经系统损害的症状包括有：下肢轻瘫，四肢瘫，多组脑神经受累（包括失嗅和视神经萎缩），痴呆和脑积水[2]。

荧光素：虽然耳鼻咽喉的医师已将其用于鞘内注射（例如，为寻找脑脊液漏），且效果较好，但有发生癫痫的危险。将 2.5% 荧光素用脑脊液（或生理盐水）稀释 10 倍，共约 6ml 注入脊髓蛛网膜下隙（或将 0.5ml 5% 荧光素与 5～10ml 脑脊液混合[3]）。

荧光素也可用于静脉滴注（成人剂量：1 安瓿静脉滴注）以帮助标示出血－脑屏障受到损伤的区域，例如可用于肿瘤病人；然而，荧光素最终

经尿液及黏液等排泄，几乎会使所有都变成橙黄色，它也在动静脉畸形切除术中被用作“可视化血管造影图”。

吲哚菁绿（ICG）：用于术中造影（见章节 76.8.4）。

90.3 手术室设备

90.3.1 手术显微镜 - 助手镜

对于脊柱手术，助手镜的理想位置通常是术者对面。而颅内手术时，助手镜应被放置在术者右侧，除非遇到以下情况：

1. 经蝶手术（术者站在病人右侧时）。
2. 在侧斜（枕下）位行右侧颅后窝开颅时。

90.3.2 头部固定

概述

可选措施

1. 无头钉固定：当不需要绝对固定头部时，可以使用以下方式避免头钉固定相关的并发症：
    1) 马蹄形头托。
    2) 凝胶型或弹性纺织物做成的圈垫。
    3) 俯卧位时使用俯卧位垫，例如脊柱后路手术。
2. 使用头钉固定头部：最常见的固定系统是 Mayfield 头架。

使用头钉固定头部

头钉固定的指征

1. ×3 岁以下不推荐使用，3～10 岁患儿应使用儿童头钉（这个年龄段的划分并没有科学依据，多数报道的并发症都出现在 3 岁以上儿童）。
2. 开颅术：
    1) 大多数颅内血管手术：术中造影时应使用可透过射线的头架。
    2) 肿瘤手术经常使用，尤其是需要使用固定在 Mayfiled 头架上的自动牵开器时（如 Budde 环）。
    3) 使用术中影像导航（IG）系统时（这时另一种选择是使用基于掩模的或捆绑式的配准阵列保持器）。
3. 颈椎：常用于颈椎后路手术（椎板切除术，内固定，融合等）。

头钉头架的应用

1. 在放置头钉前可以行“颅骨阻滞”（见章节 91.2.3）（头皮神经阻滞）。这对于清醒开颅手术十分关键（需要唤醒），并且对于血管病病人和颅内压升高的病人，头皮神经阻滞可以避免因使用头钉造成的血压急剧升高[4,5]，进而避免升高颅压。具体操作技术见常见麻醉操作（见章节 91.2.3)。

2. 规划头钉放置的位置：
   1) 厂家建议头钉置于眼眶和耳郭上方的一个带状范围内。就像是戴防汗带的位置。
   2) 避免置于菲薄的颞骨鳞部，在额窦位置应小心使用。
   3) 当病人仰卧位时，单个头钉通常置于前方（图 93-1)；对于俯卧位颅后窝入路时，如果为单侧开颅，则单个头钉应置于开颅同侧。
   4) 双个头钉应与中线距离相等，以提高稳定性。
3. 在头架上安装大小合适的无菌头钉（通常表面涂抹抗菌药膏)：
   1) × 小于 3 岁儿童：出现颅骨穿通或压缩性颅骨骨折的风险高，应使用头垫[6,7]。
   2) 3～10 岁儿童：应使用儿童头钉（这些头钉有“肩部”结构以确保刺入颅骨的深度较浅。注意：若头皮较厚，这种头钉可能接触不到颅骨)。
4. 头架两侧向内推挤，使棘轮滑动，直至头钉固定于颅骨内。
5. 使用旋钮加压（每环 20 磅，即 9.1kg)：
   1) 成人：加压至能看见第三个环（60 磅，即 27.2kg)，最高可至 80 磅（36.3kg)。
   2) 儿童：应减小施加的压力，建议 30～40 磅（13.6~18.1kg)[6]。即使使用儿童头钉并且减少施加的压力，仍有可能出现并发症，这种情况下应考虑使用马蹄形头托。

头钉固定的并发症

1. 头钉位置不佳：
   1) 可能穿过不适当的解剖结构：耳郭，眼眶，颞浅动脉，分流装置，之前开颅后颅骨缺损部位等。
   2) 固定不良，术中可能移动（有颈椎损伤、术区结构损伤、影像导航注册失败的风险)，也可能造成头皮挫伤。
2. 头钉造成的头皮穿通：可能导致颅内结构损伤，包括迟发脓肿的感染、硬膜外血肿等[6]。
   1) 头钉过紧。
   2) 头钉选取位置不佳：见上文。
   3) 颅骨软化：见于老年病人、颅骨钙化不良者、儿童病人[6]。
3. 头皮坏死：特别是使用儿童头钉时常见，这是由于头钉“肩部”结构所造成的。
4. 颅骨骨折：包括在儿童中出现的“乒乓球骨折”。
5. 头架关节的滑脱或者与手术床的连接部位滑脱。

6. 头架损坏[8,9]：使用前检查头架，正确储存，根据厂家说明书进行维修保养。
7. 头钉部位出血：常见于卸除头架时。压迫止血 1 分钟左右无效时可缝合或使用手术用订皮器。

90.4 手术止血

90.4.1 基本方法

1. 热凝固：
   1) 电凝：
      - 单极：电流通过病人身体传导至一个接地板。由于可能通过电或热敏感的神经组织进行传导，因此不能在脑组织及神经（包括脑神经）和神经根周围直接使用这种方法。
      - 双极：电流只经过双极之间，用于精确止血。当直接在或靠近脑组织及神经或神经根周围使用时，通常应减小功率。
   2) 热装置：比如 AccuTemp® 一次性眼科用电凝装置（在 ICU 行脑室引流术时用于硬脑膜止血尤其有用）。
   3) 激光：尤其是钕：钇 - 铝 - 石榴石（Nd：YAG）激光。
2. 物理止血：
   1) 骨蜡：由 Sir Victor Horsely 首先介绍使用，会抑制骨的生长。
   2) 结扎：与其他专业相比，通常较少应用于神经外科。
   3) 银夹（例如 HemoClips®）。
3. 化学止血：见下文。

90.4.2 化学止血

详细介绍见参考文献[10]，重要的有：

1. 明胶海绵（Gelfoam®）：本身并无凝血作用，而是吸收其自重 45 倍的血液，体积膨胀填塞止血。可吸收。可以与饼状或者粉末状的凝血酶合用（比如 FLOSEAL®，SurgiFlo®）。
2. 氧化纤维素（Oxycel®）和氧化再生纤维素（Surgicel®）：可吸收。是与血液发生反应形成红褐色“假性血凝块”的酸性材料。能杀灭超过 20 种不同的微生物。可能会减缓骨生长。与 Surgicel® 相比，Oxycel® 干扰上皮形成的作用更明显。
3. 微纤维胶原（Avitene®）：促进血小板黏附和聚集。对有严重血小板减少症（<10 000/ml）的病人无效。可用于骨出血，应去除多余的材料以减少感染危险。
4. 凝血酶（Thrombostat®）：不依靠任何生理媒介。注意：尽管当凝血酶放置在软脑膜已被破坏的脑组织时，凝血酶可引起严重的水肿。但临床实践证实这种情况并不常见。

90.5 脊柱手术定位

在某些情况下，正确定位脊柱手术节段比较困难。随着微创脊柱手术技术的发展以及由此造成的能够直视的解剖结构的减少，更加依赖术中影像来确定脊柱手术平面。

可能造成定位错位的原因包括：

1. 术前，常通过 MRI 确认病变位置，将 MRI 影像转换至术中影像系统可能会有一些问题。
   1) 胸椎病变：术前 MRI 定位时通常从上（C2）向下计数，而在术中常需要从下（S1）向上计数，对于没有 5 个腰椎和 12 对肋骨的病人可能会出现错误。
   2) 腰椎：S1～S2 椎间盘发育异常或 L5 椎体与骶椎融合可能会使定位出现错误。
2. 并不是所有病人都有 12 对肋骨或者 5 个腰椎。标准的（最常见）人类脊柱在骶椎前有 24 个椎体；然而，某些个体有 23 个椎体，也有些有 25 个椎体（可能出现的变异包括：有 11 或 13 个与肋骨相连的椎体，或者出现 1 个腰骶移行椎；腰椎化 S1 椎体或骶椎化 L5 椎体之类的术语是模糊且不准确的）。最后一个椎间隙（通常是 L5～S1）的 HLD 常会侵犯第 25 对神经根（然而，在某些出现解剖变异的病人中，可能会侵犯第 24 对或第 26 对神经根）[11]。
3. 病人可能会出现解剖变异或者解剖结构难以辨认（例如 S1～S2 椎间盘发育异常，或 L1 横突异常扩大类似第 12 肋等）。
4. 一些用于定位脊柱平面的“标志”不准确或不恒定（比如脊椎前移）。
5. X 线片 /X 线透视检查有时对于上位胸椎和下位颈椎的成像困难。
   1) 在侧位片上，肩膀常会使下位颈椎 / 上位胸椎显示不清。
   2) 在正位片上，需要 X 线头尾成角成像才能显示出该区域显著的脊柱后凸，但这样会定位到其他节段。
6. 腰椎以及胸椎的棘突在相应椎体下方。
7. 术前影像检查时和手术时可能会发生解剖标志的变化。

有助于确定脊柱节段的辅助措施：

1. 若有条件，使用影像导航系统。
2. 嵌入式或便携式术中 MRI 或 CT（比如 Airo® CT），或类似 CT 的其他设备（比如 Medtronic 的 O 臂™，Siemens 的 ARCADIS® C 臂），或者影像导航脊柱技术。

90

3. ★术前 X 线片：行腰椎（腰椎病变）和胸腰椎（胸椎病变）X 线片来确认病人有 12 个胸椎和 5 个腰椎。
4. 腰椎 X 线侧位片上，髂嵴顶部相当于与 L4 棘突或者 L4～L5 椎间隙水平。
5. 在矢状位 MRI 上，通常没有计数椎体的线索，但是在轴位 MRI 上，骶骨翼能被确切识别并且可用于确定 L5～S1 椎间隙。
6. 计数椎体的方法（如果可能的话，强烈建议使用一种以上方法）：
   1) 术中 C 臂定位，从 L5 或 T12 向上计数：要确定有 12 对肋骨。可以在病人身上使用某种设备作为定位标志，从腰椎或者下位胸椎数到上位胸椎水平，或者可以数到某一水平（比如 T9）后将止血钳置于该水平，在实时 C 臂透视下，当机器沿脊柱上移过程中，这个止血钳也会随 T9 移动（若从 L5 向上计数，需确认有 5 个腰椎）。放射线安全：尽量减少在手术室中使用。
   2) 前后位：从 T12（最下方 1 对肋骨）开始或者从 L5 开始。
   3) 侧位：从 L5 开始向上计数。
   4) 在前后位 C 臂成像上从 T1（最上方一对肋骨）开始向下数：因为胸椎后凸，C 臂可能需要在前后位的基础上向尾侧成角。有时计数椎弓根可能会有帮助。
   5) 触诊：在开胸术中，对于上位胸椎，可以在体内触摸肋骨，从 T1 向下计数。肋骨与相应胸椎椎体的上端连接，靠近该胸椎与上位椎体的连接处（比如 T5 肋骨在邻近 T4～T5 椎间隙处与 T5 连接）。

90

90.6 骨移植术

90.6.1 使用骨移植延长物 / 替代物促进融合

临床指南：骨移植延长物和替代物

I 级推荐[12]：在 ALIF 术中建议使用自体骨或重组人骨形态发生蛋白（rhBMP-2）人工骨，并使用钛网固定。

Ⅲ 级推荐[12]：

- 在某些后侧方融合的手术中，rhBMP-2 与羟基磷灰石和三钙磷酸盐联合可以替代自体移植物。
- 推荐使用磷酸钙用作植骨填充剂，尤其是当与自体骨联合使用时。

90.6.2 腰椎融合术的评价

见临床指南：融合的影像学评估（见章节 90.6.2）。

临床指南：融合的影像学评估

Ⅰ级推荐[13]：不建议仅进行静态 X 线检查。

Ⅱ级推荐[13]：

- 在尚未形成僵硬的内固定的情况下，过伸 - 过屈位侧位片上未发现椎体的相对滑动提示融合术成功。
- 不建议行锝 -99 骨扫描。

Ⅲ级推荐[13]：当怀疑腰椎融合失败时，常需要联合进行多种影像学检查，包括：静态和过伸 - 过屈位 X 线，CT 扫描。

临床指南：融合术和预后的关联

Ⅲ级推荐[14]：融合术和临床预后之间的关联性并不明显，并且在既定的情况下，融合的状态可能与预后无关。

90.6.3　骨移植物的特性

概述

对于脊柱融合，骨移植物的成分对于融合非常重要，包括：

1. 骨诱导：动员间充质细胞并刺激细胞分化为成骨细胞和破骨细胞。
2. 骨生成：宿主原有的或移植的间充质干细胞分化为成骨细胞，形成新的骨骼。
3. 骨传导：移植物的结构可用作新骨和血管生成的支架。
4. 力学稳定性：比如在椎间盘切除术、声带切除术或椎体肿瘤切除之后，移植物提供解剖结构和生物力学支撑。

表 90-1 总结了各种骨移植物材料的特性[15–17]。详细内容见下文。

自体骨移植物

常见的供体部位：髂嵴，肋骨[18]，腓骨，在减压时切除的骨骼。特点如下。

1. 优点：不存在组织兼容性或传播疾病的问题。
2. 缺点：
   1) 供体部位术后长期疼痛：高达 34% 的病人会出现疼痛（3% 的病人疼痛难以忍受）[19]。
   2) 增加手术风险：
      - 失血。
      - 伤口感染。
      - 骨折。
      - 影响外观。
      - 手术时间长。

90

表 90-1 骨移植物材料的特点[a]（详细内容见文本）

材料	力学稳定性	骨生成	骨诱导	骨传导
自体松质骨	±	++++	++	++++
自体皮质骨	+++	+	+	+
带血管自体骨	+++	+++	++	+++
异体骨	+	–	±	+
骨髓抽取物	–	+	±	+
去矿物质的骨基质（DBM）	–	–	+	+
骨形态发生蛋白（BMP）	–	–	++++	–
胶原	–	–	–	–
陶瓷	+	–	–	+++

[a] – 无效，± 效果微弱或无效，+ 轻度有效，++ 中度有效，+++ 高度有效，+++ 极度有效

- 神经损伤造成感觉麻木（例如臀部神经，见下文）。
- 血肿。

3. 类型：

1）松质骨：可以提供除力学稳定性之外的所有移植骨所需的特性。

2）皮质骨：
- 提供良好的力学支持。
- 骨诱导和骨传导能力有限。

3）皮髓质骨：比如楔形的髂嵴三面皮质骨，包含了所有移植骨的成分。

4）带血管的自体骨：
- 技术难度大。
- 最适用于有瘢痕的，放疗后以及长节段植骨。

5）自体骨髓：
- 骨祖细胞和骨诱导基质的来源。
- 减少供体部位的手术风险。
- 没有骨传导和力学支持的作用。

异体骨移植物

从器官获取机构获得。多经过冷冻或冻干处理。供体部位包括：髂骨，腓骨，股骨，肋骨。

1. 优点：减小与获取自体骨移植物相关的风险。

2. 缺点：

1）传播疾病的风险虽然小但却依然存在。

2）仅具有骨传导的作用（缺少骨诱导和骨生成的作用）。

3) 来源不确定。

3. 类型：
   1) 三层皮质骨块，双层皮质骨塞或单层皮质骨钉。
   2) 皮髓质骨：棒状或粉碎状。
   3) 方块状、块状或粉碎的松质骨以及松质骨骨粉末。
4. 使用：异体骨移植物可用作结构支持承受压力，比如脊柱前路椎体间融合术。然而，在上置法植骨术中，异体骨移植存在缺少骨诱导和成骨作用的关键缺陷，比如在后路颈椎融合术中。

去矿物质的骨基质（DBM）

经过酸处理减少抗原性，但是保留一些骨传导和多种骨诱导作用。

1. 有油灰状、凝胶状、碎屑状、颗粒状或粉末状多种形态。
2. 主要与其他移植材料联合使用。
3. 缺点：
   1) 花费高。
   2) 性质不稳定。
   3) 无力学支持作用。

骨形态形成蛋白（BMP）

也可称为骨形态发生蛋白。是诱导间充质干细胞分化生成破骨细胞（骨诱导）的生物化合物，有诱导异位骨生成的潜能。转化生长因子 β 家族约有 20 种不同的蛋白质。应用重组 DNA 技术生产。

1. 在移植部位需要载体基质使这种可溶性因子固定在植骨部位（防止 BMP 扩散到邻近组织中而无法达到理想效果以及诱导异位骨生成）。
2. 美国 FDA 仅批准用于 ALIF。其他应用都是“超说明书使用”。
3. 可用制剂：rhBMP-2（Medtronic 的 Infuse®）。
4. 优点：提高融合率。
5. 缺点：
   1) 价格昂贵。
   2) 异位骨生成，骨吸收（也就是骨溶解）或骨重塑。
   3) 在颈椎前路手术中：可能导致颈部肿胀压迫气道，血肿，痛性皮下积液[20]。

胶原

主要用作其他骨诱导、骨传导或骨生成材料的载体以及其他移植延长物的一种组成成分。

1. 优点：促进血管向内生长、矿物质沉积和生长因子的附着。
2. 缺点：
   1) 结构支撑作用微弱。
   2) 可能存在免疫抗原性。

陶瓷

包括三钙磷酸盐、碳酸钙和羟基磷灰石。

1. 优点：没有传播疾病的风险。
2. 缺点：仅推荐用作植骨填充剂（比如必须与自体骨移植物、骨髓抽取物、BMP 等联合使用）。

90.6.4 骨生长刺激物

简介

电流、电磁场和超声可影响骨生成，由此可以影响骨骼生长和愈合，这可能是通过以下通路实现的：通过电压门控离子通道的钙流入[21]，调节结缔组织中的基因表达使多种骨形态发生蛋白（BMP）生成增加（见章节 90.6.3）[22]。

有很多可用于脊柱融合的价格较为低廉的骨生长刺激物（BGS），可以植入体内（在手术时），更常见的是手术后遵守每个设备的厂商说明外部使用（更为常见）。

因为有关脊柱融合的标准以及脊柱融合和预后的关系（一些没有融合的病人预后良好）存在争议，BGS 的有效性和成本效益未知。

可行的技术

通常用于脊柱融合的 BGS 技术包括：

- DCS：通过手术时植入的点击进行直接的电流刺激。
- CCS：通过在融合部位表面皮肤上放置的两个电极进行电容耦合刺激。
- PEMFS：通过常嵌入支架的线圈进行脉冲电磁场刺激。

适应证和禁忌证

根据国家医疗覆盖指标（NCD）[23]。根据下文的操作指南，对于出现假性关节高危的病人，骨生成电刺激物（BGS）作为脊柱融合手术的辅助手段能有效提高融合率。

对于脊柱融合，推荐申请医保支付的技术包括：DCS、CCS 和 PEMFS。

对于脊柱融合，没有充足的证据建议医保支付的技术包括：LIPUS（低密度脉冲超声）和 CMF（联合磁场 =DC 场和 AC 场）。

临床指南：脊柱融合中骨生长刺激物的国家医疗覆盖指标

- 同一位置此前脊柱融合失败。
- 涉及≥3 个椎体的融合。

若存在下列情形的一种及以上，NASS 覆盖政策也推荐可以考虑使用 BGS：糖尿病，需要长期类固醇激素治疗的关节炎，免疫抑制（比如脊柱的化学治疗和放射治疗，低丙种球蛋白血症，粒细胞减少症，获得性免疫缺陷综合征，慢性肉芽肿性疾病），系统性血管病，骨质缺乏或骨溶解，在准备手术期间不能戒烟的吸烟者。

除了根据上述标准不能覆盖的 BGS 适用证，以下情况也并无指征使用 BGS：恶性肿瘤病人，用作促进脊柱骨折一期愈合的辅助手段，或者用作已形成的假性关节的非手术治疗手段。

以下情况使用 BGS 的安全性未知：妊娠，感染，有心脏起搏器或者去纤颤器的病人（需要咨询心内科医师），骨骼发育不成熟的病人（儿童）。

植入 BGS 后：行 MRI 检查时必须遵守有关场强和空间梯度的规定。

腰椎建议使用的 BGS 类型：

- DCS 和 CCS：使用自体移植物 + 延长物的后侧方融合。
- PEMFS：腰椎椎体间融合术。

90.6.5 骨移植物的获取

髂嵴

髂骨前部移植骨

应在髂前上棘（ASIS）外侧至少 3～4cm 处获取，以避免损伤股外侧皮神经并降低剩余髂骨撕脱骨折的风险。当获取三层皮质移植骨时，应在骨膜下平面进行，并且当分离髂肌时应避免在中间或内侧表面进行电凝，以防止损伤髂腹股沟神经、髂腹下神经和股外侧皮神经。

髂嵴后部移植骨

能够获取用作上置骨移植物的皮髓质骨条带或骨板，以及可能用作支撑物的移植骨或用于 C1～C2 关节融合术的三层皮质移植骨。

髂嵴后部移植骨（图 90-1）应在髂嵴内侧 6～8cm 获取，以避免损伤臀上神经（在髂嵴后方走行，位于髂后上棘外侧约 8cm 处）后导致臀部麻木或出现痛性神经瘤。在髂后上棘内侧做直切口效果较好。

在骨膜下将臀大肌从髂嵴外侧面分离。为避免造成髂嵴的骨折，应使用宽骨凿或骨锯，避免损伤内侧骨皮质以防止进入骨盆，造成盆腔内血肿。另一个可能的并发症是骨折扩展至坐骨大结节，可能损伤臀肌的动脉和坐骨神经。取骨后，暴露的骨表面应涂抹骨蜡，并应留置闭式引流以降低局部血肿形成的风险。

腓骨

使用自体腓骨移植物的关节融合率较高[25]，但是可能导致严重残疾，因此应该留作其他移植物失败后的“挽救措施”[26]。保留腓骨头近端以避免损伤腓神经。腓骨远端至少应保留 7cm 以保证踝关节的稳定性。

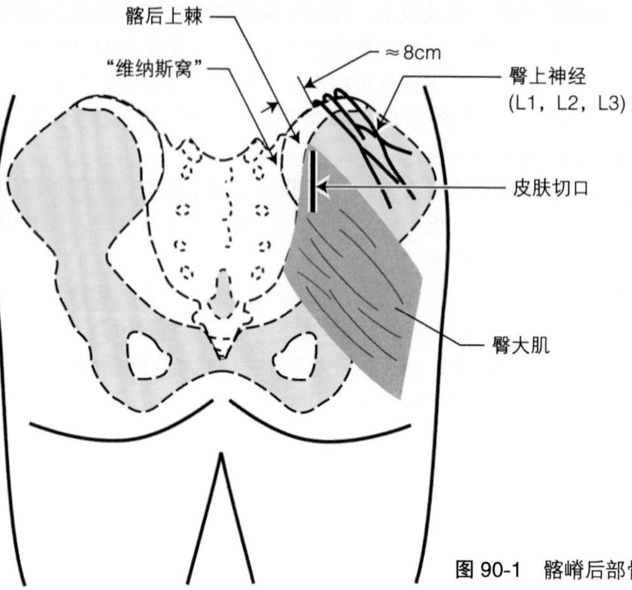

图 90-1 髂嵴后部骨供体部位

（宋晓雯 译 刘兴炬 校）

参考文献

[1] Fox N. Cure in a Case of Cerebrospinal Rhinorrhea. Arch Otolaryngol. 1933; 17:85–87
[2] Evans JP, Keegan HR. Danger in the Use of Intrathecal Methylene Blue. JAMA. 1960; 174:856– 859
[3] Calcaterra TC. Extracranial Repair of Cerebrospinal Rhinorrhea. Ann Otol Rhinol Laryngol. 1980; 89: 108–116
[4] Pinosky ML, Fishman RL, Reeves ST, et al. The effect of bipuvicaine skull block on the hemodynamic response to craniotomy. Neurosurgical Anesthesia. 1996; 83:1256–1261
[5] el Gohary M, Gamil M, Girgis K, et al. Scalp nerve blocks in children undergoing a supratentorial craniotomy: A randomized controlled study. Asian J Sci Res. 2009; 2:105–112
[6] Vitali AM, Steinbok P. Depressed skull fracture and epidural hematoma from head fixation with pins for craniotomy in children. Childs Nerv Syst. 2008; 24:917–23; discussion 925
[7] Agrawal D, Steinbok P. Simple technique of head fixation for image-guided neurosurgery in infants. Childs Nerv Syst. 2006; 22:1473–1474
[8] Lee TH, Kim SJ, Cho do S. Broken Mayfield head clamp. J Korean Neurosurg Soc. 2009; 45:306–308
[9] Taira T, Tanikawa T. Breakage of Mayfield head rest. J Neurosurg. 1992; 77:160–161
[10] Arand AG, Sawaya R. Intraoperative Chemical Hemostasis. Neurosurgery. 1986; 18:223–233
[11] Wigh RE. Classification of the Human Vertebral Column: Phylogenic Departures and Junctional Anomalies. Med Radiogr Photogr. 1980; 56:2–11
[12] Resnick DK, Choudhri TF, Dailey AT, et al. Part 16: Bone graft extenders and substitutes. J Neurosurg: Spine. 2005; 2:733–736
[13] Resnick DK, Choudhri TF, Dailey AT, et al. Part 4: Radiographic assessment of fusion. J Neurosurg Spine. 2005; 2:653–657
[14] Resnick DK, Choudhri TF, Dailey AT, et al. Part 5: Correlation between radiographic and functional outcome. J Neurosurg Spine. 2005; 2:658–661
[15] Whang PG, Wang JC. Bone graft substitutes for spinal fusion. Spine J. 2003; 3:155–165
[16] Giannoudis PV, Dinopoulos H, Tsiridis E. Bone substitutes: an update. Injury. 2005; 36 Suppl 3: S20–S27
[17] Shen FH, Samartzis D, An HS. Cell technologies for spinal fusion. Spine J. 2005; 5:231S–239S
[18] Galler RM, Sonntag VKH. Bone graft harvest. BNI Quarterly. 2003; 19:13–19
[19] Heary RF, Schlenk RP, Sacchieri TA, et al. Persistent iliac crest donor site pain: independent outcome assessment. Neurosurgery. 2002; 50:510–6; discussion 516-7
[20] Vaidya R, Sethi A, Bartol S, et al. Complications in the use of rhBMP-2 in PEEK cages for interbody spinal fusions. J Spinal Disord Tech. 2008; 21:557–562
[21] Brighton CT, Wang W, Seldes R, et al. Signal transduction in electrically stimulated bone cells. J Bone Joint Surg Am. 2001; 83-A:1514–1523
[22] Wang Z, Clark CC, Brighton CT. Up-regulation of bone morphogenetic proteins in cultured murine bone cells with use of specific electric fields. J Bone Joint Surg Am. 2006; 88:1053–1065
[23] Centers for Medicare and Medicaid Services. National Coverage Determination (NCD) for Osteogenic Stimulators (150.2). 2005. https://www.cms.gov/medicare-coverage-database/ details/ncd-details.aspx?NCDId=65&ncdver=2&DocID=150.2&bc=gAAAABAAAAAA
[24] North American Spine Society Coverage Committee. Electrical stimulation for bone healing. Burr Ridge, IL 2016
[25] Gore DR. The arthrodesis rate in multilevel anterior cervical fusions using autogenous fibula. Spine. 2001; 26:1259–1263
[26] Kim CW, Abrams R, Lee G, et al. Use of vascularized fibular strut grafts as a salvage procedure for previously failed spinal arthrodesis. Spine. 2001; 19: 2171–2175

91 开颅术：概述和皮层定位

91.1 开颅术 - 概述

91.1.1 颅骨钻孔器

钻孔器是可用于钻孔的一种手术器械，使外科医师能够进行颅内操作。很多品牌的钻孔器都设计有一个滑动的离合器，当钻的中央部分一旦穿透颅骨内板后，钻会松脱使外部的传动轴停止旋转而不会继续进入颅内。虽然这种离合器一般是可靠的且十分有帮助，但是也存在发生故障使得外部传动轴继续旋转的可能性，穿透内板后，整个钻会插入脑组织中。在 2005 年的 8 个月里，FDA 收到了 200 例因钻没有自停而造成损伤的报道[1]。FDA 提出了许多推荐方法来减少出现损伤的风险[1]，摘录如下：

- 根据颅骨厚度（儿童或成人）选择合适的钻头。
- 在整个钻孔过程中保持钻与颅骨垂直。
- 在钻孔过程中不能摇晃、旋转或者改变角度。
- 不要对钻施加太多压力。一只手握钻，另一只手放在病人颅骨上支撑握钻的那只手，这样可以防止钻头穿透颅骨后插入脑内。
- 以下情况下需小心使用：
  - 当在轮廓不规则、弯曲或者厚度不均的颅骨上钻孔时。
  - 在对婴儿／儿童、老年人，或其他任何可能出现骨密度较低的病人（包括成骨不全等）的颅骨进行钻孔时。
  - 在发生病变、不完整或者有松散碎片部位的颅骨进行钻孔时。

91.1.2 脑实质内囊肿抽吸

在囊性肿瘤或脑出血手术中，可尝试将脑室穿刺针插入病变并抽吸部分但不是全部的囊内容物。这样通常可以起到显著的减压作用。应避免吸出全部的囊内容物，否则术中可能会难以定位病变。可将穿刺针留在原位帮助寻找病变（也可以沿着针道寻找病变，但这样有时会比较困难）。

91.1.3 术中脑肿胀

背景

在术中某些情况下，脑组织可能会出现严重脑肿胀，突出于骨瓣外。这种紧急情况的病因包括：

1. 脑实质外出血：血管或术中动脉瘤破裂，远隔部位的硬膜外／硬膜下血肿。

2. 脑内出血。
3. 静脉流出通道受阻。
4. 高碳酸血症诱导血管扩张。
5. 脑卒中或者脑外伤后（TBI）的严重弥漫性脑水肿。

治疗

首先应除外上述原因并对之进行纠正，同时辅以别的手段。与处理高颅压危象的手段相似。在这个过程中，应尽量避免脑组织在骨缘上受压，否则可能划破脑皮质，也可能会压迫脑皮质静脉妨碍静脉引流导致脑水肿和脑肿胀加重，从而促进形成恶性循环。

1. 抬高病人的头部（如使手术床保持头高脚低位）。
2. 确保颈静脉没有弯曲：可能需要松开连接手术床与 Mayfield 头架的关节，使头部转向更中立的位置。
3. 排除高碳酸血症：保证气管插管没有打折，检查病人呼气末 CO_2 分压。
4. 降低颅内压，保护脑组织的措施：
   1）甘露醇 1g/kg 快速静脉滴注。
   2）脑脊液引流，从较近的脑池或者腰椎引流。
   3）麻醉师过度通气，使 CO_2 分压维持在 30～35mmHg。
   4）麻醉师诱导脑电波形出现爆发抑制。
5. 对进行清醒开颅的病人急行气管插管。
6. 如果有 B 超，则应立即行术中 B 超排除血肿（脑内血肿、硬膜外血肿、硬膜下血肿），这些血肿能够立即被清除。
7. 在采用上述措施同时，使用湿海绵覆盖脑表面，轻柔地均匀施压将脑组织压回骨缘以下。
8. 如果上述措施失效，可尽量扩大骨窗以减压。必要时扩大头皮切口，否则会有脑组织在切口边缘受到压迫 / 划伤的风险。和去骨瓣减压术一样，关颅时需要去除骨瓣，敞开硬膜（见章节 94.5）。
9. 对于难以控制的脑肿胀，最后的救命措施：切除疝出骨缘的脑组织，对于功能区皮质应慎重考虑。

91.1.4 开颅术的术前和术后管理

风险

许多风险并不是所有的开颅手术都会发生，仅会发生于各种脑肿瘤、动脉瘤等手术。

普遍存在的风险：

1. 术后出血：
   1）发生术后出血的风险为 0.8%～1.1%[2,3]。需要开颅手术的术后出血最常见于脑膜瘤，其次是外伤、动脉瘤以及原发幕上脑肿瘤。43%～60% 的术后出血位于脑实质内，28%～33% 位于硬膜外、5%～7% 位于硬膜下、5% 位于蝶鞍内、8% 为混合性、11% 局限在伤口浅表处。总死亡率为 32%。

2) 术区或远隔部位都可能出现血肿。例如翼点[4]或颞侧开颅[5]后出现的小脑出血。

2. 在脑肿瘤的开颅术中[6]：
   1) 麻醉意外：0.2%。
   2) 术后第 1 个 24 小时内神经功能缺损加重：约为 10%。
   3) 伤口感染：2%。
3. 术后头痛（见章节 91.1.6）。

术前医嘱

1. 肿瘤：如果病人术前应用类固醇，在术前 6 小时以及等待入手术室时给予增量 50% 的类固醇（冲击剂量）；术前未用类固醇者，在术前 6 小时及等待入手术室时予地塞米松 10mg 口服（在早晨，一小口水送服）。
2. 抗癫痫药物：
   1) 如果有癫痫病史：
      - 如已经服用抗癫痫药（AEDs），则继续给予相同剂量。
      - 如未服用 AEDs，予左乙拉西坦 500mg 负荷剂量或口服苯妥英钠（可予 300mg 口服每 4 小时 1 次，连用 3 次，总共 900mg 的负荷剂量）。
   2) 如果无癫痫病史：
      - 如果手术不需要切开脑皮质（如动脉瘤手术），通常可不使用 AEDs。
      - 如果需要切开脑皮质，药物剂量同上。
3. 预防性使用抗生素：（可选）理想情况下应在切开皮肤前 30～60 分钟给药。对于多数抗生素，在切开皮肤前于手术室内给药。对于输液时间长的抗生素（如万古霉素），可以在接到入手术室通知时给药。
4. 预防深静脉血栓：充气压力靴或及膝 TED 长筒袜。

术后医嘱

需拔除气管插管病人的处理指南（酌情个体化处理）。

1. 收入麻醉恢复室（PACU），病人稳定后转入 ICU（如果有条件应转入神经科 ICU）。
2. 生命体征监测：前 4 个小时每 15 分钟测 1 次，然后每小时测 1 次。前 3 天每 4 小时测 1 次体温，此后每 8 小时测 1 次。每小时进行

1 次神经系统查体。

3. 活动：卧床休息，床头抬高 20°～30°。

4. 使用平膝高的 TED 长筒袜或充气压力靴。

5. 记出入量，每小时 1 次（如果没有留置尿管，膀胱充盈必要时每 4 小时导尿 1 次）。

6. 清醒后，每 2 小时测 1 次肺活量（经蝶手术后不用）。

7. 饮食：除了少量碎冰和医嘱用药，应禁食水。

8. 静脉输液：生理盐水＋氯化钾 20mEq/L，每小时 90ml。

9. 氧气：经鼻吸氧 2L/min。

10. 药物：

 1) 地塞米松（Decadron®）：如果未长期应用类固醇，则予 4mg 静脉滴注，每 6 小时 1 次。否则，则应根据病人目前的剂量和治疗的时间长短，给予冲击剂量。

 2) H_2 受体阻滞剂：比如雷尼替丁 50mg 静脉滴注，每 8 小时 1 次。

 3) 侵及脑皮质的手术尤其应给予抗癫痫药：通常予 Keppra®（左乙拉西坦）500mg 口服或静脉滴注，每 12 小时 1 次。若术前没有癫痫病史，术后通常持续使用约 1 周。

 4) 尼卡地平静脉滴注：保持收缩压＜160mmHg 和（或）舒张压＜100mmHg（使用袖带血压计，如果动脉血压和袖带血压相一致也可以使用）。

 5) 可待因：头痛时 30～60mg 肌内注射，每 3～4 小时 1 次。

 6) 对乙酰氨基酚（Tylenol®）：体温＞100.5°F（38℃）时，650mg 口服／肛入，每 4 小时给药 1 次。

 7) 继续预防性应用抗生素：比如头孢唑林（Kefzol®）500～1000mg 静脉滴注，每 6 小时 1 次，使用 24 小时后停用。

11. 实验室检查：

 1) 全血细胞计数：在 ICU 病情稳定后每天 1 次。

 2) 肾功能：在 ICU 病情稳定以后每 12 小时 1 次。

 3) 动脉血气分析：在 ICU 达到稳定，每 12 小时 1 次，连测 2 天（应用呼吸机的病人，呼吸机参数调整后，也需进行动脉血气分析）。

12. 如果脑神经检查有任何恶化征象，体温＞101°F（38.5℃）、收缩压突然升高、收缩压＜120mmHg、尿量＜60ml/2h，立即通知医师。

13. 术后 CT：若病人在术后一定时间内没有恢复到术前的神经功能状态，则需行头部平扫 CT，也有许多医疗机构开颅术后常规行 CT 检查。

91.1.5 术后病情恶化

概述

当术后神经功能状态较术前差，特别是病人术后先好转后恶化，需要紧急评估和处理。

可能的原因：

1. 血肿：
 1) 脑内出血（ICH）：在术区或远隔部位。
 2) 硬膜外血肿。
 3) 硬膜下血肿。
2. 脑梗死：
 1) 动脉性。
 2) 静脉性梗死：尤其是在静脉窦或其周围进行手术（见章节 94.2.3）。
3. 术后癫痫：可能是抗癫痫药物用量不够，并且上述任一因素都可使癫痫加重（处理方法见下文）。
4. 急性脑积水。
5. 颅内积气：见颅内积气（见章节 54.6）。
 1) 张力性颅内积气：见张力性颅内积气（见章节 54.6）。
 2) 单纯气颅：即使没有张力，颅内存在气体也可引起神经症状（通常在行气脑造影后出现，现已过时），包括：昏睡、意识模糊、剧烈头痛、恶心呕吐、癫痫。气体可位于大脑凸面、颅后窝和（或）脑室内，通常在 1～3 天后随着气体的吸收则症状改善。
6. 水肿：使用类固醇可能能够改善。
 1) 脑水肿恶化：术后邻近脑皮质功能中度恶化在许多手术中并不少见，且通常是一过性的，但必须排除可处理的病因［例如：硬膜下血肿（SDH)]。
 2) 脑神经的牵拉或对脑神经进行手术操作可能会引起神经功能障碍，这可能是暂时性的。脑神经断裂会导致永久性功能障碍。
7. 麻醉的持续影响（包括瘫痪病人）：与病人术后好转后恶化不同，应考虑对术中给予的药物进行拮抗（注意高血压和躁动），比如纳洛酮、氟马西尼（见章节 18.3.4），或拮抗肌肉阻滞剂（见章节 7.2.5）。
8. 血管痉挛：在蛛网膜下隙出血之后出现或由于对血管进行手术操作引起。

术后癫痫的治疗

1. 如果病人不能很快清醒，没有进行气道保护，或出现呼吸困难时应行气管插管。
2. CT 扫描：排除出血（脑内或轴外）或脑积水。

91

3．抗癫痫药：

1）抽血检测抗癫痫药的血药浓度。

2）应用额外的抗癫痫药：不需等待血药浓度结果。

91.1.6 术后头痛

概述

也见于“环锯综合征”（见章节 94.4）。

持续头痛（H/A）在颅后窝开颅术后很常见（发生率：0～83%[7]）。一项研究[8]显示：术后3个月时头痛发生率为23%，1年时为16%，2年时为9%。

头痛的原因可归于颅骨未复位导致的硬膜牵，硬膜缝合过紧导致硬膜张力过高，颞肌或颈肌切开，缝线或愈合的瘢痕压迫神经（尤其是枕下开颅术后的枕大神经），硬膜内血肿和（或）碎骨片，以及脑脊液漏[9]。

预防

目前尚无有效的方法能够完全消除术后头痛[10,11]。在没有其他的研究进一步深入理解头痛的原因和预防措施之前，可采取的减轻头痛的方法有：恢复颞肌或枕下肌肉的功能、骨瓣严格复位固定、范围较大的颅骨切除术后行颅骨成形术、仔细无张力缝合硬膜（必要时行硬膜成形术），以及尽可能减少硬膜内凝血块和碎骨片[12]。听神经瘤的颅后窝手术后行颅骨成形术，可使术后头痛发生率从 17% 降至 4%[13]。

91

治疗

初期应对症治疗。如果术后 3 个月头痛明显不能自行缓解，则应咨询治疗头痛的专科医师[13]。

91.2 术中皮层定位

91.2.1 概述

指征：通常在功能区或功能区周围的手术中用于定位运动区，感觉皮层，或语言中枢。根据解剖关系定位这些区域并不可靠。这些技术常用于癫痫手术和功能区病损的手术。

一些技术需要病人保持清醒，手术在局部麻醉联合镇静下进行。全身麻醉的病人也可以使用体感诱发电位（SSEPs）进行运动及感觉皮层的定位（见下文）。

91.2.2 位相倒置技术定位初级运动及感觉皮层

概述

对全身麻醉的病人，使用术中 SSEP 定位初级感觉和运动皮层（对清醒病人则使用皮层定位技术）[14,15]。

技术

术中 EP 监测对麻醉的要求见章节 4.4。带状电极在脑表面与推测的中央沟方位垂直摆放，进行 SSEP 刺激的同时通过带状电极记录 SSEP。带状电极中一对电极之间出现 N20/P20 电位的位相倒置提示这一对电极跨越中央沟（图 91-1），初级运动皮层在前，感觉皮层在后。更改带状电极的位置重新进行检测以确认定位。

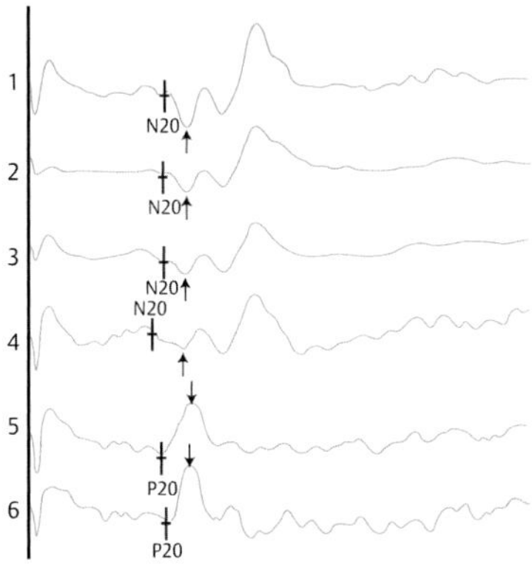

图 91-1　位相倒置

术中在记录 SSEP 时，6 个电极的记录带置于脑组织上。电极 4 和 5 之间可见 N20 负峰（箭头所示）倒置反转为 P20 正峰，提示电极 4 和 5 跨越中央沟

91.2.3 清醒开颅

概述

通常用于脑定位，尤其是语言功能区。文献中介绍了许多相关技术和使用方案。通常使用短效药物暂时麻醉病人［吸入和（或）注射］，同时加用局部麻醉药，然后进行开颅，在手术中当暴露脑组织后可以唤醒病人进行神经生理学检查。如果使用了（短效）肌松药，在进行电刺激前 15～30 分钟进行拮抗十分关键，这样才能诱导出现连续 4 个成串的肌肉阵挛。

手术准备：清醒开颅术

参见免责声明（见凡例）和术前会诊（见下文）。

1. 体位：取决于病变的位置，选用带头钉的头架（如使用影像导航）。
2. 设备：
   1) 如果需要，使用显微镜，例如切除肿瘤时。
   2) 影像导航系统（如使用）。
   3) 超声吸引器（用于切除肿瘤）。
3. 麻醉：术前对“清醒开颅”病人进行会诊，并行头皮神经阻滞。
4. 神经病学和神经电生理专家会诊，保证术中可以行“清醒开颅”的神经系统测试。

5. 脑电图技术人员于术中行脑电图监测，并提供脑刺激器。
6. 术后：ICU。
7. 知情同意（采用病人可以理解的词语告知——以下只是部分内容）：
   1) 手术操作：唤醒病人进行测试的同时行手术（以及其他计划进行的操作，如切除肿瘤，切除癫痫灶等）。
   2) 替代方案：全身麻醉下行手术，非手术治疗（对于一些疾病，如肿瘤，可行放射治疗）。
   3) 并发症：（一般开颅手术的并发症：卒中、出血、昏迷、死亡、感染、癫痫），难以对所需脑区进行精确定位。

适应证

1. 脑功能区手术［邻近运动区（Brodmann4 区，见图 1-1）、语言中枢或丘脑］，包括肿瘤和癫痫灶。
2. 脑干肿瘤切除。
3. 定位致痫灶的一些癫痫手术。

清醒开颅的禁忌证

病人不能配合：非常年幼或高龄的病人、意识不清的病人、已存在严重语言障碍或失语的病人。

术前病人咨询

病人需知道将进行什么操作以及预期的效果是怎样的。术前让病人练习阅读一些手术室中会使用的资料可能会有帮助。年龄超过 40 岁的病人常需要眼镜才能看清书面资料，手术室应准备病人自己的眼镜，但助听器通常在术中不能使用。应告知病人术中可能会有些疼痛。

病人的手术体位

应多花费些时间为病人摆放体位，以确保病人在术中长时间不移位也可以尽可能舒适。应使用保护垫。应为麻醉医师和电生理监测医师暴露病人面部。

常见的手术麻醉步骤

见参考文献[16]。

1. 在术前等候区，使用右旋美托咪啶（Precedex®）0.5μg/kg 静脉滴注 20 分钟以上，之后在术中以 0.4~1.0μg/(kg · h) 的速度静脉泵入。
2. 静脉用异丙酚 3mg/kg 进行麻醉诱导，随后置入喉罩（LMA）。
3. 颅骨阻滞[17]：注射局部麻醉药（如 0.5% 布比卡因 30ml）以便能在清醒时无痛切开头皮并使用头钉牢固固定头部（影像导航设备的使用和手术中不允许出现任何头部移动的情况需要固定头部）。每侧在 4 个区域进行注射，见图 91-2。

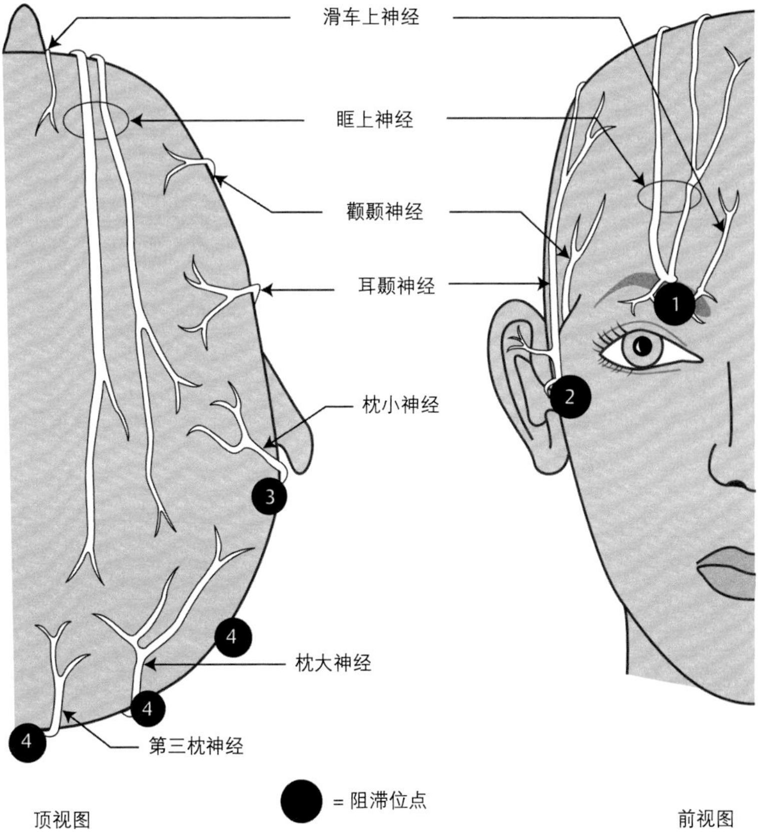

图 91-2 颅骨阻滞的浸润麻醉位点

1) 眶上神经和滑车上神经：在眶上孔（位于眼眶内侧 1/3 上方）上方 1.5cm 处注射 2ml。注意：若想使用表面匹配功能为影像导航进行病人注册（如 BrainLab 或 Stealth），在此处注射可能导致皮肤变形，影响注册的准确性。可以考虑注射少剂量高浓度的药物（如 2% 的利多卡因）。
2) 耳颞神经：耳屏前方 1.5cm 处注射 5ml。注意：仅在皮下组织注射避免麻醉面神经。
3) 耳大神经的耳后分支：在耳屏后方 1.5cm 处注射 2ml。
4) 枕大神经、枕小神经和第三枕神经：在乳突处并沿项上线至中线，使用 22 号腰椎穿刺针注射 5ml。

4. 使用 0.5MAC 地氟醚开始进行吸入麻醉，切皮、开颅及打开硬膜过程中保留病人自主呼吸（硬膜有痛感，但是脑组织没有）。
5. 开始剪开硬膜时关闭地氟醚，开始以 0.1～0.2μg/(kg · min) 速度静脉泵入瑞芬太尼。
6. 剪开硬膜后，地氟醚通常已被代谢耗竭，可以拔除喉罩。
7. 调整瑞芬太尼剂量用于镇痛。
8. 此时通常可以进行神经生理学测试（见下文）。
9. 可在病人清醒的状态下完成手术。但是一旦颅内操作完成，为了防止疼痛和躁动，可能需要加大镇痛药用量，也有可能需要全身麻醉（此时可使用喉罩）。

91.2.4 语言区定位

概述

使用双极电极的直流电发生器的常用设置见表 91-1。如果使用电压型单元，则从 1V 开始逐渐增加。

表 91-1 直流电发生器的参数设置

	设置[a]
频率	50～60Hz
波形	双相方波
波长	波峰间间隔 2～4 毫秒
模式	重复
极性	普通
电流	2～16mA

[a] 不是所有模式都存在这些设置

语言区定位技术

有很多种方法。其中一种皮层定位方案如下：
1. 需要清醒开颅。
2. 显露颞叶后，在脑组织表面放置一个记录电极带。
3. 使用双极刺激器，从小电流（如 2mA）开始，刺激皮层的一个区域 3～5 秒，观察记录带上的后放电表现（类似局灶性癫痫发作）。如果没有后放电，可逐渐增加电流，每次增加 2mA，最大可至约 10mA，观察到后放电现象后降低 1～2mA，再开始按照下述步骤测试语言区。
4. 当病人对展示的图片上的物体进行命名时刺激皮层（无意识的语言表达功能，例如数数，十分稳定并且可能持续存在），观察的效果包括[18]：

1) 语言功能完全丧失[18]：在优势半球通常出现在岛盖部或中央前回，但是也会出现在额盖部和颞枕区。在非优势半球，仅出现在岛盖部。
2) 能够说话但不能命名[18,19]（命名性失语）：在优势半球，通常出现在额下回后部、颞下回和下顶叶区域。
3) 语义错误：颞中回后部、缘上回前部以及额下回。
4) 言语倒错，语词新作和言语赘述：颞上回。
5) 注意：皮层下纤维束定位可能能够识别参与语言处理加工的白质纤维束（见参考文献[19]）。

5. 在下一区域重复上述过程（先寻找后放电的阈值，随后在测试时进行刺激）。

（宋晓雯 译 刘兴炬 校）

参考文献

[1] FDA, . Cranial Perforators with an Automatic Clutch Mechanism, Failure to Disengage: FDA Safety Communication. 2015. http://wayback.archive-it.org/7993/20170722215717/https://www.fda.gov/MedicalDevices/Safety/AlertsandNotices/ ucm464596.htm
[2] Kalfas IH, Little JR. Postoperative Hemorrhage: A Survey of 4992 Intracranial Procedures. Neurosurgery. 1988; 23:343–347
[3] Palmer JD, Sparrow OC, Iannotti FI. Postoperative Hematoma: A 5-Year Survey and Identification of Avoidable Risk Factors. Neurosurgery. 1994; 35: 1061–1065
[4] Papanastassiou V, Kerr R, Adams C. Contralateral Cerebellar Hemorrhagic Infarction After Pterional Craniotomy: Report of Five Cases and Review of the Literature. Neurosurgery. 1996; 39:841–852
[5] Toczek MT, Morrell MJ, Silverberg GA, et al. Cerebellar Hemorrhage Complicating Temporal Lobectomy: Report of Four Cases. J Neurosurg. 1996; 85:718–722
[6] Mahaley MS, Mettlin C, Natarajan N, et al. National Survey of Patterns of Care for Brain-Tumor Patients. J Neurosurg. 1989; 71:826–836
[7] Driscoll CL, Beatty CW. Pain After Acoustic Neuroma Surgery. Otolaryngol Clin North Am. 1997; 30:893–903
[8] Harner SG, Beatty CW, Ebershold MJ. Headache After Acoustic Neuroma Excision. Am J Otolaryngol. 1993; 14: 552–555
[9] Kaur A, Selwa L, Fromes G, et al. Persistent Headache After Supratentorial Craniotomy. Neurosurgery. 2000; 47: 633–636
[10] Catalano PJ, Jacobowitz O, Post KD. Prevention of Headache After Retrosigmoid Removal of Acoustic Tumors. Am J Otol. 1996; 17:904–908
[11] Lovely TJ, Lowry DW, Jannetta PJ. Functional Outcome and the Effect of Cranioplasty After Retromastoid Craniectomy for Microvascular Decompression. Surg Neurol. 1999; 51:191–197
[12] Long DM. Comment on Kaur A et al.: Persistent Headache After Supratentorial Craniotomy. Neurosurgery. 2000; 47
[13] Harner SG, Beatty CW, Ebersold MJ. Impact of cranioplasty on headache after acoustic neuroma removal. Neurosurgery. 1995; 36:1097–9; discussion 1099-100
[14] Gregori EM, Goldring S. Localization of Function in the Excision of Lesions from the Sensorimotor Region. J Neurosurg. 1984; 61:1047–1054
[15] Woolsey CN, Erickson TC, Gibson WE. Localization in Somatic Sensory and Motor Areas of Human Cerebral Cortex as Determined by Direct Recording of Evoked Potentials and Electrical Stimulation. J Neurosurg. 1979; 51:476–506
[16] Dreier JD, Williams B, Mangar D, et al. Patients selection for awake neurosurgery. HSR Proc. 2009; 1: 19–27
[17] Pinosky ML, Fishman RL, Reeves ST, et al. The effect of bipuvicaine skull block on the hemodynamic response to craniotomy. Neurosurgical Anesthesia. 1996; 83:1256–1261
[18] Penfield W, Roberts L. Speech and Brain Mechanisms. Princeton, NJ: Princeton University Press; 1959:103–137
[19] Chang EF, Raygor KP, Berger MS. Contemporary model of language organization: an overview for neurosurgeons. J Neurosurg. 2015; 122:250–261

92 颅后窝开颅术

92.1 适应证

为了暴露小脑、脑桥小脑三角（CPA）、一侧椎动脉、脑干后方、第四脑室、松果体区，或者通过颅后窝远外侧入路到达脑干前外侧。详见枕下旁正中（见章节 92.3）和枕下后正中开颅术（见章节 92.4）。

92.2 体位

92.2.1 选择

可选择的体位包括：

1. 坐位（见下文）。
2. 侧俯卧位（见下文“公园长椅位”）：病人向前倾斜 3/4（几乎俯卧位）。
3. 半坐位。
4. 肩垫高仰卧位，头部几乎水平。
5. 俯卧位。
6. Concorde 体位：常用于后正中入路（例如第四脑室）。俯卧，胸部抬高，颈部屈曲并向术者对侧稍倾斜。

92.2.2 坐位

因其相关并发症较多且可被其他体位替代（除某些特殊情况），目前应用较前减少。但一些学者认为夸大了坐位的风险[1]。

优点

1. 改善术区血液及脑脊液的引流。
2. 利于静脉回流，可帮助减少静脉出血，降低颅内压。
3. 胸部不受压，利于通气。
4. 病人头部可保持严格中立位，利于术者定位，减少椎动脉扭曲的风险。

缺点

1. 可能发生空气栓塞（见下文）。
2. 术者手易疲劳。
3. 增加置入中心静脉压导管的风险（用于治疗可能发生的空气栓塞）：例如锁骨下静脉置管导致气胸，血栓形成。
4. 术区术后血肿的风险可能增加，因为当病人坐位时潜在的静脉出血点可能不明显，但当病人术后恢复成水平位时就可能显现出来。然而，有研究却发现不会因此增加术后血肿发生率[2]。

5. 术后硬膜下血肿的风险：颅后窝病例发生率约 1.3%[3]。
6. 臂丛神经损伤：避免病人胳膊在床边下垂可以防止臂丛神经损伤，可将上肢在腹部交叠。
7. 颈中段损伤性四肢瘫[4,5]：可能由于屈曲性脊髓病所引起[6-8]。坐位导致的低血压[9]，颈部屈曲可能压迫脊髓前动脉，颈椎牵引棒，头部抬高引起动脉压下降等都可能起作用。
8. 坐骨神经损伤（梨状肌综合征）[10]：屈曲病人膝关节以预防（减少坐骨神经的张力）。
9. 术后颅内积气更明显，可增加颅内张力性积气的危险[11]；见颅内积气（见章节 54.6）。
10. 麻醉状态下，双下肢静脉血液瘀滞导致血容量相对减少，通过将双下肢固定于前部可降低静脉血淤积。
11. 由于动脉压降低使脑血流减少[12]。

▶ 空气栓塞（AE） 当血管内呈负压时（例如当头部抬高至心脏水平以上时）也不会塌陷的静脉（例如板障静脉或硬脑膜静脉窦）上出现空气可以进入的缺口时，任何手术中都可能出现的潜在的致命性并发症[13]。空气进入静脉，积存于右心房内，可妨碍静脉回流引起低血压。也可引起心律失常。反常的空气栓塞还可发生于卵圆孔未闭[14]或肺动静脉瘘，造成缺血性脑梗死。

坐位时头部的位置越高，负压越大。但空气栓塞可发生于任何头部高于心脏的手术。发生率：因使用的监测方法不同，差异很大；采用多普勒检测估计坐位手术中空气栓塞的发生率为 7%～25%[3]。

在发生空气栓塞风险高的手术中，建议在右心房置入中心静脉导管（用于抽吸空气），并密切监测空气栓塞。可行的监测手段包括：经食道超声（最敏感），心前区多普勒超声（虽然理论上说空气栓塞可见于任何头部高于右心房的手术，但是主要见于手术床头抬高≥30° 的手术，大多数为颅后窝肿瘤的坐位手术）。

诊断和治疗：

在任何术区位置高于心脏且出现难以解释的低血压或者呼气末 CO_2 分压下降时，都应该怀疑出现空气栓塞[16]。

- 经食道超声（TEE）。二维超声可以显示气泡。
  优点：被认为是最敏感的监测手段。
  缺点：假阳性率高，价格昂贵，有创，操作者需要有经验并注意力高度集中。
- 心前区多普勒超声：探头可放置于第 2 或者第 4 肋间，胸骨的左侧或者右侧，或者在后面置于肩胛骨与脊柱之间。出现声波强度和特征的变化预示着空气栓塞的发生，首先出现叠加的不规则高调鼓音，随后随着气体的增加，所谓的“磨轮样杂音”或者机械音会占主导。

优点：最敏感的无创技术。

缺点：对于非常肥胖的病人或者在某些体位下（例如俯卧位或者侧卧位）实施困难，易受手术室其他声音的干扰，需要注意力高度集中。

发生空气栓塞时，最先出现的症状可能是呼气末氮气分压上升（需要质谱仪进行监测），之后是呼气末血 CO_2 分压下降。心前多普勒的机器声也可提示空气栓塞。可能出现低血压。应立即采用表 92-1 中的措施。

表 92-1 空气栓塞的治疗

1. 发现并封堵空气的入口，或快速用浸透的湿海绵包裹伤口，用骨蜡封住骨缘
2. 如果可能的话，降低病人的头部（与水平位≤30°）
3. 压迫颈静脉（最好双侧，也可只压迫右侧）
4. 使病人左侧卧位（使空气积于右心房）
5. 经中心静脉导管从右心房抽吸空气
6. 给病人吸入纯氧
7. 停止使用一氧化氮（可以加重空气栓塞）[15]
8. 使用升压和扩容药维持血压
9. PEEP 对于预防或治疗空气栓塞无效；可能会增加反常空气栓塞发生的风险[13]

92

92.2.3 侧俯卧位

也称“公园长椅位”。

- 下方手臂在腋下垫高（见图 92-1）（或者使病人下方的手臂伸到手术床外，并固定在托手架上）。
- 使用枕头或者治疗巾卷支撑上方手臂（避免使用 Mayo 标准，因其限制了术中手术床的倾斜）。

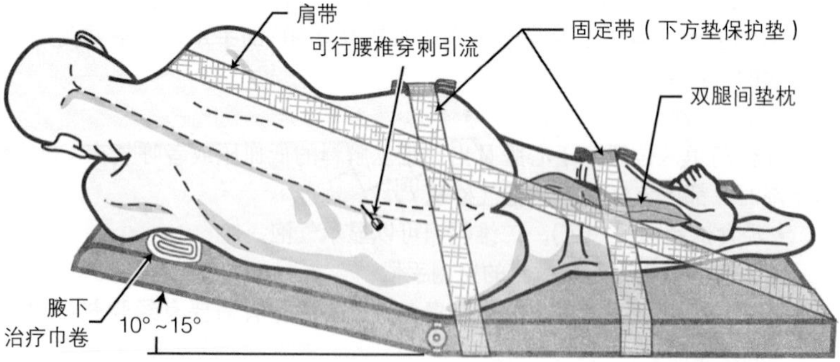

图 92-1 侧俯卧位（公园长椅位）

- 使用胶带将上面的肩膀轻轻向下拉。
- 病人的背部尽量靠近手术床的边缘（常被头架的移动所限），使病人靠近术者。
- 胸部抬高 10°～15°。
- 见“头位摆放”部分（见下文）。
- 可行腰椎穿刺引流（常用于体积较大的肿瘤）。
- 有些外科医师倾向于使与手术床接触的下腿的膝关节和髋关节稍屈曲以稳定病人的体位，其他医师习惯使上腿屈曲以便于使病人的髋关节前倾角度更大一些。在双腿间垫枕头。
- 在保护垫上使用胶带固定病人，保证病人的安全，这样手术床可以在术中转动。

到达耳道或者更尾侧结构的入路

（例如，听神经瘤；对于三叉神经痛行微血管减压不需要）。

使颈部尽可能屈曲，但同时应维持气道通畅（可使用不变形的钢丝加强气管插管，也就是所谓的“装甲管”）。上方的肩膀应该用胶带尽量向下牵拉（避免过度牵拉可能造成的臂丛神经损伤）。

头位摆放

使用 Mayfield 头架固定（见章节 90.3.2），单个头钉位于病变侧，在头部正侧方位置前方一点（图 92-2）。对于成人，加压直至看见螺旋上的第三环（60lbs）。

将下方的耳朵移向同侧肩膀，使得头顶稍向下倾斜。

头部旋转与水平面呈 20°～30°，面部朝下（图 92-2）。

对于小脑半球病变，颈部应稍屈曲。对于到达枕骨大孔的入路，颈部应更加屈曲（下颌与前胸之间至少维持 2 指宽的距离），并且应避免气管内插管打折（有些外科医师要求使用钢丝加强的装甲管）。

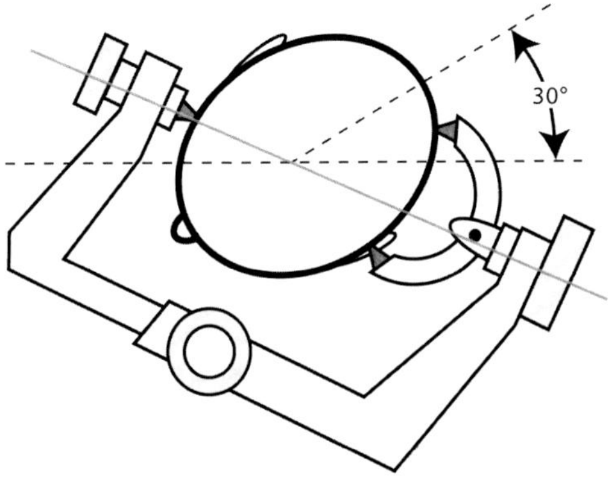

图 92-2 右侧枕下开颅术中头架的摆放和头部的旋转（从病人头顶向下看）

92

92.3 枕下旁正中开颅术

92.3.1 适应证

1. 到达脑桥小脑三角区（CPA）的入路：
   1) 脑桥小脑三角区肿瘤包括：
      • 听神经鞘瘤。
      • CPA 脑膜瘤。
      • 表皮样囊肿。
   2) 微血管减压：
      • 三叉神经痛。
      • 单侧面肌痉挛。
      • 其他：膝状神经节神经痛，舌咽神经痛。
2. 一侧小脑半球病变（通常病变直径 <2.5cm）：
   1) 肿瘤：转移瘤、血管网织细胞瘤等。
   2) 小脑半球出血。
3. 到达椎动脉的入路：
   1) 动脉瘤：小脑后下动脉（PICA），椎基底动脉连接处。
   2) 椎动脉内膜剥脱术。
4. 到达脑干前外侧肿瘤的入路（远外侧入路）：
   枕骨大孔区肿瘤，包括：脊索瘤，脑膜瘤。

92.3.2 体位、皮肤切口、开颅、入路等

可选择的体位见章节 92.2。侧俯卧位见章节 92.2.3。

92.3.3 皮肤切口

直切口（旁正中）

对于直径 <2.5cm 的病变，旁正中的垂直切口能提供充足的显露范围并且对下方肌肉的损伤较小，与后正中切口相比更易于实现硬脑膜的水密性缝合。

对于小脑半球的病变：可采用在中线和乳突切迹之间几乎正中部位的垂直切口。

CPA 入路（微血管减压和小的 CPA 肿瘤）：取位于乳突切迹（可触及）内侧 5mm，稍弯曲的乳突后切口（图 92-3）。

1. “5-6-4”切口（位于乳突切迹内侧 5mm，从切迹上方 6cm 至切迹下方 4cm）。上方足以显露横窦，用于暴露第 V 脑神经的入路：三叉神经痛的微血管减压术。

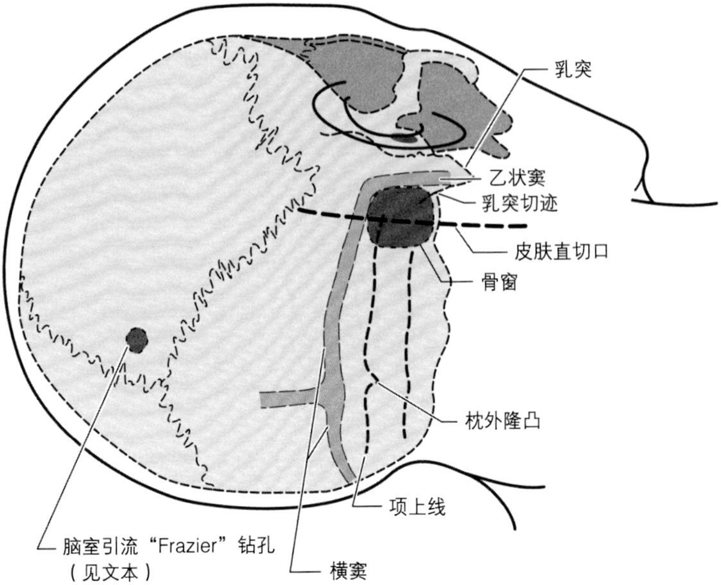

图 92-3 乳突后枕下开颅术

2. “5-5-5”切口（位于乳突切迹内侧 5mm，从切迹上方 5cm 至切迹下方 5cm），用于显露第 Ⅶ/Ⅷ 脑神经复合体：
   1) 单侧面肌痉挛的微血管减压。
   2) 小的听神经瘤。
3. “5-4-6”切口（位于乳突切迹内侧 5mm，从切迹上方 4cm 至切迹下方 6cm），用于显露后组脑神经：舌咽神经痛。

“曲棍球棒”切口

用于 >2.5cm 的小脑半球或 CPA 病变，切除肌肉有助于颅后窝的精细操作。

中线切口始于 C2 棘突，向上至枕外隆凸上方，向外侧直至乳突尖端（图 92-4）。在切口下方可向外侧弯曲做一小切口，有助于进一步从术野分离肌肉。

92.3.4 开颅术

定位标志

横窦下缘位于乳突切迹上方两横指（通常位于项上线上方）。这应该是开颅范围的上界。

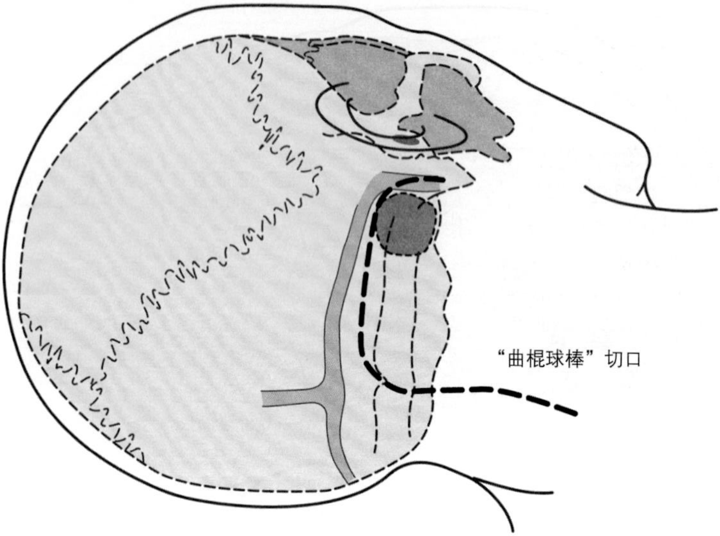

图 92-4 "曲棍球棒"皮肤切口

微血管减压术

骨瓣位于横窦与乙状窦之间的夹角内，直径约 2cm。

小肿瘤（直径 <2.5cm）

骨瓣位于横窦与乙状窦之间的夹角内，直径约 4cm。

大肿瘤

可能需要更大范围开颅，骨瓣大小受以下情况限制：

1. 上方的横窦。
2. 下方的枕骨大孔（可以打开枕骨大孔，预防术后颅后窝水肿导致的小脑扁桃体下疝）。
3. 外侧的乙状窦（可以开放乳突气房，但是为了防止脑脊液漏，必须使用骨蜡和肌肉（或开颅的骨末[17]）封堵，也可以使用反折的硬膜或者筋膜进行覆盖）。
4. 中线内侧（除非肿瘤跨中线两侧）。

后组脑神经入路

（如用于舌咽神经痛手术）。

开颅至枕骨大孔上方 0.5cm。

急诊脑室穿刺钻孔

对于小脑血肿或者术后可能的水肿或者脑积水，可以行枕部钻孔（Frazier 钻孔）（对于微血管减压或者小的听神经瘤不常应用）。

位置：中线旁 3～4cm，成人枕外隆凸上方 6～7cm[18]，儿童在横窦上方 2～3cm[19]（为枕外隆凸上方 3～4cm）。

术后管理见章节 92.7。

92.3.5 脑桥小脑三角入路

入路的角度决定了可以看到颅后窝的哪些部分。

1. 将小脑向下牵开（在小脑幕与岩骨的连接处）可显露三叉神经，用于三叉神经减压。
2. 在小脑中部牵开可显露内听道，如切除听神经瘤。
3. 向上牵开可显露后组脑神经，如治疗膝状神经节神经痛。

92.4 枕下后正中开颅术

92.4.1 适应证

到达颅后窝中线处或颅后窝双侧病变的入路。

1. 颅后窝中线处病变：
   1) 小脑蚓部和蚓部周围的病变，包括：蚓部动静脉畸形和小脑近中线处的星形细胞瘤。
   2) 第四脑室内肿瘤：室管膜瘤、髓母细胞瘤。
   3) 松果体区肿瘤。
   4) 脑干病变：脑干血管性病变（如：海绵状血管瘤）。
2. 去骨瓣减压术：例如治疗 Chiari 畸形。
3. 小脑肿瘤：转移瘤、血管网织细胞瘤、毛细胞型星形细胞瘤等。

92.4.2 体位

见章节 92.2“体位”部分。对于中线处的病变，常采用 Concorde 体位（见章节 92.2.1）。

92.4.3 皮肤 / 筋膜切口

中线切口位于枕外隆凸上方 6cm 至 C2 棘突。如果需要行 Frazier 钻孔则切口位置可稍高些（这样就可共用同一切口）。切开头皮时应保留筋膜及肌肉完整。在这一手术区域一般难以使用 Raney 头皮夹。在顶部“T 形”切开筋膜，在枕骨项上线上方保留小部分组织，以利水密性缝合。

92.4.4 颅骨切除术

颅骨切除术指的是去除骨瓣（常分块去除），不复回原位。骨瓣不复位的优点是如果出现术后肿胀，无弹性的骨瓣可能导致传导至脑干的压力更大。不复位骨瓣的缺点是可能会常出现局部疼痛和（或）“环锯综合征

（见章节 94.4）”。骨窗下缘通常到枕骨大孔。

移除 C1：对于小脑半球肿瘤，许多外科医师移除 C1 后弓（注意寰椎上缘的椎动脉）。对于第四脑室的肿瘤，如果出现扁桃体下疝，应考虑切除 C1 后弓[20]。

92.4.5 入路

常“Y”形剪开硬膜。如果病灶有囊性成分可用脑室穿刺针抽吸以部分减压。

92.4.6 第四脑室入路

应用解剖[21]：

- 小脑蚓部的 9 个小叶：小舌，中央小叶，山顶，山腹，蚓小叶，蚓结节，蚓锥体，蚓垂，蚓结节。
- 小脑扁桃体是小脑半球的一部分。2 个扁桃体通常位于中线两侧并且必须将二者分开才能进入第四脑室下部。
- 第四脑室顶：
  - 尖顶：第四脑室顶的尖端并且是第四脑室上部和下部的分界点。
  - 第四脑室上部的顶部主要由上髓帆和小脑上脚的内侧面组成。
  - 第四脑室下部的顶部由脉络组织和下髓帆组成。关键点：第四脑室下部的顶部没有任何已知的神经功能结构。
- 第四脑室底：
  - 嘴侧（上）2/3 是脑桥后部。解剖学特征：面神经丘 - 由于内部的面神经膝形成的小突起（见章节 33.3）。
  - 尾侧（下）1/3 是延髓后部。
  - 第四脑室底的最上部是大脑导水管的下端。
  - 闩（在此处第四脑室移行为脊髓中央管）位于最下端（在第四脑室正中孔的深面和前方）。

概述：

- 体位，皮肤切口，骨窗：和枕下后正中开颅一样（见章节 92.4），使用 Concord 体位（见章节 92.2）。
- 除非小脑扁桃体延伸至枕骨大孔下方，否则不需要移除 C1 后弓[20]。
- 可选：
  - 神经监测：SSEP/MEP，BAER。
  - 临时起搏器以防由于手术操作牵拉或累及脑干出现心动过缓。
  - 影像导航：如使用了影像导航，在行术前影像检查之前应设置基准点并保持基准点的位置不变直至手术，通常有利于导航系统的注册。
- 并发症：

- ◦ 脑积水：发生率高达 30%[22,23]，平均发生率可能较低[20]。
- ◦ 小脑性缄默（见章节 3.2.4）：高达 30% 的病人可能出现[22-24]。
- ◦ 其他并发症[24]：构音障碍为 30%，吞咽困难为 33%。

第四脑室的 2 种主要入路[21]：

1. 经小脑蚓部入路（在中线处分开小脑蚓部）：
   - 概述：切开小脑蚓下部，并向上下两侧牵开。
   - 尽可能少的切开小脑蚓部（通常上至尖顶，但是不能进入上髓帆）。
   - 第四脑室入路也需要切开小结、脉络组织和下髓帆。
   - 上部的显露受到上髓帆的限制。
   - 优点：与膜髓帆入路相比，暴露范围更大且更靠近嘴侧。
   - 缺点：有发生蚓部尾端综合征的风险（躯干性共济失调，平衡失调，头部和躯干震颤），眼震（平衡失调更严重）。
2. 膜髓帆入路：
   - 概述：通过小脑延髓裂暴露第四脑室，不需要切开小脑蚓部或小脑半球。
   - 优点：不会损伤功能性神经组织，可能能够减小发生小脑功能障碍的风险，包括小脑性缄默（见章节 3.2.4）；能改善对第四脑室外侧隐窝的显露。
   - 缺点：与切开小脑蚓部相比通路较窄；对于累及第四脑室嘴侧的深部或较大肿瘤显露有限；对于对侧第四脑室底的显露有限（TVA 能从两侧进行手术从而能够避免这一局限性[21]）。
   - 技术：
     - ◦ 分开两侧的扁桃体能暴露蚓垂。
     - ◦ 在术侧的扁桃体和邻近的蚓垂之间切开。
     - ◦ 向术侧牵拉蚓垂，然后再向对侧牵拉蚓垂以暴露脉络组织和下髓帆。
     - ◦ 此时通常能够清楚地显露 PICA，且应对其进行保护（沿着 PICA 的分支）。
     - ◦ 常见较大肿瘤的下部在菲薄的下髓帆和脉络组织下方突出到第四脑室正中孔内。
     - ◦ 脉络组织和下髓帆朝向蚓垂的一侧且应整体牵拉蚓垂。
     - ◦ 通过在第四脑室底（脑干）铺棉片对其进行保护。

92.5 远外侧颅后窝入路

可用于脑干前外侧区病变，与上述入路不同，因为皮肤切口需要设计的足以翻开面积较大的肌皮瓣。

关键：尽可能向外侧方打开枕骨大孔，最好用金刚钻。

92.6 枕下开颅的颅骨成形术

枕下入路切除听神经瘤后关颅时使用甲基丙烯酸甲酯行颅骨成形术，可将术后头痛的发生率从 17% 降至 4%[25]。

92.7 颅后窝开颅的术后注意事项

92.7.1 术后查体

除常规外，还应注意以下内容：

1. 呼吸：频率、节律（见下文气管内插管部分）。
2. 密切监测高血压（见下文）。
3. 切口处有无脑脊液漏的征象。

92.7.2 术后处理

气管内插管

术后气管内插管常需保持 24～48 小时以起到预防作用：许多并发症以呼吸骤停为首发表现（见下文），病人的病情可能迅速恶化。气管内插管的刺激可能使高血压加重或病人躁动，经常需要镇静，但也可能会因此掩盖神经系统体征并抑制呼吸，需要权衡利弊。如果简单的颅后窝开颅术的病人术后意识恢复得很好，且时间尚早，并非夜间，大多数外科医师会拔除气管插管。

高血压

应采取任何措施尽量避免出现高血压，以防止细小血管出血（如手术结束前应该准备好尼卡地平或氯维地平，在麻醉清醒期及术后应将输液挂好并准备进行静脉点滴，维持收缩压不高于 160mmHg）。

术后血压有任何急剧变化均应呼叫内科医师（可能提示颅后窝压力升高，见下文）。

92.7.3 术后并发症

颅后窝水肿和（或）血肿

由于颅后窝空间有限，且可迅速引起脑干直接受压，因此体积较小的占位性病变即可能迅速致命。也可因为压迫导水管而使 CSF 循环受阻，导致急性脑积水，同时也有导致小脑扁桃体下疝的风险。颅后窝压力升高的先兆常是血压急剧升高或呼吸节律改变（瞳孔反射、意识水平和颅内压直到晚期才会受到影响），紧急处理措施见表 92-2。

表 92-2 颅后窝肿胀的紧急处理

★ 迅速气管内插管，脑室穿刺（如果可能，提前钻好孔，见下文），准备再次手术。无论病人在什么地方（恢复室，ICU，地板上等），均应立即打开切口。CT检查很可能延误宝贵的几分钟抢救时间；这种病例很少可以等待延迟治疗（必须基于个体情况进行判断）

为了便于在因第四脑室或导水管堵塞引起急性脑积水时快速进行脑室穿刺以从侧脑室中引流脑脊液，颅后窝手术时常在枕骨行预防性钻孔（Frazier 钻孔）。如果出现急性脑积水（例如因血肿引起），应使用脑室穿刺针（如果没有，可用腰椎穿刺针）紧急经皮行脑室穿刺。从钻孔处使用脑室穿刺针指向前额中心进行穿刺。急性脑积水时，进针 3～5cm 后应可见脑脊液流出。注意：这一操作可在准备重新打开切口时节省几分钟的宝贵时间。然而，脑积水的形成往往需要一段时间，因此初期可能不会出现脑积水。

枕下假性脑膜膨出

是脑脊液“内”瘘，枕下开颅术后的发生率为 8%[26]～28%[27]。

可能无症状，也可表现为头痛，恶心／呕吐，局部疼痛／压痛。有的质地软并且可以压缩，其他的可能张力高。

手术指征：

1. CSF 外漏（脑脊液漏，见下文）。
2. 影响手术切口的完整性。
3. 外观畸形。
4. 引起临床症状。

治疗选择（高达 67% 的病人需要永久留置 CSF 引流[28]）：

1. 无创措施：期待治疗，限制液体入量，包扎头部，床头抬高，使用乙酰唑胺。如果怀疑无菌性脑膜炎可使用类固醇。
2. 经皮抽吸：抽吸后加压包扎[29]，风险包括细菌进入引起感染。
3. 直接手术探查并逐层缝合[19]。
4. 腰椎穿刺引流：仅在假性脑膜膨出与蛛网膜下隙相沟通时有效。
   × 可能导致急性颅后窝综合征（头痛、恶心、呕吐、共济失调等）[26]，尤其是假性脑膜膨出与蛛网膜下隙不沟通时。及时停止引流后症状通常可缓解[26,27]。其他潜在的并发症：迷走神经麻痹，小脑扁桃体疝，硬膜下血肿，大脑后动脉（PCA）屈曲导致卒中。引流时可选择：
   1) 外引流（临时的）。
   2) 腰大池腹腔分流（永久的）。
5. 脑室引流：
   1) 脑室外引流（临时的）。

92

2) 分流（永久的）。

脑脊液漏

发生率为 5%～17%。是脑膜炎的潜在感染源，因此必须及时处理。

病因：有争议。可能包括：

1. CSF 流体动力学异常（如脑积水）。直到 CSF 被分流或流体动力学恢复正常，封堵漏口的操作才可能成功。
2. 切口缝合不佳：实际引起的脑脊液漏可能比预估的要少。
3. 蛛网膜瘢痕形成。

可能与脑膜炎（无菌性的或者感染性的）、多次手术有关。咳嗽、打喷嚏、体位改变以及组织瓣形成单向球阀可能促进瘘的形成，可能与缝合时形成单向活瓣有关。

CSF 可经以下结构漏出：

1. 皮肤切口。
2. 经咽鼓管；见枕下听神经瘤切除术后脑脊液漏（见章节 40.1.7）：
   1) 从鼻腔流出（CSF 鼻漏）。
   2) 从咽后部流出。
3. 穿破鼓膜者，CSF 从外耳道流出（CSF 耳漏）。

治疗

初期可采用姑息治疗，希望 CSF 流体动力学能恢复正常和（或）漏口部位在几天内闭合：

1. 抬高床头。
2. 腰椎蛛网膜下隙引流。
3. 如果 CSF 从皮肤切口漏出：
   1) 加强缝合切口。如消毒局部麻醉后用 3-0 尼龙线缝合。
   2) 也可以在切口涂抹几层火棉胶。

如果脑脊液漏持续存在，需行手术修补，概述见“颅脑脑脊液漏”（章节 23.4），另见“枕下听神经瘤切除术后脑脊液漏”（章节 40.1.7）。

第 V 或 VII 脑神经损伤

导致角膜反射减弱，可引起角膜溃疡；初期用等渗眼药水治疗（如 Naturaltears）每 2～4 小时及必要时使用，或使用湿化物（如 Lacricert）每日一次，夜间应使用眼罩或将眼睑粘在一起。

其他

曾报道过出现幕上脑出血，可能是由一过性血压升高引起的[30]。

（宋晓雯 译 刘兴炬 校）

参考文献

[1] Fager CA. Comment on Zeidman S M and Ducker T B: Posterior Cervical Laminoforaminotomy for Radiculopathy: Review of 172 Cases. Neurosurgery. 1993; 33

[2] Kalfas IH, Little JR. Postoperative Hemorrhage: A Survey of 4992 Intracranial Procedures. Neurosurgery. 1988; 23:343–347

[3] Standefer MS, Bay JW, Trusso R. The Sitting Position in Neurosurgery. Neurosurgery. 1984; 14:649–658

[4] Kurze T. Microsurgery of the Posterior Fossa. Clin Neurosurg. 1979; 26:463–478

[5] Hitselberger WE, House WF. A Warning Regarding the Sitting Position for Acoustic Tumor Surgery. Arch Otolaryngol. 1980; 106

[6] Wilder BL. Hypothesis: The Etiology of Midcervical Quadriplegia After Operation with the Patient in the Sitting Position. Neurosurgery. 1982; 11: 530–531

[7] Iwasaki Y, Tashiro K, Kikuchi S, et al. Cervical Flexion Myelopathy: A "Tight Dural Canal Mechanism". J Neurosurg. 1987; 66:935–937

[8] Haisa T, Kondo T. Midcervical Flexion Myelopathy After Posterior Fossa Surgery in the Sitting Position: Case Report. Neurosurgery. 1996; 38:819–822

[9] Epstein NE, Danto J, Nardi D. Evaluation of Intraoperative Somatosensory-Evoked Potential Monitoring During 100 Cervical Operations. Spine. 1993; 18:737–747

[10] Brown JA, Braun MA, Namey TC. Piriformis Syndrome in a 10-Year-Old Boy as a Complication of Operation with the Patient in the Sitting Position. Neurosurgery. 1988; 23:117–119

[11] Lunsford LD, Maroon JC, Sheptak PE, et al. Subdural Tension Pneumocephalus: Report of Two Cases. J Neurosurg. 1979; 50:525–527

[12] Tindall GT, Craddock A, Greenfield JC. Effects of the Sitting Position on Blood Flow in the Internal Carotid Artery of Man During General Anesthesia. J Neurosurg. 1967; 26:383–389

[13] Grady MS, Bedford RF, Park TS. Changes in Superior Sagittal Sinus Pressure in Children with Head Elevation, Jugular Venous Compression, and PEEP. J Neurosurg. 1986; 65:199–202

[14] Black S, Cucchiara RF, Nishimura RA, et al. Parameters Affecting Occurrence of Paradoxical Air Embolism. Anesthesiology. 1989; 71:235–241

[15] Munson ES, Merrick HC. Effect of Nitrous Oxide on Venous Air Embolism. Anesthesiology. 1966; 27: 783–787

[16] Mirski MA, Lele AV, Fitzsimmons L, et al. Diagnosis and treatment of vascular air embolism. Anesthesiology. 2007; 106:164–177

[17] Symon L, Pell MF. Cerebrospinal Fluid Rhinorrhea Following Acoustic Neurinoma Surgery: Technical Note. J Neurosurg. 1991; 74:152–153

[18] Schmidek HH, Sweet WH. Operative Neurosurgical Techniques. New York 1982

[19] Matson DD. Neurosurgery of Infancy and Childhood. 2nd ed. Springfield: Charles C Thomas; 1969

[20] Tomasello F, Conti A, Angileri FF, et al. Telo-velar approach to fourth-ventricle tumours: how I do it. Acta Neurochir (Wien). 2015; 157:607–610

[21] Tanriover N, Ulm AJ, Rhoton AL,Jr, et al. Comparison of the transvermian and telovelar approaches to the fourth ventricle. J Neurosurg. 2004; 101:484–498

[22] Zaheer SN, Wood M. Experiences with the telovelar approach to fourth ventricular tumors in children. Pediatr Neurosurg. 2010; 46:340–343

[23] Han S,Wang Z,Wang Y, et al. Transcerebellomedullary fissure approach to lesions of the fourth ventricle: less is more? Acta Neurochir (Wien). 2013; 155: 1011–1016

[24] Mei C, Morgan AT. Incidence of mutism, dysarthria and dysphagia associated with childhood posterior fossa tumour. Childs Nerv Syst. 2011; 27:1129–1136

[25] Harner SG, Beatty CW, Ebersold MJ. Impact of cranioplasty on headache after acoustic neuroma removal. Neurosurgery. 1995; 36:1097–9; discussion 1099-100

[26] Manley GT, Dillon W. Acute posterior fossa syndrome following lumbar drainage for treatment of suboccipital pseudomeningocele. Report of three cases. J Neurosurg. 2000; 92:469–474

[27] Roland PS, Marple BF, Meyerhoff WL, et al. Complications of lumbar spinal fluid drainage. Otolaryngol Head Neck Surg. 1992; 107:564–569

[28] Culley DJ, Berger MS, Shaw D, et al. An Analysis of Factors Determining the Need for Ventriculoperitoneal Shunts After Posterior Fossa Tumor Surgery in Children. Neurosurgery. 1994; 34:402–408

[29] Stein BM, Tenner MS, Fraser RAR. Hydrocephalus Following Removal of Cerebellar Astrocytomas in Children. J Neurosurg. 1972; 36:763–768

[30] Haines SJ, Maroon JC, Jannetta PJ. Supratentorial Intracerebral Hemorrhage following Posterior Fossa Surgery. J Neurosurg. 1978; 49:881–886

93 幕上开颅术

93.1 翼点开颅术

93.1.1 适应证

1. 动脉瘤：
   1) 所有前循环动脉瘤。
   2) 基底动脉尖端动脉瘤。
2. 到达海绵窦的手术入路。
3. 鞍上肿瘤：
   1) 垂体腺瘤（当鞍上部分巨大时）。
   2) 颅咽管瘤。

93.1.2 技术

体位、皮肤切口、开颅、入路等

1. 仰卧，如果头部旋转大于 30°，可垫高同侧肩部（见下文）。
2. 胸部抬高 10°～15°：减少静脉扩张。
3. 屈膝。
4. Mayfield 三头钉头架固定，头钉位置在正前后方及正侧方之间（当头部旋转到合适体位时，头架基本是水平的，见图 93-1）。
5. 颈部伸展 15°：重力作用使额叶离开颅底。
6. 头部旋转如图 93-1。

手术室安排

显微镜：左侧或者右侧的翼点开颅，助手镜均位于右侧。

头皮切口

见图 93-2。从颧弓位置，耳屏前 1cm 开始（避免损伤面神经额支和颞浅动脉额支）。稍弯向前方弧形切开，切口位于发际后直至发尖，可过中线以助于牵开头皮。在颞肌附着区，切皮至颞浅筋膜，但不要切开颞浅筋膜。

颞肌切口可延伸至皮肤切口以下（即更靠近颧弓）；这可以使需要向下牵拉的颞肌最少，使手术瘢痕位于发际线以内（注意：与沿头皮切口切开颞肌相比，这种技术会使出现额肌无力的风险增加）。

开颅

通过翼点的方法很多（蝶骨小翼使开颅变得困难），其中一种见图 93-3。

93

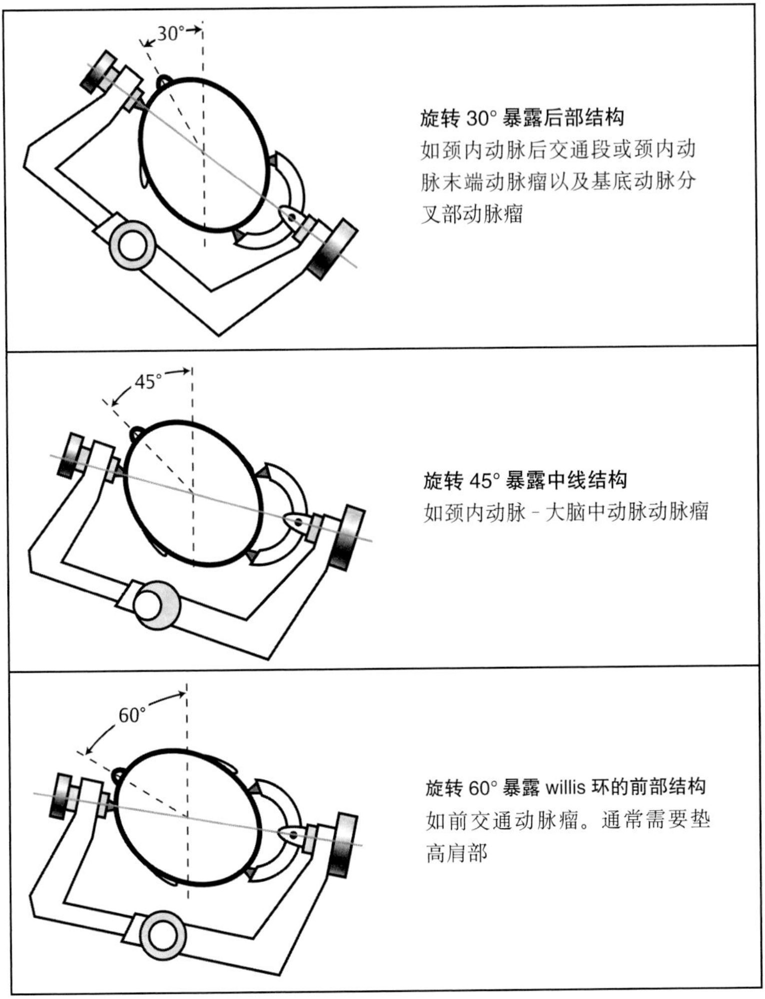
30°
旋转 30° 暴露后部结构
如颈内动脉后交通段或颈内动脉末端动脉瘤以及基底动脉分叉部动脉瘤
45°
旋转 45° 暴露中线结构
如颈内动脉 - 大脑中动脉动脉瘤
60°
旋转 60° 暴露 willis 环的前部结构
如前交通动脉瘤。通常需要垫高肩部

图 93-1 根据暴露范围需要，不同的翼点开颅头位。蓝色的线近似中线

钻孔

钻两孔就足够，钻孔的位置应尽可能靠下，使暴露中颅窝底所需要咬除的颅骨最少。一个孔位于颧弓根部（图 93-3 中“A”）；当需要暴露以ACoA 周围结构为中心的范围时（例如鞍上肿瘤），钻孔的位置应稍靠前方。另一个孔（“Z”）位于颧骨（靠近额颧缝），颞上线以及眶上嵴交界处。这个孔的位置在眼眶处应该尽量低；应在眼眶稍上方钻孔而不要进入眼眶。使用 Penfield 3 号剥离子将硬膜和颅骨内板剥离。

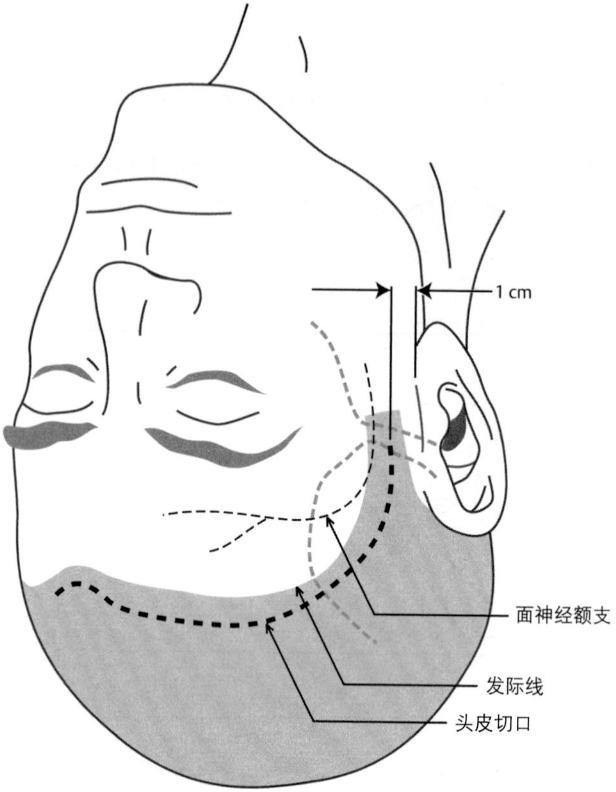

图 93-2 翼点开颅术的头皮切口

开颅

骨瓣应以蝶骨翼的压迹为中心。约 33% 位于颞肌前缘的前方，66% 位于颞肌前缘的后方。

从额部钻孔处开始向前方铣开，跨过颞上线的前缘，在眶部应尽量低（以免必须要咬除颅骨，在前额部会影响外观）。在前循环动脉瘤手术中，从骨瓣内侧到额部钻孔处的距离“B”应为 3cm。在颅底入路中（如 Dolenc 入路），距离“B”应更大，骨窗应至眼眶中点位置。然后从点“B”向上急转后再回到点“A”。在 Willis 环动脉瘤手术中，骨瓣的高度“H”仅需为 3cm，在大脑中动脉动脉瘤手术中应稍大些为 5cm。对于颅底区域的动脉瘤手术，需要显露的颞叶范围最小。为显露更多的颞叶，“H”应更大以扩大骨瓣（例如肿瘤手术）。

从额部钻孔处向后朝对应蝶骨翼的凹陷处铣开颅骨，直至铣刀停住。

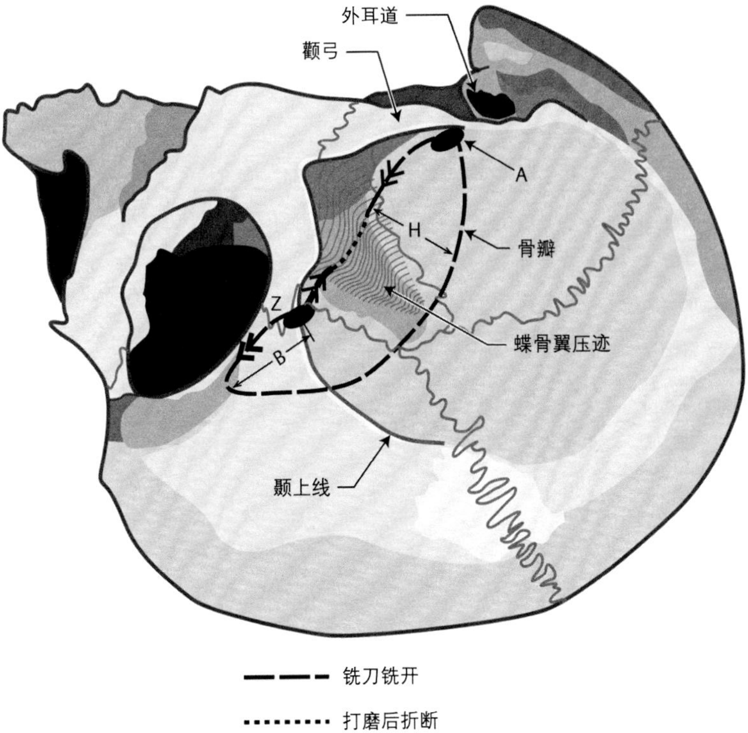

图 93-3 右侧翼点开颅的定位标志

铣刀无法通过的两点之间的颅骨使用开颅磨钻磨除，然后再在此处将颅骨折断。使用咬骨钳尽量咬除蝶骨翼。

硬膜瓣

以蝶骨翼为中心弧形剪开，向下翻开并固定。

分离

对前循环动脉瘤［如大脑中动脉（MCA）动脉瘤］以及 Yasargil 翼点入路至基底动脉分叉处动脉瘤，需要分离侧裂。可以从侧裂外侧部分向内分离，也可以从颈内动脉走行入侧裂处向外分离。后者可能更容易，因为侧裂中有多支静脉覆盖在额叶和颞叶连接处上方。没有跨越侧裂的动脉，所以如果保持在正确的平面内进行分离，动脉可以完全保留，无须损伤。

图 93-4 显示了理论上通过翼点入路对 Willis 环的暴露。此图为半示意图，在真实情况下应该朝前（例如，暴露前交通动脉）或者朝后（例如，基底动脉尖）进行分离，而不是朝两个方向进行。

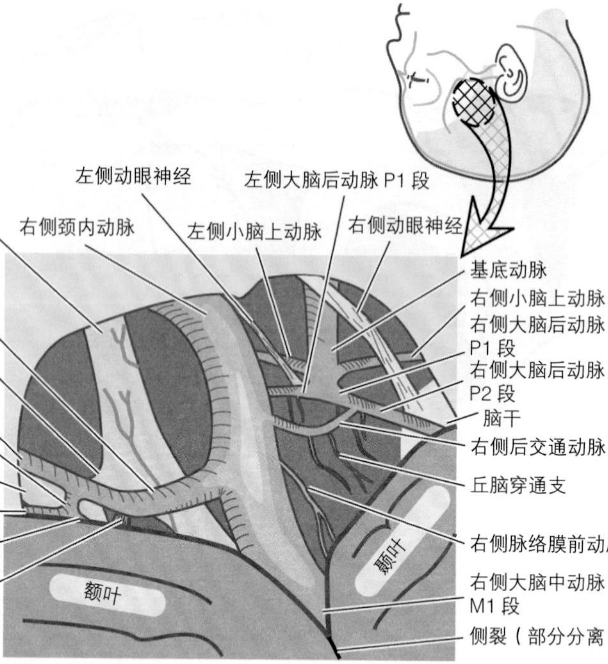

图 93-4 右侧裂解剖，手术所见

93.2 颞部开颅术

93.2.1 适应证

1. 颞叶活检：单纯疱疹性脑炎。
2. 颞叶切除术：切除癫痫灶，外伤后减压等。
3. 覆盖颞叶的血肿（硬膜外或硬膜下）。
4. 颞叶肿瘤。
5. 较小的、位于侧方的听神经瘤 [1]。
6. 颅中窝底入路（包括卵圆孔 /Meckel 腔、迷路、包含面神经的上鼓室部分）。
7. 内侧颞叶入路，例如杏仁核海马切除术（见章节 100.4.3）或颞叶内侧硬化症（见章节 26.1.2）。

93.2.2 技术

见图 93-5。颞部开颅有两种基本方法。

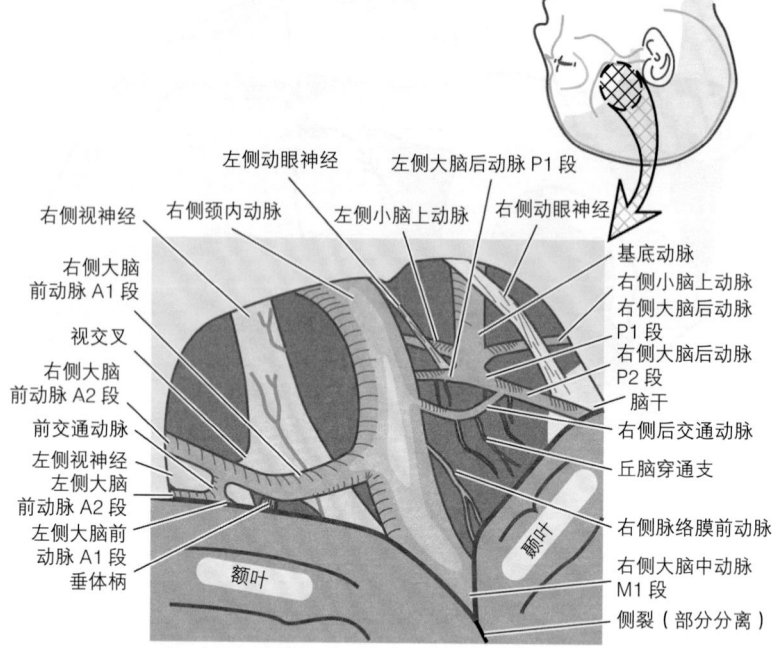

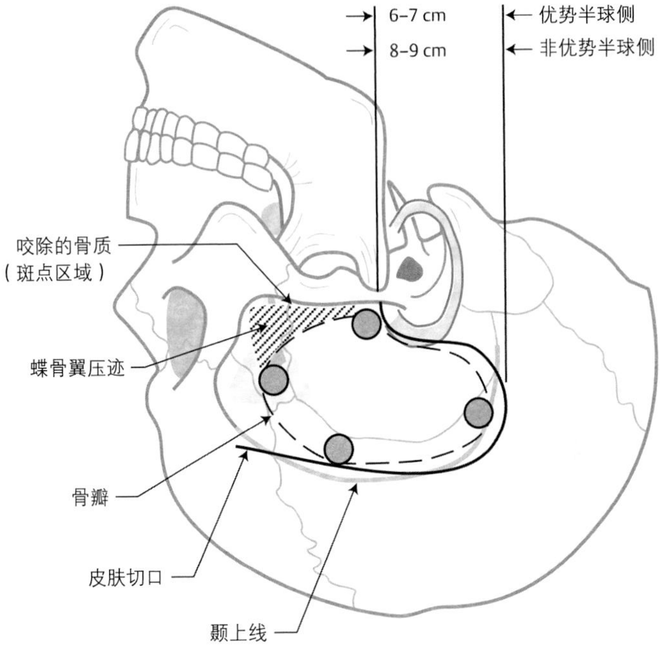

图 93-5 颞部开颅术（显露整个颞叶）

1. 经直切口的范围较小的开颅术或颅骨切除术：适用于皮层活检或慢性硬膜下血肿引流，也可以到达颅中窝底，关颅简单快捷。
2. 经问号形切口的标准骨瓣开颅术：对于暴露颞叶肿瘤或急性血肿有利。

93.2.3 体位、皮肤切口、开颅、入路等

1. 病人仰卧位，肩部垫高（有助于转动颈部以使头部几乎水平）。
2. 胸部抬高 10°～15°：减少静脉扩张。
3. 膝关节稍屈曲。
4. 三头钉 Mayfield 头架：单个头钉位于前方。
5. 头部旋转至几乎水平：避免过度牵拉以防止颈部静脉扭曲打折。

93.2.4 开颅

小范围开颅

取完全位于颞肌范围内的直切口。显露颞极：切口位于外眦和外耳道（EAC）中点处；从颧弓开始向上切开约 6cm。对小的位于侧方的听神经瘤，切口位于外耳道前方 0.5cm，延伸至颧弓上方 7～8cm[1]。硬膜下血肿

引流，切口位于耳屏前方，从颧弓上方 1～2cm 开始切开约 6cm（可根据硬膜下血肿的中心位置进行调整）。手术刀切开至颞肌筋膜后电刀切开筋膜和颞肌，牵开器牵开，钻孔，使用咬骨钳和（或）Kerrison punches 开颅。

标准开颅

问号形头皮切口

见图 93-5。用以显露颞叶，包括颞极（也可以用反问号形切口显露颞叶中部和后部）。

1. 在铺巾前将耳郭向下缝合使其远离切口，或者可以在手术巾下方将其折叠并钉在皮肤上。
2. 切口下方位于颧弓水平，耳屏前方（以避开颞浅动脉）。
3. 在优势半球侧，切口在耳郭上方弯向后方 6～7cm，在非优势半球则 8～9cm，优势半球 8～9cm（这一范围能够提供到达颞极行颞叶切除术时的“安全”区域）。
4. 向上至颞上线水平。
5. 向前朝向前额，直至发际。

钻孔位置

1. 在颧弓后根部。
2. 在颧弓上部和前部的连接处（额突）。
3. 沿皮肤切口的上缘和后缘钻 1～2 个孔。

开颅

沿着钻孔铣开颅骨，尽量低地接近颅中窝底以减少需要咬除的骨质。咬除剩余颅骨直至颅中窝底（图 93-5 中阴影区域）。

93

颞叶切除术

× 危险点：

1. 优势半球：Wernicke 语言中枢。尽管有变异（见颞叶切除术，章节 100.4），不使用定位技术确定语言区的位置时，切除颞极后部 4～5cm 以内的脑组织通常是安全的。
2. 非优势半球：可以切除颞极后 6～7cm 以内的脑组织，而不损伤视辐射。
3. 侧裂（大脑中动脉）：最好从颞极向后切除颞叶直至达到理想的切除范围，然后再向深部切除。
4. 颞叶内侧，应识别出切迹，以避免损伤位于颞叶内侧的脑干。

93.3 额部开颅术

93.3.1 适应证

1. 暴露额叶：如切除浸润性肿瘤。

2. 达到第三脑室或某些鞍区肿瘤，包括颅咽管瘤、蝶骨嵴脑膜瘤。
3. 修补筛窦 CSF 漏。

93.3.2 × 危险点

1. 中线处（深方）的大脑前动脉。
2. 中线处的上矢状窦（SSS）（注意：在大多数情况下，损伤 SSS 的前 1/3 不会导致静脉性梗死，但损伤 SSS 的后 2/3 几乎全都出现静脉性梗死）。
3. 避免不慎越过中线的胼胝体损伤对侧半球。
4. 优势半球：Broca 区（运动性语言中枢）位于额下回。

93.3.3 技术

开颅的选择

两种基本的开颅方法：

1. 单侧开颅，皮肤切口为发际后弯向前方的弧形切口：用于不需要在中线部位显露额底（否则切口可能会一直延伸至前额），并无须跨过中线的手术。
2. 从一侧耳部延伸至另一侧耳部的大的双额头皮切口（冠切[2]）可达单侧或双侧前颅窝。

单侧额部开颅

见图 93-6。皮肤切口起于耳屏前方 <1cm，无须低至颧弓水平，弧形向上及稍后方向直至额部中线部位。

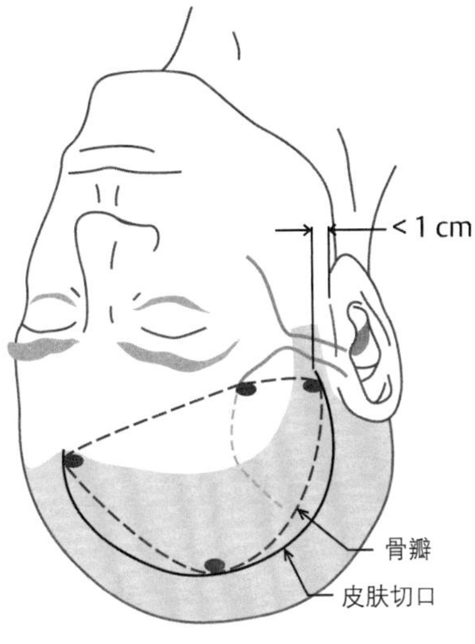

图 93-6 单侧额部开颅

钻孔

1. 颞上线与眶缘交界处。
2. 蝶骨翼压迹的后方（翼点后方）。
3. 前部在发际后方，避免在前额钻孔（可能会引起轻度的抑郁）。
4. 上部。

双侧额部开颅

1. "耳 - 耳"双额切口或冠切。
    1) 皮肤切口位于发际后方，前方保留发尖。
    2) 无须低至颧弓，仅需低至眶上壁。
    3) 与翼点开颅术不同，通常无须切开颞筋膜及颞肌，将皮瓣与肌肉／筋膜分开。
    4) 如果需要保留骨膜，头皮和骨膜不同时切开有时有助于保留骨膜瓣。可在皮肤切口后方切开骨膜，以取得更大的骨膜瓣。
2. 钻孔：避免在前额钻孔造成骨缺损，可靠近头皮切口在上矢状窦两侧钻两孔，以铣下骨瓣。
3. 可在靠近眶顶处分离上矢状窦，几乎没有危险。
4. 如果额窦开放，可按照额窦骨折的处理方法处理（见章节 54.5.1）。

93.4 颞骨岩部开颅

93.4.1 适应证

1. 岩尖病变（如岩斜脑膜瘤）。
2. 累及幕上下的斜坡病变（如脊索瘤）。

93.4.2 优点

分离窦与耳部结构。减少对小脑和颞叶的牵拉。

93.4.3 技术

见参考文献[3]。

体位

1. 病人仰卧，同侧肩部垫高。
2. 胸部抬高 10°，减少静脉扩张。
3. 屈膝。
4. Mayfield 3 钉头架：单个头钉在前，接近后前位固定。
5. 调整头部位置使岩骨底位于术野最高点：
    1) 头旋转 40°～60°。
    2) 头部向对侧肩部外展。

3) 颈部伸展 15°，重力可以使额叶远离颅底。

头皮切口

从耳屏前方 1cm 颧弓水平开始做反问号切口，在耳郭上方向后，向下至乳突内侧 0.5~1cm。

在前方和下方剥离颞肌和骨膜。

开颅

钻 4 个孔，窦两旁各 1 个（近横窦和乙状窦的交界处）。

93.5 枕部开颅

93.5.1 适应证

枕叶肿瘤包括仅位于幕上的大脑镰后部的脑膜瘤或小脑幕脑膜瘤，枕叶脑出血。

93.5.2 体位

仰卧位

病变侧肩垫高；胸部抬高 15°。Mayfield 3 钉头架，单个头钉固定在病变对侧前额部，双钉越过中线固定在对侧。

侧俯卧位

1. 病变侧在上方，可通过下列入路进行手术：
   1) 从病人后方，类似脑桥小脑三角区（CPA）病变的颅后窝开颅术。
   2) 从体位最上方。
2. 其他手术入路：病变侧在下方。适用于邻近大脑镰的病变；见“半球间入路”（见章节 94.3）。

（宋晓雯 译 刘兴炬 校）

参考文献

[1] Brackmann DE, Sekhar LN, Janecka IP. The Middle Fossa Approach. In: Surgery of Cranial Base Tumors. New York: Raven Press; 1993:367–377
[2] Souttar HS. New methods of surgical access to the brain. Br Med J. 1928; 1:295–300
[3] Al-Mefty O, Fox JL, Smith RR. Petrosal Approach to Petroclival Meningiomas. Neurosurgery. 1988; 22: 510–517

94 侧脑室和第三脑室入路、去骨瓣减压术和颅骨成形术

94.1 侧脑室入路

三角区手术入路[1]。

经典文献综述[2]总结如下：

1. 三角区有多种入路[1]：
   1) 颞中回入路：通过扩张的颞角。
   2) 颞顶侧方入路。
   3) 顶枕上方入路。
   4) 经胼胝体入路（见下文）。
   5) 经颞角入路：切除颞极达到颞角。
   6) 枕叶切开或枕叶切除：仅用于术前存在同向性偏盲的病人。
2. 额角：额中回。
3. 侧脑室体部：
   1) 经胼胝体。
   2) 额中回：通常直到切除大多数肿瘤后才能暴露供血血管（尤其是主要由脉络膜后动脉供血的肿瘤）。
4. 颞角：
   1) 颞中回。
   2) 经颞角。

94.2 第三脑室入路

94.2.1 概述

经典参考文献对显微解剖[3]和手术入路[4]进行了综述，下文作简要总结。

处理第三脑室前部病变的入路[5]：

1. 皮层造瘘：需经侧脑室且仅适于伴有脑积水的病变；尤其适用于病变由第三脑室侵入一侧侧脑室者。癫痫发生率为 5%（比经胼胝体入路高）（见章节 94.2.4）。
2. 经胼胝体：更适于无脑积水者（见下文）。
   1) 经胼胝体前部：能够较好地显露第三脑室两侧壁；有损伤双侧穹隆的危险。

2) 经胼胝体后部：可达四叠体或松果体区；有损伤深静脉的危险。

3. 经额下：有四种不同的入路。

1) 经视交叉下：在视神经和视交叉之间。

2) 视神经－颈动脉间隙：通过以视神经为内界、颈内动脉为外侧界、大脑前动脉为后界的三角形间隙。

3) 终板：视交叉上方[6]。

4) 经蝶：需要磨除鞍结节、蝶骨平台和蝶窦前壁。

4. 经蝶。

5. 经颞下。

6. 立体定向引流：可用于抽吸胶样囊肿（见章节 46.3.5)。

94.2.2 切除肿瘤的一般原则

总结[4]：第三脑室入路中，应该不遗余力地保留深静脉，尽管牵拉深静脉可能造成静脉破裂出血。

在肿瘤包膜上留置一缝线，用于牵拉肿瘤，便于操作。

肿瘤应先在包膜内切除；先抽吸，然后打开包膜于包膜内分块切除，包膜就会塌陷，与周围结构分离。如果包膜与周围结构粘连紧密不易分离，往往是由于包膜内肿瘤切除不完全所致。

应推测肿瘤表面的血管供应正常脑组织，一旦切除包膜内肿瘤之后，应将这些血管从囊壁上分离下来。

94.2.3 经胼胝体入路到侧脑室或第三脑室

概述

经顶部开颅，从半球间入路达胼胝体（CC)。对于左侧半球为优势半球的病人，常从右侧开颅。

适应证

主要适于侧脑室或第三脑室的肿瘤或病变，包括：

1. 胶样囊肿。

2. 颅咽管瘤。

3. 囊虫病囊肿。

4. 丘脑胶质瘤。

5. AVM。

技术

见参考文献[3,4,7]。

手术筹备：经胼胝体手术

同时参见免责声明（见凡例）。

1. 体位：仰卧，头架固定。
2. 设备：
   1) 显微镜。
   2) 影像导航系统。
3. 术后：ICU。
4. 知情同意（并不包括全部）：
   1) 操作：在大脑半球间进行手术切除病变。
   2) 其他治疗方案：非手术治疗，从脑表面手术（经皮层造瘘），某些病变可以进行放疗。
   3) 并发症：卒中，“分离综合征”（少见）（见章节 100.4.1)，脑积水可能需要分流，记忆障碍。

概述

见图 94-1。影像导航有助于确定合适的手术入路，减少胼胝体切开范围，帮助辨认胼胝体和扣带回的分界。

体位

仰卧屈颈，胸部抬高 20°。不使用腰椎穿刺引流，该入路中术者容易出现定向困难，应保持头部中立位以减少该情况的出现，也可以使头稍向右倾斜或采用侧卧位借重力牵拉使右侧大脑半球向下移位。

头皮切口

可以使用以下两种切口：

1. 采用倒“U”形切口，顶部位于中线左侧，从冠状缝前 6cm 延伸至冠状缝后 2cm，向下切开 7～8cm。
2. 冠切切口。

开颅

建议术前行血管造影以规划皮瓣位置，避免损伤大的皮层静脉，也可用 MRI 代替[8]。皮层至冠状缝前方上矢状窦的桥接静脉较少；因此可以选择从这一区域进入纵裂。骨瓣可为方形或三角形，需至上矢状窦（SSS）才能暴露充分。有多种开颅的方法。注意：上矢状窦常位于矢状缝右侧（见章节 1.3)。

1. 在 SSS 两侧，前方和后方各钻一孔以显露 SSS，在两孔间将硬脑膜与内板分离，并在中线左侧纵行切开。

   缺点：移除中线处的颅骨可能加大损伤 SSS 的风险，且更难避免 SSS 撕裂。

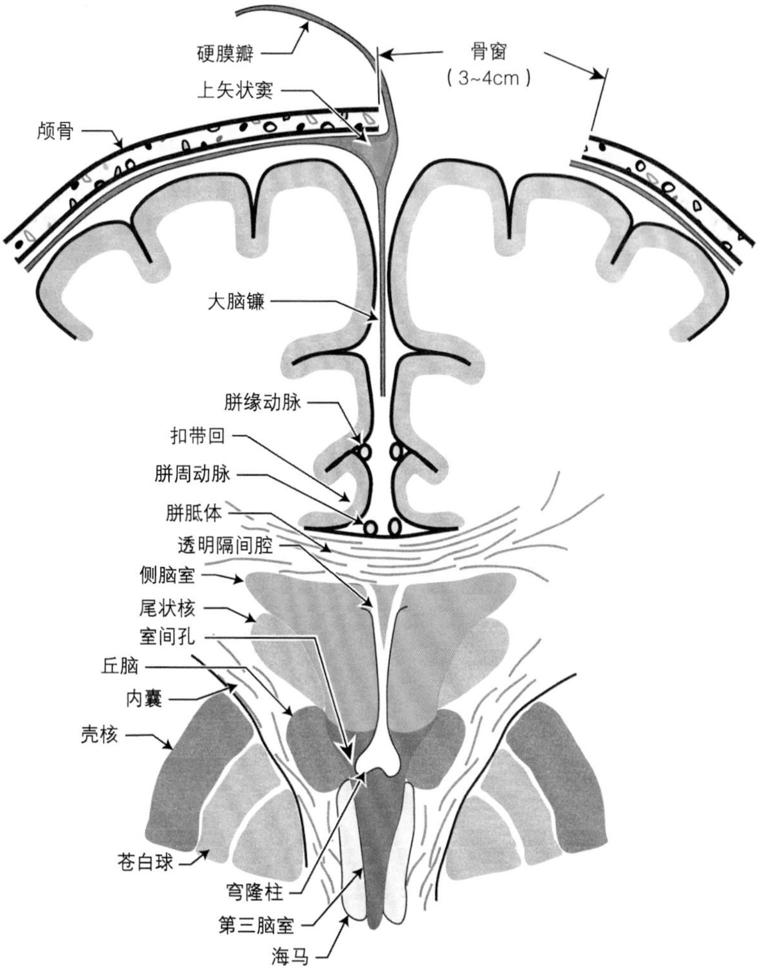

图 94-1 第三脑室的经胼胝体入路：正位观

2. 可做一长切口直至中线右侧，直视下咬除颅骨直至 SSS。这种方法安全但是可能造成明显的骨缺损需要填充（如甲基丙烯酸甲酯），并且比较费时。
3. 在中线右侧做切口开颅造成矢状窦撕裂的危险最大（切口位于上矢状窦边缘，可能将其撕裂）。

为避免损伤运动区并尽可能暴露矢状窦前部，骨窗应 2/3 位于冠状缝前，1/3 位于冠状缝后（一般来说，长度约为 6cm，即前方为 4cm、后方为 2cm)。骨瓣外侧方延伸至中线旁 3～4cm，最后在窦上方（中线）所钻的两孔间铣开骨瓣，若矢状窦撕裂，能够以最快的速度进行处理。硬膜瓣基底位于矢状窦。

胼胝体入路

不能或最多只能损伤一根从皮层到矢状窦的引流静脉（不能是大的引流静脉），轻柔牵开右侧大脑半球。不要牵拉矢状窦以免造成损伤，因为可能会引起窦内血栓形成（胼胝体切开放出脑脊液后牵拉可能会更容易）。进入纵裂沿大脑镰向深部分离，在大脑镰下方打开蛛网膜。

双侧扣带回可能在中线粘连，而被误认为胼胝体（CC)，同时也可能将胼缘动脉误认为胼周动脉。误入扣带回可能会使术者失去方向而损伤胼周动脉。鉴别方法：胼胝体是白质，较深，位于双侧胼周动脉下方。影像导航以及术前在 MRI 测量胼胝体深度可能会有帮助。

胼胝体切开

胼胝体切开通常应在双侧胼周动脉之间进行。一些动脉分支可能越过中线，偶尔可能需要切断一部分。手术通路：为从冠状缝（中线处）到外耳道的连线（室间孔位于这一连线上）；这样可以避免在后方部位切开胼胝体。使用双极、吸引器和尖刀或者激光切开胼胝体。在脑积水病人中，胼胝体可能变薄，进入侧脑室释放脑脊液可使牵拉更容易。当室间孔闭塞时（如胶样囊肿），可以打开透明隔膜，以避免肿瘤突入术侧脑室（否则，当从术侧脑室抽吸 CSF 时，另一侧脑室的 CSF 不能流出）。

分离综合征（见章节 100.4.1)：更常见于胼胝体后部切开（近压部），在这一部位交叉的视觉纤维更多。从胼胝体膝部尖端后方 1～2cm 处向后切开长度小于 2.5cm，可以减少这种风险[9]。对于穹隆间入路，必须在正中线处切开胼胝体。

94

第三脑室入路

通常不能在正中线处切开胼胝体，可能会进入一侧侧脑室。应仔细判断进入的是哪一侧脑室，以免迷失方向。为了定位（图 94-2)，脉络丛沿脉络裂向前进入室间孔（位于中间），在此处与丘纹静脉相交，丘纹静脉走行于脉络丛外侧，丘脑及尾状核之间。隔静脉和尾状核静脉在前方进入室间孔，在胶样囊肿病人中，因病变可能堵塞室间孔而使室间孔辨认困难，可能与脑室的室管膜类似，但仔细观察室间孔通常略显灰色（脉络丛进入室间孔后部）。

切开胼胝体后也可能是进入透明隔间腔（见章节 86.7.3)。若没有可见的定位标志则怀疑进入此处。

第三脑室的其他入路

1. 穹隆间[9]：在穹隆体上方进入第三脑室顶，适用于第三脑室中部及后部病变，应尽量在中线处切开胼胝体。

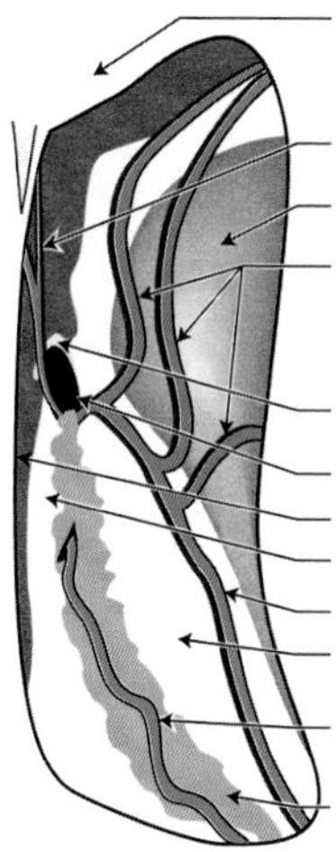

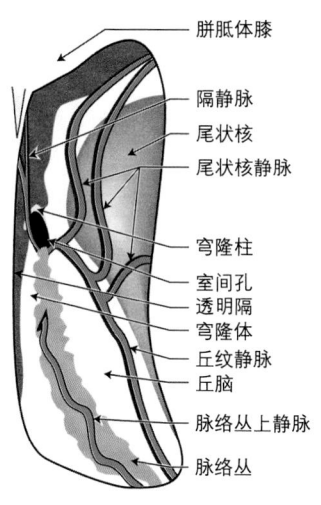

图 94-2 经右侧脑室从上方观察室间孔

2. 从侧脑室经室间孔：在脑积水病人中，室间孔通常扩张，如果室间孔过小不能进入第三脑室，可以选择：
   1) 使用穹隆间入路（见上文）。
   2) 必要时才可扩大室间孔。可以通过下列方式：
      - 向侧方扩大。
      - “脉络膜下入路”，从后方切开室间孔（需要切断丘纹静脉），据报道可耐受良好[4,10]。
      - 最后手段：通过一侧穹隆柱切开室间孔前上方[9]。注意：如果对侧穹隆因为任何原因而无功能，这可能会导致双侧穹隆病变并可能（不一定[9]）造成短时记忆丧失而失去学习能力。

切除胶样囊肿

囊性病变需要进行囊内减压再分块切除，然后才能经室间孔从第三脑室取出病变。这样能减少牵拉以及对穹隆体进行操作。可以进行穿刺抽吸。部分清空的囊肿可以使用显微垂体钳夹住，通过室间孔将病变取出侧脑室（见章节 94.1）。必须在减压后才可以将囊肿经室间孔拉入侧脑室。囊肿常与第三脑室顶部有蒂相连，可使用双极电凝切断。

对于其他肿瘤，如果肿瘤过大不能通过室间孔，应该从内部切除。

并发症

1. 静脉性梗死，可能是由于：
   1) 损伤重要的皮层引流静脉：应术前做血管造影或使用矢状位 T_2WI MRI 帮助设计皮瓣[11]。
   2) 上矢状窦（SSS）血栓形成[12]。可能与静脉窦损伤有关的因素包括[8]：

- 牵拉损伤：避免静脉窦表面放置牵开器（中线部位的偏移不能超过 5mm）。
- 过度牵拉静脉窦处的硬膜瓣或上矢状窦本身（侧方移位应小于 2cm）。
- 在静脉窦周围开颅造成损伤。
- 上矢状窦附近区域双极电灼过度。
- 病人高凝状态，包括脱水。

2. 由于牵拉双侧扣带回或胼胝体中部及丘脑损伤所致的一过性缄默[11]。

94.2.4 经皮层入路达到侧脑室或第三脑室

适应证

在没有脑积水的情况下，此入路很难准确进入脑室系统。因此，对于正常大小的侧脑室、第三脑室和室间孔，经胼胝体入路合适（见章节 94.2.3）。

1. 侧脑室三角区肿瘤。
2. 第三脑室顶肿瘤。
3. 第三脑室肿瘤明显突入一侧侧脑室。

入路

1. 顶叶后部。
2. 颞中回：适用于肿瘤导致的脑积水引起侧脑室颞角扩大时；通过颞角进入。
3. 额中回入路：平行于额中回长轴，在运动性语言中枢（Broca 区）的前上方和运动区的前方 4 作一 4cm 切口；同一个部位可用于额部脑室造瘘术，见 Kocher 点（见章节 97.6.5）。

94.3 半球间入路

94.3.1 适应证

适于毗邻中线的、深部的、但比胼胝体表浅的病变（偏离中线生长的病变）。与上文所述的经胼胝体入路相似，但病变侧可位于下方（取患侧卧位），这样可以利用脑组织的重力牵开半球，因此减少机械牵拉造成的压力相关坏死性损伤。

94.3.2 技术

体位

标准侧卧位（避免因为不寻常的角度而失去方向），头轻微旋转向上。

方法

与经胼胝体入路相似。需要确保骨瓣的外侧部分从中线向侧方延伸至少 4cm，以减少颅骨对牵拉脑组织的限制。

94.4 颅骨成形术

94.4.1 适应证 / 禁忌证

适应证

1. 修复颅骨外观和对称性。
2. 减轻颅骨缺损引起的症状（见章节 91.1.6）：
   1) 疼痛和压痛：尤其在骨缘处。
   2) 环锯综合征：非局灶性（见下文）。
   3) 与颅骨缺损相关的局灶性缺损：例如皮瓣凹陷综合征。
   4) 源于骨缺损下方脑组织的癫痫发作。
3. 对开颅术后或颅脑外伤后遗留的颅骨缺损区域形成保护，避免其受到损伤（钝器伤或穿通伤）。
4. 向脑组织表面施加压力，使脑组织变形，从而减少脑灌注。这样可能有利于控制癫痫的发生。
5. 颅骨成形术可能能够改善认知功能的缺损（尤其是面积大的骨缺损）相关症状可能在颅骨切除术后数月至数年才延迟出现[13]。

禁忌证

1. 感染：尤其是颅骨切除部位的感染，但为了防止感染波及成形的“骨瓣”，远隔部位的感染也是禁忌。
2. 脑组织膨出于骨窗之外。
3. 未经治疗的脑积水：这个问题非常复杂，因为治疗脑积水可能需要在进行分流手术的同时对颅骨缺损处进行修补。

环锯综合征

第一次世界大战期间，法国的研究首次对这一症候群进行了描述。Grant 和 Norcross[14] 提出了“环锯综合征”这一术语，是对一系列非局灶性症状的总称，包括头痛（发生率 54%[15]）且有时会出现搏动性头痛（通常位于骨缺损区域）、眩晕（发生率 24%）、失语、不能集中注意力、失眠、乏力、抑郁等。在很多方面都与脑震荡后综合征类似（见章节 58.6）。

在此之后，这一术语的解释在字面上扩展到了包括迟发性局灶性神经功能症状[16]，耳鸣[17]，甚至是“任何颅骨成形术可以逆转的症状”[18]。

症状有时会随着姿势而改变[19]。

与颅骨缺损有关的其他症状

对于认为应将“环锯综合征”这一术语的使用局限于上述非局灶性症

状的纯粹主义者，提出了下列综合征[20]：当头皮因大气压而下陷时出现的与骨缺损下方脑组织有关的神经功能缺损。神经功能缺损可能包括对侧轻偏瘫（由于上肢的运动神经元位于大脑凸面，与下肢相比，上肢更易发生轻偏瘫；见图 1-3)。对侧视觉和躯体感觉的缺损，语言功能缺损（优势半球病变)。并不是所有颅骨缺失的病人都会出现这种综合征。

运动环锯综合征[16]：仅会出现对侧轻偏瘫。平均起病时间为 5 个月。

94.4.2 病因

出现与颅骨缺损相关症状的可能的原因有：

1. 大气压直接作用在脑表面，会压迫皮层静脉。
   - 脑血流（CBF）的改变。
   - 脑糖代谢功能受损。
   - CSF 流体动力学的局部改变。
2. CSF 流体动力学的广泛改变。
3. 硬脑膜和（或）脑组织的瘢痕组织。
4. 骨缘会刺激此处头皮的痛觉纤维引起局部疼痛。
5. 搏动［CSF 和（或）血液］造成硬脑膜（疼痛敏感）灌注增加。

大气压的影响受到下列因素的影响：

1. 头皮的弹性。
2. 骨缺损的面积。
3. 骨缺损部位颅骨的曲率。
4. 随体位改变［被称为虹吸作用，实际上是液柱压力的下降（流体静力学)］、咳嗽、脑积水而出现的 CSF 压力的改变。

94.4.3 颅骨成形术的时机

- 脑组织肿胀：需要等肿胀完全消退直到脑组织不再突出于颅腔外（不能使用成形的骨板把脑组织推挤到颅腔内)。如果存在脑积水有时需要进行分流。
- 伤口污染：
  - 清洁创口的颅骨缺损（去骨瓣减压术后，脑水肿开颅术后等)：近期的研究发现，早期或晚期（有多种定义）颅骨成形术（不包括污染病例)[21,22]。尽管有研究报道去骨瓣减压术后 14 天内进行颅骨成形术会增加感染风险[23]。
    - 没有脑肿胀的清洁手术病例（例如对切除颅骨血管瘤后造成的颅骨缺损进行修补)：立即进行颅骨成形术几乎没有感染风险。
    - 污染创口（开放性骨折，累及鼻窦的骨折，穿透性创伤，感染等)：建议推迟进行使用异体移植物（一种“异物”）的颅骨成形术至少 6 个月以减少发生感染的风险。有些研究者甚至建议推迟 1 年以上[24]。更多同时期的研究中，如果没有感染征象，颅骨切除术后倾向于等待 3~6 个月。

• 情有可原的情况：如果病人出现与颅骨缺损有关的严重症状（例如环锯综合征或皮瓣凹陷综合征），可以考虑提前进行颅骨成形术。

94.4.4 材料

可以选择的材料包括：

1. 自体骨瓣：颅骨切除术时移除且为此后进行成形术而保留的颅骨。通常不适用于污染病例（穿透性创伤，感染等）。可选择的保存方法：
   1) 在病人腹部皮下脂肪层中。
   2) 使用防腐剂（例如 RPMI，见章节 94.5.3）并且储存在超低温冰箱里。
2. 可以由外科医师塑形的材料：
   1) 聚甲基丙烯酸甲酯（PMMA）：在手术室中通过将甲基丙烯酸甲酯粉末与一种液体的甲基丙烯酸甲酯单体混合而制成，塑形至需要的形状，并进行定型（变硬）之后再使用金属板、缝线或钢丝将其与颅骨连接。定型的过程会产热，应使用浸湿的手术用海绵保护脑组织并在定型过程中多冲水以防止对其下的脑组织产生热损伤，或者更好的选择是，一旦材料塑形满意，可从术区移走完成定型。
   2) 成型网：由钽或钛制作。可能的选择包括：
      • 标准平网。允许塑形的程度有限。通常更适用于较小的骨缺损。例如直径 <5cm。
      • 成型网（例如 KLS Martin 生产的 SmartMesh 或者 Zimmer Biomet 生产的 CranioCurve®）：根据标准颅骨形状和常见的颅骨切除骨瓣轮廓制造的网状植入物。
3. 预定制骨瓣：使用 3D 打印机基于对骨缺损部位进行的 CT 薄层扫描制成的电脑模型，如果可能的话也可以利用“镜像原理”将完整的对侧颅骨作为模型。
   1) 聚甲基丙烯酸甲酯。
   2) PEEK（聚醚醚酮）。
   3) 钛。
   4) 钽。
   5) 亚克力。
4. 分层的颅盖骨。

当使用合成材料时，应该在骨瓣上打孔或钻孔以防止积液（在皮瓣下或皮瓣与颅骨间）。

94.4.5 并发症

可能出现的并发症包括：

1）感染：发生率约为 8%。

2）血肿：在成形的骨瓣下方（硬膜外或硬膜下）。

3）癫痫。

4）脑损伤。

5）骨瓣吸收。

6）脑积水。

双额骨缺损会提高发生并发症的风险[25-27]。

94.4.6 技术

概述

下文所述主要适用于去骨瓣减压术后的颅骨成形术。

手术目标

1）将颞肌和与之粘连的硬膜分离。

2）避免损伤硬脑膜（或假性硬脑膜）以免发生 CSF 漏，如果出现任何损伤应将之修补。

3）使用骨瓣修补骨缺损（见上文材料选择部分）。

4）将骨移植物外的颞肌复位，并且如果可能的话将之缝合固定。

风险

1）感染。

2）术后血肿：与硬膜下相比，更可能出现在硬膜外。

3）CSF 漏。

手术细节

下文所述尤其适用于从顶部至额部区域去骨瓣减压术后不同大小的颅骨缺损。

- 沿原切口切开，注意尽可能保持在颅骨上切开，若切口下方颅骨缺失可在头皮下方使用例如止血钳一类的手术器械以防止切开头皮时手术刀刺入颅内。
- 从靠近骨缺损最上方的某一点开始，从与硬脑膜或假性硬脑膜瘢痕融合处分离一小部分头皮瓣（约几厘米），若去骨瓣时使用了例如硅橡胶一类的隔离物分离时通常会比较容易。在容易分离的区域，可以使用 Langenbeck 骨膜剥离子，在瘢痕粘连紧密处可使用 10# 手术刀锐性分离（刀锋朝上）。

- 从骨缺损处的各个方向向皮瓣基底处（通常是骨缺损上方颞肌的下部）分离。
- 在组织较薄处（例如仅有瘢痕组织，无颞肌附着）可以沿骨缘使用单极电凝以显露颅骨。
- 当可以分离到颞肌根部的前方和后方时，可以开始分离与硬脑膜/假性硬脑膜瘢痕愈合的颞肌，并将其随皮瓣一起从硬膜上方牵开。
- 在这一过程中，一部分或全部的颞肌将会与硬脑膜和头皮分开（有些外科医师有意将其完全分离）。随后在手术中，这部分肌肉可能会缝合固定到骨瓣上（比如通过钻孔）或固定到头皮内面。
- 可以使用 Pennfield 剥离器的“杯状”末端刮除骨缘的瘢痕组织，仅需要暴露至内板的内侧面，不需要将内板与形成瘢痕的硬脑膜分离，否则可能会增加发生硬膜外出血/血肿形成的风险。
- 如果皮瓣没有打孔，应在皮瓣背面上钻几个孔，以便引流硬膜外的出血。
- 将骨瓣置于骨缺损处，如果在某些部位会翘起来不能与颅骨贴合，应使用钻和(或)咬骨钳将此处的软组织或其他不规则的凸起物清除。
- 将骨瓣安全固定，通常使用钛板和螺丝。
- 经皮穿刺留置帽状腱膜下引流后按常规要求缝合。

94.5 去骨瓣减压术

94.5.1 适应证

适应证（存在争议）包括：

1. 恶性大脑中动脉区域梗死（见章节 82.3），主要用于非优势半球，在优势半球进行该手术存在很大争议。
2. 创伤性高颅压：
   1) 可在其他控制颅内压升高的措施都失败之后用作辅助治疗[28]。
   2) 在治疗初期：急诊手术可以考虑（骨折，EDH，SDH 等）[29]。
3. 开颅时出现无法控制的脑肿胀（见章节 91.1.3）。
4. 可用于治疗儿童难治性非创伤性高颅压[30]［如感染、梗死、瑞氏综合征（脑病合并内脏脂肪变性综合征）］。

94.5.2 可能发生的并发症

1. 出血。
2. 脑组织从减压窗疝出，骨缘压迫皮层，造成皮层挫伤（去大骨瓣可以减少该风险）。
3. 术后减压窗脑组织失去保护可能受到外力损伤。

4. 术后出现脑外积水：术区，手术对侧，半球间等部位出现积液或血肿。

94.5.3 技术

一般处理

1. 需要打开硬膜。
2. 骨瓣处理：
    1) 丢弃：当开放性颅脑损伤骨瓣已污染时，这可能是最好的选择。
    2) 将骨瓣至于腹部皮下，特别适用于希望继续使用自体骨瓣，或不在同一医疗机构进行颅骨成形术的病人。
    3) 体外储存：使用无菌防腐溶液浸泡（比如 RPMI 1640 培养基。http://www.invitrogen.com/GIBCO)，然后在无菌条件下储存（例如无菌容器中），超低温冻存（约 −80℃）。
    4) 在无污染的情况下（如卒中），可在术后 6～12 周复位颅骨。
3. 骨窗应该较大（大于 12cm[31]，常大于 15cm)。

偏侧颅骨切除术

1. 可使用头架固定，固定位置应该更靠下（见图 94-3)，以便使开颅的范围更大[29]（严重的粉碎性颅骨骨折时不能使用)。
2. 头部前后轴与地面平行（除非颈椎结构情况不明或颈部活动度太小，可以通过调整手术床的位置解决)。
3. 头皮切口，有两种选择：
    1) (见图 94-4A）从骨窗顶部开始，类似脑外伤手术的皮瓣（见章节 51.8)，但是需要更靠后接近枕外隆凸以增加显露的范围，然后在耳郭上方弧形转向前方以保留头皮血供。
    2) (见图 94-4B) “T” 形切口，出现皮瓣缺血风险较小，T 形切口在冠状缝后方越过中线以保护颞浅动脉（STA)[29]。
    3) 钻孔（见图 94-5)：于颧弓根后部上方钻一孔，另一孔位于颧弓额突后方，颞上线下方。

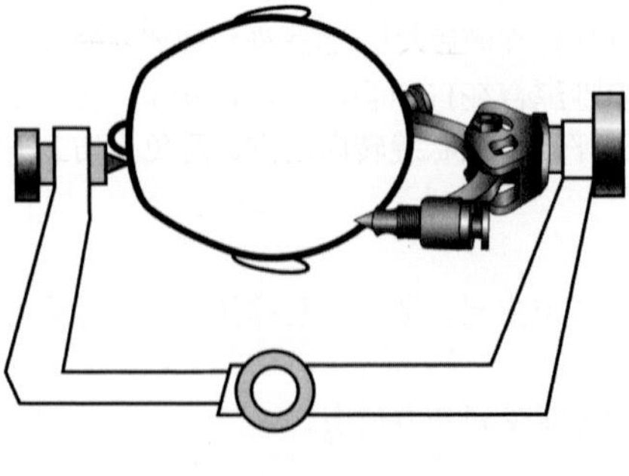

图 94-3 右侧偏侧颅骨切除术中头和头架的位置（从病人头顶向下看）

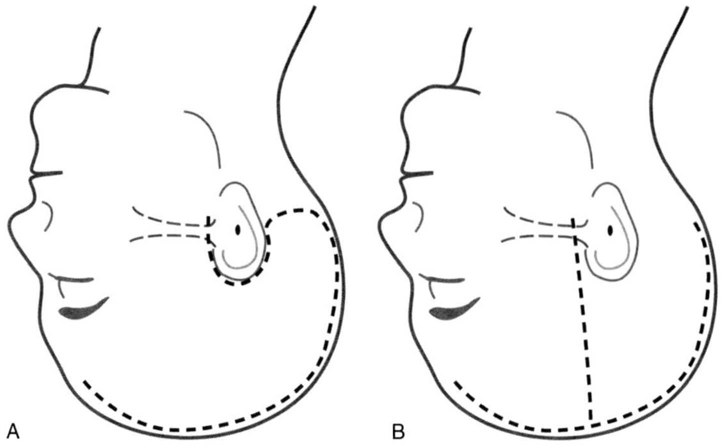

图 94-4 偏侧颅骨切除术皮肤切口的两种选择（见文本）

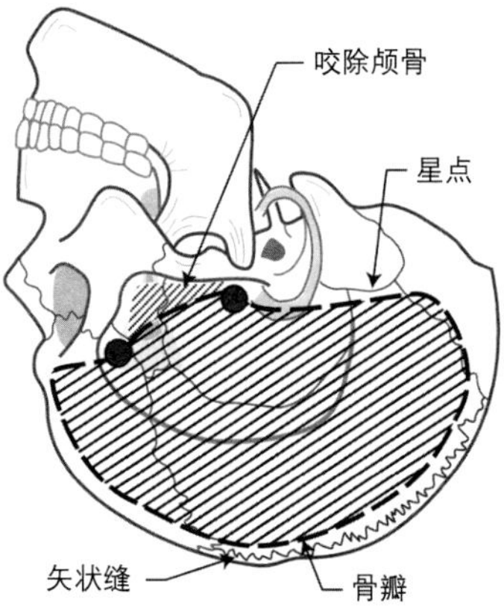

图 94-5 偏侧颅骨切除术的骨瓣

4) 骨瓣：从颧弓后部上方的骨孔开始向后，在后方与星点上方保持约 1cm 距离，避免损伤横窦，至人字缝后方 1cm，再朝矢状缝方向向上，再次越过人字缝（在枕部留有少量颅骨，病人可平卧），在矢状缝 1cm 处平行于矢状缝转向前方，避免损伤上矢状窦。向前越过冠状缝，在近中线处尽量靠近颅前窝底。沿眶顶向后至第二个骨孔。
5) 咬除部分颅骨显露颅中窝底（见图 94-5 中斑点部分）。
6) 硬膜切口：基底在下方，离骨缘约 1cm，可间断剪开硬膜直至骨缘以减压，避免硬膜边缘压迫脑组织。

7) 硬脑膜重建：
- 覆盖：可围绕硬脑膜边缘在其下方间断放置 2cm 宽的条形硬脑膜替代物，将脑组织与皮瓣的下表面隔开，硬脑膜会留有一个缺损。
- 有些医师使用可缝人工硬膜缝合修补硬脑膜。

8) 将硬膜瓣覆盖于脑表面，无须缝合。

双侧颅骨切除术

上述过程可双侧进行，但是头位摆放困难，可使用双额颅骨切除术代替。

1. 皮肤切口：双额冠切，后部直至冠状缝后方（图 94-6）。
2. 钻孔：同偏侧颅骨切除术（见上文），如果计划去除一个大骨瓣可在上矢状窦左右两侧再各钻一孔。
3. 骨瓣（图 94-7）：两种方法，后方均须至冠状缝。
   1) 单个大骨瓣[32]后部延伸至冠状缝。
   2) 两个额部骨瓣，中线部位在上矢状窦上方留骨桥（骨桥过宽可能会损伤脑组织）。
4. 硬膜切口：双侧，基底位于中线（上矢状窦）。

颅后窝去骨瓣减压术

1. 皮肤切口：中线切口，上方至粗隆上，下方至 C2 棘突。
2. 骨窗：外侧至乙状窦，上方至横窦，常也需要切除寰椎后弓[30]。
3. 硬膜切口：“Y”形切开。

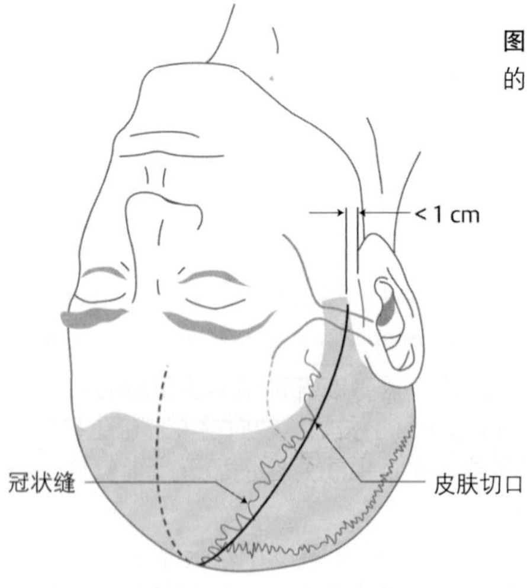

图 94-6 双侧颅骨切除术的皮肤切口

94

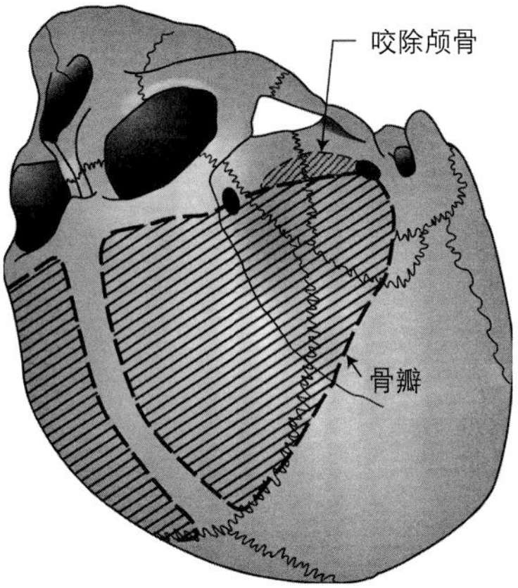

图 94-7 双侧颅骨切除术的骨瓣，图中所示为两个单独的额部骨瓣（中线处上矢状窦上方的骨桥为可选择性保留）

（宋晓雯 译 刘兴炬 校）

参考文献

[1] Rowe R. Surgical approaches to the trigone. Contemp Neurosurg. 2005; 27:1–5
[2] Schmidek HH, Sweet WH. Operative Neurosurgical Techniques. New York 1982
[3] Yamamoto I, Rhoton AL, Peace DA. Microsurgery of the Third Ventricle: Part 1. Neurosurgery. 1981; 8: 334–356
[4] Rhoton AL, Yamamoto I, Peace DA. Microsurgery of the Third Ventricle: Part 2. Operative Approaches. Neurosurgery. 1981; 8:357–373
[5] Carmel PW. Tumors of the Third Ventricle. Acta Neurochir. 1985; 75:136–146
[6] Klein HJ, Rath SA. Removal of Tumors of the III Ventricle Using Lamina Terminalis Approach: Three Cases of Isolated Growth of Craniopharyngiomas in the III Ventricle. Childs Nerv Syst. 1989; 5:144–147
[7] Shucart WA, Stein BM. Transcallosal Approach to the Anterior Ventricular System. Neurosurgery. 1978; 3:339–343
[8] Apuzzo MLJ. Comment on Garrido E, et al.: Cerebral Venous and Sagittal Sinus Thrombosis After Transcallosal Removal of a Colloid Cyst of the Third Ventricle: Case Report. Neurosurgery. 1990; 26
[9] Apuzzo MLJ, Chikovani OK, Gott PS, et al. Transcallosal, Interforniceal Approaches for Lesions Affecting the Third Ventricle: Surgical Considerations and Consequences. Neurosurgery. 1982; 10:547–554
[10] Hirsch JF, Zouaoui A, Renier D, et al. A new surgical approach to the third ventricle with interruption of the striothalamic vein. Acta Neurochir. 1979; 47: 135–147
[11] Apuzzo MLJ. Surgery of Masses Affecting the Third Ventricular Chamber: Techniques and Strategies. Clin Neurosurg. 1988; 34:499–522
[12] Garrido E, Fahs GR. Cerebral Venous and Sagittal Sinus Thrombosis After Transcallosal Removal of a Colloid Cyst of the Third Ventricle: Case Report. Neurosurgery. 1990; 26:540–542
[13] Paredes I, Castano-Leon AM, Munarriz PM, et al. Cranioplasty after decompressive craniectomy. A prospective series analyzing complications and clinical improvement. Neurocirugia (Astur). 2015; 26: 115–125
[14] Grant FC, Norcross NC. Repair of Cranial Defects by Cranioplasty. Ann Surg. 1939; 110:488–512
[15] Grantham EC, Landis HP. Cranioplasty and the posttraumatic syndrome. J Neurosurg. 1948; 5:19–22
[16] Stiver SI, Wintermark M, Manley GT. Reversible monoparesis following decompressive hemicraniectomy for traumatic brain injury. J Neurosurg. 2008; 109:245–254
[17] Mokri B. Orthostatic headaches in the syndrome of the trephined: resolution following cranioplasty. Headache. 2010; 50:1206–1211
[18] Fodstad H, Love JA, Ekstedt J, et al. Effect of cranioplasty on cerebrospinal fluid hydrodynamics in patients with the syndrome of the trephined. Acta Neurochir (Wien). 1984; 70:21–30
[19] Joseph V, Reilly P. Syndrome of the trephined. J Neurosurg. 2009; 111:650–652
[20] Yamaura A, Sato M, Meguro K, et al. [Cranioplasty following decompressive craniectomy–analysis of 300 cases (author's transl)]. No Shinkei Geka. 1977; 5: 345–353
[21] Yadla S, Campbell PG, Chitale R, et al. Effect of early surgery, material, and method of flap preservation on cranioplasty infections: a systematic review. Neurosurgery. 2011; 68:1124–9; discussion 1130
[22] Xu H, Niu C, Fu X, et al. Early cranioplasty vs. late cranioplasty for the treatment of cranial defect: A systematic review. Clin Neurol Neurosurg. 2015; 136: 33–40
[23] Morton RP, Abecassis IJ, Hanson JF, et al. Predictors of infection after 754 cranioplasty operations and the value of intraoperative cultures for cryopreserved bone flaps. J Neurosurg. 2016; 125:766–770
[24] Rish BL, Dillon JD, Meirowsky AM, et al. Cranioplasty: a review of 1030 cases of penetrating head injury. Neurosurgery. 1979; 4:381–385
[25] Gooch MR, Gin GE, Kenning TJ, et al. Complications of cranioplasty following decompressive craniectomy: analysis of 62 cases. Neurosurg Focus. 2009; 26. DOI: 10.3171/2009.3.FOCUS0962
[26] De Bonis P, Frassanito P, Mangiola A, et al. Cranial repair: how complicated is filling a "hole"? J Neurotrauma. 2012; 29:1071–1076
[27] Coulter IC, Pesic-Smith JD, Cato-Addison WB, et al. Routine but risky: a multi-centre analysis of the outcomes of cranioplasty in the Northeast of England. Acta Neurochir (Wien). 2014; 156:1361– 1368
[28] Bullock MR, Chesnut RM, Ghajar J, et al. Surgical management of traumatic parenchymal lesions. Neurosurgery. 2006; 58:S25–S46
[29] Holland M, Nakaji P. Craniectomy: Surgical indications and technique. Operative Techniques in Neurosurgery. 2004; 7:10–15
[30] Aghakhani Nozar, Durand Philippe, Chevret Laurent, et al. Decompressive craniectomy in children with nontraumatic refractory high intracranial pressure. Journal of Neurosurgery: Pediatrics. 2009; 3:66–69
[31] Delashaw JB, Broaddus WC, Kassell NF, et al. Treatment of Right Hemispheric Cerebral Infarction by Hemicraniectomy. Stroke. 1990; 21:874–881
[32] Polin RS, Shaffrey ME, Bogaev CA, et al. Decompressive Bifrontal Craniectomy in the Treatment of Severe Refractory Posttraumatic Cerebral Edema. Neurosurgery. 1997; 41:84–94

95 脊柱、颈椎

95.1 颈椎前入路

1. 前路齿突螺钉（见章节 95.4)。
2. C1～C3（上颈椎)：
   1) 经口入路：包括齿突切除术（见章节 95.2)。
   2) 咽外入路：对侧鼻孔经鼻气管插管（这样口可以完全闭合），颈部稍过伸，向对侧偏 15°，避免经口插管。
      - 内侧咽外入路：颈动脉鞘内侧，与侧方咽后入路相比可以显露更靠前方位置，可能遇到的结构包括颈外动脉分支、咽上神经、舌下神经。
      - 侧方咽后入路：可能遇到副神经脊髓支。
3. C3～C7：标准前路颈椎间盘切除术的手术入路。
   1) 1 个或 2 个节段的前路颈椎间盘切除和椎体融合术（ACDF）或者 1 个节段的椎体次全切除术，通常采用横切口。
   2) 如果做更多节段，更适宜行纵切口以方便进入。

95.2 颅颈交界处前部的经口入路

95.2.1 概述

主要使用于中线处硬膜外病变（也有报道用于硬膜下病变[1]，但其应用非常受限，因为水密性缝合硬膜极为困难，增加了发生脑膜炎的风险)。精良的技术设备（如可弯曲加强经口气管插管、Mcgarver 或 Crockard 牵开器、手术显微镜和橡皮导管经鼻与悬雍垂缝合以辅助牵拉）能够暴露上至斜坡下 1/3、下至 C3 甚至 C4[2] 椎体，而无须行气管造瘘及舌体切开。应用包括切开软腭和硬腭，切开舌体并经下颌入路的扩展技术可以进一步增加显露范围。

95.2.2 经口齿突切除术

适应证

从前方压迫延颈交界部位的硬膜外病变，包括类风湿关节炎形成的关节翳、颅底凹陷、C2 肿瘤以及感染。

固定

75% 行经口齿突切除术的病人需要二期行后路融合固定术[3]，因为齿突切除术造成了韧带的不稳定[4,5]。虽然直觉上似乎应该先进行固定，但常是在减压同期或者之后短期内进行。在固定之前进行减压的原因有：

1. 如果存在脊髓压迫，未经减压在固定手术中摆体位时可能加重神经功能损害。
2. 可术后行 MRI 以明确是否达到充分减压，若减压不充分可在行后路固定术的同时行椎板切除术。
3. 知道齿突切除术后才能明确颈椎失稳的程度。在某些病例中，融合 C1～C2 可能就足够了。

后路枕颈融合术通常可达到固定效果。有时融合术可仅限于 C1～C2 或 C1～C3，而不需要与枕骨融合。也可以经前路在 C2 椎体和斜坡之间，或者 C1 和 C2 之间植入支持物。此时建议使用腓骨，而避免使用金属固定物。

术前准备

1. 确定病人可张开嘴至少 25mm，否则应使用其他入路，比如考虑经口下颌沟入路。
2. 对于颈椎行列不齐或颅底凹陷的病人，有时需要行颈部牵引 1 天或者更长时间。
3. 影像学检查。

手术筹备：经口入路

同时参见免责声明（见凡例）。

1. 体位：仰卧，头钉固定。
2. 设备：
   1) 显微镜。
   2) 高速颅钻。
   3) C 形臂。
   4) 影像导航系统（如果需要）。
3. 器械：经口器械包（包括口腔牵开器，例如 Crockard、Dingman、Dickman-Sonntag 等），长器械：可使用显微椎间盘切除术的手术器械。
4. 麻醉：使用可视喉镜插管，或在麻醉状态下使用纤维支气管镜插管[6]。
5. 可以请耳鼻咽喉科医师进行手术暴露、缝合以及术后随访。
6. 知情同意（仅包括一部分）：
   1) 操作：经口切除齿突，术后颈托固定制动，术中 MEP 监测（MEP 有可能诱发癫痫，因此需要病人知情同意）。同期或分期进行后路固定。
   2) 其他：非手术治疗，一些疾病可行放疗。
   3) 并发症：脑脊液漏可能造成脑膜炎，脊髓损伤，伤口愈合不良，吞咽困难（可能需要行经皮内镜胃造瘘置管），呼吸问题（可能需要气管切开），MEP 导致的癫痫。

1) 颈部 MRI 平扫 + 增强以明确软组织病变。
2) 颅颈交界区 CT，包括矢状位及冠状位重建。
3) CTA 评估椎动脉位置，测量双侧椎动脉间距离以提供有帮助的信息。

手术技术

细节可见参考文献[2,3,7]。要点如下：

插管可以选择使用视频喉镜或在麻醉状态下使用纤维支气管镜行经口气管插管（清醒状态下很少使用纤维支气管镜进行插管）[6]。有时也可以经鼻插管（NT)，但是可能挡住术野上部的狭窄空间。

在适合的情况下，术中可使用 SSEP 和 MEP 监测。

体位：通常使用 Mayfiled 头架三点固定头部。病人仰卧，头处于中立位，颈部不旋转（否则会使解剖关系扭曲，使椎动脉更靠近中线）。将整个病人或者手术床向术者倾斜。颈部后仰 10°～15° 有助于显露。或者病人取标准仰卧位，术者站在病人头侧进行手术。

使用特殊牵开器（如 Crockard 经口牵开器）或者传统的 Dingman 牵开器牵开，注意避免将舌压向牙齿。

定位标志：寰椎结节可在咽后壁扪及，用以确定中线位置并可用于头尾向定位。

咽后壁黏膜可用 1% 利多卡因及肾上腺素浸润。术前可行咽拭子培养，获得微生物的药敏以在发生感染时指导术中抗生素的选择。有些人主张在手术开始时以及在手术中局部使用 1% 氢化可的松软膏涂抹于口咽部黏膜以及舌后部，以减轻术中及术后水肿。术中静脉使用激素。也有人认为激素无效，并且有人使用地塞米松静脉注射。

沿中线取 3cm 直切口。

95

为了降低 C1 展开而导致颅底凹陷的风险，术中应保持寰椎环的完整性，可以尝试通过切除寰椎前部的 2/3。如果不需要保持寰椎环的完整性，可以使用高速颅钻磨掉寰椎中部 3cm 骨质。

椎动脉在 C2 侧块下面进入横突孔，在与此处距离最近的部位，双侧椎动脉之间有 20～25mm 的工作空间。

使用高速磨钻像独木舟一样将齿突内部挖空。术中每间隔一定时间在 C 臂侧位片上确定手术的进展情况。一旦被磨到只剩下很薄的一层壳，可以使用刮勺将其朝向被挖空的部位折断。由于齿突尖韧带的作用，齿突尖部的操作尤其有挑战性。

缝合：有人倾向于分两层进行缝合。也有人建议全一层缝合包括深部肌肉，浅部肌肉和黏膜[2]。如果硬膜受损，需要使用组织黏合剂和自体筋膜进行修补，并且在手术室中行腰椎穿刺引流，保持低压力引流 3～4 天。直视下经鼻置入胃管避免损伤黏膜。

术后固定

多数行经口齿突切除术的病人术后会出现颈椎失稳（有时会延迟出现）[4,5]。

对于颅底凹陷或者枕颈部不稳定的病人，建议行枕颈融合术（见章节 95.3）[7]。

对于仅出现 C1～C2 不稳定的病人，可以行后路 C1～C2 关节固定术（见章节 95.5）[7]。

可能出现的并发症

1. 硬膜损伤，导致脑脊液漏及脑膜炎。
2. 椎动脉损伤。
3. 脊髓损伤。

术后护理

1. 起初采取鼻饲或静脉高营养［因术后可能出现口咽部水肿（持续 2～3 天）并且为了避免对黏膜切口造成损伤］。
2. 保留气管插管至水肿消退，拔管前应做好能迅速进行再次插管的准备，直至拔管后观察至少 1 小时[7]。
3. 如果胃管脱出，只能在直视下再次置入（通常由耳鼻喉科医师进行），避免损伤、穿透黏膜切口。
4. 颈托固定制动直到行后路融合术。
5. 对于分期手术的病人，当二期行融合手术的时候，应行 MRI 检查评估减压的程度。如果需要进一步进行减压，则可以在行后路融合术的同时加行椎板切除术。

95.3 枕颈融合

病人行枕部至 C1 融合后将失去约 30% 的颈部屈曲活动度。

枕颈融合的适应证[8]：

1. 外伤性寰枕关节脱位。
2. C1 椎弓完全缺如。注意：在下文 b 和 c 的情况下要 C1 后弓受累，可以行 C1～C2 侧块融合进行替代（伴或不伴侧块螺钉固定）（见章节 95.5.3）。
   1) 先天性。
   2) 减压后。
   3) 外伤后：C1“爆裂性”骨折（C1 环双侧或多发骨折）。注意：有人认为对这种情况下采用颈托制动直至寰椎骨折愈合（几乎都能痊愈）再行 C1 和 C2 固定／融合，效果满意[9]。
3. 寰枕关节先天畸形。

4. 齿突在枕骨大孔内上移。
5. C1 或 C2 显著且不可逆的移位。

枕颈融合的缺点：

1. 寰枕关节的活动度丧失，进一步减少了颈部运动的范围，如[10]：
   1) 屈／伸：减少约 30%（寰枕关节在此方向上的活动度为 13°）。
   2) 侧转：减少 10°。
   3) 侧弯：减少 8°。
2. 固定融合失败率较进行 C1～C2 融合高[11]。

可选择的方法：

1. 龙骨板（跨越枕骨最厚部位置于中线处）通过钉棒与颈椎螺钉连接（C2 椎弓根螺钉或 C3 侧块螺钉）：在尸体研究中[12]活动度（ROM）减少至正常的 17%（具体技术见下文）。
2. 枕髁（OC）-C1 多轴螺钉[13]：见下文。
3. 枕 -C1（也就是寰枕）经关节螺钉（见下文）。
4. 在枕骨钻孔，穿入钢丝连接枕骨和环形钉棒。活动度降低至正常的 31%[12]。

95.3.1 龙骨板枕颈融合

术前评估：

1. 经 C2 的 CT 扫描。
   1) 除外横突孔位置异常。
   2) 测量椎弓根尺寸（最好行冠状位扫描，因为轴位扫描一般不会沿着椎弓根的方向），并评估应使用的螺钉长度。
   3) 确定螺钉的路径。
2. 测量枕骨厚度，决定枕骨螺钉长度。

技术：

1. 枕骨龙骨钉／龙骨板：
   1) 电钻，由于病人皮肤的干扰，通常需要使用万向改锥。
   2) 虽然枕骨中部较厚，但在此处钻孔更合适。
   3) 钻孔约 8mm，使用探针测量深度，如果没有钻开内板，继续钻 2mm 后再次测量深度，继续这一过程，每次钻 2mm，直至钻开内板或钻孔深度达到 14～16mm。使用螺钉的长度应与钻孔的深度相同。
   4) 螺钉：枕部螺钉是皮质骨螺钉（螺距窄）并且末端钝（防止损伤硬脑膜）。
      标准规格：直径 4.5mm，长度 8～12mm。
2. C2 椎弓根螺钉（见章节 95.6.2）。

3. C3 侧块螺钉（见章节 95.6.3）（如果使用的话）。

95.3.2 枕髁 -C1 多轴螺钉融合

见参考文献[13,14]。

在枕髁处使用多轴螺钉，然后通过连接钉棒将枕髁与较低位置（见下文）的螺钉相连。

1. 与枕部金属板或龙骨器材相比的优点：
   1) 避免了使用龙骨板可能造成的枕骨固定不牢固的问题。
   2) 在颅后窝去骨瓣减压术中也可以使用。
   3) 融合面积较大。
   4) 避免枕部螺钉造成颅内损伤的风险。
2. 不足：由于枕髁的变异并不是所有的病人都适用。
3. 生物力学：与枕部金属板相比，屈伸活动度及轴向旋转活动度相似，但侧弯的活动度减小[15]。

术前检查：CT 扫描枕骨 -C2 区域。

技术：

× 避免损伤的结构包括：舌下神经管内的舌下神经［紧邻枕髁（OC）上方］、颈内动脉、椎动脉、颈静脉球，影像导航可能有帮助。

1. 枕髁螺钉：
   1) 入口：枕骨大孔侧方 4～5mm，寰枕关节嘴侧 1～2mm（不需要暴露整个枕髁，向外侧仅需暴露髁导静脉，最好不要损伤，但如果有需要，在大多数情况下都能将其安全电凝[13]）。
   2) 轨迹：向内侧 12°～22°（平均 17°），向上成角最大为 5°。
   3) 螺钉：3.5mm 直径多轴螺钉；采用 20～24mm 长度的螺钉可同时固定内外板（平均 22mm）。
2. 枕髁螺钉可通过 3mm 直径的钉棒与以下结构相连接：
   1) C1 侧块螺钉（见章节 95.5）或 C2 椎弓根螺钉（见章节 95.6）。
   2) C1～C2 经关节螺钉（见章节 95.5）。

95.3.3 枕-C1（寰枕）经关节螺钉

见参考文献[16,17]。

1. 优点：不损伤 C1～C2 关节。
2. 不足：螺钉置入轨迹较为陡直，需要额外切开寰枕交界水平。
3. 入口：C1 后部侧块中点。
4. 轨迹：向内侧 10°～20°，向枕髁中点方向。
5. 螺钉：28～32mm 松空心拉力螺钉。
6. 生物力学：与枕骨钢板 -C1 侧块融合类似[18]。

7. 临床数据：2 例报道，随访 2 年无并发症。

95.3.4 术后制动 / 支具固定

1. 对于严重的 C1 骨折或骨愈合能力受损的病人（老年人，不能信赖的病人，吸烟的病人等）建议使用 halo-vest 支具固定 8～12 周。
2. 然而，如果 C1 损伤不重，可使用颈托限制屈曲运动 8～12 周。

95.4 前路齿突螺钉固定术

95.4.1 介绍

头部旋转活动度的 50% 出现在 C1～C2 复合体。C1～C2 融合治疗齿突骨折可明显减少颈部活动度（尽管一段时间之后，枢椎下方的关节可以在一定程度上实现部分代偿）。齿突螺钉固定（OSF）可通过重建齿突的完整性（骨折固定术）而不限制正常的活动度来治疗齿突骨折。

C1～C2 关节的稳定性主要依赖于齿突和寰椎横韧带（见章节 1.8）（是将齿突固定在 C1 前弓位置的最重要的结构）的完整性来维持。

95.4.2 评估

需做全套颈椎 X 线检查，其中包括张口位的齿突成像。建议行 MRI 检查排除寰椎横韧带损伤。同时也建议行颈椎的轴位 CT 以及冠状位和矢状位的 CT 重建以明确骨折线的定向并证实后部组织的完整性。如果 CT 结果显示不清晰，可以采用复杂运动多体层成像。

95.4.3 适应证

见孤立齿突骨折的治疗指南（见章节 61.5.4）。

总的来说，适应证为可复位的齿突 Ⅱ 型骨折（以及老年病人的 Ⅲ 型骨折，骨折线位于 C2 椎体的头侧，这类病人不同于年轻病人，仅靠制动骨折不能愈合[19]）。必要条件：横韧带必须保持完整。

95.4.4 禁忌证

1. C2 椎体骨折（头侧 Ⅲ 型骨折除外）。
2. 寰椎横韧带（TAL）断裂：见寰椎横韧带（TAL）损伤（见章节 95.5.1）。可以直接在 MRI 上显示出来。C1 侧块位于 C2 上方的距离超过 7mm，也可以间接说明寰椎横韧带断裂（Spence 规则）。
3. 齿突骨折间隙大。
4. 不能复位的骨折。
5. 骨折的时间：有争议。在 18 个月以上融合率为 25%[20]。6 个月以内的骨折融合率约为90%[20]。

6. 病人颈部短粗和（或）桶状胸，难以达到适合的角度。可以选用Richard-Nephew器械，这种器械有空心的可变形的钻头和改锥。
7. 齿突病理性骨折。
8. 骨折线位于额部平面的斜方（在旋紧螺钉的过程中，剪切力能够造成错位）。

手术筹备：齿突螺钉固定术

见免责声明（见凡例）。

1. 体位：仰卧，头部置于头托上，系带牵引。
2. 麻醉：视频喉镜，或麻醉状态下使用纤维支气管镜插管（很少在清醒状态下使用纤维支气管镜进行插管）。不要使用钢丝加强的气管内插管。
3. 设备：两个C形臂行双面透视，或使用O形臂进行影像导航。
4. 器械：
   1) ACDF器械包。
   2) 管状牵开器（如美敦力公司的METRx®）。
   3) 有些外科医师使用特殊器械（比如Apfelbaum器械包）。
5. 植入物：空心螺钉。
6. 知情同意（并不包含所有内容）：
   1) 操作：从前方置入螺钉，如前路不能完成可能需要从后路手术。
   2) 其他治疗方案：非手术治疗使用颈托，融合等。
   3) 并发症：螺钉脱出／损坏，融合失败可能需要再次手术（这样会降低颈部活动度）。

95.4.5 技术总结

准备

开发了多种手术辅助器材。以下描述的是一些基本设备（见参考文献[21]，详细描述了加州旧金山的Aesculap仪器公司生产的器材）。

需2台C形臂同时行双平面成像（前后及侧位成像）。一些外科医师在空间允许时倾向于置入2枚螺钉。然而，这会减少可以愈合的骨表面，且融合率也几乎相同[22]。

麻醉注意事项

麻醉医师位于手术床的脚侧。可以使用视频喉镜或麻醉状态下使用纤维支气管镜进行插管（很少在清醒状态下使用纤维支气管镜进行插管）[6]。不要使用钢丝加强管以免钢丝干扰正位X线成像。

体位

仰卧，颈部过伸（对于手术很关键），可以使用Holter牵引器以及小的肩卷，头部位于圈形垫上（在前额部使用胶带固定头部），或者使用可透

X 线的头架。先放置好侧位 C 形臂，再放置前后位 C 形臂，与侧位 C 形臂呈“C”形摆放。侧位 C 形臂成像可用于评估骨折的复位程度，并且据此调整头位以尝试实现骨折的复位。如果病人存在齿突后滑脱，则需减少颈部过伸程度。正位经口成像时可使用透 X 线的开口器（小的胶带卷就很好）保持张口。如果正侧位成像均对齿突显像不清，则不能进行手术。

入路

在 C5～C6 行水平横切口（在病人颈部附近放导丝然后拍侧位片来定位手术的进入部位），入路与前路颈椎间盘切除术使用的入路相似［需要一直暴露到颈长肌（见章节 67.7.3)]。使用 Kittner 在颈长肌前方的疏松结缔组织中向上分离至 C2。使用自动牵开器牵开（如 Caspar 牵开器；也可以使用手持的牵开器，最好可透过 X 线）。或者也可以使用管状牵开器[23]（如美敦力公司的 METRx®，是该手术专用的锥形管状牵开器），使用电刀切除 C2 前下方的软组织。

操作

定位：侧位像下将尖钻的尖端置于 C2 终板下部的前方，尽量向前（见图 95-1，一个常见的错误是沿 C2 下缘向背侧太远，这样导丝就会朝向齿突的背侧）。在前后位像下将尖钻置于 C2 椎体水平方向上的正中心，使用尖钻在此处先钻一个孔。

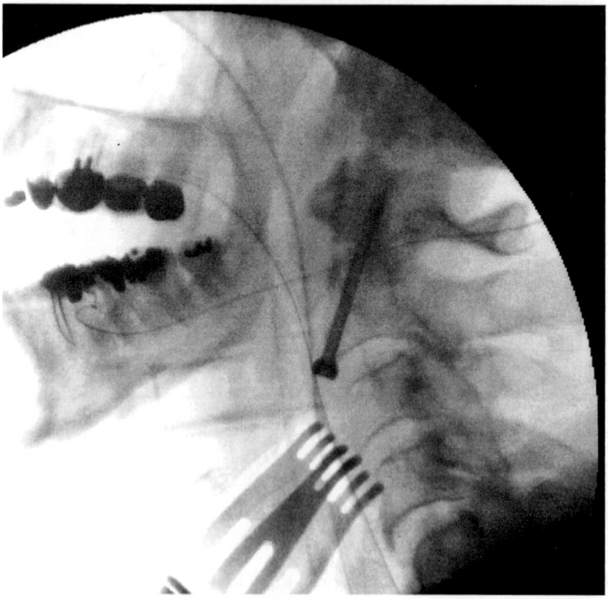

图 95-1 前路齿突螺钉的最终位置

95

频繁行 C 臂 X 线成像，监测置入导丝、钻孔及置入螺钉的过程，在正位像上保持齿突位于正中，并在侧位像上朝向齿突骨折的尖端（仅扫描 C2 椎体前部范围）。

在 C 臂透视直视下钻孔，直至钻透齿突尖部的皮质，避免螺钉固定时破坏齿突（远离齿突尖的区域是安全的）。

置入具有部分螺纹的钛螺钉。如果没有，可以使用合适尺寸的拉力螺钉，可以从 C2 椎体开始钻孔直至骨折部位，再置入全螺纹的螺钉，螺钉可以通过所钻的孔，对骨折部分也仍有拉力的作用。如果还需使用双排螺钉，它可以是全螺纹的。对骨折不愈合的病人，在置入螺钉之前，需要在骨折间隙中插入双面刮匙磨除陈旧骨面。应旋入螺钉直至 C2 下缘。图 95-1 显示了前路齿突螺钉的最终位置。

在手术结束时，小心屈曲颈部在侧位透视下确认横韧带的完整性。

术后制动

齿突 + 螺钉的强度在术后即刻只有正常齿突的 50%。因此，术后建议使用颈椎支具固定 6 周[19]（但有些医师并不使用颈部支具[21]）。如果病人有明显的骨质疏松，建议使用 halo 支具。

预后

愈合时间约需 3 个月（慢性不愈合需更长时间）。6 个月以内的骨折，愈合率为 95%。骨折慢性不愈合超过 6 个月，很可能是器械问题（螺丝钉损毁或脱出），骨愈合率为 31%，38% 纤维愈合。因此，在慢性不愈合超过 6 个月的病例，C1～C2 关节固定术是一个较好的选择；如果非常需要保持颈部活动度，可行其他手术，但需要行二次手术的风险较高。

手术并发症发生率约为 6%（2% 螺钉位置不良，1.5% 螺钉损毁）。

95.5 寰枢椎融合（C1~C2 关节固定术）

95.5.1 适应证

注意：行 C1～C2 融合的病人头部旋转活动度将下降 50%。

1. C1～C2 关节不稳（通常与寰枢椎错位脱位有关），包括：
   1) 寰椎横韧带（TAL）功能不全（多数是由 TAL 与 C1 内侧结节的连接处受损所致）（图 1.14）：
      - 风湿性关节炎（见章节 72.1）：有症状病人或者无症状病人不全脱位≥8mm。
      - 局部感染。
      - TAL 的创伤性断裂。
      - TAL 松弛的唐氏综合征病人（见章节 72.2）。
   2) 齿突功能不全：

- 齿突骨折的手术标准（见章节 61.5.4）包括（≥7 岁的病人中）：
  Ⅱ 型齿突骨折移位≥5mm 的。
  即使使用 halo-vest 牵引骨折部位仍不稳定。
  齿突骨折慢性不愈合。
- 经口齿突切除术后。
- 肿瘤破坏齿突。

2. 需要手术固定的 hangman 骨折。
3. 转动头部时椎基底动脉供血不足（bow hunter 征）。

95.5.2 技术注意事项

除了需要行 C1～C2 融合之外，部分病人需要联合行枕骨的融合。

可选择的手术方法包括：

▶ 刚性固定

1. 使用通过钉棒连接的多轴螺钉进行的 C1～C2 融合术：
   1）C1：螺钉置入侧块。可用于 C1 后弓受损的病人。
   2）C2 螺钉：椎弓根螺钉，侧块螺钉，颈 C2 椎板螺钉[24]。
2. 后路 C1～C2 经关节面螺钉（TAS）[25–27]。

▶ 后路颈椎金属丝固定和骨质融合　由于刚性固定的发展，这些固定技术的应用逐渐减少。虽然限制旋转运动的效果不佳，但能有效限制屈曲运动。因为 Dickman 和 Sonntag 技术能有效限制后伸，此技术最近被用来替代 C1 侧块螺钉技术，后者有可能在进入 C1 的部位断裂。

1. Dickman 和 Sonntag 棘突间融合技术（见章节 95.5.3）。
2. 在此未列出的：
   1）Brooks 融合[28]及 Griswold 改良的 Smith-Robinson 技术[29]）：C1 和 C2 椎板下金属丝固定及 2 块楔形骨移植。
   2）Gallie 融合[30]及其改良：C1 椎弓下方中线处金属丝固定及“H”形骨移。

▶ 使用 Ghalifax 夹融合[31]　此夹可有效限制颈部屈曲运动，但在伸颈和转颈时稳定性较差。

▶ 齿突加压螺钉固定[31]　只用于 6 个月内发生的横韧带完整的Ⅱ型齿突骨折（见章节 95.4）[32]。与 C1～C2 融合相比，保留了颈部更大的活动度。

▶ 前侧方和后方联合骨移植

▶ 前路（经口）减压结合后路融合　适用于前部占位病变明显引起神经受压和（或）金属丝不能在 C1 椎板下安全通过。

95.5.3 寰枢椎融合的技术

体位

将病人置于 Halo 环上（背部有缺口，通过 Mayfield 适配器固定于手术床上）或者使用 Mayfield 带钉头架进行固定，俯卧于手术床上，胸部垫敷料卷。手术床应该最大限度地调整为反 Trendelenburg 体位，以显露手术部位。病人的脚放在手术床上垫好的脚垫上，防止病人从手术床上滑下来。病人摆好体位后行侧位术中 X 线检查。

切口和入路

从枕外隆凸下方到 C5 或者 C6 棘突行正中切口。

C1~C2 经关节面螺钉（TAS）

可被用作后路 C1～C2 金属丝固定和骨移植术的辅助治疗。例如 Dickman 和 Sonnag 技术（见章节 95.5.3），以立即获得稳定性而不需要术后使用外部矫形器，或用于 C1 后弓骨折或缺如的病人。主要手术风险是椎动脉（VA）损伤。因此，很多术者选择 C1 侧块螺钉。

病例选择

适合老年病人或类风湿性关节炎病人，此类病人融合较慢，也适合于曾行 C1～C2 金属丝固定 / 融合术失败的病人。此外，韧带松弛的年轻病人也适用。

所有病人均需行从枕髁至 C3 的薄层 CT 扫描以及双侧 C1～C2 关节面的矢状位重建，以确定椎动脉是否位于螺钉预计穿过的路径上。同样，也可使用 CT 扫描重建螺钉预计通过的轨迹（在 CT 上描记出 C2 下关节面上方 4mm 处至 C1 前结节处[33]）以减少椎动脉损伤的风险。

技术总结

很多器械都可应用于此手术，每种都有细微的差别。下文主要是为了总结适用于多数或所有病人的基本手术技术（详细内容见参考文献[21]）。

体位：

病人仰卧位，头部使用 Mayfiled 头架固定，下巴稍内收。此手术需要使用侧位 C 臂透视，也有人主张使用双平面透视。

入路：

使用后路椎板切除术入路的标准正中切口，从枕部至 C3 棘突。显露 C2 椎板及 C1 后弓至 C2 下关节面外侧。使用角度较小的刮匙确认椎管侧方的长度。刮除 C1～C2 关节的关节面以便于行关节固定术并使术者在电钻通过关节时能够观察到钻的位置。

置入点：位于椎弓根峡部中线 C2～C3 关节面的上方 1～2mm。在透视下将克氏针放置于颈部侧方作为引导，从 C2 下关节突、椎弓根峡部、上关节突，经过 C1～C2 关节进入 C1 侧块。这样有助于找到钻孔导向器合适的进入点，通常在 T1～T2 水平附近，中线旁开 2～3cm，该导向器经单独的穿刺点置入。

路径：在透视直视下钻先导孔，保证沿旁矢状位直行（术者站在 1 或 2 个脚凳上以消除一些视觉误差），透视引导下使其轨迹朝向 C1 侧块。助手可以在钻头穿过 C1～C2 关节面关节之前在 C1 或 C2 上用巾钳来减少寰枢关节的平移错位。为了减少椎动脉损伤的风险，在椎弓根峡部时应保持电钻尽量靠尾侧。先导孔钻开后置入全螺纹的钛钉。如果在钻孔后出现动脉活动性出血（不是骨骼出血），则椎动脉可能受损，仍可以置入螺钉，但是不能再在对侧打孔或置入对侧螺钉。术后应行血管造影来评估是否有血栓或夹层形成。如果没有上述情况发生，可以重复上述操作置入对侧螺钉。置入螺钉后行后路骨融合，例如 Dickman 和 Sonntag 技术。术后一般不行外固定（螺钉可提供充足的内固定）。

结果

融合率高达 99%，也无并发症报道[25]。椎动脉损伤是主要的可能发生的并发症。

C1~C2 螺钉固定

在 C1 和 C2 椎弓根内置入多轴微型螺钉［侧块，最早为 Goel 和 Laheri[34] 于 1994 年应用，并在 2001 年为 Harms 和 Melcher 所推广[35] 或 C1 后弓侧块（PALM）[36, 37]］并通过钉棒固定。

C1～C2 经关节螺钉的优点（见下文）。

手术筹备：C1～C2 侧块融合

参见免责声明（见凡例）及术前评估（见下文）。

1. 体位：仰卧位，头架固定。
2. 麻醉：视频喉镜，或麻醉状态下使用纤维支气管镜插管（很少在清醒状态下使用纤维支气管镜进行插管）。不要使用钢丝加强的气管内插管。
3. 设备：C 形臂或影像导航系统（可选）。
4. 植入物：
   1) 微型多轴螺钉（C1 侧块螺钉需为光柄螺丝）。
   2) 棘突间植骨需要钛缆：C1 必须完整（可选，但是推荐）。
   3) 准备枕部金属板和器械，以防不能置入 C1 螺钉而需要行枕颈融合来作为备用选项。
5. 知情同意（并不包含所有内容）：
   1) 操作：从颈部背面置入螺钉和钉棒以固定并通常融合颈部上位 2 个椎体。
   2) 其他手术方案：非手术治疗使用颈托固定，部分病人置入的螺钉是暂时的，不需要行融合术。
   3) 并发症：螺钉损坏 / 脱出、融合不成功可能需要再次手术，颈部屈曲运动的活动度可能会减少（通常约 20%）。

1. 入路更靠上、更靠内侧，可减少椎动脉损伤风险[35]。
2. 可用于 C1～C2 半脱位。
3. 可用于部分椎动脉走形变异的病人。
4. 在部分病人中，可用于临时固定而不行融合术（因为关节间隙保持完整），在合适的时间可以去除内固定恢复 C1～C2 关节的活动度。

手术技术（摘录重点）

见参考文献[35,38]。

应用解剖：C1～C2 之间没有真正的神经孔，C2 神经根位于 C1～C2 关节囊的后表面。

术前评估

了解双侧椎动脉的位置是必需的（尤其是 C1 双侧横突孔的位置），获取下列骨性信息也十分重要（需要行薄扫 CT）：

1. C1 后弓头尾向的厚度（高度）（以防需要行后弓钻孔置入螺钉）。
2. 确定螺钉长度：从计划好的置入点（见下文）到目标位置（C1 椎体上部前半部分的中点）的距离。
3. 估算置入螺钉的内外侧角度。

C1 侧块螺钉

这是置入 C1 侧块螺钉的一种可选的方式。对于 PALM 技术，见下文。

1. 注意：如果在置入螺钉后还需进行融合（例如永久性置入螺钉），如果没有禁忌证（见章节 95.5.3），强烈建议考虑加行棘突间融合术，以防止 C1 螺钉在穿入侧块处的疲劳性断裂。
2. 完全暴露 C1～C2 关节复合体。在 C2 椎弓根峡部上表面进行解剖分离以暴露 C1～C2 关节来准确定位 C1 侧块螺钉的置入点。使用双极电凝或明胶海绵凝血酶控制出血。完全暴露 C1 下关节面的后表面也能够从下方的附着物中松解 C2 神经根，增加它向下的活动度。
3. 通常要求将 C2 背根的神经节向下牵拉，才能在直视下置入 C1 侧块螺钉（有时不可行[38]；有时可能需要切断 C2 神经根，但可能造成术后疼痛麻木[39]；分离神经节前神经纤维，关闭硬膜缺口[38]）。螺钉的置入点为 C1 侧块下部的中点（内外侧及头尾侧方向上均是）。使用尖钻或者 1～2mm 的高速钻标明置入点，以免在钻孔时发生滑移。有时需要磨除部分 C1 后弓来置入螺钉（注意 C1 后弓在头尾向上的厚度变异较大，并且 VA 水平段紧邻后弓上方——术前应行 CT 进行规划）。
4. 路径：平均向内约 17°，向嘴侧约 22°，在 X 线侧位片上指向 C1 前结节的上表面（见图 95-2）。
5. C1 螺钉：3.5mm 或 4mm 直径，术前 CT 薄扫分别确定螺钉到达

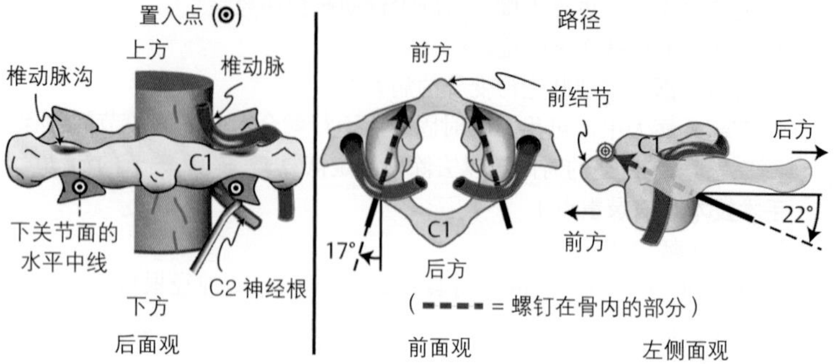

图 95-2 C1 侧块螺钉的置入点和路径

内外层骨皮质的长度（× 注意颈内动脉距离螺钉理想的出处只有 1mm[40]，所以有些学者建议螺钉应只穿透外层骨皮质）。C1 螺钉需突出至 C2 螺钉的水平（实际上，C1 螺钉需较 C2 螺钉突出 1~2mm，以利钉棒连接[38]），C1 螺钉上部应有约 8mm 长度没有螺纹，以减少对 C2 神经的刺激造成枕部的神经痛。

6. C2 椎弓根螺钉应像寻常螺钉一样置入（见 C2 椎弓根螺钉，章节 95.6.2）。
7. 如果需要植骨融合：使用电钻磨除 C1 后弓及 C2 椎板皮质。上盖植骨时注意避免压迫硬膜。可选的辅助措施：关节内磨除皮质，并在 C1～C2 关节结合处填充骨。

C1 后弓侧块（PALM）螺钉

95

C1 侧块多轴螺钉经 C1 椎弓进入作为直接从侧块进入的替代之法。轻微的解剖变异使螺钉经 C1 椎弓根进入（C1 椎弓根螺钉）[41]。可用于 C1 后弓发达的病人（C1 椎弓根的平均高度为 3.95～4.8mm[41]；即使是 C1 后弓下部一个小的破损都是有害的。优点：减少对 C1 侧块的分离从而减少出血量，避免损伤 C2 神经根，在某些螺钉经侧块进入的病例中可能需要损伤 C2 神经，以避免暴露在入骨处容易折断的 C1 螺钉[36,37]。

1. 必须明确 VA 的位置。为了在钻孔过程中保护 VA，可将 VA 在骨膜下从 C1 上表面的椎动脉沟中解剖分离出来（图 95-3），并使用剥离器将其轻柔从 C1 上抬起[36]。
2. 置入点：C1 后弓，不同的定位方法包括以下几种。
   - 如果已置入 C2 螺钉则以之为中心。
   - 与 C2 关节面的中心一致[36,41]。
   - 距中线 2cm，距后弓下缘 2mm 处[42]。
3. 路径：内侧 10°～15°（与上文相同）；应使用侧位透视成像来确定

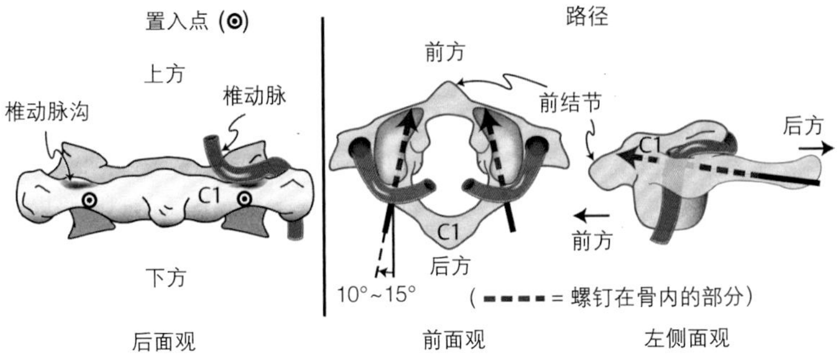

图 95-3　螺钉置入点和 C1 PALM 螺钉的路径

头尾侧的方向使之与 C1 椎弓平行[41]。

4. 螺钉：3.5mm 直径；长度应使螺钉尖端到达 C1 前结节前缘的后方。
5. 如果还没有置入 C2 螺钉，则像往常一样置入（见 C2 椎弓根螺钉，章节 95.6.2)。

术后护理

可以选择使用颈托（软硬皆可）固定 4～6 周。

Dickman 和 Sonntag 棘突间融合技术

使用 1 块双皮层移植骨，且多股线缆自 C1 椎板下穿过。将移植骨楔入 C1 和 C2 之间（将之固定于线缆环中）[43,44]，见图 95-4。目前很少作为

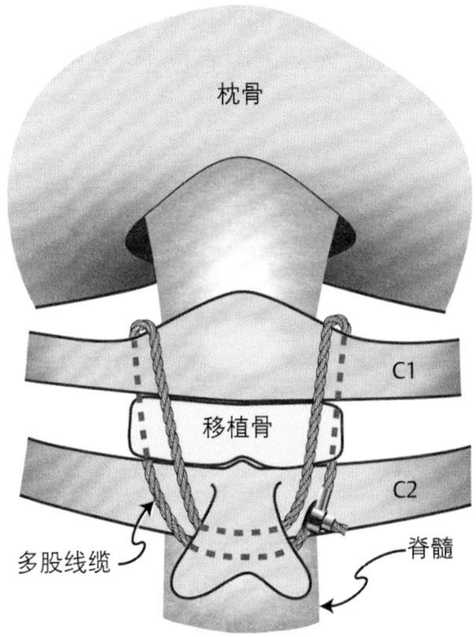

图 95-4　Dickman 和 Sonntag C1~C2 棘突间融合

C1～C2 融合术的主要固定方法（除非因技术难度而不能采用其他方法进行固定如 C1～C2 侧块融合）。然而螺钉不经 C1 侧块置入则能够减小螺钉折断的风险，对于限制屈曲和伸展运动最为有效[45]。

不能用于 C1、C2 后弓不完整的病人。

▶ **移植骨** 自体骨更合适。常从髂后上嵴取骨（见章节 90.6.5）。取 1 块长约 4cm，高度 >1cm 的三皮质移植骨。磨除上表面皮质后制成双皮质移植骨，高约 1cm。

95.6 C2 螺钉

95.6.1 选择

1. 椎弓根螺钉（椎弓根峡部螺钉）：朝向内侧（见下文）。
2. 侧块螺钉：朝向外侧，长度不到横突孔。
3. C1～C2 经关节面螺钉（见章节 95.5.3）：椎动脉损伤风险较大。
4. 经椎板螺钉[46,47]：当用于轴下融合时，1 年后稳定性较 C2 椎弓根螺钉差，但是固定效果类似（C1～C2，C1～C3）[48]。可以作为因 C2 椎弓根直径过小，不能在此置入螺钉时的替代方法[49]。

95.6.2 C2 椎弓根螺钉

术前行 CT 及 MRI 排除椎动脉位置变异或者横突孔位置异常。有些人认为影像导航系统有帮助。

技术：

1. 置入点：使用 Penfield 4 号剥离子触摸峡部的内面及上面（图 95-5）。从 C2 椎弓根表面突起的中心置入，该中心位于 C2 峡部表面上内 1/4 象限内外侧方向上的中点[35]。

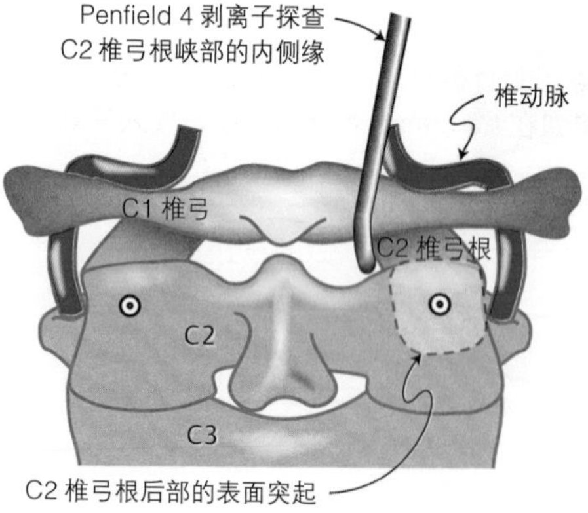

图 95-5 C2 椎弓根螺钉的置入点（后面观）

2. 路径：向内侧 20°～30°（通过 C2 椎弓根的中心轴）[50]，向上 25°（在侧位透视上，使螺钉平行于椎弓根置入）(图 95-6)。为了帮助置入，术中需暴露 C2 椎弓峡部近端的上方及内侧边界，在钻孔过程中使用 Penfield 4 号剥离子进行试探（图 95-5)。

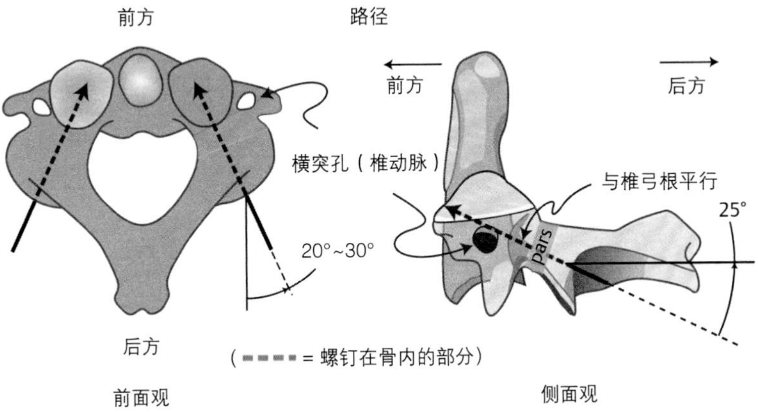

图 95-6 C2 椎弓根螺钉的路径

3. 在置入点钻一小孔，使用自停钻钻深 12mm，过程中使用 C 形臂透视及探针进行监测，如果没有钻透，可按照每次 2mm 的量逐步增加钻孔深度，直至钻入椎弓根内的深度为 15～20mm，或者当 hangman 骨折需行内固定术时则钻入深度为 30mm。如果撤出钻头时出现活动性出血，需立即置入螺钉止血。出血有可能来源于椎动脉损伤，但常常还是静脉丛损伤出血，且不会有任何不良反应。出现这种情况时，最好不要置入对侧螺钉，并且术后需尽早行血管造影。
4. 螺钉：直径 3.5mm。除了骨折需要内固定的情况（骨折固定术)，螺钉长度并不重要。例如在 hangman 骨折病人中，置入的螺钉长度应为 20～30mm，应避免穿通 C2 前方皮质（应使用拉力螺钉或在近端过度钻孔）。在其他多数情况下，可使用 15～20mm 的螺钉。更短的螺钉（15～16mm）仍然可以固定椎弓根且降低椎动脉损伤的风险。

95.6.3 C3~C6 固定

侧块螺钉

主要适用于 C3～C6。胸椎的侧块通常太小且强度不够[51]。C7 是过渡节段，侧块螺钉有时可以应用于 C7。偶尔 T1 也可以使用（见下文）。

技术：

文献中报道了多种螺钉置入点和路径（见表 95-1）。比较三种技术[52]，以下方法（An 法[53]）损伤神经的风险较小：

1. 置入点[53]：侧块中心内侧 1mm（图 95-7）。在头尾方向上，选择其中点。使用 Penfield 4 号剥离子探查椎弓内侧壁以帮助确定置入点和路径。
2. 路径：向外侧 30°，向上 15°（提示：对于上颈椎应更向头侧倾斜，下位颈椎应向上倾斜≤15°）(图 95-7)[53]。为了达到朝向外侧的角度，最好在对侧进行钻孔，握住钻轴使其几乎向上抵住棘突（如果还有棘突的话）。
   1) 螺钉：直径 3.5mm，长度 14～16mm（C3～C6）。
   2) 钉棒：通常使用 3.5mm 直径的钉棒，只要没有总体失稳，钉棒可用于低至 T3 水平（在 T3 下方，借助过渡性钉棒或钉棒连接器进行连接，如多米诺连接器，可使用直径 5.5mm 的钉棒）。

棘突完整时可以使用棘突线缆来帮助固定移植骨[51]。

表 95-1 C3~C6 侧块螺钉置入方法的比较

方法	置入点		路径角度	
	内外侧	头尾侧	内外侧	头尾侧
An	中点内侧 1mm	中点	外侧 30°	头侧 15°
Magel	中点内侧 2mm	中点头侧 2mm	外侧 20°～25°	平行于关节突关节[a]
Roy-Camille	中点	中点	外侧 0～10°	0°

[a] 通过向关节中插入探针来确定角度

95

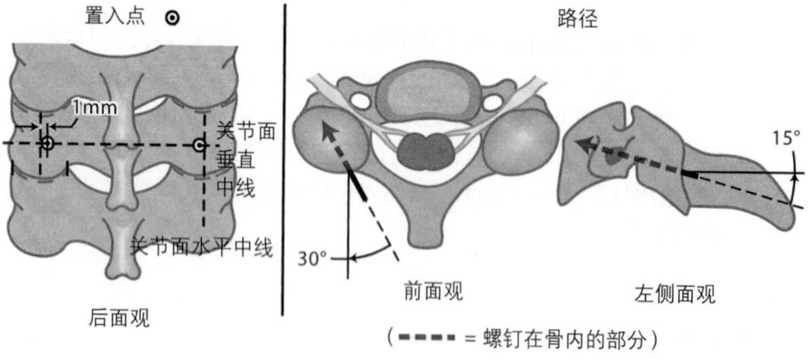

图 95-7 C3～C6 侧块螺钉置入点和路径（An 方法）

经关节螺钉固定

可用于替代侧块融合术。1972 年最先由 Roy Camille 提出。可以单独使用也可以当作锚定点。

1. 优点：
   1) 螺钉穿过 4 层皮质表面以达到更好的效果。
   2) 关节加压，促进融合。
   3) 可用于颈胸交界区融合，可保留关节囊完整。
   4) 较少需要植入移植骨。
2. 缺点：不能矫正畸形。
3. 置入点：侧块中点。
4. 路径：垂直于关节，中立位或向外侧 5°（注意避免损伤椎动脉及神经根）。
5. 生物力学：稳定性与侧块螺钉相当[54]。
6. 临床：25 例病人（81 枚螺钉），71 个锚定点，10 个固定，随访 3.5 年：固定效果好，无并发症[55]。

经椎板颈椎螺钉固定

可用于颈椎或胸椎[56,57]。

1. 适应证：当解剖结构不支持使用椎弓根螺钉时的补救技术。
2. 优点：
   1) 避免与椎弓根螺钉相关的并发症。
   2) 无需 C 形臂透视（减少放射暴露）。
3. 缺点：需要脊柱后部完整（不能同时行椎板切除术）。
4. 置入点：对侧棘突椎板结合部（对侧棘突底部）。
5. 路径：朝向置入点对侧横突与上关节面的结合部。
6. 螺钉：直径 3.5~4.5mm，长度 26mm 多轴螺钉。
7. 生物力学：无数据。
8. 临床：7 例病人（颈胸固定），随访 14 个月，无器械相关并发症。5% 出现不明显的螺钉向腹侧突出[56]。

95.6.4 C7 螺钉

C7 是过渡节段，其侧块和（或）椎弓根可能相对较小，因此难以进行操作。对于跨越颈胸结合部的固定，C7 的固定有时可以省略，实际上这可能能够促进颈椎侧块螺钉到胸椎椎弓根螺钉的过渡。

可选择的螺钉固定的方法：

1. 椎弓根螺钉（见章节 96.3）：尤其推荐在 C7 侧块较小不能行侧块螺钉固定时采用[53]。透视下置入螺钉可能比较困难，在侧位像上，由于肩部的阻挡，显示椎弓根内侧时需采用在胸椎中使用的方法，即小范围的椎板切开术。

2. 侧块螺钉[50]：
 1) 置入点：同 C3～C6（见上文）。
 2) 路径：与 C3～C6 相比，向侧方及向上的角度稍小，约为 15° 及 10°。
 3) 螺钉：直径 3.5mm，长度 14mm。
 4) 生物力学：实验室研究指出，在向下延伸至 C7 的固定中，C7 侧块螺钉在生物力学方面与 C7 椎弓根螺钉相当[58]。
3. C7 经关节面螺钉[59]：
 1) 优点：减少脊髓及神经根损伤的风险。
 2) 缺点：破坏 C7～T1 关节囊，所以 T1 也需要融合。短的螺钉可导致拉力下降。因此，最好用作中介固定点而不是内固定的终点。
 3) 置入点：关节面中点内上方 1～2mm。
 4) 路径：向外侧 20°，向下 30°，螺钉需要咬合两层骨皮质。
 5) 螺钉：直径 3.5mm，长 8～10mm 的多轴螺钉。
 6) 生物力学：与 C7～T1 椎弓根螺钉相当[60]。

95.6.5 颈椎椎板成形术

概述

除了脊柱后部没有被切除，其余过程与椎板切除术类似，并且在椎体之间没有进行融合。优点和缺点：

1. 术后伸展、侧屈和旋转运动的活动度减少了 30%～50%[61]，优于椎板切除术 + 融合，但是不如单行椎板切除术。
2. 与椎板切除术相比，术后发生脊柱后凸畸形的风险较小。
3. 保留椎板以保护脊髓免受一些来自后部的创伤。
4. 禁忌证：椎板成形术不适用于以下两类。
 1) 颈椎失稳。
 2) 颈椎后凸畸形。
5. 缺点：
 1) 没有减少术后 C5 麻痹的发生率。
 2) 并没有减轻高位颈椎前凸病人的脊髓“弓弦病”（high Ishihara index）。

手术技术

颈部应轻微屈曲以便扩大椎板之间的间隙。

取中线皮肤切口，通过这一相对无血管的解剖平面进行解剖分离减少出血。保留行成形术的椎体节段之间的棘突间韧带，切断成形椎体节段上方和下方的棘突间韧带。

椎板成形术的方法包括：

- 单侧“开门”[62]：在椎板和侧块结合部，沿一侧将椎板部分切开，在另一侧将椎板完全切开。从全层切开的一侧将椎板撬开，从而造成部分切开侧的青枝骨折，并且将移植骨填充物（例如从肋骨或髂嵴上获取的小骨片）插入以维持这一打开的间隙（通常每个节段的椎板都应打开）。置入金属板（例如 Medtronic 生产的 Centerpiece 椎板成形金属板，或者小的颅骨固定用金属板）（在每一节段都应置入）。
- 中线扩大（双侧开门／法式大门）：双侧均部分切开椎板，在中线处将椎板完全打开，并将其撬开造成两侧椎板的青枝骨折，并将填充物置入以维持中线处的开口。减压更为对称。在中线处切开椎板比在外侧切开风险高。

95.7 前路颈椎椎体钉 - 板固定

钢板应该直接放在椎体前方与之直接接触。

一般来说，固定的螺钉放在最低的节段，可变的螺钉置于上面的节段。然而，实际情况可能有所不同。

对于头端及尾端螺钉孔，应该调整钢板的大小使得通过螺钉孔可以看到椎体的边缘。

螺钉长度：一般长度从 12mm（通常用于女性）到 16mm 不等。如果术中应用 Caspar 探针作为引导物，多数能探入椎体内 14mm，螺钉的长度可以通过根据 Caspar 探针距椎体后部的距离来选择。钢板内的螺钉通常成角，因此还需要多出 1～2mm。

95.8 零切迹椎间融合器

这些装置经前路置入，能够使螺钉置入椎间融合器，而不需要单独的前面的钢板。多用于颈椎。

1. 优点：
   1) 通常比较容易置入之前所置入的前路钢板的周围（因为此前置入的钢板通常会挡住太多的椎体，因此同一个椎体上没有足够的空间放置另一块钢板）。
   2) 避免了钢板与脊椎长轴不平行的情况。
   3) 一旦放置螺钉，就防止了融合器向后移动。
2. 缺点：生物力学稳定性较钢板差（4 个螺钉比 3 个螺钉稳定）。

（宋晓雯　译　刘兴炬　校）

参考文献

[1] Crockard HA, Sen CN. The Transoral Approach for the Management of Intradural Lesions at the Craniovertebral Junction: Review of 7 Cases. Neurosurgery. 1991; 28:88–98
[2] Hadley MN, Spetzler RF, Sonntag VKH. The Transoral Approach to the Superior Cervical Spine. A Review of 53 Cases of Extradural Cervicomedullary Compression. J Neurosurg. 1989; 71:16–23
[3] Menezes AH, VanGilder JC. Transoral- Transpharyngeal Approach to the Anterior Craniocervical Junction. J Neurosurg. 1988; 69:895– 903
[4] Dickman CA, Locantro J, Fessler RG. The Influence of Transoral Odontoid Resection on Stability of the Craniocervical Junction. J Neurosurg. 1992; 77: 525–530
[5] Dickman CA, Crawford NR, Brantley AGU, et al. Biomechanical Effects of Transoral Odontoidectomy. Neurosurgery. 1995; 36:1146–1153
[6] Holmes MG, Dagal A, Feinstein BA, et al. Airway Management Practice in Adults With an Unstable Cervical Spine: The Harborview Medical Center Experience. Anesth Analg. 2018; 127:450–454
[7] Mummaneni PV, Haid RW. Transoral odontoidectomy. Neurosurgery. 2005; 56:1045–50; discussion 1045-50
[8] Fielding JW. The Status of Arthrodesis of the Cervical Spine. J Bone Joint Surg. 1988; 70A:1571–1574
[9] Lipson SJ. Fractures of the Atlas Associated with Fractures of the Odontoid Process and Transverse Ligament Ruptures. J Bone Joint Surg. 1977; 59A: 940–943
[10] White A, Panjabi M, White AA. Kinematics of the Spine. In: Clinical Biomechanics of the Spine. 2nd ed. Philadelphia: J.B. Lippincott; 1990:85–126
[11] Roberts A, Wickstrom J. Prognosis of Odontoid Fractures. J Bone Joint Surg. 1972; 54A
[12] Bambakidis NC, Feiz-Erfan I, Horn EM, et al. Biomechanical comparison of occipitoatlantal screw fixation techniques. J Neurosurg Spine. 2008; 8: 143–152
[13] Uribe JS, Ramos E, Vale F. Feasibility of occipital condyle screw placement for occipitocervical fixation: a cadaveric study and description of a novel technique. J Spinal Disord Tech. 2008; 21:540–546
[14] La Marca F, Zubay G, Morrison T, et al. Cadaveric study for placement of occipital condyle screws: technique and effects on surrounding anatomic structures. J Neurosurg Spine. 2008; 9:347–353
[15] Uribe JS, Ramos E, Youssef AS, et al. Craniocervical fixation with occipital condyle screws: biomechanical analysis of a novel technique. Spine. 2010; 35: 931–938
[16] Grob D. Transarticular screw fixation for atlantooccipital dislocation. Spine. 2001; 26:703–707
[17] Feiz-Erfan I, Gonzalez LF, Dickman CA. Atlantooccipital transarticular screw fixation for the treatment of traumatic occipitoatlantal dislocation. Technical note. J Neurosurg Spine. 2005; 2:381–385
[18] Gonzalez LF, Crawford NR, Chamberlain RH, et al. Craniovertebral junction fixation with transarticular screws: biomechanical analysis of a novel technique. J Neurosurg. 2003; 98:202–209
[19] Morone MA, Rodts GR, Erwood S, et al. Anterior Odontoid Screw Fixation: Indications, Complication Avoidance, and Operative Technique. Contemp Neurosurg. 1996; 18:1–6
[20] Rao G, Apfelbaum RI. Odontoid screw fixation for fresh and remote fractures. Neurol India. 2005; 53: 416–423
[21] Apfelbaum RI. Screw Fixation of the Upper Cervical Spine: Indications and Techniques. Contemp Neurosurg. 1994; 16:1–8
[22] Sasso R, Doherty BJ, Crawford MJ, et al. Comparison of the One- and Two-Screw Technique. Spine. 1993; 18:1950–1950
[23] Hott JS, Henn JS, Sonntag VKH. A new table-fixed retractor for anterior odontoid screw fixation: technical note. J Neurosurg. 2003; 98:118–120
[24] Wang MY. C2 crossing laminar screws: cadaveric morphometric analysis. Neurosurgery. 2006; 59: ONS84–8; discussion ONS84-8
[25] Grob D, Jeanneret B, Aeb M, et al. Atlanto-Axial Fusion with Transarticular Screw Fixation. J Bone Joint Surg. 1991; 73B:972–976
[26] Stillerman CB, Wilson JA. Atlanto-Axial Stabilization with Posterior Transarticular Screw Fixation: Technical Description and Report of 22 Cases. Neurosurgery. 1993; 32:948–955
[27] Marcotte P, Dickman CA, Sonntag VKH, et al. Posterior Atlantoaxial Facet Screw Fixation. J Neurosurg. 1993; 79:234–237
[28] Brooks AL, Jenkins EB. Atlanto-Axial Arthrodesis by the Wedge Compression Method. J Bone Joint Surg. 1978; 60A:279–284
[29] Griswold DM, Albright JA, Schiffman E, et al. Atlanto-Axial Fusion for Instability. J Bone Joint Surg. 1978; 60A:285–292
[30] Schmidek HH, Sweet WH. Operative Neurosurgical Techniques. New York 1982
[31] Aldrich EF, Crow WN, Weber PB, et al. Use of MR Imaging-Compatible Halifax Interlaminar Clamps for Posterior Cervical Fusion. J Neurosurg. 1991; 74: 185–189
[32] Bohler J. Anterior Stabilization for Acute Fractures and Non-Unions of the Dens. J Bone Joint Surg. 1982; 64:18–28
[33] Paramore CG, Dickman CA, Sonntag VKH. The Anatomical Suitability of the C1-2 Complex for Transarticular Screw Fixation. J Neurosurg. 1996; 85:221–224
[34] Goel A, Laheri V. Plate and screw fixation for atlanto-axial subluxation. Acta Neurochir (Wien). 1994; 129:47–53
[35] Harms J, Melcher RP. Posterior C1-C2 fusion with polyaxial screw and rod fixation. Spine. 2001; 26: 2467–2471
[36] Thomas JA, Tredway T, Fessler RG, et al. An alternate method for placement of C-1 screws. J Neurosurg Spine. 2010; 12:337–341
[37] Moisi M, Fisahn C, Tkachenko L, et al. Posterior arch C-1 screw technique: a cadaveric comparison study. J Neurosurg Spine. 2017; 26:679–683
[38] Rocha R, Safavi-Abbasi S, Reis C, et al. Working area, safety zones, and angles of approach for posterior C-1 lateral mass screw placement: a quantitative anatomical and morphometric evaluation. J Neurosurg Spine. 2007; 6:247–254
[39] McCormick PC, Kaiser MG. Comment on Goel A et al.: Atlantoaxial fixation using plate and screw method: a report of 160 treated patients. Neurosurgery. 2002; 51
[40] Currier BL, Todd LT, Maus TP, et al. Anatomic relationship of the internal carotid artery to the C1 vertebra: A case report of cervical reconstruction for chordoma and pilot study to assess the risk of screw fixation of the atlas. Spine. 2003; 28:E461–E467
[41] Menger RP, Storey CM, Nixon MK, et al. Placement of C1 Pedicle Screws Using Minimal Exposure: Radiographic, Clinical, and Literature Validation. Int J Spine Surg. 2015; 9. DOI: 10.14444/2043
[42] Tan M,Wang H,Wang Y, et al. Morphometric evaluation of screw fixation in atlas via posterior arch and lateral mass. Spine (Phila Pa 1976). 2003; 28: 888–895
[43] Papadopoulos SM, Dickman CA, Sonntag VKH. Atlantoaxial Stabilization in Rheumatoid Arthritis. J Neurosurg. 1991; 74:1–7
[44] Dickman CA, Sonntag VKH, Papadopoulos SM, et al. The Interspinous Method of Posterior Atlantoaxial Arthrodesis. J Neurosurg. 1991; 74:190–198
[45] Hott JS, Lynch JJ, Chamberlain RH, et al. Biomechanical comparison of C1-2 posterior fixation techniques. J Neurosurg Spine. 2005; 2:175–181
[46] Wright NM. Posterior C2 fixation using bilateral, crossing C2 laminar screws: case series and technical note. J Spinal Disord Tech. 2004; 17:158–162
[47] Jea A, Sheth RN, Vanni S, et al. Modification of Wright's technique for placement of bilateral crossing C2 translaminar screws: technical note. Spine J. 2008; 8:656–660
[48] Parker SL, McGirt MJ, Garces-Ambrossi G L, et al. Translaminar versus pedicle screw fixation of C2: comparison of surgical morbidity and accuracy of 313

consecutive screws. Neurosurgery. 2009; 64: 343–8; discussion 348-9
[49] Wang MY. Comment on Parker, SL, McGirt, MJ et al., Translaminar versus pedicle screw fixation of C2: comparison of surgical morbidity and accuracy of 313 consecutive screws. Neurosurgery. 2009; 64. DOI: 10.1227/01.NEU.0000338955.36649.4F
[50] Dickman CA, Sonntag VKH, Marcotte PJ. Techniques of Screw Fixation of the Cervical Spine. BNI Quarterly. 1993; 9:27–39
[51] Chapman JR, Anderson PA, Pepin C, et al. Posterior Instrumentation of the Unstable Cervicothoracic Spine. J Neurosurg. 1996; 84:552–558
[52] Xu R, Haman SP, Ebraheim NA, et al. The Anatomic Relation of Lateral Mass Screws to the Spinal Nerves. A Comparison of the Magerl, Anderson and An Techniques. Spine. 1999; 24:2057–2061
[53] An HS, Gordin R, Renner K. Anatomic Considerations for Plate-Screw Fixation of the Cervical Spine. Spine. 1991; 16:S548–S551
[54] Miyanji F, Mahar A, Oka R, et al. Biomechanical differences between transfacet and lateral mass screw-rod constructs for multilevel posterior cervical spine stabilization. Spine (Phila Pa 1976). 2008; 33:E865–E869
[55] Takayasu M, Hara M, Yamauchi K, et al. Transarticular screw fixation in the middle and lower cervical spine. Technical note. J Neurosurg. 2003; 99:132–136
[56] Kretzer RM, Sciubba DM, Bagley CA, et al. Translaminar screw fixation in the upper thoracic spine. J Neurosurg Spine. 2006; 5:527–533
[57] Gardner A, Millner P, Liddington M, et al. Translaminar screw fixation of a kyphosis of the cervical and thoracic spine in neurofibromatosis. J Bone Joint Surg Br. 2009; 91:1252–1255
[58] Xu R, McGirt MJ, Sutter EG, et al. Biomechanical comparison between C-7 lateral mass and pedicle screws in subaxial cervical constructs. Presented at the 2009 Joint Spine Meeting. Laboratory investigation. J Neurosurg Spine. 2010; 13:688–694
[59] Horn EM, Theodore N, Crawford NR, et al. Transfacet screw placement for posterior fixation of C-7. J Neurosurg Spine. 2008; 9:200–206
[60] Horn EM, Reyes PM, Baek S, et al. Biomechanics of C-7 transfacet screw fixation. J Neurosurg Spine. 2009; 11:338–343
[61] Satomi K, Nishu Y, Kohno T, et al. Long-term followup studies of open-door expansive laminoplasty for cervical stenotic myelopathy. Spine (Phila Pa 1976). 1994; 19:507–510
[62] Hirabayashi K, Watanabe K, Wakano K, et al. Expansive Cervical Laminoplasty for Cervical Spinal Stenotic Myelopathy. Spine. 1983; 8:693–693

96 脊柱、胸椎和腰椎

96.1 颈胸椎结合部 / 上位胸椎的前入路

96.1.1 胸骨切开

从前正中入路可向下暴露至 T3（有时甚至可至 T5）[侧方入路（经胸）对该区域的暴露差，因为肺尖体积小]。

颈部及胸部备皮至剑突水平。采用曲棍球棒样皮肤切口，切口的水平部与 ACDF 常用的切口一致。切口的竖直部以胸骨为中心。在多数情况下由心胸外科医师切开胸骨，分离胸锁乳突肌。这一入路不损伤心包及胸膜腔，并且不需要留置胸腔引流（但是也常用于预防纵隔出血或壁层胸膜损伤后使用）。因为入路很深，手术需要使用长器械（长于常规 ACDF 需要的 7 英寸器械）。

暴露的胸骨边缘也可用于获取松质骨用于植骨。

96.2 中位及下位胸椎的前入路

96.2.1 经胸腔入路

体位：在手术床上侧卧于豆袋上，床的缺口在病变的平面以下（记住在置入器械之前不要打开缺口）。使用在手术巾上使用胶带固定病人。腋部放置垫巾卷。使用双腔气管插管使开胸侧肺可以萎缩。如果病人不能耐受一侧肺完全萎陷，可只让病人部分肺不张。

为了增大显露范围，可切除 1 根肋骨。一般切除病变水平上方 1～2 个节段处的肋骨（例如 T7 段肿瘤切除第 5 或第 6 肋）。

96

如果要使用加压板固定，应将其置于椎体侧面，将加压板尽量向后放置（有时需要切除部分肋骨头来辅助）。

96.2.2 中胸椎的前入路

入路的侧别：如果病变不能提示入路侧别时：

1. 右侧开胸的优势：心脏，纵隔及头臂静脉不会妨碍手术入路。

2. 左侧开胸的优势：容易牵拉开主动脉。

术中定位椎体节段有时十分困难，使用 C 形臂进行前后位成像，在正位片上自骶椎向上数可能对定位有所帮助，因为下颈椎的成像可能受到肩部干扰。

96.2.3 下胸椎的前入路

除非病变为右侧优势，一般都选择左侧开胸（移动主动脉比移动腔静脉容易）。

在 T10 及以下水平，由于横膈的干扰增加了该入路的手术难度。在这一区域，经胸膜外腹膜外入路（在胸膜腔外）可能对手术有所帮助。

96.3 胸椎椎弓根螺钉

96.3.1 概述

比侧块螺钉效果好，因为大多数胸椎横突（类似于颈椎侧块）强度较低[1]。胸椎椎弓根侧向一般很窄（通常上部稍宽）且头尾向高度较高。

与腰椎相比，准确放置胸椎椎弓根螺钉更为困难。放置螺钉至少有 4 种方法，并且可以联合使用（以下为细节概述）。

1. 术中透视：对于部分颈椎，可以像经皮置入腰椎椎弓根螺钉一样使用双平面透视（见章节 96.7.4）
   1) 优点：
      - 可以经皮置入螺钉。
      - 总的来说，螺钉置入位置准确率高。
   2) 缺点：
      - 因为肩部的密质骨，从 T1 到大约 T4 通常在侧位透视上成像困难。对于非经皮置入螺钉的病人，可以在所预估的螺钉置入点置入 Steinman 针，然后行正位透视，以此调整螺钉位置，使其从理想的位置进入椎弓根。
      - 可能增加了手术人员及病人的放射暴露。
2. 基于解剖学标志“徒手”置入胸椎椎弓根螺钉（见章节 96.3）。通常在置入所有的螺钉之后仍需要进行透视，任何位置可疑的螺钉都需要进行重新评估（通常将螺钉取出后再重新进行探查），并且可能需要调整位置。
   1) 优点：
      - 随着在置入节段数目的增多（因此螺钉的数目也会增多），这种方法可能能够比其他方法节省时间。
      - 为了显示下一节段的关节突关节，需要行小关节切除，这样可以帮助纠正脊柱曲度，提供好的融合面和融合材料。
      - 可能能够减少手术人员及病人的放射暴露。
      - 对不同节段旋转程度不同的复杂脊柱侧弯病例效果好。
   2) 缺点：学习难度大，此技术需要大量的练习才能完美。

3. 在每个节段行小的椎板切开，不暴露椎弓根，或者可以看见或者使用剥离子触探椎弓根的内侧面和上面，确定椎弓根的位置，以此确定置入点及螺钉的轨迹。
   1) 优点：几乎在每个节段都可以准确置入螺钉，且放射量可能小（取决于术者检查螺钉位置的频率）。
   2) 缺点：技术难度大，需要进行大量实践才能掌握。
4. 使用配备专用标记的仪器进行影像引导，术中在 CT 或 X 线上实时显示钻和（或）螺钉位置。
   1) 优点：
      - 减少了术中对手术人员的辐射，对病人的辐射也较少。
      - 可以经皮行螺钉置入。
      - 适于治疗脊柱旋转。
   2) 缺点：脊柱各个部分的相对位移或者技术失误可能使准确性降低。如果在解剖学上螺钉置入位置并不合适，术者必须警惕。

96.3.2 胸椎椎弓根螺钉置入的透视或椎板切除技术

1. 置入点：多种方法利用解剖标志定位置入点见徒手胸椎椎弓根钉置入技术。备用选项：
   1) 行小范围椎板切除见图 96-1（通常使用高速磨钻），以便能够使用 Penfield 4 号剥离子触探椎弓根的内缘、上缘。
   2) 在拟定的置入点磨一个小凹陷，并置入 1 根 Steinman 针（见徒手胸椎椎弓根螺钉置入技术（见章节 96.3.3），使用解剖学标志初步粗略定位置入点，再行正位透视以调整 Steinman 针的位置（见图 96-1）。
2. 置入路径：
   1) T1 以下：向内 5°～10°，向下 10°～20° [1]（图 96-2）。可使用胸椎 Lenke 探针寻找椎弓根。

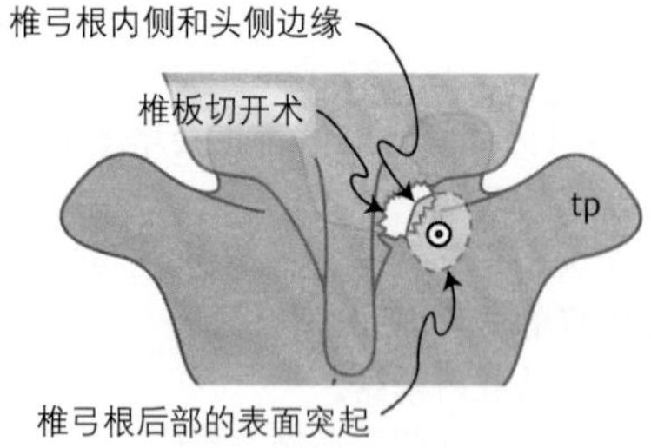

图 96-1 胸椎椎弓根螺钉的置入点（后面观）。tp= 横突。小范围椎板切开术如右侧所示以便于通过使用剥离子探查椎弓根的内侧和头侧边缘来进行定位

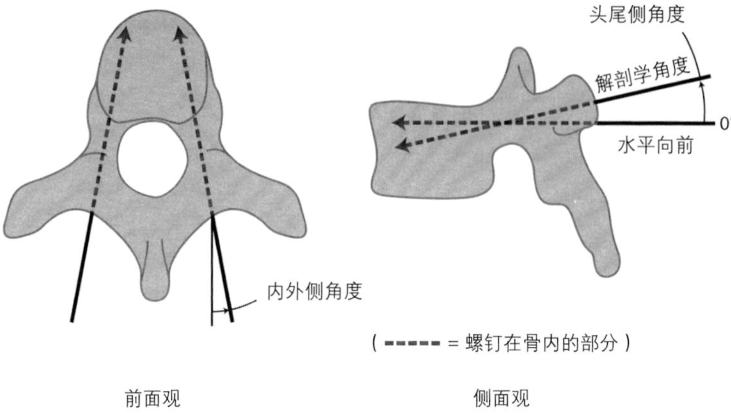

图 96-2 胸椎椎弓根螺钉的路径（内外侧角度见文本）

2) T1：如果在 T1 置入侧块螺钉（而不是椎弓根螺钉），应几乎垂直向下朝向地板（病人取水平位，而不是 Trendelenberg 或者反 Trendelenberg 体位）。

3. 螺钉：椎弓根较小时（通常是 T1～T4，尤其是女性病人）通常需要使用直径最小的椎弓根螺钉（一般为 4.5mm）。其他的可使用直径 5.5mm 的螺钉。一般螺钉长度为 20～25mm。

4. 钉棒：当与颈椎钉棒相连时，T3 水平以上可使用直径为 3.5mm 的颈椎钉棒（在这种情况下更硬的钴铬钉棒要比钛好）与某些固定系统相连接（如使用直径 4.35mm 的螺钉与 DePuy 公司生产的 Mountaineer 固定系统相连）。在 T3 水平以下通常使用直径为 5.5mm 钉棒（在脊柱侧弯手术中，使用直径 6.35mm 钉棒），或者也可以使用动态钉棒或多米诺连接块用于连接这两种钉棒。

96.3.3 徒手胸椎椎弓根螺钉置入技术

优点和缺点

可能的优点：

- 加快手术速度，尤其是多节段手术。
- 减少手术期间辐射量。
- 对于脊柱侧弯的病人避免了每个节段都行透视，尤其当脊柱的某个部分发生旋转时。
- 在难以进行透视检查的区域手术不受限制（尤其是上胸椎）。
- 跟其他技术相比，准确率一样甚至更高[2]。在 T4～T6 之间破坏椎弓根的风险最高[2]。

- 当使用骨凿或骨刀时，可以获取骨来进行骨移植（可以从小关节切除术中获得）：其他螺钉置入技术也可以获取移植骨（如果使用钻，就无法获得骨移植材料）。
- 暴露关节突关节以辅助融合。
- 松解关节以减轻脊柱侧弯。

可能的缺点：

- 如果解剖结构被之前的融合手术、先天畸形等破坏，就无法进行徒手手术。
- 学习难度大：需要学习新的解剖知识，需要做大量的螺钉置入术进行练习，通常需要有老师指导才能精通。
- 可能因为暴露范围扩大及关节突关节切除导致出血量增多。

手术过程 - 徒手椎弓根螺钉置入

关键点总结如下[3]：

- 每个节段都必须充分暴露后部所有的组件（椎板、椎弓根峡部、关节面、横突等）。
- 术中电生理监测：SSEP，MEP，触发肌电图（EMG）。
- 下部小关节切除：除了最上位节段（不需与上一个节段融合的那个节段），每个节段都应行双侧切除，以暴露下一节段的上关节面。作 2 个切口（图 96-3)：在关节突关节内侧缘的垂直切口与椎管平行（注意：脊柱侧弯的病人，脊髓在凹面有受损风险），水平切口位于下关节面上缘。
- 每个螺钉的置入都应遵循一套固定的步骤：
  - 置入点处打导向孔（见下文）。
  - 插入弯曲的椎弓根探测器，尖端向外直至 2cm 深（不要用力）。
  - 完全取出椎弓根探测器，将其旋转 180°，沿同一路径将弯曲的尖端朝内再次插入，比之前多插入 1cm，然后再取出。
  - 使用球形探针探查 4 个面及深部，轻轻将探针插入松质骨直至尖端碰到前方椎体的皮质骨（根据声音及感觉进行判断）。在探针进入骨的地方放置螺丝钳。
  - 测量探针进入骨质的深度，以此决定螺钉的最大长度；如果长度比预想中短很多，有可能是探针触碰到了椎体的侧壁，那么应该考虑将螺钉更靠内侧置入。
  - 探测椎弓根（使用比预估的螺钉直径小 0.5mm 的螺钉，并切掉螺钉的部分螺纹）。
  - 使用球形探针再次探查所有的 4 个面及深部。
  - 置入螺钉。
  - 电生理监测行一系列运动诱发电位检查。

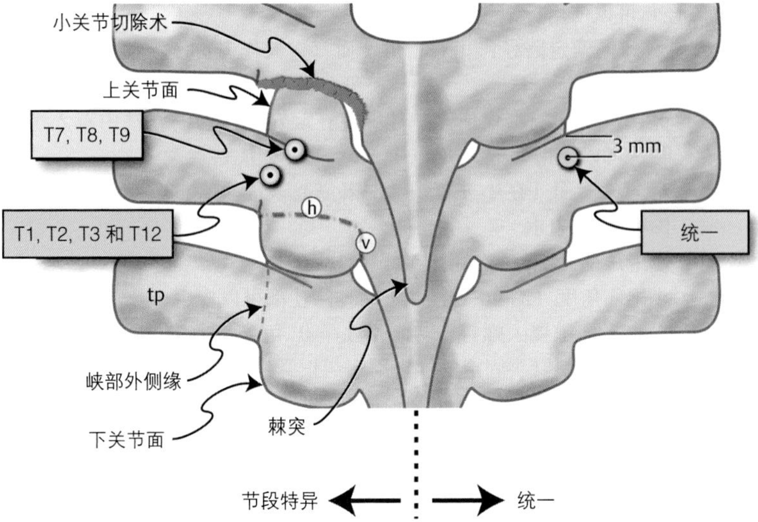

图 96-3 胸椎椎弓根螺钉的置入点

左侧所示为节段特异性置入点，右侧所示为统一的置入点（见正文）

后面观，象征性地展示了一般的胸椎节段

便于记忆的口诀："T1、T2、T3 横突中点。T7、T8、T9 横突上界顶点"

下部小关节切除术：红色虚线所示为切口线的垂直部分和水平部分。该切口线也可以用于从统一置入点置入螺钉的方法

    ◦ 放置好所有的螺钉后，使用触发 EMG 刺激每个螺钉：刺激强度 <6mA（有些术者认为应 <8mA），或与其他螺钉的平均值相比减小≥65% 提示内侧椎弓根可能受到破坏并且应该对该螺钉进行重新评估（取出螺钉，使用探针重新探测或者行透视检查）[3]。

置入点[3]：

- 头尾方向（图 96-3 左侧）：
    - ◦ T1，T2，T3，T12：与横突中点持平（记忆：T1、T2、T3 横突中点），T12 以及其下的腰椎也一样。
    - ◦ T7，T8，T9：与横突顶点持平（记忆：T7、T8、T9 横突顶部）。
    - ◦ 以上两者之间的节段（T4，T5，T6）：在每一节段都应较上一节段轻微上移，逐渐从 T3 的横突中点移动至 T7 的横突顶点。
- 内外方向（图 96-3 左侧）：
    - ◦ T1，T2，T3：平峡部外侧缘。
    - ◦ T7，T8，T9：上关节面基底部中点稍外侧（最内侧的起始点）。
    - ◦ T11，T12：在峡部外侧缘或其稍内侧。
    - ◦ 以上三者之间的节段：位置逐渐过渡。

96

路径：可以使用标记或角度。

- 使用标记确定路径：相对于角度而言，操作者更多地使用标记来确定路径。
  - 优点：角度较难评估，并且即使在旋转、侧弯的脊柱中置入螺钉时也可以使用标记。
  - 与上关节面（在小关节切除时暴露）表面垂直插入螺钉，朝向对侧椎弓根方向。
- 使用角度确定路径：可能对概念化有利。
  - 头尾侧角度（图 96-2）：以下两种路径都可以应用[4]。
    - 水平向前置入螺钉：与水平面呈 0° 角（与上终板平行，这样可以使用螺钉头固定的螺钉用于纠正脊柱旋转畸形）。
    - 解剖学角度的螺钉置入：向头侧 10°～15°（与椎弓根的长轴平行，提供了更长的螺钉与骨质相接触的路径，但要求使用多轴螺钉头）。
  - 内外侧路径[5]（图 96-2）：
    - 从 T12（此处角度稍向外，约 5°）到 T11（此处角度约为 0°）角度逐渐更偏向内侧，并且粗略估计从 T11 到 T1 每向上一个节段角度约向内侧增加 2°（此处角度为内侧 27°）。

螺钉：

- 长度：当沿着椎弓根长轴方向测量时，螺钉到前部骨皮质的距离为 40～45mm（当平行于矢状面测量时，该距离为 30～42mm)[5]。一般胸椎螺钉的长度为 35～40mm。
- 直径：在内外侧方向上椎弓根最窄的节段为 T4～T7[5]。螺钉直径应该约是椎弓根直径的 80%。

徒手椎弓根螺钉置入的统一置入点

置入胸椎椎弓根螺钉可以使用一个统一的置入点，例如 Baaj 等人的方法[6]，选择的置入点在上关节面外侧缘与横突结合部下方 3mm 处（如图 96-3 右侧所示）。在“水平向前”的置入路径中，椎弓根探测器的方向与矢状面上的脊柱曲线成直角。

96.4 胸腰椎结合部的前入路

96.4.1 腹膜后入路

除非病变的绝大部分都位于左侧（左侧优势），一般都选择左侧入路，因为脾相对于肝更容易牵拉，且主动脉比下腔静脉容易移动。同侧腿屈曲使腰肌松弛是十分重要的，这样可以使对同侧腰骶丛的牵拉更加安全。

96.5 腰椎前入路

96.5.1 前路腰椎体间融合术(ALIF)

通过 Pfannenstiel 腹部切口经腹膜后进入。

在男性为相对禁忌证，因为可能存在 1%～2% 逆行射精的风险（在一些综述中高达 45%）。其他风险包括：损伤大血管尤其是钙化的动脉，特别是在 L4～L5 节段。

复杂的病例术前应行肠道准备。

体位：Trendelenburg 体位，在髂嵴水平垫肾脏手术体位垫，或者垫高骶骨来增加脊柱的前凸。

由于大血管（主动脉和下腔静脉）的分叉部位一般位于 L4～L5 椎间隙上下，此入路最适用于 L5～S1 的手术。

对于 L5～S1，由于骶前动脉沿椎体正中下行，因此行 ALIF 手术时需要结扎此动脉。

96.6 腰椎和腰骶椎的手术固定 / 融合

1. 包括 L1 节段在内的腰椎固定不应止于 L1 或 T12。
2. 椎间隙越大，椎间植骨融合可能越不适用：
   1) 椎间盘的退行性变可能并没有严重到需要摘除。
   2) 椎间隙大需要植入更多移植骨，而这需要更大程度地牵拉神经（使用 PLIF 技术）。
3. 长节段的脊柱融合不能终止在脊柱侧弯顶端的椎体节段或其附近。
4. 在脊柱侧弯顶端不能只行椎板切除而不做融合。
5. 后路中线融合：早期行中线融合术会造成腰椎管狭窄的迟发性并发症。因此，目前的融合技术包括后侧方融合、椎间融合（从前路向后路）、关节面融合等。

96

96.7 腰骶椎椎弓根螺钉

96.7.1 概述

椎弓根螺钉的拉力一部分取决于主螺钉的直径，应为椎弓根直径的 70%～80%（在成人中，直径更大的螺钉可能会突破椎弓根外壁或可能导致椎弓根破坏；在儿童中，因为椎弓根能够继续生长所以可以使用直径更大的螺钉）。螺钉的强度取决于螺钉的最小直径，成人腰椎螺钉直径应 ≥5.5mm。

96.7.2 置入技术

至少有 4 种螺钉置入技术。

1. 术中透视：双平面透视。
   1) 优点：
      - 可以经皮置入螺钉。
      - 置入螺钉时一般准确度较高。
   2) 缺点：
      - 腰椎的某些部分可能显影困难，特别是在肥胖病人。对这类病人，可以使用下文提到的 Steinman 针技术作为辅助。
      - 可能能够增加手术团队和病人的放射线暴露。
2. Steinman 针技术：将 Steinman 针放到拟定的螺钉置入点，随后使用正位透视（通常也要行侧位透视）来调整 steinman 针的位置以使螺钉进入椎弓根的位置正确。
3. 根据解剖标志徒手置入螺钉。在置入所有螺钉后通常需要行 X 线检查进行确认。进行椎板切除术后由于已经暴露内侧椎弓根，并且很容易摸到，因此在这些节段置入螺钉成功率较高。
   1) 优点：
      - 可以减少手术团队和病人的放射线暴露。
      - 可以经皮置入螺钉。
   2) 缺点：脊柱各结构相对于导航影像的位移或者技术误差可能会影响置入螺钉准确性。术者必须警惕在看上去不适宜的解剖结构处置入螺钉。

96.7.3 开放腰椎椎弓根螺钉置入技术(见下文经皮螺钉置入)

96

1. 置入点：横突基底部，横突中点与经过上关节面外侧部的矢状面的交点。如果该节段已切除椎板，可在椎管内使用探针确认椎弓根位置，否则需在透视引导下操作。注意：退行性改变包括关节面肥大会使这些标志显示不清。在除了最上方的节段以外的所有节段，咬除或磨除关节面的肥大部分通常会有所帮助（在最上方的节段无须进行以减少近端交界性后凸的风险)。
2. 路径：
   1) 大致的中间外侧路径见表 96-1，在 L1～L5 水平，其角度约为腰椎的序号乘以 5°[8]。螺钉置入的头尾向角度通过透视检查决定，保持通路与椎体终板平行（“水平向前”路径)。也可以使用影像导航。
   2) S1 头尾向路径：朝向骶骨岬（S1 的前上缘)。

表 96-1 腰椎椎弓根螺钉的内侧角

腰椎节段	内侧角度
L1	向内侧 5°
L2	向内侧 10°
L3	向内侧 15°
L4	向内侧 20°
L5 和 S1[a]	向内侧 25°
S2	向内侧 40°～45°

[a] 朝向骶岬

3) S2 螺钉可朝向外上方（置入骶骨翼），长度可达约 60mm。或者，也可以朝向内侧置入。

3. 主要螺钉的直径应为椎弓根直径的 70%～80%。长度应为椎体的 2/3（一般来说螺钉的长度为 40～55mm，而 S1 螺钉的长度则为 35～40mm）。应避免同时固定椎体前后两侧的骨皮质或穿透椎体前侧骨皮质（除了 S1），以减少损伤大血管或腹膜的风险。
4. 钉棒：一般直径为 5～6.5mm。

置入螺钉后需要通过 X 线进行确认：在前后位像，如果螺钉尖端穿过中线至对侧，则有可能破坏内侧椎弓根（敏感性 0.87，特异性 0.97，准确性 0.98）[9]，如果螺钉没有向内越过椎弓根内侧壁，则有可能破坏椎弓根 / 椎体外侧（敏感性 0.94，特异性 0.90，准确性 0.96）[9]。

96.7.4 经皮螺钉置入

下文的原则也可用于椎体成形术 / 脊柱后凸成形术，椎弓根和（或）椎体病变经皮活检术中显露椎弓根。

基本原则：

1. 需要前后位及侧位透视或影像导航（例如 O 形臂）。双平面透视更有助于操作。
2. 只要手术节段能在前后位和侧位透视中清晰显像，该方法可用于 T1 到 S1 水平。但是在 T5 水平以上应用较困难（因为椎弓根较小，而且肩膀可能会阻挡侧位 X 线成像）。
3. 经皮置入点位于椎弓根外侧缘的外侧，这样可使穿刺针朝向内侧方向经过椎弓根进入椎体。向内侧的角度和置入点距中线的距离取决于手术的椎体节段（胸椎椎弓根螺钉更偏向前后方向，腰椎椎弓根螺钉应指向内侧），以及皮下的肌肉 / 脂肪等组织厚度。

操作：

1. 对于标准体型的病人，皮肤置入点在中线旁 4.5～5cm；对于肥胖病人，需要更靠近外侧。使用脊柱穿刺针进行局部麻醉，并透视下调整其位置以确定 Jamshidi 针在头尾侧平面上大概的置入点。
2. 在侧位透视直视下将 Jamshidi 针（或其他类似的穿刺针）插入直至其尖端紧邻椎弓根（图 96-4 左侧）。
3. 此时在前后位片椎弓根的“赤道”上，穿刺针尖端应该正好位于或极其接近椎弓根外缘（右侧位于 3 点位置，左侧位于 9 点位置）。
4. 在侧位透视下，将穿刺针进一步向前，穿入椎弓根，此时在前后位透视下，螺钉应位于椎弓根边缘内部（见图 96-4 右侧）。
5. 穿刺针继续向前进入椎弓根。即时进行透视检查（例如在侧位透视下监测置入螺钉的路径），但是下一个重要的标志就是在侧位透视上穿刺针的尖端横穿椎弓根与椎体交界部位（也就是刚进入椎体，见图 96-5 左侧）时。在正位片上，螺钉应靠近但不能超过椎弓根的内侧缘（见图 96-5 右侧）。如果达到了这一标准，穿刺针就不会破坏椎弓根的内侧壁，从而不引起神经损伤或影响椎弓根螺钉的固定作用。
6. 在穿刺针尖端进入椎体 1cm 之后，取出穿刺针针芯后通过针道插入导丝并再多进入椎体 1～2cm。
7. 取出穿刺针，注意不要将导丝一起取出。
8. 在某些病例中，此时可以通过导丝置入空心螺钉，或者可以轻轻移动导丝的位置（不能使导丝打折）以便在之后的手术中置入螺钉。

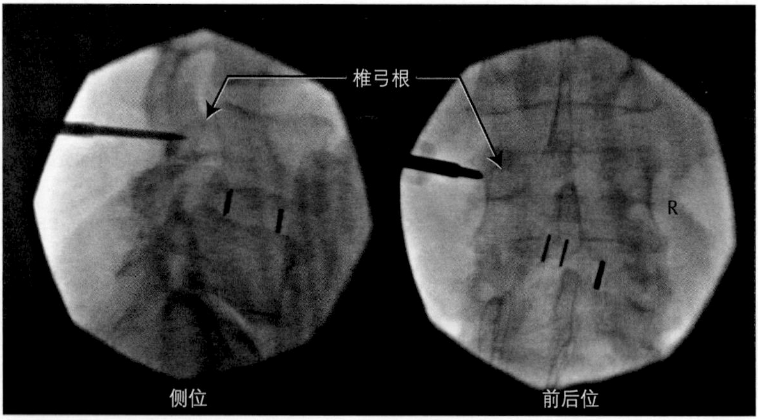

图 96-4 椎弓根穿刺 - 进入椎弓根

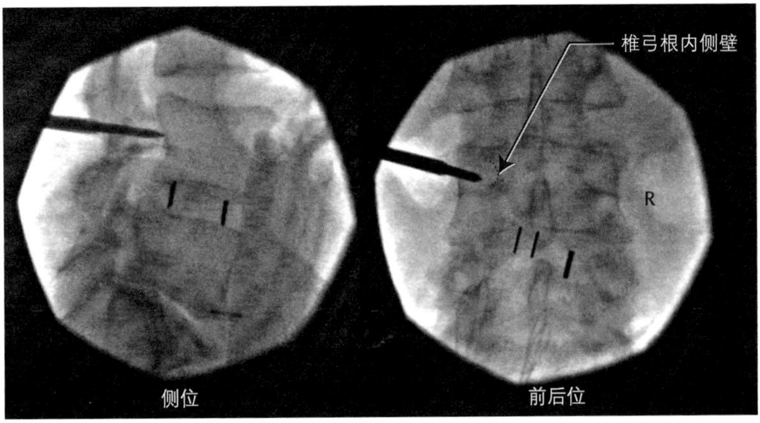

图 96-5 椎弓根穿刺 - 进入椎体

96.7.5 椎弓根螺钉钉棒直径

钉棒直径与病人体重的关系见表 96-2。

表 96-2 腰椎椎弓根螺钉固定建议使用的最小钛钉棒直径

病人体重		钉棒直径（mm）
（lbs）	（kg）	
30～90	12～40	4.5
90～225	40～100	5.5
>225	>100	6.35（1/4 英寸）

96.7.6 椎弓根螺钉破坏程度的分类等级评分

CT 是评估椎弓根螺钉侵犯骨缘的诊断性实验[10]。然而，CT 可能会扭曲螺钉的表观位置（最高达 25%）[2]。

研究人员提出了多种破坏程度等级评分。很多种评分方法都是以下 2 种评分体系的变形。

Gertzbein 评分系统[11]评估从 T8 到 S1 内侧椎弓根的破坏程度并对此进行了分层（见表 96-3）。在初始研究中，内侧侵犯 >4mm 与神经功能缺损有关。内侧侵犯 2～4mm，外侧侵犯 <4mm 被认为是安全的，虽然没有得到证实[10]。

Heary 评分系统[12]（见表 96-4）考虑到了有时外侧侵犯是术者有意为之（比如较小的胸椎椎弓根），并且前部的侵犯破坏也可能造成不良后果。然而，这一评分方法没有考虑侵犯的程度。

96

表 96-3 椎弓根螺钉内侧破坏的 Gertzbein 分类[11]

分级	破坏的距离（mm）
0	无破坏
1	<2
2	2~4
3	>4

表 96-4 椎弓根破坏的 Heary 分类[12]

分级	破坏
1	无破坏
2	外侧（同时螺钉尖端在椎体内）
3	螺钉尖端的前部或外侧破坏
4	内侧或下部破坏
5	需要立即进行修复的敏感结构的近端

96.8 腰椎骨皮质路径螺钉固定

96.8.1 概述

也可以称为“皮质螺钉”（一种商品名）。螺钉从后部在椎弓根下正中边缘处进入腰椎椎体，朝向外上方，因此会经过 3 个骨皮质边缘。据称能提供一个外拉力，与传统椎弓根螺钉类似。

与椎弓根螺钉相比，骨皮质螺钉的螺纹排列更紧密（高螺距）以便能更好地拉合骨皮质。一般螺钉的直径（4.5~5.5mm）比椎弓根螺钉要小。

局限性：其应用一般仅限于腰椎和 S1（L1~S1）。如果此前所行的椎板切除术影响到了螺钉置入点，就可能不能够使用这种方法。在严重的脊椎前移或脊柱后凸中应用这种方法更具争议（尤其当需要对 L1 或 L2 以上节段进行手术时）。

1. 优点：
   1) 螺钉经从中线切口置入比从更偏向侧方的置入点朝向内侧置入在一定程度上更容易，这一点与传统椎弓根螺钉一样。
   2) 螺钉位于该区域背肌的内侧，对其损伤较小。
   3) 若椎弓根螺钉置入失败，可用作挽救性措施。
   4) 可以用于延长此前置入的椎弓根螺钉（可用作传统椎弓根螺钉置入同一椎体）。
2. 缺点：
   1) 外拉力比椎弓根螺钉略小。
   2) 螺钉进入位置的骨质必须保持完整，可能会影响减压。

96.8.2 腰椎骨皮质螺钉置入技术

1. 置入点（最头侧的螺钉和 S1 例外，见下文）：
   - 头尾向：置入点与神经孔的头侧缘持平（在侧位透视上）。中间外侧：椎弓根峡部外侧边缘内侧 3～5mm。

   在正位透视上，位于椎弓根的下正中边界。
   - 此置入点不适用于以下 2 种情况：
     - 1-最头侧的螺钉：与其他螺钉相比，其置入点要偏低 2~3mm（避免损伤并非融合的一部分的嘴侧关节突关节）。
     - 2-S1 螺钉：在 L5～S1 关节面和第一个背孔之间的中点处置入。
   - 操作方法：寻找峡部外侧和横突下部结合处的“夹角”（图 96-6），将钻的尖端从此处向内侧移动 3mm，并且用钻磨一个小凹陷（在最头侧节段，还要向下方移动 2～3mm）。
   - 陷阱：上一节段严重肥大的关节面可能会挡住置入点并且可能需要切除部分肥大的关节面。
2. 路径：
   - 总的来说：约外侧 20°，头侧 30°～45°。

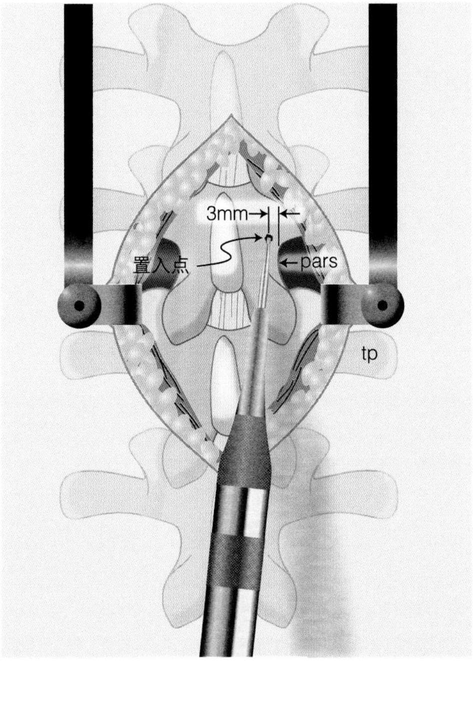

图 96-6 骨皮质螺钉的置入点（最头侧节段和 S1 的不同之处见文本）

在横突的下缘，钻的尖端置于椎弓根峡部外侧缘内侧 3mm。

缩写：tp= 横突；pars= 椎弓根峡部

- 操作方法：钻的尖端放在置入点上，钻孔并偏向棘突内侧以及棘突上半部下方（图 96-6）。指向上终板的一点，在侧位透视上，位于从椎体后方向前约 1/3 处。
- 使用一种活塞技术进行钻孔。初次学习这种技术时，当在侧位透视上达到椎弓根中点时，在正位透视上也应在椎弓根中心。电钻钻出螺钉钉道的全程（无须使用椎弓根探测器）。使用探针除外椎体的破坏并测量螺钉的长度。应根据螺钉实际的直径（钻的孔不能过小）以及螺钉的全长钻孔（“线对线”）以避免密质骨皮质的骨折。

3. 如果需要，此时应行椎板切除术，在螺钉置入点周围保留 3mm 骨质。也可以在行椎板切除术之前置入模制螺钉（不与 tulips 相连）。
4. 螺钉：
   - 使用专门的皮质螺钉。
   - 一般螺钉直径：5mm（4.5～5.5mm）。
   - 一般长度：30～35mm。
   - S1 螺钉：通常直径为 6.6mm，使用探针测量长度（通常约为 45mm）。
   - 使最头侧的螺钉突出 2～3mm。
5. 钉棒：通常直径为 5～6.5mm。

96.9 经椎板腰椎螺钉固定

1. 适应证：
   1) 短节段腰椎固定。
   2) 脊柱后部结构 360° 固定联合椎体间融合。
2. 优点：
   1) 切口小，软组织损伤小。
   2) 花费少（置入螺钉的数目少）。
   3) 失血少。
   4) 保留邻近关节突关节。
3. 缺点：
   1) 脊柱后部结构要求完整（不能使用椎板切开术）。
   2) 不能减少。
4. 置入点：中线旁 5～7mm 切开皮肤，从对侧棘突置入螺钉。可以双侧植入。
5. 在椎板内钻孔，穿过关节面中心，止于横突基底部。
6. 螺钉：4.5mm 直径，全螺纹（无须多轴螺钉头）。

7. 生物力学：与双侧椎弓根螺钉相当[13]。延展性有限[14]。

8. 临床：476 例，随访 10 年，74% 预后良好[14]。

96.10 后路腰椎体间融合（PLIF 和 TLIF）

由 Cloward[15] 于 1943 年首创。双侧椎板切除、椎间盘切除后将移植骨置入去皮质的椎间隙。据称能够减少异常“运动节段”（定义为两个椎体之间的区域）的活动。椎间隙正常时为相对禁忌证。

许多 PLIF 术后病人观察 1 年后发现椎间隙再次变窄，造成了有关 PLIF 手术是否优于单纯椎间盘切除术的质疑。需要注意的内容包括：手术时或手术后由于移植骨的后移可能会损伤神经。

经椎间孔腰椎体间融合（TLIF）：PLIF 的变形，在完全切除一侧关节突关节之后，从通过同侧神经孔置入移植骨。对神经根牵拉较小，因为从神经孔进入避免形成瘢痕组织，对主要位于单侧的病变进行再次手术时有优势。

单纯行 PLIF 或 TLIF 可能会造成该节段的进展性脊椎滑脱，通常需要同时配合椎弓根螺钉／钉棒固定。

96.11 微创腹膜后经腰大肌侧路椎体间融合

96.11.1 概述

2011 年，Luiz pimenta 首次对该技术进行了报道[16,17]，是 Bergey 等[18] 描述的内镜下经腰大肌侧路腰椎融合术的改良。正式的名称为“extreme-lateral”（XLIF™，NuVasive，San Diego，CA）或“direct-lateral”腰椎椎体间融合术（DLIF™，Medtronic，Memphis，TN）。此处使用非商标的术语侧路腰椎体间融合（LLIF）。该方法的改良包括倾斜腰椎体间融合（OLIF™，Medtronic，Memphis，TN），采用腰大肌前方入路（在 L5～S1 节段，OLIF 位于 ALIF 和 LLIF 的中间）。腹膜后入路通过扩张椎间隙并使用椎间融合器进行大面积脊柱融合间接对神经进行了减压。最好从 L1～L5 进入。对 L1～L2，可牵开第 12 肋，或者从第 11～12 肋之间进入，或者切除第 12 肋骨。髂嵴阻挡了对 L5～S1 节段（可以使用轴位 LIF）甚至 L4～L5 节段的显露（见下文）。类似的腹膜后入路也可以用于胸椎，最高可至 T4。对于侧路胸椎体间融合，不要穿透对侧纤维环。术中肌电图监测很重要，所以麻醉医师在手术开始时只能使用短效肌松药。若置入椎体的中间，男性的植入物一般长度是 55～60mm（沿着病人的横轴方向），若置入椎体的前部，则植入物的一般长度为 45mm（女性的植入物长度减小 10%）[19]。这一方法的优点包括对组织的损伤小，出血量少，手术时间短，

96

伤口的问题较少，能够置入更大的融合器，病人早期活动[20,21]，无须切开硬膜从而没有 CSF 漏风险。

96.11.2 适应证

1. 有神经源性跛行的中枢性腰椎管狭窄（仅轻至中度）。
2. 椎间孔狭窄（间接减压）。
3. 1 度或 2 度脊椎前移。
4. 与退行性椎间盘疾病相关的轴性腰背痛 。
5. 全椎间盘置换。
6. 纠正矢状位或冠状位方向的不平衡。
7. 邻近节段手术失败：此时 LLIF 尤其适合，因为可以避免处理之前手术留下的瘢痕组织和置入物，这也能减少硬膜切开的风险。
8. 胸腰段的爆裂骨折和肿瘤（椎体切除术）。
9. 取出损坏或位置不正的腰椎间盘置换装置。
10. 成人脊柱畸形：尤其是和前纵韧带（ALL）松解相结合时可用于矫正脊柱侧弯，增大腰椎前屈。

96.11.3 禁忌证

1. 需要直接减压的病例，包括：
   1) 椎管内的病变，如疝出的椎间盘、滑膜囊肿等单纯扩张椎间隙不能根治病变的情况。
   2) 存在不确定的中央管狭窄（在这些病例中可能仍然有效）。
2. 椎间隙大：椎间隙 >12mm 通常意味着难以再进一步对其进行扩张。然而当病人站立时椎间融合器仍然能够避免这些节段的压迫。
3. 在计划行 LLIF 手术同侧曾行后路腹膜后手术。
4. L5～S1 节段的病变：由于骨盆髂骨的干扰，不一定能够可靠显露 L5～S1。
5. 如果髂嵴超过 L4 椎体的一半，有时需要将手术床摆放为屈曲位并将髋关节垫高以便使椎间隙扩大利于显露。如果腰丛在椎体前方不远处，成角的手术工具通常能够显露。
6. 血管解剖异常干扰入路：在术前影像（CT 或 MRI）上查看大血管的位置。
7. 相对禁忌证：
   1) 骨质疏松：可能也是外侧金属板固定的禁忌证。
   2) 活动性感染（这对于其他任何融合技术都为相对禁忌）。

96.11.4 手术技术（微创腹膜后经腰大肌入路）

1. 体位：
   1) 侧卧位，髂嵴最高点稍高过手术床缺口。
   2) 侧别的选择：没有特殊原因，一般是左侧在上。可能影响哪一侧在上方的因素：
      - 如果需要暴露 L4～L5 且左侧髂嵴高会影响操作，则应右侧朝上；使用前后位X线、侧位X线和（或）腰椎CT进行评估也应右侧朝上。
      - 如果之前做过腹膜后入路的手术，这次应该考虑对侧在上。
      - 如果有脊柱侧弯并想进行纠正，通常是凹面在上：如果在 L4～L5 节段进行手术，可以对其进行更好的显露。通常可以用更少、更小的切口显露多节段脊椎，因为通往每一个椎间隙的通道会汇聚在一起。
      - 如果计划行 ACR，由于后方有大血管尤其是在椎体/骨赘和血管之间缺少软组织，则应该使用对侧入路（如果对侧入路没有好处，则不建议行 ACR）。
   3) 直角体位：C形臂水平放置，0°倾斜，调整病人体位，使棘突在前后位透视上正好位于双侧椎弓根之间。如果由于不同节段间椎体的旋转而不能实现，则从一个相对中立的节段开始，稍旋转手术床，根据手术顺序，依次使每个手术节段变成真正的侧位（以棘突为中心）。使用胶带固定病人。
2. 使用侧位透视横向标记椎间隙，垂直标记椎间隙的后1/3。L4～L5 节段除外，此处应根据解剖安全区，垂直方向的标记位于椎间盘间隙的中点[23]。
3. 腹膜后入路取侧方单一皮肤切口，钝性分离腹部肌肉和筋膜（外斜肌、内斜肌、腹横肌）。
4. 经腰肌入路，在X线（或导航）引导下放置连续的管状扩张器，以便置入牵开器，并使用定向 EMG 监测（Neurovision™，NuVasive，San Diego，CA），使扩张器能够放置在腰丛的前方。
5. 切开并准备椎间隙，不要损伤终板（减小发生塌陷的风险）。在腹背侧平面上直上直下进行手术（以免损伤前方的前纵韧带或从后方进入椎管）。
6. 通常将椎体间垫片的后缘置入椎间隙的后1/3（当 EMG 监测允许时）。
7. 如果行前柱释放（MIS-ACR），在切除椎间盘后还需行进一步操作，包括切除/切断前纵韧带，在椎间隙中比一般融合器更靠前的位置放置前凸融合器（20° 或 30° ）。这是行侧方入路的高级医师所使用的技术。

96.11.5 工具加固（椎弓根螺钉或者侧方钢板）

单用融合器

在下列情况下可以单独使用融合器（无须使用其他固定工具）：

- 没有骨质疏松。
- 术前侧位屈 / 伸 X 线片不存在脊柱失稳。
- 在 LLIF 手术中前纵韧带未受影响。
- 置入在前后上宽度≥22mm 的融合器：大的表面积降低了塌陷的风险。

如果不满足以上条件，应该考虑联合应用其他的固定工具。

侧方钉板

可以通过同一入路置入。对于有骨质疏松症或者年龄大于 55 岁的病人可能不是最佳选择，因为它增加了从较为薄弱的骨质处塌陷的风险。不可用于多节段的 LLIF。

后路内固定

后路内固定（如椎弓根螺钉，包括经皮置入）可提供可靠的稳定性。如需行椎板切除以直接减压时也需进行后路内固定。

96.11.6 并发症

1. 大腿麻木：发生率为 10%~12%[21,24]。这是由于生殖股神经损伤所致。有直接损伤 L2～L3 中线处前 1/4 和 L3～L4 及 L4～L5 前 1/4 的风险[23]。EMG 可能不能监测感觉神经。通常是暂时的，多在 2 周左右缓解。
2. 大腿屈曲无力：腰大肌损伤所致。进行两个以上节段的手术时风险增加。通常是暂时的，在 1～8 周内缓解。
3. 由于神经根或神经丛损伤造成股神经或闭孔神经麻痹[25]。83% 的病例在 6 周内会出现轴索断裂的征象（表 31-6）。会导致股四头肌无力，发生率约为 2.6%[26]。多数病例都是由于当向横突方向牵开腰大肌时肌肉内部的神经压迫造成的；股四头肌无力通常在术后短期内比较明显。其他可能的病因是腰大肌血肿，常在术后 1~2 天延迟起病。预后：在术后 12 个月内，所有的 6 个病例肌力都改善到 4/5 级，有些可早在 3 个月内（图 29-2）[26]。在恢复之前，病人可以借助支具进行活动。
4. 腰丛损伤：如果在 Uribe 等人定义的“安全区”（见下文）内或安全区的前方操作，可降低腰丛直接损伤的风险[23]（注意：如果在

96

EMG 监测下确定了腰丛的近端，则在安全区后方操作也是可以的，相反即使在安全区域内操作也存在损伤的风险）：

- L1～L2 至 L3～L4：椎体后 1/4 的中部。
- L4～L5：椎体的中点。

5. 对侧股神经损伤。
6. 生殖股神经痛。
7. 腹腔空腔脏器穿孔。
8. 血管损伤[27]包括髂总动脉（L4～L5 节段）或者主动脉（L4～L5 节段以上）损伤，髂总静脉或者下腔静脉损伤。
9. 肾－输尿管损伤。
10. 植入物塌陷。
11. 前纵韧带意外破裂。
12. 同侧或对侧的腰大肌／腹膜后血肿。
13. 腹壁轻瘫或者腹壁疝[28]。
14. 横纹肌溶解。
15. 逆行性射精（主要是 ACR 和腰大肌前入路）。

96.11.7 术后护理

- 单节段腰椎 LLIF：让病人术后即下床活动，无须支具。
- 术后短期内可能出现术侧髋部屈曲痛。
- 牵拉腰大肌造成的一过性髋部屈曲无力通常具有自限性，术后 8 周内会好转。
- 在明显腿部无力的病人（股神经损伤），应该行腰部 CT 或 MRI 以除外腰大肌血肿、椎间盘脱出或者融合器或螺钉位置不佳造成的压迫。如果除外了压迫，病人可以术后 6 周行 EMG 来评估损伤的程度（神经失用、轴索损伤、神经断裂），如果是神经失用造成的症状在好转，应在 3 个月后复查 EMG，并在 5 个月后监测轴索的生长[25]。

96.11.8 预后

- 融合率为 91%～100%[29]。
- 随访预后评分（ODI 和腿、背部的 VAS 评分）明显好转[30]。

手术筹备：侧路椎体间融合

同时参见免责声明（见凡例）。

1. 体位：侧卧，通常右侧卧位。
2. 设备：C 形臂。
3. 植入物：

1) 椎体间植骨。
2) 有时需要使用固定装置，尤其是脊柱滑脱病人。选择有：
- 椎弓根螺钉：（双侧或单侧）。
- 棘突间钳夹式固定器。

4. 知情同意（并不包含所有）：
1) 操作：两椎体之间放置垫片，对神经进行减压以缓解运动疼痛。然后需要从侧方同一入口，有时也可从后方置入螺钉／钢板等。对于因为腰丛的位置而不能从同侧进行操作的病人（不常见，如出现则常见于 L4~L5），判断病人是否需要从后路进行操作（如 TLIF），并将此写在知情同意书上。一定要通知供应商有这种可能性。
2) 其他治疗方案：非手术治疗，经后部的开放手术。
3) 并发症：大腿无力（通常一过性的）、膝部无力（不常见）、大腿麻木、植骨塌陷／移位、症状不缓解。

96.12 经关节面椎弓根螺钉

96.12.1 概述

螺钉直接通过腰椎关节突关节进入下位节段的椎弓根，不需要钉棒。只用于制动，没有任何减压、牵拉或融合作用。因此，不应单独使用。可以经皮置入。

96.12.2 适应证

在 L3~L4、L4~L5 或 L5~S1 节段使用效果好。上腰椎置入困难。

可以用作以下术式的辅助治疗：
1. ALIF。
2. LLIF（不使用侧方钢板时）。
3. TLIF 对侧（TLIF 同侧可以使用椎弓根螺钉，或者使用棘突夹）。
4. 轴向 -LIF（AX-LIF）。

96

96.12.3 禁忌证

经关节面椎弓根螺钉不能用于关节面已被切除的病人（如 TLIF），或被融合的两个椎体节段中偏上方的节段有椎弓根缺损的病人。

96.12.4 技术

1. 通常在俯卧位经皮置入或通过开放手术置入。
2. 皮肤切口：中线处长约 1.5cm 垂直切口。
1) L4~5 或 L5~S1：切口位于 L3 棘突水平。

   2) L3～L4 手术：切口位于 L2 棘突水平。
3. 使用前后位及侧位透视以引导螺钉置入路径。
   1) 前后位透视：在病人背部摆放导丝，并调整其位置使其通过需要放置螺钉的椎弓根，在病人背部皮肤上做一个标记，标示出导丝的路径。
   2) 侧位透视：初始的骨性标记是上一节段下关节面的中点。导丝尖端应该在上一节段椎体下方终板的后方与椎骨相接触。

96.13 关节面融合

将双头骨钉（如 MinSURG 的 TruFUSE®）置入关节突关节中提前钻好的骨孔中，以促进关节间的融合。可以单独使用。

96.14 S2 螺钉

朝向内侧（类似于椎弓根螺钉），或者更常见的是朝向外侧或上方置入骶骨翼（S2 骶骨翼螺钉）（见下文 S2- 骶骨翼 - 髂骨螺钉）。无论哪种方式均需要咬合双侧骨皮质。

避免螺钉穿透骶髂（SI）关节。

96.15 髂骨固定

96.15.1 概述

与 S1 或 S2 骶骨翼螺钉相比固定更牢固 [S2 骶骨翼螺钉不应与 S2- 骶骨翼 - 髂骨螺钉相混淆（见章节 96.15.4)]。

将固定范围扩展到髂骨（即骨盆）的主要适应证为：

1. 长的结构成分（任何从 S1 延伸至 L2 节段以上的结构）。
2. 高级别脊椎滑脱 [Meyerding 分级≥3（见章节 69.2.3)]。
3. S1 螺钉置入失败。
4. 之前行 L5～S1 融合的假关节。
5. 骶骨功能不全。

主要有以下 3 种选择进行固定：

1. 髂骨螺钉（也就是髂骨螺栓）。
2. “经皮”髂骨螺栓。
3. S2- 骶骨翼 - 髂骨螺钉。

96.15.2 髂骨螺钉

需要广泛暴露。在最初进行的几例手术中，最好一直显露至坐骨切迹的后上表面，这样可以通过手指触摸定位螺钉的置入路径。

通常需要使用偏置适配器用于与通过上位节段椎弓根螺钉的钉棒连接。如果骶髂关节（SIJ）没有融合，由于 SIJ 的持续活动，螺钉或钉棒通常最终会折断。

置入点：常用的置入点是骶椎的后上方（PSIS）（图 96-7）。需要切除 PSIS 下方和内侧的少量骨质。这样可以避免螺钉头的位置过于表浅，因其可能会造成不适或皮肤破损。

路径：螺钉的路径瞄准髂臼方向，从坐骨切迹上方 1cm 处通过。2 种斜位透视成像可以辅助螺钉的置入：

1. 闭孔位（也就是"泪滴"位）(图 96-8A)：平行于髂骨翼。在"泪滴"位成像上，应位于"泪滴"的空心部位内部，不应侵犯骨皮质表面。而且也要避免穿透坐骨切迹的骨皮质。
2. 髂骨斜位：与半骨盆垂直。

螺钉：长 50～80mm（螺钉应止于坐骨切迹中点处或上方）。直径：6～8mm。

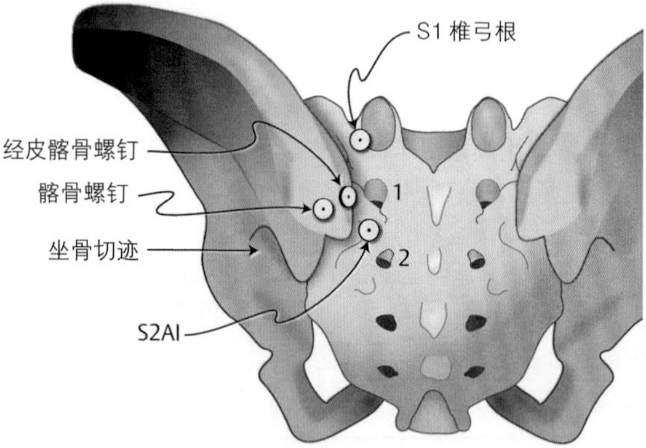

图 96-7 用于髂骨固定的螺钉置入点

S1 椎弓根螺钉（用于参考，这些不是用于髂骨固定的螺钉），髂骨螺钉（在 PSIS 处），经皮髂骨螺钉和 S2- 骶骨翼 - 髂骨螺钉在左侧的置入点（中心有黑点的白色圆圈所示）

髋骨和骶骨，背面观

1= 第 1 骶后孔；2= 第 2 骶后孔；S2AI=S2- 骶骨翼 - 髂骨

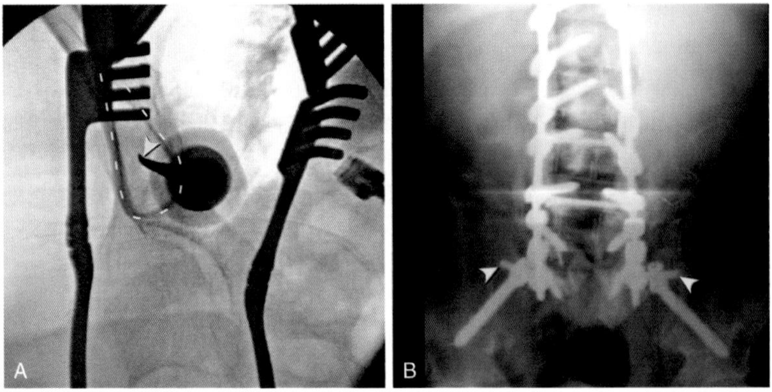

图 96-8 髂骨螺钉的“泪滴”成像和最终正位 X 线成像

A.“泪滴”成像（黄色虚线勾勒处“泪滴”的轮廓）。图中所示椎弓根探测器（黄色箭头所示为其尖端）正在进入“泪滴”。B. 最终的正位 X 线成像。蓝色箭头所示为偏心连接器

96.15.3 经皮髂骨螺钉

可以经皮置入。

置入点：置入点位于髂骨内表面（图 96-7）。

路径：与髂骨螺钉相同。

优点

与髂骨螺钉相比：

1. 无须偏心适配器即可与腰椎椎弓根螺钉对齐。
2. 需要切开分离的肌肉较少。
3. 较少突出于皮肤表面。

96.15.4 S2- 骶骨翼 - 髂骨螺钉

优点

1. 于髂骨螺钉相比，其优势与经皮髂骨螺钉相同：
   1) 无需偏心适配器即可与腰椎椎弓根螺钉对齐。
   2) 需要切开分离的肌肉较少。
   3) 较少突出于皮肤表面。
2. 与经皮髂骨螺钉相比：制动骶髂关节，减少螺钉 / 钉棒断裂（在椎间盘出现明显退行性疾病的病人中，这一关节的活动度不是很大）。

技术

可选择的置入技术包括：

• 透视辅助。

- 影像导航。
- 徒手[31]。

置入点：位于 S1 和 S2 神经孔的中间，在神经孔的外侧缘，与 S1 椎弓根螺钉（如使用）位于同一水平线上。如图 96-7 所示，X 线成像如图 98-9A 所示。

螺钉：长 80～90mm（同髂骨螺钉一样，置入点位于坐骨切迹中点处或其上方）。直径：6～8mm。

路径：透视方法：起初应瞄准髂前上棘（AIIS），可使用另一只手在手术巾下进行触摸定位。使用弯曲的椎弓根探测器时应将其指向后方[31]。在肥胖的病人中，AIIS 可能很难触摸到；在这种病人中，可以触摸大转子并瞄准其上方 2～3cm 处的一点。使用一根木棒横穿 SIJ 两侧的骨皮质表面，通常相距 50mm。一旦进入"泪滴"内部（在闭孔位透视成像上），在透视引导下置入螺钉并和髂骨螺钉一样，使螺钉保持在 teardrop 内部，从髂骨切迹上方约 1cm 处通过。使用探针探查所钻的孔是否会破坏椎体并在置入螺钉之前再次进行探查。

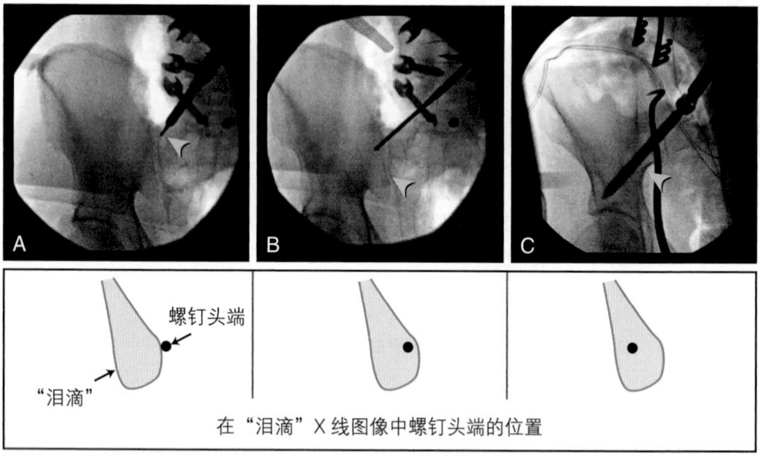

图 96-9 S2- 骶骨翼 - 髂骨螺钉

A. 置入点正位 X 线成像（箭头所示为钻头的尖端从图 96-8 所示置入点钻入约 1cm 之后）。B. 椎弓根探测器穿过 SIJ（箭头所示）。C. 螺钉置入坐骨切迹的最终位置的 X 线成像。注意螺钉在坐骨切迹（箭头所示）上方约 1cm 处通过

下一行所示为在"泪滴"成像上，相对应的椎弓根探测器尖端（黑色圆圈所示）的位置

96.16 术后门诊访视 - 腰椎和（或）胸椎融合

96.16.1 复查流程

病人应按照术者的要求间断于门诊复查。常用的复查流程如表 96-5 所示。对于特殊的问题，通常需要进行额外的检查。

表 96-5 腰椎融合术后门诊复查流程举例

术后时间	流程
7~10 天	检查伤口，拆线或拆除订皮器
6 周	带支具行前后位、侧位腰椎 X 线检查
10~12 周	• 不带支具行屈 / 伸前后位和侧位腰椎 X 线检查 • 若 X 线检查与病人感觉均良好，开始去除支具
6 个月	• 屈 / 伸前后位和侧位腰椎 X 线检查 • 一些外科医师认为如果病人感觉良好，则无须继续复查
一年（可选）	• 屈 / 伸前后位和侧位腰椎 X 线检查 • 若病人感觉良好，此后无须继续复查

[a] 此流程也适用于胸椎融合术后复查，但是需要站位行屈 / 伸前后位和侧位 X 线检查

96.16.2 术后 X 线

术后 X 线片需要检查的部位包括：

1.（脊椎）对线。
2. 使用的移植物的位置（例如椎体间移植物）。
3. 固定系统的完整性（观察螺钉或钉棒是否断裂，螺钉是否脱出，钉棒连接是否断开）。
4. 螺钉周围的透光处，这可能提示螺钉的移动或不愈合。
5. 任何融合的迹象（可能不同，例如合成的椎体间融合器）。
6. 在过屈 / 过伸位成像上：观察融合节段的运动（在 X 线片上运动的缺失可能是融合的唯一表现）和邻近节段异常运动的进展。

（宋晓雯 译 刘兴炬 校）

参考文献

[1] Chapman JR, Anderson PA, Pepin C, et al. Posterior Instrumentation of the Unstable Cervicothoracic Spine. J Neurosurg. 1996; 84:552–558
[2] Parker SL, McGirt MJ, Farber SH, et al. Accuracy of free-hand pedicle screws in the thoracic and lumbar spine: analysis of 6816 consecutive screws. Neurosurgery. 2011; 68:170–8; discussion 178
[3] Kim YJ, Lenke LG, Bridwell KH, et al. Free hand pedicle screw placement in the thoracic spine: is it safe? Spine (Phila Pa 1976). 2004; 29:333–42; discussion 342
[4] Rosner MK, Polly DW,Jr, Kuklo TR, et al. Thoracic pedicle screw fixation for spinal deformity. Neurosurg Focus. 2003; 14
[5] Zindrick MR, Wiltse LL, Doornik A, et al. Analysis of the morphometric characteristics of the thoracic and lumbar pedicles. Spine (Phila Pa 1976). 1987; 12:160–166
[6] Fennell VS, Palejwala S, Skoch J, et al. Freehand thoracic pedicle screw technique using a uniform entry point and sagittal trajectory for all levels: preliminary clinical experience. J Neurosurg Spine. 2014; 21:778–784
[7] Benzel EC. Biomechanics of Spine Stabilization. Rolling Meadows, IL: American Association of Neurological Surgeons Publications; 2001
[8] Dickman CA, Fessler RG, MacMillan M, et al.

96

Transpedicular Screw-Rod Fixation of the Lumbar Spine: Operative Technique and Outcome in 104 Cases. J Neurosurg. 1992; 77:860–870
[9] Kim YJ, Lenke LG, Cheh G, et al. Evaluation of pedicle screw placement in the deformed spine using intraoperative plain radiographs: A comparison with computerized tomography. Spine. 2005; 30:2084–2088
[10] Puvanesarajah V, Liauw JA, Lo SF, et al. Techniques and accuracy of thoracolumbar pedicle screw placement. World J Orthop. 2014; 5:112–123
[11] Gertzbein SD, Robbins SE. Accuracy of pedicular screw placement in vivo. Spine (Phila Pa 1976). 1990; 15:11–14
[12] Heary RF, Bono CM, Black M. Thoracic pedicle screws: postoperative computerized tomography scanning assessment. J Neurosurg. 2004; 100:325–331
[13] Ferrara LA, Secor JL, Jin BH, et al. A biomechanical comparison of facet screw fixation and pedicle screw fixation: effects of short-term and long-term repetitive cycling. Spine. 2003; 28:1226–1234
[14] Aepli M, Mannion AF, Grob D. Translaminar screw fixation of the lumbar spine: long-term outcome. Spine (Phila Pa 1976). 2009; 34:1492–1498
[15] Cloward RB. The Treatment of Ruptured Lumbar Intervertebral Discs by Vertebral Body Fusion. J Neurosurg. 1953; 10:154–168
[16] Pimenta L. Lateral endoscopic transpsoas retroperitoneal approach for lumbar spine surgery. Belo Horizo te, Minas Gerais, Brazil 2001
[17] Ozgur BM, Aryan HE, Pimenta L, et al. Extreme Lateral Interbody Fusion (XLIF): a novel surgical technique for anterior lumbar interbody fusion. Spine J. 2006; 6:435–443
[18] Bergey DL, Villavicencio AT, Goldstein T, et al. Endoscopic lateral transpsoas approach to the lumbar spine. Spine (Phila Pa 1976). 2004; 29: 1681–1688
[19] Hall LT, Esses SI, Noble PC, et al. Morphology of the lumbar vertebral endplates. Spine. 1998; 23:1517– 22; discussion 1522-3
[20] Rodgers WB, Gerber EJ, Patterson J. Intraoperative and early postoperative complications in extreme lateral interbody fusion: an analysis of 600 cases. Spine (Phila Pa 1976). 2011; 36:26–32
[21] Dakwar E, Cardona RF, Smith DA, et al. Early outcomes and safety of the minimally invasive, lateral retroperitoneal transpsoas approach for adult degenerative scoliosis. Neurosurg Focus. 2010; 28. DOI: 10.3171/2010.1.FOCUS09282
[22] Pimenta L, Diaz RC, Guerrero LG. Charite lumbar artificial disc retrieval: use of a lateral minimally invasive technique. Technical note. J Neurosurg Spine. 2006; 5:556–561
[23] Uribe JS, Arredondo N, Dakwar E, et al. Defining the safe working zones using the minimally invasive lateral retroperitoneal transpsoas approach: an anatomical study. J Neurosurg Spine. 2010; 13:260– 266
[24] Knight RQ, Schwaegler P, Hanscom D, et al. Direct lateral lumbar interbody fusion for degenerative conditions: early complication profile. J Spinal Disord Tech. 2009; 22:34–37
[25] Ahmadian A, Deukmedjian AR, Abel N, et al. Analysis of lumbar plexopathies and nerve injury after lateral retroperitoneal transpsoas approach: diagnostic standardization. J Neurosurg Spine. 2013; 18:289–297
[26] Abel NA, Januszewski J, Vivas AC, et al. Femoral nerve and lumbar plexus injury after minimally invasive lateral retroperitoneal transpsoas approach: electrodiagnostic prognostic indicators and a roadmap to recovery. Neurosurg Rev. 2017. DOI: 10.1007/s10143-017-0863-7
[27] Assina R, Majmundar NJ, Herschman Y, et al. First report of major vascular injury due to lateral transpsoas approach leading to fatality. J Neurosurg Spine. 2014; 21:794–798
[28] Dakwar E, Vale FL, Uribe JS. Trajectory of the main sensory and motor branches of the lumbar plexus outside the psoas muscle related to the lateral retroperitoneal transpsoas approach. J Neurosurg Spine. 2011; 14:290–295
[29] Youssef JA, McAfee PC, Patty CA, et al. Minimally invasive surgery: lateral approach interbody fusion: results and review. Spine (Phila Pa 1976). 2010; 35: S302–S311
[30] Alimi M, Hofstetter CP, Cong GT, et al. Radiological and clinical outcomes following extreme lateral interbody fusion. J Neurosurg Spine. 2014; 20:623– 635
[31] Shillingford JN, Laratta JL, Tan LA, et al. The Free-Hand Technique for S2-Alar-Iliac Screw Placement: A Safe and Effective Method for Sacropelvic Fixation in Adult Spinal Deformity. J Bone Joint Surg Am. 2018; 100:334–342

97 其他的手术操作

97.1 经皮脑室穿刺

97.1.1 适应证

对于儿童病人，可用于脑室出血后清除脑室内的血性液体，或获取疑有脑室炎病人的 CSF 标本。也可以用于因脑积水引起脑疝的儿童或成年病人，作为紧急情况下的暂时性治疗。

97.1.2 儿童

剃头，术前 5 分钟应用聚维酮碘消毒。

多选右侧，从前囟（AF）一旁的冠状缝进入，使用 20～22Ga 腰椎穿刺针。如已行 CT，可用于判断穿刺角度（通常位于两侧内眦与外耳道连线的交点的范围内）。

97.1.3 成人

见参考文献[1]。

仅用于急诊，利用成人较薄的眶顶。

术前对结膜和皮肤应用抗菌剂（例如眼科用聚维酮碘），抬高眼睑下压眼球，用 16～18Ga 腰椎穿刺针，用力（可能需要叩击）穿刺眶顶前 1/3（眶缘后 1～2cm）。指向中线处的冠状缝，额角需进针 3～4cm 深。

97.2 经皮硬膜下穿刺

97.2.1 适应证

用于儿童。曾被用于诊断，目前已被 CT、MRI 和超声取代。目前这种方法可用于急诊减压、引流硬膜下积液和获取液体样本以进行诊断性实验，如细菌培养（可能需要多次穿刺，但 5～6 次后应考虑手术）。

97.2.2 技术

剃头。术前 5 分钟应用聚维酮碘消毒。用短的 20～21Ga 腰椎穿刺针（因管芯针可能能够减少上皮细胞植入中枢神经系统的风险），穿刺前囟（AF）的外侧缘或冠状缝，至少旁开中线 2cm 以上。取出针芯后进行抽吸。若为双侧积液则应进行双侧穿刺。

97.3 腰椎穿刺

97.3.1 禁忌证

1. 有发生小脑扁桃体疝的风险（见下文）：
   1) 已知或可疑颅内占位。
   2) 梗阻性脑积水。
2. 穿刺区域有感染：如可能选择另一个穿刺点。
3. 凝血异常：
   1) 血小板计数应 $>50\times10^9/L$（见章节 9.2.3）。
   2) 病人不应正在接受抗凝治疗，否则有硬膜外血肿（见章节 71.4.2）或硬膜下出血[3]的风险，造成继发性脊髓压迫。
4. 可疑动脉瘤性 SAH 者慎用：过度降低 CSF 压力可增加透壁压（跨越动脉瘤壁的压力），可能会促使动脉瘤再破裂。
5. 椎管完全梗阻的病人慎用：腰椎穿刺后 14% 的病人病情恶化[3]。
6. 相对禁忌证：Chiari 畸形。有证据表明，引流 CSF 可能促使脑疝的发生。手术治疗成功的 Chiari 畸形发生该风险的概率较小。

仅仅出现颅内压增高和（或）视盘水肿并不是禁忌证（腰椎穿刺可用于诊断，也可用于特发性颅内压增高的治疗，见下文）。

97.3.2 技术

背景和解剖

3 个月婴儿的脊髓和脊柱一样长，之后脊柱生长速度明显快于脊髓。成人圆锥位于硬膜囊末端的嘴侧，其中位于 L1 和 L2 椎体中部 1/3 之间者占 51%～68%（最常见的位置）；T2～L1 之间者约占 30%，L2～L3 之间者约占 10%（约 94% 脊髓终止于 L1～L2 椎体）[4]。硬膜囊约终止于 S2。在表面可触到的棘突尖端位于各对应椎体的尾部。在大多数成人中，嵴间线（连接两侧髂嵴上缘）平 L4 棘突或在 L4 和 L5 棘突之间。

操作

97

体位：通常取侧卧位，进针时让病人抱膝屈颈有助于操作，能够扩大脊柱后柱结构之间的间隙。

对诊断性腰椎穿刺，常选用 20Ga 腰椎穿刺针。大号穿刺针（例如 18Ga）可用于假性脑瘤一类，以促进术后 CSF 引流入背部的软组织。

背部消毒铺巾以创造一个无菌的穿刺区。

穿刺点：对于成人，多采用 L4～L5 间隙（平嵴间线或稍低于嵴间线）或上一个椎间隙（L3～L4）。对于儿童：L4～L5 优于 L3～L4。

至少在穿刺针穿过皮肤或皮下组织时应带针芯，以免将上皮细胞带入椎管内形成医源性表皮样肿瘤。详见下文腰椎穿刺并发症（见章节

97.3.5)。穿刺针稍向头侧倾斜（平行于棘突），通常稍下垂（指向脐）。如果用 Quincke 腰椎穿刺针（标准），针尖的斜面应平行于脊柱的长轴，以减少腰椎穿刺后头痛的风险。针尖触及骨质通常是由于偏离了中线方向而不是偏离了头尾方向。应先将穿刺针拔出至皮下再改变方向穿刺。

如穿刺过程中病人感到沿一侧下肢向下的放射痛，通常提示针尖触到了神经根。应立即退针，重新穿刺时针尖应稍指向疼痛腿的对侧。穿刺过程中间断拔出针芯检查是否有 CSF 流出（当穿刺针穿透硬膜时有时会有突破感）。

当发现脑脊液流出时，应通过一个三通阀连接测压计，测量并记录压力（见下文），使用无菌小瓶留取脑脊液标本（每管 1～2ml）进行实验室分析（见下文）。操作者同时也需要注意脑脊液的颜色（无色透明，血性，黄色等）和澄清度（无色透明，混浊，脓性等）。

在拔出腰椎穿刺针前，应该将针芯放回以减少腰椎穿刺后头痛发生（见下文）。

开放压力：每一次腰椎穿刺均应测量和记录开放压力（OP）。为了使测量结果有意义，病人应躺平并尽可能地放松（应避免胎儿体位），且床面要放平。压力随呼吸发生波动是脑脊液循环通畅的标志（这种压力的波动与呼吸引起下腔静脉的压力变化相同步，吸气时压力升高，呼吸时压力下降[5]）。正常值：左侧卧位，平均 OP=12.2±3.4cmH_2O（8.8mmHg±0.9mmHg）[6]。儿童的正常值见表 23-1。

Queckenstedt 试验：如怀疑有蛛网膜下隙梗阻（如脊柱肿瘤）可行此实验。压迫颈静脉（JV），先一侧后两侧（不要压颈动脉）。若无梗阻，压力可上升 10～20cmH_2O，放松对 JV 的压迫后 10 秒内压力降至初始水平[7]，如可疑有颅内占位性病变不要压迫 JV。

97.3.3 实验室分析

常规需送检 3 管 CSF 标本进行分析（见表 97-1）。结果分析见表 23-4。

97

表 97-1 CSF 的常规检验

实验	若无穿刺损伤	如有穿刺损伤
细胞计数	–	管 1
革兰染色＋培养和药敏	管 1	管 2
蛋白和葡萄糖	管 2	管 3
细胞计数	管 3	管 4

如果穿刺造成了损伤（即血性）或如果需要准确的细胞计数（如判断是否存在蛛网膜下隙出血），则需要送检4管脑脊液，将第一管和最后一管用于细胞计数，并对二者进行比较；详见创伤性腰椎穿刺（见章节97.3.4）。

如果需要进行特殊培养（如抗酸、真菌、病毒），应在管上标明该样本用于培养和药敏实验。

如果需行CSF的细胞学检查（如判断是否有癌性脑膜炎或中枢神经系统淋巴瘤），则其中一管中至少需要有10ml CSF以进行病理检测（离心后检测细胞）。

97.3.4 挖掘创伤性腰椎穿刺的有效信息

概述

创伤性腰椎穿刺（TT）指腰椎穿刺针损伤血管导致留取到血液或混合血液的CSF。

创伤性腰椎穿刺CSF中的白细胞计数

当TT使CSF中出现大量红细胞（RBC）及WBC时，难以判断CSF中是否确实存在WBC增多。如果WBC增多或其所占比例与外周血中的比例相同，则可以帮助进行判断。非贫血病人，每1000个RBC中有1~2个WBC（矫正[8]：每700个RBC减去1个WBC[8]）。当存在贫血或外周血WBC增多时，运用Fishman公式[8]（见公式97-1）评估TT前CSF中的原始WBC计数。

$$WBC_{CSF\ Original}=WBC_{CSF}-(WBC_{Blood}\times RBC_{CSF})/RBC_{Blood} \quad (公式97\text{-}1)$$

$WBC_{CSF\ Original}$=TT前CSF中的白细胞计数，WBC_{CSF}和RBC_{CSF}=CSF中检测到的WBC和RBC计数，WBC_{Blood}和RBC_{Blood}=每mm^3外周血中的WBC和RBC计数。

创伤性腰椎穿刺CSF中的蛋白质含量的估算

如果血象及外周血中蛋白正常，那么可使用同一管标本进行细胞计数和蛋白含量的检测，矫正公式为[8]：

- 每1000RBC/mm^3减去1mg/100ml蛋白。

鉴别创伤性腰椎穿刺和SAH

见SAH的典型表现（见章节74.6.2）。一些有助于鉴别TT和SAH的特征见表97-2。

97.3.5 腰椎穿刺后的并发症

概述

残疾或持续性症状（定义为持续7天以上的严重头痛、脑神经麻痹、

表 97-2 创伤性腰椎穿刺与 SAH 的鉴别要点

特征	创伤性腰椎穿刺	SAH
RBC 计数（和血性脑脊液的外观）	随 CSF 引流下降（将第一管与最后一管进行比较）	通常 RBC>100 000/mm^3，随 CSF 引流几乎没有变化
WBC 与 RBC 比例	与外周血比例相似（如上）	通常促使白细胞增多（WBC 计数增多）
上清液	无色透明	黄染[a]（SAH 后 2 小时内罕见，70% 为 SAH 后 6 小时，>90% 为 SAH 后 12 小时）
液体结块	RBC>200 000/mm^3 时常形成血凝块	通常不形成血凝块
蛋白沉淀	新鲜出血使 CSF 蛋白升高，每 1000 个 RBC 约使蛋白增加 1mg	血液降解产物对 CSF 蛋白含量的提升作用超过 TT（所测得的 CSF 蛋白含量超过正常值与 1mg 蛋白 /1000RBC 之和）
更高节段重复 LP	通常清亮	依然呈血性
开放压力	通常正常	通常升高

[a] 注意：其他情况也可能导致黄染

原有神经病变明显恶化，持续的背部疼痛，无菌性脑膜炎和神经根或周围神经损伤）的总发生率为 0.1%～0.5%[9]。严重的副作用包括脑疝、感染、硬膜下血肿或积液和蛛网膜下隙出血，较罕见[10]。

可能的并发症

1. 小脑扁桃体疝：
   1) 占位性病变引起的急性脑疝（见下文）。
   2) 慢性小扁桃体疝（获得性 Chiari 畸形 1 型）：有报道称，可发生于多次可能引起 CSF 漏的创伤性腰椎穿刺之后[11]。
2. 感染（脊膜炎）。
3. 脊髓源性头痛：通常为体位性（平卧后减轻）（见下文）。
4. 硬脊膜外血肿（见章节 71.4.2）：通常仅见于凝血功能障碍。
5. 硬脊膜外积液：在出现腰椎穿刺后头痛的病人中可能比较常见。通常可自行缓解。
6. 表皮样肿瘤：穿刺不用针芯时发生的风险增加（移植上皮组织）[12-14]。
7. 穿刺针损伤神经根：通常引起一过性神经根痛，有些可引起永久性神经根病变。
8. 颅内硬膜下积液或血肿[15, 16]（少见）。

9. 前庭耳蜗功能障碍[17]：

1) 可能出现亚临床（可体现在听力图上）或中等程度的听力丧失，可能与操作后的 CSF 漏有关。大部分研究发现听力下降发生于 1000Hz 以下频率区。

2) 可能突然出现听力丧失。行测听检查定量听力丧失程度。治疗：卧床几天，泼尼松 60mg/d，2～3 周后逐渐减量。

3) 病理：降低脑脊液压力可降低通过耳蜗导水管的外淋巴液的压力（当导水管开放时可能尤其明显）[18]，造成内淋巴／膜迷路积水。

10. 眼动异常：

展神经麻痹，几乎全是单侧性，多于腰椎穿刺后 5～14 天出现，通常 4～6 周后恢复[19]。

11. 硬膜窦血栓形成（通常出现在患有易栓症的病人中）。

腰椎穿刺后发生急性小脑扁桃体下疝的风险

关于何时先行腰椎穿刺（以节省时间），何时在行腰椎穿刺前应先行 CT 检查以除外颅内占位性病变（为了安全）是一个有争议的问题。

问题

开始应用抗生素的时间是影响脑膜炎预后的最重要的因素。每推迟 1 小时进行治疗死亡率增加 13%[21]。时间对于社区获得性脑膜炎［致命性微生物一般感染免疫功能正常的寄主（或易感人群例如儿童或老年人）］更为关键，超过其在神经外科手术术后脑膜炎（通常是低致命性微生物，如金黄色葡萄球菌，感染血－脑屏障受损但其他免疫功能正常的宿主）中的重要性。

对有颅内占位性病变的病人行腰椎穿刺检查，其理论上的风险在于压力的改变可以诱发小脑扁桃体下疝。

在行腰椎穿刺留取 CSF 标本之前就开始抗生素治疗可能会妨碍实验室中的细菌培养，增加治疗脑膜炎的困难，或使抗生素的治疗方案难以优化。

临床评估腰椎穿刺的禁忌证并不可靠，视盘水肿可能是 ICP 升高的一个指证。颅内压增高至少 6 小时后才引起视盘水肿，且绝大多数病人的视盘水肿出现在颅内压增高后 24 小时以上。因此，无视盘水肿并不能说明颅内压正常。此外，某些情况下的视盘水肿并不应为腰椎穿刺的禁忌证，如特发性颅内压增高症，对于此病腰椎穿刺是治疗措施之一。

CT 在急诊室十分普遍，检查只需用几分钟，且一个合格的医师可以立即读片。然而，实际上，进行 CT 扫描会使接下来的治疗时间平均推迟 1.6 小时[21]，从而增加了死亡率。

历史资料

约在1950年以前，早在CT扫描出现之前，腰椎穿刺引起的脑疝更为常见，在那时甚至当一些病人有明显颅内压增高体征时也会行腰椎穿刺检查；大号的穿刺针（12号，16号）较为常用，出于治疗目的，常放出大量脑脊液。1969年，有人报道了30例腰椎穿刺后症状恶化的病人[22]，73%有定位体征（偏瘫、瞳孔不等）且30%出现视盘水肿。在多次行腰椎穿刺的5例脑脓肿病人中，没有一例在首次行腰椎穿刺后出现恶化。

在一组129例颅内压升高的病人中[23]，这种并发症的发生率据报道为6%；然而，有些可能与腰椎穿刺无关，且其中很多病人都处于濒死状态。7组共418例病人中，这种并发症发生率为1.2%[23]。腰椎穿刺的风险比较小[24]，尤其是当使用20号或更小的穿刺针并只放出几毫升CSF时。

Σ：急性细菌性脑膜炎的腰椎穿刺（ABM）

腰椎穿刺引起的脑疝一直仅报道于严重的非感染性疾病病人中，常伴随占位效应（定位性体征、视盘水肿等）。国际指南[21]列举了怀疑急性细菌性脑膜炎行LP的禁忌证：视盘水肿，局灶神经功能缺损和免疫功能不全。

若怀疑ABM，应立即开始使用抗生素和皮质类固醇（在30~60分钟之内，但仅在35%的病人中能够实现）。如果在LP之前应先行CT检查，可在LP之前开始治疗。如果CT检查未见占位性病变，则可以行LP。若在放出几毫升CSF之后出现与之相关的急性恶化（罕见），建议（非正规的）立即通过LP穿刺针注入相同体积的液体。

腰椎穿刺后（脊髓造影）头痛

概述

即“脊髓后头痛”或“脊髓性头痛”。其不仅可在LP/脊髓造影后发生，也可发生于其他操作之后，例如硬脑膜开放（见章节66.1.9）。也能伴随自发性颅内低压（见章节23.9）或去骨板减压术发生[25]。

临床特征

重要的鉴别特征：头痛发生在病人直立时，当斜靠时完全或部分（显著）缓解。可能与病人恶心、呕吐、头晕或视觉障碍有关。

▶ *病程* 大部分LP后头痛（PLPHA）发生在LP后24~48小时，即使可能发生在LP后几周内，但大部分在3天内出现。PLPHA持续时间差异大，平均4天[26]，也有报道持续数月[27]甚至大于1年[28]。

病理生理学

通过硬脑膜漏口的持续CSF漏[29]，能够降低CSF对脑组织的缓冲作用。直立时，大脑受到的重力作用能将血管和与大脑相连的任一结构牵引到疼痛敏感的硬脑膜区域。CSF有时可出现在硬膜外间隙。

LP 后并发症的流行病学

据报道，发生率波动在 2%～40% 之间（一般约为 20%），与硬膜外麻醉相比，诊断性 LP 后的发生率更高。

LP 中影响 PLPHA 发生风险的因素（如使用小号穿刺针发生率更低）：

1. 难以控制的 LP 后头痛的危险因素：
   1) 年龄：年龄越小，发生率越高。
   2) 性别：女性发生率较高。
   3) 既往头痛病史（包括 PLPHA 史）。
   4) 体形：体重指数 = 体重 / 身高[30]，该指数越小发生率越高。
   5) 妊娠。
2. 影响 PLPHA 发生率的因素：穿刺的方式。
   1) 穿刺针尺寸：大号穿刺针风险高。
   2) 针尖斜面方向：斜面与硬膜纵行纤维走行方向平行可降低 PLPHA 风险。
   3) 拔出穿刺针前将针芯放入可降低发生率[30]。
   4) 穿刺次数。
3. 可能影响 PLPHA 发生率的因素：穿刺针的种类。
   1) Quincke 针：尖端为斜面（标准腰椎穿刺针）。使用 20 号和 22 号 Quincke 腰椎穿刺针的 PLPHA 发生率为 36%[33]。
   2) 无创穿刺针：有多种可用的型号（Sprotte，Whitacre 等）。多数为“铅笔尖”形，穿刺后造成一个小洞，漏的发生率较低[34]。但未经证实[30]。
4. 不影响 PLPHA 发生率的因素：
   1) 腰椎穿刺后病人的体位（似乎不能防止 PLPHA，但可以延迟症状的出现[35,36]）。
   2) 腰椎穿刺时放出的脑脊液的量。
   3) 腰椎穿刺后的补液[30]。

PLPHA 的治疗

最初的“保守”治疗措施包括：

1. 卧床至少 24 小时。
2. 补液（口服或静脉滴注）。
3. 镇痛药。
4. 紧腹带。
5. 醋酸去氧皮质酮 5mg 肌内注射，每 8 小时 1 次。
6. 苯甲酸钠咖啡因 500mg/2ml 静脉滴注，每 8 小时一次，最多使用 3 天（70% 的病人使用 1～2 次后缓解）[37]。
7. 高剂量类固醇：据报道，一例与自发性裂隙脑室相关的颅内低压病人治疗成功，起始量为 20mg/d，逐渐减量。

8. 难治性头痛可采用硬膜外自体血充填法。

▶ 硬膜外血充填 用于治疗难治性 LP 后或脊髓造影后头痛。对于 90% 的病人有效，如无效可重复[27]。理论上可能出现的风险：感染，马尾神经受压，治疗无效。

▶ 技术 总结：将 10ml 未肝素化的自体血注射入硬膜外间隙。

硬膜外间隙入路（几种技术之一）：与常规 LP 相同路径。当穿过韧带后，针尖靠近椎管，拔出针芯，然后将一滴无菌盐水滴在针尾处（悬滴法），在穿刺针进入硬膜外间隙时，水滴被吸入穿刺针，或在进针过程中使用小注射器（玻璃制最好，阻力较小）轻轻注射空气，进入硬膜外间隙后，注射阻力消失，但是不能抽吸出 CSF。

消毒静脉穿刺点。抽取 10ml 血液。确定 CSF 未通过穿刺针流出后，将血液注射进硬膜外间隙。仰卧 30 分钟后，病人可下床活动。

97.4 腰椎置管 CSF 引流

97.4.1 概述

在腰椎蛛网膜下隙中置管以引流脑脊液。通常外接类似于 EVD 的闭式引流系统，一般作为暂时措施仅可使用数天。

97.4.2 适应证

1. 在 CSF 漏 / 瘘处，降低 CSF 压力。例如：
   1) 脊柱手术或开颅术中硬膜破坏。
   2) 自发性脑脊液漏（罕见）（见章节 23.4.3)。
2. 在交通性脑积水病人中降低颅内压力：例如 NPH 的放液试验，或取出感染的分流装置。
3. 降低脑脊液压力以增加脊髓灌注：例如用于腹主动脉瘤手术中或脊髓损伤后。

97.4.3 禁忌证

同腰椎穿刺（见上文）。

97.4.4 穿刺技术

病人体位，穿刺位置以及穿刺针路径均与腰椎穿刺相似（见上文）。使用 Tuohy 穿刺针而不是腰椎穿刺针，针尖斜面平行于硬膜纤维方向（头尾向）穿刺，再将穿刺针旋转 90°（通常朝向头端），再将引流管置入穿刺针中。× 如果不能置入引流管，应该将穿刺针和引流管一同拔出，试图将引流管从穿刺针中取出会使引流管在穿刺针尖端被切断。

97.4.5 处理

护理人员护理引流管的医嘱包括：

1. 关于如何调节脑脊液引流：
   1) 通过压力：通过确定引流袋的位置实现，通常位于病人耳屏或肩部水平。
   2) 通过每小时放出一定量的脑脊液：通常 10～20ml/h，减少引流袋过低造成的过度引流的风险。
2. 引流管出口处：通常同动脉穿刺置管一样处理。

97.4.6 并发症

1. 感染
2. 过度引流：当通过压力调节 CSF 引流时（见上文），通常由于引流袋位置过低（引流袋掉在地上或当病人坐起或站立时引流袋没有被抬高）引起，或引流管断裂。可能导致：
   1) 由于脑组织回缩（向下移位）使桥静脉撕裂引起慢性硬膜下血肿。
   2) 头痛。
3. 气颅：通常由于放置引流的高度低于脑脊液漏口的位置，使空气通过瘘管进入。
4. 引流管脱出：经常由于病人在床上活动或转运病人而出现。

97.5 C1~C2 穿刺和脑池穿刺放液

97.5.1 适应证

97

需要留取 CSF 标本但行腰椎穿刺较困难或存在禁忌（腰椎蛛网膜炎、浅表感染、过于肥胖、不能侧卧的病人等），或经腰椎穿刺注射染色剂显示蛛网膜下隙头侧有梗阻而需注入造影剂以显示梗阻程度。这种操作与 LP 相比，脊髓性头痛较少见，C1～C2 穿刺较脑池穿刺更安全。

× 禁忌证：Chiari 畸形病人（常伴有脊髓脊膜膨出者），此类病人小脑扁桃体位置较低致延髓（因受压）扭曲。

脑脊液中葡萄糖和蛋白的正常值范围仅与腰椎穿刺得到的脑脊液轻微不同。侧方穿刺的平均开放压力为 18cmH_2O。

97.5.2 C1~C2 穿刺

即颈椎侧方穿刺。设备：腰椎穿刺盘（标本管、用于在透视下注射增强剂的延长管、利多卡因、脊柱穿刺针）、标准 20 号脊柱穿刺针，造影剂

（如需要）[例如碘海醇（Iohexol®)]。最好透视下进行操作。也有病人完全配合不需透视引导的相关报道[39]。

病人体位：去枕仰卧，头放正。避免头部扭转，否则可能使椎动脉（VA）位于穿刺路径上[40]。将头部置入侧向透视设备中（因常难以实现，也可用水平摆放的C型臂）。

如果注射碘染色剂进行脊髓造影，应将头部抬高，以免造影剂进入颅后窝；如病人有颈椎损伤，可将手术床调整为反 Trendelenburg 位。

穿刺点：乳突尖下方 1cm，后方 1cm。进针：用 25 号穿刺针对穿刺点皮肤进行局部麻醉后，在透视下，使用大一点的穿刺针（如 21 号针）在 C1～C2 间隙，边进针边注射局部麻醉药：指向骨性椎管的后 1/3 的中点（或骨性椎管后缘前方 2～3mm）（见图 97-1 中的“X”）。

保留此穿刺针作为标记物，与其平行插入 20 号穿刺针，在透视下确定穿刺路径。如果不使用透视，可在上文所述穿刺点处进行穿刺，平行于床面进针，进针方向与颈部垂直[39]。如果进针很深却没有触到骨质也没有 CSF 流出，很可能是因为针尖过于靠后。如果穿刺针触及骨质，应在头尾向平面上调整穿刺针的方向。

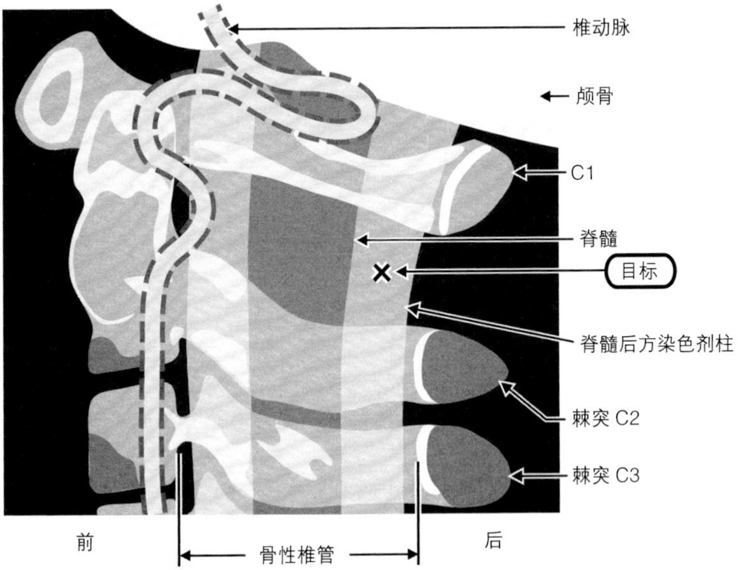

图 97-1 C1～C2 穿刺目标

上位颈椎的左侧观：脊髓造影以及椎动脉造影的合成图显示了脊髓、CSF 间隙和椎动脉的相对位置。透视下仅有骨性标记可见

可能会有几次“落空感”，每次有落空感之后都应拔出针芯检查是否有 CSF 流出。对大多数成人来说，蛛网膜下隙距皮肤表面 5～6cm 深[41]，操作时应比腰椎穿刺时进针更为缓慢小心。

颈髓造影注射碘造影剂时，使用约 5ml 180mg/dl 的碘海醇，在透视下进行观察（应在蛛网膜下隙可见）。

风险

有人报道一例因穿刺到走行异常的椎动脉[42]（出现在约 0.4% 的人群中）造成硬膜下血肿而致死的病例。如穿刺到椎动脉，应拔出穿刺针并局部压迫。可能即使穿刺到上颈髓 / 下延髓，导致严重神经功能后遗症的风险也很小。当 ICP 升高时可能出现脑疝（同腰椎穿刺）。

97.5.3 脑池穿刺放液

枕下入路可达枕大池。通常病人取坐位，颈部稍屈曲[43]。剃除表面毛发。局部浸润麻醉，用 22 号穿刺针，于枕外隆凸与 C2 棘突之间的中线处进针，向上指向眉间，直至穿刺针触及枕骨或进入枕大池。如果触及枕骨，稍退针，再稍向下重新进针。不断重复这一操作（“沿枕骨向下一点点移动”），直至进入枕大池（可有“落空感”）。

枕部皮肤至枕大池的距离为 4～6cm，从枕部硬膜至延髓的距离约为 2.5cm。然而由于针尖顶着硬膜移向延髓，在进入蛛网膜下隙前，穿刺针可能距离延髓很近。

风险

1. 枕大池出血：可能由于穿透大血管[39]。
2. 刺伤延髓：可引起呕吐、呼吸障碍等。
3. 对于老年人，体位可能影响椎动脉血流。

97.6 脑室置管

97.6.1 概述

97

脑室置管是神经外科的基本技能，最常用于：

1. 脑室外引流（EVD）：将 CSF 引流到外部收集系统中。常再 ICU 或急诊室的床旁进行。
2. CSF 转流（分流）：内部引流 CSF 到体内一远隔部位。一般在手术室中进行。
3. 置入脑室镜进行内镜手术操作。一般在手术室中进行。

97.6.2 适应证

适应证范围广泛；然而，以下情况常最需要进行脑室置管：

1. 颅内压的测量（监测）和管理（见章节 53.2.6）。
2. 暂时的 CSF 分流：
   1) 脑积水：当不需要立即进行确切的分流或不能实现时。常用于与肿瘤或血液梗阻有关的急性脑积水，或者原有分流失效的病人。
   2) 感染：受感染的分流的处理，偶尔见于不适宜反复进行腰椎穿刺或腰椎引流的脑膜炎 [主要是隐球菌性脑膜炎（见章节 22.4），但是偶尔也见于细菌性脑膜炎]。
3. 鞘内应用药物：若需长期鞘内应用药物，一个达到脑室的装置常为首选。一般用于化疗（例如中枢神经系统淋巴瘤），有时也用于抗生素（用于治疗脑膜炎引发的脑室炎）。

97.6.3 操作风险

这一操作主要的风险有：
1. 感染。
2. 出血：包括沿置管通路的出血（脑实质内），硬膜下 / 硬膜外或脑室内，动脉瘤病人的 SAH [有时是因为颅内压降低，这有可能会增加透壁压（见章节 74.9）]。出血的风险为 7%，引起明显临床症状的出血风险为 0.8%[44]。
3. 置管位置不当。
4. 置管失败：被血液，碎屑（包括脑组织，感染性碎屑等）或脑室完全塌陷时脑室的室管膜，引流管的损伤，引流管脱出。

97.6.4 凝血

为了减小出血风险，需要识别凝血功能障碍并在操作之前进行校正。理想情况下，病人的 INR 应≤1.6，血小板计数大于 100K，并且近期未使用抗血小板药物 [可以通过血栓弹力图（TEG）进行检查]。

INR 升高：对于 INR 升高的病人（例如使用华法令的病人），为了减小出血的风险[45]，通常建议推迟脑实质内引流管的置入直至 INR ≤1.6。然而，在 11 例 Ⅲ/Ⅳ 级与不明原因的肝功能衰竭有关的肝性脑病病人中，在静脉应用 36.7mg/kg 的重组活性因子 Ⅶ（rFⅦa）[46] 之后 15～120 分钟以内进行检查，平均 INR 为 3。

97.6.5 常见的脑室置管穿刺点

1. ★Kocher 点（冠状位）：定位经过运动区前进入侧脑室前角的穿刺点。因右侧为非优势半球常于该侧置管。常用于 ICP 监测、EVD、分流、脑室镜等。穿刺点常位于“中线旁开 2cm，中央前沟

97

前方 3cm 处”[47]。多个表面标志物可以被用于定位该大致在运动区前方的点，即“Kocher 点”。常用的标志物有：

1）穿刺点：见图 97-2。
- 中线旁 2～3cm，约在眼球前视时瞳孔中心线处。
- 冠状缝前 1cm，约为成人鼻根后方 11cm［避开运动区（见章节 1.1)］。

2）路径：分流管垂直于脑表面置入[48]。在冠状平面内约指向同侧内眦，在前后方向上指向外耳道。

3）穿刺深度：带针芯置入引流管，直到 CSF 流出（深度应小于 5～7cm，对于脑室明显扩大的病人，深度可为 3～4cm)，拔出针芯后再置入 1cm。× 注意：如果置管过深（如≥8cm）才有 CSF 流出，则针尖很可能进入了蛛网膜池（如桥前池），而这是需要避免的。

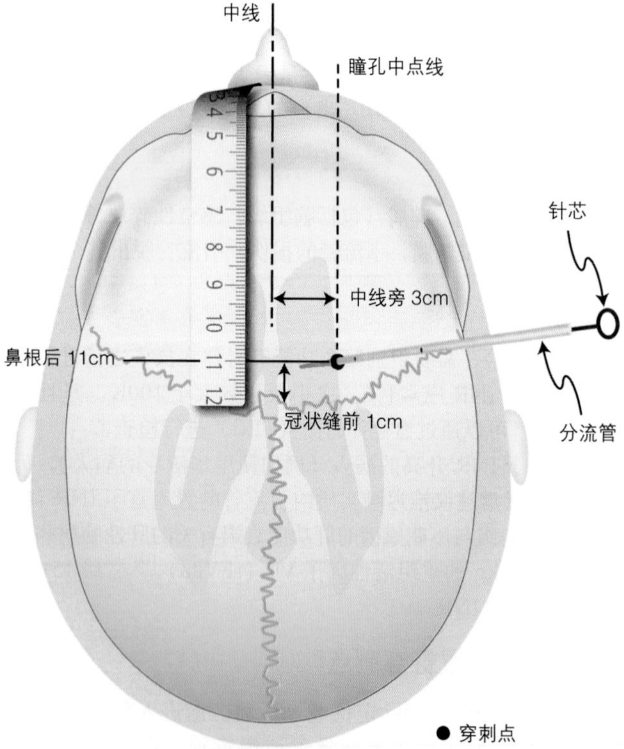

图 97-2 Kocher 点脑室穿刺的标记（详见正文）

97

2. ★ 顶枕部：常用于 CSF 分流。
   1) 穿刺点：有多种方法，包括：
      - Frazier 钻孔：颅后窝开颅前预防性钻孔，用于术后脑肿胀时行紧急脑室穿刺。定位：中线旁 3~4cm，枕外隆凸上 6~7cm[49]（注意：如果只用此方法，可由于枕外隆凸的定位错误而导致置管位置不理想）。
      - 顶结节（parietal boss）：顶骨的平坦部分。
      - 沿平行于矢状缝的瞳孔中点线，直到其与自耳郭顶点向后延伸的线相交。
      - 耳郭顶点上方约 3cm，后方约 3cm。
   2) 轨迹：平行于颅底置管。
      - 先指向前额中央。
      - 如果失败，指向同侧内眦。
   3) 置管深度：理想的深度是分流管的尖端置入侧脑室额角室间孔的前方[50]。使用脑室镜进行导航（如有条件）可以更精确地置管。如果没有脑室镜：
      - 颅内长度应该约等于颅骨长度的 2/3（避免刺入额叶脑实质，也避免引流管的尖端越过室间孔，进入脉络丛丰富的颞角而增加分流管堵塞的风险）。
      - 当钻孔点位于侧脑室长轴，对于没有巨颅症的成年人，置管深度通常约为 12cm[51]（需要大于 12cm 者很少）。对有脑积水的婴幼儿通常需要置入 7~8cm。
      - 置管时最初 6cm 用管芯，然后拔出管芯，置入剩余的长度（在刺入枕叶脑实质的过程中应保持直线，并避免进入有脉络丛的颞角，当高颅压解除时，颞角可能会塌陷并堵塞分流管）。
3. Keen 点（后顶部）：（置管入三角区）：耳郭上 2.5~3cm，后方 2.5~3cm（此处也是中耳炎性脑脓肿好发部位，也经常于此点穿刺）。
4. Dandy 点：中线旁 2cm，枕外隆凸上方 3cm（可能比上两种穿刺点更容易损伤视觉通路）。

97.6.6 脑室穿刺 /ICP 监测 - 床旁穿刺技术

概述

脑室内插管（IVC）也可称为脑室外引流（EVD）。床旁置管与在手术室进行脑室置管相比有许多不同的困难，在手术室中可使用其他物资、麻醉药和各种辅助手段（可能还有影像导航）。

以下 3 种方法可以明显降低感染的风险[52]：

1. 在引流管出口处皮下潜行 >2cm。

2. 脑室引流管中充满抗生素。

3. 缩短留置引流管的时间。

知情同意

在手术室中进行操作，见“手术筹备”（见章节 97.8）。知情同意中应该列举出下列需要与病人或其家属进行交流讨论的手术风险：感染、出血（卒中）以及置管位置不当或置管失败。通常需要紧急置入 EVD 的病人都没有反应或不能进行签署知情同意，并且也没有合适的代理人。在这些情况下，应遵守所在医疗机构有关急诊操作的相关政策。

物品准备

为了提高操作的无菌程度和速度，立即准备好所需要的物品十分关键。许多医院有提前准备好的“EVD 急救车”。下列为部分所需物品：

- 脑室置管：建议引流管中充满抗生素（见上文）[52]。
- 脑室穿刺工具包：通常包含一个有手术刀，皮肤消毒剂，手术巾，剪刀，局部麻醉剂，带钻头的手摇钻等的开颅工具包。
- 脑室置管引流集液系统：与脑室引流管相连。通常由 1 个引流袋，1 个高度可调节的滴速调校器，CSF 取样口和 1 个压力传感器连接口。
- 无菌衣，无菌手套和口罩。
- 用于固定病人头部的胶带。
- 可选择使用的物品：贴在前额中心的标记物，隔着手术巾能够触摸到以帮助术者易于找到位置。例如心电图检查连接导联使用的带凸起的贴纸，或者 TB 注射器的针帽并将开口面朝前。

置管技巧

除非存在禁忌证（如右侧脑室出血），一般选用右侧（非优势侧）。

1. 将拟切开部位及潜行后的引流管引出部位的头发夹好（避免剃发造成头皮抗感染的屏障功能损伤）。做好术前准备措施（术前 5 分钟用消毒液进行术区皮肤消毒）。
2. 在 Kocher 点处头皮上做标记（图 97-2）：鼻根后约 11cm，中线旁开 2～3cm（约 2 指宽）。
3. 用胶带固定头部。
4. 穿戴无菌手术衣、手套、口罩和眼部保护装置。
5. 消毒铺巾。
6. 局部麻醉。
7. 以 Kocher 点为中心切开 2.5cm。通常为矢状位直切口（如果以后需要开颅手术可以合并切口。
8. 翻开骨膜：可以用手术刀的后端。
9. 放置自动牵开器。
10. 在 Kocher 点使用麻花钻钻孔（如果通过头皮切口能够看到冠状

缝，则在其前方 1cm 处钻孔。

11. 使用穿刺针的尖端刺破硬脑膜，并左右移动（硬脑膜的开口对于引流管或监测探针来说需足够大）。
12. 置入脑室引流管。
    - 应先带管芯置入引流管。
    - 垂直于脑表面置入引流管[48]，直至进入颅内 5～7cm 深（多数引流管在 5cm 和 10cm 处会有标记）。如果在术前 CT 上中线有移位（MLS），则朝向中线侧插入当引流管尖端进入脑室，可能会有“突破感”，并且如果颅内压高，CSF 可能会在管芯周围从引流管中流出来。不确定引流管的尖端是否进入脑室时可以取出管芯。如果压力低，可能需要将病人置于反 Trendelenberg 体位以使 CSF 流出。其他操作见前文。如果脑室增大，应进入脑室 3～4cm 深（脑室大小正常时，应进入 4～5cm 深）。如果有突破感，应将带管芯的引流管继续插入 1/2cm。拔出管芯后再插入 1cm，确认有 CSF 流出。

      × 如果引流管插入 7cm 仍没有 CSF 流出，继续插入引流管可能会插入不适宜的位置（即使再继续插入有 CSF 流出）。插入 9～11cm 深，引流管的尖端通常会进入桥前池（蛛网膜下隙，是不适宜的位置）。
    - 如果穿刺 3 次仍不成功，则应置入蛛网膜下隙栓或脑实质内颅内压监测。
    - 引流管的近端应在头皮下至少潜行 2cm[52] 以减小感染的风险。
    - 应在引流管的近端连接一个 Luer 接头以便连接集液系统。
13. 若使用蛛网膜下隙螺栓监测颅内压，将螺栓置入直至与颅骨内板平齐。
14. 对于脑实质内颅内压监测，应使用钝性的管芯将脑实质组织分开几厘米。然后插入颅内压监测并再拔出 1/2cm 使其尖端不与脑组织接触。

▶ 诀窍　在脑室置管时见到 CSF 流出通常可能十分困难。有很多方法可以帮助解决这一问题。注意：几乎从不需要继续向深部插入引流管！可能的问题和解决方法包括：

- 引流管尖端位置不当：
  1) 几乎从不需要继续向深部插入引流管。不能超过 7cm。
  2) 偏向中间外侧：大多数术者可能习惯于置管时太朝向内侧或太朝向外侧。如果了解自己的习惯，稍偏向相反的方向重新插入脑室引流管。如果不了解自己的习惯，可尝试更向外侧或更向内侧重新插入引流管。

3) 再查看术前 CT 有无中线移位并据此进行调整。

- ICP 低：
  - 降低床头（HOB）（反 Trendelenburg 位）。
  - 轻轻压迫颈部静脉不超过 1 分钟。
- 向 IVC 中推注 1～2ml 无防腐剂的盐水并观察其是否逆流回来。这对下列情况可能有效：
  - IVC 被血液或碎屑组织或空气堵住。
  - 脑室塌陷。

拔管

服用抗凝药的病人在拔管前应该先使其回复正常的凝血功能和血小板功能，以降低颅内出血风险。如使用肝素或低分子肝素应停药 24 小时。

“集液引流”

将 25 号蝴蝶针的尖端弯成 90° 角，刺入皮下贮液囊，可以延长脑室引流的时间[53]。在一组 34 个病例中，这种方法被用于长期的脑室引流（达 44 天），仅出现较低的感染率[54]。单向阀门的使用、持续应用抗生素（氨苄西林和氯唑西林）和小心谨慎的操作手法都有助于降低感染率。

97.7 CSF 分流

97.7.1 脑室分流

手术筹备：脑室分流术

同时参见免责声明（见凡例）。

1. 体位：仰卧，肩部垫高。
2. 植入物：确定分流管厂家和分流泵类型（例如可调压，低压等）不常见的类型（例如超低压，肿瘤过滤）可能需要特别预定。
3. 设备：
   1) 脑室 - 心房分流需要 C 形臂。
   2) 内镜显示器（如果使用了 NeuroPen）。
   3) 影像导航系统（经常使用）。
4. 知情同意（并不包括全部）：
   1) 操作：置入永久性脑室引流管，从大脑到腹腔、胸腔或心脏附近的静脉（根据情况选择）引流多余的脑脊液。
   2) 其他治疗方案：非手术治疗（对脑积水很少有效），第三脑室造瘘（适用于部分病例）。
   3) 并发症：感染，位置不佳可能需要再次手术，不能缓解脑积水 / 症状，硬膜下血肿，脑出血，分流是机械设备并且最终会失效（断裂，堵塞，移位等）并且需要调管 / 换管（有时应尽早进行）。腹腔分流：可能损伤肠道（可能需要再行手术）。

脑室引流管

Kocher 点是脑室引流管最常用的穿刺点。技术见脑室置管（见章节 97.6)。另一种选择是枕骨钻孔并朝向侧脑室额角进行穿刺。使用倒“J”形切口，避免脑室引流管直接位于切口下方，减少术后皮肤损伤的风险，并减少术后引流管感染的风险。在置入引流管时应留取脑脊液送培养，据估计有 3% 的病人此时已有感染。采用抽液加药注射法（一种可减少在引流管死腔中损失的药量的用药方法：先向 CSF 中注入一部分抗生素溶液，然后抽吸出较少量的 CSF，向 CSF 中再注入一部分抗生素，重复这一过程直至注入所有的药物）向脑室引流管中注射 4mg 无防腐剂的庆大霉素。

如果感觉引流管已经进入脑室中但是无脑脊液流出，这可能是由于脑脊液压力低，可压迫颈静脉或降低床头以尝试并诱导脑脊液流出。

连接管

如果须在锁骨附近使用连接管，应将其置于锁骨上方。避免置于锁骨下方，因为这样会增加断开的风险。

可选择的放置远端导管的位置

远端导管放置位置包括：

1. 腹腔：见下文。
2. 胸膜腔（见章节 25.5)：不适用于小于 7 岁的病人。操作技术见下文。
3. 右心房或上腔静脉（见章节 97.7.1)。
4. 其他少见部位：
   1) 胆囊：50% 超过 50 岁的病人胆汁中有细菌。
   2) 颈内静脉（引流管朝向“上游”）。
   3) 上矢状窦。
   4) 膀胱。

置入腹腔引流管

概述

用于脑室腹腔分流，腰椎腹腔分流等。

对于儿童病人，腹腔内导管至少要 30cm 长，以保证成长的需要（腹腔管总长度为 120cm，分流术后因生长而需要调整的概率低，也不会增加其他并发症的发生率[55])。将银夹置于引流管进入腹膜处，这样术后可以通过 X 线检查证实腹腔内导管的长度（对于处于成长期的儿童更为重要)。

腹腔导管远端的裂隙可能增加远端阻塞的风险[56]，而且有些研究者建议修整掉。不应使用金属丝加强的引流管，因为内脏穿通伤的发生率较高。这种引流管的设计是为了防止缠结，而现在的分流装置已经不存在此问题。

开腹技术

这是在脐的上外侧做垂直切口时其中一种选择。以下各层应注意辨认，避免将腹膜外脂肪误认为大网膜，而将导管置于腹膜前间隙：

1. 皮下脂肪。
2. 腹直肌前鞘。
3. 腹直肌。
4. 腹直肌后鞘。
5. 腹膜外脂肪（在个别病人中可能极为发达）。
6. 腹膜（通常于腹直肌前鞘贴合紧密）。

Trocar 技术

可以使用一个 trocar [例如设计用于置入外径达 3mm 引流管的 Codman＃82-4095 一次性缝隙 trocar（图 97-3)]。联合腹腔镜手术可能会有帮助。

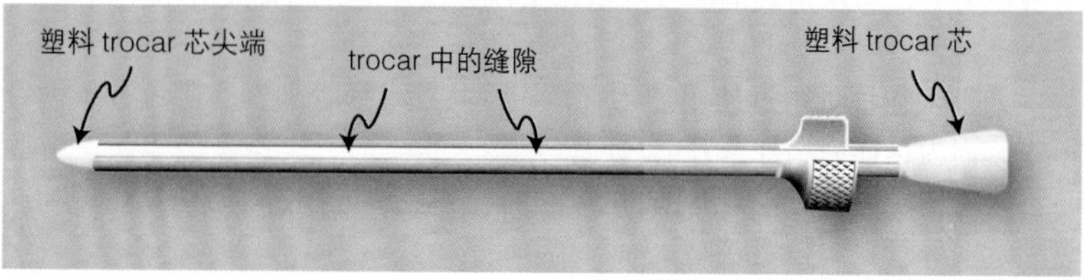

图 97-3 Codman 一次性 trocar

× 禁忌证：之前的腹部手术史，尤其是超重的病人。

操作技术：

1. 在铺手术巾前插尿管以为膀胱减压。
2. 脐外上方 1cm 长皮肤切口。
3. 向上方提起腹壁。
4. 朝向同侧髂嵴方向放置带塑料 trocar 芯的 trocar。
5. 有两次突破感：第一次为腹直肌前鞘，第二次为腹直肌后鞘。
6. 拔出 trocar 芯。
7. 通过 trocar 送入引流管。引流管经 trocar 进入腹腔很容易，如果难以置入，trocar 的尖端可能进入了腹膜前间隙，或抵在了器官表面等。可以通过 trocar 向腹腔中注入少量液体以检查 trocar 是否进入腹腔（如果没有进入腹腔，则不能置入引流管）。
8. 一旦腹腔引流管到位，当拔出 trocar 时使用卡扣固定引流管，使引流管通过 trocar 内部的缝隙样裂口以保持引流管的位置不变。

VP 分流术后医嘱（成人）

1. 平卧（以防止过度引流和可能出现的硬膜下血肿）。
2. 如果刚置入腹腔端或是刚进行过调整，应在出现肠鸣音后再进食（通常至少 24 小时，因为对腹膜进行操作易引起肠梗阻）。
3. 分流后 X 线检查（颅正侧位和胸腹部 X 线）用于进行比较（有些

医师在术后马上为病人照这些片子，因为有些可能需要马上进行调整，如分流管脑室端进入颞角）。

置入胸腔引流管

脑室胸腔分流，注射器胸腔分流等见参考文献[57]。以及更多细节见章节 25.5。除了下文描述的开放技术，也对 trocar 技术（使用用于置入腹腔引流管的同一种 trocar）进行了描述[58]。

× 慎用于小于 7 岁的病人[59]，因吸收 CSF 的表面积减少，可能会造成大量胸腔积液。

在乳房下方，锁骨中线或腋前线位置做一 3cm 水平切口。分离皮下组织、深筋膜及胸肌。在下位肋骨的上缘分离内外肋间肌（避开沿每一肋骨下缘走行的神经血管束）。在两根肋骨间使用自动牵开器牵开以帮助暴露。每一次呼吸时脏胸膜滑向底部从而可见壁层胸膜。在切口处将分流管从皮下引出后才可以打开胸膜。让麻醉医师暂停病人呼吸，在壁胸膜上划开一个小口（或是使用钝头的止血钳）以使引流管进入。使肺部塌陷并将分流管插入胸膜腔 20～40cm。如果引流管周围的胸膜开口松弛，可以使用 4-0 可吸收缝线缝合胸膜开口。在缝合胸膜开口和深层肌肉之前，让麻醉医师控制病人行 Valsava 动作。一般不需要胸腔闭式引流。可以将一红色橡胶引流管和分流管同时放入胸膜腔（以使空气从胸膜腔中逸出）。开始进行缝合，但在缝合最后一针之前，麻醉医师控制病人行 Valsava 动作，促使空气从红色橡皮管排出（可以将橡皮管的末端浸入生理盐水中以观察有无气泡冒出）。一旦气泡停止，拔出红色橡胶管并将最后一针打结固定。如果未停止，说明脏胸膜有气体漏口，应使用猪尾导管或胸腔闭式引流管连接 Pleur-evac®。

置入右心房引流管

概述

用于脑室 - 心房分流等。

开放手术

在下颌角水平或紧邻其下方，越过胸锁乳突肌前缘做一颈部斜行切口，可以据此定位面总静脉 CFV（CFV 可能位于此处下方约 2cm）。切开颈阔肌，在舌骨水平，CFV 汇入颈内静脉（IJV）处可以定位 CFV。使用动脉置管装置将引流管插入 CFV，并在靠近 IJV 的位置进行结扎固定。如果面总静脉不适合插管，直接在 IJV 上进行黏膜下荷包式缝合，并在荷包式缝合的中心切开 IJV，向 IJV 中置入引流管。

经皮技术

可用于成人（也可以用于儿童）。通过 SCM 前缘的穿刺口使用导丝和穿刺针利用 Seldinger 技术将引流管置入 IJV[60]。术中透视监测将导丝尖端置于理想位置（见下文）。沿导丝置入 13 号扩皮器和静脉鞘，然后在皮缘处将其弯曲并取出[61]（对于儿童病人：可以使用 7 号静脉鞘及 1.5mm 外径的腰大池腹腔引流管作为心房远端引流管）。将心房引流管按照导丝弯曲处远端的长度裁剪后沿静脉鞘送入颈内静脉，再次确认分流管尖端的位置（例如在透视下使用可透过射线的增强剂）。从引流管进皮位置开始做一短皮肤切口以使引流管可以在皮下潜行一段。

引流管远端位置

如果引流管反复进入其他血管，如锁骨下静脉，可使用"J"形导丝进行辅助，或让病人的头部旋转至更中立的位置有时可能有帮助。

引流管远端最理想位置是右心房［不同于上腔静脉（SVC）中中心静脉导管的位置］，血流涡流可以降低血栓形成风险。引流管尖端可以进入右心房，但是不应穿过三尖瓣。有许多方法可将分流管远端置于理想位置，包括：

1. 在成人中，术中使用胸部 X 线照相，将引流管尖端定位于 T6～T8 椎体水平。在处于生长期的儿童病人中，应置入 T10 水平。由于 X 线的位置不当，这种方法易于出现误差（视觉误差）。
2. 将引流管尖端置于上文所描述的理想位置，然后在术中透视下注射碘造影剂，例如 20ml 欧乃派克 180（碘海醇）（见章节 12.4）以将引流管尖端定位在右心房。
3. 将分流管中充满生理盐水或 3% 的 NaCl 溶液，并将其用作心电图电极。当引流管尖端进入心房时，向下的 P 波变为双相波。当尖端进入三尖瓣时会出现一个向上的尖波[62]。有人建议将导管置入直至 P 波波幅最高的位置，然后再后撤 1～2cm。
4. 将引流管内充满肝素盐水（每毫升生理盐水中 1～5U 肝素），并当插入引流管时进行测压[63]，在测量到心房压力波形时稍回撤引流管，并将其留置于此处。
5. 使用术中超声心动图[64]。

对仍处于生长期的病人应每年进行一次胸部 X 线检查，若分流管的尖端在 T4 水平以上，须延长分流管或改用 VP 分流。

97.7.2 第三脑室造瘘术

概述

适应证及并发症见章节 25.4。

过去的方法包括额下入路，打开视交叉池和终板池，在终板处作 5～10mm 的开口。也有人采取立体定向第三脑室造瘘术（采用脑室增强造影剂[60]或 CT 引导）。现代技术有内镜第三脑室造瘘术，常使用影像导航进行辅助，包括使用脑室镜在第三脑室底部造口。

脑室镜技术［内镜第三脑室造瘘术（ETV）］

1. 设备：需要使用硬性脑室镜（灵活性差）。
2. 影像导航立体定向技术对该路径很有帮助，但是一旦在进入第三脑室后，由于导航的准确性有限，需要按照解剖标志定位，不能依赖导航。
3. 钻孔：中线旁 2～3cm，冠状缝前方。
4. 经过室间孔并将鞘固定在第三脑室内。
5. 观察第三脑室底，此处应足够薄足够透明以至可以看见基底动脉和乳头体。否则应终止该手术。
6. 造瘘位置选择：
   1) 中线（避开后交通及 PCA）。
   2) 灰结节（下丘脑基底部的突起，向腹侧延伸至漏斗及垂体柄）。
   3) 漏斗隐窝后方。
   4) 乳头体前方。
   5) 基底动脉尖端前方。
7. 可使用探针或 Decq 手术钳“摩擦”第三脑室底使其足够薄以能够进行造口。或者可以使用水分离或双极电凝使终板变薄。× 不要使用激光切开，因为可能损伤基底动脉[66]。
8. 可以使用 Decq 手术钳或 3 号 Fogarty 气囊或双气囊［Fogarty 或 Neuroballon™ 导管 (Integra LifeSciences 7CBD10)］扩大造口处。在气囊穿过造口处后将气囊充气，然后再经造口处经气囊取出。
9. 造瘘口不需要很大（与蛛网膜囊肿造口不同）：4～5mm 即可[67,68]。
10. 在穿过第三脑室底之后，确定可以见到血管（有时没有穿透蛛网膜，或者还有一层或几层膜需要使用激光切开）。
11. 在取出内镜前，将稀释的碘海醇或其他鞘内造影剂注射到侧方 / 第三脑室中（见脑室造影）。如果 EVT 成功了，术后 1 小时，头颅 CT 可在脑池和大脑凸面的蛛网膜下隙见到弥散的造影剂。
12. 矢状 T_2 加权像，薄层序列显示在 EVT 造口处 T_2 信号下降。

97.7.3 腰大池 - 腹腔分流

概述

置入的分流管通常没有阀门（依靠分流管远端的狭缝样的阀门以及腰椎引流管狭窄的内镜来限制引流量）。

价格低廉的分流系统包括：

1. Integra Spetzler™ 腰椎 - 腹腔分流工具，一根腹腔端有狭缝状阀门的直管。注意：分流管的长度仅为 80cm，这对于过度肥胖的成人可能不够长。如果需要更长的分流管，可以使用连接器将传统的腹腔导管与腰椎引流相连，正如 Edwards-Barbaro 分流系统（见章节 73.4.9）。如果需要注射增强剂或抽吸 CSF 以评估术后 LP 分流的通畅性，可以选择性地置入 Spetzler 腰椎腹腔分流储液囊，即一个没有阀门的储液囊（入口和出口管径为内径 0.7m，外径 1.5mm）。为了增加阻力可以选择性地置入单独的直排阀门（低压，中压或高压）。

2. Medtronic 腰椎腹腔分流工具，#44420 包括一个专门的可调节的 Strata® NSC 阀门且在阀门入口和出口处有小口径的连接器，可以与工具中的口径更小的腰椎分流管和专门的小内径腹腔／胸腔分流管相连（分流管的内径均为 0.7mm，并且远端分流管长度为 120cm。阀门有一个可以穿刺的储液囊并且在入口和出口处均有封堵器）。

置入技术

见参考文献[69]。

1. 体位：侧卧，双膝屈曲。
2. 背部，侧方及腹部备皮。
3. 在 L4～L5 或 L5～S1 间隙切开皮肤约 1cm（对于肥胖病人，皮肤切口应更大直至覆盖棘突的筋膜。也可以在棘突之间浅表切开以帮助置管）。
4. 手术床倾斜置于 30° 反 Trendelenberg 位以扩大椎间隙。
5. 使用 14 号 Tuohy 穿刺针穿刺进入蛛网膜下隙。进针时，有些术者将穿刺针尖端的斜面开口指向内侧或外侧，以使尖端沿硬膜纵行纤维的走行方向穿透硬膜。然后旋转穿刺针使其开口指向嘴侧（也可以向尾端置入分流管），确认有 CSF 流出。
6. 取出针芯，置入分流管。若在 L4～L5 置管，应通过穿刺针将分流管插入约 17cm。这包括拔出穿刺针时随之退出的 9cm，在椎管内留置约 8cm，以减小对脊髓圆锥的刺激）。Spetzler 一体化分流管有 4 个黑色的长度标记：当第一个标记进入穿刺针时，分流管的尖端位于穿刺针针尖处。之后 3 个标记每两个之间间隔 5cm。

   注意：不同厂家分流管的柔软度有所差异。有些过软以至于难以沿 Tuohy 穿刺针送入；对于这种分流管，可以插入提供的导丝进行辅助，但是插入导丝本身可能比较困难。为了帮助置入导丝，首先应打湿分流管和导丝并且在举起分流管使之垂直下垂时将导丝穿入分流管，这样导丝能直行穿过分流管。
7. × 不要通过穿刺针拉出分流管，因为这样分流管容易在 Tuohy 穿刺针尖端被切断。
8. 然后拔出 Tuohy 穿刺针直至将尖端拔出组织（标准 Tuohy 穿刺针

97

长度为 9cm），通常穿刺针内同时也有 9cm 分流管。一旦见到穿刺针尖端，捏住尖端处的引流管使其不要随穿刺针的拔出继续退出，之后继续沿分流管拔出穿刺针。

9. 行侧方切口，从侧方置背部切口处穿刺皮下隧道，使引流管通过该隧道穿刺针从背部至侧方引出。拔出隧道穿刺针，留下分流管。
10. 置入腹部：
    1) 开放手术：切开腹膜，在腹膜开口处做荷包缝合。
    2) 使用 trocar（见章节 97.7.1）。
11. 在腹部切口和侧方切口之间穿刺皮下隧道，将引流管从侧方引至腹部。再沿引流管拔出隧道穿刺针。
12. 确定有 CSF 流出，将分流管置于腹腔中对于开放技术：收紧荷包缝合，但是又要能够轻轻插入分流管。
13. 在 3 个切口处采用套保护分流管并在皮下组织用不可吸收缝线固定。

只顾可调控的阀门：在重度肥胖的病人，阀门可能会在皮下组织内扭曲，这可能会使调压变得很困难或不可能。关于置入阀门的一些指示：

1. 阀门须很靠近皮肤表面使调压用的磁铁能够发挥作用（Medtronic 建议覆盖在 Strata NSC 阀门上方的组织厚度应≤1cm）。
2. 固定阀门的一个方法是在阀门上方线性切开皮肤并使切口在两端拐弯以便使皮肤和少量皮下组织能够像一扇门一样打开。然后上方朝下在皮瓣下方的四个角处缝合固定以使皮瓣关闭，阀门就位于皮肤下方的右侧。
3. 在肋骨上方放置阀门（肋骨表面的浅表组织中，而不是直接放在肋骨上）可能更为稳定。

腰大池分流（LP）的评估

如果出现问题，与 VP 分流术相比，腰大池分流的功能评估更为困难。包括：

1. 腹 X 线片：正位及侧位除外分流管位置不佳或断裂。
2. 非增强 CT 头部平扫：排除并发症，如硬膜下血肿。
3. LP：于腰椎引流管上方或下方行 LP，压力可能为 0 或负数，并且可能需要抽吸脑脊液以核实位置。
    1) 还可以通过测定压力来间接了解分流效果。如果分流管有效，压力应较低［仅适用于因 CSF 压力增高而分流的病人（如假性脑肿瘤）；但不适用于 NPH 病人］。
    2) “经分流造影”：通过腰椎穿刺针向蛛网膜下隙中注射造影剂。
        - 放射核素（见章节 25.6.3）：通过 LP 注射放射性同位素并观察此后腹腔中的示踪剂。

• 水溶性造影剂[70]：注入 10ml 碘海醇，使病人改为立位，在透视下监测造影剂的流动。咳嗽或 Valsalva 动作将加速对比剂的流动。

4. 分流管穿刺：如果有储液囊，杀菌剂消毒皮肤后可使用 22 号或更小的穿刺针垂直于储液囊顶部进行穿刺以避免造成漏液。如果没有储液囊，有时可使用 27 号蝴蝶针穿刺分流管本身。

97.8 脑室接入装置

97.8.1 概述

脑室端分流管与储液囊相连，位于头皮下以长期留置于鞘内（通常是脑室系统），或者有时指其他颅内分区，例如囊性肿瘤。有时则指的是 Ommaya 囊。

97.8.2 适应证

1. 鞘内应用抗肿瘤化疗药物：
   1) 中枢神经系统肿瘤，包括：肿瘤性脑膜炎、用于治疗中枢神经系统淋巴瘤或白血病的甲氨蝶呤（见章节 42.1.10）。
   2) 即使有时 CNS 并没有受累，鞘内使用化疗药也常被用于下列情况：成人淋巴细胞性白血病，淋巴母细胞淋巴瘤、Burkitt 淋巴瘤。

手术筹备：脑室接入设备

同时参见免责声明（见凡例）。

1. 体位：仰卧。
2. 设备：
   1) 内镜。
   2) C 形臂用于确定脑室端分流管位置。
   3) 影像导航系统（如使用）。
3. 植入物：需要指定储液囊的厂商。
4. 知情同意：
   1) 过程：将分流管插入到脑室内的手术，另一端连接到皮肤下的端口，使得可以引流出或注射液体（通常是药物）。
   2) 替代方案：有时引流或注射药物可通过腰椎穿刺。有效性可能于该手术不尽相同。
   3) 并发症：感染，位置不当可能需要重新手术，硬膜下血肿，脑出血，是机械装置且最终会失效（破裂，堵塞等）并且需要维修／更换。

2. 鞘内应用抗生素治疗慢性脑膜炎。

3. 脑室内出血的婴儿缓慢引流脑脊液。

4. 从慢性囊性肿瘤中抽吸液体（放疗或手术无效者）。

97.8.3 置管技巧

见参考文献[72]。

优先置于右侧额部，除非有其他指征（例如囊性肿瘤）。多在全身麻醉气管内插管下进行，偶尔也可以仅行局部麻醉（例如病人病情危重不能耐受全身麻醉）。

病人体位：仰卧，头中立位，颈部屈曲 5°。

切口：倒“U”形切口，稍大于储液囊（Ommaya 囊直径为 3.4cm），中心位于冠状缝中线旁 3cm 处，大致以 Kocher 点（见章节 97.6.5）附近为中心。切开并保留与储液囊直径相同的一圈骨膜。或者也可将骨膜向相反的方向单独翻开（即正“U”形），然后在储液囊上缝合以帮助固定储液囊的位置。

在冠状缝上，中线旁 3cm 处钻孔，“十字”形切开硬脑膜，切口应足够大以便能够暴露脑皮质表面，尽量减少皮层双极电凝，并且避开脑皮质表面的血管切开软脑膜 / 皮质。

在插入脑室端分流管之前，可以使用脑室穿刺针向脑室中注射 15～20ml 过滤后的空气，以使用术中侧位 X 线（术中气脑造影术）指导分流管尖端的位置。或者，可以使用影像导航。穿刺路径指向外耳道前 2cm，稍向内侧（1°～2°）。或者，也可以垂直于颅骨表面进行穿刺[48]。将总长约 7.25cm 的分流管固定在储液囊的基底部，使大多数成年人的引流管能够位于侧脑室前角的底部上。术中可使用气脑造影术[72]或脑室镜确认分流管的位置。

将切除的骨膜置于硬脑膜上，并将储液囊缝合在骨膜上。注意：Ommaya® 囊顶壁的抵抗力较小，容易被施加在头皮上的压力压闭。术后短时间内（例如术后48小时之内）需要使用储液囊时，应使用不可吸收线（例如尼龙线）缝合皮肤并在切口上涂抹一层火棉胶，然后术区可不覆盖纱布辅料以便于使用储液囊。在储液囊中间位置的皮肤上使用印度墨做标记（用于定位储液囊），并使用无菌穿刺针进行穿刺。

97.8.4 储液囊穿刺

术前消毒头皮，采用无菌技术，用 25 号或更小号的蝴蝶针，倾斜一定角度进行穿刺，最好使用无针芯的穿刺针。新型（Ommaya®）储液囊顶壁表面是塑料制成的，较为坚硬，使用穿刺针用力可以进行穿刺。

97.9 腓肠神经活检

97.9.1 适应证和禁忌证

由于分子生物学检测技术精密性的提高，神经活检在诊断外周神经病变中所起的作用日益缩减。总的来说，与慢性的轴突对称性神经病变相比，神经活检在严重脱髓鞘、末梢不对称且多发性的神经变性病变中所起的作用更大[73,74]。

在诊断和病因检查都能够通过侵入性更小的检查［可能包括：临床体格检查，电诊断学（NCV 和 EMG），血液化验，CSF 分析，皮肤活检以定量表皮神经纤维密度］确定的情况下，不应进行神经活检。

适应证（现仅有 Ⅳ 类证据[73]）：

1. 主要适应证：对于下列情况最为有效：
   - 脉管炎（非对称性血管炎性神经病）。
   - 糖尿病神经病变怀疑并发慢性炎症性免疫多发性神经根神经病（CIDP）（见章节 10.7.4）。
2. 次级适应证（更多适应证见参考文献[73]）：
   - 感染：例如 Hansen 病，HIV。
   - 可能有助于鉴别 Charcot-Marie-Tooth 综合征的两种类型（见章节 31.3）。
   - 筛选基因检测阴性的遗传性神经病变[74]。
   - 可以显示糖尿病性肌萎缩中的脱髓鞘变性（见章节 31.5）。

禁忌证

- 绝对禁忌证：活检部位感染或皮肤破损。
- 相对禁忌证：进行该检查的获益比较小的情况。
  - 神经功能的临床表现和神经传导测试正常且 MRI 或超声检查未见异常（当强烈怀疑脉管炎并有明显的运动症状和非对称性受累表现时例外）。
  - 小纤维神经病变的评估很少作为神经活检的指征之一。在这种情况下可以行皮肤活检以定量皮肤内的神经纤维密度；并且这种检查可以在随访中重复进行。
  - 副蛋白血症神经病变：神经中的 IgM 沉淀可能比血清 IgM 丙种球蛋白病出现早。
  - 如果不能进行彻底的和最佳的神经处理：除了固定和冷冻，实验室应该能够评估腓肠神经单纤维，进行电子显微镜和免疫组织化学的检查。

97.9.2 选择进行活检的神经

尽管许多外周神经都可以进行活检，但腓肠神经满足了下列条件：已被充分研究，损伤后造成的神经功能缺损小，易于获取，且常被病变累及。然而腓肠神经是单纯的感觉神经，因此通常不适用于单纯的运动神经病变。

或者，在同时需要进行肌肉活检时也可选择腓浅神经，因为腓骨短肌便于进行肌肉活检。

97.9.3 操作的风险

1. 预计会出现腓肠神经支配区（足外侧）的感觉障碍，常仅持续数周（除非潜在的疾病过程妨碍了感觉功能的恢复）。
2. 疼痛和感觉异常：常比感觉丧失更容易恢复。
3. 伤口愈合问题：踝部是血运较差的区域，且感觉的丧失（由于疾病或活检），可使该区域在无意识的情况下易于反复受到创伤。另外，很多患有系统性疾病却需要腓肠神经活检的病人可能会出现伤口愈合不良（其中很多为糖尿病病人）。
4. 诊断失败：尽管活检可以排除一些偶发因素，但经常不能明确诊断。

97.9.4 应用解剖

腓肠神经由腓肠内侧皮神经的末梢部分（胫神经的终末分支之一）和腓总神经吻合支融合而成。除了一些无髓鞘的自主神经纤维，腓肠神经是完全的感觉神经。负责小腿后外侧 1/3、足跟和足的外侧和小趾的皮肤感觉。在踝关节水平，该神经位于跟腱和外踝之间。这一解剖位置固定，表浅，且很少受到外伤干扰。

97.9.5 技术

改良技术[75]。通常在局部麻醉 + 镇静下进行。活检的侧别：常选择受累严重的那一侧下肢。

体位：病人俯卧。如果病人未进行全身麻醉，采用 3/4 斜卧位，两腿间垫枕头。将活检侧腿置于上方，膝关节屈曲 90° 以减轻该神经所受到的张力，踝关节稍外翻。压紧小腿（在手术中可以使用无菌烟卷引流管暂时用作止血带）使位于外踝（LM）的小隐静脉（LSV）扩张，当外踝可见时能够可靠地定位腓肠神经的位置，通常位于静脉的前方深部。

消毒铺巾后，在外踝后方和近端平行于跟腱方向长约 10cm 的范围内进行皮下局部浸润麻醉。通常从 LM 后方距 LM 近端约 1cm 开始，沿小隐静脉走行方向切开皮肤 7～10cm。可以透过透明的 Scarpa 筋膜看见 LSV。在静脉上方切开筋膜，轻轻将筋膜牵开以暴露通常位于静脉深处的腓肠神经。神经比较表浅，不要分离过深；无须通过厚的筋膜。如果看见连接到脚趾的肌腱，说明分离过深。

鉴别腓肠神经和 LSV（有些情况下 LSV 可能与神经相似）：神经有许多成锐角的分支，尤其是在 LM 和有直角分支的静脉近端。冰冻病理可能能够帮助确认活检的结构是神经，以避免出现错误和要重复进行活检操作的需要。

解剖出至少 3～5cm 神经后，近端使用 27 号穿刺针用 0.5% 利多卡因进行局部麻醉后紧邻麻醉部位的远端将神经切断（注意：有时仅对神经束的一部分进行活检可能就足够了：打开暴露部分的神经外膜并挑选分支较少的一段神经束）。切断时轻轻牵拉神经，可使神经断端回缩至皮下深部，避免形成瘢痕神经瘤。有些病理学家要求在神经近端做标记，例如缝线。

如希望对较高部位的腓肠神经进行活检以用于比较，则可在小腿中上部腓肠肌肌头之间进入。深度约 2cm。在脚踝部轻轻牵拉暴露的神经可能对定位有所帮助。

可以使用可分解的缝线进行皮下缝合。应在切口上方覆盖敷料以保护切口免受撞击［因为许多病人因病变和（或）手术而感觉麻木，从而增加了无意中损伤手术伤口的风险］。缝合后采用弹力加压包扎。

97.9.6 神经处理

对光镜检查，可将神经用福尔马林固定。电子显微镜检查使用戊二醛。生化和免疫荧光检查，使用快速冷冻。

97.9.7 术后护理

加压包扎 2 周，制动 2～3 天，如果使用不可吸收缝线而不是皮下缝合，应 10～14 天后拆线。

97.10 神经阻滞

参见枕神经阻滞（见章节 30.3.4）。

97.10.1 星状神经节阻滞

概述

不要行双侧阻滞（可以引起双侧喉麻痹→影响呼吸）。星状神经节距离 C7 较 C6 更近，但 C7 的风险更大［靠近胸膜→气胸，椎动脉→注射到动脉中→癫痫和（或）血肿，喉返神经→单侧声带麻痹→声嘶（常见），臂丛神经→上肢无力］。其他并发症：注射到硬膜下→脊髓麻醉，膈神经阻滞。

技术

病人仰卧位；肩胛间垫敷料卷；头向后仰，口稍张，放松束带肌。将胸锁乳突肌和颈动脉鞘推向外侧，使用22号穿刺针刺入1.5英寸（3.8cm），触及Chassaignac结节（C6横突前结节）即颈动脉结节（颈椎最突出处），通常位于环状软骨水平，位于锁骨上方1.5～2英寸（3.8～5.1cm）。

退针1～2mm，并回抽（不要注入血管）。注入少量试验剂量，然后注入10ml 0.5%布比卡因（Marcaine®）或20ml 1%利多卡因。拔针，将病人头部抬高，放置在枕头上，以便于药物扩散。

出现霍纳综合征则证实阻滞成功，并出现同侧手部无汗，皮温升高。

97.10.2 腰交感神经阻滞

技术

病人俯卧在透视手术床上。局部麻醉，在L2、L3、L4水平使用20～22号腰椎穿刺针（10～12.5cm长）进行穿刺。在棘突旁将针插入4.5～5cm，直至触及横突，然后向尾侧调整入针角度，刺入横突深部3.5～4cm。最后针尖位置应正好位于椎体的前外侧。确认回抽无血后，在每一节段注入约8ml 1%利多卡因。

让病人卧床休息几个小时，然后在帮助下行走。注意直立性低血压，这是由于阻滞侧下肢血管池扩张引起。

97.10.3 肋间神经阻滞

适应证

1. 开胸术后疼痛。
2. 肋间神经痛。
3. 疱疹后疼痛。
4. 肋骨骨折疼痛。

一般原则

为了达到良好的麻醉效果，以下几点应注意：

1. 腋后线（PAC）是良好的注射位点，因为：
   1) 该处外侧皮神经起点的近端（约起自于腋前线）。
   2) 阻滞T7以上的神经时该处可避开肩胛骨。
   3) 减少因靠近脊柱进行注射而造成气胸的风险（需要更长的穿刺针，且标记物辨识更困难）。
2. 由于神经重叠支配同一区域，因此通常需要阻滞3支肋间神经才能达到某些区域的麻醉效果；通常需要阻滞受影响的皮区上方和下方各1～2支肋间神经。
3. 肋间神经位于相应肋骨的下表面，紧贴胸膜，从上向下的解剖结构依次是：肋骨、静脉、动脉、神经。

技术

1. 在腋前线水平用局部麻醉药注射一个皮丘，刺入22号或更小的穿刺针，直达肋骨。
2. 以毫米为单位逐渐沿肋骨向下，直至穿刺针紧贴着肋骨下缘以避免刺破胸膜，进针的深度不超过肋骨前表面深部1/8英寸（3.2mm）。
3. 回抽证实无空气（刺破肺）或血（刺入肋间动脉或静脉）。
4. 如果回抽无空气或血，注入3～5ml局部麻醉药。
5. 如怀疑刺入肺，行胸部X线检查，以除外气胸。

97.11 脊柱融合的多股线缆固定

对于脊柱内固定，多股线缆（通常为钽合金或不锈钢）已经取代了绞合线但又被刚性固定（脊柱螺钉/钉棒）所取代。在有些情况下，线缆仍然能发挥一定的作用（最常用于颈椎），通常用于加强刚性固定，例如C1～C2侧块融合（见章节95.5.3）。包括Medtronic ATLAS™线缆（此前的Songer™线缆），是一种合成线缆。

ATLAS™线缆系统：钽合金线缆的最大拉力为30lbs，不锈钢则为60lbs。

（宋晓雯 译 刘兴炬 校）

参考文献

[1] Navarro IM, Renteria JAG, Peralta VHR, et al. Transorbital Ventricular Puncture for Emergency Ventricular Decompression. J Neurosurg. 1981; 54: 273–274
[2] Brem SS, Hafler DA, Van Uitert RL, et al. Spinal Subarachnoid Hematoma: A Hazard of Lumbar Puncture Resulting in Reversible Paraplegia. N Engl J Med. 1981; 303:1020–1021
[3] Hollis PH, Malis LI, Zappulla RA. Neurological Deterioration After Lumbar Puncture Below Complete Spinal Subarachnoid Block. J Neurosurg. 1986; 64:253–256
[4] Reimann AE, Anson BJ. Vertebral Level of Termination of the Spinal Cord with a Report of a Case of Sacral Cord. Anat Rec. 1944; 88
[5] Antoni N. Pressure Curves from the Cerebrospinal Fluid. Acta Med Scand Suppl. 1946; 170:439–462
[6] Bono F, Lupo MR, Serra P, et al. Obesity does not induce abnormal CSF pressure in subjects with normal cerebral MR venography. Neurology. 2002; 59: 1641–1643
[7] Adams RD, Victor M. Principles of Neurology. 2nd ed. New York: McGraw-Hill; 1981
[8] Fishman RA. Cerebrospinal Fluid in Diseases of the Nervous System. Philadelphia: W. B. Saunders; 1980
[9] Wiesel J, Rose DN, Silver AL, et al. Lumbar Puncture in Asymptomatic Late Syphilis. An Analysis of the Benefits and Risks. Arch Intern Med. 1985; 145: 465–468
[10] Fishman RA. Cerebrospinal Fluid in Diseases of the Nervous System. Philadelphia: W. B. Saunders; 1992
[11] Sathi S, Stieg PE. "Acquired" Chiari I Malformation After Multiple Lumbar Punctures: Case Report. Neurosurgery. 1993; 32:306–309
[12] Stern WE. Localization and Diagnosis of Spinal Cord Tumors. Clin Neurosurg. 1977; 25:480–494
[13] DeSousa AL, Kalsbeck JE, Mealey J, et al. Intraspinal Tumors in Children. A Review of 81 Cases. J Neurosurg. 1979; 51:437–445
[14] McDonald JV, Klump TE. Intraspinal Epidermoid Tumors Caused by Lumbar Puncture. Arch Neurol. 1986; 43:936–939
[15] Pavlin J, McDonald JS, Child B, et al. Acute Subdural Hematoma: An Unusual Sequela to Lumbar Puncture. Anesthesiology. 1979; 52:338–340
[16] Rudehill A, Gordon E, Rahu T. Subdural Hematoma: A Rare but Life Threatening Complication After Spinal Anesthesia. Acta Anaesthesiol Scand. 1983; 17:376–377
[17] Sundberg A, Wang LP, Fog J. Influence of hearing of 22 G Whitacre and 22 G Quincke needles. Anaesthesia. 1992; 47:981–983
[18] Michel O, Brusis T. Hearing Loss as a Sequel of Lumbar Puncture. Ann Otol Rhinol Laryngol. 1992; 101:390–394
[19] Kestenbaum A. Clinical Methods of Neuroophthalmologic Examination. 2nd ed. New York: Grune and Stratton; 1961
[20] Wilder-Smith E, Kothbauer-Margreiter I, Lämmle B, et al. Dural Puncture and Activated protein C Resistance: Risk Factors for Cerebral Venous Sinus Thrombosis. J Neurol Neurosurg Psychiatry. 1997; 63:351–356
[21] Glimaker M, Johansson B, Grindborg O, et al. Adult bacterial meningitis: earlier treatment and improved outcome following guideline revision promoting prompt lumbar puncture. Clin Infect Dis. 2015; 60:1162–1169
[22] Duffy GP. Lumbar Puncture in the Presence of Raised Intracranial Pressure. Brit Med J. 1969; 1: 407–409
[23] Korein J, Cravioto H, Leicach M. Reevaluation of Lumbar Puncture: A Study of 129 Patients with Papilledema or Intracranial Hypertension. Neurology. 1959; 9:290–

297
[24] van de Beek D, de Gans J, Spanjaard L, et al. Clinical features and prognostic factors in adults with bacterial meningitis. N Engl J Med. 2004; 351:1849– 1859
[25] Mokri B. Orthostatic headaches in the syndrome of the trephined: resolution following cranioplasty. Headache. 2010; 50:1206–1211
[26] DiGiovanni AJ, Dunbar BS. Epidural Injections of Autologous Blood for Postlumbar-Puncture Headache. Anesth and Analg. 1970; 49:268–271
[27] Seebacher J, Ribeiro V, Le Guillou JL, et al. Epidural Blood Patch in the Treatment of Post Dural Puncture Headache: A Double Blind Study. Headache. 1989; 29: 630–632
[28] Lance JW, Branch GB. Persistent Headache After Lumbar Puncture. Lancet. 1994; 343
[29] Gass H, Goldstein AS, Ruskin R, et al. Chronic Postmyelogram Headache. Arch Neurol. 1971; 25: 168–170
[30] Evans RW, Armon MD, Frohman MHS, et al. Assessment: prevention of post-lumbar puncture headaches: report of the therapeutics and technology assessment subcommittee of the American Academy of Neurology. Neurology. 2000; 55:909–914
[31] TourtellotteWW, Henderson WG, Tucker RP, et al. A Randomized, Double Blind Clinical Trial Comparing the 22 Versus 26 Gauge Needle in the Production of the Post-Lumbar Puncture Syndrome in Normal Individuals. Headache. 1972; 12:73–78
[32] Mihic DN. Postspinal Headache and Relationship of Needle Bevel to Longitudinal Dural Fibres. Reg Anesth. 1985; 10:76–81
[33] Kuntz KM, Kokmen E, Stevens JC, et al. Post-Lumbar Puncture Headaches: Experience in 501 Consecutive Procedures. Neurology. 1992; 42
[34] Carson D, Serpell M. Choosing the Best Needle for Diagnostic Lumbar Puncture. Neurology. 1996; 47: 33–37
[35] Hilton-Jones D, Harrad RA, Gill MW, et al. Failure of Postural Maneuvers to Prevent Lumbar Puncture Headache. J Neurol Neurosurg Psychiatry. 1982; 45: 743–746
[36] Carbaat PAT, van Crevel H. Lumbar Puncture Headache: Controlled Study on the Preventive Effect of 24 Hours Bed Rest. Lancet. 1981; 1:1133–1135
[37] Sechzer PH, Abel L. Post-Spinal Anesthesia Headache Treated with Caffeine: Evaluation with Demand Method. Part 1. Cur Ther Res. 1978; 24: 307–312
[38] Murros K, Fogelholm R. Spontaneous Intracranial Hypotension with Slit Ventricles. J Neurol Neurosurg Psychiatry. 1983; 46:1149–1151
[39] Zivin JA. Lateral Cervical Puncture: An Alternative to Lumbar Puncture. Neurology. 1978; 28:616–618
[40] Penning L. Normal Movements of the Cervical Spine. AJR. 1978; 130:317–326
[41] Section of Pediatric Neurosurgery of the American Association of Neurological Surgeons. Pediatric Neurosurgery. New York 1982
[42] Rogers LA. Acute Subdural Hematoma and Death Following Lateral Cervical Spinal Puncture. J Neurosurg. 1983; 58:284–286
[43] Ward E, Orrison WW, Watridge CB. Anatomic Evaluation of Cisternal Puncture. Neurosurgery. 1989; 25: 412–415
[44] Bauer DF, Razdan SN, Bartolucci AA, et al. Meta-analysis of hemorrhagic complications from ventriculostomy placement by neurosurgeons. Neurosurgery. 2011; 69:255–260
[45] Davis JW, Davis IC, Bennink LD, et al. Placement of intracranial pressure monitors: are "normal" coagulation parameters necessary? J Trauma. 2004; 57: 1173–1177
[46] Le TV, Rumbak MJ, Liu SS, et al. Insertion of intracranial pressure monitors in fulminant hepatic failure patients: early experience using recombinant factor VII. Neurosurgery. 2010; 66:455–8; discussion 458
[47] Tillmanns H. Something about puncture of the brain. Sheffield, England 1908
[48] Ghajar JBG. A Guide for Ventricular Catheter Placement: Technical Note. J Neurosurg. 1985; 63: 985–986
[49] Schmidek HH, Sweet WH. Operative Neurosurgical Techniques. New York 1982
[50] Becker DP, Nulsen FE. Control of Hydrocephalus by Valve-Regulated Venous Shunt: Avoidance of Complications in Prolonged Shunt Maintenance. J Neurosurg. 1968; 28:215–226
[51] Keskil SI, Ceviker N, Baykaner K, et al. Index for Optimum Ventricular Catheter Length: Technical Note. J Neurosurg. 1991; 75:152–153
[52] Fried HI, Nathan BR, Rowe AS, et al. The Insertion and Management of External Ventricular Drains: An Evidence-Based Consensus Statement : A Statement for Healthcare Professionals from the Neurocritical Care Society. Neurocrit Care. 2016; 24:61–81
[53] Mann KS, Yue CP, Ong GB. Percutaneous Sump Drainage: A Palliation for Oft-Recurring Intracranial Cystic Lesions. Surg Neurol. 1983; 19:86–90
[54] Chan KH, Mann KS. Prolonged Therapeutic External Ventricular Drainage: A Prospective Study. Neurosurgery. 1988; 23:436–438
[55] Couldwell WT, LeMay DR, McComb JG. Experience with Use of Extended Length Peritoneal Shunt Catheters. J Neurosurg. 1996; 85:425–427
[56] Cozzens JW, Chandler JP. Increased Risk of Distal Ventriculoperitoneal Shunt Obstruction Associated With Slit Valves or Distal Slits in the Peritoneal Catheter. J Neurosurg. 1997; 87:682–686
[57] McComb JG, Scott RM. Techniques for CSF Diversion. In: Hydrocephalus. Baltimore: Williams and Wilkins; 1990:47–65
[58] Richardson MD, Handler MH. Minimally invasive technique for insertion of ventriculopleural shunt catheters. J Neurosurg Pediatr. 2013; 12:501–504
[59] Venes JL, Shaw RK. Ventriculopleural shunting in the management of hydrocephalus. Childs Brain. 1979; 5: 45–50
[60] Seldinger SI. Catheter replacement of the needle in percutaneous arteriography. A new technique. Acta Radiol. 1953; 39:368–376
[61] Harrison MJ, Welling BG, DuBois JJ. A new method for inserting the atrial end of a ventriculoatrial shunt. Technical note. J Neurosurg. 1996; 84:705– 707
[62] Robertson JT, Schick RW, Morgan F, et al. Accurate Placement of Ventriculo-Atrial Shunt for Hydrocephalus under Electrocardiographic Control. J Neurosurg. 1961; 18: 255–257
[63] Cantu RC, Mark VH, Austen WG. Accurate Placement of the Distal End of a Ventriculo-Atrial Shunt Catheter Using Vascular Pressure Changes. J Neurosurg. 1967; 27: 584–596
[64] Szczerbicki MR, Michalak M. Echocardiograhic Placement of Cardiac Tube in Ventriculoatrial Shunt. Technical Note. J Neurosurg. 1996; 85:723–724
[65] Hoffman HJ. Technical Problems in Shunts. Monogr Neural Sci. 1982; 8:158–169
[66] McLaughlin MR, Wahlig JB, Kaufmann AM, et al. Traumatic Basilar Aneurysm After Endoscopic Third Ventriculostomy: Case Report. Neurosurgery. 1997; 41:1400–1404
[67] Grant JA, McLone DG. Third ventriculostomy: a review. Surg Neurol. 1997; 47:210–212
[68] Jones RF, Stening WA, Brydon M. Endoscopic third ventriculostomy. Neurosurgery. 1990; 26:86–91; discussion 91-2
[69] Spetzler R, Wilson CB, Schulte R. Simplified Percutaneous Lumboperitoneal Shunting. Surg Neurol. 1977; 7:25–29
[70] Ishiwata Y, Yamashita T, Ide K, et al. A new technique for percutanous study of lumboperitoneal shunt patency. J Neurosurg. 1988; 68:152–154
[71] Rogers LR, Barnett G. Percutaneous aspiration of brain tumor cysts via the Ommaya reservoir system. Neurology. 1991; 41:279–282
[72] Leavens ME, Aldama-Luebert A. Ommaya Reservoir Placement: Technical Note. Neurosurgery. 1979; 5: 264–266
[73] Sommer CL, Brandner S, Dyck PJ, et al. Peripheral Nerve Society Guideline on processing and evaluation of nerve biopsies. J Peripher Nerv Syst. 2010; 15:164–175
[74] Mellgren SI, Lindal S. Nerve biopsy–some comments on procedures and indications. Acta Neurol Scand Suppl. 2011; 124:64–70
[75] Dyck PJ, Thomas PK. Peripheral Neuropathy. 2nd ed. Philadelphia: W. B. Saunders; 1984

97

98 功能神经外科和立体定向神经外科

98.1 前言

功能神经外科（FN）包括电刺激的应用、消融治疗，或治疗性注射，以缓解异常神经生理学的症状。功能外科的手术操作可以在大脑中、脊髓中，或在脑神经或外周神经上进行，并且可能能够用于下列疾病的治疗：

1. 运动障碍。
2. 神经血管压迫综合征。
3. 自主神经功能障碍。
4. 精神病。
5. 疼痛（见章节 28）。
6. 癫痫（见章节 100）。

98.2 立体定向外科

98.2.1 概述

在一些功能手术操作（例如 DBS）以及活检、囊肿引流等操作中会应用立体定向外科技术。“立体定向外科”这一术语（希腊语：stereo= 三维，tactic= 接触）最初用于动物，并以三维坐标的解剖图谱为基础。此后，这一术语被用于人类的外科手术，通常是治疗帕金森病的丘脑损毁术（参见“帕金森病的外科治疗”，见章节 98.3.2），损毁的目标靶点是根据术中气脑造影术或脑室造影术中的标志进行定位的。随着左旋多巴用于治疗帕金森病，这一操作的应用在 20 世纪 60 年代末急剧减少[1]。

目前，这些技术更适合被命名为“影像引导的立体定向外科”。首先，完善 CT 扫描或 MRI 检查（偶尔也可行血管造影）。为了提高精确度，在进行影像检查的过程中，需在病人头部固定“基准”标记或立体定向框架。通过进行高分辨率的薄层扫描（通常与射线发射管成 0° 角）通常能够达到活检所需的精确度，然后导航系统中的表面匹配算法将会对术前 CT/MRI 和病人的头部进行匹配。这对于损毁手术或电极植入手术仍不够精确。

其次，在手术室中，使用术前影像对病人进行“注册”，通过适当的方式与手术器械相连的示踪照相机随着手术器械的移动会在术前影像上显示出手术器械的实时位置。一个重要的局限性是术前影像是“历史”且在手术过程改变了病人的解剖时并不能进行“实时更新”。甚至甘露醇的使用都可以导致脑组织的移位，使手术靶点与术前位置相差数厘米[2]。

98.2.2 立体定向外科的适应证

1. 活检（见下文）：
   1) 位于大脑深部的病变：尤其是邻近功能区的病变。
   2) 脑干病变：可以通过大脑半球进行显露[3]。
   3) 多发小病变（见章节 20.4.3）（例如在一些 AIDS 病人中）。
   4) 不能耐受全身麻醉下行开放活检的病人。
2. 置管：
   1) 深部病变引流：表皮样囊肿，脓肿。
   4) 肿瘤内化疗的留置置管。
   3) 置入近距离间质内放疗的放射性植入物[4]。
   4) 分流：治疗脑积水（少用）或囊肿引流。
3. 电极植入：
   1) 治疗癫痫的深部电极。
   2) 治疗慢性疼痛的“深部脑刺激”（需要进行电生理刺激）。
4. 损毁术：
   1) 运动障碍：帕金森症状（见章节 98.3），肌张力障碍，偏身投掷症。
   2) 慢性疼痛的治疗。
   3) 癫痫的治疗（少用）。
5. 清除脑内出血：
   1) 使用 Archimedes 螺旋杆设备（立体定向血肿清除装置）[5，6]。
   2) 联合应用尿激酶[7，8]或重组型组织纤溶酶原激活物（见章节 84.8.3）[9]。
6. 立体定向放射外科 - 参见立体定向放射外科和立体定向放射治疗（见章节 101.3）。
7. 开颅手术中病变定位（例如动静脉畸形[10]，深部肿瘤）：
   1) 使用脑室型引流管。
   2) 使用钝性活检针或套管[11]。
   3) 使用可见激光束用于导航。
8. C2 椎体病变的经口活检[12]。
9. “实验性”或非传统应用：
   1) 动脉瘤的立体定向夹闭[13]。
   2) 立体定向激光手术。
   3) CNS 植入[14]：例如治疗帕金森症状。
   4) 异物取出[15]。

98.2.3 立体定向活检

一般信息

这一部分大体总结了有关立体定向脑活检术（SBB）的信息。对于特定情况下的 SBB，详见各部分。可以通过小骨窗开颅，或通过钻孔使用活检针进行活检。尽管在局部麻醉或全身麻醉下均可进行，但全身麻醉更常见。

禁忌证

1. 凝血功能障碍：
   1) 凝血病：易出血体质，医源性 [肝素或华法林（可迈丁)]。
   2) 血小板计数（PC）降低：PC<50 000/ml 是绝对禁忌证，需要 PC ≥100 000/ml。
2. 不能耐受全身麻醉或局部麻醉不能配合。

诊断率

据文献报道，在非免疫抑制（NIC）病人中诊断率（即通过一次 SBB 能够得出诊断）为 82%～99%，在 AIDS 病人中较低为 56%～96%。可以通过改善手术技术和病理学诊断技术来提高 AIDS 病人的诊断率[16]。

与没有增强的病变相比（74%）[17]，在强化 CT 或 MRI 检查中进行了增强的病变诊断率更高（NIC 病人中为 99%)。

并发症

最常发生的并发症是出血，尽管多数出血量很少不会产生临床症状。NIC 病人中主要并发症的发生率（大多数为出血）为 0～3%（多数 <1%)，在 AIDS 病人中为 0～12%[17]。在某些情况下，AIDS 病人中并发症发生率更高的原因是血小板计数或血小板功能的降低，以及原发性 CNS 淋巴瘤中血管的脆性较高。在 NIC 病人中，多发高级别胶质瘤病人的并发症发生率最高。

在使用活检针活检的病人中，感染并不常见。

98.3 深部脑刺激

98.3.1 一般信息

深部脑刺激（DBS)：通过手术植入的电极进行电刺激以实现对电信号的神经调控从而使症状改善。对于许多疾病的治疗，DBS 取代了大脑中的消融治疗。可以治疗的多种疾病包括：

1. 运动障碍：
   1) 帕金森（Parkinson）病：STN（丘脑底核）刺激可能优于最佳的药物治疗[18, 19]，疗效相近但副作用更少（主要是运动迟缓）(见下文）。

2）肌张力障碍（见章节 98.3.5）。

3）震颤（见章节 98.3.3）。

2. 癫痫（见章节 100.3）。
3. 疼痛（见章节 99.9）：疗效不确定，只有 25%～60% 有效。
4. 潜在用途：

1）精神疾病（见章节 98.3.4），主要包括：

- Tourette 综合征：GPi，STN，ALIC。
- 强迫症（见章节 98.3.4）：内囊前部和 STN 刺激[20]，最近，靶点多靠后侧和嘴侧[21]。
- 抑郁症（见章节 98.3.4）：膝下扣带回[22]和内囊前部刺激[23]。

2）肥胖[24]。

3）药物成瘾[25]。

4）高血压（接受疼痛治疗的病人血压降低[26]）。

98.3.2 帕金森病的外科治疗

历史背景

有效药物研发前，外科手术已用于治疗帕金森病（PD）。早期的手术操作是结扎脉络膜前动脉。由于分布上存在变异，毁损的范围常超出了苍白球的界限，并且结果太不可预料（见章节 80.4.1）。20 世纪 50 年代，前背侧苍白球切开术成为一种可行的治疗手段，但长期的症状改善主要是在僵直方面，而震颤和运动迟缓没有改善[27]。丘脑腹外侧核随之成为首选的治疗靶点。毁损这里对消除震颤最有效。实际上，震颤通常不是最能使病人衰弱的症状，特别是最初只是静止性的震颤（以后会变得更广泛），而运动迟缓和僵直常会带来更多问题。另外，这种治疗只能减少对侧半身的震颤，并且不建议使用双侧丘脑切开术，因为术后出现构音困难和步态紊乱的风险极高。20 世纪 60 年代晚期左旋多巴出现后，丘脑切开术的应用明显减少[1]。

目前的发展趋势

多数病人在一定程度上会出现副作用和（或）对抗帕金森病药物治疗的抵抗。随着手术技术改良，疗效也得到了改善，使得对手术治疗帕金森病的兴趣重新出现。组织移植（如使用肾上腺髓质）在美国已经几乎被弃用。

从 1987 年以来，开始从损毁技术向刺激技术转变。丘脑底核（STN）是 PD 的早期治疗靶点。在苍白球内侧部（GPi）[28]或丘脑中间腹侧核（Vim）进行深部脑刺激（DBS），在没有不可逆地毁损组织的情况下仍能够改善帕金森病的症状[29]。一项随机研究显示，丘脑切开术和 DBS 的效果相似，

98

但是 DBS 的副作用更少[30]。

PD 外科治疗的适应证

1. 药物治疗（包括多种药物）难以控制的难治性病人。然而一些研究者认为，早期行手术治疗效果更好。
2. 主要适应证（基于一个意见调查[31]）：服用左旋多巴引起运动障碍的病人（特别是出现疼痛性肌肉痉挛的病人）。初期结果显示，这些病人对苍白球切开术反应很好。
3. 步态和姿势不稳[32]，包括跌倒和“冻结现象”（非人类的灵长类动物实验数据）[33]，脚桥核（PPN）的 DBS 对其可能有效。
4. 主要表现为僵直或运动迟缓（单侧或双侧）、开关样症状波动或肌张力障碍的病人。可有震颤，如果症状以震颤为主，最好以丘脑中间腹侧核（VIM）作为靶点进行毁损（丘脑切开术）或刺激[34]。VIM 刺激也可用于治疗原发性震颤[35]。

禁忌证

1. 明显痴呆的病人：目前已注意到治疗前有认知障碍的病人在经过治疗后症状会有加重。
2. 有脑内出血风险的病人：有凝血疾病、高血压控制不佳以及使用抗血小板药物且无法停药的病人（对这些少见病人可考虑立体定向放射外科进行毁损）。
3. 同侧偏盲的病人：手术可能会损伤视束引起对侧偏盲，造成病人失明。
4. 年龄≥85 岁。
5. 继发性帕金森综合征（见章节 10.3），即非特发性帕金森病的病人，治疗反应差，这可能是由于病因不同。可有如下表现：
    1) 自主神经系统功能障碍的体征（提示 Shy-Drager 综合征）。
    2) 眼外肌异常［可见于进行性核上性麻痹（PSNP）的病人］。
    3) 长束体征。
    4) 小脑表现［类似橄榄 - 脑桥 - 小脑萎缩（OPCA)］。
    5) 服用左旋多巴没有改善的病人。
    6) MRI：基底节腔隙性梗死（如动脉硬化性帕金森综合征）或黑质区肿瘤。
    7) PET 扫描（如可行）：去氧葡萄糖 PET 扫描显示纹状体代谢低减［提示纹状体 - 黑质变性（SND)］。
6. 病人的多巴胺转运（DaT）正常则可以排除 PD，DaT 异常是造成震颤的原因。

结果

现今，治疗的主要焦点是运动症状的改善。尽管 97% 的病人都或多或少有所改善（有些预后不良的病人可能是继发性帕金森综合征），其中17% 的病人仅有轻度改善。

左旋多巴减量过快会导致 90% 的病人出现运动障碍。运动迟缓的改善率为 85%，僵直为 75%，震颤为 57%。其他可能改善的症状包括：语言，步态，姿势以及开关现象和冻结现象的减少。尽管症状可能减轻，但总体的功能改善可能并不明显[36]。

尽管手术后抗帕金森病的药物常可减量，但通常仍需要持续用药，至少 2 个月。

有效的手术其治疗效果可以持续≥5 年，早期失效可能是因为手术的范围过小，而晚期失效可能是因为疾病本身的进展。

正在开展研究探索更长期的预后、微电极记录、其他的治疗靶点以及早期手术的作用等。只有得到更多的研究信息才能明确最佳治疗靶点和定位方法等。

98.3.3 震颤

震颤是最常见的运动障碍（意向性 > 体位性 > 静止性），其中在美国，原发性震颤的病人有 500～1000 万。丘脑刺激对于药物治疗无效的难治性震颤可能有效，包括震颤为主型帕金森病，原发性震颤[37,38]，小脑性和创伤后震颤[34]。

在考虑手术干预之前，应确定病人最大剂量药物治疗无效。

Vim 刺激的副作用包括：感觉异常，头痛，平衡功能障碍，构音障碍，肌张力障碍和局部疼痛等。

98.3.4 精神疾病

一般原则

外科治疗精神疾病的历史长而丰富。第一个有记载的治疗精神疾病手术出现在 19 世纪。由于公众对此的负面看法、有效的抗精神疾病药物的出现以及对于手术治疗效果的质疑，精神外科学逐渐衰落。

功能神经外科在精神疾病领域最新的应用仍处于研究节段。一些正在进行的试验显示其对于严重难治性强迫症（OCD）[39]、抑郁[40]和 Tourette 综合征[41]的初步治疗效果良好（见下文）。

Tourette 综合征（TS）

一种以持续一年以上的随意的反复的刻板的动作性或发声性抽动为特征的疾病[42]，通常每天发作数次。18 岁之前起病（平均起病年龄：5 岁），男：女比例为 4：1。这种抽动可能表现为无法正常社交，甚至可能是致残性的。TS 常与 OCD、ADHA 和其他人格障碍有关。

药物治疗聚焦于多巴胺受体和中枢肾上腺素能受体的抑制或儿茶酚胺

消耗类药物[43]。

TS 的手术靶点包括额叶，扣带回，内囊前肢（ALIC），边缘系统和下丘脑未定带[44]。目前 DBS 的靶点包括：GPi，STN，ALIC 和丘脑。早期结果提示有效[45]。

强迫性神经官能症（OCD）

一种衰竭性精神疾病，以引起焦虑的侵入性思维（强迫观念）为特征，以致会进行刻板动作、认知行为或仪式以（强迫行为）缓解焦虑[46]。影响多达 2% 的人群，是导致全世界范围内致残的前十位原因之一[47,48]。12%～20% 的病人对于标准行为心理治疗和羟色胺再摄取抑制剂（SSRI）或非典型抗精神病药物治疗抵抗[49]。

治疗 OCD 的 DBS 靶点包括内囊前肢（ALIC），伏核（NAc），内囊腹侧／纹状体腹侧（VC/VS），丘脑底核（STN）和丘脑下脚（ITP）[50,51]。FDA 最近批准了将对 VC/VS 的 DBS 用于药物抵抗的 OCD 的治疗。

重度抑郁症（MDD）

MDD 是导致全世界非致死性残疾的前五位原因之一[52]。一线治疗方案包括药物治疗、心理治疗和非侵入性脑刺激，例如经颅磁刺激和电休克治疗。保守治疗失败的病人可能能够进行功能性神经调节手术。

手术治疗慢性抑郁或重度抑郁的最初的尝试包括非特异性毁损手术，如前额白质切除术（前额叶切断术）。在这些操作淡出视线后，人们又尝试进行了以眶额叶皮质和内侧前额叶皮质为靶点的更有选择性的消融手术。近期，治疗药物难治性抑郁症的 DBS 靶点包括：胼胝体下扣带回，丘脑上脚，伏核和内囊／纹状体腹侧[53–55]。病人在因 OCD 而进行了 DBS 之后，作为副作用出现了心情的改善[56]。因癫痫而接受迷走神经治疗的病人，其抑郁症状的好转与癫痫是否得到控制并不相关。因此，VNS 也作为 MDD 的一种治疗方式在被研究中[57]。

98.3.5 肌张力障碍

苍白球刺激是治疗肌张力障碍的主要手术方法。原发性肌张力障碍如迟缓型肌张力障碍的治疗效果要好于继发性肌张力障碍，如缺氧后、脑病后、围生期和卒中后肌张力障碍[58]（其他靶点需要评估）。

对于原发性肌张力障碍，最常用靶点是内侧苍白球（GPi）（图 98-1）。丘脑底核的 DBS 疗效也很好。儿童的运动障碍型脑瘫也可以采用苍白球刺激来进行治疗[59]。

98.3.6 深部脑刺激技术

概述

1. 手术当天早晨停用药物（抗震颤或抗帕金森病药物）。

A. 通过右侧丘脑的冠状位切面，MCP 后方 1.5mm

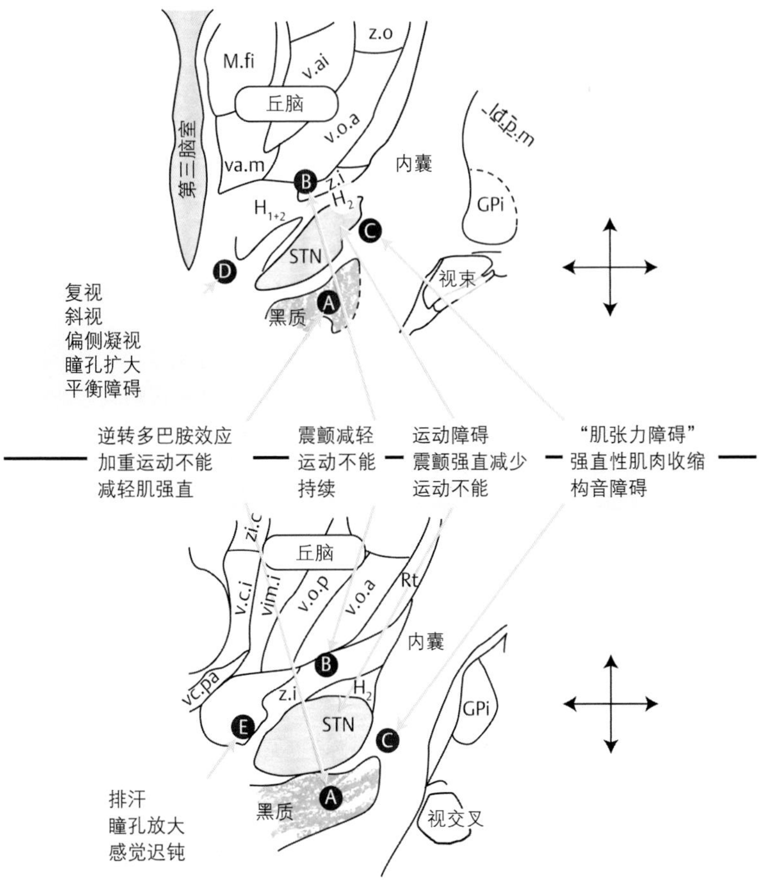

B. AC-PC（前连合 - 后连合线）旁 12mm 的矢状面

图 98-1　功能颅脑手术中部分目标靶点的图示

缩写：AC= 前连合；GPi= 苍白球内侧部；H_1=Forel H_1 区域；MCP= 中连合点（AC 和 PC 连线的中点）；PC= 后连合；STN= 丘脑底核；subst. nigra= 黑质；z.i= 未定带

2. 在局部麻醉后平行于眶耳线（在一定程度上与 AP-PC 线相交）安装立体定向框架。
3. 在影像学检查上定位手术靶点（根据需要治疗的疾病来选择）：
   1) 可以应用 MRI 或 CT。MRI 是最常见的影像方法，并且对于解剖结构的显示最佳，但是容易出现几何失真。因此，许多研究中心也进行 CT 检查来弥补 MRI 的不足。T_1 加权成像最常应用；

然而有些人认为层宽 1mm 的轴位和冠状位增强扫描以及 STIR 或梯度回波序列是最佳的 MRI 成像方法。

2) 在影像上识别 AC-PC 线。

4. 在某些情况下（例如治疗帕金森病的 GPi 和 STN 靶点），可以选择在清醒状态下还是麻醉状态下植入 DBS 电极，并且效果几乎相同[60]。而在另一些情况下，病人必须在清醒状态下植入电极以便评估对刺激的反应。
5. 电生理目标定位（用于清醒状态下进行的手术）：
   1) 需要进行刺激来确认目标靶点的位置（不同个体间存在变异）。对于仅在服药后出现运动迟缓的病人，需要在影像学检查后服用正常剂量的药物以诱发症状。
   2) 当触及脑白质纤维束时，电阻抗常下降。
   3) 苍白球刺激通常会使对侧肌张力增加，也会使震颤或运动迟缓有所改善。对侧肢体无力或肌张力低提示正位于内囊附近（GPi 内侧）。而出现视觉盲点则提示刺激视束（GPi 后方）。

深部脑刺激的典型目标靶点

图 98-1 描绘了常见的靶点与其他结构的关系以及行 DBS（或毁损术）的效果。该图仅作为示意图，而非用于手术的准确定位。

98.4 斜颈

98.4.1 一般信息

即歪脖，是肌张力障碍的一种形式，导致无法控制头部位置（如果肩部和躯干同时受累，则更宜称之为肌张力障碍）。

98.4.2 病因

有多种病因。鉴别诊断包括：

1. 先天斜颈 [可能是扭转痉挛（畸形性肌张力障碍）的最初表现]。
2. 痉挛性斜颈：是斜颈的一个特殊亚型，按照定义为特发性。缩短的胸锁乳突肌（SCM）通常处于痉挛状态。
3. 锥体外系病变（包括退行性变）：通常在平卧时缓解；肌电图（EMG）显示异常的成组发放的电位活动。
4. 心因性的（常被提及，但很少得到证实）。
5. 寰枢椎旋转性半脱位造成的斜颈（见章节 61.3）：拉长的胸锁乳突肌可能处于痉挛状态（与痉挛性斜颈相反）。
6. 第 XI 对脑神经的神经血管压迫（见下文）。
7. 出血进入胸锁乳突肌（继发挛缩）。

8. 颈椎感染。
9. 颈部淋巴腺炎。
10. 脊髓空洞症。
11. 儿童小脑肿瘤。
12. 延髓麻痹。
13. “假性斜颈”：由于眼外肌失衡造成复视，机体无意识地通过歪斜颈部来纠正复视从而形成“假性斜颈”。

98.4.3 斜颈的非手术治疗

首先应该尝试非手术治疗，包括：
1. 放松训练，包括生物反馈。
2. 全面的神经精神病学评估。
3. 颈部的经皮神经刺激（TENS)。

98.4.4 手术治疗

用于可能致残、难治的病例。包括：
1. 脊髓背侧刺激。
2. 局部注射肉毒杆菌毒素：对颈后倾（后仰型斜颈）可能有作用，对侧屈型斜颈疗效差（必须对后颈部和双侧胸锁乳突肌均进行注射，可能造成暂时性的咽肌功能障碍，导致吞咽困难），对垂颈症（前屈型斜颈）完全无效。
3. 选择性脊神经根切断术和副神经脊髓根切断术。

98.4.5 副神经起源的斜颈

1. 通常为水平型（头部水平运动时出现），仰卧时加重（与锥体外系斜颈不同)。
2. 胸锁乳突肌的收缩通常伴有对侧拮抗肌的活动。
3. 可以手术治疗。治疗手段包括：
   1) 切断副神经和上颈髓后根之间的吻合支（C1 的吻合支只有感觉神经)。
   2) 副神经微血管减压（多数病例由椎动脉造成，但也可能是由 PICA 压迫引起[61])。手术后数周才会出现缓解。

98.5 强直痉挛

98.5.1 一般信息

由于上运动神经元通路受损引起，造成对 α 运动神经元（αMN)（α

强直）以及 γ 运动神经元（梭内肌纤维）（γ 强直）的抑制消失。结果：αMN 和由肌梭传入的 Ia 神经纤维之间的反射环路缺乏抑制，导致肌张力亢进及阵挛，有时伴不随意运动。病因包括：大脑（如卒中）或脊髓（强直痉挛是脊髓圆锥嘴侧的脊髓损伤的一个预期后遗症）损伤、多发硬化以及先天异常（如脑瘫、神经管闭合不全）。

98.5.2 临床

一般信息

对被动运动的阻抗增加，肌肉牵张反射亢进，拮抗肌群同时激活，这些情况可能自发出现或在微小刺激后出现。特征性的姿势包括剪刀腿或大腿过度屈曲。可造成疼痛，或可使病人无法坐轮椅、卧床、驾驶、睡眠等。也可能造成压疮。痉挛性膀胱容量减少，并且会自主排空膀胱。

能加重自主神经反射亢进的刺激类型也常可以使强直痉挛恶化；参见“自主神经反射亢进”（见章节 64.5.3)。

脊髓损伤后强直痉挛可能延迟数天或数月发作（潜伏期是由于“脊髓休克”造成的（见章节 59.2.3)，在此期间肌张力和反射减低）[62]。脊髓休克后强直痉挛出现时，开始 3～6 个月增加屈肌的协同活动，此后逐渐增加伸肌的协同活动，并最终成为多数病人的主导症状。

轻度强直痉挛的一些“益处”：

1. 保持肌肉张力，借此并保持肌肉体积：为病人坐轮椅提供支撑，有益于防止骨性隆起处形成压疮。
2. 肌肉收缩可帮助防止深静脉血栓形成。
3. 可能有助于安装矫形支架。

强直痉挛的分级

Asworth 评分（表 98-1）常用于强直痉挛严重程度的临床分级。应该在病人仰卧和放松的情况下进行评估。曾尝试过多种方法进行强直痉挛的定量电诊断，最可靠的是测量 H 反射。

表 98-1 Ashworth 评分 [63]

Ashworth 评分	肌张力
1	肌张力正常
2	轻微增加，受累部分被屈曲或伸直时有“制动”
3	更显著地增加，被动运动容易
4	相当大地增加，被动运动困难
5	受累部分屈曲或伸直时强直

98.5.3　治疗

一般信息

取决于有用功能（或潜在功能）在强直痉挛区域或其下水平存在的程度（完全脊髓损伤通常没有功能，而多发硬化的病人可能有显著的功能）。

强直痉挛的非手术治疗

1. “预防”：减少引发刺激的措施（物理治疗预防关节损伤，皮肤和膀胱的良好护理等，参见“自主神经反射亢进”，见章节 64.5.3）。
2. 长时间牵拉疗法（超过正常运动范围）：不仅可预防关节和肌肉挛缩，还能够调节强直痉挛。
3. 口服药物[64]（鞘内药物注射的手术治疗）：几乎没有药物既有效又没有明显的副作用：
    1) 地西泮（Valium®）：激活 GABA-A 受体，增加 αMN 的突触前抑制。对完全脊髓损伤的病人最有效。
    开始时 2mg 口服，每天 2～3 次，3 天增加 1 次，每天增加 2mg，至最大剂量 20mg，每天 3 次。副作用：可能造成镇静、无力、耐力下降（逐渐增加剂量可将多数副作用降至最低）。突然停药可能造成抑郁、癫痫及停药综合征。
    2) 巴氯芬（Lioresal®）：GABA 衍生物，激活 Ia 肌梭传入神经的突触前 GABA-B 受体，造成 αMN 的突触前抑制，减少痛觉。可能对脊髓损伤（完全或不完全）的病人最有效。
    开始时 5mg 口服，每天 2～3 次，3 天增加 1 次，每天增加 5mg，至最大剂量 20mg，每天 3 次。副作用：镇静、降低癫痫发作阈值。停药前必须逐渐减量（突然停药可能诱发癫痫发作、强直痉挛症状反弹或致幻作用）。
    3) 丹曲林（Dantrium®）：减少去极化诱发的钙离子流入骨骼肌肌浆内质网；对所有骨骼肌起作用（对产生痉挛的反射弧没有优先作用）。
    开始时 25mg 口服，每天 1 次，每 4～7 天增加剂量，至每天 2 次、每天 3 次，接着至每天 4 次，从每天 25mg 增加至最大剂量约 100mg，每天 4 次（在新的稳定期，可能要用 1 周的时间来观察效果）。副作用：肌无力（可能无法行动）、镇静、特异性肝炎（可能是致命；在用药 300mg/d 超过 2 个月的病人中更常见，其前期表现常为食欲缺乏，腹痛，恶心呕吐）；如果用药 45 天左右仍没有作用，则停药；随访检查肝功能（SGPT 或 SGOT）。
    4) 氟柳双胺：激活 GABA-A 和 GABA-B 受体。对屈肌严重痉挛的病人有效。

5）其他治疗失败的药物包括：吩噻嗪（只有在大剂量口服或胃肠外给药时才能减少 γ 痉挛强直），可乐定，四氢大麻酚等。

4. 肌内注射：肉毒杆菌毒素，苯酚。

强直痉挛的外科治疗 - 概述

用于对药物治疗无效的难治性病例，或是不能耐受药物副作用的病例。通常用于骨科［如跟腱（跟腱延长术）或股后肌群的肌腱松解手术（肌腱切断术），髂腰肌肌切开术，内收肌延长术，旋转截骨术等］或神经外科（如神经阻滞，神经切除术，脊髓切开术，神经根切断术等）。

神经外科治疗：

1. 非毁损性治疗：
   1）鞘内注射（IT）巴氯芬：通过植入式泵进行（见下文）。
   2）鞘内注射吗啡（可能出现耐药性和依赖性）。
   3）通过经皮植入的硬膜外电极进行电刺激[65]。
2. 保留步行能力的毁损性治疗：
   1）选择性背根神经切断术：切断强直痉挛反射弧中涉及的感觉根。
   2）运动点阻滞[62]（肌内苯酚神经松解术）：保留感觉和现存的自主功能。对有不完全脊髓病的病人特别有效，但耗费时间。
   3）苯酚神经阻滞：与运动点阻滞类似，但在强直痉挛更严重以及希望完全阻滞肌肉时使用。当神经为混合性，并且希望保留感觉神经时，采用开放式苯酚阻滞，而不是经皮治疗（也减少了阻滞后的感觉迟钝）[66]。
   4）选择性神经切除术[62]：
      - 坐骨神经切除术（可以使用射频毁损）[67]。
      - 闭孔神经切除术：当强烈的臀收肌强直痉挛造成剪刀腿以及行走耗费过多能量时，可用此法。
      - 阴部神经切除术：当膀胱逼尿肌协调紊乱过度干扰膀胱再训练时有用。
   5）经皮射频椎间孔脊神经根切断术[67]：相对于运动单位中较大的有髓 A-α 神经纤维，小的无髓感觉神经纤维对于射频毁损更敏感。方法：在 S1 水平的一侧开始，向上操作至 T12，接着在另一侧重复操作。在每一节段：用 0.1～0.5V 的电压刺激、观察适当的肌节运动，以此确认穿刺针的位置（针尖应当放置在硬膜外，避免放置在蛛网膜下），S1 水平 70～80℃毁损 2 分钟，L5～T12 水平 70℃毁损 2 分钟（以保留运动功能）。如果症状复发，可以在 90℃条件下重复毁损 2 分钟。
   6）脊髓切开术[68]：
      - Bischof 脊髓切开术：通过位于侧方的切口切开前角和后角，

98

破坏反射弧。对 α 强直痉挛无效。

- 中线“T”形脊髓切开术：破坏从感觉至运动单位的反射弧，但不破坏皮质脊髓束至前角运动神经元的联系。丧失运动功能的危险稍高。

  方法：切除 T11～L1 的椎板。将中线背侧的纵向静脉移开，在中线处切开脊髓，上端 T12 处切开 3mm，下端 S1 处切开 4mm 深（保留 S2～S4，保持膀胱反射通路。单侧扩展至脊髓圆锥可减少膀胱的强直痉挛并且增加其反射性排空前的容量）。

7）立体定向丘脑切开术或齿状核切开术：可能对脑瘫[69]和单侧张力障碍有治疗作用，但不能用来治疗双侧张力障碍，因为治疗所需的双侧毁损会损害语言、认知功能等。只对肩部和臀部远端的肌张力障碍有效，如果病情快速进展则不用此治疗。

3. 有可能丧失步行能力的毁损性治疗（完全脊髓损伤的病人，由于没有运动功能可恢复，所以不适于非毁损性治疗）。用于脊神经根切断术（见上文）和“T”形脊髓切开术（见上文）失败后。

1）将 6ml 10% 的溶于甘油中的苯酚（以重量计）与 4ml 碘海醇（欧乃派克®300）（见章节 12.4.1）混合，最终的苯酚浓度为 6%、约 120mg 碘 /ml，鞘内注射上述混合物。病人侧卧位（症状更严重的一侧在下面），通过 L2～L3 椎间隙进行腰椎穿刺注射。直到在透视下 T12～S1 神经根袖充盈（留下 S2～S4 以保留膀胱功能）为止。病人保持这种体位 20～30 分钟，接着保持竖直坐位 4 小时[70]（纯乙醇的永久阻断效果更佳，但由于比重低所以更加难于控制）。

2）选择性脊神经前根切断术：导致弛缓性瘫痪以及肌肉去神经性萎缩。

3）神经切除术，常与肌腱切断术联合应用[67]。

4）苯酚注射肌肉内神经松解术[67]。

5）脊髓切除术[71]：最极端的治疗措施，用于对任何治疗措施均没有反应的病人。导致完全迟缓性瘫痪，失去轻度痉挛所带来的益处。使膀胱从上运动神经元控制转换为下运动神经元控制。对脊髓空洞症引起的进展性功能缺失以及对强直痉挛效果良好，对“幻觉性”下肢痛效果差[72]。

6）脊髓切开术：很少用。

鞘内注射巴氯芬

见参考文献[73-76]。

某项研究[75]中的入组标准见表 98-2。其他适应证包括：卒中[77]、脑瘫、外伤性脑损伤、肌张力障碍、僵人综合征。

表 98-2 巴氯芬泵入的选择标准

1. 18~65 岁（高龄病人的治疗应具体斟酌）
2. 能够签署知情同意
3. 由于脊髓损害或多发硬化引起的长期严重痉挛（超过 12 个月）
4. 口服药物难以控制的难治性强直痉挛，或无法耐受药物的副作用
5. 没有脑脊液梗阻（如在脊髓造影上）
6. 实验性鞘内注射巴氯芬剂量≤100μg 时有阳性反应，对安慰剂没有反应
7. 没有植入可调节装置，如心脏起搏器[a]
8. 育龄妇女：未妊娠，并且使用适当的避孕措施
9. 对巴氯芬没有高敏感性（过敏）
10. 没有卒中、肾功能受损或严重的肝脏或胃肠道疾病

[a] 本研究使用可调节 IT 泵进行鞘内注射

试验剂量：通过腰椎穿刺或临时置管鞘内注射巴氯芬，并逐渐增加试验剂量，从 50μg、75μg，然后是 100μg[75]，随机地与安慰剂相交替使用，如果对阳性药物出现反应，则停止增量。在注射后 0.5 小时、1 小时、2 小时、4 小时、8 小时和 24 小时评估以下参数：脉搏和呼吸频率、血压、肌张力亢进（Ashworth 评分，见表 98-1)、反射、痉挛评分、自主肌肉运动以及副作用（如果有，也包括癫痫）。如果阳性药物注射≥4 小时后，Ashworth 评分和肌肉痉挛评分减少 2 分，并且没有无法耐受的副作用，则进行注射泵植入。通常 ITB 的每日剂量是试验剂量的 2 倍，常为 200mg/d。

另外也可以在手术室里给予 25μg 鞘内注射，如果病人有改善，则植入皮下泵[64]。

泵：可调节的泵系统包括由 Medtronic 公司（Minneapolis，MN）制造的带 N’Vision 调节器的 Synchromed Ⅱ泵（图 98-2）或与其外形有些相似的 Sunchromed EL 泵，在 CAP 上方有一个屏幕以防止植入路径错误。

植入技术：鞘内注射导管通常由 L2~L3 间隙插入，向头端送入约 3 个节段，但不得高于 T10 水平（否则有肌张力降低向头端进展的风险）。记录所用导管的长度（Synchrommed Ⅱ会记录这些数据，当用药或停药时很重要）。

98

术后医嘱：巴氯芬注射泵植入的术后医嘱指南。

1. 送入 PACU，然后：
   1) 如在试验给药后插入导管或病人刚由稳定口服剂量进行过渡，则转入病房。
   2) 如巴氯芬治疗中出现间断，则转入 ICU。
2. 头 24 小时内每 2 小时进行一次神经系统检查。
3. 巴氯芬：

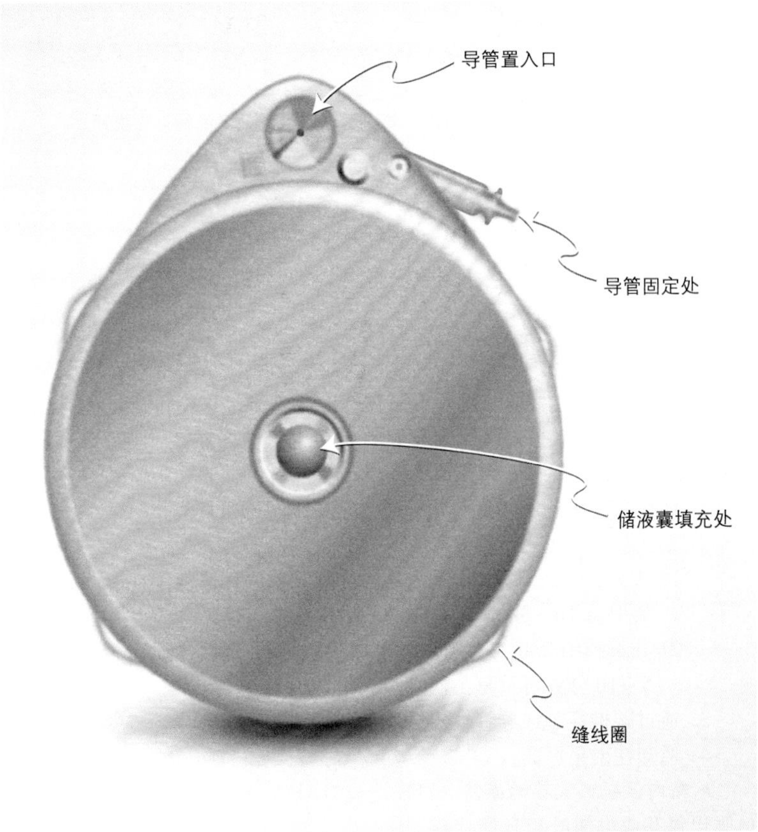

图 98-2 Medtronic synchromed II

1) 对于口服或静脉应用巴氯芬的病人：通过相同途径（口服或静脉应用）继续给予先前的巴氯芬剂量，直到鞘内注射起效（通常 2～4 小时，全效则最多延迟至 24 小时出现）。然后口服或静脉减量。

2) 如巴氯芬治疗中断，口服巴氯芬 20mg，每天 4 次。

4. 准备 2 支静脉用毒扁豆碱并标明“仅供急用”，以防出现巴氯芬过量。

▶ 植入泵相关并发症 如表 98-3 所示。导管相关并发症的发生率约为 30%[75]，除此之外的多数并发症发生率约为 1%。

▶ 巴氯芬过量 病因：药物浓度错误（标准浓度：500μg/ml、1000μg/ml 或 2000μg/ml，药店配制的剂量可能高达 3000～5000μg/ml），程序错误，在注射前不要抽吸导管入口（CAP）。

表 98-3 ITB 泵的并发症[a]

1. 机械问题
   1) 泵灌注不足
   2) 导管问题：堵塞、扭结、脱出、切割、断裂（包括微渗漏）或脱开
2. 伤口并发症
   1) 囊袋感染
   2) 切口疼痛
   3) 感染
   4) 皮下积液（可能需要抽吸）
   5) 脑脊液积聚

[a] 需要二次有创操作的设备相关并发症

临床表现：肌张力降低向头侧进展，呼吸抑制，昏迷和癫痫发作。

注意 ABC（气道 / 呼吸 / 循环）。必要时气管内插管。

泵相关方法：

1. 清空泵储液囊以防止药物流出（记录抽出的量）。
2. 如无禁忌，应用毒扁豆碱：
   1) 成人：0.5～1.0mg 肌内注射或静脉滴注，速度≤1mg/min（必要时每 10～30 分钟可重复 1 次）。
   2) 儿童：0.02mg/kg 肌内注射或静脉滴注，速度≤0.5mg/min（每 5～10 分钟可重复 1 次，最大量 2mg）。
3. 通过腰椎穿刺或导管抽出 30～40ml 脑脊液。
4. 通知注射泵厂商。

▶ **鞘内注射巴氯芬的撤药** ITB 造成 GABA-A 受体表达下调，不能被口服巴氯芬或小剂量 ITB 所代替。

下列情况可能造成 ITB 治疗的中断：泵流空、电池消耗、泵到达最大使用寿命（Synchromed Ⅱ泵在 5 年后自动关闭，警铃提示更换泵）、导管移位 / 断裂 / 扭结 / 脱开 / 堵塞、程序错误、导管尖端形成肉芽肿（与鸦片类相比，ITB 更少见，参见“处理”部分）或僵人综合征（谷氨酸脱羧酶的抗体，减少可用的内源性 GABA）。

如果需要取出泵系统（例如因为感染），最佳方法是通过程序控制和（或）在储液囊中注入稀释浓度的巴氯芬，逐渐进行药物减量。

撤退综合征的严重程度取决于所用药物剂量（剂量越高越严重）和治疗时间（时间越长越严重）。

鞘内注射巴氯芬突然中断的综合征：

1. 轻度撤药症状：重新出现强直痉挛和僵直，运动迟缓、立毛（鸡皮疙瘩）或瘙痒。
2. 更明显的撤药症状：癫痫发作和幻觉。

3. 重度撤药症状（发病率3%~5%）[78]：强直痉挛反弹加重、僵直、发热、血压不稳以及意识变差。如果不经治疗，在24～72小时内可进展为横纹肌溶解［肌酸磷酸激酶（CPK）和转氨酶升高］、肝肾功能衰竭、DIC，甚至死亡。鉴别诊断：
   - 恶性高热（见章节4.5）。
   - 自主神经反射异常（见章节64.5.3）：交感神经反应加强，T6或T6节段以上脊髓损伤的病人常表现为HTN+心动过缓。
   - （神经阻滞剂）恶性综合征：由多巴胺（DA）受体阻滞剂引起或DA拮抗剂的突然停药引起。使用DA拮抗剂和静脉用丹曲林治疗。
   - 脓毒症。
   - 癫痫持续状态。

突发鞘内注射巴氯芬撤退综合征的处理（改写[78,79]）：

1. ABC（气道／呼吸／循环）。必要时气管插管。
2. 对伤害性刺激，感染，其他药物，潜在的疾病进展进行评估。
3. 实验室检查：CPK。
4. 主要目标为尽快恢复相同剂量的鞘内注射巴氯芬治疗。
5. 按表98-4检查泵系统。

表98-4 评估ITB系统（修订版[79]）

- 检查泵（与程序员共同完成）：储液量低，电量低的报警记录或服务终止，转子检查的记录（在MRI扫描时转子暂时停止）
- 确认储液量：抽吸出全部的药物并与程序员计算的药量急性比较；误差>25%可能提示设备错误。如果储液囊流空，则用药物将其重新充满（由有经验的ITB操作者进行）
- 进行正侧位X线检查以评估导管尖端的位置，检查是否存在断裂[a]、扭结或移位
- 设定泵的程序给予规定剂量的药物，观察强直痉挛症状的减轻（需要多达4小时）
- 通过导管抽吸口（CAP）抽吸3～4ml（见图98-2）。抽吸困难或出现气泡都是不正常的
- 对比研究（下列情况可能漏诊微渗漏）：
  - 如果起病突然：在CAP处抽吸（如果不成功，因有药物过量的风险，所以不要注射染色剂），然后在透视下或当病人在进行CT检查时，向CAP中注入碘对比剂（在注射药物和进行影像检查时不要移动病人）。假阴性率高
  - 起病隐匿：可以使用铟，需要24小时才能获得其放射性同位素。向储液囊填充处注入DPTA放射性同位素（见图98-2），不要注入CAP！（可与巴氯芬混合）。使用核医学相机进行成像（长度取决于程序中编码的药物流量）。这一检查比较昂贵，所需时间较长（2~3天）并且敏感性较低

[a] 注意：2012年，Medtronic使用强度更大的Ascenda导管替换了不透射线的导管，Ascenda导管除了导管尖端一小部分之外都可以透过射线

98

6. 早期给予大剂量的口服/肠内巴氯芬：如病人情况允许，≥120mg/d，分 6~8 次给药（注意：作为鞘注巴氯芬撤退以后的单一治疗，口服巴氯芬并不完全可靠，对于 12 岁以下病人其安全性未知）。
7. 由经验丰富的医师尝试恢复撤药前鞘内注射巴氯芬剂量，可以：
   1) 通过泵给予一次性大剂量。
   2) 通过导管注射给药。
   3) 通过腰椎穿刺给药。
   4) 通过新的外置导管给药。
8. 如 ITB 治疗恢复延迟或症状持续：
   1) 立即转入 ICU。
   2) 肠外给予苯二氮䓬类药物（BDZ）：地西泮或咪达唑仑。逐渐加量以缓解肌肉强直、高热、血压不稳、癫痫发作等。BDZ 不能预防巴氯芬撤退综合征，但是能够将其发生推迟一段时间。
   3) 赛庚啶[80]：一种 5 羟色胺拮抗剂。起始剂量 4mg 口服，每 6 小时一次。
   4) 苯海拉明 50mg 口服或肌内注射，如瘙痒可每 6 小时一次重复。
   5) 丹曲林疗效可能不如其对恶性高热的疗效好。
   6) 巴氯芬经直肠给药。
9. 手术修复 / 替换缺损的部分。

选择性脊神经背根切断术

一般信息

要 点：选择性脊神经背根切断术（SDR）

- 主要用于减少脑瘫患儿 LE 强直痉挛的损毁技术。
- 使用术中刺激和 EMG 来识别和分离强直痉挛反射弧中感觉性下肢神经根（不能切断运动性神经根）。
- 适用人群：没有达成共识；考虑选取头部 MRI 未见明显异常、年龄 >2 岁、痉挛性双瘫有步态障碍的早产或足月的患儿（下肢重于上肢）。
- 不适用于：肌张力障碍，不能行走或不能保持抗重力姿势，显著的脊柱侧弯或髋关节脱位，过去 1 年内有骨科手术史或在过去 3 个月内曾使用过肉毒杆菌毒素。
- 在第 5 年、10 年及 15 年能够改善可行走的门诊病人。必须进行物理治疗。
- 风险：脊柱侧弯，尿潴留，CSF 漏。

选择性脊神经背根切断术（SDR）：术中应用电生理刺激和 EMG 以消除“致残性强直痉挛”所涉及的一部分感觉神经根（将所有的运动性神经根和参与“有用的强直痉挛”的感觉性神经根完整保留）。减少病理反射弧的传入神经。对 α 强直痉挛无效。可以行走的脑瘫儿童会有步态改善，对于不能行走的儿童，能够改善其强直痉挛症状（有助于护理）但是却仍不能行走。

选择标准

目前有关该技术的适用人群尚无定论[81]。需要考虑的因素包括：

1. 常多用于 >2 岁的儿童。
2. 有些外科医师对 IT 巴氯芬无效的病人进行 SDR。
3. 轻度 - 中度 LE 无力，但可以行走或能够维持反重力姿势。多数病人为粗大运动功能分级系统（GMFCS）（表 98-5）Ⅱ级或Ⅲ级，有些为Ⅳ级。

表 98-5　粗大运动功能分级系统 - 扩展并改良（GMFCS-E&R）（详细描述见参考文献[82]，图示见网站[83]）

Level	简要描述
Ⅰ	能够在家中，学校和户外行走；能够不扶栏杆爬楼梯；速度，平衡能力和协调能力有所下降
Ⅱ	在多数情况下能够行走，能够扶栏杆爬楼梯；但长距离行走或在不平的地面、斜坡和狭窄的地方行走有困难
Ⅲ	可以使用助行器在多数室内环境中行走；可以扶着栏杆在他人帮助 / 监管下爬楼梯，可以推着轮椅进行长距离行走
Ⅳ	在多数情况下行动需要他人或设备辅助，在他人帮助下能够在家中短距离行走
Ⅴ	在所有情况下都需要轮椅进行活动；维持反重力姿势的能力以及控制肢体运动的能力下降

4. 强直痉挛妨碍了步态和（或）运动技能的发育。
5. 下肢症状重于上肢。
6. 妊娠：
   1) 患有痉挛性双瘫的 <33 周的早产儿。
   2) 患有痉挛性双瘫的足月儿并且头部 MRI 未见明显异常（脑室周围白质软化常见且可以接受）。
7. 不适用于肌张力障碍的病人（SDR 对 5 岁以内即出现明显症状的病人无效），显著脊柱侧弯（相对禁忌证 - 与脊髓圆锥接触较小者可能适用），髋关节脱位，过去 1 年内曾有骨科手术史或过去 3 个月内曾注射过肉毒杆菌毒素。
8. 术后愿意并能够进行大强度的物理治疗。

技术

1. EMG 监测导联：下肢肌肉，会阴部，膀胱和肛门括约肌。
2. 维持 EMG 进行的麻醉技术（见章节 4.4）。

98

3. 体位：俯卧，Trendelenberg 体位，以减少 CSF 的丢失。
4. 椎板切除术或椎板成形术：常用（术前 MRI 检查确定脊髓圆锥所处的节段）。
   1) 为显露马尾所需的骨窗大：例如 L1~L5。出现脊柱侧弯的风险高。
   2) 圆锥上方的骨窗小。对于 <10 岁的儿童，在手术室中使用超声定位圆锥的位置；对于 >10 岁的儿童，基于根据术前 MRI 确定的圆锥的位置（通常为 L1~L2）进行椎板切除术。可能难以识别低位骶神经根（不能切断），更薄，位置更靠内侧。
5. 打开硬脊膜，识别感觉神经根（齿状韧带背侧），在下方放置一个薄的障碍物（例如从无菌手套上剪下来的一小条）将其与运动神经跟分隔开。
6. 通过定位从 L2~L3 之间神经孔穿出的神经根来识别 L2。
7. 刺激：在对每一个神经根进行进一步分离之前，对从 L2 到 S1 的每一个脊神经背根进行刺激。使用钩状的刺激器探针抬起神经根，将阴极探针置于阳极探针的头端。从 0.5mA 开始，逐渐增大单脉冲刺激（最大可至 4mA）直至有反应。在 1s50Hz 的训练中使用这一振幅并且对其反应进行分级（见表 98-6）。

表 98-6 SDR 中，EMG 对 1 秒刺激序列的反应分级

分级	EMG 反应
0	仅局限于该神经根的非持续性的或单一的放电
1+	局部支配肌肉的持续性放电
2+	局部支配肌肉以及邻近区域肌肉的持续性放电
3+	局部支配肌肉以及远隔部位肌肉的持续性放电
4+	对侧肌肉的持续性放电 ± 同侧肌肉的持续性放电

8. 选择性切断：
   1) 没有反应的神经根需保留完整。
   2) 反应为 3+ 或 4+ 的神经根：沿天然界面将其分为小根，仅保留其中 1 个小根（以避免感觉的完全丧失）。
   3) 反应为 1+ 或 2+ 的神经根：分成小根，从神经中分离出 50%~65% 的小根 - 目标分离出是活性最高的小根 [例如如果有 6 个小根，切断其中的 3 个（50%）或 4 个（66%）]。将需要保留的小根移到屏障物下方以对其进行保护。
   4) 保留骶神经根（以避免膀胱问题）：不要切断 S2 神经根（仅有单独一束），或者最多切断 S2 的 ≤35%[85]。不要切断 S3 或其以下节段的神经根。

5) 识别 L1 神经根，切断其中的 50% 无需进行检测（Park 认为对 L1 的检测并不可靠[84]）。

▶ *术后护理* 多数医疗机构有各自的规定。病人通常需要在床上平卧 48～72 小时。

病人早期开始进行 PT。

注意：强直痉挛得到缓解后，病人的代谢需要通常会明显降低。为了避免增加体重损害移动能力，因为上肢和下肢的肌肉可能不够强壮以支撑病人的活动，病人和护理人员必须认识到这一点并减少病人的卡路里摄入。

结果

不会立即出现明显的效果，可能需要 2～3 个月才会出现。

Ashworth 评分改善 0.5～1.5 分[86]。

效果可能是暂时的，但在 5 年、10 年和 15 年时都能见到功能上的获益，如移动能力、自理能力、行走和生活质量的改善（病人和护理人员）[87-89]。

SDR 能够推迟脑瘫病人运动功能的发展达到平台期的时间。

L1～L5 选择性脊神经背根切断术通常能够缓解上肢的强直痉挛，但原因不明。

▶ *并发症*

1. 感觉丧失或感觉异常：暂时性的感觉丧失（通常持续≤3 个月）：2.5%～40%[85]；永久但非致残性的感觉丧失：0～6%。
2. 暂时性的尿潴留（1.25%～24%）或尿失禁（4.4%）。
3. CSF 漏：3%。
4. 感染：2%。
5. 运动无力：必须与因 SDR 变得明显的原有的肢体无力相鉴别。切断 L4 更少的一部分以保留股四头肌更多的肌张力可能有所帮助（这不会增加肌力，仅会增加肌痉挛）。
6. 脊柱畸形：侧弯，滑脱。真实的发生率未知，即使不进行 SDR，强直痉挛的病人发生率仍更高[90]。缩小椎板切除的范围可能会减少该风险的发生，但并不确定。

98.6 神经血管压迫综合征

98.6.1 一般信息

在神经根进入区（REZ）（如为运动神经受损则为神经根发出区）脑神经受压引起的综合征，通常是邻近动脉引起的。神经根进入区（也就是 Obersteiner-Redlich 区）是中枢髓鞘（来自少突胶质细胞）变为外周髓鞘（来自 Schwann 细胞）的部位。

神经血管压迫综合征可见于第 V，Ⅶ，Ⅷ，Ⅸ，X 和 XI 对脑神经，如表 98-7 所示。

表 98-7 神经血管压迫综合征

脑神经	综合征	常见的压迫血管
V	三叉神经痛	小脑上动脉
Ⅶ（面神经）	偏侧面肌痉挛（见章节 98.6.3）	小脑前下动脉
Ⅶ（中间神经）	膝状神经节神经痛（见章节 98.6.4）	小脑前下动脉
Ⅷ	致残性位置性眩晕（见章节 98.6.5）	小脑前下动脉
Ⅸ	舌咽神经痛（见章节 98.6.6）	小脑后下动脉
Ⅹ	喉上神经痛（见章节 98.6.7）	PICA 或 VA
Ⅺ	斜颈（第 Ⅸ 脑神经支配区）（见章节 98.4.5）	VA 或 PICA（罕见）

98.6.2 三叉神经痛

一般信息

要 点

- 尖锐的、电击样的、阵发性刀割样痛，分布于一侧三叉神经的一支或多支分布区。
- 以存在缓解期以及卡马西平初始治疗有效为特点。
- 神经系统查体无异常（唯一的例外：可有轻度感觉丧失）。
- 80%～90% 的病例由三叉神经在神经根进入区受小脑上动脉压迫所致。在多发性硬化病人中，可由多发性硬化斑造成（多发性硬化病人的手术疗效通常欠佳）。
- 75% 的病例中药物治疗最终无效、需手术治疗（主要选择：微血管减压、经皮神经根切断术或放射治疗）。治疗的选择取决于病人年龄、症状部位、之前的治疗以及治疗方式的副作用。

三叉神经痛（TGN，也称面部痛性抽搐）：持续数秒的阵发性刀割性电击样痛，经常由感觉刺激所激发，局限于一侧面部三叉神经的一支或多支分布区（图 98-3），没有神经功能缺损。“非典型性面部疼痛”（AFP）一词有时用于描述其他任何形式的面部疼痛。

TGN 很少表现为持续疼痛，是一种似乎任何刺激均可激发的快速连续性抽搐样痉挛。静脉滴注卡马西平（如有静脉剂型）或苯妥英可能有效。

流行病学

见表 98-8 所示。年发病率 4/10 万。与单纯疱疹感染没有关系[91]。有自行缓解的趋势，有数周到数月的无痛间歇期是其特征。2% 的多发性硬化（MS）病人有 TGN[92]，而约 18% 的双侧 TGN 病人有 MS[93]。

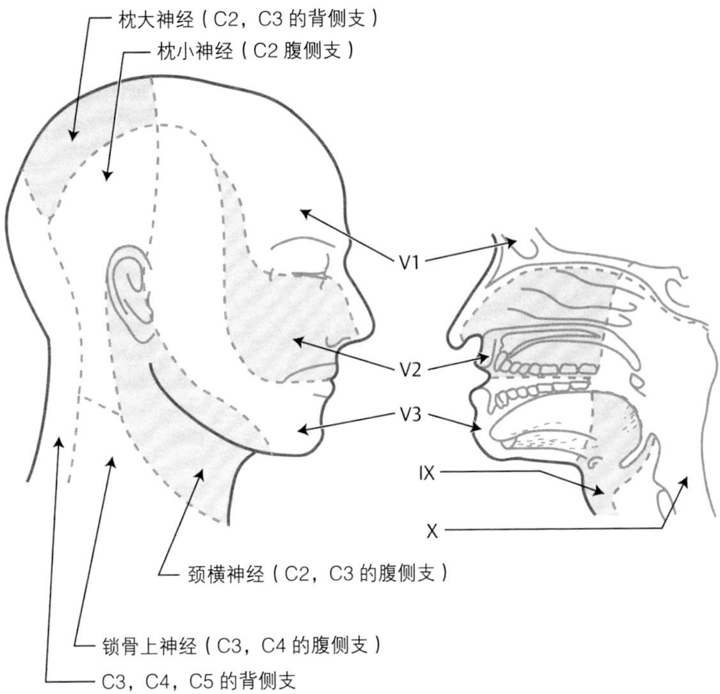

图 98-3 头部痛觉 / 温度觉的神经支配

V1：眼神经；V2：上颌神经；V3：下颌神经；IX：舌咽神经；X：迷走神经

表 98-8 三叉神经痛的流行病学[94,95]

年龄（岁）	通常 >50 岁（平均年龄为 63 岁）
女：男	1.8：1
侧别	
右侧	60%
左侧	39%
双侧	1%
受累神经支	
仅 V1	2%
仅 V2	20%
仅 V3	17%
V1 和 V2	14%
V2 和 V3	42%
三支	5%

病理生理学

可能由于三叉神经内的从直径较大的部分脱髓鞘的A纤维到薄髓鞘的Aδ 和C（感受伤害性）纤维的突触传递引起。发病机制可能是：

1. 三叉神经根进入区血管对三叉神经的压迫（注意：没有TGN的病人尸检中高达50%可存在压迫[96]）：
   1) 大多数（80%）被小脑上动脉压迫（详见神经血管压迫综合征，见章节98.6）。
   2) 原始三叉动脉残留（见章节2.2.6）[97]。
   3) 基底动脉延长扩张[98]。
2. 颅后窝肿瘤（见下文“肿瘤和三叉神经痛”）。
3. 在MS中，脑干内的斑块可能引起TGN，通常微血管减压术对此治疗效果不佳。

除了三叉神经感觉支，其他可能的疼痛通路包括[99]：三叉神经运动支（岩小神经），面神经或前庭蜗神经。

肿瘤和三叉神经痛

在10年内超过2000例面部疼痛的病人中，仅16例存在肿瘤（<0.8%的发病率）[100]。3例肿瘤在颅外，包括鼻癌和颅底转移癌；所有都存在感觉减退和非典型性面部疼痛（AFP）。6例颅中窝肿瘤，包括2例脑膜瘤、2例神经鞘瘤（1例原发性半月神经节肿瘤）以及1例垂体腺瘤。颅后窝肿瘤最容易引起最接近真性TGN的症状；其中，听神经瘤最常见。7例VS中有2例肿瘤在神经痛的对侧（可能由于脑干的移位引发神经痛）。真正TGN的病人最初对卡马西平治疗有效，而AFP者则无效。

如果面部疼痛由肿瘤引起，特别是周围神经肿瘤，疼痛通常是不典型的（通常为持续性），常存在神经功能异常（虽然某些病人起初神经功能正常，但通常会存在感觉缺失），年龄通常较典型的TGN年轻。

鉴别诊断

见颅面疼痛综合征（见章节28.3）。

评估

病史和查体（除常规检查外）。

98

1. 病史
   1) 准确地描述疼痛部位，以确定需要治疗三叉神经的哪一个分支。
   2) 确定TGN发作的时间、触发机制。
   3) 确定是否存在无痛间歇期以及其持续时间（没有无痛间歇期是不典型TGN）。
   4) 确定药物治疗的时间、副作用、剂量和治疗效果。
   5) 询问是否存在提示其他疾病的症状：如疱疹病史、过度流泪（可能提示SUNCT（见章节28.3.1）、面肌痉挛、舌部疼痛（舌咽神经痛)、感觉缺失（肿瘤等)、进行性不间断疼痛（肿瘤、疱疹等)，以及提示多发性硬化的症状。

2. 查体：TGN 病人查体应该是正常的，任何此前未做过手术的病人如出现神经功能缺损（除了极轻微的感觉缺失），都应该寻找结构方面的原因，如肿瘤（见下文）。体格检查也可以作为术后比较的基线。
   1) 评价双侧三叉神经 3 个分支的感觉（包括角膜反射)。
   2) 评价咬肌功能（咀嚼）和翼状肌功能（张口时下颏偏向无力侧)。
   3) 评价眼外肌功能。

影像学检查

通常行 MRI 明确是否存在颅内肿瘤或多发性硬化斑块，尤其对于非典型病例。典型病例中检查阳性率低。

三叉神经痛的药物治疗

药品信息：卡马西平

69% 的病人可获得完全或可接受的疼痛缓解（如果 600～800mg/d 可以耐受但没有缓解，应该怀疑 TGN 诊断是否正确[92])。副作用：困倦；5%～10% 出现皮疹；还可能引起 Stevens-Johnson 综合征；白细胞相对性减少常见（通常不需要停药）。注意事项见章节 26.2。

用法：100mg 口服，每天 2 次，每天加量 200mg，直到最大量 1200mg/d，分 3 次服用（见章节 26.2)。

药品信息：奥卡西平

快速代谢为卡马西平，功效相同，且高于卡马西平剂量时也多能耐受。副作用：症状性低钠血症。

用法：治疗三叉神经痛：300mg 口服，每天 2 次，可按 600mg/d 每周加量。常用剂量：450～1200mg，最大量 2400mg/d。剂型：150mg、300mg、600mg 的片剂；500mg/5ml 的口服液。

药品信息：巴氯芬

第二首选药物（不如卡马西平有效，但副作用更少）。注意：在大鼠中有致畸性。避免突然撤药（能引起幻觉和癫痫发作）。如果与低剂量的卡马西平合用可能会更有效。

用法：从低剂量开始，5mg 口服，每天 3 次，每 3 天增加 5mg；不要超过 20mg，每天 4 次（80mg/d)；应用最小有效剂量。

药品信息：加巴喷丁

一种抗癫痫药，可与卡马西平和巴氯芬协同起效。副作用：包括共济失调、镇静和皮疹。

用法：起始剂量为100mg口服，每天2次，逐渐加量至5~7mg/(kg · d)（最大量3600mg/d)。

其他药物

可能有效的还有：

1. 苯妥英（Dilantin®）：对于因太痛而无法张口口服卡马西平的病人，可静脉应用此药。
2. 辣椒素（Zostrix®）：每次1g，每天3次应用数天后，12例病人中有10例症状可缓解（4例在4个月内复发，但治疗第2个疗程后保持无痛1年）[101]。
3. 氯硝西泮（Klonopin®）（见章节26.2）：25%有效。
4. 拉莫三嗪（Lamictal®）。
5. 阿米替林（Elavil®）：更常用于非典型性面部疼痛。
6. 肉毒杆菌毒素（Botox®）：减少CGRP传递，直接作用于感觉神经纤维。
7. 鼻内利多卡因喷雾剂（0.1ml 8%的喷雾喷两下，或者4%的喷雾喷4下），病人取仰卧位，床头抬高30°~45°，于病侧鼻孔用药（并保持该体位30秒），在V2经过中鼻甲后部的蝶颚神经节（SPG）时对V2进行神经阻滞而暂时缓解V2 TGN（持续约4小时）[102]。

三叉神经痛的外科治疗

手术适应证

适用于药物治疗无效的病例，或是药物治疗的副作用超过了手术的风险和缺点。

手术选择

1. 外周三叉神经分支手术，可阻滞或毁损疼痛累及的分支，也可阻滞扳机点[103]：
   1) 阻滞方法：
      - 局部阻滞（酚、酒精）。
      - 切断相关的三叉神经分支。
   2) 神经分支：
      - 在眶上、滑车上或眶下神经处阻滞V1（眼支）。
      - 在圆孔处阻滞V2（上颌支）。
      - 在卵圆孔阻滞V3（下颌支），或切除下牙槽神经。
2. 阻滞扳机点：可行经皮神经根切断术，也可用乙醇进行阻滞。

3. 经皮三叉神经根切断术（PTR）：也称经皮（立体定向）三叉神经节（Gasserian）切断术（PSR）（见下文）（不是现在真正意义上的立体定向操作，所以经皮三叉神经根切断术这一术语更合适）。
   目的是选择性地破坏 Aδ 和 C 纤维（感受伤害性）但保留 Aα 和 β 纤维（触觉），实际上是一种半月神经节后根的毁损（不是神经节毁损）。也可用于阻滞扳机点。毁损技术包括（技术比较见下文）：
   1) 射频神经根切断术（RFR）（由 Sweet 和 Wespic 首创[104]）。利用射频能量热凝疼痛神经纤维。手术过程中需要病人间断保持清醒状态。
   2) 将甘油注射入 Meckel 腔[105,106]：与射频相比，感觉丧失和麻木疼痛的发生率可能更低[107]。最早报道推荐用水溶性对比剂进行脑池造影，但并不是必需的[108]。
   3) 机械损伤［经皮微压迫（PMC）神经根溶解术］：通过向 4 号 Fogarty 导管球囊中充气[109-111]。病人不需要保持清醒状态。
   4) 注射无菌沸水。
4. Spiller-Frazier 颞下硬膜外入路半月神经节后根切断术（现很少使用）。最初的 Spiller-Frazier 技术需要撕裂神经，具有不可接受的高出血风险。因此常进行相同的手术暴露后部分切开神经或仅轻度损伤神经节。
5. 硬膜下半月神经节后根三叉神经切断术（感觉神经根 ± 运动神经根，见下文）：在微血管减压术（MVD）中如未发现血管压迫可行此法。
6. 在低位延髓切断下行的三叉神经束（成功率 99.5%）：少用。
7. 微血管减压术（MVD）[112]（见下文）：通常通过颅后窝开颅，显微镜下暴露神经根进入区，将压迫神经的血管移位（如果能发现此类血管）。通常放置一种不可吸收的“隔离物”（Ivalon® 海绵或 Teflon 毛毡碎片；见 Ivalon® 与 Teflon 毛毡碎片比较的相对优势，见章节 98.6.3）。
8. 通过颅后窝开颅完全切断神经节近端的神经。
9. 立体定向放射外科。
10. 运动皮层刺激[113]：（在一定程度近似于治疗脊髓或肢体疼痛的脊髓刺激）。对于神经病性三叉神经痛效果更佳（与三叉神经痛不同）。

手术方法的选择

影响治疗选择的一些建议（专家意见[114]）：

1. 下颌神经（V3）痛：射频（RF）。可以选择性地治疗下颌神经痛而不影响其他分支。
2. 眼神经（V1）或上颌神经（V2）：球囊压迫。可导致三支麻木，但与射频不同，角膜麻木的可耐受程度更好，而且角膜反射通常得以保留。

3. 双侧疼痛：甘油。有效维持时间最短，但如果需要同时治疗对侧，则本方法不失为一种好的选择。
4. 立体定向放射外科（SRS）：由于疼痛缓解的潜伏期，故需要快速缓解疼痛的病人不建议作为首选。

外周神经毁损或神经切除

仅限于疼痛或扳机点位于眶上／滑车上，眶下神经或下牙槽神经分布区域。特别是对无法行 MVD 且疼痛位于前额的老年病人，可考虑行神经切除术（可在局部麻醉下进行）（避免如同 RFR 出现眼部麻木）。缺点包括：神经分布区的感觉丧失以及由于神经再生导致的疼痛高复发率（通常在 18～36 个月之内），但再次行神经切除通常仍然有效[115]。也可在 PTR 之后进行。

眶上和滑车上神经：有关眶上神经痛（SON）和滑车上神经痛（STN）的内容见章节 28.3.3。眶上神经痛可以通过神经根切断术（如用乙醇或射频的方法）或神经切除术治疗。注射乙醇治疗滑车上神经痛要谨慎，因为存在损伤上斜肌的风险。在进行神经切除术时，于眉毛内侧上方做 2cm 长的平行切口，以暴露神经（不要在眉毛内切开，否则有可能产生不雅观的“双眉毛”；也不推荐术前剃眉毛，因为有可能无法重新长出）。切口切开至骨面，将骨膜向下牵拉至显露眶上孔或眶上切迹，在骨膜下方即可发现眶上神经。在眶上孔或眶上切迹处游离眶上神经，用蚊式止血钳夹住神经并将其抽出，类似于“从洞中拉出一条毛毛虫”。神经远端应位于骨膜切开处，并也应将其抽出。对于位置更加偏内侧的滑车上神经也可同法操作。

其他神经：此处不涉及，可以切断或抽出的其他神经分支还包括：滑车下神经、泪腺神经（眼神经在眶外缘的分支）、眶下神经、下牙槽神经、舌神经和颏神经[116]。

经皮三叉神经根切断术（PTR）

适用于下列病人：全身麻醉风险大者（高龄或全身麻醉后风险增加者）、想避免“大”手术者、有颅内肿瘤无法切除者、合并 MS 者、对侧听力障碍者、预期寿命有限者（<5 年）[107]。对于“非典型性面部疼痛”者，能从切除面部疼痛区域神经中获益的病人 <20%，另有 20% 的病人出现术后恶化[117]。复发后可再次手术。可用于治疗外周神经毁损的失败病例。

▶ *毁损方法的选择* 各种毁损方法的复发率和感觉迟钝发生率都相当。PMC 在术中发生高血压的概率要低于射频神经根切断术（RFR）[111]（没有脑内出血的报道）。PMC 中常出现心动过缓，不过并无大碍（有些术者会预防性应用阿托品[118]）。RFR 需要病人能够配合，而 PMC 可以在病人睡眠状态下进行。PMC 后出现同侧三叉神经运动根（如翼状肌支）麻痹比 RFR 多见（通常是暂时性的），所以如果既往手术已经造成对侧麻痹，则不应该行 PMC。手术方法见后文。

经皮射频三叉神经根切断术并发症（注意：在多数成功的 PTR 中出现一定程度的“麻木”属于预期结果，可见于 98% 的病例[95]，因此在此处并不纳入并发症范畴）：

1. 死亡率：在超过 22 000 例手术中，仅有 17 例死亡（包括了经验欠丰富的神经外科医师和被认为手术风险极大的病人）[92]。
2. 感觉迟钝[95]（有时称为“令人苦恼的感觉异常”）：毁损越完全发生率越高。
    1) 轻微：9%。
    2) 明显（需要药物治疗）：2%。
    3) 痛性感觉缺失（严重、持续、灼烧样疼痛并对所有治疗无效）：0.2%～4%。
3. 脑膜炎[94]：0.3%。
4. 唾液改变[119]：20%（17% 增多，3% 减少）。
5. 部分咬肌无力（病人通常感觉不到，表 98-9）。
6. 动眼麻痹（通常是暂时性的，表 98-9）。
7. 听力下降（继发于鼓膜张肌麻痹，表 98-9）。
8. 神经麻痹性角膜炎（由于三叉神经功能缺损影响感觉引起角膜炎，表 98-9）。
9. 颅内出血：>14 000 例手术中出现 7 例（6 例致命），可能是由于一过性的高血压（收缩压高达 300mmHg）所致。
10. 流泪改变[119]：20%（17% 增加，3% 减少）。
11. 单纯性疱疹：如病人出现症状可用抗疱疹药物，如 Acyclovir®（见章节 22.1.1）。
12. 心动过缓和低血压：RFR 中发生率为 1%，甘油注射可达 15%。

表 98-9 经皮射频三叉神经根切断术的并发症

并发症	850 例[129]		315 例[119]
	直电极 (N=700)	弯电极 (N=150)	
部分咬肌无力（病人通常感觉不到）	15%～24%	7%	50%
动眼麻痹（通常是暂时性的）	2%	0	
听力下降（继发于鼓膜张肌麻痹）	0	0	27%
神经麻痹性角膜炎（由于三叉神经功能缺损影响感觉引起角膜炎）	4%	2%	0

98

13. 少见[120,121]：

1) 颞叶脓肿。

2) 脑内脓肿：0.1%。

3) 无菌性脑膜炎。

4) 三叉神经营养性综合征/三叉神经营养不良综合征（TTS）[122]：单侧鼻翼新月形溃疡伴三叉神经皮区感觉缺失和感觉异常（可表现为严重瘙痒和因抓挠引起的皮肤损害），是一种三叉神经损伤的结果。治疗药物包括：卡马西平、地西泮、阿米替林、氯丙嗪、氯硝西泮和匹莫齐特[123]。

5) 与穿刺针穿刺有关的并发症[124]：

- 颈动脉海绵窦瘘（CCF）：可见于所有经皮手术操作[125]（包括球囊微加压[126]）。
- 失明：眶下裂穿刺[127]。
- 其他脑神经损伤：Ⅱ，Ⅲ，Ⅳ，Ⅵ[128]。

6) 蛛网膜下隙出血。

7) 癫痫发作。

微血管减压术（MVD）

详见后文。

对于药物控制疼痛不充分、预期寿命超过 5 年且能够耐受小开颅手术的病人，建议使用此方法[107]（手术致残率随年龄增长而增加）。缓解时间常较长，70% 可保持 10 年。面部麻木的发生率与 PTR 相比显著降低，不会出现痛性感觉缺失。死亡率小于 1%。无菌性脑膜炎（也称血源性脑膜炎）发生率：20%。1%～10% 有明显的神经功能障碍。失败率：20%～25%。

1%～2% 的 MS 病人在神经根进入区会有脱髓鞘斑块，对于这类病人 MVD 通常无效，可尝试 PTR。

立体定向放射外科（SRS）

Leksell 首先将 SRS 用于治疗 TGN。最初用于多次手术后的难治性病例[130]，现在应用已更加广泛。这是创伤最小的方法。通常用于合并其他疾病、高风险内科疾病、之前手术治疗无效的疼痛或者是应用抗凝治疗的病人（进行 SRS 不需要逆转抗凝治疗）。

治疗计划：将 4～5mm 的等中心点置于在 MRI 上辨认的三叉神经根进入区。在该中心点采用的剂量为 70～80Gy，保持 80% 等剂量曲线位于脑干以外。

结果：初次 SRS 治疗后疼痛明显缓解者占 80%～96%[131-134]，但仅有约 65% 的病人疼痛完全消失。疼痛缓解的中位潜伏期为 3 个月（范围：1 天至 13 个月）[135]。3 年内疼痛复发者占 10%～25%。与不合并 MS 者相比，合并 MS 的 TGN 病人对 SRS 的治疗反应较差。SRS 可重复进行，但需间隔4个月。

有利的预后因素：高放射剂量、病人之前无手术史、无非典型疼痛成分、术前感觉功能正常[136]。

副作用：首次SRS之后感觉减退发生率为20%，在需再次行SRS的病人中为32%[135]（放射剂量越大，发生率越高[132]）。

对于手术失败病例的治疗

90%的疼痛复发出现在曾经受累分支的分布区域，10%出现在新的分支的分布区域，可能提示潜在疾病的进展。某些治疗失败的病例并非表现为持续性三叉神经痛，而可能表现为三叉神经病理性疼痛（又称三叉神经传入阻滞性疼痛）。

在疼痛复发但尚保留部分面部感觉的病人中，可以重复进行PTR。一般再次行PTR都或多或少有效，如失败可按如下方法处理。

对于PTR失败的病人可采用MVD，但成功率可能会下降[137]（先行MVD者为91%，而PTR后再行MVD者则为43%。注意：考虑到PTR失败的病人代表了治疗比较困难的一组病人，91%的成功率可能有些过高）。MVD也可重复进行，但须注意存在垫片滑落的可能性，或者在摆好手术体位后真正的病因血管可能已从神经上移开。

SRS可以重复进行，使用相同剂量。有报道称，89%的病人疼痛明显缓解，58%完全缓解[135]。

硬膜下半月神经节后根三叉神经切断术

对于经历了一次或多次PTR并有完全的面部麻木的复发TGN病人，或者因MVD行颅后窝开颅但未能发现压迫血管的病人，可作为最后选择。对于后者，可行部分神经根切断，切断2/3的神经，只造成部分感觉缺失。对于术前有面部麻木的病例，可考虑切断运动根（三叉神经小部），后者也是一种疼痛传导通路[99]。

经皮三叉神经根切断术（PTR）

由于可能会出血，术前应检查凝血功能（PT/PTT，估计出血时间），最好术前10天停用阿司匹林和NSAID。可以在手术室透视引导下进行，也可以在放射科造影室内进行。

术前医嘱（RFR）

1. 午夜12点后禁食，服药除外。
2. 继续用少量水服用Tegretol®和其他药物。
3. 手术当天早晨：在神经痛的对侧手臂静脉滴注盐水。
4. 必要时肌内注射阿托品0.4mg（× 快速房颤时禁用）。
5. 非一次性腰椎穿刺包。

手术筹备：经皮三叉神经根切断术

（适用于所有经皮操作：球囊、甘油、RFR）。

同时参见免责声明（见凡例）以及术前医嘱（见下文）。

1. 体位：仰卧位。
2. 麻醉：监护性麻醉、应用镇静剂。
3. 设备：
   1) 射频神经根切断术所需的高频／射频发生器和射频针。
   2) C形臂（球囊压迫时需要2个C形臂）。
   3) 球囊神经根切断术所需的标准可充气球囊（类似于脊柱后凸成形术所用）。
4. 知情同意（用病人易懂的通俗语言描述，不必面面俱到）：
   1) 操作：将穿刺针刺入面颊，麻痹面部神经。
   2) 其他治疗方案：药物治疗、后枕部手术（微血管减压术）、放射治疗（立体定向放射外科）。
   3) 并发症：可预计的是面部麻木，罕见的还包括：卒中、出血、失明。

技术：经皮射频三叉神经根切断术（RFR）

技术已改进[138]。

注意：穿刺针插入和（或）毁损可能引起高血压，应考虑监测血压。可用直电极（毁损1个分支露出5mm，2个分支7.5mm，所有分支则露出10mm）或弯电极[129]。

电极放置：

1. 将接地电极连接在病人的上臂上。
2. 用聚维酮碘局部消毒患侧面颊。
3. 穿刺点：在短效麻醉剂 - 如丙泊酚（Diprivan®）（见章节7.1.3）或美索比妥（Brevital®）（见章节7.1.2）作用下，在口角旁2.5~3cm处插入电极针。
4. 穿刺路径：
   1) 用戴手套的手指在口内触摸颊黏膜（牙齿外侧），用另外一只手在下颌骨冠状突的内侧刺入电极（保持电极位于黏膜下，即口腔外）。穿刺方向：沿外耳道（EAM）前3cm和平视前方时瞳孔内侧的连线。注意在病人口腔中的手不要污染术野。
   2) 进针过程中，在透视引导下调整针尖的方向指向岩骨尖和斜坡的交点（鞍底沿斜坡向下5～10mm）。
   3) 继续进针到卵圆孔时咬肌通常会收缩，使下颌咬合。取出针芯，看是否有脑脊液流出以确定进针位置（在再次手术的病人中可能没有脑脊液流出），然后通过穿刺针插入电极。

在一些困难病例中，可能需行术中透视辅助将穿刺针定位于Meckel腔，同时避免如插入眶上裂（毁损后能引起失明）或插入棘孔（脑膜中动脉）等情况出现。如果必须要看见卵圆孔（如当进针困难时），最理想的观察方法是在颈部过伸 20° 并向疼痛对侧转头 15°～20° 的体位下行摄颏下位 X 线透视[139]。

阻抗测定　可能的情况下，通过电极尖可提示针尖的位置。阻抗：脑脊液（或任何液体）较低（40～120Ω）；结缔组织、肌肉或神经通常为 200～300Ω（最高可能到 400Ω）；如果大于 400Ω，这说明电极很可能接触到骨膜或骨质。在开始毁损后阻抗通常短暂降低 30Ω，然后随着毁损的进行，逐渐回到基线水平或高出基线约 20Ω。如果电极的顶端烧焦，则阻抗将比开始时还高。

刺激和调整位置

一旦进入卵圆孔，应当遵循以下原则调整穿刺针的位置：若毁损 V3 分支，弯电极应当置于离斜坡不远处并指向下方，对于 V2 分支则应置于斜坡上并朝向上方，而 V1 分支则应越过斜坡 5mm 并指向上方。任何时候穿刺针尖都不能超过斜坡线 8mm（避免出现动眼神经和展神经的并发症）。

病人可以被唤醒，通过电极进行刺激，设置如下：频率 50～75Hz，持续 1ms，开始电压为 0.1V 并缓慢增加（通常 0.2～0.5V 已足够，再高的电压可能提示穿刺针不在靶点附近，刺激是由于远场电流引起，但对曾经做过毁损手术的病人有时需要高达 4V 的电压）。如果刺激不能在病人 TGN 分布区引起疼痛，则将电压恢复到 0，重新调整电极位置［直电极：每次进针距离小于 5mm，直到针尖邻近斜坡线；弯电极：再进针和（或）进行旋转］，然后从 0 重新缓慢提高电压，并重复上述过程直到刺激能在分布区引出抽搐痛。如果既往的毁损手术已经造成了痛觉缺失使病人不能感受到刺激电流，则可以在 2Hz 条件下进行刺激，并观察咬肌的抽搐（要求保留运动根）。

毁损：

当刺激引出位于三叉神经分布区的疼痛时，在短效麻醉剂作用下进行第一次毁损，60～70℃持续 90 秒。可能会出现面部潮红[139]。每次毁损后都应进行毁损后评估（见下文），目标是疼痛发作区域的痛觉缺失（不是由于麻醉原因）和扳机点区域的痛觉减退。在第一次治疗中平均约需行 3 次毁损，每次较前次高约 5℃，持续 90 秒。如果通过第一次毁损已经达到了中度的痛觉缺失，则在此之后无须再进行麻醉。

毁损后评估：

每次毁损后以及整个过程结束后，需对下列内容进行评估：

1. 三叉神经所有 3 个分支的针刺觉和轻触觉（分级：正常、痛觉减退、痛觉缺失、感觉缺失）。
2. 双侧角膜反射。

3. 眼外肌（EOM）功能。
4. 咬肌肌力（病人紧咬牙关，触摸颊部的咬肌收缩）。
5. 翼肌肌力（嘱病人张开口，下颏偏向翼肌无力的一侧）。

术后护理（PTR）

包括在术后的医嘱中：

1. 手术侧面部冰敷 4 小时。
2. 进软食。
3. 清醒时正常活动。
4. 避免使用麻醉剂（通常不需要）。
5. 如果角膜反射受损：有出现神经麻痹性角膜炎的风险。清醒时患侧眼每 2 小时滴 2 滴泪液。睡前 Lacrilube® 滴眼并将眼睛贴合。

病人出院之前，重复进行毁损后评估（见上文）。如果可耐受，病人之后可停用卡马西平。

经皮球囊微压迫术（PMC）

通过 4 号 Fogarty 导管球囊充气。

方法：

1. 穿刺针的置入过程同 RFR。
2. 将球囊置入内侧卵圆孔（不要置入颅中窝）。置入球囊后，插入针芯以显示球囊的路径。将 Omnipaque 240 造影剂注入球囊。
3. 用 1.4 个大气压的压力进行充气。

结果

各种 PTR 技术的结果与微血管减压术（MVD）的比较见表 98-10。合并 MS 的病人复发率高（平均 3 年随访结果为 50%）[140]。

表 98-10　经皮技术和 MVD 的预后比较

参数	经皮技术（PTR）			MVD
	RFR[a]	甘油	球囊	
初次治疗成功率[99, 95]	91%～99%	91%	93%	85%～98%
中期复发率	6 年 19%[94]	4 年 54%	2 年 21%	5 年 15%
长期复发率	12 年 80%[119]b			10 年 30%
面部麻木[95]	98%	60%	72%	2%

[a] 缩写：RFR= 射频神经根切断术；MVD= 微血管减压术；balloon= 微球囊压迫术
[b] 该研究者纳入了同一次住院期间第一次 PTR 失败后需要再次手术的病例

三叉神经痛的微血管减压（MVD）

适应证

1. 药物治疗效果欠佳、预期寿命超过5年、没有明显的内外科危险因素的病人[107]（虽然病人通常能够很好地耐受小范围的颅后窝开颅探查术，但年龄越大，手术致残率越高）。
2. 可用于虽不符合上述标准，但有难治性疼痛和PTR失败的病人。
3. 痉挛累及V1、无法接受有因角膜感觉消失而引起暴露性角膜炎风险的病人（如对侧眼已经失明），或者因任何原因不希望造成面部麻木的病人。
4. ×MVD对于MS病人效果较差，多不考虑对MS病人使用MVD。

手术筹备：微血管减压术

同时参见免责声明（见凡例）以及术前准备（见下文）。
1. 体位："公园长椅位"。
2. 设备：显微镜。
3. 植入物：Ivalon海绵或Teflon碎片。
4. 术中监测：（可选）脑干听觉诱发电位，面肌电图［监测面神经和面神经分支（运动根）］前庭蜗神经［CNAP（复合神经动作电位）］。
5. 知情同意（用病人易懂的通俗语言描述，不必面面俱到）：
   1) 操作：在耳后进行手术，将面部感觉神经表面的血管移开，如未发现任何病因血管，则可切断部分三叉神经，术后可能遗留感觉麻木。
   2) 其他治疗方案：面颊穿刺（经皮神经根切断术）、放射治疗（立体定向放射外科）。
   3) 并发症（除了常见的开颅并发症以外）：脑脊液漏、听力丧失（约10%）、面部麻木、切口附近疼痛（枕神经痛或枕小神经痛），罕见的还包括复视、面瘫、手术失败。

方法

一些关键点，包括加强气管内插管的使用，见枕下旁正中开颅术（见章节92.3）。

术前准备

建议行MRI检查（如有可能，行FIESTA序列及类似序列检查）以排除占位性病变或血管畸形。有些研究者还进行脑干听觉诱发电位检查[141]（术中监测见下文）。

手术室准备

行侧俯卧位枕下（颅后窝）开颅（见章节92.2.3）。显微镜：助手的目镜置于患侧面部的对侧。

体位

见参考文献[142]。

1. 侧俯卧位（见章节 92.2.3），患侧在上，腋下垫高。
2. 上半身抬高 10°～15° 以降低静脉压。
3. 三点式头架固定。头位：
   1) 头部旋转：将头部向病变对侧旋转 10°～15°，不超过 30°。
   2) 头部侧向倾斜：
      - 对于三叉神经痛或听神经入路：头部平行于地面（如太低，面神经和前庭蜗神经会遮挡三叉神经）。
      - 对于面神经手术或位置更低的手术，头顶向下倾斜 15°。
   3) 屈颈：下颏和胸骨之间保留两指宽的距离。
4. 将位于上方的肩部向尾侧牵拉、胶布固定。
5. 可选：腰椎穿刺引流。开颅时引流 20～30ml，在手术过程中间断进行引流，以保持术野干燥，但需偶尔关闭引流以使 CSF 浸润脑神经。

术中监测

可选：术中监测面肌电图和脑干听觉诱发电位（评估听神经）[114]。

入路：

1. 皮肤切口：3～5cm 直切口，乳突以内 5mm（是一个“5-6-4”的小切口，见章节 92.3.3)（如病人较胖或颈部短，切口可适当延长、指向内下方）。切口的 75% 位于横窦下方，余 25% 位于上方。
2. 钻孔：
   1) 星点下方 1cm、内侧 1cm[143]。
   2) 如果星点不易识别或如果考虑到星点可能为横窦和乙状窦的交界处[144]，直接在向外上方引流入乙状窦的乳突导静脉上方钻孔。
3. 开颅：骨窗上缘尽量靠近横窦。横窦的位置大致平齐颧突后基底和枕外隆突的连接线，或大致位于乳突切迹上方约两横指处。骨窗外缘为乙状窦。位于两处静脉窦之间的三角形骨窗较为合适。骨窗直径仅需约 3cm。骨缘四周以足量骨蜡封闭（封闭所有可能的乳突气房开口）。
4. 打开硬膜：可弧形剪开，两端到达两侧静脉窦、硬膜瓣向背离横乙交界（Jannetta）侧打开，也可倒“T”形剪开硬膜（分别向横窦、乙状窦以及横乙交界三个方向剪开硬膜，尽可能靠近窦缘）。
5. 通常轻微牵拉或不牵拉小脑。
6. 操作前释放脑脊液：需要将棉条轻轻置入脑桥小脑三角区。如果无法释放脑脊液，则需行腰椎穿刺置管。
7. 沿小脑幕与颞骨交界处向深部探查。以牵开器轻轻向内侧牵开小脑并向术者方向轻微“抬起”小脑（仅向内牵开不够）。

8. 岩上静脉：在小脑幕内引流至岩上窦，并常会阻碍三叉神经的显露（有时为一个由 2～3 根静脉组成的静脉复合体），电凝并分离 SPV 存在争议[145-147]，可能有小脑梗死，中脑和脑桥的梗死（0～5%）的风险，因此应尽可能避免[146,147]。如果静脉撕裂，则在硬膜端予以压迫填塞（止血有时需要 30 分钟），在游离端进行电凝。
9. 三叉神经位于面听神经复合体深面，后者在该入路中无法直视。如果看见面神经和前庭蜗神经，将牵开器向上移动，因为即便是轻微的牵拉都有可能导致听力丧失（图 1-11）。在某些情况下 Meckel 腔后方的小骨丘，可能会遮挡三叉神经进入 Meckel 腔的入口，可能需要用钻将其磨平。

神经减压：

1. 锐性分离三叉神经表面的蛛网膜（注意滑车神经位于三叉神经尾端，在蛛网膜下隙沿小脑幕缘走行）。术中脑干听觉诱发电位的改变通常是因为牵拉了与面听神经复合体相连的蛛网膜。
2. 如果之前接受过 PTR，三叉神经通常明显萎缩。
3. 辨认较细的三叉神经运动根。
4. 将压迫三叉神经的动脉或静脉移开。注意：位于近端的血管通常为最有可能的病因血管，但是背根进入区（是三叉神经的敏感部分）可能存在位置变异，有可能病因血管为外周血管。应当从脑干发出端到 Meckel 腔入口处的全程进行神经探查和血管减压[142]。静脉可以电凝后离断（以防再通）。
5. 最常见引起压迫的病因血管为小脑上动脉（SCA）。
6. 继续下一步之前，检查神经与脑干的交界点处是否残留其他压迫。
7. 将隔离物放置在神经与血管之间，防止形成再压迫。可选材料包括：
    1) Ivalon®（聚乙烯醇）海绵 [Ivalon 手术产品，1040 OCL Parkway，Eudora，KS，66025，U.S.A. distributed by Fabco in the U.S.A. (860) 536～8499，免费电话：(888) 813～8214，http：//fabco.net/catalog/ivalon-ophthalmic/]，切成马鞍形。注意：如果使用的是 Ivalon 海绵片而不是分装好的无菌垫，则应先充分漂洗以去除甲醛，然后再高温消毒。在进行切割之前应当用盐水将 Ivalon 浸泡 10 分钟。
    2) Teflon 毛毡片（Ivalon 相对于 Teflon 或肌肉组织的优点见章节 98.6.3）。
8. Wilson 建议为下列病人行三叉神经感觉根部分切断术，切断感觉根的下 1/2 或 2/3：没有发现血管压迫神经或神经畸形的病人，大多数再次接受微血管减压术的病人，或症状持续超过 8～9 年的病人（后者单独行微血管减压成功率较低）[148]。

9. 如果是微血管减压失败的病人且需要部分分离神经根，可以按照定位关系分布将 V1 分支置于上方，将 V3 分支置于下方。如果是想彻底消除疼痛传导通路并且考虑存在疼痛传导副通路，也可以考虑分离运动根。

关颅：

1. 骨窗外缘应用足量骨蜡封闭（如 Jannetta 医师[142]和 Miyagi 医师[149]所言，“骨蜡进，骨蜡出”）。
2. 用温盐水轻轻冲洗术野（不要“喷射”样冲洗，以免损伤听神经）。
3. 缝合硬膜时如果出现脑干听觉诱发电位下降，应当立即打开硬膜检查是否有血管或 Telfa 毛毡片牵拉听神经。
4. 进行数次 Valsalva 动作以确保硬膜水密性缝合。
5. 颅骨缺损处应进行覆盖（如盖孔板），避免出现与颅骨缺损有关的疼痛。
6. 在缝合筋膜层之后，再次进行 Valsalva 动作以确保水密性缝合。
7. 用 4-0 尼龙缝线严密缝合皮肤切口（避免张力过大）。

MVD 的术后护理

包含在术后医嘱中

1. 送入 ICU。
2. 持续动脉血压监测。
3. 镇痛剂（如可待因 30～60mg 肌内注射，每 3 小时 1 次）。
4. 止吐剂（如昂丹司琼 4mg 静脉滴注，每 6 小时 1 次）。
5. 药物严格控制高血压（即收缩压 >160mmHg 时需降压）。

术后头痛、恶心和疼痛

术后病人常规会出现持续 2～3 天的头痛和恶心（如果用“公园长椅位”代替坐位，可减少术后气颅和“气脑造影病”的发生），但如果出现严重头痛应当立即查头部 CT 以排除颅内出血。如 CT 阴性，那么某些病人的严重头痛可能是由脑脊液压力的一过性升高引起，1 次或最多 2 次腰椎穿刺即可使压力降低一半。无菌性脑膜炎通常对激素有效。一些病人术后数天仍存在持续性但逐渐减轻的痉挛样疼痛，通常都会逐渐好转[142]。

并发症：

短期：

1. 小脑损伤。
2. 听力丧失。
3. 脑脊液漏。

长期：

1. 死亡率：有经验术者施行手术时为 0.22%～2%（>900 例）[150,151]。

2. 脑膜炎：
   1) 无菌性脑膜炎（也称血源性脑膜炎）：头痛、脑膜刺激征、低热、脑脊液培养阴性、脑脊液细胞增多。发病率：约 2%（有报道高达 20%）。通常术后 3～7 天出现。腰椎穿刺加激素治疗有效。
   2) 细菌性脑膜炎：0.9%。
3. 主要的神经功能致残率：1%～10%（术者经验越少，发生率越高）。包括：
   1) 耳聋：1%。
   2) 前庭神经功能障碍。
   3) 面神经功能障碍。
4. 轻度的面部感觉丧失：25%。
5. 脑神经麻痹[152]。
   1) 滑车神经（复视）：4.3%（仅约 0.1% 为永久性）。
   2) 面神经：1.6%（大多数为一过性）。
   3) 听神经（听力丧失）：3%。
6. 术后出血[153]：硬膜下、脑内（1%[95]）、蛛网膜下隙。
7. 癫痫发作：包括癫痫持续状态。
8. 梗死：包括大脑后动脉分布区、脑干。
9. 脑脊液漏：多数情况下可在腰椎穿刺引流后好转。
10. 肺炎：0.6%。

结果：

1. 成功率：75%～80%（在既往有毁损性手术史的病人中可能更低）；另外约 10% 明显但未完全缓解。
2. 从文献中很难确定大宗病例的复发率；在一组 40 例平均随访 8.5 年的病人中[151]：
   1) 大复发（不能用药物控制的复发痉挛疼痛）率：31%。
   2) 小复发（轻微或者可用药物控制）率：17%。
   3) 根据 Kaplan-Meier 曲线，在 8.5 年之内预计有 70% 的病人疼痛消失或仅出现小复发（5 年时约为 80%）。
      - MVD 后出现大复发的风险为每年 3.5%。
      - 小复发为每年 1.5%。
   4) 术中发现有大动脉横跨压迫神经的病人，大复发的发生率较低（为静脉压迫的病人复发率高）。
   5) 该研究发现，既往毁损手术史和大复发率之间无关（在 11 例病人中）。

某些学者认为，在 MVD 手术前等待的时间越长，成功率越低。

98.6.3 偏侧面肌痉挛

一般信息

要 点

- 间歇性单侧无痛性面肌收缩。
- 通常由 AICA 压迫面神经引起。
- 伴有腭肌阵挛：只在睡眠过程中持续存在的运动障碍。
- 微血管减压效果好，但听力丧失的风险约为 20%。

偏侧面肌痉挛（HFS）是一种间歇发作的、无痛的、不自主的痉挛性的肌肉收缩，发生于单侧面神经支配区域。可能只局限于上面部或下面部，也可能出现过度流泪。通常以少见的眼轮匝肌收缩起病，缓慢进展到整个单侧面部，发作频率逐渐增加，直至出现受累侧的视力受损。

HFS 可能与三叉神经痛、膝状神经节神经痛［见“痉挛性抽搐”（见章节 98.6.4)］或前庭和（或）耳蜗[154]神经功能障碍有关。

HFS 女性多见，左侧好发，通常在青少年后起病。几乎一半的病人听力功能测试显示有中耳听觉反射异常，提示一定程度的位听神经受损[154]。

Meige 综合征：偏侧面肌痉挛伴嘴部运动。

▶ 注意：偏侧面肌痉挛和腭肌阵挛是仅有的在睡眠中持续存在的非随意运动障碍[155]。

病因

1. 血管压迫综合征（见下文）：最常见的病因（比在三叉神经痛中更为常见）。
2. 特发性。
3. 肿瘤压迫神经。
4. 可继发于某些贝尔面瘫（面神经麻痹）。
5. 类似偏侧面肌痉挛的疾病。
   1) 眼睑痉挛（双侧眼轮匝肌的痉挛性闭合），更多见于老年人，可能与器质性脑综合征有关。病人就诊时眼睑痉挛表现有可能暂时消失（紧张所致），但可以让病人轻轻闭眼然后再迅速睁眼，这可能能够诱发眼睑痉挛。偏侧面肌痉挛通常不止累及眼部肌肉。
   2) 面肌纤维颤搐：持续性面肌痉挛，可能是内源性脑干胶质瘤或多发性硬化的一种表现。多伴有其他表现。

98

血管压迫

偏侧面肌痉挛通常是由于在面神经发出区（REZ）血管压迫面神经引起，多数是动脉［最常见的是 AICA[156]（内听道前段、后段皆有可能[157]），其他可能的血管包括延长的PICA，SCA，迂曲的椎动脉，耳蜗动脉，延长扩张的基底动脉，AICA 的分支等]，也有可能是动脉瘤、血管畸形，还包括一些罕见的静脉压迫。在典型的 HFS（自眼轮匝肌起病，向面部下方进展）中，血管侵犯面听神经复合体的前下部，在非典型的 HFS（开始于颊肌，向面部上方进展）中，压迫面神经的嘴侧或后部[158]。

血管接触前庭神经根进入区可能造成眩晕，同样，耳蜗神经的神经根进入区受压也可造成耳鸣和听力丧失。

极少的情况下，脑桥小脑三角处的良性肿瘤或囊肿、多发硬化、粘连或骨性畸形也会造成 HFS。

有证据显示，在受压迫的神经根发出区（REZ）没有交叉（假突触）传导，但面神经运动核会由于 REZ 受到压迫而继发受累（类似于“引火”）[159]。除了痉挛，与 HFS 有关的另一个电生理现象是联带运动，刺激面神经的一支会导致另一支的迟发放电（平均潜伏期：11 毫秒[160]）。

评估

典型的 HFS，诊断性检查为阴性。

多数病人应该进行颅后窝 MRI 检查（CT 扫描不敏感），以排除肿瘤或 AVM。

如果影像学检查正常，通常不做椎动脉造影。引起 HFS 的神经血管压迫通常不能在血管造影上发现。

治疗

药物治疗

HFS 通常需要手术治疗。早期，症状轻者可行药物治疗。卡马西平和苯妥英通常无效，这与三叉神经痛不同。局部注射肉毒杆菌毒素（Oculinum）对治疗 HFS 和（或）眼睑痉挛可能有效[161,162]。也有人主张用巴氯芬，但并不十分有效。

手术治疗

许多毁损手术对 HFS 有效（包括切开面神经分支），但是会使病人遗留有不同程度的面瘫。目前 HFS 的首选治疗方法是微血管减压术（MVD），将压迫神经的血管从神经上移开，在二者之间放置海绵（如 Ivalon® 聚乙烯甲酰乙醇泡沫）作为隔离垫。其他材料则效果欠佳（肌肉可能会消失，Teflon 毛毡片可能太薄[163]）。

多数情况下，压迫神经的血管与神经成一定角度，在神经上造成压迹。压迫一定出现在神经根发出区；在此部位的远端进行血管减压通常是无效的。

微血管减压术的手术风险（见下文）。

手术后，可能有轻度 HFS 发作，通常在 2～3 天后开始好转。严重的不缓解的痉挛提示减压失败，应该考虑再次手术。

MVD 的手术效果与症状的持续时间（持续时间短的病人预后好）以及病人的年龄有关（年龄大的病人效果差）。在 54 例 MVD 病人中，44 人（81%）完全缓解，6 人复发[164]，5 例病人（9%）部分改善，5 例病人（9%）没有改善。

MVD 技术

术中检测脑干听力诱发电位（BAER）[165]，如果可行的话直接监测前庭蜗神经[166]，这样可能有助于预防 MVD 术中面神经和前庭蜗神经功能障碍引起的听力丧失。此外，监测（迟发）联带运动反应的消失可以帮助确定何时已充分减压（通常在教学机构开展）[159]。

脑桥小脑三角的正常解剖见图 1-11。应避免对面神经进行直接操作，也要避免在邻近内听道处在面神经和前庭蜗神经周围进行分离[167]。血管都应保留，特别是耳蜗动脉和一些小穿支。

轻轻牵拉小脑（建议牵拉距离小于 1cm[167]），在小脑绒球和前庭蜗神经之间切开蛛网膜（避免牵拉神经导致术后神经功能障碍）。可以从颈静脉孔开始，向内侧沿舌咽神经的走行确定面神经的起点（面神经起点位于舌咽神经起点头侧 4mm、前方 2mm[168]）。

手术结果

85%～93% 的病人痉挛完全缓解[163,169–172]。9% 的病人痉挛减弱，6% 的病人没有缓解[172]。完全缓解的 29 个病人中，25 人（86%）手术后即刻缓解，剩下的 4 个病人在 3 个月至 3 年的时间内发作停止。

复发

大约 10% 的病人在 HFS 完全缓解一段时间后症状复发，86% 的复发在手术后 2 年内出现，手术缓解 2 年后出现复发的概率约为 1%[172]。

手术并发症

1. 同侧听力丧失：可能因牵拉损伤或血管痉挛引起。
   1）约 13% 的病人听力完全丧失（范围：1.6%～15%）（在某项研究中为 2.8%[154]，在另外一项研究中为 15%[164]）。
   2）听力部分丧失：6%。
2. 面肌无力：
   1）暂时性：18%。
   2）永久性：6%。
3. 共济失调：1%～6%。
4. 其他轻微的或暂时的并发症，包括：
   1）8.2% 出现无菌性脑膜炎（又叫血源性脑膜炎）。
   2）14% 出现声嘶或吞咽困难。
   3）0.3% 出现脑脊液鼻漏。
   4）3% 出现口周疱疹[167]。

98.6.4 膝状神经节神经痛

一般信息

膝状神经节神经痛（GeN）也称 Hunt 神经痛或中间神经痛，是一种罕见的影响中间神经（面神经的躯体感觉支，主要支配耳郭内表面毛囊的机械受体、鼻腔和口腔的深部机械受体以及舌前 2/3 味蕾的化学受体）的神经痛。

症状：单侧阵发性耳痛（耳深部的撕裂样疼痛，通常描述为一种“冰钻钻耳”的感觉），放射到耳郭，偶尔会出现对侧眼周和面颊周围的烧灼感和三叉神经痛（累及深部面部结构的疼痛，包括眼眶、后鼻腔和腭区）。疼痛发作时，某些病人可能出现流涎、口苦、耳鸣或眩晕。

GeN 常在 EAC 前部和耳屏中有皮下触发点，疼痛也可被寒冷、噪音或吞咽所触发。

相关神经耳科学检查包括听力检测和眼震电图描记。某些病人还需行影像学检查（MRI 或高分辨 CT）和造影检查（排除动脉瘤）。

亚型

痉挛性抽搐：GeN 如合并偏侧面肌痉挛，通常是因为面神经的感觉和运动根的神经血管压迫引起[173]，最常见的是小脑前下动脉（AICA）。首先由库欣在 1920 年提出。

GeN 可能与膝状神经节疱疹感染 [又称疱疹神经节炎或 Ramsay Hunt 综合征（RHS）] 有关，在这种情况下中，耳郭、EAC 甚至鼓膜（TM）上可出现疱疹病变。

还可能出现面瘫、听力下降、耳鸣或眩晕。不同于特发性 GeN，RHS 更趋于慢性，且更少为阵发性，多随着时间逐渐好转，通常对卡马西平效果差。特发性 GeN 的疼痛多比 RHS 严重，而且不会自发性缓解。

治疗

1. 药物治疗：
   1) 轻微的病例可能对卡马西平有效，有时可合用苯妥英。
   2) 丙戊酸盐（Depakote®）250mg 口服，每天 2 次可能有效。
   3) 疱疹继发感染时局部应用抗生素。
   4) 外耳道局部麻醉
2. 手术：适用于药物治疗失败或无法耐受药物治疗的严重病例。
   1) 微血管减压联合切断中间神经（Wrisberg 神经）[174]。为找到神经，使用显微神经钩钩住面神经周围后将神经钩旋转 90°，可将该神经从面神经前方钩出。局部麻醉下手术可以通过刺激神经来证实手术效果。
   2) 切除膝状神经节[175]。

98.6.5 致残性位置性眩晕

如 Jannetta 等人描述[176]，持续的致残性位置性眩晕或平衡功能障碍，可能会导致持续恶心，没有前庭神经功能障碍或听力丧失（可能出现耳鸣）。可能的原因之一时血管压迫前庭神经，显微血管减压可能有效。

98.6.6 舌咽神经痛

流行病学

发病率：每 70 例 TGN 病人中有 1 例[177]。

临床

在舌咽神经和迷走神经分布区的严重的、撕裂样的疼痛［最常累及咽喉和舌底，放射至耳部（耳痛），偶尔也到颈部］，偶伴泌涎和咳嗽。罕见表现：可伴有低血压[178]、晕厥[179]、心搏骤停和惊厥。可因吞咽、说话、咀嚼而触发。触发区少见。

治疗

可在扁桃体柱／窝处应用局部麻醉剂以减轻疼痛。持续性疼痛和严重疼痛通常需要进行手术干预。可以行微血管减压，或通过颅外或颅内入路行神经切断（如需永久缓解则要考虑后者）。

颅内入路 切断舌咽神经的神经节前部分和迷走神经的上 1/3 或较大任意两根纤维。舌咽神经可以在其出硬膜处识别，在此处有一硬膜隔将舌咽神经和迷走神经分开。迷走神经的上 1/3 通常只包含有单根神经根，少见情况下可有数支小的神经根。术后早期的吞咽困难通常可缓解；曾有报道迷走神经切断后出现心血管并发症，因此需要密切监测 24 小时。

98.6.7 喉上神经痛

以喉上神经分布区的严重疼痛为特征的罕见疾病。病人出现从颈前三角至同侧耳部和眼部的疼痛和间断声音嘶哑，并在喉镜检查中发现同侧环甲肌麻痹[180]。吞咽、叫喊或转动头部时疼痛常加剧。该病可能有多种病因：可在继发于创伤后，医源性损伤（颈前部手术术后例如颈动脉内膜切除术），也可以由于 PICA 或椎动脉的血管压迫造成。可采用喉上神经阻滞、神经切断，或显微血管减压（较少用）进行治疗。

98.7 交感神经切除术

98.7.1 心交感神经切除术（心绞痛）

随着经皮冠状动脉操作技术以及心血管手术和药物的进步，心交感神经切除术在治疗心绞痛中的应用日益减少。但对于没有其他治疗选择的病人仍然可以采用。需要从星状神经节到T7神经节行双侧交感神经切除术。新的胸腔镜技术可能会带来一些亮点。

98.7.2 上肢交感神经切除术

一般信息

上肢交感神经切除术的可能的适应证如表98-11所示。

表98-1 UE交感神经切除术的适应证
1. 原发性多汗
2. 原发性雷诺病
3. 肩手综合征
4. 顽固性心绞痛
5. ± 烧灼性神经痛（见章节28.5）

多汗症

一般信息

可原发（特发性）也可继发（病因包括：甲状腺功能亢进、糖尿病、嗜铬细胞瘤、肢端肥大症、帕金森综合征、CNS创伤、脊髓空洞症、下丘脑肿瘤、更年期）[181]。

由外分泌汗腺过度活跃（分布于全身，手掌和足底更加集中）所致。汗腺分泌的主要组分为低张的盐溶液。这些腺体受交感神经系统的控制。然而，神经递质却是乙酰胆碱（也就是说它们是胆碱能的，与多数交感性器官为肾上腺素能不同）。多数外分泌汗腺有调节体温作用，但是手掌和足底的汗腺主要对情绪应激起反应。

原发多汗是一种常见疾病，通常手掌表现最明显。在美国发病率约为2.8%[182]。

治疗

轻度病例使用药物治疗：

1. 局部用药：收敛剂（高锰酸钾，鞣酸等）或止汗剂（如有接触性皮炎则这些药物的应用通常受限）。
2. 或全身应用抗胆碱药物：包括阿托品，溴丙胺太林等（口干和视力模糊的副作用通常限制了这些药物的应用）。
3. 自来水离子电渗疗法：手掌上皮可能发生角化。

药物治疗无效的顽固病例可以考虑交感神经切除术（见下文）。

手术技术

仅切除第二胸（交感）神经节可能就足够了，并且可最大限度地避免霍纳综合征的发生。使用的技术包括：前路经胸手术，胸腔内镜[183]，经皮消融，锁骨上入路。通过后部中线切口进行的T3肋骨椎骨横突切除术从

98

两侧入路均可[181,184]。发生严重并发症的风险约为5%，包括气胸、肋间神经痛、脊髓损伤以及霍纳综合征。

98.7.3 上胸段交感神经切断术

入路包括：

1. 后部椎旁入路。
2. 腋下开胸术，经胸暴露交感神经链。
3. 锁骨上胸膜后入路。
4. 经皮射频技术[185,186]。
5. 视频内镜[187]。

98.7.4 腰交感神经切断术

主要适应证是下肢大部的烧灼性神经痛。手术前可通过腰交感神经阻滞来评估病人对手术治疗的反应。

切除L2和L3的交感神经节通常足以去处下肢的交感神经张力（有时为了治疗大腿的烧灼性神经痛，也需要切除L1或T12的神经节）。

通过侧腹切口的腹膜后入路是最常见的入路。病人侧斜位，切口从髂前上棘到第12肋的尖端。将腹膜从腹壁肌肉上分离并向前牵拉。肾和输尿管向前牵拉；输尿管损伤是一个主要的手术风险。交感神经链位于椎体的侧方。由于腔静脉的存在，右侧入路更加困难，因为左侧入路中的主动脉比腔静脉更易处理。

（宋晓雯 译 刘兴炬 校）

参考文献

[1] Gildenberg PL. Whatever Happened to Stereotactic Surgery? Neurosurgery. 1987; 20:983–987

[2] Bucholz RD, Yeh DD, Trobaugh J, et al. The correction of stereotactic inaccuracy caused by brain shift using an intraoperative ultrasound device. In: Lecture Notes in Computer Science. Berlin: Springer; 1997. DOI: 10.1007/BFb0029268

[3] Hood TW, Gebarski SS, McKeever PE, et al. Stereotactic Biopsy of Intrinsic Lesions of the Brain Stem. J Neurosurg. 1986; 65:172–176

[4] Coffey RJ, Friedman WA. Interstitial Brachytherapy of Malignant Brain Tumors Using Computed Tomography-guided Stereotaxis and Available Imaging Software: Technical Report. Neurosurgery. 1987; 20:4–7

[5] Backlund E-O, von Holst H. Controlled Subtotal Evacuation of Intracerebral Hematomas by Stereotactic Technique. Surg Neurol. 1978; 9:99–101

[6] Tanikawa T, Amano K, Kawamura H, et al. CTGuided Stereotactic Surgery for Evacuation of Hypertensive Intracerebral Hematoma. Appl Neurophysiol. 1985; 48:431–439

[7] Niizuma H, Otsuki T, Johkura H, et al. CT-Guided Stereotactic Aspiration of Intracerebral Hematoma - Result of a Hematoma-Lysis Method Using Urokinase. Appl Neurophysiol. 1985; 48:427–430

[8] Niizuma H, Shimizu Y, Yonemitsu T, et al. Results of Stereotactic Aspiration in 175 Cases of Putaminal Hemorrhage. Neurosurgery. 1989; 24: 814–819

[9] Schaller C, Rohde V, Meyer B, et al. Stereotactic Puncture and Lysis of Spontaneous Intracerebral Hemorrhage Using Recombinant Tissue-Plasminogen Activator. Neurosurgery. 1995; 36:328–335

[10] Sisti MB, Solomon RA, Stein BM. Stereotactic Craniotomy in the Resection of Small Arteriovenous Malformations. J Neurosurg. 1991; 75:40–44

[11] Moore MR, Black PM, Ellenbogen R, et al. Stereotactic Craniotomy: Methods and Results Using the Brown-Roberts-Wells Stereotactic Frame. Neurosurgery. 1989; 25:572–578

[12] Patil AA. Transoral Stereotactic Biopsy of the Second Cervical Vertebral Body: Case Report with Technical Note. Neurosurgery. 1989; 25:999–1002

[13] Kandel EI, Peresedov VV. Stereotaxic Clipping of Arterial Aneurysms and ArteriovenousMalformations. J Neurosurg. 1977; 46:12–23

[14] Backlund E-O, Granberg P-O, Hamberger B, et al. Transplantation of Adrenal Medullary Tissue to Striatum in Parkinsonism: First Clinical Trials. J Neurosurg. 1985; 62:169–173

[15] Blacklock JB, Maxwell RE. Stereotactic Removal of a Migrating Ventricular Catheter. Neurosurgery. 1985; 16:230–231

[16] Levy RM, Russell E, Yungbluth M, et al. The efficacy of image-guided stereotactic brain biopsy in neurologically symptomatic acquired immunodeficiency syndrome patients. Neurosurgery. 1992; 30:186–190

[17] Nicolato A, Gerosa M, Piovan E, et al. Computerized Tomography and Magnetic Resonance Guided

Stereotactic Brain Biopsy in Nonimmunocompromised and AIDS Patients. Surg Neurol. 1997; 48: 267–277
[18] Deuschl G, Schade-Brittinger C, Krack P, et al. A randomized trial of deep-brain stimulation for Parkinson's disease. N Engl J Med. 2006; 355:896– 908
[19] Weaver FM, Follett K, Stern M, et al. Bilateral deep brain stimulation vs best medical therapy for patients with advanced Parkinson disease: a randomized controlled trial. JAMA. 2009; 301:63–73
[20] Mallet L, Polosan M, Jaafari N, et al. Subthalamic nucleus stimulation in severe obsessive-compulsive disorder. N Engl J Med. 2008; 359:2121–2134
[21] Greenberg BD, Malone DA, Friehs GM, et al. Threeyear outcomes in deep brain stimulation for highly resistant obsessive-compulsive disorder. Neuropsychopharmacology. 2006; 31:2384–2393
[22] Lozano AM, Mayberg HS, Giacobbe P, et al. Subcallosal cingulate gyrus deep brain stimulation for treatment-resistant depression. Biol Psychiatry. 2008; 64:461–467
[23] Malone DA,Jr, Dougherty DD, Rezai AR, et al. Deep brain stimulation of the ventral capsule/ventral striatum for treatment-resistant depression. Biol Psychiatry. 2009; 65:267–275
[24] Halpern CH, Wolf JA, Bale TL, et al. Deep brain stimulation in the treatment of obesity. J Neurosurg. 2008; 109:625–634
[25] Stelten BM, Noblesse LH, Ackermans L, et al. The neurosurgical treatment of addiction. Neurosurg Focus. 2008; 25. DOI: 10.3171/FOC/2008/25/7/E5
[26] Green AL, Wang S, Bittar RG, et al. Deep brain stimulation: a new treatment for hypertension? J Clin Neurosci. 2007; 14:592–595
[27] Laitinen LV, Bergenheim AT, Hariz MI. Leksell's Posteroventral Pallidotomy in the Treatment of Parkinson's Disease. J Neurosurg. 1992; 76:53–61
[28] Iacono RP, Lonser RR, Mandybur G, et al. Stimulation of the Globus Pallidus in Parkinson's Disease. Br J Neurosurg. 1995; 9:505–510
[29] Limousin P, Pollack P, Benazzouz A, et al. Bilateral Subthalamic Nucleus Stimulation for Severe Parkinson's Disease.Mov Disord. 1995; 10:672–674
[30] Schuurman PR, Bosch DA, Bossuyt PM, et al. A comparison of continuous thalamic stimulation and thalamotomy for suppression of severe tremor. N Engl J Med. 2000; 342:461–468
[31] Favre J, Taha JM, Nguyen TT, et al. Pallidotomy: A Survey of Current Practice in North America. Neurosurgery. 1996; 39:883–892
[32] Stefani A, Lozano AM, Peppe A, et al. Bilateral deep brain stimulation of the pedunculopontine and subthalamic nuclei in severe Parkinson's disease. Brain. 2007; 130:1596–1607
[33] Pereira EA, Muthusamy KA, De Pennington N, et al. Deep brain stimulation of the pedunculopontine nucleus in Parkinson's disease. Preliminary experience at Oxford. Br J Neurosurg. 2008; 22 Suppl 1:S41–S44
[34] Jankovic J, Cardoso F, Grossman RG, et al. Outcome After Stereotactic Thalamotomy for Parkinsonian, Essential, and Other Types of Tremor. Neurosurgery. 1995; 37:680–687
[35] Pahwa R, Lyons KE, Wilkinson SB, et al. Long-term evaluation of deep brain stimulation of the thalamus. J Neurosurg. 2006; 104:506–512
[36] Sutton JP, Couldwell W, Lew MF, et al. Ventroposterior Medial Pallidotomy in Patients with Advanced Parkinson's Disease. Neurosurgery. 1995; 36:1112–1117
[37] Sydow O, Thobois S, Alesch F, et al. Multicentre European study of thalamic stimulation in essential tremor: a six year follow up. J Neurol Neurosurg Psychiatry. 2003; 74:1387–1391
[38] Schuurman PR, Bosch DA, Merkus MP, et al. Longterm follow-up of thalamic stimulation versus thalamotomy for tremor suppression. Mov Disord. 2008; 23:1146–1153
[39] Burdick A, Goodman WK, Foote KD. Deep brain stimulation for refractory obsessive-compulsive disorder. Front Biosci (Landmark Ed). 2009; 14:1880–1890
[40] Jimenez F, Velasco F, Salin-Pascual R, et al. Neuromodulation of the inferior thalamic peduncle for major depression and obsessive compulsive disorder. Acta Neurochir Suppl. 2007; 97:393–398
[41] Maciunas RJ, Maddux BN, Riley DE, et al. Prospective randomized double-blind trial of bilateral thalamic deep brain stimulation in adults with Tourette syndrome. J Neurosurg. 2007; 107:1004–1014
[42] Kurlan R. Clinical practice. Tourette's Syndrome. N Engl J Med. 2010; 363:2332–2338
[43] Leckman JF. Tourette's syndrome. Lancet. 2002; 360:1577–1586
[44] Temel Y, Visser-Vandewalle V. Surgery in Tourette syndrome. Mov Disord. 2004; 19:3–14
[45] Martinez-Fernandez R, Zrinzo L, Aviles-Olmos I, et al. Deep brain stimulation for Gilles de la Tourette syndrome: a case series targeting subregions of the globus pallidus internus. Mov Disord. 2011; 26:1922–1930
[46] Shah DB, Pesiridou A, Baltuch GH, et al. Functional neurosurgery in the treatment of severe obsessive compulsive disorder and major depression: overview of disease circuits and therapeutic targeting for the clinician. Psychiatry (Edgmont). 2008; 5:24–33
[47] Narrow WE, Rae DS, Robins LN, et al. Revised prevalence estimates of mental disorders in the United States: using a clinical significance criterion to reconcile 2 surveys' estimates. Arch Gen Psychiatry. 2002; 59:115–123
[48] Murray CJ, Lopez AD. Global mortality, disability, and the contribution of risk factors: Global Burden of Disease Study. Lancet. 1997; 349:1436–1442
[49] Eisen JL, Goodman WK, Keller MB, et al. Patterns of remission and relapse in obsessive-compulsive disorder: a 2-year prospective study. J Clin Psychiatry. 1999; 60:346–51; quiz 352
[50] Greenberg BD, Gabriels LA, Malone DA,Jr, et al. Deep brain stimulation of the ventral internal capsule/ ventral striatum for obsessive-compulsive disorder: worldwide experience. Mol Psychiatry. 2010; 15:64–79
[51] Sturm V, Lenartz D, Koulousakis A, et al. The nucleus accumbens: a target for deep brain stimulation in obsessive-compulsive- and anxiety-disorders. J Chem Neuroanat. 2003; 26:293–299
[52] Murray CJ, Lopez AD. Measuring the global burden of disease. N Engl J Med. 2013; 369:448–457
[53] Jimenez F, Velasco F, Salin-Pascual R, et al. A patient with a resistant major depression disorder treated with deep brain stimulation in the inferior thalamic peduncle. Neurosurgery. 2005; 57:585– 93; discussion 585-93
[54] Lozano AM, Mayberg HS, Giacobbe P, et al. Subcallosal cingulate gyrus deep brain stimulation for treatment-resistant depression. Biol Psychiatry. 2008; 64:461–467
[55] Malone DA,Jr, Dougherty DD, Rezai AR, et al. Deep brain stimulation of the ventral capsule/ventral striatum for treatment-resistant depression. Biol Psychiatry. 2009; 65:267–275
[56] Nuttin BJ, Gabriels LA, Cosyns PR, et al. Long-term electrical capsular stimulation in patients with obsessive-compulsive disorder. Neurosurgery. 2003; 52:1263–72; discussion 1272-4
[57] Elger G, Hoppe C, Falkai P, et al. Vagus nerve stimulation is associated with mood improvements in epilepsy patients. Epilepsy Res. 2000; 42:203–210
[58] Awan NR, Lozano A, Hamani C. Deep brain stimulation: current and future perspectives. Neurosurg Focus. 2009; 27. DOI: 10.3171/2009.4.FOCUS0982
[59] Keen JR, Przekop A, Olaya JE, et al. Deep brain stimulation for the treatment of childhood dystonic cerebral palsy. J Neurosurg Pediatr. 2014; 14: 585–593
[60] Chen T, Mirzadeh Z, Chapple KM, et al. Clinical outcomes following awake and asleep deep brain stimulation for Parkinson disease. J Neurosurg. 2018:1–12
[61] Shima F, Fukui M, Kitamura K, et al. Diagnosis and Surgical Treatment of Spasmodic Torticollis of 11th Nerve Origin. Neurosurgery. 1988; 22:358– 363
[62] Merritt JL. Management of Spasticity in Spinal Cord Injury. Mayo Clin Proc. 1981; 56:614–622
[63] Ashworth B. Preliminary Trial of Carisoprodal in Multiple Sclerosis. Practitioner. 1964; 192:540–542
[64] Scott BA, Pulliam MW. Management of Spasticity and Painful Spasms in Paraplegia. Contemp Neurosurg. 1987; 9:1–6

[65] Richardson RR, Cerullo LJ, McLone DG, et al. Percutaneous Epidural Neurostimulation in Modulation of Paraplegic Spasticity. Acta Neurochir. 1979; 49:235–243
[66] Garland DE, Lucie RS, Waters RL. Current use of open phenol block for adult acquired spasticity. Clin Ortho Rel Res. 1982; 165:217–222
[67] Herz DA, Looman JE, Tiberio A, et al. The Management of Paralytic Spasticity. Neurosurgery. 1990; 26:300–306
[68] Padovani R, Tognetti F, Pozzati E, et al. The Treatment of Spasticity by Means of Dorsal Longitudinal Myelotomy and Lozenge-Shaped Griseotomy. Spine. 1982; 7:103–109
[69] Gornall P, Hitchcock E, Kirkland IS. Stereotaxic Neurosurgery in the Management of Cerebral Palsy. Dev Med Child Neurol. 1975; 17:279–286
[70] Scott BA, Weinstein Z, Chiteman R, et al. Intrathecal Phenol and Glycerin in Metrizamide for Treatment of Intractable Spasms in Paraplegia. J Neurosurg. 1985; 63:125–127
[71] McCarty CS. The Treatment of Spastic Paraplegia by Selective Spinal Cordectomy. J Neurosurg. 1954; 11:539–545
[72] Durward QJ, Rice GP, Ball MJ, et al. Selective Spinal Cordectomy: Clinicopathological Correlation. J Neurosurg. 1982; 56:359–367
[73] Albright AL, Cervi A, Singletary J. Intrathecal Baclofen for Spasticity in Cerebral Palsy. JAMA. 1991; 265:1418–1422
[74] Penn RD. Intrathecal Baclofen for Spasticity of Spinal Origin: Seven Years of Experience. J Neurosurg. 1992; 77:236–240
[75] Coffey RJ, Cahill D, Steers W, et al. Intrathecal Baclofen for Intractable Spasticity of Spinal Origin: Results of a Long-Term Multicenter Study. J Neurosurg. 1993; 78:226–232
[76] Albright AL, Barron WB, Fasick P, et al. Continuous Intrathecal Baclofen Infusion for Spasticity of Cerebral Origin. JAMA. 1993; 270:2475–2477
[77] Meythaler JM, Guin-Renfroe S, Brunner RC, et al. Intrathecal baclofen for spastic hypertonia from stroke. Stroke. 2001; 32:2099–2119
[78] Coffey RJ, Edgar TS, Francisco GE, et al. Abrupt withdrawal from intrathecal baclofen: Recognition and management of a potentially life-threatening syndrome. Arch Phys Med Rehabil. 2002; 83: 735–741
[79] Boster A, Nicholas J, Bartoszek MP, et al. Managing loss of intrathecal baclofen efficacy: Review of the literature and proposed troubleshooting algorithm. Neurol Clin Pract. 2014; 4:123–130
[80] Meythaler JM, Roper JF, Brunner RC. Cyproheptadine for intrathecal baclofen withdrawal. Arch Phys Med Rehabil. 2003; 84:638–642
[81] Grunt S, Fieggen AG, Vermeulen RJ, et al. Selection criteria for selective dorsal rhizotomy in children with spastic cerebral palsy: a systematic review of the literature. Dev Med Child Neurol. 2014; 56: 302–312
[82] Palisano R, Rosenbaum P, Walter S, et al. Development and reliability of a system to classify gross motor function in children with cerebral palsy. Dev Med Child Neurol. 1997; 39:214–223
[83] Cerebral Palsy Alliance. Gross Motor Function Classification System (GMFCS). 2017. https:// research.cerebralpalsy.org.au/what-is-cerebralpalsy/ severity-of-cerebral-palsy/gross-motorfunction- classification-system/
[84] Park TS, Johnston JM. Surgical techniques of selective dorsal rhizotomy for spastic cerebral palsy. Technical note. Neurosurg Focus. 2006; 21
[85] Steinbok P. Selective dorsal rhizotomy for spastic cerebral palsy: a review. Childs Nerv Syst. 2007; 23:981–990
[86] Armstrong RW. The first meta-analysis of randomized controlled surgical trials in cerebral palsy (2002). Dev Med Child Neurol. 2008; 50. DOI: 10.1 111/j.1469-8749.2008.00244.x
[87] Bolster EA, van Schie PE, Becher JG, et al. Longterm effect of selective dorsal rhizotomy on gross motor function in ambulant children with spastic bilateral cerebral palsy, compared with reference centiles. Dev Med Child Neurol. 2013; 55:610–616
[88] Josenby AL, Wagner P, Jarnlo GB, et al. Functional performance in self-care and mobility after selective dorsal rhizotomy: a 10-year practice-based follow-up study. Dev Med Child Neurol. 2015; 57: 286–293
[89] Park TS, Edwards C, Liu JL, et al. Beneficial Effects of Childhood Selective Dorsal Rhizotomy in Adulthood. Cureus. 2017; 9. DOI: 10.7759/cureus.1077
[90] Balmer GA, MacEwen GD. The incidence and treatment of scoliosis in cerebral palsy. J Bone Joint Surg Br. 1970; 52:134–137
[91] Wepsic JG. Tic Douloureux: Etiology, Refined Treatment. N Engl J Med. 1973; 288:680–681
[92] Sweet WH. The Treatment of Trigeminal Neuralgia (Tic Douloureux). N Engl J Med. 1986; 315: 174–177
[93] Brisman R. Bilateral Trigeminal Neuralgia. J Neurosurg. 1987; 67:44–48
[94] van Loveren H, Tew JM, Keller JT, et al. A 10-Year Experience in the Treatment of Trigeminal Neuralgia: Comparison of Percutaneous Stereotaxic Rhizotomy and Posterior Fossa Exploration. J Neurosurg. 1982; 57:757–764
[95] Taha JM, Tew JM. Comparison of Surgical Treatments for Trigeminal Neuralgia: Reevaluation of Radiofrequency Rhizotomy. Neurosurgery. 1996; 38:865–871
[96] Hardy DG, Rhoton AL. Microsurgical Relationships of the Superior Cerebellar Artery and the Trigeminal Nerve. J Neurosurg. 1978; 49:669–678
[97] Morita A, Fukushima T, Miyazaki S, et al. Tic Douloureux Caused by Primitive Trigeminal Artery or its Variant. J Neurosurg. 1989; 70:415–419
[98] Apfelbaum RI, Carter LP, Spetzler RF, et al. Trigeminal Neuralgia: Vascular Decompression. In: Neurovascular Surgery. New York: McGraw-Hill; 1995:1107–1117
[99] Keller JT, van Loveren H. Pathophysiology of the Pain of Trigeminal Neuralgia and Atypical Facial Pain: A Neuroanatomical Perspective. Clin Neurosurg. 1985; 32:275–293
[100] Bullitt E, Tew JM, Boyd J. Intracranial Tumors in Patients with Facial Pain. J Neurosurg. 1986; 64: 865–871
[101] Fusco BM, Alessandri M. Analgesic Effect of Capsaicin in Idiopathic Trigeminal Neuralgia. Anesth Analg. 1992; 74:375–377
[102] Kanai A, Suzuki A, Kobayashi M, et al. Intranasal lidocaine 8% spray for second-division trigeminal neuralgia. Br J Anaesth. 2006; 97:559–563
[103] Poppen JL. An Atlas of Neurosurgical Techniques. Philadelphia: W. B. Saunders; 1960
[104] Sweet WH, Wepsic JG. Controlled Thermocoagulation of Trigeminal Ganglion and Rootlets for Differential Destruction of Pain Fibers. Part I. Trigeminal Neuralgia. J Neurosurg. 1974; 40:143–156
[105] Hakanson S. Trigeminal Neuralgia Treated by the Injection of Glycerol into the Trigeminal Cistern. Neurosurgery. 1981; 9:638–646
[106] Sweet WH, Poletti CE, Macon JB. Treatment of Trigeminal Neuralgia and Other Facial Pains by the Retrogasserian Injection of Glycerol. Neurosurgery. 1981; 9:647–653
[107] Lunsford LD, Apfelbaum RI. Choice of Surgical Therapeutic Modalities for Treatment of Trigeminal Neuralgia. Clin Neurosurg. 1985; 32:319–333
[108] Young RF. Glycerol Rhizolysis for Treatment of Trigeminal Neuralgia. J Neurosurg. 1988; 69:39–45
[109] Mullan S, Lichtor T. Percutaneous Microcompression of the Trigeminal Ganglion for Trigeminal Neuralgia. J Neurosurg. 1983; 59:1007–1012
[110] Belber CJ, Rak RA. Balloon Compression Rhizolysis in the Surgical Management of Trigeminal Neuralgia. Neurosurgery. 1987; 20:908–913
[111] Lichtor T, Mullan JF. A 10-Year Follow-Up Review of Percutaneous Microcompression of the Trigeminal Ganglion. J Neurosurg. 1990; 72:49–54
[112] Taarnhoj P. Decompression of the Posterior Trigeminal Root in Trigeminal Neuralgia. J Neurosurg. 1982; 57:14–17
[113] Henderson JM, Lad SP. Motor cortex stimulation and neuropathic facial pain. Neurosurg Focus. 2006; 21
[114] van Loveren H, Greenberg MS. Tampa 2009
[115] Murali R, Rovit RL. Are peripheral neurectomies of

value in the treatment of trigeminal neuralgia? An analysis of new cases and cases involving previous radiofrequency Gasserian thermocoagulation. J Neurosurg. 1996; 85:435–437
[116] Wilkins RH, Burchiel KJ. Trigeminal neuralgia: Historical overview, with emphasis on surgical treatment. In: Surgical Management of Pain. New York: Thieme Medical Publishers, Inc.; 2002: 288–301
[117] Tew JM, van Loveren H, Schmidek HH, et al. Percutaneous Rhizotomy in the Treatment of Intractable Facial Pain (Trigeminal, Glossopharyngeal, and Vagal Nerves). In: Operative Neurosurgical Techniques. 2nd ed. Philadelphia: W B Saunders; 1988:1111–1123
[118] Brown JA, Preul MC. Percutaneous Trigeminal Ganglion Compression for Trigeminal Neuralgia. Experience in 22 Cases and Review of the Literature. J Neurosurg. 1989; 70:900–904
[119] Menzel J, Piotrowski W, Penzholz H. Long-Term Results of Gasserian Ganglion Electrocoagulation. J Neurosurg. 1975; 42:140–143
[120] Wepsic JG. Complications of Percutaneous Surgery for Pain. Clin Neurosurg. 1976; 23:454–464
[121] Tew JM, Keller JT. The Treatment of Trigeminal Neuralgia by Percutaneous Radiofrequency Technique. Clin Neurosurg. 1977; 24:557–578
[122] Luksic I, Sestan-Crnek S, Virag M, et al. Trigeminal trophic syndrome of all three nerve branches: an underrecognized complication after brain surgery. J Neurosurg. 2008; 108:170–173
[123] Setyadi HG, Cohen PR, Schulze KE, et al. Trigeminal trophic syndrome. South Med J. 2007; 100:43–48
[124] Kaplan M, Erol FS, Ozveren MF, et al. Review of complications due to foramen ovale puncture. J Clin Neurosci. 2007; 14:563–568
[125] Sekhar L, Heros RC, Kerber CW. Carotid-Cavernous Fistula Following Percutaneous Retrogasserian Procedures. J Neurosurg. 1979; 51:700–706
[126] Kuether TA, O'Neill OR, Nesbit GM, et al. Direct Carotid Cavernous Fistula After Trigeminal Balloon Microcompression Gangliolysis: Case Report. Neurosurgery. 1996; 39:853–856
[127] Agazzi S, Chang S, Drucker MD, et al. Sudden blindness as a complication of percutaneous trigeminal procedures: mechanism analysis and prevention. J Neurosurg. 2009; 110:638–641
[128] Kanpolat Y, Savas A, Bekar A, et al. Percutaneous controlled radiofrequency trigeminal rhizotomy for the treatment of idiopathic trigeminal neuralgia: 25-year experience with 1,600 patients. Neurosurgery. 2001; 48:524–32; discussion 532-4
[129] Tobler WD, Tew JM, Cosman E, et al. Improved outcome in the treatment of trigeminal neuralgia by percutaneous stereotactic rhizotomy with a new, curved tip electrode. Neurosurgery. 1983; 12:313–317
[130] Lunsford LD. Comment on Taha J M and Tew J M: Comparison of Surgical Treatments for Trigeminal Neuralgia: Reevaluation of Radiofrequency Rhizotomy. Neurosurgery. 1996; 38
[131] Brisman R. Gamma knife surgery with a dose of 75 to 76.8 Gray for trigeminal neuralgia. J Neurosurg. 2004; 100:848–854
[132] Pollock BE, Phuong LK, Foote RL, et al. High-dose trigeminal neuralgia radiosurgery associated with increased risk of trigeminal nerve dysfunction. Neurosurgery. 2001; 49:58–62; discussion 62-4
[133] Kondziolka D, Lunsford LD, Flickinger JC. Stereotactic radiosurgery for the treatment of trigeminal neuralgia. Clin J Pain. 2002; 18:42–47
[134] Massager N, Lorenzoni J, Devriendt D, et al. Gamma knife surgery for idiopathic trigeminal neuralgia performed using a far-anterior cisternal target and a high dose of radiation. J Neurosurg. 2004; 100:597–605
[135] Urgosik D, Liscak R, Novotny J,Jr, et al. Treatment of essential trigeminal neuralgia with gamma knife surgery. J Neurosurg. 2005; 102 Suppl:29–33
[136] Maesawa S, Salame C, Flickinger JC, et al. Clinical outcomes after stereotactic radiosurgery for idiopathic trigeminal neuralgia. J Neurosurg. 2001; 94: 14–20
[137] Barba D, Alksne JF. Success of Microvascular Decompression with and without Prior Surgical Therapy for Trigeminal Neuralgia. J Neurosurg. 1984; 60:104–107
[138] Schmidek HH, Sweet WH. Operative Neurosurgical Techniques. New York 1982
[139] Onofrio BM. Radiofrequency Percutaneous Gasserian Ganglion Lesions: Results in 140 Patients with Trigeminal Pain. J Neurosurg. 1975; 42:132–139
[140] Kondziolka D, Lunsford LD, Bissonette DJ. Long-Term Results After Glycerol Rhizotomy for Multiple Sclerosis-Related Trigeminal Neuralgia. Can J Neurol Sci. 1994; 21:137–140
[141] Burchiel KJ, Favre J. Current Techniques for Pain Control. Contemp Neurosurg. 1997; 19:1–6
[142] McLaughlin MR, Jannetta PJ, Clyde BL, et al. Microvascular decompression of cranial nerves: Lessons learned after 4400 operations. J Neurosurg. 1999; 90:1–8
[143] Tew JM, van Loveren HR. Atlas of Operative Microneurosurgery. Philadelphia: W. B. Saunders; 1994; 1: Aneurysms and ArteriovenousMalformations
[144] Day JD, Tschabitscher M. Anatomic position of the asterion. Neurosurgery. 1998; 42:198–199
[145] Pathmanaban ON, O'Brien F, Al-Tamimi YZ, et al. Safety of Superior Petrosal Vein Sacrifice During Microvascular Decompression of the Trigeminal Nerve.World Neurosurg. 2017; 103:84–87
[146] Liebelt BD, Barber SM, Desai VR, et al. Superior Petrosal Vein Sacrifice During Microvascular Decompression: Perioperative Complication Rates and Comparison with Venous Preservation. World Neurosurg. 2017; 104:788–794
[147] Anichini Giulio, Iqbal Mazhar, Rafiq Nasir Muhammad, et al. Sacrificing the superior petrosal vein during microvascular decompression. Is it safe? Learning the hard way. Case report and review of literature. Surgical Neurology International. 2016; 7: S415–S420
[148] Bederson JB, Wilson CB. Evaluation of Microvascular Decompression and Partial Sensory Rhizotomty in 252 Cases of Trigeminal Neuralgia. J Neurosurg. 1989; 71:359–367
[149] Avildsen JG. The Karate Kid. 1984
[150] Jannetta PJ. Microsurgical Management of Trigeminal Neuralgia. Arch Neurol. 1985; 42
[151] Burchiel KJ, Clarke H, Haglund M, et al. Long-Term Efficacy of Microvascular Decompression in Trigeminal Neuralgia. J Neurosurg. 1988; 69:35–38
[152] Schmidek HH, Sweet WH. Operative Neurosurgical Techniques. Philadelphia 1988
[153] Hanakita J, Kondo A. Serious Complications of Microvascular Decompression Operations for Trigeminal Neuralgia and Hemifacial Spasm. Neurosurgery. 1988; 22:348–352
[154] Moller MB, Moller AR. Loss of Auditory Function in Microvascular Decompression for Hemifacial Spasm: Results in 143 Consecutive Cases. J Neurosurg. 1985; 63:17–20
[155] Tew JM, Yeh HS. Hemifacial Spasm. Neurosurgery (Japan). 1983; 2:267–278
[156] Yeh HS, Tew JM, Ramirez RM. Microsurgical Treatment of Intractable Hemifacial Spasm. Neurosurgery. 1981; 9:383–386
[157] Martin RG, Grant JL, Peace D, et al. Microsurgical Relationships of the Anterior Inferior Cerebellar Artery and the Facial-vestibulocochlear Nerve Complex. Neurosurgery. 1980; 6:483–507
[158] Wilkins RH, Rengachary SS. Neurosurgery. New York 1985
[159] Moller AR, Jannetta PJ. Microvascular Decompression in Hemifacial Spasm: Intraoperative Electrophysiological Observations. Neurosurgery. 1985; 16:612–618
[160] Moller AR, Jannetta PJ. Hemifacial Spasm: Results of Electrophysiologic Recording During Microvascular Decompression Operations. Neurology. 1985; 35:969–974
[161] Dutton JJ, Buckley EG. Botulinum Toxin in the Management of Blepharospasm. Arch Neurol. 1986; 43:380–382
[162] Kennedy RH, Bartley GB, Flanagan JC, et al.

Treatment of Blepharospasm With Botulinum Toxin. Mayo Clin Proc. 1989; 64:1085–1090
[163] Rhoton AL. Comment on Payner T D and Tew J M: Recurrence of Hemifacial Spasm After Microvascular Decompression. Neurosurgery. 1996; 38
[164] Auger RG, Peipgras DG, Laws ER. Hemifacial Spasm: Results of Microvascular Decompression of the Facial Nerve in 54 Patients. Mayo Clin Proc. 1986; 61:640–644
[165] Friedman WA, Kaplan BJ, Gravenstein D, et al. Intraoperative Brain-Stem Auditory Evoked Potentials During Posterior Fossa Microvascular Decompression. J Neurosurg. 1985; 62:552–557
[166] Moller AR, Jannetta PJ. Monitoring Auditory Functions During Cranial Nerve Microvascular Decompression Operations by Direct Recording from the Eighth Nerve. J Neurosurg. 1983; 59: 493–499
[167] Fukushima T, Carter LP, Spetzler RF, et al. Microvascular Decompression for Hemifacial Spasm: Results in 2890 Cases. In: Neurovascular Surgery. New York: McGraw-Hill; 1995:1133–1145
[168] Rhoton AL. Microsurgical Anatomy of the Brainstem Surface Facing an Acoustic Neuroma. Surg Neurol. 1986; 25:326–339
[169] Jannetta PJ. Neurovascular Compression in Cranial Nerve and Systemic Disease. Ann Surg. 1980; 192: 518–525
[170] Loeser JD, Chen J. Hemifacial Spasm: Treatment by Microsurgical Facial Nerve Decompression. Neurosurgery. 1983; 13:141–146
[171] Huang CI, Chen IH, Lee LS. Microvascular Decompression for Hemifacial Spasm: Analyses of Operative Findings and Results in 310 Patients. Neurosurgery. 1992; 30:53–57
[172] Payner TD, Tew JM. Recurrence of Hemifacial Spasm After Microvascular Decompression. Neurosurgery. 1996; 38:686–691
[173] Yeh HS, Tew JM. Tic Convulsif, the Combination of Geniculate Neuralgia and Hemifacial Spasm Relieved by Vascular Decompression. Neurology. 1984; 34:682–683
[174] Lovely TJ, Jannetta PJ. Surgical management of geniculate neuralgia. Am J Otol. 1997; 18:512–517
[175] Pulec JL. Geniculate neuralgia: diagnosis and surgical management. Laryngoscope. 1976; 86:955–964
[176] Jannetta PJ, Moller MB, Moller AR. Disabling Positional Vertigo. N Engl J Med. 1984; 310:1700–1705
[177] Youmans JR. Neurological Surgery. Philadelphia 1982
[178] Weinstein RE, Herec D, Friedman JH. Hypotension due to Glossopharyngeal Neuralgia. Arch Neurol. 1986; 43:90–92
[179] Ferrante L, Artico M, Nardacci B, et al. Glossopharyngeal Neuralgia with Cardiac Syncope. Neurosurgery. 1995; 36:58–63
[180] O'Neill BP, Aronson AE, Pearson BW, et al. Superior laryngeal neuralgia: carotidynia or just another pain in the neck? Headache. 1982; 22:6–9
[181] Bay JW. Management of Essential Hyperhidrosis. Contemp Neurosurg. 1988; 10:1–5
[182] Strutton DR, Kowalski JW, Glaser DA, et al. US prevalence of hyperhidrosis and impact on individuals with axillary hyperhidrosis: results from a national survey. J Am Acad Dermatol. 2004; 51: 241–248
[183] Kao M-C. Video Endoscopic Sympathectomy Using a Fiberoptic CO2 Laser to Treat Palmar Hyperhidrosis. Neurosurgery. 1992; 30:131–135
[184] Dohn DF, Sava GM. Sympathectomy for Vascular Syndromes and Hyperhidrosis of the Upper Extremities. Clin Neurosurg. 1978; 25:637–650
[185] Wilkinson HA. Percutaneous radiofrequency upper thoracic sympathectomy: A new technique. Neurosurgery. 1984; 15:811–814
[186] Wilkinson HA. Percutaneous Radiofrequency Upper Thoracic Sympathectomy. Neurosurgery. 1996; 38:715–725
[187] Lee KH, Hwang PYK. Video Endoscopic Sympathectomy for Palmar Hyperhidrosis. J Neurosurg. 1996; 84:484–486

99 疼痛手术

99.1 概述

在考虑为病人进行疼痛手术之前，必须已经经过了最大量的药物治疗。通常需要逐步提高口服麻醉镇痛药物的剂量，直到疼痛缓解或副作用（通常为嗜睡或幻觉）无法耐受（如美施康定有时需要用到 300～400mg/d 的剂量）。

99.2 手术选择

表 99-1 列举了一些可能适用于不同适应证的疼痛手术（并没有列举出全部）。总的来说，在进行毁损手术之前应当尝试各种非毁损的手术方式。

表 99-1 疼痛手术的选择

单侧疼痛	双侧或者中线疼痛		
头、面、颈、上肢	C5 皮区以下	膈肌以下	膈肌以上
DBS 立体定向中脑切开术	脊髓切开[a]	脊髓鞘内注射麻醉剂，脊髓连合部切开术	脑室内应用麻醉剂

[a] 如果疼痛对于鞘内注射麻醉剂无反应或过于疼痛无法行鞘内注射，则考虑行脊髓切开（开放或经皮）

99.3 手术类型

参见有关三叉神经痛的疼痛手术（见章节 98.6.2）。

其他疾病的手术治疗方式还包括：

1. 电刺激：
   1) 深部脑刺激（见章节 98.3）[1]：靶点包括丘脑和导水管旁或脑室旁灰质。
   2) 脊髓刺激（见章节 99.8）。
2. 中枢神经系统直接给药：
   1) 不同给药途径：脊髓（见章节 99.7.1）硬膜外或鞘内，脑室内（见章节 99.7.2）。
   2) 不同药物：局部麻醉剂，镇静剂（不会出现应用局部麻醉剂时的运动、感觉或交感神经功能障碍）（见章节 99.7）。

3. 颅内毁损手术：
   1) 扣带回切开术：理论上可以减少疼痛引起的不愉快感受，但不能消除疼痛；必须双侧切开，目前可在MRI辅助下进行。通常在约3个月后再次出现无法忍耐的疼痛。10%～30%出现情感障碍。
   2) 内侧丘脑切开术：因为历史原因不再应用，有争议。用于治疗某些伤害感受性癌症性疼痛。通过立体定向进行。
   3) 立体定向中脑切开术[2]：适用于单侧头、颈、面和（或）上肢疼痛。通过MRI定位，在下丘水平、导水管外侧5mm处进行毁损。不同于脊髓切开，毁损灶不靠近任何运动传导束。由于影响了眼球垂直运动，主要的并发症是复视，多为一过性。
4. 脊髓毁损手术：
   1) 脊髓切开术：见下文。
      • 开放。
      • 经皮。
   2) 脊髓切除术。
   3) 脊髓连合切开术：适用于双侧疼痛（见章节99.5）。
   4) 脊髓后正中点状切开术：用于缓解内脏的癌性疼痛。
   5) 背根进入区毁损（见章节99.10）。
   6) 背根切断术：对于大面积受累无效。
   7) 背根神经节切除术（椎管外治疗）。
   8) 骶髓切开术：针对结肠造瘘术和回肠造瘘术后盆腔疼痛的病人。在S1神经根以下围绕硬膜囊进行结扎。
5. 交感神经切断术：可用于治疗灼性神经痛；参见交感神经切断术（见章节98.7）和复杂性区域性疼痛综合征（CRPS）（见章节28.5）。
6. 周围神经手术：
   1) 神经阻滞[3]：
      • 神经破坏性（阻滞）：在靶神经处或周围注射神经破坏性药物（如酚或纯酒精）。
      • 非神经破坏性：局部麻醉、有时结合类固醇皮质激素。
   2) 神经切断术：（如肋间神经切断术治疗恶性肿瘤浸润胸壁引起的疼痛）。可通过开放手术或经皮射频消融进行毁损。可能会损伤混合神经的运动功能。
   3) 周围神经刺激器：很少讨论。

99.4 脊髓切开术

99.4.1 概述

切断脊髓内的脊髓丘脑侧束纤维，尤其适用于治疗临终病人 C5 皮区水平（约乳头）以下的单侧疼痛（偶尔也用于治疗高达下颌骨水平的疼痛）。对酸痛效果更好，对中枢性疼痛、感觉迟钝或中线处内脏烧灼痛（传入阻滞性疼痛）效果不佳。可以行开放性手术，但在 C1～C2 间隙行经皮手术更为简单（但将手术区域限制在了颈部）。如果有对侧疼痛，手术后疼痛可能加重，造成对该术式治疗效果不满意。如果存在膀胱功能障碍，在脊髓切开术后通常会恶化。双侧颈髓切断术有造成自主呼吸停止的风险[4]（睡眠呼吸暂停的一种，即所谓“Ondine 诅咒”[5]）。因此，如果需要行双侧脊髓切断术，应该在第一次手术后确认呼吸功能和 CO_2 反应性正常后，再分期行第二次手术；或者第二次手术时最好选择在胸段做开放手术。

复习脊髓的横切面解剖，注意主要的神经通路（如脊髓丘脑束、皮质脊髓束）与齿状韧带、脊髓前动脉、呼吸（图 1-15）以及膀胱控制区（图 3-2）之间的关系。

99.4.2 术前检查

在吸入 $5\%CO_2$ 和 $95\%O_2$ 的混合气体前以及 5 分钟后测定分钟通气量（肺活量测定），如果 1 分钟通气量下降，这些病人出现睡眠呼吸暂停的风险更高（常为一过性）；如果 MV 上升或不变，则不增加风险。同样，如果病人 PFT 结果低于预测值的 50% 也不宜进行该手术。

对于计划行脊髓切断术且对侧有肺癌的病人，透视检查对侧的膈肌功能是否正常，否则如果手术后造成同侧膈肌麻痹，病人可能会出现呼吸不足。

99.4.3 经皮脊髓切开术

概述

适用于治疗临终病人 C4～C5 皮区以下的单侧疼痛。使用射频消融毁损脊髓丘脑侧束。

技术

病人不必禁食。应当给予常规的镇痛药。病人必须保持清醒且能够配合（病人出现任何移动，脊髓内的穿刺针都有可能划伤脊髓）；在手术过程中可随时肌内注射羟嗪（Vistaril®）50mg 使肌肉松弛。

手术在放射科进行，通过 X 线透视或 CT 进行引导。透视时，将病人头部放在 Rosomoff 头托中，并调整高度使乳突与肩锁关节处于同一水平。在疼痛的对侧进行操作，用局部麻醉剂（不含肾上腺素）在乳突尖下方 1cm 处进行浸润麻醉。对准 C2 椎体后缘和 C2 棘突前部连线的中点，用

18 号腰椎穿刺针水平进行穿刺。保持在 C2 椎板上方进行穿刺以避开神经（会引起疼痛）。

在前后位透视下，当针头接近齿突中线时，将会刺穿硬膜。这时可用注射器抽出数毫升的脑脊液并与数毫升 Pantopaque® 混合摇匀，并在侧位透视引导下将数毫升的上述混合液注射入蛛网膜下隙（注意：Pantopaque 现已不再使用，且水溶性的药物效果较差）。内镜辅助穿刺技术可以帮助将穿刺针定位于齿状韧带之前的脊髓处。在脊髓前部和齿状韧带上会出现一些染色，但大多数出现在鞘后间隙。在齿状韧带处的染色只能停留很短时间，所以这时应准备好立即进针使其刚好位于齿状韧带前方，同时监测针尖处的阻抗，会由在 CSF 中的 300～500Ω 升至刺穿脊髓时的 1200～1500Ω。

100Hz、阈值小于 1V 的刺激会造成对侧的刺麻感。在脊髓丘脑束中，100Hz的刺激不会引起任何运动反应，如果出现肌肉强直，则不能进行毁损。如果刺麻感在上肢，进行毁损通常会造成上肢及其以下的痛觉消失。如果刺麻感在下肢，则仅造成该肢体的痛觉消失。1～3V、2Hz 的刺激将产生同侧上肢或颈部的抽搐。

如病人可耐受同侧手部的持续收缩，可行射频毁损 30 秒，电压逐渐从零开始加大，出现任何手部的抽搐均说明应该降低电压。在同一部位进行第二次毁损，通常疼痛会减轻。然后用针刺来检测相应身体部位是否出现痛觉消失。

如果手术效果满意，通常出现同侧的霍纳综合征。

并发症

并发症见表 99-2。

表 99-2 脊髓切开术后并发症

并发症	频率
共济失调	20%
同侧轻瘫	5%，其中 3% 为永久性
膀胱功能障碍	10%，其中 2% 为永久性
脊髓切开术后感觉迟钝	8%
睡眠呼吸暂停	单侧切开 0.3%；双侧切开 3%
死亡（呼吸衰竭）	单侧切开 0.3%；双侧切开 1.6%

结局

经有经验的医师操作，94% 的病人在出院时疼痛都会有明显减轻。感觉消失的程度随时间而下降。在 1 年时，60% 可维持无痛觉，2 年时则仅为 40%。

术后处理

脑脊液漏会自行停止。病人仰卧24小时以预防“脊髓性”(腰椎穿刺后)头痛。可以应用易于术后管理的镇痛药物，如果有效，病人可很快停用以往治疗疼痛的麻醉药，并很少会出现戒断症状。

99.4.4 开放性颈髓切开术（Schwartz 技术）

概述

一种相对迅速的开放性颈髓切开术[6]，理论上不能耐受全身麻醉的病人可在局部麻醉下手术。

技术

体位：俯卧位；将病人面部小心置于垫软的马蹄形头托中，颈部略屈曲以打开椎板间隙并降低头位以防止颅内积气。

皮肤切口：取枕部到C3的中线切口。仅在疼痛对侧进行操作，将肌肉从枕骨大孔后唇、C1和C2椎板上剥离。在枕骨和C2之间用Schwartz或Gelpi牵开器牵开。

为了增加暴露，可咬除C1后弓或C2上半椎板。

打开硬膜：C1与C2之间的黄韧带很薄，可在所暴露术区的外1/3处从C1椎板至C2将其随硬膜一并直线形切开，小心避免硬膜外静脉出血。在切口任意一端成一定角度剪开硬膜以便将硬膜翻开，用丝线缝合固定。打开蛛网膜，找到齿状韧带，并用止血钳夹住将其与硬膜分离。

脊髓切开：利用齿状韧带将脊髓轻度旋转。将骨蜡放于脊髓切开刀(或11号刀片)上5mm处，将其插入到齿突前方的无血管区，刀刃向下。切开前外侧四分之一象限的脊髓时需注意：

- 不要进入齿状韧带后方(避免损伤皮质脊髓束)。
- 不要穿过脊髓中线。
- 不要损伤脊髓前动脉。
- 对于下肢疼痛病人，一定要准确地从齿状韧带开始操作(避免遗漏腰骶纤维)。

99.5 脊髓连合切开术

99.5.1 概述

即脊髓中线纵行切开术。切断在前连合处交叉到对侧脊髓丘脑侧束的痛觉纤维。

99.5.2 适应证

双侧或中线处的疼痛，主要位于胸段水平以下(包括腹部、骨盆、会阴和下肢)。

99.5.3 技术

椎板切除范围必须至少包括疼痛累及皮区以上至少 3 个节段。纵行剪开硬膜，通过手术显微镜确定正中沟（通常很难看见，根据双侧背根神经进入脊髓处的中点估计）。烧闭中线上的静脉以保证能够切开足够的长度。用止血钳夹住 11 号手术刀片，刀尖外露 6～7mm。从预计切开的最上端开始，将刀片插入中线处，向下切开预计长度（通常为 3～4cm)。

99.5.4 结果

60% 的病人疼痛完全缓解，28% 部分缓解，8% 无改善。

99.5.5 并发症

下肢无力的发生率约为 8%（通常为下运动神经元性，可能由于损伤前角运动神经元所致）。感觉迟钝几乎见于所有的病人，但持续存在超过数天的病人约有 16%（这些病人还有关节位置觉障碍，这些都可能是由于后索损伤所致）。膀胱功能障碍约为 12%。可能出现性功能障碍。还有损伤脊髓前动脉的风险，但很罕见。

99.6 脊髓中线点状切开术

99.6.1 适应证

对其他治疗无效的盆腔和内脏疼痛[7]。

99.6.2 方法

切断中线后索的传导通路。

99.7 中枢神经系统麻醉药治疗

99.7.1 髓内麻醉药

概述

可以通过硬膜外或鞘内给予麻醉药来减轻疼痛。虽然有人推荐脑室内给予吗啡治疗膈肌 / 脐以上的疼痛，但颈部以下的疼痛通常能得到满意的控制[8]。可以进行“一次性”注射给药，如在腰椎板切除后将药物注射入硬膜外腔。或者通过硬膜外或鞘内置管进行短期持续给药。还可以通过皮下放置储液囊[9]进行中期治疗（小于 60 天），或植入输液泵[10]（如 Infusaid® 或 Medtronic® 泵）进行长期治疗。这些方法相对于全身应用麻醉药的优点在于镇静作用和（或）精神错乱较少、较少影响胃肠运动（如便秘）以及更少恶心呕吐。有效期通常不超过1年，所以不适用于长期慢性的良性疼痛。随着用药时间延长，会因为耐药性的增加和（或）疾病的进展[11]而需要增大用药剂量，同时即会出现一般的麻醉药副作用。

药物使用

要求必须无防腐剂（不论是鞘内还是硬膜外给药）。可以由药剂师来准备药物（在足量的0.9%无防腐剂生理盐水中加入1g或3g的硫酸吗啡粉末，配成总量为100ml浓度分别为10mg/ml或30mg/ml的溶液，然后用0.22μm的滤纸进行过滤[12]）。也可以用上市的药剂如Duramorph®（浓度0.5mg/ml或1mg/ml）及Infumorph®（20ml安瓿，浓度为10mg/ml或25mg/ml），可以用无防腐剂的生理盐水稀释至较低浓度。全身应用麻醉药存在交叉耐药，在既往未持续静脉大剂量应用阿片类药物的病人中，脊髓麻醉药的效果更好（对于曾经静脉大剂量用药的病人，脊髓用药需要较高的起始剂量）。

▶ **副作用** 包括瘙痒（通常为弥漫性，鼻部最严重）、呼吸抑制（脊髓用药导致的呼吸抑制通常逐渐加重，通过每小时监测呼吸频率可以很容易地发现，在呼吸频率降低时采取措施进行处理）、尿潴留及恶心呕吐。

试验性注射

在植入永久性给药系统之前，应该进行试验性用药来确定疼痛能够缓解以及对药物能够耐受。通过经皮置入硬膜外或鞘内导管（与外部的泵相连接）给药。鞘内置管给药的剂量通常要求比硬膜外置管低5～10倍。

一次性注射给药后的医嘱范例：

1. 24小时内不用其他麻醉药（持续性泵入，直到确定脊髓麻醉药起效后再停药）。
2. 在病人床旁准备2支纳洛酮（Narcan®，每支0.4mg）和注射器（对于单次注射的病人主要在第一个24小时内准备，对于持续性给药者则要随时准备）。
3. 床头抬高≥10° 24小时。
4. 24小时内每小时记录呼吸频率；如病人睡眠时呼吸频率<10次/分，立即叫醒病人。如无法唤醒病人，则静脉推注0.4mg纳洛酮并通知医师；必要时每2分钟静脉推注纳洛酮0.4mg。
5. 可选择：脉搏血压仪24小时监测。
6. 如果出现瘙痒则每小时静脉滴注苯海拉明（Benadryl®）25mg。
7. 出现恶心时可每30~60分钟静脉给予氟哌利多(Inapsine®)0.625mg（已上市药物的标准浓度为2.5mg/ml，取0.25ml）。
8. 必要时补充的疼痛药物：
   1) 麻醉药激动剂/拮抗剂，如每3小时静脉给予纳布啡（Nubain）

1～4mg。

2) 每6小时肌内注射酮咯酸氨丁三醇（Toradol）15mg或30mg，或静脉给药15mg（如果病人体重小于50kg、年龄大于65岁或者肾功能差，则减小剂量）。

可植入性给药泵

虽然通过硬膜外或鞘内应用麻醉药都可以得到满意的镇痛效果（吗啡可轻易地弥散通过硬膜到达脑脊液，并到达疼痛受体），但是硬膜外导管常存在瘢痕问题，而且比鞘内置管更容易失效。泵植入仅限于脊髓硬膜外（5～10mg）或鞘内（0.5～2mg）试验性注射吗啡镇痛有效的病人，病人预期寿命超过3个月则推荐用植入泵（如果预期寿命短，可用体外泵）。

一类常用的植入性给药泵由Infusaid公司生产。与其装置一起使用的针是一种特殊的22号Huber（无芯）针。在体温超过37℃时每升高1℃将给药速度提高10%～13%，而体温低于37℃时则每降低1℃给药速度降低相同的比例，同时在储液囊液体少于4ml时装置会变得不精确。泵不能在无液的情况下运行，因为这会永久性地影响给药的精确性和可靠性。除了泵的储液囊孔，大多数的装置还有一个或多个“大剂量”侧孔，可以直接将注入的液体运送到出口管道。在靠近任何一个孔时都不要抽液。

Medtronic公司还生产一种程序化的给药泵。

手术植入

和插入腰椎腹腔分流管类似（见章节97.7）。病人侧卧位，躺在充气装置上。略呈弧形切开皮肤8～10cm，将泵植入皮下间隙。可以将泵缝合在腹部筋膜上（对于肥胖病人，可缝合在皮下组织上）。将剩余的管路盘起置于泵下方，避免在靠近储液囊时意外受损。经皮或采用2～3cm的棘突旁小切口使用Tuohy针在腰椎棘突间进行穿刺，并置入脊髓导管。还可以通过切除偏侧椎板直接植入。可以应用术中X线透视引导导管向头端的放置。可以在导管里注入碘造影剂如Omnipaque 300以使导管显影。弯曲导管时要逐渐进行以避免导管打折。

术后疼痛的治疗

虽然当病人离开手术室时会将泵灌满药物，但是，除非他们在手术之前一直用椎管内麻醉药，否则药物在脑脊液中达到平衡，发挥足够的疼痛控制功能通常需要数天时间。可以通过大剂量给药缓解上述情况的发生（硬膜外导管时给予3～4mg吗啡，鞘内导管时给予0.2～0.4mg）。

并发症

脑膜炎和呼吸衰竭是较罕见的并发症，可能出现脑脊液漏和脊髓性头痛。导管尖端的断裂和易位可能导致疼痛控制失败，但通常可通过手术进行矫正。

结果

90%以上的癌症性疼痛可得到明显改善。神经病性疼痛(如疱疹后疼痛、痛性糖尿病感觉性神经病）治疗成功率为25%～50%。

99.7.2 脑室内麻醉药

适应证

适用于其他治疗方法无效的癌症性疼痛（特别是头颈部）[13]、预期寿命小于6个月的病人。

方法

将脑室内导管与脑室穿刺装置（见章节97.8）相连，通过脑室穿刺装置鞘内注射0.5～1mg吗啡，通常可提供约24小时的镇痛作用。

并发症

▶ 副作用　眩晕、恶心呕吐。正确剂量下出现呼吸抑制的风险很小。一组52例病人的并发症包括[15]：储液囊细菌定植（4%)、导管易位（2%)、导管堵塞（6%)、术后脑膜炎（2%)。

结果

2个月时70%的疼痛可成功地得到控制，而之后由于对麻醉药的耐受，效果会逐渐减退。

99.8 脊髓刺激（SCS）

99.8.1 概述

SCS是一种有创的疼痛治疗手段，可用于治疗经过筛选的慢性下肢或轴性疼痛。已取代脊髓后柱刺激（DCS)。腹侧刺激时可减轻疼痛且并无DCS引起的感觉异常。刺激停止后仍能持续缓解疼痛，且不能被纳洛酮逆转。其确切的机制尚不清楚。

会诊

如果见到一例SCS的会诊：
1. 多学科治疗未能有效控制疼痛。
2. 按照适应证进行筛选（例如神经性疼痛，FBSS等)。
3. 慢性神经性肢体疼痛且没有明显的可被手术修复的结构性病变。
4. 只有试验性注射给药成功的病人才能永久性植入给药泵。

如果病人已有SCS装置，且受到的刺激进行过改变：
1. 进行影像学检查，确定导联位置是否改变或导联是否折断。
2. 检查发电机和导联的功能是否正常。
3. 如果装置功能正常，则重新设置程序。
4. 如果程序设置不成功，考虑检修。

99.8.2 适应证

SCS 最常用于缓解腿部的神经性疼痛。

FDA 批准的适应证包括：

1. 背部手术失败综合征（FBSS）（见下文）[14]：尤其是 LE 疼痛比背部疼痛严重者。
2. 复杂性区域性疼痛综合征（CRPS）（见下文），曾被称为“反射性交感神经营养不良”。

可能的适应证包括：

1. 糖尿病性神经病（见下文）。
2. 顽固性心绞痛（见下文）。
3. 开胸术后疼痛（肋间神经痛）。
4. 疱疹后神经痛。
5. 无法手术的外周血管病导致的疼痛性肢体缺血（见下文）。
6. 功能性：痉挛性轻瘫，肌张力障碍，膀胱功能障碍。

相对禁忌证包括：

1. 癌症性疼痛。
2. 预期寿命有限。
3. 主要为伤害性疼痛。
4. 多种药物滥用的病人。
5. 有精神病的病人。

99.8.3 技术

在病人清醒状态下，局部麻醉后进行试验性植入，以确定合适的刺激范围[15]。

硬膜外植入电极有两种方式：

1. 使用 Touhy 针经皮植入线样电极。
2. 通过椎板切除植入片状电极。

在 C1～C5 任意处植入 SCS 电极后：

- 位于 C1～C2 的电极通常可治疗颈部、肩部或上肢的疼痛。
- 从颈部至后背下部的中线躯干刺激通常很难缓解疼痛。
- 脊髓后柱刺激引起超过疼痛累及区域的刺痛性感觉异常，且电极置于脊髓背根硬膜外间隙。
- 通常在透视引导下在中线处植入电极；然而如果仅有单侧症状，应偏向受累侧植入导联。
- 通过 Tuohy 针在圆锥下任一水平进行穿刺，经皮植入胸导联。向嘴侧（头侧）仅需插入直至实现想要的覆盖范围。

- 通过 T9～T10 椎板切除术植入片状胸导联，直至导联向嘴侧经过 T8～T9 椎体水平[15]。

植入电极后，接下来几天使用外部发电机进行试验性刺激，以明确是否有效。如果疼痛显著减少超过 50%（采用 VAS 评分进行评估），则认为试验性治疗成功。对试验性治疗有反应的病人，则换用永久性刺激装置［使用内部植入式脉冲发电机（IPG)］。IPG 可能使用电池或可能可以充电，且可植入肋腹部、臀部或下腹部的皮下组织间隙。IPG 可从外部调整为“微调”刺激。

99.8.4 并发症

刺激装置相关总风险为 32%[15–17]。可能的并发症包括：

1. 导联移位：13%。更常见于经皮植入的和颈部的刺激器。
2. 导联断裂：9.1%。
3. 感染：3.5%。取出电极和（或）IPG 并使用抗生素。
4. 硬件故障：2.9%。
5. 额外刺激：2.4%。
6. 少见的并发症：CSF 漏，神经根性疼痛、干扰心脏起搏器以及神经功能缺损。

99.8.5 结果

治疗成功的主要衡量标准为疼痛持续减轻 >50%。

次要目标可能包括：健康相关的生活质量改善，对镇痛药物的需求减少，功能能力提高并且可以回归工作。

在对 410 例因不同指征植入 SCS 病人的回顾性分析中，平均随访时间为 96 个月，治疗成功率为 74%[18]。

99.8.6 可以治疗的特殊综合征

背部手术失败综合征（FBSS）

Σ

对于 FBSS，加行 SCS 后对疼痛的控制效果要优于单独的物理治疗或药物治疗。在 24 个月时，SCS 与再次手术在治疗根性疼痛方面效果相当，在 ADLs 或工作状态上也无差异。

在 PROCESS 试验[19]（脊髓刺激有效性的多中心前瞻性随机对照研究）中，100 例背部手术失败综合征病人被随机分为 SCS 联合传统药物治疗组（CMM）（52 例）和单用传统药物治疗组（48 例）。健康相关的生活质量通过 EuroQol-5D 问卷进行评估，6 个月时虽然总体医疗保险花费较高，但 SCS 组的结果更佳。在 24 个月的随访中，被随机分为 SCS 联合传统药物治疗组的病人主要终点事件发生率为 37%，但单用传统药物治疗组仅为 2%。

让病人进行自身交叉对照。交叉之后，SCS 联合传统药物治疗组的主要结局发生率为 47%（34/72），单用传统药物治疗组为 7%（1/15）（$P=0.02$）[20]。

在另一项前瞻性随机对照研究中，腰骶手术后的持续性或复发性神经根痛病人被随机分成再次手术组和 SCS 组。在平均 3 年的随访中，SCS 组所需的阿片类药物更少。SCS 组的 19 例病人中有 9 例自诉疼痛缓解满意，而再次手术组 26 例病人中仅有 3 例（$P<0.01$），两组病人在日常生活能力和工作状态上无差别。

SCS 组病人较少交叉至再次手术组（SCS 组 24 例中仅 5 例，而再次手术组中 26 例病人有 14 例，$P=0.02$）[21]。

在一项评估 SCS 成本效益的研究中，医疗保险会报销一部分 SCS 的初始费用。SCS 的中期至长期成本似乎比 FBSS 的其他治疗方案更加经济[22]。

复杂性区域性疼痛综合征

Σ

SCS 治疗 CRPS 在前几年可能有效，但 5 年随访时无明显疗效。

CRPS 是一种慢性疼痛疾病，以持续性致残性强烈酸痛或烧灼痛为特点。I 型为非特异性软组织疼痛，无已知的神经损伤。II 型继发于神经损伤（见章节 28.5）。自发性疼痛、痛觉过敏以及接触诱发痛与所诱发的刺激不成比例是 CRPS 的标志。导致这种不成比例的痛觉反应的病理生理机制尚不明确，且治疗选择十分有限。在一项随机临床试验中[23]，I 型 CRPS 病人被随机分为 SCS 联合理疗（PT）组（36 例病人）和单用 PT 治疗组（18 例病人）。36 例病人中 24 例的试验性 SCS 治疗有效并接受了植入。6 个月时，在 SCS + PT 治疗组中，以视觉模拟评分进行评估的疼痛强度减少了 2.4cm，而 PT 组仅为 0.2cm（$P<0.001$）。另外，39% 的 SCS+PT 组病人出现了“明显改善”的全面感知效应，PT 组为 6%（$P=0.01$）。仅有 SCS+PT 组出现了健康相关的生活质量改善。2 年随访时，SCS+PT 组的疼痛强度相对于基线值减少了 2.1cm，PT 组为 0（$P<0.001$），全面感知效应为“明显改善”的病人分别占 43% 和 6%（$P=0.01$）[24]。然而，这些效果在 5 年随访时都已不显著[25]。

外周血管疾病

Σ

SCS 对无法手术的肢体缺血性疼痛确有帮助，对压力性溃疡的愈合改善作用不肯定。

外周血管疾病可能造成临床上的肢体疼痛或缺血性溃疡。

对 6 个对照研究，近 450 例病人进行的综述中将 SCS+ 药物治疗和单用药物治疗进行了比较。尽管在溃疡愈合方面未见明显差异，但随访 12 个月后，CSC+ 药物治疗组镇痛药物的使用减少且能更好地挽救肢体功能（相对危险 =0.71）[26]。

心绞痛

Σ

在控制顽固性心绞痛和预防心肌梗死方面，SCS 与冠状动脉旁路移植效果相当。SCS 改善运动能力的机制未知。

在选择的病人中 SCS 能够减轻心绞痛并改善运动能力。

在一项前瞻性研究中，104 例病人因顽固性心绞痛接受 SCS 植入（平均随访 13 个月），73% 的病人每周心绞痛发作的次数相对于基线值降低了 50% 以上 [27]。

糖尿病性神经病

Σ

已知的数据有限，但对于糖尿病性神经病导致的难治性疼痛 SCS 不失为一种可行的治疗措施。尚需进一步研究。

尚没有较好的相关临床数据。有一些小样本研究的结果表明，在传统治疗失败的糖尿病性神经病病人中，大多数可以获得明显的疼痛缓解 [28–30]。

一项小样本前瞻性开放研究中，11 例糖尿病性神经病病人中有 9 例在接受 SCS 植入后 6 个月出现了明显的疼痛改善。疼痛视觉模拟评分从 77 降到了 34。微循环灌注与基线值相比没有明显改变 [30]。

99.9 深部脑刺激术（DBS）

刺激丘脑感觉核［腹后内侧核（VPM）或腹后外侧核（VPL)］可能对传入神经阻滞性疼痛综合征（痛性感觉缺失、脊髓损伤疼痛或丘脑疼痛综合征）有治疗作用。DBS 治疗慢性神经病性疼痛能使 25%～60% 的病人的疼痛减轻 40%～50%[31]。

脑室旁灰质（PVG）或导水管旁灰质（PAG）刺激对伤害感受性疼痛综合征的治疗效果更好，虽然因为经常会产生不愉快的副作用，PAG 刺激很少应用。另外，治疗有效率仅为 20%[32]，因此 FDA 未能批准其用于疼痛治疗。

丛集性头痛：下丘脑刺激可能有效，但还需要更大规模的试验和更长时间的随访[31]。

99.10 背根进入区（DREZ）毁损

99.10.1 概述

有报道称 DREZ 毁损具有多种适应证，但治疗效果最佳的病变包括：

1. 神经根撕脱引起的传入神经阻滞性疼痛[33–35]。这种情况最常见于摩托车事故中。
2. 疼痛围绕在最低未受损皮区、疼痛向下仅局限于数个皮区的脊髓损伤（SCI）（SCI 伴有损伤以下躯体和肢体弥散性疼痛者效果欠佳）。
3. 疱疹后神经痛（见章节 28.4）：通常最初治疗反应良好，但很多都在早期几个月之内复发，仅有 25% 存在长期的疼痛缓解。
4. 截肢术后幻肢痛：文献中存在一些支持意见，但其他学者认为这不是一个合适的治疗指征。
5. × 通常不用于癌性疼痛的治疗。

99.10.2 方法

通过影像学定位，在受累节段行椎板切除。剪开硬膜，在显微镜下通过上方或下方的后根确认 DREZ（也可以通过对侧后根进行镜像定位）。在撕脱神经根的同侧用射频电流进行毁损（多个节段需要毁损 50～60 次，每次毁损温度为 75℃、时间约为 15 秒），或者选择性切开最上端完全正常的神经根到最下端完全正常的神经根之间的范围。毁损针或刀片向内成角 30°～45°，深度为 2～3mm。在截瘫病人中，除 DREZ 毁损之外还可以联合行解剖学离断水平的脊髓切除[36]。

99.10.3 术后管理

卧床休息 3 天可以减少 CSF 漏的危险，还可以应用适合于多节段椎板切除的镇痛药物。

99.10.4 并发症

10% 的病人有同侧肢体无力（与皮质脊髓束有关）或本体感觉丧失（脊髓后柱），其中约一半为永久性（即 5%）。

99.10.5 结果

对于臂丛神经撕脱相关性疼痛，预期有 80%～90% 的病人长期出现明显的改善。截瘫合并损伤部位局限性疼痛者改善率为 80%，而疼痛累及病变以下身体各处者改善率仅为 30%。

（宋晓雯　译　刘兴炬　校）

参考文献

[1] Young RF, Kroening R, Fulton W, et al. Electrical Stimulation of the Brain in Treatment of Chronic Pain: Experience Over 5 Years. J Neurosurg. 1985; 62:389–396

[2] Shieff C, Nashold BS. Stereotactic Mesencephalotomy. Neurosurg Clin North Amer. 1990; 1:825–839

[3] Marshall KA. Managing Cancer Pain: Basic Principles and Invasive Treatment. Mayo Clin Proc. 1996; 71:472–477

[4] Krieger AJ, Rosomoff HL. Sleep-Induced Apnea. Part 1: A Respiratory and Autonomic Dysfunction Syndrome Following Bilateral Percutaneous Cervical Cordotomy. J Neurosurg. 1974; 39:168–180

[5] Sugar O. In Search of Ondine's Curse. JAMA. 1978; 240:236–237

[6] Schwartz HG. High Cervical Cordotomy. J Neurosurg. 1967; 26:452–455

[7] Nauta HJ, Soukup VM, Fabian RH, et al. Punctate midline myelotomy for the relief of visceral cancer pain. J Neurosurg Spine. 2000; 92:125–130

[8] Lobato RD, Madrid JL, Fatela LV, et al. Intraventricular Morphine for Intractable Cancer Pain: Rationale, Methods, Clinical Results. Acta Anaesthesiol Scand Suppl. 1987; 85:68–74

[9] Brazenor GA. Long Term Intrathecal Administration of Morphine: A Comparison of Bolus Injection via Reservoir with Continuous Infusion by Implantable Pump. Neurosurgery. 1987; 21:484–491

[10] Penn RD, Paice JA. Chronic Intrathecal Morphine for Intractable Pain. J Neurosurg. 1987; 67:182–186

[11] Shetter AG, Hadley MN, Wilkinson E. Administration of Intraspinal Morphine Sulfate for the Treatment of Intractable Cancer Pain. Neurosurgery. 1986; 18: 740–747

[12] Rippe ES, Kresel JJ. Preparation of Morphine Sulfate Solutions for Intraspinal Administration. Am J Hosp Pharm. 1986; 43:1420–1421

[13] Cramond T, Stuart G. Intraventricular Morphine for Intractable Pain of Advanced Cancer. J Pain Sympt Manage. 1993; 8:465–473

[14] Kumar K, Nath R, Wyant GM. Treatment of Chronic Pain by Epidural Spinal Cord Stimulation. J Neurosurg. 1991; 75:402–407

[15] North RB, Ewend MG, Lawton MT, et al. Spinal cord stimulation for chronic, intractable pain: superiority of "multi-channel" devices. Pain. 1991; 44:119–130

[16] Kumar K, Taylor RS, Jacques L, et al. Spinal cord stimulation versus conventional medical management for neuropathic pain: a multicentre randomised controlled trial in patients with failed back surgery syndrome. Pain. 2007; 132:179–188

[17] Cameron T. Safety and efficacy of spinal cord stimulation for the treatment of chronic pain: a 20-year literature review. J Neurosurg. 2004; 100:254–267

[18] North RB, Kidd DH, Zahurak M, et al. Spinal Cord Stimulation for Chronic, Intractable Pain: Experience Over Two Decades. Neurosurgery. 1993; 32:384–395

[19] Manca A, Kumar K, Taylor RS, et al. Quality of life, resource consumption and costs of spinal cord stimulation versus conventional medical management in neuropathic pain patients with failed back surgery syndrome (PROCESS trial). Eur J Pain. 2008; 12:1047–1058

[20] Kumar K, Taylor RS, Jacques L, et al. The effects of spinal cord stimulation in neuropathic pain are sustained: a 24-month follow-up of the prospective randomized controlled multicenter trial of the effectiveness of spinal cord stimulation. Neurosurgery. 2008; 63:762–70; discussion 770

[21] North RB, Kidd DH, Farrokhi F, et al. Spinal cord stimulation versus repeated lumbosacral spine surgery for chronic pain: a randomized, controlled trial. Neurosurgery. 2005; 56:98–106; discussion 106-7

[22] Taylor RS, Taylor RJ, Van Buyten JP, et al. The cost effectiveness of spinal cord stimulation in the treatment of pain: a systematic review of the literature. J Pain Symptom Manage. 2004; 27:370–378

[23] Kemler MA, Barendse GA, van Kleef M, et al. Spinal cord stimulation in patients with chronic reflex sympathetic dystrophy. N Engl J Med. 2000; 343:618–624

[24] Kemler MA, De Vet HC, Barendse GA, et al. The effect of spinal cord stimulation in patients with chronic reflex sympathetic dystrophy: two years' follow-up of the randomized controlled trial. Ann Neurol. 2004; 55:13–18

[25] Kemler MA, de Vet HC, Barendse GA, et al. Effect of spinal cord stimulation for chronic complex regional pain syndrome Type I: five-year final follow- up of patients in a randomized controlled trial. J Neurosurg. 2008; 108:292–298

[26] Ubbink DT, Vermeulen H. Spinal cord stimulation for non-reconstructable chronic critical leg ischaemia. Cochrane Database Syst Rev. 2005. DOI: 10.1002/14651858.CD004001.pub2

[27] Di Pede F, Lanza GA, Zuin G, et al. Immediate and long-term clinical outcome after spinal cord stimulation for refractory stable angina pectoris. Am J Cardiol. 2003; 91:951–955

[28] Tesfaye S, Watt J, Benbow SJ, et al. Electrical spinalcord stimulation for painful diabetic peripheral neuropathy. Lancet. 1996; 348:1698–1701

[29] Daousi C, Benbow SJ, MacFarlane IA. Electrical spinal cord stimulation in the long-term treatment of chronic painful diabetic neuropathy. Diabet Med. 2005; 22:393–398

[30] de Vos CC, Rajan V, Steenbergen W, et al. Effect and safety of spinal cord stimulation for treatment of chronic pain caused by diabetic neuropathy. J Diabetes Complications. 2009; 23:40–45

[31] Awan NR, Lozano A, Hamani C. Deep brain stimulation: current and future perspectives. Neurosurg Focus. 2009; 27. DOI: 10.3171/2009.4.FOCUS0982

[32] Coffey RJ. Deep brain stimulation for chronic pain: results of two multicenter trials and a structured review. Pain Med. 2001; 2:183–192

[33] Thomas DGT, Jones SJ. Dorsal Root Entry Zone Lesions (Nashold's Procedure) in Brachial Plexus Avulsion. Neurosurgery. 1986; 15:966–968

[34] Nashold BS. Current Status of the DREZ Operation: 1984. Neurosurgery. 1984; 15:942–944

[35] Friedman AH, Nashold BS. Dorsal Root Entry Zone Lesions for the Treatment of Brachial Plexus Avulsion Injuries: A Follow-up Study. Neurosurgery. 1988; 22:369–373

[36] Burchiel KJ, Favre J. Current Techniques for Pain Control. Contemp Neurosurg. 1997; 19:1–6

100 癫痫外科

100.1 适应证

20% 的病人尽管服用抗癫痫药（AED），但仍有癫痫发作。很多这样的病人可以通过手术来控制癫痫[1]。

癫痫发作必须极为严重，为药物难治性（可耐受的药物治疗至少持续 1 年），并对病人有致残作用。若尝试分别使用两种不同的 AEDs 进行大剂量单药治疗，并且尝试一次进行多药治疗均无效，则认为是药物难治性癫痫。

以下 3 种病人适于进行癫痫外科治疗[2]：

1. 部分性发作：
    1) 源自颞叶：为最大的手术治疗适宜人群（尤其是颞叶内侧型癫痫，此类病人通常具有药物难治性）。
    2) 源自颞叶以外。
2. 继发性全身性癫痫发作：如 Lennox-Gastaut 综合征。
3. 婴儿偏瘫综合征相关的单侧、多灶性癫痫。

100.2 术前评估

100.2.1 概述

所有的病人都应进行高分辨 MRI 检查以排除肿瘤、AVM、海绵状血管畸形、颞叶内侧硬化或海马病变。在大多数情况下，非侵袭性检查可进行病灶定位。

100.2.2 非侵入性评估技术

▶ 视频 - 脑电监测　需要术前行住院长期视频 - 脑电监测（表面电极）来确定临床致残性癫痫发作与特定脑电图异常的关系，并识别癫痫病灶。

▶ 高分辨 MRI　为可选的影像学检查。此项检查对于发现内侧颞叶硬化（MTS）的海马不对称以及神经元发育异常（例如皮质发育不良）[可造成复杂部分性癫痫发作（CPS）] 非常有效[3]。

▶ CAT 扫描　在癫痫发作后短期内静脉注射造影剂可出现癫痫病灶的强化。在癫痫发作间期的 CT 扫描可出现病灶侧的微弱强化[4]。

▶ PET 扫描（正电子发射断层扫描）　70% 的药物难治性 CPS 病人在发作间期行 ^{18}F- 脱氧葡萄糖（^{18}FDG）PET 扫描可发现在颞叶病灶同侧有代谢减低区（并未显示真正的癫痫病灶位置）。当 MRI 及 EEG 不能定位时，此方法可能有用。

▶ SPECT 扫描（单光子发射断层扫描） 在癫痫发作时可显示增加的血流从而有利于病灶定位。通常在癫痫发作后立刻注射 ^{99m}Tc- 六甲基丙烯胺肟（HMPAO）并在数小时内进行扫描[5]。

▶ MEG（脑磁图） 通过记录由神经元活动（电流）创建的磁场以显示大脑活动的功能影像技术[6]。同步的神经元电流诱导产生一个弱磁场。临床应用包括检测和定位癫痫病人的病理活动并定位功能区皮质用于术前外科手术规划，需要在一个磁屏蔽的房间内进行。

100.2.3 微创技术

▶ Wada 试验[7] 即颈内动脉异戊巴比妥试验。用以定位优势半球（具有语言功能的一侧）并评估无病变侧大脑半球孤立时保持记忆的能力。通常适用于待行大面积切除的病例[8]。通过选择性颈动脉置管（通常由神经介入医师操作）并注射短效巴比妥酸盐分别单独麻醉两侧大脑半球。

首先行血管造影来评估交叉血流并除外永存三叉动脉（变异原始三叉动脉）（见章节 2.2.6）。明显的交叉血流是麻痹优势血供（病人进入睡眠状态）的相对禁忌证。

Wada 试验在高流量 AVM 的情况下可能很不准确，而且，部分海马可能由后循环供血（无法通过颈内动脉注射进行麻痹）。

当为行癫痫手术而进行 wada 试验的过程中通常行 EEG 监测。当麻醉程度最深时病人可出现 δ 波。

技术：

- 告知病人将要进行的检查。
- 颈内动脉插管：通常从患侧开始。
- 嘱病人举起对侧手臂并维持该姿势。
- 向颈内动脉中快速注射 100～125mg 异戊巴比妥钠（Amytal®）（几乎在用药的同时起效，约 8 分钟后药效开始减弱，而高流量的 AVM 病人，药效可能在 2 分钟内减弱）。
- 通过评估举起的胳膊的运动功能（应为弛软状态）来确定注射的药量是否足够。
- 向病人展示物体图片，并要求其逐一大声说出名字并进行记忆，以此评估语言能力。
- 约 15 分钟后要求病人尽可能多地说出所记忆的图片中物体的名字，以此评估记忆功能。若感到有困难，可让其从一组图片（包含有未曾展示给他的其他图片）中挑选出所记忆的图片。
- 在另一侧重复上述步骤（在此后的注射中使用更低剂量的异戊巴比妥钠）。

100.2.4 需要进行手术的评估技术

▶ **通过有创电极检查 EEG** 适应证：术前评估中缺少单侧的或局部的电生理，需要植入侵入性电极以更好地定位癫痫病灶。

可选择的手术方式：

- 深部电极：
  - 立体定向植入电极。
  - 立体定向脑电图（sEEG）：20 世纪 50 年代在欧洲由 J.Talairach 和 J.Bancaud 普及，该技术能为难治性局灶性癫痫进行有创性定位。需要植入多个直角方向的深部电极，以定位癫痫灶[9–11]。
  - 2%～3% 的脑出血风险[8]。深电极感染风险[8]：2%～10%。
- 硬膜下网格状或条形电极：
  - 网格状电极经常用于手术外的功能定位（对儿童或智力迟钝的病人有帮助）。通过开颅手术放置硬膜下网格状电极。
  - 表面条形电极可以通过钻孔放置。
  - 用于术中功能定位的技术。

100.3 手术技术

100.3.1 基本操作

存在三种基本操作类型：切除、离断和刺激[1]。

1. 切除：
   1) 切除癫痫病灶：完全控制癫痫的可能性很高。在非功能区进行。癫痫必须为局灶性发作（若为多灶性发作，则不鼓励切除）。包括：
      - 治疗 MTLE 的颞叶前部切除术或杏仁核 - 海马切除术：见下文。
      - 新皮质切除：尤其是神经元迁徙异常者。
   2) 切除引起继发性癫痫（病灶性癫痫，例如肿瘤、AVM、海绵状血管畸形[12]等）的病变。在大多数情况下，癫痫病灶就位于该病变内或在其附近，但一些结构的病变却与癫痫发作无关。对于内侧颞叶的癫痫病灶，行病灶切除联合杏仁核海马切除术控制癫痫效果更佳[13]。
2. 离断：当功能区受累或欲分离两侧大脑半球电活动时使用。
   1) 切开胼胝体（胼胝体切开术）：当主要致残的癫痫发作类型为跌倒发作或治疗双侧多发病灶时使用（见下文）。
   2) 大脑半球切除术：用于单侧癫痫发作伴一侧大脑半球广泛病变而对侧出现显著的神经功能障碍。如果有皮质被保留，必须确保其在功能上已经去传入化（离断状态）。

- 解剖性大脑半球切除。
- 功能性大脑半球切除：保留基底节，孤立异常侧脑组织，癫痫控制率约为 80%（与解剖性大脑半球切除相似，但并发症较少）。

3) 多处软脑膜下横纤维切断[14]：用于治疗源自功能区皮质的部分性癫痫发作。切断皮质横纤维的间隔为 5mm，由此阻断了癫痫放电的水平传播而保留了垂直走向的功能纤维。

3. 刺激：通常适用于非切除的病人（定位不佳或手术失败）。这是可逆的、可调整的治疗方式。
4. 开环刺激：连续或间歇的盲目刺激。
   1) 迷走神经刺激（见章节 100.8.3）。
   2) 深部脑刺激（DBS）：
      - 丘脑中央中核[15]：更适用于全身强直阵挛性发作。
      - 双侧丘脑前核：治疗部分性癫痫发作[16]。
      - 海马[15]：治疗部分性癫痫发作。
5. 闭环刺激：对突发刺激作出反应（检测）。反应性皮层刺激（RNS）[17] 需要用于电刺激的接收电极和发送电极。

对于大多数植入的病人，神经刺激能减少 30%～40% 的癫痫发作。风险包括硬件故障，出血（通常与 VNS 不同），感染和刺激诱发的副作用。

100.3.2 麻醉事项

如果准备行术中脑皮层电流描记：

- 局部麻醉下：可使用的麻醉药物只有镇静剂（通常为芬太尼）和氟哌利多。
- 全身麻醉下：避免使用苯二氮䓬类及巴比妥类。

100.3.3 术中脑皮层电流描记法（ECoG）

硬膜下条状和（或）网格状电极对 ECoG 和运动 / 语言定位有作用。

可给予美索比妥（Brevitol®）以尝试引起癫痫发作：观察可疑病灶快速活动的下降。

100.3.4 术中皮层定位

见皮层定位技术（见章节 91.2）。

100.4 手术流程

100.4.1 胼胝体切开术

适应证及禁忌证

对于全身性运动性癫痫大发作，部分或全部切开可能是最有效的。对于简单或复杂性发作作用甚微。该方法适用于下列情况：

1. 频繁的无张力性癫痫发作（“跌倒发作”），姿势性张力丧失→跌倒并造成损伤[18]（胼胝体切开术后减少 70%），常见于 Lennox-Gastaut 综合征。
2. 可用于治疗全身性癫痫发作伴单侧大脑半球损伤（例如，婴儿偏瘫综合征）；半球皮质切除可能对该类型效果更好，而胼胝体切开可能会促进部分性癫痫发作。

   注意：建议行“功能性大脑半球切除术”而非“解剖学上的完全性”大脑半球切除术，以降低致残率和致死率[2]。
3. 部分没有可辨别、可切除病灶的全身性癫痫发作的病人。
4. × 禁忌证：对于语言及主力手支配中枢位于在对侧大脑半球（“交叉支配”）的病人，即使是部分切除，也可能发生主要的行为和（或）语言功能缺损。因此，建议对所有左利手的病人行 Wada 试验。

技术细节

切断胼胝体（CC）前 2/3（将发生分离综合征的风险最小化，见下文）可能比胼胝体完全切开更好（存在争议）。有些人主张在切开胼胝体的过程中行术中 EEG 直到常见的双同步放电变为不同步放电[19]。不需切断前连合。通常通过双额开颅（使用双侧冠状皮肤切口）进行。

可造成术后持续数周的语言功能下降或无动性缄默症。

矢状位 MRI 适于评估胼胝体的切开程度[20]。

分离综合征

对左侧大脑半球为优势半球的病人而言，表现包括：左侧触觉障碍，左侧运用障碍（可能类似轻偏瘫），假性偏盲，右侧嗅觉障碍，右手空间合成能力受损，导致复制复杂图像困难。语言自发性降低，失禁。

胼胝体切开的程度越大该综合征的发生率越高。若保留前连合可降低发生风险。病人需适应 2~3 个月，才能使日常活动的大部分功能恢复正常（神经心理检查可显示功能缺损）。

100.4.2 内侧颞叶癫痫（MTLE）

概述

80% 的药物难治性颞叶癫痫病灶位于内侧颞叶前部。大多数病人出现内侧颞叶结构的神经元缺失和神经胶质增生（内侧颞叶硬化，MTS），因此，可行标准的颞极切除（通常联合杏仁核海马切除）。在随机对照试验中，对于治疗药物难治性癫痫，前颞叶切除术（ATL）优于药物治疗。一年的结果显示，对于难治性癫痫病人，与单用药物治疗相比，ATL 能够减少癫痫发作并改善生活质量[21]。

切除的范围（不造成明显的神经功能缺失）

注意：这些做法通常是安全的，但不同病人之间变异很大，只有进行术中定位才能可靠地确定语言中枢的位置[22]。多数研究中心保留颞上回[23]。沿颞中回进行下列测量：

1. 优势侧颞叶：最多可切除 4～5cm。过度切除可损伤语言中枢，而后者是难以通过视觉来进行可靠定位的。
2. 非优势侧颞叶：切除可达 6～7cm。轻微的过度切除可导致部分对侧上象限同向性偏盲。切除 8～9cm 可导致完全的象限盲。

或者，可使用术中脑皮层电流描记法来引导切除电活动异常的区域。

切除应当在软膜下进行，以避免损伤大脑中动脉分支。

100.4.3 选择性海马杏仁核切除术（SAH）

据 Penfield 和 Baldwin 描述，最初用前颞叶切除术来治疗颞叶癫痫。1958 年，Niemeyer 描述了一种通过颞中回到达海马和杏仁核的更具选择性的手术入路[24]。直至 30 年后才对选择性杏仁体海马切除术进行了改良。SAH 的目标是消除致癫痫病灶，同时尽量减少对邻近神经血管结构和白质纤维束的破坏。影像导航非常有帮助。最近的研究已将标准 ATL 与 SAH 进行了比较，并发现两种技术在癫痫缓解方面具有相似的疗效，但与 ATL 相比，SAH 能够改善神经心理[25,26]。

三种基本入路：

1. 经皮质：颞下回入路（ITG）。该方法经环锯开颅最小入路实施 SAH[27]。
2. 经侧裂：需要进行翼点开颅。更局限，更容易损伤侧裂内大脑中动脉的M 1 段[28]。
3. 经颞下：通过颞窝入路达到内侧结构[29,30]。

100.5 癫痫手术的风险

多数风险与下列因素相关[31]。

1. 切除皮层的关键区。
2. 在皮层切除时损伤髓核［投射纤维、联络纤维和（或）连合纤维］：颞叶切除后最常见的功能缺损为对侧（同向性）上象限偏盲（亦称为“空中馅饼”样缺失，原因是损伤 Meyer 环，在此处视放射中上部视野的纤维朝向颞极方向轻度向嘴侧“弯曲”；见图 32-1)。
3. 损伤了切除区域的血管可导致供血区缺血性损害：尤其是颞叶切除时对侧裂血管分支的损害，内侧颞叶切除术中损伤脉络膜前动脉导致偏盲，以及胼胝体切开时损伤大脑前动脉分支。
4. 对邻近脑神经的损害：尤其是海马切除术中对位于小脑幕内侧的第三对脑神经的损伤。

100.6 MRI 引导的经腔隙激光热治疗（MRGLITT）

激光诱导的热治疗间质使用热能破坏 DNA 并引起蛋白质变性以诱导细胞死亡。目前的治疗方法需要同时行 MRI 立体定向导航并获取消融病变的实时反馈[32,33]。该技术被认为比显微外科手术侵入性更小，主要优点是术后恢复期较短。该技术已被用于病灶性和非病灶性癫痫，初步癫痫控制率为 60%～70%。目前没有长期随访数据。

100.7 癫痫手术的术后管理

1. ICU 观察 24 小时。
2. 对于术后即刻发生的癫痫（“蜜月期癫痫”），若为短暂的全身性发作可不必处理，否则需静脉应用适量的苯妥英或苯巴比妥。
3. 术前静脉给予 10mg 地塞米松 (Decadron®)，此后每 8 小时一次 (激光消融或放射外科延长减量时间)。
4. 即使术后无癫痫发作，抗癫痫药亦应继续使用 1～2 年。
5. 出院后：术后 6～12 个月进行神经心理评估。

100.8 预后

改良 Engel 分类预后见表 100-1[34]。

表 100-1 癫痫手术预后的改良 Engel 分类

分级	描述
Ⅰ	无癫痫发作或仅有发作先兆
Ⅱ	罕见致残性癫痫（每年 <3 次复杂部分性癫痫）
Ⅲ	癫痫减少效果满意
Ⅳ	癫痫改善的效果不佳

100.8.1 癫痫病灶切除术的预后

癫痫手术的最大疗效在于减少癫痫发作频率[23]；然而，任何手术都有可能无效。

通常在术后1个月、3个月和6个月评估癫痫的控制程度，此后每年评估一次。通常在术后3个月行MRI检查以评估手术切除的程度。多数病人须在术后服用2年抗癫痫药，若一直没有癫痫发作复发可考虑停药。

癫痫发作复发：尽管可能有迟发性癫痫发生，90%的复发性癫痫都在2年内复发。

术后2年，在继续服用AED的病人中：50%不再有癫痫发作，80%的发作频率减少了50%以上。

对于优势半球颞叶切除的病人，若无术中监测，出现轻度失语的风险为6%，显著的记忆功能障碍的发生率约为2%。

100.8.2 癫痫放射外科

立体定向放射外科被认为是耐药性癫痫的有效治疗，可能比切除术的致残率低[35,36]。治疗MTLE后的癫痫完全缓解率约为65%（延迟至术后约6~12个月才会出现治疗反应）。潜在的长期并发症仍然值得关注（放射性坏死）[37]。

100.8.3 迷走神经刺激（VNS）

在颈部迷走神经外包裹电极，将电极与植入体内的可调控发电机相连，刺激迷走神经以减少癫痫发作的频率。和很多抗癫痫药物一样，其作用机制尚未完全明确。

适应证：虽然已用于耐药性抑郁症和其他精神性疾病的治疗（超说明书应用），但FDA批准的适应证仅包括用作年龄大于12岁、药物治疗无效的部分性癫痫发作病人的辅助性治疗。

并发症：主要的手术风险是暂时性或永久性的声带麻痹。

结局：在一篇关于12例VNS病人的12年回顾性综述中[38]，在1年时癫痫发作频率平均减少了26%，5年时减少30%，12年后减少52%。

（宋晓雯　译　刘兴炬　校）

参考文献

[1] Engel JJ. Surgery for Seizures. N Engl J Med. 1996; 334:647–652
[2] National Institutes of Health Consensus Development Conference. Surgery for Epilepsy. JAMA. 1990; 264: 729–733
[3] Barkovich AJ, Rowley HA, Anderman F. MR in Partial Epilepsy: Value of High-Resolution Volumetric Techniques. AJNR. 1995; 16:339–343
[4] Oakley J, Ojemann GA, Ojemann LM, et al. Identifying Epileptic Foci on Contrast-Enhanced CAT Scans. Arch Neurol. 1979; 36:669–671
[5] Harvey AS, Hopkins IJ, Bowe JM, et al. Frontal Lobe Epilepsy: Clinical Seizure Characteristics and Localization with Ictal ^{99m}Tc-HMPAO SPECT. Neurology. 1993; 43:1966–1980
[6] Tovar-Spinoza ZS, Ochi A, Rutka JT, et al. The role of magnetoencephalography in epilepsy surgery. Neurosurg Focus. 2008; 25. DOI: 10.3171/FOC/200 8/25/9/E16
[7] Wada J, Rasmussen T. Intracranial Injection of Amytal for the Lateralization of Cerebral Speech Dominance. J

Neurosurg. 1960; 17:266–282
[8] Queenan JV, Germano IM. Advances in the Neurosurgical Management of Adult Epilepsy. Contemp Neurosurg. 1997; 19:1–6
[9] Bancaud J, Angelergues R, Bernouilli C, et al. Functional stereotaxic exploration (SEEG) of epilepsy. Electroencephalogr Clin Neurophysiol. 1970; 28:85–86
[10] Talairach J, Bancaud J, Bonis A, et al. Surgical therapy for frontal epilepsies. Adv Neurol. 1992; 57:707–732
[11] Gonzalez-Martinez J, Mullin J, Vadera S, et al. Stereotactic placement of depth electrodes in medically intractable epilepsy. J Neurosurg. 2014; 120: 639–644
[12] Cohen DS, Zubay GP, Goodman RR. Seizure outcome after lesionectomy for cavernous malformations. J Neurosurg. 1995; 83:237–242
[13] Jooma R, Yeh H-S, Privitera MD, et al. Lesionectomy versus Electrophysiologically Guided Resection for Temporal Lobe Tumors Manifesting with Complex Partial Seizures. J Neurosurg. 1995; 83:231–236
[14] Morrell F, Whisler WW, Bleck TP. Multiple subpial transection: A new approach to the surgical treatment of focal epilepsy. J Neurosurg. 1989; 70:231–239
[15] Velasco M, Velasco F, Velasco AL. Centromedian-thalamic and hippocampal electrical stimulation for the control of intractable epileptic seizures. J Clin Neurophysiol. 2001; 18:495–513
[16] Fisher R, Salanova V, Witt T, et al. Electrical stimulation of the anterior nucleus of thalamus for treatment of refractory epilepsy. Epilepsia. 2010; 51: 899–908
[17] Morrell MJ. Responsive cortical stimulation for the treatment of medically intractable partial epilepsy. Neurology. 2011; 77:1295–1304
[18] Gates JR, Leppik IE, Yap J, et al. Corpus Callosotomy: Clinical and Electroencephalographic Effects. Epilepsia. 1984; 25:308–316
[19] Marino R, Ragazzo PC, Reeves AG. Epilepsy and the Corpus Callosum. NewYork: Plenum Press; 1985:281–302
[20] Bogen JE, Schultz DH, Vogel PJ. Completeness of Callosotomy Shown by MRI in the Long Term. Arch Neurol. 1988; 45:1203–1205
[21] Wiebe S, Blume WT, Girvin JP, et al. A randomized, controlled trial of surgery for temporal-lobe epilepsy. N Engl J Med. 2001; 345:311–318
[22] Ojemann GA, Engel J. Surgical Treatment of the Epilepsies. New York: Raven Press; 1987:635–639
[23] Ojemann GA. Surgical Therapy for Medically Intractable Epilepsy. J Neurosurg. 1987; 66:489–499
[24] Niemeyer P, Baldwin M, Bailey P. The transventricular amygdala-hippocampectomy in temporal lobe epilepsy. In: Temporal Lobe Epilepsy. Springfield: Charles C Thomas; 1958:461–482
[25] Paglioli E, Palmini A, Portuguez M, et al. Seizure and memory outcome following temporal lobe surgery: selective compared with nonselective approaches for hippocampal sclerosis. J Neurosurg. 2006; 104: 70–78
[26] Wendling AS, Hirsch E, Wisniewski I, et al. Selective amygdalohippocampectomy versus standard temporal lobectomy in patients with mesial temporal lobe epilepsy and unilateral hippocampal sclerosis. Epilepsy Res. 2013; 104:94–104
[27] Duckworth EA, Vale FL. Trephine epilepsy surgery: the inferior temporal gyrus approach. Neurosurgery. 2008; 63:ONS156–60; discussion ONS160-1
[28] Yasargil MG, Krayenbuhl N, Roth P, et al. The selective amygdalohippocampectomy for intractable temporal limbic seizures. J Neurosurg. 2010; 112: 168–185
[29] Hori T, Tabuchi S, Kurosaki M, et al. Subtemporal amygdalohippocampectomy for treating medically intractable temporal lobe epilepsy. Neurosurgery. 1993; 33:50–6; discussion 56-7
[30] Park TS, Bourgeois BF, Silbergeld DL, et al. Subtemporal transparahippocampal amygdalohippocampectomy for surgical treatment of mesial temporal lobe epilepsy. Technical note. J Neurosurg. 1996; 85:1172–1176
[31] Crandall PH, Engel J. Cortical Resections. In: Surgical Treatment of the Epilepsies. New York: Raven Press; 1987:377–404
[32] Willie JT, Laxpati NG, Drane DL, et al. Real-time magnetic resonance-guided stereotactic laser amygdalohippocampotomy for mesial temporal lobe epilepsy. Neurosurgery. 2014; 74:569–84; discussion 584-5
[33] Curry DJ, Gowda A, McNichols RJ, et al. MR-guided stereotactic laser ablation of epileptogenic foci in children. Epilepsy Behav. 2012; 24:408–414
[34] Engel J, Van Ness PC, Rasmussen TB, et al. Outcome with respect to epileptic seizures. In: Surgical Treatment of the Epilepsies. 2nd ed. New York: Raven Press; 1993:609–621
[35] Barbaro NM, Quigg M, Broshek DK, et al. A multicenter, prospective pilot study of gamma knife radiosurgery for mesial temporal lobe epilepsy: seizure response, adverse events, and verbal memory. Ann Neurol. 2009; 65:167–175
[36] Regis J, Rey M, Bartolomei F, et al. Gamma knife surgery in mesial temporal lobe epilepsy: a prospective multicenter study. Epilepsia. 2004; 45:504–515
[37] Vale FL, Bozorg AM, Schoenberg MR, et al. Long-term radiosurgery effects in the treatment of temporal lobe epilepsy. J Neurosurg. 2012; 117:962–969
[38] Uthman BM, Reichl AM, Dean JC, et al. Effectiveness of vagus nerve stimulation in epilepsy patients: a 12-year observation. Neurology. 2004; 63:1124–1126

101 放射治疗（XRT）

101.1 概述

电离辐射由电磁波谱的一部分组成，包括X线、γ 射线（两者都是电磁辐射，并通过光子来传递能量）和粒子放射（比如质子）。XRT 治疗肿瘤的目的是引起细胞死亡或阻滞细胞复制。光子通过光电效应（输送的能量较低，<0.05MeV)、Compton 散射（输送的能量较高，0.1～10MeV，例如线性加速器和咖玛刀）或电子偶的产生（输送的能力最高）传送大量能量以达成这一目的[1]。在 Compton 效应中，光子和一个原子的初次碰撞产生一个自由电子，然后使其他原子离子化并破坏化学键。当有水存在时，通过间接的电力作用对辐射能的吸收产生自由电荷（包含一个不成对的电子），从而引起肿瘤细胞的损伤（通常通过破坏 DNA 来实现）。

见辐射剂量和单位的讨论（见章节 12.5)。

101.2 传统外放射

101.2.1 分割放疗

总的放射剂量是通过分次给予一系列小而短暂的放射来实现的，这是一种提高控制率（即受 XRT 作用的肿瘤细胞和正常细胞的比例）的手段。放射损伤与放射剂量、暴露时间和暴露区域有关。放射肿瘤学家将放射生物学归纳为四个“R”[2]：

1. 亚致死损伤的修复。
2. XRT 前缺氧的肿瘤细胞的再氧化：有氧的细胞比缺氧的细胞更加敏感，因为氧可与不成对的电子结合而形成过氧化物，过氧化物比自由基更稳定也更致命。
3. 治疗后肿瘤细胞的再增殖。
4. 细胞周期中细胞的重新分布：处于分裂期的细胞最敏感。

101.2.2 剂量

分割放疗的生物学有效剂量常通过线性二次方程（LQ- 模型）来建模，见公式 101-1，其中 n= 放射次数，d= 每次剂量，α 和 β 因子用来描述细胞对放射的反应，早期反应组织（如肿瘤细胞）的 α／β 比值高，≥10，迟发反应组织（有丝分裂静止）(如正常脑组织和 AVM）的比值低，≤3。

线性二次方程：

$$生物学有效剂量(BED)(Gy) = n \times d \times \left[1+\frac{d}{(\alpha/\beta)}\right] \qquad (公式 101-1)$$

101.2.3 颅脑放射

概述

肿瘤术后（开颅或者脊髓手术），大多数医师建议等待7~10天后再对手术部位进行XRT（待手术创伤开始愈合）。

两种CNS肿瘤放疗后可完全缓解，但以后容易复发，即：

1. 淋巴瘤。
2. 生殖细胞肿瘤。

放射性损伤和坏死

概述

放射性坏死(RN)在临床和影像学表现上均与肿瘤复发(或重新生长)相似。由于预后和治疗方法不同，使得对肿瘤复发和RN的鉴别至关重要。

病理生理学

由于放射线对于快速分裂的细胞有选择性的毒性，CNS的正常细胞中对于放射线最敏感的是血管内皮细胞（6~10个月更新一次）和少突胶质细胞。血管损伤可能是影响对颅脑XRT耐受性的主要限制因素[3]。当同时进行化疗时（尤其是甲氨蝶呤），较低剂量的XRT即可引起损伤。

副作用的原因

XRT引起副作用的机制不明确，可能是由于：

1. 对血管内皮的损害：对脑脉管系统的影响与对全身血管的影响大为不同[3]。
2. 神经胶质的损伤。
3. 免疫系统的作用。

放射的副作用表现在3个阶段[4]：

1. 急性：出现在治疗期间。罕见。常表现为已有症状的加重，可能继发于脑水肿。此时应增加激素用量。
2. 迟发性早期：出现在XRT治疗结束后几周至2~3个月。脊髓中表现为莱尔米征（Lhermitte征），在大脑中表现为放射后的嗜睡和记忆障碍。
3. 迟发性晚期：出现在3个月至12年（最常见于3年内）。由于小动脉损伤→血栓性闭塞→脑白质萎缩或明显的凝固型坏死。

放射作用的表现：

1. 认知功能下降。
   1) XRT可能导致痴呆[5]，XRT后1年内即可出现。当总放射剂量为 25～39Gy，分次放疗每次剂量 >300cGy 时发生率更高[6]。

2) 儿童：IQ 评分可能会降低约 25 分，尤其当全脑 XRT 剂量 >40Gy 时。7 岁之前接受放疗的儿童，其 IQ 可有明显下降，但是即使在年龄更大的儿童中也可能会出现更细微的认知功能缺损[7]。

2. 放射性坏死。
3. 前视路的损伤。
4. 下丘脑 - 垂体轴的损伤→垂体功能低下→儿童生长迟缓；见垂体的放射性损伤（见章节 44.3）。
5. 原发甲状腺功能减退（尤其在儿童中）。
6. 可能诱导形成新的肿瘤：放疗后发生率增加的肿瘤最常见的是胶质瘤（包括胶质母细胞瘤[8]），脑膜瘤[9]，及神经鞘瘤[10]。外放射治疗（EBRT）后有发生颅底肿瘤的报道[11]。
7. 恶性转化：如听神经瘤行立体定向放射外科（SRS）治疗后（见章节 40.1）。
8. 脑白质病：XRT 和氨甲蝶呤联合治疗 4～12 个月后出现的严重的脱髓鞘 / 坏死反应。尤其是患有急性淋巴细胞性白血病（ALL）的儿童和患有原发性中枢神经系统（CNS）肿瘤的成人。

评估（鉴别 RN 和肿瘤复发）

Greenberg 的个人观点

多年来一直在进行关于鉴别放射性坏死和复发高级别胶质瘤的方法的研究。下文列出了其中一些方法，但没有方法能被证明是完全可靠的。活检一般能发现肿瘤细胞。是否再次手术通常取决于是否有持续进展的占位效应（无论是肿瘤还是放射性坏死）、病人的神经功能状况，预期寿命，以及病人自身意愿等。

CT 和 MRI

在某些情况下不能可靠地鉴别放射性坏死和肿瘤（特别是星形细胞瘤；放射性坏死偶尔有类似胶质母细胞瘤的表现）。

MR 波谱分析（见章节 13.2.13）能够可靠鉴别单纯的肿瘤（胆碱峰升高）和放射性坏死（胆碱峰较低），但是对于混合性肿瘤 / 坏死的鉴别却不够可靠[12]。

DWI：复发肿瘤的平均 ADCs 较低 [$(1.18 \pm 0.13) \times 10^{-3}$mm/s]，而坏死为 $(1.4 \pm 0.17) \times 10^{-3}$mm/s[13]（并非所有病例都与活检结果相符合）。

脑部核素扫描

文献曾报道了一些成功应用 ^{201}Tl 和 ^{99m}Tc 脑扫描的案例。

计算机放射性核素检查

PET（正电子发射断层成像）扫描：由于发射正电子的核素的半衰期短，PET 扫描需要使用附近的螺旋加速器来产生放射性药物，因此费用昂贵。应用 ^{18}F-氟脱氧葡萄糖（FDG），使局部的葡萄糖代谢被成像显示，通常在复发性肿瘤中增强，在放射性坏死中则降低。其特异性对于鉴别复发肿瘤和 RN>90%，但敏感性可能过低以至于不够可靠[14]。氨基酸示踪剂如 ^{11}C-蛋氨酸和 ^{18}F-酪氨酸可被大多数脑肿瘤摄取[15]，特别是胶质瘤，也可用来帮助鉴别肿瘤和坏死。将 PET 扫描和 MRI 结合可提高准确性[16]。

SPECT（单正电子发射计算机断层成像）："穷人的 PET 扫描"。应用放射性标记的苯丙胺，其摄入依赖于完整的神经元和脑血管的情况（包括血－脑屏障），放射性核素摄取的降低提示坏死，而复发肿瘤摄取不会降低。

治疗

各种辐射毒性造成的症状在初期都对激素有效。

如果占位效应引起了病情恶化，不论是由于肿瘤复发还是造成坏死，都可以再次手术切除；应根据病人的 Karnofsky 评分决定是否进行手术（见章节 85.1）。尽管再次手术对病人有某些益处，但大多数有关再手术的研究都有一定偏倚，因为进行再手术的对象总是一般状况比较好的病人。

其他治疗手段包括：高压氧和抗凝治疗。

若肿瘤复发（与 RN 相反）可考虑继续进行放疗（外放射、间质内近距离放疗或 SRS）或者化疗。

预防

放疗对组织的损伤决定于放射总剂量、分割放疗的次数（小剂量放疗次数越多损伤越小）以及每次放疗剂量。

关于正常脑组织对 XRT 的耐受性有很多的研究。据估计，6.5～8 周内总剂量为 65～75Gy 的放疗，每周 5 次分次进行，通常都可以耐受（总剂量 60Gy 的 XRT 在 6 周内分 30 次进行，约 5% 的病人会出现放射性坏死）。其他的研究表明，对于总量 45Gy 分 10 次，60Gy 分 35 次及 70Gy 分 60 次进行的 XRT 均可耐受[4]。

101.2.4 脊髓放射

概述

大多数脊柱肿瘤为转移癌。没有证据表明脊柱转移癌的任何治疗能延长生存期。因此，不管是何种治疗方式，治疗目标是缓解疼痛和功能保护。

放疗（XRT）是脊柱转移癌的主要治疗方式。即使不是"放疗敏感"的肿瘤也能对 XRT 有反应。

典型脊髓放射

对于多数转移性脊柱肿瘤，常进行传统的放射治疗（即非立体定向放射外科），常用剂量为 30Gy，分 10 次以上进行。

紧急脊髓放射

对于肿瘤导致的急性脊髓麻痹，如果不考虑急诊手术治疗，对于淋巴瘤、多发性骨髓瘤以及小细胞（神经内分泌）癌（但并非标准治疗），分割放疗的首次放射剂量可为 8Gy。

副作用

1. 放射性脊髓病：见下文。
2. 影响胃肠道而引起：恶心、呕吐、腹泻。
3. 骨髓抑制。
4. 儿童生长迟缓[17]。
5. 有发生脊髓海绵状血管畸形的风险（见章节 79.6）。

放射性脊髓病

放射性脊髓病（RM）通常出现在为了治疗脊髓外的肿瘤将脊髓包括在 XRT 范围内的病人中，包括乳腺、肺、甲状腺及硬膜外的肿瘤。治疗乳腺癌时对于腋窝区域的放射可引起放射性神经病（见章节 31.5.4）。在下肢，治疗骨肿瘤（如股骨）或盆腔肿瘤的 XRT 可造成腰神经丛病。除永久性改变外，放射治疗还可导致脊髓水肿，但放疗完成后可得到缓解。

流行病学

因该病常延迟起病，且有恶性肿瘤需要放疗的病人生存时间较短，预测发病率较困难。

尽管胸髓暴露于 XRT 的频率更高，大多数报道的病例都累及颈髓（可能是因为与肺癌相比，对头部和颈部进行 XRT 的剂量较大而且病人的生存时间较长）[18]。从放疗结束到出现症状的时间间隔通常约为 1 年（报道范围：1 个月至 5 年）。

与放射性脊髓病的发生有关的重要因素包括[18]：

1. 应用率（可能是最重要的因素）。
2. 放射总量。
3. 脊髓防护的程度。
4. 个体的易感性和差异性。
5. 接受放射的组织的量。
6. 接受放射区域的血供。
7. 放射源。

病理生理学

XRT 引起放射性脊髓病的机制有：

1. 对细胞的直接损伤（包括神经元）。

2. 血管改变，包括内皮细胞增生→血栓形成。

3. 胶原纤维的玻璃样变。

临床表现

放射性脊髓病的临床分型 可分为 4 种临床类型，见表 101-1。

表 101-1 放射性脊髓病的类型

分型	描述
1	良性；常在 XRT 数月后出现（据报道，可迟至 1 年）。常在数月内完全缓解；有轻度的感觉症状（常为 Lhermitte 征）而无客观的神经系统的异常
2	损伤前角细胞→上下肢出现下运动神经元损伤的体征
3	仅见于所接受放射剂量大于正常 XRT 的实验动物；由于损伤血管可在数小时内造成脊髓的完全损伤
4	常见的类型；慢性进展性脊髓病（见下文）

起病常较隐匿，但也有突然发病者。表现常类似于髓外病变，首先出现的症状通常为：下肢的感觉异常和感觉减退以及 Lhermitte 征。然后出现下肢的痉挛性无力伴反射亢进。脊髓半切综合征（Brown-Séquard 综合征）并不常见。

约 50% 出现放射性脊髓病的病人还合并有需要扩张的食管狭窄从而引起吞咽困难（吞咽困难常提示有脊髓病）。

评估

主要是排除性诊断。影像学（CT、脊髓造影）表现是正常的。MRI 可能显示脊髓的梗死。以往的放疗史最关键。鉴别诊断包括急性偏瘫或四肢瘫（见章节 89.4）。

预后

第 4 型 RM 的预后差。通常进展为完全的（或近全的）脊髓损伤。偏瘫和（或）累及括约肌均提示预后不良。

预防

推荐的最大脊髓放射剂量取决于放射范围的大小及医师的选择；使用大放射野技术（>10cm 的脊髓）、42 天内剂量≤3.3Gy（每周 0.55Gy），则出现放射性脊髓病的风险是可忽略的；而对于小放射野技术，则 42 天剂量应≤4.3Gy（每周 0.717Gy）。如果分割放疗间隔时间较长则可以安全给予更大剂量。推荐的上限为每次 0.2Gy。

101.3 立体定向放射外科和放射治疗

101.3.1 概述

要 点

- 立体定向放射外科（SRS）：对立体定向定位的直径≤3cm 的目标病变采用单次大剂量放疗，周围组织的射线量很低。可分为单次放疗或多达 5 次的分割放疗。
- 立体定向放射治疗（SRT）采用大分割放疗剂量（分 2~5 次），并且目标病变可能较大。
- SRS 和 SRT 都可通过合适的线性加速器（LINAC Scalpel，CyberKnife® 等）进行，将来自多发放射源（Gamma Knife®）的光束或质子和重电荷粒子束瞄准目标病变。

立体定向放射外科（SRS）

Lar sleksell 在 1951 年创造了“放射外科”这一术语[19]。它是指用多个交叉的光束替代电极或“刀”（手术刀），其能穿过完整颅骨并在颅内目标病变处汇集。交叉点（“等中心点”）处的辐射剂量高于其外部，并且剂量急剧下降，使得相邻组织仅受单个入射光束的最小辐射。当与能将光束瞄准颅内目标的可靠方法（例如，使用立体定位框架系统和三维成像）相结合时，该技术即被称为立体定向放射外科手术。

最初其目的为在功能障碍的特定核团或通路上造成坏死性病变，随后证实亚坏死剂量可以触发肿瘤和血管中的细胞反应，这能导致肿瘤缩小或使肿瘤得到控制，也可以造成血管畸形的闭塞。

常规放射治疗利用了放射生物学的“R’s”（见章节 101.2.1）。相反，SRS 对治疗目标病变（如损伤肿瘤或血栓 AVM）或保护正常组织具有高精确度和准确度。

立体定向放射治疗（SRT）

固定和点传递成像技术的方法使在需要时将立体定向放射分为单独几个疗程进行（称为分割放疗）成为可能。许多研究者将其称为立体定向放射治疗（SRT）。SRT 的准确定义是随着时间演变的，有研究将其描述为常规分割放疗（每次 1.8~2Gy）。然而，大多数研究者认为 SRT 为大分割放疗（低分次照射），通常少于 5 次（见下文）。

分割放疗利用正常组织与肿瘤对辐射的不同反应，见放射生物学的 4 个“R”（见章节 101.2.1）。分割放疗的价值对于增殖率高但修复亚致命性 DNA 损伤的能力较差的组织（公式 101.1 中 α/β 比值高）更为明显[20]。然而，在常规分割放疗中可更直接地应用这些模型；其在单次或低分次照射方法中的应用是目前研究的热点。

分割放疗中不能使用传统的立体定位框架。因此 SRT 采用了多种固定病人的技术，包括热塑性面罩，牙齿印模咬合块和其他可再定位的框架系统。面罩系统的位移误差可高达 2～8mm；然而这些不确定性可以通过室内成像系统来减小，如能够帮助进行病人定位的锥形束 CT（CBCT）、放疗分次内运动监测技术如正交千伏级 X 线、表面跟踪系统和红外标记跟踪系统。

SRS 和 SRT 之间的模糊区别

虽然一些研究者坚持 SRS 需单次完成，但是在 2007 年 AANS/CNS/ASTRO 扩展了当前的定义，使其也囊括了“使用刚性连接的立体定向引导装置，其他固定装置和（或）立体定向影像导航系统等在有限次数内（最多可达 5 次）完成”的放射外科操作[21]。

在美国，为了计算费用，Medicare 使用的 cpt 码将 SRS（用于脑和脊椎）[22,23] 描述为一期放射治疗，然而 SBRT（立体定向身体放射治疗）则为不超过 5 次的体内放射治疗。对于≥5 次的放疗，Medicare 认为其是调强放射治疗（IMRT)。

SRS 技术的比较

进行 SRS/SRT 的各种方法都已投入临床使用。主要分三类（根据放射源不同）：伽马刀、线性加速器和重带电粒子放射手术。从本质上来说，线性加速器（X 线）中使用电能产生的光子与放射性衰变（伽马射线）产生的光子之间没有区别。

▶ *γ 刀放射外科* 最初，γ 刀（GK）的放射源是 201 个 ^{60}Co 源的 γ 衰减，其与内准直器相结合以引导产生的光子束。外部准直器安装在治疗床上，每个外部准直器有 4mm、8mm、14mm 或 18mm 4 种不同直径的光束孔径。固定在病人头部的立体定位框架位于准直器内，使治疗区域位于治疗单元的焦点处。可以设定几个停留位置（“位点”或“等中心点”）以将放射剂量分布到形状不规则的目标中。

新的 GK 模型 Perfexion® 中，192 个 ^{60}Co 源分布在 8 个扇区上，连接到扇形驱动电机，使放射源沿着完全内置的钨准直器移动。这使每个扇区可以在“home”，4mm、8mm、16mm 准直器或屏蔽位置间移动。该设计可以混合使用不同直径的光束以帮助优化剂量分布。γ 刀专门用于颅内和上颈部病变，最适合较小的病变（直径 <3cm)。

随着 γ 源老化，输出下降，治疗时间必然变长。最终，必须替换 γ 源，这是一个耗时且昂贵的过程。

▶ *线性加速器的放射外科* 线性加速器（linacs）通过加速电子并引导它们撞击具有高原子序数的物质而产生 X 线。X 线源和光束准直器安装在旋转台架上，设定一个固定的等中心点。将等中心点固定在目标病变处，通过旋转弧来实现光束会聚。使用可在高达 6 个自由度（6 个自由度，即

3个平动自由度，3个旋转自由度）中进行调节的治疗台使等中心点对准目标病变处。使用窄孔径锥（SRS锥）或多叶准直器（MlC）对光束进行准直，后者使用计算机化叶片组来形成治疗场，并且可以进行调节以实现特定的剂量分布。线性加速器比GK应用更为广泛，因为它可以治疗颅骨及颅外病变，通常具备内置的CBCT成像以帮助进行设置和目标病变定位，并且具有更高的剂量率（因此可能能够更快地进行治疗）。然而，其通常在技术上比GK更复杂，并且需要更多的质量保证以维持技术的准确性和可信度。射波刀是一种SRS特异性直线加速器，它使用机械臂而不是安装于等中心点的直线加速器上来实现6个自由度范围内的目标瞄准。

▶ **重带电粒子放射外科** 来自回旋加速器的重带电粒子（质子或氦离子）可用于放射外科手术[24]。与高能光子（γ射线和X线）不同，高能光子的大部分能量在进入组织时沉积，并在穿过身体的过程中继续进行能量沉积（能量沉积逐渐减少），而重带电粒子束的穿透距离较短，其粒子在邻近最终穿透深度时能量沉积急剧增加（Bragg峰效应）。粒子放射外科通过利用多个光束以及Bragg峰的交叉照射以实现高剂量放射的良好定位。但由于重带电粒子SRS的高费用和复杂性，世界上仅有几个中心开展。

101.3.2 适应证

总的来说，SRS对于直径小于3cm的、边界清楚的病灶有效。对于较大的病灶，由于解剖和放射生物学的限制，放射剂量必须减小。

已报道的SRS的应用包括：

- 血管病变：
  - AVM（包括硬脑膜动静脉瘘）。
  - 海绵状血管畸形。
- 肿瘤：
  - 转移癌。
  - 听神经瘤。
  - 脑膜瘤。
  - 垂体腺瘤。
  - 胶质瘤。
  - 其他：颅咽管瘤、松果体肿瘤等。
- 功能障碍：
  - 三叉神经痛[25,26]。
  - 难以缓解的慢性疼痛：丘脑切开术[27]。
  - 运动障碍：用于治疗帕金森病的苍白球毁损术或用于治疗震颤的丘脑切开术（通常不使用，因为不能在毁损以前进行生理刺激。对于少数不能置入刺激器或毁损针的病人可以考虑）。

- 精神疾病（如强迫症）。
- 癫痫[28]。

101.3.3 禁忌证

脊髓、脑干或视路的压迫性肿瘤：在等中心点边缘数毫米范围内，即使放射剂量急剧下降，但仍会受到辐射。这与放射后肿胀一起，可能会造成显著的神经功能损伤的风险。在这些情况下，年轻病人应考虑行手术切除，尤其是良性病变。

101.3.4 治疗过程

治疗流程包括立体定向框架的摆放（基于框架的 SRS），获取立体定向影像，确定目标病变，治疗规划和治疗执行。

目标病变的定位

因为 MRI 对软组织和肿瘤的分辨率高，成为了 SRS 操作中占主导地位的影像学检查方式，常用的 MRI 序列包括使用 3D 脉冲序列进行的平扫和增强的 T_1 加权成像。如果需要对 CSF（三叉神经，脑桥小脑三角肿瘤）周围的结构进行可视化，特殊的序列［例如稳态构成干扰序列（CISS)］可能有帮助。脂肪饱和序列用于曾行颅底肿瘤切除的案例。注意：由于来自 MRI 磁体的空间畸变伪影，可能存在 1～2mm 的位移。这种效应在高场强 MRI 中更加明显。

CT 精度永远不会超过 0.6mm，即像素大小。通常在禁忌进行 MRI 检查或 MRI 图像失真的情况下使用（牙齿矫正器，分流器）。CT 不如 MRI 易失真，并且可以使用立体定向 CT 与非立体定向 MRI 联合用于治疗规划。

立体定向血管造影仍然是确定 AVM 畸形巢及其动脉供血和静脉引流的最佳方法。因为血管造影仅提供两组正交图像（通常为前后位和侧位图像），轴位平面上的 CTA 和（或）MRI/MRA 可作为辅助手段以明确 AVM 的血管构筑。

治疗规划

治疗规划是一个创建剂量分布的过程，其目的是充分确定治疗目标区域，同时保护正常的周围结构。在 GK 治疗中，通过定义一个或多个等中心点（位点）来创建剂量分布。每个等中心点都可以利用各种直径的全补偿光束；然而，在某些情况下，可以阻挡一个或多个光束以形成不规则目标病变的剂量分布，并保护邻近的重要结构。对于基于线性加速器的 SRS，可以使用计算机模拟程序来完成治疗规划，以帮助选择具有特定方向的弧光或光束的数量。此外，已经开发了静态和动态准直器。强度调整也是向目标病变传输理想放射剂量并同时减少周围结构所接受的放射剂量的手段。

线性加速器可用于不是圆形或椭圆形的病变，但陈旧的 GK，必须使用多个等中心点以适应病变的不规则表面。这会产生多个“热点”。使用 GK Perfexion 可以解决这个问题，GK Perfexion 可以使用不同直径的光束以创建单一的等中心点。在多发性转移的情况下，它可以为每个肿瘤生成个体化形状的等中心点，从而避免了必须在治疗期间更换头盔或再添加等中心点[29]。

▶ **正常组织耐受性** 脑神经：对小的营养血管和施旺细胞或少突神经胶质细胞的损伤是脑神经放射损伤的可能机制。特殊感觉神经（视觉，前庭耳蜗）对放射最为敏感。脑神经的精确耐受剂量尚不清楚；视神经可能可以耐受低于 8～10Gy 剂量的放射。位于鞍旁区域的神经、面神经和低位脑神经往往可以耐受更高的剂量。

SRS 治疗可能也对肿胀敏感的结构（如脑干）产生有害作用。然而，与病变直接相邻并位于高等剂量线之内的结构（接收较高放射剂量）发生发射损伤的风险最高。

表 101-2 所示为不同器官单次放疗的最大推荐剂量。在脑内，放射高度敏感的结构包括：眼玻璃体、视神经、视交叉、脑干、垂体腺和耳蜗。

表 101-2 重要器官的最大推荐放射剂量（单次放射）

结构	最大剂量（cGy）	最大推荐剂量的 %（指定剂量 50Gy）
晶状体（≥500cGy 诱发白内障）	100	2%
视神经[30]	100	2%
皮肤	50	1%
甲状腺	10	0.5%

▶ **剂量** 剂量通常被规定为目标病变外围的特定剂量（单位为 Gy）。目标病变的外围通常被定义为等剂量曲线，其覆盖目标病变的大部分（通常 95%～100%）。等剂量曲线是相同剂量的曲线，通常被定义为最大剂量点的百分比。通常认为 GK 的治疗规划使用 50% 的等剂量线，因为对于单个等中心点，这是最陡的剂量梯度的位置。基于线性加速器的 SRS 使用更高的等剂量线（70%～90%）以增加剂量分布的均匀性。剂量 - 体积关系：可以耐受的辐射剂量很大程度上取决于接受治疗的病变体积（更大的治疗体积需要更低的剂量以避免放射损伤）。根据已知的信息进行剂量选择或根据剂量体积关系进行估算。如果不确定，宁可降低肿瘤边缘的剂量。治疗团队还必须考虑之前的放射治疗病史，因为这可能使局部结构更加敏感。

101.3.5 具体病变

动静脉畸形

SRS 最适用于治疗小的到中度大小的（<3cm），位置深在或在脑功能区边缘，而且畸形巢“紧凑致密”（即边界清楚）的 AVM，或由于合并症使手术治疗风险过高的病人。以往手术未完全切除的病变也可行 SRS。放射诱导内皮细胞损伤，平滑肌细胞增殖，血管壁增厚，并最终使管腔在 1~3 年内闭合（潜伏期）[31]。在潜伏期期间，年出血风险为 1%～3%，与自然史相同[32]。

▶ **剂量** Karlsson 等人的早期研究表明，增加边缘剂量可增加闭塞率[33]。该效应在 25Gy 时达到平台期，再增加放射剂量会产生更多并发症且并无额外的获益。治疗 AVM 的最佳剂量通常在 23～25Gy 之间。治疗在重要位置或体积较大的畸形巢，可能需要减少放射剂量。在 McGill 通过线性加速器 SRS，将 25~50Gy 的放射传输到畸形巢边缘的 90% 等剂量曲线处。由于 Bragg 峰效应，当剂量 <19.2Gy 时，并发症的发生率更低（可能会降低闭塞率或延长潜伏期）[34]。

▶ **结果** SRS 治疗 AVM 的总体闭塞率为 70%～80%[35]。1 年随访时，46%~61% 的 AVM 在血管造影上显示完全闭塞，2 年时 86% 闭塞。小于 2% 的病变大小没有变化。较小的病变具有较高的闭塞率（在 <2cm 的 AVM 中，由于 Bragg 峰效应，2 年时 94% 血栓形成，3 年时为 100%）[34]。>25mm 的 AVM，接受 1 次 SRS 治疗，仅约有 50% 的概率闭塞。与高流量 AVM 相关的血管造影表现提示 SRS 治疗的闭塞率更低[36]。

▶ **分级系统** 已经提出了基于 SRS 的分级系统用于预测病人结局，因为用于手术切除的评分（如 Spetzler-Martin 评分）尚未被证明适用于 AVM 的放射外科。在 UVA，对 GK 治疗的 1021 名病人的长期随访结果进行分析，提出了 Virginia AVM 放射外科量表（表 101-3 和表 101-4）[35]。多因素分析发现 AVM 体积，非功能区和无出血史，是没有出血或永久性神经功能缺损的 AVM 闭塞的独立预测因素。

表 101-3 Virginia 放射外科 AVM 量表[35]：变量及评分

变量		得分
AVM 体积（cm^3）	<2	0
	2～4	1
	>4	2
功能区		1
出血史		1

表 101-4 Virginia 放射外科 AVM 量表[35]：总分及预后

总分	预后良好（%）
0	83
1	79
2	70
3	48
4	39

Pollock 和 Flickinger[37] 提出的基于放射外科的分级系统已经在 GK 和线性加速器的治疗中得到验证。使用以下公式计算 AVM 的评分：

0.1×体积（cm^3）+ 0.02×年龄（岁）+ 0.3×位置*
（*大脑半球／胼胝体／小脑 =0；基底节／丘脑／脑干 =1）

▶ 栓塞　关于在 SRS 之前进行栓塞有益还是有害仍存在争议。一些专家发现，栓塞后确定目标病变是极其困难的，因为存在多个小的残留病灶。实验研究显示，栓塞物质会对辐射产生衰减作用[38]。然而，对于较大的 AVM，栓塞仍然是减少畸形巢体积的有效辅助治疗方式，使得残余 AVM 能够采用 SRS 进行治疗。此外，治疗对放射抵抗的高流量瘘以及有破裂风险的畸形巢内／巢外动脉瘤，应考虑在 SRS 之前进行栓塞。

▶ 巨大 AVM　采用任何方式治疗巨大 AVM（>10cm^3）都是重大挑战。SRS 能够导致低闭塞率和高并发症发生率。为了使剂量 - 体积反应最大化，可以分期行 SRS。匹兹堡研究组报道 47 例巨大 AVM 病人，5 年、7 年和 10 年的总体闭塞率分别为 18%、45% 和 56%。10 例病人 SRS 后发生出血，5 例死亡[39]。

▶ SRS 后残余病变　与治疗失败相关的因素包括：血管造影并未完全显示畸形巢（最常见的因素，57% 的病例与此有关），畸形巢再通（7%），血肿遮盖病灶及理论上的“放射生物学抵抗”[40]。在某些情况下甚至无法明确治疗失败的原因。AVM 完全闭塞率约为 64%，如果 AVM 持续存在，可选择 2～3 年后再次行 SRS 治疗。

放射外科治疗 AVM 的最终目标是消除出血的风险。实现这一目标的标志是畸形巢在影像学表现上完全闭塞。据文献报道，潜伏期期间的出血率可降低，保持不变或升高。质子束治疗 AVM 后的前 12～14 个月内没有预防出血的作用[24]；这与光子放射治疗后的 12～24 个月的潜伏期相似[41]。即使是以前从未出血的 AVM，潜伏期期间也可能出血[34]，并且提出了有关部分栓塞的 AVM 是否由于流出阻力的增加而更易出血的问题。Yen 等对大量接受放射治疗的 AVM 病人进行了回顾并发现出血率从 SRS 之前的 6.6% 降至 SRS 后的 2.5%。对有出血史的 AVM 病人预防效果更明显（出血率从 10.4% 降至 2.8%)[42]。

除 AVM 之外的血管病变

硬脑膜动静脉瘘（AVFs）对 SRS 也有较好的治疗反应[43]。然而，由皮层引流的硬脑膜 AVFs 不应使用 SRS 治疗，因为这些 AVFs 的出血风险高。SRS 对于静脉血管瘤无效[44]。因为 MRI 或血管造影不能对病变进行精确评估，所以 SRS 对海绵状血管畸形的治疗仍存在争议。然而，已发表的回顾性研究发现，SRS 后病变的出血风险降低[45,46]。

转移癌

对单发的可手术切除的脑转移癌的金标准和 I 级推荐治疗方案是手术后行 WBRT[47,48]。这不适用于对放射极其敏感的肿瘤，如淋巴瘤、小细胞肺癌、生殖细胞肿瘤和多发性骨髓瘤。目前仍然没有随机对照研究对单独行外科手术和单独行 SRS 的治疗效果进行比较。Muacevic 等人的一项前瞻性随机研究发现，对单发脑转移癌病人，SRS 与手术合并 WBRT 相比，存活率和局部肿瘤控制的效果相当，但 SRS 组的远隔部位复发率更高[49]。当需病理诊断时应考虑手术。如果病人适于进行手术，则有显著占位效应的肿瘤也应该切除。对于转移灶≤3 个的病人，单剂量 SRS 与 WBRT（Ⅲ级推荐）相比具有更高的生存率。

影像学上的局部控制率约为 88%（报道范围：82%～100%)[50]。

SRS 对于按照 EBRT 标准定义（见表 50-7）的“放射敏感”和“放射不敏感”肿瘤的治疗效果没有明显的差别（但组织学可能影响对治疗的反应率）。未见显著差异的部分原因可能是 SRS 放射剂量急剧的衰减使得肿瘤受到的放射剂量高于 EBRT。

治疗脑转移癌 SRS 的通用指南为：

- 肿瘤总数目≤10。
- 肿瘤总体积≤15cm^3。
- 单个肿瘤体积 <10cm^3。
- 无软脑膜疾病。

近期有关 SRS 治疗脑转移癌的研究发现，与肿瘤数目相比，肿瘤总体积在预测总体存活率，局部控制率，甚至远处转移等方面效果更好[51–53]。

▶ 剂量　RTOG90-05 研究发现，治疗最大直径≤20mm 的肿瘤，推荐 24Gy 作为单次 SRS 的最大耐受剂量；21～30mm 为 18Gy；31～40mm 为 15Gy[54]。

听神经瘤（VS）

立体定向放射外科治疗听神经瘤的适应证：不能手术的病人（由于一般情况差和（或）高龄，一些研究将年龄大于 65 岁或 70 岁作为阈值）、病人拒绝手术、双侧 VS、不全切除且在随访影像学检查时发现肿瘤继续生长的听神经瘤的术后治疗，或手术切除后复发［参考听神经瘤的处理（见章节 40.1.6)，需要将肿瘤的自然病史考虑进去]。

▶ **剂量**　不同放射剂量的影像学控制率几乎没有差别，为了在保留听力的同时使脑神经功能缺损的新发或恶化最小化，建议 SRS 单次剂量 <13Gy（Ⅲ级推荐[55]）。

脑膜瘤

在 942 例使用 SRS 治疗的脑膜瘤病人（1045 例脑膜瘤）中，手术病理确认的WHO Ⅰ级脑膜瘤的控制率为93%。影像学表现上可能的脑膜瘤（此前没有进行病理确认）的控制率为 97%。WHO Ⅱ级 /Ⅲ级肿瘤的控制率分别为 50% 和 17%。

▶ **剂量**　肿瘤边缘的平均剂量为 14Gy[56]。

垂体腺瘤

手术是治疗垂体肿瘤的主要方法，尤其是对于有症状的非分泌性（无功能）肿瘤（见章节 44.2.3）和治疗失败的分泌性肿瘤。对于残留 / 复发的分泌或非分泌性肿瘤，SRS 是阻止肿瘤生长和（或）使激素功能正常化的合适方法。在 UVA 使用 GK 治疗的 418 例残留 / 复发垂体腺瘤病人中，在进行影像学随访的病人中，总体肿瘤控制率为 90%。肢端肥大症的内分泌缓解率为 53%，库欣病为 54% 和催乳素瘤为 26%。

▶ **剂量**　非分泌性肿瘤的常用剂量为 16～18Gy，分泌性肿瘤所需剂量更高约为 25Gy。

▶ **结果**　SRS 的早期研究显示，有少部分病人会出现垂体功能减退和脑神经损伤。长期随访研究发现，SRS 后出现新发内分泌病变的概率为 20%～30%，脑神经损伤的风险低但不可忽视[57]。

浸润性肿瘤

SRS 通常不适于作为浸润性肿瘤的主要治疗方式，例如胶质瘤，因为浸润性肿瘤没有明确的包膜并且目标病变体积和可耐受放射剂量之间关系密切。SRS 已被应用于标准治疗（手术切除联合 EBRT 60Gy 及替莫唑胺）后的复发病变。关于 SRS 治疗这些肿瘤的争论之一在于 90% 的复发肿瘤位于原发实体肿瘤的影像学范围之内[58]。然而，2004 年 RTOG 9305 试验显示对于新诊断的 GBM，EBRT 和 BCNU 化学治疗后的 SRS 不能改善其生存时间。SRS 可用作体积较小的（<10cm^3）、标准治疗后复发的 GBM 的补救治疗。Kong 等人的研究显示 SRS 作为这些情况下的补救治疗，可以将总体生存时间由 12 个月延长至 23 个月[59]。

101.3.6　治疗的致残率和致死率

早期致残率和致死率

实际治疗本身的早期死亡率几乎为零。致残率：除了约 2.5% 的病人外，其他所有病人都是在 24 小时之内出院回家。许多医疗中心都不收治病人过夜。早期的不良反应包括[60]：

- 16% 的病人在治疗后需要镇痛药来缓解头痛，以及止吐药来缓解恶心呕吐。
- 至少 10% 的皮层下 AVM 的病人治疗后的 24 小时内有局限性或全身性癫痫发作（仅有一人服用不足治疗剂量的 AEDs。所有病人可通过增加抗癫痫药得到控制）。

预防用药

匹兹堡 γ 刀治疗组认为，为减少上述不良反应，对于肿瘤或 AVM 病人在接受放疗后应立即予以静脉滴注甲泼尼龙 40mg 和苯巴比妥 90mg[60]。对于较小的病变和此前无癫痫发作病史的病人，可能不需要预防性使用类固醇或抗癫痫药。

迟发型致残率

可能出现与放射直接相关的长期致残率，并且与传统 XRT 一样，放射剂量和治疗区域越大发生率就越高。放射并发症包括：

- 放射引起的影像学改变，MRI T_2WI 上高信号或 CT 上低密度：通常发生在 SRS 治疗 AVM 后约 13 个月。发病率为 34%，其中 8.6% 出现与神经系统症状（局灶性神经功能缺损，癫痫发作或头痛）相关的影像学改变，1.8% 出现放射性坏死和永久性神经功能障碍[61]。这一副作用可能的发生机制包括胶质细胞损伤，血 - 脑屏障破坏或早期静脉血栓形成。在 AVM 畸形巢清除前发生早期静脉血栓形成或闭塞，可导致静脉性充血或颅内出血[62]。
- 血管病变：约 5% 的病例可在血管造影上见到狭窄或影像学检查上出现缺血性改变。
- 脑神经损伤：发生于约 1% 的病例。CPA 或颅底肿瘤发生率增高。
- 放射诱导的肿瘤：只有几个病例报道中出现了新发恶性肿瘤（GBM）或良性肿瘤的恶性转化（听神经瘤）[63]。Loeffler 报道，在超过 80 000 例进行放射外科手术的良性疾病中只有 6 例出现。辐射诱发脑膜瘤是一种众所周知的放射治疗并发症[64]。在使用 SRS 治疗的 AVM 病人中，放射诱导脑膜瘤的发生率约为 0.7%[65]。

101.4 间质内近距离放射

101.4.1 概述

通过应用有放射活性的植入物在局部直接对于肿瘤给予局部高剂量的放射而使临近的正常脑组织暴露于更小的放射剂量。目前病例数量还太少，随访时间也太短，以至于难以明确间质内近距离放射的确切疗效[66]。

间质内近距离放射（IB）可降低肿瘤生长率，但它很少会产生临床改善。

除非病人的 Karnofsky 评分≥70 分，否则一般不考虑行 IB。

101.4.2 技术

操作技术包括：

1. 植入高活性的 ^{125}I 粒子（通过传统的开放性手术或立体定向技术）。
2. 通过立体定向技术置入含有放射源（如 Au 或 ^{125}I）的导管（所谓施源管），并在预定时间内去除（通常 1～7 天）。
3. 向囊腔中滴注放射性液体（如 P 的同位素）。

^{125}I 有多种特性而更适合这种治疗：它发射低能量 γ 射线并被周围的组织吸收而使得正常脑组织、医务人员和访视者的放射暴露最小化。可供选择的有低活性的（<5mCi）或高活性的（5～40mCi）粒子。

计划对治疗区域（超过造影剂增强的肿瘤周围 1cm）的边缘给予 60Gy 的放射，但需要避开放射敏感的结构（如视交叉）。通常肿瘤边缘受到的放射输出速率为 40～50cGy/h（30cGy/h 是使人类肿瘤生长停止的临界剂量），要求粒子留在施源管中约 6 天。

101.4.3 放射性坏死

有症状的放射性坏死（RN）见于 40% 的病例，最早可见于 IB 植入数月后。在很多病例中与肿瘤复发几乎不能鉴别。症状的治疗经常通过增加激素剂量来实现。持续不缓解的神经功能恶化可能需要开颅手术治疗。

101.4.4 结果

对于已接受过最大剂量外放射治疗的复发的恶性肿瘤病人以及不能再次手术的病人，间质内放射治疗（IB）常用作这些病人最后的治疗尝试（可以预料，对于这种预后差的病人其治疗结果不佳）。然而，可进行 IB 的病人的一般状况可能好于不能进行 IB 的病人，因此可能使得 IB 的疗效偏好[67]。有关早期采取 IB 进行治疗（作为首选治疗）的研究已经证明了该治疗可能是有益的[68]。

（宋晓雯　译　刘兴炬　校）

参考文献

[1] Thompson TP, Maitz AH, Kondziolka D, et al. Radiation, Radiobiology, and Neurosurgery. Contemp Neurosurg. 1999; 21:1–5

[2] Hall EJ, Cox JD, Cox JD. Physical and Biologic Basis of Radiation Therapy. In: Moss' Radiation Oncology. 7th ed. St. Louis, Missouri: Mosby-Year Book, Inc.; 1994: 3–66

[3] O'Connor MM, Mayberg MR. Effects of Radiation on Cerebral Vasculature: A Review. Neurosurgery. 2000; 46: 138–151

[4] Leibel SA, Sheline GE. Radiation Therapy for Neoplasms of the Brain. J Neurosurg. 1987; 66:1–22

[5] Duffner PK, Cohen ME, Thomas P. Late Effects of Treatment on the Intelligence of Children with Posterior Fossa Tumors. Cancer. 1983; 51:233–237

[6] DeAngelis LM, Delattre JY, Posner JB. Radiationinduced dementia in patients cured of brain metastases. Neurology. 1989; 39:789–796

[7] Radcliffe J, Packer RJ, Atkins TE, et al. Three-and Four-Year Cognitive Outcome in Children with Noncortical Brain Tumors Treated with Whole- Brain Radiotherapy. Ann Neurol. 1992; 32:551–554

[8] Zuccarello M, Sawaya R, deCourten-Myers. Glioblastoma Occurring After Radiation Therapy for Meningioma: Case Report and Review of Literature. Neurosurgery. 1986; 19:114–119

[9] Mack EE, Wilson CB. Meningiomas Induced by High-Dose Cranial Irradiation. J Neurosurg. 1993; 79:28–31

[10] Ron E, Modan B, Boice JD, et al. Tumors of the Brain and Nervous System After Radiotherapy in Childhood. N Engl J Med. 1988; 319:1033–1039
[11] Lustig LR, Jackler RK, Lanser MJ. Radiation-Induced Tumors of the Temporal Bone. Am J Otol. 1997; 18: 230–235
[12] Rock JP, Hearshen D, Scarpace L, et al. Correlations between magnetic resonance spectroscopy and image-guided histopathology, with special attention to radiation necrosis. Neurosurgery. 2002; 51: 912–9; discussion 919-20
[13] Hein PA, Eskey CJ, Dunn JF, et al. Diffusion-weighted imaging in the follow-up of treated high-grade gliomas: tumor recurrence versus radiation injury. AJNR Am J Neuroradiol. 2004; 25:201–209
[14] Thompson TP, Lunsford LD, Kondziolka D. Distinguishing recurrent tumor and radiation necrosis with positron emission tomography versus stereotactic biopsy. Stereotact Funct Neurosurg. 1999; 73:9–14
[15] Ericson K, Lilja A, Bergstrom M, et al. Positron emission tomography with ([11C]methyl)-L-methionine, [11C]D-glucose, and [68Ga]EDTA in supratentorial tumors. J Comput Assist Tomogr. 1985; 9:683–689
[16] Thiel A, Pietrzyk U, Sturm V, et al. Enhanced Accuracy in Differential Diagnosis of Radiation Necrosis by Positron Emission Tomography- Magnetic Resonance Imaging Coregistration: Technical Case Report. Neurosurgery. 2000; 46: 232–234
[17] Tomita T, McLone DG. Medulloblastoma in Childhood: Results of Radical Resection and Low- Dose Radiation Therapy. J Neurosurg. 1986; 64: 238–242
[18] Eyster EF, Wilson CB. Radiation Myelopathy. J Neurosurg. 1970; 32:414–420
[19] Leksell L. The Stereotaxic Method and Radiosurgery of the Brain. Acta Chir Scand. 1951; 102:316–319
[20] Dale RG, Jones B. The assessment of RBE effects using the concept of biologically effective dose. Int J Radiat Oncol Biol Phys. 1999; 43:639–645
[21] Barnett GH, Linskey ME, Adler JR, et al. Stereotactic radiosurgery–an organized neurosurgery-sanctioned definition. J Neurosurg. 2007; 106:1–5
[22] Tipton KN, Sullivan N, Bruening W, et al. Stereotactic Body Radiation Therapy. Technical Brief No. 6. (Prepared by ECRI Institute Evidence-based Practice Center under Contract No. HHSA-290-02- 0019.) AHRQ Publication No. 10 (11)-EHC058-EF. Rockville, MD 2011. https://effectivehealthcare. ahrq.gov/topics/stereotactic-body-radiation/technical- brief
[23] Stereotactic radiotherapy (SRS)/stereotactic radiation therapy (SBRT) for Medicare plans Policy # SURGERY 0581 T3. Trumbull CT 2009. https://www. oxhp.com/
[24] Kjellberg RN, Hanamura T, Davis KR, et al. Bragg-Peak Proton-Beam Therapy for Arteriovenous Malformations of the Brain. N Engl J Med. 1983; 309: 269–274
[25] Leksell L. Stereotactic Radiosurgery in Trigeminal Neuralgia. Acta Chir Scand. 1971; 137:311–314
[26] Regis J, Metellus P, Hayashi M, et al. Prospective controlled trial of gamma knife surgery for essential trigeminal neuralgia. J Neurosurg. 2006; 104:913–924
[27] Steiner L, Forster D, Leksell L, et al. Gammathalamotomy in Intractable Pain. Acta Neurochir. 1980; 52:173–184
[28] Barbaro NM, Quigg M, Broshek DK, et al. A multicenter, prospective pilot study of gamma knife radiosurgery for mesial temporal lobe epilepsy: seizure response, adverse events, and verbal memory. Ann Neurol. 2009; 65:167–175
[29] Lindquist C, Paddick I. The Leksell Gamma Knife Perfexion and comparisons with its predecessors. Neurosurgery. 2007; 61:130–40; discussion 140-1
[30] Leber KA, Berglöff J, Pendi G. Dose-Response Tolerance of the Visual Pathways and Cranial Nerves of the Cavernous Sinus to Stereotactic Radiosurgery. J Neurosurg. 1998; 88:43–50
[31] Schneider BF, Eberhard DA, Steiner LE. Histopathology of arteriovenous malformations after gamma knife radiosurgery. J Neurosurg. 1997; 87:352–357
[32] Derdeyn CP, Zipfel GJ, Albuquerque FC, et al. Management of Brain Arteriovenous Malformations: A Scientific Statement for Healthcare Professionals From the American Heart Association/American Stroke Association. Stroke. 2017; 48:e200–e224
[33] Karlsson B, Lindquist C, Steiner L. Prediction of obliteration after gamma knife surgery for cerebral arteriovenous malformations. Neurosurgery. 1997; 40: 425–30; discussion 430-1
[34] Steinberg GK, Fabrikant JI, Marks MP, et al. Stereotactic Heavy-Charged-Particle Bragg-Peak Radiation for Intracranial Arteriovenous Malformations. N Engl J Med. 1990; 323:96–101
[35] Starke RM, Yen CP, Ding D, et al. A practical grading scale for predicting outcome after radiosurgery for arteriovenous malformations: analysis of 1012 treated patients. J Neurosurg. 2013; 119:981–987
[36] Taeshineetanakul P, Krings T, Geibprasert S, et al. Angioarchitecture determines obliteration rate after radiosurgery in brain arteriovenous malformations. Neurosurgery. 2012; 71:1071–8; discussion 1079
[37] Pollock BE, Flickinger JC. Modification of the radiosurgery- based arteriovenous malformation grading system. Neurosurgery. 2008; 63:239–43; discussion 243
[38] Andrade-Souza YM, Ramani M, Beachey DJ, et al. Liquid embolisation material reduces the delivered radiation dose: a physical experiment. Acta Neurochir (Wien). 2008; 150:161–4; discussion 164
[39] Kano H, Kondziolka D, Flickinger JC, et al. Stereotactic radiosurgery for arteriovenous malformations, Part 6: multistaged volumetric management of large arteriovenous malformations. J Neurosurg. 2012; 116: 54–65
[40] Pollock BE, Kondziolka D, Lunsford LD, et al. Repeat Stereotactic Radiosurgery of Arteriovenous Malformations: Factors Associated with Incomplete Outcomes. Neurosurgery. 1996; 38:318–324
[41] Saunders WM, Winston KR, Siddon RL, et al. Radiosurgery for Arteriovenous Malformations of the Brain Using a Standard Linear Accelerator: Rationale and Technique. Int J Radiation Oncology Biol Phys. 1988; 13:441–447
[42] Yen CP, Sheehan JP, Schwyzer L, et al. Hemorrhage risk of cerebral arteriovenous malformations before and during the latency period after GAMMA knife radiosurgery. Stroke. 2011; 42:1691–1696
[43] Pan DH, Lee CC, Wu HM, et al. Gamma Knife radiosurgery for the management of intracranial dural arteriovenous fistulas. Acta Neurochir Suppl. 2013; 116: 113–119
[44] Lindquist C, Guo W-Y, Kerlsson B, et al. Radiosurgery for Venous Angiomas. J Neurosurg. 1993; 78:531–536
[45] Lunsford LD, Khan AA, Niranjan A, et al. Stereotactic radiosurgery for symptomatic solitary cerebral cavernous malformations considered high risk for resection. J Neurosurg. 2010; 113:23–29
[46] Liscak R, Vladyka V, Simonova G, et al. Gamma knife surgery of brain cavernous hemangiomas. J Neurosurg. 2005; 102 Suppl:207–213
[47] Patchell RA, Tibbs PA, Walsh JW, et al. A Randomized Trial of Surgery in the Treatment of Single Metastases to the Brain. N Engl J Med. 1990; 322:494–500
[48] Patchell RA, Tibbs PA, Regine WF, et al. Postoperative radiotherapy in the treatment of single metastases to the brain: a randomized trial. JAMA. 1998; 280:1485–1489
[49] Muacevic A, Wowra B, Siefert A, et al. Microsurgery plus whole brain irradiation versus Gamma Knife surgery alone for treatment of single metastases to the brain: a randomized controlled multicentre phase III trial. J Neurooncol. 2008; 87:299–307
[50] Fuller BG, Kaplan ID, Adler J, et al. Stereotactic Radiosurgery for Brain Metastases: The Importance of Adjuvant Whole Brain Irradiation. Int J Radiation Oncology Biol Phys. 1992; 23:413–418
[51] Baschnagel AM, Meyer KD, Chen PY, et al. Tumor volume as a predictor of survival and local control in patients with brain metastases treated with Gamma Knife surgery. J Neurosurg. 2013; 119: 1139–1144
[52] Bhatnagar AK, Flickinger JC, Kondziolka D, et al. Stereotactic radiosurgery for four or more intracranial metastases. Int J Radiat Oncol Biol Phys. 2006; 64:898–903
[53] Likhacheva A, Pinnix CC, Parikh NR, et al. Predictors of survival in contemporary practice after initial

radiosurgery for brain metastases. Int J Radiat Oncol Biol Phys. 2013; 85:656–661
[54] Shaw E, Scott C, Souhami L, et al. Single dose radiosurgical treatment of recurrent previously irradiated primary brain tumors and brain metastases: final report of RTOG protocol 90-05. Int J Radiat Oncol Biol Phys. 2000; 47:291–298
[55] Germano IM, Sheehan J, Parish J, et al. Congress of Neurological Surgeons Systematic Review and Evidence-Based Guidelines on the Role of Radiosurgery and Radiation Therapy in the Management of Patients With Vestibular Schwannomas. Neurosurgery. 2018; 82:E49–E51
[56] Kondziolka D, Mathieu D, Lunsford LD, et al. Radiosurgery as definitive management of intracranial meningiomas. Neurosurgery. 2008; 62:53–8; discussion 58-60
[57] Sheehan JP, Pouratian N, Steiner L, et al. Gamma Knife surgery for pituitary adenomas: factors related to radiological and endocrine outcomes. J Neurosurg. 2011; 114:303–309
[58] Choucair AK, Levin VA, Gutin PH, et al. Development of Multiple Lesions During Radiation Therapy and Chemotherapy. J Neurosurg. 1986; 65: 654–658
[59] Kong DS, Lee JI, Park K, et al. Efficacy of stereotactic radiosurgery as a salvage treatment for recurrent malignant gliomas. Cancer. 2008; 112:2046–2051
[60] Lunsford LD, Flickinger J, Coffey RJ. Stereotactic Gamma Knife Radiosurgery. Initial North American Experience in 207 Patients. Arch Neurol. 1990; 47: 169–175
[61] Yen CP, Matsumoto JA, Wintermark M, et al. Radiation-induced imaging changes following Gamma Knife surgery for cerebral arteriovenous malformations. J Neurosurg. 2013; 118:63–73
[62] Yen CP, Khaled MA, Schwyzer L, et al. Early draining vein occlusion after gamma knife surgery for arteriovenous malformations. Neurosurgery. 2010; 67: 1293–302; discussion 1302
[63] Loeffler JS, Niemierko A, Chapman PH. Second tumors after radiosurgery: tip of the iceberg or a bump in the road? Neurosurgery. 2003; 52:1436– 40; discussion 1440-2
[64] Brada M, Ford D, Ashley S, et al. Risk of second brain tumour after conservative surgery and radiotherapy for pituitary adenoma. BMJ. 1992; 304:1343–1346
[65] Sheehan J, Yen CP, Steiner L. Gamma Knife surgeryinduced meningioma: Report of two cases and review of the literature. J Neurosurg. 2006; 105: 325–329
[66] Bernstein M, Laperriere N, Leung P, et al. Interstitial Brachytherapy for Malignant Brain Tumors: Preliminary Results. Neurosurgery. 1990; 26:371– 380
[67] Florell RC, Macdonald DR, Irish WD, et al. Selection Bias, Survival, and Brachytherapy for Glioma. J Neurosurg. 1992; 76:179–183
[68] Gutin PH, Prados MD, Phillips TL, et al. External Irradiation Followed by an Interstitial High Activity Iodine-125 Implant "Boost" in the Initial Treatment of Malignant Gliomas: NCOG Study 6G-82-2. Int J Radiation Oncology Biol Phys. 1991; 21:601–606

102 血管内神经外科

102.1 血管内神经外科 - 概述

102.1.1 介绍

血管内神经外科又称神经血管内外科，血管内及手术神经放射学（ESNR）或介入神经放射学（INR)，将导管技术与影像诊断以及特殊的颅内和脊柱疾病的治疗相结合。

102.1.2 适应证

血管内神经外科可以诊断及治疗以下疾病：

1. 动脉瘤：栓塞（支架或球囊辅助），血流导向支架，如 Pipeline，载瘤动脉闭塞。
2. 动静脉畸形（AVM)：栓塞。
3. 硬脑膜动静脉瘘（DAVF)：治愈性或姑息性栓塞。
4. 脊髓 AVM：栓塞。
5. 动静脉瘘：颈动脉海绵窦瘘。
6. 急性栓塞性脑卒中：动脉内溶栓或机械取栓。
7. 颅内静脉窦血栓形成（CST)：溶栓或机械取栓。
8. 脑血管动脉夹层：支架置入或载瘤动脉闭塞。
9. 颈总动脉和颈内动脉狭窄：血管成形或支架置入。
10. 肿瘤：栓塞。主要用于术前，作为辅助治疗措施以减少血供，例如用于某些脑膜瘤或者血管母细胞瘤。
11. 颅内动脉粥样硬化。
12. 血管痉挛。
13. 慢性硬膜下血肿：栓塞脑膜中动脉。
14. 横窦狭窄：支架置入，类似假性脑瘤治疗中置入的支架。
15. 岩下窦采血以定位垂体大腺瘤。
16. 医源性血管损伤：置入支架或栓塞以止血。
17. 难治性鼻出血：栓塞以止血。
18. Wada 测试：对语言和记忆定位进行评估（例如考虑手术的癫痫病人)。
19. 动脉内化疗：如视网膜母细胞瘤。
20. 术中血管造影（见章节 76.8.4)：通常用于动脉瘤手术中，以确认动脉瘤及载瘤动脉的通畅性，在 AVM 手术中用于确定病灶消除率。

102.1.3 禁忌证

- 未纠正的（致命性）出血障碍。
- 相对禁忌证：
  - 肾功能差（碘染色剂增加肾脏负担）：在紧急情况下可安排进行血液透析；或者可进行水化治疗并监测肌酐回落至基线浓度）。
  - 结缔组织病有诱发血管夹层的风险。
  - 对碘对比剂严重过敏：需要进行“染色剂过敏的准备工作”（见章节 12.4.1）。
  - 主动脉弓的严重动脉粥样硬化或斑块／大血管的动脉粥样硬化（无名动脉，锁骨下动脉，颈总动脉）：发生血栓栓塞性并发症的风险高。
  - 脊髓血管造影的禁忌证：胸主动脉瘤（相对）。

102.1.4 脑血管造影风险

风险随着所研究的病变性质和血管造影团队的经验而变化。导致永久性神经功能障碍的风险为0.1%[1,2]；在ACAS研究中，并发症发生率为1.2%（见章节 80.6.4）。

102.1.5 其他血管造影

▶ *肿瘤* 虽然血管造影不再用于诊断肿瘤，但有一些可能有用的一般原则。通常，非血管性深部病变能引起静脉结构的变化，而浅表损伤则影响动脉结构。恶性肿瘤（如胶质母细胞瘤）：血管造影的典型特征是出现早期引流静脉。脑膜瘤：染色剂（增强）“早到，晚退”（动脉期早期显影，持续显影超过静脉期）；另见脑膜瘤的其他血管造影结果（见章节 41.1.7）。

▶ Allcock *试验* 通过向椎动脉注射造影剂并同时在颈部压迫颈总动脉来评估通过后交通动脉的血流。

102.2 药物

102.2.1 概述

本节介绍的用于神经血管内手术的药物[3]，只适用于血管内介入治疗。

102.2.2 阿昔单抗（ReoPro）

概述

抗体的 Fab 片段。阻止纤维蛋白原与血小板 GP Ⅱb/Ⅲa 受体结合。

血小板抑制持续长达48小时。

适应证及病例选择

- 血管内介入中发生急性动脉内血栓。
- 剥离附着于内膜瓣的血栓。
- 颅内或颅外支架植入后进行预防性应用。

禁忌证

不与t-PA（见章节81.6.3）同用。

剂量

以0.25mg/kg的剂量静脉推注，给药时间10～60分钟（缩短介入术中急性并发症的持续时间），然后按0.125μg/(kg · min)（最大剂量10μg/min）静脉泵入，持续12小时。

逆转

停止阿昔单抗静脉泵入。10～30分钟后，血浆中药物得以清除，然后再输注血小板。手术干预应在停药12～24小时后。

102.2.3 阿司匹林

概述

不可逆地使环加氧酶失活，通过阻止花生四烯酸形成前列腺素抑制血小板活性。

适应证及病例选择

- 血栓栓塞性事件的术中（短期）和术后（短期+长期）预防，例如在下列手术中：
  - 诊断性脑血管造影。
  - 动脉瘤弹簧栓塞。
  - 支架植入（通常与另一种抗血小板药物联用）。
  - 球囊闭塞试验。
  - 治疗性大动脉闭塞。
- 操作并发症的亚急性期治疗，例如：
  - 弹簧圈突出到载瘤动脉中。
  - 弹簧圈上出现血栓或血凝块。
  - 支架内血栓（单独或与另一种抗血小板药物联用）。

剂量

常用剂量每天不超过325mg口服。

未包糖衣的ASA在30～40分钟内血药浓度达到峰值[4,5]。包糖衣的ASA的血药浓度能在服药6小时达到峰值[6]。

少有关于神经介入治疗中ASA抵抗普遍性的数据，并且对ASA抵抗的评估受到评估方法不同的影响。剂量相关效应（即增加剂量后疗效更好）

提示 ASA 也可以通过非环氧化酶通路发挥抗血小板作用[7]。

24%~48% 的病人被认为是阿司匹林抵抗[8,9]。然而，有关阿司匹林（或氯吡格雷）抵抗是否会提高神经血管内治疗病人的栓塞性并发症的发生率的研究结果并不一致[10-12]。

逆转

通过输血小板实现逆转。

ASA 可导致血小板环加氧酶的不可逆失活，这种作用持续存在直到已暴露在 ASA 作用下的血小板凋亡。

102.2.4 氯吡格雷（Plavix™）

概述

血小板 ADP 受体拮抗剂。

适应证及病例选择

- 预防与血管内介入手术相关的手术后和术后 4~12 周血栓栓塞事件，包括：
  - 支架辅助弹簧圈栓塞宽颈脑动脉瘤时。
  - 支架植入（同时使用另一种抗血小板药物）。
  - 治疗性大动脉闭塞（同时使用另一种抗血小板药物）。
- 手术并发症的亚急性期治疗（单独或与另一种抗血小板药物联用）：
  - 弹簧圈突出至载瘤动脉中。
  - 弹簧圈上出现血栓或血凝块。
  - 支架内血栓。

剂量

每天 75mg 口服。术前 7~10 天开始，达到治疗效果需 3~7 天。

负荷剂量：如果没有足够的时间来达到治疗效果，则给予 300~600mg 口服，可在 2~3 小时内达到治疗效果。

逆转

血小板输注。

102.2.5 依替巴肽（Integrilin®）

概述

血小板聚集的可逆抑制剂，通过阻止纤维蛋白原、vWF 及其他黏附配体与 GP Ⅱb/Ⅲa 的结合发挥作用。血小板聚集抑制作用具有剂量和浓度依赖性，并且在停止使用依替巴肽后可恢复正常。它可导致出血时间延长 5 倍，并且对 PT 或 APTT 上没有可量化的影响。

适应证及病例选择

与阿昔单抗（见上文）相同。

剂量

1～2 分钟内静脉推注 180μg/kg（最大剂量 22.6mg），然后以 2μg/(kg·min) 静脉泵入。

逆转

- 停用药物。2～4 小时内抗血小板效应会显著降低[13]。
- 出血的临床体征或影像学证据：
  - 对于 ICH，当血流动力学受损，或 Hb 下降 >50g/L 或 HCT 降低≥15% 时，给予血小板输注。
  - 当 Hb 下降 <50g/L 或 HCT 降低 <15% 时，给予去氨加压素 0.3μg/kg。

102.2.6 肝素

概述

一种黏多糖，通过调节抗凝血酶 Ⅲ（ATⅢ）活性间接抑制凝血酶。它还间接灭活因子 Ⅸa、Xa、Ⅺa 和 Ⅻa，并恢复内皮细胞表面的电负性。防止凝血酶－血小板聚集并抑制 vWF。抗凝作用立即起效。静脉用肝素的半衰期约为 1.5 小时[14,15]。

适应证及病例选择

- 诊断性血管造影期间的预防用药（仅用于冲洗溶液中）[3,16]。
- 几乎所有的神经血管内手术，包括：
  - 颅内动脉瘤栓塞（弹簧圈或 Pipeline 支架）。
  - 颈、椎动脉或其他大脑动脉的治疗性闭塞。
  - 大脑 AVM 或硬脑膜 AVF 的栓塞。
  - 颈部或颅内的血管成形术。
  - 颈、椎动脉或颅内其他大动脉的球囊闭塞试验。

剂量

冲洗系统 每升生理盐水 4000～6000IU（通常为 5000IU，也就是每毫升生理盐水 5IU）用于神经血管内手术术中冲洗。术中血管造影：每升 0.9% 生理盐水 2500IU（2.5IU/ml）[手术期间（如开颅手术）使用更低剂量是防止术区出血过多的预防措施，但是术中血管造影一般几乎不使用冲洗液]。

血管内介入 未破裂动脉瘤栓塞（弹簧圈，支架辅助弹簧圈栓塞，血流导向）：60～70 单位每千克体重静脉推注。推注后 3～5 分钟检查活化凝血时间（ACT），以后每小时检查 1 次。必要时每小时给予肝素 0～5000 单位以保持 ACT 在 250～300 秒。

破裂动脉瘤的弹簧圈栓塞：有多个指南。

- 肝素静脉推注之前放置第一个弹簧圈（成篮弹簧圈）。

- 如拟使用球囊辅助，尽快静脉注射肝素。
- 有些介入医师静脉推注 2000～3000 单位，然后在置入第一个弹簧圈后再追加肝素静脉推注。

卒中血栓切除术：因为大多数血栓切除术时间较短，许多介入医师在血栓切除术前不再静脉推注肝素。

颈动脉支架：与未破裂动脉瘤栓塞相似。

球囊闭塞试验或支架辅助弹簧圈栓塞：对于血流显著停滞的手术操作，血栓形成的风险增加，ACT 的范围可更高为 300～350 秒。

▶ 术后肝素化　除非出现急性血栓形成，一般不需进行。动脉瘤栓塞术建议使用以下方案：

弹簧圈栓塞术后的神经外科病人肝素剂量：

- Cincinnati 大学共识[17]：施用安全剂量的肝素无须重复采血测定 ACT 或 APTT。
  - 基于体重的剂量：
    - 体重≤75kg：900U/h，禁止静脉推注，持续 12 小时。
    - 体重 >75kg：1300U/h，禁止静脉推注，持续 12 小时。
  - 实验室：无需 ACT 或其他实验室指标。
- 替代方案：最常用的基于体重的肝素方案（注意：与治疗冠状动脉疾病或 DVT 及 PE 的剂量不同[18]）：团注剂量为 60～70U/kg，随后持续 18U/(kg · h）静脉泵入。

逆转

硫酸鱼精蛋白静脉注射，每 100U 循环肝素使用 1mg（总共不超过 50mg)。

应始终准备好 50mg 的预装注射器备用。通常静脉泵入鱼精蛋白的时间应为 10～30 分钟，以防止特异性低血压和过敏症状。紧急情况下，例如血管或颅内动脉瘤破裂，必须立即在 1～3 分钟内快速静脉推注 10mg 鱼精蛋白逆转抗凝作用。

102.2.7 硝酸甘油

概述

通过刺激 cGMP 产生强而快速的血管扩张效应，导致血管平滑肌松弛。

适应证及病例选择

导管插入期间血管痉挛。

剂量

通过导管用药 100～300μg。

102.2.8 罂粟碱

概述

一种苄基异喹诺酮生物碱，通过抑制血管平滑肌中的 cAMP 和 cGMP 磷酸二酯酶发挥血管舒张作用，能导致细胞内 cAMP 和 cGMP 水平增加。它还可以通过阻断细胞膜中的钙离子通道来抑制细胞内钙的释放。罂粟碱是短效的，半衰期不到 1 小时。

适应证及病例选择

血管成形术的预处理。血管扩张有助于球囊导管的放置。由于其半衰期短，需要重复给药，通常优选其他药物，如维拉帕米。

剂量

将 300mg 3% 的罂粟碱（30mg/ml）用 100ml pH3.3 生理盐水稀释，得到 0.3% 的罂粟碱溶液。通过微导管动脉内给药，微导管位于受累血管分段的近端，以 3ml/min 的速度给药。

不要将罂粟碱与造影剂或肝素混合，否则可能会导致晶体沉淀。

102.2.9 异戊巴比妥钠

概述

激活 $GABA_A$ 受体的巴比妥酸盐衍生物。在 Wada 试验期间给药至脑血管内，暂时麻醉该血管灌注区域，造成对侧半球分离，从而能够评估语言和记忆力等皮质功能。它能够阻断神经元活动，并能在脊髓 AVM 或脊髓肿瘤栓塞等手术中，与阻断轴突活动的利多卡因联合，在注射栓塞剂之前用于试验性注射[19]。

适应证及病例选择

Wada 试验

在 AVM 的供血动脉栓塞之前试验性注射。为抑制神经元和轴突活动，注射异戊巴比妥钠后注射利多卡因。

剂量

通过导管每次试验性注射 50～100mg。

将 500mg 异戊巴比妥钠稀释在 20ml 生理盐水中，得到浓度为 25mg/ml 的异戊巴比妥钠。

Wada 试验时，导管置入目标血管后，通过导管注入 100mg 异戊巴比妥钠（4ml 的上述制剂）。根据神经病学家的要求，可能额外需要 25mg（1ml）静脉推注或调整初次团注的药物剂量。

102.2.10 组织纤溶酶原激活剂（t-PA）

概述

将纤溶酶原转化为纤溶酶的纤维蛋白特异性血栓溶解性蛋白酶。

静脉内（IV）t-PA 溶栓的适应证

在可行的情况下，由于机械取栓的效果较好，t-PA 静脉溶栓的应用减少。当静脉应用 t-PA 的情况下，应考虑下列信息[20]。

适应证

- 引起重要神经功能缺损的缺血性卒中。
- 治疗开始前，起病≤3 小时（将时间窗放宽到 4.5 小时的证据等级较低）。
- 年龄≥18 岁。

× 排除标准

- 治疗前 7 天内曾在不可压迫部位进行动脉穿刺。
- 此前有颅内出血病史。
- 颅内肿瘤，AVM 或动脉瘤。
- 近期颅内或髓内手术。
- 活动性内出血。
- 血压升高（收缩压 >185mmHg 或舒张压 >110mmHg）。
- 急性易出血因素包括但不限于下列情况：
  - 血小板计数 $<100 \times 10^9/L$。
  - 48 小时内使用过肝素导致 APTT 延长。
  - 目前正接受抗凝治疗使 PT（>1.7）或 INR（>15 秒）延长。
  - 目前正应用直接凝血酶抑制剂（水蛭素，比伐卢定，阿加曲班）[21]，或凝血因子 Xa 直接抑制剂（利伐沙班，伊多沙班，贝曲西班）[22]，使实验室检查结果升高［如 APTT，INR，血小板计数，Ecarin 凝血时间（ECT），TT 或适宜的凝血因子活性检测］。
- 血糖小于 50mg/dl（2.7mmol/L）。
- CT 显示多叶梗死（低密度范围 >1/3 大脑半球）。

相对排除标准

- 卒中症状轻微或迅速改善。
- 妊娠。
- 以癫痫起病且发作后遗留神经功能障碍。
- 14 天内有大手术或严重创伤病史。
- 21 天内 GI 或尿路出血病史。
- 近期急性心肌梗死（3 个月内）。

剂量

静脉内：0.9mg/kg（最大剂量 90mg）。计算剂量的前 10% 静脉推注，给药时间 1 分钟以上，剩余药量立即开始静脉泵入，持续超过 1 小时。须在起病后 4.5 小时以内的时间窗内给予首次团注剂量。

动脉内 t-PA 溶栓：如果首先静脉内使用 t-PA，动脉内给药剂量与静脉内给药剂量无关。因其与其他血栓清除方法相比有效率低且发生不良事件的风险高，现在鲜少作为血管内治疗的首选。动脉内 t-PA 主要用作血栓清除术后血管造影发现远端栓塞的辅助治疗。

首先在血凝块内或血凝块远端给予 t-PA 1～2mg，然后以 20ml/h（10 mg/h）的速率静脉泵入 0.5mg/ml 的 t-PA。如果溶解凝血块无效，则将 10mg t-PA 与 20ml 生理盐水混合（浓度为 0.5mg/ml），进行静脉泵入。输液泵可用于更精确给药。

多次进行血管造影以明确治疗效果。

如果出现下列情况，需要停用 t-PA：

- 血管已充分再通。
- 血管造影中发现造影剂外溢。
- 已给予最大剂量，或已接近最大剂量但没有临床或影像学上的改善。

脑静脉血栓形成（CVT）：

与动脉血栓清除类似，药物溶栓很少单独应用，而是多用于机械取栓的辅助治疗。通常通过微导管向血栓内团注 2～5mg。如果无效，将微导管留置在受累静脉窦内，然后开始以 1mg/h 的速度进行泵入，通常持续 12～24 小时，期间每天重复进行血管造影以明确溶栓效果。如果血管造影中血凝块持续存在，则延长用药时间直至血栓溶解；然而，用药超过 24 小时更易出现出血性并发症。

逆转[20]

如果怀疑出现症状性颅内出血：

- 立即停止 t-PA 泵入。
- 诊断：
  - 血液检验：CBC，PT（INR），APTT，纤维蛋白原水平，并查血型进行交叉配血。
  - 立即行非增强头部 CT 检查。
- 冷沉淀（包括 Ⅷ 因子）：10～30 分钟内泵入 10U（1 小时起效，12 小时作用达到峰值），纤维蛋白原水平 <200mg/dL 则需给予额外剂量。
- 10 分钟内静脉泵入氨甲环酸（TXA）1000mg，或者在 1 小时内静脉泵入 ε 氨基己酸 4～5g 后再静脉滴注 1g 直至出血得到控制。
- 如需要则请血液科和神经外科会诊。

102.2.11 维拉帕米

概述

一种非二氢吡啶类钙通道阻滞剂，通过平滑肌细胞中的L型钙通道减少钙的流入，使血管舒张。半衰期为3~7小时。

适应证及病例选择

- 球囊血管成形术前：机械扩张血管前先使用血管扩张药物，这样可以使血管成形术更顺利、更安全。
- 轻度血管痉挛，没有必要行血管成形术。
- 中度血管痉挛，无法用血管成形术进行安全的治疗。

剂量

5~10mg动脉给药。经由微导管进入颅内血管，在痉挛血管中缓慢给药（持续2~10分钟），和（或）通过诊断导管或导引导管进入更大的血管，如ICA或VA。

逆转

若出现显著低血压或高度房室传导阻滞：用血管加压剂和心脏起搏进行治疗，如静脉泵入肾上腺素、去甲肾上腺素和血管加压素。静脉泵入大剂量氯化钙，如1mg/h，持续超过24小时。静脉泵入20%脂肪乳［100ml静脉推注，然后以0.5ml/(kg · h）持续静脉泵入］可能也有帮助[23]。也可给予阿托品治疗心动过缓。血液透析无效。

102.2.12 利多卡因

概述

阻断神经元细胞膜中的快速电压门控Na^+通道。可能抑制突触后神经元，从而抑制动作电位。

适应证及病例选择

用于动脉切开前的局部麻醉。可以使用含或不含肾上腺素的制剂。

利多卡因可用于测试轴突功能。它可以单独使用或与异戊巴比妥钠联合使用。

用于脊髓血管疾病的功能测试。

脑AVM的激发功能测试。

剂量

用于局部麻醉：约5ml 2%利多卡因（4mg/ml的利多卡因最大剂量为280mg；14ml)。

用于神经生理测试（Wada试验）：动脉内给予10~40mg利多卡因。

逆转

利多卡因过量[24]：在1分钟内静脉推注20%脂肪乳剂1.5ml/kg，并以 15ml/(kg · h) 的速度开始静脉泵入。如果心血管稳定性没有恢复，每间隔 5 分钟重复静脉推注 2 次。另外，如果在 5 分钟后仍然存在不稳定性，则静脉泵入的剂量可以加倍至 30ml/(kg · h)。继续使用脂肪乳剂，直到心血管稳定性恢复或已使用最大剂量[24]。不要超过 12ml/kg 的最大累积剂量。

按照 ACLS 共识进行支持治疗，如保护气道、血流动力学支持等。

× 在这种情况下异丙酚不能作为脂肪乳剂的替代物。它仅含有 10% 的脂质，含量太低而不能起到治疗效果，且异丙酚的心脏抑制作用在这种情况下可能适得其反。

102.3 神经血管内手术基础

102.3.1 血管通路

概述

最常通过股动脉建立血管通路。如果股动脉通路不易建立，那么可以使用桡动脉、肱动脉或颈动脉（最不常见）。

股动脉通路

腹股沟区消毒铺巾后，左小指放在髂前上棘，并将拇指置于耻骨联合，这样可以大致界定髂腹股沟韧带。另一只手于韧带中点处触摸股动脉搏动。穿刺部位位于中点以下 3 指宽，确保血管穿刺部位在髂腹股沟韧带下方，此处是可压迫的。将一标记物（如止血钳）置于所触摸到的搏动点上，进行透视以确认拟定的穿刺点位于股骨头中点的上方。

局部麻醉浸润后，在选定的位置作一小的浅表穿刺切口。可选用 7cm 21 或 23 号显微穿刺装置行血管穿刺。在紧急情况下（如卒中）可使用较大的 18G 单壁穿刺针以缩短建立股动脉通路所需的时间。一只手的示指和中指触摸并固定股动脉，穿刺针以 45° 角进行穿刺。一旦进入动脉，血液将通过穿刺针流出。使用改良的 Seldinger 技术置入适合尺寸的动脉鞘。进行血管造影确认动脉鞘已成功置入并确保局部没有出现血管痉挛、夹层，或造影剂的活动性外溢。动脉鞘连接肝素化盐水持续进行冲洗并使用黏合剂或缝合固定以防止移位。

桡动脉通路

首先使用脉搏血氧仪进行 Allen 试验，以确保手部有充足的血供，防止手术操作引起桡动脉闭塞。

Allen 试验：触诊桡动脉和尺动脉，在拇指或示指上放置脉搏血氧仪。使病人反复屈伸手指。在病人伸手指时压迫其桡动脉和尺动脉，持续压迫直至血氧饱和度测不出。手腕屈曲约 20° 以避免假阳性结果。放开对尺动脉的压迫。测量指腹处毛细血管再充盈且血氧饱和度至少恢复到 92% 所需的时间。毛细血管再充盈时间 <5 秒为正常，5～15 秒为可疑异常，>15

秒时间为异常。也可以使用超声波检查进行 Allen 试验。

反向 Allen 试验：当对桡动脉反复进行手术时需进行此试验。在病人伸手指时压迫其桡动脉和尺动脉。放开对桡动脉的压迫。测量指腹毛细血管再充盈及血氧饱和度至少恢复到 92% 所需的时间，如同上文所述。

穿刺过程中，对上文所述技术进行以下改良。使用较短的 21G（如 3cm，而不是 7cm）穿刺针。避免以较大的角度进行动脉穿刺，这可能导致难以将导丝置入动脉。

通过穿刺针向桡动脉中置入 0.018″ 导丝后拔出穿刺针。在导丝上方的皮肤上做一个小切口，以便能够顺利地插入更大的动脉鞘。沿导丝置入 4 或 5Fr 显微穿刺鞘（多数用于神经血管内操作的诊断导管是 5Fr），然后拔出导丝和扩张器。经穿刺鞘给予肝素（5000U/ml）、维拉帕米（2.5mg）、2% 利多卡因（1.0ml）和硝化明矾（0.1mg）的混合物以缓解和（或）预防血管痉挛。应该预先告知病人会出现暂时的严重烧灼感，当混合溶液注入动脉中时。通过穿刺鞘置入标准的 0.035″ 导丝，然后再置入所需尺寸的穿刺鞘。

注意：操作完成后，桡动脉不需要缝合。只需徒手压迫 15～20 分钟，或者，可以使用压迫器代替徒手压迫止血。

102.3.2 穿刺鞘的处理

一旦置入穿刺鞘之后，连接肝素盐水并以 30ml/h 的速率持续冲洗。冲洗液由 1000ml 0.9% 生理盐水及 5000 单位肝素组成（5U/ml）。将生理盐水袋放在充气至 300mmHg 的压力泵中。重要的是保证持续冲洗动脉鞘且施加于盐水袋上的压力需高于病人自身的动脉压。置鞘一侧的腿始终伸直以防止穿刺鞘扭结。如果打算将穿刺鞘保留几小时或几天，则应将其缝合到病人皮肤上以固定。

102.3.3 动脉切开处的闭合

手术完成后，如在接下来的几天内不需要血管通路，则需移除穿刺鞘。闭合动脉切口可选择以下几种方法：

- 压迫。
  - 徒手压迫：触摸动脉切口近端的动脉，拔出穿刺鞘，并手动加压 15～30 分钟，每 5 分钟逐渐减压。
  - 止血加压器（Femostop™）：在使用之前需确保 ACT<150 且 BP 得到控制。止血加压器顶部的中心点应置于股动脉上方，在实际穿刺点上方 1cm 和内侧 1cm 处。止气囊充气使其压力比病人收缩压高 20～30mmHg。如未止血，则应充气到更高的压力，直到远端动脉搏动被阻断。保持阻断远端动脉搏动 5～7 分钟，然后重新

调整压力，直到获得良好的足动脉搏动且四肢的颜色恢复正常。在接下来的几个小时中继续逐渐降低施加的压力，直到可以完全停止使用该设备。通常需使用 6～12 小时。

- 经皮闭合装置。
  - × 如果血管直径过小（常 <4～5mm）或存在明显的动脉粥样硬化，则不应在股总动脉分叉部以下使用下列闭合装置。
  - Angioseal™：通过血管中纤维蛋白栓的沉积并将其拉回至动脉切开处的血管壁缺损处而起闭合作用。Angioseal™ 有 6 号和 8 号尺寸。沿导丝与穿刺鞘交换置入。完成闭合后，病人需保持仰卧 2 小时（头部垫高），使用 Angioseal™ 那一侧的腿保持伸直。此后病人可以活动。
  - Mynx™：可吸收的血管内密封胶，沉淀于动脉切开的缺损处。有 5 号、6 号、7 号尺寸。使用此种装置，病人痛苦最小。
  - Starclose™：沿导丝与穿刺鞘交换置入。可将动脉切口的缺损处缝合。用此装置，病人痛苦较大。

102.4 脑蛛网膜下隙出血的诊断性血管造影

102.4.1 概述

目标：诊断出血来源，评估供血动脉和侧支血管（可能需要额外刺激性操作），评估血管旁路，评估血管痉挛。

非创伤性 SAH 的最常见原因是脑动脉瘤破裂。其他原因包括 AVM（脑或脊髓），血管炎，非动脉瘤性蛛网膜下隙出血，动脉夹层，硬脑膜窦血栓形成，垂体卒中，凝血功能异常，镰状红细胞贫血和可卡因滥用。14%～22% 的病人的血管造影中不能发现 SAH 的原因[25]。

102.4.2 设置

鞘置于股动脉中，连接肝素化盐水持续进行冲洗。将诊断导管也与肝素化盐水连接并持续冲洗。导管通过穿刺鞘进入血管，沿导丝通过主动脉前进至目标血管。导管在导丝引导下前进，将导丝完全收回到导管中后再撤回导管。一旦导管处于目标位置，完全撤出导丝后通过徒手注射或使用自动注射器进行血管造影。

102.4.3 计划

预先规划手术将节省时间，降低使用的造影剂剂量和辐射暴露。能够进行标准位成像［前循环为半 Towne 位（颞骨岩部前后斜位）和侧位；后循环为 Towne 位和侧位］。另外，能够获得合适的投射位置的图像，要记住病人的诊断。通常，需要进行6根血管的血管造影，包括双侧颈内动脉、颈外动脉和椎动脉，以明确SAH的来源。在某些情况下，可能需要进行脊髓血管造影。根据需要，可以进行旋转血管造影和3D重建，也可以选取其他投照位置进行血管造影。

102.5 特定疾病的干预

102.5.1 动脉瘤

概述

有关血管内治疗（弹簧圈栓塞，以及更近期的血流导向治疗）与动脉瘤夹闭的争论一直都在变化，尤其考虑到虽然现已可以获得血管内治疗的长期随访数据，但该技术的不断发展使得之前的数据已过时。虽然动脉瘤夹闭将会一直具有一席之地，但血管内治疗已经成为大多数动脉瘤（特别是在破裂动脉瘤或不能耐受开颅手术的病人）的一线治疗方法。MCA动脉瘤和PICA动脉瘤仍然是手术夹闭强有力的适应证。

适应证

动脉瘤治疗方案的选择取决于以下因素：

▶ *破裂与未破裂* 破裂动脉瘤需要紧急治疗，因为再破裂风险在首次破裂后最初几天内为每天2%～3%，在2周内为20%。未治疗的破裂动脉瘤的致残率和致死率为45%～50%[26,27]。

▶ *除破裂以外的症状* 存在以下症状的动脉瘤可能比无症状动脉瘤具有更高的破裂风险，如脑神经麻痹，视力丧失或脑缺血（有些症状可能是由于动脉瘤急性扩张导致）[28-33]。

▶ *大小* 大动脉瘤(>7~10mm)比小动脉瘤(<7mm)更容易破裂[33,34]。

▶ *形状* 形状不规则的动脉瘤与球形的囊性动脉瘤相比破裂风险更高。不规则形状包括诸如子瘤或不规则边界等形态学特征[35]。

▶ *纵横比* 除了动脉瘤的大小，纵横比（动脉瘤高度／瘤颈宽度）也可以预测动脉瘤的破裂风险。比值大于1.6，动脉瘤顶部可出现血流流速降低而发生血流瘀滞，引起血栓形成和纤维蛋白溶解，导致内膜破坏[36]。对75例破裂动脉瘤和107例未破裂动脉瘤进行回顾性分析，破裂动脉瘤的平均纵横比为2.7，而未破裂动脉瘤为1.8（$P<0.001$）。破裂动脉瘤的平均动脉瘤高度也较大（7.7mm±4.9mm vs. 5.1mm±4.5mm）。75%的破裂动脉瘤<10mm，其中62%的纵横比>1.6[37]。

▶ *位置* ISUIA研究显示，与前循环相比，后循环动脉瘤具有更高的破裂风险[28,38]。相反，海绵窦段动脉瘤直到直径达到13~24mm，破裂的风险为0，5年累积破裂风险为3%。

▶ *治疗选择* 治疗的选择除了考虑病人年龄和全身健康状况外，还需要全面考虑以上因素。

先前认为宽颈动脉瘤更适合于夹闭，但是支架可对弹簧圈起到支撑作用（如 Enterprise 支架），或者可用于血管重建（如 pipeline 支架），这大大增加了血管内治疗动脉瘤的范围。此外，弹簧圈可能不适合治疗小动脉瘤（<4mm）。

血管内治疗的选择

▶ *弹簧圈栓塞* 这是大多数窄颈动脉瘤的首选治疗。第一个或前两个弹簧圈（成篮圈）与动脉瘤的平均大小相同 [按照（高度 + 宽度)/2 计算]。随着栓塞的进行，弹簧圈逐渐缩小并且其柔软度也发生改变。目的是最大程度地填塞动脉瘤，使得看不到进入其中的造影剂，并且没有弹簧圈突入到血管腔内。即使在血管造影上显示达到最大填塞程度后，实际填塞率也仅为 20%～30%[39]。

▶ *支架辅助弹簧圈栓塞* 对于宽颈动脉瘤，可以使用支架来防止弹簧圈从动脉瘤内进入血管中。当使用支架时，病人需要服用 ASA（多数为永久用药，但有些医疗中心在一年后停用所有的抗血小板药物）和氯吡格雷或其他类似的替代药物比如替格瑞洛或普拉格雷（通常使用 3～6 个月）。因此，通常对破裂动脉瘤应避免使用支架辅助弹簧圈栓塞，部分原因是如果需要进行 EVD，脑室分流或开颅，可能需要暂时逆转抗血小板药物，这会增加急性支架内血栓形成的风险。然而，在破裂动脉瘤中也有支架辅助弹簧圈栓塞的成功案例，技术成功率为 93%，临床显著的颅内出血率为 8%（包括 10% 的病人已知使用 EVD)，显著的血栓栓塞性事件发生率为 6%[40]。

▶ *球囊辅助弹簧圈栓塞* 可用于不适于使用支架的宽颈动脉瘤，如破裂的动脉瘤，因为它可以避免使用双抗治疗。根据载瘤动脉的直径和动脉瘤颈的宽度选择球囊导管。导管的球囊部分（以不透射线的标记进行标识）横跨于动脉瘤颈部，并且在向动脉瘤中填塞弹簧圈的过程中保持球囊充气。在弹簧圈解脱之前放气，然后评估所填塞弹簧圈的稳定性。如果弹簧圈稳定，则解脱弹簧圈。重复上述充气 - 放气操作直至动脉瘤完全栓塞。延长球囊充气时间时，需要严密监测 ACT，局部的血流瘀滞可能会促进局部的血栓形成。通常不建议保持球囊充气状态超过 3～5 分钟。

▶ *双导管技术* 将两个微导管放置在动脉瘤中，交替使用两个微导管进行弹簧圈栓塞。在治疗宽颈动脉瘤时，建议使用这一技术以减少弹簧圈脱出 / 突出到血管中事件的发生。

▶ *弹簧圈类型* 裸铂弹簧圈：可解脱弹簧圈，有各种直径（mm)、长度(cm)、形状(3D，成篮弹簧圈，螺旋形）和柔软度。成篮弹簧圈通常更“硬”以形成较坚实的支撑框架，然而收尾弹簧圈极其柔软并在填塞的弹簧圈之间会有空隙。

▶ **水凝胶弹簧圈** 覆盖水凝胶涂层的铂金弹簧圈，当其与血液接触时发生膨胀，能够填充弹簧圈之间的剩余空间。通常用作“fishing”弹簧圈，且认为其可以减小动脉瘤复发 / 残留的风险。

▶ Pipeline **栓塞装置**（PED）。这种特定支架的编织设计使得其具有低孔隙率，减低了血液进入动脉瘤中的速度并促进血液瘀滞。如果需要可以在动脉瘤的颈部重叠放置两个或更多个，以在动脉瘤中产生足够的血流瘀滞效果。放置 PED 后立即行血管造影，能看到造影剂在动脉瘤中滞留。6 个月随访时的血管造影上通常会看到动脉瘤因完全闭塞而不显影。一旦 PED 治疗动脉瘤成功后复发率为 0。最新一代的设备 Pipeline Flex 是 48 股编织支架，比此前几代更容易放置。可使用的 PED Flex 直径为 2.5～5mm。有时也可能需要在动脉瘤中填塞弹簧圈以促进动脉瘤中血栓形成。

治疗破裂动脉瘤使用的策略是“部分栓塞”动脉瘤以降低再破裂风险，待使用双抗安全后，再完成 PED 治疗。

Pipeline 装置已成功应用于破裂的血泡样动脉瘤。在置入支架前 10 分钟，需静脉团注阿昔单抗（约 0.125μg/kg）[41,42]。

适应证：

- 大或巨大的宽颈 ICA（从岩骨段到垂体上段）动脉瘤。
- 目前要求病人必须 22 岁以上。
- PED 已用于适应证外的病例，如 MCA，椎和基底动脉动脉瘤[43-45]。

禁忌证：

- 破裂的动脉瘤（因为栓塞前需要进行双抗治疗）。然而，已用于破裂的血泡状动脉瘤[41, 42]。
- 禁忌双抗治疗的病人。
- 术前未接受双抗治疗（ASA 和氯吡格雷）的病人。
- 活动性细菌感染。
- 对钴、铬、铂或钨等金属过敏。
- 目标动脉瘤位置的载瘤动脉中已置入支架的病人（相对禁忌证）。

栓塞期间动脉瘤破裂的治疗

- 通知麻醉医师：帮助进行重症监护管理并做好需要手术的准备。
- 立即降血压。
- 如果正在行球囊辅助栓塞，则立即给球囊充气。
- 立即逆转抗凝。给予 50mg 鱼精蛋白（鱼精蛋白应于术中备好）。
- 不要移除引起穿孔的弹簧圈，继续快速连续填塞弹簧圈。
- 置入脑室外引流（EVD）。

102.5.2 血管痉挛的血管内治疗

概述

对于破裂动脉瘤，在行高动力学治疗或血管内介入治疗血管痉挛之前，需要将动脉瘤栓塞或夹闭以保证安全。

适应证

治疗失败或高动力学治疗 12～24 小时血管痉挛症状恶化。

病人患有充血性心力衰竭、心脏缺血或肺水肿等，限制了高动力学治疗的进行[46]。

治疗选择

除药物治疗（高动力或 3- H）外，血管痉挛的血管内治疗包括动脉内化学解痉，导管超选入受累的动脉节段并使用血管成形术机械解痉。

▶ *化学解痉* 维拉帕米：很多医疗中心的首选解痉药。优点是半衰期相对较长（6～12 小时）。

适应证：

- 轻度至中度不能行血管成形术的血管痉挛，或者不能安全进行血管成形术。
- 血管内介入治疗过程中出现的血管痉挛。
- 在进行血管成形术之前，即可以对扩张松弛的动脉而不是对相对僵硬痉挛收缩的动脉进行操作。

剂量：随着微导管通过痉挛段血管逐渐撤回，通过微导管逐渐注射（2～10 分钟）5～10mg 维拉帕米。每个动脉树可以给予高达 20mg。缓慢注射以防止血压显著下降或心动过缓。

用于化学解痉的其他药物包括尼卡地平、罂粟碱和硝化甘油。与维拉帕米相似，尼卡地平具有相对较长的半衰期（9 小时）。罂粟碱（<1 小时）、硝酸甘油（数分钟）相对短效。

▶ *血管成形术* 将球囊导管置于痉挛的动脉节段处。在透视直视下逐渐充气直至膨胀至所需要的宽度（等于或小于邻近非痉挛血管的口径）。球囊充气的速率≤1atm/15s（1atm=101.3kPa）（“撑开”而不是“撑破”血管）。

可联合应用化学和机械解痉，首先使用维拉帕米浸润痉挛的血管节段，然后使用球囊进行血管成形术。

球囊扩张能产生持久效果。即使维拉帕米引起的解痉作用，在治疗后 48～72 小时，在血管造影上仍持续可见。

血管成形术应在透视直视下进行。将造影剂与用于使球囊膨胀的生理盐水（50 ∶ 50 至 2/3～1/3）混合。

血管成形术中的注意事项：

常，病人会在 NICU 监测大约 10～14 天，主要是考虑到血管痉挛天时最严重且一般在 14 天内消失[47–50]。

.3 动静脉畸形

管内介入治疗的适应证：

AVM 的最常见的血管内介入是术前栓塞以辅助手术切除 AVM。

存在相关病变，如供血动脉或畸形巢内存在动脉瘤或假性动脉瘤，静脉血栓形成，静脉引流受限，静脉瘤或静脉扩张。

手术无法切除的小 AVM，或手术可导致高致残率及死亡率。AVM 治愈性栓塞较罕见，并且限于具有简单血管结构的小病变。小的手术不能切除的 AVM 也可以用放射外科治疗，其效果比 AVM 栓塞治疗更好。

作为有临床症状，但由于位置和（或）形态不能通过单一技术或多技术联合完全治愈 AVM 的姑息治疗。慎用：数据表明，复杂 AVM 的部分栓塞可能增加破裂率并使预后恶化。

VM 栓塞

使用多种栓塞材料（或组合）来进行。

使用的栓塞材料包括弹簧圈，Onyx 胶，NBCA 和 PVA。

弹簧圈 可用于栓塞 AVM 的供血动脉、静脉瘤、AVM 相关动脉上瘤。然而，不能依赖其完全闭塞 AVM 病灶或达到治愈效果。

Onyx™ “岩浆样”液体栓塞剂 - 聚乙烯乙烯醇（EVOH）；溶解在（用于射线显影）和二甲基亚砜（DMSO）中的聚乙烯醇与水溶剂（如体液，生理盐水，水）接触引发沉淀而固化，以形成铸型。非黏性剂。在目前所有栓塞剂中，它的渗透能力是最好且最容易控制的。因此，Onyx 最有可能实现完全治愈。在严格选择的病人中，仅使用 Onyx 全治愈率可以达到 20%～51%[51–53]。预混即用型 Onyx-18，Onyx-34 yx-500，其黏度（单位为厘池）与名称中的数字对应（如 Onyx-18，是通过改变 EVOH 浓度来控制的。使用前，产品必须在混合器上至少 20 分钟。数值越大表示黏度越大。Onyx-18 最常用，Onyx-34 高流量 AVM。

Onyx 与 DMSO 微导管（marathon，echelon，XT-17，Duo）或球管（Scepter C）一起使用，注射 Onyx 之前需先通过微导管缓慢注射 0.8ml 的 DMSO（取决于微导管的死腔），为了冲洗微导管内的造影盐水或血液，这些都会使 Onyx 在导管中固化。微导管尖端进入供血动脉分支中，尽可能靠近畸形巢。通过微导管进行血管造影，该分支仅供应 AVM。然后用 DMSO 冲洗微导管，并在透视下开始栓塞。由于混合钽粉，Onyx 是可见的。缓慢连续地注入，避免用

- 避免球囊膨胀超过血管的正常口径。
- 球囊充气的速率不超过 1atm/15s（“撑开
- 不要将球囊充气超过其指定的“爆破压力
  口径和痉挛节段的长度选择适宜的球囊导管

▶ *并发症和管理* 血管破裂。避免球囊膨胀
血管破裂后，给予鱼精蛋白（每 100 U 肝素给
50mg）逆转肝素化。紧急情况下，静脉推注鱼精蛋
分钟），不要超过 10～30 分钟，以防止出现特异性

使导丝穿过受损的血管。更换小 1mm 的球囊
然后放气并行血管造影，观察出血是否得到控制。
闭塞受累血管。如在 MCA 的 M2 段，使用这种方
即使会导致卒中也是可以接受的。此外，可能需
凝块。

▶ *动脉夹层* 如果是轻度的夹层，血流量不受阻
则可能不需要干预。可以间隔一段时间后复查确认
疗可服用 ASA，联合或不联合氯吡格雷。

若出现显著的动脉夹层，则需在受累节段置入
和氯吡格雷。氯吡格雷每天 75mg 服用 1 个月，而

▶ *血栓栓塞并发症* 血管造影可以发现器械、
或肝素化不足导致的血栓。通常可以通过静脉推注 (
给药时间 10～15 分钟，然后以 0.125 μg/(kg · mi
静脉泵入，持续 12 个小时来解决。开始应用阿昔单
造影。如果血栓仍然存在，可行血管成形术以使血
旦血流恢复，其溶血性能以及阿昔单抗可以清除血
使管腔口径和血流量恢复。

▶ ICH 原因可能包括血管损伤、梗死区域出血
或高血压。一旦发现脑出血，使用鱼精蛋白逆转肝素
如果出血严重，可能需行去骨瓣减压术或开颅手术。

▶ *监测及随访* 除了在 NICU 进行严密监测，血
也可通过进行多次经颅多普勒（TCD）检查进行评估
或每隔一天或至少每周 2 次（如每周一和周四）进行
临床和影像学表现上都明显缓解时，可以停止进行 T

在首次介入治疗之后大约 3 天或当出现显著变化
可重复进行血管造影。如果病人症状明显改善，则无
于监测血管痉挛。行血管造影进行监测时，可以考虑
球囊血管成形术进行治疗。因此，一开始就可以使用
进行介入。

通
在 7～
102.5
血
的动
微粉
血液
栓塞
使用
的完
和 O
为 1
摇晃
用于
囊囊
0.3
剂、
AV
确保
On

力过大使Onyx回流，而不是向前流动，从而导致过早封闭动脉入路而难以进入到病灶中。通常允许微导管上不超过1cm的Onyx回流，否则会使拔管困难，引起灾难性并发症［使用尖端（1cm或3cm）可解脱的Apollo微导管可以允许更大程度的Onyx回流，以避免上述并发症的发生］。如果发现有回流，等待1～2分钟后再继续注射。已沉积的Onyx会在微导管周围形成塞子，使新沉积的Onyx向前流入到主要的引流静脉或静脉窦中，尤其是在完全阻断供血动脉之前。这一理念与AVM的手术切除一致，在手术切除时，必须在消除AVM供血动脉之后才可以闭塞主要的引流静脉，否则会引起静脉高血压，导致AVM破裂和灾难性ICH。巨大AVM最好行分期手术，一次处理一个主要的动脉树。

静脉内或联合静脉内，以及经动脉栓塞AVM已经在一些经筛选的AVM中实施，这些AVM较小、位置深在且深部引流静脉单一[54]。

▶ NBCA　氰基丙烯酸丁酯是一种栓塞剂，当它与血液接触时能快速固化。由于NBCA操作时间短，进入静脉窦的风险大以及易黏附导管使栓塞后难以取出的缺点，自从开始使用Onyx，其临床应用已经显著减少。黏附可能继发导管断裂导致异物残留或颅内出血。

▶ PVA　聚乙烯醇（PVA）颗粒可使用的大小范围为50～1000μm。虽然其对暂时阻断AVM血供有所帮助，如准备开颅手术和AVM手术切除，但单独用PVA的血管内治疗效果不持久。

术后管理

术后医嘱：

- 病人送至NSICU。
- 保持术侧腿伸直2小时（血管封闭器）或6～8小时（徒手压迫），头部抬高15°。
- AVM术后无需进行肝素化，因为多数缺血事件发生于术中，与栓塞物质进入正常血管中有关。
- 检查腹股沟、足背动脉搏动（DP）、生命体征并进行神经系统体格检查，每15分钟一次×4次，然后每30分钟一次×4次，而后每小时一次。
- 维持轻度低血压12～72小时，特别是较大AVM，监测灌注压突破引起出血、癫痫和其他可能的并发症。
- 复查／恢复术前用药（术后暂停二甲双胍48小时；暂停所有口服降糖药，直至能够经口摄入）[55]。

随访：

- 4周内门诊复查。
- 3个月后复查血管造影。对于分期栓塞的AVM，手术间期的随访时间由血管内神经外科医师决定，如相隔1～4周。

102.5.4 硬膜动静脉瘘（DAVF）

概述

硬膜内异常的直接动静脉分流。

分类

DAVF 有很多分类方法。其中 Borden（见章节 79.7.5）和 Cognard 系统（见章节 79.7.5）被广泛应用。

血管内介入的适应证

- 通常认为具有“侵袭性”表现的 DAVF（表 102-1）是可治疗的。由于年死亡率（10.4%）和年出血率（8.1%）较高，应尽早进行治疗[56]。
- DAVF 在血管造影上的表现包括：
  - 颈内动脉或者椎动脉中选择性注射对比剂显示脑循环时间延长。这是静脉充血性脑病的表现。
  - 假性静脉炎型：在血管造影的静脉期，脑表面出现曲折的、扩张的侧支静脉。这与更高的出血风险或非出血性神经功能缺损相关。
  - 皮质静脉回流（CVR）：在评估 DAVF 时，应行选择性血管造影。CVR 病人常出现静脉狭窄或阻塞。

如果发现 DAVF，需寻找其他瘘，因为多发瘘达 8%。

具有“良性”特征的病人（见表 102-1），如果症状引起病人严重不适或血管造影显示疾病进展，可考虑进行治疗。在多数情况下，采取姑息治疗，即减轻症状，但瘘未完全消除。良性 DAVF 即使没有手术指征也需要随访，因为它有可能转化为更具侵袭性的有 CVR 的 DAVF。出现任何症状变化都应进行临床随访，并进行影像学评估。建议每年复查 MRA，3 年后复查血管造影。如果病人的临床状况有任何变化，无论是恶化、改善或症状消失，均需进行标准血管造影以评估 CVR。

无症状 DAVF 通常也需随访。

表 102-1 良性和进展性 DAVF 的鉴别

“进展性”表现	“良性”表现
皮层静脉反流（CVR）：进展性 DAVF 的特征	波动性耳鸣
脑内出血	眼眶充血（未出现眼内压增高）
局灶性神经功能缺损	脑神经麻痹
痴呆	慢性头痛
视盘水肿	
眼内压增高	

血管内介入治疗的禁忌证

大多数禁忌证是相对的，根据具体情况进行风险获益评估：

- NBCA 不能应用于对氰基丙烯酸酯、乙二醇或碘过敏的病人。对碘过敏的病人需注意术前用药。
- PVA 不应作为一种治疗选择（鼻出血除外）。通常用于术前减少病变的血供。

DAVF 栓塞

可经动脉、静脉或动、静脉联合。如果可行的话，首选经静脉入路，因为通过静脉入路闭塞瘘的可能性更大。少见情况下可以从动脉入路进入静脉，因为硬膜动脉和相邻静脉（如外伤性 DAVF）之间的连接很大。

如果闭塞的静脉窦也是正常静脉的主要引流途径，经静脉入路需考虑静脉闭塞可能导致的后果，如静脉性梗死。在这种情况下，可考虑行选择性栓塞，使正常引流不受影响。或者考虑部分治疗消除 CVR，将瘘转换成良性 Borden Ⅰ型，而不是进行完全栓塞。

当使用静脉途径时，确定静脉通道不是纤细脆弱的（如急性 DAVF)，避免其在操作期间破裂。当瘘存在一段时间后静脉壁会变硬。

▶ **弹簧圈**　测量要堵塞的瘘口部位的最大宽度，选择适当大小的弹簧圈。尽可能多的填塞弹簧圈以封堵瘘口。

有时可使用“联合”策略，先填塞弹簧圈以减缓瘘口处的快速血流，然后使用液体栓塞剂进行栓塞。如果使用这种治疗方式，需使用与液体栓塞剂相容的微导管。

▶ **Onyx**　在使用液体栓塞剂经动脉进行栓塞时，将导管尽可能靠近瘘口。栓塞技术与 AVM 相同（见上文）。重要的是切断瘘口以实现治愈。因此，Onyx 必须渗透到 DAVF 的静脉部分。

▶ **NBCA**　其使用频率较低，原因如上所述。

▶ **PVA**　在 DAVF 的治疗中没有显著作用。

102.5.5　颈动脉海绵窦瘘（CCF）

概述

CCF 分为直接型和间接型。直接型 CCF 通常是外伤后，ICA 和海绵窦之间的高流量单一分流。间接型 CCF 是来自脑膜分支的低流量分流。本节介绍直接型 CCF 的治疗。

血管内介入的适应证

直接型 CCF 通常需要治疗，因为多数不能自行闭塞。其他适应证：角膜暴露、复视、眼球突出，以及不能耐受的杂音或头痛。

治疗时机

病人病情稳定，治疗通常可以在诊断后几天内进行（即无须紧急治疗）。

紧急治疗指征：ICH、鼻出血、IOP 升高、视力下降、快速进展性眼球突出、脑缺血以及创伤性动脉瘤增大超出了海绵窦。

CCF 栓塞

治疗目标是消除 CCF 瘘口。

进行血管造影术确定瘘口的确切位置、大小及其静脉引流。为了治疗高流量病变，考虑行 7.5fps 血管造影，而不是通常的 2～4fps。除了 CCF，还需寻找其他血管损伤 / 异常。

对 ECA 和 ICA 进行选择性血管造影，以评估其对 CCF 的作用。徒手压迫病变侧颈总动脉后进行也需进行血管造影，以更好地评估对侧代偿。手指压迫颈动脉将降低瘘的高血流量，使其显影。不要同时压迫两侧颈动脉。

可进行 3D 重建血管造影来研究动静脉瘘，选择适合用于介入治疗的工作位。重要的是要识别受累静脉，包括海绵窦，眼上静脉，眼下静脉，蝶窦，岩上窦、岩下窦和翼静脉丛。

以下入路可用于治疗 CCF：经动脉，经静脉及经眼上静脉（如常规入路不可用）。其他适应证：角膜暴露，复视，眼球突出，不能耐受的杂音或头痛[57]。

▶ **弹簧圈**。目前，治疗方法是经动脉弹簧圈栓塞 CCF。

使用路图，微导管沿微导丝经过瘘口进入海绵窦，这可能需要一些时间。如上文动脉瘤部分的描述，向其中填塞弹簧圈并解脱。间断进行血管造影，进一步填塞弹簧圈，直到海绵窦（CS）完全闭塞。造影剂不能进入海绵窦内提示完全栓塞。

▶ **Onyx**。有关其使用的详细信息，参阅 AVM 部分。对于高流量瘘，在进行 Onyx 栓塞之前，建议先向 CS 中置入弹簧圈以减慢血流量，这样能够避免 Onyx 意外进入到引流静脉和静脉窦当中。当 Onyx 注入到海绵窦内时，可在 ICA 内给球囊充气以保护 ICA。

▶ **NBCA**。应特别小心地使用 NBCA，最好在减缓 CCF 中血流后再使用，以防止 NBCA 在静脉窦中沉积。

还有可能回流到颈动脉中，引起卒中。这在 CCF 接近完全闭塞且颈动脉和海绵窦之间的压力梯度降低时尤其可能发生。与使用 Onyx 时一样，可以在颈动脉中给球囊充气以对其进行保护。

▶ **弹簧圈闭塞 ICA**。CCF 理想的治疗方案是闭塞瘘口本身，以引起 ICA 的重塑。但这往往难以实现。如果 CCF 不能通过其他途径进行治疗，闭塞受累的 ICA 也是一种治疗选择，尤其是当对侧 ICA 通过前交通动脉或后交通动脉代偿良好时。

术后管理和随访

术后医嘱：

- 病人转入 NSICU 夜间观察。根据病人的临床状况决定留在 ICU 的时间。
- 咨询或安排随访时行眼科手术。
- 0.9% NS+20mEq/L KCl 以 150ml/h 的速度静脉滴注 2 小时，如病人夜间禁食则降至 100ml/h，然后如果能耐受则经口进食。
- 保持术侧腿伸直 2 小时（血管封闭器）或 6～8 小时（徒手压迫），头部抬高 15°，如头下垫枕头。
- 检查腹股沟、足背动脉搏动、生命体征及进行神经系统查体，每 15 分钟 1 次 ×4 次，然后每 30 分钟 1 次 ×4 次，而后每小时 1 次。
- 复查／恢复术前用药（术后暂停二甲双胍 48 小时；暂停所有口服降糖药，直至能够经口摄入）。

随访：

- 如没有并发症及其他需要住院的医疗问题，在可以进行活动后的第 2 天出院。
- 4 周内门诊复查。
- 3 个月后复查血管造影。

102.5.6 椎动脉 - 颈静脉瘘（VJF）

病因

- 医源性，如脊柱手术或血管造影，脊椎推拿按摩，神经阻滞注射或放射治疗[58,59]。
- 创伤，如穿透性损伤或 GSW。
- 血管炎。

VJF 的血管内治疗

▶ **支架** 聚四氟乙烯（PTFE）涂层支架，如 Jostent 可覆盖瘘口[58]。

▶ **弹簧圈闭塞** 通过对侧椎动脉有充足血流的情况下，瘘动脉可以用弹簧圈闭塞[60]。确认与瘘相连的动脉是闭塞节段的一部分。

▶ **NBCA 闭塞** 很少用，当支架或弹簧圈闭塞不可行时，可以使用 NBCA 进行闭塞[61]。Onyx 的使用也类似。

102.5.7 颈动脉夹层

概述

见动脉夹层概述（见章节 83.1）。

血管造影特征

血管腔狭窄（65%），闭塞（28%），假性动脉瘤（28%），管腔不规则（13%），栓塞性远端分支闭塞（13%），内膜片（12%）和 ICA-MCA 流速减慢（11%）[62]。

管理

CADISS 随机对照研究发现，对于症状性颈动脉和椎动脉夹层的病人，使用抗血小板治疗和抗凝治疗在预防卒中和死亡方面效果并无不同[63]。因为肝素和华法林的使用更复杂，现在多数医师支持进行抗血小板治疗，例如 ASA。如果有指征进行抗凝治疗，例如房颤或存在血栓减少血流等合并症，可考虑进行如下治疗。未发生 ICH 的情况下，初步治疗为静脉内肝素治疗 12 小时，7 天后使用华法林[64]。APTT 的目标值（50～80 秒）为正常值的 1.5～2.0 倍。华法林持续使用 3～6 个月，目标 INR 为 2.0～3.0。

血管内介入的适应证

- 即使进行抗凝治疗，缺血性症状持续存在，恶化或复发。
- 伴有血流动力学损害的限流病变。

支架联合 / 不联合弹簧圈栓塞

颈动脉夹层的血管内治疗是置入支架，如有需要可使用血流导向装置。若出现内膜瓣，支架可将内膜片压回动脉壁。假性动脉瘤可使用支架成功闭塞。未覆膜和覆膜支架都已成功使用[65]。Jostent 是一种 PTFE 覆膜支架，可在美国使用。静脉覆膜支架也已被使用[66]。对于置入支架后动脉瘤明显残留的假性动脉瘤病人，可用弹簧圈将其闭塞。

支架术后，病人保持双抗治疗（ASA + 氯吡格雷）至少 1 个月，并永久使用 ASA。

随访

使用华法林的病人需安排随访。

3～6 个月进行随访，可以复查 CTA、多普勒超声或血管造影。

102.5.8 锁骨下动脉狭窄

概述

影像学表明锁骨下动脉或无名动脉狭窄的发生率约为 17%。其中，2.5% 在造影上显示椎动脉有血液逆流，其中只有 5.3% 血管造影上有窃血现象的病人有神经系统症状[67]。

▶ 症状。椎基底动脉狭窄（VBI）的 5D 征：复视、构音障碍、视野缺损、头晕和跌倒发作。

其他症状包括头痛、眼球震颤、听力损失和局灶性癫痫发作[68,69]。

动脉狭窄位于椎动脉起始部的近端。症状是由使用狭窄同侧的手臂进行锻炼或使其劳累后诱发。由于劳累使通过 VA 的血液逆流增多，从而增加血流需求。神经症状可能是由于持续的脑干缺血导致，或更常见的是，由于同侧手臂运动或劳累造成缺血[70]。

血管内介入的适应证

症状性锁骨下动脉狭窄，即狭窄导致锁骨下动脉盗血综合征。

血管内介入

包括血管成形术和支架植入术。使用球囊支架，在进行血管成形术的同时置入支架[71]。如果狭窄特别严重（如小于 2mm），则可以使用较小的球囊进行预扩张，以使狭窄部位口径为 4mm。正常前向血流量可在成功的血管成形术和支架术后恢复。

术后管理

病人在 NSICU 中监测一晚。

支架术后，病人保持双抗治疗（ASA + 氯吡格雷）至少 1 个月，并永久使用 ASA。

3~6 个月内进行随访，复查 CTA、多普勒超声或导管血管造影。

血管成形术和支架置入术的并发症

无名动脉或 VA 血管成形术和支架植入术的并发症发生率为 17.8%（73 例手术中），包括穿刺部位出血及远端栓塞[72]。

102.5.9 缺血性卒中

静脉使用 t-PA

在≥50% 的病人中，静脉应用 t-PA 的目标（起病至用药时间）为到达医院后 60 分钟以内给药[20]。如果病人没有任何禁忌证，可在起病后 4.5 小时内给药[73]。即使是考虑进行血管内治疗的病人，也应进行静脉应用 t-PA 治疗。

剂量：0.9mg/kg（最大 90mg），其中 10% 的剂量在 1 分钟内静脉团注，其余的在 60 分钟内静脉泵入。

对于可疑大血管闭塞引起卒中的病人在开始静脉应用 t-PA 治疗后，不要等待其“改善”（可能有害[20]）。一旦开始进行静脉应用 t-PA，病人应该立即进入血管造影室或转入有能力进行神经血管内治疗的医疗中心，综合卒中中心更佳。对于大血管闭塞的病人，静脉应用 t-PA 是否有效仍存在争议，因其溶解大血凝块的概率较低，全身用 t-PA 的风险较高，且推迟了开始进行取栓的时间。目前欧洲正在进行相关临床试验以解决这一问题。

血管内介入

概述

从卒中起病后 24 小时内，包括“醒后卒中”，血管内治疗非常安全有效。对于缺血性卒中（AIS）的病人，进行静脉应用 t-PA 者与需要进行（NNT）（在病人获益或预防不良事件发生之前必须采取治疗的病人数量）取栓者的比例为（3~19）：（2~4）。临床试验支持对前循环近端血管闭塞、梗死核心区域较小，以及侧支循环中度 - 良好的 AIS 病人迅速行血管内介入治疗[74-79]。对这些临床试验的 Meta 分析发现，即使核心梗死区域较大或更远端的血管闭塞的病人也仍然能从取栓术中获益[80]。

AHA 的机械取栓指南参见临床指南：急性缺血性卒中（AIS）的机械取栓术（见章节 81.6）。

动脉内使用 t-PA（IA-t-PA）的适应证及病例选择

- 因机械取栓的广泛应用和其高度的安全性及有效性，不建议将动脉内使用 t-PA 作为主要治疗。目前，对临床有益的动脉内使用 t-PA 剂量并未达成共识（I 级推荐[20]）。
- 对于更远端的血凝块，可用作机械取栓后的辅助治疗。
- 对于极远端的血凝块或在 MCA 闭塞引起大面积缺血性卒中的最初 6 小时以内，动脉内使用 t-PA 是血管内治疗的主要治疗方式（I 级推荐[20]）。但只要影像学上没有出现较大的梗死核心区域，动脉内使用 t-PA 仍常用于起病 24 小时以内。

介入治疗的禁忌证

大多数禁忌证是相对的，必须与不进行介入治疗的风险进行权衡。这些禁忌证包括：

- 出血性梗死或 ICH。
- CT 显示与超过大脑中动脉供血区 1/3 面积的进展性梗死相一致的低密度或占位效应。
- 近期大手术史。
- 妊娠。
- 考虑置入支架时，存在使用抗凝剂和（或）溶栓剂的禁忌证。

术前管理

可以在卒中神经病学家或神经外科医师的监督下进行。确保以下内容：

- 将病人快速转移到具有血管内介入能力的医疗机构，比如综合性卒中中心（CSC）。近期由 AHA/ 联合委员会提出了能够进行血栓清除的卒中中心（TSC）的概念，其作用也处于激烈争论中。
- 气道、呼吸、循环（ABC）优先。
- 确保病人有两条静脉通道，最好是 18G 以上。监测血压、脉搏、脉氧饱和度、ECG、血氧饱和度、心率和心律、呼吸频率。
- 插入 Foley 尿管。
- 行实验室检查，包括：血小板计数、BUN、Cr、APTT、PT/INR。育龄女性需检查 β-HCG。
- 维持 MAP ≥90mmHg。
- 非增强头部 CT：排除 ICH 并确定 Alberta 卒中项目早期 CT 评分（ASPECTS）（见章节 81.5）[81]。这一评分为 0~10 分。评分高提示核心梗死区域较小。有研究认为，6~10 分者行血管内治疗预后良好。
- CTA：评估血凝块的位置（高密度动脉征，见章节 81.5），侧支循环和血管的迂曲程度。

- 少有指征要求进行头部 MRI（可能有部分病人需要进行）。
- 如果可以应该即行灌注检查，如 CTP 或 MRP，尤其是醒后卒中或起病后超过 6 小时的病人。灌注检查能显示尚可存活的脑组织（缺血半暗带）与完全性卒中，以帮助选择适宜进行取栓的病人。
- 在有条件的医疗中心，在同一次 CT 扫描中同时检查 CT、CTA 和 CTP。
- 要注意肾功能不全、糖尿病、充血性心力衰竭等，如果有以上情况，应考虑使用稀释的非离子造影剂，并预先仔细计划，以使对比剂负荷最小化。
- 介入的目的是尽快实现血管再通、重新建立循环，定义为 mTICI 分级[82]2b/3（表 102-2）。

表 102-2 脑缺血治疗改良量表（mTICI）[82]

分级	描述
0	无灌注
1	通过原闭塞区的顺行性灌注，但是仅限于远端分支有少量或缓慢的再灌注
2a	闭塞动脉缺血区的正向血流灌注 <50%（例如 MCA 的一个主要分支及其分布区）
2b	闭塞动脉缺血区的正向血流灌注 >50%（例如 MCA 的两个主要分支及其分布区）
3	闭塞动脉缺血区的完全顺行性灌注，所有的远端分支均未见闭塞

缩写：MCA= 大脑中动脉

技术

▶ 取栓支架 由于成功率较高，对于栓塞性卒中，取栓支架已成为清除血凝块的首选方法。血管再通的成功率为 70%～85%[83-86]。目前，美国最常用的两种装置是 Solitaire 和 Trevo。在美国可以使用的其他装置有：Penumbra System® 3D™ 血管再通装置和 EmboTrap®。

将 7Fr 或 8Fr 动脉鞘置于股动脉中，通过该动脉鞘将导引导管或球囊导管送入颈部 ICA 中（前循环卒中时）。球囊导管提高了成功再通率，减少了取栓的次数，也减少了血栓清除术中远端血栓形成的风险。行血管造影确认闭塞部位。取出微导丝并通过微导管置入取栓支架，使其到达血凝块远端。当取栓支架保持静止时，通过收回微导管，使取栓支架脱鞘释放。取栓支架扩展到实际尺寸，使闭塞动脉中的血流恢复。5 分钟后，如使用球囊导管，将导引导管中的球囊充气以阻断血流。持续轻柔抽吸导引导管，将取栓支架和微导管同时撤回。一旦微导管和取栓支架都在导引导管中时，用力抽吸并同时撤回取栓支架与微导管，并将二者从病人体内取出。行血管造影确认循环重建情况。一些外科医师使用远端抽吸导管以捕捉远端的血凝块并当取出取栓支架时进行抽吸。这一方法称为“Solumbra 技术”或“Trenumbra 技术”[87]。

取出取栓支架的过程中曾有过出现血管穿孔的报道[88]，认为治疗远端面积较小的闭塞区域时穿孔的风险提高[89]。在这种情况下，仅进行远端抽吸（在下一章节中进行讨论）可能是最优的治疗方案。

▶ 首选抽吸　血栓抽吸是使用取栓支架进行取栓的更快速更廉价的替代治疗方案。这一技术首次引入时称为 ADAPT 技术（首次直接抽吸技术）。置入大口径的导管，使其与血栓直接接触并使用泵进行抽吸或徒手使用注射器取出血凝块[90]。如果单独使用这种技术不成功，作为取出血凝块的挽救性治疗手段，可通过抽吸导管置入取栓支架。这一方法现在也被称为“直接血栓抽吸”“接触式血栓抽吸”以及“首次血栓抽吸”，根据血管的不同直径以及位置（从 ICA 末端至大脑中动脉的 M2 段和 M3 段），选用市面上可使用的不同长度、不同直径的导管。近期进行的 3 个随机对照的临床试验（ASTER，3D 和 COMPASS）发现，这两种技术在实现成功血管再通方面的安全性和有效性一致[91-93]。COMPASS 研究也发现与使用取栓支架相比，血栓抽吸的成本 - 获益更为显著且实现血管再通的时间更短。

▶ 动脉内使用 t-PA　这可能是最简单的血管内技术。然而，就其本身而言，与上文所述的机械取栓技术相比，其再通率较低[94,95]（虽然再通率优于静脉应用 t-PA）。目前，动脉用 t-PA 与其他技术联合使用作为缺血性脑卒中的主要治疗方法。

▶ 其他技术　包括：用连接到微导管的简单注射器进行抽吸、使用套圈、在血栓处行血管成形术、支架等，具有不同效果。

取栓支架优于 MERCI 装置（I 级推荐[20]），也优于在某些情况下可以使用的其他装置（II 级推荐[20]）。

102.5.10　颅内静脉血栓形成

概述

见颅内静脉血栓形成（见章节 82.7）。

静脉补液进行水化治疗，并静脉使用肝素或低分子肝素（LMWH）等抗凝治疗作为颅内静脉血栓形成（CVT）初始治疗方案的一部分，即使出现脑实质内的出血性静脉梗死。在开始治疗之前，需要抽血检测血液的高凝状态。

血管内介入治疗的适应证

1. 尽管使用抗凝治疗仍出现了临床症状的恶化。

2. 存在抗凝治疗的禁忌证：易出血体质、血小板减少症（<100K），

或近期 GI 出血。

3. 昏迷。

4. 深部 CVT。

5. 脑出血（ICH）。

血管内治疗

化学溶栓（t-PA） 通过股静脉置入导管至受累静脉窦或接近受累静脉窦。与通过外周静脉全身用药相比，局部用药的优点是实际上有更多的 t-PA 达到血凝块处。通常，血栓内给药 2～5mg，然后以 1～2mg/h 的速率开始静脉泵入，通常持续 12～24 小时。给药超过 24 小时，发生出血性并发症的风险提高。在 24 小时内重复进行血管造影。如果血管造影显示血凝块仍然存在，则泵入可以持续更长时间，直到血凝块溶解。

对于 CVT，以 1mg/10ml（0.1mg/ml）的浓度，10ml/h 的速率进行静脉泵入。

机械取栓 与动脉栓塞性卒中类似，可以使用取栓支架或 Penumbra 等装置进行取栓。此外，用于其他部位的装置，如用于透析瘘取栓的装置，也已经用于颅内静脉窦[96]。血管内介入治疗的困难是通过乙状窦横窦交界处，特别是当使用体积较大的导管时，如 AngioJet（非常硬）。

102.5.11　慢性硬膜下血肿

脑膜中动脉（MMA）栓塞是治疗慢性 SDH（CSDH）的一种可能的微创治疗方式。CSDH 的包膜上有脆弱的新生血管[97]，可能与硬膜下再出血有关并可能促进手术清除后 SDH 的复发。样本量较小的临床研究发现，其用于治疗复发或原发 CSDH[98,99] 是安全且有效的[100]。

技术（总结）：行受累侧颈总动脉和颈外动脉的血管造影。MMA 远端可能出现异常的纤细脆弱的血管结构[101]。透视路图下使用微导管超选入 MMA，并注射直径为 150～250 微米的污水酒精颗粒[100] 或 15%～20% 的氰基丙烯酸正丁酯，直至出现血流瘀滞。注射后行血管造影确认 MMA 已被有效栓塞。

应避免栓塞的分支：可能存在的眼部侧枝血管以及供应脑神经的分支血管。

102.5.12　肿瘤栓塞

适应证

富血管性肿瘤术前减少血供。包括：

- 脑膜瘤：脑膜瘤的栓塞有位置特异性、体积依赖性和医疗机构依赖性，而且可能存在争议。可能最适合用于富血管的体积较大的凸面脑膜瘤。通常在术前 24 小时至 1 周内进行。减少肿瘤血供可使术中出血减少，并且导致肿瘤坏死从而使肿瘤变软且更易切除。然而，有可能出现肿瘤肿胀，偶尔可能需要紧急开颅手术。

- 血管外皮细胞瘤。
- 青少年鼻咽血管纤维瘤。
- 颈静脉球体瘤。
- 血管母细胞瘤。
- 血管转移瘤。

技术

股动脉置鞘，送入导引导管并且将其置于尽可能靠近目标血管处，如对脑膜瘤进行栓塞时，将导管尖端置入 ECA 近端。通过导引导管行血管造影术和路图。在透视和路图引导下，通过导丝送入微导管至供应肿瘤的分支。通过微导管行血管造影以确定供应肿瘤的血管分支，且不存在其他颅内循环相关的侧支循环。在空白路径下开始栓塞。PVA 颗粒或 Onyx 可用于栓塞。使用 Onyx 时，必须使用 DMSO 兼容的导管。PVA 可能价格更低且能更快地用于肿瘤栓塞。然而，这种减少肿瘤血供的效果并不持久，闭塞的血管可以再通。因此，手术应在 PVA 栓塞后几天内进行。

102.5.13 难治性鼻出血

适应证

治疗无效的鼻出血，包括徒手压迫、鼻腔填塞、使用局部血管收缩剂、内镜烧灼或外科结扎蝶腭动脉等。

术前管理

行实验室检查，包括血小板计数、BUN、Cr、APTT、PT/INR，育龄妇女化验 β-HCG。对于有肾功能不全、糖尿病、CHF 等病史者，使用稀释的非离子造影剂，并仔细制订治疗计划，以使对比剂负荷最小化。

手术当天早上只能饮水。若需全身麻醉后进行手术则需禁食(NPO)(约 6 小时)。

获得血管造影和 ECA 分支栓塞的知情同意。

确保有两条静脉通道。插入 Foley 尿管。如果手术时间延长，插入 Foley 尿管排空膀胱会使病人更舒适且更合作。

▶ **技术** 将病人置于神经血管造影床上。连接脉搏血氧仪和 ECG 导联，用于监测血氧饱和度、心率、心律、呼吸和血压。

股动脉置鞘。将导引导管置于出血或病变侧的 ECA 近端。通过导引导管行血管造影和路图。在透视和路图引导下，沿导丝将微导管送入蝶腭动脉分支。通过微导管行血管造影，确定微导管处于合适的位置并确认不存在其他颅内循环相关的侧支循环。可能发现造影剂外渗，肿瘤染色或假性动脉瘤。在空白路图下开始栓塞目标血管。可以使用 PVA 颗粒

(250~300μg)或Onyx(18或34)。使用Onyx时，必须使用DMSO兼容的导管。PVA可能价格更低且能更快地用于肿瘤栓塞。监测ICA的危险吻合，尤其是眼动脉，因为即使Onyx进入最小的侧支血管也可能导致失明。

术后管理

术后医嘱：

- 送入ICU。如果填塞鼻腔，通常于次日取出以检查出血情况。
- 静脉补液：9% NS+20mEq KCl以150ml/h速度静脉滴注2小时，如病人NPO，则降至100ml/h。
- 活动：保持右/左腿（操作一侧）伸直2小时（血管封堵器）或6~8小时（徒手压迫），头部抬高15°（可在病人的头部下垫枕头）。髋关节不应屈曲。如果头部需要抬更高，则采取反Trendelenberg体位。
- 检查腹股沟、DP、生命体征及进行神经系统体格检查，每15分钟1次×4次，然后每30分钟1次×4次，而后每小时1次。
- 如病人可以耐受，则可经口进食。恢复手术前用药（除了口服降糖药，直至能够经口摄入）。

（宋晓雯 译 刘兴炬 校）

参考文献

[1] Dion JE, Gates PC, Fox AJ, et al. Clinical Events Following Neuroangiography: A Prospective Study. Stroke. 1987; 18:997–1004
[2] Earnest F, Forbes G, Sandok BA, et al. Complications of Cerebral Angiography: Prospective Assessment of Risk. AJR. 1984; 142:247–253
[3] Khan SH, Abruzzo TA, Sangha KS, et al. Use of Antiplatelet, Anticoagulant and Thrombolytic Agents in Endovascular Procedures. Contemporary Neurosurgery. 2008; 29:1–7
[4] Kershaw RA, Mays DC, Bianchine JR, et al. Disposition of aspirin and its metabolites in the semen of man. J Clin Pharmacol. 1987; 27:304–309
[5] Patrignani P, Filabozzi P, Patrono C. Selective cumulative inhibition of platelet thromboxane production by low-dose aspirin in healthy subjects. J Clin Invest. 1982; 69:1366–1372
[6] Ross-Lee LM, Elms MJ, Cham BE, et al. Plasma levels of aspirin following effervescent and enteric coated tablets, and their effect on platelet function. Eur J Clin Pharmacol. 1982; 23:545–551
[7] Gurbel PA, Bliden KP, DiChiara J, et al. Evaluation of dose-related effects of aspirin on platelet function: results from the Aspirin-Induced Platelet Effect (ASPECT) study. Circulation. 2007; 115: 3156–3164
[8] Krasopoulos G, Brister SJ, Beattie WS, et al. Aspirin "resistance" and risk of cardiovascular morbidity: systematic review and meta-analysis. BMJ. 2008; 336:195–198
[9] Hovens MM, Snoep JD, Eikenboom JC, et al. Prevalence of persistent platelet reactivity despite use of aspirin: a systematic review. Am Heart J. 2007; 153:175–181
[10] Song J, Shin YS. Antiplatelet drug resistance did not increase the thromboembolic events after stent-assisted coiling of unruptured intracranial aneurysm: a single center experience of 99 cases. Neurol Sci. 2017; 38:879–885
[11] Kim BJ, Kwon JY, Jung JM, et al. Association between silent embolic cerebral infarction and continuous increase of P2Y12 reaction units after neurovascular stenting. J Neurosurg. 2014; 121: 891–898
[12] Kim MS, Jo KI, Yeon JY, et al. Association between Postprocedural Infarction and Antiplatelet Drug Resistance after Coiling for Unruptured Intracranial Aneurysms. AJNR Am J Neuroradiol. 2016; 37:1099–1105
[13] Tcheng JE. Clinical challenges of platelet glycoprotein IIb/IIIa receptor inhibitor therapy: bleeding, reversal, thrombocytopenia, and retreatment. Am Heart J. 2000; 139:S38–S45
[14] Qureshi AI, Luft AR, Sharma M, et al. Prevention and treatment of thromboembolic and ischemic complications associated with endovascular procedures: Part II–Clinical aspects and recommendations. Neurosurgery. 2000; 46:1360–75; discussion 1375-6
[15] Hirsh J. Heparin. N Engl J Med. 1991; 324:1565– 1574
[16] Khan SH, Ringer AJ. Handbook of neuroendovascular techniques. U.K.: Taylor and Francis;
[17] University of Cincinnati post-endovascular heparin dosing protocol. 2008
[18] Garcia DA, Baglin TP, Weitz JI, et al. Parenteral anticoagulants: Antithrombotic Therapy and Prevention of Thrombosis, 9th ed: American College of Chest Physicians Evidence-Based Clinical Practice Guidelines. Chest. 2012; 141:e24S–e43S
[19] Berenstein A, Lasjaunias P, Ter Brugge KG. Surgical neuroangiography. 2nd ed. Berlin: Springer; 2004; 1——- 13: 978-3540416685
[20] Powers WJ, Rabinstein AA, Ackerson T, et al. 2018 Guidelines for the Early Management of Patients With Acute Ischemic Stroke: A Guideline for Healthcare Professionals From the American Heart Association/American Stroke Association. Stroke. 2018; 49:e46–e110
[21] Lee CJ, Ansell JE. Direct thrombin inhibitors. Br J Clin Pharmacol. 2011; 72:581–592
[22] Davis EM, Packard KA, Knezevich JT, et al. New and

emerging anticoagulant therapy for atrial fibrillation and acute coronary syndrome. Pharmacotherapy. 2011; 31:975–1016
[23] Liang CW, Diamond SJ, Hagg DS. Lipid rescue of massive verapamil overdose: a case report. J Med Case Rep. 2011; 5. DOI: 10.1186/1752-1947-5-399
[24] Ciechanowicz S, Patil V. Lipid emulsion for local anesthetic systemic toxicity. Anesthesiol Res Pract. 2012; 2012. DOI: 10.1155/2012/131784
[25] Yu DW, Jung YJ, Choi BY, et al. Subarachnoid hemorrhage with negative baseline digital subtraction angiography: is repeat digital subtraction angiography necessary? J Cerebrovasc Endovasc Neurosurg. 2012; 14:210–215
[26] Keedy A. An overview of intracranial aneurysms. Mcgill J Med. 2006; 9:141–146
[27] Wardlaw JM, White PM. The detection and management of unruptured intracranial aneurysms. Brain. 2000; 123 (Pt 2):205–221
[28] Wiebers DO, Whisnant JP, Huston J,3rd, et al. Unruptured intracranial aneurysms: natural history, clinical outcome, and risks of surgical and endovascular treatment. Lancet. 2003; 362:103–110
[29] Friedman JA, Piepgras DG, Pichelmann MA, et al. Small cerebral aneurysms presenting with symptoms other than rupture. Neurology. 2001; 57: 1212–1216
[30] Juvela S, Porras M, Heiskanen O. Natural history of unruptured intracranial aneurysms: a long-term follow-up study. J Neurosurg. 1993; 79:174–182
[31] Hashimoto N, Handa H. The fate of untreated symptomatic cerebral aneurysms: analysis of 26 patients with clinical course of more than five years. Surg Neurol. 1982; 18:21–26
[32] Asari S, Ohmoto T. Natural history and risk factors of unruptured cerebral aneurysms. Clin Neurol Neurosurg. 1993; 95:205–214
[33] Locksley HB, Sahs AL, Sandler R. Report on the cooperative study of intracranial aneurysms and subarachnoid hemorrhage. 3. Subarachnoid hemorrhage unrelated to intracranial aneurysm and AV malformation. A study of associated diseases and prognosis. J Neurosurg. 1966; 24:1034–1056
[34] Ferguson GG, Peerless SJ, Drake CG. Natural history of intracranial aneurysms. N Engl J Med. 1981; 305. DOI: 10.1056/NEJM198107093050211
[35] Ecker RD, Hopkins LN. Natural history of unruptured intracranial aneurysms. Neurosurg Focus. 2004; 17
[36] Ujiie H, Tamano Y, Sasaki K, et al. Is the aspect ratio a reliable index for predicting the rupture of a saccular aneurysm? Neurosurgery. 2001; 48: 495–502; discussion 502-3
[37] Nader-Sepahi A, Casimiro M, Sen J, et al. Is aspect ratio a reliable predictor of intracranial aneurysm rupture? Neurosurgery. 2004; 54:1343–7; discussion 1347-8
[38] The International Study Group of Unruptured Intracranial Aneurysms Investigators (ISUIA). Unruptured Intracranial Aneurysms - Risk of Rupture and Risks of Surgical Intervention. N Engl J Med. 1998; 339:1725–1733
[39] van Rooij WJ, Sluzewski M. Packing density in coiling of small intracranial aneurysms. AJNR Am J Neuroradiol. 2006; 27:725–6; author reply 726
[40] Bodily KD, Cloft HJ, Lanzino G, et al. Stent-assisted coiling in acutely ruptured intracranial aneurysms: a qualitative, systematic review of the literature. AJNR Am J Neuroradiol. 2011; 32:1232–1236
[41] Hu YC, Chugh C, Mehta H, et al. Early angiographic occlusion of ruptured blister aneurysms of the internal carotid artery using the Pipeline Embolization Device as a primary treatment option. J Neurointerv Surg. 2014; 6:740–743
[42] Yoon JW, Siddiqui AH, Dumont TM, et al. Feasibility and safety of pipeline embolization device in patients with ruptured carotid blister aneurysms. Neurosurgery. 2014; 75:419–29; discussion 429
[43] Fischer S, Vajda Z, Aguilar Perez M, et al. Pipeline embolization device (PED) for neurovascular reconstruction: initial experience in the treatment of 101 intracranial aneurysms and dissections. Neuroradiology. 2012; 54:369–382
[44] Saatci I, Yavuz K, Ozer C, et al. Treatment of intracranial aneurysms using the pipeline flow-diverter embolization device: a single-center experience with long-term follow-up results. AJNR Am J Neuroradiol. 2012; 33:1436–1446
[45] Yavuz K, Geyik S, Saatci I, et al. Endovascular treatment of middle cerebral artery aneurysms with flow modification with the use of the pipeline embolization device. AJNR Am J Neuroradiol. 2014; 35:529–535
[46] Jun P, Ko NU, English JD, et al. Endovascular treatment of medically refractory cerebral vasospasm following aneurysmal subarachnoid hemorrhage. AJNR Am J Neuroradiol. 2010; 31:1911–1916
[47] Kwak R, Niizuma H, Ohi T, et al. Angiographic study of cerebral vasospasm following rupture of intracranial aneurysms: Part I. Time of the appearance. Surg Neurol. 1979; 11:257–262
[48] Bergvall U, Galera R. Time relationship between subarachnoid haemorrhage, arterial spasm, changes in cerebral circulation and posthaemorrhagic hydrocephalus. Acta Radiol Diagn (Stockh). 1969; 9:229–237
[49] Graf CJ, Nibbelink DW. Cooperative study of intracranial aneurysms and subarachnoid hemorrhage. Report on a randomized treatment study. 3. Intracranial surgery. Stroke. 1974; 5:557–601
[50] Weir B, Grace M, Hansen J, et al. Time Course of Vasospasm in Man. J Neurosurg. 1978; 48:173–178
[51] Weber W, Kis B, Siekmann R, et al. Endovascular treatment of intracranial arteriovenous malformations with onyx: technical aspects. AJNR Am J Neuroradiol. 2007; 28:371–377
[52] Strauss I, Frolov V, Buchbut D, et al. Critical appraisal of endovascular treatment of brain arteriovenous malformation using Onyx in a series of 92 consecutive patients. Acta Neurochir (Wien). 2013; 155:611–617
[53] Saatci I, Geyik S, Yavuz K, et al. Endovascular treatment of brain arteriovenous malformations with prolonged intranidal Onyx injection technique: long-term results in 350 consecutive patients with completed endovascular treatment course. J Neurosurg. 2011; 115:78–88
[54] Consoli A, Renieri L, Nappini S, et al. Endovascular treatment of deep hemorrhagic brain arteriovenous malformations with transvenous onyx embolization. AJNR Am J Neuroradiol. 2013; 34:1805–1811
[55] Rasuli P, Hammond DI. Metformin and contrast media: where is the conflict? Can Assoc Radiol J. 1998; 49:161–166
[56] van Dijk JM, terBrugge KG, Willinsky RA, et al. Clinical course of cranial dural arteriovenous fistulas with long-term persistent cortical venous reflux. Stroke. 2002; 33:1233–1236
[57] Chalouhi N, Dumont AS, Tjoumakaris S, et al. The superior ophthalmic vein approach for the treatment of carotid-cavernous fistulas: a novel technique using Onyx. Neurosurg Focus. 2012; 32. DOI: 1 0.3171/2012.1.FOCUS123
[58] Sancak T, Bilgic S, Ustuner E. Endovascular stentgraft treatment of a traumatic vertebral artery pseudoaneurysm and vertebrojugular fistula. Korean J Radiol. 2008; 9 Suppl:S68–S72
[59] Nagashima C, Iwasaki T, Kawanuma S, et al. Traumatic arteriovenous fistula of the vertebral artery with spinal cord symptoms. Case report. J Neurosurg. 1977; 46:681–687
[60] O'Shaughnessy B A, Bendok BR, Parkinson RJ, et al. Transarterial coil embolization of a high-flow vertebrojugular fistula due to penetrating craniocervical trauma: case report. Surg Neurol. 2005; 64: 335–40; discussion 340
[61] Jayaraman MV, Do HM, Marks MP. Treatment of traumatic cervical arteriovenous fistulas with Nbutyl-2-cyanoacrylate. AJNR Am J Neuroradiol. 2007; 28:352–354
[62] Anson J, Crowell RM. Cervicocranial Arterial Dissection. Neurosurgery. 1991; 29:89–96
[63] Markus HS, Hayter E, Levi C, et al. Antiplatelet treatment compared with anticoagulation treatment for cervical artery dissection (CADISS): a randomised trial. Lancet Neurol. 2015; 14:361–367
[64] Hart RG, Easton JD. Dissections of Cervical and

Cerebral Arteries. Neurol Clin North Am. 1983; 1: 255–282

[65] Liu AY, Paulsen RD, Marcellus ML, et al. Long-term outcomes after carotid stent placement treatment of carotid artery dissection. Neurosurgery. 1999; 45:1368–73; discussion 1373-4

[66] Marotta TR, Buller C, Taylor D, et al. Autologous vein-covered stent repair of a cervical internal carotid artery pseudoaneurysm: technical case report. Neurosurgery. 1998; 42:408–12; discussion 412-3

[67] Fields WS, Lemak NA. Joint Study of extracranial arterial occlusion. VII. Subclavian steal–a review of 168 cases. JAMA. 1972; 222:1139–1143

[68] Fields WS. Reflections on "the subclavian steal". Stroke. 1970; 1:320–324

[69] Smith JM, Koury HI, Hafner CD, et al. Subclavian steal syndrome. A review of 59 consecutive cases. J Cardiovasc Surg (Torino). 1994; 35:11–14

[70] Brook I. Bacteriology of Intracranial Abscess in Children. J Neurosurg. 1981; 54:484–488

[71] Khan SH, Young PH, Ringer AJ. Endovascular treatment of subclavian artery stenosis associated with vertebral artery pseudoaneurysm. Clin Neurol Neurosurg. 2012; 114:754–757

[72] Sullivan TM, Gray BH, Bacharach JM, et al. Angioplasty and primary stenting of the subclavian, innominate, and common carotid arteries in 83 patients. J Vasc Surg. 1998; 28:1059–1065

[73] Del Zoppo GJ, Saver JL, Jauch EC, et al. Expansion of the time window for treatment of acute ischemic stroke with intravenous tissue plasminogen activator: a science advisory from the American Heart Association/ American Stroke Association. Stroke. 2009; 40:2945–2948

[74] Campbell BC, Mitchell PJ, Kleinig TJ, et al. Endovascular therapy for ischemic stroke with perfusion-imaging selection. N Engl J Med. 2015; 372: 1009–1018

[75] Goyal M, Demchuk AM, Menon BK, et al. Randomized assessment of rapid endovascular treatment of ischemic stroke. N Engl J Med. 2015; 372:1019–1030

[76] Berkhemer OA, Fransen PS, Beumer D, et al. A randomized trial of intraarterial treatment for acute ischemic stroke. N Engl J Med. 2015; 372: 11–20

[77] Fransen PS, Beumer D, Berkhemer OA, et al. MR CLEAN, a multicenter randomized clinical trial of endovascular treatment for acute ischemic stroke in the Netherlands: study protocol for a randomized controlled trial. Trials. 2014; 15. DOI: 10.118 6/1745-6215-15-343

[78] Nogueira RG, Jadhav AP, Haussen DC, et al. Thrombectomy 6 to 24 Hours after Stroke with a Mismatch between Deficit and Infarct. N Engl J Med. 2018; 378:11–21

[79] Albers GW, Marks MP, Kemp S, et al. Thrombectomy for Stroke at 6 to 16 Hours with Selection by Perfusion Imaging. N Engl J Med. 2018; 378:708–718

[80] Goyal M, Menon BK, van Zwam WH, et al. Endovascular thrombectomy after large-vessel ischaemic stroke: a meta-analysis of individual patient data from five randomised trials. Lancet. 2016; 387:1723–1731

[81] Pexman JH, Barber PA, Hill MD, et al. Use of the Alberta Stroke Program Early CT Score (ASPECTS) for assessing CT scans in patients with acute stroke. AJNR Am J Neuroradiol. 2001; 22:1534–1542

[82] Zaidat OO, Yoo AJ, Khatri P, et al. Recommendations on angiographic revascularization grading standards for acute ischemic stroke: a consensus statement. Stroke. 2013; 44:2650–2663

[83] Stampfl S, Hartmann M, Ringleb PA, et al. Stent placement for flow restoration in acute ischemic stroke: a single-center experience with the Solitaire stent system. AJNR Am J Neuroradiol. 2011; 32:1245–1248

[84] Mordasini P, Brekenfeld C, Byrne JV, et al. Experimental evaluation of immediate recanalization effect and recanalization efficacy of a new thrombus retriever for acute stroke treatment in vivo. AJNR Am J Neuroradiol. 2013; 34:153–158

[85] Wehrschuetz M, Wehrschuetz E, Augustin M, et al. Early single center experience with the solitaire thrombectomy device for the treatment of acute ischemic stroke. Interv Neuroradiol. 2011; 17: 235–240

[86] Hausegger KA, Hauser M, Kau T. Mechanical thrombectomy with stent retrievers in acute ischemic stroke. Cardiovasc Intervent Radiol. 2014; 37:863–874

[87] Dumont TM, Mokin M, Sorkin GC, et al. Aspiration thrombectomy in concert with stent thrombectomy. J Neurointerv Surg. 2014; 6. DOI: 10.1136/neurintsurg-2012-010624.rep

[88] Leishangthem L, Satti SR. Vessel perforation during withdrawal of Trevo ProVue stent retriever during mechanical thrombectomy for acute ischemic stroke. J Neurosurg. 2014; 121:995–998

[89] Mokin M, Fargen KM, Primiani CT, et al. Vessel perforation during stent retriever thrombectomy for acute ischemic stroke: technical details and clinical outcomes. J Neurointerv Surg. 2017; 9:922–928

[90] Turk AS, Spiotta A, Frei D, et al. Initial clinical experience with the ADAPT technique: a direct aspiration first pass technique for stroke thrombectomy. J Neurointerv Surg. 2014; 6:231–237

[91] Lapergue B, Blanc R, Gory B, et al. Effect of Endovascular Contact Aspiration vs Stent Retriever on Revascularization in Patients With Acute Ischemic Stroke and Large Vessel Occlusion: The ASTER Randomized Clinical Trial. JAMA. 2017; 318:443–452

[92] Nogueira RG, Frei D, Kirmani JF, et al. Safety and Efficacy of a 3-Dimensional Stent Retriever With Aspiration-Based Thrombectomy vs Aspiration-Based Thrombectomy Alone in Acute Ischemic Stroke Intervention: A Randomized Clinical Trial. JAMA Neurol. 2018; 75:304–311

[93] Turk AS, Siddiqui AH, Mocco J. A comparison of direct aspiration versus stent retriever as a first approach ('COMPASS'): protocol. J Neurointerv Surg. 2018. DOI: 10.1136/neurintsurg-2017-013722

[94] Ernst R, Pancioli A, Tomsick T, et al. Combined intravenous and intra-arterial recombinant tissue plasminogen activator in acute ischemic stroke. Stroke. 2000; 31:2552–2557

[95] Intra-arterial thrombolysis. AJNR Am J Neuroradiol. 2001; 22:S18–S21

[96] Khan SH, Adeoye O, Abruzzo TA, et al. Intracranial dural sinus thrombosis: novel use of a mechanical thrombectomy catheter and review of management strategies. Clin Med Res. 2009; 7:157–165

[97] Tanaka T, Kaimori M.

[Histological study of vascular structure between the dura mater and the outer membrane in chronic subdural hematoma in an adult]. No Shinkei Geka. 1999; 27:431–436

[98] Hashimoto T, Ohashi T, Watanabe D, et al. Usefulness of embolization of the middle meningeal artery for refractory chronic subdural hematomas. Surg Neurol Int. 2013; 4. DOI: 10.4103/215 2-7806.116679

[99] Link TW, Schwarz JT, Paine SM, et al. Middle Meningeal Artery Embolization for Recurrent Chronic Subdural Hematoma: A Case Series.World Neurosurg. 2018; 118:e570–e574

[100] Link TW, Boddu S, Marcus J, et al. Middle Meningeal Artery Embolization as Treatment for Chronic Subdural Hematoma: A Case Series. Oper Neurosurg (Hagerstown). 2018; 14:556–562

[101] Link TW, Rapoport BI, Paine SM, et al. Middle meningeal artery embolization for chronic subdural hematoma: Endovascular technique and radiographic findings. Interv Neuroradiol. 2018; 24: 455–462

第二十四部分
附录

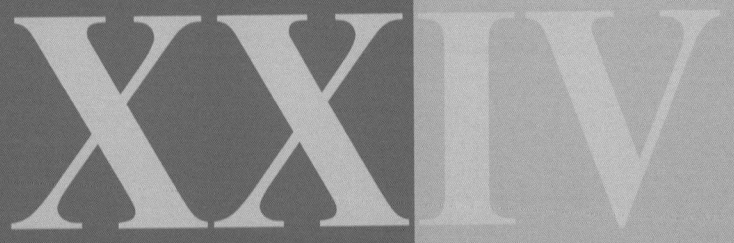

XXIV

103 快速参考表格和图

表 103-1 脑死亡迹象总结（表 19-1），详见文字内容（章节 19.2.3）

生命体征和一般标准	
• 中心体温 >36℃（96.8°F）	
• 收缩压≥100mmHg	
• 没有使用可导致类似脑死亡表现的药物。血液酒精含量应低于 0.08%	
脑干反射消失	
• 瞳孔固定	对光反射消失
• 角膜反射消失	用棉签毛刺激角膜不引起眼睑迅速闭合
• 眼前庭反射消失	头部抬高 30° 并使用冰水刺激耳部不引起任何形式的眼球运动
• 眼脑反射消失："玩偶眼"（见章节 18.3.4）	旋转头部不引起眼向头转动的反方向转动（首先排除颈椎情况）
• 咽反射消失	刺激咽部不引起呕吐反射
• 咳嗽反射消失	支气管吸痰不引起咳嗽
对深部中枢性疼痛无反应	刺激眉弓等区域，无肢体活动，无眼球运动，无面部运动
无法行呼吸停止试验	当 $PaCO_2$>60mmHg 时无自主呼吸

表 103-2 KPS 评分（修订版）（表 85-1），详见文字内容（章节 85.1）

评分	标准	一般分类
100	正常：无身体不适，无疾患表现	能够正常工作和生活，无需特殊帮助
90	可从事正常体力活动：可有轻度不适	
80	需努力才能完成正常体力活动：部分症状	
70	仅能生活自理：不能从事正常体力活动	不能正常工作，能在家生活。多数情况下能自理，需要不同程度的帮助
60	偶需他人协助：大部分情况下能自理	
50	经常需他人协助	
40	残疾：需特殊生活照顾	不能自理，需要医院或其他机构的帮助，疾病可能迅速进展
30	严重残疾：需住院治疗，慢性衰竭状态	
20	病重：需重症监护	
10	濒死状态：进行性衰竭	
0	死亡	

表 103-3 改良 Gardener-Robertson 听力分级系统（表 40-5），详见文字内容（章节 40.1.5）

分级	纯音测听（dB）	言语识别	描述	临床效用
I	0～30	70%～100%	良好至优秀	有效
II	31～50	50%～69%	有效	
III	51～90	5%～49%	无效	无效
IV	91 至最大	1%～4%	差	
V	无法测定	0	无	

表 103-4 美国耳鼻喉 - 头颈外科学会（AAO-HNS）听力分级系统（表 40-6），详见文字内容（章节 40.1.5）

分级	纯音测听 [a]（dB）	言语识别力评分 [b]（%）		临床效用
A	≤30	且	≥70	有效
B	>30 且≤50	且	≥50	
C	>50	且	≥50	可帮助的
D	任何水平		<50	无功能

表 103-5 面神经功能的临床分级（House-Brackmann 量表）（表 40-3），详见文字内容（章节 40.1.4）

分级	功能	描述
1	正常	面神经各方面功能均正常
2	轻度功能障碍	1. 肉眼观：仔细检查可见轻微无力，可有非常轻微的连带活动 2. 静止状态：正常对称，正常肌张力 3. 活动： 1）前额：轻中度活动 2）眼：用力可完全闭合 3）嘴：轻微不对称
3	中度功能障碍	1. 肉眼观：明显不对称，但不影响容貌；可见连带活动，但不严重 2. 活动： 1）前额：轻中度活动 2）眼：用力可完全闭合 3）嘴：用全力时轻度无力

表 103-5（续）

4	中重度功能障碍	1. 肉眼观：明显无力和（或）不对称 2. 活动： 1）前额：无 2）眼：闭合不完全 3）嘴：用全力时仍不对称
5	重度功能障碍	1. 肉眼观：几乎感觉不到活动 2. 静止状态：不对称 3. 活动： 1）前额：无 2）眼：闭合不完全
6	完全瘫痪	无活动

表 103-6　腰椎间盘综合征（表 66-3），详见文字内容（章节 66.1.6）

综合征	腰椎间盘突出节段		
	L3～L4	L4～L5	L5～S1
通常压迫的神经根	L4	L5	S1
腰椎间盘的占比	3%～10%（平均 5%）	40%～45%	45%～50%
反射消失	膝跳反射（Westphal 征）	股内侧腱反射	Achilles（踝反射）
肌力减退	股四头肌（伸膝）	踇长伸肌（足下垂）和胫骨前肌	腓肠肌（跖屈）± 踇长伸肌
感觉减退	内踝和足内侧	踇趾蹼和足背侧	外踝和足外侧
疼痛部位	大腿前侧	下肢后侧	下肢后侧，常至踝部

表 103-7　颈椎间盘综合征（表 67-1），详见文字内容（章节 67.2.1）

	颈椎间盘突出的节段			
	C4～C5	C5～C6	C6～C7	C7～T1
颈椎间盘的占比	2%	19%	69%	10%
神经根受压	C5	C6	C7	C8
反射消失	三角肌和胸肌反射	肱二头肌和肱桡肌反射	肱三头肌反射	指反射
肌力减退	三角肌	前臂屈肌	前臂伸肌（垂腕）	手内在肌
感觉异常和感觉障碍	肩	上臂、拇指、前臂桡侧	第 2、3 手指，所有指尖	第 4、5 手指

103

表 103-8 英国皇家医学研究委员会肌力分级（表 29-2），详见文字内容（章节 29.1.2）

级别	肌力	
0	没有收缩	
1	颤动或细微的收缩	
2	无重力情况下主动运动	
3	抵抗重力的主动运动	
4	可抵抗阻力的主动运动，细分为→	4− 抗轻微阻力 4 抗中等阻力 4+ 抗强阻力
5	正常肌力（可抵抗全部阻力）	
NT	不可测	

表 103-9 脊柱稳定性的临床标准（无需 C 臂脊柱成像或者 X 光检查），详见临床指南（章节 60.4.1）

- 清醒，警觉，有定向能力（无精神状态改变，包括酒精或者药物中毒）
- 无颈部疼痛（无分散性疼痛）
- 无神经功能缺损

表 103-10 正常椎体前软组织（表 12-2），详见文字内容（章节 12.1.4）

间隙	水平	最大正常宽度（mm）		
		成人		小儿
		多层螺旋 CT	侧位 X 线	
咽后	C1	8.5	10	不可靠
	C2～C4	6～7[a]	5～7	
气管后	C5～C7	18	22	14

[a] 认为 C4 水平的 CT 数据不可靠

表 103-11 ASIA 损伤量表（表 59-13），详见文字内容（章节 59.8.7）

分级	描述
A	完全：无任何运动或感觉功能
B	不完全：病变层面以下（包括骶髓 S4～S5）有感觉，但无运动功能
C	不完全：病变层面以下存在运动功能（层面以下大部分肌群肌力 <3 级）
D	不完全：病变层面以下存在运动功能（层面以下大部分肌群肌力 ≥3 级）
E	正常：运动和感觉功能正常

表 103-12 胸腰椎损伤分型和严重性评分（TLICS，表 63-3），详见文字内容（章节 63.1.3），参见表 103-14 根据总分进行管理

项目	表现	得分
影像学表现	压缩骨折	1
	爆裂骨折或侧方成角 >15°	1
	牵拉损伤	2
	移位 / 旋转损伤	3
神经功能	完整	0
	神经根损伤	2
	完全性 SCI	2
	不完全性 SCI	3
	马尾综合征	3
后韧带复合体完整性	完整	0
	情况不明	2
	明确的损伤	3
TLICS 总分→		

表 103-13 下颈椎损伤分型（SLIC，表 62-1），详见文字内容（章节 62.1.2）。参见表 103-14 根据总分进行管理

损伤（按损伤最重的节段评分）	得分
形态学	
无异常	0
单纯压缩性骨折（压缩性骨折、终板断裂、矢状面或冠状面椎体骨折）	1
爆裂骨折	2
撕脱性骨折（关节分离、后方附件骨折）	3
旋转 / 平移（小关节脱位、泪滴样骨折、严重的压缩性损伤、双侧椎弓根骨折、侧块游离 指南：相对轴位旋转≥11 或非退行性病变所致平移	4
椎间盘韧带复合体（DLC）	
完好	0
不明确（孤立性椎间隙增宽伴相对成角 <11° 且无异常关节排列，MRI 中 T_2 加权像韧带信号增强等）	1
断裂（关节分离或移位，关节移位 <50%，关节分离 >2mm，前椎间盘间隙增宽，MRI 中椎间盘 T_2 加权像信号整体增高）	2

表 103-13（续）	
神经功能	
完好	0
神经根症状	1
完全性脊髓损伤	2
不完全性脊髓损伤	3
• 持续的脊髓压迫伴神经功能缺损	+1

表 103-14 基于 TLICS 或 SLIC 的治疗（表 63-4，表 62-2），详见文字内容（章节 63.1.3，章节 62.1.2）

TLICS 或 SLIC	治疗
≤3	非手术治疗
4	“灰色区域”可考虑手术治疗或非手术治疗
≥5	手术治疗

表 103-15 格拉斯哥昏迷评分（年龄≥4 岁，表 18-1），详见文字内容（章节 18.1）

分值	睁眼	言语	运动
6	–	–	遵嘱运动
5	–	准确	刺痛定位
4	自动睁眼	混乱	刺痛逃避
3	呼唤睁眼	错误	屈曲（去皮质强直）
2	刺痛睁眼	无法理解	过伸（去脑强直）
1	不能睁眼	不能言语	不能运动

表 103-16 儿童的昏迷评分（年龄<4 岁，表 18-2），详见文字内容（章节 18.1）

分值	睁眼	言语		运动
6	–	–		遵嘱运动
5	–	发笑，对声音定位，追踪物体，对答		刺痛定位
		哭闹	反应	
4	自动睁眼	安抚停止	错误	刺痛逃避
3	呼唤睁眼	安抚减轻	呻吟	屈曲（去皮质强直）
2	刺痛睁眼	安抚无效	烦躁不安	过伸（去脑强直）
1	不能睁眼	不能言语	不能言语	不能运动

表 103-17 治处理急性颅内压危象的措施（表 53-6），详见文字内容（章节 53.4.3）

步骤措施
检查呼吸道及其位置（见表 53-5 一般措施）；顽固或突发高颅压考虑平扫头颅 CT
证实病人已镇静和肌松（见表 53-5）
如有 IVC 监测，则引流 3～5ml 脑室液
甘露醇 1g/kg 或 10～20ml 23.4% 的高渗盐水静脉注射
加压氧气囊过度通气，使 $PaCO_2$>25mmHg
苯巴比妥 100mg 缓慢静脉推注或硫喷妥 2.5mg/kg 10 分钟以上静脉推注

表 103-18 总结癫痫发作状态的初始处理步骤：成年人和体重大于 13kg 的儿童（表 27-5），详见文字内容（章节 27.6.1）

ABC 法则：吸氧。使病人侧卧。检查生命体征，并行神经系统检查
监测 / 实验室检查：脉搏血氧饱和仪。心电图 / 遥测。✓指血测血糖 血液检查（切勿等待结果明确后才开始治疗）：✓电解质、✓血细胞计数、✓动脉血气分析、✓血药浓度水平、✓肝功能、✓ Mg^{2+}、✓ Ca^{2+} ✓头部 CT
开放 2 条高流量静脉通路，开始静脉补液
• 维生素 B_1 100mg 静脉滴注和（或）50% 葡萄糖注射液 50ml 静脉给药（示指血血糖结果决定）
一线抗癫痫药： • 劳拉西泮（Ativan®）成人 4mg 静脉滴注，体重＞13kg 的儿童 2mg 静脉滴注。速率＜2mg/min 可根据需求反复给药
二线抗癫痫药：用于反复给予苯二氮䓬类药物无效时（或同时给药） • 磷苯妥英：15～20mg PE/kg 静脉滴注，速率＜150mg PE/min（首选药：给药越快，刺激越小）。或者 • 苯妥英：15～20mg/kg 静脉滴注，速率＜50mg/min（价格便宜）；如对负荷剂量无反应，可在 20 分钟后额外给予 10mg/kg 静脉滴注 注意：必须遵从指南中的给药速率。苯妥英 / 磷苯妥英给药过快与心血管风险增加显著相关
✓ PHT 负荷剂量 10 分钟后，苯妥英血药浓度约为 10mg；如有需要可在 10 分钟后再次给药

表 103-18（续）

其他二线抗癫痫药：
- 丙戊酸钠：20～30mg/kg 静脉团注（最大速率 100mg/min）。或者
- 苯巴比妥：20mg/kg 静脉滴注（开始时以 50～100mg/min 速率给药）——通常作为二线或三线抗癫痫药使用。首次给药 10 分钟后可再次给予 25～30mg/kg。或者
- 左乙拉西坦（Keppra®）：20mg/kg 静脉团注，给药时间大于 15 分钟——Keppra® 作为一线或二线抗癫痫药的证据尚不清楚

如果癫痫发作持续时间＞30 分钟，并且对一线和二线抗癫痫药耐受，则 ICU 气管内插管并且给予持续静脉输注（CIT）下列药物：
- 咪达唑仑：负荷剂量 0.2mg/kg 静脉滴注，而后给予 0.2～0.6mg/(kg · h)。或者
- 异丙酚：负荷剂量 2mg/kg 静脉滴注，而后给予 2～5mg/(kg · h)

表 103-19　SAH 的 Hunt 和 Hess 分级（表 74-2），详见文字内容（章节 74.7.2）

分级	描述
1	无症状，或轻度头痛和轻度颈强直
2	脑神经麻痹（如 Ⅲ、Ⅵ），中、重度头痛，颈强直
3	轻度局灶性神经功能缺失，嗜睡或意识模糊
4	木僵，中至重度偏侧不全麻痹，早期去脑强直
5	深昏迷，去脑强直，濒死状态

若有严重的全身疾患（如高血压、糖尿病、严重的动脉硬化、慢性梗阻性肺病）或动脉造影上显示有严重的血管痉挛则加 1 级

表 103-20　改良 Fisher 分级系统（CT 上出血量与血管痉挛的关系）（表 75-2），详见文字内容（章节 75.5.3）

改良 Fisher 分级	CT 显示出血量	临床症状性血管痉挛
0	未见 SAH 或 IVH	
1	局灶性或弥漫性薄层 SAH，无 IVH	24%
2	局灶性或弥漫性薄层 SAH，伴 IVH	33%
3	局灶性或弥漫性厚层 SAH，无 IVH	33%
4	局灶性或弥漫性厚层 SAH，伴 IVH	40%

表 103-21 AVM 的 Spetzler-Martin 分级（见表 79-6），详见文字内容（章节 79.2.8）

分级标准	评分
体积	
小型（<3cm）	1
中型（3~6cm）	2
大型（>6cm）	3
临近脑功能区	
非功能区	0
功能区	1
静脉引流方式	
仅浅表	0
深部	1

表 103-22 WFNS SAH 分级（表 74-4），详见文字内容（章节 74.7.3）

WFNS 分级	GCS 评分	主要局灶性神经功能缺失
0		
1	15	−
2	13~14	−
3	13~14	+
4	7~12	+或−
5	3~6	+或−

表 103-23 ICH 评分（表 84-5），详见文字内容（章节 84.6.6）

特征	标准	得分
GCS	3~4	2
	5~12	1
	13~15	0
年龄	≥80 岁	1
	<80 岁	0
部位	幕下	1
	幕上	0
ICH 血肿量	≥30ml	1
	<30ml	0
脑室积血	有	1
	无	0
ICH 评分总分		0~6

103

表 103-24 基于 ICH 评分的死亡率（表 84-6），详见文字内容（章节 84.6.6）

ICH 评分	30 天死亡率	病人数
0	0%	26
1	13%	32
2	26%	27
3	72%	32
4	97%	29
5	100%	6
6	?100%	0

表 103-25 骨骼肌及其主要脊髓神经支配（主要支配节段以黑体字标出）（见表 59-10），详见章节 59.8.2

节段	肌肉	测试动作	反射
C1～C4	颈部肌肉		
C3，C4，C5	膈肌	吸气，潮气量，FEV1，肺活量	
C5，C6	三角肌	上肢外展 >90°	
C5，C6	肱二头肌	屈肘	肱二头肌
C6，C7	桡侧腕伸肌	伸腕	旋后肌
C7，C8	肱三头肌，指伸肌	伸肘，伸指	肱三头肌
C8，T1	指深屈肌	抓取（指远端屈曲）	
C8，T1	手内在肌	小指外展，拇指外展	
T2～T9	肋间肌		
T9，T10	上腹壁	Beevor 征	腹壁反射
T11，T12	下腹壁		
L2，L3	髂腰肌，内收肌	屈髋	提睾反射
L3，L4	股四头肌	伸膝	髌骨反射（膝阵挛）
L4，L5	股后内侧肌群，胫骨前肌	踝关节背屈	股后内侧肌群
L5，S1	股外侧肌群，胫骨后肌，腓骨肌群	屈膝	
L5，S1	趾伸肌，趾长伸肌	踇趾背伸	
S1，S2	腓肠肌，比目鱼肌	踝关节跖屈	踝阵挛
S2，S3	趾屈肌，踇趾屈肌		
S2，S3，S4	膀胱，小肠下段，肛门括约肌	膝胸俯卧位直肠检查	肛门反射，球海绵体肌和阴茎异常勃起

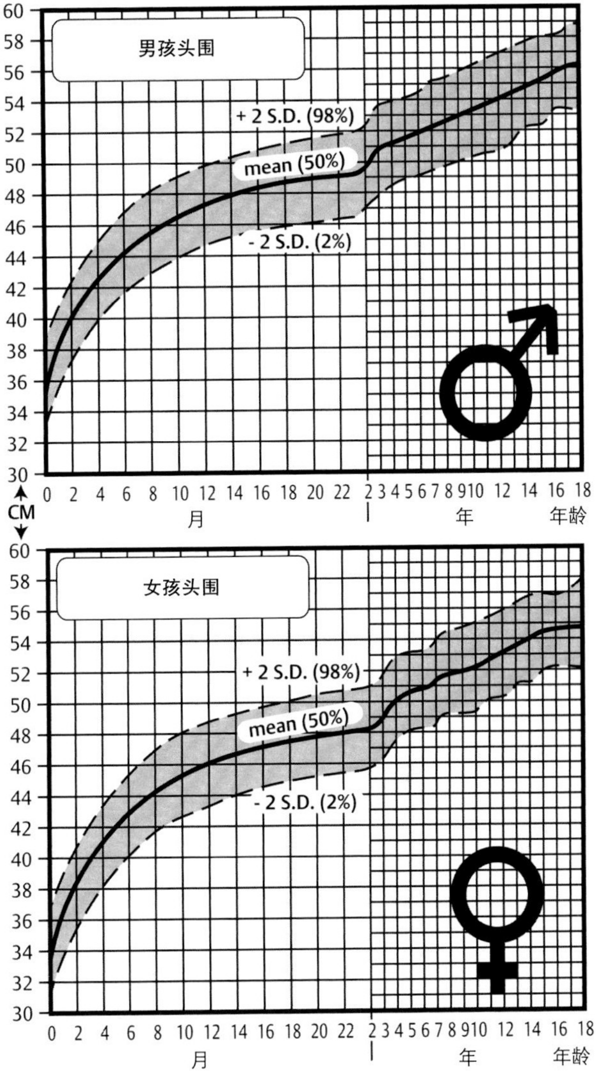

图 103-1 男孩和女孩头围（摘自 Pediatrics 1968, Vol 41, 107–108）

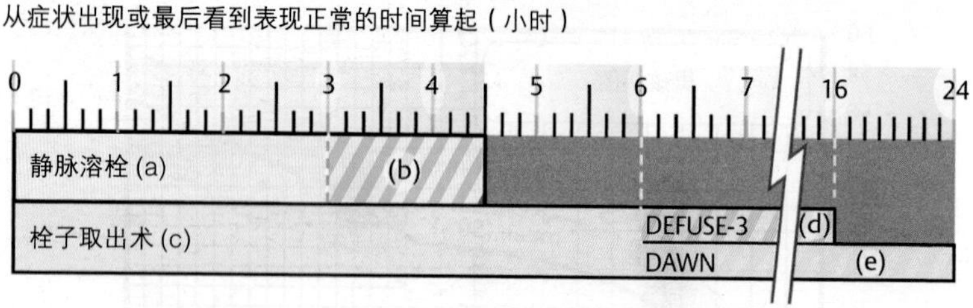

图 103-2 急性缺血性卒中的治疗选择时间线（见图 81-3，详见章节 81.6.1）

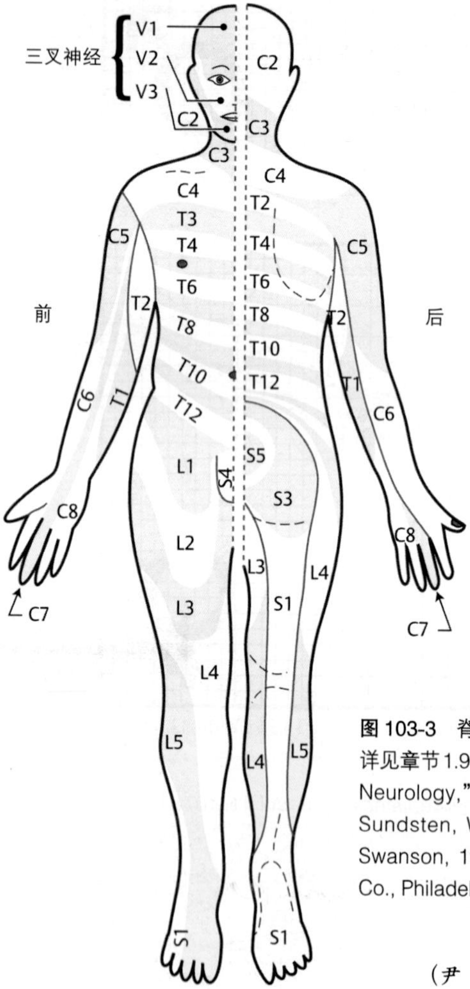

图 103-3 脊神经根皮肤感觉区（见图 1-16，详见章节 1.9.3）（摘自 “Introduction to Basic Neurology,” by Harry D. Patton, John W. Sundsten, Wayne E. Crill and Phillip D. Swanson, 1976, pp 173, W. B. Saunders Co., Philadelphia, PA）

（尹 虎 译 张 烁 校）